Differentialdiagnose innerer Krankheiten

18. Auflage

Differentialdiagnose innerer Krankheiten

Herausgegeben von
Walter Siegenthaler

Mit Beiträgen von

R. Ammann
H. E. Blum
A. Bollinger
R. Candinas
E. Fischer
A. Fontana
M. Fried
P. Greminger
K. Hess
O. Hess
H. O. Hirzel

U. Hoffmann
G. Keiser
H. P. Krayenbühl †
U. Kuhlmann
R. Lüthy
T. C. Medici
B. A. Michel
D. Moradpour
K. Rhyner
M. Rothlin
W. Rutishauser

U. Schwarz
G. Siegenthaler-Zuber †
W. Siegenthaler
J. Steurer
R. Streuli
H. Vetter
W. Vetter
M. Vogt
R. Weber

18., vollständig neubearbeitete Auflage

716 meist farbige Abbildungen in 889 Einzeldarstellungen
235 Tabellen

2000
Georg Thieme Verlag
Stuttgart · New York

Die Deutsche Bibliothek – CIP-Einheitsaufnahme

Differentialdiagnose innerer Krankheiten : 235 Tabellen / hrsg. von Walter Siegenthaler. Mit Beitr. von R. Ammann... – 18., vollst. neu bearb. Aufl. – Stuttgart ; New York : Thieme, 2000

1. Auflage 1952	10. Auflage 1966
2. Auflage 1953	11. Auflage 1969
3. Auflage 1954	12. Auflage 1972
4. Auflage 1956	13. Auflage 1975
5. Auflage 1957	14. Auflage 1980
6. Auflage 1959	15. Auflage 1984
7. Auflage 1960	16. Auflage 1988
8. Auflage 1961	17. Auflage 1993
9. Auflage 1963	

1. italienische Auflage	1953
2. italienische Auflage	1954
3. italienische Auflage	1959
4. italienische Auflage	Vol. I 1969, Vol. II 1970
5. italienische Auflage	1978
6. italienische Auflage	1989
1. spanische Auflage	1955
2. spanische Auflage	1965
1. polnische Auflage	1960
1. rumänische Auflage	1964
2. rumänische Auflage	1969
1. japanische Auflage	1971
1. französische Auflage	1972
2. französische Auflage	1982
1. persische Auflage	1972
1. tschechische Auflage	1972
2. tschechische Auflage	1995
1. bulgarische Auflage	1978
2. bulgarische Auflage	1993

© 1952, 2000 Georg Thieme Verlag, Rüdigerstraße 14, D-70469 Stuttgart (http://www.thieme.de)

Printed in Germany

Satz: Mitterweger & Partner, D-68723 Plankstadt, gesetzt auf 3B2
Druck: J. P. Himmer, D-86167 Augsburg

ISBN 3-13-344818-8   2 3 4 5 6

Wichtiger Hinweis:
Wie jede Wissenschaft ist die Medizin ständigen Entwicklungen unterworfen. Forschung und klinische Erfahrung erweitern unsere Erkenntnisse, insbesondere was Behandlung und medikamentöse Therapie anbelangt. Soweit in diesem Werk eine Dosierung oder eine Applikation erwähnt wird, darf der Leser zwar darauf vertrauen, daß Autoren, Herausgeber und Verlag große Sorgfalt darauf verwandt haben, daß diese Angabe **dem Wissensstand bei Fertigstellung des Werkes** entspricht.

Für Angaben über Dosierungsanweisungen und Applikationsformen kann vom Verlag jedoch keine Gewähr übernommen werden. **Jeder Benutzer ist angehalten**, durch sogfältige Prüfung der Beipackzettel der verwendeten Präparate und gegebenenfalls nach Konsultation eines Spezialisten festzustellen, ob die dort gegebene Empfehlung für Dosierungen oder die Beachtung von Kontraindikationen gegenüber der Angabe in diesem Buch abweicht. Eine solche Prüfung ist besonders wichtig bei selten verwendeten Präparaten oder solchen, die neu auf den Markt gebracht worden sind. **Jede Dosierung oder Applikation erfolgt auf eigene Gefahr des Benutzers.** Autoren und Verlag appellieren an jeden Benutzer, ihm etwa auffallende Ungenauigkeiten dem Verlag mitzuteilen.

Graphische Darstellungen: Joachim Hormann, Stuttgart; Plankensteiner + Hanig, Esslingen; Andrea Schnitzler, Grins/Austria

Einbandgestaltung: Martina Berge, Erbach-Ernsbach

Geschützte Warennamen (Warenzeichen) werden **nicht** besonders kenntlich gemacht. Aus dem Fehlen eines solchen Hinweises kann also nicht geschlossen werden, daß es sich um einen freien Warennamen handele.

Das Werk, einschließlich aller seiner Teile, ist urheberrechtlich geschützt. Jede Verwertung außerhalb der engen Grenzen des Urheberrechtsgesetzes ist ohne Zustimmung des Verlages unzulässig und strafbar. Das gilt insbesondere für Vervielfältigungen, Übersetzungen, Mikroverfilmungen und die Einspeicherung und Verarbeitung in elektronischen Systemen.

Meiner Frau
Dr. med. Gertrud Siegenthaler-Zuber
(10. 7. 1926 – 24. 6. 1994)

für die langjährige Mitarbeit
in großer Dankbarkeit gewidmet

Vorwort zur 18. Auflage

Die 18. Auflage der „Differentialdiagnose innerer Krankheiten" wird genau zum Beginn des 3. Jahrtausends erscheinen. Sie hat auch aus diesem Grunde eine tiefgreifende Neubearbeitung erfahren. Diese betrifft sowohl die redaktionelle als auch die gestalterische Seite.

Im redaktionellen Bereich wurden die einzelnen Kapitel entweder weitgehend neu bearbeitet oder umgearbeitet. Einzelne Kapitel wie Erkrankungen des leukozytären Systems, vergrößerte Lymphknoten und Splenomegalie wurden zusammengefaßt, andere wie Kopfschmerzen, Arm- und Beinschmerzen neurologischer Ursache und Schwindel neu ins Buch aufgenommen. Zudem fand auch eine völlige Neugliederung der verschiedenen Kapitel statt, indem Kapitel mit einander verwandter Symptomatologie zu größeren Gruppen wie Allgemeine Differentialdiagnose, Schmerzen, Hämatologische Symptome etc. zusammengefaßt wurden. Viele neue Abbildungen und Tabellen wurden aufgenommen, und das Literaturverzeichnis wurde in allen Kapiteln auf den neuesten Stand gebracht. Zudem wurde darauf geachtet, daß der Umfang des Buches trotzdem nicht zugenommen, sondern umfangsmäßig sogar leicht abgenommen hat.

Bei den Autoren gab es ebenfalls zahlreiche Änderungen und Verschiebungen, wobei vielfach neben den neuen Autoren bisherige Autoren weitergeführt sind, wenn von ihnen früherer Text sowie frühere Abbildungen und Tabellen übernommen worden sind. Allen bisherigen und neuen Autoren gilt mein herzlicher Dank für ihre Bemühungen.

Ganz wesentlich ist das Buch im gestalterischen Bereich verändert worden. So hat die Darstellung durch die Verwendung verschiedener Farben, einer neuen Seiteneinteilung und einer neuen Schrift wesentlich an Attraktivität und Lesbarkeit gewonnen.

Von den bisherigen Autoren sind seit der letzten Auflage drei Autoren verstorben. Es sind dies Prof. Volker Henn und Prof. Hans-Peter Krayenbühl, denen wir auch an dieser Stelle danken und ein ehrendes Andenken bewahren wollen.

Verstorben ist in dieser Zeit auch meine Frau, Dr. med. Gertrud Siegenthaler-Zuber, die am längsten mit diesem Buch verbunden gewesen ist, hat sie doch schon als Studentin bei der 1. Auflage die handschriftlichen Notizen von Prof. R. Hegglin in Maschinenschrift umgesetzt. Später hat sie nicht nur mit eigenen Beiträgen, sondern auch durch andere redaktionelle Arbeiten über Jahrzehnte mit mir zusammen wesentlich an vielen Auflagen mitgearbeitet. Ihr gilt mein herzlicher Dank, und ihr soll deshalb auch die 18. Auflage gewidmet sein.

Für Anregungen bin ich vielen Kolleginnen und Kollegen, die nicht alle erwähnt werden können, zu Dank verpflichtet. Erwähnen möchte ich hier Herrn Dr. G. Schüler, Leiter des Kantonalzürcherischen Krebsregisters, der uns mit vielen informativen und statistischen Angaben unterstützt hat.

Mein Dank gilt schließlich dem Georg Thieme Verlag mit Herrn Dr. h. c. G. Hauff und Herrn A. Hauff jun., mit denen ich über Jahrzehnte eine freundschaftliche Zusammenarbeit habe pflegen können, aber auch allen in die Herausgabe des Buches involvierten Mitarbeitern des Verlags.

Ich hoffe sehr, daß die 18. neu bearbeitete und neu gestaltete Auflage der „Differentialdiagnose innerer Krankheiten" wiederum einen aktuellen Überblick über die gesamte Innere Medizin gibt, wobei die Spezialgebiete in integrierter Form dargestellt werden. Möge sie als Standardwerk auch künftige Generationen begleiten.

Zürich, Dezember 1999   Walter Siegenthaler

Anschriften

Ammann, Rudolf W., Prof. em.
Dr. med.,
Departement für Innere Medizin,
Abteilung Gastroenterologie,
Universitätsspital,
Rämistraße 100,
CH-8091 Zürich

Blum, Hubert E., Prof. Dr. Dr. h.c.,
Medizinische Universitätsklinik,
Abt. Innere Medizin II,
Hugstetter Straße 55,
D-79106 Freiburg

Bollinger, A., Prof. Dr. med.,
Trübelstraße 31,
CH-8712 Stäfa

Candinas, R., Priv.-Doz. Dr. med.,
Kardiologische Abteilung,
Universitätsspital,
Rämistraße 100,
CH-8091 Zürich

Fischer, Eugen, Dr. med.,
Facharzt für Innere Medizin,
spez. Kardiologie,
Bahnhofstraße 42,
CH-5400 Baden

Fontana, Adriano, Prof. Dr. med.,
Departement für Innere Medizin,
Abteilung für Klinische
Immunologie,
Universitätsspital,
Häldeliweg 4,
CH-8044 Zürich

Fried, Michael, Prof. Dr. med.,
Departement für Innere Medizin,
Abteilung Gastroenterologie,
Universitätsspital,
Rämistraße 100,
CH-8091 Zürich

Greminger, Peter, Prof. Dr. med.,
Medizinische Poliklinik,
Departement für Innere Medizin,
Universitätsspital,
Rämistraße 100,
CH-8091 Zürich

Hess, Klaus, Prof. Dr. med.,
Neurologische Klinik
und Poliklinik,
Universitätsspital,
Frauenklinikstraße 26,
CH-8091 Zürich

Hess, Otto M., Prof. Dr. med.,
Schweizer Herzzentrum,
Abteilung Kardiologie,
Inselspital,
CH-3010 Bern

Hirzel, Heinz O., Prof. Dr. med.,
Herzzentrum Hirslanden-Zürich,
Witellikerstraße 36,
CH-8008 Zürich

Hoffmann, Ulrich, Prof. Dr. med.,
Medizinische Poliklinik
Klinik Innenstadt,
Sektion Angiologie,
Ludwig-Maximilians-Universität,
Pettenkoferstraße 8a,
D-80336 München

Keiser, Georg, Prof. Dr. med.,
Rosenbergstraße 28,
CH-6300 Zug

Krayenbühl, H. P., Prof. Dr. med. †

Kuhlmann, Ulrich, Prof. Dr. med.,
Robert-Bosch-Krankenhaus,
Allgemeine Innere Medizin und
Nephrologie
Auerbachstraße 110,
D-70376 Stuttgart

Lüthy, Ruedi, Prof. Dr. med.,
Zentrum für Infektions-
krankheiten,
Klinik im Park,
Bellariastraße 38,
CH-8038 Zürich

Medici, Tullio C., Prof. Dr. med.,
Abteilung Pneumologie,
Departement für Innere Medizin,
Universitätsspital,
Rämistraße 100,
CH-8091 Zürich

Michel, Beat A., Prof. Dr. med.,
Rheumaklinik und Institut für
Physikalische Medizin,
Universitätsspital,
Gloriastraße 25,
CH-8091 Zürich

Moradpour, Darius, Priv.-Doz.
Dr. med.,
Medizinische Universitäts-Klinik,
Abteilung Innere Medizin II,
Hugstetter Straße 55,
D-79106 Freiburg

Rhyner, Kaspar, Prof. Dr. med.,
Kantonsspital Glarus,
Medizinische Klinik,
Burgstraße,
CH-8750 Glarus

Rothlin, Martin, Prof. Dr. med.,
Herzzentrum Hirslanden Zürich,
Witellikerstraße 36,
CH-8008 Zürich

Rutishauser, Wilhelm, Prof. Dr. med.,
9B, Plateau de Frontenex,
CH-1208 Geneve

Schwarz, Urs, Priv.-Doz. Dr. med.,
Neurologische Klinik
und Poliklinik,
Universitätsspital,
Frauenklinikstraße 26,
CH-8091 Zürich

Siegenthaler-Zuber, Gertrud,
Dr. med. †

Siegenthaler, Walter, Prof. Dr. med.
Dr. h.c.,
Forsterstraße 61
CH-8044 Zürich

Steurer, Johann, Priv.-Doz. Dr. med.,
  Medizinische Poliklinik,
  Departement für Innere Medizin,
  Universitätsspital Zürich,
  Rämistraße 100,
  CH-8091 Zürich

Streuli, Rolf, Prof. Dr. med.,
  Regionalspital Langenthal,
  Medizinische Klinik,
  St.-Urban-Straße 67,
  CH-4901 Langenthal

Vetter, Hans, Prof. Dr. med.,
  Medizinische Poliklinik,
  Universität Bonn,
  Wilhelmstraße 35–37,
  D-53111 Bonn

Vetter, Wilhelm, Prof. Dr. med.,
  Medizinische Poliklinik,
  Departement für Innere Medizin,
  Universitätsspital,
  Rämistraße 100,
  CH-8091 Zürich

Vogt, Markus, Prof. Dr. med.,
  Kantonsspital Zug,
  Medizinische Klinik,
  Artherstraße 27,
  CH-6300 Zug

Weber, Rainer, Priv.-Doz. Dr. med.,
  Departement für Innere Medizin,
  Abteilung für Infektions-
  krankheiten und Spitalhygiene,
  Universitätsspital,
  Rämistraße 100,
  CH-8091 Zürich

Inhaltsverzeichnis

Allgemeine Differentialdiagnose

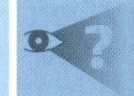

1 Allgemeine Gesichtspunkte zu Diagnose und Differentialdiagnose 3
W. Siegenthaler, M. Vogt und G. Siegenthaler-Zuber

1.1 Grundlagen der Differentialdiagnose 4
Krankheit und Differentialdiagnose 4
Praktisches Vorgehen beim Festlegen
einer Diagnose 5
Richtige Bewertung der erhobenen Befunde
und Differentialdiagnose 6
Faktoren, welche zu Fehldiagnosen
führen können 7
    Probleme auf seiten des Arztes 7
    Probleme auf seiten des Patienten 8

1.2 Faktoren, die das differentialdiagnostische Denken beeinflussen können 9
Häufigkeit der Krankheiten 9
Alter 10
Geschlecht 10
Lebensgewohnheiten 12
Eßgewohnheiten 12
Jahreszeit, Tageszeit und Witterung 12
Geographische Verteilung 12
Rasse und ethnische Gruppen 13
Beruf 13
Sich ausschließende oder sich fördernde
Krankheiten 13

1.3 Differentialdiagnose nach Krankheitsgruppen 13
Degenerative Zustände 14
Infektionen 14
Erkrankungen mit Immunpathogenese 14
Tumoren 14
Paraneoplastische Syndrome 15
    Zustände, die zu malignen Tumoren
    prädisponieren 15
Stoffwechselkrankheiten 17
Funktionsstörungen des endokrinen Systems .. 18
Psychische Störungen 18
    Funktionelle vegetative Beschwerden 18
    Exogene Psychosen 19
Erbkrankheiten 19
    Chromosomenanomalien 19
    Einfacher Mendel-Erbgang 19
    Multifaktorieller Erbgang 20
Allergien 20
Intoxikationen 21

2 Anamnese, klinischer Blick und wichtige subjektive Symptome 23
W. Siegenthaler, J. Steurer und M. Vogt

2.1 Anamnese 24
Allgemeine Bemerkungen 24
Familienanamnese 24
Persönliche Anamnese 24

2.2 Klinischer Blick (Intuition) 26

2.3 Wichtige subjektive Symptome — 26

Durst oder Polydipsie 26
  Primäre Polydipsie 26
  Diabetes insipidus 26
    Zentraler Diabetes insipidus 26
    Renaler Diabetes insipidus 27
  Diabetes mellitus 27
    Definition des Diabetes mellitus 27
    Typ-1-Diabetes 27
    MODY 28
    Typ-2-Diabetes 28
    Schwangerschaftsdiabetes 28
    Diabetes als Folgeerkrankung 28
    Verminderte Glucosetoleranz 28
    Langzeitüberwachung von Diabetikern ... 29
    Diabetische Spätkomplikationen ... 29
    Differentialdiagnose der Glukosurie ... 29
  Nichtglucosebedingte Mellituren 29
Polyurie 29
Appetit 30
  Appetitmangel 30
  Guter Appetit 30

Erbrechen 30
Schluckstörungen 30
Singultus 31
Husten 31
Auswurf 32
Hämoptyse 32
Müdigkeit 32
Schlafstörungen 33
  Schlaflosigkeit 33
  Schlafsucht 34
Juckreiz (Pruritus) 34
Herzklopfen 34
Störungen der Sexualfunktion 34
Fertilitätsstörungen 35
Amenorrhö 35
  Primäre Amenorrhö 35
  Sekundäre Amenorrhö 35
Brustschmerzen der Frau
(Mastodynie, Mastalgie) 35
Schmerzen 35
Geruchs- und Geschmacksstörungen ... 36

3 Wichtige objektive Symptome — 39

W. Siegenthaler, M. Vogt und G. Siegenthaler-Zuber

3.1 Haltung — 41

3.2 Lage und Stellung — 41

3.3 Gang — 42

3.4 Konstitution — 42

3.5 Äußeres Erscheinungsbild — 42

Großwuchs 42
Marfan-Syndrom 44
Kleinwuchs 44
  Primäre Störungen des Knochenwachstums ... 44
  Hormonale Störungen 44
  Verschiedene Störungen 45
  Familiärer Kleinwuchs 45
Adipositas 46
Magerkeit 47

Morbus Paget (Osteodystrophia deformans) ... 48
Gynäkomastie 48
Klinefelter-Syndrom 49
  Hypergonadotroper Hypogonadismus ... 49
  Hypogonadotroper Hypogonadismus ... 49
Turner-Syndrom 49
Mondor-Krankheit 50
Sahli-Gefäßgirlande 50

3.6 Hand — 51

3.7 Gesicht — 52

3.8 Augen — 55

Exophthalmus 55
Horner-Syndrom, Enophthalmus 55
Augenbrauen 56
Lider 56
Skleren 57
Hornhaut 57
Linse 57

Iris 58
Pupille 58
  Störungen der Pupillomotorik 58
Glaskörper 59
Retina 59
Das gerötete Auge 59
Augenmotorik 59

3.9 Ohren ... 59
3.10 Nase ... 60
3.11 Mundhöhle ... 60

Zahnveränderungen ... 60
Zahnfleischveränderungen ... 61
Mundschleimhautveränderungen ... 61
Zunge ... 61

3.12 Geruch ... 62
3.13 Sprache und Stimme ... 62

Sprachstörungen ... 62
Stimmstörungen ... 65

3.14 Haut ... 65

Hautfarbe ... 65
   Blässe ... 65
   Rötung ... 65
   Gelbliche Hautverfärbung ... 65
   Pigmentationsstörungen ... 66
Erytheme und Exantheme ... 68
Bläschenbildende Hautkrankheiten ... 69
Blasenbildende Hautkrankheiten ... 69
Papulöse Hautkrankheiten ... 71
Fleckförmige Hautveränderungen (Plaques) ... 71
Knotenförmige Hautkrankheiten ... 71
Pustulöse Hauterkrankungen ... 72
Ulzerationen der Haut ... 73
Urtikarielle Hauterkrankungen ... 73
Purpura ... 73
Teleangiektasien ... 74
Veränderter Hautturgor ... 74
Hautverkalkungen ... 74

Internistische Krankheitsbilder
mit typischen Hautveränderungen ... 75
   Stoffwechselstörungen ... 75
   Hautveränderungen bei endokrinologischen Krankheiten ... 77
   Hautveränderungen bei Tumoren ... 77
   Hautveränderungen bei Krankheiten mit Immunpathogenese ... 77
   Hautveränderungen infolge von Medikamentennebenwirkungen und Intoxikationen ... 78
   Hautveränderungen bei hämatologischen Affektionen ... 78
   Hautveränderungen bei gastrointestinalen Störungen ... 79
   Hautveränderungen bei Herzkrankheiten ... 79
   Hautveränderungen bei Leberkrankheiten ... 79
   Neurokutane Krankheiten ... 79
   Hautveränderungen bei Infektionen ... 81

3.15 Haare ... 82

Haarausfall ... 82
Hirsutismus und Virilismus ... 83
Pigmentationsstörungen ... 83

3.16 Nägel ... 83

Veränderungen der Nagelform und -struktur ... 83
Farbveränderungen der Nägel ... 85

Fieber

4 Status febrilis ... 89
R. Weber, R. Lüthy, A. Fontana, W. Siegenthaler

4.1 Allgemeine Bemerkungen ... 93

Anamnese und klinische Befunde ... 93
Differentialdiagnostische Überlegungen ... 93
Fieber unbekannter Ursache ... 95

4.2 Status febrilis ohne lokalisierende Symptome — 95

Infektionskrankheiten 95
Nichtinfektiöse Ursachen 96
Hospitalisierte Patienten 96

4.3 Status febrilis mit assoziierten Symptomen — 97

Status febrilis und Hautausschläge 97
    Petechien und Purpura 97
    Makulopapulöses Exanthem 97
    Bläschen und Pusteln 99
    Noduläre Effloreszenzen 99
    Erythem 99
    Urtikaria 99
    Bakterielle Hautinfektionen 99
    Hautinfektionen durch Mykobakterien ... 100
    Rickettsiosen 101
    Virale Erkrankungen mit Hautausschlägen ... 101
Status febrilis und Gelenk- oder Knochenschmerzen ... 103
    Arthritiden 103
    Osteomyelitis, Spondylodiszitis 104
Status febrilis und Lymphknotenschwellungen ... 105
    Fieber und generalisierte Lymphknotenschwellungen 105
    Fieber und lokalisierte Lymphknotenschwellungen 105
    Infektionen der Lymphknoten 106
    Lymphadenopathie ungeklärter Ursache ... 107
Status febrilis mit Schwellung im Gesichts- oder Halsbereich ... 108
    Parotisschwellung 108
    Halsschwellung 108
Status febrilis, Kopfschmerzen und Meningismus ... 109
    Liquoruntersuchung 109
    Bakterielle Meningitiden 109
    Seröse Meningitiden 111
    Pilzmeningitiden 113
    Meningitis durch Protozoen oder Helminthen .. 113
    Begleitmeningitiden 113
Status febrilis und neurologische Defizite 113
    Enzephalitis 113
    Hirnabszeß 114
Status febrilis mit Erkältungssymptomen 114
    Bakterielle Tonsillitis und Pharyngitis 114
    Nichtbakterielle Pharyngitis 115
    Erkältungskrankheiten 115
    Influenza (Myxovirus) 116
    Sinusitis 116
    Otitis 116
    Epiglottitis 117
    Bronchitis 117
Status febrilis, Husten und Thoraxschmerzen 117
    Pneumonie 117
    Tuberkulose 118
    Nichttuberkulöse Mykobakteriosen 119
    Nokardiose 120
    Perikarditis, Myokarditis 120
    Nichtinfektiöse Erkrankungen 120
Status febrilis und Ikterus 121
    Prähepatischer Ikterus 121
    Hepatischer Ikterus 121
    Posthepatischer Ikterus 121
Status febrilis und Splenomegalie 122
Status febrilis und Diarrhö 122
    Intestinale Infektionen 122
Status febrilis und Abdominalschmerzen 124
    Intraabdominale Infektionen 124
    Peritonitis 125
    Intraabdominale Abszesse 125
    Viszerale Abszesse 125
    Spezifische Ursachen von intraabdominalen Infektionen 126
Status febrilis, Dysurie und Pollakisurie 126
    Urethritis 126
    Akute unkomplizierte Harnwegsinfektion bei der Frau 126
    Akute unkomplizierte Pyelonephritis ... 126
    Akute komplizierte Pyelonephritis 126
    Prostatitis 127
Status febrilis und Sepsis 127
    Systemische entzündliche Reaktion ... 127
    Sepsis 127
    Bakteriämie 127
    Sepsisquellen, Prädisposition 128
    Ausgewählte Sepsiserreger 128
Status febrilis und Herzfehler 129
    Endokarditis 129

4.4 Status febrilis mit multiplen Organmanifestationen — 131

Viruserkrankungen 131
    Zytomegalie 131
Mit Zeckenstich assoziierte Infektionen 132
    Lyme-Erkrankung 132
    Ehrlichiose 132
    Babesiose 133
Sexuell übertragene Infektionen 133
    Lues (Treponema pallidum) 134
    Chlamydia trachomatis 135
Zoonosen 135
    Brucellosen (Brucella melitensis, B. abortus [Bang], B. suis) 135
    Leptospirosen (Leptospira interrogans [M. Weil] und andere Serotypen) 136
    Toxoplasmose (Toxoplasma gondii) ... 136
    Trichinose (Trichinella spiralis) 136
    Toxocara-Erkrankung 136

Tollwut (Synonyma: Lyssa, Rabies;
Rhabdovirus) 137
Andere Infektionen nach Tierbissen 137
Infektionen durch Arboviren 137
HIV-Infektion und AIDS 137
Akute HIV-Infektion 137
Asymptomatische HIV-Infektion 138
Symptomatische HIV-Infektion, AIDS 139
Infektionen bei Immunkompromittierten 141
Opportunistische Virusinfektionen 141
Opportunistische bakterielle Infektionen 142
Opportunistische Pilzerkrankungen 142

Mykosen in lokalisierten Endemiegebieten 143
Kokzidioidomykose (Coccidioides immitis) 143
Histoplasmose (Histoplasma capsulatum) 143
Reise- und Tropenkrankheiten 143
Malaria 144
Leishmaniose (Leishmania donovani) 145
Bilharziose 145
Lymphatische Filariose 146
Gewebs-Filariosen 147
Dengue-Fieber 147
Gelbfieber 147
Andere Tropenkrankheiten 147

4.5 Status febrilis bei immunologisch bedingten Krankheiten — 148

Autoimmunerkrankungen 148
Lokalisierte oder organspezifische
Autoimmunerkrankungen 148
Generalisierte Autoimmunerkrankungen,
Vaskulitiden, Kollagenosen 148
Befall großer Gefäße 149
Riesenzellarteriitis (Arteriitis temporalis Horton,
Polymyalgia rheumatica) 149
Befall mittelgroßer Gefäße 150
Periarteriitis nodosa (Panarteriitis oder
Polyarteriitis nodosa) 150
Befall kleiner Gefäße 152
Wegener-Granulomatose 152

Allergische Granulomatose (Churg-Strauß) 152
Hypersensitivitätsangiitis 152
Purpura-Arthralgie-Nephritis-Syndrom 152
Systemischer Lupus erythematodes (SLE) 153
Sklerodermie (progressive, diffuse oder
generalisierte Sklerodermie bzw. progressive,
systemische Sklerose oder PSS) 155
Zirkumskripte Sklerodermie 156
Scleroedema adultorum (Buschke) 157
Eosinophile Fasziitis (Shulman-Syndrom) 157
Sharp-Syndrom, Overlap-Syndrom
(Mixed connective tissue disease) 158
Dermatomyositis (Polymyositis) 158

4.6 Rezidivierende febrile Krankheitszustände — 159

Immundefekte 159
Humorale Immundefekte (B-Zell-Defekte) 160
Zelluläre Immundefekte (T-Zell-Defekte) 162

Kombinierte humorale und zelluläre
Immundefekte 163
Defekte des Komplementsystems 164
Defekte des Phagozytosesystems 164

4.7 Fieber bei verschiedenen nichtinfektiösen Zuständen — 165

Periodisches Fieber 165
Familiäres Mittelmeerfieber 165
Ätiocholanolonfieber 165
Hyper-IgD-Syndrom 165
„PFAPA"-Syndrom 165
Fieber bei innersekretorischen Störungen 165
Fieber bei vegetativer Dystonie 166
Chronic-fatigue-Syndrom 166

Fieber bei Tumoren 166
Fieber bei Gewebsabbau 167
Fieber bei Hämolyse 167
Hämophagozytose-Syndrom 167
Fieber bei Thrombosen und
Thrombophlebitiden 167
Fieber bei allergischen Reaktionen 167
Vorgetäuschtes Fieber 167

4.8 Bedeutung einzelner Befunde für die Differenzierung febriler Zustände — 168

Verlauf der Temperatur 168
Schüttelfrost 168
Entzündungsparameter 169
Blutkörperchensenkungsgeschwindigkeit 169
C-reaktives Protein (CRP) 169

Blutbild 170
Verhalten der Leukozyten 170
Verhalten der Eosinophilen 171
Verhalten der Monozyten 172
Verhalten der Lymphozyten 172

Schmerzen

5 Kopf- und Gesichtsschmerzen sowie Neuralgien ... 177
K. Hess

5.1 Einleitung ... 178

5.2 Symptomatische Kopfschmerzen ... 178

Subarachnoidalblutung ... 179
Meningitis, Meningeosis, Meningoenzephalitis,
Enzephalitis, Hirnabszeß ... 180
Intrazerebrale Blutung ... 180
Karotis-/Vertebralisdissektion ... 180
Ischämische Hirnläsionen ... 180
Akuter Okklusivhydrozephalus ... 181
Sinus- und Hirnvenenthrombosen ... 181
Hypophysenapoplexie ... 182
Subduralhämatom ... 182
Hypoliquorrhö-Syndrom (Unterdrucksyndrom) ... 183

Tumor und Pseudotumor cerebri
(chronisches Hirndrucksyndrom) ... 183
Riesenzellarteriitis und andere Vaskulitiden ... 183
Schlaf-Apnoe-Syndrom ... 183
Epileptische Anfälle ... 183
Posttraumatische Kopfschmerzen ... 184
Zervikogene Kopfschmerzen ... 184
Kopf- und Gesichtsschmerzen bei
ophthalmologischen, otorhinologischen,
dentogenen und kieferorthopädischen Leiden ... 184
Kopfschmerzen internistischer Ursache ... 185

5.3 Idiopathische Kopfschmerzen ... 185

Migräne ohne Aura ... 185
Migräne mit Aura ... 186
Basilarismigräne und andere Sonderformen
der Migräne mit Aura ... 186
Spannungskopfschmerzen ... 187

Cluster-Kopfschmerz (Graupel-Kopfweh,
Bing-Horton-Kopfschmerz) und chronische
paroxysmale Hemikranie ... 187
Thunderclap-, Anstrengungs- und
Orgasmuskopfschmerz ... 187

5.4 Neuralgien im Kopfbereich ... 188

Idiopathische und symptomatische
Trigeminusneuralgie ... 188
Idiopathische und symptomatische
Glossopharyngeusneuralgie ... 188
Occipitalis-maior/minor-Neuralgie ... 188

Seltene Neuralgien/neuralgiforme Schmerzen
bei Hirnnervensyndromen ... 189
Traumatische Neuralgien, Anaesthesia dolorosa
und zentrale Gesichtsschmerzen ... 189

5.5 Sogenannt atypische Gesichtsschmerzen ... 189

6 Schmerzen im Bereich des Thorax ... 191
O. Hess und W. Vetter

6.1 Vom Herzen ausgehende Schmerzen ... 193

Angina pectoris ... 193
   Verlaufsformen der Angina pectoris ... 194
   Angina pectoris bei koronarer Herzkrankheit ... 195
   Angina pectoris bei Herzvitien und
   Kardiomyopathien ... 197

Myokardinfarkt ... 198
Perikarditis und Perikarderguß ... 201
Rhythmusstörungen ... 204
Funktionelle Herzbeschwerden ... 204

6.2 Von den großen Gefäßen ausgehende Schmerzen ... 205

Aneurysma verum der Aorta ... 205
Aneurysma dissecans der Aorta ... 205

6.3 Von der Pleura ausgehende Schmerzen 206

Pleuritis sicca 206
Pleuraerguß 206
    Pleuritis tuberculosa exsudativa 208
    Maligne Pleuraergüsse 208
    Pleuraergüsse bei abdominellen Erkrankungen .. 208
    Pleuraerguß bei Myxödem 208
    Pleuraergüsse bei Kollagenosen 208
    Pleuraerguß beim Yellow-nail-Syndrom 209
    Eosinophile Pleuritis 209
    Chylothorax 209

    Pseudochylothorax, Cholesterinpleuritis 210
    Pleuraerguß bei Lungeninfarkt 210
    Pleuraerguß bei Pleuropneumonie 210
    Pleuraempyem 210
Neoplasien der Pleura 210
    Pleuramesotheliom 210
    Pleurasarkom 210
    Gutartige Tumoren der Pleura 210
    Maligne Lymphome 210
Spontanpneumothorax 211

6.4 Interkostalneuralgie 212

6.5 Von Gelenken bzw. Wirbelsäule ausgehende Schmerzen 212

6.6 Von Muskeln und Knochen ausgehende Schmerzen 212

6.7 Vom Ösophagus ausgehende Schmerzen 213

6.8 Andere thorakale Schmerzursachen 213

SAPHO-Syndrom 213
Tietze-Syndrom 213
„Slipping-rib"- oder „Rib-tip"-Syndrom 213

Mondor-Krankheit 214
Mammakarzinom 214

7 Schmerzen im Bereich des Abdomens 215
D. Moradpour, R. Ammann und H. E. Blum

7.1 Allgemeine Bemerkungen zum Abdominalschmerz 217

7.2 Schmerzen mit akutem Beginn 217

Akutes Abdomen 218
Vom Darm ausgehende Schmerzen 220
    Ileus 220
        Mechanischer Ileus 220
        Paralytischer Ileus 223
    Akute Appendizitis 224
Vom Peritoneum ausgehende Schmerzen 224
    Peritonitis 224
Vaskulär bedingte Schmerzen 226
    Mesenterialinfarkt und Angina abdominalis .. 226
    Aortoiliakales Steal-Syndrom 226
    Aortenaneurysma 227
    Thrombosen im Pfortadersystem 227

Von der Milz ausgehende Schmerzen 227
Vom Retroperitoneum ausgehende
Schmerzen 228
    Retroperitoneale Fibrose 228
Abdominalschmerzen bei Intoxikationen und
systemischen Erkrankungen 228
    Porphyrien 229
        Hepatische Porphyrien 229
        Erythropoetische Porphyrien 231
Abdominalschmerzen bei Allgemein-
erkrankungen 232
    Thoraxkrankheiten 232

7.3 Chronische und chronisch-rezidivierende Abdominalschmerzen 233

Von Magen und Dünndarm ausgehende
Schmerzen 234
    Akute Gastritis 234
    Chronische Gastritis 235
    Reizmagen (funktionelle Dyspepsie) 235
    Ulkuskrankheit 236
        Ulcus duodeni 237
        Ulcus ventriculi 237
        Ulkus als Indikator anderer Erkrankungen 238
        Spätkomplikationen nach Ulkuskrankheit 239

    Magenkarzinom 239
        Meläna 240
        Hämatemesis 242
    Seltene Magenerkrankungen 242
    Hiatushernie 243
    Refluxösophagitis 243
    Beschwerden nach operiertem Magen 244
Vom Kolon ausgehende Schmerzen 245
    Colon irritabile 245

Von Gallenwegen und Leber ausgehende Schmerzen 246
    Cholelithiasis 246
        Cholelithiasis als Wegbereiter anderer Leberkrankheiten 247
        Gallenwegsbeschwerden bei nicht nachgewiesenen Steinen und fehlender Entzündung 248
    Beschwerden nach Cholezystektomie 248

Pankreaserkrankungen 250
    Akute Pankreatitis 252
    Chronische Pankreatitis 253
    Raumfordernde Prozesse im Pankreasbereich ... 255
        Pankreaszysten 256
        Pankreaskarzinom 256

8 Schmerzen im Bereich der Extremitäten und der Wirbelsäule ... 259
W. Siegenthaler

8.1 Allgemeine Bemerkungen — 260

9 Schmerzen bei Erkrankungen der Gefäße 261
U. Hoffmann, A. Bollinger

9.1 Erkrankungen der Arterien — 262

Arterielle Verschlußkrankheiten 262
    Obliterierende Arteriosklerose (Atherosklerose) 266
    Thrombangiitis obliterans 267
    Kollagenkrankheiten 267
    Riesenzellarteriitis 268
    Takayasu-Arteriitis (Synonyma: pulslose Krankheit, Aortenbogensyndrom) 268
    Iatrogen bedingte Arterienverschlüsse 268
    Kompressionssyndrom der A. poplitea (Entrapment-Syndrom) 268
    Zystische Adventitiadegeneration 268
    Fibromuskuläre Dysplasie 268

    Essentielle Thrombozytose 269
    Mediasklerose 269
Embolische Verschlüsse 269
Aneurysmen 270
    Fusiforme und sackförmige Aneurysmen 270
    Arteriovenöse Aneurysmen 271
Funktionelle Gefäßerkrankungen 271
    Spasmen der muskulären Stammarterien (Ergotismus) 271
    Raynaud-Phänomen 272
    Akrozyanose und Erythrozyanose 272
    Erythromelalgie 273

9.2 Erkrankungen der Endstrombahn — 273

    Diabetische Mikroangiopathie 273
    Mikroangiopathie bei Kollagenkrankheiten 274
    Ulcus hypertensivum 274
    Livedo reticularis bzw. racemosa 274

    Glomustumor 274
    Rezidivierendes Fingerhämatom 275
    Tibialis-anterior-Syndrom 275

9.3 Erkrankungen der Venen — 275

    Oberflächliche Thrombophlebitis 275
    Tiefe Becken- und Beinvenenthrombose 276
    Armvenenthrombose (Thrombose par effort) ... 277

    Primäre Varikose 278
    Chronisch-venöse Insuffizienz 278

9.4 Erkrankungen der Lymphgefäße — 280

9.5 Neurovaskuläres Schultergürtel-Kompressionssyndrom — 280

9.6 Restless legs — 281

9.7 Morbus Sudeck — 281

10 Schmerzen bei Erkrankungen der Gelenke 283

P. Greminger, B. A. Michel, G. Siegenthaler-Zuber

10.1 Entzündliche rheumatische Gelenkaffektionen ___ 285

**Rheumatoide Arthritis
(chronische Polyarthritis)** 285
    Felty-Syndrom 286
    Morbus Still des Erwachsenen 286
    Sjögren-Syndrom 286
    Juvenile chronische Arthritis 287
Spondylarthropathien 288
    Allgemeine Bemerkungen 288
    Spondylitis ankylosans (M. Bechterew) 288
    Psoriasisarthropathie 289
    Reaktive Arthritis (Reiter-Syndrom) 289
        Rheumatisches Fieber 290
    Enterokolitische Arthropathien 290
    Behçet-Syndrom 291
    SAPHO-Syndrom 291
    Undifferenzierte Spondylarthropathie 291

Arthropathien bei Stoffwechselkrankheiten 292
    Arthritis urica 292
    Chondrokalzinose (Pseudogicht) 293
    Hyperlipoproteinämien 293
    Diffuse idiopathische skelettale Hyperostose
    (DISH) 295
    Lipoidosen 295
    Ochronose (Alkaptonurie) 296
    Primäre Amyloidose 297
    Hämochromatose 298
    Morbus Wilson 298
**Arthropathien bei hämatologischen
Erkrankungen** 298
Symptomatische Arthritiden 298
    Allergische Arthritiden 298
    Postinfektiöse Arthritiden 298
    Paraneoplastische Arthritiden 298

10.2 Degenerative Gelenkerkrankungen ___ 298

Arthrosen 298
Spondylarthrose, Spondylosis deformans 300
Arthropathien bei endokrinen Störungen 302
Arthropathien bei neurologischen Affektionen ... 302

Arthropathien bei verschiedenen Affektionen 302
    Tumoren der Gelenke 302
    Erkrankungen des Knorpels 302
    Hydrops intermittens 302

10.3 Weichteilrheumatismus ___ 302

Fibromyalgie 302
Periarthropathien 303

Periarthropathia humeroscapularis 303
Andere lokalisierte Periarthropathien 304

11 Schmerzen bei Erkrankungen der Knochen 305

W. Vetter und H. Vetter

11.1 Lokalisierte und herdförmige Knochenveränderungen ___ 307

Knochenmetastasen 307
Knochentumoren 308
    Knochenbildende Tumoren 308
        Benigne Formen 308
        Maligne Formen 309
    Knorpelbildende Tumoren 309
        Benigne Formen 309
        Maligne Formen 310
    Bindegewebige (fibrogene) Tumoren 310
        Benigne Formen 310
        Maligne Formen 310
    Myelogene Tumoren 310

Riesenzelltumor (Osteoklastom) 312
Vaskuläre Tumoren 312
    Benigne Formen 312
    Maligne Formen 313
Andere Tumoren 313
Tumorähnliche Veränderungen 313
Fibröse Dysplasie 313
Knochennekrosen 313
Entzündliche Knochenerkrankungen 314
Morbus Paget (Ostitis deformans) 314
Hypertrophe Osteoarthropathie 315

11.2 Schmerzen bei Erkrankung der Wirbelsäule ___ 316

11.3 Generalisierte Knochenveränderungen — 316

Osteoporose 316
   Primäre Osteoporose 316
   Sekundäre Osteoporose 316
      Osteoporose bei Endokrinopathien 317
      Inaktivitätsosteoporose 317
      Osteoporose bei Erbkrankheiten des Stützgewebes 317
      Osteoporose bei chronischer Heparintherapie 318
      Osteoporose bei Malignomen 318
      Andere sekundäre Osteoporosen 318

Osteomalazie 318
   Osteomalazie bei Störungen des Vitamin-D-Stoffwechsels 318
   Osteomalazie bei Phosphatmangel 319
   Osteomalazie bei Azidose 319
   Medikamentös induzierte Osteomalazie 320
   Andere Ursachen der Osteomalazie 320

Osteodystrophie 320
   Primärer Hyperparathyreoidismus (Osteodystrophia fibrosa generalisata) 320
   Sekundärer Hyperparathyreoidismus 320

Krankheiten mit Hyperostose 321

11.4 Speicherkrankheiten mit Skelettmanifestation — 321

Eosinophiles Granulom 322
Hand-Schüller-Christian-Krankheit 322
Abt-Letterer-Siwe-Syndrom 322
Morbus Gaucher 322
Mastozytose 323

Ödeme

12 Ödeme — 327
U. Hoffmann, A. Bollinger, W. Siegenthaler

12.1 Generalisierte Ödeme — 328

Ödeme bei Herzinsuffizienz 328
Hypoproteinämische Ödeme 329
Ödeme bei Glomerulonephritis 330
Endokrin bedingte Ödeme 330
Ödeme bei Störungen der Elektrolyte 331
Ödeme bei Sklerodermie 331
Ödeme bei Diabetes mellitus 331
Medikamentös bedingte Ödeme 331
Idiopathische Ödeme 331

12.2 Lokalisierte Ödeme — 332

Phlebödem 333
Lymphödem 333
   Primäres Lymphödem 333
   Sekundäres Lymphödem 334
Lipödem 335
Entzündliche Ödeme 335
Kongenitale Angiodysplasie 335
Allergische Ödeme (Quincke) 336
Hereditäres Angioödem 336
Paroxysmales nicht hereditäres Angioödem 336
Ischämisches und postischämisches Ödem 336
Ödem bei Sudeck-Dystrophie 337
Höhenbedingte lokale Ödeme 337
Ödeme durch Artefakte 337

Hämatologische Symptome

13 Anämien — 341
G. Keiser, K. Rhyner

Allgemeine Bemerkungen, Definition und Einteilung der Anämien 343

13.1 Nicht hämolytische Anämien — 348

Eisenmangelanämie und andere hypochrome/mikrozytäre (Eisenstoffwechsel-bedingte) Anämien 348
    Eisenmangelanämie 348
    Andere hypochrome/mikrozytäre (Eisenstoffwechsel-bedingte) Anämien 350

Megaloblastäre und nicht megaloblastäre (andere makrozytäre) hyperchrome Anämien 352
    Definition, allgemeine Bemerkungen 352
    Megaloblastäre Anämien 352
        Perniziöse Anämie 354
        Symptomatische (unechte) perniziöse Anämie 355
        Folsäuremangelanämie 355
        Seltene megaloblastäre Anämien 355
    Nicht megaloblastäre (makrozytäre) Anämien .. 356
        Mit Retikulozytose 356
        Ohne Retikulozytose 356

Aplastische und andere normochrome Anämien 356
    Aplastische Anämie 356
        Angeborene aplastische Anämie 356
        Erworbene aplastische Anämie 357
        Differentialdiagnose der Panzytopenie 357
    Erythroblastenaplasie (Pure red cell aplasia = PRCA) 357
    Kongenitale dyserythropoetische Anämien (CDA) 358
    Blutungsanämie 358
    Renale Anämie 358
    Sekundäre Anämie bei maligner Knochenmarkinfiltration 358
    Eiweißmangelanämie 359
    Endokrine Anämien 359

13.2 Hämolytische Anämien — 359

Hereditäre hämolytische Anämien 360
    Membrandefekte der Erythrozyten 360
        Sphärozytose (kongenitale Kugelzellanämie) .. 360
        Elliptozytose 360
        Stomatozytose 360
    Enzymopathien 361
        Glucose-6-Phosphat-Dehydrogenase (G-6-PD)- Mangel 361
        Pyruvatkinasemangel 361
    Hämoglobinopathien 361
        Hämoglobinopathien 362
        Sichelzellanämie 364
    Thalassämien 364
        β-Thalassämie 364
        α-Thalassämie 366
Erworbene hämolytische Anämien 366
    Autoimmunhämolytische Anämie (AIHA) 366
        AIHA vom Wärmetyp 366
        AIHA vom Kältetyp 367
        Paroxysmale Kältehämoglobinurie 367
    Hämolytische Anämie durch Isoantikörper 367
    Immunhämolytische Anämie durch Medikamente 368
    Hämolytische Anämien anderer Genese 368
        Erythrozyten-Fragmentationssyndrom 368
        Hämolytische Anämien bei Infektionen 369
        Hämolytische Anämie infolge von chemischen Substanzen (Innenkörperanämie), Giften und physikalischen Einflüssen 369
        Paroxysmale nächtliche Hämoglobinurie (PNH, Marchiafava-Micheli) 369
        Akute hämolytische Anämie bei schwerer Hypophosphatämie 370
        Hypersplenismus 370

14 Erkrankungen des leukozytären Systems, vergrößerte Lymphknoten und Splenomegalie — 373

G. Keiser, R. Streuli

14.1 Erkrankungen mit reaktiver Lymphadenopathie und/oder Splenomegalie — 375

Lokalisierte Lymphadenopathie 375
Generalisierte Lymphadenopathie mit oder ohne Splenomegalie 375

14.2 Neoplastische Erkrankungen des leukozytären Systems — 376

Allgemeine Betrachtungen 376
Leukämien 376
    Allgemeine Bemerkungen 376
    Akute Leukämien 376
        Allgemeine Bemerkungen 376
        Akute lymphatische Leukämie (ALL) 376
        Akute myeloische Leukämie (AML) 378
    Chronische Leukämien 383
        Chronische myeloische Leukämie (CML) 383
        Chronische lymphatische Leukämie (CLL) 384
        Haarzelleukämie (Hairy cell leukemia = HCL) ... 385
Myelodysplastisches Syndrom (MDS) 386
Myeloproliferative Syndrome 387
    Polycythaemia vera 387
    Myelofibrose (Myeloide Metaplasie) 387
    Essentielle Thrombozythämie 388

Maligne Lymphome 388
  Hodgkin-Lymphom (Morbus Hodgkin) 389
  Non-Hodgkin-Lymphom (NHL) 391
    MALT-Lymphom 394
    Mantelzellymphom 395
    Seltene Non-Hodgkin-Lymphome 395

Paraproteinämien 396
  Multiples Myelom 396
  Morbus Waldenström 398
Histiozytosen, Speicherkrankheiten 399
  Allgemeine Bemerkungen 399

15 Hämorrhagische und thrombophile Diathesen 403
K. Rhyner und R. Streuli

15.1 Allgemeine Bemerkungen — 405

Einteilung der hämorrhagischen Diathesen 407
Diagnostik 407
  Bedeutung der Anamnese 407
Bedeutung der klinischen Befunde 407
  Laboruntersuchungen 408

15.2 Koagulopathien — 410

Kongenitale Formen 410
  Hämophilie A und B 410
  Von-Willebrand-Erkrankung 410
  Fibrinogenstörungen 411

Erworbene Koagulopathien 411
  Vitamin-K-Mangel 411
  Antikoagulation 411
  Defibrinierungssyndrome 412
    Disseminierte intravasale Gerinnung 412

15.3 Störungen der Thrombozyten — 413

Thrombopenie 413
  Proliferationsstörungen 414
  Vorzeitiger Plättchenabbau 414
    Idiopathische thrombozytopenische
    Purpura 414
    Thrombotisch-thrombozytopenische
    Purpura 414
    Heparininduzierte Thrombozytopenie
    (HIT Typ I/Typ II) 415
  Verteilungsstörung und Verdünnungseffekt 415

Thrombopathien (Funktionsstörungen) 415
  Bernard-Soulier-Syndrom
  (giant platelet syndrome) 415
  Thrombasthenie 415
  May-Hegglin-Anomalie 415
  Wiskott-Aldrich-Syndrom 415
  Erworbene Funktionsstörungen der
  Thrombozyten 416
Thrombozytose 416

15.4 Vaskulär bedingte hämorrhagische Diathesen — 418

Purpura Schönlein-Henoch 418
Kryoglobulinämie 419
**Hereditäre hämorrhagische Teleangiektasie
(Morbus Osler)** 419
Ehlers-Danlos-Syndrom 420

Senile Purpura 420
Skorbut 420
Dysproteinämien 420
Infektionen 421

15.5 Thrombophile Diathesen — 421

  Bedeutung der Anamnese 421
  Bedeutung der klinischen Befunde 421
  Laboruntersuchungen 422
Antithrombin-Mangel 422
Protein-C-Mangel 422

Protein-S-Mangel 423
**Aktivierte Protein-C (APC)-Resistenz und
Faktor-V-Leiden** 423
Dysfibrinogenämie 423
Hyperhomocysteinämie 423

In der Halsregion lokalisierte Erkrankungen

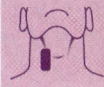

16 In der Halsregion lokalisierte Erkrankungen ... 427
H. Vetter und W. Vetter

Allgemeine Bemerkungen ... 428

16.1 Venöse Stauung bzw. Einflußstauung — 428

16.2 Erkrankungen der Arterien — 428

16.3 Erkrankungen der Halswirbelsäule — 429

16.4 Lymphknotenschwellungen — 429

Entzündliche reaktive Lymphknotenschwellungen ... 429
Tumoröse Lymphknotenschwellungen ... 430

16.5 Branchiogene Kiemengangzyste — 431

16.6 Thyreoglossale Zyste — 431

16.7 Karotisglomustumoren — 431

16.8 Aberrierende Strumaknoten — 432

16.9 Schwellungen der Speicheldrüsen — 432

16.10 Schilddrüse — 432

Lokalisationsdiagnostik ... 433
Funktionsdiagnostik ... 433
Hyperthyreose ... 434
Morbus Basedow ... 434
Autonomie der Schilddrüse ... 435
Endokrine Ophthalmopathie und prätibiales
Myxödem ... 435
Hypothyreose ... 437
Angeborene Hypothyreose ... 437

Erworbene (primäre, sekundäre und tertiäre)
Hypothyreose ... 437
Blande Struma ... 438
Thyreoiditis ... 439
Akute Thyreoiditis ... 439
Subakute Thyreoiditis ... 439
Chronische Thyreoiditis ... 439
Sonderform ... 440
Schilddrüsenmalignom ... 440

16.11 Erkrankungen der Parathyreoidea — 440

Pneumologische Symptome

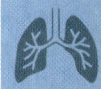

17 Husten, Auswurf und Dyspnoe ... 445
T. C. Medici

17.1 Husten — 446

17.2 Auswurf — 447

Hämoptoe ... 447

17.3 Dyspnoe ... 448

Extrapulmonal bedingte Dyspnoe 448
   Herabgesetzter O_2-Gehalt der Einatmungsluft ... 448
   Abnorm hoher O_2-Verbrauch 448
   Akute und chronische Anämie 449
   Azidotische Zustände 449
   Effort- und Hyperventilationssyndrom 449
   Zentral bedingte Ventilationsstörungen 449
Pulmonale Dyspnoe 450
   Differentialdiagnose der respiratorischen Insuffizienz 450
   Restriktion 453
   Obstruktion 453
Kardiale Dyspnoe 453
   Orthopnoe und Asthma cardiale 453
      Diagnosegang und Kriterien zur Differenzierung 454

Klinische Krankheitsbilder 454
   Larynx- und Trachealerkrankungen 454
   Asthma bronchiale 454
      Diagnostik und Befunde 456
      Spezielle Asthmaformen 457
   Bronchitis 458
      Akute Bronchitis 458
      Chronische Bronchitis 458
   Small Airway Disease und Bronchiolitis 459
   Bronchitiden als Begleitkrankheit 461
   Lungenemphysem 461
   Bronchiektasen und Mukoviszidose 465
   Zwerchfellähmung und Zwerchfellrelaxation ... 467

18 Lungenverschattungen ... 469

T. C. Medici und W. Siegenthaler

18.1 Tuberkulöses Lungeninfiltrat ... 472

Primärtuberkulose 473
Postprimäre Tuberkulose 474
   Exsudative Lungentuberkulose 474
   Fibroproduktive Lungentuberkulose 475

Tuberkulöse Kaverne 475
Tuberkulom 475
Miliartuberkulose 476
Atypische Mykobakteriosen 477

18.2 Pneumonisches Lungeninfiltrat ... 477

Primäre Pneumonien 480
   Bakterielle Pneumonien 480
      Pneumonien durch grampositive Keime 480
      Pneumonien durch gramnegative Keime 481
      Pneumonien durch grampositive und gramnegative Keime 483
   Virale Pneumonien 483
      Grippeviruspneumonie 483
      Adenoviruspneumonie 484
      Hantaviruspneumonie 484
      Pneumonien durch primär nichtpneumotrope Viren 484

Pilzpneumonie 484
Parasitäre Pneumonien 486
Physikalisch-chemische Pneumonie 486
   Strahlenpneumonie 487
   Lipoidpneumonie 487
   Cholesterinpneumonie 487
Sekundäre Pneumonien 487
   Stauungspneumonie 487
   Infarktpneumonie – Lungeninfarkt 488
   Peribronchiektatische Pneumonie 489
   Pneumonie durch bakterielle Superinfektion ... 489
   Chronische Pneumonien 489

18.3 Eosinophiles Lungeninfiltrat ... 491

Akutes eosinophiles Infiltrat 491
   Löfflersches flüchtiges eosinophiles Infiltrat 491
   Idiopathische akute eosinophile Pneumonie ... 491
Chronische eosinophile Pneumonien 492
Eosinophiles Infiltrat mit Asthma 492

Allergische bronchopulmonale Aspergillose 493
Tropische Lungeneosinophilie 493
Allergische Granulomatose und Angiitis 493
Hypereosinophiles Syndrom 494

18.4 Interstitielle Lungenerkrankung/Lungenfibrose ... 494

Interstitielle Pneumonie, kryptogene, fibrosierende Alveolitis, idiopathische Lungenfibrose 495
   Hamman-Rich-Syndrom (acute interstitiel pneumonie) 498
   Organisierende Pneumonie (Bronchiolitis obliterans mit organisierender interstitieller Pneumonie) 498

Kollagenosen 498
Exogen-allergische Alveolitis („extrinsic allergic alveolitis") 500
Pneumokoniosen 501
   Silikose 501
   Silikatosen 503

Seltene Pneumopathien 509
    Alveolarzellkarzinom, bronchioalveoläres
    Karzinom, bronchioläres Karzinom,
    Lungenadenomatose 509
    Lymphangiosis carcinomatosa 509
    Kaposi-Sarkom 509
    Lungenhämosiderose 510

Goodpasture-Syndrom 510
Antiphospholipid-Syndrom 510
Lungenproteinose 510
Microlithiasis alveolaris 510
Histiozytosis X 511
Lymphangiomyomatose (LAM) 511
Wabenlunge 511

18.5 Lungenrundherde — 512

Solitäre Rundherde 512
    Maligne Tumoren 512
    Benigne Tumoren 513
    Entzündliche Rundherde 514
        Tuberkulom 514
        Echinokokkose 514
    Rundherde verschiedener Ätiologie 515

Multiple Rundherde 516
    Metastasen 516
    Wegener-Granulomatose 516
    Arteriovenöse Aneurysmen 516

18.6 Kavernöse und zystische Lungenerkrankungen — 518

Tuberkulöse Kaverne 518
Lungenabszeß 519
    Lungenabszeß infolge Aspiration 519
    Lungenabszeß als Komplikation von bakteriellen
    Pneumonien 520

Lungenabszeß bei Bronchialobstruktion 520
Metastatische Lungenabszesse 520
Lungenzysten 520
**Kavernöse und zystische Prozesse verschiedener
Ätiologie** 520

18.7 Atelektasen — 522

18.8 Mittellappensyndrom — 524

18.9 Verschattungen im Bereich des rechten Herz-Zwerchfell-Winkels — 525

Lungensequestration 525

19 Hilusvergrößerung — 527
T. C. Medici

19.1 Doppelseitige Hilusvergrößerung — 529

Lungenstauung 529
**Hilusvergrößerung durch erweiterte
Pulmonalarterien** 529
Morbus Boeck (Sarkoidose) 530
    Boeck-Manifestation an anderen Organen 534
    Akuter Morbus Boeck (Löfgren-Syndrom) 534

    Diagnostik der Sarkoidose 534
Neoplasien 535
    Hodgkin- und Non-Hodgkin-Lymphome 535
    Leukämien 536
**Hiluslymphknotenvergrößerungen bei anderen
Krankheiten** 536

19.2 Einseitige Hilusvergrößerung — 536

Bronchialkarzinom 536
Karzinoid (neuroendokrines Karzinom) 540

Gutartige Tumoren 540
Hiluslymphknotentuberkulose 542

19.3 Verbreiterung des Mediastinums — 543

Mediastinaltumoren 544
Struma intrathoracica 545

Entzündungen des Mediastinums 547
    Senkungsabszeß, Mediastinalphlegmone 547
Seltene Ursachen einer Mediastinalerkrankung ... 547

Kardiale Symptome

20 Dyspnoe infolge Erkrankungen des Herzens ... 551
W. Rutishauser, H. O. Hirzel, H. P. Krayenbühl

20.1 Kardiale Dyspnoe: allgemeine und differentialdiagnostische Kriterien ... 553

20.2 Symptome einer Erkrankung des Herzens, insbesondere der Stauungsinsuffizienz ... 553

Am Herzen selbst feststellbare Symptome ... 553
  Vergrößertes Herz ... 553
  Spitzenstoß ... 555
  Präkordialer Impuls ... 555
  Pathologischer Auskultationsbefund ... 555
  Pathologischer EKG-Befund ... 558
Allgemeine Symptome der Stauungsinsuffizienz ... 558
  Erhöhter Venendruck ... 558
  Puls ... 558

Nichtinvasive Diagnostik ... 559
  Thorax-Röntgenbild ... 559
  Doppler-Echokardiographie ... 560
  Hämodynamische Größen bei Stauungsinsuffizienz ... 561
  Ergometrie ... 561

20.3 Differentialdiagnose der Herzinsuffizienz ... 563

Primär mechanisch bedingte Herzinsuffizienz ... 563
  Veränderungen der peripheren oder pulmonalen Strombahn als primäre Ursache einer Überlastung des Herzens ... 563
    Chronische Drucküberlastung des Myokards durch erhöhten Widerstand im großen Kreislauf (Hypertonieherz) ... 563
    Chronische Überlastung des Myokards durch erhöhten Widerstand im kleinen Kreislauf (Cor pulmonale) ... 566
    Chronische Volumenüberlastung bei andauernd erhöhtem Blutbedarf der Peripherie (a.-v. Fistel, Anämie, Hyperthyreose, Morbus Paget) ... 571
  Veränderungen am Herzen als primäre Ursache einer chronischen Überlastung des Herzens ... 572
    Relative Faserüberlastung durch Ausfall von Myokard (Myokardfibrose bei koronarer Herzkrankheit, Herztrauma, Myokarditis) ... 572
    Chronische Druck- und/oder Volumenüberlastung bei Herzklappenfehlern ... 573
    Aortenklappeninsuffizienz ... 575
    Aortenklappenstenose ... 579
    Hypertrophe, obstruktive Kardiomyopathie (Muskuläre Subaortenstenose) ... 581
    Mitralstenose ... 584
    Mitralinsuffizienz ... 588
    Trikuspidalinsuffizienz ... 592
    Trikuspidalstenose ... 594
  Chronische Volumenüberlastung des Myokards bei bradykarden Rhythmusstörungen (totaler AV-Block, Sick sinus syndrome) ... 594
  Ungenügende Bewegungsfreiheit des Myokards durch Perikardveränderungen (Pericarditis constrictiva) ... 594

Primär biochemisch bedingte Herzinsuffizienz ... 596
  Kardiomyopathien im engeren Sinne ... 596
    Dilatative Kardiomyopathie ... 596
    Latente Kardiomyopathie ... 597
    Hypertrophe Kardiomyopathie (mit und ohne Obstruktion) ... 597
    Restriktiv-obliterierende Kardiomyopathie ... 597
  Spezifische Herzmuskelerkrankungen (Sekundäre Kardiomyopathien) ... 599
    Endokrine Kardiomyopathie (Hyperthyreose, Hypothyreose, Akromegalie) ... 599
    Infiltrative Kardiomyopathie (Hämochromatose, Sarkoidose, Glykogenspeicherkrankheit, Fabry-Krankheit) ... 601
    Nutritive Kardiomyopathie (Thiaminmangel) ... 601
    Toxische Kardiomyopathie ... 601
    Kardiomyopathie bei Neuro- und Myopathien ... 602
    Peripartale Kardiomyopathie ... 602
    Restriktive sekundäre Kardiomyopathie (Amyloidose, Karzinoid) ... 602
  Pharmakologisch bedingte Herzinsuffizienz ... 603
    Akute und subakute Formen (β-Rezeptorenblocker, Barbiturate, Halothan, Adriamycin) ... 603
    Chronische Formen (Phenothiazine, trizyklische Antidepressiva, Methysergid) ... 603
  Durch Elektrolytstörungen bedingte Herzinsuffizienz (Hypokaliämie, Hypokalzämie, Hyperkalzämie) ... 603
    Hypokaliämie ... 603
    Hypokalzämie, Hyperkalzämie ... 603
  Differentialdiagnose der Herzinsuffizienz bei plötzlicher Myokardüberbelastung ... 603
    Myokarditis ... 604

21 Zyanose 607
W. Rutishauser und H. O. Hirzel

21.1 Hämoglobinzyanose — 608

Zentrale Zyanose 609
   Pulmonale Zyanose 610
   Kardiale Zyanose – Kongenitale Vitien 611
      Truncus arteriosus communis 613
      Transposition der großen Gefäße 616
      Eisenmenger-Komplex 617
      Fallot-Anomalien 618
      Ebstein-Anomalie 619
   Nicht primär zyanotische Herzfehler 620
      Ductus Botalli apertus und aortopulmonales Fenster 620
      Ventrikelseptumdefekt 621
      Vorhofseptumdefekt 623
      Falsch mündende Lungenvenen 624
      Pulmonalstenose 625

Periphere Zyanose 627
   Periphere kardiale Zyanose 627
   Periphere Zyanose bei Blutveränderungen 627
   Periphere lokale Zyanose 627
      Akrozyanose, Erythrocyanosis crurum, Livedo 627
      Neurovaskuläre Schultergürtelsyndrome, Brachialgien 627

21.2 Hämiglobinzyanose — 628

Methämoglobinämie 628
   Hereditäre Methämoglobinämien 628
      Hämoglobinopathie M 628
      NADPH-Methämoglobin-Reduktase-Mangel 628
   Hämoglobine mit niedriger O_2-Affinität 628
   Toxische Methämoglobinämien 628
   Sulfhämoglobinämien 629

21.3 Pseudozyanose — 629

22 Herzrhythmusstörungen 631
M. Rothlin und E. Fischer

Allgemeine Bemerkungen 632
   Diagnostische Methoden 632
   Symptome 632
Klinische Bedeutung 632
Einteilung der Herzrhythmusstörungen 633

22.1 Tachykardien — 633

Sinustachykardie 633
Supraventrikuläre Tachykardien 634
   Vorhoftachykardien 634
   Vorhofflimmern und Vorhofflattern 634
   AV-Knotentachykardie 635
Ventrikuläre Tachykardien 637

22.2 Bradykardien — 639

Sinusbradykardie 639
SA-Blockierungen 639
AV-Blockierungen 640

22.3 Arrhythmien — 641

Arrhythmie durch Extrasystolie 641
Supraventrikuläre Extrasystolen 642
Ventrikuläre Extrasystolen 642
Arrhythmie durch Vorhofflimmern 644
Arrhythmie durch Vorhofflattern 645
Arrhythmie durch inkonstante Blockformen und Doppelrhythmen 646
Arrhythmie bei Pacemaker 647

22.4 Kombinationen: Bradyarrhythmien, Tachyarrhythmien — 647

Sinusknotensyndrom (Sick-Sinus-Syndrom) 647
Respiratorische Arrhythmie 648

23 Hypertonie 649
U. Kuhlmann und W. Siegenthaler

23.1 Definition der Hypertonie — 651
23.2 Hypertonie als Risikofaktor — 651
23.3 Einteilung — 651
23.4 Abklärung bei Vorliegen einer Hypertonie — 652

Liegt eine anamnestisch diagnostizierbare
sekundäre Hypertonieform vor? 652
Bestehen klinische Anhaltspunkte für eine
sekundäre Hypertonie? 653

Deuten einfache Laboruntersuchungen oder die
Sonographie der Nieren und Nebennieren auf
eine sekundäre Hypertonie hin? 653
Sind weitere Spezialuntersuchungen indiziert? .. 653

23.5 Primäre oder essentielle Hypertonie — 654
23.6 Sekundäre Hypertonien — 655

Renale Hypertonien 655
  Einseitige renal-parenchymatöse
  Erkrankungen 655
    Einseitige Hydronephrose 655
    Einseitige Schrumpfnieren
    (einseitige kleine Niere) 655
Renovaskuläre Hypertonie 655
Endokrine Hypertonien 658
  Mineralokortikoidhypertonie 659
    Primärer Hyperaldosteronismus
    (Conn-Syndrom) 660
    Differentialdiagnose der hypokaliämischen
    Hypertonie 662
  Cushing-Syndrom (Hyperkortisolismus) 664
    ACTH-abhängiges Cushing-Syndrom 664
    ACTH-unabhängiges Cushing-Syndrom 664
    Klinik des Cushing-Syndroms 666
    Diagnostisches Vorgehen bei Verdacht auf
    Vorliegen eines Cushing-Syndroms 668

Phäochromozytom 669
  Klinik des Phäochromozytoms 670
  Diagnostisches Vorgehen bei
  Phäochromozytomverdacht 671
  Differentialdiagnose des
  Phäochromozytoms 672
Akromegalie 674
  Klinik der Akromegalie 674
  Endokrinologische Diagnosesicherung und
  Lokalisationsdiagnostik 675
  Hyperthyreose 675
  Hyperparathyreoidismus 675
Kardiovaskuläre Hypertonieformen 676
  Aortensklerose 676
  Aortenisthmusstenose (Coarctatio aortae) 676
  Hypertonie infolge eines erhöhten Schlag-
  oder Herzminutenvolumens 677
Schwangerschaftshypertonie 677

24 Hypotonie 679
U. Kuhlmann und W. Siegenthaler

24.1 Primäre oder essentielle Hypotonie — 680
24.2 Sekundäre oder symptomatische Hypotonie — 680

Endokrine Hypotonie 680
  Primäre, sekundäre und tertiäre Nebennieren-
  rindeninsuffizienz 680
  Primäre Nebennierenrindeninsuffizienz
  (Morbus Addison) 681
  Akute Nebennierenrindeninsuffizienz,
  Addison-Krise s. Kapitel 34 686
  Panhypopituitarismus – Hypophysenvorder-
  lappeninsuffizienz (HVL-Insuffizienz) 686
  Seltene endokrine Hypotonien 691
Kardiovaskuläre Hypotonien 691
  Akute kardiovaskuläre Hypotonie 691

  Kardiogener Schock und vagovasales
  Syndrom 691
  Perikarderguß 691
  Chronische kardiovaskuläre Hypotonien 691
Hypotonie bei Nierenerkrankungen 692
**Neurogene Hypotonie (Positionshypotonie,
asympathikotone Hypotonie)** 693
  Primäre autonome Dysfunktion 693
  Sekundäre neurogene Hypotonie 693
Infektiös-toxische Hypotonien 693
Hypovolämische Hypotonien 693
Medikamentös bedingte Hypotonie 694

Gastrointestinale Symptome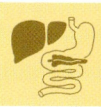

25 Ikterus ... 697
D. Moradpour, R. Ammann und H. E. Blum

25.1 Allgemeine Differentialdiagnose des Ikterus ... 699

Differentialdiagnostische Überlegungen ... 699
  Ikterus durch gesteigerte Bilirubinproduktion ... 699
  Ikterus durch Verdrängung des Bilirubins aus der Albuminbindung ... 699
  Ikterus durch verminderte hepatische Aufnahme des Bilirubins ... 699
  Ikterus durch verminderte hepatische Speicherung des Bilirubins ... 701
  Ikterus durch Störung der Glukuronidierung des Bilirubins ... 701
  Ikterus durch Störung der Bilirubinsekretion ... 701
Klinische Symptome ... 702
Laborbefunde ... 704
  Parameter der hepatozellulären Schädigung ... 704
  Cholestaseparameter ... 704
  Parameter der hepatozellulären Syntheseleistung ... 705
  Urinbefunde ... 705
  Immunglobuline ... 705
  Quantitative Leberfunktionstests ... 705
  Tumormarker ... 705
  Autoantikörper ... 706
  Hepatitisserologie ... 706
Bildgebende Verfahren ... 707
Leberbiopsie ... 707

25.2 Spezielle Differentialdiagnose des Ikterus ... 707

Isolierte nichthämolytische Hyperbilirubinämien ... 707
  Unkonjugierte Hyperbilirubinämie ... 707
  Konjugierte Hyperbilirubinämie ... 708
Virushepatitis ... 708
  Hepatitis A ... 709
  Hepatitis B ... 711
  Hepatitis C ... 712
  Hepatitis D ... 712
  Hepatitis E ... 712
Autoimmunhepatitis ... 713
Toxische und medikamentöse Hepatopathien ... 713
  Alkoholische Hepatopathien ... 713
    Alkoholische Fettleber ... 713
    Alkoholische Hepatitis ... 714
    Alkoholische Leberzirrhose ... 715
Leberzirrhose ... 715
  Aszites ... 718
  Portale Hypertension ... 719
  Leberinsuffizienz ... 721
  Hepatische Enzephalopathie ... 722
  Hepatorenales Syndrom ... 722
  Hepatopulmonales Syndrom ... 722
Stoffwechselerkrankungen der Leber ... 722
  Hämochromatose ... 722
  Morbus Wilson ... 723
  α$_1$-Antitrypsinmangel ... 724
Hepatovenöse Ursachen von Lebererkrankungen ... 724
  Stauungsleber ... 724
  Budd-Chiari-Syndrom ... 724
  Veno-occlusive disease ... 724
Cholestatischer Ikterus ... 725
  Intrahepatische Cholestase ... 725
    Schwangerschaftsikterus ... 726
    Postoperativer Ikterus ... 726
    Intrahepatische Cholestase bei schweren Infektionskrankheiten ... 726
    Medikamentös induzierte cholestatische Hepatopathien ... 727
  Primär biliäre Zirrhose ... 727
  Primär sklerosierende Cholangitis ... 727
  Extrahepatische Cholestase ... 728
    Steinverschluß ... 728
    Tumorverschluß ... 729
    Cholangitis ... 729
  Raumfordernde Leberprozesse ... 730
    Lebertumoren ... 730
    Echinokokkose ... 731
    Leberabszeß ... 731

26 Dysphagie ... 735
M. Fried, R. Ammann

26.1 Mechanische Läsionen ... 737

Ösophagustumoren ... 737
Mediastinale Prozesse ... 737
Entzündliche Stenosen ... 737
Membranen und Ringe ... 738
Zenker-Divertikel ... 739

26.2 Neuromuskuläre Motilitätsstörungen — 739

Achalasie ... 739
Diffuser Ösophagusspasmus ... 740

26.3 Schleimhautläsionen (Odynophagie) — 740

Ösophagusulkus ... 740
Ösophagitis ... 740

27 Diarrhöen — 743
M. Fried, R. Ammann

27.1 Akute Diarrhöen — 745

Allgemeine Überlegungen zum praktischen Vorgehen ... 745
Infektiöse und parasitäre Durchfälle ... 745
Antibiotikaassoziierte Kolitis (pseudomembranöse Kolitis) ... 746
Toxisch bedingte Durchfälle ... 746
Anaphylaktische Durchfälle ... 746

27.2 Chronische Diarrhöen — 747

Allgemeine Überlegungen ... 747
Leiden mit makromorphologischen Läsionen, vor allem im Kolon ... 747
    Colitis ulcerosa ... 747
    Proktosigmoiditis ... 748
    Venerische Anorektalleiden ... 748
    Ischämische (Entero-)Kolitis ... 749
    Ileocolitis Crohn (segmentäre, ulzerogranulomatöse Entzündung) ... 749
    Darmtuberkulose ... 750
    Kollagenkolitis und mikroskopische Kolitis ... 751
    Dünndarmkarzinome ... 751
    Kolonkarzinome ... 751
    Dickdarmpolypen ... 753
    Divertikulitis und Divertikelkrankheit ... 753
Leiden ohne morphologische Läsionen im Kolon ... 754
    Lactasemangel der Dünndarmmukosa ... 754
    Psychogene Durchfälle ... 754
Malassimilationssyndrom (Maldigestion und Malabsorption) ... 755
    Allgemeine Überlegungen ... 755
    Primäres Spruesyndrom ... 756
        Nichttropische Sprue (idiopathische Steatorrhö, Zöliakie) ... 756
        Tropische Sprue ... 756
    Maldigestion und sekundäres Spruesyndrom ... 757
    Steatorrhö bei Gallensäureverlustsyndrom ... 757
    Morbus Whipple (intestinale Lipodystrophie) ... 758
    Gastrojejunokolische Fistel ... 758
    Cholezystokolische Fistel ... 759
Endokrin bedingte Durchfälle ... 759
    Erkrankungen des endokrinen Systems ... 759
    Endokrin aktive Tumoren ... 759

28 Obstipation — 761
M. Fried, R. Ammann

28.1 Akute Obstipation — 762

28.2 Chronische (habituelle) Obstipation — 762

28.3 Vorübergehende Obstipation — 763

28.4 Anismus — 763

28.5 Megakolon und Megarektum — 763

Nephrologische Symptome

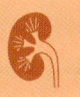

29 Pathologische Urinbefunde und Zeichen abnormer Nierenfunktion 767
U. Kuhlmann

29.1 Symptome und Zeichen einer gestörten Nierenfunktion — 770

Urinuntersuchung 770
  Urinfarbe und Urin-pH 770
  Meßgrößen der Harnkonzentration 770
  Proteinurie 771
    Einteilung der Proteinurie und
    Testverfahren 771
  Mikroskopische Untersuchung des
  Harnsediments 772
  Mikrobiologische Urinuntersuchungen 774
  Immunologische Serumdiagnostik bei
  Nierenerkrankungen 774

Bestimmung der Nierenfunktion 775
  Harnstoff- und Kreatininkonzentration
  im Serum 775
  Klinische Anwendung des Clearance-
  Konzepts 775
  Abschätzung der Kreatinin-Clearance
  aus dem Serumkreatinin nach der
  Cockcroft-Formel 776
Bildgebende Verfahren 776
Nierenbiopsie 777

29.2 Doppelseitige Nierenerkrankungen — 777

Glomerulopathien 778
  Asymptomatische Proteinurie und/oder
  Hämaturie 779
    Isolierte milde Proteinurie bei normalem
    Urinsediment 779
    Glomeruläre Hämaturie mit oder ohne
    Proteinurie 779
  Akutes nephritisches Syndrom 781
    Infektiöse und postinfektiöse
    Glomerulonephritiden 781
    Akute Poststreptokokken-Glomerulonephritis
    (APGN) 782
  Rasch progrediente Glomerulonephritis und
  Goodpasture-Syndrom 782
    Rasch progrediente Glomerulonephritis
    (RPGN) 782
    Goodpasture-Syndrom 786
  Nephrotisches Syndrom 787
  Chronische Glomerulonephritis 790
  Diabetische Glomerulopathie 790
  Angeborene Erkrankungen der Glomeruli 791
    Hereditäre Nephritis (Alport-Syndrom) .. 791
    Nephropathie mit Verschmälerung der
    glomerulären Basalmembranen 792
    Fabry-Krankheit (Angiokeratoma corporis
    diffusum) 792
    Nail-patella-Syndrom (hereditäre
    Onychoosteodysplasie) 792
Interstitielle Nephropathien 792
  Akute interstitielle Nephritis 792
    Akute medikamentös bedingte interstitielle
    Nephritis 793
    Syndrom der akuten tubulointerstitiellen
    Nephritis und Uveitis (TINU-Syndrom) ... 795
  Chronisch interstitielle Nephritis 796
    Analgetikanephropathie (chronisch
    interstitielle Nephritis bei Analgetikaabusus) . 796
    Chronisch bakterielle Pyelonephritis ... 798
    Strahlennephritis 799
    Balkannephropathie 799
    Andere Erkrankungen mit Beteiligung des
    Niereninterstitiums 799
Zystische Nierenerkrankungen 799
  Polyzystische Nierenerkrankung (kongenitale
  Zystennieren) 800
    Autosomal dominante polyzystische
    Nierenerkrankung 800
  Markschwammnieren 801
  Nephronophthisekomplex 802
  Multizystische Transformation der Nieren bei
  Niereninsuffizienz unterschiedlicher Ätiologie .. 802
  Nierenzysten 802
Akutes Nierenversagen 803
  Prärenales Nierenversagen
  (prärenale Azotämie) 803
  Postrenales Nierenversagen
  (obstruktive Uropathie) 804
  Intrarenales Nierenversagen 804
    Akute Tubulusnekrose (ATN) 804
  Diagnostisches Vorgehen und Differentialdiagnose
  bei akutem Anstieg der harnpflichtigen
  Substanzen mit oder ohne Oligurie 805
Chronische Niereninsuffizienz 807
  Klinik der Niereninsuffizienz 808
    Allgemeinsymptome 808
    Hämatologische Veränderungen 808
    Kardiovaskuläre Manifestationen 809
    Renale Hypertonie 809
    Neuromuskuläre Veränderungen 809
    Dermatologische Veränderungen 811
    Renale Osteopathie 811
    Gastrointestinale Symptome 811
    Störungen des Wasser-, Elektrolyt- und
    Säure-Basen-Haushalts 811
  Diagnostik und differentialdiagnostische
  Überlegungen bei Niereninsuffizienz 813

29.3 Einseitige Nierenerkrankungen — 815

Einseitig kleine Niere 816
Solitäre Zysten und Tumoren 816
  Solitäre Nierenzysten 816
  Nierentumoren 816
    Hypernephrom 817
    Urothelkarzinome 818
    Nephroblastome (Wilms-Tumoren) 818
  Differentialdiagnose zwischen solitären Nierenzysten, polyzystischen Nierenerkrankungen und Tumoren der Niere 818

Einseitige entzündliche Nierenerkrankungen 819
  Akute Pyelonephritis 819
  Infizierte Nierenzyste, intrarenaler und perirenaler Abszeß 819
  Xanthogranulomatöse Pyelonephritis 819
  Urogenitaltuberkulose (UG-Tbc) 820
Einseitige Hydronephrose und Pyonephrose 820
Urolithiasis und Nephrokalzinose 821
  Klinik der Urolithiasis 821
  Diagnostik und Differentialdiagnose bei Nierensteinkolik 821

30 Störungen des Wasser-, Elektrolyt- und Säure-Basen-Haushalts — 827
U. Kuhlmann und W. Siegenthaler

30.1 Störungen des Wasser- und Natriumhaushalts — 829

  Flüssigkeitsverteilungsräume 829
  Volumenhomöostase und Osmoregulation 829
  Einteilung der Störungen im Wasser- und Natriumhaushalt 829
  Beurteilung des Volumenstatus 830
    Anamnese 831
    Klinische Untersuchung 831
    Laboruntersuchungen 832
    Röntgenthorax und ZVD 832
Extrazellulärer Volumenmangel bei normalem Serumnatrium 832
Zunahme des extrazellulären Volumens (Volumenexpansion) bei normalem Serumnatrium 832

Hyponatriämie 833
  Hypovolämische Hyponatriämie 833
  Euvolämische Hyponatriämie 834
    Syndrom der inadäquaten ADH-Sekretion (SIADH, Schwartz-Bartter-Syndrom) 834
    Endokrine Erkrankungen 835
    Verschiedene Ursachen 835
  Hypervolämische Hyponatriämie 835
  Diagnostisches Vorgehen bei Hyponatriämie 835
Hypernatriämie 836
  Hypervolämische Hypernatriämie 836
  Euvolämische Hypernatriämie 836
  Hypovolämische Hypernatriämie 837
  Differentialdiagnostisches Vorgehen bei Hypernatriämie 837

30.2 Störungen des Kaliumstoffwechsels — 838

Hypokaliämie 838
  Hypokaliämie bei internen Bilanzstörungen (Gesamtkörperkalium normal) 838
  Hypokaliämie bei externen Bilanzstörungen (Ganzkörperkalium vermindert) 839
    Syndrome mit hypokaliämischer Hypertonie .. 840
    Syndrome mit Hypokaliämie und normalem/niedrigem Blutdruck 840
  Diagnostisches Vorgehen bei Hypokaliämie 840
Hyperkaliämie 841
  Diagnostisches Vorgehen bei Hyperkaliämie 843

30.3 Störungen des Magnesiumhaushalts — 843

Hypomagnesiämie 843
Hypermagnesiämie 843

30.4 Störungen des Calciumstoffwechsels — 844

Hypokalzämie 844
  Differentialdiagnose der Hypokalzämie 844
Hyperkalzämie 847
  Häufige Ursachen der Hyperkalzämie 847
    Hyperkalzämie bei primärem Hyperparathyreoidismus 847
    Hyperkalzämie bei Patienten mit malignen Tumoren 849
  Seltene Ursachen der Hyperkalzämie 851
    Weitere endokrine Erkrankungen 851
    Medikamente 851
    Hyperkalzämie bei Nierenerkrankungen 852
    Hyperkalzämie bei granulomatösen Erkrankungen 852
    Immobilisation 852
  Differentialdiagnose und Abklärung bei Hyperkalzämie 852

30.5 Störungen des Phosphatstoffwechsels — 853

Hypophosphatämie 853
Hyperphosphatämie 855

30.6 Störungen des Säure-Basen-Haushaltes — 855

Physiologische Vorbemerkungen 856
Weitere Meßgrößen im Säure-Basen-Haushalt 856
Respiratorische Azidose 857
Respiratorische Alkalose 858
Metabolische Azidose 858
Differentialdiagnostische Überlegungen bei metabolischer Azidose 858
Azidosen durch exogene Zufuhr oder endogene Bildung von Säuren 858
Azidosen bedingt durch eine verminderte renale Säureelimination 859
Metabolische Azidosen bedingt durch einen renalen oder gastrointestinalen Bicarbonatverlust 860
Metabolische Alkalose 861

Neurologische Symptome

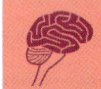

31 Arm-, Bein- und Rumpfschmerzen neurogener Art — 865
K. Hess

31.1 Einleitung und Definitionen — 866

31.2 Zentrale Schmerzen (Hirn, Rückenmark) — 867

Déjerine-Roussy-Syndrom 867
Wallenberg-Syndrom 867
A.-spinalis-anterior-Syndrom 867
Varia 868

31.3 Radikulopathien — 868

Radikuläre Kompressionssyndrome 870
Radikulitiden 870

31.4 Plexusläsionen, Poly- und Mono-Neuropathien — 871

31.5 Algodystrophien — 871

31.6 Differentialdiagnose einseitiger neurogener Armschmerzen — 872

Klinik und differentialdiagnostische Abgrenzung 872

31.7 Differentialdiagnose einseitiger neurogener Beinschmerzen — 874

Klinik und differentialdiagnostische Abgrenzung 874

31.8 Differentialdiagnose beidseitiger neurogener Arm- und/oder Beinschmerzen — 877

Klinik und differentialdiagnostische Abgrenzung 877

31.9 Differentialdiagnose neurogener Rumpfschmerzen — 878

Klinik und differentialdiagnostische Abgrenzung 878

32 Schwindel ... 881
U. Schwarz, J. Steurer und R. Candinas

Allgemeine Bemerkungen ... 882

32.1 Anamnese ... 883
Art des Schwindels ... 883
Dauer des Schwindels ... 885
Auftreten des Schwindels ... 886

32.2 Differentialdiagnose der Augenbewegungsstörungen ... 887
Untersuchung des optomotorischen Systems ... 888
Paresen der Augenmuskelnerven ... 890
Supranukleäre Blickparesen ... 891
Sakkaden ... 893
Nystagmus ... 894

32.3 Physiologischer Reizschwindel ... 896
Bewegungskrankheit ... 896
Höhenschwindel ... 896

32.4 Peripher-vestibulärer Schwindel ... 896
Benigner paroxysmaler Lagerungsschwindel ... 897
Akuter einseitiger partieller Ausfall des N. vestibularis (Neuritis vestibularis) ... 898
Morbus Ménière ... 898
Vaskuläre Kompression des N. vestibularis ... 899
Perilymphfistel ... 899
Bilaterale Vestibulopathie ... 899
Traumatischer Schwindel ... 900

32.5 Zentral-vestibulärer Schwindel ... 900
Zerebrale Ursachen ... 900
Basilarismigräne ... 901
Vestibuläre Migräne ... 901
Vestibuläre Epilepsie ... 901
Propriozeptiver und multisensorischer Schwindel ... 901
Paroxysmale Dysarthrophonie und Ataxie ... 901
Psychogener Schwindel ... 902
Phobischer Schwankschwindel ... 902
Internistische Ursachen ... 902
Nichtkardialer Schwindel ... 902
Orthostatische Hypotonie ... 902
Panikattacken, Angsterkrankung, Hyperventilation ... 903
Kardialer Schwindel ... 903

33 Synkopale Zustände ... 907
P. Greminger, W. Siegenthaler, G. Siegenthaler-Zuber

Allgemeine differentialdiagnostische Überlegungen bei Bewußtseinsstörungen ... 908

33.1 Kardiale Synkopen ... 909
Rhythmusstörungen ... 909
Entleerungsstörungen des linken Ventrikels ... 910
Füllungsstörungen des linken Ventrikels ... 910

33.2 Vaskuläre Synkopen ... 910
Reflektorische vaskuläre Ursachen ... 910
Vasovagale Synkope ... 910
Orthostatische Dysregulation ... 911
Pressorisch-postpressorische Synkope ... 911
Karotissinussyndrom ... 911
Organische vaskuläre Ursachen (Zerebrovaskuläre Ursachen) ... 912

33.3 Zerebrale Synkopen ... 913
Epilepsien ... 913
Einteilung und Klinik der Epilepsieformen ... 913
Narkolepsie ... 915
Psychogene Anfälle im Rahmen von Verhaltensanomalien ... 916
Eklampsie ... 916

34 Komatöse Zustände ... 917
P. Greminger, G. Siegenthaler-Zuber

34.1 Koma bei Stoffwechselstörungen ... 919

Hypoglykämisches Koma ... 919
Diabetisches, ketoazidotisches Koma ... 921
Hyperosmolares, nichtazidotisches Koma ... 921
Laktatazidotisches Koma ... 922
Hepatisches Koma ... 922
Urämisches Koma ... 922
Nebennierenkoma ... 922
Hypophysäres Koma ... 923

Thyreotoxisches Koma ... 923
Myxödemkoma ... 923
Koma bei Hyperviskositätssyndrom
(Coma paraproteinaemicum) ... 924
Koma bei schweren Allgemeinerkrankungen ... 924
Koma bei Störungen des Wasser-, Elektrolyt-
und Säure-Basen-Haushalts ... 924

34.2 Koma bei exogenen Intoxikationen ... 924

Intoxikation mit Drogen, Sedativa und
Hypnotika ... 924
Psychopharmakaintoxikation ... 925
Intoxikation mit Analgetika und Antipyretika ... 925
Alkoholintoxikation ... 925

Kohlenmonoxid-(CO-)Intoxikation ... 925
Lösungsmittelintoxikation ... 925
Intoxikation mit Zyankali (Blausäure) ... 926
Atropinintoxikation ... 926

34.3 Koma bei zerebralen Affektionen ... 926

Vaskuläre Prozesse ... 926
   Intrakranielle Blutungen ... 926
   Zerebraler Infarkt (Enzephalomalazie) ... 927
Tumoröse Prozesse ... 928
Entzündliche Prozesse ... 928
   Hirnabszesse ... 928

   Herpes-simplex-Meningoenzephalitis ... 928
   Sinusthrombosen ... 928
   Enzephalitiden und Meningoenzephalitiden ... 929
Trauma ... 929
   Traumatisch bedingte Hirnschädigungen mit
   Bewußtlosigkeit ... 929

35 Anfallsweise auftretende Erkrankungen ... 931
P. Greminger, G. Siegenthaler-Zuber

35.1 Anfälle mit kurzdauernder Bewußtseinseinschränkung ... 932

35.2 Anfälle mit Krämpfen ... 932

35.3 Anfälle mit Temperatursteigerungen ... 932

35.4 Anfälle mit Lähmungen ... 933

35.5 Anfälle mit Dyspnoe ... 933

Erkrankungen des Respirationstraktes ... 933
Erkrankungen des kardiovaskulären Systems ... 933

35.6 Anfälle mit Angst (Panikattacken) ... 934

35.7 Anfälle mit Schmerzen ... 934

Kopfschmerzen ... 935
Thoraxschmerzen ... 935

Abdominelle Schmerzen ... 935
Schmerzen in den Extremitäten ... 935

35.8 Anfälle mit Schwindel (Schwindelattacken) ... 936

35.9 Anfälle mit Beeinträchtigung des Wohlbefindens ... 936

Laborchemische Differentialdiagnose

36 Differentialdiagnostische Bedeutung wichtiger biochemischer Serumwerte ... 941
U. Kuhlmann

36.1 Serumwerte ... 942

Albumine ... 942
Aldolasen ... 942
    Fructose-1,6-Disphosphat-Aldolase (DFA) ... 942
    1-Phosphofructaldolase (PFA) ... 942
Aldosteron ... 943
Ammoniak ... 943
α-Amylase ... 944
Bicarbonat ... 945
Bilirubin ... 946
Blutzucker ... 947
Calcium ... 948
Chloride ... 949
Cholesterin ... 949
Cholinesterase (CHE) ... 949
Complementsystem ... 950
Eisen ... 950
Eiweiß ... 951
    Gesamteiweiß ... 951
    Albumine ... 952
    $α_1$- und $α_2$-Globuline ... 952
    β-Globuline ... 952
    γ-Globuline ... 953
    α-, β- und γ-Globuline und Albumine ... 953
α-Fetoprotein ... 954
Ferritin ... 954
Fettsäuren, freie ... 954
Fibrinogen ... 955
    Fibrinogenspaltprodukte ... 955
Glucose (Serumblutzucker) ... 955
Hämoglobin A_{1C} (glykosylierte Hämoglobine) ... 955
Harnsäure ... 956
Harnstoff ... 956
Kalium ... 957
Komplementsystem ... 958
Kreatinin ... 959
Kreatininkinase (CK) ... 960
Kupfer ... 961
Lactatdehydrogenase (LDH) ... 961
Leucin-Aminopeptidase (LAP) ... 962
Lipase ... 962
Lipide ... 962
Magnesium ... 964
Natrium ... 965
Paraproteine ... 966
Phosphat, anorganisches ... 967
Phosphatase, alkalische ... 968
Phosphatase, saure ... 968
Renin ... 969
Steroide ... 969
Transaminasen ... 970
TSH-(thyreoideastimulierendes Hormon) und TRH-Test ... 971

Sachverzeichnis ... 973

Allgemeine Differentialdiagnose

1 **Allgemeine Gesichtspunkte zu Diagnose und Differentialdiagnose**
W. Siegenthaler, M. Vogt und
G. Siegenthaler-Zuber

2 **Anamnese, klinischer Blick und wichtige subjektive Symptome**
W. Siegenthaler, J. Steurer und M. Vogt

3 **Wichtige objektive Symptome**
W. Siegenthaler, M. Vogt und
G. Siegenthaler-Zuber

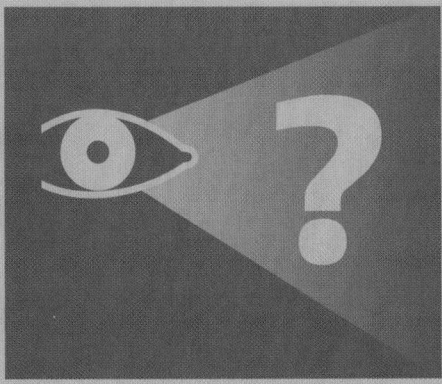

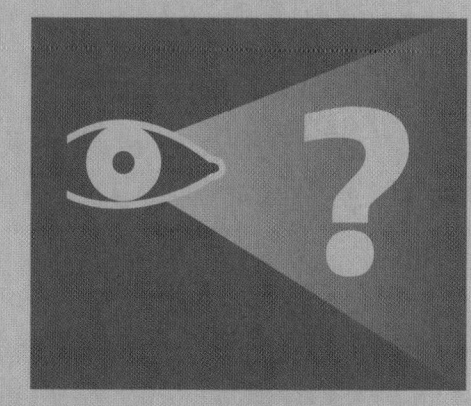

1 Allgemeine Gesichtspunkte zu Diagnose und Differentialdiagnose

W. Siegenthaler, M. Vogt und G. Siegenthaler-Zuber

1.1 Grundlagen der Differentialdiagnose 4

Krankheit und Differentialdiagnose 4
Praktisches Vorgehen beim Festlegen einer Diagnose 5
Richtige Bewertung der erhobenen Befunde und Differentialdiagnose 6
Faktoren, welche zu Fehldiagnosen führen können 7
    Probleme auf seiten des Arztes 7
    Probleme auf seiten des Patienten 8

1.2 Faktoren, die das differentialdiagnostische Denken beeinflussen können 9

Häufigkeit der Krankheiten 9
Alter 10
Geschlecht 10
Lebensgewohnheiten 12
Eßgewohnheiten 12
Jahreszeit, Tageszeit und Witterung 12
Geographische Verteilung 12
Rasse und ethnische Gruppen 13
Beruf 13
Sich ausschließende oder sich fördernde Krankheiten 13

1.3 Differentialdiagnose nach Krankheitsgruppen 13

Degenerative Zustände 14
Infektionen 14
Erkrankungen mit Immunpathogenese 14
Tumoren 14
Paraneoplastische Syndrome 15
    Zustände, die zu malignen Tumoren prädisponieren 15
Stoffwechselkrankheiten 17
Funktionsstörungen des endokrinen Systems 18
Psychische Störungen 18
    Funktionelle vegetative Beschwerden 18
    Exogene Psychosen 19
Erbkrankheiten 19
    Chromosomenanomalien 19
    Einfacher Mendel-Erbgang 19
    Multifaktorieller Erbgang 20
Allergien 20
Intoxikationen 21

1.1 Grundlagen der Differentialdiagnose

Krankheit und Differentialdiagnose

Diagnose als Entscheidungsgrundlage. Der Arzt versucht mit Hilfe einer *Diagnose* subjektive Beschwerden und objektive Befunde eines Patienten zu ordnen, um daraus in erster Linie Hinweise für sein weiteres Handeln zu erhalten (διαγιγνώσκω: untersuchen, genau überlegen, unterscheiden, deutlich kennenlernen, sich entschließen, entscheiden).

Dynamik der Diagnosefindung. Die Diagnose ist nicht nur für die Prognose, sondern auch für die Einleitung einer angemessenen Therapie von wesentlicher Bedeutung. Der Arzt muß jedoch wissen, daß jede Diagnose letztlich eine *Differentialdiagnose* bleibt, da auch während des Krankheitsverlaufes die einzelnen Symptome immer wieder neu bewertet, abgewogen und differenziert werden müssen. Zur richtigen Bewertung der Symptome ist das Wissen um deren klinische Bedeutung entscheidend. Es wird also Aufgabe einer Differentialdiagnose sein, aufzuzeigen, welche Krankheiten bei bestimmten Symptomen vorkommen können. Meistens gibt es allerdings so viele Möglichkeiten, daß aus einer alleinigen Aufzählung kein Gewinn zu erzielen ist und somit weitere Fakten (Häufigkeit der Erkrankungen, Alter des Patienten, Zweitsymptome) mitverwertet werden müssen.

> **!** Dabei ist zu beachten, daß das typische Krankheitsbild, wie es in der Krankheitslehre *(Nosologie)* beschrieben wird, und der klassische Verlauf bei vielen Krankheiten nicht die Regel darstellen und somit der *biologischen Variabilität* Rechnung getragen werden muß.

Ätiologie und Verlauf. Bei der Beurteilung eines Krankheitsbildes sind verschiedene Punkte zu beachten. Die Frage nach der *Krankheitsursache*, der *Ätiologie*, hat die frühere nosologische Betrachtungsweise auch im Hinblick auf die therapeutischen Maßnahmen in den Hintergrund gerückt. So stellt die nosologische Einheit „Pneumonie" nur einen Symptomenkomplex und Ausgangspunkt für eine ätiologische Differenzierung dar (z. B. Pneumokokken, Mykoplasmen, Chlamydien, Legionellen, Viren). Je nach Abwehrlage des Patienten sind zudem bei identischem Erreger oft verschiedene Krankheitsverläufe zu erwarten. So führen bei Immundefizienten die verschiedensten Mikroorganismen zu sog. opportunistischen Infektionen, während sie bei Immunkompetenten nie zu Krankheiten führen. Nicht immer ist jedoch die Ursache bestimmter Krankheitsbilder bekannt.

Pathogenese. In vielen Fällen muß das Wissen über *Krankheitsentstehung* oder *Pathogenese* genügen, um ein Krankheitsbild abzugrenzen. Als Beispiel sei in dieser Hinsicht an die auch aus therapeutischen und prognostischen Gründen notwendig gewordene Differenzierung der Hypertonieformen aufgrund pathogenetischer Gesichtspunkte erinnert.

Beim heutigen Stand der Erforschung ätiologischer und pathophysiologischer Zusammenhänge sind wir jedoch noch allzuoft gezwungen, auf ätiologische und pathogenetische Betrachtungsweisen zu verzichten und rein *deskriptiv* vorzugehen. Ein Krankheitsbild kann deshalb auch ohne Kenntnis von Ätiologie und Pathogenese angenommen werden, wenn vielfach beobachtetes Vorkommen gleicher klinischer Erscheinungen mit identischen pathologisch-anatomischen und laborchemischen Befunden durch die ärztliche Erfahrung erwiesen ist. Das aufschlußreichste Beispiel ist die große Gruppe der Tumorkrankheiten.

Kriterien, Scores, Algorithmen. Diese Schwierigkeiten haben zum Teil dazu geführt, Diagnosen als begriffliche Einheiten und als Grundlage therapeutischer Maßnahmen in Frage zu stellen und durch ein *System von Kriterien* zu ersetzen, das automatisch zum nächsten diagnostischen oder therapeutischen Schritt führt. Dieses Vorgehen ist in extremen Situationen, namentlich in der Intensivmedizin, durchaus gebräuchlich. So verlangt der Atemstillstand ganz unabhängig von Ätiologie und Pathogenese die sofortige künstliche Beatmung. Die Feststellung eines Atemstillstandes ist keine Diagnose im strengen Sinne, sondern eines Zustandes, der zu einer ganz bestimmten therapeutischen Aktion führt.

Überprüfung der gestellten Diagnose. Von besonderen Situationen abgesehen ist das Festlegen einer möglichst *exakten Diagnose* jedoch eine wesentliche Voraussetzung für die Behandlung eines Patienten. Man muß sich jedoch im klaren sein, daß die Diagnose als begriffliche Einheit eine Abstraktion darstellt, die sich nicht immer mit den geforderten Kriterien völlig zur Deckung bringen läßt. Dies zwingt den Arzt zur dauernden Wachsamkeit und Bereitschaft, die einmal gestellte Diagnose dauernd neu zu überdenken und z. B. den Effekt einer eingeschlagenen therapeutischen Richtung zu überprüfen. In diesem Zusammenhang muß auf die große Bedeutung der Kenntnis der Verlaufsvarianten hingewiesen werden, die nur die Erfahrung affektiv miterlebter Krankheitsfälle mit sich bringt.

Diagnose und individueller Krankheitsausdruck. Das Bild einer Krankheit bleibt einseitig, unvollkommen und lebensarm, wenn Symptome losgelöst vom *kranken Menschen* betrachtet werden. Jeder Mensch prägt durch seine Individualität die Krankheit und den Krankheitsausdruck. Der Arzt muß sich der Tatsache bewußt bleiben, daß medizinisch-naturwissenschaftliche Erkenntnisse und das Erlebnis der Krankheit durch den Patienten zwei Gegebenheiten darstellen, die sich auf verschiedenen Realitätsebenen abspielen. Medizinische Aussagen, also auch die Diagnose, sind Ausdruck statistisch ermittelter Fakten. Die Krankheit eines einzelnen Menschen hat demgegenüber den Charakter der *Einmaligkeit*.

Diagnose und therapeutische Konsequenzen. Die eigentliche *ärztliche Tätigkeit* besteht darin, die Verantwortung für eine vorläufig richtige Maßnahme einem einzelnen Patienten gegenüber zu übernehmen, für den statistische Wahrscheinlichkeit irrelevant ist und für den das Ereignis im Ablauf seines Lebens einmalig und oft nicht korrigierbar bleibt. Der Patient hat dabei den Anspruch, die Krankheit auf seine Weise zu interpretieren und zu seiner gesamten Lebenssituation in Beziehung zu setzen. Die Beachtung der individuellen Bedeutung der Krankheit für den Patienten ist auch aus einem zweiten Grund notwendig. Die allgemeine Verfügbarkeit modernster diagnostischer Methoden und die Kostensteigerung im Gesundheitswesen zwingen heute mehr denn je abzuwägen, ob Untersuchungsaufwand und Belastung des Patienten von *therapeutischen Konsequenzen* gefolgt sind. Nicht selten müssen dabei im schonenden ärztlichen Gespräch irrationale Erwartungen an eine moderne Untersuchung relativiert werden.

Individuelle angepaßte Diagnose. Eine Differentialdiagnose vermittelt also nur die Bausteine, welche der Arzt braucht, um daraus im Einzelfall *zur individuell angepaßten Diagnose* zu gelangen. Erst die Verbindung exakter medizinischer Kenntnis mit der angemessenen Zuwendung zum Erkrankten läßt ein Bild der Gesamtsituation des Patienten entstehen, in dessen Rahmen therapeutische Maßnahmen sinnvoll eingesetzt werden können.

Praktisches Vorgehen beim Festlegen einer Diagnose

Die Diagnose stützt sich auf drei entscheidende Säulen:

➤ auf die *Anamnese*,
➤ auf den *Status* mit den Zusatzuntersuchungen sowie
➤ auf die *Verlaufsbeobachtung*.

Mittels Anamnese und klinischer Untersuchung kann in einer unklaren Krankheitssituation die Zahl der noch möglichen Diagnosen auf ca. ein Viertel reduziert werden. Die morphologischen, physikalischen, chemischen und biologischen Zusatzuntersuchungen erlauben dann eine weitere Eingrenzung auf die wahrscheinlichste Diagnose. Die Verlaufsbeobachtung ist letztlich eine kritische Qualitätskontrolle des bisherigen diagnostischen und auch des nachfolgenden therapeutischen Prozesses.

Anamnese. Beim Erheben der *Anamnese* ist, wie dies im Kapitel 2 dargestellt wird, die klinische Erfahrung sehr wichtig. Schon im ersten Gespräch gewinnt der Arzt ein Bild vom Patienten, von seiner Persönlichkeit, vom Schweregrad und manchmal auch von der Art seiner Krankheit.

Die Diagnose einer paroxysmalen Tachykardie wird bei typischer Anamnese und negativem klinischen Befund mit hoher Sicherheit gestellt. Die Angabe des „falschen Freundes" (d. h. wenn an Stelle von vermeintlichem Windabgang Stuhl in die Unterwäsche austritt) weist bei fehlender akuter Durchfallerkrankung mit hoher Wahrscheinlichkeit auf ein Rektumkarzinom hin.

Man hüte sich die Anamnese unter Zeitdruck nur oberflächlich zu erheben, um beispielsweise nach der Befragung zum aktuellen Problem zur körperlichen Untersuchung überzugehen. Gerade im Zeitalter der elektronischen Krankengeschichte ist es verlockend und von Anbietern dieser heute nicht mehr wegzudenkenden Systeme auch so propagiert, die Anamnese und eine bestehende Liste von Diagnosen aus einer früheren Krankengeschichte zu übernehmen, um höchstens noch das jetzige Leiden etwas genauer zu erfragen. Man wird den Patienten vielleicht am ersten Tag schneller „beurteilt" haben, aber sich gerade bei komplexeren Erkrankungen ohne eigene tiefere anamnestische Eindrücke, nicht selten ohne Konzept in all den früher gemachten Beurteilungen und Untersuchungen hoffnungslos verlieren.

Das genaue Befragen des Patienten zeigt oft, daß viele vorherige apparative Untersuchungen organspezifisch ausgerichtet wurden, daß diese Befunde aber nie im Rahmen einer Gesamtbeurteilung gesichtet worden sind. Früher gemachte Thorax-Röntgenbilder sind z. B. zur Beurteilung einer unklaren Mediastinalverbreiterung oft von entscheidendem Interesse, wenn damit eine Sarkoidose bestätigt und so dem Patienten viele unnötige, teure und letztlich nicht ungefährliche Untersuchungen (Mediastinoskopie) erspart werden können.

Körperliche Untersuchung (Status). Der *Untersuchungsbefund* des Patienten (der Status) kann auch bei schweren internistischen Leiden – im Gegensatz etwa zu chirurgischen oder dermatologischen Disziplinen – unauffällig sein. Eine sorgfältige Untersuchung des entkleideten Patienten in ruhiger Umgebung bringt für den Erfahrenen mehr Information als man im Zeitalter der technischen Medizin anzunehmen geneigt ist. Es sei daran erinnert, daß intermittierend auftretende Befunde (z. B. Perikardreiben, flüchtige Exantheme, Lähmungssymptome der Myasthenie im Frühstadium, paroxysmale Herzrhythmusstörungen, abendliche Knöchelödeme, nächtliches Lungenödem usw.) möglichst dann untersucht werden sollten, wenn sie auftreten.

Verlaufsbeobachtung. In der heutigen Medizin wird – zu Unrecht – der *Verlaufsbeobachtung* allgemein ein zu geringes Gewicht beigemessen. Dabei wird in der ärztlichen Praxis bei der Mehrzahl aller Fälle aufgrund einer vorläufigen hypothetischen Diagnose eine Behandlung eingeleitet, wenn Anamnese und klinischer Befund eine ernsthafte, sofort klärungs- und gezielt therapiebedürftige Krankheit unwahrscheinlich machen. Das heißt, mit anderen Worten, daß eine Diagnose nicht ein für allemal fixiert wird, sondern immer wieder kritisch in bezug auf ihre Sicherheit bewertet werden muß. Diese Sicherheit muß und kann meist auch nicht absolut sein, sondern den Gegebenheiten beim einzelnen Patienten angepaßt sein. Bei jeder Konsultation und vor allem dann, wenn der Verlauf nicht den Erwartungen entspricht, wird der Arzt seine früheren Entscheide überprüfen und evtl. weitere diagnostische Schritte in die Wege leiten.

! Eine Diagnose ist also immer vorläufig, das differentialdiagnostische Denken ein Prozeß, der den ganzen Krankheitsverlauf bis zur Heilung bestimmt.

Leitsymptome. Wir werden also von einzelnen hervorstehenden *Symptomen* bzw. *Symptomengruppen* (Syndromen) oder von *Leitsymptomen* ausgehen und versuchen, entsprechend dem heutigen Stand der Forschung so weit wie möglich zu klassifizieren, um zum Krankheitsbild zu gelangen. Praktisch gestaltet sich die Differentialdiagnose in der großen Mehrzahl der Fälle so, daß ein *führendes Symptom* die Richtung der Überlegungen und weiteren Untersuchungen leitet. Dieses führende Symptom kann sich sowohl aus der Anamnese (z. B. charakteristischer Oberbauchschmerz) als auch aus dem klinischen Befund (z. B. Milzvergrößerung) wie auch aus dem Ergebnis einer Laboratoriumsuntersuchung (z. B. Blutbefund) herauskristallisieren. Bei der sog. *problemorientierten Patientenbetreuung* wird in ähnlicher Weise verfahren. Aufgabe dieses Buches ist es, die wichtigsten führenden Symptome zu analysieren.

Richtige Bewertung der erhobenen Befunde und Differentialdiagnose

Entwicklung eines klinischen Urteilsvermögens. Die richtige Bewertung der erhobenen Befunde ist für die Diagnose ganz entscheidend. Im Studium wird dem angehenden Arzt gezeigt, wie er aus einer Kombination von *pathognomonischen Symptomen* und erhobenen typischen Befunden unter Berücksichtigung von Pathophysiologie, Biologie etc. und bereits gelernten Krankheitsbildern zur Diagnose eines „idealisierten Krankheitsbildes" kommt, und wie er dann die richtige Therapie zu gestalten hat.

Im *klinischen Alltag* bewegen wir uns aber, abgesehen von ganz klaren Situationen, in einem Zustand der permanenten Unsicherheit, in dem wir mit den uns zur Verfügung stehenden Mitteln für unseren individuellen Patienten die wahrscheinlichste Diagnose stellen und die momentan erfolgversprechendste Therapie wählen müssen. Wie nun, und zwar möglichst kostengünstig und genau, dieser medizinisch zentrale Prozeß der Urteilsfindung im Zustand der Unsicherheit ablaufen sollte, wird sehr selten gelehrt und vielfach angenommen, daß sich mit zunehmender klinischer Erfahrung dieses richtige *klinische Urteilsvermögen* ganz automatisch einstellen werde.

Daß dieser Prozeß sehr selten ideal abläuft, zeigt uns der klinische Alltag. Die limitierten Ressourcen unseres Gesundheitswesens sowie die Notwendigkeit sämtliche medizinischen Maßnahmen bezüglich Effektivität und Qualität zu evaluieren, zwingen uns heute, diese initialen Denkprozesse kritisch zu hinterfragen, zu systematisieren und allgemein gültige Richtlinien oder „Guidelines" für Diagnostik und Therapie zu schaffen.

Wahrscheinlichkeitsbasierte Entscheidungsanalyse. Auf der Basis einer *Entscheidungsanalyse* verhindert der Arzt in unklaren und meist komplexen Situationen beim Arbeiten mit Wahrscheinlichkeiten Denkfehler beim Diagnostizieren oder Ausschließen einer Krankheit und letztlich auch bei Therapieentscheidungen. Er analysiert dabei die Wahrscheinlichkeit einer Krankheitsdiagnose (Nachtestwahrscheinlichkeit) an Hand gegebener oder erhobener Befunde, wobei deren *Sensitivität* (Wahrscheinlichkeit, daß der Test positiv ausfällt, wenn die Krankheit vorhanden ist) und *Spezifität* (Wahrscheinlichkeit, daß der Test negativ ausfällt, wenn die Krankheit nicht vorhanden ist) sowie die *Vortestwahrscheinlichkeit* (momentane Krankheitswahrscheinlichkeit) gegeben sein müssen.

Evidence based medicine. Im normalen klinischen Alltag setzt sich allerdings das Arbeiten mit gesicherten Diagnose- und vor allem Behandlungsrichtlinien immer mehr durch. Diese für eine optimale und rationale Patientenbetreuung wichtigen Instrumente sind Teil der sog. „Evidence based medicine (EBM)".

! EBM beinhaltet einen kritischen Einsatz wissenschaftlicher Informationen bei medizinischen Entscheidungen, und zwar bei Entscheidungen beim einzelnen Patienten. Die klinische Erfahrung des Arztes bleibt dabei nicht unberücksichtigt, sondern ist integraler Bestandteil der Entscheidungsfindung.

Die Methoden der EBM helfen und unterstützen den Arzt, sich im immer unübersichtlicher werdenden Informationsberg innerhalb nützlicher Frist zu orientieren. Sowohl diagnostische und therapeutische Probleme als auch Fragen bezüglich Prognose und Ätiologie einer Erkrankung lassen sich mit dieser Technik angehen. Wie und nach welchen Kriterien ist beispielsweise ein neuer diagnostischer Test zu beurteilen, oder welche Effekte sind von einem neuen Medikament zu erwarten. *Die EBM ist eine der Grundlagen der Qualitätssicherung und damit Basis für eine optimale Patientenbetreuung.* Zugang zu entsprechenden Artikeln und Richtlinien gewinnt man über Bibliotheken, Zeitschriften und insbesondere über medizinische Datenbanken.

Diagnosegang. *Der Weg von der unklaren Erkrankung zur Diagnose* ist vielfach kein linearer Prozeß, der sich darauf beschränkt, zuerst Daten zu sammeln, diese dann nach gängigen Kriterien auszuwerten, Zusatzuntersuchungen zu verordnen, nochmals alles zu beurteilen und in der Folge eine definitive Diagnose zu stellen. Erste *Arbeitshypothesen* werden oft schon nach wenigen Minuten des ärztlichen Gesprächs gebildet und steuern letztlich auch die Erhebung der weiteren Anamnese und Untersuchung. Mit einem schematischen „lehrbuchmäßigen" Vorgehen, also ohne derart frühe oft unbewußt ablaufende Steuerprozesse und Konzentrationen auf mögliche Schwachstellen wäre eine zeitgerechte Patientenbeurteilung in einer Notfallsituation überhaupt nicht möglich (Abb. 1.1).

Die *Zuwendung* zum Patienten mit intuitiver Einfühlung in die Persönlichkeit des Kranken kann diesen komplexen mehrschichtigen diagnostischen Prozeß oft vereinfachen.

Der klinisch erfahrene Arzt wird gerade in Notfallsituationen viel rascher die notwendigen Zusatzuntersuchungen veranlassen und damit zu einer Diagnose kommen als der Unerfahrene, der sich im Bemühen, nichts falsch zu machen oder zu vergessen, an ein sehr zeitintensives vorgegebenes Anamnese- und Untersuchungsschema hält.

Verschiedene wichtige Regeln sind in jedem diagnostischen Prozeß immer zu beachten (Tab. 1.1).

Vorläufige Diagnose und sofortige therapeutische Konsequenz. Im Rahmen der ersten Begegnung entsteht eine Vorstellung vom Schweregrad der Krankheit und von der Bedeutung für den Kranken. Dieser erste Eindruck ist zwar außerordentlich fruchtbar, kann aber gefährlich sein, wenn er durch Ergebnisse von laufenden Untersuchungen nicht permanent in Frage gestellt wird. Gefährliche Krankheiten müssen aber unbedingt

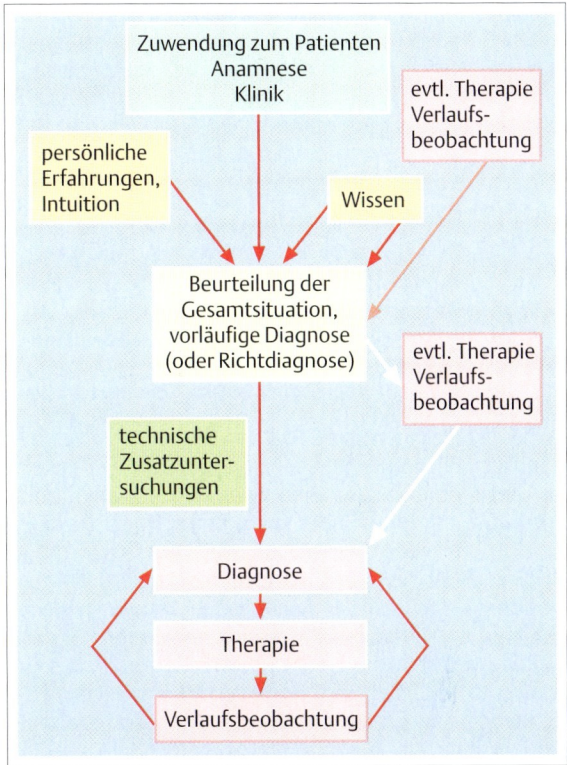

Abb. 1.1 Schematischer Ablauf des diagnostischen Prozesses.

möglichst früh erkannt und entsprechende oft für die Prognose entscheidende Maßnahmen rasch eingeleitet werden.

Im Verlaufe des diagnostischen Prozesses müssen deshalb oft noch ohne genau formulierte Diagnose (z. B. Kammerflimmern) unabhängig von der genauen Ätiologie *frühe therapeutische Maßnahmen* (Reanimation) sofort eingeleitet werden.

Die *Behandlung aufgrund einer vorläufigen Diagnose* stellt die häufigste Variante in der Praxis dar und ist für die meisten alltäglichen Krankheiten durchaus akzeptabel.

Die *Verlaufsbeobachtung* durch den selbstkritischen, erfahrenen Arzt ist in vielen Fällen der sicherste, einfachste und unschädlichste Weg zur Klärung eines Krankheitsbildes. Sie gibt darüber hinaus dem Patienten Gewißheit nicht nur behandelt, sondern auch betreut zu werden.

Tabelle 1.1 Wichtige Leitsätze im diagnostischen Prozeß (adaptiert nach R. Speich)

- Anamnese und sorgfältige klinische Untersuchung sind entscheidend.
- Gefährliche Krankheiten dürfen schon beim Beginn des diagnostischen Prozesses nicht übersehen werden.
- Pathognomonische Symptome und Zeichen für eine spezielle Krankheit sind eher selten.
- Häufige Krankheiten sind häufig (Sutton's law).
- Nach Möglichkeit versuchen alles unter einen Hut zu bringen.
- Keine voreiligen Ausschlüsse von möglichen Diagnosen.
- Wenige Situationen sind definitiv, immer bereit sein umzudenken.

Faktoren, welche zu Fehldiagnosen führen können

Probleme auf seiten des Arztes

Ungenügende Anamnese und klinische Untersuchung. Autopsiestudien zeigen, daß mit sorgfältiger Anamnese und Untersuchung eine diagnostische Treffsicherheit von ca. 70 % erreicht wird und irreführende Resultate nur in 2 % auftreten. Laboranalysen und bildgebende Verfahren allein erreichen lediglich eine Sicherheit von ca. 30 % und irreführende Resultate treten bei 10 % der Patienten auf. Eine schlechte Anamnese und Untersuchung, sei es aus Zeitmangel, fehlendem Können oder Kommunikationsschwierigkeiten, läßt sich deshalb nie durch „breites Labor" und möglichst viele apparative Untersuchungen ausgleichen.

Fehlende Beachtung der Prävalenz von Krankheitsbildern. Sehr gefährlich ist es – vielleicht auch aus Angst, eine seltene Diagnose zu verpassen –, einen aktuellen

8 Allgemeine Gesichtspunkte zu Diagnose und Differentialdiagnose

Patienten mit einem kürzlichen seltenen und interessanten Fall aus der persönlichen Erfahrung zu vergleichen. Unweigerlich denkt dann der junge Arzt bei einem Hypertoniker mit einer Hypokaliämie zuerst an das in der Vorlesung gezeigte seltene Conn-Syndrom und verpaßt, ohne sich dessen bewußt zu sein, die viel häufigere Diagnose der essentiellen mit einem Diuretikum behandelten Hypertonie.

! „Häufige Krankheiten sind häufig und seltene selten". Unsere diagnostischen Anstrengungen müssen sich deshalb primär auf die wahrscheinlichsten Erkrankungen konzentrieren.

Sehr oft ist die einfachste Erklärung die beste, und es soll grundsätzlich immer versucht werden, die Beschwerden und Befunde eines Patienten einem einzigen Krankheitsbild zuzuordnen (alles unter einen Hut bringen).

Nicht verfügbares oder mangelndes Fachwissen. Erkenntnisse, die heute Gültigkeit haben, können in wenigen Jahren veralten oder falsch sein. Dies erfordert eine ständige, postuniversitäre Weiterbildung (medizinische Zeitschriften, Bücher, Fortbildungsveranstaltungen). Zunehmend wichtiger werden Weiterbildungsprogramme auf dem Internet.

Charakter des Arztes. Der praktische Arzt ist nicht nur mit seinen fachlichen Problemen, sondern auch mit sich selbst und seinem Verhalten allein gelassen und benötigt ein enormes Maß an Selbstkritik, um nicht der Gefahr der Selbstüberschätzung zu verfallen. Ständiger fachlicher und persönlicher Kontakt unter Kollegen (Qualitätszirkel) ist deshalb unerläßlich.

Ungenügende Urteilsbildung. Sie ist Ausdruck eines fehlenden logischen und strukturierten Vorgehens auf dem Weg vom Befund zur Diagnose (logisches Denken). Eine fehlende Trennung zwischen Befunden und Interpretation oder das oft unbewußte Vernachlässigen von neuen Resultaten, die nicht zur einmal gemachten Diagnose passen (vorgefaßte Meinung) sind häufige Fehler. Ohne triftigen Grund sollte eine mögliche Differentialdiagnose nie vorzeitig verlassen werden.

Eine unauffällige Echokardiographie darf zum Beispiel nie dazu führen, daß bei klassischer Anamnese und typischen klinischen Befunden die Diagnose einer Endokarditis verworfen wird und deshalb sogar eine sofortige empirische Therapie unterbleibt.

Nicht selten verschleiern zudem vorbestehende Zweitkrankheiten Symptome sonst klassischer Diagnosen (bei einem Diabetiker fehlt Angina pectoris als Leitsymptom einer koronaren Herzkrankheit häufig).

Fehlermöglichkeiten technischer Art. Die hohe Zahl der heute verfügbaren Labortests und technischer Untersuchungsmöglichkeiten machen es notwendig, daß der Arzt, der die Resultate im klinischen Kontext interpretieren muß, sich laufend über deren diagnostische Aussagekraft informieren muß.

Bei der Beurteilung von Testresultaten ist zudem die vermutete *Prävalenz* einer Krankheit immer mit zu berücksichtigen. Während eine leicht erhöhte alkalische Phosphatase bei einem Patienten mit einem Lymphom auf einen Leberbefall hindeutet, wird der gleiche Wert bei einem asymptomatischen Patienten anläßlich einer Screening-Untersuchung am ehesten als falsch-positiv gewertet werden müssen.

Probleme auf seiten des Patienten

Unrichtige, gefärbte oder ungenaue Angaben (bewußt oder unbewußt). Sie beruhen unter anderem auf Vergeßlichkeit, auf Angst (z. B. vor schwerer Krankheit und entsprechendem Bericht des Arztes), auf Angst vor Konsequenzen in bezug auf staatliche Interventionen (z. B. Militärdiensttauglichkeit, Motorfahrzeugführertauglichkeit, Hafterstehungsfähigkeit usw.). Sie sind oft auch

---

Testresultate, Spezifität, Sensitivität

Die bei gesunden Personen gefundenen Resultate eines Tests sind immer auf einer Gauss-Kurve verteilt, und der Normalbereich wird arbiträr mittels sog. „Cut-off" so definiert, daß 95 % der Probanden darin eingeschlossen sind und 5 % Gesunde demnach entweder zu tiefe oder zu hohe Werte aufweisen (Abb. 1.2). Die Kurve mit den Testresultaten kranker Personen überlappt mit der Kurve der Gesunden. Deshalb finden wir je nach Wahl des Cut-off bei den Gesunden eine Anzahl falsch-positiver Resultate und bei den Kranken aber auch eine Zahl falsch-negativer Resultate. Die Qualität eines Tests beurteilt der Arzt nun nach dem Anteil der richtig-positiven Resultate (*Sensitivität*) und dem Anteil der richtig-negativen Resultate (*Spezifität*).
Zum Screening verwendet man deshalb einen möglichst sensitiven Test mit möglichst keinen falsch-negativen Resultaten. Will man aber eine vermutete Krankheit ausschließen, verwendet man einen Test mit möglichst hoher Spezifität.

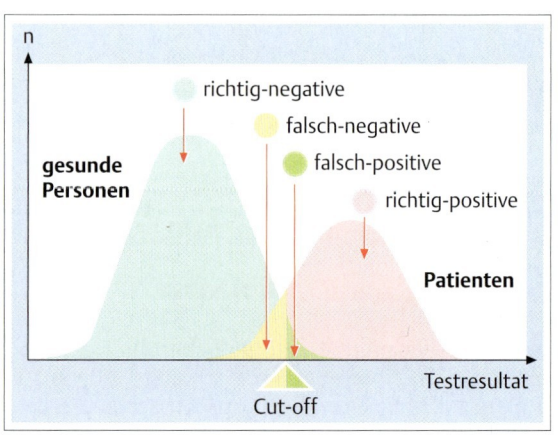

Abb. 1.2 Verteilung von Testresultaten bei Gesunden und Kranken (Gauss-Kurven) (nach R. Speich).

bei Süchtigkeit (Alkohol, Nikotin, Analgetika, Drogen), bei Angaben über das Geschlechtsleben und bei versicherungsrechtlichen Konsequenzen zu beobachten.

Ein weiteres Phänomen, welches zu Fehldiagnosen führen kann, ist das *Münchhausen-Syndrom*. Münchhausen, der Lügenbaron, hat diesem Syndrom den Namen gegeben. Solche Patienten suchen unter mehr oder weniger glaubhaften, selbst verursachten Beschwerden immer wieder Ärzte und Krankenhäuser auf und lassen diagnostische Tests und therapeutische Eingriffe wiederholt an sich durchführen.

Vorgefaßte Meinungen. Sie sind oft durch vorangehende ärztliche Urteile und durch Lektüre populärmedizinischer Zeitschriften bedingt, häufig bei Patienten mit medizinischem Halbwissen zu beobachten und entsprechen auch einem Kausalitätsbedürfnis.

Inadäquates Verhalten. Es kommt zustande durch fehlende Kooperation, übermäßige Ansprüche und Angst vor Krankheit.

Dissimulation aus verschiedenen Gründen.

Maskierung von Symptomen und Befunden einer Krankheit. Solche Maskierungen findet man z. B. als schmerzloses akutes Abdomen bei Schizophrenen oder bedingt durch Medikamente, z. B. bei Drogensüchtigen.

1.2 Faktoren, die das differentialdiagnostische Denken beeinflussen können

Häufigkeit der Krankheiten

Als Grundregel gelte der Satz: Häufige Krankheiten sind häufig, seltene sind selten. Es ist zweckmäßig, auch hierbei zwischen *Morbidität* und *Mortalität* zu unterscheiden. Abb. 1.3 zeigt einen Vergleich zwischen der Gesamtmortalität wichtiger Krankheitsgruppen und die Häufigkeit derselben in der Klinik und in der Arztpraxis. Es geht aus den 3 Abbildungsteilen instruktiv hervor, daß sich die Anteile der verschiedenen Krankheitsgruppen in bezug auf Mortalität und Morbidität oft weitgehend unterscheiden. Besonders auffallend ist die Diskrepanz bei den Herz- und Kreislaufkrankheiten, den bösartigen Tumoren und andererseits bei Krankheiten der Psyche. Die Zahlen spiegeln damit auch die verschiedene Zusammensetzung der Patienten in der Klinik und Sprechstundenpraxis eindeutig wider. Zwischen Klinik- und Sprechstunden-Patienten gibt es keine prinzipiellen Unterschiede. Nur der prozentuale Aufbau des Krankengutes ist verschieden.

Erkrankungen	häufigste Todesursachen (Mortalität) 1995 in % aller Todesfälle	Häufigkeit von Krankheitsfällen (Morbidität) im Spital 1996 in %	Häufigkeit von Krankheitsfällen in der ambulanten Arztpraxis 1996 in %
Herz und Kreislauf	41,3	23,6	13,3
Atemwege	6,0	7,0	9,1
Unfälle, Vergiftungen	3,8	8,5	4,7
Nervensystem	3,3	6,0	8,6
Verdauungsorgane	3,6	7,7	4,3
bösartige Tumoren	25	6,9	1,6
andere (psychisch, urogenital, Stoffwechsel, Bewegungsapparat, Infektionen)	17	40,3	58,4

Abb. 1.3 Verhalten von Mortalität und Morbidität bei den wichtigsten Krankheitsgruppen (nach Gesundheitswesen der Schweiz 1998).

Alter

Altersverteilung. Der Einfluß des Alters muß immer berücksichtigt werden. Die Kenntnis der *Altersverteilung* gibt uns wertvolle Hinweise für die Diagnose. Verschiedene akute Infektionskrankheiten werden wegen einer oft im Kindesalter erworbenen Immunität beim Erwachsenen seltener beobachtet.

Andererseits kann man heute wegen einer fehlenden frühkindlichen Exposition Primärtuberkulosen vermehrt auch bei Erwachsenen beobachten.

Die Diagnose *multiple Sklerose* wird man nach dem 45. Lebensjahr, wenn die ersten Symptome in diesem Alter auftreten, nur noch mit großer Zurückhaltung stellen, und umgekehrt ist die perniziöse Anämie eine Krankheit, die in der Regel erst um das 5.–6. Lebensjahr auftritt.

Die Polymyalgia rheumatica wird meist erst nach dem 5. Lebensjahrzehnt beobachtet.

Die sog. *Alterskrankheiten* sind allgemein in rascher Zunahme begriffen, weshalb geriatrische Aspekte in der heutigen Medizin eine wichtige Rolle spielen.

Geriatrische Aspekte. Dazu gehören im Bereich der inneren Medizin in erster Linie die arteriosklerotisch bedingten *Herz-* und *Gefäßkrankheiten* und maligne Tumoren. Auch die *Arthrosen*, vor allem der Wirbelsäule und Hüftgelenke, spielen eine große Rolle. Die Ursache dieser Zunahme liegt in dem ständig steigenden Anteil der älteren Menschen in der Bevölkerung. Gegenüber 1900 hat ein heute neugeborenes Kind eine um 30 Jahre längere Lebenserwartung.

Geschlecht

Von besonderer Bedeutung für die Diagnose ist auch das Geschlecht. Manche Krankheiten sind beim männlichen und andere beim weiblichen Geschlecht häufiger, ohne daß dabei der Grund in jedem Fall bekannt ist.

In vielen Fällen liegt allerdings die Ursache auf der Hand. Dies gilt beispielsweise für Berufskrankheiten (Tab. 1.2) bzw. für Krankheiten, die durch Rauchen (Bronchialkarzinom, chronische Bronchitis, koronare Herzkrankheit, periphere arterielle Verschlußkrankheit) oder Alkohol (Leberzirrhose) ausgelöst werden. Homosexuelle Patienten besitzen ein hohes Risiko für die B- und C-Hepatitis und für die HIV-(Human-Immunodeficiency-Virus-)Infektion.

Aufgrund der besonderen anatomischen Verhältnisse neigen Frauen zu rezidivierenden Harnwegsinfektionen, Pyelonephritiden und wegen der Menstruation zu Eisenmangelanämien. Das toxische Schocksyndrom ist eine heute seltene vorwiegend bei tampontragenden jungen Frauen auftretende, durch 2 Staphylokokkentoxine verursachte, meist schwere Erkrankung.

Tabelle 1.2 Einige Berufe, die zu Berufskrankheiten prädisponieren (nach Angaben der Abteilung Arbeitsmedizin der Schweizerischen Unfallversicherungsanstalt)

Akkumulatorenfabrik (Autobatterien)	Bleivergiftungen
Aluminiumindustrie	Fluorose (frühere hohe Fluoridbelastung)
Frühere Asbestfeinstaubexposition	Asbestose, Pleuraplaques, Pleuraschwarten, Pleura- und Peritonealmesotheliom, Bronchialkarzinom
Bäcker/Konditor, Müller	Rhinitis, Asthma (Mehlstaub, Backzusätze), Proteinkontaktdermatitis, Ekzem
Baugewerbe	Ekzem (Zement, Epoxidharze), vibrationsinduziertes vasospastisches Syndrom, Knochen- und Gelenkerkrankungen durch Vibrationen und Preßluftwerkzeuge, Lärmschwerhörigkeit
Baumwollindustrie/Spinnereien	Berufsasthma, Byssinose, Lärmschwerhörigkeit
Bergbau, Untertagebau (Tunnel, Stollen), Kieswerke, Steinindustrie	Silikose, Lärmschwerhörigkeit, Hitzeerkrankungen
Chemische Industrie	Kontaktekzem, Asthma bronchiale
Coiffeure, Coiffeusen	allergische und toxisch-irritative Kontaktdermatitis, Berufsasthma (Persulfate)
Druckerei	allergisches Kontaktekzem, toxische Kontaktdermatitis (organische Lösungsmittel), Berufsasthma (Gummi arabicum)
Galvanik	Berufsdermatosen, Berufsasthma, Zyanidintoxikation
Gärtner/Floristen	Rhinitis allergica/Berufsasthma, Kontaktekzem

Tabelle 1.2 (Fortsetzung)

Gesundheitspflege (Ärzte, Pflege-, Labor- und Reinigungspersonal)	Infektionskrankheiten (insbesondere blutübertragbare Infektionskrankheiten wie Hepatitis B und C, HIV-Infektion), Latexallergie (Kontakturtikaria, Rhinitis/Asthma, anaphylaktische Reaktionen), allergische und toxisch-irritative Kontaktdermatitiden
Gießereien	Metallrauchfieber (Gießerfieber), Berufsasthma (Isocyanate), Bronchitis, Mischstaubpneumokoniose, asbestbedingte Erkrankungen, vibrationsbedingte Erkrankungen
Gummiindustrie	allergisches Kontaktekzem, Latexallergie; bei weit zurückliegender Exposition Tumoren der ableitenden Harnwege (2-Naphthylamin)
Hartmetallherstellung/-bearbeitung	Asthma, Alveolitis/riesenzellreiche interstitielle Pneumonitis (Cobalt)
Holzbearbeitung, Schreinereien	Asthma (Holzstaub, Isocyanate, Lacke), Kontaktekzem, Nasennebenhöhlenkarzinome (Buchen- und Eichenholzstaub), Lärmschwerhörigkeit
Isolierarbeiten mit Asbest (Bau, Waggon-Fabrik, Sanitärinstallation, Elektroinstallation)	frühere Asbestfeinstaubexpositionen s. oben
Isolierarbeiten (mit Isolierschäumen oder Dämmstoffen)	Asthma (Isocyanate), Glasfaserdermatitis
Käser	Asthma, exogen-allergische Alveolitis (Käsewascherlunge), irritative Dermatitis
Kunststoffindustrie	Asthma, exogen-allergische Alveolitis (Isocyanate, Epoxidharze, Säureanhydride), allergisches Kontaktekzem (Epoxide), Styrolintoxikation (Polyester)
Landwirtschaft	Asthma, exogen-allergische Alveolitis (Farmerlunge), chronische Bronchitis, Inhalationsfieber („organic dust toxic-syndrome"); Silofüllerkrankheit (Stickoxide); Infektionskrankheiten (Brucellose, Erysipeloid, Leptospirose, Maul- und Klauenseuche, Ornithose); allergisches und toxisch-irritatives Ekzem
Lederindustrie/Gerbereien	Asthma (Tierhaare, Farbstoffe), Kontaktekzem (Chromat), Anthrax
Maler/Lackierer	Asthma (Isocyanate, Epoxidharze), allergisches Kontaktekzem/toxische Kontaktdermatitis, akute Lösungsmittelintoxikation
Metallindustrie	allergisches Kontaktekzem/toxische Kontaktdermatitis (Kühlschmiermittelemulsionen), Metallrauchfieber (Zinkoxid), akute Intoxikation durch organische Lösungsmittel, Schweißerblende (Keratoconjunctivitis photoelectrica), Lärmschwerhörigkeit
Metzger	toxische und allergische Kontaktdermatitis, Infektionskrankheiten (Brucellose, Erysipeloid)
Porzellanindustrie/Keramik	Silikose
Schweißer	Keratoconjunctivitis photoelectrica (Schweißerblende), Metallrauchfieber (Zinkoxid), Asthma bronchiale (Edelstahlschweißen)
Sprengstoffindustrie	Angina pectoris (Nitroglykole, Nitroglycerin), Kontaktekzem
Straßenbau	Aktinische Hautschäden, phototoxische Reaktionen
Taucher, Arbeiten in Druckluft	Dekompressionskrankheit (Caissonkrankheit), Barotrauma
Tastaturbedienung (Schreibmaschine, PC)	Tendoperiostosen/Sehnenscheidenentzündungen
Forstwirtschaft	Vibrationsschäden (vibrationsbedingtes vasospastisches Syndrom, Knochen- und Gelenkkrankheiten), Lärmschwerhörigkeit, Infektionen durch Zeckenstich (Borreliose, Frühsommermeningoenzephalitis)

Lebensgewohnheiten

Der Einfluß des *Alkohols* unter anderem auf Leber und Nervensystem ist seit langem bekannt. Schwere Alkoholiker zeigen zudem gehäuft eine Hypertonie. Das *Rauchen*, bei dem heute in verschiedenen Ländern ein Rückgang zu verzeichnen ist, ist für die Entstehung von Gefäßkrankheiten (koronare Herzkrankheit, periphere arterielle Verschlußkrankheit, Morbus Bürger) und auch pulmonale Erkrankungen (Bronchialkarzinom, chronische Bronchitis, Lungenemphysem) verantwortlich. 90 % der an einem Bronchialkarzinom verstorbenen Männer sind Raucher. Neben dem Bronchialkarzinom wird auch ein Großteil der Malignome in Mundhöhle, Larynx und Ösophagus durch das Rauchen zumindest mitverursacht. Tumoren der Harnblase, der Nieren und des Pankreas sind bei Rauchern häufiger.

In der Anamnese von Patienten mit chronisch-interstitieller Nephritis ist oft ein jahrzehntelanger *Phenacetinabusus* nachweisbar. Bei diesen Patienten treten gehäuft Nierenbecken- und Ureterenkarzinome auf.

Man beobachtet heute vermehrt Zervixkarzinome bei jungen, sexuell aktiven Frauen mit hoher *Promiskuität* und frühem Beginn des Geschlechtsverkehrs.

Außerdem fällt eine Häufung von speziellen Krankheitsbildern in sog. *Risikogruppen* auf, so z. B. Hepatitis B und C bei Drogensüchtigen. HIV-Infektionen mit dem Vollbild von AIDS (acquired immunodeficiency syndrome) werden gehäuft bei Drogenabhängigen, Homosexuellen, Bisexuellen und immer häufiger aber auch bei Heterosexuellen beobachtet.

Eßgewohnheiten

Heute wird akzeptiert, daß unsere Eßgewohnheiten für viele Erkrankungen zumindest mitverantwortlich sind.

Die *Adipositas* ist in hohem Ausmaß mit Folgeerkrankungen vergesellschaftet. Diabetes mellitus Typ 2, Arthrosen und Hypertonie sind bei adipösen Menschen gehäuft. Zudem ist die Fettsucht einer der Risikofaktoren für die Entwicklung der Arteriosklerose mit allen ihren Folgeerscheinungen. Auch bei Malignomen wird der Einfluß von Eßgewohnheiten diskutiert. Patientinnen mit Übergewicht haben beispielsweise eine 2- bis 4fach höhere Erkrankungswahrscheinlichkeit für ein Uteruskarzinom.

Das Kolonkarzinom ist bei Völkern mit einem hohen Fleischkonsum (Neuseeland, USA) viel häufiger als bei vegetarischer Lebensweise. Es wird ganz allgemein bei schlackenarmer und auch bei fettreicher Ernährung häufiger beobachtet.

Jahreszeit, Tageszeit und Witterung

Bei verschiedenen Erkrankungen besteht eine eindeutige Abhängigkeit von der *Jahreszeit*:

▶ Besonders oral übertragene Infektionskrankheiten, z. B. Salmonellose, sind in den warmen Jahreszeiten gehäuft.
▶ Das saisonale Auftreten des Heuschnupfens ist vom Pollenflug (Frühjahr/Sommer) abhängig.
▶ Respiratorische Infekte treten in den Wintermonaten häufiger auf und weisen vor allem bei feuchtem Klima und plötzlichen Wetterwechseln bei der älteren Bevölkerung eine hohe Morbidität auf.
▶ Anläßlich eines strengen Winters mit Schneestürmen beobachtete man in den USA 22 % mehr tödliche Myokardinfarkte.

Zirkadiane Rhythmik. Eine Krankheit mit einem deutlichen *zirkadianen Rhythmus* ist die chronische Polyarthritis mit einem Krankheitsaktivitätsmaximum am frühen Morgen und einem Minimum am Nachmittag. Dabei kann ein Zusammenhang mit der zirkadianen Cortisonausschüttung und der Neutrophilenzahl nachgewiesen werden.

Geographische Verteilung

Tropenkrankheiten, Tourismus. Die geographische Verteilung der Krankheiten ist oftmals auch in Erwägung zu ziehen. Bei *Infektionskrankheiten* ist dies besonders deutlich (Tropenkrankheiten), wobei neben klimatischen auch hygienische Verhältnisse einen Einfluß ausüben. Die ausgesprochene Mobilität der Bevölkerung (Tourismus) verpflichtet den Arzt, bei entsprechender Reiseanamnese auch „fremdartige" Krankheiten in die Differentialdiagnose miteinzubeziehen. Dazu kommt, daß selbst bei gleichartigen Krankheitsbildern (z. B. Malaria tropica) je nach Land der Infektion mit einem anders verlaufenden Krankheitsbild zu rechnen ist (unterschiedliche Resistenzen).

Geographische Unterschiede bei Krankheitsprävalenzen. Unklar ist zum Teil auch die *Häufung oder das Fehlen gewisser Krankheiten* in speziellen Gebieten (Häufung des Magenkarzinoms bzw. Fehlen der perniziösen Anämie in Japan). Wahrscheinlich spielen neben Umwelt und Ernährung auch erbliche Faktoren eine Rolle. So

Differentialdiagnose nach Krankheitsgruppen

ist auch die Tumorhäufigkeit regional recht unterschiedlich. Neuerkrankungen pro Jahr finden sich in den USA bei 320 Personen und in Indien bei 1340 Personen pro 100 000 Einwohner. Beim Kolonkarzinom sind es in den USA 20–30 Personen und in Japan 5 Personen pro 100 000 Einwohner.

Rasse und ethnische Gruppen

Die Rasse oder die Zugehörigkeit zu einer ethnischen Gruppe kann für die Diagnose von Bedeutung sein. Die *Thalassämie* kommt in erster Linie bei Angehörigen der Mittelmeerrasse vor. Die *Sichelzellanämie* findet sich fast ausschließlich bei der schwarzen Rasse. Einige weitere wichtige Krankheiten bei *Mittelmeerrassen* sind der Glucose-6-Phosphatdehydrogenase-Mangel und das Mittelmeerfieber, bei *Askenazi-Juden* Morbus Gaucher, Tay-Sachs-Syndrom, Niemann-Pick-Krankheit, Abetalipoproteinämie und Faktor-XI-Mangel sowie bei Eskimos adrenogenitales Syndrom und Pseudocholinesterasemangel.

Beruf

Berufskrankheiten. Der Beruf der Kranken mag ebenfalls diagnostische Anhaltspunkte geben (Tab. 1.2). Bei den eigentlichen *Berufskrankheiten* sind die Zusammenhänge zwischen beruflicher Tätigkeit und Krankheit selbstverständlich, bei anderen Affektionen allerdings weniger offensichtlich. Einige Beispiele: Steinhauer, Mineure, Gießer lassen in erster Linie an Silikose denken. Die Expositionszeit bei Silikosen kann sehr verschieden sein, je nach dem prozentualen Quarzgehalt (3 Monate bis viele Jahre). Maler, Buchdrucker erwecken die Assoziation Bleiintoxikation. Veterinäre sind besonders der Bang-Infektion ausgesetzt. Wirte neigen manchmal zu Alkoholismus. Bei Prostituierten sind Unterleibsaffektionen häufig.

Erkrankungen aufgrund von Freizeitaktivitäten. Neben Berufskrankheiten muß aber auch an *Freizeitkrankheiten* gedacht werden. Sie werden heute im Rahmen sportlicher Aktivitäten oftmals beobachtet, z. B. beim Jogging Arthrosen, Anämien als Folge renaler und enteraler Blutverluste. In diesem Rahmen ist auch die sog. Whirlpool-Dermatitis als neue epidemische Freizeitdermatose zu erwähnen. Sie tritt nach einer Inkubationszeit von 8–48 Stunden nach einem Bad in bakteriell verunreinigtem Wasser, vorwiegend in Whirlpools, auf. Dieses Krankheitsbild ist durch ein juckendes makulopapulöses, teils auch pustulöses Exanthem, aber auch Allgemeinsymptome wie Fieber, Pharyngitis, Konjunktivitis und Lymphadenopathie gekennzeichnet. Bakteriologisch läßt sich aus den Effloreszenzen Pseudomonas aeruginosa kultivieren. Die Krankheit heilt nach 1–2 Wochen spontan ab, doch kommen auch längere Krankheitsverläufe vor.

Die Häufigkeit des *malignen Melanoms* ist weltweit am Zunehmen. Besonders häufig tritt das maligne Melanom in Ländern mit intensiver Sonneneinstrahlung auf (z. B. Australien). Schwere Sonnenbrände, vor allem im Kindesalter, prädisponieren eindeutig für ein malignes Melanom. Generell wird deshalb heute in zunehmendem Maße Urlaubern vor dem Sonnenbaden abgeraten und insbesondere hellhäutigen besonders gefährdeten Personen Lichtschutzmaßnahmen empfohlen.

Sich ausschließende oder sich fördernde Krankheiten

Es entspricht einer bekannten ärztlichen Erfahrung, daß manche Krankheiten sehr selten gleichzeitig vorkommen, während andere besonders häufig vergesellschaftet sind. So entwickeln Patienten mit chronischem Äthylabusus selten gleichzeitig eine Leberzirrhose und eine chronische Pankreatitis. Die Malaria kommt bei Patienten mit Sichelzellenanämie praktisch nicht vor. Demgegenüber sind Infektionen bei Erkrankungen mit eingeschränkter Immunabwehr (HIV-Infektionen, Leukämie, multiples Myelom) gehäuft. Besonders vergesse man nicht, daß die sichtbare Erkrankung eines Organs die erste Manifestation eines insgesamt gestörten Funktionskreises (z. B. bei Endokrinopathie) oder einer prinzipiell alle Organe gefährdenden Systemerkrankung (z. B. Kollagenosen, Gefäßleiden) sein kann und daß beim Auftreten eines Organsymptoms sorgfältig nach anderen möglichen Manifestationsorten gefahndet werden muß (z. B. ein Nierenstein bei Nebenschilddrüsenadenom).

1.3 Differentialdiagnose nach Krankheitsgruppen

Sehr oft gelingt es bei der Differenzierung eines Krankheitsbildes anfänglich nicht, die eigentliche Diagnose, also die nosologische Krankheitseinheit, festzulegen. Man wird sich daher, bis die entsprechenden Befunde vorliegen und nur allzuoft überhaupt, mit der Einordnung in eine *Krankheitsgruppe* begnügen müssen. Bei allen unklaren Fällen werden Erwägungen dieser Art jedenfalls fast immer am Beginn der differentialdiagnostischen Überlegungen stehen.

Degenerative Zustände

Sie sind charakterisiert durch langsam fortschreitende irreversible Veränderungen der Blutgefäße und des Bindegewebes. Die Arteriosklerose und die dadurch verursachten Organschäden (Herz, Gehirn, Nieren, periphere Arterien) und arthrotische Beschwerden sind in der heutigen ärztlichen Praxis die am häufigsten beobachteten Krankheitsbilder vor allem bei älteren Menschen.

Infektionen

Die klassische chirurgische Charakterisierung von

- *Rubor*,
- *Calor*,
- *Tumor*,
- *Functio laesa* und
- *Dolor*

ist bei den internmedizinischen entzündlichen Krankheiten naturgemäß oft nicht nachweisbar, sei es wegen der Lokalisation der Erkrankungen (z. B. Lungenabszeß) oder der nur geringfügigen entzündlichen Veränderungen, die aber zufolge ihrer Lokalisation in lebenswichtigen Organen doch zu einschneidenden klinischen Erscheinungen führen können (z. B. Myokard, Gehirn, Leber).

Internmedizinisch sind für die Diagnose Entzündung daher die *humoralen* Rückwirkungen führend.

- Fieber
- erhöhte Blutsenkungsreaktion,
- erhöhtes C-reaktives Protein,
- Blutbild.

Es darf aber nie vergessen werden, daß das Fehlen dieser Symptome eine Entzündung nicht ausschließt (z. B. Viruserkrankung) und daß bei deren Nachweis trotzdem andere Krankheitsgruppen in Erwägung gezogen werden müssen (z. B. Kollagenkrankheiten, Tumoren).

Erkrankungen mit Immunpathogenese

Eine besondere Form der Entzündung charakterisiert diese Erkrankungen.

- In der Pathogenese spielen *Immunkomplexe*, wobei die Antigene unterschiedlicher Art sein können (Bakterien, Viren, körpereigene Substanzen wie DNS, Ribonukleoproteine und Medikamente), eine entscheidende, bis heute aber nicht ganz geklärte Rolle.
- *Kollagenosen* bzw. *Vaskulitiden* werden zu dieser Krankheitsgruppe gezählt (systemischer Lupus erythematosus, Dermatomyositis, Sklerodermie, Polymyositis, Periarteriitis nodosa, Wegener-Granulomatose, allergische Vaskulitiden usw.).
- Klinisch sind diese Erkrankungen durch einen gleichzeitigen *Befall mehrerer Organe* gekennzeichnet, Hauteffloreszenzen und Gelenkbeschwerden sind oft die klinischen Leitsymptome. Gleichzeitig sind Veränderungen an Nieren, Lungen, Muskeln und Herz feststellbar.
- Labormäßig gehen sie meist mit einer mäßig erhöhten Blutsenkungsreaktion, einer Anämie und anderen hämatologischen Veränderungen einher.
- Bei praktisch allen Erkrankungen dieser Gruppe lassen sich *antinukleäre Antikörper* nachweisen.

Verschiedene Krankheiten, bei denen Autoantikörper eine wichtige Rolle spielen, sind in Tab. 1.3 aufgeführt.

Tumoren

Tumorverdacht. Vor allem die malignen Geschwülste beanspruchen besonderes Interesse. Klinisch ist jede Erkrankung mit schleichendem Beginn, Müdigkeit, unklarem Gewichtsverlust, diffusen Allgemeinsymptomen in mittlerem und höherem Alter tumorverdächtig. An welche Organe der Arzt zuerst denken muß, geht aus Abb. 1.4 hervor. Lokalsymptome können lange Zeit fehlen. Die Körpertemperatur kann im subfebrilen Bereich liegen. Die Blutsenkungsreaktion ist oft erhöht, sie mag aber auch ganz normal sein. Eine Anämie und erhöhte Thrombozytenzahl kommen vor. Entscheidende Bedeutung kann dem Palpationsbefund (besonders *derbe* Knoten), der Röntgenuntersuchung, der Probeexzision oder der zytologischen Untersuchung von Knochenmark, Punktionsflüssigkeiten, Organveränderungen und Sputum zukommen. Beweisend ist der Tumorzellennachweis.

Inzidenz und Mortalität. Seit 1950 hat sich die Häufigkeit der einzelnen Tumoren stark verändert, wie die folgende Darstellung bezüglich Reihenfolge der häufigsten Krebslokalisationen bei den Todesursachen der Männer in der Schweiz zeigt:

1950	Magen Lunge Darm Prostata	
1995	Lunge Prostata Darm Magen.	

Differentialdiagnose nach Krankheitsgruppen

Tabelle 1.3 Beispiele von Autoimmunkrankheiten

Organbeteiligung	Krankheitsbild
Gastrointestinaltrakt	perniziöse Anämie, Zöliakie/Sprue, Colitis ulcerosa, Morbus Crohn
Blut	Immunthrombopenie (ITP), thrombotisch-thrombozytopenische Purpura (TTP), autoimmunhämolytische Anämie, paroxysmale Kältehämoglobinurie, sekundäre Kryoglobulinämien
Nieren	postinfektiöse Glomerulonephritis, IgA-Nephritis, Goodpasture-Syndrom, Purpura-Arthritis-Nephritis-Syndrom, Periarteriitis nodosa
Endokrine Organe	Autoimmun-Thyreoiditis (Hashimoto), Morbus Basedow, Morbus Addison, Diabetes mellitus (Typ 1), idiopathischer Hypoparathyreoidismus, polyglanduläre Insuffizienz (Schmidt-Syndrom), antikörpervermittelte Infertilität, verfrühte Ovarialinsuffizienz
Zentralnervensystem	Myasthenia gravis, Mononeuritis multiplex, multiple Sklerose (?), Guillain-Barré-Syndrom, amyotrophe Lateralsklerose, Uveitis
Gelenke, Muskeln, Bindegewebe	chronische Polyarthritis, viszeraler Lupus erythematodes, Sjögren-Syndrom, Sklerodermie (inkl. CREST), Thrombangiitis obliterans, M. Bechterew, M. Behçet, Polymyalgia rheumatica, Arteriitis temporalis
Haut	kutaner Lupus erythematodes, chronisch-diskoider Lupus erythematodes, Alopecia areata, Vitiligo, Pemphigus vulgaris, Dermatitis herpetiformis Duhring, Purpura Schönlein-Henoch
Lungen	Wegener-Granulomatose, Churg-Strauss-Syndrom
Leber	Autoimmunhepatitis, primär biliäre Zirrhose, sklerosierende Cholangitis

Tumormarker. Tumormarker eignen sich wegen zu geringer Sensitivität und Spezifität bis auf das prostataspezifische Antigen (PSA) nicht als Tumorsuchtests. Einige Marker werden jedoch zur Verlaufskontrolle nach Therapien und zur Stadiumseinteilung verwendet:

- Mammakarzinom (CA 15-3),
- Ovarialkarzinom (CA 125),
- Prostata (PSA),
- nicht seminomatöse Hodentumoren (α-Fetoprotein, β-HCG, LDH)
- Hodenseminome (β-HCG, LDH),
- Kolon- und Rektumkarzinom (CEA),
- Pankreaskarzinom (CA 19-9),
- Leberzellkarzinom (α-Fetoprotein),
- maligne Lymphome (CRP, LDH),
- multiples Myelom (β_2-Mikroglobulin).

Paraneoplastische Syndrome (Tab. 1.4)

Neben einem lokal invasiven Wachstum oder der Metastasierung können auch okkulte Tumoren über noch vielfach unklare Mechanismen für spezielle Krankheitsbilder und Zustände verantwortlich sein. Eine wichtige Untergruppe dieser sog. paraneoplastischen Syndrome stellen die paraendokrinen Syndrome dar. Nicht aus endokrinen Organen stammendes Tumorgewebe kann hormonell aktiv werden. Typischerweise unterliegt eine derartige Hormonproduktion keinem physiologischen Regelmechanismus und verschwindet erst nach Entfernung des Tumors.

! Paraneoplastische Syndrome können dem klinisch faßbaren Tumor vorausgehen und sollten deshalb eine entsprechende genaue Abklärung nach sich ziehen.

Zustände, die zu malignen Tumoren prädisponieren

Man unterscheidet heute bei der Ätiologie der menschlichen Tumoren vier Hauptgruppen:

- *Direkte oder indirekte Vererbung* (ca. 5 % der Tumoren):
  - Retinoblastom, nävoider Basalzellnävus, multiple endokrine Adenomatose, familiäre Kolonpolypose, Mammakarzinom.
  - Neurofibromatose, tuberöse Sklerose, multiple Exostosen, Albinismus, Fanconi-Syndrom, Wiskott-Aldrich-Syndrom (sekundäre Tumorentwicklung).
- *Umweltfaktoren* (mindestens 60 %):
  - Eßgewohnheiten (fettreich, faserarm, Nitrosamine, Mykotoxine),
  - Tabakkonsum (verantwortlich für 40 % der Karzinome bei Männern), v. a. Mundbereich, Larynx, Lungen.
  - Alkohol (Karzinome in Ösophagus und Leber),
  - Beruf (auslösender Faktor bei ca. 5 % aller Tumoren) (Tab. 1.2),
  - sexuelle Aktivität (Zervixkarzinom bei jüngeren Frauen, HIV-assoziierte Tumoren),

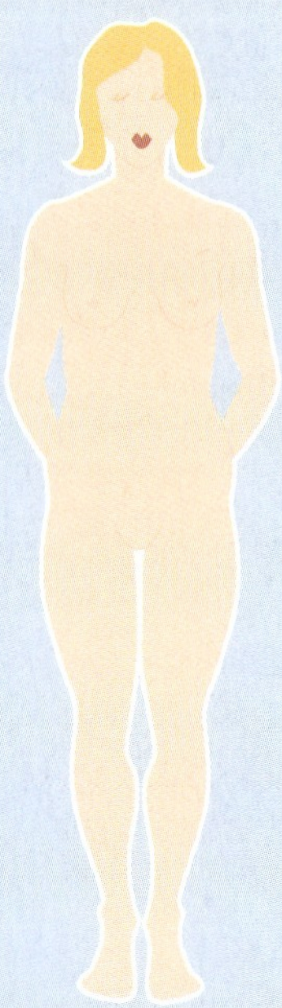

16 Allgemeine Gesichtspunkte zu Diagnose und Differentialdiagnose

Neuerkrankungen (Schätzung)			Todesfälle	
Mund, Rachen, Kehlkopf	1,9	1,4	Mund, Rachen, Kehlkopf	
Lungen	5,3	7,1	Lungen	
Brust	30,7	23,1	Brust	
Magen	3,2	5,0	Magen	
Darm	12,9	13,0	Darm	
Pankreas	3,3	5,9	Pankreas	
Harnblase	2,4	2,1	Harnblase	
Ovar	4,8	6,5	Ovar	
Uterus	8,7	6,2	Uterus	
Melanom	4,4	1,5	Melanom	
Maligne Lymphome	4,3	3,8	Maligne Lymphome	
Leukämien	2,2	3,2	Leukämien	
Sonstige*	15,9	21,2	Sonstige*	

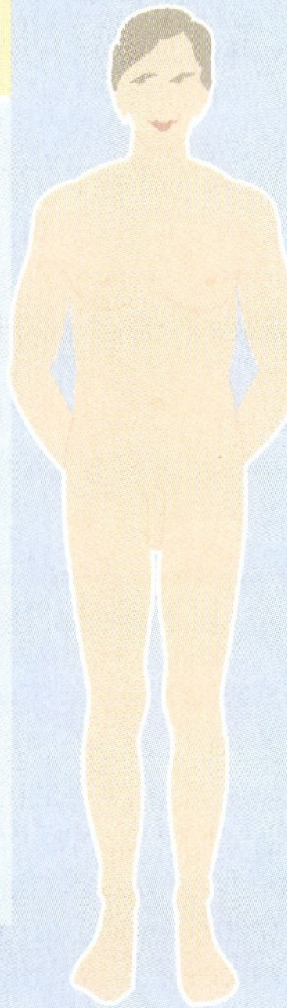

* ohne die nichtmelanotischen Hauttumoren

Neuerkrankungen (Schätzung)			Todesfälle	
Mund, Rachen, Kehlkopf	5,9	4,5	Mund, Rachen, Kehlkopf	
Lungen	16,7	24,7	Lungen	
Speiseröhre	1,8	3,0	Speiseröhre	
Magen	4,2	5,6	Magen	
Darm	12,5	11,2	Darm	
Pankreas	2,8	4,7	Pankreas	
Harnblase	6,0	4,2	Harnblase	
Prostata	21,6	16,0	Prostata	
Melanom	3,5	1,5	Melanom	
Maligne Lymphome	4,7	3,3	Maligne Lymphome	
Leukämien	2,6	3,2	Leukämien	
Sonstige*	17,7	18,1	Sonstige*	

* ohne die nichtmelanotischen Hauttumoren

Abb. 1.4 Prozentanteile der einzelnen Krebslokalisationen im Rahmen der weiblichen und männlichen Krebsneuerkrankungen und Krebstodesfälle in der Schweiz, 1989–1993. (Quellen: Vereinigung Schweizerischer Krebsregister, Bundesamt für Statistik.)

- UV-Licht (Melanom), Radioisotope, Strahlen.
- Medikamente (Zytostatika, Hormone).
▶ *Viren:* HIV-Infektionen (Kaposi-Sarkom, maligne Lymphome), Epstein-Barr-Virus (Burkitt-Lymphom), Hepatitis-B-C-Virus (Hepatom).
▶ *Unbekannte Ursachen* (ca. 35%).

▶ *Verschiedene Zustände* (selten): Cholelithiasis, Morbus Crohn, Colitis ulcerosa, Dermatomyositis, Struma nodosa, Kryptorchismus, Leberzirrhose, Lupus vulgaris, Narbenzustände nach Tbc, Billroth II, Morbus Paget, perniziöse Anämie, Akromegalie.

Tabelle 1.4 Paraneoplastische Syndrome

Klinische Zeichen	Häufigste Tumoren
Allgemeine paraneoplastische Syndrome	
Anämie	viele Tumoren
Eosinophilie	maligne Lymphome, Leukämien, metastasierende Tumoren
Leukozytose	verschiedene Tumoren
Thrombozytose	verschiedene Tumoren
Thrombopenie	große Hämangiome, lymphoproliferative Krankheiten
Hyperkoagulabilität	Bronchial-, Magen-, Darm-, Pankreas-, Mamma-, Uteruskarzinome; maligne Lymphome
Disseminierte intravasale Gerinnung	metastasierende Karzinome, Leukämien, Lymphome
Erythema nodosum	Lymphome, Leukämien, Karzinome
Hyperpigmentation	Karzinome vom Magen-Darm-Trakt, malignes Melanom
Urtikaria	malignes Lymphom, Polycythaemia vera, Mastozytose
Myopathien	Bronchial-, Magen-, Ovarialkarzinom
Neuropathien	Bronchial-, Mamma-, Magenkarzinom
Enzephalomyelopathien	Lungentumoren, Ovarialkarzinom, Endometriumkarzinom, Morbus Hodgkin
Paraproteinämien	maligne Lymphome, chronische lymphatische Leukämie
Glomerulonephritis	maligne Lymphome, Leukämien, Karzinome (Lunge, Mamma, Niere usw.)
Thrombotische Endokarditis	Adenokarzinome (Magen, Lunge, Pankreas)
Fieber	Sarkome, Hypernephrom, gastrointestinale Tumoren, Hepatom, Leukämien
Trommelschlegelfinger Osteoarthropathie	intrathorakale Tumoren, v. a. Bronchialkarzinom
Paraendokrine Syndrome	
Cushing-Syndrom	kleinzelliges Bronchuskarzinom, Inselzellkarzinom des Pankreas, Thymom, medulläres Schilddrüsenkarzinom, Karzinoid
Hirsutismus	Ovarial-, Nebennierentumoren (androgene)
Feminisierung	Adenome und Karzinome der Nebenniere (Östrogene)
Pubertas praecox, Gynäkomastie	Hepatome, testikuläre und mediastinale Teratome, Choriokarzinom, Lungentumoren
Hypoglykämie	große Sarkome, Hepatom, gastrointestinale Karzinome, Karzinoid
Hyperkalzämie	Knochenmetastasen, multiples Myelom, maligne Lymphome sowie Bronchuskarzinom (Plattenepithelkarzinom), ORL-Tumoren, Zervixkarzinom
Hyperthyreose	Chorionkarzinom, Blasenmole, Lungentumoren
Polyglobulie	renale Karzinome, zerebelläre Hämangioblastome (Erythropoietin)
Schwartz-Bartter-Syndrom	Bronchus-, Pankreas-, Duodenalkarzinom (ADH)

Stoffwechselkrankheiten

Bei verschiedenen Krankheiten gelingt es, pathologische Stoffwechselprodukte oder abnorme Mengen physiologischer Substanzen im Blut, Urin oder Körpergewebe nachzuweisen (Porphyrine bei Porphyrie, Homogentisinsäure bei Ochronose, Harnsäure bei Gicht, Cholesterin und Triglyzeride bei Hyperlipoproteinämien).

Genetisch bedingte Enzymopathien. Heute sind über 150 Krankheiten mit vererbten Enzymstörungen (Enzymopathien) bekannt. Man spricht auch von einem „inborn error of metabolism". Die meisten werden autosomal rezessiv vererbt.

Durch ein mutiertes Gen werden indirekt enzymatische und nichtenzymatische Proteine nicht oder ungenügend gebildet. Die Enzyme sind in wichtigen Stoffwechseleinzelschritten der Biosynthese oder des Katabolismus integriert. Zum Teil werden die Stoffwechselhauptketten blockiert und deshalb Nebenketten (alternate pathway) beansprucht, die wegen der geringen Kapazität einen Stoffwechselengpaß oft nicht verhindern können.

Bei den Enzymopathien lassen sich *aufgrund der Auswirkungen* verschiedene Mechanismen erkennen:

▶ Bei einigen Krankheiten werden zu geringe Mengen biologisch wichtiger Stoffe gebildet, z. B. fehlende Melaninproduktion beim Albinismus infolge Tyrosinasemangel, Typ 1 Diabetes mellitus bedingt durch Insulinmangel (Kapitel 2)
▶ Pathologische Produkte, die sich wegen eines fehlenden enzymatischen Abbaus anstauen, werden renal ausgeschieden und führen u. U. zu Nierensteinen, z. B. Oxalurie, Xanthinurie und Zystinurie.
▶ Abnorme Stoffwechselprodukte werden eingelagert, z. B. Glykogenspeicherkrankheiten, Mukopolysaccharidosen und Galaktosämie.
▶ Eine toxische Wirkung entsteht durch Anhäufung von Zwischenprodukten, z. B. Homogentisinsäure

bei der Alkaptonurie oder Galaktose-1-Phosphat bei der Galaktosämie.
▶ Normale Stoffwechselsteroide häufen sich beim adrenogenitalen Syndrom infolge 17-Hydroxylasemangel.
▶ Funktionsstörungen im Kollagenaufbau bewirken z. B., daß das normal gebildete Kollagen beim Ehlers-Danlos-Syndrom unstabil wird.

Funktionsstörungen des endokrinen Systems

Bei den Krankheiten der Organe mit innerer Sekretion ist das klinische Bild oft nicht durch das erkrankte Organ selber, sondern durch die Störung seiner Sekretionsleistung gekennzeichnet. Immer mehr lassen sich Hormone und ihre Stoffwechselprodukte in Harn oder Serum quantitativ nachweisen, was wichtige Anhaltspunkte für die Art einer Erkrankung ermöglicht (z. B. beim Diabetes mellitus).

Psychische Störungen

Die Beurteilung des Geisteszustandes gehört zu jeder ärztlichen diagnostischen Tätigkeit. Das Erkennen typischer psychopathologischer Syndrome erlaubt zum Teil Rückschlüsse auf körperliche Krankheiten (z. B. Delirium tremens und Korsakow-Syndrom bei chronischen Alkoholikern im Rahmen von Pneumonien, nach Operationen).

Dies gilt jedoch nicht für *endogene Psychosen* (Schizophrenie, manisch-depressive Psychose), *Neurosen* sowie für die *vegetativen Beschwerden*. Oft klagt nicht der Patient selbst, sondern seiner Umgebung fallen Symptome intellektueller oder affektiver Art auf.

Funktionelle vegetative Beschwerden

Bei der Diagnose „funktioneller" vegetativer Beschwerden (auch psychosomatisches Allgemeinsyndrom oder psychovegetatives Syndrom) ist es wesentlich, Krankheiten aus dem somatischen Formenkreis auszuschließen.

Funktionelle Beschwerden. Die funktionellen Leiden stellen in der Praxis die weitaus größte Krankheitsgruppe psychischer Störungen dar, sei es als selbständige Krankheiten oder als Folgen anderer Leiden. Eine einheitliche Charakterisierung des psychosomatischen Patienten ist nicht möglich. Den funktionellen vegetativen Beschwerden sind jedoch oft gemeinsam

▶ der eher chronische Verlauf,
▶ der sprunghafte Wechsel der betroffenen Organe und
▶ die Auslösbarkeit durch Streßsituationen

Allgemein unterscheiden wir neben den somatischen Untergruppen des psychovegetativen Syndroms (z. B. Beschwerden im Bereich des Kopfes, des Herzens und Kreislaufs, der Atmung, des Magen-Darm-Traktes; Tab. 1.5), das vegetative Psychosyndrom nach Staehelin. Es umfaßt die bekannten seelischen Störungen, die beim psychovegetativen Syndrom anzutreffen sind, wie Angst, Unsicherheit, Versagergefühle und Eindruck der hereinbrechenden Katastrophe.

Psychosomatische Erkrankungen. Als psychosomatische Krankheiten im engeren Sinne gelten zum Teil Ulcus duodeni, Asthma bronchiale, Fettsucht sowie Magersucht. Es gibt kaum eine schwierigere Diagnose als die der funktionellen Beschwerden. Die Eigenschaft, sich in den Kranken einfühlen zu können, ist unterschiedlich ausgeprägt und schwer erlernbar. Deshalb gibt es unter hervorragenden Ärzten so schlechte und unter alternativen Heilberufen so gute Psychologen.

Tabelle 1.5 Typische Beschwerden bei psychovegetativen Syndromen

Funktionelle Kopfschmerzen	Kopfschmerzen bis zur Migräne, Schwindel, Leeregefühl im Kopf, Konzentrationsschwäche (Cephalaea vasomotorica)
Funktionelle Herz- und Kreislaufbeschwerden	Herzrhythmusstörungen, hyper- und hypotone Regulationsstörungen, präkordiale Schmerzen und Palpitationen (Effort-Syndrom, Da-Costa-Syndrom, Soldiers heart)
Funktionelle Atembeschwerden	Hyperventilation (Hyperventilationstetanie), Atembeklemmung, Dyspnoe, Korsettatmung, Nichtdurchatmenkönnen, Seufzeratmung, Reizhusten
Funktionelle Magen-Darm-Beschwerden	uncharakteristische Oberbauchschmerzen, Nausea, Obstipation, Diarrhö, Tenesmen, Meteorismus, Flatulenz (Reizmagen, Colon irritabile)
Wechselnde funktionelle Beschwerden	Wetterfühligkeit, Parästhesien, Schlafstörungen, Müdigkeit, Temperaturregulationsstörungen, Pruritus, Schwitzen, Hyperreflexie, Dermographismus (Abb. 1.5), unbestimmte Beschwerden im Bereich des Bewegungsapparates, Störungen der Sexualfunktion

Abb. 1.5 zeigt einen ausgeprägten Dermographismus als Ausdruck vegetativer Übererregbarkeit.

Exogene Psychosen

Bei der Gruppe der „exogenen Psychosen" ist die seelische Störung nur ein Begleitsymptom einer körperlichen Krankheit. M. Bleuler unterscheidet vier Hauptgruppen körperlich bedingter Störungen:

- *Psychoorganisches Syndrom (POS)*. Aufgrund einer ätiologisch vielfältigen diffusen Hirnschädigung (Arteriosklerose, Schädeltrauma, Korsakow-Syndrom) zeigen diese Patienten typische Störungen der Merkfähigkeit, der Orientierung in Raum und Zeit sowie der Konzentration. Ferner sind Gedankenarmut, Perseverationen und Affektlabilität typisch.
- *Hirnlokales Psychosyndrom*. Infolge lokaler Hirnerkrankungen kommt es typischerweise nicht zu Gedächtnis- oder Bewußtseinsstörungen, sondern zu sprunghaft wechselnden Veränderungen des Antriebs und der Stimmung.
- *Endokrines Psychosyndrom*. Psychische Störungen können bei endokrinen Erkrankungen auftreten. Sie zeigen dasselbe Bild wie beim hirnlokalen Psychosyndrom.
- *Akuter exogener Reaktionstyp*. Bei schweren akuten Allgemeinerkrankungen wie auch akuten Hirnerkrankungen können selten für den akuten exogenen Reaktionstyp typische psychische Symptome auftreten wie plötzlicher Verwirrungszustand, fehlende örtliche und zeitliche Orientierung, unzusammenhängende Sprache, Unruhe und Apathie sowie Halluzinationen und Wahnideen. Typische Untergruppen des akuten exogenen Reaktionstyps sind die Delirien (Halluzinationen, Bewegungsdrang), Dämmerzustände sowie Bewußtseinsstörungen verschiedenen Grades (Somnolenz, Sopor, Koma). Der akute exogene Reaktionstyp ist oft schwierig gegen neurotische Störungen und Schizophrenien abzugrenzen.

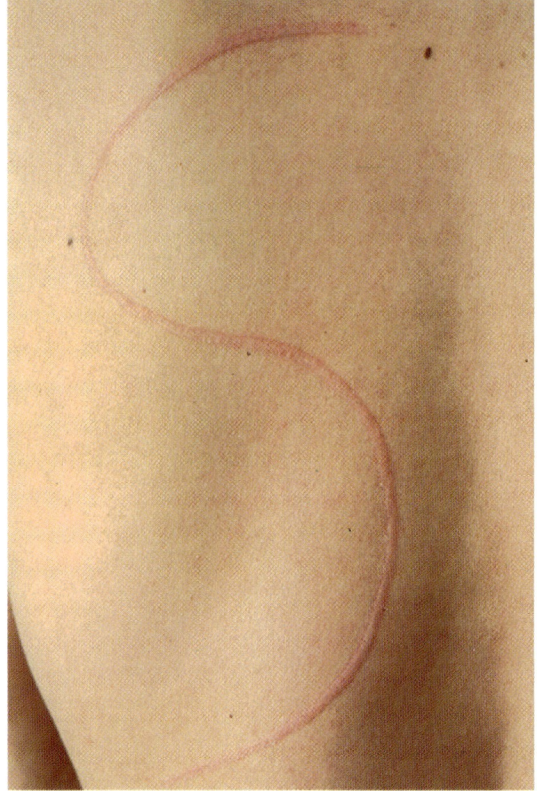

Abb. 1.5 Ausgeprägter Dermographismus als Ausdruck vegetativer Übererregbarkeit.

Erbkrankheiten

Der menschliche Chromosomensatz besteht aus 22 Autosomenpaaren (44) und 2 Geschlechtschromosomen (Mann: 46, XY, Frau: 46, XX). Mittels Spezialfärbungen werden aus Körperzellen stammende Chromosomen individuell analysiert (Karyotyp) (Abb. 1.6).

Chromosomenanomalien

Numerische Aberrationen. Trisomien (47 Chromosomen), die häufigsten chromosomalen Störungen, sind meist nur bei der Trisomie 21 (Mongolismus oder Down-Syndrom) (Häufigkeit 1:650) und bei den geschlechtschromosomalen Trisomien mit einem längeren Leben vereinbar. Von den geschlechtschromosomalen Anomalien sind das Klinefelter-Syndrom (47,XXY) mit einer Häufigkeit von 1:500 und die klinisch meist unauffälligen Triplo-X-Frauen (47,XXX) mit einer Häufigkeit von 1:1000 die häufigsten. Das Turner-Syndrom (45,X0) (Häufigkeit 1:10 000) ist eine geschlechtschromosomale Monosomie.

Strukturelle Aberrationen. Chromosomale Aberrationen können entweder vererbt oder erworben (chemische mutagene Substanzen, Röntgenstrahlen, Radioaktivität) sein. Chromosomenanomalien können mit zytogenetischen Methoden auch schon pränatal nachgewiesen werden.

Einfacher Mendel-Erbgang

Diese Art der Vererbung kommt durch die Übertragung eines einzelnen mutierten Gens zustande.

Autosomal dominante Vererbung. Symptome treten bereits beim heterozygoten Träger auf, wobei auf einem Chromosom das mutierte und auf dem anderen das normale Gen lokalisiert ist. Das Risiko für die Nachkommen eines manifest erkrankten Patienten beträgt 50%. Nicht jeder Träger muß manifest erkranken (Unterschied in der Expressivität der Erkrankung oder Penetranz des Gens). Schwere, dominant vererbte Anomalien sind

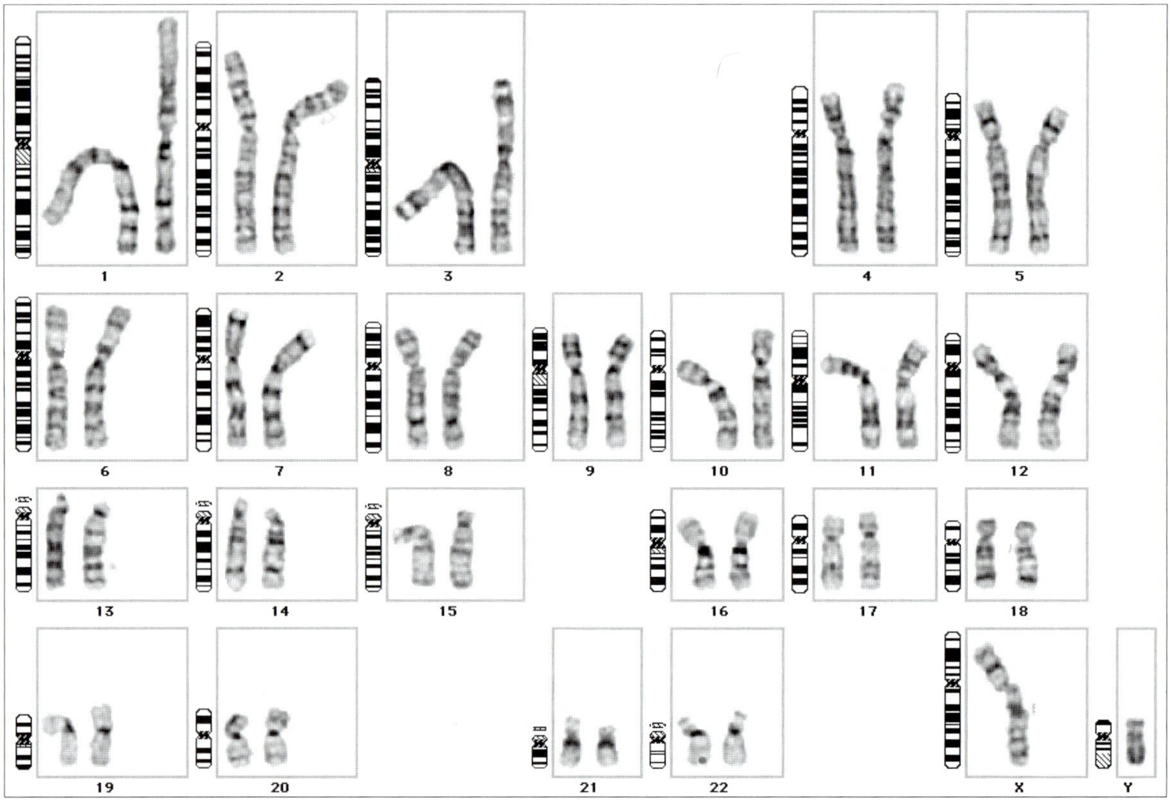

Abb. 1.6 Unauffälliger männlicher Karyotyp. Schematische und photographische Darstellung der Chromosomen. (Institut für medizinische Genetik, Universität Zürich, D. Kotzot, A. Schinzel.)

vielfach durch Neumutationen ausgelöst und verschwinden wieder mit dem Tod des Trägers, ohne daß dieser Nachkommen hinterläßt.

Autosomal rezessive Vererbung. Symptome können nur dann auftreten, wenn der Patient homozygot ist (beide Genorte auf den homologen Chromosomen sind durch mutierte Gene (= Allele) besetzt). Das Wiederholungsrisiko für weitere, manifest erkrankte Geschwister ist 25 %, für heterozygote gesunde Überträger 50 % und für gesunde Geschwister 25 %.

X-chromosomale Vererbung. Das X-Chromosom ist Träger des mutierten Gens. Meist sind die Frauen nur asymptomatische Überträgerinnen (Konduktorinnen), und 50 % der männlichen Nachkommen solcher Frauen erkranken.

Als Faustregel gilt, daß rezessiv vererbte Krankheiten oft in der frühen Kindheit und autosomal dominante Erbleiden oft erst im Erwachsenenalter diagnostiziert werden. Dominant vererbte Mutationen betreffen eher Formmerkmale, rezessive Mutationen führen eher zu Stoffwechselkrankheiten (Kapitel 2).

Bei vielen monogen vererbten Krankheiten ist heute die exakte Lokalisation der verantwortlichen Gene und in zunehmendem Maße auch der biologische Mechanismus der Erkrankung bekannt. Vereinzelt sind aufgrund dieser Erkenntnisse auch bereits therapeutische Interventionen zur Behebung einzelner Defekte unternommen worden.

Multifaktorieller Erbgang

Das Zusammenspiel verschiedener, oft nicht genau bekannter Gene und zusätzlich auch von Umweltfaktoren scheint für verschiedene familiär gehäufte Krankheiten verantwortlich zu sein. Diese Art der Vererbung ist häufiger als die monogen vererbten Anomalien. Die Verwandten ersten Grades besitzen ein Erkrankungsrisiko von ca. 5 %.

Allergien

Sie zeichnen sich durch eine abnorme Reaktionsbereitschaft des Körpers auf Stoffe (Allergene) aus, die beim Gesunden keine derartigen Veränderungen hervorrufen. Man unterscheidet humorale Allergien durch zirkulierende Antikörper (Typ I, II, III) und zelluläre Allergien (Typ IV).

Typ-I-Allergie. Dramatisch äußern sich oft die allergisch-anaphylaktischen Erkrankungen, die sog. *Typ-I-Allergien*.

Sie sind charakterisiert durch das Auftreten von Symptomen wenige Minuten bis evtl. Stunden nach der Allergenaufnahme (inhalativ, oral, per injectionem, perkutan). Neben Pruritus, Urtikaria und einem Angioödem kann es zu Dyspnoe sowie zu Durchfällen, Koliken und zu einer schweren Schocksymptomatik kommen.

Durch ein spezifisches Antigen (Protein, Polysaccharid, Hapten) setzen IgE-sensibilisierte Mastzellen biologisch aktive Stoffe wie z.B. Histamin, SRS-A (slow reacting substance of anaphylaxis) frei. Diese und andere Mediatoren führen dann schnell zu den erwähnten Symptomen. Oftmals, aber nicht immer, läßt sich ein zeitlicher Zusammenhang mit einer Antigenexposition (Nahrungsmittel, Medikamente, Insektenstich usw.) herstellen.

Diagnostisch kann ein Prick- oder Scratch-Test oder bei Negativität derselben ein Intrakutantest weiterhelfen. Bei diesen Untersuchungen werden verdünnte Antigene mittels Skarifikation oder Intrakutaninjektion zugeführt. Eine Quaddel, die nach 10–20 Minuten auftritt, zeigt ein positives Resultat an.

Heute kann das Vorliegen von spezifischen IgE-Antikörpern auch mit dem RAST (Radio-Allergo-Sorbent-Test) quantitativ erfaßt werden. Diese gefahrlose Methode gestattet den Nachweis von IgE-Antikörpern gegen Nahrungsmittel, Insektengifte, Pollen, verschiedene Stäube usw. Oftmals lassen sich bei diesen Patienten eine deutliche Eosinophilie und eine Serum-IgE-Erhöhung nachweisen. Fieber, eine beschleunigte Blutsenkungsreaktion oder eine Leukozytose fehlen praktisch immer.

Typ-II-Allergie. Bei der *Typ-II-Allergie* können zirkulierende Antikörper zur Zytolyse von Zellen führen (allergische hämolytische Anämien, Transfusionsreaktionen).

Typ-III-Allergie. Die *Typ-III-Allergien* umfassen die sog. Immunkomplexerkrankungen. Verschiedene Antigene (Medikamente, Bakterien, Viren, Tumorzellen, evtl. körpereigenes Gewebe) bilden mit den entsprechenden Antikörpern zirkulierende Immunkomplexe und können in den Basalmembranen von Blutgefäßen und Glomeruli abgelagert werden. Diese Patienten zeigen meist ein relativ gleichartiges Krankheitsbild, das vor allem durch Arthralgien, verschiedenartige Hautveränderungen und Glomerulonephritiden gekennzeichnet ist. Seltener sind Pleuritiden, Perikarditiden und allergische Alveolitiden. Beispiele für Immunkomplexerkrankungen: Farmerlunge, Poststreptokokkenglomerulonephritis, Glomerulonephritiden bei Endokarditis und bei verschiedenen Tumoren wie Kolonkarzinom, Bronchustumoren und Hypernephrom.

Typ-IV-Allergie. Bei der *Typ-IV-Allergie* können sensibilisierte T-Lymphozyten zu allergischen Veränderungen vor allem im Bereich der Haut führen. So treten beispielsweise Kontaktekzeme und Exantheme auf. Die Reaktionszeit vom Allergenkontakt bis zum Auftreten von Symptomen kann bis zu 10 Tagen betragen.

Intoxikationen

Bei Intoxikationen exogener und endogener Art ist kein allgemeingültiges klinisches Kriterium bekannt.

Literatur

Austen KF, Burakoff SJ, Rosen FS, Strom TB (Eds). Therapeutic immunology. London: Blackwell; 1996.
Baron JA, Gridley G, Weiderpass E, Nyrén O, Linet M. Venous thromboembolism and cancer. Lancet. 1998; 351: 1077.
Bauer W. Paraneoplastische Endokrinopathien. In Siegenthaler W, Kaufmann W, Hornbostel H, Waller HD. Lehrbuch der inneren Medizin, 3. Aufl. Thieme, Stuttgart 1992.
Bick RL (Ed). Paraneoplastic syndromes. Hermatology/Oncology Clinics of North America. Vol 10 (4) Philadelphia: WB Saunders Company; 1996.
Bleuler E. Das autistisch-undisziplinierte Denken in der Medizin und seine Überwindung. Springer, Berlin 1921.
Bucher HC, Egger M, Schmidt JG, Antes G, Lengeler Ch. Für die Arbeitsgemeinschaft Cochrane Collaboration Schweiz: Evidence based medicine: Ein Ansatz zu einer rationaleren Medizin. Praxis 1997; 86: 606.
Burg G, Kunze J, Pongratz D, Scheurlen PG, Schinzel A, Spranger J. Leiber – Die klinischen Syndrome, 7th ed. Urban & Schwarzenberg, München, 1990.
Burkhardt J, Engler C, Salinas L. (Pharma-Information): Das Gesundheitswesen in der Schweiz. Leistungen, Kosten, Preise. Basel: Pharma Information, 1998.
De Broe ME, Elseviers MM. Analgesic nephropathy. N Engl J Med 1998; 338: 446.
De Vita VT Jr, Hellmann S, Rosenberg SA. Cancer – Principles and Practice of Oncology. 5th ed Philadelphia: Lippincott 1997.
Eng C, Stratton M, Ponder B et al. Familial cancer syndromes. Lancet 1994; 343: 709.
Hahn BH. Antibodies to DNA. N Engl J Med 1998, 338: 1359.
Kassirer JP. Teaching problem solving-how are we doing? N Engl J Med 1995; 332: 1507.
Kirch W, Schafii C. Misdiagnosis at a university hospital in 4 medical areas. Medicine 1996; 75: 29.
Kramer BS, Klausner RD. Grappling with cancer. N Engl J Med 1997; 337: 931.
Male D. Immunology – An illustrated outline. 2nd ed. London: Gower Medical Publishing; 1991.
McKusick. OMIM Home Page – Online Mendelian Inheritance in man. Internetadresse: http://www3.ncbi.nlm.nih.gov/Omim/. National Center for Biotechnology Information, 1998.
Menzies D, Bourbeau J. Building related Illnesses. N Engl J Med 1997; 337: 1524.
Porzsolt F, Kunz R. Unterschiede zwischen Evidence-Based Medicine und konventioneller bester Medizin. Med Klinik 1997; 92: 567.
Sauer H. Significance of tumor markers during the follow-up of women without symptoms after treatment of primary breast cancer. Anticancer Res 1997; 17: 3059.
Siegenthaler W, Streuli R, Siegenthaler G. Diagnose und Therapie im Spannungsfeld der täglichen Praxis. In Losse H, Gerlach U, Wetzels E. Rationelle Therapie in der inneren Medizin, 3. Aufl. Thieme, Stuttgart 1986.
Soerensen HT, Mellemkjaer L, Steffensen FH, Olsen JH, Nielsen GL. The risk of a diagnosis of cancer after primary deep venous thrombosis or pulmonary embolism. N Engl J Med 1998; 338: 1169.
Sox HC. Preventive health services in adults. N Engl J Med 1994; 330: 1589.
Speich R. Der diagnostische Prozess in der Inneren Medizin: Entscheidungsanalyse oder Intuition? Schweiz Med Wschr 1997; 127: 1263.
Vereinigung Schweizerischer Krebsregister (Levi F, Raymond L, Schüler G et al.): Krebs in der Schweiz. Fakten, Kommentare. Bern: Schweizerische Krebsliga; 1998.
Zur Hausen H. Viruses in human cancer. Science 1991; 254: 1167.

2 Anamnese, klinischer Blick und wichtige subjektive Symptome

W. Siegenthaler, J. Steurer und M. Vogt

| 2.1 | **Anamnese** | 24 |

Allgemeine Bemerkungen 24
Familienanamnese 24
Persönliche Anamnese 24

| 2.2 | **Klinischer Blick (Intuition)** | 26 |

| 2.3 | **Wichtige subjektive Symptome** | 26 |

Durst oder Polydipsie 26
    Primäre Polydipsie 26
    Diabetes insipidus 26
        Zentraler Diabetes insipidus 26
        Renaler Diabetes insipidus 27
    Diabetes mellitus 27
        Definition des Diabetes mellitus 27
        Typ-1-Diabetes 27
        MODY 28
        Typ-2-Diabetes 28
        Schwangerschaftsdiabetes 28
        Diabetes als Folgeerkrankung 28
        Verminderte Glucosetoleranz 28
        Langzeitüberwachung von Diabetikern 29
        Diabetische Spätkomplikationen 29
        Differentialdiagnose der Glukosurie 29
    Nichtglucosebedingte Mellituerien 29
Polyurie 29
Appetit 30
    Appetitmangel 30
    Guter Appetit 30
Erbrechen 30
Schluckstörungen 30
Singultus 31
Husten 31
Auswurf 32
Hämoptyse 32
Müdigkeit 32
Schlafstörungen 33
    Schlaflosigkeit 33
    Schlafsucht 34
Juckreiz (Pruritus) 34
Herzklopfen 34
Störungen der Sexualfunktion 34
Fertilitätsstörungen 35
Amenorrhö 35
    Primäre Amenorrhö 35
    Sekundäre Amenorrhö 35
Brustschmerzen der Frau (Mastodynie, Mastalgie) 35
Schmerzen 35
Geruchs- und Geschmacksstörungen 36

2.1 Anamnese

Allgemeine Bemerkungen

Die Erhebung der Vorgeschichte ist entscheidender Bestandteil der ärztlichen Kunst. Sie wird sehr wesentlich durch die Persönlichkeit des Arztes bestimmt. Sie erfordert Takt und psychologisches Einfühlungsvermögen, um ein Vertrauensverhältnis zwischen Arzt und Kranken herzustellen. Das Eingehen auf den Patienten ist weniger eine Frage der Zeit als der affektiven Verfügbarkeit des Arztes. Häufig bleibt ein Gespräch zerfahren oder zieht sich in die Länge, weil der Arzt sein Interesse nicht auf den Patienten konzentriert. Bedingungslos für den Patienten die Zeit aufbringen, die er braucht, führt meist rascher zum Ziel, als die berechnende Zurückhaltung, mit der Ärzte sich oft zu schützen suchen. Der viel genannte Zeitdruck ist häufiger als wir annehmen eine Flucht vor dem – vielleicht problematischen – Kranken und nicht ein echter Mangel an Zeit. Die Patienten verlangen unbedingte Verfügbarkeit, nicht Minuten oder Stunden. Die Zuwendung zum Patienten kann nicht im Hörsaal gelehrt, sondern nur durch das Vorbild vermittelt werden und nur in einer Situation, in der die Verantwortung für den Patienten direkt getragen wird, also in der praktischen Tätigkeit.

! Der Kontakt zwischen Arzt und Kranken wird am raschesten hergestellt, wenn das den Patienten am meisten bewegende *gegenwärtige Leiden zuerst* besprochen und erst später auf die früheren Krankheiten und die Familienanamnese, welche ebenfalls nicht vernachlässigt werden darf, eingegangen wird.

Bedeutung der Anamnese. Es ist – anfänglich jedenfalls – wesentlich, daß der Patient seine Beschwerden *frei* schildern kann. Aus der Art, wie die Klagen vorgebracht werden, kann der Untersucher bereits wichtige diagnostische Hinweise gewinnen. Die erste Viertelstunde ist oft für das Verhältnis zwischen Arzt und Patient entscheidend. Während dieser ersten Viertelstunde beurteilt der Arzt den Kranken als Individuum, aber auch umgekehrt der Patient den Arzt. Dieses Urteil entscheidet unter anderem auch darüber, wie der Arzt die vorgebrachten subjektiven Beschwerden bewerten wird. Es kann daher ganz allgemein nie genügend *Zeit* für die Erhebung einer Anamnese eingeräumt werden, und diese urärztliche Tätigkeit kann auch nicht delegiert, d. h. an ärztliches Hilfspersonal übertragen oder durch Ausfüllen von Fragebogen schematisiert werden. Erst in zweiter Linie soll der Kranke durch den Untersucher gezielt gefragt und sollen die Angaben vervollständigt werden.

Die Wichtigkeit der Anamnese kann nicht genügend hervorgehoben werden. In der Sprechstunde des Arztes wird die Diagnose aufgrund der *Anamnese* schätzungsweise in über 50 %, aufgrund der klinischen Untersuchung in etwa 30 % und aufgrund der Laboratoriumsbefunde in etwa 20 % der Fälle gestellt.

Familienanamnese

Zu einer vollständigen Anamnese gehört auch die Information über die Familie. Man erhält dabei nicht nur Informationen über Krankheiten und Todesalter, sondern gewinnt auch einen Einblick in das *soziale Umfeld* des Patienten.

▶ So sollte je nach Situation nach *Erbkrankheiten* gefragt werden, so z. B. bei der chronischen Niereninsuffizienz nach Zystennieren und dem Alport-Syndrom.

▶ Bei der koronaren Herzkrankheit kann bei Fehlen anderer Risikofaktoren die *familiäre Häufung* Hinweis auf eine genetische Disposition z. B. im Rahmen einer Hyperlipidämie sein. Die essentielle Hypertonie kann ebenfalls familiär gehäuft sein, wobei die genaue Ursache unbekannt ist.

▶ Neben *genetischen Faktoren* sind auch *familiäre Verhaltensweisen* beim Auftreten von Krankheiten ausschlaggebend.

▶ Adipositas und Alkoholismus sind nicht seltene Erkrankungen, die zwar nicht genetisch bedingt sind, bei denen jedoch familiäre Einflüsse von Bedeutung sind.

Persönliche Anamnese

Bei der Erfassung des *gegenwärtigen Leidens* werden die führenden Symptome durch Befragen herausgearbeitet und nach den in diesem Buch dargelegten Grundsätzen analysiert.

▶ Das gegenwärtige Leiden soll vom Kranken spontan erzählt werden. Oft bleiben die Angaben jedoch ungenau und vieldeutig. Deshalb sind vom Arzt ergänzende Fragen über die genaue Form der Beschwerden

(Lokalisieren, Stärke, Dauer, Art, bei welcher Gelegenheit, wann?) fast immer notwendig. Oft führen die so herausgearbeiteten Leitsymptome schnell zur richtigen Diagnose.
➤ Das gegenwärtige Leiden kann u. U. mit *früher durchgemachten Krankheiten,* die bei der Erhebung der Anamnese genau erfaßt werden müssen, in Verbindung gebracht werden.
➤ Das aktuelle Leiden kann nur eine Episode einer chronischen Krankheit (Ulkuskrankheit) oder eine Komplikation eines Grundleidens (Endokarditis bei Herzfehler, Sepsis bei Tumorpatienten) oder aber die erste Manifestation einer Schädigung bei einem Risikopatienten darstellen. Risikofaktoren müssen sorgfältig gesucht werden, da deren Eliminierung eine Heilung bewirken kann.
➤ *Risikofaktoren* wie Alkohol-, Nikotin-, Drogen- sowie Medikamentenabusus können beim Erfassen der Lebensweise erfragt werden. Zur persönlichen Anamnese gehört auch die Frage nach dem Beruf (Berufskrankheiten).
➤ Gleichzeitig muß jeweils auch auf die Lebensumstände des Patienten eingegangen werden, so auf Bedingungen am Arbeitsplatz, Stellung im Beruf, finanzielle Situation, familiäre Verhältnisse, Freizeitgestaltung und Herkunftsland.
➤ Die Deutung der *emotionalen Einflüsse* ist dagegen sehr viel schwieriger und bedarf einer besonderen Abwägung. Viele Ärzte klammern daher diesen Punkt, welcher Zeit, Takt und Einfühlungsvermögen verlangt, von vornherein aus, wodurch sie auf den Schlüssel zu den „psychosomatischen Krankheiten" verzichten. Auch die Patienten selber haben oft eine geringe Tendenz, auf zugrundeliegende seelische Ursachen einzugehen, und hoffen, ihre ganzen Probleme in einer faßbaren Organschädigung lokalisieren und beheben zu können. Es ist ein befriedigendes Erlebnis, wenn es einem Patienten gelingt, unter der Betreuung seines Arztes bisher versteckte Probleme zu sehen und damit einer Verarbeitung zugänglich zu machen.

Es muß allerdings betont werden, daß Kranke, bei denen Gründe für emotionale Krankheiten offensichtlich sind, trotzdem an „organischen" Krankheiten leiden können. Dadurch wird die Entscheidung des Arztes, wieweit er den Patienten sowie die Sozialversicherung belastende Abklärungsuntersuchungen einsetzen muß bzw. sie umgehen darf, oft äußerst schwierig. Nur die gleichzeitige souveräne Beherrschung der beiden Aspekte in der Medizin (der menschlichen und technischen) vermag ihm die Verantwortung zu erleichtern.

! Es gibt *Krankheiten,* und es gibt *kranke Menschen.* Krankheiten werden mit technischen *Hilfsmethoden* erfaßt. Es gehört zu den schwierigsten und bedeutungsvollsten Problemen der modernen Medizin, Technik und menschlichen Zugang miteinander zu verbinden.

Persönlichkeit des Patienten. Es bietet sich während der Anamneseerhebung die beste Gelegenheit, auch die *Persönlichkeit* des Kranken zu erfassen. Durch die Intuition, welche durch keine andere Methode ersetzbar ist, wird dem Arzt ein Bild vom *Wesen des Kranken* vermittelt.

Von der Einschätzung des Charakters hängt die Bewertung sowohl der anamnestischen Aussagen als auch der durch die Krankheit hervorgerufenen Reaktionen in hohem Grade ab. Sie ist daher in jedem Fall für die Diagnose bedeutungsvoll. So sind Schmerzäußerungen bei gefestigten Persönlichkeiten ganz anders einzuschätzen als bei zu hysterischen Reaktionen neigenden oder süchtigen Individuen.

Überlagerung der Krankheit durch psychische Reaktionen. Der Arzt wird sich immer daran erinnern müssen, daß auch organische Krankheiten sehr häufig durch psychische Reaktionen überlagert sind. Manche Fehldiagnose wird gestellt, weil der psychische Anteil überschätzt wird. Häufiger werden jedoch psychische Reaktionen fälschlicherweise als organisch bedingte Affektionen diagnostiziert.

Systemanamnese. Jede Anamnese muß durch eine *Systemanamnese* ergänzt werden. Diese Fragen allgemeinen Charakters beziehen sich auf die verschiedenen Organsysteme. Der Vollständigkeit wegen werden oft vorgedruckte Blätter („Checklisten") verwendet.

Die entsprechenden Fragen betreffen

➤ *Herz-, Kreislauf- und Lungenfunktion* (Anstrengungsdyspnoe, nächtliche Dyspnoe, Husten, Auswurf usw.),
➤ *Magen-Darm-Trakt* (Schluckstörungen, Bauchschmerzen, Stuhlgewohnheiten usw.),
➤ *Urogenitalsystem* (Harnverhalten, Nachträufeln, Brennen beim Wasserlösen, Nierenschmerzen, Potenz, Sexualverhalten),
➤ *Gelenkschmerzen* (Arthrose, Arthritis),
➤ *Psyche* (Halluzinationen, Traurigkeit) und
➤ *weitere Punkte* wie Fieber, Nachtschweiß, Appetit, Gewichtsverlust, Schlaf, Sehkraft und Gehör.

Im allgemeinen ist der Kranke, wenn er sich zu seinem Hausarzt begibt, ehrlich. In der Anonymität großer Kliniken ist bereits vermehrte Zurückhaltung zu beobachten, und der Arzt muß sich das Vertrauen des Patienten erst erwerben.

2.2 Klinischer Blick (Intuition)

Intuition und klinische Erfahrung. Schwierig in Worten zu beschreiben, aber am Krankenbett für die Diagnose von größter Wichtigkeit ist die Fähigkeit, das klinische Erscheinungsbild *intuitiv* zu erfassen und aus dem Vergleich mit früheren ähnlichen Erfahrungen ein richtiges Urteil abzugeben. Der *klinische Blick* zusammen mit dem *logischen Denken* und der Fähigkeit, eine *gute Anamnese* aufzunehmen, sind wesentliche Bestandteile der ärztlichen Kunst, welche im Prinzip nicht erlernbar sind, durch Übung und Erfahrung aber gefördert werden können.

Auf diese Weise beantworten wir nämlich oftmals die *Fragen* „Krank oder gesund?", „Organische oder funktionelle Störung?", beurteilen den Schweregrad einer Erkrankung und die Wendung eines Leidens zum Tod.

Blickdiagnose. Erfahrenen erlaubt der klinische Blick gelegentlich auch, Krankheiten ohne Kenntnis der Anamnese und ohne weitere Untersuchungen aus dem besonders charakteristischen äußeren Aspekt zu diagnostizieren:

➤ Basedow-Krankheit,
➤ Myxödem,
➤ Kretinismus,
➤ Achondroplasie und
➤ Parkinsonismus sind einige Beispiele.

2.3 Wichtige subjektive Symptome

Durst oder Polydipsie

Durst tritt auf bei:

➤ isotoner Dehydratation (Natriummangel und extrazelluläres Volumendefizit),
➤ hypertoner Dehydratation (vermindertes Extrazellulärvolumen und Defizit an freiem Wasser) und weniger ausgesprochen auch
➤ hypotoner Dehydratation (Natriummangel größer als extrazelluläres Volumendefizit)

Die Zustände, die zu diesen Erscheinungen führen, werden im Kapitel 30 eingehend abgehandelt. Klinisch wichtige Krankheitsbilder, bei denen der Durst ein Hauptsymptom darstellt, werden anschließend besprochen.

Primäre Polydipsie

Die primäre Polydipsie ist neben dem Diabetes mellitus die häufigste Form des krankhaft gesteigerten Durstes. Der Durst ist primär, die Polyurie die Folge.

Ursachen. Dem Drang, viel zu trinken (psychogene Polydipsie oder Dipsomanie), liegen fast ausnahmslos psychogene Faktoren (Neurosen und beginnende Psychosen) und nur selten organische Hirnschädigungen zugrunde. Medikamente wie Thioridazin (Melleril), Chlorpromazin sowie die Mundtrockenheit verursachenden Anticholinergika können auch Durst bewirken.

Klinik. Bei den Patienten mit primärer Polydipsie handelt es sich meist um Frauen unter 30 Jahren. Im Gegensatz zu Patienten mit einem Diabetes insipidus müssen sie nachts weniger trinken, und tägliche Schwankungen der Flüssigkeitsaufnahme sind typisch. Die Serumosmolalität ist erniedrigt (um 270 mOsm/kg [= mmol/l], und die Urinosmolalität ist tief.

Diabetes insipidus

Zentraler Diabetes insipidus

Pathogenese. Der *echte Diabetes insipidus* (hypophysäre hypothalamische Form) beruht auf einer ungenügenden Sekretion von ADH (antidiuretisches Hormon = Vasopressin). ADH wird normalerweise durch afferente Impulse der Osmo- und Volumenrezeptoren ausgeschüttet. Je nachdem, ob der Defekt partiell oder vollständig ist, werden pro Tag 3–4 l bzw. 15–20 l eines hypotonen Urins mit einem spezifischen Gewicht zwischen 1,001 und 1,005 (20–50 mOsm/kg [= mmol/l]) ausgeschieden. Die *Serumosmolalität* ist erhöht, die *Urinosmolalität* tief.

Klinik. Klinisch ist dieses Krankheitsbild durch einen meist plötzlichen Beginn mit Polyurie und Polydipsie gekennzeichnet.

Typischerweise halten diese Symptome auch nachts an.
Solange eine genügende Wasserzufuhr gewährleistet ist, sind die Patienten nicht gefährdet. Falls aus irgendeinem Grund jedoch die Wasserzufuhr ausbleibt (Bewußtlosigkeit, zu langer Durstversuch), geraten sie in einen lebensbedrohlichen Dehydratationszustand mit zunehmender Verwirrung, Schock, Fieber und Hämokonzentration.

Ursachen. Die Ätiologie des Diabetes insipidus ist vielfältig. Etwa 1–5 % der Fälle sind familiär (autosomal dominanter Erbgang). Bei diesen Kranken kann eine selektive Zerstörung der vasopressinsynthetisierenden Neurone nachgewiesen werden. die übrigen auslösenden Ursachen sind aus Tab. 2.1 ersichtlich.

Diagnostik. Im Gegensatz zu Gesunden und Patienten mit einer psychogenen Polydipsie scheiden an einem Diabetes insipidus Erkrankte beim Durstversuch hypo-

Tabelle 2.1 Mögliche Ursachen des hypophysären hypothalamischen Diabetes insipidus

- Idiopathisch (95 % sporadisch, 5 % familiär)
- Schädeltrauma
- Status nach Hypophysenoperationen, Bestrahlung
- Suprasselläre Tumoren (Metastasen, vor allem Mammakarzinom, Pinealom, Kraniopharyngeom, Histiocytosis X
- Infektionen (Meningitis, Enzephalitis, Lues)
- Vaskulär (Hypophyseninfarkt bei Sheehan-Syndrom, Thrombosen, Blutungen)
- Verschiedene Gründe: Guillain-Barré-Syndrom, Sarkoidose
- Medikamente/Drogen: ADH-Sekretionshemmung durch Chlorpromazin, Clonidin, Diphenylhydantoin, Narkotikaantagonisten, Alkohol

tonen Urin aus. Bei derartigen diagnostischen Durstversuchen darf der maximale Gewichtsverlust höchstens 5 % des Körpergewichts betragen.

Die Infusion einer hypertonen Kochsalzlösung bewirkt beim Diabetes insipidus, im Gegensatz zum Gesunden und Fällen mit einer psychogenen Polydipsie, keine Abnahme des Urinvolumens und keinen Anstieg des spezifischen Gewichts. Auf eine subkutane Gabe von 5 Einheiten *Vasopressin* dagegen nehmen beim echten Diabetes insipidus die Urinvolumina schnell ab und die Osmolalität zu.

Renaler Diabetes insipidus

Pathogenese. Der *nephrogene Diabetes insipidus* (vasopressinresistenter Diabetes insipidus) zeichnet sich durch ein fehlendes Ansprechen der Nierentubuli auf ADH aus.

▶ Die *angeborene Form* ist X-chromosomal rezessiv vererbt und beginnt meist bald nach der Geburt mit massivem Durst und einer Polyurie (water babies). Falls die Diagnose gestellt wird und genügend Wasser zugeführt werden kann, haben diese Patienten eine normale Lebenserwartung.
▶ Die *erworbene Form* des nephrogenen Diabetes insipidus wird durch verschiedene *Medikamente* ausgelöst wie Amphotericin, Colchicin, Methoxyfluran, Vinblastin und Lithium.
▶ Weitere auslösende Faktoren, die ein fehlendes Ansprechen des Tubulus auf ADH bewirken, sind chronische Nierenerkrankungen. Zustände nach Behebung von Urinabflußhindernissen, nach akuter tubulärer Nekrose, nach Nierentransplantationen, Behebung einseitiger Nierenarterienstenosen, Hypokaliämie (inkl. Conn-Syndrom), Hyperkalzämie (chronisch), z. B. Hyperparathyreoidismus.
▶ Selten können Sichelzellenanämie, Amyloidose, multiples Myelom und Sjögren-Syndrom zu einem erworbenen nephrogenen Diabetes insipidus führen.

Diabetes mellitus

! Neben einer Polydipsie infolge osmotischer Diurese lassen die folgenden etwas weniger häufigen Symptome ebenso an einen Diabetes mellitus denken; Polyurie, Polyphagie, Gewichtsabnahme, Müdigkeit, Sehstörungen, Pruritus vulvae.

Etwa 1–5 % der Bevölkerung leidet an einem Diabetes mellitus. Nach dem „Expertenkomitee für Diagnose und Klassifikation des Diabetes mellitus" wird zwischen einem Typ-1- und einem Typ-2-Diabetes unterschieden.

Die frühere Klassifikation, insulinabhängiger und nichtinsulinabhängiger Diabetes wurde neuerdings z. T. verlassen, weil sie zu Verwirrung führte, da die Einteilung der Stoffwechselstörung fälschlicherweise nach der Therapieform und nicht nach der Ätiologie getroffen wurde. Der Begriff *verminderte Glucosetoleranz* wurde beibehalten.

Definition des Diabetes mellitus

Von einem *Diabetes mellitus Typ 1 oder 2* spricht man, wenn der Nüchternblutzucker im venösen Plasma bei 2 unabhängigen Messungen über 126 mg/dl (> 7,0 mmol/l) oder 2 Stunden nach 75 g Glucose (oraler Glucosetoleranztest, oGTT) über 200 mg/dl (11,1 mmol/l) liegt. Dasselbe gilt, wenn 2 unabhängige Blutzuckerbestimmungen im venösen Plasma während des Tages (Random-Blutzucker-Werte) Werte über 200 mg/dl (11,1 mmol/l) ergeben (Tab. 2.2).

Die Bezeichnungen Typ 1 und Typ 2 werden neu mit arabischen anstelle von römischen Ziffern geschrieben.

Eine *verminderte Glucosetoleranz* liegt dann vor, wenn der Nüchternblutzucker < 126 mg/dl (7,0 mmol/l) und nach 75 g Glucose der Blutzucker ≥ 140 mg/dl (7,8 mmol/l) und < 200 mg/dl (11,1 mmol/l) liegt.

Typ-1-Diabetes

Der *Typ-1-Diabetes* umfaßt den Großteil der Patienten, bei denen die Stoffwechselstörung primär auf einer Destruktion der β-Zellen beruht und zu ketoazidotischen

Tabelle 2.2 Kriterien für die Diagnose eines Diabetes mellitus und für die verminderte Glucosetoleranz

	Venöses Plasma	
	mmol/l	mg/dl
Diabetes mellitus		
Nüchternglucose	> 126	> 7,0
Random-Glucose	> 200	> 11,1
2 Stunden nach 75 mg Glucose oral	> 200	> 11,1
Verminderte Glucosetoleranz		
Nüchternglucose	< 126	< 7,0
2 Stunden nach 75 mg Glucose oral	> 140 und < 200	> 7,8 und < 11,1

Entgleisungen neigt. Bei den meisten Typ-1-Diabetikern lassen sich *Antikörper* gegen Inselzellen oder Insulin nachweisen. Bei Patienten mit negativen autoimmunologischen Parametern wird von einer idiopathischen Form des Typ 1 gesprochen.

MODY

Eine Sonderform des Diabetes, der nicht zum Typ 1 oder 2 gezählt wird ist der MODY (maturity onset diabetes of the young). Diese Form, in der Zwischenzeit sind 3 Untergruppen mit unterschiedlichen Gendefekten identifiziert, wird autosomal vererbt, und der Diabetes tritt meist vor dem 25. Lebensjahr auf.

Typ-2-Diabetes

Beim *Typ-2-Diabetes* liegt meist eine *Insulinresistenz* vor, und gewöhnlich weisen die Patienten auch eine Insulinsekretionsstörung auf. Die meisten Typ-2-Diabetiker sind übergewichtig, und eine Ketoazidose tritt praktisch nie spontan, selten aber in Folge einer Streßsituation (Infektionen) auf. Das Risiko an einem Typ-2-Diabetes zu erkranken steigt mit zunehmendem Lebensalter und Gewicht an. Diese Form wird oft jahrelang nicht diagnostiziert, weil sich die Hyperglykämie nur langsam entwickelt und vom Patienten keine Symptome wahrgenommen werden. Trotzdem sollte eine frühzeitige Diagnose erfolgen, da auch dieser Typ zu mikro- und makrovaskulären Komplikationen führt. Viel häufiger als beim Typ 1 besteht beim Typ 2 eine genetische Prädisposition für die Erkrankung. Allerdings ist der genetische Mechanismus sehr komplex und noch wenig erforscht.

Schwangerschaftsdiabetes

Jede in der Schwangerschaft neu diagnostizierte Glucosestoffwechselstörung wird als Schwangerschaftsdiabetes bezeichnet, unabhängig davon, ob die Stoffwechselstörung mit einer diätetischen Beratung oder einer Insulintherapie kontrolliert wird. Sechs oder mehr Wochen nach Beendigung der Schwangerschaft sollten diese Frauen erneut evaluiert werden und die Stoffwechsellage nach den Kriterien wie in Tabelle 2.2 klassifiziert werden.

Diabetes als Folgeerkrankung

Zu einem *sekundären Diabetes mellitus* können folgende Zustände führen:

- *Pankreaserkrankungen* (chronische Pankreatitis, Mukoviszidose, Hämochromatose, Trauma, Pankreasresektion),
- *endokrinologische Krankheiten* (Cushing-Syndrom, Akromegalie, Phäochromozytom, Conn-Syndrom, Glukagonom, Hyperthyreose, Somatostatinom),
- *Medikamente* (Glucocorticoide, Diuretika, Ovulationshemmer, Phenytoin, Phenothiazine, trizyklische Antidepressiva, Nikotinsäure usw.),
- *Insulinrezeptorstörungen* (z. B. Insulinresistenz mit Acanthosis nigricans),
- *genetische Syndrome* (myotone Dystrophie, Friedreich-Ataxie, Prader-Willi-Labhart-Syndrom, Werner-Syndrom).

Verminderte Glucosetoleranz

Von verminderter Glucosetoleranz spricht man, wenn der Nüchternblutzucker weniger als 126 mg/dl (< 7,0 mmol/l) beträgt und die 2-Stunden-Blutzuckerwerte nach 75 g Glucose zwischen 140 und 200 mg/dl (> 7,8 und < 11,1 mmol/l) liegen. Die angegebenen Blutzuckerwerte gelten für venöses Plasma.

Indikationen für einen Glucosetoleranztest ergeben sich bei Patienten mit ungeklärter Glukosurie sowie bei nichtdiabetischen Patienten mit unklaren Sehbeschwerden, Neuropathien und Hinweisen für Mikroangiopathien.

Wichtige Voraussetzungen sind:

- Kohlenhydratzufuhr während 3 vorangegangener Tage über 150 g/Tag,
- keine Infektionen, keine Myokardinfarkte, kein sonstiger Streß.
- Der Patient sollte sitzen und während des Tests keine physische Belastung ausüben.
- Durchführung des GTT morgens nach 10- bis 12stündiger Fastenperiode, keine Zigaretten, kein Kaffeegenuß.

Keine Indikation für einen Glucosetoleranztest liegt vor, wenn die Diagnose Diabetes mellitus bereits gestellt ist (eindeutig erhöhte Nüchternblutzuckerwerte), bei hos-

---

Durchführung und Indikation für den Glucosetoleranztest (GTT)

Beim Glucosetoleranztest (GTT) werden 75 g Glucose in 250 ml Wasser gelöst und während 5–15 min getrunken. (Kinder: 1,75 g Glucose/kg KG).

Indikationen für einen Glucosetoleranztest ergeben sich bei Patienten mit ungeklärter Glukosurie sowie bei nichtdiabetischen Patienten mit unklaren Sehbeschwerden, Neuropathien und Hinweisen für Mikroangiopathien.

Wichtige Voraussetzungen sind:
- Kohlenhydratzufuhr während 3 vorangegangener Tage über 150 g/Tag,
- keine Infektionen, keine Myokardinfarkte, kein sonstiger Streß,
- Der Patient sollte sitzen und während des Tests keine physische Belastung ausüben.
- Durchführung des GTT morgens nach 10- bis 12stündiger Fastenperiode, keine Zigaretten, kein Kaffeegenuß.

Keine Indikation für einen Glucosetoleranztest liegt vor, wenn die Diagnose Diabetes mellitus bereits gestellt ist (eindeutig erhöhte Nüchternblutzuckerwerte), bei hospitalisierten Patienten unter Streß sowie bei *medikamentöser Therapie* (z. B. Thiazide, Ovulationshemmer, Corticosteroide, Diphenylhydantoin, Phenothiazine und Derivate, trizyklische Antidepressiva, Lithium, INH, Indomethazin, β-Rezeptorenblocker, Aspirin, Antidiabetika).

pitalisierten Patienten unter Streß sowie bei *medikamentöser Therapie* (z. B. Thiazide, Ovulationshemmer, Corticosteroide, Diphenylhydantoin, Phenothiazine und Derivate, trizyklische Antidepressiva, Lithium, INH, Indomethazin, β-Rezeptorenblocker, Aspirin, Antidiabetika).

Langzeitüberwachung von Diabetikern

Während die Bestimmung der Blutglucose nur eine momentane Beurteilung der Stoffwechselsituation erlaubt, gestatten uns das *glykosilierte Hämoglobin* (Hb A_{IC}) und das glykosilierte Albumin die Beurteilung eines längeren Zeitabschnittes, da Glucose ja nach Höhe des Blutzuckerspiegels nichtenzymatisch verschieden stark an Hämoglobin oder Albumin gebunden wird. Der quantitative Nachweis dieser Komplexe läßt Rückschlüsse auf die Blutglucosekonzentration während der letzten 1–2 Monate (Hb A_{IC}) oder der letzten Wochen zu (glykosiliertes Albumin, Fructosamin).

Diabetische Spätkomplikationen

Diabetische Komplikationen, insbesondere bei schlechter Einstellung, treten hauptsächlich von seiten des *Gefäßsystems* (Mikro- und Makroangiopathien) als Nephropathie, Retinopathie, Neuropathie und verstärkte Arteriosklerose in Erscheinung (s. auch betreffende Kapitel).

> ! Deshalb müssen andere Gefäßrisikofaktoren (Hypertonie, Fettstoffwechselstörungen, Nikotin, Adipositas) vermieden werden. Insbesondere bei Patienten mit Typ-2-Diabetes, aber auch mit verminderter Glucosetoleranz muß ein Idealgewicht angestrebt werden.

Das Risiko der Manifestation eines Diabetes mellitus beträgt bei den Trägern der genannten Risikofaktoren etwa 30 %. Sie besitzt zudem ein erhöhtes Risiko für Makroangiopathien, jedoch nicht für Mikroangiopathien. Weitere Komplikationen des Diabetes mellitus sind gehäufte Infektionen.

Differentialdiagnose der Glukosurie

Folgende Zustände sind zu differenzieren:

- *Glukosurie bei Diabetes mellitus:* Qualitative und quantitative Bestimmungen der Glucose im Urin sind als Suchmethoden nützlich. Normalerweise erscheint keine Glucose im Urin. Die maximale, proximal tubuläre Glucoseresorption ist bei einem Blutzuckerwert von 200–240 mg/dl (11,1–13,3 mmol/l) erreicht. Bei älteren, diabetesverdächtigen Personen darf sich der Arzt jedoch nicht durch negative Uringlucosebestimmungen irreführen lassen, da bei diesen Patienten wegen hoher Nierenschwelle trotzdem hohe Blutzuckerspiegel vorhanden sein können. Zum qualitativen Glucosenachweis sind die störanfälligen Reduktionsproben durch spezifische enzymatische (Papierstreifen) Methoden (Glucoseoxidase, Peroxidase) ersetzt worden. Während bei den Reduktionsproben andere Harnbestandteile wie Harnsäure, Kreatinin, Vitamin C, Salicylate und Barbiturate falsch positive Glucosewerte zeigen, können hohe Vitamin-C-Mengen im Urin bei den enzymatischen Methoden falsch-negative Resultate liefern. Die quantitative polarimetrische Bestimmung der Uringlucose ist noch störanfälliger. Verschiedene Fremdsubstanzen bewirken, je nach spezifischer, optischer Drehung, falsch-positive oder -negative Werte (Penicillin, Tetracyclin, Aminosäuren).

Die spezifische enzymatische Methode (Hexokinase, Glucosedehydrogenase) ist viel zuverlässiger.

- *Nichtdiabetische Glukosurie:* Die seltene *renale Glukosurie* unterscheidet sich in folgenden Punkten von der diabetischen Glukosurie: konstante Glukosurie, keine Hyperglykämie, normale Belastungstests. Die Glukosurie ist bedingt durch eine eingeschränkte proximal tubuläre Glucoseresorption. Eine Progression zum Diabetes mellitus findet nicht statt.
- *Intermittierende Glukosurien:* Wegen einer starken Zunahme der Nierendurchblutung kann es bei ca. 10–20 % der Schwangeren im letzten Trimenon zu passageren Glukosurien kommen. Intermittierende Glukosurien können, ohne daß ein sekundärer Diabetes mellitus vorliegt, bei der Hyperthyreose, zerebralen Prozessen, Hirntumoren, Apoplexien und unter Spitalbedingungen bei einer parenteralen, hyperkalorischen Ernährung auftreten.

Nichtglucosebedingte Mellfturien

Andere, nichtglucosebedingte Mellfturien sind selten (1 % der Mellfturien). Oft werden sie bei vererbten Stoffwechselstörungen und bereits im Kindesalter diagnostiziert. Dazu gehören die Pentosurie, Fruktosurie und Galaktosurie.

Die chronische, essentielle *Pentosurie* ist harmlos. Eine *Fruktosurie* kann bei der ungefährlichen essentiellen Fruktosurie und bei der gefährlichen autosomal rezessiven hereditären Fructoseintoleranz diagnostiziert werden (Fructose-I-Phosphat-Aldolase-Mangel).

Eine *Galaktosurie* tritt auf bei der Galaktosämie (Galactose-I-Phosphat-Uridyltransferase-Mangel).

Eine *Laktosurie* kann am Ende der Schwangerschaft und in der Stillperiode beobachtet werden. Selten sind die *Maltosurie* und die *Saccharosurie*.

Polyurie

Für den Patienten kann es schwierig sein, die Polyurie (Urinvolumen von mehr als 3000 ml/Tag bei großen einzelnen Urinvolumina) von der Pollakisurie mit häufigen kleinen Urinvolumina zu unterscheiden.

Messungen der 24-h-Urinmenge sind daher immer notwendig, bevor aufwendige Abklärungen begonnen werden. Eine Polyurie kann insbesondere bei Diabetes mellitus, Diabetes insipidus, hyperkalzämischen Nephropathien, Therapie mit Mannitol und Diuretika, akutem nichtoligurischem Nierenversagen, chronisch-urämischen Nierenleiden und Spätphasen nach akutem Nierenversagen, aber auch bei psychogener Polydipsie beobachtet werden. Die Polyurie geht typischerweise auch mit Durst einher.

Appetit

Appetitmangel

Ursachen. Der Mangel an Appetit kann verschiedene Ursachen haben:

- Häufig ist Appetitmangel *psychogen* bedingt (Streß, familiäre, berufliche Probleme). Es gibt hier alle Schweregrade von einer einfachen Unlust zum Essen bis zur völligen Nahrungsverweigerung bei der Anorexia nervosa.
- *Erkrankungen des Magen-Darm-Traktes* sind oft mit einem Appetitmangel verbunden, z. B. Magenkarzinome, oft verbunden mit Aversion gegen Fleisch, Kolonkarzinome, beginnende Hepatitis und andere Lebererkrankungen.
- Mit Appetitmangel gehen ebenfalls *viele andere Zustände* wie schwere Infektionen, dekompensierte Herzinsuffizienz, schlecht eingestellter Diabetes mellitus, Morbus Addison, Hyperparathyreoidismus, chronischer Alkoholismus, Drogenabhängigkeit, Niereninsuffizienz, Radiotherapie, Behandlung mit Medikamenten (Zytostatika, Appetitzügler und Digitalis) einher.

Guter Appetit

Guter Appetit gilt als Zeichen guter Gesundheit, was aber nur bedingt stimmt. Heißhunger kann bei einer Hyperthyreose, einem beginnenden Diabetes mellitus oder einem Malabsorptionssyndrom gefunden werden. Nicht selten kann eine eigentliche Freßsucht auf psychogene Ursachen zurückgeführt werden.

Erbrechen

Abdominalerkrankungen und Störungen anderer Organsysteme können akutes und chronisches Erbrechen verursachen.

Definition. Im Gegensatz zum bloßen Regurgitieren von Nahrungsbestandteilen (pH nicht sauer) wird beim Brechen Magen- und evtl. auch Dünndarminhalt durch schnelle Kontraktionen der Abdominal- und Zwerchfellmuskulatur nach außen befördert.

Komplikationen. Als Komplikation des Brechens kann es zu Ösophagus-Schleimhautrissen in der Kardiagegend (Mallory-Weiss-Syndrom), zu Aspirationen und zur hypokaliämischen metabolischen Alkalose kommen.

Abdominelle Ursachen. Magenerkrankungen wie Retentionsmagen bei Magenkarzinom, Pylorusstenose, Pylorospasmus, Ulkus (selten) können zu Erbrechen führen. Bei der alkoholischen Gastritis ist das frühmorgendliche Erbrechen (Vomitus matutinus) sehr typisch.

Akute abdominelle Prozesse wie Cholezystitis, Appendizitis, Gastroenteritis (Brechdurchfall), Peritonitis und akute Pankreatitis verursachen oft Erbrechen. Beim Ileus (Briden, Mesenterialinfarkt usw.) kann das Erbrechen sehr massiv sein und ist u. U. von Miserere gefolgt.

Zentrale Ursachen. Erbrechen ist typisch bei erhöhtem Hirndruck (oft ohne Brechreiz), nach Hirntraumen, bei Hirntumoren, Enzephalomalazie und bei tabischen Krisen. Das Erbrechen ist ausgesprochen anfallsweise bei der Migräne und beim akuten Drehschwindelanfall (z. B. Morbus Ménière).

Metabolische Ursachen. Morgendliches Erbrechen ist typisch in der Frühschwangerschaft (erste 3 Monate) und bei der Urämie. Erbrechen kann auftreten bei diabetischem Koma, Coma hepaticum, Morbus Addison, Hyperparathyreoidismus und der hypertensiven Krise des Phäochromozytoms.

Medikamente und Drogen. Erbrechen ist typisch für die Digitalisintoxikation. Weitere Medikamente, die zu Brechreiz und Erbrechen führen können, sind Östrogene, Levodopa, Eisensulfat, Kaliumchlorid, Aminophyllin, Antibiotika, Zytostatika und viele andere.

Andere Ursachen. Biventrikuläre Herzinsuffizienz, Myokardinfarkt (Hinterwand), Schwermetallvergiftung, Bestrahlung können mit Erbrechen einhergehen. Die Anorexia nervosa ist praktisch immer mit teilweise willkürlich ausgelöstem Erbrechen kombiniert.

Schluckstörungen

Ursachen. Schluckstörungen haben vielfältige Ursachen:

- Man kennt allgemein eine *oropharyngeale Dysphagie* (Verschlucken), bei der die Speisen meist sofort regurgitiert werden und Aspirationen häufig vorkommen. Neben neuromuskulären Ursachen (Bulbärparalyse, Myasthenia gravis) kommen auch mechanische Veränderungen (Mediastinaltumoren, Dysphagia lusoria, Struma, Plummer-Vinson-Syndrom) in Frage.

- Unter *Odynophagie* versteht man Schmerzen entlang des Ösophagus bei der Nahrungspassage, welche vor allem bei Ösophagitiden und Ösophagusulzera beobachtet werden.
- Bei der *ösophagealen Dysphagie* bleiben die Bissen meist im mittleren oder distalen Ösophagus stecken. Das oft auftretende retrosternale Druckgefühl ist teilweise schwierig gegen Angina pectoris abgrenzbar. Als auslösende Ursachen kommen neben mechanischen Behinderungen (stenosierende Tumoren, Einengungen wie Membranen) auch die Ösophagitis, Achalasie, symptomatische Ösophagusspasmen und Kollagenosen (insbes. Sklerodermie) in Frage.

> **!** Als Faustregel gilt: Dysphagie für feste Speisen wird häufig bei organischen Stenosen und Dysphagie für feste und flüssige Speisen bei motorischen Störungen des Ösophagus bemerkt (s. Kapitel 26).

Singultus

Nach dem Essen kann gelegentlich kurzzeitig ein harmloser Singultus (Schluckauf) auftreten. Er wird auch sonst häufig kurzfristig beobachtet, ohne daß dafür eine bestimmte Ursache verantwortlich gemacht werden kann.

Peripher ausgelöst wird diese Störung, die dann oft therapierefraktär ist, durch zwerchfellnahe Prozesse (subphrenischer Abszeß, Cholezystitis, Magendilatation, Hiatushernie). Dysphagie kombiniert mit Singultus ist verdächtig auf ein distales Ösophaguskarzinom. Mediastinale Tumoren, hilusnahe Tumoren, Mediastinitis, Pleuritis und Perikarditis verursachen nicht selten einen Singultus. *Zentral ausgelöst* wird der Singultus bei Urämie, Enzephalitis, Hirntumoren, Enzephalomalazie, Tabes dorsalis und Opiatsucht.

Husten

Pathogenese und Formen. Husten spielt im Rahmen der körpereigenen Abwehr gegen inhalierte schädliche Stoffe jeder Genese und auch zur Reinigung des Tracheobronchialbaumes von vermehrtem Sekret eine wichtige Rolle. Er kommt über eine Stimulation von Hustenrezeptoren durch chemische oder mechanische Reize zustande. Siehe auch Kapitel 17.

Der *produktive Husten* fördert retiniertes Sekret zutage und ist ein sinnvoller Abwehrmechanismus bei akut und chronisch entzündlichen Lungenleiden. Eine medikamentöse Unterdrückung ist demnach nicht sinnvoll.

Der *nichtproduktive Reizhusten*, vielfach ausgelöst durch mechanische, chemische und thermische Reize, irritiert die Schleimhäute der Atemwege. Meist wird bei Wegfall der auslösenden Ursache dieser Hustentyp verschwinden. Als mechanische Ursache kommen Inhalation von Stäuben, Druck auf die Luftwege von innen durch Tumoren, Fremdkörper und Granulome und von außen durch Tumoren, Metastasen, Aortenaneurysmen sowie durch Zug am Lungenparenchym durch schrumpfende Prozesse (Fibrose, Atelektase) in Frage. Chemische Ursachen sind Gase (Ammoniak, Tränengas) und Tabakrauch. Thermische Ursachen sind kalte und heiße Luft. Husten ist eine mögliche Nebenwirkung bei der Therapie mit Inhibitoren des „Angiotensin converting enzyme" (ACE).

Klinik und Diagnostik. Bei der Abklärung von Husten sind weitere Punkte zu berücksichtigen:

- *Akut* auftretender Husten ist meist durch virale, seltener durch bakterielle Infekte der oberen Luftwege hervorgerufen. Nur in Ausnahmefällen liegt eine Pneumonie vor.
- *Chronischen Husten* zeigt der Patient mit chronischer Bronchitis, Asthma bronchiale, gastroösophagealem Reflux, „postnasal drip", Bronchiektasen, Lungentumoren, Tuberkulose und granulomatösen Lungenprozessen.

Die Art des Hustens gestattet wichtige Rückschlüsse:

- *Pharyngealer Husten* (Räuspern) tritt meist bei Pharyngitiden, störenden Schleimbelägen an der Rachenhinterwand und zum Teil auf nervöser Basis auf.
- *Bellender oder Krupphusten* (heiser, tonlos) läßt auf eine Beteiligung der Epiglottis oder des Larynx schließen.
- *Paroxysmaler Husten* mit abschließender tiefer stridoröser Einatmung ist typisch für Pertussis.
- *Nächtlicher Husten* läßt an eine Linksherzinsuffizienz (Asthma cardiale) denken.
- *Morgendlicher Husten* ist typisch für Bronchiektasen und chronische Bronchitis.
- Ein wiederholter, während oder kurz *nach dem Essen auftretender Husten* muß die Assoziationen Hiatushernie, Ösophagusdivertikel oder neurogene Schluckstörung wecken.

Zusätzliche Symptome sind in der Diagnostik hilfreich. *Retrosternaler Hustenschmerz* gilt als Ausdruck einer viralen Tracheobronchitis (Grippe). *Schwäche und Gewichtsverlust* werden zum Teil bei Tuberkulose, Malignomen und rezidivierenden Pneumonien bei Bronchiektasen beobachtet. *Hustensynkopen* können während paroxysmaler Hustenattacken auftreten (erhöhter intrathorakaler Druck, damit verkleinertes venöses Angebot – verminderter linksventrikulärer Auswurf).

Auswurf

Auswurf kann man bei verschiedenen Erkrankungen feststellen, doch erlaubt der Aspekt desselben (Menge, Farbe, Beschaffenheit, Geruch) nur vereinzelt eine Diagnosestellung. Er erlaubt jedoch den Einsatz von gezielten weiteren Untersuchungen (Bakteriologie, Zytologie, Röntgen). Siehe auch Kapitel 17.

➤ Bräunlicher (rostfarbener) Auswurf findet sich bei der Pneumokokkenpneumonie und bei der chronischen Lungenstauung (Herzfehlerzellen).
➤ Faulig-stinkend riechendes (Anaerobier), teils bröckeliges Sputum kann bei abszedierenden Pneumonien, Lungenabszessen, Bronchiektasen und zerfallenden Tumoren auftreten.
➤ Voluminöses, weißlich schaumiges Sputum kann Symptom eines Alveolarzellkarzinoms sein.
➤ Blutiges Sputum (s. Hämoptyse).
➤ Gelblich-grünliches, eitriges (purulentes) Sputum tritt bei verschiedenen pulmonalen Erkrankungen (chronische Bronchitis, Pneumonie, fortgeschrittene Lungentuberkulose, zerfallenden Tumoren, Mukoviszidose) auf.
➤ Dreischichtiges Sputum bei maulvollen morgendlichen Expektorationen findet man bei Bronchiektasen (s. dort).
➤ Reichlich rötlicher Schleim wird beim Lungenödem beobachtet.

Hämoptyse

Definition. Leicht blutig tingiertes Sputum wie auch die Expektoration von großen Blutmengen bezeichnet man als Hämoptyse. Große Blutverluste (mehr als 600 ml in 48 h) treten vor allem bei der Tuberkulose, Bronchialkarzinomen und Bronchiektasen auf. In etwa 85 % der Fälle kann man mittels der Bronchoskopie die genaue Blutungslokalisation bestimmen und zusätzlich gezielt Blut aus den Atemwegen absaugen.

Ursachen. Am häufigsten kommen als Ursache einer Hämoptyse Bronchialkarzinome, Lungenembolien, Bronchitiden, Tuberkulose und Bronchiektasen in Betracht (Tab. 2.3). Etwa 20 % der Hämoptysen bleiben ätiologisch unklar. Lungenmetastasen führen nur sehr selten zu blutigem Auswurf. Hämoptysen können zwar während Pneumonien auftreten, doch sollte eine andere Ursache stets im Auge behalten werden.

Diagnostik. Nach Anamnese und klinischem Status führt oft bereits ein Thoraxröntgenbild zum Ziel. In vielen Fällen kann jedoch eine Diagnose nur mittels Computertomographie, Bronchoskopie (Biopsie, Zytologie, Bakteriologie) oder Lungenpunktion erzwungen werden. Eine Bronchographie ist nur noch selten indiziert.

Differentialdiagnostische Abgrenzung. Massive Blutungen aus Ösophagusvarizen und Magengefäßen können unter Umständen mit einer Hämoptyse verwechselt werden. Bei der Hämatemesis wird Blut jedoch erbrochen und nicht ausgehustet, die pH-Reaktion ist hier typischerweise sauer, bei der Hämoptyse alkalisch. Häufig kann man im Erbrochenen Nahrungsbestandteile finden. Patienten mit einer Hämatemesis sind oft Ulkuskranke und Zirrhotiker, eine Anämie ist häufig, und im Stuhl läßt sich Blut nachweisen.

Tabelle 2.3 Ursachen von Hämoptysen

Entzündliche Ursachen Bronchitis, Bronchiektasen, Pneumonie, Tuberkulose, Lungenabszeß
Tumoren Bronchialkarzinom, Bronchialadenom
Andere Ursachen Lungenembolie, Linksherzinsuffizienz, Mitralstenose, traumatisch (Fremdkörperaspiration, stumpfes Thoraxtrauma) Selten: Gefäßmißbildungen, Vaskulitiden, Wegener-Granulomatose, Goodpasture-Syndrom, idiopathische Lungenhämosiderose, Endometriose der Lunge, Aortenaneurysma mit Läsion des Bronchialsystems, hämorrhagische Diathese

Müdigkeit

Ursachen. Abgesehen von der physiologischen Müdigkeit (wenig Schlaf) können auch psychische (Depression) und organische Zustände (z. B. Hypothyreose) Müdigkeit als wichtiges Symptom aufweisen (Tab. 2.4).

➤ *Depressive Zustände* sind in der allgemeinen und internistischen Praxis sehr häufig und werden oft verkannt. Neben Müdigkeit können körperliche und seelische Schwere, verlangsamtes Denken und Entscheiden, Traurigkeit und Interessenverlust, Schuldgefühle, Minderwertigkeitskomplexe, Beschwerden vor allem morgens (Tristesse du matin), psychosomatische Beschwerden (Herzschmerzen, Tachykardie, Magenschmerzen, Einschlafstörungen, häufiges Erwachen, Angst, Appetitlosigkeit, Obstipation usw.) vorkommen.

Therapeutisch werden reaktive Formen vorwiegend durch Einflußnahme auf das auslösende Erlebnis oder Mithilfe bei dessen seelischer Verarbeitung, endogene Formen aber vor allem medikamentös behandelt.

Tabelle 2.4 Ursachen von Müdigkeit

Physiologische Ursachen	Psychische Ursachen	Organische Ursachen	
Wenig Schlaf Schlafstörung, Überarbeitung Vegetative Labilität (Morgenmüdigkeit)	z. B. Depression	Hämatologie	– Anämie
		Endokrinologie	– Hypothyreose – Morbus Addison – Cushing-Syndrom – Diabetes mellitus
		Elektrolytstörungen	– Hypokaliämie – Hyperkalzämie
		Tumoren, Infekte	
		Kardiovaskulär	– Herzinsuffizienz – Hyptonie
		Renal	– Chronische Niereninsuffizienz
		Medikamente	– Sedativa, Opiate, Antidepressiva – Antihypertensiva
		Myopathien	
		Pulmonale Insuffizienz	

▶ *Müdigkeit* ist bei *Wetterfühligkeit* ein oft beobachtetes Symptom. Das Phänomen der Wetterfühligkeit ist zwar in seinen Mechanismen nicht aufgeklärt, aber in den Alpenländern eine unbestreitbare empirische Tatsache. 5–10 % der Bevölkerung leiden darunter. Von Bedeutung sind Wetterlagen wie Kalt- oder Warmfront und auch Föhnsituationen.

▶ Müdigkeit kann oft das vorherrschende Symptom einer noch nicht diagnostizierten *organischen Krankheit* sein. Typischerweise ist hier die Müdigkeit am Abend stärker (Tristesse du soir). Als Beispiele können akute Infektionen wie grippaler Infekt und Hepatitis, chronische Infektionen wie Tuberkulose, bakterielle Endokarditis und Brucellose, Anämien, Urämie, neurologische Krankheiten wie Parkinson-Syndrom, multiple Sklerose und postapoplektische Zustände, endokrine Krankheiten wie Hypopituitarismus, Morbus Addison, Hypothyreose und Diabetes mellitus, ferner maligne Tumoren, Intoxikationen und auch Unterernährung erwähnt werden.

Schlafstörungen

Die weit verbreitete Meinung, wonach das Schlafbedürfnis 8 Stunden beträgt, ist für den Einzelfall nicht richtig. Die individuellen Schwankungen können recht beachtlich sein.

Schlaflosigkeit

Die Schlaflosigkeit ist oft komplexer Natur und für den einzelnen Patienten ein sehr subjektiver Begriff.

Ursachen. Eine ätiologische Zuordnung soll schon aus therapeutischen Gründen wenn immer möglich versucht werden:

▶ *Psychische Erkrankungen* sind für etwa 85 % der Schlafstörungen verantwortlich. Meist handelt es sich um Einschlafstörungen, die bei larvierten Depressionen, Neurosen und affektiven Psychosen häufig und bei Schizophrenien relativ selten beobachtet werden. Weitere Gründe sind Alkoholismus, Toxikomanien und das manisch-depressive Kranksein.

▶ *Reaktive Schlafstörungen* sind häufig bei Personen, die sich schwer von den Alltagsproblemen lösen können. Schichtarbeit, unbequeme Schlafgelegenheit, Lärm und ein schlafgestörter Partner sind weitere Gründe.

▶ *Organische Erkrankungen*, besonders des Gehirns (Zwischenhirn, Hirnstamm, generalisierte Zerebralsklerose), können Schlaflosigkeit auslösen. Das Schlafen kann weiterhin durch folgende Zustände oft verunmöglicht werden: Herzinsuffizienz (nächtliche Dyspnoe, Orthopnoe, Nykturie), Lungenkrankheiten (Husten), Prostatahyperplasie (Pollakisurie), Pruritus, Hyperthyreose, Refluxösophagitis (Schmerzen nach Zubettgehen), starke Schmerzen (Ulcus duodeni, maligne Tumoren), beginnender Morbus Bechterew (frühmorgendliche Rückenschmerzen). Neurologische Erkrankungen wie das Karpaltunnelsyndrom und der „Cluster headache" (Bingsche Erythroprosopalgie, Horton-Histaminkopfschmerz) können das Schlafen verunmöglichen.

▶ *Medikamentös verursachte Insomnien* sind häufig. Neben amphetamin- und glucocorticoidhaltigen Präparaten kann auch abendlicher Kaffeekonsum eine Schlaflosigkeit auslösen. Antriebsteigernde Antidepressiva dürfen nie abends verordnet werden. Das

Absetzen von Schlafmitteln kann bei verschiedenen Patienten eine längere Phase mit Schlaflosigkeit auslösen. Dies führt dann meist zu einem erneuten Schlafmittelkonsum.
- Bei der *primären Insomnie* erbringen sämtliche Abklärungen keinen faßbaren Grund. Diese Patienten hatten nie einen erholsamen Schlaf, wachen oft auf, und die REM-Phasen sind deutlich verkürzt.

Spezielle Formen der Schlafstörung. Eine häufige Ursache einer Schlafstörung mit gleichzeitiger Tagesmüdigkeit ist das *obstruktive Schlafapnoe-Syndrom (OSAS)*. Die Indizien für ein OSAS sind lautes, zyklisches Schnarchen, durch Angehörige während des Schlafes beobachtete Atempausen und eine ausgeprägte Müdigkeit mit Einschlafneigung am Tag. Die Atempausen kommen durch einen intermittierenden Verschluß der oberen Atemwege zustande. Wesentlich seltener sind das *zentrale Schlafapnoe-Syndrom* bei Erkrankungen des zentralen Nervensystems.

Angstträume stellen häufig unterbewußte Reaktionen auf nicht verarbeitete Erlebnisse dar. Bei der β-Blocker-Therapie können ebenfalls Alpträume auftreten. Beim Pavor nocturnus erwachen die Patienten plötzlich angsterfüllt, ohne sich anschließend an die auslösende Ursache erinnern zu können.

Schlafsucht

Eine extreme Schlafsucht war bei der heute sehr seltenen Encephalitis lethargica häufig. Weitere Ursachen sind die Schlafkrankheit (Trypanosomiasis) und Hirntumoren, die im Bereich von Hypothalamus und drittem Ventrikel lokalisiert sind. Beim Pickwick-Syndrom und beim Kleine-Levin-Syndrom (periodische Schlafphasen kombiniert mit Hyperphagie) ist eine erhöhte Schlafbereitschaft typisch. Narkolepsie bedeutet ein plötzliches unkontrolliertes Schlafbedürfnis während des Tages sowie plötzlichen Tonusverlust der Muskulatur. Erhöhtes Schlafbedürfnis besteht auch nach schlechtem Nachtschlaf und bei Patienten mit Medikamentenabusus.

Juckreiz (Pruritus)

Ursachen. Abgesehen vom *lokalen Pruritus* bei meist dermatologischen Affektionen kommen bei der Differentialdiagnose des *generalisierten Pruritus* folgende Ursachen in Frage:
- *Allergische Reaktionen:* Medikamente wie Aspirin, Antibiotika, Opiate, Chinidin usw. mit oder ohne Hautveränderungen,
- *metabolische oder endokrinologische Ursachen:* Urämie mit oft therapierefraktärem Pruritus, Cholostase verschiedener Ätiologie, z. B. primär biliäre Zirrhose, Eisenmangel mit Pruritus vor allem bei Frauen, Gicht, Hyperthyreose, Hypothyreose, Karzinoidsyndrom, Diabetes mellitus (selten generalisierter Pruritus),
- *Malignome:* Morbus Hodgkin, seltener beim Non-Hodgkin-Lymphom, Leukämien, Polycythaemia vera, Mastozytose,
- *psychogener Pruritus:* vor allem an der Kopfhaut, Zoonosewahn,
- *seniler* Pruritus.

Herzklopfen

Während der Gesunde seinen Herzschlag nicht spürt, wird er bei Aufregung (Angst) oder nach starker körperlicher Anstrengung auch von diesem wahrgenommen. Demgegenüber klagen Patienten mit erhöhtem Schlagvolumen häufig über Herzklopfen. Derartige Zustände sind die Hyperthyreose, schwere Anämien, hohes Fieber, Aorten- und Mitralinsuffizienz. Es wird auch bei funktionellen Herzbeschwerden (Effort-Syndrom, Da-Costa-Syndrom, Soldiers heart) sowie bei Rhythmusstörungen angegeben.

Attackenweises Herzklopfen kann bei Hypoglykämie und beim Phäochromozytom auftreten. Neben speziellen Medikamenten (Hydralazine) können auch Nikotin, Kaffee und Alkohol Herzklopfen auslösen.

Störungen der Sexualfunktion

Mit zunehmendem Alter steigt die **Impotenzrate** (65 Jahre = 25 %, 75 Jahre = 50–60 %).

Ursachen.
- Viele Fälle von *Impotenz* (ca. 50 %) sind *psychogener Art* und treten vor allem infolge von reaktiven Depressionen, insbesondere bei beruflichen und familiären Problemen auf.
- *Organische Gründe* der Impotenz sind unter anderem genitale Erkrankungen (Phimose, Induratio penis plastica), Nervenläsionen (spinale Prozesse wie multiple Sklerose und Tabes dorsalis, Status nach lumbaler Sympathektomie, radikale Prostatektomie), vaskuläre Läsionen (Leriche-Syndrom, Sichelzellanämie), endokrinologische Leiden (Diabetes mellitus, primärer und sekundärer Hypogonadismus, Morbus Addison, Cushing-Syndrom, Hyper- und Hypothyreose, Hypophysentumoren, vor allem Prolaktinom), maligne Tumoren und schwere Infektionen.
- *Medikamentös bedingte Störungen der Sexualfunktion* sind immer häufiger. Sie werden besonders beobach-

Wichtige subjektive Symptome

tet bei der Therapie mit Psychopharmaka (Neuroleptika, vor allem Thioridazin), Antihypertensiva und Hormonen (Östrogene, Ovulationshemmer bei Frauen, Antiandrogene und Steroide). Unter den Drogen findet sich Impotenz bei Alkoholismus und beim Konsum von Opiaten.

Fertilitätsstörungen

Bei der männlichen Sterilität spricht man von Impotentia generandi. Spermiogenesestörungen kommen vor allem bei Hodenveränderungen (Fehlen bzw. Atrophie, postinfektiös nach Mumps, traumatisch) und beim Klinefelter-Syndrom vor.

Neben einem Gonadotropinmangel kommen auch medikamentöse Schäden in Frage, so durch Zytostatika, Spironolacton, Cimetidin, Sulfasalazin (Salazopyrin) sowie Testosteron. Alkohol hat eine direkte toxische Wirkung auf das Keimepithel.

Amenorrhö

Primäre Amenorrhö

Definition. Die Definition der primären Amenorrhö lautet: Keine Menarche bis zum 18. Altersjahr.

Ursachen. Ovarielle Ursachen (Gonadendysgenesie = Turner-Syndrom, testikuläre Feminisierung, polyzystische Ovarien = Stein-Leventhal-Syndrom) und uterine Störungen (Fehlen von Vagina und Uterus = Mayer-Rokitansky-Küstner-Syndrom, solides Hymen mit zyklischen Bauchschmerzen) kommen in Frage. Endokrine Ursachen (adrenogenitales Syndrom, Nebennierentumoren mit Androgenprodukten, Morbus Addison, Hypothyreose) und zentrale Störungen (Hypophysentumoren, Kraniopharyngeom, Hydrocephalus internus) können mit primärer, aber auch sekundärer Amenorrhö einhergehen.

Sekundäre Amenorrhö

Definition. Bei der sekundären Amenorrhö kommt es zum Sistieren von vorher normalen Menstruationsblutungen.

! Eine Schwangerschaft ist immer an erster Stelle auszuschließen.

Ursachen. *Hypothalamische Störungen* bewirken meist vorübergehende Veränderungen der Zyklusregulation (psychischer Streß, Abmagerungskuren, veränderter Tagesablauf, hartes Training, übersteigerter Kinderwunsch).

Eine sekundäre Amenorrhö wird auch beobachtet bei

- *hypophysären Störungen* (Hypophysentumoren, vor allem das Prolaktinom, Sheehan-Syndrom),
- *ovariellen Störungen* (vorzeitiges Klimakterium vor dem 40. Altersjahr, polyzystische Ovarien, Arrhenoblastom, Ovarektomie, gonadotropinresistentes Ovar),
- *uterinen Störungen* (Endometriumzerstörung durch Entzündungen, zu starke Kürettagen nach Abort oder Geburt),
- *Nebennierentumoren* sowie
- *Medikamenten* (Psychopharmaka, Ovulationshemmer und Drogen).

Brustschmerzen der Frau (Mastodynie, Mastalgie)

Schmerzen der weiblichen Brust sind in der täglichen Praxis ein oft gesehenes Symptom. Sehr häufig (50 %) ist der zyklische, menstruationsabhängige Brustschmerz, der vorwiegend prämenstruell und meist beidseitig auftritt. Ferner unterscheidet man einen konstant lokalisierbaren Schmerz. Ein Tietze-Syndrom kann sich selten als Mastalgie zeigen. In 10 % der Fälle liegt den Schmerzen u. U. ein längst verflossenes Trauma zugrunde (Status nach Abszeß, Hämatom, Biopsie, Dezelerationstrauma). Bei 10 % der Patientinnen mit einem Mammakarzinom sind Brustschmerzen das erste Symptom!

Schmerzen

Schmerzen sind mit Abstand die am häufigsten vom Patienten vorgebrachten Symptome. Sehr oft ist die Ursache evident, aber nicht selten können vor allem chronische Schmerzen den Arzt vor diagnostische und therapeutische Probleme stellen. Als subjektive Wahrnehmungen werden Schmerzen deshalb von jedem Patienten verschieden empfunden. Psychologische und kulturelle Faktoren sowie Erziehung können in die eine oder andere Richtung der Schmerzempfindung modulierend wirken.

Oberflächlicher und viszeraler Schmerz. Klinisch können einerseits der oberflächliche Schmerz bei pathologischen Veränderungen von Haut und oberflächlichen anatomischen Strukturen und andererseits der tiefe, viszerale Schmerz, der von inneren Organen oder dem muskuloskeletalen System den Ausgang nimmt, unterschieden werden. Typisch für den *oberflächlichen Schmerz* sind die genaue Lokalisierbarkeit und der scharfe, stechende Charakter. *Viszerale Schmerzen* sind hingegen charakterisiert durch eine schlechtere Lokalisierbarkeit, Ausstrahlung in benachbarte Regionen und assoziierte Dermatome sowie durch dumpfe, ziehende oder krampfartige Schmerzqualitäten.

Neuropathische Schmerzen. Von den erwähnten somatischen Schmerzen müssen die neuropathischen Schmerzen unterschieden werden. Hier liegt pathogenetisch eine Schädigung der Nerven- und Schmerzbahnen vor. Zu diesen Schmerzen gehören die Neuralgien, die Dysästhesien, Hyperästhesien und die oft symmetrischen Schmerzen bei Neuropathien. Typischerweise sind diese Schmerzen jedoch weniger genau lokalisierbar als somatische Schmerzen, und das Ansprechen auf Analgetika ist meist ungenügend.

Diagnostik. Für die Diagnose der zugrundeliegenden Erkrankung ist die anamnestische Erhebung von Lokalisation, Ausstrahlung, Charakter, auslösenden oder aggravierenden Faktoren und assoziierten klinischen Symptomen von Bedeutung. Siehe Kapitel 5–11.

Geruchs- und Geschmacksstörungen

Tabelle 2.5 Ursachen von Geruchs- und Geschmacksstörungen

Ursachen	Geruch	Geschmack
1. Neurologische Affektionen		
Idiopathische Fazialisparese		F, A
Schädeltrauma	F, A	F, A
multiple Sklerose	F, A	F, A, V
Morbus Parkinson	F, A	
2. Endokrine Affektionen		
Nebenniereninsuffizienz	E	E
Panhypopituitarismus		E
Cushing-Syndrom	F, A	F, A
Hypothyreose	F, A, V	F, A, V
Diabetes mellitus	F, A	F, A
Turner-Syndrom	F, A	F, A
Kallman-Syndrom	F, A	
3. Lokale Ursache		
Sjögren-Syndrom	F, A	F, A
Nasenpolypen	F, A	
Rhinitis allergica	F, A	
Sinusitis	F, A	
Radiotherapie		F, A, V
4. Virale Infektionen		
akute Virushepatitis	F, A, V	
grippeartige Erkrankungen	F, A, V	F, A, V
5. Andere Ursachen		
Krebskrankheiten		F, A
chronische Niereninsuffizienz		F, A, V (metallisch)
Leberzirrhose		F, A
Vitamin-B$_{12}$-Mangel	F, A	
Status nach Laryngektomie	F, A	F, A, V
6. Berufliche Exposition		
Ammoniak	A	
Benzol	F, A	
Formaldehyd	A	

A = abgeschwächt
F = fehlend
V = verzögerte Wahrnehmung
E = erhöhte Empfindlichkeit

Störungen der Geruchs- und Geschmacksempfindungen sind nicht selten und können zu Veränderungen der Eßgewohnheiten und zu Mangelerscheinungen führen. Folgende Spezialausdrücke sind üblich:

➤ *Ageusie* = völliges Fehlen der Geschmacksempfindung,
➤ *Hypogeusie* = verminderte Geschmackswahrnehmung,
➤ *Anosmie* = aufgehobener Geruchssinn,
➤ *Hyposmie* = Verminderung des Geruchssinns.

Bei der Abklärung derartiger Störungen muß der Arzt wissen, daß vom Patienten geäußerte „Geschmacksstörungen" oft durch eine veränderte Geruchswahrnehmung bedingt sind.

Die Tab. 2.5 und 2.6 fassen die wichtigsten heute bekannten Ursachen von Geruchs- und Geschmacksstörungen zusammen.

Tabelle 2.6 Medikamente, die den Geruchs- oder Geschmackssinn beeinträchtigen können

- Lokalanästhetika (Procainderivate)
- Antimikrobielle Mittel (Amphotericin B, Ampicillin usw.)
- Zytostatika
- Antirheumatika
- Opiate
- Psychopharmaka (Carbamazepin, Lithium usw.)
- Verschiedene Medikamente (Phenytoin, Clofibrat, Thyreostatika, Captopril, Enalapril, Nifedipin, Diltiazem, Levodopa, β-Rezeptorenblocker, Ethacrinsäure, Biguanidderivate, Muskelrelaxanzien), Insektizide

Literatur

Bloch KE, Russi EW. Indizien für ein Schlafapnoe-Syndrom. Schweiz Med Rundschau (PRAXIS) 1997; 86: 437.

Braunwald E ed. A Textbook of Cardiovascular Medicine. 5th ed. Philadelphia: Saunders WB; 1997.

Brenner BM, Rector FC. Brenner and Rector's the Kidney. 5th ed. Philadelphia: Saunders WB; 1996.

Harrison T. Principles of Internal Medicine, 14th ed. New York: McGraw Hill; 1997.

Hauri PJ. Insomnia, Clin Chest Med. 1998; 19: 157.

Koch WM. Swallowing disorders. Diagnosis and therapy. Med Clin North Am. 1993; 571.

Koch KL. Approach to the patient with nausea and vomiting. In: Yamada et al, eds. Textbook of Gastroenterology 2nd ed. Philadelphia: Lippincott; 1995; 731.

McIver B, Romanski SA, Nippoldt TB. Evaluation and management of amenorrhea. Mayo Clin Proc. 1997; 72: 1161.

Mott AE, Leopold DA. Disorders in Taste and Smell. Med Clin North Amer. 1991; 75: 1321.

Neuman JF. Evaluation and treatment of gynecomastia. Am Fam Physician 1997; 55: 1835.

Patrick H, Patrick F. Chronic cough. Med Clin North Am. 1995; 79: 361.

Santiago S, Tobias J, Williams AJ. A reappraisal of the causes of hemoptysis. Arch Intern Med 1991; 151: 2449.

The Expert Comittee on the Diagnosis and Classification of Diabetes mellitus. Diabetes Care 1997; 20: 1183.

Ware JC, Morewitz J. Diagnosis and treatment of insomnia and depression. J Clin Psychiat. 1991; 52: 55.

Whitehead ED, Klyde BJ, Zussman S, Salkin P. Diagnostic evaluation of impotence. Postgrad Med J. 1990; 88: 123.

Winkelmann RK. Pruritus. Semin Dermatol. 1988; 7: 233.

3 Wichtige objektive Symptome

W. Siegenthaler, M. Vogt
und G. Siegenthaler-Zuber

3.1	Haltung	41

3.2	Lage und Stellung	41

3.3	Gang	42

3.4	Konstitution	42

3.5	Äußeres Erscheinungsbild	42

Großwuchs 42
Marfan-Syndrom 44
Kleinwuchs 44
    Primäre Störungen des Knochenwachstums 44
    Hormonale Störungen 44
    Verschiedene Störungen 45
    Familiärer Kleinwuchs 45
Adipositas 46
Magerkeit 47
Morbus Paget (Osteodystrophia deformans) 48
Gynäkomastie 48
Klinefelter-Syndrom 49
    Hypergonadotroper Hypogonadismus 49
    Hypogonadotroper Hypogonadismus 49
Turner-Syndrom 49
Mondor-Krankheit 50
Sahli-Gefäßgirlande 50

3.6	Hand	51

3.7	Gesicht	52

3.8	Augen	55

Exophthalmus 55
Horner-Syndrom, Enophthalmus 55
Augenbrauen 56
Lider 56
Skleren 57
Hornhaut 57
Linse 57
Iris 58
Pupille 58
    Störungen der Pupillomotorik 58
Glaskörper 59
Retina 59
Das gerötete Auge 59
Augenmotorik 59

3.9	Ohren	59

→

3.10 Nase — 60

3.11 Mundhöhle — 60

Zahnveränderungen 60
Zahnfleischveränderungen 61
Mundschleimhautveränderungen 61
Zunge 61

3.12 Geruch — 62

3.13 Sprache und Stimme — 62

Sprachstörungen 62
Stimmstörungen 65

3.14 Haut — 65

Hautfarbe 65
    Blässe 65
    Rötung 65
    Gelbliche Hautverfärbung 65
    Pigmentationsstörungen 66
Erytheme und Exantheme 68
Bläschenbildende Hautkrankheiten 69
Blasenbildende Hautkrankheiten 69
Papulöse Hautkrankheiten 71
Fleckförmige Hautveränderungen (Plaques) 71
Knotenförmige Hautkrankheiten 71
Pustulöse Hauterkrankungen 72
Ulzerationen der Haut 73
Urtikarielle Hauterkrankungen 73
Purpura 73
Teleangiektasien 74
Veränderter Hautturgor 74
Hautverkalkungen 74
Internistische Krankheitsbilder
mit typischen Hautveränderungen 75
    Stoffwechselstörungen 75
    Hautveränderungen bei endokrinologischen Krankheiten 77
    Hautveränderungen bei Tumoren 77
    Hautveränderungen bei Krankheiten mit Immunpathogenese 77
    Hautveränderungen infolge von Medikamentennebenwirkungen und Intoxikationen 78
    Hautveränderungen bei hämatologischen Affektionen 78
    Hautveränderungen bei gastrointestinalen Störungen 79
    Hautveränderungen bei Herzkrankheiten 79
    Hautveränderungen bei Leberkrankheiten 79
    Neurokutane Krankheiten 79
    Hautveränderungen bei Infektionen 81

3.15 Haare — 82

Haarausfall 82
Hirsutismus und Virilismus 83
Pigmentationsstörungen 83

3.16 Nägel — 83

Veränderungen der Nagelform und -struktur 83
Farbveränderungen der Nägel 84

Lage und Stellung 41

3.1 Haltung

Sehr eindrücklich zeigt sich die diagnostische Bedeutung der Haltung beim Parkinsonismus. Die leicht vornübergebeugte, steife Haltung, die hängenden Schultern, gepaart mit verlangsamten zitternden Bewegungen, sind nicht zu verkennen (Abb. 3.1). Wirbelsäulenaffektionen, besonders beim Morbus Bechterew, erwecken ebenfalls den Eindruck von Steifigkeit, wobei die Extremitätenbewegungen kaum betroffen sind (Abb. 3.2). Eine übertriebene lumbale Lordose ist typisch für eine Muskeldystrophie. Eine Skoliose wird oft nach Poliomyelitis oder bei schwerer Osteoporose beobachtet.

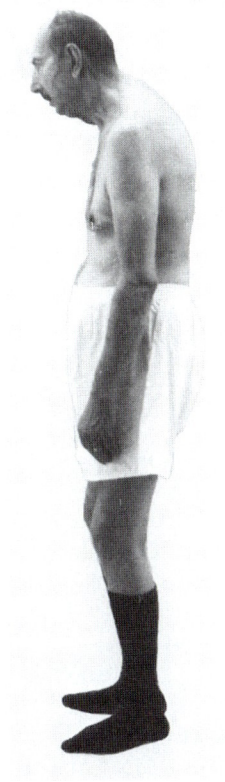
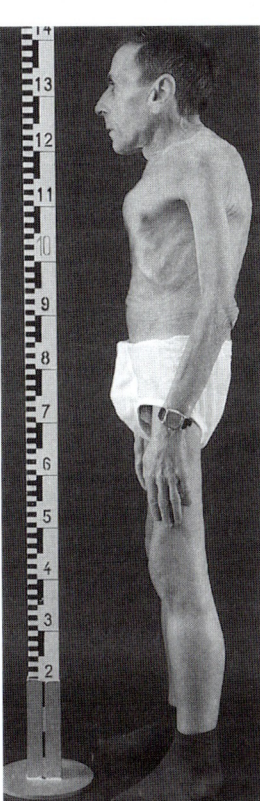

Abb. 3.1 Typische Haltung bei Parkinsonismus. ▶

Abb. 3.2 Ausgeprägte Brustwirbelkyphose bei schwerer Osteoporose bei multiplem Myelom. 64jähriger Mann. ▶▶

3.1 3.2

3.2 Lage und Stellung

Die Art und Weise, wie sich die Kranken im Bett spontan lagern, ist für manche Krankheiten sehr charakteristisch (Abb. 3.3). Eine voll entwickelte Meningitis kann bei Patienten vermutet werden, die den Kopf nach hinten ins Kissen pressen. Nicht selten können vor allem bei älteren Patienten klassische Meningitissymptome fehlen. Solange der Patient bei Bewußtsein ist, wird jede Kopfbewegung peinlich vermieden. Die Knie sind gebeugt, der Opisthotonus ist nur bei schweren Fällen auffallend. Eine ähnliche Stellung wird auch beim Tetanus gesehen. Hochgradiger Opisthotonus (sog. Arc en cercle) ist eher auf Hysterie verdächtig.

Bei Bauchkoliken (viszeraler Eingeweideschmerz) wälzt sich der Kranke im Bett, und eine zusammengekauerte Stellung ist typisch. Im Gegensatz dazu steht die Haltung bei Schmerzen, die vom parietalen Peritoneum (Peritonitis) ausgehen. Die Kranken vermeiden peinlich jede Bewegung und bemühen sich, das gespannte Abdomen nicht zu berühren. Bei Kolikschmerzen wird hingegen Pressen als Erleichterung empfunden.

Die sitzende Stellung im Bett weist auf eine Orthopnoe hin. Der kardiale Patient sitzt im allgemeinen im Bett, der pulmonal Insuffiziente kann jedoch auch liegen. Asthmatiker sitzen im Anfall mit aufgestützten Armen (auxiliäre Atemmuskulatur). Patienten mit einem Vorhofmyxom liegen flach, weil sie in aufrechter Stellung leichter kollabieren. Eine kauernde Stellung wird von zyanotischen Kindern mit einer Fallot-Tetralogie bevorzugt.

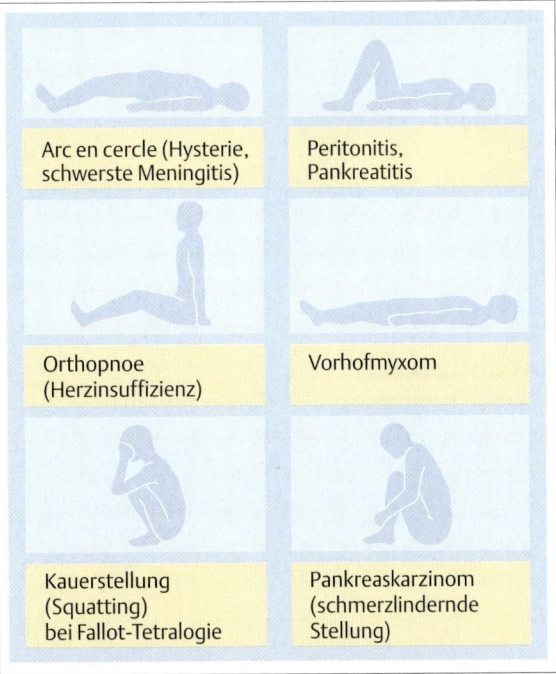

Abb. 3.3 Einfluß einiger Krankheiten oder Krankheitszustände auf die Körperlage.

3.3 Gang

Der Gang mit kleinen trippelnden Schritten (marche à petit pas) weist auf einen Parkinsonismus hin. Typisch sind dabei auch die Anlaufschwierigkeiten, die fehlenden Mitbewegungen der Arme und die Propulsion und Retropulsion beim Gehen bzw. Anhalten der Patienten. Gangataxien können entweder durch periphere Neuropathien oder durch zerebelläre Störungen ausgelöst werden. Bei peripheren Neuropathien (inkl. Tabes dorsalis und multipler Sklerose) fällt der breitspurige, schleppende und visuell kontrollierte Gang (Blick auf die Füße) auf. Eine visuelle Kontrolle ist hingegen bei zerebellären Störungen nicht nötig, es besteht jedoch häufig eine Falltendenz auf die Herdseite.

Beim Steppergang müssen die Knie beim Gehen abnorm hoch gehoben werden, da die Fußspitzen sonst wegen mangelnder Dorsalflexion am Boden schleifen. Diese Gangstörung ist Zeichen einer Peronäuslähmung. Neben traumatischen Nervenverletzungen muß differentialdiagnostisch auch an eine toxische oder diabetische Polyneuropathie gedacht werden. Bei der Little-Krankheit bzw. der spastischen Zerebralparese überkreuzen sich die Unterschenkel beim Gehen (Scherengang). Ein Watschelgang kann bei Muskeldystrophien auftreten.

Der Gang hemiparetischer Patienten mit der typischen Zirkumduktion ist nicht zu verkennen.

Bei den vielgestaltigen hysterischen Gangstörungen fallen meist Körpermitbewegungen auf, die nur bei intakter Koordination möglich sind.

3.4 Konstitution

Man unterscheidet 3 konstitutionelle Dimensionen, die auf unterschiedliche Fett-, Muskel- und Skelettentwicklung gründen: Fettgewebe (fett – mager), Skelett (robust – grazil), Muskulatur (athletisch – gynäkomorph).

3.5 Äußeres Erscheinungsbild

Großwuchs

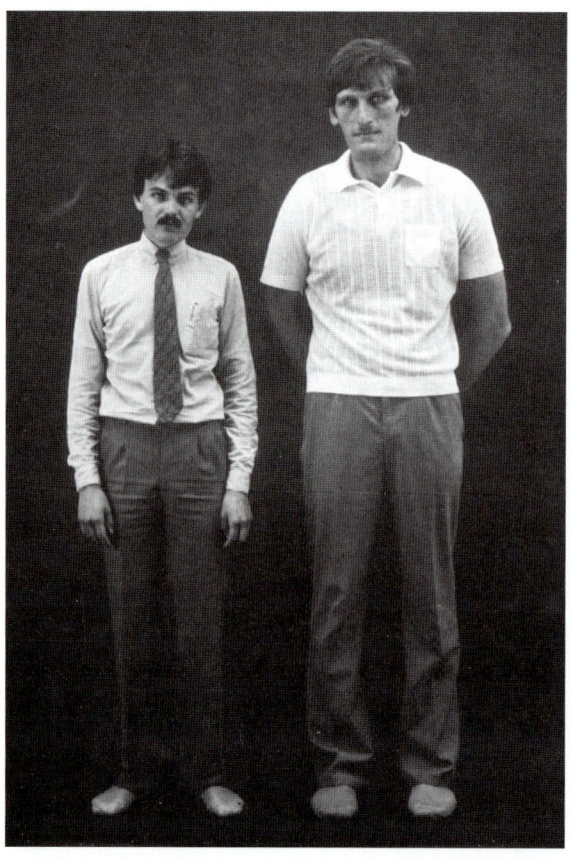

Da heute die Kinder schneller wachsen und größer werden, ist eine Beurteilung bezüglich Großwuchs schwierig. Bei den meisten großwüchsigen Patienten handelt es sich um normale Wachstumsvarianten und genetisch bedingten familiären proportionierten Großwuchs.

Ursachen. Wenn Kinder normal großer Eltern jedoch extrem groß sind, kann dem Großwuchs eine spezielle Ursache zugrunde liegen.

▶ Eosinophile oder chromophobe *Hypophysenadenome* führen über die exzessive Produktion von Wachstumshormon (GH) bei Kindern zu einem hypophysären Großwuchs (Gigantismus) (Abb. 3.**4**). Nach erfolgtem Epiphysenschluß entwickelt sich kein Großwuchs, sondern das Bild der Akromegalie (s. Kapitel 15) mit dem typischen Wachstum von Händen (Abb. 3.**19a** u. **b**), Füßen, Kinn (Prognathie) und inneren Organen (Abb. 3.**5**).
▶ Wenn Knaben im Vergleich zu ihren Eltern sehr groß sind, muß auch an ein *XYY-Syndrom* gedacht werden. Beim *Klinefelter-Syndrom* (XXY) werden die Patienten vor allem wegen der langen Beine relativ groß.
▶ Der häufigste endokrinologische Grund für beschleunigtes Wachstum ist die *Pseudopubertas praecox* zum Teil mit begleitender Virilisierung bei Nebennierenhyperplasie, Nebennieren- oder Gonadentumoren

◀ Abb. 3.4 Patient mit hypophysärem Riesenwuchs (205 cm) im Vergleich mit einer Normalperson (177 cm).

oder verfrühter Gonadotropinausschüttung. Da die Knochenreifung ebenfalls beschleunigt abläuft, werden diese Patienten aber selten groß. Weitere Gründe für einen Großwuchs sind Marfan-Syndrom, erhöhtes Angebot an Aufbaustoffen (Pubertätsfettsucht) sowie Homozystinurie.

➤ Eine besondere Art des dysproportionierten Riesenwuchses wird bei einer Form der hereditären Angiodysplasie, dem *Klippel-Trénaunay-Syndrom* (Gefäßnävus, einseitige Varikosis, Knochen- und Weichteilhypertrophie) (Abb. 3.**6a** u. **b** und 3.**7**), gesehen.

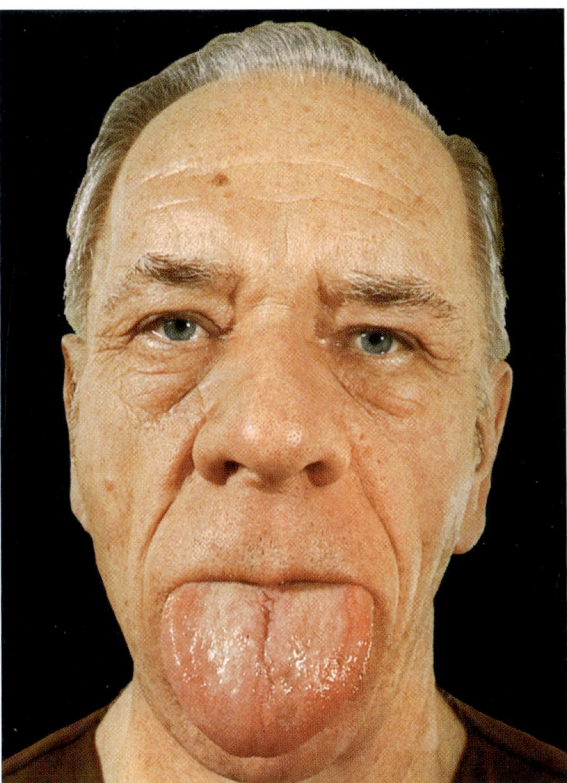

Abb. 3.**5** Akromegalie: große Zunge und Nase.

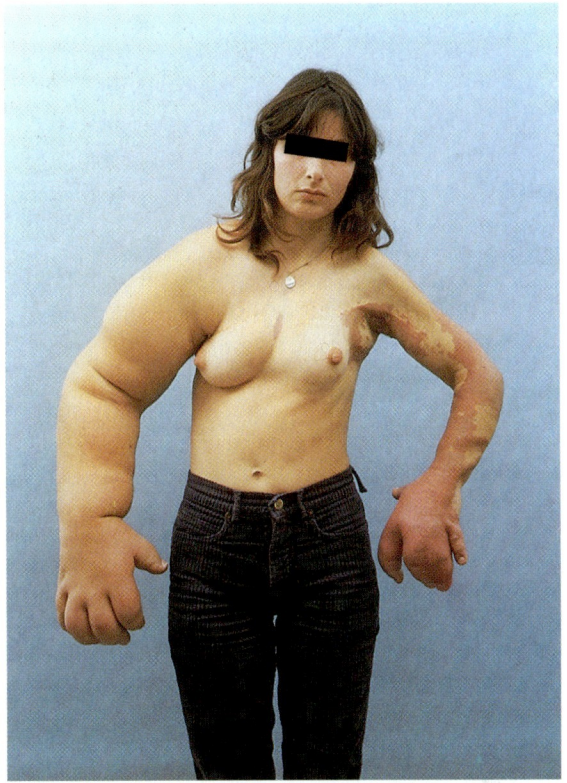

Abb. 3.**7** Klippel-Trénaunay-Syndrom: Naevus flammeus und dysproportionierter Riesenwuchs.

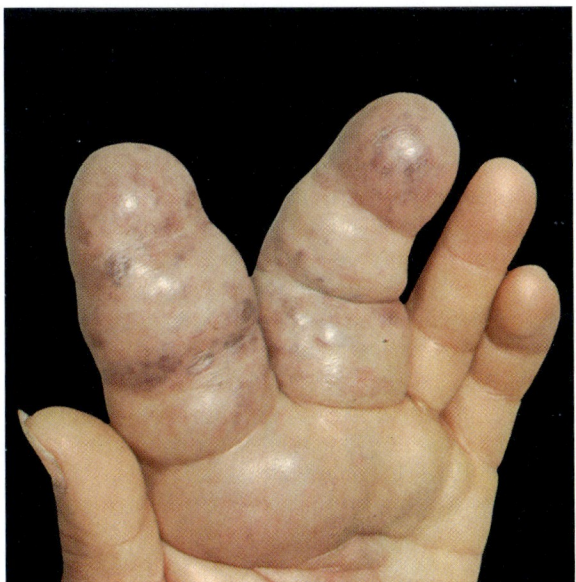

a

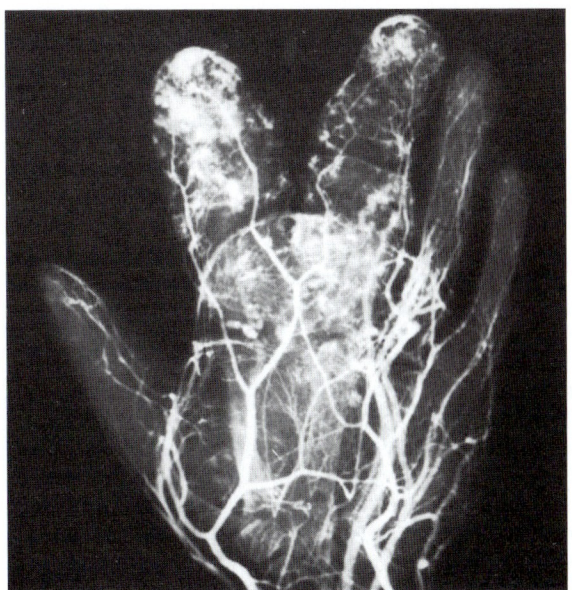

b

Abb. 3.**6** **a** Hereditäre Angiodysplasie von 2 Fingern und Anteilen der linken Hohlhand. **b** Arteriogramm der linken Hand: deutlich sichtbare erweiterte Blutgefäße und arteriovenöse Kurzschlüsse.

Marfan-Syndrom

Definition. Der Marfan-Erkrankung liegt eine autosomal dominant vererbte Kollagensynthesestörung mit einer Mutation im Fibrillin-Gen 15q21 zugrunde, die einen Mangel an chemisch stabilen intermolekularen Verbindungen bewirkt.

Klinik. Charakteristisch sind bei den meist großen Patienten die sehr langen und dünnen Extremitäten (Abb. 3.**8**). Die Armspannweite übertrifft meist die Körpergröße. Weiterhin besitzen diese Patienten sog. Spinnenfinger (Arachnodaktylie), häufig Thoraxdeformitäten im Sinne einer Trichter- oder Hühnerbrust, einen hohen Gaumen (gotischer Dom) und ein meist längliches Gesicht. 80 % der Patienten zeigen Subluxationen der Augenlinsen (meist nach oben), ein Iriszittern und oft eine deutliche Myopie. 90 % der Patienten weisen infolge der zystischen Medianekrose eine Dilatation oder Aneurysmabildung der Aorta auf. Ein Mitralklappenprolapssyndrom ist sehr häufig.

Das Marfan-Syndrom besitzt eine variable Expressivität, und „Minorformen" können z. B. nur eine Augensymptomatik aufweisen. Übergänge zum Ehlers-Danlos-Syndrom kommen vor.

Differentialdiagnostische Abgrenzung. Patienten mit einer Homozystinurie zeigen bei allerdings blonden Haaren ähnliche somatische Veränderungen, doch sind viele der Betroffenen oligophren und die Augenlinsen meist nach unten luxiert.

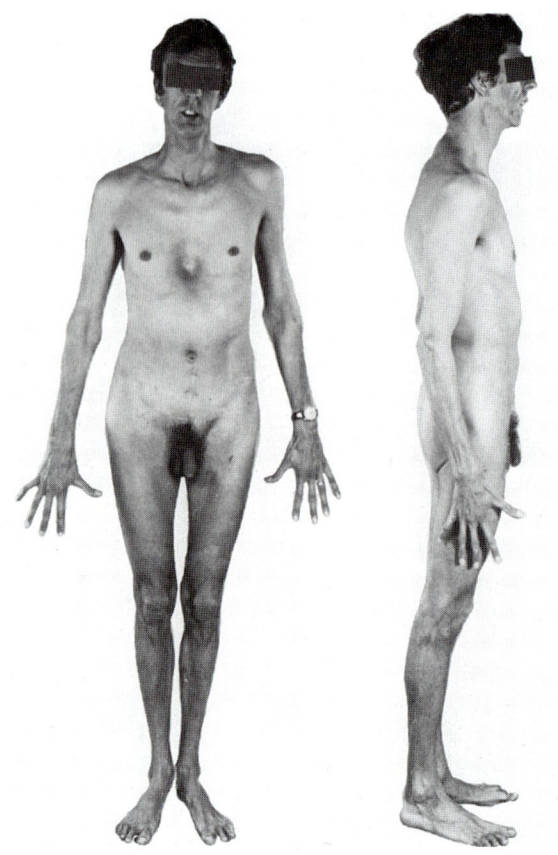

Abb. 3.8 Marfan-Syndrom: lange Extremitäten, Spinnenfinger, Trichterbrust, Dolichozephalie.

Kleinwuchs

Beim erwachsenen Mann (Frau) liegen die Grenzwerte für den Kleinwuchs bei 165 cm (155 cm) und für den Zwergwuchs bei 145 cm (135 cm).

Primäre Störungen des Knochenwachstums

Chromosomale Anomalien. Bei den *chromosomalen Anomalien* sind das Turner-Syndrom und das Down-Syndrom sehr oft mit einem Kleinwuchs vergesellschaftet. Weitere Erbleiden mit einem begleitenden Kleinwuchs sind das Prader-Willi-Labhart-Syndrom, das Noonan-Syndrom sowie die Progerie (Hutchinson-Gilford-Syndrom).

Achondroplasie. Unter den *Skelettdysplasien* ist die Achondroplasie, die autosomal dominant vererbt wird, die häufigste und wichtigste Erkrankung. Infolge einer gestörten enchondralen Ossifikation kommt es zu einem verminderten Wachstum der langen Röhrenknochen und der Knochen der Schädelbasis. Daraus resultiert das typische Bild des nichtproportionierten Zwergwuchses (Abb. 3.9) mit den im Vergleich zum Stamm zu kurzen Extremitäten. Davon abgesehen finden sich bei diesen Personen keine anderen Störungen und eine völlig normale Intelligenz.

Hormonale Störungen

Hypophysärer Zwergwuchs. Bei der großen Gruppe des *hypophysären Zwergwuchses* unterscheidet man:

➤ primäre Hypophysenerkrankungen
➤ hypophysäre Insuffizienz infolge hypothalamischer Störungen und letztlich
➤ eine Resistenz gegen das Wachstumshormon (GH).

Klinisch zeigt sich bei dieser Patientengruppe ein proportionierter Klein- oder Zwergwuchs (Abb. 3.**10**). Das verzögerte Wachstum beginnt meist um das 2. Altersjahr, und das Knochenalter bleibt stark zurück. Häufig bestehen eine leichte Stammfettsucht und ein kleines puppenhaftes Gesicht. Die Intelligenz ist normal.

➤ Bei den *primären hypophysären Störungen* (Hypophysenhypoplasie, Hypophysenaplasie, familiärer isolierter Wachstumshormonausfall) sind assoziierte Mißbildungssyndrome (z. B. Lippen-Kiefer-Gaumen-Spalte) gehäuft.

Selten führen auch Traumen, intraselläre Tumoren und lokale entzündliche Prozesse zu einer Einschränkung der Hypophysenfunktion.

➤ Mögliche Ursachen für *hypothalamische Störungen*, die einen hypophysären Zwergwuchs verursachen,

Äußeres Erscheinungsbild

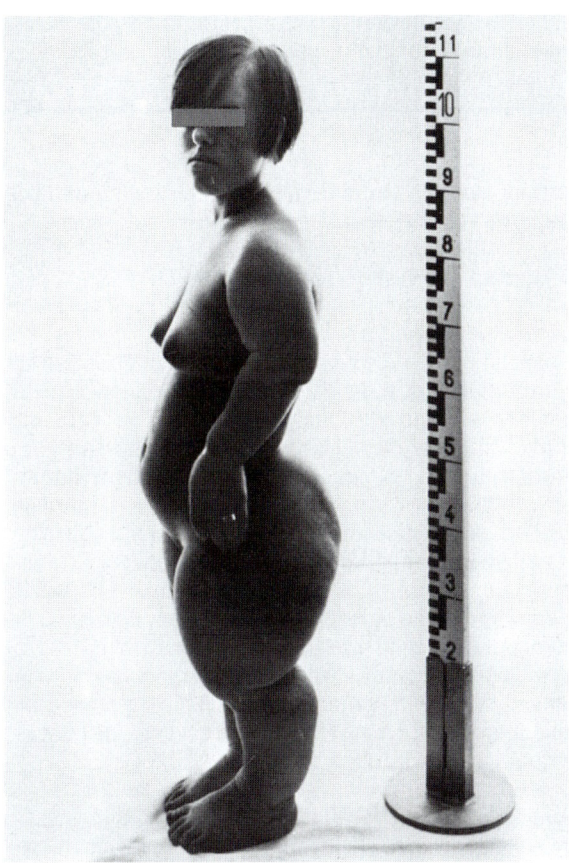

Abb. 3.9 Dysproportionierter Zwergwuchs bei Achondroplasie (Chondrodystrophie).

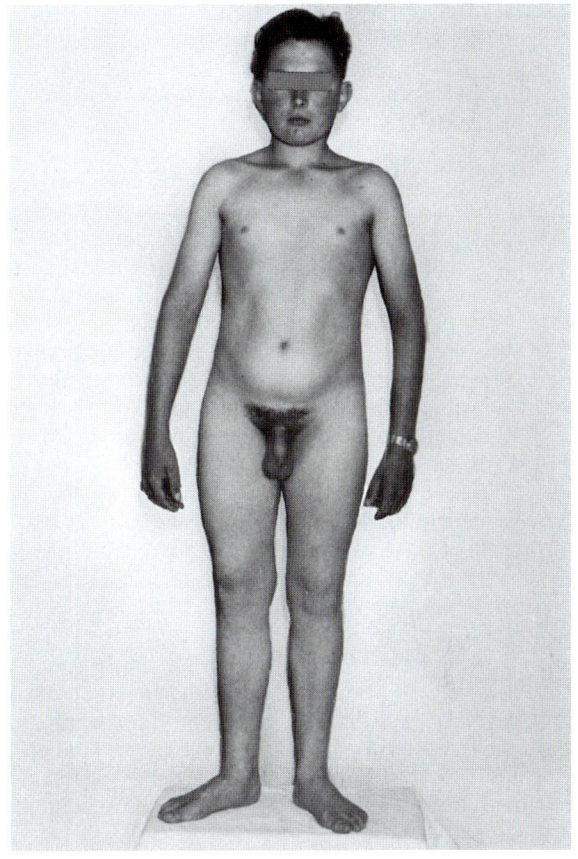

Abb. 3.10 Hypophysärer, proportionierter Zwergwuchs bei 21jährigem Mann (141 cm).

sind: postinfektiöse Zustände (Meningitis), Histiozytosis X, Hydrozephalus, hypothalamische Tumoren wie Kraniopharyngeom oder Neurofibrome.

Wenn sich keine der genannten Erkrankungen beweisen läßt, spricht man von einem „idiopathischen hypophysären Kleinwuchs", wobei sich unter dieser Bezeichnung perinatale Ischämien verbergen können.

Infolge langdauernder schwerer psychischer Konflikte kann es zum „psychosozialen Kleinwuchs" (analog auch das mütterliche Deprivationssyndrom) kommen. Bei Sanierung der Situation normalisiert sich die Hypophysenfunktion meist, und die Kinder zeigen ein beschleunigtes Wachstum.

➤ Bei den *Laron-Zwergen* besteht eine Rezeptorresistenz auf zirkulierendes Wachstumshormon. Eine weitere Form des Zwergwuchses kann durch chemisch abnormes, biologisch inaktives GH auftreten.

Hypothyreose. Die *primäre Hypothyreose des Neugeborenen* und später die erworbene Hypothyreose (z. B. nach Thyreoiditis Hashimoto) führen zu einer sehr deutlichen Wachstumsverlangsamung. Bei der angeborenen Hypothyreose (sporadischer und endemischer Kretinismus) bestehen immer eine massiv verminderte Intelligenz sowie eine Innenohrschwerhörigkeit.

Tumoren. *Tumoren*, die Glucokortikoide oder ACTH produzieren oder Glucokortikoidtherapien führen zu einem Wachstumsstillstand.

Verschiedene Störungen

➤ *Nierenerkrankungen* (Mißbildungen, tubuläre Azidose, chronische Glomerulonephritis, Bartter-Syndrom) können zu einem oft im Kleinkindesalter einsetzenden Minderwuchs führen.
➤ *Fehl- und Unterernährung* (Marasmus, Kwaschiorkor) ist weltweit gesehen der häufigste Grund für einen Kleinwuchs.
➤ Malabsorptionssyndrome (Zöliakie) und chronische Darmerkrankungen wie Morbus Crohn und Colitis ulcerosa sowe Zink- und Eisenmangel können ebenso das Wachstum beeinträchtigen.
➤ *Herzvitien* und auch *chronische Lungenerkrankungen* führen über die resultierende Gewebehypoxie oft zu Wachstumsstörungen.
➤ Weitere Gründe für ein eingeschränktes Wachstum sind außerdem ein schlecht eingestellter Diabetes mellitus, Vitamin-D-resistente Rachitis, Lebererkrankungen (Glykogenspeicherkrankheiten, Zirrhose), Speicherkrankheiten.

Familiärer Kleinwuchs

Wenn bei einem echten Kleinwuchs die Abklärungen negativ ausfallen und die Familienangehörigen klein sind, kann von einem familiären Kleinwuchs gesprochen werden. Zu unterscheiden ist hier die konstitutionelle Verzögerung von Wachstum und Entwicklung. Bei diesen Patienten besteht während der Schulzeit ein deutlicher Wachstumsrückstand. Die Pubertät setzt verspätet ein (14.–18. Altersjahr), jedoch erreichen diese Patienten wegen des zeitlich verlängerten Knochenwachstums doch noch eine normale Erwachsenengröße.

Adipositas

Von der generalisierten Adipositas sind Erkrankungen, die mit einem lokalisierten Fettansatz einhergehen, abzutrennen. Zwischen noch Normalgewichtigen und Adipösen bestehen fließende Übergänge. Patienten, deren Gewicht das Normalgewicht um mehr als 20 % übersteigt, erfüllen die Definition der Adipositas.

Die *primäre, generalisierte Adipositas* (Adipositas simplex) ist meist durch eine übermäßige Nahrungszufuhr bedingt, wobei neben Süßigkeiten und alkoholischen Getränken familiäre Eßgewohnheiten eine große Rolle spielen (Abb. 3.11).

Primäre generalisierte Adipositas. Metabolische und hormonelle Veränderungen sind vielfältig und praktisch immer die Folge und nicht die Ursache der Adipositas, so z. B. Insulinresistenz von Muskel- und Fettzellen, verminderte Glucosetoleranz, erhöhte Triglycerid- und Cholesterinserumspiegel, vermindertes Wachstumshormon, erhöhte 17-Hydroxycorticoid-Ausscheidung. Adipöse besitzen eine deutlich reduzierte Lebenserwartung, da sie viele Folgekrankheiten aufweisen können, wie koronare Herzkrankheiten, Hypertonie, Diabetes mellitus Typ II, Cholelithiasis, Arthrose, Gicht, Leberverfettung, Hernien. Außerdem ist das Uteruskarzinom bei adipösen Frauen gehäuft.

Sekundäre generalisierte Adipositas. Etwa einer von 100 Adipösen gehört zur Gruppe der Patienten mit einer *sekundären Adipositas*.

Am häufigsten führen *endokrinologische Störungen* zu einer Adipositas. Bei der Hypothyreose scheinen nicht nur der verminderte Katabolismus, sondern auch die starke interstitielle Flüssigkeitseinlagerung zur Gewichtszunahme beizutragen. Das Cushing-Syndrom zeigt infolge der vermehrt produzierten Kortikosteroide eine charakteristische Adipositas mit einem Fettansatz vor allem an Stamm und Nacken bei relativ grazilen Extremitäten. Beim Insulinom kommt es möglicherweise aufgrund der rezidivierenden Hypoglykämien zu einer kompensatorischen zusätzlichen Kalorienzufuhr. Ein Hypogonadismus als Ursache einer Adipositas ist sehr selten. Weiterhin kann bei ovarieller Unterfunktion und dem Stein-Leventhal-Syndrom eine Adipositas auftreten.

Bei *hypothalamischen Erkrankungen* ist die Adipositas zum Teil mit einem Diabetes insipidus und/oder einem hypogonadotropen Hypogonadismus kombiniert. Ursachen für derartige hypothalamische Veränderungen sind Traumen, Tumoren (Metastasen, Kraniopharyngeom), Enzephalitiden, chronisch erhöhter Hirndruck (inkl. Pseudotumor cerebri) und das Empty-Sella-Syndrom. Die Dystrophia adiposogenitalis ist ein sehr seltenes Krankheitsbild (Fröhlich-Syndrom) mit einem hypogonadotropen Hypogonadismus, deutlicher Adipositas und Hirndruckzeichen. Diese Krankheit ist streng von der benignen Fettsucht überfütterter Knaben mit scheinbar unterentwickelten Genitalien zu trennen.

Beim Prader-Willi-Labhart-Syndrom ist die für diese Adipositas typische Mehlsackform auffallend. Weiterhin bestehen eine muskuläre Hypotonie, Kleinwuchs sowie eine verminderte Glucosetoleranz. Beim Lawrence-Moon-Biedl-Syndrom beobachtet man Symptome wie Retinitis pigmentosa, Schädeldeformitäten, Polydaktylie oder Syndaktylie, Schwachsinn und Störungen der extrapyramidalen Motorik und Adipositas, beim Morbus Alström atypische Retinadegeneration mit Erblindung, progrediente Innenohrschwerhörigkeit, Diabetes mellitus und Adipositas.

Die Hyperostosis frontalis interna (Morgagni-Stewart-Morel-Syndrom) zeigt neben den radiologischen Schädelveränderungen oft eine Adipositas, Hirsutismus und zum Teil geistige Störungen.

Medikamente wie Kortikosteroide, Phenothiazin sowie Cyproheptadin verursachen selten eine sekundäre Adipositas.

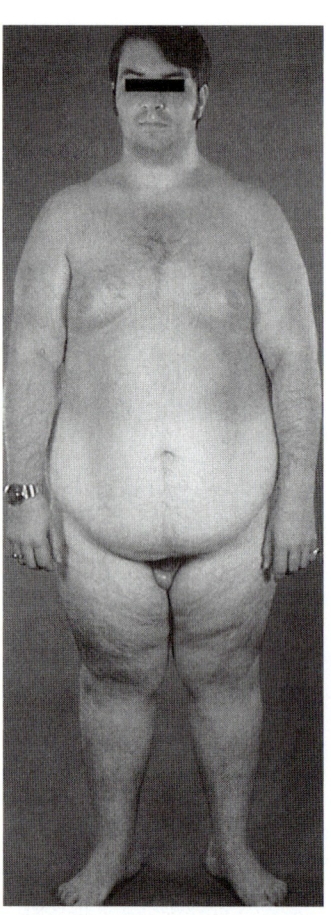

Abb. 3.11 Adipositas simplex. 20jähriger Mann.

Lokalisierte Fettansammlungen. Neben den generalisierten Fettansammlungen gehen verschiedene Erkrankungen mit einer *lokalisierten Fettansammlung* einher.

Äußeres Erscheinungsbild

Definition des Übergewichts und Fettverteilungsmuster

Heute hat sich der sogenannte Körpermassenindex (Body Mass Index = *BMI*) zur *Definition des Übergewichtes* durchgesetzt. Es handelt sich dabei um den Quotienten des Körpergewichtes (in kg) dividiert durch das Quadrat der Körpergröße in Metern (kg/m², z. B. für eine 90 kg schwere Person von 1,75 m Größe: $90/(1{,}75)^2 = 29{,}4$ kg/m²). Die Normwerte sind für Frauen und Männer identisch (Tab. 3.1).

Seit den frühen 50er Jahren ist bekannt, daß die pathophysiologische Bedeutung des erhöhten Körpergewichtes nicht nur von der absoluten Gewichtszunahme, sondern vor allem von der Fettverteilung abhängt. Die am weitesten verbreitete Methode zur *Erfassung des Fettverteilungsmusters* ist die Bestimmung der sogenannten Waist-Hip-Ratio (W/H Ratio bzw. Taille-Hüft-Verhältnis). Eine geringe Gewichtszunahme mit einer mehrheitlichen Zunahme der abdominalen Fettmasse ist im Vergleich zur peripheren Fettansammlung viel häufiger und in ausgeprägterem Maß mit Hypertonie, Dyslipidämie, Glucoseintoleranz und Hyperinsulinämie verbunden. Der heute übliche Normalwert der W/H Ratio beträgt bei Frauen 0,8 bei Männern 0,95 (nach bestimmten Autoren 1,0). Neuere Studien zeigten, daß die alleinige Messung des Bauchumfanges (gemessen auf Taillenhöhe) unter Umständen mehr über mögliche Risiken aussagt als die Bestimmung der W/H Ratio. Gemäß den neuesten Richtlinien der WHO ist das Risiko für Komorbidität bei einem Bauchumfang von > 80 cm bei Frauen und > 94 cm bei Männern erhöht. Ein Bauchumfang von > 88 cm (Frauen) bzw. > 102 cm (Männer) ist sehr ungünstig.

Eine Quantifizierung des Fettanteils mittels z. B. (Bio-)Impedanzmessung hat für den Praxisalltag, vor allem auch für die Wahl therapeutischer Maßnahmen keinerlei Konsequenz und gehört entsprechend *nicht* unbedingt ins Abklärungsprogramm einer Adipositas.

Tabelle 3.1 Klassifizierung des Körpergewichtszustandes nach der WHO (WHO International Obesity Task Force)

Klassifizierung	BMI (kg/m²)
Mager (untergewichtig)	< 18,5
Normalgewichtig	18,5 – 24,9
Übergewichtig	25,0 – 29,9
Adipositas	
mäßige Adipositas (Klasse I)	30,0 – 34,9
schwere Adipositas (Klasse II)	35,0 – 39,0
morbide Adipositas (Klasse III)	> 40

Der Madelung-Fetthals (Lipome im Bereich des Nackens und supraklavikulär) kommt gehäuft bei Alkoholikern vor. Für die generalisierten, teilweise infiltrativ wachsenden Lipome besteht zum Teil ein autosomal dominanter Erbgang. Selten können auch über den ganzen Körper verstreute Lipomknoten (generalisierte Lipomatose) auftreten.

Die spontan oder auf Druck schmerzhafte Dercum-Erkrankung oder Lipomatosis dolorosa findet sich häufig an den Extremitäten und tritt vor allem bei Frauen nach der Menopause auf. Subkutane nekrotisierende Knoten (Panniculitis; Weber-Christian-Syndrom) werden bei verschiedenen Erkrankungen wie Pankreatitis, Kollagenosen und Lymphomen beobachtet.

Magerkeit

Ursachen. Magerkeit kann Ausdruck einer besonderen, nicht krankhaften Konstitution sein. Ungewollter Gewichtsverlust ist oft ein Zeichen einer organischen, meist ernsten Erkrankung. Verschiedene Ursachen sind möglich:

- *Vermindertes Nahrungsangebot* (Unterernährung).
- *Verminderte Nahrungsaufnahme:* Appetitmangel bei konsumierenden Krankheiten.
- *Ungenügende Resorption:* Malabsorption bei Spruesyndrom, chronischem Laxantienabusus und organischen Darmerkrankungen.
- *Ungenügende Verwertung:* Maldigestion bei chronischer Pankreatitis.
- *Vermehrter Kalorienumsatz:* Hyperthyreose und Thyreotoxikose.

Eine Gewichtsabnahme trotz vermehrter Nahrungszufuhr ist typisch für Malabsorptionssyndrome, Diabetes mellitus, Hyperthyreose.

Anorexia nervosa. Neben der Gewichtsabnahme infolge fehlenden Essens bei reaktiven Psychosen ist die *Anorexia nervosa* ein häufiges und eindrückliches Krankheitsbild.

Die Anorexia nervosa (Abb. 3.12) ist 10- bis 20mal häufiger bei Mädchen und jungen Frauen als bei Männern. Die Prävalenz wird auf ca. 0,5 % geschätzt.

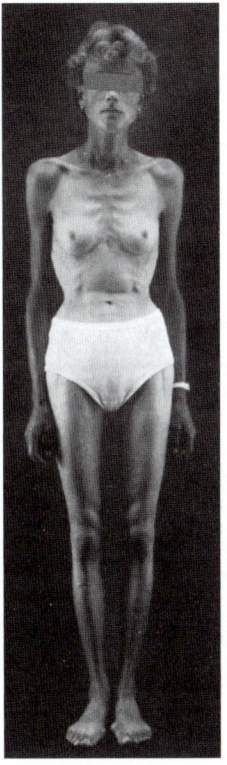

Abb. 3.12 Anorexia nervosa.

Morbus Paget (Osteodystrophia deformans)

Infolge des lokalen osteoklastären Knochenabbaus und osteoblastären Knochenanbaus entsteht beim Morbus Paget (s. Kapitel 11) ein mechanisch wenig belastbarer Knochen. Bei auffallender Größenzunahme des Schädels sprechen die Franzosen von einer „Maladie du chapeau trop petit". In ausgeprägten Fällen sind schon klinisch nachweisbare Knochendeformierungen (Säbelscheidentibia, Wirbelfrakturen, Kyphose) vorhanden (Abb. 3.**13**).

Gynäkomastie

Definition und Abgrenzung. Die ein- und doppelseitige echte Brustdrüsenvergrößerung des Mannes (Gynäkomastie) (Abb. 3.**14**) muß von der sog. Pseudogynäkomastie des Adipösen unterschieden werden. Dort findet man lediglich eine Lipomastie, also den normal großen Drüsenkörper umgebendes Fettgewebe. Die Gynäkomastie, die in der Pubertät oder Adoleszenz auftritt, ist in fast allen Fällen reversibel.

Ursachen. Eine neu auftretende Gynäkomastie bei einem über 20jährigen kann jedoch häufig durch endokrinologische Leiden oder einen Tumor bedingt sein (Tab. 3.**2**). Pathophysiologisch können der Gynäkomastie entweder Testosteronmangel, erhöhte Östrogenproduktion oder medikamentöse Einflüsse zugrunde liegen.

Wichtige Untersuchungen sind neben der Medikamentenanamnese die Inspektion der Hodengröße, die Kontrolle der Leberfunktion sowie endokrinologische

Tabelle 3.2   Mögliche Ursachen einer Gynäkomastie

- **Erhöhte Östrogenproduktion/vermehrter Umbau von Androgenen in Östrogene (*)**
  Hodentumoren, Lungenkarzinome, Nebennierenkarzinome (*), Leberkrankheiten (*), Hyperthyreose (*), Hermaphroditismus
- **Verminderte Testosteronproduktion/verminderte Testosteronwirkung (**)**
  Klinefelter-Syndrom, Anorchie, sekundäre Hodenveränderungen (Kastration, Mumps, Tuberkulose, neurologische Krankheiten), testikuläre Feminisierung (**), Reifenstein-Syndrom (**)
- **Mammakarzinom des Mannes**
- **Medikamente**
  Psychopharmaka (Diazepam, trizyklische Antidepressiva), Antihypertensiva (α-Methyl-Dopa, Reserpin, Spironolacton), Digitalispräparate, Cimetidin, Ketoconazol, Metronidazol, Cisplatin, alkylierende Substanzen, Isoniazid, Östrogenpräparate, Drogen (Heroin, Marihuana, Methadon)
- **Idiopathische Gynäkomastie (20–50 %)**

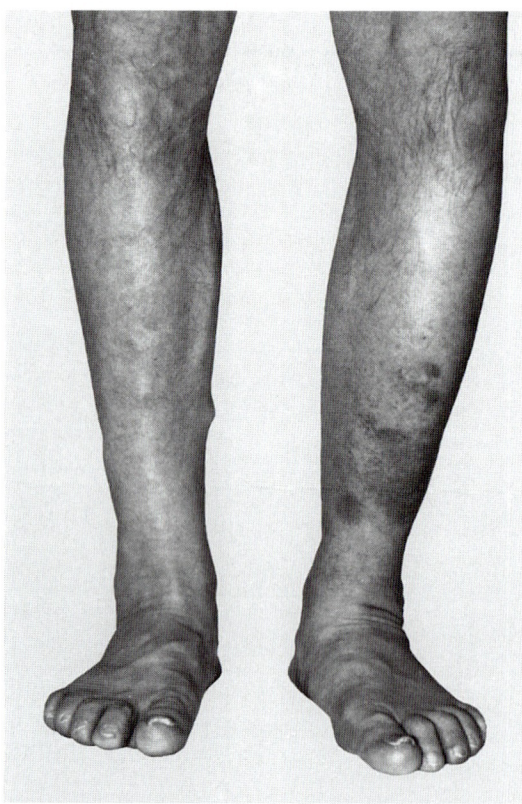

Abb. 3.**13**   Säbelscheidentibia bei Morbus Paget.

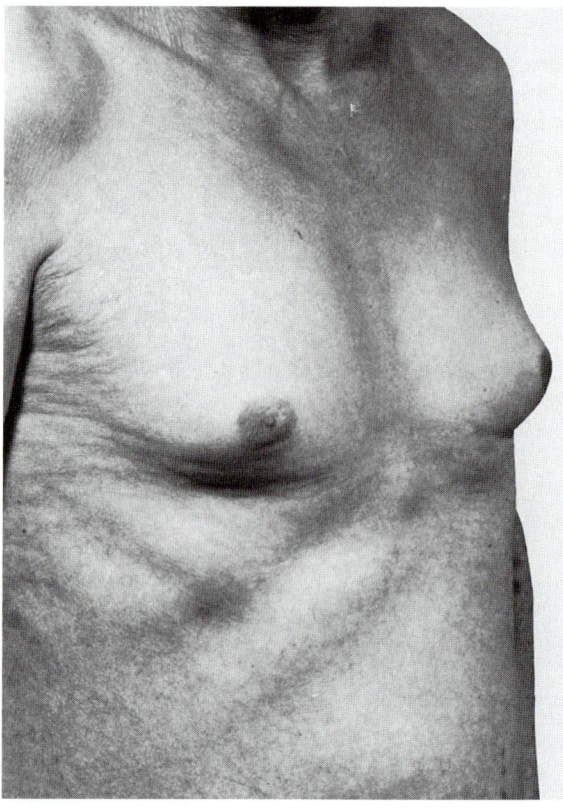

Abb. 3.**14**   Medikamentös induzierte Gynäkomastie (Spironolacton).

Äußeres Erscheinungsbild

Meßwerte (17-Ketosteroide im 24-h-Urin, Plasmaöstrogen, LH, Testosteron, T_3, T_4, TSH). Weitere Laboruntersuchungen orientieren sich immer am speziellen Fall.

! Trotz intensiver Abklärungen bleiben 20–50 % der Gynäkomastien ätiologisch unklar.

Klinefelter-Syndrom

Epidemiologie. Das Klinefelter-Syndrom findet sich bei 1–2 % der männlichen Bevölkerung und stellt damit die häufigste Form des Hypogonadismus mit männlichem Phänotyp dar.

Klinik. Eine bilaterale schmerzlose Gynäkomastie ist ein Hauptsymptom des Klinefelter-Syndroms. Weiterhin sind kleine derbe fibrosierte Hoden und eine Azoospermie typisch. Bei diesen Patienten sind oft eine Adipositas (eunuchoider Habitus) und eine überdurchschnittliche Körpergröße infolge langer unterer Extremitäten zu beobachten (Abb. 3.**15**). Weitere Symptome sind die Hypotrichose (verzögerter spärlicher Bartwuchs, geringe Axillar- und weibliche Pubesbehaarung), eine relativ hohe Stimme und die oft unterdurchschnittliche Intelligenz.

Diagnostik. Das Plasmatestosteron ist meist tief, und sowohl FSH als auch LH sind in der Regel hoch. Die Bestimmung des Kerngeschlechts aus Wangenschleimhautabstrichen oder peripheren Leukozyten sichert die Diagnose *hypergonadotroper Hypogonadismus*.

Hypergonadotroper Hypogonadismus

Weitere Gründe für einen *hypergonadotropen Hypogonadismus* (FSH und LH erhöht) sind Hodenkontusionen, Status nach Orchitis, Bestrahlung, Chemotherapie, Kastration sowie die fortgeschrittene myotone Dystrophie und die germinale Aplasie (Sertoli-Cell-Only-Syndrom). Die klinischen Zeichen sind je nach Stärke des Androgenmangels verschieden.

Hypogonadotroper Hypogonadismus

Der hypogonadotrope Hypogonadismus beruht auf einer verminderten Ausschüttung von Gonadotropinen infolge von tumorösen, entzündlichen, vaskulären oder traumatischen Veränderungen der Hypophyse oder des Hypothalamus. Oft ist jedoch gleichzeitig die Sekretion des Wachstumshormons vermindert, was bei Kindern zum proportionierten Zwergwuchs und bei späterem Auftreten zum eunuchoiden Habitus führt.

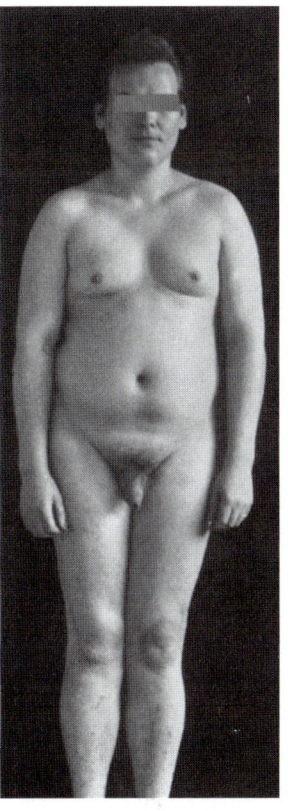

Abb. 3.**15** Typischer eunuchoider Habitus bei einem 26jährigen Patienten mit Klinefelter-Syndrom: beidseitige Gynäkomastie, Hodenatrophie.

Turner-Syndrom

Klinik. Bei der Gonadendysgenesie (Turner-Syndrom) finden sich neben einem schildförmigen Thorax und einem breiten Mamillarabstand (Abb. 3.**16a**) eigenartige Hautfalten am Hals, das sog. Flügelfell (Pterygium colli, Webbed neck) und ein tiefer Haaransatz im Nacken (Abb. 3.**16b**).

Leitsymptome sind jedoch die primäre Amenorrhö, die fehlende Pubertätsentwicklung und der Kleinwuchs (meist < 150 cm groß). Das äußere Genitale ist weiblich und unterentwickelt, und die Gonaden bestehen nur aus Bindegewebe.

Beim Turner-Syndrom können verschiedene Anomalien wie Epikanthus, Mikrognathie (Vogelkinn), tiefliegende, zum teil deformierte Ohren, Handdeformitäten, Aortenisthmusstenose, Ventrikelseptumdefekt, Nierenmißbildungen, Nagelveränderungen, Cubitus valgus (beim Gehen Bewegen wie Flügel) gehäuft beobachtet werden.

Das Kerngeschlecht ist bei dieser Chromosomenanomalie in ca. 60 % chromatinnegativ und entspricht dem Karyotyp 45X. Neben reinen 45X-Formen kommen auch Mosaike 45X, 46XX vor.

Differentialdiagnostische Abgrenzung. Differentialdiagnostisch muß bei normalen Chromosomenbefunden und deutlich ausgeprägtem Flügelfell noch an ein Klippel-Feil-Syndrom oder an ein Noonan-Syndrom gedacht werden.

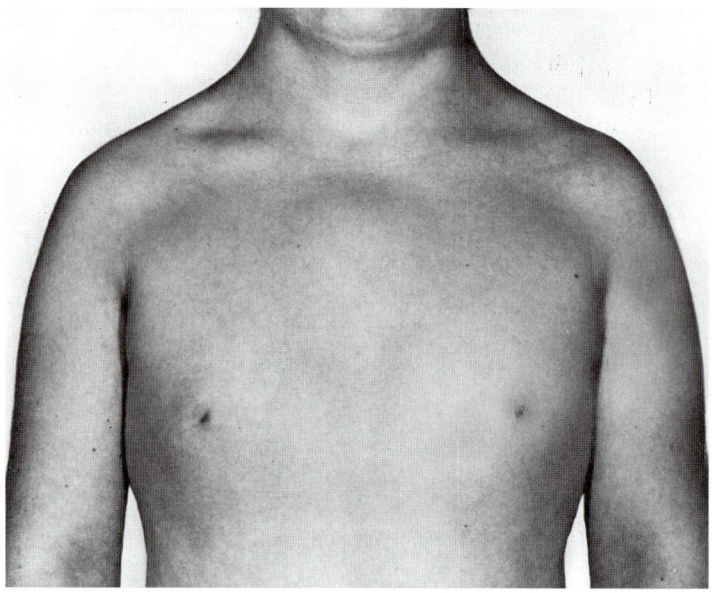 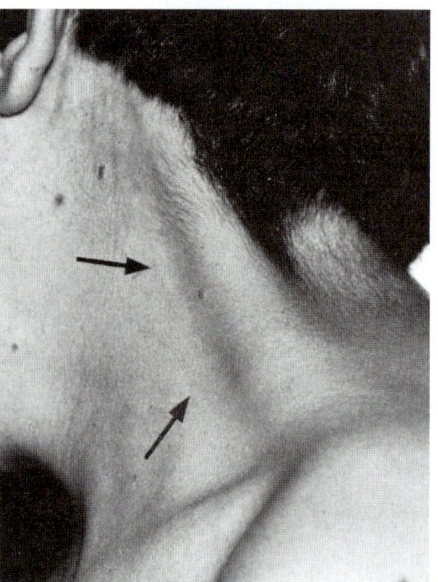

Abb. 3.16a u. b Turner-Syndrom. 18jähriges Mädchen, chromosomales Geschlecht männlich (XO). **a** Schildförmiger Thorax mit großer Mamillardistanz und fehlenden Mammae. **b** Pterygium colli.

Mondor-Krankheit

Eine weitere oberflächliche Thoraxveränderung ist die sog. Mondor-Krankheit. Es handelt sich um eine Phlebitis der seitlichen Thoraxvenen, die als druckdolenter Strang zu tasten sind (Abb. 3.17).

Sahli-Gefäßgirlande

Sie besteht aus kleinen oberflächlichen Hautvenen, die ventral und am seitlichen Thorax etwa auf Höhe der 6. Rippe verlaufen. Sie besitzt keine gesicherte differentialdiagnostische Bedeutung. Sicher ist sie kein klinisches Zeichen für einen Umgehungskreislauf bei portaler Hypertension (Abb. 3.18).

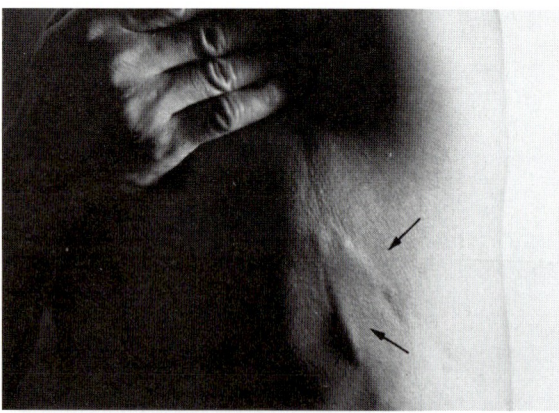 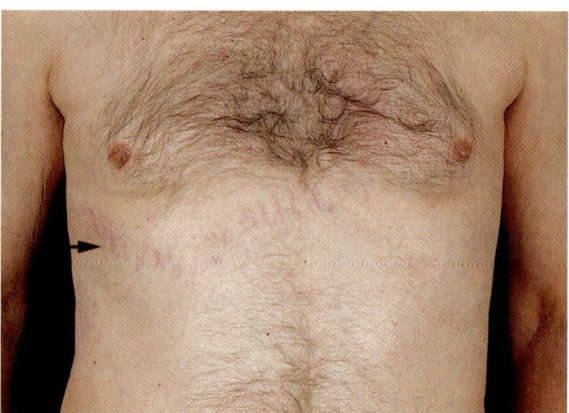

Abb. 3.17 Deutlich sichtbare Thoraxvenen bei der Mondor-Krankheit. 39jähriger Patient.

Abb. 3.18 Sahli-Girlande im Bereich der unteren Thoraxapertur.

3.6 Hand

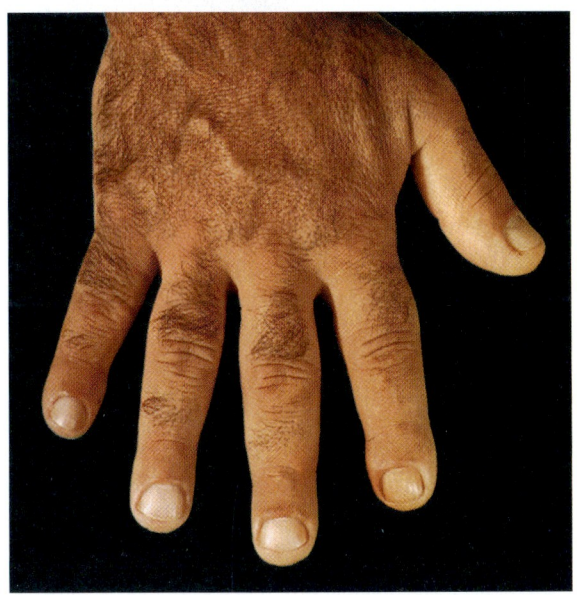
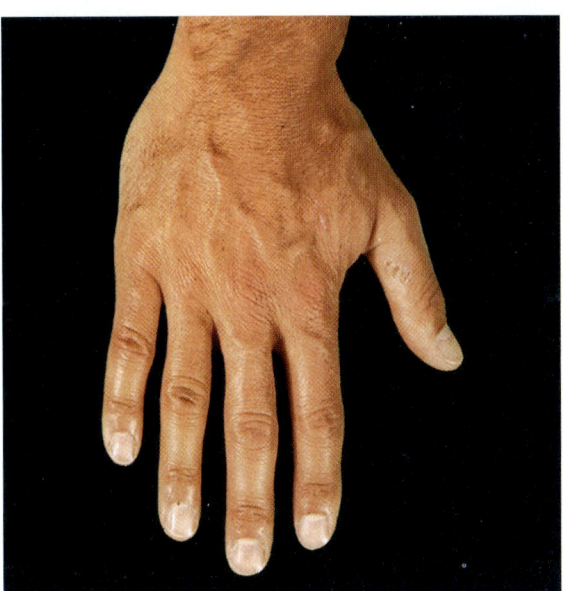

Abb. 3.19 Hand des Akromegalen (**a**), verglichen mit einer normalen Hand (**b**).

Die Form und das *Aussehen der Hand* wie auch die Art des Händedrucks vermögen viel über die Persönlichkeit, den Beruf und die Lebensweise des Patienten auszusagen. Typisch sind auch die Braunverfärbung der Fingerendglieder des 2. und 3. Fingers beim starken Raucher und die Dupuytren-Kontraktur unter anderem beim Alkoholiker.

Die Hand kann jedoch auch bei vielen *systemischen Krankheiten* miteinbezogen sein und u. U. eine sofortige Diagnosestellung ermöglichen:

➤ Die große Hand des **Akromegalen** (Abb. 3.**19a**) und die feingliedrige Hand des Patienten mit einem Marfan-Syndrom (Abb. 3.**8**) sind nicht zu verkennen.
➤ Bei der **chronischen Polyarthritis** sind die proximalen Interphalangealgelenke (PIP) und die Metakarpophalangealgelenke (MCP) im Sinne einer symmetrischen Polyarthritis geschwollen und schmerzhaft. Initial stehen Schmerz, Schwellung und Morgensteifigkeit im Vordergrund, während es später zu Subluxationen, Ankylosierung, Ulnardeviation und auch zu den bekannten „Knopfloch-" und „Schwanenhalsdeformitäten" der Finger kommt (s. Kapitel 10).
➤ Für die **Arthrose** sind die Heberden-Knoten an den distalen Interphalangealgelenken (DIP) typisch (s. Kapitel 10). **Trommelschlegelfinger** (Abb. 3.**20**) treten bei verschiedenen Leiden auf.
➤ Ein **Palmarerythem** ist bei Leberzirrhose, Hyperthyreose und selten auch bei gesunden Personen anzutreffen.

Die Linien der Handinnenflächen sind **pigmentiert** beim Morbus Addison, bei Leberzirrhose und Hämochromatose. Generalisierte *Pigmentierungen* der Hand sind beim Morbus Addison, ektoper ACTH-Produktion, Hämochromatose, Urämie, Peutz-Jeghers-Syndrom und Lepra zu beobachten. Eine Vitiligo tritt als postentzündliche Veränderung nach Psoriasis und

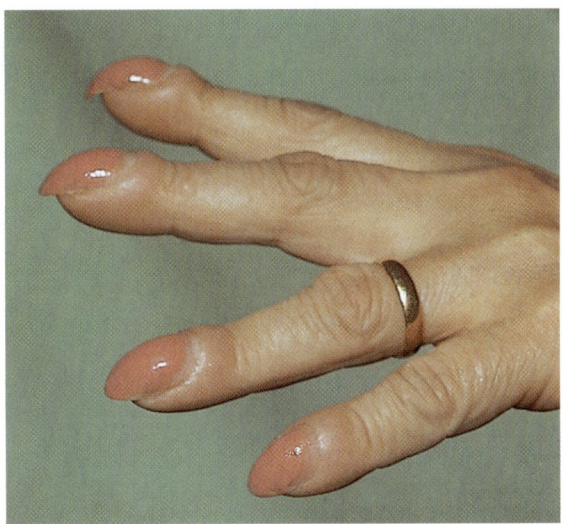

Abb. 3.20 Trommelschlegelfinger und Uhrglasnägel bei Bronchialkarzinom.

Ekzemen, selten aber auch bei perniziöser Anämie, Morbus Addison, Hyperthyreose und Diabetes mellitus auf. In den meisten Fällen bleibt die Ursache ungeklärt (Abb. 3.**21**).
➤ **Palmare Hyperkeratosen** finden sich unter anderem bei der chronischen Arsenvergiftung.
➤ Verhärtet und derb fühlt sich die Hand bei der **Sklerodermie** an. Die Haut ist deutlich gespannt und zeigt zum Teil Verkalkungen (Thibièrge-Weissenbach-Syndrom).
➤ Mäßige **Handmuskelatrophien** sind im Alter physiologisch. Eine Atrophie der Mm. interossei, oft verbunden mit einer Krallenhand, ist typisch für die amyotrophe Lateralsklerose.

3 52 Wichtige objektive Symptome

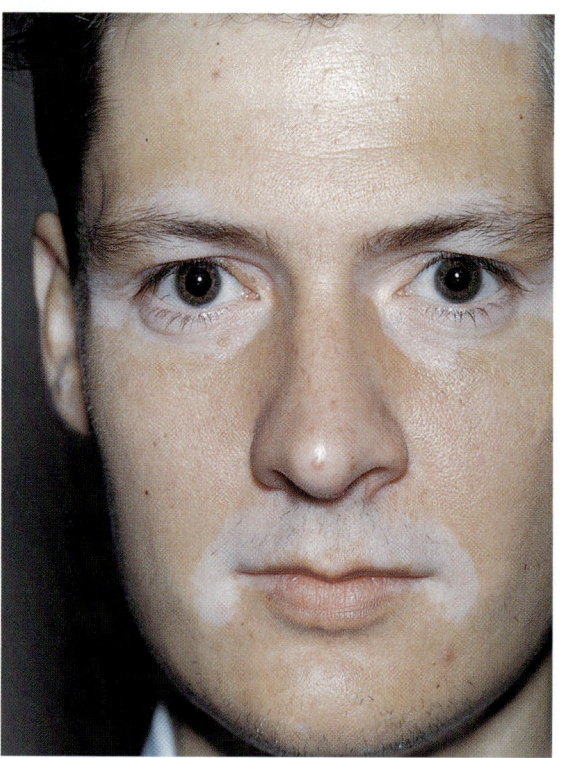

Abb. 3.21 Vitiligo.

➤ Die **Wärme der Haut** gibt Hinweise auf deren Durchblutung. Sie fühlt sich warm an bei der Hyperthyreose und oft auch beim Hypertoniker, trocken und kalt beim Myxödem, kalt bei Hypotonie und Herzinsuffizienz und feucht-kalt bei der vegetativen Dystonie.
➤ **Zyanotisch** und kalt ist die Hand bei der schweren Herzinsuffizienz (Ausschöpfungszyanose), zyanotisch und warm jedoch bei der zentralen Zyanose bei Herzvitien.
➤ Die Hand **zittert** bei Hyperthyreose, chronischem Alkoholismus, Intoxikationen und der Parkinson-Krankheit, daneben auch bei vegetativ Labilen sowie bei familiärem oder senilem Tremor. Ein Intentionstremor wird häufig bei der multiplen Sklerose beobachtet. Typisch auch der Flapping tremor bei der dekompensierten Leberzirrhose mit hepatischer Enzephalopathie.
➤ **Progressive Schwäche**, oft verbunden mit nächtlichem Ameisenlaufen und Taubheit der ersten drei Finger (verschwindet nach Schütteln des betreffenden Armes), spricht für das Vorliegen eines *Karpaltunnelsyndroms*. Die Patienten (meist Frauen) geben Schwierigkeiten beim Fassen und Halten von Gegenständen an.
➤ Eine lokale Erkrankung sind die seltene **Spina ventosa tuberculosa** und der Morbus Jüngling als Zeichen einer **Sarkoidose**.

3.7 Gesicht

Mimik. Beim Parkinsonismus geht die steife *Mimik*, welche den Eindruck des Maskengesichts erweckt, oft den Haltungs- und Gangveränderungen voraus. Bei diesem Maskengesicht ist der Ablauf der Muskelbewegungen zäh und dysharmonisch. Das Bild wird vervollständigt durch das Salbengesicht (Seborrhö) und in schweren Fällen durch den gesteigerten Speichelfluß. Der auffallende Kontrast dieser äußerlichen Starre mit der wachen Intelligenz ist besonders typisch.

Der Risus sardonicus beim *Tetanus* ist nicht zu verkennen. Er wird durch die tonische Starre auch der Lachmuskeln hervorgerufen. Das „Hämische" des tetanischen Lachens ist durch den „Trismus" (Einschränkung der Mundöffnung) bedingt.

Gesichtsrötung. Ein ausgesprochenes Vollmondgesicht findet sich beim Morbus Cushing (s. Kapitel 23), eine Sattelnase wird bei Polychondritis und Wegener-Granulomatose (Abb. 3.22) beobachtet. Beim *geröteten Gesicht* lassen sich manche Nuancen, welche auf verschiedene Krankheiten schließen lassen, differenzieren. Die Rubeosis faciei bei der Hypertonie unterscheidet sich nur graduell von derjenigen der Polyglobulie, bei welcher aber meistens auch die geröteten Konjunktiven auffallen. Gerötete Wangen weisen oft auf einen Diabetes mellitus hin (Abb. 3.23). Die Mitralstenose zeigt ebenfalls in manchen Fällen eine auffallende, durch erweiterte Gefäße bedingte Rötung der Wangen und zum Teil eine Lippenzyanose, so daß von einer Facies mitralis gesprochen werden kann (Abb. 3.24). In viel ausgesprochenerem Maß finden sich diese Erscheinungen beim metastasierenden Dünndarmkarzinoid, wobei das Gesicht zudem durch mehr oder weniger häufige „flushes" während 1–5 Minuten gerötet wird (s. Kapitel 23). Später treten auch Teleangiektasien auf.

Der chronische Alkoholismus ist bei gerötetem Gesicht (Venektasien an Wange und Nase), oft vorhandener chronischer Konjunktivitis und einem eigentümlichen „leeren Blick" nicht zu verkennen. Ein intensiv gerötetes Gesicht wird bei akut fieberhaften Erkrankungen, besonders bei bakteriellen Pneumonien, beobachtet. Das Nasenflügelatmen gibt dem Pneumoniegesicht das besondere Gepräge.

Weitere typische Physiognomien. Die Facies abdominalis (Facies hippocratica) mit den blassen, eingefallenen Wangen, spitzer Nase, tiefliegenden Augen, kalten Ohren und zyanotischen Lippen ist typisch bei abdominellen, besonders peritonealen Erkrankungen. Die voll entwickelte *Basedow-Krankheit* hat ein so typisches Gesicht, daß sie auch von Laien erkannt wird. Der Exophthalmus, das Glanzauge, die schweißbedeckte Haut und der schüttere Haarwuchs sind charakteristisch. Diese Patienten machen einen ausgesprochen schreckhaften Eindruck (Abb. 3.25). Bei der *Hypothyreose* (Myxödem) sind das aufgedunsene Gesicht mit der trockenen und runzeligen Haut sowie allenfalls eine allgemeine Verlangsamung, tiefe Stimme und vermehrter Haarausfall typisch. Diese Veränderungen sind nach erfolgter Therapie praktisch immer gänzlich reversibel (Abb. 3.26a u. b).

Gesicht 53

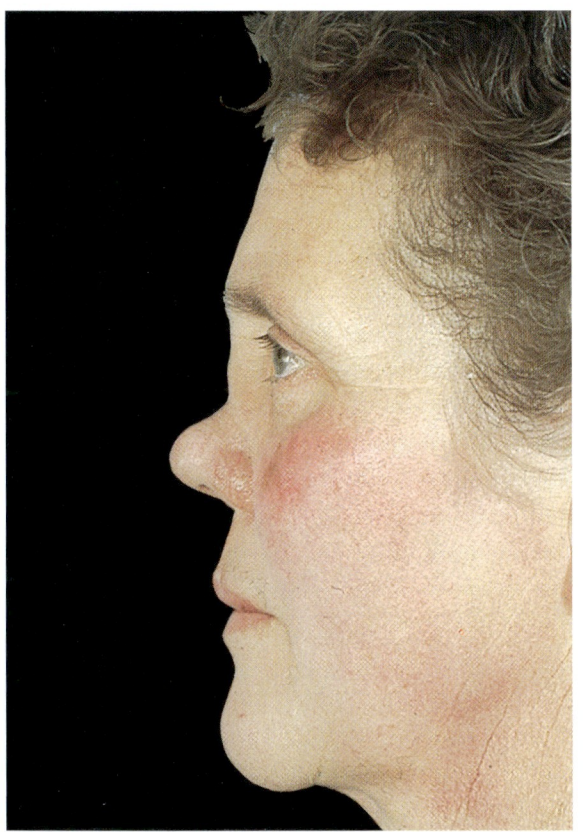

Abb. 3.**22** Sattelnase bei Wegener-Granulomatose.

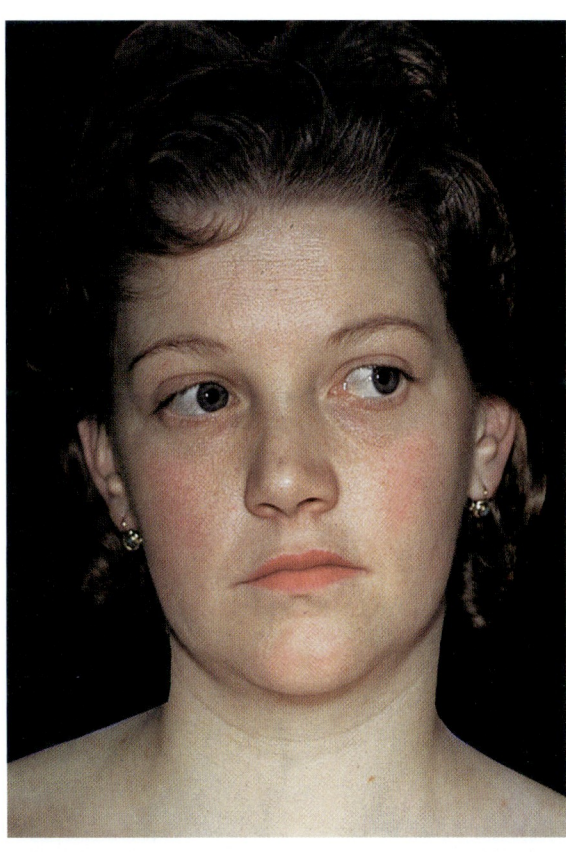

Abb. 3.**23** Diabetikergesicht mit ausgeprägter Rubeosis.

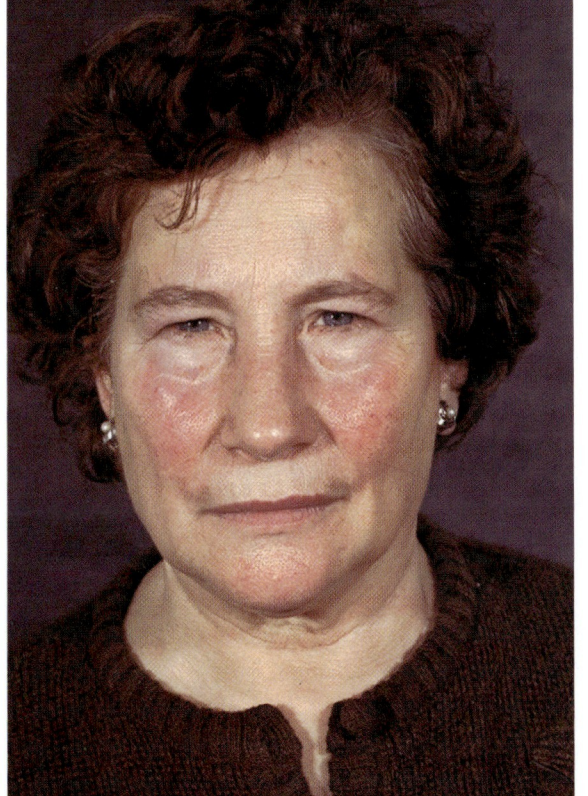

Abb. 3.**24** Gesicht bei Mitralstenose mit geröteten Wangen und leichter Lippenzyanose.

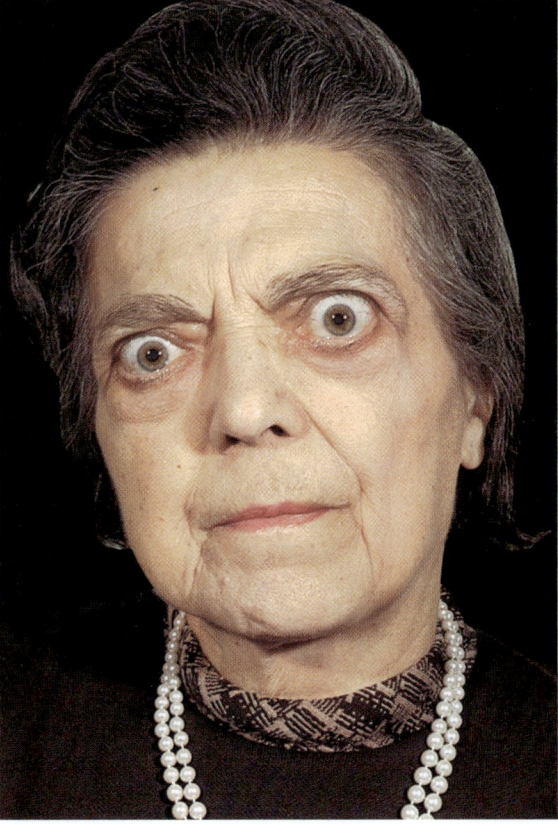

Abb. 3.**25** Gesicht bei Hyperthyreose mit Exophthalmus beidseits.

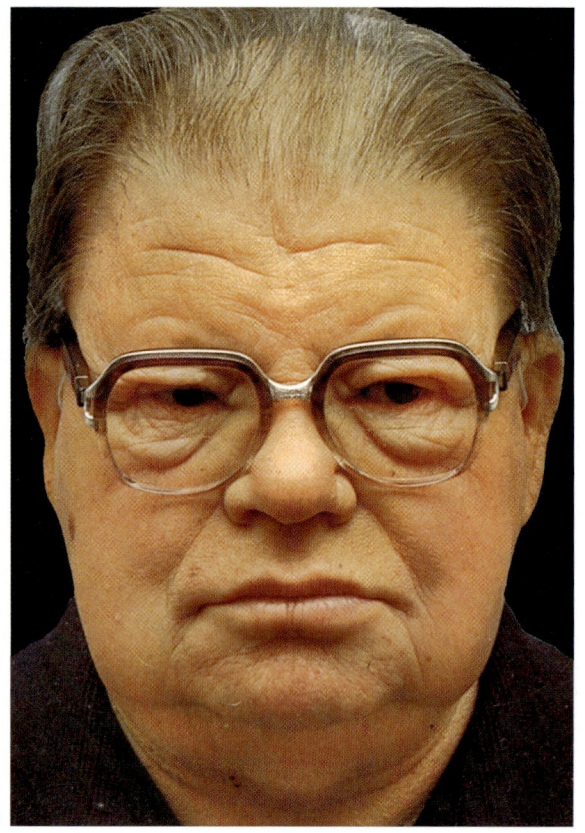
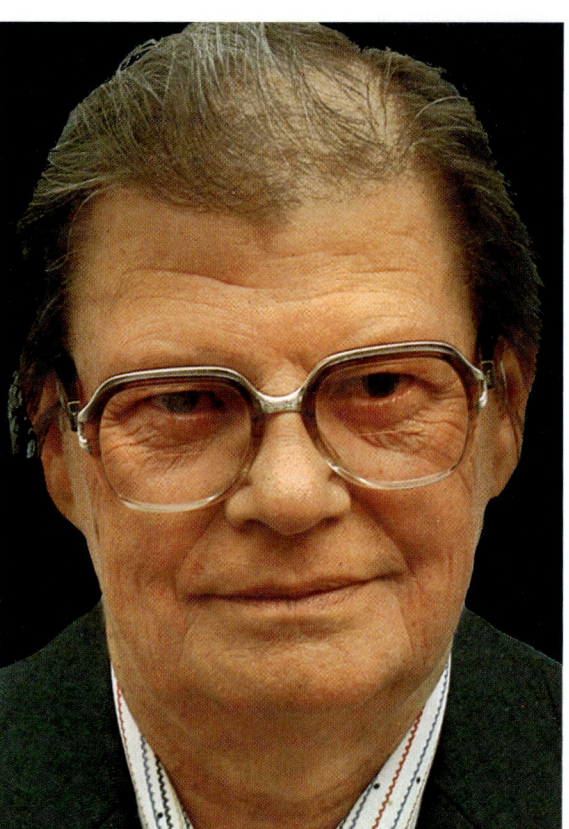

Abb. 3.26 Gesicht bei Hypothyreose **a** vor und **b** nach Therapie.

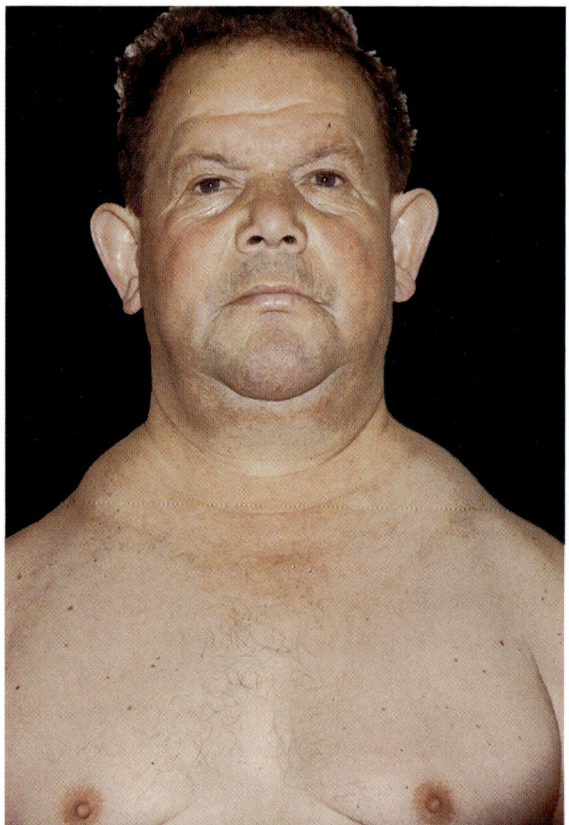

Abb. 3.27 Gesicht bei Kretinismus.

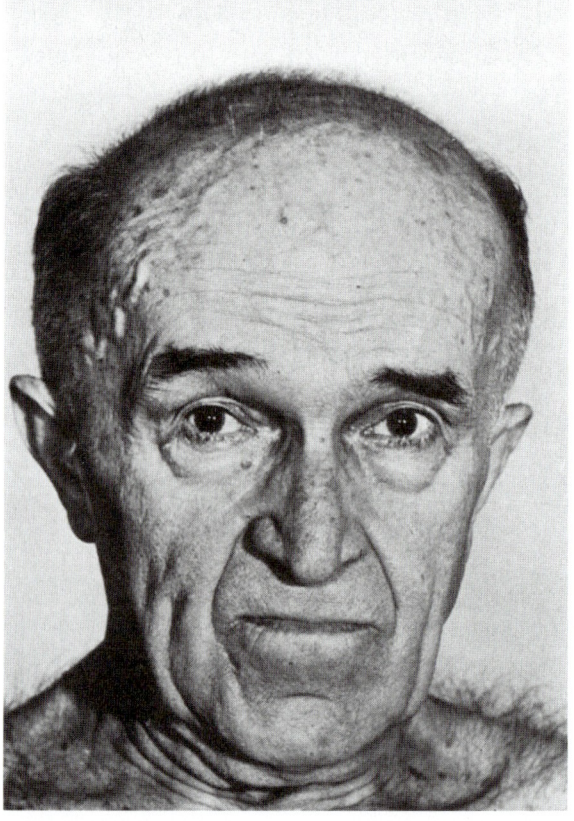

Abb. 3.28 Schädel bei Morbus Paget: deutliche Umfangzunahme.

Nephrotische Ödeme sind besonders auffallend um die Augenlider und verleihen dem Träger das typische aufgedunsene Gesicht.

Die Hautatrophie im Gesicht, der „hölzerne" Tastbefund und der sog. „Tabaksbeutelmund" (Mikrostomie) können bei der Sklerodermie oft gesehen werden. Beim Lupus erythematosus findet sich oft ein charakteristisches schmetterlingsförmiges Exanthem über dem Nasenrücken (s. Kapitel 6).

Das Aussehen des Kretinen (Abb. 3.27) und die Zunahme des Schädelumfanges beim Morbus Paget (Abb. 3.28) erlauben eine sofortige Blickdiagnose.

Es gibt zudem viele seltene Anomalien des menschlichen Gesichts, die beachtet werden müssen, da sie gelegentlich mit Mißbildungen innerer Organe (namentlich Herzvitien) kombiniert sind.

3.8 Augen

Störungen des Sehens und sonstige Veränderungen am Auge können oft Erstmanifestationen einer systemischen inneren Erkrankung sein. Da das Auge aus den verschiedensten Körpergeweben aufgebaut ist (Bindegewebe, Nerven, Gefäße, Pigmentepithel) und zudem der Untersuchung gut zugänglich ist, erlaubt die eingehende Beobachtung der Augen oftmals eine Diagnose.

Exophthalmus

Doppelseitiger Exophthalmus. Doppelseitiger Exophthalmus und weite Lidspalte sind typisch für den *Morbus Basedow* (Abb. 3.25). Neben den Allgemeinsymptomen (s. Kapitel 16) findet man neben dem Exophthalmus weitere Augensymptome wie das Zurückbleiben des Oberlids beim Blick nach unten (v.-Graefe-Zeichen), seltener Lidschlag (Stellwag-Zeichen), Sklera am oberen Limbus sichtbar beim Blick geradeaus (Dalrymple-Zeichen) und selten eine Konvergenzschwäche (Möbius-Zeichen). Siehe auch endokrine Orbitopathie, Kapitel 16.

Ein Exophthalmus kann jedoch auch bei euthyreoten Schilddrüsenwerten und sehr selten bei der Struma Hashimoto auftreten.

Einseitiger Exophthalmus. *Einseitiger Exophthalmus* ohne vorangegangenes Trauma muß an folgende Erkrankungen denken lassen:

➤ Schilddrüsenüberfunktion (in ca. 50 % für einseitigen Exophthalmus verantwortlich),
➤ Orbitatumoren (Abb. 3.29),
➤ periorbitale Tumoren (Nasennebenhöhlen, Epipharynx, Gaumen, Mukozele der Nasennebenhöhlen),
➤ Entzündungen (orbitaphlegmone, pseudotumoröse Myositis der Augenmuskeln, Dakryoadenitis, Pseudotumor orbitae),
➤ verschiedene Ursachen (Pseudotumor cerebri, Sinus-cavernosus-Thrombose, retrobulbäre Granulome bei Wegener-Granulomatose,
➤ Mißbildungen der knöchernen Orbita (Dysostosis craniofacialis [Crouzon-Syndrom], Dysostosis mandibulofacialis [Apers-Crouzon-Syndrom], Turmschädel).

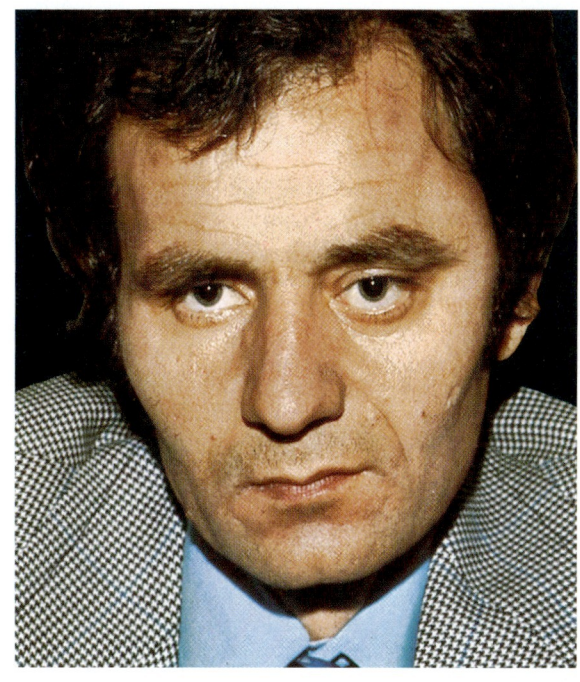

Abb. 3.29 Linksseitiger Exophthalmus bei retrookulärem malignem Tumor (Karzinom).

Pulsierender Exophthalmus. Der *pulsierende Exophthalmus* kommt bei traumatischen arteriovenösen Shunts zwischen A. carotis interna und Sinus cavernosus (kontinuierliche Shuntgeräusche) und außerdem auch bei der Neurofibromatose Recklinghausen vor.

Horner-Syndrom, Enophthalmus

Einen „Enophthalmus" kann man beim Horner-Syndrom (Abb. 3.30a u. b) beobachten. Infolge einer Lähmung des Halssympathikus (Karotisdissektion, iatrogen nach therapeutischer Intervention, Struma, Prozesse in Lungenspitze oder Mediastinum, Syringomyelie, Halsrippe, Halsmarktraumen und Tumoren, selten bei Aortenaneurysma) kommt es zur Trias Miosis, Ptosis und Anhidrosis. Es handelt sich um einen vorgetäuschten Enophthalmus bedingt durch Ober- und Unterlid-Ptose. Eine enge Lidspalte als Folge einer Ptose des oberen Augenlides beobachtet man bei Lähmung des N. oculomotorius, aber auch bei der Myasthenia gravis. Eine familiäre Ptose kommt vor.

Abb. 3.**30a** Horner-Symptomenkomplex rechts mit deutlich sichtbarer Ptose und enger Lidspalte.

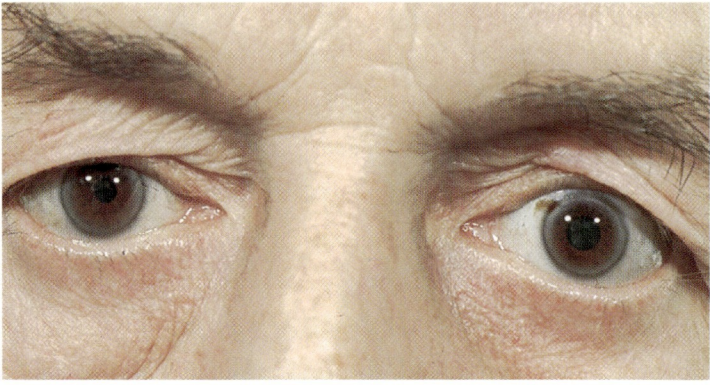

Abb. 3.**30b** In der Nahaufnahme werden zusätzlich der Enophthalmus und die enge Pupille erkennbar. Ein Nebenbefund ist der beidseitige Arcus senilis.

Augenbrauen

Ein Fehlen der lateralen Augenbrauen wird beim Hypopituitarismus beobachtet (Abb. 3.**7**).

Lider

Beim rezidivierenden Hordeolum (Gerstenkorn) muß immer an einen Diabetes mellitus gedacht werden. Entzündliche Lidschwellungen treten nach Insektenstichen und als allergische Reaktionen (Medikamente, Eßwaren) auf. Entzündungen und Schwellungen der Tränendrüsen (virale Infektionen, Mikulicz-Syndrom) können Lidschwellungen vortäuschen.

Skleren

Sklerenikterus. Die ikterische Farbe der Sklera ist in der Regel Zeichen einer akuten oder fortgeschrittenen Leberaffektion oder einer Hämolyse (s. dort) (Abb. 3.**31a**).

Blaue Skleren. Bei leicht blauer Tönung infolge dünner und durchscheinender Skleren sucht man nach weiteren Zeichen der *Osteogenesis imperfecta* (Abb. 3.**32**). Typisch sind multiple Frakturen der langen Röhrenknochen, wobei die Frakturhäufigkeit nach der Pubertät abnimmt. Die Gelenke erscheinen meist locker, und im Erwachsenenalter beginnt eine progrediente Schalleitungsschwerhörigkeit infolge Otosklerose. Weiterhin sind Thoraxdeformitäten, kleine, mißgestaltete, gelbbläuliche Zähne und dünne Haut sowie Zwergwuchs nachweisbar. Das Mitralklappen-Prolapssyndrom ist wie beim Ehlers-Danlos-Syndrom und dem Marfan-Syndrom gehäuft. Neben der autosomal dominanten Form mit der typischen Trias „Knochenbrüchigkeit, blaue Skleren, Schwerhörigkeit" sind verschiedene andere seltenere Untergruppen bekannt, mit einem zum Teil letalen Verlauf im frühen Kindesalter. Der Erkrankung liegen Mutationen in einem der zwei Gene für Typ-I-Prokollagen zugrunde. Die einzelnen Verlaufsvarianten erklären sich durch verschiedene Lokalisation der Mutationen.

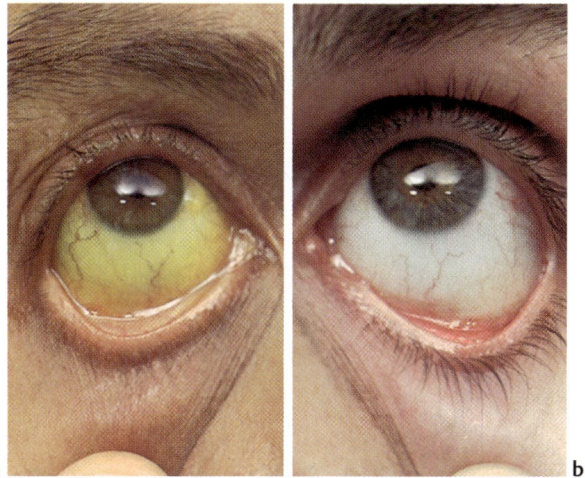

Abb. 3.**31** Sklerenfarbe **a** bei Ikterus und **b** bei Normalen.

Eine abnorme Knochenbrüchigkeit ist auch ein typisches Symptom der Osteopetrosis (Albers-Schönberg-Marmorknochenkrankheit) und wird auch beim Morbus Paget und der renalen Osteodystrophie gesehen.

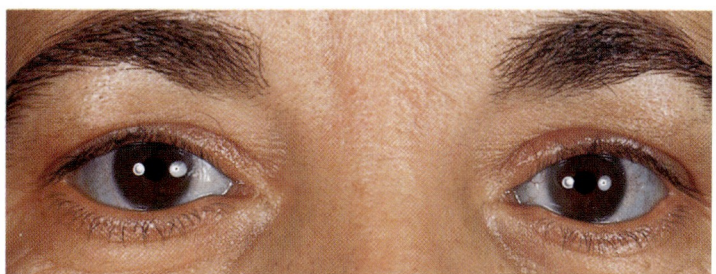

Abb. 3.**32** Blaue Skleren bei Osteogenesis imperfecta.

Hornhaut

Arcus lipoides. Das Gerontoxon (Arcus senilis, Arcus lipoides) (Abb. 3.**30b**) ist beim älteren Menschen häufig und durch Lipideinlagerungen verursacht. Es kommt aber auch bei jüngeren Menschen ohne Zeichen einer Hypercholesterinämie vor.

Morbus Wilson. Ein ähnliches Bild wird beim Morbus Wilson (hepatolentikuläre Degeneration) durch Einlagerung von Kupfer verursacht. Im Gegensatz zum Arcus senilis ist der sog. Kayser-Fleischer-Hornhautring von braun-grüner Farbe.

Bandförmige Hornhauttrübungen. Bandförmige Hornhauttrübungen sind insbesondere bei anteriorer Uveitis (z. B. bei juveniler Polyarthritis), aber auch bei hyperkalzämischen Zuständen (Sarkoidose, Vitamin-D-Intoxikation, Hyperparathyreoidismus) möglich. Mehr diffuse Trübungen können infolge einer Keratitis (Hornhautherpes, Zoster ophthalmicus, konnatale Lues) oder als Medikamentennebenwirkungen (Amiodaron, Chloroquin, Mepacrin, Indometacin) auftreten.

Linse

Katarakte. Neben dem Altersstar (Cataracta senilis) sind frühzeitige Linsentrübungen bei folgenden Erkrankungen möglich:

➤ Stoffwechselkrankheiten (Diabetes mellitus, Hypoparathyreoidismus, Galaktosämie),
➤ Linsenverletzungen,

- Augenleiden (chronische Iridozyklitis, Heterochromiestar),
- intrauterine Virusinfektionen (Rubeolen, Mumps, Masern, Varizellen) und Toxoplasmose-Infektionen (in der zweiten Schwangerschaftshälfte),
- Myotonia dystrophica (Curschmann-Steinert),
- Intoxikationen (Dinitrokresol), Morbus Wilson,
- Medikamente (Glucokortikoide, Haloperidol).

Linsenzittern. En Linsenzittern tritt oftmals beim Marfan-Syndrom auf.

Iris

Farbdifferenzen. Farbdifferenzen der Iris (Heterochromien) treten nach Iritiden und als angeborene Varianten (zum Teil kombiniert mit Ohrdefekten beim Waardenburg-Syndrom) auf.

Iritis, Iridozyklitis. Eine Iritis oder Iridozyklitis kommt bei Infektionen (okkulte Infekte, Leptospirosen, Listeriose, Lyme-Borreliose, Toxoplasmose, Lues, Herpes zoster) und folgenden Erkrankungen vor: Behçet-Syndrom, Morbus Reiter, Sarkoidose (Heerfordt-Syndrom s. dort), Morbus Bechterew, Morbus Still-Chauffard.

Pupille

Erregungen der sympathischen Nervenfasern erweitern die Pupillen, während der Parasympathikus zu einer Pupillenverengung führt.

Störungen der Pupillomotorik

- *Enge Pupillen* findet man bei Narkose, Schlaf, Drogen (Opiate), Medikamenten (Pilocarpin), Intoxikation mit Phosphorsäureester (E 605), Glaukomtherapie, Horner-Syndrom, Iritis, Ponsläsionen.
- *Weite Pupillen* kommen bei Sympathikuserregung (Angst, Erregung, Schmerz), nach Atropin, Kokain, beim Glaukomanfall, Mittelhirnläsionen und tiefem Koma vor.
- Bei der *Anisokorie* sind die Pupillen meist aufgrund organischer oder lokalmedikamentöser Ursachen verschieden weit.
- Bei der einseitigen *amaurotischen Pupillenstarre* fehlt der direkte Lichtreflex, jedoch kann man bei Beleuchtung des gesunden Auges eine prompte Verengung der Pupille des blinden Auges sehen (konsensuelle Lichtreaktion).
- Bei der *reflektorischen Pupillenstarre* (Argyll-Robertson-Phänomen) fehlt die direkte und konsensuelle Lichtreaktion, während sich die Pupillen bei Akkommodation prompt verengen. Ferner bestehen eine Reizmiosis sowie eine deutliche Entrundung der Pupillen und ein schlechtes Ansprechen auf Mydriatika. Wenn alle genannten Symptome vorhanden sind, ist das Argyll-Robertson-Phänomen pathognomonisch für die Tabes dorsalis. Eine einfache reflektorische Pupillenstarre kann aber auch bei Mittelhirnläsionen (Pinealom, multiple Sklerose) und bei der durch Diabetes mellitus (Abb. 3.**33**) und Amyloidose-bedingten Polyneuropathie auftreten.
- Eine *absolute* Pupillenstarre wird, wenn keine Mydriatika verwendet wurden, bei Prozessen im Mittelhirn oder an der Schädelbasis (Enzephalitis, Tumor, Aneurysma, Lues) gesehen. Augenaffektionen (Synechien, Glaukom) können eine absolute Pupillenstarre vortäuschen.
- Das *Adie-Syndrom* ist eine harmlose, ätiologisch unklare Störung, bei der die Pupillen nur sehr langsam oder gar nicht auf Licht reagieren und die Akkommodationsreaktion tonisch verlangsamt erfolgt.

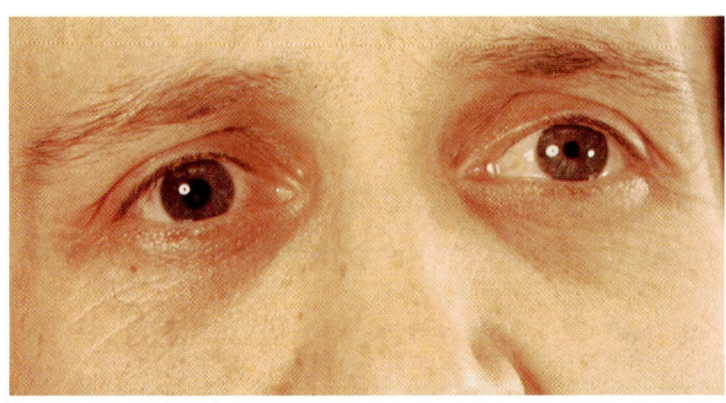

Abb. 3.**33** Argyll-Robertson-Phänomen: ungleich weite, etwas entrundete, lichtstarre Pupillen bei Diabetes mellitus.

Glaskörper

„Mouches volantes" als Ausdruck von *Glaskörpertrübungen* sind meist harmloser Natur, sofern der Visus nicht eingeschränkt ist und die Trübungen seit längerer Zeit bekannt sind. In ausgeprägter Form neu auftretende „Mouches volantes" können jedoch Hinweise auf eine beginnende Netzhautablösung oder eine Glaskörperblutung im Rahmen von Gefäßerkrankungen wie Diabetes mellitus oder Venenthrombose sein.

Retina

Retinopathie. Bei der diabetischen Retinopathie kommt es infolge Mikroaneurysmen, Blutungen und Gefäßproliferationen in den Glaskörper zu oft erheblichen Visusstörungen. Retinablutungen können auch bei Koagulopathien auftreten. Degenerative Retinaveränderungen sind bei Retinitis pigmentosa, Pseudoxanthoma elasticum und Lawrence-Moon-Biedl-Syndrom typisch. Eine Endokarditis kann selten mit kleinen, zum Teil hämorrhagischen Retinaherden („Roth spots") einhergehen.

Chorioretinitis. Die Differentialdiagnose der *Chorioretinitis* (posteriore Uveitis) umfaßt Infektionen mit Toxoplasma gondii, Toxocara, Cryptococcus neoformans, Histoplasma capsulatum, Mycobacterium tuberculosis, Zytomegalieviren (u. a. bei AIDS) und außerdem die Sarkoidose.

Candida-Endophthalmitis. Eine *Candida-Endophthalmitis* wird bei ca. 5% der Patienten mit einer disseminierten Candidiasis gesehen. Funduskopisch sind weiße, watteartige (Cotton wool) Retinaexsudate mit Ausbreitung in den Glaskörper typisch. Dieses Krankheitsbild wird bei Immunsupprimierten, bei langdauernder parenteraler Ernährung und bei i.v.-Drogenabhängigen gesehen.

Das gerötete Auge

Beim geröteten Auge kommen differentialdiagnostisch folgende Möglichkeiten in Betracht:

- *Konjunktivitis* (sehr häufig, langsamer Beginn, wenig Augenbrennen, konjunktivale Injektion, z. B. bei grippalem Infekt),
- *Uveitis* (häufig, meist langsamer Beginn, mäßiger Augenschmerz, leichte Visustrübung, ziliare Injektion, enge Pupille mit träger Lichtreaktion),
- *Korneaverletzung/Keratitis* (häufig, bei Keratitis langsamer Beginn, deutlicher oberflächlicher Schmerz, ziliare oder diffuse Injektion, evtl. Korneaulzerationen),
- *akutes Glaukom* (selten, plötzlicher Beginn, Gesichtsschmerz, ziliare Injektion, Schwindel, Erbrechen).

Augenmotorik

Die Untersuchung der Augenstellung und der schnellen (Sakkaden) sowie der langsamen, visuell oder vestibulär induzierten Augenbewegungen kann verschiedenste Ausfallmuster zeigen. Damit können Störungen des *zentralen* (infra- und supratentoriellen) oder *peripheren* (Nerven, Endplatten und Muskeln) *Nervensystems* und des *Labyrinthes* differentialdiagnostisch rasch eingegrenzt werden (s. Kapitel 32).

3.9 Ohren

Äußeres Ohr. Das *äußere Ohr* gibt diagnostische Hinweise bei Gicht (Tophi) (s. Kapitel 10), Ochronose (blaugraue Fleckung) (s. Kapitel 10), Herzinsuffizienz (Zyanose) und der Kälteagglutinationskrankheit (Zyanose in der Kälte).

Deformationen der Ohrmuscheln kommen bei Mißbildungen verschiedenster Art vor. Schlaffe, hängende Ohren sind pathognomonisch für die seltene rezidivierende Polychondritis (v.-Meyenburg-Altherr-Uehlinger-Syndrom) (Abb. 3.**34**).

Mittelohr. Die *Schalleitungsschwerhörigkeit* tritt bei Veränderungen des äußeren Gehörganges oder bei Affektionen im Mittelohr auf. Es handelt sich meist um Cerumen obturans, Trommelfellverletzungen, Otitis media, Cholesteatom, Tuben-, Mittelohrkatarrh, Otosklerose oder um kongenitale anatomische Veränderungen.

Innenohr. Läsionen der Kochlea und des VIII. Hirnnerven (N. acusticus) sowie zentrale Veränderungen bewirken eine sog. *Schallempfindungsschwerhörigkeit.* Neben der

60 Wichtige objektive Symptome

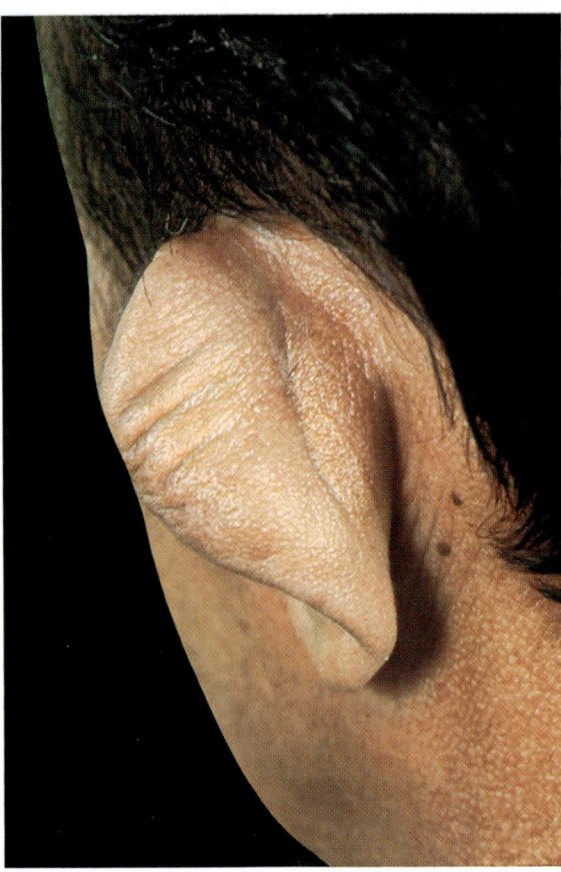

Abb. 3.**34** Schlaffe, hängende Ohren bei rezidivierender Polychondritis.

akut und einseitig auftreten, muß differentialdiagnostisch ein vaskulärer Prozeß (Hörsturz), ein Knalltrauma oder bei entsprechender Anamnese eine Felsenbeinfraktur angenommen werden.

Eine *Labyrinthitis*, meist als Komplikation einer Otitis media oder eines viralen Infektes (Mononucleosis infectiosa), bewirkt einen einseitigen Gehörsverlust.

Rezidivierende einseitige Gehörsverminderungen, kombiniert mit Tinnitus und Schwindel, sowie einem Spontannystagmus sind typisch für den *Morbus Ménière*.

Ototoxische Medikamente (Aminoglykoside, Vancomycin, hochdosierte Salicylate und Furosemid sowie Bleomycin) können vereinzelt zu langsam progredienter beidseitiger Schallempfindungsschwerhörigkeit führen.

Chronisch progressiv verlaufen die Altersschwerhörigkeit (Presbyakusis) und die lärminduzierte Schwerhörigkeit.

Das Akustikusneurinom wächst meist langsam und zeigt oft als einziges Symptom eine einseitige progrediente Hörstörung. Hirnstammläsionen, Infarkte, Tumoren, multiple Sklerose und andere Veränderungen im Temporallappenbereich können ebenfalls zu Hörstörungen führen.

Unter *Tinnitus* (Ohrensausen, -rauschen) versteht man ein subjektives Phänomen, bei dem der Patient meist sehr störende Töne und Geräusche unterschiedlichen Charakters hört. Knacken und tieffrequente Geräusche werden oft bei mechanischen Störungen der Tuba Eustachii und beim Tubenmittelohrkatarrh angegeben. Pfeifen und klingende Töne treten bei kochleären Erkrankungen und Veränderungen des N. cochlearis auf. Tinnitus ist fast immer mit einer deutlichen Gehörsabnahme kombiniert. Kontinuierliche Geräusche werden am häufigsten bei intrakraniellen vaskulären Prozessen beobachtet. Hochdosierte Gaben von Salicylaten und Chinin führen mitunter zu Tinnitus. Ein einseitiger Tinnitus ist typisch für den Morbus Ménière.

häufigen familiären Schwerhörigkeit stellt die Rötelnembryopathie eine nicht seltene Ursache einer Schwerhörigkeit dar. Wenn Hörstörungen oder ein Hörverlust

3.10 Nase

Eine *Sattelnase* (Abb. 3.**22**) ist Folge einer ungenügenden Blutversorgung des Septums bei Gefäßprozessen, kongenitaler Lues, der Wegener-Granulomatose, dem „Midline-Granulom" und selten beim Takayashu-Syndrom.

Charakteristische Veränderungen sind das *Rhinophym* (Knollennase) infolge einer Talgdrüsenhyperplasie der Haut und das *Adenoma sebaceum* beim Bourneville-Pringle-Syndrom (gekennzeichnet durch tuberöse Hirnsklerose, intrakranielle Verkalkungen, subunguale Fibrome, knotige Zahnfleischwucherungen, Netzhauttumoren, Rhabdomyome des Herzens, Angiome und Fibrome der Nieren). Die Nase ist bei der rezidivierenden Polychondritis deutlich abgeplattet.

3.11 Mundhöhle

Zahnveränderungen

Schmelzdefekte (Querrillen, weiße Punkte) können ein Hinweis für durchgemachte Krankheiten wie Rachitis, Hypoparathyreoidismus oder Zöliakie sein. Systemische Tetrazyklingaben in der letzten Schwangerschaftshälfte und bis zum Alter von 8 Jahren bewirken infolge Ablagerungen von Tetrazyklin-Calcium-Phosphat-Komplexen irreversible Gelbverfärbungen der Zähne und Schmelzdefekte.

Beim Down-Syndrom sind die Zähne meist klein, und die sog. Hutchinson-Zähne (eingedellte Schneidfläche) sind typisch für die kongenitale Lues.

Ein vorzeitiger Zahnverlust ist bei der Vitamin-D-resistenten Rachitis und der Hypophosphatasie möglich.

Zahnfleischveränderungen

Eine *Gingivahyperplasie* (Abb. 3.35) kann bei der Schwangerschaft, bei Leukosen und unter einer Therapie mit Phenytoin beobachtet werden. Entzündliche Zahnfleischveränderungen haben vielfältige Ursachen und sind bei Patienten mit dem Down-Syndrom und bei Diabetikern gehäuft. Ein schwärzlicher Saum weist auf eine Bleiintoxikation und ein blaugrauer Saum auf eine Silber- oder Wismutvergiftung hin.

Gingivitiden werden auch im Rahmen von AIDS beobachtet.

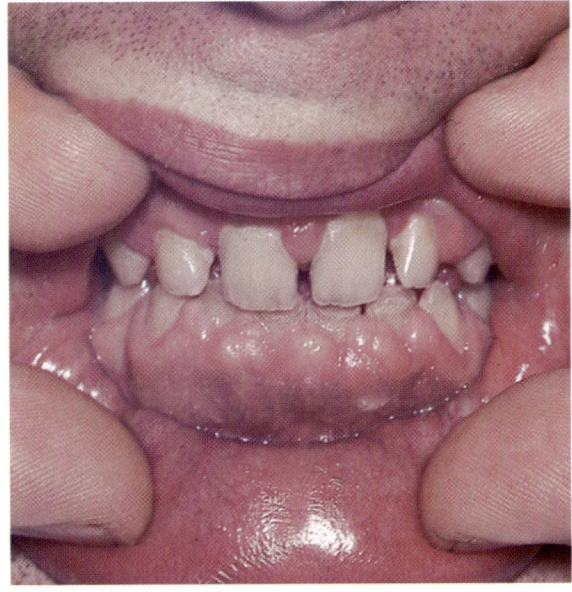

Abb. 3.35 Gingivahyperplasie bei Phenytointherapie wegen Epilepsie. ▶

Mundschleimhautveränderungen

Leukoplakie. *Weißliche*, umschriebene *Herde* in der Mundschleimhaut sind typisch für Leukoplakien, Lichen ruber oder eine Candidiasis. Leukoplakien am Zungenrand werden bei AIDS-Patienten gehäuft beobachtet und werden durch Epstein-Barr-Virus verursacht.

Soor. Ein Mundsoor ist häufig ein Hinweis auf eine zugrundeliegende, meist systemische Veränderung. Er findet sich bei Malignomen, in der Schwangerschaft, bei Therapien mit Steroiden, Immunsuppressiva, Zytostatika, Antibiotika oder lokaler Bestrahlung. Häufig ist die Candidastomatitis erstes Symptom des AIDS (acquired immunodeficiency syndrome).

Aphthen und Ulzera. *Rezidivierende Aphthen* im Mundbereich finden sich oft bei einer Herpes-simplex-Gingivostomatitis. Sie können auch das erste Symptom einer perniziösen Anämie, eines Eisen- oder Folsäuremangels oder eine Zöliakie darstellen. *Schleimhautulzera* werden auch bei Mononucleosis infectiosa, Lues-III, Tbc, Histoplasmose, Pemphigus vulgaris, Erythema exsudativum multiforme (Stevens-Johnson-Syndrom), Tumoren der Mundschleimhaut, Behçet-Syndrom, Lupus erythematodes und als Medikamentennebenwirkungen (Aspirin, Zytostatika) beobachtet.

Xerostomie. Eine zunehmende Mundtrockenheit ist im Alter nicht ungewöhnlich. Folgende Zustände können vor allem mit einer Xerostomie einhergehen: Entzündungen der Speicheldrüsen (Morbus Boeck), Medikamente (Atropin, Sympathomimetika, Antihistaminika, trizyklische Antidepressiva), Diabetes mellitus, Hyperthyreose, Sjögren-Syndrom, Zinktoxikationen, Botulismus, Bestrahlung.

Hyperpigmentierung. Hyperpigmentierung der Mundschleimhaut wird bei Morbus Addison, Peutz-Jeghers-Syndrom, Hämochromatose, Porphyrien, Blutungen, Bleiintoxikation, Medikamenten (Chloroquin, Chinin, Chlorpromazin, Arsen, Wismut, Quecksilber, Silber) beobachtet.

Zunge

Die belegte Zunge wird seit alters her als Ausdruck eines gestörten Allgemeinbefindens betrachtet, kann jedoch auch beim Gesunden vorkommen. Die landkartenartig strukturierte Zungenoberfläche (Lingua geographica) ist asymptomatisch und scheint multifaktoriell vererbt. Differentialdiagnostisch sind identische Zungenveränderungen, wie sie bei der Psoriasis und beim Morbus Reiter vorkommen, auszuschließen. Eine Lingua scrota-

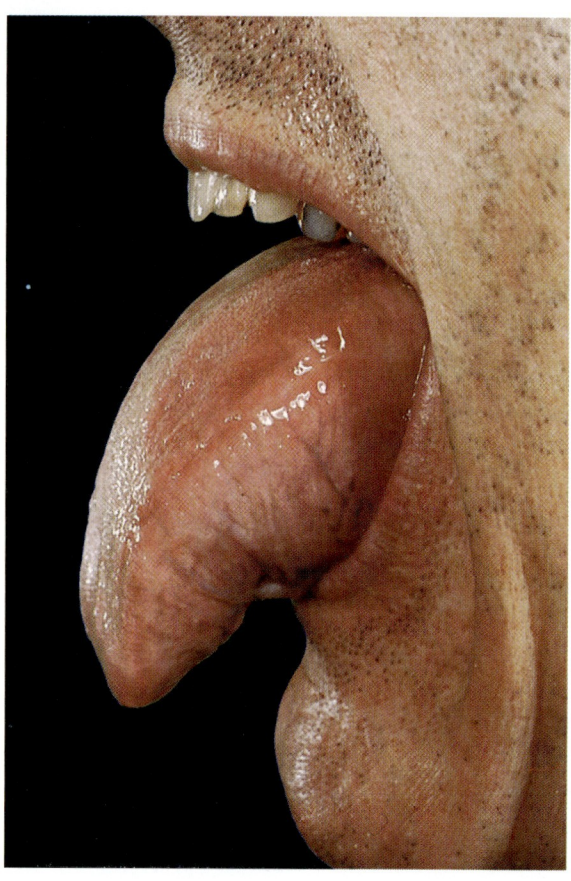

lis (Furchungen) ist harmlos und kann auch beim Down-Syndrom und Melkersson-Rosenthal-Syndrom beobachtet werden.

Eine deutliche Vergrößerung der Zunge (Makroglossie, Abb. 3.**36**) wird beim Down-Syndrom, der Amyloidose, der Akromegalie, dem Kretinismus und beim Quincke-Ödem beobachtet.

Akute Zungenschwellungen werden heute auch im Rahmen eines angioneurotischen Ödems unter ACE-Hemmer-Therapie beobachtet.

Die Zungenoberfläche kann sich durch Farbstoffe, Tabak, Eßwaren, Bakterienpigmente braun-schwarz (Haarzunge) oder bei Scharlach durch eine Hypertrophie der fungiformen Papillen leuchtend rot (Himbeerzunge) verfärben. Weiße, meist abstreifbare Beläge sind typisch für eine Soorinfektion. Eine totale *Zungenatrophie* (Hunter-Glossitis), die schmerzhaft sein kann, tritt zum Teil bei perniziöser Anämie, Eisenmangel, Pellagra und Lues auf.

◀ Abb. 3.**36** Große Zunge bei sekundärer Amyloidose infolge eines multiplen Myeloms. 66jähriger Mann.

3.12 Geruch

Die Fähigkeit, aufgrund bestimmter Gerüche Diagnosen zu stellen, war bei früheren Ärzten gut ausgeprägt und ist heute leider in den Hintergrund gerückt.

Der Erfahrene kann jedoch oft schon bei der ersten Begegnung mit dem Patienten eine Diagnose stellen oder die Abklärungen in eine bestimmte Richtung lenken. Gerüche widerspiegeln häufig *Stoffwechselkrankheiten* oder sind Folge von *Intoxikationen*. Gerüche sind extrem schwierig präzis zu beschreiben, und das Geruchsempfinden ist interindividuell sehr verschieden. Der Mundgeruch kann differenziert werden in den Foetor ex ore (Affektion im Mundbereich) und die Halitosis (Affektion im Gastrointestinal-, Respirationstrakt und andere Ursachen).

Tab. 3.**3** gibt eine Übersicht über einige wichtige Gerüche und deren mögliche auslösende Ursache.

3.13 Sprache und Stimme

Sprachstörungen

Eine Störung im kommunikativen Gebrauch der Sprache bezeichnen wir als *Aphasie*. Sie kann entsprechend dem Läsionsort unterteilt werden (Abb. 3.**37**). Die wichtigsten Formen mit den charakteristischen klinischen Befunden sind in Tab. 3.**4** aufgelistet.

Davon abzugrenzen ist die *Dysarthrie*, mit der eine Funktionsstörung auf allen Stufen der Lautgebung bezeichnet wird (Sprechmotorik). Wir unterscheiden dabei einerseits zentrale Sprechstörungen wie kortikale, pseudobulbäre (Läsionen kortiko-bulbärer Verbindungen) und bulbäre (Läsionen im pontinen Kerngebiet) Formen, zerebelläre Koordinationsstörungen und Basalganglienläsionen sowie andererseits periphere, neurologische oder laryngologische Störungen.

Als *Mutismus* wird allgemein ein Zustand mit Sprachlosigkeit bezeichnet, der pathogenetisch oder ätiologisch noch nicht zugeordnet ist. Hierbei kann es sich zum Beispiel auch um eine psychogene Sprachverweigerung handeln.

Aphasie. Bei der *Aphasie* sind kortikale Areale des Sprachzentrums und/oder deren Verbindungen gestört.

Tabelle 3.3 Typische Gerüche bei verschiedenen Krankheiten

Krankheiten	auslösende Ursachen
Atemluft	
schlechter Mundgeruch	Affektionen von Zähnen, Nase, Tonsillen, Ösophagus, Magen
faulig, Stuhlgeruch	intestinale Obstruktion, Ösophagusdivertikel, Bronchiektasen
aashaft, süßlich, faulig	Lungenabszeß, Empyem (Anaerobier), intranasaler Fremdkörper
acetonartig, fruchtig („Apfelkeller")	Ketoazidose bei Diabetes mellitus und Hunger, Intoxikationen mit Chloroform, Salicylaten
rohe Leber („Foetor hepaticus")	Leberversagen
süßlich	Diphtherie, Präkoma und Coma hepaticum
frisches Schwarzbrot	Typhus
Sauerbrot	Pellagra
Alkohol	Alkohol und Phenolintoxikation
Tabak	Nikotin
Knoblauch	Intoxikation mit Phosphor, Malathion, Arsen
Schuhcreme	Nitrobenzen
Metzgerladen	Gelbfieber
urinartig	Urämie
Urin	
süßlich, karamelähnlich	Ahornsirupkrankheit
süßlich, veilchenartig	Terpentinintoxikation
fischartig, ranzige Butter	Tyrosinämie
mäuseartig	Phenylketonurie
Ammoniak	Harnweginfekt mit harnstoffspaltenden Bakterien (z. B. Proteus)
Haut/Schweiß	
frisches Schwarzbrot	Typhus
mausartig, pferdeähnlich	Phenylketonurie
karamelartig	Ahornsirupkrankheit
erdig, traubenartig, fruchtig	Pseudomonasinfektion
faulig	Hautkrankheiten, wie Pemphigus, Anaerobier
stuhlartig	intestinale Obstruktion
überreifer Camembertkäse	Abszesse durch proteolytische Bakterien
süßlich, faule Äpfel	Gasbrand
Sputum	
faulig, stinkend	Lungenabszeß, Empyem, Bronchiektasen, eitrige Bronchitis
Erbrochenes	
veilchenartig	Terpentinintoxikation
knoblauchartig	Intoxikation mit Arsen, Phosphor
fäkal	intestinale Obstruktion, Peritonitis
Stuhl	
faulig	Malabsorption (Sprue)
ranzige Butter	Shigellose
Knoblauch	Arsenintoxikation
Vaginalsekret	
faulig	Vaginitis, maligne Tumoren, Fremdkörper
Liquor	
alkoholartig	Cryptococcus neoformans Meningitis

Entsprechend der Lokalisation der Läsion kann es zu gut abgrenzbaren klinischen Syndromen kommen, die sich in der typischen Form hauptsächlich bei Patienten nach zerebralen Durchblutungsstörungen finden, da die wichtigsten Teilgebiete aus Ästen der A. cerebri media versorgt werden. Bei Aphasien anderer Genese (Tumoren, Entzündungen, fokale zerebrale Anfälle) kann das klinische Bild dagegen nicht immer einer dieser Entitäten sicher zugeordnet werden.

▶ Die *motorische Aphasie* (*Broca*-Aphasie) tritt bei Herden im präfrontalen Kortex auf. Sie zeichnet sich durch eine langsame, große Anstrengungen erfordernde Sprache mit kurzen, abgehackten Sätzen (Telegrammstil) und Agrammatismus aus, bei der das Sprachverständnis nicht gestört ist (gelesene Befehle werden ausgeführt).

▶ Bei der *sensorischen Aphasie* (*Wernicke*-Aphasie) steht eine flüssige, aber übermäßige Sprachproduktion mit vielen Wortneubildungen (Neologismen)

64 Wichtige objektive Symptome

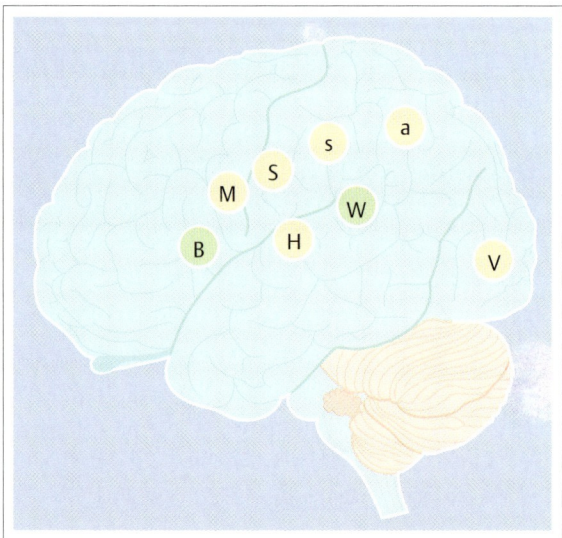

Abb. 3.37 Mögliche Ursachen einer Aphasie bei Störungen im Sprachzentrum des menschlichen Gehirns (mod. nach *Poeck K.* und *Hacke W.*). Wichtige Areale des Sprachzentrums innerhalb der sprachdominanten Hemisphäre: B *Broca*-Region, M motorische Gesichtsregion, W *Wernicke*-Region, S somatosensorische Gesichtsregion, H Hörfelder, V visuelle Assoziationsregion, s Gyrus supramarginalis, a Gyrus angularis.

und phonematischen sowie semantischen Paraphasien (Buchstaben- und Wortsalat) im Vordergrund. Diese Form tritt bei Läsionen im postzentralen Kortex auf, die nebst einer Störung direkt im *Wernicke*-Areal auch zu einem Abbruch der für die Sprachproduktion wichtigen Informationen aus visuellen, auditiven und somatosensiblen Arealen führen kann.

➤ Die *amnestische Aphasie* zeichnet sich durch erhebliche Wortfindungsstörungen mit auffällig vielen und teilweise bizarren Umschreibungen (Ersatzstrategie) aus und findet sich bei temporoparietalen Hirnläsionen, wobei neben vaskulären Störungen hier vor allem auch Tumoren, differentialdiagnostisch in Betracht gezogen werden müssen. Der Sprachfluß ist dabei kaum, und das Sprachverständnis nur geringfügig gestört.

➤ Die *globale Aphasie* mit gleichzeitigem Zerfall der rezeptiven und expressiven Sprachfunktionen kommt bei Läsionen, die das ganze Sprachzentrum betreffen, vor und tritt vorwiegend nach großen Infarkten im Stromgebiet der A. cerebri media auf. Wenn sie vollständig ist, kann sie mit einem Mutismus anderer Genese verwechselt werden, weshalb bei einer Sprachlosigkeit immer sorgfältig nach zusätzlichen fokalneurologischen Ausfällen gesucht werden muß.

Dysarthrie. Zerebral bedingte Störungen der *Sprechmotorik* kommen bei verschiedenen Krankheitsbildern vor.

➤ Eine verwaschene, stockende und mühevolle Sprache tritt bei der *kortikalen Dysarthrie* (meist kortikale Minderdurchblutung) auf. Ein monotoner Tonfall mit immer leiser werdender Stimme ist typisch für die Stammgangliendysarthrie beim Morbus Parkinson.

➤ Bei der bulbären Sprache, die undeutlich verwaschen (Kloß im Mund) sowie verlangsamt und leise ist, steht die *amyotrophe Lateralsklerose* (Kerngebiet der Medulla oblongata) als auslösende Ursache im

Tabelle 3.4 Wichtige klinische Symptome bei verschiedenen Ursachen einer Aphasie (mod. nach *Poeck K.* und *Hacke W.*)

	amnestische Aphasie	*Wernicke*-Aphasie	*Broca*-Aphasie	globale Aphasie
Sprachproduktion	meist flüssig	flüssig	erheblich verlangsamt	spärlich Automatismen
Artikulation	meist nicht gestört	meist nicht gestört	oft dysarthrisch	meist dysarthrisch
Sprachmelodie	meist gut erhalten	meist gut erhalten	oft nivelliert skandierend	oft nivelliert
Satzbau	kaum gestört	Paragrammatismus	Agrammatismus	nur Einzelwörter Floskeln Automatismen
Wortwahl	Ersatzstrategien semantische Paraphasien	viele semantische Paraphasien und Neologismen Jargon	eng begrenztes Vokabular kaum semantische Paraphasien	begrenztes Vokabular grobe semantische Paraphasien
Lautstruktur	phonematische Paraphasien	viele phonematische Paraphasien und Neologismen phonematischer Jargon	viele phonematische Paraphasien	sehr viele phonematische Paraphasien und Neologismen
Verstehen	leicht gestört	stark gestört	leicht gestört	stark gestört

Semantische Paraphasien = falsche Worte im Satz
Phonematische Paraphasien = falsche Buchstaben im Wort
Neologismen = Wortneubildungen

Vordergrund. Häufig sind Schluckstörungen ein Begleitsymptom.
- Ein abgehacktes Hervorstoßen einzelner Silben und Worte (skandierende Sprache) sowie eine fehlende Sprachmodulation sind ein Indiz für eine *zerebelläre Dysarthrie*, wie sie bei der multiplen Sklerose oder auch ischämischen sowie tumorösen Kleinhirnerkrankungen vorkommen kann. Häufig besteht die Charcot-Trias (skandierende Sprache, Nystagmus, Intentionstremor).

Stimmstörungen

Peripher bedingte Störungen der Stimme (Dysphonie, Aphonie) können bei primären oder sekundären Erkrankungen des Kehlkopfes (Laryngitis, Tumoren), beim Stimmbruch, aber auch vor der Menstruation und in der Menopause auftreten. Eine rauhe, tiefe und heisere Stimme tritt auf bei der Hypothyreose. Während die Stimmlage beim hypophysären Zwergwuchs hoch ist, ist sie bei der Akromegalie und beim Virilismus tief. Eine heisere, tiefe Stimme bei einer älteren Frau erlaubt die Diagnose einer schweren Raucherin.

Mechanische Störungen der Sprechmotorik, wie z. B. Näseln bei großen Rachenmandeln, Kehlkopferkrankungen, Myasthenia gravis mit progressiver Ermüdung der Sprechmuskulatur, müssen von neurologisch bedingten *Dysarthrien* abgegrenzt werden.

Davon abzugrenzen ist die *funktionelle Dysphonie* bzw. *Aphonie* jüngerer Mädchen und Frauen („es hat mir die Sprache verschlagen"). Typisch für die nervöse Heiserkeit ist der rasche Wechsel der Stimmqualität.

Heiserkeit. Heiserkeit ist ein häufiges Symptom und meist harmlos und reversibel. Bei den laryngealen Ursachen der Heiserkeit steht die Laryngitis (viral, bakteriell, Zigarettenrauch) an erster Stelle. Ferner können Fremdkörper, chronischer Alkoholismus, aber auch Tumoren (Sängerknötchen, Papillome, Karzinome) und Traumen eine Heiserkeit auslösen. Weitere Ursachen sind Nervenläsionen (N. recurrens) bei Halsverletzungen, Tumoren im Halsbereich, Infektionen (Meningitis), Schädelbasisfrakturen, Aortenaneurysmen, Mitralstenose, Mediastinaltumoren sowie Schilddrüsenvergrößerungen (Struma, Karzinom).

! Bei jeder ätiologisch unklaren Heiserkeit muß nach spätestens 4 Wochen ein Larynxkarzinom ausgeschlossen werden (Laryngoskopie).

3.14 Haut

! Die Haut kann wertvolle Hinweise auf das Vorliegen von systemischen Krankheiten geben.

In den nachfolgenden Abschnitten werden die bei den jeweiligen Hautläsionen differentialdiagnostisch in Frage kommenden inneren Krankheiten besprochen.

Hautfarbe

Die Hautfarbe ist einerseits von den Durchblutungsverhältnissen und dem Hämoglobinwert und andererseits von den in der Haut eingelagerten Pigmenten abhängig.

Blässe

Eine blasse Haut (Abb. 3.**38a**) ist ein typisches klinisches Zeichen für eine Anämie. Die Schleimhäute sind jedoch meist ein besserer Indikator für den Grad einer Anämie, da die Hautdicke wie auch der Melaningehalt interindividuell stark verschieden sein können. Bei der perniziösen Anämie erscheint die Haut meist gelblich blaß. Bei Patienten mit einer Niereninsuffizienz ist neben der Blässe oft auch ein leichtes Hautödem vorhanden. Für das Myxödem ist die trockene, rauhe und kühle Haut typisch. Alabasterweiß erscheint die Haut bei der Hypophyseninsuffizienz.

Rötung

Eine auffallende Rötung im Gesicht (Abb. 3.**38b**), verbunden mit erweiterten Konjunktivalgefäßen, muß an eine Polycythaemia vera oder eine sekundäre Polyglobulie denken lassen. Bei der sekundären Polyglobulie ist die Zyanose als Begleitsymptom deutlicher. Ein gerötetes Gesicht kann häufig beim Alkoholiker, jedoch auch beim Morbus Cushing (Vollmondgesicht) und Hypertoniker vorhanden sein. Typische Bilder sind die diabetische Rubeose (s. Abb. 3.**23**) mit einer vorwiegenden Rötung der Wangen, das Gesicht beim Flush eines Karzinoidsyndroms (s. Kapitel 27) sowie die geröteten Wangen und zyanotischen Lippen bei der Mitralstenose (s. Abb. 3.**24**).

Periorbitale lilafarbene, leicht ödematöse Veränderungen sind praktisch pathognomonisch für die Dermatomyositis.

Gelbliche Hautverfärbung

Bei gelblichem Einschlag der Hautfarbe (Abb. 3.**38c**) sind außer Lebererkrankungen auch hämolytische Anämien und eine perniziöse Anämie in Betracht zu ziehen.

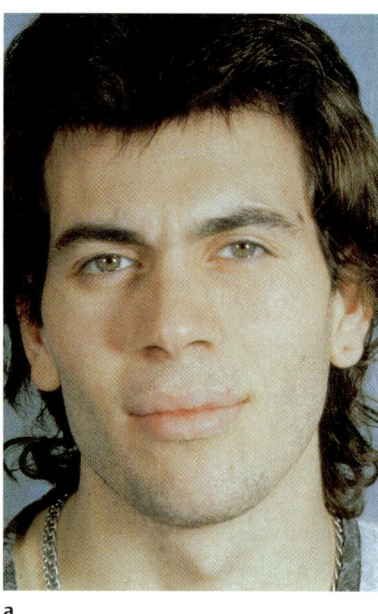 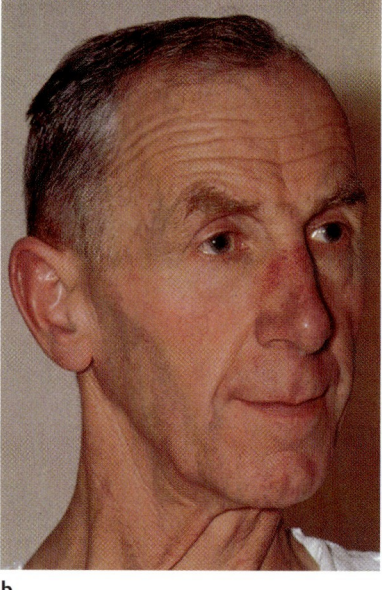 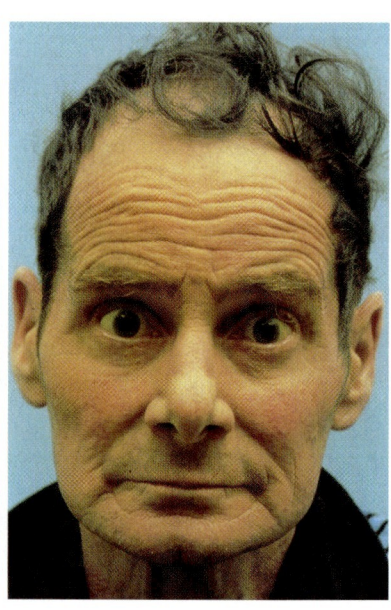

a b c

Abb. 3.38 Typische Hautfarbe bei **a** Anämie, **b** Polyglobulie und **c** Ikterus.

Pigmentationsstörungen

Bei Pigmentierungsstörungen, die infolge innerer Krankheiten auftreten können, handelt es sich meist um Veränderungen des Melaningehaltes der Haut.

Depigmentierungen. Folgende Ursachen für lokalisierte oder auch ausgedehnte Depigmentierungen können in Frage kommen:

- *Genetische Ursachen:* Vitiligo (umschriebene, helle Hautflecken, vor allem an Ellenbogen, Knien und Handrücken). Bei älteren Patienten mit einer Vitiligo sind Diabetes mellitus, Schilddrüsenerkrankungen und die perniziöse Anämie gehäuft. Bei der tuberösen Sklerose finden sich viele charakteristische ovaläre weißliche Flecken am Stamm und am Gesäß.
- Nach lokaler Therapie mit Kortikosteroiden, Phenolderivaten, nach Verbrennungen, Bestrahlungen und Traumen sind Depigmentierungen nicht selten.
- Postinflammatorische Leukoderme (Hypomelanose) treten z. B. nach Ekzemen, Lichen ruber und Psoriasis sowie selten nach Sarkoidose, Lues, Lepra und Lupus erythematosus auf.
- *Endokrinologische Ursachen* von Hautdepigmentierungen sind neben der Hypophyseninsuffizienz die Hyperthyreose und sehr selten der Morbus Addison (lokalisierte Hypopigmentationen).
- Tinea versicolor.

Verstärkte Hautpigmentierung. Das wichtigste Pigment der Haut, das Melanin, wird in den Melanozyten gebildet und in die Epidermiszellen (Keratinozyten) eingelagert. Je nach Kondensationszustand der Pigmentkörner erscheint die Haut heller oder dunkler.

Tabelle 3.5 faßt die wichtigsten Ursachen für *Hyperpigmentierungen* zusammen:

Tabelle 3.5 Ursachen für Hyperpigmentierungen der Haut

Genetische Ursachen
Neurofibromatosis Recklinghausen, Xeroderma pigmentosum, Peutz-Jeghers-Syndrom, Cronkhite-Canada-Syndrom, Albright-Syndrom, Acanthosis nigricans, Epheliden, Dyskeratosis congenita, Fanconi-Syndrom, blauer Nävus

Chemische, medikamentöse und physikalische Ursachen
Ovulationshemmer und ACTH (Pigmentflecken im Gesicht), Zytostatika (Bleomycin kann strichförmige dunkle Hautlinien verursachen), Chlorpromazin, Arsen, Resochin, Phenytoin, Phenacetin (auch ohne Nephritis), Gold (Chrysiasis), Silber (Argyrose), Clofazimin, UV-Licht, Verbrennungen, ionisierende Strahlen, chronisches Trauma, Druck

Endokrinologische Störungen
Morbus Addison, Status nach Adrenalektomie (Nelson-Syndrom), Hypophysentumoren, Hyperthyreose (selten), Östrogentherapie, paraneoplastische MSH-Produktion

Stoffwechselkrankheiten
Hämochromatose, Porphyria cutanea tarda, Morbus Wilson, Morbus Gaucher, Morbus Niemann-Pick

Entzündungen und Infektionen
Lupus erythematodes, Psoriasis, Herpes zoster, Ulcus cruris, allergische Exantheme, Malaria

Tumoren
Malignes Melanom (generalisierte Hypermelanose bei Metastasierung möglich), Urticaria pigmentosa (generalisierte Mastozytose), paraneoplastisch (Acanthosis nigricans)

Verschiedene Ursachen
Morbus Whipple, Leberzirrhose, Sprue, Vitamin-B$_{12}$-Mangel, chronische Unterernährung, Kwashiorkor, chronisch interstitielle Nephritis (Pigmentlarve) (Abb. 3.40)

Haut 67

- Bei der *Neurofibromatosis Recklinghausen* sind Café-au-lait-Flecken typisch (Abb. 3.63).
- Grau-schwarze, zum Teil hyperkeratotische und papillomatöse Hautveränderungen, die wie mit Kohlestaub bepudert aussehen und vor allem in den Beugefalten anzutreffen sind (z. B. Axillen), entsprechen der *Acanthosis nigricans*. Obwohl die Acanthosis nigricans in der Pubertät und bei Endokrinopathien auftreten kann, muß bei jedem erwachsenen Patienten zuerst an einen malignen Tumor gedacht werden. Adenokarzinome des Magens sind überaus häufig.
- Fleckige bräunliche Hautpigmentationen sind beim seltenen *Albright-Syndrom* (klassische Trias mit Hautpigmentationen, Pubertas praecox, fibröser Knochendysplasie), das vor allem bei jungen Mädchen auftritt, typisch. Radiologisch lassen sich multiple zystoide Veränderungen in den langen Röhrenknochen, dem Schädel und Becken nachweisen.
- Beim *Mastozytosesyndrom* handelt es sich um eine abnorme Mastzellproliferation, die sich bei den rein kutanen Formen (Urticaria pigmentosa) auf die Haut beschränkt, jedoch bei der systemischen Form (systemische Mastozytose) zusätzlich Gastrointestinaltrakt, Leber, Milz und Knochen befällt.

Für die *Urticaria pigmentosa* ist ein gelblich-bräunliches, makulöses bis makulopapulöses Exanthem typisch. Die einzelnen Herde haben einen Durchmesser von ca. 5 mm und sind meist rundlich. Nach mechanischer Reizung (Reiben) bilden sich infolge einer Histaminfreisetzung aus den Mastzellen stark juckende Quaddeln aus (Darier-Zeichen) (Abb. 3.39).

Bei der *systemischen Mastozytose* sind die Hautveränderungen eher rotbraun und zahlreicher als bei der Urticaria pigmentosa. Die Hautläsionen zeigen oft umgebende Teleangiektasien. Mitbefallen sind häufig Schleimhaut von Rektum und Nase. Im Gegensatz zur Urticaria pigmentosa wird die systemische Mastozytose selten vor der Pubertät gesehen, und die Hautveränderungen zeigen einen progredienten Charakter.

Anamnestisch ist Pruritus häufig. Wenn vorhanden, so ist der Flush infolge einer Histaminfreisetzung ein sehr auffallendes Symptom. Dieser Flush (dunkelrotes Exanthem) betrifft vor allem die obere Körperhälfte und dauert bis zu 30 Minuten. Gleichzeitig treten oft Allgemeinsymptome wie Erbrechen, Durchfall, Bauchkoliken, Blutdruckabfall bis zum Vollbild des Schocks sowie

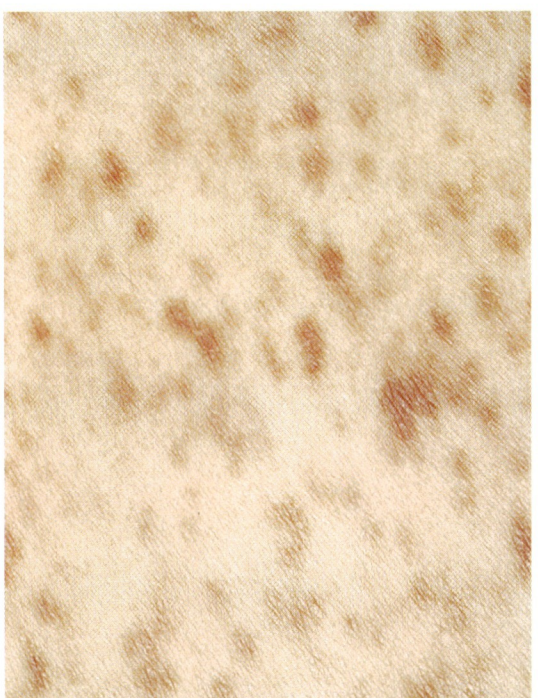

Abb. 3.39 Urticaria pigmentosa.

Tabelle 3.6 Häufigkeit von Symptomen und Befunden beim Mastozytosesyndrom

Symptome		Befunde	
Hautveränderungen	26	Splenomegalie	25
Bauchschmerzen	14	Hepatomegalie	24
Erbrechen, Nausea	13	Urticaria pigmentosa	24
Schwäche	12	Lymphadenopathie	10
Gewichtsverlust	12	Anämie	23
Fieber	11	Mastzellvermehrung im Knochenmark	21
Durchfälle	8	Eosinophilie	12
Flush-Syndrom	8		
Knochenschmerzen	8		
Hämatemesis	6		
Anorexie	5		
Nasenbluten	5		
Meläna	5		
Kopfschmerzen	5		
Hautblutungen	4		

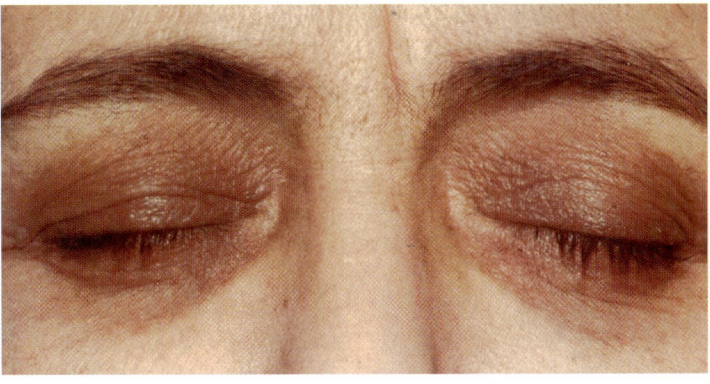

Abb. 3.40 Pigmentlarve bei einer Patientin mit interstitieller Nephritis.

Übelkeit, Fieber und Schüttelfrost auf (Tab. 3.**6**). Differentialdiagnostisch muß das Karzinoidsyndrom abgegrenzt werden, bei dem der Flush mehr eine zyanotische Farbe aufweist und im allgemeinen nie länger als 10 Minuten dauert.

Hinweise für einen systemischen Befall sind Skelettveränderungen (Osteolyse, Osteoporose), Hepatosplenomegalie, Malabsorptionssyndrom, Knochenmarksinfiltration, Eosinophilie, Anämie, Leukopenie sowie eine Thrombopenie.

Differentialdiagnostisch muß bei suspekten Hautveränderungen sowie negativer Histologie und negativem Darier-Zeichen an Pigmentnävi, Epheliden, Xanthome oder evtl. an eine Hautsarkoidose gedacht werden.

Erytheme und Exantheme

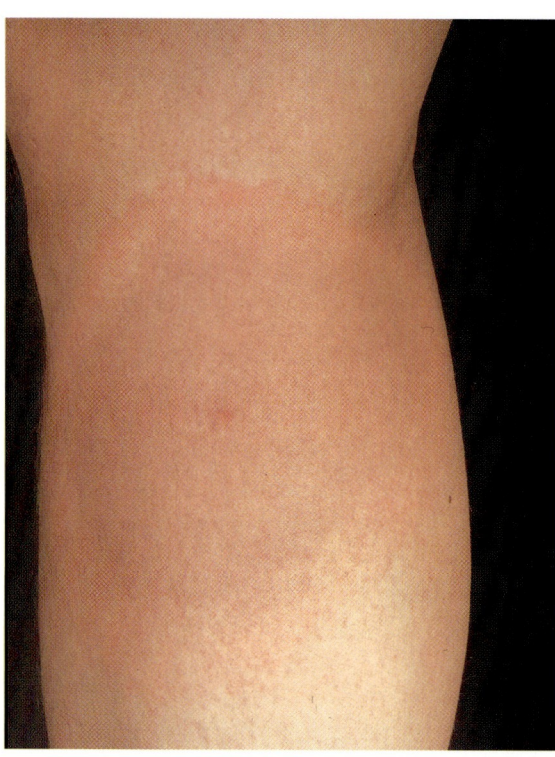

Abb. 3.41 Erythema chronicum migrans.

Definition. Erytheme sind hyperämiebedingte entzündliche Hautrötungen, während die Exantheme aus multiplen entzündlichen Hautveränderungen bestehen, die einen zeitlichen Ablauf aufweisen.

Lokalisierte Erytheme. *Lokalisierte Erytheme* finden sich beim Erysipel, bei Hautverbrennungen (Sonnenbrand), fixen Arzneimittelreaktionen (Ovulationshemmer, Barbiturate, Meprobamat, Butazolidin, Salicylate, Antibiotika usw.), Kontaktdermatitiden, Erythema chronicum migrans (Abb. 3.**41**). Acrodermatitis chronica atrophicans als Früh- und Spätmanifestation eines Zeckenbisses durch Borrelia burgdorferi sowie bei der Dermatomyositis.

Generalisierte Exantheme. Bei den *generalisierten Exanthemen* sind verschiedene Typen zu unterscheiden:
➤ Das *skarlatiniforme Exanthem* (dunkelrot, großflächig, konfluierend) tritt auf bei Scharlach als Medikamentennebenwirkung (β-Lactamantibiotika, Erythrozytenkonzentrate, Heparin, Benzodiazepine, Barbiturate).
➤ Das *morbilliforme Exanthem* (kleinere Flecken, nicht konfluierend) kommt bei Masern, Röteln und auch als Medikamentennebenwirkungen (Abb. 3.**42**) vor.
➤ Andere virale Erkrankungen, vor allem ausgelöst durch Echoviren und Coxsackieviren, aber auch Typhus und Lues II (Roseolen) können ebenfalls zu Exanthemen führen.

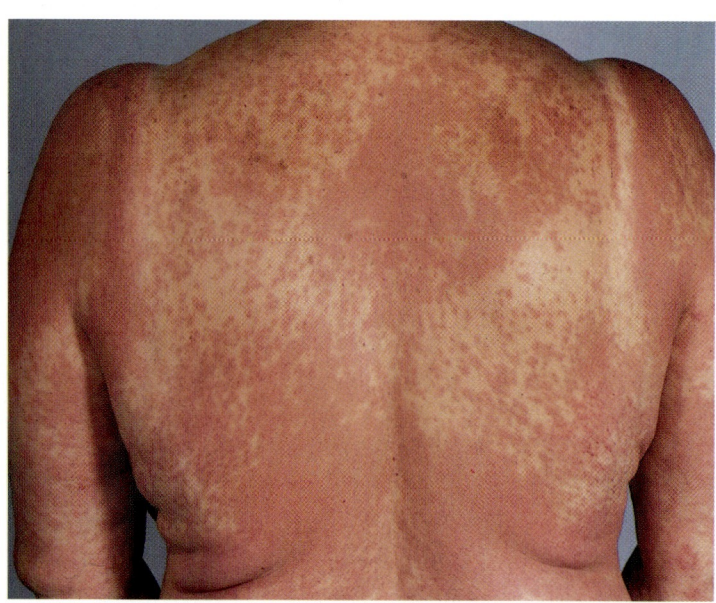

Abb. 3.42 Allergisches Arzneimittelexanthem.

- Das „*toxische Schocksyndrom*" wird durch Streptokokken- und Staphylokokkenexotoxine ausgelöst und geht mit einem Exanthem einher (s. Kapitel 4).
- Ein diffuses morbilliformes oder skarlatiniformes Exanthem mit Schuppung von Handflächen und Fußsohlen tritt beim *Kawasaki-Syndrom* (mukokutanes Lymphknotensyndrom) auf. Betroffen sind vorwiegend Kinder.
- Bei schuppenden Exanthemen muß neben der Pityriasis rosea auch an eine Parapsoriasis en plaques sowie an eine Psoriasis gedacht werden.
- Die *Erythrodermie* (generalisierte entzündliche Hautrötung) wird bei verschiedenen Dermatosen, als Medikamentennebenwirkungen und auch als paraneoplastisches Syndrom gesehen.

Bläschenbildende Hautkrankheiten

Herpes-simplex-Viren. Schmerzhafte Bläschen an Lippen, Augen (Keratokonjunktivitis) und Genitalien werden sowohl bei primären als auch rekurrierenden Infektionen mit *Herpes-simplex-Viren* beobachtet (s. Kapitel 4). Dentalhygienikerinnen und Zahnärzte zeigen rezidivierende Herpesinfektionen der Finger.

Das Eczema herpeticatum ist eine Herpesvirusinfektion auf dem Boden vorbestehender Hautkrankheiten (vor allem atopisches Ekzem).

Herpes zoster. Beim *Herpes zoster* (Varicella-Zoster-Virus) (Abb. 3.43), der im Gegensatz zu den Varizellen durch eine Reaktivierung endogener Varicella-Zoster-Viren hervorgerufen wird, ist ein einseitiger umschriebener Schmerz, der vor dem Exanthem beginnen kann, typisch. Die zum Teil konfluierenden Bläschen sind segmental angeordnet, können aber, besonders bei immunsupprimierten Patienten, auch generalisieren.

Varizellen. Für die *Varizellen* (Windpocken) ist das sog. Sternenhimmelbild des Exanthems typisch (verschiedene Stadien der Bläschen).

Weitere Ursachen. Bläschen mit begleitendem starkem Pruritus findet man bei akuten Ekzemen und parasitären Hautkrankheiten.

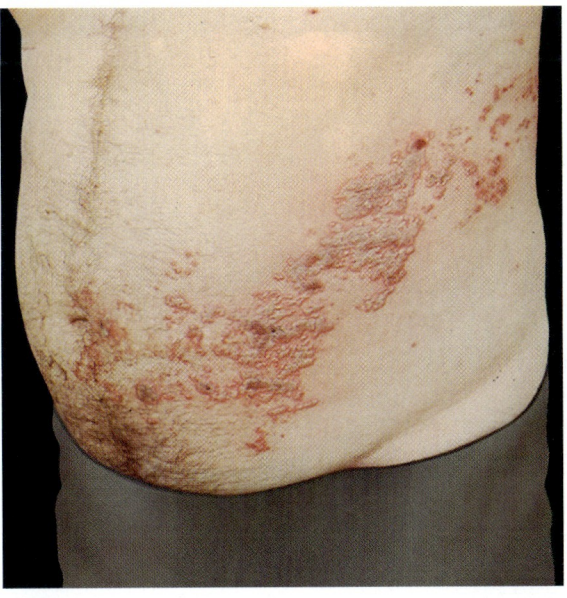

Abb. 3.43 Herpes zoster.

Blasenbildende Hautkrankheiten

Pemphigus vulgaris. Blasen auf vorher intakter Haut sind typisch für den *Pemphigus vulgaris*. Die großen, schlaffen Blasen platzen leicht und hinterlassen rundliche nässende Hautareale. Das Nikolski-Phänomen (seitliches Ablösen der Epidermis auf tangentialen Druck) ist meist positiv. Ein Befall der Mundschleimhaut kommt vor. die Patienten sind meist zwischen 40 und 50 Jahre alt.

Bullöses Pemphigoid. Im Gegensatz zum Pemphigus vulgaris ist beim *bullösen Pemphigoid* histologisch keine Akantholyse nachweisbar. Die Blasen sind straffer und entstehen oft auf leicht geröteten Hautarealen (Abb. 3.44). Betroffen sind vorwiegend alte Patienten, und die Prognose ist besser als beim Pemphigus vulgaris. Die Schleimhäute sind oft mitbefallen (Mund, Ösophagus, Anus, Vagina). Das bullöse Pemphigoid kann ein paraneoplastisches Syndrom darstellen.

Erythema exsudativum multiforme. Das *Erythema exsudativum multiforme* ist eine akute, selbstlimitierende Erkrankung der Haut und Schleimhäute mit unterschiedlichem klinischem Verlauf. Meist bilden sich abrupt irisförmige (oder schießscheibenförmige) bis maximal 2 cm große Hautläsionen (Abb. 3.45), die sich symmetrisch an den Streckseiten der Vorderarme und Unterschenkel, Händen und Füßen und am Hals finden können. Die Peripherie der Läsion bleibt typischerweise erythematös, während das Zentrum zyanotisch wird und zum Teil Blasen auftreten.

Meist sind jüngere Patienten betroffen. Erkrankungen bei über 50jährigen sind sehr selten. Die genaue Pathogenese ist unklar. Als ätiologische Faktoren können

- *Virusinfektionen* (Herpes-simplex-Virus, Adenoviren, Epstein-Barr-Virus usw.),
- *Mykoplasmeninfektionen,*
- *Medikamente* (Penicillin, Sulfonamide, Hydantoinderivate, Antipyretika, Analgetika, Barbiturate, Goldsalze, Hydralazin usw.),
- *Kollagenosen,*
- *Neoplasien,*
- bakterielle und parasitäre *Infektionen* in Frage kommen.

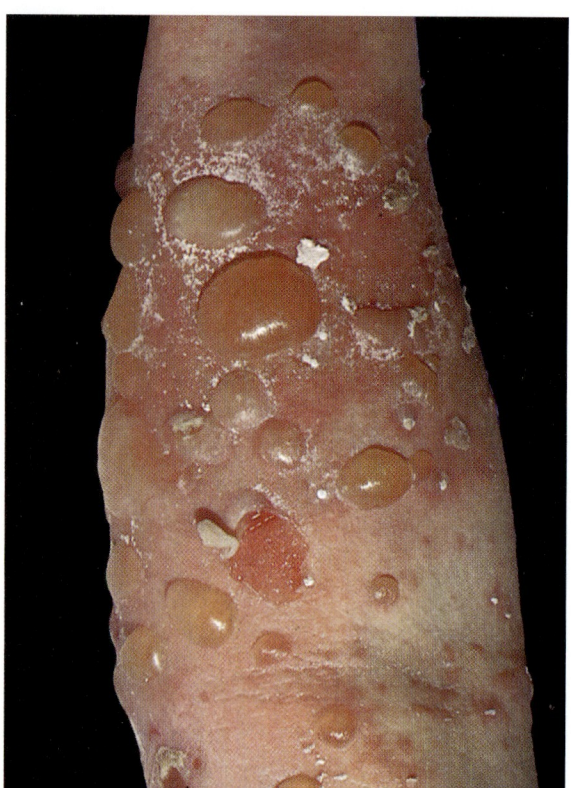

Abb. 3.44 Bullöses Pemphigoid.

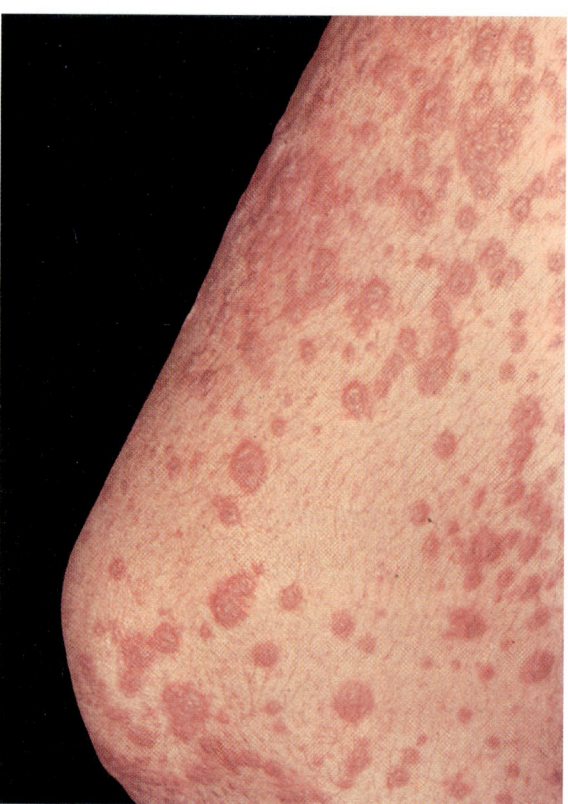

Abb. 3.45 Typische Hautläsionen bei einer Patientin mit Stevens-Johnson-Syndrom (Erythema exsudativum multiforme).

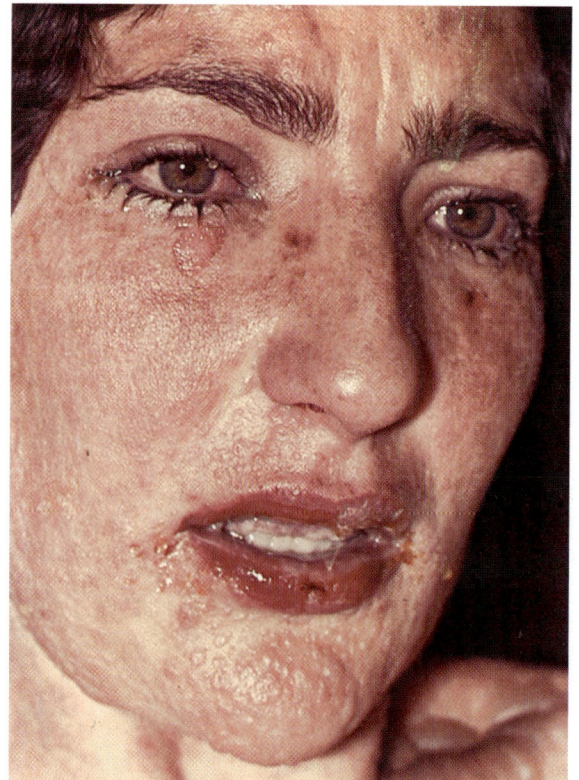

Abb. 3.46 Stevens-Johnson-Syndrom: Befall von Haut und Schleimhäuten.

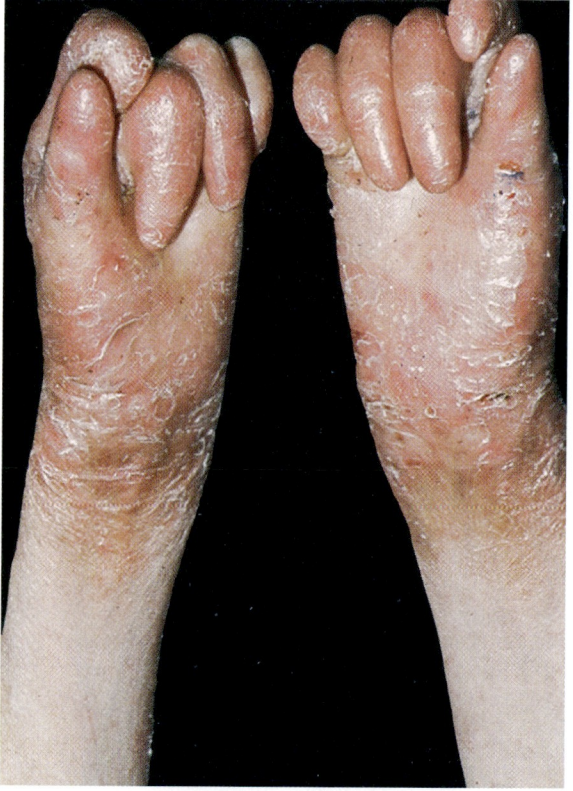

Abb. 3.47 Epidermolysis bullosa dystrophica (Typ Hallopeau-Siemens). 8jähriges Mädchen.

Die erosiv-bullöse Form des Erythema exsudativum multiforme (Abb. 3.**46**) stellt eine Maximalvariante dieses Krankheitsbildes dar und wird auch *Stevens-Johnson-Syndrom* genannt. Nach ca. 2wöchigen Prodromi (Fieber, Husten, Durchfall, Erbrechen, Arthralgien) kommt es akut zu bullösen Läsionen der Haut und vor allem der Schleimhäute (Mund, Lippen, Vulva, Glans penis) und auch zu einer beidseitigen Konjunktivitis.

Weitere Ursachen. Wenn Blasen nur auf lichtexponierten Hautpartien auftreten, kommen eine *Porphyrie* oder auch eine Photodermatitis in Frage. Verschiedene Stoffe können zu einer erhöhten *Photosensibilität* führen, wie Griseofulvin, Nalidixinsäure, Phenothiazine, Psoralen, Sulfonamide, Tetrazykline. Einzelne Blasen treten auch als lokalisierte allergische Reaktion (meist Medikamente) auf. Selten kann sich ein Erysipel auch in einer bullösen Variante zeigen. Blasenbildungen sind auch typisch bei der Akrodermatitis enteropathica (autosomal dominant vererbtes Zinkmangelsyndrom).

Epidermolysis bullosa. Bei der *Epidermolysis bullosa* reagiert die Haut auf geringe Reize mit einer Blasenbildung. Man unterscheidet neben den nicht vernarbenden Formen (epidermale Blasen) die vernarbenden Epidermolysen (subepidermale Blasen), bei denen teilweise schwere akrale Läsionen (Abb. 3.**47**) entstehen können. Die prognostisch und in ihrem klinischen Erscheinungsbild sehr unterschiedlichen Formen werden alle nach den Mendel-Regeln vererbt.

Papulöse Hautkrankheiten

Unter einer Papel versteht man ein solides, weniger als 1 cm großes Hautknötchen.

Häufig kann bereits die *Farbe* einen Hinweis auf die Grundkrankheit geben. Bei der Lues II haben die Papeln einen kupferfarbenen und bei der Psoriasis einen rötlichen Aspekt. Gelbe Papeln treten auf bei der Xanthomatose, und eine hämorrhagische Verfärbung mit evtl. begleitender Nekrose kann bei allergischen Vaskulitiden und auch bei der Meningokokkenseptikämie vorkommen. Sehr dunkle bis schwarze Papeln sind typisch für Basaliome, maligne Melanome sowie Kaposi-Sarkome. Ein violetter Farbton einer Papel kann, besonders verbunden mit der sog. Wickham-Felderung und Pruritus, auf das Vorliegen eines Lichen ruber hindeuten. Von normaler Hautfarbe sind die Papeln des Adenoma sebaceum (Morbus Pringle) und der Hautamyloidose.

Ein pleomorphes Bild mit vorwiegend papulovesikulären Läsionen zeigt die *Dermatitis herpetiformis*. Die chronischen und stark juckenden Hautveränderungen sind meist in symmetrischer Anordnung an Ellenbogen, Knien, Schultern, Gesäß und auch an der behaarten Kopfhaut zu erkennen. Viele dieser Patienten haben eine auf glutenfreie Diät ansprechende, oft asymptomatische Enteropathie.

Fleckförmige Hautveränderungen (Plaques)

Plaques (größere leicht erhabene Hautflächen) entstehen oft durch konfluierende Papeln (Psoriasis, Lichen ruber planus, Mycosis fungoides). Gelblich sind Plaques bei der Necrobiosis lipoidica und bei Xanthomatosen. Eine begleitende Atrophie wird beim Lupus erythematodes discoides gesehen. Cholesterinkristallembolien aus arteriosklerotischen Veränderungen können mit lividen Hautveränderungen einhergehen (Abb. 3.**48**).

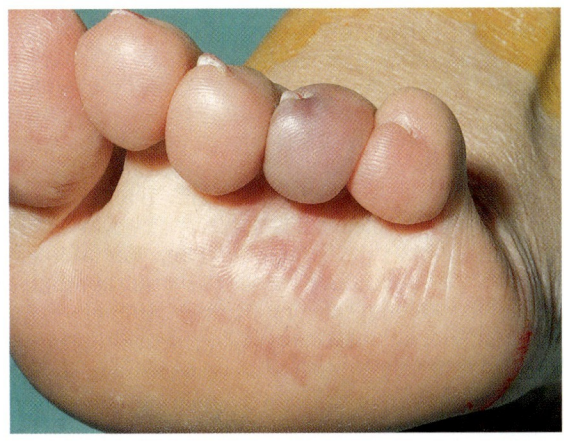

Abb. 3.**48** Cholesterinkristallembolien. ▶

Knotenförmige Hautkrankheiten

Ganz *oberflächliche Hautknoten* werden bei epidermalen Tumoren (Karzinome, Basaliome, Keratoakanthome, Pigmentnävi, maligne Melanome) und Hautwarzen gesehen. Knoten in den tieferen Hautarealen sind meist ein Hinweis für eine generalisierte Erkrankung.

Erythema nodosum. Beim *Erythema nodosum* (Abb. 3.**49**) bilden sich nach unspezifischen Prodromalsymptomen, wie Fieber und Arthralgien, symmetrische, rote, erhabene Knoten, vor allem über den Schienbeinen und seltener auch an den Oberschenkeln und den Unter-

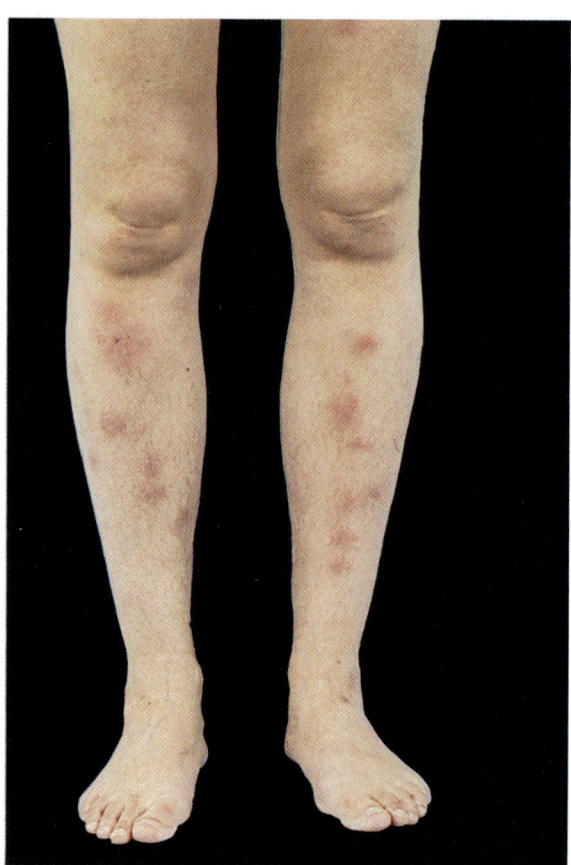 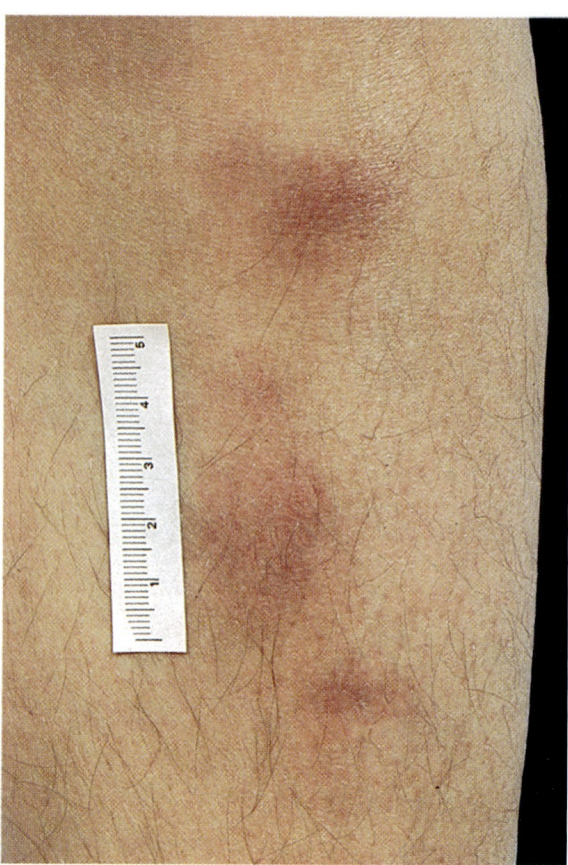

Abb. 3.**49a** u. **b**   Erythema nodosum. **a** Übersicht und **b** Detailaufnahme.

armstreckseiten. Diese schmerzhaften, nie ulzerierenden Knoten können bis 5 cm groß sein. Im Verlaufe der Zeit verfärben sie sich analog einem Hämatom. Die Blutsenkungsreaktion ist meist deutlich erhöht.

Dem Erythema nodosum liegt eine immunologische Reaktion auf verschiedene Faktoren zugrunde. Früher stand die Tuberkulose als auslösende Ursache an erster Stelle. Infektionen der oberen Luftwege mit β-hämolysierenden Streptokokken können mit einer Latenz von etwa 3 Wochen zu einem Erythema nodosum führen.

Ebenso können die Sarkoidose (Löfgren-Syndrom), Infektionen mit Yersinien, Chlamydien, Campylobacter, Viren und Pilzen, das Behçet-Syndrom, der Morbus Crohn, die Colitis ulcerosa sowie die Gabe von bestimmten Medikamenten (Ovulationshemmer, Bromide, Salicylate, Antibiotika) mit einem Erythema nodosum einhergehen.

Subkutane Knotenbildung. Bei der *Periarteriitis nodosa* können subkutane und kutane Knötchen an Brust, Rücken und Bauchhaut auftreten.

Noduläre Vaskulitiden treten vor allem an den Waden auf und exulzerieren oft. Neben dem heute sehr seltenen Erythema induratum Bazin (Tuberkulose) müssen noduläre Pannikulitiden in Betracht gezogen werden. Schmerzhafte, subkutane rötliche Knoten treten bei der seltenen systemischen nodulären Pannikulitis (noduläre Fettnekrose, Weber-Christian-Krankheit) auf. Als auslösende Ursache muß eine akute Pankreatitis oder ein Pankreaskarzinom ausgeschlossen werden. Weitere Ursachen für Pannikulitiden sind der Lupus erythematosus, die Panniculitis factitia sowie das Rothmann-Makai-Syndrom (subkutane Lipogranulomatose mit meist spontaner Rückbildungstendenz). Meist bleibt die Ursache einer nodulären Pannikulitis jedoch unklar.

Folgende Krankheiten gehen zum Teil mit einer *subkutanen Knotenbildung* einher: Hauttuberkulose (Lupus vulgaris), Sarkoidose, Lues, Xanthomatosen, metastasierende Tumoren (Mammakarzinom, Bronchuskarzinom, malignes Melanom), Lymphome, tiefe Mykosen, Fremdkörperreaktionen, Zeckenbiß.

Pustulöse Hauterkrankungen

Pusteln sind Hautbläschen, die eitrige Flüssigkeit enthalten, wobei der Eiter oft steril ist. Bei folgenden Krankheitsbildern sind Pusteln typisch: Rosazea, pustulöse Psoriasis, Medikamentennebenwirkungen (Bromide, Jod), virale Infekte (Herpes simplex, Herpes zoster, Varizellen) mit bakteriellen Superinfektionen, Morbus Reiter.

Ulzerationen der Haut

Beinulzera treten auf bei der chronischen venösen Insuffizienz (s. Kapitel 9), arteriellen Durchblutungsstörungen v. a. bei Rauchern und Diabetikern (Abb. 3.**50**), bei der Necrobiosis lipoidica und beim Pyoderma gangraenosum (große Ulzera, vor allem bei Morbus Crohn, Colitis ulcerosa und malignen Tumoren) (Abb. 3.**51**). Wenn Ulzera mit einer deutlichen regionalen Lymphknotenschwellung einhergehen, kommen selten auch Erkrankungen wie die Tularämie, Anthrax sowie eine Lues in Betracht.

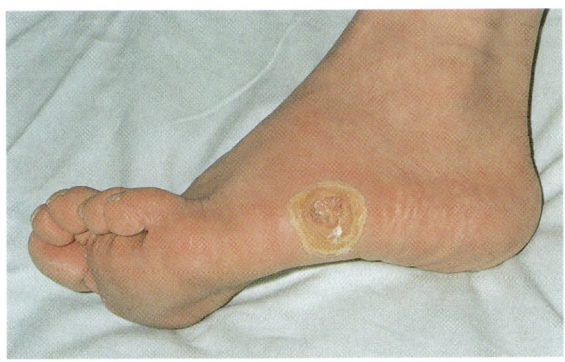

Abb. 3.**50** Diabetisches Ulkus.

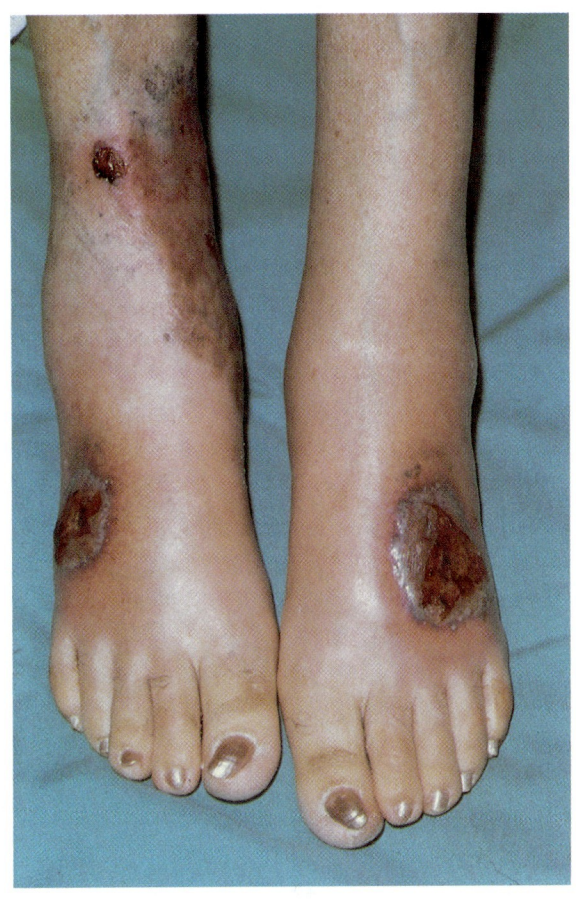

Abb. 3.**51** Pyoderma gangraenosum. 26jährige Frau.

Urtikarielle Hauterkrankungen

Urtikaria bezeichnet umschriebene, leicht erhabene jukkende Hautrötungen, die sich auf die oberflächlichen Hautschichten beschränken. Über eine IgE-vermittelte Immunität entstehen derartige Veränderungen bei Allergikern (Gräserpollen, Eßwaren wie z. B. Erdbeeren und Krustentiere, Medikamente, Insektengift, physikalische Ursachen wie Licht, Kälte, Druck) und auch über das Komplementsystem (hereditäres Angioödem mit C1-Inhibitormangel, Angioödem bei Lymphomen, Serumkrankheit, nach Blutgaben, nekrotisierende Vaskulitis).

Häufig bleiben die chronische Urtikaria oder das Angioödem ätiologisch unklar.

Purpura

Definition. Während mit Purpura allgemeine Hautblutungen bezeichnet werden, umschreiben Ausdrücke wie Petechien (punktförmige Blutungen), Sugillationen (münzengroß), Ekchymosen bzw. Suffusionen (großflächenförmige Blutungen) die Ausdehnung genauer.

Ursachen. Eine Purpura aufgrund von *Gefäßveränderungen* kann bei der autoimmunvaskulären Purpura (Purpura Schönlein-Henoch, Medikamente) (Abb. 3.**52**), bei Infektionen (Meningokokkensepsis, Typhus, Leptospirosen, Rickettsiosen, Malaria, Mikroembolien bei Endokarditiden) (Abb. 3.**53**), bei strukturellen Gefäßstörungen (Morbus Osler, Ehlers-Danlos-Syndrom, Cushing-Syndrom, senile Purpura) sowie bei Paraproteinämien (Kryoglobulinämie usw.), der Purpura Majocchi und beim Kaposi-Sarkom auftreten.

Die ätiologisch vielfältigen *Thrombopenien* (Medikamente, Toxine, Infektionen, Tumoren, Morbus Werlhof (immunthrombozytopenisches Purpura ITP) und Thrombozytenfunktionsstörungen (Thrombasthenie, Bernard-Soulier-Syndrom, Wiskott-Aldrich-Syndrom) können eine Purpura verursachen.

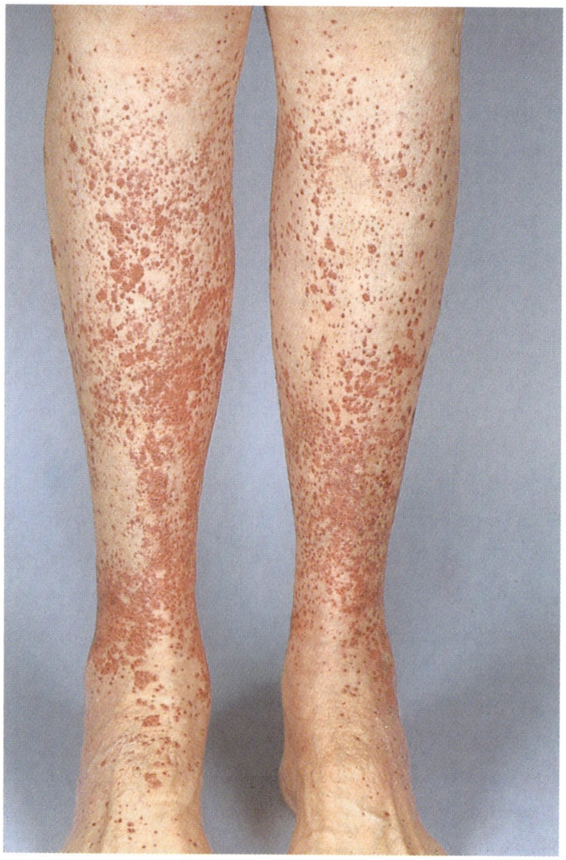

Abb. 3.52 Allergische Purpura (Chinidinsulfat).

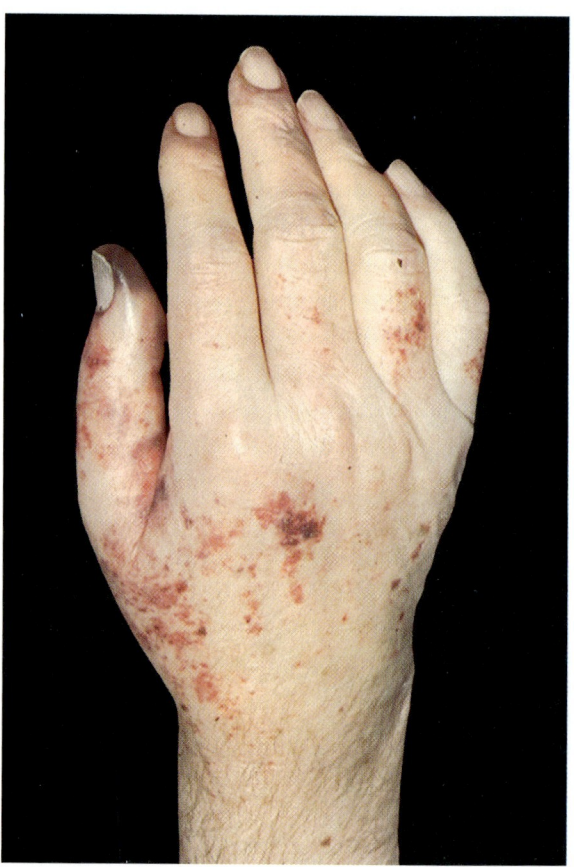

Abb. 3.53 Petechien und Nekrose des Daumenendgliedes infolge disseminierter intravasaler Gerinnung bei septischem Schock.

Teleangiektasien

Teleangiektasien werden als sekundäres Phänomen bei verschiedenen Dermatosen beobachtet, z. B. bei der Lyme-Borreliose (Acrodermatitis atrophicans) und dem Lupus erythematodes. Teleangiektasien im Gesicht lassen oft einen chronischen Alkoholismus vermuten. *Spider-Nävi* treten vorwiegend am Thorax und seltener auch am Gesicht und an den Händen auf. Häufig sind sie bei Lebererkrankungen vorhanden, können jedoch auch bei der Schwangerschaft, nach chronischer Lichtexposition, nach Kälteschäden und lokaler Steroidtherapie auftreten. Angeboren sind Teleangiektasien beim *Morbus Osler*.

Veränderter Hautturgor

Der Turgor der Haut widerspiegelt in beschränktem Ausmaß die Gewebshydration. Wenn Hautfalten nach dem Abheben sich nicht sofort wieder glätten, weist dies besonders bei jüngeren Patienten auf einen abnormen Flüssigkeitsverlust hin.

Hautverkalkungen

Bei verschiedenen Krankheitsbildern kann es zu Verkalkungen oder aber auch zu Ossifikationen von Haut und Subkutis kommen (Tab. 3.7).

Internistische Krankheitsbilder mit typischen Hautveränderungen

Stoffwechselstörungen

Fettstoffwechselstörungen. Xanthome und Xanthelasmen sind bei verschiedenen Fettstoffwechselstörungen (s. Kapitel 29) zu finden.

Lipidspeicherkrankheiten. Bei der *Fabry-Krankheit* kommt es aufgrund eines enzymatischen Defekts (α-Galaktosidase-A-Mangel) bereits in der Kindheit zur Akkumulation von Trihexosylceramid in verschiedenen Organen. Die Hautveränderungen sind für das Krankheitsbild pathognomonisch. Bei diesen Angiokeratomen handelt es sich um kleine Gefäßerweiterungen der oberen Hautschichten. Sie zeigen einen hyperkeratotischen, körnigen Aspekt. Lokalisiert sind die Angiokeratome vorwiegend skrotal, periumbilikal, sakral, an den Oberschenkelinnenseiten sowie an Ellenbogen und Fingern. Sehr häufig sind bei dieser Erkrankung Augenveränderungen (Korneatrübungen, Schlängelung der Konjunktival- und Retinalgefäße, Katarakte, Lidschwellungen). Die Patienten schwitzen meist wenig, und der Haarwuchs ist deutlich reduziert. Für die Patienten sind die einschießenden Schmerzen an Handflächen, Fußsohlen und den proximalen Extremitäten am schlimmsten (Fabry-Krisen). Trihexosylceramideinlagerungen führen zu kardialen (Myokardinfarkt, Kardiomegalie, Herzinsuffizienz) und renalen (progrediente Niereninsuffizienz, Hypertonie) Veränderungen. Die Krankheit wird X-chromosomal vererbt. Eine pränatale Diagnose ist heute möglich.

Störungen des Aminosäurenstoffwechsels. Patienten mit der seltenen *Tyrosinämie* haben neben zentralnervösen Störungen Hyperkeratosen an Handflächen und Fußsohlen.

Bei der *Phenylketonurie* sind Ekzeme sowie ein Abblassen der Haut und Haare typisch.

Bei der *Alkaptonurie* kommt es zu charakteristischen Einlagerungen von Homogentisinsäure in die Knorpel (Ochronose). Charakteristisch ist die blaugraue Verfärbung von Nasenspitze und Ohrknorpel (s. Kapitel 10).

Störungen des Kohlenhydratstoffwechsels. Beim *Diabetes mellitus* gibt es verschiedene charakteristische Hautveränderungen:

▶ Für die sog. diabetische Dermopathie sind atrophische, braune, nicht schmerzhafte Läsionen mit einer unregelmäßigen Begrenzung typisch. Meist sind sie über den Schienbeinen zu finden. Männer sind häufiger betroffen (2:1).
▶ Im Gegensatz zur diabetischen Dermopathie ist die Necrobiosis lipoidica diabeticorum bei den Frauen häufiger (3:1) (Abb. 3.**54**). Sie findet sich am Unterschenkel vorn und seitlich sowie selten an Armen, Stamm und Gesicht. Meist steht zu Anfang ein kleines rötliches Knötchen, das langsam größer wird, abflacht und sich dann in einen zum Teil ausgedehnten braungelblichen Bezirk umwandelt. Deutlich ist die Atrophie der Epidermis. Vereinzelt können Ulzera auftreten.
▶ Ferner sind bullöse Dermatosen und vitiligoartige Hautveränderungen und Pyodermien bei Diabetikern gehäuft.

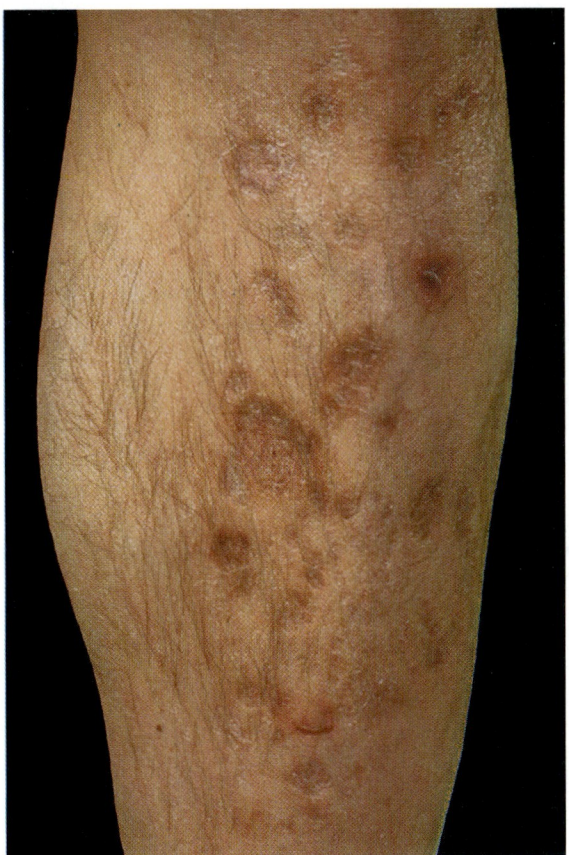

Abb. 3.**54** Necrobiosis lipoidica diabeticorum am Unterschenkel.

Tabelle 3.**7** Zustände, die Verkalkungen und heterotope Ossifikation der Haut und Subkutis bewirken können

Verkalkungen der Haut und Subkutis	
Nierenversagen	Sklerodermie
Milch-Alkali-Syndrom	Polymyositis
Hyperparathyreoidismus	Ehlers-Danlos-Syndrom
Vitamin-D-Intoxikation	chronische Hauttraumen
Tumorhyperkalzämie	chronisch venöse Insuffizienz
Knochenmetastasen	Hautparasiten (Taenia solium,
multiples Myelom	Dracunculus medinensis)

Ossifikation von Haut und Subkutis
Hauttumoren (Nävi, Basaliome)
Hypoparathyreoidismus, Pseudohypoparathyreoidismus, Pseudopseudohypoparathyreoidismus
neurologische Krankheiten (Hemiplegie, Paraplegie)
Myositis ossificans (nach Muskeltrauma)
Myositis ossificans progressiva (Systemerkrankung)

Ekzemartige, papuläre Läsionen mit einer zum Teil zentralen Blasenbildung können bei bevorzugtem Sitz an Abdomen, Gesäß und Beinen das erste Symptom eines *Glukagonoms* darstellen (Abb. 3.55).

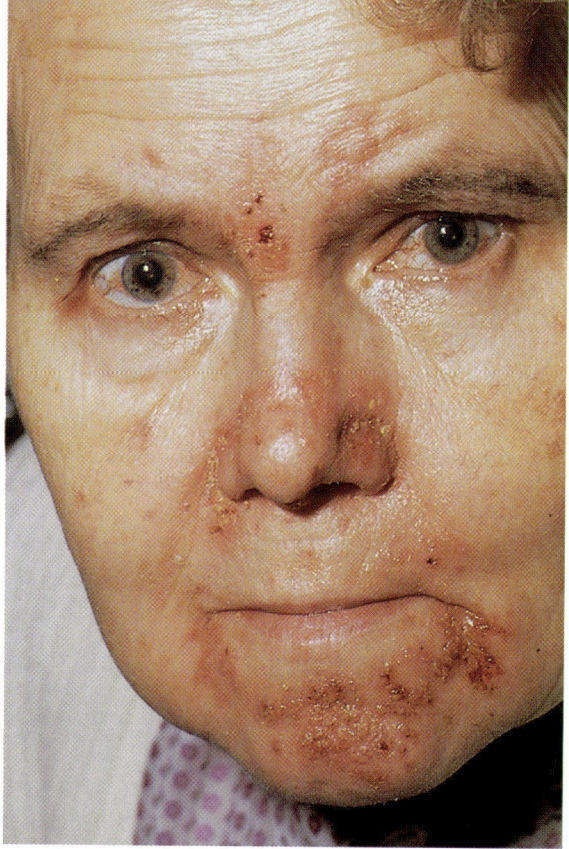

Abb. 3.55 Ekzematoide Hautveränderungen bei einer Patientin mit Glukagonom. 62jährige Frau.

Gicht. *Gichttophi* sind subkutane harte, nicht schmerzhafte Knötchen über der Ohrmuschel, über den Fingergelenken und den Ellenbogen. Die Knötchen bestehen aus Uratkristallen und sind für die Gicht spezifisch, müssen aber gegen Rheumaknötchen und am Ohr gegen den Darwin-Höcker abgegrenzt werden (s. Kapitel 10).

Porphyrien. In der Haut eingelagertes Porphyrin absorbiert Licht der Wellenlänge 400 nm, und das auf diese Weise photoaktivierte Porphyrin führt zusammen mit Sauerstoff zu Schädigungen von Zellmembranen und Lysosomen. Je nach Typ der Porphyrie stehen bullöse, vesikuläre oder erythematöse Veränderungen im Vordergrund (s. Kapitel 7).

Erworbene Bindegewebsstörungen. Eine deutliche Überdehnbarkeit und Verletzlichkeit der Haut besteht beim *Ehlers-Danlos-Syndrom*, bei dem 9 verschiedene Unterformen mit unterschiedlichem Erbgang bekannt sind. Neben der Hautsymptomatik sind die Gelenke abnorm überstreckbar. Selten kommen Arterienrupturen und spontane Darmperforationen vor.

Beim *Pseudoxanthoma elasticum* sind gelbliche xanthomartige, papulöse Hautveränderungen und die leicht abhebbare schlaffe Haut (Cutis laxa) (Abb. 3.56 und 3.57) typisch. Als Groenblad-Strandberg-Syndrom bezeichnet man das Krankheitsbild, wenn gleichzeitig Retinaveränderungen (angioid streaks) auftreten. Es kann bei ausgedehnter Gefäßbeteiligung zu Gastrointestinalblutungen, Koronararterienverschlüssen sowie zu einer renovaskulären Hypertonie kommen. Dem meist autosomal rezessiv vererbten Leiden liegt eine Synthesestörung der elastischen Fasern zugrunde.

Cutis laxa ist zudem ein eigenständiges Krankheitsbild, bei dem die faltige Haut auffällt. Pulmonalstenosen sind gehäuft.

Beim *Marfan-Syndrom* können Striae distensae über Thorax und Hüften auftreten. Eine dünne und durchscheinende verletzliche Haut wird bei der *Osteogenesis imperfecta* gesehen.

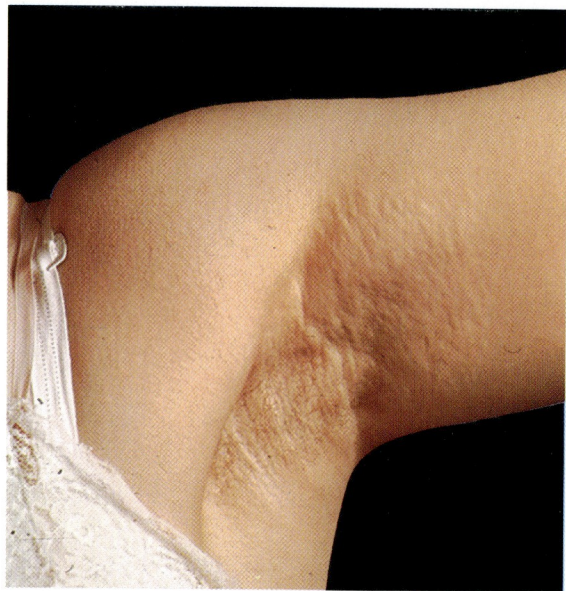

Abb. 3.56 Pseudoxanthoma elasticum (Groenblad-Strandberg-Syndrom).

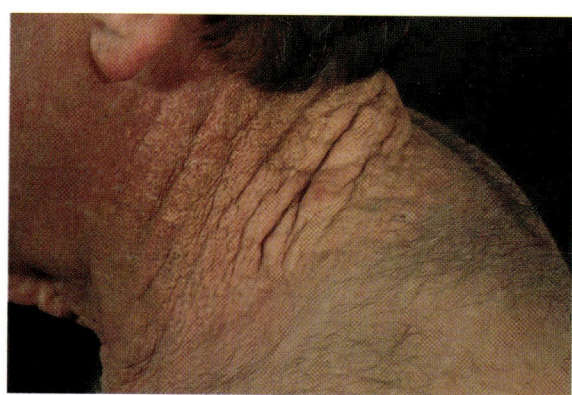

Abb. 3.57 Pseudoxanthoma elasticum (Groenblad-Strandberg-Syndrom).

Hautveränderungen bei endokrinologischen Krankheiten

Beim Cushing-Syndrom und chronischer Steroidtherapie sind Hautveränderungen sehr oft vorhanden (Abb. 3.**58**).

Lokale Steroide (Salben, Cremes) bewirken bei längerem Gebrauch eine Atrophie der Haut sowie Teleangiektasien.

Eine vermehrte Hautpigmentierung (Ellenbogen, Knie, Handfläche, Mamille, Genitale) ist bei 20–40 % der Patienten das erste Zeichen eines *Morbus Addison*.

Bei der *Hyperthyreose* ist die Haut feucht und sehr weich. Weitere Zeichen können sein: Palmarerythem, Onycholysen, Pruritus, Urtikaria, Alopecia areata, Vitiligo und prätibiales Myxödem mit harten braunroten Knötchen über beiden Schienbeinen.

Kalte, trockene und helle Haut ist typisch für die *Hypothyreose*.

Bei der *Akromegalie* ist die Epidermis verdickt, es bestehen u.U. eine Hypertrichose und eine Acanthosis nigricans.

Patientinnen mit einem *Sheehan-Syndrom* zeigen eine deutliche Hautblässe, Sonnenlichtempfindlichkeit, weiche Haut und ein relativ ausdrucksloses Gesicht wegen einer verminderten Hautfältelung. Sehr feine Hautfältchen bestehen um Mund und Augen. Die Patientinnen verlieren zuerst die Axillarbehaarung und erst später die Schamhaare. Das Kopfhaar ist fein und trocken.

Beim *Hypoparathyreoidismus* ist die Haut trocken und zeigt eine Hyperkeratose. Die Nägel sind brüchig und durchsichtig und zeigen oft Querrillen. Das Kopfhaar erscheint rauh, und eine Alopecia areata kommt vor.

Hautveränderungen bei Tumoren

Sie können sich auf der Haut in verschiedener Weise äußern. *Allgemeine Veränderungen:*

- *Blässe* (Anämie),
- *Ikterus* (z.B. Pankreaskopfkarzinom),
- *Purpura*, Thrombopenien (Knochenmarksinfiltration),
- Hyperpigmentierungen (ektope MSH-Produktion, metastasierendes Melanom),
- noduläre Pannikulitiden (Pankreaskarzinom),
- psoriasisartige Hautveränderungen (Glukagonom),
- Raynaud-Phänomen (Kryoglobulinämie bei multiplem Myelom).

Bei Vorliegen der folgenden Hautsymptome kann ein *okkulter Tumor* vorliegen:

- Dermatomyositis,
- Acanthosis nigricans (Magenkarzinom),
- Thrombophlebitis migrans,
- Ichthyosis,
- Pachydermoperiostosis,
- Erythrodermie,
- Urtikaria,
- Erythema exsudativum multifome.

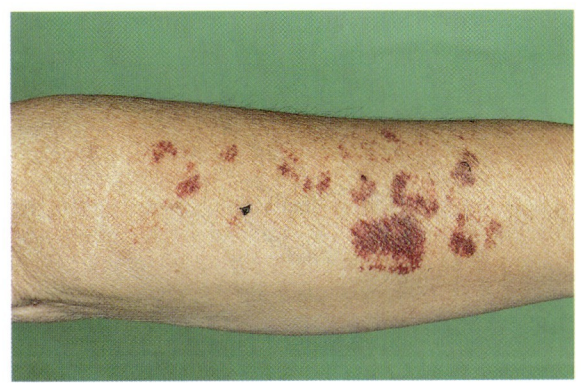

Abb. 3.**58** Hautveränderungen bei chronischer Steroidtherapie.

Beim Karzinoidsyndrom kommt es oft nach Streß, Alkoholgenuß oder Kompression der Bauchorgane zu einem charakteristischen Flush (hellrote bis blaurote Farbe) im Gesicht mit konsekutivem Übergreifen auf Nacken und Schultern.

Rot-bräunliche Plaques im Gesicht, am Hals und im Bereiche der Arme lassen an das *Sweet-Syndrom* denken. Die Patienten sind meist febril, zeigen eine Neutrophilie und histologisch findet man dichte neutrophile Infiltrate. Selten findet man dieses Syndrom bei Leukämien.

Hautveränderungen bei Krankheiten mit Immunpathogenese

Lupus erythematodes. Beim *Lupus erythematodes* ist der chronisch-diskoide Lupus erythematodes von der systemischen Form zu unterscheiden. Beim chronisch-diskoiden Lupus erythematodes sind papulöse und plaquesartige Läsionen an sonnenexponierten Körperstellen typisch (Handflächen, Nase, Kopfhaut, Ohren). Sehr selten (ca. 1 %) erfolgt ein Übergang in die systemische Form. Beim systemischen Lupus erythematodes zeigen 85 % der Patienten einen Hautbefall (s. Kapitel 4).

Dermatomyositis. *Dermatomyositis* und *Polymyositis* (kein Hautbefall) sind wahrscheinlich klinische Varianten der gleichen Grundkrankheit. Bei einem Viertel der Patienten mit Dermatomyositis stehen Hautsymptome im Vordergrund. Neben dem praktisch diagnostischen Ödem mit begleitender violett-roter Verfärbung (s. Kapitel 4) über den Oberlidern tritt zum Teil ein makulopapuläres Exanthem über Ellenbogen, Knien, Sprunggelenken und Handrücken auf.

Sklerodermie. Bei der *Sklerodermie* unterscheidet man die lokalisierten Formen (Morphea, lineare Sklerodermie, Sklerodermie „en coup de sabre"), die einen gutartigen Verlauf zeigen, und die generalisierte Sklerodermie mit einem Haut- und Organbefall (s. Kapitel 4).

Rheumatische Erkrankungen. Im Rahmen von *rheumatischen Krankheiten* treten bei der primär-chronischen Polyarthritis intrakutane Knötchen meist an den Fingerbeeren und am Nagelfalz auf. Zusätzliche Hautsymptome können Atrophie der Haut, Palmarerythem, Purpura und akrale Läsionen sein.

➤ Beim *Still-Syndrom* (juvenile Polyarthritis) kommt es zur Ausbildung eines lachsfarbenen, konfluierenden makulopapulösen Exanthems.
➤ Das heute sehr seltene *rheumatische Fieber* geht in bis zu einem Drittel der Fälle mit etwa erbsgroßen Knötchen an Knöcheln, Ellenbogen, Hinterkopf und selten an anderen Hautstellen einher (s. Kapitel 10).
➤ Beim *Reiter-Syndrom* (Konjunktivitis, Urethritis, asymmetrische Arthritis) können psoriasisartige Hautveränderungen und zudem erosive Veränderungen an Skrotum und Glans penis (Balanitis), orale Schleimhautläsionen und auch Onycholysen auftreten.

Hautveränderungen infolge von Medikamentennebenwirkungen und Intoxikationen

! Bei jeder Hautaffektion ist daran zu denken, daß sie durch ein Medikament hervorgerufen sein könnte (s. Abb. 5.**42**). Für die Diagnose sind Anamnese und der Verlauf nach Absetzen des Medikamentes entscheidend.

Neben den direkt allergisierenden Stoffen führen andere erst über eine Photosensibilisierung zu Hauterscheinungen.

Treten unter einer Antikoagulation mit einem Dicoumarolpräparat flächenhafte ödematöse Hautrötungen auf, die sich später dunkelblaurot verfärben, so muß mit einer sog. Antikoagulantiennekrose (Abb. 3.**59**) gerechnet werden. Hautnekrosen werden vereinzelt nach Kutantestungen und oft nach paravenös infundierten Zytostatikapräparaten beobachtet.

Die folgenden chemischen Stoffe führen bei Intoxikationen und chronischem Gebrauch zu charakteristischen Hautveränderungen: Kohlenmonoxid (kirschrote Haut), Methämoglobinbildner wie Nitrobenzol (Zyanose), Arsen, Asbest (Hyperkeratosen), Alkohol (Palmarerythem, Spider-Nävi), ACTH, Glucokortikoide, Brom, Thallium (Akne), Nitrogenmustard, Chlorpromazin, Thallium (Anhydrose), Blei (schwarzer Gingivalsaum), Silber (Argyrose, blaugrauc Verfärbung der Haut), Quecksilber (Stomatitis). Hydralazin, Procainamid und andere Substanzen können ein Lupus-erythematodesähnliches Syndrom hervorrufen.

Die *eosinophile Fasziitis (Shulman-Syndrom)* ist gekennzeichnet durch eine schmerzhafte, rötliche, derbe Schwellung der Extremitäten, die mit einer ausgeprägten Bluteosinophilie, Hypergammaglobulinämie und erhöhten Blutsenkungsreaktion einhergeht. Histologisch finden sich eosinophile Infiltrate in Kutis, Subkutis und Muskelfaszie. Differentialdiagnostisch läßt sich dieses Krankheitsbild vom *Eosinophilie-Myalgie-Syndrom* nur anamnestisch (keine Einnahme tryptophanhaltiger Schlafmittel) abgrenzen.

Hautveränderungen bei hämatologischen Affektionen

➤ Patienten mit einer *perniziösen Anämie* zeigen eine leicht gelbliche meist trockene Haut und in ca. 10% eine Vitiligo, eine Glossitis sowie eine unspezifische Stomatitis.
➤ Ein Viertel der Patienten mit einer *Sichelzellenanämie* hat vor allem nach der Pubertät Beinulzera mit einem Durchmesser von 1–10 cm und einer schlechten Spontanheilung.
➤ Bei der *Thalassaemia major* kann es selten zu Beinulzerationen und zu Mundschleimhautläsionen kommen.
➤ Bei der *Eisenmangelanämie* werden blasse Haut, Glossitis, Cheilitis, Löffelnägel, Pruritus und vorzeitiger Haarverlust beobachtet. Als Plummer-Vinson-Syndrom (sideropenische Dysphagie) bezeichnet man das vor allem bei älteren Frauen gefundene Zusammentreffen von Eisenmangelanämie und von Ösophaguseinengungen.
➤ Das Gesicht zeigt bei der *Polycythaemia vera* eine charakteristische Rötung mit einem bläulichen Unterton. Bei der sekundären Polyglobulie herrscht hingegen die Zyanose vor.
➤ Hautblutungen können Ausdruck einer Störung der Thrombozytenzahl oder -funktion, der plasmatischen Gerinnung oder der Gefäße bedeuten (s. Kapitel 15).

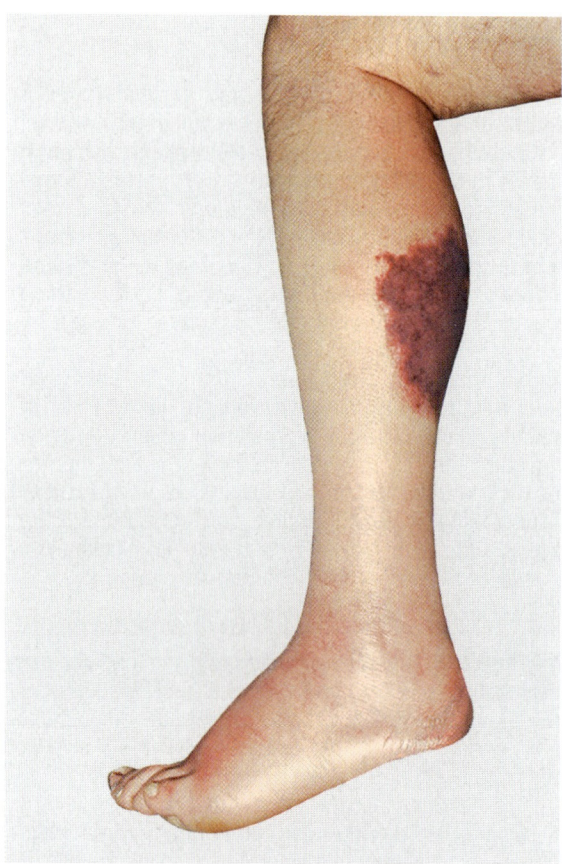

Abb. 3.**59** Cumarinnekrose (Phenprocoumon).

Hautveränderungen bei gastrointestinalen Störungen

In den meisten Fällen besitzen Hautveränderungen und vorliegende gastrointestinale Störungen keine direkte Beziehung, abgesehen von gewissen Ausnahmen. Dazu gehören psoriasisähnliche Hautveränderungen bei Zöliakie, Hautmetastasen oder Acanthosis nigricans besonders beim Magenkarzinom, Flush beim Karzinoidsyndrom, Dermatitis herpetiformis bei Zöliakie, Erythema nodosum und Pyoderma gangraenosum bei Morbus Crohn und Colitis ulcerosa, systemische Pannikulitis bei akuter Pankreatitis und Pankreaskarzinom, psoriasisartige Hautveränderungen bei einem Glukagonom.

Hautveränderungen können auch mit gastrointestinalen Störungen vergesellschaftet sein, wie zum Beispiel beim Cronkhite-Canada-Syndrom (multiple adenomatöse Magen- und Dünndarmpolypen, dünnes Haar, Nageldystrophien, Hauthyperpigmentation), beim Peutz-Jeghers-Syndrom (hamartomatöse intestinale Polypen, deutlich dunkelbraune Flecken auf Lippen, Mundschleimhaut, perioral und an Fingern) (Abb. 3.**60**) und beim Gardner-Syndrom (adenomatöse intestinale Polypen, Osteome, Hauttumoren wie Dermoidzysten, Lipome und Fibrome).

Hautveränderungen bei Herzkrankheiten

Herzvitien. Patienten mit Herzvitien zeigen oft eine Zyanose (Rechts-links-Shunt), Gesichtsrötungen (Mitralstenose) sowie Trommelschlegelfinger (Abb. 3.**20**). Bei der peripheren Ausschöpfungszyanose (Herzinsuffizienz) ist die Haut im Gegensatz zur Haut von Patienten mit zyanotischen Vitien kalt.

Endokarditis. Bei der *Endokarditis* können sich meist an Fingerkuppen und Zehen schmerzhafte, 12–24 h bestehende Osler-Knötchen (s. Kapitel 4) (Mikroembolien) bilden. Die bis 1 cm messenden makulösen, hämorrhagischen Janeway-Läsionen sind im Gegensatz zu den Osler-Knötchen schmerzlos und finden sich meist an Handinnenflächen und Fußsohlen.

Die häufigste Hautmanifestation (50 %) sind zweifellos Petechien, die meist an Extremitäten, Thorax und Schleimhäuten (Gaumen, Konjunktiven) auftreten.

Subunguale „Splitterblutungen" sind hingegen nicht endokarditisspezifisch.

Systemerkrankungen mit Hautsymptomen und Herzbeteiligung. Folgende systemische Zustände zeigen neben einer Herzbeteiligung auch Hautsymptome:

- Morbus Whipple (Hyperpigmentation, evtl. Erythema nodosum),
- Reiter-Syndrom, Hämochromatose (Hyperpigmentation),
- chronische Polyarthritis, Lupus erythematodes, Fabrysche Krankheit, mukokutanes Lymphknotensyndrom (Kawasaki-Syndrom),
- Behçet-Syndrom, Sarkoidose, Karzinoidsyndrom, Kollagenkrankheiten.

Hautveränderungen bei Leberkrankheiten

Häufig sind ikterisch verfärbte Haut und Schleimhäute. Zeichen einer *Leberzirrhose* sind dünne, pergamentartige Haut, besonders auch an den Händen, was oft in auffallendem Gegensatz zum eher robusten Typus des Alkoholikers steht, fehlende Brust- und Axillarbehaarung sowie eine Bauchglatze.

An den Händen fällt das Palmarerythem auf (Abb. 3.**61**), und häufig bestehen auch Dupuytren-Kontrakturen. Weitere typische Hautbefunde sind Spider-Nävi, Teleangiektasien im Gesicht, Parotisschwellungen und Weißnägel.

Neurokutane Krankheiten

Tuberöse Sklerose. Bei der *tuberösen Sklerose* (Morbus Bourneville-Pringle) sind helle, linear angeordnete Hautflecken an den Extremitäten und am Stamm typisch. Kopfhaar und Augenbrauen können schon im Kindesalter ergrauen. Bei 90 % der über 4jährigen Patienten mit einer tuberösen Sklerose bestehen pathognomonische kleine Angiofibromknötchen (Adenoma „seba-

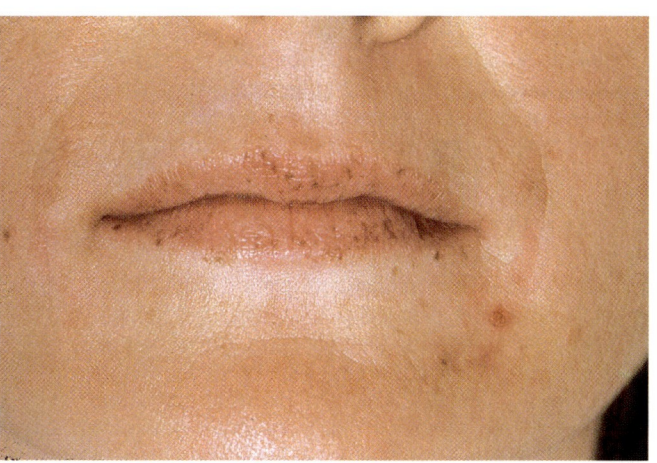

Abb. 3.**60** Peutz-Jeghers-Syndrom (Pigmentierung der Lippen).

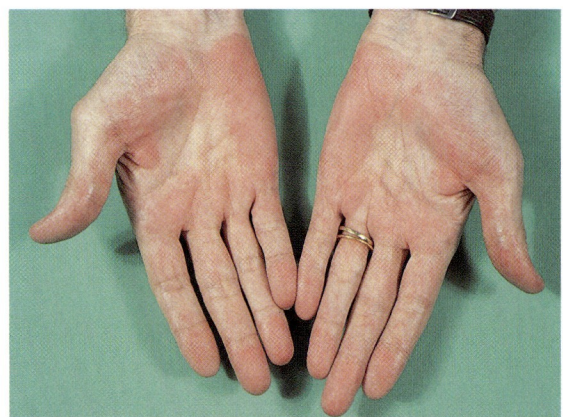

Abb. 3.61 Palmarerythem bei Leberzirrhose.

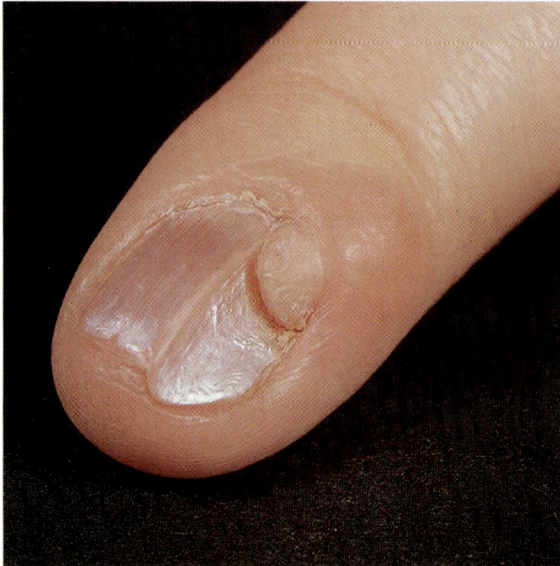

Abb. 3.62 Subunguales Fibrom bei tuberöser Sklerose.

Patienten lassen sich Irishamartome nachweisen. Andere Tumoren sind ebenfalls gehäuft wie Schwannome, Leukämien, Rhabdomyosarkome und Phäochromozytome (ca. 1 %) sowie C-Zell-Karzinome der Schilddrüse.

v. Hippel-Lindau-Syndrom. Beim autosomal dominant vererbten *von-Hippel-Lindau-Syndrom* stehen infolge eines Hämangioblastoms des Kleinhirns zerebelläre neurologische Störungen im Vordergrund. Retinale An-

ceum") im Bereich der Nasolabialfalten, der Wangen, des Kinns und selten auch der Stirn. Typisch sind ferner subunguale und seltener Gingivafibrome (Abb. 3.**62** und 3.**35**).

Neurofibromatose. Bei der *Neurofibromatosis Recklinghausen* sind schon bei der Geburt vor allem am Stamm Café-au-lait-Hautflecken sichtbar, die in den ersten 12 Jahren an Zahl und Größe noch zunehmen. Über 6 derartige Flecken mit einem Durchmesser von über 1,5 cm sind pathognomonisch und bei über 99 % der Patienten vorhanden.

Die Neurofibrome, die langsam zunehmen, sind in der Haut (Abb. 3.**63a** und **b**), aber auch in peripheren Nerven und Nervenwurzeln vorhanden. Zum Teil sind sie auch in viszeralen Organen anzutreffen und können beispielsweise bei Darmbefall zu Invaginationen führen.

Zusätzliche Symptome sind vielfältig. Oft wird eine Kyphoskoliose, gelegentlich eine Makrozephalie beobachtet. Bei 5–10 % der Patienten kommen Tumoren des Zentralnervensystems (Optikusgliome, Astrozytome, Meningeome) vor. In über 90 % der erwachsenen

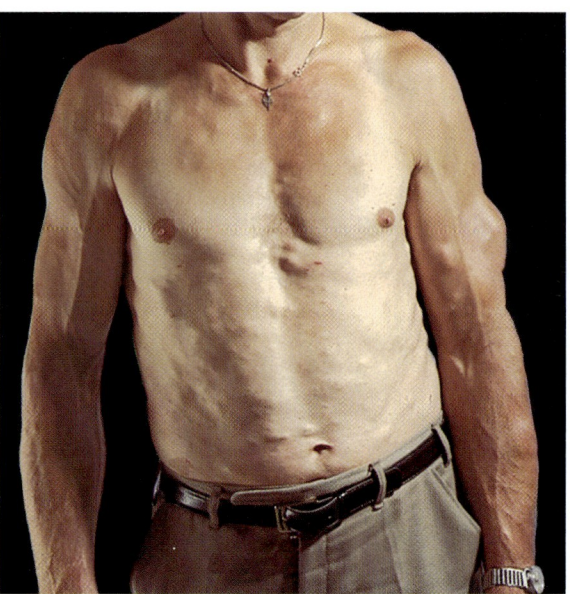

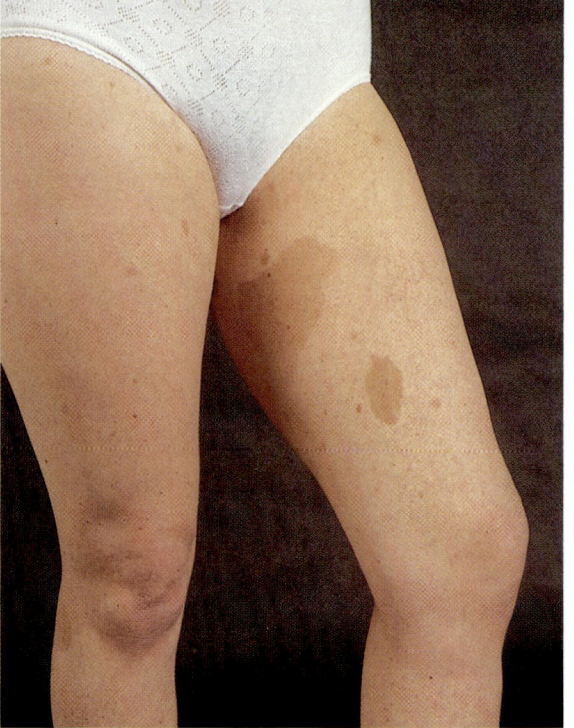

Abb. 3.63 **a** Neurofibromatosis Recklinghausen mit verschieden großen Hauttumoren. **b** Café-au-lait-Flecken über linkem Oberschenkel.

giome und angiomatöse Hautveränderungen (vor allem am Hinterkopf und Nacken) werden nur bei wenigen Patienten beobachtet.

Sturge-Weber-Syndrom. Ein großer, seit der Geburt bekannter Gefäßnävus einer Gesichtsseite (Abb. 3.**64**) ist typisch für das *Sturge-Weber-Syndrom*. Dieses kutane Hämangiom liegt im Bereich des 1. oder 2. Trigeminusastes, und eine meningeale Mitbeteiligung ist nicht selten.

Spina bifida occulta. Bei der *Spina bifida occulta* kann ein darübergelegener abnormer Haarwuchs auf dieses Leiden hinweisen.

Hautveränderungen bei Infektionen

Bakterielle Infektionen. Bei *bakteriellen Infektionen* kann entweder die Haut (Pyodermien, Follikulitiden, Erysipel) allein oder als mitbefallenes Organ betroffen sein:

➤ Die subakute bakterielle Endokarditis zeigt zum Teil Petechien, subunguale Splitterblutungen, Osler- und Janeway-Läsionen (s. Kapitel 4).
➤ Nach Streptokokkeninfektionen kann ein Erythema-nodosum- oder ein Erythema-exsudativum-multiforme-ähnliches Bild auftreten.
➤ An anderen Körperstellen gelegene Staphylokokkeninfektionen können vor allem beim Kleinkind zu einer bullösen Impetigo (Staphylococcal scalded-skin syndrome) und beim Erwachsenen zum toxischen Schocksyndrom führen.
➤ Clostridium perfringens kann besonders in verschmutzten, nicht frühzeitig versorgten Wunden subkutane Infektionen (Hautknistern beim Tasten wegen Luftansammlung) und den gefürchteten Gasbrand bewirken.
➤ Bei der Meningokokkensepsis können vor den eigentlichen petechialen Veränderungen (s. Kapitel 4) oft vorübergehende urtikarielle Hautveränderungen auftreten.
➤ Ein deutlicher Hinweis für eine Pseudomonassepsis sind teils hämorrhagische Hautbläschen sowie kleine indurierte Hautveränderungen mit einer zentralen, schwärzlichen Nekrose (Ecthyma gangraenosum).
➤ Bei Salmonellosen sind die sog. Roseolen typisch (s. Kapitel 4).
➤ Das Arthritis-Dermatitis-Syndrom wird bei der disseminierten Gonorrhö gesehen (s. Kapitel 4). Ein ähnliches Bild findet sich bei der chronischen Meningokokkenseptikämie.
➤ Die *sekundäre Syphilis* kann mit den verschiedenartigsten, oft andere Dermatosen nachahmenden Effloreszenzen (Exantheme wie bei Viruserkrankungen, papulöse Syphilide ähnlich der Psoriasis usw.) vergesellschaftet sein. Bei Syphilisspätstadien können Gummen der Haut oder Plaques auftreten.
➤ Die Aktinomykose wird durch anaerobe grampositive Bakterien (Actinomyces israelii) verursacht und bildet harte mit der Haut verbackene Knoten, die nicht selten fisteln.

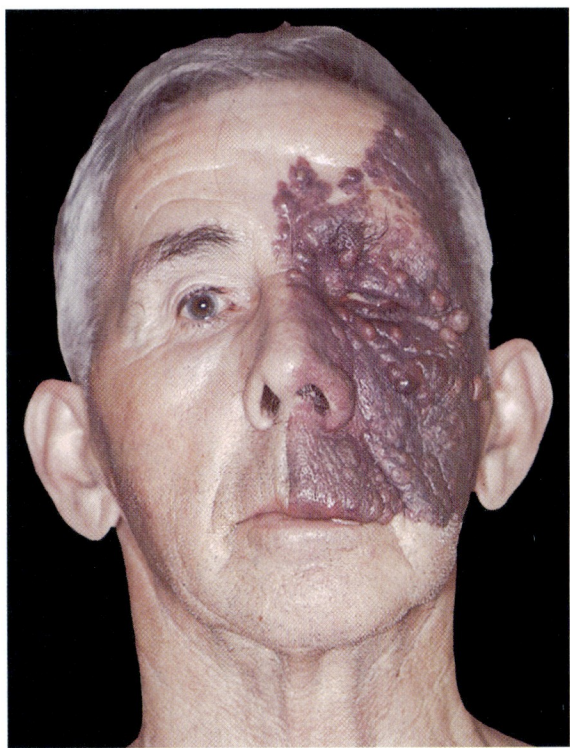

Abb. 3.**64** Sturge-Weber-Syndrom mit Naevus flammeus.

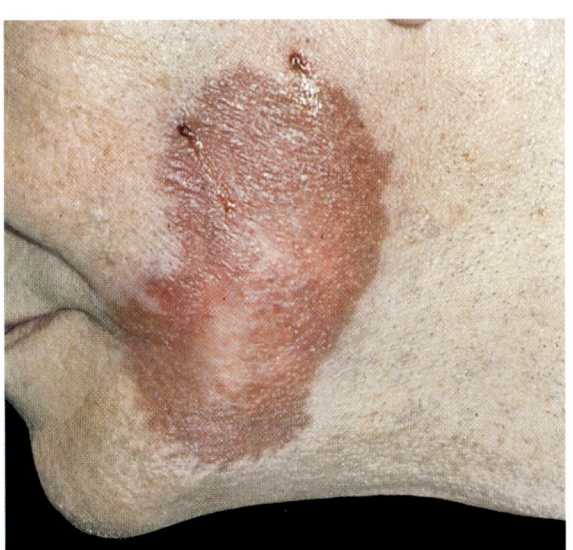

Abb. 3.**65** Lupus vulgaris.

➤ Bei uns seltene bakterielle Erkrankungen mit Hautsymptomen sind das Erysipeloid (rote Läsionen meist an Fingern), das Rattenbißfieber (Exanthem 1–5 Tage nach Biß) und Anthrax (ödematöse Papel, später vesikulös und zum Teil Dissemination) sowie Tularämie, Leptospirosen, Melioidose, Pest und Bartonellose. Die seltene bazilläre Angiomatose (Bartonella henselae) äußert sich durch rot-braune Hautknoten und wird bei Immunsupprimierten (v. a. AIDS) gesehen.

► Die Hauttuberkulose (Abb. 3.65) am Ort der Eintrittspforte tritt vor allem bei Kindern im Gesicht und an den Beinen auf. Beim Lupus vulgaris handelt es sich um eine sehr chronische, ulzerierende und vernarbende postprimäre Form der Hauttuberkulose.

Pilzinfektionen. Neben oberflächlichen *Pilzinfektionen* (Candidiasis, Interdigitalmykosen, Tinea corporis) müssen die subkutanen knotenbildenden Infektionen (Kryptokokkose, Blastomykose, Kokzidioidomykose) beachtet werden.

Virale Infektionen. *Virale Infektionen* zeigen im Rahmen des systemischen Befalls oft Hautveränderungen, die aufgrund der Morphologie und der Art des Auftretens zum Teil eine Diagnosestellung erlauben.

Bei AIDS (s. Kapitel 4) kommt es zu vielen, ätiologisch vielfältigen Hautveränderungen.

3.15 Haare

Der Haarwuchs ist vorwiegend durch Androgene gesteuert, wobei allerdings rassische und familiäre Unterschiede bestehen. In der Diagnostik hormoneller Krankheiten geben die Stirn-Haar-Grenze, die Glatzenbildung, das Augenbrauenwachstum, der Bartwuchs (Rasierhäufigkeit), die Axillar- und Pubesbehaarung (Dichte und obere Begrenzung) wertvolle Hinweise.

Haarausfall

Eine Glatzenbildung ist bei zunehmendem Alter physiologisch, jedoch ist der Beginn und die Geschwindigkeit des Fortschreitens von genetischen Faktoren abhängig. Bei Frauen kommt es im Alter nicht zur typischen Glatzenbildung, sondern zu einem diffusen Haarverlust. Ursachen für einen oft deutlichen *Haarausfall* sind Zustände nach Infektionen mit hohem Fieber (Typhus), Geburten, akute Blutverluste, Mangelernährung (Kwaschiorkor, Marasmus), Eisenmangel, Hypothyreose und selten Hyperthyreose sowie Krankheiten der Kopfhaut, wie Ekzeme, Psoriasis und narbige Veränderungen. Thallium, Zytostatika, Antikoagulanzien (Heparin und Coumarinderivate) können zu sehr deutlichen Haarausfällen führen.

Bei der *Alopecia areata* finden sich umschriebene Stellen mit einem Haarverlust. Derartige Veränderungen sind bei Hyperthyreose, Pilzinfektionen und Tumormetastasen der Kopfhaut sowie bei der Lues II (Alopecia specifica) (Abb. 3.66) selten anzutreffen. Scharf ausgestanzte haarlose Areale können aber auch durch die Patienten selbst verursacht werden (Trichotillomanie).

Zu einem sekundären *Verlust der Axillar- und Genitalbehaarung* kommt es beim Hypopituitarismus des Erwachsenen. Eine primäre Haararmut der Axillen und des Genitales ist typisch für die gonadale Dysgenesie (Turner-Syndrom) und die testikuläre Feminisierung. Eine primäre oder sekundäre Unterfunktion der Hoden (hypophysärer Zwergwuchs, Hypophysentumoren, Klinefelter-Syndrom, Anorchie, Kryptorchismus usw.) führt zu fehlender oder spärlicher Pubes-, Axillärbehaarung und zu reduziertem Bartwuchs (Abb. 3.67).

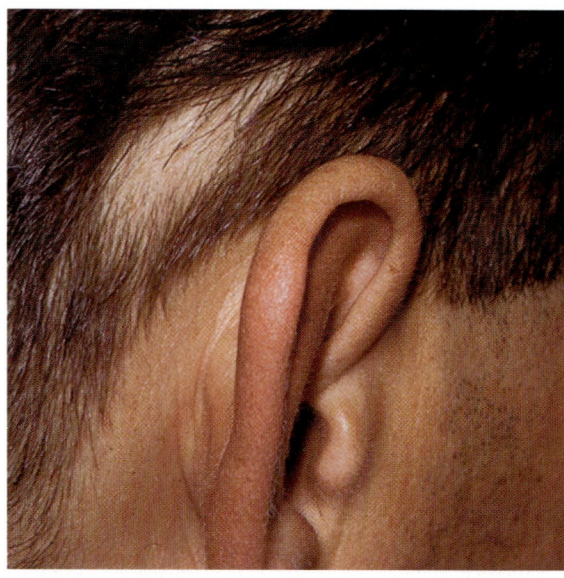

Abb. 3.66 Alopecia areolaris (specifica) (typischerweise nicht kreisrund) bei Lues II.

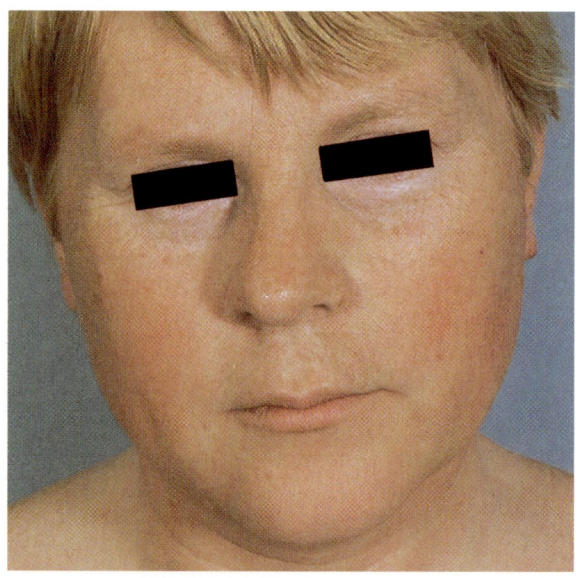

Abb. 3.67 Panhypopituitarismus mit Fehlen der lateralen Augenbrauen. 42jähriger Mann.

Hirsutismus und Virilismus

Unter *Hirsutismus* versteht man eine übermäßige Behaarung an Gesicht, Brust, Gesäß und Linea alba bei Frauen ohne begleitende Virilisierung. Zyklusstörungen sind nicht selten.

Bei gleichzeitiger *Virilisierung* kommt es neben dem Hirsutismus zu Klitorishypertrophie, Tieferwerden der Stimme, Verdünnung der Kopfhaare, Muskelhypertrophie (männliche Konturen), Mammaatrophie, Akne sowie Oligomenorrhö oder Amenorrhö.

Rassische und familiäre Unterschiede sind in der Beurteilung des Hirsutismus immer zu berücksichtigen. Südeuropäerinnen zeigen häufig einen verstärkten Haarwuchs an den Extremitäten und im Gesicht, ganz im Gegensatz zu aus Nordeuropa und Asien stammenden Frauen.

Alleiniger Hirsutismus wird neben der seltenen Nebennierenhyperplasie infolge 21-Hydroxylase-Mangel auch bei HGH-produzierenden Hypophysentumoren, dem Cushing-Syndrom und bei verschiedenen Medikamenten (Glucokortikoide, Androgene, ACTH, Diazoxid, Phenytoin, Minoxidil) angetroffen.

Plötzlich auftretender Hirsutismus mit einer begleitenden Virilisierung ist immer verdächtig auf einen androgenproduzierenden Nebennierentumor (meist Nebennierenkarzinom) oder einen Ovarialtumor (am häufigsten Arrhenoblastom, Hiluszelltumor, Granulosazelltumor, Luteom).

Bei polyzystischen Ovarien (Stein-Leventhal-Syndrom) stellt sich ein *Hirsutismus mit begleitender Virilisierung und Amenorrhö* häufig in der Pubertät ein. LH ist erhöht und FSH erniedrigt.

Wenn bei einem meist um die Pubertät aufgetretenen Hirsutismus Zeichen der Virilisierung fehlen, keine Zyklusstörungen vorliegen und die genannten möglichen Ursachen ausgeschlossen wurden, darf die Diagnose eines *idiopathischen Hirsutismus* gestellt werden. Die Produktion von Testosteron oder des Vorläufers Androstendion ist praktisch immer erhöht. Beide Hormone stammen in diesen Fällen praktisch ausschließlich aus den Ovarien.

Pigmentationsstörungen

Hellblondes Haar ist typisch für die Phenylketonurie und die Homozystinurie.

3.16 Nägel

Verschiedene Allgemeinerkrankungen sowie lokal und systemisch angewendete Medikamente können oft typische Nagelveränderungen hervorrufen.

Veränderungen der Nagelform und -struktur

Brüchige und dünne Nägel treten bei Eisenmangelanämie (Abb. 3.**68**), Zytostatikagaben, Vitamin-A-Überdosierung auf.

Querfurchen können im Anschluß an ein Stevens-Johnson-Syndrom, aber auch nach Verabreichung von Zytostatika und Tetrazyklinen vorkommen.

Längsrillen werden selten beim Raynaud-Syndrom gesehen. Längsrisse sind beim Hypoparathyreoidismus häufig, können aber auch bei älteren Gesunden vorkommen.

Löffelnägel (Koilonychie) sind gehäuft bei der Eisenmangelanämie, werden aber auch beim Gesunden angetroffen.

Nageldystrophien können bei der Epidermolysis bullosa, der Progerie, der Dyskeratosis congenita und dem Nail-patella-Syndrom (Abb. 3.**69**) (autosomal dominante Erkrankung mit Nageldystrophien, Fehlen einer oder beider Patellae, Skelettdeformationen, Glomerulonephritis) auftreten. Dystrophien werden auch nach lokalen Röntgenbestrahlungen sowie nach D-Penicillamin gesehen.

Onycholysen (Abheben des Nagels vom Nagelbett) werden bei Psoriasis, Nagelmykosen (Abb. 3.**70**), Porphyrien, Allergien gegen Nagellack oder Härter, lokaler

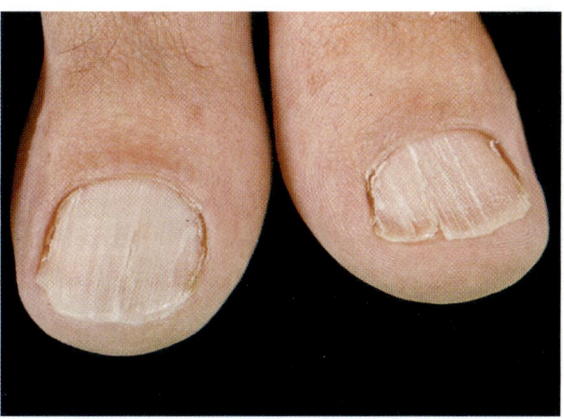

Abb. 3.**68** Brüchige, flache Nägel bei Eisenmangelanämie.

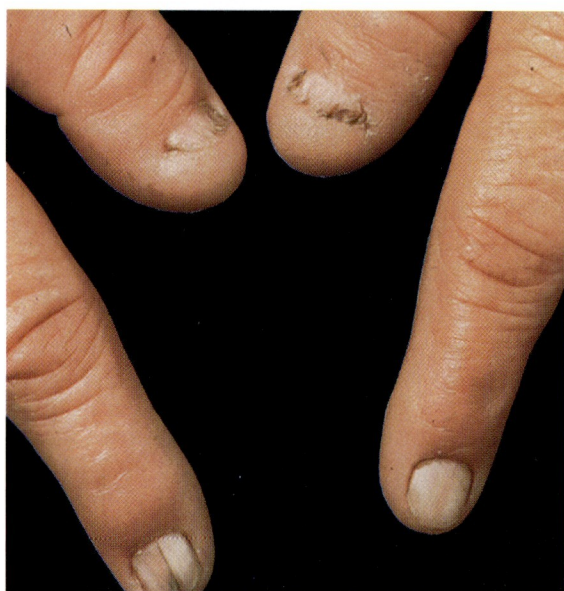

Abb. 3.69 Nägel beim Nagel-Patella-(Nail-patella-)Syndrom.

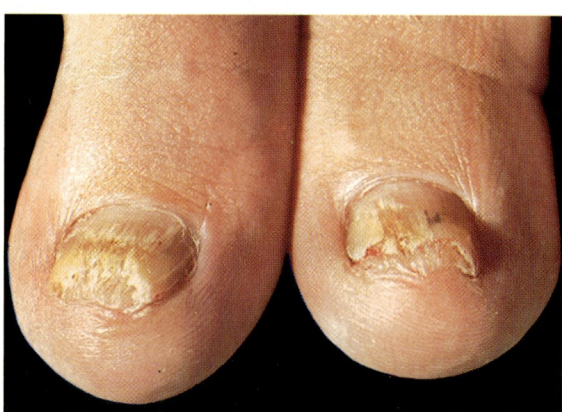

Abb. 3.70 Nagelmykose (Trichophyton rubrum).

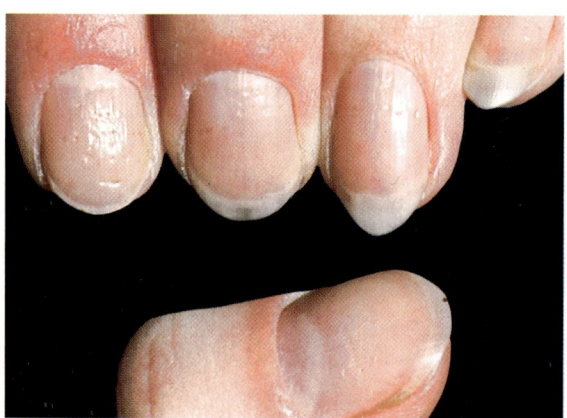

Abb. 3.71 Tüpfelnägel bei Psoriasis.

Anwendung von 5-Fluorouracil, nach Verabreichung von Gold, Zytostatika und Tetrazyklinen sowie bei subungualen Pseudomonasinfektionen beobachtet.

Nagelwuchsstörungen können bei Zytostatikatherapie auftreten.

Splitterförmige Hautblutungen unter den distalen Nagelenden sind nicht pathognomonisch für eine Endokarditis, sondern sind auch bei Vaskulitis, Leberzirrhose und Psoriasis möglich.

Krümelige Nagelveränderungen, oft verbunden mit distalen Onycholysen, sind typisch für die Psoriasis. Neben dem bröckeligen Nagelzerfall können auch der psoriatische Ölfleck (durchscheinende Nagelbettpsoriasis) oder die Tüpfel (wurmstichiger Aspekt des Nagels) (Abb. 3.**71**) auftreten.

Mees-Querbänder (weiße Streifen) treten bei der akuten Arsenintoxikation sowie bei der Thalliumvergiftung auf.

Onychophagie (Nägelkauen) kann Ausdruck einer neurotischen Störung sein.

Uhrglasnägel sind in der Längsrichtung übermäßig gebogene Nägel. Sie gehen häufig der eigentlichen Bildung von Trommelschlegelfingern (Abb. 3.**20**) voraus. Bamberger und Marie beschrieben das Krankheitsbild der hypertrophen Osteoarthropathie, das neben Trommelschlegelfingern (und -zehen) zusätzlich eine periostale Knochenneubildung langer Röhrenknochen, Arthralgien und Symptome wie Flush und profuses Schwitzen (vor allem Hände) umfaßt.

Sowohl Trommelschlegelfinger als auch die hypertrophe Osteoarthropathie treten bei folgenden Krankheitsbildern auf: pulmonale Erkrankungen (Bronchiektasen, Emphysem, Bronchialkarzinom, Lungenfibrose, Empyem, zystische Fibrose, Mesotheliom), zyanotische Herzvitien, maligne Tumoren (vor allem intrathorakale und metastasierende Tumoren). Chronische intestinale Erkrankungen (40% bei Morbus Crohn, 10% bei Colitis ulcerosa, primär biliäre Zirrhose, Sprue, multiple Kolonpolypose) verursachen meist nur Trommelschlegelfinger.

Trommelschlegelfinger können auch familiär auftreten.

Farbveränderungen der Nägel

Nagelpigmentationen können die Nagelplatte diffus oder streifenförmig betreffen.

Schwarzbraune Veränderungen kommen vor beim Morbus Addison, Peutz-Jeghers-Syndrom, der Hyperthyreose, der Hämochromatose, dem Morbus Cushing und dem Vitamin-B_{12}-Mangel. Ist nur ein Nagel betroffen, muß immer an ein malignes Melanom gedacht werden.

Lokale Anwendung oder Kontakt mit Silbernitrat, Kaliumpermanganat, Herbiziden und Nagelhärter wie auch systemische Gaben von Gold, Arsen, Zytostatika, ACTH, PUVA (Psoralen + UV-A) können solche Farbveränderungen verursachen.

Graubläuliche Nagelverfärbungen werden nach Silbereinnahme beobachtet. Chloroquin verursacht zusätzlich noch eine gelbgrünliche Fluoreszenz.

Gelbe Nägel werden beim Zigarettenraucher, nach einer Tetrazyklintherapie, beim Ikterus, beim Cronkhite-Canada-Syndrom (s. dort) und beim Yellow-nail-Syndrom gesehen. Beim Yellow-nail-Syndrom (Abb. **3.72**) sind die Finger- und Zehennägel gelblich, es bestehen Lymphödeme und chronische Pleuraergüsse.

Bläulich sind die Nägel beim Morbus Wilson (blaue Lunula).

Purpurfarbene Nägel treten selten nach Einnahme von phenolphthaleinhaltigen Laxanzien auf.

Grünlich erscheinen die Nägel bei lokalen Pseudomonasinfektionen.

Weißnägel (Leukonychie) (Abb. **3.73**) können familiär auftreten. Sie sind jedoch auch häufig bei der Leberzirrhose, der Hypoalbuminämie, der Psoriasis und der Lepra.

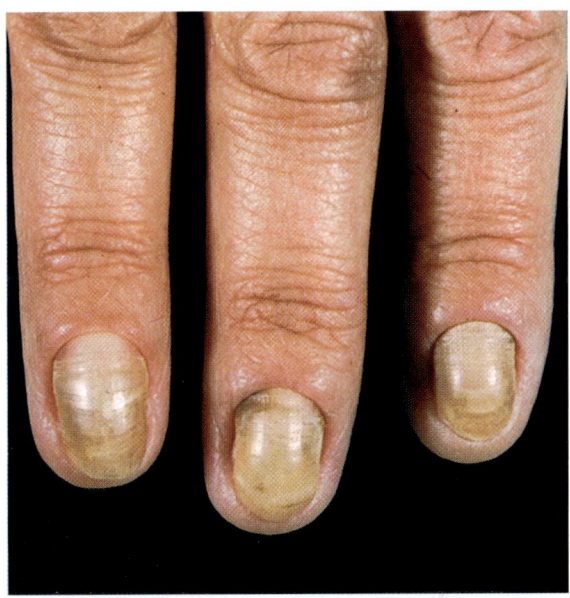

Abb. **3.72** Yellow-nail-Syndrom.

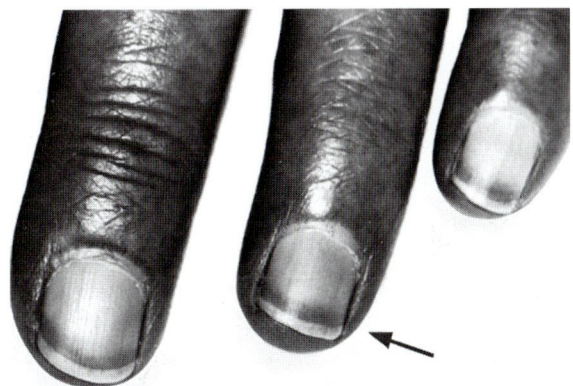

Abb. **3.73** Weißnägel bei Leberzirrhose (Leukonychie).

Literatur

Alexander RW, Schlant RC, Fuster V. Hurst's The Heart. 9th ed. New York: McGraw-Hill; 1998.
Behrman RE. Nelson Textbook of Pedriatics. 14th Ed. Philadelphia: WB Saunders; 1992.
Cassidy SB. Prader-Willi syndrome. J Med Genet. 1997; 34: 917 – 923.
Damasio AR. Aphasia. N Engl J Med. 1992; 326 – 531.
Falk RH, Comenzo RL, Skinner M. The systemic amyloidoses. N Engl J Med. 1997; 337: 898 – 809.
Fauci AS, Braunwald E, Isselbacher KJ, Wilson JD, Martin JB, Kasper DL, Hauser SL, Longo DL. Harrison's Principles of Internal Medicine. 14th ed. New York: McGraw-Hill; 1998.
Feldman M, Scharschmidt BF, Sleisenger MH, Klein S. Sleisenger & Fordtran's Gastrointestinal and Liver Disease. 6th Ed. New York: WB Saunders; 1997.
Golkar L, Bernhard JD. Mastocytosis. Lancet. 1997; 349: 1379 – 1385.
Gray JR, Davies SJ. Marfan syndrome. J Med Genet. 1996; 33: 403 – 408.
Kim NY, Pandya AG. Pigmentary diseases. Med Clin North Am. 1998; 82: 1185 – 1207.

Korf BR. Neurocutaneous syndromes: neurofibromatosis 1, neurofibromatosis 2, and tuberous sclerosis. Curr Opin Neurol. 1997; 10: 131 – 136.
Kurzrock R, Cohen PR. Cutaneous paraneoplastic syndromes in solid tumors. Am J Med. 1995; 99: 662 – 671.
Mandell GL, Bennett JE, Dolin R. Principle and Practice of Infectious Diseases. 4th ed. New York: Churchill Livingstone; 1995.
Martinez-Lavin M. Hypertrophic osteoarthropathy. Curr Opin Rheumatol. 1997; 9: 83 – 86.
Mitchell H, Bolster MB, LeRoy EC. Scleroderma and related conditions. Med Clin North Am. 1997; 81: 129 – 149.
Papapoulos SE. Paget's disease of bone: clinical, pathogenetic and therapeutic aspects. Baillieres Clin Endocrinol Metabol. 1997; 11: 117 – 143.
Poeck K, Hacke W. Neurologie, Berlin: Springer; 1998.
Trentham DE, Le CH. Relapsing polychondritis. Ann Intern Med. 1998; 129: 114 – 122.
Wyngaarden JB, Smith LH, Bennett JC. Cecil Textbook of Medicine. 19th ed. Philadelphia: WB Saunders; 1992.

Fieber

4 Status febrilis

R. Weber, R. Lüthy, A. Fontana,
W. Siegenthaler

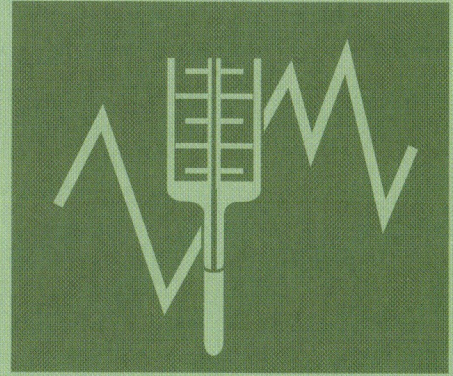

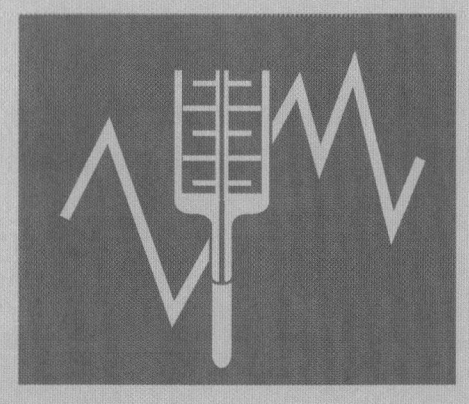

4 Status febrilis

R. Weber, R. Lüthy, A. Fontana, W. Siegenthaler

| 4.1 | **Allgemeine Bemerkungen** | **93** |

Anamnese und klinische Befunde   93
Differentialdiagnostische Überlegungen   93
Fieber unbekannter Ursache   95

| 4.2 | **Status febrilis ohne lokalisierende Symptome** | **95** |

Infektionskrankheiten   95
Nichtinfektiöse Ursachen   96
Hospitalisierte Patienten   96

| 4.3 | **Status febrilis mit assoziierten Symptomen** | **97** |

Status febrilis und Hautausschläge   97
    Petechien und Purpura   97
    Makulopapulöses Exanthem   97
    Bläschen und Pusteln   99
    Noduläre Effloreszenzen   99
    Erythem   99
    Urtikaria   99
    Bakterielle Hautinfektionen   99
    Hautinfektionen durch Mykobakterien   100
    Rickettsiosen   101
    Virale Erkrankungen mit Hautausschlägen   101
Status febrilis und Gelenk- oder Knochenschmerzen   103
    Arthritiden   103
    Osteomyelitis, Spondylodiszitis   104
Status febrilis und Lymphknotenschwellungen   105
    Fieber und generalisierte Lymphknotenschwellungen   105
    Fieber und lokalisierte Lymphknotenschwellungen   105
    Infektionen der Lymphknoten   106
    Lymphadenopathie ungeklärter Ursache   107
Status febrilis mit Schwellung im Gesichts- oder Halsbereich   108
    Parotisschwellung   108
    Halsschwellung   108
Status febrilis, Kopfschmerzen und Meningismus   109
    Liquoruntersuchung   109
    Bakterielle Meningitiden   109
    Seröse Meningitiden   111
    Pilzmeningitiden   113
    Meningitis durch Protozoen oder Helminthen   113
    Begleitmeningitiden   113
Status febrilis und neurologische Defizite   113
    Enzephalitis   113
    Hirnabszeß   114

Status febrilis mit Erkältungssymptomen 114
    Bakterielle Tonsillitis und Pharyngitis 114
    Nichtbakterielle Pharyngitis 115
    Erkältungskrankheiten 115
    Influenza (Myxovirus) 116
    Sinusitis 116
    Otitis 116
    Epiglottitis 117
    Bronchitis 117
Status febrilis, Husten und Thoraxschmerzen 117
    Pneumonie 117
    Tuberkulose 118
    Nichttuberkulöse Mykobakteriosen 119
    Nokardiose 120
    Perikarditis, Myokarditis 120
    Nichtinfektiöse Erkrankungen 120
Status febrilis und Ikterus 121
    Prähepatischer Ikterus 121
    Hepatischer Ikterus 121
    Posthepatischer Ikterus 121
Status febrilis und Splenomegalie 122
Status febrilis und Diarrhö 122
    Intestinale Infektionen 122
Status febrilis und Abdominalschmerzen 124
    Intraabdominale Infektionen 124
    Peritonitis 125
    Intraabdominale Abszesse 125
    Viszerale Abszesse 125
    Spezifische Ursachen von intraabdominalen Infektionen 126
Status febrilis, Dysurie und Pollakisurie 126
    Urethritis 126
    Akute unkomplizierte Harnwegsinfektion bei der Frau 126
    Akute unkomplizierte Pyelonephritis 126
    Akute komplizierte Pyelonephritis 126
    Prostatitis 127
Status febrilis und Sepsis 127
    Systemische entzündliche Reaktion 127
    Sepsis 127
    Bakteriämie 127
    Sepsisquellen, Prädisposition 128
    Ausgewählte Sepsiserreger 128
Status febrilis und Herzfehler 129
    Endokarditis 129

4.4 Status febrilis mit multiplen Organmanifestationen 131

Viruserkrankungen 131
    Zytomegalie 131
Mit Zeckenstich assoziierte Infektionen 132
    Lyme-Erkrankung 132
    Ehrlichiose 132
    Babesiose 133
Sexuell übertragene Infektionen 133
    Lues (Treponema pallidum) 134
    Chlamydia trachomatis 135

Zoonosen 135
    Brucellosen (Brucella melitensis, B. abortus [Bang], B. suis) 135
    Leptospirosen (Leptospira interrogans [M. Weil] und andere Serotypen) 136
    Toxoplasmose (Toxoplasma gondii) 136
    Trichinose (Trichinella spiralis) 136
    Toxocara-Erkrankung 136
    Tollwut (Synonyma: Lyssa, Rabies; Rhabdovirus) 137
    Andere Infektionen nach Tierbissen 137
    Infektionen durch Arboviren 137
HIV-Infektion und AIDS 137
    Akute HIV-Infektion 137
    Asymptomatische HIV-Infektion 138
    Symptomatische HIV-Infektion, AIDS 139
Infektionen bei Immunkompromittierten 141
    Opportunistische Virusinfektionen 141
    Opportunistische bakterielle Infektionen 142
    Opportunistische Pilzerkrankungen 142
Mykosen in lokalisierten Endemiegebieten 143
    Kokzidioidomykose (Coccidioides immitis) 143
    Histoplasmose (Histoplasma capsulatum) 143
Reise- und Tropenkrankheiten 143
    Malaria 144
    Leishmaniose (Leishmania donovani) 145
    Bilharziose 145
    Lymphatische Filariose 146
    Gewebs-Filariosen 147
    Dengue-Fieber 147
    Gelbfieber 147
    Andere Tropenkrankheiten 147

4.5 Status febrilis bei immunologisch bedingten Krankheiten 148

Autoimmunerkrankungen 148
Lokalisierte oder organspezifische Autoimmunerkrankungen 148
Generalisierte Autoimmunerkrankungen, Vaskulitiden, Kollagenosen 148
Befall großer Gefäße 149
    Riesenzellarteriitis (Arteriitis temporalis Horton, Polymyalgia rheumatica) 149
Befall mittelgroßer Gefäße 150
    Periarteriitis nodosa (Panarteriitis oder Polyarteriitis nodosa) 150
Befall kleiner Gefäße 152
    Wegener-Granulomatose 152
    Allergische Granulomatose (Churg-Strauß) 152
    Hypersensitivitätsangiitis 152
    Purpura-Arthralgie-Nephritis-Syndrom 152
    Systemischer Lupus erythematodes (SLE) 153
    Sklerodermie (progressive, diffuse oder generalisierte Sklerodermie bzw. progressive, systemische Sklerose oder PSS) 155
    Zirkumskripte Sklerodermie 156
    Scleroedema adultorum (Buschke) 157
    Eosinophile Fasziitis (Shulman-Syndrom) 157
    Sharp-Syndrom, Overlap-Syndrom (Mixed connective tissue disease) 158
    Dermatomyositis (Polymyositis) 158

4.6 Rezidivierende febrile Krankheitszustände 159

Immundefekte 159
Humorale Immundefekte (B-Zell-Defekte) 160
Zelluläre Immundefekte (T-Zell-Defekte) 162
Kombinierte humorale und zelluläre Immundefekte 163
Defekte des Komplementsystems 164
Defekte des Phagozytosesystems 164

4.7 Fieber bei verschiedenen nichtinfektiösen Zuständen 165

Periodisches Fieber 165
    Familiäres Mittelmeerfieber 165
    Ätiocholanolonfieber 165
    Hyper-IgD-Syndrom 165
    „PFAPA"-Syndrom 165
Fieber bei innersekretorischen Störungen 165
Fieber bei vegetativer Dystonie 166
Chronic-fatigue-Syndrom 166
Fieber bei Tumoren 166
Fieber bei Gewebsabbau 167
Fieber bei Hämolyse 167
Hämophagozytose-Syndrom 167
Fieber bei Thrombosen und Thrombophlebitiden 167
Fieber bei allergischen Reaktionen 167
Vorgetäuschtes Fieber 167

4.8 Bedeutung einzelner Befunde für die Differenzierung febriler Zustände 168

Verlauf der Temperatur 168
Schüttelfrost 168
Entzündungsparameter 169
    Blutkörperchensenkungsgeschwindigkeit 169
    C-reaktives Protein (CRP) 169
Blutbild 170
    Verhalten der Leukozyten 170
    Verhalten der Eosinophilen 171
    Verhalten der Monozyten 172
    Verhalten der Lymphozyten 172

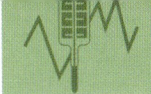

4.1 Allgemeine Bemerkungen

Anamnese und klinische Befunde

Anamnese. Besondere Bedeutung kommt der *Anamnese* zu. Detaillierte Angaben über Herkunft, Familienanamnese, berufliche Tätigkeiten, Hobbys, sportliche Betätigung, (Tropen-)Reisen, Kontakte mit Tieren, Insektenstiche und andere Verletzungen, durchgemachte diagnostische und therapeutische Eingriffe, Impfungen, Hautausschläge, Medikamenteneinnahme oder (intravenöser) Drogengebrauch können wichtige Hinweise liefern. Eine systematische Befragung über die Funktion der Organsysteme und ausführliche Angaben zum jetzigen Leiden sind ebenso wichtig. Auch das soziale Umfeld des Patienten und seine sexuellen Präferenzen sollten besprochen werden.

Klinische Untersuchung. Eine genaue *klinische Untersuchung* sollte im Zusammenhang mit den anamnestischen Angaben in den meisten Fällen eine fundierte Verdachtsdiagnose ergeben. Folgende Regionen werden bei einer internistischen Untersuchung gelegentlich vernachlässigt: Augenfundus, Temporalarterien, Nasennebenhöhlen, Schilddrüse, Nierenlogen, Wirbelsäule, Adnexe und Prostata. Affektionen dieser Organe sind gelegentlich klinisch stumm, so daß dann fälschlicherweise nach einer systemischen Ursache des Fiebers gesucht wird.

Differentialdiagnostische Überlegungen

Dauer des Fiebers. Die *Dauer des Fieberzustandes* ist ein wichtiges differentialdiagnostisches Merkmal. Bei ambulanten Patienten sind virale oder bakterielle Infektionen der oberen und unteren Luftwege oder Harnwegsinfektionen die häufigsten Ursachen eines kurzdauernden (weniger als eine Woche) Status febrilis. Fieber von 1–2 Wochen Dauer verlangt nach einer sorgfältigen Abklärung. Zu den *Fiebertypen* siehe Abschnitt 4.8, S. 168.

Ursachen. Neben *infektiösen Ursachen* sind bei fieberhaften Zuständen ätiologisch sehr unterschiedliche Krankheiten in Betracht zu ziehen (Tab. 4.1).

Besondere Patientengruppen. Die differentialdiagnostischen Überlegungen sind auch davon abhängig, ob ein Status febrilis *zu Hause* oder im Verlauf eines *Klinikaufenthaltes* aufgetreten ist. Bei stationären Patienten ändert sich nicht nur das Spektrum der potentiellen Erreger, auch andere *iatrogene* Faktoren sind zu berücksichtigen: postoperative Infekte, pulmonale Erkrankungen (Atelektasen, Lungenembolie, Pneumonie), Harnwegsinfekte (Blasenkatheter!), Infektionen von intravasalen Kathetern sowie Phlebitis nach parenteraler Ernährung oder Therapie.

Fieber – Definitionen und Pathogenese

Fieber. Fieber ist eine Erhöhung der Körpertemperatur über 37,8 °C bei *oraler* Messung bzw. über 38,2 °C bei *rektaler* Messung. Letztere ist vor allem bei älteren Patienten zuverlässiger als die Haut- oder sublinguale Messung.
Endogene und exogene Pyrogene können den Sollwert der Körpertemperatur, welche im Hypothalamus reguliert wird, erhöhen. Fröstelei, Kältezittern oder Schüttelfrost führen über eine vermehrte Muskelarbeit zu einer Zunahme der Wärmeproduktion, eine gleichzeitige Vasokonstriktion vermindert den Wärmeverlust über die Haut. Die wichtigsten endogenen Pyrogene sind Interleukin-1, Tumor-Nekrose-Faktor und Interferone. Bakterielle Endo- und Exotoxine von gramnegativen bzw. grampositiven Bakterien sind typische exogene Pyrogene, welche Monozyten und Makrophagen zur Produktion von endogenen Pyrogenen stimulieren.

Hyperthermie. Aufgrund dieser pathophysiologischen Überlegungen sollte eine Hyperthermie von einem Status febrilis unterschieden werden. Eine Hyperthermie (Temperatur > 41,2 °C) tritt als Folge einer Überhitzung auf, und es erfolgt keine Sollwertverstellung im Wärmeregulationszentrum wie beim Fieber. Die Ursachen einer Hyperthermie sind *exogen* (z. B. Heizkissen, Sauna, Bad) oder *endogen* (Muskelarbeit). Dabei kann die Körpertemperatur unkontrolliert ansteigen, während die Wärmeabgabe z. B. infolge ungeeigneter Kleidung oder hoher Lufttemperaturen mit hoher Luftfeuchtigkeit gestört ist. Unter derartigen Bedingungen kann ein *Hitzschlag* auftreten. Die *maligne Hyperthermie* ist eine seltene autosomal dominant vererbte Komplikation einer Allgemeinnarkose. Am häufigsten wird sie durch Succinylcholin und Halothan verursacht.

Normvarianten der Körpertemperatur. Bei der Beurteilung eines Status febrilis sind verschiedene Normvarianten in Erwägung zu ziehen. Eine körperliche Anstrengung oder ein opulentes Mahl sind physiologische Ursachen einer Temperaturerhöhung, wobei diese im allgemeinen 37,9 °C nicht überschreitet. Dasselbe gilt für Temperaturen, welche bei Frauen in der zweiten Zyklushälfte (Ovulation bis Menstruation) auftreten können. Die physiologische tägliche Temperaturschwankung kann bis gut 1 °C ausmachen.

Fieber bei älteren Personen. Die normale Körpertemperatur sowie die physiologische Tagesschwankung der Temperatur kann bei gebrechlichen, nicht aber notwendigerweise bei gesunden älteren Personen, vermindert sein. Eine wiederholte Erhöhung der oralen (über 37,2 °C) oder der rektalen Temperatur (über 37,5 °C) bedeutet deshalb bei dieser Personengruppe Fieber. Zudem ist die Fieberreaktion bei einer schweren Infektion bei 20 bis 30 % der älteren Personen nicht oder nur abgeschwächt vorhanden.

Status febrilis

Tabelle 4.1 Ursachen eines Status febrilis

1. Infektionskrankheiten	• lokalisiert (z.B. Abszeß, Pneumonie) • generalisiert (z.B. Septikämie, Typhus) • rezidivierend (z.B. kongenitale und erworbene Immundefekte)
2. Maligne Tumoren	• maligne Lymphome • Leukämien • angioimmunoblastische Lymphadenopathie • myeloproliferative Syndrome (Polycythaemia vera, Osteomyelofibrose, primäre Thrombozythämie) • solide Tumoren (Nieren- und Leberzellkarzinom, andere intraabdominelle Tumoren, seltener extraabdominelle Tumoren, Vorhofmyxom)
3. Nichtinfektiöse Vaskulitiden, inkl. Kollagenosen	(siehe Tab. 4.16)
4. Rheumatologische Erkrankungen	(siehe Kapitel 10)
5. Granulomatosen und organbezogene Autoimmunerkrankungen	• Sarkoidose • Morbus Crohn • Colitis ulcerosa • chronisch aktive Hepatitis • granulomatöse Hepatitis • primär biliäre Zirrhose • Malakoplakie • subakute Thyreoiditis • Hashimoto-Thyreoiditis • Postkardiotomiesyndrom
6. Endokrine, metabolische Störungen	• thyreotoxische Krise • Addison-Krise • Phäochromozytom (hypertensive Phase) • akuter Hyperparathyreoidismus • Porphyrie • Fabry-Erkrankung • Ätiocholanolonfieber?
7. Primär neurologische Erkrankungen	• hypothalamische Läsion • intrakranielle Blutung, zerebrovaskulärer Insult, Epilepsie • Hitzschlag, maligne Hyperthermie • malignes neuroleptisches Syndrom • periphere autonome Dysfunktion • Rückenmarkverletzung
8. Andere Ursachen	• Lungenembolien, Thrombophlebitis, Thrombose • Cholesterinembolien • Gewebsnekrosen (Hämatome, Dissektion eines Aortenaneurysmas, Infarkte) • Hämolyse • alkoholische Hepatitis, Leberzirrhose • allergische Reaktionen, Arzneimittelfieber • Hämophagozytose-Syndrom • Sweet-Syndrom • berufliche Exposition (z.B. Metalldämpfe) • Graft-versus-Host Krankheit • Mittelmeerfieber • Hyper-IgD-Syndrom • „PFAPA"-Syndrom • inflammatorischer Pseudotumor (Pseudolymphom) • Castleman-Erkrankung • Kikuchi-Erkrankung • zyklische Neutropenie • Chronic fatigue-Syndrom • vorgetäuschtes Fieber

Status febrilis ohne lokalisierende Symptome

Bei Trägern von *Endoprothesen* kann es perioperativ oder (besonders bei intravaskulärem Fremdmaterial) später im Rahmen von Bakteriämien zu Endoprotheseninfektionen kommen, deren Abklärung besonders schwierig sein kann.

Die Differentialdiagnose von Fieber bei *HIV-infizierten* oder anderweitig *immunsupprimierten* Patienten (nach Organtransplantation oder Chemotherapie) umfaßt zudem opportunistische Infektionen und Tumoren.

Fieber unbekannter Ursache

Definition. Die Diagnose „Fieber unbekannter Ursache" (FUO, Fever of unknown origin) sollte nur verwendet werden für einen Status febrilis von mindestens 3 Wochen Dauer und einer intensiven, aber erfolglosen ambulanten oder stationären Abklärung.

Verlauf und Prognose. Die Entwicklung der bildgebenden Verfahren mit der Möglichkeit einer präzisen Feinnadelpunktion oder Biopsie haben das Spektrum der Ursachen eines FUO in den letzten 40 Jahren verändert (Abb. 4.1). Infektionskrankheiten und maligne Tumoren als Ursache eines FUO sind seltener geworden, und in etwa einem Viertel der Fälle kann trotz intensiven Abklärungen keine Ursache gefunden werden. Der Langzeitverlauf ist bei diesen Patienten jedoch meistens gutartig, sofern keine neuen Symptome (z. B. Gewichtsverlust) auftreten.

4.2 Status febrilis ohne lokalisierende Symptome

Infektionskrankheiten

Ursachen. Bei einem Teil der Patienten mit Status febrilis sind anamnestisch außer unspezifischen Symptomen wie Frösteln, Schweißausbrüchen, Müdigkeit oder Gewichtsverlust keine Hinweise für einen bestimmten Organbefall zu eruieren und auch die klinische Untersuchung ergibt keine krankheitsspezifischen Befunde. In dieser Situation sind vor allem folgende Möglichkeiten in Betracht zu ziehen:

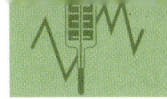

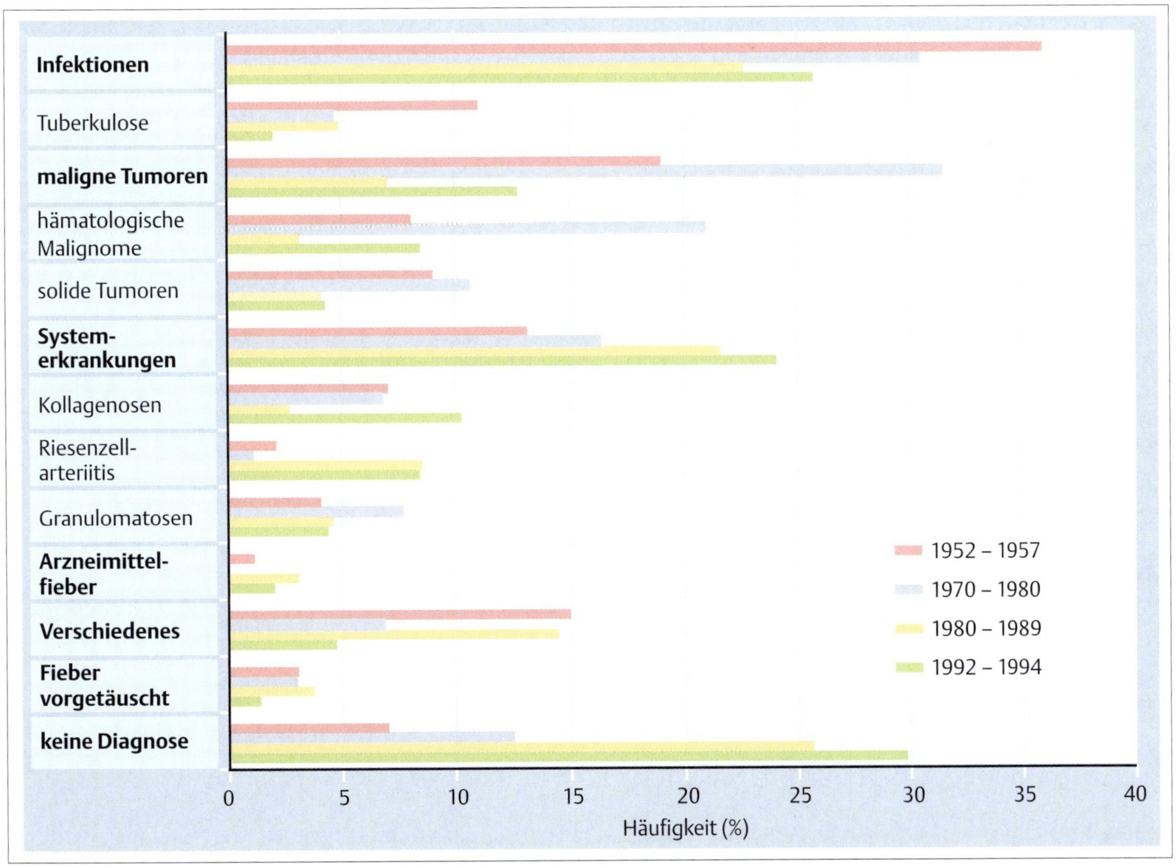

Abb. 4.1 Abschließende Diagnosen bei Patienten mit vorerst ungeklärtem Status febrilis. Zeitperioden 1992–1957 (*Petersdorf et al.*); 1970–1980 (*Larson et al.*); 1980–1989 (*Knockaert et al.*); 1992–1994 (*de Kleijn et al.*).

- Tuberkulose,
- Endokarditis,
- mykotisches Aneurysma,
- septische Thrombophlebitis der Beckenvenen,
- Spondylitis,
- Osteomyelitis,
- Pneumonie,
- intraabdominelle Abszesse (Leber, Gallenwege) und
- Pyelonephritis.

Diese Krankheiten verlaufen gelegentlich anamnestisch und klinisch stumm. Seltenere Ursachen sind: Katzenkratzkrankheit, Rickettsiosen (welche ohne das klassische Exanthem einhergehen können), Ehrlichiose, chronisches Q-Fieber mit Hepatomegalie, Brucellose, Leptospirosen, Morbus Whipple, Typhus und Rattenbißfieber.

Die wichtigsten *Viruskrankheiten*, welche ohne lokalisierende Symptome, aber mit gelegentlich hohem Fieber einhergehen, sind Zytomegalie, Mononukleose, HIV-Infektion und die viralen Hepatitiden im Frühstadium.

Systemische *Mykosen* (Kryptokokkose, Histoplasmose) sind in unseren Breitengraden fast nur bei immunsupprimierten Patienten zu finden. Unter den parasitären *Erkrankungen* ist die Toxoplasmose zu nennen, die gelegentlich auch ohne Lymphknotenschwellungen einhergehen kann. Bei entsprechender Exposition sind auch eine Psittakose oder Malaria zu erwägen.

Diagnostik. Für jede dieser Infektionskrankheiten steht eine Reihe von recht spezifischen Untersuchungsmethoden zur Verfügung. Neben den kulturellen und serologischen Untersuchungen spielen die Echokardiographie (Endokarditis und Vorhofmyxom), Ultraschall- und CT-Untersuchung des Abdomens (intraabdominelle Abszesse, Lymphome) eine wichtige Rolle. Für die Frühdiagnostik der Spondylitis und Osteomyelitis sind die Computertomographie und Magnetresonanzuntersuchung sensitiver als die konventionelle Röntgenuntersuchung.

Nichtinfektiöse Ursachen

Maligne Erkrankungen. Unter den nicht-infektiösen Ursachen (Tab. 4.1) figurieren in erster Linie die *malignen Lymphome* und die *Leukämien*. Sofern keine peripheren Lymphome einer zytologischen und histologischen Untersuchung zugänglich sind, kann häufig mit Hilfe der ultraschallgesteuerten Feinnadelpunktion eine Diagnose aus retroperitonealen Lymphomen gestellt werden. Für die Diagnose der Leukämien sind in erster Linie das periphere Blutbild und die Knochenmarkspunktion maßgebend. Unter den *soliden Tumoren*, welche mit Fieber einhergehen können, sind hepatozelluläres Karzinom, Nierenzellkarzinom, Lebermetastasen, Bronchuskarzinom, Pankreaskarzinom und Vorhofmyxom zu nennen. Mit Hilfe von Sonographie und/oder Computertomographie lassen sich diese Tumoren im allgemeinen mit großer Sicherheit erfassen.

Vaskulitiden und Kollagenosen. Aus dem Formenkreis der *Vaskulitiden* und *Kollagenosen* (Tab. 4.16) sind in erster Linie die Polymyalgia rheumatica und der systemische Lupus erythematodes zu erwähnen, welche sich mindestens zu Beginn der Erkrankung ohne lokalisierende Symptome manifestieren können. Auch bei der adulten Form des Still-Syndroms kann das Fieber als einziges Symptom auftreten. Während beim Lupus erythematodes antinukleäre Antikörper in der Mehrzahl der Fälle positiv sind, existieren weder für die Polymyalgie noch das Still-Syndrom pathognomonische Befunde.

Andere Ursachen. Von großer praktischer Bedeutung ist das *Arzneimittelfieber*; das begleitende Exanthem kann gelegentlich nur passager vorhanden sein. *Rezidivierende Lungenembolien* können vor allem bei älteren Patienten febril verlaufen, ohne daß wesentliche pulmonale Symptome oder radiologische Veränderungen auftreten. Diagnostisch wertvoll sind kombinierte Perfusions- und Ventilationsszintigramme. Diffuse Abdominalschmerzen und Status febrilis können ebenfalls bei älteren Patienten auf einen *Mesenterialinfarkt* hinweisen. Bei jüngeren Patienten kann ein *Morbus Crohn* ohne gastrointestinale Symptome einhergehen. Die Koloskopie mit Intubation der Ileozökalklappe erlaubt die Diagnosesicherung. *Leberzirrhose* und *granulomatöse Hepatitis* sind weitere Ursachen eines persistierenden Status febrilis. Fehlen beim *Mittelmeerfieber* initial die abdominellen Symptome, kann die Diagnose bei einer positiven Familienanamnese und entsprechender Herkunft wohl vermutet, aber nicht gesichert werden.

Die Vermutung, daß ein *Fieberzustand* nur *vorgetäuscht* wird, ergibt sich in erster Linie aus der Diskrepanz zwischen Fieber und Pulskurve. Damit ist die Liste der fiebererzeugenden Krankheiten, welche sich primär ohne lokalisierende Symptome manifestieren können, keineswegs vollständig.

! Mögliche Ursachen eines Status febrilis können meistens aufgrund von *Verlaufsbeobachtung* und *assoziierten Symptomen* eruiert werden. Hier hat die wiederholte klinische Untersuchung einen unschätzbaren Wert.

Hospitalisierte Patienten

Tritt bei hospitalisierten Patienten neu ein Status febrilis auf, sind in erster Linie infektiöse Ursachen und Arzneimittelallergien auszuschließen. Intravasale Katheter, implantierte Prothesen, Drains und Intubation erleichtern den Zugang für nosokomiale Erreger. Eine postoperative Cholezystitis oder Sinusitis nach Intubation kann initial ohne lokalisierende Symptome auftreten.

4.3 Status febrilis mit assoziierten Symptomen

Im Zusammenhang mit einem Status febrilis tritt in vielen Fällen ein zusätzliches *Leitsymptom* auf, was die Differentialdiagnose wesentlich erleichtert. Obwohl sich in der Evolution einer febrilen Krankheit verschiedene Symptome überlappen und abwechseln können (z. B. Arthralgien und Hautausschlag beim Arthritis-Dermatitis-Syndrom), hat sich eine Klassifizierung nach verschiedenen Leitsymptomen klinisch bewährt (Tab. 4.2).

In den folgenden Abschnitten werden die differentialdiagnostischen Möglichkeiten, welche im Rahmen eines derartigen Leitsymptoms auftreten können, kurz zusammengefaßt.

Status febrilis und Hautausschläge

Petechien und Purpura

Petechien und Purpura können durch verschiedene Bakterien, Rickettsien und Viren verursacht werden (Tab. 4.3). Unabhängig davon, ob eine Verbrauchskoagulopathie vorliegt, kann eine gramnegative Sepsis, seltener eine Sepsis mit grampositiven Erregern zu Petechien führen. Bei einer Endokarditis sind diese im allgemeinen sehr diskret, bei der Meningokokkensepsis treten sie infolge Konfluenz deutlicher zutage. Auch Gonokokken, Streptokokken, Staphylokokken, Pseudomonas aeruginosa, Capnocytophaga canimorsus und Streptobacillus moniliformis (Rattenbißfieber) können in einer Frühphase der Bakteriämie Petechien verursachen, diese treten aber im Vergleich zu den Bläschen und Pusteln zurück. Unter den Rickettsiosen sind das Fleckfieber und das Rocky-Mountains-Fleckfieber als seltene Ursache zu erwähnen. Häufiger ist ein petechialer Hautausschlag bei Viruskrankheiten zu beobachten, so bei Masern, Röteln, Mononukleose, Hepatitis, Dengue-Fieber und anderen hämorrhagischen Fieberarten.

Unter den *nichtinfektiösen* Ursachen sind Arzneimittelreaktionen, Purpura Schönlein-Henoch und andere Vaskulitiden, rheumatisches Fieber und Lupus erythematodes am wichtigsten.

Tabelle 4.2 Häufige Leitsymptome bei Status febrilis

Hautausschläge
Gelenk- oder Knochenschmerzen
Lymphknotenschwellungen
Schwellung im Gesichts- oder Halsbereich
Kopfschmerzen und Meningismus
neurologische Defizite
Erkältungssymptome
Husten und Thoraxschmerzen
Ikterus
Splenomegalie
Diarrhö
Abdominalschmerzen
Dysurie und Pollakisurie
Sepsis
Herzfehler

Makulopapulöses Exanthem

Auch wenn morphologische Übergänge von der einen zur anderen Effloreszenz häufig sind, lassen sich vereinfacht makulopapulöse und vesikulopustulöse Ausschläge unterscheiden (Tab. 4.3).

Virale Erkrankungen. Ein *makulopapulöses* Exanthem ist die Regel bei Masern, Röteln und Dreitagefieber (Exanthema subitum, Roseola infantum [humanes Herpesvirus 6]). Bei Infektionen mit Coxsackie- und Echoviren ist der Ausschlag nur sehr kurzdauernd, bei der Mononukleose ist er selten und diskret.

> **!** Erhalten Patienten mit einer Epstein-Barr-Virusinfektion ein Aminopenicillin, tritt mit großer Regelmäßigkeit ein sehr deutliches makulopapulöses Arzneimittelexanthem auf.

Beim Erythema infectiosum (Ringelröteln [Parvovirus B19]) imponiert in der akuten Phase ein Erythem der Wangen, das oftmals mit einem Exanthem am Stamm und den Extremitäten assoziiert ist und während 1–3 Wochen rezidivieren kann. Bei Erwachsenen ist der Hautausschlag oft atypisch oder fehlend.

Bakterielle Erkrankungen. Streptokokken und Staphylokokken haben eine besondere Affinität zur Haut. Erysipel, Scharlach und Erythema marginatum (beim rheumatischen Fieber) werden durch Streptokokken verursacht. Das toxische Schocksyndrom kommt durch ein Staphylokokken-Exotoxin zustande. An der Haut manifestiert es sich mit einem Erythem, später erfolgt eine Schuppung an Händen und Fußsohlen. Auch Streptokokken der Gruppe A können ein ähnliches Krankheitsbild verursachen. Ein makulopapulöses Exanthem, welches am ganzen Körper, aber bevorzugt an Hand und Fußsohlen auftritt, findet man bei der Lues II. Beim Typhus können Roseolen am Ende der ersten Krankheitswoche auftreten (Abb. 4.10).

Seltene Erreger. Seltenere Ursachen eines makulopapulösen Exanthems sind eine akute HIV-Infektion, Infektionen mit Adenoviren, Dengue-Virus, Chlamydia psittaci, Mycoplasma pneumoniae, Bartonella henselae (Katzenkratzkrankheit), Leptospiren, Rickettsien, Streptobacillus moniliformis oder Spirillum minus (Ratten-

Tabelle 4.3 Hautmanifestationen als Leitsymptome bei Infektionen

Krankheitsbilder	Makulo-papulöses Exanthem	Bläschen und Pusteln	Petechien und Purpura	Noduli	Erythem	Urtikaria
Viren						
HIV	×					×
Herpes simplex		×				
Varizellen		×				
Herpes zoster		×				
Zytomegalie	×					
Epstein-Barr	×		×			×
Humanes Herpesvirus 6	×					
Parvovirus B19	×				×	
Masern	×		×			
Röteln	×					
Coxsackie	×	×	×		×	×
Echoviren	×	×	×			
Adenoviren	×		×			
Hepatitis B	×					×
Dengue	×		×			
hämorrhagische Fieber			×			
Gelbfieber			×			
Vakzinia		×				
Bakterien						
Treponema pallidum	×					
Neisseria gonorrhöa			×			
Neisseria meningitidis			×			
Chlamydia psittaci	×					
Mycoplasma pneumoniae	×	×				×
Rickettsien	×	×	×			
Ehrlichia	×		×			
Bartonella henselae	×			×		
Bartonella quintana	×					
Bartonella bacilliformis	×			×		
Staphylococcus aureus	×	×	×		×	
Streptokokken	×	×	×		×	
Pseudomonas aeruginosa	×					
Salmonella typhi	×					
Leptospiren	×					
Listeria monocytogenes		× (selten)				
Borrelia burgdorferi	× (anulär)					
Borrelia sp. (Rückfallfieber)	×		×			
Francisella tularensis	×					
Rattenbißfieber	×		×			
nichttuberkulöse Mykobakterien	×			×		
Capnocytophaga canimorsus			×			
Vibrio vulnificus		×				
Nokardia				×		
Pilze						
Candida	×			×		
Kryptokokken	×					
Histoplasma	×			×		
Blastomyces dermatitidis	×			×		
Coccidioides immitis	×			×		
Fusarium	×					
Sporotrichose				×		
Protozoen						
Malaria			×			

bißfieber), systemischen Mykosen (Candida, Histoplasma, Kryptokokken), Toxoplasma gondii sowie das Kawasaki-Syndrom.

Nichtinfektiöse Ursachen. *Nichtinfektiöse* Ursachen für ein makulopapulöses Exanthem sind wiederum Arzneimittelreaktionen, die Serumkrankheit, der Lupus erythematodes, das Erythema exsudativum multiforme, das Sweet-Syndrom, die Graft-versus-Host-Krankheit und selten die Dermatomyositis.

Bläschen und Pusteln

Bakterielle und virale Infektionserkrankungen. Bläschen und Pusteln sind die typischen Effloreszenzen, welche als Folge einer Infektion mit dem Herpes-simplex- und Varizella-zoster-Virus auftreten. Coxsackie-Viren der Gruppe A 16 sind für das *Hand-Fuß-Mund-Exanthem* verantwortlich. Typischerweise treten an den genannten Orten die Bläschen auf einem deutlich geröteten Untergrund auf. Die Effloreszenzen beim *Arthritis-Dermatitis-Syndrom* (Abb. 4.**3**) sind so charakteristisch, daß sie in den meisten Fällen eine Blickdiagnose erlauben. Wie bereits erwähnt, kann ein vesikulopustulöser Ausschlag auch bei einer Staphylokokkensepsis auftreten. Die Verteilung der Effloreszenzen über den ganzen Körper erlaubt meistens eine Abgrenzung gegenüber der disseminierten Gonokokkeninfektion, bei der die Bläschen vor allem an den distalen Extremitäten lokalisiert sind. Seltene Ursachen von bläschenartigen Effloreszenzen sind die Rickettsienpocken (*Rickettsia akari*) oder die Infektion mit *Vibrio vulnificus*.

Nichtinfektiöse Ursachen. *Nichtinfektiöser* Natur sind Arzneimittelexantheme, Wiesengräserdermatitis, Erythema exsudativum multiforme und das Sweet-Syndrom.

Noduläre Effloreszenzen

Nichterythematöse noduläre Läsionen können auf eine Candida-Sepsis oder andere Pilzinfektionen (Blastomykose, Histoplasmose, Coccidioidomykose, Sporotrichose) hinweisen. Nocardia oder nicht tuberkulöse Mykobakterien (M. marinum) können papulöse oder gerötete noduläre Effloreszenzen verursachen. Bei HIV-Infizierten finden sich gelegentlich papulöse oder noduläre Effloreszenzen, welche ebenfalls durch nichttuberkulöse Mykobakterien (Mycobacterium fortuitum, M. chelonae, marinum) oder durch Bartonella henselae (bazilläre Angiomatose) hervorgerufen werden. Die bazilläre Angiomatose kann morphologisch dem Kaposi-Sarkom gleichen. Das Erythema nodosum wird im Kapitel 3 beschrieben.

Erythem

Ein diffuses Erythem, evtl. mit späterer Desquamation der Haut, kann das Leitsymptom von akuten und foudroyant verlaufenden systemischen Infektionen mit hoher Sterblichkeit sein, wie dem *toxischen Schocksyndrom* durch Staphylokokken oder Streptokokken. Ein generalisiertes Erythem kann zudem bei Scharlach, Enterovirus-Infektionen, Kawasaki-Syndrom und bei nicht infektiösen Erkrankungen (allergischen Reaktionen, Lymphom, Sézary-Syndrom) im Vordergrund stehen.

Urtikaria

Urtikarielle Effloreszenzen sind häufig und können mit Infektionen durch Mykoplasmen, Enteroviren, Adenoviren, Epstein-Barr-Virus, HIV und Hepatitisviren sowie febrilen nichtinfektiösen systemischen Erkrankungen (Allergie, Vaskulitis, Malignom) assoziiert sein.

Bakterielle Hautinfektionen

Staphylokokkeninfektionen. Die meisten Staphylokokkeninfektionen spielen sich an der Haut oder den Weichteilen ab und sind durch Eiterbildung gekennzeichnet.

▶ *Follikulitiden,*
▶ *Impetigo,*
▶ *Pyodermien,*
▶ *Schweißdrüsenabszesse,*
▶ *Furunkel,*
▶ *Karbunkel,*
▶ *Panaritien* und
▶ *Wundinfektionen*

sind durch den Lokalbefund charakterisiert. In 20–30 % der Fälle tritt bei tief lokalisierten Infektionen eine Bakteriämie auf. Staphylokokkeninfektionen der Schleimhäute führen ebenfalls zu eitrigen Entzündungen.

Bei einem *toxischen Schocksyndrom* kommt es zu einem Hauterythem und nach ca. 1 Woche charakteristischerweise zu einer Schuppung der Handflächen und Fußsohlen.

Bei der *Pyomyositis*, einer akuten lokalisierten Staphylokokkeninfektion von Skelettmuskeln, entsteht die Eiteransammlung initial immer intramuskulär, so daß an der Haut keine Rötung oder andere Entzündungszeichen sichtbar sein können. Das Leitsymptom ist der lokalisierte Muskelschmerz. Die Krankheit wird v. a. in den Tropen oder bei immunsupprimierten Patienten beobachtet.

Streptokokkeninfektionen. Durch Streptokokken verursachte Haut- und Weichteilinfektionen sind:

▶ *Erysipel* (Abb. 4.**2**),
▶ *Impetigo contagiosa,*
▶ *Phlegmone,*
▶ *nekrotisierende Fasziitis* und
▶ chirurgische *Wundinfektionen.*

> **!** Als Komplikation einer Streptokokken-Hautinfektion kann 2 Wochen später eine *akute Glomerulonephritis* auftreten.

Das *toxische Schocksyndrom* durch Streptokokken beginnt (zumeist nach einem Bagatelltrauma) mit einer Weichteilinfektion, deren entzündlicher Rand im Ge-

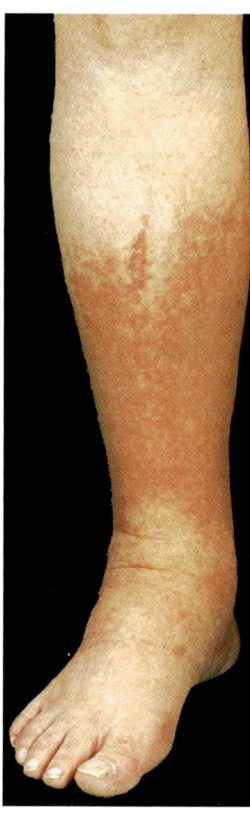

Abb. 4.2 Erysipel.

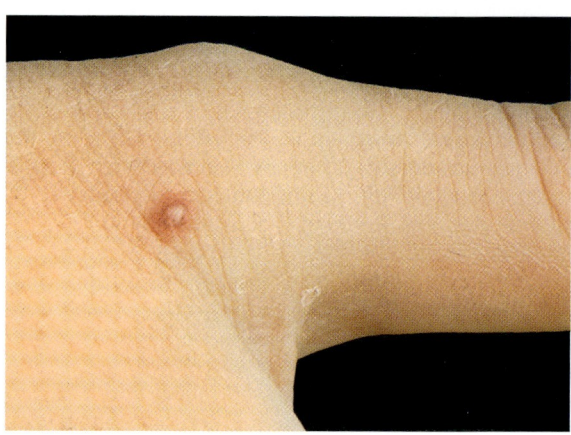

Abb. 4.3 Effloreszenz bei Arthritis-Dermatitis-Syndrom.

gensatz zum Erysipel unscharf begrenzt ist. Lokal können die Weichteile rasch nekrotisieren, der Allgemeinzustand der Patienten ist schlecht und es entwickelt sich ein fulminanter Schock mit Multiorganversagen.

Arthritis-Dermatitis-Syndrom (Gonokokken). Die Effloreszenzen beim Arthritis-Dermatitis-Syndrom (1–3 % der Gonokokkeninfektionen) sind so charakteristisch, daß sie in den meisten Fällen eine Blickdiagnose erlauben (Abb. 4.3). Das Exanthem gleicht in seiner Evolution den Varizellen, die Zahl der Effloreszenzen ist jedoch gering (5–20). Die Bläschen sind vor allem an den distalen Extremitäten lokalisiert. Eine zweite fakultative Krankheitsphase manifestiert sich durch Tendosynovitiden und septische Arthritiden der großen und mittleren Gelenke.

Milzbrand (Bacillus anthracis). Der Milzbrand ist eine seltene, meist berufsbedingte Erkrankung (Viehzucht, Verarbeitung von Fellen, Tierhaaren, Wolle). Beim Menschen ist der Hautmilzbrand am häufigsten (95 %), sehr selten sind der Lungenmilzbrand (5 %) und der Darmmilzbrand (< 1 %). Die Erreger können durch kleinste Hautverletzungen eindringen (bzw. Inhalation bzw. Ingestion der Sporen) und eine eitrig-hämorrhagische Entzündung mit starker Ödembildung verursachen. Der typische, mit einem schwärzlichen Schorf belegte Milzbrandkarbunkel entwickelt sich 2–3 Tage nach der Infektion und ist relativ schmerzlos. Die Erreger können vor allem aus den Randpartien des Karbunkels und aus dem Blut gezüchtet werden.

Hautinfektionen durch Mykobakterien

Nicht-tuberkulöse Mykobakteriosen. Bei immungesunden Personen kann *M. marinum* zu granulomatösen Hautläsionen führen, v.a. nach Exposition mit kontaminiertem Wasser (z. B. Aquarien). In Afrika verursacht *M. ulcerans* ulzeröse Haut- und Weichteilinfektionen (Buruli-Ulkus). Selten sind Weichteilinfektionen durch M. chelonae und M. fortuitum.

Bei *immunkompromittierten Patienten* können im Rahmen von systemischen Infektionen mit M.-avium-Komplex, M. kansasii, M. haemophilum, M. scrofulaceum, M. xenopi und M. chelonae ebenfalls Hautläsionen auftreten.

Lepra (Mycobacterium leprae). Bei der Lepra handelt es sich um eine chronische systemische Infektionskrankheit. Die Übertragung von Mensch zu Mensch erfolgt wahrscheinlich aerogen. Die Inkubationszeit ist äußerst variabel (1–20 Jahre).

Bei der Lepra unterscheidet man 2 Hauptformen: die tuberkuloide Lepra und die lepromatöse Lepra. Übergangsformen sind häufig.

➤ Die *tuberkuloide Lepra* zeigt einen relativ gutartigen Verlauf. Bei den Hauteffloreszenzen handelt es sich um begrenzte, depigmentierte und erythematöse Maculae, die meist unilateral und asymmetrisch angeordnet sind. In der unmittelbaren Umgebung können betroffene Nerven als schmerzhafte Stränge getastet werden. Störungen der Oberflächensensibilität sind häufig. Innere Organe sind hingegen nicht befallen.

➤ Bei der *lepromatösen Lepra* ist der Verlauf meistens progredient. Neben dem Befall von sensiblen Nerven kommt es zu einer starken Bakterienvermehrung in Haut, Schleimhaut, retikuloendothelialem System, Leber, Milz oder Hoden. Gesichtshaut, Nase und Ohren sind stark infiltriert (Facies leontina), und es kommt oft zu einem chronischen Schnupfen sowie zu Epistaxis. Von der Gewebszerstörung sind vor allem Haut und Schleimhäute betroffen. Die Ausbreitung auf Rumpf und Extremitäten erfolgt meist symmetrisch.

Der Nachweis der säurefesten Stäbchen aus kutanen Läsionen gelingt bei der lepromatösen Form leicht, bei der tuberkuloiden Form sind Bakterien nur selten nachweisbar.

Rickettsiosen

Die Diagnose der Rickettsiosen wird *serologisch* gesichert.

Zeckenbißfieber. Das amerikanische Rocky Mountains spotted fever (*Rickettsia rickettsii*) und das im Mittelmeerraum und Afrika endemische Fièvre boutonneuse (*Rickettsia conori* und verwandte Organismen) werden durch *Schildzecken* übertragen. Klinisch findet man einen febrilen makulopapulösen Ausschlag. Beim amerikanischen Zeckenbißfieber sind auch Petechien und Blutungen häufig. Beim Fièvre boutonneuse ist oftmals eine Primärläsion an der Stelle des Zeckenbisses zu finden (tâche noire).

Epidemisches Fleckfieber. *Rickettsia prowazekii* wird durch *Läuse* übertragen und hat vor allem während Kriegen und Hungersnöten Epidemien verursacht. Der *Mensch* stellt das einzige Erregerreservoir dar. Das Krankheitsbild (Typhus exanthematicus) ist gekennzeichnet durch plötzlich einsetzendes hohes Fieber, heftige Kopf- und Gliederschmerzen und ab dem 4. Tag ein polymorphes, makulöses, zum Teil hämorrhagisches Exanthem, das sich von den seitlichen Thoraxpartien ausbreitet. Typischerweise finden sich eine Konjunktivitis, ein gerötetes Gesicht und in ca. 50 % eine (Hepato-)Splenomegalie. Gleichzeitig mit dem Exanthem kann eine Mitbeteiligung des zentralen Nervensystems auftreten. Somnolenz, Apathie, Hirnnervenlähmung (Taubheit, Seh-, Sprachstörungen), Tremor, zentrale Kreislaufstörungen mit Hypotonie und Tachykardie werden beobachtet. Bei schweren Krankheitsverläufen sind häufig die Nieren mitbetroffen.

Endemisches oder murines Fleckfieber. Der Verlauf des endemischen oder murinen Fleckfiebers (*Rickettsia typhi* oder *Rickettsia mooseri*) ist im allgemeinen viel gutartiger und kürzer. Ratten, Mäuse und andere Kleinsäuger stellen das Erregerreservoir dar, und die Übertragung erfolgt durch *Rattenflöhe*.

Tsutsugamushi-Fieber. Das japanische Fleckfieber kommt in Zentral- und Ostasien vor. Der Erreger, *Orienta tsutsugamushi*, wird durch *Milbenlarven* von Nagetieren auf den Menschen übertragen. Manchmal ist eine nekrotische Läsion an der Bißstelle sichtbar. Das nach ca. 1 Woche auftretende makulopapulöse Exanthem ist oftmals nur für wenige Tage sichtbar.

Virale Erkrankungen mit Hautausschlägen

Masern (Paramyxovirus). Wegen der hohen Kontagiosität des Masernvirus erkranken etwa 90 % aller Menschen innerhalb der ersten 10 Lebensjahre. Das Prodromalstadium (3 – 5 Tage) beginnt mit allgemeinen Krankheitssymptomen: Fieber, Konjunktivitis, Rhinitis und trockenem Husten. Typisch sind die Koplik-Flecken (2. – 3. Tag) an der Wangenschleimhaut in der Gegend der unteren Prämolaren. Das Masernexanthem tritt meist nach einem kurzen fieberfreien Intervall auf und beginnt am Hals, hinter den Ohren oder im Gesicht und breitet sich dann auf den Rumpf und zuletzt auf die Extremitäten aus.

Röteln (Togavirus). Auch bei den Röteln findet die Hauptdurchseuchung vor dem Erwachsenenalter statt. Das Exanthem zeigt eine ähnliche Verteilung wie bei Masern. Die einzelnen Effloreszenzen sind etwas kleiner (jedoch größer als beim Scharlach), nicht konfluierend, zartrosa und blassen schnell ab. In der Regel sind die nuchalen, okzipitalen und retroaurikulären Lymphknoten deutlich geschwollen, gelegentlich besteht eine Splenomegalie.

Erythema infectiosum (Parvovirus B19). Das Erythema infectiosum (Ringelröteln) ist eine milde, oftmals afebrile Krankheit mit erythematösen Effloreszenzen an den Wangen und makulopapulösen Ausschlägen an Stamm und Extremitäten, die vorwiegend Kinder betrifft. Bei Erwachsenen, bei denen das Exanthem oftmals fehlt, können über Monate andauernde Arthralgien oder Arthritiden auftreten. Bei Personen mit erhöhter Erythrozytenproduktion (z. B. Sichelzellanämie) kann sich als Folge einer Parvovirusinfektion eine aplastische Krise und bei immundefizienten Patienten eine schwere chronische Anämie entwickeln.

Infektionen durch Herpesviren. Die 8 Viren der Herpesgruppe (Tab. 4.**4**) verursachen eine Primoinfektion (häufig klinisch asymptomatisch) und persistieren lebenslang im Körper (latente Infektion). Erkrankungen, welche mit einer Alteration der Immunkompetenz einhergehen, können zu einer Reaktivierung dieser Viren im Sinne opportunistischer Infektionen führen. Zumindest bei einzelnen Viren der Herpesgruppe sind auch Neuinfektionen möglich. Reaktivierungen gehen u. U. ohne das Auftreten von IgM-Antikörpern einher, bei HIV-Erkrankten ist das Fehlen von IgM-Antikörpern die Regel.

Herpes simplex (Herpes-simplex-Virus Typ 1 und 2). Über 99 % der herpetischen Primärinfektionen erfolgen in den ersten Lebensjahren und verlaufen klinisch unbemerkt. Klinisch manifeste Herpeserkrankungen (vor allem Primärinfektionen) sind Gingivostomatitis (meist bei Kindern) und Ekzema herpeticatum, welche vor allem durch Typ I hervorgerufen werden. Typ 2 ist für die Herpessepsis des Neugeborenen, den Herpes genitalis und die Herpesproktitis verantwortlich. *Reaktivierungen* können durch verschiedene Ursachen provoziert werden: fieberhafte Erkrankungen wie HIV-Infektion, Pneumonien, Meningitiden, Malaria, intensive Besonnung, gastrointestinale Störungen, Traumata verschiedenster Art. Die einzelnen Effloreszenzen gleichen denjenigen bei Herpes zoster. 1 – 2 Tage vor dem Ausbruch derselben treten charakteristischerweise Parästhesien, Spannungsgefühl und brennende Schmerzen auf. Begleitsymptome wie Fieber, Lymphadenopathie, Dysurie und perianale Parästhesien (bei genitalen Infektionen)

Tabelle 4.4 Klinische Manifestationen der humanen Herpesviren

Virus		Primäre Infektion	Reaktivierung	Chronische Infektion bei Immunkompetenten	Immunsuppression
Herpes simplex Typ-1	HSV-1	• häufig subklinisch (80–90 %) • 10–20 % orale Läsionen (10–20 %) • konnatale Infektion	• orale Läsionen • Enzephalitis	• keine	• große, langsam heilende ulzerierende Läsionen
Herpes simplex Typ 2	HSV-2	• häufig subklinisch (80–90 %) • genitale Läsionen (10–20 %)	• genitale Ulzera • Enzephalitis	• keine	• idem
Varicella-zoster-Virus	VZV	• Varizellen	• Herpes zoster	• keine	• schwerer, ev. multisegmentaler oder disseminierter Herpes zoster
Zytomegalievirus	CMV	• Mononukleose-ähnlich	?	• Kofaktor bei Atherosklerose (?)*	• Retinitis • Kolitis • Pneumonitis • Enzephalitis
Epstein-Barr-Virus	EBV	• Mononuklose	?	• nasopharyngeales Karzinom • Burkitt-Lymphom	• B-Zell-Lymphom • orale Leukoplakie
Humanes Herpesvirus 6	HHV-6	• Exanthema subitum	?	• multiple Sklerose (?)	• Pneumonie • disseminierte Infektion
Humanes Herpesvirus 7	HHV-7	• Fieber • Exanthema-subitum-ähnlich	?	• disseminierte Infektion	
Humanes Herpesvirus 8	HHV-8	?	?	?	• multizentrische Castleman-Erkrankung • Kaposi-Sarkom • Primary body cavity lymphoma

*(?) = nicht definitiv gesichert

kommen vor allem bei den Erstinfektionen, seltener bei den rekurrierenden Erkrankungen vor.

Varizellen. Die *Windpocken* (Varicella-zoster-Virus) sind eine hochkontagiöse Kinderkrankheit. Nach einer Inkubationszeit von 2–3 Wochen kann selten ein Prodromalstadium (flüchtiges Exanthem, Gliederschmerzen) auftreten. Die Effloreszenzen des Varizellenexanthems sind zuerst blaßrosa und wandeln sich in wenigen Stunden in Papeln, später in Bläschen um, die nach 1–2 Tagen eintrocknen. Das Exanthem tritt in mehreren aufeinanderfolgenden Schüben auf und ist jeweils von einem Temperaturanstieg begleitet. Somit bestehen gleichzeitig nebeneinander verschiedene Entwicklungsstadien der Effloreszenzen. Häufig ist eine zervikale Lymphadenopathie zu beobachten. Komplikationen (bakterielle Sekundärinfektionen, bullöse oder nekrotisierende Verlaufsformen) sind selten.

Herpes zoster. *Gürtelrose* und *Windpocken* werden durch dasselbe Virus verursacht. Varizellen sind Ausdruck einer Primoinfektion, die häufig auch asymptomatisch verläuft, während der Herpes zoster der Reaktivierung einer latenten Infektion entspricht. Maligne Erkrankungen, vor allem Lymphome, HIV-Infektion, Traumata, operative Eingriffe oder Bestrahlungen an der Wirbelsäule oder am Rückenmark können das Virus reaktivieren.

Vor dem Ausbruch des Exanthems treten charakteristischerweise segmentgebundene, einseitige, heftige neuralgiforme Schmerzen auf. Wenige Tage später entwickeln sich die gruppierten, streifenförmig angeordneten, zunächst makulopapulösen, dann vesikulären Effloreszenzen. Ab und zu werden die Bläschen hämorrhagisch, bei schweren Verläufen kommt es zu Nekrosen und Ulzerationen. Auch nach der Abheilung der Eruptionen (2–4 Wochen) können vor allem bei älteren Patien-

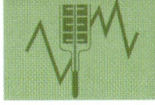

Status febrilis mit assoziierten Symptomen

ten die heftigen neuralgiformen Schmerzen noch während Wochen und Monaten persistieren.

Zoster ophthalmicus und *oticus* können schwere lokale Organveränderungen mit Schmerzen und Funktionseinbuße verursachen. Weitere Komplikationen sind Meningitis, Enzephalitis, Myelitis und Pneumonie. Vor allem bei schweren Grundkrankheiten mit verminderter Infektabwehr kann sich ein Zoster sekundär generalisieren und ein varizellenähnliches Bild verursachen.

Exanthema subitum (humanes Herpesvirus 6). Die akute Erkrankung durch das humane Herpesvirus 6 (Exanthema subitum, Roseola infantum, Dreitagefieber) betrifft v. a. Kleinkinder. Das plötzlich beginnende hohe Fieber (bis 41 °C) von 3–5 Tagen wird von einem makulopapulösen Exanthem gefolgt, das i. d. R. nur kurz dauert. Weitere mit dem Herpesvirus 6 assoziierte Krankheitsbilder sind hohes Fieber ohne Exanthem, entzündete Trommelfelle, Enzephalitis, epileptische Anfälle oder eine fulminante Hepatitis. Bei immunkompetenten Erwachsenen ist zudem ein Mononukleose-ähnliches Krankheitsbild und bei Immunsupprimierten eine Pneumonitis beschrieben worden.

Virale hämorrhagische Fieber. Diese sind endemisch in Zentralafrika (Lassa-, Ebola-, Rift Valley-Virus), Süd- und Zentralamerika (Junin-, Machupo-, Guanarito-Virus), und Ost-, Südrußland und Korea (Hantaviren). Zudem breiten sich in den letzten Jahren die Endemiegebiete des Dengue-Fiebers sehr rasch innerhalb der tropischen Klimazonen aller Kontinente aus.

Besondere Beachtung haben in den letzten Jahren das *Lassa-, Marburg-* und *Ebolavirus* gefunden, da die Letalität bei nosokomialen Erkrankungen außerordentlich hoch scheint. Im Gegensatz zum *argentinischen* (Junin-Virus), *bolivianischen* (Machupo-Virus) und *venezuelanischen* (Guanarito-Virus) hämorrhagischen Fieber, welche ortsgebunden erscheinen, wurden Einzelfälle von Lassa-, Marburg- und Ebolavirusinfektionen auch von Afrika nach Europa und USA eingeschleppt. Die Übertragung von Mensch zu Mensch erfolgt jedoch nur bei engem Kontakt oder beim Verarbeiten von Blut oder Exkreten (Laborpersonal) von Erkrankten, so daß die Infektketten in außerendemischen Gebieten rasch abbrechen. Das Erregerreservoir für die afrikanischen hämorrhagischen Fieber ist nur zum Teil bekannt, gesichert sind bestimmte Ratten- und Affenspezies. Der Nachweis dieser Viren darf nur in spezialisierten Laboratorien (maximale Absicherung) durchgeführt werden.

Klinisch sind diese Krankheitsbilder kaum zu unterscheiden, außer daß beim Lassafieber typischerweise orale Schleimhautulzera auftreten. Nach einer Inkubationszeit von 3–16 Tagen beginnen grippeartige Prodromalerscheinungen, die in einen febrilen Zustand mit Exanthem, Brechdurchfall, Thoraxschmerzen, Leber-, Nieren-, Herz- und Zentralnervensystem-Schädigungen sowie hämorrhagischer Diathese übergehen. Letztere ist vor allem für die hohe Letalität verantwortlich, die beim Ebolafieber 50–90 % erreicht. Labormäßig besteht eine Leukopenie in 80 % der Fälle.

> **!** Der berechtigte Verdacht auf ein virales hämorrhagisches Fieber zwingt zum Ausschöpfen sämtlicher vorhandener Möglichkeiten bezüglich Isolation des Kranken und Diagnosestellung.

Hämorrhagisches Fieber mit renalem Syndrom. Verschiedene *Hantaviren* des europäischen und asiatischen Kontinents sind Ursache eines hämorrhagischen Fiebers mit *renalem* Syndrom. Das Erregerreservoir der Viren sind kleine Nager. Schwere Fälle der Erkrankung werden in den späten Herbst- und Wintermonaten im Balkan beobachtet (Hantaan- und Dobrava-Virus). Die Nephropathia epidemica (Puumala-Virus) kommt v. a. in Finnland, Rußland und dem Balkan, aber auch in Deutschland und anderen europäischen Ländern vor.

Demgegenüber wurde in den USA und Südamerika ein mit Hantaviren (Sin Nombre Virus) assoziiertes *pulmonales* Syndrom mit oftmals fataler Ateminsuffizienz beschrieben.

Status febrilis und Gelenk- oder Knochenschmerzen

In den Kapiteln 10 („Schmerzen bei Erkrankungen der Gelenke") und 11 („Schmerzen bei Erkrankungen der Knochen") werden diejenigen Krankheiten besprochen, welche wahrscheinlich *nicht* mit einer Infektion assoziiert sind.

Arthritiden

Eine *infektiöse Ursache* läßt sich bei ca. 15–20 % der entzündlichen Gelenkserkrankungen feststellen. Zählt man allerdings die reaktiven Arthritiden, die im Anschluß an eine extraartikuläre Infektion auftreten können, zu den infektiösen Arthritiden, erhöht sich der Anteil je nach Altersgruppe auf 30–50 %. Bei etwa einem Viertel der Patienten mit bakterieller Arthritis kann eine vorausgehende oder gleichzeitige Infektionskrankheit eruiert werden. Am betroffenen Gelenk sind häufig prädisponierende Faktoren (Entzündungen, chronische Polyarthritis, Trauma, intraartikuläre Injektionen) zu erkennen.

Bakterielle Arthritiden. Bakterielle Arthritiden sind mit Ausnahme der disseminierten Gonokokken-Erkrankung im allgemeinen monoartikulär. Typischerweise polyartikulär ist der Befall bei Röteln, Hepatitis und Mumps. Auch die reaktiven Arthritiden nach Infektionen mit Chlamydien, Shigellen, Campylobacter, Salmonellen oder Yersinien befallen meistens mehrere Gelenke.

Das *klinische Bild* der bakteriellen Arthritis ist gekennzeichnet durch starke Gelenkschmerzen, Schwellung, Überwärmung und eine wesentliche Funktionseinschränkung. Fast immer ist ein Gelenkerguß vorhanden. Bei den akuten Formen besteht auch meistens ein Status febrilis. Chronische Verläufe, hervorgerufen durch Mykobakterien oder Pilze, verlaufen in der Regel afebril. Bakterielle Arthritiden bei Erwachsenen manifestieren sich am häufigsten am Knie (ca. 50%), gefolgt von Hüftgelenk (ca. 25%), Schultergelenk (15%) und Ellbogen (11%). Sprunggelenk, Handgelenk und Sternoklavikulargelenk sind in je 7%, das Ileosakralgelenk in ca. 2% betroffen.

Diagnostisch wegweisend ist die Untersuchung des Gelenkpunktates. Zusätzlich zu dem obligatorischen Gram-Präparat sollte die Synovialflüssigkeit im polarisierten Licht mikroskopisch untersucht werden, um eine Gicht oder Chondrokalzinose auszuschließen. Eine kulturelle Untersuchung und bei positivem Ergebnis eine Empfindlichkeitsprüfung des Erregers sind ebenso selbstverständlich. Das Gram-Präparat ist je nach Erreger in 30–50% der Fälle positiv: Staphylokokken werden häufiger direkt diagnostiziert als gramnegative Stäbchen. Gonokokken im Direktausstrich sind eine Seltenheit. Im Gelenkpunktat sind Leukozytenzahlen $> 50\,000/mm^3$ ($> 50 \times 10^9/l$) mit über 90% Granulozyten die Regel. Die Glukosekonzentration ist meistens erniedrigt ($< 50\%$ der Serumkonzentration) und die Laktatkonzentration mit Ausnahme der gonorrhoischen Arthritis erhöht. Die Eiweißkonzentration schwankt zwischen 3–6 g/dl (30–60 g/l). Bei negativem Gram-Präparat sind diese Befunde jedoch nicht spezifisch, denn sie kommen auch bei der chronischen Polyarthritis und der Gicht vor. Nach Ausschluß dieser Affektionen kann die Ätiologie bei negativem Gram-Präparat aufgrund des altersabhängigen Erregerspektrums mit einiger Wahrscheinlichkeit vorausgesagt werden (Tab. 4.5). Bei Jugendlichen sind es in erster Linie Gonokokken, im höheren Alter dominieren Staphylokokken und gramnegative Keime.

Gelenktuberkulose. Die Gelenktuberkulose verläuft meist ohne Fieber. Sie zeichnet sich durch einen chronischen Verlauf mit Überwärmung, Schwellung und charakteristischer Kapselverdickung aus. Im Punktat oder in der Synoviabiopsie können Mykobakterien nachgewiesen werden. Das Röntgenbild zeigt in der Frühphase eine Kapselschwellung und gelenknahe Osteoporose, später treten Erosionen subchondral und an den Gelenkrändern auf.

Virale Arthritiden. Eine virale Arthritis wird am häufigsten bei *Röteln* und *Hepatitis B* beobachtet. Die Arthritis bei *Röteln* befällt vor allem die Hand- und Fingergelenke erwachsener Frauen. Auch bis zu 30% der Mädchen und 15% der Knaben, die an Röteln erkranken oder eine Impfung mit abgeschwächtem Lebendimpfstoff erhalten, machen eine 1- bis 2wöchige arthritische Phase durch. Meist treten die Gelenksymptome nach dem Exanthem auf.

Daneben kommen passagere Arthritiden bei verschiedensten viralen Affektionen vor, so im Prodromalstadium von Hepatitis B, Mumps, Pocken, Varizellen und Vakzinia, Mononukleose, Masern, Parvovirus B19-Infektion, sowie Infektionen mit HIV, Arbo-, ECHO-, Coxsackie- und Influenzaviren.

Pilzarthritiden. Pilzarthritiden sind in Europa sehr selten. In den USA können in absteigender Häufigkeit folgende Erreger identifiziert werden: Kokzidioidomykose, Histoplasmose, Blastomykose, Kryptokokkose und Sporotrichose. Der klinische Verlauf der Pilzarthritiden gleicht der Arthritis tuberculosa. Meistens liegt der Primärherd der Pilzarthritis in den Lungen, seltener in der Haut.

Reaktive Arthritiden und Arthralgien. Reaktive Arthritiden, zu denen auch das Reiter-Syndrom zählt, treten gehäuft nach Infektionen mit Chlamydien, Shigellen, Campylobacter, Salmonellen, Yersinien und möglicherweise auch Gonokokken auf. Eine reaktive Arthritis findet man gelegentlich auch bei der Lyme-Borreliose, Ehrlichiose, Morbus Whipple, Katzenkratzkrankheit, parasitären und viralen Erkrankungen, Morbus Crohn, Colitis ulcerosa und Behçet-Syndrom.

> **!** Vom Befund der Gelenkschwellung sind die *Arthralgien* zu unterscheiden, welche ohne klinisch objektive Veränderungen eines oder mehrere Gelenke betreffen können.

Arthralgien werden häufig angegeben bei grippalen Infekten, Hepatitis B im Prodromalstadium, M. Whipple, Brucellose, bei Periarteriitis nodosa, Polymyalgia rheumatica, familiärem Mittelmeerfieber, Hyper-IgD-Syndrom und Vaskulitiden.

Osteomyelitis, Spondylodiszitis

Pathogenese. Knocheninfektionen werden durch eine *hämatogene* Dissemination von Bakterien oder einen *per continuitatem*-Befall des Knochens nach Haut- und

Tabelle 4.5 Altersabhängiges Erregerspektrum der bakteriellen Arthritis (Häufigkeitsangaben in % nach verschiedenen Sammelstatistiken)

Erreger	Alter (Jahre)				
	< 1/12	1/12–2	2–15	16–50	> 50
Staphylococcus aureus	20	25	50	15	75
Streptokokken	20	20	35	5	5
Haemophilus influenzae	–	50	2	–	–
Neisseria gonorrhöae	–	–	5	75	–
Enterobacteriaceae und Pseudomonas aeruginosa	50	3	5	5	15

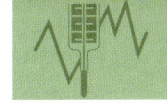

Weichteilinfektionen verursacht. Eine Infektion *per continuitatem* wird durch eine *vaskuläre* Insuffizienz begünstigt (z. B. diabetischer Fuß) oder ist die Folge eines Traumas oder chirurgischen Eingriffs.

Je nach pathogenetischer Ursache und Alter findet sich ein unterschiedliches Erregerspektrum. Am häufigsten werden Staphylococcus aureus, koagulasenegative Staphylokokken, Streptokokken der Gruppe B (v. a. bei Neugeborenen), Haemophilus influenzae (häufiger bei Kindern), Enterobacteriaceae (selten, v. a. bei älteren Menschen), Pseudomonas oder Anaerobier isoliert. Seltenere Erreger sind Enterokokken, Salmonellen, Tropheryma whippelii, Brucellen, Mykobakterien, oder Candida (bei intravenös Drogenabhängigen oder nach Katheterinfektion).

Klinik. Der Beginn einer *akuten hämatogenen* Osteomyelitis ist meist abrupt, kann aber auch schleichend und unspezifisch sein. Typischerweise sind lokalisierte Schmerzen, Fieber und im Verlauf der Erkrankung lokale Entzündungszeichen vorhanden. Im Blut finden sich eine Leukozytose und erhöhte Entzündungsparameter. Nach hämatogener Streuung von Bakterien können mehrere Knochen befallen sein. Auf einen *per continuitatem*-Befall des Knochens weisen i. d. R. lokale Zeichen einer Wundinfektion oder ein Abszeß der Haut- und Weichteile hin. Je nach Nähe zu benachbarten Gelenken finden sich zudem Zeichen einer septischen Arthritis.

Bei der *Spondylodiszitis*, welche üblicherweise auf hämatogenem Weg entsteht, stehen die lokalen Schmerzen, die zu Beginn oftmals leichter Natur sein können, im Vordergrund. Bei rund 50 % der Patienten fehlen Fieber und die Leukozytose. Die Blutsenkungsreaktion ist i. d. R. erhöht.

Durch die erwähnten Bakterien können auch wenig symptomatische Knochenläsionen verursacht werden, bei denen die lokalen oder systemischen Entzündungszeichen (inkl. Entzündungsparameter im Blut) fehlen können. Bei solchen klinischen Situationen sind zudem andere Erreger differentialdiagnostisch zu erwägen, wie Tuberkulose, je nach Endemiegebiet systemische Mykosen, oder seltenerweise die im Kapitel 11 diskutierten nicht infektiösen Ursachen (Malignome, Leukämie). Bei der *chronischen* Osteomyelitis, die oftmals durch einen Knochensequester oder Fremdkörper unterhalten wird, können systemische Entzündungszeichen fehlen.

Diagnostik. Die Diagnose einer Osteomyelitis beruht auf dem Erregernachweis durch Blutkulturen, Kultur von Knochenbiopsien und bildgebenden Verfahren.

> ! Die Kultur von Abstrichen der Haut- oder Weichteile kann irreführend sein und nicht die für die Osteomyelitis verantwortlichen Erreger identifizieren.

Die Magnetresonanztomographie kann osteomyelitische Herde oder Knochensequester zeigen, die mit konventioneller Röntgentechnik nicht gesehen werden können.

Status febrilis und Lymphknotenschwellungen

Fieber und generalisierte Lymphknotenschwellungen

Infektiöse Ursachen. Unter den infektiösen Ursachen, welche eine *generalisierte* Lymphknotenschwellung verursachen können, sind in erster Linie Mononukleose, Röteln, Zytomegalie, Toxoplasmose und HIV-Infektion zu nennen. Mit Hilfe von Blutbild, serologischen Tests und Feinnadelpunktion läßt sich eine definitive Diagnose im allgemeinen rasch sichern. Bei entsprechendem Kontakt mit Tieren oder Milchprodukten ist eine Brucellose zu erwägen. Bei der Katzenkratzkrankheit kann die Lymphadenopathie generalisiert sein und auch viszerale Lymphknoten befallen. Zusätzlich zu dem erwähnten makulopapulösen Exanthem sind bei der Lues II die Lymphknoten regelmäßig vergrößert.

Nichtinfektiöse Ursachen. Maligne Lymphome, Leukämien, metastasierende Tumoren und Paraproteinämien können sämtliche Lymphknotenstationen befallen. Eine Mikropolyadenopathie kann durch zirkulierende Immunkomplexe, hervorgerufen durch medikamentöse oder andere Allergien, verursacht werden. Unter den seltenen Ursachen einer generalisierten Lymphadenopathie figurieren Sarkoidose, Kollagenkrankheiten, Vaskulitiden, Speichererkrankungen, Kawasaki-Syndrom, die Castleman-Erkrankung, Kikuchi-Erkrankung, Hyperthyreose, Amyloidose, autoimmunhämolytische Anämie, entzündlicher Pseudotumor und Histiozytose X.

Fieber und lokalisierte Lymphknotenschwellungen

Die *regionalen* Lymphknotenschwellungen sind differentialdiagnostisch und topographisch von großer Bedeutung.

➤ Eine akute, schmerzhafte Schwellung der *zervikalen* Lymphknoten tritt i. a. bei Infektionen der oberen Luftwege auf. Neben verschiedensten Viren spielen Streptokokken der Gruppe A und das Epstein-Barr-Virus eine wichtige Rolle. Infolge einer ungenügenden Impfdisziplin ist auch die Diphtherie differentialdiagnostisch immer wieder in Erwägung zu ziehen. Gelegentlich beschränkt sich der Lymphknotenbefall bei einer Toxoplasmose auf die Halsregion. Die zervikale Lymphknotentuberkulose verläuft meist einseitig, chronisch und schmerzlos. Auch nicht tuberkulöse Mykobakterien werden in dieser Lokalisation gefunden.

! Bei einer asymmetrischen schmerzlosen Schwellung muß ein malignes Lymphom ausgeschlossen werden.

Röteln und Masern und unspezifische Infektionen in der Kopfhaut führen zu *okzipitalen* Lymphknotenvergrößerungen.

➤ Je nach Lokalisation der primären Infektion führen Streptokokken der Gruppe A zu einer schmerzhaften Vergrößerung der *inguinalen, ulnaren* oder *axillären* Lymphknoten. Die begleitende Lymphangitis und der lokale Befund an der betroffenen Extremität erleichtern die Diagnose. Vor allem bei schlanken jugendlichen Personen ist eine Mikropolyadenopathie axillär und inguinal sehr häufig zu palpieren. Diese Veränderungen sind auf die chronische Mikrotraumatisierung der Extremitäten zurückzuführen und sind in bezug auf die Abklärung eines Status febrilis irrelevant. Die Diagnose einer Katzenkratzkrankheit wird meistens erst mit dem Auftreten einer lokalisierten Lymphknotenschwellung in Erwägung gezogen.
➤ Beim *Herpes zoster* sind die regionalen Lymphknoten regelmäßig vergrößert, die charakteristische Anordnung der Effloreszenzen erlaubt in den meisten Fällen eine Blickdiagnose.
➤ In tropischen Endemiegebieten ist die Filariose differentialdiagnostisch zu erwägen.
➤ Im Anschluß an einen genitalen syphilitischen Primäraffekt kommt es zu einer indolenten Vergrößerung der *inguinalen* Lymphknoten. Im Gegensatz dazu sind die inguinalen Lymphknoten beim Herpes simplex, Lymphogranuloma venereum (Chlamydia trachomatis), weicher Schanker (Ulcus molle, verursacht durch Haemophilus ducreyi) und Granuloma inguinale (Calymmatobacterium granulomatis) schmerzhaft vergrößert und zum Teil fluktuierend. Interessanterweise verursacht die Gonorrhö praktisch nie eine Lymphknotenschwellung.

Infektionen der Lymphknoten

Toxoplasmose (Toxoplasma gondii). Die Morbidität der Toxoplasmose ist bei immunkompetenten Personen (mit Ausnahme der okulären Infektion) gering. Sowohl die kongenitalen wie auch die erworbenen Formen verlaufen klinisch meistens inapperzept. Schwere Krankheitsbilder entstehen beim Fötus, wenn die *Ansteckung während der Frühschwangerschaft* erfolgt und bei immundefizienten, v. a. HIV-infizierten Patienten (zerebrale Hirnabszesse). Bei Immunkompetenten ist die Lymphknotentoxoplasmose am häufigsten. Allgemeinsymptome wie subfebrile Temperaturen, reduzierter Allgemeinzustand, Kopf- und Gliederschmerzen sind bei einer klinisch manifesten Toxoplasmose die Regel. Grundsätzlich können sich die Toxoplasmenzysten in sämtlichen Organen ansiedeln, bevorzugt sind jedoch Gehirn, Chorioretina und die Muskulatur. Die Diagnostik beruht auf der Serologie. Die Resultate einer Feinnadelpunktion oder Biopsie eines Lymphknotens sind bei der Toxoplasmose zwar unspezifisch, können aber hilfreich sein, um differentialdiagnostisch ein Lymphom auszuschließen.

Katzenkratzkrankheit (Bartonella henselae). Die Katzenkratzkrankheit ist eine subakute, üblicherweise selbstlimitierende granulomatöse Lymphadenitis nach einer Infektion mit Bartonella henselae (früher: Rochalimaea henselae). Das Erregerreservoir sind gesunde Katzen. Der Fieberverlauf ist sehr variabel. Allgemeinsymptome können vorhanden sein. Nicht immer ist die Primärläsion (rote Papel) nach einer Verletzung durch eine Katze sichtbar oder anamnestisch zu eruieren. Die Lymphadenitis eines regionären Lymphknotens tritt meist ca. 2 Wochen nach der Infektion auf und es kann zu einer ausgedehnten eitrigen Entzündung kommen.

Seltenere klinische Manifestationen sind eine generalisierte Lymphadenitis, die über Wochen bis Monate persistieren kann, das okuloglanduläre Syndrom (Parinaud) nach Inokulation des Erregers in die Augen, eine Enzephalitis, Optikusneuritis, osteolytische Läsionen oder Granulome in Leber und Milz.

Bei immunsupprimierten, v. a. HIV-infizierten Patienten kann die Infektion mit Bartonella zu einer Bakteriämie, Peliosis hepatis oder bazillären Angiomatose führen (Abb. **4.4**).

Die Diagnose beruht v. a. auf dem *serologischen Antikörpernachweis*. Routinekulturen bleiben immer steril und der Erreger ist nur mit speziellen Methoden zu kultivieren. Zum Teil gelingt der histologische Nachweis der Bartonellen mit einer Silberfärbung. Die Histologie der Lymphadenitis kann auf eine Katzenkratzkrankheit hinweisen, ist aber nicht spezifisch.

Tularämie (Francisella tularensis). Die Tularämie ist eine hochfebrile Infektionskrankheit, die durch zahlreiche Tierarten (vor allem Nagetiere) und durch Zecken übertragen wird. Sie kommt in Europa selten vor, Endemieherde finden sich in Schweden, in der Tschechoslowakei, in Österreich und Deutschland. Häufigste Eintrittspforten sind die Haut oder Schleimhäute des Gastrointestinal- oder Respirationstrakts. An der Haut bildet sich zuerst eine gerötete Papel, später evtl. ein scharfrandiges Ulkus. Typisch ist die *regionäre Lymphadenitis*. Nach Inhalation der Erreger oder infolge einer Bakteriämie entsteht das Bild einer „atypischen" *Pneumonie*. Die Diagnose wird mit einem Antikörpernachweis oder bakteriologisch (Verdachtsdiagnose an Labor melden) gestellt.

Pest (Yersinia pestis). Die Pest ist heute noch auf allen Kontinenten endemisch und wird durch Flöhe von verschiedenen Nagetieren auf den Menschen übertragen. Die *Bubonenpest* ist gekennzeichnet durch eine schmerzhafte regionäre, eventuell abszedierende Lymphadenitis. Die häufigste Lokalisation des Primäraffekts ist – entsprechend der Stichstelle der Flöhe – die Leiste (über 80 %), gefolgt von Axilla und Nacken. Die Symptome der Allgemeininfektion sind hohes Fieber, Delirium, Endotoxinschock und seltener eine hämorrhagische Pneumonie. Einen fulminanten Verlauf zeigt die durch Tröpfcheninfektion entstandene Pestpneumonie. Der kulturelle Erregernachweis erfolgt

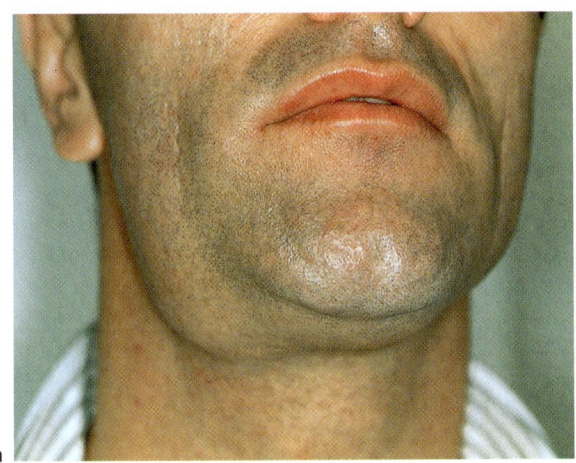
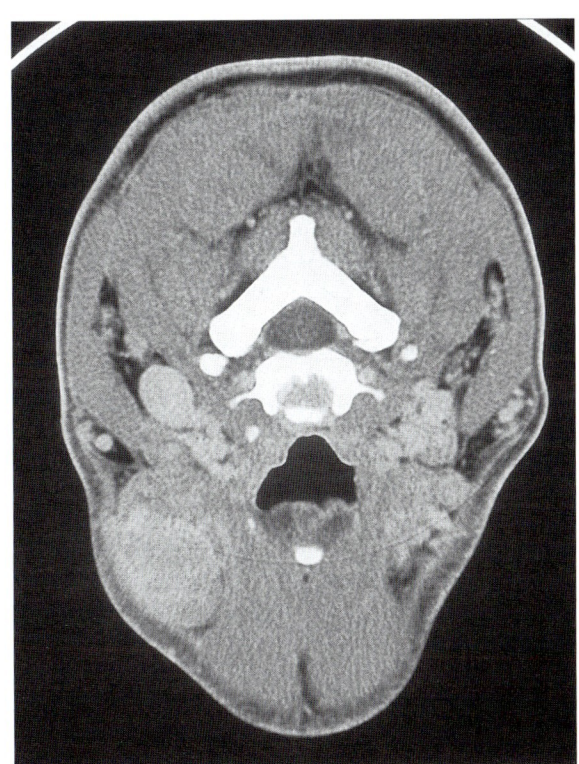

Abb. 4.**4a** und **b** Bazilläre Angiomatose bei HIV-Infektion. **a** Tumor, Unterkieferwinkel rechts. **b** Computertomogramm der Halsweichteile: Raumforderung, 4 × 3 × 3 cm, inhomogenes kräftiges Kontrastmittel-Enhancement. (Histologie: Lymphknoten mit lymphoidem Infiltrat, Proliferation kleiner kapillärer Gefäße, durch Warthin-Starry-Silberfärbung angefärbte stäbchenförmige Bakterien.)

aus dem Blut, Lymphknoten- oder Bubonenpunktat und Sputum.

Mykobakteriosen. Bei jungen Erwachsenen aus Endemiegebieten ist die zervikale Lymphknotentuberkulose eine der häufigsten Ursachen einer lokalisierten Lymphknotenschwellung. Sie verläuft meist einseitig, chronisch und schmerzlos.

Bei Kindern können auch nicht tuberkulöse Mykobakterien (M. avium komplex, M. scrofulaceum, M. kansasii, M. malmoense, M. chelonae, M. fortuitum, M. haemophilum) eine zervikale oder anderswo lokalisierte Lymphadenitis verursachen. Zur Diagnose einer Mykobakteriose sind nebst einer entsprechenden Klinik der Nachweis eines Isolates aus sterilen Gewebsproben (Biopsie) notwendig.

Lymphadenopathie ungeklärter Ursache

Kawasaki-Syndrom. Das Kawasaki-Syndrom ist eine akute systemische Vaskulitis, welche v. a. bei Kleinkindern auftritt und nur vereinzelt bei Erwachsenen beobachtet wurde. Epidemiologische Daten weisen auf eine infektiöse Ursache hin, die aber bisher nicht identifiziert werden konnte. Möglicherweise lösen Bakterientoxine mit den Eigenschaften eines Superantigens die Krankheit aus.

Während der akuten Erkrankung stehen folgende Leitsymptome im Vordergrund: Fieber (während mindestens 5 Tagen); zervikale Lymphadenopathie; bilaterale Konjunktivitis; Veränderungen von Lippen und Zunge (rote Lippen mit Fissuren, Erdbeerzunge, oropharyngeales Erythem); Erythem und Schwellung von Hand- und Fußsohlen und im Verlaufe eine periungual beginnende Desquamation dieser Hautstellen; sowie ein erythematöses oder makulopapulöses Exanthem. Bei etwa 50 % der Patienten entwickelt sich eine Myokarditis, weniger häufig eine Perikarditis oder Klappeninsuffizienz. Die schwerwiegendste Komplikation sind aneurysmatische Erweiterungen der Koronararterien. In der akuten Phase können zudem auch eine aseptische Meningitis, ein Leberbefall, und arthritische Beschwerden beobachtet werden.

Castleman-Erkrankung (angiofollikuläre Lymphknotenhyperplasie). *Leitbefund* dieser seltenen Erkrankung unbekannter Ursache ist eine lokale oder generalisierte Lymphadenopathie. Die Diagnose beruht auf dem histologischen Befund, bei welchem ein „hyalin-vaskulärer Typ" (90 % der Fälle) und ein „Plasmazelltyp" unterschieden wird. Die Erkrankung kann asymptomatisch verlaufen, durch die Lymphknotenschwellung lokale Beschwerden verursachen oder bei disseminiertem Befall mit Fieber, Nachtschweiß und Gewichtsverlust einhergehen. Bei HIV-Infizierten wurde ein schwerer und oftmals fataler Verlauf mit Fieber, Lymphadenopathie, Hepatosplenomegalie, Gewichtsverlust, respiratorischen Beschwerden, Ödemen und Panzytopenie beschrieben. In befallenen Lymphknoten von HIV-Infizierten und einzelnen immunkompetenten Patienten wurden Genomanteile des humanen Herpesvirus 8 nachgewiesen.

Bei Patienten mit dem ätiologisch ebenfalls nicht geklärten *POEMS-Syndrom* (periphere Neuropathie, Organomegalie, Endokrinopathie, monoklonales Paraprotein, Haut [skin]-Läsionen) sind die histologischen Befunde ähnlich wie bei der Castleman-Erkrankung.

Kikuchi-Fujimoto-Erkrankung. Der histologische Befund dieser üblicherweise gutartig verlaufenden, ätiologisch unklaren und selbstlimitierenden Erkrankung der Lymphknoten ist eine nekrotisierende Lymphadenitis, welche histologisch nicht immer einfach von einem malignen Lymphom oder einem systemischen Lupus erythematodes zu unterscheiden ist. Es können alle Lymphknotenstationen befallen sein, aber am häufigsten imponiert eine zervikale Lymphadenopathie. Bei 30–50 % der Patienten tritt Fieber auf, seltener andere konstitutionelle Symptome. Oftmals bestehen eine Leukopenie mit Lymphozytose, eine erhöhte Blutsenkungsreaktion und seltener erhöhte Transaminasen. Die Erkrankung wurde vorerst in Japan beschrieben, ist aber inzwischen weltweit beobachtet worden.

Entzündlicher Pseudotumor. In Biopsien von wenigen Patienten mit peripherer oder retroperitonealer Lymphadenopathie und mit teilweise über Monate bis Jahre dauerndem Fieber und Gewichtsverlust wurden histologische Befunde beschrieben, welche sich von einem reaktiven Prozeß oder malignen Lymphomen unterschieden und dem sog. „Plasmazellgranulom" ähnlich waren. Ähnliche histologische Befunde wurden auch in anderen Organen (Lunge, Leber, Milz, Pankreas, Gastrointestinaltrakt, Meningen) beschrieben. Es handelt sich um einen entzündlichen Prozeß unklarer Ätiologie (*inflammatory pseudotumor*) im bindegewebigen Anteil der Lymphknoten mit Spindelzell- und/oder vaskulärer Proliferation.

Status febrilis mit Schwellung im Gesichts- oder Halsbereich

Parotisschwellung

Mumps (Paramyxovirus). Bei der *Parotitis epidemica* tritt die Drüsenschwellung vorerst einseitig, nach 1–2 Tagen doppelseitig auf. Charakteristisch sind das abstehende Ohrläppchen und die geschwollene und gerötete Mündung des Ductus parotideus. Subjektiv bestehen erhebliche Kauschmerzen. Mit zunehmendem Lebensalter steigt die Häufigkeit der Miterkrankungen anderer inkretorischer und exkretorischer Drüsen (Orchitis, Pankreatitis) und des zentralen Nervensystems (Enzephalitis, Meningitis). Diese können auch als einzige Manifestationen der Parotitis epidemica auftreten. Das Blutbild zeigt eine Lymphomonozytose, wodurch eine Abgrenzung gegenüber den *eitrigen Parotitiden*, welche mit einer relativen Lymphopenie einhergehen, möglich ist.

Eitrige Parotitis. Die sog. marantische Parotitis ist oft einseitig, schmerzhaft, nicht gerötet und tritt in der Regel als Sekundärinfektion infolge vermindertem Speichelabfluß bei schweren und konsumierenden Krankheiten auf.

Nicht-infektiöse Parotisschwellungen. Differentialdiagnostisch von der Parotitis abzugrenzen sind Parotishypertrophien, Sjögren-Syndrom, Parotismischtumoren und lymphoepitheliale Zysten.

Parotishypertrophien sind stets bilateral, sehr langsam verlaufend und meist kombiniert mit Alkoholismus, Fettsucht, Unterernährung oder einer HIV-Infektion. Bei Patienten mit einer HIV-Infektion muß auch an *lymphoepitheliale Zysten* gedacht werden. Die lokalisierte Lymphomatose der Parotis, der Submaxillaris, und der lateralen Tränendrüsen kommt vor allem beim *Sjögren-Syndrom* vor. Das Sialogramm zeigt häufig Gangdeformationen. Diese Untersuchung ist auch geeignet, *Speichelsteine* (meist einseitig, rezidivierende Schmerzen) nachzuweisen. *Parotismischtumoren* sind wegen des langsamen Wachstums und des Fehlens von entzündlichen Erscheinungen von einer akuten Parotitis leicht zu unterscheiden.

Halsschwellung

An dieser Stelle werden infektiöse Erkrankungen diskutiert, bei denen primär nicht eine zervikale Lymphadenopathie, sondern eine diffuse Halsschwellung imponiert.

Lemierre-Syndrom. Das Lemierre-Syndrom (oder Postangina-Septikämie) ist eine eitrige Infektion des lateralen pharyngealen Raums, welche v. a. durch Fusobacterium necrophorum verursacht wird und als Komplikation einer Angina auftreten kann. Die Infektion kann zu einer septischen Jugularvenenthrombose, Bakteriämie und septischen Embolien in der Lunge oder seltenerweise anderen Organen (z. B. Knochen) führen. Manchmal ist eine vorherige Angina anamnestisch nicht zu eruieren. Die Diagnose beruht auf dem klinischen Bild und dem Nachweis des Erregers in der Blutkultur.

Aktinomykose. Die Aktinomykose (Actinomyces israelii, A. naeslundii und weitere Arten) ist eine seltene subakute bakterielle Infektionskrankheit. Typischerweise bilden sich Granulome mit ausgesprochener Tendenz zur Fistelbildung. In über 90 % ist die Zervikofazialregion betroffen. Lungen, Magen-Darm-Trakt (Ileozökalgegend) und weibliche Adnexe (Intrauterinpessare) sind seltener befallen. Infolge einer Ausbreitung *per continuitatem* kann entsprechend der primären Lokalisation eine Osteomyelitis der Mandibula, Perikarditis, Empyem oder Spondylitis auftreten. Eine hämatogene Aussaat ist selten, dabei können Abszesse in Hirn, Leber oder Nieren entstehen. Bei einer ausgedehnten Erkrankung kommt es zu Fieber und Nachtschweiß. Differentialdiagnostisch kommt am ehesten eine Tuberkulose oder ein Malignom (bretthärte Infiltration in der Zervikofazialregion) in Frage.

Das Bestehen einer eiternden Fistel erleichtert die Diagnose außerordentlich. Der Nachweis von Drusen oder Aktinomyzeten im Gram-Präparat oder in einer anaeroben Kultur ist beweisend. Die Aktinomykose ist eine obligate Mischinfektion mit aeroben und anaeroben Keimen.

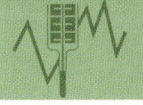

Status febrilis, Kopfschmerzen und Meningismus

! Nackensteifigkeit und Kopfschmerzen sind Kardinalsymptome einer *meningealen Entzündung*.

Neben der eingeschränkten und schmerzhaften passiven (und aktiven) Flexion des Kopfes im Nacken, die im Extremfall unmöglich ist, findet sich häufig ein positives Kernig- oder Brudzinski-Zeichen und die Patienten nehmen nach Aufforderung zum Sitzen spontan eine Dreifußstellung ein.

Ursachen eines Meningismus. Die meisten Ursachen eines Meningismus sind infektiöser Natur. Seltener sind medikamentöse (z. B. Cotrimoxazol, Antirheumatika) oder allergische Reaktionen, diffuser Befall des Zentralnervensystems im Rahmen von Leukämien oder metastasierenden Tumoren, Subarachnoidalblutungen und zerebrovaskuläre Insulte infolge Thrombose oder Embolie.

Klinik der Meningitis. Die folgenden Symptome und Befunde sprechen für das Vorliegen einer *Meningitis*:

➤ Nackensteifigkeit,
➤ Kopfschmerzen,
➤ Fieber,
➤ Übelkeit,
➤ Erbrechen,
➤ Lichtscheu,
➤ Diplopie,
➤ Hyperästhesie gegenüber äußeren Einflüssen,
➤ generalisierte Krämpfe (vor allem bei Kleinkindern).

Die neurologische Untersuchung offenbart häufig eine Bewußtseinseinschränkung, die in späteren Stadien bis zum Koma fortschreiten kann, Stauung der Fundusvenen, evtl. Papillenödem, Pupillendifferenzen mit träger Lichtreaktion, Augenmuskellähmungen (am häufigsten N. abducens), leichte Koordinationsstörungen, Tremor, Muskelhypertonie, Hyperreflexie und evtl. ein positives Babinski-Zeichen. Die einzelnen Symptome können unterschiedlich stark ausgeprägt sein und nehmen im allgemeinen mit dem Fortschreiten der Krankheit zu.

Liquoruntersuchung

Die *chemische* und *mikroskopische* Untersuchung des Liquors erlaubt in den meisten Fällen infektiöser Genese eine Diagnose zu stellen, wobei der Zellzahl und der Zelldifferenzierung die größte Bedeutung zukommt (Tab. 4.6). Die Eiweiß- und Zuckerkonzentrationen (letztere im Vergleich mit einem simultan bestimmten Blutzucker) geben weitere wertvolle differentialdiagnostische Hinweise. So lassen sich aufgrund der Liquorbefunde einige *charakteristische Konstellationen* beschreiben:

Charakteristische Befundkonstellationen bei Liquordiagnostik

- Eine *hohe Zellzahl* ($> 1000/mm^3$, $> 10^9/l$), überwiegend Granulozyten, eine *tiefe Glukosekonzentration* ($< 40\%$ der simultanen Blutprobe) und eine *hohe Eiweißkonzentration* (100–700 mg/dl, 1–7 g/l) sprechen für eine bakterielle Meningitis oder einen durchgebrochenen Hirnabszeß.
- Eine *mäßige Erhöhung der Zellzahl* (25–500/mm³, 25×10^6–$500 \times 10^6/l$) mit vorwiegend mononukleären Zellen, *tiefem* oder evtl. *normalem Zuckergehalt* und *erhöhtem Eiweißgehalt* (50–500 mg/dl, 0,5–5 g/l) kommt bei granulomatösen und neoplastischen Meningitiden vor. Mykobakterien und Kryptokokken sind die wichtigsten infektiösen Ursachen in dieser Gruppe. Der karzinomatöse oder leukämische Befall der Meningen läßt sich einerseits zytologisch erkennen, andererseits ist die bekannte Grundkrankheit richtungweisend.
- Eine *mäßige Pleozytose* (5–1000/mm³, 5×10^6–$1 \times 10^9/l$) mit überwiegend mononukleären Zellen, einem *normalen bis leicht erhöhten Eiweißgehalt* (< 100 mg/dl, 1 g/l) und einem *normalen, evtl. tiefen Zuckergehalt* wird als „seröse" Meningitis bezeichnet. Verschiedene Viren (z. B. Entero-, Mumps- und Herpesviren), Bakterien (z. B. Treponema pallidum, Borrelia burgdorferi, Leptospiren, Listerien) und Protozoen (z. B. Toxoplasmen, Trichinen, Plasmodien) können diese Veränderungen hervorrufen. In den meisten Fällen bleibt allerdings die Ätiologie unklar.
  Die postinfektiöse Meningoenzephalitis (z. B. Masern, Röteln, Varizellen), parameningeale Infektionen (Hirnabszeß, subdurales oder epidurales Empyem, septische Thrombophlebitis der Sinus durae matris, zervikale Spondylitis, duranahe Osteomyelitis, epiduraler spinaler Abszeß) und die antibiotisch anbehandelte bakterielle Meningitis sind weitere Ursachen für eine geringgradige Pleozytose.
  Die herdförmigen parameningealen Infektionen können mit Hilfe der Computertomographie lokalisiert werden. Von praktischer Bedeutung ist die Tatsache, daß in der Frühphase der „serösen" Meningitis polynukleäre Zellen dominieren und die Verschiebung zugunsten der mononukleären während der ersten drei Tage stattfindet.
- Schlagartig einsetzende Kopfschmerzen, Meningismus und Fieber sind typisch für eine *Subarachnoidalblutung*. Der Liquor ist *blutig* oder *xanthochrom*.

Bakterielle Meningitiden

Meningitiserreger bei Erwachsenen sind Pneumokokken, seltener Meningokokken und Haemophilus influenzae. Posttraumatisch und nach neurochirurgischen Eingriffen sind Staphylokokken gehäuft. Andere Erreger (Enterobacteriaceen, Listerien) können aufgrund des Gram-Präparates nur vermutet werden, gelegentlich vermitteln die Begleitumstände jedoch weitere Hinweise.

Meningokokkenmeningitis. Das Reservoir von *Neisseria meningitidis* liegt im Nasopharynx asymptomatischer Träger. In erster Linie erkranken Kinder und Jugendliche,

110 Status febrilis

Tabelle 4.6 Liquorbefund bei verschiedenen Meningitisformen (lumbale Punktion)

Ätiologie	Aussehen	Vorherrschender Zelltyp (Zellzahl)	Eiweißgehalt	Glucosegehalt*	Kultureller Befund	Bemerkungen
Normalbefund	klar, farblos, kein Gerinnsel	nur Lymphozyten (max. 5/mm³ = 5 × 10⁶/l)	15–45 mg/dl (150–450 mg/l)	50–80 mg/dl (2,8–4,4 mmol/l) oder > 60% des Blutzuckers	negativ	Initialdruck 7–20 cm Wasser (5,2–14,7 mm Hg) in Horizontallage
bakterielle Ursache	weißliche bis gelbliche Trübung, Gerinnsel	> 90% Granulozyten (500–20 000/mm³ = 0,5–20 × 10⁹/l)	50–1500 mg/dl (0,5–15 g/l)	< 35 mg/dl (< 1,95 mmol/l)	positiv	Bakterien häufig im direkten Gram-Präparat identifizierbar, Druck 20–75 cm Wasser (14,7–55 mm Hg)
Tuberkulose	klar, selten xanthochrom oder trüb, selten Gerinnsel (nach 12 h)	Lymphozyten (selten > 300/mm³ = 0,3 × 10⁹/l)	45–500 mg/dl (0,45–5,0 g/l)	0–45 mg/dl (0–2,5 mmol/l)	meist positiv	molekulargenetischer Erregernachweis möglich, gelegentlich direkter mikroskopischer Bakteriennachweis im Auramin oder Ziehl-Neelsen-Präparat, Chloride häufig erniedrigt*
Leptospirose	klar bis xanthochrom	Lymphozyten (meist > 500/mm³ = 0,5 × 10⁹/l)	erhöht (meist Ende 1. Woche) 50–110 mg/dl (0,5–1,1 g/l)	meist normal, selten erniedrigt	evtl. positiv (spezielle Nährmedien)	
Neuroborreliose	klar	Lymphozyten	erhöht	normal	negativ	intrathekale spezifische Antikörperbildung, spezifische Serum-IgG-Antikörper, molekulargenetischer Erregernachweis meist negativ
virale Ursache	klar, selten, leicht opaleszent	initial Granulozyten, nach 48 h Lymphozyten (selten über 500/mm³ = 0,5 × 10⁹/l), nach 2 Wochen häufig normal	mit abnehmender Zellzahl steigend bis 120 mg/dl	meist normal (Ausnahme Parotitis)	ECHO-Viren häufig isolierbar, andere Viren seltener	
Kryptokokkose	klar oder opaleszent	Lymphozyten (40–400/mm³ = 0,04–0,4 × 10⁹/l)	meist erhöht	in ca. 50% der Fälle erniedrigt	meist positiv	in 50% der Fälle Nachweis des Pilzes im Liquorzentrifugat (Tuschefärbung)
Toxoplasmose	klar oder opaleszent, evtl. xanthochrom	Lymphozyten	erhöht	normal bis leicht erniedrigt	negativ	evtl. positiver Direktnachweis im Liquorzentrifugat (Immunofluoreszenz)
Lupus erythematodes	klar	Lymphozyten, seltener Granulozyten	leicht erhöht	leicht erniedrigt	negativ	evtl. Anti-DNS-Antikörper positiv

* Verglichen mit gleichzeitig entnommener Blutprobe

seltener Erwachsene nach einem katarrhalischen Infekt an einer Meningokokkenmeningitis. Im Anschluß an eine Meningokokkenbakteriämie kann es zum klinischen Bild der Meningitis kommen, jedoch kommen auch Meningokokkenseptikämien ohne Meningitis und Meningokokkenmeningitiden ohne klinisch evidente Bakteriämie vor. Bei der Meningokokkenseptikämie tritt in ca. 3/4 der Fälle eine Kombination von Purpura und makulopapulösem Exanthem (Abb. 4.5) auf.

Ein fulminanter Verlauf (*Waterhouse-Friderichsen-Syndrom*) wird vor allem bei Kindern beobachtet und ist gekennzeichnet durch progredienten Schock bei Nebennierenblutungen und konfluierende Hautblutungen.

Daneben existieren auch chronische Meningokokkenseptikämien mit Fieber, Arthralgien und Effloreszenzen, wie sie unter anderem auch beim Arthritis-Dermatitis-Syndrom vorkommen (Abb. 4.3).

Pneumokokkenmeningitis. Von der Pneumokokkenmeningitis werden in erster Linie Kleinkinder und Erwachsene nach dem 40. Lebensjahr betroffen. Die Pneumokokkenmeningitis tritt häufig gleichzeitig oder im Anschluß an eine Pneumonie, Otitis, Mastoiditis oder Sinusitis auf. Otoneurologische Komplikationen kommen in bis zu 25 % vor.

! Bei Patienten mit Asplenie findet man gehäuft Pneumokokkeninfekte und Septikämien.

Haemophilus-influenzae-Meningitis. Von der Haemophilus-influenzae-Meningitis werden hauptsächlich Kinder zwischen 2 Monaten und 2 Jahren betroffen, welche nicht mit einem Haemophilus-b-Konjugat-Impfstoff geimpft worden sind. Beim Erwachsenen ist das Krankheitsbild selten und tritt typischerweise, wie die Pneumokokkenmeningitis, im Anschluß an eine Infektion der Luftwege oder des Ohres auf.

Listerienmeningitis. Etwa 75 % der Listeriosen (Listeria monocytogenes) manifestieren sich als Meningitis, selten als Enzephalitis. Im Gegensatz zur akut septischen Verlaufsform beim Neugeborenen sind beim Erwachsenen chronische Septikämien mit Hirnabszessen typischer.

Ein erster Häufigkeitsgipfel an Erkrankungen findet sich in den ersten Lebenswochen. Diese Infektion erfolgt meist transplazentar oder infolge vaginaler Kolonisation der Mutter intra partum.

Ein zweiter Gipfel findet sich im höheren Alter und bei Patienten mit resistenzmindernden Grundkrankheiten (Leberzirrhose, Diabetes mellitus, Morbus Hodgkin, Lymphosarkom, chronische myeloische Leukämie oder Status nach Organtransplantation). Diese Infektion verläuft meistens als *Meningitis* oder *Sepsis*. Der Beginn ist akut mit Schüttelfrost und Fieber, es entwickelt sich häufig eine Pneumonie und seltener ein makulopapulöser Ausschlag. Der *Erregernachweis* erfolgt aus Liquor, Blut oder Organpunktaten.

Andere bakterielle Meningitiden. Meningitiden, hervorgerufen durch Staphylokokken, Streptokokken der

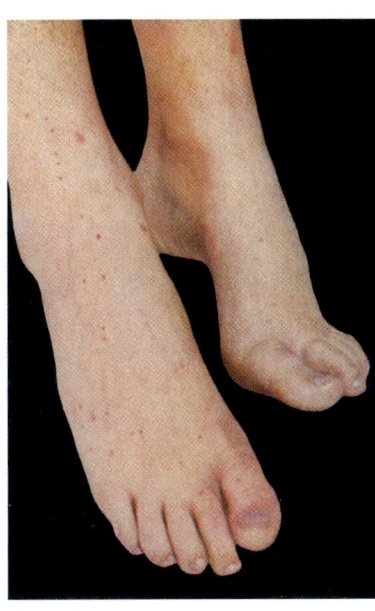

Abb. 4.5 Hautblutungen bei Meningokokkenmeningitis.

Gruppe A, anaerobe Streptokokken, Bacteroides, Aktinomyces und Mischinfektionen, werden vor allem bei Hirnabszessen, epiduralen Abszessen, Schädeltraumata, nach neurochirurgischen Eingriffen oder als Folge von Hirnvenenthrombosen gesehen. *Primäre Staphylokokkenmeningitiden* sind selten und kommen vorwiegend bei immunsupprimierten, granulozytopenischen Patienten vor.

Meningitiden bei Neugeborenen. Bei Neugeborenen werden vor allem E. coli, Streptokokken der Gruppe B, Listeria monocytogenes, Klebsiellen und Proteus als verantwortliche Erreger isoliert. Diese Bakterien stammen meistens aus dem Geburtskanal, die Infektion kann intra oder unmittelbar post partum erfolgen.

Seröse Meningitiden

Seröse Meningitiden können durch *Viren* (Enteroviren, Arboviren, HIV, Herpes simplex, Mumps, Röteln, Masern), *Bakterien* (Borrelien, Mykobakterien, Leptospiren), *Pilze oder Protozoen* verursacht sein. Sie treten gelegentlich auch nach Mumps-, Röteln- oder Polioimpfung auf.

Antibiotisch anbehandelte, normalerweise purulent verlaufende Meningitiden oder Hirnabszesse können mit einem für die seröse Meningitis typischen Liquorbefund einhergehen (Tab. 4.6).

Nichtinfektiöse seröse Meningitiden werden bei Hirntumoren, metastasierenden Karzinomen, Lupus erythematodes oder nach Antikörpertherapie mit OKT 3 beobachtet. Selten kann Cotrimoxazol eine seröse Meningitis verursachen.

Die *klinischen Symptome* sind Fieber, heftige Kopfschmerzen (besonders intensiv hinter den Augen), Lichtscheu bei Kindern, Appetitlosigkeit, Erbrechen, seltener Krämpfe und Unruhe. Das Kardinalsymptom ist auch bei den serösen Formen die Nackensteifigkeit (kann bei Neugeborenen oder jungen Säuglingen fehlen). Folgende Punkte lassen oft eine *Differentialdiagnose zwischen serösen und purulenten Meningitiden* zu:

- Der Meningismus entwickelt sich bei seröser Meningitis im allgemeinen langsam innerhalb von 2–3 Tagen.
- Der Allgemeinzustand der Patienten ist weniger stark beeinträchtigt, mit Ausnahme der Herpes-simplex- und Arbovirusmeningitiden.
- Makulopapulöse Exantheme kommen häufiger vor.
- Petechien, wie bei der Meningokokkenmeningitis/Septikämie, werden gelegentlich bei ECHO-Virus Typ 9 beobachtet.
- Ein Papillenödem tritt praktisch nie auf.

Die ätiologische Abklärung der serösen Meningitiden gelingt nur in seltenen Fällen.

Meningitiden durch Enteroviren (ECHO-, Coxsackie-, Polioviren). Bei den Enteroviren besteht ein deutlicher Häufigkeitsgipfel in den Sommermonaten. Zwei Drittel der Patienten sind jünger als 15 Jahre. In dieser Altersgruppe werden Knaben häufiger betroffen als Mädchen. Enteroviren verursachen nicht nur Meningitiden, sondern auch Enzephalitiden und Myelitiden.

Der Nachweis der Enteroviren kann direkt aus dem Stuhl, aus Rachenabstrichen und aus dem Liquor (Ausnahme Polioviren) erfolgen. Serologisch kann ein mindestens 4facher, typenspezifischer Anstieg neutralisierender IgG-Antikörper beobachtet werden.

Das gleichzeitige Auftreten einer Pleurodynie oder einer Myokarditis während einer Meningitis läßt an *Coxsackie-Viren* denken, welche auch Paresen verursachen können.

Poliomyelitis (Polioviren). Seit der Einführung der Impfung im Jahre 1955 ist die Häufigkeit der Poliomyelitis beträchtlich zurückgegangen, und in den letzten Jahren sind nur noch sporadische Fälle (Impfverweigerung) vorgekommen. Nach einem kurzen febrilen, katarrhalischen Prodromalstadium treten nach einem fieberfreien Intervall von 2–3 Tagen meningitische Symptome mit oder häufiger ohne nachfolgende *Paresen* auf. Die asymmetrisch betroffenen Muskelpartien sind zuerst schmerzhaft, die Sehnenreflexe häufig gesteigert. Die Lähmungen setzen in der Regel zwischen dem 2. und 4. Tag nach dem zweiten Temperaturanstieg ein und sind im allgemeinen rasch progredient. Nach höchstens 2 Tagen ist das Lähmungsbild voll entwickelt, nur selten werden nach dieser Zeit noch weitere Muskeln befallen. In diesem Stadium sind die zugehörigen Sehnenreflexe erloschen. Sensibilitätsstörungen oder eine Beteiligung des extrapyramidal-motorischen Systems machen die Diagnose einer Poliomyelitis unwahrscheinlich. Differentialdiagnostisch muß eine Polyradikulitis Guillain-Barré ausgeschlossen werden.

Meningitis bei Parotitis epidemica. Bis zu 50% der Patienten mit Parotitis epidemica zeigen eine Zellzahlerhöhung im Liquor. Eine klinisch manifeste Meningitis oder Meningoenzephalitis ist jedoch bedeutend seltener (ca. 10%). Verhältnismäßig hohe Zellzahlen, eine geringe Eiweißerhöhung und in seltenen Fällen ein erniedrigter Liquorzucker sind die zu erwartenden Liquorbefunde. Die Diagnose kann meistens aus dem klinischen Bild und, sofern die Meningitis einziges klinisches Symptom ist, aufgrund eines Antikörpertiteranstiegs gestellt werden.

Lymphozytäre Choriomeningitis. Die lymphozytäre Choriomeningitis wird in Europa selten diagnostiziert. Die Übertragung erfolgt von Goldhamstern oder Mäusen auf den Menschen. Die Erkrankung ist häufiger in den Wintermonaten. Sie manifestiert sich meistens als katarrhalischer Infekt; Bronchitiden oder Pneumonien sind seltener. Nach einer Latenzperiode von ca. 1 Woche kann es zum klinischen Bild einer serösen Meningitis kommen, das in seltenen Fällen von einem makulopapulösen Exanthem begleitet ist. Die Zellen im Liquor sind überwiegend lymphozytär (100–3000/mm^3, $0,1 \times 10^9 – 3 \times 10^9/l$). Eine Eiweiß- und Druckerhöhung vervollständigen das Bild. Die Diagnose kann durch den Virusnachweis in Blut oder Liquor oder durch den serologischen Antikörpernachweis gesichert werden.

Meningitis tuberculosa. Der schleichende Verlauf während Tagen bis Wochen mit uncharakteristischen Symptomen wie reduzierter Allgemeinzustand, Nachtschweiß, Gewichtsverlust, subfebrile Temperaturen machen die Diagnose schwierig. Leitsymptome wie Kopfschmerzen, Meningismus, Augenmuskelparesen, vor allem N. abducens (basale Meningitis!), Reflexanomalien und Bewußtseinsstörungen veranlassen eine Lumbalpunktion. In typischen Fällen findet man eine Pleozytose mit überwiegend mononukleären Zellen, eine deutliche Eiweißerhöhung und einen erniedrigten Zucker- und Chloridgehalt (Tab. 4.6).

Selten können die Tuberkelbakterien mit Hilfe der Ziehl-Neelsen- oder Auraminfärbung direkt im Liquorsediment nachgewiesen werden. Der Erregernachweis erfolgt mit der Kultur oder molekulardiagnostischen Methoden.

Meningitis bei Leptospirosen. Der während der bakteriämischen Phase einer *Leptospirose* auftretende Meningismus ist von der *serösen Meningitis* im Stadium der Organmanifestation (zweite Phase) zu unterscheiden. Vor allem der Serotyp Pomona, der die sog. *Schweinehüterkrankheit* verursacht, aber auch die Serotypen Icterohaemorrhagiae und Canicola können mit einer serösen Meningitis einhergehen. Charakteristisch ist eine Konjunktivitis mit Suffusionen, seltener ist ein Herpes labialis. Die Kopfschmerzen sind meist sehr ausgeprägt bei Leptospirosen. Häufig findet sich eine relative Bradykardie. Das gleichzeitige Auftreten eines Ikterus, einer Splenomegalie oder eines pathologischen Urinsediments kann die Differentialdiagnose erleichtern. Im Liquor finden sich nach dem 5.–7. Tag eine Lymphozytose und eine mäßige Eiweißerhöhung bei normalem, selten erniedrigtem Zucker (Tab. 4.6).

Meningitis luica. Eine Neurolues kommt in weniger als 10% der unbehandelten Fälle vor (5–35 Jahre nach der Infektion) und ist charakterisiert durch eine geringe Zellzahl und Eiweißerhöhung sowie positive Luesreaktionen im Liquor. Falsch-negative unspezifische und persistierende positive spezifische Luesreaktionen im Liquor erfordern jedoch unbedingt die Einbeziehung der anamnestischen und klinischen Befunde für die Diagnose einer Neurolues. Bei HIV-positiven Patienten kann eine Neurosyphilis früh auftreten und atypisch verlaufen.

Neuroborreliose. Neurologische *Frühsymptome* können zusammen oder unmittelbar nach dem Erythema chronicum migrans beobachtet werden. Eine Meningoenzephalitis, Polyneuritis oder Polyneuropathie tritt erst *Monate bis Jahre* nach der Zeckenexposition auf und betrifft etwa 15% der unbehandelten Patienten. Der Liquor zeigt typischerweise eine lymphozytäre Pleozytose. Zur Diagnosesicherung gehören der Nachweis einer intrathekalen spezifischen Antikörperbildung sowie spezifischer Serum-IgG-Antikörper.

Pilzmeningitiden

Der meningeale Befall durch *Cryptococcus neoformans* verursacht eine subakute bis chronische seröse Meningitis. Grundkrankheiten wie maligne Lymphome, Leukosen, Diabetes, HIV-Infektion oder Tuberkulose sind im Gegensatz zu den pulmonalen Formen der Kryptokokkose bedeutend häufiger. Die klinischen Symptome sind – außer einem häufig afebrilen Verlauf – mit den serösen Meningitiden anderer Ätiologie vergleichbar. Die Liquoruntersuchung ergibt eine Lymphozytose mit erhöhtem Eiweiß und erniedrigtem Zuckergehalt (Tab. 4.**6**).

In ungefähr der Hälfte der Fälle können die Kryptokokken mit Hilfe der Tuschefärbung im Liquorsediment direkt nachgewiesen werden. Zuverlässiger ist die Kultur oder der serologische Antigennachweis im Serum oder Liquor.

Meningitis durch Protozoen oder Helminthen

Weltweit verbreitete sog. freilebende Amöben sowie nur in bestimmten tropischen Zonen vorkommende Helminthen können zu Infektionen des Zentralnervensystems führen. Die in Süßwässern lebende Naegleria fowleri verursacht eine akute und meist innerhalb einer Woche fatal verlaufende Meningoenzephalitis. Verschiedene Acanthamoeba-Arten, welche aus Erde, Staub und Wasser isoliert worden sind, sowie Balamuthia mandrillaris (unbekanntes Reservoir) sind die Ursache einer subakuten oder chronischen, meist ebenfalls fatalen granulomatösen Enzephalitis, welche über mehrere Wochen oder Monate verlaufen kann. Angiostrongylus cantonensis (Pazifik, Asien, Kuba) und Gnathostoma spinigerum sind Ursache einer eosinophilen Meningitis.

Begleitmeningitiden

Eitrige Prozesse in der unmittelbaren Nachbarschaft der Meningen (Hirnabszesse, Otitis, Mastoiditis, Sinusitis, Osteomyelitis) können *ausgeprägte meningeale Reizerscheinungen* verursachen und damit erhebliche differentialdiagnostische Schwierigkeiten bereiten. Eine mäßige Pleozytose (Lympho- oder Granulozyten) und eine mäßige Eiweißerhöhung bei normalem Zuckergehalt sind die typischen Liquorbefunde. Der Liquordruck ist meistens erhöht. Die Kulturen sind gewöhnlich negativ.

Meningitische Symptome mit Temperatursteigerungen werden auch bei *intrakraniellen Blutungen* beobachtet. Die Diagnose einer Enzephalorrhagie ergibt sich gewöhnlich aus der Anamnese mit meist schlagartigem Beginn mit Kopfschmerzen und rascher Progression der neurologischen Zeichen.

Status febrilis und neurologische Defizite

Primär neurologische nichtinfektiöse Zustände werden in anderen Kapiteln besprochen.

Enzephalitis

Klinik, Abgrenzung zur Meningitis. Im allgemeinen stehen bei einer Enzephalitis neurologische Symptome mit Veränderungen der *Bewußtseinslage* im Vordergrund. In Einzelfällen kann die Unterscheidung einer aseptischen Meningitis von einer Enzephalitis jedoch schwierig sein. Erstere können mit einer zerebralen Funktionseinbuße, letztere mit geringgradigen Herdsymptomen, dafür ausgeprägten meningealen Reizerscheinungen einhergehen.

Ursachen. Enzephalitiden und aseptische Meningitiden überlappen sich nicht nur in ihrer Symptomatik, sondern auch in der Ätiologie: Die meisten Erreger einer serösen Meningitis können auch eine Enzephalitis verursachen. Zahlenmäßig spielen *Viren* die größte Rolle. Herpesviren, die eine akute Enzephalitis mit hoher Letalität verursachen, können in Hauteffloreszenen, im Liquor mittels molekulargenetischer Methoden oder in einer Hirnbiopsie nachgewiesen werden. Der Nachweis von HIV, Adeno-, Myxo-, Reo-, Arbo- und Enteroviren erfolgt im allgemeinen serologisch.

> **!** Unter den Arboviren ist das Zeckenenzephalitisvirus, das die Frühsommermeningoenzephalitis (FSME) verursacht, in Westeuropa endemisch.

Die wichtigsten, nicht virusbedingten infektiösen Ursachen einer Enzephalitis sind: Lues, Lyme-Borreliose, Bartonellose, Tuberkulose, Rickettsiosen, M. Whipple, afrikanische Trypanosomiasis, Toxoplasmose, Malaria, Trichinose, Schistosomiasis, Zystizerkose und Infektionen durch sog. freilebende Amöben.

Bei immunsupprimierten, v. a. HIV-infizierten Patienten, können zudem opportunistische Infektionen durch

Zytomegalievirus, Varicella-Zoster-Virus oder JC-Virus (progressive multifokale Leukenzephalopathie) zu akut, subakut oder chronisch verlaufenden Infektionen des Hirns oder Rückenmarks führen. HIV kann eine akute Meningoenzephalitis oder eine chronisch progressive Infektion des Zentralnervensystems (Myelopathie, „AIDS-Demenz") verursachen.

Der Liquorbefund bei der Enzephalitis unterscheidet sich wenig von dem der viralen Meningitis.

Hirnabszeß

Klinik. Bei einem Hirnabszeß stehen klinisch *fokale* neurologische Ausfälle oder Krampfanfälle im Vordergrund. Je nach Lokalisation der Abszesse können manchmal initial keine oder nur diskrete klinische Manifestationen festgestellt werden. Etwa 70 % der Patienten leiden an Kopfschmerzen und ca. die Hälfte an Fieber.

Ursachen. Folgende Ursachen können einem Hirnabszeß zugrunde liegen:

➤ *Hämatogene Streuung* von Bakterien (Staphylococcus aureus, Enterobacteriaceae, Streptococcus pneumoniae, Haemophilus influenzae, Streptococcus milleri, Anaerobier) oder Pilzen von einem entfernten Herd bei prädisponierenden Faktoren (Lungenabszeß, Lungenempyem, Bronchiektasen, kongenitales Herzvitium, Endokarditis),
➤ *per-continuitatem-Ausbreitung* einer Infektion von hirnnahen Organen (Komplikation einer Otitis media, Mastoiditis, Sinusitis, dentogener Abszeß),
➤ *Trauma* oder neurochirurgischer Eingriff,
➤ *hämatogene Streuung* von Erregern bei Neutropenie (Aspergillen, Zygomyzeten, Candida, gramnegative Bakterien),
➤ *opportunistische Infektionen* bei HIV-Infizierten (zerebrale Toxoplasmose, Kryptokokkose, Infektionen mit anderen Pilzen, Mykobakterien, Nocardia, Listerien, Rhodococcus equi, Acanthamoeba),
➤ seltene *Komplikationen von systemischen Infektionen* (Tuberkulom, Amöbom, Echinokokken-Infektion, Herde bei systemischen Mykosen in entsprechenden Endemiegebieten, Trichinose, Zystizerkose, Infektionen durch Strongyloides stercoralis, Schistosomen, Paragonimus, Acanthamoeba).

Zerebrale Toxoplasmose. Während die Morbidität der Toxoplasmose bei Immunkompetenten gering ist, kann die endogene Reaktivierung einer früher erworbenen Infektion bei schwer immundefizienten, v. a. HIV-Infizierten, zu zerebralen Abszessen, seltener einer Enzephalitis, Chorioretinitis oder einer disseminierten Toxoplasmose führen. Die zerebrale Toxoplasmose ist bei HIV-Infizierten die häufigste Ursache einer zerebralen Raumforderung. Die zumeist multiplen Hirnabszesse äußern sich klinisch häufig durch Kopfschmerzen sowie durch Ausfall- und/oder Reizsymptome, die durch die Raumforderung verursacht sind. Die Diagnose beruht auf den Befunden der bildgebenden Verfahren bzw. ex juvantibus durch das Ansprechen auf eine spezifische Therapie innerhalb 2–3 Wochen. Serologische Befunde sind bei Immundefizienten nicht verläßlich, und es finden sich auch bei klinisch manifester Toxoplasmose charakteristischerweise keine IgM-Antikörper. Das primäre zerebrale Lymphom kann zu ähnlichen radiologischen Befunden führen.

Zystizerkose. Bei der Zystizerkose handelt es sich um eine Gewebeinfektion durch *Larven* von *Taenia solium* (Schweinebandwurm). Die Ansteckung erfolgt durch Schlucken von Wurmeiern (kontaminierte Nahrungsmittel, Wasser, fäko-orale Übertragung von mit T. solium infizierten Menschen). Die Dissemination der Larven erfolgt v. a. ins Zentralnervensystem, Auge, Muskeln und Herz, wo es zur Bildung von Zysten kommt. Die Entzündungsreaktion im Zentralnervensystem kann zu epileptischen Krampfanfällen, Zeichen von Hirndruck, anderen fokalen Ausfällen oder neuropsychiatrischen Symptomen führen. Die Zystizerkose ist die häufigste Ursache von Krampfanfällen in Entwicklungsländern. Die Diagnose erfolgt serologisch und mittels Computertomogramm des Gehirns. Es finden sich bei der Larveninfektion keine Wurmeier im Stuhl.

Status febrilis mit Erkältungssymptomen

Die Symptome der Erkältungskrankheit („grippaler Infekt") sind vielfältig und reichen von der Konjunktivitis, Rhinitis, Pharyngitis, Otitis zur Tracheobronchitis. Meistens sind es *Viren*, die diese häufigen Krankheiten verursachen. Fieber ist nicht regelmäßig vorhanden und dann im allgemeinen nur während 1–2 Tagen.

Bakterielle Tonsillitis und Pharyngitis

Im Gegensatz zu den viralen Erkältungskrankheiten führen die *bakteriellen Tonsillopharyngitiden* zu einem wesentlich schwereren Krankheitsbild. Hals- und Schluckschmerzen, hohes Fieber, zervikale Lymphome, eine deutliche Leukozytose und ein Lokalbefund mit hochroten, geschwollenen Tonsillen, welche zum Teil mit weißen Belägen bedeckt sein können, sowie Petechien am weichen Gaumen sind typische Befunde bei der *Streptokokkenangina* (vor allem Gruppe A). Auch die *Diphtherie* zeigt einen ähnlichen Lokalbefund, wobei die Membranen deutlicher imponieren und die Wundfläche nach deren Entfernung bluten kann. Die *Plaut-Vincent-Angina* ist meist einseitig, und ein nach Gram gefärbter Ausstrich aus dem Ulkusgrund zeigt fusiforme Stäbchen (Fusobacterium nucleatum) und Borrelien (Borrelia vincenti). Seltene bakterielle Erreger einer Pharyngitis sind Treponema pallidum, Gonokokken, Staphylokokken, Haemophilus influenzae, Neisseria meningitidis und Listeria monocytogenes.

Scharlach. Die durch hämolysierende Streptokokken der Gruppe A bedingten Infektionen haben eine kurze Inkubationszeit. Typisch ist ein akuter Beginn mit hohem Fieber. Tonsillitis, regionäre Lymphadenitis und Enanthem des Gaumens sind obligate Zeichen beim Scharlach. Das Scharlachexanthem tritt typischerweise am 2.–5. Tag nach Krankheitsbeginn auf. Prädilektionsstellen sind Hautfalten (Achselhöhle, Leisten), Stamm, Innenseiten der Arme und Oberschenkel. Die Hautschuppung setzt in der 2.–4. Woche ein. 6–10 Tage nach einer Streptokokkenangina kann eine *akute Glomerulonephritis* auftreten. Das *rheumatische Fieber* wird ausschließlich im Anschluß an eine Streptokokkenpharyngitis beobachtet, die Latenzzeit beträgt einige Tage bis Wochen.

Diphtherie. Corynebacterium diphtheriae verursacht eine akute Entzündung von Tonsillen, Pharynx, Larynx und der Nase, seltener an anderen Schleimhäuten oder der Haut. Infolge eines Zytotoxins entstehen grauweißliche, nicht abstreifbare Beläge. In schweren Fällen kann sich eine Myokarditis mit erheblichen Rhythmusstörungen entwickeln. Als Spätfolge können motorische und sensorische periphere und zentrale Nervenlähmungen auftreten.

Nichtbakterielle Pharyngitis

Mykoplasmen sowie Epstein-Barr-Virus, Adenoviren, Coxsackie-, Herpes- und Echoviren können eine schwere Angina verursachen. Bei viralen Infektionen finden sich neben dem pharyngealen Befall oftmals Bläschen und/oder kleine Ulzera an Gaumen, Wangenschleimhaut und Zunge. Ein Mononukleose-ähnliches Krankheitsbild kann auch als Erstmanifestation einer HIV-Infektion auftreten.

Infektiöse Mononukleose (Pfeiffer-Drüsenfieber, Epstein-Barr-Virus). Fieber, Halsschmerzen und zervikale Lymphadenopathie sind praktisch bei jeder *Mononukleose* vorhanden. In etwa 50 % der Fälle besteht eine exsudative bis ulzeröse Angina mit gräulich-weißlichen Belägen. Gewöhnlich werden auch Petechien am Übergang des weichen zum harten Gaumen beobachtet. Die zervikalen Lymphknoten sind am häufigsten befallen (vergrößert, leicht druckdolent, gut abgrenzbar), sämtliche übrigen Lymphknotenstationen inkl. Mediastinum können jedoch mitbetroffen sein. In etwa der Hälfte der Fälle besteht eine Splenomegalie. Eine Hepatomegalie kommt nur in ca. 10 % vor, ein Ikterus ist eher ungewöhnlich, Transaminasenerhöhungen werden praktisch immer beobachtet. Nicht selten entwickelt sich ein Rubeolen-ähnliches Exanthem am Stamm und an den proximalen Extremitäten. In weniger als 1 % treten Symptome von seiten des Nervensystems (Meningitis, Enzephalitis, Polyradikulitis Guillain-Barré mit aufsteigender Paralyse, akute zerebelläre Ataxie), des Herzens (Myokarditis) oder des Urogenitalsystems (Hämaturie mit passagerer Hypertonie, Orchitis) auf. Differentialdiagnostisch ist eine Primoinfektion mit HIV oder dem Zytomegalievirus zu erwägen.

Im Blutausstrich besteht eine Lymphomonozytose über 50 % mit ca. 10 % atypischen Formen mit breitem Plasmasaum (vorwiegend T-Lymphozyten) (Abb. 4.6). In der 2. und 3. Krankheitswoche tritt oft eine Leukozytose auf. Die Diagnose wird mittels Antikörpernachweis gegen verschiedene virale Antigene gesichert.

! Bei der Mononukleose können Antikörper gegen Aminopenicilline auftreten, was die hohe Frequenz von Exanthemen unter einer solchen Therapie erklärt.

Zytomegalie (Zytomegalievirus, CMV). Die Zytomegalie kann sich als Mononukleose-ähnliches Krankheitsbild manifestieren. Lymphknotenschwellungen und Angina sind jedoch ungewöhnlich, und der Paul-Bunnell-Test ist negativ. Weitere Befunde sind Fieberschübe, Hepatosplenomegalie, pathologische Leberfunktionen und eine Lymphomonozytose im Blutbild. Die Diagnosesicherung erfolgt serologisch.

Erkältungskrankheiten

Die akuten respiratorischen Erkrankungen sind ohne Zweifel von größter praktischer und volkswirtschaftlicher Bedeutung. In 90 % der Fälle werden sie durch Viren, seltener durch *Mykoplasmen* und *Chlamydien* hervorgerufen. Bakterien spielen zahlenmäßig eine untergeordnete Rolle.

Die typischen klinischen Manifestationen der sog. *Erkältungskrankheit („grippaler" Infekt, common cold)* sind: Koryza, Tonsillopharyngitis, Laryngotracheitis, Tracheobronchitis, Bronchopneumonie oder Pneumonie. Nach ihrer Häufigkeit stehen die Infekte der oberen Luftwege weitaus im Vordergrund. Neben dem führenden Symptom der Rhinitis bestehen häufig gleichzeitig eine Pharyngitis, Husten oder eine Konjunktivitis.

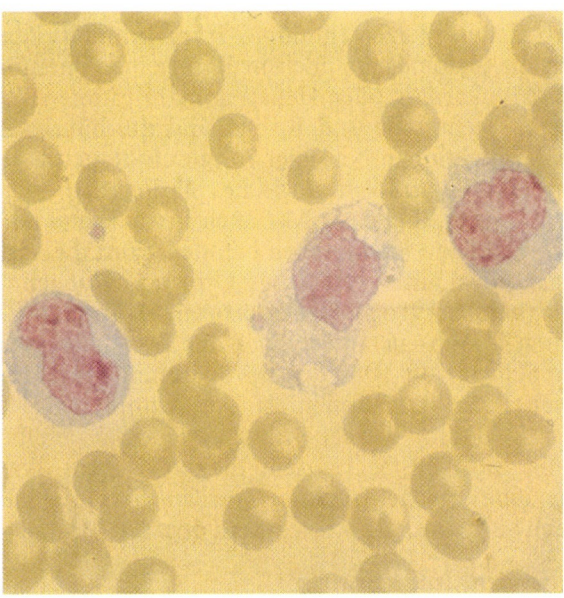

Abb. 4.6 Blutbild bei Mononucleosis infectiosa mit charakteristischen großen, breitleibigen atypischen Lymphozyten.

Differentialdiagnostisch sind *allergische* und *vasomotorische* Rhinitiden sowie lokale Prozesse (z. B. Sinusitis) abzugrenzen.

Sekundäre, bakterielle Superinfektionen im Bereich der gesamten Luftwege kommen vor allem bei Säuglingen, älteren Menschen und bei Patienten mit resistenzmindernden Grundkrankheiten vor.

Die Erkältungskrankheit wird am häufigsten durch *Rhinoviren* verursacht. Seltenere Ursachen sind: Picorna- (Coxsackie A, ECHO), Reo-, Myxo- (Influenza, A, B, C), Paramyxo- (Parainfluenza), Adenoviren und, v. a. bei Kleinkindern, das *Respiratory syncytial virus* (RSV). Gelegentlich können auch Mumps, Masern, Röteln, Varizellen, Variola, Poliomyelitis, Hepatitis, Mononukleose, die akute HIV-Infektion, die lymphozytäre Choriomeningitis sowie Herpes-simplex- und Coxsackie-B-Infektionen unter dem klinischen Bild eines „grippalen Infektes" verlaufen.

Rhinovirusinfektionen. Rhinovirusinfektionen sind in erster Linie für den Schnupfen verantwortlich. Häufig sind aber auch die Schleimhäute der oberen Luftwege mitbetroffen. Kopfschmerzen und subfebrile Temperaturen vervollständigen das klinische Bild.

Coxsackie-Virus-Infektionen. Coxsackie- und ECHO-Viren gehören zu den Enteroviren und treten überwiegend im Sommer und Herbst auf. Aus dem großen Spektrum der klinischen Manifestationen seien einige typische Krankheitsbilder erwähnt:

Herpangina: Die Herpangina (vorwiegend Coxsackie A 2, A4-6, A8, A 10) tritt überwiegend im Sommer und vor allem bei Kindern und Jugendlichen auf. Klinisch manifestiert sie sich mit akut einsetzendem hohem Fieber, Hals- und Schluckschmerzen sowie einem deutlich reduzierten Allgemeinzustand. Charakteristisch sind ca. 10–20 früh auftretende, im Durchmesser 1–2 mm große papulovesikuläre Eruptionen mit schmalem hyperämischem Randsaum an den vorderen Gaumenbögen, am weichen Gaumen und an der Uvula. Differentialdiagnostisch ist die Erkrankung gegenüber einer Angina Plaut-Vincent, Streptokokkenangina, Stomatitis aphthosa oder Stomatitis ulcerosa abzugrenzen.

Hand-Fuß-Mund-Exanthem: Es handelt sich um eine harmlos verlaufende fieberhafte Erkrankung durch Coxsackie A 16, A 6 und A 10, die ebenfalls vorwiegend Jugendliche befällt. Im Oropharynx, an Händen und Füßen treten Bläschen, später Ulzera auf, die etwas größer, im übrigen Aspekt jedoch denen der Herpangina ähnlich sind.

Bornholm-Krankheit: Die Bornholm-Krankheit (vorwiegend Coxsackie B 4 und B 3), epidemische Pleurodynie oder Myositis epidemica, beginnt oft schlagartig mit heftigsten Muskelschmerzen, die sich am häufigsten im unteren lateralen Thoraxbereich oder im Epigastrium, seltener in den proximalen Extremitätenmuskeln lokalisieren. Der Schmerz ist stechend und atemabhängig. Heftige Attacken wechseln mit schmerzfreien Intervallen. Häufige Begleiterscheinungen sind Fieber und Kopfschmerzen; katarrhalische Erscheinungen gehören nicht zum typischen Krankheitsbild. Komplikationen sind seröse Meningitis, trockene und seröse Pleuritis, Orchitis, Epididymitis, Perikarditis und Myokarditis.

ECHO-Virus-Infektionen. ECHO-Viren verursachen im wesentlichen die gleichen Krankheitsbilder wie Coxsackie-Viren. Zudem kommen bei Kindern, seltener bei Erwachsenen, Gastroenteritiden und fieberhafte Exantheme (Boston-Exanthem) vor.

Adenovirusinfektionen. Adenovirusinfektionen verlaufen meist wie eine banale Erkältungskrankheit. Von den über 30 bekannten Typen verursachen die meisten Fieber, Pharyngitis oder Konjunktivitis. Häufige Begleitsymptome sind Kopfschmerzen, Myalgien sowie eine schmerzhafte, regionäre Lymphadenitis. Bei der Pharyngokonjunktivitis treten gelegentlich Erbrechen, Durchfälle und eine Hepatosplenomegalie auf. In 10–15% werden Lungeninfiltrate beobachtet.

Influenza (Myxovirus)

Die eigentliche *Grippe* (Influenza) ist eine akute respiratorische Erkrankung, die zu bakteriellen Sekundärinfektionen (Staphylokokken, Pneumokokken, Haemophilus influenzae) neigt und epidemisch oder pandemisch auftritt. Das Grippevirus ist hochkontagiös (Tröpfcheninfektion). Bis 80% der Erkrankungen verlaufen subklinisch oder in Form einer leichten Erkältungskrankheit. Schwerere Erkrankungen beginnen nach einer Inkubationszeit von 1–2 Tagen mit allgemeinem Krankheitsgefühl, Frösteln und Temperaturanstieg, wobei das Fieber nach 3 Tagen meistens wieder abfällt. Charakteristische Begleiterscheinungen sind Myalgien, Kopfschmerzen (in und hinter den Augen), Halsschmerzen, Husten, Tränenfluß und substernale Schmerzen. Der Auswurf ist spärlich, zäh und gelegentlich leicht blutig.

Die häufigsten Komplikationen sind *Bronchiolitis* und *Bronchopneumonie*, deren Prognose auch heute noch ernst ist. Seltenere Komplikationen sind Myokarditis, Perikarditis, Otitis, Mastoiditis, Sinusitis, Meningitis oder Enzephalitis.

Sinusitis

Die *akute Sinusitis* manifestiert sich mit akuten Oberkiefer- oder Kopfschmerzen und Fieber. Es findet sich eine eitrige Rhinitis und eine Druck- oder Klopfdolenz über den Nebenhöhlen. Die Diagnose kann i. d. R. ohne bildgebende Verfahren aufgrund der klinischen Manifestationen gestellt werden. Die häufigsten Erreger sind Pneumokokken, Haemophilus influenzae, Moraxella catarrhalis, Rhinoviren, seltener Enterobacteriaceae und Influenzavirus. Bei der *chronischen Sinusitis* stehen chronische Kopfschmerzen im Vordergrund, und es findet sich oft eine aerobe und anaerobe Mischflora.

Otitis

Die *akute Otitis media* beginnt mit Ohrschmerzen, Hörstörungen und Fieber und wird am häufigsten durch Streptococcus pneumoniae, Haemophilus influenzae, Moraxella catarrhalis, Streptococcus pyogenes, Staphylokokken oder Viren verursacht. Anamnestisch findet sich oft ein vorangegangener viraler Infekt der oberen Atemwege. Die Diagnose beruht auf dem otoskopischen

Befund eines geröteten und entdifferenzierten Trommelfells.

Differentialdiagnostisch sind bei Ohrschmerzen die *Otitis externa* oder die durch Pseudomonas aeruginosa verursachte *nekrotisierende Otitis externa* abzugrenzen.

Epiglottitis

Durch die Einführung des Haemophilus influenzae (Hib) Impfstoffes wurde dieses v. a. durch Haemophilus influenzae Typ B verursachte Krankheitsbild, das v. a. Klein- und Vorschulkinder befällt, selten. Die akute Epiglottitis ist charakterisiert durch eine schwere Infektion der oberen Atemwege mit Fieber, Schluckschmerzen, Heiserkeit und Schluckbeschwerden.

> **!** Es kann rasch progredient zu einer lebensbedrohlichen Verlegung der Atemwege kommen.

Bronchitis

Bei der *akuten Tracheobronchitis* ist ein vorerst unproduktiver, im Verlaufe produktiver Husten das Leitsymptom. In über 90% der Fälle sind Viren die Ursache. Die Farbe des Sputums erlaubt es nicht, zwischen viralen und bakteriellen Ursachen zu unterscheiden. Fieber ist häufig bei Patienten mit Influenza-, Parainfluenza-, Adenovirus-, Mycoplasma pneumoniae- oder Chlamydia pneumoniae-Infektionen. Bei anderen viralen Infektionen (Rhinovirus, Coronaviren) ist Fieber selten. Dyspnoe tritt nur bei Patienten mit vorgeschädigten Atemwegen auf. Bei Erwachsenen kann sich Pertussis atypisch manifestieren und zu einem protrahierten Husten führen.

Die *Exazerbation einer chronischen Bronchitis*, bei der klinisch ein produktiver Husten im Vordergrund steht, wird bei rund 60% der Patienten durch Bakterien (Pneumokokken, Haemophilus, Moraxella catarrhalis, Chlamydia pneumoniae) und bei den übrigen durch Viren oder Mycoplasma pneumoniae verursacht.

Keuchhusten (Bordetella pertussis, selten Bordetella parapertussis). Der Keuchhusten ist eine epidemisch vorkommende Kinderkrankheit, die typischerweise in 3 Stadien abläuft:

➤ Im *Stadium catarrhale* (1–2 Wochen) sind uncharakteristische Symptome wie Schnupfen, subfebrile Temperaturen sowie trockener, vorwiegend nächtlicher Husten die Regel. Es entwickeln sich eine Leuko- und Lymphozytose, zu dieser Zeit ist die Kontagiosität (Tröpfcheninfektion) am höchsten.
➤ Das *Stadium convulsivum* dauert 2–4 Wochen und ist durch die Hustenparoxysmen, denen sich eine forcierte Inspiration anschließt, charakterisiert. Nach den Anfällen kommt es häufig zum Erbrechen.
➤ Im *Stadium decrementi* (1–2 Wochen) nehmen die Hustenperioden an Häufigkeit und Intensität ab, die Kinder sind nur noch selten kontagiös. Infolge Verlusts der Impfimmunität sind in den letzten Jahren vermehrt Pertussisfälle bei Erwachsenen aufgetreten.

Status febrilis, Husten und Thoraxschmerzen

Pneumonie

Die wichtigste Erkrankung, die mit dieser Symptomentrias einhergeht, ist die Pneumonie.

Erregerspektrum. Bei *älteren* Patienten mit einer *außerhalb des Spitals* erworbenen (*community-acquired*) Pneumonie sind die Erreger gewöhnlich Pneumokokken, seltener gramnegative Bakterien.

Bakterielle Pneumonien verlaufen im allgemeinen akut mit hohem Fieber, Dyspnoe, Husten und Auswurf und, sofern die Pleura mitbeteiligt ist, mit entsprechenden Schmerzen.

Bei *jüngeren* Erwachsenen kommen neben Pneumokokken und Haemophilus influenzae häufiger Mycoplasma pneumoniae, Chlamydia pneumoniae und Legionellen vor, welche eine sog. *atypische Pneumonie* mit unproduktivem Husten, oftmals normaler Lungenauskultation und nichtsegmental angeordneten Infiltraten verursachen. Pneumokokkeninfektionen sind häufiger bei Alkoholikern und nach Splenektomie. Heftige pleuritische Schmerzen sind typisch für die *Pleurodynie*, hervorgerufen durch Coxsackie- oder Echoviren. Ein pulmonales Infiltrat gehört nicht dazu.

Weitere Erreger einer Pneumonie sind Viren (Influenza, Parainfluenza, Adeno), Coxiella burnetii, Mycobacterium tuberculosis, in entsprechenden Endemiegebieten Infektionen mit Pilzen (Histoplasma capsulatum, Coccidioides immitis, Blastomyces dermatitidis) oder Parasiten (Paragonimus, Dirofilaria) und nicht tuberkulöse Mykobakterien.

Tritt die Infektion während eines *Klinikaufenthaltes* auf, kommen in erster Linie Staphylokokken und Enterobacteriaceen in Frage. Abszedierende Pneumonien und Empyeme durch Staphylokokken sind eine typische Komplikation nach Influenza- oder Masernpneumonien.

Bei der *Aspirationspneumonie* dominieren anaerobe Keime der Mundflora.

Die häufigste *chronische pleuropulmonale* Infektion ist die *Tuberkulose*. Ein *Lungenabszeß* als Folge einer Aspiration oder eines stenosierenden Bronchialkarzinoms kann ebenso wie das *Pleuraempyem* langdauernde Fieberzustände, Husten und Pleuraschmerzen verursachen.

Bei *immunsupprimierten* Patienten können neben gehäuften bakteriellen Pneumonien auch opportunistische Infektionen durch Pneumocystis carinii, Pseudomonas aeruginosa (Abb. 4.7), Kryptokokken, Nokardia, Herpes-simplex-, Varizella-Zoster- und Zytomegalieviren, Toxoplasmen und Strongyloides auftreten.

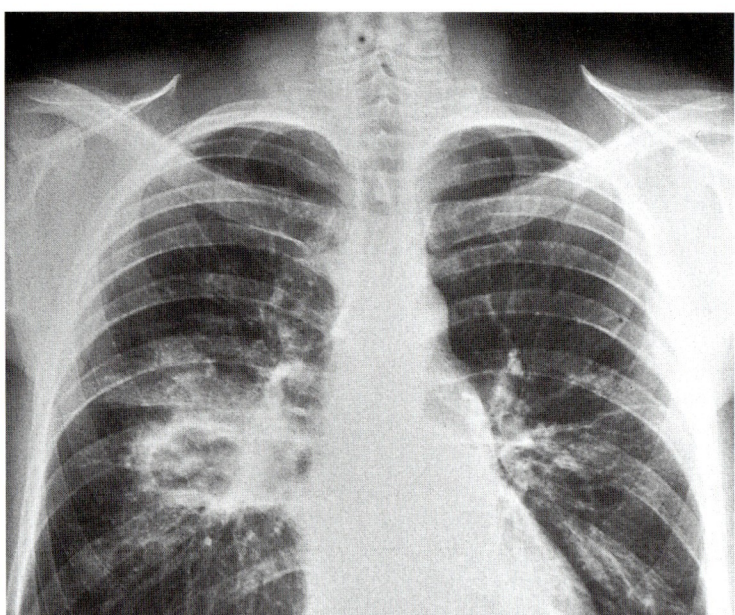

Abb. 4.7 Abszeß durch Pseudomonas aeruginosa bei HIV-Infektion, parahilär rechts.

Chlamydien-Pneumonie. *Chlamydia pneumoniae* (früher Chlamydia TWAR-Stamm) ist – neben den Viren – einer der häufigsten Erreger einer Pharyngitis, Laryngitis und Bronchitis; Pneumonien sind vergleichsweise selten. Bei etwa der Hälfte der Patienten mit einer Pneumonie findet sich ein biphasischer Krankheitsverlauf, in dem die Pneumonie nach dem Abklingen (oftmals unter antibiotischer Therapie) der bronchitischen und pharyngitischen Beschwerden und einem freien Intervall von 1–2 Wochen auftritt; bei den anderen Patienten bestehen die Symptome gleichzeitig. Klinisch und radiologisch ist das Krankheitsbild nicht von anderen sog. „atypischen" Pneumonien zu unterscheiden. Die Diagnose kann serologisch gesichert werden. Nicht alle kommerziell zur Verfügung stehenden serologischen Methoden erlauben die Differenzierung zwischen C. pneumoniae, C. trachomatis oder C. psittaci. Kulturverfahren oder Gensonden stehen der Routinediagnostik nicht zur Verfügung.

Die Psittakose (*Chlamydia psittaci*) ist eine akute Infektionskrankheit, die durch Papageien, aber auch andere Vögel übertragen wird. Das Krankheitsbild entspricht dem einer *hochfebrilen atypischen Pneumonie*. Gelegentlich werden eine Splenomegalie, zentralnervöse Störungen oder eine Epistaxis beobachtet.

Mycoplasma pneumoniae. Mycoplasma pneumoniae verursacht eine sog. „atypische" Pneumonie, Tracheobronchitis, Pharyngitis oder eine hämorrhagische Myringitis.

Q-Fieber. Das *Q-Fieber (Coxiella burnetii)* manifestiert sich im allgemeinen als hochfebrile Pneumonie mit Kopfschmerzen und deutlich reduziertem Allgemeinzustand. Es fehlt das für Rickettsiosen typische Exanthem. Seltene Komplikationen sind Hepatitis und Endokarditis. Die Diagnose erfolgt mittels serologischem Antikörpernachweis.

Legionärskrankheit (Legionella pneumophila, verschiedene Serotypen). Es handelt sich um eine systemische bakterielle Erkrankung, die aber vorwiegend die Lungen betrifft. Nach einer Inkubationszeit von 2–10 Tagen beginnt sie mit grippeähnlichen Symptomen, später kommen hohes Fieber mit Husten, Thoraxschmerzen und gastrointestinale Beschwerden hinzu. Schließlich kann es zu Verwirrtheit und zu akuter Ateminsuffizienz kommen. Die Letalität beträgt bis zu 15%. Objektive Zeichen sind neben dem schlechten Allgemeinzustand eine Tachypnoe und feuchte Rasselgeräusche. Labormäßig finden sich eine erhöhte Blutsenkung, eine Leukozytose mit Linksverschiebung sowie gelegentlich Anzeichen für Mitbeteiligung von Leber und Nieren (Proteinurie, Mikrohämaturie). Das Röntgenbild zeigt multiple fleckige Infiltrate mit Tendenz zur Konsolidation. Der Erregernachweis erfolgt mittels Antigennachweis im Urin, serologisch, mittels Gensonde oder kulturell. Der Anstieg des Antikörpertiters tritt allerdings erst zwischen der 3. und 6. Woche nach Erkrankungsbeginn auf, so daß die serologische Diagnose nur epidemiologische Bedeutung hat. Die Infektion erfolgt aerogen (z. B. Klimaanlagen, Whirlpool).

Tuberkulose

Erreger und Infektionsweg. Häufigster Erreger der Tuberkulose ist seit Sanierung der Rindviehbestände (Mycobacterium bovis) das *Mycobacterium tuberculosis*. Die Übertragung erfolgt überwiegend durch Tröpfcheninfektion, enterale Übertragungen (Mycobacterium bovis) sind selten geworden. Die Übertragungsrate auf immunkompetente Haushaltkontakte beträgt bei offener Tuberkulose etwa 50%, bei mikroskopisch negativer Lungentuberkulose etwa 5%. Lediglich etwa 10% der Infizierten erkranken im Laufe ihres Lebens manifest an einer Tuberkulose; die eine Hälfte innerhalb 1,5 Jahren nach der Primärinfektion, die andere im Verlauf der übrigen Lebensspanne.

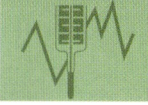

Status febrilis mit assoziierten Symptomen

Primäre Lungentuberkulose, Postprimäre Tuberkulose. Eine unmittelbar nach einer Primärinfektion auftretende, meist akute pulmonale Erkrankung wird als *primäre Lungentuberkulose*, eine nach hämatogener Metastasierung, oft nach Jahren durch Reaktivierung von Streuherden sich manifestierende Erkrankung als sog. *postprimäre Lungen-* bzw. *Organ-* oder *extrapulmonale Tuberkulose* bezeichnet.

Hauptsächliche *Risikofaktoren* für die Reaktivierung einer Tuberkulose sind eine HIV-Infektion, gefolgt von Silikose, Karzinomen des Kopf- und Halsbereiches, Hämodialyse und immunsuppressive Therapie.

Klinik. Die *Primärinfektion* verläuft meistens inapperzept. Sowohl eine primäre und postprimäre Lungen- als auch eine extrapulmonale Tuberkulose können für einen Status febrilis verantwortlich sein. Allgemeinsymptome wie Müdigkeit, Nachtschweiß, Gewichtsabnahme, Angaben über Hämoptoe, therapieresistenten Husten oder ein durchgemachtes Erythema nodosum (Abb. 4.**8**) und das Vorliegen von Risikofaktoren müssen bei einem Status febrilis den entsprechenden Verdacht wecken. Das Krankheitsbild der Tuberkulose ist außerordentlich vielseitig. Extrapulmonale Tuberkulosen sind außer bei Patienten mit einer HIV-Infektion selten, so daß die ersten Abklärungen (physikalisch, radiologisch, Sputum mikroskopisch und bakteriologisch) der Lunge gelten. Blutbild und Senkungsreaktion sind nicht charakteristisch verändert, eine Tuberkulinprobe kann (auch bei HIV-infizierten Patienten, sofern keine fortgeschrittene Immunschwäche vorliegt) evtl. weiterhelfen, vor allem, wenn eine Konversion von negativ zu positiv beobachtet werden kann. Bei Patienten mit einer HIV-Infektion ist ein Durchmesser von ≥ 5 mm, bei anderen Patienten von ≥ 10 mm als positiv zu werten.

Akute Miliartuberkulose. Eine massive hämatogene Aussaat (*Tuberkulosepsis Landouzy*) führt zum Bild der disseminierten Tuberkulose (akute Miliartuberkulose) mit Metastasen in Leber, Milz, Meningen, Pleura und Peritoneum. Der Allgemeinzustand ist dabei deutlich beeinträchtigt. Hohes intermittierendes Fieber, Schweißausbrüche, Kopfschmerzen, trockener Husten und zunehmende Dyspnoe sind häufige und charakteristische Symptome. Der Lungenbefall ergibt das klassische miliare Bild (Abb. 4.**9**). Die multiplen hirsekorngroßen Herde sind typischerweise über alle Lungenfelder verteilt. Eine überwiegende Lokalisation in den Oberlappen kommt vor und ist differentialdiagnostisch gegenüber der Lungenkarzinomatose zu verwerten.

Bei nicht HIV-infizierten Patienten besteht in der Regel eine Anämie, seltener eine Panzytopenie oder Thrombopenie. Im Blutbild findet man häufig eine normale Leukozytenzahl, Leukopenien kommen in 20–30% der Fälle vor. Typisch ist eine Monozytose, Lympho- und Eosinopenie. Toxische Veränderungen der Leukozyten fehlen. Bei Patienten mit einer HIV-Infektion ist das Blutbild meistens durch die Grundkrankheit alteriert. Pathologische Leberfunktionsproben sind häufig und weisen auf eine Cholostase hin. Die Blutsenkungsreaktion ist beschleunigt. Gelegentlich tritt ein ADH-Syndrom mit einer Hypernatriämie auf. Die Tuberkulinprobe bei der Miliaris ist meistens negativ. Diagnostisch

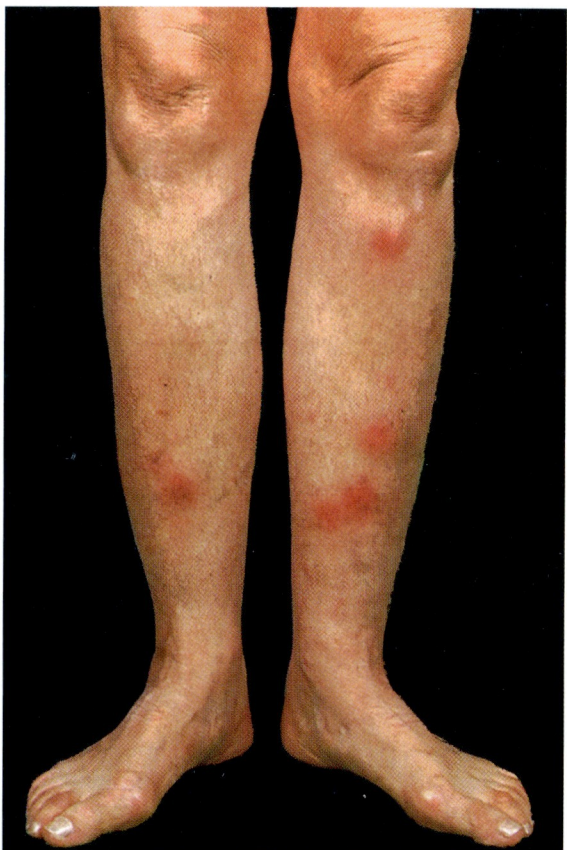

Abb. 4.**8** Erythema nodosum. 26jährige Frau.

wegweisend ist der histologische Nachweis von epitheloiden Granulomen oder säurefesten Stäbchen in der Leber und im Knochenmark (Biopsien). Granulome in der Chorioidea und eine Splenomegalie kommen in je ca. 10% vor.

Bei nicht HIV-infizierten Patienten mit einer akuten Miliartuberkulose sind Sputum- und Urinkulturen in je einem Drittel positiv. Aus dem Blut HIV-infizierter Patienten mit einer disseminierten Tuberkulose lassen sich Mykobakterien häufig kulturell nachweisen.

Chronische Miliartuberkulose. Bei immunkompetenten Patienten kommen – neben der akuten Form – auch *chronische Miliartuberkulosen* mit oft wochenlang dauernden Fieberschüben und den oben beschriebenen Allgemeinsymptomen, allerdings in milderer Form, vor. Das Lungenröntgenbild weist in der Hälfte der Fälle unspezifische Veränderungen auf, dafür sind extrapulmonale Herde (z. B. Lymphknoten, Knochen) betroffen.

Nichttuberkulöse Mykobakteriosen

Als nicht tuberkulöse Mykobakteriosen (Synonym: atypische Mykobakteriosen) werden Erkrankungen mit Mykobakterien bezeichnet, welche nicht durch Mycobacterium tuberculosis, M. bovis, M.-bovis-BCG oder M. leprae verursacht werden. Das Vorkommen dieser

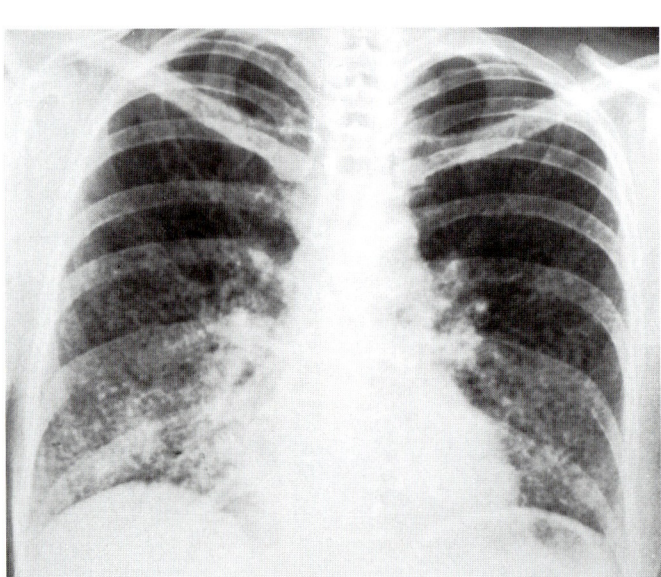

Abb. 4.9 Miliartuberkulose mit kleinfleckigen Herden in allen Lungenfeldern, 43jährige Frau.

Mykobakterien ist ubiquitär, die Häufigkeit zeigt allerdings geographische Prädilektionen. Die wenigsten Spezies sind für den Menschen pathogen. Gelegentlich mit einer Lungenkrankheit assoziiert sind M. avium-Komplex, M. kansasii, M. malmoense, M. scrofulaceum, M. xenopi, M. chelonae, M. fortuitum und M. genavense. Häufiger als eine Mykobakteriose liegt jedoch auch beim Nachweis dieser Spezies eine Kolonisation oder Kontamination vor. Zur Diagnose sind deshalb nebst einer entsprechenden Klinik der Nachweis eines Isolates aus sterilen Gewebsproben oder der multiple Nachweis aus unsterilen Materialien und entsprechende histologische Veränderungen (Biopsie) notwendig. Bei HIV-infizierten Patienten mit fortgeschrittener Immunschwäche können nicht-tuberkulöse Mykobakterien, am häufigsten M. avium-Komplex, M. kansasii, M. genavense oder M. haemophilum im Blut nachgewiesen werden. Wegen der häufigsten Resistenz gegen Tuberkulostatika der ersten Wahl ist eine Identifizierung und Resistenzbestimmung für den therapeutischen Erfolg entscheidend.

Nichttuberkulöse Mykobakteriosen manifestieren sich vor allem als Erkrankung der Lunge (prädisponierende Faktoren: Status nach rezidivierender Tuberkulose, subtotale Gastrektomie), der Lymphknoten (vor allem Kinder) und seltener der Haut. Disseminierte Erkrankungen kommen nur bei schweren Grundkrankheiten (z. B. fortgeschrittene Immunschwäche bei HIV-Infektion) oder unter immunsuppressiver Therapie vor.

Nokardiose

Die Nokardiose (Nocardia asteroides) ist eine seltene, chronisch-granulomatöse Entzündung, die vor allem bei Patienten mit eingeschränkter Infektabwehr bevorzugt die Lungen befällt. Das röntgenologische Bild ist uncharakteristisch. Pneumonische Herde haben eine deutliche Tendenz zur Nekrose und Abszeßbildung, was bei pleuranahen Herden zu einem Empyem führen kann. Die klinischen Symptome Nachtschweiß, Status febrilis und produktiver Husten lassen differentialdiagnostisch am ehesten an eine Tuberkulose denken. Außerdem besteht eine ausgesprochene Tendenz zur hämatogenen Dissemination, wobei in einem Drittel der Fälle das zentrale Nervensystem betroffen wird. Liquorveränderungen sind unspezifisch, Nokardien lassen sich nicht nachweisen. Im Sputum können die grampositiven, variabel säurefesten, schlanken Stäbchen mit echten Verzweigungen entweder direkt mikroskopisch oder in einer aeroben Kultur nachgewiesen werden. Die Prognose bei immunsupprimierten Patienten ist ohne adäquate Therapie schlecht.

Perikarditis, Myokarditis

Die Ätiologie der Mehrzahl der Perikarditiden und Myokarditiden ist noch unbekannt. Sowohl bei Säuglingen wie bei Kindern und Erwachsenen können jedoch immer wieder Coxsackie-B-Viren (vorwiegend Coxsackie B 2–4) als verantwortliche Erreger eruiert werden. Die Krankheit beginnt mit Fieber, Unwohlsein und früheinsetzenden kardialen Symptomen wie retrosternalem Schmerz, perikarditischem Reiben und Herzvergrößerung. Ein Perikarderguß kann mit Hilfe der Echokardiographie diagnostiziert werden. Die Mitbeteiligung des Myokards äußert sich in Arrhythmien und eventuell einer Kardiomyopathie.

Nichtinfektiöse Erkrankungen

Nichtinfektiöse Ursachen von Fieber und pulmonalen Beschwerden sind die Lungenembolie, Lungeninfarkt, chemisch induzierte Pneumonitis nach Aspiration von Magensaft, nekrotisierender Lungentumor, allergische Alveolitis und interstitielle Pneumonie. Diese Erkrankungen können im allgemeinen mit einer sorgfältigen

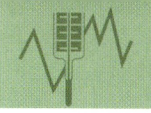

Status febrilis mit assoziierten Symptomen

Anamnese, Thorax-Röntgenbild und Lungenfunktion diagnostiziert werden. Beim Myokardinfarkt und der Perikarditis dominieren die Thoraxschmerzen. In den ersten Tagen sind Temperaturen von 38 °C beim Infarkt häufig, und auch bei der viralen Perikarditis kann Fieber auftreten. EKG und Enzymverlauf bzw. Auskultation und Echokardiographie sind diagnostisch wegweisend. Nitrofurantoin und Bleomycin können sowohl Fieber wie auch Infiltrate verursachen.

Status febrilis und Ikterus

Beim Auftreten dieser beiden Symptome muß in erster Linie abgeklärt werden, ob der Ikterus *prä-, intra-* oder *posthepatisch* bedingt ist.

Prähepatischer Ikterus

Hämolyse. Verschiedene Erreger (Malaria, Clostridium perfringens, Mycoplasma pneumoniae) sind imstande, eine *Hämolyse* zu bewirken, welche am Hämoglobinabfall, an der Retikulozytose und Erhöhung der LDH und des unkonjugierten Bilirubins erkennbar ist. Patienten mit Sichelzellanämie, Glucose-6-Phosphat-Dehydrogenase-Mangel oder paroxysmaler, nächtlicher Hämoglobinurie können auch im Rahmen einer Infektion eine hämolytische Krise durchmachen.

Hepatischer Ikterus

Infektionserkrankungen. Fieber kann ein Prodrom der *viralen Hepatitis* sein. *Mononukleose* und *Zytomegalie* verursachen in einem hohen Prozentsatz Fieber und abnorme Leberenzyme. Allerdings ist die Hyperbilirubinämie nicht sehr ausgeprägt. Bei *Q-Fieber, Legionellose* und *Leptospirose* ist die Situation ähnlich. Bei einer *schwer verlaufenden Sepsis* mit Pneumokokken, Klebsiellen, Salmonellen, Bacteroides fragilis, E. coli oder Streptokokken ist ein Ikterus häufig. Bei der *Miliartuberkulose* ist ein Leberbefall praktisch immer nachzuweisen. Er äußert sich aber nur selten in Form eines Ikterus, hingegen sind Leberenzymveränderungen, vor allem eine Choleostase, typisch. Diagnostisch ist in dieser Situation der bioptische Nachweis einer granulomatösen Hepatitis.

Lokalisierte bakterielle Infektionen. Wenn sich eine Perityphlitis oder ein divertikulitischer Abszeß hämatogen in Form von septischen Embolien via Mesenterialvenen und Pfortader ausbreitet, kann eine *Pylephlebitis* mit multiplen intrahepatischen Abszessen auftreten. Diese kommunizieren nicht mit dem Gallengangsystem wie die Abszesse, welche als Folge einer Cholangitis entstehen. Die klinischen Folgen sind eine Hepatomegalie mit Ikterus, Oberbauchschmerzen rechts, Fieber und Schüttelfrösten. Diese Symptomatik ist auch typisch für den *Leberabszeß*, der als Folge einer Sepsis, eines Bauchtraumas oder idiopathisch auftritt. Allerdings können ein solitärer, aber auch multiple Leberabszesse ohne Lokalsymptome als Fieber unbekannten Ursprungs verlaufen. Die entscheidenden diagnostischen Maßnahmen sind die bildgebenden Verfahren. Damit wird auch eine gezielte Feinnadelpunktion ermöglicht. Kulturell werden am häufigsten Streptokokken, Anaerobier und Enterobacteriaceen gefunden.

Parasitäre Infektionen. Nach Tropenaufenthalten in südlichen Ländern ist auch ein *Amöbenabszeß* möglich. Diese sind meistens größer als die bakteriellen und solitär. Die Gram-Färbung des Abszeßinhaltes und die Kultur sind negativ. Nur selten findet man Trophozoiten. Dafür ist der Antikörpernachweis praktisch immer positiv.

Medikamente. Im weiteren sind die *hepatotoxischen medikamentösen Nebenwirkungen* zu erwähnen, die vor allem nach Isoniazid, Rifampicin, Hydantoin, Halothan, α-Methyldopa auftreten.

Paralleles Auftreten von Ikterus und Fieber. Selbstverständlich muß die *Assoziation* Ikterus und Status febrilis *nicht kausal* sein. So kann z. B. eine vorbestehende stumme Leberzirrhose im Rahmen einer schweren Infektionskrankheit dekompensieren oder bei einem chronischen Äthylabusus und alkoholischer Hepatitis eine Tuberkulose oder Lobärpneumonie auftreten und so einen Status febrilis und Ikterus verursachen.

Posthepatischer Ikterus

Gallenwegserkrankungen. Die *Cholangitis* ist eine gefürchtete Komplikation einer *Choledocholithiasis*, welche zu einem partiellen oder vollständigen Verschluß des Gallenganges geführt hat. Im Gegensatz zur Obstruktion durch Tumor oder Gallengangsstriktur ist die aszendierende Infektion bei einer persistierenden Choledocholithiasis häufig.

> **!** Fieber, Schüttelfröste, verbunden mit Oberbauchschmerzen rechts und einem Ikterus, und eine Anamnese mit Oberbauchkoliken sind sehr suggestiv für eine Cholangitis.

Diagnostik. Laborchemisch imponieren die Erhöhung des konjugierten Bilirubins, die Cholestase und die Bilirubinausscheidung im Urin. Diagnostisch entscheidend sind Sonographie, endoskopische retrograde Darstellung des Ductus choledochus und evtl. pancreaticus und schließlich die perkutane transhepatische Füllung des Gallengangssystems.

Differentialdiagnostische Abgrenzung. Differentialdiagnostisch sind neben der Cholangitis die *Cholezystitis* und *Pankreatitis* zu erwähnen. Bei der Cholezystitis können gleichzeitig vorhandene Gallengangssteine oder ein Ödem des Choledochus, bei der Pankreatitis das Ödem des Pankreaskopfes die Cholestase verursachen.

Erregerspektrum. Das Erregerspektrum der Cholangitis und Cholezystitis umfaßt v. a. Enterobacteriaceae, Enterokokken und Anaerobier. Exotische Ursachen eines Ikterus sind die Faszioliasis und andere, v. a. in Südostasien endemische Leberegel. Fasciola hepatica führt vorerst zu einer parenchymatösen Leberentzündung, erhöhten Transaminasen, Hepatomegalie und Eosinophilie. Im Verlaufe der Erkrankung kann es zu einem posthepatischen Ikterus kommen.

Status febrilis und Splenomegalie

Splenomegalie und Fieber sind häufig bei lymphomyeloproliferativen Erkrankungen sowie Infektionen, seltener bei Retikuloendotheliosen und chronischen hämolytischen Anämien. Die wichtigsten Krankheitsbilder mit diesen beiden Leitsymptomen sind in Tab. 4.7 zusammengestellt. Seltenere Ursachen bei uns sind Malaria, viszerale Leishmaniose, Schistosomiasis, Echinokokkose, Trypanosomiasis, Rickettsiosen und Rückfallfieber. Eine akute Pneumonie, heftige Kopfschmerzen, Splenomegalie und Fieber wecken den Verdacht auf eine *Psittakose*. Zu den nichtinfektiösen entzündlichen Ursachen einer Splenomegalie zählen systemischer *Lupus erythematodes* und *Felty-Syndrom*.

Tabelle 4.7 Differentialdiagnose von Fieberzuständen, welche mit Splenomegalie einhergehen

	Typhus	Infektiöse Endokarditis	Miliartuberkulose	Hodgkin-Lymphom	Mononukleose	Brucellose
Beginn	Ende 1. Woche	allmählich	allmählich	allmählich	2.–3. Woche	allmählich
Senkungsreaktion	langsam ansteigend	stark beschleunigt	mäßig beschleunigt	normal oder beschleunigt	mäßig beschleunigt	langsam ansteigend
Schüttelfröste	selten	häufig	selten	fehlen	fehlen	fehlen
Leukozytenzahl	vermindert	vermehrt bis normal	normal	normal	normal bis erhöht	normal bis vermindert
Lymphozyten	je nach Stadium normal bis vermehrt	vermindert	stark vermindert	vermindert	stark vermehrt (monozytoide Formen)	vermehrt
Toxische Veränderungen der Neutrophilen	zunehmend	ausgeprägt	fehlen	variabel	fehlen	fehlen
Eosinophile	fehlen immer	vermindert	vermindert	vermehrt	normal	eher vermindert
Blutkulturen	positiv	positiv	negativ*	negativ	negativ	selten positiv
Diagnose	Blutkultur	Blutkultur	Histologie (Leber, Lymphknoten)	Histologie (Lymphknoten)	Blutbild, Serologie	Serologie (Blutkultur)

* außer bei HIV-Infektion

Status febrilis und Diarrhö

Die Differentialdiagnose der nichtinfektiösen Diarrhö wird im Kapitel 27 besprochen.

Intestinale Infektionen

Enterotoxigene Erreger. In der Regel verlaufen die Diarrhöen *afebril*, welche durch *enterotoxigene* Erreger (z. B. enterotoxin- und verotoxinproduzierende Stämme von E. coli, Clostridium perfringens, Bacillus cereus, Vibrio cholerae, Vibrio parahaemolyticus) oder durch in Nahrungsmitteln entstandene *Bakterientoxine* („Lebensmittelvergiftungen" durch Staphylokokken, Bacillus cereus, Clostridium botulinum) hervorgerufen werden. Eine Ausnahme bildet die pseudomembranöse Kolitis, die gelegentlich während oder nach einer Antibiotikatherapie beobachtet und durch ein Toxin von Clostridium difficile hervorgerufen wird. Durch Enteroviren, Norwalk- und verwandte Viren und Rotaviren verursachte Erkrankungen sind nur gelegentlich von Fieber begleitet.

Durch *Clostridium botulinus* gebildete Neurotoxine verursachen Lebensmittelvergiftungen, bei denen Nausea, Erbrechen, Durchfall und innerhalb von 18–36 h eintretende Lähmungen die Leitsymptome sind.

Enteropathogene Erreger. *Enteropathogene Erreger* (z. B. Salmonella typhi, nicht typhöse Salmonellen, Shigellen, Yersinia enterocolitica, Campylobacter jejuni, darmpathogene E. coli) verursachen häufig Fieber. Der M. Whipple und die heute seltene *Darmtuberkulose* gehen oft mit Allgemeinsymptomen und chronischer Diarrhö einher und sind oftmals selbst mittels endoskopischer Biopsie nur schwierig zu diagnostizieren.

Andere Erreger. Bei immundefizienten *HIV-infizierten* Patienten sind opportunistische Erreger häufige Ursache von chronischer Diarrhö. Kryptosporidien und Mikrosporidien führen zu einer wäßrigen Diarrhö, meist ohne Fieber. Eine febrile Diarrhö durch nicht-tuberkulöse Mykobakterien oder Zytomegalievirus ist oftmals Ausdruck einer systemischen Infektion.

Diagnostik. Enterotoxigene und enteropathogene Diarrhöen lassen sich oft durch den *Nachweis von Leukozyten im Stuhl* unterscheiden. Zu den invasiven (enteropathogenen) bakteriellen Erkrankungen mit Leukozytenausscheidung zählen Shigellosen, Typhus, enteritische Salmonellosen, Staphylokokkenenterokolitis, schwerverlaufende Amöbendysenterie und pseudomembranöse Kolitis. Auch bei enteropathogenen E. coli, Yersinia enterocolitica und Campylobacter jejuni werden Leukozyten im Stuhl gefunden. Bei *viralen* Gastroenteritiden ist dies nicht der Fall.

Darmpathogene Escherichia coli. Die darmpathogenen E. coli werden in 6 Pathovare eingeteilt. Die Identifizierung erfolgt mittels molekulargenetischer Methoden.

▶ Die *enterotoxischen* E. coli (ETEC) sind die häufigste Ursache von wäßriger, meist afebriler Reisediarrhö.
▶ Zunehmend wird das sporadische und epidemische Auftreten von v. a. durch Nahrungsmittel übertragenen *verotoxinbildenden* (enterohämorrhagischen, EHEC) E. coli (z. B. E. coli O157:H7 und andere Serotypen) beobachtet. Sie verursachen klassischerweise eine blutige Diarrhö und können v. a. bei Kindern und älteren Personen seltenerweise zu einem *hämolytisch-urämischen Syndrom* oder einer thrombotisch-thrombozytopenischen Purpura führen. Die klinischen Manifestationen der Infektion durch verotoxinbildende E. coli sind aber oftmals sehr unspezifisch und die Diarrhö nicht blutig.
▶ Die Pathogenese und klinischen Manifestationen der *enteroinvasiven* E. coli (EIEC) entsprechen der Shigellose.
▶ Die *enteropathogenen* E. coli (EPEC) sind v. a. Ursache der sporadischen und epidemischen Säuglingsdiarrhö.
▶ Die molekulargenetisch noch nicht endgültig charakterisierten Stämme von *enteroaggregativen* (EAggEC) und
▶ *diffus adhärenten* E. coli (DAEC) wurden vor allem mit Diarrhö bei Kindern in Entwicklungsländern assoziiert.

Salmonellen. Die klinischen Symptome der nahrungsmittelassoziierten enteritischen (nicht-typhösen) Salmonellosen können nach einer Inkubationszeit von 6–48 h auftreten und äußern sich in Fieber, Nausea, Erbrechen, wäßrigen Durchfällen, selten mit Blut- oder Schleimbeimengungen, sowie krampfartigen Abdominalschmerzen. Septische Verlaufsformen sind außer bei Säuglingen und immunsupprimierten (vor allem bei HIV-Infizierten) Patienten selten.

▶ Die klinischen Manifestationen des *Typhus abdominalis* (Salmonella typhi) beginnen nach einer afebrilen bis subfebrilen Inkubationszeit von durchschnittlich 10 Tagen, typischerweise mit Allgemeinsymptomen wie Müdigkeit, Frösteln, Kopfschmerzen und Hustenreiz. Innerhalb einer Woche tritt ein Temperaturanstieg bis auf 40 °C auf. Manchmal besteht eine Obstipation, seltener eine Diarrhö. Bei erhaltener örtlicher und zeitlicher Orientierung wird der unbehandelte Patient abwechslungsweise apathisch oder erregt, manchmal delirös. Die *Roseolen* (hellrote, blasse, ovale, wegdrückbare makulopapulöse Effloreszenzen) (Abb. 4.10) treten in etwa der Hälfte der Fälle erstmals zwischen dem 7.–10. Krankheitstag auf. Sie sind ausschließlich im unteren Thoraxgebiet, über dem Abdomen und am Rücken lokalisiert. Gelegentlich wird auch ein Enanthem beobachtet. Weitere typische Befunde sind eine Splenomegalie und eine relative Bradykardie trotz hohem Fieber, eine Leukopenie mit deutlicher Linksverschiebung und fehlenden Eosinophilen. Diagnostisch sind Blutkulturen. In 15–20 % der Fälle kommt es zum Rezidiv, das meist gutartiger verläuft.
▶ Das Krankheitsbild bei *Paratyphus B* (A ist selten, C eine Rarität) läuft im allgemeinen rascher und milder ab. Die Differentialdiagnose erfolgt bakteriologisch.

Shigellen. Bei den Shigellosen (bakterielle Ruhr) sind blutige oder schleimige Stühle (Dysenterie) häufiger, da Shigellen im Gegensatz zu den Salmonellen Epithelzerstörungen mit Ulzerationen verursachen. Im übrigen unterscheiden sie sich nur wenig von den durch Salmonellen hervorgerufenen Enteritiden.

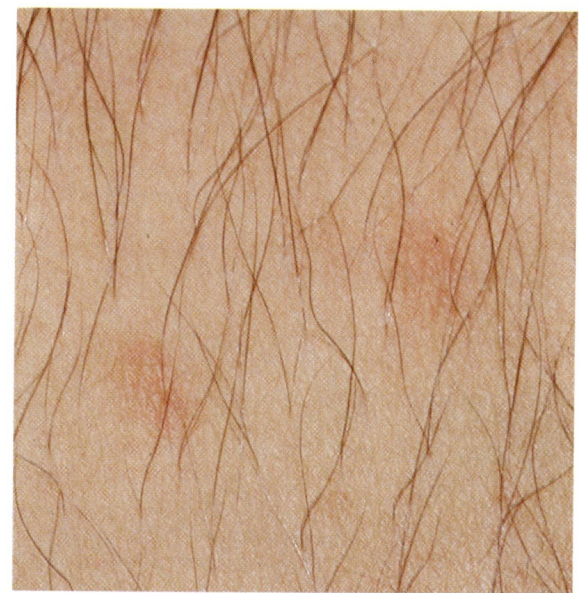

Abb. 4.10 Roseolen bei Typhus abdominalis.

Campylobacter. Campylobacter jejuni, seltener Campylobacter coli, verursacht eine akute, gelegentlich febrile Enteritis mit Durchfall, abdominalen Krämpfen, Nausea und Erbrechen. In den meisten Fällen klingt die Erkrankung innerhalb 1–4 Tagen ab, etwa 20% der Patienten sind 1–2 Wochen symptomatisch. Im Stuhl findet man Blut oder Schleimauflagerungen, mikroskopisch sind auch Granulozyten nachweisbar. Eine *reaktive Arthritis* wird bei HLA-B 27-positiven Patienten beobachtet; andere seltene Komplikationen sind Meningitis, Endokarditis, Cholezystitis und Pankreatitis. Die Übertragung auf den Menschen geschieht durch kontaminierte Eß- und Trinkwaren, seltener durch infizierte Tiere. Campylobacter und Salmonellen sind in unseren Breitengraden bei Personen ohne Reiseanamnese die häufigsten Ursachen von bakteriellen Durchfallserkrankungen.

Yersinia pseudotuberculosis und Yersinia enterocolitica. Diese Anthropozoonose manifestiert sich bei Kindern und Jugendlichen in einem appendizitisartigen Krankheitsbild mit Status febrilis, Leukozytose und einem akuten Abdomen. Die Diagnose erfolgt kulturell (Blut, Stuhl) und serologisch (Titeranstieg nach 1–2 Wochen!). Beim Erwachsenen können enteritische Symptome (Yersinia enterocolitica) und sehr selten eine septische Verlaufsform vorkommen. Letztere findet sich vor allem bei immunsupprimierten Patienten, Diabetes mellitus, Alkoholismus und chronischen Lebererkrankungen. Eine Yersinienenteritis ist in etwa 10–30% von einer Oligo- (seltener Poly-)Arthritis und einem Erythema nodosum (Abb. **4.8**) gefolgt.

Tropheryma whippelii. Der *M. Whipple* ist eine bakterielle Multiorganerkrankung, welche durch Tropheryma whippelii verursacht wird. In einer frühen Phase der Erkrankung dominieren meist Allgemeinsymptome, Gelenkschmerzen, eine Lymphadenopathie und oftmals Fieber. Später auftretende Manifestationen sind chronische Diarrhö mit oder ohne Malabsorption, Gewichtsverlust, Hyperpigmentation, Endokarditis und zentralnervöse Störungen. Pathognomonische lichtmikroskopische Befunde sind Gewebsinfiltrationen mit Makrophagen, die PAS-positive Einschlüsse enthalten. Zusätzlich zum Nachweis aus intestinalen Biopsien konnte der Erreger bei okulären oder zentralnervösen Beschwerden, bei Endokarditis sowie bei Spondylitis inzwischen aus entsprechenden Materialien mittels molekulargenetischer Methoden nachgewiesen werden.

Vibrio cholerae. Nach einer Inkubationszeit von Stunden bis 5 Tagen, im Mittel 2–3 Tagen, treten infolge einer Enterotoxinwirkung bei 25–50% der mit Vibrio cholerae oder mit der El-Tor-Variante Infizierten Durchfälle ohne Krämpfe oder Fieber auf, welche anfänglich breiig braun, später wäßrig (fehlende Gallenfarbstoffe) und in schweren Fällen wie „Reiswasser" aussehen. Die Stuhlvolumina schwanken zwischen 1–10 l/24 h. Infolge des Wasserverlustes und/oder der Azidose kommt es zu Übelkeit und Erbrechen. In fortgeschrittenen Fällen ist der Hautturgor massiv vermindert (Haut in Falten abhebbar), und es kommt zu einer extrarenalen Niereninsuffizienz. Die Diagnose einer Cholera kann evtl. bereits mikroskopisch (kommaförmige, rasch bewegliche Vibrionen), sicher jedoch kulturell aus dem Stuhl gestellt werden. Asymptomatische Ausscheider bilden das Erregerreservoir.

Intestinale Parasiten. Von den parasitär bedingten Diarrhön können eine schwere Amöbendysenterie und ein Hyperinfektionssyndrom mit Strongyloides stercoralis febril verlaufen, während Patienten mit Lambliasis afebril bleiben. Eine Malaria bei Tropenrückkehrern kann sich initial als febrile „Reisediarrhö" manifestieren.

Bei Immundefizienten (v. a. HIV-infizierten Patienten) gehören die Kryptosporidiose und Mikrosporidiose (Mikrosporidienarten: Enterocytozoon bieneusi und Encephalitozoon intestinalis) zu den häufigsten Ursachen einer chronischen Diarrhö. Diese Parasiten werden aber auch zunehmend als Ursache einer selbstlimitierenden Diarrhö bei immungesunden Reisenden sowie in den Tropen lebenden Kindern und Erwachsenen erkannt. Cyclospora cayetanensis wird zunehmend bei Reisenden, Kindern und Erwachsenen in den Tropen, und bei durch kontaminierte Nahrungsmittel verursachten Epidemien diagnostiziert.

Intestinale *Wurmerkrankungen* verursachen in der Regel kein Fieber.

Status febrilis und Abdominalschmerzen

Nicht-infektiöse Abdominalerkrankungen werden im Kapitel 7 besprochen.

Intraabdominale Infektionen

Die Einleitung einer adäquaten Therapie bei Verdacht auf eine intraabdominale Infektion ist oftmals zeitlimitiert, da die Sterblichkeit bei Zeitverzögerungen sehr rasch ansteigen kann. Obwohl eine spezifische Diagnose immer angestrebt werden soll, sind therapeutische Interventionen vor der Etablierung einer Diagnose manchmal unumgänglich. Die wichtigsten Entscheidungsgrundlagen sind anamnestische Angaben der Patienten, insbesondere die genaue Beschreibung der Beschwerden und deren zeitlicher Verlauf. Die Diagnose intraabdominaler Infektionen beruht primär auf klinischen Befunden. Zeitverzögernde bildgebende Verfahren oder Laboruntersuchungen sind häufig nicht hilfreich.

Peritonitis. Unter *Peritonitis* wird eine Entzündung des Peritoneums oder Teilen desselben verstanden. Die peritoneale Entzündungsreaktion, welche zur Sequestration von großen Flüssigkeitsmengen führt und die Entzündungskaskade triggert, hat fast immer schwere systemische Auswirkungen und kann Sepsis, Organdysfunktion und septischen Schock zur Folge haben.

Erregerspektrum. Das *Erregerspektrum*, welches bei intraabdominalen Infektionen isoliert wird, stammt vorwiegend aus dem Darm oder assoziierten Hohlorganen und umfaßt *aerobe* (Escherichia coli, andere Enterobacteriaceae, Enterokokken, andere Streptokokken, Pseudomonas, u.a.) und *anaerobe* (Bacteroides fragilis, andere Bacteroides spp., Clostridien, u. a.) Keime.

Klinik. Neben systemischen entzündlichen Zeichen sind die äußerst starken, nicht nachlassenden und durch Bewegung stärker werdenden Abdominalschmerzen und die peritonitischen klinischen Zeichen differentialdiagnostisch leitend. In der Intensität nachlassende Schmerzen können auf eine Lokalisierung des entzündlichen Prozesses, zunehmende Schmerzen auf eine Ausbreitung einer Peritonitis hinweisen. Die Temperatur beträgt meist zwischen 38° und 40 °C. Inappetenz, Nausea, Durstgefühl, Fiebergefühl und Frösteln sind begleitende Symptome.

Diagnostik. Im Blutbild findet sich eine Leukozytose oder eine Linksverschiebung bei normaler Leukozytenzahl. In der konventionellen Röntgenaufnahme des Abdomens imponieren die Zeichen eines paralytischen Ileus. Abszesse lassen sich mit bildgebenden Verfahren darstellen.

Peritonitis

Primäre Peritonitis. In weniger als 1 % der Peritonitiden liegt eine *spontane* Peritonitis vor. Das Krankheitsbild tritt v. a. bei Kindern, Patienten mit Leberzirrhose (v. a. bei Aszites) und bei nephrotischem Syndrom auf. Die häufigsten Erreger sind Pneumokokken, Escherichia coli und Streptokokken der Gruppe A. Die Infektion erfolgt auf hämatogenem Weg, per continuitatem aus dem supradiaphragmatischen oder retroperitonealen Raum oder direkt aus dem weiblichen Genitaltrakt. Die Diagnose wird gesichert durch den kulturellen Nachweis der Erreger aus dem Peritonealraum. Die Beschwerden und die klinischen Befunde sind i. d. R. weniger akut und entwickeln sich langsamer als bei der sekundären Peritonitis.

Die *tuberkulöse* Peritonitis entsteht durch hämatogene Streuung, meistens ausgehend von einem pulmonalen Herd. Abdominalschmerzen, Fieber, Gewichtsverlust, Nachtschweiß und Aszites sind die häufigsten Symptome. Zur Diagnosestellung ist meist eine laparoskopische Exploration notwendig, bei welcher multiple Tuberkel auf dem Peritoneum gesehen werden können.

Die *Perihepatitis* (Fitz-Hugh-Curtis-Syndrom) wird durch Gonokokken oder Chlamydien verursacht.

Sekundäre Peritonitis. Perforationen durch eine primär nekrotisierende Läsion im Verlaufe des Gastrointestinaltraktes oder eines anderen abdominalen Organs oder eine Perforation durch ein Trauma oder nach einem abdominalen Eingriff sind die Ursachen einer sekundären Peritonitis. Meist findet sich ein polymikrobielles Erregerspektrum von aeroben und anaeroben Darmkeimen.

Bei Patienten mit *chronischer ambulanter Peritonealdialyse* (CAPD) finden sich Erreger von intestinalen oder extraabdominalen Quellen.

Tertiäre Peritonitis. Bei einer persistierenden diffusen, sog. tertiären Peritonitis besteht das klinische Bild einer okkulten Sepsis ohne faßbaren Fokus. Die Patienten weisen subfebrile bis febrile Temperaturen auf. Oftmals werden Bakterien von niedriger Pathogenität (koagulasenegative Staphylokokken), Pseudomonas spp. oder Pilze aus dem Peritonealraum isoliert, welche z. T. während einer antibiotischen Therapie selektioniert wurden. Solche Infektionen sind oftmals mit einer antibiotischen und chirurgischen Therapie nicht zu beeinflussen, was auf eine Störung der lokalen oder systemischen Infektabwehr hinweist.

Intraabdominale Abszesse

Ursachen. Ursachen von intraabdominalen Abszessen sind:

➤ eine unvollständige Abheilung einer diffusen Peritonitis, bei der eine lokalisierte Infektion persistiert und in der Folge abszediert,
➤ eine spontane oder traumatische Perforation des Intestinaltraktes,
➤ ein postoperatives Leck einer chirurgischen Anastomose im Intestinaltrakt.

Klinik. Die unterschiedlichen Lokalisationen von intraabdominalen Abszessen führen zu unterschiedlichen klinischen Manifestationen. Lokalisierende Schmerzen, Nausea, Erbrechen oder Diarrhö sowie peritonitische Zeichen bei der Untersuchung sind häufig bei intraperitonealen Abszessen, Milz- und Leberabszessen oder Cholezystitis. Bei älteren Patienten können die Beschwerden subakut und die Befunde weniger ausgeprägt sein.

> ❗ Einige Vorerkrankungen prädisponieren zu intraabdominellen Abszessen, wie z. B. der M. Crohn (intraperitoneale, retroperitoneale Abszesse und bakterielle Endokarditis), Gallenwegserkrankungen (Leberabszesse) oder die Pankreatitis (Pankreasabszesse).

Viszerale Abszesse

Abszesse von Viszeralorganen sind bei intraabdominellem Fokus meist polymikrobiell. Bei einer hämatogenen Streuung aus extraabdominalen Quellen können auch Keime isoliert werden, die nicht im Intestinaltrakt vorkommen.

➤ *Abszesse des Pankreas* entwickeln sich als Komplikation einer Pankreatitis, nach endoskopischer retrograder Cholangiopankreatographie (ERCP), oder selten nach einem penetrierenden Ulcus duodeni oder einer Sekundärinfektion einer pankreatischen Pseudozyste.
➤ *Bakterielle Leberabszesse* sind seltenerweise die Folge von Cholezystitis, Appendizitis, Divertikulitis und Peritonitis oder können nach einer Lebertransplantation oder bei chronischen granulomatösen Erkrankungen auftreten.

- Die *hepatosplenische Candidainfektion* ist eine Komplikation bei Patienten mit langdauernder Neutropenie, v. a. nach Therapie einer akuten Leukämie oder nach Knochenmarktransplantation.
- Leberabszesse durch *Entamoeba histolytica* sind in 3 bis 9 % eine Komplikation einer Amöbenkolitis. Leitsymptome von Leberabszessen sind Fieber und Frösteln. Die lokalisierenden Schmerzen können manchmal leichter Natur sein oder gar fehlen.
- Bei der zystischen Echinokokkose (Echinococcus granulosus) stehen die Symptome einer zunehmenden Raumforderung im Vordergrund. Die alveoläre Echinokokkose (Echinococcus multilocularis) ist eine destruierende Infektion, die klinisch wie ein Leberzellkarzinom verlaufen kann.
- *Milzabszesse* entstehen in der Folge einer Bakteriämie als Komplikation einer bakteriellen Endokarditis, disseminierten Tuberkulose oder Salmonelleninfektion, nach Traumata, oder bei Milzinfarkten (z. B. bei Patienten mit Sichelzellanämie). Bei den meisten Patienten sind lokalisierende Schmerzen und hohes Fieber vorhanden.

Spezifische Ursachen von intraabdominalen Infektionen

Lokalisierte Schmerzen, Fieber und zunehmende peritonitische Zeichen lassen differentialdiagnostisch an eine akute Appendizitis, Divertikulitis, Cholezystitis oder Adnexitis denken. Bei schwer *granulozytopenischen* Patienten kann sich eine *nekrotisierende Enterokolitis* ähnlich wie eine Appendizitis oder Divertikulitis manifestieren. Ebenso kann eine *zökale Aktinomykose* das klinische Bild einer Appendizitis imitieren.

Status febrilis, Dysurie und Pollakisurie

Infektionen der Harnwege mit sehr unterschiedlicher Lokalisation können eine Dysurie und/oder Pollakisurie verursachen. Weitere Symptome von seiten des Urogenitaltraktes sind Ausfluß aus der Urethra, Schmerzen in der Blasen- oder Lendengegend, Gesäß, Perineum, Rektum, Skrotum und Labien. Neben der klinischen Symptomatik spielt die differenzierte *Analyse des Urins* eine wichtige Rolle in der Diagnostik der febrilen Harnwegserkrankungen. Die *mikroskopische* und *chemische Untersuchung* sowie die semiquantitative *Keimzählung* sind dabei die wichtigsten Elemente.

Urethritis

Brennen beim Wasserlassen, Ausfluß und eine Leukozyturie in der ersten Portion einer Drei-Gläser-Probe kennzeichnen die *Urethritis*, welche am häufigsten durch Gonokokken, Chlamydien, Trichomonaden, und seltener durch Candida oder Herpes-simplex-Viren, Mycoplasma hominis und Ureaplasma urealyticum hervorgerufen wird. Systemische Zeichen wie Fieber fehlen im allgemeinen. Die anogenitalen Formen der Gonokokkeninfektionen verlaufen bei der Frau häufig, beim Mann seltener asymptomatisch.

Akute unkomplizierte Harnwegsinfektion bei der Frau

Die *akute unkomplizierte Harnwegsinfektion* tritt nur bei Frauen auf und ist gekennzeichnet durch Dysurie, Pollakisurie und Unterbauchschmerzen. Es fehlen anamnestische Hinweise für ein urologisches Leiden, und die betroffenen Patientinnen werden in der Mehrzahl der Fälle mit einer Antibiotika-Kurzzeittherapie beschwerdefrei.

> **!** Bei rezidivierenden akuten unkomplizierten Harnwegsinfektionen ist eine eingehende anamnestische, klinische und mikrobiologische Untersuchung notwendig.

Die häufigsten Erreger sind E. coli (70–80 %) und Staphylococcus saprophyticus (10–20 %). Klebsiella pneumoniae, Proteus mirabilis, Enterokokken, Pseudomonas aeruginosa und Chlamydien sind selten.

Akute unkomplizierte Pyelonephritis

Akut einsetzendes Fieber, Schüttelfröste, Lendenschmerzen und klopfdolente Nierenlogen sind charakteristisch für eine akute Pyelonephritis. Eine positive Blut- und Urinkultur – meistens sind mehr als 100 000 Keime/ml (100×10^6/l) im Urin nachweisbar – bestätigen diese Verdachtsdiagnose. Allerdings kommen auch symptomarme Verläufe vor, und die Abgrenzung gegenüber einer Zystitis wird unmöglich.

Die häufigsten Erreger sind wiederum E. coli (> 80 %), während Staphylococcus saprophyticus, Klebsiella pneumoniae, Proteus mirabilis und andere Enterobacteraceen selten vorkommen.

Akute komplizierte Pyelonephritis

Die akute komplizierte Pyelonephritis manifestiert sich klinisch wie die unkomplizierte Pyelonephritis und ist gekennzeichnet durch das Vorhandensein von komplizierenden urologischen Erkrankungen. Dazu gehören Mißbildungen, Urolithiasis, Prostatahyperplasie und Descensus uteri. Aber auch Diabetes mellitus, Schwangerschaft und Blasendauerkatheter sind komplizierende Faktoren.

Die häufigsten Erreger sind E. coli (50 %), aber auch andere Enterobacteriaceen und Pseudomonas sind häufig. Daneben werden Staphylokokken, Enterokokken und Candida gefunden.

Intra- und perirenale Abszesse können vor allem bei Staphylokokkensepsis ein ähnliches Krankheitsbild wie die akute Pyelonephritis verursachen. Sowohl Sonographie wie Computertomographie sind zur Lokalisation geeignet.

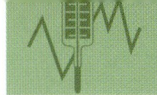

Prostatitis

Eine *akute* Prostatitis geht mit hohem Fieber und Schüttelfrösten einher. Dysurie, Pollakisurie, Nykturie, Schmerzen im Damm, Gesäß und Rektum sind die Regel. Die Prostata ist schmerzhaft vergrößert und prall-elastisch. Die häufigsten Erreger sind E. coli und andere Enterobacteriaceen sowie Enterokokken. Sie können in den meisten Fällen im Urin nachgewiesen werden.

Die *chronische* Prostatitis verursacht meist unspezifische Beschwerden ohne Fieber. Zur differentialdiagnostischen Abgrenzung gegenüber der *Prostatodynie* sind sorgfältige mikrobiologische Untersuchungen (Vier-Gläser-Probe) notwendig.

Status febrilis und Sepsis

Systemische entzündliche Reaktion

Die systemische entzündliche Reaktion (systemic inflammatory response Syndrome, SIRS) auf verschiedenste infektiöse und nichtinfektiöse Ursachen ist uniform und umfaßt eine breite Differentialdiagnose. Unter den nichtinfektiösen Ursachen einer systemischen entzündlichen Reaktion sind in erster Linie Verbrennungen, Gewebsschäden durch Traumata oder Operationen und die Pankreatitis zu nennen.

Sepsis

Definition. Mit dem Begriff *Sepsis* werden die physiologischen Konsequenzen einer schweren Infektion umschrieben, welche mit der Aussaat von Mikroorganismen oder deren Toxinen einhergeht (Tab. 4.8). Die klinische und/oder mikrobiologische Dokumentation einer Infektion gehört zur Definition der Sepsis.

Klinik. Die *Sepsis* ist charakterisiert durch eine Hypothermie (Temperatur $< 35,6\,°C$) oder Fieber (Temperatur $> 38,3\,°C$), Tachykardie (> 90/min), Tachypnoe (> 20/min) und klinische Infektzeichen. Bei einer *schweren* Sepsis werden außerdem, neben einer Hypotension (< 90 mm Hg oder Reduktion von 40 mm Hg vom Ausgangswert), Folgen einer verminderten Organperfusion von mindestens einem Organ erkennbar, z. B. Bewußtseinsstörungen, Hypoxämie ($PaO_2 < 75$ mm Hg), erhöhtes Plasmalaktat oder Oligurie (≤ 30 ml/h trotz Flüssigkeitssubstitution).

Beim *septischen Schock* kommt es zusätzlich zur Hypoperfusion von Organen. Etwa ein Viertel der Patienten entwickelt ein akutes Atemnotsyndrom (ARDS, adult respiratory distress syndrome) mit beidseitigen Lungeninfiltraten, Hypoxämie ($PaO_2 < 70$ mm Hg, $FIO_2 > 0,4$) und einem Pulmonalkapillardruck von < 18 mm Hg.

Bakteriämie

Definition. Die Begriffe Septikämie und Bakteriämie sind synonym und bedeuten, daß in der Blutbahn eines Patienten Bakterien nachgewiesen werden.

Blutkulturen. Eine optimale diagnostische Aussagekraft haben je 3–5 aerobe und anaerobe Blutkulturen, die nach Möglichkeit vor Beginn einer Antibiotikatherapie entnommen werden sollten. Diese Zahl erlaubt im allgemeinen auch eine Differenzierung zwischen einer Bakteriämie und Kontaminationskeimen. Der Zeitpunkt des Fieberanstiegs und der Zeitraum 1–2 h danach erscheinen für die Blutentnahmen am zweckmäßigsten. Gramnegative und grampositive Erreger sind heute etwa gleich häufig, in ca. 10 % der Fälle werden mehrere, vorwiegend gramnegative Keime, Anaerobier oder Pilze isoliert (Tab. 4.9).

Tabelle 4.8 Klinik und Laborbefunde bei Sepsis

Sepsis

2 oder mehr Befunde/Symptome (obligat)
- Hypothermie ($< 35,6\,°C$) oder Fieber ($> 38,3\,°C$)
- Tachykardie (> 90/min)
- Tachypnoe (> 20/min)
- Leukozyten $< 12\,000$ oder 4000/l

und Dokumentation einer Infektion

Schwere Sepsis

Sepsis und Organdysfunktion
- Hypotension (Blutdruck < 90 mm Hg oder Abfall > 40 mm Hg) oder
- Hypoperfusion, einschließlich
- Laktazidose,
- Oligurie (< 30 ml/h trotz adäquater Flüssigkeitszufuhr), oder
- akute Veränderung des Bewußtseins

Septischer Schock
- Hypotension (trotz adäquater Flüssigkeitszufuhr) *und*
- Hypoperfusion (Organminderdurchblutung)

Laborbefunde
Leukozytose oder Leukopenie, Thrombozytopenie, Hypoxämie ($PaO_2 < 75$ mm Hg), Laktazidose, Gerinnungsstörungen, Elektrolytverschiebungen, Hypophosphatämie, positive Blutkulturen

Tabelle 4.9 Häufige Erreger bei Bakteriämie

Grampositive Erreger	Gramnegative Erreger
Staphylococcus aureus	Escherichia coli
Staphylococcus epidermidis	Pseudomonas aeruginosa
Viridans-Streptokokken	Klebsiellen
Enterokokken	Enterobacter spp.
β-hämolysierende Streptokokken	Serratia spp.
Pneumokokken	Proteus spp.
Clostridium perfringens	(meist mirabilis)
Streptococcus bovis	Bacteroides spp.
	Salmonella spp.

Tabelle 4.10 Typische Lokalisationen septischer Metastasen

Erreger	Typische septische Lokalisationen
Staphylococcus aureus	Haut, Gehirn, Niere, Endokard, Lunge, Knochen, Leber, Hoden
β-hämolysierende Streptokokken	Haut, Gelenke
Pneumokokken	Meningen, Gelenke, Endokard, Peritoneum
Enterokokken und vergrünende Streptokokken	Endokard
Salmonellen	Knochen, Weichteile (Abszesse), Meningen, Perikard, Gelenke, Arterien
Meningokokken	Meningen, Haut, Gelenke, Knochen, Hoden, Augen, Endokard, Perikard
Gonokokken	Haut, Gelenke, Endokard, Meningen
Haemophilus influenzae	Meningen, Lungen, Pleura
Bacteroides	Lunge, Pleura, Leber, Gehirn
Listerien	Meningen, Augen, Lungen, Pleura, Peritoneum, Arterien

Sepsisquellen, Prädisposition

Aus therapeutischen Gründen ist es wichtig, die *Eintrittspforte der Sepsiserreger* zu suchen, da daraus mit einiger Wahrscheinlichkeit die in Frage kommenden Erreger abgeleitet werden können, was die Wahl der zunächst empirischen Antibiotikatherapie bis zum Eintreffen der bakteriologischen Resultate erleichtert.

- In ca. 50 % der Fälle geht die Sepsis von den Harnwegen aus. Prädisponierende Ursachen sind Blasenkatheter, Instrumentierung und Obstruktion.
- In weitem Abstand folgen Gastrointestinaltrakt und Gallenwege (Divertikulitis, Perforation, Abszesse, Obstruktion durch Tumor oder Stein), Respirationstrakt (Intubation, Tracheotomie, maschinelle Beatmung) und Haut (Verbrennung, operative und andere Wunden).
- Bei Frauen im gebärfähigen Alter ist das *Genitale* (post partum, post abortum) häufiger Ausgangspunkt.
- Auch *Tonsillitiden* oder *Otitiden* können eine Eintrittspforte für Bakterien darstellen.
- *Septikämische Erkrankungen* im Zusammenhang mit intravasalen oder *implantierten Fremdkörpern*, auch als *Endoplastitis* bezeichnet, finden sich bei Hämodialyseshunts, bei lange liegenden Venenkathetern, bei künstlichen Herzklappen, intravaskulären Fremdkörpern, intrakardialen Schrittmacherelektroden und alloplastischen Gefäß- und Gelenkprothesen. Wann immer möglich sollten sie entfernt werden.
- Unter den verschiedenen internistischen Krankheitsbildern prädisponieren insbesondere *Leukosen* und

Malignome (v. a. unter immunsuppressiver oder Kortikosteroidtherapie), aber auch Leberzirrhosen, *Diabetes mellitus, Urämie* und *Immunmangelsyndrome* zu Infektionen. Bei diesen Patienten, aber auch während einer parenteralen Hyperalimentation oder bei lange liegenden *Venenkathetern* werden vermehrt Pilze (vor allem Candida albicans) als verantwortliche Erreger nachgewiesen. Die rezidivierende oder kontinuierliche Bakteriämie führt häufig zu septischen Metastasen. Dabei bestehen gewisse Assoziationen zwischen Erregerart und Ort der Ansiedlung (Tab. 4.10).

Ausgewählte Sepsiserreger

Staphylokokken. Bei tief lokalisierten Haut- oder Weichteilinfektionen mit Staphylokokken tritt in 20–30 % der Fälle eine Bakteriämie auf. Bakteriämien mit *Staphylococcus aureus*, welche ohne erkennbare primäre Infektquelle außerhalb der Klinik (community acquired) auftreten und zu septischen Metastasen führen, prädisponieren in über 50 % der Fälle zu einer Endokarditis. Ebenso sind *nosokomiale Infektionen* mit Staphylococcus aureus (z. B. Katheterinfektionen) häufig mit septischen Komplikationen verbunden, wenn sie nicht genügend lange intravenös mit Antibiotika behandelt werden.

Rezidivierende Staphylokokkeninfekte bei Kindern weisen auf die seltene septische Granulomatose hin, bei Erwachsenen ist ein Syndrom mit rezidivierenden Staphylokokkenabszessen und allergischer Rhinitis infolge einer intermittierenden Störung der Chemotaxie von Granulozyten beschrieben. *Koagulasenegative Staphylokokken* verursachen fast ausschließlich postoperative Infektionen, nosokomiale Bakteriämien und Endokarditis nach Klappenersatz.

Das *toxische Schocksyndrom* ist charakterisiert durch hohes Fieber, Erbrechen, Durchfall, Bewußtseinsstörungen und einen Hautausschlag. Typisch ist die Schuppung der Handflächen und Fußsohlen nach ca. einer Woche. Unbehandelt kommt es zu einem rasch progredienten Schockzustand.

Streptokokken und Enterokokken. Ausgehend von lokalen Infektionsherden kann Streptococcus pyogenes (*Streptokokken der Gruppe A*) zu invasiven Infektionen im Gewebe (*nekrotisierende Fasziitis*), Bakteriämie, Sepsis und Puerperalsepsis führen. Zunehmend wird ein Krankheitsbild beobachtet, welches als *Streptococcal toxic shock-like syndrome* bezeichnet wird und eine Letalität von 30 % aufweist. Am häufigsten sind immunkompetente Erwachsene zwischen 20 und 60 Jahren betroffen. Zumeist nach einem Bagatelltrauma kommt es vorerst zu einer Weichteilinfektion, deren entzündlicher Rand im Gegensatz zum Erysipel unscharf begrenzt ist. Lokal können die Weichteile rasch nekrotisieren, der Allgemeinzustand der Patienten ist schlecht, und charakteristisch ist ein fulminanter Verlauf mit Schock, Verwirrung und Multiorganversagen.

Infektionen durch *Pneumokokken* (Streptococcus pneumoniae) gehen in der Regel von der eigenen Flora aus und finden sich gehäuft bei Alkoholikern, Patienten mit kardiopulmonalen Grundleiden, malignen Lymphomen, HIV-Infektion und nach Splenektomie oder Influenza. Schwere Infektionen gehen häufig mit einer Bakteriämie einher.

Invasive Infektionen mit Streptococcus agalactiae (*Streptokokken der Gruppe B*) sind Ursache der Neugeborenensepsis und -meningitis, Puerperalsepsis und Bakteriämien sowie Organkomplikationen bei immunkompromittierten oder älteren Menschen.

Die als *Viridans-Gruppe* bezeichneten oralen Streptokokken können über Läsionen in der Mundhöhle in die Blutbahn gelangen und eine transitorische Bakteriämie verursachen. Sie sind die häufigste Ursache der Endokarditis an natürlichen Klappen. Septikämien mit Streptococcus milleri sind häufig mit Abszessen innerer Organe, des Zentralnervensystems und einer Endokarditis vergesellschaftet.

Enterokokken weisen eine geringe Pathogenität auf. Sie sind vor allem bei schwerkranken oder immunkompromittierten Patienten Ursache von nosokomialen Infektionen.

Pseudomonas aeruginosa. Pseudomonas aeruginosa verursacht fast ausschließlich *nosokomiale Infekte*:

➤ Septikämien, seltener Endokarditiden und Meningitiden nach diagnostischen und therapeutischen Eingriffen,
➤ Pneumonien und Lungenabszesse vor allem bei Leukämien, zystischer Fibrose, intubierten oder tracheotomierten Patienten,
➤ Harnwegsinfektionen und Urosepsis bei Dauerkatheterträgern sowie
➤ disseminierte Infektionen als Folge von sekundär infizierten Brandwunden.

Enterobacteriaceae. Escherichia coli ist der am häufigsten isolierte Keim bei Harnwegsinfektionen, gramnegativen Septikämien und Säuglingsmeningitiden.

Klebsiellen sind als natürliche Bewohner des Respirations- und Intestinaltraktes Erreger von Pneumonien (1–4 % der Pneumonien), Infektionen der oberen Atemwege, Harnwegsinfektionen, Cholezystitis und Peritonitis. Bei immunsupprimierten Patienten kann eine Klebsiellensepitikämie auftreten.

Proteus mirabilis und vulgaris, Providencia rettgeri und Morganella morganii kommen normalerweise im Dickdarm vor. Neben Harnwegsinfektionen wurden diese Erreger in Abszessen mit eitrigen Wunden sowie bei Meningitiden und Septikämien gefunden.

Enterobacter (verschiedene Spezies), Serratia, Citrobacter und Providencia sind weitere gramnegative Bakterien, die in den letzten Jahren eine zunehmende Bedeutung als Erreger von nosokomialen Harnwegsinfektionen und Septikämien erlangten.

Gasbrand (Clostridium perfringens und andere Spezies). Clostridien können vor allem bei ausgedehnten Weichteil- und komplizierten Knochenverletzungen eine rasch progrediente, äußerst schmerzhafte, phlegmonöse Lokalinfektion verursachen, die infolge Gasbildung in fortgeschrittenem Stadium beim Betasten typischerweise knistert. Bei Patienten mit malignen Erkrankungen (v. a. Leukämien, Lymphome und Kolonkarzinome) treten gehäuft Clostridiensepitikämien mit fulminantem Verlauf ohne vorausgehendes Trauma oder Operationen auf. Die bakteriologische Diagnostik stützt sich primär auf das Gram-Präparat, da das Ergebnis der anaeroben Kultur zu spät eintrifft.

Bacteroides. Die Bakterien der Gattung Bacteroides sind anaerobe Epiphyten der menschlichen Hohlorgane. Septikämien gehen im allgemeinen vom Kolon oder weiblichen Genitaltrakt aus. Peritonsilläre Abszesse können eine septische Jugularvenenthrombose verursachen. Pneumonien und distal einer Bronchusstenose gelegene Lungenabszesse sind in einem Drittel der Fälle durch aerobe und anaerobe Bakterien verursacht, Anaerobier allein finden sich in ca. 25 %. Infekte unterhalb des Zwerchfells – subphrenische oder Leberabszesse, Cholezystitis, Appendizitis, Divertikulitis, Nahtdehiszenzen nach Kolonoperationen oder Endometritis – sind vorwiegend durch eine Mischflora von Anaerobiern (meistens Bacteroides fragilis) und Enterobacteriaceae verursacht. Für die bakteriologische Diagnostik muß Aspirations- oder Punktionsmaterial (keine oberflächlichen Abstriche!) in anaerobe Transportmedien verbracht werden.

Candida. Eine zunehmende *nosokomiale Komplikation* ist die Kolonisierung von intravenösen Kathetern mit Candida, die zu einer *Candidafungämie* und – bei entsprechender Disposition – zum klinischen Bild der Septikämie führen kann. Septikämische Metastasen finden sich vor allem in den Nieren, im Herzen und bei Kindern in den Meningen. Das klinische Bild gleicht demjenigen der bakteriellen Septikämie oder Endokarditis: (Hepato-)Splenomegalie, Fieber, reduzierter Allgemeinzustand, Leukozytose, Anämie. Pilzendokarditiden an Klappenprothesen manifestieren sich nicht selten durch zerebrale und periphere Embolien, wobei im Gegensatz zu den Mikroembolien bei der bakteriellen Endokarditis die großen Gefäße bevorzugt befallen werden.

Status febrilis und Herzfehler

Endokarditis

Epidemiologie. Der klinische Befund eines Herzfehlers (*angeboren* 7–16 %, *postrheumatisch* 20–40 %) muß bei jedem Status febrilis den Verdacht auf eine infektiöse Endokarditis lenken. Allerdings findet man bei pathologisch-anatomischen Studien in bis 50 % der Fälle Endokarditiden an normalen oder *degenerativ* veränderten Klappen. Am häufigsten ist die Mitralklappe betroffen, dann folgt die Aortenklappe, während Rechtsherzendokarditiden in weniger als 10 % beobachtet werden (v. a. bei intravenösem Drogenabusus).

Postoperative Endokarditiden nach kardiochirurgischen Eingriffen, vor allem nach Einsatz der Herz-Lungen-Maschine, Endokarditiden an *künstlichen Herzklappen* und die Endokarditis bei *i. v. Drogenabhängigen* haben in den letzten Jahren an Bedeutung gewonnen.

Klinik und Verlauf. *Akute* Endokarditiden sind eher selten, *schleichende* Verläufe sind häufiger. Allgemeines Unwohlsein, unbestimmte Gliederschmerzen, subfebrile Temperaturen und Nachtschweiß sind die frühesten Symptome. Schüttelfröste sind anfänglich eher ungewöhnlich, später häufiger. *Nichtinfektiöse Endokarditiden* (Libman-Sacks-Syndrom beim systemischen Lupus erythematodes, rheumatisches Fieber, Karzinoidsyndrom) gehen ohne Schüttelfröste einher.

> **!** Eine entscheidende diagnostische Bedeutung kommt einer Änderung im Geräuschcharakter des Herzauskultationsbefundes zu.

Eine *Splenomegalie* ist vor allem bei fortgeschrittenen Fällen in etwa 30 % anzutreffen. Pathognomonische Bedeutung haben *septische Mikroembolien* (ca. 30 % der Fälle), welche sich besonders an den Fingern und Zehen (Osler-Knötchen), an Handflächen und Fußsohlen (Janeway-Läsionen), aber auch an den Konjunktiven oder subungual lokalisieren (Abb. 4.11). Mikroembolien können auch noch unter einer adäquaten antibiotischen Behandlung auftreten. Größere Embolien können auch zerebrale Ausfallserscheinungen hervorrufen, so daß bei allen febrilen apoplektischen Insulten bei jüngeren Patienten immer an die Möglichkeit einer infektiösen Endokarditis gedacht werden muß.

Das Vorkommen eines *mykotischen Aneurysmas* (vor allem bei Aorteninsuffizienzen) gehört zu den Seltenheiten; es handelt sich dabei um ein infiziertes Aneurysma, das als bakterieller Streuherd wirkt und durch eine antibiotische Therapie allein nicht zu eliminieren ist. Eine chirurgische Intervention ist deshalb so früh wie möglich anzustreben.

Leitsymptome. Die wesentlichen *klinischen Symptome* der Endokarditis sind somit

- Status febrilis,
- Schüttelfrost,
- Herzbefund,
- Mikroembolien,
- Nierenbefund und
- Splenomegalie.

Erregerspektrum. *Ätiologisch* sind Streptokokken und Staphylokokken nach wie vor die häufigsten *Endokarditiserreger* (Tab. 4.11). Bei den Endokarditiden an künstlichen Herzklappen unterscheidet man eine Frühform, welche im Zeitraum von 6–8 Wochen nach der Operation auftritt und am häufigsten durch Staphylococcus epidermidis, Staphylococcus aureus oder gramnegative nosokomiale Erreger verursacht wird. Die Spätform gleicht demgegenüber wieder eher dem bakteriellen Spektrum der Endokarditis an natürlichen Klappen.

Die häufigste Ursache von *negativen Blutkulturen* bei einer Endokarditis ist eine antibiotische Vorbehandlung. Spezielle Kulturmedien und lange Inkubationszeiten brauchen die Erreger der *HACEK-Gruppe* (Haemophilus sp., Actinobacillus sp., Cardiobacterium sp., Eikenella sp., und Kingella sp.) sowie die Brucellen. Seltene Endokarditiserreger sind Legionellen, Coxiella burnetii (Q-Fieber), Chlamydien und Bartonellen (früher Rochalimaea spp.), die nur serologisch diagnostiziert werden können. Bei Patienten mit einer Streptococcus-bovis-Sepsis wurden häufig Kolonkarzinome beobachtet. Ein M. Whipple muß bei steriler Endokarditis und Gelenkschmerzen differentialdiagnostisch erwogen werden. Der Erreger, Tropheryma whippelii, konnte molekulargenetisch in Klappenmaterial nachgewiesen werden. Bei einer Pilzendokarditis (Drogenabhängige und nach Klappenersatz) bleiben Blutkulturen meistens steril. Bei einem entsprechenden klinischen Verdacht muß das mikrobiologische Labor unbedingt auf die Verdachtsdiagnose aufmerksam gemacht werden.

Diagnostik. Diagnostisch kommt – wie bei der Sepsis – den *Blutkulturen* die entscheidende Bedeutung zu. Zwar ist die Sensitivität der transösophagealen (endoskopischen) Echokardiographie bedeutend besser als diejenige der transthorakalen Untersuchung, aber die Echokardiographie erlaubt nicht, eine Endokarditis sicher auszuschließen. Der echokardiographische Nachweis von persistierenden Vegetationen an der Aorten- oder Mitralklappe oder eines subvalvulären Abszesses ist diagnostisch und prognostisch bedeutend und unterstützt die Indikation zum chirurgischen Klappenersatz. Das Blutbild ist bei mäßiger Leukozytose und eindeutiger Linksverschiebung meist toxisch verändert. Eine fokale Glomerulonephritis kommt bei ca. 50 % der Endokarditiden vor und ist durch eine Erythrozyturie, Zylindrurie und Proteinurie charakterisiert.

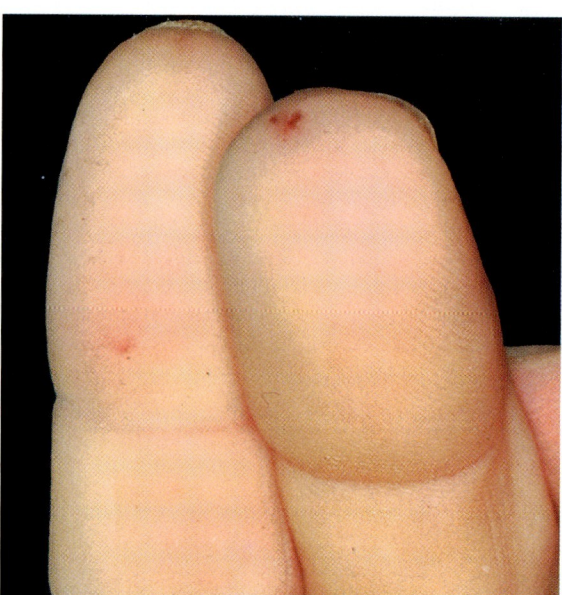

Abb. 4.11 Periphere Mikroembolien bei Staphylokokkenendokarditis (sog. Osler-Knötchen).

Tabelle 4.11 Prozentuale Häufigkeit der Erreger der infektiösen Endokarditis (verschiedene Sammelstatistiken)

Erreger	Natürliche Klappen	Künstliche Klappen (Zeit nach Operation)	
		< 8 Wochen	> 8 Wochen
Streptokokken	60–80	11	35
Viridans-Streptokokken	30–40	3	20
Enterokokken	5–20	5	10
andere Streptokokken	15–25	3	5
Staphylokokken	20–35	50	40
S. aureus	10–30	20	15
S. epidermidis u.a. Staphylokokken	1–5	30	25
gramnegative Stäbchen	< 1–2	20	10
Pilze	2–4	13	5
polymikrobiell	1–2	–	–
andere Erreger	2–5	10	10
kulturell negativ	< 5–25		

4.4 Status febrilis mit multiplen Organmanifestationen

Viruserkrankungen

Die meisten viralen Erkrankungen zeigen bestimmte Organlokalisationen und werden in den entsprechenden Abschnitten „Status febrilis mit assoziierten Symptomen" besprochen. Oftmals sind jedoch bei solchen Viruserkrankungen ausgesprochen starke unspezifische Beschwerden vegetativer Art vorhanden wie allgemeine Abgeschlagenheit, Erbrechen, Inappetenz oder gelegentlich im Vordergrund stehende Arthralgien und Myalgien. Besonders bei der Hepatitis können unspezifische Gelenkschmerzen oft dem Ausbruch der Krankheit während mehrerer Tage vorangehen und damit führendes Symptom werden.

Diagnostik. Virale Infektionen führen zu nichteitrigen Entzündungen. Klinisch kann dafür das Blutbild verwertet werden. Es finden sich normale Leukozytenzahlen oder höchstens eine leichte Leukozytose. Die Linksverschiebung ist wenig ausgeprägt, ebenso sind die toxischen Veränderungen der Neutrophilen äußerst gering, sofern keine bakterielle Superinfektion mitspielt. Viele Viruserkrankungen gehen mit einer *lymphozytären Reaktion* einher, die am ausgeprägtesten bei der *Mononukleose* ist. Eine deutliche Lymphozytose findet man häufig auch bei Masern, Röteln, Mumps, Dreitagefieber, Hepatitis und Zytomegalie.

Diagnostisch spielen bei vielen Viruserkrankungen *serologische Untersuchungen* eine wichtige Rolle. Eine Virusisolierung oder der *molekulargenetische Nachweis* ist oft nur in speziellen Fällen möglich.

Zytomegalie

Klinik. Abgesehen von der kongenitalen Form und der Infektion während der Kindheit kann das Zytomegalievirus bei Erwachsenen ohne vorbestehende Krankheiten ein Mononukleose-ähnliches Krankheitsbild mit Fieber, Hepatosplenomegalie und pathologischen Leberfunktionen verursachen. Das Nervensystem kann in Form einer Polyradikuloneuropathie, einer Enzephalitis oder Retinitis betroffen sein.

Diagnostik. Die Diagnose erfolgt serologisch oder mittels antigenetischem oder molekulargenetischem Virusnachweis. Der Durchseuchungsgrad mit Zytomegalie ist hoch (IgG-Nachweis bei 40–50 % der Bevölkerung). Für eine frische Infektion spricht der Nachweis von IgM-Antikörpern, die allerdings bei Immunsupprimierten mit akuter Infektion oder Reaktivierung einer latenten Infektion nie gefunden werden.

Mit Zeckenbiß assoziierte Infektionen

Entsprechend dem Ausbreitungsgebiet der Vektoren kommen die durch Zeckenbiß übertragenen Infektionen in geographisch lokalisierten Gebieten vor. Dazu gehören die Lyme-Borreliose; Zeckenenzephalitis (europäische, russische Frühsommermeningoenzephalitis, Louping ill); andere Arbovirusinfektionen (Colorado-Zeckenfiebervirus, Krim-Kongo-Virus, u. a.); Rickettsiosen (mediterranes, afrikanisches, indisches und australisches Zeckenbißfieber, Rocky Mountains spotted fever); Ehrlichiose; Babesiose; Tularämie; und Rückfallfieber (Borrelia spp.).

Lyme-Erkrankung

Die Spirochäten (Borrelia burgdorferi, B. garinii, B. afzelii) werden durch den Biß einer Zecke (Ixodes sp.) übertragen.

Klinik. Das Krankheitsbild beginnt häufig mit einem *Erythema chronicum migrans*. Wochen bis Monate später können *neurologische, kardiale oder arthritische Symptome* auftreten (Tab. 4.12).

Im Gegensatz zu den recht häufigen neurologischen Frühsymptomen, welche zusammen oder unmittelbar nach dem Erythema chronicum migrans beobachtet werden, tritt eine *Meningoenzephalitis*, eine *Polyneuritis* oder *Polyneuropathie* Monate bis Jahre später bei etwa 15 % der Patienten auf. Der Liquor zeigt typischerweise eine lymphozytäre Pleozytose. Rhythmusstörungen infolge atrioventrikulärer Blockierungen oder eine Myoperikarditis weisen auf eine *kardiale Mitbeteiligung* hin, die in knapp 10 % der Fälle beobachtet wird. Nach einigen Monaten bis zu 2 Jahren kann in bis zu 60 % eine rezidivierende *Mono- oder Polyarthritis* auftreten, welche große und kleine Gelenke befällt.

Diagnostik. Der Nachweis von Antikörpern gegen Borrelia burgdorferi ist bezüglich Sensitivität und Spezifität z. T. immer noch problematisch. Positive Resultate der serologischen Suchtests müssen mit der Immunoblot-Methode verifiziert werden.

Ehrlichiose

Ehrlichien sind obligat intraleukozytäre Bakterien, welche durch Zecken übertragen werden. Die humanpathogenen Ehrlichien befallen entweder Monozyten (*Ehrlichia chaffeensis*, übertragen durch Amblyomma americanum, Vorkommen in USA) oder neutrophile Granulozyten (*humane granulozytäre Ehrlichia*, übertragen durch Ixodes sp., Vorkommen in USA und Europa).

Klinik. Die Infektion mit beiden Ehrlichia-Arten führt zu identischen klinischen Manifestationen mit Fieber, Kopfschmerzen, Unwohlsein, Muskelschmerzen, Frösteln, Schwitzen, Übelkeit und Erbrechen. Weniger häufig treten Husten, Gelenkschmerzen, neurologische Beschwerden und selten ein disseminiertes makulopapulöses Exanthem auf. Seltenerweise kommt es zu lebensbedrohlichen Komplikationen (Pneumonitis, Nierenversagen, disseminierte intravasale Gerinnung, Krampfanfälle, Koma). Demgegenüber verlaufen wahrschein-

Tabelle 4.12 Klinische Manifestationen und Diagnostik der Lyme-Borreliose

Stadium	Zeckenexposition	Klinik	Diagnostik
Erythema chronicum migrans	vor Wochen	sich ausdehnender roter oder rötlich-livider Fleck, oft mit zentraler Aufhellung	• kein spezifischer Laborbefund • Serologie negativ
Acrodermatitis chronica atrophicans	vor Monaten bis Jahren	lange bestehende rote oder rötlich-livide Hautläsion, welche schließlich atrophisch werden kann	• hohe IgG-Antikörpertiter
Frühe Neuroborreliose	vor Wochen bis Monaten	Meningitis, schmerzhafte Meningoradikulitis, Fazialisparese, Neuritis anderer Hirnnerven	• Pleozytose im Liquor • intrathekale spezifische Antikörperbildung
Chronische Neuroborreliose	vor Monaten bis Jahren	Enzephalitis, Enzephalomyelitis, Meningoenzephalitis, Radikulomyelitis	• intrathekale spezifische Antikörperbildung plus • spezifische Serum-IgG
Lyme-Arthritis	vor Wochen oder vor Monaten bis Jahren	rezidivierende Attacken von objektivierbaren Gelenkschwellungen, welche zu chronischer Arthritis progredieren können	• signifikanter Anstieg von spezifischen IgG-Antikörpertitern (frühe Arthritis) • hohe spezifische IgG-Titer (späte Arthritis)
Lyme-Karditis	innerhalb Wochen	akuter Beginn von atrioventrikulären Überleitungsstörungen	• signifikanter Anstieg von spezifischen IgG-Antikörpertitern

Status febrilis mit multiplen Organmanifestationen

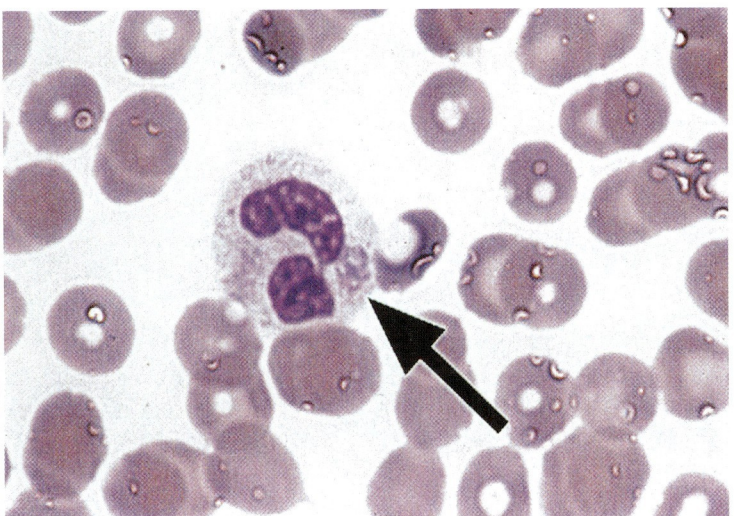

Abb. 4.12 Humane granulozytäre Ehrlichiose: Einschlußkörper (Morula) in einem Granulozyten (Pfeil).

lich viele Ehrlichia-Infektionen auch asymptomatisch. Gleichzeitige Doppelinfektionen mit Lyme-Borrelien und Ehrlichien wurden beschrieben. Häufige Laborbefunde sind eine Thrombozytopenie, Leukopenie und leicht erhöhte Transaminasen.

Diagnostik. Ehrlichien können gelegentlich als Einschlußkörper (Morula) in Leukozyten lichtmikroskopisch gesehen werden (Abb. 4.12). Die Infektion wird primär durch serologische und molekularbiologische Methoden diagnostiziert. Es besteht keine serologische Kreuzreaktion zwischen der humanen granulozytären Ehrlichiose und Ehrlichia chaffeensis.

Babesiose

Babesien sind Protozoen, die sich intraerythrozytär vermehren. Die z. T. schweren klinischen Manifestationen umfassen Fieber, Frösteln, Myalgien, Müdigkeit und Ikterus als Folge der hämolytischen Anämie. Daneben verlaufen wahrscheinlich viele Infektionen asymptomatisch. Die *Diagnose* kann durch die lichtmikroskopische Visualisierung der Parasiten im Blutbild, den serologischen Antikörpernachweis oder den molekulargenetischen Parasitennachweis gestellt werden. Die intraerythrozytären Formen von Babesia können morphologisch mit Malaria verwechselt werden.

Sexuell übertragene Infektionen

Bei sexuell übertragbaren Krankheiten stehen primär die lokalen Beschwerden im Genitalbereich und eventuell die regionäre Lymphadenopathie im Vordergrund.

Extragenitale Manifestationen können bei Gonorrhö (Arthritis-Dermatitis-Syndrom, Perihepatitis), Lues und Chlamydien-Infektionen auftreten.

Serologische Luesdiagnostik

Zur *serologischen Luesdiagnostik* stehen 2 Gruppen von Tests zur Verfügung (Abb. 4.13, 4.14):
- *Unspezifische Tests*, die Reagine nachweisen, die nicht oder nur teilweise von den Treponemen stammen, z. B. Wassermann-Komplementbindungsreaktion, VDRL-Test (Venereal Disease Research Laboratory), RPRC-Test (Rapid Plasma Reagin Card), Cardiolipintest. Sie werden frühestens 5 Wochen nach Infektion reaktiv und nach Therapie innerhalb eines Jahres wieder negativ. Sie können aber auch ohne Therapie negativ werden oder trotz adäquater Behandlung niedrigtitrig reaktiv bleiben. Insgesamt korreliert ihre Titerhöhe gut mit der Aktivität der Lues (Verlaufskontrolle), genügen aber allein nicht zur Diagnosenstellung, da sie häufig falsch positiv sind (Granulomatosen, Kollagenosen, Infektionskrankheiten, Tumoren, Schwangerschaft).
- Sog. *spezifische Tests*, die mit Bestandteilen von Treponema pallidum reagieren. Sehr hohe Spezifität besitzt der TPHA (treponema pallidum hemagglutination assay) oder AMHA (automated microhemagglutination assay). Er wird in der Routine als Screening-Test eingesetzt, oft zusammen mit dem unspezifischen VDRL. Bei reaktivem Ausfall eines dieser beiden Tests wird der FTA-Abs-Test (Fluoreszenz-Treponema-Antikörper-Absorptions-Test) als Kontrolltest durchgeführt. Sowohl der TPHA als auch der FTA-Abs-Test werden ca. 4 Wochen nach Infektion reaktiv und weisen hauptsächlich IgG-Antikörper nach. Da die beiden Tests nach erfolgreicher Therapie meist bis zum Lebensende reaktiv bleiben (Seronarbe), werden in solchen Fällen die T. pallidumspezifischen 19S IgM-Antikörper nachweisenden Tests (19S IgM-FTA-Abs, Captia-IgM) für den Nachweis der Aktualität der Krankheit und zur Kontrolle des Therapieverlaufs verwendet. Diese können als erste bereits 3 Wochen nach Infektion aktiv werden und sind nicht plazentagängig. Ihr Nachweis ist daher beweisend für eine kongenitale Lues.

Die Diagnose einer *Neurolues* erfordert eine positive Luesreaktion im Liquor sowie pathologische Liquorbefunde und/oder neurologische Symptome. Bei einer unbehandelten Lues von mehr als einem Jahr Dauer oder bei gleichzeitiger HIV-Infektion ist eine Liquoruntersuchung indiziert.

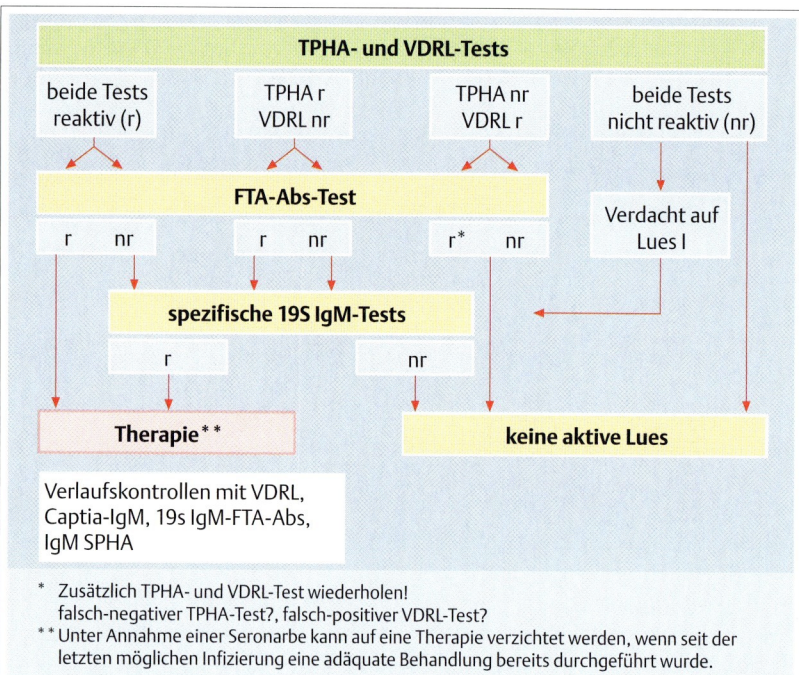

Abb. 4.13 Vorgehen bei Verdacht auf Lues.

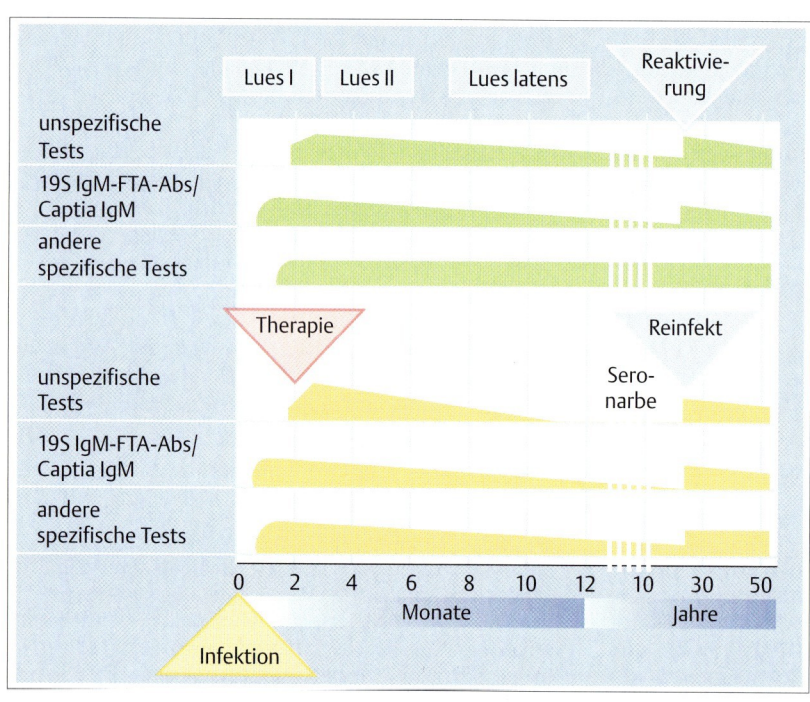

Abb. 4.14 Schematische Darstellung der Luesreaktionen in Abhängigkeit vom Krankheitsstadium.

Lues (Treponema pallidum)

Übertragung. Die Lues (Synonym: Syphilis) wird praktisch ausschließlich durch sexuelle Kontakte und selten diaplazentar übertragen.

Klinik. Etwa 3 Wochen nach Infektion entsteht der Primäraffekt (*Lues I*), eine derbe, nicht schmerzende Läsion am Eintrittsort mit korrespondierender Lymphadenopathie (Primärkomplex). Er heilt auch ohne Therapie immer ab.

Nach etwa 8 Wochen beginnt die bakteriämische Phase (*Lues II*) mit leichten Allgemeinsymptomen (Kopfschmerzen, Arthralgien, evtl. Fieber), generalisierter Lymphadenopathie und einem rezidivierenden, nicht juckenden Exanthem. Dieses kann papulös werden und befällt typischerweise die Hand- und Fußflächen. An feuchten Hautstellen entstehen die Condylomata lata, die viele Treponemen enthalten. Weitere Manifestationen sind die Plaques muqueuses der Mundschleimhaut, die Alopecia areolata und das Leucoderma specificum (pigmentlose Stelle am Hals).

Der symptomfreie Zustand nach dem spontanen Verschwinden der Lues-II-Zeichen wird als *Lues latens* bezeichnet. In etwa 30–50% der Fälle heilt die Lues spontan aus, und die unspezifischen Seroreaktionen sowie die Treponema-pallidum-spezifischen 19S IgM-nachweisenden Tests werden negativ. Ohne Behandlung bleiben in einem weiteren Drittel die Seroreaktionen zwar positiv, es treten aber keine klinischen Symptome mehr auf.

Bei den restlichen unbehandelten Patienten wird nach einer Latenzperiode von 2–20 Jahren ein Übergang in eine *Lues III* beobachtet. Bei gleichzeitiger HIV-Infektion kann die Krankheit bedeutend schneller verlaufen. Die typischen Gummata (Granulationsgeschwülste) sind nicht mehr ansteckend und können in allen Körpergeweben entstehen. Andere Organmanifestationen sind die Myokarditis, die Mesoaortitis und die *Neurolues*. Zu ihr gehören die Lues cerebrospinalis (Meningoenzephalitis, zerebrale Vaskulitis), die Tabes dorsalis (Wadenschmerzen, Ataxie, reflektorische Pupillenstarre) und die progressive Paralyse (Artikulationsstörungen, epileptische Anfälle, Wesensveränderungen).

Lues connata. Als *Lues connata* wird die diaplazentar (erst ab 5. Schwangerschaftsmonat) übertragene Lues des Kindes einer syphilitischen Mutter bezeichnet.

Diagnostik. Die Diagnostik der Lues beruht v. a. auf *serologischen* Methoden. Der direkte Erregernachweis im Preßsaft kann mittels Dunkelfeldmikroskopie oder direkter Immunfluoreszenzmikroskopie aus dem Primärulkus, Schleimhautläsionen oder Lymphknotenpunktaten erfolgen, ist aber schwierig aus Hautläsionen.

Chlamydia trachomatis

Chlamydia trachomatis ist ein häufiger Erreger von venerischen Erkrankungen. Die Urethritis, Epididymitis, Prostatitis, Proktitis, Zervizitis, Salpingitis, Perihepatitis und Peritonitis bei Frauen sind typische Geschlechtskrankheiten unserer Breitengrade, während das *Lymphogranuloma venereum*, das durch eine massive abszedierende inguinale Lymphadenitis gekennzeichnet ist, vor allem in Südostasien, Zentral- und Südamerika vorkommt.

Die *Diagnose* erfolgt durch den immunfluoreszenzoptischen oder molekulargenetischen Direktnachweis des Erregers oder mittels serologischem Antikörpernachweis.

In Afrika, im Mittleren Osten und in Südostasien ist Chlamydia trachomatis der Erreger einer chronischen Konjunktivitis (*Trachom*) und die häufigste Ursache der verhütbaren Blindheit. Intra partum infizierte Neugeborene können eine Konjunktivitis oder eine Pneumonie entwickeln.

Zoonosen

Eine Einteilung der Zoonosen an Hand der Übertragungswege der Mikroorganismen kann aus differentialdiagnostischen (und präventiven) Überlegungen hilfreich sein:

- *Biß oder Kratzer durch Tiere:* Infektionen durch Capnocytophaga, Pasteurellose (Pasteurella multocida), Katzenkratzkrankheit (Bartonella henselae), Rattenbißfieber (Streptobacillus moniliformis, Spirillum minus), Tularämie, Pest, Rabies, lymphozytäres Choriomeningitisvirus.
- *Direkter Kontakt mit Ausscheidungen von Tieren:* Anthrax, Brucellose, Tularämie, Q-Fieber, Pasteurellose, Leptospirose, Mycobacterium marinum-Infektion, Pest, Herpes-B-Virus, vesikuläres Stomatitisvirus, Affenpoxvirus, Parapoxvirus (Melkerknoten-Virus, Orf-Virus), Marburg- und Ebolavirus.
- *Fäko-orale Übertragung:* Bakterielle und parasitäre Diarrhö-Erreger, Toxocara canis, Echinococcus spp., Toxoplasma gondii.
- *Konsum von Fleisch oder tierischen Produkten:* Bakterielle und parasitäre Diarrhöerreger, Brucellose, Anthrax, Tularämie, Listeriose, tropische Helminthen, Toxoplasma gondii.
- *Aerogene Übertragung:* Anthrax, Q-Fieber, Pest, Rhodococcus-equi-Infektion, Psittakose, Tularämie, Brucellose, Pasteurellose, Rabies, Influenza, lymphozytäres Choriomeningitisvirus, Hantavirus.
- Übertragung durch *Zecken, Mücken* oder andere *Insekten*.

Brucellosen (Brucella melitensis, B. abortus [Bang], B. suis)

Übertragung. Die Übertragung von Brucellen erfolgt von infiziertem Vieh (Ziegen, Rinder, Kühe, Schweine, Schafe usw.) oder dessen Produkten (unpasteurisierte Milch- und Käseprodukte) auf den Menschen. Tierärzte, Milch- und Fleisch-verarbeitende Berufe sind besonders gefährdet. Eintrittspforten sind der Respirations- und Gastrointestinaltrakt sowie Hautverletzungen.

Klinik. Die Inkubationszeit ist sehr variabel und beträgt 5–60 Tage. Der Krankheitsbeginn kann akut oder schleichend sein. Fieber von unterschiedlicher Dauer, Kopfschmerzen, Schwächezustände, Schwitzen, Schüttelfröste, Arthralgien, Gewichtsverlust und Depressionen werden beobachtet. Seltene Komplikationen sind die Spondylitis (Abb. 4.**15**) oder eine Arthritis. In ca. 10% findet man eine Splenomegalie, Lymphadenopathie oder seltener eine Hepatomegalie. Septische Metastasen kommen in sämtlichen Organsystemen vor.

Diagnostik. Diagnostisch sind Blut- und Knochenmarkskulturen, vor allem in der akuten Phase, oder der spezifische IgG-Nachweis bei chronischen Formen.

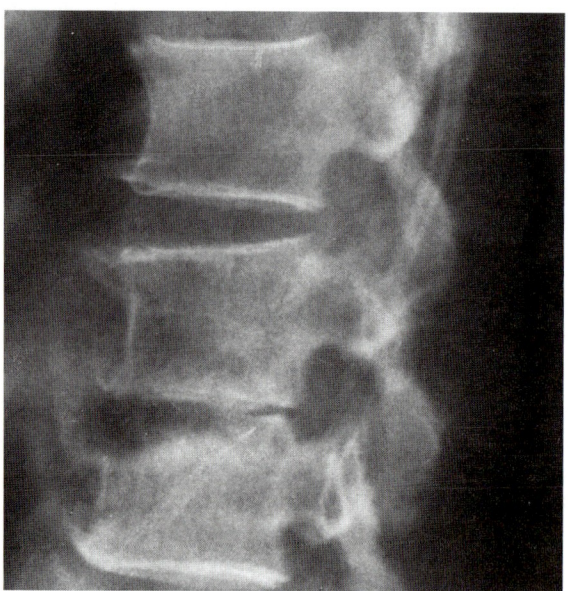

Abb. 4.15 Bang-Spondylitis mit Knochendestruktion und verschmälerter Bandscheibe.

Leptospirosen (Leptospira interrogans [M. Weil] und andere Serotypen)

Übertragung. Leptospirosen sind hochfieberhafte, akute Infektionskrankheiten mit *zweiphasigem Verlauf*. Das Erregerreservoir wird durch freilebende Kleinsäuger (Ratten, Mäuse), Haustiere (Hunde, Pferde, Schweine, Rinder) und Wildtiere gebildet. Die Übertragung erfolgt durch direkten und indirekten Kontakt mit Leptospiren-ausscheidenden Tieren über die intakte Haut oder Schleimhaut. Die häufigsten Erkrankungen treten im Spätsommer und Herbst auf. Besonders gefährdet sind Kanalarbeiter, Metzger, Tierzüchter, Reisfeldarbeiter. Es wurden auch zahlreiche Badeepidemien (Wasser durch Urin infizierter Ratten verseucht) beschrieben.

Klinik. Die Inkubationszeit beträgt 7–12 Tage. Das Krankheitsbild der *ersten, leptospirämischen Phase* ist gekennzeichnet durch einen akuten Fieberanstieg, häufig mit Schüttelfrost, hohem Fieber während 4–7 Tagen, Kopfschmerzen, Meningismus, heftigen Myalgien (v. a. in den Waden), Konjunktivitis, Episkleritis, flüchtigen Exanthemen, Hypotonie und relativer Bradykardie. Nach einem kurzen, evtl. afebrilen Intervall geht die Krankheit in das *Stadium der Organmanifestation* über. Fieber, Ikterus, hämorrhagische Diathese, Meningitis, Nephritis mit Oligurie bis Anurie, Iridozyklitis kommen je nach Serotyp und Virulenz der Leptospiren und weiteren unbekannten Faktoren in verschiedenem Ausmaß vor.

Diagnostik. In der ersten Krankheitswoche können Leptospiren im Blut, Liquor oder Urin nachgewiesen werden. Serologisch können von der zweiten Krankheitswoche an typenspezifische Antikörper gegen Leptospiren bestimmt werden.

Toxoplasmose (Toxoplasma gondii)

Übertragung. Die Toxoplasmose ist eine weltweit verbreitete Zoonose. Mit Oozysten kontaminierter Katzenkot und infiziertes, rohes oder ungenügend gekochtes Fleisch sind die wichtigsten Infektionsquellen.

Klinik. Sowohl die kongenitalen wie auch die erworbenen Formen verlaufen klinisch meistens inapperzept. Bei Immunkompetenten ist eine Therapieindikation ausschließlich bei der Chorioretinitis sowie der akuten Infektion während der Schwangerschaft gegeben. Am häufigsten ist die Lymphknotentoxoplasmose, die von Allgemeinsymptomen begleitet sein kann. Die Toxoplasmenzysten können sich in sämtlichen Organen ansiedeln, bevorzugt sind jedoch Gehirn, Chorioretina und die Muskulatur. Bei HIV-Infizierten mit einer fortgeschrittenen Immunschwäche kann es zur Reaktivierung im Zentralnervensystem kommen, seltener sind die Chorioretinitis und die disseminierte Infektion.

Diagnostik. Die Diagnostik beruht im wesentlichen auf dem serologischen Antikörpernachweis. Bei HIV-Infizierten mit klinisch manifester Toxoplasmose finden sich charakteristischerweise keine IgM-Antikörper.

Trichinose (Trichinella spiralis)

Klinik. In Mitteleuropa ist trotz eines deutlichen Rückgangs (Fleischschau) die Trichinose die häufigste Wurmerkrankung, die mit einem Status febrilis einhergeht. Die initialen Symptome – Durchfall, Erbrechen, Abdominalschmerzen – machen sich typischerweise nach der Einnahme von ungekochtem infiziertem Schweinefleisch bemerkbar (häufig kleine Epidemie). Nach einer Woche treten Fieber, Muskelschmerzen und evtl. ein Gesichtsödem auf. Am häufigsten werden Zwerchfell, Brust, Arm- und Beinmuskulatur befallen.

Diagnostik. Während der Invasionsphase der Trichinenlarven in die Muskulatur besteht eine hochgradige Eosinophilie. Die Diagnose kann mittels Nachweis von Trichinen in Muskelbiopsien im Bereich einer besonders schmerzhaften Stelle (Quetschpräparat) oder serologisch gestellt werden.

Toxocara-Erkrankung

Eine seltene, überwiegend bei Kindern auftretende Erkrankung (intimer Tierkontakt) ist die Infestation mit Larven der Hunde- oder Katzenaskariden (Toxocara canis oder cati). Reduzierter Allgemeinzustand, intermittierendes Fieber, Husten, Hepatosplenomegalie, Muskel- und Gelenkschmerzen sind die häufigsten Symptome. Chorioiditis und Iritis werden gelegentlich beobachtet. Führende Laborbefunde sind die oft hochgradige Eosinophilie, Leukozytose und markante IgG-, IgM- und IgE-Erhöhung. Außerdem stehen serologische Tests zum Antikörpernachweis zur Verfügung.

Tollwut (Synonyma: Lyssa, Rabies; Rhabdovirus)

Übertragung. Der Biß eines tollwütigen Tieres kann beim Menschen nach einer Inkubationszeit von durchschnittlich 1–3 Monaten eine praktisch immer letal verlaufende Erkrankung verursachen. Prinzipiell können alle erkrankten Haus- und Wildtiere die Tollwut übertragen. Am häufigsten sind es jedoch Hunde, Katzen, Füchse, aber auch Marder, Dachse, Eichhörnchen, Rehe, Rinder sowie Fledermäuse in Spanien und Amerika. Nach Möglichkeit sollte das Tier eingefangen und zur Untersuchung in ein dafür eingerichtetes Labor (Rabies-Antikörperfluoreszenztest, Virusisolation in Zellkulturen oder Mäusen) eingeschickt werden.

Klinik. Die klinischen Symptome beginnen mit einem unspezifischen, 2–4 Tage dauernden Prodromalstadium (Fieber, Kopfschmerz, Appetitlosigkeit, Schluckbeschwerden, Heiserkeit). Ein charakteristisches Initialsymptom (über 80% der Fälle) sind *Parästhesien* im Bereich der meist längst verheilten Bißwunde. Das Exzitationsstadium ist gekennzeichnet durch wechselnde psychische und vegetative Störungen. Lähmungen der Hirnnerven äußern sich zuerst an den Augenbewegungen und Pupillenreaktionen. In dieser Phase treten auch die Schlingkrämpfe auf (daher auch der Name *Hydrophobie*), die Beteiligung der Atemmuskulatur kann zu Erstickungsanfällen führen. Sofern der Tod nicht während eines dieser Krämpfe auftritt, folgt eine 3. paralytische Phase mit Koma und Kreislaufkollaps.

Diagnostik. Während der klinisch manifesten Erkrankung kann der Virusnachweis durch die Untersuchung eines Abklatschpräparates der Kornea oder in einer Hautbiopsie (Nacken unter Haarlinie) mittels FA-(Fluoreszenz-Antikörper-)Test versucht werden.

Andere Infektionen nach Tierbissen

Pasteurellose (Pasteurella multocida). Die Infektion beim Menschen tritt meist innerhalb von 24 Stunden nach Hunde- oder Katzenbiß auf. Es entsteht eine schwere lokale Zellulitis und Lymphadenitis. Septische Komplikationen sind möglich. V. a. bei älteren Personen kann es zu subakuten bis chronischen Infektionen der Atemwege kommen.

Capnocytophaga canimorsus (CDC group DF-2). Ein bis 5 Tage nach einem Biß tritt v. a. bei immunkompromittierten Personen ein schweres, lebensbedrohliches Krankheitsbild mit Zellulitis, Fieber, Sepsis, Meningitis, Endokarditis oder septischer Arthritis auf. Prädisponierende Faktoren sind Splenektomie, chronische pulmonale Erkrankung und Alkoholmißbrauch. Der Erreger findet sich in der Mundhöhle von gesunden Hunden und Katzen.

Infektionen durch Arboviren

Arbovirusinfektionen (Arthropode Borne Viruses) sind die Ursache von 4 Krankheitsgruppen:

Fieberhafte Arboviruserkrankungen. Die meisten in Europa beobachteten Arbovirusinfektionen verlaufen symptomlos. Treten einmal Krankheitserscheinungen auf, so handelt es sich meistens um benigne, uncharakteristische fieberhafte Erkrankungen, die von Muskel- und Gelenkschmerzen begleitet sind. Dazu gehören z. B. das West-Nil-Fieber (mit Hautausschlag), das Pappataci-Fieber (mit Konjunktivitis) und die Tahyna-Virusinfektion (mit katarrhalischen Symptomen, evtl. Bronchopneumonie).

Akute zentralnervöse Arbovirusinfektionen. Sie manifestieren sich mit unterschiedlichem Schweregrad von leichter aseptischer Meningitis bis zur schweren Enzephalitis mit potentiell bleibenden neurologischen Ausfällen, Koma oder Tod. In diese Gruppe gehören:

- durch *Zecken* übertragene Viren (Frühsommermeningoenzephalitis-Virus),
- durch *Mücken* übertragene Viren: z. B. Eastern Encephalitis Virus und Western Encephalitis Virus (Amerika); Japanese Encephalitis Virus (Pazifik, Japan, Philippinen, Ostasien); oder LaCrosse Virus (USA).

Hämorrhagische Fieber. Diese Gruppe umfaßt die Infektion durch das Krim-Kongo-Virus, Denguefieber und Gelbfieber.

Polyarthritis und Exanthem nach Arbovirusinfektion. Die Arthritis tritt mit oder ohne Fieber auf und ist von variabler Dauer. Beispiele solcher Erkrankungen sind Infektionen durch Sindbis-Virus (Afrika, Asien, Australien); Ross-River- und Barma-Forest-Virus (Australien); oder Chikunjgunya Virus (Afrika, Indien und Südostasien).

HIV-Infektion und AIDS

Erreger. AIDS (acquired immunodeficiency syndrome) ist ein 1981 erstmals beschriebenes Krankheitsbild, das durch HIV-1 und HIV-2 (human immunodeficiency virus 1 und 2) verursacht wird. Diese Retroviren der Unterfamilie der Lentivirinae sind lymphoneurotrope Viren.

Übertragung. Die Übertragung von HIV erfolgt sexuell, durch parenterale Kontakte mit Blut oder Blutprodukten, intra partum oder peripartal oder via Muttermilch.

Akute HIV-Infektion

Klinik. Eine Primärinfektion kann asymptomatisch verlaufen oder mit klinischen Manifestationen einhergehen (Tab. 4.13). Typisch ist ein fieberhaftes, z. T. Mononukleose-ähnliches Krankheitsbild mit einem stammbetonten makulopapulösen Exanthem und mit kleinen aphthösen Läsionen an Mund- und Genitalschleimhäuten. Differentialdiagnostisch müssen in erster Linie eine

Tabelle 4.13 Klinische Manifestationen einer primären HIV-Infektionen

Mononukleose-ähnliche Manifestationen	Neurologische Manifestationen	Dermatologische Manifestationen
Fieber Pharyngitis Lymphadenopathie Arthralgien, Myalgien Kephalea, retroorbitale Schmerzen Lethargie, Malaise Anorexie, Gewichtsverlust Diarrhö	Meningitis Enzephalitis periphere Neuropathie Radikulopathie brachiale Neuritis Guillain-Barré-Syndrom kognitive und affektive Störungen	erythematöses oder makulopapulöses Exanthem Röteln-ähnliches Exanthem diffuse Urtikaria Desquamation Alopezie palatinale, gingivale oder genitale Ulzera

Infektion mit Herpesviren, eine Toxoplasmose, Lues, eine disseminierte Gonokokkeninfektion und Reaktionen auf Medikamente ausgeschlossen werden.

! Die Verdachtsdiagnose einer primären HIV-Infektion kann in der Regel erst nach 3 Monaten durch eine ausbleibende Serokonversion der HIV-Antikörpertiter ausgeschlossen werden.

Diagnostik. Bei einer symptomatischen Primärinfektion sind oftmals das HIV-p24-Antigen oder die quantitative Polymerasekettenreaktion zum molekulargenetischen Nachweis von HIV bereits positiv.

Asymptomatische HIV-Infektion

Die Mehrzahl der Infizierten bleibt während Jahren beschwerdefrei; dabei zeigen einige eine prognostisch un-

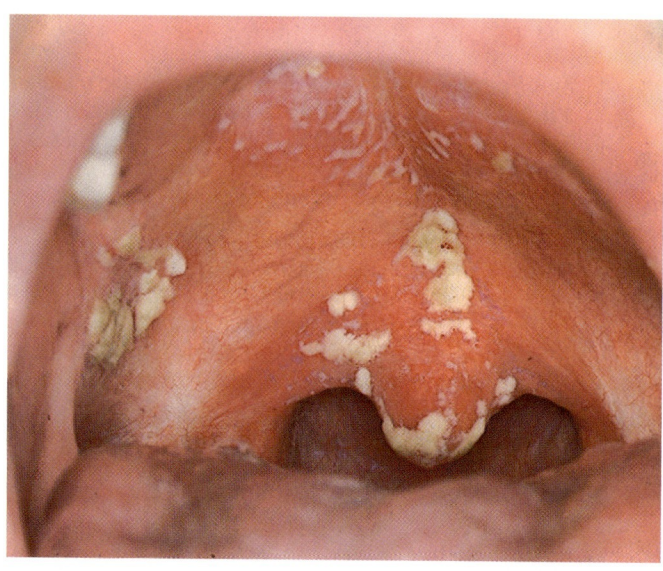

Abb. 4.16 Soorstomatitis bei HIV-Krankheit.

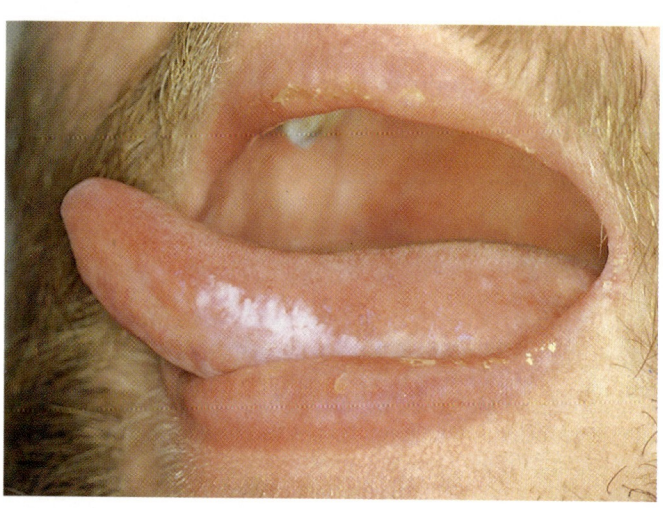

Abb. 4.17 Orale Leukoplakie bei HIV-Krankheit.

bedeutende generalisierte Lymphadenopathie. Auch während der asymptomatischen Phase findet bei über 95 % der unbehandelten HIV-Infizierten eine dauernde und ausgeprägte HIV-Replikation statt, und es entwickelt sich eine progrediente Immunschwäche mit Abfall der CD4-Lymphozyten.

Symptomatische HIV-Infektion, AIDS

Klinik. In der Regel nach Jahren manifestiert sich die Immunschwäche durch das Auftreten nicht lebensbedrohlicher opportunistischer Erkrankungen wie einer Candidastomatitis oder oralen Leukoplakie (Abb. 4.**16** und 4.**17**).

Etwa 10–11 Jahre nach der Primärinfektion erkranken 50 % der unbehandelten Infizierten an AIDS-definierenden opportunistischen Infektionen und Tumoren (Tab. 4.**14** und Tab. 4.**15**; Abb. 4.**18**, 4.**19**, 4.**20**). Mit zunehmender Krankheitsdauer werden gehäuft neurologische und neuropsychiatrische Krankheitsbilder beobachtet.

Anamnestische Fragen nach Risikofaktoren (ungeschützte hetero- und homosexuelle Kontakte, Angaben

Tabelle 4.**14** HIV-assoziierte Krankheiten (Klassifikation nach den amerikanischen Centers for Disease Control [CDC] und der Weltgesundheitsorganisation [WHO], 1993)

Klinische Kategorie		
A	**B**	**C (AIDS)**
• HIV-Primärinfektion • asymptomatische HIV-Infektion • Lymphadenopathie-Syndrom	*Infektionskrankheiten* • Aspergillose • Bartonella-henselae-Infektion (bazilläre Angiomatose, Peliosis hepatis, Bakteriämie) • Candidastomatitis • Candidiasis, vulvovaginal • Herpes zoster, mehrere Dermatome • Leishmaniose, viszerale • Listeriose • Mikrosporidiose • Nokardiose • orale Leukoplakie (Epstein-Barr-Virus) • Pelvic-inflammatory-Syndrom • Progressive outer retinal necrosis-Syndrom • Rhodococcus-equi-Infektion • Strongyloidiasis, extraintestinal *Andere* • Allgemeinsymptome: Gewichtsverlust, > 10 % oder Fieber > 1 Monat, oder Diarrhö > 1 Monat (ungeklärte Ätiologie) • Morbus Hodgkin • Myelopathie, HIV-assoziiert • Neuropathie, periphere, HIV-assoziiert • Pneumopathie, lymphoide interstitielle • pulmonale Hypertonie, primäre, HIV-assoziiert • Thrombozytopenie, HIV-assoziiert • zervikale Dysplasie, Carcinoma in situ	*Infektionskrankheiten* • Candidainfektionen (Ösophagus, Bronchien) • Herpes-simplex-Infektionen (Haut, Schleimhaut, persistierendes Ulkus > 1 Monat) oder Befall von Bronchien, Lunge, Ösophagus • Histoplasmose, disseminiert • Isospora-belli-Infektion (persistierende Diarrhö > 1 Monat) • Kokzidioidomykose, disseminiert • Kryptokokkose, Meningitis, disseminiert • Kryptosporidieninfektion (persistierende Diarrhö > 1 Monat) • Leukenzephalopathie, progressive multifokale (PML) • Mykobakteriose, nicht tuberkulöse, disseminiert • Pneumocystis-carinii-Pneumonie • Pneumonie, rezidivierend (≥ 2/J.) • Salmonellensepsis, rezidivierend • Toxoplasmose, zerebral • Tuberkulose • Zytomegalievirusinfektion (außer Leber-, Milz-, Lymphknotenbefall) *Tumoren* • Kaposi-Sarkom • Non-Hodgkin-Lymphom • Zervixkarzinom, invasiv • ZNS-Lymphom, primär *Andere* • Enzephalopathie, HIV-assoziiert (AIDS-Demenz) • Wasting-Syndrom
Labor-Kategorie (CD4-Lymphozytenzahl)		
1	**2**	**3**
> 500/µl	200–500/µl	< 200/µl

Voraussetzung zur Klassifikation ist eine positive HIV-Serologie
Klassifikationen: A1, A2, A3, B1, B2, B3, C1, C2, C3

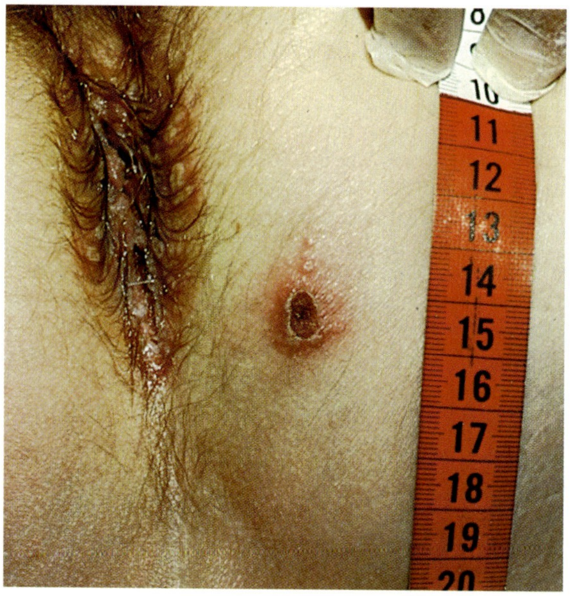

140 Status febrilis

Abb. 4.18 Herpesanitis bei AIDS.

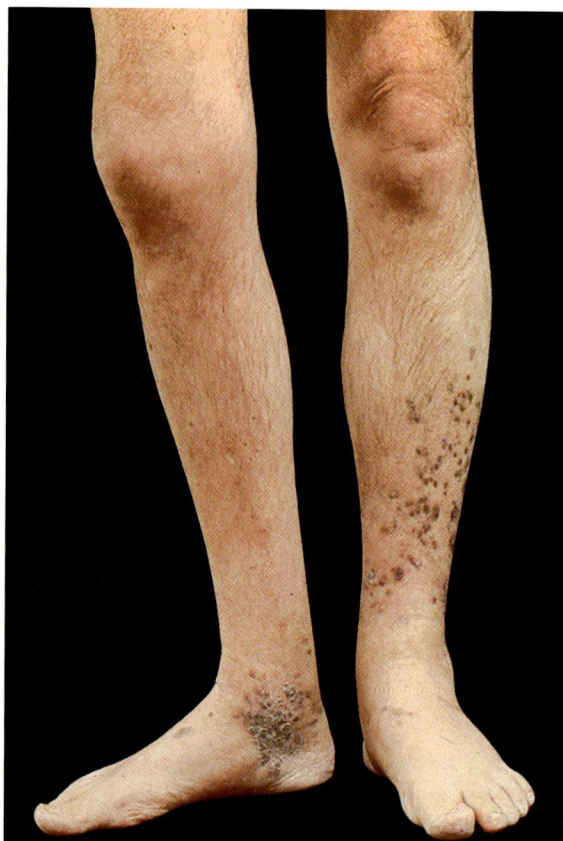

Abb. 4.19 Kaposi-Sarkom bei AIDS.

Tabelle 4.15 HIV-assoziierte Erkrankungen, geordnet nach Organsystemen und Häufigkeit in Europa

Nervensystem

häufig: Toxoplasma-Enzephalitis, Abszeß
periphere Neuropathien (HIV-induziert)
Enzephalopathie, Demenz (HIV-induziert)
Zytomegalievirus-Retinitis
Myelopathie (HIV-induziert)
progressive multifokale Leukenzephalopathie (JC-Virus)
primäres ZNS-Lymphom
Kryptokokkenmeningitis

selten: virale Enzephalitis (CMV, HSV, VZV)
virale Myelitis (CMV, HSV, VZV)
aseptische Meningitis (akute HIV-Infektion)
Mikrosporidieninfektion

Atemwege

häufig: Pneumocystis-carinii-Pneumonie
bakterielle Pneumonien (Pneumokokken, Haemophilus influenzae)
Tuberkulose

selten: Kaposi-Sarkom
Mycobacterium-kansasii-Pneumonie
CMV-Pneumonie
Penicillium-marneffei-Pneumonie
Rhodococcus-equi-Pneumonie

Magen-Darm-Trakt

häufig: Candidastomatitis und -ösophagitis
orale Leukoplakie
anorektaler Herpes simplex
Kryptosporidiose
Isosporiasis
Mikrosporidiose

selten: orale Ulzera
Gingivitis, Periodonitis
Kaposi-Sarkom
Zytomegalievirus-Kolitis
Herpes-simplex-Virus-Ösophagitis
Non-Hodgkin-Lymphome

Haut

seborrhoische Dermatitis
Herpes zoster
Herpes genitalis und analis
Kaposi-Sarkom
bazilläre Angiomatose

Systemisch/generalisiert

häufig: Mycobacterium-avium-Komplex
Mycobacterium tuberculosis
Salmonellensepsis

selten: Leishmaniose
Strongyloidiasis
Histoplasmose
Kokzidioidomykose

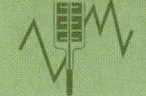

Status febrilis mit multiplen Organmanifestationen

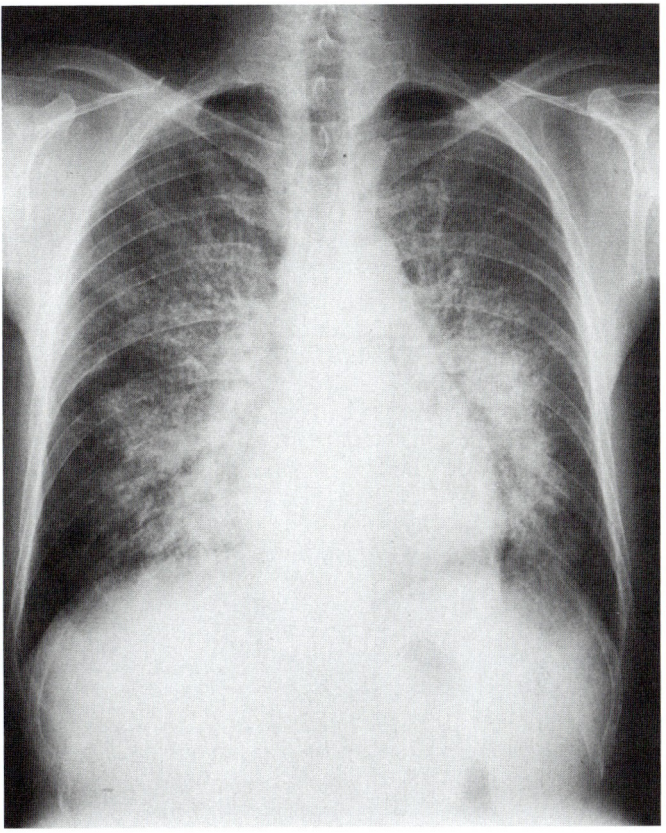

Abb. 4.20 Interstitielle Pneumonie durch Pneumocystis carinii.

über Spritzen- bzw. Nadeltausch, Bluttransfusionen vor 1985, Hämophilie) erlauben häufig, die Wahrscheinlichkeit einer HIV-Infektion abzuschätzen und dadurch klinische Bilder differentialdiagnostisch in erster Linie als Manifestation einer opportunistischen Infektion zu interpretieren.

Diagnostik. Die Diagnosesicherung einer HIV-Infektion erfolgt serologisch und mittels molekulardiagnostischer Methoden. Zur Abschätzung des Ausmaßes der Immunschwäche hat sich die Bestimmung der CD4-Lymphozytenzahl bewährt. Die Aktivität der Virusreplikation wird mittels quantitativer Bestimmung der HIV-1-RNS (quantitative PCR) gemessen. Diese beiden Parameter dienen zur Indikationsstellung und Verlaufsbeobachtung einer antiretroviralen Therapie. Da AIDS-definierende opportunistische Erkrankungen in der Regel erst bei einer Zellzahl unter $200/\mu l^3$ ($< 0{,}2 \times 10^9/1$) auftreten, kann sie bei einem Status febrilis zudem differentialdiagnostisch verwertet werden.

Infektionen bei Immunkompromittierten

Opportunistische Virusinfektionen

Infektionen mit Herpes simplex, Varicella-zoster-Virus, Zytomegalievirus, JC-Virus (progressive multifokale Leukenzephalopathie), Epstein-Barr-Virus (orale Leukoplakie, Non-Hodgkin-Lymphome) und dem humanen Herpes-Virus 8 (HHV 8) werden bei immunkompromittierten Patienten gehäuft beobachtet.

Zytomegalievirus (CMV). Als opportunistische Infektion bei Patienten unter zytostatischer oder immunsuppressiver Therapie oder nach Operationen am offenen Herzen (multiple Transfusionen) kann sich die Zytomegalie in Form einer Pneumonie, Myokarditis oder Hepatitis manifestieren. Bei fortgeschrittener HIV-Erkrankung treten eine CMV-Chorioretinitis, Kolitis, Enzephalitis oder Pneumonie auf.

Humanes Herpes-Virus 8 (HHV-8). Das humane Herpes-Virus 8 wurde vorerst in Kaposi-Sarkom-Läsionen nachgewiesen und scheint eine kausale Bedeutung bei der Entstehung dieses Hauttumors zu haben. Ferner ist HHV-8 möglicherweise kausal assoziiert mit der multizentrischen Castleman-Erkrankung, dem HIV-assoziierten *Primary effusion (body cavity)*-Lymphom, sowie der angioimmunoblastischen Lymphadenopathie bei Immunkompetenten.

Opportunistische bakterielle Infektionen

Zelluläre Immundefizienz. Rezidivierende bakterielle Pneumonien, Lungenabszesse durch Pseudomonas aeruginosa oder Rhodococcus equi sowie die kutane oder viszerale bazilläre Angiomatose sind bei Personen mit *zellulärer Immundefizienz* gehäuft. Zudem erkranken diese Patienten häufiger an tuberkulösen oder nicht-tuberkulösen Mykobakteriosen.

Neutropenie. *Neutropenische* Patienten erkranken häufiger an Infektionen durch gramnegative Bakterien (E. coli, Klebsiella spp., Pseudomonas spp.), Staphylokokken und Streptokokken. Da solche Patienten mit schwerer Neutropenie oftmals hospitalisiert sind, sind sie besonders gefährdet, an nosokomialen Infektionen zu erkranken.

Opportunistische Pilzerkrankungen

Risikofaktoren. Mit der zunehmenden Überlebensdauer von Patienten mit Transplantaten, Leukosen, metastasierenden Malignomen und resistenzmindernden Grundkrankheiten, aber auch mit zunehmendem Verbrauch von Breitspektrumantibiotika, Kortikosteroiden, Immunosuppressiva und Zytostatika hat die Zahl der systemischen Mykosen wesentlich zugenommen.

Diagnostik. Der kulturelle Befund aus Blut, Liquor, Pleura, Aszites, Eiter, Sputum usw. ist für die Diagnose und Therapie entscheidend. Charakteristische klinische Erscheinungen, typische Labor- oder Röntgenbefunde fehlen im allgemeinen, so daß man im wesentlichen auf den direkten Nachweis des Pilzes angewiesen ist. Serologische Methoden sind meist von begrenzter Aussagekraft.

Erregerspektrum. Patienten mit einer medikamentös induzierten *Neutropenie* sind einerseits durch nosokomiale Infektionen, andererseits durch die Kolonisierung und endogene Reaktivierung von opportunistischen Keimen (Candida, Aspergillen) gefährdet. Risikofaktoren für eine Mukormykose sind v. a. eine Immunsuppression durch *Steroide* oder *Stoffwechselkrankheiten* (Diabetes mellitus, Azidose). Patienten mit *zellulärer Immunschwäche* erkranken häufiger an Candida- oder Kryptokokkeninfektionen sowie – je nach geographischer Lokalisation bzw. Reisetätigkeit – an Infektionen mit Histoplasma (Amerika, Afrika, Asien), Coccidioides immitis (Amerika) oder Penicillium marneffei (Südostasien).

Candidiasis (verschiedene Candidaspezies). Eine Besiedlung der oberen Luftwege (inkl. Oropharynx), des oberen Verdauungstraktes oder der Haut kommt vor allem bei Säuglingen und bei Patienten mit beeinträchtigter Infektabwehr vor, ist aber nicht mit einer Infektion gleichzusetzen. Letztere geht am häufigsten vom Darm (Kolonisation nach langdauernder Antibiotikathe-rapie) oder von lange liegenden venösen Dauerkathetern aus.

Bei HIV-Infizierten ist die *Candidastomatitis* (Abb. **4.16**) häufig. Seltener wird eine Ösophagitis beobachtet. Die *Oral hairy leukoplakia* ist differentialdiagnostisch von einer Candidastomatitis zu unterscheiden. Es handelt sich dabei um eine zumeist am lateralen Zungenrand gelegene, weißliche, nicht abstreifbare Schleimhautveränderung, pathologisch-anatomisch um eine Hyper- und Parakeratose, bei deren Pathogenese dem *Epstein-Barr-Virus* eine entscheidende Rolle zukommt (Abb. **4.17**).

Im Anschluß an eine *Candidafungämie* kann es zu einer Septikämie kommen. Primäre Candidainfektionen manifestieren sich vor allem in Form einer Bronchopneumonie, Pneumonie, Enterokolitis oder Urogenitalerkrankungen (Candida im Urin, vor allem bei Diabetikern). Ein für Patienten mit langdauernder Neutropenie typisches Krankheitsbild ist die *hepatosplenische Candidiasis* mit multiplen hepatischen und splenischen Abszessen.

Kryptokokkose (Cryptococcus neoformans). Die Kryptokokkose ist eine chronisch verlaufende Pilzinfektion, die vor allem das zentrale Nervensystem und die Lungen, seltener Haut oder Knochen befällt. Maligne Erkrankungen (Morbus Hodgkin, Thymom), immunsuppressive Behandlungen (Status nach Organtransplantation), aber auch die HIV-Infektion, die Sarkoidose und der Diabetes mellitus prädisponieren zur Kryptokokkose.

Außer dem direktmikroskopischen (Liquor) und kulturellen Nachweis steht ein sehr sensitiver serologischer Antigentest zur Verfügung. Die pulmonale Manifestation und die basale Meningitis erinnern differentialdiagnostisch an die Tuberkulose.

Aspergillose (Aspergillus fumigatus, Aspergillus flavus). Die Aspergillose ist wie die Candidiasis oder die Kryptokokkose eine Infektion auf vorgeschädigtem Gewebe. Der Befall des Respirationstraktes ist weitaus am häufigsten; seltenere Manifestationen sind der Gehörgang und das Auge. Die disseminierte Aspergillose hat eine schlechte Prognose. Das septikämische Bild wird vor allem durch den Nierenbefall (Hämaturie, Niereninsuffizienz) und den Befall des zentralen Nervensystems (Kopfschmerzen, Krämpfe, fokale neurologische Ausfälle) bestimmt. Daneben kommen auch Endokarditiden mit den typischen klinischen Befunden vor. Grundsätzlich können alle Organsysteme befallen werden; der Krankheitsverlauf der disseminierten Aspergillose ist jedoch im allgemeinen so kurz, daß sich nur die oben erwähnten Symptome klinisch manifestieren können.

Die Diagnostik beruht vor allem auf dem kulturellen oder bioptischen Pilznachweis. Die serologische Diagnostik ist unzuverlässig.

Mukormykose (verschiedene Phykomyzeten: Rhizopus, Absidia, Mucor). Phykomyzeten sind ubiquitäre saprophytäre Pilze, welche praktisch nur beim immunsupprimierten Patienten eine Mykose verursachen. Klinisch unterscheidet man eine zerebrale, pulmonale, gastrointestinale und disseminierte Form. Die zerebrale Form kommt vor allem bei Diabetikern vor. Sinusitis mit blutigem Nasensekret und Hirnnervenausfälle, welche vor allem die Augenfunktion beeinträchtigen, sind typisch. Maligne Lymphome und Leukosen prädisponieren zur pulmonalen und disseminierten Form. Der Lungenbefall imitiert das klinische Bild der Lungenembolie.

Da die kulturelle Untersuchung häufig nicht gelingt, ist der histologische Nachweis von großen, verzweigten, nicht septierten Hyphen neben den klinischen Befunden die einzige diagnostische Methode.

Pneumocystis-carinii-Infektion. Neuere phylogenetische Analysen weisen darauf hin, daß der früher bei den Protozoen klassifizierte Erreger zu den Pilzen gehört. Pneumocystis-carinii-Pneumonien sind praktisch ausschließlich bei immunsupprimierten Patienten zu beobachten und gehören zu den häufigsten opportunistischen Infektionen bei Patienten mit AIDS.

Beim *klinischen Vollbild* dominieren Fieber, trockener Husten, Dyspnoe und Tachypnoe und kontrastieren zu dem fehlenden auskultatorischen Befund. Ein radiologisch normales Lungenbild schließt eine Pneumocystis-carinii-Pneumonie nicht aus; bei schweren Erkrankungen findet sich typischerweise das Bild einer bilateralen interstitiellen Pneumonie (Abb. 4.**20**). In 70 % der Fälle läßt sich die Diagnose aus einem provozierten (3 % NaCl-Inhalationen) Sputum, in 30 % der Fälle erst nach einer bronchoalveolaren Lavage stellen.

Pneumozysten können durch fluoreszenzmarkierte monoklonale Antikörper oder molekulardiagnostische Methoden, etwas weniger sensitiv mittels Giemsa-, Toluidin- oder Methenaminsilber-Färbung nachgewiesen werden. Extrapulmonale Erkrankungen sind selten.

Mykosen in lokalisierten Endemiegebieten

In geographisch lokalisierten Endemiegebieten können immunkompetente und immunsupprimierte Personen an systemischen Pilzinfektionen erkranken. Solche Infektionen verlaufen bei Immunkompetenten häufig asymptomatisch.

Kokzidioidomykose (Coccidioides immitis)

Klinik. Die Infektion mit Coccidioides immitis erfolgt vorwiegend im Südwesten der USA, in Mexiko und Zentralamerika. Die Krankheit ist hochinfektiös; bei Menschen ohne HIV-Infektion verlaufen jedoch 95 % der Kokzidieninfektionen asymptomatisch und können nur mit Hilfe eines Hauttests erkannt werden. Weitere diagnostische Methoden sind der serologische Antikörpernachweis und die Kultur. Von allen Organen ist der Respirationstrakt am häufigsten befallen; in einem Drittel der Fälle wurde dabei ein *Erythema nodosum* beobachtet, was die sonst schon naheliegende Differentialdiagnose einer Tuberkulose weiter erschwert. Die disseminierte Form der Kokzidioidomykose ist sehr selten und tritt im Anschluß an einen katarrhalischen Infekt (primäre Lungen-Kokzidioidomykose) auf. Dabei können sämtliche Organsysteme, vor allem das Skelett (Osteolysen, Periostitis bis subkutane Abszesse und Granulome), Milz und Nieren (asymptomatisch) sowie Leptomeningen (Liquor) befallen werden.

Histoplasmose (Histoplasma capsulatum)

Klinik. Eine in Europa seltene, in Amerika häufigere Pilzerkrankung ist die Histoplasmose. Die primäre Infektion erfolgt aerogen im Bronchialbaum und verursacht eine klinisch häufig inapperzepte Bronchopneumonie mit regionärer Lymphadenitis. Vor allem bei Säuglingen, Erwachsenen jenseits des 50. Lebensjahrs (Männer überwiegend häufiger als Frauen) und immunsupprimierten Patienten (Morbus Hodgkin, akute und chronische lymphatische Leukämien, HIV-Infizierte) kann sich eine disseminierte Form mit Befall sämtlicher Organsysteme entwickeln. Klinisch dominiert der Befall der Lungen und der Organe des retikuloendothelialen Systems. In absteigender Reihenfolge sind Nieren, Oropharynx (Ulzera), Meningen, Endokard, Nebennieren, Gastrointestinaltrakt und die Haut betroffen.

Diagnostik. Anämie, Leukopenie oder Thrombozytopenie kommen in über der Hälfte der Fälle vor. Diagnostisch wegweisend bei der disseminierten Form sind Knochenmarkbiopsien; Kulturen aus Blut, Liquor, Sputum oder Biopsien wachsen nur sehr langsam. Zudem stehen serologische Antikörpertests zur Verfügung.

Reise- und Tropenkrankheiten

Bei Tropenrückkehrern mit Fieber sollen vorerst potentiell lebensbedrohliche Krankheiten ausgeschlossen werden. Differentialdiagnostisch sind neben spezifischen Tropenkrankheiten auch nicht tropische Leiden zu erwägen. Je nach besuchtem Endemiegebiet und durchgeführten prophylaktischen Maßnahme betrifft dies in erster Linie:

- Malaria,
- Typhus,
- hämorrhagische Fieber,
- Amöbenabszeß der Leber,
- Meningitis,
- Enzephalitis,
- Endokarditis,
- Diphtherie,
- Tetanus,
- Rabies und
- Intoxikationen (Gifttiere, Drogen).

Infektionen. Die meisten während einer Reise auftretenden Infektionskrankheiten werden durch ubiquitäre Mikroorganismen und nicht nur durch „tropische" Parasiten verursacht. Das Risiko einer Exposition mit durch Nahrungsmittel übertragenen Krankheiten (Hepatitis A, Salmonellosen, intestinale Protozoen) ist bei Besuch von tropischen Klimazonen erhöht. Ebenso sind Freizeitaktivitäten in den Tropen (Schwimmen, Wandern, Sexualkontakte) z.T. mit einem erhöhten Infektionsrisiko verbunden.

Andere Erkrankungen. Während oder kurz nach einer Reise auftretende Krankheiten müssen nicht zwingend mit der Reise assoziiert sein (z.B. akute Appendizitis), umfassen auch nichtinfektiöse Leiden (z.B. Lungenembolie nach langem Sitzen im Flugzeug) oder können durch prophylaktische Maßnahmen verursacht sein (z.B. unerwünschte Arzneimittelwirkung bei Malariaprophylaxe).

Malaria

Erreger und Malariaformen. Das Auftreten von Malariafällen in Mitteleuropa ist dem zunehmenden Reiseverkehr in tropische Gebiete zuzuschreiben (meistens fehlende oder ungenügende Prophylaxe). Selten erfolgt die Übertragung durch Bluttransfusionen und durch Spritzentausch.

- Die häufigste Malariaform ist durch Plasmodium falciparum (*Malaria tropica*) bedingt.
- Seltener sind *Malaria quartana* (Plasmodium malariae) und
- *Malaria tertiana* (Plasmodium vivax und Plasmodium ovale). Diese zeigen einen meist gutartigen Verlauf. Bei Plasmodium vivax und ovale muß allerdings, um Rezidive zu vermeiden, im Anschluß an eine gegen erythrozytäre Formen gerichtete Therapie eine Behandlung der latenten, extraerythrozytären Stadien in der Leber (Hypnozoiten) durchgeführt werden.

Fieberverlauf. Der charakteristische Fieberverlauf (3- oder 4tägiges Fieber) (Abb. **21a–c**) ist selten. Meistens ist der Fiebertypus unregelmäßig, kontinuierlich oder intermittierend.

Klinik. Nach einer Inkubationszeit von einer bis mehreren Wochen treten als erste klinische Manifestationen unspezifische Prodromalsymptome auf, danach folgen die mehrere Stunden dauernden Fieberanfälle. Heftigste Kopfschmerzen, Myalgien, gastrointestinale Beschwerden und Herpes labialis begleiten diese Attacken. Tropenrückkehrer mit Malaria präsentieren sich nicht selten initial mit einer fiebrigen „Reisediarrhö". Mit zunehmender Krankheitsdauer entwickelt sich eine Splenomegalie (weich!), die Leber ist meistens vergrößert. Differentialdiagnostisch ist an eine Grippe, Salmonellose (Typhus), Dengue-Fieber oder Hepatitis zu denken. Das Blutbild zeigt normale oder nur geringgradig gesteigerte Leukozytenwerte während der Anfälle, Leukopenie im fieberfreien Intervall sowie eine leichte Anämie, evtl. Thrombopenie.

Besonderheiten der Malaria tropica. Die *Malaria tropica* kann innerhalb von Tagen zum Tode führen. Die charakteristischen Fieberanfälle, abgelöst von einem symptomfreien Intervall, fehlen oft. Der Fieberverlauf ist remittierend oder intermittierend (Abb. 4.**21c**). Die rasche Vermehrung der intraerythrozytären Parasiten verursacht eine Stase der Erythrozyten und Hypoxie in den Kapillargebieten der inneren Organe, womit das Krankheitsbild durch den Ausfall des am meisten geschädigten Organs bestimmt wird. Bei den *zerebralen Formen* stehen Bewußtseinstrübungen bis Koma, Krämpfe, akuter exogener Reaktionstyp oder Hyperreflexie mit Pyramidenzeichen im Vordergrund. Außer einem erhöhten Druck und einer Eiweißvermehrung ist die Liquoruntersuchung wenig ergiebig. *Biliäre Formen* mit intravasaler Hämolyse und Hämoglobinurie (Schwarzwasserfieber), Cholestase, LDH- und Transaminasenerhöhungen sowie Urobilinkörpern im Urin, *renale Formen* mit Niereninsuffizienz und Oligurie, *kardiale Formen* mit EKG-Veränderungen, Rhythmusstörungen und Herzversagen und *gastrointestinale Formen* mit Durchfällen, evtl. Meläna, kommen ebenfalls vor.

Diagnostik. Zur Diagnose der Malaria sind Blutentnahmen in der febrilen Phase erforderlich. Man kann einen „*dicken Tropfen*" (Hämolysieren der Erythrozyten) oder einen gewöhnlichen Blutausstrich untersuchen. Die Färbung erfolgt nach der Methode von May-Grünwald-Giemsa. Die Plasmodien zeigen verschiedene Erschei-

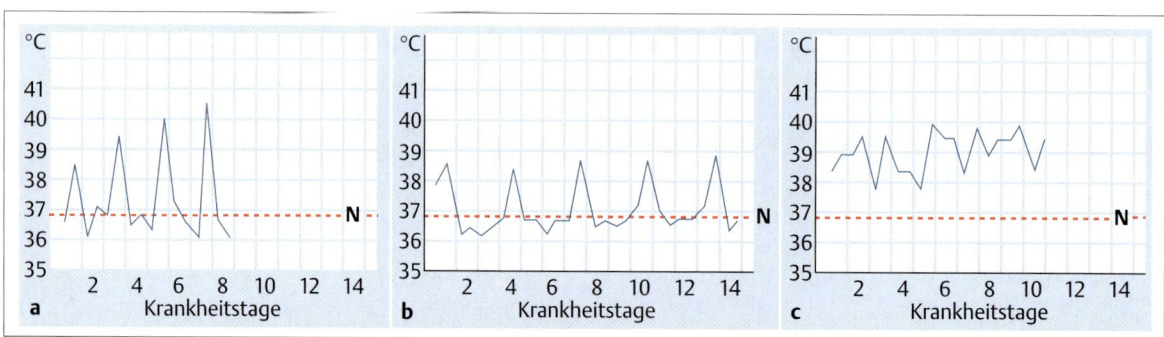

Abb. 4.**21a–c** Fieberverlauf bei: **a** Malaria tertiana, **b** Malaria quartana und **c** Malaria tropica.

Status febrilis mit multiplen Organmanifestationen

nungsformen gemäß ihrem *Entwicklungszyklus* im Menschen, der extraerythrozytär (in den Leberzellen) beginnt und sich dann intraerythrozytär fortsetzt (Abb. 4.22): Wachstum als Trophozoiten von Ringformen (Abb. 4.23a) zu amöboiden Formen, Vermehrung als Schizonten bis zur Gänseblümchenform (Abb. 4.23b), Ausschwärmen als Merozoiten nach Platzen der Blutzelle und Befall neuer Erythrozyten. Vereinzelte Schizonten verwandeln sich in geschlechtliche Formen (Mikro- und Makrogametozyten) (Abb. 4.23c).

Leishmaniose (Leishmania donovani)

Kutane Form. Die kutanen Formen der Leishmaniose führen nicht zu einer Dissemination der Erreger.

Klinik der viszeralen Form. Die viszerale Leishmaniose (Kala-Azar) ist eine in den Mittelmeerländern, Afrika, Indien und Bangladesch, seltener in Südamerika endemische Infektionskrankheit, die durch den Stich einer Phlebotomenart übertragen wird. Die Inkubationszeit variiert zwischen Monaten und Jahren. Die klinischen Manifestationen sind durch die besondere Affinität zum retikuloendothelialen System geprägt: Hepatosplenomegalie, Lymphknotenvergrößerungen, Leukopenie bis Panzytopenie. Der Fieberverlauf ist intermittierend.

Diagnostik. Der Erregernachweis erfolgt aus dem Knochenmark (Giemsa-Färbung, Kultur), dem Milz- oder Lymphknotenpunktat. Zudem stehen serologische Methoden zum Antikörpernachweis zur Verfügung. Die Ursache der erhöhten IgG im Serum ist unbekannt. In Endemiegebieten bzw. bei entsprechender Reiseanamnese ist bei HIV-Infizierten mit einem unklaren Status febrilis unbedingt an eine viszerale Leishmaniose zu denken. Knochenmarkkulturen sind dabei entscheidend, da die Serologie bei HIV-Infizierten eine Sensitivität von weniger als 50 % aufweist.

Bilharziose

Übertragung. Die *Schistosomiasis* (Bilharziose) ist eine Wurmerkrankung (Trematoden). Die notwendigen Zwischenwirte (Schnecken) kommen nur in den warmen Gewässern der Tropen und Subtropen vor. Diese Schnecken nehmen die Mirazidien auf und geben nach einem Vermehrungszyklus Wurmlarven (Zerkarien) ab. Diese penetrieren im Wasser die gesunde Menschenhaut und gelangen via Lunge in die Leber, wo sie zu erwachsenen Würmern heranreifen (Länge 1–2 cm). Von dort begeben sie sich in bestimmte Venengebiete, wo sie, ohne sich weiter zu vermehren, bis zu 30 Jahren überleben können. Jedes Wurmweibchen kann aber täglich Hunderte von Eiern abgeben, die eine eosinophile granulomatöse Entzündung hervorrufen, welche durch fibröse Narbenbildung zu den typischen chronischen Organschäden führt.

Klinik. *Schistosoma mansoni* und *Schistosoma japonicum* residieren vornehmlich in den Mesenterialvenen, *Schistosoma haematobium* in den Harnblasenvenen. Dementsprechend verursachen die beiden ersten neben

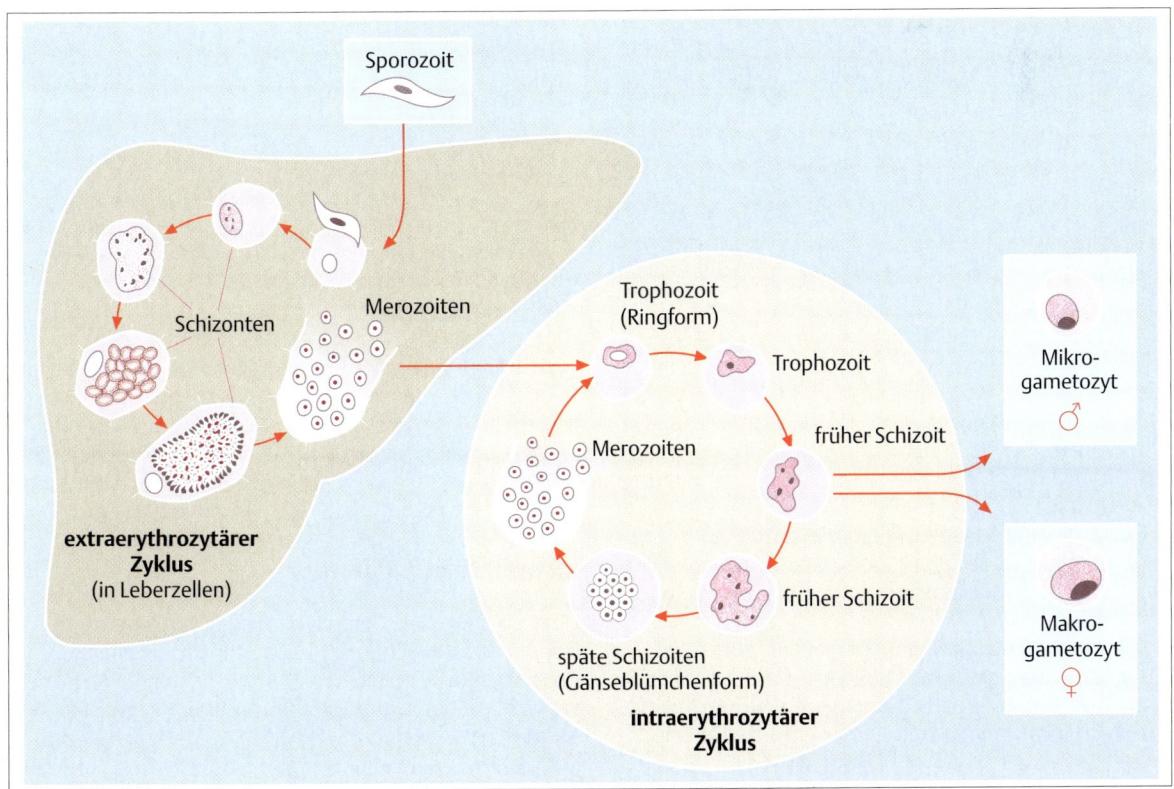

Abb. 4.22 Vermehrungszyklen der Malariaplasmodien im Menschen.

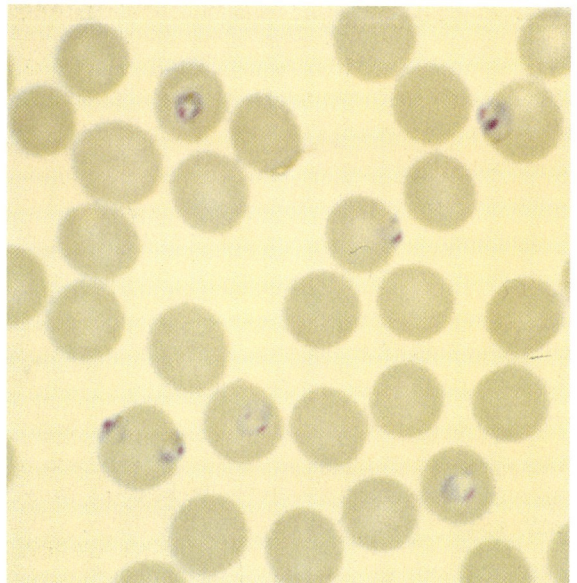
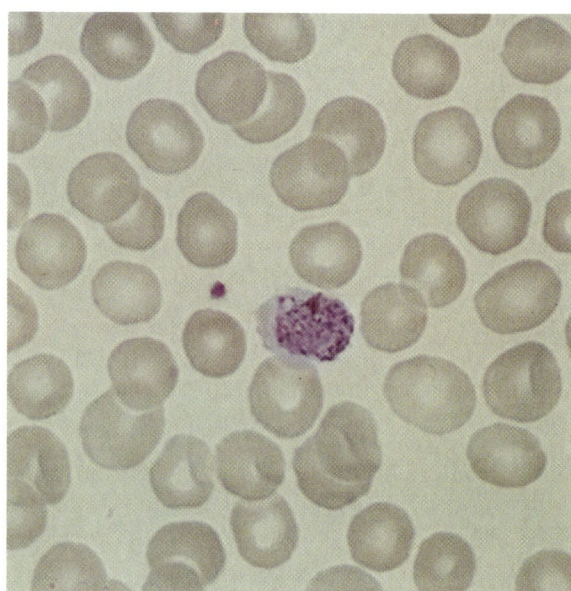
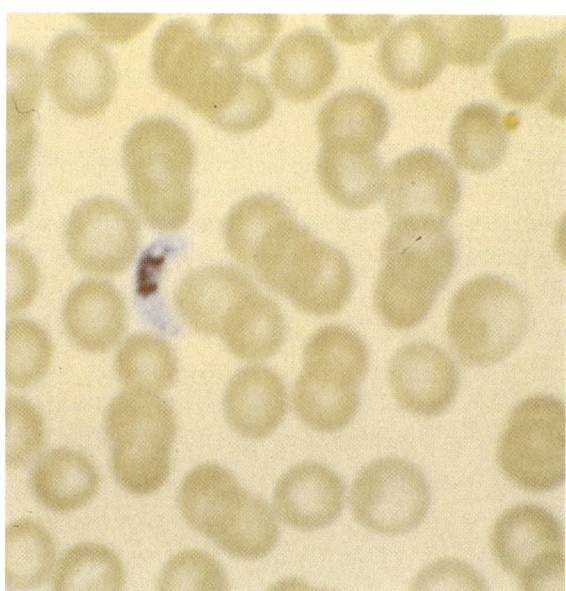

Abb. 4.**23a–c** Malaria (Blutausstriche): **a** Erythrozyten mit Trophozoiten (Ringformen); **b** Erythrozyt mit Schizont (Plasmodium vivax); **c** Gametozyt (Plasmodium falciparum).

der Hepatopathie vor allem gastrointestinale Beschwerden. Die resultierende Stauung im Pfortaderkreislauf führt zu Splenomegalie und Ösophagusvarizen. Die Eier können aber auch hämatogen in Lunge, Herz und Hirn gelangen und dort die beschriebenen Granulome verursachen.

Das akute, der Serumkrankheit ähnelnde *Katayama-Fieber* entsteht in der Phase der ersten Eiablage (Allergene!), die beim Schistosoma japonicum am zahlreichsten erfolgt.

Schistosoma haematobium ist gemäß seiner Lokalisation charakterisiert durch Dysurie und terminale Hämaturie. Stenosierende Granulome können zu beidseitigen Hydroureteren mit Hydronephrose führen.

Diagnostik. Eine Bluteosinophilie ist vor allem bei den Frühformen der Bilharziose zu erwarten. Die Diagnose wird durch den Nachweis von Eiern im Stuhl oder im Urin gestellt, die auch bereits die Speziesunterteilung erlauben. Gelegentlich ist eine Rektumschleimhautbiopsie notwendig. Serologische Untersuchungen sind oft falsch-positiv oder falsch-negativ und lassen keine Aussage über die Aktivität der Krankheit zu.

Lymphatische Filariose

Übertragung. Die *lymphatische* Filariose wird durch Nematoden (Wuchereria bancrofti, Brugia malayi und Brugia timori) verursacht. Adulte weibliche Würmer, welche sich in Lymphgefäßen aufhalten, produzieren Mikrofilarien, welche 6–12 Monate nach Infektion im peripheren Blut erscheinen und dort zirkulieren. Das Erregerreservoir für alle Filarienarten ist der Mensch, für B. malayi zusätzlich Kleinsäuger und nichthumane Primaten. Die Übertragung von infektiösen Larven erfolgt durch verschiedene Mückenarten (Culex, Anopheles, Aedes). W. bancrofti ist praktisch in allen tropischen Klimazonen Lateinamerikas, Afrikas und Asiens endemisch. Die beiden anderen Filarienarten kommen in lokalisierten Gebieten Asiens vor.

Diagnostik. Die Diagnose erfolgt aufgrund des klinischen Verdachts und einer häufigen Eosinophilie durch den Nachweis von Mikrofilarien, die je nach Filarienart tagsüber oder nachts im peripheren Blut nachweisbar sind. Zudem stehen serologische Methoden zur Verfügung.

Klinik. Das Spektrum der *klinischen Manifestationen* ist äußerst *variabel* und schließt die folgenden Situationen ein:

- Asymptomatisch und parasitologisch negativ nach Exposition mit Erreger,
- asymptomatisch bei Mikrofilarämie,
- akutes, rezidivierendes *Fieber, Lymphadenitis und Lymphangitis*, mit oder ohne Mikrofilarämie,
- chronische Erkrankung mit Zeichen der *chronisch obstruierenden Lymphangitis* (Hydrozele, Chylurie, Elephantiasis der Extremitäten, Mammae oder Genitalien), i. d. R. mit einer wenig ausgeprägten oder nicht feststellbaren Mikrofilarämie,
- *tropische pulmonale Eosinophilie* mit anfallsweiser, nächtlicher asthmatischer Atemnot und chronischer interstitieller Pneumopathie, ohne Mikrofilarämie.

Gewebs-Filariosen

Bei der in Regenwaldgebieten Afrikas vorkommenden *Loa-Loa*-Infektion stehen klinisch ödematöse Hautschwellungen, juckende Hautknötchen und Augenentzündungen im Vordergrund.

Die *Onchozerkose*, welche im tropischen Afrika, südlichen arabischen Ländern und einigen Ländern Mittel- und Südamerikas vorkommt, verursacht je nach Immunstatus Hautknoten (Onchozerkom), pruriginöse Hautveränderungen oder eine sklerosierende Keratitis, Chorioretinitis und Neuritis des Sehnerven.

Dengue-Fieber

Das Dengue-Virus, das v. a. in städtischen Gebieten der Tropen durch Aedes-Mücken übertragen wird, breitet sich rasch aus und ist inzwischen praktisch in allen tropischen Ländern endemisch. Es verursacht eine akute febrile Erkrankung, die meist 3–5 Tage dauert und z. T. biphasisch verläuft. Begleitende Symptome sind starke Kopfschmerzen, Myalgien, Arthralgien, retroorbitale Schmerzen, gastrointestinale Beschwerden und manchmal ein generalisiertes makulopapulöses Exanthem, das gegen Ende der Fieberphase auftritt. Geringgradige petechiale Blutungen der Haut, Epistaxis oder Zahnfleischbluten sind häufig. Gewöhnlich sind eine Lymphadenopathie und Leukopenie festzustellen. Schwere Thrombozytopenien und erhöhte Transaminasen sind selten.

Die Diagnose erfolgt serologisch.

Beim in den letzten Jahren häufiger beobachteten lebensbedrohlichen *hämorrhagischen Dengue-Fieber* oder *Dengue-Schock-Syndrom* kommt es zu Störungen der vaskulären Permeabilität, Hypovolämie und Gerinnungsstörungen.

Gelbfieber

Das im tropischen Afrika und Lateinamerika vorkommende Gelbfieber ist eine akute febrile virale Erkrankung, die sich klinisch mit unterschiedlichem Schweregrad manifestiert. Typische Begleitsymptome sind Kopfschmerzen, Rückenschmerzen, Myalgien, Nausea und Erbrechen. Der Ikterus ist initial leichter Natur und wird mit zunehmender Krankheitsdauer ausgeprägter. Die meisten Erkrankten erholen sich nach dieser Phase. Bei wenigen Patienten kommt es nach einer kurzzeitigen und vorübergehenden Remission zu einem hämorrhagischen Fieber mit Blutungskomplikationen, Leber- und Nierenversagen.

Die Diagnose erfolgt durch die Virusisolation, den Antigennachweis im Blut oder den serologischen Antikörpernachweis.

Andere Tropenkrankheiten

Weitere Tropenkrankheiten werden aufgrund der Reiseanamnese erwogen.

- Die *Melioidose* (Burkholderia pseudomallei) ist v. a. in Südostasien endemisch und kann sich als Sepsis oder nekrotisierende Pneumonie manifestieren.
- Die *afrikanische Trypanosomose (Schlafkrankheit)* beginnt mit unspezifischen Allgemeinsymptomen und einer Lymphadenopathie. Später entwickeln sich meningoenzephalitische Beschwerden.
- Die akute Infektion verläuft bei der *südamerikanischen Trypanosomose (Chagas-Krankheit)* meist asymptomatisch. Seltenerweise treten, v. a. bei Kindern, Fieber, Ödeme, eine Lymphadenopathie, Hepatosplenomegalie und eine Myokarditis auf. Nach einer Latenz von bis zu 20 Jahren werden die Folgen einer chronischen Gewebs- und Ganglienzellschädigung manifest (Kardiomyopathie, Megakolon, neurologische Störungen).
- Bei Reiserückkehrern sind zudem oftmals *sexuell übertragbare Krankheiten* inklusive die akute *HIV-Infektion* differentialdiagnostisch zu erwägen.

4.5 Status febrilis bei immunologisch bedingten Krankheiten

Das Immunsystem des Menschen besitzt die Fähigkeit, körpereigene von körperfremden Strukturen (Antigenen) zu unterscheiden und mit der Bildung von spezifischen Antikörpern („humorale Immunantwort") und sensibilisierten Lymphozyten („zelluläre Immunantwort") zu reagieren. Vor allem bei bakteriellen Infektionen kann die Immunantwort massiv verstärkt werden durch die Aktivierung des Komplementsystems und Überstimulation der Makrophagen, welche Zytokine wie Interleukin-1 und -6 sowie Tumor-Nekrose-Faktor-α bilden. Als Antigene können nicht nur Bakterien und deren Toxine, Viren und Medikamente vom Immunsystem erkannt werden, sondern auch körpereigene Moleküle, Autoantigene genannt, wie z. B. DNS, Ribonukleoproteine, Thyreoglobulin etc. In der Entwicklung eliminiert das Immunsystem gegen „Selbst" gerichtete Lymphozytenklone, fördert die Bildung von gegen „Fremd" gerichtete Klone und unterdrückt im Erwachsenenalter gebildete autoreaktive Klone (Anergie). Ein Zusammenbruch der Toleranz gegen Autoantigene kann zur Entwicklung von Autoimmunkrankheiten führen. Autoantikörper können relativ oft nachgewiesen werden, führen aber nicht obligat zu eigentlichen Autoimmunerkrankungen.

So können nach Untergang körpereigener Strukturen, wie z. B. nach Myokardinfarkt oder nach Herzoperation, oft – vorübergehend – Antikörper gegen das zerstörte Gewebe nachgewiesen werden. Selten aber treten auch Krankheitserscheinungen im Sinne des Dressler-Syndroms bzw. des Postkardiotomiesyndroms mit Fieber, beschleunigter Blutsenkungsreaktion und Polyserositis auf.

Autoimmunerkrankungen

Wir unterscheiden

➤ *systemische* Autoimmunerkrankungen, die in der Regel durch zirkulierende unspezifische Autoantigene hervorgerufen werden, von

➤ *organspezifischen* Autoimmunerkrankungen, bei denen sich der gewebeschädigende Prozeß auf ein Organ oder nur wenige Organe beschränkt. Zwischen diesen zwei Gruppen kann jedoch nicht immer scharf unterschieden werden, da gelegentlich ein fließender Übergang besteht.

Lokalisierte oder organspezifische Autoimmunerkrankungen

In die Gruppe der *organspezifischen* Autoimmunerkrankungen fallen Krankheiten, bei denen Lymphozyten und Antikörper nachgewiesen werden, die gegen ein Organ gerichtet sind. Die bekanntesten organspezifischen Antikörper sind gegen Schilddrüse, Nebenniere, Magen und Pankreas gerichtet. Während oft Kombinationen von organspezifischen Autoimmunerkrankungen anzutreffen sind, z. B. Hashimoto-Thyreoiditis und Immunadrenalitis, treten organspezifische und nicht-organspezifische Autoimmunerkrankungen sehr selten miteinander auf. Ein Beispiel einer solchen Überschneidung ist der systemische Lupus erythematodes, der mit Antikörpern gegen Erythrozyten und Immunhämolyse einhergehen kann.

Generalisierte Autoimmunerkrankungen, Vaskulitiden, Kollagenosen

Beispiele *generalisierter* Autoimmunerkrankungen beim Menschen sind Vaskulitiden und ihnen nahestehende Krankheiten, die auch unter der Bezeichnung Kollagenosen zusammengefaßt werden (Tab. 4.16). Die Bezeichnung *Kollagenose* wird heute vorwiegend für Krankheitsbilder gebraucht, bei denen einerseits eine entzündliche, zum Teil die Gefäße miteinbeziehende Komponente vorliegt, und andererseits das Bindegewebe alteriert ist. Beispiele dazu sind die Sklerodermie, die „Mixed connective tissue disease" (Sharp-Syndrom), die Dermatomyositis und systemischer Lupus erythematodes. Vaskulitiden und Kollagenosen gehen oft mit Immunkomplexen einher und manifestieren sich klinisch als Systemleiden mit Multiorganbefall.

Klinik. *Klinisch* sind diese Immunkomplexkrankheiten als Ausdruck einer Vaskulitis durch einen gleichzeitigen Befall mehrerer Organe gekennzeichnet. Arthritis, Hautveränderungen, Glomerulonephritis, Perikarditis, Pleuritis und Polyneuropathien können einer systemischen Vaskulitis zugrunde liegen. Differentialdiagnostisch sind nebst Infektionskrankheiten (Sepsis, Endokarditis, Borreliose) vor allem Cholesterinembolien auszuschließen (so nach Gefäßeingriffen inkl. Katheteruntersuchungen) sowie das Vorhofmyxom und Malignome.

Diagnostik. *Labormäßig* gehen diese Erkrankungen meist mit einer mäßig erhöhten Blutsenkungsreaktion, einer Anämie, Thrombozytose bzw. erhöhtem C-reaktivem Protein einher. Immunserologisch finden sich oft Antikörper gegen Zellkerne, native DNS und Ribonukleoproteine (SS-A und SS-B) sowie Anti-Neutrophilen-Cytoplasma-Antikörper (ANCA). Diese Antikörper richten sich gegen Antigene in den Granula der Neutro-

Status febrilis bei immunologisch bedingten Krankheiten

Tabelle 4.16 Einteilung der Vaskulitiden

Befall großer Gefäße	Befall mittelgroßer Gefäße	Befall kleiner Gefäße

• Arteriitis temporalis (Riesenzellarteriitis)
• Takayasu-Arteriitis
• inflammatorisches Aortenaneurysma (evtl. assoziiert mit retroperitonealer Fibrose)
	• klassische Panarteriitis nodosa
	• Morbus Bürger
	• Kawasaki-Krankheit
	• primäre Angiitis des Zentralnervensystems
		• ANCA-assoziierte Vaskulitiden
		  – Wegener-Granulomatose
		  – mikroskopische Polyangiitis
		  – Churg-Strauss-Syndrom
		• Immunkomplex-induzierte Vaskulitiden
		  – Hypersensitivitätsangiitis bei Medikamenten, Malignomen, Infektionskrankheiten
		  – Serumkrankheit
		  – systemischer Lupus erythematodes
		  – Schönlein-Henoch-Krankheit
		  – Purpura-Arthralgie-Nephritis-Syndrom bei chronischer Hepatitis C
		  – Goodpasture-Syndrom
		  – Behçet-Syndrom
		  – hypokomplementäre Urtikariavaskulitis
		  – Schnitzler-Syndrom
		• Kollagenosen
		  – Sklerodermie
		  – Mischkollagenosen
		  – Sjögren-Syndrom
		  – Dermatomyositis

philen, wobei C-ANCA die Protease und P-ANCA die Myeloperoxidase erkennen. Zudem sind häufig Rheumafaktoren und Kryoglobuline nachweisbar und die Immunglobuline quantitativ vermehrt.

Klassifikation. Die Vaskulitiden lassen sich verschieden einteilen. Als *infektiöse Angiitis* werden Vaskulitiden, die im Rahmen einer akuten Infektionskrankheit auftreten, bezeichnet, z. B. bei Infektion mit Spirochäten (Lues, Lyme), Rickettsien oder pyogenen Bakterien. Die *nichtinfektiösen Vaskulitiden* können nach dem Typ des befallenen Gefäßes (groß, mittelgroß und klein) und dem histologischen Bild (Granulome, Nekrosen, Riesenzellen, Eosinophile) eingeteilt werden (Tab. 4.16).

Befall großer Gefäße

Riesenzellarteriitis (Arteriitis temporalis Horton, Polymyalgia rheumatica)

Definition und Histologie. Die *Arteriitis temporalis (cranialis) Horton* ist eine entzündliche, nekrotisierende und granulomatöse Panangiitis, die bevorzugt die Temporalarterien, die Aa. ophthalmicae und die Retinagefäße betrifft, aber auch an Aorta, Karotiden, Subklavia, Vertebralarterien, Koronargefäßen und weiteren Arterien auftreten kann.

Histologisch findet man eine Panarteriitis mit herdförmigen Nekrosen, lymphozytären Infiltraten und Riesenzellen in der Nähe der Lamina elastica interna, weshalb man heute im Hinblick auf die unterschiedliche Lokalisation besser von *Riesenzellarteriitis* spricht. Fortgeschrittene Fälle zeigen sekundäre Thrombosierung und Gefäßverschlüsse.

Die Arteriitis temporalis ist nicht eindeutig von der *Polymyalgia rheumatica* (Polymyalgia arteriitica) abzugrenzen, da beide Erkrankungen einen engen Zusammenhang zeigen und wahrscheinlich verschiedene Manifestationen derselben Grundkrankheit, der *Riesenzellarteriitis*, darstellen. Der Übergang dieser beiden Krankheiten kann fließend sein. Sowohl bei der Arteriitis temporalis als auch bei der Polymyalgia rheumatica finden sich in etwa der Hälfte der Fälle Symptome der anderen Manifestationsform. Aus diesem Grunde werden diese beiden Krankheitsbilder im folgenden zusammen besprochen.

Beide Krankheitsbilder sind relativ selten, werden jedoch oft verkannt. Sie kommen meist im höheren Lebensalter vor (über 50 Jahre). Frauen scheinen häufiger betroffen zu sein als Männer.

Klinik. Bei der *Arteriitis temporalis* findet man charakteristischerweise uni- oder bilaterale Kopfschmerzen in der Temporalgegend und eine Claudicatio der Kiefermuskulatur (oft beidseitig). Die Temporalarterien werden bei der Untersuchung verdickt, derb, stark druckdolent und evtl. ohne Pulsation vorgefunden (Abb. 4.24).

Bei der *Polymyalgia rheumatica* stellen zum Teil heftige Schmerzen im Nacken, in den Schultern, im Rücken und seltener im Beckengürtel das Leitsymptom dar. Die Schmerzen treten bei Bewegung und in der Nacht verstärkt auf, und es besteht eine ausgeprägte Morgensteifigkeit. Bei der Untersuchung fehlen Muskelatrophie sowie Lokalbefunde. In einzelnen Fällen können Muskelschwäche oder Gelenkschwellungen beobachtet werden.

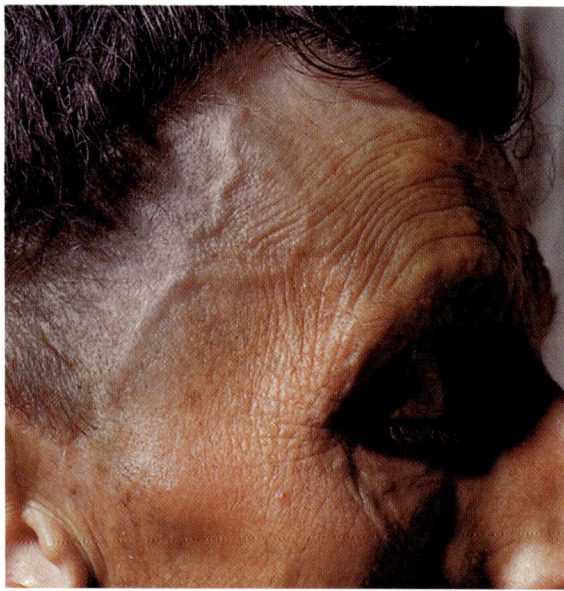

Abb. 4.24 Vorspringende A. temporalis bei Arteriitis temporalis Horton.

Tabelle 4.17 Symptomatologie von Arteriitis temporalis und Polymyalgia rheumatica

	Arteriitis temporalis	Polymyalgia rheumatica
schlechter Allgemeinzustand	(+)	+
Gewichtsverlust	(+)	+
Inappetenz	+	+
Müdigkeit	+	+
Depression	(+)	(+)
Kopfschmerzen	+	(+)
Kieferklaudikation	+	(+)
Nackenschmerzen	(+)	+
Schulterschmerzen	(+)	+
Rückenschmerzen	(+)	+
Fieber	+	(+)
Sehstörungen	+	(+)
Gelenkschwellung	(+)	(+)
Muskelschwäche	(+)	(+)

+ häufig vorhanden
(+) kann vorhanden sein

Tabelle 4.18 Laborbefunde bei Arteriitis temporalis und Polymyalgia rheumatica

- Deutlich erhöhte Blutsenkungsreaktion (meist über 50 mm in der ersten Stunde)
- Hypochrome Anämie mit Hyposiderämie
- Leukozytose mit Linksverschiebung
- Dysproteinämie mit Erhöhung der α_2- und evtl. der γ-Globuline

Komplikationen. Die *Komplikationen* der Arteriitis temporalis basieren auf der vaskulären Beteiligung. So wird vorerst häufig ein okulärer Befund beobachtet (retrobulbäre Neuritis, ischämische Optikusatrophie), was zu einer irreversiblen Erblindung führen kann. Daneben sind auch zerebrale (apoplektischer Insult) und selten koronare (Herzinfarkt) oder andere Durchblutungsstörungen infolge der Panarteriitis möglich.

Eine Gegenüberstellung der Symptome von Arteriitis temporalis und Polymyalgia rheumatica findet sich in Tab. 4.17.

Diagnostik. Die *Laborbefunde* sind bei beiden Erscheinungsformen dieselben und sind aus Tab. 4.18 ersichtlich. Erwähnenswert ist, daß Muskelenzyme und Rheumafaktoren unauffällig sind.

Die *Diagnose* kann durch eine Probeexzision aus einer Temporalarterie erhärtet werden, wobei die Histologie auch ohne charakteristische lokale Beschwerden positiv sein kann. Wichtig ist, daß das exzidierte Gefäßstück repräsentativ, d. h. 4–6 cm lang, ist und in Stufenschritten alle 3–5 mm untersucht wird. Bei der Polymyalgia rheumatica ist die Biopsie aus der A. temporalis in etwa einem Drittel der Fälle positiv.

Das Elektromyogramm kann neben den für Entzündungen typischen Veränderungen eine Verkürzung der mittleren Potentialdauer zeigen. Die Muskelbiopsie hingegen ergibt bei beiden Erkrankungen keine charakteristischen Befunde.

Differentialdiagnose. Die *Differentialdiagnose* umfaßt Krankheitsbilder wie Periarteriitis nodosa, Thrombangiitis Winiwarter-Buerger, Dermatomyositis, Malignome mit paraneoplastischem Syndrom, chronische Polyarthritis und Sepsis.

Befall mittelgroßer Gefäße

Periarteriitis nodosa (Panarteriitis oder Polyarteriitis nodosa)

Definition und Histologie. Die Periarteriitis nodosa ist eine nekrotisierende Vaskulitis der kleinen und mittelgroßen Arterien. Da manchmal die nodulären, entzündlichen Infiltrate entlang der Gefäße unter der Haut tastbar sind, wurde von den Erstbeschreibern (Kußmaul und Maier) die Bezeichnung Periarteriitis nodosa gewählt. Da knötchenförmige Infiltrate bei weitem nicht immer vorkommen und alle Schichten der Arterienwand befallen werden, werden heute vermehrt die Begriffe Panarteriitis oder Polyarteriitis nodosa verwendet. Dieses ätiologisch unklare, zum Teil mit Medikamenten und Viren (Hepatitis-B-Virus, HIV, HTLV-1) oder Malignomen in Zusammenhang gebrachte Leiden (sog. sekundäre Periarteriitis nodosa) befällt bevorzugt Männer (2- bis 3mal häufiger als Frauen). Sind es nur die kleinen Gefäße, die entzündlich verändert sind, spricht man von der mikroskopischen Polyangiitis.

Treten Symptome von seiten mehrerer Organe gekoppelt mit flüchtigen, rezidivierenden *Arthralgien*, subfebrilen bis septischen *Temperaturen, Gewichtsabnahme* und deutlich *beschleunigter Blutsenkungsgeschwindigkeit* auf, muß das Vorliegen dieses Krankheitsbildes in Erwägung gezogen werden.

Anamnese. *Anamnestisch* werden gehäuft allergische Erscheinungen (Asthma, Urtikaria, Medikamentenallergie), die Einnahme von Sulfonamiden, Antibiotika und die Behandlung mit Vakzinen angegeben. Das Hepatitis-B-Virus gilt unter anderen Viren als eine der möglichen Ursachen der Periarteriitis nodosa. Bei 40% der Patienten mit Panarteriitis können nämlich HBs-Antigene (20%) und/oder Anti-HBs-Antikörper respektive Anti-HBc-Antikörper im Serum sowie Immunkomplexe mit HBs-Antigen in den befallenen Arterien und Arteriolen nachgewiesen werden. Diese Immunkomplexe scheinen den Entzündungsvorgang auszulösen.

Klinik. Je nach Organbefall dominieren folgende Symptome:

- Sind die *abdominellen Gefäße* betroffen, stehen objektiv heftige Krämpfe im Abdomen im Vordergrund, die von Erbrechen und blutigen Durchfällen (Ulzerationen durch arterielle Gefäßveränderungen der Darmwand) begleitet sein und ein akutes Abdomen vortäuschen können. Beim Auftreten eines Ileus muß ursächlich an Mesenterialinfarkte gedacht werden.
- Eine *Splenomegalie* ist in etwa 10% der Fälle nachweisbar, ein *Leberbefall* an einer Transaminasenerhöhung erkennbar.
- Angina pectoris, Rhythmusstörungen und Herzinsuffizienz sind Folge einer entzündlichen *Mitbeteiligung der Koronararterien* (Koronarsklerose gefördert durch Hypertonie und Kortikosteroidtherapie). Eine Endokarditis, wie sie beim rheumatischen Fieber oder systemischen Lupus erythematodes beobachtet werden kann, trifft man bei der Periarteriitis nodosa nicht an.
- Der pathologische Urinsedimentsbefund (Hämaturie, Proteinurie, hyaline und granulierte Zylinder) ist erstes Zeichen einer *renalen Mitbeteiligung*, die von einer Hypertonie oder progredienten Azotämie gefolgt sein kann. Hingegen wird ein nephrotisches Syndrom im Gegensatz zum SLE äußerst selten beobachtet. Die Nieren sind bei 70–90% der Patienten mitbetroffen. 30% der Patienten zeigen eine lokal und segmental proliferative Glomerulonephritis. Diese ist obligat bei einer Sonderform der Periarteriitis, der sog. mikroskopischen Form, die nur die kleinen Gefäße befällt und mit Purpura, Arthralgien, Myalgien, Nierenbeteiligung und nicht selten mit Lungenhämorrhagien einhergeht. Dabei ergeben sich oft Schwierigkeiten in der Abgrenzung auch zu Vaskulitiden der kleinen Gefäße (vgl. Tab. 4.**20**).
- *Polyneuritische* und *polymyositische Beschwerden* (Differentialdiagnose: Trichinose, Polymyositis, primäre Muskelatrophie) können führende Symptome sein. In der Regel ist die durch entzündliche Veränderungen der Vasa nervorum bedingte Polyneuritis auf die unteren Extremitäten beschränkt.
- Apoplektische Insulte, epileptiforme Anfälle, das Hinzutreten von zentralen herdförmigen Ausfällen oder ein Meningismus können als Zeichen der *zerebralen Manifestation* des Leidens gewertet werden.
- Bei der klassischen Form der Periarteriitis nodosa ist eine Lungenbeteiligung im Gegensatz zum Morbus Wegener und Churg-Strauss-Syndrom selten. Bei der Periarteriitis deuten kleinherdige weiche Verschattungen im Thoraxröntgenbild auf einen Mitbefall der *Lungengefäße* hin (Abb. 4.**25**) und können z. B. als bronchopneumonische Veränderungen fehlgedeutet werden. Bei Verschluß größerer Äste kann es zum Auftreten von Lungeninfarkten mit Hämoptoe kommen. Die für einen systemischen Lupus erythematodes typische Polyserositis wird hingegen bei der Periarteriitis nodosa vermißt.
- Neben einem Fundus hypertonicus kann am *Auge* eine Arteriitis der Chorioidea- und Retinagefäße nachweisbar sein und in seltenen Fällen zu Sehstörungen führen.
- Nach *Hautveränderungen* muß immer wieder gezielt gesucht werden, falls man das Vorliegen einer Periarteriitis nodosa vermutet. Kutane und subkutane

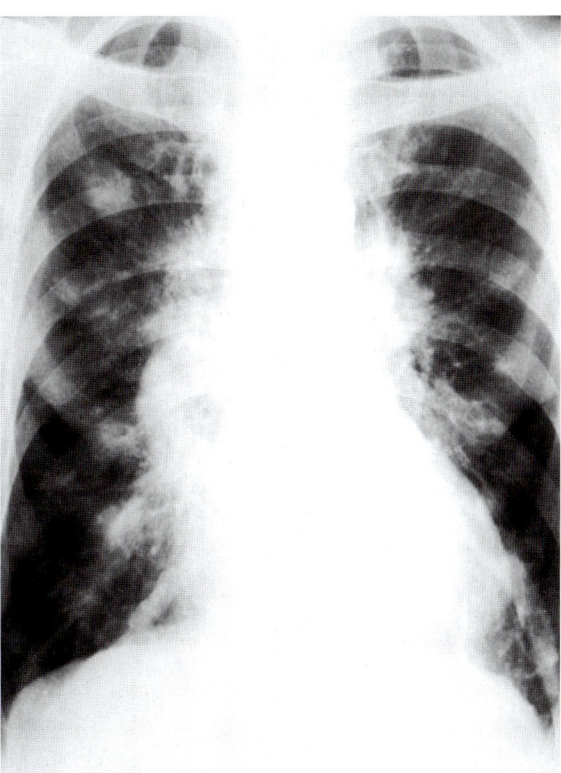

Abb. 4.**25** Lungenveränderungen bei Periarteriitis nodosa als Folge multipler Infarkte. 53jähriger Mann.

Knötchen an Brust-, Rücken-, Bauchhaut und Extremitäten sind allerdings selten. Unspezifische Hautveränderungen (Urtikaria, vaskuläre Purpura) werden wesentlich häufiger gesehen. Gelegentlich kommt wie bei der Sklerodermie ein Raynaud-Syndrom oder eine Livedo racemosa vor. Ein Teil der Patienten bemerkt Schmerzen oder Druckgefühl in den Hoden, was histologisch auf eine Vaskulitis zurückzuführen ist und, wenn vorhanden, von großer diagnostischer Spezifität ist.

Diagnostik. In der Diagnostik (vgl. Tab. 4.19) geht die klassische Form der Periarteriitis selten mit einer ANCA einher. Die Bestätigung der *Diagnose* erfolgt durch gezielte Muskel- und Hautbiopsie zum Nachweis der fibrinoiden, nekrotisierenden Vaskulitis. Angiographische Untersuchungen (z. B. der Nieren) zum Nachweis von Aneurysmen oder ischämischen Nekrosen sind ebenso wie Leber- und Nierenbiopsie oder Elektromyographie als diagnostische Hilfsmaßnahmen zu werten.

Verlauf. In der Spätphase der Erkrankung stehen ischämisch bedingte Symptome vor allem an Herz, Hirn und Niere im Vordergrund, wobei die als Ausdruck des entzündlichen Geschehens in der Akutphase zu registrierenden Allgemeinsymptome vermißt werden und die Gefäße histologisch eine Intimaproliferation ohne eine entzündliche Komponente erkennen lassen.

Tabelle 4.19 Laborbefunde bei Periarteriitis nodosa

Blutsenkungsbeschleunigung
Leukozytose mit seltener Eosinophilie
normochrome Anämie
Thrombozytose
Hypergammaglobulinämie
Transaminasenerhöhung bei Leberbefall
pathologisches Urinsediment (Hämaturie, Proteinurie, Zylindrurie)
evtl. Azotämie infolge Nierenmitbeteiligung
CPK-Erhöhung bei Polymyositis
Rheumafaktoren in ca. 20 % der Fälle
Immunkomplex, evtl. Hypokomplementämie
Anti-Neutrophile-Cytoplasma-Antikörper (ANCA)

Befall kleiner Gefäße

Wegener-Granulomatose

Die Wegener-Granulomatose ist durch eine nekrotisierende Vaskulitis und granulomatöse Entzündung charakterisiert. Sie betrifft in erster Linie den oberen und unteren Respirationstrakt und die Nieren. Wenn die Krankheit nur auf den Respirationstrakt beschränkt ist, spricht man auch von einer lokalisierten Wegener-Granulomatose. Im Gegensatz zum Vollbild des Morbus Wegener werden dann die ANCA selten positiv nachweisbar. Das Krankheitsbild ist ausführlich im Kapitel 20 abgehandelt.

Allergische Granulomatose (Churg-Strauß)

Klinik. Die allergische Granulomatose von Churg-Strauß zeigt eine ausgesprochene Eosinophilie, eosinophile Lungeninfiltrate, perivaskuläre Granulome und die klinische Verbindung mit einem Bronchialasthma. Dazu gesellen sich oft eine Rhinitis und/oder Sinusitis bei zum Teil über Jahre vorbestehender Atopieanamnese. Im Unterschied zur Periarteriitis, bei der nur bei wenigen Patienten (10 %) eine Eosinophilie beobachtet wird, ist die Myokardbeteiligung häufig, hingegen sind Zeichen einer renalen Manifestation selten.

Diagnostik. Wie bei der mikroskopischen Polyangiitis können Anti-Neutrophile-Cytoplasma-Antikörper (ANCA) sowie Rheumafaktor und Immunkomplexe nachweisbar sein. Differentialdiagnostisch können sich Schwierigkeiten ergeben bei Asthmatikern mit Eosinophilie und pulmonaler Aspergillose, bei der chronisch eosinophilen Pneumonie sowie beim hypereosinophilen Syndrom, welches flüchtige Lungeninfiltrate, eine Endokardfibrose und oft eine Demenz, Polyneuropathie und Hautexanthem zeigt.

Hypersensitivitätsangiitis

Die Hypersensitivitätsangiitis ist eine nekrotisierende Vaskulitis der kleinen Gefäße, die histologisch als leukozytoklastische Vaskulitis in Erscheinung tritt. Klinisch sind sehr verschiedene Krankheitsbilder hier einzuordnen, wobei oft eine auslösende Noxe (Viren, Tumoren, Medikamente) eruierbar ist.

Purpura-Arthralgie-Nephritis-Syndrom

Leitsymptom ist eine chronische Purpura an den unteren Extremitäten, die mit Arthralgien, Myalgien und bei 50 % der Patienten mit einer diffusen membranoproliferativen Glomerulonephritis und Polyneuropathie einhergeht. Obligat sind eine Rheumafaktoraktivität im Serum, tiefe Komplementfaktor-C4-Werte und der Nachweis von Kryoglobulinen vom gemischten Typ (meist IgM-IgG). Bei den meisten Patienten liegt dem Krankheitsbild eine chronische Hepatitis-C-Infektion zugrunde (Tab. 4.20).

Tabelle 4.20 Differentialdiagnose der Vaskulitiden kleiner Gefäße

	Purpura Schönlein-Henoch	Purpura-Arthralgie-Nephritis-Syndrom	Mikroskopische Polyangiitis	Morbus Wegener	Churg-Strauss-Syndrom
Kryoglobuline/Rheumafaktor/C4↓	< 25	> 75	< 25	< 25	< 25
Hepatitis-C-Infektion	< 25	> 75	25–75	< 25	< 25
IgA-Ablagerungen (Haut, Niere)	> 75	25–75	< 25	< 25	< 25
ANCA	< 25	< 25	> 75	> 75	> 75
Asthma bronchiale, Eosinophilie	< 25	< 25	< 25	< 25	100
Hautbeteiligung	90	100	80	40	60
Nierenbeteiligung	50	50	90	80	45
Ohr, Nase, Pharynx	< 25	< 25	35	90	50
Muskeln, Gelenke	75	70	60	60	50
Nervensystem	< 25	40	30	50	70
Gastrointestinaltrakt	60	30	50	50	50

(Modifiziert nach *JC Jeannette* und *RJ Falk*), Angaben in %

Systemischer Lupus erythematodes (SLE)

Definition und Formen. Beim systemischen Lupus erythematodes handelt es sich um eine Krankheit unbekannter Ursache, bei der vorwiegend immunkomplexvermittelte Gewebsläsionen, eine polyklonale B-Lymphozytenstimulation sowie Antikörper gegen Zellkernkomponenten vorliegen. Im Hinblick auf die Mitbeteiligung von Gefäßen und Bindegewebe wird er auch den Kollagenosen zugeordnet.

Im Gegensatz zum *Lupus erythematodes discoides*, einer auf die Haut beschränkten Erkrankung, handelt es sich beim *systemischen* oder *viszeralen Lupus erythematodes* (LE oder SLE) um eine generalisierte Erkrankung, die in erster Linie auf das Vorhandensein von Antikörpern gegen DNS und gegen Ribonukleoproteine zurückzuführen ist. Daneben wird eine Reihe von Autoimmunphänomenen beobachtet, welche von Fall zu Fall verschieden sind.

Medikamentös bedingte SLE. Während beim idiopathischen systemischen Lupus erythematodes kein direkter Zusammenhang zwischen äußeren Faktoren und der Krankheit vorhanden ist, wird der *medikamentös bedingte systemische Lupus erythematodes* durch verschiedene Medikamente ausgelöst und erlischt im allgemeinen auch wieder nach Absetzen der entsprechenden Droge. Vor allem Hydralazin und Procainamid, aber auch Diphenylhydantoin, Mesantoin, Isoniazid, β-Rezeptorenblocker und andere Medikamente können ein typisches LE-Syndrom mit entsprechenden klinischen und immunologischen Veränderungen hervorrufen. Der medikamentös induzierte SLE manifestiert sich vorwiegend in Form von Fieber, Arthralgien, Serositis und evtl. Myalgien. Eine Beteiligung der Niere oder des Zentralnervensystems ist selten und dementsprechend sind die Serumkomplementfaktoren C3 und C4 nicht erniedrigt. Zudem sind Antikörper gegen native DNA meist negativ, solche gegen Zellkerne und Histone positiv.

Klinik des SLE. Der *systemische Lupus erythematodes* ist eine meist febrile Autoimmunerkrankung, die überwiegend bei Frauen zwischen dem 20. und 50. Lebensjahr vorkommt. Die klinischen Manifestationen sind außerordentlich vielfältig, da sämtliche Organsysteme befallen sein können (Tab. 4.21). Der Verlauf ist sehr variabel, über drei Viertel der Patienten haben jedoch eine Überlebensrate von mehr als 10 Jahren.

▶ Der klinische Aspekt der *Gelenkerscheinungen* kann in etwa 10 % einer chronischen Polyarthritis gleichen, häufig jedoch werden auch große Gelenke befallen, Knochenusuren und -deformitäten sind dagegen selten.

▶ Die *Hautmanifestationen* (Abb. 4.26) können so typisch sein, daß sie eine Prima-vista-Diagnose erlauben. Sie bestehen meistens aus einer Kombination von Erythem, Teleangiektasien, Pigmentverschiebungen, Atrophie und Hyperkeratose. Eine Alopecia areata kommt ebenfalls vor. Sonnenbestrahlung führt vor allem bei Patienten mit Antikörpern gegen SS-A-Antigen oft zu einer Exazerbation der Hauterscheinungen, welche aber durchaus nicht immer den charakteristischen Schmetterlingsaspekt im Gesicht haben müssen, sondern sich auf wenige uncharakteristische Hautefloreszenzen (z. B. an den Fingern), vor allem an den unbedeckten Stellen, beschränken können.

Tabelle 4.21 Prozentuale Häufigkeit der klinischen Manifestationen und Laborbefunde bei systemischem Lupus erythematodes

Klinische Manifestation	%
Arthralgien	92
Fieber	84
Hauterscheinungen	72
Lymphknotenschwellungen	59
pathologische Nieren- und Urinbefunde	53
Anorexie, Nausea, Erbrechen, Durchfälle	53
Gelenkschwellungen	49
Myalgien	48
Pleuritis	45
Pericarditis exsudativa	32
Lungenveränderungen	30
Veränderungen im Zentralnervensystem	26
Gelenkdeformationen	26
Hepatomegalie	23
Herzgeräusche	20
Abdominalschmerzen	19
Raynaud-Phänomen	18
Splenomegalie	9

Laborbefunde	
Senkungsbeschleunigung	84
Anämie (Hb < 11 g/dl [< 110 g/l])	72
Leukopenie ($< 4500/mm^3 = < 4,5 \times 10^9/l$)	61
Thrombozytopenie ($< 100 000/mm^3 = < 100 \times 10^9/l$)	15
positiver direkter Coombs-Test	14
positiver Nachweis von antinukleären Antikörpern/ anti-DNS-Antikörpern	99/92
positiver LE-Zellen-Test	80
γ-Globulin-Erhöhung ($> 1,5$ g/dl [> 15 g/l])	77
Komplementärerniedrigung (C3 und/oder C4)	75
zirkulierende Immunkomplexe	70
positiver Nachweis des Rheumafaktors	20
falsch-positive Luesreaktionen	15
Antiphospholipid-Antikörper	30

▶ Eine *Nierenbeteiligung* (Glomerulonephritis) wird in mehr als der Hälfte der Fälle beobachtet und kann sich in jeder Form – angefangen von einem pathologischen Sedimentsbefund (Erythrozyturie, Proteinurie) bis zur progressiven Niereninsuffizienz – äußern. Letzterer liegt meistens eine diffuse membranproliferative Glomerulonephritis zugrunde.
▶ *Ergüsse der serösen Häute* (Perikarditis, Pleuritis, Aszites) kommen ebenfalls in fast 50% der Fälle vor und können klinisch und radiologisch nachgewiesen werden.
▶ Parietale abakterielle *Endokardläsionen (Endokarditis Libman-Sacks)* betreffen vorwiegend die Mitralklappe, evtl. kombiniert mit Läsionen der Aorten- oder Trikuspidalklappe und gehen meist mit einer Perikarditis einher. Klinisch führt die Endokarditis zu Klappeninsuffizienz, selten -stenose und kann von thromboembolischen Ereignissen (zerebral!) kompliziert werden. Differentialdiagnostisch ist eine infektiöse Endokarditis mit Hilfe von Blutkulturen auszuschließen.
▶ *Lungenerscheinungen* sind sehr vielgestaltig, sie können sich als diskrete pneumonische Verschattungen, vorwiegend in den Unterfeldern, als interstitielle Pneumopathie oder als Lungenembolie, z. B. bei Antikardiolipinantikörpern, bis hin zur Lungenhämorrhagie äußern.
▶ Krämpfe, ein organisches Psychosyndrom, Hirnnervenausfälle und Hemiplegien gehören zu den häufigsten *zerebralen Manifestationen* eines SLE. Häufiger als eine Vaskulitis der intrazerebralen Gefäße stecken hinter zentralnervösen Symptomen Komplikationen der Hypertonie bei Lupus-Nephritis, Thromboembolien bei Endokarditis Libman-Sacks und Vaskulopathien im Rahmen einer thrombotisch-thrombopenischen Purpura (TTP). Periphere Neuropathien werden selten beobachtet.
▶ Verschiedene angiologische Krankheitsbilder wie Raynaud-Syndrom, Arterienverschlüsse, Ulcera crurum und rezidivierende Thrombophlebitiden kommen beim SLE vor.

Klinische Diagnosekriterien. Die American Rheumatism Association (ARA) hat versucht, *Kriterien für die klinische Diagnostik des Lupus erythematodes* aufzustellen. Wenn 4 oder mehr der folgenden 11 Manifestationen zeitweise oder gleichzeitig nachweisbar sind, ist ein SLE mit größter Wahrscheinlichkeit anzunehmen. Zu den 11 Manifestationen gehören:

▶ Gesichtserythem,
▶ Hauteffloreszenzen anderer Lokalisation,
▶ Photosensibilität,
▶ orale oder nasopharyngeale Ulzerationen,
▶ Arthritis ohne Deformationen,
▶ Serositis,
▶ Proteinurie oder zelluläre Zylinder,
▶ Psychose oder Konvulsionen,
▶ hämolytische Anämie oder Leukopenie oder Lymphozytopenie oder Thrombopenie,
▶ Nachweis von Anti-DNS-Antikörpern oder falschpositiver Luesreaktion und
▶ antinukleären Antikörpern.

Labordiagnostik. Die typischen *Laborbefunde* sind in Tab. 4.21 zusammengefaßt. Das Blutbild zeigt eine Leukopenie. Agranulozytosen kommen vor und disponieren zu entsprechend schweren Infekten. Nicht selten ist eine thrombopenische Purpura Erstsymptom, das den Patienten in die Sprechstunde führt. Neben einer fast obligaten Senkungs- und γ-Globulin-Erhöhung können in praktisch allen Fällen während einer aktiven Krankheitsphase immunologische Veränderungen nachgewiesen werden.

Status febrilis bei immunologisch bedingten Krankheiten

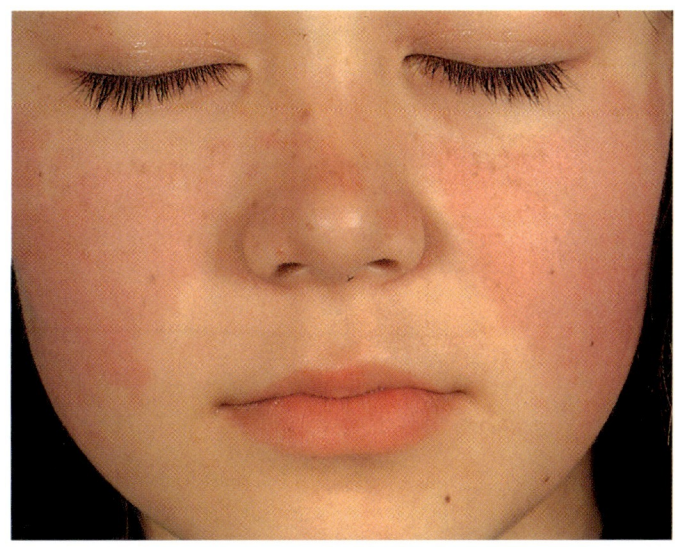

Abb. 4.26 Hautmanifestation bei Lupus erythematodes mit typischer Schmetterlingsform über Nase und Wangen. 17jähriges Mädchen.

Immunologische Diagnostik. Typisch ist bei etwa 95 % der Patienten der Nachweis von *antinukleären Antikörpern* (ANA), welche aber auch bei verschiedenen anderen Autoimmunerkrankungen bzw. Kollagenosen, insbesondere beim Sjögren-Syndrom, der Sklerodermie und beim Sharp-Syndrom vorkommen.

! *Antikörper gegen native DNS (Anti-nDNS)* bei etwa 90 % der Patienten sind pathognomonisch für den systemischen Lupus erythematosus. Sie werden sonst bei keiner anderen Krankheit nachgewiesen und finden sich meist zusammen mit antinukleären Antikörpern.

Sehr selten nur zeigen sich Anti-nDNS ohne gleichzeitige ANA. Ebenfalls sehr spezifisch, aber nur bei 20–25 % der SLE-Patienten vorkommend, sind Antikörper gegen das Sm-Antigen. Anti-Histonantikörpern begegnet man beim medikamentös induzierten SLE. Patienten mit hohen Antikörpern gegen native DNS und gegen das Ribonukleoprotein SS-A sind assoziiert mit dem HLA-Haplotyp-DR2 und -DR3 und gehen mit einem erhöhten Nephritisrisiko einher. DR4-positive Patienten, die sowohl Antikörper gegen SS-A wie SS-B haben, zeigen tiefere Antikörpertiter gegen native DNS und ein geringeres Nephritisrisiko.

Durch direkte Immunfluoreszenz können beim SLE an der Basalmembran der Haut (sog. Hautbandtest) sowie der Basalmembran der Nierenglomeruli granuläre Ablagerungen von Immunglobulinen und Komplement beobachtet werden. Im Gegensatz zum systemischen LE sind beim diskoiden LE lediglich in der befallenen Haut Immunglobulinablagerungen diagnostizierbar. Neben zirkulierenden Immunkomplexen (C1q-Bindungstest, Granulozytenphagozytosetest, Raji-Zelltest) werden beim systemischen LE tiefe Komplementwerte (C3 und C4) beobachtet, wobei das Ausmaß der Verminderung von C3, C4 sowie die Höhe der Anti-nDNS-Antikörper die Krankheitsaktivität widerspiegeln.

Daneben werden Antikörper gegen Erythrozyten, Thrombozyten, Neutrophile und Gerinnungsfaktoren gefunden. Eine falsch-positive Luesreaktion ist Ausdruck des Vorkommens von Phospholipidantikörpern. Diese Antikörper sind wie beim primären Phospholipidantikörper-Syndrom oft vergesellschaftet mit arteriellen oder venösen Thromboembolien, rezidivierenden Aborten, neurologischen Symptomen (Apoplexie, Demenz) und Thrombopenie.

Die folgenden zu dieser Gruppe der Vaskulitiden gehörenden Krankheitsbilder werden auch als *Kollagenosen* bezeichnet.

Sklerodermie (progressive, diffuse oder generalisierte Sklerodermie bzw. progressive, systemische Sklerose oder PSS)

Definition und Epidemiologie. Bei der *generalisierten Sklerodermie* handelt es sich um eine Autoimmunerkrankung, bei der das Bindegewebe eine ausgesprochene Tendenz zu Fibrose zeigt. Betroffen werden vor allem Haut (Sklerodermie), aber auch innere Organe, insbesondere Lungen, Gastrointestinaltrakt, Herz und Nieren (Abb. 4.27). Das Erkrankungsalter liegt meist zwischen 45 und 60 Jahren. Frauen sind etwa viermal häufiger betroffen und weisen eine schlechtere Prognose als Männer auf.

Klinik. Bei der generalisierten Sklerodermie findet sich neben dem typischen Befall der *Haut* von Händen (Sklerodaktylie) mit schmerzhaften Ulzerationen der Fingerspitzen (sog. Rattenbisse) und Osteolysen der Endphalanx auch eine Mitbeteiligung von Gesicht, Extremitäten und Stamm (Abb. 4.28–4.32). Die Patienten können dabei den Mund schlecht öffnen (Mikrostomie) und klagen über eine Mundtrockenheit (Xerostomie). *Arthritiden* sind häufig, und auch das Vollbild des Sjögren-Syndroms kommt vor. *Dysphagie* und Sodbrennen sind Hin-

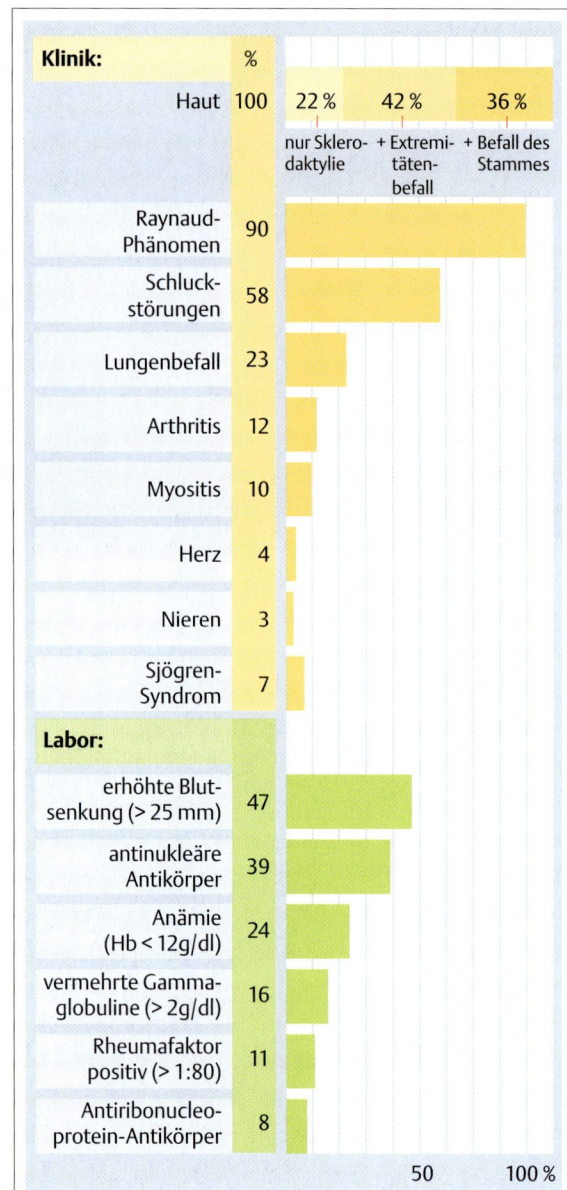

Abb. 4.27 Häufigkeit von klinischen Symptomen und Organbefall bei 426 Patienten mit Sklerodermie.

weise für eine ösophageale Mitbeteiligung. Bei einem Dünndarmbefall kommt es zu Durchfällen und zu Erbrechen. Die Hälfte der Patienten hat *Dyspnoe*, und radiologisch kann oft eine vor allem basale Lungenfibrose gesehen werden. Auskultatorisch findet man den für eine Lungenfibrose typischen Befund von Entfaltungsknistern, hier auch als Sklerosiphonie bezeichnet. Eine *Herzbeteiligung* mit Myokardfibrose und Rhythmusstörungen kommt vor. Bei vorliegender pulmonaler Hypertonie ist eine Rechtsherzinsuffizienz häufig. Der prognostisch ungünstige *Nierenbefall* kann mit Hypertonie und Urämie einhergehen.

Differentialdiagnostisch müssen Krankheiten wie chronische Polyarthritis, systemischer Lupus erythematodes, Morbus Raynaud, Dermatomyositis, Sjögren-Syndrom, Sharp-Syndrom oder Mixed connective tissue disease bzw. MCTD ausgeschlossen werden. Viele der von Sharp (1972) beschriebenen Patienten entwickelten später eine ausgesprochene Sklerodermie. Sklerodermie-ähnliche Erscheinungen werden auch beobachtet bei der Graft-versus-Host (GVH) Krankheit nach Knochenmarktransplantationen, bei der primär biliären Zirrhose und beim Karzinoidsyndrom. Diskutiert werden auch Zusammenhänge mit Silikonimplantaten bei Mammaplastik.

Eine medikamentös induzierte Sklerodermie wird unter Polyvinylchlorid beobachtet. Das Bild der Lungenfibrose kann auch durch Busulfan, Bleomycin und Trichloräthylen induziert werden.

Neben dem klassischen Krankheitsbild kommen das Thibièrge-Weissenbach-Syndrom (Kalkablagerungen in Subkutis, Sehnen und Bursae) (Abb. 4.32) und das CREST-Syndrom (engl. Abkürzung für subcutaneous **C**alcinosis, **R**aynaud's phenomen, **E**sophageal dysmotility, **S**clerodactyly, **T**eleangiectasy) vor. Beim CREST-Syndrom fehlt eine Mitbeteiligung innerer Organe. Diagnostisch wichtig ist das Vorkommen von Antikörper gegen Zentromer (60%) beim CREST und von anti-Scl 70 (40%) bei Patienten mit PSS.

Falls zwei der drei folgenden Befunde vorhanden sind, darf die Diagnose einer Sklerodermie ebenfalls gestellt werden: Sklerodaktylie, rattenbißartige Nekrosen an Fingerspitzen und bilaterale basale Lungenfibrose (radiologisch). Die Laborveränderungen sind unspezifisch.

Zirkumskripte Sklerodermie

Die zirkumskripte Sklerodermie (Morphaea) muß von der progressiven systemischen Sklerodermie streng unterschieden werden, da es sich um eine auf die Haut beschränkte Erkrankung handelt, und akrale Läsionen, Raynaud-Symptome sowie viszerale Manifestationen in der Regel fehlen. Verschiedene dermale Erscheinungsformen sind bekannt: herdförmige (Morphaea en plaques), bandförmige (z. B. Sclerodermie en coup de sabre) und kleinfleckige (Morphaea guttata) zirkumskripte Sklerodermien sowie seltenere Manifestationsformen. Die Prognose der zirkumskripten Sklerodermie ist gut, eine spontane Rückbildung ist häufig (ca. 50%), eine Generalisierung mit Übergang in eine progressive systemische Sklerodermie wird selten beobachtet.

Status febrilis bei immunologisch bedingten Krankheiten

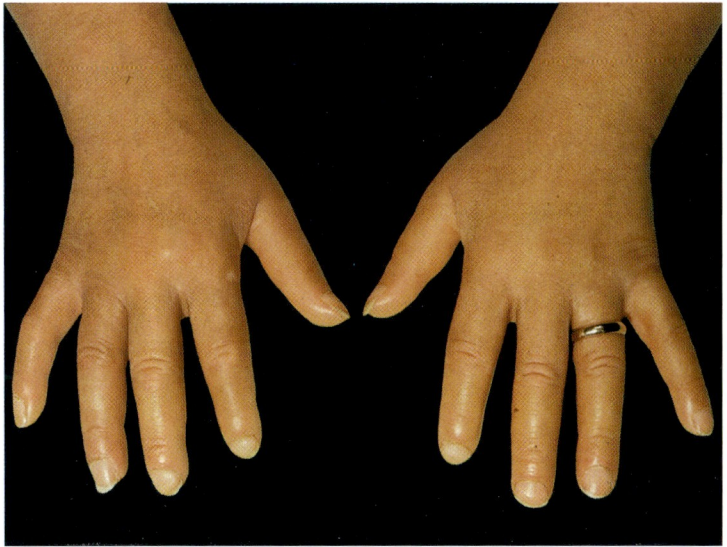

Abb. 4.28 Hände bei Sklerodermie, Falten verstrichen, Haut gespannt, fühlt sich „hölzern" an.

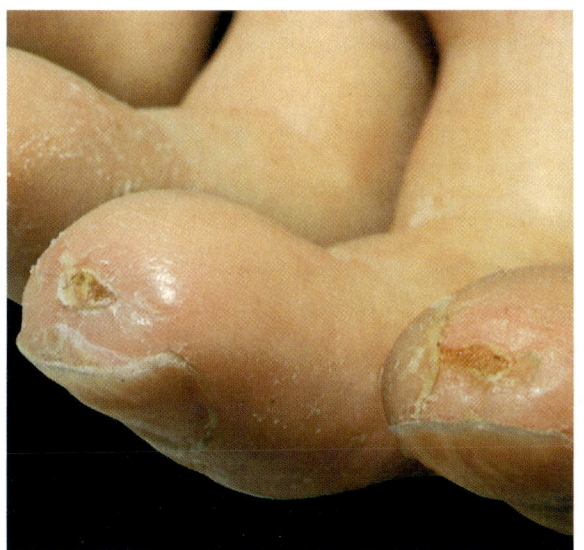

Abb. 4.29 Rattenbißartige Hautveränderungen bei Sklerodermie.

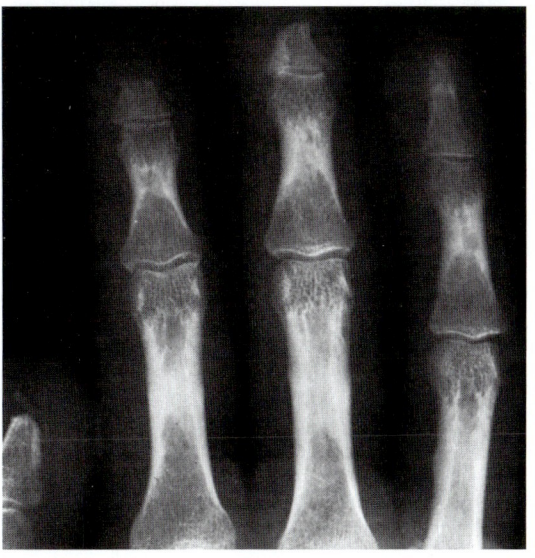

Abb. 4.30 Zerstörte Endphalangen bei Sklerodermie.

Scleroedema adultorum (Buschke)

Das Scleroedema adultorum, das vorwiegend Jugendliche und Frauen befällt, wird fast immer mit der Sklerodermie verwechselt. Die Lokalisation ist aber verschieden, weil zuerst die Halsgegend, in der Regel 1–6 Wochen nach einer Infektion vor allem mit Streptokokken, betroffen wird. Der ganze Körper kann jedoch beteiligt sein. Die Prognose des Scleroedema adultorum ist gut, die Infiltration verschwindet in den meisten Fällen innerhalb von 6–12 Monaten.

Eosinophile Fasziitis (Shulman-Syndrom)

Eine der Sklerodermie ähnliche Erkrankung ist die *eosinophile Fasziitis* (Shulman-Syndrom). Sie ist gekennzeichnet durch subepidermale, eosinophile Indurationen der Haut mit vorwiegendem Befall der Extremitäten und dadurch bedingten Bewegungseinschränkungen der Gelenke. Ein für die Sklerodermie typisches Raynaud-Syndrom und eine Systembeteiligung fehlen.

Als pathologische Laborbefunde finden sich eine ausgesprochene und für dieses Krankheitsbild typische Eosinophilie, eine Hypergammaglobulinämie und eine BSR-Erhöhung. Die antinukleären Antikörper sind negativ.

Charakteristisch ist das gute Ansprechen auf systemische Kortikosteroidgabe, wobei die eosinophile Fasziitis in 2–19 Monaten ausheilt.

Hier muß differentialdiagnostisch auch an das *eosinophile Myalgie-Syndrom*, welches bei L-Tryptophan-Therapie auftritt, gedacht werden. Durch Glucokortikoide kommt es zu keiner Besserung der Symptomatik.

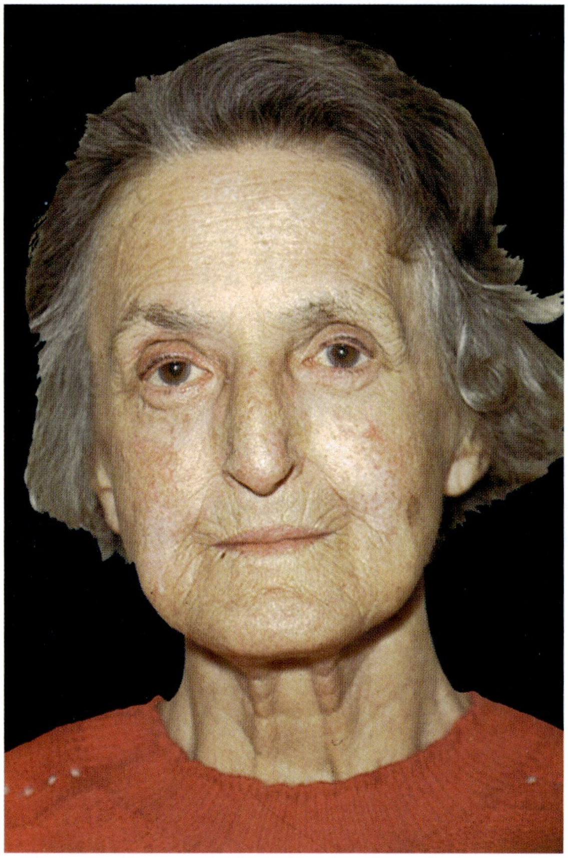

Abb. 4.31 Gesicht bei Sklerodermie: gespannte Haut, Teleangiektasien, Fältelung um den Mund, Mikrostomie.

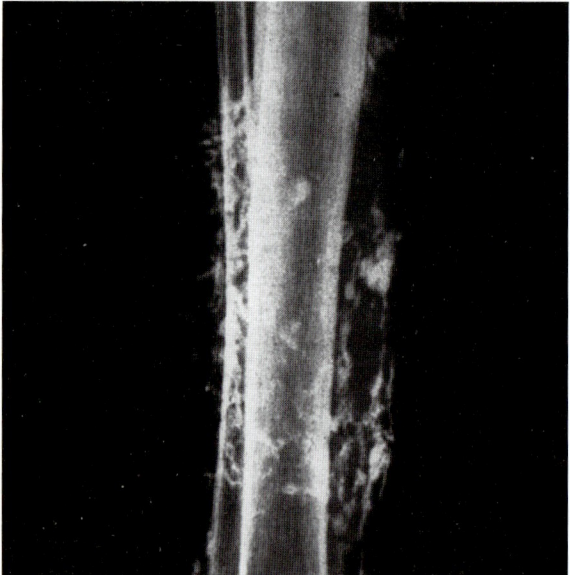

Abb. 4.32 Subkutane Kalkablagerungen bei Sklerodermie (Thibièrge-Weissenbach-Syndrom).

Sharp-Syndrom, Overlap-Syndrom (Mixed connective tissue disease)

Bekanntlich weisen die verschiedenen Kollagenosen eine außerordentlich mannigfaltige und variable klinische Symptomatologie auf. Als Systemaffektion befallen sie verschiedenste Organe und Organsysteme, wobei die einzelnen Symptome für die unterschiedlichen Erkrankungen zwar charakteristisch, jedoch meist nicht spezifisch sind. Nicht allzu selten kommen Symptome verschiedener Kollagenosen gemeinsam vor, so daß eine exakte Klassifizierung nicht oder kaum möglich ist. Bei diesen Fällen wird deshalb auch von einem Überlappungssyndrom (Overlap-Syndrom) oder einer Mischkollagenose gesprochen.

Klinik. Unter diesen Mischformen hat in den letzten Jahren das als Sharp-Syndrom oder Mixed connective tissue disease bezeichnete Krankheitsbild besondere Beachtung gefunden. Bei diesem Syndrom finden sich gleichzeitig Symptome eines systemischen Lupus erythematodes, einer progressiven Sklerodermie und einer Polymyositis. Leitsymptome des Sharp-Syndroms sind Arthralgien und Arthritiden (96%), Hand- und Fingerschwellungen (88%), ein Raynaud-Phänomen (84%) und Myositiden besonders in der proximalen Extremitätenmuskulatur (72%). Eine Nierenbeteiligung ist äußerst selten, das Ansprechen auf Steroide gut. Nach jahrelangem Verlauf entwickelt sich das Vollbild der generalisierten Sklerodermie, die Symptome der Myositis und des SLE treten in den Hintergrund.

Diagnostik. Die allgemeinen Laborbefunde entsprechen denen der anderen Kollagenosen. Die immunologisch serologische Untersuchung ergibt insbesondere hochtitrige antinukleäre Antikörper, die gegen ein Ribonuklease-empfindliches Ribonukleoprotein (RNP) gerichtet sind. Diese RNP-Antikörper werden jedoch auch bei anderen Kollagenosen im Serum nachgewiesen und sind nicht spezifisch für das Sharp-Syndrom.

Dermatomyositis (Polymyositis)

Definition. Dermatomyositis und Polymyositis betreffen in erster Linie quergestreifte Muskulatur, Haut und die verschiedenen Bindegewebe des Körpers. Wenn die Krankheit auf die quergestreifte Muskulatur beschränkt bleibt, spricht man von Polymyositis, wenn die Haut mitbetroffen ist, von Dermatomyositis.

Klinik. Bei der *Dermatomyositis* sind Frauen dreimal häufiger betroffen als Männer. Die Muskelschwäche ist typischerweise proximal und umfaßt in absteigender Reihenfolge folgende Muskelgruppen: Beine, Arme, Hals und Schlund. Spontanschmerzen und Druckdolenz sowie Atrophien im Bereich der betroffenen Muskelpartien kommen in etwa der Hälfte der Fälle vor.

Das klassische *Exanthem* der Dermatomyositis wird bei etwa 40% der Patienten mit entzündlichen Muskelveränderungen gesehen. Es handelt sich um eine dunkelrote, makulopapulöse, glatte, evtl. leicht schuppende Eruption an Ellenbogen, Knien, Knöcheln, über der Dorsalseite der Finger und im Gesicht (perinasal, periorbital). Eine dunkle Lilaverfärbung der ödematösen Augen-

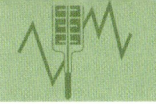

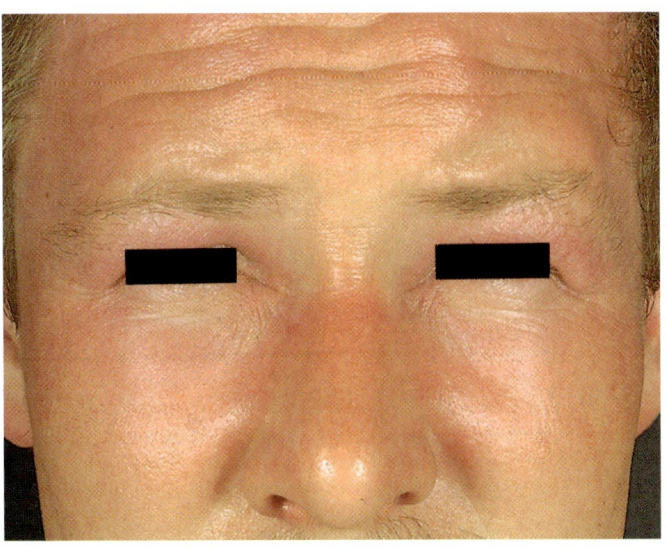

Abb. 4.33 Dermatomyositis mit entsprechender Rötung des Gesichtes. 33jähriger Mann.

lider ist pathognomonisch für die Dermatomyositis (Abb. 4.33). Wie beim Lupus erythematodes kann eine erhebliche Photosensibilität bestehen.

Weitere Symptome sind Fieber, Gelenkschmerzen, Raynaud-Syndrom und selten eine Lungenfibrose sowie eine Herzbeteiligung mit Störungen des Reizleitungssystems. Die Lungenfibrose geht mit Jo-1-Antikörpern einher, die sich gegen t-RNS richten. Beziehungen zu anderen Kollagenosen, vor allem zur Sklerodermie, scheinen häufig vorzukommen. Von besonderer klinischer Bedeutung ist die Tatsache, daß Dermatomyositis-Patienten mit zunehmendem Alter bis viermal häufiger an einem malignen Tumor erkranken als Normalpersonen.

Diagnostik. *Labormäßig* gibt die Bestimmung der Muskelenzyme (Kreatinphosphokinase, Aldolase, Transaminasen) Aufschluß über die Aktivität der Krankheit. Es besteht eine erhöhte Kreatinurie. Die Rheumafaktoren können gelegentlich positiv ausfallen. Antinukleäre Antikörper werden oft nachgewiesen. Die Blutsenkungsreaktion sowie die α- und γ-Globuline sind meistens erhöht. Das Elektromyogramm ist pathologisch verändert und kann zusammen mit einer Muskelbiopsie die Diagnose erhärten.

Differentialdiagnose. *Differentialdiagnostisch* ist bei einer reinen Polymyositis eine rasch progressive muskuläre Dystrophie auszuschließen, die eine ähnliche Verteilung der am häufigsten befallenen Muskelpartien aufweist. Im Gegensatz zur progressiven Muskeldystrophie, die selten nach dem 30. Lebensjahr beginnt, kann die Dermatomyositis sämtliche Altersgruppen betreffen und außer der Stamm- und Extremitätenmuskulatur auch Larynx-, Pharynx- und Halsmuskeln befallen. Gelegentlich kann auch eine Trichinose eine ähnliche Symptomatik verursachen. Auszuschließen sind ferner Endokrinopathien (Hyper- und Hypothyreose, Morbus Cushing und Morbus Addison), Alkoholmyopathien, Myasthenia gravis, Amyloidose und Neuropathien.

4.6 Rezidivierende febrile Krankheitszustände

Immundefekte

Da dem *Immunsystem* die Elimination exogener und endogener Antigene obliegt, führt ein angeborener oder erworbener Defekt des immunologischen Apparates zu einem erhöhten Risiko für die Entstehung von Infektionskrankheiten, Autoimmunerkrankungen und malignen Tumoren. Komplizierte Interaktionen von T- und B-Lymphozyten, Antikörpern, Komplementkomponenten und phagozytierenden Zellen führen zur Elimination von Antigenen und zur Vernichtung von Mikroorganismen. Deren intrazelluläre Abtötung ist der terminale Schritt des durch Chemotaxie phagozytierender Zellen und durch Opsonisation eingeleiteten Phagozytosevorgangs.

Immunstörungen können verschiedene Abschnitte des Immunsystems betreffen und so unterschiedliche Funktionen beeinträchtigen. Art und Schweregrad der mit einem Immundefekt assoziierten Erkrankung hängen vom Ausmaß des Defektes und von der biologischen Bedeutung des beeinträchtigten Teils des Immunsystems ab.

Klassifizierung. Die Klassifizierung der Immundefekte erfolgt durch Zuordnung zu einem der vier Effektoren des immunologischen Apparates. Es sind dies *humorales* und *zelluläres Immunsystem, Komplement- und Phagozytosesystem*. Die Assoziation des Immundefektes mit

Tabelle 4.22 Einteilung der Immundefekte

Humorale Immundefekte (B-Zell-Defekte)

Primär:
- kongenitale geschlechtsgebundene Agammaglobulinämie (Bruton)
- erworbene Agamma-, Hypogammaglobulinämie
- selektiver IgA-, IgM- oder IgG-Subklassenmangel, IgA-Mangel mit IgG 2- und IgG 4-Mangel

Sekundär:
- medikamentös: Hydantoine, D-Penicillamin (IgA-Mangel)
- Virusinfekte: sklerosierende Panenzephalitis (IgG-Subgruppen-Störungen)
- Eiweißverlustsyndrom: nephrotisches Syndrom, exsudative Gastroenteropathie, exfoliative Dermatitis, ausgedehnte Verbrennungen (v. a. IgG- und IgA-Verminderung)
- lymphoproliferative Krankheiten: multiples Myelom, chronisch-lymphatische Leukämie, malignes Lymphom, Thymom

Zelluläre Immundefekte (T-Zell-Defekte)

Primär:
- Di-George-Syndrom (kongenitale Thymusaplasie)
- chronische mukokutane Candidiasis
- anerge Tuberkulose

Sekundär:
- lymphoproliferative Krankheiten: malignes Lymphom, chronisch-lymphatische Leukämie
- granulomatöse Prozesse: Morbus Boeck, Lepra, Pilzerkrankungen (Kokzidioidomykose, Histoplasmose)
- Virusinfekte: Masern, Rubeolen, Hepatitis B
- HIV-Infektion
- Autoimmunkrankheiten: Lupus erythematodes, chronische Polyarthritis, Thyreoiditis usw.
- postoperativer transitorischer Immundefekt
- maligne Tumoren
- Nieren- und Leberinsuffizienz
- immunsuppressive Therapie

Kombinierte humorale und zelluläre Immundefekte

Primär:
- schwerer kombinierter Immundefekt (Agammaglobulinämie vom Schweizer Typ)
- Nezelof-Syndrom
- Wiskott-Aldrich-Syndrom
- Ataxia teleangiectatica

Sekundär:
- lymphoproliferative Krankheiten: malignes Lymphom, chronisch-lymphatische Leukämie, multiples Myelom

Defekte des Komplementsystems

Primär:
- C1-(C1r-, C1s-)Mangel
- isolierter C2-, C4-, C3-, C5-, C6- oder C7-Mangel
- C1-Inhibitormangel (angioneurotisches Ödem)

Sekundär:
- membranoproliferative Glomerulonephritis (C3-Verminderung)
- partielle Lipodystrophie (C3-Verminderung)
- Immunkomplexkrankheiten: Serumkrankheit, Lupus erythematodes, chronische Polyarthritis, Endokarditis mit Nephritis, Shuntnephritis, Kryoglobulinämie (Mischtyp)
- Autoimmunkrankheiten: Sjögren-Syndrom, paroxysmale Kältehämoglobinurie, hämolytische Anämie, Myasthenia gravis
- Urtikaria
- Septikämie (vor allem gramnegative Septikämie)
- Leberinsuffizienz

embryonalen Störungen (Thymusaplasie, Extremitätenmißbildungen oder Enzymdefekte), die familiäre Häufung des Immundefektes sowie dessen Erstmanifestation im Kindesalter sprechen für einen angeborenen, *primären Immundefekt*. Als Folge von Krankheiten verschiedener Ätiologie auftretende Immunstörungen werden als *sekundäre Immundefekte* bezeichnet (Tab. 4.22).

Humorale Immundefekte (B-Zell-Defekte)

B-Lymphozyten. Das humorale Immunsystem ist geprägt durch Lymphozyten der B-Zell-Linie, die sich aus multipotenten Stammzellen des hämopoetischen Gewebes entwickeln. B-Lymphozyten sind charakterisiert durch membrangebundene Immunglobuline, durch HLA-Klasse-II-Antigene und durch verschiedene Rezeptoren, welche eine Affinität haben zu

Tabelle 4.22 (Fortsetzung)

Defekte des Phagozytosesystems	
Primär:	• Chediak-Higashi-Syndrom (C, D, A)* • Leukozytenadhäsionsdefekt (C) • Job-Syndrom (C, A) • Down-Syndrom (P) • septische Granulomatose (D, A) • Myeloperoxidasemangel (A) • Glucose-6-Phosphatdehydrogenase-Mangel (A) • Glutathionperoxidasemangel (A) • humorale Immundefekte (O) • Komplementdefekte (O, C)

Sekundär:	• Störungen der Opsonisation: humorale Immundefekte (IgG, IgM)
	  – Komplementdefekte (C3b, C5)
	• Störungen der Chemotaxie: Fehlen von chemotaktischen Faktoren (C3a-, C5a-, C5-, 6-, 7-Komplex)
	  – Masern
	  – Diabetes mellitus
	  – chronische Polyarthritis
	  – chronische Niereninsuffizienz
	  – medikamentös (Steroide, Phenylbutazon, Colchicin, Chloroquin)
	  – Hypophosphatämie
	• Inhibitoren gegen phagozytierende Zellen:
	  – Wiskott-Aldrich-Syndrom
	  – chronische mukokutane Candidiasis
	  – IgA-Myelom
	  – Malignome
	• Inaktivatoren chemotaktischer Faktoren:
	  – Morbus Boeck
	  – Morbus Hodgkin
	  – Lepra
	  – Leberzirrhose
	• Störung der Phagozytose:
	  – quantitativ: Agranulozytose
	  – qualitativ: Diabetes mellitus
	  – Hämolyse
	  – lymphoproliferative Krankheiten
	  – Immunkomplexkrankheiten
	  – Niereninsuffizienz
	  – Verbrennungen
	• Störung der intrazellulären Abtötung:
	  – medikamentös (Steroide, Cyclophosphamid, Colchicin)

* O Opsonisation, C Chemotaxie, P Phagozytose, A intrazelluläre Abtötung, D Degranulierung

➤ Fc-Teilen von IgG und anderen Immunglobulin-Isotypen,
➤ Komplementkomponenten (C-3b und C-3d),
➤ Zytokinen wie Interleukin-2, Interleukin-4, Interleukin-5, Interleukin-6 und Interferon-γ und zu
➤ Epstein-Barr-Virus.

Durch die Bindung von Antigen an Oberflächenimmunglobuline der B-Lymphozyten sowie als Folge komplexer Interaktionen von B-Zellen mit T-Lymphozyten proliferieren die B-Zellen und reifen zu Immunglobulin sezernierenden Plasmazellen.

Funktion des humoralen Immunsystems. Diese freigesetzten Antikörper dienen der Abwehr von Antigenen, indem sie als Opsonine die Phagozytose von beispielsweise bakteriellen Erregern fördern. Sie neutralisieren zudem Toxine, verhindern die Absorption von Viren an Wirtszellen und ermöglichen durch Bindung von Komplement die Zerstörung antigenbeladener Zellen. Das sekretorische Immunsystem der Schleimhäute, deren quantitativ dominierendes Immunglobulin der IgA-Klasse angehört und als sekretorisches IgA Bestandteil der nach oraler oder tracheobronchialer Antigenzufuhr erfolgenden lokalen humoralen Immunreaktion ist, bildet auf den Schleimhäuten des Respirations-, Magen-Darm- und Urogenitaltraktes ein lokales Schutzsystem. Das sekretorische IgA ist als Polymer an eine J-Kette sowie eine von den glandulären Epithelzellen der Schleimhaut produzierte sekretorische Komponente gebunden.

Primäre humorale Immundefekte. Beim *humoralen Immundefekt* besteht entweder eine bereits in der Serumelektrophorese sichtbare Hypo- oder Agammaglobulin-

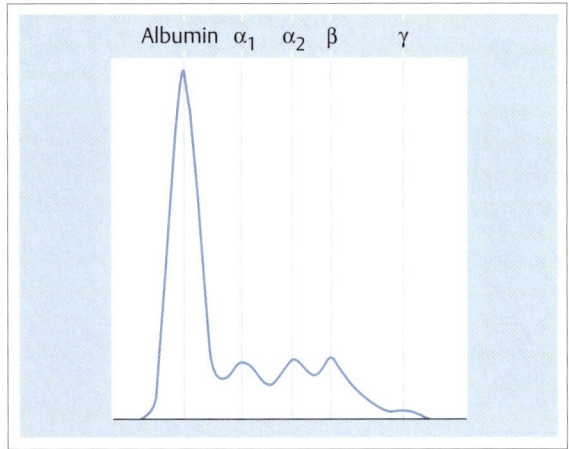

Abb. 4.34 Elektrophorese bei Agammaglobulinämie (fast fehlende γ-Zacke).

ämie mit Verminderung aller Immunglobulinklassen (Abb. 4.34) oder es ist nur eine Immunglobulinklasse bzw. Immunglobulinsubklasse vermindert, was deshalb meist nur durch quantitative Immunglobulinbestimmung diagnostizierbar ist.

Bei der bei Kindern beobachteten *kongenitalen geschlechtsgebundenen Agammaglobulinämie* (Bruton) fehlen als Folge einer Blockierung der Reifung von Prä-B-Zellen zu B-Lymphozyten die B-Lymphozyten und Plasmazellen im Blut und in den peripheren lymphatischen Organen. Ursächlich liegt der Krankheit eine Mutation im atk-Gen, welches auf dem langen Arm des x-Chromosoms liegt und eine Tyrosinkinase kodiert, zugrunde.

Die im Erwachsenenalter auftretende *erworbene Agamma- oder Hypogammaglobulinämie* kann mit verminderter oder erhöhter Zahl von B-Lymphozyten einhergehen, wobei im letzteren Fall entweder vorhandene T-Suppressorzellen die B-Zell-Reifung verhindern oder aber diese nicht erfolgen kann mangels fehlender Unterstützung durch T-Helferzellen. Klinisch fällt auf, daß die Agamma-/Hypogammaglobulinämie in jedem Alter auftreten kann, oft familiär ist und das männliche wie das weibliche Geschlecht gleich häufig befällt.

Die Art der klinischen Manifestation der erworbenen Agammaglobulinämie entspricht jener des *selektiven IgA-Mangels*, dem häufigsten primären Immundefekt, der sporadisch oder seltener familiär gehäuft in bis zu 0,1 % der Bevölkerung vorkommt, während der *selektive IgM-Mangel* oder der *Mangel einzelner IgG-Subgruppen* seltener ist (Tab. 4.22). Der IgA-Mangel kann mit einer Verminderung der IgG2- und IgG4-Subklassen einhergehen, wobei gerade in diesen Situationen der IgA-Mangel nicht asymptomatisch ist, sondern mit rezidivierenden Infekten und verminderter Bildung von Antikörpern gegen Polysaccharidantigene einhergeht.

Klinik. Klinisch hervorstechendes Merkmal humoraler Immundefekte ist eine erhöhte Infektanfälligkeit mit vorwiegend bakteriellen Infekten, insbesondere solchen durch Staphylokokken, Streptokokken, Pneumokokken und Haemophilus influenzae. Lokalisatorisch werden unterschieden das otosinubronchiale Syndrom mit rezidivierenden Infekten des Respirationstraktes, das gastrointestinale Syndrom mit Diarrhö und Malabsorption (Sprue-ähnliche Krankheitsbilder) und das septikämische Syndrom mit Furunkulose, Osteomyelitis, eitriger Meningitis und Arthritis. Während Atopien (Asthma bronchiale, allergische Rhinitis und Ekzeme) ebenfalls gehäuft beobachtet werden, ist die Assoziation des humoralen Immundefektes mit Autoimmunkrankheiten, vor allem der perniziösen Anämie, und malignen Tumoren seltener.

Sekundäre humorale Immundefekte. Als *sekundäre humorale Immundefekte* sind der unter Hydantoinmedikation auftretende IgA-Mangel bei Epileptikern, der IgA-Mangel unter D-Penicillamin-Behandlung sowie die Immundefekte im Rahmen von viralen Infekten und Eiweißverlustsyndromen (nephrotisches Syndrom, exsudative Gastroenteropathie, exfoliative Dermatitis, ausgedehnte Verbrennungen) bekannt, während humorale Immundefekte bei lymphoproliferativen Erkrankungen und unter immunsuppressiver Therapie meist mit einem zusätzlichen T-Zell-Defekt einhergehen. An die 10 % der Patienten mit Thymom zeigen eine Hypogammaglobulinämie mit Fehlen von sowohl der Prä-B- wie der B-Zellen, was auf eine Störung auf Ebene der Stammzellen hinweist (Tab. 4.22).

Zelluläre Immundefekte (T-Zell-Defekte)

T-Lymphozyten. Als Träger des zellulären Immunsystems werden herkömmlich die T-Lymphozyten betrachtet. Unter Einfluß des Thymusepithels sowie der Thymushormone wie Thymosin und Thymopoetin reifen die T-Zellen – die embryonal aus pluripotenten hämatopoetischen Stammzellen hervorgehen – im Thymus heran, durchwandern, vom Thymuskortex kommend, die Thymusmedulla und verteilen sich darauf in die parakortikalen Regionen der Lymphknoten, in die perivaskulären Areale der Milzarterien und in die interfollikulären Areale des intestinalen lymphatischen Gewebes, um darauf wieder in den Blutkreislauf zu gelangen.

Funktion des zellulären Immunsystems. Die Reifung der T-Zellen geht mit der Expression verschiedener auch funktionell wichtiger Membranstrukturen einher, wie dem CD3-Antigen, welches mit dem sog. T-Zell-Rezeptor, der die Antigen erkennende Struktur der T-Zellen darstellt, assoziiert ist. Helfer-/Induktor-T-Zellen tragen das CD4-Antigen und erkennen Antigene auf antigenpräsentierenden Zellen im Zusammenhang mit HLA-Klasse-II-Antigenen, während zytotoxische/suppressorische T-Zellen CD8-Antigen-positiv sind und Antigen auf HLA-Klasse-I-positiven Antigen-präsentierenden Zellen erkennen. Die Antigen-präsentierenden Zellen bilden Zytokine wie Interleukin-1 und Interleukin-6, welche durch Induktion von Interleukin-2-Rezeptoren die wachstumsstimulierende Wirkung von Interleukin-2 ermöglichen.

Primäre zelluläre Immundefekte. Im Kindesalter sind als *primäre zelluläre Immundefektzustände* vor allem das *Di-George-Syndrom* und die *chronische mukokutane Candidiasis* bekannt. Beim *Di-George-Syndrom* liegt eine kongenitale Hemmungsmißbildung der 3. und 4. Schlundtasche mit schwerer Entwicklungsstörung des Thymus und der Parathyreoidea vor. Bei der *chronischen mukokutanen Candidiasis* besteht lediglich ein auf Candidaantigene beschränkter lakunärer Ausfall des T-Zell-Systems, während andere Antigene eine normale zelluläre Immunreaktion hervorrufen. Klinisch liegt eine chronische Candidainfektion der Haut, Schleimhäute und Nägel vor. Der Candidiasis gehen voraus oder sind gefolgt endokrinologische Störungen, in erster Linie ein primärer Hypoparathyreoidismus, während ein Morbus Addison, eine perniziöse Anämie oder ein juveniler Diabetes mellitus selten beobachtet werden (Tab. 4.**22**).

Sekundäre zelluläre Immundefekte. Im Erwachsenenalter sind vor allem *sekundäre, zelluläre Immundefekte* häufig. Defekte der T-Zell-Funktion lassen sich nachweisen bei lymphoproliferativen Krankheiten (vor allem malignes Lymphom), granulomatösen Prozessen (Morbus Boeck, Lepra, Pilzinfekte), Virusinfekten (Masern, Rubeolen, Hepatitis B, HIV-Infektion), Autoimmunkrankheiten, nach Operationen, bei Patienten mit malignen Tumoren, Nieren- und Leberinsuffizienz sowie unter immunsuppressiver Therapie (Tab. 2.**22**).

Klinik. Als Ausdruck gestörter zellulärer Immunität ist zum Teil die Zahl zirkulierender T-Lymphozyten vermindert, zum Teil deren Funktion – in vitro durch Stimulation mit pflanzlichen Mitogenen und Antigenen nachgewiesen – gestört. Entsprechend sind die Hautreaktionen auf ubiquitäre Antigene vermindert (Hautanergie), während die Bestimmung der Zahl zirkulierender B-Lymphozyten und der Immunglobuline normal ausfällt.

Bei Defekten des zellulären Immunsystems stehen oft fulminant verlaufende Virus- (vor allem Varizellen, Herpes, Zytomegalie, Masern und Adenoviren), Pilz- (Candida, Aspergillus) und Protozoeninfektionen (Pneumocystis carinii, Toxoplasmose) sowie bakterielle Infekte (Mykobakterien, Listerien) im Vordergrund. Weiter werden nicht selten Impfkomplikationen (generalisierte Vakzinia, BCG-Krankheit) bei Gebrauch von Lebendimpfstoffen sowie die Entwicklung maligner Tumoren (vor allem lymphoretikuläre Tumoren und Thymome) beobachtet.

Diagnostik. Für die Diagnostik zellulärer Immunmangelzustände und lymphoproliferativer Krankheiten ist die Entwicklung monoklonaler Antikörper, die eine Spezifität gegen T-Lymphozyten und deren Subpopulationen aufweisen, von wesentlicher Bedeutung. Zur Verfügung stehen Antiseren gegen das gesamte T-Zell-Kompartiment (CD3-Zellen), gegen Helfer-T-Lymphozyten (CD4-Zellen) sowie gegen Suppressor- und zytotoxische T-Lymphozyten (CD8-Zellen). Unter standardisierten Bedingungen bestimmt ist das Verhältnis von Helfer-T-Zellen (CD4) zu suppressorzytotoxischen T-Lymphozyten (CD8) konstant (Quotient CD4/CD8 $\geq 1{,}2$). Abnorm tiefe T4/T8-Quotienten werden bei AIDS, Hämophilen und Organtransplantierten mit viralen Infektionen (Zytomegalievirus, Epstein-Barr-Virus) beobachtet.

Kombinierte humorale und zelluläre Immundefekte

Beim X-chromosomal oder autosomal vererbten *schweren kombinierten Immundefekt* (Agammaglobulinämie vom Schweizer Typ) führen die Lymphopenie, Agammaglobulinämie und fehlende T-Lymphozyten-Stimulation durch verschiedene Antigene zur Diagnose. Ein Teil der Patienten zeigt einen genetischen Enzymdefekt mit Fehlen der Adenosindeaminase. Weitere Patienten haben genetische Defekte im Interleukin-2-Rezeptor-γ-Gen oder in Transkriptionsfaktorgenen, welche die Expression von HLA-Klasse-II-Molekülen regulieren. Die Abgrenzung anderer im Kindesalter auftretender Immundefektkrankheiten wird durch unterschiedliche klinische und immunologische Erscheinungsformen ermöglicht.

Das *Nezelof-Syndrom* geht mit Lymphadenopathie, Hepatosplenomegalie und oft Coombs-positiver hämolytischer Anämie einher.

Das X-chromosomal vererbte *Wiskott-Aldrich-Syndrom* ist charakterisiert durch die Trias Ekzem, Thrombopenie und rezidivierende Infekte mit polysaccharidhaltigen Organismen, wobei nach Immunisierung mit Polysaccharidantigenen keine Antikörperbildung erfolgt und im Serum meist ein IgM-Mangel feststellbar ist. Neben den Komplikationen durch Infekte und hämorrhagische Diathese werden bei älteren Patienten mit Wiskott-Aldrich-Syndrom gehäuft lymphoretikuläre Tumoren vor allem im Zentralnervensystem beobachtet. Genetisch liegen Mutationen im WASp-Gen vor, dessen Funktion noch nicht schlüssig geklärt ist.

Bei der *Ataxia teleleangiectatica* treten chronische Infekte des Respirationstraktes sowie Teleangiektasien der Konjunktiven und der Haut auf. Das Krankheitsgeschehen wird bald beherrscht durch die progrediente neurologische Symptomatik mit Ataxie, Choreoathetose und extrapyramidalen Störungen, während immunologisch nebst zellulärem Immundefekt bei zwei Drittel der Patienten ein IgA-Mangel nachweisbar ist (Tab. 4.**22**). Verursacht wird die Ataxia teleangiectatica durch Mutationen im AMT-Gen auf Chromosomen 11q22-23, welches funktionell in der Verarbeitung von oxidativem Streß involviert ist.

Defekte des Komplementsystems

Das durch Immunkomplexe, Endotoxine usw. aktivierte Komplementsystem entfaltet eine enorme biologische Wirksamkeit, die auf der Förderung des Entzündungsvorgangs (durch chemotaktisch und anaphylaktisch wirksame Komponenten), von Phagozytose und Virusneutralisation sowie auf einer lytischen Aktivität von Zellmembranen beruht.

Primäre Defekte. Bei *angeborenen Defekten* einzelner der bis heute charakterisierten 19 Komponenten des Komplementsystems werden selten vermehrt bakterielle Infekte (vor allem bei $C1_r$-Mangel und Defekten der terminalen Komponenten C5 bis C8), häufiger hingegen dem Lupus erythematodes ähnliche Krankheitsbilder (vor allem bei C1-, C4- und C2-Defekten) und Glomerulonephritiden (vor allem bei $C1_r$- und C2-Mangel) beobachtet.

Der C1-Inhibitor-Mangel führt zum *angioneurotischen Ödem*. Dabei handelt es sich um eine seltene, autosomal dominante Erbkrankheit, die sich durch rezidivierende, nicht juckende Ödeme der Haut (vor allem im Gesichtsbereich) und der Schleimhaut äußert. Letztere führen zu den gefürchteten Larynxödemen, an denen bis zu 25 % der Patienten sterben. Auch die zum Krankheitsbild gehörenden Abdominalkoliken werden intestinalen Schleimhautschwellungen angelastet. Pathogenetisch führt der Mangel des C1-Inhibitors zu vermehrter Komplementaktivierung durch das überschießend aktivierte C1. Dies resultiert in vermehrtem Verbrauch von C2, dessen Spaltprodukte gefäßaktiv sind, von C4 und zum Teil auch von C3. Bei der Frau können Menstruation und Gravidität Anfälle auslösen. Eine erworbene Form des angioneurotischen Ödems mit zum Teil nachgewiesenen Antikörpern gegen den C1-Inhibitor ist bei lymphoproliferativen Erkrankungen beschrieben.

Sekundäre Defekte. Ein *sekundärer Defekt* liegt bei der durch den sog. C3-Nephritis-Faktor induzierten kontinuierlichen C3-Verminderung bei Patienten mit chronisch mesangiokapillärer Glomerulonephritis und/oder partieller Lipodystrophie vor, wobei möglicherweise die Nephritis mit der chronischen C3-Verminderung in einem kausalen Zusammenhang steht. Tiefe Komplementserumkonzentrationen sind vor allem bei Immunkomplexkrankheiten, Autoimmunkrankheiten, gewissen Formen der Urtikaria, bei Septikämien und Leberinsuffizienz nachweisbar (Tab. 4.**22**).

Defekte des Phagozytosesystems

Physiologische Grundlagen. Granulozyten und Monozyten sind zur Opsonisation und Fixierung von Bakterien und Pilzen mit Rezeptoren für IgG und Komplement ausgestattet. Der enge Kontakt des Antigens mit der zur Phagozytose befähigten Zelle erlaubt die Einleitung des eigentlichen Phagozytosevorgangs, das heißt der Partikelaufnahme ins Innere der Zelle. Dies führt zu einer Verschmelzung von neutrophilen Granula mit dem aufgenommenen Phagosom (sog. Degranulierung), welches über intrazelluläre Stoffwechselvorgänge lysiert wird, was gleichsam zum Untergang der phagozytierenden Zelle selbst führt. Die von der H_2O_2-Bildung abhängende Stimulierung des Hexosemonophosphatshunts sowie die in den Granula der phagozytierenden Zelle enthaltenen Substanzen (Myeloperoxidase, antimikrobielle Stoffe und hydrolytische Enzyme) führen zur intrazellulären Abtötung mikrobieller Keime.

Störungen von Chemotaxis und Opsonisation. Im Rahmen von angeborenen und erworbenen Defekten des Komplementsystems oder des humoralen Immunsystems mit Fehlen von chemotaktischen Komplementfragmenten (C3a-, C5a-, C5-, 6-, 7-Komplex), von Komplementrezeptoren (C3bi-Rezeptor) oder von Opsoninen (IgG, IgM im Komplex mit C1-C4, C3b und C5) werden Störungen der *Chemotaxis phagozytierender Zellen und der Opsonisation* beobachtet, was eine wirksame Phagozytose beeinträchtigt.

Beim angeborenen *Leukozytenadhäsionsdefekt (LAD)* liegen Mutationen in der β-Kette des Adhäsionsmoleküls LFA-1 und des Komplementrezeptors 3 (MAC-1) vor, wodurch die neutrophilen Granulozyten als Folge gestörter Adhärenz und Chemotaxie nicht ins Gewebe penetrieren können.

Eine isolierte *Störung der Chemotaxis* ist beschrieben bei Patienten, die klinisch durch chronische Ekzeme, bakterielle Hautinfekte mit Abszedierung sowie rezidivierende Pneumonien und immunologisch durch erhöhte IgE-Serumkonzentrationen auffallen. Zudem ist eine Reduktion der chemotaktischen Aktivität bei einigen Krankheitsbildern beschrieben, so bei an Masern erkrankten Patienten, beim Diabetes mellitus, bei der chronischen Polyarthritis, der chronischen Niereninsuffizienz und während Hypophosphatämie (unter parenteraler Hyperalimentation). Im Blut zirkulierende *Inhibitoren der Chemotaxis* können einerseits direkt die phagozytierenden Zellen beeinflussen (Wiskott-Aldrich-Syndrom, chronische mukokutane Candidiasis, IgA-Myelom, Malignome), andererseits durch *Inaktivierung chemotaktischer Faktoren* (Morbus Boeck, Morbus Hodgkin, Lepra, Leberzirrhose) den Chemotaxisvorgang hemmen. *Multiple Störungen der Chemotaxis, Opsonisation und Phagozytose* sind bei einigen seltenen Erkrankungen des Kindesalters (Job-Syndrom, Chediak-Higashi-Syndrom) nachgewiesen, während verschiedene Enzymdefekte durch Myeloperoxidasemangel, durch gestörten Hexosemonophosphatshunt (Glucose-6-Phosphat-Dehydrogenase- und Glutathionperoxidasemangel) oder durch verminderte H_2O_2-Bildung (NADH-Oxydase-Mangel bei der septischen Granulomatose) zu verminderter intrazellulärer Abtötung von Mikroorganismen führen.

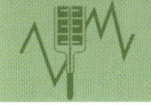

Auch verschiedene Medikamente beeinträchtigen die Chemotaxis (Steroide, Phenylbutazon, Colchicin, Chloroquin) oder die *intrazelluläre Abtötung* von Mikroorganismen (Steroide, Phenylbutazon, Sulfonamide) (Tab. 4.**22**).

Phagozytose-Störungen. *Erworbene Störungen der Phagozytose* sind einerseits bei einer quantitativen Verminderung phagozytierender Zellen (Agranulozytose), andererseits vor allem bei Diabetes mellitus, bei Immunkomplexkrankheiten (Lupus erythematodes, chronische Polyarthritis), bei Hämolyse, Leukämien, Niereninsuffizienz, Verbrennungen und schweren bakteriellen Infekten nachgewiesen.

4.7 Fieber bei verschiedenen nichtinfektiösen Zuständen

Periodisches Fieber

Definition. Mit diesem Begriff werden über Jahre in mehr oder weniger regelmäßigen Abständen auftretende Fieberschübe von 1–4 Tagen Dauer bezeichnet.

Klinik. Während die Temperatursteigerung das obligate Symptom darstellt, können die Nebenerscheinungen (Arthralgien, Myalgien, Beeinträchtigung des Allgemeinbefindens) variieren.

Diagnostik. Als objektiv festzustellende Parameter sind neben dem Status febrilis eine Erhöhung der Blutsenkungsreaktion, eine mäßige Leukozytose mit Linksverschiebung, seltener Gelenkschwellungen, Hauterscheinungen sowie ein akutes Abdomen zu erwähnen.
Jahrelang immer wieder auftretende Fieberschübe lassen nach Ausschluß infektiöser und neoplastischer Erkrankungen sowie von Kollagenosen an folgende Krankheitsbilder denken:

Familiäres Mittelmeerfieber

Es handelt sich um eine wahrscheinlich autosomal rezessive Erkrankung unklarer Ätiologie. Die Synonyma „familiäre paroxysmale Polyserositis" und „periodische Peritonitis" gehen etwas näher auf die Symptomatik ein. Diese Erkrankung wurde hauptsächlich bei Juden und Armeniern beschrieben, kommt aber auch in Italien, Israel und Irland vor. Neben sich innerhalb von 2–4 Wochen wiederholenden Fieberschüben von 2–3 Tagen Dauer sind Arthritis (60%), Myalgien, meist einseitige pleurale Thoraxschmerzen (30%), erysipeloides Erythem und oft heftige Abdominalschmerzen bei Peritonitis (90%) typisch, welche unter dem Eindruck des akuten Abdomens zur Laparotomie verleiten können. Als Spätkomplikation wird eine Amyloidose beschrieben. Genetische Studien lokalisieren das familiäre Mittelmeerfieber auf den kurzen Arm von Chromosom 16, was besonders bemerkenswert ist, weil zentraler davon Gene, die für verschiedene Leukozytenadhäsionsmoleküle kodieren, lokalisiert sind. Pathogenetisch scheinen eine verminderte Produktion des Komplement-C5a-Inhibitors und von Tumornekrosefaktor-α eine Rolle zu spielen. Im Schub sind die Blutsenkungsreaktion, das C-reaktive Protein und Fibrinogen erhöht.

Ätiocholanolonfieber

Unter dem umstrittenen Begriff des Ätiocholanolonfiebers werden Patienten subsumiert, deren Symptome von denen eines familiären Mittelmeerfiebers nicht unterschieden werden können, die aber zumindest im Anfall eine Erhöhung des Ätiocholanolons im Blut aufweisen. Es scheint sich jedoch nicht um ein eigenständiges Krankheitsbild zu handeln.

Hyper-IgD-Syndrom

Ein dem familiären Mittelmeerfieber klinisch ähnliches Krankheitsbild ist das *Hyper-IgD-Syndrom*. Im Kleinkindesalter beginnend, kommt es zu Fieberattacken von 3–7 Tagen Dauer, die sich in Abständen von 4–8 Wochen wiederholen. Das Fieber wird begleitet von Lymphknotenschwellung, Arthritis, Abdominalschmerzen und erythematösen Hautveränderungen. Hinweisend ist eine Erhöhung von IgD im Serum.

„PFAPA"-Syndrom

Das ätiologisch nicht geklärte „PFAPA"-Syndrom (**p**eriodisches **F**ieber, **A**denitis, **P**haryngitis und **a**phthöse Stomatitis) kann bei Kleinkindern zu langdauerndem periodischem Fieber führen. Die 3–5 Tage dauernden Schübe sind z.T. von Kopf- und Abdominalschmerzen begleitet und es finden sich erhöhte Entzündungsparameter. Die Prognose ist gut und es scheinen keine Folgeerscheinungen aufzutreten. Andere rezidivierende periodische Fieber und die *zyklische Neutropenie* müssen ausgeschlossen werden.

Fieber bei innersekretorischen Störungen

Bei der *Hyperthyreose* sind erhöhte Temperaturen bekannt, namentlich wenn ihr eine *subakute Thyreoiditis* zugrunde liegt. Bei *thyreotoxischen Krisen* steigt das Fieber bis über 40 °C. Auch bei der *Addison-Krise* ist Fieber ein häufiges Symptom, woran man besonders beim Absetzen einer längeren Steroidtherapie zu denken hat. Andere *Steroide (z.B. Progesteron)* dagegen wirken per se pyrogen. Vereinzelte Patienten mit *Phäochromozytom* haben ebenfalls erhöhte Temperaturen. Auf erhöhte Katecholamine wird auch die seltene Kombination von Hyperglykämie und Fieber zurückgeführt. Schließlich sind Hyperthermien bei *akutem Hyperparathyreoidismus* mit extrem hohen Kalziumwerten und bei Läsionen im Bereich des Thermoregulationszentrums im *Hypothalamus* zu erwähnen.

Fieber bei vegetativer Dystonie

Die Unterscheidung hyperthyreoter Temperatursteigerungen von vegetativ bedingten Fieberzuständen ist oft sehr schwierig, da sich die Symptome häufig überschneiden. Die spezifischen hyperthyreoten Symptome wie feinschlägiger Tremor, konstante Ruhetachykardie, warme feuchte Haut, Augensymptome und Struma gehören allerdings nicht zur vegetativen Dystonie. In Zweifelsfällen erlauben Schilddrüsenhormonbestimmungen eine Unterscheidung.

Chronische Quecksilberintoxikation. Differentialdiagnostisch ist auch an eine chronische *Quecksilbervergiftung* zu denken. Personen mit einer langfristigen und konzentrierten Quecksilberdampfexposition in der Industrie und gewissen Laboratorien können folgende Symptome aufweisen: Appetitlosigkeit, Gewichtsverlust, Magenbeschwerden, Schlaflosigkeit, vermehrter Speichelfluß, Stomatitis, Durchfälle, neurologische Störungen (feiner Tremor der Hände, Augenlider, Lippen und Zunge; Ataxie, Dysarthrie), psychische Störungen (Depressionen, Reizbarkeit, Ängstlichkeit, übertriebene emotionale Reaktionen), vegetative Störungen (Dermographismus, Erröten und Erblassen, Schwitzen). Eine detaillierte Arbeitsanamnese sowie mehrfache Bestimmungen der Quecksilberausscheidung im Urin können die Diagnose sichern.

Chronic-fatigue-Syndrom

Eine kontroverse Entität stellt das *Chronic-fatigue-Syndrom* dar, dessen Ätiologie unbekannt ist.

Klinik. Die klinischen Manifestationen sind sehr unspezifisch und variabel und umfassen chronische Müdigkeit, Schlafstörungen, diffuse Schmerzzustände und Fieber. Die diskutierten möglichen Ursachen umfassen chronische Infektionen, Immundysfunktionen, Muskelerkrankungen, neurobiologische Dysfunktionen oder psychogene Störungen. Verschiedene virale Erkrankungen (Epstein-Barr-Virus, Zytomegalievirus, Enteroviren) wurden inzwischen als Ursache ausgeschlossen.

Diagnosekriterien. Die Falldefinition des amerikanischen Centers for Disease Control erfordert den Ausschluß einer somatischen, psychischen oder psychiatrischen Grundkrankheit oder Sucht, schwere Müdigkeit über 6 Monate und 4 oder mehr der folgenden Symptome: Gedächtnisstörungen oder verminderte Konzentration; Halsschmerzen; schmerzhafte zervikale oder axilläre Lympadenopathie; Myalgie; Polyarthralgie; Kopfschmerzen (neu aufgetreten); Schlafstörungen; eine über 24 Stunden dauernde Malaise nach körperlicher Anstrengung.

Fieber bei Tumoren

Bei manchen Tumoren stehen ungeklärte Fieberzustände oft während langer Zeit im Vordergrund des klinischen Bildes. Diese Temperatursteigerungen sind bereits in einem frühen Stadium vorhanden und können deshalb kaum mit einem Tumorzerfall erklärt werden. Unter den soliden Tumoren sind es vor allem das Hypernephrom, Karzinome des Pankreas, der Leber und des Magens. Beim Bronchialkarzinom können der Tumor selbst wie auch sekundäre pneumonische Prozesse Fieber verursachen. Eine weitere Ursache ist das Vorhofmyxom (wechselnder Auskultationsbefund, rezidivierende Embolien, Gelenkschmerzen). Tumoren des lymphoretikulären Systems wie maligne Lymphome oder Leukämien verursachen häufig rezidivierende Fieberzustände. Bei 5–10% der Patienten mit Lymphogranulom wird ein charakteristischer periodischer Fiebertyp (Pel-Ebstein) beobachtet (Abb. 4.35 und 4.36). Beim Morbus Hodgkin und beim Non-Hodgkin-Lymphom wird von

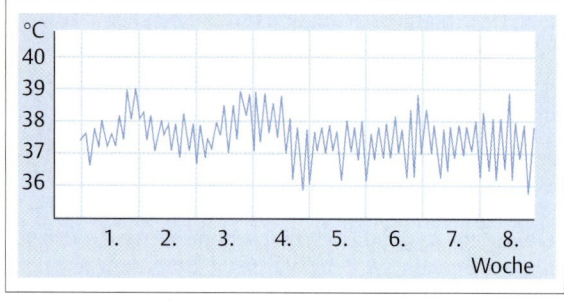

Abb. 4.**35** Remittierend-intermittierende Temperaturkurven bei malignen Lymphomen.

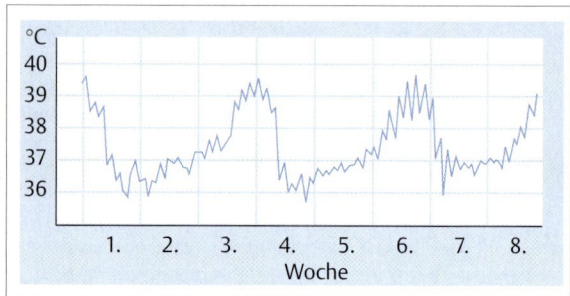

Abb. 4.**36** Periodischer Fiebertypus (Pel-Ebstein) bei Lymphogranulom.

einer *A-Symptomatik* gesprochen, wenn Allgemeinsymptome fehlen. Von einer *B-Symptomatik* spricht man, wenn ein Gewichtsverlust über 10 % innerhalb von 6 Monaten und/oder unerklärbares Fieber über 38 °C und/oder Nachtschweiß beobachtet werden. Pruritus und Alkoholschmerz gelten nicht als B-Symptome.

Fieber bei Gewebsabbau

Myokardinfarkt, Lungeninfarkt, Niereninfarkt, Gangrän der Extremitäten, Pankreatitis, Leberzirrhose, sich resorbierende Blutergüsse in Körperhöhlen oder im Magen-Darm-Kanal oder intrakranielle Blutungen sind oft Ursachen eines Status febrilis. In diesen Fällen steht jedoch praktisch immer das primäre klinische Ereignis und nicht das Fieber im Vordergrund.

Fieber bei Hämolyse

Weitere Ursachen eines Status febrilis sind *hämolytische Krisen*, vor allem bei der Sichelzellanämie, intravaskuläre Hämolysen und *Transfusionszwischenfälle*.

Hämophagozytose-Syndrom

Das reaktive Hämophagozytose-Syndrom ist eine schwere Multiorganerkrankung, die als Folge einer wahrscheinlich infektbedingten Aktivierung von Makrophagen entsteht. Im Knochenmark und anderen lymphoepithelialen Geweben finden sich eine erhöhte Zahl von Histiozyten, welche Erythrozyten, Leukozyten und Thrombozyten phagozytieren. Die Histiozyten und anderen Blutzellen sind morphologisch reif. Klinisch imponieren ein Status febrilis, eine Splenomegalie, Lymphadenopathie, Hepatomegalie und manchmal neuropsychologische Ausfälle. Der Leitbefund ist die Panzytopenie, und oft bestehen eine intravaskuläre Gerinnungsstörung und eine Leberfunktionsstörung.

Fieber bei Thrombosen und Thrombophlebitiden

Thrombosen, Phlebitiden und *Thromboembolien* können auch ohne wesentliche klinische Befunde mit Fieber einhergehen. Unter diesen sind vor allem rezidivierende Lungenembolien von großer praktischer Bedeutung. Nach langdauernder Infusionstherapie treten häufig Thrombophlebitiden an den Armen auf. Differentialdiagnostisch ist in diesen Fällen auch eine Endoplastitis mit Bakteriämie oder Septikämie auszuschließen.

Fieber bei allergischen Reaktionen

In dieser Gruppe kommt dem *Arzneimittelfieber* die größte Bedeutung zu. Fast alle Medikamente können bei einer Überempfindlichkeit des Patienten Fieber hervorrufen. Manchmal (aber nicht obligat) geht diese Fieberreaktion mit Hauterscheinungen einher, welche die Diagnose erleichtern. Die Arzneimittelexantheme zeigen eine sehr verschiedene Morphologie. Am häufigsten sind makulopapulöse Exantheme sowie Urtikaria, daneben kommen skarlatiniforme (z. B. Chinin), morbilliforme (z. B. Barbiturate), bullöse, ekzematöse und purpuraähnliche Exantheme vor.

Ein fieberhaftes *Erythema nodosum* oder ein Erythema exsudativum multiforme wird z. B. nach Diphenylhydantoin oder Sulfonamiden gesehen.

Beim *Arzneimittelfieber* sind meist Eosinophile im peripheren Blut vorhanden, aber nur in ca. 20 % der Fälle besteht eine Eosinophilie. Die Blutsenkungsreaktion oder das CRP können sehr stark erhöht sein, und oft bestehen eine Leukozytose und eine leichte Transaminasenerhöhung. 1–2 Tage nach Absetzen des verantwortlichen Medikamentes ist im allgemeinen ein Rückgang des Fiebers zu erwarten. Eine erneute Exposition mit dem angeschuldigten Medikament kann u. U. eine anaphylaktische Reaktion auslösen.

Vorgetäuschtes Fieber

Es fällt bei Personen mit psychosozialen oder psychiatrischen Problemen in der Regel durch den atypischen Verlauf und das Mißverhältnis zwischen Höhe der Temperatur und Pulsfrequenz auf. Eine eingehende Anamnese und die Diskrepanz zwischen Oral- und Rektaltemperatur kann es erlauben, diese Fälle zu erkennen.

4.8 Bedeutung einzelner Befunde für die Differenzierung febriler Zustände

Verlauf der Temperatur

Manche *febrilen Krankheitsbilder* haben einen ihnen zugehörigen, charakteristischen Fieberverlauf. Die Kenntnis dieser Fieberverläufe ist differentialdiagnostisch außerordentlich lehrreich, wenn auch in den ersten Tagen der Erkrankung, in denen die Diagnose gestellt werden muß, die typischen Merkmale in der Regel noch nicht sichtbar sind. Durch Antibiotika oder entzündungshemmende Analgetika werden die typischen Fieberverläufe zudem häufig verfälscht.

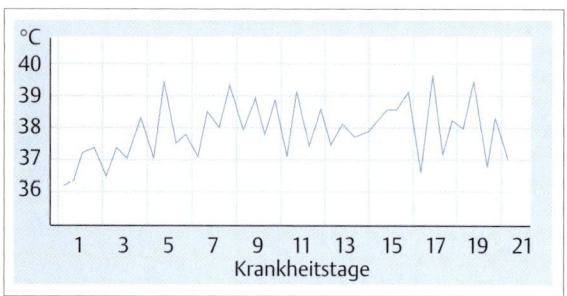

Abb. 4.37 Remittierendes Fieber bei Peritonitis tuberculosa.

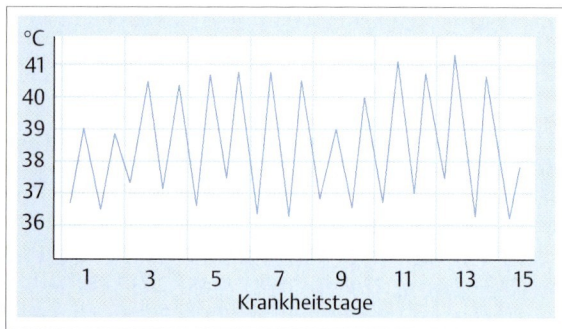

Abb. 4.38 Intermittierender Temperaturverlauf bei Septikämie.

- Bei der *Kontinua* schwanken die Morgen- und Abendtemperaturen nur unbeträchtlich um 1 °C. Kontinuierliches Fieber ist z. B. typisch bei *Pneumokokkenpneumonie, Typhus, Paratyphus, Fleckfieber* und *Erysipel* auf der Höhe der Erkrankung.
- Der *remittierende Typus* zeigt einen beträchtlichen Unterschied (bis 2 °C) zwischen Morgen- und Abendtemperatur, wobei aber die Morgentemperatur afebrile Werte meist nicht erreicht (Abb. 4.37). Dieser Temperaturverlauf wird bei sehr vielen Erkrankungen beobachtet, z. B. *Tuberkulose, umschriebenen Eiterungen, septischen Prozessen, Bronchopneumonien*, manchen *Virus- und virusähnlichen Erkrankungen* und *rheumatischem Fieber*.
- Beim *intermittierenden Fiebertypus* sind die Unterschiede zwischen Morgen- und Abendtemperaturen noch größer. Die Morgentemperatur sinkt auch unter 37 °C. Dieser Fiebertypus kommt z. B. bei akuter *Pyelonephritis, Pleuritis* und *Sepsis* vor (Abb. 4.38).
- *Unregelmäßige, wellenförmige (undulierende) Fieberverläufe* werden beim Morbus Bang (allerdings nicht pathognomonisch) gesehen. Ein Fieberverlauf besonderer Form findet sich als Pel-Ebstein-Fiebertypus beim Lymphogranulom (Abb. 4.36).
- *Regelmäßige, periodische Temperatursteigerungen* sind typisch für die *Malaria*, das *Fünftagefieber* und die *Febris recurrens*.
- *Periodisch* auftretende Temperaturen mit *unregelmäßigem Intervall* finden sich bei den zu entzündlichen Rezidiven neigenden Krankheiten wie *Bronchiektasen, Cholelithiasis, Prostataleiden* usw.

Schüttelfrost

Häufig werden echte Schüttelfröste bei folgenden Zuständen beobachtet:

- Bakteriämien verschiedener Ursachen,
- Sepsis, subakute bakterielle Endokarditis,
- bakterielle Pneumonie,
- Meningokokkenmeningitis,
- Erysipel,
- Malaria,
- akute Pyelonephritis,
- Morbus Weil und
- allergische Reaktionen (intravenöse Arzneimittel, Röntgenkontrastmittel oder Blutprodukte).

Sie kommen *selten* vor bei Tuberkulose, Paratyphus, Typhus (noch seltener als beim Paratyphus), Rickettsiosen und Viruserkrankungen und *nie* beim rheumatischen Fieber.

Entzündungsparameter

Blutkörperchensenkungsgeschwindigkeit

Pathophysiologie. Die Senkungsbeschleunigung ist in erster Linie abhängig von der Zunahme des Fibrinogens und der Globuline auf Kosten der Albumine. Solche Verschiebungen der Plasmaproteine können nicht nur bei entzündlichen Prozessen, sondern auch bei vielen anderen pathologischen Zuständen, am ausgeprägtesten bei Tumoren mit Gewebszerfall vorkommen.

> ❗ Bei perakuten Erkrankungen wird die Senkungsbeschleunigung im allgemeinen vermißt, weil eine Anlaufzeit von etwa 30 Stunden notwendig ist. Andererseits persistiert die Senkungsbeschleunigung nach krankhaften Geschehen oft wochenlang, was besonders bei der Beurteilung der Senkungswerte in der Rekonvaleszenz beachtet werden muß.

▶ Die *Senkung ist stark erhöht* bei allen umschriebenen, *eitrigen Prozessen* (wichtige Ausnahme: Appendizitis im Frühstadium), den meisten *bakteriellen Infektionen* (Pneumonie, Meningokokkenmeningitis, Pyelonephritis), den *Leptospirosen, mäßig stark* auch bei den Brucellosen und der *Tuberkulose* (nicht obligat). Besonders hohe Werte finden sich bei *rheumatischem Fieber*, Vaskulitiden, Kollagenosen, nichtentzündlichen Prozessen, welche mit *Dysproteinämien* einhergehen (maligne Tumoren, Leberkrankheiten usw.) sowie oftmals bei Arzneimittelfieber. Die höchsten Werte finden sich beim multiplen Myelom (Tab. 4.**23**).

▶ Die Senkung ist trotz *febriler Zustände* dagegen bei vielen *Viruserkrankungen* nicht oder wenig beschleunigt. Bei Tuberkulose (sogar bei offenen Formen) können niedrige Senkungsreaktionen festgestellt werden.

▶ Bei mit dem übrigen klinischen Befund nicht parallel gehenden Werten soll stets geprüft werden, ob nicht gleichzeitig Faktoren vorliegen, welche z.B. eine abnorm niedrige Senkung erklären. Dazu gehören in erster Linie Polyglobulie, Herzinsuffizienz oder Behandlung mit Kortikosteroiden. Mäßige Senkungsbeschleunigungen kommen demgegenüber bei Anämien vor.

▶ Eine Beschleunigung der Senkungsreaktion bei Personen, die keine Krankheitssymptome zeigen – sei es, weil die Beschleunigung während einer Rekonvaleszenz sich nicht zurückbildet oder die Beschleunigung anläßlich einer sog. Durchuntersuchung („check up") entdeckt wurde –, kann sehr schwierige differentialdiagnostische Probleme stellen.

C-reaktives Protein (CRP)

In der Differentialdiagnose des Status febrilis hat das CRP an Interesse gewonnen, weil eine starke Erhöhung für eine bakterielle Infektion, nicht aber für eine virale Infektion spricht. Allerdings kann in einer klinischen Notfallsituation die Sensitivität oder Spezifität des CRP ungenügend sein und die Differentialdiagnose fehlleiten. Das CRP kann bei perakuten systemischen bakteriellen Infektionen in der Frühphase noch tief sein und ist oftmals bei bakteriellen Abszessen auch in einer fortgeschrittenen Phase noch tief. Demgegenüber kann das CRP bei viralen Infekten zum Teil deutlich erhöht und bei rheumatologischen Leiden oder bei Gewebsschaden (Trauma, Operation) stark erhöht sein. Bei systemischen Vaskulitiden reflektiert eine CRP-Erhöhung die Krankheitsaktivität, ohne daß eine bakterielle Infektion vorliegen muß.

> ❗ Das CRP reagiert vor allem auf kurzfristige Änderungen der Entzündungsaktivität rasch, während die Senkungsreaktion bei der Diagnose und Kontrolle langzeitiger entzündlicher Veränderungen die Hauptrolle spielt.

Tabelle 4.**23** Mögliche Ursachen einer beschleunigten Blutkörperchensenkungsreaktion

Entzündliche Ursachen

Tonsillitiden
versteckte Nasennebenhöhleneiterungen
Zahngranulome (nur geringgradig gesteigert)
phlebitische Prozesse bei Varikosis
Cholezystitis
versteckte tuberkulöse Prozesse
rheumatische Affektionen
Vaskulitiden und Kollagenosen
Morbus Bang
Leber- und Nierenaffektionen

Neoplasien

Hypernephrom
Tumoren des Magen-Darm-Traktes
Tumoren des Genitalsystems
Tumoren anderer Lokalisation
maligne Lymphome
Dysproteinämie

Anämien

Blutbild

Verhalten der Leukozyten

Der Beachtung der Leukozyten kommt stets eine besondere differentialdiagnostische Bedeutung zu. Man sollte dabei aber niemals das *Krankheitsstadium* außer acht lassen.

Leukozytose. Im allgemeinen zeigen alle *bakteriellen Infektionen* mit oder ohne umschriebene Eiterbildung eine Leukozytose. Ihr Fehlen deutet bei diesen Erkrankungen auf eine leichte Form oder einen besonders schweren toxischen Verlauf hin. Auch beim *rheumatischen Fieber* ist die Erhöhung der Leukozytenzahl meist obligat.

Besonders hochgradige Leukozytosen (*leukämoide Reaktionen*) mit stark ausgeprägter Linksverschiebung bis zu Myelozyten und Myeloblasten finden sich bei Knochenmetastasen, Miliartuberkulose, Kohlenmonoxidintoxikation, Coma diabeticum und uraemicum, Scharlach, Pneumonie, disseminierter Form von Pilzerkrankungen (Kokzidioidomykose usw.), Dermatitis herpetiformis sowie in der Überwindungsphase nach Agranulozytose. Auch bei schweren Blutungen mit Schock werden hohe Leukozytenwerte beobachtet. Vereinzelt sind auch hohe Leukozytosen (über 50 000/mm³ = > 50 × 10⁹/l) bei Karzinomen (z. B. Bronchialkarzinom) ohne auffallende Metastasierung in die Knochen beschrieben worden. Bei diesen Karzinomhyperleukozytosen sprechen unreife weiße Blutzellen nicht für das gleichzeitige Bestehen einer Myelose.

> **!** Der Anstieg der neutrophilen Leukozyten ist das früheste faßbare humoralpathologische Geschehen im Krankheitsablauf zahlreicher Krankheiten.

Niemals darf der Befund einer Leukozytose deshalb mit einer Infektion gleichgesetzt werden. Leukozytose findet sich auch bei vielen nichtinfektiösen Prozessen: z. B. *Herzinfarkt, Tumoren, Gicht, Urämie, diabetisches Koma.*

Außer dem Anstieg der neutrophilen Leukozyten ist stets auch die Zahl der *Stabkernigen* zu beachten. Werden alle Neutrophilen, welche keine Fadenbrücke zwischen den einzelnen Segmenten aufweisen, zu den stabkernigen Neutrophilen gezählt, so beträgt die Zahl der Stabkernigen normalerweise bis 16 %. Werden dagegen nur diejenigen Neutrophilen zu den stabkernigen Neutrophilen gezählt, deren Segmentbrücken mehr als ein Drittel des größten Segmentdurchmessers ausmachen, dann beträgt die Zahl der Stabkernigen bis 5 %.

Ein eindeutiger Anstieg der Stabkernigen, auch als *Linksverschiebung* bezeichnet, spricht ebenfalls im Sinne einer vermehrten Beanspruchung des myeloischen Systems.

Zeigen *alle* Neutrophilen nur 2 Segmente, muß die familiäre Leukozytenanomalie von Pelger-Huet diagnostiziert werden. Sie kann eine besonders ausgeprägte Linksverschiebung vortäuschen (Abb. 4.**39**). Für die Differentialdiagnose von ebenso großer Bedeutung sind die toxischen Veränderungen der Neutrophilen (Abb. 4.**40**).

Von *toxischen Neutrophilen* sprechen wir, wenn

- die Kerne der Neutrophilen pyknotisch sind,
- die Granula mittelgrob oder grob gefunden werden,
- im Plasma basophile Schlieren (sog. Doehle-Einschlußkörperchen) auftreten,
- das Plasma vakuolisiert ist.

Toxische Veränderungen (vor allem durch grobe Granula gekennzeichnet) werden bei *bakteriellen Infektionen* nach 2–3 Tagen dauernder Infektion beobachtet.

Vakuolisierung des Plasmas hat besondere Beziehungen zu *Leberaffektionen* (Leberabszeß, Coma hepaticum).

Selten einmal müssen die May-Hegglin-Zytoplasmaanomalie und die familiäre Alder-Granulationsanomalie gegenüber toxischen Veränderungen abgegrenzt werden.

Toxische Veränderungen *fehlen* oder sind nur angedeutet bei *Virusinfektionen, Spirochätosen, Morbus Bang, Rickettsiosen* und *Tuberkulose*, sofern keine sekundäre bakterielle Infektion besteht (Kavernen, Darmulzera).

> **!** Keine neutrophile Leukozytose zeigen Malaria, Viruserkrankungen und viele Formen der Tuberkulose.

Leukopenie (Granulozytopenie). Sie kommt vor bei *Typhus* und *Paratyphus, Morbus Bang*, anderen *Septikämien, Viruserkrankungen* (z.B. AIDS, Masern, Röteln, Mumps, Grippe, Mononukleose, Denguefieber), *Kala-Azar, Splenomegalien*, so z. B. auch beim Felty-Syndrom, *Lupus erythematodes* und *Histoplasmose*. Auch eine

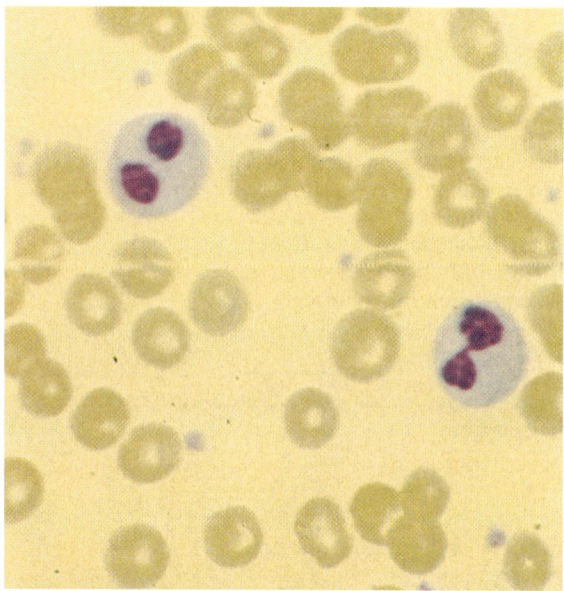

Abb. 4.**39** Pelger-Huet-Kernanomalie.

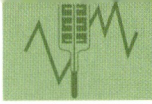

Bedeutung einzelner Befunde für die Differenzierung febriler Zustände 171

schwere *Miliartuberkulose* geht gelegentlich mit ausgesprochener Leukopenie (unter 1000/mm^3 = < 1 × 10^9/l) einher.

➤ Eine noch ausgeprägtere Granulozytopenie oder sogar *Agranulozytose* (Leukopenie mit Leukozytenzahl je nach Definition unter 500 bzw. zwischen 500 und 1200/mm^3 oder 0,5 × 10^9 – 1,2 × 10^9/l und Fehlen der Granulozyten) kommt als Nebenwirkung gewisser *Medikamente* vor.

Dabei gibt es zwei Möglichkeiten:

– *Toxische* Leukopenie (z. B. Zytostatika, Benzol, radioaktive Medikamente); sie ist unabhängig vom Individuum, aber abhängig von der Dosis.
– *Allergische* Leukopenie (z. B. Aminopyrin, Phenylbutazon, Sulfonamide, Chloramphenicol, Gold, Thyreostatika, Tranquilizer, Antiepileptika, Antihistaminika, Antidiabetika); sie ist abhängig vom Individuum, aber weitgehend unabhängig von der Dosis.

Seltene Erscheinungen sind die *Autoimmungranulozytopenie*, die *Isoimmungranulozytopenie* nach multiplen Bluttransfusionen und die *zyklische Neutropenie* bzw. *Agranulozytose*. Schließlich kann eine Leukopenie Manifestation einer *aleukämischen Leukämie* sein (z. B. Haarzell-Leukämie). An eine Granulozytopenie oder Agranulozytose muß immer gedacht werden, wenn ein Fieberzustand ohne ersichtliche Ursache auftritt, namentlich wenn er von einer eitrigen Angina oder Ulzerationen der Mundschleimhaut begleitet ist (Abb. 4.**41**).

Verhalten der Eosinophilen

Eosinophilie. Sie ist bei Infektionen im allgemeinen ein prognostisch günstiges Zeichen. Man hat das Wiedererscheinen der Eosinophilen als Morgenröte der Genesung bezeichnet (postinfektiöse Eosinophilie, z. B. bei Typhus abdominalis).

Ausgesprochene Eosinophilie findet sich bei:

➤ *allergischen* Erkrankungen (Serumkrankheit, Asthma bronchiale usw.),
➤ *Parasitenerkrankungen*, vor allem, wenn die Parasiten in das Gewebe eindringen: Trichinen, Echinokokkus, Filaria, Toxocara, Ankylostoma duodenale, Schistosomen (Bilharziose) und weniger ausgesprochen bei Darmparasiten,
➤ Löffler's eosinophilem Lungeninfiltrat,
➤ *Endocarditis fibroplastica* (Löffler),
➤ *Krankheiten des hämatopoetischen Systems*,
➤ *Kollagenkrankheiten* wie Periarteriitis nodosa,
➤ Tumoren, hauptsächlich der Ovarien, aber auch anderer Lokalisation.

Geringe Eosinophilie kommt bei Scharlach, Lymphogranulom und Hypernephrom vor und kann auch ein Hinweis auf das Vorliegen eines Morbus Addison sein.

Eosinopenie oder Fehlen von Eosinophilen. Das Fehlen von Eosinophilen kann diagnostisch verwertet werden. Der Prozentsatz der Eosinophilen geht bei den meisten Infektionskrankheiten zurück. Beim *Typhus abdominalis*

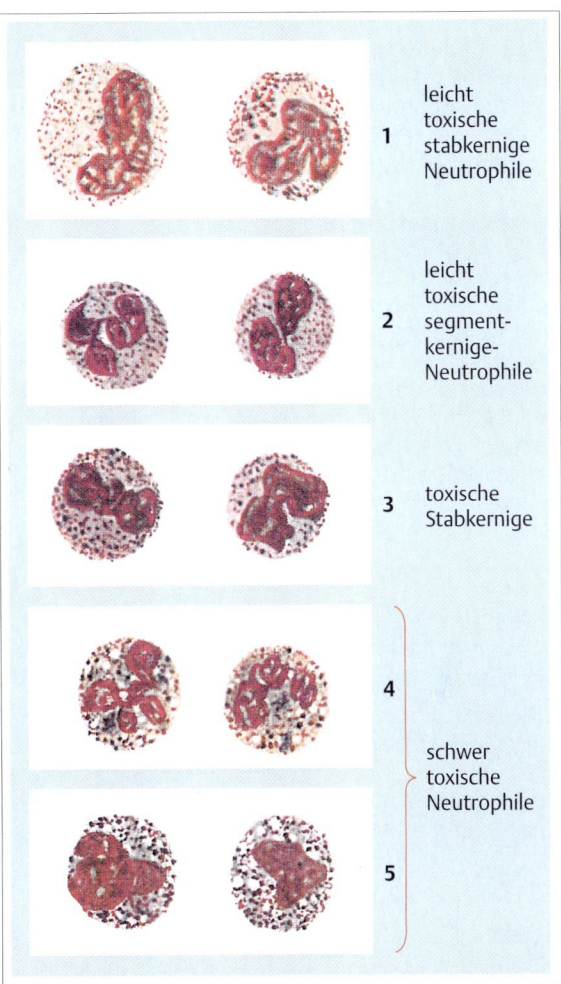

Abb. 4.**40** Toxische Veränderungen des weißen Blutbildes (nach *Frick*).

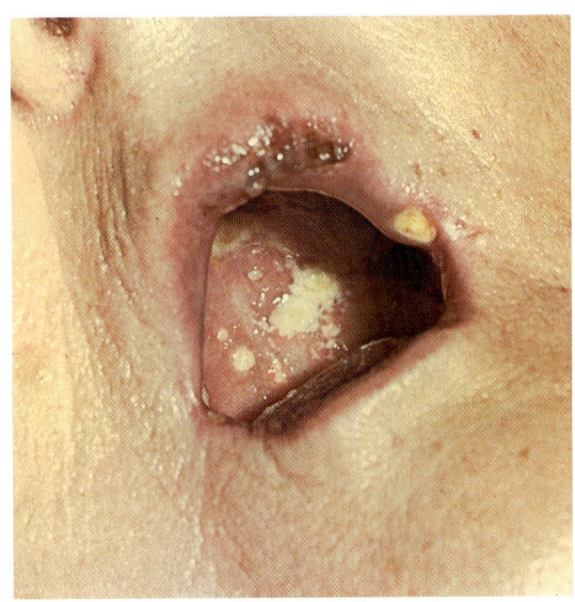

Abb. 4.**41** Schmierig belegte Schleimhautulzerationen an Oberlippe und Gaumen bei Agranulozytose.

ist das Verschwinden der Eosinophilen so ausgeprägt, daß die Typhusdiagnose sehr unwahrscheinlich wird, wenn im Blutausstrich Eosinophile gefunden werden. Auch bei Masern fehlen Eosinophile. Beim Morbus Cushing und bei Therapie mit Glukokortikoiden ist eine Eosinopenie typisch.

Verhalten der Monozyten

Monozytosen. Infektiöse Monozytosen kommen vor bei Syphilis, Brucellosen, Listeriosen, Trypanosomaerkrankungen, subakuter bakterieller Endokarditis und Tuberkulose. Auch bei anderen entzündlichen Krankheiten, bei Kollagenosen, Sarkoidose, granulomatösen Darmerkrankungen und myeloproliferativen Syndromen kommt eine Monozytose vor.

Unklare Monozytosen bei älteren Patienten sind auf einen präleukämischen Zustand verdächtig.

Verhalten der Lymphozyten

Lymphozytosen. Sie sind im Verlauf von Infektionskrankheiten häufig. Es können in diagnostischer Hinsicht drei verschiedene Formen unterschieden werden:

▶ Die *lymphozytäre Reaktion* mit meist alten Lymphozyten und kleinem Plasmasaum. Sie findet sich in der Überwindungsphase sehr vieler Infektionen (Typhus, bakterielle Pneumonie usw.) und hat diagnostisch keine große Bedeutung. Die *Bang-Lymphozytose* kann bis 60 % erreichen und ist diagnostisch wichtiger. *Chronische Infektionskrankheiten* (Tuberkulose, Lues) können mit Lymphozytose einhergehen.
▶ Die *lymphozytoide Reaktion* mit großen, breitleibigen Zellen und breitem, blaß gefärbtem Plasmasaum. Diese Zellen sind sehr typisch bei der Mononukleose, wobei sie bis 70 % erreichen können. In der Regel besteht gleichzeitig eine Leukozytose. Ähnliches gilt für die akute Zytomegalievirus- und akute HIV-Infektion. Weniger ausgesprochen können diese Zellen aber auch bei anderen Virusaffektionen (Viruspneumonie, Hepatitis) angetroffen werden (sog. Virozyten).
▶ Die *plasmazelluläre Reaktion* mit typischen Plasmazellen mit radspeichenartigen Kernen und tief kornblumenblauem Plasma wird vor allem bei Rubeolen und Hepatitis beobachtet.

Lymphopenien. Ausgesprochene Lymphopenien sind bei hoher Leukozytose ein regelmäßiger Befund und als *relative Lymphopenien* nicht besonders verwertbar. *Absolute Lymphopenien* (ohne oder mit nur geringer Leukozytose) liegen bei der *Miliaris* und auch bei ausgedehntem *Lymphogranulom* oft vor. Bei der Miliartuberkulose ist das Symptom so stark zu bewerten, daß diese Krankheit bei normalen Lymphozytenzahlen weitgehend ausgeschlossen werden kann.

Bei fortgeschrittener HIV-Infektion (AIDS) wird eine Lymphopenie mit Werten unter 1000/mm^3 ($< 1 \times 10^9$/l) als charakteristisch angesehen.

Literatur

American Thoracic Society: Diagnosis and treatment of disease caused by nontuberculous mycobacteria. Am Rev Resp. Dis. 1990; 142: 940.

Arnow PM, Flaherty JP. Fever of unknown origin. Lancet. 1997; 350: 575.

Calabrese LH, Michel BA, Bloch DA, Arend PW et al. The American College of Rheumatology 1990. Criteria for the classification of hypersensitivity vasculitis. Arthr and Rheum. 1990; 33: 1108.

Cunha BA. Fever of unknown origin. Infect Dis Clin North Am 1996; 10: 111.

Dekleijn EMH, Vanlier HJJ, Vandermeer JWM. Fever of unknown origin (FUO) – II. Diagnostic procedures in a prospective multicenter study of 167 patients. Medicine. 1997; 76: 401.

Dekleijn EMH, Vandenbroucke JP, Vandermeer JWM. Fever of unknown origin (FUO) – I. A prospective multicenter study of 167 patients with FUO, using fixed epidemiologic entry criteria. Medicine. 1997; 76: 392.

Drenth JPH, Endres S, Belohradsky BH, van der Meer JWM. Das Hyper-IgD-Syndrom. Dtsch. med. Wschr. 1996; 121: 1299.

Fisher RG, Wright PF, Johnson JE. Inflammatory pseudotumor presenting as fever of unknown origin. Clin Infect Dis 1995; 21: 1492.

Fontana A, Widmer U, Speich R, Michel B. Diagnostik und Verlaufsbeurteilung von Kollagenosen und Vaskulitiden. Schweiz Med Wochenschr 1994; 124: 1096.

Frick P. Blut- und Knochenmarksmorphologie. Blutgerinnung, 17. Aufl. Stuttgart Thieme; 1984.

Gorbach SL, Bartlett JG, Blacklow NR. Infectious Diseases. 2nd ed. Philadelphia Saunders; 1998.

Hoffman GS, Kerr GS, Leavitt RY, Hallahan CW, Lebovics RS, Travis WD, Rottem M, Fauci AS. Wegener Granulomatosis: an analysis of 158 patients. Ann Intern Med 1992; 116: 488.

Jennette JC, Falk RJ. Small-vessel vasculitis. N Engl J Med 1997; 337: 1512.

Karcher DS, Alkan S. Human herpesvirus-8-associated body cavity-based lymphoma in human immunodeficiency virus-infected patients: a unique B-cell neoplasm. Hum Pathol 1997; 28: 801.

Kirchhausen T, Rosen FS. Disease mechanism: Unravelling Wiskott-Aldrich syndrome. Current Biology 1996; 6: 676.

Knockaert DC, Dujardin KS, Bobbaers HJ. Long-term follow-up of patients with undiagnosed fever of unknown origin. Arch Intern Med 1996; 156: 618.

Knockaert DC, Vanneste LJ, Bobbaers HJ. Recurrent or episodic fever of unknown origin. Review of 45 cases and survey of the literature. Medicine. 1993; 72: 184.

Knockaert DC, Vanneste LJ, Vanneste SB, Bobbaers HJ. Fever of unknown origin in the 1980s. An update of the diagnostic spectrum. Arch Intern Med 1992; 152: 51.

Lazaro MA, Maldonado Cocco JA, Catoggio LJ, Babini SM, et al. The American College of Rheumatology 1990. Criteria for the classification of Takayasu arteritis. Arthr and Rheum 1990; 33: 1129.

Leu AJ, Leu HJ. Vaskulitis, Differentialdiagnostische Wertigkeit der Biopsie. Dtsch med Wschr 1990; 115: 984.

Lightfoot jun. RW, Michel BA, Bloch DA, Hunder GG et al. The American College of Rheumatology 1990. Criteria for the classification of polyarteritis nodosa. Arthr and Rheum 1990; 33: 1088.

Mandell GL, Douglas RG, Bennett JE. Principles and Practice of Infectious Diseases, 4th ed. New York; Churchill Livingstone: 1995.

Masi AT, Hunder GG, Lic JT, Michel BA et al. The American College of Rheumatology 1990, Criteria for the classification of Churg-Strauss syndrome (Allergic granulomatosis and angiitis). Arthr and Rheum 1990; 33: 1094.

Messina O, Morteo G. Clinical and serologic characteristics of patients with overlap syndrome: is mixed connective tissue disease a distinct clinical entity? Medicine 1989; 68: 58.

Mills JA, Michel BA, Bloch DA, Calabrese LH et al. The American College of Rheumatology 1990. Criteria for the classification of Henoch-Schönlein purpura. Arthr and Rheum 1990; 33: 1114.

Noguchi M, Yi H, Rosenblatt HM, Fililpovich AH, Adelstein S, Modi WS, McBride OW, Leonard WJ. Interleukin-2 receptor g chain mutation results in x-linked severe combined immunodeficiency in humans. Cell 1993; 73: 147.

Norman DC, Yoshikawa TT. Fever in the elderly. Infect Dis Clin North Am 1996; 10: 93.

Norris AH, Krasinskas AM, Salhany KE, Gluckman SJ. Kikuchi-Fujimoto disease: a benign cause of fever and lymphadenopathy. Am J Med 1996; 101: 401.

Oksenhendler E, Duarte M, Soulier J, Cacoub P, Welker Y, Cadranel J, Cazals-Hatem D, Autran B, Clauvel JP, Raphael M. Multicentric Castleman's disease in HIV infection: a clinical and pathological study of 20 patients. AIDS. 1996; 19: 61.

Özdogan H. Familiäres Mittelmeerfieber. Rheumatologie in Europa. 1994; 23: 145.

Reiner AP, Spivak JL. Hematophagic histiocytosis. A report of 23 new patients and a review of the literature. Medicine. 1988; 67: 369.

Savage COS, Harper L, Adu D. Primary systemic vasculitis. Lancet 1997; 349: 553.

Schibler A, Birrer P, Vella S. PFAPA-Syndrom: periodisches Fieber, Adenitis, Pharyngitis und aphthose Stomatitis. Schweiz Med Wochenschr 1997; 127: 1280.

Siegenthaler W, Siegenthaler G. Arteriitis temporalis Horton (Riesenzellarteriitis). Dtsch med Wschr 1961; 86: 425.

Siegenthaler W, Hegglin R. Der viszerale Lupus erythematosus (Kaposi-Libman-Sacks-Syndrom). Ergebn inn Med Kinderheilk 1956; 7: 373.

Steinberg A D. Systemic Lupus erythematosus. Ann Intern Med 1991; 115: 548.

Sullivan M, Feinberg J, Bartlett JG. Fever in patients with HIV infection. Infect Dis Clin North Am 1996; 10: 149.

Villard J, Lisowska-Grospierre B, van den Elsen P, Fischer A, Reith W, Mach B. Mutation of RFXAP, a regulator of MHC class II genes, in primary MHC class II deficiency. N Engl J Med 1997; 337: 748.

Weber R, Jost J, Lüthy R, Siegenthaler W. HIV-assoziierte opportunistische Erkrankungen: Diagnostische und therapeutische Möglichkeiten in Klinik und Praxis. Internist 1990; 31: 551.

Widmer U, Bingisser R, Fontana A. Molekularbiologie in der klinischen Immunologie. Internist 1994; 35: 139.

Winckelmann G, Nagel HG, Maier R, Reuther G. Schnitzler-Syndrom als Ursache eines rezidivierenden Fiebers unbekannter Ursache. Dtsch Med Wochenschr 1996; 121: 860.

Schmerzen

5 Kopf- und Gesichtsschmerzen sowie Neuralgien
K. Hess

6 Schmerzen im Bereich des Thorax
O. Hess und W. Vetter

7 Schmerzen im Bereich des Abdomens
D. Moradpour, R. Ammann und H. E. Blum

8 Schmerzen im Bereich der Extremitäten und der Wirbelsäule
W. Siegenthaler

9 Schmerzen bei Erkrankungen der Gefäße
U. Hoffmann, A. Bollinger

10 Schmerzen bei Erkrankungen der Gelenke
P. Greminger, B. A. Michel, G. Siegenthaler-Zuber

11 Schmerzen bei Erkrankungen der Knochen
W. Vetter und H. Vetter

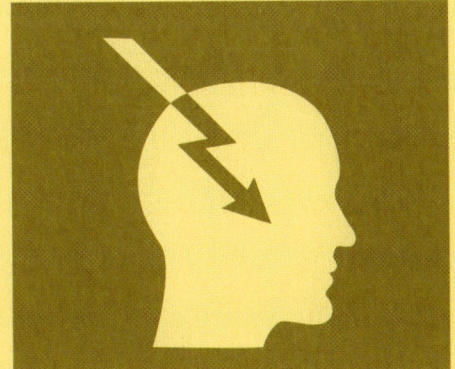

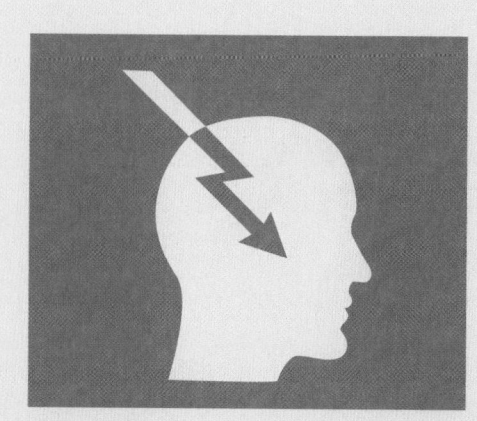

5 Kopf- und Gesichtsschmerzen sowie Neuralgien

K. Hess

5.1	**Einleitung**	**178**
5.2	**Symptomatische Kopfschmerzen**	**178**

Subarachnoidalblutung   179
Meningitis, Meningeosis, Meningoenzephalitis,
Enzephalitis, Hirnabszeß   180
Intrazerebrale Blutung   180
Karotis-/Vertebralisdissektion   180
Ischämische Hirnläsionen   180
Akuter Okklusivhydrozephalus   181
Sinus- und Hirnvenenthrombosen   181
Hypophysenapoplexie   182
Subduralhämatom   182
Hypoliquorrhö-Syndrom (Unterdrucksyndrom)   183
Tumor und Pseudotumor cerebri
(chronisches Hirndrucksyndrom)   183
Riesenzellarteriitis und andere Vaskulitiden   183
Schlaf-Apnoe-Syndrom   183
Epileptische Anfälle   183
Posttraumatische Kopfschmerzen   184
Zervikogene Kopfschmerzen   184
Kopf- und Gesichtsschmerzen bei ophthalmologischen,
otorhinologischen, dentogenen und kieferorthopädischen
Leiden   184
Kopfschmerzen internistischer Ursache   185

5.3	**Idiopathische Kopfschmerzen**	**185**

Migräne ohne Aura   185
Migräne mit Aura   186
Basilarismigräne und andere Sonderformen
der Migräne mit Aura   186
Spannungskopfschmerzen   187
Cluster-Kopfschmerz (Graupel-Kopfweh,
Bing-Horton-Kopfschmerz) und chronische paroxysmale
Hemikranie   187
Thunderclap-, Anstrengungs- und Orgasmuskopfschmerz   187

5.4	**Neuralgien im Kopfbereich**	**188**

Idiopathische und symptomatische
Trigeminusneuralgie   188
Idiopathische und symptomatische
Glossopharyngeusneuralgie   188
Occipitalis-maior/minor-Neuralgie   188
Seltene Neuralgien/neuralgiforme Schmerzen
bei Hirnnervensyndromen   189
Traumatische Neuralgien, Anaesthesia dolorosa
und zentrale Gesichtsschmerzen   189

5.5	**Sogenannt atypische Gesichtsschmerzen**	**189**

5 Kopf- und Gesichtsschmerzen sowie Neuralgien

5.1 Einleitung

Bedeutung der Anamnese. Kopf- und Gesichtsschmerzen (im weiteren unter Kopfschmerz subsumiert) sowie Neuralgien im Kopfbereich sind eine typische Domäne der exakten Anamnese. Die Hauptpunkte der Anamnese sind in Tabelle 5.1, die Art des Schmerzbeginns als wichtiges differentialdiagnostisches Element in Tabelle 5.2 zusammengefaßt. Die Anamnese differenziert mühelos zwischen *Kopfschmerz (im engeren Sinne)* und Neuralgie, *Neuralgie* definiert als Schmerz besonderer Art („neuralgiform") im *Ausbreitungsgebiet eines Nervs*.

Differentialdiagnostische Abgrenzung. Aus dem *Zeitmuster*, in geringerem Maße auch aus Schmerzlokalisation und -charakter läßt sich zudem die differentialdiagnostische *Schlüsselfrage, symptomatischer oder idiopathischer Kopfschmerz* (Tab. 5.3), symptomatische oder idiopathische Neuralgie, meistens entscheiden.

Zudem fehlen bei den idiopathischen Kopfschmerzen und Neuralgien meist *begleitende Befunde* (Tab. 5.4), diese sind bei symptomatischen Kopfschmerzen/Neuralgien hingegen definierend, wenn auch manchmal recht gering.

Meningismus, Klopf- und Druckdolenzen inkl. Triggerpunkte, Pupillen- und Papillenbefund, Trigeminus- und Fazialisausfälle, Schädel-CT, Lumbalpunktion, Blutdruck und einige Laborbefunde sind die wichtigsten Parameter zur exakten Diagnosestellung.

5.2 Symptomatische Kopfschmerzen

Die symptomatischen Kopfschmerzen sind typischerweise Einzel-Ereignisse im Leben eines Patienten, der früher nie oder ganz andere Kopfschmerzen hatte und dies meist auch klar kundtut. Je nach Ursache setzen sie plötzlich oder allmählich ein, dauern sie über Stunden bis Tage, dominieren oder begleiten sie eine Erkrankung. – Nach Akuität und Schweregrad des Kopfschmerzes geschätzt, sind Subarachnoidalblutung und bakterielle Meningitis am schlimmsten, gefolgt von akutem Okklusiv-Hydrozephalus, Gefäß-Dissektionen und intrazerebraler Blutung. Aber auch Barosinus (Sinusitis sphenoidalis!), akutes Glaukom, akute Otitiden und Graupelkopfweh bringen sehr hohe Schmerz-Scores. Der Schmerz-Charakter (brennend, bohrend, dumpf, pulsierend etc.) hilft oft wenig, die Schmerz-Lokalisation hingegen ist bedeutsam, auch wenn diffuser Kopfschmerz vielen neurologischen Krankheiten gemeinsam ist (Tabelle 5.3).

Tabelle 5.1

Hauptpunkte der Anamnese	
• Beginn	akut bis schleichend/aus dem Schlaf
• Lokalisation	diffus, Helm, nuchal, Schläfe, einseitig, Gesicht etc.
• Charakter	dumpf, drückend, schneidend, brennend, pulsierend, elektrisierend etc.
• Intensität	Schmerzskala 0–10 (10 = unerträglich)
• Dauer	Stiche, Attacke, Episode, Dauerschmerz
• Periodik	singulär, repetitiv, episodisch
• Begleitsymptomatik	– Brechreiz – Erbrechen – Licht-Lärm-Empfindlichkeit – Schwindel, Doppelsehen – Krankheitsgefühl

Tabelle 5.2 Schmerzbeginn als differentialdiagnostisches Element

Perakut (Sekunden bis Minuten) Subarachnoidalblutung Dissektion intrazerebrale Blutung/Insult hypertensive Krise Barosinus Thunderclap Headache Trigeminusneuralgie
Akut (Minuten bis Stunden) Meningitis, Enzephalitis, Abszeß Okklusivhydrozephalus Hypophysenapoplexie Sinusitis akutes Glaukom zerviko-zephales Syndrom intrazerebrale Blutung Migräne Cluster-Kopfschmerz
Einschleichend Subduralhämatom Sinus- und Hirnvenenthrombosen Hirndruck/Pseudotumor Riesenzellarteriitis Refraktionsanomalien chronische Sinusitis Nebenhöhlen-/Pharynxkarzinome Kiefergelenksaffektionen Spannungskopfschmerzen

Symptomatische Kopfschmerzen

Subarachnoidalblutung

Klinik. *Plötzlicher rasender Kopfschmerz „wie nie zuvor"* ist das „Markenzeichen" der Subarachnoidalblutung nach Ruptur eines Aneurysmas. Der Schmerz ist diffus im ganzen Kopf und über Stunden bis Tage nur langsam abflauend. Selbst mit Opiaten ist ihm schwer beizukommen. Vorgängige migräne-artige Kopfweh-Attacken („Sentinel leakage") sind manchmal eruierbar. Meningismus ist oft erst nach Stunden und bei einem Drittel (!) der Patienten gar nicht nachweisbar. Erbrechen und Bewußtseinstrübung sind häufig, fokale zentral-nervöse Ausfälle (Paresen, Aphasie, Hemianopsie) und Hirnnervenausfälle kommen vor. Typisch sind die einseitige Mydriase (Okulomotoriusparese) oder beidseitige Abduzensparese bei Aneurysmen im Basilarisbereich. Im Gegensatz zur Meningitis setzt Fieber erst sekundär ein und überschreitet 39,5 °C Kerntemperatur am ersten Tag nicht. Fundushämorrhagien, vor allem peripapillär und bei schwerer Blutung zu beobachten, beweisen die Diagnose.

Diagnostik. Rasche Hospitalisation und als erstes ein Schädel-CT (Abb. 5.1) sind essentiell. Nur bei fehlendem Blutnachweis im CT ist die Lumbalpunktion indiziert. Ein negatives CT am ersten Tag und normaler Liquor – ab 12 Stunden, und nicht später als 2 Wochen nach Kopfschmerzbeginn – schließen eine Subarachnoidalblutung weitgehend aus.

Differentialdiagnostische Abgrenzung. Wichtigste Differentialdiagnosen (DD) sind foudroyante Meningitis, Barosinus vor allem bei Sinusitis sphenoidalis, Okklusivhydrozephalus bei Aquäduktstenose sowie die Basilarismigräne. Der selten spontane, meist aber orgasmusassoziierte idiopathische „Thunderclap"-Kopfschmerz und gelegentlich auch rasante, sog. gutartige Anstrengungskopfschmerzen können eine Subarachnoidalblutung imitieren.

Tabelle 5.3 Zwei Hauptgruppen von Kopfschmerzen

Symptomatisch („sekundär", d. h. erkennbares Grundleiden)
- Subarachnoidalblutung
- Meningitis, Meningeosis, Meningoenzephalitis, Enzephalitis, Hirnabszeß
- intrazerebrale Blutung
- Karotis-/Vertebralisdissektion
- ischämische Hirnläsionen
- Okklusivhydrozephalus
- Sinus- und Hirnvenenthrombosen
- Hypophysenapoplexie
- Subduralhämatom
- Hirndruck-Syndrom und Pseudotumor cerebri
- Hypoliquorrhö-Syndrom
- Riesenzellarteriitis und andere Vaskulitiden
- Schlaf-Apnoe-Syndrom
- epileptische Anfälle
- posttraumatische Kopfschmerzen
- zervikogene Kopfschmerzen
- Kopf- und Gesichtsschmerzen bei ophthalmologischen, otorhinologischen, dentogenen und kieferorthopädischen Leiden
- Kopfschmerzen internistischer Ursache
  - Hypertonie, Hypoxie, Schlaf-Apnoe-Syndrom, Knochen-Krankheiten

Idiopathisch („primär", d. h. kein erkennbares Grundleiden)
- Migräne ohne/mit Aura
- Basilarismigräne und andere Sonderformen
- Spannungskopfschmerzen
- Graupelkopfschmerz (Cluster headache) und chronische paroxysmale Hemikranie
- Thunderclap-, Anstrengungs- und Orgasmuskopfschmerz

Tabelle 5.4 Typische Begleitbefunde symptomatischer Kopfschmerzen (Alarmzeichen)

- Meningismus
- Horner-Syndrom
- Stauungspapillen/retinale Blutung
- Hirnnerven- und andere fokale Ausfälle
- Hypertonie
- Druckdolenzen (Sinus, Schläfe etc.)
- Pathologische Geräusche (Hals, Kopf, Augen)

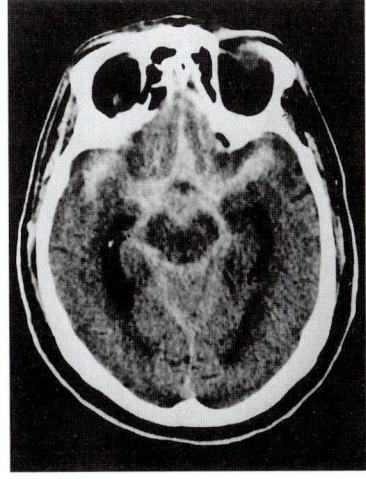 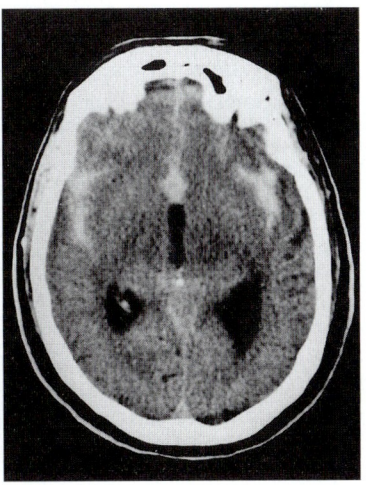

Abb. 5.1a u. b Subarachnoidalblutung bei rupturiertem Aneurysma der A. communicans anterior. Blut (weiß) in basalen Zysternen und der ganzen vorderen Schädelgrube (**a**), interhemispherisch und in den Sylvischen Fissuren (**b**).

Meningitis, Meningeosis, Meningoenzephalitis, Enzephalitis, Hirnabszeß

Klinik. Die foudroyante *bakterielle* Meningitis (v. a. Pneumo- und Meningokokken) kann nach vorausgehendem Krankheitsgefühl fast ebenso rasant einsetzen wie die schwere Subarachnoidalblutung, mit stärksten diffusen Kopfschmerzen, Erbrechen und rascher Bewußtseinstrübung. Husten und körperliche Anstrengung aller Art exazerbieren den Schmerz (wie bei jeder meningealen Reizung). Fieber ist mit seltenen Ausnahmen schon initial hoch, und Meningitiszeichen (Meningismus, Kernig-Zeichen, Brudzinski-Zeichen, „position en chien de fusil") sind schon initial evident, können im tiefen (terminalen) Koma allerdings verschwinden.

! Bei Verdacht auf bakterielle Meningitis ist nach Computertomographie und Blutkultur sofortige antibiotische Behandlung noch vor der beweisenden Lumbalpunktion angezeigt.

Virale Meningitiden, aber auch die tuberkulöse Meningitis und Meningeosis neoplastica beginnen meist weniger dramatisch und sind – vor allem bei geringem Meningismus – eher gegen Sinus- und Hirnvenenthrombosen, Subduralhämatom oder Gefäßdissektion als gegen eine Subarachnoidalblutung abzugrenzen. Fieber und andere allgemeine Entzündungszeichen differenzieren meist klar.

Abgrenzung zur Enzephalitis. Die Übergänge von der Meningitis zur klinisch manifesten *Enzephalitis* sind fließend; epileptische Anfälle, fokale Ausfälle, delirante Zustände und Eintrübung weisen auf eine Enzephalitis hin. Dominiert die Enzephalitis wie beim Herpes simplex, oder die *Zerebritis* (Vorstadium *Hirnabszeß*) wie bei einer septischen Streuung, sind Meningitiszeichen und oft auch der Kopfschmerz gegenüber den zentralnervösen Symptomen/Befunden und evtl. Hirndruckzeichen (s. Hirntumor) im Hintergrund.

Intrazerebrale Blutung

Plötzlicher, aber meist weniger vernichtender und oft lokalisierter Kopfschmerz wird von fokalen zentralnervösen Ausfällen wie Hemiplegie, Hemianopsie und akuten psychischen Ausnahmezuständen begleitet, denen nicht selten ein fokaler epileptischer Anfall vorausgeht. Erbrechen und Benommenheit/Bewußtseinseintrübung kennzeichnen erhöhten Hirndruck, vor allem bei infratentorieller Blutung oder Ventrikeleinbruch. Meningismus ist fehlend oder gering (selten massiv bei Blutungsanschluß nach subarachnoidal).

Differentialdiagnostische Abgrenzung. Wichtigste klinische Differentialdiagnosen sind die Gefäßdissektion mit ischämischem Hirninfarkt, ein blutender Hirntumor, die Sinus- oder Hirnvenenthrombose, eine hypertensive Krise, und wiederum die seltene Basilarismigräne. Ein fachgerecht gemachtes und befundetes CT klärt. Die Blutungsursachen (Hypertonie, Metastase, Gefäßmalformation) sind sorgfältig zu evaluieren.

Karotis-/Vertebralisdissektion

Der plötzliche und oft heftige Kopfschmerz ist typischerweise *lokalisiert*, einseitig im Hals- und/oder Gesichtsbereich bei Karotisdissektion und dann meist mit ipsilateralem Horner-Syndrom; mehr oder weniger einseitig im Nacken- und Hinterkopf-Bereich bei Vertebralisdissektion. Begleitende oder nachfolgende Zeichen der transienten fokalen Ischämie oder des Hirninfarkts sind nicht obligat! Selten verursacht die Karotisdissektion als Folge der perivaskulären Einblutung im Schädelbasisbereich ipsilaterale kaudale Hirnnervenausfälle (IX – XII in wechselnden Kombinationen). Oft ist schon ein gezieltes CT diagnostisch; bei Unsicherheit ist eine Kernspintomographie mit Einschluß des Halses durchzuführen. Auch das Wallenberg-Syndrom kann mit akutem Gesichtsschmerz und gleichseitigem Horner-Syndrom beginnen, zeigt obligat ipsilaterale kaudale Hirnnervenausfälle, aber ebenso obligat eine gekreuzte dissoziierte Fühlminderung, die jedoch zu suchen ist!

Ischämische Hirnläsionen

Intensive einseitige Gesichtsschmerzen zusammen mit dissoziiertem Gefühlsverlust im Trigeminusbereich (zentrale Trigeminusareale s. Abb. 5.2) sind typisch beim *Wallenberg-Syndrom*, Halbseitenschmerzen mit Gesichtsbeteiligung bei Thalamus-Infarkten (*Déjerine-Roussy-Syndrom*). Beides sind Beispiele von (seltenen!) zentral generierten Gesichtsschmerzen (s. Neuralgien).

Es ist jedoch unklar, inwieweit ischämische Hirnläsionen außerhalb schmerzrelevanter Strukturen Kopfweh verursachen. Tatsächlich sind *transient ischämische Attacken* und selbst *lakunäre Infarkte* nicht selten von stundenlangem, gelegentlich pulsierendem und lokalisiertem Kopfschmerz begleitet, ohne daß pathogenetisch ein Verschluß großer Gefäße oder eine Dissektion vorliegen. Und auch *Territorialinfarkte* gehen gelegentlich mit lästigen Dauerkopfschmerzen (ohne lokalisatorische Prädilektion) einher, die jedoch kaum das Ausmaß wie bei einer Hirnblutung erreichen.

Symptomatische Kopfschmerzen

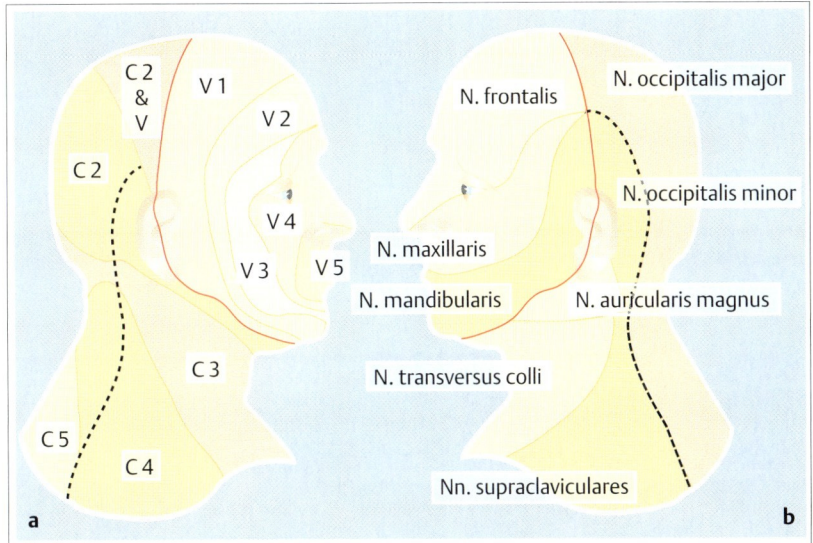

Abb. 5.2a u. b Innervationsareale an Kopf und Hals nach Spinalnervenwurzeln (Hinterkopf, Hals) und zentraler Trigeminusrepräsentation (Gesicht) (a), nach Hautnerven (b).

Akuter Okklusivhydrozephalus

Klinik. Ein plötzlicher deliranter oder „psychischer" Ausnahmezustand, zusammen mit oft heftigen Kopfschmerzen (und Erbrechen), ist typisch für den akuten obstruktiven Hydrozephalus, z. B. bei Kolloidzyste oder Parasitenbefall (Zystizerkose, Echinokokkus) im III. Ventrikel, bei Aquäduktverschluß nach latenter Stenose, oder bei Arnold-Chiari-Malformation.

Differentialdiagnostische Abgrenzung. Die viel häufigere Subarachnoidalblutung oder bakterielle Meningitis können ebenso beginnen, wobei der Kopfschmerz im spektakulären Ausnahmezustand manchmal beinahe untergeht! Falls der Patient nicht psychiatrisch hospitalisiert wird, ist die Diagnose im CT leicht zu stellen.

Die partielle oder schleichende Obstruktion verläuft unter dem Bild des chronischen Hirndruck-Syndroms (s. unten). Der chronische Aresorptivhydrozephalus (Normaldruck-Hydrozephalus) macht kein Kopfweh, der akute malresorptive Hydrozephalus nach Subarachnoidalblutung (Abb. 5.3) ist bezüglich Kopfschmerzen kaum von der Blutung zu differenzieren.

Sinus- und Hirnvenenthrombosen

Eher schleichend einsetzender, aber hartnäckig über Tage und Wochen anhaltender, oft einseitiger dumpfer und halbwegs erträglicher Dauerschmerz kennzeichnen die aseptische Sinus- und/oder Hirnvenenthrombose

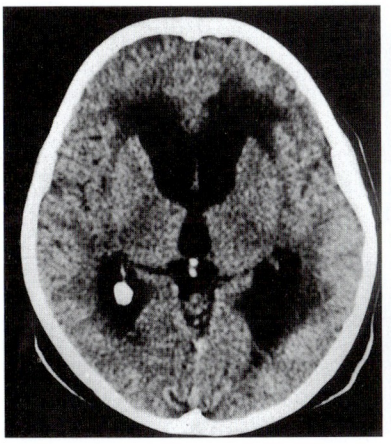
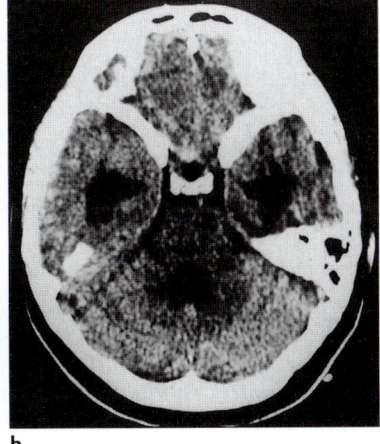
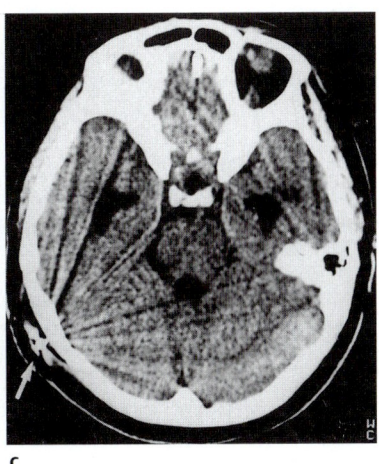

a b c

Abb. 5.3a–c Akuter Hydrocephalus malresorptivus 3 Wochen nach Subarachnoidalblutung (Aneurysma der A. communicans ant.). Weite Seitenventrikel (schwarz) mit periventrikulären „Resorptionszonen" (a), weite Temporalhörner und IV. Ventrikel (b), Resultat nach ventrikuloperitonealem Shunt (c, Shuntventil [Pfeil] über parietaler Kalotte mit strahligem Metallartefakt).

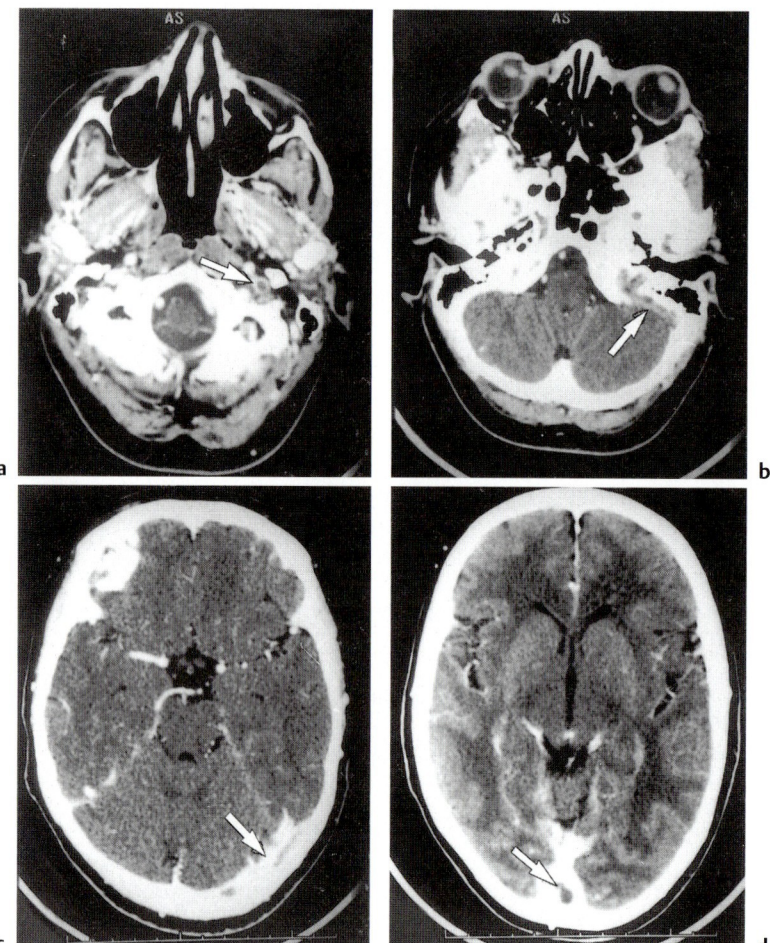

Abb. 5.**4a–d** Aseptische Sinusvenenthrombose. Axiales Schädel-CT mit Kontrastmittel bei 47jähriger Frau mit diffusen Dauerkopfschmerzen seit 3 Wochen (Beginn plötzlich, hinter dem linken Ohr). Thrombosierte V. jugularis links (Pfeil in **a**), Sinus sigmoideus (Pfeil in **b**), Sinus transversus (Pfeil in **c**) und Confluens sinuum (Pfeil in **d**).

(Abb. 5.**4**). Jüngere Frauen sind relativ häufig betroffen, manchmal ohne weitere hormonelle oder hämatologische Risikofaktoren. Die Diagnose ist im fachkundig gemachten CT leicht. Komplizierende blutige venöse Infarkte sind häufig und äußern sich als epileptischer Anfall oder zerebrovaskulärer Insult.

Sekundäre septische Sinus- und Hirnvenenthrombosen bei schwerer Meningitis oder Enzephalitis können klinisch untergehen oder als Enzephalitisexazerbation imponieren. Erstmanifestation eines *M. Behçet* ist möglich, weshalb Schleimhautulzera und Iritiszeichen zu suchen sind.

Hypophysenapoplexie

Akuter und anhaltender, zunächst unerklärlicher (Stirn-)Kopfschmerz postpartal oder puerperal, nur selten außerhalb davon (z. B. bei Hypophysenadenom), muß daran denken lassen. Obwohl selten, ist das Leiden rasch mittels CT oder Kernspintomographie sowie Nüchterncortisolspiegel zu diagnostizieren, da innerhalb von Tagen die endokrine Insuffizienz droht.

Subduralhämatom

Wegen des weiten Spektrums von Kopfschmerzen, von einschleichend-chronisch-leicht bis akut-episodisch, von diffus bis konstant-lokalisiert, ist das akute und chronische Subduralhämatom bei allen außergewöhnlichen Kopfschmerzen zu evaluieren. Positionsabhängigkeit wie beim Unterdruckkopfschmerz ist manchmal auffällig (Liquorfistel?). Fokale neurologische Zeichen fehlen meist. Allgemeine Verlangsamung, Antriebslosigkeit und vermehrtes Schlafbedürfnis hingegen können als bedrohliche Hirndruckzeichen dazukommen. Ein Trauma ist oft nicht eruierbar. Die Diagnose erfolgt mittels CT.

Hypoliquorrhö-Syndrom (Unterdrucksyndrom)

Eine kleine Durafistel nach Lumbalpunktion ist die häufigste Ursache (sog. postpunktionelles Syndrom), alles andere ist sehr selten: traumatische oder spontane Fisteln, „idiopathisch". Ein chronisches Subduralhämatom ist wahrscheinlich Folge, nicht Ursache.

Diagnostisch entscheidend ist die unmittelbare Positionsabhängigkeit der dumpfen diffusen Kopfschmerzen, die aufrecht innerhalb von Minuten unerträglich stark und oft mit Übelkeit assoziiert sind, im Liegen aber innerhalb von Minuten verschwinden.

Tumor und Pseudotumor cerebri (chronisches Hirndrucksyndrom)

Raumfordernde Prozesse wie Meningeom, Glioblastom oder Hirnmetastasen manifestieren sich viel häufiger anhand epileptischer Anfälle oder fokaler Ausfälle als mittels Dauerkopfdruck oder umschriebener Kopfschmerzen. Beim Hypophysenadenom allerdings können chronische Stirnkopfschmerzen (zusammen mit – diskret zu erfragendem – Libidoverlust und Impotenz/Amenorrhö), evidenten endokrinen Störungen, Gesichtsfeldausfällen oder einer Kopfschmerzexazerbation bei Hypophysenapoplexie lange vorausgehen.

Selbst bei komplizierendem einschleichendem *Hirndrucksyndrom* ist Kopfschmerz meist nicht vordergründig; Benommenheit und Erbrechen sind indikativer. Fehlender Venenpuls und/oder Stauungspapillen, Zentralskotome oder Gesichtsfeldeinschränkung oder gar amblyope Attacken, pupillomotorische Störungen und Bradykardie sind Alarmzeichen.

Pseudotumor cerebri heißt das Syndrom chronischer Hirndruckerhöhung ohne nachweisbare Raumforderung. Am ehesten liegt pathogenetisch eine venöse Abflußbehinderung zugrunde; manchmal ist das gleiche Syndrom bei obstruktiven Sinusvenenthrombosen zu beobachten. Typischerweise sind junge adipöse Frauen betroffen. Auch hormonelle Antikonzeption und Tetrazykline sind Risikofaktoren. Auf chronischen, mäßigen wochenlangen Dauerkopfdruck folgen Visuszerfall und oft auch Abduzensparesen. Das CT zeigt enge Ventrikel, der Liquordruck ist erhöht (über 30 cm H_2O), Drucksenkung bessert Kopfschmerz und Visus.

Riesenzellarteriitis und andere Vaskulitiden

Klinik. Chronische zermürbende, oft tageszeitlich fluktuierende Kopfschmerzen vorzugsweise der Schläfenregion bei älteren oder alten Patienten, die sich krank/depressiv fühlen und auch so wirken, kennzeichnen diese Autoimmunerkrankung. Umschrieben druckdolente, oft auch geschwollene Arterien im Kopfbereich, gar nicht etwa nur an der Schläfe (Arteriitis „temporalis"), belegen zusammen mit stark erhöhter Blutsenkung die Diagnose. Die Temporalisbiopsie ist nur in unklaren Situationen und bei hohem Risiko einer langfristigen Steroidbehandlung nötig (s. Kapitel 4).

Differentialdiagnostische Abgrenzung. Bei *anderen Vaskulitiden* (Periarteriitis nodosa, Wegener-Granulomatose, Lupus erythematodes disseminatus, Sjögren-Syndrom, eosinophile Angiitis, granulomatöse Angiitis des Nervensystems, M. Behçet) sowie bei infektiösen Vaskulitiden (Lues meningovascularis, Neuroborreliose) sind Kopfschmerzen meist nicht vordergründig.

Schlaf-Apnoe-Syndrom

Morgendliche stundenlange dumpfe (Stirn-)Kopfschmerzen beim Morgenmuffel sollten bereits hellhörig machen; zusammen mit nächtlichem Schnarchen und Tagesschläfrigkeit, Übergewicht und/oder engen oberen Atemwegen (Polypen, Rachenmandeln, Makroglossie) ist die Diagnose des Schlaf-Apnoe-Syndroms schon fast gestellt, und die neurologisch-pneumologische Abklärung ist angezeigt.

Epileptische Anfälle

Fokale epileptische Anfälle können von holozephalen oder halbseitigen Kopfschmerzen begleitet sein und sind dann gegen Migräne mit Aura abzugrenzen (s. u.). Nicht selten sind epileptische Anfälle von Migräne oder unklassifizierbaren Kopfschmerzen gefolgt, und bei Amnesie für das epileptische Ereignis bringt ausnahmsweise erst die Fremdanamnese des Rätsels Lösung.

Posttraumatische Kopfschmerzen

Diese heterogene Gruppe von Kopfschmerzen nach schwerer Schädel- und/oder Hirnverletzung bedarf als erstes der Abklärung auf neurologische Spätfolgen wie chronisches Subduralhämatom, Okklusivhydrozephalus, chronischer Hirnabszeß, Liquorfistel. Sodann sind Halswirbelsäule-, Kopfgelenk- und Kiefergelenkverletzungen mit sekundären degenerativen Veränderungen zu evaluieren und Begleitbeschwerden wie Schwindel, Konzentrations- und Antriebsstörungen oder Depression abzuklären. Schließlich sind die Kopfschmerzanamnese vor dem Unfall, Kopfschmerzbeginn nach dem Unfall, berufliches und familiäres Umfeld, Unfallhergang und die Versicherungssituation zu analysieren.

Die Tatsache, daß schwere Schädel-Hirn-Verletzungen oft merkwürdig wenig Kopfschmerzen verursachen, und leichte Traumen oft hartnäckige schwere Dauerkopfschmerzen nach sich ziehen, irritiert und weist auf die Komplexität dieser Domäne.

Zervikogene Kopfschmerzen

Klinik. Ausgangs- und Schwerpunkt der meist bewegungsverstärkten Schmerzen ist der Nacken. Schmerzausstrahlung bis in Stirn und Augen (sog. *zerviko-zephales Syndrom*) lenkt diagnostisch manchmal ab, und die Übergänge zum Spannungskopfschmerz sind fließend. Vor allem hohe Zervikalsyndrome sind zudem nicht selten mit *Okzipitalisneuralgien* (s. u.) assoziiert oder werden damit verwechselt. Aktive und passive Bewegungseinschränkung, lokale Druckdolenzen zervikal und/oder okzipital sowie verspannte Nackenmuskulatur sind diagnostisch entscheidend.

Differentialdiagnostische Abgrenzung. Im Gegensatz zur Meningitis mit lediglich blockierter Flexion ist beim vertebragenen Syndrom vor allem Rotation/Abduktion eingeschränkt, die Flexion jedoch relativ frei. Röntgenbilder der Halswirbelsäule sind bei einigen Fragestellungen (Subluxation, Metastase etc.) gerechtfertigt.

Die seltene *retropharyngeale Tendinitis* macht über Wochen zunehmende Dauer-Nackenschmerzen, manchmal begleitet von systemischen Entzündungszeichen. Bei der Untersuchung dominiert der HWS-Retroflexionsschmerz, nichtsteroidale Antirheumatika bringen schnelle Besserung.

Kopf- und Gesichtsschmerzen bei ophthalmologischen, otorhinologischen, dentogenen und kieferorthopädischen Leiden

Augenheilkunde. Die folgenden Krankheitsbilder sind differentialdiagnostisch abzugrenzen:

- Das *akute Glaukom* ist die klassische Differentialdiagnose akuter einseitiger Stirn- oder Gesichtskopfschmerzen; das oftmals gerötete Auge führt auf die Fährte.
- Ähnlich schmerzhaft kann die akute oder chronische *Iritis/Iridozyklitis* sein. Zusammen mit einem pathologischen Geräusch (subjektiv oder objektiv) ist an eine beginnende *Sinus-cavernosus-Fistel* zu denken, zusammen mit Chemose oder Exophthalmus an eine beginnende *Sinus-cavernosus-Thrombose*. Bei beiden kommt es früh zu Doppelbildern.
- Bei unkorrigierten weil unerkannten *Refraktionsanomalien und Heterophorien* ist der Stirnkopfschmerz deutlich belastungs-, d. h. vom Lesen abhängig und oft mit Unscharf- oder Doppelsehen vergesellschaftet.
- Beidseitige eher chronische Augenschmerzen und -rötung mit wechselhaftem Doppeltsehen können eine *Augenmuskel-Myositis* anzeigen.

Hals-Nasen-Ohren-Heilkunde.

- Akute und chronische sinusitische Kopf- oder besser Gesichtsschmerzen sind meistens leicht zu orten, mit Ausnahme der *Sinusitis sphenoidalis*, die sagittal, seitlich oder diffus projizieren kann, Kopfvornüberneigen verschlimmert akute Sinusitiden oft. Vor allem aber können chronische oder akute Sinusitiden als sogenannte *Barosinus* (Unterdruck durch Zuschwellen der Ostien) dramatisch exazerbieren und fälschlicherweise an Meningitis oder Subarachnoidalblutung denken lassen. Druck/Klopfdolenzen und Nasentropfen helfen rasch auf die Spur, nötigenfalls auch Racheninspektion (Schleimstraße? Pharyngitis?), Diaphanoskopie und bildgebende Verfahren.

Zahnmedizin.

- Zahnerkrankungen wie *Pulpitis, Periodontitis oder Zahnhalsabszesse* verursachen gelegentlich schlecht lokalisierbare Gesichts-, seltener Kopfschmerzen und können so lange diagnostisch in die Irre führen. Sie entwischen der zahnärztlichen Abklärung jedoch höchstens in Frühstadien.
- Umgekehrt werden hartnäckige Gesichtsschmerzen nicht selten als dentogen fehlgedeutet. Zähne sonder Zahl sind der idiopathischen Trigeminusneuralgie zum Opfer gefallen. Aber auch Metastasen und Osteitiden der Mandibula, Sinusitis maxillaris, Nebenhöhlen- und Tonsillenkarzinome können neuralgiformen Zahnschmerz imitieren.
- *Kiefergelenksarthropathien und -dysfunktionen* in unzähligen Varianten, pauschal als Costen-Syndrom eti-

Idiopathische Kopfschmerzen

kettiert, verursachen Schmerzen in der Kiefergelenks- oder Schläfenregion, in der Regel verstärkt durch Kauen, Sprechen, Aufeinanderbeißen der Zähne. Bewegungseinschränkung, lokale Druckdolenzen und Bewegungsgeräusche sind wegweisend. Am häufigsten ist das myofasziale Schmerzsyndrom bei einer oft schlecht objektivierbaren oromandibulären Dysfunktion.

▶ Differentialdiagnostisch darf die Riesenzell-Arteriitis mit vaskulär-ischämischen muskulären Kauschmerzen („Kaumuskel-Klaudikation") nicht verpaßt werden.

Kopfschmerzen internistischer Ursache

Arterielle Hypertonie. Kopfschmerzanfälle und Dauerkopfweh können hypertoniebedingt sein, weshalb die Blutdruckmessung zu jeder Kopfschmerzabklärung gehört.

Allerdings macht eine leichte oder mäßige Hypertonie per se kaum Kopfweh. Pathogenetisch entscheidend ist vielmehr ein akuter diastolischer Blutdruckanstieg (über 25%). Auf Hypertonie verdächtig sind gehäufte und oftmals pulsierende diffuse Kopfschmerzen in den frühen Morgenstunden (DD Migräne) und nach dem Aufstehen, sowie prolongierte Kopfschmerzen nach körperlicher Anstrengung. Kopfschmerzanfälle bei hypertensiven Krisen (DD maligne Hypertonie, Phäochromozytom, Prä-/Eklampsie) können von Zeichen einer hypertensiven Enzephalopathie begleitet sein, deren bedrohlichste Manifestation die beidseitige Amaurose ist, neben Benommenheit bis Somnolenz und gelegentlichen Grand-mal-Anfällen. Bei wirksamer antihypertensiver Behandlung klingt das Kopfweh innerhalb von Stunden ab.

Metabolisch-toxische Ätiologie. Unter den metabolisch und toxisch induzierten Kopfschmerzen sind Kopfschmerz-Episoden bei Hypoglykämie, Dialyse, Hypoxie (Höhenkopfschmerz, CO-Intoxikation, Schlaf-Apnoe-Syndrom), nach übermäßigem Alkoholkonsum, Nitrat/Nitrit („hot dog headache") oder Glutamat sowie nach Drogenentzug zu erwähnen. Daran denken und fragen ist alles! Kopfweh im Rahmen von Anämie, Allgemeininfekten und schweren Intoxikationen ist selbstevident.

Schädelknochenerkrankungen sind selten von Kopfschmerzen begleitet, am ehesten noch das *Myelom* und der *M. Paget*. Falls nicht die Klopfdolenzen, bringen Leeraufnahme oder Computertomogramm (evtl. Magnetresonanz-Tomographie) des Rätsels Lösung.

5.3 Idiopathische Kopfschmerzen

Repetitiv und stereotyp sind wichtige Stichworte zu den meisten idiopathischen Kopfschmerzen (Tabelle 5.**3**). Dem ist gleich beizufügen, daß symptomatische Kopfschmerzen ebenfalls episodisch und gleichförmig sein können, so bei toxischer Exposition (Nitrat/Nitrit, Glutamat), rezidivierenden Sinusitiden, Mollaret-Meningitis, zervikogenen vertebralen Syndromen, hypertensiven Krisen (Phäochromozytom!) und transient-ischämischen Attacken; auch Kopfschmerzen bei Riesenzellarteriitis fluktuieren oft stark bis zu fast schubartig-periodischem Verlauf.

Charakteristisch für die Migränesyndrome ist die oft starke familiäre Belastung entsprechend einem autosomal-dominanten Leiden.

Migräne ohne Aura

Definition. Die Migräne ohne Aura ist definiert durch wiederkehrende, 4 bis viele Stunden dauernde Anfälle von oft einseitigen und pulsierenden Kopfschmerzen, verstärkt durch körperliche Anstrengung, und assoziiert mit Nausea und/oder Erbrechen sowie allgemeiner Reizbarkeit mit Licht- und Lärmscheu.

Klinik. Der Anfall imponiert wie eine Allgemeinerkrankung. Das Rückzugsbedürfnis ist typisch, im Gegensatz etwa zum Graupel-Kopfweh. Schlaf kupiert die Migräne nicht immer. Diagnostische Feinheiten sind den Kriterien der internationalen Kopfweh-Gesellschaft zu entnehmen.

Der *erste Migräneanfall*, vom jugendlichen bis ins reife Alter und auch ohne positive Familien-Anamnese möglich, ist nicht immer leicht von symptomatischen Kopfschmerzen zu unterscheiden. Vor allem an Meningitis und Subarachnoidalblutung ist zu denken. Beide spielen manchmal auch jahrelangen Migränepatienten einen üblen Streich.

Diagnostik. Die Frage ist kontrovers, wieweit eine typische Migräne neurologisch abklärungsbedürftig sei. Große bildgeberisch evaluierte Patientenserien gaben nur geringe Ausbeute an vaskulären oder anderen Anomalien. Bei positiver Familienanamnese und normalem neurologischem Befund kann auf ein Computertomogramm verzichtet werden. Allerdings ist die Diagnose bei jeder Atypie in Aura, Anfallsablauf oder bei Behandlungsresistenz zu überprüfen.

! Jeder *abnorm lange oder abnorm starke Migräne-Schub* ist suspekt und beunruhigend.

Differentialdiagnostische Abgrenzung. Typischerweise beginnen beim Migränepatienten damit schwerere Allgemein- oder ZNS-Erkrankungen wie Meningitis, Hirninfarkt, MS-Schub. Daran denken gilt auch hier, und immer wieder nach Meningismus oder ZNS-Symptomen zu suchen ist wichtig.

Aber auch „normale" Migräneanfälle haben oft *Trigger*, wie Rotwein, Hypertonie, akute zerviko-vertebragene Syndrome, Menstruation, (Relax nach-)Streß, auch banale grippale Infekte, Kopfanschlagen und anderes mehr.

MS-Patienten haben auch außerhalb von Schüben gehäuft Migräne und Spannungskopfschmerzen.

Als *Carotidynie* wird ein Syndrom migräneartiger, meist prolongierter Gesichts- und Halsschmerzen mit druckdolenter Carotis bezeichnet.

Migräne mit Aura

Klinik. Klassisches Grundmuster ist eine etwa 20minütige fokale ZNS-Symptomatik, am häufigsten binokuläres Augenflimmern mit einem sich ausweitenden Halbseiten-Skotom, nahtlos gefolgt von akut einsetzenden Kopfschmerzen und autonomen Störungen wie bei der Migräne ohne Aura. Andere, oft auch sich folgende oder parallel ablaufende Aura-Symptome sind einseitiges Kribbeln/Taubheitsgefühl, Sprechblockierung oder seltener – einseitige Lähmungen.

Das Grundmuster ist sehr variabel, der Kopfschmerz längst nicht immer halbseitig oder gar gekreuzt zur Aura.

Differentialdiagnostische Abgrenzung. Analog zur Migräne ohne Aura gilt, daß eine abnorm lange (über 60 min) oder die Kopfschmerzen überdauernde Aura auf eine andere ZNS-Erkrankung verdächtig ist, sei es ein Migräneinfarkt, ein MS-Schub, eine Hirnvenenthrombose oder eine vaskuläre Malformation.

Sporadischer Gesichtsfeld- oder Körperseitenwechsel der Aura spricht eher gegen eine zugrundeliegende strukturelle Anomalie sowie gegen zwei wichtige Differentialdiagnosen mit repetitiven Störungen: fokale Epilepsie und transient ischämische Attacken.

▶ *Fokale epileptische Anfälle* sind an den häufigeren Rezidiven, am gelegentlichen Übergang in generalisierte Anfälle, an oft prolongierter Ausfallsymptomatik (Todd Parese) und an meist nur geringen Kopfschmerzen anamnestisch erkennbar, noch sicherer aber im EEG. Das „Marching", d. h. die langsame Ausbreitung der fokalen Symptomatik ist, obwohl pathophysiologisch verschieden, der Migräneaura (spreading depression) und dem Epilepsieanfall (ausgreifende epileptische Entladung) gemeinsam.

▶ Bei den *transient ischämischen Attacken* (TIA) fehlt das „Marching" weitgehend, und auch das Kopfweh ist, wenn vorhanden, gegenüber der Ausfallsymptomatik ganz im Hintergrund. Weiter zeigen Lähmungen viel häufiger eine TIA als eine Migräneaura an. Ausnahmen sind die allesamt seltenen Migränesonderformen Basilarismigräne, familiäre hemiplegische Migräne und ophthalmoplegische Migräne.

Besonders schwierig, bei älteren Patienten häufig, und oftmals gar nicht abzugrenzen von TIAs sind sog. *Migräneäquivalente*, auch „Migraine sans migraine" oder „Migräne-Aura ohne Kopfweh" genannt. Die – oft relativ stereotypen – ersten Migräneäquivalente sind bei älteren Patienten wie transient ischämische Attacken abzuklären und zu behandeln. Der Längsverlauf klärt oft.

Auch die seltene monokuläre Aura (retinale Migräne) ist extrem schwierig verifizierbar und differentialdiagnostisch sehr sorgfältig von transient ischämischen Attacken (Amaurosis fugax) und retinalen Erkrankungen abzugrenzen.

Basilarismigräne und andere Sonderformen der Migräne mit Aura

Klinik und Abgrenzung. Kennzeichnend für die Basilarismigräne ist die Aura, eine verwirrliche Vielfalt von Sehrinde- und Hirnstammsymptomen (Schwindel, Ohrensausen, Doppeltsehen, Gesichtskribbeln, Verwaschensprechen, Gangunsicherheit), oft übergehend in Somnolenz bis Koma, und das Ganze mitsamt den Kopfschmerzen ertränkt in der Amnesie post festum. Meist folgen andere Migränetypen, so daß das Erlebnis singulär oder die seltene Ausnahme bleibt. Da häufig bei Jugendlichen und nicht selten erstes dramatisches Migräneereignis im Leben eines Migränikers, stellen sich hier besondere differentialdiagnostische Probleme, wobei ZNS-Intoxikationen im Vordergrund stehen. Aber auch Basilaristhrombose, foudroyante Meningitis, Herpesenzephalitis und Subarachnoidalblutung sind zu berücksichtigen.

Andere Sonderformen. Die *familiäre hemiplegische Migräne* ist ein seltenes dramatisches Leiden der Kinder und jungen Erwachsenen, autosomal dominant vererbt (Chromosom 19) und neben Heredität durch Hemiplegie oder Zeichen einer Hemiparese in der Aura-Phase definiert. Oft hält die Hemiparese wie bei einer *Migräne mit prolongierter Aura* sehr lang an, das heißt über 60 Minuten bis 7 Tage. Abgrenzung gegenüber einem Migräneinfarkt ist dann mandatorisch. Differentialdiagnostisch sind auch „stroke-like episodes" bei mitochondrialer Zytopathie (MELAS) zu bedenken.

Die sehr seltene *ophthalmoplegische Migräne* ist durch reversible, oft prolongierte Augenmuskellähmungen als einzigem Aura- oder Post-Kopfschmerzsymptom gekennzeichnet. Die Diagnose ist nur per exclusionem möglich, da fast immer strukturelle Läsionen zugrundeliegen (Aneurysmen usw.). Das Tolosa-Hunt-Syndrom (s. u.) manifestiert sich ähnlich, verläuft aber monophasisch.

Spannungskopfschmerzen

Klinik. Spannungskopfschmerz ist sozusagen der Antipode der Migräne, weil eher einschleichend, zeitlich meist ausgedehnter, in der Schmerzintensität fast immer milde (bis mäßig), und durch körperliche Aktivität unbeeinflußt. Streß und Müdigkeit verstärken, Analgetika aller Art bessern ihn rasch. Der drückende oder einschnürende diffuse Schmerz hält oft tageweise bis tagelang an; die Anzahl „Kopfwehtage" grenzen episodischen von chronischem (über 180 Tage pro Jahr) Spannungskopfschmerz ab.

Differentialdiagnostische Abgrenzung. Viele Migräne-Patienten leiden an gehäuften Spannungskopfschmerzen, und es gibt fließende *Übergänge*, was die Klassifizierung manchmal arbiträr macht. Migräne im Wechsel mit Spannungskopfschmerzen imitiert auch gerne symptomatische Kopfschmerzen, weil das regelhafte Migränezeitmuster dabei verwaschen wird. Lärm- und Lichtscheu gehört nicht zum Spannungskopfweh, Brechreiz ist außergewöhnlich, und Erbrechen zeigt den Übergang in Migräne oder eine Fehldiagnose an. Internistische Erkrankungen, chronische Sinusitiden, chronisches Glaukom, Riesenzellarteriitis, chronische Meningitiden/Meningeosen/Hirnabszesse und Hirnvenenthrombosen sind bei neu einsetzenden hartnäckigen Spannungskopfschmerzen zu erwägen. Hirntumoren wie Meningeom oder Metastasen manifestieren sich entgegen weitverbreiteter Meinung viel häufiger mit epileptischen Anfällen als mit chronischem Kopfweh.

Die meisten Leute ertragen Spannungskopfschmerzen als problem- und harmlose Alltagsbefindlichkeitsstörung, eine konfliktträchtige Minderheit leidet jedoch dermaßen daran, daß sie das ganze Instrumentarium der Medizin dauermobilisiert und auch den Spezialisten aufs äußerste fordert. Diese Patienten sind von Zeit zu Zeit klinisch zu untersuchen, da gerade sie der Gefahr einer übersehenen interkurrent eingeschlichenen neurologischen oder internistischen Erkrankung aufsitzen.

Die viel größere Gefahr allerdings ist der – selbst wieder Kopfweh-erzeugende und damit Kopfweh unterhaltende – chronische *Medikamentenabusus*, dem viele dieser Patienten erliegen. Nicht nur Ergotamine, auch banale Analgetika gehören zu den unheilvollen Kandidaten.

Cluster-Kopfschmerz (Graupel-Kopfweh, Bing-Horton-Kopfschmerz) und chronische paroxysmale Hemikranie

Klinik. Die Abgrenzung zur (viel häufigeren) Migräne ist meist eindeutig, wenn das *Zeitmuster als entscheidendes Kriterium* beachtet wird: In einer meist mehrwöchigen Kopfweh-Periode („Cluster") folgen sich die Anfälle Schlag auf Schlag, bis zu 8mal in 24 Stunden, aber mindestens einmal in 48 Stunden, oft fahrplanmäßig und typischerweise auch aus dem Schlaf. Der Schmerzanstieg ist rasanter als bei Migräne, das Plateau ist schon nach 20 Minuten erreicht, hält dann aber kürzer an. Die schläfen- oder gesichtsseitig lokalisierten, fast nie seitenwechselnden Schmerzen sind unerträglich und oft opiatresistent. Sie treiben den Patienten mit angepreßter Hand im Zimmer umher und nicht selten in einen Medikamentenabusus oder Suizid. Die Begleitzeichen ipsilaterale Augenrötung, Augentränen, verstopfte Nase und manchmal Horner-Syndrom gaben früher Anlaß zu verschiedenen Varianten (Sluder-, Vidian-Neuralgie, Bing-Erythroprosopalgie) und sind diagnostisch hilfreich, kommen aber auch mal bei der Migräne vor und müssen, zumal bei der ersten Attacke, das Raeder-Syndrom und vor allem die Carotisdissektion avisieren lassen.

Im übrigen ist das Zeitmuster des Cluster-Kopfschmerzes derart charakteristisch, daß es kaum differentialdiagnostische Probleme zu symptomatischen Kopfschmerzen gibt.

Chronische paroxysmale Hemikranie. Die *chronische paroxysmale Hemikranie*, eine eigenständige Krankheit der Frauen, ist gekennzeichnet durch häufigere und kürzere Attacken als beim Cluster-Headache, der Krankheit der Männer. Bedeutsam ist das meist rasche und gute Reagieren auf Indomethacin.

Cluster-Kopfschmerz in Koexistenz mit gleichseitiger, meta- oder synchroner Trigeminusneuralgie hat Entitätscharakter und heißt Cluster-Tic-Syndrom.

Thunderclap-, Anstrengungs- und Orgasmuskopfschmerz

Diese Sonderformen idiopathischer Kopfschmerzen spielen vor allem in der Differentialdiagnose der *Subarachnoidalblutung* eine Rolle und sind dort speziell erwähnt.

5.4 Neuralgien im Kopfbereich

Definition. Dies sind Schmerzen im *Ausbreitungsgebiet eines (meist) sensiblen Nerven* mit besonderem Schmerzcharakter. *Neuralgie* bedeutet einschießende, oft elektrisierende Schmerzen, beinhaltet aber auch „*neuralgiform*", d. h. chronisch-brennend, stechend oder messerartig schneidend. Im Kopfbereich gibt es typische Neuralgien (Tab. 5.5), die meist leicht von andersartigen Kopf- oder Gesichtsschmerzen abgrenzbar sind. Selten sind neuralgiforme Gesichtsschmerzen auch zentralnervöser Genese (s. u.).

Tabelle 5.5 Neuralgien im Kopfbereich/Gesichtsschmerzen

– Idiopathische/symptomatische Trigeminus-Neuralgie
– idiopathische/symptomatische Glossopharyngeus-Neuralgie
– Occipitalis maior/minor-Neuralgie
– seltene Neuralgien/neuralgiforme Schmerzen bei Hirnnerven-Syndromen
– traumatische Neuralgien, Anaesthesia dolorosa und zentrale Gesichtsschmerzen
– sogenannt atypischer Gesichtsschmerz

Idiopathische und symptomatische Trigeminusneuralgie

Klinik. Die seriell einschießenden, messerscharfen und oft auch elektrisierenden Schmerzen, stereotyp und einseitig am stets selben Ort, meist im mittleren und/oder unteren Gesicht (zweiter/dritter Trigeminusast, s. Abb. 5.2), machen die Trigeminusneuralgie unverkennbar. *Triggerpunkte* in der Schmerzzone sind typisch, am häufigsten lösen Kauen und Sprechen Attacken aus, weshalb die Patienten abnehmen und vereinsamen. Im Attacken-Intervall sind die Patienten schmerzfrei, oder nach besonders heftigen Salven von etwas diffuserem Kribbeln oder bohrendem Wundgefühl geplagt. Bei alten Patienten und normalem neurologischem Befund ist eine idiopathische Trigeminusneuralgie wahrscheinlich. Nach anfänglich fluktuierendem Verlauf mit einer oder zwei Spontanremissionen wird die Krankheit meist zum unerträglichen Dauerleiden, das nur noch neurochirurgisch zu kurieren ist.

Trigeminusneuralgien bei jüngeren Patienten, solche im ersten Trigeminusast und solche mit Sensibilitätsausfällen im Trigeminus-Bereich sind meist symptomatisch, d. h. Folgen einer strukturellen Läsion. Symptomatische Trigeminusneuralgien haben oft auch einen mitigierten und protrahierten Schmerzcharakter, der Schmerz ist nicht selten chronisch dumpf-bohrend („neuralgiform") mit Exazerbationen, aber kaum je einschießend.

Differentialdiagnostische Abgrenzung. Differentialdiagnostisch ist bei jüngeren Patienten ein Multiple-Sklerose-Schub ganz vorne; entsprechend ist das Leiden nach einigen Wochen bis Monaten selbstlimitierend. Kein differentialdiagnostisches Problem sind die zosterneuritischen und postherpetischen Neuralgien. Neuralgiforme Schmerzen begleiten häufig auch andere Trigeminusneuropathien, seien sie idiopathischer (viraler) Genese, druckbedingt bei Knochenmetastasen oder Neurinom, oder autoimmun-entzündlich und dann oft beidseitig wie vor allem bei der Sklerodermie.

Idiopathische und symptomatische Glossopharyngeusneuralgie

Die Stichworte zu diesem seltenen Leiden sind ähnlicher Schmerzcharakter und strenge Einseitigkeit wie bei der idiopathischen Trigeminusneuralgie, aber andere Lokalisation. Bei der „äußeren Form" sind die Attacken unter/hinter dem Kieferwinkel, bei der „inneren Form" tief im Ohr, Rachen oder Zungengrund. *Trigger* sind vor allem Schlucken und Husten, aber auch Sprechen.

Entzündliche und raumfordernde Schädelbasis-Prozesse wie auch die Carotis-Dissektion sind Ursachen der symptomatischen Glossopharyngeusneuralgie, dann mit entsprechender Ausfallsymptomatik.

Occipitalis maior/minor-Neuralgie

Unter der Modediagnose „Okzipitalisneuralgie" werden Einklemmungsneuropathien dieser Nerven (Abb. 5.2) und das – kaum davon unterscheidbare – radikuläre Reizsyndrom C2 (C3) subsumiert. Die Diagnose ist meistens falsch, weil gegen den Hinterkopf ausstrahlende spondylogene Schmerzen bei Zervikalsyndromen unbesehen damit gleichgesetzt und durch die obsolete Okzipitalis-Exhairese sogar vorübergehend beseitigt werden. Tatsächlich sind „Okzipitalisneuralgien" oft mit Zervikalsyndromen assoziiert, und die bewegungsprovozierten einschießenden neurogenen Schmerzen nicht leicht von rheumatologischen Schmerzen am gleichen Ort abzugrenzen. Die Schmerzen bei der Okzipitalisneuralgie sind stereotyper, streng einseitig, durch abnorme Tinel-Empfindlichkeit des Nerven am Durchtrittspunkt und nicht selten durch Kribbeln oder Berührungsmißempfindungen im Ausbreitungsgebiet des Nerven oder radikulären Segmentes gekennzeichnet. Die Lokalanästhesie am Tinelpunkt beseitigt die Symptome für eine Weile und unterstützt dadurch die Vermutungsdiagnose.

Seltene Neuralgien/neuralgiforme Schmerzen bei Hirnnervensyndromen

Eine Reihe von Hirnnervenausfallsyndromen geht mit intensiven neuralgiformen Gesichtsschmerzen einher, die allerdings oft nicht klar einem Nerven zuzuordnen und somit streng genommen keine Neuralgien sind.

So ist die *Opticusneuritis* oft von intensiven Augen- oder oberen Gesichtsschmerzen angekündigt oder begleitet, ebenso die diabetische *Okulomotoriusparese*, ohne daß eine Trigeminusbeteiligung nachweisbar wäre. Das gleiche gilt in der Regel für das *Tolosa-Hunt-Syndrom* (Painfull ophthalmoplegia), eine seltene entzündliche einseitige Karotiserkrankung mit intensivem retrobulbärem oder Augenschmerz und Augennervenlähmungen, das von der Riesenzellarteriitis, Sinus-cavernosus-Fistel oder -Thrombose (im Frühstadium), diabetischer Okulomotoriusparese sowie dem *Gradenigo-Syndrom* (Pyramidenspitzen-Abszeß mit Trigeminus- und Abduzens-Ausfall) abzugrenzen ist.

Das *Raeder-Syndrom* hingegen, das sich ebenfalls mit einseitigem Stirn- oder Augenschmerz manifestiert, ist durch Fühlminderung im N.-frontalis-Bereich (Abb. 5.**2**) und ipsilaterales Horner-Syndrom definiert.

Differentialdiagnosen sind abortives Wallenberg-Syndrom, beginnender Sinus-cavernosus-Prozeß sowie vor allem die Karotisdissektion mit typischem akutem Gesichtsschmerz auf der Horner-Seite (s. Dissektionen).

Die seltene *Auriculotemporalis „neuralgie"* verdient den Namen nicht, da die Brennschmerzen im Kinnbereich vorwiegend durch abnorme Schweißsekretion wegen falsch reinnervierten Ganglion-oticum-Efferenzen (Haut statt Parotis) zustande kommen. Hingegen sind die prämonitorischen oder begleitenden tief-meatalen einschießenden Schmerzen beim Zoster oticus oder gelegentlich beim Hemispasmus facialis auf eine *Neuralgie des N. intermedius* zurückzuführen. Gefühlsausfall und/oder Triggerpunkt am inneren Gehörgang belegen die Diagnose. Ob auch die prä- oder retroaurikulären Dauerschmerzen bei der Borrelien- oder idiopathischen (Bell'schen) *Fazialisparese* damit zusammenhängen, ist unbekannt. Als isoliertes Phänomen ist die Hunt'sche Neuralgie (N. intermedius) nicht zuverlässig beschrieben und auch kaum von der Glossopharyngeusneuralgie unterscheidbar.

Bei der seltenen *N.-laryngeus-superior-Neuralgie* lösen Schlucken, Schreien oder Halsbewegungen einschießende Schmerzen im seitlichen Halsdreieck aus. Beweisend ist ein Trigger am seitlichen unteren Larynx. Die Abgrenzung zur Glossopharyngeusneuralgie einerseits und zur Karotidynie andererseits soll oft schwierig sein.

Traumatische Neuralgien, Anaesthesia dolorosa und zentrale Gesichtsschmerzen

Traumatische Neuralgien. Druck- oder Kontusionsläsionen, seltener auch ischämische (z. B. nach Angiographie) oder entzündliche (z. B. bei Sinusitis) Läsionen einzelner Trigeminusäste, sind schon anamnestisch und anhand der Begleitumstände (z. B. Narben) leicht auszumachen, und zudem immer mit sensiblen Störungen im Bereich der neuralgiformen Schmerzen und oft mit abnormer Tinel-Empfindlichkeit am Austrittspunkt assoziiert.

Anaesthesia dolorosa. Schlimmer sind die oft kausalgiformen Dauerschmerzen in Trigeminusarealen nach unvorsichtiger Thermokoagulation des Gasseri-Ganglion, nach Rhizotomie oder nach anderen Trigeminuswurzelläsionen (z. B. Tumorinfiltration). Der Name „Anaesthesia dolorosa" trifft das scheinbare Paradox des schweren sensiblen Ausfalls im Schmerzbereich.

Zentrale Gesichtsschmerzen. Intensive einseitige Gesichtsschmerzen und ipsilateraler dissoziierter Gefühlsverlust im Trigeminus-Bereich (Abb. 5.**2**) sind typisch beim Wallenberg-Syndrom, zusammen mit anderen Hirnstamm-Zeichen. Auch Thalamus-Läsionen können solche zentralen, meist quadrantischen oder halbseitigen Schmerzsyndrome verursachen (s.o. ischämische Hirnläsionen). Syringobulbie und Tabes dorsalis sind weitere seltene, im neurologischen Kontext jedoch kaum zu verpassende zentrale Gesichtsschmerzursachen. Differentialdiagnostisch ist bei – seltenen – isolierten Schmerzsyndromen ohne neurologischen Befund die Abgrenzung zu psychogenen Schmerzen schwierig und der Übergang zu den sog. atypischen Gesichtsschmerzen (s. u.) fließend. Ohne Nachweis einer entsprechenden Läsion mit bildgebenden Verfahren ist eine organische Genese solcher Schmerzen schwerlich aufrecht zu halten.

5.5 Sogenannt atypische Gesichtsschmerzen

Umschriebene oder auch diffuse Gesichtsschmerzen sind manchmal differentialdiagnostisch sehr hartnäckig und bei aller neuro-, rhino- und ophthalmologischen Abklärung nicht genauer festzulegen. Mangels besserem Wissen werden sie als atypische Gesichtsschmerzen bezeichnet. Ob ein Teil davon, diejenigen mit einseitigen Schmerzen im unteren Gesichts- und Halsbereich, als sog. Karotidynie (s. o.) zu bezeichnen sind und pathogenetisch mit der Karotis zusammenhängen, bleibt offen. Hintergründig sind wahrscheinlich oft somatoforme Störungen im Spiel. Die Beschwerden verlaufen episodisch oder chronisch wie Spannungskopfschmerzen und sprechen auch häufig auf dieselbe Behandlung an.

Literatur

Adams RD, Victor M, Ropper AH eds. Principles of Neurology. 6th ed. New York: McGraw-Hill Book Company; 1997.

Bowsher D, Göran L, Thuomas K-A. Central poststroke pain. Neurology. 1998; 51: 1352–58.

Frishberg BM. The utility of neuroimaging in the evaluation of headache in patients with normal neurologic examinations. Neurology. 1994; 44: 1191–1197.

Headache Classification Committee of the International Headache Society. Classification and diagnostic criteria for headache disorders, cranial neuralgias and facial pain. Cephalalgia. 1988; 8: Suppl 7, 1–96.

Hess K. Beurteilung und Abklärung von transient ischämischen Attakken. Schweiz Med Wochenschr. 1995; 125: 2299–2302.

Mumenthaler M, Regli F. Der Kopfschmerz. Stuttgart New York: Georg Thieme Verlag; 1990.

Olesen J, Tfelt-Hansen P, Welch KMA eds. The Headaches. New York: Raven Press; 1993.

Raskin NH. Headache. 2nd ed. New York: Churchill Livingstone; 1988.

Schott GD. From thalamic syndrome to central poststroke pain. Editorial. Journal of Neurology, Neurosurgery, and Psychiatry. 1998; 61: 560–564.

Silberstein SD. Tension-type and chronic daily headache. Neurology. 1993; 43: 1644–1649.

Vermeulen M, Lindsay KW, van Gijn J. Subarachnoid haemorrhage. Philadelphia: Saunders; 1992.

Wall PD, Melzack R. Textbook of Pain. 3rd ed. Edinburgh London New York: Churchill Livingstone; 1994.

Walton J ed. Brain's diseases of the nervous system. 10th ed. Oxford New York Tokyo: Oxford University Press; 1993.

6 Schmerzen im Bereich des Thorax

O. Hess und W. Vetter

| 6.1 | Vom Herzen ausgehende Schmerzen | 193 |

Angina pectoris   193
    Verlaufsformen der Angina pectoris   194
    Angina pectoris bei koronarer Herzkrankheit   195
    Angina pectoris bei Herzvitien und Kardiomyopathien   197
Myokardinfarkt   198
Perikarditis und Perikarderguß   201
Rhythmusstörungen   204
Funktionelle Herzbeschwerden   204

| 6.2 | Von den großen Gefäßen ausgehende Schmerzen | 205 |

Aneurysma verum der Aorta   205
Aneurysma dissecans der Aorta   205

| 6.3 | Von der Pleura ausgehende Schmerzen | 206 |

Pleuritis sicca   206
Pleuraerguß   206
    Pleuritis tuberculosa exsudativa   208
    Maligne Pleuraergüsse   208
    Pleuraergüsse bei abdominellen Erkrankungen   208
    Pleuraerguß bei Myxödem   208
    Pleuraergüsse bei Kollagenosen   208
    Pleuraerguß beim Yellow-nail-Syndrom   209
    Eosinophile Pleuritis   209
    Chylothorax   209
    Pseudochylothorax, Cholesterinpleuritis   210
    Pleuraerguß bei Lungeninfarkt   210
    Pleuraerguß bei Pleuropneumonie   210
    Pleuraempyem   210
Neoplasien der Pleura   210
    Pleuramesotheliom   210
    Pleurasarkom   210
    Gutartige Tumoren der Pleura   210
    Maligne Lymphome   210
Spontanpneumothorax   211

| 6.4 | Interkostalneuralgie | 212 |

| 6.5 | Von Gelenken bzw. Wirbelsäule ausgehende Schmerzen | 212 |

→

6.6	Von Muskeln und Knochen ausgehende Schmerzen	212
6.7	Vom Ösophagus ausgehende Schmerzen	213
6.8	Andere thorakale Schmerzursachen	213

SAPHO-Syndrom 213
Tietze-Syndrom 213
„Slipping-rib"- oder „Rib-tip"-Syndrom 213
Mondor-Krankheit 214
Mammakarzinom 214

6.1 Vom Herzen ausgehende Schmerzen

Bei Schmerzen im Bereich des Thorax denkt der Patient fast immer an Schmerzen, die vom Herzen ausgehen. Thoraxschmerzen lösen beim Patienten die Angst aus, herzkrank zu sein, was als unmittelbar lebensbedrohlich empfunden wird. 10–20 % der Thoraxschmerzen werden durch extrakardiale Erkrankungen verursacht. Eine genaue Anamnese und die klinischen Befunde lassen eine kardiale Ursache fast immer von anderen Schmerzzuständen abgrenzen.

Angina pectoris

Überblick. Die Angina pectoris ist in den meisten Fällen Ausdruck einer Myokardischämie aufgrund einer koronaren Herzkrankheit, aber nicht jede koronare Herzkrankheit manifestiert sich durch das Schmerzsyndrom der Angina pectoris. Neben der typischen und atypischen Angina pectoris gibt es asymptomatische Patienten mit schwerer Koronarsklerose, bei anderen manifestiert sich das Leiden durch einen Herzinfarkt ohne Prodromi, und schließlich kann eine koronare Herzkrankheit erst als plötzlicher Todesfall in Erscheinung treten. Der Angina-pectoris-Schmerz geht nicht selten mit Dyspnoe einher, die Ausdruck einer akuten Erhöhung des diastolischen Füllungsdruckes ist.

Klinik. Der Schmerz, oft dumpf, bohrend oder ziehend beschrieben, wird meist retrosternal lokalisiert. Er strahlt häufig in die linke Achsel und die ulnare Seite des linken Armes aus (Abb. 6.1), seltener in die Halsregion und selten in den rechten Arm oder den Oberbauch. Ein scharf umschriebener Schmerzpunkt, die Lokalisation über der Herzspitze und ein stechender Schmerzcharakter sprechen für funktionelle Beschwerden. Die Schmerzdauer ist meist kurz, in der Regel weniger als 5 Minuten. Typisch ist das rasche Abklingen der Schmerzen in Ruhe, vor allem aber auf *Nitroglycerin*. Das Ansprechen auf Nitroglycerin kann auch differentialdiagnostisch verwendet werden, allerdings sprechen auch Schmerzen bei Hiatushernie, Magen-Darm-Spasmen und leichteren Gallenkoliken auf Nitrate an.

Differentialdiagnostische Abgrenzung. Dauert ein typischer Angina-pectoris-Anfall länger als 15 Minuten, so spricht man von einem *Status anginosus*. Sind die Thoraxschmerzen langandauernd und mehr oder weniger konstant, denkt man in erster Linie an funktionelle oder vertebragene Ursachen. Jede Kreislaufbelastung wie Tachykardien, Hyperthyreose oder schwere Anämien können bei vorbestehender koronarer Herzkrankheit anginöse Schmerzen auslösen. Häufig treten die Beschwerden nach dem Essen verstärkt auf (*Roemheld-Syndrom*), und gelegentlich kann die Nahrungsaufnahme allein einen Anfall auslösen. *Kälte*, vor allem Hinaustreten in feuchtkaltes Wetter oder Gehen gegen den Wind, kann die Angina pectoris verstärken. Gelegentlich kann auch eine Zunahme der Angina pectoris in den kalten Wintermonaten beobachtet werden. Seltener ist das sog. „Walking-through"-Phänomen, bei welchem die Angina pectoris bei Fortführen der Belastung wieder verschwindet.

Mischformen der Angina pectoris. Neben der klassischen Angina pectoris werden auch *Mischformen* (Abb. 6.2) unterschieden, die neben den typischen Beschwerden auch nächtliche Anfälle oder Anfälle bei psychischen Emotionen beinhalten. Auslösend für die nächtlichen Anfälle ist ein Überwiegen des Vagotonus mit Abnahme der Koronardurchblutung, aber auch Koronarspasmen bei vorbestehender Koronarsklerose können diese Schmerzanfälle bei psychischen Belastungen und in der Kälte auslösen. All diese Formen zeigen den typischen Schmerzcharakter und gehen fließend in die sog. vasospastische Angina pectoris oder die Prinzmetal-Angina-pectoris über.

Prinzmetal-Angina. Die *Prinzmetal-Angina-pectoris* wird als atypische Form beschrieben, wobei die Anfälle vor allem in Ruhe auftreten, selten auch bei Belastungen.

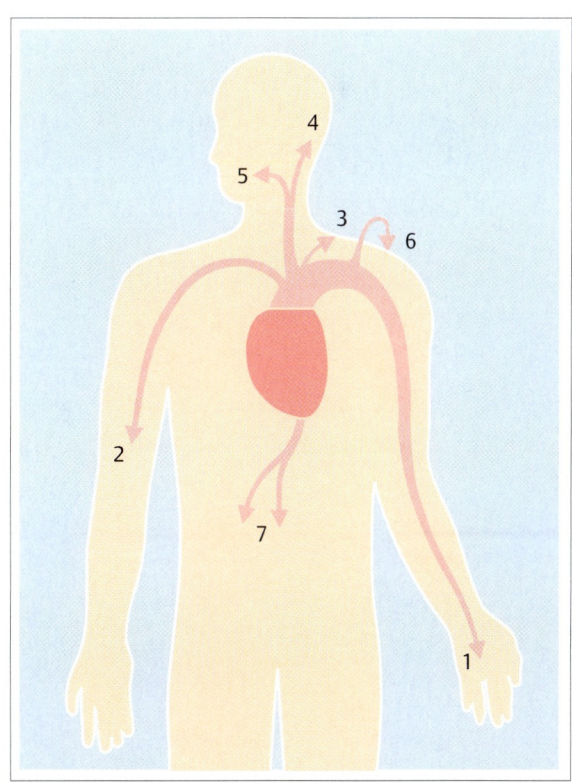

Abb. 6.1 Schmerzausstrahlung bei Angina pectoris: 1 = linker Arm, 2 = rechter Arm, 3 = linke Schulter, 4 = Halsregion, 5 = Unterkiefer, 6 = Rücken, 7 = Oberbauch.

Schmerzen im Bereich des Thorax

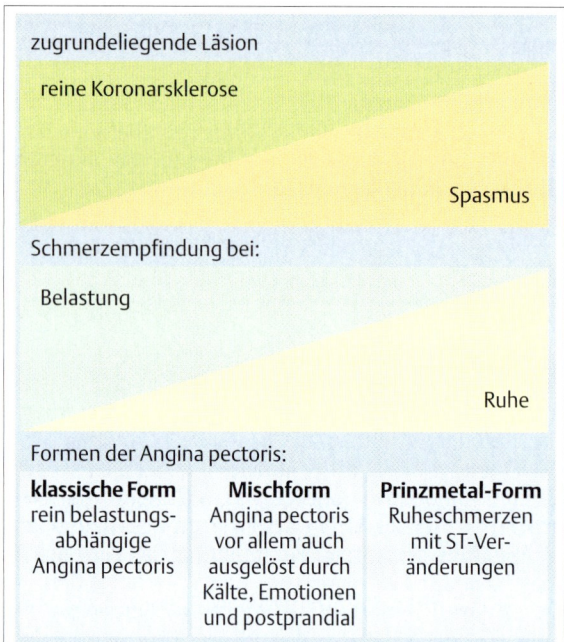

Abb. 6.2 Formen der Angina pectoris. Die klassische Angina pectoris zeigt belastungsabhängige Schmerzanfälle bei zugrundeliegender koronarer Herzkrankheit, während die Prinzmetal-Angina-pectoris vor allem in Ruhe auftretende Schmerzanfälle bei geringer oder fehlender Koronarsklerose aufweist.

Während der Anfälle zeigt das Elektrokardiogramm ausgeprägte Hebungen der ST-Strecke (Abb. 6.**3a** u. **b**), häufig begleitet von Arrhythmien. Solche anfallsweisen EKG-Veränderungen können bei kontinuierlicher Überwachung im 24-Stunden-EKG auch ohne Schmerzattacken beobachtet werden. Im Intervall ist das Elektrokardiogramm meist normal. Als Ursache für die Prinzmetal-Angina-pectoris konnten Spasmen der Koronararterien mit oder in ca. 5 bis 10 % ohne begleitende Koronarsklerose nachgewiesen werden.

Stumme Myokardischämie. Die *„stumme" Myokardischämie* geht ohne pektanginöse Beschwerden einher, kann aber zu den typischen Komplikationen der koronaren Herzkrankheit führen.

Verlaufsformen der Angina pectoris

Der Schweregrad der Angina pectoris wird je nach Verlauf in folgende vier Formen unterteilt:

▶ *Stabile Angina pectoris:* Die Schmerzanfälle treten nur bei körperlichen Belastungen auf, und die Beschwerden sind über Monate konstant.
▶ *Instabile Angina pectoris:* Folgende drei Formen der instabilen Angina pectoris werden unterschieden:
  – Neu auftretende Angina pectoris < 1 Monat,
  – Änderung des Schmerzcharakters bei vorbestehender stabiler Angina pectoris,

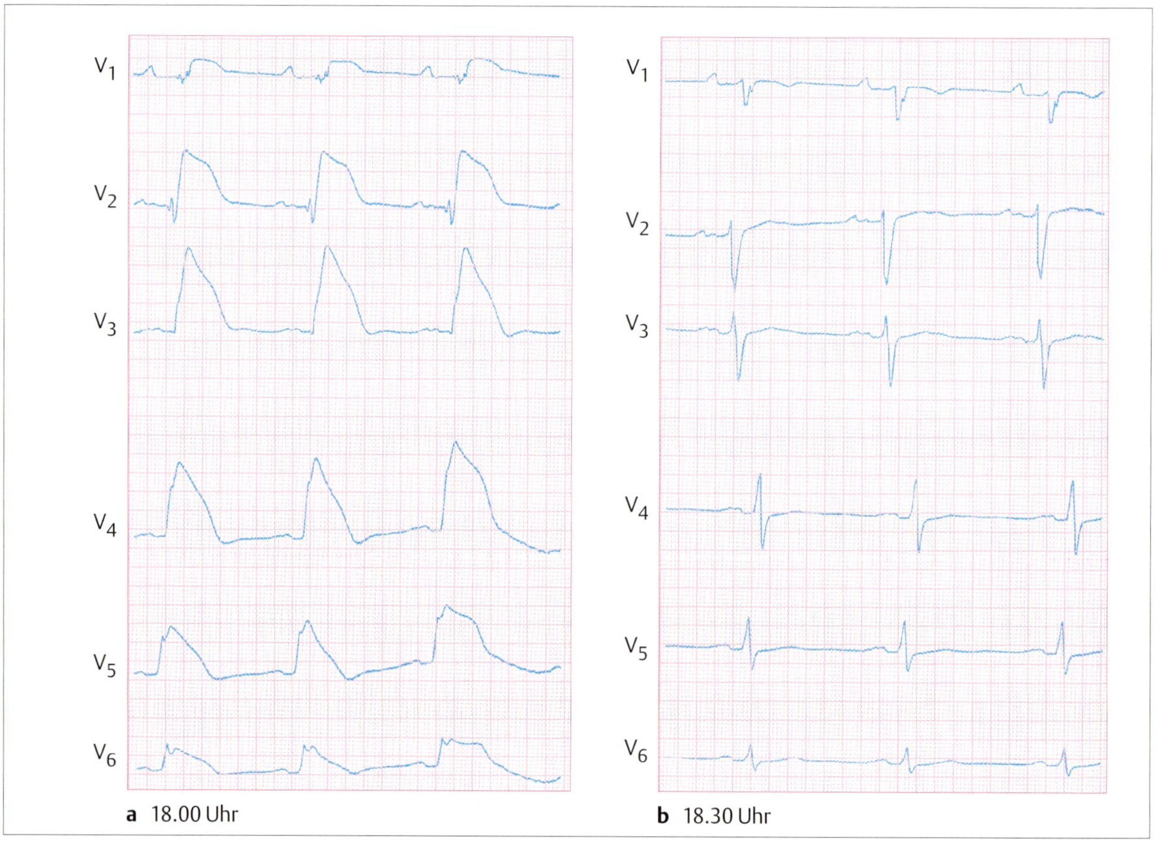

Abb. 6.**3a** u. **b** Ruhe-EKG bei einem 60jährigen Patienten mit typischer Prinzmetal-Angina-pectoris im Anfall (**a**) und eine halbe Stunde nach dem Anfall (**b**). Die Koronarographie ergab völlig normale Koronararterien, V_1–V_6: Brustwandableitungen nach Wilson.

– Angina pectoris in Ruhe und bei leichten körperlichen Belastungen.
➤ *Status anginosus:* Schwerer Angina-pectoris-Anfall, der länger als 15 Minuten dauert.
➤ *Impending infarction (drohender Infarkt):* Die Schmerzen treten in Ruhe auf, dauern länger als normal und sprechen schlecht auf Nitroglycerin an. Diese Patienten müssen wie bei einem akuten Myokardinfarkt behandelt werden.

Angina pectoris bei koronarer Herzkrankheit

Differentialdiagnostische Abgrenzung. Die Diagnose einer koronaren Herzkrankheit wird in den meisten Fällen durch die genaue Anamnese gestellt. Bei einzelnen Patienten kann die Diagnose allerdings unsicher bleiben. Differentialdiagnostisch können *atypische Beschwerden* gelegentlich große Schwierigkeiten bereiten und zur Verwechslung mit anderen kardialen Schmerzen Anlaß geben:

➤ *Funktionelle Herzbeschwerden.*
➤ Angina pectoris bei schwerer Aortenstenose bzw. hypertropher Kardiomyopathie.
➤ Das *chronische Cor pulmonale* kann eine Angina pectoris vortäuschen. Auch hier wird ein retrosternaler Schmerz bei Belastung (*Angina coerulea*) angegeben, der oft mit Dyspnoe verbunden ist und in Ruhe nicht so rasch abklingt. Häufiger manifestiert sich das Cor pulmonale durch schwere Dyspnoe und Zyanose. Die Genese der Angina coerulea ist nicht ganz klar; der Schmerzcharakter ist aber der Angina pectoris so nahe, daß eine relative Ischämie des rechten Ventrikels angenommen wird.
➤ *Extrasystolen und Arrhythmien* werden gelegentlich als schmerzhafte retrosternale Sensationen empfunden und als Angina pectoris interpretiert.
➤ Das *Syndrom X* geht mit Angina-pectoris-ähnlichen Beschwerden, einem positiven Belastungs-EKG sowie normalen Koronararterien einher. Diese Krankheit zeichnet sich durch eine Einschränkung der Koronarreserve aus, die Werte wie bei Patienten mit schwerer koronarer Herzkrankheit erreichen kann. Die Ursache der verminderten Koronarreserve ist unbekannt, die Prognose der Erkrankung ist gut. Da es sich um eine Störung im Bereich der kleinen Koronararterien (= Arteriolen) handelt, wurde dieses Syndrom auch als „mikrovaskuläre Angina pectoris" bezeichnet.

Die *klinische Untersuchung* von Patienten mit koronarer Herzkrankheit ist im allgemeinen wenig ergiebig. Gelegentlich findet man eine Hypertonie, die bei Patienten mit koronarer Herzkrankheit gehäuft auftritt.

Ermittlung des Risikoprofils. Bei Verdacht auf koronare Herzkrankheit muß auch immer nach *Risikofaktoren* gesucht werden. Ihr Vorhandensein verstärkt den Ver-

Diagnostik der koronaren Herzkrankheit

In der *Diagnostik der koronaren Herzkrankheit* steht heute eine Vielzahl von Methoden zur Verfügung. Die wichtigsten Screening-Methoden sind auch heute noch das Ruhe-EKG und das Belastungs-EKG (Abb. 6.**4**). Das *Ruhe-EKG* ist im Intervall häufig normal. Bei Patienten mit chronischer koronarer Herzkrankheit bestehen bei einem Drittel aller Patienten unspezifische Veränderungen, wie negative oder biphasische T-Wellen, ST-Senkungen oder bei Zustand nach Infarkt R-Verluste und Q-Zacken.

Belastungs-EKG. Das *Belastungs-EKG* ist nach wie vor die wichtigste, nichtinvasive Untersuchungstechnik zur Diagnose einer koronaren Herzkrankheit (Abb. 6.**4**). Von einem *klinisch positiven* Arbeitsversuch spricht man bei Auftreten von Angina pectoris, von einem *elektrokardiographisch positiven* Arbeitsversuch bei horizontaler oder deszendierender ST-Senkung von mindestens 0,1 mV (subendokardiale Ischämie) oder bei Auftreten einer monophasischen ST-Hebung (transmurale Ischämie). Das Belastungs-EKG ist nicht verwertbar bei Schenkelblockbildern, Linkshypertrophie, bei Patienten mit Digitalis oder Hypokaliämie, schwerer Anämie oder Hyperventilation. Nicht sicher verwertbar ist das Belastungs-EKG bei jüngeren Frauen, das in rund 20–40 % falsch-positive Werte ergibt.
Die *Sensitivität* (% echt positiver Fälle) des Belastungs-EKG hängt sehr vom untersuchten Patientenkollektiv ab, d. h. von der Wahrscheinlichkeit des Vorliegens einer koronaren Herzkrankheit (Prävalenz). Die *Spezifität* (% echt negativer Fälle) des Belastungs-EKG beträgt bei einem unausgewählten Kollektiv von 40- bis 60jährigen Männern etwa 80 %, d. h., vier Fünftel aller Männer mit positivem Belastungs-EKG haben eine koronare Herzkrankheit.

Echokardiographie. Als weitere Untersuchungsmethode in der Abklärung von koronaren Durchblutungsstörungen steht die *Echokardiographie*, speziell die zweidimensionale Echokardiographie, zur Verfügung. Diese Methode erlaubt vor allem bei Patienten mit Status nach Myokardinfarkt den Nachweis von lokalisierten Dyskinesien und aneurysmatischen Ausbuchtungen des linken Ventrikels. Mit der *Streßechokardiographie* können unter Belastung oder während Dobutamininfusion bei Auftreten einer Myokardischämie Wandbewegungsstörungen beobachtet werden.

Myokardszintigraphie. Die *Thallium-201-Myokardszintigraphie* (Abb. 6.**5a** u. **b**) erlaubt die Darstellung von normal durchbluteten und ischämischen Myokardarealen.
Das Thallium wird proportional zum myokardialen Blutfluß von den Herzmuskelzellen aufgenommen. Beim Auftreten einer akuten Myokardischämie kann deshalb ein Speicherdefekt nachgewiesen werden, der in Ruhe wieder verschwindet, hingegen bei Patienten mit Myokardinfarkt (Narbe) konstant nachweisbar ist.

Radionuklid-Ventrikulographie. Die *Radionuklid-Ventrikulographie* dient zur szintigraphischen Bestimmung der linksventrikulären Pumpfunktion; anhand dieser Methode können die regionale und globale Ventrikelfunktion in Ruhe und unter ergometrischer Belastung quantitativ erfaßt werden.

Koronarangiographie. Die genaue Abklärung von koronaren Durchblutungsstörungen ist nur anhand der *selektiven Koronarographie* möglich (Abb. 6.**6**).

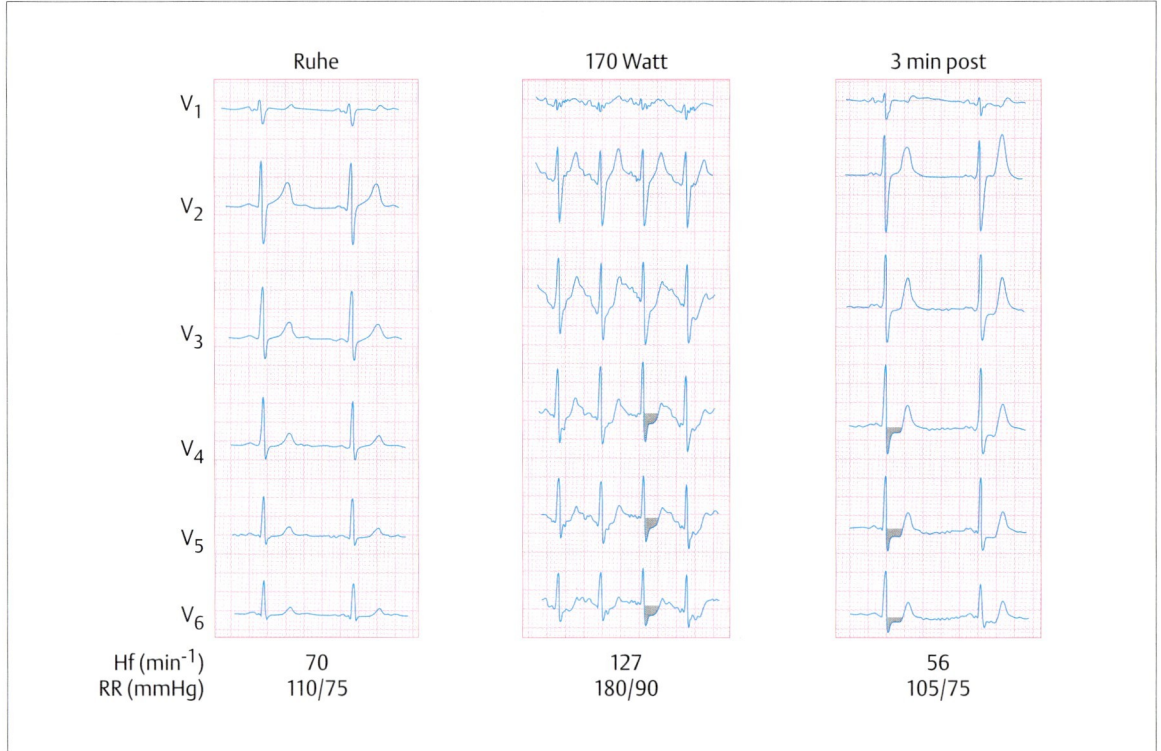

Abb. 6.4 Belastungs-EKG bei einem 61jährigen Patienten mit Status nach 3fachem aortokoronarem Bypass. Subjektiv ist der Patient beschwerdefrei, objektiv besteht eine deutliche ST-Senkung von 0,3 mV unter maximaler Belastung, die bis 3 Minuten nach Abbruch der Belastung persistiert. Bei diesem Patienten wurde die Diagnose einer *stummen Ischämie* gestellt.

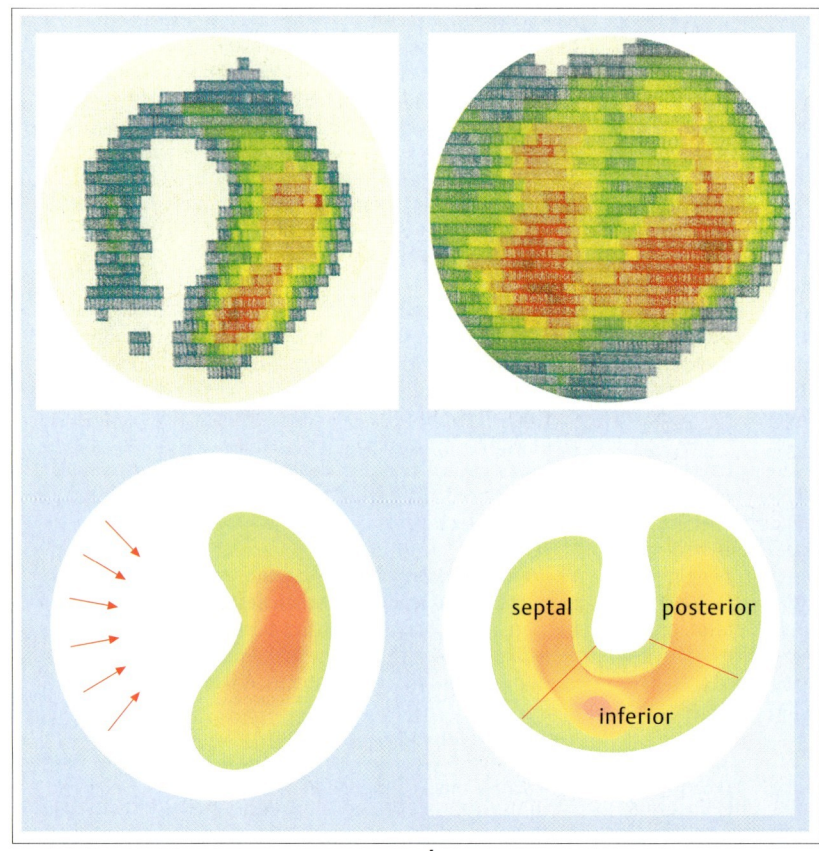

Abb. 6.5a u. b Thallium-201-Myokardszintigramm (60-Grad-Boxerprojektion) bei einem 59jährigen Patienten mit proximaler, subtotaler Stenose des R. interventricularis anterior.
a Unter Fahrradergometrie mit 4 Minuten 140 Watt zeigt sich ein deutlicher Speicherdefekt im Septumbereich (Pfeile links);
b 4 Stunden nach Belastung stellt sich das Septum szintigraphisch wieder normal dar (untere Abbildungen schematisch).

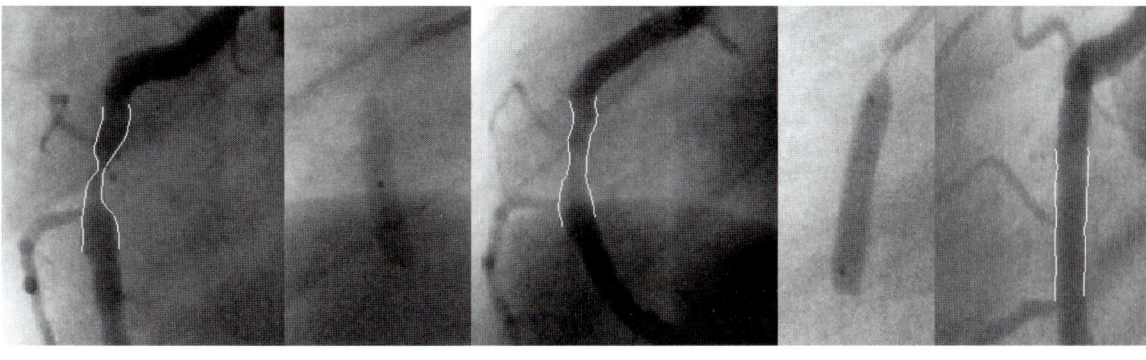

RCA-Stenose   PTCA   Post-PTCA   Stenting   Post-Stenting

Abb. 6.**6** Stent-assistierte Ballonangioplastie der rechten Koronararterie bei einem 45jährigen Patienten mit frisch aufgetretener Angina pectoris. Vor der Dilatation liegt eine schwere proximale Stenose der rechten Koronararterie (RCA) vor, welche nach einfacher Ballondilatation (PTCA) ein suboptimales Resultat mit 30%iger Rest-Stenose (post-PTCA) zeigt. Nach Implantation einer Gefäßstütze (Stent) zeigt sich ein optimales Resultat (Post-Stenting) ohne Rest-Stenose.

dacht, ihr Fehlen schließt ihn aber nicht aus. Als *Hauptrisikofaktoren* gelten nach einer größeren amerikanischen Studie (Framingham-Studie):

➤ *Hypertonie:* Erhöhte Blutdruckwerte sind wahrscheinlich der schwerwiegendste Risikofaktor überhaupt. Eine konsequente Behandlung der Hypertonie ist deshalb außerordentlich wichtig.
➤ *Hyperlipidämie:* Neben der bekannten Hypercholesterinämie spielt auch die Hypertriglyzeridämie eine Rolle. Die Höhe der High-Density-Lipoproteinfraktion (HDL-Cholesterin) bzw. ein hoher Prozentsatz an HDL-Cholesterin am Gesamtcholesterin reduziert das Risiko, an einer koronaren Herzkrankheit zu erkranken, während die Höhe der Low-Density-Lipoproteinfraktion (LDL-Cholesterin) bzw. ein hoher Prozentsatz an LDL-Cholesterin das Risiko erhöht.
➤ *Diabetes mellitus*, wobei auch nur ein laborchemisch nachweisbarer Diabetes verwertet werden kann. Kardiovaskuläre Erkrankungen treten bei Diabetikern signifikant häufiger auf als bei Nichtdiabetikern.
➤ *Nikotinabusus:* Zweifellos ein wichtiger und vor allem der vermeidbarste Risikofaktor. Seine Beseitigung reduziert das Risiko weiterer Komplikationen und die Progression der Erkrankung deutlich. Selbst nach durchgemachtem Infarkt bringt die Nikotinabstinenz eine eindrückliche Verbesserung der Prognose.
➤ *Adipositas:* Übergewicht geht oft mit einer Hypertonie und Fettstoffwechselstörung einher. Mit einer Gewichtsreduktion kann deshalb eine begleitende Hypertonie und Hyperlipidämie in den meisten Fällen günstig beeinflußt werden.
➤ *Weitere Risikofaktoren von unsicherer Bedeutung sind Streß* und *Hyperurikämie*. Streß selbst ist wahrscheinlich kein Risikofaktor, aber Patienten, die unter Streß leiden, neigen zu einer ungesunden Lebensweise mit Nikotinabusus, Bewegungsmangel und Übergewicht.

Indikation zur invasiven Abklärung einer KHK. Da sowohl die Operationsindikation als auch die Prognose der koronaren Herzkrankheit von der Anatomie der Läsion und der Ventrikelfunktion abhängen, ist die invasive Abklärung in folgenden Situationen angezeigt:

➤ Therapierefraktäre Angina pectoris mit Beeinträchtigung der Lebensqualität des Patienten,
➤ instabile Angina pectoris oder „Impending infarction",
➤ Patienten < 45 Jahren mit Angina pectoris,
➤ Angina pectoris und/oder positiver Arbeitsversuch nach Myokardinfarkt,
➤ Herzinsuffizienz (Herzwandaneurysma?) nach Myokardinfarkt und
➤ atypische Angina pectoris zur Klärung der Diagnose.

Therapeutische Konsequenzen. Je nach Schweregrad spricht man von Ein-Gefäß-, Zwei-Gefäß- oder Drei-Gefäß-Krankheit. Daneben kann man angiographisch lokalisierte und mehr diffuse Veränderungen unterscheiden.

Liegt eine koronare Herzkrankheit mit dokumentierter Myokardischämie (Angina pectoris oder ST-Senkung im Belastungs-EKG) vor, so kann eine Katheterdilatation (perkutane transluminale Koronarangioplastie = PTCA) oder bei Mehrgefäßkrankheit bzw. komplexen Läsionen eine Bypaßoperation durchgeführt werden (Abb. 6.**6**). 50 % bis 60 % der Ballondilatationen werden heute von einer Stent-Implantation (= Gefäßstütze) begleitet.

Angina pectoris bei Herzvitien und Kardiomyopathien

Die schwere Myokardhypertrophie kann mit einer typischen Angina pectoris bei normalen Koronararterien einhergehen. Dieses Phänomen ist vor allem auf folgenden Mechanismus zurückzuführen: Der Gefäßquerschnitt reicht für eine adäquate Perfusion unter körperlicher Belastung nicht mehr aus („*relative Koronarinsuffizienz*"). Die *Koronarreserve*, d. h. die Fähigkeit, die Koronardurchblutung unter maximaler Vasodilatation zu steigern (normal ca. 3- bis 5mal), ist bei diesen Patienten vermindert. Diese Form der Angina pectoris kann vor allem bei der schweren Aortenstenose und der hypertrophen Kardiomyopathie auftreten, gelegentlich findet man sie auch bei der dilatativen Kardiomyopathie.

Myokardinfarkt

Der Verdacht auf Herzinfarkt ergibt sich aufgrund des *klinischen Beschwerdebildes*, die Diagnose aber wird aufgrund der Trias *Klinik, EKG* und *Enzyme* gestellt.

Klinische Befunde. Das *Leitsymptom* des akuten Myokardinfarktes ist der Brustschmerz, der länger als 15–30 Minuten andauert. Die Schmerzdauer kann in seltenen Fällen kürzer sein oder sogar fehlen (sog. „stummer" Herzinfarkt), häufiger ist sie auch länger (bis Tage). Der Schmerzcharakter ähnelt der Angina pectoris, ist aber in der Regel intensiver und begleitet von einem heftigen Angst- oder Vernichtungsgefühl. Die Schmerzlokalisation ist retrosternal bis linksthorakal, gelegentlich ringförmig und wird als zusammenschnürend, beengend geschildert. Schmerzausstrahlung wie bei der Angina pectoris ist typisch (Abb. 6.**1**). Beim Hinterwandinfarkt wird der Hauptschmerz gelegentlich im Epigastrium angegeben, bei welchem man primär an ein akutes Abdomen, perforiertes Ulkus, Cholelithiasis oder Pankreatitis denkt. Der „stumme" Herzinfarkt ist in seiner Häufigkeit nur schwer abzuschätzen. Ungefähr ein Viertel aller im EKG gefundenen Infarktbilder hat anamnestisch kein sicheres Korrelat. Der Blutdruck ist bei Patienten mit akutem Myokardinfarkt oft tief, und bei ausgedehntem Infarkt kann ein *kardiogener Schock* mit Unruhe, Schwitzen und Blässe auftreten. Im Frühstadium des Infarktes sind *Rhythmusstörungen* häufig: 40–60 % aller Patienten haben Arrhythmien. Am häufigsten sind ventrikuläre Extrasystolen, Bradykardien mit AV-Blockierungen, Kammertachykardien und Kammerflimmern.

Der Auskultationsbefund ist in der Regel nicht sehr ergiebig. Ein präsystolischer oder protodiastolischer Galopp und leise Herztöne sind unspezifische Zeichen. Eine leichte Mitralinsuffizienz kann beim Hinterwandinfarkt mit *Papillarmuskeldysfunktion* gelegentlich angetroffen werden, ein *perikarditisches Reiben* tritt im Verlauf des Herzinfarktes in 10–30 % aller Patienten auf. Ein Perikarderguß kann in einzelnen Fällen 1–2 Tage nach Auftreten des Infarktes nachgewiesen werden. *Fieber* mit Temperaturen bis 39 °C tritt etwa am 2. Tag nach dem Infarkt auf und dauert bis zu 1 Woche. Die *Blutsenkungsgeschwindigkeit* ist ebenfalls nach 1–2 Tagen erhöht, während die *Leukozytose* schon nach Stunden einsetzt. Erhöhte *Blutzuckerwerte*, evtl. sogar eine Glukosurie, kann sich früh nach dem Infarkt manifestieren. Eine pathologische Glucosetoleranzkurve ist in den ersten Tagen nach Infarkt die Regel, das Persistieren erhöhter Glucosewerte weist aber auf einen echten Diabetes mellitus hin.

Elektrokardiogramm. Entscheidend für die Diagnose eines akuten Myokardinfarktes ist das EKG.

! Ein unauffälliges EKG schließt einen Infarkt nicht aus, hingegen muß für die Diagnose eines Herzinfarktes ein elektrokardiographischer Ablauf gefordert werden.

Prinzipiell unterscheidet man:

- *Zeichen der Hypoxie:* Hohe spitze T-Wellen („Erstickungs-T"), die sehr früh auftreten und in der Regel bei der Hospitalisation bereits verschwunden sind.
- *Zeichen der Läsion:* ST-Hebung über dem Infarktgebiet mit spiegelbildlicher Senkung über den gesunden Zonen (Abb. 6.**7** und 6.**8**). Beim Innenschichtinfarkt lediglich ST-Senkungen über dem Infarktgebiet.
- *Zeichen der Nekrose:* Auftreten von pathologischen Q-Zacken und Verlust von R-Zacken im Infarktgebiet (Abb. 6.**9**).
- *Zeichen der Narbe:* Im subakuten Stadium wird die T-Welle zunehmend negativ („koronares T") über dem infarzierten Gebiet. Die Persistenz der ST-Hebung weckt den Verdacht auf ein Herzwandaneurysma (Abb. 6.**9**).

Ein Infarkt muß nicht alle Stadien durchlaufen, und ein subakutes Stadium kann mehrere Wochen persistieren. Es ist deshalb kaum möglich, aus dem EKG-Befund allein das Alter des Infarktes zu bestimmen. Der Infarkt kann hingegen anhand der 12 Routineableitungen im EKG relativ genau lokalisiert werden (Tab. 6.1).

Differentialdiagnosen zum Myokardinfarkt. Differentialdiagnostisch kommen beim Syndrom länger dauernder Brustschmerz, Unruhe und Arrhythmien folgende Verdachtsdiagnosen in Frage:

- *Status anginosus:* Länger dauernde Angina-pectoris-Anfälle können Schwierigkeiten bereiten. Das EKG erlaubt meist eine Differenzierung zwischen akutem Myokardinfarkt und Status anginosus.
- *Lungenembolie:* Während kleinere Lungenembolien klinisch oft stumm bleiben, kann eine größere Lungenembolie einen Herzinfarkt vortäuschen. Bei der Hälfte der Patienten mit großer Lungenembolie ist der Thoraxschmerz mit Vernichtungsgefühl ein führendes Symptom. Daneben fehlt fast nie eine massive Dyspnoe. Zeichen der akuten Rechtsbelastung mit Halsvenenstauung, präkordialem Impuls und akzentuiertem Pulmonalton können differentialdiagnostisch helfen, sind aber bei der selten fehlenden Tachykardie und Tachypnoe schwierig zu beurteilen. Wichtig ist das EKG, das typischerweise eine Rotation der Herzachse nach rechts sowie eine Vorhofüberlagerung rechts zeigt. Die Diagnose erfolgt meist durch die Blutgasanalyse mit tiefem pO_2 und pCO_2, durch die Bestimmung des Plasma-D-dimer (ELISA-Test) und die Lungenszintigraphie.

Tabelle 6.1 Infarktlokalisation im EKG

anteroseptal	$V_2 – V_4$
anterior	$V_1 – V_6$, I, aVL
Spitze	V_5, V_6
lateral	I, aVL
inferior	II, III, aVF
posterior	$R/S > 1{,}0$ in V_1

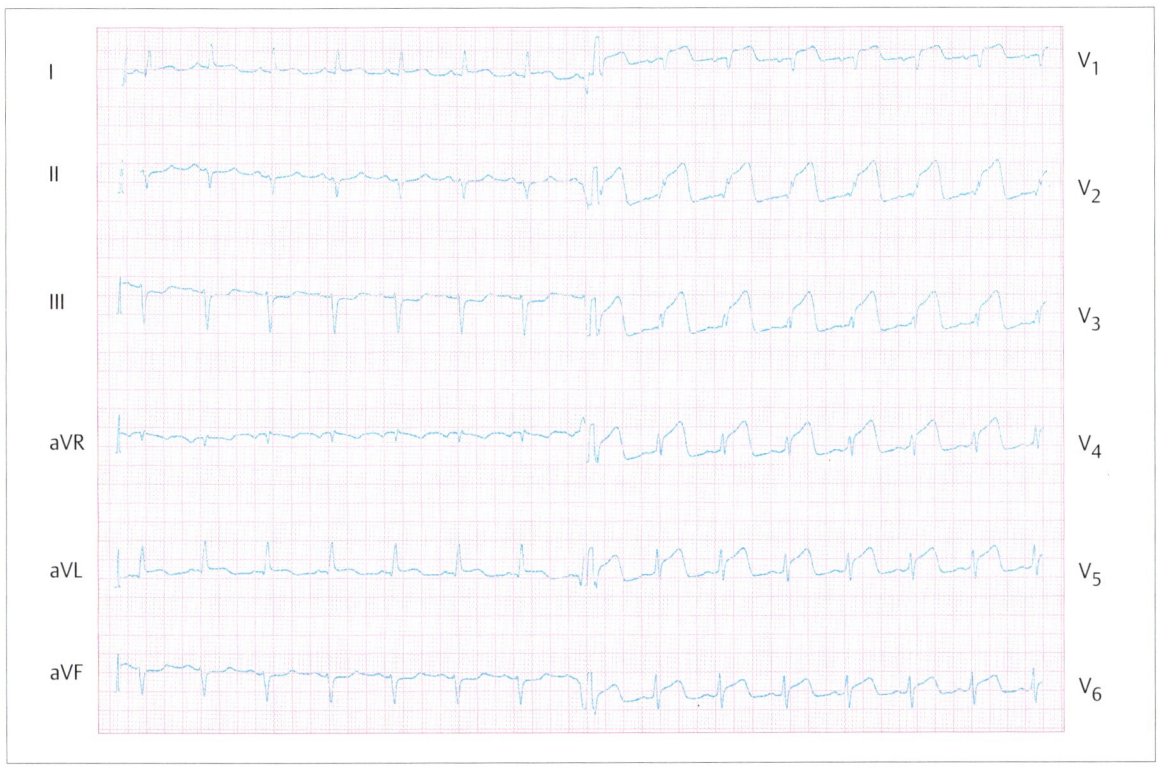

Abb. 6.7 Akuter Vorderwandinfarkt bei einem 70jährigen Patienten mit Verschluß des R. interventricularis anterior (RIVA). Im EKG zeigen sich sog. „Tombstones" mit den typischen ST-Hebungen in den Ableitungen V_1–V_6 (monophasische Deformierung).

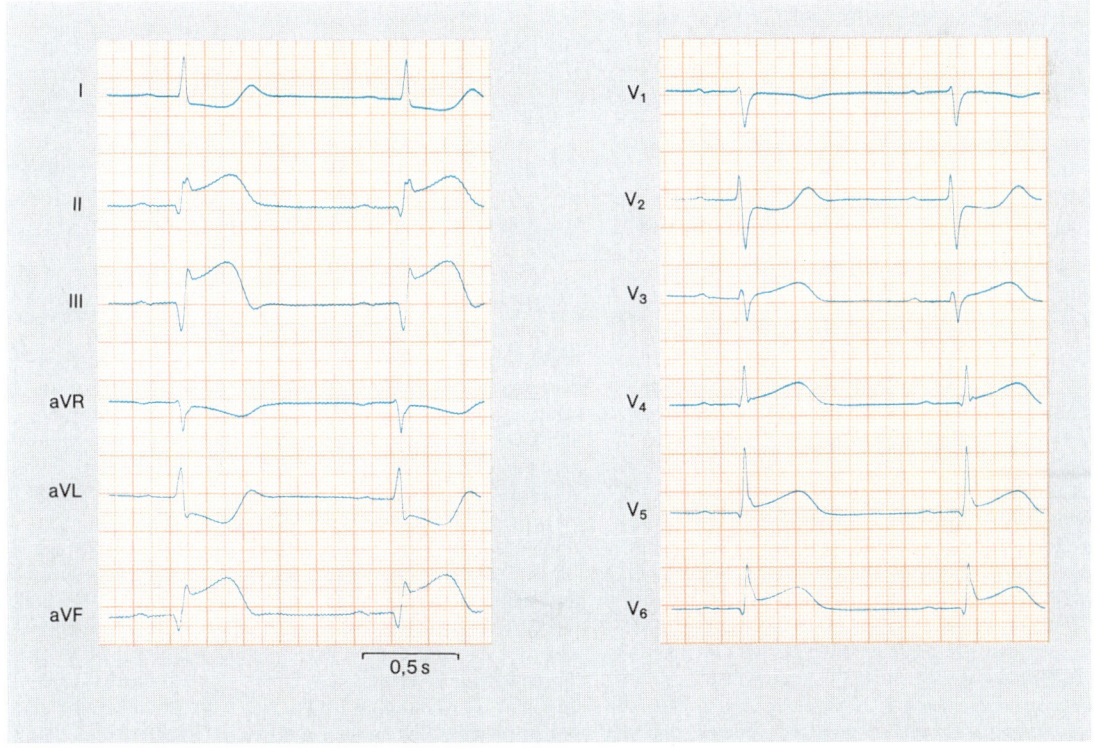

Abb. 6.8 Akuter, inferiorer Myokardinfarkt bei einer 80jährigen Patientin. In den Ableitungen II, III und aVF können die typischen ST-Hebungen und in den Ableitungen I und aVL die spiegelbildlichen ST-Senkungen beobachtet werden.

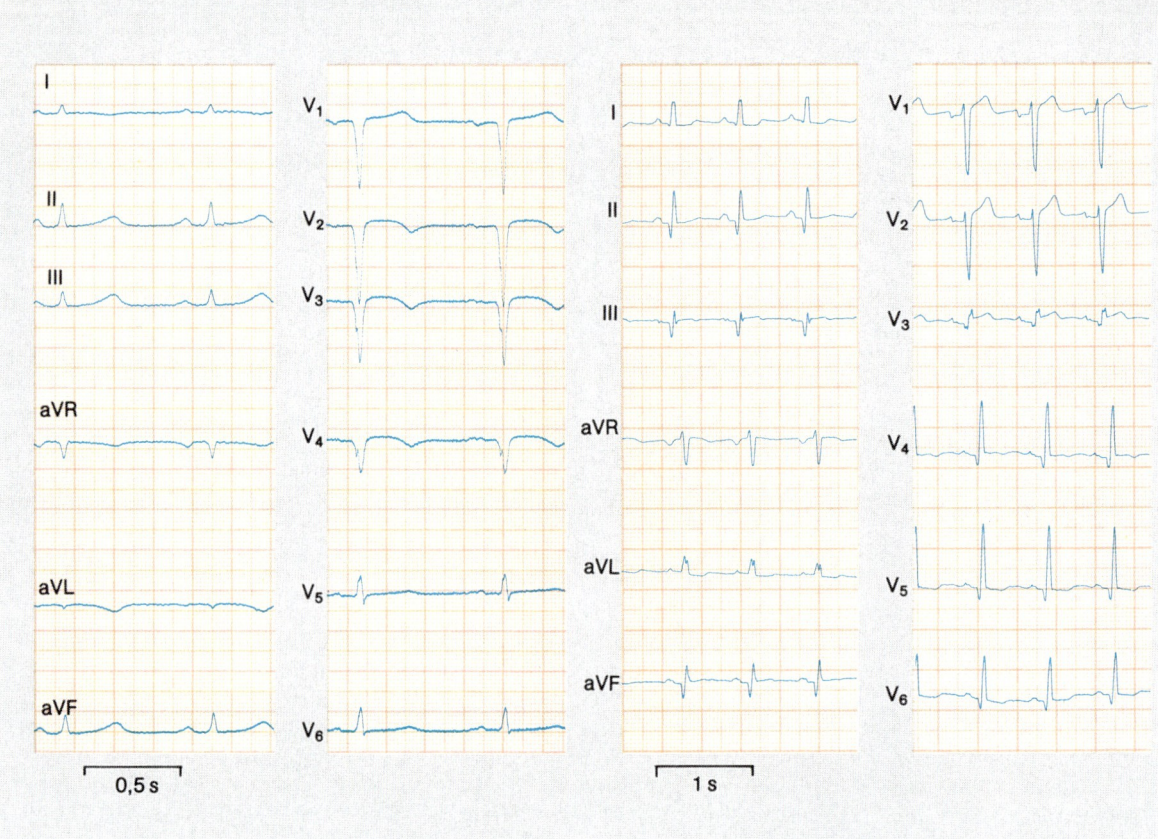

Abb. 6.9 Links: Status nach anteroseptalem Myokardinfarkt vor 2 Jahren bei einem 49jährigen Patienten. In den präkordialen Ableitungen kommen der R-Verlust, die leichte ST-Hebung und die negativen T-Wellen deutlich zur Darstellung. Rechts: Status nach inferiorem Myokardinfarkt vor 1 Jahr bei einem 53jährigen Patienten. In den Ableitungen II, III und aVF können die typischen Q-Zacken beobachtet werden.

➤ *Perikarditis:* Der akute Schmerz mit der typischen Schmerzverstärkung im Liegen und dem perikarditischen Reiben erlaubt meist die richtige Diagnose.
➤ *Dissezierendes Aneurysma der Aorta ascendens:* Die plötzlich auftretenden, massiven Thoraxschmerzen mit der typischen Ausstrahlung ins Genick, in den Rücken und die Beine erlauben in den meisten Fällen die Diagnose, die durch das Thoraxröntgenbild und das Computer- oder Kernspintomogramm (Abb. 6.14) bestätigt wird.

Enzymdiagnostik bei Myokardinfarkt

Enzyme. Der Anstieg der Enzyme 4–6 Stunden nach Infarktbeginn ist nach Klinik und EKG das dritte Kardinalzeichen in der Infarktdiagnostik. In der Alltagsroutine haben sich vor allem zwei Fermente bewährt, nämlich die *Creatinkinase* (CK) und deren Isoenzym, die *MB-Fraktion der Creatinkinase* (CK-MB). Die CK ist relativ spezifisch, doch können intramuskuläre Injektionen, starke körperliche Anstrengungen, epileptische Anfälle, schwere Intoxikationen, Elektrokonversionen und andere Muskeltraumen mit einer Erhöhung der CK einhergehen. Die CK-MB ist herzspezifisch, allerdings etwas weniger empfindlich als die CK, doch kann sie zur Differentialdiagnose gegenüber Zuständen, die mit einer Erhöhung der CK einhergehen, herangezogen werden. Bei der Lungenembolie z. B. findet sich häufig ein Anstieg der CK, wobei mittels der CK-MB die Differenzierung zwischen Lungenembolie und Herzinfarkt meist gelingt. Die CK und CK-MB steigen 4–6 Stunden nach Infarktbeginn im Serum an, erreichen nach 18 bis 24 Stunden ihr Maximum und fallen innerhalb von 2–3 Tagen wieder zur Norm ab (Abb. 6.10). Die maximale Höhe der CK ist grob proportional der Infarktgröße und damit von prognostischer Bedeutung. Heute wird häufig Troponin I und T bestimmt, die sensitiver und spezifischer als die CK und vor allem prognostisch von Bedeutung sind.

Als weitere Enzyme in der Infarktdiagnostik werden die *Glutamyloxalat-Transaminase* (GOT oder Aspartat-Aminotransferase = AST) und die *Lactatdehydrogenase* (LDH) verwendet. Die LDH steigt wesentlich langsamer als die CK an und erreicht ihr Maximum nach 2–4 Tagen. Eine Erhöhung der GOT bzw. der LDH ist nicht spezifisch für Herzinfarkt. GOT-Erhöhungen kommen vor bei Leber- und Muskelerkrankungen, die LDH ist bei zahlreichen Erkrankungen erhöht. Typisch für den Herzinfarkt ist allerdings eine Erhöhung des prozentualen Anteils des Isoenzyms LDH_1 an der Gesamt-LDH. In einzelnen Fällen kann die LDH in der Infarktdiagnostik wertvoll sein, wenn der Infarkt 3–5 Tage zurückliegt und die anderen Enzyme bereits wieder normal sind.

- *Spontanpneumothorax:* Der rechts- und linksseitige Thoraxschmerz mit Dyspnoe und abgeschwächtem Atemgeräusch läßt rasch an die richtige Diagnose denken (Abb. 6.**18**).
- *Tachykarde Rhythmusstörungen:* Präkordiales Druckgefühl und Kollapsneigung bei tachykarden Rhythmusstörungen lassen gelegentlich an einen akuten Myokardinfarkt denken.

Differentialdiagnosen bei protrahiertem Verlauf. Bei einem protrahierten Verlauf des Myokardinfarktes muß aber auch an folgende Möglichkeiten gedacht werden:

- *Zweizeitig ablaufender Herzinfarkt.*
- *Aneurysma spurium* nach Myokardruptur: Typisch sind das erneute Auftreten von Thoraxschmerzen und eine plötzliche Zunahme der Herzgröße 1–7 Tage nach Infarkt. In den meisten Fällen verläuft die Myokardruptur tödlich (Perikardtamponade), in einzelnen Fällen bestehen jedoch perikardiale Adhäsionen, die die Ausbildung eines Aneurysma spurium begünstigen. Die Diagnose wird mittels Echokardiographie oder Computertomographie gestellt, die Therapie der Wahl ist die Resektion des Aneurysmas.
- *Dressler-Syndrom*, welches 2 bis mehrere Wochen nach Herzinfarkt auftritt. Es handelt sich um eine immunologische Reaktion auf nekrotisches Herzgewebe mit Antikörpern gegen Herzmuskulatur, welche in über 90 % der Fälle nachweisbar sind. Das Dressler-Syndrom führt stets zu einem Perikarderguß

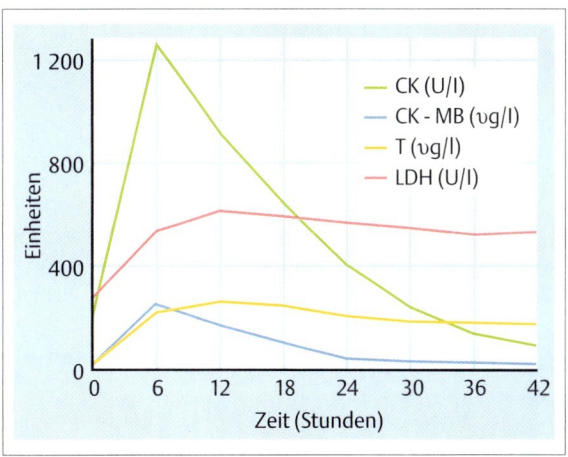

Abb. 6.**10** Typischer Enzymverlauf bei einem Patienten mit akutem Vorderwandinfarkt. CK = Creatinkinase; CK-MB = MB-Fraktion der Creatinkinase; T = Troponin-T; LDH = Lactatdehydrogenase.

mit dessen klassischen Symptomen. Meist ist das Syndrom assoziiert mit subfebrilen bis febrilen Temperaturen, nicht selten mit einer Polyserositis, und stets geht es mit einer beschleunigten Blutsenkungsreaktion einher. Das gleiche Syndrom kann im Anschluß an eine Herzoperation (Postkardiotomiesyndrom) auftreten. Die Prognose ist gut, das Dressler-Syndrom reagiert prompt auf Steroide.

Perikarditis und Perikarderguß

Klinik der akuten Perikarditis. Die akute Perikarditis geht typischerweise mit präkordialen Schmerzen einher, die im allgemeinen durch tiefe Inspiration, Husten oder Schlucken verstärkt werden. Vom leichten Oppressionsgefühl bis zu starken retrosternalen Schmerzen finden sich alle Übergänge. Die Differentialdiagnose gegenüber dem akuten Myokardinfarkt ist gelegentlich schwierig. Typisch ist bei der Perikarditis eine Schmerzverstärkung im Liegen, so daß die Patienten in leicht vornübergeneigter Stellung sitzen. Häufig sind die Patienten tachypnoisch, damit werden schmerzhafte, tiefe, inspiratorische Thoraxbewegungen vermieden. Bei der *klinischen Untersuchung* ist vor allem auf das diagnostisch wichtige *Perikardreiben* zu achten. Das Punctum maximum befindet sich parasternal links; das Geräusch wird am besten bei der Inspiration bei vornübergeneigtem Oberkörper gehört. Das Perikardreiben hat in der Regel zwei Komponenten (Vorhof- und Kammersystole, Lokomotivgeräusch). Wichtig ist, daß ein Perikardreiben auch bei Vorhandensein eines Perikardgusses häufig hörbar ist.

EKG bei Perikarditis. Den EKG-Veränderungen, die in ca. 90 % der Fälle vorhanden sind, kommt differentialdiagnostisch besondere Bedeutung zu. Typisch sind ST-Hebungen in allen Ableitungen, wobei die Hebungen horizontal oder konkav nach unten sind (Abb. 6.**11a** u. **b**). Beim Myokardinfarkt, der differentialdiagnostisch häufig zur Debatte steht, sind ST-Hebungen in der Regel ausgeprägter, nach oben konvex und lokalisiert in einem bestimmten Infarktbereich (Abb. 6.**7** und 6.**8**). Das sog. *Early-repolarization-Phänomen*, das mit leichten, horizontalen ST-Hebungen vor allem beim jugendlichen Vagotoniker einhergeht, kann gelegentlich als Perikarditis fehlinterpretiert werden. Im weiteren Verlauf der Perikarditis treten oft invertierte T-Wellen auf, und bei Vorliegen eines Perikardgusses können periphere *Low voltage* und atemsynchrone Potentialschwankungen durch Schwingen des Herzens im Perikarderguß beobachtet werden.

Perikarderguß. Ein Perikarderguß ist bei der akuten Perikarditis praktisch immer vorhanden. Die Geschwindigkeit, mit der sich ein Perikarderguß ausbildet, und weniger die absolute Menge Flüssigkeit im Perikardsack entscheidet, ob Tamponadezeichen (Abb. 6.**13**) auftreten. Das *Thoraxröntgenbild* zeigt je nach Ausmaß des Perikardgusses eine mehr oder minder ausgeprägte Vergrößerung des Herzschattens (Abb. 6.**12a** u. **b**). Eine Verbreiterung der Herzsilhouette tritt bei einer Ergußmenge ab ca. 250 ml – bei sonst normaler Herzgröße – auf. Bei großem Perikarderguß nimmt die Herzkonfiguration eine *Zelt- oder Dreiecksform* (Bocksbeutelform) auf, die Hili sind von der Herzsilhouette überdeckt, und die Lungenfelder sind im Gegensatz zur Linksinsuffizienz auffallend hell. Gelegentlich kann man innerhalb des Herzschattens eine Doppelkontur erkennen.

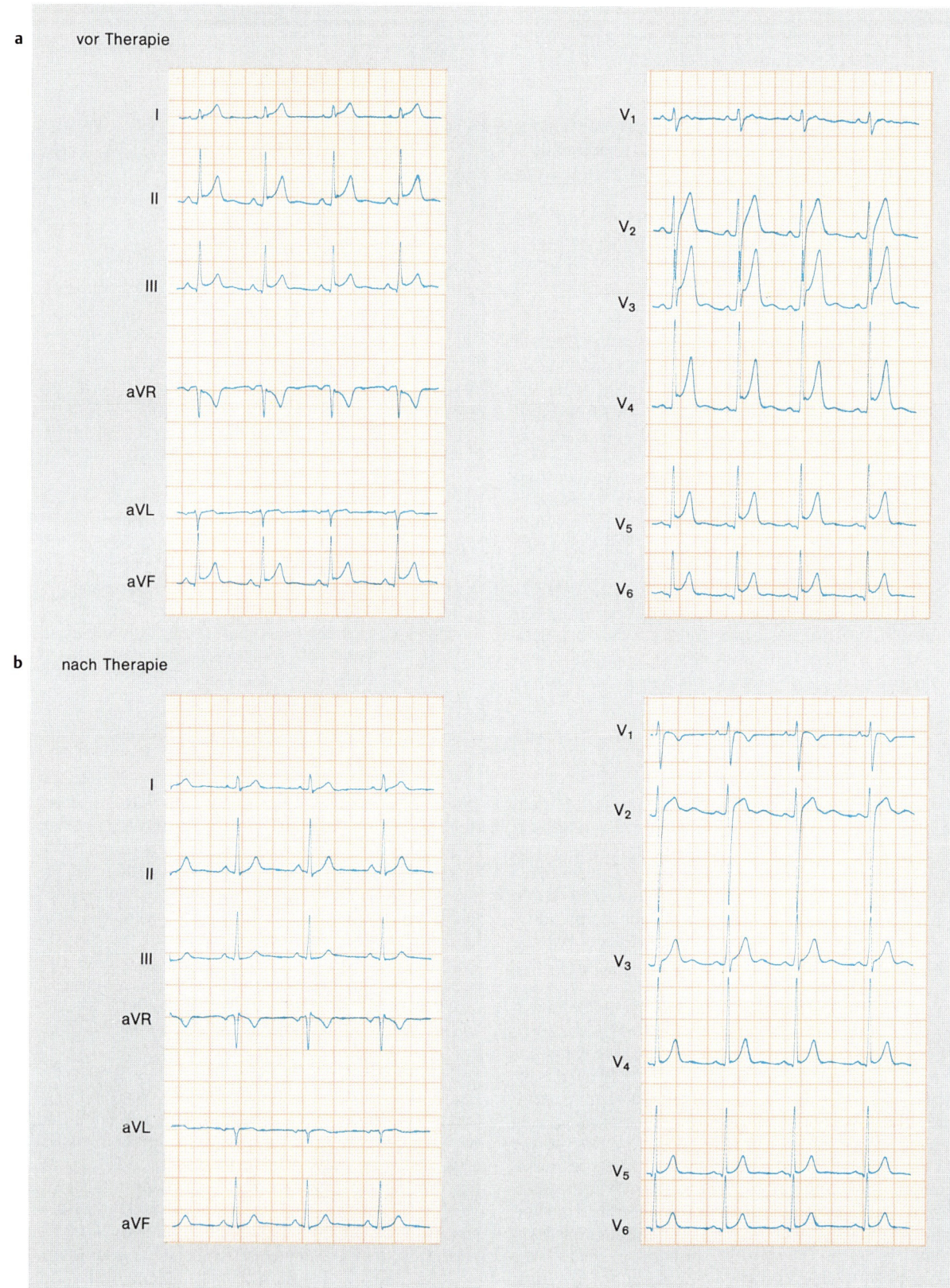

Abb. 6.11a u. b EKG-Veränderungen bei der akuten Perikarditis **a** vor und **b** nach 10tägiger Behandlung mit Prednison. Die typischen horizontalen ST-Hebungen, die vor der Therapie in allen Ableitungen beobachtet werden können, sind nach Steroidbehandlung nicht mehr nachweisbar. 27jähriger Patient.

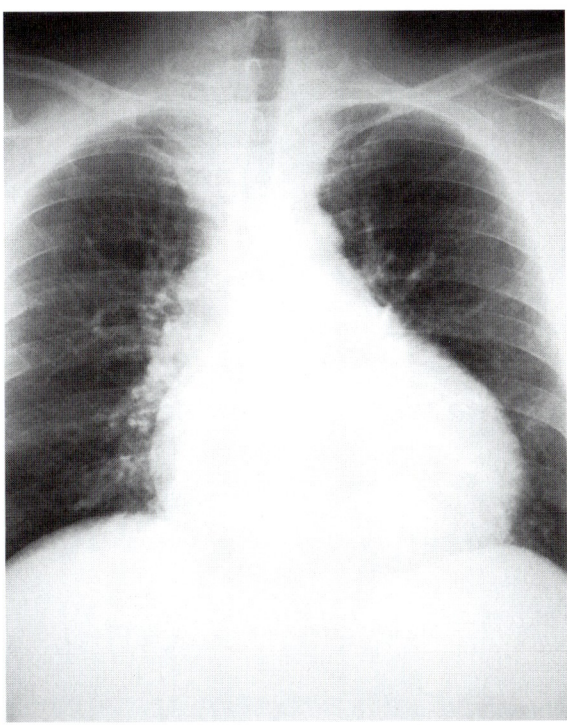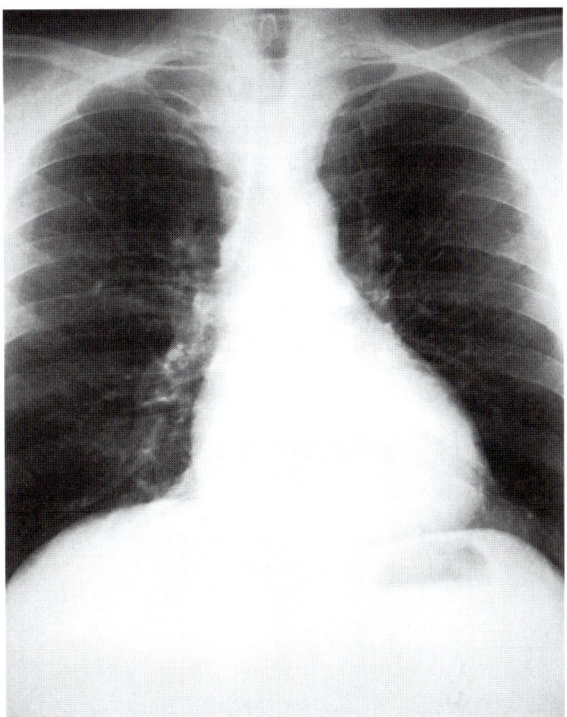

Abb. 6.12a u. b   Thoraxröntgenbild bei einem 47jährigen Patienten mit ca. 500 ml Perikarderguß nach akutem Myokardinfarkt **a** vor und **b** nach Perikardpunktion. Die zeltförmige Konfiguration des Herzschattens vor Perikardpunktion kommt deutlich zum Ausdruck.

Echokardiographie bei Perikarderguß. Die Methode der Wahl zum Nachweis eines Perikardergusses ist heute die *Echokardiographie* (Abb. 6.13). Die Größe des echofreien Raumes (= Perikarderguß) vor und hinter der Herzkontur erlaubt eine approximative Schätzung der Flüssigkeitsmenge, außerdem kann bei der Perikardtamponade die Verschiebung des interventrikulären Septums nach links in der Inspiration nachgewiesen werden (Abb. 6.13). Zur ätiologischen Abklärung oder bei Perikardtamponade muß häufig eine Perikardpunktion durchgeführt werden, wobei die Beurteilung des Punktates derjenigen des Pleurapunktates entspricht.

Ursachen der akuten Perikarditis. Die *Ätiologie* einer akuten Perikarditis kann oft nicht geklärt werden. Bei 82 Patienten mit akuter Perikarditis konnten Schölmerich u. Mitarb. (1980) die in Tab. 6.2 genannten Ursachen eruieren.

Die *idiopathische Form* oder die *akute benigne Perikarditis* tritt vor allem bei jüngeren Männern auf und hat typischerweise katarrhalische Prodromi. Der Beginn ist meist akut mit manchmal sehr starken Präkordialschmerzen, Fieber und beschleunigter Blutsenkungsreaktion. Die Perikarditis kann im Verlauf von schweren Allgemeinerkrankungen auftreten, z. B. bei der Urämie, bei malignen Prozessen und bei der rheumatischen Perikarditis. Gelegentlich sieht man eine Perikarditis bei Lupus erythematodes disseminatus oder im Rahmen eines Dressler-Syndroms.

Bei der *chronischen Perikarditis*, die vor allem mit Dyspnoe und weniger mit Thoraxschmerzen einhergeht, können zwei Erscheinungsformen unterschieden werden:

▶ der *chronische Perikarderguß* z. B. bei Myxödem, Herzinsuffizienz, nephrotischem Syndrom, Urämie, malignen Prozessen oder Kollagenosen,
▶ die *Pericarditis constrictiva*. Typisch bei der Pericarditis constrictiva sind Perikardverkalkungen, die bei 30–40% der Patienten gefunden werden können. Ursache der Pericarditis constrictiva calcarea ist typischerweise eine tuberkulöse Perikarditis, die Jahre oder Jahrzehnte zurückliegt.

Beim *hämorrhagischen Perikarderguß* kommen differentialdiagnostisch ein maligner Prozeß bei Bronchial- und Mammakarzinom, ein rupturiertes Aneurysma dissecans oder Sinus-valsalvae-Aneurysma oder ein Perikarderguß bei hämorrhagischer Diathese bzw. Antikoagulation in Frage.

Tabelle 6.2   Ätiologie der akuten Perikarditis

	%
idiopathisch	25
viral	21
urämisch	11
neoplastisch	11
rheumatisch	7
tuberkulös	7
eitrig	6
unklar	12

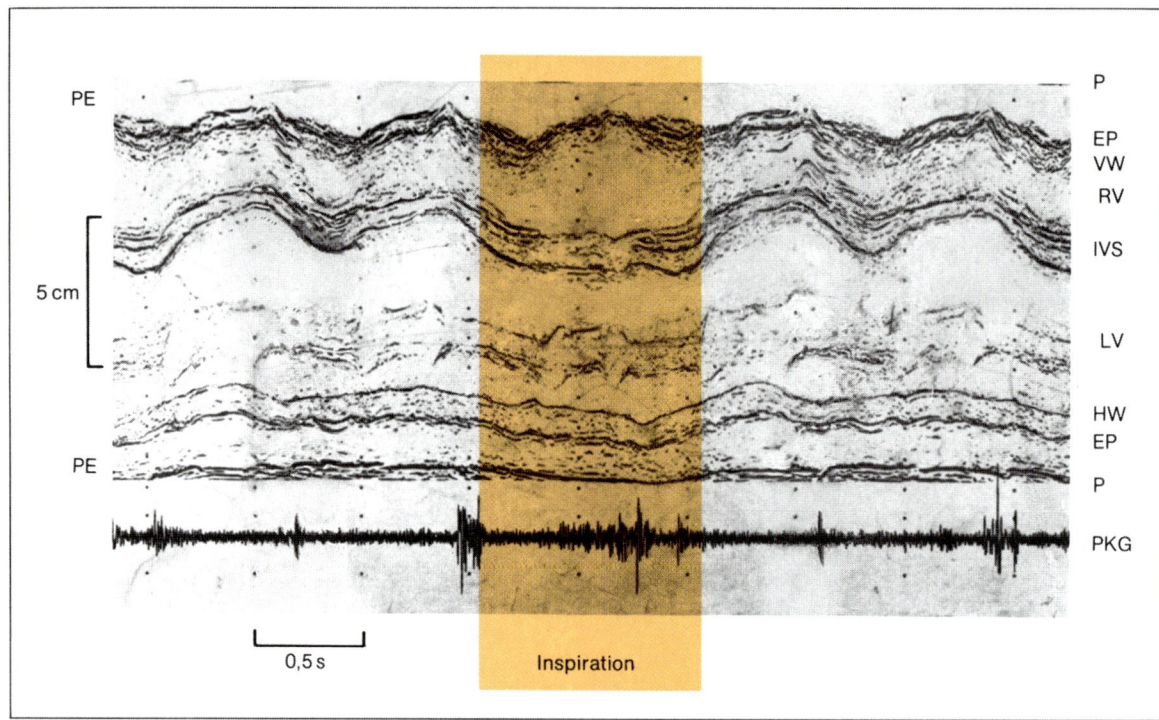

Abb. 6.13 M-Mode Echokardiogramm bei einem 47jährigen Patienten (gleicher Patient wie in Abb. 6.12a u. b) mit deutlichem Perikarderguß (PE) vor und hinter dem Herzen. Bei der Inspiration wird das Interventrikularseptum (IVS) nach links bzw. unten verschoben, wobei der rechte Ventrikel (RV) an Größe zu-, hingegen der linke Ventrikel (LV) an Größe abnimmt. Diese Verschiebung des Septums bei der Inspiration ist Ausdruck einer Perikardtamponade. P = Perikard, EP = Epikard, VW = Vorderwand, PKG = Phonokardiogramm, HW = Hinterwand.

Rhythmusstörungen

Supraventrikuläre und ventrikuläre Arrhythmien können gelegentlich als schmerzhafte Sensationen empfunden werden, die vor allem in Ruhe auftreten und bei Belastungen wieder verschwinden. Bei genauer Befragung geben die Patienten meist Herzstolpern und Extraschläge mit postextrasystolischer Potenzierung an.

Funktionelle Herzbeschwerden

Definition. Unter funktionellen Herzbeschwerden versteht man Beschwerden, die aufs Herz bezogen werden, ohne daß eine organische Ursache dafür gefunden werden kann. Die Definition zeigt, daß es sich um eine Ausschlußdiagnose handelt. Unter dem Sammelbegriff der funktionellen Herzbeschwerden sind einzelne Symptomgruppen als Krankheitsbild beschrieben worden.

Effort-Syndrom (Soldiers heart, Da-Costa-Syndrom). Das 1871 erstmals von Da Costa beschriebene Syndrom muß differentialdiagnostisch gegenüber der Angina pectoris abgegrenzt werden. Typischerweise werden beim Effort-Syndrom vor allem zwei Schmerztypen angegeben:

➤ dumpfer, über Stunden anhaltender präkordialer Druck,
➤ kurze, sekundenlang andauernde Stiche, die meist mit der Fingerspitze über der Herzgegend lokalisiert werden.

Die Schmerzen können auch in den linken Arm ausstrahlen, sie sind in der Regel aber nicht von körperlichen Belastungen abhängig. Gelegentlich treten die Schmerzen nach, selten während einer körperlichen Belastung auf; im Gegenteil, körperliche Anstrengung bessert die Beschwerden häufig. Die klinische Befragung ergibt zusätzlich Symptome, die spontan nicht angegeben werden, wie Atembeschwerden, mit dem Gefühl, nicht ruhig durchatmen zu können. Müdigkeit und Schwindelgefühle, Magen-Darm-Beschwerden, Hyperventilationssyndrom mit Parästhesien in Gesicht und Händen.

6.2 Von den großen Gefäßen ausgehende Schmerzen

Aneurysma verum der Aorta

Häufig liegt ein diffuses Aneurysma der Aorta vor, das in einzelnen Fällen mit dumpfen Schmerzen einhergeht. In den meisten Fällen ist das diffuse Aortenaneurysma schmerzlos, und die Diagnose wird rein zufällig anhand des Thoraxröntgenbildes gestellt. Umschriebene Aneurysmen sind eher selten und kommen als *Aneurysma spurium oder fusiforme* im Rahmen einer bakteriellen Endokarditis vor.

Ursachen. Die häufigste Ursache für ein Aneurysma verum der Aorta ist nach wie vor die Arteriosklerose mit oder ohne Hypertonie, das Marfan-Syndrom, gelegentlich sieht man auch traumatische Formen (Aneurysma fusiforme) und selten einmal ein luetisches Aortenaneurysma (Mesaortitis luetica) mit den typischen Verkalkungen (Baumborkenstruktur) im Thoraxröntgenbild. Eine chirurgische Behandlung des Aortenaneurysmas ist angezeigt (Rupturgefahr), wenn der Gefäßdurchmesser 6 cm überschreitet.

Aneurysma dissecans der Aorta

Klassifikation. Nach Daily u. Mitarb. (1970) werden die dissezierenden Aortenaneurysmen in folgende 2 Typen unterteilt:

- *Typ A:* Die Dissektion beginnt im Bereich der Aorta ascendens wenige Zentimeter oberhalb der Aortenklappen und ist entweder auf die Aorta ascendens beschränkt oder endet im Bereich der Aorta descendens bzw. abdominalis.
- *Typ B:* Die Dissektion beginnt im Bereich der Aorta descendens wenige Zentimeter unterhalb der A. subclavia links und endet im Bereich der Aorta abdominalis.

Diese 2 Typen des Aneurysma dissecans machen ca. 95 % aller Dissektionen im Bereich der Aorta aus.

Klinik. Das Aneurysma dissecans geht oft mit vernichtenden, therapierefraktären Schmerzen einher, die sich vom akuten Myokardinfarkt durch die atypische Ausstrahlung ins Genick, in den Rücken, in den Bauch und die Beine unterscheidet. Die *akute Ruptur* des Aneurysmas führt meist so rasch zum Tode, daß die Diagnose nicht mehr gestellt werden kann. Als Faustregel gilt, daß in den ersten 24–48 Stunden 1 % der Patienten pro Stunde sterben. Der Ruptur geht meist eine Dissektion in die Aortenmedia voraus, die je nach Ausdehnung mit folgenden Symptomen verbunden ist:

- Bei Einengung der Karotiden kommt es zu zerebralen Durchblutungsstörungen mit entsprechender *neurologischer Symptomatik*.
- Bei Einengung des Truncus brachiocephalicus kommt es zu einer einseitigen *Abschwächung des Radialispulses*, ein fast pathognomonisches Symptom, das sonst nur bei arteriellen Embolien oder beim *Takayasu-Syndrom* (Aortenbogensyndrom) vorkommt.
- Bei Dissektion im Bereich der proximalen Aorta ascendens kann in etwa 50 % der Fälle eine *Aorteninsuffizienz* nachgewiesen werden. Nicht allzu selten wird ein Perikarderguß beobachtet.

Diagnostik. Die Diagnose des dissezierenden Aortenaneurysmas wird anhand der klinischen Symptomatik und des Thoraxröntgenbildes (Abb. 6.**14a**) gestellt. Als diagnostische Hilfsmittel stehen die zweidimensionale bzw. transösophageale Echokardiographie, die Computertomographie (Abb. 6.**14b**) und heute die Kernspintomographie zur Verfügung.

Ursachen. Klinisch wichtig ist die Beziehung des dissezierenden Aortenaneurysmas zum *Marfan-Syndrom*. Nicht nur Patienten mit voll ausgebildetem Marfan-Syndrom, sondern auch Patienten mit marfanoidem Habitus (Hochwuchs, Trichterbrust, Kyphoskoliose, Arachnodaktylie usw.) können daran erkranken. Häufig tritt das Aneurysma dissecans im Rahmen einer schweren *Aortensklerose* mit begleitender *Hypertonie* auf, gelegentlich auch bei der Medianekrose Erdheim-Gsell. Die Therapie des dissezierenden Aortenaneurysmas Typ A ist in der Regel chirurgisch, hingegen beim Typ B medikamentös mit Antihypertensiva und β-Blockern.

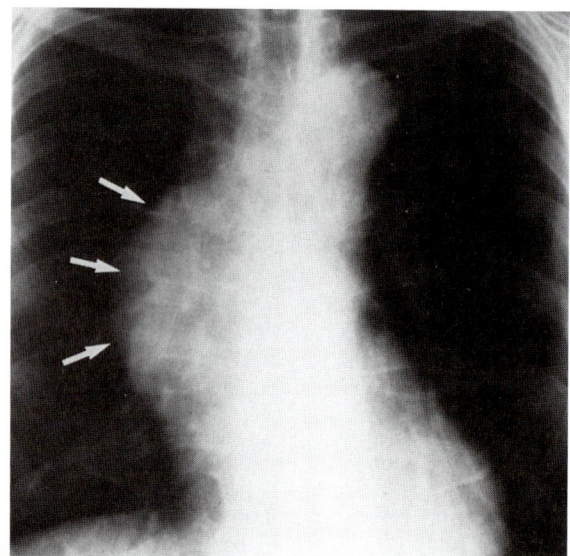 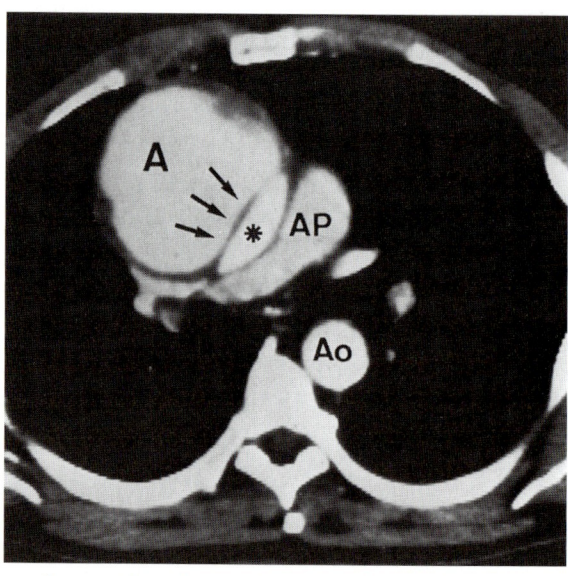

Abb. 6.**14a** u. **b** Aneurysma dissecans der Aorta ascendens (Typ A) bei einem 57jährigen Patienten. **a** Die grotesk erweiterte Aorta ascendens kommt im Thoraxröntgenbild deutlich zur Darstellung (Pfeile). **b** Die Diagnose wird mittels Computertomographie gestellt, wobei das Aneurysma (A) und die Dissektionsmembran (Pfeile) nach Kontrastmittelverabreichung nachgewiesen werden können. AP = A. pulmonalis, Ao = Aorta descendens, * = wahres Lumen der Aorta ascendens.

6.3 Von der Pleura ausgehende Schmerzen

! Für Pleuraschmerzen charakteristisch ist ihre *Atemabhängigkeit*. Sie sind beim Einatmen am stärksten, während in der Exspiration keine oder nur geringe Beschwerden verspürt werden.

Die Schmerzausbreitung folgt dem afferenten sensorischen Schenkel (Dermatom) der betreffenden Nerven. Dies erklärt, weshalb sich die Schmerzen bei Beteiligung der Pleura diaphragmatica entweder in die Schulterregion (zentrales Diaphragma) oder häufiger in das Abdomen (periphere Zwerchfellteile) projizieren.

Pleurareiben. Der Patient mit Pleuraschmerzen weist häufig eine oberflächliche und schnelle Atmung auf. Typischerweise sind die Atemexkursionen auf der betreffenden Seite gegenüber der gesunden Seite herabgesetzt. Das klinische Leitsymptom ist ein *atemsynchrones Reibegeräusch* (Pleurareiben). Es kann mit oder ohne Schmerzen einhergehen. Das Geräusch ist über den gesamten Atemzyklus zu hören, am stärksten jedoch zum Zeitpunkt der größten Atemexkursion, d. h. am Ende der Inspiration und zu Beginn der Exspiration. Mit zunehmender Ergußbildung verschwindet das Geräusch.

Pleuritis sicca

Entzündliche Veränderungen der Pleura können mit oder ohne Erkrankungen des Lungenparenchyms einhergehen. Eine Pleuritis sicca kann der Entwicklung des Pleuraergusses vorangehen. Sie ist demzufolge meist Vorläufer oder eine besonders leichte Form der exsudativen Pleuritis mit den gleichen ätiologischen Ursachen wie diese. Bei jungen Patienten wird pleuritisches Reiben ohne Erguß vor allem bei Coxsackie-Infektionen, aber auch bei anderen Virusinfektionen beobachtet. Doppelseitigkeit ist auf diese Ätiologie besonders verdächtig. Eine Pleuritis sicca kann ebenfalls im Anschluß an eine Lungenembolie auftreten, wobei hier als zusätzliches Kardinalsymptom häufig eine Hämoptö beobachtet wird.

Pleuraerguß

Ursachen. Die häufigsten Ursachen eines Pleuraergusses sind Linksherzinsuffizienz, Malignome, Pneumonien und Lungenembolie.

Klinik. Das Auftreten von Dämpfung, abgeschwächtem bzw. aufgehobenem Stimmfremitus und abgeschwächtem Atemgeräusch weist auf eine pleurale Flüssigkeitsansammlung hin. Die Zwerchfellverschieblichkeit ist aufgehoben. Je größer der Erguß, um so stärker ist das Atemgeräusch abgeschwächt. Bei Kompression der Lunge zeigt es bronchialen Charakter. Im a.-p. Röntgenbild sind Ergüsse unter 300 ml kaum erkennbar. Bei Auf-

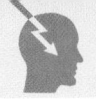

Von der Pleura ausgehende Schmerzen   207

nahmen im Exspirium und im Liegen, speziell auf der kranken Seite liegend, werden auch kleine Ergüsse nachweisbar. Bei größeren Ergüssen zeigt das Röntgenbild die typische homogene, nach lateral ansteigende Verschattung (Abb. 6.**15a** u. **b**).

Schwierigkeiten bereitet manchmal die Diagnose von Interlobärergüssen, die als Rundherd mißdeutet werden können (Abb. 6.**16a** u. **b**) sowie von lokalisierten Ergüssen (diaphragmal, mediastinal). Die typischen Ergußbilder fehlen bei abgekapselten, chronischen Ergüssen.

Ein Erguß ist von einer *Pleuraschwarte* in der Regel leicht zu unterscheiden. Der Stimmfremitus ist bei dieser erhalten, die Dämpfung, wenn überhaupt vorhanden, in der Regel weniger ausgeprägt als beim Erguß, und radiologisch sieht die Verschattung nicht so bogenförmig aus wie beim Erguß.

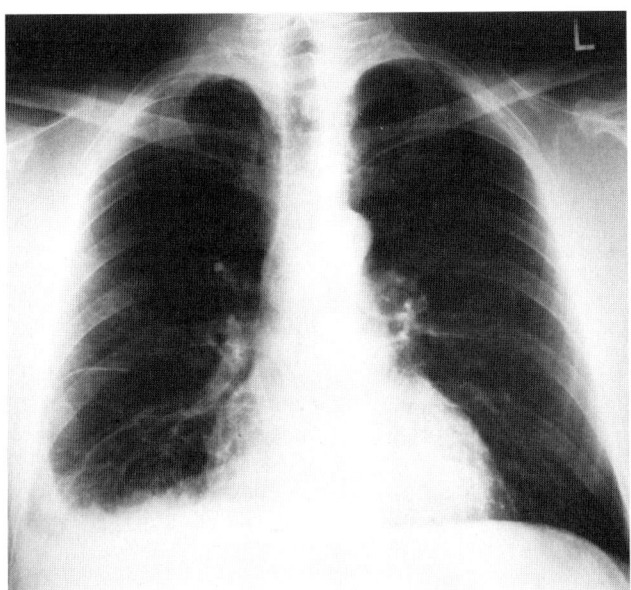
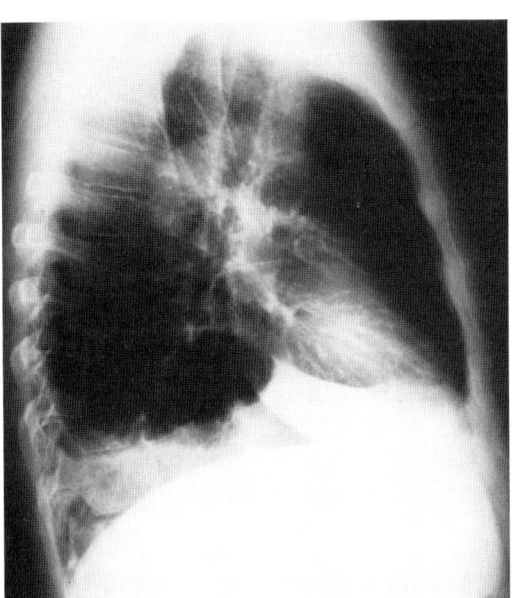

Abb. 6.**15a** u. **b**   Typisches Röntgenbild eines rechtsseitigen Pleuraergusses.

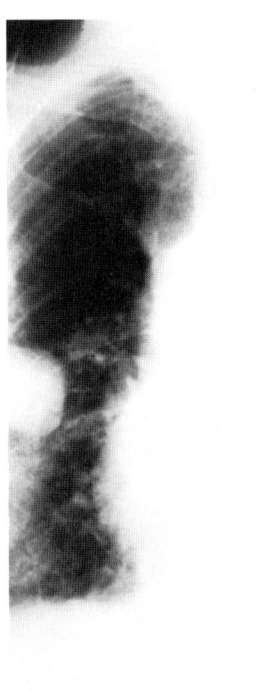
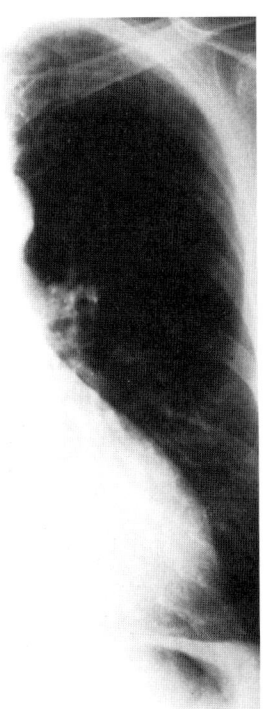
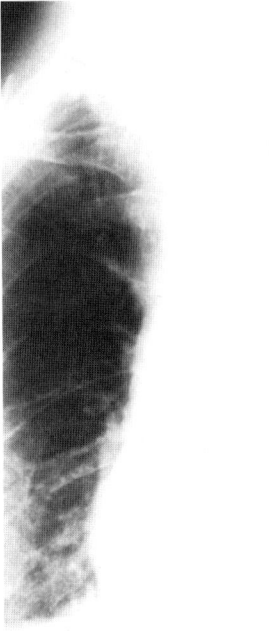
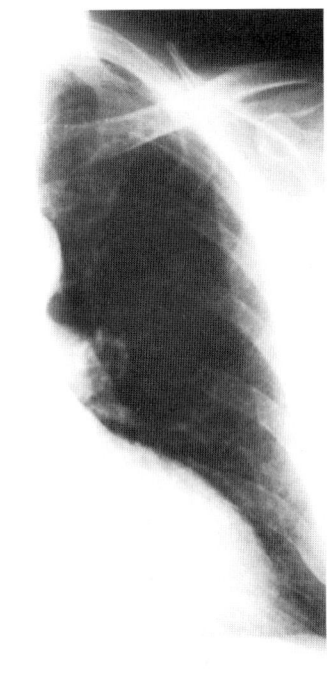

Abb. 6.**16a** u. **b**   Interlobulärerguß bei Herzinsuffizienz **a** vor und **b** nach diuretischer Therapie: „Vanishing tumor".

Differentialdiagnostische Überlegungen. Die *differentialdiagnostischen Überlegungen* gehen zunächst von Klinik und Röntgenbild aus.

- Fieber spricht für entzündliche Ätiologie, afebril verlaufende Ergüsse sind in erster Linie auf *Tumor* verdächtig.
- Afebril verlaufen auch *Stauungsergüsse*, die in der Regel keine Schmerzen, sondern *Dyspnoe* verursachen. Wenn man andere Zeichen der Herzinsuffizienz findet, ist die Diagnose meist leicht.

Stauungsergüsse sind, wenn sie nur einseitig auftreten, weitaus häufiger rechts anzutreffen, ausschließlich linksseitige kommen in weniger als 20 % vor.

- Der Erguß bei *Lungenembolie* läßt sich meist am Infarktereignis erkennen.
- Bei der Differentialdiagnose von Pleuraergüssen wichtig ist der radiologische Nachweis von Lungenparenchymprozessen (Begleiterguß) z. B. von Pneumonien, tuberkulösen Infiltraten oder von Tumoren. Wichtig ist auch der Nachweis bzw. Ausschluß von Oberbaucherkrankungen, die per continuitatem zu Pleuraergüssen führen können.
- Bedeutungsvoll bei der Abklärung der Ätiologie ist die Untersuchung des Pleurapunktates.

! Jeder Pleuraerguß sollte punktiert werden, wenn daraus weitere diagnostische und therapeutische Konsequenzen erwachsen.

Pleuritis tuberculosa exsudativa

Ursachen. Sie kann sowohl als seltene klinische Erstmanifestation einer Tuberkulose (postprimäre Pleuritis tuberculosa) als auch als Begleiterkrankung bei fortgeschrittener Lungen-Tbc auftreten. Die postprimäre Pleuritis tuberculosa tritt im Verlaufe von Monaten nach Primärinfektion auf. Sie wird in jedem Lebensalter beobachtet, meist jedoch bei Jugendlichen und im frühen Erwachsenenalter. Sie geht in der Regel mit einem Status febrilis, Abgeschlagenheit und Gewichtsverlust einher, kann jedoch auch asymptomatisch verlaufen. Gelegentlich werden hohes Fieber und Pleuraschmerzen beobachtet. Die Tuberkulinreaktion fällt in fast allen Fällen positiv aus.

Diagnostik. Beim Pleurapunktat handelt es sich um ein Exsudat, welches typischerweise lymphozytenreich ist. Die Glukosekonzentration ist niedrig. Das Punktat ist unter Verwendung üblicher Untersuchungsmethoden steril. Der direkte Nachweis säurefester Stäbchen gelingt nur in seltenen Fällen, Kulturen werden nur in etwa 20 % positiv. Eine weit bessere Ausbeute erbringt die Pleurabiopsie. So finden sich in über 50 % entweder typische tuberkulöse Granulome oder/und aus Biopsiematerial gewonnene positive Kulturen.

Maligne Pleuraergüsse

Ursachen. Diese sind häufig und treten vor allem beim Bronchialkarzinom und beim metastasierenden Mammakarzinom auf. Ist der Primärtumor bekannt, so ist die Diagnose einfach. Schwierigkeiten ergeben sich bei unbekanntem Primärtumor, da im Prinzip jedes metastasierende Karzinom Ursache eines Pleuraergusses sein kann. Als *Lymphangiosis carcinomatosa* wird ein im Röntgenbild imponierender netzartiger Befall der Lymphgefäße bezeichnet.

Diagnostik. Ein maligner Pleuraerguß hat in der Regel Exsudatcharakter, ist oft hämorrhagisch. Die Diagnose läßt sich in über 50 % der Fälle durch Zytologie oder/und *Pleurabiopsie* stellen. *Maligne Lymphome* können entweder direkt die Pleura befallen oder über eine Verlegung des lymphatischen Abflusses zu einem Pleuraerguß führen.

Pleuraergüsse bei abdominellen Erkrankungen

Pleuraergüsse werden bei verschiedenen abdominellen Erkrankungen beobachtet. Bei Pankreatitis oder Pankreaspseudozysten werden zuweilen linksseitige Pleuraergüsse angetroffen. Es handelt sich um ein Exsudat, welches typischerweise eine hohe Amylasekonzentration aufweist.

Eine hohe Amylasekonzentration wird auch bei Ösophagusruptur beobachtet. Dies kommt dadurch zustande, daß über die Ruptur Speichel, welcher einen hohen Amylasegehalt aufweist, in den Pleuraraum gelangt.

Andere begleitende *Ergüsse* können ferner bei verschiedenen *abdominalen Prozessen* wie Abszessen (besonders subdiaphragmatische und paranephritische), Milzaffektionen und Leberzirrhose auftreten. Als *Meigs-Syndrom* wird die Kombination eines benignen Ovarialtumors mit Aszites und Pleuraerguß bezeichnet. Der Pleuraerguß ist meist rechtsseitig und kann entweder ein Exsudat oder ein Transsudat sein. Er soll durch Wanderung von Aszites durch das Zwerchfell zustande kommen. Nach operativer Entfernung des Ovarialtumors bilden sich sowohl Aszites als auch Pleuraerguß rasch zurück.

Pleuraerguß bei Myxödem

Selten finden sich ein Pleura- und Perikarderguß mit hohem Eiweißgehalt auch beim *Myxödem*.

Pleuraergüsse bei Kollagenosen

Pleuraergüsse können bei Kollagenosen wie *chronischer Polyarthritis* und systemischem *Lupus erythematodes* (s. Kapitel 4) auftreten. Derartige Pleuraexsudate sind durch eine sehr niedrige Glucosekonzentration charakterisiert.

Der Nachweis von LE-Zellen im Pleurapunktat oder ein ANA-Titer, welcher ebenso hoch oder höher wie

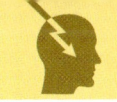

Analyse des Pleurapunktates

Aussehen. Mitunter ermöglicht schon das Aussehen des Punktates wichtige Folgerungen. Eitriges Punktat spricht für Infekt und auffallend hämorrhagisches Punktat weist auf Tumor oder Lungenembolie. Allerdings können hämorrhagische Ergüsse auch bei infektiöser Ursache, Herzinsuffizienz und hämorrhagischer Diathese auftreten. Ist der aus dem Punktat ermittelte Hämatokrit höher als die Hälfte des Bluthämatokrits, so spricht dies für eine Blutung in den Pleuraraum und man spricht von einem Hämatothorax, meist infolge eines Thoraxtraumas. Ein Hämatothorax kann auch iatrogen nach Pleurapunktion bzw. Pleurabiopsie und Einlegen eines Subklaviakatheters entstehen.

Erscheint das Pleurapunktat trüb und milchig, so sollte es zentrifugiert werden. Ist danach der Überstand klar, so war die Trübung durch zelluläre Bestandteile verursacht. Hält die Trübung an, so ist die Ursache am wahrscheinlichsten ein hoher Lipidgehalt entweder aufgrund eines Chylothorax oder eines Pseudochylothorax (s. dort). Die Differentialdiagnose ist einfach. Während beim Chylothorax ein hoher Triglyceridgehalt charakteristisch ist, zeigt der Pseudochylothorax eine hohe Cholesterinkonzentration.

Transsudat und Exsudat. Grundsätzlich unterscheidet man zwischen *Transsudaten*, welche bei Veränderungen des hydrostatischen und onkotischen Druckes auftreten, und *Exsudaten*, welche aufgrund einer veränderten Membranpermeabilität entstehen. Demzufolge sind Exsudate eiweißreicher als Transsudate (Tab. 6.3).

Der wichtigste Grund, zwischen einem Transsudat und Exsudat zu unterscheiden, ist, daß bei Nachweis eines Transsudates weitere diagnostische Schritte überflüssig sind und die zugrundeliegenden Ursachen (Stauungsergüsse bei Herzinsuffizienz, hypoproteinämische Ergüsse bei Leberzirrhose und nephrotischem Syndrom) behandelt werden. Ergibt sich ein Exsudat, sind weitere diagnostische Abklärungen des Pleurapunktates angezeigt.

Laborparameter. Zur Analyse des Pleurapunktates stehen eine Vielzahl von Laborparametern zur Verfügung.
- Mikrobiologische und zytologische Untersuchungen,
- Parameter zur Differenzierung zwischen Transsudat und Exsudat wie Eiweiß und LDH und
- Werte wie z. B. Glucose, Amylase, Triglyceride, Leukozyten und Erythrozyten, die bei pathologischem Ausfall gewisse Rückschlüsse auf die zugrundeliegende Ursache ermöglichen.

Pleuraergüsse mit hoher *LDH* (Lactatdehydrogenase)-Konzentration, hohem Proteingehalt und hohem Pleura-Plasma-LDH-Quotienten und hohem Cholesteringehalt weisen auf ein Exsudat (Tab. 6.3). Allerdings können auch *Stauungsergüsse*, die normalerweise Transsudatcharakter aufweisen, dann einen hohen Eiweißgehalt zeigen, wenn vorher unter Diuretika eine Volumenkontraktion des Ergusses erfolgte. Weiterhin können Ergüsse, welche Zellmaterialien enthalten, einen hohen LDH-Quotienten aufweisen.

Bedeutsam ist auch die Analyse der absoluten *Leukozytenzahl und deren Differenzierung*. Sehr hohe Leukozytenzahlen ($> 50 000 – 100 000/mm^3$) sind meist mit sichtbarem Eiter vergesellschaftet (s. Pleuraempyem). Tiefere Leukozytenzahlen erlauben nicht die differentialdiagnostische Abgrenzung zwischen infektiösen und nichtinfektiösen Ursachen und lassen sich demzufolge bei einem großen Spektrum von Erkrankungen nachweisen (u. a. parapneumonische Ergüsse, Lungenembolie, Neoplasien inkl. Bronchialkarzinom, virale Pleuritiden, Pankreatitis und akute Tuberkulose). Finden sich vor allem *Lymphozyten*, so kommen differentialdiagnostisch Neoplasien oder eine Tuberkulose in Frage. Der Nachweis von Eosinophilen ist meist unspezifisch.

Grundsätzlich sollte jedes Pleurapunktat sorgfältig zytologisch und mikroskopisch untersucht werden. Wertvolle Ergebnisse schließlich können durch die *Pleurabiopsie* erhalten werden, welche dann gefahrlos ist, wenn genügend Erguß vorhanden ist. Besonders bei Pleuritis tuberculosa hat sich diese Untersuchung bewährt.

Zu betonen ist allerdings, daß selbst bei extensivem diagnostischem Aufwand bei etwa einem Viertel aller Fälle mit Pleuraerguß die zugrundeliegende Ursache unklar bleibt.

Tabelle 6.3 Differentialdiagnostische Abgrenzung zwischen Transsudat und Exsudat aufgrund verschiedener Bestandteile des Pleurapunktates

	Transsudat	Exsudat
Eiweiß	< 3,0 g/100 ml (< 30 g/l)	> 3,0 g/100 ml (> 30 g/l)
LDH-Konzentration	niedrig	hoch
LDH-Quotient	niedrig	hoch
Cholesterin	< 60 mg/100 ml	> 60 mg/100 ml

der im Plasma gewonnene Wert liegt, sind diagnostisch für einen Pleuraerguß bei systemischem Lupus erythematodes.

Pleuraerguß beim Yellow-nail-Syndrom

Beim Yellow-nail-Syndrom handelt es sich um Patienten mit gelben Nägeln, Lymphödem der Extremitäten und Pleuraerguß. Als Ursache für den Pleuraerguß wird ein gestörter Abfluß der Lymphe angenommen.

Eosinophile Pleuritis

Sie liegt definitionsgemäß dann vor, wenn die im Pleurapunktat ermittelte Gesamtzellzahl mehr als 10 % Eosinophile enthält. Der Nachweis von Eosinophilen ist meist unspezifisch.

Mitunter wird eine eosinophile Pleuritis durch Luft oder Bluteintritte in den Pleuraraum verursacht. Lassen sich weder Luft noch Blut nachweisen, so kommen Krankheiten wie Churg-Strauss-Syndrom, Pleuraerguß bei Asbestose oder medikamentös-induzierte Veränderungen in Frage. Weitere seltene Ursachen sind Pilz- oder Parasitenbesiedlung des Pleuraraums.

Chylothorax

Von Chylothorax spricht man, wenn der Erguß eine hohe Triglyceridkonzentration (> 110 mg/100 ml) aufweist.

Ein Chylothorax kommt entweder durch traumatische Verletzung des Ductus thoracicus (Trauma, Operation) oder durch Verletzung bzw. Störung des Lymphabflusses (maligne Prozesse, Mediastinalfibrose, kongenitale Lymphgefäßdysplasie) zustande.

Pseudochylothorax, Cholesterinpleuritis

Differentialdiagnostisch muß der Chylothorax vom sog. Pseudochylothorax bzw. der Cholesterinpleuritis abgegrenzt werden, bei welchem sich ein hoher Cholesteringehalt findet. Der Nachweis von Cholesterinkristallen ist diagnostisch. Der Pseudochylothorax bzw. die Cholesterinpleuritis sind keine ätiologische Einheit. Es handelt sich stets um chronische Prozesse mit geringen Beschwerden und relativ guter Prognose. Ätiologisch verantwortlich sind chronisch entzündliche Prozesse, am häufigsten abgekapselte tuberkulöse Ergüsse.

Pleuraerguß bei Lungeninfarkt

Er ist geringgradig bis ausgesprochen hämorrhagisch und steril.

Pleuraerguß bei Pleuropneumonie

Über die Differentialdiagnose der Pleuropneumonie mit pleuritischer Manifestation s. Kapitel 20.

Pleuraempyem

Es wird durch das typische eitrige Punktat, in welchem in der Regel die verantwortlichen Erreger bakteriologisch leicht nachgewiesen werden können, diagnostiziert. Mit den üblichen Methoden bakteriologisch steril gefundener Empyemeiter ist äußerst tuberkuloseverdächtig (Kultur!). Abgekapselte Empyeme sind oft schwierig mit einer Punktionsnadel zu erfassen. Bei klinischem Empyemverdacht (Pleuraschmerzen, persistierende hohe Temperaturen, Leukozytose, Dämpfung bei zurücktretenden Lungeninfiltrationszeichen, röntgenologisch intensive Verschattung) sind mehrere Punktionen mit dicker Nadel unerläßlich.

Ursachen. Jedem Pleuraempyem liegt eine Ursache zugrunde, die in jedem Fall ermittelt werden sollte. Am häufigsten sind Empyeme *para-* und *postpneumonisch*. Sie finden sich zudem als Komplikationen nach vielen Lungenaffektionen, wenn diese sekundär infiziert werden (Tumoren, Zysten, Bronchiektasen usw.). Pneumokokkeneiter spricht für erstere, mischinfizierter Eiter für letztere Genese. In seltenen Fällen liegt die Ursache in einem im Abdomen gelegenen Prozeß.

Neoplasien der Pleura

Pleuramesotheliom

Klinik. Besonders schwierig ist die Diagnose des Pleuramesothelioms. Das klinische Bild wird von einem therapieresistenten Pleuraerguß mit anhaltendem, sich allmählich verstärkendem Dauerschmerz auf der erkrankten Seite beherrscht. Das radiologische Bild ist äußerst variabel, als typisch gilt eine knollige Verdichtung der basalen Pleura (Abb. 6.17).

Diagnostik. Der Pleuraerguß ist bereits bei der ersten Punktion häufig hämorrhagisch, selten serös und lymphozytär. Der Nachweis von Tumorzellen im Exsudat ist schwierig, da sich die Zellen vielfach wenig von normalen Endothelzellen unterscheiden. Häufig kann die Diagnose erst durch Pleurabiopsie, manchmal erst durch offene Lungenbiopsie erzwungen werden. Bei Asbestexposition ist ein erhöhtes Auftreten von Pleuramesotheliomen zu erwarten.

Pleurasarkom

Es ist nur ausnahmsweise von einem Erguß begleitet.

Gutartige Tumoren der Pleura

Fibrome, Lipome, Chondrome, Angiome, Myxome, Neurinome. Diese Tumoren sind nicht so selten und können uncharakteristische Schmerzsensationen im Bereich der betroffenen Seite verursachen. Sie sind röntgenologisch als scharf begrenzte, dichte Verschattungen charakterisiert.

Maligne Lymphome

Pleuraergüsse treten bei Hodgkin- und Non-Hodgkin-Lymphomen auf und sind in der Regel Ausdruck eines Stadiums IV. Ausgesprochene Hilusvergrößerungen werden bei diesen Erkrankungen kaum je vermißt.

Von der Pleura ausgehende Schmerzen 211

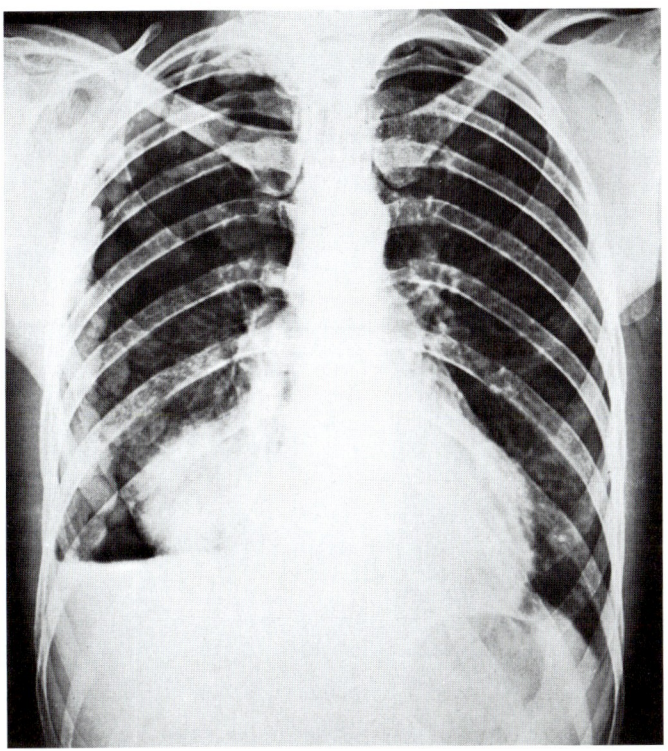

Abb. 6.17 Typisches, aber seltenes Bild eines Pleuramesothelioms mit multinodulären Verdickkungen der Pleura. Zytologische Ergußuntersuchung 7mal negativ.

Spontanpneumothorax

Ursachen. Beim Spontanpneumothorax sind die Schmerzen wie bei der Pleuritis meist mit Atemnot kombiniert. Ein Spontanpneumothorax kann entweder ohne erkennbare Ursache (*idiopathische Form*, in der Regel bei jüngeren Patienten zwischen 20 und 40 Jahren) oder im *Verlaufe verschiedenster Lungenerkrankungen* (symptomatische Form, meist bei älteren Patienten) auftreten. Zu letzteren gehören Emphysem, Asthma bronchiale, Lungenfibrose verschiedenster Ursache, Pneumokoniosen und Bronchiektasen. Seltener wird ein symptomatischer Pneumothorax bei Lungeninfarkten, Sarkoidose, Mediastinalemphysem und Ösophagusperforation (Ösophagusdivertikel, Ösophagustumor) oder Marfan-Syndrom beobachtet. Mitunter tritt ein Pneumothorax im Anschluß an eine Lungenpunktion auf.

Diagnostik. Die Diagnose eines Spontanpneumothorax ist klinisch oft schwierig zu stellen, weil das Atemgeräusch auch bei trockener Pleuritis durch Schmerzhemmung abgeschwächt sein kann und der tympanitische Klopfschall bei dünnem Luftmantel nicht ausgesprochen zu sein braucht. Die *plötzlich auftretende Dyspnoe* ist als Symptom führend. Röntgenologisch ist der Pneumothorax stets ohne Schwierigkeiten zu erkennen, wenn auf die dünne Pleuralinie geachtet wird (Abb. 6.**18**). Ist das Mediastinum auf die Gegenseite verschoben und nimmt die Dyspnoe zu, muß an einen Spannungspneumothorax, welcher durch einen Ventilmechanismus des Pleuraloches zustande kommt, gedacht werden. Ungefähr 50 % aller Patienten mit idiopathischem Spontanpneumothorax zeigen ein Rezidiv.

Spannungspneumothorax. Eine klinisch wichtige Variante ist der sog. Spannungspneumothorax. Er kommt dadurch zustande, daß sich über einen Ventilmechanismus zunehmend Luft im Pleuraraum ansammelt. Bei dieser seltenen Verlaufsform (nur etwa 1–26% der Patienten mit idiopathischem Pneumothorax) muß unverzüglich behandelt werden. Klinisch weisen diese Patienten eine Ruhedyspnoe auf, sind zyanotisch und hypoton. Das Thoraxröntgenbild zeigt oft eine Verlagerung des Mediastinums zur Gegenseite.

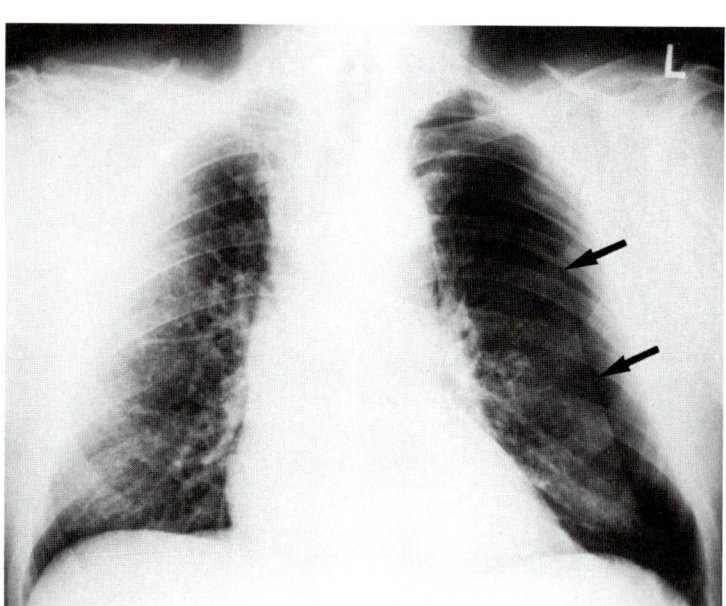

Abb. 6.**18** Idiopathischer Spontanpneumothorax links.

6.4 Interkostalneuralgie

Sie ist fast immer ein Symptom und keine Diagnose. Auch die als pathognomonisch geltende Druckschmerzhaftigkeit der Valleixschen Druckpunkte in den Interkostalräumen neben der Wirbelsäule kann die Diagnose nicht sichern. Eine Überempfindlichkeit in dieser Gegend kommt auch bei vertebragenen Schmerzzuständen sowie als hyperästhetische Zone bei Organleiden (Herz, Lunge) vor. Jede Temperatursteigerung, jede pathologische Blutveränderung (BSR, Blutbild) schließt eine einfache Interkostalneuralgie aus.

Differentialdiagnostische Abgrenzung. Ein *Herpes zoster* kann im Anfangsstadium eine Interkostalneuralgie vortäuschen. Die Schmerzen sind allerdings meist heftiger. Wenn die charakteristischen Herpesbläschen in segmentaler Anordnung auftreten, ist die Diagnose gesichert. Das Schmerzstadium kann der Bläscheneruption aber um Tage oder sogar Wochen vorausgehen (s. Kapitel 4).

Die *Bornholm-Krankheit* oder Pleurodynie (s. Kapitel 4) wird häufig anfänglich als Interkostalneuralgie, später wegen der meist heftigen Schmerzen in den unteren Thoraxpartien als Pleuritis verkannt.

6.5 Von Gelenken bzw. Wirbelsäule ausgehende Schmerzen

Siehe Kapitel 8 und 10.

6.6 Von Muskeln und Knochen ausgehende Schmerzen

Von Muskeln und Knochen ausgehende Schmerzen sind in der Regel durch ihre lokale Druckschmerzhaftigkeit unschwer zu erkennen. Bei Muskelschmerzen ist an *Trichinose* und *Dermatomyositis* zu denken. Nach starker Muskelbeanspruchung ist die Diagnose *Myalgie* (im Sinne des „Muskelkaters") berechtigt. Umschriebene, schmerzhafte Muskelverhärtungen werden als Myogelosen bezeichnet (s. Kapitel 10).

Alle *Knochenprozesse* können gelegentlich vorwiegend im Thoraxbereich lokalisiert sein. Die häufigste Ursachen solcher von den Knochen ausgehenden Schmerzen sind Knochenmetastasen (s. Kapitel 11), Tumoren der Knochen sowie Leukämie, Tuberkulose und Osteomyelitis (s. Kapitel 4); seltener kommt auch das eosinophile Granulom in Betracht (s. Kapitel 11).

6.7 Vom Ösophagus ausgehende Schmerzen

Siehe Kapitel 26.

6.8 Andere thorakale Schmerzursachen

SAPHO-Syndrom

Bei diesem Syndrom wird in den meisten Fällen die vordere Thoraxregion befallen (s. auch Kapitel 10). Die Patienten klagen über schmerzhafte Schwellungen in diesem Bereich. Die Schmerzen können faßbaren Befunden vorausgehen und können dann beträchtliche diagnostische Schwierigkeiten bieten. Der röntgenologische Befund zeigt im Regelfall eine Verdickung und dickere Struktur beider Klavikulae.

Das Syndrom ist definitionsgemäß mit anderen Symptomen vergesellschaftet (*SAPHO*, *S* = Synovitis, *A* = Akne, *P* = Pustulosis, *H* = Hyperostosis, *O* = Osteitis). Die Pathogenese ist unbekannt.

Tietze-Syndrom

Eine schmerzhafte Schwellung der sternalen Knorpelansätze der 1. und 2., seltener der 3. und 4. Rippe wird als Tietze-Syndrom bezeichnet. Pathogenetisch liegt eine Perichondrose zugrunde. Ein Tietze-Syndrom kann isoliert und auch zusammen mit chronischen Lungenprozessen vorkommen. Die für das Syndrom typische diffuse Verdickung der Rippenknorpel, welche streng auf den Knorpelanteil beschränkt ist (Abb. 6.19), kommt häufiger einseitig, aber auch doppelseitig vor. Subkutis und Kutis sind stets frei.

„Slipping-rib"- oder „Rib-tip"-Syndrom

So wird ein thorakales, vor allem aber abdominales Schmerzsyndrom benannt, dessen genaue Ätiologie unbekannt ist. Meist handelt es sich um Patienten im mittleren Alter, bei welchen durch Anheben des Rippenbogens (der Untersucher umfaßt mit gekrümmten Fingern den Rippenbogen und zieht diesen auf sich zu) der Schmerz reproduziert werden kann. Zuweilen wird dabei ein klickendes Geräusch nachweisbar. Die Diagnose läßt sich dadurch erhärten, daß mit dem beschriebenen Manöver kein Schmerz auf der Gegenseite ausgelöst werden kann.

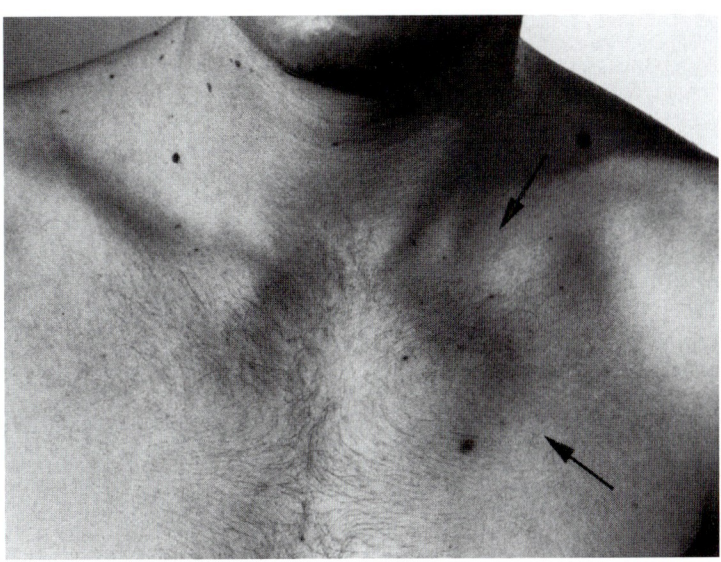

Abb. 6.19 Tietze-Syndrom: Schwellung links vom Sternum im Bereich der sternalen Knorpelansätze auf der Höhe der 2. Rippe.

Mondor-Krankheit

Diese meist mit geringen Beschwerden einhergehende Phlebitisform der oberflächlichen lateralen Thoraxvenen ist in Kapitel 3 besprochen.

Mammakarzinom

Es kann geringgradig „schmerzhafte Sensationen" verursachen, häufiger aber verläuft es völlig schmerzlos. Die Frauen entdecken eine verhärtete knotige Schwellung der Brust oft zufällig. Manchmal fällt eine eingezogene Brustwarze (sogar gelegentlich Frühsymptom) auf. Die Diagnose wird aus verschiedenen Gründen oft zu spät gestellt. Dies hängt mit den anfänglich geringen oder überhaupt fehlenden Beschwerden, dem Übersehen bei Allgemeinuntersuchungen und den Schwierigkeiten bei der Abgrenzung gegenüber gutartigen Prozessen, zusammen.

Literatur

Adelman M, Albelda SM, Gottlieb J, Haponik EF. Diagnostic utility of pleural fluid eosinophilia. Am J Med. 1984; 77: 915.

Aisner J. Current approach to malignant mesothelioma of the pleura. Chest. 1995; 107: 3325.

Andrivet P, Djedaini K, Teboul JL, Brochard L, Dreyfuss D. Spontaneous pneumothorax: comparison of thoracic drainage vs immediate or delayed needle aspiration. Chest. 1995; 108: 335.

Braunwald E. Heart Disease. A Textbook of Cardiovascular Medicine. 5th ed. Philadelphia, Saunders Company, 1997.

Burgess LJ, Maritz FJ, Taljaard FFJ. Comparative analysis of the biochemical parameters used to distinguish between pleural transudates and exsudates. Chest. 1995; 107: 1604.

Costa M, Quiroga T, Cruz E. Measurement of pleural fluid cholesterol and lactate dehydrogenase: a simple and accurate set of indicators for separating exsudates from transudates. Chest. 1995; 108: 1260.

Dressler W. The postmyocardial infarction syndrome: report of fourty-four cases. Arch intern Med. 1959; 103: 28.

Eriksen J, Enge I, Forfang K, Storstein O. False positive diagnostic tests and coronary angiographic findings in 105 presumably healthy males. Circulation. 1976; 54: 371.

Ferrer JS, Munoz XG, Orriols RM, Light RW, Morell FB. Evolution of idiopathic pleural effusion: a prospective, long-term follow-up study. Chest. 1996; 109: 1508.

Galloway AC, Colvin SB, LaMendola CL, Hurwitz JB, Baumann FG, Harris LJ, Culliford AT, Grossi EA, Spencer FC. Ten-year operative experience with 165 aneurysms of the ascending aorta and aortic arch. Circulation. 1989; 80; suppl.: 1–249.

Grüntzig AR, Senning A, Siegenthaler WE. Nonoperative dilatation of coronary artery stenosis: percutaneous transluminal coronary angioplasty. New Engl J Med. 1979; 301: 61.

Joseph J, Sahn SA. Connective tissue diseases and the pleura. Chest. 1993; 104: 262.

Kahn M-F, Chamot AM. SAPHO Syndrome. Rheum Dis Clin North Am. 1992; 81: 225.

Kannal WB, McGee D, Gordon T. A general cardiovascular risk profile: the Framingham study. Amer J Cardiol. 1976; 38: 47.

Kawasaki T, Kosaki F, Okawa S, Shigematsu I, Yanagawa H. A new infantile acute febrile mucocutaneous lymph node syndrome prevailing in Japan. Pediatrics. 1974; 54: 271.

Kramer MR, Cepero RJ, Pitchenik AE. High amylase in neoplasm-related pleural effusion. Ann Intern Med. 1989; 110: 567.

Loddenkemper R. Diagnostik der diffusen Pleuramesotheliome. Pneumologie 1991; 45: 159.

Matthay RA, Coppage L, Shaw C, Filderman AE. Malignancies metastatic to the pleura. Invest Radiol. 1990; 25: 601.

Prinzmetal M, Kennamer R, Merliss R, Takashi N, Bor N. Angina pectoris, I. A variant form of angina pectoris. Amer J Med. 1959; 27: 375.

Querol JM, Minguez J, Garcia-Sanchez E, Farga MA, Gimeno C, Garcia-de-Lomas J. Rapid diagnosis of pleural tuberculosis by polymerase chain reaction. Am J Respir Crit Care Med. 1995; 152: 1977.

Sahn SA. The pathophysiology of pleural effusion. Ann Rev Med. 1990; 41: 7.

Shinto RA, Light RW. The effects of diuresis upon the characteristics of pleural fluid in patients with congestive heart failure. Am J Med. 1990; 88: 230.

Svensson LG, Crawford ES, Coselli JS, Safi HJ, Hess KR. Impact of cardiovascular operation on survival in the marfan patient. Circulation. 1989; 80, Suppl. I: 1–233.

Valdes L, Pose A, Suarez J, Gonzalez-Juanatey, Sarandeses JR, San-Jose E, Alvarez-Dobana JM, Salgueiro M, Rodriguez-Suarez JR. Cholesterol: a useful parameter for distinguished between pleural exudates and transudates. Chest. 1991; 99: 1097.

7 Schmerzen im Bereich des Abdomens

D. Moradpour, R. Ammann und H. E. Blum

7.1	Allgemeine Bemerkungen zum Abdominalschmerz	217
7.2	Schmerzen mit akutem Beginn	217

Akutes Abdomen 218
Vom Darm ausgehende Schmerzen 220
    Ileus 220
        Mechanischer Ileus 220
        Paralytischer Ileus 223
    Akute Appendizitis 224
Vom Peritoneum ausgehende Schmerzen 224
    Peritonitis 224
Vaskulär bedingte Schmerzen 226
    Mesenterialinfarkt und Angina abdominalis 226
    Aortoiliakales Steal-Syndrom 226
    Aortenaneurysma 227
    Thrombosen im Pfortadersystem 227
Von der Milz ausgehende Schmerzen 227
Vom Retroperitoneum ausgehende Schmerzen 228
    Retroperitoneale Fibrose 228
Abdominalschmerzen bei Intoxikationen und systemischen Erkrankungen 228
    Porphyrien 229
        Hepatische Porphyrien 229
        Erythropoetische Porphyrien 231
    Abdominalschmerzen bei Allgemeinerkrankungen 232
        Thoraxkrankheiten 232

7.3	Chronische und chronisch-rezidivierende Abdominalschmerzen	233

Von Magen und Dünndarm ausgehende Schmerzen 234
    Akute Gastritis 234
    Chronische Gastritis 235
    Reizmagen (funktionelle Dyspepsie) 235
    Ulkuskrankheit 236
        Ulcus duodeni 237
        Ulcus ventriculi 237
        Ulkus als Indikator anderer Erkrankungen 238
        Spätkomplikationen nach Ulkuskrankheit 239
    Magenkarzinom 239
        Meläna 240
        Hämatemesis 242
    Seltene Magenerkrankungen 242
    Hiatushernie 243
    Refluxösophagitis 243
    Beschwerden nach operiertem Magen 244

Vom Kolon ausgehende Schmerzen   245
    Colon irritabile   245
Von Gallenwegen und Leber ausgehende Schmerzen   246
    Cholelithiasis   246
        Cholelithiasis als Wegbereiter anderer Leberkrankheiten   247
        Gallenwegsbeschwerden bei nicht nachgewiesenen Steinen und fehlender Entzündung   248
    Beschwerden nach Cholezystektomie   248
Pankreaserkrankungen   250
    Akute Pankreatitis   252
    Chronische Pankreatitis   253
    Raumfordernde Prozesse im Pankreasbereich   255
        Pankreaszysten   256
        Pankreaskarzinom   256

7.1 Allgemeine Bemerkungen zum Abdominalschmerz

Unterscheidung zwischen viszeralen und somatischen Schmerzen

Sensible Versorgung der Bauchorgane. Die Abdominalorgane werden auf zweifache Weise sensibel versorgt. Aus Eingeweiden und Peritoneum viscerale entspringen Fasern des vegetativen Nervensystems („viszeraler Schmerz"), aus Bauchwand inkl. Peritoneum parietale und Mesenterialansatz solche des zentralen Nervensystems („somatischer Schmerz"). Die charakteristische Symptomatik von viszeralem und somatischem Schmerz ist schematisch in Tab. 7.1 zusammengestellt.

Viszerale Schmerzen. Hauptursachen für viszerale Schmerzen sind rasche, massive Druckerhöhung in Hohlorganen, Kapselspannung sowie intensive Muskelkontraktionen. Typischerweise wird der viszerale Schmerz in oder nahe der Mittellinie des Abdomens verspürt. Viszerale Schmerzen der Hohlorgane, vor allem des Darmes, sind in der Regel charakterisiert durch Koliken, d. h. intermittierend zu- und abnehmende, wehenartige Schmerzattacken mit schmerzfreien Intervallen. Im Gegensatz dazu umfaßt der Laienbegriff „Kolik" jeden heftigen Schmerz. Die Schmerzausstrahlung bei viszeralem Schmerz erfolgt in Gebiete, die dem gleichen Neurosegment angehören wie das erkrankte Organ (Tab. 7.2).

Somatische Schmerzen. Somatischer Schmerz entsteht vor allem bei Reizung des parietalen Peritoneums (z. B. Peritonitis) oder des Mesenterialansatzes. Dieser Schmerz ist lokalisiert am Ort der maximalen Entzündung (z. B. rechter Unterbauch bei Appendizitis) und ist typischerweise ein Dauerschmerz. Praktisch unterscheiden wir Abdominalschmerzen mit akutem Beginn und chronische bzw. chronisch-rezidivierende Abdominalschmerzen.

Tabelle 7.1 Differentialdiagnose zwischen viszeralem und somatischem Schmerz

Charakteristika	Viszeraler Schmerz	Somatischer Schmerz
Ausgangsort	vor allem abdominale Hohlorgane	vor allem Peritoneum parietale inkl. Bauchwand und Retroperitoneum
Leitung	Nn. splanchnici bilateral	segmentale sensible Fasern unilateral
Auslösung	vor allem Dehnung und Spasmus	alle Formen von Gewebsschädigung
Empfindung	Krämpfe, bohrender oder nagender Schmerz	dumpfer bis scharfer Dauerschmerz
Lokalisation	unbestimmt, symmetrisch, nahe der Mittellinie	umschrieben, asymmetrisch, oft seitlich
Nebenerscheinungen	Unruhe, Nausea, Erbrechen, Blässe, Schwitzen	Lage- und Bewegungsabhängigkeit
Erleichterung	Herumgehen, sich winden	Bettruhe, in Schonhaltung
Verschlimmerung	Ruhe	Erschütterung, Husten, Niesen, Bewegungen

Tabelle 7.2 Segmentale Lokalisation viszeraler Schmerzen

Organ	Segment	Dermatom
Zwerchfell	C3–5	Hals bis Deltoidgegend
Herz	C5–Th6	Arm bis Xiphoid
Ösophagus	Th1–Th6	Kleinfinger bis Xiphoid
Oberbauchorgane	Th6–Th8	Xiphoid bis Epigastrium, untere Skapulagegend
Dünndarm und rechtes Kolon	Th9–Th10	periumbilikal
linkes Kolon	Th11–Th12	Unterbauch

7.2 Schmerzen mit akutem Beginn

Beginn und Intensität der Abdominalschmerzen einerseits, Lokalbefund und Allgemeinsymptome andererseits sind entscheidend für die erste Beurteilung von Patienten mit akuten Abdominalschmerzen. Besonders wichtig sind diese Kriterien für die Unterscheidung von primär chirurgisch zu behandelnden Erkrankungen und klinisch ähnlichen Schmerzzuständen, die konservativ anzugehen sind. Diese Differentialdiagnose stellt eine schwierige, verantwortungsvolle Aufgabe des Arztes dar, die in vielen Fällen nur durch enge Zusammenarbeit zwischen Internisten und Chirurgen gelöst werden kann. Von den akuten Abdominalschmerzen abzugrenzen sind chronische und in Schüben rezidivierende Abdominalschmerzen mit weniger intensiven Allgemein- und Lokalsymptomen und ohne Hinweise auf eine chirurgische Notfallsituation.

Akutes Abdomen

Definition. Als „akutes Abdomen" bezeichnen wir im Verlaufe weniger Stunden einsetzende, heftige *Abdominalschmerzen unklarer Ätiologie*, die wegen des Lokalbefundes und der Beeinträchtigung des Allgemeinzustandes als chirurgischer Notfall imponieren.

Klinik, lokale Symptome. Hauptsymptom ist der Spontanschmerz, der entweder als Kolik- oder Dauerschmerz verspürt wird. Beim „chirurgischen akuten Abdomen" sind häufig umschriebene oder diffuse peritoneale Reizerscheinungen (*Peritonismus*) bzw. Zeichen eines Ileus nachweisbar, während diese beim „internistischen akuten Abdomen" in der Regel fehlen. Im Gegensatz zu kolikartigen (viszeralen) Schmerzen, z. B. bei Cholelithiasis oder mechanischem Ileus, bei denen sich die Patienten vor Schmerzen krümmen und unruhig im Bett bewegen, verharren Patienten mit somatischem Dauerschmerz infolge peritonealer Reizerscheinungen (z. B. akute Peritonitis) völlig immobil in Rückenlage und vermeiden jede Art von Erschütterung. Besonders wichtige Zeichen peritonealer Reizung sind die *Défense musculaire*, der *Loslaßschmerz*, d. h. kurzdauernde, aber intensive Schmerzzunahme nach plötzlichem Abheben der palpierenden Hand, und der *Klopfschmerz* im Bereich der stärksten peritonealen Reizung. Bei der klinischen Untersuchung nicht zu vergessen sind die Perkussion der Leberdämpfung (fehlt im allgemeinen bei Pneumoperitoneum), die Auskultation der Darmgeräusche („Totenstille" bei Peritonitis, hohe metallische Töne bei mechanischem Ileus) und die digitale rektale und evtl. gynäkologische Untersuchung.

Klinik, Allgemeinsymptome. Die lokalen Symptome werden oft von Allgemeinreaktionen begleitet, welche einerseits differentialdiagnostische Rückschlüsse auf die Art der zugrundeliegenden Erkrankung und andererseits auf die Ausdehnung und die Schwere des Prozesses erlauben: Fieber, Leukozytose mit oder ohne toxische Veränderungen, Erbrechen, Wind- und Stuhlverhaltung, Tachykardie, fadenförmiger Puls, trockene Zunge, fleckige Rötung des Gesichts mit eingefallenen Wangen und spitzer Nase (sog. Facies hippocratica), Unruhe, kalter Schweiß, Hypotonie, quälender Durst und Exsikkose.

Ursachen des akuten Abdomens. Folgende Ursachen sind beim akuten Abdomen in Betracht zu ziehen (Abb. 7.1):

Abdominalleiden, im allgemeinen mit dringender Operationsindikation:

▶ akute Appendizitis,
▶ akuter mechanischer Ileus:
  – inkarzerierte Hernie,
  – Briden nach Abdominaloperationen,
  – Tumoren oder entzündliche Stenosen,
  – Invagination, Volvulus,
  – Fremdkörperobstruktion, vor allem Gallensteine.
▶ Perforation, vor allem Magen- oder Duodenalulkus, Divertikel, ulzeröse Darmleiden (Abb. 7.2),
▶ akute Cholezystitis mit Peritonitis,
▶ Torsion (Ovarialzyste, Genitaltumor, Omentum),
▶ Ruptur der Tube bei Extrauteringravidität,
▶ Abdominaltrauma, z. B. Ruptur von Hohlorganen, Milz, Pankreas, Leber,
▶ vaskuläre Leiden (Mesenterialgefäßverschluß, Aortenaneurysma, Embolie der Aortenbifurkation).

Abdominalleiden, im allgemeinen ohne Operationsindikation:

▶ akute Pankreatitis,
▶ akute Entzündungen oder Koliken,
  – des Magens (akute Gastritis),

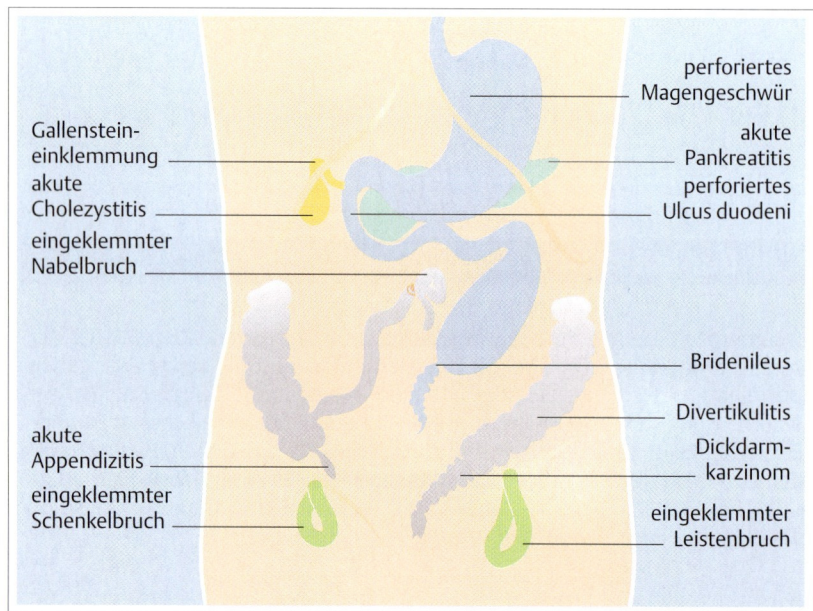

Abb. 7.1 Die wichtigsten Ursachen des akuten Abdomens (nach Saegesser). Erst nach Ausschluß dieser Möglichkeiten müssen die seltenen Ursachen (s. Tab. 7.6) überdacht werden.

Schmerzen mit akutem Beginn 219

Abb. 7.2 Luftsicheln unter dem Zwerchfell bei perforiertem Ulcus duodeni. 43jähriger Mann.

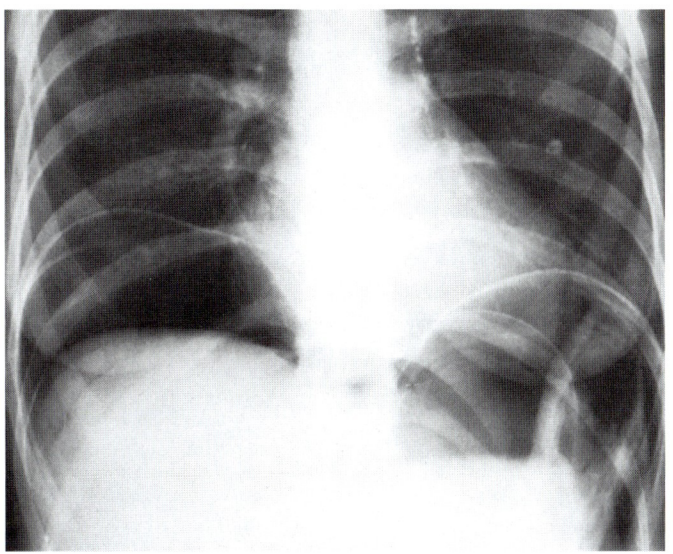

- des Darms (akute Enterokolitis, akute Divertikulitis, Morbus Crohn, Colitis ulcerosa, Colon irritabile),
- der Gallenblase (Cholelithiasis),
- der Leber (akute Hepatitis, alkoholische Hepatitis, Hämochromatose, akute Leberstauung),
- der Urogenitalorgane (Nephrolithiasis, Zystopyelitis, Adnexitis, Mittelschmerz),
▶ mesenteriale Lymphadenitis,
▶ idiopathische intestinale Pseudoobstruktion,
▶ allergische Abdominalkrise,
▶ familiäres Mittelmeerfieber,
▶ Perihepatitis acuta (Fitz-Hugh-Curtis-Syndrom).

Internistische Leiden, die ein akutes Abdomen vortäuschen können, s. Tab. 7.**6**: Extraabdominale Prozesse.

Die Differentialdiagnose akuter Abdominalschmerzen aufgrund der Schmerzlokalisation ist in Tab. 7.**3** aufgeführt.

Komplikationen bei akutem Abdomen. Lebensbedrohlich bei akutem Abdomen sind vor allem Herz-Kreislauf-Versagen infolge Störungen des Wasser- und Elektrolythaushalts oder septische Komplikationen. Bei der Beurteilung des akuten Abdomens ist daher immer gleichzeitig auf „Alarmsymptome" zu achten, vor allem Hypotonie, Oligurie, Exsikkose, Ileus, Peritonitis, protrahierte Symptomatologie über 24 Stunden und Status nach stumpfem Abdominaltrauma innerhalb der letzten 8 Tage.

Tabelle 7.3 Differentialdiagnose akuter Abdominalschmerzen aufgrund der Schmerzlokalisation

Mit Loslaßschmerz	Ohne Loslaßschmerz
Diffuse Bauchschmerzen	
diffuse Peritonitis	akuter Ileus von – *Dünndarm* (Koliken, Erbrechen, Kahnbauch bei hohem, Meteorismus bei tiefem Verschluß) Überprüfen Bruchpforten bzw. Operationsnarben – *Dickdarm* (Wind-Stuhl-Verhaltung, starker Meteorismus, Erbrechen fehlt oder Spätsymptom)
Regio epigastrica	
umschriebene Peritonitis, z. B. Ulkusperforation (Bauch bretthart), akute Pankreatitis (weiche Défense)	– Porphyrie, Kollagenose usw. – akute Gastritis – Pankreatitis – Appendizitis (Verlagerung des Schmerzes in wenigen Stunden in Appendixgegend) – Koronarthrombose – Pleuropneumonie, Perikarditis – Aneurysma – Coma diabeticum
Nabelgegend	– akute Enterokolitis – epigastrische oder Nabelhernie – Colon irritabile – mechanischer Ileus

Fortsetzung Tab. 7.**3** →

Tabelle 7.3 (Fortsetzung)

Mit Loslaßschmerz	Ohne Loslaßschmerz
rechtes Hypochondrium	
akute Cholezystitis	– Cholelithiasis
Ulcus duodeni mit	– Leberabszeß
Penetration oder	– akute Leberstauung
Perforation	– Hepatitis
akute Appendizitis	– Pleuropneumonie
Perihepatitis acuta	– Herpes zoster
Pankreaskopfpankreatitis	– Nierenkolik
linkes Hypochondrium	
Ulkusperforation	– Milz-Nieren-Affektion, z. B. Infarkt
Pankreatitis	– Pankreatitis
Milzruptur	– Herzinfarkt
Ösophagusruptur	– inkarzerierte Hiatushernie
	– Pleuritis
rechte Fossa iliaca	
Appendizitis	– Nephrolithiasis
Adnexitis, Tubarruptur	– Enteritis regionalis
stielgedrehte Ovarialzyste	– Meckel-Divertikulitis
	– akute Ileitis
	– Adnexerkrankung, z. B. Mittelschmerz
	– Beckenvenenthrombose
	– Pankreatitis
	– Hernia inguinalis
	– akute Koxitis
linke Fossa iliaca	
akute Divertikulitis	– Kolondivertikulose
	– Colon irritabile
	– wie rechte Fossa
Regio suprapubica	
	– Urinverhaltung
	– Aneurysma

Vom Darm ausgehende Schmerzen

Ileus

Der Ileus kann in die zwei Hauptformen des
➤ *mechanischen* und des
➤ *paralytischen* Ileus eingeteilt werden (Tab. 7.4).

Mechanischer Ileus

Klinik. Der *mechanische* oder *Obturationsileus* verursacht *kolikartige Bauchschmerzen*, die häufig periumbilikal lokalisiert werden. Die Darmkolik, welche durch schmerzhafte Kontraktion eines Darmabschnittes zur Überwindung eines Hindernisses entsteht, dauert Sekunden bis wenige Minuten, kann also leicht von Ureter- oder Gallensteinkoliken, welche erheblich länger anhalten, abgegrenzt werden. Akute Wind- und Stuhlverhaltung sind immer sehr verdächtig auf Ileus und bilden zusammen mit Schmerzen und evtl. Erbrechen die wichtigsten Frühsymptome. Palpation der Bauchdecken löst oft eine Kolik aus. Anfänglich, solange Darmschlingen nicht stärker geschädigt sind, fehlen peritonitische Erscheinungen fast ganz, d. h. das Abdomen ist wenig druckschmerzhaft, der Loslaßschmerz ist nur angedeutet. Auch die Entzündungsparameter sind nicht oder nur geringgradig erhöht (keine oder nur geringgradige Leukozytose, normale Blutsenkungsreaktion). In späteren Stadien ändert sich das Bild. Die kolikartigen Schmerzen gehen in Dauerschmerzen über, und es treten die Rückwirkungen der nekrotischen Darmabschnitte in den Vordergrund (Peritonismus, Leukozytose, Schock).

Ein *asymmetrisches Abdomen* weist auf eine lokalisierte Darmblähung als Ausdruck eines organischen Hindernisses hin (DD: akute Harnverhaltung).

Diagnostik. *Auskultatorisch* sind die Darmgeräusche anfänglich verstärkt, sie verschwinden erst, wenn nach längerer Zeit der mechanische Ileus in den paralytischen übergeht.

Abnorme Darmbewegungen (sog. Steifungen), die durch Stenosen des Darmlumens ausgelöst werden, können in vereinzelten Fällen palpiert, aber auch bei der Inspektion des Abdomens direkt beobachtet werden. Der inkonstante Charakter ist besonders typisch.

Schmerzen mit akutem Beginn 221

Tabelle 7.4 Differentialdiagnose zwischen paralytischem, Obturations- und Strangulationsileus

	Paralytischer Ileus	Obturationsileus	Strangulationsileus
Anamnese	häufig Ulkus- oder Gallenstein-beschwerden oder andere Affektionen im Abdomen, Appendizitis, Extrauteringravidität	Karzinomanamnese, Gallensteine, Hernien, frühere Laparotomie	Obstipation, frühere Laparo-tomie, oft auch keine auf das Abdomen hinweisende Symptome
Beginn	je nach Grundkrankheit plötzlich (Perforation) oder allmählich (Laparotomie)	stets allmählich	mitten aus voller Gesundheit
Schmerz	je nach Grundleiden evtl. fehlend	im allgemeinen kolikartig	heftig, mehr Dauerschmerz
Meteorismus	diffus, sehr ausgesprochen (Trommelbauch)	tritt zurück	lokaler Meteorismus und Peritonismus
Peristaltik	fehlt völlig (Totenstille)	verstärkt, Darmsteifungen	anfänglich vorhanden, später fehlend
Allgemeinbefinden	hochgradig beeinträchtigt, oft Schockzustand	wenig beeinträchtigt, ohne Schockzustand	stark beeinträchtigt, meist Schockzustand

Radiologisch zeigt die Abdomenleeraufnahme schon frühzeitig geblähte Darmschlingen mit Flüssigkeitsspiegeln (Abb. 7.3). Bei organischer Kolonstenose sind die proximalen Abschnitte gebläht und die Haustren meist erkennbar. Distal der Stenose ist der Darm luftleer.

Die *Sonographie* kann durch Darstellung einer pathologischen Darmmotilität und distendierter Darmabschnitte zur Diagnose und Differenzierung des Ileus beitragen.

Durch die Beachtung der vier hauptsächlichsten Symptome
- Erbrechen,
- Schmerz,
- Meteorismus,
- Wind- und Stuhlverhaltung

läßt sich auch eine Lokalisationsdiagnostik durchführen (Tab. 7.5).

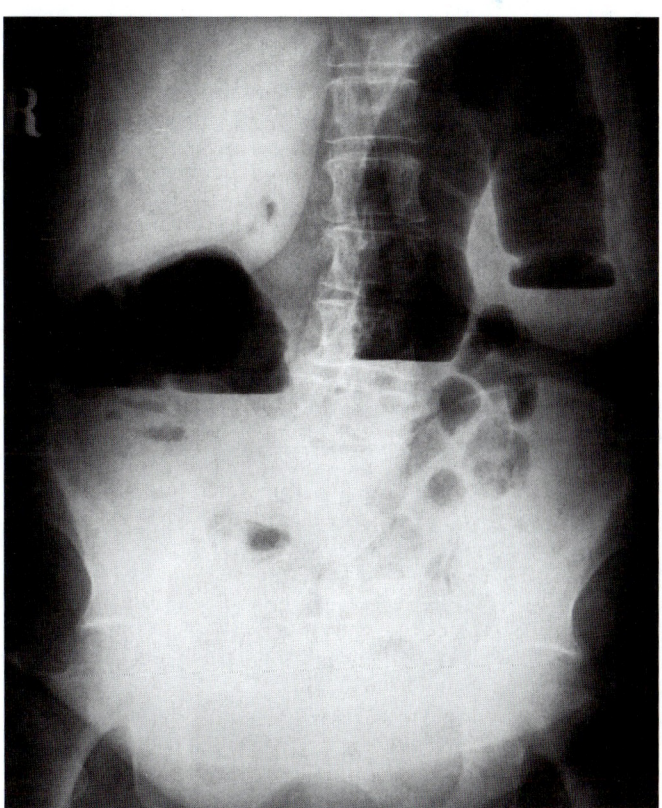

Abb. 7.3 Dickdarmileus mit stark geblähtem Kolon bei 73jähriger Frau mit Karzinom im Colon descendens. Distal der Stenose ist der Darm luftleer.

222 Schmerzen im Bereich des Abdomens

Tabelle 7.5 Lokalisationsdiagnostik der Störungen bei mechanischem Ileus

	Erbrechen	Schmerz	Meteorismus	Wind- und Stuhlverhaltung
hoher Dünndarmileus	früh, intensiv	um den Nabel, intermittierend, heftig	fehlt oder minimal	fehlt
tiefer Dünndarmileus	später, erst nach Schmerz, weniger profus, fäkulent	heftig, krampfartig, um den Nabel	ausgeprägt, Mitte des Abdomens	anfänglich Stuhl und Flatus möglich
Kolonileus	selten, Spätsymptom	weniger heftig, krampfartig	ausgeprägt, Flanken	vollständig, evtl. Obstipation und Durchfall abwechselnd

Komplikationen. Tritt beim mechanischen Ileus eine Perfusionsstörung der Darmwand hinzu, kommt es zum Strangulationsileus mit Dauerschmerz, lokalisierter Peritonitis, Schock, Leukozytose (Tab. 7.4). Der Blutdruck sinkt ab, der Puls wird frequent (anfänglich meist bradykard) und schlecht gefüllt. Es bildet sich die *Facies hippocratica* mit eingefallenen bleichen Wangen aus. Erbrechen kommt in allen Stadien vor. Bei länger dauerndem Ileus setzt terminal Koterbrechen (*Miserere*) ein. Wind- und Stuhlverhaltung werden in den meisten Fällen beobachtet. Einzelne Kranke zeigen aber auch einen charakteristischen diarrhöischen Stuhl.

Ursachen des mechanischen Ileus. Die häufigsten Ursachen des mechanischen Ileus sind äußere Hernien, postoperative Verwachsungen, d. h. Briden, Neoplasien, Volvulus, Invaginationen und diverse andere Faktoren wie z. B. Fremdkörper, Morbus Crohn, Divertikulitis und Mesenterialgefäßverschlüsse.

Äußere Hernien (Abb. 7.4) und *Adhäsionen* (sog. *Briden*), welche sich nach früheren Operationen ausbilden, besonders nach Appendektomie (Abb. 7.5), aber auch nach anderen chirurgischen Eingriffen im Abdomen (Abb. 7.6), sind häufig für einen mechanischen Ileus verantwortlich. Man muß deshalb bei einem Ileus besonders auf äußere Hernien und Operationsnarben achten. Bei Kindern, selten bei jüngeren Erwachsenen, sind auch eine *Invagination* und Verschlingung der Därme (*Volvulus*) in Erwägung zu ziehen. Bei beiden Zuständen sind blutige Stühle die Regel.

Eine Verlegung des Lumens durch im Darm selbst gelegene Prozesse wird bei Erwachsenen meist durch ein *Kolonkarzinom* verursacht. Dünndarmkarzinome, welche zu Ileuserscheinungen führen, sind selten.

Bei älteren Patienten mit akutem Abdomen ist auch immer an einen *Mesenterialinfarkt* zu denken, der sich

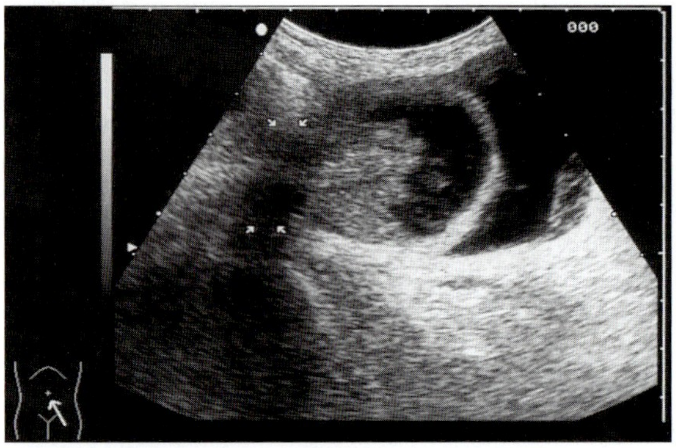

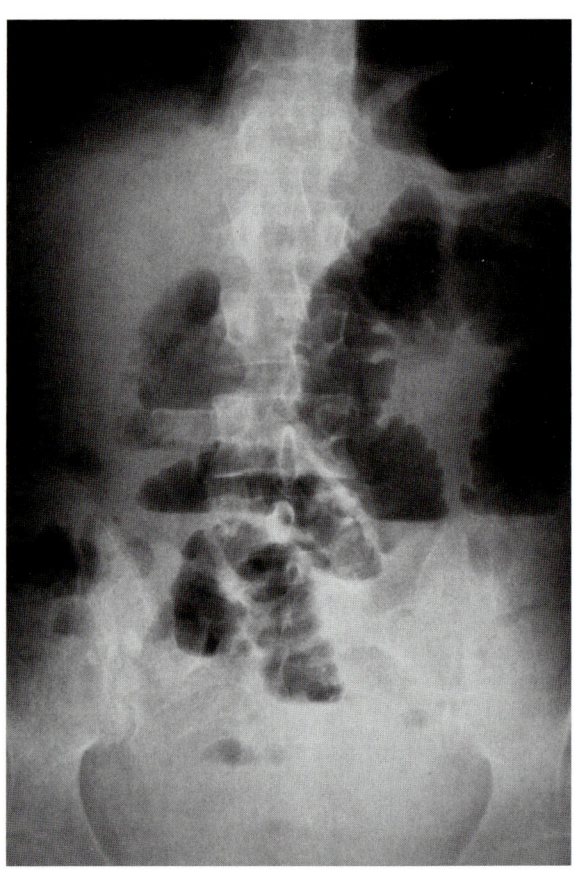

Abb. 7.5 Mechanischer Dünndarmileus infolge Briden nach Appendektomie bei 50jähriger Frau. Das Kolon ist praktisch luftleer, die Dünndarmschlingen sind deutlich dilatiert und zeigen Spiegelbildung.

Abb. 7.4 Sonographischer Befund bei inkarzerierter Leistenhernie. Die Pfeile zeigen die Bruchpforte an.

Schmerzen mit akutem Beginn

> ### Seltene Ursachen eines mechanischen Ileus
>
> Selten ist das Krankheitsbild, welches durch Abklemmung der Pars horizontalis duodeni durch das Ligamentum duodenojejunale (Treitz-Ligament) zusammen mit den Mesenterialgefäßen (A. mesenterica superior) zustande kommt (A. mesenterica superior-Syndrom oder arteriomesenteriale Duodenalkompression). Postprandiales Erbrechen, vermischt mit Galle, verstärkt im Stehen oder in Rückenlage bei asthenischem Habitus, ist der wichtigste Hinweis. Der radiologische Nachweis der Duodenalkompression ohne typische klinische Symptome genügt nicht für diese Diagnose. Beim Erwachsenen ist die Diagnose nur mit größter Zurückhaltung und nach Ausschluß aller anderen möglichen Ursachen (inkl. Reizmagen) zu stellen. Sehr seltene Ursachen eines mechanischen Ileus sind ein großes *Meckel-Divertikel* oder eine *Endometriose*, welche meist im Sigmoid lokalisiert ist. Bei der Endometriose führt die Beachtung des zeitlichen Zusammenhanges zwischen Menstruation und Auftreten der Symptome zur richtigen Diagnose.
>
> Auch die Einklemmung von in den Darm gelangten Gallensteinen (biliodigestive Fistel oder seltener via Ductus choledochus) kann einen Ileus verursachen (*Gallensteinileus*). Die Einklemmung erfolgt am häufigsten im distalen oder mittleren Ileum, seltener im Jejunum und betrifft vor allem ältere Patienten. Der sonographische oder radiologische Nachweis von Luft in den Gallenwegen (*Aerobilie*) weist auf eine biliodigestive Fistel hin und macht damit einen Gallensteinileus wahrscheinlich.
>
> Bei Jugendlichen mit Mukoviszidose liegt rezidivierenden Ileussymptomen wahrscheinlich ein Mekoniumileusäquivalent zugrunde.
>
> Das klinisch-radiologische Bild des mechanischen Dünndarm- (und Dickdarm-)ileus kann auch selten einmal hervorgerufen werden durch die oft schubweise auftretende *idiopathische intestinale Pseudoobstruktion*. Langsam einsetzende Abdominalkoliken mit Erbrechen und zunehmendem Meteorismus sowie Tendenz zu Diarrhö sind typische Symptome. Radiologisch finden sich massiv geblähte Darmschlingen und Spiegelbildungen von Dünn- und evtl. Dickdarm. Es fehlen aber Zeichen einer Stenose mit luftleeren Darmabschnitten distal davon, und die Krankheitsepisode klingt spontan innerhalb weniger Tage ab.

zu Beginn oft unter dem Bild eines mechanischen Ileus manifestiert. Radiologisch typische Zeichen sind gasfreier Darm und später Gas in Darmwand und Pfortader.

Paralytischer Ileus

Klinik. Beim paralytischen Ileus ist die Darmmuskulatur gelähmt, während das Darmlumen selbst durchgängig ist. Die Hemmung der motorischen intestinalen Aktivität verhindert die Beförderung des Darminhaltes. Es kommt zur Auftreibung des Abdomens, das insgesamt druckschmerzhaft ist. Es gehen keine Gase ab und auskultatorisch können keine Darmgeräusche nachgewiesen werden („Totenstille"). In späteren Stadien kann gallig-fäkulenter und flüssiger Darminhalt erbrochen werden.

Diagnostik. Radiologisch sind im ganzen Gastrointestinaltrakt geblähte Schlingen mit glatter Wandkontur und Flüssigkeitsspiegeln nachweisbar.

Komplikationen. Als Folge der intestinalen Intoxikation und Überblähung (hochgedrängtes Zwerchfell) ist die Atmung beschleunigt. Es bestehen Tachykardie, Hypotonie und Exsikkose. Das Aussehen ist eingefallen, wobei die halonierten Augen und das blasse Munddreieck besonders auffallen.

Ursachen des paralytischen Ileus. Häufigste Ursachen des paralytischen Ileus sind:

- postoperativ (reflektorische Darmatonie),
- Peritonitis, z. B. nach Darmperforation,
- Strangulationsileus,
- schwere Infektionen (gramnegative Sepsis),
- Stoffwechselstörungen (Urämie, Coma diabeticum),
- Elektrolytstörungen,
- Becken- oder Wirbelfraktur,
- retroperitoneale Prozesse (z. B. Pankreatitis, Hämatom),
- mesenteriale Ischämie,
- neurogene Störungen.

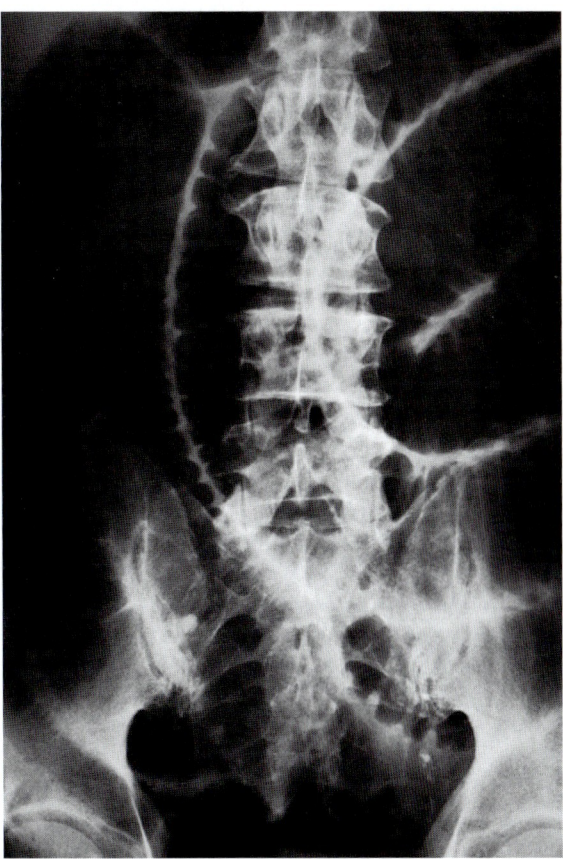

Abb. 7.6 Mechanischer Dünndarmileus infolge Briden bei 70jährigem Mann (Aufnahme im Liegen).

Akute Appendizitis

Bei abdominellen Schmerzen ist die akute Appendizitis immer in die differentialdiagnostischen Überlegungen einzubeziehen. In klassischen Fällen ist die Diagnose einfach, kann aber bei atypischer Symptomatologie sehr schwierig sein.

Klinik. Der *Schmerz* beginnt anfänglich meist epigastrisch und lokalisiert sich erst nach Stunden im Bereich des rechten Unterbauches. Er ist selten sehr stark. Der Druckpunkt ist von der Lokalisation der Appendix, welche sehr variabel sein kann, abhängig. Am häufigsten ist der McBurney-Punkt (Mitte einer zwischen Nabel und Spina iliaca anterior superior gezogenen Linie) auf Druck am empfindlichsten. Eine andere Schmerzlokalisation im Bereich des rechten Unterbauchs und sogar des rechten Oberbauchs (bei hochgeschlagener Appendix) schließt eine Appendizitis nicht aus (Situs inversus in seltenen Fällen in Betracht ziehen!). Bei Beckenlage der Appendix ist die rektale Untersuchung, welche in keinem Fall von Appendizitisverdacht unterlassen werden sollte, entscheidend. Der Loslaßschmerz ist bei nicht ganz frühen Stadien stets vorhanden. Seine Ausdehnung gibt Hinweise auf das Ausmaß der peritonealen Beteiligung.

Diagnostik. Leukozytose ist die Regel. Übelkeit und Erbrechen kommen häufig vor. Das Fieber ist in der Regel nicht sehr hoch, wobei die rektale Temperatur wesentlich höher ist als die axilläre. In der Regel besteht Obstipation; Diarrhö ist initial selten vorhanden. Die Sonographie ist oft hilfreich.

Differentialdiagnose von Schmerzen im rechten Unterbauch

Bei Schmerzen im rechten Unterbauch mit akutem Beginn ist differentialdiagnostisch vor allem auch an Hernien, Nephrolithiasis und bei Frauen an gynäkologische Erkrankungen zu denken. Selten können akute Infekte mit Beteiligung der Mesenteriallymphknoten (vor allem bei Kindern) eine Appendizitis vortäuschen, z. B. virale Infektionen und Yersiniose. Weitere Ursachen sind Divertikulitis (Meckel, Zökum), Morbus Crohn, Ileozökaltuberkulose, Karzinome, Invagination. Gelegentlich werden auch Erkrankungen benachbarter Organe in die Ileozökalgegend lokalisiert: Cholezystitis, Pankreatitis, Magenperforation, Ureterstein, Pyelitis, Senkungsabszeß bei Wirbelsäulentuberkulose. Schwieriger ist die Abgrenzung einer rechtsseitigen Beckenvenenthrombose, wenn keine Thrombose an den unteren Extremitäten vorliegt. Selbstverständlich muß auch immer an Allgemeinerkrankungen (Pneumonie, Pleuritis etc.) gedacht werden, die sich gelegentlich als Schmerz im rechten Unterbauch vor Ausbruch der klassischen Symptomatologie manifestieren können.

Unbestimmte Oberbauchbeschwerden, die allmählich in Mittel- und Unterbauchschmerzen übergehen und sich häufig in der Ileozökalgegend lokalisieren, können Ausdruck einer *Lymphadenitis toxoplasmotica* sein. Auch Leber und Milz können leicht vergrößert sein. Eine Leukopenie ist typisch; manchmal sind auch Halslymphknoten palpabel. Temperatursteigerungen fehlen manchmal. Die Diagnose ist serologisch zu bestätigen.

Nach Einnahme gewisser *Medikamente*, z. B. nichtsteroidaler Antirheumatika, Kaliumchloridtabletten, kann es zu zirkulär stenosierenden Dünndarmulzera mit typischen klinischen Symptomen kommen. Kolikartige Abdominalschmerzen, vorwiegend nach Nahrungsaufnahme, auch mit Nausea und Erbrechen, stehen im Vordergrund. Diese Schmerzen können während Tagen, Wochen oder auch Monaten anhalten, wenn die Tabletten immer wieder genommen werden. Darmperforationen sind beschrieben, so daß bei unklaren Bauch-, speziell Oberbauchbeschwerden an diese Ursache gedacht werden muß.

Differentialdiagnose von Unterbauchschmerzen

Schmerzen mit vorwiegender Lokalisation im Unterbauch sind in der Regel durch Veränderungen im Bereich der Genital- oder Harnwege bedingt. Im weiteren ist zu denken an Hernien und Hüftgelenkserkrankungen. Auch die *Colica mucosa* (Untergruppe des Colon irritabile) kann mit intensiven Schmerzen, die vorwiegend im linken oder rechten Unterbauch lokalisiert sind, einhergehen. Der „cordon iliaque" (walzenförmig kontrahierter Kolonabschnitt) und das Fehlen jeglicher peritonealen Spannung sowie die Entleerung von Schleim und Membranen weisen auf diese Diagnose hin, die aber – wie das Colon irritabile – eine Ausschlußdiagnose darstellt.
Vor allem bei über 40 Jahre alten Patienten denke man an Kolonkarzinom und Divertikulitis.

Vom Peritoneum ausgehende Schmerzen

Peritonitis

Klinik. Die *diffuse*, durch Bakterien bedingte *Peritonitis* bereitet kaum je differentialdiagnostische Schwierigkeiten. Das stark druckempfindliche, aufgeblähte Abdomen, das schon bei der geringsten Berührung schmerzhaft ist und einen ausgeprägten Loslaßschmerz zeigt, führt stets zur richtigen Diagnose. Die Facies abdominalis ist bei diesen Patienten besonders deutlich zu erkennen. Kranke mit Peritonitis vermeiden sorgfältig jede Bewegung; sie atmen oberflächlich; sie versuchen nicht, durch Eindrücken des Abdomens mit der Faust die Schmerzen zu verringern. Die Beine sind oft angezogen und bewegungslos. Dieses Bild unterscheidet sich in charakteristischer Weise von dem Verhalten beim Abdominalschmerz infolge Spasmen viszeraler Organe (Cholelithiasis, Nephrolithiasis, beginnender Obstruktionsileus).

Schmerzen mit akutem Beginn

Diagnostik. Auskultatorisch sind keine Darmgeräusche hörbar („Totenstille"). Die Temperatur ist erhöht, und zwar rektal etwa 1–2 °C höher als axillär. Die Leukozytose erreicht hohe Werte.

Ursache. Die häufigste Ursache der diffusen Peritonitis ist die *Magen-* oder *Duodenalperforation*. Seltener sind *Darmperforationen* bei ulzerösen Prozessen (Typhus, Tuberkulose, Karzinom, Appendizitis). Weniger dramatisch verlaufen die Pneumokokken-, Chlamydien- und Gonokokkenperitonitiden, die entweder aszendierend (bei Mädchen oder Frauen) oder hämatogen vor allem bei Kindern auftreten. Bei alten resistenzgeschwächten Patienten können die Symptome einer Pneumokokkenperitonitis so zurücktreten, daß sie gegenüber den Symptomen des Grundleidens nicht beachtet werden. Eine oligo- oder asymptomatische Peritonitis wird auch beobachtet bei der *spontanen bakteriellen Peritonitis*, bei dekompensierter Leberzirrhose und bei Peritonitis tuberculosa (s. Kapitel 25). Bei sexuell aktiven Frauen ist ferner an die *Perihepatitis acuta (Fitz-Hugh-Curtis-Syndrom)* durch Gonorrhö oder Chlamydien zu denken (peritonitisches Bild vor allem im rechten Oberbauch, positive Genitalanamnese bzw. entsprechender Adnex- und Genitalbefund). Eine „chemische" Peritonitis mit ähnlichem klinischem Bild wie die eitrige Peritonitis wird ausgelöst durch Austritt von Galle ins Peritoneum (gallige Peritonitis), z. B. nach akzidenteller Punktion größerer Gallengänge oder der Gallenblase, posttraumatisch oder nach Perforation der Gallenblase sowie durch Bariumaustritt in die freie Bauchhöhle. Selten kann die Ruptur einer Ovarialzyste oder eine intraperitoneale Blutung (z. B. Hepatom, Gefäßruptur, Extrauteringravidität) das Bild einer Peritonitis hervorrufen.

Eine Zusammenfassung der häufigsten Ursachen von Abdominalschmerzen gibt Tab. 7.6 wieder.

Tabelle 7.6 Häufigste Ursachen von Abdominalschmerzen

Intraabdominale Prozesse	Extraabdominale Prozesse
Mit generalisierter Peritonitis – Perforation eines Hohlorgans (z. B. Ösophagus, Ulkus, Gallenblase, Appendix, Divertikel) – primär bakterielle Peritonitis (z. B. Chlamydien, Pneumokokken, Tuberkulose) – nichtbakterielle Peritonitis (z. B. gallige Peritonitis, Hämoperitoneum, Extrauteringravidität) – familiäres Mittelmeerfieber	*Retroperitoneal* – renal und ableitende Harnwege – Aortenaneurysma – Hämatom – Neoplasie – Ormondsche Krankheit
Mit lokalisierter Peritonitis – Abdominaltrauma – Appendizitis – Cholezystitis – Ulkus – Kolitis, Morbus Crohn – Divertikulitis – abdominaler Abszeß – Pelvoperitonitis/Mittelschmerz – Perihepatitis acuta – Pankreatitis	*Thorakal* – Pneumonie (Pleuritis) – Embolie – Empyem – Herzinfarkt – Perikarditis – Ösophagitis, Ösophagusruptur – Ösophagusspasmus
Schmerzen bei massiver Druckerhöhung (Hohlorgane, Kapselspannung) – mechanischer Ileus – intestinale Hypermotilität (z. B. Gastroenteritis, Reizkolon, Parasitosen) – biliäre Obstruktion – Blasenobstruktion – Leberkapselspannung – Uterusobstruktion	*Neurogen* – Neuritiden/Neuralgien – radikuläre Schmerzen bei Wirbelsäulenaffektionen – Herpes zoster – Tabes *Metabolische Störungen* – Porphyrie – endokrine Krankheiten (z. B. Phäochromozytom, Hyperparathyreoidismus, Ketoazidose) – Hämochromatose – Hyperlipidämie
Ischämieschmerz – Inkarzeration einer Hernie – Angina abdominalis – thromboembolische Prozesse (mesenterial, Leber, Milz) – Torsion von Organen (z. B. Darmvolvulus, Ovarialzysten) – Darmwandblutungen – Tumornekrosen	*Intoxikationen* – Blei, Arsen, Thallium – Urämie *Verschiedenes* – Kollagenosen – Hypersensitivitätsreaktion (z. B. Serumkrankheit) – akute Hämolyse – Bauchwandprozesse (z. B. Trauma, Hämatom) – Hüftgelenkprozesse (z. B. Koxarthrose, Koxitis)

Seltene Ursache einer Peritonitis

Differentialdiagnostisch ist auch das seltene *familiäre Mittelmeerfieber* (familiäre paroxysmale Polyserositis oder periodisches Fieber) zu erwähnen. Es handelt sich um eine autosomal-rezessiv vererbte Erkrankung mit rezidivierenden Episoden von Fieber, Peritonitis und/oder Pleuritis, die vor allem bei aus dem nahen Osten stammenden Personen (Araber, Türken, Armenier, sephardische Juden) vorkommt. Chronische Arthritis und schmerzhafte Erytheme werden gelegentlich zusätzlich beobachtet. Als Komplikation kann sich eine Amyloidose mit Niereninsuffizienz entwickeln. Das für die Erkrankung verantwortliche *MEFV*-Gen konnte kürzlich identifiziert werden, wodurch sich die Möglichkeit der molekularen Diagnostik dieser sonst oft schwierig zu diagnostizierenden Erkrankung ergibt.

Vaskulär bedingte Schmerzen

Mesenterialinfarkt und Angina abdominalis

Klinik. Die heftigsten Abdominalschmerzen überhaupt werden durch einen akuten arteriellen Verschluß der Mesenterialgefäße (Mesenterialinfarkt) verursacht. Der Schmerz ist kontinuierlich, zeigt aber in der Regel deutliche, kolikartige Exazerbationen und ist im allgemeinen weniger lokalisierbar als der Cholelithiasis-, Nephrolithiasis- oder Ulkusschmerz. Das Abdomen ist anfänglich zwar gespannt, aber gut eindrückbar, ohne besonderen Losllaßschmerz. Später beherrschen die Auswirkungen der Gangrän der ischämischen Darmabschnitte das Bild. Es treten Leukozytose, Fieber, peritonitische Reizerscheinungen, Darmatonie und blutige Durchfälle hinzu.

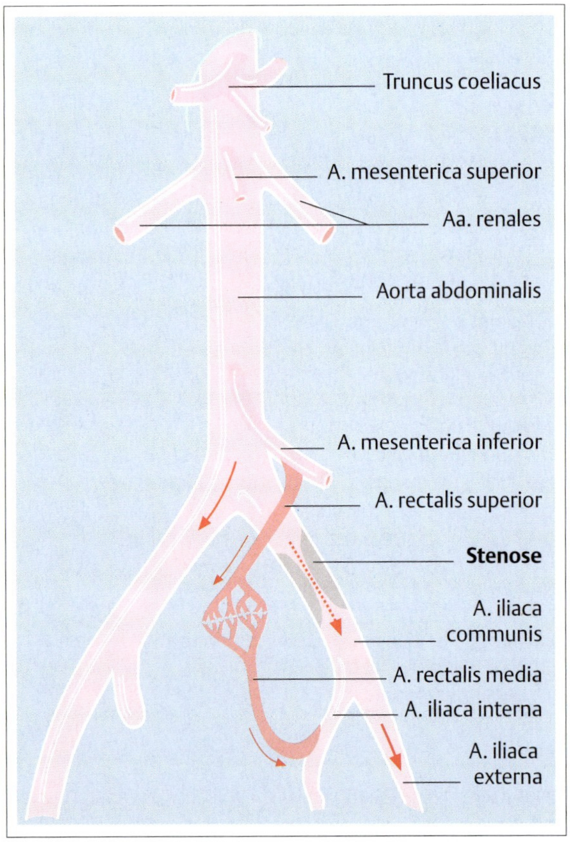

Diagnostik. Im Abdomenleerbild lassen sich oft typische Veränderungen nachweisen, initial der gasfreie Darm, später Darmwandverdickung, sog. Haarnadelschlingen und im Spätstadium Gas in der Darmwand resp. in den Portalvenenverzweigungen. Duplexsonographie bzw. Arteriographie sichern die Diagnose.

Ursachen und Pathogenese. Der arterielle Gefäßverschluß ist häufig *embolisch* (vorbestehende Herzklappenfehler, Vorhofflimmern, Cor bovinum, Status nach Herzinfarkt mit Wandaneurysma, Endokarditis) oder *arteriosklerotisch-thrombotisch* bedingt. Weniger dramatisch verlaufen arterielle Gefäßverschlüsse, die die *Milz-* und die *Nierenarterie* betreffen. Ein nicht-okklusiver Mesenterialinfarkt wird bei Herzkrankheiten mit Abfall des Herzminutenvolumens, bei Schock oder schwerer Hypoxämie beobachtet.

Angina abdominalis. Bei Arteriosklerose der Bauchgefäße hat Ortner die *Angina abdominalis* beschrieben. Die Schmerzen treten besonders 20–30 Minuten nach opulenten Mahlzeiten auf und dauern 1–2 Stunden. Das Alter der Patienten (vor allem über 50 Jahre), zusätzliche vaskuläre Manifestationen (koronare Herzkrankheit, periphere arterielle Verschlußkrankheit), eine früher negative Magenanamnese und negative Befunde am Gastrointestinaltrakt lenken den Verdacht auf eine Angina abdominalis. Sie ist durch Duplexsonographie oder Aortographie zu beweisen.

Abdominalschmerzen, okkulter Blutverlust (Anämie) und Durchfall während Hochleistungssport sind wahrscheinlich auf mesenteriale Ischämie zurückzuführen („Jogging-Anämie" bzw. „Runner's Stomach").

Ähnliche Schmerzanfälle wie bei Angina abdominalis werden bei der Panarteriitis nodosa beobachtet.

Aortoiliakales Steal-Syndrom

Treten unbestimmte Abdominalbeschwerden nach Gehen auf, muß ein aortoiliakales Steal-Syndrom in Erwägung gezogen werden. Ursache ist ein obliterierender

Abb. 7.7 Schematische Darstellung des A. mesenterica-Steal-Syndroms bei Stenose der A. iliaca communis. Reicht die Versorgung durch die A. iliaca externa infolge der Stenose nicht aus, kann die A. mesenterica inferior über die A. rectalis superior, A. rectalis media und die A. iliaca interna die A. iliaca externa versorgen mit konsekutiver Hypoxämie im Versorgungsgebiet der A. mesenterica inferior.

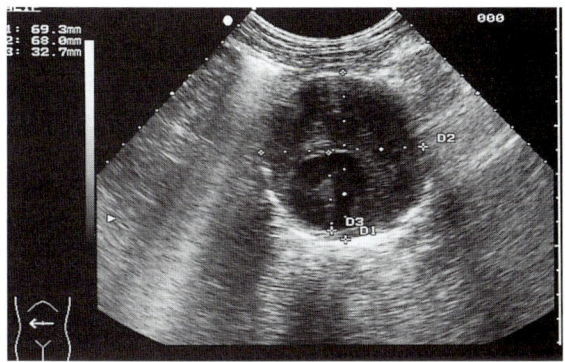 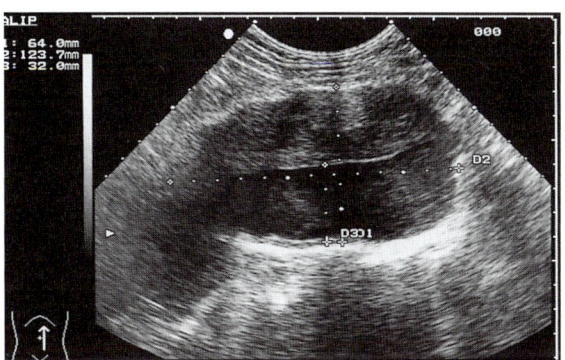

Abb. 7.8 Sonographischer Befund bei partiell thrombosiertem infrarenalem Bauchaortenaneurysma. Querdurchmesser 6,8 cm. (a) Querschnitt. (b) Längsschnitt.

Prozeß der Beckenarterien und der kaudalen Aorta distal des Abganges der A. mesenterica inferior. Der Pathomechanismus ist aus Abb. 7.7 ersichtlich. Typisch ist, daß die Abdominalbeschwerden vor der Claudicatio der unteren Extremitäten sich einstellen.

Aortenaneurysma

Klinik. Das Aneurysma der Aorta abdominalis kann sehr heftige Schmerzen verursachen, vor allem bei drohender Ruptur. In manchen Fällen läßt sich eine pulsierende, mit der Aorta im Zusammenhang stehende, bis kleinfaustgroße Vorwölbung im Bereich des linken Mittelbauchs palpieren. Kompression oder Verschluß von Abgangsarterien durch das Aneurysma führt zu Ischämiesymptomen mesenterial, renal, selten zu Paraparesen oder arterioarteriellen Embolien.

Diagnostik. Auskultatorisch findet sich gelegentlich ein systolisches Schwirren über dem Aneurysma. Das Röntgenbild trägt zur Diagnose bei, wenn Verkalkungen der Aorta abdominalis die Ausbuchtung anzeigen. Mittels Sonographie, Computertomographie bzw. Aortographie wird die Diagnose gesichert (Abb. 7.8).

Am häufigsten ist mit zunehmend längerer Lebenserwartung der Menschen das arteriosklerotische Aneurysma der infrarenalen Aorta. Bei Männern ist es etwa 3mal häufiger als bei Frauen. Symptome sind unbestimmt: Palpationsbefund in manchen Fällen, unklare Rückenschmerzen. Wichtigste Komplikation ist die Ruptur mit Blutung in die Bauchhöhle oder in den Darmtrakt, vor allem in die Pars III des Duodenums.

Die Aortendissektion, die mehrheitlich von der Thorakalaorta ausgeht, macht in etwa 25 % abdominelle Symptome. Die Art wechselt nach der Lokalisation. Hoher Blutdruck (trotz eines schockähnlichen Zustandes) und akuter Oberbauchschmerz sind auf Aortendissektion verdächtig (s. Kapitel 9).

Thrombosen im Pfortadersystem

Weniger akut einsetzend als beim arteriellen Verschluß ist im allgemeinen der Schmerzbeginn bei *Mesenterialvenenthrombose*. Die Schmerzen sind kontinuierlich, können aber ebenfalls sehr heftig werden. Erst nach einigen Tagen treten die Folgen der Darmnekrose in den Vordergrund. Dagegen erscheint die Meläna sofort, also früher als beim Arterienverschluß. Die Diagnose wird häufig erst intra operationem gestellt.

Die *akute Pfortaderthrombose* ist eine seltene Komplikation, fast immer in der Folge von vorausgegangenen abdominalen Erkrankungen (chirurgische Eingriffe, Appendizitis, Pankreatitis usw.). Sie macht oft ein hochfieberhaftes Bild und ist durch heftige, uncharakteristische Bauchschmerzen, vorwiegend im Bereich des rechten Oberbauchs, geringgradige Défense, blutige Durchfälle und durch Entwicklung einer Splenomegalie charakterisiert.

Von der Milz ausgehende Schmerzen

Milzinfarkt. Akute abdominelle Erscheinungen werden beim *Milzinfarkt* beobachtet, wie er u. a. bei der Endokarditis oder bei Vorhofflimmern als Manifestation des Morbus embolicus oder bei ausgeprägter Splenomegalie aus verschiedener Ursache auftritt. Der plötzlich einsetzende Schmerz im linken Oberbauch, eine mäßige Spannung der Bauchdecken im linken Epigastrium mit mehr oder weniger starker Einschränkung der Atemexkursionen und Schulterschmerz (Phrenikus) weisen in diese Richtung. Umschriebene Druckschmerzhaftigkeit und nach 1–2 Tagen auftretendes perisplenisches Reiben sind wertvolle diagnostische Kriterien.

Milzruptur. Die Milzruptur, z. B. bei Malaria, Typhus abdominalis oder nach Trauma, manifestiert sich durch heftigen Oberbauchschmerz links, Schulterschmerz und Zeichen der inneren Blutung.

Vom Retroperitoneum ausgehende Schmerzen

Schmerzen, die ihren Ursprung in retroperitoneal gelegenen krankhaften Prozessen haben, werden im allgemeinen im Rücken, in der Lumbalgegend beiderseits der Wirbelsäule, seltener seitlich und vorn, empfunden.

In erster Linie müssen Wirbelsäulenerkrankungen ausgeschlossen werden.

Einteilung. Man kann die retroperitonealen Schmerzen

- in *akute* und *chronische*,
- von *gutartigen* oder *bösartigen* Prozessen ausgehende und
- durch *renale* und *extrarenale* Krankheiten bedingte einteilen.

Die Übergänge sind fließend, besonders weil die Ureterstauung eine sehr häufige Ursache von retroperitonealen Schmerzen ist, die in der Regel ohne Schwierigkeiten mit der Sonographie bzw. einem intravenösen Urogramm oder ggf. mittels CT diagnostiziert werden kann.

Ursachen. Wichtige Ursachen sind:

- Nierensteine mit typischen Ureterkoliken.
- Papillennekrose, die oft unter dem klinischen Bild der Nephrolithiasis verläuft.
- Hydronephrose verschiedener Ätiologie.

Retroperitoneale Fibrose

Ein Krankheitsbild, das heftige tiefliegende Rückenschmerzen verursachen kann, ist die retroperitoneale Fibrose.

Sie kann unterteilt werden in

- die *idiopathische* Form (eigentlicher Morbus Ormond) und
- die *symptomatische* retroperitoneale Fibrose. Mit diesem Ausdruck werden entsprechende Veränderungen bezeichnet infolge
    - entzündlicher Prozesse (Pankreatitis, Ileitis regionalis, Divertikulitis, Spondylitis tuberculosa, Appendizitis, inflammatorisches Aortenneurysma) und
    - tumoröser Prozesse (vor allem maligne Lymphome, Lymphknotenmetastasen, z. B. Hodentumoren bzw. Bestrahlungsfolgen),
    - gewisser Medikamente, z. B. Methysergid.

Die Fibrose kann einseitige oder doppelseitige *Ureterenverschlüsse* mit den entsprechenden Folgen nach sich ziehen.

Differentialdiagnostische Abgrenzung. Liegt keine Ureterenobstruktion vor, müssen bei retroperitonealen Schmerzen folgende Möglichkeiten in Betracht gezogen werden:

- retroperitoneale Appendix mit appendizitischem Abszeß,
- Psoas-Abszeß,
- renaler Infarkt,
- retroperitoneales Hämatom (unter Antikoagulation),
- Wilms-Tumoren (bei Kindern),
- Aortendissektion,
- vertebragene Ursachen (Diskopathie, Spondylitis).

Abdominalschmerzen bei Intoxikationen und systemischen Erkrankungen

Intoxikationen. Am bekanntesten sind die heftigen, kolikartigen, diffusen Abdominalkrämpfe bei *Bleiintoxikation*. Das Abdomen kann gespannt sein, bleibt aber doch eindrückbar und ist auf Druck nicht wesentlich schmerzhaft. Loslaßschmerz fehlt. Über die übrigen Symptome bei Bleiintoxikation s. Kapitel 13. Alle Schwermetalle können im Prinzip Abdominalbeschwerden verursachen. Bei den heutigen gewerbehygienischen Vorschriften sind Intoxikationen mit den bekanntesten wie Antimon, Arsen und Zink jedoch sehr selten.

Die Abdominalkrämpfe bei *Thalliumvergiftung* sind ähnlich wie bei der Bleiintoxikation. Wegen der gleichzeitigen hartnäckigen Obstipation ist die Verwechslung auch mit *Porphyrie* leicht möglich. Für die Porphyriekoliken ist der intermittierende Charakter typisch, d. h. Krampfperioden von einigen Tagen können mit längerdauernden beschwerdefreien Intervallen wechseln. Die Abdominalkoliken bei Porphyrie werden häufig fehlgedeutet und führen dann zu nicht indizierten operativen Interventionen. Eingehendere Beschreibung der Porphyrie s. unten.

Stoffwechselerkrankungen. Im *präkomatösen* Stadium wird das *Coma diabeticum* nicht selten von heftigen, vorwiegend im Oberbauch lokalisierten Bauchkrämpfen begleitet. Da gleichzeitig heftiges Erbrechen besteht, stehen – wenn die Vorgeschichte des Patienten und der meist intensive Azetongeruch nicht richtig gewertet werden – die Differentialdiagnosen „perforiertes Ulkus, Cholezystitis, akute Pankreatitis" im Vordergrund. Eine hohe Leukozytose ist allen diesen Zuständen gemeinsam.

Kranke mit endokrinologischen Störungen weisen in akuten Phasen der Krankheit nicht selten unklare Bauchkrämpfe, oft verbunden mit Erbrechen oder Durchfall, auf; solche Beschwerden werden beobachtet z. B. bei Thyreotoxikose, akutem Hyperparathyreoidismus, akuter Nebenniereninsuffizienz, diabetischer Ketoazidose und Phäochromozytom. Diese Krankheiten müssen bei der Differentialdiagnose abdomineller Krämpfe stets in Erwägung gezogen werden; sie sind wahrscheinlich durch eine Dysfunktion des vegetativen Nervensystems bedingt.

Schmerzen mit akutem Beginn

Sehr heftige Abdominalschmerzen werden auch bei den familiären *Hyperlipidämien* (Typ I, IV, V) beobachtet. Ist bei einem „chirurgischen Abdomen" diese Diagnose wahrscheinlich, wird man nach weiteren Erscheinungen dieser seltenen Krankheiten suchen: Xanthomatose, lipämische Retinitis und selten Hepatosplenomegalie. Im Serum, welches durch seine milchige Beschaffenheit auffällt, sind die Triglyzeride erheblich vermehrt.

Vorübergehende Hyperlipidämie bei Alkoholikern, gleichzeitig mit Ikterus und hämolytischer Anämie (*Zieve-Syndrom*, s. Kapitel 25), kann mit heftigen Schmerzen im Epigastrium einhergehen. Ähnliche akute Schmerzzustände werden u. U. bei alkoholischer Hepatitis beobachtet (s. Kapitel 25).

Porphyrien

Bei unklaren rezidivierenden Abdominalschmerzen ist unter anderem auch an die sehr seltenen Porphyrien zu denken. Typisch sind die positive Familienanamnese und das schubweise Auftreten. Schübe können zum Teil medikamentös ausgelöst werden und sind meistens vergesellschaftet mit neurologischen Symptomen bzw. Hautsymptomen (Photosensibilität).

Pathogenese. Den Porphyrien liegt eine erblich bedingte Störung des Hämstoffwechsels zugrunde (Abb. 7.**9**). Die Porphyrien werden je nach Ort der Überproduktion und Akkumulation von Porphyrinvorläufern oder Porphyrinen in hepatische und erythropoetische Formen eingeteilt (Tab. 7.**7**). Ähnliche Abdominalkoliken werden beobachtet bei der akuten intermittierenden Porphyrie, der hereditären Koproporphyrie und der gemischten (variegata) Porphyrie. Alle drei Formen können unter anderem durch bestimmte *Medikamente* ausgelöst werden. Zeichen der kutanen *Photosensibilität* finden sich bei der hereditären Koproporphyrie, der gemischten (variegata) Porphyrie, der Porphyria cutanea tarda und den erythropoetischen Porphyrien. In den letzten Jahren konnten die für die verschiedenen Porphyrien verantwortlichen Enzymdefekte und die zugrundeliegenden genetischen Mutationen im Detail charakterisiert werden.

Hepatische Porphyrien

Die wichtigsten hepatischen Porphyrien sind die akute intermittierende Porphyrie, die hereditäre Koproporphyrie, die gemischte (variegata) Porphyrie und die Porphyria cutanea tarda.

Akute intermittierende Porphyrie. Die ersten Symptome der akuten intermittierenden Porphyrie setzen meist in der 3. Lebensdekade, sehr selten vor der Pubertät, gelegentlich auch erst nach 60 Jahren ein. Das Verhältnis Männer zu Frauen ist 2:3. *Abdominalkoliken* (häufig mehrfach laparotomiert ohne Befund), oft begleitet von Obstipation oder Ileus, Nausea, Erbrechen ohne druckschmerzhaftes Abdomen, *motorische Lähmungen* im Rahmen einer vorwiegend motorischen peripheren

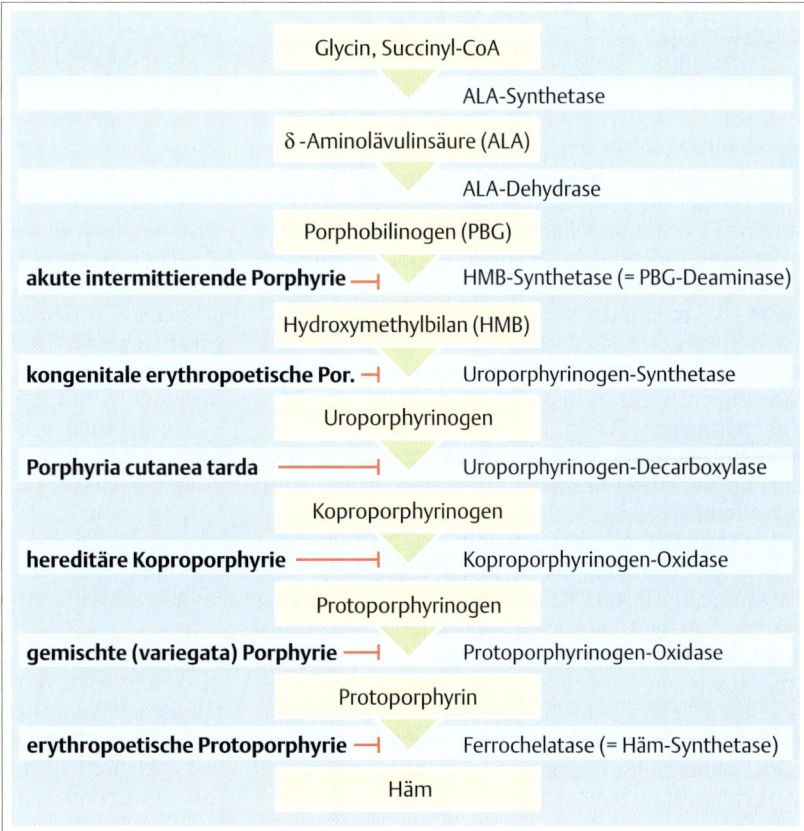

Abb. 7.**9** Hämstoffwechsel und Enzymdefekte bei hepatischen und erythropoetischen Porphyrien.

Tabelle 7.7 Differentialdiagnose der Porphyrien (modifiziert nach *Desnick RJ* and *Anderson KE*. Heme biosynthesis and its disorders: porphyrias and sideroblastic anemias. In: Hematology: Basic Principles and Practices. 2nd ed. Hoffman R et al., eds. New York; Churchill Livingstone; 1995)

Porphyrie	Enzymdefekt	Vererbung	kutane Photosensibilität	neuroviszerale Symptome	Erythrozyten	Urin	Stuhl
Hepatische Porphyrien							
Akute intermittierende Porphyrie	HMB-Synthetase	AD	–	+	–	ALA, PBG	–
Hereditäre Koproporphyrie	Koproporphyrinogen-Oxidase	AD	+	+	–	ALA, PBG, Koproporphyrin	Koproporphyrin
Gemischte (variegata) Porphyrie	Protoporphyrinogen-Oxidase	AD	+	+	–	ALA, PBG, Koproporphyrin	Koproporphyrin, Protoporphyrin
Porphyria cutanea tarda	Uroporphyrinogen-Decarboxylase	AD	+	–	–	Porphyrine (ALA u. PBG normal)	Porphyrine
Erythropoetische Porphyrien							
Kongenitale erythropoetische Porphyrie	Uroporphyrinogen-Synthetase	AR	+++	–	Uroporphyrin I	Uroporphyrin I	Koproporphyrin I
Erythropoetische Protoporphyrie	Ferrochelatase	AD	+	–	Protoporphyrin	–	Protoporphyrin

Abkürzungen s. Abb. 7.9 AD, autosomal dominant; AR, autosomal rezessiv; XLR, X-chromosomal rezessiv.

Neuropathie und *zerebrale Erscheinungen* bestimmen das äußerst bunte klinische Bild. Oft ist nur eine leichte Muskelschwäche feststellbar. Alle Muskeln, eingeschlossen die Gesichtsmuskeln, können betroffen sein. Aufsteigende Lähmungen kommen vor. Beteiligung der Atemmuskulatur kann zur respiratorischen Insuffizienz führen. Die Paresen können sich zurückbilden. Krampfanfälle und psychische Veränderungen (Angstzustände, Schlaflosigkeit, Depression, Halluzinationen etc.) sind nicht ungewöhnlich.

Weitere Symptome sind *Tachykardie, Hypertonie,* unklare Fieberzustände und mäßige Leukozytose. Die Auslösung der akuten Attacken durch *Barbiturate,* aber auch andere Medikamente, z. B. Sulfonamide, Pyrazolone, Ergotaminpräparate, Succinimide, Carbamazepin, ist diagnostisch wichtig. Alkohol, Reduktionsdiäten und endo- oder exogene Sexualhormone können ebenfalls einen Schub auslösen. Der während des Anfalls gelöste rötliche Urin dunkelt nach und hellt sich im Gegensatz zum normalen urobilinogenhaltigen Urin nicht nach wenigen Stunden auf (Abb. 7.**10**). Erhöhte ALA- und PBG-Ausscheidung im Urin während eines akuten Schubes sind diagnostisch. Im Gegensatz zur hereditären Koproporphyrie und der gemischten (variegata) Porphyrie ist die Ausscheidung von Porphyrinen im Stuhl bei der akuten intermittierenden Porphyrie meist normal.

Im Latenzstadium kann die Krankheit durch die verminderte HMB-Synthetase-Aktivität in Erythrozyten nachgewiesen werden.

Hereditäre Koproporphyrie. Auslösende Faktoren sowie neuroviszerale und andere Symptome entsprechen der akuten intermittierenden Porphyrie. Hautveränderungen mit kutaner Photosensibilität sind ähnlich wie bei der gemischten (variegata) Porphyrie und bei der Porphyria cutanea tarda. Die Ausscheidung von Koproporphyrin in Urin und Stuhl ist während der akuten Schübe, oft aber auch im Intervall erhöht. Die ALA- und PBG-Ausscheidung im Urin ist während der Anfälle erhöht.

Gemischte (variegata) Porphyrie. Die gemischte (variegata) Porphyrie befällt in Südafrika beinahe 0,3 % der weißen Bevölkerung, ist aber in Europa ungewöhnlich. Auslösende Faktoren sowie neuroviszerale und andere Symptome sind ähnlich wie bei der akuten intermittierenden Porphyrie. Hautveränderungen mit kutaner Photosensibilität sind ähnlich wie bei der hereditären Koproporphyrie und bei der Porphyria cutanea tarda. Im Anfall sind die Ausscheidung von ALA, PBG und Koproporphyrin im Urin und von Koproporphyrin und Protoporphyrin im Stuhl erhöht.

Porphyria cutanea tarda. Die Porphyria cutanea tarda ist die häufigste Porphyrieform und wird überwiegend bei Männern beobachtet. Die Hauterscheinungen (Photosensibilität) stehen im Vordergrund (Abb. 7.**11**). Neurologische Manifestationen und Abdominalschmerzen werden nicht beobachtet. Es werden verschiedene Typen unterschieden, denen allen gemeinsam ein Defekt

Schmerzen mit akutem Beginn 231

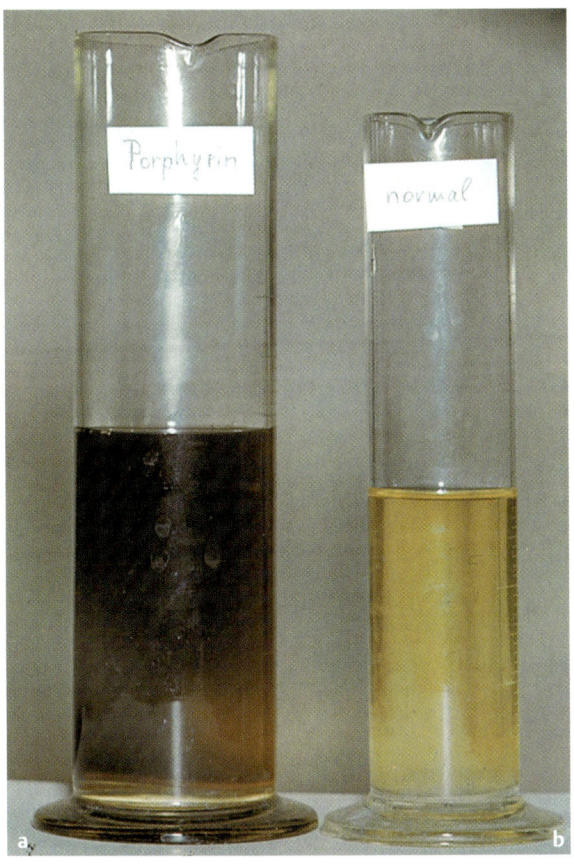

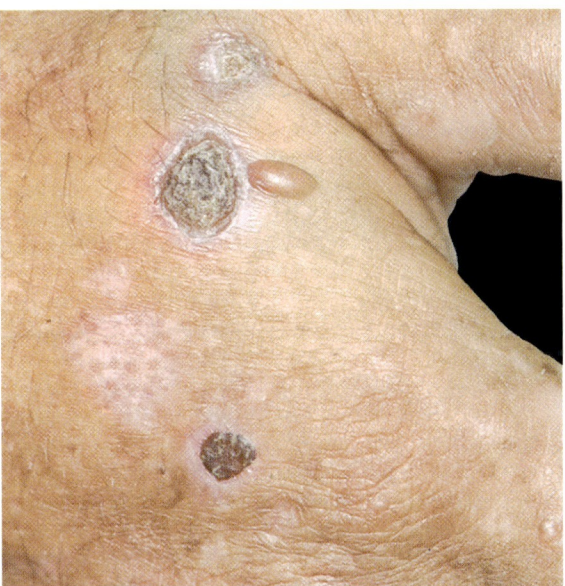

Abb. 7.11 Porphyria cutanea tarda: Blasenbildung, Krustenbildung bei abheilenden Blasen, Pigmentverschiebungen am Handrücken.

◀ Abb. 7.10 Urin bei (a) Porphyrinurie im Vergleich zu (b) Normalpersonen.

der hepatischen Uroporphyrinogen-Decarboxylase ist. Verschiedene Faktoren können zur verminderten Enzymaktivität beitragen, besonders Alkoholabusus, hepatische Eisenüberladung und Östrogene. Sehr oft besteht eine Hepatopathie (Fettleber, Fibrose, Zirrhose), die klinisch ganz in den Vordergrund treten kann.

Patienten mit Porphyria cutanea tarda haben ein erhöhtes Risiko für die Entwicklung eines hepatozellulären Karzinoms. Eine Assoziation mit chronischer Hepatitis C wurde beschrieben.

Porphyrine sind in Urin und Stuhl erhöht. Die ALA- und PBG-Ausscheidung im Urin ist typischerweise normal.

Erythropoetische Porphyrien

Die wichtigsten erythropoetischen Porphyrien sind die kongenitale erythropoetische Porphyrie und die erythropoetische Protoporphyrie.

Kongenitale erythropoetische Porphyrie. Sie ist eine autosomal rezessiv vererbte Erkrankung, die durch hämolytische Anämie, hochgradige Photosensibilität der Haut und Akkumulation des Typ I Isomers von Uro- und Koproporphyrin gekennzeichnet ist. Ausgeprägte Hautveränderungen mit Blasen, dann Narben und dystrophischen Folgen an lichtexponierten Stellen dominieren das klinische Bild, das sich schon bald nach der Geburt manifestiert. Der rote Urin enthält vor allem Uroporphyrin I und etwas weniger Koproporphyrin I. Dieses Verhältnis ist im Stuhl umgekehrt. ALA- und PBG-Ausscheidung sind normal. Hämolytische Anämie mit ausgesprochen ineffektiver Erythropoese und Splenomegalie ist die Regel.

Erythropoetische Protoporphyrie. Die erythropoetische (oder erythrohepatische) Protoporphyrie ist nach der Porphyria cutanea tarda die zweithäufigste Porphyrieform. Sie wird autosomal dominant vererbt und ist durch einen Defekt der Ferrochelatase gekennzeichnet. Protoporphyrin akkumuliert in den Erythrozyten und im Plasma und wird über Galle und Stuhl ausgeschieden. Die Symptome beschränken sich in den meisten Fällen auf relativ *leichte und passagere Hauterscheinungen nach Sonnenlichtexposition* (Jucken, Brennen, Rötung, Urtikaria), wobei von Patient zu Patient und im Verlauf der Krankheit große Unterschiede bestehen. Blasenbildung ist im Gegensatz zu den anderen mit kutaner Photosensibilität einhergehenden Porphyrien selten. Hämolyse oder Anämie fehlen in der Regel oder sind mild. Bei einzelnen Patienten führt die Akkumulation von Protoporphyrin zu einer chronischen Lebererkrankung. Entscheidend ist die deutliche Erhöhung von Protoporphyrin in den Erythrozyten und die erhöhte Protoporphyrinausscheidung im Stuhl. Der Urin enthält keine abnormen Substanzen und ist nie verfärbt.

Bleiintoxikation. Sie stellt eine besondere Form der Porphyrinurie dar. Klinisch dominieren bei Kindern die *En-*

zephalopathie, bei Erwachsenen die *Bleikoliken* und die *neuromuskulären Erscheinungen*. Typisch ist auch der *Bleisaum am Zahnfleisch*. Die Bleianämie ist Folge einer Hämolyse, bedingt durch direkte Schädigung der zirkulierenden Erythrozyten, sowie einer Hemmung der Erythropoese. Die relative Beteiligung dieser beiden Mechanismen ist sehr unterschiedlich. So kann die Retikulozytose ausgeprägt sein oder fehlen. Die charakteristische *basophile Punktierung* der Erythrozyten entspricht alterierten Ribosomen. Längerdauernde subklinische Intoxikationen können bei Kindern zu intellektuellen Entwicklungsdefiziten und bei Erwachsenen zur Niereninsuffizienz führen. Blei hemmt die Hämsynthese auf verschiedenen Stufen (ALA-Synthetase, ALA-Dehydrase, Ferrochelatase). Erhöhte ALA-Ausscheidung im Urin ist ein feines, frühes und anhaltendes Symptom. Die Koproporphyrin III-Ausscheidung ist ebenfalls erhöht. Die PBG-Ausscheidung ist meist normal, höchstens mäßig erhöht. Das Erythrozyten-Protoporphyrin ist stark vermehrt. Diagnostisch ist der Nachweis erhöhter Bleikonzentrationen im Vollblut oder einer erhöhten Bleiausscheidung im Urin und Stuhl.

Abdominalschmerzen bei Allgemeinerkrankungen

Schmerzen im Abdomen sind nicht nur bei lokalen krankhaften Prozessen, sondern als gelegentlich führendes Symptom vieler Allgemeinerkrankungen zu beobachten. Es ist ausgeschlossen, alle möglichen Ursachen zu beschreiben, weil damit ein großer Teil der klinischen Symptomatologie überhaupt abgehandelt werden müßte. Die häufigsten Allgemeinerkrankungen, an die gedacht werden muß, sind folgende:

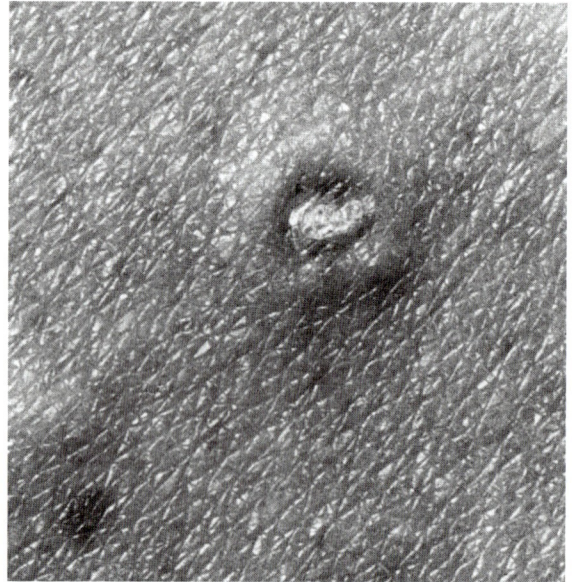

Abb. 7.12 Hautveränderungen bei Köhlmeier-Degos-Krankheit (maligne atrophische Papulose). Spätes Stadium mit bereits abgeblaßtem Zentrum und deutlich sichtbarer erhabener Umrandung.

Thoraxkrankheiten

In den Oberbauch ausstrahlende Schmerzen sind bei *Herzinfarkt*, besonders beim Hinterwandinfarkt, keineswegs selten. Die Diagnose wird leicht gestellt, wenn der Infarktschmerz gleichzeitig auch im Thorax empfunden wird; sie wird dagegen oft verpaßt, wenn der Schmerz ausschließlich im Oberbauch lokalisiert ist. Sobald diese Diagnose aber in Erwägung gezogen wird, läßt sie sich durch das EKG und Labortests in der Regel ohne Schwierigkeiten ausschließen oder bestätigen.

Akute *Lungenkrankheiten*, vor allem Pleuritis, Pneumonie, Spontanpneumothorax, Lungenembolie (-infarkt), können sich mit Abdominalschmerzen manifestieren.

Die Thoraxaufnahme gehört daher zur Abklärung von akuten, unklaren Abdominalschmerzen.

NB: Kleine Mengen von freier Luft sind auf der Thoraxaufnahme unter dem Zwerchfell besser erkennbar als auf der Abdomenübersichtsaufnahme.

Arterielle und venöse Gefäßerkrankungen, s. S. 226.

Leberkrankheiten. Starke Oberbauchschmerzen werden gelegentlich bei verschiedenen, oft anikterischen Leberkrankheiten beobachtet, vor allem bei akuter kardialer Leberstauung, alkoholischer Hepatitis und bei Neoplasien der Leber. Zur Erfassung umschriebener, schmerzhafter Leberprozesse wie Neoplasie, Abszeß, Echinokokkus ist die Sonographie die Methode der ersten Wahl.

Kollagenosen. Sie können vor allem durch Befall kleiner und mittelgroßer Gefäße Abdominalschmerzen hervorrufen. Gefäßverschlüsse bei *systemischem Lupus erythematodes* oder *Panarteriitis nodosa* führen entweder zur Infarktbildung (z. B. Milz, Pankreas) oder zu ulzerösen Schleimhautprozessen im Gastrointestinaltrakt und zu entsprechenden Komplikationen (Blutung, Perforation oder Darmstenosen).

Abdominalschmerzen sind auch bei verschiedenen Krankheiten, die in enger Beziehung zum rheumatisch-allergischen Formenkreis stehen, zu beobachten, z. B. bei der *Purpura Schönlein-Henoch* und beim Behçet-Syndrom.

Unbestimmte gastrointestinale Beschwerden sowie ein schwerstes abdominales Bild mit Zeichen von Ileus, Perforation und Peritonitis können vorwiegend bei jungen Männern bei der *Köhlmeier-Degos-Krankheit* beobachtet werden. Diagnostisch führend sind die Hautveränderungen (*maligne atrophische Papulose*), die meist den gastrointestinalen Symptomen vorausgehen. Die rötlichen Papeln erscheinen am Rumpf und den proximalen Teilen der Extremitäten im Verlauf von Tagen bis Wochen, sie blassen in der Mitte ab und sind von einem leicht erhabenen violetten Ring mit Teleangiektasien umrandet (Abb. 7.12). Die Ursache der zugrundeliegenden obliterierenden endothelialen Reaktion der kleinen Arterien, Arteriolen und Venen ist nicht bekannt. Diese seltene Erkrankung verläuft meist letal.

Blutkrankheiten. Abdominalschmerzen bei primären Blutkrankheiten sind oft durch Komplikationen bedingt,

wie z. B. Cholelithiasis bei kongenitaler Sphärozytose, Nephrolithiasis bei Leukämien, Milzinfarkt bei Polyzythämie, retroperitoneale oder intestinale Hämatome bei Gerinnungsstörungen.

Neurologische Krankheiten. Schmerzen im Abdominalbereich sind häufig bedingt durch neuralgiforme Ausstrahlung im Rahmen eines radikulären Schmerzsyndroms bei verschiedenen Wirbelsäulenleiden, vor allem Spondylarthrose, Diskopathie, Morbus Bechterew, Osteoporose etc., oder bei spinalen Erkrankungen. Bei Herpes zoster gehen entsprechende Abdominalschmerzen dem Stadium der Bläschenbildung um Tage voraus. Die tabische Krise ist ein typisches Beispiel für die Problematik neurologischer Krankheiten mit vorwiegend abdominaler Symptomatik.

Allergische Erkrankungen. Bei starken allergischen Reaktionen wie der Serumkrankheit können abdominale Schmerzen entweder als heftige andauernde Schmerzen in der Nierengegend oder als krampfartige Schmerzen über dem Epi- und Hypogastrium allen anderen auf eine allergische Erkrankung hinweisenden Symptomen (Hauterscheinungen) vorausgehen.

Infektionskrankheiten. Bei den meisten akuten Infektionen sind Abdominalbeschwerden die Regel und reichen von Appetitlosigkeit bis zu erheblichen Schmerzen. Die Schmerzen bei Bornholm-Krankheit können gelegentlich vorwiegend im Abdominalbereich lokalisiert sein. Bei verschiedenen Parasitosen, vor allem Trichinose, Askaridiasis, Trichiuriasis und Bandwurmbefall, können leichte bis heftige Bauchschmerzen auftreten (s. Kapitel 4, 27).

7.3 Chronische und chronisch-rezidivierende Abdominalschmerzen

Über die Hälfte aller Patienten mit chronischen Abdominalschmerzen leidet an sog. funktionellen Störungen, d.h. Beschwerden ohne objektiven Befund, vor allem Colon irritabile. Jahrelange, intermittierende Abdominalbeschwerden bei gutem Allgemeinzustand, meist kombiniert mit zahlreichen anderen „funktionellen" Störungen machen ein Colon irritabile wahrscheinlich, vor allem bei Patienten unter 40 Jahren und nächtlicher Beschwerdefreiheit. Früher häufig verwendete klinische Begriffe wie chronische Appendizitis, chronische Gastritis, Adhäsionsbeschwerden nach erfolglosen Operationen usw. müssen als „funktionelle" Störungen zusammengefaßt werden.

> ! Voraussetzung für diese Diagnose ist aber stets der Ausschluß eines organischen Leidens.

Allgemeine Überlegungen zum Schmerzcharakter bei längerdauernden Oberbauchschmerzen

Bei der Mehrzahl der Patienten mit Abdominalschmerzen führt die Anamnese zur richtigen Vermutungsdiagnose. Diese ist entscheidend für die Abklärungsstrategie.

> ! Es gilt aus der Vielzahl diagnostisch-technischer Methoden die richtige Auswahl für eine gezielte, rationale Abklärung zu treffen.

Schmerzanalyse. Eine vollständige Schmerzanalyse umfaßt immer die *4 Kardinalfragen* nach dem
- Wo?
- Wie?
- Wann?
- Warum?
- Aus der *Lokalisation* und der Art der Schmerzen lassen sich häufig entscheidene Rückschlüsse ziehen. Der Schmerz organischer Leiden wie z. B. Ulkus, Cholelithiasis, Pankreatitis ist im Gegensatz zu „funktionellen" Störungen in der Regel umschrieben.
- Die Ausstrahlung der Schmerzen, z. B. in die Schulter bei Cholelithiasis, in die Leisten- und Genitalgegend bei Nephrolithiasis oder in den Rücken bei Pankreasaffektionen, Aortenaneurysma und Ulkuspenetration, ist wegweisend.
- Typische Lageabhängigkeit mit Verstärkung der Schmerzen im Liegen findet sich z. B. bei Refluxkrankheit und Pankreasaffektionen oder Schmerzintensivierung im Stehen bei Hernien.

- Verstärken sich die Schmerzen in Abhängigkeit von Körperbewegungen, ist an Bauchwandprozesse (z. B. Trauma), vertebragene Schmerzen (z. B. Diskopathie) oder Refluxkrankheit (signe du soulier) zu denken.
- Akzentuierung der Schmerzen nach Nahrungszufuhr ist typisch für Cholelithiasis, Pankreatitis, Angina abdominalis, Colon irritabile sowie organische Stenosen im Gastrointestinaltrakt.
- Von besonderer Bedeutung für die Differentialdiagnose ist der Schmerzcharakter in zeitlicher Hinsicht. Die typische Periodik der Schmerzen der häufigsten Ursachen ist in Abb. **7.13** zusammengefaßt.

Spezielle Schmerzcharakteristik. Bei Ulkusleiden und Colon irritabile ist zusätzlich ein typischer *Tagesrhythmus* häufig vorhanden. Charakteristisch für *Ulkusschmerz* sind:
- Auftreten 1–2 Stunden postprandial,
- nie morgens nüchtern,
- Spontanschmerz um Mitternacht,
- rasche Besserung auf Milch, Antazida oder Nahrung (food relief).

Charakteristisch für *Colon irritabile* sind Schmerzen:
- sofort postprandial,
- oft morgens beim Aufstehen,
- nie nachts,
- keine bei Nahrungskarenz.

Von Magen und Dünndarm ausgehende Schmerzen

Einteilung. Von Magen und Dünndarm ausgehende Schmerzen können grob eingeteilt werden in

- akute und chronische Gastritis,
- funktionelle Magenstörungen (Reizmagen),
- Ulkuskrankheit (Ulcus duodeni, Ulcus ventriculi),
- Magenkarzinom,
- seltene Affektionen und
- Magenbeschwerden als sekundäre Begleiterscheinungen von Allgemeinerkrankungen.

Diagnostik. Die Differentialdiagnose wird durch die *Anamnese*, durch den *Untersuchungsbefund*, durch die *bildgebenden Verfahren* (Endoskopie, Röntgenuntersuchung) und die *Biopsie* mit histologischer Untersuchung ermöglicht.

Einer sorgfältigen *Anamnese* ist bei Magenkrankheiten eine besondere Beachtung zu schenken. Die Beschwerden bei funktionellen Magenleiden (Reizmagen) zeichnen sich durch ihren wenig definierten Charakter aus. Sie sind zeitlich weitgehend regellos und lassen vor allem eine Periodik vermissen (Abb. 7.**13**). Sofort nach der Nahrungsaufnahme erfolgt häufig eine Akzentuierung der Beschwerden.

Für die Abklärung der Ursache unklarer Oberbauchschmerzen, von Dysphagie, Sodbrennen und Gastrointestinalblutungen ist die *Endoskopie* die wichtigste Untersuchungsmethode. Eine weitere typische Indikation ist die unklare Eisenmangelanämie. *Röntgenuntersuchungen* sind hilfreich, vor allem bei Verdacht auf paraösophageale Hiatushernie, Motilitätsstörungen, Zenker-Divertikel, Kompression von außen oder endoskopisch nicht passierbaren Stenosen. Mittels *Endosonographie* ist es möglich, intramurale Prozesse, vor allem Ausbreitung und Infiltrationstiefe von Neoplasien in verschiedene Wandschichten und in die Umgebung sowie lokale Lymphknotenmetastasen zu erfassen.

Akute Gastritis

Klinik. Die akute Gastritis, bei welcher in der Regel die Einnahme eines schädigenden Agens eruiert werden kann, bietet kaum differentialdiagnostische Schwierigkeiten. Das Bild wird beherrscht von einem diffusen Druck, der sich bis zu intensivem Schmerz in der Magengegend steigern kann. Nahrungsaufnahme verstärkt die Beschwerden. Nach Erbrechen tritt meist Linderung ein. Im Verlauf weniger Stunden bis Tage klingen die Beschwerden ab. Häufig werden die Magensymptome von intestinalen Erscheinungen (Meteorismus, Durchfälle) begleitet (Abb. 7.**14**, 7.**15**).

Die erosive Gastritis ist eine wichtige Ursache der Hämatemesis.

Ursachen. Die Ursachen der akuten Gastritis sind neben Infektionen (vor allem Helicobacter pylori, sehr selten andere bakterielle [phlegmonöse, mykobakterielle oder luetische Gastritis], virale [Herpex simplex- und

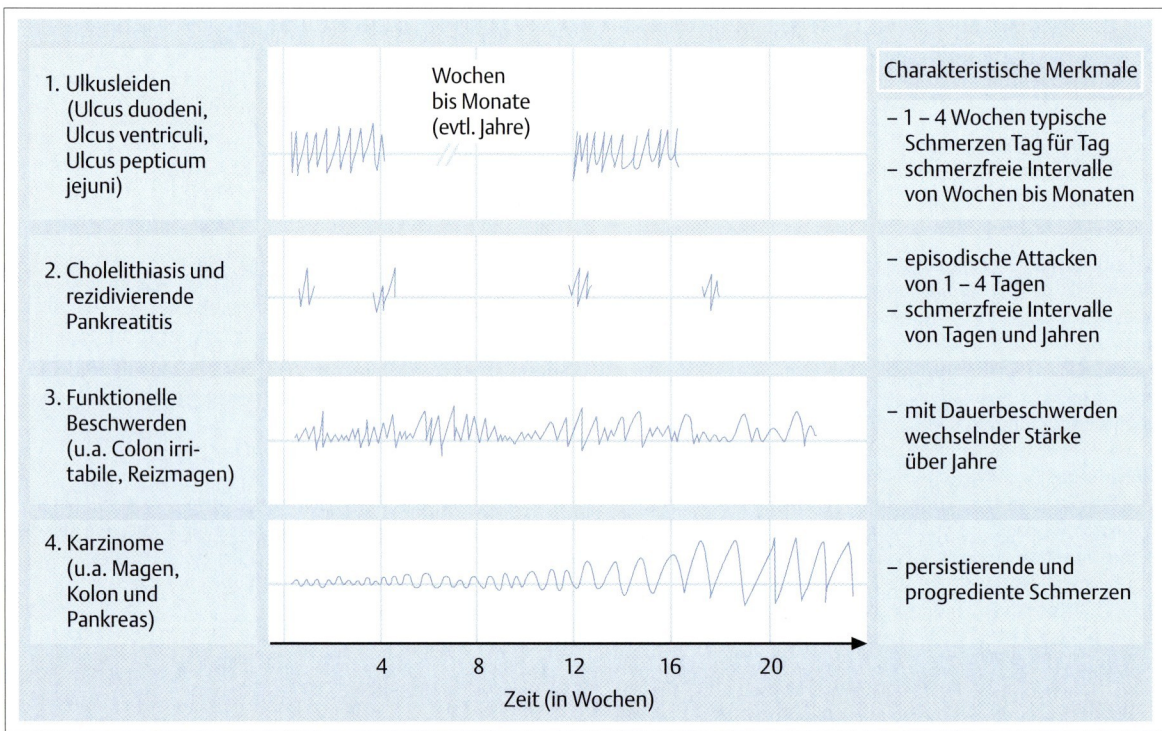

Abb. 7.**13** Typische Periodik der häufigsten Ursachen von chronischen (rezidivierenden) Oberbauchschmerzen.

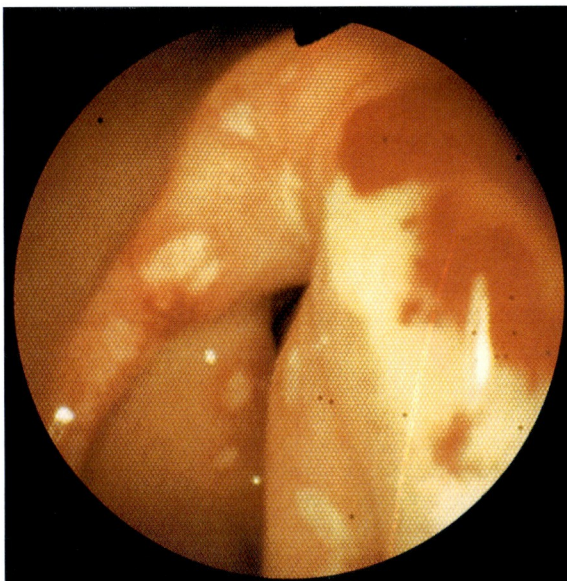

Abb. 7.14 Multiple inkomplette Erosionen im Antrum. Im lateralen Bildrand artifiziell bedingte Blutung (aus *Krentz K.* Endoskopie des oberen Verdauungstraktes. Stuttgart, Thieme: 1982).

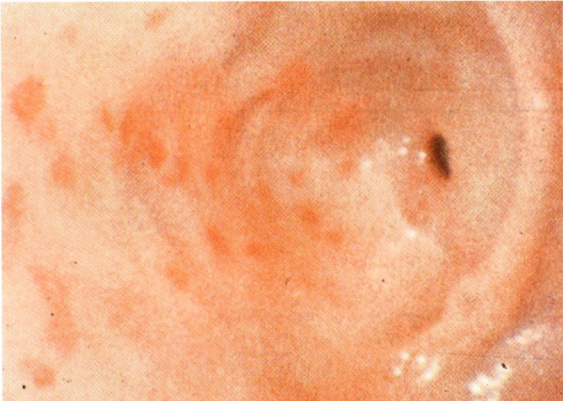

Abb. 7.15 Multiple, zum Teil großfleckige hämorrhagische Erosionen im Antrumbereich (aus *Krentz K.* Endoskopie des oberen Verdauungstraktes. Stuttgart, Thieme: 1982).

Zytomegalievirus, besonders bei AIDS], parasitäre Erreger oder Pilze), Nahrungsmittelintoxikation (Staphylococcus aureus-Toxin), Alkohol, Streßsituationen (Operation, schweres Trauma, Schock) besonders Medikamente, vor allem nichtsteroidale Antirheumatika, Salizylate, Phenylbutazon, Indometacin, Kortikosteroide und Zytostatika.

Differentialdiagnose. Eine Gastritis wird oft als primär interpretiert, obwohl sie nur Ausdruck einer *allgemeinen Grundkrankheit* ist. Differentialdiagnostisch müssen daher diese Grundkrankheiten, welche mit gastritischen Beschwerden einherzugehen pflegen, stets in Erwägung gezogen werden:

➤ *Jede schwere Allgemeinerkrankung* zeigt Symptome, welche auf eine Magenerkrankung bezogen werden können, wie Aufstoßen, Inappetenz, evtl. Erbrechen.
➤ Besonders häufig finden sich solche Erscheinungen bei der *chronischen Urämie*.
➤ Akute oder chronische *Leberkrankheiten*, z. B. bei chronischem Alkoholabusus, gehen häufig einher mit gastritischen Beschwerden.
➤ Die *Stauungsgastritis* als Ausdruck einer Herzinsuffizienz bzw. einer portalen Hypertension ist bei Beachtung der kardialen bzw. hepatischen Symptome abzugrenzen.
➤ Von den Medikamenten ist besonders die Digitaliswirkung auf den Magen bekannt und manche unklare „Gastritis" bei Herzpatienten klingt nach Absetzen der Digitalismedikation nach wenigen Tagen ab.
➤ Die *allergische Gastritis* als Folge von Überempfindlichkeitsreaktionen auf Nahrungsmittel, vor allem Milch, Schokolade, Hefe, Nüsse, Zitrusfrüchte, Erdbeeren, Muscheln usw., tritt vorwiegend auf als Teil einer generalisierten gastrointestinalen Reaktion mit Brechdurchfall, Schmerzen, u. U. kombiniert mit Allgemeinsymptomen wie Tachykardie, Blutdruckabfall, Asthma, Kopfschmerzen, Urtikaria.

Chronische Gastritis

Morphologisch sind Typ A- und Typ B-Gastritis zu unterscheiden.

Typ-A-Gastritis. Die *Typ A-Gastritis* befällt vor allem den Magenkorpus. Ihr liegt ein Autoimmunprozeß zugrunde; sie ist typischerweise assoziiert mit perniziöser Anämie. Es finden sich Autoantikörper gegen Parietalzellen und intrinsic factor. Das Gastrin ist stark erhöht.

Typ-B-Gastritis. Die *Typ B-Gastritis* befällt vor allem das Magenantrum und wird typischerweise durch Helicobacter pylori verursacht. Sie ist häufiger als die Typ A-Gastritis und ist assoziiert mit Ulcus ventriculi, Ulcus duodeni, Magenkarzinom und MALT-Lymphom. Seltene chronische Gastritisformen sind die lymphozytäre, die eosinophile und die granulomatöse Gastritis.

Diagnostik. Die Diagnose der chronischen Gastritis kann nur histologisch gestellt werden. Eine sichere Beziehung zu typischen klinischen Symptomen besteht nicht. Die Mehrzahl der Patienten mit chronischer Gastritis ist asymptomatisch. Die klinische Interpretation von Beschwerden im Sinne einer chronischen Gastritis erfordert größte Zurückhaltung.

Reizmagen (funktionelle Dyspepsie)

Bei gesteigerter motorischer und sekretorischer Aktivität besteht eine gewisse Beziehung zum Ulkus. Epigastrische Dauerschmerzen, Inappetenz, Nausea und gehäuftes Erbrechen sind die Hauptsymptome. Nahrungsaufnahme pflegt die Beschwerden zu verstärken, Periodizität und Tagesrhythmus fehlen in der Regel. Diese anamnestischen Angaben gestatten meistens die Abgrenzung gegenüber dem Ulkus. Entscheidend für die Differentialdiagnose ist das Fehlen typischer endoskopischer Veränderungen beim Reizmagen.

Morbus Ménétrier

Der Morbus Ménétrier (*Riesenfaltengastropathie*) ist gekennzeichnet durch wulstige, „hirnwindungsartige" Magenfalten, die auch bei maximaler Magendilatation nicht verstreichen. Diesen liegt eine massive foveoläre Hyperplasie zugrunde. Häufig bestehen sekundäre entzündliche Veränderungen. Klinisch klagen die Patienten über Oberbauchschmerzen und Erbrechen. Oft kommt es zu einem Eiweißverlust mit hypoproteinämischen Ödemen (exsudative Enteropathie). Die Ursache der Erkrankung ist unbekannt. Die Abgrenzung von einem intramural wachsenden Tumor kann schwierig sein (Abb. 7.16).

Ulkuskrankheit

Im Verständnis der Entstehung der Ulkuskrankheit hat sich ein radikaler Wandel vollzogen. Die Behandlung der *Helicobacter pylori (Hp)-Infektion* bei Patienten mit Ulkus führt nicht nur zur Heilung der akuten Läsion, sondern verhindert in der Regel auch das Rezidiv und somit Komplikationen der Ulkuskrankheit. Nur etwa 10 % der Hp-Infizierten entwickeln in den industrialisierten Ländern ein Ulkus, andererseits sind 95 % der Patienten mit einem Ulcus duodeni mit Hp infiziert. Daraus wird deutlich, daß die Hp-Infektion allein nicht ausreicht, um ein Ulkus zu induzieren. Hp schafft vielmehr die Voraussetzungen für weitere Risikofaktoren zur Ulkusbildung: Streß, Rauchen und eine genetische Prädisposition.

Helicobacter pylori-Nachweis. Der Nachweis von Helicobacter pylori gelingt

- *histologisch* mittels Giemsa- oder Warthin-Starry-Färbung von Magenantrumbiopsien,
- *kulturell* aus Magenantrumbiopsien,
- mittels Nachweis der *Ureaseaktivität*, entweder mit einem Urease-Schnelltest im Biopsiematerial oder mit dem Atemtest mit ^{13}C- oder ^{14}C-markiertem Harnstoff oder
- *serologisch*. Insgesamt ist die Serologie aber für die Diagnostik im Einzelfall wenig geeignet, da eine Kolonisation mit Hp in ca. 10 % der unter 30jährigen und ca. 60 % der 60jährigen vorliegt, aber nur etwa 10 % der Infizierten ein Ulkus entwickeln.

Klinik. Beim Ulkus ist der *streng lokalisierte Schmerz* charakteristisch, im Gegensatz zum Reizmagen und akuter Gastritis. Bei der akuten Gastritis ist in der Regel ein diffuser Druckschmerz im ganzen Oberbauch vorhanden. Viele Ulkuskranke können selbst den scharf begrenzten Druckschmerzpunkt, der weitgehend dem Spontanschmerzbereich entspricht, bezeichnen. Diese druckschmerzhafte Stelle ist beim Ulcus ventriculi links, beim Ulcus duodeni rechts von der Mittellinie gelegen. Der Schmerzcharakter ist differentialdiagnostisch wichtig zur Abgrenzung gegenüber der Gallenkolik (Periodik und Tagesrhythmus der Schmerzen s. Abb. 7.13). Besonders wichtig ist die Dauer der einzelnen Schmerzepisoden (Periodik) und der für das Ulkus typische Tagesrhythmus. Die Cholelithiasisepisode dauert 1–3 Tage, die Ulkusperiode 3–5 Wochen. Nach Nahrungsaufnahme verschwindet der Ulkusschmerz in der Regel nach wenigen Minuten, der Cholelithiasisschmerz dagegen nicht. Der Ulkusschmerz ist fast nie von Nausea begleitet, während Übelkeit sehr häufig bei Gallenblasenerkrankungen ist. Der Appetit ist im Gegensatz zur Gastritis und zum Karzinom nicht gestört. Ist trotz anderer Ulkuszeichen der Schmerzcharakter nicht typisch, muß das Vorliegen von Komplikationen in Erwägung gezogen werden:

- Dauer- und Rückenschmerz: Penetration,
- Nausea und Erbrechen: Stenose.

Ein Ulkusschub kann wie die akute Gastritis ausgelöst werden durch Streßsituationen (Operation, schweres Trauma), Alkoholabusus oder Medikamente (u. a. Antirheumatika).

Die Ulkuskrankheit kommt in allen Lebensaltern vor, vor allem aber nach der Pubertät; das Karzinom häuft sich nach dem 50. Lebensjahr, kann aber schon bei 20- bis 30jährigen beobachtet werden.

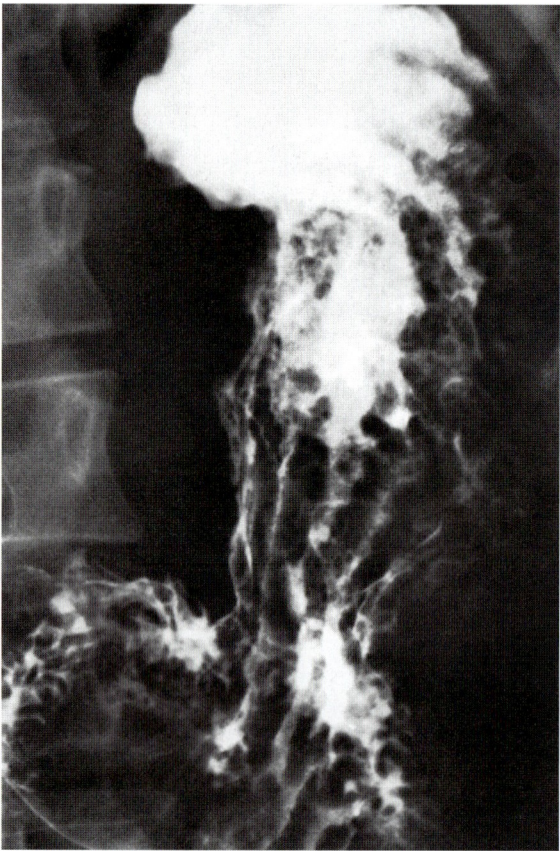

Abb. 7.16 Morbus Ménétrier bei einer 31jährigen Frau. Die groben, starren Magenfalten täuschen einen infiltrativen, malignen Magenwandprozeß vor.

Chronische und chronisch-rezidivierende Abdominalschmerzen

Diagnostik. Hauptpfeiler der Ulkusdiagnostik ist die *Endoskopie* (Abb. 7.17). Die Entnahme multipler Biopsien aus dem Ulkusbezirk und die engmaschige endoskopisch-bioptische Verlaufskontrolle bilden die wesentlichen Voraussetzungen für eine frühzeitige und sichere Differenzierung zwischen benignen und malignen Magenulzera.

Radiologisch unterscheidet man die direkten und die indirekten Ulkuszeichen. Das sicherste *direkte Zeichen* ist die Geschwürnische, welche bei tangentialer Einstellung als Kontrastmittelausstülpung im Bereich der Magenkontur sichtbar ist (Abb. 7.18). Bei der en face-Einstellung kommt die Nische als persistierender Kontrastfleck zur Darstellung. Die Geschwürnischen finden sich in etwa 85 % an der kleinen Kurvatur. Die restlichen 15 % verteilen sich auf Ulzera der großen Kurvatur, der Hinterwand (Rückenschmerzen) und Ulzera im Pylorusgebiet. Auch Magenkarzinome können Nischen bilden. *Indirekte Zeichen* sind spastische Einziehungen an der dem Ulkus gegenüberliegenden Wand, die als Ulkusfinger bezeichnet werden. Sie sind für ein Ulkus nicht beweisend, weil sie auch bei Verwachsungen verschiedener Genese beobachtet werden. Nach Abheilung kann es zum Bild eines *Sanduhrmagens* kommen, welcher die Folge einer narbigen Schrumpfung der kleinen Kurvatur und einer spastischen Einziehung der großen Kurvatur ist (Abb. 7.19).

Ulcus duodeni

Über 95 % der Duodenalulzera liegen in der Pars I duodeni (Bulbus). Der Verlauf ist in unbehandelten Fällen gekennzeichnet durch Spontanheilungen und Rezidive. 60 % der unbehandelten Fälle rezidivieren innerhalb eines, 80 – 90 % innerhalb von 2 Jahren. 95 – 100 % sind assoziiert mit einer Hp-Infektion. Leitsymptom ist der Schmerz, der typischerweise 90 Minuten bis 3 Stunden postprandial auftritt und durch Nahrungsaufnahme verbessert wird („food relief"). Asymptomatische Verläufe sind häufig. Komplikationen sind Penetration, vor allem ins Pankreas (konstanter Schmerz im Rücken), Magenausgangsstenose (Schmerz postprandial verstärkt, Erbrechen), Perforation und Blutung.

Das postbulbäre Ulkus ist selten, die klinische Symptomatologie entspricht dem klassischen Ulcus duodeni, blutet jedoch zweimal häufiger.

Ulcus ventriculi

Der Häufigkeitsgipfel beim Magenulkus liegt in der 6. Dekade und damit etwa 10 Jahre später als beim Ulcus duodeni. Männer sind etwas häufiger betroffen als Frauen. Benigne Magenulzera sind am häufigsten unmittelbar distal des Korpus-Antrum-Übergangs lokalisiert. Die nicht mit der Einnahme nichtsteroidaler Antirheumatika in Zusammenhang stehenden Magenulzera sind meist assoziiert mit einer Antrumgastritis als Folge einer Helicobacter pylori-Infektion. Die Schmerzen sind weniger typisch als beim Ulcus duodeni und werden durch Essen oft verstärkt. Nausea und Erbrechen kommen im Gegensatz zum Ulcus duodeni auch ohne Magenausgangsstenose vor. Asymptomatische Verläufe sind häufig.

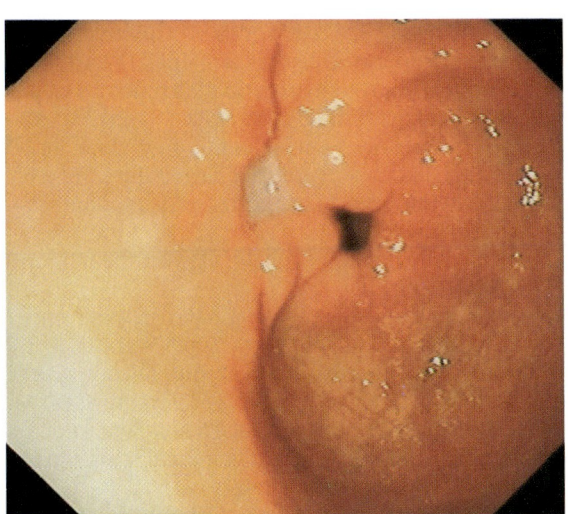

Abb. 7.17 Präpylorisches Ulcus ventriculi mit scharfer Begrenzung und gerötetem Randsaum sowie kräftiger Faltenbildung in der Umgebung.

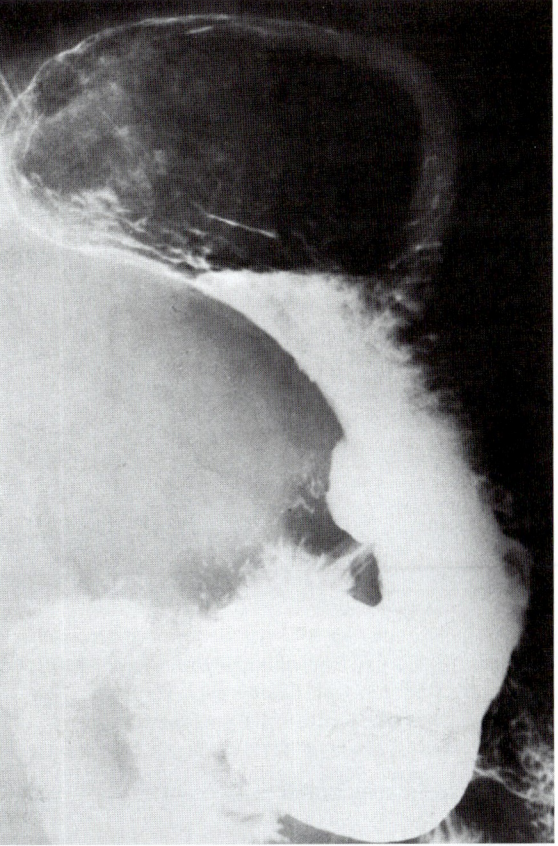

Abb. 7.18 Große Ulkusnische der kleinen Kurvatur bei Ulcus ventriculi. 62jähriger Mann.

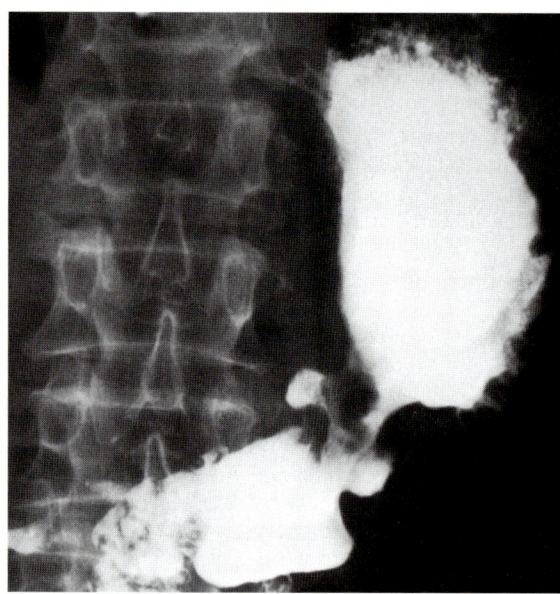 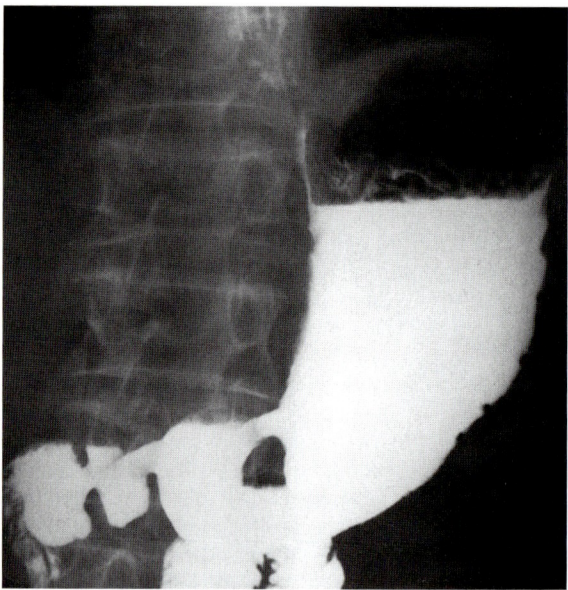

Abb. 7.19 (a) Doppelulkus im Angulusbereich bei 81jährigem Mann. (b) Sog. Sanduhrmagen nach abgeheilten Ulcera ventriculi des gleichen Patienten, 4 Jahre später.

! Wichtig ist die Tatsache, daß sich hinter einem Ulcus ventriculi – viel häufiger als beim Duodenalulkus – ein Karzinom verbergen kann. Die Diagnose muß deshalb unbedingt histologisch gesichert und der Heilungsverlauf endoskopisch kontrolliert werden.

Das peptische Ulkus, vor allem das Ulcus duodeni, wird gehäuft beobachtet, u. a. bei

- Leberzirrhose,
- chronischem Verschlußikterus,
- chronischer Pankreatitis,
- chronischer Lungenerkrankung, vor allem Emphysem,
- chronischer Niereninsuffizienz,
- allgemeiner Arteriosklerose,
- Polycythaemia vera,
- Hyperparathyreoidismus,
- systemischer Mastozytose.

Zudem ist das peptische Ulkus gehäuft zu beobachten

- bei Rauchern,
- nach Einnahme nichtsteroidaler Antirheumatika und
- nach zytostatischer Therapie.

! Die Einnahme von Aspirin und anderen nichtsteroidalen Antirheumatika führt viel häufiger zum Ulcus ventriculi als zum Ulcus duodeni. Gelegentlich kommen Dünn- und Dickdarmulzera und -strikturen vor.

Ulkus als Indikator anderer Erkrankungen

Streßerosionen. Streßerosionen und -ulzera sind häufig multipel, meist im säuresezernierenden Teil des Magens lokalisiert und kommen u. a. bei Schock, massiver Verbrennung (sog. Curling-Ulkus), Sepsis und nach schwerem Trauma vor. Blutungen sind häufig, besonders bei Beatmung und Gerinnungsstörungen.

Cushing-Ulkus. Nach Hirntrauma, -operation oder bei Hirndruck kommen ebenfalls gehäuft Magenulzera vor (sog. Cushing-Ulkus).

Zollinger-Ellison-Syndrom. Das Ulkus ist führendes Symptom des Zollinger-Ellison-Syndroms. Diesem liegt ein Gastrinom (am häufigsten ausgehend von nicht-β-Pankreasinselzellen oder von G-Zellen des Duodenums) zugrunde, das durch die Bildung von Gastrin die Magensäuresekretion anregt und dadurch für die Ulkusbildung verantwortlich ist. An ein Zollinger-Ellison-Syndrom sollte bei folgenden Befunden gedacht werden:

- Peptische Geschwüre, die in etwa 30 % atypisch gelegen sind (Ösophagus, postbulbär, jejunal), zum Teil auch multipel auftreten (in ca. 10 %) und sich als weitgehend therapierefraktär erweisen.
- Ungeklärte wäßrige Durchfälle mit oder ohne Steatorrhö, mit und ohne Hypokaliämie mit ihren Folgen.
- Hypersekretion des Magensaftes und erhöhte Serumgastrinwerte.
- Verbreiterte Magenschleimhautfalten wie beim Morbus Ménétrier.
- Da etwa ein Viertel der Fälle im Rahmen einer multiplen endokrinen Adenomatose Typ I (Wermer-Syndrom) auftreten, ist bei Kranken mit Zeichen eines Hyperparathyreoidismus oder mit Hypophysentumor besonders an ein Zollinger-Ellison-Syndrom zu denken. Bei der bekannten familiären Häufung ist die Familienanamnese besonders wichtig.
- Der Serumgastrinspiegel im Nüchternzustand ist beim Zollinger-Ellison-Syndrom massiv erhöht. Massive Hyperchlorhydrie bei Hypergastrinämie (> 1000 pg/ml) ist für diese Krankheit beweisend. Er-

höhte Serumgastrinspiegel finden sich aber auch bei Achlorhydrie (z. B. perniziöse Anämie, Status nach Vagotomie, Magenresektion). Der Serumgastrinspiegel steigt beim Zollinger-Ellison-Syndrom charakteristischerweise unter Kalziuminfusion oder nach Sekretingabe deutlich an. Diese Provokationstests sind nützlich zur Abgrenzung des Zollinger-Ellison-Syndroms bei fraglich erhöhten Nüchternwerten des Serumgastrins (200–1000 pg/ml).

Spätkomplikationen nach Ulkuskrankheit

Pylorusstenose. Die Pylorusstenose ist eine Spätkomplikation des chronisch-rezidivierenden Ulkus. Nach ihren Symptomen muß bei jedem Ulkus, besonders Ulcus duodeni, gefahndet werden: Der Ulkusschmerzcharakter ist verändert, Appetitlosigkeit tritt hinzu. Völlegefühl und Unbehagen nach den Mahlzeiten, welche beim unkomplizierten Ulkus fehlen, zeigen eine Änderung an. Durch Erbrechen gelinderter oder beseitigter Spätschmerz sowie morgendliches Erbrechen mit Speiseresten vom Vortag machen eine Stenose sehr wahrscheinlich. Werden endoskopisch reichlich Nüchternsekret und Speisereste nach 12stündiger Nahrungskarenz gefunden, wird die Diagnose weiter gestützt. Die Retention von Nahrungsmitteln und Flüssigkeit läßt sich oft auch sonographisch erfassen. Radiologisch wird die Diagnose durch die stark verzögerte Pyloruspassage, die Dilatation des Magens und die starke Verdünnung des Kontrastbreis mit Nüchternsekret und Nahrungsresiduen gesichert. Die Entscheidung, ob die Pylorusstenose gutartiger oder bösartiger Natur ist, läßt sich in der Regel durch Endoskopie und Histologie treffen.

Magenkarzinom

Epidemiologie und Risikofaktoren. Die Häufigkeit des Magenkarzinoms hat in den letzten 60 Jahren drastisch abgenommen. Bei den malignen Tumoren des Magens handelt es sich in 85% um Adenokarzinome, die als raumfordernder Prozeß oder diffus-infiltrierend (Linitis plastica) wachsen können. Non-Hodgkin Lymphome und Leiomyosarkome machen den größten Teil der übrigen malignen Magentumoren aus. Durch Nahrungsmittel aufgenommene Nitrate, die von Bakterien in karzinogene *Nitrite* umgewandelt werden, spielen bei der Entstehung des Magenkarzinoms eine wichtige Rolle. Das Magenkarzinom findet sich gehäuft bei Patienten mit Blutgruppe A.

Klinik. Im Gegensatz zum Ulkus ist die Vorgeschichte des Magenkarzinoms viel weniger typisch. Die Beschwerden beginnen langsam, sind uncharakteristisch und weisen keine Periodik auf. Die Vorgeschichte ist hinsichtlich Magenbeschwerden meistens stumm. Das einzige typische Merkmal ist die Persistenz oder Progredienz der Beschwerden sowie früher oder später das Auftreten von Allgemeinsymptomen, vor allem Schwäche (Anämie) und Gewichtsabnahme. Symptome einer Eisenmangelanämie gehen nicht selten den Lokalbeschwerden um Wochen bis Monate voraus. Im Vergleich zu Ulkusbeschwerden lassen die Karzinomschmerzen eine Besserung auf Antazida und eine Periodik vermissen (Abb. 7.13). In etwa einem Viertel der Fälle werden keine Schmerzen, sondern unbestimmte Beschwerden wie Völlegefühl, Unbehagen, Aufstoßen, auch Nausea, empfunden. In anderen Fällen sind die Beschwerden oft mehr allgemeiner Natur: Appetitmangel und Gewichtsverlust stehen im Vordergrund. Erbrechen ist typisches Leitsymptom bei Tumoren im Bereich von Antrum resp. Kardia. Kardiakarzinome, die auf den Ösophagus übergreifen, verursachen zusätzlich Dysphagie.

Palpabel ist das Karzinom meist nur in terminalen Fällen, die differentialdiagnostisch leicht abzugrenzen sind. Die Frühfälle sind entweder bei der Palpation schmerzunempfindlich oder zeigen eine diffuse Schmerzhaftigkeit. Die Virchow-Drüse über der linken Klavikula fehlt selten beim fortgeschrittenen Magenkarzinom.

Entscheidend für die Diagnose ist die Endoskopie und Histologie (Abb. 7.**20**, 7.**21**). Bei endoskopischem Verdacht auf Magenkarzinom ist nur der positive Biopsie-

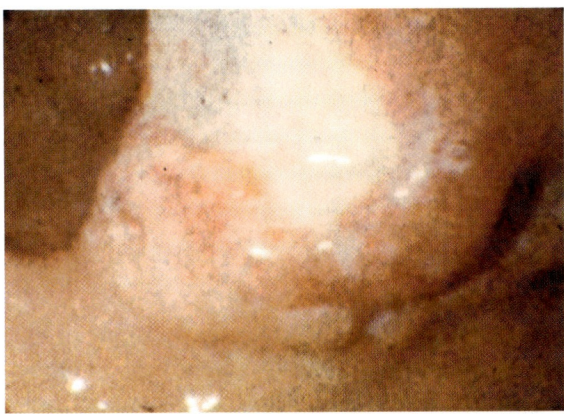

Abb. 7.**20** Ulzeriertes Antrumkarzinom. Ausgedehntes, unregelmäßig begrenztes Ulkus mit gewulsteten, unscharf begrenzten Randpartien (aus *Krentz K.* Endoskopie des oberen Verdauungstraktes. Stuttgart, Thieme: 1982).

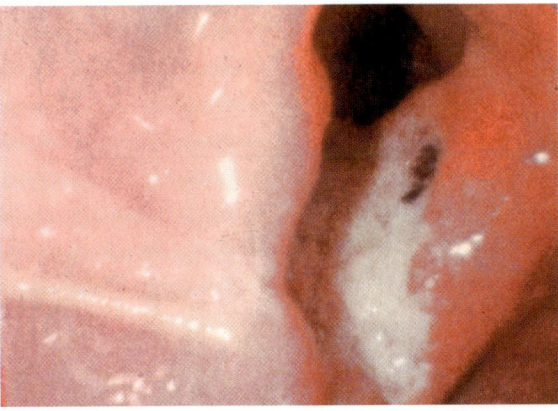

Abb. 7.**21** Ulzerierendes Magenkarzinom präpylorisch mit Wandstarre und Deformierung des Pyloruskanals (aus *Krentz K.* Endoskopie des oberen Verdauungstraktes. Stuttgart, Thieme: 1982).

befund verwertbar, eine negative Biopsie schließt ein Karzinom nicht aus. Die engmaschige endoskopisch-bioptische Kontrolle solcher Patienten ist notwendig, um ein Magenkarzinom frühzeitig zu erkennen. Fehlende Heilung eines Ulkus nach 4–8 Wochen konservativer Therapie oder kurzfristiges Rezidiv sind Hinweise auf ein malignes oder ein kompliziertes Ulkus.

Die drei *radiologischen Kardinalbefunde* des Magenkarzinoms sind:

- Nische (Ulkus),
- Füllungsdefekt (Tumoraussparung) und
- starre Wandpartien (Infiltration) bzw. deren Kombination (Abb. 7.22).

Eine Verbesserung der Prognose bringt die Erfassung des Oberflächenkarzinoms (early cancer) mittels verfeinerter kombinierter radiologisch-endoskopisch-bioptischer Technik. Unter *early cancer* versteht man ein auf Mukosa und Submukosa beschränktes Karzinom, das nach Operation in der Regel geheilt ist.

Differenzierung zwischen Ulkus und Karzinom. Die Differenzierung zwischen Ulkus und Karzinom ist wichtig und basiert auf folgenden differentialdiagnostischen Überlegungen:

- *Anamnese:* Periodizität spricht für Ulkus, schließt aber ein Karzinom nicht aus. Die Dauer der Beschwerden gibt wenig Hinweise. Erstmaliges Auftreten eines Ulkus bei Patienten über 50 Jahre ist für Malignom suspekt. Es gibt aber Karzinome im 2. Lebensjahrzehnt und Ulzera bei 80jährigen.
- *Klinische Untersuchung* und Allgemeinsymptome (Anämie, Gewichtsabnahme, Blutsenkungsreaktion) sind bei Frühfällen nicht informativ.
- *Endoskopie* mit Biopsie ist die Methode der Wahl. Sie muß bei klinischem Verdacht und bei allen radiologisch erfaßten verdächtigen Schleimhautunregelmäßigkeiten und bei umschriebener Wandstarre erfolgen.
- Ein gutartiges Ulkus heilt nach konservativer Behandlung in 4–8 Wochen weitgehend ab, ein Malignom bleibt fast immer unbeeinflußt.
- Speziell karzinomgefährdet sind Patienten mit perniziöser Anämie, Status nach Magenresektion (15 oder mehr Jahre postoperativ), Patienten mit adenomatösen Magenpolypen und Patienten mit schwerer atrophischer Gastritis.

Meläna

Ursachen. Bei massiven Teerstühlen sind im Prinzip die gleichen Ursachen in Betracht zu ziehen wie bei Hämatemesis.

Es sind dies vor allem

- peptische Ulzera,
- erosive Gastritis und Mallory-Weiss-Syndrom,
- Ösophagusvarizen,
- Tumoren.

Im allgemeinen dürfen die differentialdiagnostischen Überlegungen, besonders wenn gleichzeitig eine Hämatemesis vorliegt, auf diese vier Krankheitsgruppen beschränkt werden. Hämatemesis weist darauf hin, daß die Blutungsquelle oberhalb des Jejunums gelegen sein muß.

Unter anderem ist zu explorieren, ob ein akutes Ulkus durch nichtsteroidale Antirheumatika ausgelöst wurde und zu einer Blutung geführt hat. Streßulzera (besonders nach chirurgischen Eingriffen, Verbrennungen) und eine Blutung unter Antikoagulation sind zu bedenken.

Liegt nur Meläna und keine Hämatemesis vor, müssen auch alle selteneren, distal des Jejunums gelegenen Blutungsquellen in die Differentialdiagnose einbezogen werden. Da auch von oberhalb des Jejunums ausgehende Blutungen nicht immer zu einer Hämatemesis führen, sind auch die üblichen mit Bluterbrechen einhergehenden Ursachen zu bedenken.

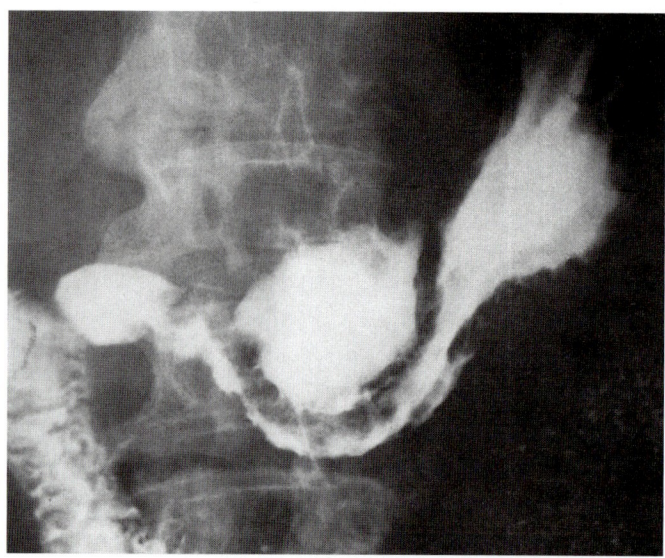

Abb. 7.22 Riesiges ulzerierendes Antrumkarzinom bei 80jährigem Mann.

Einnahme gewisser Medikamente, vor allem *Eisenpräparate*, Kohlenpräparate, oder von Pflanzenstoffen in größeren Mengen (z. B. rote Rüben, Randen, Heidelbeeren) täuschen u. U. eine Meläna vor.

Rektalblutungen mit hellrotem Blut sprechen für eine Blutungsquelle im Kolon oder distalen Dünndarm (vor allem Tumoren, Divertikel, Morbus Crohn, Colitis ulcerosa, Angiodysplasie). Für das Auftreten der Meläna sind verschiedene Faktoren entscheidend: vor allem Blutmenge (> 50 ml), Verweildauer im Darm (> 8 Stunden) und Einwirkung von Salzsäure bzw. der Darmflora auf das Hämoglobin. Eine massive Blutung im oberen Gastrointestinaltrakt kann bei stark beschleunigter Darmpassage gelegentlich mit hellroter Rektalblutung einhergehen. Teerstühle werden andererseits u. U. auch bei Blutungsquellen im proximalen Kolon beobachtet, besonders bei langsamer Darmpassage.

Diagnostik. Die sofortige Endoskopie ist die Diagnostik der Wahl zur raschen Erkennung und gegebenenfalls Stillung der Blutungsquelle. Meist empfiehlt es sich, zuerst eine Ösophago-Gastro-Duodenoskopie und, falls notwendig, anschließend eine Koloskopie durchzuführen. Die Anwendung der notfallmäßigen Angiographie zur Erfassung ungeklärter abdominaler Blutungsquellen ist beschränkt auf Fälle mit kontinuierlichem Blutverlust von 0,5–2 ml/min.

Besonders schwierig zu erfassen sind die seltenen Dünndarmprozesse, vor allem Dünndarmtumoren. Bei wiederholten Darmblutungen mit negativem endoskopischem Befund sollte an Dünndarmtumoren gedacht werden: Neurinome, Schwannome, Leiomyome, maligne Lymphome und Karzinome.

Jede hämorrhagische Diathese, Mesenterialarterien- und -venenthrombosen sowie andere Gefäßerkrankungen (Aneurysmen, Kavernome, Hämangiome) können zu Darmblutungen führen.

Gelegentlich bietet rezidivierender Blutverlust über die Papille, vor allem bei Gefäßarrosion durch eine Pankreaspseudozyste im Rahmen einer chronischen Pankreatitis, differentialdiagnostische Schwierigkeiten (*Haemosuccus pancreaticus*) (Abb. 7.23).

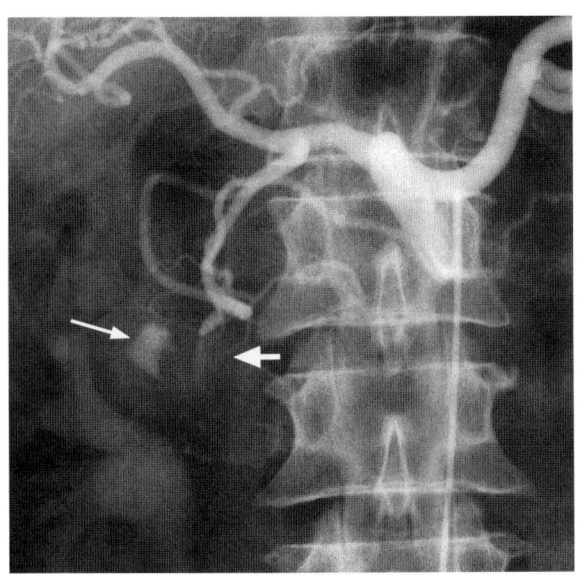
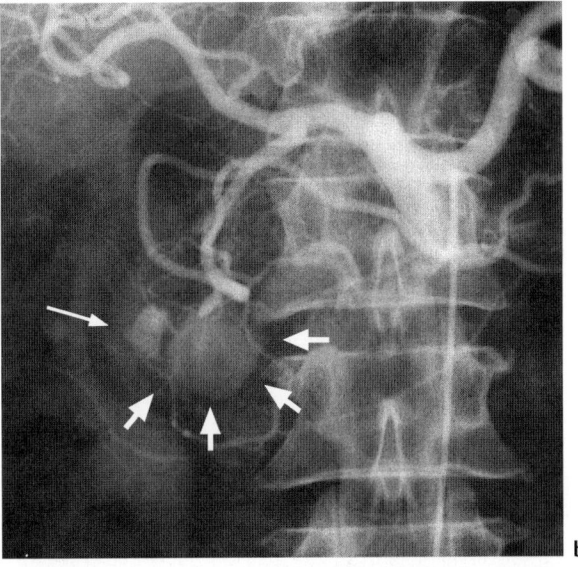
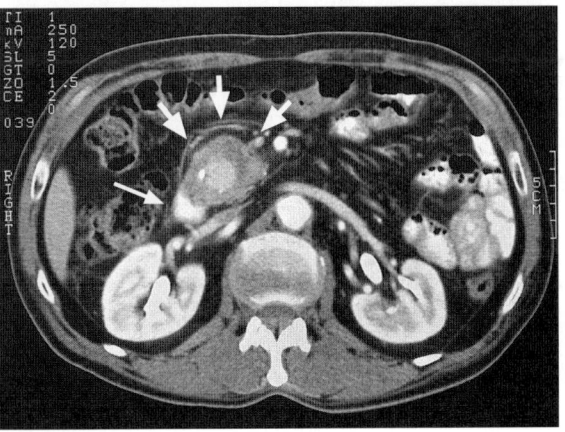

Abb. 7.23 Haemosuccus pancreaticus bei 63jährigem Patienten mit chronischer Pankreatitis. (**a**) und (**b**) Angiographische Darstellung einer Blutung aus der A. pancreatoduodenalis superior anterior in eine Pankreaskopfpseudozyste (Pseudoaneurysma). (**c**) Darstellung der Kontrastmittel-gefüllten Pankreaskopfpseudozyste mittels CT. Der schlanke Pfeil deutet auf eine Verkalkung im Pankreaskopfbereich, die dicken Pfeile auf das Pseudoaneurysma.

Hämatemesis

Ursachen. Hämatemesis deutet auf eine blutende Schleimhautläsion *oberhalb* der Flexura duodenojejunalis. Hauptursache der akuten oberen Gastrointestinalblutung sind neben *peptischen Ulzera* vor allem die *erosive Gastritis*, das *Mallory-Weiss-Syndrom* und *Ösophagusvarizen*. In 80–90 % aller Fälle besteht eine dieser vier Erkrankungen.

Beim *Mallory-Weiss-Syndrom* handelt es sich um Schleimhautrisse im Kardiabereich, nahe am gastroösophagealen Übergang, die meistens im Rahmen von massivem, krampfartigem Erbrechen auftreten. Häufig findet sich gleichzeitig eine Hiatushernie.

Weitere seltene Ursachen der Hämatemesis sind

- Ösophagitis,
- Tumoren des Magen-Duodenal-Bereichs,
- hämorrhagische Diathese,
- Hämobilie,
- Hämosuccus pancreaticus,
- Hämangiome,
- Morbus Osler,
- aortointestinale Fistel,
- Mesenterialgefäßverschluß,
- Pseudoxanthoma elasticum.

Hämobilie. Eine *Hämobilie* muß vor allem vermutet werden bei Hämatemesis im Anschluß an „Gallenkolik" oder Ikterus. Hauptursache ist oft ein schweres Abdominaltrauma mit zentraler oder subkapsulärer Leberruptur. Die Hämobilie kann u. U. erst Monate nach dem Trauma auftreten. Leberabszesse, Echinokokkus, Gefäßanomalien, Lebertumoren und Gallensteindurchbruch sind weitere Ursachen einer Hämobilie.

Seltene Magenerkrankungen

Leiomyome. Sie sind selten (ca. 1 % aller exzidierten Tumoren). Wichtigstes klinisches Symptom ist eine Blutung. Endoskopisch und radiologisch halbkugeliger, scharfrandiger Tumor mit zentraler Ulzeration.

Maligne Lymphome. Sie zeigen klinisch ein dem Magenkarzinom ähnliches Bild. Endoskopisch und radiologisch sind oft besonders massive knollige Veränderungen bei malignen Lymphomen zu beobachten (Abb. 7.**24**). Das primäre Magenlymphom ist selten. Dagegen stellt der Magen die häufigste extranodale Lokalisation eines Non-Hodgkin Lymphoms dar. Die Prognose des malignen Lymphoms ist wesentlich besser als beim Magenkarzinom. Die Infektion mit Helicobacter pylori ist assoziiert mit der Entwicklung von Magenlymphomen, insbesondere des oberflächlichen MALT-Lymphoms (*Mu*cosa-*A*ssociated *L*ymphoid *T*issue). Die Eradikation der Helicobacter pylori-Infektion führt bei etwa 50 % der Patienten zu einer Regression des MALT-Lymphoms.

Polyposis ventriculi (Abb. 7.25). Im Gegensatz zum Morbus Ménétrier zeigt die Magenschleimhaut bei Polyposis ventriculi endoskopisch einen überwiegend normalen, faltenlosen Aspekt mit verstreuten, einzelnen Schleimhautpolypen. Magenpolypen finden sich gehäuft bei chronisch-atrophischer Gastritis, besonders bei perniziöser Anämie. Die Beschwerden sind uncharakteristisch. Je nach Ausdehnung und Sitz der Geschwülste kann die Polypose asymptomatisch sein, sich gastritisähnlich präsentieren oder auch zu plötzlicher Stenosierung führen. Oft bluten die Tumoren, so daß eine Anämie das Krankheitsbild beherrschen kann. Die Diagnose ist histologisch zu sichern.

Hamartomatöse Polypen kommen im Rahmen des Peutz-Jeghers-Syndroms und bei der juvenilen Polyposis außer im Kolon und Dünndarm auch im Magen vor. Das maligne Entartungspotential ist wesentlich geringer als bei den adenomatösen, in erster Linie im Kolon lokalisierten Polypen, die im Rahmen der familiären adenomatösen Polypose, des Gardner- und des Turcot-Syndroms sowie beim hereditären nichtpolypösen kolorektalen Karzinom beobachtet werden.

Sehr seltene Magenaffektionen. *Adenome der Brunner-Drüsen* sind kleine Knoten in der Duodenalmukosa, die ein zähes Sekret produzieren können. Sie sind meist ein Zufallsbefund ohne klinische Bedeutung (Abb. 7.**26**).

Lues, Tuberkulose, Sarkoidose, Morbus Crohn, eosinophile Gastritis oder phlegmonöse Gastritis sind äußerst selten Ursache von Magenbeschwerden. Endoskopie und Biopsie sind meist diagnostisch. Bei manchen Erkrankungen ist eine Sicherung der Diagnose nur möglich, falls auch andere Organe betroffen sind (z. B. Sarkoidose, Morbus Crohn, Tuberkulose).

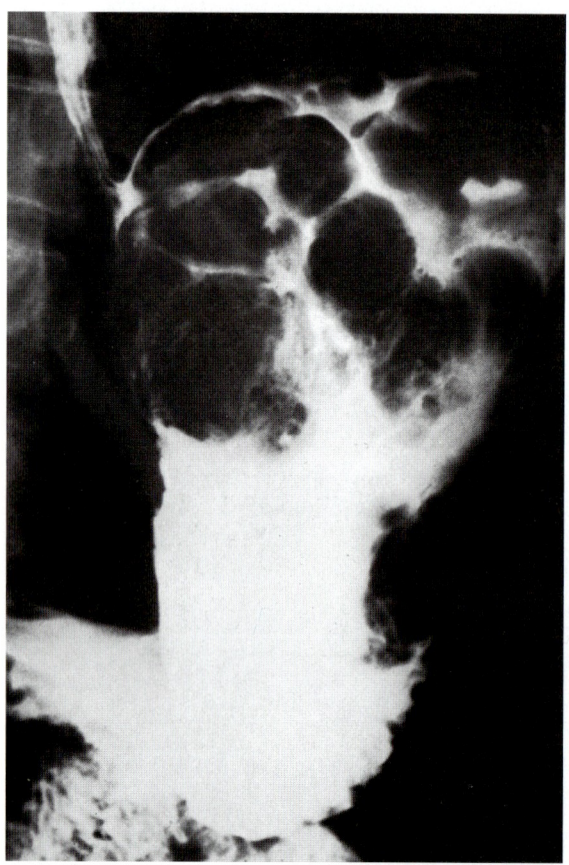

Abb. 7.**24** Malignes Lymphom des Magens bei 57jähriger Frau.

Chronische und chronisch-rezidivierende Abdominalschmerzen 243

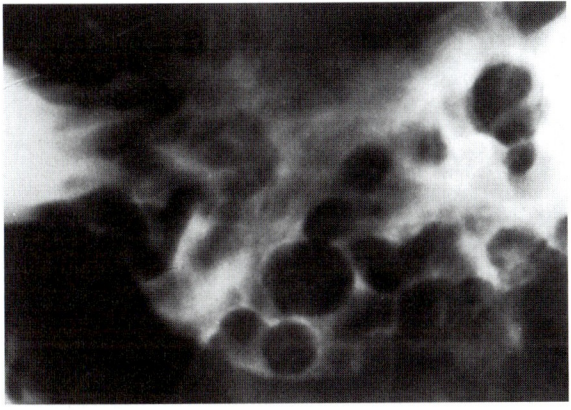
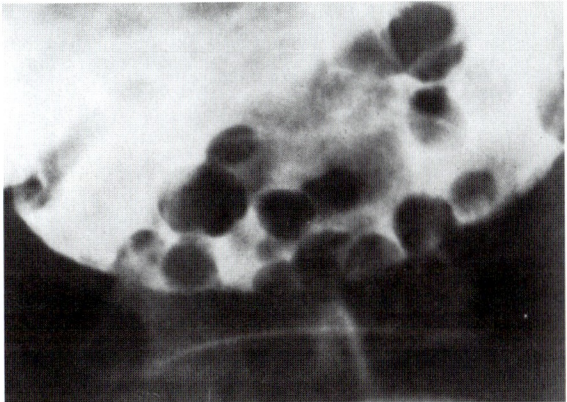

Abb. 7.25 Polyposis ventriculi.

Duodenaldivertikel. Duodenaldivertikel sind im allgemeinen harmlos. Gelegentlich können sie jedoch Ursache von Duodenalulkus-ähnlichen Beschwerden sein. Intraduodenale Divertikel und Choledochozelen können mit rezidivierenden Oberbauchschmerzen einhergehen. Differentialdiagnostisch muß an das Pancreas annulare gedacht werden.

Hiatushernie

Eine Herniation von Viszera durch das Zwerchfell kann an verschiedenen Stellen erfolgen, vor allem im Hiatus oesophageus oder durch kongenitale oder posttraumatische Zwerchfellücken. Die weitaus häufigste Form betrifft *gleitende* oder *paraösophageale* Hernien durch den Hiatus oesophageus. Bei größeren Zwerchfellücken kann ein Großteil des Magens in den Thoraxraum verlagert sein. Regelmäßig ist die Verlagerung mit einem chronischen Magenvolvulus kombiniert (Abb. 7.**27**). Im Gegensatz zur Gleithernie kann die paraösophageale Hernie zu schweren Komplikationen führen, vor allem Strangulation bzw. Blutungsanämie. Etwa 30–50 % der Patienten sind jedoch beschwerdefrei (Abb. 7.**28**).

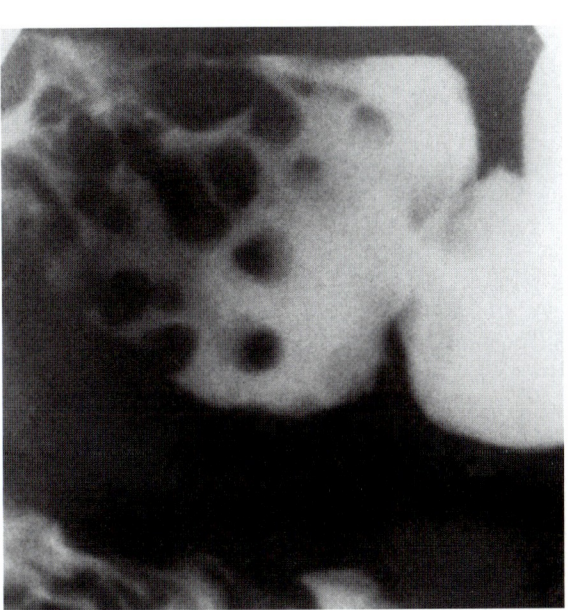

Abb. 7.**26** Adenome der Brunner-Drüsen im Bulbus duodeni bei 56jährigem Mann.

Refluxösophagitis

Siehe Kapitel 21.

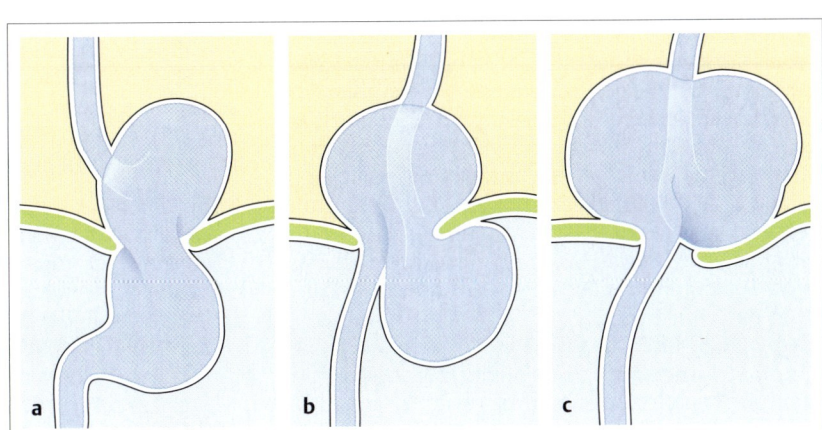

Abb. 7.**27a–c** Paraösophageale Hiatushernie mit den typischen Drehungen der großen Kurvatur und (**a**) mit der Bildung eines proximalen, (**b**) distalen oder (**c**) totalen Magenvolvulus (nach *Allgöwer* und Mitarb.).

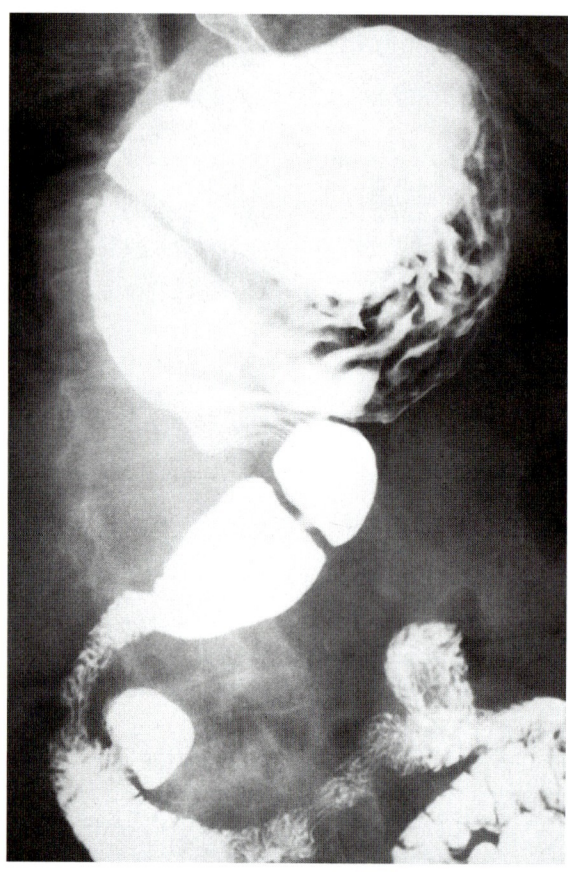

Abb. 7.28 Riesige paraösophageale Hiatushernie mit „upside-down-stomach" bei 83jähriger Frau mit geringen Beschwerden. Der Röntgenbefund entspricht einem totalen Magenvolvulus (Abb. 7.27c).

Beschwerden nach operiertem Magen

Bei Patienten nach Magenresektion können folgende Erkrankungen vorliegen:

- Die vorbestehende Erkrankung wurde nicht erkannt und macht auch nach der Operation weiter Beschwerden (z. B. Colon irritabile, Porphyrie).
- *Ulcus pepticum jejuni:* Ulkusrezidive liegen nach Magenteilresektion meist im Anastomosenbereich oder unmittelbar distal im Dünndarm. Die Beschwerden haben anfänglich Ulkuscharakter, d. h. sie sind von der Nahrungsaufnahme abhängig (meist Spätschmerz) und zeigen auch einen schubweisen Verlauf. Die Schmerzen sind vorwiegend links lokalisiert und werden durch Alkali und Milch wenig gelindert. Dauerschmerz infolge Penetration sowie Blutungen sind häufige Komplikationen. Die Diagnose erfolgt endoskopisch (Abb. 7.29).
- *Karzinom im Magenstumpf:* 15–20 Jahre nach Magenresektion ist mit gehäuftem Auftreten von Karzinomen zu rechnen.
- *Dumping-Syndrom:* Für die Auslösung des sog. *frühen Dumping-Syndroms* sind die rasche Magenentleerung und die hypertonische Nahrung verantwortlich. Die Ansammlung hypertonischer Lösungen (vor allem

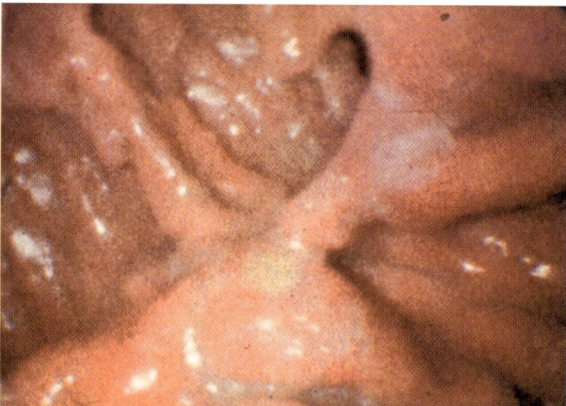

Abb. 7.29 Ausgestanztes Ulcus pepticum jejuni inmitten stark geschwollener Schleimhautfalten (aus *Krentz K.* Endoskopie des oberen Verdauungstraktes. Stuttgart, Thieme: 1982).

Zucker) im Jejunum führt wegen des osmotischen Gradienten zum Einströmen von Flüssigkeit aus dem extrazellulären Raum ins Jejunum mit Abfall der zirkulierenden Plasmamenge. Die mechanische Überdehnung des Jejunums löst gleichzeitig autonome Reflexe aus. Insgesamt kommt es so zum Dumping-Syndrom.

Die Erscheinungen beginnen während oder unmittelbar nach der Mahlzeit: Druck im Oberbauch, aber keine Schmerzen, allgemeines Unbehagen und Zeichen der Hypovolämie, d. h. plötzlich einsetzende Schwäche, Schwindel, Schwitzen, Tachykardie, Zittern, Blässe und Herzklopfen. Durch Verteilung der Nahrungsaufnahme auf mehrere kleine Mahlzeiten, Reduktion der Flüssigkeitszufuhr während des Essens, Vermeiden von hypertonischen Nahrungsmitteln, allenfalls Hinlegen unmittelbar nach den Mahlzeiten und Tragen einer straffen Leibbinde kann das Auftreten der Erscheinungen in der Regel verhindert werden. Die Diagnose des Dumping-Syndroms basiert ausschließlich auf der Anamnese. Es wird praktisch nur nach Operationen wegen Ulcus duodeni mit Verlust der Pylorusfunktion beobachtet (d. h. nicht nach proximal selektiver Vagotomie ohne Pyloroplastik).

Das sog. *späte Dumping-Syndrom* bietet ein praktisch identisches Beschwerdebild, das aber erst 1,5–3 h nach der Mahlzeit auftritt und bedingt durch reaktive Hypoglykämie ist. Die Sturzentleerung führt zur postprandialen Hyperglykämie, gefolgt von reaktiver Hypoglykämie. Im Gegensatz zum frühen Dumping-Syndrom werden die Beschwerden durch Nahrungsaufnahme, vor allem Zucker, gebessert.

- *Syndrom der zuführenden Schlinge:* Rezidivierende Oberbauchschmerzen, kombiniert mit Erbrechen (Galle ± Nahrungsreste), werden bei dieser seltenen postoperativen Komplikation, vor allem nach Billroth II-Operation, beobachtet. Völlegefühl tritt 20 Minuten bis eine Stunde postprandial auf und ist oft gefolgt von Nausea und Erbrechen. In diesen Formenkreis gehören auch die sog. *Syndrome der blinden Schlinge,* bei denen es zu Stase und bakterieller Fehl-

besiedelung im Bereich des blind endenden Dünndarmabschnittes kommt.
- *Gallensäurereflux-Gastropathie* (alkalische Refluxgastropathie): Sie geht einher mit frühzeitigem Sättigungsgefühl, Abdominalbeschwerden und Erbrechen.
- Postvagotomie-Diarrhö: Diese tritt besonders nach trunkaler Vagotomie auf.
- *Mangelsymptome* (inkl. agastrisches Syndrom) mit den entsprechenden Erscheinungen: Eiweißmangel, Eisenmangel (häufig), perniziöse Anämie (selten), allgemeine Vitaminmangelerscheinungen (Osteomalazie, besonders nach Gastrojejunostomie und nach Billroth II-Operation).

Vom Kolon ausgehende Schmerzen

Chronisch-entzündliche Darmerkrankungen und *Kolonkarzinom* s. Kapitel 27.

Colon irritabile

Definition. Über 50 % aller Patienten mit chronisch-rezidivierenden Abdominalschmerzen leiden an einem Reizkolon. Das Colon irritabile ist ein Syndrom ungeklärter Ätiologie, charakterisiert durch gestörte Motilität und Sekretion, vorwiegend des Kolons, und durch das Fehlen einer faßbaren organischen Ursache. Eine vermehrte individuelle Reagibilität im Rahmen des vegetativen Psychosyndroms ist ein wichtiger Teilfaktor am Zustandekommen des Beschwerdebildes. Es gibt eine Vielzahl älterer und neuer Begriffe für das vielseitige Beschwerdebild der chronischen Abdominalbeschwerden ohne organischen Befund wie Dyspepsie, nichtulzeröse Dyspepsie, Gastritis, funktionelle Dyspepsie, Hyperaziditätsbeschwerden, die je nach Hauptsymptomen unter den Begriffen Reizmagen bzw. Reizdarm zusammengefaßt werden können.

Klinik. Klinisch stehen intermittierende Abdominalschmerzen variabler Intensität und wechselnder Lokalisation, verbunden mit Stuhlregulationsstörungen (Diarrhö, Verstopfung oder Wechsel von beidem), im Vordergrund. Chronische Verstopfung bzw. chronische Diarrhö ohne faßbare organische Ursache können als Varianten des Reizkolons angesehen werden. Sie unterscheiden sich vom Reizkolon durch das Fehlen von Schmerzen.

Häufig konsultieren Patienten mit Colon irritabile den Arzt wegen einer akuten Exazerbation der Beschwerden. Für die richtige Interpretation des akuten Geschehens ist eine genaue Anamnese über frühere ähnliche Schübe ausschlaggebend. Anamnestisch wichtige Hinweise ergibt unter anderem eine Appendektomie wegen „chronischer Appendizitis" (d. h. Operation nach ein- bis mehrwöchigem Schmerzsyndrom) vor Jahren.

Die Schmerzen beim Reizkolon variieren von unangenehmen Druckgefühl und Blähungen bis zu heftigen Abdominalkoliken. Sie werden bald vorwiegend im Unter-Mittelbauch, bald im Oberbauch, teils rechts, teils links oder diffus im ganzen Abdomen angegeben und imitieren dadurch die meisten schmerzhaften somatischen Erkrankungen des Abdomens und ggf. des Thorax (Abb. 7.**30**). Eine lange Vorgeschichte mit ähnlichen Schmerzschüben und fehlende Schmerzperiodik (Abb. 7.**13**) sind wichtige diagnostische Hinweise. Gelegentlich steigern sich die Schmerzen derart, daß ein akutes Abdomen vorgetäuscht wird.

Dyspeptische Beschwerden wie Nausea, Völlegefühl, hauptsächlich postprandial, Meteorismus und Flatulenz sind häufige Begleitsymptome.

Die Mehrzahl der Patienten leidet gleichzeitig an multiplen anderen funktionellen Störungen. Laxanzienabusus ist häufig.

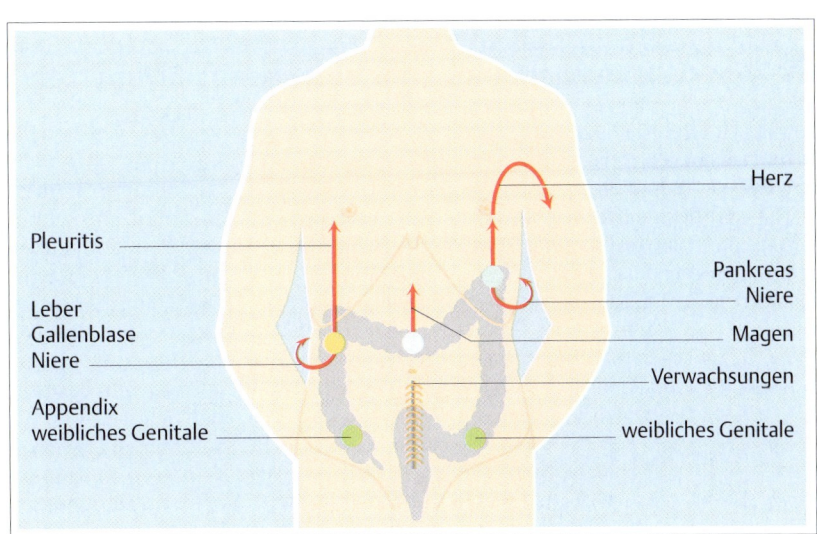

Abb. 7.**30** Typische Fehlinterpretation der Schmerzen bei Reizkolon (nach *Fahrländer*).

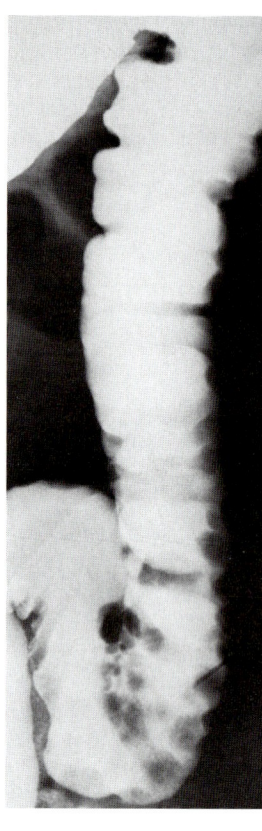

Abb. 7.31 Pneumatosis cystoides intestinalis.

und tags, häufiger aber nachts auftreten (DD: Kokzygodynie). Auch hier ist die Ursache unklar und ein organischer Befund nicht zu erheben (Therapieversuch: Nitrate oder Kalziumantagonisten).

Diagnostik. Untersuchungen ergeben beim Colon irritabile nur wenige positive Befunde. Der Allgemeinzustand ist gut. Die Laboruntersuchungen fallen normal aus. Im Stuhl ist kein okkultes Blut nachweisbar, und Parasiten fehlen (wiederholte Kontrollen!). Das Kolon läßt sich im linken Unterbauch oft als druckschmerzhafter, kontrahierter Strang (Cordon iliaque) palpieren. Endoskopisch ist manchmal eine etwas mit Schleim bedeckte, leicht gerötete Schleimhaut zu sehen. Das Einführen des Endoskops löst nicht selten Spasmen aus.

Endoskopie und Radiologie dienen dem Ausschluß eines organischen Leidens, beweisende Befunde für ein Reizkolon liefern sie nicht.

Das Reizkolon ist eine Ausschlußdiagnose (Karzinom, Ulkus, Divertikulitis, Cholelithiasis, Nephrolithiasis, gynäkologische Leiden, Morbus Crohn, Laktoseintoleranz, Kollagenkolitis, Parasitosen [Giardiasis], Depression usw.). Der Umfang der erforderlichen Abklärungen im Einzelfall basiert im wesentlichen auf der klinischen Erfahrung. Je kürzer die Vorgeschichte und je älter der Patient, desto unwahrscheinlicher ist ein Reizkolon. Andererseits sprechen jugendliches Alter, lange Vorgeschichte, guter Allgemeinzustand und konstantes Gewicht gegen ein organisches Leiden. Die Koexistenz von Reizkolon mit Ulcus duodeni bzw. Cholelithiasis ist allerdings möglich. Bei älteren Patienten ist unter anderem immer an eine Divertikulose zu denken.

Pneumatosis cystoides intestinalis ist durch subseröse oder submuköse gasgefüllte Zysten im Gastrointestinaltrakt charakterisiert, die sich radiologisch nachweisen lassen (Abdomenleeraufnahme; Abb. 7.31). Alle Darmabschnitte können betroffen werden. In 85 % ist die Pneumatosis mit anderen gastrointestinalen Erkrankungen vergesellschaftet (Pylorusstenose, Appendizitis, Enteritis regionalis, Kolitis, Analfistel). Die klinischen Symptome sind uncharakteristisch. Blutungen sind selten.

Untergruppen dieser Symptomatik. Abnorme Schleimbeimengungen zum Stuhl oder isolierte Entleerung von wursthautähnlichen Membranen, verbunden mit Abdominalkoliken, gehören zum Bild der *Colica mucosa*, die als Untergruppe dem Colon irritabile zugeordnet wird.

Auch die *Proctalgia fugax* ist wahrscheinlich eine Sondergruppe des Reizkolons. Es handelt sich um ein Syndrom, charakterisiert durch Episoden sehr heftiger krampfartiger Schmerzen im Rektum- und Dammbereich, die wenige Minuten bis eine Stunde dauern

Von Gallenwegen und Leber ausgehende Schmerzen

Bei der Differentialdiagnose von Schmerzen im Epigastrium ist stets an von den Gallenwegen ausgehende Beschwerden zu denken.

Die wichtigsten Symptome, die auf eine Gallenwegserkrankung hinweisen, sind: episodische Schmerzkrisen im Oberbauch, mit oder ohne Ausstrahlung in die rechte Schulter, akute Exazerbation dieser Schmerzen während 1–3 Tagen, Nausea, Erbrechen, gelegentlich Ikterus, dazwischen beschwerdefreie Intervalle von oft Wochen bis Monaten.

Cholelithiasis

Klinik. Die „Gallensteinkolik" wird in der Regel durch „Diätfehler" ausgelöst. Der Schmerz erreicht nach wenigen Minuten den Höhepunkt und kann von äußerster Intensität sein, wodurch er sich meist eindeutig vom Ulcus duodeni-Schmerz unterscheidet, welcher langsamer zunimmt und selten so heftig ist. Die Bezeichnung „Kolik" ist nicht immer zutreffend, da es sich meist um einen heftigen mehrstündigen Dauerschmerz handelt. Die *Schmerzlokalisation* ist nicht streng umschrieben. Meist wird der Schmerz vorwiegend unterhalb des rechten Rippenbogens am stärksten empfunden, kann aber auch in der Mittellinie lokalisiert sein. Ausstrahlen der Schmerzen in den Rücken rechts und die rechte Schulter ist typisch. Nausea ist ein fast obligates Begleitsymptom. Fettintoleranz ist sehr häufig. Fettintoleranz allein, ohne Schmerzkoliken, ist aber allgemein weit verbreitet und ein sehr unspezifisches Zeichen.

Chronische und chronisch-rezidivierende Abdominalschmerzen

Die Untersuchung während des Schmerzanfalles zeigt eine intensive, manchmal aber auch nur eine geringgradige Druckempfindlichkeit in der Gallenblasengegend und eine geringgradige Défense im Bereich des rechten Oberbauchs.

Epidemiologie. Die Cholelithiasis betrifft Frauen etwa doppelt so häufig wie Männer. Die Cholelithiasis ist gehäuft nach Schwangerschaften, bei adipösen Patienten, bei Diabetes und mit zunehmendem Alter. Die Mehrzahl der Gallensteinträger weist keine oder atypische Beschwerden, vor allem im Sinne des Reizkolons, auf.

Gallensteine in Amerika und Europa sind mehrheitlich reine Cholesterinsteine (zwei Drittel nicht röntgendicht, etwa ein Drittel mit Kalk).

Pigmentgallensteine finden sich gehäuft in Japan, im Westen mehrheitlich bei Patienten mit *hämolytischer Anämie*, vor allem bei *kongenitaler Sphärozytose* und *Sichelzellanämie*. Auch Patienten mit Leberzirrhose weisen aus unbekannten Gründen vermehrt Pigmentsteine auf.

Differentialdiagnostische Abgrenzung. Im allgemeinen ist die „Gallenkolik" so typisch, daß sie leicht erkannt wird. Differentialdiagnostisch sind auszuschließen: rechtsseitige Nierenkoliken, Mesenterialvenen- oder Arterienthrombosen, seltener akute Entzündung einer nach hinten und oben verlagerten Appendix, Ulcus duodeni, Hepatitis sowie eine Pankreatitis, die allerdings häufig biliär bedingt ist. Epigastrische und Nabelhernien sind ebenfalls seltene Schmerzursachen. Von den Erkrankungen der Organe, die außerhalb des Abdomens gelegen sind, können besonders der Myokardinfarkt und die akute Stauungsleber mit einer „Gallenkolik" verwechselt werden.

Eine Perihepatitis acuta, die vor allem bei jüngeren Frauen zu beobachten ist, kann leicht mit einer Cholelithiasis verwechselt werden.

Diagnostik. Die Sonographie ist die Methode der Wahl zum Nachweis von Cholezystolithiasis (Abb. 7.**32**). Steine mit Kalkeinlagerung werden radiologisch im Leerbild erfaßt (Abb. 7.**33**). Der Steinnachweis ist ein häufiger Zufallsbefund im Rahmen einer Sonographie bei Patienten mit atypischer oder fehlender biliärer Symptomatik.

Choledochussteine lassen sich mit der ERC darstellen (Abb. 7.**34**). Man nimmt an, daß bei 10 % aller Steinträger auch Choledochussteine vorliegen. Die Symptome sind wechselnd. Typisch sind entweder ein intermittierender Verschlußikterus, meistens im Anschluß an einen Schmerzanfall, eine Pankreatitis und die Cholangitis. Manche Patienten zeigen aber keine oder auffallend geringgradige Symptome. Im Gegensatz zur Cholezystolithiasis ist die Gallenkolik bei Choledocholithiasis oft verbunden mit Erbrechen. Etwa $3/4$ aller Patienten mit Choledocholithiasis weisen Schmerzen auf, die sich bezüglich Lokalisation, Schwere und Ausstrahlung kaum von der Cholelithiasis unterscheiden.

Die Diagnose der akuten Cholezystitis läßt sich mittels Sonographie und CT bestätigen.

Cholelithiasis als Wegbereiter anderer Leberkrankheiten

Viele Lebererkrankungen sind mit einer vorangegangenen Cholelithiasis, vor allem Choledocholithiasis, ursächlich verknüpft. In Spätstadien dieser Leberleiden kann ihre Symptomatologie diejenige der Cholelithiasis überstrahlen, weshalb man nach der Cholelithiasis gezielt suchen muß. Folgende typischen Leberkomplikationen werden beobachtet:

▶ Cholangitis (s. Kapitel 25),
▶ Leberabszeß (s. Kapitel 25, Abb. 7.**35**),
▶ sekundäre biliäre Zirrhose (s. Kapitel 25).

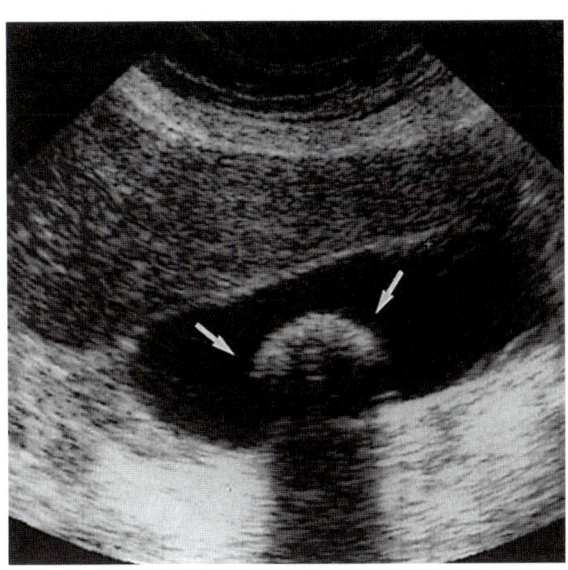

Abb. 7.**32** Typischer Sonographiebefund bei Cholezystolithiasis mit rundovalem Konkrement (Pfeile) und langgezogenem Schallschatten.

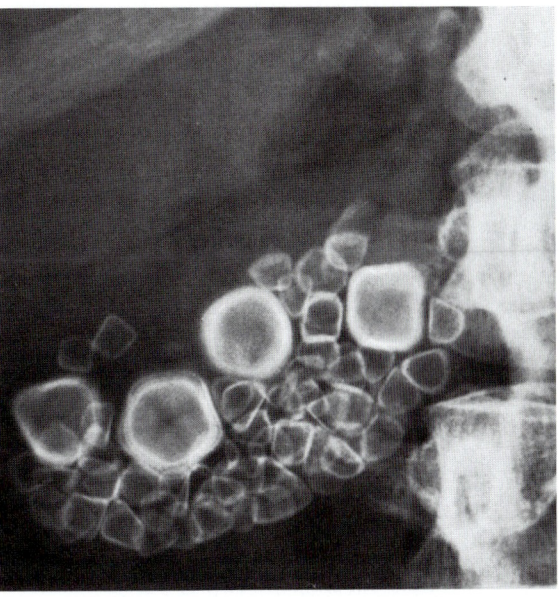

Abb. 7.**33** In der Leeraufnahme sichtbare Gallensteine.

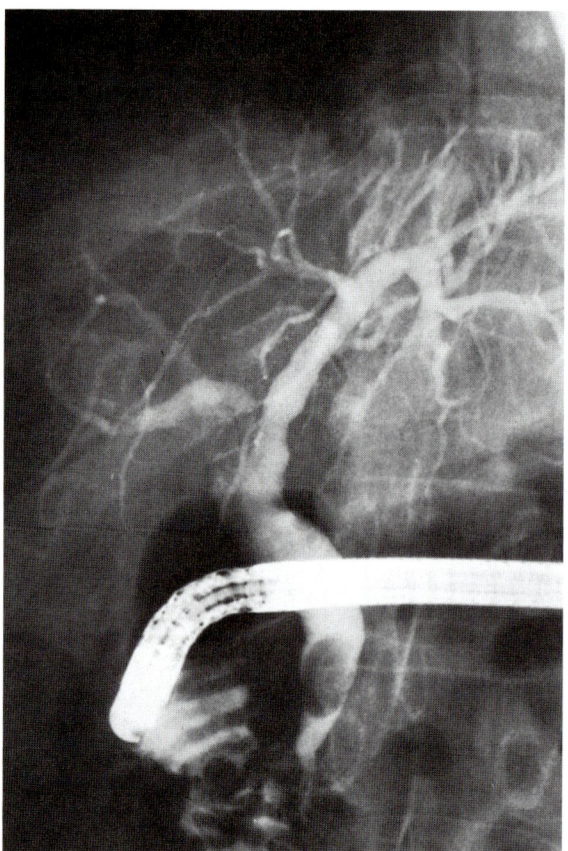

Abb. 7.34 Choledocholithiasis (längsovale Aussparung) bei Status nach Cholezystektomie (ERCP).

Gallenwegsbeschwerden bei nicht nachgewiesenen Steinen und fehlender Entzündung

In diese differentialdiagnostisch schwierige Gruppe fallen Schmerzzustände unterschiedlicher Intensität im rechten Oberbauch mit schubweisem Verlauf, die an eine Cholelithiasis erinnern, ohne daß sonographisch oder radiologisch eine Cholelithiasis oder eine Cholezystitis nachweisbar ist. Vor allem 3 Möglichkeiten sind in Erwägung zu ziehen:

- Schmerzzustände mit Ursache außerhalb der Gallenblase,
- Schmerzzustände bei Anomalien der steinfreien Gallenblase resp. Gallenwege,
- Dyskinesien der Gallenwege.

Beschwerden nach Cholezystektomie

Wenn nach einer Cholezystektomie weiterhin Beschwerden bestehen oder nach gewisser Zeit erneut auftreten, was in etwa 10–15 % der Fälle zutrifft, muß an folgende 3 Möglichkeiten gedacht werden:

➤ *Extrabiliäre Ursache* der Beschwerden, die im allgemeinen vorbestanden und folglich durch die Cholezystektomie nicht beseitigt wurden,
➤ Leiden im Bereich der *abführenden Gallenwege*, die bei der Operation übersehen wurden (z. B. Choledocholithiasis),
➤ *operative Komplikationen an extrahepatischen Gallenwegen*, z. B. postoperative Strikturen, Fisteln, Ligatur oder Durchtrennung von Hepatocholedochus oder dessen Ästen.

Unveränderte Beschwerden nach Cholezystektomie sind in erster Linie verdächtig auf ein extrabiliäres Grundleiden, ein besonders häufiges Vorkommnis nach Entfernung einer steinfreien Gallenblase, z. B. Pankreatitis, Ulkus, Karzinom, Colon irritabile usw.

Choledochussteine, Papillenstenosen. *Choledochussteine* oder *Papillenstenosen* sind die beiden häufigsten Prozesse im Bereich der Gallenwege, die persistierende Beschwerden nach Cholezystektomie verursachen.

Für die *Diagnose* dieser Zustände entscheidend ist der biochemische Nachweis eines intermittierenden, partiellen Verschlußsyndroms (Anstieg von alkalischer Phosphatase bei normalem Bilirubin), am besten unmit-

---

Differentialdiagnose von Schmerzen im rechten Ober-/Mittelbauch

Bei Schmerzen im rechten Ober-/Mittelbauch sind in erster Linie verschiedene extrabiliäre Ursachen in Betracht zu ziehen. Differentialdiagnostisch ist zu denken an Ulcus duodeni, Pankreatitis, Hepatopathien (alkoholische Hepatitis, Leberstauung, Raumforderungen), Parasitosen (z. B. Fasciola hepatica), Perihepatitis acuta, renale Affektionen, Neoplasmen von Leber, Gallenwegen, Pankreas, Duodenum, Nieren oder Kolon sowie an ein radikuläres Schmerzsyndrom bei Wirbelsäulenveränderungen. Im weiteren sind Stoffwechselleiden, Kollagenosen sowie vaskulär bedingte Schmerzen zu berücksichtigen. Unbestimmtes Druckgefühl findet sich gelegentlich beim seltenen *Chilaiditi-Syndrom*, welches durch die Interposition des Kolonbogens im rechten Hypochondrium zwischen Leber und Zwerchfell charakterisiert ist (Abb. 7.**36**). Differentialdiagnostisch darf dieses Syndrom nicht mit freier intraabdomineller Luft verwechselt werden.

Bei der Sonographie werden relativ häufig Lage- und Formanomalien der Gallenblase (z. B. Septumbildung, phrygische Mütze, Divertikel) nachgewiesen. In der Mehrzahl der Fälle handelt es sich um Zufallsbefunde ohne entsprechendes klinisches Korrelat. Entsprechend führt daher die Cholezystektomie nur selten zu Beschwerdefreiheit. Eine Ausnahme bildet die Adenomyomatose der Gallenblase, die mit cholelithiasisähnlichen Schmerzen einhergehen kann und durch Cholezystektomie geheilt wird.
Die Unterscheidung zwischen Gallenwegsdyskinesien (funktionelle Motilitätsstörungen) und organisch bedingten Abflußhindernissen (vor allem Adenomyomatose im Bereich des Gallenblasenhalses) ist aufgrund der klinischen Befunde nicht möglich. Dyskinesien sind wahrscheinlicher bei Vorliegen zahlreicher anderer funktioneller Beschwerden im Rahmen des vegetativen Psychosyndroms.

Chronische und chronisch-rezidivierende Abdominalschmerzen

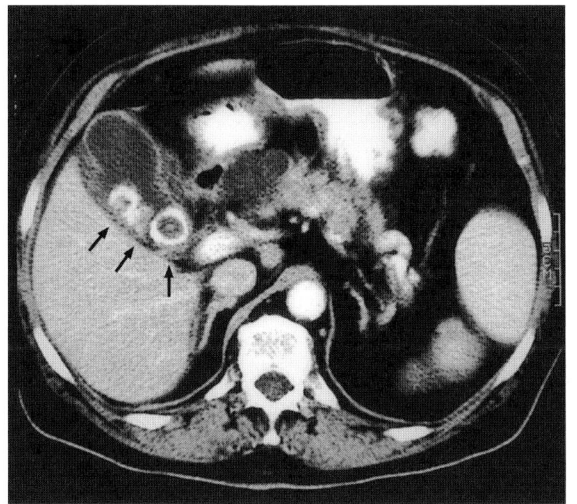
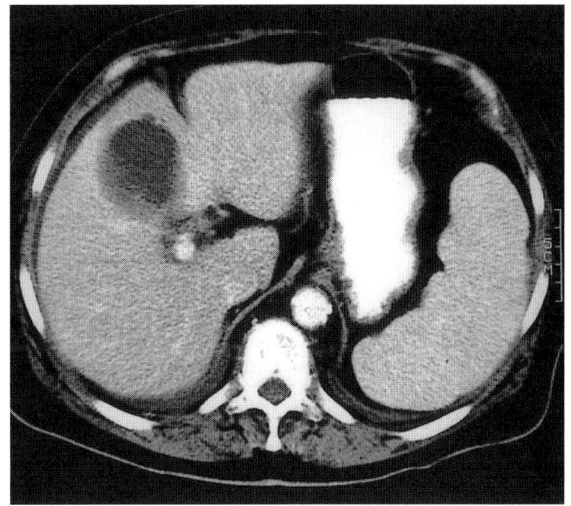

Abb. 7.35 Akute Cholezystitis mit (a) gedeckter Gallenblasenperforation und (b) Ausbildung eines Leberabszesses bei 70jähriger Frau. Die Pfeile deuten auf multiple Gallenblasenkonkremente.

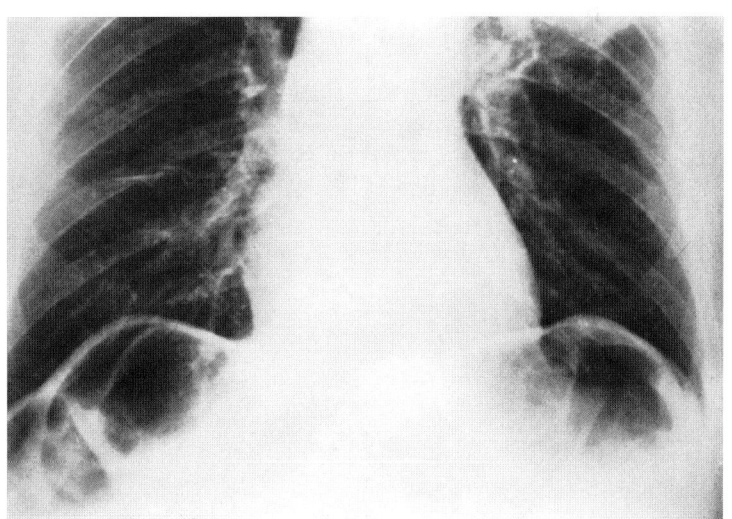

Abb. 7.36 Chilaiditi-Syndrom. Die Haustren sind gut erkennbar, was die Differentialdiagnose gegenüber freier Luft zwischen Leber und Zwerchfell zu stellen erlaubt. 65jähriger Mann.

telbar im Anschluß an eine Schmerzattacke. Häufig läßt sich bei papillennahen Prozessen eine passagere Hyperamylasämie nachweisen. Diagnostische Methode der Wahl ist die ERCP. Bei Nachweis einer Choledocholithiasis ist durch eine endoskopische Papillotomie mehrheitlich eine Sanierung zu erzielen. Bei Verdacht auf Einengung des Ductus choledochus durch einen Pankreaskopfprozeß (Pankreatitis, Karzinom) ist die gleichzeitige Durchführung einer ERP und die sonographische, endosonographische resp. computertomographische Abklärung entscheidend.

Ein langer Zystikusstumpf nach Cholezystektomie verursacht selten klinische Beschwerden, es sei denn, außer bei „Gallenblasenneubildung" mit Steinrezidiv.

Leberschwellung. Jede akut auftretende Leberschwellung kann durch Kapselspannung zu Oberbauchschmerzen führen. In erster Linie ist hierbei eine alkoholische Hepatitis (s. Kapitel 25), die akute Stauungsleber sowie ein Budd-Chiari-Syndrom (s. Kapitel 25) zu berücksichtigen. Die Leber ist vergrößert, auf Druck hochgradig schmerzhaft, nicht besonders derb. Eine entzündliche Leberschwellung (Hepatitis, Cholangitis, Abszeß, Echinokokkus) kann ebenfalls mit beträchtlichen Schmerzen einhergehen. Intensive Schmerzen an mehr umschriebener Stelle mit hartem, knotigem Palpationsbefund sind auf eine maligne Raumforderung verdächtig (s. Kapitel 25). Diagnose mittels Sonographie, CT, MRI, ggf. Laparoskopie.

Pankreaserkrankungen

Klinik. Die klinischen *Leitsymptome*, die auf eine Pankreaserkrankung hinweisen, sind

- Schmerz,
- Cholestase,
- Gewichtsverlust,
- Diabetes mellitus und
- Diarrhö/Steatorrhö (Abb. 7.37).

Von Bedeutung sind vor allem die akute und die chronische Pankreatitis sowie das Pankreaskarzinom. Akute und chronische Pankreatitis zeigen im Frühstadium ein weitgehend identisches klinisches Bild, charakterisiert durch ein- oder mehrmalige „akute" Pankreatitisschübe. Sie unterscheiden sich aber vor allem aufgrund ihres Langzeitverlaufes. Im Gegensatz zur chronischen (progressiven) Pankreatitis erfolgt bei akuter (reversibler) Pankreatitis eine Abheilung nach Therapie der Ursache (vor allem Cholelithiasis). Morphologisch können Narben und Pseudozysten nach schwerer akuter Pankreatitis persistieren. Die chronische Pankreatitis ist charakterisiert durch einen progredienten Verlauf mit „Zirrhose" des Organs. Typische Kennzeichen der chronischen Pankreatitis sind irreversible exo- und/oder endokrine Insuffizienz, oft kombiniert mit Pankreasverkalkungen, die im Mittel 5–6 Jahre nach Beginn der Krankheit auftreten (Abb. 7.38). Ca. 50 % der nichtalkoholischen chronischen Pankreatitiden verlaufen primär schmerzlos und manifestieren sich im allgemeinen unter dem Bild von sekundärem Diabetes mellitus oder Diarrhö/Steatorrhö mit Gewichtsverlust. Prognostisch wichtig ist die Ätiologie. Die biliäre Pankreatitis wird praktisch nie chronisch. Bei Alkoholabusus entwickelt sich dagegen mehrheitlich eine chronische Pankreatitis.

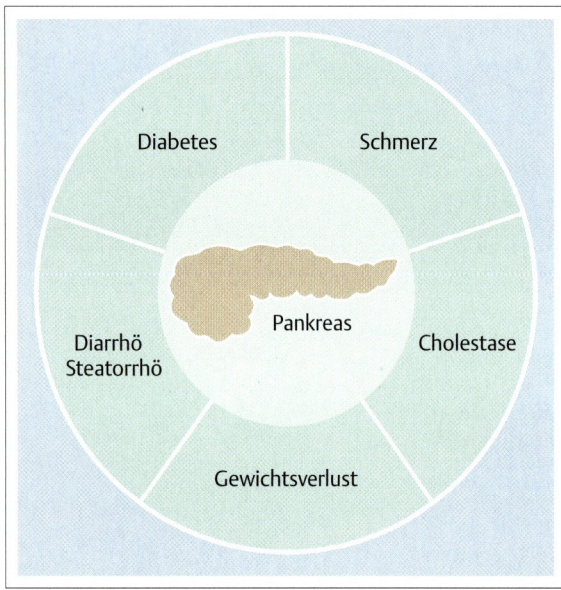

Abb. 7.37 Klinische Leitsymptome, die auf eine Pankreasaffektion hinweisen können.

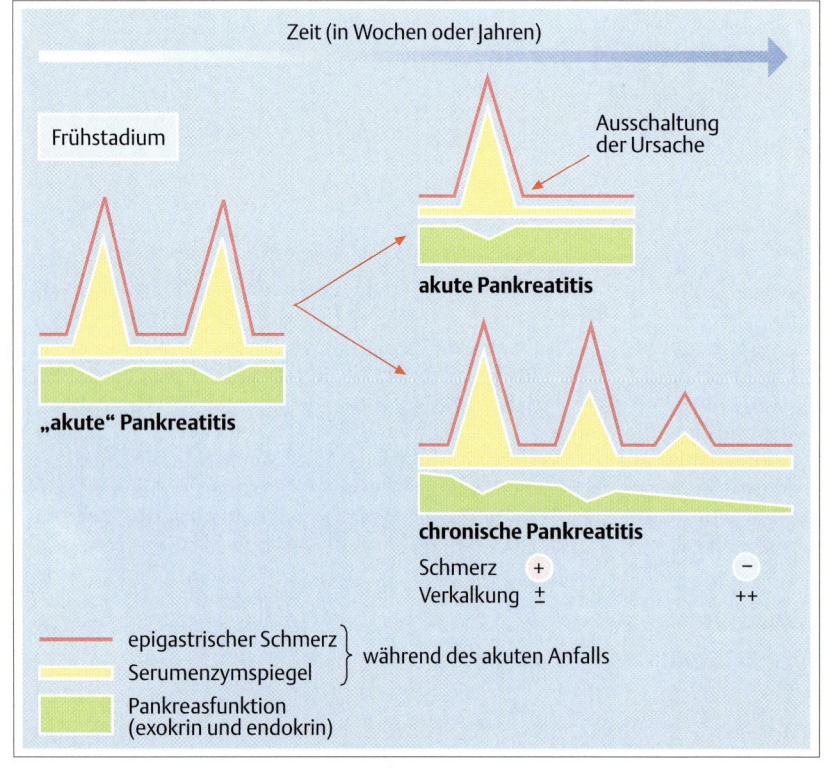

Abb. 7.38 Verlauf der akuten und chronischen Pankreatitis.

Chronische und chronisch-rezidivierende Abdominalschmerzen

Diagnostik von Pankreaserkrankungen

Die Diagnose der Pankreaserkrankungen beruht auf Anamnese und Klinik, bildgebenden Verfahren (Abdomen-Leeraufnahme, Sonographie, Endosonographie, CT, ERCP) und Laboruntersuchungen, zu denen auch die verschiedenen Funktionstests zur Beurteilung der exokrinen Pankreasfunktion zu rechnen sind (Tab. 7.**8**). In Tab. 7.**9** sind typische Laborbefunde für die 3 wichtigsten Pankreaserkrankungen zusammenfassend dargestellt. Im Unterschied zu den Parametern hepatobiliärer Erkrankungen (s. Kapitel 25) sind die Pankreastests differentialdiagnostisch wesentlich weniger aussagekräftig. In Verbindung mit den klinischen Befunden und den bildgebenden Verfahren gelingt es aber in der Mehrzahl der Fälle, die laborchemischen Befunde richtig zu interpretieren.

Amylase. Erhöhte Amylasewerte in Blut und Urin sind für die akute Pankreatitis kennzeichnend. Ein Enzymanstieg auf das 4- bis 5fache der Norm mit nachfolgender Normalisierung der Werte charakterisiert die akute Pankreatitis. Erhöhte Werte sind bei akuter Pankreatitis im Urin häufig länger (7–10 Tage) nachweisbar als im Serum (1–5 Tage). Zahlreiche extrapankreatische Erkrankungen können zu einem Anstieg der Serum- und Urinamylasewerte führen und müssen differentialdiagnostisch erwogen werden (Tab. 7.**12**).
Bei der Makroamylasämie zirkuliert die Amylase als makromolekulares Aggregat oder als Komplex mit Immunglobulinen, die zu groß sind, um über die Niere ausgeschieden zu werden. Es handelt sich üblicherweise um einen Zufallsbefund. Die Diagnose erfolgt chromatographisch.
Durch die Bestimmung der Lipase, des Trypsins oder der Pankreasisoamylase kann eine höhere Spezifität erreicht werden. Tiefe Amylase- und Lipasewerte finden sich auch bei akuter Pankreatitis, wenn gleichzeitig eine Hypertriglyzeridämie vorliegt.

Exokrine Pankreasfunktion. Zur Beurteilung der exokrinen Funktion des Pankreas eignet sich die Bestimmung von Chymotrypsin oder Elastase im Stuhl aus praktischen Gründen am besten.
Die in Tab. 7.**8** aufgeführten, meist viel aufwendigeren und z. T. invasiven Tests werden nur noch in besonderen Situationen durchgeführt. Der *Pankreozymin (CCK)-Sekretin-Test* weist die größte Spezifität und Sensitivität auf. Der Test verlangt eine Intubation des Duodenums und eine radiologische Kontrolle der Sondenlage. Nach Stimulation des exokrinen Pankreas mit Pankreozymin und Sekretin werden die Enzymsekretion und das Sekretionsvolumen sowie die Bikarbonatsekretion bestimmt. Der Test ergibt bei Ausfall von 50 % des Drüsengewebes pathologische Resultate.
Die nichtinvasiven, „sondenlosen" Pankreasfunktionstests, der *N-Benzoyl-L-Tyrosyl-p-Aminobenzoesäure (NBT-PABA)-Test* und der *Pankreolauryltest* ermöglichen eine Abschätzung der intraluminalen pankreasspezifischen Digestionskapazität. Das Prinzip beider Verfahren beruht auf dem Nachweis von Spaltprodukten, die nach oraler Applikation der Testsubstanz durch pankreasspezifische Enzyme freigesetzt, aus dem Darm resorbiert und im Urin ausgeschieden werden.
Serumenzymtests für Trypsin, Lipase und Pankreasisoamylase weisen bei schwerer Pankreasinsuffizienz pathologisch niedrige Werte auf.
Eine gestörte Fettverdauung (*Steatorrhö*) tritt erst bei fortgeschrittener exokriner Pankreasinsuffizienz auf und ist gekennzeichnet durch eine Stuhlfettausscheidung von mehr als 7 g/24 h.

Endokrine Pankreasfunktion. Bei einer Vielzahl von Pankreaserkrankungen ist eine *gestörte Glucosetoleranz* nachweisbar, die entweder kurzdauernd (z. B. akute Pankreatitis) oder langsam progredient (chronische Pankreatitis, Pankreaskarzinom) verläuft.

Pankreasinsuffizienz. Der Nachweis einer Pankreasinsuffizienz ist nicht gleichbedeutend mit chronischer Pankreatitis. Die Pankreasinsuffizienz kann reversibel sein, z. B. nach akuter Pankreatitis, alkoholischen Pankreasschäden, oder aber progredient verlaufen, was für chronische Pankreatitis typisch ist. Eine normale Pankreasfunktion schließt andererseits eine Pankreaserkrankung nicht aus. Ein normaler Pankreozymin-Sekretin-Test ist z. B. zu erwarten bei distaler Pankreatektomie von 50 % oder bei umschriebenen Läsionen der distalen Pankreashälfte.

Tabelle 7.**8** Labordiagnostik bei Pankreaserkrankungen

Serumenzyme

Amylase (auch im Urin von diagnostischer Bedeutung)
Lipase
(Trypsin)
(Pankreasisoamylase)

Exokrine Funktionstests

Sekretionskapazität
– Pankreozymin (CCK)-Sekretin-Test
– Lundh-Test
– Chymotrypsin oder Elastase im Stuhl

Digestionskapazität
– NBT-PABA-Test
– Pankreolauryltest
– quantitative Stuhlfettbestimmung

Azinäre Atrophie
Trypsin, Lipase, Pankreasisoamylase

Endokrine Funktionstests

Blutzucker
oraler Glucosetoleranztest
HbA_{1c}, Fructosamin

Tabelle 7.9   Laborbefunde bei Pankreaserkrankungen

	Serum- (und Urin-) Enzyme	Exokrine Pankreasinsuffizienz	Endokrine Pankreasinsuffizienz
Akute Pankreatitis	++ (2–3 Tage)	± (1–3 Wochen, evtl. länger)	± (ca. 1 Woche)
Chronische Pankreatitis Frühstadien – im Schub	++	± (oft passager)	± (oft passager)
Spätstadien – im Schub	+	++	++
– im Intervall	–	++	++
Pankreaskarzinom	±	+ (v. a. Pankreaskopfkarzinom)	+ (in 30–50 %)

Tabelle 7.10   Ursachen der akuten Pankreatitis

- biliär (vor allem Cholelithiasis)
- alkoholisch
- metabolisch (Hypertriglyzeridämie, Hyperkalzämie [Hyperparathyreoidismus], Niereninsuffizienz)
- medikamentös (Azathioprin, 6-Mercaptopurin, antiretrovirale Nukleosidanaloga, insbesondere Didanosin [DDI], Pentamidin, Thiazide, Furosemid, Sulfonamide, orale Kontrazeptiva, Tetrazyklin, Valproinsäure, Metronidazol, Ranitidin, Sulindac, Salizylate etc.)
- infektiös (Mumps, Virushepatitis, andere Virusinfektionen [Coxsackie-, Echo-, Zytomegalievirus, HIV], Mykoplasmen, Mycobacterium avium-Komplex, Campylobacter jejuni etc.)
- traumatisch (vor allem stumpfes Bauchtrauma)
- postoperativ (nach abdominellen und nichtabdominellen Operationen, relativ häufig nach Nierentransplantation)
- vaskulär (ischämisch [z. B. nach Herzchirurgie], embolisch, im Rahmen einer Vaskulitis [z. B. bei systemischem Lupus erythematodes, Panarteriitis nodosa oder thrombotischer thrombozytopenischer Purpura])
- endoskopische retrograde Cholangiopankreatikographie (ERCP)
- Papillenobstruktion (z. B. Papillenstenose, Papillen- oder Pankreaskarzinom, Parasiten [Askariasis], Duodenaldivertikel, Morbus Crohn)
- Ganganomalien (z. B. Pancreas divisum)
- hereditär
- idiopathisch

Akute Pankreatitis

Klinik. Die akute Pankreatitis präsentiert sich in der Regel als ein schweres allgemeines Krankheitsbild mit oft peritonischen Reizerscheinungen und verschiedenen lokalen und systemischen Komplikationen bis zu Schock und Multiorganversagen. Führend ist der heftige epigastrische Dauerschmerz, der bei biliärer Pankreatitis häufig im rechten Oberbauch verspürt wird. Gürtelförmige Ausstrahlung der Schmerzen beidseits entlang des Rippenbogens und in den Rücken ist die Regel. Differentialdiagnostisch sind daher in erster Linie Ulkus-, Darmperforation, akute Cholezystitis, aber auch der Herzinfarkt in Betracht zu ziehen.

Im Vergleich zu einer Perforation ist das Abdomen meist weniger stark gespannt. Es ist selten bretthart, wenn auch eine starke diffuse Druckempfindlichkeit des in späteren Stadien stets hochgradig meteoristischen Abdomens mit Loslaßschmerz fast immer vorliegt. Initial kann das Abdomen aber noch durchaus weich und eindrückbar sein und der Loslaßschmerz fehlen. Der Kontrast zwischen der Schwere der Symptome und der Geringfügigkeit physikalischer Befunde ist typisch für dieses Stadium. Es läßt sich in diesem Stadium oftmals eine umschriebene Druckschmerzhaftigkeit des Pankreas nachweisen. Das Gesicht ist bei Perforation blaß, verfallen, bei Pankreatitis dagegen oftmals gerötet. Leukozytose ist fast obligat. Gegenüber dem Herzinfarkt kann die Diagnose erschwert werden, weil bei einem Hinterwandinfarkt ähnliche elektrokardiographische Bilder beobachtet werden können.

Diagnostik. Für die Diagnose der akuten Pankreatitis entscheidend sind typische Klinik, Nachweis von erhöhten Amylasewerten im Serum (und Urin) und Ausschluß einer extrapankreatischen Hyperamylasämie. Die Serumwerte steigen in den ersten 12 Stunden auf das 4- bis 5fache der Norm und fallen innerhalb von 1–5 Tagen in den Normbereich zurück. Die Lipase bleibt meist länger erhöht (7–14 Tage).

Eine passagere *Blutzuckererhöhung* ist zwar nicht obligat, weist aber, falls vorhanden, auf die akute Pankreaserkrankung. Ein Ikterus tritt selten auf, doch ist eine kurzdauernde Hyperbilirubinämie, kombiniert mit Cholestase, biochemisch häufig nachzuweisen, teilweise erst nach Normalisierung der Amylasewerte. *Hypokalzämie* ist Hinweis auf eine schwer verlaufende akute Pankreatitis.

Die *bildgebenden Verfahren* werden primär eingesetzt zur Erfassung von Gallensteinen und lokalen Komplikationen, vor allem Nekrosen, infizierten Nekrosen oder Abszessen und Pseudozysten (s. unten). Pankreasödem und Exsudatstraßen als Zeichen der akuten Pankreatitis können in der Frühphase mittels CT und oft mittels Sonographie erfaßt werden. Bei schwerem klinischem Verlauf ist das CT aufschlußreich zum Nachweis von Nekrosen in der Pankreasloge. Mittels sonographisch oder CT-gesteuerter Punktion ist eine Abszedierung frühzeitig erkennbar, die eine entsprechende, im allgemeinen chirurgische Therapie erfordert. Bei akuter biliärer Pankreatitis kommt der ERCP mit Steinextraktion diagnostische und therapeutische Bedeutung zu.

Ursache. Die häufigste Ursache der akuten Pankreatitis ist die Cholelithiasis (etwa 40–70 % der Fälle). Alkoholabusus kann zwar ein klinisch identisches Bild hervorrufen, doch handelt es sich in der Regel um akute Schübe einer chronischen Pankreatitis. Weitere Ursachen der akuten Pankreatitis sind in Tab. 7.10 aufgeführt. In etwa 10–20 % der Fälle ist keine Ursache eruierbar. 30–50 % der Pankreatitiden rezidivieren in Schüben.

Komplikationen der akuten Pankreatitis. Lokale und systemische Komplikationen der akuten Pankreatitis sind in Tab. 7.11 zusammengefaßt.

Tabelle 7.11 Komplikationen der akuten Pankreatitis

Lokal

Nekrose (steril, infiziert)
Pseudozyste
Abszeß
Obstruktion oder Fistelung ins Kolon
gastrointestinale Blutung (Ulkus, Varizen bei Milzvenenthrombose, rupturiertes Pseudoaneurysma)
rechtsseitige Hydronephrose
Milzruptur oder -hämatom

Systemisch

Schock
Gerinnungsstörungen
respiratorisches Versagen
akutes Nierenversagen
Hyperglykämie
Hypokalzämie
Panniculitis nodularis
Retinopathie
Psychose

Tabelle 7.12 Extrapankreatische Ursachen für Hyperamylasämie und -urie

Mit Abdominalschmerzen

Ulkusperforation
akute Cholezystitis
Ileus ± Peritonitis
Mesenterialinfarkt
rupturierte Extrauteringravidität
Aortenaneurysma/-ruptur
Appendizitis

Ohne oder mit atypischen Abdominalschmerzen

Parotitis und andere Speicheldrüsenerkrankungen
Niereninsuffizienz
Makroamylasämie
Medikamente (Opiate)
diabetische Ketoazidose
chronischer Alkoholismus
paraneoplastisch
Verbrennungen
Myokardinfarkt
Anorexia nervosa

Keine Hyperamylasurie bei Makroamylasämie.
Erhöhte Serumlipase auch bei Ulkusperforation, akuter Cholezystitis, Ileus ± Peritonitis, Mesenterialinfarkt, Aortenaneurysma/-ruptur und nach Opiatverabreichung. Bei Niereninsuffizienz sind auch Serumlipase und -trypsin erhöht.

Eine typische lokale Komplikation ist der entzündliche „Tumor", meist vergesellschaftet mit Pseudozysten. Leitsymptome sind Persistenz der aktiven Pankreatitis über 10 Tage und/oder Kompression der umliegenden Organe durch das Pankreasödem. Das klinische Bild ist vielfältig, je nach Organbefall, vor allem typisch sind Cholestase, Stenoseerbrechen, Magen-Darm-Blutung (Abb. 7.39).

Differentialdiagnose zur chronischen Pankreatitis. Die klinische Unterscheidung zwischen akuter und chronischer Pankreatitis ist sehr schwierig, vor allem zu Beginn des Leidens. Beiden gemeinsam sind klinisch-biochemisch identische Schübe von Pankreatitis und das gehäufte Auftreten gleicher lokaler Komplikationen, vor allem *Pseudozysten*. Der entscheidende Unterschied liegt in der progredienten exo- und endokrinen Pankreasinsuffizienz, die nur bei der chronischen Pankreatitis, in der Regel erst 5–6 Jahre nach Beginn der Erkrankung, auftritt. Die chronische Pankreatitis tritt häufiger bei Männern als bei Frauen auf, vor allem vor dem 45. Lebensjahr und in Zusammenhang mit Alkoholabusus. Die akute Pankreatitis hingegen tritt bei Männern und Frauen etwa gleich häufig auf, meist nach dem 45. Altersjahr und am häufigsten im Zusammenhang mit Cholelithiasis.

Chronische Pankreatitis

Ursachen. Typisch für die chronische Pankreatitis sind initial rezidivierende Pankreatitisschübe und im Verlauf eine progressive exokrine und endokrine Pankreasinsuffizienz. Alkoholabusus ist in über 60 % der Fälle die Hauptursache der chronischen Pankreatitis. In den restlichen Fällen liegen keine faßbaren oder seltene Ursachen dem Leiden zugrunde, vor allem Pankreasgangobstruktion, Hyperparathyreoidismus, Hyperlipidämie, Trauma, Analgetikaabusus oder Heredität. Mutationen des kationischen Trypsinogen-Gens liegen der seltenen

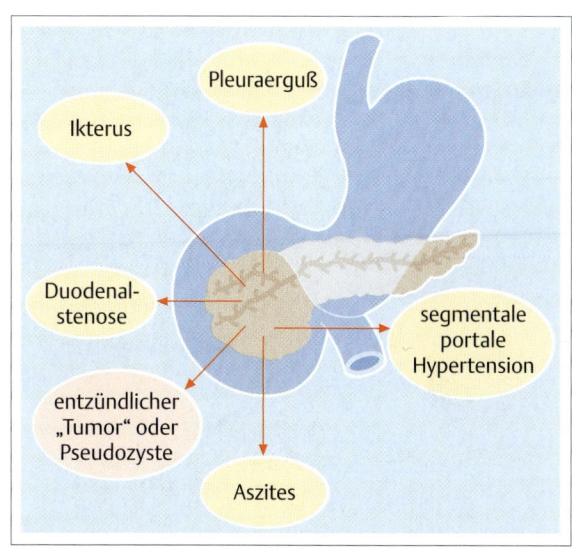

Abb. 7.39 Typische lokale Komplikationen der Pankreatitis.

hereditären Pankreatitis zugrunde. Mutationen des „cystic fibrosis transmembrane conductance regulator" (CFTR)-Gens, auch ohne zusätzliche klinische Zeichen einer zystischen Fibrose, scheinen für einen Teil der früher als idiopathisch eingestuften chronischen Pankreatitiden verantwortlich zu sein. Cholelithiasis führt nur ausnahmsweise zu einer chronischen Pankreatitis.

Epidemiologie. Männer werden ungefähr 7mal häufiger befallen als Frauen. Eine Leberzirrhose ist aus unbekannten Gründen nur sehr selten mit chronischer Pankreatitis vergesellschaftet.

Klinik. Ungefähr 10–20% der chronischen Pankreatitiden verlaufen schmerzfrei. Besonders häufig sind schmerzlose Verlaufsformen bei der nichtalkoholischen chronischen Pankreatitis (idiopathisch-senile Form, bei Hyperparathyreoidismus, Analgetikaabusus). Diabetes mellitus oder Steatorrhö sind hier in der Regel die ersten klinischen Manifestationen. Selten führen lokale Komplikationen (z.B. Verschlußikterus) zur Erfassung der schmerzlosen chronischen Pankreatitis.

Die chronische Pankreatitis im Frühstadium präsentiert sich typischerweise durch schubweise auftretende Oberbauchschmerzattacken mit wochen- bis monatelangen schmerzfreien Intervallen. Kontinuierliche, vor allem postprandial verstärkte Schmerzen über Wochen resp. in kurzen Intervallen rezidivierende Schmerzen sind Hinweis auf lokale Komplikationen, vor allem Pseudozysten. Hochdruck im dilatierten Pankreasgangsystem verursacht oft Dauerschmerzen. Die Diagnose dieser lokalen Komplikationen ist möglich mittels Sonographie, Endosonographie, CT, MRI oder ERCP. In allen diesen Fällen muß auch an ein Pankreaskarzinom gedacht werden. Bei älteren Patienten mit Dauerschmerzen von weniger als 18 Monaten (kombiniert mit Gewichtsabnahme) ohne vorhergehende Pankreaserkrankung ist ein Pankreaskarzinom wahrscheinlicher als eine chronische Pankreatitis.

Der *Schmerzschub* bei chronischer Pankreatitis unterscheidet sich klinisch und biochemisch kaum vom Schub bei akuter Pankreatitis. Charakteristisch ist der spontan einsetzende Dauerschmerz im Epigastrium, der Stunden bis wenige Tage persistiert und oft einhergeht mit Erbrechen und Subileus. Die Intensität des Schmerzes ist sehr variabel und umfaßt ein breites Spektrum von „leichter Magenverstimmung" bis zu heftigsten Schmerzen mit Vernichtungsgefühl.

Eine Gewichtsabnahme von 5–10 kg oder mehr ist fast obligat bei chronischer Pankreatitis und tritt in der Regel bereits in der Frühphase der Erkrankung auf, d.h. vor Einsetzen von Diabetes mellitus oder Steatorrhö.

Die chronische Pankreatitis führt zwangsläufig zu einem *Diabetes mellitus*, der im allgemeinen 3–5 Jahre nach Beginn der Erkrankung mittels Glukosetoleranztest nachweisbar wird und progredient verläuft (Abb. **7.40**). Ein pankreatogener Diabetes ist vor vor allem in Erwägung zu ziehen bei relativ jugendlichem Alter des Patienten ohne entsprechende Familienanamnese und ohne Adipositas sowie bei rezidivierenden Abdominalschmerzen oder chronischem Alkoholabusus in der Vorgeschichte.

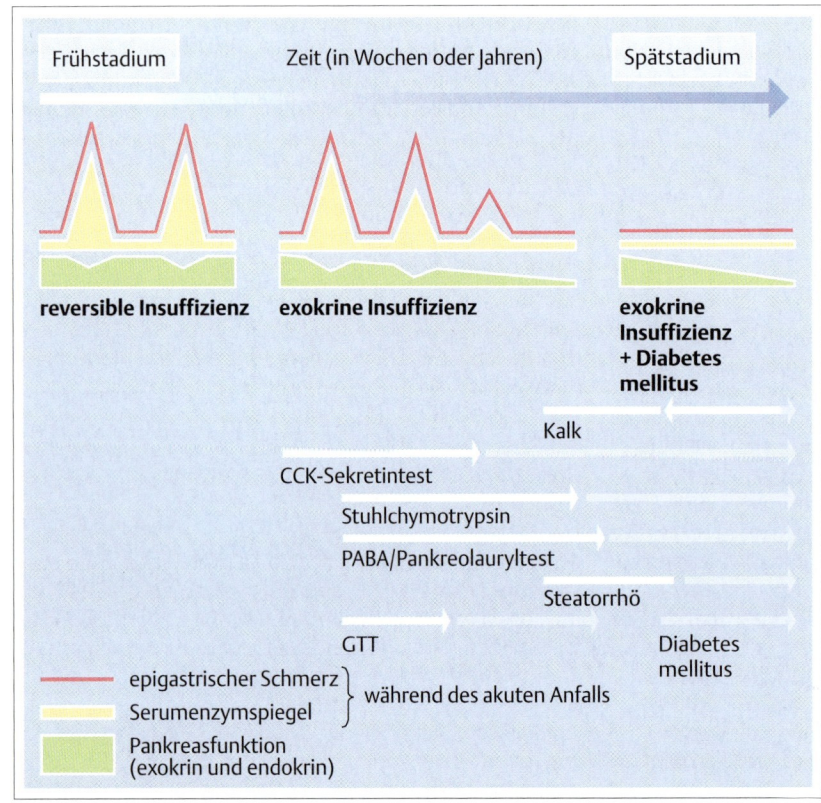

Abb. 7.**40** Natürlicher Verlauf der chronischen Pankreatitis.

Chronische und chronisch-rezidivierende Abdominalschmerzen

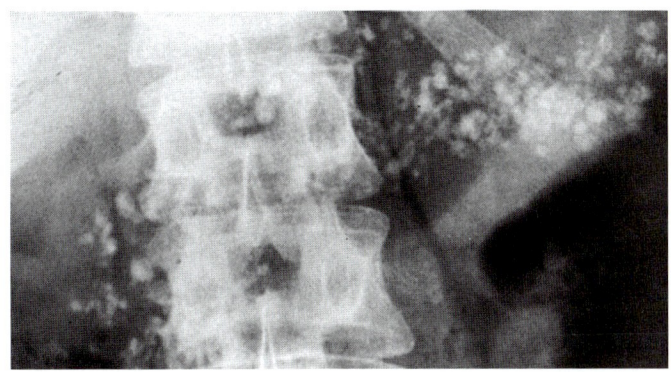

Abb. 7.41 Diffuse Pankreasverkalkungen bei chronischer Pankreatitis.

Hartnäckiger Meteorismus kann Hinweis auf eine chronische Pankreatitis sein. Später entwickeln sich meistens Diarrhö und Steatorrhö. Pathognomonisch für die pankreatogene *Steatorrhö* sind ölige Stühle, die bei keiner anderen Art von Steatorrhö vorkommen. Steatorrhö ist ein ausgesprochenes Spätzeichen. Mit dem Auftreten von Pankreasverkalkungen, Diabetes und schwerer exokriner Pankreasinsuffizienz verschwinden die Schmerzen meist spontan, sofern keine lokalen Komplikationen bestehen (sog. ausgebrannte Pankreatitis).

Diagnostik. Im Frühstadium ist die exokrine Pankreasinsuffizienz nur mittels relativ aufwendiger Funktionstests zu erfassen. Eine exokrine Pankreasinsuffizienz kann auch nach schwerer akuter Pankreatitis vorübergehend bestehen. Im Gegensatz zur akuten Pankreatitis ist die exokrine Pankreasinsuffizienz bei chronischer Pankreatitis irreversibel. Radiologisch können bei über 60 % der Patienten Pankreasverkalkungen festgestellt werden (Abb. 7.41), wozu Pankreaszielaufnahmen in drei Projektionen (a. p., Boxer und Fechter) angefertigt werden sollten. Die Kalkkonkremente liegen vorwiegend im Pankreasgangsystem. Die Sonographie erlaubt den Nachweis grobscholliger Verkalkungen (Abb. 7.42), ist aber weniger sensitiv bei Vorliegen feiner Verkalkungen. Mittels CT gelingt der Kalknachweis mit vergleichbarer Zuverlässigkeit wie durch Pankreaszielaufnahmen in drei Projektionen.

Der diagnostische Wert der verschiedenen bildgebenden Verfahren (exkl. Kalknachweis) wird unterschiedlich beurteilt. Sonographie sowie ggf. Endosonographie und CT sind sehr wertvoll für Diagnose und Verlaufsbeobachtung der akuten Pankreatitis (besonders bei protrahiertem Verlauf), zur Erfassung von Pseudozysten, Cholelithiasis, Pankreaskarzinom und zur Abklärung von Cholestase/Ikterus. Die ERCP wird vor allem eingesetzt bei ätiologisch ungeklärter, rezidivierender Pankreatitis und präoperativ bei lokalen Pankreatitiskomplikationen. In der Frühdiagnostik der unkomplizierten chronischen Pankreatitis ist die Aussage der bildgebenden Verfahren vor allem bezüglich der Differentialdiagnose zur akuten Pankreatitis beschränkt.

Komplikationen. Lokale Komplikationen sind bei chronischer Pankreatitis relativ häufig und umfassen Pseudozysten, pankreatogenen Aszites, Cholestase mit

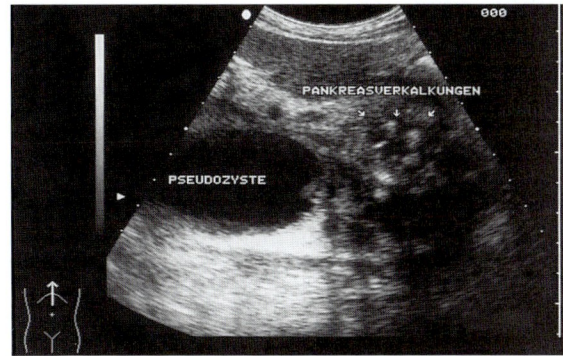

Abb. 7.42 Sonographischer Befund bei chronischer Pankreatitis mit großer Pseudozyste und multiplen Verkalkungen (beachte die typischen Schallschatten).

oder ohne Ikterus, Milzvenenthrombose, Duodenalstenose, gastrointestinale Blutung und Stenosierung oder Fistelbildung ins Kolon. Viele dieser lokalen Komplikationen kommen auch im Rahmen der akuten Pankreatitis vor.

Die Differentialdiagnose zwischen chronischer Pankreatitis und Pankreaskopfkarzinom kann sehr schwierig sein. Bei Fehlen von Metastasen ist es selbst intraoperativ oft nicht möglich zu entscheiden, ob ein kleines Pankreaskarzinom mit Begleitpankreatitis oder eine chronische Pankreatitis vorliegt. Mit Ausnahme der papillennahen Karzinome, die früh zum Verschlußikterus führen und bei Radikaloperation Aussicht auf Heilung aufweisen, ist die Prognose der Pankreaskarzinome sehr schlecht.

Raumfordernde Prozesse im Pankreasbereich

Bei entzündlichen oder neoplastischen expansiven Pankreasprozessen stehen ebenfalls Schmerzen, meist Dauerschmerzen im Epigastrium, kombiniert mit Rückenschmerzen, im Vordergrund. Die Tumorexpansion kann sich auch durch z. B. Verschlußikterus oder Duodenalobstruktion manifestieren.

Klinisch kann ein runder, prallelastischer, scharf begrenzter Tumor im Oberbauch, vor allem bei Pseudozysten, palpabel sein.

Die wichtigste Untersuchung ist die Sonographie oder Endosonographie bzw. die Computertomographie, evtl. mit Punktion.

Pankreaszysten

Hier unterscheidet man

- *kongenitale Pankreaszysten*, gelegentlich assoziiert mit Nieren- und Leberzysten,
- *Zystadenome*,
- *Retentionszysten* (Erweiterung des präformierten drüsigen Hohlraumsystems infolge Gangobstruktion) und
- *Pseudozysten* (Folge einer lokalen Pankreasgewebseinschmelzung und ohne Epithelauskleidung).

Zwischen Retentions- und Pseudozysten bestehen fließende Übergänge, so daß diese Unterscheidung von geringer praktischer Bedeutung ist.

Klinik. Zysten und Pseudozysten sind häufige Komplikationen der akuten wie der chronischen Pankreatitis, wobei die Grunderkrankung gelegentlich asymptomatisch verlaufen kann. Pseudozysten treten bei akuter Pankreatitis in etwa 15 % auf, typischerweise nach 1–4 Wochen. 85 % sind im Korpus- und Schwanzbereich und nur 15 % im Pankreaskopfbereich gelegen. Amylase-, Lipaseerhöhung über 10 Tage oder länger nach Beginn einer Pankreatitis, oft verbunden mit Entzündungszeichen wie Fieber, Leukozytose und erhöhter Blutsenkungsreaktion, ist häufig ein Hinweis auf eine Pseudozyste.

Pseudozysten neigen zu Komplikationen wie Abszeßbildung, Einblutung, evtl. mit Haemosuccus pancreaticus, Durchbruch in die Nachbarorgane mit gastrointestinaler Blutung, Verschlußikterus, Duodenalstenose oder Milzvenenthrombose.

Treten Aszites oder Pleuraerguß mit hohem Eiweiß- und Amylasegehalt im Anschluß an eine Pankreatitis auf, liegt häufig eine Pseudozyste vor.

Selten einmal können sich Pseudozysten über die Grenzen des Abdomens (z. B. via Mediastinum in den Supraklavikularbereich) ausdehnen und dabei variable, rätselhafte klinische und radiologische Erscheinungen im Thoraxbereich hervorrufen (Mediastinal-, Herz- und Lungenveränderungen, Ergüsse).

Diagnostik. Größere Pseudozysten lassen sich als prall-elastischer Tumor palpieren. Durch Sonographie sind Zysten von über 2 cm Durchmesser meist erfaßbar. Diese einfache, nichtinvasive Methode ist auch sehr wertvoll zur Verlaufskontrolle von Zysten. Bei Wachstum oder Persistenz einer Zyste muss in der Regel operiert werden. Zysten können sich aber auch spontan zurückbilden. Mittels ERP ist es oft möglich, präoperativ auch kleinere Zysten darzustellen, falls diese mit dem Pankreasgangsystem in Verbindung stehen (Abb. 7.**43**). Diese Untersuchung ist jedoch bei frischen Pseudozysten mit Zeichen der aktiven Entzündung nicht ungefährlich.

Pankreaskarzinom

Epidemiologie, Lokalisation. Die Beschwerden bei Pankreaskarzinom sind wenig spezifisch. Diese Diagnose ist stets in Betracht zu ziehen, wenn bei Abdominalbeschwerden und älteren Patienten (Durchschnittsalter 55 Jahre, Männer doppelt so häufig befallen wie Frauen) sich keine Anhaltspunkte für eine Erkrankung von Magen und Leber ergeben. Risikofaktoren für das Pankreas-

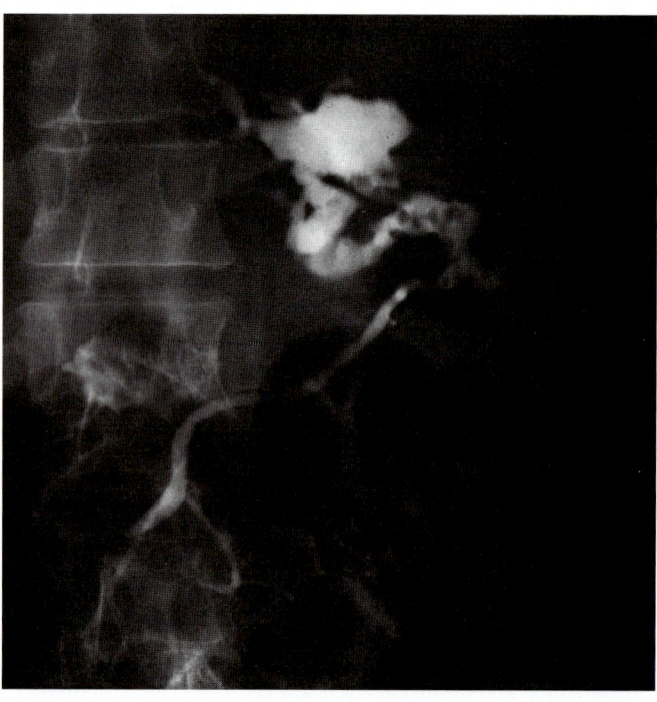

Abb. 7.**43** Große Pankreasschwanzpseudozyste (endoskopische retrograde Pankreatikographie, ERP).

karzinom sind schlecht definiert, schwere Raucher scheinen häufiger betroffen als Nichtraucher.

Über 90% der Pankreaskarzinome sind duktale Adenokarzinome. Inselzellkarzinome machen nur einen geringen Anteil aus. Das Pankreaskarzinom entsteht in etwa 70% im Pankreaskopf, in 20% im Korpus und selten im Pankreasschwanz. Je nach Größe und Lage des Tumors variieren die klinischen Symptome.

Klinik und Diagnostik. Beim *Pankreaskopfkarzinom*, vor allem bei *periampullärer Lokalisation*, ist die Trias von *Schmerz, Gewichtsabnahme* und progredientem *Verschlußikterus* mit Dunkelfärbung des Urins, acholischem Stuhl und Pruritus typisch. Hepatomegalie und eine vergrößerte, palpable Gallenblase (*Courvoisier-Zeichen*, ≤ 50% der Fälle) sprechen für extrahepatischen Tumorverschluß. Ein sog. schmerzloser Verschlußikterus findet sich nur bei etwa 25% der Patienten. Die Erweiterung der Gallenwege bei extrahepatischem Verschluß ist sonographisch meist nachweisbar. Die Artdiagnose des Tumors erfordert in der Regel ERCP oder PTC resp. eine sonographisch gezielte Punktion bei erkennbarem Tumor.

Schmerz und Gewichtsabnahme ohne Ikterus sind initiale Symptome für *papillenferne Karzinome*. Der Schmerz, zu Beginn intermittierend, später andauernd, lokalisiert sich in den Oberbauch, vorwiegend links und strahlt typischerweise in den Rücken aus. Verstärkung der Schmerzen im Liegen und Besserung beim Aufstehen und Vornüberbücken sind typisch, werden aber auch bei chronischer Pankreatitis beobachtet. Pankreatitisschübe infolge Gangobstruktion können Erstmanifestation eines Pankreaskarzinoms sein. Zeichen von Malassimilation, vor allem Diarrhö, Steatorrhö und Gewichtsverlust, können gelegentlich anderen Tumormanifestationen um Monate vorausgehen.

Im Gegensatz zu intestinalen Karzinomen (vor allem Magen, Kolon) fehlt beim Pankreaskarzinom eine schwere Eisenmangelanämie, außer bei Infiltration der Duodenalschleimhaut. Eine endoskopisch nachweisbare Infiltration der Duodenalschleimhaut findet sich bei etwa 15–20% der Pankreaskarzinome (und zusätzlich beim Papillenkarzinom). Eine Thrombophlebitis migrans ist in weniger als 10% der Fälle vorhanden. Selten ist ein Pankreaskarzinom oder auch eine akute Pankreatitis Ursache einer *Panniculitis nodularis (Pfeifer-Weber-Christian)*.

Amylase und Lipase liegen praktisch immer im Normbereich, außer in den Fällen, die sich unter dem Bild einer Pankreatitis manifestieren. Eine pathologische Glukosetoleranz findet sich bei 30–50% der Patienten. Eine exokrine Pankreasinsuffizienz ist in der Regel bei Pankreaskopfkarzinom nachweisbar. CEA und CA19-9 sind häufig erhöht, wobei letzteres relativ spezifisch ist für Pankreaskarzinom.

Andere Tumoren und Pankreas. Die seltenen *Zystadenome* und *Zystadenokarzinome* kommen vor allem bei Frauen im mittleren Alter vor. Hauptsymptom ist ein palpabler Tumor im Oberbauch.

Neuroendokrine Tumoren des Pankreas werden in Kap. 27 abgehandelt.

Literatur

Ammann R. Klinik, Spontanverlauf und Therapie der chronischen Pankreatitis. Schweiz Med Wschr. 1989, 119: 696–706.

Ammann R, Heitz PU, Klöppel G. Course of alcoholic chronic pancreatitis: a prospective clinicomorphological long-term study. Gastroenterology. 1996, 111: 224–231.

Ben-Chetrit E, Levy M. Familial mediterranean fever. Lancet. 1998, 351: 659–664.

Cohn JA, Friedman KJ, Noone PG, Knowles MR, Silverman LM, Jowell PS. Relation between mutations of the cystic fibrosis gene and idiopathic pancreatitis. N Engl J Med. 1998, 339: 653–658.

Desnick RJ, Anderson KE. Heme biosynthesis and its disorders: porphyrias and sideroblastic anemias. In: Hoffmann R et al. (eds) Hematology: Basic Principles and Practices. 2nd ed. New York, NY Churchill Livingstone: 1995.

Ernst CB. Abdominal aortic aneurysm. N Engl J Med. 1993, 328: 1167–1172.

Johnston DE, Kaplan MM. Pathogenesis and treatment of gallstones. N Engl J Med. 1993, 328: 412–421.

Jones R, Lydeard S. Irritable bowel syndrome in the general population. BMJ 1992, 304: 87–90.

Laine L, Peterson WL. Bleeding peptic ulcer. N Engl J Med. 1994, 331: 717–727.

Lee SP, Nicholls JF, Park HZ. Biliary sludge as a cause of acute pancreatitis. N Engl J Med. 1992, 326: 589–593.

Lynn RB, Friedman LS. Irritable bowel syndrome. N Engl J Med. 1993, 329: 1940–1945.

Malfertheiner P, Blum AL. Helicobacter-pylori-Infektion und Ulkuskrankheit. Chirurg. 1998, 69: 239–248.

Risti B, Marincek B, Jost R, Decurtins M, Ammann R. Hemosuccus pancreaticus as a source of obscure upper gastrointestinal bleeding: three cases and literature review. Am J Gastroenterol. 1995, 90: 1878–1880.

Sharer N, Schwarz M, Malone G, Howarth A, Painter J, Super M, Braganza J. Mutations of the cystic fibrosis gene in patients with chronic pancreatitis. N Engl J Med. 1998, 339: 645–652.

Sleisenger MH, Fordtran JS. Gastrointestinal and Liver Disease. 6th ed. Philadelphia, PA W.B. Saunders; 1997.

Steinberg W, Tenner S. Acute pancreatitis. N Engl J Med. 1994, 330: 1198–1210.

The International FMF Consortium. Ancient missense mutations in a new member of the *RoRet* gene family are likely to cause familial Mediterranean fever. Cell. 1997, 90: 797–807.

The French FMF Consortium. A candidate gene for familial Mediterranean fever. Nat Genet. 1997, 17: 25–31.

Whitcomb DC, Gorry MC, Preston RA, Furey W et al. Hereditary pancreatitis is caused by a mutation in the cationic trypsinogen gene. Nat Genet. 1996, 14: 141–145.

8 Schmerzen im Bereich der Extremitäten und der Wirbelsäule

W. Siegenthaler

8.1 Allgemeine Bemerkungen 260

8.1 Allgemeine Bemerkungen

Differentialdiagnostisch ist das Symptom der *Schmerzen in den Extremitäten und der Wirbelsäule* von besonderer Wichtigkeit. Es ist äußerst vieldeutig. Die Schmerzen können prinzipiell von allen Teilen der Extremitäten und der Wirbelsäule ausgehen. In manchen Fällen liegt aber die primäre Ursache der Extremitätenschmerzen in einer Erkrankung innerer Organe, wobei der Schmerz in Arme oder Beine ausstrahlt (z. B. Myokardinfarkt, Ureterstein).

So können denn auch Schmerzen im Bereich der Extremitäten und der Wirbelsäule (Kapitel 8) vor allem von Erkrankungen der Gelenke (Kapitel 10) und der Knochen (Kapitel 11) ausgehen, daneben können ihnen aber auch Erkrankungen des Thorax wie Krankheiten des Herzens, der großen Gefäße, der Lungen und der Pleura (Kapitel 6), Erkrankungen des Abdomens wie Krankheiten der Milz, der Leber, der Gallenwege, des Verdauungstraktes, der großen Gefäße (Kapitel 7), Erkrankungen des Urogenitaltraktes wie Nieren- und Blasenaffektionen und genitale Krankheiten (Kapitel 29), Erkrankungen der Gefäße (Kapitel 9) sowie neurologische Ursachen (Kapitel 31) zugrunde liegen.

Um Wiederholungen zu vermeiden, werden Schmerzen im Bereich der Extremitäten und der Wirbelsäule deshalb in den oben erwähnten Kapiteln auch in differentialdiagnostischer Hinsicht zur Besprechung gelangen.

9 Schmerzen bei Erkrankungen der Gefäße

U. Hoffmann, A. Bollinger

9.1	**Erkrankungen der Arterien**	**262**

Arterielle Verschlußkrankheiten 262
    Obliterierende Arteriosklerose (Atherosklerose) 266
    Thrombangiitis obliterans 267
    Kollagenkrankheiten 267
    Riesenzellarteriitis 268
    Takayasu-Arteriitis (Synonyma: pulslose Krankheit, Aortenbogensyndrom) 268
    Iatrogen bedingte Arterienverschlüsse 268
    Kompressionssyndrom der A. poplitea (Entrapment-Syndrom) 268
    Zystische Adventitiadegeneration 268
    Fibromuskuläre Dysplasie 268
    Essentielle Thrombozytose 269
    Mediasklerose 269
Embolische Verschlüsse 269
Aneurysmen 270
    Fusiforme und sackförmige Aneurysmen 270
    Arteriovenöse Aneurysmen 271
Funktionelle Gefäßerkrankungen 271
    Spasmen der muskulären Stammarterien (Ergotismus) 271
    Raynaud-Phänomen 272
    Akrozyanose und Erythrozyanose 272
    Erythromelalgie 273

9.2	**Erkrankungen der Endstrombahn**	**273**

    Diabetische Mikroangiopathie 273
    Mikroangiopathie bei Kollagenkrankheiten 274
    Ulcus hypertensivum 274
    Livedo reticularis bzw. racemosa 274
    Glomustumor 274
    Rezidivierendes Fingerhämatom 275
    Tibialis-anterior-Syndrom 275

9.3	**Erkrankungen der Venen**	**275**

    Oberflächliche Thrombophlebitis 275
    Tiefe Becken- und Beinvenenthrombose 276
    Armvenenthrombose (Thrombose par effort) 277
    Primäre Varikose 278
    Chronisch-venöse Insuffizienz 278

9.4	**Erkrankungen der Lymphgefäße**	**280**
9.5	**Neurovaskuläres Schultergürtel-Kompressionssyndrom**	**280**
9.6	**Restless legs**	**281**
9.7	**Morbus Sudeck**	**281**

9.1 Erkrankungen der Arterien

Arterielle Verschlußkrankheiten

Definition und Einteilung. Unter dem Begriff der arteriellen Verschlußkrankheiten werden Prozesse zusammengefaßt, die zu Obstruktionen der arteriellen Strombahn führen.

Die arteriellen Verschlußkrankheiten lassen sich einteilen in die arterielle Verschlußkrankheit

- der Aorta und der Becken-Beingefäße
- der hirnversorgenden Gefäße (zerebrovaskuläre Verschlußkrankheit)
- der oberen Extremitäten sowie
- der koronaren (koronare Herzkrankheit) und
- viszeralen Gefäße (renovaskuläre und mesenteriale Verschlußkrankheit).

In diesem Kapitel wird in erster Linie auf arterielle Obstruktionen der Extremitäten eingegangen und die damit zusammenhängenden differentialdiagnostischen Aspekte behandelt.

Epidemiologie. Die arterielle Verschlußkrankheit von Gliedmaßenarterien ist häufig. Entsprechende Veränderungen der Becken- oder Beinarterien finden sich bei 2 % berufstätiger Männer in der Altersklasse zwischen 35 und 45 Jahren. Mit dem Alter steigt die Häufigkeit deutlich an und liegt bei 14 % in der Altersklasse über 60 Jahren.

> ❗ Die Hälfte bis $2/3$ der Patienten mit objektivierbarer Verschlußkrankheit ist jedoch asymptomatisch.

Claudicatio intermittens. Die Patienten klagen über streng belastungsabhängige Schmerzen, die am häufigsten in der Wadenmuskulatur auftreten. Sie korrelieren mit dem Ausmaß der Belastung (bergauf schlimmer als flache Gehstrecke) und verschwinden beim Stillstehen innerhalb von Sekunden bis Minuten (*„Schaufensterkrankheit"*). Die schmerzfreie Gehstrecke kann dabei tageszeitlich schwanken. Beim sogenannten *Walking-through-Phänomen* kann der Patient trotz fortgesetzter oder leicht reduzierter Belastung mit abklingendem Schmerz weiterlaufen. Hier liegt meist eine gut kompensierte arterielle Obstruktion vor.

Schmerzlokalisation. Die Lokalisation des Schmerzes in der Wade ist am häufigsten (Oberschenkelarterie). Zusammen mit der o. g. charakteristischen Klinik weist die myogene Claudicatio mit hoher Treffsicherheit auf eine arterielle Obstruktion hin. Je nach Sitz des Verschlußprozesses kann die Claudicatio auch Gesäß- und Oberschenkelmuskulatur (Aorta, Beckenarterien), Fuß- (Unterschenkel-/Fußarterien) oder Armmuskulatur (A. subclavia) betreffen.

> ❗ „Untypische" Lokalisationen der Claudicatio, welche sich vor allem im Gesäß- und Oberschenkel nur als Müdigkeitsgefühl äußern können, führen nicht selten zu Fehldiagnosen.

Differentialdiagnostische Abgrenzung. Von der Claudicatio arteriosa differentialdiagnostisch abzugrenzen ist die neurogene Form. Diese sog. Claudicatio intermittens der Cauda equina oder *Claudicatio spinalis* führt nach einer freien Gehstrecke vor allem beim Abwärtsgehen zu neurologischen Symptomen an beiden, selten nur an einem Bein. Sie äußert sich häufig in einem pseudoradikulären Bild, kombiniert mit einer Beinschwäche und lumbalen Rückenschmerzen. Im Gegensatz zur Claudicatio arteriosa führt Stillstehen allein nicht zur Beschwerdefreiheit. Die Kyphosierung der Wirbelsäule (Abb. 9.**1**) verbessert die Beschwerden, die meist jedoch nicht ganz verschwinden. Eine Lordosierung verstärkt dagegen die zugrundeliegende Einengung des Spinalkanals.

Neben dem engen Spinalkanal führt möglicherweise eine vermehrte Perfusion der Strukturen im Spinalkanal unter körperlicher Belastung zu einer zusätzlichen Kompression.

Computertomographie oder MRI sichern die Diagnose.

Eine weitere Differentialdiagnose des belastungsinduzierten Beinschmerzes stellt die seltene Form der *Claudicatio venosa* dar. Sie tritt vor allem bei jüngeren, sportlich aktiven Patienten bei Status nach Beckenvenenthrombose auf. Unter starker körperlicher Belastung kommt es zu einer Dekompensation des behinderten venösen Rückstromes. Plethysmographische Untersuchungen während Laufbandarbeit dokumentieren, daß das Beinvolumen im Gegensatz zur gesunden Gegenseite kontinuierlich bis zum Schmerz ansteigt. Das Berstungsgefühl, das am raschesten unter Beinhochlage-

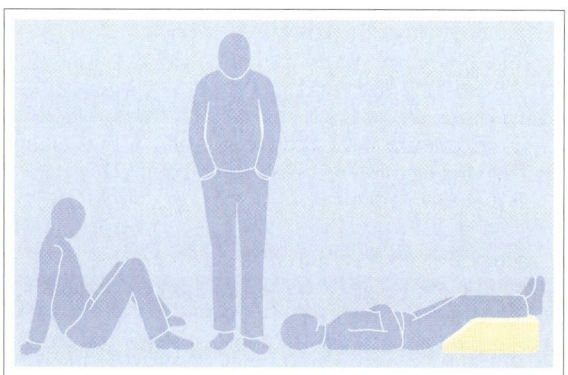

Abb. 9.1 Typische Körperhaltungen, in welchen Klaudikationsschmerzen am schnellsten abklingen. Links: Kompression der Cauda equina. Mitte: arterielle Claudicatio, rechts: Claudicatio venosa.

Erkrankungen der Arterien

rung abklingt (Abb. 9.1), zwingt die Patienten zum Anhalten.

Gerade bei älteren Patienten besteht nicht selten die Notwendigkeit, eine Claudicatio intermittens arteriosa von ebenfalls vorhandenen muskuloskelettalen, arthrogenen oder neurogenen Extremitätenschmerzen abzugrenzen. Durch die genaue Anamnese verbunden mit klinischen und ggf. einfachen, nichtinvasiven apparativen Untersuchungsverfahren (s. unten) gelingt in der Regel die Zuordnung der Beschwerden.

Stadien der arteriellen Verschlußkrankheiten. Während bei der Claudicatio intermittens nur eine Durchblutungsinsuffizienz unter Belastung auftritt, genügt beim *vaskulären Ruheschmerz* die Blutversorgung bereits in Ruhe nicht mehr zur Deckung der nutritiven Bedürfnisse. Der Ruheschmerz entsteht vor allem in Horizontallage und wird durch Herabhängenlassen der Beine gebessert (Großvater, der im Lehnstuhl schläft). Er betrifft fast ausschließlich die Akren (Fuß und Zehen, seltener Finger).

Nichtvaskuläre Ruheschmerzen, wie sie z. B. als nächtliche Wadenkrämpfe, bei muskulärer Überbelastung, im Rahmen von Neuropathien, bei rheumatologischen Erkrankungen oder bei chronisch venöser Insuffizienz auftreten betreffen, im Gegensatz zu den akralen vaskulären Ruheschmerzen, häufig die Unter- oder Oberschenkelmuskulatur. Eine eingeschränkte aktive und passive Beweglichkeit der Extremität weist auf arthrogene Beschwerden hin. Auch hier bringen die Anamnese (z. B. vorausgegangene Claudicatio intermittens) und der klinische Befund (siehe unten) häufig schon Klarheit.

Als Folge der Durchblutungsinsuffizienz in Ruhe kann sich eine eigentliche Nekrose entwickeln (Abb. 9.2). Je nach Vorhandensein eines Infektes spricht man von trockener oder feuchter Gangrän. Sie entwickelt sich in der Regel an den Akren, da hier die prekärsten Durchblutungsverhältnisse (letzte Wiese) herrschen. Tabelle 9.1 gibt die gebräuchliche Einteilung der peripheren arteriellen Verschlußkrankheit wieder (modifiziert nach Fontaine).

In den Stadien I und II besteht eine kompensierte arterielle Durchblutungsstörung, während in den Stadien III und IV eine dekompensierte Situation mit

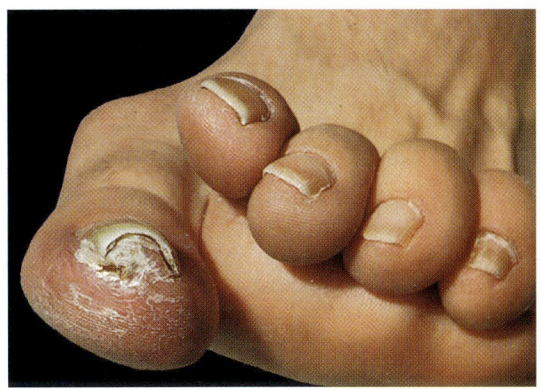

Abb. 9.2 Beginnende Gangrän an der linken Großzehe bei 32jähriger Patientin mit Thrombangiitis obliterans (multiple Verschlüsse der Unterschenkelarterien).

Gefährdung der Extremität (*kritische Ischämie*) vorliegt. Eine Besonderheit stellt der Gewebedefekt (z. B. nach Trauma) bei kompensierter arterieller Durchblutung dar. Hier spricht man im Unterschied zur ischämisch bedingten Nekrose des Stadium IV vom *komplizierten Stadium II.*

Diagnostik. Die Ergebnisse von Anamnese und Inspektion werden durch gezielte Untersuchungen ergänzt.

▶ Die *Pulspalpation* erlaubt in vielen Fällen sowohl eine Bestätigung der Diagnose als auch eine approximative Lokalisation des Strombahnhindernisses. Es sei aber betont, daß palpable Pulse keineswegs eine arterielle Durchblutungsstörung ausschließen. Besonders bei Stenosen sind häufig alle peripheren Pulse tastbar.

▶ In diesen Fällen führt die *Auskultation* weiter. An arteriellen Stenosen entstehen Wirbel, die mit dem Stethoskop als systolische oder seltener systolisch-diastolische Strömungsgeräusche hörbar sind (Abb. 9.3a u. b). Auskultationsstellen sind die A. carotis am Hals, die A. subclavia (Supra- und Infraklavikulargrube), die Intestinal- und Nierenarterien (Abdomen), die Beckenarterien (Leiste), die Oberschenkelarterien (Oberschenkelinnenseite) und die A. poplitea. Ein Geräusch, das bereits in Ruhe hörbar ist, entspricht fast immer einer arteriellen Stenose. Nach Belastung (ca. 5 tiefe Kniebeugen), welche die Geräusche verstärkt oder erst hörbar macht, ist ein kurzdauerndes Geräusch in der Leistengegend noch als physiologisch zu werten, während an den anderen Auskultationsstellen das Auftreten von Geräuschen als pathologisch zu bezeichnen ist. Differentialdiagnostisch müssen die spontanen Arterientöne bei hoher Blutdruckamplitude (Aorteninsuffizienz) abgegrenzt werden.

! Die systematische Arterienauskultation ist deshalb von großer Bedeutung, weil sie mit einfachsten Mitteln die Erfassung von Frühveränderungen erlaubt (oft vor den ersten klinischen Symptomen).

Tabelle 9.1 Stadien der peripheren arteriellen Verschlußkrankheit.

Stadium	Definition
I	objektivierbare Verschlußkrankheit, keine charakteristischen Symptome
II a	Claudicatio intermittens, schmerzfreie Gehstrecke größer 200 Meter
II b	Claudicatio intermittens, schmerzfreie Gehstrecke kleiner 200 Meter
III	Ruheschmerzen
IV	Nekrose, Gangrän

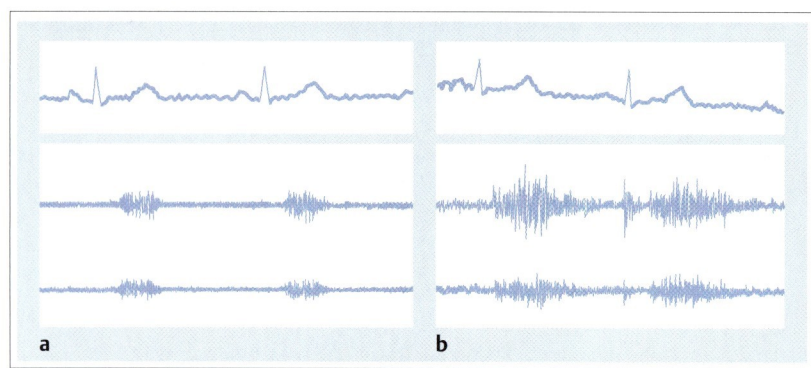

Abb. 9.3a u. b Phonoangiogramm über einer Arterienstenose. a Kurzes Geräusch in Ruhe, b lauteres und längeres Geräusch nach Belastung.

Funktionstest. Der Schweregrad einer arteriellen Durchblutungsstörung, der neben der Lokalisation für die einzuschlagende Behandlung wegweisend ist, kann semiquantitativ durch die Lagerungsprobe nach Ratschow und die Gehprobe bestimmt werden.

➤ Bei der *Ratschow-Lagerungsprobe* rollt der Patient die hochgehaltenen Füße in den Sprunggelenken bis Ermüdungs- oder Klaudikationserscheinungen auftreten. Dabei wird auf ein eventuelles Abblassen von Fußrücken oder -sohlen geachtet. Nachdem die Beine in Hängelage gebracht worden sind, verstreichen normalerweise nicht mehr als 5–10 Sekunden bis zur reaktiven Rötung des Fußes bzw. bis zum Beginn der Venenfüllung. Eine schwere Durchblutungsstörung liegt vor, wenn die reaktive Rötung erst nach mehr als 30 Sekunden einsetzt, eine sehr schwere bei einer Verzögerung um mehr als 45 Sekunden (Abb. 9.4a u. b).

Bei der Messung der freien *Gehstrecke* wird geprüft, welchen Weg der Patient bei einer Geschwindigkeit von

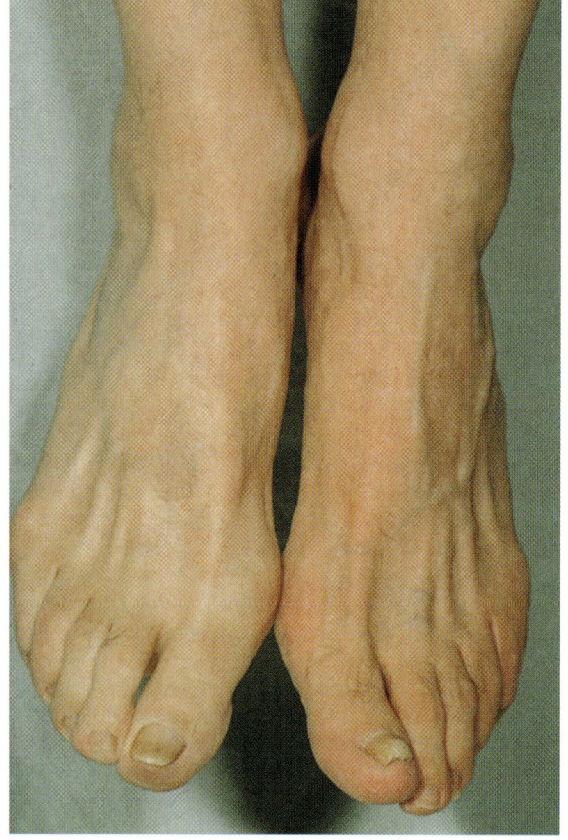
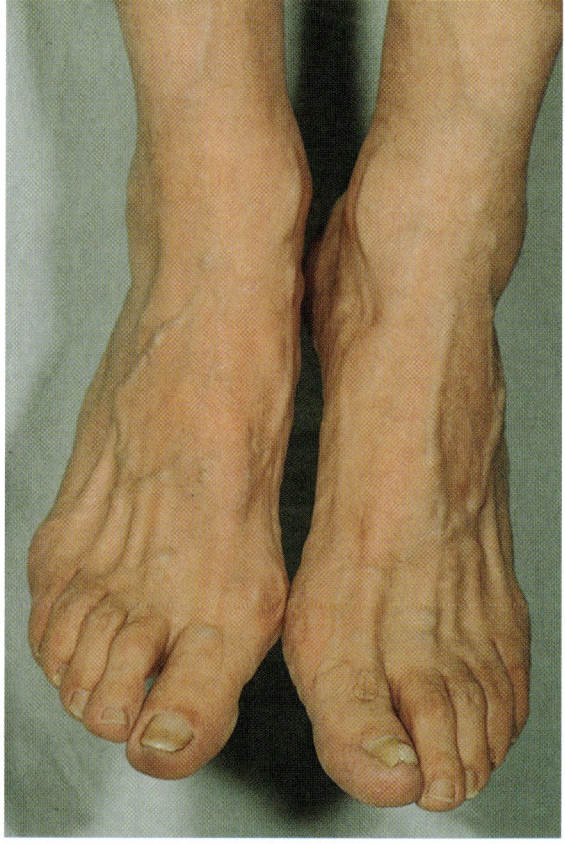

Abb. 9.4a u. b Lagerungsprobe nach Ratschow bei vorwiegend rechts lokalisierter arterieller Verschlußkrankheit a Bereits wenige Sekunden nach Ende des Fußrollens und Hängenlassens der Beine hat sich der linke Fuß leicht gerötet, und die Venen über dem Fußrücken links haben sich gefüllt, während der blassere rechte Fuß noch keine Venenfüllung aufweist. b 30 Sekunden nach Hängenlassen der Beine: deutliche Rötung und Venenfüllung beider Füße.

2 Schritten/s zurücklegen kann, bis typische Klaudikationsbeschwerden auftreten bzw. zum Anhalten zwingen.

▶ Die **Faustschlußprobe** wird an den oberen Extremitäten angewendet. Sie dient ebenfalls der Beurteilung des Schweregrades proximaler Verschlüsse. Bei ganz akralen Durchblutungsstörungen im Hand- und Fingerbereich (palpable Radialis- und Ulnarispulse) erlaubt sie zudem, in der Sprechstunde funktionelle von organischen Durchblutungsstörungen zu trennen. Unter Arbeit mit komprimierter A. radialis und ulnaris blassen Hand und Finger auch beim Gesunden ab. Wird die Zirkulation wieder freigegeben, so röten sich die Finger innerhalb weniger Sekunden. Bleiben Hand oder einzelne Finger zunächst blaß, erfolgt die verspätet einsetzende Rötung über Kollateralgefäße.

Bei über 90 % der Patienten läßt sich aufgrund der Anamnese, Pulspalpation und Auskultation die Diagnose einer peripheren arteriellen Verschlußkrankheit stellen. Einfache *apparative Untersuchungsmethoden*, wie die akrale und segmentale Oszillographie oder die Messung des systolischen Knöchelarteriendruckes, dienen einerseits zur Bestätigung der Diagnose. Andererseits läßt sich hiermit sowohl die Obstruktion annähernd lokalisieren wie auch der Schweregrad der Durchblutungsstörung objektivieren. Auf der Grundlage dieser Befunde wird die Indikation zur Duplexsonographie und/oder Angiographie gestellt.

Apparative Verfahren zur Diagnostik einer hämodynamisch wirksamen arteriellen Verschlußkrankheit

Mit der *Segmentoszillographie* lassen sich unbelastend mit Hilfe von Druckmanschetten an verschiedenen Orten (z. B. Oberschenkel, Unterschenkel, Fuß) Pulsvolumenkurven registrieren.

Die *akrale Oszillographie* dient zur Dokumentation von Pulskurven an Fingern oder Zehen. Distal von arteriellen Obstruktionen verlaufen Pulswellenanstieg und Abfall verzögert (Abb. 9.**5**), so daß sich mit der Oszillographie Strombahnhindernisse annähernd lokalisieren lassen. Insbesondere bei der Mediasklerose (siehe Seite 269) mit inkompressiblen Arterien spielt die Oszillographie für die Diagnose einer peripheren arteriellen Verschlußkrankheit eine zentrale Rolle.

Die Bestimmung des *poststenotischen systolischen Knöchelarteriendruckes* kann einfach und nichtinvasiv mit Hilfe von konventionellen Blutdruckmanschetten und eines Doppler-Ultraschallgerätes auch in der Praxis erfolgen. Die selten erforderliche Druckmessung an Finger oder Zehen erfordert neben speziellen Druckmanschetten die Erfassung der akralen Pulskurven plethysmographisch oder mit Hilfe eines Laser-Doppler-Gerätes. Normalerweise liegt der systolische Knöchelarteriendruck gleich hoch oder höher als der Druck in den Armarterien. Ein niedrigerer Knöchelarteriendruck weist auf eine Obstruktion der Becken- oder Beinstammarterien hin. Systolische Knöchelarteriendrücke von 50 mmHg in Ruhe beweisen das Vorliegen einer schweren, die Extremität bedrohenden Durchblutungsstörung.

Das Verhalten des systolischen Knöchelarteriendruckes nach einem *Belastungstest* ist ein objektiver Parameter zur Beurteilung des Schweregrades einer peripheren arteriellen Verschlußkrankheit. Die *Laufbandergometrie* erlaubt dabei eine Belastung unter standardisierten Bedingungen. Während es beim Gefäßgesunden unter einer standardisierten Laufbandbelastung nur zu einem geringgradigen Abfall des Knöchelarteriendruckes kommt, ist beim Patienten mit einer peripheren arteriellen Verschlußkrankheit ein signifikanter Abfall zu beobachten. Das Ausmaß des Druckabfalls und die Zeitdauer bis zur Erholung auf den Ausgangswert stellen ein Maß für den Schweregrad der arteriellen Obstruktion dar. Zur Differenzierung zwischen einer vaskulären und nichtvaskulären Claudicatio muß der Patient bis zum Auftreten der Beschwerden belastet werden. Der Abfall des Knöchelarteriendruckes unter 50 mmHg nach Belastung und Auftreten der Beschwerden beweist hier das Vorliegen einer vaskulären Claudicatio intermittens.

Die *Duplexsonographie* stellt eine Kombination aus einem Ultraschall B-Bild und einem gepulsten Doppler mit instantaner Frequenzanalyse dar. Sie ermöglicht es, arterielle Obstruktionen präzise zu lokalisieren und ihre hämodynamische Bedeutung genau zu erfassen (Abb. 9.**7**). Die Farbkodierung des Flußsignals erleichtert erheblich das Auffinden von Gefäßen und Strombahnhindernissen (Abb. 9.**6**). Die Duplexsonographie wird in verschiedensten Gefäßregionen als weiterführende nichtinvasive Methode der Wahl eingesetzt und vermag in einer Reihe von Fragestellungen die Arteriographie zu ersetzen. Im Bereich der Extremitätenarterien läßt sich nicht selten auf dem Boden des duplexsonographischen Befundes die Indikation zur Revaskularisation mittels Katheterverfahren stellen.

Mikrovaskuläre Untersuchungen wie die *Kapillarmikroskopie* mit und ohne Verwendung von fluoreszierenden Indikatoren (Fluoreszenz-Videomikroskopie), die *Laser-Doppler-Technik* und die *transkutane Messung des Sauerstoffdruckes* orientieren über den Zustand der Hautmikrozirkulation distal arterieller Verschlüsse und erlauben z. T. prognostische Schlüsse.

Mit der *Arteriographie* werden die topographischen Verhältnisse arterieller Stenosen und Verschlüsse erfaßt (Abb. 9.**8**). Sie ermöglicht die komplette Darstellung des Gefäßsystems der Extremitäten in hoher räumlicher Auflösung und damit eine präzise Lokalisation des Strombahnhindernisses. Sie bildet damit die Grundlage für eine differenzierte gefäßchirurgische und interventionelle Behandlung. In den Fällen, in denen ein konservatives Vorgehen indiziert ist, kann jedoch auf die Angiographie verzichtet werden. Nicht selten ergeben die angiomorphologischen Aspekte Hinweise auf die zugrundeliegende Ätiologie (z. B. bogenförmige Begrenzung des Verschlusses bei Embolie). Je nach den klinischen und apparativen Untersuchungsbefunden wird eines der verschiedenen arteriographischen Verfahren gewählt. In speziellen Situationen wie z. B. beim Patienten mit einer Allergie gegen jodhaltige Kontrastmittel oder beim infrarenalen Aortenverschluß (keine Möglichkeiten zur transfemoralen retrograden Aortographie) läßt sich heute die Magnetresonanztomographie mit oder ohne intravenöse ferromagnetische Kontrastmittelapplikationen einsetzen. Es ist denkbar, daß durch zukünftige Entwicklungen dieses Verfahren die konventionelle Angiographie bei weiteren Fragestellungen ersetzen wird.

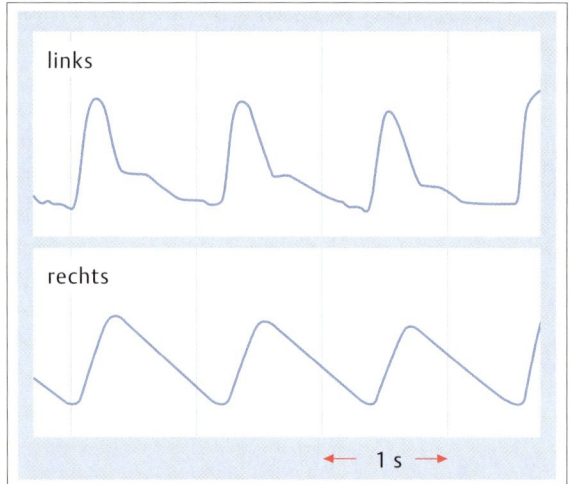

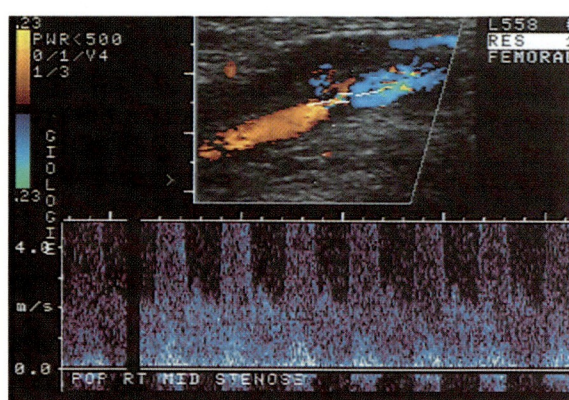

Abb. 9.5 Akrales, elektronisch verstärktes Oszillogramm mit simultaner Registrierung an beiden Großzehen. Oben: normale Pulskurve mit angedeuteter dikroter Welle, unten: abgeflachter Stenosepuls mit verzögertem Pulswellengipfel (distal eines Verschlusses der A. femoralis superficialis).

Abb. 9.6 Farbkodierte Duplexsonographie bei Stenose der A. poplitea. Das Gefäß ist prästenotisch rot, poststenotisch vorwiegend blau gefärbt (Wirbelbildung z. T. andere Strömungsrichtung). Das Sammelvolumen des gepulsten Dopplers (zwei kleine weiße Striche) befindet sich in der Stenose, die Doppler-Signale (unten) sind durch hohe systolische und diastolische Geschwindigkeiten und eine ausgeprägte Spektralverbreiterung gekennzeichnet.

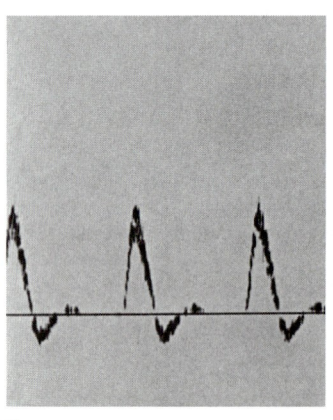

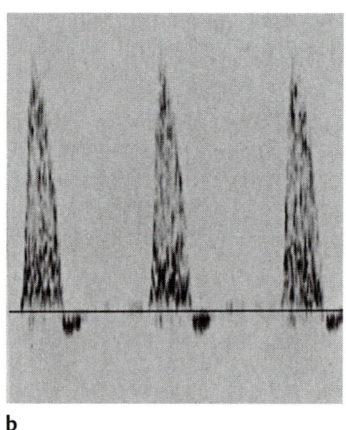

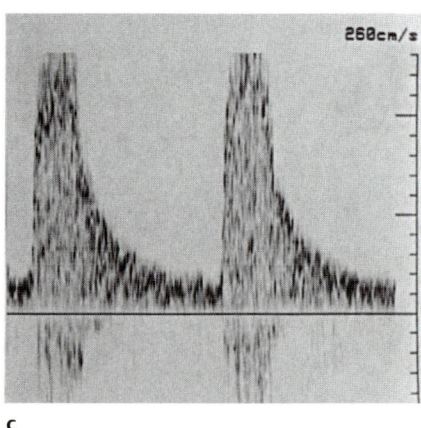

a b c

Abb. 9.7a–c Gepulste Doppler-Signale mit instantaner Frequenzanalyse über Beinstammarterien. a Normalkurve: enges Frequenzband („offenes Fenster") und spätsystolischer Rückfluß. b < 50prozentige Stenose: verbreitertes Frequenzband („verhängtes Fenster"), leicht gesteigerte systolische Spitzengeschwindigkeit und erhaltene Rückflußkomponente. c > 50prozentige Stenose: stark verbreitertes Frequenzband, massiv erhöhte systolische und diastolische Spitzengeschwindigkeit mit fehlendem Rückstrom.

Obliterierende Arteriosklerose (Atherosklerose)

Pathogenese. Vielfältig ist die Ätiologie arterieller Verschlußkrankheiten (Tab. 9.2). Weitaus am häufigsten führt die obliterierende Arteriosklerose zur arteriellen Durchblutungsstörung. Meist entsteht der Verschluß einer Arterie in zwei Phasen. Auf die langsam progrediente Stenose (atherosklerotische Plaque, auf dem Arteriogramm als unregelmäßige Begrenzung des Lumens erkennbar) folgt der thrombotische Totalverschluß.

! Klinische Symptome treten in der Regel erst dann auf, wenn der Durchmesser der Arterie durch die Stenose um mindestens 50 % eingeengt wird.

Im Zentrum der Atherogenese steht die Schädigung des Endothels durch verschiedene Faktoren. So führen die klassischen *Risikofaktoren* wie Rauchen, Diabetes mellitus, Hypertonie und Hypercholesterinämie schon früh zu einer funktionellen Beeinträchtigung des Endothels (*endotheliale Dysfunktion*). Es kommt in der Folge zu einer vermehrten Einlagerung von Lipiden und Monozyten in die Gefäßinnenwand. Die glatten Gefäßmuskelzellen proliferieren. Hierzu trägt die Freisetzung von Wachstumsfaktoren bei, die teilweise von sich anlagernden Thrombozyten stammen. Die spätere Degeneration der Muskelzellen führt zur Bildung von Plaques. Neuere Befunde deuten auf eine mögliche Rolle von bakteriellen Infektionen (vor allem Chlamydia pneumonia) in der Pathogenese der Arteriosklerose hin.

Tabelle 9.2 Ursachen arterieller Durchblutungsstörungen

- Obliterierende Arteriosklerose (Atherosklerose)
- Thrombangiitis obliterans
- „Kollagenkrankheiten"
  - Periarteriitis nodosa
  - Lupus erythematodes
  - Sklerodermie
  - chronische Polyarthritis
- Riesenzellarteriitis (Arteriitis temporalis, Polymyalgia rheumatica)
- Takayasu-Syndrom
- Amyloidose
- Thrombozytose (essentiell oder sekundär)
- Kryoglobulinämie
- Kälteagglutinationskrankheit
- Traumata (auch stumpfe)
- iatrogen
- bei Drogenabusus
- fibromuskuläre Dysplasie
- zystische Adventitiadegeneration
- Kompressionssyndrom der A. poplitea
- Pseudoxanthoma elasticum
- endotheliale Tumoren
- kongenital (z. B. Subklaviastenose bei Aortenisthmusstenose)

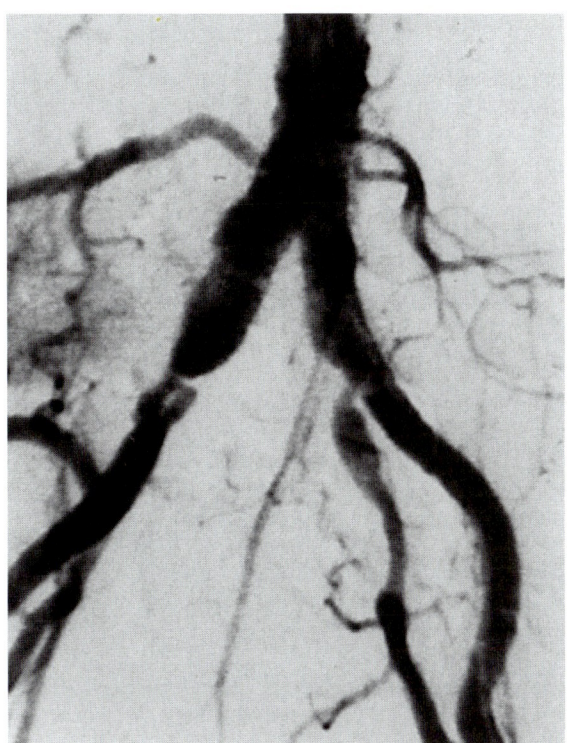

Abb. 9.8 Intraarterielle digitale Subtraktionsarteriographie mit subtotaler Stenose der rechten A. iliaca communis und Stenose der linken A. iliaca interna. Multiple Wandveränderungen.

Risikofaktoren. Zur Abklärung einer arteriosklerotisch bedingten arteriellen Durchblutungsstörung gehört die Suche nach Risikofaktoren, da durch deren Ausschaltung oder Behandlung die Progredienz der Erkrankung günstig beeinflußt wird. Neben den o. g. klassischen Risikofaktoren scheint dabei der Hyperhomocysteinämie als Risikofaktor auch eine Bedeutung zuzukommen. Bei jungen Patienten mit einer manifesten Arteriosklerose sollte an das Vorliegen einer familiären Hypercholesterinämie oder an seltene Ursachen einer prämaturen Arteriosklerose (Pseudoxanthoma elasticum, Werner-Syndrom) gedacht werden.

! Da die Arteriosklerose grundsätzlich eine systemische Erkrankung ist, muß immer nach Manifestationen der Erkrankung in den übrigen vaskulären Gebieten gesucht werden.

Die nicht atherosklerotisch bedingten arteriellen Verschlußkrankheiten umfassen ein buntes Spektrum ätiologischer Möglichkeiten (Tab. 9.2).

Thrombangiitis obliterans

Die auch als Morbus Bürger bekannte Krankheit betrifft bevorzugt junge Männer, in zunehmendem Maß aber auch Frauen, mit extremem Nikotinabusus. Sie darf klinisch diagnostiziert werden, wenn die Erkrankung vor dem 40. Altersjahr beginnt, die distalen Arterien (Unterschenkel, Hand und Fuß) selektiv betroffen sind und eine Thrombophlebitis saltans (Abb. 9.24, Histologie: Panphlebitis chronica) vorliegt. Fehlen einzelne dieser Charakteristika (Thrombophlebitis saltans nur in ca. 40% der Fälle vorhanden, Befall großer Arterien), so ist oft nur eine Vermutungsdiagnose zu stellen. Trotz des wahrscheinlich zugrundeliegenden autoimmunen Geschehens (Komplementfaktor C4 erniedrigt und Antielastin-Antikörper häufig erhöht) ist die Blutsenkungsreaktion kaum gesteigert. Da die zerebralen und koronaren Arterien relativ selten mitbeteiligt sind, ist die Prognose der schubweise verlaufenden Krankheit quoad vitam gut, ungünstig hingegen in bezug auf die Erhaltung der Extremitäten, besonders wenn die Patienten weiter rauchen.

Kollagenkrankheiten

Durch Endangiitis und sekundäre Thrombosebildung entstandene Verschlüsse kommen auch bei den Kollagenkrankheiten vor, wobei die kleineren Gefäße ebenfalls bevorzugt erkranken. Besonders Sklerodermie und Lupus erythematodes führen oft zu peripheren arteriellen Durchblutungsstörungen, während bei der Periarteriitis nodosa multiple kleine Aneurysmata charakteristisch sind. Allerdings werden bei letzterer Erkrankung auch Patienten mit akralen Verschlüssen und Gangrän beobachtet.

Oft ist die Hepatitis-B-Serologie positiv.

Riesenzellarteriitis

Sie gehört zu den Panangiitiden und tritt klassischerweise als *Arteriitis temporalis* auf. Sie kann sich jedoch auch primär als *Polymyalgia rheumatica* manifestieren. Die Angiitis betrifft mittlere und große Arterien, so daß neben den zerebralen auch periphere Gefäße betroffen sein können (Prädilektionsort: A. axillaris). Die Erkrankung tritt fast ausnahmslos in der Altersgruppe über 55 Jahre auf (s. Kapitel 4).

Takayasu-Arteriitis (Synonyma: pulslose Krankheit, Aortenbogensyndrom)

Sie betrifft vorwiegend jüngere Frauen und ist in Asien verbreiteter als in Mitteleuropa, wo das Aortenbogensyndrom auf artherosklerotischer Grundlage dominiert. Durch Befall der supraaortischen Äste (Karotiden, Aa. subclaviae) kommt es zu einer intermittierenden zerebrovaskulären Insuffizienz oder sogar zu irreversiblen neurologischen Ausfällen. Seltener bildet sich eine Claudicatio intermittens der Arme aus (z. B. Fensterputzen). Diagnostisch führend sind fehlende oder abgeschwächte Karotis- und Armpulse sowie Geräusche in der Halsregion und in der Fossa supraclavicularis. Im Gegensatz dazu sind die Pulse an den unteren Extremitäten kräftig. Der Blutdruck in der unteren Körperhälfte liegt meist über der Norm („umgekehrte Aortenisthmusstenose"). Bei der sogenannten abdominellen Form der Krankheit entwickeln sich Aortenaneurysmen, Nieren- oder Intestinalarterienverschlüsse. Die Blutsenkungsreaktion ist bei dieser Panangiitis stark beschleunigt, besonders während der oft Monate dauernden Schübe, die mit Allgemeinsymptomen verbunden sind. Andere Fälle verlaufen ausgesprochen chronisch.

Bei Subklaviaverschlüssen denke man immer an die Möglichkeit eines „Subclavian-steal-Syndroms". Liegt die Obstruktion vor dem Abgang der A. vertebralis, so kann letztere als „Kollaterale" für den Arm funktionieren und dem zerebralen Kreislauf Blut entziehen (s. Kapitel 33).

Iatrogen bedingte Arterienverschlüsse

Die versehentliche intraarterielle Injektion von Medikamenten (z. B. Barbiturate, Dicloxacillin, Heroin) kann zu schweren Durchblutungsstörungen mit Amputationsgefahr führen. Nach Penicillintherapie entwickelt sich selten eine Angiitis mit Verschlüssen kleiner oder größerer Arterien. Bei Arterienpunktionen mit oder ohne Einführung eines Katheters wird gelegentlich ein Intimalappen so abgelöst, daß sich in der entstandenen Tasche ein Thrombus bildet. Als Folge einer Tumorbestrahlung werden, oft nach einer Latenzzeit von Monaten bis Jahren, ebenfalls arterielle Stenosen oder Verschlüsse beobachtet.

Kompressionssyndrom der A. poplitea (Entrapment-Syndrom)

Der aberrierende Verlauf einer Sehne in der Fossa poplitea kann zur Kompression der A. poplitea führen. Am häufigsten besteht eine Fehlinsertion des medialen Kopfes des M. gastrocnemius am lateralen Femurkondylus. Hier kommt es vor allem beim Gehen und Springen zur wiederholten Traumatisierung des Gefäßes, deren Folge ein thrombotischer Gefäßverschluß oft mit peripherer Embolisation ist. Häufig sind jüngere, sportlich aktive Personen betroffen, die mit einem akuten oder subakuten Ischämiesyndrom den Arzt aufsuchen. Als *„Jogger-Syndrom"* werden akute Verschlüsse durch Sehnenkompression im Adduktorenkanal beschrieben.

Zystische Adventitiadegeneration

Sie betrifft am häufigsten die A. poplitea (Abb. 9.9). Je nach dem Füllungszustand der Zyste, die in der Arterienwand liegt und das Lumen mehr oder weniger stark stenosiert, kann es zu einem intermittierenden Ischämiesyndrom kommen.

Fibromuskuläre Dysplasie

Sie kommt nicht nur an den Nierenarterien, sondern auch an den Karotiden, Intestinal- und Beckenstammarterien vor. Im Arteriogramm sind multiple sanduhrförmige Stenosen charakteristisch.

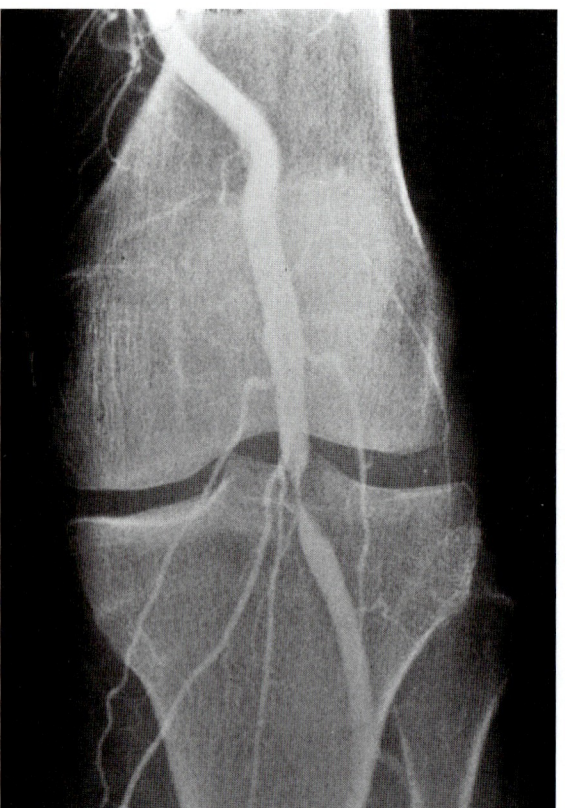

Abb. 9.9 Filiforme Stenosierung der A. poplitea durch Adventitiazyste.

Essentielle Thrombozytose

Die essentielle Thrombozytose oder diejenige im Rahmen einer Polycythaemia vera begünstigt die Entstehung von Verschlüssen in größeren und vor allem auch in kleinen Gefäßen. Typisch sind hartnäckige akrale Schmerzen, die prompt auf eine Einzelgabe von Acetylsalicylsäure ansprechen. Bei Vaskulopathien unklarer Genese bringt die Thrombozytenzählung oft eine überraschende Klärung.

Mediasklerose

Die Mediasklerose (von Mönckeberg), auch als Mediakalzinose bezeichnet, ist von der Arteriosklerose mit vorwiegendem Intimabefall abzugrenzen. Radiologisch imponiert sie auf dem Leerbild als röhrenförmige Verkalkung (Abb. 9.10). Am häufigsten kommt sie beim Diabetes mellitus und bei der chronischen Niereninsuffizienz vor. Solange die Intima nicht mitbeteiligt ist, entsteht keine arterielle Durchblutungsstörung. Bei ausgeprägter Mediakalzinose sind die Arterien durch eine Blutdruckmanschette nicht mehr oder nicht mehr genügend komprimierbar, so daß fälschlich zu hohe Werte gemessen werden. Diese sog. Pseudohypertonie spielt vor allem bei der Bestimmung des systolischen Drucks am Knöchel (Doppler-Ultraschall), seltener auch am Arm (Riva-Rocci) eine Rolle. Aufschluß über den echten Blutdruck kann in diesen Fällen nur die blutige Messung geben.

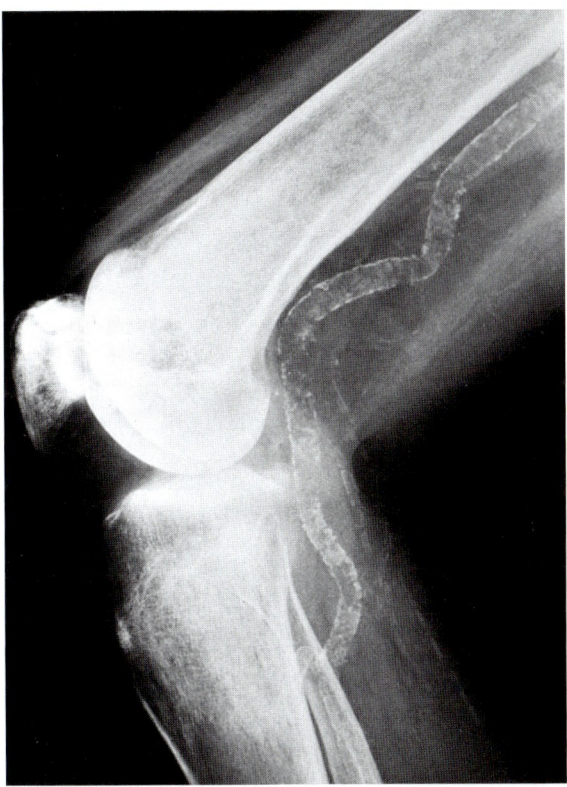

Abb. 9.10 Verkalkende Mediasklerose der A. poplitea (Röntgenleerbild).

Embolische Verschlüsse

Definition. Bei einer arteriellen Embolie wird das Lumen plötzlich durch einen Embolus verlegt (Abb. 9.11). Typischerweise bleibt das embolische Material an Aufteilungsstellen des Gefäßbaumes stecken (Femoralisbifurkation, Trifurkation am Unterschenkel), da sich hier der Gefäßdurchmesser verjüngt.

Klinik. Der Patient berichtet über einen sich plötzlich entwickelnden heftigen Schmerz in der betroffenen Extremität und erinnert sich meist genau an den Zeitpunkt des Ereignisses. Unmittelbar danach treten Ischämiesymptome auf, die sich je nach Lokalisation des Embolus entweder als *bedrohliche Ruheischämie* (Blässe, Unterkühlung, evtl. Funktionsverlust) oder als plötzlich aufgetretene *Claudicatio intermittens* äußern können.

Emboliequelle. Am häufigsten stammt der Embolus aus dem Herzen.

➤ Vorhofflimmern oder Myokardinfarkt können zur Bildung parietaler Thromben führen und stellen eine häufige Emboliequelle dar.
➤ Folge einer bakteriellen Endokarditis ist die *septische Embolisation*.

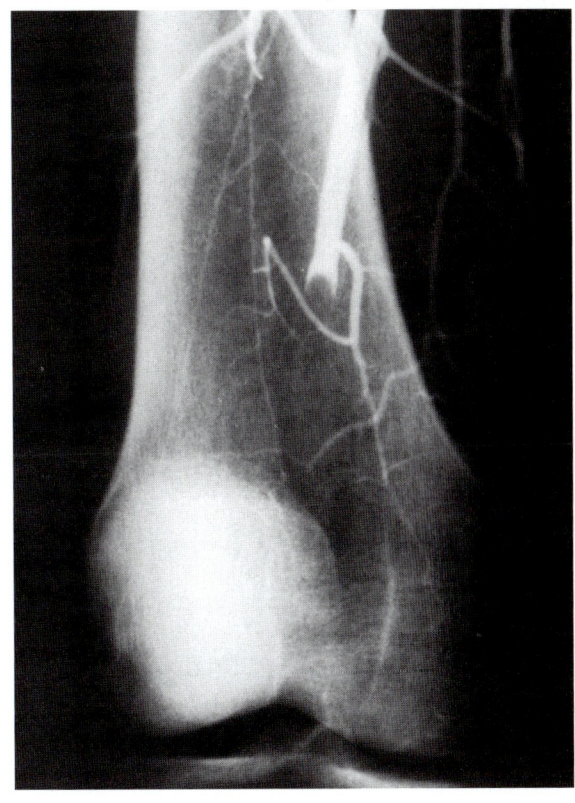

Abb. 9.11 Embolischer Verschluß der distalen A. femoralis superficialis mit bogenförmiger Begrenzung (Femoralisarteriographie). ▶

▶ Die seltenen Vorhofmyxome können Anteile des Myxoms embolisieren.
▶ Arterioarterielle Embolien haben ihren Ursprung in wandständigen Thromben die sich aus Aneurysmen oder größeren Arterien lösen können.
▶ Im Bereich der unteren Extremitäten kann die Palpation ein Bauchaorten- oder ein peripheres Aneurysma als Quelle aufdecken.
▶ Selten kommt eine Venenthrombose bei *gekreuzter Embolie* als Ursache in Betracht (offenes Foramen ovale).
▶ eine besondere Form stellt die Cholesterinkristallembolie dar, die durch Aufbrechen häufig aortaler arteriosklerotischer Plaques in die Blutbahn gelangen und in kleine Arterien embolisieren. Die Beteiligung der renovaskulären Strombahn führt zur akuten Niereninsuffizienz. Im Bereich der Haut findet sich eine livide, netzförmige Verfärbung. Akrale Läsionen an den unteren Extremitäten sind schmerzhaft und von protrahierter Heilungstendenz. Häufig läßt sich eine Bluteosinophilie nachweisen.

Aneurysmen

Fusiforme und sackförmige Aneurysmen

Diese Aneurysmaformen entwickeln sich im Extremitätenbereich in absteigender Häufigkeit an

▶ der A. poplitea,
▶ der A. femoralis communis,
▶ der A. iliaca (Abb. 9.**12**) und
▶ der A. subclavia.

Oft treten sie doppelseitig oder multizentrisch auf (z. B. Kombination eines Bauchaorten- und Popliteaaneurysmas). Bei der sog. dilatierenden Form der Arteriosklerose können sich lange Arterienabschnitte aneurysmatisch erweitern.

Klinik. Führendes Symptom ist bei der Palpation der expansiv pulsierende Tumor. Manchmal führen erst die Komplikationen des Aneurysmas den Patienten zum Arzt.

! Im Gegensatz zu den Aortenaneurysmen ist die Ruptur in der Peripherie selten.

Rezidivierende arterioarterielle Embolien gefährden aber die Extremität. Durch Kompression der benachbarten Vene kann es zudem zu einer akuten venösen Stase kommen (Differentialdiagnose: akute tiefe Venenthrombose).

Diagnostik. Aneurysmen mit thrombosiertem Sack und durchgängigem Restlumen können dem arteriographischen Nachweis entgehen. Die im Bauchraum typische Kalkschale fehlt bei peripherer Lokalisation oft. Durch Sonographie lassen sich aber sowohl der Durchmesser des Aneurysmas als auch evtl. darin enthaltene Thromben erfassen (Abb. 9.**13**). Computertomographie oder Magnetresonanztomographie lassen zudem die exakte Beziehung zu den umgebenden Strukturen erkennen und sind Voraussetzung für die Planung der chirurgischen Therapie.

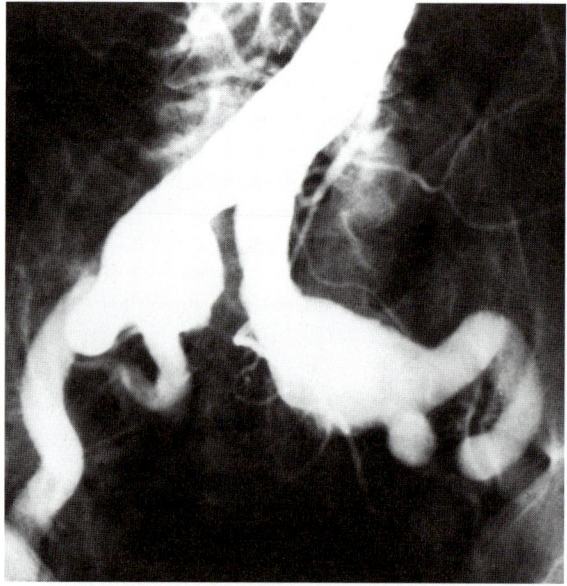

Abb. 9.**12** Aneurysmata der A. iliaca communis beiderseits mit zusätzlicher Elongation der Beckenarterien.

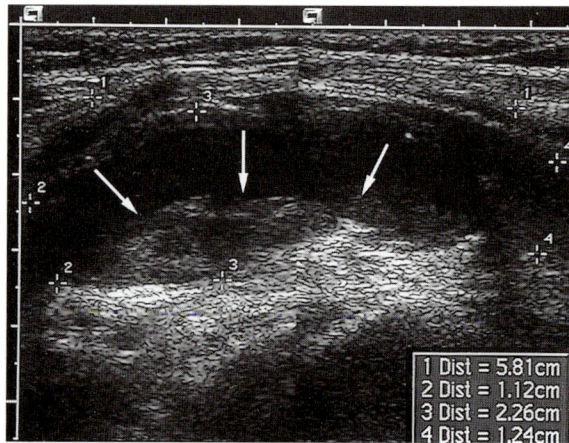

Abb. 9.**13** Partiell thrombosiertes Aneurysma der A. poplitea dargestellt im Ultraschall-Längsschnitt. Der maximale Durchmesser des Aneurysmas beträgt 2,3 cm bei einer Längsausdehnung von ca. 6 cm. Deutlich sind thrombotische Ablagerungen an der Gefäßwand zu erkennen (Pfeile).

Erkrankungen der Arterien

Pathogenese. Die fusiformen und sackförmigen Aneurysmen sind am häufigsten arteriosklerotisch bedingt. Daneben gibt es konnatale (basale Hirnarterien), traumatische, mykotische (bei bakterieller Endokarditis) und poststenotische Aneurysma. Dissezierende Aneurysmen sind im Extremitätenbereich eine Rarität (Hauptlokalisation: thorakale Aorta).

Aneurysma spurium. Während die echten sackförmigen Aneurysmen aus Arterienwand bestehen, handelt es sich bei den falschen („supria") um abgekapselte Hämatome, die mit der Arterienlichtung in Verbindung stehen.

! Ein *Aneurysma spurium* kann sich nach Arterienpunktionen entwickeln.

Auch an den Ansatzstellen von Kunststoffprothesen oder von Venentransplantaten bilden sich gelegentlich falsche Aneurysmen (sog. „Graft-Aneurysmen").

Arteriovenöse Aneurysmen

Klinik. Leitsymptom der *großkalibrigen, solitären*, arteriovenösen Fisteln, die meist traumatisch bedingt sind, ist das kontinuierliche systolodiastolische Geräusch. Oft ist sogar ein Schwirren palpabel. Verdächtig sind ferner vermehrt pulsierende Arterien und pulsierende Venen (zu- und abführender Schenkel). Bekannteste Komplikationen eines erheblichen arteriovenösen Shunts sind Herzinsuffizienz durch chronische Volumenbelastung und chronisch-venöse Insuffizienz der betroffenen Extremität wegen Anstieg des peripheren Venendrucks.

Ursachen. Im Gegensatz zu den meist erworbenen, solitären und großkalibrigen arteriovenösen Fisteln entwickeln sich die *multiplen, kleinkalibrigen* im Rahmen einer kongenitalen Angiodysplasie (Naevus flammeus, Extremitätenhypertrophie, atypische Varizen). Gelegentlich konfluieren sie zu pulsierenden Angiomen. Mit Ausnahmen sind sie auskultatorisch stumm.

Diagnostik. Ihr Nachweis gelingt durch die Doppler-Sonographie oder durch vergleichende Durchblutungsmessungen an symmetrischen Extremitätenabschnitten (Venenverschluß-Plethysmographie, Duplexsonographie). Mit der Magnetresonanzangiographie lassen sich neben den Volumenflußmengen die arteriellen und venösen Verhältnisse darstellen und die Ausdehnung der arteriovenösen Angiodysplasie in den Weichteilen beurteilen. Mit der Arteriographie gelingt die exakte Darstellung der arteriovenösen Kurzschlüsse (Abb. 9.**14**).

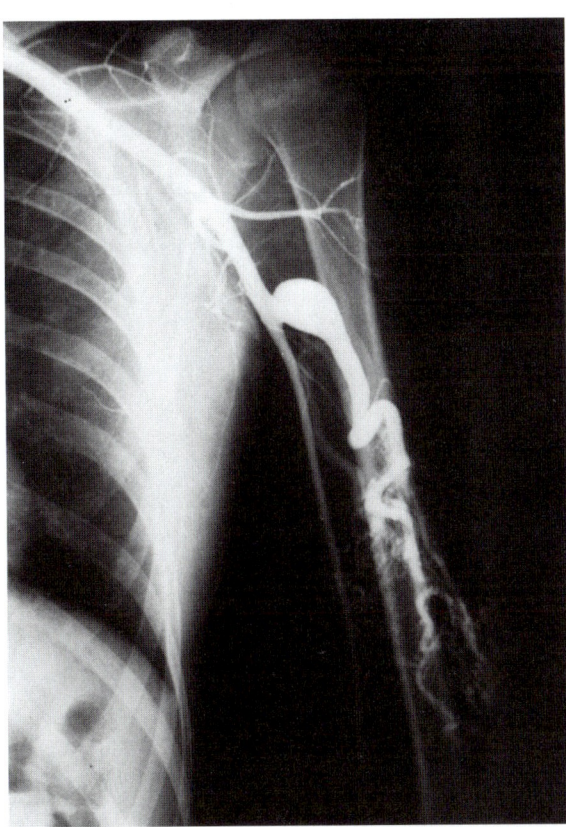

Abb. 9.14 Kovulent kleinkalibriger arteriovenöser Fisteln am linken Oberarm bei junger Patientin mit kongenitaler Angiodysplasie. Aneurysmatisch erweiterte speisende Arterie.

Funktionelle Gefäßerkrankungen

Sie beruhen entweder auf einer pathologisch gesteigerten Vasospastik oder seltener auf einer abnormen Tendenz zur Vasodilatation (Erythromelalgie).

Spasmen der muskulären Stammarterien (Ergotismus)

An den muskulären Stammarterien des Oberarms und Oberschenkels spielen sich bevorzugt vasospastische Vorgänge im Rahmen des Ergotismus ab. Wie organische Verschlüsse verursachen die glattwandig begrenzten, oft lange Arteriensegmente betreffenden Spasmen (Abb. 9.**15a**) eine typische Claudicatio intermittens, in fortgeschrittenen Fällen sogar eine Gangrän. Meist führt die Anamnese auf die richtige Fährte: Es handelt sich um jüngere Patienten mit Migräne, die ergotamintartrathaltige Medikamente einnehmen (besonders in Suppositorienform). Nichthydrierte Mutterkornalkaloide rufen praktisch nur Arterienspasmen hervor, wenn sie parenteral verabreicht werden (Thromboseprophylaxe mit Dihydroergotamin-Heparin). Nach Absetzen der Noxe bilden sich die filiformen Stenosen innerhalb von Tagen vollständig zurück (Abb. 9.**15b**). Im Mittelalter war der sog. Ergotismus gangraenosus (Antoniusfeuer) durch Verseuchung des Getreides mit Claviceps purpurea gefürchtet. In seltenen Fällen werden reversible spastische Stenosen auch ohne Einnahme von Mutterkornalkaloiden beobachtet.

Schmerzen bei Erkrankungen der Gefäße

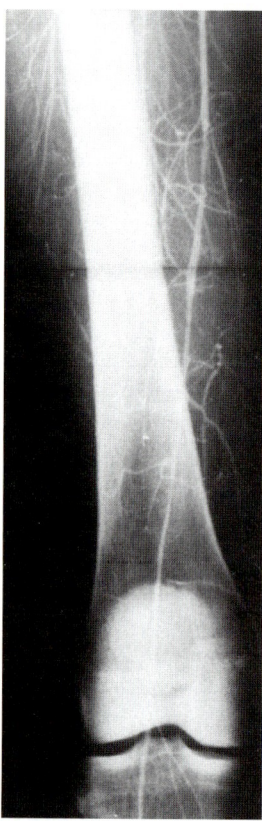 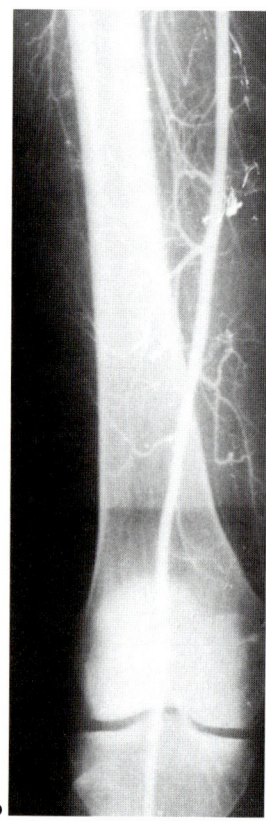

Abb. 9.**15a** u. **b** Filiforme, glattwandige Stenosierung der femoropoplitealen Arterien bei Patienten mit Ergotismus (Abusus von Suppositorien). **b** Kontrollarteriographie nach einem Monat: Restitutio ad integrum.

Raynaud-Phänomen

Definition. Unter dem *vasospastischen*, auch als primär bezeichneten Raynaud-Phänomen verstehen wir rezidivierende, symmetrische Attacken bläulich oder weiß verfärbter Langfinger (Abb. 9.**16**), die durch Kälteexposition, seltener durch Emotionen ausgelöst werden. Eine Grundkrankheit läßt sich nicht nachweisen.

Klinik. Betroffen sind in erster Linie jüngere Frauen. Die Symptome setzen nach der Pubertät oder im frühen Erwachsenenalter ein. Die Kombination mit Hypotonie und Migräne ist häufig, seltener auch mit Prinzmetal-Angina. Das vasospastische Raynaud-Phänomen beeinträchtigt besonders Patienten mit kälteexponierten Berufen oder Hobbys (Berufswahl wichtig).

Das sog. *sekundäre Raynaud-Phänomen* beruht auf akralen Arterienverschlüssen und/oder einer Mikroangiopathie. Nur diese organische Form kann zu trophischen Störungen führen (Fingerkuppennekrosen, „Rattenbisse"). Im Gegensatz zum primären vasospastischen Phänomen fallen Faustschlußprobe und akrale Fingerpulskurve pathologisch aus. Durch Armarteriographie läßt sich der Verschlußprozeß darstellen (Abb. 9.**17**). Mit Ausnahme der Patienten mit zugrundeliegender Kollagenose, bei welchen oft vasospastische Attacken jahrelang der organischen Durchblutungsstörung vorausgehen, beginnen die Ischämiesymptome akut oder subakut und betreffen zunächst nur einzelne Finger inklusive Daumen.

Ursachen. An folgende Ursachen ist zu denken: Arteriosklerose, Endangiitis obliterans, Kollagenosen, Thrombozytose, Berufstraumata (Vibrationssyndrom bei Preßluftbohrer-Arbeitern, Hypothenar-Hammersyndrom durch Benützen der Hohlhand als Hammer), Embolien bei kostoklavikulärem Kompressionssyndrom, Exposition von Polyvinylchlorid, Zytostatiktherapie mit Bleomycin, Kryoproteinämie und Kälteagglutinationskrankheit.

Akrozyanose und Erythrozyanose

Bei diesen funktionellen Erkrankungen, die vor allem bei jungen Frauen auftreten, betreffen die vasospastischen Veränderungen die Endstrombahn. Die Akrozyanose ist durch eine dauernde, mehr oder weniger kälteabhängige Blauverfärbung der Finger, seltener auch von Nase und Ohren, gekennzeichnet. Kapillarmikroskopisch findet sich eine diffuse Weitstellung der Nagelfalzkapillaren ohne wesentliche morphologische Verände-

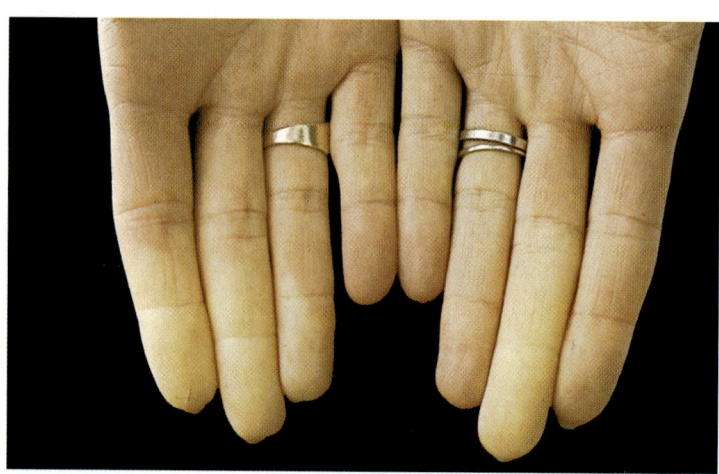

Abb. 9.**16** Vasospastische Attacke bei 38jähriger Patientin mit primärem Raynaud-Phänomen. Die Weißfärbung ist an beiden Mittelfingern und am rechten Zeigefinger deutlich.

rungen. Die Erythrozyanose, bei welcher die Knöchelregion bevorzugt wird, imponiert als rötlich-livide Verfärbung. Meist bilden sich diese Symptome in späteren Jahren spontan zurück.

Erythromelalgie

Unter dieser Krankheit versteht man eine anfallsweise auftretende, meist symmetrische Rötung und Überwärmung der Haut der Extremitäten, die mit brennenden Schmerzen einhergeht. Zu Schmerzen kommt es nur dann, wenn die Haut eine bestimmte, als „kritisch" bezeichnete Temperatur überschreitet (z. B. warmes Bad). Die Ätiologie der sogenannten idiopathischen Form ist unbekannt, während der sekundären Erythromelalgie häufig ein myeloproliferatives Syndrom (essentielle Thrombozytose, Polyzythämie) zugrunde liegt.

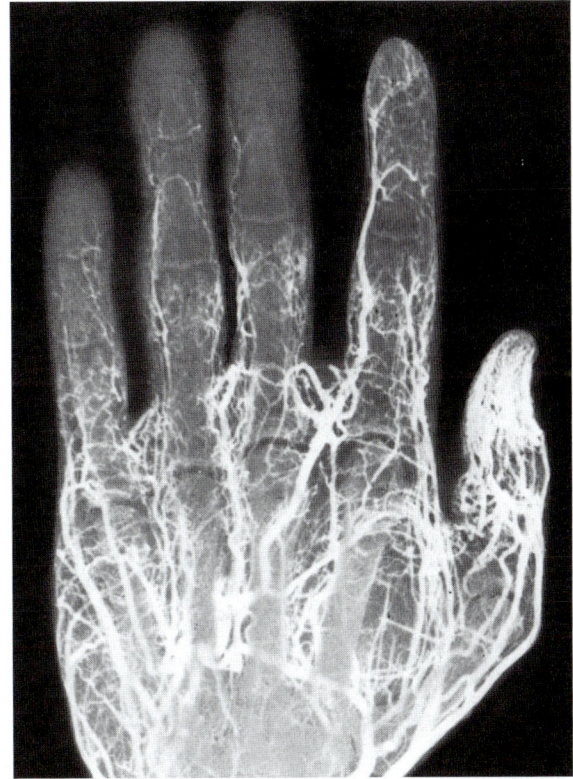

Abb. 9.17 Arteriographie der Hand bei multiplen Verschlüssen von Hand- und Fingerarterien. Am besonders schlecht versorgten Mittelfinger des 32jährigen Mannes bestand eine Kuppennekrose. ▶

9.2 Erkrankungen der Endstrombahn

Diabetische Mikroangiopathie

Die diabetische Mikroangiopathie, die ein typisches Spätsyndrom darstellt, sich also erst nach einer beträchtlichen Latenzzeit manifestiert, betrifft vor allem die Retina, die Nieren (Glomerulosklerose Kimmelstiel-Wilson) und den Fuß. Invalidisierende Folgen sind Erblindung und Beinamputation. Im Fußbereich verflechten sich oft Neuropathie, Mikro- und Makroangiopathie derart, daß sie schwer auseinanderzuhalten sind. Akrale Läsionen sprechen eher für die Angiopathie, das Malum perforans eher für das Vorwiegen der Neuropathie (Abb. 9.18). Kompliziert wird die Situation durch die ausgesprochene Infektneigung. Fistelbildungen und Osteomyelitiden der Zehen- und Mittelfußknochen (Röntgenbild) sind häufig. Die Durchlässigkeit der Kapillaren für radioaktiv markierte oder fluoreszierende Indikatoren ist gesteigert (Abb. 9.**19a** u. **b**), was die bekannte Tendenz zur Ödembildung erklärt. Durch Einbau von pathologischen Eiweißen in die Arteriolenwand leidet die Kontraktionsfähigkeit der Widerstandsgefäße. Pathologisch-anatomisch finden sich eine Verdickung der kapillaren Basalmembran, Endothelproliferationen und Mikroaneurysmen, die sich im Augenfundus direkt beobachten lassen: Auch die Fließeigenschaften des Blutes sind beeinträchtigt.

Bei ganz akraler Durchblutungsstörung kann sich eine Gangrän trotz palpablen Fußpulsen entwickeln. Differentialdiagnostisch sind Thrombozytose und Kolla-

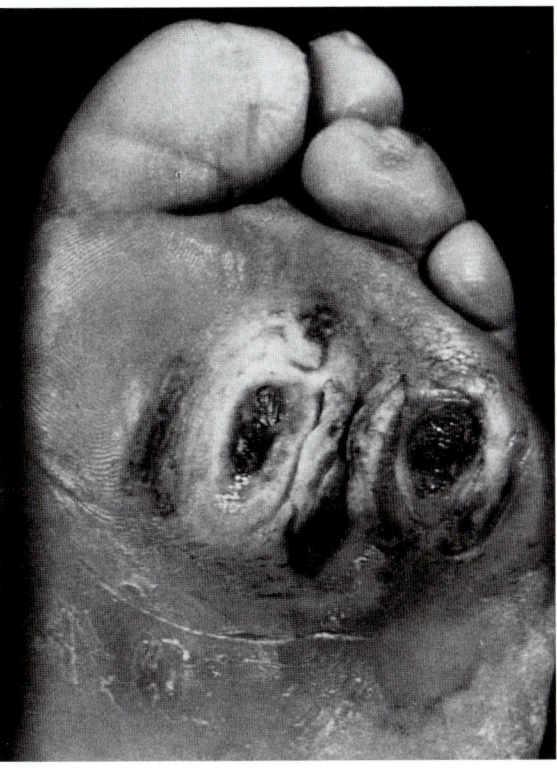

Abb. 9.18 Ulzerationen bei diabetischer Angio- und Neuropathie, zum Teil in Form des Malum perforans (60jährige Frau).

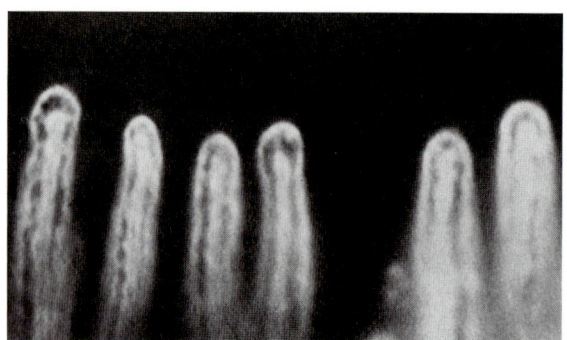 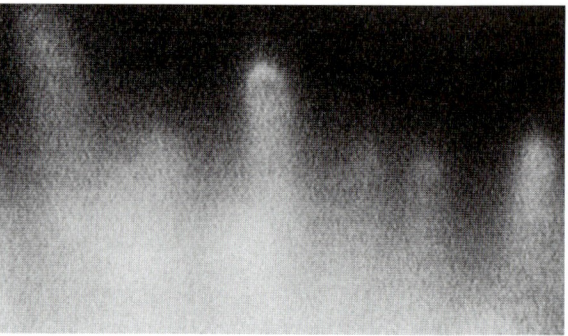

Abb. 9.19a u. b Nagelfalzkapillaren 1 Minute nach Aufleuchten von Na-Fluorescein. **a** Beim Gesunden hat sich vor allem der perikapillare Hof gefüllt. **b** bei der Patientin mit langjährigem Diabetes hingegen tritt der Farbstoff diffus ins Interstitium aus (milchige Trübung) (Fluoreszenz-Videomikroskopie).

genose zu erwägen. Bei gleichzeitiger Makroangiopathie, die im Rahmen des Diabetes mellitus die Unterschenkelarterien bevorzugt, aber auch die übrigen Etagen mitbetreffen kann, fehlen meist die akralen Pulse.

Mikroangiopathie bei Kollagenkrankheiten

Eine Mikroangiopathie entwickelt sich vor allem bei progressiver systemischer Sklerose (Sklerodermie), Mischkollagenosen und Dermatomyositis. Zusammen mit Verschlüssen akraler Arterien führt die Kapillaropathie zu akralen Durchblutungsstörungen, die sich vorwiegend als sekundäres Raynaud-Phänomen manifestieren. Kapillarmikroskopisch finden sich Riesenkapillaren, eine Rarefizierung der Kapillarenzahl, eine gesteigerte transkapillare Diffusion von Na-Fluorescein und Kapillaraneurysmen (Abb. 9.**20**). Im Extremfall bilden sich eigentliche avaskuläre Felder mit Tendenz zu Ulzerationen aus.

Ulcus hypertensivum

Es beruht auf organischen Verschlüssen der Arteriolen. Typischerweise ist es rund, multizentrisch, ausgesprochen schmerzhaft und zeigt eine schlechte Heilungstendenz. Differentialdiagnostisch ist es von den sog. gemischten Ulzera abzugrenzen, die teilweise arteriell, teilweise venös bedingt sind.

Livedo reticularis bzw. racemosa

Unter Livedo reticularis verstehen wir eine ringförmige angeordnete Zyanose mit blassem Zentrum auf funktioneller vasospastischer Grundlage. Von racemosa spricht man, wenn der Erkrankung organische Veränderungen kleiner Gefäße zugrunde liegen. Bei der organischen Form (auch livedoide Vaskulitis genannt) treten oft multiple Mikroulzera an den unteren, selten auch an den oberen Extremitäten auf. Eine zerebrale Mitbeteiligung mit kleinen Hirninfarkten kommt vor (Sneddon-Syndrom).

Das *Sneddon-Syndrom* (neurokutaner Symptomenkomplex) ist gekennzeichnet durch das gemeinsame Vorkommen einer Livedo racemosa generalisata mit rezidivierenden Hirninfarkten, epileptischen Krampfanfällen oder neuropsychologischen Hirnleistungsdefiziten bei mehrheitlich weiblichen Patienten in jüngerem Alter. Als Begleitsymptome sind inkonstant periphere ischämische Manifestationen, vaskuläre Veränderungen des Augenhintergrundes und eine arterielle Hypertonie nachweisbar. Im Labor finden sich bei einem Teil der Patienten positive Antiphospholipid-Antikörper.

Glomustumor

Es handelt sich um gutartige, von Zellen der kleinen arteriovenösen Verbindungen ausgehende Geschwülste, welche vorwiegend bei Frauen vorkommen, subungual oder subkutan auftreten und oftmals äußerst schmerzhaft sind. Lokal läßt sich eine kleine, etwas gerötete oder bläuliche, nicht erhabene, sehr druckschmerzhafte Masse feststellen.

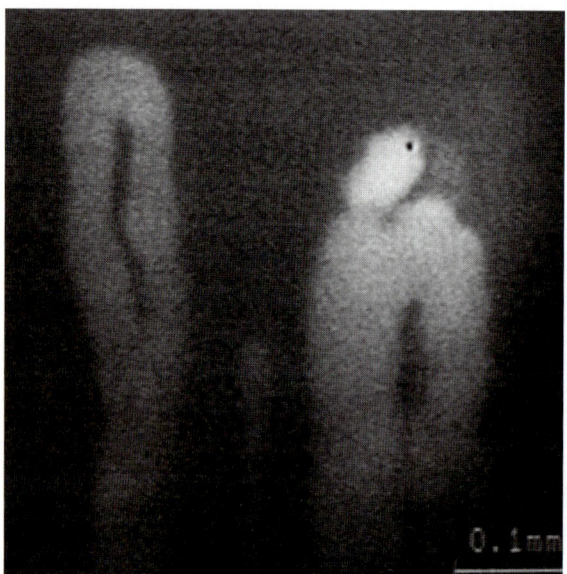

Abb. 9.20 Darstellung erweiterter Nagelfalzkapillaren mit dem im Infrarot fluoreszierenden Farbstoff Indozyaningrün. Am Scheitel der rechten Kapillare füllt sich ein Mikroaneurysma, wie sie gehäuft bei Sklerodermie und Mischkollagenose vorkommen.

Rezidivierendes Fingerhämatom

Harmlos, aber für die Betroffenen meist sehr beunruhigend ist das paroxysmale Finger- oder Handhämatom („Fingerapoplexie") aufgrund einer lokalen Gefäßruptur (wahrscheinlich Venole) vorwiegend bei Frauen im mittleren Alter. Das Hämatom an einem Finger (Abb. 9.21) oder der Handinnenfläche entwickelt sich spontan oder infolge mechanischer Reizung (Tragen von Taschen usw.) nach einer sich durch plötzlichen stechenden Schmerz manifestierenden Gefäßruptur. Resorption des Hämatoms nach 1–2 Wochen, keine Beziehungen zu allgemeiner hämorrhagischer Diathese, Analogon zur bekannteren Konjunktivalblutung.

Tibialis-anterior-Syndrom

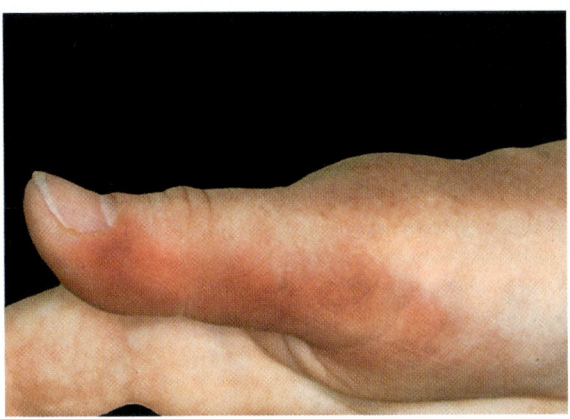

Abb. 9.21 Paroxysmales Fingerhämatom.

Tritt nach akutem Verschluß der A. tibialis anterior eine ischämische Muskelnekrose im anterolateralen Unterschenkelgebiet auf (Rötung, Schwellung, Druckschmerz), so spricht man von einem Tibialis-anterior-Syndrom. Es kommt zu einer typischen Fußheberparese. Das Syndrom wird aber auch bei intaktem Kreislauf (kräftige Dorsalis-pedis-Pulse) beobachtet. Auslösend wirken vor allem bei jüngeren Männern körperliche Anstrengungen (z. B. längerer Fußmarsch). In einem eigenen Fall entwickelte sich das Krankheitsbild bei einem japanischen Patienten, der während eines ganzen Nachmittags auf einem zugefrorenen See Schlittschuh lief. Bei diesen Fällen steigt der interstitielle Gewebsdruck infolge erhöhter transkapillarer Filtration von Flüssigkeit in der durch Faszien eng umschlossenen Tibialis-anterior-Loge so stark an, daß die Kapillaren kollabieren.

9.3 Erkrankungen der Venen

Oberflächliche Thrombophlebitis

Die oberflächliche Thrombophlebitis ist, sowohl was die Prognose als auch was die Therapie anbetrifft, von der tiefen Venenthrombose zu trennen.

➤ Bei der *Varikophlebitis* (Abb. 9.22) finden sich eine charakteristische Rötung, Schwellung und Druckschmerzhaftigkeit im Bereich einer vorbestehenden Venektasie. Häufig ist der Erkrankung ein Bagatelltrauma vorangegangen. Eine besondere Stellung nimmt die aszendierende Phlebitis der V. saphena magna ein, bei welcher symptomatische Lungenembolien vorkommen oder der Prozeß auf die tiefen Venen übergreifen kann.
➤ Die oberflächliche Thrombophlebitis befällt aber, besonders als *Thrombophlebitis migrans* oder *saltans* (Abb. 9.23), auch primär nicht varikös erweiterte Venen. Im Gegensatz zur Varikophlebitis, die pathologisch-anatomisch ohne entzündliche Reaktion abläuft (trotz der klinischen Entzündungszeichen), findet sich bei der Saltans histologisch eine Panphlebitis chronica. Diese segmentäre entzündliche Phlebopathie wird am häufigsten im Rahmen der Thrombangiitis obliterans beobachtet, seltener bei Kollagenosen (z. B. Behçet-Syndrom). Die Thrombophlebitis saltans kommt auch isoliert vor. Karzinome finden sich entgegen früheren Auffassungen höchst selten (dagegen ist die rezidivierende tiefe Venenthrombose bei Karzinomen häufig!).

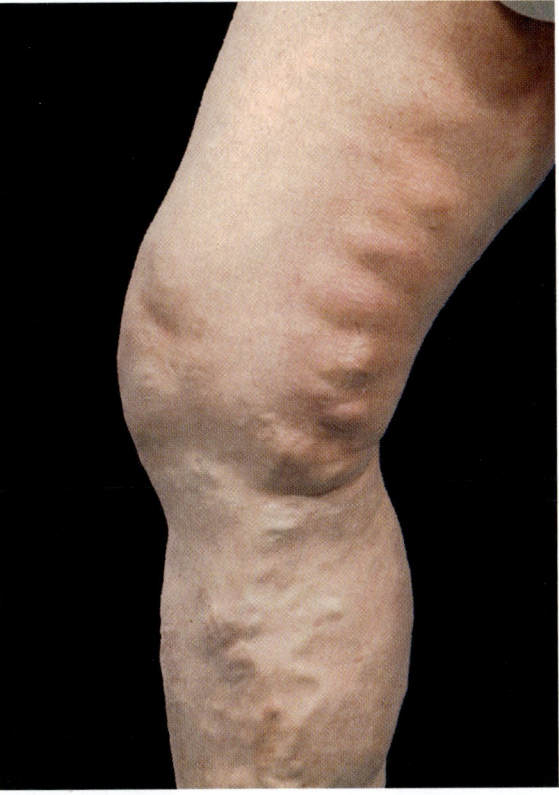

Abb. 9.22 Varikophlebitis der V. saphena magna.

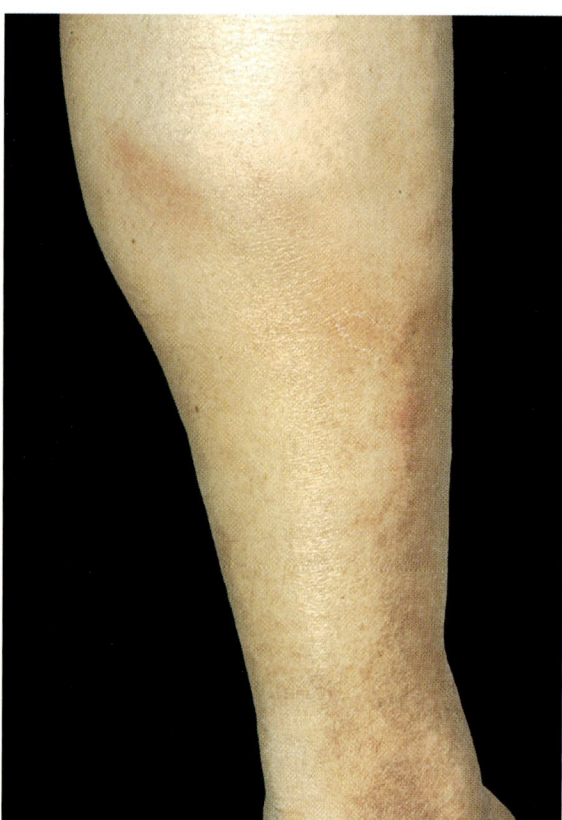

Abb. 9.**23** Thrombophlebitis saltans bei 38jährigem Mann mit Thrombangiitis obliterans.

▶ Eine Sonderform der Phlebitis migrans stellt die *Mondor-Krankheit* dar, welche die Venen der lateralen Thoraxwand befällt und sich auf die Armvenen ausdehnen kann.

Tiefe Becken- und Beinvenenthrombose

Klinik. Die Klinik der tiefen Venenthrombose bewegt sich zwischen den Extremen der *Phlegmasia coerulea dolens*, bei welcher eine Massenthrombose des ganzen venösen Querschnitts zu einer akralen Gangrän durch Anstieg des Gewebsdrucks über den Kapillardruck führt, und der *inapperzept* verlaufenden Form. Dazwischen liegt die Phlebothrombose, die anhand des Ödems, der lividen Verfärbung, der Petechien (bis zu flächenhaften subkutanen Blutungen) und der Druckschmerzhaftigkeit der Waden relativ leicht erkannt wird. Die Allgemeinsymptome stehen meist im Hintergrund, solange keine Lungenembolie aufgetreten ist. Subfebrile Temperaturen, mäßige Senkungsbeschleunigung und Leukozytose kommen vor.

Diagnostik. Die Frühdiagnose ist oft schwierig. Nach größeren Statistiken werden nur ca. 50–60% der Fälle aufgrund der klinischen Untersuchung richtig diagnostiziert. Hinweise ergeben die vergleichende Palpation der Wadenmuskelloge (subfasziales Ödem), die Beobachtung im Stehen (einseitige livide Verfärbung des Fußes, pralle Fußrückenvenen), sowie subkutan gelegene Kollateralvenen.

Der klinische Verdacht bedarf der weiteren apparativen Abklärung zur Sicherung oder zum Ausschluß der tiefen Venenthrombose. Hierbei kommen zum Direktnachweis der Thrombose vor allem die B-Bild-Sonographie (Kompressionssonographie) oder die Farbduplexsonographie (Abb. 9.**24a** u. **b**) zum Einsatz (Treffsicherheit ca. 95%). Daneben werden einfachere apparative Verfahren zum Nachweis einer Becken-Beinvenenthrombose wie die Doppler-Sonographie oder plethysmographische Verfahren eingesetzt. Letztere Methoden erfassen als indirektes Verfahren eine durch eine Thrombose verursachte Störung des venösen Rückflusses. Der D-Dimertest kann bei negativem Testresultat eine Thrombose mit hoher Wahrscheinlichkeit ausschließen. Die Phlebographie wird vorwiegend in unklaren Fällen zur definitiven Diagnostik eingesetzt (Abb. 9.**25**). Sie ist obligatorisch vor einer eingreifenden Therapie, wie der Thrombektomie oder der Fibrinolyse.

Am häufigsten ist die Unterschenkelvenenthrombose, die klinisch besonders schwierig zu diagnostizieren ist, da sie oft blande verläuft. Werden die Oberschenkelvenen mitbetroffen (aszendierende Form), erhöht sich nicht nur die Gefahr der Lungenembolie, sondern es ist auch später mit einer ausgeprägten, chronisch-venösen Insuffizienz zu rechnen. Beckenvenen- und Mehretagen-Thrombosen verursachen meist eindeutige Symptome, es sei denn, der Thrombus verlege das venöse Lumen nur partiell.

Ursachen. Tab. 9.**3** faßt die wichtigsten Faktoren zusammen, die das Auftreten einer tiefen Venenthrombose begünstigen. Die Kompressionswirkung, welche die rechte A. iliaca communis auf die linke V. iliaca communis ausübt, ist möglicherweise dafür verantwortlich, daß die tiefe Thrombose häufiger das linke als das rechte Bein befällt. Gelegentlich findet sich in derselben Gegend ein eigentliches fibröses Hindernis („Venensporn"). Im Rahmen von Traumata und Operationen ereignen sich weiterhin thrombotische Schübe, obwohl die medikamentöse Prophylaxe eine Reduktion der Inzidenz ermöglichte. Hüftgelenksoperationen z.B. gehören zu den häufigsten auslösenden Faktoren. Auf die Häufigkeit der Venenthrombosen bei den verschiedenen internistischen Grundleiden, besonders bei der Herzinsuffizienz, beim Myokardinfarkt, bei Apoplexien und bei malignen Tumoren, kann nicht genug hingewiesen werden. Diffe-

Tabelle 9.**3** Ursächliche Faktoren bei tiefer Venenthrombose

Thromboseauslöser	Thromboseprädisposition
Operation	Alter
Trauma	frühere Thrombose
Geburt	Varikose
Immobilisierung	Herzinsuffizienz (Diuretika)
langes Sitzen	Übergewicht
Venenkompression	Malignom
(Venensporn, Tumor,	Ovulationshemmer
Aeurysma, Hämatom)	thrombophile Diathese

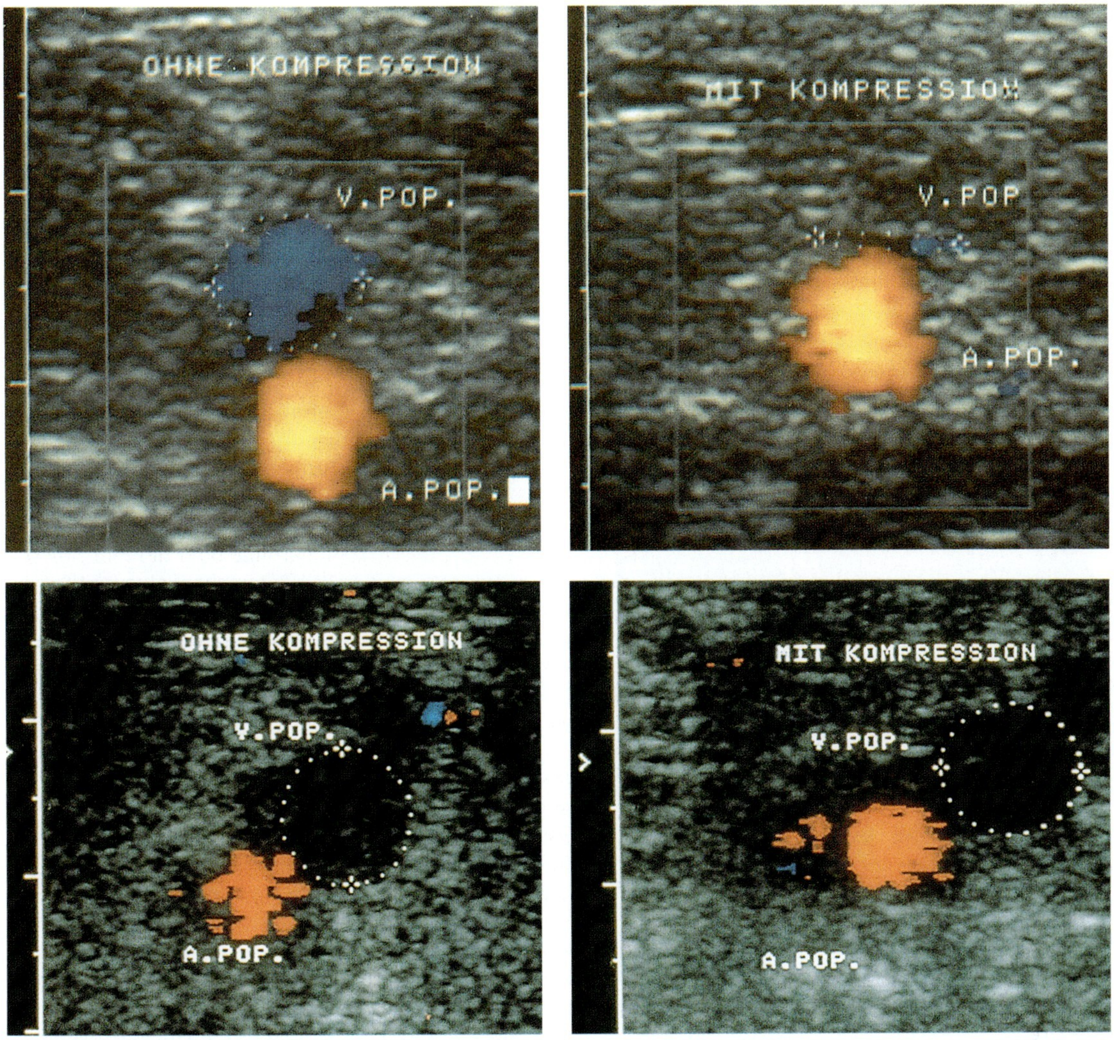

Erkrankungen der Venen

Abb. 9.**24a** u. **b** Farbduplexsonographische Darstellung der Poplitealgefäße im Querschnitt. **a** Beim Gesunden stellen sich die Vene (blau) und die Arterie (rot) regelrecht dar (ohne Kompression). Unter Sondendruck (mit Kompression) läßt sich die Vene vollständig komprimieren. **b** Patient mit Poplitealvenenthrombose. Die Vene weist kein Flußsignal auf. Die thrombosierte Vene läßt sich unter Sondendruck nicht komprimieren.

rentialdiagnostisch sind bei venöser Stase Stenosierungen der Venen von außen (Kompression durch Tumoren, Aneurysmen, Baker-Zysten oder große, subfasziale Hämatome) und die Insuffizienz der Muskelpumpe bei Paresen (z. B. Status nach Poliomyelitis) zu erwägen.

> **!** Insbesondere Thrombosen bei jungen Patienten ohne Nachweis einer auslösenden Ursache, bei rezidivierenden Thrombosen oder Thrombosen an unüblichen Lokalisationen (zerebral, viszeral) sollten weiterführende Gerinnungsuntersuchungen durchgeführt werden. Für die diesbezüglichen Abklärungen sei auf das Kapitel 15 verwiesen. Nicht selten verbirgt sich hinter einer Beinvenenthrombose ein malignes Grundleiden, welches bei ca. 8 % der über 50jährigen zum Zeitpunkt der Diagnose oder im weiteren Verlauf diagnostiziert wird.

Armvenenthrombose (Thrombose par effort)

Entwickelt sich im Anschluß an Armarbeit (Tennis, Kegeln, lange Autofahrten usw.) ein schmerzhafter, livid verfärbter, ödematöser Arm, so liegt eine akute Armvenenthrombose vor. Meist sind bereits im Frühstadium Kollateralvenen im Schulterbereich sichtbar. Durch die Phlebographie läßt sich ein Verschluß der V. subclavia oder der V. axillaris nachweisen (Abb. 9.**26**). Diese Venen verlaufen in den Engpässen zwischen Klavikula und erster Rippe bzw. zwischen Sehne des M. pectoralis minor und dem Korakoid. Oft ist deshalb die Armvenenthrombose als Komplikation des neurovaskulären Schultergürtelsyndroms (S. 280) zu interpretieren (Paget-von-Schrötter-Syndrom). Vor allem bei phlebographisch atypischer Verschlußlokalisation sind Abflußbehinderungen durch Tumorkompression im Thoraxraum auszu-

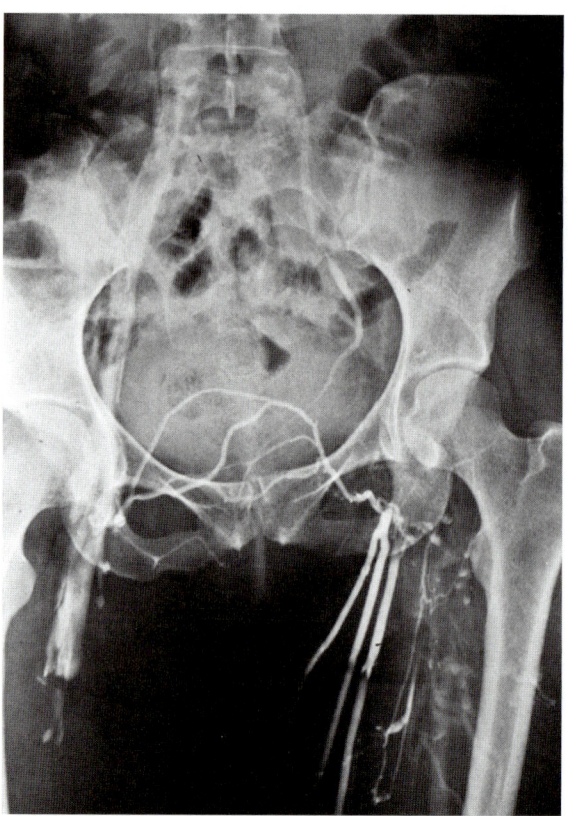

Abb. 9.**25** Akute ileofemorale Venenthrombose links bei 20jähriger Patientin mit Abfluß des Kontrastmittels über V. saphena magna und Pudendalvenen zur Gegenseite (antegrade Phlebographie vom Fußrücken aus).

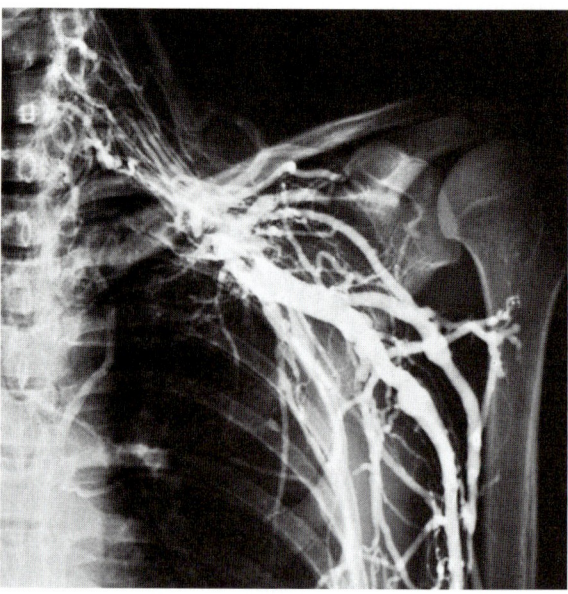

Abb. 9.**26** Thrombotischer Verschluß der V. subclavia links bei Patientin mit kostoklavikulärem Kompressionssyndrom (Phlebographie des Armes).

schließen (radiologische Untersuchungen des Mediastinums).

Eine Armvenenthrombose kann auch als Folge eines Verweilkatheters auftreten, seltener im Rahmen eines internistischen Grundleidens.

Primäre Varikose

Definition und Epidemiologie. Unter diesem Begriff verstehen wir eine tubuläre oder sackförmige Erweiterung oberflächlicher und verbindender Venen, die in zivilisierten Ländern ungewöhnlich häufig vorkommt. In der Basler Studie fanden sich bei 30jährigen Berufstätigen in 4% Varizen von klinischer Bedeutung, bei 60jährigen sogar in 23%. Krampfadern, die rein kosmetisch stören, sind noch wesentlich häufiger. Sitzende und stehende Lebensweise, hereditäre und hormonelle Faktoren begünstigen das Auftreten.

Einteilung. Im Hinblick auf eine optimale Therapie ist eine exakte Klassierung des vorliegenden Varizentyps anzustreben. Begriffe wie „Varicosis crurum" oder „variköser Symptomenkomplex" genügen nicht. Aufgrund von Inspektion und Palpation lassen sich eine Stammvarikose der V. saphena magna, der V. saphena parva sowie Nebenastvarikosen unterscheiden.

Klinik. Kleinkalibrige Varizen, die meist nur kosmetische Bedeutung besitzen, sind vom retikulären oder Besenreisertyp. Bei Klappeninsuffizienz der gesamten V. saphena magna inklusive Mündungsklappe in der Leistengegend kommt es unter Husten und Pressen zu einer Strömungsumkehr, die sich im Stehen palpatorisch als Anprall erfassen läßt. Ist die Wirbelbildung des regurgitierenden Blutes besonders ausgeprägt, hört man mit dem Stethoskop ein venöses Geräusch. Dieser Befund hilft, eine Vorwölbung in der Leistengegend nicht als Hernie, sondern als ausgesackte Mündung der V. saphena magna zu interpretieren. Auch der Test nach Trendelenburg eignet sich zur Diagnose der Klappeninsuffizienz des Magnastamms. Unter den apparativen Verfahren dient vor allem die Doppler-Sonographie zum Nachweis insuffizienter Klappen beider Saphenastämme.

Insuffiziente Vv. perforantes rufen eine tastbare, oft druckdolente Faszienlücke hervor. Perifokal entwickeln sich bevorzugt Indurationen, die als sog. Hypodermitis eine oberflächliche Thrombophlebitis vortäuschen können. Bei Muskelkompression oder -kontraktion entsteht eine zur Oberfläche gerichtete Flußspitze, die sich mit Doppler-Sonographie objektivieren läßt. Die Duplexsonographie ermöglicht eine noch bessere Detektion insuffizienter Vv. perforantes.

Chronisch-venöse Insuffizienz

Definition. Es handelt sich um eine chronische Rückflußstörung des venösen Blutes, die in etwa 20–25% einer berufstätigen Bevölkerungsgruppe vorliegt.

Klinik. Das Bild ist gekennzeichnet durch Schweregefühl und Schmerzen in den Beinen, besonders während des Stehens, und durch mehr oder weniger ausgeprägte

Knöchel- und Unterschenkelödeme. Die Beschwerden vermindern sich in Beinhochlage. Nächtliche Wadenkrämpfe sind häufig. Bei der Inspektion, die am besten im Stehen erfolgt, fallen die livide Verfärbung der Füße sowie die prominenten und prallen Venen auf. In typischen Fällen findet sich die sog. Corona phlebectatica paraplantaris, ein Kranz gestauter Venen, der sich vom medialen zum lateralen Fußrand erstreckt. Braune Pigmentationen, depigmentierte Flecken (Atrophie blanche), die kapillarlosen Feldern entsprechen, indurierte Stellen und im Extremfall Ulzera, die bevorzugt in der medialen Knöchelgegend lokalisiert sind (sog. Cockett-Vv.-perforantes), ergänzen das Bild (Abb. 9.**27** und **28**).

Pathogenese. Einer oder mehrere der folgenden fünf Faktoren liegen der chronisch-venösen Insuffizienz zugrunde:

➤ mechanische Behinderung des venösen Rückstroms (Venenverschluß, partiell rekanalisiertes Lumen usw.),
➤ Insuffizienz der Klappen des tiefen Venensystems,
➤ Insuffizienz der Verbindungsvenenklappen,
➤ Insuffizienz der Klappen des oberflächlichen Venensystems,
➤ Insuffizienz der Muskelpumpe bei Paresen oder ungenügender Gelenkfunktion.

! Die Erkrankung des oberflächlichen Venensystems allein, ohne daß einige Verbindungsvenen insuffizient sind, führt nicht zur Symptomatologie der chronisch-venösen Insuffizienz.

Die Störung des venösen Rückstroms ist um so ausgeprägter, je ausgedehnter die Veränderungen sind und je mehr von den erwähnten fünf Faktoren mit im Spiel sind.

Neben der primären Varikose mit insuffizienten Vv. communicantes verursachen postthrombotische Schäden an den tiefen und verbindenden Venen eine chronisch-venöse Insuffizienz. Nach einem thrombotischen Verschluß rekanalisieren die tiefen Venen häufig spontan. In diesen Fällen bleibt aber der Klappenapparat zerstört. Die Insuffizienz der tiefen Venen beherrscht das Bild. Sie läßt sich durch die Doppler-Untersuchung während des Pressens oder durch die retrograde (Preß-) Phlebographie diagnostizieren. Dieselben Methoden führen zum Nachweis persistierender Verschlüsse oder Stenosen.

Im Rahmen des *postthrombotischen Syndroms* entwickeln sich oft sog. sekundäre Varizen (Abb. 9.**29**). Sie entsprechen ausgesackten Kollateralen, die nach Beckenvenenverschlüssen in der Leisten- und Schamregion, nach Oberschenkelthrombosen im Einzugsgebiet der V. saphena magna lokalisiert sind. Beim postthrombotischen Syndrom ist zu beachten, daß nach Ablauf der akuten Phase oft ein symptomarmes Intervall beobachtet wird und erst später die venöse Rückflußstörung progredient verläuft (Gutachten).

Die erwähnten fünf Faktoren, die in der Pathogenese der chronisch-venösen Insuffizienz eine Rolle spielen,

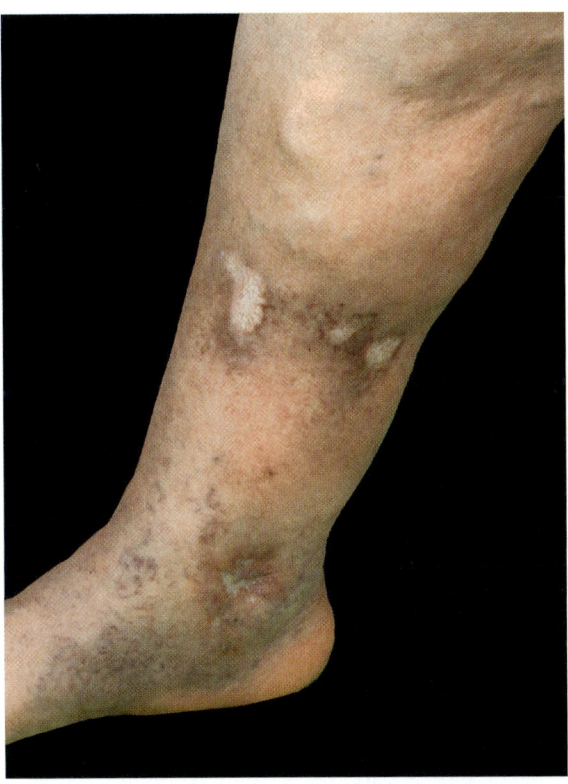

Abb. 9.**27** Vollbild der chronisch-venösen Insuffizienz mit Ödem, Hyperpigmentation, Atrophie-blanche-Flecken, livider Verfärbung und Corona phlebectatica paraplantaris.

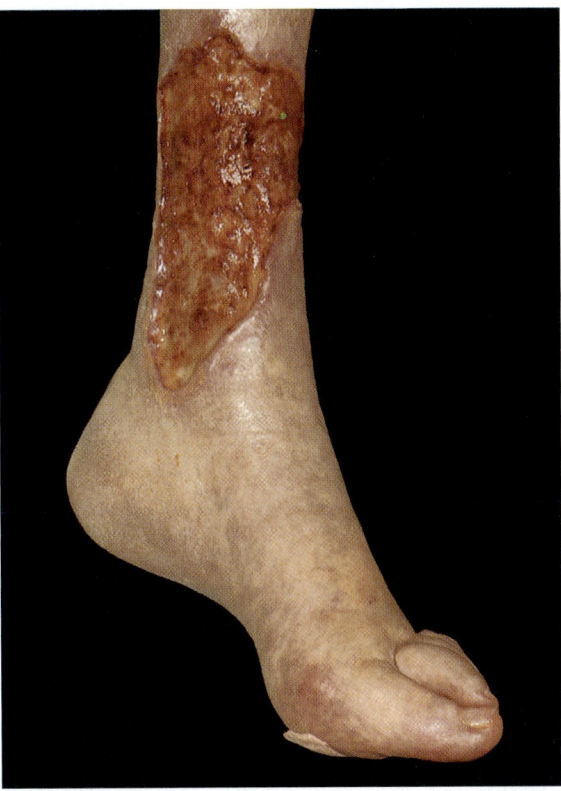

Abb. 9.**28** Großes Ulcus cruris venosum an typischer Lokalisation (mediale Knöchel- und Unterschenkelgegend).

280 Schmerzen bei Erkrankungen der Gefäße

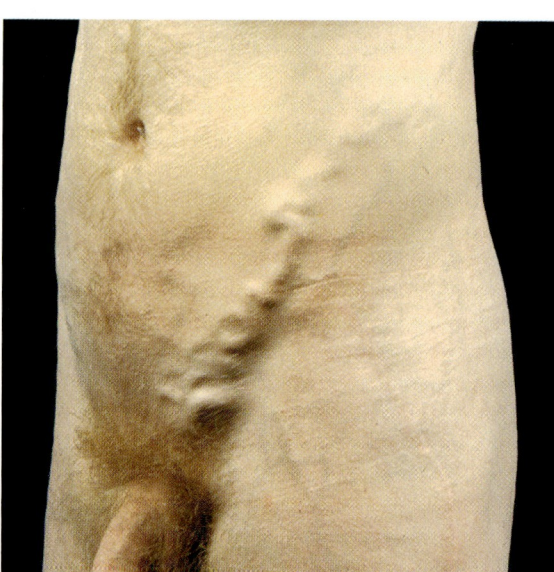

Abb. 9.29 Sekundäre Varizen bei jungem Mann mit Status nach linksseitiger Beckenvenenthrombose.

führen im Stehen zu einer konstanten venösen Hypertonie. Der erhöhte Druck pflanzt sich auf die mikroskopisch kleinen Gefäße fort und schädigt den Kapillarkreislauf. Die Kapillaren werden erweitert und geschlängelt, was sich vitalmikroskopisch durch die intakte Haut hindurch direkt feststellen läßt. Durch Thrombosierung einzelner Kapillarknäuel kommt es zu einer Abnahme der Kapillarenzahl und zum Teil zur Ausbildung sog. *Atrophie-blanche-Flecken*, die dem Auge als weißliche Areale imponieren (s. Abb. 9.**27**) und im Zentrum keine Kapillaren enthalten. Bei reduzierter Kapillarenzahl läßt sich transkutan nur noch ein stark verminderter Sauerstoffdruck messen. Aufgrund dieser mikrovaskulären Ischämie bildet sich das Ulcus cruris venosum. Da nicht nur eine Mikroangiopathie der Blutkapillaren auftritt, sondern bei schweren Formen der chronisch-venösen Insuffizienz auch eine lymphatische Mikroangiopathie (Fluoreszenz-Mikrolymphographie, indirekte Lymphographie mit Iotasul), so sind die charakteristischen derben Indurationsplatten zum Teil durch lymphatische Stase hervorgerufen.

Beginnt die chronisch-venöse Insuffizienz bereits im Schulalter oder in der Adoleszenz, ist an die *kongenitale Klappenagenesie* als mögliche Ursache zu denken. Auch andere Formen der *Angiodysplasie* mit den Kardinalsymptomen Naevus flammeus, Extremitätenhypertrophie, atypisch lokalisierte Varizen sind zu erwägen. Vor jeder aktiven Therapie erfordert dieses Krankheitsbild eine eingehende apparative und angiographische Abklärung, da arteriovenöse Fisteln, venöse Aneurysmen, Atresien tiefer Venenstämme und hypoplastische Lymphgefäße vorkommen.

9.4 Erkrankungen der Lymphgefäße

Die *akute Lymphangitis* ist als Schmerzursache nicht zu verkennen, wenn charakteristische rote Streifen zwischen einer peripher gelegenen Hautwunde (die allerdings manchmal schwierig zu finden ist) und den schmerzhaften zentralwärts gelegenen Lymphknotenschwellungen (Lymphadenitis) verlaufen.

Bei den chronischen *Lymphgefäßerkrankungen* ist das Ödem das führende Symptom. Schmerzen treten nur bei den recht häufigen komplizierenden Erysipelschüben auf. Die Differentialdiagnose ist im Kapitel 12 „Ödeme" besprochen.

9.5 Neurovaskuläres Schultergürtel-Kompressionssyndrom

Das neurovaskuläre Schultergürtelsyndrom zeigt insofern ein Mischbild zwischen organischer und funktioneller Störung, als zwar im Schultergürtelbereich ein anatomischer Engpaß besteht, der aber nur in besonderer Armstellung funktionell wirksam wird (Kompression des Gefäßnervenbündels). Schmerzen, Parästhesien oder ein Gefühl von „eingeschlafen sein" in der befallenen oberen Extremität sind die wichtigsten Symptome. Die Beschwerden werden durch bestimmte Haltungen der Arme ausgelöst oder verstärkt (Schlafen mit abgewinkeltem Arm, Hochhalten der Arme beim Tragen eines Schirms usw.).

Diagnostik. Die Diagnose stützt sich auf die Reproduzierbarkeit der Erscheinungen, auf das Verschwinden der Pulse und auf das Auftreten von Geräuschen in der Supraklavikulargrube (Stenosierung der Arterien) bei typischer Stellung. Durch die akrale Pulsschreibung kann das Verschwinden der Pulse objektiv registriert werden (Armhochhalten in Henkelstellung mit und ohne Kopfdrehen zur kontralateralen Seite). Man denke daran, daß Symptome, die ausschließlich in unphysiologischen Extremstellungen auftreten, nur eine beschränkte Aussagekraft besitzen. Sie können auch bei Normalpersonen ausgelöst werden.

Ursache. Das Gefäßnervenbündel kann an drei Orten komprimiert werden:
▶ Skalenuslücke,
▶ kostoklavikulärer Raum,
▶ Ansatz der Pectoralis-minor-Sehne.

Weitaus am häufigsten ist die Kompression im kostoklavikulären Raum zwischen Klavikula und erster Rippe. In diesen Fällen erstaunt es nicht, daß nicht die Skalenotomie, sondern nur die Resektion der ersten Rippe die

Symptome beseitigt. Halsrippen engen vor allem die Skalenuslücke ein. Dabei ist zu berücksichtigen, daß es auch Zervikalrippen ohne Beschwerden gibt. Die Kompression durch die Sehne des M. pectoralis minor ist selten und läßt sich nur arteriographisch in Funktionsstellung des Armes objektivieren.

Differentialdiagnose. Differentialdiagnostisch sind die Erkrankungen der Halswirbelsäule wichtig. Durch Hartspann der paravertebralen Muskulatur kann es zu Störungen der Motilität des Schultergürtels kommen und damit zu sekundären Erscheinungen im Sinne eines neurovaskulären Syndroms.

Komplikationen. In schweren Fällen können sowohl neurale als auch vaskuläre Komplikationen auftreten: Motorische und sensible Paresen, Verschlüsse der A. und V. subclavia, poststenotische Aneurysmen, die manchmal zu rezidivierenden Embolien in die Armarterien führen.

9.6 Restless legs

Die sog. „ruhelosen Beine" sind eine häufige Erscheinung, vorwiegend bei nervösen Personen, aber nicht eigentlich vaskulär bedingt. Sobald die Beine in eine ruhende Stellung kommen (Nachtruhe, Stillsitzen in Konzerten usw.), werden unangenehme Sensationen, manchmal auch eigentliche Schmerzen empfunden, welche bei Bewegung verschwinden. Gelegentlich liegt dem Syndrom eine neurologische Ursache oder eine Anämie zugrunde. Meist können aber keine krankhaften Befunde erhoben werden. Das Phänomen spielt aber eine große praktische Rolle.

9.7 Morbus Sudeck

Im Frühstadium der pathogenetisch unklaren Erkrankung, die meist posttraumatisch auftritt, besteht ein überwärmtes teigiges, akral an den Extremitäten lokalisiertes Ödem mit ausgesprochenem Dauerschmerz. Im weiteren Verlauf (Stadium II) weicht die lokale Hyperthermie einer Hypothermie (vasospastische Vorgänge). Das Ödem ist nun blaß oder leicht zyanotisch verfärbt. Die Schmerzen sind besonders bei Belastung intensiv (Gefahr der Invalidisierung). Diagnostisch hilft das Röntgenleerbild weiter. Typisch ist eine fleckförmige, selten diffuse, einseitige Osteoporose.

Literatur

Alexander K. Gefäßkrankheiten. Urban & Schwarzenberg, München 1993.
Baron JA, Gridley G, Weiderpass E, Nyren O, Linet M. Venous thromboembolisms and cancer. Lancet. 1998; 351: 1077–80.
Becquemin JP, Kovarsky S. Arterial emboli of the lower limbs: analysis of risk factors for mortality and amputation. Association Universitaire de Recherche en Chirurgie. Ann Vasc Surg. 9 1995; Suppl: 32–8.
Bollinger A, Fagrell B. Clinical Capillaroscopy. A Guide to its Use in Clinical Research and Practice. Toronto Hogrefe & Huber 1990.
Bollinger A, Jäger K, Siegenthaler W. Microangiopathy of progressive systemic sclerosis, evaluation by dynamic fluorescence videomicroscopy. Arch intern Med. 1986; 146: 1541.
Bounameaux H. D-Dimer-Bestimmung bei Verdacht auf tiefe Venenthrombose oder Lungenembolie. Schweiz Rundsch Med Prax. 1997; 86: 1860–4.
Danesh J, Collins R, Peto R. Chronic infections and coronary heart disease: is there a link? Lancet 1997; 350: 430–36.
Dawson I, Sie RB, van Bockel JH. Atherosclerotic popliteal aneurysm. Br J Surg 1997; 84: 293–9.
Diehm C, Stammler F. Thrombangiitis obliterans (Bürger-Syndrom). Klinik, Diagnostik und Therapie. Dtsch Med. Wschr. 1996; 121: 1543–8.
Edwards JM. Raynaud's Syndrom. Ann Vasc Surg. 1994; 8: 509–13.
Franzeck UK, Bollinger A, Huch R, Huch A. Transcutaneous oxygen tension and capillary morphologic characteristics and density in patients with chronic venous incompetence. Circulation 1984; 70: 806.
Franzeck UK, Schalch I, Jäger KA, Schneider E, Grimm J, Bollinger A. Prospective 12-year follow-up study of clinical and hemodynamic sequelae after deep vein thrombosis in low-risk patients (Zurich-Study). Circulation 1996; 93: 74–9.
Hertzer NR. The Natural History of Peripheral Vascular Disease. Implication for Its Management. Circulation. Suppl. I 1991; 83: 1–12.
Hoffmann U, Franzeck UK, Bollinger A. Gib es eine kutane Mikroangiopathie bei Diabetes mellitus? Dtsch Med Wschr. 1994; 119: 36–40.
Hoffmann U, Vetter J, Rainoni L, Leu AJ, Bollinger A. Popliteal artery compression and force of active plantar flexion in young healthy volunteers. J Vasc Surg. 1997; 26: 281–7.
Huch Böni RA, Brunner U, Bollinger A, Debatin JF, Hauser M, Krestin GP. Management of congenital angiodysplasia of the lower limb: magnetic resonance imaging and angiography versus conventional angiography. Br J Radiol. 1995; 68: 1308–15.
Hunder GG. Giant cell arteritis and polymyalgia rheumatica. Med Clin North Am. 1997; 81: 195–219.
Jäger K, Landmann J (Hrsg). Praxis der angiologischen Diagnostik, Berlin Springer 1994.
Kerr GS, Hallahan CW, Giordano J, Leavitt RY, Fauci AS, Rottem M, Hoffman GS. Takayasu arteritis. Ann Intern Med. 1994; 120: 919–20.
Kurzrock R, Cohen PR. Erythromelalgia: review of clinical characteristics and pathophysiology. Am J Med. 1991; 91: 416–22.
Leu AJ, Hoffmann U, Franzeck UK, Marty B, Bollinger A. Varikophlebitis und Thrombophlebitis saltans sive migrans. Dtsch Med Wschr. 1996; 121: 527–31.
Leu AJ, Leu HJ, Franzeck UK, Bollinger A. Microvascular changes in chronic venous insufficiency – a review. Cardiovasc Surg. 1995; 3: 237–45.
Miller A, Salenius JP, Sacks BA, Gupta SK, Shoukimas GM. Noninvasive vascular imaging in the diagnosis and treatment of adventitial cystic disease of the popliteal artery. J Vasc Surg. 1997; 26: 715–20.
Novak CB, Mackinnon SE. Thoracic outlet syndrome. Orthop Clin North Am 1996; 27: 747–62.
Partsch H. Diagnose und Therapie der tiefen Venenthrombose. Vasa 1996; Suppl. 46: 5–53.
Prandoni P, Polistena P, Bernardi E, Cogo A et al. Upper-extremity deep vein thrombosis. Risk factors, diagnosis, and complications. Arch Intern Med. 1997; 157: 57–62.

Rieger H, Schoop W. Klinische Angiologie. Berlin Springer: 1998.

Rosenkranz S, Deutsch HJ, Erdmann E. „Saint Anthony's Fire": Egotamin-induzierte Gefäßspasmen als Ursache akuter ischämischer Syndrome. Dtsch Med Wschr. 1997; 122: 450–4.

Ross R. Atherosclerosis: current understanding of mechanisms and future strategies in therapy. Transplant Proc. 1993; 25: 2041–3.

Second European Consensus Document on Chronic Critical Leg Ischemia. Circulations 1991; 84: Supplement No. 4.

Schultheiss R, Billeter M, Bollinger A, Franzeck UK. Comparison between clinical examination, cw-Doppler ultrasound and colour-duplex sonography in the diagnosis of incompetent perforating veins. Eur J Vasc Endovasc Surg. 1997; 13: 122–6.

Steurer J, Läderach K, Largiadèr J, Bollinger A. Chronisches Tibialis anterior-Syndrom. Vasa 1993; 22: 358–60.

Strandness DE. Duplex scanning in vascular disorders. New York Raven Press: 1993.

Weber J, May R. Funktionelle Phlebologie. Phlebographie, Funktionstests, interventionelle Radiologie. Stuttgart Thieme: 1990.

Welch GN, Loscalzo J. Homocysteine and atherothrombosis. New Engl J Med 1998; 338: 1042–50.

Widmer LK, Stähelin HB, Nissen C, da Silva A. Venen-, Arterien-Krankheiten, koronare Herzkrankheit bei Berufstätigen. Bern Huber 1981.

Zeitler E. Arterien und Venen. Berlin Springer: 1997.

10 Schmerzen bei Erkrankungen der Gelenke

P. Greminger, B. A. Michel,
G. Siegenthaler-Zuber

| 10.1 | Entzündliche rheumatische Gelenkaffektionen | 285 |

Rheumatoide Arthritis (chronische Polyarthritis) 285
    Felty-Syndrom 286
    Morbus Still des Erwachsenen 286
    Sjögren-Syndrom 286
    Juvenile chronische Arthritis 287
Spondylarthropathien 288
    Allgemeine Bemerkungen 288
    Spondylitis ankylosans (M. Bechterew) 288
    Psoriasisarthropathie 289
    Reaktive Arthritis (Reiter-Syndrom) 289
        Rheumatisches Fieber 290
    Enterokolitische Arthropathien 290
    Behçet-Syndrom 291
    SAPHO-Syndrom 291
    Undifferenzierte Spondylarthropathie 291
Arthropathien bei Stoffwechselkrankheiten 292
    Arthritis urica 292
    Chondrokalzinose (Pseudogicht) 293
    Hyperlipoproteinämien 293
    Diffuse idiopathische
    skelettale Hyperostose (DISH) 295
    Lipoidosen 295
    Ochronose (Alkaptonurie) 296
    Primäre Amyloidose 297
    Hämochromatose 298
    Morbus Wilson 298
Arthropathien bei hämatologischen Erkrankungen 298
Symptomatische Arthritiden 298
    Allergische Arthritiden 298
    Postinfektiöse Arthritiden 298
    Paraneoplastische Arthritiden 298

| 10.2 | Degenerative Gelenkerkrankungen | 298 |

Arthrosen 298
Spondylarthrose, Spondylosis deformans 300
Arthropathien bei endokrinen Störungen 302
Arthropathien bei neurologischen Affektionen 302
Arthropathien bei verschiedenen Affektionen 302
    Tumoren der Gelenke 302
    Erkrankungen des Knorpels 302
    Hydrops intermittens 302

10.3 Weichteilrheumatismus 302

Fibromyalgie 302
Periarthropathien 303
    Periarthropathia humeroscapularis 303
    Andere lokalisierte Periarthropathien 304

Entzündliche rheumatische Gelenkaffektionen

Allgemeine differentialdiagnostische Überlegungen bei Gelenkschmerzen

Das Symptom „Gelenkschmerz" muß klinisch überprüft werden, da das Gelenk nicht immer selbst Ausgangspunkt der Erkrankung ist. Gelegentlich können auch Veränderungen in den Weichteilen zu Gelenkbeschwerden führen. Bei Vorliegen einer Gelenkerkrankung finden sich in der Regel folgende Symptome: Schwellung (eventuell mit Erguß), Überwärmung, Druckschmerzhaftigkeit und Funktionsstörung.
Eine akute Monoarthritis muß immer an eine infektiöse Genese denken lassen und erfordert eine rasche Abklärung (vgl. Kapitel 4). Andere häufige akute Gelenkentzündungen finden sich bei Gicht und Pseudo-Gicht (Kalziumpyrophosphatarthropathie), welche oft mit starker Hautrötung und Schmerzhaftigkeit einhergehen. Weitere Gelenkerkrankungen wie rheumatoide Arthritis, Kollagenosen (vgl. Kapitel 4) und Arthrosen nehmen meist bereits zu Beginn einen chronischen Verlauf. Gelenkentzündungen im Rahmen von Spondylarthropathien schließlich zeigen rezidivierend akute bis chronische Verläufe.

10.1 Entzündliche rheumatische Gelenkaffektionen

Rheumatoide Arthritis (chronische Polyarthritis)

Epidemiologie. Die rheumatoide Arthritis ist die häufigste entzündliche Gelenkerkrankung. Frauen erkranken 3mal häufiger als Männer.

Klinik. Charakteristisch ist der *symmetrische Gelenkbefall*. Meist sind bereits früh Hand-, Fingergrund- und Mittelgelenke (Abb. 10.1) sowie Knie- und Zehengrundgelenke betroffen. Ein Befall der Fingerendgelenke ist sehr selten und muß an andere Gelenkerkrankungen wie Psoriasisarthropathie oder reaktive Arthritis denken lassen. Symptome der rheumatoiden Arthritis sind Gelenkschmerzen und Gelenkschwellungen, meist verbunden mit ausgeprägter und langdauernder morgendlicher Steifigkeit und Kraftlosigkeit. Müdigkeit und allgemeines Krankheitsgefühl, mitunter auch subfebrile Temperaturen sind häufige Vorläufer der manifesten Erkrankung. Der Verlauf ist gekennzeichnet durch funktionelle Einschränkungen infolge fortschreitender Gelenkzerstörung. Gelenkfehlstellungen, Rheumaknoten sowie postentzündliche arthrotische Deformationen kennzeichnen das Spätstadium.

Extraartikuläre Manifestationen treten im späteren Krankheitsverlauf auf und umfassen Pleuroperikarditiden, Rheumaknoten an Hautdruckstellen oder intrapulmonal, Augenveränderungen, seltener eine Vaskulitis mit sensomotorischen Störungen oder eine Amyloidose.

Diagnostik. *Radiologische Veränderungen* lassen sich bereits früh an Händen und Füßen erkennen (dorsoventrale Aufnahmen). Radiologische Zeichen umfassen im frühen Stadium eine periartikuläre Weichteilschwellung, gelenknahe Demineralisation der Knochen, später eine Gelenkspaltverschmälerung mit randständigen Usuren sowie Subluxationen (Abb. 10.2). Eher selten treten Ankylosen auf. Eine Beteiligung der Halswirbelsäule ist häufig. Neben Spondylarthritis, segmentaler Instabilität oder Ankylose kann die Entzündung zu Pannusbildung und Zerstörung der atlantodentalen Ligamente führen, so daß es zu atlantoaxialer Subluxation oder gar Myelonkompression kommen kann.
Im *Labor* finden sich meist eine erhöhte Blutsenkungsreaktion und ein erhöhtes CRP, eine normo-

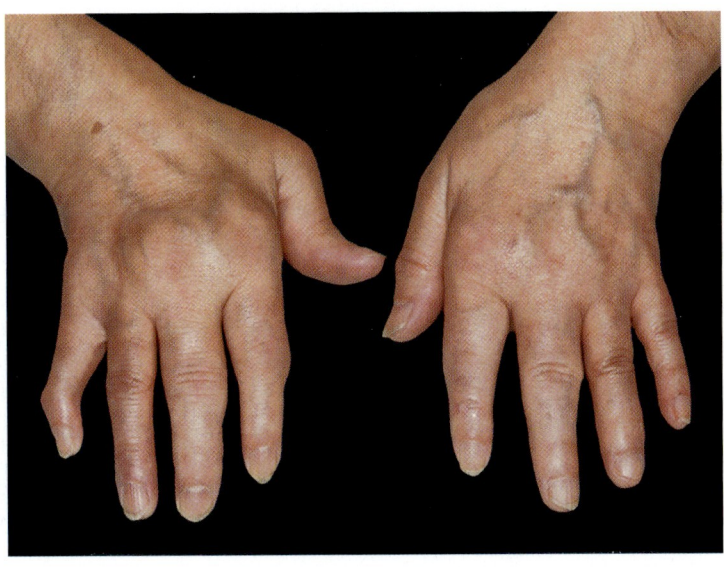

Abb. 10.1 Rheumatoide Arthritis mit Gelenkschwellung und beginnender ulnarer Deviation der Finger.

286 Schmerzen bei Erkrankungen der Gelenke

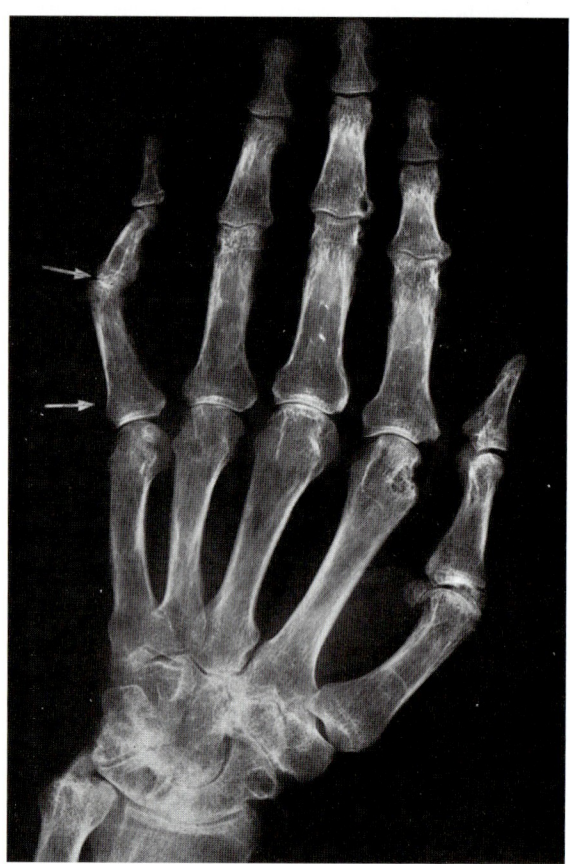

Abb. 10.2 Rheumatoide Arthritis mit ausgedehnten Usuren, Verödungen des Gelenkspaltes und typischer bandförmiger Osteoporose im Bereich der Gelenke.

chrome normozytäre Anämie, eine Thrombozytose und ein erniedrigtes Serumeisen. Positive Rheumafaktoren treten oft erst im späteren Verlauf auf.

! Die Diagnose der rheumatoiden Arthritis ergibt sich aus Anamnese, klinischem Befund (Gelenkbefallsmuster) sowie Röntgen und Laborbefunden.

Differentialdiagnose. Differentialdiagnostisch müssen

- Kollagenosen (insbesondere systemischer Lupus erythematodes und systemische Sklerose),
- die Polymyalgia rheumatica (Patienten über 60 Jahre),
- die Parvovirus-Arthritis (meist selbstheilend) sowie
- die Fingerpolyarthrose (s. unten) berücksichtigt werden.

Seltener bieten reaktive Arthritiden Abgrenzungsschwierigkeiten (meist asymmetrischer, oligoartikulärer Gelenkbefall mit Enthesiopathien).

Felty-Syndrom

Dieses Syndrom tritt als seltene *Systemmanifestation der rheumatoiden Arthritis* auf und ist gekennzeichnet durch Hepatosplenomegalie, Leukopenie sowie oft therapierefraktäre Hautulzera der unteren Extremitäten. Sehr häufig sind dabei Rheumaknoten, Lymphadenopathie, hochtitrige Rheumafaktoren und antinukleäre Antikörper nachweisbar. Für eine genetische Disposition spricht die Assoziation mit HLA-DR4 bei über 90% der betroffenen Fälle.

Morbus Still des Erwachsenen

Klinik. Der Morbus Still ist eine seltene Sonderform der rheumatoiden Arthritis. Männer und Frauen im Alter bis 40 Jahren sind gleich häufig betroffen. Diese in Schüben verlaufende entzündliche Erkrankung geht mit hohem Fieber (in der Regel über 39 °C) einher. Charakteristische Begleitsymptome sind Arthralgien bzw. Oligoarthritis (vorwiegend Handgelenke), Pharyngitis, Gewichtsverlust, sowie typischerweise ein flüchtiges lachsfarbenes Exanthem an Stamm und proximalen Extremitäten.

Weitere Befunde umfassen eine Hepatosplenomegalie, eine Lymphadenopathie sowie im Labor eine hohe Blutsenkung, eine ausgeprägte Leukozytose und ein stark erhöhtes Serumferritin. Rheumafaktoren und antinukleäre Antikörper sind negativ.

Differentialdiagnose. Differentialdiagnostisch müssen andere Fieberursachen wie Infekte sowie entzündliche intestinale Erkrankungen wie Morbus Crohn oder Colitis ulcerosa in Erwägung gezogen werden.

Sjögren-Syndrom

Definition und Epidemiologie. Das Sjögren-Syndrom ist gekennzeichnet durch einen entzündlichen Befall von Tränen- und Speicheldrüsen, aber auch von Schleimdrüsen im Magen-Darm-Trakt und in den Luftwegen, was in der Regel eine Sikkasymptomatik zur Folge hat. Das Syndrom kann allein oder als Begleiterkrankung einer rheumatoiden Arthritis oder einer anderen Kollagenose vorkommen (Tab. 10.1). In über 90% der Fälle sind Frauen im Alter von über 50 Jahren betroffen.

Klinik. Die Austrocknung führt zu den Hauptmanifestationen, nämlich

- der *Xerophthalmie (Keratoconjunctivitis sicca mit Fremdkörpergefühl, Brennen und Rötung)* sowie
- der *Xerostomie* (Abb. 10.3) mit behindertem Schluckakt, Heiserkeit, Hustenreiz und Entwicklung einer schweren Karies.

Charakteristisch sind rezidivierende, symmetrische schmerzhafte Schwellungen der Speicheldrüsen, insbe-

Tabelle 10.1 Sjögren-Syndrom

Sikkakomplex +	Kollagenose
Xerophthalmie	chronische Polyarthritis
Xerostomie	Sklerodermie
	systemischer Lupus erythematodes
	Periarteriitis nodosa
	Dermatomyositis

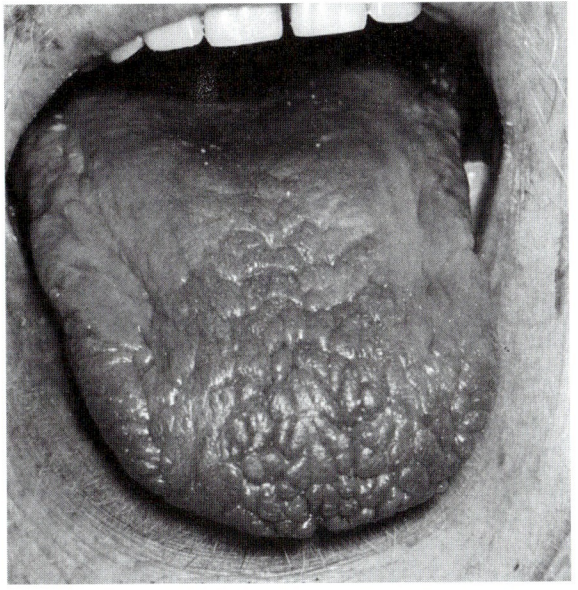

Abb. 10.3 Trockene, rissige, gewulstete Zunge bei Sjögren-Syndrom. 79jährige Frau.

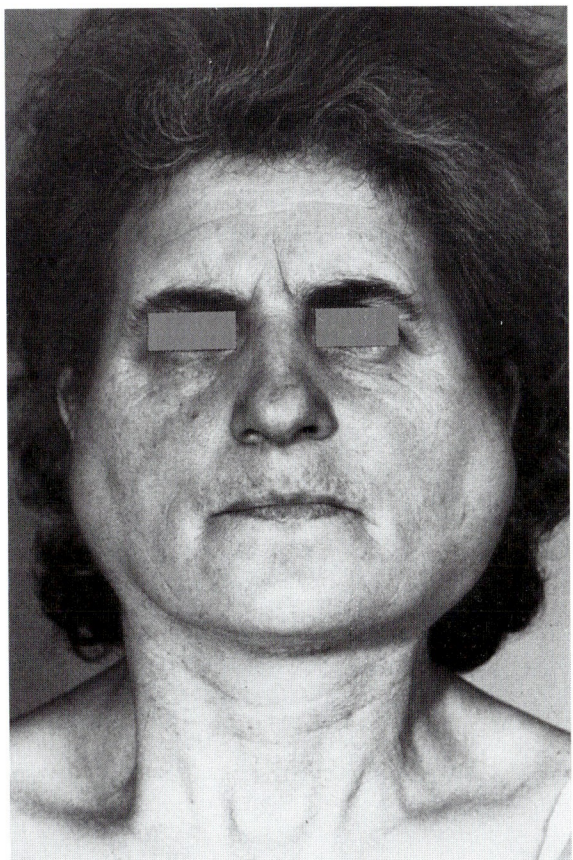

Abb. 10.4 Beidseitige Parotisschwellung bei Sjögren-Syndrom. 50jährige Frau. ▶

sondere der Parotiden (Abb. 10.4). Andere Symptome umfassen Müdigkeit, Fieber, Arthritiden wie bei rheumatoider Arthritis, aber auch reine Arthralgien, Lymphadenopathie, vaskulitische Ulzerationen vorwiegend der Beine sowie Neuropathien. Seltener ist eine Nierenbeteiligung (interstitielle Nephritis, tubuläre Azidose). Übergänge in maligne Lymphome kommen vor.

Diagnostik. Labormäßig zeigt sich meist eine stark erhöhte Blutsenkung. Auch eine Hypergammaglobulinämie und der Nachweis von Rheumafaktoren und Anti-SS-A(Ro)- sowie Anti-SS-B(La)-Antikörper sind typische Befunde.

Differentialdiagnose. Differentialdiagnostisch sind eine Therapie mit Psychopharmaka (Mundtrockenheit), eine Sarkoidose und eine HIV-Infektion zu berücksichtigen. In Zweifelsfällen dienen der Schirmer-Test (Messung des Tränenflusses) sowie die Biopsie der Lippen zur Diagnosesicherung.

Juvenile chronische Arthritis

Die juvenile chronische Arthritis (JCA) wird gemäß der Erscheinungsform bei Krankheitsbeginn in 3 Formen unterteilt:

▶ Die *systemische Form* (Morbus Still) ist charakterisiert durch Fieberschübe mit lachsfarbenem, masernähnlichem Exanthem, Hepatosplenomegalie und Lymphadenopathie. Die arthritischen Beschwerden hinken oft hinterher.
▶ Bei der *polyartikulären* Form, bei der die Rheumafaktoren meist negativ sind, sind im Gegensatz zur rheumatoiden Arthritis der Erwachsenen häufig die Fingerendgelenke mitbefallen.
▶ Bei der *oligoartikulären Form* schließlich kommt es im Alter unter 4 Jahren oft zu destruierenden Iridozyklitiden, während zu Beginn der Krankheit nach dem 8. Lebensjahr Klinik und Verlauf meist dem Morbus Bechterew ähneln. Kinder mit positiven antinukleären Antikörpern müssen wegen meist asymptomatischer Iridozyklitis regelmäßig augenärztlich untersucht werden.

Differentialdiagnose. Differentialdiagnostisch gilt es, ein akutes rheumatisches Fieber, eine bakterielle Polyarthritis, eine Tuberkulose oder eine Sarkoidose auszuschließen, wobei eine Gelenkpunktion oder eine Synovialbiopsie weiterhelfen können.

Spondylarthropathien

Allgemeine Bemerkungen

Unter dem Begriff Spondylarthropathien werden die in Tabelle 10.2 aufgeführten Erkrankungen zusammengefaßt. Diese entzündlichen, meist chronisch verlaufenden muskuloskelettalen Erkrankungen sind durch gemeinsame klinische, radiologische, laborchemische und genetische Merkmale charakterisiert. Diese umfassen:

- eine periphere meist oligoartikuläre Arthritis,
- einen Befall von Wirbelsäule und Iliosakralgelenken,
- den Befall von Sehnen und Sehnenansätzen (Enthesiopathie),
- extraartikuläre Manifestationen (Auge, Haut, Schleimhäute, seltener Herz und Lunge) sowie
- eine familiäre Häufung und Assoziation mit HLA-B27.

Wegen fehlenden Rheumafaktoren und Autoantikörpern werden diese Spondylarthropathien oft auch als *seronegativ* gekennzeichnet.

Spondylitis ankylosans (M. Bechterew)

Klinik. Die Spondylitis ankylosans ist der häufigste Vertreter der Spondylarthropathien. Diese chronisch-entzündliche Erkrankung befällt die Iliosakralgelenke sowie die Rippen- und Wirbelbogengelenke, was zu zunehmender Versteifung und Verknöcherung der betroffenen Gelenke führt. Von den peripheren Gelenken sind besonders häufig Hüfte und Schultern befallen, andere Gelenke sind seltener betroffen. Die systemische Beteiligung (Uveitis anterior, Aortitis mit Aorteninsuffizienz, apikale Lungenfibrose) ist seltener.

Männer erkranken etwas häufiger und schwerer als Frauen. Die ersten Symptome treten meist zwischen dem 20. und 40. Lebensjahr auf. Leitsymptome umfassen nächtliche tiefsitzende Kreuz- oder Gesäßschmerzen, ausstrahlend gegen die Kniekehlen. Bewegung lindert die Schmerzen. Schmerzhafte Scherbewegungen im Iliosakralgelenk sind Ausdruck der Entzündung (Mennell-Zeichen). Der axiale Befall neigt zur frühen Versteifung mit typischer Fehlform: Hyperkyphose der Brustwirbelsäule bei Abflachung der Lendenwirbelsäule (Abb. 10.5). Häufig sind Fersenschmerzen als Folge der plantaren oder achillären Enthesiopathie. Der Hüftbefall führt zu früher Kontrakturtendenz.

Diagnostik. Meist findet sich eine erhöhte Blutsenkung. Das Röntgenbild der Iliosakralgelenke ist in der Regel typisch und zeigt beidseits eine Verschmälerung des Gelenkspaltes mit einem Nebeneinander von sklerosierenden und usurierenden Veränderungen (Abb. 10.6) sowie im Spätstadium eine Ankylose. Axial fallen eine zunehmende Verknöcherung der Längsbänder auf (Abb. 10.7).

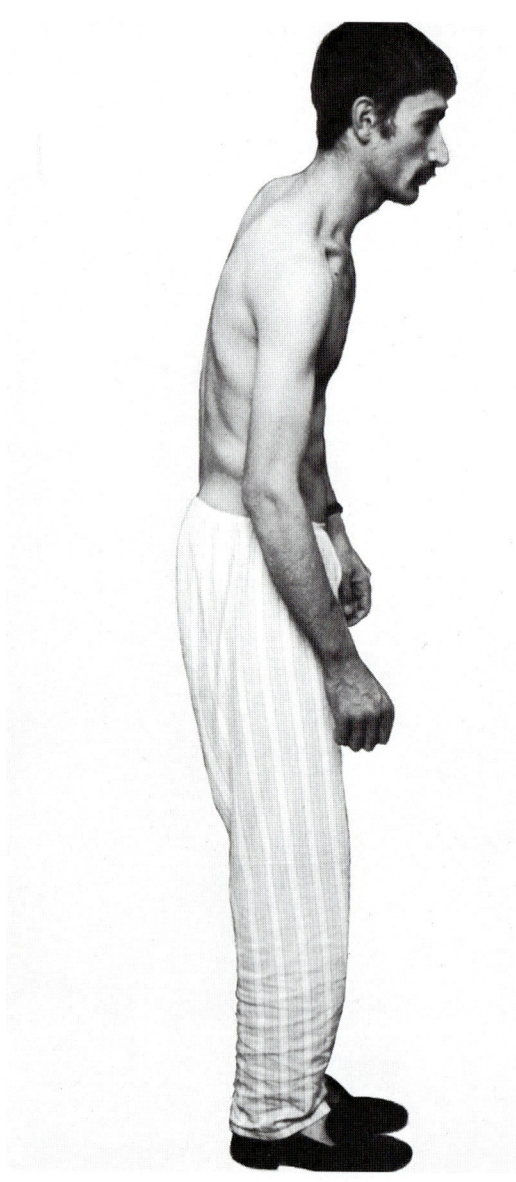

Abb. 10.5 Typische Haltung des Bechterew-Kranken.

Tabelle 10.2 Prozentuale Häufigkeit von HLA-B27 und von Sakroiliitis bei seronegativen Spondylarthropathien

	HLA-B 27 (%)	Sakroiliitis (%)
Spondylitis ankylosans (M. Bechterew)	95	100
reaktive Arthritis (Reiter-Syndrom)	70	30
Psoriasisarthropathie	50	20
enterokolitische Arthropathie	50	20
SAPHO-Syndrom	40	30
undifferenzierte Spondarthropathie	50	20

Entzündliche rheumatische Gelenkaffektionen

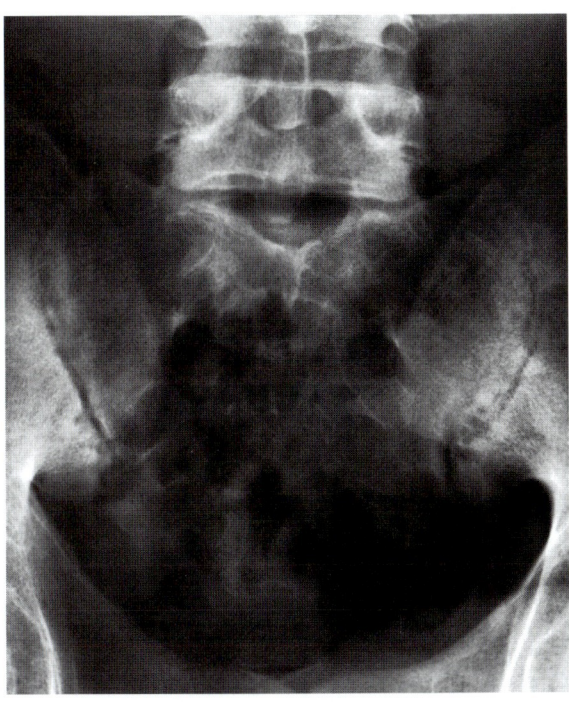

Abb. 10.6 Iliosakralgelenke bei Morbus Bechterew.

Abb. 10.7 Verknöcherte Längs- und Seitenbänder der Wirbelsäule bei Morbus Bechterew. ▶

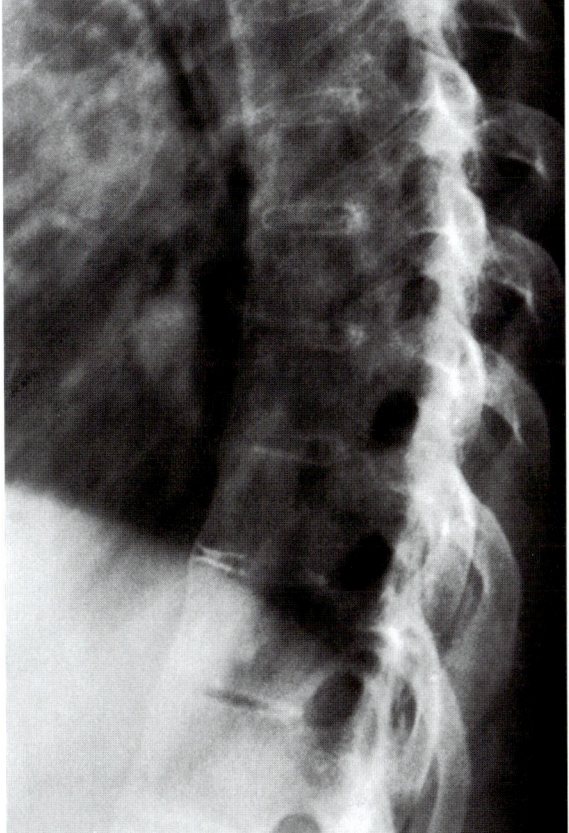

! Richtungsweisend für die Diagnose sind die typische Schmerzanamnese, die Klinik sowie die radiologische Untersuchung. Die Bestimmung des HLA-B27 erübrigt sich in der Regel.

Psoriasisarthropathie

Klinik. Die Psoriasisarthropathie zeigt charakteristischerweise einen *Befall im Strahl* mit Beteiligung von Grund-, Mittel- und Endgelenk (Wurstfinger, Daktylitis) sowie einen Transversalbefall der Endgelenke. Im Gegensatz zur rheumatoiden Arthritis ist die Gelenkschwellung oft derb und die Haut rötlich-livid verfärbt. Selten tritt die Arthritis nach dem Hautbefall auf, dies besonders bei Kindern. Der Röntgenbefund mit ankylosierenden nebst anbauenden und abbauenden Prozessen ist jedoch oft so typisch, daß auch bei isolierter Arthritis die Diagnose gestellt werden kann (Abb. 10.8). Ein Nagelbefall mit „Tüpfeln", Ölflecken und Onycholyse findet sich oft bei Arthritis der Finger- bzw. Zehenendgelenke. Ein unruhiger Verlauf mit hochakuten Schüben und langanhaltenden, mitunter vollständigen Remissionen ist typisch. Ein Befall der Wirbelsäule und der Iliosakralgelenke (meist einseitig betont) ist seltener als bei der Spondylitis ankylosans.

Differentialdiagnose. Differentialdiagnostisch sind die rheumatoide Arthritis (symmetrisches Gelenkbefallmuster ohne Befall der distalen Interphalangealgelenke), die Fingerpolyarthrose (s. unten), die reaktive Arthritis (vorausgegangene intestinale oder urogenitale Infektionen) sowie eine Kristallarthritis (Kristallnachweis im Gelenkpunktat) zu berücksichtigen.

Reaktive Arthritis (Reiter-Syndrom)

Definition. Das Reiter-Syndrom als Vollbild einer reaktiven Arthritis ist gekennzeichnet durch Arthritis, Urethritis und Konjunktivitis sowie gelegentlich durch mukokutane Läsionen. Befallen werden vorwiegend Männer im Alter zwischen 20 und 40 Jahren.

Auslöser. Die reaktive Arthritis nach enteralen Infekten trifft Frauen und Männer gleich häufig, nach urogenitalen Infekten erkranken Männer deutlich häufiger. Auslösende Mikroorganismen umfassen Salmonellen, Shigellen, Campylobacter, Yersinien, Brucellen sowie Chlamydien und Ureoplasmen. Im Gegensatz zur Infektarthritis können diese Mikroorganismen nicht aus dem Gelenk kultiviert werden.

Klinik. Erste Symptome einer reaktiven Arthritis treten wenige Wochen nach einer intestinalen oder urogenitalen Infektion auf. Neben Müdigkeit und gelegentlichem Fieber können unterschiedliche Manifestationen auftreten: Am häufigsten findet sich eine akute asymmetrische Oligoarthritis der großen Gelenke der unteren Ex-

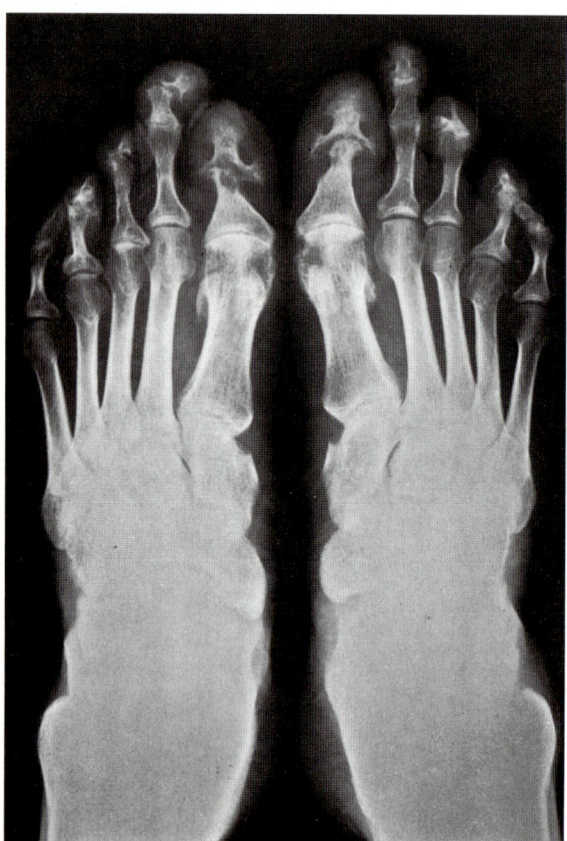

Abb. 10.8 Psoriasis arthropathica.

tremitäten, ein Befall einzelner Finger oder Zehen mit livider Hautverfärbung (sogenannte Daktylitis oder Wurstfinger), eine Spondylarthropathie mit frühmorgendlichen Kreuzschmerzen und Steifigkeit der Wirbelsäule oft zusammen mit einseitiger Iliosakralgelenkarthritis, sowie entzündliche Veränderungen von Sehnenscheiden, Sehnen und Bändern. Extraartikuläre Symptome betreffen Haut und Schleimhäute (Keratoderma blennorrhagicum an Hand- und Fußsohlen, Erythema nodosum, orale Ulzerationen), Augen (meist Konjunktivitis) und den Urogenital- (sterile Urethritis, Balanitis, Zystitis) sowie Magen-Darm-Trakt (Enteritis). Die sehr selten auftretenden Nagelveränderungen können von jenen bei Psoriasis nicht unterschieden werden.

Diagnostik. Die Stuhlkultur im Akutstadium sowie die PCR-Untersuchung im Serum bei enteralen Erregern und im Urin bei Chlamydien können den auslösenden Mikroorganismus aufdecken. Die Bestimmung des HLA-B27, obwohl in 70 % der Fälle positiv, trägt zur Diagnose wenig bei. Differentialdiagnostisch ist in erster Linie eine Gonokokken-Urethritis mit septischer Arthritis auszuschließen.

Rheumatisches Fieber

Das Paradebeispiel einer reaktiven Arthritis ist das *rheumatische Fieber*. Dieses Krankheitsbild stellt heute in Europa allerdings eine absolute Rarität dar. Als Folgekrankheit einer Infektion mit β-hämolysierenden Streptokokken der Gruppe A treten nebst Fieber eine Polyarthritis mit vorwiegendem Befall der großen Gelenke, eine Karditis, im späteren Verlauf eine Chorea minor, ein flüchtiges Erythema anulare marginatum an Stamm und Oberschenkeln sowie subkutane rheumatische Knötchen auf.

! Der Antistreptolysintiter ist nur in Berücksichtigung von Anamnese und Klinik zu werten, da er für ein rheumatisches Fieber nicht spezifisch ist.

Enterokolitische Arthropathien

Die Enterokolitiden Colitis ulcerosa und Morbus Crohn können bei 10–20 % der betroffenen Patienten mit entzündlichen Veränderungen der Wirbelsäule und der peripheren Gelenke einhergehen. Seltenere Ursachen für eine enterokolitische Arthropathie stellen der Morbus Whipple, gastrointestinale Bypass-Operationen und die gluteninduzierte Enteropathie (nichttropische Sprue) dar.

Klinik. Bei der *Colitis ulcerosa* tritt die Arthropathie meist nach der Darmsymptomatik auf. Beim *Morbus Crohn* hingegen ist der Befall der Gelenke nicht selten eine Erstmanifestation, wenn auch endoskopisch oft bereits entzündliche Veränderungen im Gastrointestinaltrakt nachweisbar sind.

Bei zusätzlichem Befall der Wirbelsäule oder der Iliosakralgelenke, welcher der Darmsymptomatik oft Jahre vorausgeht, können die klinischen und radiologischen Befunde nicht von einer klassischen Spondylitis ankylosans abgegrenzt werden. Die Aktivität der peripheren Gelenkentzündung widerspiegelt im allgemeinen die intestinale Entzündungsaktivität. Die entzündlichen Veränderungen der Wirbelsäule scheinen jedoch unabhängig davon zu verlaufen. Im Gegensatz zur Spondylitis ankylosans dauert die Arthritis meist nur Tage bis einige Wochen und zeigt einen stark wandernden Charakter. Ebenso ist die Sakroiliitis bei Darmerkrankungen symptomarm und wird meist als Zufallsbefund bei radiologischen Untersuchungen entdeckt.

Systemische Manifestationen umfassen die Uveitis anterior (bis 10 %, meist mit Wirbelsäulenbefall), eine schmerzhafte Stomatitis ulcerosa, ein Erythema nodosum oder ein Pyoderma gangraenosum.

Beim *Morbus Whipple* können Arthralgien oder eine transiente nichtdestruierende Arthritis kleiner und großer Gelenke der Abdominalmanifestation um Jahre vorausgehen. Ein Wirbelsäulenbefall mit Iliosakralgelenkarthritis und Spondylarthritis ist äußerst selten. Bei Männern im mittleren Alter sollte bei jeder unklaren Arthritis nach dem Bakterium Tropheryma whippelii gesucht werden. Klinische Leitsymptome für die Diagnose sind Abdominalbeschwerden mit Diarrhö und Gewichtsverlust, subfebrile Temperaturen, Lymphadenopathie, Uveitis, seltener Augenmuskelparesen und Enzephalopathie.

Entzündliche rheumatische Gelenkaffektionen

Behçet-Syndrom

Das Behçet-Syndrom wird heutzutage den Vaskulitiden zugeordnet. Rund die Hälfte bis $2/3$ der mehrheitlich aus dem östlichen Mittelmeerraum und aus dem Fernen Osten stammenden Patienten mit dem Syndrom zeigen eine subakute bis chronische Synovitis der großen und kleinen Gelenke. Die Diagnose ist nur zu stellen, wenn mindestens 2 Hauptsymptome und eines der Begleitsymptome vorliegen.

Klinik. Hauptsymptome sind:

➤ Schleimhautulzerationen im Mund und/oder Magen-Darm-Trakt,
➤ Ulzerationen im Genitalbereich (Vulva, Penis, Skrotum),
➤ okuläre Manifestationen (Uveitis anterior, Hypopyon, retinale Vaskulitis).

Zu den Begleitmanifestationen gehören

➤ Hautbefall (Erythema nodosum, Follikulitis),
➤ Gelenkbefall (vorwiegend Knie- und Sprunggelenke),
➤ neurologische Symptome (Meningitis, Hirnnervenbefall),
➤ Gefäßveränderungen (venöse Thrombosen, arterielle Aneurysmen).

SAPHO-Syndrom

Definition. Der Begriff SAPHO bezeichnet die häufigsten Manifestationen dieses Syndroms: *S*ynovitis, *A*kne, *P*ustulosis, *H*yperostosis und *O*steomyelitis. Männer und Frauen sind gleich häufig betroffen, die Erkrankung tritt in jedem Lebensalter auf.

Klinik. Ein Leitbefund dieses ursächlich nicht geklärten Syndroms ist eine meist einseitig betonte schmerzhafte Schwellung im klavikulokosternalen Bereich (Abb. 10.9). Typisch und häufig ist die Kombination sternoklavikuläre Hyperostose, palmoplantare Pustulose, entzündlicher Wirbelsäulenbefall und periphere Oligoarthritis vorwiegend der großen Gelenke. Die Manifestationen entwickeln sich oft nacheinander, wobei zwischen Haut- und Knochensymptomen Jahre verstreichen können. Tiefsitzende Kreuzschmerzen, Wirbelsäulensteifigkeit und schmerzhafte Gelenkschwellungen sind – ähnlich wie bei anderen Spondylarthropathien – typisch. Die palmoplantare Pustulose ist gekennzeichnet durch gut abgrenzbare Bläschen oder Pusteln oder oberflächliche Schuppung der Hand- und Fußinnenflächen. Oft ist eine Abgrenzung gegenüber psoriatischen Hautveränderungen nicht möglich. Als Komplikation der klavikulokostären Hyperostose kann infolge Kompression eine Thrombosierung der Vena subclavia oder Vena cava superior auftreten.

Diagnostik. Diagnostisch charakteristisch ist die starke Aktivitätsanreicherung der betroffenen Gelenke und Knochen in der Skelettszintigraphie. Die Knochenveränderungen lassen sich radiologisch gelegentlich nicht von einer infektiösen Osteomyelitis oder Neoplasie abgrenzen und müssen deshalb entsprechend abgeklärt werden.

Undifferenzierte Spondylarthropathie

Etwa 30% aller Patienten mit Spondylarthropathien können keiner spezifischen diagnostischen Gruppe zugeordnet werden, da die entsprechenden diagnostischen Manifestationen nicht in genügendem Umfang vorliegen. Oft handelt es sich dabei um Frühformen einer Untergruppe. Ein typisches Beispiel einer undifferenzierten Spondylarthropathie wäre ein 30jähriger Mann mit nächtlichen tiefsitzenden Kreuzschmerzen und einer Peritendinitis der Achillessehne. Bei unauffälliger radiologischer Bildgebung erlauben die beiden Manifestationen keine eindeutige Zuordnung, sind aber Ausdruck einer Spondylarthropathie, welche demzufolge als undifferenziert klassifiziert wird.

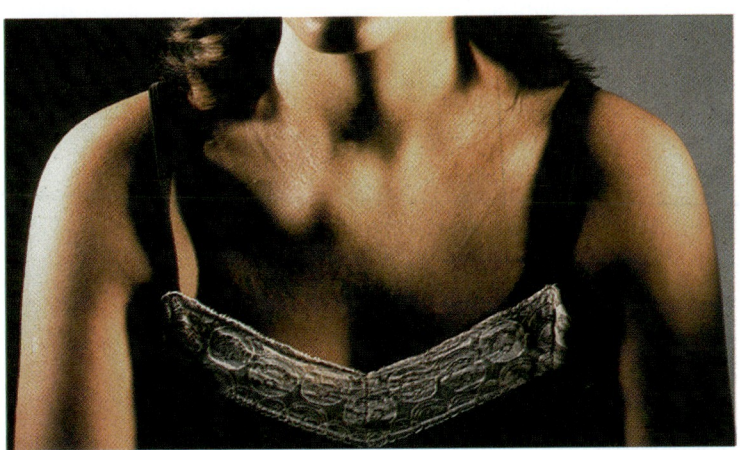

Abb. 10.**9** SAPHO-Syndrom mit Schwellung der klavikulokosternalen Region rechts.

Arthropathien bei Stoffwechselkrankheiten

Arthritis urica

Epidemiologie, Auslöser. Die *primäre Gicht* tritt bei Männern 10mal häufiger als bei Frauen auf. Bei ersteren liegt das Manifestationsalter zwischen 40 und 50 Jahren, bei Frauen in der Regel erst nach 60 Jahren. Auslösender Faktor ist häufig ein opulentes Mahl mit vermehrter Purinzufuhr und/oder ein übermäßiger Alkoholkonsum.

Klinik. Der *klassische Gichtanfall* weckt den Patienten nachts aus tiefem Schlaf mit heftigen, zunehmenden Schmerzen im Großzehengrundgelenk. Dieses ist gerötet, geschwollen und extrem schmerzhaft. Subfebrile Temperaturen, Senkungsanstieg und Leukozytose sind die Regel. Ohne Therapie klingt der Anfall nach rund einer Woche spontan ab, wobei das Gelenk allerdings noch längere Zeit schmerzempfindlich bleiben kann. Andere Gelenke werden seltener betroffen. Dann stellt sich die Differentialdiagnose zu einer akuten eitrigen Arthritis, einer reaktiven Arthritis oder einer Psoriasisarthropathie. Auch eine rheumatoide Arthritis kann akut beginnen. Im höheren Alter ist die Pseudogicht (Chondrokalzinose) häufiger.

In *späteren Stadien* kommt es zu Uratablagerungen in Sehnen, Schleimbeuteln und Gelenken, was als chronische tophöse Gicht bezeichnet wird (Abb. 10.**10**). Typisch sind auch Tophi an den Ohrmuscheln (Abb. 10.**11**).

Diagnostik. Radiologisch ist die Gicht durch die scharf ausgestanzten Usuren an den Knochenenden (Abb. 10.**12**) charakterisiert.

Die Diagnose der Gicht wird erhärtet durch den Nachweis eines deutlich erhöhten Harnsäurespiegels im Blut und – in Zweifelsfällen – von Harnsäurekristallen im Gelenkpunktat.

Pathogenese. Die Ursache der primären Gicht ist multifaktorieller Natur. Bei rund 20 % der Fälle findet man Enzymdefekte, die zu einer Überproduktion von Harnsäure führen. Bei den übrigen Patienten liegt eine Ausscheidungsstörung vor, die wahrscheinlich auf einer epithelialen Insuffizienz beruht.

> **!** Gichtanfälle mit normalem oder nur geringgradig erhöhtem Harnsäurespiegel können vorkommen, besonders wenn eine Therapie mit urikosurisch wirkenden Medikamenten voranging.

Bei älteren Patienten muß in diesen Fällen allerdings immer an eine Pseudogicht (siehe Chondrokalzinose) gedacht werden. Die Höhe des Harnsäurespiegels im Blut geht nicht parallel mit den klinischen Symptomen. Es hat sich jedoch gezeigt, daß ein großer Prozentsatz der Patienten mit einem Serumharnsäurespiegel von über 600 µmol/l früher oder später symptomatisch wird.

Komplikationen. Die wichtigsten Komplikationen der Gicht ist die Gichtniere. Sie ist Folge der Hyperurikämie und der vermehrten Uratausscheidung durch die Niere. Pathologisch-anatomisch findet man entzündliche interstitielle Infiltrate als Folge der Harnsäureablagerungen und einer eventuellen Pyelonephritis bei Nierensteinen sowie vaskuläre Veränderungen in Form einer Nephrosklerose. Da ein großer Prozentsatz der Gichtkranken eine Hypertonie aufweist, ist es oft schwierig zu ermitteln, ob die Niereninsuffizienz Folge der Hypertonie oder der Gicht ist. Andererseits führt die Gichtniere ihrerseits zur Hypertonie.

Da die Gicht bzw. die Hyperurikämie oft mit Diabetes, Hyperlipoproteinämie und Hypertonie einhergeht, wird sie als Risikoindikator betrachtet. Ob die Gicht allein ohne andere gleichzeitig vorhandene Risikofaktoren zur Koronarsklerose führen kann, ist umstritten.

Sekundäre Gicht. Gichtsymptome bei der *sekundären Gicht* können bei allen Krankheiten auftreten, die zu einem vermehrten Zelluntergang führen (z. B. myelo- und lymphoproliferative Erkrankungen) oder deren

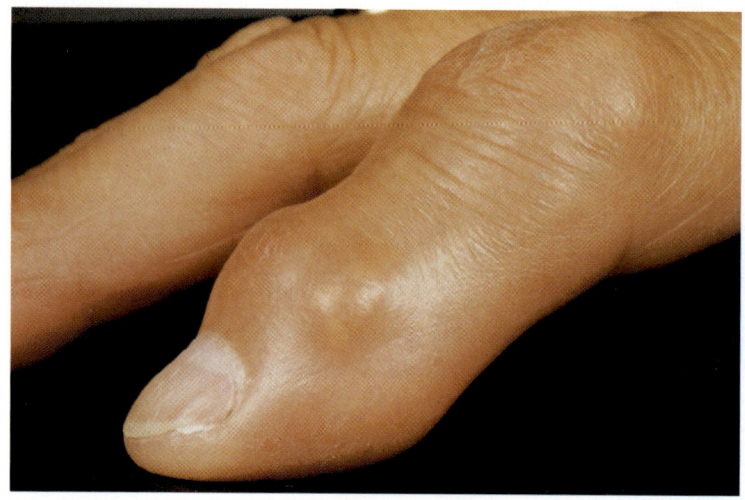

Abb. 10.**10** Chronische tophöse Gicht am Zeigefinger.

Entzündliche rheumatische Gelenkaffektionen

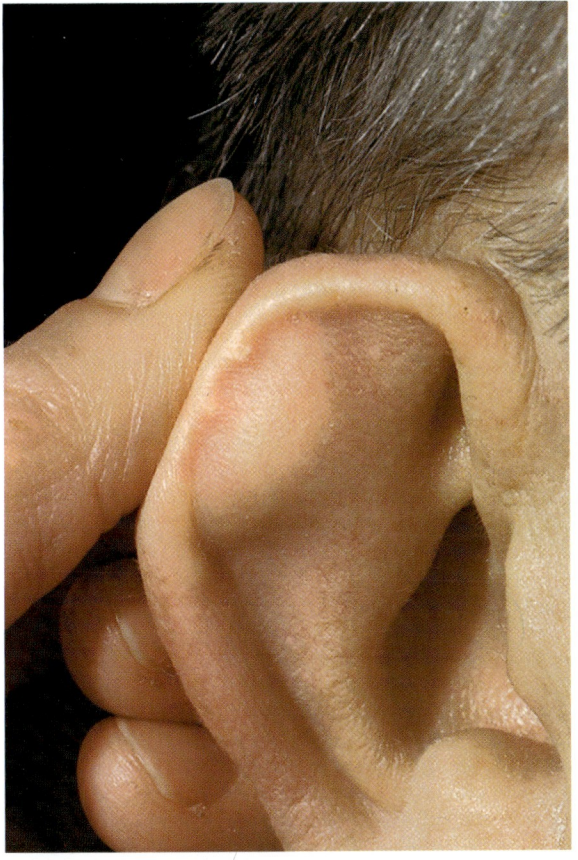

Abb. 10.11 Gichtknoten am Ohr. 72jähriger Mann.

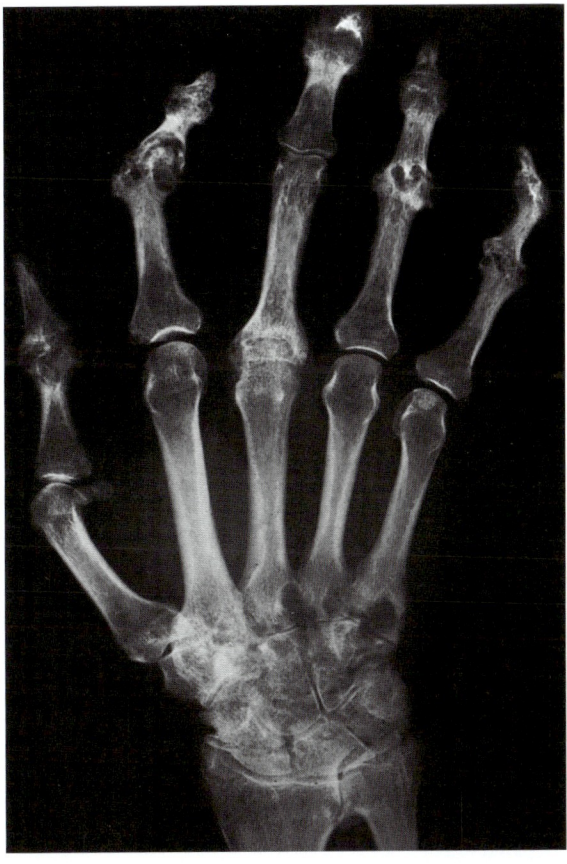

Abb. 10.12 Typisch zystisch ausgestanzte Knochendefekte bei Gicht.

Therapie zu einer Hemmung der Harnsäureausscheidung führt (z. B. Diuretika). Weiterhin findet man eine sekundäre Hyperurikämie bei Ketose (Fasten, dekompensierter Diabetes mellitus, fettreiche Diät), Akromegalie, Hypo- und Hyperparathyreoidismus, CO-Vergiftung, Bleivergiftung, Myxödem und bei intravenöser Zufuhr von Fructose.

Chondrokalzinose (Pseudogicht)

Es handelt sich um eine durch Calciumpyrophosphatkristalle (CPP) hervorgerufene Gelenkentzündung. Der akute Anfall kann klinisch kaum vom Gichtanfall unterschieden werden, betrifft jedoch vorwiegend große Gelenke. Die Gelenkpunktion erlaubt die Unterscheidung durch den Nachweis der CPP-Kristalle. Radiologisch finden sich die typischen Verkalkungen der Faserknorpel (Meniskus) und der oberflächlichen Schichten des Gelenkknorpels (Abb. 10.13).

Die Chondrokalzinose bevorzugt das mittlere und vor allem das höhere Lebensalter, ohne daß eine Geschlechtsbevorzugung zu finden ist. Häufig wird sie als Begleitkrankheit bei vorgeschädigten Gelenken (Osteoarthrose, posttraumatisch) oder bei Stoffwechselkrankheiten (Hyperparathyreoidismus, Hämochromatose, M. Wilson, Gicht, Ochronose) gefunden.

Ein Wirbelsäulenbefall ist selten und führt zu Verkalkungen der Zwischenwirbelscheiben. Der Verlauf ist klinisch stumm, es handelt sich meist um einen Zufallsbefund bei Röntgenaufnahmen der Wirbelsäule.

Hyperlipoproteinämien

Prinzipiell können alle Hyperlipoproteinämien mit gelenknahen Sehnenxanthomen zu Gelenkbeschwerden führen. Arthritiden finden sich bei den Typen II und IV nach Fredrickson (Tab. 10.3). Bei der familiären Hypercholesterinämie (Typ IIa) können homozygote Krankheitsträger eine akute bis subakute Polyarthritis der großen Gelenke aufweisen, während beim Typ IV episodische Arthralgien oder milde oligoartikuläre Arthritiden mit Befall großer und kleiner Gelenke im Vordergrund stehen. Diagnostisch wegweisend ist in beiden Fällen der Nachweis der entsprechend erhöhten Serumlipide.

Im klinischen Alltag stehen allerdings weniger die Gelenkbeschwerden, sondern vielmehr die Rolle der Fettstoffwechselstörungen als Risikofaktor für die Entstehung der Atherosklerose im Vordergrund, weshalb zunächst einige allgemeine physiologische und pathophysiologische Bemerkungen zum Fettstoffwechsel folgen.

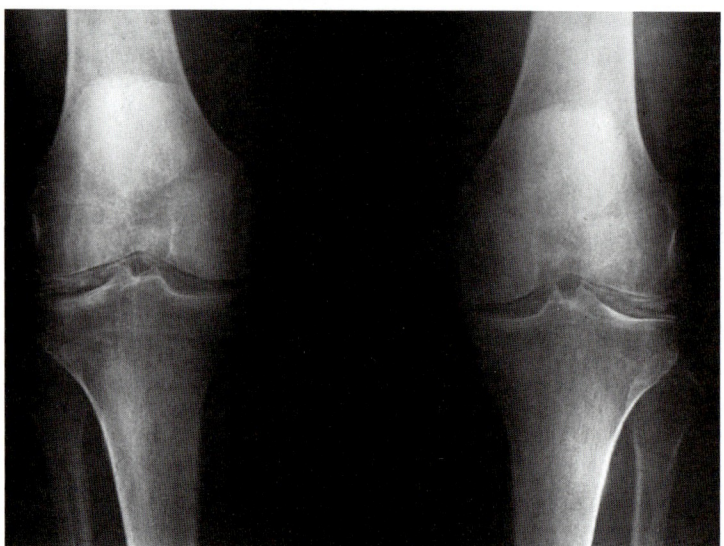

Abb. 10.13 Chondrokalzinose mit Meniskusverkalkungen.

Pathophysiologie des Fettstoffwechsels

Nach exogener Zufuhr oder endogener Synthese werden die wasserunlöslichen Lipide durch Bindung an Proteine mit spezifischer Stoffwechselfunktion (Apolipoproteine) zu wasserlöslichen Lipoproteinen, die in einem komplizierten System von verschiedenen Enzymen und Rezeptoren den Transport der Fettpartikel zu Darm, Leber und peripheren Geweben bewerkstelligen.

Lipoproteinklassen. Es werden 5 verschiedene Klassen von Lipoproteinen unterschieden:
- Die *Chylomikronen* und *Chylomikronen-Remnants* sowie
- Partikel von sehr niedriger Dichte (*very low density lipoprotein = VLDL*),
- von niedriger Dichte (*low density lipoprotein = LDL*),
- von mittlerer Dichte (*intermediate density lipoprotein = IDL*) und
- von hoher Dichte (*high density lipoprotein = HDL*). Diese fünf Lipoproteinklassen unterscheiden sich in der Art der transportierten Lipide, in der Zusammensetzung der Apolipoproteine sowie in Dichte, Größe und Mobilität in der Elektrophorese.

Ursache von Störungen des Lipoproteinstoffwechsels. Störungen im Lipoproteinstoffwechsel können durch gänzliches Fehlen, durch strukturelle Veränderungen oder durch Funktionsstörungen von Apolipoproteinen, Enzymen und/oder Rezeptoren zustande kommen. Beispiele *defekter Apolipoproteine* sind u. a. die A-α-Lipoproteinämie (Tangier-Krankheit) mit Hypocholesterinämie oder die Dys-β-Lipoproteinämie mit Hypercholesterinämie und Hypertriglyzeridämie. Als Besonderheit sei hier noch die seltene familiäre Hyper-α-Lipoproteinämie mit erhöhtem HDL-Gehalt und Fehlen von arteriosklerotischen Veränderungen erwähnt. Das klassische Beispiel für einen *Rezeptordefekt* ist die familiäre Hypercholesterinämie, bei der die Zahl der LDL-Rezeptoren um die Hälfte vermindert ist und das Serumcholesterin sowie das LDL-Cholesterin deutlich erhöht sind. Der familiäre Lipoproteinlipasemangel mit Störung des Katabolismus der Chylomikronen schließlich ist typisch für eine *Enzymstörung*.

Diagnostik. Die Einteilung all dieser vielfältigen Störungen ist nicht einheitlich. Für die Praxis hat sich das Schema nach Fredrickson bewährt (Tab. 10.**3**), welches allerdings keine Differenzierung zwischen primären und sekundären Störungen erlaubt. Zur Differentialdiagnose der verschiedenen Typen genügt die Bestimmung von Cholesterin und Triglyzeriden im Nüchternserum. Die Chylomikronen können nachgewiesen werden, indem man das trübe Serum über Nacht in den Kühlschrank stellt. Sie sind dann als rahmige Schicht über dem getrübten Serum erkennbar (Abb. 10.**14**).

Klinik. Alle Fettstoffwechselstörungen können mit eruptiven tuberösen oder mit planen Sehnenxanthomen einhergehen (Abb. 10.**15**–10.**17**). Wenn ein Arcus lipoides (Abb. 10.**18**) vor dem 40. Altersjahr auftritt, muß an eine Hypercholesterinämie gedacht werden, während Xanthelasmen an den Augenlidern (Abb. 10.**18**) häufiger ohne faßbare Störungen des Fettstoffwechsels beobachtet werden.

Sekundäre Hyperlipoproteinämien. Veränderungen der Serumlipide müssen immer auch an *sekundäre Hyperlipoproteinämien* denken lassen. Diese sind in zweierlei Hinsicht von Bedeutung: Einerseits kann die Fettstoffwechselstörung führendes Symptom der zugrundeliegenden Erkrankung sein und anderseits kann die Korrektur der Grundkrankheit die Lipidstörung ohne Verwendung von Lipidsenkern beheben. Im Vordergrund der sekundären Hyperlipoproteinämien stehen Übergewicht, Diabetes mellitus und Alkoholkonsum. Daneben können auch Schilddrüsen-, Leber- und Nierenerkrankungen zu sekundären Veränderungen der Lipide führen.

Tabelle 10.3 Einteilung der Hyperlipoproteinämien (nach *Fredrickson*)

Typ	Häufigkeit	Cholesterin	Triglyzeride	Erhöhtes Lipoprotein	Risiko für Atherosklerose	Mögliche Symptome	Pathogenese
I	selten	normal	++++	Chylomikronen	negativ	Abdominalschmerzen, akute Pankreatitis, Hepatomegalie, eruptive Xanthome, Lipaemia retinalis	Lipoproteinlipasemangel
IIa	10–15%	++++	normal	LDL	sehr hoch	Haut- und Sehnenxanthome, Xanthelasmen, Arthritis	LDL-Rezeptordefekt
IIb	10–15%	++++	++	LDL und VLDL	sehr hoch	Haut- und Sehnenxanthome, Xanthelasmen	multifaktoriell
III	selten	+++	+++	IDL	sehr hoch	tuberöse Xanthome, Handlinien-Xanthome	Störung der Apolipoproteine
IV	60–70%	normal	++++	VLDL	möglich	akute Pankreatitis, eruptive Xanthome, Arthritis	gesteigerte Synthese und verminderter Katabolismus von Triglyzeriden
V	selten	++	++++	VLDL und Chylomikronen	vorhanden	Abdominalschmerzen, akute Pankreatitis, Hepatomegalie, eruptive Xanthome, Lipaemia retinalis	multifaktoriell

Diffuse idiopathische skelettale Hyperostose (DISH)

Eine axiale Hyperostose wird meistens als radiologischer Zufallsbefund entdeckt. Sie ist charakterisiert durch eine überschießende Ossifikation mit ossärer Brückenbildung zwischen einzelnen Wirbelkörpern ohne Höhenminderung des entsprechenden Intervertebralraumes und beruht auf einer Ossifikation der Longitudinalbänder. Sie befällt vorwiegend die rechte Seite der thorakalen Wirbelsäule, kann jedoch an jeder Stelle auftreten, mitunter auch an peripheren Gelenken.

Meistens führt die Hyperostose zu einer umschriebenen Versteifung, jedoch kaum zu Schmerzen. Im Schulterbereich können infolge einer Beeinträchtigung der Weichteile durch die Hyperostose am kaudalen Akromion bei Bewegungen allerdings erhebliche Beschwerden auftreten. Pathogenetisch liegt der Veränderung möglicherweise eine Stoffwechselstörung zugrunde, geht die Hyperostose doch oft mit einer verminderten Glukosetoleranz, einer Hyperlipidämie und einer Hyperurikämie einher.

Lipoidosen

Lipoidosen wie der *Morbus Gaucher*, die *Fabry-Erkrankung*, die „*Sea-Blue*"-Histiozytosis und die *Histiozytosis X* können mit Gelenkschmerzen einhergehen. Die *Lipokalzinogranulomatose* (Kalkgicht) kommt ausschließlich bei Jugendlichen vor und ist durch schubweise auftretende, schmerzhafte, derbe Knoten, die unter Fieber ein-

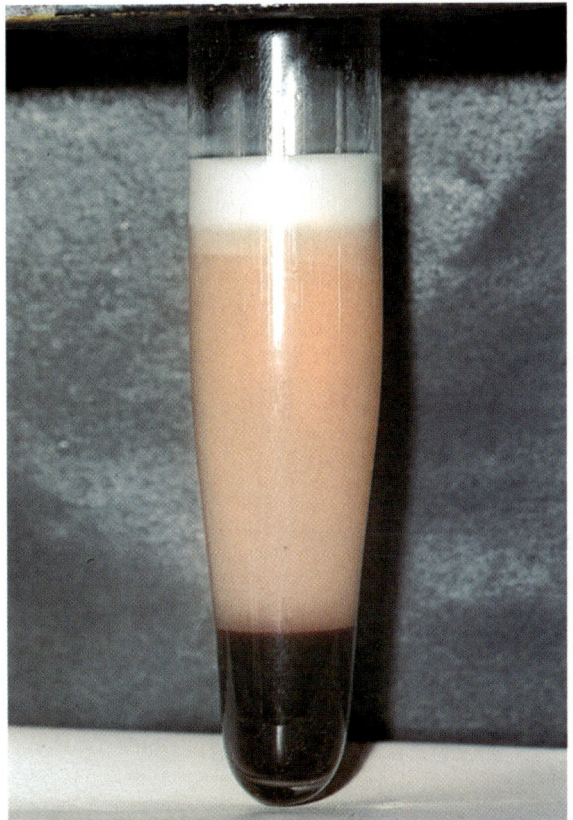

Abb. 10.14 Hyperlipidämie Typ V mit „aufgerahmten" Chylomikronen über dem getrübten Serum.

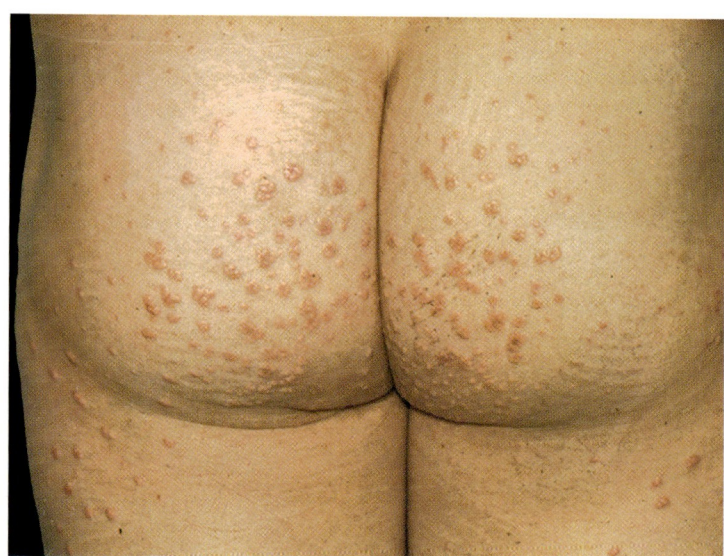

Abb. 10.15 Eruptive Xanthome bei Hyperlipidämie.

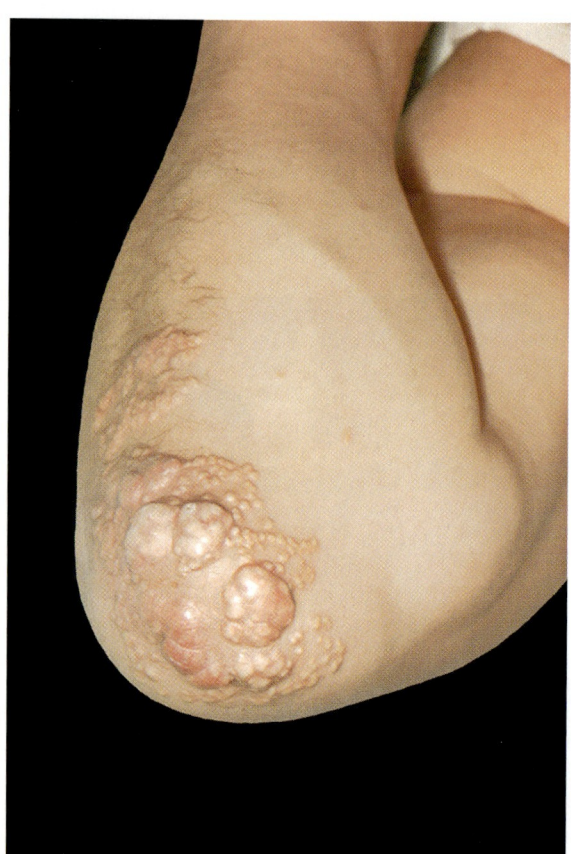

Abb. 10.16 Tuberöse Xanthome bei Hyperlipidämie.

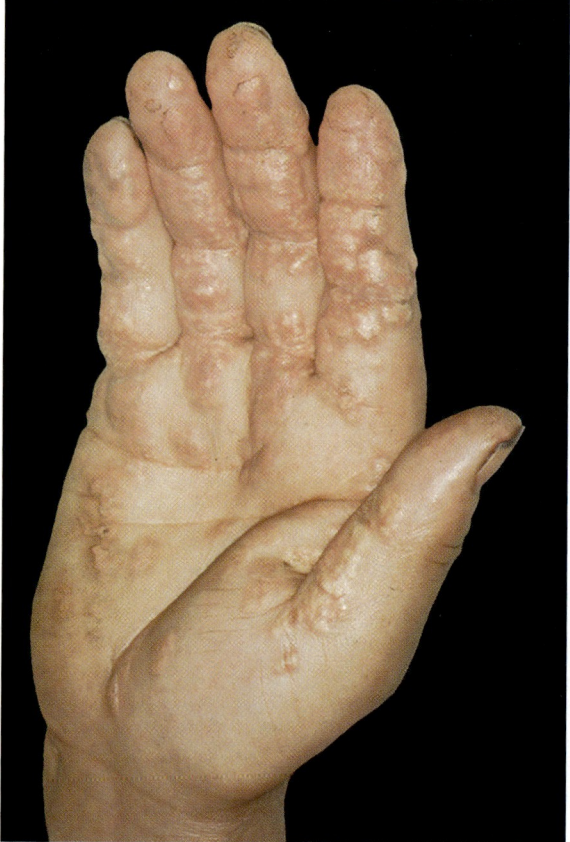

Abb. 10.17 Xanthome an den Händen bei Hyperlipidämie.

schmelzen, sowie durch diffuse plattenförmige Kalzinoseherde in den Schleimbeuteln, benachbarten Sehnen, Muskeln und Muskelfaszien gekennzeichnet.

Ochronose (Alkaptonurie)

Definition und Pathogenese. Es handelt sich um eine angeborene Stoffwechselstörung, bei der infolge Mangel an Homogentisinase der Phenylalaninabbau unvollständig ist. Sie verläuft jahrelang symptomlos und ist nur durch die Ausscheidung von Homogentisinsäure im Urin erkennbar. Der Urin hat bei der Entleerung eine normale Farbe, nimmt aber durch Oxidierung der Homogentisinsäure nach längerer Zeit an der Luft eine dunkelblaue Farbe an.

Entzündliche rheumatische Gelenkaffektionen

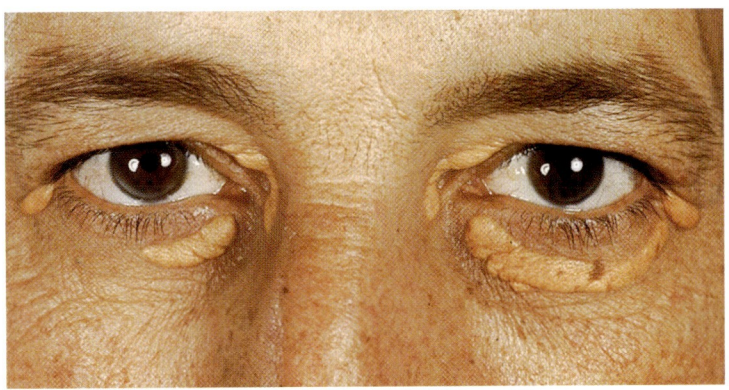

Abb. 10.18 Arcus lipoides und Xanthelasmen bei Hypercholesterinämie. 43jähriger Mann.

Klinik. Der Kranke und seine Familie werden regelmäßig durch schwarze Flecken, die der Harn an der Wäsche hinterläßt, auf diese Anomalie aufmerksam. Die Homogentisinsäure lagert sich vor allem in Knorpeln, Sehnen und Skleren ab und führt auch hier zu einer dunkelbraunen bis schwarzen Verfärbung, welche als Ochronose bezeichnet wird (Abb. 10.19). Erst Jahrzehnte später kommt es infolge Knorpelschädigung durch das Pigment zu einer Gelenkveränderung. Es treten dabei in erster Linie Veränderungen der Wirbelsäule, Ossifikationen der Sehnenansätze an Becken und Hüftgelenken sowie Koxarthrose, Gonarthrose und Omarthrose auf. Bei der Wirbelsäule wird von jeher auf eine schwere Sklerose der Wirbeldeckplatten mit Randwulstwucherungen an den Wirbelkanten bei hochgradiger Degeneration der Zwischenwirbelscheiben hingewiesen. Mehrschichtige horizontale Kalkeinlagerungen in den Bandscheiben werden als geradezu pathognomonisches Merkmal aufgefaßt (Abb. 10.20).

Primäre Amyloidose

Die primäre Amyloidose kann zu Amyloidablagerung in Synovialzotten und im hyalinen Knorpel führen, welche wiederum Schmerzen, Steifigkeit, Schwellung und gelegentlich Bewegungseinschränkung des betroffenen Gelenkes verursachen. Differentialdiagnostisch sind vor allem die rheumatoide Arthritis und andere Arthritiden, die ihrerseits zu einer sekundären Amyloidose führen können, auszuschließen.

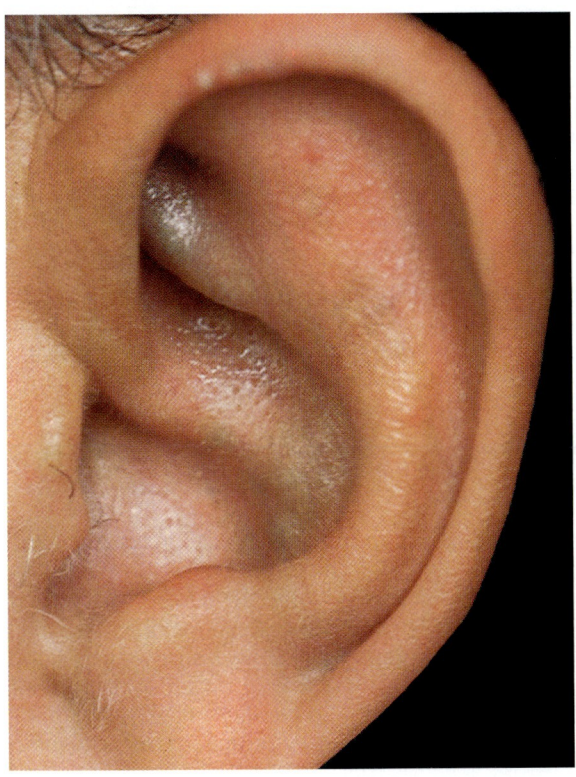

Abb. 10.19 Dunkelverfärbung der Ohrmuschel bei Ochronose.

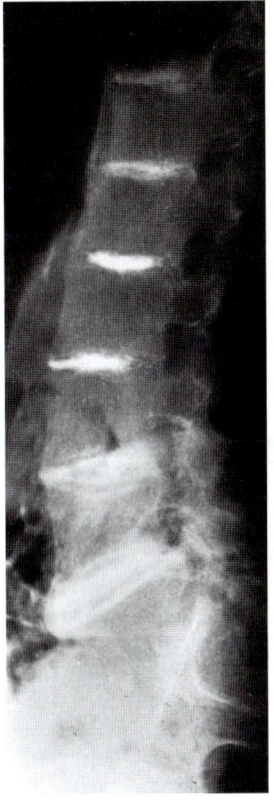

Abb. 10.20 Bandförmige Verkalkung der Zwischenwirbelschichten bei Ochronose.

Hämochromatose

Die Arthropathie bei Hämochromatose wird in der Regel erstmals im entzündlichen Stadium manifest. Bei rund 20% der Patienten sind Gelenkbeschwerden das früheste Symptom der Erkrankung. Im weiteren Krankheitsverlauf weisen schließlich bis zu 90% aller Patienten Gelenkbeschwerden auf.

Charakteristisch ist der Befall der Metakarpophalangealgelenke II und III. Klinisch besteht nicht nur eine Synovitis, sondern gelegentlich eine periartikuläre Weichteilschwellung mit Rötung und Überwärmung. Gelenknahe Zysten, unregelmäßige Konturierung des Gelenkspalts und Gelenkspaltverschmälerung sind typische radiologische Veränderungen.

Morbus Wilson

Beim Morbus Wilson (hepatolentikuläre Degeneration) steht die diffuse Osteoporose im Vordergrund. Es werden degenerative Veränderungen besonders in den Kniegelenken, paraartikuläre Verkalkungen sowie selten auch eine Osteochondritis dissecans beobachtet.

Arthropathien bei hämatologischen Erkrankungen

Schwere Gelenkveränderungen werden vor allem bei *Koagulopathien* gefunden. Daneben können aber auch hämolytische Anämien (Thalassämie, Sichelzellanämie), akute Leukämien und maligne Lymphome mit Arthritiden einhergehen (siehe Kapitel 14, 15).

Symptomatische Arthritiden

Allergische Arthritiden

Auslöser. Als Auslöser allergischer Arthralgien und Arthritiden kommt eine große Zahl von Allergenen in Frage. Es sind dies bakterielle oder virale Erreger sowie ihre Stoffwechselprodukte, Nahrungsmittelallergene und Medikamente (Penicillin, Sulfonamide, Thyreostatika, Procainamid, Hydantoinderivate, Antikonzeptiva u. a.).

Klinik. Das Krankheitsbild beginnt meist akut mit Fieber, Kopfschmerzen, Nausea sowie abdominellen Schmerzen und ist gelegentlich von allergischen Hauterscheinungen begleitet. Es folgen Arthralgien und Arthritiden vor allem der großen Gelenke, teilweise mit Gelenkerguß. Auch Myopathien und – in seltenen Fällen – Vaskulitiden können hinzukommen. Das Krankheitsbild entwickelt sich meist innerhalb von 1–2 Wochen nach Einnahmebeginn des entsprechenden Medikamentes.

Postinfektiöse Arthritiden

Postinfektiöse Arthritiden werden vorwiegend nach enteritischen Infektionen wie Salmonellosen, Shigellosen oder Yersinia-Infektionen beobachtet. Bei letzterer können zur Oligo- oder Polyarthritis noch eine Konjunktivitis, ein Erythema nodosum sowie EKG-Veränderungen hinzukommen.

Paraneoplastische Arthritiden

Hypertrophische Osteoarthropathie. Zu den paraneoplastischen Arthritiden gehört in erster Linie die *hypertrophische Osteoarthropathie*, die oft schon vor der Manifestation eines Tumors auftritt. Sie ist durch folgende Symptome charakterisiert:

- Trommelschlegelfinger und Uhrglasnägel,
- Arthralgien und Arthritiden von Hand-, Ellbogen-, Sprung-, Knie- und Metakarpophalangealgelenken,
- radiologischer Nachweis einer periostalen Proliferation im Bereich der Diaphysen der Röhrenknochen,
- neurovegetative Symptome (Hyperhidrosis, Hyperthermie, periphere Vasodilatation),
- evtl. Gynäkomastie.

Das Vollbild findet sich am häufigsten beim Bronchialkarzinom. Daneben wird die Osteoarthropathie auch bei zahlreichen anderen intra- und extrathorakalen Erkrankungen beschrieben (s. Kapitel 3).

10.2 Degenerative Gelenkerkrankungen

Arthrosen

Epidemiologie. Die Arthrose ist das häufigste Gelenkleiden mit bevorzugtem Auftreten zwischen dem 50. und 60. Lebensjahr. Die Häufigkeit nimmt mit dem Alter stark zu. Mit Ausnahme der Hüften überwiegen alle anderen Gelenklokalisationen bei Frauen. Am häufigsten betroffen sind Knie, Fingergelenke, Hüfte (Abb. 10.21) und die kleinen Wirbelgelenke.

Klinik. Nur ein Teil der Patienten mit radiologisch nachweisbarer Arthrose hat subjektive Beschwerden. Frühsymptome sind Schmerzen beim Anlaufen, bei Ermüdung und bei Belastung. Später können Nacht- und Dauerschmerzen auftreten, dies besonders bei aktivierter Arthrose. Dabei ist der Reizzustand oft mit Ergußbildung und Steifigkeitsgefühl verbunden. Die erosiv ver-

Degenerative Gelenkerkrankungen

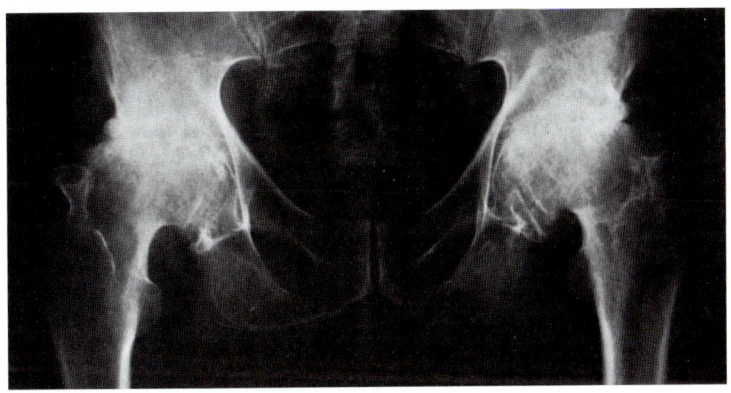

Abb. 10.21 Schwere doppelseitige Koxarthrose.

laufende Fingerpolyarthrose kann eine rheumatoide Arthritis vortäuschen (Tab. 10.4).

Klinisch fühlt sich die Gelenkkapsel verdickt an, eine mögliche Schwellung ist derb bis knöchern. Beim Vorliegen eines Reizzustandes ist das Gelenk schmerzhaft auf Druck und Dehnung (Endphasenflexionsschmerz). Die Bewegungseinschränkung entspricht dem Schweregrad der Arthrose. Instabilität und Achsenabweichungen wirken sich am Kniegelenk erschwerend aus. Ossäre Gelenkverdickungen treten bei der Fingerpolyarthrose früh auf und werden entsprechend der Lokalisation als Heberden-Knoten (Endgelenke), Bouchard-Knoten (Mittelgelenke) und Rhizarthrose (Daumenwurzelgelenke) bezeichnet (Abb. 10.22). Reibegeräusche sind Ausdruck einer rauhen Gleitfläche des Gelenkes, jedoch kein Beweis für eine Arthrose.

Häufig wird die Arthrose von einer sekundären Periarthropathie mit schmerzhaften Veränderungen von Sehnen, Ligamenten und Muskeln begleitet. Diese sind besonders auf Druck äußerst schmerzhaft.

Diagnostik. Radiologisch finden sich Knorpelraumverschmälerung, Osteophyten, subchondrale Sklerose und Zysten. Humorale Entzündungszeichen sind keine nachweisbar.

Spätfolgen. Die Fingerpolyarthrose führt nur selten zu stärkeren Funktionseinschränkungen. Dies ist bei Knie- und Hüftarthrose viel eher der Fall. Die Koxarthrose geht bereits im Anfangsstadium mit einer Einschränkung der Innenrotation, später der Außenrotation und Abduktion einher. Im Spätstadium sind alle Funktionen verschlechtert, zusätzlich führen Psoas- und Adduktorenkontrakturen infolge Hohlkreuz zu lumbalen Beschwerden. Im Gegensatz zur Arthrose äußert sich die Koxitis durch eine frühe schmerzhafte Einschränkung der Flexion. Bei rasch progredientem Verlauf sowie ungewöhnlichen Arthroselokalisationen wie Schulter- und Handgelenk ist differentialdiagnostisch die Calciumpyrophosphatarthropathie (Chondrokalzinose) auszuschließen.

Sekundäre Arthrosen. Sekundäre Arthrosen entstehen auf Grund von mechanischen Einwirkungen, von Gelenkformveränderungen wie Osteonekrosen oder Dysplasien oder von metabolischen Erkrankungen, einschließlich Gicht oder Hämochromatose.

Tabelle 10.4 Differentialdiagnose zwischen rheumatoider Arthritis und erosiver Fingerpolyarthrose

	Rheumatoide Arthritis	**Polyarthrose**
Alter	40–60 Jahre	50–70 Jahre
Geschlecht	M:F = 1:3	M:F = 1:10
Vererbung	(+)	++
Lokalisation	Hand-, Fingergrund- und Mittelgelenke	Fingerend-, Fingermittel- und Daumensattelgelenke
Gelenkschwellung	sulzig weich, nicht gerötet	derb bis hart, oft gerötet
Morgensteifigkeit	> 1/2 Stunde	< 1/2 Stunde
Röntgenbild	bandförmige Osteopenie, diffuse Gelenkspaltverschmälerung, Usuren am Kapselansatz	keine Osteopenie, fokale Gelenkspaltverschmälerung, Osteophyten, selten Usuren subchondral
Laborbefunde	Entzündungszeichen (erhöhte Senkung, Anämie, Thrombozytose), evtl. Rheumafaktor positiv	Normalwerte

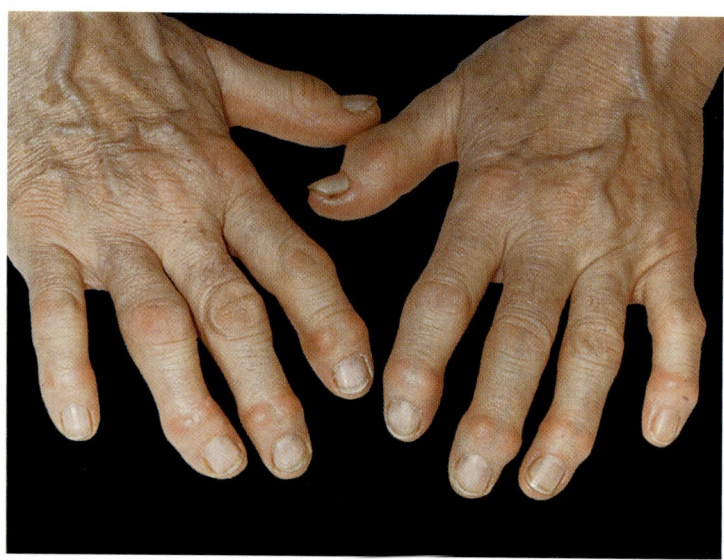

Abb. 10.22 Typische Heberden-Knötchen bei Arthrose. Im Gegensatz zur rheumatoiden Arthritis kommt es nicht zu einer Deformierung der Hände.

Spondylarthrose, Spondylosis deformans

Degenerative Veränderungen der kleinen Wirbelgelenke gehören zu den häufigsten Arthrosen. Meist sind Hals- und Lendenwirbelsäule betroffen. Degenerationen der Bandscheiben führen zu einer Verschmälerung des Intervertebralraumes und damit zu sekundären degenerativen Veränderungen am Wirbelkörper (Spondylose) sowie infolge übermäßiger Belastung in den Wirbelgelenken (Spondylarthrose).

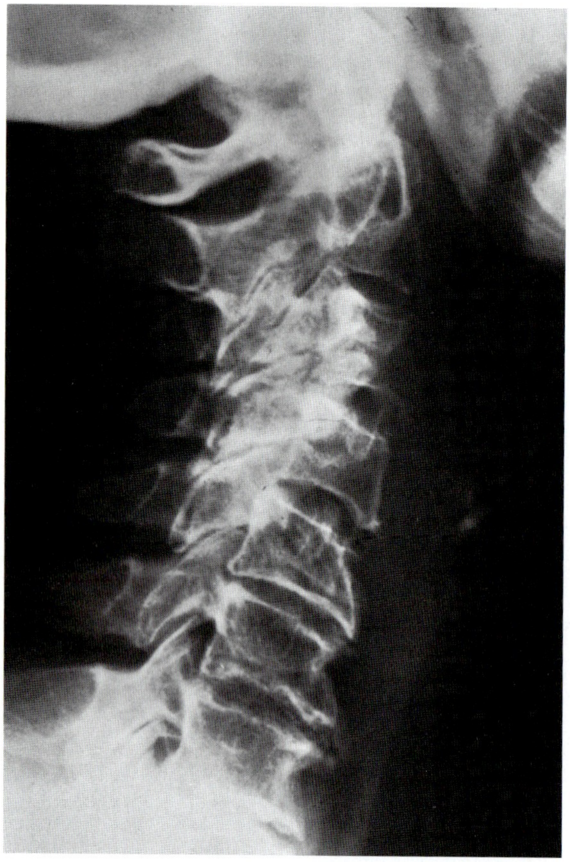

Spondylarthrose der HWS. Stärkere degenerative Erscheinungen der *Halswirbelsäule* (Abb. 10.23) gehen immer mit einer eingeschränkten Beweglichkeit einher. Sie manifestieren sich in Nackenschmerzen, in von okzipital nach frontal ausstrahlenden Kopfschmerzen, aber auch als Brachialgien mit oder ohne radikuläre Ausfälle. Auch Schwindelgefühl und Ohrensausen können auftreten. Starke degenerative Veränderungen mit betonten Randwulstbildungen können den Wirbelkanal einengen und zur zervikalen Myelopathie oder zu segmentalen radikulären Ausfällen führen. Mißempfindungen an Hand und Armen sind häufig und nicht immer segmental abgrenzbar. Akute Schmerzen können bei frischer Diskushernie auftreten, verbunden mit einer Blockierung und Zwangshaltung des Kopfes, entsprechender Schmerzausstrahlung und radikulären Ausfällen. Das seitliche Röntgenbild der Halswirbelsäule stellt die degenerativen Veränderungen gut dar, bei radikulären Ausfällen muß die Ursache mittels Magnetresonanzuntersuchung oder Computertomographie abgeklärt werden.

Spondylarthrose der LWS. Degenerative Erkrankungen der *Lendenwirbelsäule* äußern sich meist als typische arthrotische Schmerzen bei Bewegungen nach längerer Ruheperiode (längerem Sitzen, Stehen, morgens nach dem Liegen), aber auch nach größeren Belastungen (Arbeiten in gebückter Haltung).

Komplikationen. Dem Grad der degenerativen Veränderungen entsprechend ist die Beweglichkeit eingeschränkt und die paravertebrale Muskulatur verspannt. *Diskushernien* und *ossäre Veränderungen* können zu radikulären oder pseudoradikulären, sogenannten spondylogenen Schmerzsyndromen führen. Nach dem 60.

Abb. 10.23 Spondylosis cervicalis.

Degenerative Gelenkerkrankungen

Lebensjahr besonders häufig ist eine Verengung des Spinalkanals als Folge der degenerativen Veränderungen. Klinisch hinweisend sind diffuse in die Beine ausstrahlende Schmerzen verbunden mit Schwäche, welche den Patienten nach einer gewissen Gehstrecke zum Anhalten zwingen (Claudicatio spinalis).

Die *lumbale Diskushernie* geht mit akuten oder chronisch-rezidivierenden heftigen lumbalen Schmerzen einher, ausstrahlend in ein oder beide Beine, sowie mit einer Blockierung der Lendenwirbelsäule, die nicht selten mit einer Ausweichskoliose verbunden ist. Husten- und Niessschmerz sind häufig. Klinisch finden sich ein positives Lasègue-Zeichen bei radikulären Ausfallerscheinungen betreffend Sensibilität, Motorik und Reflexe. Am häufigsten treten Prolapse der 4. und 5. lumbalen Bandscheiben auf.

Diagnostik. Die wichtigsten Hinweise für degenerative Veränderungen liefert das Röntgenbild (Abb. 10.**24**). Die klare Darstellung einer Wirbelgelenkarthrose gelingt meist nur mittels Computertomographie. Diese liefert zudem die nötigen Befunde bei Verdacht auf engen Spinalkanal oder Diskushernie. Die Magnetresonanzuntersuchung ermöglicht im sagittalen Strahlengang eine Übersicht über die ganze Lendenwirbelsäule inklusive aller Bandscheibenräume.

Differentialdiagnose. Von der sehr häufigen Spondylose zu unterscheiden ist die *axiale Hyperostose*, die mit Adipositas, meist auch Hyperurikämie, Glukoseintoleranz und Hyperlipidämie einhergeht (Abb. 10.**25**). Die Kno-

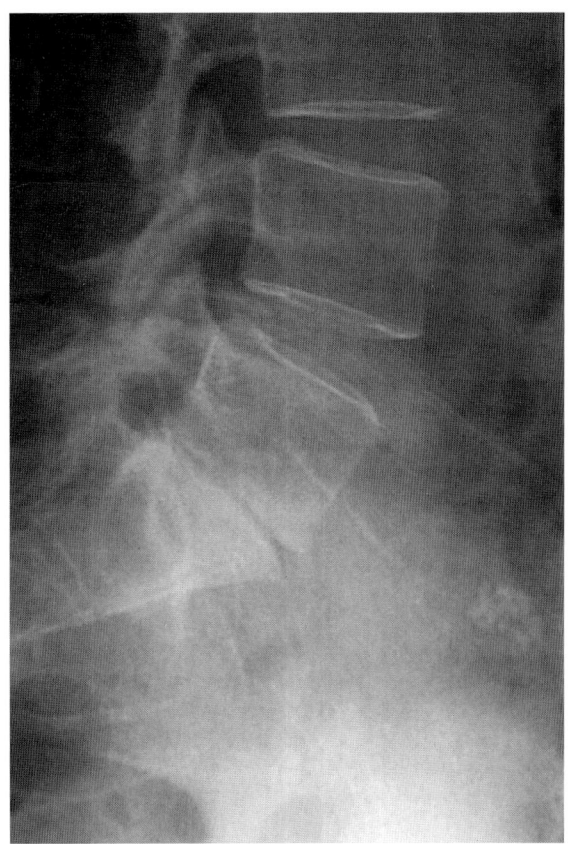

Abb. 10.**24** Lumbale Osteochondrose.

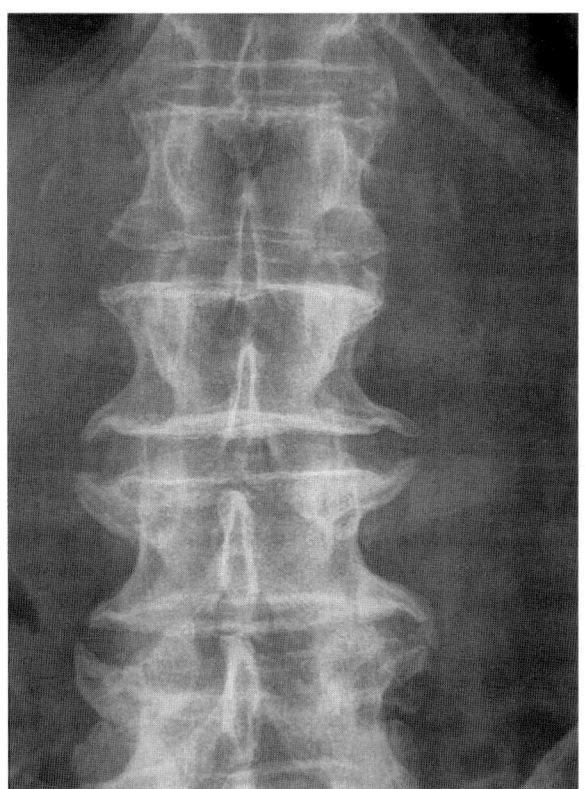
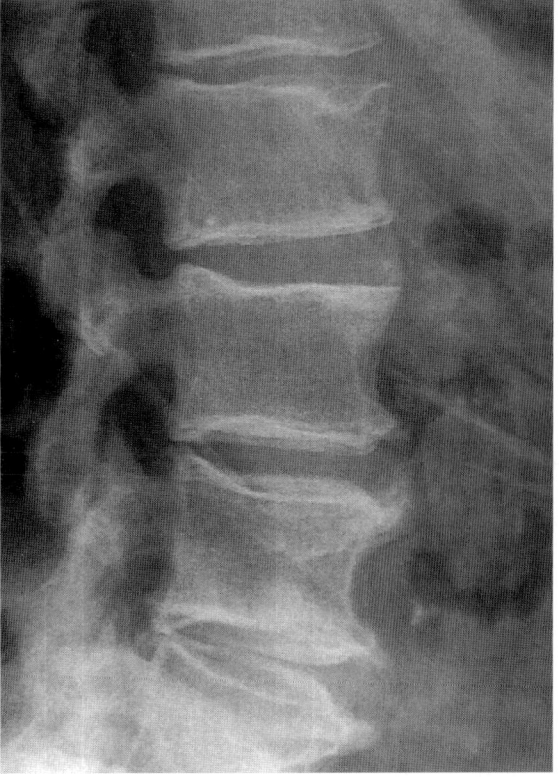

Abb. 10.**25a,b** Hyperostotische Spondylose der Lumbalwirbelsäule.

chenneubildung ist viel plumper als bei gewöhnlicher Spondylose. Typisch ist die Hyperostose der Brustwirbelsäule, wo sie isoliert oder stark betont auf der rechten Seite auftritt. Männer sind weit häufiger als Frauen betroffen. Im Unterschied zur Spondylose zeigen sich im Frühstadium keine schwereren degenerativen Veränderungen, insbesondere fehlt die Verschmälerung der Intervertebralräume.

Arthropathien bei endokrinen Störungen

Endokrine Erkrankungen wie Akromegalie, Hyperparathyreoidismus sowie Hyper- und Hypothyreose können mit Arthropathien einhergehen. Bei langdauernder Kortisontherapie, aber auch bei chronischem Alkoholismus, systemischem Lupus erythematodes und progressiver Sklerose kann eine Femurkopfnekrose auftreten.

Arthropathien bei neurologischen Affektionen

Die *neuropathischen Gelenkerkrankungen* beeindrucken durch ausgedehnte kaum schmerzhafte Gelenkzerstörungen. Sie treten bei Störungen der Tiefen- und der Oberflächensensibilität auf, wobei es durch dauernde Mikrotraumen und Überdehnungen der Gelenkstrukturen zu einer Gelenkzerstörung, häufig begleitet von trophischen Störungen, kommt. Derartige Gelenkaffektionen werden bei der *Tabes dorsalis* und bei der *Syringomyelie* beobachtet.

Rund 10 % der Patienten mit *diabetischer Polyneuropathie* entwickeln eine neuropathische Arthropathie, besonders der Tarsal- und der Zehengrundgelenke, seltener der Fingergelenke.

Arthropathien bei verschiedenen Affektionen

Tumoren der Gelenke

Arthropathien können in seltenen Fällen Folge von Gelenktumoren sein. Auch maligne Knochengeschwülste in Gelenknähe lokalisieren die Beschwerden in das benachbarte Gelenk.

Erkrankungen des Knorpels

Die *Polychondritis (relapsing polychondritis)* ist eine Kollagenose, die durch eine Entzündung und teilweise Destruktion von Knorpel, insbesondere im HNO-Bereich (Nase, Ohren, Trachea, Larynx), charakterisiert ist. Häufig zeigen betroffene Patienten eine asymmetrische Arthropathie an großen und kleinen Gelenken. Im weiteren können eine Augenmitbeteiligung (Episkleritis, Uveitis), ein Herzklappenbefall (vor allem Aorteninsuffizienz) oder eine Nierenbeteiligung beobachtet werden. Die seltene Erkrankung kann isoliert oder zusammen mit einem systemischen Lupus, einer rheumatoiden Arthritis oder einem multiplen Myelom auftreten.

Im weiteren kann eine Arthropathie auch Ausdruck einer *Osteochondritis dissecans* sein. Ursache ist eine mechanisch-traumatische Schädigung der Oberfläche des Gelenkknorpels. Am häufigsten ist das Kniegelenk betroffen, es folgen Hüftgelenk und seltener Ellbogengelenk.

Hydrops intermittens

Es handelt sich um rezidivierende Ergußbildungen der Gelenke, wobei meist die Kniegelenke befallen sind. Zeichen einer Entzündung sind nicht vorhanden. Das seltene Krankheitsbild wird vorwiegend bei jungen Frauen beobachtet.

10.3 Weichteilrheumatismus

Fibromyalgie

Definition. Beim Fibromyalgie-Syndrom handelt es sich um eine generalisierte Form des Weichteilrheumatismus, welcher überwiegend Frauen zwischen dem 30. und 50. Lebensjahr befällt.

Klinik. Diese sehr häufige Tendomyalgie ist gekennzeichnet durch großflächige, symmetrisch angelegte diffuse Schmerzen mit vegetativen Symptomen sowie charakteristischen schmerzhaften Druckpunkten an Muskeln und Muskelansätzen (Abb. 10.26). Begleitsymptome umfassen Müdigkeit, Schlafstörungen, Morgensteifigkeit, Colon irritabile, Kopfschmerzen und Depression.

Wahrscheinlich handelt es sich um eine gestörte Schmerzverarbeitung, allerdings ist der genaue Mechanismus unbekannt. Psychogene Teilfaktoren sind wahrscheinlich. Labor- und Röntgenbefunde sind normal.

Die *Druckschmerzpunkte* sind in der Regel streng symmetrisch lokalisiert. Typischerweise sind Kontrollpunkte deutlich weniger oder nicht druckdolent (z. B. andere Muskeln, Klavikula). Diese Kontrollpunkte sind besonders wichtig in der differentialdiagnostischen Abgrenzung zum generalisierten Schmerzsyndrom oder anderen somatoformen Schmerzbildern. Andere abzugrenzende Krankheiten betreffen die Polymyalgia rheumatica, Wirbelsäulenerkrankungen, Myopathien und Kollagenosen. Differentialdiagnostisch ebenso berücksichtigt werden müssen Erkrankungen des subkutanen Bindegewebes wie Pannikulose (knotige schmerzhafte Verhärtungen) oder Pannikulitiden im Rahmen von Pankreaserkrankungen oder einer Sarkoidose.

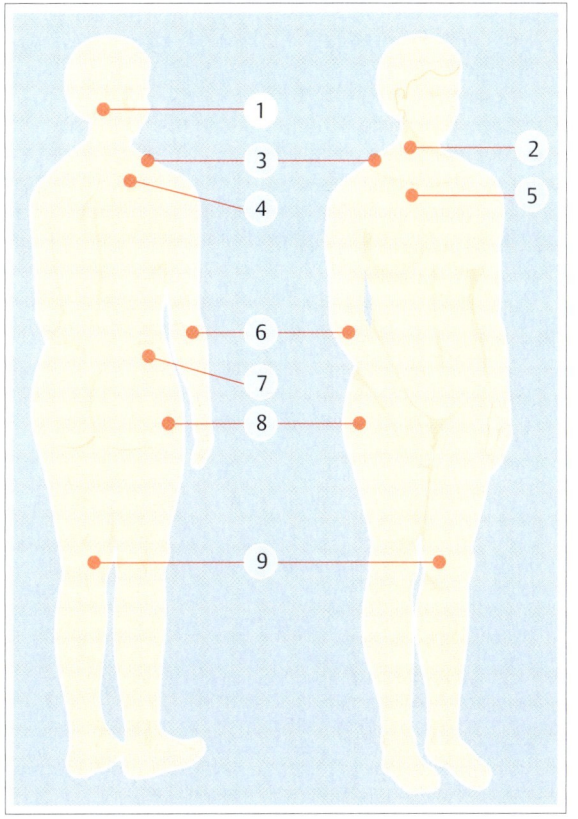

Abb. 10.26 Charakteristische Druckschmerzpunkte bei Fibromyalgie. ▶
1 Ansatz Subokzipitalmuskulatur
2 Intertransversalraum C5/C6
3 Mitte des Oberrandes des M. trapezius
4 Ansatz des M. supraspinatus über Spina scapulae
5 lateral des 2. Kostosternalgelenkes
6 2 cm distal des Epicondylus radialis humeri
7 oberer äußerer Quadrant der Glutäalmuskulatur
8 dorsal des Trochanter major
9 mediales Fettpolster proximal des Kniegelenkspaltes

Periarthropathien

Periartikuläre schmerzhafte Veränderungen der Weichteile betreffen Bänder, Sehnenansätze, Muskeln und Schleimbeutel. Solche Periarthropathien sind besonders häufig im Bereich der großen Gelenke wie Schulter, Hüfte und Knie. Diese Weichteilveränderungen können infolge einer Gelenkerkrankung auftreten oder durch degenerative oder entzündliche Prozesse in den Weichteilgeweben selbst entstehen.

Periarthropathia humeroscapularis

Die *Periarthropathia humeroscapularis* ist eine außerordentlich häufige Erkrankung. Die Rotatorenmanschette spielt eine besondere Rolle, wobei die Muskeln einzeln oder in Kombination betroffen sein können.

Ein subakromialer Engpaß wie bei Hyperostose, degenerative Veränderungen, Verkalkungen (Abb. 10.27) oder eine Instabilität können zu schmerzhaften Bewegungen führen.

Diagnostik. In der klinischen Untersuchung können Erkrankungen der einzelnen Strukturen voneinander abgegrenzt werden: Schmerzhaftigkeit des M. supraspinatus bei Abduktion des M. infraspinatus in Außenrotation, des M. subscapularis in Innenrotation. Schmerzhaftigkeit und Kraftabschwächung sind Ausdruck der Entzündung bzw. Teilruptur der betroffenen Strukturen. Bei vollständiger Ruptur der Rotatorenmanschette tritt eine Pseudoparese auf, d. h. der Arm kann nur noch bis 30° abduziert werden. Bei Kapselschrumpfung kommt es zur sogenannten Schultersteife, welche langsam zu

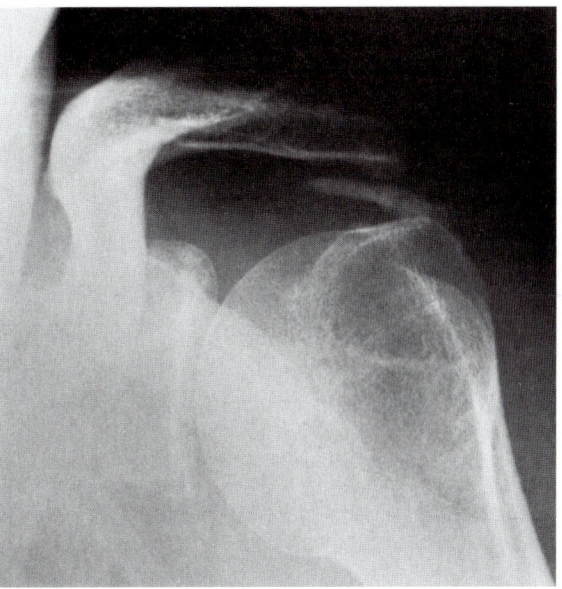

Abb. 10.27 Periarthropathia humeroscapularis (Verkalkung in der Sehne des M. supraspinatus).

einer vollständigen Blockade der Schulter führen kann.
Nebst dem Röntgenbild dient die dynamische Ultraschalluntersuchung der differenzierten Diagnostik.

Differentialdiagnose. Differentialdiagnostisch müssen eine Infektarthritis, eine Kristallarthropathie, aber auch extraartikuläre Ursachen wie ein Pneumothorax oder eine Tumorinfiltration berücksichtigt werden. Nicht immer leicht abzugrenzen sind Zervikobrachialgien infolge von degenerativen Erkrankungen der Halswirbelsäule oder die neuralgische Schulteramyotrophie, bei der nach Paresen gesucht werden muß.

Andere lokalisierte Periarthropathien

Andere lokalisierte Weichteilsyndrome betreffen den Ellbogen (Epicondylopathia humeri radialis: Tennisellbogen, Epicondylopathia humeri ulnaris: Golfellbogen), Tendosynovitiden (meist als Folge mechanischer Überlastung, aber auch als Erstmanifestation systemisch-rheumatischer Erkrankungen) oder Bursopathien. Letztere sind meist sehr schmerzhaft und stellen sich klinisch mit Druckschmerz, Schwellung und Rötung dar. Die Punktion trägt zur Klärung der Genese bei. Differentialdiagnostisch müssen Geschwülste, Ganglien, Abszesse, Gicht oder Rheumaknoten abgegrenzt werden.

Literatur

Calin A, Taurog JD. The spondyloarthritides. Oxford University Press, Oxford; 1997.

Garber AM, Browner WS. Guidelines for using serum cholesterol, high-density lipoprotein cholesterol, and triglyceride levels as screening tests for preventing coronary heart disease in adults. Ann Intern Med 1996; 124: 515.

Gerber NJ, Michel BA, So AKL, Tyndall A, Vischer TL. Rheumatologie in Kürze, Thieme, Stuttgart; 1998.

Harris ED. Rheumatoid arthritis: Pathophysiology and implications for therapy. N Engl J Med. 1990; 322: 1277.

Hug Ch, Gerber NJ. Fibromyalgiesyndrom, oft verkannte Realität. Schweiz Med Wochenschr. 1990; 120: 395.

Hughes RA, Keat AC. Reiter's syndrome and reactive arthritis: A current view. Semin Arthritis Rheum. 1994; 241: 190.

Krauer P, Maire R, Hofer HO, Flury R, Vetter W, Greminger P. Arthropathie bei Hämochromatose. Schweiz Rundschau Med. 1993; 82: 1413.

Müller W, Zeidler H. Differentialdiagnosen rheumatischer Erkrankungen, 3. Aufl; Springer, Heidelberg; 1998.

Mumenthaler M, Mattle H. Neurologie, 10. Aufl. Thieme, Stuttgart; 1997.

Siegenthaler W, Kaufmann W, Hornbostel H, Waller HD. Lehrbuch der inneren Medizin, 3. Aufl. Thieme, Stuttgart; 1992.

Wolfe F. The prevalence and characteristics of fibromyalgia in the general population. Arthritis Rheum. 1995; 38: 19.

11 Schmerzen bei Erkrankungen der Knochen

W. Vetter und H. Vetter

| 11.1 | Lokalisierte und herdförmige Knochenveränderungen | 307 |

Knochenmetastasen 307
Knochentumoren 308
    Knochenbildende Tumoren 308
        Benigne Formen 308
        Maligne Formen 309
    Knorpelbildende Tumoren 309
        Benigne Formen 309
        Maligne Formen 310
    Bindegewebige (fibrogene) Tumoren 310
        Benigne Formen 310
        Maligne Formen 310
    Myelogene Tumoren 310
    Riesenzelltumor (Osteoklastom) 312
    Vaskuläre Tumoren 312
        Benigne Formen 312
        Maligne Formen 313
    Andere Tumoren 313
    Tumorähnliche Veränderungen 313
    Fibröse Dysplasie 313
Knochennekrosen 313
Entzündliche Knochenerkrankungen 314
Morbus Paget (Ostitis deformans) 314
Hypertrophe Osteoarthropathie 315

| 11.2 | Schmerzen bei Erkrankung der Wirbelsäule | 316 |

| 11.3 | Generalisierte Knochenveränderungen | 316 |

Osteoporose 316
    Primäre Osteoporose 316
    Sekundäre Osteoporose 316
        Osteoporose bei Endokrinopathien 317
        Inaktivitätsosteoporose 317
        Osteoporose bei Erbkrankheiten des Stützgewebes 317
        Osteoporose bei chronischer Heparintherapie 318
        Osteoporose bei Malignomen 318
        Andere sekundäre Osteoporosen 318

→

Osteomalazie 318
　　Osteomalazie bei Störungen des
　　Vitamin-D-Stoffwechsels 318
　　Osteomalazie bei Phosphatmangel 319
　　Osteomalazie bei Azidose 319
　　Medikamentös induzierte Osteomalazie 320
　　Andere Ursachen der Osteomalazie 320
Osteodystrophie 320
　　Primärer Hyperparathyreoidismus
　　(Osteodystrophia fibrosa generalisata) 320
　　Sekundärer Hyperparathyreoidismus 320
Krankheiten mit Hyperostose 321

11.4　Speicherkrankheiten mit Skelettmanifestation　321

Eosinophiles Granulom 322
Hand-Schüller-Christian-Krankheit 322
Abt-Letterer-Siwe-Syndrom 322
Morbus Gaucher 322
Mastozytose 323

Lokalisierte und herdförmige Knochenveränderungen

Allgemeine Bemerkungen

Nur ein geringer Teil der *Schmerzen*, welche ein Patient als Knochenschmerzen empfindet, ist durch eine Knochenerkrankung verursacht. Meist handelt es sich um Schmerzen des umliegenden Gewebes (Haut/Bindegewebe, Muskulatur, Nervensystem). Die Diagnose von Knochenschmerzen kann demzufolge nur per exclusionem gestellt werden.

Generalisierte metabolische Knochenerkrankungen manifestieren sich in der Regel am Stammskelett. Die durch diese Erkrankungen verursachten Knochenschmerzen sind oft dumpf und können in vielen Fällen nicht exakt lokalisiert werden. Eine *Osteoporose* fällt in den meisten Fällen erst dann klinisch auf, wenn es sekundär aufgrund der herabgesetzten Knochenbelastbarkeit zu Veränderungen der makroskopischen Knochenstruktur gekommen ist (Wirbelkörperkompressionen, Deckplatteneinbrüche, Femurkopffrakturen bei Bagatelltraumen). Allerdings sind gewisse Knochenbestandteile (Periost, Blutgefäße) sensibel innerviert und können deshalb schon bei Änderung des Knocheninnendrucks mit Schmerz reagieren, ohne daß eine Fraktur nachweisbar ist.

Knochenschmerzen, die von Erkrankungen des statisch belasteten Skeletts ausgehen (z. B. untere Wirbelsäule, Becken, Beine), lassen häufig an Intensität nach, wenn der Patient liegt.

Diagnostik. Bei der *Abklärung* von generalisierten Knochenschmerzen bzw. Knochenerkrankungen ist der kombinierte Einsatz von blutchemischen, röntgenologischen und evtl. anderen Ursachen unerläßlich.

! Lokalisierte Knochenerkrankungen zeigen mitunter ein derart typisches Röntgenbild, daß schon daraus die Diagnose gestellt werden kann (z. B. Osteoidosteom).

Als einfacher, knochenspezifischer Parameter gilt die *alkalische Phosphatase*, welche ein Index der Osteoblastenaktivität ist. Sie ist deshalb bei allen Erkrankungen pathologisch erhöht, welche mit einer *gesteigerten Osteoblastenaktivität* einhergehen (Osteomalazie, osteoplastische bzw. osteosklerotische Metastasen, Morbus Paget usw.). Die laborchemische Differentialdiagnose gegenüber der cholestatischen alkalischen Phosphatase geschieht durch gleichzeitige Bestimmung der Leucin-amino-Peptidase (LAP), welche bei cholestatischen Syndromen gleichzeitig erhöht, bei Knochenerkrankungen jedoch normal ausfällt.

Im Rahmen generalisierter Knochenerkrankungen wie z. B. Osteomalazie sind zusätzlich Bestimmungen des *Serumcalciums*, des *Serumphosphors* und der *Urincalciumausscheidung* von differentialdiagnostischer Bedeutung.

Bei der Abklärung einer eventuellen Skelettmetastasierung maligner Erkrankungen (z. B. Lungenkarzinom) ist die *Skelettszintigraphie* eine zuverlässige Methode. Konventionelle Röntgenaufnahmen zeigen häufig einen unauffälligen Befund.

11.1 Lokalisierte und herdförmige Knochenveränderungen

Knochenmetastasen

Knochenmetastasen von Karzinomen sind die häufigsten Tumorformen des Knochens und müssen stets differentialdiagnostisch als Ursache von Knochenschmerzen in Erwägung gezogen werden. Hauptlokalisationen sind im allgemeinen die Wirbelkörper, Femur, Becken, Rippen, Sternum und Humerus. Knochenmetastasen können auf vielfältige Weise schmerzauslösend wirken, so z. B. durch lokale Schwellung, Kompression von Spinalnervenwurzeln und pathologischen Frakturen. Praktisch kann jeder Tumor Skelettmetastasen verursachen; besonders häufig zu finden sind sie bei Karzinomen ausgehend von Bronchien, Mamma, Prostata, Schilddrüse und Nieren.

Grundsätzlich handelt es sich entweder um:
- überwiegend *osteolytische Formen* (Schilddrüse, Niere: Abb. 11.1 Hypernephrom) oder
- wie bei Prostata- (Abb. 11.2) und Blasenkarzinomen um *osteoplastische Formen*

- Bei *Mammakarzinomen* werden sowohl osteolytische als auch osteoplastische Metastasen beobachtet.

Sowohl bei chronischen als auch bei akuten myeloischen und lymphatischen Leukämien kann es aufgrund periostaler Reizung oder Osteolysen im Endstadium zu schweren Knochenschmerzen kommen. Ferner werden Knochenschmerzen bei Morbus Hodgkin infolge osteolytischem und auch osteosklerotischem Befall beobachtet.

Als biochemisches Korrelat werden bei osteolytischen Metastasen *Hyperkalzämie* und eine vermehrte Hydroxyprolinausscheidung im Urin beobachtet. Die alkalische Knochenphosphatase ist allenfalls nur leicht erhöht. Demgegenüber ist bei osteoplastischen Metastasen die alkalische Phosphatase in der Regel erhöht, oft mit einer Hypophosphatämie und zuweilen sogar mit einer Hypokalzämie vergesellschaftet.

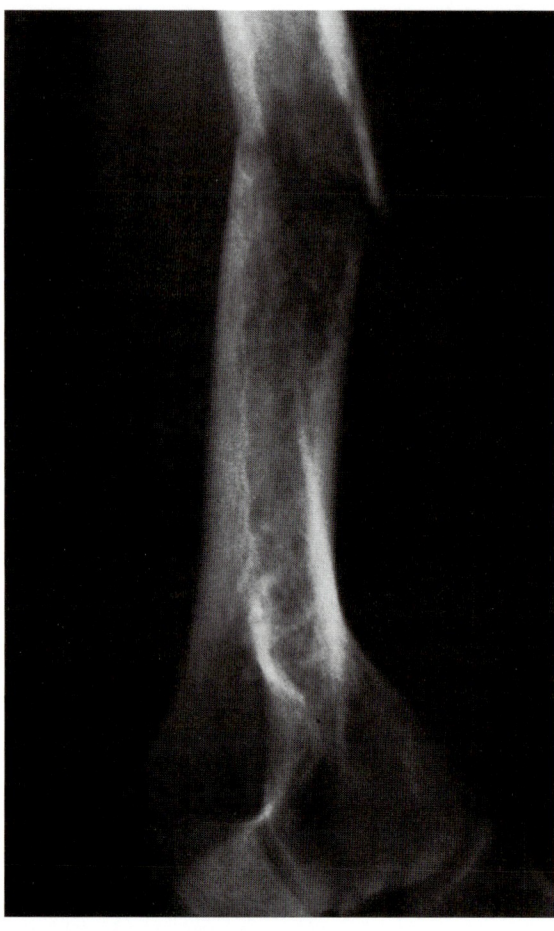

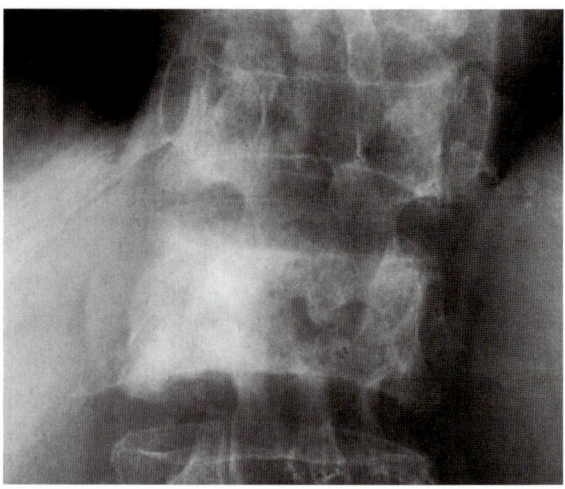

Abb. 11.2 Osteoplastische Wirbelkörpermetastase bei Prostatakarzinom.

◄ Abb. 11.1 Osteolytische Metastase mit pathologischer Fraktur im Humerus bei Hypernephrom.

Knochentumoren

Einteilung. Die Einteilung der Knochentumoren richtet sich nach histologischen Gesichtspunkten. Dabei ist entweder die Mutterzelle, von der sich der Tumor ableiten läßt, oder die Grundsubstanz, die das Tumorgewebe bildet, für die Nomenklatur ausschlaggebend (Tab. 11.1). Knochentumoren sind demzufolge nicht ausschließlich osteogenen oder chondrogenen Ursprungs, sondern können sich auch aus verschiedenen anderen Zellen (Fett, Bindegewebe, Blutgefäße, blutbildendes Mark) herleiten, die im Knochen vorhanden sind. Neben der Histologie richtet sich die Einteilung der Knochengeschwülste nach dem klinischen Verhalten mit Unterscheidung von benignen und malignen Tumoren. Darüber hinaus gibt es allerdings Tumoren, deren Dignität nicht sicher abzuschätzen ist, wie z. B. die Riesenzelltumoren.

Knochenzysten und andere tumorähnliche Veränderungen werden deshalb zu den Knochentumoren gezählt, da sie radiologisch oder histologisch einen Tumor imitieren können.

Epidemiologie. Maligne Knochentumoren sind selten und machen nur etwa 1 % aller bösartigen Geschwülste aus. Der häufigste bösartige Knochentumor ist das osteogene Sarkom. Die häufigsten gutartigen Knochentumoren sind Chondrome und Osteochondrome (kartilaginäre Exostosen).

Knochentumoren weisen oft typische Manifestationsstellen im Skelett auf und zeigen eine bevorzugte Altersverteilung. Maligne Knochentumoren sind häufiger bei Kindern und Jugendlichen.

Diagnostik. In der Abklärung von Knochentumoren kommt dem *Röntgenbild* eine entscheidende differentialdiagnostische Bedeutung zu. So lassen sich oft aufgrund der Lokalisation und verschiedener morphologischer Kriterien (interner Knochenaufbau, Tumorbegrenzung, Verhalten der Kortikalis, periostale Reaktion und Tumormatrixmineralisation) benigne von malignen Veränderungen unterscheiden.

Knochenbildende Tumoren

Benigne Formen

Osteom. Das benigne Osteom tritt am Schädelskelett auf. Die vorwiegende Lokalisation sind die Nasennebenhöhlen.

Lokalisierte und herdförmige Knochenveränderungen

Tabelle 11.1 Benigne und maligne Knochentumoren

Benigne	Maligne
Knochenbildende Tumoren	
• Osteom (Schädel) • Osteoidosteom • Osteoblastom	• Osteosarkom (osteogenes Sarkom)
Knorpelbildende Tumoren	
• Chondrom, Enchondrom • Osteochondrom • Ekchondrom • Chondromyxoidfibrom • Chondroblastom	• Chondrosarkom
Bindegewebige (fibrogene) Tumoren	
• nichtossifizierendes Fibrom • ossifizierendes Fibrom	• Fibrosarkom • malignes fibröses Histiozytom
Myelogene Tumoren	
	• Ewing-Sarkom • Retikulumzellsarkom • Lymphosarkom • Myelom (Plasmozytom)
Riesenzelltumor (Osteoklastom)*	
Vaskuläre Tumoren	
• Hämangiom • Lymphangiom	• Hämangioendotheliom • Hämangioperizytom
Andere Tumoren	
• Chordom* • Adamantinom* • Neurilemmon* (Schwannom, Neurinom)	
Tumorähnliche Veränderungen	
• isolierte Knochenzyste • aneurysmatische Knochenzyste • fibröse Dysplasie	

* potentiell maligne

Osteoidosteom. Das gutartige Osteoidosteom wird selten größer als 1,5 cm. Es tritt vorwiegend im 2. und 3. Lebensjahrzehnt auf und ist klinisch mitunter durch nächtliche Schmerzen charakterisiert. Das radiologische Bild ist gekennzeichnet durch eine zentrale Aufhellung und periphere Verschattung (Abb. 11.3). Der zentrale Abschnitt wird als Nidus bezeichnet und enthält vor allem Osteoid.

Osteoblastom. Osteoblastome finden sich vor allem in den Gelenk- und Dornfortsätzen der Wirbelkörper, aber auch in den langen Röhrenknochen. Radiologisch lassen sich blasige Strukturen mit geringer Randsklerose nachweisen. Die Prognose ist bei vollständiger chirurgischer Ausräumung gut. In seltenen Fällen kann es zu einer malignen Entartung kommen.

Maligne Formen

Osteosarkom. Es ist der häufigste bösartige Knochentumor und tritt im allgemeinen in den Metaphysen der langen Röhrenknochen auf (Abb. 11.4).

Osteosarkome haben eine zweigipfelige Altersverteilung. Einmal um das 20. Lebensjahr und weniger häufig zwischen 50–60 Jahren.

Prädisponierende Faktoren sind Morbus Paget und Status nach Strahlenexposition.

Klinisch stehen allmählich sich verstärkende Schmerzen und eine lokale Schwellung im Vordergrund. Metastasierung erfolgt hämatogen vor allem in die Lungen. Die 5-Jahres-Überlebensrate beträgt bei adäquater Therapie (Operation und Chemotherapie) ca. 75 %, bei erfolgter Metastasierung immerhin noch 25 %.

Knorpelbildende Tumoren

Benigne Formen

Die benignen Knorpeltumoren machen etwa die Hälfte aller Knochentumoren aus.

Chondrom, Enchondrom. Chondrome sind gutartig und kommen meist in den kleinen peripheren Knochen des Hand- oder Fußskeletts vor. Sie können einzeln oder multipel auftreten und finden sich vorwiegend bei Kindern und Jugendlichen und im frühen Erwachsenen-

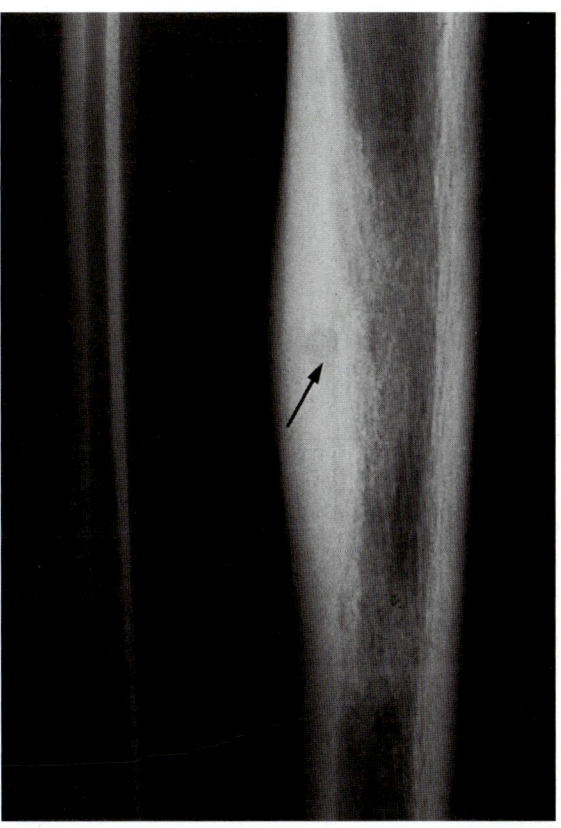

Abb. 11.3 Osteoidosteom mit typischer zentraler Aufhellung (Nidus, Pfeil).

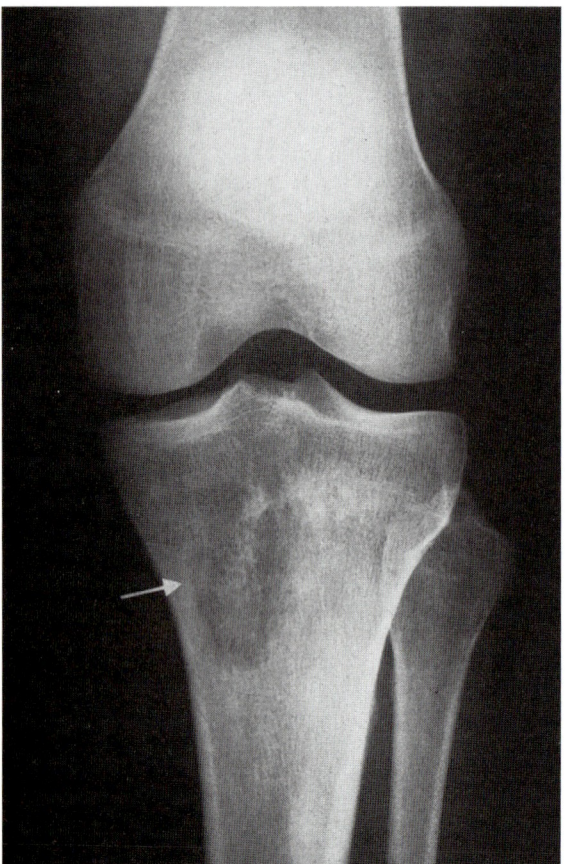

Abb. 11.4 Osteogenes Sarkom. Aufhellung im proximalen Tibiadrittel (Pfeil).

alter. Bei rascher Größenzunahme nach Abschluß des Knochenwachstums besteht Verdacht auf Malignität. Multiple Chondrome, die im Rahmen familiärer Enchondromatosen (Morbus Ollier) auftreten (Abb. 11.**5**), zeigen relativ häufig eine maligne Entartung. Dies beruht wahrscheinlich auf der statistischen Häufigkeit von oft mehr als 100 Einzeltumoren in einem Individuum.

Osteochondrom, Ekchondrom. Osteochondrome werden auch als kartilaginäre Exostosen oder Ekchondrome bezeichnet. Ihre bevorzugte Lokalisation sind die Metaphysen der langen Röhrenknochen (Abb. 11.**6**). Sie treten meist während des Knochenwachstums (Kinder und Jugendliche) auf. Bei multifokaler Lokalisation können sie sekundär maligne entarten (sekundäres Chondrosarkom).

Chondromyxoidfibrom. Der seltene, gutartige Tumor tritt meist in den Metaphysen der langen Röhrenknochen im 2. und 3. Lebensjahrzehnt auf.

Chondroblastom. Das ebenso wie das Chondromyxoidfibrom seltene Chondroblastom (Codman-Tumor) zeigt nur gelegentlich eine maligne Entartung, tritt vor allem im 2. Lebensjahrzehnt auf und entwickelt sich in den Epiphysenfugen der langen Röhrenknochen.

Maligne Formen

Chondrosarkom. Es ist nach dem Osteosarkom der häufigste maligne Knochentumor. Chondrosarkome sind vor allem im Becken- und Schultergürtel lokalisiert. Sie können in jedem Lebensalter auftreten, bevorzugt jedoch zwischen dem 30. und 60. Lebensjahr.

Chondrosarkome entwickeln sich entweder primär oder durch maligne Transformation von Enchondromen oder seltener von Osteochondromen (sekundäres Chondrosarkom). Wie andere Knochensarkome auch metastasiert das Chondrosarkom in die Lungen. Das Ansprechen auf eine zytostatische Therapie ist gering. Eine frühzeitige vollständige Resektion ist häufig erfolgreich.

Bindegewebige (fibrogene) Tumoren

Benigne Formen

Nichtossifizierendes Fibrom. Es wird vorwiegend in den Meta- und Diaphysen langer Röhrenknochen beobachtet und tritt in der Wachstumsphase bei Kindern und Jugendlichen auf. Radiologisch imponieren scharf begrenzte osteolytische Herde (Abb. 11.**7**), die intra- oder subkortikal lokalisiert sind. Resektion oder Kürettage führen zur Heilung.

Ossifizierendes Fibrom. Das sehr seltene ossifizierende Fibrom tritt im Bereich des Gesichtsschädels und der Kieferknochen auf.

Maligne Formen

Fibrosarkom. Dieser Tumor tritt jenseits des 20. Altersjahres auf und zeigt klinisch, laborchemisch und radiologisch ein ähnliches Bild wie das osteogene Sarkom, von welchem er differentialdiagnostisch nur durch die Histologie abgegrenzt werden kann.

Malignes fibröses Histiozytom. Der Tumor kann in jedem Lebensalter vorkommen, vor allem jedoch im Erwachsenenalter. Der bevorzugte Sitz sind die Metaphysen der langen Röhrenknochen. Der Tumor ist selten und hat eine relativ schlechte Prognose.

Myelogene Tumoren

Diese Gruppe umfaßt ausschließlich maligne Veränderungen.

Multiples Myelom. Das Myelom ist eigentlich der häufigste maligne Knochentumor. Aus historischen Gründen wird es jedoch meist den hämatologischen Erkrankungen zugeteilt. Klinisches Leitsymptom dieser Erkrankung, welche in der Regel jenseits des 40. Altersjahres auftritt sind Knochenschmerzen meist im Bereich des Stammskeletts. Die Erkrankung ist an anderer Stelle (s. Kapitel 14) ausführlich besprochen.

Ewing-Sarkom. Dieser maligne Tumor hat sein Altersmaximum in der Adoleszenz. Das Ewing-Sarkom ist hin-

Abb. 11.5 Multiple Chondrome des Handskeletts bei familiärer Enchondromatose (Morbus Ollier).

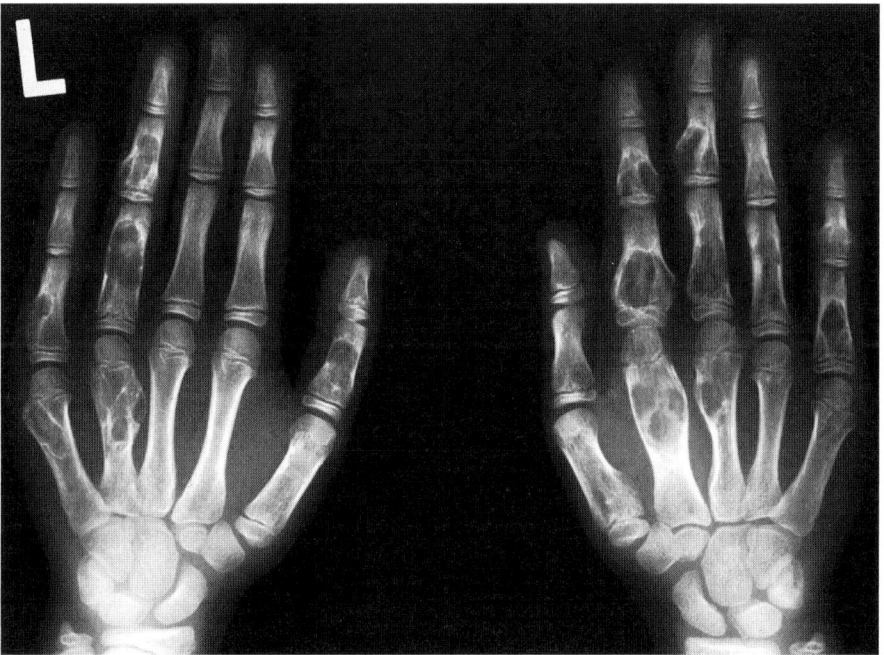

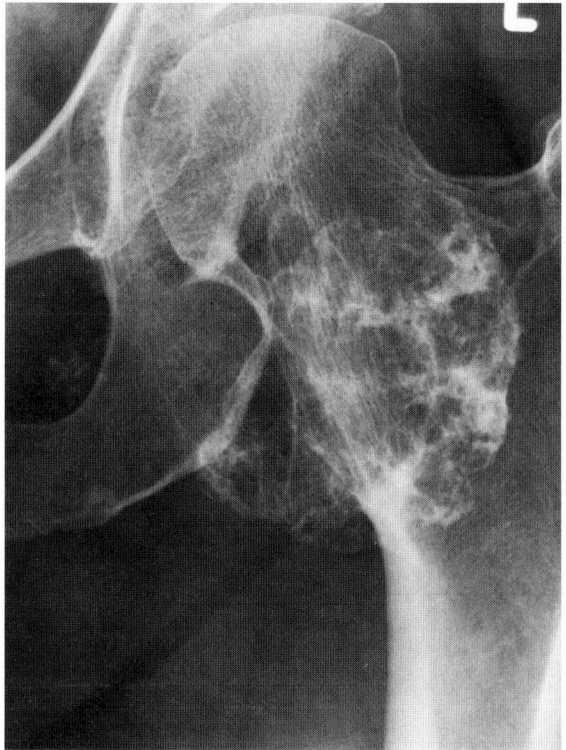

Abb. 11.6 Osteochondrom des linken Femurs.

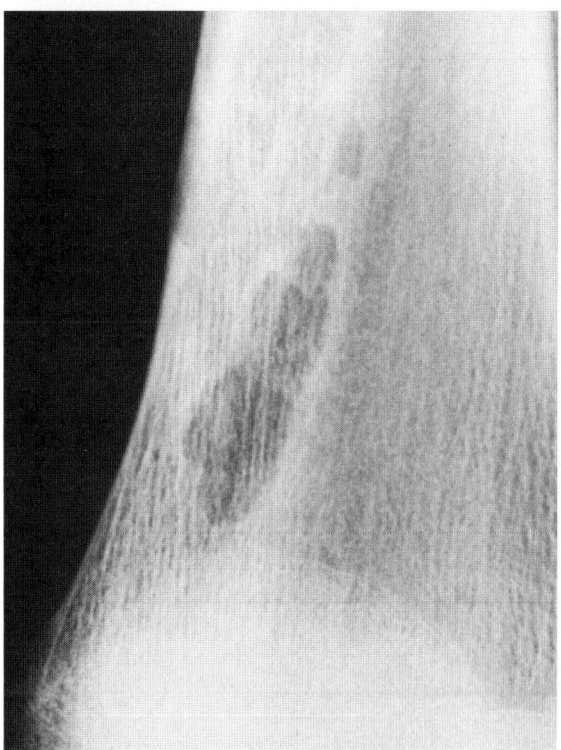

Abb. 11.7 Nichtossifizierendes Fibrom.

ter dem Osteosarkom und dem Chondrosarkom der dritthäufigste maligne Knochentumor. Bevorzugte Lokalisation sind die Diaphysen von Femur, Tibia, Humerus sowie die Beckenknochen. *Klinisch* imponieren Schmerzen, Schwellungen und Druckschmerzhaftigkeit der solitären oder multiplen betroffenen Bezirke. *Radiologisch* finden sich unregelmäßig begrenzte Osteolysen und zwiebelschalenartige, periostale Knochenneubildung. Metastasierung erfolgt in das Skelett und in die Lungen. Therapeutisch werden Operation, Bestrahlung und Chemotherapie eingesetzt.

Retikulumzellsarkom. Die Mehrzahl der Autoren ordnet diesen Tumor unter die malignen Lymphome ein. Das Retikulumzellsarkom tritt vorwiegend bei jungen Patienten auf.

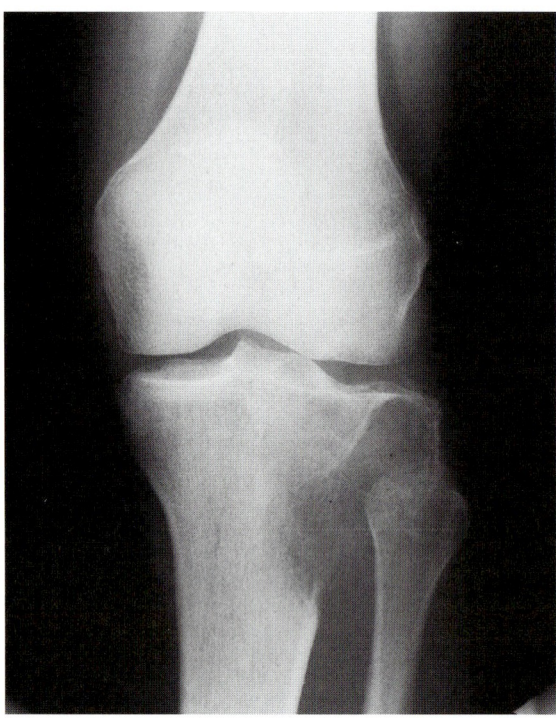
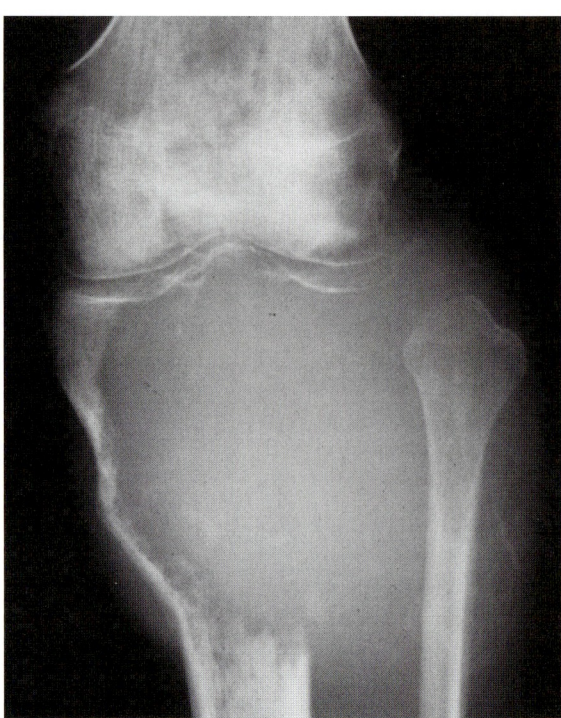

Abb. 11.**8a** u. **b**   Riesenzelltumor der linken Tibia mit rasch progredientem Wachstum. Zeitspanne zwischen beiden Aufnahmen 6 Monate.

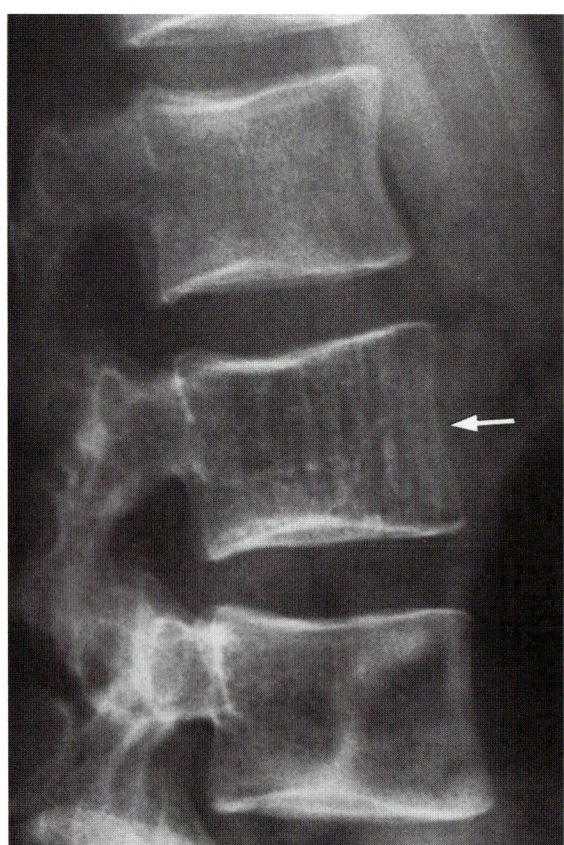

Abb. 11.**9**   Rückenschmerzen. Hämangiom des Wirbelkörpers mit typisch strähniger Struktur (Pfeil).

Lymphosarkom. Das Lymphosarkom (Non-Hodgkin-Lymphom) fällt durch multiple Destruktionen ohne Umgebungsreaktion des nicht befallenen Knochens auf.

Riesenzelltumor (Osteoklastom)

Der Riesenzelltumor ist ein Tumor unklarer Herkunft und unklarer Dignität. Er wird zwischen dem 10. und 50. Lebensjahr beobachtet, mit Vorliebe im Kniebereich (Abb. 11.**8a** u. **b**) und am distalen Radius. Schmerzen, leichte Schwellung und Störung der Gelenkfunktion führen zum Röntgenbefund multilokulärer Zystenbildung mit Erosion und Ausweitung der Kortikalis. Therapeutisch empfiehlt sich die Resektion oder, wenn diese nicht möglich ist, eine ausgiebige Kürettage. Etwa die Hälfte der Tumoren sind benigne. In etwa einem Drittel werden Rezidive mit aggressivem Tumorwachstum beobachtet, welche erneuter Behandlung bedürfen. Der Rest schließlich ist maligne.

Vaskuläre Tumoren

Benigne Formen

Hämangiom. Hämangiome sind benigne und finden sich in der Schädelkalotte, der Wirbelsäule, allenfalls in langen Röhrenknochen. Die Mehrzahl ist klinisch stumm. Radiologisch imponiert eine grobsträhnige Spongiosazeichnung (Abb. 11.**9**). Bei Befall der Wirbelsäule können Kompressionssyndrome beobachtet werden. Therapeutisch wird Röntgenbestrahlung empfohlen.

Lymphangiom. Das gutartige Lymphangiom manifestiert sich im 1.–2. Lebensjahrzehnt als solitärer oder multipler osteolytischer Defekt.

Maligne Formen

Hämangioendotheliom. Maligne Hämangioendotheliome sind selten und entwickeln sich nicht aus Hämangiomen.

Hämangioperizytom. Das maligne Hämangioperizytom tritt selten als primärer Knochentumor auf. Meist entsteht es in den umliegenden Weichteilen mit sekundärer Invasion in den Knochen.

Andere Tumoren

Hierzu gehören das *Chordom*, ein potentiell maligner Tumor, welcher an der Schädelbasis und im Os sacrum von Resten der Chorda dorsalis ausgeht, das sehr seltene *Adamantinom* (Ameloblastom) der Mandibula und das *Neurilemmon* (Schwannom, Neurinom). Das *Adamantinom* der langen Röhrenknochen ist ein sehr seltener, maligner Tumor, dessen Herkunft umstritten ist.

Tumorähnliche Veränderungen

Isolierte kortikale Knochenzyste. Sie macht in der Regel keine oder nur geringe Beschwerden. Hauptlokalisationen sind Metaphysen von Femur, Tibia und Humerus. Isolierte kortikale Knochenzysten verschwinden meist nach 2–3 Jahren.

Aneurysmatische Knochenzyste. Sie tritt meist zwischen dem 10. und 25. Lebensjahr auf und wird radiologisch aufgrund mehrkammeriger, seifenblasenartiger Auswüchse der Metaphyse von Femur (Abb. 11.**10**), Tibia und auch der Wirbelbögen und Wirbelfortsätze diagnostiziert. Aufbruch der begrenzenden Knochenschale ist bekannt. Die Prognose ist nach Kürettage oder Resektion gut.

Fibröse Dysplasie

Die Erkrankung fällt klinisch in der Regel wegen Knochendeformitäten oder pathologischer Frakturen auf und kann lokal oder polyostisch auftreten.

Frauen und Männer sind gleichermaßen betroffen. Die *monostische Form* ist die häufigere Variante. Sie kann entweder asymptomatisch verlaufen oder lokali-

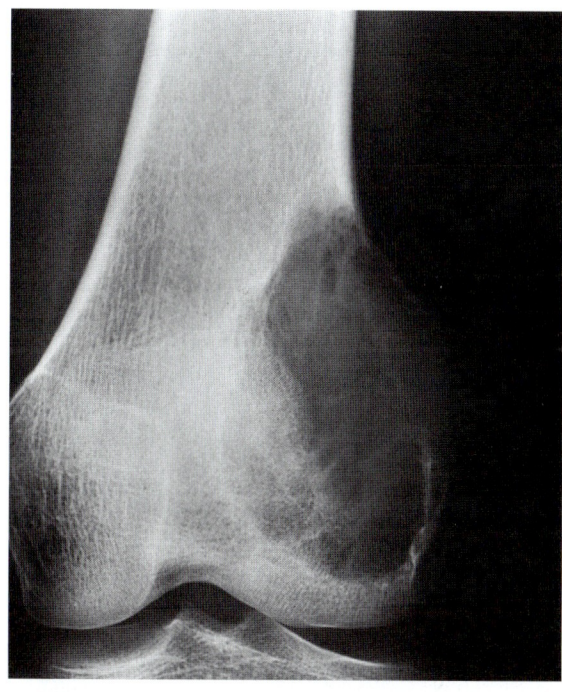

Abb. 11.**10** Aneurysmatische Knochenzyste des Femurs.

sierte Schmerzen verursachen. Betroffen sind vor allem die Rippen und die knöchernen Strukturen des Kopfes und hier besonders die Maxillen. Während die monostische Form meist im frühen Erwachsenenalter diagnostiziert wird, tritt die mit Frakturen und Skelettdeformitäten einhergehende polyostische Form in der Kindheit auf. Letztere Krankheitsvariante zeigt in den meisten Fällen einen einseitigen Befall, wobei am häufigsten die unteren Extremitäten und die Schädelkalotte betroffen sind. Als *Albright-Syndrom* wird die Kombination der Erkrankung mit Café-au-lait-Flecken und Pubertas praecox bezeichnet, wobei überwiegend das weibliche Geschlecht (10 : 1) befallen ist.

Pathologisch-anatomisch handelt es sich um einen Ersatz von Knochen durch fibröses Gewebe. Typische röntgenologische Veränderungen sind zystenähnliche Knochenaufhellungen mit Verdrängungen der Kortikalis und Destruktion der Knochenarchitektur.

Serumcalcium und Serumphosphat sind normal, während die alkalische Phosphatase bei ausgedehntem Befund erhöht sein kann. Die fibröse Dysplasie zeigt eine langsame Progression und kommt in der Regel im Erwachsenenalter zum Stillstand.

Knochennekrosen

Aseptische Knochennekrosen bei Kindern und Jugendlichen. Bei Kindern und Jugendlichen sind *aseptische Knochennekrosen*, welche an verschiedenen Teilen des Skeletts auftreten können, Ursache von Knochenschmerzen.

▶ Der wichtigste und folgenschwerste malazische Prozeß ist die *Perthes-Erkrankung*, welche den Femurkopf betrifft.

▶ Andere sind die *Köhler-Erkrankung* (Köhler I = Os naviculare, Köhler II = Metatarsalköpfchen II).
▶ die an sich harmlose *Osgood-Schlatter-Erkrankung* (Tuberositas tibiae) und
▶ die *Kienböck-Erkrankung* (aseptische Nekrose des Os lunatum).

Die *Scheuermann-Krankheit* gehört eigentlich nicht zu den malazischen Prozessen. Eher handelt es sich um

Schmerzen bei Erkrankungen der Knochen

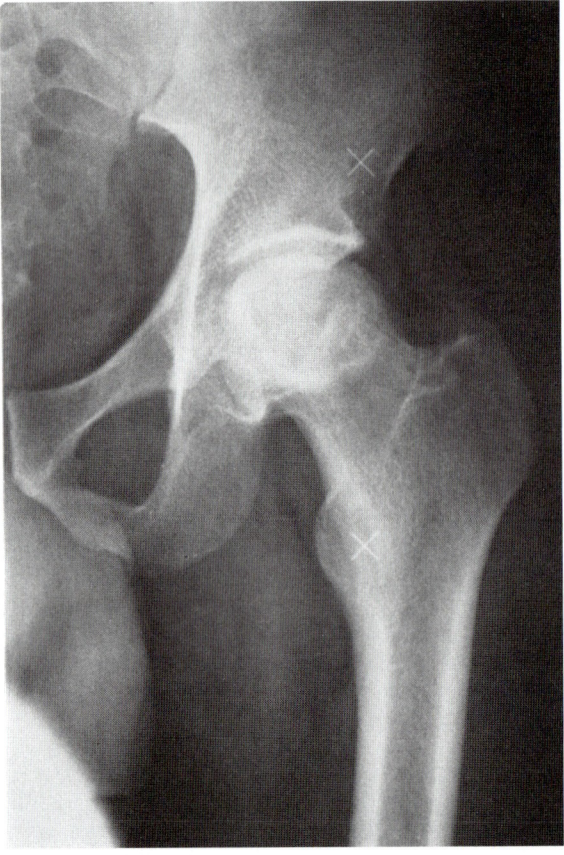

Abb. 11.**11** Femurkopfnekrose bei hochdosierter Corticoidtherapie.

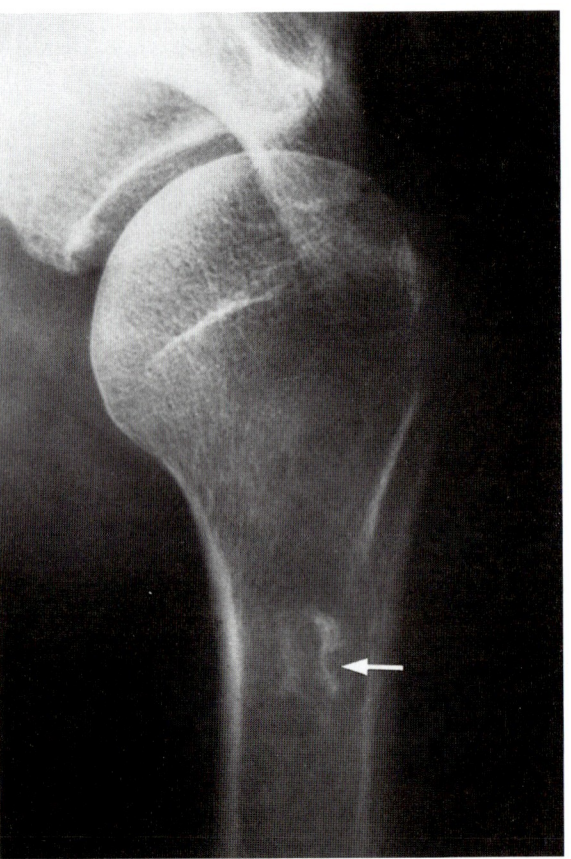

Abb. 11.**12** Knocheninfarkt. Zufallsdiagnose bei symptomlosem Patienten.

eine Ossifikationsstörung in den Epiphysenplatten, den Wachstumszentren der Wirbelkörper.

Aseptische Knochennekrose bei Erwachsenen. Beim Erwachsenen werden *aseptische Knochennekrosen* im Zusammenhang mit hochdosierter Glucocorticoidtherapie beobachtet (Abb. 11.**11**). Dabei handelt es sich in über 90 % der Fälle um *Femurkopfnekrosen*. Das Risiko, eine derartige Komplikation zu entwickeln, scheint mit der Höhe der verabreichten Steroiddosis zu korrelieren. Bekannte Beispiele sind die Glucocorticoidtherapie nach Nierentransplantation und bei Kollagenosen.

Aseptische Knochennekrosen und hier insbesondere *Femurkopfnekrosen* werden ferner bei verschiedenen anderen Zuständen beobachtet, so als relativ häufige Komplikation bei *Sichelzellanämie* sowie bei *Morbus Gaucher* und selten bei äthylisch oder pankreatisch induzierten *Hyperlipidämien*. Bei Caissonarbeitern und weniger häufiger bei Tauchern führen im Verlaufe von Dekompressionsunfällen Luftembolien zu *Knocheninfarkten* bzw. *aseptischen Knochennekrosen*, wobei hier die Becken- und Schulterregion am häufigsten betroffen sein sollen.

Bisweilen werden *Knocheninfarkte* zufällig radiologisch entdeckt (Abb. 11.**12**).

Entzündliche Knochenerkrankungen

Entzündliche Knochenerkrankungen wie Osteomyelitis, Tbc und andere infektiöse Spondylitiden s. Kapitel 4.

Morbus Paget (Ostitis deformans)

Definition und Epidemiologie. Diese Erkrankung ist relativ häufig und tritt bei über 40jährigen in etwa 3 % der Bevölkerung auf. Pathologisch-anatomisch handelt es sich um einen vermehrten Knochenabbau, welcher je nach Stadium der Erkrankung mit einer Knochenneubildung bzw. Ersatz durch fibröse Gewebe einhergeht. Lokale Prozesse (monostische Form) kommen ebenso vor wie Befall verschiedener Skelettanteile.

Lokalisierte und herdförmige Knochenveränderungen

Verlauf. In der *Frühphase* überwiegen resorptive Prozesse, welche z. B. am Schädel anfänglich als Defekte imponieren (Osteoporosis circumscripta cranii) oder bei Befall der langen Röhrenknochen z. B. an Tibia und Humerus zu mäßiger Auftreibung und Verdünnung der Kortikalis führen.

In *späteren Phasen* werden die resorptiven Vorgänge von einer für den Morbus Paget typischen Neubildung von lamellärem, irregulärem und mosaikartigem Knochengewebe begleitet (sklerotische Phase).

Im *fortgeschrittenen Stadium* sind also Verdickungen des betroffenen Knochens, porotisch strähnige Aufhellungen mit sklerosierenden Veränderungen bei Betonung der Rahmenstruktur typisch.

Diese Phasen können an den verschiedenen Skelettbezügen sowohl gleichzeitig als auch mit unterschiedlicher Intensität ablaufen. Sowohl die alkalische Phosphatase als auch die Hydroxyprolinausscheidung im Urin korrelieren mit dem Ausmaß des Knochenbefalls oder/und mit dem Aktivitätsgrad der Erkrankung. Serumcalcium und Serumphosphat sind in der Regel normal, können allerdings auch erniedrigt oder erhöht sein.

Klinik. Die klinische Symptomatik ist äußerst variabel. Viele Patienten sind asymptomatisch und werden zufällig aufgrund von Röntgenaufnahmen des Beckens und der Wirbelsäule oder bei der Abklärung einer erhöht gefundenen alkalischen Phosphatase entdeckt. Einige Patienten klagen über eine Zunahme des Kopfumfanges (s. Kapitel 3). Am häufigsten jedoch werden Rückenschmerzen oder eine schmerzhafte Schwellung und Verkrümmung der gewichttragenden Skeletteile bemerkt. Bei Befall des Unterschenkels ist die Fibula regelmäßig ausgespart (Abb. 11.**13**). Ein Befall der Wirbelkörper kann zu Kompressionsfrakturen und durch übermäßiges Knochenwachstum zu Kompression des Spinalmarkes und der Spinalnerven mit den dazugehörigen neurologischen Ausfällen führen. Mitbeteiligung der Beckenregion verursacht besonders dann Schmerzen, wenn die Gelenkpfanne und der Femurkopf gleichzeitig betroffen sind.

Der röntgenologische Befund reflektiert den jeweiligen Stand der Erkrankung und die zugrundeliegende pathologisch-anatomische Veränderung.

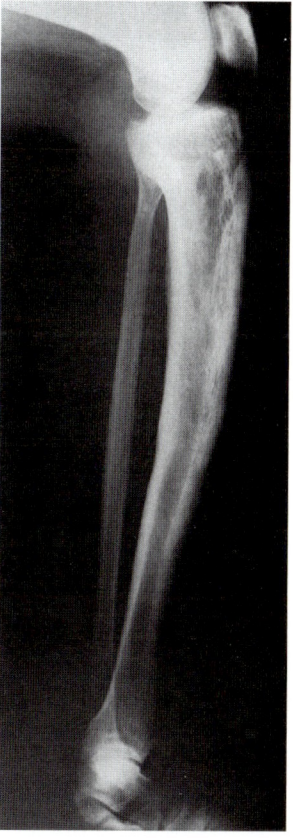

Abb. 11.**13** Säbelscheidenförmige Deformierung der Tibia bei Morbus Paget. Typische grobsträhnige Struktur besonders im proximalen Tibiaanteil. Fibula nicht befallen.

Komplikationen. Eine Komplikation sind pathologische Frakturen, welche in der Regel in der lytischen Phase der Erkrankungen auftreten. Die wohl gefürchtetste Komplikation ist die Entwicklung eines *Sarkoms*.

Rasch zunehmende Schwellung und Schmerzen sind hierfür typisch. Mitunter wird bei diesen Patienten ein starker Anstieg der alkalischen Phosphatase beobachtet.

Die Gefahr der malignen Entartung ist gering (ca. 1 %), sie ist allerdings höher bei Patienten mit polyostischem Befall.

Hypertrophe Osteoarthropathie

Es handelt sich um das Pierre-Marie-Strümpell-Bechterew-Syndrom), das infolge periostaler Knochenneubildung mit Trommelschlegelfingern sowie Schwellung und Schmerzen im Bereich der Extremitätenknochen einhergeht.

Am häufigsten wird das Syndrom bei malignen Lungentumoren beobachtet, in der Regel bei *Bronchialkarzinomen* oder *Mesotheliomen*. Mitunter tritt es in Verbindung mit *Bronchiektasen* und *zyanotischen Herzvitien* auf. Bei chronischen Krankheiten des Gastrointestinaltraktes wie Colitis ulcerosa, Morbus Crohn und primär biliärer Zirrhose werden Trommelschlegelfinger zuweilen, eine echte hypertrophe Osteoarthropathie jedoch nur selten beobachtet. Bei einem beträchtlichen Anteil der Fälle schließlich läßt sich keine der bekannten prädisponierenden Erkrankungen eruieren.

Eine hereditäre Form der Krankheit mit Hautverdickung von Gesicht und Händen ist als *Pachydermoperiostose* bekannt.

11.2 Schmerzen bei Erkrankung der Wirbelsäule

Siehe Kapitel 10.

11.3 Generalisierte Knochenveränderungen

Definitionen

Das menschliche Skelett besteht je zur Hälfte aus organischer Grundsubstanz und aus anorganischen Mineralien. Dieses Verhältnis wie auch die Skelettmasse werden durch den Knochenabbau, welcher sich aus Matrixproduktion und Matrixmineralisation zusammensetzt, und die Knochenresorption determiniert. Störungen dieser Einzelschritte treten bei einer Gruppe von heterogenen Erkrankungen auf.
- Die wohl häufigste generalisierte Knochenerkrankung ist die *Osteoporose*, welche bei normaler Knochenzusammensetzung aufgrund einer gesteigerten Knochenresorption mit einer Verminderung der Knochenmasse einhergeht.
- Im Gegensatz dazu besteht bei der *Osteomalazie* eine Störung der Matrixmineralisation, woraus eine pathologische Vermehrung von unverkalkter Knochenmatrix (Osteoid) resultiert.
- Der Osteomalazie des Erwachsenen liegen dieselben pathophysiologischen Mechanismen zugrunde wie der *Rachitis* beim Kind.
- Die Kombination von Osteoporose und Osteomalazie wird als *Osteoporomalazie* bezeichnet.
- die *Osteodystrophie*, welche vor allem bei Patienten mit Hyperparathyreoidismus auftritt, ist bei meist gesteigerter Knochenresorption durch einen gleichzeitigen Anbau von fibrösem Gewebe („Faserknochen") charakterisiert.
- Unter *Hyperostose* versteht man eine Zunahme des Knochenvolumens.

Osteoporose

Man unterscheidet grundsätzlich zwischen primärer und sekundärer Osteoporose. Bei den primären Formen ist die Ätiologie noch weitgehend unbekannt.

Primäre Osteoporose

Pathogenese. Eine Verminderung der Knochenmasse tritt als natürlicher Altersprozeß (Altersosteoporose) bei über 60jährigen Männern und Frauen in der Postmenopause (Involutionsosteoporose) auf. Dies erklärt, weshalb zwischen dem normalen „physiologischen" Knochenschwund und einer klinisch bedeutsamen Osteoporose keine scharfe Trennungslinie besteht. Darüber hinaus sind Unterschiede radiologisch erst bei einem Mineralverlust von etwa 30–40 % erkennbar. Die Ausführungen machen verständlich, daß für die Diagnose einer behandlungsbedürftigen Osteoporose der Nachweis von Wirbelkörperdeformitäten (Keil- oder Fischwirbel, Kompressionsfrakturen) gefordert wird. Weiterhin prädisponiert eine Osteoporose zu Frakturen, welche neben der Wirbelsäule Becken, Femur, Radius und Ulna betreffen.

Klinik. Patienten mit Osteoporose geben oft als erstes Symptom tief lumbale Rückenschmerzen an. Im Gegensatz dazu klagen Patienten mit Osteomalazie in der Regel über generalisierte Knochenschmerzen, ein wichtiges klinisches Unterscheidungsmerkmal.

Diagnostik. Im Röntgenbild imponiert die Kortikalis als scharf akzentuierte Linie. Dieses Phänomen ist besonders deutlich auf Wirbelsäulenaufnahmen zu sehen und kommt durch einen im Vergleich zur Kortikalis größeren Knochenschwund der trabekulären Wirbelkörperanteile zustande (Abb. 11.**14**).

Diese Veränderungen fehlen jedoch oft oder sind erst bei fortgeschrittener Osteoporose nachweisbar.

! Geringgradige Veränderungen lassen sich heute durch die Densitometrie erfassen.

Hier stehen die Doppel-Energie-Röntgen-Absorptiometrie (DEXA) mit Meßorten an LWS, Femur und Radius und die periphere quantitative Computertomographie (pQCT) zur Verfügung (Meßorte: Radius und Tibia).

! Laborchemisch liegen bei der primären Osteoporose im Gegensatz zur Osteomalazie die Werte für alkalische Phosphatase, Serumphosphat, Serum- und Urincalcium im Normbereich (Tab. 11.2).

Ähnliche Krankheitsbilder. Zu den primären Formen werden außerdem die prognostisch ungünstige Osteoporose junger Erwachsener (*idiopathische Osteoporose*) und die *juvenile Osteoporose* gerechnet, welche während der Pubertät mit anschließender spontaner Remission auftritt.

Sekundäre Osteoporose

Bei einer Anzahl von Erkrankungen kann sich sekundär eine Osteoporose entwickeln, welche aufgrund radiologischer Kriterien nicht von einer primären Form zu unterscheiden ist.

Osteoporose bei Endokrinopathien

Hierher gehören die Osteoporose bei *Cushing-Syndrom* (s. Abb. 11.**14**) bzw. chronischer (hochdosierter) *Glucocorticoidtherapie, Hypogonadismus, Hypopituitarismus, Akromegalie* und selten bei Patienten mit schlecht eingestelltem, insulinpflichtigem *Diabetes mellitus*. Die Osteoporose bei ausgeprägter *Hyperthyreose* ist inkonstant und wird mit einem thyroxininduzierten stark gesteigerten Knochenumbau erklärt.

Inaktivitätsosteoporose

Sie tritt bei Aktivitätsmangel und Immobilisation auf. Die bekanntesten Beispiele sind die Osteoporose bei *paraplegischen Patienten* und bei fortgeschrittener *chronischer Polyarthritis*.

Osteoporose bei Erbkrankheiten des Stützgewebes

Osteogenesis imperfecta. Es handelt sich um ein autosomal dominantes Erbleiden des Stützgewebes (s. auch Abb. 3.**34**). Klinisch unterscheidet man zwei Varianten:

➤ die *Osteogenesis imperfecta congenita*, welche durch intrauterine Frakturen und bei Geburt schon nachweisbare Knochendeformitäten charakterisiert ist, und
➤ die *Osteogenesis imperfecta tarda*, bei welcher die Frakturen zu einem späteren Zeitpunkt auftreten.

Bei der Tardaform nehmen die Frakturen typischerweise nach der Pubertät an Häufigkeit ab. Leitsymptome der Erkrankung sind neben der schon erwähnten abnormen Knochenbrüchigkeit blaue Skleren (mehr als 50 % der Fälle) und Schwerhörigkeit bzw. Taubheit (ca. 50 % der Fälle) infolge Otosklerose. Weitere Symptome sind lose Gelenke (Gelenkkapseln, Ligamente, Bänder). Zahndeformitäten aufgrund von Dentinbildungsstörung (Dentinogenesis imperfecta) und Zwergwuchs.

Differentialdiagnostische Schwierigkeiten bestehen allenfalls gegenüber der juvenilen Osteoporose, welche allerdings im Gegensatz zur Osteogenesis imperfecta keine Augenveränderungen, keine familiären Häufun-

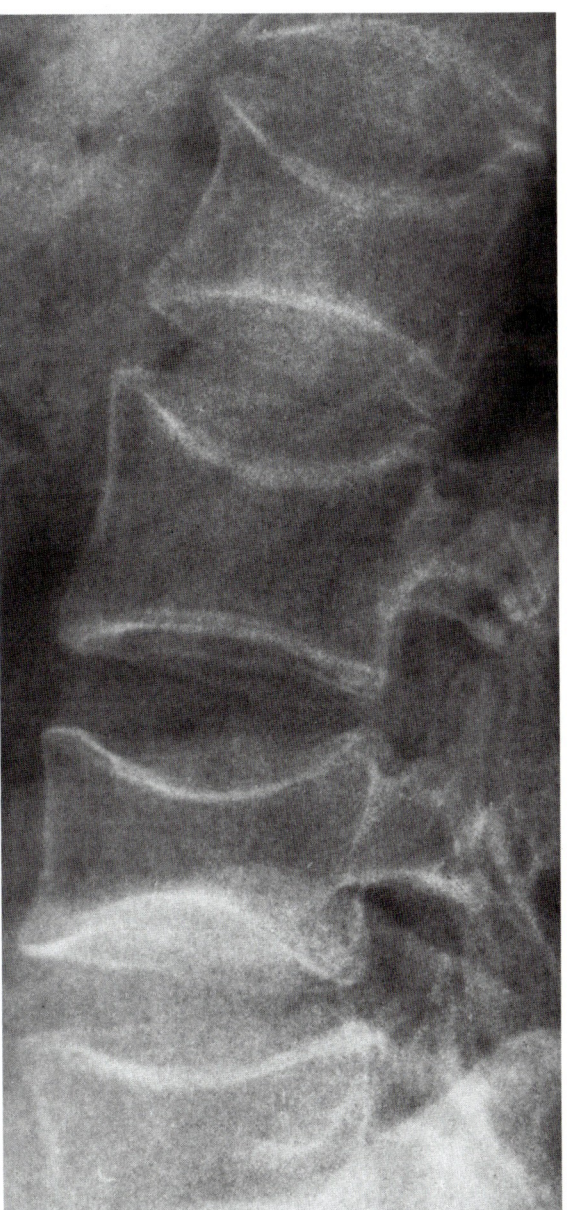

Abb. 11.**14** Hochgradige Osteoporose der Lendenwirbelsäule bei Morbus Cushing. Man beachte die Deformation der Wirbelkörper (Fischwirbelbildung) sowie die „dichten" Deckplatten, die wie mit einem Bleistift nachgezeichnet sind.

Tabelle 11.**2** Differentialdiagnose der wichtigsten generalisierten Skeletterkrankungen anhand einfacher Laboratoriumsuntersuchungen

	Serumcalcium	Serumphosphat	Alkalische Phosphatase	Kalziurie
Osteoporose	N	N	N	N oder ↑
Osteomalazie (Rachitis)	N oder ↓	↓↓	↑	↓
Osteodystrophie (Hyperparathyreoidismus)	↑	↓	↑	↑

N = normal, ↑ = erhöht, ↓ = erniedrigt, ↓↓ = deutlich erniedrigt

gen und ein anderes Verteilungsmuster (juvenile Osteoporose: Wirbelsäule) aufweist.

Homozystinurie. Der zentrale Defekt dieser Erkrankung mit autosomal rezessivem Erbgang liegt in einem Fehlen der Cystathioninsynthetase mit konsekutiver Erhöhung von Homocystein, Homocystin und Methionin im Blut. Als Ursache der Osteoporose wird eine Störung der Kollagenbildung durch Interferenz des Homocysteins mit der Kollagenvernetzung angesehen. Es bestehen starke Ähnlichkeiten zum Marfan-Syndrom (Trichterbrust, Kyphoskoliose, Linsenektopie, erhöhte Gelenkmobilität, Arterienaneurysmen), von welchen sich die Homozystinurie jedoch durch die immer nachweisbare Oligophrenie unterscheidet.

Ehlers-Danlos-Syndrom. Eine Osteoporose wird bei dieser Erkrankung weniger häufig als bei der Homozystinurie beobachtet. Andere Syndrome s. Kapitel 3.

Marfan-Syndrom. s. Kapitel 3.

Osteoporose bei chronischer Heparintherapie

Bei Patienten mit langdauernder chronisch hochdosierter Heparintherapie kann sich eine Osteoporose entwickeln, welche sich nach Absetzen zurückbildet. Es wird vermutet, daß das Heparin direkt die Knochenresorption anregt. Ein vergleichbarer Mechanismus wird für die Pathogenese der Osteoporose bei *Mastozytose* diskutiert (Heparinproduktion durch Mastzellen).

Osteoporose bei Malignomen

Bei Skelettkarzinose, multiplem Myelom und Leukämie kann sich über eine lokale Wirkung der Tumorzellen eine Osteoporose entwickeln.

Andere sekundäre Osteoporosen

Andere sekundäre Osteoporosen finden sich auch bei Mangelernährung, Malabsorptionssyndrom, Leberzirrhose, Lactosemangel, Alkoholismus und Vitamin-C-Mangel.

Osteomalazie

Pathogenese. Bei der Osteomalazie ist die normalerweise mit jedem physiologischen Knochenabbau gleichzeitig einhergehende Mineralisation von neu gebildeter Knochematrix gestört. Dieser Prozeß führt zu einem Überwiegen von Osteoid gegenüber mineralisiertem Knochen und somit zur Knochenerweichung.

Klinik. Im Gegensatz zur Osteoporose klagen die Patienten meist über diffuse, schlecht definierbare Schmerzen, welche sich durch Anspannen der Muskeln, Tragen von Gewichten oder Druck verstärken. Der für die Erkrankung typische Watschelgang kommt durch eine proximal betonte Muskelschwäche der unteren Extremitäten zustande.

Diagnostik. Veränderungen der wichtigsten laborchemischen Parameter wie Serumphosphat und Serumcalcium werden durch die zugrundeliegende Ursache determiniert. Bei den häufigsten Formen, den Vitamin-D-Mangelzuständen, besteht das typische laborchemische Muster in einer Erhöhung der alkalischen Phosphatase und einer Erniedrigung des Serumphosphats. Das Serumcalcium ist häufig normal oder allenfalls leicht erniedrigt. Die Urincalciumausscheidung ist tief (Tab. 11.**2**). Bei ausgesprochenem Vitamin-D-Mangel werden deutliche Hypokalzämien beobachtet.

Von diesem typischen laborchemischen Muster der Osteomalazie gibt es allerdings einige bedeutsame Abweichungen. Vor allem Patienten mit gleichzeitig bestehender Osteoporose (Osteoporomalazie) sind häufig durch Normalwerte für Serumcalcium und -phosphat sowie alkalische Phosphate charakterisiert. Weiterhin zeigen Patienten mit chronischer Niereninsuffizienz in der Regel eine Hyperphosphatämie bei normalen oder erniedrigten Serumcalciumwerten, während die alkalische Phosphatase in diesen Fällen im Normbereich liegen kann.

In der Regel weisen Patienten mit renalen Tubulopathien normale Serumcalciumwerte und eine ausgesprochene Hypophosphatämie auf, welche mit einer normalen bzw. nur grenzwertig erhöhten alkalischen Serumphosphatase vergesellschaftet sein können. Tiefe Werte der alkalischen Phosphatase und normale oder erhöhte Serumphosphatwerte werden schließlich bei der Hypophosphatasie beobachtet.

Die radiologischen Veränderungen der Osteomalazie werden durch das Stadium der Erkrankung determiniert. In der Regel sieht man eine Abnahme der Knochendichte, womit die Osteomalazie aufgrund dieses Befundes nicht von einer Osteoporose abgegrenzt werden kann. Pathognomonisch sind einzig Pseudofrakturen (Looser-Umbauzonen oder Milkman-Frakturen), die allerdings nur in einem geringen Prozentsatz der Patienten (5–10%) auftreten. Derartige Pseudofrakturen treten vor allem dort auf, wo Arterien in den Knochen eintreten.

Charakteristische Lokalisationen sind der laterale Skapularand, das Becken (hier vor allem die Schambeinäste), die Metatarsalien (Abb. 11.**15a**) und die langen Röhrenknochen (Abb. 11.**15b**).

Osteomalazie bei Störungen des Vitamin-D-Stoffwechsels

Vitamin-D-Mangel. Er ist heute im Bereich der zivilisierten Länder zwar selten, jedoch kommen unter bestimmten Umweltbedingungen Vitamin-D-Mangel-induzierte Osteomalazien vor. Risikopopulationen sind dabei alte Leute (verminderte Sonnenexposition, verminderte

Generalisierte Knochenveränderungen 319

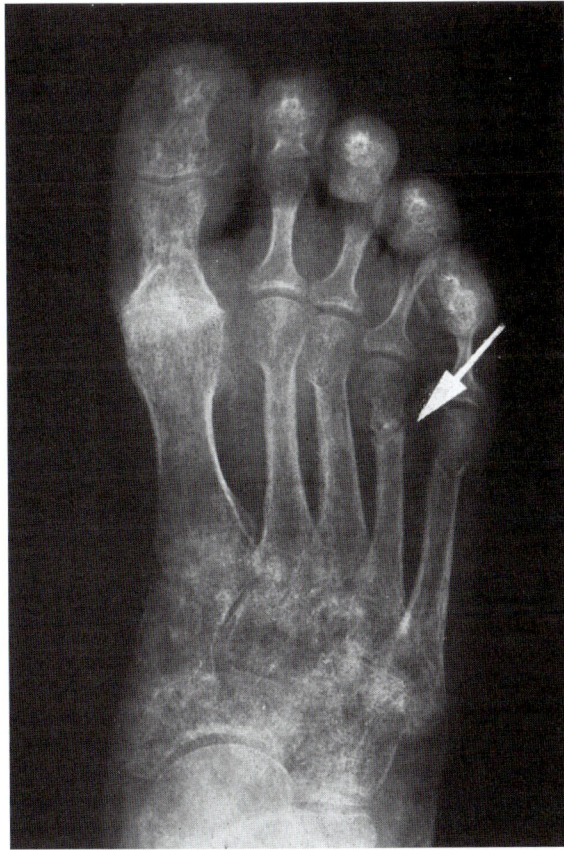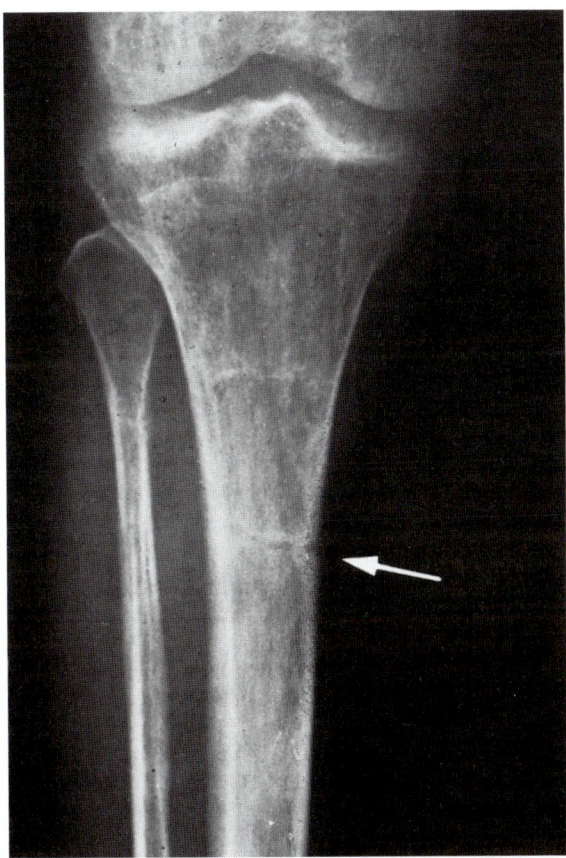

Abb. 11.15a u. b Pseudofrakturen (Looser-Umbauzonen) bei Osteomalazie. **a** Mittelfußknochen, **b** Tibia.

Aufnahme von Vitamin D in der Nahrung) und Personen, die in Smog-Gegenden wohnen.

Störungen der enteralen Vitamin-D-Resorption. Alle gastrointestinalen Erkrankungen, welche über eine Beeinträchtigung des normalen enterohepatischen Kreislaufs von Vitamin D und seiner Metaboliten zu einem enteralen Vitamin-D-Verlust führen, können Ursache einer Osteomalazie sein. Hierher gehören hepatische und pankreatische Steatorrhöen, Malabsorptionssyndrome (Sprue, Morbus Crohn) und Gallenfisteln, ferner Zustände nach chirurgischen Eingriffen (Billroth II, ausgedehnte Dünndarmresektionen).

Störungen der renalen 1,25-Dihydroxycholecalciferolsynthese. Bekanntlich geschieht die Konversion des 25-Hydroxycholecalciferols in 1,25-Dihydroxycholecalciferol – $1,25(OH)_2D_3$ – in der Niere (s. Kapitel 27). Bei Patienten mit chronischer Niereninsuffizienz wird demzufolge aufgrund einer Reduktion von intaktem Nierengewebe eine verminderte $1,25(OH)_2D_3$-Synthese als Ursache der Osteomalazie angenommen.

Vitamin-D-resistente Krankheitsformen. Unter Vitamin-D-resistenter Rachitis bzw. Osteomalazie werden zwei verschiedene, rezessiv vererbbare Defekte der Vitamin-D-Synthese subsummiert. Bei der ersten Erkrankung (Typ I) fehlt die 1-Hydroxylase. Dieses Variante ist demzufolge durch sehr niedrige zirkulierende Plasmakonzentrationen von Vitamin $1,25(OH)_2D_3$ charakterisiert. Beim zweiten Defekt (Typ II), der sich durch hohe Serumkonzentrationen von $1,25-(OH)_2D_3$ auszeichnet, fehlen die Gewebsrezeptoren für $1,25-(OH)_2D_3$.

Osteomalazie bei Phosphatmangel

Chronischer Phosphatmangel führt zu einer Osteomalazie. Grundsätzlich kann ein Phosphatmangel durch verminderte enterale Resorption oder durch erhöhten renalen Verlust zustande kommen. Beispiele für eine verminderte enterale Resorption sind verminderte Aufnahme von Phosphor durch die Nahrung und Einnahme von phosphatbindenden Medikamenten (Aluminiumhydroxid bei Ulkustherapie).

Renaler Phosphatverlust tritt bei der *primären Hypophosphatämie* auf, einem geschlechtsgebundenen Leiden, bei welchem ein Defekt des tubulären Phosphattransportes vorliegt.

Osteomalazie bei Azidose

Die renal-tubuläre Azidose geht oft mit einer Osteomalazie einher. Der Calciummangel wird durch eine herabgesetzte enterale Calciumaufnahme und eine gesteigerte Urincalciumexkretion verursacht.

Ein ähnlicher Mechanismus wird bei Patienten mit Fanconi-Syndrom diskutiert.

Die Ureterosigmoidostomie ist mit einer hyperchlorämischen Azidose und Osteomalazie vergesellschaftet.

Medikamentös induzierte Osteomalazie

Antikonvulsive Medikamente (wie z. B. Diphenylhydantoin, Phenobarbital) verursachen eine Osteomalazie aufgrund verschiedener komplexer Mechanismen wie vermehrter hepatischer Abbau von Vitamin D und seinen Metaboliten, Beeinflussung der enteralen Calciumresorption und direkter Beeinflussung der Knochenmineralisation.

Andere Ursachen der Osteomalazie

Dazu gehören die *Osteomalazie bei Hypophosphatasie*, ein autosomal rezessives Erbleiden und die seltene *Fibrogenesis imperfecta ossium*, welche durch rezidivierende Knochenfrakturen bei Männern im mittleren Alter auffällt.

Osteodystrophie

Primärer Hyperparathyreoidismus (Osteodystrophia fibrosa generalisata)

Pathogenese. Die Erkrankung wird durch vermehrte Parathormonproduktion verursacht. In etwa 80 % der Fälle findet sich ein solitäres *Adenom* der Parathyreoidea und in 15–20 % eine *Hyperplasie* aller vier Epithelkörperchen. Ein *Karzinom* wird nur in 1–2 % der Fälle angetroffen. Multiple Adenome sind sehr selten. Ein primärer Hyperparathyreoidismus ist mitunter mit multiplen Adenomen anderer hormonsezernierender Drüsen (Pankreas, Hypophyse, Nebennieren, Schilddrüse) vergesellschaftet: multiple endokrine Adenomatose (MEA) Typ I und II. Auffallend ist in solchen Fällen eine familiäre Häufung.

Klinik. Begleiterkrankungen sind ein peptisches Ulkus (vorwiegend im Duodenum) bzw. eine Ulkusanamnese, akut rezidivierende Pankreatitis und eine Hypertonie. In den Nieren kommt es aufgrund der stark gesteigerten Calcium- und Phosphatausscheidung entweder zur Ausbildung von Nierensteinen oder, weniger häufig, zu einer Nephrokalzinose.

Diagnostik. Für die Diagnose des primären Hyperparathyreoidismus ist der Nachweis einer Hyperkalzämie bei gleichzeitig normalem oder erhöhtem immunreaktiven Parathormon im Serum beweisend (s. Kapitel 30). Die radiologischen Veränderungen umfassen diffuse Demineralisation, subperiostale Resorption (vor allem an der Radialseite der Mittelphalangen, Abb. 11.**16**) und Verlust der Lamina dura der Zähne. Das Schädeldach zeigt mottenfraßartige Auflockerungen (Abb. 11.**17**). In fortgeschrittenem Stadium treten multiple Kortikaliszysten der Röhrenknochen auf.

Sekundärer Hyperparathyreoidismus

Pathogenese. Der sekundäre Hyperparathyreoidismus geht ausnahmsweise mit einer Hyperplasie aller Epithelkörperchen einher. Nur in seltenen Fällen entsteht im hyperplastischen Gewebe ein autonomes Adenom („tertiärer Hyperparathyreoidismus"). Ein sekundärer Hyperparathyreoidismus entsteht durch Stimulation der Parathyreoidea aufgrund eines Abfalls des ionisierten Calciums im Blut. Eine Reihe von Zuständen kann einen derartigen Abfall des Calciums hervorrufen (s. Kapitel 30), allerdings ist in der Regel darunter nur der sekundäre Hyperparathyreoidismus bei *chronischer Niereninsuffizienz* und bei *Malabsorptionssyndromen* von praktischer Bedeutung.

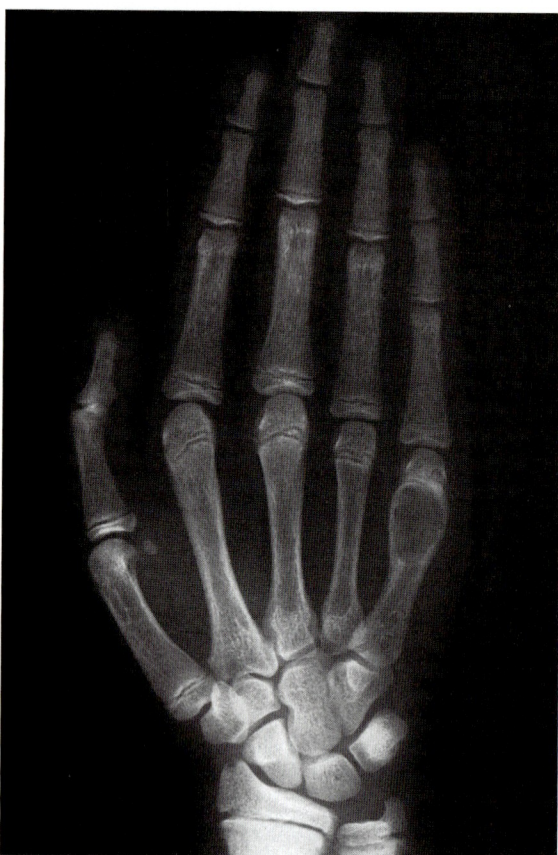

Abb. 11.**16** Typische Röntgenbefunde an der Hand bei Hyperparathyreoidismus: subperiostale Resorption an den Mittelphalangen mit Eindellung und Spikulabesatz auf der Radialseite. Aufblätterung der Kortikalis und brauner Tumor (Metakarpale V).

Diagnostik. Die radiologischen Befunde gleichen denen des primären Hyperparathyreoidismus. Bei Niereninsuffizienz ist die Hypokalzämie von Hyperphosphatämie begleitet, während sie bei der Malabsorption mit Hypophosphatämie vergesellschaftet ist.

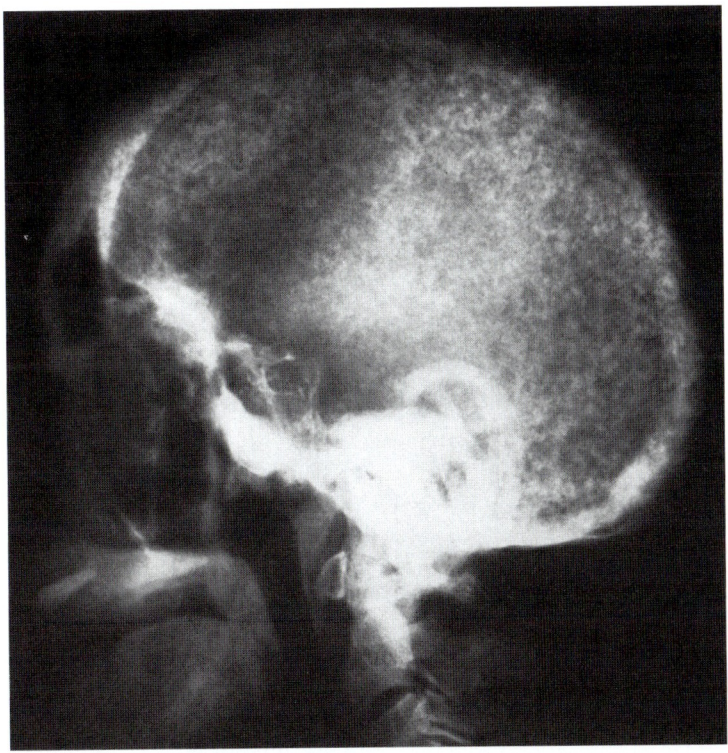

Abb. 11.17 Schädelbild (Hyperparathyreoidismus) bei hochgradiger granulärer Resorption mit verschwindender Tabula externa und interna.

Renale Osteodystrophie. Die mit chronischer Niereninsuffizienz und Hyperparathyreoidismus einhergehende Knochenveränderung bezeichnet man als *renale Osteodystrophie*. Die ätiologischen Faktoren sind komplex und umfassen neben dem Hyperparathyreoidismus eine Störung des Vitamin-D-Metabolismus, Azidose und möglicherweise auch direkte toxische Schädigungen der Knochenzellen.

Krankheiten mit Hyperostose

Eine Reihe von Erkrankungen kann zu einer Zunahme des Knochenvolumens und damit definitionsgemäß zu einer Hyperostose führen.

Einige dieser Erkrankungen wurden schon im Verlaufe dieses Kapitels besprochen (primärer Hyperparathyreoidismus, osteosklerotische Phase des Morbus Paget, renale Osteodystrophie).

Toxische Hyperostose. Diese kann durch Fluor, Phosphor, Beryllium, Arsen, Blei, Bismuth- und Strontiumintoxikation hervorgerufen werden.

Osteopetrose, Marmorknochenkrankheit, Morbus Albers-Schönberg. Eine schwere autosomal rezessive und eine leichtere autosomal dominante Verlaufsform sind bekannt. Die maligne Form beginnt schon intrauterin und zeigt bei rascher Progression eine ausgesprochene Anämie, Splenomegalie, Hirnnervenausfälle und Hydrozephalus. Die gutartige Verlaufsform, bei welcher Anämie und neurologische Ausfälle geringer ausgebildet sind, ist klinisch vor allem durch rezidivierende Frakturen gekennzeichnet.

Andere Ursachen. Andere Ursachen für hyperostotische Knochenprozesse sind die Osteomyelosklerose (s. Kapitel 14) und die Hyperphosphatasie, welche ähnlich wie der M. Paget mit einer Erhöhung der alkalischen Phosphatase und der Hydroxyprolinausscheidung einhergeht.

Als Hyperostosis frontalis interna wird eine harmlose Abnormalität der Stirnregion bezeichnet, welche ausschließlich bei Frauen auftritt.

11.4 Speicherkrankheiten mit Skelettmanifestation

Unter dem Begriff *Histozytosis X* wird eine Gruppe von Erkrankungen subsummiert wie das *eosinophile Granulom*, die *Hand-Schüller-Christian-Erkrankung* und das *Abt-Letterer-Siwe-Syndrom*. Diese Erkrankungen, deren Ursache nicht bekannt ist, sind alle durch eine histozytäre Proliferation wechselnden Ausmaßes charakterisiert.

Eosinophiles Granulom

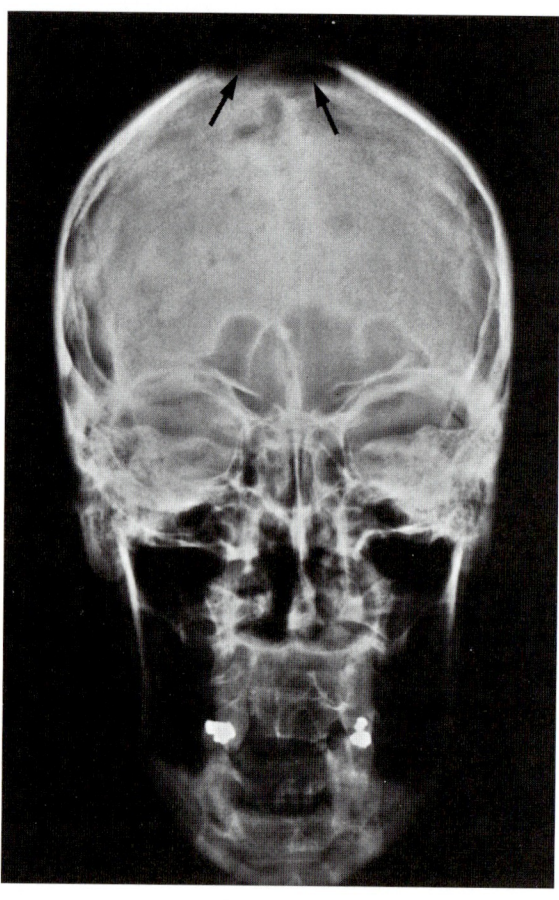

◀ Abb. 11.18 Eosinophiles Granulom. Großer osteolytischer Herd am Dach der Schädelkalotte (Pfeil).

Es tritt vorwiegend bei Kindern und Jugendlichen auf. In der Regel handelt es sich um eine solitäre osteolytische Läsion, welche gelegentlich Schmerzen und Schwellungen über dem befallenen Knochen hervorruft und zu pathologischen Frakturen führen kann. Hauptlokalisationsarten sind Becken, Schädel (Abb. 11.18), Rippen und Wirbelknochen. Die Erkrankung spricht gut auf Kürettage oder Bestrahlung an.

Hand-Schüller-Christian-Krankheit

Hierbei handelt es sich um eine disseminierte Erkrankung mit Befall zahlreicher Skelettanteile. Charakteristisch sind multiple osteolytische („ausgestanzte") Knochendefekte, besonders der Schädelkalotte. Die Erkrankung tritt bei Kindern und Jugendlichen auf. Sie verursacht häufig einen Diabetes insipidus, weniger oft einen ein- oder doppelseitigen Exophthalmus. Zuweilen werden Vergrößerung von Lymphknoten und eine Hepato- und/oder Splenomegalie beobachtet. Als Therapie werden Bestrahlung oder Zytostatika eingesetzt.

Abt-Letterer-Siwe-Syndrom

Das Abt-Letterer-Siwe-Syndrom ist gekennzeichnet durch einen akuteren Verlauf mit histozytärer Proliferation von Haut, Leber, Milz und Lymphknoten. Weniger häufig sind Knochen und Lungen befallen. An klinischen Leitsymptomen bestehen neben einer ausgesprochenen Hepato- und Splenomegalie makulopapulöse Hautveränderungen und eine Tendenz zu rezidivierenden Infekten. Aufgrund einer Knochenmarkbesiedlung mit Histiozyten bildet sich eine Panzytopenie aus.

Die Erkrankung tritt gewöhnlich bei Kleinkindern (unter 3 Jahren) auf. Als Therapie werden Steroide und Antimetabolite eingesetzt.

Morbus Gaucher

Die Erkrankung ist gekennzeichnet durch eine pathologische Speicherung von Zerebrosiden im retikuloendothelialen System. Diese Speicherung wird durch einen Enzymmangel verursacht, welcher den normalen Abbau der Zerebroside verhindert.

Das besondere pathologisch-anatomische Kennzeichen des Morbus Gaucher ist die Gaucher-Zelle, eine große rundliche Retikulumzelle mit einem kleinen exzentrischen Kern und einem schaumigen Zytoplasma. Die gesteigerte Proliferation und das expansive Wachstum dieser Zellen in Leber, Milz und Lymphknoten ist für eine Vielzahl von Symptomen wie Hepato-, Spleno- und Lymphadenopathie verantwortlich. Im Knochenmark sind die Gaucher-Zellen entweder diffus verteilt, oder sie bilden tumorartige Bezirke, die den Knochen auftreiben und arrodieren und somit zu pathologischen Frakturen führen können. Röntgenbestrahlung der Knochenläsionen lindert den Schmerz, hält jedoch den destruktiven Prozeß nicht auf. Die Knochenschmerzen sprechen ferner zuweilen auf Kortikosteroidtherapie an.

Mastozytose

Bei Mastozytose (s. Kapitel 3), welche in der Regel den kutanen Befund einer *Urticaria pigmentosa* verursacht, können bei systemischem Befall verschiedene Knochenveränderungen beobachtet werden, so lokalisierte lytische und sklerosierende Knochenläsionen sowie generalisierte Osteoporose. In seltenen Fällen kann die Erkrankung ohne Hautmanifestation auftreten.

Literatur

Antman KH. Chemotherapy of advanced sarcomas of bone and soft tissue. Semin Oncol. 1992; 19 (Suppl. 12): 13.
Bruland OS, Phil A. On the current management of osteosarcoma. A critical evaluation and a proposal for a modified treatment strategy. Eur J Cancer. 1997; 11: 1725.
Burgert EO, Nesbit ME, Garnsey LA et al. Multimodal therapy for the management of nonpelvic, localized Ewing's sarcoma of bone: intergroup study IESS-II. J Clin Oncol. 1990; 8: 1514.
Burt M, Fulton M, Wessner-Dunlap M et al. Primary bony and cartilaginous sarcomas of chest wall: results of therapy. Ann Thorac Surg. 1992; 54: 226.
Cangir A, Vietti TJ, Gehan EA, Burgert Jr EO, Thomas P, Tefft M, Nesbit ME, Kissane J, Pritchard D. Ewing's sarcoma metastatic at diagnosis – Results and comparisons of two intergroup Ewing's sarcoma studies. Cancer 1990; 66: 887.
Davis AM, Bell RS, Goodwin PJ. Prognostic factors in osteosarcoma: a critical review. J Clin Oncol. 1994; 12: 423.
Fletcher BD. Response of osteosarcoma and Ewing sarcoma to chemotherapy: imaging evaluation. Am J Roentgenol. 1991; 157: 825.
Franck H. Differentialtherapie der Osteoporose. Z Rheumatol. 1990; 49: 329.
Fuchs N, Winkler K. Osteosarcoma Curr Opin Oncol. 1993; 5: 667.
Healey JH, Buss D. Radiation and pagetic osteogenic sarcomas: Clin Orthop. 1991; 270: 128.
Jaovisida S, Subhadrabandhy T, Siriwongpairat P, Pochanugool L. An integrated approach to the evaluation of osseous tumors. Orthop Clin North Am. 1998; 29: 19.
Korten AG, ter Berg HJ, Spincemaille GH, van der Laan RT, Van de Well AM. Intracranial chondrosarcoma: review of the literature and report of 15 cases. J Neurol Neurosurg Psychiatry 1998; 65: 88.
La Quaglia MP. Osteosarcoma. Specific tumor management and results. Chest Surg Clin North Am. 1998; 8: 77.
Meyer WH, Malawer MM. Osteosarcoma: clinical features and evolving surgical and chemotherapeutic strategies. Pediatr Clin North Am. 1991; 38: 317.
Murphy WA Jr. Imaging bone tumors in the 1990s. Cancer. 1991; 67 (Suppl): 1169.
O'Connell JX, Nanthakumar SS, Nielsen GP, Rosenberg AE. Osteoid osteoma: the uniquely innervated bone tumor. Mod Pathol. 1998; 11: 175.
Patterson K. The pathologic handling of skeletal tumors. Am J Clin Pathol. 1998; 109 (Supp. 1): S53.
Priolo F, Cerase A. The current role of radiography in the assessment of skeletal tumors and tumor-like lesions. Eur J Radiol. 1998; 27 (Suppl.1): S77.
Reasner CA, Mundy GR. Diagnosis and treatment of osteoporosis. Comprehens Ther. 1991; 17: 14.
Roessner A, Jurgens H. Round cell tumors of bone. Pathol Res Pract. 1993; 189: 111.
Veth RPH. IIB Osteosarcoma current management, local control, and survival statistics – the Netherlands. Clin Orthop. 1991; 270: 67.
Winkler K, Bielack SS, Delling G, Jurgens H, Kotz R, Salzer-Kuntschik M. Treatment of osteosarcoma: experience of the Cooperative Osteosarcoma Study Group (COSS). Cancer Treat Res. 1993; 62: 269.

Ödeme

12 Ödeme
U. Hoffmann, A. Bollinger, W. Siegenthaler

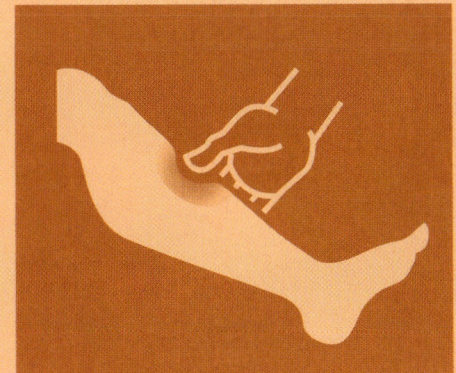

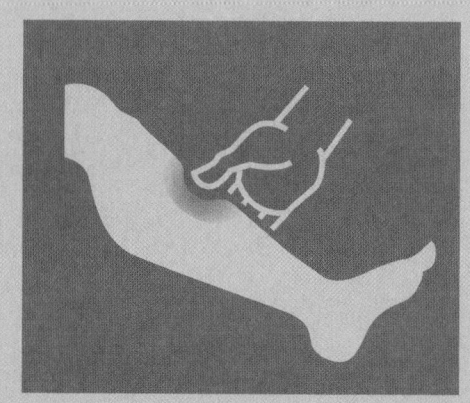

12 Ödeme

U. Hoffmann, A. Bollinger,
W. Siegenthaler

12.1	**Generalisierte Ödeme**	**328**

Ödeme bei Herzinsuffizienz 328
Hypoproteinämische Ödeme 329
Ödeme bei Glomerulonephritis 330
Endokrin bedingte Ödeme 330
Ödeme bei Störungen der Elektrolyte 331
Ödeme bei Sklerodermie 331
Ödeme bei Diabetes mellitus 331
Medikamentös bedingte Ödeme 331
Idiopathische Ödeme 331

12.2	**Lokalisierte Ödeme**	**332**

Phlebödem 333
Lymphödem 333
    Primäres Lymphödem 333
    Sekundäres Lymphödem 334
Lipödem 335
Entzündliche Ödeme 335
Kongenitale Angiodysplasie 335
Allergische Ödeme (Quincke) 336
Hereditäres Angioödem 336
Paroxysmales nicht hereditäres Angioödem 336
Ischämisches und postischämisches Ödem 336
Ödem bei Sudeck-Dystrophie 337
Höhenbedingte lokale Ödeme 337
Ödeme durch Artefakte 337

Allgemeine Bemerkungen

Definition. Unter Ödembildung versteht man eine pathologische Ansammlung von Flüssigkeit im interstitiellen Raum.

Pathophysiologie. Normalerweise besteht ein Gleichgewicht zwischen der Menge von Flüssigkeit, Salzen und Eiweißen, welche das Kapillarlumen verlassen, und der Menge der zurücktransportierten Stoffe. Kleine Moleküle werden in erster Linie auf dem venulären Schenkel der Kapillaren rückresorbiert und erreichen so wieder die Blutbahn, während großmolekulare Eiweiße den Weg über die Lymphgefäße bevorzugen. Die bedeutungsvollsten pathophysiologischen Mechanismen, die zur Ödembildung führen, sind erhöhter venöser bzw. kapillarer Druck, gesteigerte Permeabilität der Kapillarwand und verminderte Drainageleistung des lymphatischen Systems. Mehrere pathogenetische Faktoren können im Einzelfall zusammenspielen.

Lokalisation. Im Hinblick auf die Differentialdiagnose von Ödemen ergibt die *Lokalisation* erste Hinweise. Generalisierte Ödeme wecken Verdacht auf eine Störung, die den gesamten Organismus betrifft. Klassische Beispiele sind Herzinsuffizienz und Hypoproteinämie. In diesen Fällen ist es wichtig, entsprechende Organbefunde, z. B. an Herz oder Nieren, als entscheidende Bausteine in die differentialdiagnostischen Überlegungen einzubeziehen. Entwickelt sich aber ein Ödem lokal, d. h. betrifft es nur eine definierte Körperregion, so ist in erster Linie nach einer lokalen Ursache zu fahnden. Als Prototypen eines lokal verursachten Ödems seien Phlebödem, Lymphödem und Quincke-Ödem genannt.

! Eine weitgehende differentialdiagnostische Eingrenzung kann in der Regel schon durch eine sorgfältige Anamnese und Befunderhebung erreicht werden.

Bei der Bewertung eines Ödems an den unteren Extremitäten ist zu beachten, daß Schwellungen geringeren Ausmaßes *physiologisch* sein können. Nach längerem ruhigem Sitzen (z. B. Auto, Flugzeug) oder Stehen treten bei vielen Personen diskrete bis mäßig ausgeprägte symmetrische Ödeme auf. Bekannt ist auch die prämenstruelle Schwellungsneigung.

12.1 Generalisierte Ödeme

Ödeme bei Herzinsuffizienz

Pathophysiologie. Die Linksherzinsuffizienz führt zum Anstieg des linksventrikulären enddiastolischen Druckes und im Extremfall zum Lungenödem. Kommt es zu einer Beeinträchtigung der rechtsventrikulären Funktion so steigt der zentralvenöse Druck, klinisch erkennbar an der Halsvenenstauung. Die venöse Druckerhöhung überträgt sich bis auf die venuläre Seite der kapillaren Strombahn, so daß interstitielle Flüssigkeit vermindert reabsorbiert wird. Die Abnahme des Herzminutenvolumens aktiviert zudem humorale und neurohumorale Prozesse, welche zu einer vermehrten Wasser- und Salzretention der Nieren und damit zu einer Zunahme der extrazellulären Flüssigkeit führen (Abb. 12.**1**).

Klinik. Durch die Zunahme des interstitiellen Flüssigkeitsvolumens entwickeln sich leicht eindrückbare Ödeme (Abb. 12.**2a** und **b**). Sie betreffen bevorzugt abhängige Körperpartien und treten beim mobilen Patienten als symmetrische Beinschwellung auf. Der bettlägerige Patient kann Ödeme an Rücken und Gesäß ausbilden. Bei schwerer biventrikulärer Herzinsuffizienz kann das Ödem auch die Genitalregion und gelegentlich die oberen Extremitäten betreffen. Es besteht dann häufig ein Pleura- oder Perikarderguß. Die chronische Leberstauung kann zusätzlich über eine verminderte Syntheseleistung zur Hypoproteinämie (s. unten) führen. Zusätzliche Symptome, die auf eine valvuläre, myokardiale oder koronare Herzkrankheit schließen lassen, sichern die Diagnose.

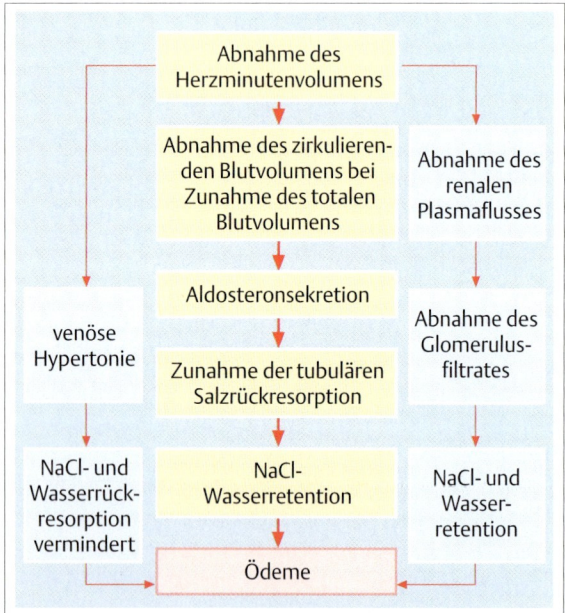

Abb. 12.**1** Schematische Darstellung der verschiedenen, in der Ödempathogenese bei Herzkranken beteiligten Faktoren.

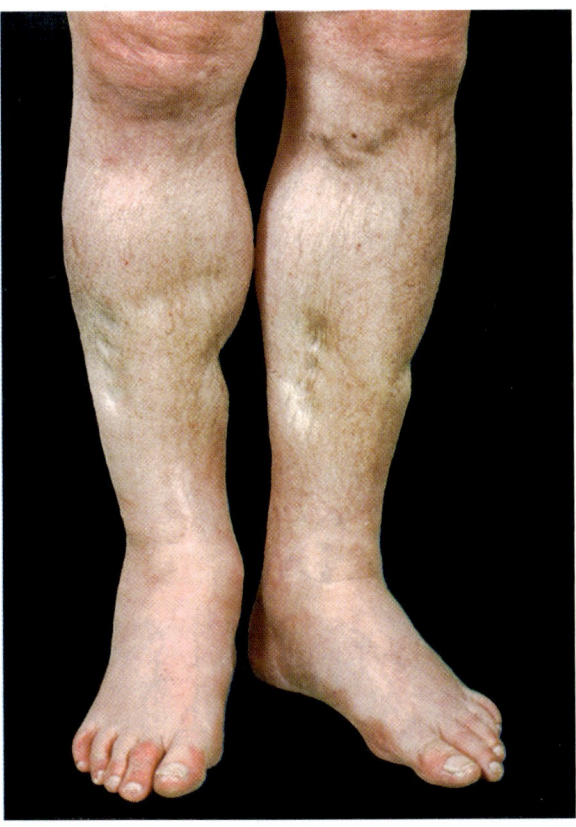
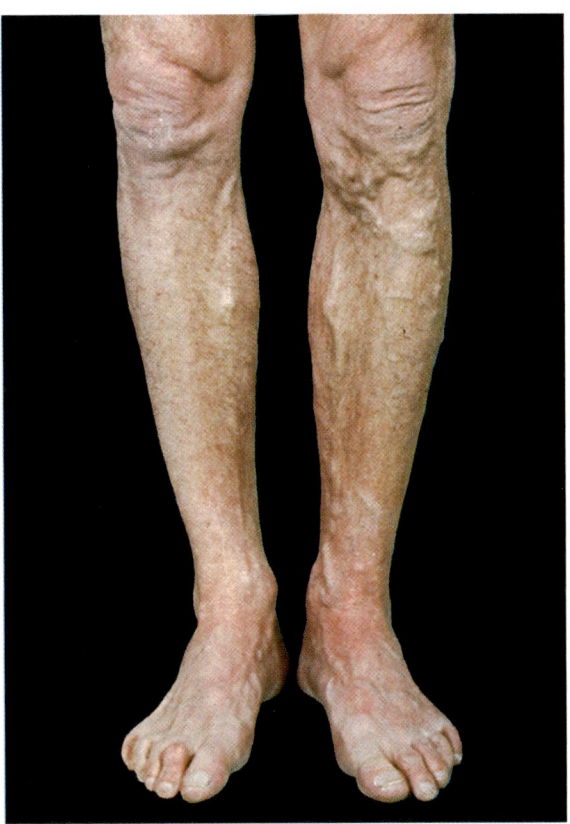

Abb. 12.2 **a** Ausgeprägte Unterschenkel- und Knöchelödeme bei Patient mit Insuffizienz des rechten Herzens. Nach Kompression mit dem Finger treten tiefe Dellen auf. **b** Unter Therapie mit Digitalisglykosiden und Diuretika sind die Ödeme verschwunden.

Hypoproteinämische Ödeme

Klinik und Diagnostik. Im Gegensatz zum kardialen ist das hypoproteinämische Ödem nur wenig von der Körperlage abhängig. Das Gesicht, insbesondere die Augenlider sind mitbeteiligt. Das Ödem ist ausgesprochen weich und läßt sich leicht eindrücken. Die Diagnose wird durch Bestimmung des Gesamteiweißes und durch die Eiweißelektrophorese erhärtet. Bei einer Reduktion des Gesamteiweißes auf 5 g/dl (50 g/l) und darunter bzw. des Plasmaalbumingehalts auf 1,5–2,5 g/dl (15–25 g/l) treten regelmäßig hypoproteinämische Ödeme auf. Bei Albuminwerten unter 2 g/dl (20 g/l) kommt es zu einer ausgeprägten Thromboseneigung, da auch der Plasmaspiegel des Antithrombins III absinkt.

Ursachen. An erster Stelle der Erkrankungen, die hypoproteinämische Ödeme verursachen, steht das *nephrotische Syndrom*. Diagnostisch ausschlaggebend sind die ausgeprägte Proteinurie (> 3,5 g/d) und die Hypoproteinämie (< 2/g/dl). Besonders stark herabgesetzt sind die Serumalbumine, während die großmolekularen Eiweiße (vor allem α_2- und β-Globuline) weniger stark abfallen. Das Cholesterin ist erhöht. Neben der Hypoproteinämie werden in der Ödempathogenese noch andere Faktoren wie die Natriumretention und die Störung der kapillaren Permeabilität erwogen. Die möglichen Ursachen des nephrotischen Syndroms sowie dessen übrige Symptome werden im Kapitel 29 diskutiert.

Schwere *Lebererkrankungen* gehen in der Regel mit mäßiger bis ausgeprägter Ödembildung einher, die auf einer Hypoproteinämie durch mangelnde Eiweißsynthese, besonders der Albumine, beruht. Eine Zunahme des Venendrucks im Einzugsgebiet der V. cava inferior kann mit eine Rolle spielen (Druck auf die intrahepatischen Anteile der unteren Hohlvene, venöse Abflußbehinderung bei Aszites). Die übrigen Symptome der Leberinsuffizienz (s. Kapitel 25) führen zur richtigen Diagnose.

Hypoproteinämische Ödeme sind führendes klinisches Symptom bei der *exsudativen Gastroenteropathie*. Bei diesem Krankheitsbild treten Plasmaproteine in das Darmlumen aus. Ist der enterale Eiweißverlust größer als die maximale Eiweißsynthesekapazität der Leber, kommt es zur Hypoproteinämie.

Diagnostik. Der intestinale Eiweißverlust betrifft im Gegensatz zur Nephrose alle Eiweißfraktionen, was sich im Serumelektrophoresebild ausdrückt (relatives Überwiegen der α_2- und β-Globuline). Diagnostisch wegweisend ist die Bestimmung von α_1-Antitrypsin in Serum und Stuhl (physiologischer Verlust < 2,6 mg/g Stuhlgewicht) oder die aufwendigere quantitative Bestimmung der fäkalen Ausscheidung von intravenös verabreichten radioaktiv markierten Makromolekülen (z. B. ^{51}Cr-Albumin).

Als Ursache für eine exsudative Gastroenteropathie kommen endoskopisch oder radiologisch leicht faßbare Erkrankungen wie z. B. die Colitis ulcerosa, Polyposen, die hypertrophe Gastropathie (Ménétrier-Syndrom) oder die idiopathische Sprue in Frage (s. Kapitel 27 und 28). Nur bei Störungen des intestinalen Lymphabflusses kann die Diagnose eines enteralen Eiweißverlustes Schwierigkeiten bereiten und einen ^{51}Cr-Albumintest und/oder eine Lymphographie erfordern. Bei der angeborenen intestinalen Lymphangiektase, die sich zum Teil erst im frühen Erwachsenenalter manifestiert, kommt es wegen einer lymphatischen Klappeninsuffizienz zu einem Reflux der chylushaltigen Lymphe und zu Chylus-Darm-Fisteln. Sekundär kann sich ein chylöser Reflux bei erworbenen Abflußstörungen entwickeln, z. B. im Rahmen abdomineller Tumoren.

Auch das *Hungerödem* sowie Ödeme bei kachektischen Zuständen wurden herkömmlicherweise zu den hypoproteinämischen gerechnet. Außerhalb eigentlicher Notzeiten liegt dieser Ödemform eine einseitige Ernährung zugrunde. Ein typisches Beispiel ist der chronische Alkoholiker, der seinen Kalorienbedarf weitgehend durch Kohlenhydrate deckt. Eine gezielte Anamnese über die Ernährungsweise schafft Klarheit.

In den Entwicklungsländern kommt es häufig zu einer besonderen Form der Mangelernährung, dem sog. *Kwashiorkor*. Nach Absetzen der Ernährung durch Muttermilch erhalten Kleinkinder fast ausschließlich Zerealien enthaltende Kost. Kümmerentwicklung und Ödembildung sind die Folge.

Ödeme bei Glomerulonephritis

Klinik. Die Beschaffenheit des Ödems bei Glomerulonephritis weist ähnliche Charakteristika auf wie bei hypoproteinämischen Patienten. Das Ödem ist blaß, leicht eindrückbar und bevorzugt das Gesicht. Die vermehrte Flüssigkeitsansammlung im Interstitium beruht auf einer gesteigerten Permeabilität der Kapillaren, wobei die Kapillarschlingen der Glomeruli besonders betroffen sind.

Diagnostik. Die Differentialdiagnose zwischen Ödemen bei nephrotischem Syndrom und Glomerulonephritis stützt sich vor allem auf den Urinbefund. Bei der Glomerulonephritis besteht neben einer in der Regel nur mäßigen Proteinurie als Hauptbefund ein aktives Urinsediment (Hämaturie, Erythrozytenzylinder, Dysmorphien). Nicht selten bestehen eine akut oder subakut aufgetretene Hypertonie und eine eingeschränkte Nierenfunktion.

Endokrin bedingte Ödeme

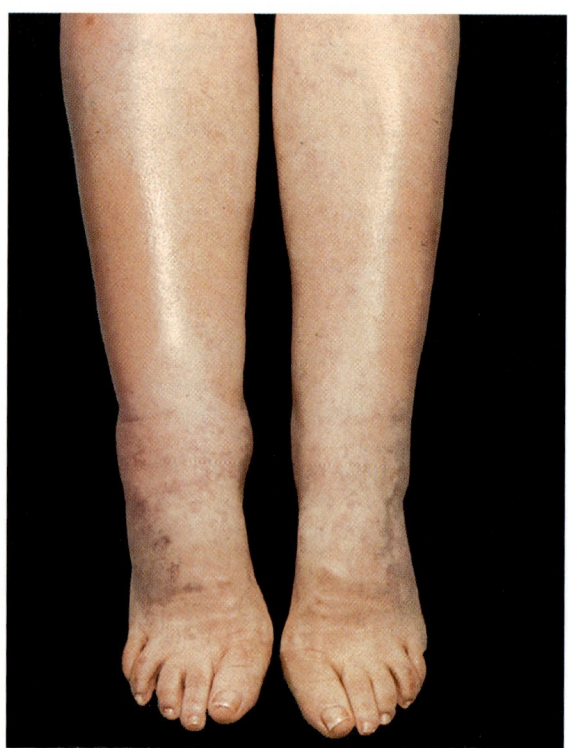

Abb. 12.**3** Prätibiales Myxödem bei Patientin mit Hypothyreose.

Unter den endokrin bedingten Ödemen ist das Myxödem besonders wichtig. Selten entwickeln sich Ödeme im Rahmen eines *Hyperaldosteronismus*. Auch die *Überdosierung von Mineralokortikoiden*, z. B. bei der Therapie des Morbus Addison, oder die Anwendung von *Medikamenten mit mineralokortikoider Wirkung* (Carbenoxolon, Lakritze) kann zu Ödemen führen.

Myxödem. Das *Myxödem* bevorzugt die prätibiale Gegend (Abb. 12.**3**). Es läßt nach Fingerdruck meist keine Dellen zurück. In fortgeschrittenen Fällen, besonders wenn eine Strumektomie oder eine Radiojodtherapie vorangegangen ist, wird die Diagnose selten verpaßt. Fehldeutungen sind hingegen bei larvierten Fällen häufig. Ungeklärte allgemeine Ermüdung, Gewichtszunahme, vermehrtes Frieren, trockene Haut, Vertiefung der Stimmlage und Low voltage im EKG leiten auf die richtige Fährte. Durch den Nachweis eines verlängerten Achillessehnenreflexes (Photomotogramm) und durch geeignete Untersuchungen des Schilddrüsenstoffwechsels wird die Diagnose bestätigt. Pathophysiologisch bedeutsam ist die interstitielle Ablagerung von hydrophilen Mukopolysacchariden und als Folge eine verminderte lymphatische Drainage.

Selten tritt ein prätibiales Myxödem, das oft mit einer rötlichen Verfärbung der Haut einhergeht, auch bei Überfunktion der Schilddrüse auf. Dann sind die klinischen und hormonellen Befunde typisch für eine *Hyperthyreose*.

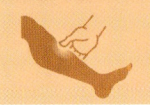

Ödeme bei Störungen der Elektrolyte

- *Hypokaliämische* Ödeme kommen vor allem bei chronischem Laxanzienabusus vor. Die Diagnose kann anhand der Anamnese, der allgemeinen Adynamie und der EKG-Veränderungen gestellt werden.
- Auch der *Abusus von Diuretika*, dem besonders Frauen zur Gewichtskontrolle frönen, spielt eine Rolle. Hier entwickeln sich die Ödeme erst nach Absetzen der Medikamente, was die betroffenen Patienten in einem Circulus vitiosus zur Wiedereinnahme der Medikamente veranlaßt, falls nicht der Arzt die Situation durchschaut. Nach Absetzen der Diuretika persistiert das Ödem wenige Wochen bis Monate, bis es völlig verschwindet. Gleichzeitig normalisieren sich Hypokaliämie und erhöhte Plasmareninspiegel.
- Ebenfalls iatrogen sind Ödeme, die durch *hypertone und hypotone Hyperhydratation* hervorgerufen werden. Auf Zufuhr exzessiver Mengen von Infusionsflüssigkeit kommt es zu einer Steigerung des extravasalen Flüssigkeitsvolumens.

Ödeme bei Sklerodermie

In Einzelfällen gehen Ödeme den übrigen Symptomen der Krankheit voraus. Während sie zunächst noch relativ weich sein können, indurieren sie mit weiterem Verlauf. Sie fühlen sich dann ausgesprochen derb an und sind schlecht eindrückbar. Die normale Hautfältelung z. B. im Gesicht verwischt. Pathogenetisch spielen Ablagerungen von hydrophilen Glycosaminoglykanen, lokale Entzündung und eine erhöhte mikrovaskuläre Permeabilität eine Rolle. Neueste Befunde deuten darauf hin, daß zudem eine lymphatische Mikroangiopathie besteht (s. Kapitel 9). Die übrigen Symptome wie sekundäres Raynaud-Syndrom, Lungenfibrose, Nierenbeteiligung und Schluckstörung erleichtern die Diagnose.

Ödeme bei Diabetes mellitus

Diabetiker neigen auch ohne Vorliegen einer Hypoproteinämie (Glomerulosklerose mit nephrotischem Syndrom) zur Ödembildung, besonders an den unteren Extremitäten. Dieser Befund beruht auf einer gesteigerten Durchlässigkeit der Kapillaren, wie durch Clearance-Untersuchungen mit radioaktiven Substanzen und durch die Fluoreszenz-Videomikroskopie belegt werden konnte (s. Kapitel 9).

Medikamentös bedingte Ödeme

Eine ganze Reihe von Medikamenten kann das Auftreten von Ödemen begünstigen oder auslösen. Besonders erwähnt seien die Nebennierenrindenhormone, einzelne Antihypertensiva (Hydralazine, α-Methyldopa, Minoxidil) und das Phenylbutazon. Relativ häufig führt auch die Therapie mit Calciumantagonisten zur Ödembildung.

Idiopathische Ödeme

Ein Teil früher als idiopathisch eingestufter Ödeme dürfte als Folge eines Diuretikaabusus zu interpretieren sein. Bei einigen Patienten wird eine zytokinvermittelte Störung der kapillaren Permeabilität diskutiert. Zweifellos gibt es aber weiterhin Fälle, die sich heute diagnostisch nicht einordnen lassen.

12.2 Lokalisierte Ödeme

Abb. 12.4 enthält sechs verschiedene lokalisierte, chronische Ödemformen und damit die klinische Differentialdiagnose des dicken Beines.

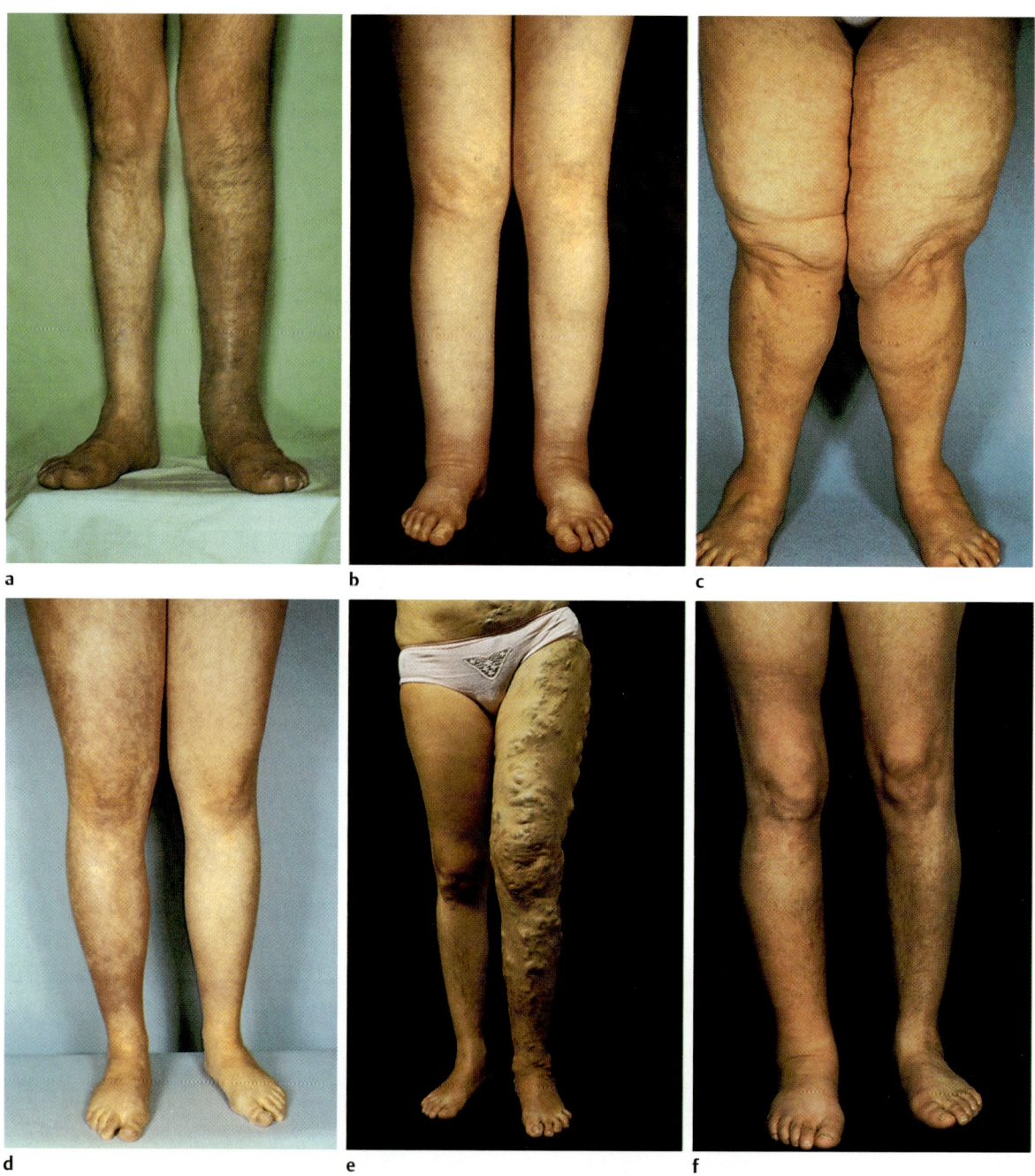

Abb. 12.4 Bilder von sechs Patienten mit verschiedenen Ödemformen. **a** Phlebödem links bei kongenitaler Klappenagenesie. Livide Verfärbung und verstärkte Venenzeichnung. **b** Doppelseitiges sekundäres Lymphödem mit säulenförmiger Deformation der Beine. Status nach operiertem und nachbestrahltem Vaginalkarzinom mit Befall der inguinalen Lymphknoten. Die kissenartige Fußrückenschwellung ist besonders links gut erkennbar. **c** Lipödem. Bei dieser Patientin ist die Schwellung auf beide Oberschenkel beschränkt. Der kragenartige Abschluß des Ödems, der sich meist auf Knöchelhöhe befindet, liegt im Kniebereich, **d** Acrodermatitis chronica atrophicans rechts im entzündlichen präatrophischen Stadium, **e** Kongenitale Angiodysplasie mit Extremitätenhypertrophie (vermehrtes Längen- und Dickenwachstum), Naevus flammeus (Kniebereich), multiplen, kleinkalibrigen arteriovenösen Fisteln und atypischen Varizen, **f** Selbststau des rechten Beines. Die breite Schnürfurche liegt oberhalb des rechten Knies. Die Schwellung beginnt abrupt distal dieser Stelle (aus Bollinger A, Franzeck UK. Dtsch med Wschr. 1991 14: 41).

Lokalisierte Ödeme

Phlebödem

Bei der akuten tiefen Venenthrombose tritt ein subfasziales, häufig auch ein epifasziales, dolentes Ödem an der betroffenen Gliedmaße auf. Vor allem im Stehen imponiert es durch seine livide Farbe. Gestaute, prall anzufühlende Venen fallen im Seitenvergleich auf. Nach Ablauf der akuten Phase bildet sich im Verlauf von Monaten und Jahren, oft nach einer oligosymptomatischen Phase, eine chronisch-venöse Insuffizienz aus (Abb. 12.**4a**), zu welcher durch Stehen oder Sitzen begünstigte Ödeme gehören (s. Kapitel 9).

Lymphödem

Im Gegensatz zum schmerzhaften „dicken blauen Bein" (Phlebödem) kann das schmerzlose Lymphödem als „dickes weißes Bein" bezeichnet werden (Abb. 12.**4b**). Das Ödem ist relativ derb, vor allem in den chronischen Stadien der Erkrankung. Typischerweise manifestiert es sich zuerst als kissenartige Fußrückenschwellung. Später kommt es zur säulenartigen Verformung des Beines (Knöcheltaille aufgehoben). Die dorsale Zehenhaut läßt sich mit zwei Fingern nur schwer anheben. Fakultativ werden an den Zehen verruköse Veränderungen beobachtet (schwere Formen).

Primäres Lymphödem

Pathogenese. Dem primären Lymphödem liegt eine angeborene Entwicklungsstörung zugrunde. Meist tritt es isoliert, seltener im Rahmen einer komplexen kongenitalen Angiodysplasie auf. Werden Kinder bereits mit einem ödematösen Bein geboren (selten), spricht man von einem *familiär-kongenitalen Typ Nonne-Milroy* mit autosomal dominantem Erbgang. Etwas häufiger ist die familiäre Form, die sich erst im späteren Leben manifestiert (Typus Meige). Die übliche Form des primären Lymphödems ist die sporadische.

Die Familienanamnese ergibt in diesen Fällen keine Hinweise. Das Ödem beginnt meist einseitig in der postpubertären Zeit. Im späteren Verlauf ist in 50 % der Fälle auch das kontralaterale Bein mitbetroffen.

Etwas mehr als 80 % der primären Lymphödeme treten vor dem 40. Lebensjahr auf. Bei Spätmanifestation spricht man von einer Tardumform. Das weibliche Geschlecht überwiegt mit etwa 80 %. Je nach dem Schweregrad der Erkrankung werden 3 Stadien unterschieden:

➤ I: reversibles Lymphödem (Rückbildung nachts),
➤ II: irreversibles Lymphödem (fehlende Rückbildung nachts),
➤ III: Elephantiasis.

Diagnostik. Das Vorliegen eines primären Lymphödems läßt sich durch die *Lymphographie* beweisen. Gelangen weniger als 4–6 Lymphgefäße am Unterschenkel bzw. weniger als 8–12 am Oberschenkel zur Darstellung, so spricht man von einer Hypoplasie (Abb. 12.**5**). Meist sind auch die Lymphknoten hypoplastisch angelegt. Seltener ist die totale Aplasie (Fehlen punktierbarer Lymphgefäße) oder die Lymphgefäßerweiterung mit Klappeninsuffizienz („variköse" Lymphgefäße).

Da die Lymphographie mit Röntgenkontrastmittel relativ eingreifend ist, stützt sich die Diagnose meist allein auf die typischen klinischen Zeichen. Szintigraphische Untersuchungen ersetzen zum Teil die herkömmliche Lymphographie. Die Diagnose kann auch durch einen pathologischen Farbstofftest, eine indirekte Lymphographie mit subkutaner Kontrastmittelapplikation oder eine Fluoreszenz-Mikrolymphographie (Abbildung 12.**6a** u. **b**) untermauert werden. Mit dem letzteren, praktisch atraumatischen Verfahren stellen sich beim Lymphödem zufolge der lymphatischen Stauung ausgedehntere Lymphkapillarnetze dar, als beim Gesunden. Bei der Nonne-Milroy-Krankheit sind die kleinen Lymphgefäße aplastisch oder hyperplastisch.

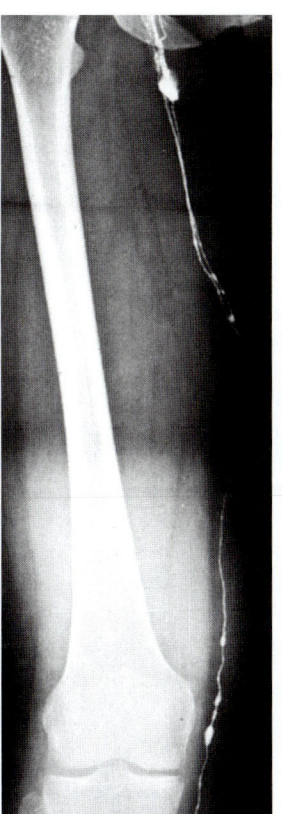
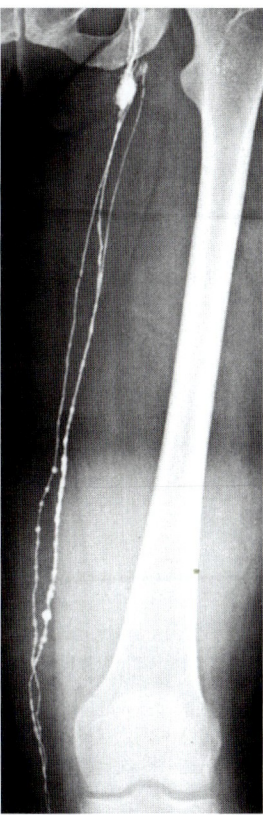

Abb. 12.**5** Lymphographie mit wasserlöslichem Röntgenkontrastmittel bei Patientin mit doppelseitigem primärem Lymphödem. Anstelle von mindestens 8 Sammelrohren im Oberschenkelbereich stellen sich nur 1–2 dar (Hypoplasie).

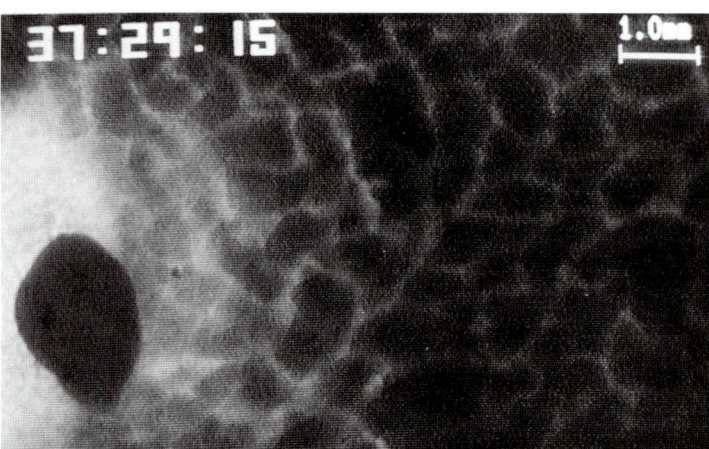

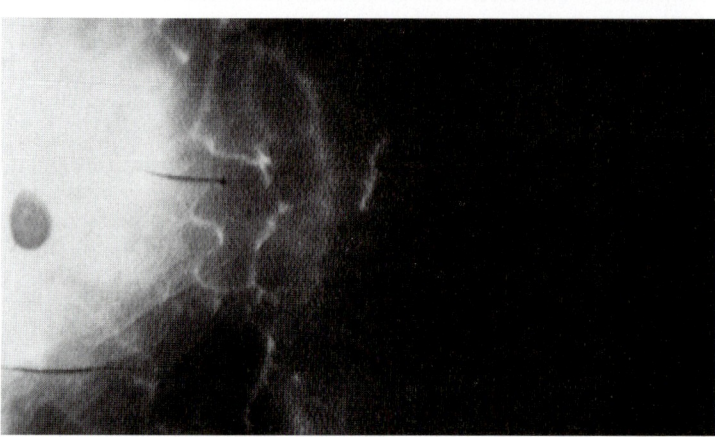

Abb. 12.**6** Fluoreszenz-Mikrolymphographie. **a** Bei einer jungen Patientin mit primärem Lymphödem füllt sich vom Farbstoffdepot (FITC-Dextran 150 000) am linken Bildrand ein ausgedehntes Netz oberflächlicher Lymphkapillaren an (Region des medialen Malleolus). **b** Bei einer gesunden jungen Kontrollperson ist der dargestellte Netzanteil viel weniger ausgedehnt (Zeitpunkt der maximalen Ausbreitung), da der Abfluß in die tiefen Leiter unbehindert ist.

Chylöses Lymphödem. Das chylöse Lymphödem stellt eine Sonderform dar. Reicht die Klappeninsuffizienz der Lymphgefäße bis zur Cisterna chyli, so kann die chylushaltige Lymphe aus dem Darm retrograd abfließen. Ein Lymphödem der Genitalien und der Beine kann die Folge sein. Vorwölbungen in der Leistengegend täuschen Hernien vor. Gelegentlich entleert sich milchige Lymphe aus oberflächlichen Bläschen (Lymphfisteln). Selten sammelt sich ein Chylaszites an. Beim sog. Syndrom der „gelben Nägel" finden sich neben einem Lymphödem der Extremitäten Pleuraergüsse.

Sekundäres Lymphödem

Ursachen. Beginnt die Beinschwellung jenseits des 40. Altersjahres, muß stets ein sekundäres Lymphödem ausgeschlossen werden (Abb. 12.**4b**). Am häufigsten führen

- Tumoren des kleinen Beckens (Uterus-, Ovarial-, Blasen-, Rektum- und Prostatakarzinome),
- maligne Lymphknotenaffektionen,
- direkte Traumata des anteromedialen Lymphgefäßbündels (Engpässe: medialer Kniebereich, Leiste),
- Bestrahlungen in der Leisten- und Beckengegend und
- die tropischen Filariainfektionen (Abb. 12.**7**) zu einem sekundären Lymphödem.

Am Arm ist das Lymphödem nach Mastektomie am bekanntesten. Chronisch rezidivierende unspezifische Infektionen, die z. B. von einer Fußmykose ausgehen, können zu einer eigentlichen obliterierenden Lymphangiopathie führen. Erst nach sorgfältigem Ausschluß all dieser Möglichkeiten darf ein primäres Lymphödem mit später Erstmanifestation angenommen werden.

Klinik. Das sekundäre Lymphödem breitet sich meist von proximal nach distal aus (Oberschenkel zuerst und am stärksten betroffen), während bei der üblichen primären Form die entgegengesetzte Richtung typisch ist. Eine Ausnahme bildet die sog. hohe Aplasie im Rahmen des primären Geschehens (Aplasie oder Hypoplasie der Becken- und paraaortalen Lymphbahnen) mit kraniokaudaler Entwicklung.

Diagnostik. Neben einer genauen Anamnese kommen diagnostisch bildgebende Verfahren wie die Sonographie, gegebenenfalls die Computertomographie oder Magnetresonanztomographie zum Ausschluß raumfordernder Prozesse im Becken und Retroperitoneum zum Einsatz.

Komplikationen. Die häufigste Komplikation sowohl des primären als auch des sekundären Lymphödems ist das *Erysipel*, das durch den Lokalbefund (flächenhafte Rötung und Überwärmung) und durch die Allgemeinsymptome (Fieber und Schüttelfrost) leicht von der oberflächlichen Thrombophlebitis abzugrenzen ist. Offenbar begünstigt das besonders eiweißreiche Ödem die Ansiedlung pathogener Keime (vor allem Strepto- und Staphylokokken). Seltenere Komplikationen sind Lymphfisteln und das fast stets letal endende *angioplastische Sarkom* (Stewart-Treves-Syndrom).

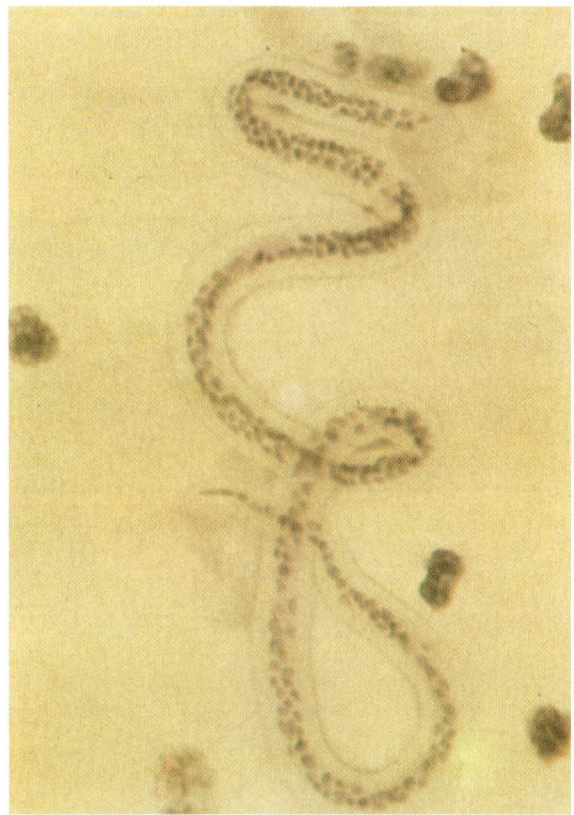

Abb. 12.7 Mikrofilarie einer Wuchereria bancrofti im Blut (Mikrofilaria nocturna). Zu ihrem Nachweis ist eine nächtliche Blutentnahme notwendig. ▶

Lipödem

Diese Erkrankung betrifft ausschließlich Frauen. Beide Beine sind durch symmetrisch ausgebildete Fettpolster aufgetrieben. Im Gegensatz zum Lymphödem bleibt der Fußrücken ausgespart (Abb. 12.**4c**). Die Ödeme sind nicht oder nur wenig eindrückbar und schmerzen bei der Palpation. Häufig, aber nicht immer, sind sie mit einer allgemeinen Adipositas vergesellschaftet. Orangenschalenähnliche Veränderungen der Haut („Zellulitis") begleiten das Bild.

Entzündliche Ödeme

Die klassischen drei Hauptsymptome Rubor, Calor, Dolor kennzeichnen das entzündliche Ödem aufgrund einer bakteriellen Infektion (s. Kapitel 9).

Selten ist auch an eine tropische Parasitose zu denken. Die *Loa-Loa* ruft rezidivierende, flüchtige Schwellungen an verschiedenen Körperstellen hervor. Gelegentlich läßt sich die Kontur einer Filarie direkt subkutan beobachten. Diagnostisch führen die ausgeprägte Eosinophilie, erhöhte Antikörpertiter oder der Direktnachweis von Filarien im Blut und oder eine Hautbiopsie weiter (Abb. 12.**7**).

Die *Acrodermatitis chronica atrophicans* gilt in ihrer ödematösen, präatrophischen Phase als Quelle für Fehldiagnosen (Abb. 12.**4d**). Letztere umfassen so verschiedene Krankheiten wie Venenthrombose, Lymphödem, Arthritis oder multiple arteriovenöse Fisteln. Einfacher zu diagnostizieren ist die Affektion in der Spätphase, die durch eine pergamentpapierartige Hautatrophie gekennzeichnet ist. Der Krankheit liegt eine Borrelieninfektion (Borrelia burgdorferi) zugrunde.

Kongenitale Angiodysplasie

Ödeme bei Angiodysplasie beruhen auf atypischen Varizen bzw. Angiomen, ateriovenösen Fisteln oder Aplasie bzw. Hypoplasie der Lymphkollektoren. Davon abzugrenzen ist die Weichteilhypertrophie (Abb. 12.**4e**).

Allergische Ödeme (Quincke)

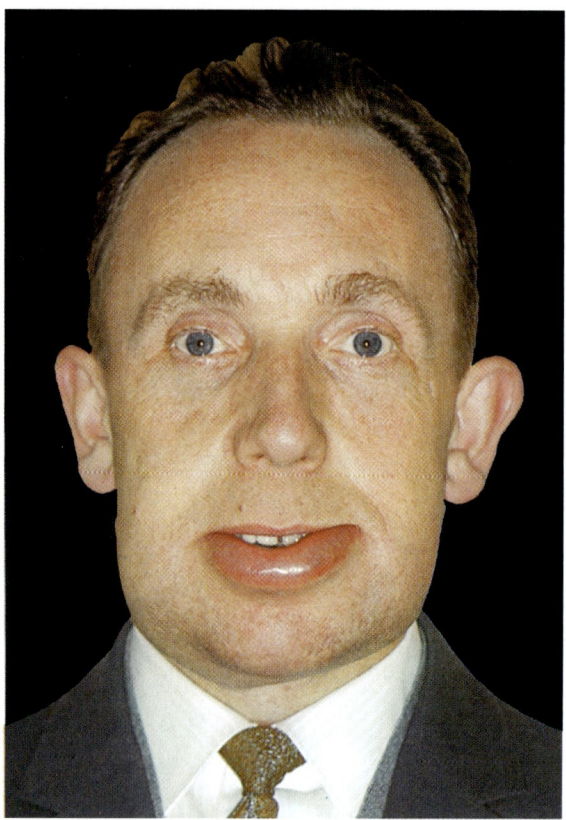

Diese Ödemform ist durch ihre Flüchtigkeit (Dauer von Minuten bis Stunden), den plötzlichen Beginn an irgendeiner Körperstelle (Abb. 12.**8**) und den Juckreiz charakterisiert. Bevorzugt betroffen sind z. B. die Lippen, wobei differentialdiagnostisch an das ätiologisch unklare *Melkersson-Rosenthal-Syndrom* zu denken ist (rezidivierende Gesichtsschwellung, Fazialisparese, Lingua plicata). Eine Bluteosinophilie kann den Zustand begleiten oder nachträglich auftreten. In vielen Fällen ist das auslösende Agens bekannt (z. B. Phenylbutazon), in anderen läßt es sich nicht eruieren.

◄ Abb. 12.**8** Quincke-Ödem der Unterlippe.

Hereditäres Angioödem

Bei dieser Krankheit („angioneurotisches" Ödem) handelt es sich um eine kapillare Permeabilitätsstörung aufgrund eines angeborenen, autosomal dominant vererbten Enzymmangels (C_1-Esterase-Inhibitor). Die Krankheit äußert sich in relativ umschriebenen Ödemschüben, die sich vor allem an den Extremitäten, im Gesicht, im Larynxbereich (Tod durch Ersticken in ca. $1/4$ der Fälle) und im Gastrointestinaltrakt abspielen. Neben der Familienanamnese ist für die Diagnose die Bestimmung des C_1-Esterase-Inhibitors entscheidend. Die erworbene Form des Angioödems kommt bei lymphoproliferativen Erkrankungen vor. Hier fehlt naturgemäß die positive Familienanamnese.

Paroxysmales nicht hereditäres Angioödem

(Synonyme: Capillary leak syndrome, Clarkson disease)
Diese Erkrankung ist gekennzeichnet durch rezidivierend auftretende Spannungsgefühle und Ödeme der Extremitäten. Innerhalb von Stunden treten ein vermehrtes Durstgefühl, eine Tachykardie, orthostatische Beschwerden und in der Folge ein hypovolämischer Schockzustand auf. Hervorgerufen werden diese Veränderungen durch eine erhöhte Durchlässigkeit der Kapillaren im Bereich der quergestreiften Muskulatur, wobei die genaue Ursache der Permeabilitätserhöhung unklar ist. Laborchemisch lassen sich eine Hämokonzentration mit Erhöhung des Hämatokrits und des Hämoglobins, eine Hypalbuminämie und in den meisten Fällen ein monoklonales Paraprotein vom Typ IgG nachweisen.

Ischämisches und postischämisches Ödem

Beide Formen dürften auf einer ischämischen Kapillarwandschädigung beruhen. Nach erfolgreicher chirurgischer Wiedereröffnung der arteriellen Strombahn kommt es zu einer akuten peripheren Drucksteigerung, die auf eine vorgeschädigte Endstrombahn trifft und das passagere postischämische Ödem auslöst.

Ödem bei Sudeck-Dystrophie

Da zu dieser posttraumatischen Schwellung hartnäckige Schmerzen gehören, wird sie im Kapitel 9 abgehandelt.

Höhenbedingte lokale Ödeme

Ödeme an Beinen, Handrücken und Gesicht können im Rahmen der akuten Bergkrankheit (Kopfschmerz, Übelkeit, Schwindel, Schlafstörung) bei Aufenthalt in Höhen über 2500 m ü. M. mit einer Latenzzeit von 6–12 h auftreten. Bei Verbleiben in derselben Höhenregion verschwinden die Symptome in der Regel spontan. Wird trotz Beschwerden weiter aufgestiegen, kann ein bedrohliches Hirnödem oder Lungenödem entstehen.

Ödeme durch Artefakte

Bei unklaren Ödemen der Extremitäten ist auch an Artefakte zu denken. Durch *Selbststau* läßt sich eine ausgeprägte Schwellung erzeugen. Schnürfurchen an Oberarm und Oberschenkel sind diagnostisch wegweisend (Abb. 12.**4f**).

Das sog. *Klopferödem* wird durch Hämmern auf den Handrücken hervorgerufen (Rentenbegehren). Manchmal ist das Anlegen eines Gipsverbandes notwendig, um die Hand vor den Manipulationen zu schützen, das Ödem zum Abklingen zu bringen und damit die richtige Diagnose zu stellen.

Literatur

Bollinger A, Franzeck UK. Das dicke Bein. Dtsch med Wschr. 1992; 117: 541.
Bollinger A. Neue Aspekte beim Lymphödem. Schweiz med Wschr. 1985; 11: 836.
Bollinger A, Partsch H. Initiale Lymphstrombahn, neue Methoden und Befunde. Stuttgart Thieme; 1984.
Bollinger A. Microlymphatics of human skin. Int J Microcirc Clin Exp. 1993; 12: 1–15.
Bollinger A, Jäger K, Sgier F, Seglias J. Fluorescence microlymphography. Circulation 1981; 64: 1195.
Bollinger A, Frey J, Jäger K, Furrer J, Seglias J, Siegenthaler W. Patterns of diffusion through skin capillaries in patients with long-term diabetes. New Engl J Med. 1982; 307: 1305.
Burgdorfer W. Lyme borreliosis: ten years after discovery of the etiologic agent, Borrelia burgdorferi. Infection 1991; 19: 257–62.
Cambria RA, Gloviczki P, Naessens JM, Wahner HW. Noninvasive evaluation of the lymphatic system with lymphoscintigraphy: a prospective, semiquantitative analysis in 386 extremities. J Vasc Surg. 1993; 18: 773–82.
Duewell S, Hagspiel KD, Zuber J, von Schulthess GK, Bollinger A, Fuchs WA. Swollen lower extremity: role of MR imaging. Radiology 1992; 184: 227–31.
Eberhard ML, Lammie PJ: Laboratory diagnosis of filariasis. Clin Lab Med. 1991; 11: 977–1010.
Földi M, Kubik S: Lehrbuch der Lymphologie. 3. Auflage Stuttgart Fischer: 1993.
Golden MHN: Protein deficiency, energy deficiency, and the oedema of malnutrition. Lancet. 1982/I: 1261.
Hershko A, Hirshberg B, Nahir M, Friedman G: Yellow nail syndrome. Postgrad Med J. 1997; 73: 466–8.
Hierholzer K, Finke R: Myxedema. Kidney Int Suppl. 1997; 59: S82–9.
Jäger K, Schneider E, Bollinger A: Der Selbststau – ein oft verkanntes Krankheitsbild. Praxis, 1984; 73: 1209.
Maggiorini M, Bühler B, Walter M, Oelz O: Prevalence of acute mountain sickness in the Swiss Alps Br J Med. 1990; 301: 853–855.
Mortimer PS: Investigation and Management of Lymphoedema. Vasc Med Rev. 1991; 1: 1.
Navas JP, Martinez Maldonabo M: Pathophysiology of edema in congestive heart failure. Heart Dis Stroke 1993; 2: 325–9.
Orfan NA, Kolski GB: Angioedema and C1 inhibitor deficiency. Ann Allergy 1992; 69: 167–72.
Partsch H, Ströbel Ch, Urbanek A, Wenzel-Hora Bl. Clinical use of indirect lymphography in different forms of leg edema. Lymphology 1988; 21: 152.
Pfister G, Saesseli B, Hoffmann U, Geiger M, Bollinger A. Diameters of lymphatic capillaries in patients with different forms of primary lymphedema. Lymphology 1990; 23: 140.
Rabelink TJ, Zwaginga JJ, Koomans HA, Sixma JJ. Thrombosis and hemostasis in renal disease. Kidney Int. 1994; 46: 287–96.
Staub NC, Taylor AE. Edema New York: Raven Press; 1984.
Steurer J, Siegenthaler-Zuber G, Siegenthaler W, Suter S, Kessler FJ, Vahlensieck M, Streuli R, Lingg G. Paroxysmales nicht-hereditäres Angioödem. Dtsch med Wschr. 1990; 115: 1586.
Stick C, Stöfen P, Witzleb E. On physiological edema in man's lower extremity. Appl Phys 1985; 54: 442.
Stranden E, Myhre HO. Pressure-volume recordings of human subcutaneous tissue: a study in patients with edema following arterial reconstruction for lower limb atherosclerosis., Microvasc Res 1982; 24: 241.
Streeten DH. Idiopathic edema. Pathogenesis, clinical features, and treatment. Endocrinol Metab Clin North Am. 1995; 24: 531–47.
Wienert V, Leeman S. Das Lipödem. Hautarzt. 1991; 42: 484–6.

Hämatologische Symptome

13 Anämien
G. Keiser, K. Rhyner

14 Erkrankungen des leukozytären Systems, vergrößerte Lymphknoten und Splenomegalie
G. Keiser, R. Streuli

15 Hämorrhagische und thrombophile Diathesen
K. Rhyner und R. Streuli

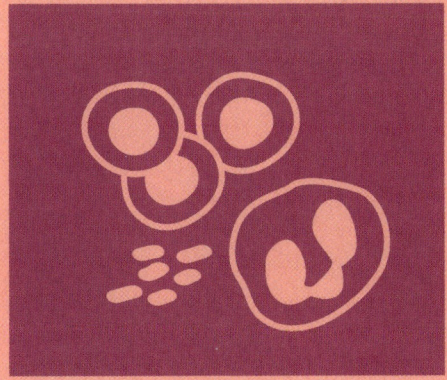

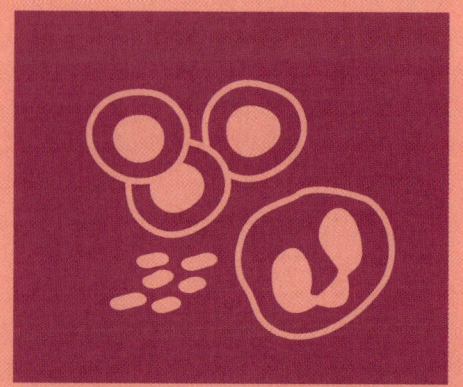

13 Anämien

G. Keiser, K. Rhyner

Allgemeine Bemerkungen, Definition und Einteilung der Anämien 343

13.1 Nicht hämolytische Anämien 348

Eisenmangelanämie und andere hypochrome/mikrozytäre (Eisenstoffwechsel-bedingte) Anämien 348
    Eisenmangelanämie 348
    Andere hypochrome/mikrozytäre (Eisenstoffwechsel-bedingte) Anämien 350

Megaloblastäre und nicht megaloblastäre (andere makrozytäre) hyperchrome Anämien 352
    Definition, allgemeine Bemerkungen 352
    Megaloblastäre Anämien 352
        Perniziöse Anämie 354
        Symptomatische (unechte) perniziöse Anämie 355
        Folsäuremangelanämie 355
        Seltene megaloblastäre Anämien 355
    Nicht megaloblastäre (makrozytäre) Anämien 356
        Mit Retikulozytose 356
        Ohne Retikulozytose 356

Aplastische und andere normochrome Anämien 356
    Aplastische Anämie 356
        Angeborene aplastische Anämie 356
        Erworbene aplastische Anämie 357
        Differentialdiagnose der Panzytopenie 357
    Erythroblastenaplasie (Pure red cell aplasia = PRCA) 357
    Kongenitale dyserythropoetische Anämien (CDA) 358
    Blutungsanämie 358
    Renale Anämie 358
    Sekundäre Anämie bei maligner Knochenmarkinfiltration 358
    Eiweißmangelanämie 359
    Endokrine Anämien 359

13.2 Hämolytische Anämien

Hereditäre hämolytische Anämien 360
Membrandefekte der Erythrozyten 360
 Sphärozytose
 (kongenitale Kugelzellanämie) 360
 Elliptozytose 360
 Stomatozytose 360
Enzymopathien 361
 Glucose-6-Phosphat-Dehydrogenase
 (G-6-PD)-Mangel 361
 Pyruvatkinasemangel 361
Hämoglobinopathien 361
 Hämoglobinopathien 362
 Sichelzellanämie 364
Thalassämien 364
 β-Thalassämie 364
 α-Thalassämie 366

Erworbene hämolytische Anämien 366
Autoimmunhämolytische Anämie (AIHA) 366
 AIHA vom Wärmetyp 366
 AIHA vom Kältetyp 367
 Paroxysmale Kältehämoglobinurie 367
Hämolytische Anämie durch Isoantikörper 367
Immunhämolytische Anämie durch
Medikamente 368
Hämolytische Anämien anderer Genese 368
 Erythrozyten-Fragmentationssyndrom 368
 Hämolytische Anämien bei Infektionen 369
 Hämolytische Anämie infolge von
 chemischen Substanzen
 (Innenkörperanämie), Giften und
 physikalischen Einflüssen 369
 Paroxysmale nächtliche Hämoglobinurie
 (PNH, Marchiafava-Micheli) 369
 Akute hämolytische Anämie bei schwerer
 Hypophosphatämie 370
 Hypersplenismus 370

Allgemeine Bemerkungen, Definition und Einteilung der Anämien

Allgemeine Bemerkungen

Die Diagnose Anämie wird aufgrund der Blutwerte Hämoglobin (Hb), Hämatokrit (Hk) und Erythrozyten (Ec) sowie der Erythrozytenindizes gestellt. Die Bestimmung der Blutwerte wird heute fast ausschließlich mit automatischen oder halbautomatischen Geräten durchgeführt. Die Resultate sind genau und besser reproduzierbar als die von Hand gezählten Werte. Aus Hb, Hk und Erythrozyten berechnen die Geräte automatisch die Erythrozytenindizes. Die Erythrozyten-Werte und mitgezählten Leukozyten-Werte werden automatisch ermittelt und im Histogramm mit Größen- und Volumenverteilungen der Erythrozyten und Leukozyten und der Hb-Konzentration dargestellt.

Erythrozytenindizes.

- *Mittleres korpuskuläres Volumen (MCV):*

$$\text{MCV (fl)} = \frac{\text{Hämatokrit (\%)} \times 10}{\text{Erythrozytenzahl (Mill./mm}^3\text{)}}$$

Norm 80–100 fl.

- *Mittleres korpuskuläres Hämoglobin (MCH):*

$$\text{MCH (pg)} = \frac{\text{Hämoglobin (g/100 ml)} \times 10}{\text{Erythrozytenzahl (Mill./mm}^3\text{)}}$$

Norm 26–34 pg.

- *Mittlere korpuskuläre Hämoglobinkonzentration (MCHC):*

$$\text{MCHC (g/100 ml)} = \frac{\text{Hämoglobin (g/100 ml)} \times 100}{\text{Hämatokrit (\%)}}$$

Norm 32–36 g/100 ml Erythrozyten (320–360 g/l).

- *Retikulozytenzahl:*

Außer den genannten Werten ist für die Diagnose die Retikulozytenzahl von großer Bedeutung. Die Retikulozyten werden im Brillantkresylblau-Präparat ausgezählt (Abb. 13.**1k**). Eine zuverlässige Auszählung ist auch mit modernen automatischen Geräten möglich. Im May-Grünwald-Giemsa-Präparat entsprechen die Retikulozyten den polychromatischen Erythrozyten (Abb. 13.**1l**), eine reproduzierbare Auszählung ist jedoch nicht möglich.

Da jeder Erythrozyt das Knochenmark als Retikulozyt verläßt, ist die Retikulozytenzahl ein quantitatives Maß für die Knochenmarkleistung. Repräsentativ ist allerdings nur die absolute Retikulozytenzahl, welche dem *Produktionsindex* entspricht.

Die absolute Retikulozytenzahl berechnet sich wie folgt:

Absolute Retikulozytenzahl =

$$\frac{\text{Ausgezählte Retikulozyten Patient (\%)} \times \text{Hk Patient (\%)}}{45}$$

Die mit dem Automaten ermittelten Zahlen (inkl. Retikulozytenzahl) erlauben eine recht differenzierte Anämiediagnose. Zur korrekten Interpretation eines Falles gehört jedoch weiterhin eine sorgfältige Beurteilung der *Morphologie der Blutzellen*.

Definition und Einteilung der Anämien

Definition. Die Normalwerte der Erythrozytenparameter (Hb, Hk, Erythrozytenzahl etc.) werden in der Literatur unterschiedlich angegeben. Wir halten uns in diesem Kapitel an die in Tab. 13.**1** zusammengestellten Normwerte. Demnach liegt eine Anämie vor, wenn die folgenden Werte unterschritten werden (Tab. 13.**2**).

Tabelle 13.**2** Definition der Anämie

	männlich	weiblich
Hb (g/l)	130	120
Hk (%)	40	35
Erythrozyten (Mill./mm³)	4,4	3,8

Einteilung. Auf Grund der Erythrozytenindizes lassen sich die Anämien in
- hypochrome,
- normochrome und
- hyperchrome

bzw.
- mikrozytäre,
- normozytäre und
- makrozytäre Anämien einteilen.

Demnach bedeutet:
MCH: 26–34 pg = normochrom
MCH: < 26 pg = hypochrom
MCH: > 34 pg = hyperchrom
MCV: 80–100 fl = normozytär
MCV: < 80 fl = mikrozytär
MCV: > 100 fl = makrozytär

Die Einteilung der Anämien auf Grund der Erythrozytenindizes allein ist ungenügend. Eine praktikable Einteilung stützt sich zusätzlich auf wichtige chemische Werte (siehe Tab. 13.**1**) und berücksichtigt ätiologisch-pathogenetische Gesichtspunkte (Abb. 13.**2**).

Wichtig ist dabei in erster Linie, ob ein vermehrter Abbau von Erythrozyten vorliegt, worauf erhöhte Retikulozyten und LDH hinweisen. Daraus ergibt sich die Einteilung in *nicht hämolytische* und *hämolytische Anämien*. Die nicht hämolytischen Anämien lassen sich auf Grund der Erythrozytenindizes und zusätzlicher Kriterien in die im Inhaltsverzeichnis und in Abb. 13.**2** aufgelisteten Anämieformen unterteilen. Für die Unterteilung der hämolytischen Anämien spielen die Erythrozytenindizes praktisch keine Rolle. Die hämolytischen Anämien werden in 2 große Gruppen, die hereditären und erworbenen Formen, unterteilt. Auf Grund pathogenetischer und ätiologischer Gesichtspunkte erfolgt die Unterteilung in weitere Anämieformen.

344 Anämien

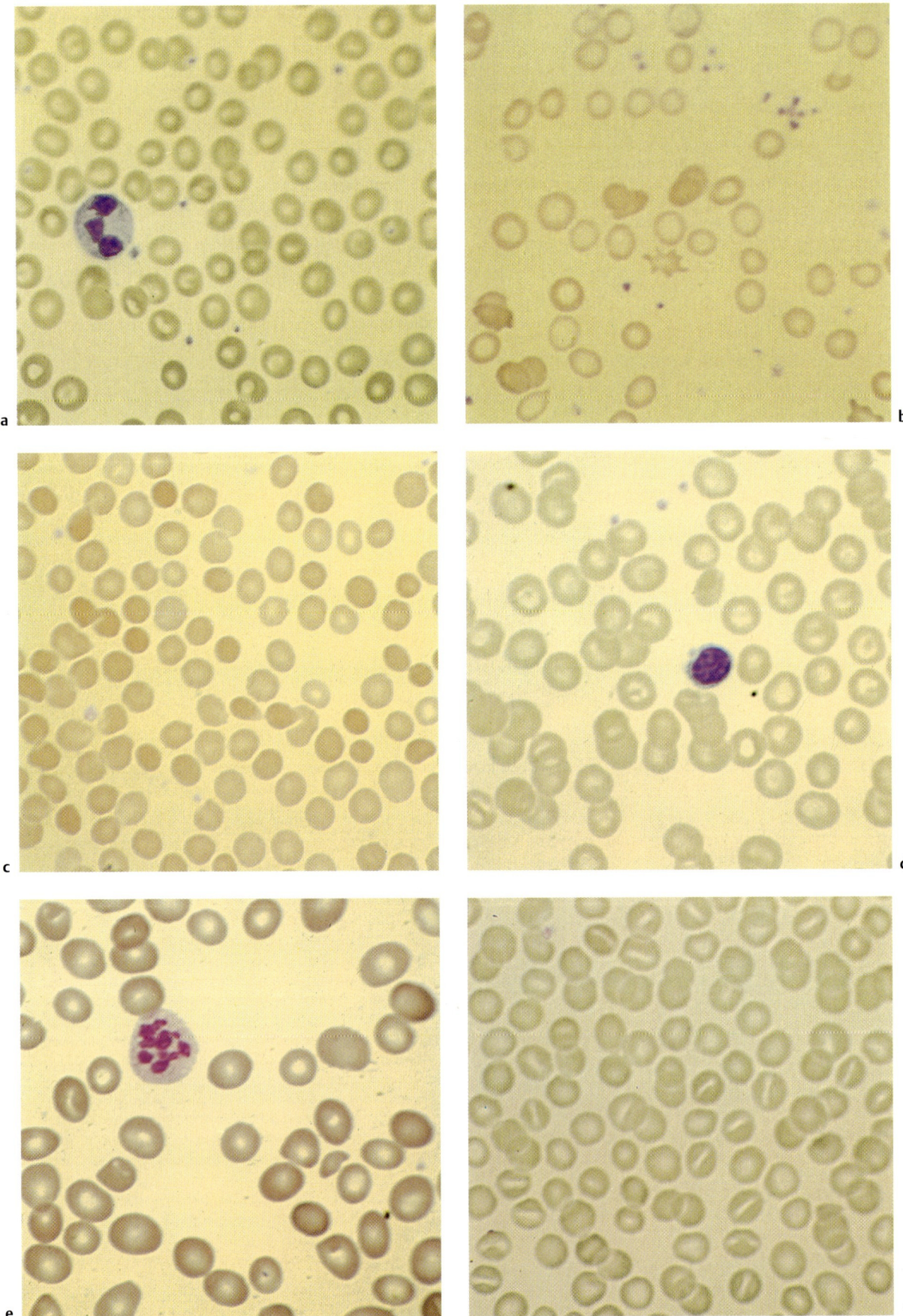

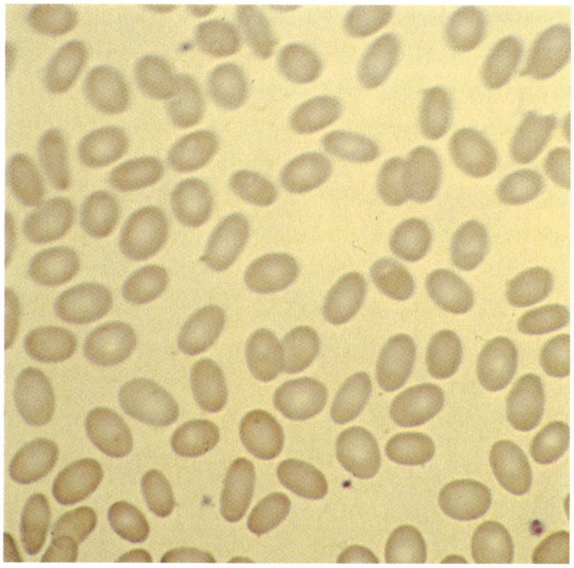

Allgemeine Bemerkungen, Definition und Einteilung der Anämien 345

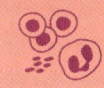

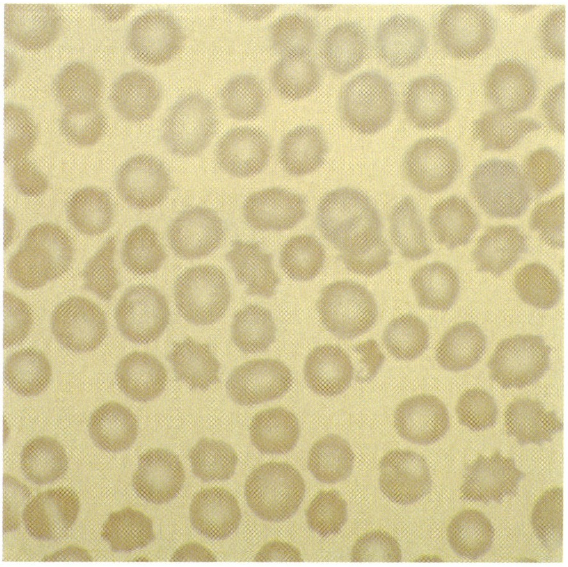

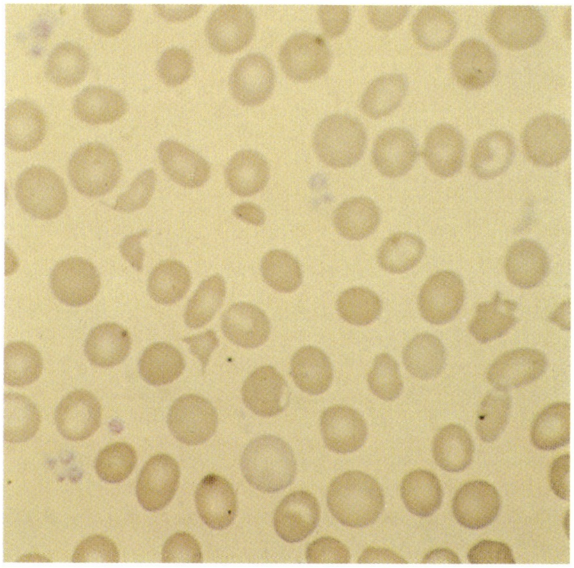

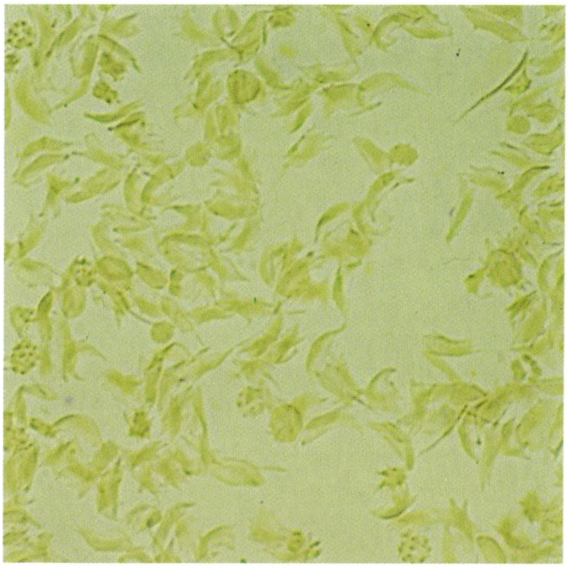

▲
◄ Abb. 13.**1a–k** Charakteristische morphologische Blutbildveränderungen. **a** Normales rotes Blutbild; **b** hypochrome Anämie bei Eisenmangel mit Anulozyten; **c** Sphärozytose mit kleinen, runden, gut gefüllten Erythrozyten; **d** Makrozytose bei äthylischer Leberzirrhose, vereinzelt angedeutete Target-Zellen; **e** Megalozytose bei perniziöser Anämie mit typischen großen ovalären Zellen und übersegmentiertem Neutrophilem; **f** Stomatozytose; **g** Ovalozytose; **h** Echinozyten (Stechapfelformen) bei Leberzirrhose oder Urämie (von Akanthozytose nicht zu unterscheiden); **i** Fragmentozyten, Anisozyten bei Verbrauchskoagulopathie; **j** Sichelzellen (Nativpräparat unter O$_2$-Abschluß); **k** Retikulozyten (Brillantkresylblaufärbung).

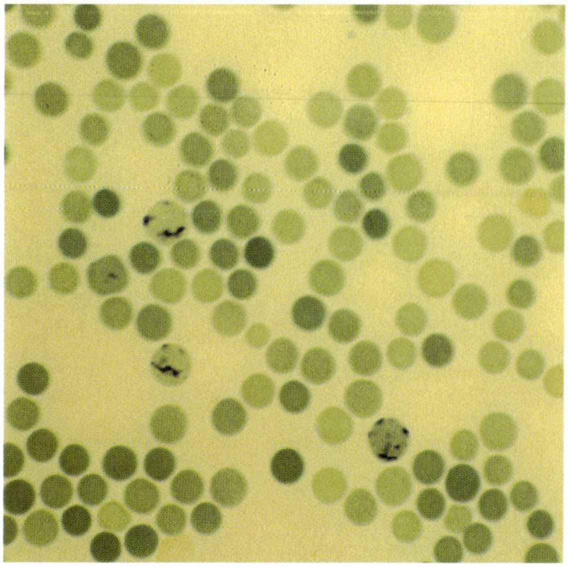

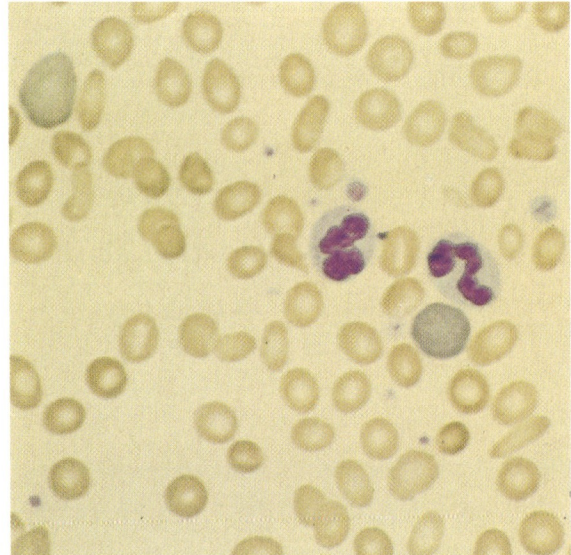

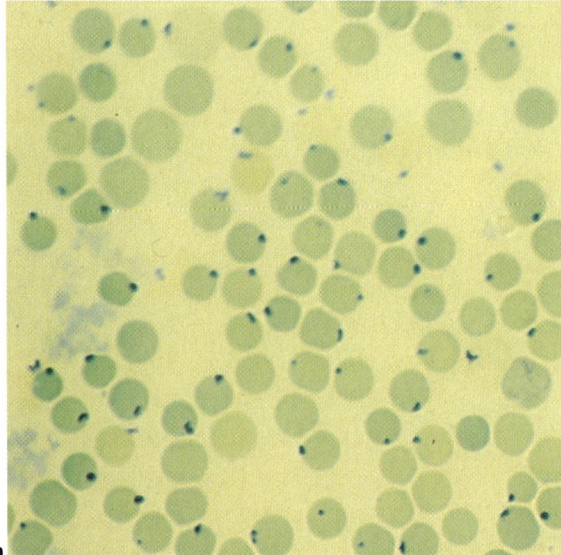

Tabelle 13.1 Normalwerte der wichtigen hämatologischen Parameter

Parameter		Wert
Erythrozyten	Männer	$4{,}4–5{,}9 \times 10^{12}/l$
	Frauen	$3{,}8–5{,}2 \times 10^{12}/l$
Hämoglobin	Männer	130–180 g/l (13–18 g/dl)
	Frauen	120–160 g/l (12–16 g/dl)
Hämatokrit	Männer	40–52 % (0,40–0,52 l/l)
	Frauen	35–47 % (0,35–0,47 l/l)
MCV		80–100 fl
MCH		26–34 pg
MCHC		310–360 g/l
Retikulozyten		0,4–2,5 %
Serumeisen	Männer	12,7–35,9 µmol/l
	Frauen	11,1–30 µmol/l
Serumferritin	Männer	20–250 µg/l
	Frauen	10–200 µg/l
Totale Eisenbindungskapazität (TEBK = Transferrin)		45,2–77,7 µmol/l (253–435 µg/dl)
Serum – Vitamin B_{12}		160–1000 µg/l
Serum – Folsäure		3,0–25 µg/l
Erythrozyten-Folsäure		90–300 µg/l
Lactatdehydrogenase (LDH)		210–425 U/l
Erythrozyten-Kreatin		37–93 µg/10^{10} Ec 1,4–9 mg/dl

Die Normalwerte, insbesondere die chemischen, zeigen in der Literatur eine erhebliche Streubreite. Die in dieser Tabelle aufgeführten Normalwerte entsprechen weitgehend denjenigen von Wintrobe's Clinical Hematology.

◀ Abb. 13.1 l–n   l Polychromatischer Erythrozyt (May-Grünwald-Färbung) entspricht Retikulozyt, noch RNS enthaltend; m Innenkörper (Brillantkresylblaufärbung), z. B. bei Phenacetinabusus; n Schießscheibenformen der Erythrozyten (target cell) bei Thalassaemia minor.

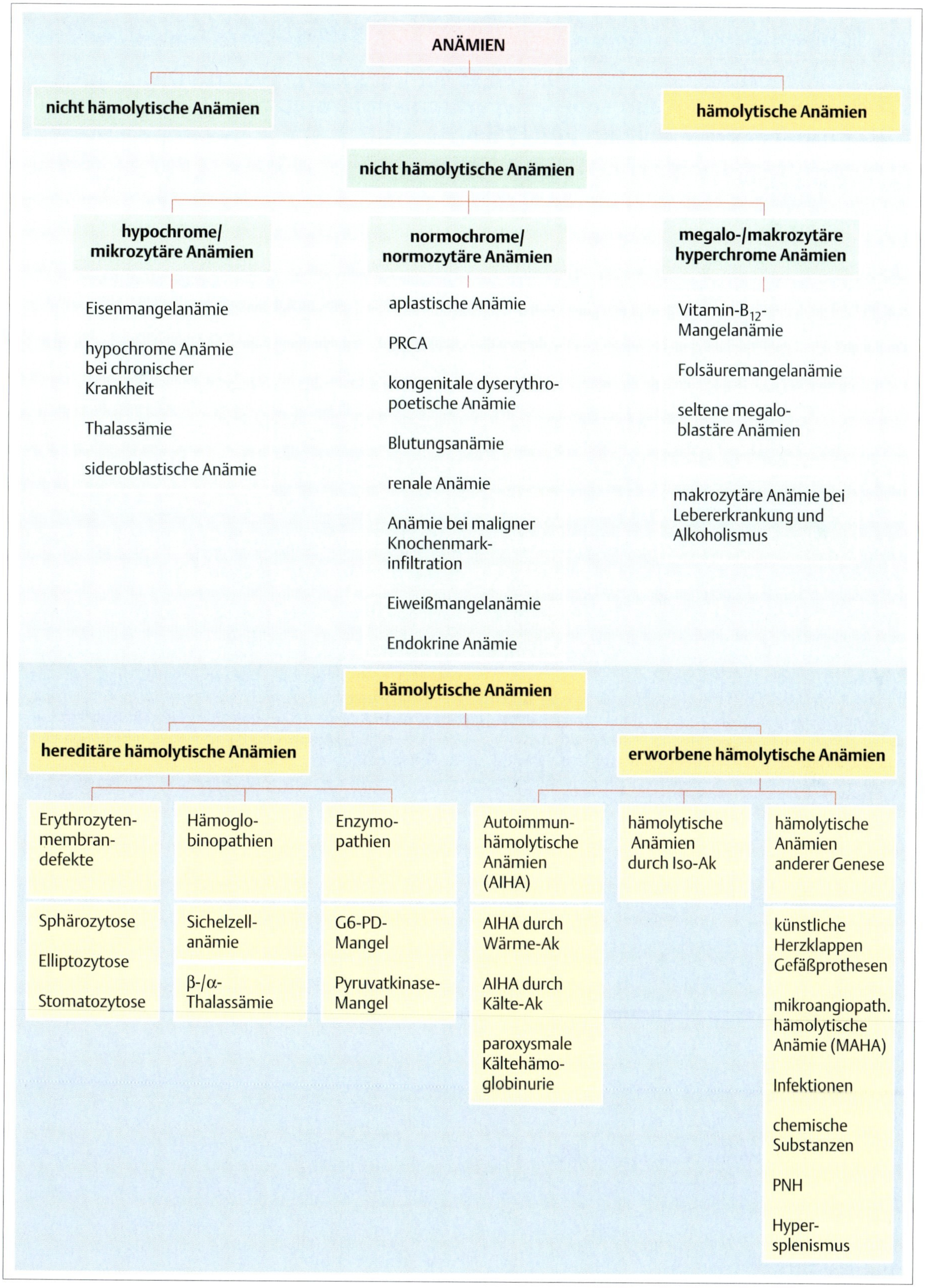

Allgemeine Bemerkungen, Definition und Einteilung der Anämien

ANÄMIEN

- nicht hämolytische Anämien
- hämolytische Anämien

nicht hämolytische Anämien

hypochrome/mikrozytäre Anämien
- Eisenmangelanämie
- hypochrome Anämie bei chronischer Krankheit
- Thalassämie
- sideroblastische Anämie

normochrome/normozytäre Anämien
- aplastische Anämie
- PRCA
- kongenitale dyserythropoetische Anämie
- Blutungsanämie
- renale Anämie
- Anämie bei maligner Knochenmarkinfiltration
- Eiweißmangelanämie
- Endokrine Anämie

megalo-/makrozytäre hyperchrome Anämien
- Vitamin-B_{12}-Mangelanämie
- Folsäuremangelanämie
- seltene megaloblastäre Anämien
- makrozytäre Anämie bei Lebererkrankung und Alkoholismus

hämolytische Anämien

hereditäre hämolytische Anämien

Erythrozytenmembrandefekte
- Sphärozytose
- Elliptozytose
- Stomatozytose

Hämoglobinopathien
- Sichelzellanämie
- β-/α-Thalassämie

Enzymopathien
- G6-PD-Mangel
- Pyruvatkinase-Mangel

erworbene hämolytische Anämien

Autoimmunhämolytische Anämien (AIHA)
- AIHA durch Wärme-Ak
- AIHA durch Kälte-Ak
- paroxysmale Kältehämoglobinurie

hämolytische Anämien durch Iso-Ak

hämolytische Anämien anderer Genese
- künstliche Herzklappen Gefäßprothesen
- mikroangiopath. hämolytische Anämie (MAHA)
- Infektionen
- chemische Substanzen
- PNH
- Hypersplenismus

Abb. 13.2 Klassifikation der Anämien.

13.1 Nicht hämolytische Anämien

Eisenmangelanämie und andere hypochrome/mikrozytäre (Eisenstoffwechsel-bedingte) Anämien

Eisenmangelanämie

Allgemeines/Eisenstoffwechsel

Eisenmangel ist weltweit die häufigste Ursache von Anämien. Er ist jedoch nicht die einzige Ursache hypochromer und mikrozytärer Anämien.
Der Eisentageszyklus ist in Abb. 13.3 dargestellt. Der menschliche Organismus enthält 3–6 g (35–50 mg/kg) Eisen. Zwei Drittel dieses Eisens (2–4 g) ist im zirkulierenden Hb enthalten. Ein Drittel des Eisens (0,5–1,5 g) ist als *Ferritin* und *Hämosiderin* im RES der Milz, des Knochenmarks und der Leber, in letzterer zusätzlich in den Parenchymzellen als Reserve abgelagert. Hämosiderin läßt sich mit der Berlinerblau-Reaktion färberisch darstellen. Rund 120–150 mg Eisen befinden sich im *Myoglobin*. Das lebenswichtige Gewebeeisen (Atmungskette!) macht nur wenige Milligramm aus.
Eisen wird im Plasma nach Freigabe aus den Makrophagen einerseits, nach Aufnahme aus der Nahrung andererseits an *Transferrin* gebunden. Der Transferringehalt des Plasmas entspricht der totalen Eisenbindungskapazität (Serume- und ungesättigte Eisenbindungskapazität = TEBK); dieser kann auch direkt mittels Immundiffusionsmethode in mg/dl gemessen werden; normalerweise ist 1/3 der TEBK gesättigt (= gesättigte Eisenbindungskapazität).
Im Plasma zirkulieren 3–4 mg Eisen. Für den Hb-Aufbau im Knochenmark werden täglich ca. 20 mg Eisen gebraucht; pro Tag werden 6 g Hämoglobin synthetisiert. Nach dem Abbau des Hb wird das Eisen mit dem Transferrin in das RES geführt und von Makrophagen gespeichert, bis es für den Aufbau von Hb erneut benötigt wird. Nur geringe Mengen Eisen gelangen aus dem Plasma in nicht erythropoetische Zellen.

Eisenbedarf. Der tägliche Bedarf an Eisen beträgt ca. 1 mg, bei der menstruierenden Frau 1–3 mg, der tägliche Eisenverlust (Darm und Haut) ca. 1 mg. Die Nahrung enthält durchschnittlich 10–15 mg Eisen, wovon 10–20 % im Duodenum und Jejunum resorbiert werden.

Eisenbilanz. Sie wird negativ bei
- vermehrtem Eisenverlust,
- vermehrtem Eisenbedarf,
- verminderter Eisenreserve,
- ungenügendem Eisenangebot oder
- einer Kombination der genannten Faktoren.

Eisenresorption. Die *Resorption* des Fe hängt von verschiedenen Faktoren ab. *Begünstigend* sind: zweiwertiges Fe^{2}, anorganisches Eisen, Säuren (HCl), Vitamin C, Eisenmangel, gesteigerte Erythropoese, Schwangerschaft und primäre Hämochromatose. *Hemmend* sind: Dreiwertiges Fe^{3}, organisches Eisen, Laugen (Antazida), ausfällende Substanzen, Eisenüberschuß, verminderte Erythropoese, Infektionen und Desferoxamin.

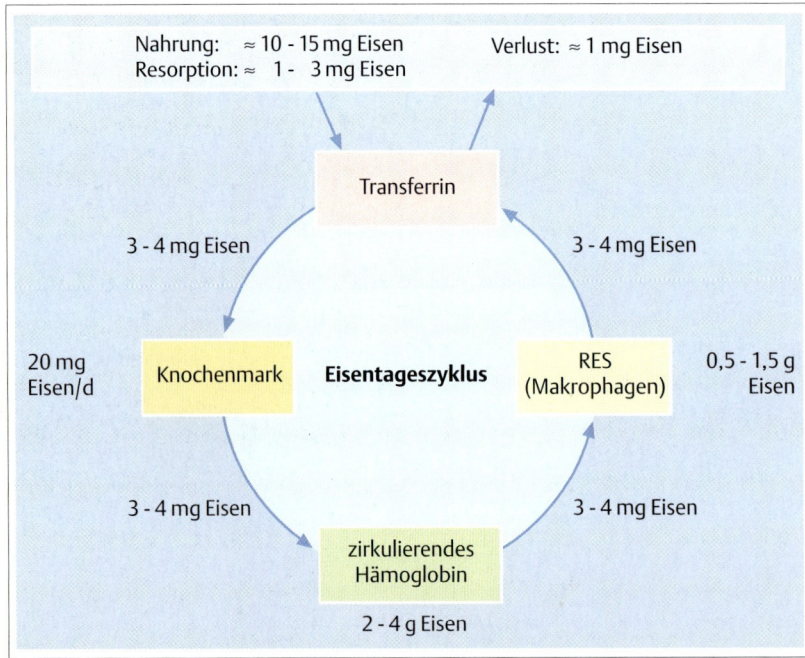

Abb. 13.3 Eisentageszyklus.

Nicht hämolytische Anämien

Eisenmangel. Entwickelt sich ein Eisenmangel, wird zunächst das im RES gespeicherte Eisen (Hämosiderin, Ferritin) vollständig abgebaut. Es besteht dann ein *latenter Eisenmangel*, der durch folgende Blutwerte charakterisiert ist:

- Hb, Hk, Erythrozyten, MCV und MCH normal,
- Serumferritin < 20 µg/l für Männer, < 10 µg/l für Frauen, Fe < 11 µmol/l,
- Transferrinsättigung < 15 %,
- totale Fe-Bindungskapazität erhöht,
- Fe-Knochenmarkgehalt herabgesetzt.

Sinkt der Fe-Gehalt weiter, entsteht die hypochrome und mikrozytäre *Eisenmangel-Anämie*, welche charakterisiert ist durch:

- Hb < 130 g/l (männlich), < 120 g/l (weiblich),
- MCH, MCV und (MCHC) sind erniedrigt,
- die übrigen Werte sind wie beim latenten Eisenmangel, allerdings deutlicher pathologisch.

Der erniedrigte *Ferritinspiegel* im Serum spielt dabei eine entscheidende Rolle, insbesondere bei der Abgrenzung gegenüber anderen mikrozytären Anämien. Im Blutausstrich (Abb. 13.**1b**) sind die Erythrozyten klein und hypochrom, sie zeigen eine große zentrale Delle (Anulozyten). Außerdem besteht meist eine Anisozytose, Targetzellen sind fakultativ (DD Thalassaemia minor!). Die Retikulozyten können leicht erhöht sein. Das Serum ist bei Eisenmangelanämie meistens sehr hell.

Das *Knochenmark* zeigt eine normale bis leicht gesteigerte linksverschobene Erythropoese. Interstitielles und intrazelluläres Eisen fehlen meistens vollständig (Abb. 13.**4b**).

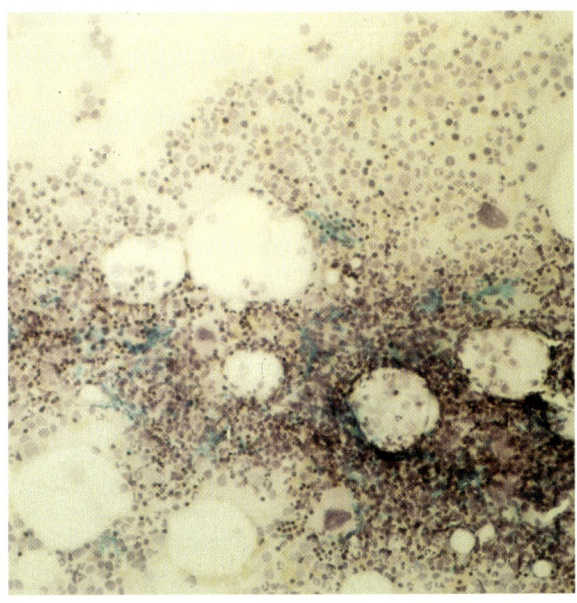

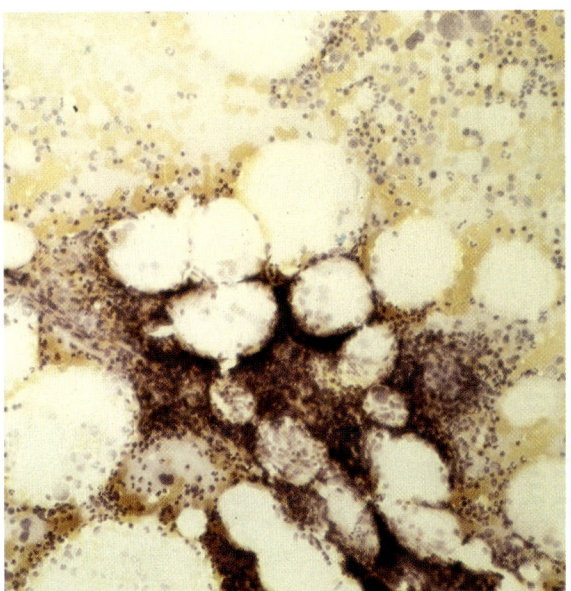

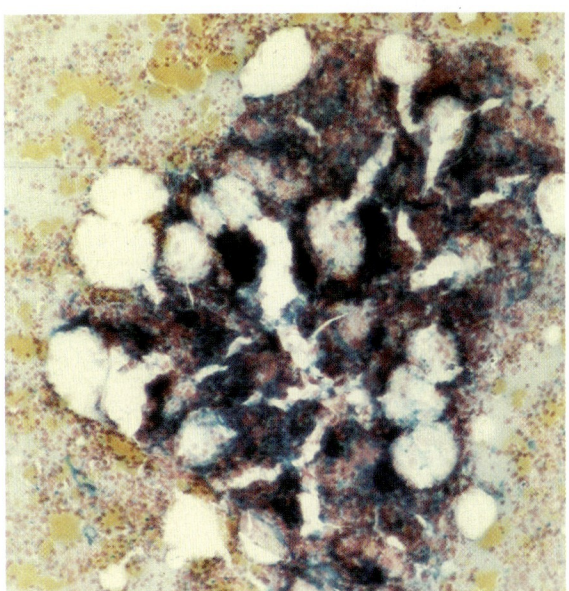

Abb. 13.**4a–c** Eisenfärbung des Markausstriches (Berliner-Blau-Färbung). **a** Normaler, **b** fehlender (Eisenmangelanämie) und **c** gesteigerter (sideroblastische Anämie und Transfusionshämosiderose) interstitieller Eisengehalt.

Klinik. Im Vordergrund stehen allgemeine Blässe, Müdigkeit, Ermüdbarkeit, Kälteintoleranz, Kopfschmerzen und psychische Labilität. Diese klinischen Symptome können bereits beim latenten Eisenmangel vorhanden sein. Bei chronischer Eisenmangelanämie treten Zeichen von Eisenmangel in den Geweben auf:

➤ Atrophie der Mundschleimhaut und Zunge (Abb. 13.**5**),
➤ Achlorhydrie des Magens,
➤ Mundwinkelrhagaden (Abb. 13.**6**),
➤ Schluckstörungen (Plummer-Vinson-Syndrom),
➤ struppiges Haar,
➤ brüchige Nägel und
➤ trockene faltige Haut.

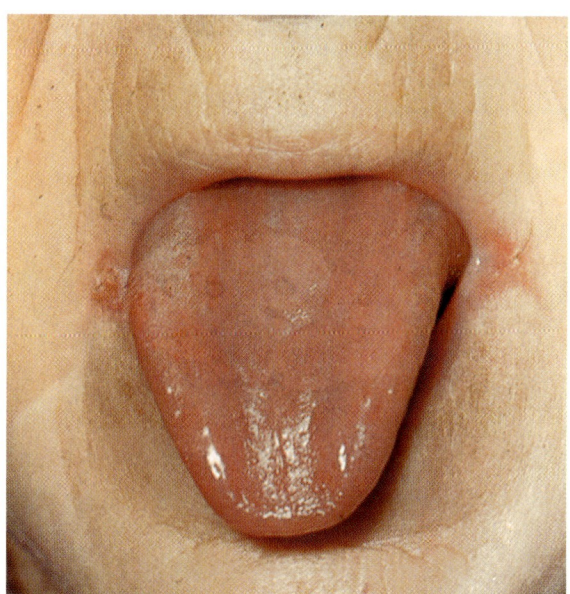

Abb. 13.**5** Atrophische Zunge bei Eisenmangelanämie.

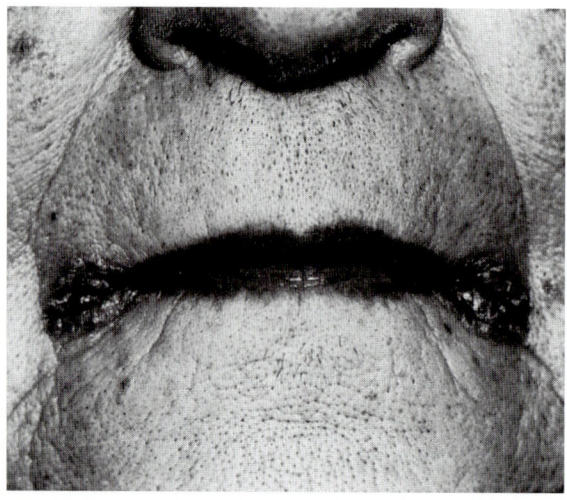

Abb. 13.**6** Mundwinkelrhagaden bei Eisenmangelanämie.

Ätiologie.

➤ *Chronischer Blutverlust:* Chronischer Blutverlust aus dem Magendarmtrakt oder Uterus stellen die häufigste Ursache einer Eisenmangelanämie dar. Wenn andere Symptome fehlen, darf bei einer menstruierenden Frau Eisenmangel infolge Menstruation angenommen werden. Bei Männern, und Frauen nach Menopause muß jede andere mögliche Blutungsquelle ausgeschlossen werden, insbesondere ein Ulkus oder ein Tumor des Magen-Darm-Traktes. Die sorgfältige Anamnese kann zur richtigen Diagnose führen. Dabei sollte stets auch die Frage nach Einnahme von Salizylaten und nichtsteroidalen Antirheumatika sowie nach Änderung der Stuhlgewohnheiten gestellt werden.

Zur Abklärung einer chronischen, meist okkulten Blutung stehen zur Verfügung:

– Okkulttest im Stuhl, wobei die Vorschriften für den Test zu beachten sind. Der Test kann bei intermittierender Blutung negativ ausfallen.
– Endoskopie.
– Röntgenuntersuchung mit Kontrastmittel (seit Endoskopie selten angewandt).

Hiatushernie, Kolondivertikulose, Hämorrhoiden und ein Morbus Osler sollen erst nach Ausschluß einer ernsthaften Läsion als Blutungsquelle akzeptiert werden. Seltene Ursachen abnormer Eisenverluste sind Hämaturien und Hämoglobinurien. In Gebieten, in denen Hakenwurminfektionen vorkommen, muß nach Wurmeiern im Stuhl gesucht werden.

➤ *Vermehrter Eisenbedarf:* Vermehrter Eisenbedarf besteht während der Wachstumsperiode und während der Schwangerschaft. Bei der Beurteilung einer Schwangerschaftsanämie ist folgendes zu berücksichtigen: Das Plasmavolumen nimmt um mehr als 40 % zu, das Erythrozytenvolumen um ca. 25 %; die Erniedrigung des Hb auf 100 – 110 g/l ist deshalb physiologisch.
➤ *Verminderte Resorption:* Die idiopathische Sprue und die kindliche Zöliakie, welche das Duodenum mitbefallen, beeinträchtigen die Eisenresorption. Eisenmangel kann auch infolge einer Magenschleimhautatrophie auftreten, wobei die Pathogenese nicht eindeutig geklärt ist (primärer Eisenmangel mit sekundärer Atrophie oder umgekehrt). Eine Eisenmangelanämie nach Gastrektomie ist häufig.

Andere hypochrome/mikrozytäre (Eisenstoffwechsel-bedingte) Anämien

Bei jeder mikrozytären und/oder hypochromen Anämie mit tiefem Serumeisenspiegel muß zunächst, wie bereits einleitend hervorgehoben, abgeklärt werden, ob es sich um einen echten Eisenmangel handelt, bei welchem das Serumferritin immer erniedrigt ist (Norm: 20–250 µg/l bei Männern, 10–200 µg/l bei Frauen). Ist das Serumferritin jedoch normal oder gar erhöht, kann ein echter Eisenmangel ausgeschlossen werden, obwohl MCH, MCV und insbesondere das Serumeisen

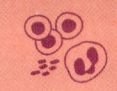

Nicht hämolytische Anämien

erniedrigt sind (siehe Abb. 13.7). Bei dieser Konstellation kommen die im folgenden beschriebenen und in Abb. 13.7 skizzierten Anämieformen in Frage.

Hypochrome Anämie (Begleitanämie) bei chronischen Krankheiten. Die Anämie ist verursacht durch eine für den Hb-Aufbau verminderte Eisenfreisetzung aus den Makrophagen (Eisenverteilungsstörung). Zusätzlich können eine verkürzte Überlebenszeit der Erythrozyten und eine Erythropoetinsynthesestörung vorliegen. Zur Differentialdiagnose kann die Knochenmarkpunktion herangezogen werden. Beim echten Eisenmangel fehlt das Eisen, bei dieser Anämieform ist das interstitielle Eisen reichlich vorhanden (Abb. 13.**4c**).

Diese Anämieform kommt vor bei chronisch infektiösen Krankheiten (Tuberkulose, Pneumonie, Osteomyelitis, Pilzinfektionen etc.), rheumatischen (SLE, chronisch progrediente Polyarthritis etc.) und malignen Erkrankungen (maligne Lymphome etc.). Zur Behebung oder Verbesserung der Anämie muß die Grundkrankheit behandelt werden, Eisenbehandlung nützt nichts.

Thalassaemia minor (heterozygote Beta-Thalassämie). An die Thalassaemia minor muß bei jedem aus der Mittelmeergegend stammenden Patienten mit unklarer mikrozytärer und hypochromer Anämie gedacht werden. Bei Mißachtung dieser Regel sind Fehldiagnosen nicht selten. Bei der Thalassaemia minor ist das Serumeisen erniedrigt oder normal, die TEBK normal, das Serum-Ferritin normal oder erhöht. Die Thalassämien werden in Kap. 13.2 ausführlicher besprochen.

Sideroblastische Anämien. Die sideroblastische (sideroachrestische) Anämie ist eine therapieresistente (refraktäre) Anämie, welche durch ein erhöhtes Serumferritin und Eisen, sowie einen vermehrten Eisengehalt des Knochenmarks gekennzeichnet ist. Für die Diagnose wichtig sind die zahlreichen *Ringsideroblasten* im Knochenmark (Abb. 13.**8**). Es handelt sich dabei um pathologische Erythroblasten, die zahlreiche ring- oder perlschnurartig um den Zellkern angeordnete Eisengranula enthalten. Die sideroblastische Anämie wird in die hereditäre und erworbene Form unterteilt.

➤ *Hereditäre sideroblastische Anämie:* Der Erbgang dieser Anämien ist nicht ganz klar, er ist X-chromosomal gebunden; es erkranken nur Männer, die Frauen und Kinder sind Konduktorinnen. Die Anämien sind vermutlich auf eine Störung der Hämsynthese (Enzymdefekt der Aminolävulinsäure oder Hämsynthetase) zurückzuführen. Die *hereditären* sideroblastischen Anämien sind *mikrozytär und hypochrom*. Es besteht meistens eine Splenomegalie.

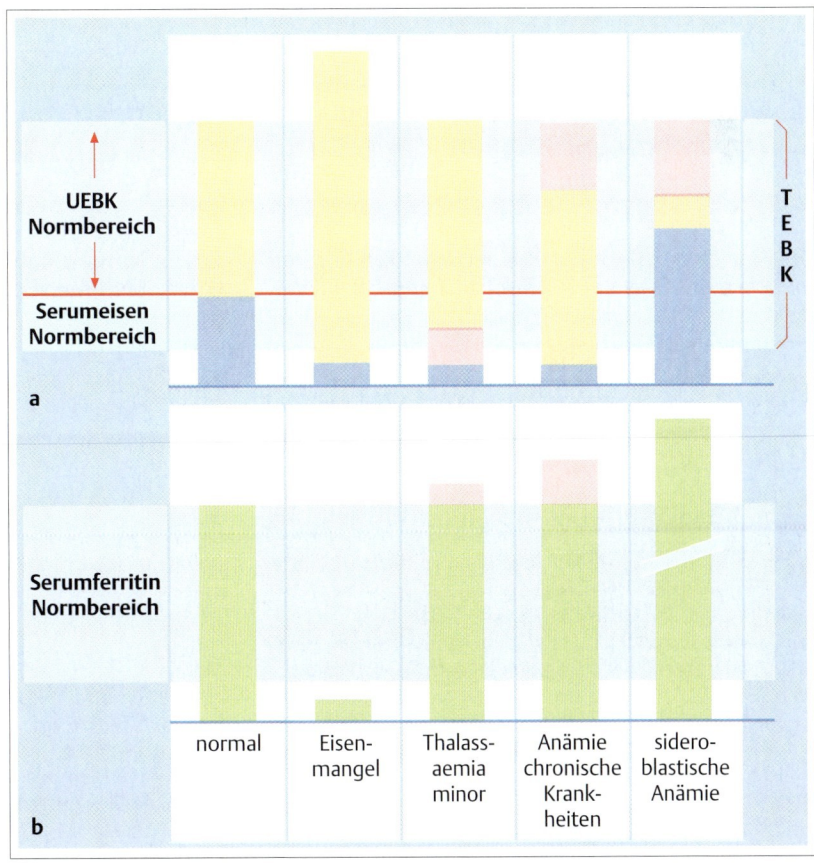

Abb. 13.7 Beziehung Serumeisen, EBK und Serumferritin. **a** Serumeisen – EBK, **b** Serumferritin, EBK = Eisenbindungskapazität, UEBK = ungesättigte Eisenbindungskapazität, TEBK = totale Eisenbindungskapazität; Farben: gelb = UEBK, blau = Serumeisen, grün = Serumferritin, rot = es gibt 2 Möglichkeiten, z. B. bei Thalassaemia minor: Serumeisen erniedrigt oder normal, Serumferritin normal oder erhöht.

352 Anämien

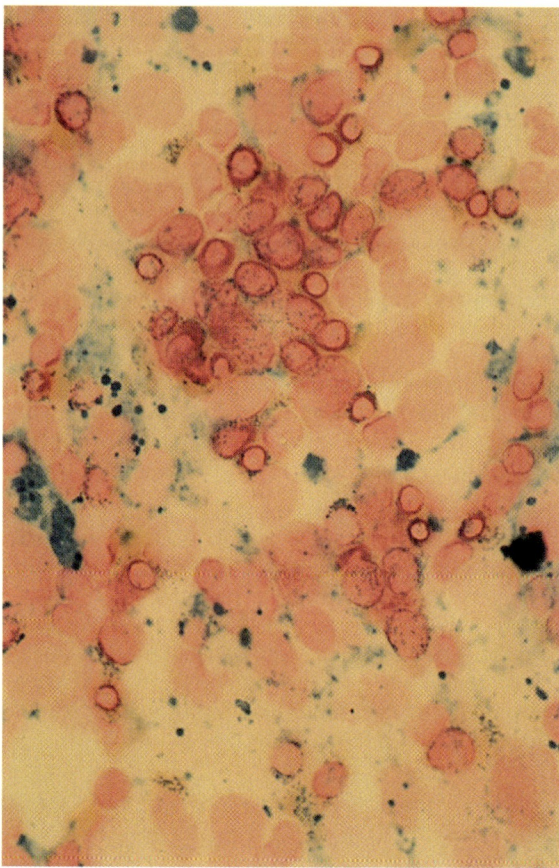

Abb. 13.8 Ringsideroblasten bei refraktärer Anämie (RARS) (Knochenmark).

Die Pyridoxin-empfindliche sideroblastische Anämie ist wahrscheinlich eine besondere Form der hereditären Erkrankung.

▶ *Erworbene sideroblastische Anämie:* die erworbene Form der sideroblastischen Anämie ist *makrozytär* und *hyperchrom* und gehört deshalb rein formal nicht in dieses Kapitel. Sie beruht jedoch, mindestens zum Teil, auch auf einer Eisenstoffwechselstörung, womit ihr Platz an dieser Stelle gerechtfertigt erscheint. Man unterscheidet zwischen einer primären und sekundären Form:

Primäre Form: es gibt meistens keine Ursache. Diese Form entspricht dem Typ 2 des myelodysplastischen Syndroms, der refraktären Anämie mit Ringsideroblasten (Kapitel 14).

Sekundäre Form: diese kann verursacht sein durch:

– Medikamente, z. B. hohe Dosen von Chloramphenicol, welches zu einer reversiblen Hemmung der Erythropoese mit Ringsideroblasten und Vakuolisierung des Plasmas führt. Vereinzelt wurden Fälle von sideroblastischer Anämie nach Isoniazid und Zykloserin beobachtet.
– Alkohol.
– Bleivergiftung: Häm- und Globinsynthese sind gestört. Wegen Enzymmangels wird die RNS nicht richtig abgebaut. Die denaturierte RNS erscheint in einem gewöhnlich gefärbten Präparat als basophile Tüpfelung. Die Sideroblasten im Knochenmark sind jedoch nicht typische Ringsideroblasten. Dasselbe gilt für die Sideroblasten bei:
– Porphyrien.

Megaloblastäre und nicht megaloblastäre (andere makrozytäre) hyperchrome Anämien

Definition, allgemeine Bemerkungen

Abb. 13.9 zeigt eine Übersicht der makrozytären Anämien und den Weg der Differentialdiagnose beim Vorliegen einer makrozytären Anämie.

Definitionsgemäß beträgt das MCV dieser Anämien mehr als 100 fl, das MCH mehr als 34 pg. Das Knochenmark zeigt eine hyperplastische makro- bis megaloblastäre ineffektive Erythropoese. Es liegt eine Reifungsstörung des Erythroblastenkernes vor, während die Hb-Synthese im Plasma normal verläuft. Trotz überaktiver Erythropoese besteht eine periphere Retikulozytopenie.

Hauptursache dieser Anämien mit Reifungsstörung sind die megaloblastären Anämien, verursacht durch Vitamin-B_{12}- oder Folsäuremangel.

Megaloblastäre Anämien

Vitamin-B_{12}- und Folsäurestoffwechsel

Vitamin B_{12} wird durch Mikroorganismen synthetisiert und ist in allen animalischen Speisen genügend vorhanden. Vitamin B_{12} wird im Magen an Intrinsic factor gebunden und im Ileum resorbiert. Folsäure wird im oberen Jejunum resorbiert und während der Resorption in Methyl-THF umgewandelt. Vitamin B_{12} wird in der Pfortader an Transcobalamin II gebunden und zu den Knochenmark- und anderen Zellen geführt. Vitamin B_{12} ist für wichtige biochemische Reaktionen, welche in Abb. 13.10 vereinfacht dargestellt sind, zuständig, so z. B. für die Umwandlung von Homozystein in Methionin, und, zusammen mit Methyltransferase, von Methyl-Tetrahydrofolsäure (Methyl-THF) in THF. THF und verwandte Substanzen sind für die wichtigsten Reaktionen bei der Synthese der DNS, welche ebenfalls in Abb. 13.10 dargestellt sind, verantwortlich.

Vitamin-B_{12}- und/oder Folsäuremangel führt infolge fehlender DNS-Synthese zu megaloblastärer Anämie, meistens kombiniert mit Leuko- und Thrombopenie. Außerdem können auch Medikamente, z. B. Antimetaboliten durch Hemmung der Purinsynthese oder der DHF-Reduktase eine megaloblastäre Anämie verursachen.

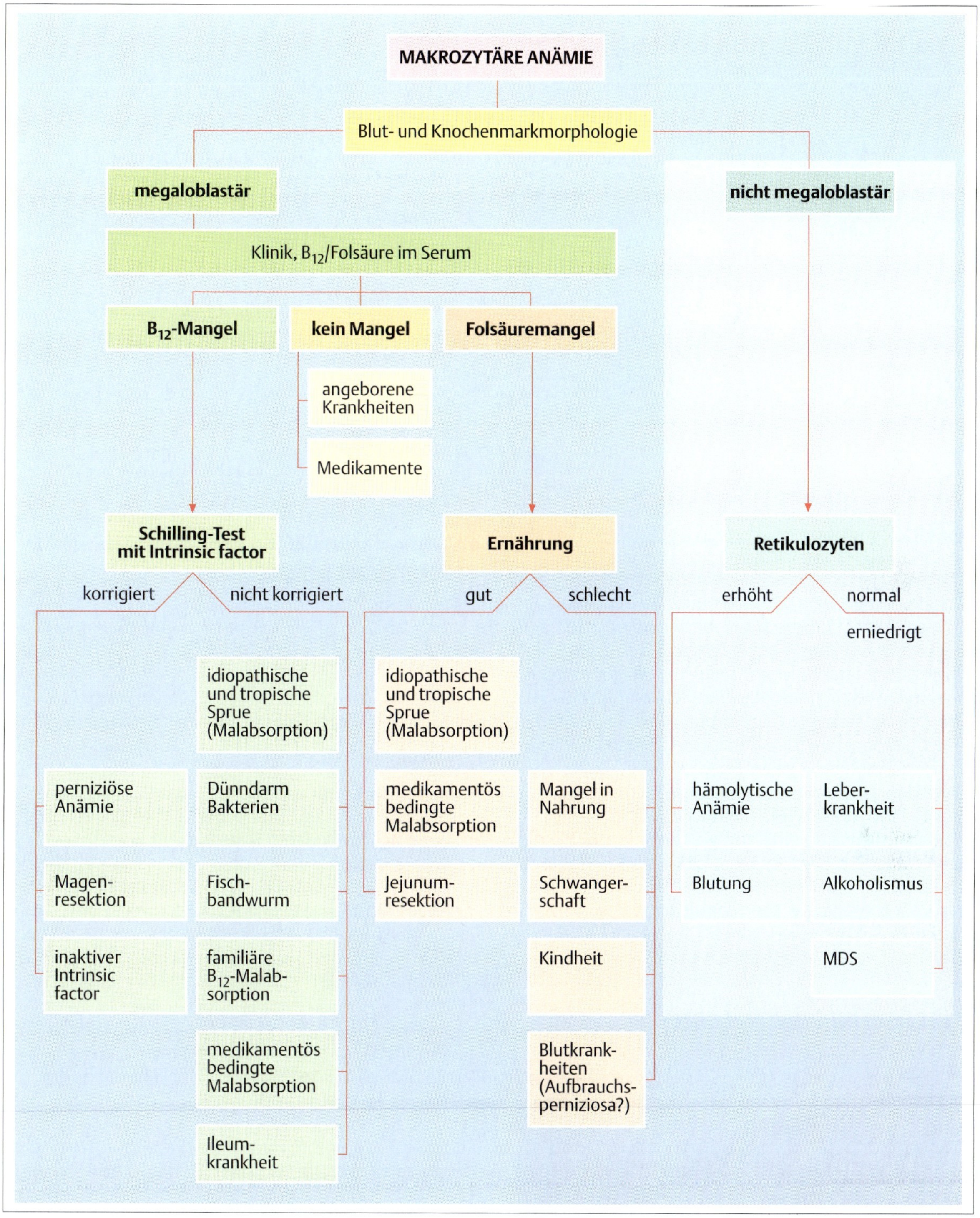

Nicht hämolytische Anämien

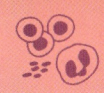

Abb. 13.9 Differentialdiagnose makrozytärer Anämien und diagnostisches Prozedere bei makrozytärer Anämie (nach: *Lee R, Bithell TC* eds. Wintrobe's Clinical Hematology, 9th ed. Philadelphia; Lea & Febiger; 1993). Wichtig: bei idiopathischer und tropischer Sprue ist der Schillingtest wegen Malabsorption nicht korrigierbar, Vitamin B_{12} und Folsäure werden auch bei normaler Ernährung nicht resorbiert.

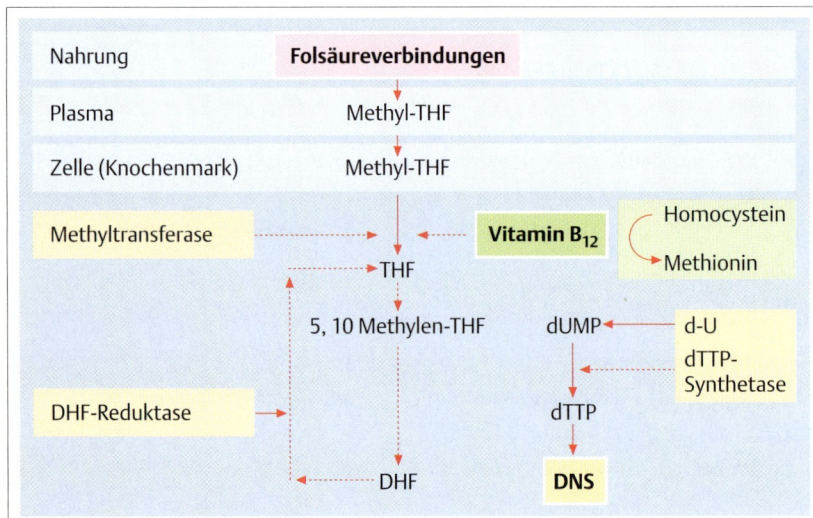

Abb. 13.**10** Vitamin B_{12}- und Folsäurestoffwechsel, Rolle von Vitamin B_{12} und Folsäure bei der DNS-Synthese. THF = Tetrahydrofolsäure, DHF = Dihydrofolsäure, d-U = Deoxyuridin, dUMP = Deoxyuridinmonophosphat, dTTP = Deoxythymidintriphosphat.

Perniziöse Anämie

Pathogenese. Die perniziöse Anämie ist die häufigste Form der megaloblastären Anämie. Sie entsteht auf der Basis einer chronisch atrophischen Gastritis mit konsekutivem *Intrinsic-factor*-Mangel, wahrscheinlich infolge Autoimmunmechanismen. Die Magenwand ist dünn und weist lymphoplasmazelluläre Infiltrate auf. Es besteht Achlorhydrie (Anazidität) des Magens.

Im Blut können in 90% Antikörper gegen Parietalzellen, in 50% Antikörper gegen Intrinsic factor nachgewiesen werden. Nicht selten bestehen gleichzeitig Antikörper gegen Schilddrüse (Thyreoiditis), Nebennierenrinde (M. Addison) etc. und eine Vitiligo. Die Entwicklung der Krankheit ist langsam, sie manifestiert sich meistens nach 60 Jahren. Das weibliche Geschlecht ist bevorzugt, die perniziöse Anämie kann familiär auftreten, insbesondere bei Trägern der Blutgruppe A. Blaue Augen und frühes Ergrauen sind für die Krankheit typisch.

! Ein kleiner Prozentsatz der Perniziosapatienten entwickelt ein Magenkarzinom.

Auch nach Magenresektion kann bei ungenügender Produktion von Intrinsic factor eine penziöse Anämie auftreten.

Klinik. Neben allgemeiner Blässe sind typisch ein leichter Ikterus (zitronengelbe Haut), die Hunter-Glossitis (Abb. 13.**11**), – die Zunge ist glatt, rot und brennend –, Mundwinkelrhagaden, Gewichtsverlust, im Spätstadium Herzinsuffizienz und neurologische Symptome im Sinne der funikulären Myelose: ein pelziges Gefühl auf der Haut, Kribbeln in Zehen und Füßen, symmetrische, aufsteigende Gangstörungen, Störungen der Oberflächen- und Tiefensensibilität, Reflexanomalien (positiver Babinski-Reflex), Ataxien, Paresen. Leichte psychische Störungen sind häufig, schwere psychotische Zustände aber selten.

Diagnostik. Typisch ist das *megalozytäre Blutbild*. Die Erythrozyten sind groß, oval, hyperchrom, die zentrale Delle fehlt (Abb. 13.**1e**). Das MCV ist größer als 100 fl, in den klassischen Fällen mehr als 120 fl, das MCH beträgt mehr als 34 pg. Retikulozyten $< 1\%$, häufig 0%. Die Leuko- und Thrombozytenzahl sind als Ausdruck der DNS-Synthesestörung in allen Vorläuferzellen meist vermindert. Im Blutausstrich fallen die hypersegmentierten Granulozyten auf.

Das *Knochenmark* (Abb. 13.**12**) ist hyperzellulär und megaloblastär. Die Megaloblasten besitzen eine charakteristische feine Kernstruktur, auch in den reiferen Formen mit bereits polychromatischem oder oxyphilem Plasma (Kern-Plasma-Dissoziation).

Chemie: die LDH ist als Zeichen der Begleit-Hämolyse deutlich erhöht, das Bilirubin leicht erhöht, das Ferritin normal oder erhöht, der Vitamin B_{12}-Spiegel im Blut erniedrigt, die Folsäure im Serum oft erhöht, die Folsäure in den Erythrozyten aber erniedrigt.

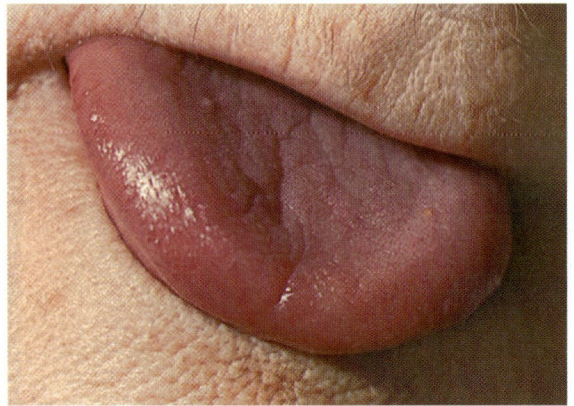

Abb. 13.**11** Hunter-Glossitis bei perniziöser Anämie. 75jährige Frau.

Symptomatische (unechte) perniziöse Anämie

Definition. Neben der echten perniziösen Anämie gibt es die sog. *unechte oder symptomatische perniziöse Anämie*, welche nicht auf einen Intrinsic-factor-Mangel, sondern einen Mangel an Vitamin B_{12} (*extrinsic factor*) zurückzuführen ist.

Ursachen. Häufigste Ursache ist das Malabsorptionssyndrom (oft kombiniert mit Folsäuremangel) infolge tropischer oder idiopathischer Sprue, oder Zöliakie bei Kindern. Andere Ursachen können sein (siehe auch Abb. 13.**9**): der Fischbandwurm, vor allem in Finnland, Dünndarmbakterien nach Dünndarmoperation (blind loop Syndrom etc.), Ileumerkrankungen oder Medikamente (PAS, Colchizin etc.).

Differentialdiagnose. Die Unterscheidung zwischen echter und unechter Perniziosa ist mit Hilfe des Schillingtests, z. T. auch der Biopsie von Magen und Duodenum möglich. Bei echter Perniziosa besteht stets eine Magenatrophie mit lymphozytären Infiltraten, bei unechter Perniziosa infolge Sprue können die für die Krankheit typischen geköpften Dünndarmzotten (Duodenum) nachgewiesen werden.

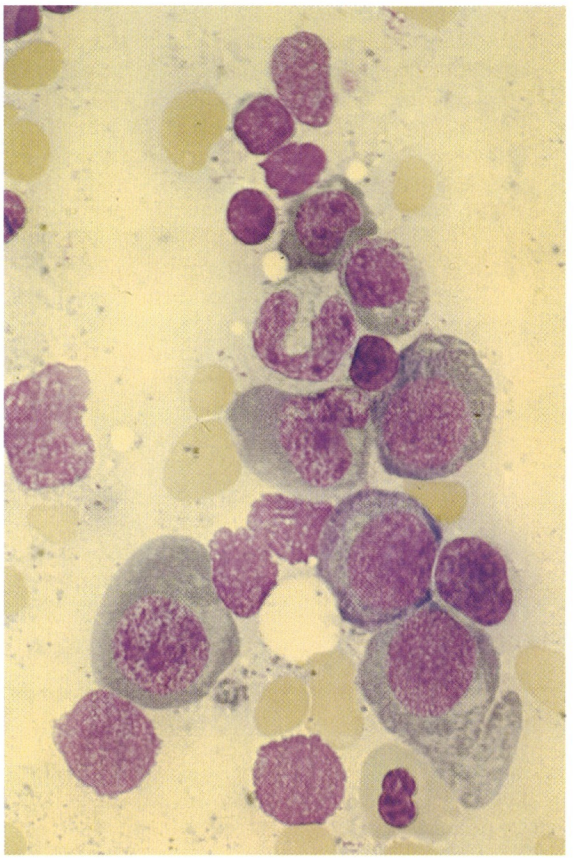

Abb. 13.**12** Megaloblastäres Knochenmark mit stark gesteigerter Erythropoese. ▶

Schilling-Test

1 μg radioaktives Vitamin B_{12} wird p. o. verabreicht, gefolgt von 100 μg „kaltem" B_{12} i. m. 2 Stunden später (Sättigung der „B_{12}-Rezeptoren"). Während der folgenden 24 Stunden werden normalerweise 8–30 % der eingenommenen Dosis im Urin ausgeschieden (normale Nierenfunktion vorausgesetzt). Bei perniziöser Anämie sind es stets weniger als 2 %. Wird der Test nach einigen Tagen wiederholt, wobei das radioaktive Vitamin B_{12} zusammen mit Intrinsic factor verabreicht wird, tritt Normalisierung ein, was bei Malabsorption und den anderen genannten Ursachen nicht der Fall ist.

Folsäuremangelanämie

Isolierte Folsäuremangelanämien sind in Europa selten.

Ursachen. Prinzipiell gibt es folgende Ursachen der Folsäuremangelanämie:

➤ Mangelernährung
➤ *Malabsorption:* idiopathische und tropische Sprue (oft kombiniert mit Vitamin-B_{12}-Mangel), Zöliakie, Jejunumresektion
➤ *Alkoholismus*, selten megalozytäre Anämie, da außer Malabsorption und mangelnder Ernährung bei der Alkoholanämie andere Faktoren eine Rolle spielen (s. unten)
➤ *Medikamente* wie Diphenylhydantoin, Phenobarbital, Kontrazeptiva, Sulfasalazin und Zytostatika (Folsäureantagonisten)
➤ Kongenitale Defekte des Folsäurestoffwechsels bei Kindern
➤ Schwangerschaft (physiologisch)
➤ Blutkrankheiten, maligne Erkrankungen, entzündliche Krankheiten (M. Crohn, Tbc, rheumatoide Arthritis, Malaria etc.)

Klinik und Labor sind ähnlich wie bei der perniziösen Anämie infolge Vitamin-B_{12}-Mangel. Dies trifft auch für die Knochenmarkmorphologie zu, so daß schließlich der erniedrigte Folsäurespiegel im Serum diagnostisch entscheidend ist. Eine funikuläre Myelose infolge Folsäuremangel gibt es nicht. Dagegen können hohe therapeutische Folsäuredosen ($>$ 5 mg/d) bei Vitamin-B_{12}-Mangel zwar eine günstige hämatologische Reaktion auslösen, gleichzeitig aber die Neuropathie verschlimmern.

Seltene megaloblastäre Anämien

Kann bei einer megaloblastären Anämie kein Vitamin-B_{12}- oder Folsäuremangel nachgewiesen werden, muß an seltene Ursachen dieser Anämie gedacht werden. In Frage kommen:

- Hereditäre megaloblastäre Anämien:
  - Die kongenitale *Orotazidurie*, welche sich in den ersten Lebensjahren mit schwerer megaloblastärer Anämie, psychischem und physikalischem Wachstumsrückstand manifestiert. Es fehlen ein oder zwei Enzyme, welche für den Pyrimidinstoffwechsel wichtig sind.
  - Das *Lesch-Nyhan-Syndrom*, bei welchem ein kongenitaler Defekt des Purinstoffwechsels vorliegt.
  - Andere hereditäre Erkrankungen, welche den DNS-Stoffwechsel und damit den Kernaufbau der Erythroblasten stören.
  - *Transcobalamin II Mangel.* Ein normaler Transport von Vitamin B_{12} ist nicht möglich.
- Erworbene megaloblastäre Anämien:
  - Zytostatika (5-Fluorouracil, Cyclophosphamid, Arabinosid, Methotrexat etc.).
  - Andere Folsäureantagonisten: Proguanil, Pyrimethamin, Triamteren, Trimethoprim etc.
  - Stickoxydul (N_2O): bei wiederholter Anwendung kann N_2O in den Cobalaminstoffwechsel eingreifen und zu megaloblastärer Anämie führen.

Nicht megaloblastäre (makrozytäre) Anämien

Neben eindeutig megaloblastären Anämien gibt es *nicht megaloblastäre (makrozytäre)* Anämien (siehe auch Abb. 13.**9**), wobei als Ursachen in Frage kommen:

Mit Retikulozytose

Diese ist für die Makrozytose verantwortlich.

- Hämolyse
- chronische Blutungen

Ohne Retikulozytose

- *Chronische Lebererkrankungen (Hepatische Anämie):* Das prominente Merkmal des Blutbildes bei Lebererkrankungen ist die Makrozytose (Abb. 13.**1d**). Das MCV liegt meist in der Größenordnung von 100–110 fl, ohne daß ein Vitamin-B_{12}- oder Folsäuremangel nachgewiesen werden kann. Diese Makrozytose kann sowohl bei alkoholischer Fettleber, Leberzirrhose als auch chronischer Hepatitis auftreten. Ursächlich wird eine in der Zirkulation erworbene Membranveränderung der Erythrozyten (Erhöhung des Verhältnisses Cholesterin/Lecithin infolge Lecithin-Cholesterol-Acetyltransferasemangels) angenommen. Bei zusätzlicher hämolytischer Komponente mit mäßiger Retikulozytose können im Blutausstrich Stechapfelzellen (Akanthozyten [Abb. 13.**1h**]) auftreten, welche ja auch bei der kongenitalen Abetalipoproteinämie bekannt sind.
- *Schwerer Alkoholismus:* Eine besondere Stellung nimmt die Anämie bei schwerem Alkoholismus ein. Sie ist in der großen Mehrzahl der Fälle makrozytär und wird deshalb an dieser Stelle besprochen. Wahrscheinlich spielen im wesentlichen 3 pathogenetische Faktoren eine Rolle:
  - der *Folsäuremangel* wegen alkoholbedingter Malabsorption und zusätzlich schlechter Ernährung,
  - eine *Eisenstoffwechselstörung*, charakterisiert durch ineffektive Erythropoese und deutlich vermehrt Ringsideroblasten im Knochenmark, welche wahrscheinlich auf eine direkte toxische Wirkung des Alkohols auf die Hämatopoese (oft sind auch Granulo- und Megakaryopoese betroffen) zurückzuführen ist,
  - eine *Hämolyse.* Diese stellt wahrscheinlich einen unbedeutenden pathogenetischen Faktor dar. Stechapfelformen der Erythrozyten können auf diesen Mechanismus hinweisen. Dagegen steigen die Retikulozyten oft erst nach Absetzen des Alkohols als Zeichen der Regeneration der Erythropoese an.

  Wenn die Alkoholanämie mit Retikulozytose, Fettleber und Hyperlipoproteinämie kombiniert ist, handelt es sich um ein Zieve-Syndrom.
- Erworbene sideroblastische Anämie (MDS s. S. 386).

Aplastische und andere normochrome Anämien

Aplastische Anämie

Definition und Pathogenese. Die aplastische Anämie (Panzytopenie, Panmyelopathie) ist eine Knochenmarkerkrankung mit Insuffizienz der Erythro-, Myelo- und Megakaryopoese. Da die Erkrankung die gesamte Hämatopoese betrifft und deshalb meistens eine Panzytopenie besteht, ist der Begriff aplastische „Anämie" irreführend, hat sich jedoch weltweit durchgesetzt. Die zugrundeliegende Störung ist eine Verminderung der Zahl der pluripotenten Stammzellen (colony forming units). Dazu kommt eine Störung der verbleibenden Stammzellen oder eine Immunreaktion gegen letztere, die eine ausreichende Teilung und Differenzierung verhindert. Für diese Hypothese sprechen die guten Behandlungsresultate mit Antilymphozyten (-Thymozyten)-Serum.

Diagnostik. Die aplastische Anämie ist meistens normochrom und normozytär, gelegentlich leicht makrozytär. Die Retikulozytenzahl ist erniedrigt, das Eisen und Ferritin im Serum sind erhöht. Ferrokinetische Studien ergeben eine verlangsamte Eisen-Clearance und eine ungenügende maximale Eiseninkorporationsrate in die Erythrozyten. Der Eisen-Turnover ist erniedrigt. Die Überlebenszeit der Erythrozyten ist leicht verkürzt; der Erythropoetinspiegel ist meist erhöht.

Die aplastische Anämie wird in eine hereditäre und erworbene Form unterteilt, wobei letztere zahlenmäßig wesentlich häufiger ist.

Angeborene aplastische Anämie

Fanconi-Anämie (Kongenitale Panzytopenie). Die Fanconi-Anämie wird rezessiv vererbt und ist häufig mit einer

Wachstumsverzögerung und anderen angeborenen Anomalien des Skeletts (Mikrozephalie, fehlende Daumen etc.), der Harnwege (Becken- oder Hufeisennieren) oder der Haut (Fanconi-Zinsser-Syndrom) assoziiert. In manchen Fällen besteht auch eine geistige Retardierung. Häufig finden sich Chromosomenanomalien. Es gibt jedoch auch Formen ohne Chromosomen- und Organanomalien. Die Fanconi-Anämie manifestiert sich im Alter von 5–10 Jahren. Ungefähr 10 % entwickeln eine akute myeloische Leukämie.

Erworbene aplastische Anämie

Ätiologisch betrachtet gibt es zwei Formen der erworbenen aplastischen Anämie, die idiopathische und die sekundäre. Symptome und hämatologische Befunde erlauben die Differentialdiagnose zwischen den beiden Formen der aplastischen Anämie nicht. Wegweisend ist die Anamnese.

Idiopathische Form. Der idiopathischen Form liegt im wesentlichen ein Autoimmunmechanismus zugrunde, bei welchem die T-Lymphozyten supprimierend auf die hämatopoetischen Stammzellen wirken. Die Anamnese ist bezüglich möglicher Ursachen stumm.

Sekundäre Form. Die aplastische Anämie nach Chemotherapie und Röntgenbestrahlung ist ätiologisch gesichert. Sie ist in den meisten Fällen reversibel. Ein Kausalzusammenhang besteht entsprechend großer Statistiken auch bei Chloramphenicol, Phenylbutazon, Phenytoin und Gold. Dagegen sind die medikamentenbezogenen Statistiken nicht eindeutig bei Chlorothiazid, Thyreostatika, Chlorpropamid und Malariamitteln. Die aplastische Anämie nach Benzolexposition ist schon lange bekannt. Aplastische Anämien wurden auch im Zusammenhang mit Virusinfektionen (Hepatitis) beschrieben.

Klinik. Die Klinik wird beherrscht von den Folgeerscheinungen der Anämie, Granulozytopenie (schwere Infektionen) und Thrombozytopenie (hämorrhagische Diathese). Es besteht keine Splenomegalie.

Diagnostik. Diagnostisch entscheidend sind die periphere Panzytopenie und die Aplasie des Knochenmarks. Letztere muß unbedingt durch die Knochenmarkbiopsie bestätigt werden, was vor allem in Fällen mit scheinbar normozellulärem Mark im Aspirat wertvoll sein kann. Die Biopsie zeigt in solchen Fällen nicht selten, daß die Normozellularität im Aspirat auf kleine Knochenmarksinseln im sonst aplastischen Mark zurückzuführen ist. Die für die aplastische Anämie typischen ferrokinetischen Befunde wurden weiter oben erwähnt.

Differentialdiagnose der Panzytopenie

Die Panzytopenie ist wie folgt definiert:

- Anämie (Definition weiter vorne),
- Granulozytopenie (Granulozyten $< 1 \times 10^9$/l) und
- Thrombozytopenie (Thrombozyten $< 150 \times 10^9$/l).

Sind diese Kriterien erfüllt, kommen differentialdiagnostisch folgende Erkrankungen in Frage:

- aplastische Anämie,
- myelodysplastisches Syndrom,
- akute Leukämie und andere neoplastische Infiltrationen des Knochenmarks,
- Osteomyelofibrose,
- paroxysmale nächtliche Hämoglobinurie,
- Vitamin-B_{12}- und Folsäuremangelanämie,
- Infektionen, besonders miliare Tbc und Sepsis,
- Hypersplenismus,
- immunologische Krankheiten (SLE etc.).

Erythroblastenaplasie (Pure red cell aplasia = PRCA)

Definition. Es handelt sich um ein seltenes Krankheitsbild, das durch eine normochrome Anämie bei normalen Leukozyten- und Thrombozytenzahlen und durch ein fast vollständiges Fehlen der erythropoetischen Vorstufen im Knochenmark (Abb. 13.**13**) charakterisiert ist.

Ursachen. Das Syndrom kann *hereditär* mit rezessivem Erbgang sein. Diese Form manifestiert sich im frühen Kindesalter, meist mit Retardierung im Knochenalter und in der sexuellen Entwicklung. Die erworbene chronische Form kann idiopathisch oder in Verbindung mit

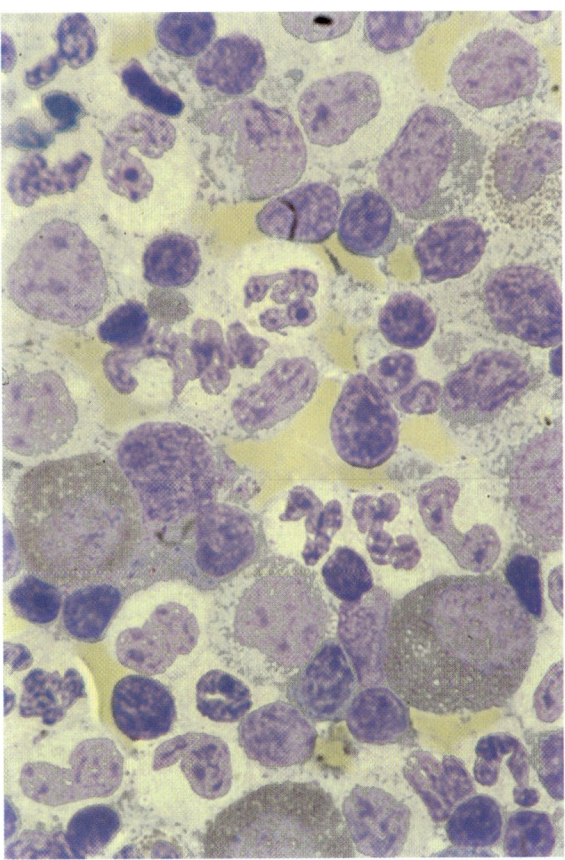

Abb. 13.**13** Erythroblastenaplasie (Pure red cell aplasia, PRCA).

Autoimmunerkrankungen (SLE), Thymom oder malignem Lymphom auftreten. Es sind zytotoxische, spezifisch gegen Erythroblasten gerichtete Antikörper nachgewiesen worden. In dieser Beziehung bestehen Parallelen zur autoimmunhämolytischen Anämie (AIHA), bei welcher zwar nicht Antikörper gegen Erythroblasten, jedoch gegen Erythrozyten gebildet werden. Bei beiden Krankheiten gibt es Erfolge mit immunsuppressiver und zytostatischer Therapie.

Eine *transiente* Form der PRCA kommt bei Parvovirusinfektion vor. Sie betrifft in erster Linie Träger von Sichelzellanämien und hereditärer Sphärozytose.

Kongenitale dyserythropoetische Anämien (CDA)

Kongenitale dyserythropoetische Anämien bilden eine Gruppe von seltenen erblichen refraktären Anämien, welche durch eine ineffektive Erythropoese und das Auftreten von morphologisch auffälligen Erythroblasten charakterisiert sind. Leuko- und Thrombozytenzahlen sind normal. Die CDA werden in 3 Formen unterteilt, die aufgrund der megaloblastischen und makrozytären Veränderungen, der Riesenerythroblasten und anderen dyserythropoetischen Veränderungen (Abb. 13.**14**), sowie der serologischen Befunde differenziert werden.

Blutungsanämie

Die Blutungsanämie ist häufig. Die Diagnose akute Blutung kann bei Hämorrhagien ins Körperinnere Schwierigkeiten bereiten. Bei gastrointestinaler Blutung infolge Tumor oder Ulkus läßt die Melaena oft Tage auf sich warten. Zu Beginn einer Blutung ist der Blutstatus völlig normal, später tritt eine normozytäre Anämie auf. Sobald die reaktive Retikulozytose (ca. nach 3–7 Tagen) einsetzt, steigt das MCV. Erst mit Erschöpfung der Eisenreserven, d. h. nach massiver oder länger anhaltender Blutung, verschwindet die Retikulozytose. Wie bei der chronischen Blutung entwickelt sich schließlich eine mikrozytäre und hypochrome Anämie.

Renale Anämie

Die renale Anämie ist von großer Bedeutung und tritt nur bei Nierenkrankheiten mit deutlich gestörter Nierenfunktion auf, wobei das Ausmaß der Anämie und des Nierenschadens (Kreatinin, Kreatininclearance, metabolische Azidose) nicht korrelieren müssen. Die Anämie ist in der Regel normozytär. Hauptverantwortlich sind der Mangel an *Erythropoetin* und eine wechselnd ausgeprägte Verkürzung der Erythrozytenüberlebenszeit. Selten hat die Anämie ausgesprochen hämolytischen Charakter, einhergehend mit Retikulozytose. In solchen Fällen muß man an einen Phenacetinabusus denken.

Sekundäre Anämie bei maligner Knochenmarkinfiltration

Bei Leukämien, malignen Lymphomen und Paraproteinämien, aber auch bei karzinomatöser Infiltration des Knochenmarks entsteht früher oder später eine normozytäre oder mäßig mikrozytäre Anämie. Das Serumferritin ist meistens erhöht, das Serumeisen erniedrigt.

! Bei dieser Konstellation und unklarer Diagnose muß immer nach Skelettmetastasen gesucht werden. Dabei können Spontan- und Erschütterungsschmerz wegweisend sein.

Die gezielten diagnostischen Möglichkeiten umfassen:
▶ Skelettszintigraphie,
▶ Radiologie, gezielt entsprechend Klinik und Skelettszintigraphie,
▶ Knochenmarkpunktion. Gelegentlich lassen sich eindeutige Tumorzellen nachweisen (Abb. 13.**15**),
▶ Bestimmung des prostataspezifischen Antigens (PSA), der alkalischen und sauren Phosphatase. Erhöhte Werte sprechen für Prostatakarzinom.

Die Anämie bei diffuser Knochenmetastasierung kann einhergehen mit ausgeprägter Anisozytose und Poikilozytose, sowie Ausschwemmung von Erythroblasten und Myelozyten. Es kann auch eine mäßige bis massive Leukozytose mit Werten über 50×10^9/l oder eine Eosinophilie auftreten.

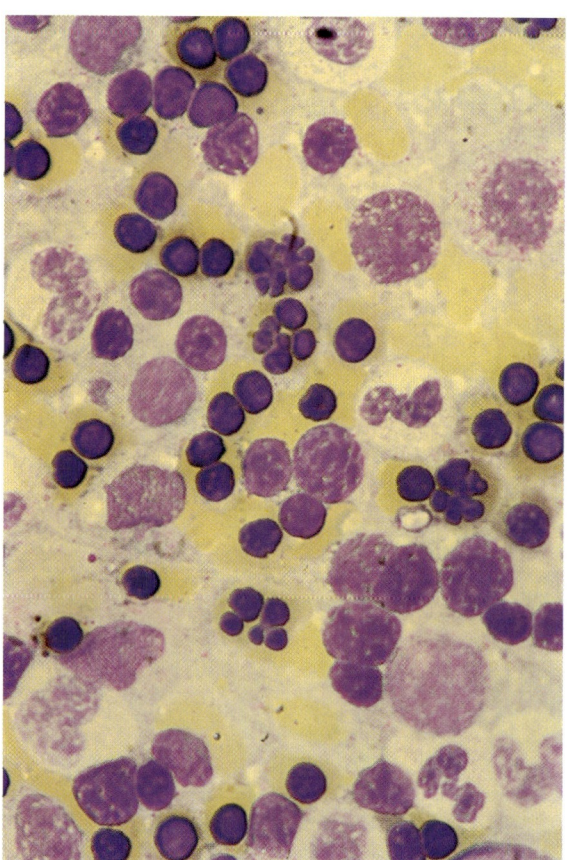

Abb. 13.**14** Knochenmark bei kongenitaler dyserythropoetischer Anämie.

Eiweißmangelanämie

Eiweißmangelanämie in isolierter Form spielt nur unter extremen Bedingungen (Hungersnot etc.) eine Rolle, obwohl im Tierversuch proteinfreie Ernährung über mangelnde Erythropoetinbildung rasch zu einer normozytären Anämie führt. Beim Menschen sind unter entsprechenden Umständen Folsäure, Vitamin B_{12}, Eisen usw. zusätzlich limitierend. Massive Eiweißverluste (nephrotisches Syndrom) gehen im allgemeinen nicht mit Anämie einher.

Endokrine Anämien

Das Schilddrüsenhormon beeinflußt die Aktivität der Erythropoese, wahrscheinlich über Veränderungen der Erythropoetinbildung. Die Anämie bei Hypothyreose ist ausgesprochen selten und meistens normozytär, gelegentlich auch mikrozytär oder makrozytär, und im Sinne einer Adaptation an den verminderten Sauerstoffbedarf der Gewebe zu verstehen. Interessanterweise ist auch die Sauerstoffaffinität des Hämoglobins erhöht. Im gleichen Sinn ist auch die Anämie zu interpretieren, welche bei Hypophysenvorderlappeninsuffizienz auftritt. Auch bei Hypogonadismus und Morbus Addison kann eine normochrome Anämie auftreten.

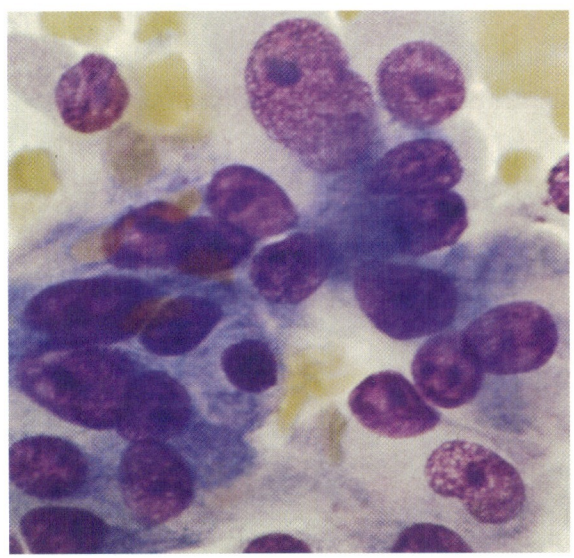

Abb. 13.15 Tumorzellen im Sternalpunktat bei Mammakarzinom. Die Tumorzellen zeigen eine feine Kernstruktur und einen großen Nukleolus.

13.2 Hämolytische Anämien

Definition. Die hämolytischen Anämien umfassen eine große Zahl von Anämien, welche durchwegs durch eine *signifikant verkürzte Überlebenszeit der Erythrozyten* ausgezeichnet sind. Ursache und Pathogenese sind sehr verschieden, dementsprechend gibt es auch verschiedene Einteilungsmöglichkeiten.

Einteilung. Prozentual am häufigsten sind die hereditären korpuskulären hämolytischen Anämien, wobei sie durch Membrandefekt der Erythrozyten, Enzymdefekte oder Störungen des Hb-Aufbaus verursacht sind. Die extrakorpuskulären hämolytischen Anämien sind durchwegs erworben und durch Veränderungen im Plasma verursacht.

Diagnostik. Außer einer verkürzten Überlebenszeit sind die hämolytischen Anämien durch

- eine Retikulozytose,
- eine erhöhte LDH,
- ein erhöhtes Erythrozytenkreatin und
- infolge vermehrten Hb-Abbaus, durch eine meist leichte Hyperbilirubinämie (vorwiegend nicht konjugiertes Bilirubin) charakterisiert.

! Die Erythrozytenparameter (Erythrozytenindizes) können erheblich variieren und sind deshalb nicht von diagnostischer Bedeutung.

Dagegen weisen *morphologische Veränderungen der Erythrozyten* nicht selten in erster Linie auf die Diagnose hin und sind für letztere oft sehr wertvoll (Kugelzellen, Sichelzellen, Targetzellen etc.).

Die präzise Diagnose ist mit Hilfe moderner Untersuchungsmethoden fast immer möglich. Der Nachweis einer Hämolyse und damit einer verkürzten Überlebenszeit der Erythrozyten kann mit Hilfe der ^{51}Chrommarkierung erbracht werden. Es kann damit nicht nur die verkürzte Überlebenszeit der Erythrozyten (oft nur wenige Tage statt 120 Tage) bewiesen, sondern auch der Ort des Abbaus auf Grund von Oberflächenmessungen aufgezeigt werden.

Klinik. Außer allgemeiner Blässe bestehen bei hämolytischer Anämie ein *Subikterus*, am besten zu sehen in den Skleren, und eine mehr oder weniger ausgeprägte *Splenomegalie*. Der Urin zeigt infolge vermehrter Urobilinogenausscheidung eine dunkle Farbe mit rotem Einschlag.

Hereditäre hämolytische Anämien

Membrandefekte der Erythrozyten

Sphärozytose (kongenitale Kugelzellanämie)

Die Sphärozytose ist die häufigste erbliche hämolytische Anämie in Nordeuropa. Die Krankheit wird autosomal dominant vererbt. Diagnostisch außerordentlich wichtig sind die Sphärozyten (Kugelzellen), welche im Blutausstrich als kleine farbstoffdichte Erythrozyten imponieren (Abb. 13.**1c**).

Die Erythrozytenhämolyse ist meistens die Folge eines Defektes im Hauptstrukturprotein der Erythrozytenmembran – am häufigsten ist eine Verminderung des Spektrinanteils –, welcher zu einer erhöhten Durchlässigkeit der Membran für Natrium führt. Die im Knochenmark gebildeten Erythrozyten besitzen anfangs noch eine normale bikonkave Form, erleiden aber im Lauf der Passage durch die Milz und das übrige RES einen Verlust an Membranbestandteilen. Die Zellen werden damit kugelförmig, sie können die Milz nicht mehr passieren und sterben dort frühzeitig ab.

Klinik. Sphärozytose kommt in jedem Alter vor. Es bestehen ein rezidivierender Ikterus und eine ausgeprägte allgemeine Blässe. Der Ikterus kann z. B. infolge eines Infektes oder selten anderer Faktoren, welche die Hämolyse akut verstärken, auftreten, wobei Bilirubin und Retikulozyten jeweils entsprechend ansteigen. Die Anämie kann auch durch eine verminderte Markproduktion (aplastische Krise) verursacht sein. Man findet immer eine Splenomegalie, häufig Gallenpigmentsteine und nicht selten Ulzera an den Unterschenkeln.

Diagnostik. Die Anämie kann stark schwanken. Diagnostisch entscheidend sind die bereits erwähnten Sphärozyten im Blutausstrich, die übrigens nach erfolgreicher *Splenektomie* (Therapie der Wahl) bestehen bleiben. Das MCV und MCH sind meistens normal, dagegen ist die MCHC typischerweise leicht erhöht. Es besteht oft eine ausgeprägte Retikulozytose, normale Retikulozyten schließen allerdings die Diagnose nicht aus. Während der hämolytischen Schübe sind die Leukozyten erhöht, wobei unreife Zellen vorkommen. Die Senkungsreaktion ist erhöht, typisch ist die sog. Schleiersenkung, bedingt durch die hohe Retikulozytenzahl (Abb. 13.**16**).

Die erniedrigte osmotische Resistenz ist ein relativ feiner diagnostischer Test, sie fehlt höchstens in 10 %.

Elliptozytose

Die kongenitale Elliptozytose (Ovalozytose) wird ebenfalls autosomal dominant vererbt. Eine Anämie ist selten, und wenn eine Hämolyse besteht, ist sie meistens kompensiert. In vereinzelten schweren Fällen bringt *Splenektomie* Heilung. Die Diagnose erfolgt aus dem peripheren Blutbild, wo sich 70–80 % elliptische Zellen zeigen, gegenüber höchstens 10 % beim Gesunden (Abb. 13.**1g**).

Stomatozytose

Die Diagnose Stomatozytose beruht ebenfalls auf dem morphologischen Bild. Typisch ist die elliptisch entrundete zentrale Delle bei runder Zelle. Es handelt sich sicher nicht um eine ätiologische Einheit, ein Membrandefekt scheint indessen wahrscheinlich. Es wird auch eine Form beschrieben, bei welcher das intrazelluläre Kalium extrem tief, das Natrium extrem hoch ist. Trotzdem besteht nur eine milde Hämolyse, was auch für die übrigen Formen gilt (Abb. 13.**1f**).

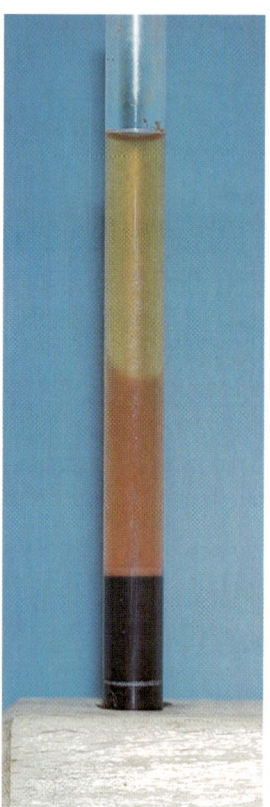

Abb. 13.**16** Schleiersenkung bei hämolytischer Anämie. Die Zone der langsamer sedimentierenden Retikulozyten (Schleier) ist zwischen dem gelblichen Serum- und dunkelroten Erythrozytenbereich deutlich erkennbar.

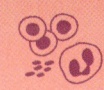

Hämolytische Anämien

Enzymopathien

Erythrozytenstoffwechsel

Mit der Entwicklung biochemischer Untersuchungstechniken sind in den letzten Jahrzehnten eine ganze Reihe von hereditären Enzymopathien bekannt geworden, welche unterschiedlich schwere chronische, nach Exposition der Erythrozyten gegenüber gewissen Noxen, auch akute Hämolysen verursachen können.

Der Metabolismus der Erythrozyten ist in Abb. 13.**17** dargestellt. Einzige Energiequelle des Erythrozyten ist die Glucose. Da dem reifen Erythrozyten der mitochondriale Krebszyklus fehlt, erfolgt der Glucoseabbau durch die anaerobe Glykolyse (Embden-Meyerhof-Weg). Dabei wird Energie in Form von ATP erzeugt, welches für die Kationenpumpe und die Erhaltungsprozesse der Erythrozytenmembran wichtig ist. Über die gleiche Reaktionskette wird Reduktionspotential in Form von NADH und über den Hexosemonophosphatshunt (Pentosephosphatzyklus) NADPH (reduziertes Nikotinamid-Adenin-Dinucleotid-Phosphat) gebildet. Letzteres garantiert eine genügende Konzentration an reduziertem Glutathion, welches Hb und Membran vor oxidativer Schädigung schützt (Abb. 13.**17**). NADH benötigt übrigens zur Funktion Met-Hb-Reduktase, damit inaktives Met-Hb in aktives Hb reduziert werden kann. Im Verlauf der geschilderten Reaktionen entsteht schließlich Lactat.

Die Enzymdefekte lokalisieren sich entweder im glykolytischen Abbauweg (Embden-Meyerhof) oder im Hexosemonophosphatshunt. Die Lokalisation des Defektes innerhalb dieser beiden metabolischen Wege bestimmt weitgehend das Krankheitsbild.

Für die Diagnose Enzymdefekt sind direkte Enzymmessungen erforderlich. Im folgenden wird nur auf die 2 wichtigsten Enzymdefekte eingegangen.

Glucose-6-Phosphat-Dehydrogenase (G-6-PD)-Mangel

Pathogenese. Der Mangel an G-6-PD stellt das häufigste Erbleiden des Menschen dar und ist ein Beispiel für einen Defekt im Hexosemonophosphatshunt. G-6-PD reduziert NADP und oxidiert gleichzeitig Glucose-6-Phosphat. Diese Reaktion ist in den Erythrozyten die einzige Quelle für NADPH (Abb. 13.**17**). Es wurden mehr als 400 Varianten des Enzyms G-6-PD mit verminderter Aktivität beschrieben. Mehr als 200 Millionen Menschen weisen einen Defekt dieses Fermentes auf. Ein eigentlicher Mangel liegt nicht vor, sondern nur eine Beeinträchtigung der Funktion.

Klinik. Wegen der zahlreichen Varianten des Defektes sind Krankheitserscheinungen verschieden ausgeprägt. Nur ausnahmsweise besteht eine chronische, meist kompensierte Hämolyse. *Hämolytische Krisen* werden meist durch Medikamente infolge oxydativer Schädigung verursacht, z. B. durch Acetalinid, Doxorubicin, Furazolidon, Phenazopyridine, Nalidixylsäure, Nitrofurantoine, Phenacetin und auch Methylenblau. Bei der mediterranen Variante wird die Hämolyse durch Genuß von Favabohnen (Vicia fava, Favismus) ausgelöst. Die Hämolyse ist typischerweise von Hämoglobinurie begleitet. Nach passagerem Abfall von Hb, Hk und Erythrozyten folgen Retikulozytose und Remission. Morphologisch finden sich während der akuten Hämolyse *Heinz-Innenkörper, fragmentierte Zellen* (Biss- und Blasenzellen) sowie eine mehr oder weniger ausgesprochene *Methämoglobinämie*.

Es besteht guter Grund zur Annahme, daß G-6-PD-Mangel die Resistenz gegenüber Malaria erhöht.

Außer G-6-PD-Mangel gibt es noch andere Enzymopathien des Hexosemonophosphatshunts mit ähnlicher Klinik, z. B. der Glutathionreduktase- und Glutathionperoxydasemangel.

Pyruvatkinasemangel

Die Hämolyse ist im allgemeinen chronisch, oft kompensiert und mild. Der Blutstatus ist deshalb oft überhaupt nicht oder nur unwesentlich verändert. Im Blutausstrich finden sich allerdings, insbesondere nach Splenektomie, eine Poikilozytose und Zelldeformierungen. Die Vererbung erfolgt autosomal rezessiv, so daß nur homozygote oder doppelt heterozygote Genträger erkranken. Der Stoffwechseldefekt liegt im Embden-Meyerhof-Weg. Die Patienten sind meist ikterisch, häufig finden sich Gallensteine, evtl. Skelettdeformitäten.

Hämoglobinopathien

Hämoglobinsynthese

Normales Blut enthält beim Erwachsenen 3 Hämoglobinformen, nämlich
- 96–98 % *Hb A* ($\alpha_2 \beta_2$),
- 0,5–0,8 % *Hb F* ($\alpha_2 \gamma_2$) und
- 1,5–3 % *Hb A$_2$* ($\alpha_2 \delta_2$).

Jedes Molekül des normalen Hb A besteht aus 4 Polypeptidketten $\alpha_2 \beta_2$ mit jeweils einer Hämgruppe. Jeder Erythrozyt enthält 640 Millionen Hb-Moleküle, welche für den Transport von Sauerstoff ins Gewebe und den Rücktransport von Kohlendioxid in die Lunge verantwortlich sind. Die Umstellung vom fetalen Hb $\alpha_2 \gamma_2$ in Hb A ($\alpha_2 \beta_2$) findet größtenteils 3–6 Monate nach Geburt statt.

Das Hb wird zu 65 % in den Erythroblasten, zu 35 % in den Retikulozyten synthetisiert. Die *Hämoglobinsynthese* ist in Abb. 13.**18** dargestellt. Die Mitochondrien sind die Hauptorte der Protoporphyrinsynthese, bei welcher die δ-Aminolävulinsäure eine Schlüsselstellung einnimmt. Am Schluß der Hb-Synthese verbindet sich Protoporphyrin mit dem 2wertigen Eisen, welches vom zirkulierenden Transferrin geliefert wird, und bildet Häm. Jedes Hämmolekül bindet sich an eine Globinkette; die Globinketten werden an den Ribosomen synthetisiert. Das Hb-Molekül entsteht schließlich durch die Bildung eines Tetramers aus 4 Globinketten mit jeweils einer, in einer Tasche gelegenen Hämgruppe.

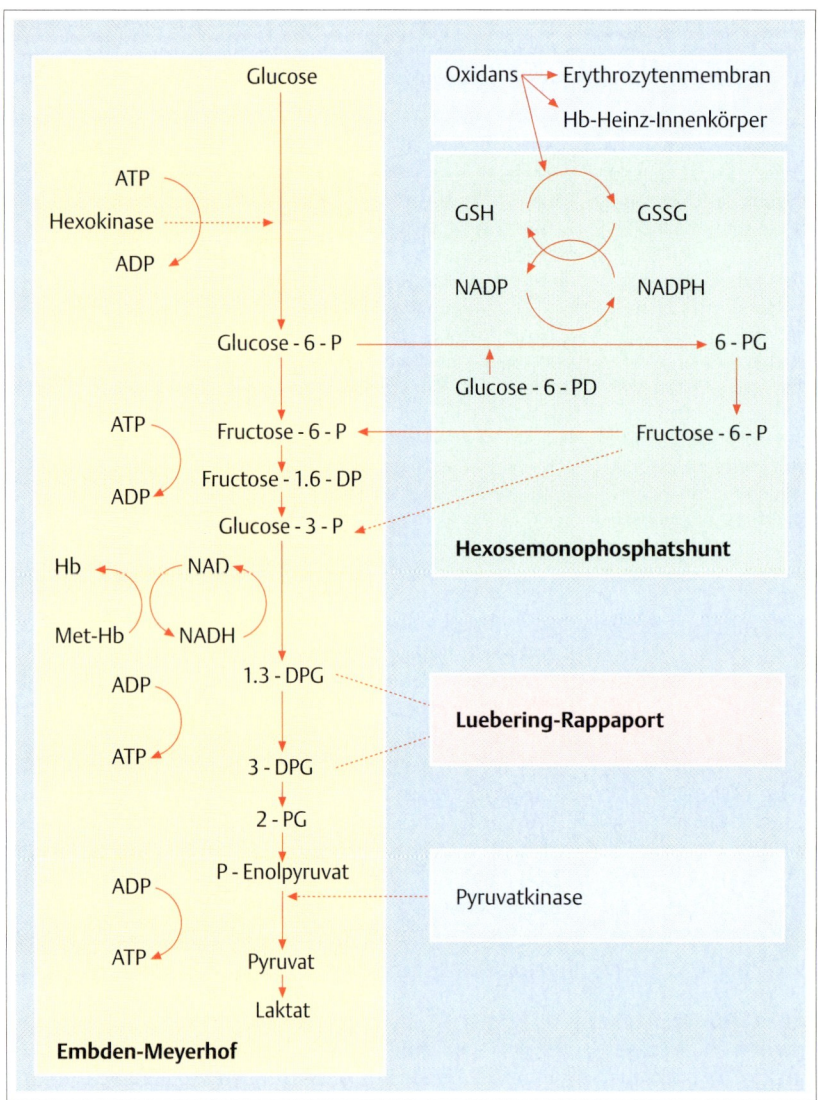

Abb. 13.17 Erythrozytenstoffwechsel. ATP = Adenosintriphosphat, ADP = Adenosindiphosphat, GSH = reduziertes Glutathion, GSSG = oxidiertes Glutathion, NADP = Nicotinamid-Adenin-Dinucleotid-Phosphat, NADPH = reduzierte Form des NADP, Glucose-6-PD = Glucose-6-Phosphat-Dehydrogenase, Fructose-6-P = Fructose-6-Phosphat, Fructose-6-DP = Fructose-6-Diphosphat, NAD = Nicotinamid-Adenin-Dinucleotid, NADH = reduzierte Form von NAD, DPG = Diphosphoglycerat, G-3-P = Glyceraldehyd-3-Phosphat.

Hämoglobinopathien

Definition. Hämoglobinopathien im engeren Sinn sind Hb-Krankheiten, welche durch die Substitution einer bestimmten Aminosäure in der Globinkette durch eine andere charakterisiert sind.

Pathogenese. Die klinisch wichtigste Hämoglobinopathie ist die *Sichelzellkrankheit*, auf welche weiter unten eingegangen wird und bei welcher in der β-Kette bei Position 6 Glutamin durch Valin ersetzt ist (Hb $\alpha_2\ \beta_2^{6Glu-Val}$).

Klinisch weniger wichtig, jedoch weit verbreitet, sind die *Hb-C-Krankheit*, bei welcher in Position 6 der β-Kette Glutamin durch Lysin substituiert ist ($\alpha_2\ \beta_2^{6Glu-Lys}$), und die *Hb-E-Krankheit*, welche durch die Substitution β 26 Glu-Lys charakterisiert ist. Beim viel selteneren *Hb-Zürich* ist auf der β-Kette in der Position 61 Histidin durch Arginin ($\alpha_2\ \beta_2^{61His-Arg}$), im Hb-Köln auf der β-Kette in der Position 98 Valin durch Methionin ($\alpha_2\ \beta_2^{98Val-Met}$) ersetzt.

Über 150 derartige Aminosäuresubstitutionen sind heute bekannt. Klinische Symptome fehlen im allgemeinen, wenn nur ein Gen beteiligt ist und neben pathologischen auch normale Ketten synthetisiert werden. Aber auch viele homozygote Formen sind klinisch stumm.

Diagnostik. *Diagnostisch* entscheidend ist die Hämoglobinelektrophorese (Abb. 13.**19**). Nicht selten lassen sich abnorme Hämoglobine wohl erfassen, aber nicht genau identifizieren. Außerdem weisen gewisse pathologische Hb keine abnorme elektrophoretische Wanderung auf. Solche Fälle erfordern eine besondere proteinchemische Analyse.

Bei einer seltenen Hämoglobinopathie, dem *Hämoglobin-Lepore-Syndrom*, welches klinisch und hämatologisch mit der Thalassaemia minor praktisch identisch ist, liegt keine Punktmutation vor, wie bei den übrigen Hämoglobinopathien, sondern eine Crossing-over-Störung mit teilweise Vertauschung von β- und δ-Ketten.

Hämolytische Anämien

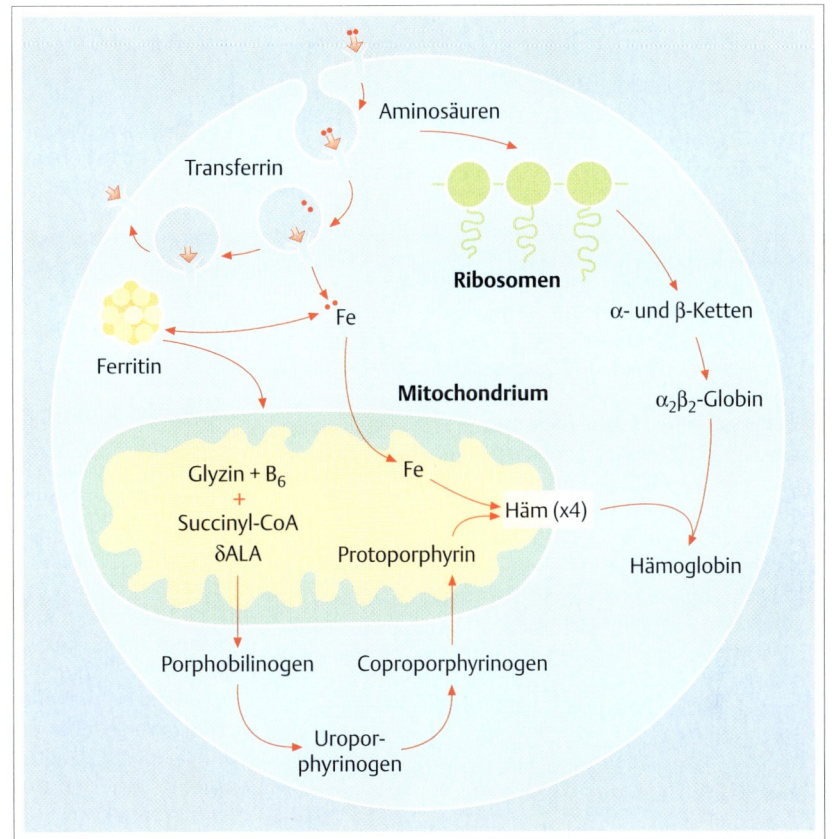

Abb. 13.**18** Hämoglobinsynthese in den sich entwickelnden Erythrozyten. Die Mitochondrien sind die Hauptorte der Protoporphyrinsynthese, Eisen (Fe) wird von zirkulierendem Transferrin geliefert; Globinketten werden an Ribosomen synthetisiert. δ-ALA = δ-Aminolävulinsäure; CoA = Coenzym-A (aus: *Hoffbrand* et al.).

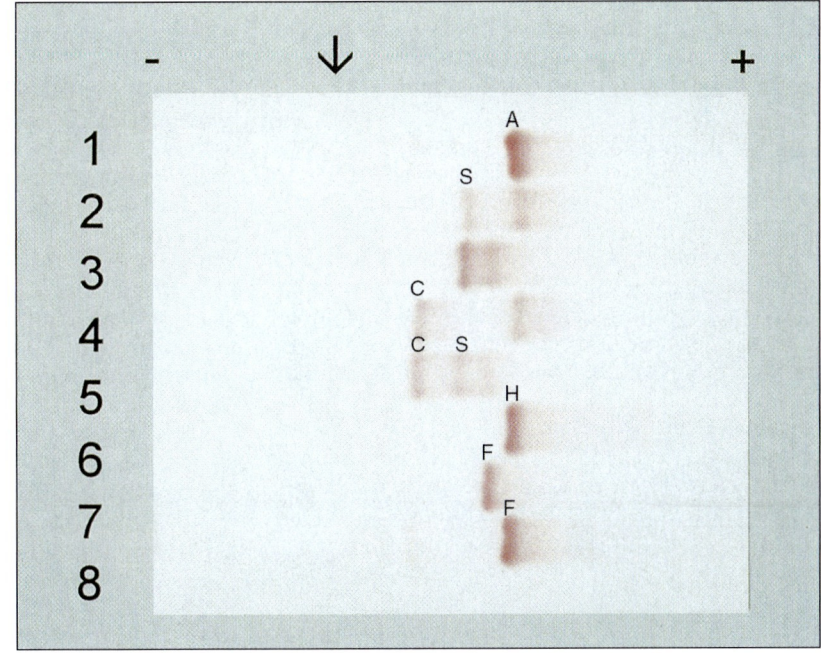

Abb. 13.**19** Hämoglobinelektrophoresen:
1 = normal,
2 = Hb S heterozygot,
3 = Hb S homozygot,
4 = Hb C heterozygot,
5 = Hb S / Hb C compound heterozygot,
6 = Hb-H-α-Thalassämie,
7 = β-Thalassaemia minor,
8 = β-Thalassaemia major
(von Prof. A. R. Huber, Kantonsspital Aarau).

Klinische Situationen. An eine Hämoglobinopathie muß bei folgenden unklaren Situationen gedacht werden:

- bei *unklaren hämolytischen Anämien* (Anämie häufig mit normaler Retikulozytenzahl, jedoch erhöhter LDH), vor allem bei akuten hämolytischen Episoden nach Einnahme von Medikamenten, z. B. Sulfonamiden. Unstabile Hämoglobine präzipitieren dabei nach Exposition zu großen Innenkörpern. Die hämolytische Anämie kann auch chronisch sein, wobei meist eine Splenomegalie besteht. Die Hämolyse kann bei gleicher Erythrozytenüberlebenszeit kompensiert oder nicht kompensiert sein. Die Erklärung liegt in unterschiedlichen O_2-Affinitäten der pathologischen Hämoglobine;
- bei *Polyglobulie*: Wohl den meisten Formen der familiären „Polyglobulie" liegen Hämoglobine mit einer erhöhten O_2-Affinität zugrunde. Die Polyglobulie ist als Adaptationsmechanismus zu verstehen, welcher die adäquate O_2-Versorgung der Gewebe gewährleistet. Beispiel: Hb Rainer $\alpha_2 \beta_2^{145Tyr-His}$;
- bei *Methämoglobinämie*: Methämoglobinämie ist ein klinischer Zustand, bei welchem das zirkulierende Hb anstelle des 2wertigen Eisens (Fe^{2+}) oxidiertes 3wertiges Eisen (Fe^{3+}) enthält. Dieser Zustand kann durch ein abnormes Hb (eine Hämoglobinopathie, z. B. Hb M Boston $\alpha_2^{58His-Tyr} \beta_2$) verursacht sein. Ursache kann auch ein erblicher Mangel an NADH oder Diaphorase sein.

Schließlich kann eine Met- und Sulfhämoglobinämie auch infolge einer oxydativen Schädigung des Hämoglobins durch beispielsweise Medikamente entstehen. Methämoglobinämie geht klinisch meist mit Zyanose, gelegentlich auch Polyglobulie einher, wobei letztere als Adaptationsmechanismus zu verstehen ist, welche die adäquate O_2-Versorgung gewährleistet.

Sichelzellanämie

Epidemiologie. Die häufigste Form von Hämoglobinopathie ist, wie bereits erwähnt, die Sichelzellanämie. Die Sichelzellanämie ist, wie die Thalassämien und andere Hämoglobinopathien, durch ein besonderes geographisches Verteilungsmuster ausgezeichnet. Sie kommt nur bei der schwarzen Bevölkerung vor, deshalb vor allem in Afrika und bei Amerikanern afrikanischer Abstammung.

Pathogenese. Die Sichelzellanämie ist charakterisiert durch das Hb S, ein pathologisches Hb, welches autosomal dominant vererbt wird, und bei welchem, wie bereits erwähnt, in der β-Kette bei Position 6 Glutamin durch Valin ersetzt ist (Hb $\alpha_2 \beta_2^{6Glu-Val}$).

Die Sichelzellkrankheit tritt beim Homozygoten auf und hat bereits im Kindesalter eine hohe Mortalität.

Klinik. Es bestehen eine schwere hämolytische Anämie und mannigfaltige klinische Symptome, verursacht durch Störung der Mikrozirkulation auf Grund der im deoxygenierten Zustand starren Erythrozyten (Dyspnoe, Erbrechen, Abdominalkoliken, Beinulzera, Knochennekrosen). Die Symptome können sich krisenhaft verstärken, wobei die Reduktion der Durchblutung eines lebenswichtigen Organs zum Tode führen kann. Infektion mit Parvoviren kann zu aplastischer Krise führen. Die Milz ist im Frühstadium vergrößert, im Spätstadium wegen Status nach Infarzierungen oft verkleinert. Der heterozygote Genträger ist asymptomatisch, weist eine normale Lebenserwartung auf und besitzt eine erhöhte *Resistenz gegenüber Malaria*.

Diagnostik. *Labormäßig* besteht immer eine massive, meist normochrome Anämie (Hb 60–90g/l). Im Blutausstrich finden sich *Sichelzellen* und Targetzellen. In der Hb-Elektrophorese ist nur Hb SS (homozygot), kein Hb A nachweisbar (Abb. 13.**19**). Die Diagnose läßt sich mit der Hb-Elektrophorese stellen oder durch die Inkubation des Blutes unter sauerstoffarmen Bedingungen, wobei typische Sichelzellen entstehen (z. B. Inkubation eines Tropfens aus einer Erythrozyten-Mischpipette unter einem mit Paraffin abgeschlossenen Deckglas (Abb. 13.**1j**).

Thalassämien

Pathogenese. Thalassämien werden von vielen Autoren unter die Hämoglobinopathien eingereiht. Streng genommen ist dies nicht richtig, da Thalassämien durch eine verminderte oder gestörte Syntheserate von α- oder β-Ketten, und nicht die Substitution einer Aminosäure an einer bestimmten Position einer Kette charakterisiert sind.

Sie unterscheiden sich von den anderen erblichen hämolytischen Anämien auch durch das geographische Verteilungsmuster. So kommt z. B. die β-Thalassämie vor allem in der Mittelmeergegend vor und ist deshalb auch als Mittelmeeranämie bekannt.

Einteilung. Die Thalassämien werden klinisch in 3 Formen unterteilt, wobei eine einwandfreie genetische Zuordnung nicht immer möglich ist. Die *Thalassaemia major* entspricht genetisch der homozygoten Form mit starker Ausprägung, die *Thalassaemia intermedia* wahrscheinlich einer homozygoten Form mit mäßiger klinischer Ausprägung, die *Thalassaemia minor* einer heterozygoten Form, die klinisch häufig symptomlos ist.

Diagnostik. Die Diagnose Thalassämie wird mit der Hämoglobin-Elektrophorese gestellt (Abb. 13.**19**), welche ein für die Krankheit typisches Verteilungsmuster ergibt, z. B. eine breite Bande im Bereich von Hb F, eine schmale Bande von A_2 und eine fast fehlende Bande von A_1 bei der β-Thalassaemia major.

β-Thalassämie

Bei der β-Thalassämie, welche im Unterschied zur α-Thalassämie nur durch ein Kettengen verursacht ist, werden die β-Ketten überhaupt nicht oder nur in ungenügender Menge gebildet. Dementsprechend, besonders jedoch auf Grund der Klinik, unterscheidet man:

Homozygote Thalassaemia major (Cooley-Anämie = Mittelmeeranämie). Die homozygote Form der Thalassämie ist gekennzeichnet durch fehlende oder sehr ungenügende Mengen von β-Ketten. Die überzähligen α-Ketten lagern sich in die Erythroblasten und Erythrozyten ein. Infolge der Hb-Veränderung sind die Erythroblasten (intramedulläre Hämolyse) und Erythrozyten (periphere Hämolyse) weniger überlebensfähig. Die gesteigerte ineffektive Erythropoese vermag die Hämolyse nicht zu kompensieren.

Klinik. Die Krankheit manifestiert sich entweder mit Hydrops fetalis oder erst 3–6 Monate nach Geburt und ist dann charakterisiert durch ausgeprägte allgemeine Blässe, rezidivierende Fieberschübe, Infekte und eine zunehmende Hämolyse bedingte Hepatosplenomegalie. Die Patienten sind transfusionsbedürftig. Die Verdickung der Knochen (hervortretende Backenknochen, aufgetriebener Schädel, Bürstenschädel (Abb. 13.**20**) ist durch die Hyperplasie des Knochenmarks verursacht.

Diagnostik. Es besteht eine schwere hypochrome und mikrozytäre Anämie. MCH und MCV sind massiv erniedrigt, die Retikulozyten erhöht; im Blutausstrich (Abb. 13.**1n**) finden sich reichlich *Targetzellen* und Erythrozyten mit basophiler Tüpfelung. In der Hb-Elektrophorese (Abb. 13.**19**) fehlt Hb A weitgehend. Es überwiegt Hb F, mäßig vermehrt ist Hb A_2.

! Infolge der notwendigen Transfusionen kommt es häufig zu sekundärer Hämosiderose mit Organschäden (Kardiomyopathie, Leberzirrhose).

Thalassaemia intermedia. Fälle von Thalassämie mit mäßiger Ausprägung (Hb 70–100 g/l), die nicht regelmäßig transfusionsbedürftig sind, werden als Thalassaemia intermedia bezeichnet. Es handelt sich dabei um ein klinisches Syndrom, dem verschiedene genetische Defekte zugrunde liegen können, z. B. eine leichte homozygote $β^+$-Thalassämie, eine heterozygote β-Thalassämie, eine δ/β-Thalassämie mit Persistenz des fetalen Hämoglobins etc.

Thalassaemia minor. Die Thalassaemia minor stellt die heterozygote Form dar. Die Anämie ist ebenfalls hypochrom und mikrozytär, mit Targetzellen, aber meist mild. Erythroblasten im peripheren Blut fehlen. Die Prognose ist gut, Hämolyse fehlt oder ist wenig ausgesprochen; dementsprechend ist der Milztumor nicht obligat.

Differentialdiagnostisch abzugrenzen ist, wie bereits weiter vorne erwähnt, der Eisenmangel, der jedoch im Unterschied zur Thalassämie stets mit erniedrigtem Ferritinspiegel im Serum einhergeht (Abb. 13.**7**). Diagnostisch entscheidend ist die Hb-Elektrophorese mit der mäßigen Erhöhung von Hb A_2 und gelegentlich vorhandenem Hb-F (Abb. 13.**19**). Sehr leichte, symptomlose Fälle wurden als *Thalassaemia minima* beschrieben.

Verbindung der β-Thalassaemia minor mit anderen Hämoglobinopathien. Die Thalassämie kann mit Hämoglobinopathien kombiniert sein, z. B. mit der Sichelzellanämie bei der Hb-S-Thalassämie, einer Kombination eines Hb-S-Gens und eines β-Thalassämie-Gens, welche vor allem in Süditalien und Sizilien vorkommt. Andere Kombinationen sind die Hb-C-Thalassämie (Abb. 13.**19**) (vor allem bei Amerikanern afrikanischen Ursprungs), die Hb-E-Thalassämie in Thailand (Kombination einer heterozygoten Hb-E-Krankheit mit heterozygoter β-Thalassämie) und die Hb-Lepore-Thalassämie. Die Kombination einer heterozygoten β-Kettenvariante mit der β-Thalassämie führt meist zu einem schweren klinischen Krankheitsbild.

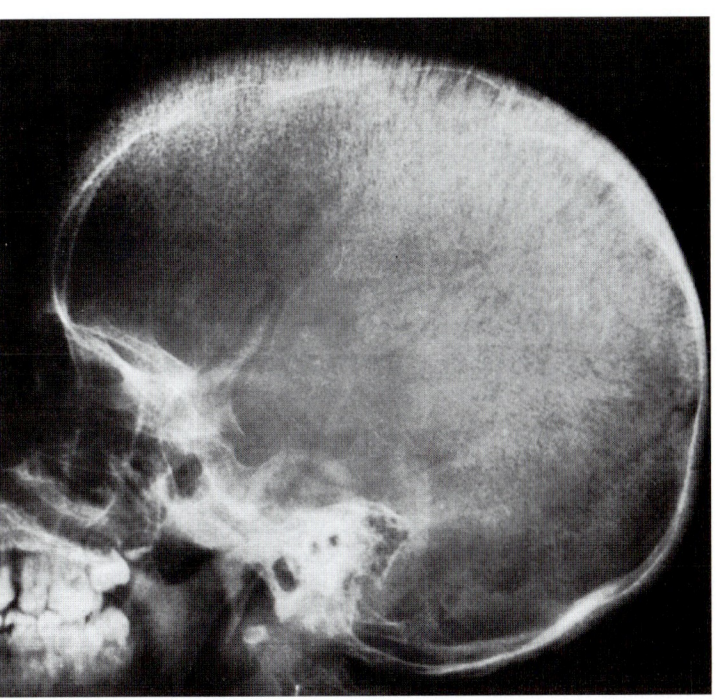

Abb. 13.**20** Bürstenschädel bei Thalassaemia major.

α-Thalassämie

Die α-Thalassämie kommt durch Deletion oder andere Mutationen der 4 α-Gene zustande. Es können 1, 2, 3 oder alle 4 Gene betroffen sein, entsprechend präsentiert sich das Krankheitsbild. In Tab. 13.3 sind die genetischen Merkmale, Klinik und die hämatologischen Befunde der Genotypen der α-Thalassämie zusammengestellt.

Diagnostik. Die Diagnose wird mit der Hb-Elektrophorese gestellt. Im Fall der Hb-H-Krankheit, welche dem klinischen Bild einer Thalassaemia intermedia entsprechen kann, ist Hb-H als dicke Bande nachweisbar (Abb. 13.**19**). Bei der heterozygoten α-Thalassämie, welche von den Befunden her weitgehend der heterozygoten β-Thalassämie entspricht, kann dagegen die Hb-Elektrophorese normal ausfallen. Mit Hilfe einer modifizierten Brillantkresylblaufärbung kann jedoch ausgefälltes Hb H in den Erythrozyten nachgewiesen werden.

Tabelle 13.**3** Genotypen der α-Thalassämie

α-Ketten-Gen	Genotyp	Genotypische Bezeichnung	Krankheit	Hämatologie
– – – –	– – / – –	homozygote α⁰-Thalassämie	Hydrops fetalis	schwere Anämie
– – + –	– – / – α	heterozygote α⁰-Thalassämie / α⁺-Thalassämie	Hb-H-Krankheit	chronische hämolytische Anämie
– – + +	– – / α α	heterozygote α⁰-Thalassämie	α-Thalassaemia minor	leichte Anämie, MCH, MCV erniedrigt
– + – +	– α / – α	homozygote α⁺-Thalassämie	α-Thalassaemia minor	leichte Anämie, MCH, MCV erniedrigt
– + + +	– α / α α	heterozygote α⁺-Thalassämie	stiller Träger	normale Werte
+ + + +	α α α α	normal	keine	normale Werte

– mit Gen-Deletion
+ ohne Gen-Deletion (normal)

Erworbene hämolytische Anämien

Im Unterschied zu den hereditären hämolytischen Anämien liegt die Ursache der Hämolyse bei den erworbenen hämolytischen Anämien im Plasma.

Dementsprechend können neben verkürzter Überlebenszeit der Erythrozyten, der Retikulozytose und erhöhter LDH oft ein positiver Coombs-Test und/oder Antikörper (Ak) gegen die Erythrozyten nachgewiesen werden.

Autoimmunhämolytische Anämie (AIHA)

Die Ursache dieser Anämie bildet eine Schädigung der Erythrozyten durch zirkulierende gegen die Erythrozyten gerichtete Antikörper (Immunglobuline). Der Antikörpertyp und seine Fähigkeit, Komplement zu aktivieren, bestimmen z. T. das Krankheitsbild. Es werden 3 verschiedene Formen unterschieden.

AIHA vom Wärmetyp

Klinik. Die Krankheit kann in jedem Alter und bei beiden Geschlechtern auftreten. Frauen scheinen leicht häufiger zu erkranken. Der Beginn kann schleichend oder akut auftreten, der Verlauf ist meist langwierig. Spontanremissionen können mit Exazerbationen wechseln. Die Milz ist häufig vergrößert. Die Krankheit kann allein oder in Verbindung mit anderen Erkrankungen oder Faktoren auftreten, insbesondere mit Lymphomen, SLE und Medikamenten.

Von einem Evans-Syndrom spricht man, wenn die AIHA zusammen mit einer idiopathischen Thrombozytopenie (ITP) einhergeht.

Diagnostik. Die AIHA ist häufig makrozytär. Retikulozyten, LDH und Erythrozytenkreatin sind erhöht. Für die Krankheit typisch sind *Sphärozyten*, welche als Folge eines Membranverlustes der mit Antikörpern beladenen Erythrozyten entstehen und in der Milz von Makrophagen vorzeitig beseitigt werden (extravasale Hämolyse). Diese Kugelzellen sind diagnostisch wichtig und größer als diejenigen der hereditären Sphärozytose. Die mit Ak, meist IgG und/oder Komplement beladenen Erythrozyten lassen sich mit dem direkten *Coombs-Test* (Antiglobulintest = DAT) nachweisen. Das Coombs-Serum wird durch Immunisierung von Kaninchen mit Humanserum hergestellt, wobei Ak gegen Immunglobuline des Menschen gebildet werden.

Das unspezifische (polyvalente) Coombs-Serum enthält Antikörper gegen IgG, IgM und Komplement, das spezifische (monovalente) Coombs-Serum nur Ak

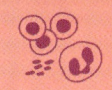

Hämolytische Anämien

gegen eines der Immunglobuline oder Komplement. Die nachweisbare Komplementkomponente entspricht dem C3d.

AIHA vom Kältetyp

Pathogenese. Bei dieser Krankheit bilden sich Antikörper auf der Erythrozytenoberfläche. Sie sind entweder monoklonalen Ursprungs wie bei der idiopathischen Kälteagglutininkrankheit und malignen Lymphomen, oder polyklonalen Ursprungs, wie bei Infektionen, z. B. der Mykoplasmenpneumonie. Dies geschieht vor allem im Bereich der peripheren Blutbahn, in welcher die Temperatur am niedrigsten ist. Das Temperaturoptimum für die Antikörper vom Typ IgM liegt bei 4°. Die Agglutination der Erythrozyten kann zu peripheren Durchblutungsstörungen führen. Die Antikörper können sich wieder von den Erythrozyten lösen, wenn die Blutgefäße wärmere Regionen erreichen. Hat einmal die Komplementbildung stattgefunden, bleibt der Coombs-Test (nur Komplementtyp) positiv und die Zellen werden im ganzen RES abgebaut, was zu chronischer Anämie führt. Bei vollständigem Abbau des Komplements kommt es zu intravasaler Hämolyse. In anderen Fällen schützen niedrige Komplementspiegel den Patienten vor Hämolyse. Bei fast allen Formen der AIHA durch Kälteantikörper sind die Ak gegen das „I"-Antigen an der Erythrozytenoberfläche gerichtet.

Klinik. Die klassische Trias bei Kälteagglutininkrankheit besteht aus:

- Blässe und Akrozyanose von Ohren, Nase, Fingern und Zehen bei tiefer Temperatur. Nekrosen kommen vor (Abb. 13.**21**),
- chronisch hämolytischer Anämie,
- Attacken von kälteinduzierter Hämoglobinurie nach längerer Exposition in sehr tiefen Temperaturen (Differentialdiagnose Kältehämoglobinurie Donath-Landsteiner).

Die chronisch idiopathische Form ist die häufigste. Es folgen die wesentlich milder verlaufenden sekundären Formen bei malignen Lymphomen, und schließlich die passagere hochgradige Erhöhung der Kälteagglutinine bei Mykoplasmenpneumonie und Mononucleosis infectiosa.

Diagnostik. Es sind keine Kugelzellen nachweisbar. Der Blutstatus ist sonst ähnlich wie bei der AIHA mit Wärmeantikörper. Der direkte Coombs-Test weist Ak gegen Komplement (C3) und IgM an der Erythrozytenoberfläche nach, wobei das Optimum der Reaktion bei 4 °C liegt.

Paroxysmale Kältehämoglobinurie

Ein Ig-Ak von Anti-P-Spezifität, das sog. Donath-Landsteiner-Hämolysin, zusammen mit Komplement, ist verantwortlich für dieses seltene Krankheitsbild. Nach längerer Kälteexposition kommt es unter mehr oder weniger schweren Allgemeinsymptomen, wie Fieber, Schüttelfrost, Rücken-, Abdominal- und Extremitätenschmerzen zur Hämoglobinurie (Abb. 13.**22**). Je nach Schwere des Anfalls sinkt die Hb-Konzentration. Während des Schubes fällt der Coombs-Test positiv aus. In einem Drittel der Fälle liegt eine Lues vor, wobei die Hämolysine nach Behandlung persistieren können.

Hämolytische Anämie durch Isoantikörper

Im Gegensatz zu den Autoimmun-Antikörpern wirken die ABO-Iso-Antikörper (Hämolysine) nicht auf die eigenen, sondern auf fremde Erythrozyten. Hämolysine sind stets Ausdruck eines Transfusionszwischenfalls. Dabei sind vor allem lebensbedrohliche Sofortreaktionen *mit ABO-Antikörpern* bedingter massiver intravasaler Hämolyse, welche mit Methämoglobinämie und sinkendem Haptoglobinspiegel im Serum einhergehen, gefürchtet. Die Immunantikörper des *Rhesussystems*, die

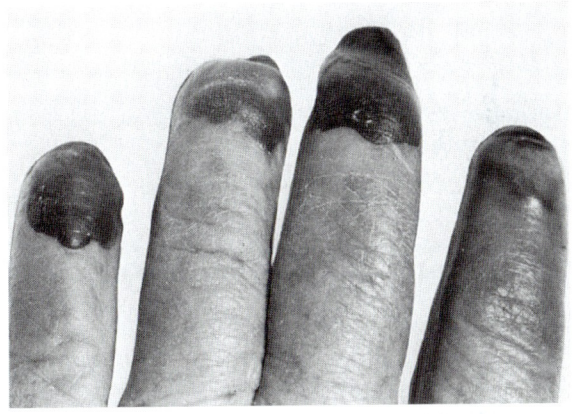

Abb. 13.**21** Nekrotische Endglieder bei Kälteagglutininkrankheit. 61jährige Frau.

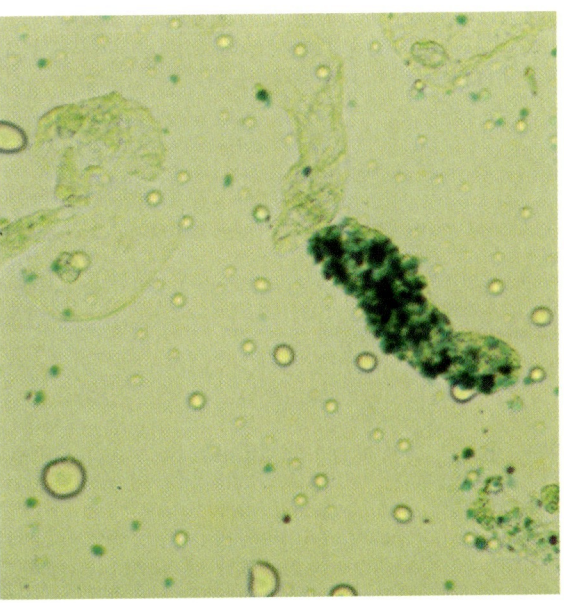

Abb. 13.**22** Mit Hämosiderin beladener Zylinder im Urinsediment (Berliner-Blau-Färbung) bei Marchiafava-Anämie. 42jährige Frau.

kein Komplement aktivieren können, führen zu extravasaler Hämolyse, die weniger gravierend ist. Sie können mit dem direkten Coombs-Test nachgewiesen werden. Die IgG binden sich an die Erythrozytenoberfläche und werden vom RES entfernt. Im Unterschied zur ABO-Inkompatibilität kann eine chronisch hämolytische Anämie das einzige Zeichen einer Transfusionsreaktion sein. Bei der Rhesusinkompatibilität kann die Immunisierung gegen Antigene des Rhesussystems infolge Schwangerschaft auftreten (Rh-negative Mutter bildet Antikörper gegen Rh-positive Erythrozyten des Kindes). Am stärksten immunogen wirken Rhesusfaktor D, gefolgt von C, c und schließlich E. Auch zahlreiche andere Erythrozytenantigene können Anlaß zur Bildung von Antikörpern geben, z. B. der Faktor Kell. Die Diagnose einer transfusionsbedingten Hämolyse ist bei zeitlicher Koinzidenz leicht, dagegen schwieriger, wenn die Antikörper im Antikörpersuchtest und Coombs-Test erst nach Tagen auftreten bzw. ansteigen.

Immunhämolytische Anämie durch Medikamente

Medikamente können hämolytische Anämien aufgrund von 3 Mechanismen auslösen:

➤ *Haptentyp:* der Ak ist gegen einen Komplex von Medikament und Erythrozyt gerichtet, z. B. bei hochdosierter Penicillin- oder Cephalosporintherapie. Der Coombs-Test ist nur in Gegenwart des Medikamentes positiv.
➤ *Innocent-Bystander-Typ:* Antigen (Medikament) und Antikörper binden sich reversibel zusammen mit Komplement an die Erythrozytenoberfläche. Der Coombs-Test ist in Gegenwart des Medikamentes positiv (z. B. Phenacetin, PAS, Chlorpromazin, Pyramidon).
➤ *α-Methyldopa-Typ:* in Abhängigkeit von der Dosis kommt es zur Bildung von IgG-Antikörpern, deren Natur gleich ist wie bei AIHA vom Wärmetyp. Der Coombs-Test ist in Gegenwart des Medikamentes positiv (z. B. α-Methyldopa, L-Dopa, Mefenaminsäure).

Hämolytische Anämien anderer Genese

Erythrozyten-Fragmentationssyndrom

Wenn Erythrozyten im kardiovaskulären System starker physikalischer Traumatisierung ausgesetzt sind, fragmentieren sie und gehen schließlich zugrunde. Im Blutausstrich finden sich Fragmentozyten bzw. Schistozyten (Abb. 13.1i). Diese Schädigung kann im Herz und in den großen Gefäßen oder in ganz kleinen Gefäßen stattfinden. Die eher zentral bedingte Hämolyse kommt vor allem bei künstlichen Herzklappen und Gefäßprothesen vor, die peripher bedingte bei verschiedenartigen Krankheiten, welche unter dem Begriff mikroangiopathische hämolytische Anämie (MAHA) zusammengefaßt werden.

Hämolyse infolge künstlicher Herzklappen und Gefäßprothesen. Leichte Verkürzungen der Erythrozyten-Überlebenszeit lassen sich mit geeigneten Techniken auch bei nichtoperierten schweren Aortenvitien nachweisen; nur selten kommt es dabei zur Anämie. Nach Einsetzen von künstlichen Herzklappen (Aorta und Mitralis) ist eine fast stets kompensierte Hämolyse die Regel, wobei das verwendete Material (Teflon, Dacron) eine Rolle spielt. Vereinzelt soll Hämolyse auch bei Bioklappen auftreten. Im Blutausstrich finden sich je nach Schweregrad wenig bis reichlich Fragmentozyten.

! Die Serum-LDH ist ein guter Gradmesser für den Schweregrad der Hämolyse.

Stets läßt sich Hämosiderin im Berlinerblau-gefärbten Urinsediment nachweisen (Abb. 13.22). Die Anämie wird bedrohlich, wenn die Hämolyse infolge anhaltender Eisenverluste im Urin durch eine Eisenmangelanämie (tiefes MCV und Ferritin, fehlende Retikulozytose) kompliziert wird.

Mikroangiopathische hämolytische Anämie (MAHA). Ursache dieser Anämie ist eine Traumatisierung der Erythrozyten durch mikrovaskuläre Veränderungen, welche eine Fragmentation der Erythrozyten, und damit die hämolytische Anämie zur Folge haben. Die Veränderungen an den kleinen Gefäßen sind verursacht durch einen Endothelschaden, gefolgt von Fibrinablagerungen, wobei nicht selten das Bild einer disseminierten intravasalen Gerinnung (DIC) zustande kommt. Die MAHA mit der skizzierten einheitlichen Pathogenese kann durch ganz verschiedenartige Krankheitsbilder verursacht sein:

➤ *Hämolytisch-urämisches Syndrom (HUS):* Wie der Name sagt, tritt die Hämolyse zusammen mit einer meist ausgeprägten Niereninsuffizienz auf. Die Krankheit betrifft vor allem Kinder. Sie kann durch Infekte (E. coli und andere Bakterien) verursacht sein; dabei scheinen Shiga- und Shiga-ähnliche Toxine eine wesentliche Rolle zu spielen. Neben akuten Formen, die rasch zur Anurie führen, gibt es die diagnostisch schwierigen chronischen Formen. Im Blutausstrich finden sich oft bizarre Erythrozyten und Erythrozyten-Fragmente. Hämoglobinämie und eine unterschiedlich ausgeprägte Hämoglobinurie sind die Regel. Thrombozytopenie ist sehr häufig; das Kreatinin ist stets massiv erhöht. Diagnostisch wichtig kann der Nachweis von Fibrinspaltprodukten sein.
➤ *Thrombotisch-thrombozytopenische Purpura (TTP, Moschkowitz-Syndrom):* Zweifellos handelt es sich um ein Krankheitsbild, welches dem HUS sehr nahe steht. Thrombozytopenie und Niereninsuffizienz sind obligat. Zentralnervöse Komplikationen mit Bewußtseinsstörungen bis zum Koma sind häufig. Die TTP scheint während der Schwangerschaft häufiger aufzutreten.
➤ *Metastasierendes Karzinom:* Die Hämolyse ist häufig kombiniert mit einer DIC, wobei Fibrinfäden in den kleinen Gefäßen nachgewiesen werden können. Zusätzlich kann die Erythrozyten-Schädigung durch die

Okklusion ganzer Gefäßbezirke infolge Tumorembolie verursacht sein. Das Syndrom kann bei verschiedenen Karzinomen auftreten, am besten bekannt ist es beim Pankreaskarzinom. Diagnostisch führt gelegentlich erst die Knochenmarkpunktion zum Ziel. Die Ausschwemmung von Myelozyten und Erythroblasten ist stets verdächtig auf Knochemarkmetastasen.
- *Chemotherapie:* Gewisse Zytostatika, wie Doxorubicin, 5-FU etc. scheinen zu einer Endothelschädigung der kleinen Gefäße, zur DIC, und auf diesem Weg zur Hämolyse zu führen.
- *Maligne Hypertonie:* Das Ausmaß der Hypertonie scheint der wesentliche Faktor für die Endothelschädigung und damit für die lokale Ablagerung von Fibrin zu sein.
- *Schwangerschaft:* Es ist ungewiß, ob die MAHA bei Präeklampsie und Eklampsie ebenfalls primär auf den Hochdruck zurückzuführen ist, oder ob eine primäre intravasale Gerinnungsstörung vorliegt.
- *Verschiedene Ursachen:* Immunreaktionen (SLE), Riesenzell-Hämangiome und Hämangioendotheliome, Nierenrindennekrose, Abstoßung von Fremdnieren.
- *Marschhämoglobinurie:* Im Anschluß an langdauernde Märsche kann eine Hämoglobinurie ohne andere Krankheitserscheinungen auftreten. Die Hämoglobinausscheidung geht nach wenigen Stunden zurück. Auslösend ist die Fragmentation der Erythrozyten in den Gefäßen der belasteten Fußsohlen. Die klinische Bedeutung dieser an sich harmlosen Störung liegt in der Abgrenzung gegenüber ernsteren Erkrankungen, da die Betroffenen meist sehr beunruhigt sind.

Hämolytische Anämien bei Infektionen

Malaria. Die häufigste infektbedingte hämolytische Anämie ist durch die *Malaria* verursacht. Die Plasmodien dringen in die Erythrozyten ein, vermehren sich in denselben und zerstören sie, was eine intravasale Hämolyse zur Folge hat. Die Milz, welche bei Malaria immer vergrößert ist, beseitigt zusätzlich die mit Plasmodien befallenen Erythrozyten (extravasale Hämolyse). Zusätzlich soll das Knochenmark durch die Plasmodien direkt geschädigt werden. Bei unklarer Diagnose und hämolytischer Anämie muß an die Malaria gedacht werden, auch wenn das typische klinische Bild, insbesondere die Fieberschübe fehlen. Entscheidend ist der Plasmodiennachweis in den Erythrozyten. Bei der Malaria tropica (Plasmodium falciparum) kann es zur Entwicklung des sog. Schwarzwasserfiebers kommen. Dabei wird die akute intravasale Hämolyse von einem akuten Nierenversagen begleitet. Die Pathogenese ist unklar. Häufig scheint die Komplikation durch die Therapie mit Chinin ausgelöst zu sein, was an eine immunologische Reaktion vom „Innocent bystander" Typ denken läßt.

Andere Infektionen. Außer bei Malaria kommt die infektbedingte Hämolyse vor bei: Leishmaniosis (Kala Azar), Trypanosomiasis (Schlafkrankheit), Bartonellosis (Oroyafieber), welche vor allem in Peru vorkommt, und Clostridiensepsis.

Hämolytische Anämie infolge von chemischen Substanzen (Innenkörperanämie), Giften und physikalischen Einflüssen

Es gibt chemische Substanzen, welche zu einer *oxidativen Denaturierung von Hb*, zur Bildung von Methämoglobin, Sulfhämoglobin und *Heinz-Innenkörpern* (Abb. 13.**1m**) führen. Die Heinz-Innenkörper entsprechen dem Endprodukt von denaturiertem, präzipitiertem Hb. Sie können übrigens in kleiner Zahl auch beim hämatologisch Gesunden, beim Neugeborenen und etwas vermehrt nach Splenektomie gefunden werden. Sie sind, wie die vermehrten Retikulozyten, mit der Retikulozytenfärbung darstellbar. Bei vermehrter Bildung von Innenkörpern infolge oxidativer Denaturierung kommt es zur hämolytischen Innenkörperanämie, die verschieden stark ausgeprägt sein kann. Bei massiver Erythrozytenschädigung ist intravasale Hämolyse, Hämoglobinämie und Hämoglobinurie möglich. Folgende Substanzen können zu dieser Hämolyse führen:

- aromatische Substanzen wie Sulfonamide, Phenazopyridine, Phenazetin, Salicylate, Naphthalin etc.,
- Chlorate, Nitrite.

Unter den *nicht oxidierenden Substanzen*, welche eine „chemische" Hämolyse auslösen können, sind erwähnenswert Arsen, Kupfer, Wasser und Chloramine (bei Hämodialyse). Die hämolytischen Episoden bei Wilsonkrankheit sind meist transient.

Hämolyse infolge *Spinnenbisse* ist bekannt, ihre Pathogenese jedoch unklar. Das Gift von *Schlangen* (Kobra) scheint durch einen direkt hämolytischen Faktor, eine Phospholipase, verursacht zu sein.

Hämolyse infolge physikalischer Einflüsse, z. B. Hitze und radioaktiver Strahlung, ist selten.

Paroxysmale nächtliche Hämoglobinurie (PNH, Marchiafava-Micheli)

Klinik. Charakteristisch sind bei dieser Krankheit die in der Nacht bzw. im Schlaf auftretenden Hämoglobinurien, welche mit einer erworbenen hämolytischen Anämie mit verhältnismäßig guter Prognose (jahrzehntelanger Verlauf möglich) in Zusammenhang stehen.

Pathogenese. Pathogenetisch ist ein Membrandefekt, der sich auch in den Granulozyten und Thrombozyten nachweisen läßt, und welcher zu einer Aktivierung des Komplementsystems führt, gesichert. Der entscheidende Defekt liegt vermutlich auf Stammzellebene.

Diagnostik. Der Blutstatus zeigt Tendenz zu einer makrozytären Anämie mit meist mäßig erhöhten Retikulozyten und erhöhter LDH. Die langdauernde Hämoglobinurie infolge der obligaten Hämoglobinämie und Hämosiderinurie, welche im Urin mit der Berlinerblaufärbung einfach nachzuweisen ist (Abb. 13.**22**), führt nicht selten zu ausgeprägtem Eisenmangel. Oft bestehen zusätzlich Leukopenie und Thrombopenie. Die Erythropoese im Mark ist stark gesteigert.

Bis zur Diagnosestellung vergehen oft Jahre, da die Retikulozytose oft fehlt und andererseits auch eine schwere Hämolyse mit Retikulozytose oft nicht zur Hämoglobinurie führt. Gut bekannt sind langdauernde „aplastische Stadien" der Krankheit mit ausgeprägter Panzytopenie. Übergänge in Leukämien kommen vor, ebenso Marchiafava-Anämie nach Chloramphenicol-bedingter aplastischer Anämie. Die Milz ist meistens nicht vergrößert. Die Anämie kann sehr wechselnd ausgeprägt sein, ist aber häufig schwer.

Als Screeningtest eignet sich der Zuckertest oder der Wärmeresistenztest. Der Coombs-Test fällt negativ aus. Diagnostisch entscheidend ist der praktisch pathognomonische Säurehämolysetest nach Ham.

Akute hämolytische Anämie bei schwerer Hypophosphatämie

Diese Anämie entsteht bei tiefer Serumphosphatkonzentration infolge Unterernährung, Erbrechen oder Durchfall, gelegentlich bei der Hypophosphatämie des Alkoholkranken im Entzug. Die Hämolyse kommt durch eine mäßige Rigiditätsvermehrung der Erythrozytenmembran infolge Absinkens des intrazellulären ATP zustande.

Hypersplenismus

Welche Rolle die normale Milz beim Abbau der physiologisch gealterten Erythrozyten spielt, ist noch umstritten. Jede Art der Milzvergrößerung (entzündlich, neoplastisch, portale Hypertension, Speicherkrankheit etc.) kann aber zur Beschleunigung des Abbaus der Erythrozyten, oft auch der Thrombozyten und Leukozyten, führen, und damit zur hämolytischen Anämie oder Panzytopenie. Mechanische (sehr enge Passagen), metabolische (Glucosearmut, tiefes pH) und zelluläre (Makrophagen) Faktoren machen die Milzpassage für alle Zellen gefährlich. Der vermehrte Zelluntergang in der Milz kann mit ^{51}Chrom-markierten Erythrozyten gemessen werden.

Literatur

Babior BM, Stossel TP. Hematology, a pathophysiological approach. 2nd ed. New York: Churchill Livingstone; 1994.
Begemann H, Rastetter J. Klinische Hämatologie, 4. Aufl. Stuttgart: Thieme 1992.
Beutler E. Glucose-6-phosphate dehydrogenase deficiency. N Engl J Med. 1991; 324: 169–74.
Carter DK, Lucia MS, Winter SD. Differential diagnosis of adult hemoglobin A, F, and S conditions. A case of G γ β$^+$ – hereditary persistence of fetal hemoglobin. Arch Pathol Lab Med. 1991; 115: 533–36.
De Braekeleer MC, Pierre CSt, Vigneault A, Simard H, de Medicis E. Hemochromatosis and pyruvate kinase deficiency. Report of a case and review of the literature. Ann Haematol. 1991; 62: 188–9.
Druml W, Grimme G, Lagner AN, Schneeweiss B, Lenz K. Hyperlipidemia in acute hemolysis. Klin Wschr. 1991; 69: 426–9.
Erslev AJ, Schuster SJ, Caro J. Erythropoietin and its clinical promise. Eur J Haematol. 1989; 43: 367–73.
Fabry ME, Kaul DK. Sickle cell vaso-occlusion. Hematology/Oncology Clin North Amer. 1991; 5: 375–98.
Foerster J. Red cell fragmentation syndromes. In: Lee GR, Bithell TC, Foerster J, Athens JW, Lukens JN, eds. Wintrobe's Clinical Hematology. 9th ed. Philadelphia; Lea & Febiger, Vol. 1; 1993: 1/43, 1211–31.
Goldman M, Ali M. Wilson's disease presenting as Heinz-body hemolytic anemia. Canad med Ass J. 1991; 145: 971–2.
Hill AVS. Molecular epidemiology of the thalassaemias (including Haemoglobin E). Baillière's clinical Haematology. 1992; 5: 209–38.
Hoffbrand AV, Pettit JE, Hoelzer D. Roche Grundkurs Hämatologie. Ex Libris „Roche" Band 5. Berlin: Blackwell Wissenschafts-Verlag; 1997.
Iolascon A, Del Giudice EM, Camaschella C. Molecular pathology on inherited erythrocyte membrane disorders: hereditary spherocytosis and elliptocytosis. Haematologica. 1992; 77: 60–72.
Jensen CB, Jollow DJ. The role of N-hydroxyphenetidine in phenacetin-induced hemolytic anemia. Toxicol appl Pharmacol. 1991; 11: 1–12.
Johnson MA. Iron nutrition monitoring and nutrition status assessment. J Nutr. 1990; 120: 1486–91.
Junca J, Flores A, Roy C, Alberti R, Milla F. Red cell distribution width, free erythrocytic protoporphyrin, and England-Frazer index in the differential diagnosis in microcytosis due to iron deficiency or β-thalassemia trait. A study of 200 cases of microcytic anemia. Hematol Pathol. 1991; 5: 33–36.
Lee GR, Bithell TC, Foerster J, Athens JW, Lukens JN eds. Wintrobe's Clinical Hematology. 9th ed. Philadelphia: Lee and Febiger; 1993, 1.
Lee GR. Megaloblastic and nonmegaloblastic macrocytic anemias. In: Lee GR, Bithell TC, Foerster J, Athens JW, Lukens JN, eds. Wintrobe's Clinical Hematology. 9th ed. Philadelphia; Lea & Febiger, Vol. 1; 1993: 1/24, 745–90.
Lee GR. The hemolytic disorders: general considerations. In: Lee GR, Bithell TC, Foerster J, Athens JW, Lukens JN, eds. Wintrobe's Clinical Hematology. 9th ed. Philadelphia; Lea & Febiger, Vol. 1; 1993: 1/32, 944–64.
Lestas AN, Bellingham AJ. A logical approach to the investigation of red cell enzymopathies. Blood Rev. 1990; 4: 148–57.
Lipschitz DA. The anemia of chronic disease. J Amer Geriat Soc. 1990; 38: 1258–64.
Lukens JN. The thalassaemias and related disorders: quantitative disorders of the hemoglobin synthesis. In: Lee GR, Bithell TC, Foerster J, Athens JW, Lukens JN, eds. Wintrobe's Clinical Hematology. 9th ed. Philadelphia; Lea & Febiger, Vol. 1; 1993: 1/39, 1102–45.
Lund O. Late chronic hemolysis after valve replacement for aortic stenosis. Relation to residual hypertrophy and impaired left ventricular function. Angiology. 1990; 41a: 836–47.
Malrose WD, Bell PA, Jupe DM, Baikie MJ. Alcohol-associated hemolysis in Zieve's syndrome: a clinical and laboratory study of five cases. Clin Lab Hematol. 1990; 12: 159–67.
Nossent JC, Swaak AJ. Prevalence and significance of haematological abnormalities in patients with systemic lupus erytematosus. Quart J Med. 1991; 80: 605–12.
Palek J, Jarolim P. Clinical expression and laboratory detection of red cell membrane protein mutations. Sem Hematol. 1993; 30: 249–83.
Ratei R, Sperling C, Ludwig WD. Morphologische, immunologische und zytogenetische Diagnostik akuter Leukämien. Ther Umschau. 1996; 53: 88–96.
Robinson SH, Reich PR. Hematology, Pathophysiological basis for clinical practice. 3rd ed. Boston: Little, Brown & Co.; 1993.
Salama A, Santoso S, Mueller-Eckhardt C. Antigenic determinants responsible for reactions of drug dependent antibodies with blood cells. Brit J Haematol. 1991; 78: 535–39.
Shojania AM, Godin DV, Frohlich J. Hereditary high phosphatidylcholine hemolytic anemia: report of a new family and review of the literature. Clin Invest Med. 1990; 13: 313–21.
Stiene-Martin EA, Lotspeich-Steininger CA, Koepke JA. Clinical Hematology, principles, procedures, correlations. Philadelphia: Lippincott-Raven; 1998.

Tanaka KR, Zerez CR. Red cell enzymopathies of the glycolytic pathway. Sem Hematol. 1990; 27: 165–85.

Telen MJ. The mature erythrocyte, In: Lee GR, Bithell TC, Foerster J, Athens JW, Lukens JN, eds. Wintrobe's Clinical Hematology. 9th ed. Philadelphia; Lea & Febiger, Vol. 1; 1993: 1/5, 101–33.

Welborn JL, Meyers FJ. A three point approach to anemia. Postgrad Med. 1991; 89: 179–86.

Williams WJ, Beutler E, Erslev AJ, Lichtman MA. Hematology, 4th ed. New York: McGraw-Hill 1995.

Wintrobe MM, Lukens JN, Lee GR. The approach to the patient with anemia. In: Lee GR, Bithell TC, Foerster J, Athens JW, Lukens JN, eds. Wintrobe's Clinical Hematology. 9th ed. Philadelphia; Lea & Febiger, Vol. 1; 1993: 1/23. 715–44.

Worwood M. Ferritin. Blood Rev. 1990; 4: 259–69.

14 Erkrankungen des leukozytären Systems, vergrößerte Lymphknoten und Splenomegalie

G. Keiser, R. Streuli

14.1 Erkrankungen mit reaktiver Lymphadenopathie und/oder Splenomegalie 375

Lokalisierte Lymphadenopathie 375
Generalisierte Lymphadenopathie
mit oder ohne Splenomegalie 375

14.2 Neoplastische Erkrankungen des leukozytären Systems 376

Allgemeine Betrachtungen 376
Leukämien 376
    Allgemeine Bemerkungen 376
    Akute Leukämien 376
        Allgemeine Bemerkungen 376
        Akute lymphatische Leukämie (ALL) 376
        Akute myeloische Leukämie (AML) 378
    Chronische Leukämien 383
        Chronische myeloische Leukämie (CML) 383
        Chronische lymphatische Leukämie (CLL) 384
    Haarzelleukämie (Hairy cell leukemia = HCL) 385
Myelodysplastisches Syndrom (MDS) 386
Myeloproliferative Syndrome 387
    Polycythaemia vera 387
    Myelofibrose (Myeloide Metaplasie) 387
    Essentielle Thrombozythämie 388
Maligne Lymphome 388
    Hodgkin-Lymphom (Morbus Hodgkin) 389
    Non-Hodgkin-Lymphom (NHL) 391
        MALT-Lymphom 394
        Mantelzellymphom 395
        Seltene Non-Hodgkin-Lymphome 395
Paraproteinämien 396
    Multiples Myelom 396
    Morbus Waldenström 398
Histiozytosen, Speicherkrankheiten 399
    Allgemeine Bemerkungen 399

Allgemeine Bemerkungen

Abgrenzung benigne-maligne. Prinzipiell gibt es *benigne* (nicht neoplastische) Erkrankungen mit vergrößerten Lymphknoten und/oder Splenomegalie, welche mit Veränderungen des leukozytären Systems einhergehen können, und die viel wichtigeren *neoplastischen* Erkrankungen des leukozytären Systems mit oder ohne vergrößerte Lymphknoten und/oder Splenomegalie. In beiden Fällen spielen Leukozytenzahl und Differentialblutbild eine wichtige Rolle.

Inspektion, Palpation. Je nach Krankheit können die *Lymphknoten* lokalisiert oder generalisiert vergrößert sein. Die Inspektion und insbesondere sorgfältige Palpation aller zugänglicher Lymphknotenstationen ist sehr wichtig. Bei jeder Lymphknotenvergrößerung geht es zunächst um die Abgrenzung benigne/maligne. In jeder Lymphknotenstation kann eine Metastase eines Malignoms auftreten. Ein supraklavikulärer Lymphknoten jeder Größe ist immer malignomsuspekt, während z. B. wenig vergrößerte inguinale Lymphknoten meist bedeutungslos sind. Die Konsistenz kann einen wertvollen Hinweis über die Natur der Lymphknotenvergrößerungen geben.

! Harte Lymphknoten sind meistens bösartig, weiche und schmerzhafte Lymphknoten meistens benigne.

Splenomegalie. Die normale *Milz* ist nicht palpabel. Die Milzgröße ist klinisch nicht immer leicht zu bestimmen. Bei nicht sehr großer Milz genügt die Angabe in QF (Querfinger) unter dem Rippenbogen. Bei ausgeprägter Splenomegalie muß jedoch die Milzgröße in Zentimeter unterhalb des Rippenbogens (Mitte linker Rippenbogen/kaudaler Pol der Milz) angegeben werden. Eine Übersicht über den Grad der Milzvergrößerung bei verschiedenen Erkrankungen, welche zum Teil in diesem Kapitel besprochen werden, zeigt Abb. 14.1.

Diagnostik. Für die Feststellung vergrößerter Lymphknoten, die der Palpation nicht zugänglich sind, und zur Beurteilung der Milzgröße und -struktur stehen zur Verfügung:
- Ultraschalluntersuchung,
- Computertomographie,
- MRI, nur für spezielle Fälle,
- Thoraxaufnahme für grobe Beurteilung vergrößerter Hilus- und Mediastinallymphknoten.

Zytologie, Histologie. Für die definitive Beurteilung eines vergrößerten Lymphknotens muß die *Biopsie*, im Abdomen die durch Ultraschall oder Computertomographie gesteuerte Feinnadelbiopsie, durchgeführt werden. Das Biopsiematerial wird wenn möglich histologisch untersucht. Für eine exakte Beurteilung genügt nur die *Histologie*, welche durch zusätzliche zytochemische Untersuchungen und Immunphänotypisierung ergänzt werden kann. Eine zytologische Untersuchung wird bei ungenügendem Material durchgeführt. Die zytologische Diagnose eines vergrößerten Lymphknotens ist jedoch häufig unbefriedigend, kann aber komplementär zur Histologie wertvoll sein.

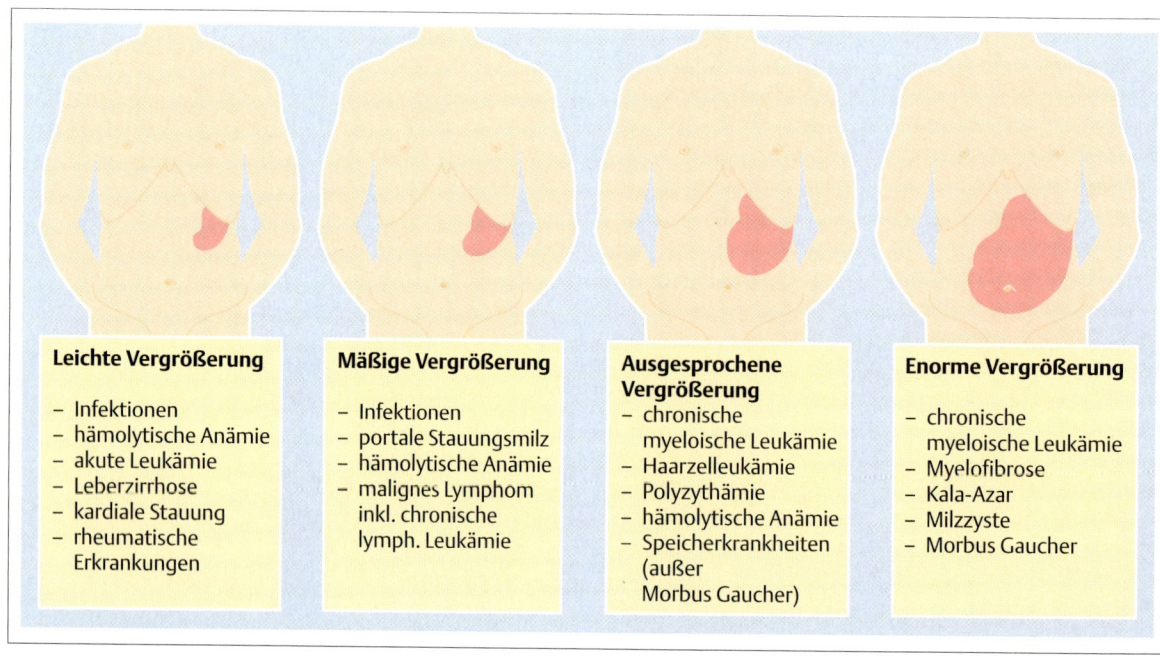

Abb. 14.1 Bedeutung der Milzgröße für die Differentialdiagnose.

14.1 Erkrankungen mit reaktiver Lymphadenopathie und/oder Splenomegalie

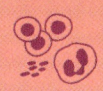

Lokalisierte Lymphadenopathie

Infektionen der Haut, des Nasen-Rachenraumes etc. können zur Schwellung regionärer Lymphknoten führen. Diese Lymphknoten sind weich bis mäßig derb, oft druckdolent. Sie können z. B. am Hals beträchtliche Größe annehmen und müssen dann von einer Tuberkulose, einer infizierten Kiemengangzyste, einer Karzinommetastase oder einem Lymphom abgegrenzt werden.

Ursachen. Außer banalen Infekten können die in Tab. 14.1 zusammengestellten Infektionen zu lokalisierter, zum Teil generalisierter Lymphadenopathie führen. In der Tabelle 14.1 wird auf die meistens typischen Lymphknotenmerkmale und die diagnostischen Möglichkeiten hingewiesen. Der Morbus Castleman, eine ätiologisch unklare und seltene Lymphadenopathie mit spezieller Morphologie, ist meistens lokalisiert, kommt aber auch generalisiert vor (s. Kapitel 4).

Tabelle 14.1 Lymphknotenmerkmale und diagnostische Hinweise bei verschiedenen Formen von reaktiver Lymphadenopathie

Krankheit	Lokalisation Lymphknoten	Größe	Konsistenz	Einschmelzung	Diagnose
Tuberkulose	submandibulär	4–5 cm	mäßig derb	möglich	Bakteriologie Histologie
Lues I	inguinal, 1 Seite	1–2 cm	weich	keine	Bakteriologie
Lymphogranuloma inguinale	inguinal beidseits	bis 6 cm	weich	häufig	Histologie Serologie
Toxoplasmose	retroaurikulär zervikal	2–3 cm	mäßig derb	keine	Serologie Histologie
Mononukleose	Hals, ubiquitär	1–2 cm	weich	keine	Serologie Virozyten
Zytomegalie	ubiquitär	1–2 cm	weich	keine	Serologie Virozyten
Sarkoidose	ubiquitär, kubital	0,5–1 cm	mäßig derb	keine	Histologie
Katzenkratzkrankheit	axillär, Hals	3–4 cm	weich	möglich	Histologie Hauttest

Generalisierte Lymphadenopathie mit oder ohne Splenomegalie

Viruserkrankungen, insbesondere die Mononukleose und Zytomegalie, sowie die Toxoplasmose gehen häufig mit einer relativen Lymphozytose einher. Im Verlauf der Krankheit treten im Blutbild atypische lymphatische Zellen, sogenannte Virozyten auf, welche diagnostisch sehr wertvoll sein können. Bereits in den ersten Tagen der Krankheit sind neben diskreter Splenomegalie leicht vergrößerte Lymphknoten, vor allem am Hals, bei genauer Untersuchung jedoch ubiquitär nachweisbar.

> ! Außer bei viralen Krankheiten kann eine generalisierte Lymphadenopathie bei Sarkoidose, bei Medikamenten, z. B. Hydantoin und immunologischen Krankheiten auftreten.

14.2 Neoplastische Erkrankungen des leukozytären Systems

Allgemeine Betrachtungen

Zu den neoplastischen Erkrankungen des leukozytären Systems gehören:

- die Leukämien,
- das myelodysplastische Syndrom (MDS),
- die myeloproliferativen Erkrankungen,
- die malignen Lymphome,
- die Paraproteinämien und
- z. T. die Histiozytosen.

Pathogenese. Viele Befunde weisen darauf hin, daß diese Erkrankungen – mit gewissen Einschränkungen auch das MDS und die Histiozytose – durch *klonale Vermehrung* einer bestimmten Zelle im Knochenmark, Thymus oder peripheren Lymphgewebe entstehen.

Diagnostik. Diese Annahme wird gestützt durch den Nachweis typischer Leukozytenmarker (Oberflächenantigene) und Immunglobuline (Immunphänotypisierung), sowie Chromosomenveränderungen und molekularbiologischer Befunde. Einige häufige, z. T. auch diagnostisch wichtige Chromosomenanomalien und Oberflächenantigene sind in Tab. 14.**2** aufgelistet.

Je nach Krankheit stehen bei den Erkrankungen des leukozytären Systems entsprechend des Stadiums klinische oder hämatologische Veränderungen, d. h. Splenomegalie und/oder Lymphknotenvergrößerungen, oder Blutstatus (Leukozytenzahl, Differentialblutbild) und Knochenmarkbefund im Vordergrund. Chromosomale und molekularbiologische Befunde, Immunphänotypisierung und/oder Zytochemie spielen je nach Krankheit bei der Diagnosestellung eine entscheidende oder nur untergeordnete Rolle.

Leukämien

Allgemeine Bemerkungen

Neben Klinik spielen bei der Diagnose Blutstatus und die Morphologie und Zytochemie der Blut- und Knochenmarkzellen eine entscheidende, chromosomale und molekularbiologische Veränderungen eine zunehmende Rolle. Die neoplastische Proliferation im Knochenmark hat je nach Leukämieart und Stadium der Krankheit eine mehr oder weniger ausgeprägte Verdrängung der normalen Hämatopoese zur Folge. Letztere führt schließlich zu einer Anämie, Granulozytopenie und/oder Thrombopenie, welche klinisch allgemeine Blässe und Müdigkeit, Infektanfälligkeit und/oder hämorrhagische Diathese zur Folge haben.

Einteilung. Die Leukämien werden in 5 Formen unterteilt,

- die akute lymphatische Leukämie (ALL),
- die akute myeloische Leukämie (AML),
- die chronische myeloische Leukämie (CML),
- die chronische lymphatische Leukämie (CLL) und
- die Haarzelleukämie (HCL).

Alters- und Geschlechtsverteilung. Die Alters- und Geschlechtsverteilung der verschiedenen Leukämien ist in Abb. 14.**2** zusammengestellt. Dementsprechend können Geschlecht, und insbesondere das Alter wertvolle diagnostische Hinweise geben.

Akute Leukämien

Allgemeine Bemerkungen

Klinik. Wie der Name sagt, treten diese Leukämien akut, meist innerhalb von Wochen auf. Die Klinik ist bei ALL und AML sehr ähnlich. Allgemeine Blässe, hämorrhagische Diathese in Form von Petechien, aber auch Suffusionen (ALL!), Nasenbluten und Gingivablutungen, stehen im Vordergrund. Nicht selten beginnt die Krankheit mit einem akuten Infekt, z. B. einer Pneumonie, einer therapieresistenten Angina mit schmierigen Belägen (Angina Plaut-Vincent) oder einer Sepsis.

Diagnostik. Anämie und/oder Thrombopenie führen den Patienten zum Arzt. Die Zahl der Leukozyten ist meistens mäßig erhöht ($10-50 \times 10^9$/l; 10 000–50 000/mm^3). Es gibt aber nicht wenige Fälle mit normaler oder sogar erniedrigter *Leukozytenzahl*. Das Blutbild wird, insbesondere bei der leukämischen Form, beherrscht von Blasten. Bei der aleukämischen Form sind dagegen oft nur wenige Blasten vorhanden, hingegen besteht eine ausgeprägte relative Lymphozytose. In diesen Fällen ist das Knochenmark diagnostisch entscheidend. Es ist bei der ALL und AML hyperzellulär und durchsetzt von Blasten.

Akute lymphatische Leukämie (ALL)

Klinik. Die ALL kommt vor allem bei Kindern und Jugendlichen vor. Neben allgemeiner Schwäche und Blässe können, insbesondere bei Kindern, die hämorrhagische Diathese, Knochenschmerzen und große Lymphknoten das klinische Bild beherrschen. Im Tho-

Tabelle 14.2 Chromosomenanomalien und Immunphänotyp der Leukämien und Non-Hodgkin-Lymphome

Krankheit	Chromosomenanomalie	Immunphänotyp
Akute Leukämien		
lymphatisch		
c-ALL	t(4;11)(q21;q23) t(5;14)(q31;q32)	CD10, CD19, CD24, TdT
prä-B-ALL	t(1;19)(q23;p13) t(9;22)(q34;q11)	CD10+/−, CD19, CD24, CD79a, TdT
B-Zell-ALL	t(8;14)(q24;q32) t(2;8)(p12;q24) t(8;22)(q24;q11)	CD10, CD19, CD20, CD24
T-Zell-ALL	t(11;14)(p13;q11) t(11;14)(p15;q11) t(1;14)(p32−34;q11) t(8;14)(q24;q11)	CD2, CD5, CD7, TdT+
myeloisch (AML)	inv(3)(q21q26), t(3;3) (q21;q26), −5/del(5q), −7/del(7q), +8, +11, t/del(12p) i(17q), del(20q), i(21q), +21	Gemeinsame Chromosomenanomalien der AML, sie sind selten!
M0, M1 and M2	t(8;21)(q22;q22), t(6;9)(p32;q34), t(9;22)(q34;q11), inv(3)(q21q26)/t(3;3)(q21;q26)	
M3	t(15;17)(q22;q11−12)	
M4	inv 16(p13q22)/t(16;16)(p13;q22) t(9;11)(p22;q23)	
M5	t(11q), del(11q), t(18;16)(p11;p13,3)	
M6	−	
M7	t(1;22)(p13;q13)	
Chronische Leukämien		
CML	t(9;22)(q34;q11)	
B-CLL	+12, t(14;19)(q32;q13), del(13q)	CD5, CD19, CD20, CD23, CD79a, (SIgM)
MDS	−7, +8, +21, −Y, del(5q), del(7q), del(20q)	
NHL		
Follikuläres Lymphom	t(14;18)(q32;q21)	CD20, CD10+/−, CD5−, CD43−, SIg+, bcl2
Mantelzelllymphom	t(11;14)(q13;q32)	CD5+, CD10+/−, CD23−, SIgM+, $\lambda > \kappa$, Cyclin D1
Großzelliges B-Zell-Lymphom	t(14;18)(q32;q21)	CD19, CD20, CD45+/−, CD79a
Burkitt-Lymphom	t(8;14)(q24;q32), t(2;8)(p12;q24), t(8;22)(q24;q11), t(c-myc)	CD10, CD19, CD20, CD22, CD79a, SIgM+, CD5−
Anaplastisches großzelliges Lymphom	t(2;5)	CD30, CD45, T>0>B, EMA
T-Zell Lymphome	14q11 Anomalien	CD2, CD3, CD7+, CD4>CD8

t = Translokation, del = Deletion, inv = Inversion, SIg = Surface immunglobulin, TdT = terminale Desoxynucleotid-Transferase, p kurzer, q langer Arm des Chromosoms, EMA = Epitheliales Membran-Antigen

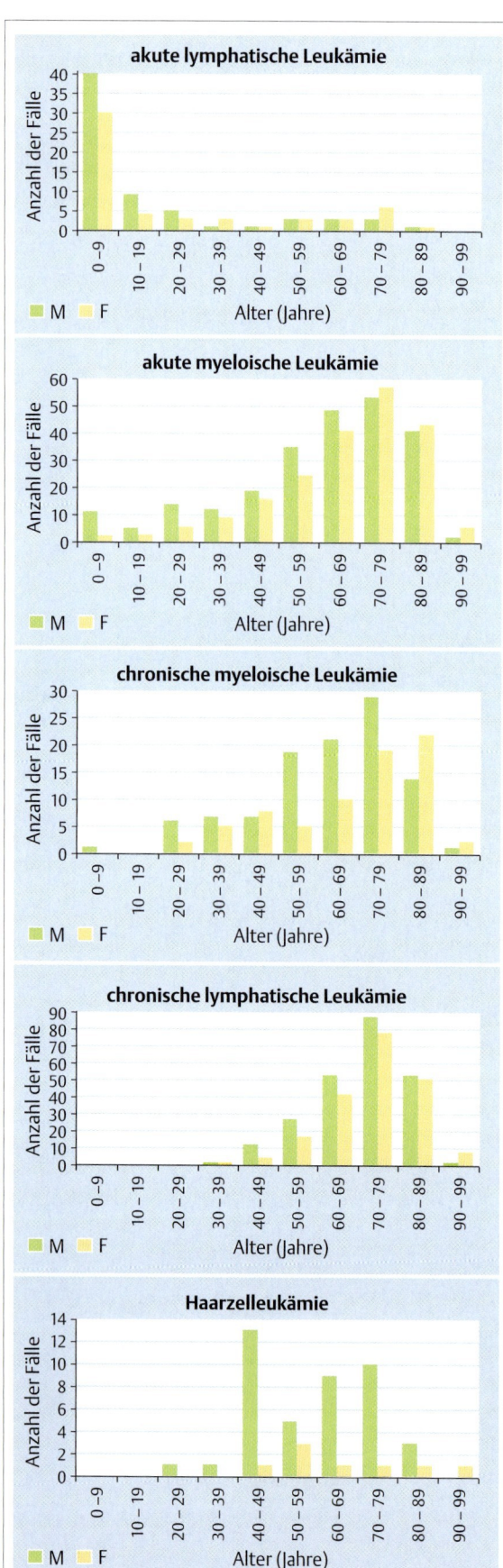

raxbild kann dann nicht selten ein Mediastinaltumor (bulky tumor) festgestellt werden. Erst in fortgeschrittenem Stadium oder im Rezidiv nach Therapie treten im allgemeinen Symptome des ZNS und/oder des Magendarmtraktes auf.

> **!** Die Diagnose akute Leukämie darf niemals aufgrund des Blutstatus bzw. des Blutbildes allein, sondern nur zusammen mit dem Knochenmarkbefund gestellt werden.

Bei Kindern, insbesondere Kleinkindern, gibt es nämlich Infektionskrankheiten mit leukämoider Reaktion. Viruskrankheiten, insbesondere das Pfeiffer-Drüsenfieber, zeigen gelegentlich ein Blutbild, das demjenigen einer akuten lymphatischen Leukämie außerordentlich ähnlich sein kann.

Einteilung. Die ALL wird entsprechend FAB (French American British Classification) in 3 Formen unterteilt (Tab. 14.**3**). Aufgrund der Immuntypisierung unterscheidet man zwischen dem T- und B-Zelltyp, bei letzterem zusätzlich zwischen C-ALL, prä-B-ALL und B-Zell-ALL (siehe auch Tab. 14.**2**). Diese Klassifizierung ist vor allem im Kindesalter von großer Bedeutung, die Prognose der einzelnen Typen kann recht unterschiedlich sein.

Abb. 14.**3** und 14.**4** zeigen den Knochenmarkbefund bei einer ALL (Giemsa- und PAS-Färbung).

Akute myeloische Leukämie (AML)

Klinik. Im Unterschied zur ALL sind bei der AML die Lymphknoten überhaupt nicht oder nur sehr unwesentlich vergrößert. Die Milz ist meistens normal groß. Außer den Blasten können im Blut und Knochenmark nur vereinzelte Granulozyten, dagegen keine Zwischenstufen der myeloischen Zellreihe gefunden werden. Dies entspricht dem bei der AML beschriebenen Hiatus leucaemicus.

Diagnostik. Chromosomale Untersuchungen und/oder Immun-Phänotypisierung sind sehr wertvoll. In Tab. 14.**2** sind Chromosomen-Anomalien aufgelistet, welche bei allen Formen der AML vorkommen können, sie werden gegenübergestellt den Chromosomen-Anomalien, welche für einzelne Formen der AML typisch sind, z. B. t(8;21) für Typ M2, t(15;17) für M3 etc.

Einteilung. Nach FAB wird die AML in 7 Formen unterteilt. Die Klassifizierung basiert auf der Morphologie und Zytochemie der Leukämiezellen. In Tab. 14.**4** sind die morphologischen und zytochemischen Befunde der 7 Leukämie-Formen der AML zusammengefaßt. Die Abb. 14.**5** – 14.**12** zeigen Blut- und Knochenmarkausstriche der verschiedenen Leukämie-Formen.

◂ Abb. 14.**2** Inzidenz der Leukämien im Kanton Zürich, 1985 – 1994 (*Dr. G. Schüler*, Kantonalzürcherisches Krebsregister). M (Männer), F (Frauen).

Neoplastische Erkrankungen des leukozytären Systems

Tabelle 14.3 FAB-Klassifikation der akuten lymphatischen Leukämien

	L1	L2	L3
Zellgröße	klein	verschieden groß	uniform groß
Kernchromatin	homogen	heterogen	fein getüpfelt und gleichmäßig
Kernform	regelmäßig, selten gespalten oder gebuchtet	unregelmäßig, häufig gespalten oder gebuchtet	regelmäßig, oval oder rund
Nukleolen	nicht sichtbar oder klein und unauffällig	ein oder mehrere, oft groß	ein oder mehrere, vesikulär
Plasmasaum	schmal	unterschiedlich breit	breit
Basophilie	wenig	wechselnd	sehr stark
Vakuolen	variabel	variabel	oft vorherrschend
Peroxidase	negativ	negativ	negativ
PAS-Färbung	variabel	variabel	variabel – negativ
Saure Phosphatase	fakultativ positiv	fakultativ positiv	fakultativ positiv
Azurophile Granula	keine	selten	keine

Die Resultate der zytochemischen Färbungen gehören streng genommen nicht zu den Kriterien der FAB-Klassifikation.

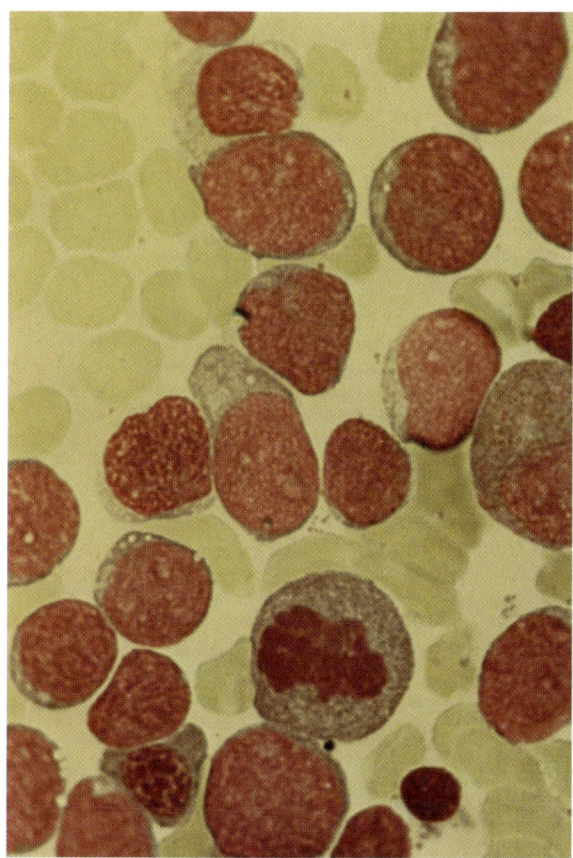

Abb. 14.3 Akute lymphatische Leukämie (ALL), Typ L2 beim Erwachsenen – Knochenmark: Leukämische Zellen nur zum Teil mit Nukleolen. Peroxidasereaktion negativ (Abb. 14.3–14.12 von Prof. J. Fehr, Universitätsspital Zürich).

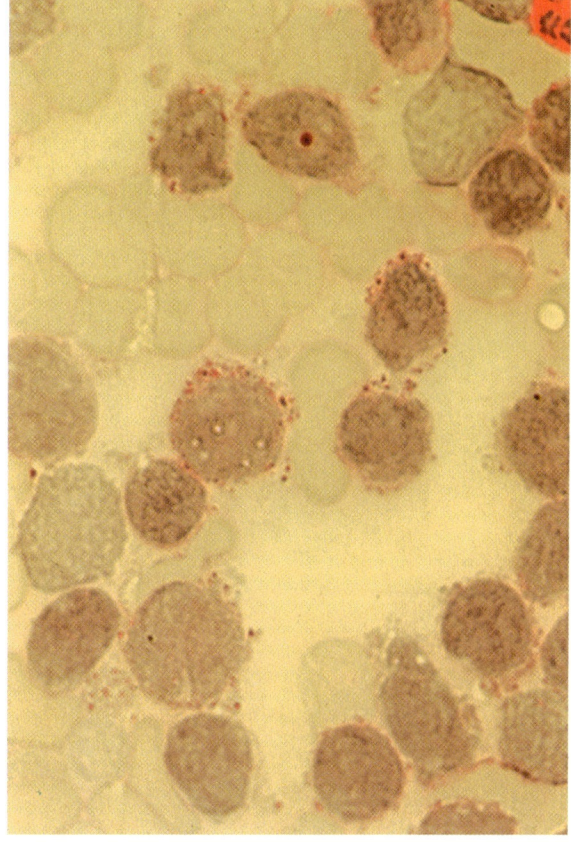

Abb. 14.4 ALL: PAS-Reaktion zeigt granuläre Positivität in einem Teil der Zellen.

Tabelle 14.4 FAB-Klassifikation der akuten myeloischen Leukämien

M0 (myeloblastäre Leukämie ohne Reifung)	• Myeloblasten ohne Granula und Auer-Stäbchen • alle zytochemischen Reaktionen negativ • Häufigkeit < 5 %
M1 (myeloblastäre Leukämie mit minimaler Reifung)	• Myeloblasten mit keinen oder nur ganz wenigen Azurgranula und/oder Auer-Stäbchen • Zellkerne mit 1 oder mehreren Nukleolen • wenig Blasten peroxidasepositiv • Häufigkeit 15–20 %
M2 (myeloblastäre Leukämie mit Reifung)	• Reifung ausgeprägter und über das Promyelozytenstadium hinaus • > 50 % der Knochenmarkzellen sind Myeloblasten oder Promyelozyten • relativ viele Leukämiezellen mit Azurgranula, z. T. mit Auer-Stäbchen • relativ viele Leukämiezellen sind peroxidasepositiv • Häufigkeit 25–30 %
M3 (hypergranuläre Promyelozytenleukämie)	• Mehrzahl der Knochenmarkzellen sind pathologische Promyelozyten, vollgepackt mit sehr großen Purpurgranula. Einzelne Zellen mit reichlich Auer-Stäbchen (pathognomonisch) • Zellkerne von unterschiedlicher Form und Größe, oft nierenförmig oder zweilappig • Häufigkeit 10 %
M4 (myelomonozytäre Leukämie)	• granulozytäre und monozytäre Differenzierung vorhanden • Prozentsatz der monozytären Zellen im Knochenmark und Blut > 20 %, derjenige der Myeloblasten und Promyelozyten meistens auch > 20 % • Leukämiezellen z. T. mit spezifischer, z. T. unspezifischer Esterasefärbung positiv • Lysozymkonzentration im Serum erhöht • Häufigkeit 15 %

M5 (monozytäre Leukämie)	• *M5a (wenig differenzierter Typ)*
	  – > 80 % der Knochenmarkzellen sind Monoblasten, deren Kern 1–3 große, blasige Nukleolen enthält
	  – unspezifische Esterasereaktion positiv, Lysozymreaktion im Serum stark erhöht
	  – Häufigkeit 5 %
	• *M5b (differenzierter Typ)*
	  – > 20 % der Leukämiezellen zeigen Reifung (Promonozyten!). Kern gewunden oder gekerbt
	  – Zahl der Monozyten im Blut höher als im Knochenmark
	  – unspezifische Esterase- und Lysozymkonzentration wie bei M5a
	  – Häufigkeit 5 %

M6 (Erythroleukämie)	• > 50 % der Knochenmarkzellen sind megaloblastäre Erythrozytenvorläufer, mit z. T. bizarren Kernformen • > 30 % der Knochenmarkzellen sind Myeloblasten und Promyelozyten mit z. T. Auer-Stäbchen • Erythroblasten im Blut • PAS-Färbung der Erythroblasten positiv • Häufigkeit < 5 %
M7 (Megakaryoblastenleukämie)	• die undifferenzierten Blasten gleichen L1- oder L2-Lymphoblasten • positive Reaktion mit Thrombozytenperoxidase und Antikörpern gegen Thrombozyten • Häufigkeit 3 %

Neoplastische Erkrankungen des leukozytären Systems

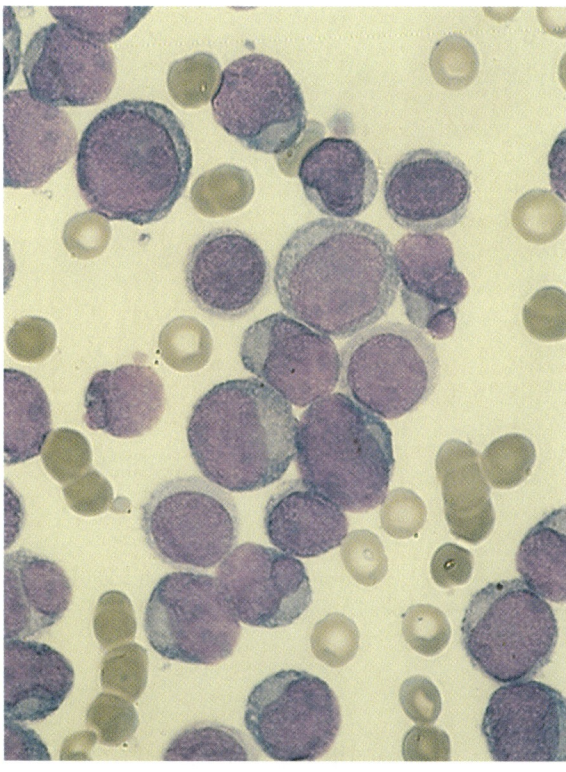

Abb. 14.5 Akute myeloische Leukämie (AML), Typ M1 – Knochenmark: Große polymorphe Blasten mit mehreren Nukleolen, Zytoplasma ohne erkenntliche Granulation.

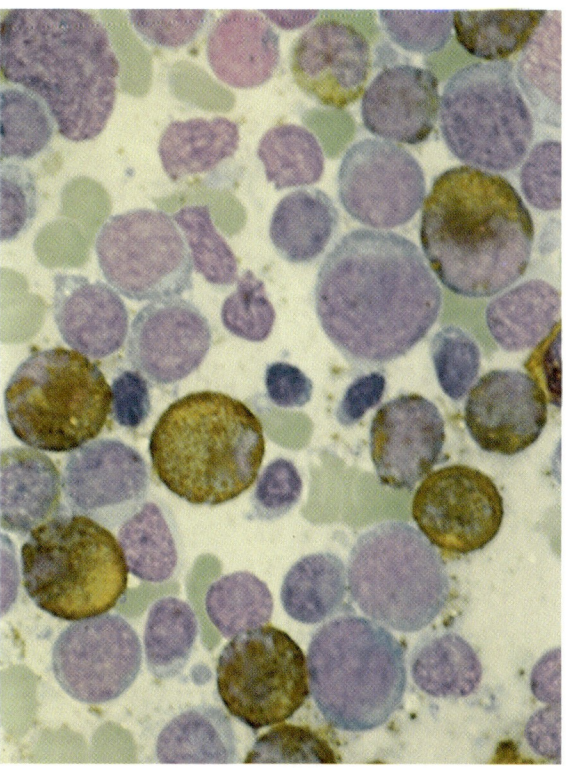

Abb. 14.6 AML, Typ M2: Peroxidasereaktion stark positiv.

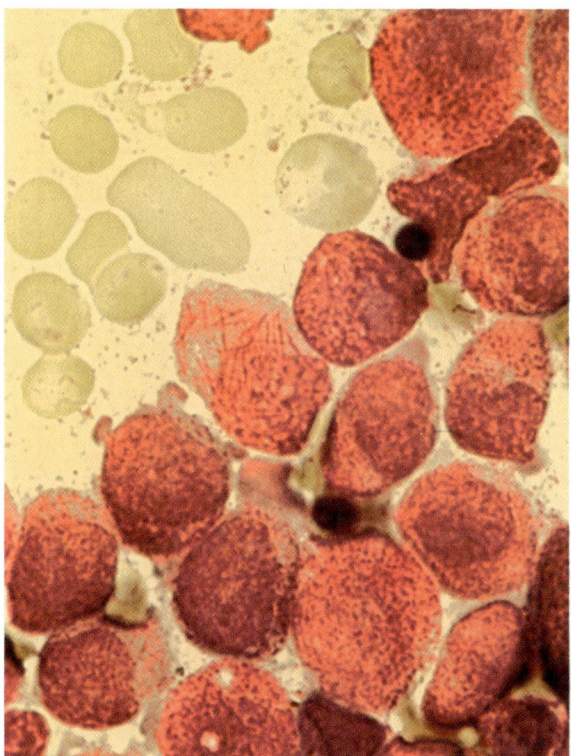

Abb. 14.7 AML, Typ M3 (Promyelozytenleukämie) – Knochenmark: Kerne der pathologischen Promyelozyten durch reichlich grobe Granula fast völlig verdeckt. Eine Zelle mit sehr reichlich Auer-Stäbchen (pathognomonisch).

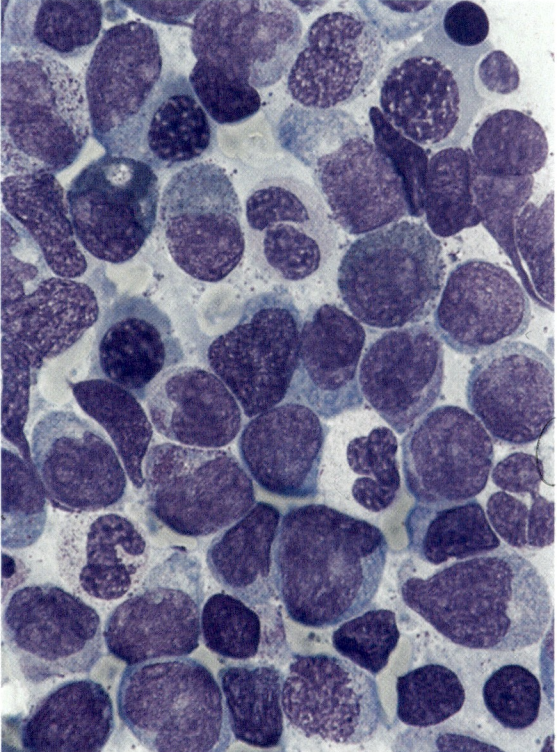

Abb. 14.8 Myelomonozytäre Leukämie Typ M4, Knochenmark: unreife granulierte myeloische Zellen und breitplasmatische monozytoide Zellen mit gebuchtetem Kern.

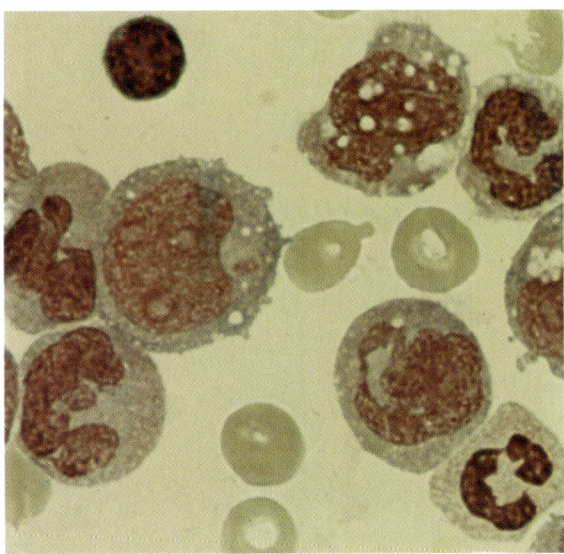

Abb. 14.**9** Monozytenleukämie, Typ M5: Differenzierte Form, Typ M5b – peripheres Blut.

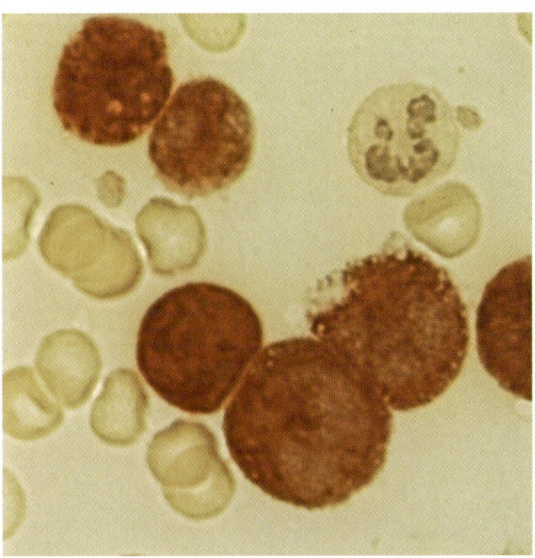

Abb. 14.**10** Monozytenleukämie, Typ M5: Differenzierte Form, Typ 5Mb. α-Naphthyl-Butyrat-Reaktion stark positiv (1 Granulozyt negativ).

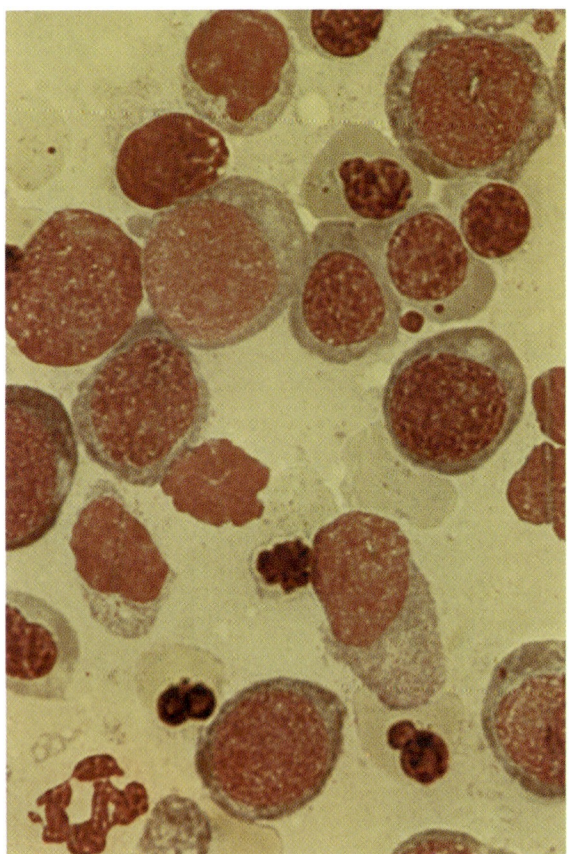

Abb. 14.**11** Erythroleukämie, Typ M6 – Knochenmark: Großer Anteil erythropoetischer Zellen aller Reifungsstufen, makrozytär, mit Karyorrhexisformen.

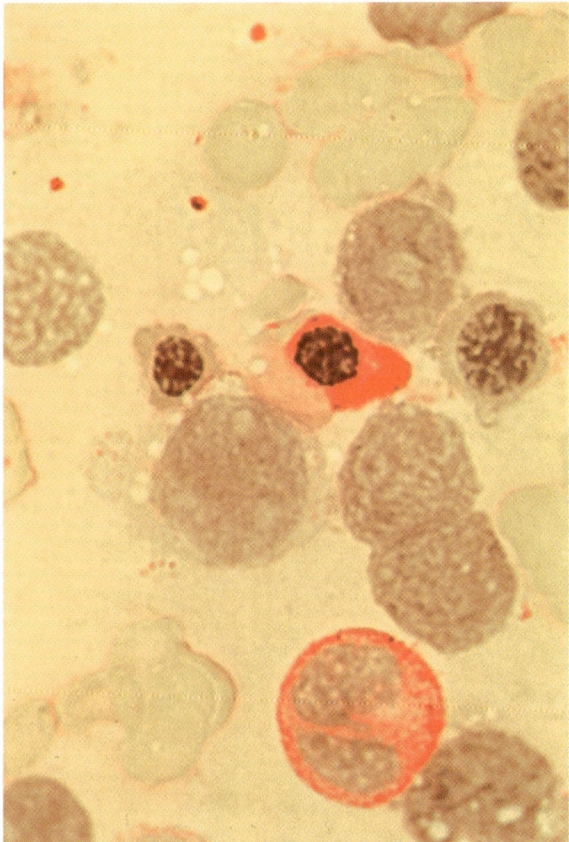

Abb. 14.**12** Erythroleukämie, Typ M6: PAS-Reaktion zeigt abnorme Positivität in einem jüngeren zweikernigen und einem reifen einkernigen Erythroblast.

Die verschiedenen Leukämieformen unterscheiden sich klinisch nicht wesentlich voneinander. Es gibt jedoch einige charakteristische Erscheinungsformen. Patienten mit M3 entwickeln häufig eine disseminierte intravasale Gerinnung, die erst mit der Einleitung der zytostatischen Therapie unter Kontrolle zu bringen ist. Bei Patienten mit M4 und M5 beobachtet man nicht selten leukämische Infiltrate der Gingiva und Haut.

In der FAB-Klassifikation wird auch die *Erythroleukämie* (FAB M6) unter die akuten myeloischen Leukämien eingeteilt. Die klinische Symptomatik wird beherrscht von Anämie und Thrombopenie. Hämatologisch ist die Krankheit charakterisiert durch die Ausschwemmung von zum Teil atypischen PAS-positiven Erythroblasten, die mehrkernig sind oder deren Kerne Deformationen aufweisen. Im Blutausstrich findet sich ein wechselnder Anteil von Myeloblasten. Während des Krankheitsverlaufs kommt es in den meisten Fällen zu einem allmählichen Überwiegen unreifer myeloischer Elemente, sowohl im Knochenmark wie im peripheren Blutbild.

AML als Zweitneoplasie. Besonderer Erwähnung bedarf die als *Zweitneoplasie* auftretende akute myeloische Leukämie. Sie wird mit der zunehmenden Zahl von Patienten mit malignen Lymphomen, welche lange Zeit überleben und sogar als geheilt betrachtet werden können, immer häufiger beobachtet. Unter den Zytostatika sind wahrscheinlich vor allem die alkylierenden Substanzen leukämogen.

Die Wahrscheinlichkeit, in der Folge einer kombinierten Radio- und Chemotherapie eines malignen Lymphoms an einer akuten Leukämie zu erkranken, beträgt nach 10 Jahren 5–10 %. Die Zweitneoplasie bricht durchschnittlich 6 Jahre nach Abschluß der Behandlung des primären Tumors aus. Sie kündigt sich oft Monate vorher mit einer schleichend zunehmenden Anämie, Leukopenie und Thrombopenie an (sekundäres MDS, welches der präleukämischen Phase entspricht). Die sekundäre AML ist durch typische zytogenetische Veränderungen charakterisiert (oft Verlust je eines Chromosoms Nr. 5 und 7) und verläuft sehr aggressiv.

Chronische Leukämien

Chronische myeloische Leukämie (CML)

! Die Splenomegalie, ein Milztumor von erheblicher Größe, ist klinisch Leitsymptom der *chronischen myeloischen Leukämie*.

Klinik. Der Milztumor zeigt häufig die für die Krankheit typischen Crenae. Die Leber kann ebenfalls vergrößert sein, dagegen sind die Lymphknoten höchstens im Terminalstadium angeschwollen. Klinisch erwähnenswert sind die selten auftretenden Infiltrate von Haut und Gingiva, die häufig zu fast nicht stillbaren Sickerblutungen führen. Nach durchschnittlich 3,5 Jahren geht die chronische myeloische in eine akute Leukämie über, wobei es sich meist um eine akute myeloische, in einem Drittel der Fälle aber um eine akute lymphoblastäre Leukämie handelt. Dieser Übergang wird *Blastenschub, akzelerierte Phase* oder *Transformation* genannt und führt, da therapierefraktär, rasch zum Tode.

Prognose. Wichtigste prognostische Parameter, welche im Zeitpunkt der Diagnose einer CML die Dauer der chronischen Phase und damit des Überlebens abschätzen lassen, sind:

➤ Anzahl Blasten im peripheren Blut,
➤ Lebergröße,
➤ Milzgröße,
➤ Anzahl Basophiler und Eosinophiler im Blutausstrich,
➤ Absenz des Philadelphia-Chromosoms.

Diagnostik. Die Diagnose aus dem Blutbild ist in der Regel nicht schwierig. Die Leukozytenzahl ist erhöht, übersteigt nicht selten 100×10^9/l. Die Leukozyten sind dann im Blutsenkungsröhrchen als Leukozytensäule sichtbar (Abb. 14.**13**). Sämtliche unreifen Formen der myeloischen Zellreihe werden ins Blut ausgeschwemmt (Abb. 14.**14**). Die Verdrängung der Erythro- und Megakaryopoese führt im Verlauf der Krankheit zu Anämie und Thrombopenie. Es muß jedoch erwähnt werden, daß im Anfangsstadium der Krankheit nicht selten eine Thrombozytose besteht. Gerade in diesem Stadium ist deshalb die alkalische Leukozytenphosphatase (ALP) von entscheidender diagnostischer Bedeutung, indem sie in einem recht hohen Prozentsatz deutlich erniedrigt ist.

Philadelphia-Chromosom. Bei 90 % der CML läßt sich auch das für die Krankheit typische sog. *Philadelphia-Chromosom* nachweisen. Es handelt sich dabei um

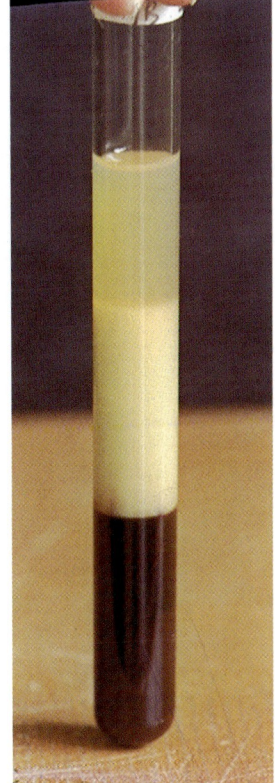

Abb. 14.**13** Blutsenkungsreaktion bei chronischer myeloischer Leukämie. Durch das gegenüber den Erythrozyten langsamere Absetzen der reichlichen Leukozyten wird über der Erythrozytensäule eine weißliche Leukozytensäule sichtbar.

eine reziproke Translokation eines Teils des langen Armes von Chromosom Nr. 22 auf den langen Arm von Chromosom Nr. 9 und umgekehrt. In seltenen Fällen von CML fehlt das Philadelphia-Chromosom; dies ist ein prognostisch ungünstiger Befund.

Varianten der CML. Die Varianten der CML werden der Vollständigkeit halber erwähnt. Es sind dies: Die Ph-negative CML, die juvenile CML, die chronische neutrophile Leukämie, die Eosinophilen-Leukämie und die Philadelphia-positive akute lymphatische Leukämie. Bezüglich Befunde bei diesen seltenen Leukämien verweisen wir auf die Speziallitteratur.

Chronische lymphatische Leukämie (CLL)

Klinik. Klinisches Leitsymptom der *chronischen lymphatischen Leukämie* sind in der Regel vergrößerte Lymphknoten und eine Splenomegalie. Die Lymphknoten sind generalisiert vergrößert und können bis zu Pflaumengröße anschwellen; meist tastet man an einer Lymphknotenstation multiple Knoten, die gut voneinander abgegrenzt, nicht verbacken, mäßig derb und nicht schmerzhaft sind. Häufig fühlen sie sich wie Nüsse in einem Sack an. Die Milz ist mittelgroß, 3–4 QF unter dem Rippenbogen palpabel, mäßig derb. Crenae lassen sich in der Regel nicht tasten. In ca. 50 % der Fälle ist auch die Leber wesentlich vergrößert. Sehr selten zeigt die Haut Lymphozyteninfiltrate. Differentialdiagnostisch wichtig ist, daß in wenigen Fällen einer Erythrodermie eine CLL zugrunde liegt. Andere Organe sind selten betroffen. Erwähnenswert ist der Befall von Tränen- und Speicheldrüsen – es kommt zu einer symmetrischen Schwellung, die als *Mikulicz-Syndrom* bezeichnet wird – und der Verdauungsorgane, was zu einem Malabsorptionssyndrom mit Durchfällen führen kann.

Diagnostik. Die Gesamtleukozytenzahl ist stets erhöht, bedingt durch die absolute Vermehrung der Lymphozyten, die oft 90–100 % der Gesamtzahl ausmachen. In der Mehrzahl handelt es sich um morphologisch typische kleine Lymphozyten (Abb. 14.**15**), die mechanisch leicht lädierbar sind. Beim Ausstreichen des Blutes auf dem Objektträger entstehen dadurch Kernschatten, die sog. *Gumprecht-Schollen*. Der Prozentsatz der jüngeren lymphatischen Zellen mit feinstrukturiertem Kern und Nukleolen ist allgemein gering, kann aber zahlenmäßig erheblich variieren. Die CLL ist in 80 % der Fälle eine von B-Lymphozyten ausgehende Neoplasie.

Die Sternalpunktion bei chronischer lymphatischer Leukämie zeigt eine dichte Durchsetzung des Markes mit Lymphozyten.

In fortgeschrittenen Stadien der Krankheit bestehen fast immer Anämie und Thrombopenie, die entweder durch Verdrängung der Erythro- und Thrombopoese oder immunologisch bedingt sind. Ein relativ hoher Pro-

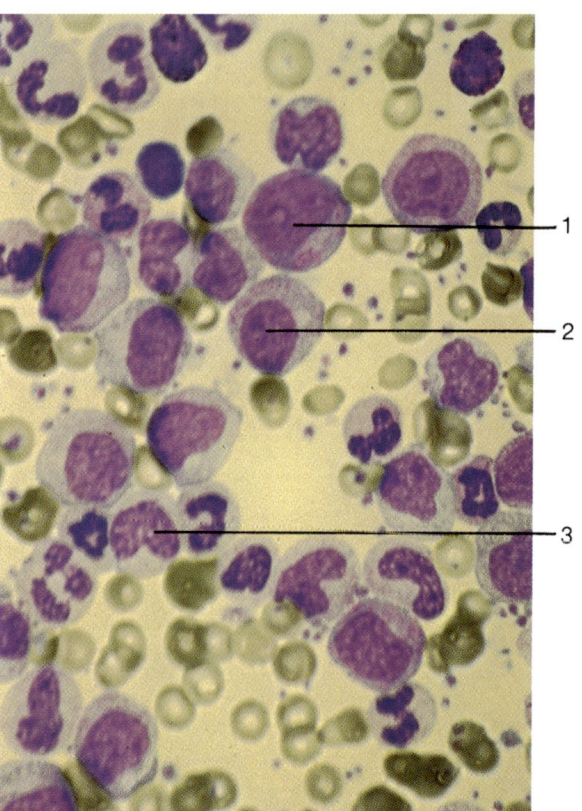

Abb. 14.**14** Chronische myeloische Leukämie (1 Promyelozyt, 2 Myelozyt, 3 Metamyelozyt).

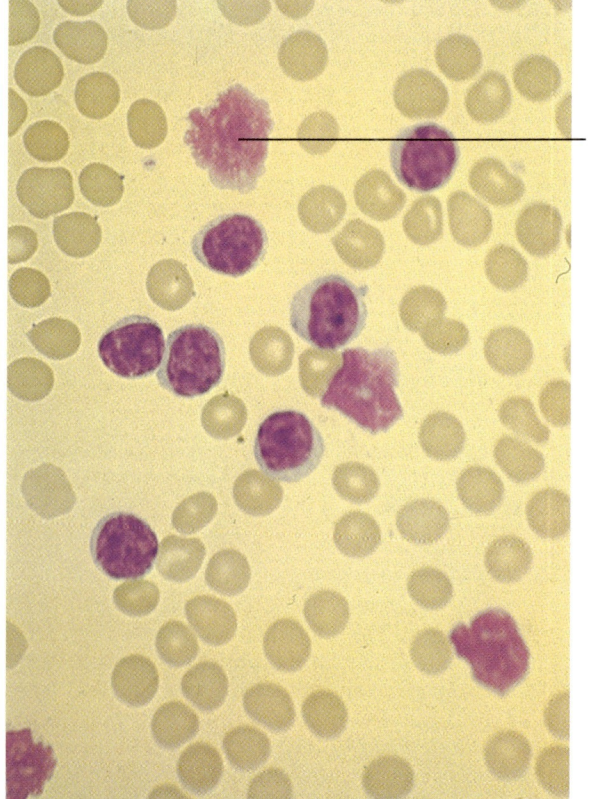

Abb. 14.**15** Chronische lymphatische Leukämie (G = Gumprecht-Scholle).

zentsatz der CLL geht mit einer hämolytischen Anämie einher, die durch erhöhte Retikulozytenzahl und positiven Coombs-Test charakterisiert ist.

Bei ungefähr einem Drittel der CLL findet sich ein Antikörpermangelsyndrom mit deutlicher Verminderung der γ-Globuline. Die CLL geht deshalb, vor allem in fortgeschrittenem Stadium, mit einer erhöhten Infektanfälligkeit einher. Viele der CLL Patienten sterben an einem Infekt, z. B. Pneumonie.

Die CLL kommt häufiger bei Männern vor. Das bevorzugte Alter liegt bei 60 Jahren.

Einteilung. Tab. 14.5 zeigt die Klassifikation der CLL nach Rai mit Überlebenszeit.

Seltene Varianten der CLL. Aggressive Verlaufsform bei jüngeren Patienten mit erheblicher B-Symptomatik, deren Prognose ausgesprochen schlecht ist.

Die *Prolymphozyten-Leukämie* mit massiver Splenomegalie und exzessiv hohen Leukozytenzahlen. Die Zellen sind groß, mit unreifem Kern und einem auffallenden Nukleolus.

Die *chronische T-Zell-Leukämie* (große granuläre Lymphozytenleukämie).

Haarzelleukämie (Hairy cell leukemia = HCL)

Bei der Haarzelleukämie handelt es sich um eine neoplastische Proliferation von B-Zellen, die morphologisch im peripheren Blutbild durch haarförmige Protoplasmafortsätze charakterisiert sind. Sie werden deshalb als Haarzellen oder Hairy cells bezeichnet (Abb. 14.**16**). Zytochemisch enthalten die Haarzellen saure Phosphatase, wobei diese im Unterschied zu derjenigen von Retikulumzellen tartratresistent ist.

Tabelle 14.5 Rai-Klassifikation der chronischen lymphatischen Leukämie

Stadium	Klinik und hämatologische Befunde	Überlebensdauer (Monate)
Stadium 0	Absolute Lymphozytenzahl > 15 × 10^9/l	120
Stadium I	Wie Stadium 0 + vergrößerte Lymphknoten	95
Stadium II	Wie Stadium 0 oder I + vergrößerte Milz und/oder Leber	72
Stadium III	Wie Stadium 0 oder I + Anämie (Hb < 11 g/dl)	30
Stadium IV	Wie Stadium 0 oder I + Thrombozytopenie (Thrombozyten < 100 × 10^9/l)	30

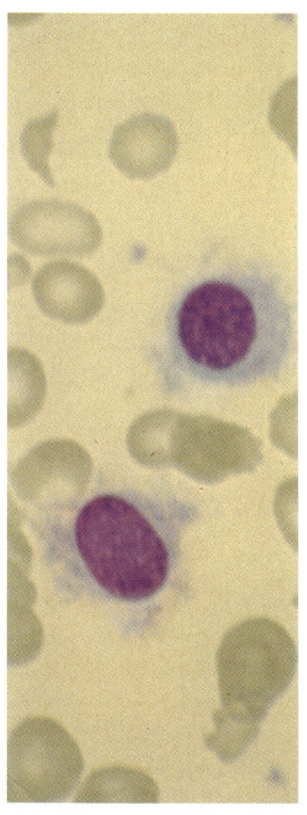
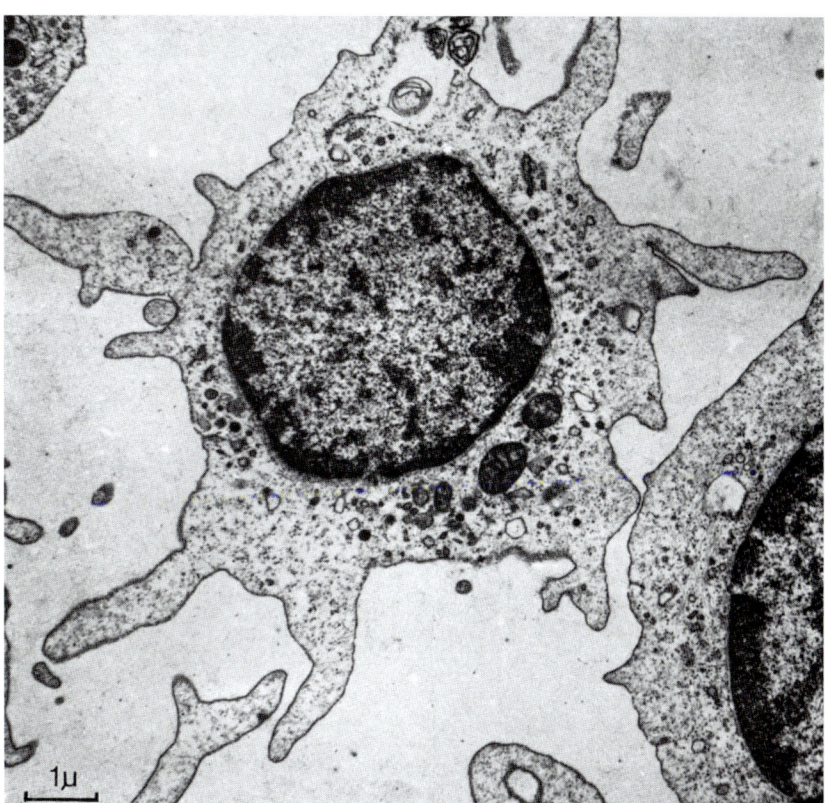

Abb. 14.16 Haarzelleukämie. Beachte die haarförmigen Protoplasmafortsätze. **a** Blutbild, **b** elektronenoptisches Bild.

Klinik. Klinisches Leitsymptom der Haarzelleukämie ist eine ausgeprägte Splenomegalie. Die Krankheit ist außerdem charakterisiert durch eine ausgeprägte Infektneigung. Die Leber kann vergrößert sein. Dagegen bestehen in der Regel keine Lymphknotenschwellungen.

Diagnostik. Hämatologisch charakterisieren Anämie, Thrombopenie und Leukopenie mit stark ausgeprägter relativer Lymphozytose die Krankheit. Unter den Lymphozyten finden sich die bereits beschriebenen Hairy cells, welche für die Diagnose von pathognomonischer Bedeutung sind.

Im histologischen Präparat sind die Haarzellen nicht dicht gelagert wie bei einer Leukämie, sie liegen relativ weit auseinander, so daß ein für die Haarzelleukämie typisches Honigwabenbild zustande kommt.

Die *Prognose* dieser Krankheit ist dank der effizienten therapeutischen Möglichkeiten (α_2-Interferon und 2-Chlorodeoxyadenosin) meistens gut, Heilung ist möglich.

Myelodysplastisches Syndrom (MDS)

Pathogenese. Das MDS bildet eine große Gruppe erworbener klonaler Knochenmarkskrankheiten, für welche früher Begriffe wie Präleukämie, Smoldering leukemia etc. verwendet wurden, und die von Bennett zu einer Krankheitsgruppe zusammengefaßt wurden. Das MDS kommt vor allem bei älteren Menschen vor. Es ist charakterisiert durch ein zunehmendes Versagen der Knochenmarkfunktion. Das Knochenmark ist im Unterschied zur aplastischen Anämie hyperzellulär. Die Hämatopoese ist jedoch ineffektiv und führt zu einer peripheren Panzytopenie.

Diagnostik. Alle Zellreihen zeigen sowohl im Blutausstrich als auch im Knochenmark Zeichen der Dysmorphie:

▶ *Erythropoese:* Erythroblasten mit Kernknospen und -brücken, mehrkernige Erythroblasten, Tendenz zu Makrozytose.
▶ *Myelopoese:* Granulozyten mit verminderter bis aufgehobener Granulation, Pelger-Formen, Auer-Stäbchen.
▶ *Megakaryopoese:* Im Blutausstrich große Thrombozyten, im Knochenmark atypische, insbesondere kleine Megakaryozyten (dwarf megacaryocytes).

Einteilung. Entsprechend *FAB* wird das MDS in die in Tab. 14.6 aufgelisteten 5 Typen, welche sich durch die Anzahl Blasten und die Überlebenszeit unterscheiden, unterteilt. Die Typen 1 und 2 unterscheiden sich nur durch die Zahl der Ringsideroblasten, sie beträgt beim Typ 1 weniger als 15%, beim Typ 2 mehr als 15%. Die CMML ist charakterisiert durch eine Vermehrung von Monoblasten und Monozyten, vor allem im peripheren Blut. Die Typen 1 und 2 können im Verlauf der Krankheit in Typ 3–5 übergehen. Bei jedem Typ besteht prinzipiell die Gefahr eines Überganges in eine akute Leukämie (Tab. 14.6). Patienten mit MDS sterben an einer Leukämie oder infolge eines Infektes oder einer Blutung.

Sekundäres MDS. Neben dem primären gibt es das *sekundäre MDS*, insbesondere nach Chemotherapie mit alkylierenden Substanzen, z.B. MOPP, wobei die Latenzzeit ungefähr 6–10 Jahre beträgt.

Chromosomenveränderungen. Beim MDS sind wie bei der AML typische Chromosomenveränderungen beschrieben worden. Am häufigsten sind beim primären MDS das 5q-, das –7 und das +8 Syndrom, beim sekundären MDS sind andere Veränderungen typisch. Die Chromosomenveränderungen haben zum Teil auch eine prognostische Bedeutung.

Tabelle 14.6 Klassifikation des myelodysplastischen Syndroms

	Blasten im Blut	Blasten im Knochenmark	Leukämische Transformation	Durchschnittliche Überlebensdauer in Monaten (Streubreite)
Refraktäre Anämie (refractory anemia = RA)	< 1%	< 5%	11% (0–20)	37 (19–64)
RA mit Ringsideroblasten (RS) (RA with ring sideroblasts = RARS)	< 1%	< 5% RS > 15% der Erythroblasten	5% (0–15)	49 (21–76)
RA mit vermehrt Blasten (RA with excess of blasts = RAEB)	< 5%	5–20%	23 (11–50)	9 (7–15)
RA mit vermehrt Blasten in Transformation (RAEB in transformation = RAEB-t)	> 5%	20–30% und/oder Auer-Stäbchen	48% (11–75)	6 (5–12)
Chronische myelomonozytäre Leukämie (CMML)	< 5% Monozyten > 1 × 10^9/l	< 20%	20% (3–55)	22 (8–60)

Neoplastische Erkrankungen des leukozytären Systems

Myeloproliferative Syndrome

Unter dem Begriff „Myeloproliferative Syndrome" werden

➤ Polycythaemia vera,
➤ Osteomyelofibrose,
➤ essentielle Thrombozythämie und
➤ CML zusammengefaßt.

Letztere wurde bereits besprochen.

Definition. Es handelt sich um eine Gruppe von Krankheiten, welche durch klonale Proliferation einer oder mehrerer hämatopoetischer Stammzellen im Knochenmark und in vielen Fällen in Leber und Milz charakterisiert sind. Diese Erkrankungen sind miteinander verwandt, es gibt Übergangsformen. Nicht selten wird bei einem Patienten der Übergang von der einen zur anderen Form beobachtet. Die einzelnen Krankheiten des myeloproliferativen Syndroms sind durch somatische Mutation in der pluripotenten Stammzelle und in den Vorläuferzellen entstanden.

Polycythaemia vera

Klinik. Die *Polycythaemia vera* geht mit einer Überproduktion aller drei Zellreihen, der Erythro-, der Myelo- und der Megakaryopoese einher. Patienten suchen wegen Ohrensausen, Schwindel, Kopfschmerzen, abnormer Ermüdbarkeit, Schläfrigkeit und schließlich tiefroter Verfärbung des Gesichts den Arzt auf. Gelegentlich klagen sie auch über dumpfe Schmerzen im linken Oberbauch (Splenomegalie) oder starkes Hautjucken nach warmem Bad. Klinisch steht neben der tiefroten Verfärbung des Gesichts (Plethora) und den hochroten Schleimhäuten und Konjunktiven eine erhebliche Splenomegalie im Vordergrund. Die Leber kann wenig vergrößert sein, dagegen bestehen keine Lymphknotenschwellungen. Charakteristisch ist der Fundus polycythaemicus, in welchem wurmartig dicke Netzhautvenen mit erheblich verlangsamtem Blutstrom auffallen. Als Komplikationen können bei der Polyzythämie auftreten: Magen- und Duodenalulzera, Thrombose, schließlich Gicht.

Diagnostik. Das Hämoglobin ist bei Männern auf > 180 g/l, bei Frauen > 175 g/l, der Hämatokrit auf $> 55\%$, bei Frauen auf $> 47\%$ erhöht. Die Erythrozytenzahl beträgt bei Männern $> 7 \times 10^{12}$/l, bei Frauen $> 6 \times 10^{12}$/l. Die Leukozytenwerte liegen zwischen $10–30 \times 10^9$/l, die Thrombozytenwerte nicht selten über 1000×10^9/l. Im Blutausstrich findet man unreife myeloische Zellen und Erythroblasten, häufig eine Vermehrung der eosinophilen und basophilen Granulozyten. Die alkalische Leukozytenphosphatase ist stark erhöht. Das Knochenmark ist außerordentlich zellreich und zeigt eine sehr aktive Erythro-, Myelo- und Megakaryopoese.

Differentialdiagnose. Differentialdiagnostisch muß die Polycythaemia vera von der *sekundären Polyzythämie* infolge kompensatorischer oder inadäquater Erythropoetinzunahme und der *relativen Polyzythämie* (Pseudopolyzythämie) abgegrenzt werden (siehe Tab. 14.7). Dazu werden folgende Kriterien verwendet:

➤ *Wichtige Kriterien (major criteria)*
  1. Erhöhtes Erythrozytenvolumen
     Männer > 36 ml/kg, Frauen > 32 ml/kg
  2. Normale arterielle O_2-Sättigung: $> 92\%$
  3. Splenomegalie
➤ *Weniger wichtige Kriterien (minor criteria)*
  1. Thrombozyten: $> 400 \times 10^9$/l
  2. Leukozyten: $> 12 \times 10^9$/l (ohne Fieber oder Infektion)
  3. Alkalische Leukozytenphosphatase: > 100 (ohne Fieber oder Infektion)
  4. Erhöhter Vitamin-B_{12}-Spiegel: > 900 pg/ml

Die Diagnose einer Polycythaemia vera kann mit Sicherheit gestellt werden, wenn alle *wichtigen Kriterien* oder zwei *wichtige* und zwei *weniger wichtige Kriterien* erfüllt sind. Die Ursachen der *sekundären* Polyzythämie sind ebenfalls in Tab. 14.7 aufgelistet. Die Zahl der Erythrozyten und das Erythrozytenvolumen sind bei der sekundären Polyzythämie erhöht. Bei der relativen Polyzythämie (Pseudopolyzythämie) sind das Erythrozytenvolumen und die Erythrozytenzahl normal, dagegen ist das Plasmavolumen vermindert. Hämoglobin und Hämatokrit sind erhöht. Auch die Ursachen der relativen Polyzythämie sind in Tab. 14.7 genannt.

Myelofibrose (Myeloide Metaplasie)

Definition. Die Myelofibrose ist eine klonal bedingte, ätiologisch unklare Krankheit (Agnogenic myeloid me-

Tabelle 14.7 Einteilung der Polyzythämien

1. **Polycythaemia vera (primäre Polyzythämie)**

2. **Sekundäre Polyzythämie**
   - Infolge kompensatorischer Erythropoetinzunahme
     – Aufenthalt in großer Höhe
     – Herz-Kreislauferkrankungen, besonders angeborene Vitien mit Zyanose
     – Lungenkrankheiten und alveoläre Hypoventilation
     – Hämoglobinopathien mit erhöhter Affinität (familiäre Polyzythämien)
     – Methämoglobinämie
   - Infolge inadäquater Erythropoetinzunahme
     – Nierenkrankheiten, z. B. Hydronephrose, Durchblutungsstörungen, Zysten, Karzinome
     – große Fibromyome des Uterus
     – Leberzellkarzinom
     – zerebelläres Hämangioblastom

3. **Relative Polyzythämie**
   - Streß- oder Pseudopolyzythämie
   - bei Zigarettenrauchen
   - bei Dehydrierung (Wassermangel, Erbrechen, Enteropathie) oder Plasmaverlust (Verbrennungen)

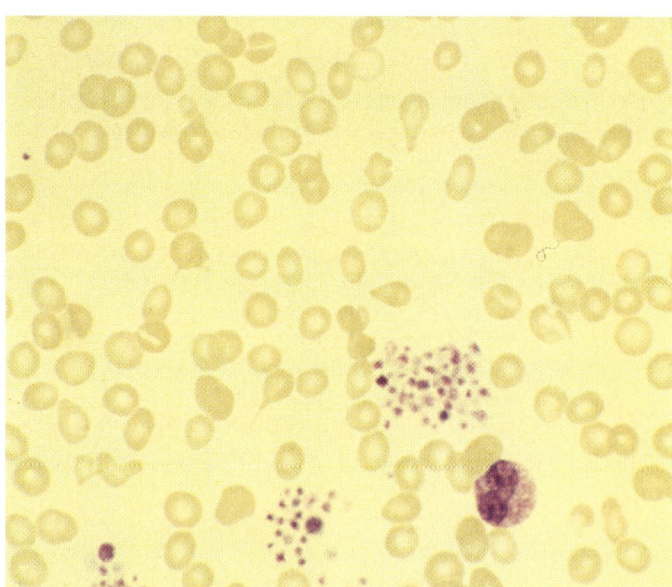

Abb. 14.17 Tropfenförmige Erythrozyten (Teardrop cells) bei Patient mit Myelofibrose.

taplasia!) der hämatopoetischen Stammzellen. Zytogenetische Veränderungen lassen sich in den Erythroblasten, myeloischen Zellen und Megakaryozyten, jedoch nicht in den Fibroblasten nachweisen. Die Fibroblastenproliferation ist demnach ein sekundäres Phänomen der abnormen Hämatopoese.

Klinik. Die Krankheit ist gekennzeichnet durch eine fortschreitende Knochenmarkverödung infolge Myelofibrose und Myelosklerose, einhergehend mit extramedullärer Hämatopoese.

! Charakteristisch ist die Trias Myelofibrose/-sklerose, Splenomegalie und Ausschwemmung von unreifen Zellen ins periphere Blut.

Bei der Sternalpunktion gelingt es in der Regel infolge der Fibrose nicht, Zellmaterial zu aspirieren, die *Punctio sicca* ist für die Krankheit typisch.

Diagnostik. Die *Osteomyelofibrose* präsentiert sich röntgenologisch, vor allem in den zentral gelegenen Knochen, durch eine typische Wattestruktur. Entscheidend für die Diagnose ist der Befund der Knochenmarkbiopsie. Die Milz erreicht bei der Osteomyelofibrose oft eine groteske Größe. Sie reicht nicht selten bis ins kleine Becken. Die Leber ist in der Regel ebenfalls etwas vergrößert, die Lymphknoten dagegen erst in der terminalen Phase der Krankheit.

Labor: Meistens besteht eine Anämie, die Leukozytenzahl ist leicht erhöht. Im Ausstrich findet man unreife myeloische Zellen, Erythroblasten, Megakaryozytenkernreste und schließlich nicht selten die für die Krankheit typischen Teardrop-Erythrozyten (Abb. 14.17). Gelegentlich geht die Osteomyelofibrose mit Panzytopenie einher. Typischerweise ist die alkalische Leukozytenphosphatase (ALP) stark erhöht, was insbesondere für die Abgrenzung gegenüber der chronischen myeloischen Leukämie wichtig ist.

Verlauf und Prognose. Der Verlauf der Osteomyelofibrose erstreckt sich über Jahre. Die Patienten sterben in der Aplasie, oder die Krankheit geht in eine akute Leukämie über.

Sekundäre Formen. Neben der idiopathischen Osteomyelofibrose gibt es sekundäre Formen, z. B. im Verlauf einer chronischen myeloischen Leukämie, speziell nach zytostatischer Therapie, auch bei anderen Hämoblastosen, nach Benzol-, Fluor- und Phosphorexposition. Schließlich müssen angeborene Formen der Osteosklerose (Mamorknochenkrankheit usw.) abgegrenzt werden.

Essentielle Thrombozythämie

Siehe Kapitel 15 „Thrombozytose".

Maligne Lymphome

Zu dieser Gruppe von Krankheiten gehören der Morbus Hodgkin (Hodgkin-Lymphom) und die Non-Hodgkin-Lymphome. Bei beiden Lymphomen wird normales lymphatisches Gewebe durch abnorme Zellen ersetzt. Für das Hodgkin-Lymphom ist das Vorkommen von Sternberg-Riesenzellen charakteristisch und pathognomonisch. Beim Non-Hodgkin-Lymphom findet sich dagegen eine noduläre oder diffuse Infiltration abnormer lymphatischer Zellen.

Hodgkin-Lymphom (Morbus Hodgkin)

Allgemeine Bemerkungen. Der Morbus Hodgkin (Hodgkin-Lymphom) nimmt unter den bösartigen Tumoren eine Sonderstellung ein: die Sternberg-Riesenzellen, die Hodgkin-Zellen und lakunaren Zellen, welche die histologische Veränderung der Krankheit charakterisieren und wahrscheinlich die alleinigen neoplastischen Elemente der Krankheit sind, bilden nur 1–2% der Zellpopulation des Tumorgewebes. Sie haben mit größter Wahrscheinlichkeit ihren Ursprung aus B-Zellen der Keimzentren. Die übrigen Zellen, welche beim Hodgkin-Lymphom vorkommen, nämlich Lymphozyten, Histiozyten und eosinophile Granulozyten sind wahrscheinlich als Reaktion auf die Tumorelemente zu interpretieren. Die Ursache des Hodgkin-Lymphoms ist nicht bekannt. In etwa 20–50% der Fälle wurde in Gewebeproben des Hodgkin-Lymphoms das Epstein-Barr-Virusgenom nachgewiesen. Es ist deshalb möglich, daß diesen Fällen eine Virusinfektion zugrunde liegt. Die Erkrankung weist eine typische altersspezifische Inzidenzkurve auf mit einer Häufung der Fälle zwischen 15 und 35, und einer zweiten Häufung nach dem 50. Lebensjahr. Männer sind häufiger betroffen als Frauen.

Klinik. Es gibt 2 klinische Formen des Hodgkin-Lymphoms:

➤ Bei der *ersten Form (A)* bemerken die Patienten oft zufällig an irgendeiner Körperstelle, in der Regel aber im Bereich des Halses, eine schmerzlose, langsam zunehmende Schwellung. Der Arzt stellt mäßig derbe, nicht druckschmerzhafte, einzeln stehende oder auch multiple, zu Paketen verbackene Lymphknoten fest, über denen die Haut gut verschieblich ist. Am häufigsten ist die erste Manifestation im Bereich der zervikalen, später der mediastinalen (Abb. 14.**18**) und axillären Lymphknoten lokalisiert. Die abdominalen und inguinalen Lymphknoten sind seltener primär befallen. Die Patienten fühlen sich subjektiv wohl.

➤ Bei der *zweiten Form* ist die Krankheit durch die sogenannten *B-Symptome* charakterisiert. B-Symptome sind Fieber über 38 °C ohne andere Erklärung, Gewichtsverlust (mehr als 10% in 6 Monaten), Nachtschweiß und generalisierter, anderweitig nicht erklärbarer immer wieder auftretender Pruritus. In solchen Fällen sind häufig bereits bei Diagnosestellung mehrere Lymphknotenstationen, nicht selten auch innere Organe wie Leber, Milz oder Knochenmark befallen.

Diagnostik. Zunächst muß hervorgehoben werden, daß die Laborbefunde, insbesondere bei der asymptomatischen Form des Hodgkin-Lymphoms, den Arzt oft im Stiche lassen. Beim Hodgkin-Lymphom mit Allgemeinsymptomen oder in fortgeschrittenem Stadium sind erhöhte Senkungsreaktion, Anämie, ein erhöhtes CRP und in 40% eine erhöhte LDH zuverlässige Befunde. Im Differentialblutbild findet sich häufig eine relative Lymphopenie, dagegen wird die lehrbuchmäßige Eosinophilie oft vermißt. Knochenmarkbeteiligung ist beim

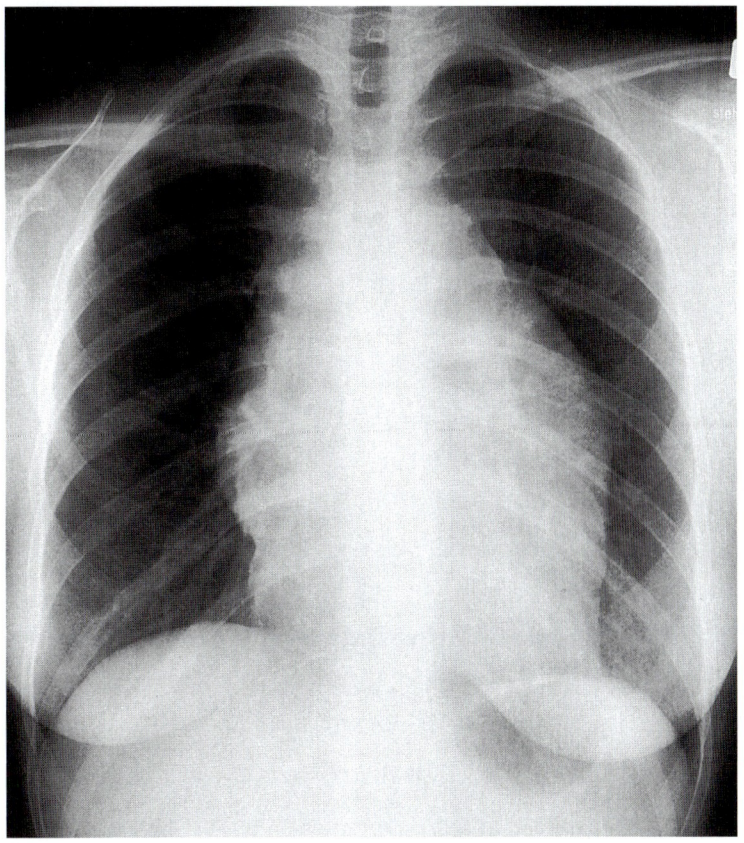

Abb. 14.**18** Massiver Befall der mediastinalen Lymphknoten (bulky disease) bei Patientin mit Morbus Hodgkin.

Hodgkin-Lymphom eher selten und kann mit der Biopsie besser als mit Knochenmarkaspiration erfaßt werden.

Die Erkrankung geht mit fortschreitendem Verlust immunkompetenter T-Zellen, mit Verminderung der zellvermittelten Immunreaktion einher, so daß z. B. selbst bei gleichzeitiger florider Tbc die Mantoux-Probe negativ ausfallen kann. Die Antikörperproduktion bleibt dagegen lange erhalten. Infektionen wie Herpes zoster, Zytomegalievirusinfektion, Mykosen etc. sind in fortgeschrittenem Stadium relativ häufig.

Histologie. Die Diagnose wird durch die histologische Untersuchung eines exstirpierten Lymphknotens gestellt. Entsprechend Rye werden die folgenden histologischen Formen des Hodgkin-Lymphoms unterschieden:

- *lymphozytenreiche* Form,
- *noduläre Sklerose*,
- *gemischtzellige* Form,
- *lymphozytenarme* Form.

Noduläre Sklerose und gemischtzellige Form sind wesentlich häufiger (ungefähr 80 %) als die lymphozytenreiche Form, welche einer B-Neoplasie entspricht, und die lymphozytenarme Form, welche wahrscheinlich dem anaplastischen großzelligen NHL sehr nahe steht. Die Prognose ist am besten bei der lymphozytenreichen, am schlechtesten bei der lymphozytenarmen Form. Abb. 14.**19** und 14.**20** zeigen die typische Histologie eines Hodgkin-Lymphoms (gemischtzellige Form und noduläre Sklerose).

Die zytologische Untersuchung von Material, welches durch Feinnadelpunktion gewonnen wird, ergibt die sichere Diagnose, falls Sternberg-Zellen (Abb. 14.**21**) nachgewiesen werden können. Die 4 genannten Unterformen können jedoch mit der Zytologie nicht unterschieden werden, zudem gibt es falsch negative Resultate.

Stadien. Die Stadieneinteilung ist beim Morbus Hodgkin in prognostischer und therapeutischer Hinsicht außerordentlich wichtig. Man unterscheidet 4 Stadien (Abb. 14.**22**).

- *Stadium I:* Lymphknotenbeteiligung in nur 1 Lymphknotenbereich,
- *Stadium II:* Erkrankung auf einer Seite des Zwerchfells, bei der 2 oder mehr Lymphknotenregionen beteiligt sind,
- *Stadium III:* Lymphknoten ober- und unterhalb des Zwerchfells sind befallen. Die Milzbeteiligung ist in

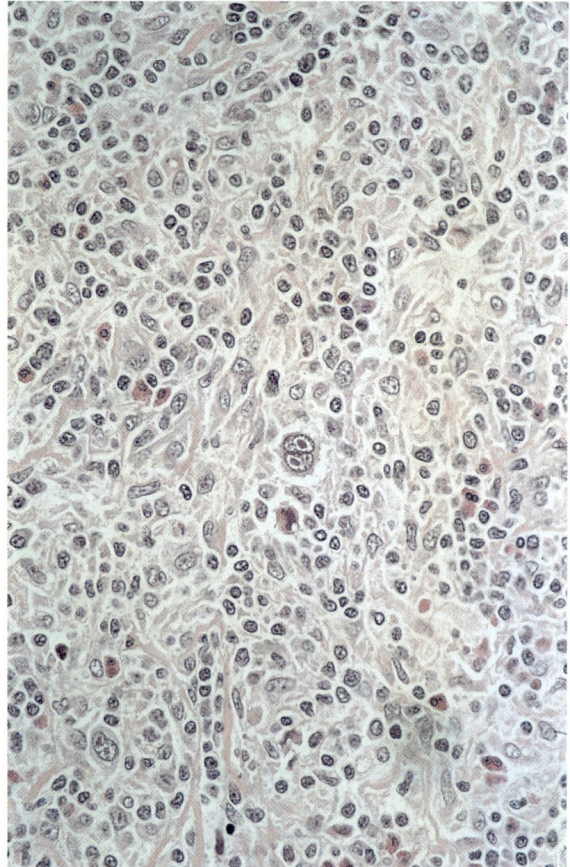

Abb. 14.**19** Hodgkin-Lymphom, gemischtzellige Form (Lymphozyten, Histiozyten, eosinophile Granulozyten, lakunare Zellen, in der Mitte Sternberg-Riesenzelle).

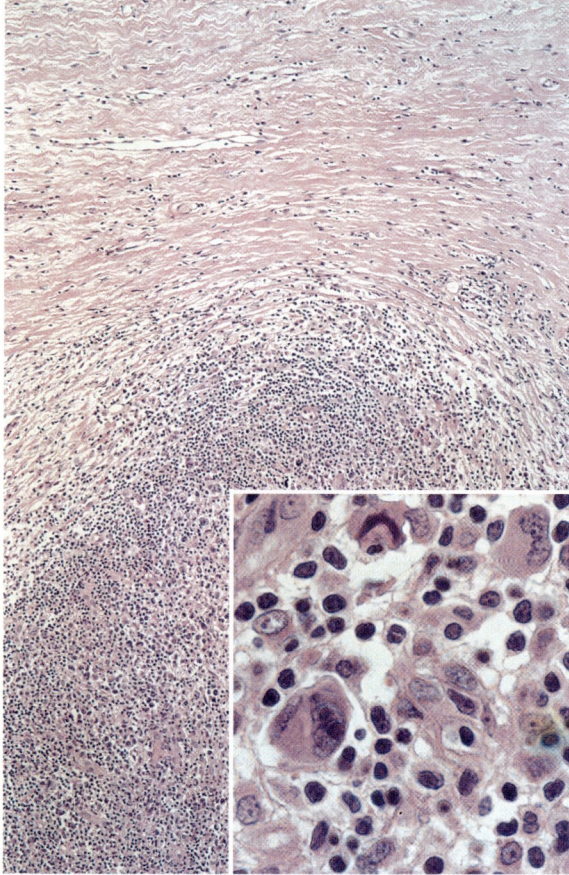

Abb. 14.**20** Hodgkin-Lymphom, noduläre Sklerose, oben Sklerose, unten gemischte Zellularität; kleines Bild: Starke Vergrößerung mit Sternberg-Riesenzelle, Hodgkin- und lakunaren Zellen sowie Lymphozyten.

Neoplastische Erkrankungen des leukozytären Systems

Stadium III eingeschlossen, hat aber eine besondere Bedeutung,
➤ *Stadium IV:* Ausbreitung in extranodale Bereiche mit Befall des Knochenmarks, der Leber und anderer Regionen außerhalb der Lymphknoten.

Anmerkung. Hinter der Ziffer, die das Stadium anzeigt, wird der Buchstabe A oder B, wie unter Klinik ausgeführt, angefügt. Er gibt Auskunft über das Vorhandensein oder das Fehlen der genannten B-Symptome. Patienten mit B-Symptomen haben in der Regel eine schlechtere Prognose. Sie werden deshalb auch im Stadium I und II nicht nur mit Radio-, sondern zusätzlich mit Chemotherapie behandelt. Prognostisch ungünstig sind auch das Vorhandensein einer großen mediastinalen Tumormasse (bulky disease) und Knochenmarkbefall.

Non-Hodgkin-Lymphom (NHL)

Allgemeine Bemerkungen. Die NHL sind eine Gruppe von malignen Tumoren des lymphatischen Systems mit ganz unterschiedlichem Malignitätsgrad. Histologisch sind die NHL durch eine follikuläre oder diffuse Proliferation maligner lymphatischer Zellen, vorwiegend B-Zellen, charakterisiert. Im Unterschied zum Hodgkin-Lymphom ist das NHL recht häufig schon primär generalisiert, auch das Knochenmark ist in einem relativ hohen Prozentsatz primär befallen. Die Stadieneinteilung spielt deshalb im Unterschied zum Hodgkin-Lymphom eine viel geringere Rolle. Patienten mit NHL sind durchschnittlich wesentlich älter als Patienten mit Hodgkin-Lymphom.

! Die Zahl der NHL hat in jüngster Zeit zugenommen. Verantwortlich für diese Zunahme ist z. T. das relativ häufige Auftreten des NHL's bei jungen Patienten mit AIDS.

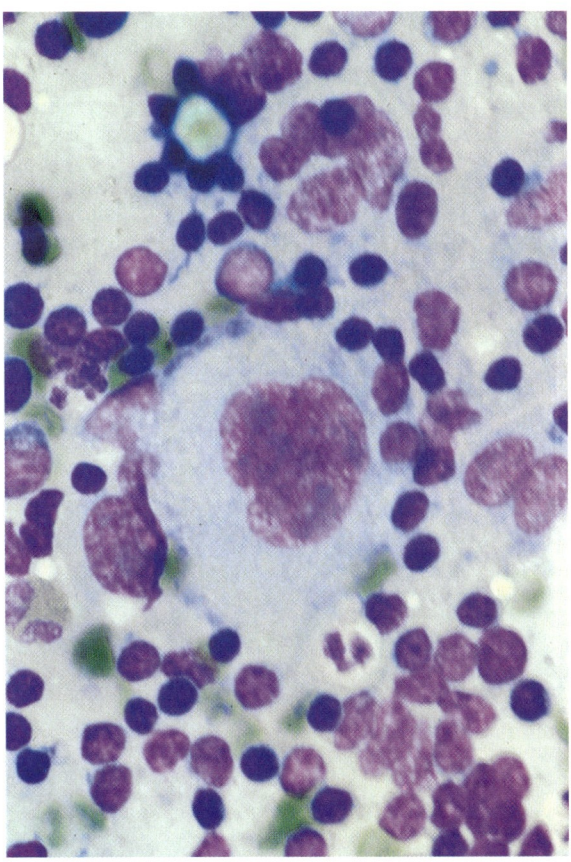

Abb. 14.21 Sternberg-Riesenzelle.

Klinik. Die Klinik ist ähnlich wie beim Hodgkin-Lymphom. Im Unterschied dazu sind die Lymphknoten eher weich bis mäßig derb. Bei raschem Wachstum können sie schmerzhaft sein. Im Laufe des Wachstums entstehen oft große Lymphknotenpakete, die untereinan-

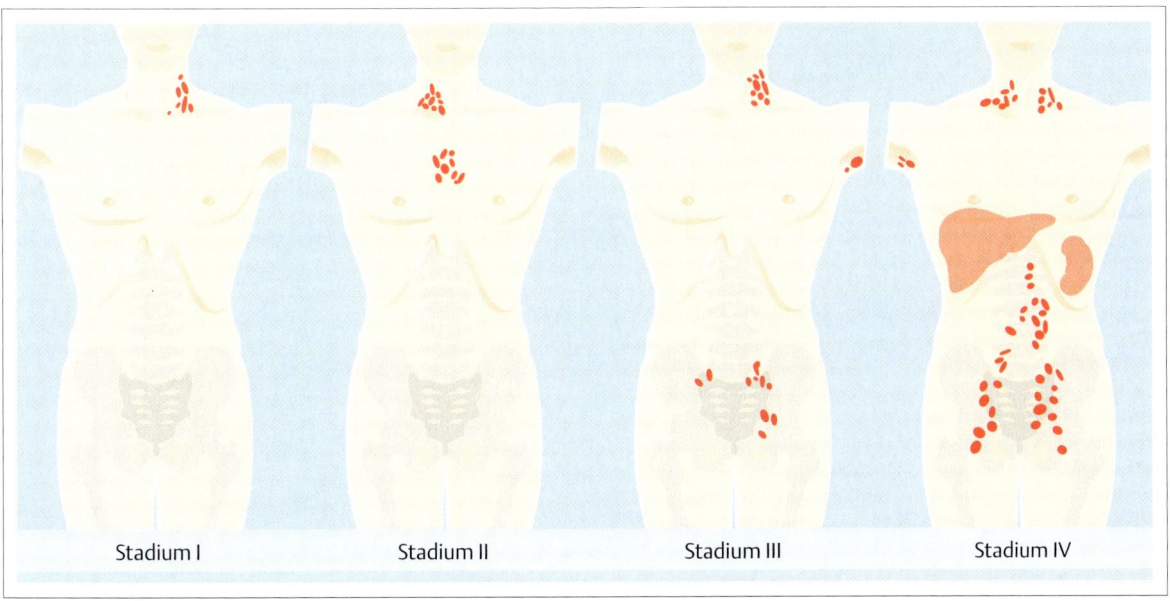

Abb. 14.22 Stadieneinteilung des Hodgkin-Lymphoms.

der und mit der Umgebung verwachsen sein können. Leber und Milz können ebenfalls befallen sein, es besteht dann eine Hepatosplenomegalie. Das Mediastinum kann in Form eines Bulky tumors mit oberer Einflußstauung betroffen sein. Bei anderen fällen ist ein großes Abdomen, eventuell mit Aszites, Leitsymptom. Mit Hilfe des Computertomogramms kann dann meistens ein Bulky tumor der retroperitonealen und mesenterialen Lymphknoten nachgewiesen werden (Abb. 14.23).

Häufig manifestiert sich das NHL primär extranodal, z. B. im Magen-, Nasen-Rachenraum, in der Haut oder im Skelett. Eine besondere Vorliebe für extranodalen Befall haben NHL, welche im Rahmen von Aids auftreten. Bei solchen Patienten werden häufig primäre ZNS-Lymphome, Lymphome des Knochenmarks oder des Darmes beobachtet.

Wie beim Hodgkin-Lymphom kann auch beim NHL eine B-Symptomatik auftreten. Dies trifft vor allem für das anaplastische großzellige Lymphom des Abdomens zu.

Diagnostik. Der Blutbefund ist uncharakteristisch. Häufig besteht, z.T. wegen Knochenmarkinfiltration, eine Anämie, Neutropenie und/oder Thrombopenie, vor allem im fortgeschrittenen Stadium. Nicht selten werden vereinzelte lymphatische Tumorzellen ins periphere Blut ausgeschwemmt, was von prognostischer Bedeutung sein kann. Die Knochenmarkbiopsie ergibt in durchschnittlich 20 % eine fokale Infiltration.

Histologie/Klassifikation. Die Histologie leitet sich von der normalen Lymphozytenentwicklung ab. Lennert hat erstmals darauf hingewiesen, daß sich das NHL

Tabelle 14.8 Klassifikation der B-Zell-Non-Hodgkin-Lymphome

Kiel-Klassifikation	REAL-Klassifikation	Working Formulation
Geringe Malignität		
B-lymphozytisch, CLL	chronische lymphatische B-Zell-Leukämie	small lymphocytic, consistent with CLL (A)
Prolymphozytenleukämie	Prolymphozytenleukämie	
	extranodales Marginalzonen-B-Zell-Lymphom (low grade B-cell lymphoma of MALT)	
Monozytoides, inkl. Marginalzonen-B-Zell-Lymphom	nodales Marginalzonen-B-Zell-Lymphom	
Haarzelleukämie	Haarzelleukämie	
Lymphoplasmozytisches Immunozytom	lymphoplasmozytoides Lymphom	small lymphocytic, plasmacytoid (A)
Zentroblastisch-zentrozytisch (**follikulär**)	Follikelzentrumlymphom Grad I Grad II	follicular, predominantly small cleaved cell (B) follicular, mixed small and large cell (C)
Mittlere Malignität		
Zentroblastisch, follikulär	Follikelzentrumlymphom Grad III	follicular, predominantly large cell (D)
Zentrozytisches Lymphom (Mantelzellymphom)	Mantelzellymphom	diffuse, small cleaved cell (E) epitheloid
Zentroblastisch-zentrozytisch **diffus**	Follikelzentrumlymphom **diffus**	**diffuse**, cleaved cell (F + G)
Hohe Malignität		
Zentroblastisch B-immunoblastisch Anaplastisches großzelliges B-Zell-Lymphom	diffuses großzelliges B-Zell-Lymphom	diffuse, large cell, cleaved and non cleaved (H) large cell, immunoblastic (H) diffuse, large cell (H)
B-lymphoblastisches Lymphom	Vorläufer-B-lymphoblastisches Lymphom/Leukämie	lymphoblastic (I)
Burkitt-Lymphom	Burkitt-Lymphom Burkitt-ähnlich	small non cleaved cell Burkitt's (J) non Burkitt's

Neoplastische Erkrankungen des leukozytären Systems

aus einem Zellklon entwickelt, dessen Reifung auf einer Entwicklungsstufe stehen bleibt, der jedoch die Fähigkeit besitzt sich weiter zu entwickeln und zu teilen. Ausgehend von diesem Konzept entstand die Kiel-Klassifikation der NHL, welche später der International Working Formulation mit den Typen IWF-A bis -J gegenübergestellt und noch später mit der Revised European American Lymphoma Classification verglichen wurde. Wir übernehmen in Tabelle 14.**8** und 14.**9** für B- und T-Zell-Lymphome den Vergleich der genannten Klassifikationen, halten jedoch, mit Rücksicht auf die Klinik und dem mit der Materie weniger vertrauten Leser, bei den zahlenmäßig viel häufigeren B-Zell-Lymphomen an der Unterteilung in NHL *geringer, mittlerer* und *hoher Malignität* fest. Das lymphoblastische Lymphom erscheint deshalb nicht wie in der entsprechenden Literatur zuoberst in der Tabelle, sondern wird folgerichtig unter die NHL hoher Malignität eingereiht. Für die viel selteneren T-Zell-Lymphome ist eine den B-Zell-Lymphomen vergleichbare Unterteilung nicht sinnvoll.

Die Unterscheidung zwischen B- und T-Zell-Lymphomen ist aufgrund der Immun-Phänotypisierung einwandfrei möglich. Es stehen im wesentlichen folgende Oberflächenantigene zur Verfügung (siehe auch Tab. 14.**2**):

➤ *T-Zellen:* CD 2, CD 3, CD 7
  – T-Zellen-Untergruppen: CD 4, CD 8
➤ *B-Zellen:* CD 19, CD 20, CD 22, CD 23
  – seltene B-Zellen: CD 5

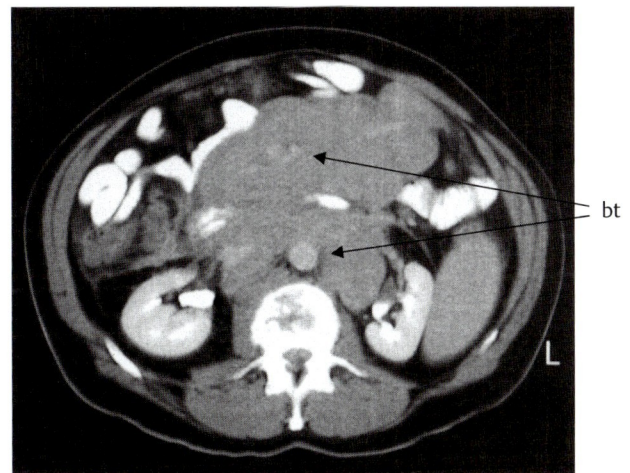

Abb. 14.**23** Computertomographie des Abdomens bei einem Patienten mit Non-Hodgkin-Lymphom. Ummauerung der großen Gefäße durch bulky tumor (bt).

Zur besseren Charakterisierung der Zellen können zusätzlich die Oberflächen- und zytoplasmatischen Immunglobuline, das Verhältnis Kappa/Lambda und die terminale Desoxynukleotid-Transferase (TdT) bestimmt, sowie zytogenetische Untersuchungen durchgeführt werden. In Tab. 14.**2** sind die diagnostisch wichtigsten Tumormarker (Immunphänotyp) der NHL, inkl. ALL aufgelistet.

Tabelle 14.**9** Klassifikation der T-Zell-Non-Hodgkin-Lymphome

Kiel-Klassifikation	REAL-Klassifikation	Working Formulation
T-lymphozytische Leukämie T-CLL	chronische lymphatische T-Zell-Leukämie, großgranuläre lymphatische Leukämie (T- und NK-Zelltyp)	small lymphocytic
T-lymphozytische Prolymphozyten-Leukämie	T-lymphozytische Prolymphozyten-Leukämie	diffuse, small cleaved cell
Mycosis fungoides/Sézary-Syndrom	Mycosis fungoides/Sézary-Syndrom	Mycosis fungoides
T-Zonen-Lymphom Lymphoepitheloides T-Zell-Lymphom Pleomorphes kleinzelliges T-Zell-Lymphom Pleomorphes mittel- und großzelliges T-Zell-Lymphom T-Zell-immunoblastisches Lymphom	**periphere T-Zell-Lymphome** (unspezifiziert)	diffuse, small cleaved cell diffuse, mixed small and large cell large cell, immunoblastic
angioimmunoblastisches T-Zell-Lymphom	angioimmunoblastisches T-Zell-Lymphom	diffuse, small and large cell, large cell immunoblastic
Pleomorphes klein-, mittel- und großzelliges T-Zell-Lymphom, HTLV 1+	adultes T-Zell-Lymphom/Leukämie	Diffuse, mixed small and large cell, large cell immunoblastic
Anaplastisches großzelliges T-Zell-Lymphom	anaplastisch großzelliges Lymphom (T-Zell-Typ, Null-Zell-Typ)	large cell immunoblastic
T-lymphoblastisches Lymphom	Vorläufer-T-lymphoblastisches Lymphom/Leukämie	lymphoblastic, convoluted or nonconvoluted

Das histologische Spektrum der NHL reicht vom indolenten Lymphom geringer oder mittlerer Malignität mit follikulärem oder diffusem klein-, mittel- bis großzelligem Aufbau, bis zu den aggressiven Lymphomen hoher Malignität, welche stets eine diffuse Proliferation von größeren, ganz unreifen lymphatischen Zellen aufweisen (siehe Abb. 14.**24** – 14.**27**). Für den Onkologen ist nicht nur die exakte histologische Diagnose unter Berücksichtigung der erwähnten Tumormarker, sondern auch die Zuordnung zu den NHL geringer, mittlerer oder hoher Malignität sehr wichtig.

Entsprechend letzterer wird die Chemotherapie durchgeführt, wobei, abgesehen von wenigen Ausnahmen, der Grundsatz gilt: je maligner das NHL, desto aggressiver die Chemotherapie und um so besser die Aussichten auf Heilung, welche heute in ca. 60 % der NHL hoher Malignität erreicht wird. Bei NHL geringer Malignität stellt Heilung dagegen eine Seltenheit dar.

Einige der in Tab. 14.**8** und 14.**9** aufgelisteten NHL nehmen eine *Sonderstellung* ein. Es sind dies zunächst die NHL, welche sich klinisch unter dem Bild einer *Leukämie* und nicht eines Lymphoms, mit entsprechenden Blut- und Knochenmarkveränderungen, präsentieren. Dazu gehören die CLL und die Haarzelleukämie, mit gleichen Namen in der Klassifikation der NHL, aber auch das lymphoblastäre Lymphom, welches in 80 % einer ALL entspricht, zusätzlich jedoch mit großem Lymphom (Bulky tumor) einhergehen kann.

Die genannten 3 Formen des NHL werden bei den Leukämien behandelt. Das lymphoplasmazytoide NHL produziert das Paraprotein IgM und entspricht in vielen Fällen dem Morbus Waldenström, auf den im folgenden Abschnitt eingegangen wird.

MALT-Lymphom

Zu den NHL gehört auch das extranodale Marginalzonen-B-Zell-Lymphom, das MALT-Lymphom (MALT = mucosa associated lymphoid tissue). Es handelt sich um ein extranodales Lymphom, welches von den lymphoiden Strukturen der Mucosa des Gastrointestinaltraktes, der Speicheldrüsen, Lungen oder Thyreoidea ausgeht. Das MALT-Lymphom ist meistens lokalisiert. Beim MALT-Lymphom des Magens kann in einem hohen Prozentsatz eine Helicobacter-Infektion nachgewiesen werden. Da mit der antibiotischen Therapie dieser Infektion auch das Lymphom verschwindet, wird allgemein ein kausaler Zusammenhang zwischen dem bakteriellen Infekt und dem Lymphom angenommen. Das MALT-Lymphom nimmt deshalb nicht nur innerhalb der NHL – es gehört sicher zu den NHL geringer Malignität –, sondern auch aus der Sicht der Ätiopathogenese

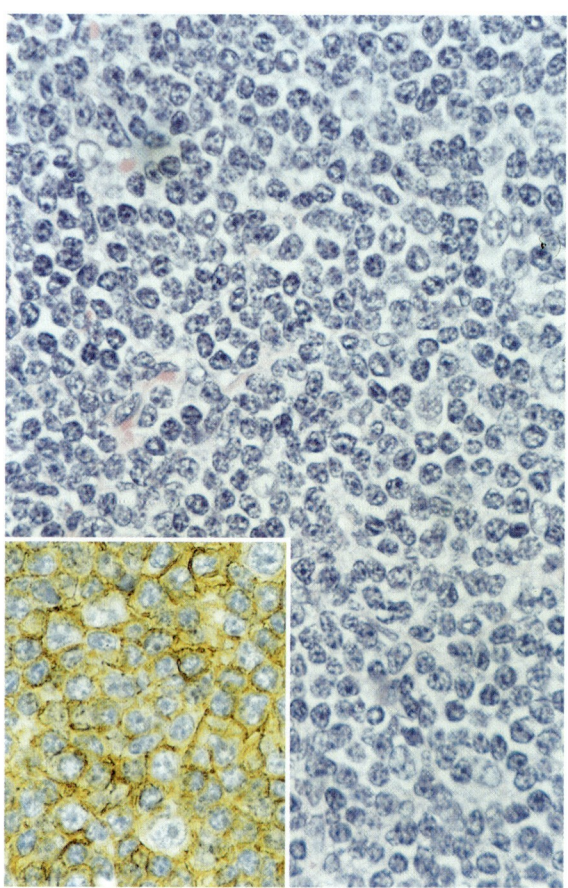

Abb. 14.24 NHL lymphozytär diffus = CLL (B-Zell-Typ), **a** (kleines Bild) Mit Oberflächenmarker CD 20.

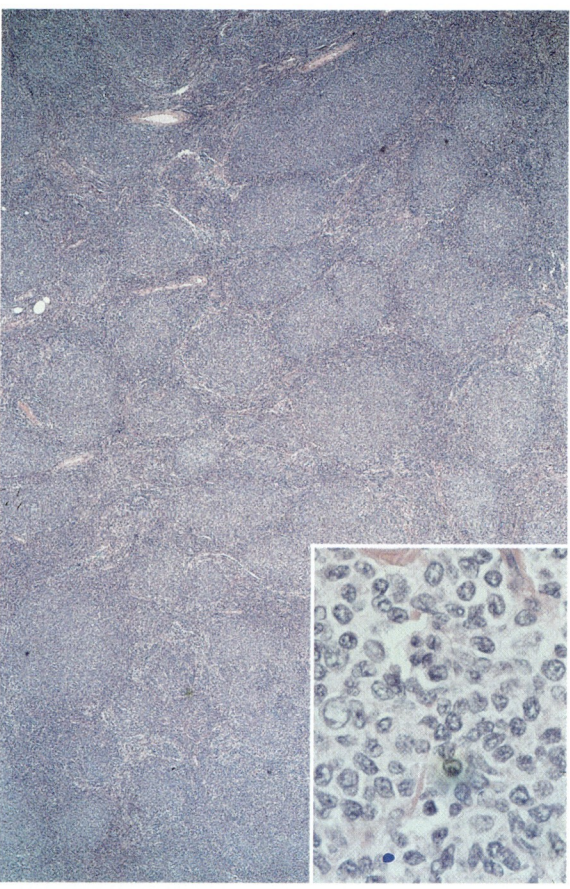

Abb. 14.25 NHL follikulär, **a** (kleines Bild) Zytologie, wenig Zentroblasten, viele Zentrozyten.

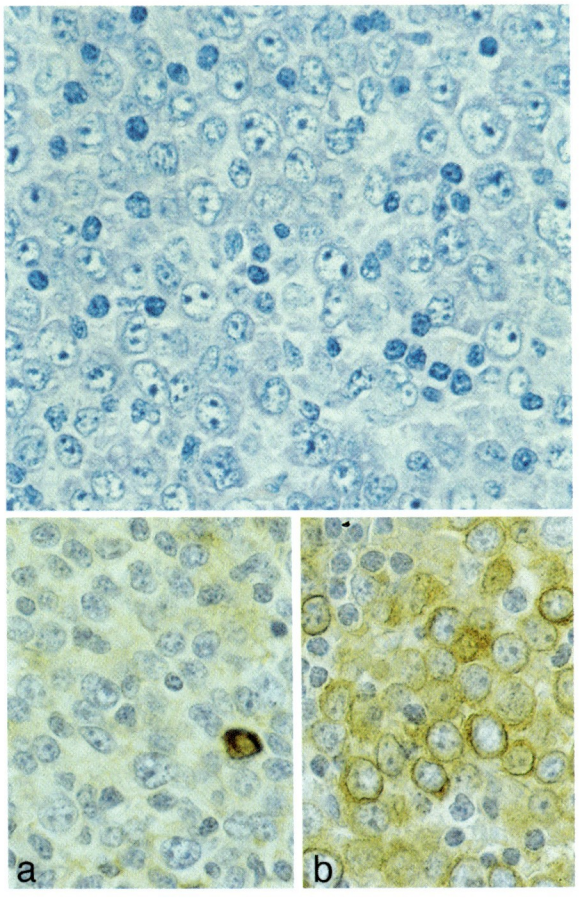

Abb. 14.**26** NHL zentroblastisch, polymorpher Typ **a** mit OF-Marker, negativ; **b** mit OF-Marker, stark positiv.

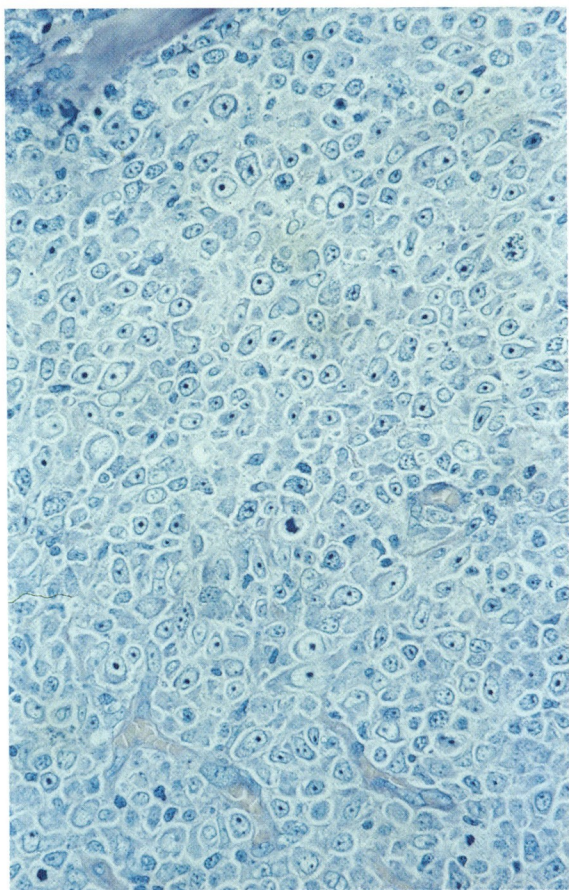

Abb. 14.**27** NHL immunoblastisch (B). Typische Plasmoblasten mit großen Nukleolen. Abb. 14.**19**, 14.**20**, 14.**24** – 14.**27** von Prof. R. Maurer, Institut für Pathologie, Stadtspital Triemli, Zürich.

maligner Tumoren ganz allgemein eine Sonderstellung ein.

Mantelzelllymphom

Das Mantelzelllymphom entspricht dem zentrozytischen diffusen Lymphom IWF-E und kann mit Hilfe der Immun-Phänotypisierung von den follikulären und diffusen Keimzentrumslymphomen abgegrenzt werden. Obwohl es oft unter die Lymphome geringer oder mittlerer Malignität eingereiht wird, zeigt das Mantelzelllymphom häufig einen rasch progredienten Verlauf, oft mit leukämischem Bild, und erweist sich gegenüber der Chemotherapie oft als sehr resistent.

Seltene Non-Hodgkin-Lymphome

Zu den seltenen NHL, welche in Tab. 14.**8** und 14.**9** aufgelistet sind, gehören:

- *Burkitt-Lymphom*, welches in Europa selten, in Afrika, insbesondere bei Kleinkindern häufig vorkommt.
- *Mycosis fungoides/Sézary-Syndrom:* Es handelt sich um ein chronisch kutanes T-Zell-Lymphom, welches in fortgeschrittenem Stadium Lymphknoten, Milz, Knochenmark etc. befallen kann. Im Blut finden sich entsprechend dem Stadium wenig oder zahlreiche der charakteristischen Sézary-Zellen mit gefaltetem bis zerebriformem Kern.
- *T-Zell-Lymphom/Leukämie des Erwachsenen:* Dieses Lymphom ist durch das HTLV-1-Virus verursacht und kommt vor allem in Japan vor. Nicht selten besteht ein leukämisches Bild.
- *Angioimmunoblastisches T-Zell-Lymphom* (angioimmunoblastische Lymphadenopathie):
Es handelt sich um ein besonderes Krankheitsbild, das klinisch charakterisiert ist durch ausgeprägte subjektive Beschwerden, Fieber, generalisierte Lymphadenopathie, Hepatosplenomegalie und Hauterscheinungen. Histologisch besteht die Trias: Venolenproliferation, Infiltration mit Lymphozyten, Immunoblasten und Plasmazellen. Die angioimmunoblastische Lymphadenopathie entspricht formal eher einem T-Zell-Lymphom niedriger Malignität, zeigt aber klinisch häufig einen bösartigen Verlauf.

Paraproteinämien

Pathogenese. Die Paraproteinämien sind charakterisiert durch eine pathologische Wucherung von Plasmazellen und lymphoiden Zellen im Knochenmark und/oder in den Lymphknoten, die monoklonale Immunglobuline im Übermaß produzieren. Die Paraproteine werden entsprechend den physiologisch vorkommenden Immunglobulinen in 5 Klassen unterteilt: IgG, IgA, IgM, IgD und IgE. Jedes Paraprotein setzt sich, wie übrigens auch jedes normale Immunglobulin, aus 4 Ketten zusammen, nämlich 2 leichten Ketten (light chains) vom Kappa- oder Lambda-Typ mit einem Molekulargewicht von 25 000 und 2 schweren Ketten (heavy chains) mit einem Molekulargewicht von 50 000–75 000.

Zu den Paraproteinämien gehören in erster Linie das *multiple Myelom* und der *Morbus Waldenström*. Außerdem gibt es die sogenannte monoklonale Gammopathie unklarer Bedeutung und Begleitparaproteinämien bei Amyloidose, bei NHL, selten bei Karzinomen und Infektionskrankheiten.

Multiples Myelom

Klinik. Das multiple Myelom ist eine verhältnismäßig häufige Erkrankung (ca. 3 auf 100 000 Einwohner pro Jahr). Sie beginnt schleichend, uncharakteristisch. Abnahme der Leistungsfähigkeit, Anämiesymptome mit allgemeiner Schwäche oder rheumatische Beschwerden stehen im Vordergrund. Nicht selten werden Patienten mit multiplem Myelom lange Zeit als Rheumapatienten behandelt. Erst nächtliche, heftigste Knochenschmerzen oder gar Spontanfrakturen veranlassen den Arzt zur radiologischen oder erweiterten biochemischen Untersuchung und führen zur Diagnose.

Radiologische Diagnostik. *Radiologisch* lassen sich in 60–70 % der Fälle zwei verschiedene Arten von Knochenveränderungen nachweisen: Häufiger ist die diffuse Osteoporose, die insbesondere in der Wirbelsäule sichtbar ist und mit Zusammensinterung der Wirbelkörper einhergehen kann (Abb. 14.**28**). Ausgestanzte osteolytische Defekte, besonders augenfällig im Schädel (Schrotschußschädel, Abb. 14.**29**), gelegentlich auch in Rippen und Wirbeln, sind die andere Form des Knochenbefalls. Sklerotische Veränderungen der Knochen sind beim multiplen Myelom ausgesprochen selten. Lymphknoten, Leber und Milz sind praktisch nie betroffen.

Eine relativ häufige Komplikation des multiplen Myeloms ist die Nephropathie, welche meistens auf eine tubuläre Schädigung infolge der Proteine zurückzuführen ist und zur terminalen Urämie führt. Plasmazelluläre Infiltrate der Nierenrinde können zu akutem Nierenversagen führen. Auch eine periphere Neuropathie tritt beim multiplen Myelom nicht selten auf.

Hämatologische Diagnostik. Hämatologisch besteht fast immer eine Anämie. Im Blutausstrich fällt nicht selten Geldrollenbildung der Erythrozyten infolge Kälteagglutininen auf. Leukozyten und Thrombozyten fallen erst im Verlauf der Krankheit ab. *Diagnostisch entscheidend* sind die enorm hohe Senkungsreaktion, die Hyperproteinämie und der M-Gradient in der Elektrophorese, ein schmales Band im γ-, α- oder β-Bereich (Abb. 14.**30**), welche durch die gewaltige Vermehrung der monoklonalen Paraproteine bedingt sind.

Mit Hilfe der Immunelektrophorese lassen sich die Paraproteine als IgG, IgA, IgM, IgD oder IgE, Typ λ oder κ identifizieren. Die bogenförmig verlaufende Präzipitationslinie der Immunelektrophorese ist verstärkt und deformiert. Die Paraproteine werden von Plasmazellen, welche das Knochenmark durchsetzen, gebildet. Es handelt sich z. T. um normale Plasmazellen mit exzentrischem, radspeichenartigem Kern, z. T. um jüngere und atypische Zellformen, wie mehrkernige Plasmazellen oder auch Plasmazellen mit ausgesprochener Vakuolisierung (Russell bodies) (Abb. 14.**31**). Bei Plasmazellvermehrung im Knochenmark müssen differentialdiagnostisch besonders Leber- und Nierenerkrankungen, chronische Infekte und rheumatische Erkrankungen erwogen werden.

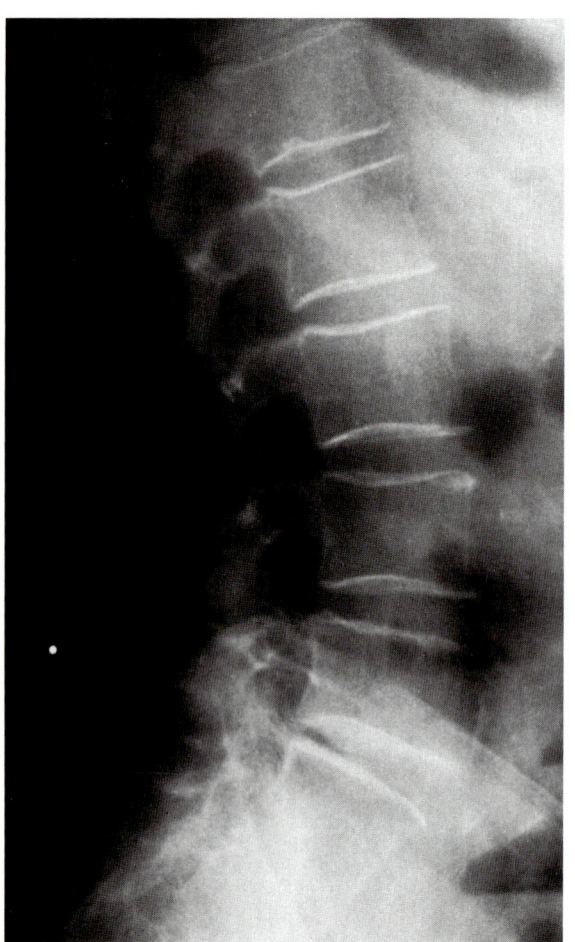

Abb. 14.**28** Diffuse Osteoporose bei multiplem Myelom.

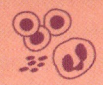

Neoplastische Erkrankungen des leukozytären Systems 397

Abb. 14.**29** Schrotschußschädel bei multiplem Myelom.

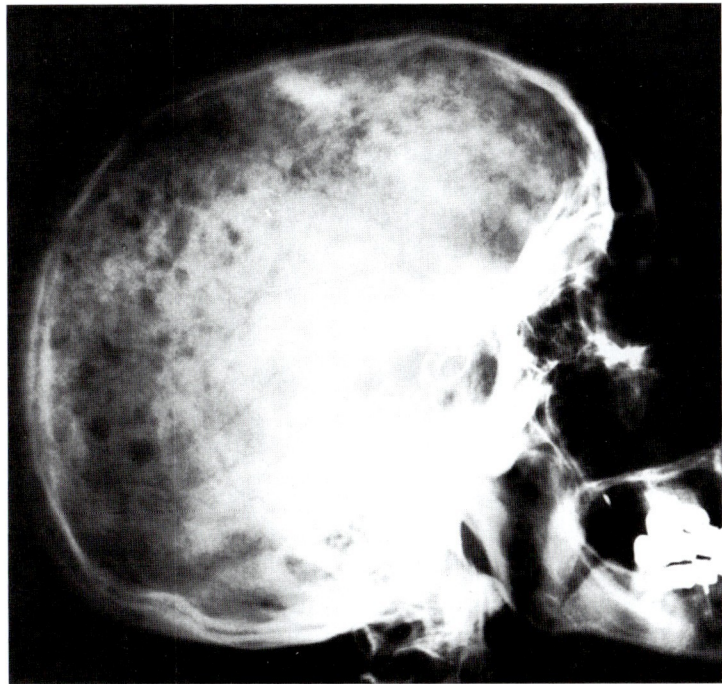

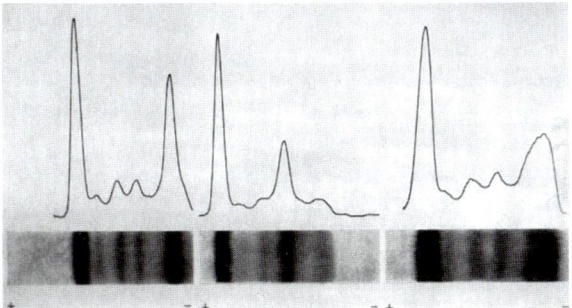

Abb. 14.**30** Papierelektrophorese bei multiplem Myelom (M-Gradient im γ- und β-Bereich) und bei Leberzirrhose (breite γ-Zacke).

Ein obligater Laborbefund bei fortgeschrittenem multiplem Myelom stellt die *Hyperkalzämie* dar, welche zu einer Nephrokalzinosis und damit zu einer zusätzlichen Nierenschädigung mit Hyperphosphatämie führen kann.

Urin: Bei einem hohen Prozentsatz des multiplen Myeloms, beim Leichtkettenmyelom obligat, werden Leichtketten der Paraproteine im Urin ausgeschieden. Es handelt sich dabei um die sogenannte *Bence-Jones-Proteinurie* (= Hitzefällung des Eiweißes im Urin bei Erwärmen auf 60 °C, Wiederauflösung des Niederschlags bei Erhitzung auf 90–95 °C). Diese wenig sensitive Methode ist heute abgelöst durch den direkten Nachweis des Bence-Jones-Proteins in der Papier- bzw. Immunelektrophorese.

Besondere Formen des multiplen Myeloms: Das Leichtkettenmyelom ist schwierig zu diagnostizieren, da die Paraproteine ausschließlich aus Leichtketten bestehen und diese vollumfänglich im Urin ausgeschieden werden. Sie sind im Plasma auch mit der Immunelektropho-

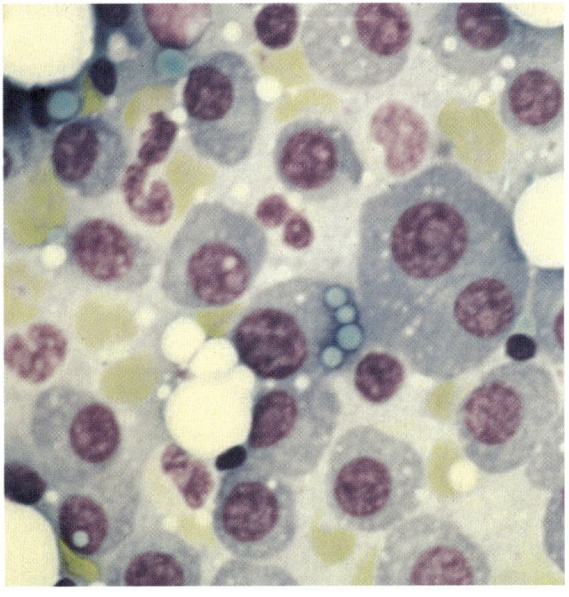

Abb. 14.**31** Multiples Myelom mit stark polymorphen Plasmazellen im Markpunktat (Größenpolymorphie, Mehrkernigkeit, Plasmavakuolen = Russell bodies).

rese oft überhaupt nicht nachweisbar, auch die Senkungsreaktion ist nicht erhöht. Infolge der massiven Eiweißausscheidung kommt es meistens zu einer rasch progredienten Nierenfunktionsstörung.

Bei der noch selteneren Schwerkettenkrankheit besteht das Paraprotein aus 2 schweren Ketten (heavy chains).

Klassifikation. Das multiple Myelom wird entsprechend Durie und Salmon aufgrund der Laborwerte und Knochenläsionen in 3 Stadien eingeteilt. Klinische Symptome, pathologische Frakturen und der Prozentsatz der Plasmazellen im Knochenmark werden nicht berücksichtigt. Sie werden hier als wesentliche Elemente in die Klassifikation der *monoklonalen Gammopathien*, welche in Tab. 14.**10** wiedergegeben ist, aufgenommen. Die monoklonale Gammopathie unklarer Bedeutung muß vom multiplen Myelom abgegrenzt werden, entsprechend den Kriterien in Tab. 14.**10**. Wichtig für die Abgrenzung ist zusätzlich, daß die Produktion der übrigen Immunglobuline nicht unterdrückt ist und diese Gammopathie mindestens 2 Jahre quantitativ konstant bleibt. Stadium I des multiplen Myeloms, teilweise auch Stadium II, entspricht dem asymptomatischen bzw. indolenten Myelom anderer Autoren. Da das multiple Myelom auch mit hochaggressiver Chemotherapie und Stammzelltransfusion nur ausnahmsweise heilbar ist, wird das Stadium I in der Regel nicht, das Stadium II nicht obligat behandelt. Stadium III muß und kann erfolgreich behandelt werden.

Remissionen sind die Regel, Heilungen jedoch, wie bereits erwähnt, extrem selten. Die durchschnittliche Überlebensdauer beträgt auch mit Chemotherapie ungefähr 3–4 Jahre.

Die Plasmazelleukämie stellt eine ausgesprochene Rarität dar und bedeutet für den Patienten meistens die terminale Phase der Krankheit.

Differentialdiagnose: Amyloidose. Bei jeder Paraproteinämie muß differentialdiagnostisch neben den bereits erwähnten Krankheiten in erster Linie an die *systemische Amyloidose* gedacht werden. Dem klinischen Bild und den Laborbefunden kann ein multiples Myelom zugrunde liegen oder die Amyloidose kann primärer Natur sein. In beiden Fällen kann das Light chain derived amyloid AL nachgewiesen werden, im Unterschied zu anderen systemischen Amyloidosen, z. B. bei chronischem Infekt oder beim Mittelmeerfieber, welche durch das AA-Amyloid charakterisiert sind. Für die Diagnose *Amyloidose* entscheidend ist die Biopsie aus dem subkutanen Fettgewebe des Abdomens, dem Rektum, der Leber oder Niere, in welcher Amyloidablagerungen mittels der Kongorotfärbung nachgewiesen werden können. Die Organe können bei systemischer Amyloidose verschieden stark befallen sein. Entsprechend ist das klinische Bild von einer Nephropathie, Kardiopathie mit typischen echokardiographischen Befunden oder Neuropathie beherrscht. Es kann auch eine Magen-Darm-Symptomatik mit Malabsorptions- oder Eiweißverlustsyndrom im Vordergrund stehen. Die Prognose der systemischen Amyloidose ist im allgemeinen schlecht. Die Überlebenszeit beträgt höchstens 1–2 Jahre und wird durch den Organbefall bestimmt. Bei der sekundären Form hängt die Prognose von der Grundkrankheit ab.

Morbus Waldenström

Klinik. Die Makroglobulinämie Waldenström ist bedeutend seltener als das Myelom. Das häufigste Erkrankungsalter liegt ungefähr bei 50 Jahren. Wie beim Myelom überwiegen allgemeine Symptome wie Müdigkeit, Leistungsunfähigkeit, Infektanfälligkeit. Außerordentlich wichtig ist die hämorrhagische Diathese, die sich insbesondere in Form von Nasenbluten oder Magen-Darm-Blutungen manifestiert. Die Lymphknoten sind häufig vergrößert. Histologisch besteht das Bild des Immunozytoms bzw. eines lymphoplasmazytoiden NHL-Lymphoms (IWF-A). Milz und Leber sind nicht immer vergrößert. Infolge des hohen Eiweißgehaltes mit der daraus resultierenden Hyperviskosität kommt es beim Morbus Waldenström zu Durchblutungsstörungen. Typisch ist der Fundus paraproteinaemicus mit Dilatation der retinalen Venen und Retinablutungen. Neurologische Störungen sind ebenso häufig wie beim Myelom. Die Makroglobulinämie Waldenström führt dagegen

Tabelle 14.**10** Klassifikation der monoklonalen Gammopathien (Multiples Myelom)

Befunde	monoklonale Gammopathie unklarer Bedeutung	Multiples Myelom Stadium I	Multiples Myelom Stadium II	Multiples Myelom Stadium III
Paraprotein-Konzentration IgG g/dl IgA g/dl	< 3,5 < 2	3,5–5 2–3	5–7 3–5	> 7 > 5
Bence-Jones-Proteinurie g/24 h	< 1	1–4	4–12	> 12
Plasmazellen im Knochenmark in %	< 10	< 10	10–30	> 30
Knochenläsionen (Osteolyse)	keine	keine	< 3	> 3, viele
Pathologische Frakturen	keine	keine	keine	vorhanden
Andere Symptome	keine	keine	vorhanden	vorhanden
Hämoglobin in g%	normal	> 10	8,5–10	< 8,5
Calcium in mg%	normal	normal	10–12	> 12

nie zu Osteoporose oder osteolytischen Knochenveränderungen.

Diagnostik. 80% der Patienten leiden an einer Anämie. Die Leukozytenzahl kann erniedrigt sein, ebenso die Thrombozytenzahl. Im Knochenmark stellt man eine Durchsetzung mit kleinen lymphoiden Zellen fest, die in der PAS-Färbung kleine Tropfen (grape granules) zeigen. Neben lymphoiden Zellen finden sich stets Plasmazellen und eine für die Krankheit fast charakteristische Vermehrung der Gewebsmastzellen (Abb. 14.**32**).

Wie das Myelom zeigt auch der Morbus Waldenström eine hohe Senkungsreaktion und eine Hypergammaglobulinämie. Die Elektrophorese weist einen M-Gradienten auf, in der Immunelektrophorese läßt sich das für die Krankheit pathognomonische IgM-Paraprotein nachweisen. Der Latex-Test ist bei der Makroglobulinämie Waldenström im Unterschied zum Myelom stets positiv.

Die Prognose der Makroglobulinämie ist besser als diejenige des Myeloms. Die Überlebenszeit kann 10–15 Jahre betragen.

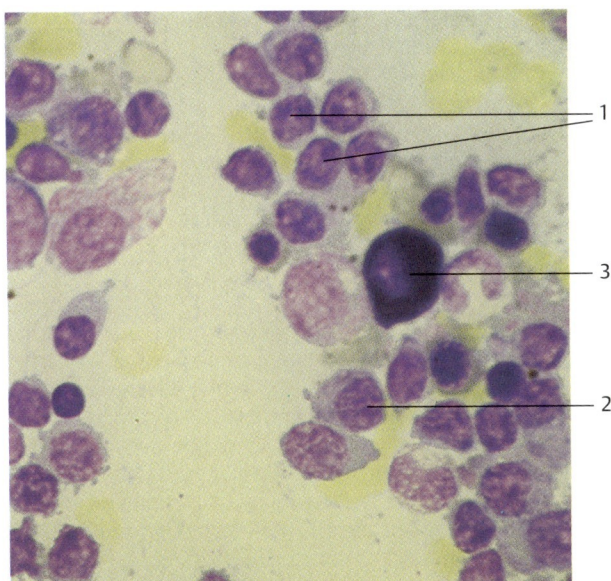

Abb. 14.**32** Markpunktat bei Morbus Waldenström mit lymphoiden Zellen (1), vereinzelt Plasmazellen (2) und Gewebemastzellen (3).

Histiozytosen, Speicherkrankheiten

Allgemeine Bemerkungen

Histiozytosen sind charakterisiert durch eine Proliferation von Histiozyten, welche in zahlreichen Organen als seßhafte Makrophagen/Monozyten vorkommen und z. T. eine Art Netzwerk, das retikuloendotheliale System (RES), bilden. Die Histiozytosen umfassen ein großes Spektrum von eindeutig benignen bis hochmalignen Läsionen. Entsprechend ihrem Ursprung von Monozyten ergeben sich, insbesondere bei malignen Histiozytosen, Berührungspunkte zu den monozytären und myelomonozytären Leukämien. Die letzteren werden deshalb in diesem Kapitel nur der Vollständigkeit halber und am Rande erwähnt, da sie unseres Erachtens in das Kapitel der Leukämien bzw. des myelodysplastischen Syndroms eingereiht werden. Die Histiozytosen werden entsprechend Tab. 14.**11** in 3 Gruppen unterteilt.

Langerhanszell-Histiozytosen. Zu dieser Gruppe gehören das *eosinophile Granulom*, der Morbus *Hand-Schüller-Christian* und der Morbus *Abt-Letterer-Siwe*, welche auch unter dem Begriff „Histiozytosis X" zusammengefaßt werden.

➤ Das *eosinophile Granulom* ist die lokalisierte, der Morbus *Hand-Schüller-Christian* die generalisierte Form einer histiozytären Reaktion auf einen unbekannten Stimulus.
➤ Die *Hand-Schüller-Christian-Krankheit* ist durch die Trias Knochenveränderungen (meist große Defekte, Landkartenschädel), Exophthalmus und Diabetes insipidus charakterisiert. Exophthalmus und Diabetes insipidus sind durch Druck der ossären Wucherungen auf die Hypophyse bzw. den Retroorbitalraum bedingt. Milz und Lymphknoten können leicht vergrößert sein, die Leber ist dagegen selten erkrankt. In einem Drittel der Fälle ist die Lunge befallen. Es handelt sich um eine interstitielle Pneumopathie mit knötchenförmigen Infiltraten, später Fibrose im Röntgenbild. Die histologische Untersuchung der Lä-

Tabelle 14.**11** Klassifikation der Histiozytosen

Klasse I Langerhanszell-Histiozytosen (Histiocytosis X) • Eosinophiles Granulom • Hand-Schüller-Christian Krankheit • Abt-Letterer-Siwe Krankheit

Klasse II Benigne Nicht-Langerhanszell-Histiozytosen
• Granulomatöse Krankheiten
  idiopathisch (Sarkoidose)
  infektiös (Mykobakterien, Pilze etc.)
• Hämophagozytose-Syndrome
  familiäre erythrophagozytäre Lymphohistiozytose
  reaktives Hämophagozytose-Syndrom, infektbedingt etc.
• Sinus-Histiozytose mit massiver Lymphadenopathie
• Speicherkrankheiten
  Morbus Gaucher
  Morbus Niemann-Pick

Klasse III Maligne Histiozytosen • Maligne Histiozytose (Histiozytäre medulläre Retikulose) • Monozytäre und myelomonozytäre Leukämien • Echtes histiozytäres Sarkom (Lymphom)

sionen zeigt gut differenzierte Histiozyten und eosinophile Granulozyten.

➤ Die *Abt-Letterer-Siwe-Krankheit* ist wahrscheinlich eine neoplastische Erkrankung, die von wenig differenzierten Histiozyten ausgeht. Sie tritt bei Kindern unter 3 Jahren auf, verläuft foudroyant und ist durch Fieber, Lymphknoten-, Leber- und Milzvergrößerung sowie Panzytopenie charakterisiert. Knochenmark, Lebergewebe und Lymphknoten sind diffus durchsetzt mit unreifen Histiozyten.

Nicht-Langerhanszell-Histiozytosen. Diese Gruppe umfaßt eine große Zahl von Untergruppen, unter anderem auch das Hämophagozytose-Syndrom, welches als Erbkrankheit und erworben, vor allem in Zusammenhang mit Virusinfekten, vorkommt. Es wurde auch bei zwei Fällen nach Behandlung mit GM-CSF und Chemotherapie eines High-grade-Non-Hodgkin-Lymphoms beobachtet. Das Hämophagozytose-Syndrom geht in der Regel mit ausgeprägter Panzytopenie einher.

Auch die granulomatösen Krankheiten und die *Speicherkrankheiten* werden von vielen Autoren zur Gruppe der Nicht-Langerhanszell-Histiozytosen gezählt. Die wichtigsten Vertreter der letzteren sind der Morbus *Gaucher* und die *Niemann-Pick*-Erkrankung.

➤ An den Morbus *Gaucher*, der wegen seiner verhältnismäßigen Häufigkeit das größte klinische Interesse beansprucht, muß gedacht werden, wenn bei Menschen jüdischer Abstammung ein langsam wachsender, oft enorme Größe erreichender Milztumor vorliegt und unbestimmte Krankheitserscheinungen, wie Müdigkeit, leichte Lymphknotenvergrößerungen, gelbe bis bronzefarbene Hautfärbung, besonders im Bereich der Unterschenkel und an den belichteten Stellen, Hyperspleniesymptome im peripheren Blut, Knochenschmerzen, Knochenverbiegungen und Spontanfrakturen bestehen. Die Thrombozytopenie geht oft mit Blutungsneigung (Nasenbluten) einher. Im Thoraxbild ist die Lungenzeichnung netzartig verstärkt. Die Diagnose kann entweder aus dem Sternal- oder Milzpunktat durch den Nachweis der typischen Gaucher-Zellen gestellt werden. Diese Gaucher-Zellen sind außerordentlich groß (bis 40 nm) und zeigen ein breitleibiges, je nach dem Reifungsgrad basophiles, körniges oder infolge der Speicherung fast farbloses Plasma (Schaumzellen). Die Kerne sind rund oder sternförmig.

➤ Die *Niemann-Pick*-Erkrankung kommt nur bei Kindern vor. Der Milztumor ist im allgemeinen nicht so imposant wie beim Morbus *Gaucher*. Die sphingomyelinspeichernden Zellen zeigen auffällige, relativ große Vakuolen.

Maligne Histiozytosen. Zu dieser Gruppe gehören die seltene echte maligne Histiozytose (histiocytic medullary reticulosis), das noch seltenere echte histiozytäre Sarkom (Lymphom) und die myelomonozytären und monozytären Leukämien.

Literatur

Allexenian R, Dimopoulos M. The treatment of multiple myeloma. N Engl J Med. 1993; 330: 484–89.

Arceci RJ. Histiocytosis and disorders of the reticuloendothelial system, In: Haudin RJ, Lux SE, Stassel TP. Blood Principles and Practice. Philadelphia: JB Lippincott Company; 1995; 915–33.

Armitage JO. Treatment of non-Hodgkin's lymphoma. N Engl J Med. 1993; 328: 1023–30.

Bataille R, Harousseau JL. Multiple myeloma. N Engl J Med. 1997; 336: 1657–64.

Beral V, Peterman T, Berkelman R, Jaffe H. AIDS-associated non Hodgkin lymphoma. Lancet 1991; 337: 805–809.

Bennett JM, Catovsky D, Daniel MT, Flandrin G, Galton DAG, Gralmick HR, Sultan C. Proposals for the classification of the acute leukemias. Brit J Haemat. 1976; 33: 451–58.

Bain BJ. Leukemia diagnosis. A guide to the FAB classification. Philadelphia: J.B. Lippincott Comp 1990.

Begemann H, Rastetter J. Klinische Haematologie. 4. Aufl. Stuttgart: Thieme; 1992.

Cavalli F. Sixth International Conference on malignant lymphoma: Annals of Oncology 1997; 8 (Suppl 2): 1–142.

Cheson BD. The biology and management of indolent B-cell lymphomas. Sem Oncol. 1993; Suppl 5: 1–155.

Dauber CE, Nienhuis AW. Myelodysplastic syndromes, In: Haudin RJ, Lux SE, Stassel TP. Blood Principles and Practice. Philadelphia: JB Lippincott Comp 1995; 377–414.

Doll DC, List AF. Myelodysplastic syndromes. Sem Oncol. 1992; 19: 1–114.

Falk RH, Comenzo RL, Skinner M. The systemic amyloidosis. N Engl J Med. 1997; 337: 898–909.

Foon KA, Rai KR, Gale RP. Chronic lymphocytic leukemia: new insights into biology and therapy. Ann int Med. 1990; 113: 525–39.

Harris NL, Jaffe ES, Stein H et al. A revised European-American Classification of lymphoid neoplasms: a proposal from the International Lymphoma Study group. Blood 1994; 84: 1361–1392.

Herrada J, Cabanillas F, Rice L, Manning J, Pugh W. The clinical behavior of localized and multicentric Castleman disease. Ann int Med. 1998; 128: 657–62.

Hiller E, Heim M, Munker R. Klinische Hämatologie. Stuttgart: Wissenschaftliche Verlagsgesellschaft mbH: 1994.

Hoffbrand AV, Pettit JE, Holzer D. Roche Grundkurs Hämatologie (Ex libris Roche); Berlin: Blackwell Wissenschaftsverlag; 1997.

Haudin RI, Lux SE, Stossel TP. Blood, Principles and Practice. Philadelphia: JB Lippincott Comp 1995.

Hummel L et al. Hodgkin's disease with monoclonal and polyclonal populations of Reed-Sternberg cells. N Eng J Med. 1995; 333: 901–906.

Jsaacson PG, Spencer J. Malignant lymphoma of mucosa-associated lymphoid tissue. Histopathology 1987; 11: 445–62.

Jost L, Fehr J. FAB-Klassifizierung akuter Leukämien – zehn Jahre Erfahrung. Ther Umschau 1988; 45: 93–99.

Jotterand M, Parlier V. Diagnostic and prognostic significance of cytogenetics in adult primary myelodysplastic syndromes. Leukemia and Lymphoma 1996; 23: 253–66.

Keiser G, Fehr J, Jost M. Myelodysplastic syndrome and cranial nerve palsy after perchlorethylene exposure (case report): Third International Symposium on myelodysplastic syndromes, Chicago: JM Bennett; 1994.

Komp DD, Perry MC. The histiocytic syndromes. Sem Oncol. 1991; 18(1): 1–62.

Nizze H, Cogliatti SB, v. Schilling C, Feller AC, Lennert K. Monocytoid B-cell lymphoma: morphological variants and relationship to low-grade B-cell lymphoma of the mucosa-associated lymphoid tissue. Histopathology 1991; 18: 403–14.

The International Non-Hodgkin's lymphoma conference prognostic factors project: A predictive model for aggressive non-Hodgkin's lymphoma. N Eng J Med. 1993; 329: 987–94.

The Non-Hodgkin's Lymphoma Classification Project: A clinical evaluation of the International Lymphoma study group Classification of Non-Hodgkin's Lymphoma. Blood 1997; 89: 3909–18.

Parker RI. Hematologic aspects of mastocytosis. J Investigative Dermatology 1991; 96: 47–53.

Parlier V, van Melle G, Beris P, Schmidt PM, Tobler A, Haller E, Jotterand M. Hematologic, clinical and cytogenetic analysis in 109 patients with primary myelodysplastic syndrome. Cancer Genet Cytogenetic. 1994; 78: 219–31.

Parsonnet J et al. Helicobacter pylori infection and gastric lymphoma. N Eng J Med. 1994; 330: 1267–70.

Peterson BA, Frizzera G. Benign lymphoproliferative disorders. Sem Oncol. 1993; 20: 553–674.

Raffeld M, Sander CA, Yano T, Jaffe ES. Mantle cell lymphoma, an uptodate. Leukemia and lymphoma 1992; 8: 161–66.

Risti B, Flury RF, Schaffner A. Fatal hemophagocytic histiocytosis after granulocyte-macrophage colony-stimulating factor and chemotherapy for high grade malignant lymphoma. Clin Invest. 1994; 72: 457–61.

Rozman C, Montserrat E. Chronic lymphocytic leukemia. N Eng J Med 1995; 333: 1052–57.

Sandlund JT, Downing JR, Crist WM. Non Hodgkin's lymphoma in childhood. N Eng J Med. 1996; 334: 1238–48.

Stevenson FK. Comment: Hodgkin's disease – new insights from immunoglobulin genetics. N Eng J Med. 1995; 333: 934–36.

The non-Hodgkin's Lymphoma Pathologic Classification Project: National Cancer Institute sponsored study of classification of non-Hodgkin's lymphomas. Summary and description of a working formulation for clinical usage, Cancer 1982; 49: 2112–35.

Warrell RP, Hugues de Thé JR, Wang ZY, Degos L. Acute promyelocytic leukemia. N Eng J Med. 1993; 329: 177–89.

Williams SF, Golomb HM. Non-Hodgkin's lymphoma. Sem Oncol. 1990; 17(1): 1–132.

15 Hämorrhagische und thrombophile Diathesen

K. Rhyner und R. Streuli

| 15.1 | Allgemeine Bemerkungen | 405 |

Einteilung der hämorrhagischen Diathesen 407
Diagnostik 407
    Bedeutung der Anamnese 407
    Bedeutung der klinischen Befunde 407
        Laboruntersuchungen 408

| 15.2 | Koagulopathien | 410 |

Kongenitale Formen 410
    Hämophilie A und B 410
    Von-Willebrand-Erkrankung 410
    Fibrinogenstörungen 411
Erworbene Koagulopathien 411
    Vitamin-K-Mangel 411
    Antikoagulation 411
    Defibrinierungssyndrome 412
        Disseminierte intravasale Gerinnung 412

| 15.3 | Störungen der Thrombozyten | 413 |

Thrombopenie 413
    Proliferationsstörungen 414
    Vorzeitiger Plättchenabbau 414
        Idiopathische thrombozytopenische Purpura 414
        Thrombotisch-thrombozytopenische Purpura 414
        Heparininduzierte Thrombozytopenie (HIT Typ I/Typ II) 415
    Verteilungsstörung und Verdünnungseffekt 415
Thrombopathien (Funktionsstörungen) 415
    Bernard-Soulier-Syndrom (giant platelet syndrome) 415
    Thrombasthenie 415
    May-Hegglin-Anomalie 415
    Wiskott-Aldrich-Syndrom 415
    Erworbene Funktionsstörungen der Thrombozyten 416
Thrombozytose 416

→

15.4 Vaskulär bedingte hämorrhagische Diathesen — 418

Purpura Schönlein-Henoch 418
Kryoglobulinämie 419
Hereditäre hämorrhagische Teleangiektasie (Morbus Osler) 419
Ehlers-Danlos-Syndrom 420
Senile Purpura 420
Skorbut 420
Dysproteinämien 420
Infektionen 421

15.5 Thrombophile Diathesen — 421

Bedeutung der Anamnese 421
Bedeutung der klinischen Befunde 421
Laboruntersuchungen 422
Antithrombin-Mangel 422
Protein-C-Mangel 422
Protein-S-Mangel 423
Aktivierte Protein-C (APC)-Resistenz und Faktor-V-Leiden 423
Dysfibrinogenämie 423
Hyperhomocysteinämie 423

15.1 Allgemeine Bemerkungen

Hämorrhagische Diathese. Eine abnormal starke Blutungsbereitschaft wird als *hämorrhagische Diathese* bezeichnet. Sie kann zu Spontanblutungen führen oder latent sein und erst bei einem schweren Trauma oder einer Operation manifest werden. Als Ursachen kommen prinzipiell Störungen der Thrombozytenzahl oder -funktion, der plasmatischen Gerinnungsfaktoren oder der Gefäße in Frage. Gelegentlich führt erst das Zusammenwirken mehrerer pathogenetischer Faktoren zu einer hämorrhagischen Diathese.

Blutgerinnung und Fibrinolyse

Unter physiologischen Verhältnissen steht dem Körper ein komplexes System von hämostatischen Mechanismen zur Verfügung, auf die hier nicht im Detail eingegangen werden kann.

Gerinnungsvorgang. Der Gerinnungsvorgang kann auf zwei Wegen aktiviert werden, nämlich über
- das sog. Extrinsic-System (durch die Gewebsthrombokinase bei Gewebsschädigung) oder
- das etwas langsamere Intrinsic-System (durch intravasal zirkulierende Faktoren bei Kontakt mit einer benetzbaren Oberfläche, am häufigsten einer lädierten Gefäßwand).

Wird zum Beispiel ein Blutgefäß verletzt, kommt es in der Regel zunächst zu einer lokalen Vasokonstriktion und zur Bildung eines Plättchenpfropfs (Adhäsion und Aggregation der Thrombozyten).
Dabei werden Substanzen wie ADP und Plättchenfaktor 3 freigesetzt (release reaction); von den plasmatischen Gerinnungsfaktoren (Tab. 15.1) wird Faktor XII als erster aktiviert und damit die *Gerinnungskaskade* (Abb. 15.1) in Gang gesetzt. Deren Endprodukt ist das unlösliche Fibrin, das eigentliche Gerüst des endgültigen Gerinnsels.

Fibrinolyse. Um eine diffuse intravasale Gerinnung zu vermeiden, besitzt der Organismus verschiedene Sicherungsmechanismen: Gerinnungsinhibitoren wie Antithrombin III, Protein C oder Protein S zirkulieren im Blut. Das System entfernt gerinnungsaktive Zwischenprodukte, wie Thromboplastin, aus dem zirkulierendem Plasma, und bestehende Fibringerinnsel werden durch Fibrinolyse aufgelöst. Der Ablauf des fibrinolytischen Systems ist in Abb. 15.2 dargestellt. Dabei führt das proteolytische Enzym Plasmin zur Bildung ungerinnbarer Fibrinspaltprodukte, welche ihrerseits die Polymerisation des Fibrins und damit eine weitere Fibrinbildung hemmen.

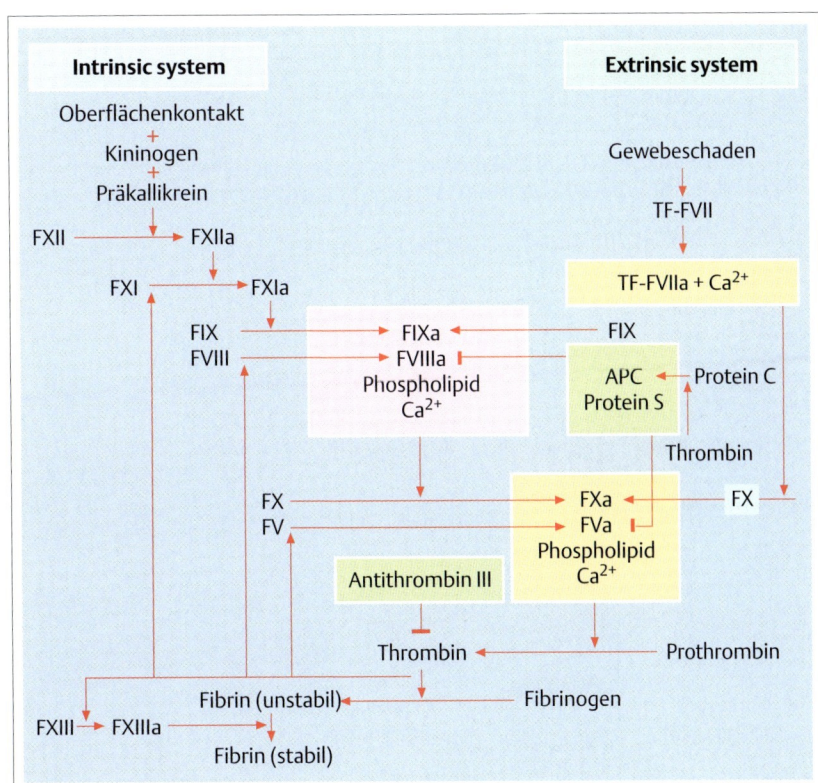

Abb. 15.1 Schema der Blutgerinnung: Klein a nach der römischen Zahl, welche die Gerinnungsfaktoren bezeichnet, bedeutet *aktivierter* Faktor. Pfeile bedeuten Aktivierung; Querbalken Hemmung oder Blockierung. TF tissue factor; APC aktiviertes Protein C.

Tabelle 15.1 Die plasmatischen Gerinnungsfaktoren und ihre kongenitalen Mangelzustände

Faktor	Bezeichnung	Ungefähre Halbwertzeit	Erforderlicher Plasmaspiegel	Mangelzustand	Vererbungsmodus	Störungstyp
I	Fibrinogen	4–6 Tage	0,5–1,0 g/l	Hypo-, Afibrinogenämie	autosomal rezessiv	quantitativ
				Dysfibrinogenämien	autosomal dominant	qualitativ
II	Prothrombin	2–4 Tage	20–30 %	Hypoprothrombinämie	autosomal rezessiv	quantitativ (extrem selten)
III	Thromboplastin			kein eigentlicher Gerinnungsfaktor, spezifischer Mangel nicht bekannt		
IV	Calcium			Hypokalzämie klinisch für Hämostase nicht von Bedeutung		
V	Proakzelerin	15–24 Std.	10–15 %	Parahämophilie (Owren)	autosomal rezessiv	quantitativ
VI	entspricht der aktivierten Form des Proakzelerins (Va)					
VII	Prokonvertin	4–5 Std.	5–10 %	kongenitaler Faktor-VII-Mangel	autosomal rezessiv	quantitativ und qualitativ
VIII	antihämophiles Globulin (AHG, AHF)	12–18 Std.	25–30 %	Hämophilie A	X-chromosomal rezessiv	vgl. Text
				Morbus v. Willebrand (-Jürgens)	autosomal dominant	vgl. Text
IX	Christmas-Faktor (Plasma thromboplastin component, PTC)	18–30 Std.	20–25 %	Hämophilie B	X-chromosomal rezessiv	vgl. Text
X	Stuart-Prower-Faktor	48–60 Std.	10–20 %	Stuart-Faktor-Mangel	autosomal rezessiv	quantitativ und qualitativ
XI	Plasma thromboplastin antecedent (PTA)	ca. 60 Std.	5–15 % (?)	PTA-Mangel	autosomal rezessiv	quantitativ
XII	Hageman-Faktor	50–70 Std.	2–5 % (?)	Hageman-Faktor-Mangel	autosomal rezessiv	quantitativ
XIII	fibrinstabilisierender Faktor (FSF)	ca. 4 Tage	2–3 % (?)	FSF-Mangel	autosomal rezessiv	quantitativ

Weitere Faktoren sind beschrieben worden, die vor allem in der Frühphase der Gerinnung eine Rolle spielen (z. B. Fletcher-, Fitzgerald-, Williams-, Flaujeac-, Passovoy-Faktor sowie hochmolekulare Kininogene)

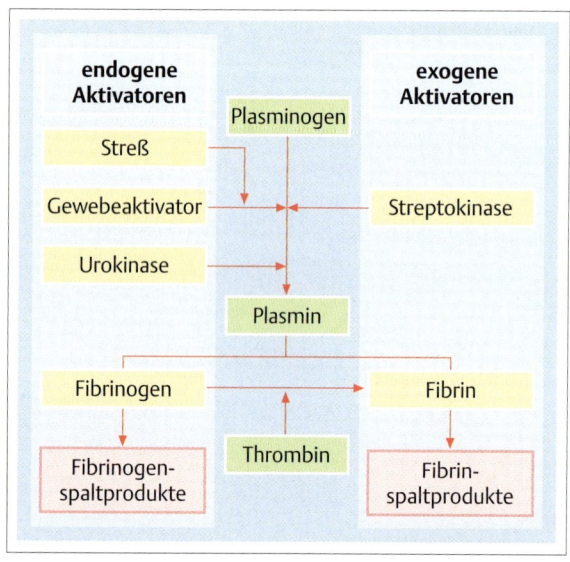

Abb. 15.2 Schema der Fibrinolyse.

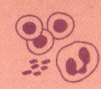

Einteilung der hämorrhagischen Diathesen

Entsprechend der Pathogenese unterscheiden wir

- *Koagulopathien* (Störungen der plasmatischen Gerinnungsfaktoren),
- *Thrombopenien/-pathien* und
- *vaskulär bedingte hämorrhagische Diathesen* (Tab. 15.2).

Aufgrund von Anamnese und Körperstatus kann oft schon vermutet werden, welcher Gruppe die Blutungsneigung eines bestimmten Patienten zuzuordnen ist und welche Laboruntersuchungen zur Sicherung der genauen Diagnose notwendig sind.

! Es sollte im übrigen nicht übersehen werden, daß lokale Gefäßdefekte (z. B. Magen-Darm-Ulzera, Arrosionen durch Neoplasien usw.) häufigere Ursachen einer Blutung sind als eine eigentliche Hämostasestörung.

Tabelle 15.2 Ursachen hämorrhagischer Diathesen

Koagulopathien
- kongenitaler Mangel oder Strukturdefekt eines plasmatischen Gerinnungsfaktors (z. B. Hämophilie)
- erworbener Mangel plasmatischer Gerinnungsfaktoren (z. B. Vitamin-K-Mangel)

Thrombozytäre Störungen
- Thrombopenien (Proliferationsstörungen, ineffektive Thrombopoese, vorzeitiger Abbau, Verteilungsstörung, Verdünnungseffekt)
- Thrombopathien (Funktionsstörungen)

Vaskuläre Störungen
- lokaler Gefäßschaden
- generalisierte Gefäßschädigung

Diagnostik

Bedeutung der Anamnese

Die genaue und gezielte Erhebung der Anamnese ist für die rationelle Abklärung einer hämorrhagischen Diathese entscheidend. Folgende Hauptfragen sollten dabei beantwortet werden:

- Bestehen Hinweise für das Vorliegen einer familiären Erkrankung?
  Eine positive *Familienanamnese* deutet in erster Linie auf das Vorliegen einer Koagulopathie, eingeschlossen die von Willebrand-Krankheit. Allerdings ist zu beachten, daß nicht selten einzelne Generationen übersprungen werden und auch immer wieder Neumutationen auftreten.
- Wurden bei Patienten bereits früher Spontanblutungen oder eine auffallend starke Blutungsneigung postoperativ oder nach Zahnextraktionen beobachtet?
  Auch heftiges rezidivierendes Nasenbluten, Metrorrhagien und eine auffallende Blutungstendenz bei kleinen Verletzungen können Hinweise auf eine schon länger bestehende Hämostasestörung sein.
- Lokalisation und Blutungstyp?
  Diese können für bestimmte Krankheiten charakteristisch sein, wie ein Hämarthrose, z. B. für die Hämophilie.
- Tritt die Blutung sofort oder verzögert auf?
  Eine unmittelbar mit dem Trauma beginnende Blutung deutet auf eine thrombozytäre oder vaskuläre Ursache (keine primäre Hämostase mit Bildung des Plättchenpfropfs), sie ist durch genügend lange Kompression oft zu stillen. Eine verzögert auftretende Blutung dagegen spricht für eine behinderte Bildung des definitiven Fibringerinnsels und damit für eine Koagulopathie.
- Nimmt der Patient *Medikamente* ein, die eine Blutungsneigung fördern?
  Stets auszuschließen sind die Antikoagulanzien; daneben können vielerlei Substanzen an irgendeiner Stelle mit dem hämostatischen System interferieren.
- Bestehen aufgrund der Anamnese Hinweise auf eine andere Grundkrankheit, welche eine hämorrhagische Diathese auslösen könnte?
  In Frage kommen z. B. Lebererkrankungen, hämatologische Neoplasien (Leukämien, multiples Myelom, primäre Thrombozythämie), andere Malignome, Urämie, Sepsis oder ein Lupus erythematosus visceralis.

Bedeutung der klinischen Befunde

Flächenhafte *Ekchymosen, Suffusionen* oder *Hämatome* kommen vor allem bei Koagulopathien vor (Abb. 15.3), können aber ebenfalls durch schwere Thrombopenien verursacht sein.

Bei Hautblutungen sprechen *Petechien* (vereinzelte punktförmige Blutaustritte) bzw. eine *Purpura* (meist symmetrische Aussaat von Petechien, die kleinfleckig konfluieren können; Abb. 15.4) für eine thrombozytäre oder vaskuläre Störung.

Zum Status bei Patienten mit hämorrhagischer Diathese gehört auch die Suche nach Mukosablutungen (Mundschleimhaut, Konjunktiven), Blutungen in den Augenfundus und Gelenkblutungen (Hämarthrosen).

Diagnostik von Hämostasestörungen

Rumpel-Leede-Test. Der positive Test spricht für eine thrombozytäre oder vaskuläre Störung. Er ist positiv, wenn in der Ellenbeuge oder am Vorderarm nach Anlegen einer Blutdruckmanschette (Druck zwischen diastolischem und systolischem Blutdruck) nach maximal 5 Minuten Petechien auftreten (Abb. 15.**5**).

Blutungszeit. Nach Setzen einer Inzision an der Volarseite des Vorderarmes wird die Zeit bis zur spontanen Blutstillung bestimmt. Eine Verlängerung spricht vor allem für eine quantitative oder qualitative Thrombozytenstörung, kann aber auch durch einen generalisierten vaskulären Prozeß verursacht sein. Nur eine genaue Standardisierung des Tests führt zu reproduzierbaren Resultaten.

Laboruntersuchungen

Mit Hilfe einer beschränkten Zahl von Laboruntersuchungen ist es meist möglich zu entscheiden, ob bei einem Patienten eine Gerinnungsstörung vorliegt und in welche Gruppe sie gehört.

Viele gerinnungsphysiologische Analysemethoden beruhen auf einer Zeitmessung, indem das Intervall zwischen Zugabe eines aktivierenden Reagens und dem Erscheinen des ersten Fibringerinnsels bestimmt wird.

Bei Vorliegen einer sicheren hämorrhagischen Diathese sind die Laboruntersuchungen stets gezielt aufgrund der klinischen Befunde und im Hinblick auf die therapeutischen Konsequenzen zu verordnen. Ein häufig zur Verfügung stehendes Laborprogramm besteht dabei z. B. aus der Messung von Blutungszeit, partieller Thromboplastinzeit (PTT), Prothrombinzeit (Quick), Thrombinzeit, Thrombozytenzahl und einem Test für Fibrinmonomere (z. B. Alkohol-Gel-Test). Je nach Labor werden statt Thrombinzeit und Alkoholtest eher die Fibrinogenkonzentration, der Faktor XIII und die Fibrinspaltprodukte bestimmt.

Eine Zusammenstellung der zu erwartenden Untersuchungsresultate bei einigen wichtigen Hämostasestörungen findet sich in Tab. 15.**3**.

Einige wichtige Laboruntersuchungen werden hier kurz besprochen, für Details und technische Fragen muß jedoch auf die entsprechende Spezialliteratur verwiesen werden.

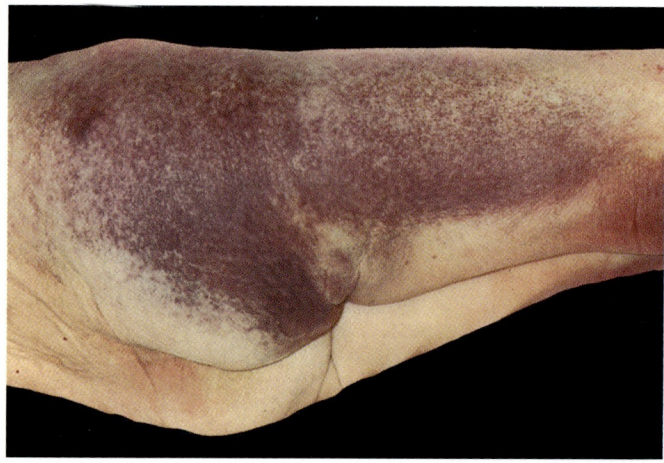

Abb. 15.**3** Hämorrhagische Diathese bei Koagulopathie (flächenförmige Blutung, Suffusion).

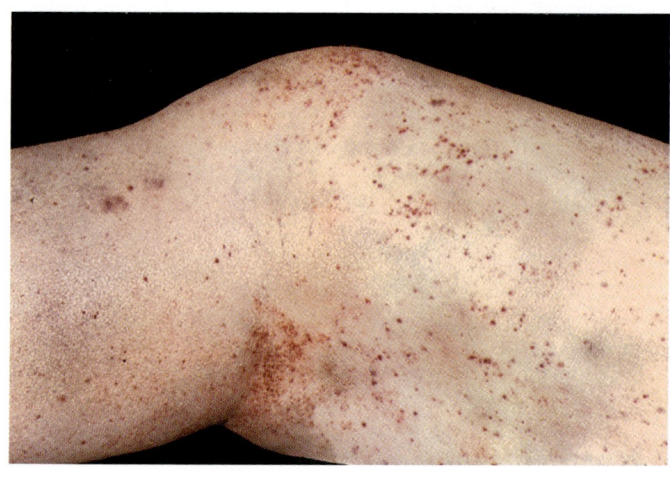

Abb. 15.**4** Hämorrhagische Diathese bei Thrombozytopenie (punktförmige Blutung, Petechien).

Abb. 15.5 Sehr ausgeprägtes Rumpel-Leede-Phänomen in der Ellenbeuge nach Wegnahme der Stauung (Petechien, Purpura).

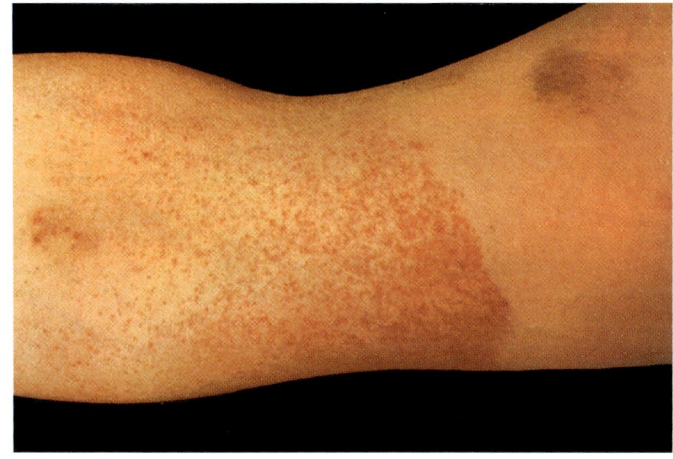

Tabelle 15.3 Resultate verschiedener Hämostasetests bei einigen wichtigen Krankheitsbildern

	Blutungszeit	PTT	PT	TT	Fibrinogenspiegel	Thrombozytenzahl	Rumpel-Leede-Test
Fibrinogenmangel	N	P	P	P	P	N	N
Hämophilie	N	P	N	N	N	N	N
Vitamin-K-Mangel, Cumarintherapie	N	P	P	N	N	N	N
von Willebrand-Krankheit	P	N/P	N	N	N	N	N/P
Thrombopenie	P	N	N	N	N	P	P
disseminierte intravasale Gerinnung	P	P	P	P	P	P	P
generalisierte Vaskulitis	P	N	N	N	N	N	P

N = normal, P = pathologisch, N/P = meist nur bei schweren Formen pathologisch

Aktivierte partielle Thromboplastinzeit (aPTT). Rekalzifiziertes Plasma wird mit einem Phospholipid, welches den Plättchenfaktor simuliert, und Kaolin zur Kontaktaktivierung inkubiert und das Intervall bis zum Erscheinen des Gerinnsels gemessen. Damit dient der Test zur Erfassung der plasmatischen Gerinnungsfaktoren des „Intrinsic-Systems". Ein Mangel von Faktor I, II, V oder VIII bis XII führt zu einer Verlängerung der partiellen Thromboplastinzeit. Heparin, Fibrinspaltprodukte und weitere in den Gerinnungsmechanismus eingreifende Substanzen wie Präkallikrein, hochmolekulare Kininogene und andere beeinflussen den Test ebenfalls. Faktor VII, XIII, Plättchenzahl und Plättchenfaktor 3 haben keinen Einfluß.

Prothrombinzeit (PT, Quick-Test). Sie erfaßt Störungen der Gerinnselbildung über den Weg des „Extrinsic-Systems". Das Plasma des Patienten wird rekalzifiziert, mit Gewebsthrombokinase inkubiert und die Zeit bis zum Erscheinen des Gerinnsels gemessen. Eine Verlängerung tritt ein bei Mangel eines oder mehrerer der folgenden Faktoren: I, II, V, VII und X. Auch Fibrinspaltprodukte und Heparin beeinflussen den Test. Die Antikoagulation mit Vitamin-K-Antagonisten wird mit Hilfe des Quick-Tests kontrolliert, da von den Vitamin-K-abhängigen Faktoren (II, V, IX, X) gerade nur Faktor IX durch ihn nicht erfaßt wird.

Zwecks Standardisierung wird heute neben dem Quickwert in Prozenten zusätzlich die sog. *International normalized ratio (INR) verwendet.* Es sei nochmals darauf hingewiesen, daß eine Hämophilie keine Verlängerung des INR-Wertes verursacht.

Thrombinzeit (TT). Nach Zusatz von Thrombin wird die Zeit bis zur ersten Gerinnselbildung gemessen. Sie wird verlängert durch zirkulierende Antithrombine und eine gestörte Fibrinbildung (Hypo- und Dysfibrinogenämie, Fibrinspaltprodukte).

Fibrinogen. Es bestehen verschiedene Methoden zur Bestimmung der Plasmafibrinkonzentration (200–400 mg/100 ml = 2–4 g/l) sowie der Fibrinspaltprodukte. Meist werden sie im Äthanol-Gelierungstest oder als D-Dimere nachgewiesen.

Einzelfaktorbestimmung. Im Speziallabor ist es möglich, die Aktivität jedes einzelnen plasmatischen Faktors im Gerinnungssystem zu bestimmen. Große Bedeutung haben auch gentechnologische Methoden zur Erfassung defekter Faktoren (z. B. Faktor-V-Leiden) erhalten.

Thrombozytenzahl und -funktion. Die Bestimmung der Thrombozytenzahl geschieht mit einem Automaten oder bei schwerer Thrombopenie auch heute noch in der Zählkammer.

Zur genauen Charakterisierung einer Plättchenfunktionsstörung steht eine Vielzahl von Funktionstests zur Verfügung, wie z. B. die Plättchenaggregation mit diversen Reagentien wie ADP, Kollagen, Adrenalin oder Ristocetin, die Plättchenadhäsion an Glasperlen oder Freisetzungsreaktionen von Plättchenfaktor 3 (release reaction).

15.2 Koagulopathien

Pathogenese. Koagulopathien werden durch Störungen der plasmatischen Gerinnungsfaktoren verursacht. Wenn Klinik und orientierende Laboruntersuchungen auf eine Koagulopathie als Ursache einer hämorrhagischen Diathese hinweisen, stellt sich zunächst die Frage, ob eine kongenitale oder eine erworbene Störung vorliegt, was schon aufgrund von familiärer und persönlicher Anamnese oft geklärt werden kann.

Blutungstyp. Vom Blutungstyp her handelt es sich um viszerale Blutungen, intramuskuläre Hämatome, Gelenkblutungen und in der Haut um flächige Ekchymosen, welche in der Regel durch ein Bagatelltrauma ausgelöst werden, oft verzögert auftreten und durch Kompression kaum gestillt werden können. Bei den hereditären Formen ist es meist ein einzelner Faktor, der qualitativ alteriert oder quantitativ vermindert ist. Im Prinzip kann jeder Faktor betroffen werden. Tab. 15.**1** zeigt eine Zusammenstellung der möglichen Mangelzustände. Hämophilie A und B sowie Von-Willebrand-Erkrankung machen 80–95 % aller hereditären Koagulopathien aus.

Bei erworbenen Koagulopathien dagegen sind fast immer gleichzeitig mehrere Faktoren vermindert, und oft findet sich ein verantwortliches Grundleiden (Tab. 15.**4**).

Tabelle 15.4 Erworbene Koagulopathien

Zirkulierende Antikoagulantien
Schwere hepatozelluläre Insuffizienz
Vitamin-K-Mangel
Defibrinierungssyndrome (disseminierte intravasale Gerinnung [DIC], primäre Fibrinolyse)
Nephrotisches Syndrom, Amyloidose, Lupus erythematodes visceralis, Morbus Gaucher

Kongenitale Formen

Hämophilie A und B

Epidemiologie. Der Mangel an funktionell intaktem *Faktor VIII* entspricht der *klassischen Bluterkrankheit*. Die Häufigkeit der *Hämophilie A* beträgt 1:10 000 der Gesamtbevölkerung; ungefähr in einem Drittel der Fälle dürfte es sich um Neumutationen handeln. Der Vererbungsmodus ist X-chromosomal rezessiv, d. h. die Hälfte der Söhne einer Trägerin sind krank, die Hälfte der Töchter wiederum Trägerinnen. Manifest hämophile Frauen sind äußerst selten.

Pathogenese. Seit die Antigene wie auch die koagulatorische Aktivität des Proteins bestimmt werden können, weiß man, daß der Krankheit entweder ein rein *quantitativer Mangel* oder aber ein *Strukturdefekt* des Faktors zugrunde liegt. Die Gruppe der schweren Fälle weist eine Faktoraktivität von weniger als 1 % der Norm auf. Diese Patienten erleiden meist multiple Blutungsepisoden und der Spontanverlauf ist vor allem infolge von Hämarthrosen oft invalidisierend. Einer mittleren Gruppe werden Patienten mit einer Aktivität von 1–5 % zugeordnet, während leichtere Fälle eine Aktivität von 5–25 % aufweisen. Diese manifestieren sich oft nur durch eine auffallende Blutungsneigung bei Operationen oder Zahnextraktionen.

Klinik und Diagnostik. Neben großen Hämatomen (evtl. mit Fieber, Hyperbilirubinämie und Anämie), Gelenkblutungen und Epistaxis sind weitere mögliche Manifestationen: Hämaturie, Hämatemesis und selten Hämoptoe. Von den üblichen Laboruntersuchungen fällt die partielle Thromboplastinzeit pathologisch aus, wenn der Faktor VIII auf weniger als ca. 30 % erniedrigt ist. Quick, Blutungszeit und Thrombozyten sind dagegen normal.

Die *Hämophilie B* führt zu einem ähnlichen klinischen Bild, ist aber wesentlich seltener (Häufigkeit ca. 1 : 100 000) und läßt sich auf einen Mangel an funktionell intaktem Faktor IX (Christmas-Faktor) zurückführen. 80 % der Fälle sind X-chromosomal rezessiv vererbt, in 20 % handelt es sich um Neumutationen. Betroffen sind praktisch nur Männer; Frauen sind Konduktorinnen.

Von-Willebrand-Erkrankung

Pathogenese. Die Von-Willebrand-Erkrankung ist die häufigste Ursache einer vererbten Blutungsneigung. Es handelt sich um eine, je nach Typ, entweder autosomal dominant oder rezessiv vererbte, meist milde hämorrhagische Diathese, welcher entweder eine quantitative oder qualitative Abnormität des Von-Willebrand-Faktors zugrunde liegt. Der Von-Willebrand-Faktor ist ein hämostatischer Faktor mit gleichzeitiger Wirkung auf die Thrombozytenfunktion und das Gerinnungssystem. Er ermöglicht einerseits die Plättchenadhäsion an das Subendothel und hat auch einen Einfluß auf die Aktivität des Gerinnungsfaktors VIII, mit dem er im Serum einen Komplex bildet.

Diagnostik. Diagnostisch wegleitend ist eine typische, langjährige Blutungsanamnese und eine oft familiäre Blutungsneigung. Gerinnungsphysiologisch finden sich eine verlängerte Blutungszeit, meist eine verminderte Faktor-VIII-Aktivität sowie eine Veränderung der Ristocetin-induzierten Plättchenaggregation. In letzterem Testsystem wird die Aktivität des Von-Willebrand-Faktors im Patientenserum in Anwesenheit von Ristocetin an normalen Thrombozyten ausgetestet.

Klinik. Klinisch tritt die Erkrankung vor allem mit Epistaxis, Schleimhautblutungen, Menorrhagien und einer intraoperativ erhöhten Blutungsneigung sowie nach Zahnextraktionen oder Bagatelltraumen in Erscheinung. Die Infusion von normalem Plasma führt zu einer weitgehenden Normalisierung der Hämostase. Durch DDAVP, ein synthetisches Vasopressinderivat, kann sowohl Faktor VIII wie auch der Von-Willebrand-Faktor aus körpereigenen Depots vermehrt freigesetzt werden.

Fibrinogenstörungen

Es kommen sowohl qualitative (Dysfibrinogenämie) als auch quantitative (Hypo- und Afibrinogenämie) kongenitale Störungen des Faktor I vor, welche klinisch einer milden bis mäßig ausgeprägten Hämophilie entsprechen. Bei stark reduziertem Spiegel fallen die üblichen plasmatischen Gerinnungstests pathologisch aus. Der Mangel an Faktor I beruht auf einer Synthesestörung, die Dysfibrinogenämie auf der Bildung eines durch Aminosäurensubstitution veränderten Moleküls, wobei als Folge meist die Aggregation der Fibrinmonomere gestört ist.

Erworbene Koagulopathien

Eine zentrale Stellung in der Pathogenese erworbener hämorrhagischer Diathesen nimmt die *Leber* ein, in welcher Synthese und Abbau oder Inaktivierung vieler Komponenten des hämostatischen Systems stattfinden (Tab. 15.4).

Fast alle plasmatischen Gerinnungsfaktoren werden in der Leber synthetisiert. Bei schwerer Leberfunktionsstörung kommt es zu einer Beeinträchtigung der Produktion von Gerinnungsfaktoren, oft auch zu vermehrter proteolytischer Aktivität im Plasma. Beides beeinflußt das hämostatische System ungünstig. Zusätzliche Risikofaktoren für Blutungen sind Ösophagusvarizen bei portaler Hypertonie, das peptische Ulkus oder eine Thrombopenie bei Splenomegalie.

Bei hepatozellulären Synthesestörungen, für die übrigens der Albuminspiegel bis hin zu einem gewissen Grad als Parameter dienen kann, führt typischerweise die parenterale Verabreichung von Vitamin K zu keinem Anstieg der Bildung von Faktor II, VII, IX und X und damit des Quick-Wertes, was differentialdiagnostisch zur Abgrenzung von einer Cholestase verwendet werden kann (Koller-Test).

Vitamin-K-Mangel

Vitamin K ist essentiell für die Synthese der Faktoren II, VII, IX und X. Als fettlösliche Substanz ist es zur Resorption auf die Anwesenheit von Gallensäuren im Dünndarm angewiesen.

Als Quelle dient einerseits die Nahrung, vor allem das grüne Blattgemüse, andererseits die intestinale Flora. Ein Mangel an Vitamin K führt zu einer Erniedrigung des Quick-Wertes, welcher sich nach Zufuhr einer genügenden Dosis innerhalb von 12–24 Stunden wieder normalisiert. Mangelzustände werden vor allem bei Obstruktion der Gallenwege, bei Malabsorptionssyndromen und bei massiver Beeinträchtigung der Darmflora beobachtet.

Antikoagulation

Diese ist als häufige Ursache einer Blutung stets auszuschließen, wobei als verantwortliche Substanzen vor allem Heparin und die Cumarine in Frage kommen. Die häufigsten Manifestationen sind Hämaturie, Hautblutungen, Epistaxis, Hämatome nach intramuskulärer Injektion; seltener kommen auch Hämatemesis, Meläna, Menorrhagien, Subduralhämatome und Enzephalorrhagien vor. Gelegentlich wird ein Grundleiden mit Blutungstendenz (z. B. Hypernephrom, Ulkus, Darmpolyp) unter der Antikoagulation erst manifest.

Heparin. *Heparin* wirkt zusammen mit der physiologischen Substanz Antithrombin III (Cofaktor) als Thrombininhibitor, gleichzeitig werden auch die Faktoren IXa und Xa gehemmt. Es wird mit einer Halbwertzeit von 90 Minuten im Urin ausgeschieden bzw. durch eine Leberheparinase inaktiviert. Zur Kontrolle einer Heparintherapie wird die Bestimmung der Plasmakonzentration durchgeführt; wo dies nicht möglich ist, eignen sich auch partielle Thromboplastinzeit oder Thrombinzeit.

Cumarine. Die natürlichen und synthetischen *Cumarine* sind Vitamin-K-Antagonisten mit einer Halbwertzeit von einem bis mehreren Tagen, je nach verwendeter Substanz. Sie hemmen kompetitiv das Vitamin K in der Synthese der Faktoren II, VII, IX und X sowie der Inhibitoren Protein C + S, indem eine Carboxylierung, welche erst die Aktivierung der Faktoren ermöglicht, nicht mehr stattfinden kann. Nach Verabreichung von Vitamin K steigt der Quick-Wert bei normaler Leberfunktion innerhalb rund 12 Stunden wieder auf Werte an, die eine normale Hämostase garantieren.

Bei Patienten mit kongenitalem Protein-S- oder Protein-C-Mangel kann zu Beginn einer Antikoagulation mit Cumarinderivaten ein hyperkoagulabler Zustand mit ausgedehnten Hautnekrosen (Cumarinnekrosen) entstehen. Diese kommen durch einen Abfall des Protein-S-, bzw. des Protein-C-Spiegels vor Abfall der Gerinnungsfaktoren zustande.

Medikamenteninteraktion bei Antikoagulation. Blutungen sind eine häufige Komplikation der oralen Antikoagulation und treten nicht immer nur bei tiefen Quick-Werten auf. In einem solchen Fall ist auf die bereits erwähnte Möglichkeit einer zusätzlichen Erkrankung des betroffenen Organsystems und vor allem an Medikamenteninteraktionen zu denken. Diverse Substanzen stören entweder die Hämostase direkt und ohne Einfluß auf die Cumarinwirkung (z. B. Aggregationshemmer, Dextrane), oder sie verstärken die Cumarinwirkung (z. B. Clofibrat, Chinidin, Disulfiram, Indometacin, Mefenaminsäure, Metronidazol, Phenylbutazon u. a. m.), oder sie vermindern die Cumarinwirkung (z. B. Barbiturate, Colestyramin, Rifampicin, Sulfonylharnstoffe u. a. m.).

Defibrinierungssyndrome

Mit diesem Ausdruck werden Zustände bezeichnet, die durch das starke Absinken des Fibrinogenspiegels und oft durch profuse Blutungen gekennzeichnet sind. Der *sekundären Fibrinolyse* liegt eine disseminierte intravasale Gerinnung (DIC) mit Verbrauch der plasmatischen Gerinnungsfaktoren und der Plättchen zugrunde; zur seltenen *primären Fibrinolyse* kommt es dagegen bei der intravasalen Zerstörung des Faktors I durch freigesetzte Aktivatoren.

Disseminierte intravasale Gerinnung

Das physiologischerweise bestehende Gleichgewicht zwischen ständiger Gerinnung (Intrinsic-System) und entsprechend kontinuierlicher Fibrinolyse kann bei einer Reihe von Krankheiten und Zuständen gestört sein. Vor allem beim Einstrom thromboplastisch wirksamer Substanzen oder auch bei stasebedingter lokaler Aktivierung werden die limitierenden Mechanismen (zirkulierende Inhibitoren, Leberclearance, Adsorption an das Fibrin-Thrombozyten-Netzwerk und Verdünnung im Blutstrom) derart überfordert, daß der massive Verbrauch von Gerinnungsfaktoren und Plättchen zu einer hämorrhagischen Diathese mit Blutungen in Haut, Schleimhäute und innere Organe führt. Gleichzeitig können Thrombosen und Mikroembolien mit Haut- und Organnekrosen auftreten. Sämtliche Gerinnungstests werden pathologisch, der Fibrinogenspiegel und die Thrombozytenzahl fallen ab; Fibrinspaltprodukte, die ihrerseits wieder gerinnungshemmend wirken, werden in steigender Konzentration nachweisbar.

Die wichtigsten Ursachen einer Verbrauchskoagulopathie bei DIC sind in Tab. 15.5 aufgeführt. Je nach Natur des Grundleidens kann der Verlauf akut-foudroyant oder eher protrahiert (Hyperkoagulabilität) sein.

Tabelle 15.5 Disseminierte intravasale Gerinnung, Ursachen

Lokalisierter Beginn
- akute Pankreatitis
- Abruptio placentae, Fruchtwasserembolie, Retention eines toten Fetus
- massive Thromboembolie
- Verbrennungen
- Riesenhämangiome (Kasabach-Merritt-Syndrom), Aortenaneurysma

Generalisierter Beginn
- Schock (hypovolämisch, septisch, kardiogen)
- Infektion (z. B. Sepsis, Miliartuberkulose, Rocky mountain spotted fever, Malaria)
- Anaphylaxie
- Neoplasien (vor allem Prostata-, Pankreas-, Bronchuskarzinom, Lymphome, Promyelozytenleukämie)
- Hämolyse, inkompatible Transfusionen
- chemischer Abort
- Fettembolie
- Schlangengift

Seltenere Formen

Primäre Fibrinolyse. Bei Freiwerden entsprechender Aktivatoren kann es zu einer direkten Aktivierung des fibrinolytischen Systems kommen. Klinisch bedeutsam sind vor allem schwere Blutungen als Komplikation bei therapeutischer Fibrinolyse bei Myokardinfarkt, Lungenembolie und zerebrovaskulärem Insult, Tumoren (z. B. Prostatakarzinom). Leukämien und Operationen mit kardiopulmonalem Bypass (Herz-Lungen-Maschine) kommen als Ursachen ebenfalls in Frage. *Fibrinspaltprodukte* sind im Äthanol-Gelierungstest oder als D-Dimere nachweisbar. Die Thrombozytenzahl bleibt in solchen Fällen normal, es sei denn, sie sei schon durch das Grundleiden primär vermindert.

Zirkulierende Hemmkörper. Zirkulierende Antikörper gegen Gerinnungsfaktoren führen zu einem ähnlichen klinischen Bild wie die Hämophilie selber. Bei 5–10 % der Patienten mit Hämophilie A treten unter der Therapie Antikörper auf, was für die Substitutionstherapie schwerwiegende Konsequenzen hat. Auch gegen andere Plasmafaktoren sind solche Inhibitoren bekannt. Sie kommen sowohl bei Patienten mit entsprechendem kongenitalem Faktormangel als auch bei vorher Gesunden vor, z. B. im Rahmen von Kollagenkrankheiten („Lupusantikoagulans" bei Lupus erythematosus).

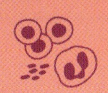

15.3 Störungen der Thrombozyten

Eine thrombozytär bedingte hämorrhagische Diathese beruht entweder

- auf einer verminderten Anzahl (*Thrombopenie*) oder
- einer gestörten Funktion (*Thrombopathie*) der Plättchen.

Selten kann auch ein Überschuß an Thrombozyten (vor allem im Rahmen der essentiellen Thrombozythämie) zu Blutungen führen. Die wichtigen thrombozytären Ursachen einer hämorrhagischen Diathese sind in Tab. 15.**6** zusammengestellt.

Thrombopenie

Definition. Von einer Thrombopenie wird bei Werten unter 100 000/mm^3 (100 × 10^9/l) gesprochen, jedoch werden Spontanblutungen in der Regel kaum bei Thrombozytenzahlen über 30 000/mm^3 (30 × 10^9/l) beobachtet. Unter 20 000/mm^3 (20 × 10^9/l) sind sie dagegen häufig und unter 10 000/mm^3 (10 × 10^9/l) praktisch jederzeit zu gewärtigen. Allerdings geht die Blutungstendenz mit der Zahl nicht streng parallel: Ein höheres Alter des Patienten, der plötzliche Abfall der Thrombozytenzahl oder das Überwiegen älterer Plättchen sind Faktoren, die ein erhöhtes Risiko mit sich bringen.

Zu beachten ist auch die Möglichkeit einer Pseudothrombopenie, d. h. eines Absinkens der Plättchenzahl erst nach der Blutentnahme in vitro, was vor allem bei den automatischen Zählapparaten gelegentlich vorkommen kann. Als Ursache kommen Autoagglutinine in

Tabelle 15.**6** Thrombozytäre Ursachen einer hämorrhagischen Diathese

Thrombopenien

- *Proliferationsstörungen*
  - Hypoplasie oder Aplasie des Knochenmarks (idiopathisch, medikamentös, toxisch, infektiös oder durch ionisierende Strahlen)
  - Infiltration des Knochenmarks (Leukämien, maligne Lymphome, Plasmozytom, Malignommetastasen, Osteomyelofibrose)
  - Spezialfälle: Fanconi-Anämie, Wiskott-Aldrich-Syndrom, May-Hegglin-Anomalie, paroxysmale nächtliche Hämoglobinurie, Alkohol, Thrombopoetinmangel?
- *Ineffektive Thrombopoese*
  - Vitamin-B$_{12}$- und Folsäuremangel
  - als zusätzlicher Faktor bei den familiären Thrombopenien
- *Vorzeitiger Abbau*
  - Autoantikörper: idiopathisch-akut, idiopathisch-chronisch, medikamenteninduziert, im Rahmen von Kollagenkrankheiten und Autoimmunprozessen, postinfektiös
  - Alloantikörper: nach Transfusionen, fetomaternale Inkompatibilität
  - Verbrauchsthrombopenie (disseminierte intravasale Gerinnung)
  - veränderte Oberflächen: künstliche Herzklappen, Vaskulitiden (thrombotisch-thrombozytopenische Purpura)
  - Heparin, Ristocetin
- *Verteilungsstörung*
  - Splenomegalie (z. B. bei Leberzirrhose, Milzvenenthrombose, Infekten, myeloproliferativen Erkrankungen, Speicherkrankheiten usw.)
  - hypotherme Anästhesie
- *Verdünnung*
  - nach Massentransfusionen mit Blutkonserven

Thrombopathien

- *Kongenitale Störungen*
  - Bernard-Soulier-Syndrom (v. a. Adhäsion betroffen)
  - Thrombasthenie (v. a. Aggregation betroffen)
  - Storage pool disease (v. a. Freisetzungsreaktion betroffen)
  - May-Hegglin-Anomalie, Wiskott-Aldrich-Syndrom u. a. m.
- *Erworbene Störungen*
  - z. B. Urämie, myeloproliferative Syndrome, akute Leukämien, Dysproteinämien
  - Aspirintherapie, Plasmaexpander u. a. Medikamente (Tab. 15.**7**)

Thrombozytosen
- primäre Thrombozythämie
- bei Polycythaemia vera
- bei Osteomyelofibrose
- bei chronisch myeloischer Leukämie

Frage, die nur bei tieferen Temperaturen oder in Anwesenheit eines Antikoagulans wirksam werden.

Einen Hinweis auf die Thrombozytenzahl gibt auch der Blutausstrich, indem bei normaler Thrombozytenzahl auf rund 100 Erythrozyten 5–7 Thrombozyten zu finden sind.

Klinik. Blutungen sind bei Thrombopenien in jedem Organsystem möglich. In der Haut treten sie meist in Form von Petechien bzw. einer Purpura auf. Am gefährlichsten sind Blutungen im Bereich des zentralen Nervensystems.

Im Gegensatz zum typischen Verlauf bei den Koagulopathien tritt hier die Blutung nach einer Läsion sofort auf (keine Bildung des Plättchenpfropfes), eine genügend lange Kompression führt oft zur Blutstillung.

Proliferationsstörungen

Sie gehen im Knochenmark mit einer verminderten Anzahl von Megakaryozyten einher.

Angeborene Plättchenstörungen. Eine ungenügende Thrombopoese kann als *kongenitales* Krankheitsbild (z. B. im Rahmen des Fanconi-Syndroms) vorkommen und ist dann oft mit morphologischen und funktionellen Veränderungen der zirkulierenden Plättchen kombiniert (z. B. Wiskott-Aldrich-Syndrom, May-Hegglin-Anomalie, vgl. Thrombopathien).

Erworbene Plättchenstörungen. Häufiger sind die *erworbenen* Plättchenproduktionsstörungen, wie sie als Medikamentennebenwirkungen oder im Rahmen von aplastischen Anämien und Knochenmarkprozessen jeglicher Genese (nach chemischen Noxen, Medikamenten, Bestrahlung, Infekten und bei der paroxysmalen nächtlichen Hämoglobinurie) auftreten. Neben den allgemein als obligat oder fakultativ myelotoxisch bekannten Substanzen (wie Benzol, Chloramphenicol, Phenylbutazon, Goldsalzen, Phenytoin usw.) sind noch die Thiaziddiuretika, der Alkohol und gewisse Östrogenpräparate (vor allem Diäthylstilböstrol) zu erwähnen, welche auch nur die Thrombopoese allein schädigen können.

Auch virale oder bakterielle Infekte gehen häufig mit Thrombopenien einher. Differentialdiagnostisch muß auch die paroxysmale nächtliche Hämoglobinurie in Betracht gezogen werden.

Vorzeitiger Plättchenabbau

Es handelt sich in der überwiegenden Zahl der Fälle um eine erworbene Schädigung; die Megakaryozyten im Mark sind dabei typischerweise vermehrt. Hauptursachen sind Immunvorgänge und vermehrter Abbau im Rahmen einer disseminierten intravasalen Gerinnung (DIC), ausgedehnter Vaskulitiden oder Destruktion an körperfremden Oberflächen. Auch Infekte kommen als direkte Ursache einer vorzeitigen Zerstörung in Frage; besonders häufig tritt eine Thrombopenie (auch ohne DIC) im Rahmen einer Sepsis mit gramnegativen Erregern auf, wobei ein Drittel der betroffenen Patienten Plättchenzahlen unter 50 000/mm³ (50 × 10⁹/l) aufweisen.

Idiopathische thrombozytopenische Purpura

Die häufigste Form einer nicht induzierten Thrombopenie ist die idiopathische thrombozytopenische Purpura (ITP), die sich in eine akute, meist postinfektiöse und in eine chronische Form unterteilen läßt, welche auch als *Morbus Werlhof* bezeichnet und als Autoimmunkrankheit betrachtet wird.

Akute Form der ITP. Die *akute ITP* ist vornehmlich eine Erkrankung im Kindesalter, kommt aber auch bei Erwachsenen vor. Meist findet sich in der Anamnese ein (viraler) Infekt, worauf es innerhalb von 2–3 Wochen zum Abfall der Thrombozyten unter 20 000/mm³ (20 × 10⁹/l) kommt. Antithrombozytäre Antikörper lassen sich oft nachweisen. Purpura und allgemeine hämorrhagische Diathese bestehen für wenige Tage bis Wochen. Über 80 % der Patienten sind nach 6 Monaten wieder gesund. Ein längerer Verlauf muß als Übergang in die chronische Form angesehen werden.

Chronische Form der ITP. Die *chronische ITP* des Erwachsenen ist ein schwereres Krankheitsbild mit geringer spontaner Remissionstendenz (10–20 %). In einem Verhältnis von 3 : 1 sind Frauen häufiger betroffen. Die Diagnose ist prinzipiell per exclusionem zu stellen; vor allem Medikamente und andere Allergene sind auszuschließen. Gelegentlich ist eine scheinbare ITP auch das Frühsymptom einer anderen Grundkrankheit (z. B. eines Lupus erythematodes visceralis).

Der Beginn ist oft schleichend mit verstreuten Petechien, der Allgemeinzustand meist gut, die Milz nicht oder nur wenig vergrößert; eine ausgesprochene Splenomegalie spricht gegen die Diagnose. Die Thrombozytenzahlen bewegen sich zwischen 10 000 und 75 000/mm³ (10 × 10⁹/l und 75 × 10⁹/l), im Ausstrich können die Plättchen morphologisch auffällig sein (Riesenplättchen, Fragmentation). Die Megakaryopoese ist aktiviert und linksverschoben. Plättchenantikörper (IgG) sind in vielen Fällen nachweisbar. Bei Neugeborenen von Müttern mit ITP sind vorübergehende Thrombopenien beschrieben worden, was auf einen transplazentaren Übertritt des antithrombozytären Faktors zurückzuführen ist.

Andere Zustandsbilder, bei denen eine immunologisch bedingte Verkürzung der Plättchenüberlebensdauer vorkommt, sind hämolytische Anämien (Evans-Syndrom), lymphoproliferative Erkrankungen und nach Transfusionen (vgl. auch Tab. 15.**6**).

Thrombotisch-thrombozytopenische Purpura

Die thrombotisch-thrombozytopenische Purpura (TTP, auch thrombotische Mikroangiopathie Moschcowitz genannt) ist eine seltene, fulminant verlaufende Krankheit mit den folgenden Hauptmanifestationen:

- Fieber,
- Thrombozytopenie,
- mikroangiopathische hämolytische Anämie,
- neurologische Ausfälle,
- Nierenmitbeteiligung.

Das von Gasser 1955 beschriebene hämolytisch-urämische Syndrom (HUS) bei Kindern unterscheidet sich pathophysiologisch nicht von der TTP. Man unterscheidet die klassische TTP des Erwachsenen, deren Ursache unbekannt ist, von den sekundären TTP-HUS, bei denen die folgenden Ursachen in Frage kommen:

➤ TTP während der Schwangerschaft, möglicherweise als schwere Manifestation der Eklampsie,
➤ Epidemien mit Verotoxin-produzierenden E. coli und Shigella dysenteriae Typ 1 (v. a. bei Kindern),
➤ metastasierende Karzinome,
➤ medikamentöse TTP-HUS (Zytostatika, Cyclosporin, Chinin).

Heparininduzierte Thrombozytopenie (HIT Typ I/Typ II)

Medikamentös induzierte Thrombozytopenien haben in der Regel eine Blutungsneigung zur Folge. Dagegen kommt es unter Heparintherapie zu Thrombozytopenien mit anschließenden thromboembolischen Komplikationen, insbesondere der Gefäße, aber auch Sinusvenenthrombosen und andere intrazerebrale Gefäßverschlüsse sind beschrieben.

Man unterscheidet eine nicht immunologische Form (HIT I) von einer immer protrahiert verlaufenden immunologischen Form (HIT II), die zu einem sofortigen Absetzen der Heparintherapie zwingt.

! Obwohl es Unterschiede in der Häufigkeit der Induzierung von Antikörpern und in deren Folge von thromboembolischen Ereignissen gibt, kann als gesichert gelten, daß nicht nur unfraktionierte Heparine, sondern auch niedermolekulare Heparine eine HIT II auslösen können.

Verteilungsstörung und Verdünnungseffekt

Eine deutliche Milzvergrößerung kann auch ohne andere hämatologische Ursache eine Thrombopenie (evtl. Panzytopenie) verursachen. Häufiges Grundleiden ist eine Lebererkrankung mit portaler Hypertonie. Über 80 % der Plättchen verweilen bei solchen Patienten in der vergrößerten Milz, während normalerweise der Milzpool nur etwa 30 % der Gesamtthrombozytenmenge umfaßt.

Bei Blutersatz mit großen Transfusionsmengen und bei Austauschtransfusionen kann es durch Dilution der zirkulierenden Plättchenmenge zu einem deutlichen Abfall kommen, während eine Blutung allein für eine Thrombopenie nicht verantwortlich sein kann.

Kombinationen verschiedener pathogenetischer Faktoren führen oft erst zu einer manifesten Thrombopenie. So können z. B. bei der chronisch lymphatischen Leukämie folgende 3 Faktoren zur Thrombopenie beitragen:

➤ eine Proliferationsstörung wegen Markinfiltration,
➤ eine Verteilungsstörung bei Splenomegalie und
➤ eine vorzeitige Zerstörung auf der Basis von Autoimmunvorgängen.

Thrombopathien (Funktionsstörungen)

Eine verlängerte Blutungszeit bei Patienten mit normaler Plättchenzahl ist ein Hinweis auf eine abnorme Funktion, wobei es sich um eine qualitative Plättchenstörung (intrinsic platelet defect) oder auch um das Fehlen eines Plasmafaktors (extrinsic platelet defect) handeln kann. Beispiele *kongenitaler Thrombopathien* sind in Tab. 15.**6** aufgeführt, ebenso die wichtigsten Ursachen erworbener Funktionsstörungen.

Kongenitale Funktionsstörungen der Thrombozyten

Bernard-Soulier-Syndrom (giant platelet syndrome)

Bei diesem autosomal rezessiven Erbleiden erscheinen die Thrombozyten als Riesenplättchen mit verdichteten Granula. Die Adhäsionsfähigkeit ist stark vermindert oder aufgehoben. Die Megakaryozyten sind normal, manchmal besteht eine leichte Thrombopenie; es sind schwere Haut-, Muskel- und viszerale Blutungen möglich.

Thrombasthenie

Diese sehr seltene, autosomal rezessive Erkrankung (Glanzmann 1918) führt nur bei Homozygoten zu Gerinnungsstörungen.
Gerinnselretraktion und Aggregation auf ADP, Kollagen und Thrombin sind sehr stark gestört oder aufgehoben. Das klinische Bild ist sehr variabel und ähnlich demjenigen bei der von Willebrand-Krankheit. Die Plättchenzahl ist normal, morphologisch finden sich keine typischen Veränderungen.

May-Hegglin-Anomalie

Diese seltene, autosomal dominant vererbte Erkrankung manifestiert sich in bizarren Riesenplättchen und basophilen Schlieren (Döhle-Körperchen) in den Granulozyten. Die Megakaryozytenzahl ist normal. Rund ein Drittel der Patienten hat auch eine teils schwere Thrombopenie (Überlebenszeit verkürzt), die Blutungsneigung ist jedoch im allgemeinen gering.

Wiskott-Aldrich-Syndrom

Es handelt sich um eine X-chromosomal rezessiv vererbte Thrombopenie (mit Ultrastrukturveränderungen der Einzelplättchen), verbunden mit Ekzemen und einer ausgeprägten Infektneigung. Die Prognose ist schlecht, meist sterben die Träger im Kindesalter an Infekten oder Blutungen (Abb. 15.**6**).

Erworbene Funktionsstörungen der Thrombozyten

Im Rahmen der verschiedensten Krankheitsbilder sind Thrombozytenfunktionsstörungen beschrieben worden, wobei es sich in vielen Fällen um Einzelbeobachtungen handelt. Die Genese ist oft komplex. Sichere Defekte sind bei Urämie, Dysproteinämien, myeloproliferativen Syndromen, Lebererkrankungen und auch im Rahmen der ITP festgestellt worden. Die weitaus häufigste Ursache von Plättchenfunktionsstörungen sind jedoch Medikamente. Acetylsalicylsäure, nichtsteroidale Antirheumatika und zahlreiche andere Substanzen hemmen die Plättchenaggregation. Ihr Wirkungsmechanismus ist in Tab. 15.7 dargestellt.

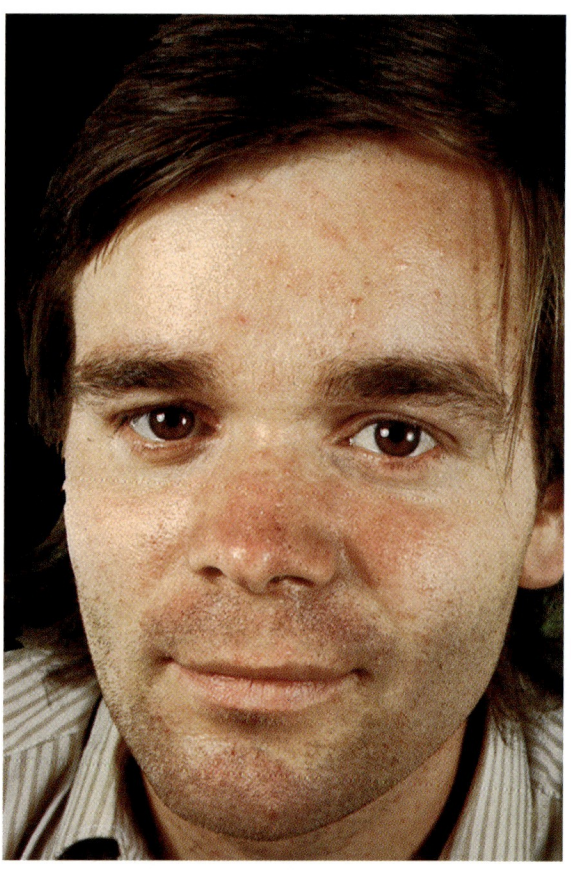

◂ Abb. 15.6 Wiskott-Aldrich-Syndrom. Ekzematöse, superinfizierte Veränderungen der Gesichtshaut, Petechien.

Tabelle 15.7 Thrombozyteninhibitoren

Medikament	Wirkungsmechanismus
Acetylsalicylsäure	Irreversible Blockierung der Plättchen-Cyclooxygenase durch deren Acetylierung
Nichtsteroidale Antirheumatika	Reversible Hemmung der Plättchen-Cyclooxygenase
Dipyridamol	Stimuliert Prostacyclin-Synthese, hemmt Phosphodiesterase. Klinische Bedeutung umstritten
Ticlopidin Clopidogrel	Hemmen Bindung von ADP an dessen Plättchenrezeptor; dadurch Blockierung der ADP-induzierten Plättchenaggregation
Abciximab (ReoPro®)	Monoklonaler chimärer Antikörper gegen den Glycoprotein-IIb/IIIa-Rezeptor. Verhindert die Bindung von Fibrinogen an die Plättchenoberfläche und damit die Plättchenaggregation
Integrelin Lamifiban Xemlofiban	Blockierung des Glycoprotein IIb/IIIa-Rezeptors

Thrombozytose

Definition. Die heute allgemein übliche Normgrenze der Thrombozytenwerte beträgt 400 000/mm^3 (400 × 10^9/l). Einmalige oder vorübergehende Werte über 400 000/mm^3 sind aber nicht unbedingt als pathologisch zu werten und in der Regel haben erst persistierende Werte von 800 000 bis 1 Mio./mm^3 (800 × 10^9 – 1000 × 10^9/l) eine klinische Bedeutung.

Einteilung. Es werden primäre und sekundäre Formen der Thrombozytose unterschieden. Die sekundäre oder reaktive Form findet sich nach Splenektomie, bei Infekten, disseminierten Malignomen, aktivierter Erythropoese, z. B. nach Blutungen oder bei hämolytischen Anämien. Sekundäre Formen sind meist temporär, selbstlimitierend, nicht exzessiv und zeigen kaum klinische Komplikationen.

Essentielle Thrombozythämie. Im Gegensatz dazu steht die primäre oder essentielle Thrombozythämie, welche in die Gruppe der myeloproliferativen Erkrankungen gehört. Sie ist charakterisiert durch eine oft exzessive Vermehrung der Thrombozyten im Blut sowie durch eine Hyperplasie der Thrombopoese mit sehr großen und übersegmentierten Megakaryozyten. In über 90 % der Fälle besteht zusätzlich eine Leukozytose. Die Erythropoese kann normal oder leicht aktiviert sein, gelegentlich findet man eine mikrozytäre und hypochrome Anämie.

Die Anämie wird verursacht durch intermittierende gastrointestinale Blutungen. Suffusionen und Massenblutungen unter die Haut und in die Muskellogen nach Trauma, gelegentlich auch spontan, kommen selten vor. Oft klagen die Patienten mit primärer Thrombozythämie über unerträgliche Fußschmerzen, die durch eine Ischämie infolge akraler Mikrozirkulationsstörungen bedingt sind. Vitalmikroskopisch lassen sich bei einzelnen Patienten Mikrothrombosen in Kapillarschlingen der Akren nachweisen. Die Thrombozyten zeichnen sich bei dieser Krankheit durch eine gesteigerte Tendenz zur „spontanen" Aggregation aus; sie weisen aber oft gleichzeitig auch Funktionsdefekte auf, so daß Thromboseneigung und Blutungsneigung nebeneinander bestehen können.

Die akralen Schmerzen lassen sich durch kleine Dosen von Acetylsalicylsäure (z. B. 100 mg täglich) beheben. Acetylsalicylsäure hemmt die Aggregationstendenz der Plättchen, indem sie die Cyclooxygenase im Thrombozyten irreversibel blockiert. Damit wird im Plättchen die Bildung des aggregationsfördernden Thromboxan A_2 unterbrochen (Abb. 15.7).

Andere Thrombozytosen. Auch Thrombozytosen im Rahmen anderer myeloproliferativer Erkrankungen, wie z. B. bei der Polycythaemia vera oder der Osteomyelosklerose, gehören in die Gruppe der primären Thrombozytosen und können zu den gleichen klinischen Symptomen führen wie die primäre Thrombozythämie. Oft kann die Grenze zwischen diesen Krankheitsbildern nicht scharf gezogen werden.

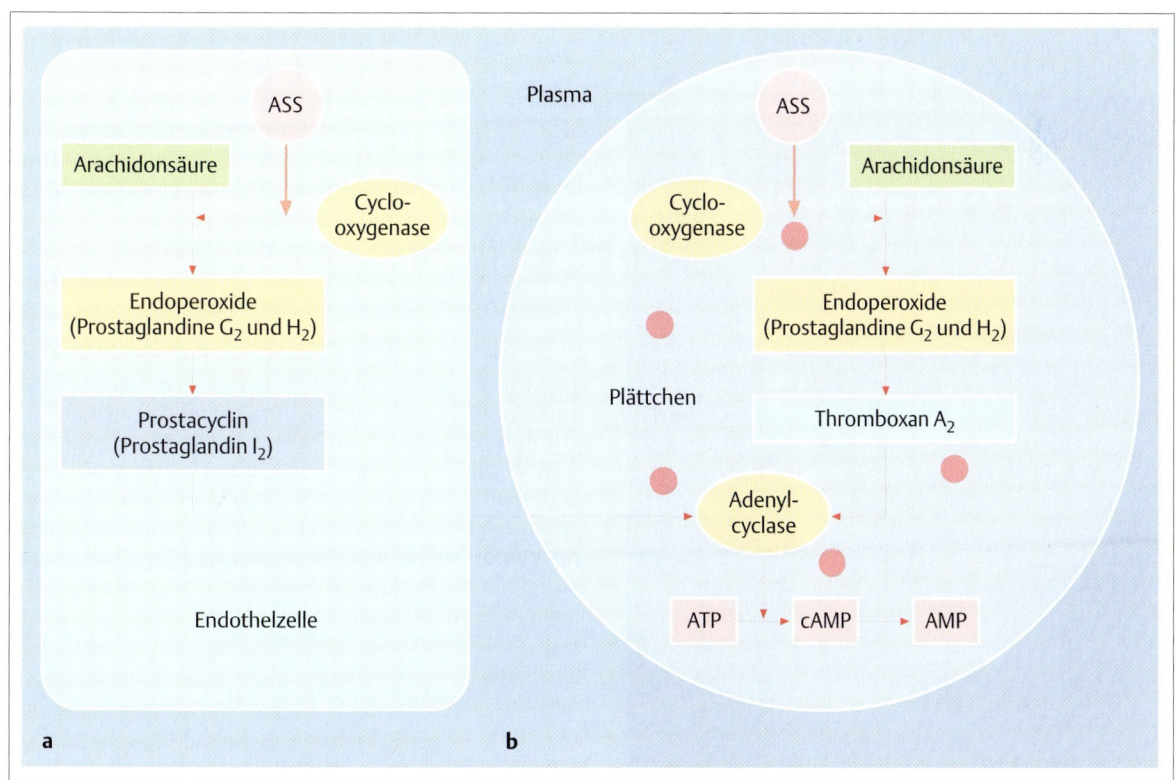

Abb. 15.7 Prostaglandinstoffwechsel im Thrombozyten in der Gefäßendothelzelle. Die unterbrochenen Pfeile bezeichnen die Angriffspunkte der beiden Enzyme Cyclooxygenase und Adenylcyclase. Der Thrombozyt wird durch zyklisches AMP (cAMP) stabilisiert. Thromboxan A_2 hemmt die Adenylcyclase und damit die Bildung von cAMP; dadurch kommt es zur Destabilisierung des Thrombozyten und damit zur Aggregation. Prostacyclin hat die gegenteilige Wirkung. Acetylsalicylsäure (ASS) blockiert die Cyclooxygenase irreversibel (Acetylierung), und zwar im Thrombozyten bei niedrigerer Konzentration als in der Endothelzelle. Da letztere kernhaltig ist, kann sie das Enzym von neuem synthetisieren; dazu ist der kernlose Thrombozyt nicht fähig. Acetylsalicylsäure hemmt in der üblichen Dosierung die Thrombozytenaggregation.

15.4 Vaskulär bedingte hämorrhagische Diathesen

Pathogenese. Als dritte, häufige Ursache einer hämorrhagischen Diathese kommen erworbene und angeborene vaskuläre Störungen in Frage. Dabei kann es aus vielfältigen Gründen (z. B. Immunvaskulitis, Strukturdefekt, Infekte, Avitaminosen, Obstruktion) zur vermehrten Fragilität der Gefäßwände und Erhöhung der Permeabilität kommen.

Klinik. Morphologisch handelt es sich meist um eine *Purpura*, d. h. um die Aussaat von punktförmigen Hautblutungen (Petechien), welche gelegentlich zu flächenförmigen Ekchymosen konfluieren können. Bei fehlenden Anhaltspunkten für eine quantitative oder qualitative Thrombozytenanomalie bedeutet eine Purpura im allgemeinen eine vaskuläre Störung. Sie kann bei einem Teil dieser Krankheitsbilder (allgemeine Gefäßschädigung) mit Hilfe des Rumpel-Leede-Tests provoziert werden. Bei umschriebenen Vasopathien dagegen sind sämtliche Tests negativ. Der Schweregrad vaskulär bedingter hämorrhagischer Diathesen ist im allgemeinen nicht sehr gravierend, lebensbedrohliche Blutungsepisoden stellen die Ausnahme dar. In Tab. 15.8 sind die differentialdiagnostisch vor allem in Frage kommenden Krankheitsbilder zusammengestellt.

Tabelle 15.8 Vaskulär bedingte hämorrhagische Diathesen

Purpura Schönlein-Henoch (anaphylaktoide Purpura, Immunkomplexpurpura)
Kryoglobulinämie
Morbus Osler (hereditäre hämorrhagische Teleangiektasie)
Senile Purpura, Purpura simplex, Purpura bei Hypertonie und venöser Stase
Skorbut (Vitamin-C-Mangel)
Infektionen
Dysproteinämien, Amyloidose
Morbus Cushing, Hyperthyreose, Diabetes mellitus
Selten: pigmentierte Dermatosen mit Purpura (z. B. Purpura anularis teleangiectoides Majocchi), Pseudoxanthoma elasticum, Ehlers-Danlos-Syndrom, Angiomatosis retinae v. Hippel-Lindau

Purpura Schönlein-Henoch

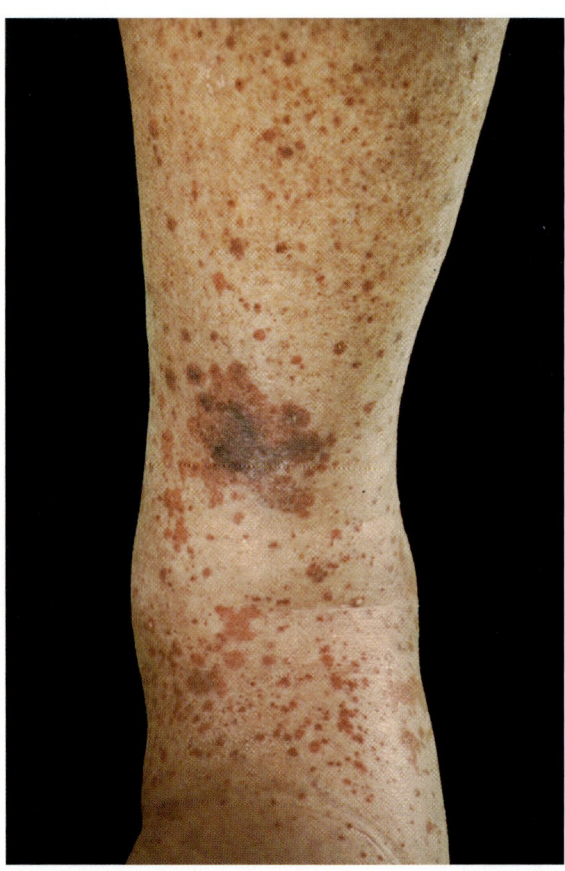

Abb. 15.8 Purpura Schönlein-Henoch.

Pathogenese. Diese früher als *Peliosis rheumatica*, heute auch als anaphylaktoide oder *Immunkomplexpurpura* bezeichnete Erkrankung tritt am häufigsten im Kindesalter auf, kommt aber auch bei Erwachsenen vor. Es handelt sich dabei um eine aseptische Vaskulitis der Koriumgefäße im Sinne einer Hypersensitivitätsreaktion mit IgA-Ablagerungen auf den Gefäßbasalmembranen, wobei aber ein Allergen oft nicht zu eruieren ist.

Klinik. Die Hauptsymptome bestehen in einem *hämorrhagischen Exanthem, Fieber, Arthralgien, Abdominalschmerzen*, einer *Hämaturie* und *Ödemen*. Die Reihenfolge ihres Auftretens kann variieren, doch beginnt die akute Phase im allgemeinen mit einem anfangs eher urtikariellen Exanthem, aus welchem sich dann die charakteristischen schmerzlosen, makulopapulösen, zentral hämorrhagischen Effloreszenzen (Abb. 15.8) entwickeln; auch eigentliche Petechien kommen vor.

Hauptlokalisationen sind die Streckseiten der unteren Extremitäten, das Gesäß und auch die Streckseiten der Arme, seltener Gesicht, Stamm und Schleimhäute.

In rund der Hälfte der Fälle treten *zusätzliche Symptome* auf:

▶ Polyarthralgien mit Schwellung der betroffenen Gelenke (in absteigender Reihenfolge der Häufigkeit an Sprunggelenken, Kniegelenken, Hüften, Handgelenken, Ellenbogen- und Fingergelenken), jedoch im allgemeinen ohne Erguß und bleibende Schädigung,
▶ kolikartige Abdominalschmerzen (verursacht durch Extravasate in der Darmwand) mit Durchfällen, die blutig sein können,

Vaskulär bedingte hämorrhagische Diathesen

► eine Makro- oder Mikrohämaturie als Ausdruck einer Mitbeteiligung der Nieren, welche unter dem Bild einer akuten diffusen Glomerulonephritis mit Ödemen und Blutdrucksteigerung bei 25–50 % der Patienten in der 2. oder 3. Woche auftritt. Obwohl in etwa einem Fünftel dieser Fälle ein vorübergehender Kreatininanstieg beobachtet werden kann, ist eine bedrohliche Niereninsuffizienz sehr selten.

Diagnostik. Spezifische Laborbefunde für die Purpura Schönlein-Henoch gibt es nicht: Thrombozytenzahl, Gerinnungsstatus und Hämoglobin (außer bei schwerer Blutung) sind normal. Blutsenkungsreaktion und Leukozytenzahl sind erhöht, gelegentlich besteht eine Eosinophilie. Je nach renaler Mitbeteiligung finden sich eine Erythrozyturie, Proteinurie und Zylindrurie (granulierte und Erythrozytenzylinder). Der Rumpel-Leede-Test kann positiv sein.

Prognose. Die Prognose der Erkrankung ist gut, die Effloreszenzen blassen in 4–6 Wochen ab, doch ist das Auftreten von Rezidiven nicht ungewöhnlich. Dabei wurden auch Übergänge in Lupus erythematodes, progredient chronische Polyarthritis oder in eine Kryoglobulinämie beobachtet, so daß eine ätiologische Beziehung zu den Autoimmunkrankheiten diskutiert wird.

Kryoglobulinämie

Pathogenese. Kryoglobuline sind Serumproteine, welche bei tiefen Temperaturen reversibel präzipitieren. Meistens handelt es sich um Immunglobulinkomplexe mit einem IgG als Antigen und IgM oder IgG als Antikörper (gemischte Kryoglobulinämie). Der überwiegenden Zahl der Fälle liegt eine Autoimmunkrankheit oder eine chronische C-Hepatitis zugrunde. Daneben kommen auch monoklonale Kryoglobulinämien vor, die im Rahmen einer lymphoproliferativen Krankheit (maligne Lymphome, Myelom) auftreten.

Klinik. Bei zwei Dritteln der Patienten stehen Hautläsionen und vasomotorische Störungen im Vordergrund des klinischen Bildes. Es handelt sich um eine schubweise auftretende vaskuläre Purpura, welche an den unteren Extremitäten beginnt und sich allmählich bis zum unteren Teil des Abdomens und zum Gesäß ausdehnt. Die Läsionen verfärben sich nach Jahren braun (Abb. 15.9). Häufig sind die Purpuraschübe mit einem schweren Raynaud-Syndrom sowie mit Arthralgien verbunden. Etwa 20 % der Patienten mit gemischter Kryoglobulinämie entwickeln eine subakute oder chronische Glomerulonephritis (Arthralgie-Purpura-Nephritis-Syndrom). Im Unterschied zur Purpura Schönlein-Henoch kommen bei der Kryoglobulinämie Abdominalkoliken nur ganz selten vor.

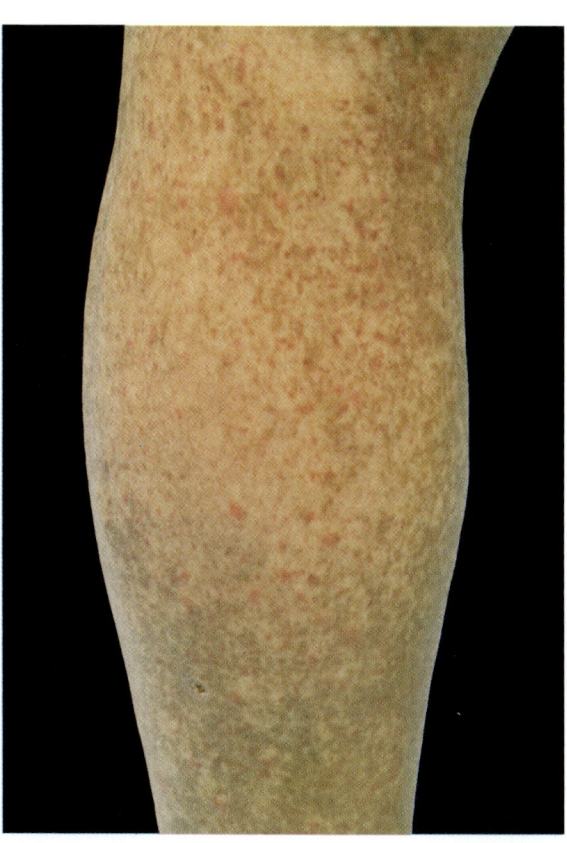

Abb. 15.9 Kryoglobulinämie. Alte, braun verfärbte und frische Purpuraläsionen.

Hereditäre hämorrhagische Teleangiektasie (Morbus Osler)

Pathogenese. Diese autosomal dominant vererbte Gefäßstrukturstörung beruht auf einer lokalisierten Dilatation und Konvolutbildung von Venolen und Kapillaren mit einer unter Umständen bis auf eine einzige Zellage verdünnten Wand. Diese Teleangiektasien können im Prinzip in allen Organsystemen vorkommen und sind vermehrt verletzungsgefährdet, woraus sich die Blutungstendenz erklärt. Sie sind differentialdiagnostisch von Sternnävi abzugrenzen (arterielle Gefäßspinnen mit zentraler Pulsation).

Klinik. Obwohl es sich um eine kongenitale Krankheit handelt, werden die Teleangiektasien oft erst im 2. oder 3. Lebensjahrzehnt und noch später manifest. Prädilektionsstellen sind: Nasenschleimhaut, Lippen, Zunge, Gingiva, Gaumen, Fingerkuppen und subungual (Abb. 15.10 und 15.11). Von den inneren Organen sind vor allem Magen und Harnblase, aber auch Respirationstrakt und Leber (vor allem in Form arteriovenöser Fisteln) betroffen.

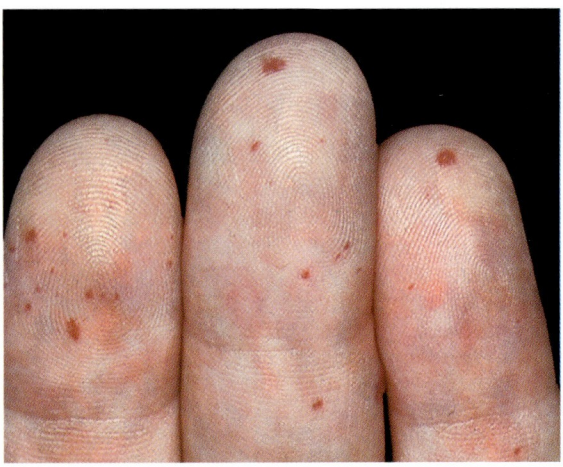

Abb. 15.**10** Morbus Osler. Teleangiektasien an der Innenfläche der Fingerkuppen.

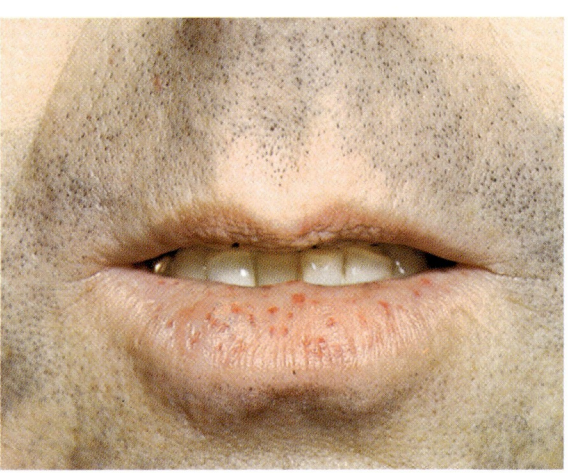

Abb. 15.**11** Morbus Osler. Teleangiektasien an der Unterlippe.

Ehlers-Danlos-Syndrom

Bei dieser fakultativ dominant vererbten Erkrankung (Fehlbildung der kollagenen Fasern) mit Cutis hyperelastica, Überstreckbarkeit aller Gelenke und vermehrter Lädierbarkeit der Haut besteht ebenfalls eine Neigung zu Hautblutungen.

Senile Purpura

Von differentialdiagnostischer Bedeutung ist die harmlose Form einer Purpura in der atrophischen Haut des älteren Menschen. Bei inadäquaten Traumen oder auch schon spontan treten vor allem auf dem Handrücken und auf der Streckseite der Vorderarme, aber auch an Beinen, im Gesicht und Nacken Petechien oder kleine Ekchymosen auf, welche unregelmäßig geformte, scharf begrenzte weinrote Areale auf der Haut zurücklassen können.

Gehäuft wird eine Purpura bei Hypertonikern, beim Vorliegen einer venösen Stase (Unterschenkel) und bei Patienten unter Kortikosteroidtherapie beobachtet, wobei es wegen der perivaskulären Hämosiderinablagerung mit der Zeit zu einer Braunfärbung kommen kann.

Skorbut

Der Vitamin-C-Mangel, dessen Vollbild heute eine Rarität darstellt, führt zu einer Synthesestörung des Hydroxyprolins, damit des Kollagens und somit zur Beeinträchtigung der Kittsubstanz der Gefäßwände. Petechien sind oft das erste klinische Zeichen. In der Folge kommt es zu Zahnfleischblutungen, Zahnausfall, Ekchymosen an Armen und Beinen, intramuskulären Hämatomen und bei Kindern auch zu subperiostalen Blutungen.

Dysproteinämien

Auch ohne das Vorliegen einer Thrombozytopenie kann bei Patienten mit multiplem Myelom oder Morbus Waldenström eine Purpura oder eine Epistaxis auftreten, die mit dem Grad der Hyperviskosität zu korrelieren scheint. Dasselbe läßt sich bei Kryoglobulinämien beobachten. Als pathogenetisch mögliche Faktoren kommen eine durch die Hyperglobulinämie gestörte Plättchenfunktion, eine direkte Gefäßwandschädigung und eine behinderte Fibrinstabilisierung in Betracht. IgA und IgM scheinen dabei häufiger beteiligt als IgG.

Infektionen

Schwere Infektionen können zu drei Typen von hämorrhagischer Diathese führen:

- Thrombozytopenie,
- vaskuläre Purpura,
- disseminierte intravaskuläre Koagulopathie.

Thrombozytopenien werden als Komplikation von Infektionen mit Bakterien (gramnegative Septikämien, Salmonella typhi, Brucellen), Viren (HIV, EBV), Pilzen, Rickettsien und Protozoen (Malaria tropica) beobachtet. Entweder führt der Erreger zu einer direkten Suppression der Megakaryopoese oder die Thrombopenie ist Teil einer disseminierten intravaskulären Koagulopathie oder es kommt zu einer immunologisch bedingten vorzeitigen Sequestration der Plättchen.

Vaskulär bedingte petechiale Blutungen (septische Mikroembolien) beobachtet man bei der subakuten bakteriellen Endokarditis, beim Typhus abdominalis, bei Meningokokkeninfektionen und Rickettsiosen.

Die disseminierte intravaskuläre Koagulopathie, DIC, als schwerste Form der hämorrhagischen Diathese, kommt im Rahmen einer Meningokokkensepsis, aber auch bei schweren Infekten mit *Pseudomonas aeruginosa*, *Proteus vulgaris* und *E. coli* vor. Aber auch grampositive Keime wie *Staphylococcus aureus*, *Streptococcus pneumoniae* und Clostridien können zu einer fulminanten disseminierten intravaskulären Koagulopathie führen.

15.5 Thrombophile Diathesen

Einer gesteigerten Gerinnbarkeit des Blutes geht in der Regel ein multifaktorielles Geschehen voraus. Diese Hyperkoagulabilität kann zu Thrombosen und/oder Embolien sowohl auf dem arteriellen wie venösen Schenkel des Gefäßsystems oder gar systemisch zur disseminierten intravasalen Gerinnung führen. Die Virchow-Trias zur Thromboseentstehung, basierend auf Hyperkoagulabilität, Stase (Störungen des Blutflusses) und Gefäßwandschaden, erscheint auch heute noch gültig.

Bedeutung der Anamnese

Wie auch bei den hämorrhagischen Diathesen ist eine gezielte Anamneseerhebung von entscheidender Bedeutung:

- Bestehen Hinweise für das Vorliegen einer familiär gehäuften Thrombophilie?
  Eine positive Familienanamnese deutet in erster Linie auf das Vorliegen eines angeborenen Mangels an Inhibitoren der plasmatischen Gerinnung hin (Protein-C- und -S-Mangel, Faktor-V-Mutation = Gendefekt für APC-Resistenz, Antithrombin-III-Mangel, Plasminogen, α_1-Antitrypsin).
- Lokalisation der Thrombose venös, arteriell?
- Trauma?
- Erworbene Mängel an Inhibitoren der plasmatischen Gerinnung und der Fibrinolyse kommen im Rahmen anderer Grunderkrankungen vor (Operation, entzündliche Erkrankung, Schwangerschaft, Wochenbett).
- Nimmt der Patient Medikamente ein, die eine Thromboseneigung fördern?
- Bestehen aufgrund der Anamnese Hinweise auf eine andere Grunderkrankung, die über eine multifaktorielle Genese eine Thrombose auslösen könnte?

Bedeutung der klinischen Befunde

Wie folgenschwer thromboembolische Ereignisse für den Patienten sind, hängt ab von der Lokalisation, der Ausdehnung und der Geschwindigkeit ihrer Entstehung.

Ein foudroyant auftretender akuter Verschluß einer singulären proximalen Beinvene kann symptomatisch über eine stark schmerzhafte Schwellung der distalen Extremität den Befund einer *Phlegmasia caerulea dolens* zeigen, mit Gefahr des Verlustes der entsprechenden Extremität. Dagegen verlaufen allmähliche Verschlüsse paarig angelegter Unterschenkelvenen oft inapparent; hier ist die Lungenembolie beim immobilisierten Patienten oft das erste Anzeichen einer stattgehabten Thrombose.

Als gesicherte angeborene Kriterien, die eine primäre (angeborene) thrombophile Diathese induzieren, gelten der Antithrombinmangel, der Protein-C- und der Protein-S-Mangel, Faktor-V-Mutationen, bestimmte Formen der Dysfibrinogenämie und die Hyperhomozysteinämie.

> **!** Oft überlagern individuelle Risiken eine thrombophile Diathese, wie sie in Tab. 15.9 dargestellt sind, die primären Defekte im Gerinnungs- und Lysesystem und wirken so als Auslöser zur Thrombenbildung.

Im einzelnen werden die klinischen Zeichen und Befunde der Beinvenenthrombose und die Sonderformen der venösen und arteriellen Thrombosen im Kapitel 9 besprochen.

Tabelle 15.9 Individuelle Risiken einer thrombophilen Diathese

- postoperativ
- Tumoren
- Immobilisation
- Diuretika
- Varicosis
- Venensporn
- abnormales Fußskelett
- stattgehabte Thrombose
- Übergewicht
- stehender Beruf
- mangelndes sportliches Training
- Langstreckenflug (economy-class-syndrome)
- lange Autofahrten
- Alter
- Einnahme von oralen Kontrazeptiva

Laboruntersuchungen

Die Diagnose einer Phlebothrombose ist laboranalytisch alleine nicht zu sichern.

> **!** Ein normaler D-Dimertest schließt jedoch ein thromboembolisches Ereignis mit hoher Wahrscheinlichkeit aus.

Eine Hyperkoagulabilität ist mit den im klinischen Alltag zur Verfügung stehenden Global- und Suchtests ebenfalls nicht oder nur unzureichend zu erkennen. Ein kongenitaler Mangel oder Strukturdefekt eines Inhibitors der plasmatischen Gerinnung oder der Fibrinolyse führt über einen gesteigerten Umsatz zu einem präthrombotischen Zustand und damit zu einer thrombophilen Diathese. In der Regel wird ein thromboembolisches Ereignis durch das Hinzutreten eines weiteren endogenen oder exogenen Risikos getriggert.

Antithrombin-Mangel

Pathogenese. Antithrombin, auch als Heparin-Kofaktor bezeichnet, gilt als der wichtigste physiologische Serin-Proteasen-Inhibitor. Seine Hauptwirkung ist gegen Thrombin und die aktivierten Faktoren X (Xa) und IX (IXa) gerichtet (s. Abb. 15.1). In Anwesenheit von Heparin wird die Reaktion von Antithrombin mit Thrombin und Faktor Xa so beschleunigt, daß eine effiziente Hemmung der intravasalen Gerinnung erfolgt.

Man unterscheidet Typ-I- und Typ-II-Mängel. Beim Typ-I-Mangel liegt eine Verminderung des Proteins im Plasma vor. Beim Typ-IIa- und -IIb-Mangel ist die Aktivität vermindert bzw. teilweise funktionell inaktiv. Beim Typ IIc liegt eine Störung der Heparinbindung vor, wobei wahrscheinlich nur die homozygote Form dieser Störung klinische Relevanz hat. In ca. 50 % der Fälle kommt es bei Typ-I-Merkmalsträgern bereits vor dem 40. Lebensjahr zu thromboembolischen Komplikationen, in der Regel getriggert durch ein auslösendes Agens (s. Tab. 15.9), aber auch „idiopathisch".

Ein *erworbener* Antithrombin-Mangel ist in den ersten Lebenstagen infolge des unreifen Hämostasesystems physiologisch. Später liegen dem erworbenen Antithrombin-Mangel pathogenetisch entweder eine Synthesestörung in der Leber oder ein gesteigerter Verbrauch des Faktors zugrunde. Dies kann bei fortgeschrittenem Leberparenchymschaden, Leberzirrhose, toxischem Leberversagen, Proteinverlust z. B. im Rahmen des nephrotischen Syndroms, bei exudativer Enteropathie, Verbrauchskoagulopathie, Sepsis, Präklampsie, Verlustkoagulopathie (bei massivem Blutverlust), bei Operationen mit großen Wundflächen, Verbrennungen, bei Heparintherapie, Östrogentherapie, oder einer Therapie mit oralen Antikoagulanzien, vorkommen.

Protein-C-Mangel

Protein C ist wie sein Kofaktor Protein S ein Inhibitor, also ein „Bremser" der plasmatischen Gerinnung (s. Abb. 15.1). Beide sind Vitamin-K-abhängig. Man unterscheidet auch hier wie beim Antithrombin zwischen Typ-I- und Typ-II-Mangel; beide Formen gehen mit einer Thromboseneigung einher. Bei dem schweren angeborenen *homozygoten* Protein-C-Mangel (Plasmaspiegel < 1 %) kommt es zumeist bereits in der Neonatalperiode zu schweren, mit dem Leben nicht vereinbaren Komplikationen. Bei einigen homozygot bzw. doppelt heterozygot positiven Patienten finden sich Protein-C-Plasmaspiegel zwischen 1 – 18 %. Bei ihnen kommt es im Verlaufe des Lebens mit sehr hoher Wahrscheinlichkeit auf dem venösen Schenkel des Gefäßsystems zu thromboembolischen Komplikationen und es besteht ein erhöhtes Risiko zur Entwicklung einer Cumarinnekrose.

Bei der heterozygoten Form liegt die Protein-C-Aktivität um 50 % der Norm. Bei den betroffenen Patienten kommt es in mehr als 50 % der Fälle zu rezidivierenden thromboembolischen Komplikationen, wobei etwa die Hälfte der Patienten das erste Ereignis vor dem 30. Lebensjahr erleidet.

Ein *erworbener* Protein-C-Mangel kann infolge einer Synthesestörung bei Lebererkrankungen, bei Vitamin-K-Mangel und zu Beginn einer Cumarintherapie auftreten. Ein gesteigerter Verbrauch im Rahmen einer Verbrauchskoagulopathie oder im Rahmen einer Operation, ferner eine Asparaginasetherapie, Kontrazeption oder eine Schwangerschaft können ebenfalls zu einem kritischen Absinken des Protein-C-Spiegels und zu einer thrombophilen Diathese führen.

Protein-S-Mangel

Nur das in freier Form zirkulierende Protein S ist als Kofaktor des aktivierten Protein C antikoagulatorisch wirksam, ca. 60 % liegen gebunden vor und sind gerinnungsphysiologisch inaktiv (s. Abb. 15.**1**). Man unterscheidet wie bei angeborenem Protein-C-Mangel zwischen Typ I und II. Als Typ-III-Mangel wird eine erhöhte Bindungsfähigkeit an das Akutphasenprotein C4b bezeichnet, diese kann bei entzündlichen Erkrankungen schwanken. Bei gleichzeitig vorkommendem Faktor-V-Leiden werden sehr niedrige Protein-S-Aktivitäten gemessen.

Dem *erworbenen* Protein-S-Mangel liegen die gleichen Bedingungen zugrunde, wie sie für den erworbenen Protein-C-Mangel beschrieben wurden.

Aktivierte Protein-C (APC)-Resistenz und Faktor-V-Leiden

Pathogenese. 1993 beschrieb Dahlbäck erstmals das Phänomen der APC-Resistenz. 1994 wurde die Punktmutation am Faktor V in Leiden (Holland) als Ursache aufgeklärt. Aufgrund einer Punktmutation, die eine Aminosäuresequenz am Faktor V verändert, kann aktiviertes Protein C nicht am Faktor V wirken, so daß es nur zu einer sehr verzögerten proteolytischen Spaltung von Faktor V kommt und damit zu einer beschleunigten Gerinnungsaktivierung (s. Abb. 15.**1**). Diese Punktmutation wird autosomal dominant vererbt. Bei Familien mit APC-Resistenz findet sich immer dieselbe Punktmutation. In Mitteleuropa sind 5–7 % der Bevölkerung von der Faktor-V-Leiden-Mutation betroffen. Sie ist mit einer Prävalenz von 20–40 % die häufigste gerinnungsphysiologische Störung, die thromboembolische Komplikationen auf dem venösen Schenkel des Gefäßsystems induziert.

Klinik. Bei Patienten mit Faktor-V-Leiden wurde eine signifikant höhere Neigung zu Spontanaborten beobachtet. *Homozygote* Merkmalsträger haben ein nahezu 100 % höheres Thromboserisiko gegenüber der Normalbevölkerung, wobei arterielle Ereignisse wie zerebrale Ischämie oder Myokardinfarkt nicht häufiger auftreten als in einem alterssentsprechenden Normalkollektiv. Wie bei heterozygoten Merkmalsträgern führt eine zusätzliche Risikoerhöhung wie Schwangerschaft, Ovulationshemmer, Zustand nach Trauma, Immobilisation sowie eine Kombination von Gerinnungsdefekten häufiger und früher zu einer Thrombosemanifestation. Ein erhöhtes Risiko, als Folge einer Faktor-V-Mutation arterielle Thrombosen zu erleiden, läßt sich bisher nicht belegen.

Erworbene APC-Resistenz. Von einer *erworbenen* APC-Resistenz wird gesprochen, wenn es z. B. infolge einer Verbrauchs- oder Verlustkoagulopathie oder infolge eines erworbenen Lupusinhibitors zu einem Mißverhältnis zwischen dem aktivierten Protein C und dem Faktor VIIIa kommt. Kommen noch andere Risikofaktoren (s. Tab. 15.**9**) dazu, steigt auch hier das Thromboserisiko sprunghaft. Weiter werden Akutphasereaktionen einhergehend mit APC-Resistenz beschrieben sowie neulich eine Genmutationsvariante des Prothrombins (Faktor II) mit erhöhtem Thromboserisiko infolge seiner Wirkung auf das aktivierte Protein C (s. Abb. 15.**1**).

Dysfibrinogenämie

Bei der Dysfibrinogenämie vom Thrombophilie-Typ fehlen Bindungsstellen für Plasminogen oder sie sind funktionsuntüchtig. Infolgedessen kann das Fibrinolysesystem nicht richtig aktiviert werden, so daß bei diesen Patienten ein erhöhtes thromboembolisches Risiko besteht.

Hyperhomozysteinämie

Homocystein verursacht als schwefelhaltige Aminosäure eine Schädigung des Gefäßendothels, aktiviert Thrombozyten und verursacht deshalb eine Thromboseneigung; es stimuliert die Ablagerung von Fetten und Proteinen an der Gefäßwand. Eine Hyperhomozysteinämie ist daher mit einem erhöhten Risiko für arterielle und venöse Thrombosen vergesellschaftet. Die Ursachen der Serum-Homocystein-Konzentrationserhöhung können genetisch bedingt (Enzymopathie, Homozysteinurie) oder erworben durch Vitamin-B-Mangel verursacht sein.

Homocystein entsteht als Zwischenprodukt im Aminosäurestoffwechsel und wird durch das Enzym Cystationsynthetase in Cystation bzw. durch die Cystationase weiter in Cystein umgebaut. Für diese Reaktionsschritte wird Vitamin B benötigt. Für die weitere Homocystein-Methioninumwandlung werden Folsäure und Betaine gebraucht. Die Ausprägung der Hypovitaminose von B_6, B_{12} und Folsäure korreliert mit der Höhe des Serumhomocysteinspiegels. Dieser kann durch eine entsprechende Substitution der verminderten Vitamine abgesenkt werden. Hoher Alkoholkonsum z. B. führt über eine Folsäureverminderung zu einem erhöhten Homocysteinspiegel.

Literatur

Aster RA. Heparin-induced thrombocytopenia and thrombosis. N Engl J Med. 1995; 332: 1771–1776.

Bauer A, Mall K. Hämostase, Thrombose und Embolie. Hämostaseologie. 1995; 15: 92–99.

Bell W. Thrombotic thrombocytopenic purpura. JAMA 1991; 265: 91–93.

Bertina RM, Koelemann BPC, Koster T, Rosendaal FR, Dinven RJ, de Ronde H, van der Velden PA, Reitsma PH. Mutation in blood coagulation factor V associated with resistance to activated protein C. Nature. 1994; 369: 64–67.

Boon DMS, Kappers-Klunne MC, Michiels JJ, Stibbe J, Van Vliet HHDM. Heparin-induced thrombocytopenia and thrombosis: a potential fatal complication in a routine treatment. Neth J Med. 1995; 46: 146–152.

Cacoub P, Lunel Fabiani F, Musset L, Perrin M, Frangeul L, Leger JM, Huraux, JM, Piette JC, Godeau P. Mixed cryoglobulinemia and hepatitis C virus. Am J Med. 1994; 96: 124–132.

Chang JC. Review: postoperative thrombocytopenia: with etiologic, diagnostic and therapeutic consideration. Am J Med Sci. 1996; 311: 96–105.

Cooper PC, Hamton KK, Makris M, Abuzenadah A, Paul B, Preston FE. Further evidence that activited protein C resistance can be misdiagnosed as inherited functional protein S defiency. Brit J Haematol. 1994; 88: 201–203.

Dahlbäck B, Carlson M, Sevennson PJ. Familial thrombophilia due to a previously unrecognized mechanism characterised by poor anticoagulant response to activated protein C. Prediction of a cofactor to activated protein C. Proc Natl Acad Sci. USA 1993; 90: 1004–1008.

Den Heijer M, Koster T, Blom HJ, Bos GMJ, Briet E, Reitsma PH, Vandenbroucke JP, Rosendaal F. Hyperhomocysteinemia as a risk factor for deep vein thrombosis. N Engl J Med. 1996; 334: 759–762.

von Eckardstein A, Milanow MR, Upson B, Heinrich J, Schulte H, Schönfeld R, Köhler E, Assmann G. Effects of age, lipoproteins, and hemostatic parameters on the role of homocyst(e)inemia as a cardiovascular risk factor in men. Arterioscler Thromb. 1994; 14: 460–464.

Franken DG, Boers GHJ, Blom HJ, Trijbels FJM, Kloppenborg PWC. Treatment of mild hyperhomocysteinemia in vascular disease patients. Arterioscler Thromb. 1994; 14: 465–470.

Furie B, Furie BC. Molecular and cellular biology of blood coagulation. N Engl J Med. 1992; 326: 800–806.

George JN, El-Harake MA, Raskob GE. Chronic idiopathic thrombocytopenic purpura. N Engl J Med. 1994; 331: 1207–1211.

Grandone E, Margaglione M, Colaizzo D, d'Addedda M, Cappucci G, Veccione G, Sciannamé N, Pavone G, di Minno G. Factor V-Leiden is associated with repeated and recurrent unexplained fetal losses. Thromb Haemost. 1997; 77: 822–824.

Hoyer LW. Hemophilia A. N Engl J Med. 1994; 330: 38–47.

Kiefel V, Mueller-Eckhard C. Medikamentös induzierte Immunhämozytopenien. Dtsch Med Wschr. 1993; 188: 113–118.

Malinow MR. Homocysteine and arterial occlusive diseases. J Intern Med. 1994; 236: 603–617.

Mammen EF. Clinical relevance of antithrombin deficiencies. Semin Hematol. 1995; 32: 2–6.

Mannucci PM. Hemostatic drugs. N Engl J Med. 1998; 339: 245–253.

Miller JL. von Willebrand disease. Hematol Oncol Clin N Amer. 1990; 4: 107–128.

Nachman RL, Silverstein R. Hypercoagulable states. Ann Intern Med. 1993; 119: 819–827.

Papinger I. Thrombophile Gerinnungsstörungen. In: Mueller-Eckhardt C. Transfusionsmedizin, Berlin, Heidelberg: Springer; 1997; 389–400.

Perry DJ. Antithrombin and it's inherited deficiencies. Blood Reviews. 1994; 8: 37–55.

Pescatore P, Horellou HM, Conrad J, Piffoux M, Van Dreden P, Ruskone-Fourmestraux A, Samama M. Problems of oral anticoagulation in an adult with homozygous protein C deficiency and late onset of thrombosis. Thromb Haemostas. 1993; 69: 311–315.

Riess H. Hämostasestörung im Umfeld von Sepsis und SIRS. Internist. 1998; 39: 479–484.

Robinson K, Mayer EL, Miller DP, Green R et al. Hyperhomocysteinemia and low pyridoxal phosphate. Circulation. 1995; 92: 2825–2830.

Rose EH, Aledort LM. Nasal spray desmopressin (DDAVP) for mild hemophilia A and von Willebrand disease. Ann intern Med. 1991; 114: 563–568.

Spannagel M, Schramm W. APC-Resistenz bei Faktor-V-Leiden: Wie hoch ist das Thromboserisiko? Dtsch Med Wschr. 1998; 123: 137–139.

Warkentin TE, Levine M, Hirsh J, Horsewood P. Heparin-induced thrombocytopenia in patients treated with low molecular-weight heparin or unfractionated heparin. N Engl J Med. 1995; 332: 1330–1335.

In der Halsregion lokalisierte Erkrankungen

16 In der Halsregion lokalisierte Erkrankungen

H. Vetter und W. Vetter

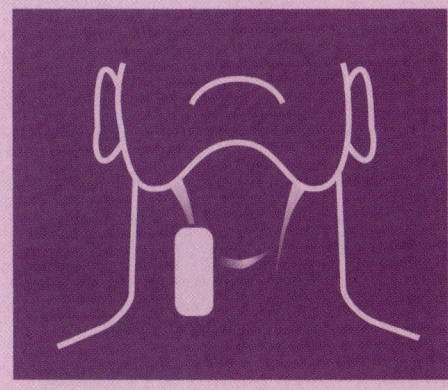

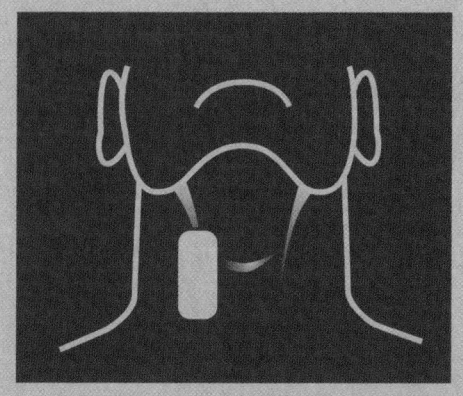

16 In der Halsregion lokalisierte Erkrankungen

H. Vetter und W. Vetter

Allgemeine Bemerkungen   428

16.1	Venöse Stauung bzw. Einflußstauung	428
16.2	Erkrankungen der Arterien	428
16.3	Erkrankungen der Halswirbelsäule	429
16.4	Lymphknotenschwellungen	429

Entzündliche reaktive Lymphknotenschwellungen   429
Tumoröse Lymphknotenschwellungen   430

16.5	Branchiogene Kiemengangzyste	431
16.6	Thyreoglossale Zyste	431
16.7	Karotisglomustumoren	431
16.8	Aberrierende Strumaknoten	432
16.9	Schwellungen der Speicheldrüsen	432
16.10	Schilddrüse	432

Lokalisationsdiagnostik   433
Funktionsdiagnostik   433
Hyperthyreose   434
   Morbus Basedow   434
   Autonomie der Schilddrüse   435
   Endokrine Ophthalmopathie und
   prätibiales Myxödem   435
Hypothyreose   437
   Angeborene Hypothyreose   437
   Erworbene (primäre, sekundäre und tertiäre)
   Hypothyreose   437
Blande Struma   438
Thyreoiditis   439
   Akute Thyreoiditis   439
   Subakute Thyreoiditis   439
   Chronische Thyreoiditis   439
   Sonderform   440
Schilddrüsenmalignom   440

16.11	Erkrankungen der Parathyreoidea	440

In der Halsregion lokalisierte Erkrankungen

Allgemeine Bemerkungen

Alle im Hals verlaufenden Strukturen (Wirbelsäule, Gefäße, Nerven, Muskulatur, Bindegewebe, Haut) können Sitz von Erkrankungen sein.

Krankheitssymptome können auch von Systemerkrankungen ausgehen, welche nicht selten besonders hervortreten (Lymphknoten) und gegen im Halsgebiet typische Verwechslungsmöglichkeiten (z. B. branchiogene Zysten) abgegrenzt werden müssen.

Im Gebiet des Halses finden sich aber auch Organe mit spezifischer Funktion wie Schilddrüse und Nebenschilddrüse, deren Erkrankungen eine besondere Symptomatologie hervorruft.

16.1 Venöse Stauung bzw. Einflußstauung

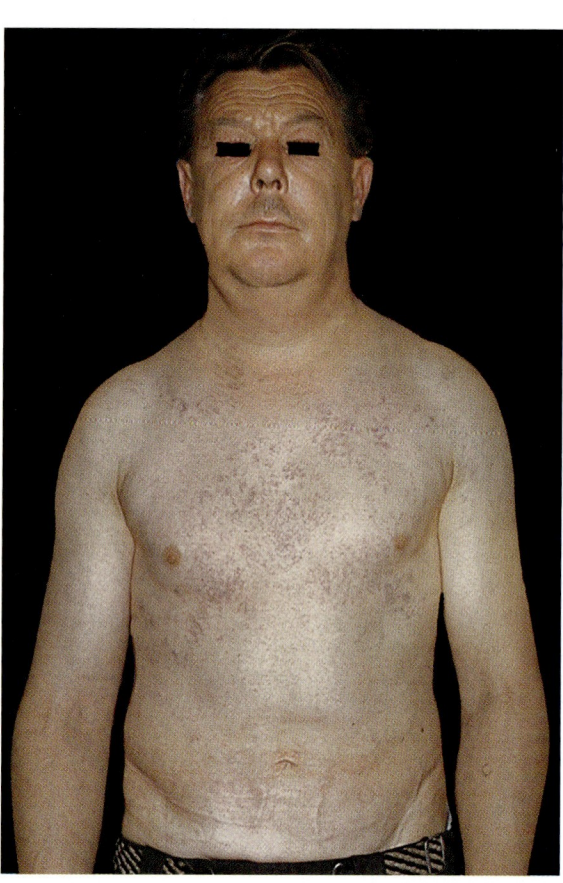

Abb. 16.1 Obere Einflußstauung bei mediastinalem Tumor (Morbus Hodgkin). Im Gegensatz zur kardialen Einflußstauung sind nicht nur die Halsvenen gestaut, sondern meist sind auch die Venen im Bereich des Thorax erweitert (wie auf dieser Abbildung gut sichtbar). 44jähriger Mann.

Im Gebiet des Halses findet sich praktisch als eine einzige Veränderung der Venen deren abnormale Erweiterung und Füllung als Ausdruck einer venösen Stauung. Es können dafür zwei Ursachen in Frage kommen:

➤ die Stauungsinsuffizienz des Herzens (Rechtsherzinsuffizienz und Pericarditis constrictiva),
➤ die sog. obere Einflußstauung (V.-cava-superior-Syndrom) als Folge eines mechanischen Hindernisses im Bereich der großen Venen bzw. der V. cava superior.

Von den Symptomen bei Stauungsinsuffizienz des Herzens unterscheidet sich die obere Einflußstauung in erster Linie durch die auf die obere Körperhälfte beschränkten Stauungserscheinungen sowie in schweren Fällen durch mehr oder weniger ausgeprägte Ödeme im Bereich von Gesicht, Hals (Stokes-Kragen) und Armen. Die durch Ausbildung von venösen Kollateralen hervorgerufene Venenzeichnung umfaßt Brust und/oder Abdominalregion (Abb. 16.1).

Kompression und Infiltration durch maligne Tumoren im Mediastinum sind die häufigsten Ursachen der oberen Einflußstauung. Daneben kommen retrosternale Struma, Thrombosen der V. cava superior, Mediastinalemphysem und -fibrose, ausgedehnte Aortenaneurysmen sowie eine Mediastinitis in Frage.

16.2 Erkrankungen der Arterien

Bei aneurysmatischen Erweiterungen der Karotis ergibt die klinische Untersuchung pulsierende Vorwölbungen, die fast ausschließlich im unteren Halsbereich lokalisiert sind. Bei totalen oder partiellen Karotisverschlüssen sind je nach Lokalisation fehlende oder abgeschwächte Pulsationen distal der Läsion zu tasten. Je nach Lage von Verschluß und Zustand der Kollateralen können aufgrund der arteriellen Minderversorgung verschiedenartige zentrale Ausfallerscheinungen bestehen. Die bei Karotisstenose auskultierbaren Geräuschphänomene müssen abgegrenzt werden gegenüber systolisch-diastolischen Geräuschen über hyperthyreoten Schilddrüsen sowie bei beidseitigen systolischen Strömungsgeräuschen gegenüber fortgeleiteten Geräuschen bei Aortenstenose.

16.3 Erkrankungen der Halswirbelsäule

Degenerative Erkrankungen. Die degenerativen Erkrankungen der Halswirbelsäule führen meist zu Symptomen im Bereich der Schultern und der oberen Extremitäten, zu Kopfschmerzen okzipital und gelegentlich – bei Beeinträchtigung der A. vertebralis – zu Zeichen der Basilarisinsuffizienz.

Entzündliche Erkrankungen. Die entzündlichen Knochendestruktionen sind selten und treten zahlenmäßig gegenüber den tumorösen stark zurück.

Tumoröser Befall. Tumoröser Befall wird gesehen im Rahmen einer generalisierten Skelettmetastasierung oder beim Plasmozytom.

Vertebrale und radikuläre Syndrome. Bleiben die Schmerzen bei degenerativen Halswirbelsäulenveränderungen auf die Hals-Nacken-Wirbelregion beschränkt, sprechen wir von einem (zervikalen) *vertebralen Syndrom*, strahlen die Schmerzen in die Arme aus oder treten andere Symptome auf, die ihre Ursache in einer Nervenwurzelkompression haben, von einem (zervikalen) *radikulären Syndrom*. Bei zervikalen vertebralen Syndromen stehen neben Schmerzen Bewegungseinschränkung, Hartspann der Nackenmuskulatur und Schonhaltung der Wirbelsäule im Vordergrund. Den vertebralen Syndromen liegen Veränderungen der Bandscheiben bzw. der Deck- und Bodenplatten (Osteochondrosen), der Randleisten (Spondylosen) und der Intervertebralgelenke (Spondylarthrosen) zugrunde. Verlagerung von Bandscheibenmaterial (nach hinten oder lateral) führt eher zu einer Kompression der Nervenwurzeln und damit zu radikulären Symptomen.

Tortikollis. Die Tortikollis („Halskehre") beruht auf Kapseleinklemmungen und entzündlicher Reizung an den Wirbelgelenken und ist charakterisiert durch Blockierung vor allem der Rotation des Kopfes.

Ein plötzlich auftretender starker Schmerz im unteren Bereich der Halswirbelsäule bei ungewohnter körperlicher Anstrengung (Schneeschaufeln!) und eine streng lokalisierte Druckdolanz meist über dem Dornfortsatz C7 weist auf eine *Schipperfraktur* hin (Abriß des Dornfortsatzes, meist C7). Ein seitliches Röntgenbild sichert die Diagnose.

Morbus Klippel-Feil. Von den angeborenen Halsdeformationen ist klinisch der *Morbus-Klippel-Feil* die wichtigste. Beim Morbus Klippel-Feil finden sich Spalt- und Blockwirbel und Bogenspalten, wodurch der Wirbelabschnitt verkürzt wird, was zu einem kurzen, bewegungsarmen Hals führt.

16.4 Lymphknotenschwellungen

Lymphknotenschwellungen können allgemein entzündlich und tumorbedingt sein und zeigen im Halsgebiet einige Besonderheiten. Im Rahmen der klinischen Untersuchung werden Informationen über Anzahl, Schmerzhaftigkeit, Verschieblichkeit, Konsistenz und Begrenzung gewonnen. Klinischer und histologischer Befund klären die Ätiologie der Lymphknotenschwellung.

Entzündliche reaktive Lymphknotenschwellungen

Akute Lymphadenitis. Eine regionäre Lymphadenitis muß bei akut auftretenden schmerzhaften kleinen Lymphknotenschwellungen in Erwägung gezogen werden. Bei schwerem Krankheitsverlauf ist die darüberliegende Haut gerötet und überwärmt, und es kann zur Phlegmone und zur Abszeßbildung kommen (Abb. 16.2). Die Suche nach einem entzündlichen Ausgangsherd (Pharyngitis, Tonsillitis, Aphthen der Mundschleimhaut, Zahnerkrankungen u. a.) vermag diagnostisch hinweisend zu sein.

Narbenstadien. Kleine (bis etwa linsengroße), nicht druckschmerzhafte, mit der Oberfläche und den umgebenden Strukturen nicht verbackene, mäßig derbe Lymphknotenschwellungen können sich an fast allen Lymphknotenstationen im Bereich des Halses (vor allem hinter dem M. sternocleidomastoideus) finden. Es sind Narbenstadien nach früher durchgemachten entzündlichen Lymphknotenschwellungen.

Tuberkulöses Halslymphom. Es imponiert oft durch eine einseitige, druckdolente, erbs- bis walnußgroße Lymphknotenschwellung. Größere Knoten schmelzen ein, verbacken mit der Haut und führen zur charakteristischen Blauverfärbung (Abb. 16.3) und schließlich zur Fistelbildung.

Lymphknotenschwellungen bei Viruserkrankungen. Die okzipitale Lokalisation bei Rubeolen ist fast pathognomonisch. Die Mononukleose zeigt meist druckdolente Lymphknotenschwellungen vorwiegend unterhalb des Unterkiefers, aber auch hinter dem M. sternocleidomastoideus im mittleren Halsbereich. Auch die Katzenkratzkrankheit kann Halslymphknotenschwellungen hervorrufen (meist zusammen mit Axillarlymphknoten). Diese sind in der Regel stark schmerzhaft und können teilweise einschmelzen.

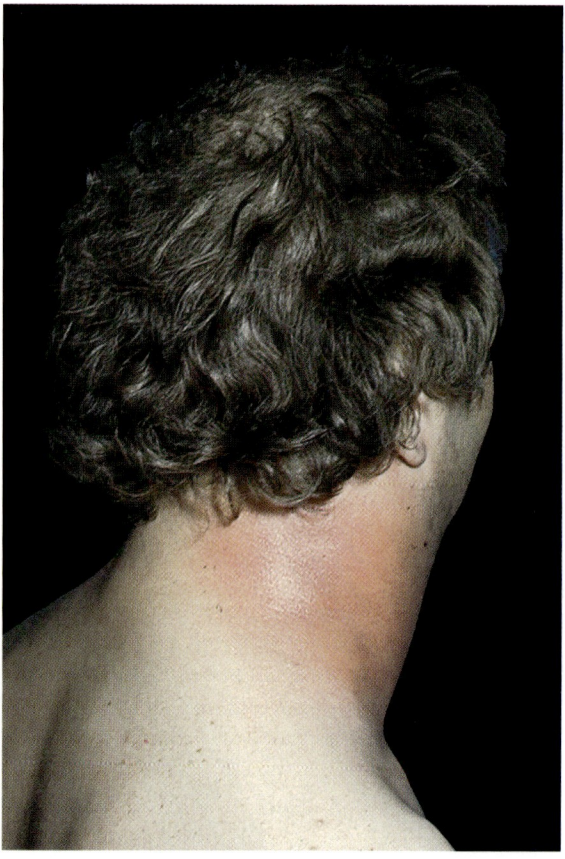

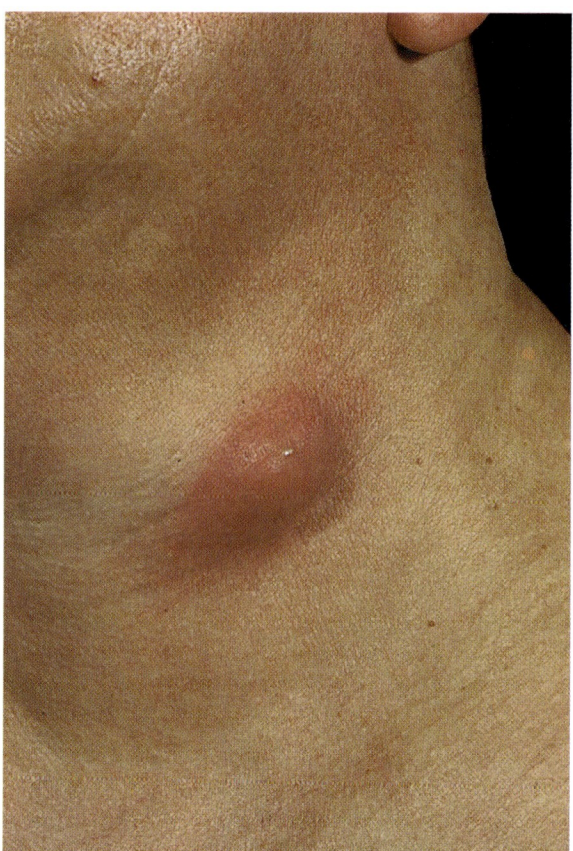

Abb. 16.2 Akute Lymphadenitis mit phlegmonöser Ausbreitung und Abszeßbildung bei Streptokokkeninfekt der Tonsillen.

Abb. 16.3 Tuberkulöses Halslymphom.

Toxoplasmose. Die Lymphadenitis toxoplasmotica (Lymphadenitis nuchalis et cervicalis) verläuft meist ohne wesentliche Beschwerden und ist dann wegen der oftmals indolenten kleineren Lymphknotenschwellungen gegenüber älteren narbigen Lymphknotenvergrößerungen schwierig abzugrenzen.

Morbus Boeck (Sarkoidose). In der Regel bestehen doppelseitige, derbe, indolente Lymphknotenschwellungen ohne wesentliche Beeinträchtigung des Allgemeinbefindens.

AIDS. Zervikale Lymphknotenschwellungen können bei einer Infektion mit dem Human immunodeficiency virus (HIV) im Rahmen einer generalisierten Lymphadenopathie auftreten.

Tumoröse Lymphknotenschwellungen

Bei tumorösen bzw. malignen Lymphknotenschwellungen im Halsbereich ist vor allem zwischen folgenden Krankheitsbildern zu unterscheiden:

- Lymphknotenmetastasen,
- Lymphogranulomatose (Morbus Hodgkin),
- Non-Hodgkin-Lymphome und
- chronische Leukämien.

Findet sich im Bereich des Kieferwinkels ein sehr derber, nicht druckschmerzhafter Lymphknoten, so ist an eine *regionäre Metastase* bei einem im Rachenraum (inklusive Lunge) gelegenen Karzinom zu denken. Die isolierte, im Klavikularwinkel gelegene *Virchow-Drüse* bei Magenkarzinom ist besonders zu beachten. Auch das *Bronchialkarzinom* kann schon frühzeitig in die Halslymphknoten metastasieren.

Bei Jugendlichen und Kranken im mittleren Alter sind das Lymphogranulom, bei älteren die Non-Hodgkin-Lymphome die häufigste Ursache tumoröser Lymphknotenschwellungen.

Klinik. Es finden sich in der Regel indolente, einzelne oder in Verbänden angeordnete, manchmal verbackene Lymphknotenschwellungen mit oftmals rascher Wachstumstendenz vorwiegend im mittleren und unteren Halsbereich. Unklare Fieberschübe, Schweißausbrüche sowie Leistungsminderung können erste Symptome der malignen Erkrankung sein.

16.5 Branchiogene Kiemengangzyste

Die branchiogene Kiemengangzyste ist in der Regel am medialen Rand des oberen Teils des M. sternocleidomastoideus lokalisiert, von verschiedener Größe, gelegentlich fluktuierend, prall-elastisch (Abb. 16.4). Diese auf kongenitaler Mißbildung beruhenden Zysten kommen fast ausschließlich bei Jugendlichen vor. Sie sind sehr selten nach dem 40. Lebensjahr. Wenn sie sich infizieren, können sie gegenüber entzündeten Lymphknoten nicht immer leicht abzugrenzen sein. Sie bieten dann das Bild einer akut entzündlichen Schwellung. Bei der Punktion wird, im Gegensatz zu tuberkulösem Eiter (evtl. mit Tuberkulosebakterien), eitrige Flüssigkeit mit zahlreichen typischen Cholesterinkristallen aspiriert.

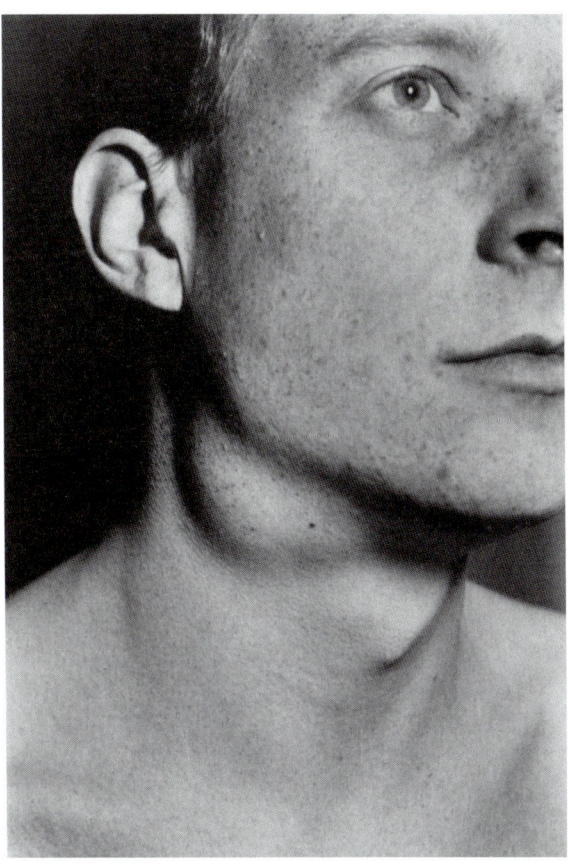

Abb. 16.4 Laterale Halszyste. 25jähriger Mann. ▶

16.6 Thyreoglossale Zyste

Die thyreoglossale Zyste (ausgehend vom Ductus thyreoglossus, welcher nicht obliteriert) liegt in der Mittellinie und entwickelt sich, in der Pubertät von der thyreohyoiden Membran ausgehend, am häufigsten an der unteren Linie des Hyoids. Sie weicht gelegentlich etwas nach der Seite ab, fluktuiert und wird, wenn sie genügend groß ist, durchscheinend. Entzündung und Fistelbildung nach außen kommen vor.

16.7 Karotisglomustumoren

Karotisglomustumoren sind Nerven-Gefäß-Geschwülste, die hinter der Bifurkation der Karotis gelegen sind. Diese Tumoren sind selten, wachsen sehr langsam während Jahren, zeigen keine entzündliche Reaktion der Umgebung und machen nur ausnahmsweise ein Sinus-caroticus-Syndrom (s. Kapitel 33). Dagegen kommt es gelegentlich zu einer direkten Reizung des Sympathikus mit unilateraler Pupillenerweiterung.

16.8 Aberrierende Strumaknoten

Aberrierende Strumaknoten im Halsbereich lassen sich szintigraphisch darstellen.

16.9 Schwellungen der Speicheldrüsen

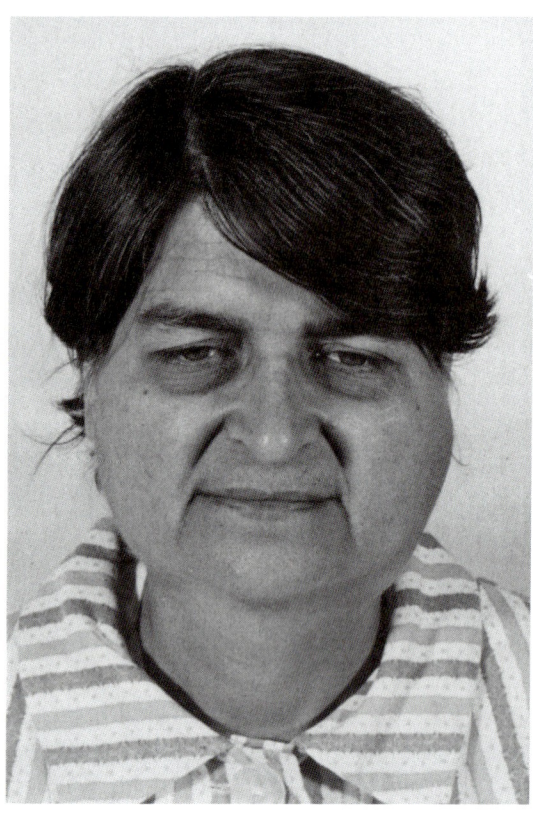

Bei Schwellungen im oberen Halsbereich ist eine Erkrankung der Speicheldrüsen in Erwägung zu ziehen. Die Veränderungen der Speicheldrüse können durch folgende Veränderungen bedingt sein:

➤ *entzündlich* (Parotitis, akute und chronische Sialadenitis)
➤ *nicht entzündlich* (Speicheldrüsenhypertrophie, Speichelsteine, Mikulicz Syndrom, Sjögren-Syndrom, Parotismischtumor, maligne Speicheldrüsentumoren),
➤ jodhaltige Kontrastmittel, butazonhaltige Präparate oder eine Allergie gegen Medikamente (z. B. Penizilline).

Je nach Grundkrankheit ist der Lokalbefund unterschiedlich ausgeprägt (Abb. 16.**5**). Bei den malignen Speicheldrüsentumoren finden sich häufig und relativ frühzeitig regionäre Lymphknotenmetastasen.

◂ Abb. 16.5 Beidseitige Parotisschwellung bei einer 51jährigen Patientin mit Sjögren-Syndrom.

16.10 Schilddrüse

Die Schilddrüse folgt beim Schlucken wegen der engen anatomischen Beziehungen der Bewegung der Trachea. Gleiches gilt in der Regel für Vergrößerungen der Schilddrüse, aber auch für palpable Nebenschilddrüsenadenome, die dann als Pseudostruma imponieren. Zervikale Lymphome, Kiemengangszysten, Dermoide u. a. bewegen sich dagegen beim Schluckakt nicht mit.

! Die Beurteilung der lokalen Veränderungen ist für viele Krankheiten der Schilddrüse entscheidend.

Schilddrüse

Diagnostik bei Schilddrüsenerkrankungen

Lokalisationsdiagnostik

Die morphologische Beurteilung durch Palpation wird ergänzt durch *Szintigraphie* und *Sonographie*, wobei beide Untersuchungen sich in ihren Aussagen ergänzen können.

Szintigraphie. Die Szintigraphie deckt Schilddrüsenbezirke mit verminderter bzw. fehlender (kalter bzw. kühler Knoten) oder aber auch mit vermehrter (heißer Knoten) Radionuklidaufnahme auf. Auch können damit Schilddrüsenektopien wie Zungengrundstruma (Abb. 16.**6**) oder retrosternale Strumaanteile erfaßt werden.

Sonographie. Die Sonographie gibt Aufschluß über Vorhandensein von Schilddrüsengewebe bzw. über Lage und Größe des Organs, vermag aufgrund (diffuser) Echoarmut ätiologische Hinweise zu geben bei diffusen Erkrankungen wie Morbus Basedow oder chronisch lymphozytärer Thyreoiditis und eignet sich besonders für den Nachweis von Schilddrüsenknoten. Unterschiedliche Schallmusterveränderungen weisen auf adenomatöse Knoten (echogleiche oder echoreiche Bezirke im Vergleich zu gesundem Schilddrüsengewebe), auf zellreiche, kolloidarme Knoten und Schilddrüsenmalignome (echoarm), auf Zysten (echofrei) (Abb. 16.**7**) oder auf Verkalkungen (echostark mit dahinterliegendem Schallschatten) hin.

Punktionszytologie. Die Durchführung einer *Punktionszytologie* ist bei jedem kalten Schilddrüsenknoten, sonstigen knotigen Veränderungen der Schilddrüse sowie bei Verdacht auf Thyreoiditis indiziert.

Funktionsdiagnostik

Die Auswahl und die Reihenfolge spezieller hormoneller Untersuchungen richten sich nach der jeweiligen klinischen Verdachtsdiagnose.

TSH-Bestimmung. Die Bestimmung des thyreoideastimulierenden Hormons der Hypophyse (TSH) ist der erste Schritt, um die Funktionslage der Schilddrüse zu evaluieren. Da das TSH im Zentrum eines negativen Feed-back-Systems steht, werden bereits kleinere Veränderungen der Schilddrüsenfunktion durch Veränderungen der TSH-Konzentration deutlich, und primäre Hypothyreosen lassen sich von sekundären unterscheiden.

T_3-/T_4-Bestimmung. Da die Schilddrüsenhormone Thyroxin (T_4) und Trijodthyronin (T_3) im zirkulierenden Blut an Trägerproteine, zum überwiegenden Teil an das thyroxinbindende Globulin (TBG) gebunden sind (z. B. 99,95 % des T_4), reflektieren Bestimmungen des Gesamt-T_4 (und auch Gesamt-T_3) einen inaktiven Hormonpool, und die gemessenen Werte sind Veränderungen der Trägerproteine unterworfen.

Um mögliche Veränderungen des TGB auszuschließen, bietet sich die Bestimmung des freien Thyroxin (fT_4) an, dessen Normbereich zwischen 0,8 bis 2,0 ng/100 ml Serum (10–26 pmol/l Serum) liegt.

Zur Diagnostik der Schilddrüsenerkrankungen ist neben der Bestimmung des Thyroxins bei Verdacht auf isolierte T_3-Hyperthyreose (s. bei Hyperthyreose) eine Messung von Trijodthyronin erforderlich. Der Normbereich für T_3 liegt zwischen 80–200 ng/100 ml Serum (1,2–3,1 nmol/l Serum).

Der früher häufig durchgeführte *TRH-Test* hat durch die Möglichkeit der supersensitiven TSH-Bestimmung an Bedeutung verloren.

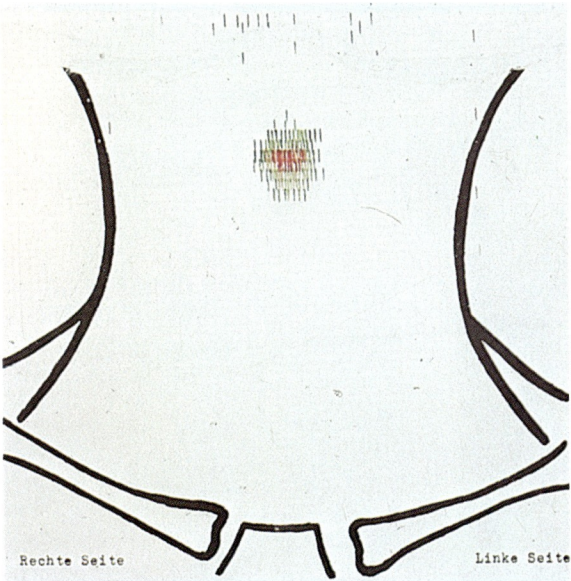

Abb. 16.**6** Szintigraphische Darstellung einer Zungengrundstruma.

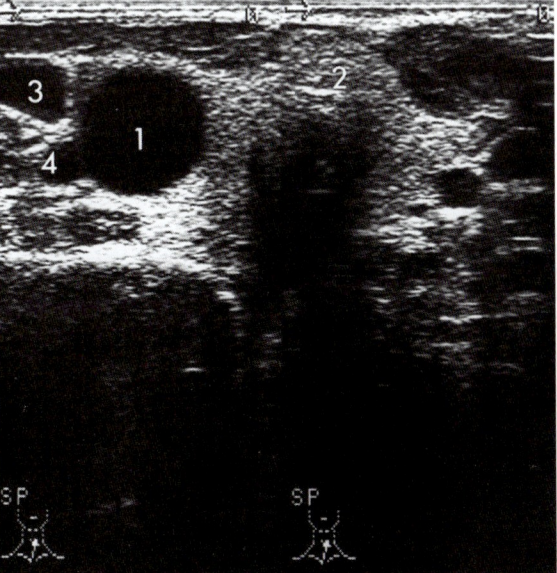

Abb. 16.**7** Sonographische Darstellung einer Schilddrüsenzyste. Die echoarme Zyste (1) kommt mit dem umgebenden Schilddrüsengewebe (2) gut zur Darstellung, V. jugularis (3), A. carotis (4).

Hyperthyreose

Bei der Hyperthyreose besteht ein erhöhtes Angebot von Thyroxin und/oder Trijodthyronin an die Körperzellen und daraus resultierendem klinischem Bild.

Ursachen der Hyperthyreose. Bei den meisten Patienten ist ein Morbus Basedow Ursache der Erkrankung. Weniger häufig findet sich eine Autonomie der Schilddrüse. Seltenere Ursachen sind eine Thyreoiditis (passagere Hyperthyreose), erhöhte exogene Zufuhr von Schilddrüsenhormonen (Hyperthyreosis factitia) oder Jod (jodhaltige Kontrastmittel, Amiodaron u. a.), TSH-sezernierende Tumoren des Hypophysenvorderlappens oder eine entkoppelte hypophysäre TSH-Sekretion, Schilddrüsenmalignome, trophoblastische Tumoren sowie ektope Produktion von Schilddrüsenhormon in einer Struma ovarii (Tab. 16.1).

Morbus Basedow

Pathogenese. Der Morbus Basedow stellt eine genetisch determinierte Autoimmunerkrankung dar, die charakterisiert ist durch Exazerbationen, spontane Remissionen sowie Neigung zu Rezidiven. Bei Basedow-Hyperthyreose, jedoch nicht bei allen Patienten, finden sich im Plasma verschiedene humorale Immunglobuline (thyreoideastimulierende Immunglobuline = TSI). Das Vorliegen einer endokrinen Ophthalmopathie oder eines zirkumskripten prätibialen Myxödems ist ein wichtiges Zuordnungskriterium für einen Morbus Basedow.

Klinik. Das klinische Bild ist recht vielgestaltig und abhängig von der jeweils führenden Symptomatik. Bei klassisch ausgeprägtem Krankheitsbild bestehen keinerlei Schwierigkeiten in der Diagnosestellung. So ist hier die Schilddrüse in der Regel vergrößert, und oftmals ist ein Schwirren palpabel.

Die Patienten sind gereizt, unruhig und emotional labil. Sie klagen über verstärktes Schwitzen und Wärmeintoleranz. An weiteren subjektiven Symptomen werden Herzklopfen und Herzstolpern, Gewichtsverlust trotz gesteigerten Appetits, körperliche Schwäche, vermehrtes Durstgefühl sowie Schlaflosigkeit angegeben. Es lassen sich feinschlägiger Fingertremor, Tachykardie, warme und feuchte Haut, feines und dünnes Haar gelegentlich mit verstärktem Haarausfall, vermehrte (flüssige) Stühle sowie manchmal Pigmentanomalien mit verstärkter Pigmentation oder aber auch Vitiligo nachweisen. Periphere Ödeme werden gelegentlich beobachtet. Bei Frauen, die häufiger an einer Thyreotoxikose erkranken, kommt es in schweren Fällen zu Hypo-, Oligo- und Amenorrhö, bei Männern zu verminderter Libido, Impotenz sowie Gynäkomastie.

An *Augensymptomen* können eine Protrusio bulborum, Lidödeme (Abb. 16.8), Augenmuskelparesen sowie ein positives Dalrymple-Zeichen (Retraktion des Oberlids) auftreten. Außerdem werden ein seltener Lidschlag (Stellwag-Zeichen), eine Konvergenzschwäche

Tabelle 16.1 Ursachen der Hyperthyreose

Autonomien
– disseminiert
– fokal

Immunthyreopathien
– M. Basedow
– Hashimoto-Thyreoiditis

Schilddrüsenentzündung

Neoplasien

TSH-Exzeß
– hypophysär
– paraneoplastisch

Hyperthyreosis factitia
– Jodexzeß
– Überdosierung von Schilddrüsenhormon

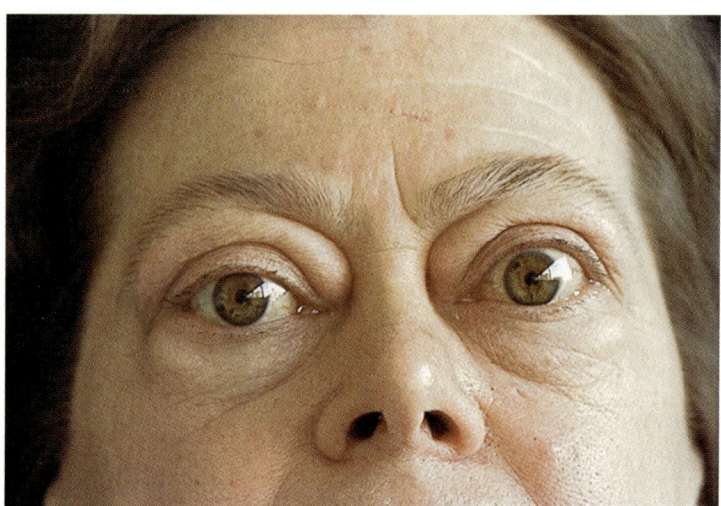

Abb. 16.8 Protrusio bulborum mit deutlichen Lidödemen bei Hyperthyreose.

(Moebius-Zeichen) sowie ein Zurückbleiben des Oberlids beim Blick nach unten (Graefe-Zeichen) beobachtet.

Bei einigen Patienten mit Morbus Basedow stehen die *neuromuskulären Erscheinungen* ganz im Vordergrund. Die thyreotoxische Myopathie bevorzugt die proximale Extremitätenmuskulatur, oder aber es findet sich ein Mischbild von Ausfällen bzw. Beeinträchtigung proximaler und distaler Muskulatur. Die CPK (CK) ist bei der thyreotoxischen Myopathie in der Regel niedrig oder normal.

Schwierigkeiten in der Diagnosestellung treten bei oligosymptomatischem Verlauf der Erkrankung auf, wie dies insbesondere beim älteren Patienten beobachtet wird. So können hier kardiale Erscheinungen wie insbesondere Herzinsuffizienz und Vorhofflimmern oder aber auch depressive Verstimmung und Apathie, körperliche Schwäche und Gewichtsverlust die einzigen anfänglichen hinweisenden Symptome sein. Die Schilddrüse ist in der Regel normal groß oder nur mäßig vergrößert.

Diagnostik. Die Diagnose einer Hyperthyreose kann in der Regel gesichert werden durch den Nachweis eines erhöhten freien T_4 (fT_4) sowie eines supprimierten TSH bzw. bei lediglich supprimierten TSH durch die zusätzliche Bestimmung des Gesamt-T_3.

> **!** Typischerweise findet sich beim Morbus Basedow ein erhöhter Titer für TSH-Rezeptor-Antikörper (TRAK).

Bei etwa 5 % der Hyperthyreosen findet sich eine isolierte T_3-Hyperthyreose. Erhöhte basale TSH-Spiegel (Normalbereich 1–6 µU/ml = mU/l) werden bei den TSH-sezernierenden Tumoren der Hypophyse beobachtet.

Autonomie der Schilddrüse

Definition. Unter Autonomie der Schilddrüse werden ein einzelner (uninodulär = autonomes Adenom) oder mehrere (multinoduläre disseminierte Autonomie) Schilddrüsenbezirke verstanden, deren funktionelle Leistung nicht mehr, wie beim normalen Schilddrüsengewebe, der hypophysären Steuerung unterliegt, sondern die unabhängig von diesem Regelkreis (autonom) Schilddrüsenhormone produzieren bzw. sezernieren. Es werden alle Übergänge zwischen Euthyreose und manifester Hyperthyreose beobachtet.

Klinik. Knoten sind ein häufiger Befund in der Schilddrüse, wobei sie oft der klinischen Untersuchung entgehen und erst sonographisch entdeckt werden. Meist sind sie gutartig. Eine Schilddrüsenautonomie findet sich insbesondere bei älteren Patienten mit Struma nodosa, wobei eine Hyperthyreose durch hohe Jodzufuhr (jodhaltige Röntgenkontrastmittel, Amiodaron u. a.) induziert werden kann.

Wie beim Morbus Basedow weisen ältere Patienten mit einer Hyperthyreose aufgrund einer Schilddrüsenautonomie oftmals eine Mono- bzw. Oligosymptomatik auf. Symptome von seiten des Herzens mit Tachykardie und/oder mit Vorhofflimmern können im Vordergrund stehen.

Diagnostik. Die Diagnose einer Schilddrüsenautonomie wird szintigraphisch gestellt (Abb. 16.9). Je nach szintigraphischem Befund wird zwischen kompensiertem und dekompensiertem Adenom unterschieden (d. h. extranoduläres reguläres Schilddrüsengewebe ist nicht-supprimiert oder supprimiert). Die Punktionszytologie ist der beste Ansatz zur Klärung eines isolierten Knotens, insbesondere um Malignität auszuschließen. Endokrine Ophthalmopathie und prätibiales Myxödem werden unter diesen Umständen nicht beobachtet. Im Gegensatz zum Morbus Basedow tritt in der Regel keine Spontanremission auf.

Endokrine Ophthalmopathie und prätibiales Myxödem

Definition. Die endokrine Ophthalmopathie ist eine genetisch determinierte Autoimmunerkrankung, und es bestehen pathogenetische Zusammenhänge zum Morbus Basedow und zur Hashimoto-Thyreoiditis.

Pathogenese. Bei der Mehrzahl der Patienten manifestiert sich die Erkrankung mit oder im Verlaufe einer Basedow-Hyperthyreose, weitaus seltener vor dem Auftreten der Schilddrüsendysfunktion. Bei einigen Patienten mit endokriner Ophthalmopathie ist (und bleibt) die Schilddrüsenfunktion normal; es können allerdings zum Teil wie bei Patienten mit Basedow-Hyperthyreose Schilddrüsenantikörper gegen Thyreoglobulin und mikrosomale Antigene nachgewiesen werden.

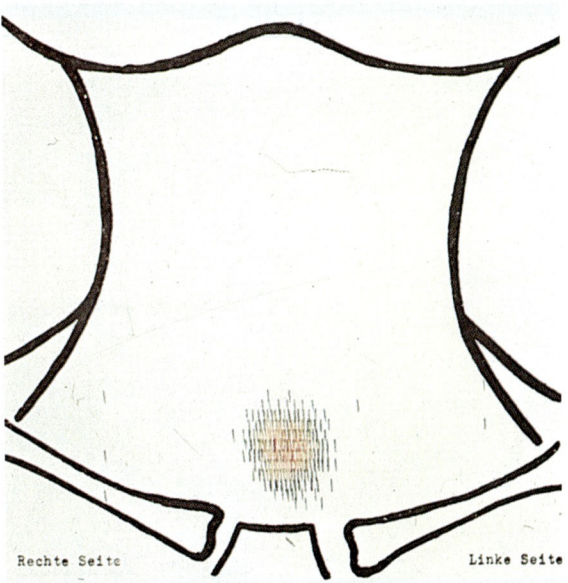

Abb. 16.9 Szintigraphische Darstellung eines dekompensierten Ademons. Im Gegensatz zum szintigraphisch kompensierten Adenom kommt es hier nicht zur Darstellung des umgebenden Schilddrüsengewebes.

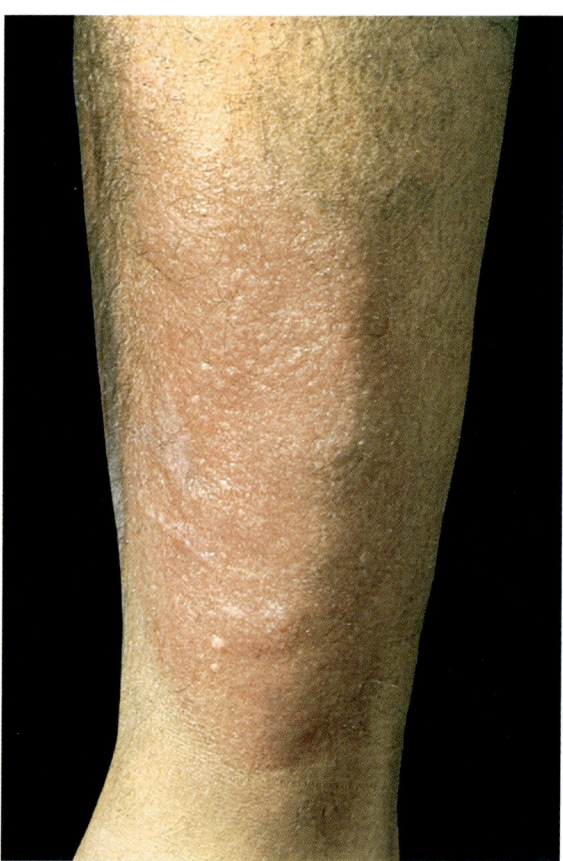

Abb. 16.11 Zirkumskriptes prätibiales Myxödem bei Basedow-Hyperthyreose.

Klinik. Das klinische Bild der endokrinen Ophthalmopathie ist abhängig vom Ausmaß der retroorbitalen lymphozytären und plasmazellulären Infiltrationen. Die Schwellung der Augenmuskeln kann durch eine Computertomographie gut erfaßt werden (Abb. 16.**10**). Diese vermag insbesondere bei einseitigem Auftreten der endokrinen Ophthalmopathie (10–15% der Patienten) abzugrenzen gegenüber intrabulbären und extrabulbären, jedoch intraorbitalen Prozessen (Lymphome, Hämangiome, angiomatöse Malformationen, Pseudotumor orbitae, Meningiome des N. opticus). Sie dient auch zur Feststellung von Raumforderungen, die von außen infiltrativ auf die Orbita übergreifen. Der manchmal schwierigere Ausschluß einer entzündlichen Augenmuskelerkrankung gelingt durch die vollständige Rückbildung der Augensymptomatik nach hochdosierter Steroidgabe innerhalb von 24 Stunden bei Vorliegen einer Myositis.

Bei der endokrinen Ophthalmopathie werden je nach Ausprägung Zeichen der Lidsymptomatik, eine Protrusio bulbi oder bulborum, Augenmuskelparesen, Hornhautaffektionen sowie Sehminderung bis hin zum Sehverlust beobachtet.

Das Ausmaß des klinischen Befundes bzw. der Verlauf der Erkrankung zeigt dabei keine Korrelation zur Schilddrüsendysfunktion.

Das prätibiale Myxödem tritt oftmals zusammen mit einer endokrinen Ophthalmopathie auf. Die pathologisch-anatomischen Veränderungen in der Haut sind mit denjenigen im Orbitalbereich vergleichbar. Es kommt zu zirkumskripten myxomatösen Hautveränderungen insbesondere im anterolateralen Bereich der Unterschenkel (Apfelsinenhaut) (Abb. 16.**11**). Bei endokriner Ophthalmopathie und prätibialem Myxödem tritt zuweilen eine Akropachydermie (Hypertrophie der Röhrenknochen, distalen Knochenenden und Haut der Extremitäten mit Trommelschlegelfingern) auf.

Ganz selten tritt einmal eine endokrine Ophthalmopathie bei Hashimoto-Thyreoiditis auf (mit sehr hohem Titer der Autoantikörper gegen mikrosomales Schilddrüsenantigen).

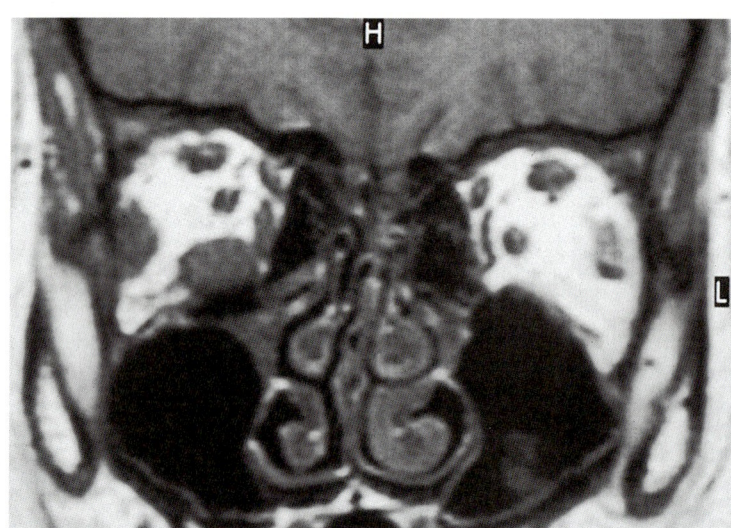

Abb. 16.**10** Magnetresonanztomographie bei rechtsseitiger endokriner Ophthalmopathie. Die deutliche Schwellung der Augenmuskeln, insbesondere der Mm. rectus inferiores und laterales, wird gut sichtbar.

Hypothyreose

Bei der Hypothyreose besteht eine Minderversorgung des Körpers mit Schilddrüsenhormonen und daraus resultierendem Krankheitsbild.

Ursachen der Hypothyreose. Die Ursache der Störung kann in der Schilddrüse selbst liegen (primäre Hypothyreose), aufgrund einer verminderten Sekretion der Hypophyse von TSH entstehen (sekundäre Hypothyreose) oder aber durch Mangel des (hypothalamischen) TRH bedingt sein (tertiäre Hypothyreose).

Die primäre Hypothyreose ist die häufigste Form der Erkrankung; sie kann unterteilt werden in eine angeborene und eine erworbene Form.

Die kongenitale Hypothyreose ist in der Mehrzahl der Fälle durch eine Entwicklungsstörung bedingt (Aplasie, Hypoplasie oder Ektopie der Schilddrüse), seltener werden genetisch bedingte Jodfehlverwertungsstörungen oder eine exogen bedingte Hypothyreose (durch Thyreostatika, Radiojodtherapie, Jodmangel oder exzessive Jodzufuhr während der Fetalzeit) beobachtet.

Ursache einer (erworbenen) primären Hypothyreose kann das Endstadium einer chronisch lymphozytären Autoimmunthyreoiditis (Hashimoto-Thyreoiditis) sein, ferner Thyreostatika, Lithiumtherapie, Zustand nach Thyreoidektomie oder Radiojodbehandlung, exzessive Jodzufuhr, Jodmangel, externe Röntgenbestrahlung der Halsregion sowie Schilddrüsenmalignome oder Metastasen extrathyreoidaler Tumoren. In seltenen Fällen wird die Hormonproduktion der Schilddrüse durch pharmakologische Jodidmengen supprimiert (möglicherweise infolge einer angeborenen Stoffwechselstörung), wie dies unter einer Amiodarontherapie beobachtet werden kann.

Eine *sekundäre Hypothyreose* aufgrund einer verminderten TSH-Sekretion wird in den meisten Fällen hervorgerufen durch Hypophysenadenome oder kann nach deren operativer Entfernung entstehen; seltenere Ursachen sind eine postpartal auftretende Hypophysennekrose (Sheehan-Syndrom), ein Schädel-Hirn-Trauma oder ein „idiopathischer" TSH-Mangel. Eine tertiäre Hypothyreose (idiopathisch, Folge einer Hirnoperation oder aufgrund eines Neoplasmas) ist sehr selten.

Das klinische Bild der Hypothyreose ist vor allem durch den Zeitpunkt des Einsetzens und den Schweregrad bestimmt (Tab. 16.**2**).

Angeborene Hypothyreose

Die angeborenen Hypothyreosen sind charakterisiert durch Wachstums- und Reifungsstörungen. Im Neugeborenen- und Säuglingsalter fallen Trinkfaulheit, Obstipation, Müdigkeit, auffallendes Schlafbedürfnis, Bewegungsarmut, Nabelhernie und Icterus prolongatus auf.

Endemischer Kretinismus. Unter endemischem Kretinismus wird ein Krankheitsbild verstanden, das insbesondere durch Jodmangel (Kropfendemiegebiet) zu einer prä- und perinatalen Schilddrüseninsuffizienz führt. Im Vordergrund stehen hier irreversible Defekte des Zentralnervensystems (Schwachsinn, spastische Gehstörungen und Schwerhörigkeit) sowie des Skeletts.

Kindliche Hypothyreose. Die Hypothyreose im Kindesalter führt zu Wachstumsstörungen, Retardierung des Knochenalters, Störungen der Zahnentwicklung sowie zu deutlichen Einschränkungen der Psychomotorik. Bei kindlichem hypothyreotem Kropf ist nach einer genetisch bedingten Störung der Schilddrüsenhormonsynthese zu fahnden.

Erworbene (primäre, sekundäre und tertiäre) Hypothyreose

Die Verdachtsdiagnose der erworbenen Hypothyreose ist in ausgeprägten Fällen auf den ersten Blick naheliegend, allerdings wegen des schleichenden Krankheitsbeginns in den Anfangsstadien schwieriger zu vermuten.

Klinik. Führende Symptome sind körperliche Schwäche und rasche Ermüdbarkeit, Antriebsarmut, Konzentrations- und Gedächtnisschwäche, Kälteintoleranz und Gewichtszunahme ohne Steigerung des Appetits. Kardiopulmonale Beschwerden äußern sich in Dyspnoe und präkordialen Schmerzen.

Die Haut ist trocken, kühl, meist verdickt, blaß oder gelblich (Hyperkarotinämie infolge Ablagerung von Karotinoiden in der Haut). Durch Einlagerung hydrophiler Mukopolysaccharide kommt es zu Schwellungen im Gesicht, an Hand- und Fußrücken, an den Unterarmen und prätibial sowie in den Supraklavikulargruben (Myxödem) (Abb. 16.**12**). Die Stimme wird tiefer und rauher, die Zunge ist vergrößert, die Sprache ist kloßig und verlangsamt. Das Gehör nimmt ab. Parästhesien im Gebiet des N. medianus (Karpaltunnelsyndrom) sowie Muskel- und Gelenkschmerzen werden beobachtet.

Eine Anämie kann infolge intestinaler Resorptionsstörungen von Eisen, Vitamin B_{12} und Folsäure auftreten. Ein erhöhter Cholesterinwert im Serum wird bei primären, nicht aber bei sekundären Formen der Hypothyreose gefunden.

Tabelle 16.**2** Ursachen der Hypothyreose

angeboren – Schilddrüsenaplasie – Schilddrüsendysplasie – Jodfehlverwertung
erworben – Hashimoto-Thyreoiditis – nach Radiojodtherapie – nach Operation – Malignome – iatrogen medikamentös
TSH-Mangel

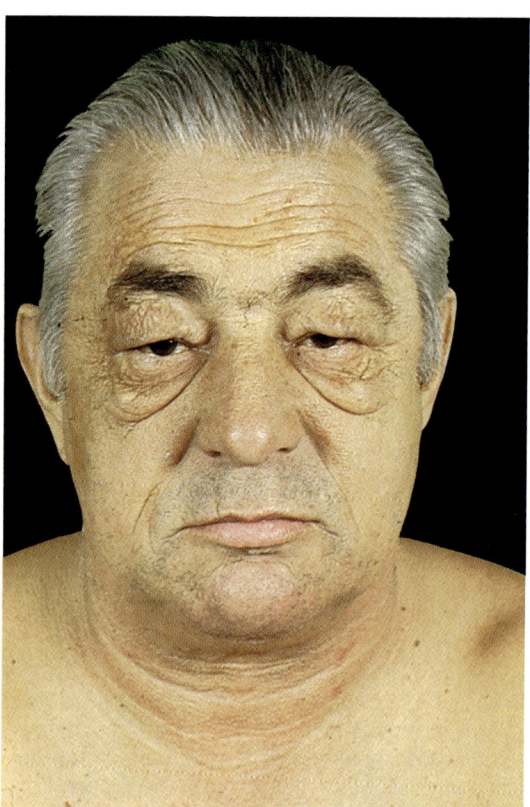

Abb. 16.12 Typisches Gesicht bei Myxödem. 61jähriger Mann.

die differentialdiagnostische Abgrenzung gegenüber Erkrankungen aus dem rheumatischen Formenkreis notwendig.

Das klinische Bild der sekundären (und tertiären) Hypothyreose ist in der Regel weniger ausgeprägt als bei der primären Hypothyreose. Zusätzlich können bei hypophysärer Insuffizienz klinische Zeichen des ACTH- und Gonadotropinmangels auftreten. Es ist besonders zu beachten, daß bei hypophysär bedingter Hypothyreose und weitgehend fehlenden klinischen Zeichen der Nebennierenrindeninsuffizienz diese unter einer alleinigen Substitutionstherapie mit Schilddrüsenhormonen manifest wird; eine gleichzeitige Applikation von Glucokortikoiden muß deshalb in Betracht gezogen werden.

Labor. Der wichtigste Parameter bei der Diagnosestellung einer Hypothyreose ist das basale TSH.

Bei Patienten einer Hypothyreose ist es immer erhöht (> 6 mU/l) und zeigt im TRH-Test einen überschießenden Anstieg (> 25 mU/l). Die sekundären oder tertiären Hypothyreosen weisen ein erniedrigtes (bis normales) TSH auf. Bei hypophysärer Insuffizienz erfolgt häufig kein Anstieg des TSH nach TRH-Stimulation, während bei hypothalamisch bedingter Schädigung (allerdings erst nach wiederholter TRH-Applikation) ein Anstieg gefunden wird. Bei allen Formen ist das freie T_4 erniedrigt.

Deutlich erhöhte *Autoantikörper gegen mikrosomales Schilddrüsenantigen* sprechen für die Diagnose einer primären Hypothyreose infolge einer chronischen lymphozytären Thyreoiditis (Hashimoto-Thyreoiditis).

Bildgebende Verfahren. Je nach klinischem Befund und Ausfall der speziellen hormonellen Parameter werden zur weiteren Diagnostik eine Röntgenzielaufnahme der Sella turcica, evtl. eine Szintigraphie sowie eine Feinnadelzytologie notwendig.

Eine Ausweitung der Sella turcica weist auf einen hypophysären Prozeß hin, wird allerdings auch schon einmal bei lange bestehender primärer Hypothyreose gefunden. Die häufigste Fehlentwicklung mit Schilddrüsenektopie im Zungengrund stellt sich szintigraphisch an typischer Stelle dar (Abb. 16.**6**).

> ! Die Symptome und klinischen Erscheinungen der Hypothyreose können sich über Monate und Jahre entwickeln. Besonders zu beachten ist, daß nicht selten mono- oder oligosymptomische Verläufe beobachtet werden. So können kardiale Erscheinungen mit Herzinsuffizienz, Bradykardie und Perikarderguß ganz im Vordergrund stehen. Gleiches gilt für Manifestationen an anderen Organsystemen.

Demzufolge wird z. B. bei ausgesprochenen muskulären (CPK[CK]-Erhöhung) und arthritischen Beschwerden

Blande Struma

Definition. Die blande Struma ist definiert als nicht entzündliche und nicht maligne bedingte diffuse oder knotige Schilddrüsenvergrößerung ohne Hyper- oder Hypothyreose.

Epidemiologie. Die blande Struma ist die häufigste Strumaform. Tritt sie bei mehr als 10 % der Bevölkerung auf, so wird von einer endemischen Struma gesprochen, ansonsten von sporadischer Struma.

Pathogenese. Der Jodmangel gilt als Hauptursache der blanden endemischen Struma. Die tägliche Jodzufuhr liegt dabei unterhalb von 100 µg (von der WHO empfohlenes Optimum 150–300 µg Jod/Tag). Sporadische Strumen haben ihre Ursache in den sehr selten hereditären angeborenen Störungen der Schilddrüsenhormonsynthese mit Jodfehlverwertungen, in der Einnahme von strumigen wirkenden Pharmaka (Lithium, Jod, Thyreostatika, Phenylbutazon, Pyrazolonderivate u. a.) und in strumigen wirkenden Stoffen in Nahrung und Wasser (z. B. exzessiver Genuß von Kohlrüben)

Aufgrund neuerer Studien wird angenommen, daß nicht TSH, sondern lokale Wachstumsfaktoren (z. B. Insulin like growth factor I, IGF I) in Abhängigkeit vom intrathyreoidalen Jodgehalt die zentrale Rolle in der Wachstumsregulation der Schilddrüse einnehmen.

Diagnostik. Für die Diagnose einer blanden Struma ist die Erhebung einer sorgfältigen Anamnese wichtig (Kropfendemiegebiet, familiäre Belastung, Medikamente u. a.), außerdem die Berücksichtigung von Pubertät, Gravidität und Laktation sowie Klimakterium, da sich unter diesen Umständen mit starker Belastung des Jodhaushalts vorzugsweise eine Struma manifestieren kann.

Klinik. Der Lokalbefund ist unterschiedlich ausgeprägt. Bei jungen Patienten und zu Beginn der Erkrankung besteht eine diffus-hyperplastische Schilddrüse, später dann zunehmend eine knotige Struma. Es kann zu mechanischen Verdrängungen kommen mit Einengung der Trachea und Stridor. Eine retrosternale Struma wird röntgenologisch festgestellt.

Differentialdiagnostisch müssen gegenüber der blanden Struma insbesondere eine Thyreoiditis oder ein Schilddrüsenmalignom ausgeschlossen werden.

Thyreoiditis

Bei den entzündlichen Schilddrüsenerkrankungen unterscheiden wir je nach Verlauf zwischen akuten, subakuten und chronischen Formen.

Akute Thyreoiditis

Akute, eitrige Thyreoiditis. Die akute, eitrige Thyreoiditis wird meistens durch Streptokokken, Staphylokokken sowie Pneumokokken erzeugt. Der Streuherd ist nicht immer feststellbar; er liegt jedoch häufig in der Mundhöhle. Lokale Befunde und Beschwerden von seiten der Schilddrüse stehen im Vordergrund. Die Drüse ist geschwollen und stark schmerzhaft, die darüberliegende Haut gerötet. Manchmal finden sich umschriebene Einschmelzungen (Fluktuationen). An Allgemeinsymptomen treten Fieber und Abgeschlagenheit auf. Die Senkungsreaktion ist beschleunigt, die Leukozytenzahl wechselnd erhöht.

Akute, nicht eitrige Thyreoiditis. Bei der akuten, nicht eitrigen Thyreoiditis ist das Krankheitsbild in der Regel weniger ausgeprägt. Eine Unterscheidung zwischen eitriger und nichteitriger Thyreoiditis ist allerdings aufgrund der Klinik oftmals nicht möglich. Hier vermag die Punktionszytologie Klärung zu bringen. Bei den akuten, entzündlichen Schilddrüsenerkrankungen ist die Schilddrüsenfunktion in der Regel normal.

Subakute Thyreoiditis

Klinik. Die Genese der *subakuten Thyreoiditis (Riesenzellthyreoiditis* bzw. *Thyreoiditis de Quervain)* ist letztlich noch nicht geklärt, allerdings scheint ein Zusammenhang mit Virusinfektionen zu bestehen. Entsprechend stehen oftmals allgemeine Symptome wie Fieber, Abgeschlagenheit und Müdigkeit im Vordergrund. Die Patienten klagen über unbestimmte Schmerzen im Hals mit Ausstrahlung in den Unterkiefer und gegen die Ohren. Die Schilddrüse ist mehr oder weniger geschwollen und von weicher Konsistenz. Bei einem Teil der Patienten werden Gewichtsverlust, Wärmeintoleranz, Tachykardie und Nervosität beobachtet (klinische Zeichen einer passageren Hyperthyreose).

Labor. Die Laboratoriumsuntersuchungen decken immer eine (stark) beschleunigte Senkungsreaktion, (meist nur geringgradige) Leukozytose und Vermehrung der α_2-Globuline auf.

Charakteristisch für die subakute Thyreoiditis sind eine deutlich verminderte ^{131}I-Aufnahme und fehlende oder nur mäßig erhöhte Schilddrüsenantikörper.

Prognose. Die Dauer des Krankheitsverlaufes liegt zwischen 1–3 Monaten, mit möglicher Rezidivierung bis zu einem Jahr. Bei Fällen mit initialer Hyperthyreose und zwischenzeitlicher Hypothyreose wird nach Ausheilung eine normale Schilddrüsenfunktion erreicht.

Chronische Thyreoiditis

Bei der chronischen Thyreoiditis unterscheiden wir hauptsächlich zwischen:

▶ einer lymphozytären (Autoimmunthyreoiditis bzw. Hashimoto-Thyreoiditis) und
▶ einer fibrösen Form bzw. Riedel-Struma.

Des weiteren kann eine chronische Thyreoiditis infolge Tuberkulose oder Lues (spezifische Thyreoiditis) auftreten.

Hashimoto-Thyreoiditis. Die *lymphozytäre Thyreoiditis (Hashimoto-Thyreoiditis)* ist die häufigste aller Thyreoiditiserkrankungen und tritt bevorzugt bei Frauen auf, manchmal in Kombination mit anderen Autoimmunerkrankungen (Morbus Addison u. a.).

In der Regel besteht eine zunehmende Vergrößerung der Schilddrüse mit vermehrter Konsistenz. Fieber fehlt, die Senkungsreaktion ist beschleunigt. Sehr hohe Titer der Autoantikörper gegen mikrosomales Schilddrüsenantigen sprechen eindeutig für das Vorliegen einer lymphozytären Thyreoiditis. Die Diagnose wird durch die Punktionszytologie gesichert, Lokal- und Allgemeinsymptome sind wechselnd ausgeprägt.

Die Hashimoto-Thyreoiditis verläuft häufig klinisch symptomarm und wird dann meistens erst in ihrem Endstadium bei bleibender Hypothyreose und öfters symmetrisch diffuser Struma diagnostiziert.

Riedel-Struma. Die *chronisch-fibröse Thyreoiditis (Riedel-Struma)* ist eine sehr seltene Erkrankung mit unbekannter Ätiologie. Die sog. *eisenharte Riedel-Struma* muß insbesondere gegenüber Schilddrüsenmalignomen abgegrenzt werden (Zytologie). Der fibröse Prozeß kann zu einer Mitbeteiligung des umgebenden Gewebes, insbesondere der Trachea mit konsekutiver trachealer Einengung und Stridor führen.

Sonderform

Neben den vorgenannten Thyreoiditiden wird noch eine sog. schmerzlose Thyreoiditis (Silent thyreotoxis thyreoiditis, *subakute lymphozytäre Thyreoiditis*) aufgeführt. Nach ihrem Verlauf mit initialer bzw. passagerer Hyperthyreose ist sie der subakuten Thyreoiditis nahestehend, histopathologisch der Hashimoto-Thyreoiditis verwandt und stellt wahrscheinlich eine Autoimmunerkrankung dar. Es findet sich eine ähnliche Konstellation mit verminderter ^{131}I-Aufnahme wie bei der subakuten Thyreoiditis. Die Senkungsreaktion ist in der Regel nicht oder nur mäßig erhöht; bei den meisten Patienten lassen sich hohe Antikörper gegen Thyreoglobulin nachweisen. Da die Erkrankung bei etwa 3 % der Frauen postpartal vorkommt, wird sie auch „post-partum-Thyreoiditis" genannt.

Schilddrüsenmalignom

Klinik. Besonders verdächtig auf das Vorliegen eines Schilddrüsenmalignoms sind harte knotige Veränderungen mit rascher Wachstumstendenz, Fixation der über den Knoten liegenden Haut, fehlende Schluckverschieblichkeit, indolente zervikale oder supraklavikuläre Lymphknotenschwellung, Heiserkeit infolge einer Rekurrensparese, Horner-Symptomkomplex sowie in den Nacken und manchmal bis zum Ohr ausstrahlende Schmerzen.

Bei jugendlichen Erwachsenen findet man häufig die Angabe über Jahre zuvor durchgeführte Röntgenbestrahlung im Halsbereich, besonders des Thymus. Ein Teil der malignen Strumen sind Rezidivstrumen, d. h. die Kranken haben, gelegentlich Jahrzehnte zurückliegend, eine Strumektomie durchgemacht.

Die multinoduläre Struma ist im allgemeinen benigne und nur in seltenen Fällen maligne, während ein solitärer Knoten der Schilddrüsen, insbesondere bei jüngeren Patienten, weitaus höhere Entartungsraten zeigt.

Die Fernmetastasierung erfolgt in Lungen und Skelett. Funktionell sind die malignen Strumen meist euthyreot.

Differentialdiagnostisch müssen insbesondere Metastasen extrathyreoidaler Tumoren sowie die chronische Thyreoiditis in Erwägung gezogen werden.

Histologie. Die histologische Klassifizierung der malignen Schilddrüsenerkrankungen ist entscheidend für Prognose und Therapie.

So machen die prognostisch günstigeren differenzierten Karzinome (folikulär und papillär), die die Fähigkeit zur Jodspeicherung aufweisen, etwa 60–70 % aller malignen Schilddrüsenerkrankungen aus, während die prognostisch weitaus ungünstigeren undifferenzierten Karzinome in 10–20 % der Fälle gefunden werden.

C-Zell-Karzinom. Das seltener vorkommende medulläre Schilddrüsenkarzinom (C-Zell-Karzinom) ist charakterisiert durch erhöhte Calcitoninspiegel (insbesondere nach Pentagastrinstimulation). Diagnostisch hinweisend sind oftmals therapieresistente Durchfälle. Das medulläre Schilddrüsenkarzinom kann familiär gehäuft vorkommen und in Kombination mit einem Phäochromozytom, Neurinom oder Adenom im Rahmen einer multiplen endokrinen Neoplasie auftreten. In diesen Familien sollte ein genetisches Screening, basierend auf einer PCR-gesteuerten DNA-Analyse, erfolgen.

Seltene Ursachen eines Schilddrüsenmalignoms sind Plattenepithelkarzinome, Sarkome, verschiedenartige Malignome (Hämangioendotheliom, Lymphom und Teratom) sowie nicht klassifizierbare Tumoren.

Diagnostik. An speziellen Untersuchungsmethoden bei Verdacht auf Schilddrüsenmalignom stehen uns heute Szintigraphie, Sonographie sowie Punktionszytologie zur Verfügung. Jeder szintigraphisch „kalte" Knoten (fehlende oder verminderte Nuklidaufnahme) ist malignomverdächtig und bedarf weiterer Abklärung. Sonographisch imponieren Schilddrüsenmalignome meist durch echoarme Strukturen. Die Punktionszytologie hat eine Treffsicherheit von etwa 90 %. Bei negativem zytologischem Befund und weiterhin klinischem Verdacht auf Schilddrüsenmalignom muß evtl. mehrfach punktiert oder aber eine chirurgische Klärung herbeigeführt werden.

Bestimmung der Thyreoglobulinkonzentration (bei differenzierten Schilddrüsenkarzinomen) oder des Calcitonins im Serum (bei medullärem Schilddrüsenkarzinom) werden heute als sog. *Tumormarker* bei der Verlaufskontrolle und Nachsorge der betreffenden Patienten durchgeführt, um frühzeitig das Auftreten eines Tumorrezidivs oder einer Metastasierung erfassen zu können. Im Gegensatz zu Calcitonin eignet sich jedoch Thyreoglobulin nicht zur Primärdiagnostik der Schilddrüsenmalignome.

16.11 Erkrankungen der Parathyreoidea

Erkrankungen der Nebenschilddrüsen wie primärer und sekundärer Hyperparathyreoidismus sowie Hypoparathyreoidismus sind in den Kapiteln 11 und 30 besprochen.

Literatur

Bahn RS, Heufelder AE. Mechanisms of disease: Pathogenesis of Graves' ophthalmopathy. N Engl J Med. 1993; 329: 1468.

Beck-Peccoz P, Brucker-Davis F, Persani L et al. Thyrotropin-secreting pituitary tumors. Endocr Rev. 1996; 17: 610.

Burch HB. Evaluation and management of the solid thyroid nodule. Endocrin Metab. 1995; 24: 663.

Derwahl M. Molekulare Aspekte in der Pathogenese von Knoten und Adenomen der Schilddrüse. Schweiz Med Wschr. 1994; 124: 1613.

Fatourechi V, Fransway AF. Dermopathy of Graves' disease (pretibial myxedema). Medicine. 1994; 73: 1.

Franklyn JA, Black EG, Betteridge J et al. Comparison of second and third generation methods for measurement of serum thyrotropin in patients with overt hyperthyroidism, patients receiving thyroxine therapy, and those with nonthyroidal illness. J Clin Endocr Metab. 1994; 78: 1368.

Frilling A, Dralle H, Eng C, Raue F, Broelsch CE. Presymptomatic DNA screening in families with multiple endocrine neoplasia type 2 and familial medullary thyroid carcinoma. Surgery, 1995; 118: 1099.

Gärtner R, Dugrillon A. Vom Jodmangel zur Struma. Internist. 1998; 39: 566.

Grußendorf M. Schilddrüsenentzündungen. In: Meng W, Ziegler R (Hrsg). Endokrinologie, Grundlagen Klinik Praxis. Jena Stuttgart Lübeck Ulm: Fischer; 1997: 206.

Harjai KJ, Licata AA. Effects of amiodarone on thyroid function. Ann Intern Med. 1997; 126: 63.

Hoermann R. TSH-Rezeptorantikörper beim Morbus Basedow. In: Reinwein D, Weinheimer B, eds. Therapie der Hyperthyreose, Berlin New York: de Gruyter, 1994: 13.

Philippou G, de Roux N, Ratanachatyavong S, Campbell RD, McGregor AM. Graves' disease: heterogeneity within a multifactorial polygenic disease? What is the phenotype? Thyroid. 1997; 7: 680.

Ridgway EC. Clinician's evaluation of a solitary thyroid nodule. J Clin Endocrinol Metab. 1992; 74: 231.

Tan GH, Gharib H. Thyroid incidentalomas: Management approaches to nonpalpable nodules discovered incidentally on thyroid imaging. Ann Intern Med., 1997; 126: 226.

Wartowsky L. Diseases of the thyroid. In: Wilson JD, Braunwald E, eds. Harrison's principles of internal medicine. 14th edition. 1998, 2012.

Woeber KA. Thyrotoxicosis and the heart. N Engl J Med. 1992; 327: 94.

Pneumologische Symptome

17 **Husten, Auswurf und Dyspnoe**
T. C. Medici

18 **Lungenverschattungen**
T. C. Medici und W. Siegenthaler

19 **Hilusvergrößerung**
T. C. Medici

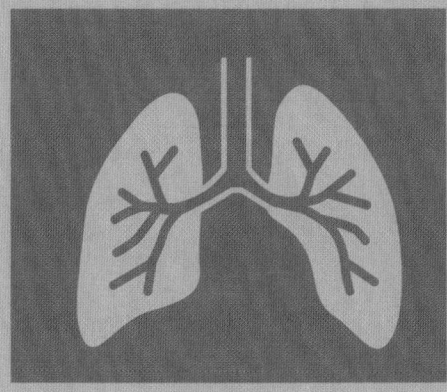

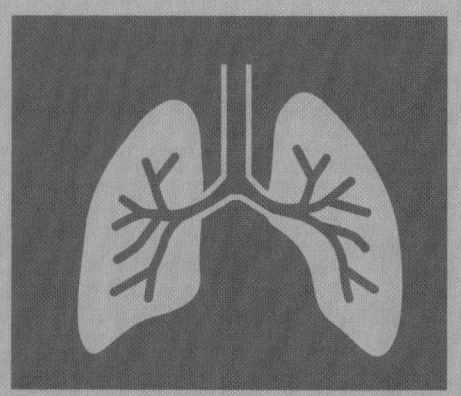

17 Husten, Auswurf und Dyspnoe

T. C. Medici

17.1	Husten	446
17.2	Auswurf	447
	Hämoptoe 447	
17.3	Dyspnoe	448

Extrapulmonal bedingte Dyspnoe 448
    Herabgesetzter O_2-Gehalt der Einatmungsluft 448
    Abnorm hoher O_2-Verbrauch 448
    Akute und chronische Anämie 449
    Azidotische Zustände 449
    Effort- und Hyperventilationssyndrom 449
    Zentral bedingte Ventilationsstörungen 449

Pulmonale Dyspnoe 450
    Differentialdiagnose der respiratorischen Insuffizienz 450
    Restriktion 453
    Obstruktion 453

Kardiale Dyspnoe 453
    Orthopnoe und Asthma cardiale 453
        Diagnosegang und Kriterien zur Differenzierung 454

Klinische Krankheitsbilder 454
    Larynx- und Trachealerkrankungen 454
    Asthma bronchiale 454
        Diagnostik und Befunde 456
        Spezielle Asthmaformen 457
    Bronchitis 458
        Akute Bronchitis 458
        Chronische Bronchitis 458
    Small Airway Disease und Bronchiolitis 459
    Bronchitiden als Begleitkrankheit 461
    Lungenemphysem 461
    Bronchiektasen und Mukoviszidose 465
    Zwerchfellähmung und Zwerchfellrelaxation 467

Diese Trias umfaßt die *Kardinalsymptome* von Erkrankungen des Respirationstraktes. Oft kommen sie alle zusammen vor, oft steht nur eines im Vordergrund, je nach der zugrundeliegenden Lungenkrankheit. So sind die chronischen obstruktiven Atemwegserkrankungen (chronische Bronchitis, Asthma bronchiale, Bronchiektasen) meistens durch das Auftreten aller 3 Symptome gekennzeichnet. Bei restriktiven Lungenkrankheiten ist das Leitsymptom die Dyspnoe, weniger der Husten oder gar der Auswurf. Infektionskrankheiten der Lunge gehen je nach Lokalisation der Infektion im Respirationstrakt mit Husten, Auswurf und Dyspnoe einher. Gefäßerkrankungen sind durch Dyspnoe gekennzeichnet, Neoplasien oft durch blutigen Auswurf.

17.1 Husten

Pathophysiologie. Der Husten ist ein komplexer physiologischer Reflex, Schutzmechanismus gegen inhalative Noxen, wichtigster bronchialer Reinigungsmechanismus, Indikator für verschmutzte Luft und schließlich Kardinalsymptom von Lungenkrankheiten. Beim Gesunden ist der Husten die physiologische Antwort auf einen inhalativen Reiz, beim Kranken das häufigste und oft erste Symptom von Lungenkrankheiten. Noch zu Beginn dieses Jahrhunderts war der Husten in erster Linie verdächtig auf das Vorliegen einer Tuberkulose. Heute stehen als Ursachen die chronischen Atemwegserkrankungen bei weitem an der Spitze.

Wie epidemiologische Studien zeigen, leidet jede zweite Person, manchmal jede sechste häufig oder ständig an Husten. Männer husten häufiger als Frauen. Mit fortschreitendem Lebensalter tritt der Husten in der Bevölkerung immer häufiger auf. Chronischer Husten mit Auswurf begleitet die meisten Raucher ihr Leben lang. Weniger als die Hälfte der Bevölkerung – nämlich 44 % – hält den Husten allein für ein Krankheitszeichen. Dagegen werden Husten und Auswurf zusammen von 82 % ernst genommen.

Klinik. Klinisch unterscheidet man den *akuten* vom *chronischen*, den *unproduktiven*, d. h. trockenen vom *produktiven*, mit Auswurf verbundenen Husten.

Akute Hustenepisoden sind in jedem Alter häufig und werden meistens durch eine Virusinfektion der oberen Luftwege verursacht. Die selbstlimitierende Symptomatik erfordert keine Abklärung und nur in Ausnahmefällen eine Therapie.

Chronischer Husten, welcher länger als 3 Wochen persistiert und auf eine symptomatische Behandlung nur unbefriedigend anspricht, stellt nicht selten eine schwierige differentialdiagnostische Aufgabe dar.

Ätiologie. Als Ursachen eines chronischen Hustens kommen je nach Alter folgende Krankheiten in Frage (Tab. 17.1).

Im *Kindesalter* sind es häufig protrahierte Virusinfekte. Dann aber ist der Husten oft Symptom eines Asthma bronchiale oder psychogen verursacht. Selten liegt eine Fremdkörperaspiration oder eine zystische Fibrose dem Husten zugrunde.

Beim *Erwachsenen* stehen die chronische Bronchitis als Folge des Rauchens, das Asthma bronchiale, die chronische Rhinosinusitis mit „Post-nasal drip" und der gastroösophageale Reflux im Vordergrund. Seltener sind das Bronchialkarzinom, die Tuberkulose und diffuse infiltrative Lungenprozesse wie Pneumonien oder interstitielle Lungenerkrankungen. Chronischer Husten tritt bei *alten Menschen* oft vorwiegend nachts auf. Häufigste Ursachen sind die Linksherzinsuffizienz, rezidivierende Aspirationen sowie die späte Erstmanifestation eines Asthma bronchiale.

Zu den seltenen, aber oft nicht beachteten Hustenursachen gehören *Pharmaka, so vor allem die ACE-Hemmer*, bei deren Verabreichung 10–15 % der Patienten einen

Tabelle 17.1 Ursachen des chronischen Hustens

	Kinder	Erwachsene	alte Patienten
Häufig	Virusinfekt Asthma psychogen	Rauchen chronische Bronchitis Post-nasal-drip Asthma gastroösophagealer Reflux	Rauchen chronische Bronchitis Z. n. Virusinfektion Post-nasal-drip
Selten	Fremdkörperaspiration zystische Fibrose	Bronchialkarzinom Tuberkulose Bronchiektasen Pneumonien interstitielle Lungenerkrankungen psychogen	Bronchialkarzinom Herzinsuffizienz Asthma Aspiration Tuberkulose Pneumonien
Iatrogen		ACE-Hemmer	

chronischen Husten entwickeln. Jedes inhalativ verabreichte Pharmakon kann als unspezifischen Reiz Husten auslösen.

Weitere seltene Ursachen sind Irritationen im Bereich der Afferenzen des Husten-Reflexbogens. Bekannt sind Veränderungen in der Pleura, des Diaphragmas und des Perikards. Einzelbeschreibungen erwähnen die Auslösung von Husten durch Reizung des Trommelfells durch Haare im inneren Gehörgang, Irritationen des Vagus durch ein Neurinom, zervikale Osteophyten und arterielle Aneurysmen.

17.2 Auswurf

Pathophysiologie. Die Expektoration von Sputum, d. h. von Tracheobronchialsekret, das dem Speichel beigemischt ist, ist ein wichtiges Symptom von Erkrankungen des Respirationstraktes. Normalerweise bedeckt eine 5 μm messende Schleimschicht die Atemwege, die das Bronchialepithel vor inhalierten Noxen schützt. Die Sekretschicht wird kontinuierlich erneuert, oralwärts transportiert oder verschluckt. Die Menge des pro 24 Stunden produzierten Sekrets beträgt etwa 100 ml.

Jede Schädigung der Bronchialschleimhaut, aber auch des Lungenparenchyms (Pneumonie) durch inhalative Schadstoffe oder Mikroorganismen bewirkt eine Zunahme der Sputummenge. Das Auftreten von Auswurf ist somit ein Hinweis auf eine Entzündung im Bereich des Respirationstraktes. Dementsprechend sind die meisten entzündlichen Krankheiten der Atemwege (Bronchitis, Asthma, Bronchiektasen), aber auch der Lungenperipherie (Pneumonie) durch das Auftreten von Sputum charakterisiert.

Aspekt und Zusammensetzung. Je nach Farbe unterscheidet man mukösen (weißlichen) von mukopurulentem und purulentem (gelblichem) Auswurf. Die Gelb- oder Grünverfärbung des Sputums entsteht durch das Freisetzen von Leukoproteinen und Leukoverdinen aus den zerfallenden Entzündungszellen, seien es neutrophile oder eosinophile Granulozyten und weniger durch Bakterienprodukte. Enthält das Sputum Blut, so färbt es sich von hellrot bis dunkelbraun, je nach Art der Blutung.

Die *chemische Zusammensetzung* des Sputums gibt ein einfaches Resultat: Es besteht bis zu 95 % aus Wasser und zu nur 5 % aus Asche, Proteinen, Kohlenhydraten, Lipiden, Stickstoff und Desoxyribonukleinsäure. Komplizierter aber ist die Bildung des Sputums und seine biologisch aktiven Bestandteile. Es enthält sezernierte Substanzen:

- großmolekulare Muzine,
- sektorisches IgA,
- Wasser.

Dazu kommen Substanzen, die aus dem Blut transsudiert oder exsudiert werden wie Albumin oder Fibrinogen. Außerdem enthält es Zellen, die vom Epithel exfoliiert werden oder aus dem Blut stammen. Die aus diesen Zellen freigesetzten Zellprodukte und Mediatoren tragen weiterhin zur komplexen Zusammensetzung des Sekrets bei.

> ❗ Das Sputum ist das Produkt von Sekretions-, Transsudations-, Exsudations- und Exfoliationsvorgängen einer hochdifferenzierten Schleimhaut. Es ist Biopsiematerial und spiegelt entzündliche und neoplastische Prozesse des Respirationstraktes wider.

Die zytologischen und bakteriologischen (Gram-Präparat, Kultur) Untersuchungen des Sputums erlauben u. a. die Entzündung der Atemwege zu charakterisieren, neoplastische Prozesse aufzudecken und die für einen Infekt verantwortlichen Mikroorganismen (Bakterien, Pilze) zu identifizieren.

Hämoptoe

Klinik. Bei Auswurf von größeren Mengen Blut spricht man von *Hämoptoe*, bei kleinen Blutmengen von *Hämoptyse*. Die Hämoptoe läßt sich leicht von der Hämatemesis unterscheiden. Das Blut bei der Hämoptoe wird ausgehustet, ist hellrot, nicht geronnen, von alkalischer Reaktion, meist schaumig, dem Sputum beigemischt. Bei der *Hämatemesis* wird das Blut erbrochen, die Farbe ist dunkel, geronnen, von saurer Reaktion, nicht schaumig, mit Speiseresten vermengt, manchmal angedaut („Kaffeesatzerbrechen"), von saurem Geruch.

Ätiologie. Folgende Ursachen müssen bei Hämoptoe erwogen werden:

- *Häufige Ursachen:* Bronchialkarzinom, Bronchialkarzinoid, Bronchiektasen, chronische Bronchitis, Tuberkulose, Pneumonie, Lungenabszeß, Lungenembolie, Lungeninfarkt, Mitralstenose, Teilerscheinung einer hämorrhagischen Diathese, abnorm starker Husten (geplatztes Schleimhautgefäß in der Trachea).
- *Seltene Ursachen:* Fremdkörper, Aortenaneurysma, Bronchialzysten, Wegener-Granulomatose, Pneumokoniosen, arteriovenöse Fistel, Lungenendometriose, abnorme Lungenarterien, Varixknoten, idiopathische Lungenhämosiderose und Goodpasture-Syndrom.

Diagnostisches Vorgehen. Bei Hämoptoe sind die röntgenologische Untersuchung der Thoraxorgane und die Bronchoskopie unerläßlich. Eine Tuberkulose wird meistens durch einen pathologischen Röntgenbefund und positiven Tuberkelbakteriennachweis erhärtet. Bei älteren Patienten steht außer den Tumoren die Lungenembolie im Vordergrund, und zwar nicht nur bei Kreislaufkranken, sondern auch bei scheinbar Kreislaufgesunden. Bei auffallend vielen Kranken (10–45 %), die wegen einmaliger oder auch rezidivierender Hämoptoe den Arzt aufsuchen, kann auch durch eingehende Untersuchung mit Bronchoskopie die Ursache der Blutung nicht festgestellt werden. Es handelt sich dabei um Blutungen aus dem Zahnfleisch, aus dem Nasen-Rachen-Raum, kleinen stummen Bronchiektasen sowie Gefäßerweiterungen in Trachea und Bronchien.

17.3 Dyspnoe

Definition. Die dyspnoische Atmung äußert sich *subjektiv* in dem Gefühl von Atemnot, Lufthunger oder Beklemmung. Meakins gab als praktische Wegleitung die Definition: „Von *Dyspnoe* kann gesprochen werden, wenn ein Kranker die Notwendigkeit zu gesteigerter Atemtätigkeit subjektiv empfindet."

Pathophysiologie. Pathophysiologisch entspricht die Dyspnoe einem Mißverhältnis zwischen notwendigem Gaswechsel und der dazu erforderlichen Leistung der Atemmuskulatur. Sie kann durch die in Ruhe oder bei Arbeit gesteigerte Atemarbeit objektiviert werden. Dyspnoe wird auch empfunden, falls eine normale Arbeit von einer insuffizienten Atemmuskulatur geleistet werden muß. Da definitionsgemäß die Dyspnoe eine subjektiv empfundene Wahrnehmung ist, kann sie der Untersucher nicht feststellen. Nur die Charakteristik der veränderten Atmung, wie Tachypnoe, Orthopnoe, periodische Atmung usw., welche oft mit einer Dyspnoe einhergeht, ist erkennbar.

Grad der Dyspnoe

Zur Erfassung der Dyspnoe werden folgende Grade (Kategorien) unterschieden:

- **Kategorie I:** Keine Dyspnoe, auch nicht bei physiologischer Belastung.
- **Kategorie II:** Dyspnoe bei schwerer Belastung (Treppensteigen).
- **Kategorie III:** Dyspnoe bei leichter Belastung (Gehen auf ebener Erde).
- **Kategorie IV:** Ruhedyspnoe.

Ätiologie. Als Ursache der Dyspnoe kommen folgende pathophysiologische Mechanismen und Krankheiten in Frage:

- **extrapulmonale:** Hypoxie, Hypoxämie, Anämie, metabolische Azidose, Störungen im Bereich der Atemzentren, Fieber, Hyperthyreose, Gravidität, Adipositas, emotionale Faktoren und Pharmaka;
- **pulmonale:** erhöhte Atemwegswiderstände (Trachealstenose, Asthma, Bronchitis, Emphysem), verminderte Gasaustauschfläche und Lungendehnbarkeit (Lungenfibrose), Totraumhyperventilation (Lungenembolie), Thoraxdeformitäten (Kyphoskoliose) und Zwerchfellähmung;
- **kardiale:** im Verhältnis zum Gaswechsel zu kleines Herzzeitvolumen (Stauungsinsuffizienz, Mitral- und Pulmonalstenose), schwere Hypoxämie bei Rechtslinks-Shunt (Fallot-Tetralogie).

Die *extrapulmonalen* und *kardialen* Ursachen führen zu einer alveolären *Hyperventilation*, während die *pulmonalen* Störungen sowohl eine *alveoläre Hyper-* als auch *Hypoventilation* sowie eine *Verteilungsstörung* verursachen können. Oft ist die Dyspnoe durch die Kombination mehrerer Faktoren bedingt.

Extrapulmonal bedingte Dyspnoe

Herabgesetzter O$_2$-Gehalt der Einatmungsluft

Die Hypoxie, die sich in einer Höhe von etwa 3000 m ü. M. einstellt (inspiratorischer pO$_2$ 100 mm Hg, arterieller pO$_2$ 60 mm Hg), führt in Ruhe zu einer alveolären Hyperventilation, deren Wirksamkeit hinsichtlich Kompensation der Hypoxämie aber beschränkt ist. In 3500 Meter Höhe ist in Ruhe mit einer mittelschweren und in 5500 Meter Höhe mit einer schweren Hypoxämie zu rechnen. Während körperlicher Arbeit tritt die Hypoxämie bereits in geringeren Höhen auf.

Abnorm hoher O$_2$-Verbrauch

Dieser ist leicht erkennbar, da er an eine vorangehende Arbeitsleistung gebunden ist. Bei genügend intensiver Belastung ist die Dyspnoe physiologisch; bei schwerer körperlicher Arbeit wird zudem im Verhältnis zum gesamten O$_2$-Bedarf vermehrt O$_2$ für die Atemarbeit verbraucht. Patienten, die schon in Ruhe einen erhöhten O$_2$-Verbrauch aufweisen, werden bereits bei geringerer Arbeitsbelastung dyspnoisch, was gelegentlich einen diagnostischen Hinweis auf das Vorliegen einer *Hyperthyreose* geben kann.

Akute und chronische Anämie

Hier tritt Dyspnoe vor allem als Anstrengungsdyspnoe in Erscheinung und ist bei normalen Lungen und ungestörten Regulationen durch eine Hyperventilation (mit Senkung des arteriellen pCO_2) infolge reduzierter O_2-Transportkapazität gekennzeichnet. Bei der akuten Blutungsanämie mit normalem Hämatokrit ist die Hypovolämie Ursache der insuffizienten O_2-Versorgung. Trotz normalem oder evtl. sogar erhöhtem Blutvolumen und Steigerung des Herzzeitvolumens kann bei der chronischen Anämie (rezidivierende Blutungen, gestörte Erythropoese) die O_2-Transportkapazität nicht kompensiert werden, so daß eine Hyperventilation und Anstrengungsdyspnoe resultiert.

Azidotische Zustände

Die große, tiefe Atmung, wie sie Kußmaul beschrieb und die seinen Namen heute noch trägt, wird durch eine Reizung des Atemzentrums bei *Azidose* verursacht und entspricht immer einer alveolären Hyperventilation. Eine vertiefte Atmung (Abb. 17.1), die auch beschleunigt sein kann, läßt daher ohne weiteres Rückschlüsse auf eine Azidose zu. Die Differenzierung zwischen Coma diabeticum und der Azidose bei Niereninsuffizienz ist sowohl klinisch wie blutchemisch in der Regel ohne Schwierigkeiten durchzuführen. Selten ist die Kußmaul-Atmung bei *Methanol-* oder *Salicylsäurevergiftung*. Bei Methylalkoholvergiftung ist sie Folge einer durch Ameisensäure bedingten Azidose.

Effort- und Hyperventilationssyndrom

Der Dyspnoe beim Effort-Syndrom („soldiers heart", Pseudoangina pectoris) liegt oft eine unökonomische Totraumhyperventilation bei inspiratorisch verschobener Atemmittellage und Zwerchfelltiefstand zugrunde. Die Lungenvolumina sind normal, ebenfalls die in Ruhe gemessenen Blutgase. Während der Hyperventilation nehmen der pCO_2 und die H^+-Konzentration im arteriellen Blut ab, der pO_2 steigt an, sinkt aber im venösen Blut. Im Gegensatz zum häufigen *Hyperventilationssyndrom* mit gesteigerter alveolärer Ventilation und konsekutivem pCO_2-Abfall und Alkalose bestehen beim Effort-Syndrom keine typischen Hyperventilationszeichen (Angst, Spannung, Palpitationen, Schwindel, Parästhesien etc.). Im Vordergrund stehen die körperliche Leistungsverminderung, pektanginöse Beschwerden – Folge der durch die Hyperventilation verursachten, reversiblen Mangeldurchblutung des Myokards – und die Dyspnoe. Differentialdiagnostisch muß das Effort-Syndrom bei jungen Frauen gelegentlich von einer Dyspnoe bei *Anämie* abgegrenzt werden.

Zentral bedingte Ventilationsstörungen

Cheyne-Stokes-Atmung. Bei der periodischen Atmung (Cheyne-Stokes) mit zu- und abnehmender Frequenz sowie Atemtiefe, die in angedeuteter Form häufig im Schlaf beobachtet wird, spielt eine Herabsetzung der Erregbarkeit des Atemzentrums auf CO_2 bzw. $[H^+]$ eine

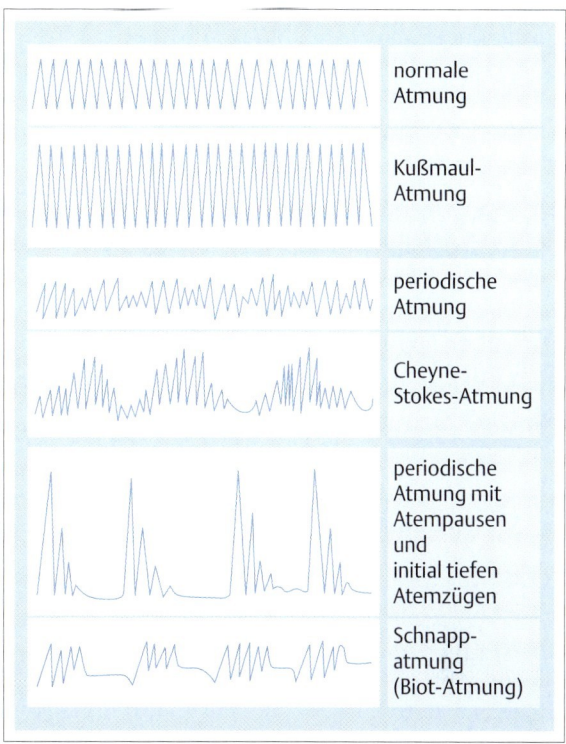

Abb. 17.1 Spirogramme bei verschiedenen Typen einer Hyperventilation und einer periodischen Atmung (nach *Bühlmann*).

wichtige Rolle. Das verminderte Ansprechen ist entweder hypoxämisch, z. B. beim Emphysematiker vom Bluebloater-Typ, beim Pickwick-Syndrom und bei Gefäßerkrankungen des Gehirns, oder medikamentös, z. B. bei Morphinverabreichung, verursacht. In diesen Fällen entspricht die Atmung einer alveolären Hypoventilation. Bei akuter und chronischer Herzinsuffizienz kommt die periodische Atmung einer leichten Hyperventilation gleich. Die verlängerten Kreislaufzeiten bewirken ein verzögertes Feedback zwischen Alveolargasen und zentraler Atemregulation bei normaler oder gesteigerter Erregbarkeit der Atemzentren auf CO_2 bzw. $[H^+]$. Aufgrund neuer Studien scheint es, daß die verlängerten Kreislaufzeiten vor allem die Periodizität der Atmung und weniger das Auftreten zentraler Apnoephasen beeinflussen. Die letzteren sind die Folge der gesteigerten Ansprechbarkeit der zentralen Chemorezeptoren auf CO_2. Diuretika begünstigen wegen der metabolischen Alkalose das Auftreten einer Cheyne-Stokes-Atmung.

Schlaf-Apnoe-Syndrom. Von der Cheyne-Stokes-Atmung ist die periodische Atmung beim Schlaf-Apnoe-Syndrom, definiert als wiederholte Apnoe- oder Hypopnoephasen im Schlaf, Somnolenz während des Tages sowie kardio- und zerebrovaskuläre Komplikationen abzutrennen.

Man unterscheidet die seltener vorkommende, *zentrale* Schlafapnoe infolge infektiöser, vaskulärer und neoplastischer Läsionen im Hirnstamm von der häufigeren, *obstruktiven* Schlafapnoe infolge partieller Obstruktion der oberen Luftwege. Beide Syndrome können zusammen vorkommen. Die Obstruktion der oberen Luftwege tritt bei Mißbildungen des Nasen-Rachen-Raumes, Fehlinnervation des M. genioglossus, Larynxstenose, Myxödem und Übergewicht auf. Das Pickwick-Syndrom (Übergewicht, Somnolenz während des Tages, kardiopulmonale Insuffizienz) ist durch eine intermittierende Obstruktion der oberen Luftwege während des Schlafes gekennzeichnet, die zum Teil für die kardiorespiratorische Insuffizienz verantwortlich ist.

Der Atmungstyp ist durch einen initial „seufzenden", sehr tiefen Atemzug gekennzeichnet, dem abflachende Atemzüge und Atempausen von 10 und mehr Sekunden folgen. Diese Atmung führt regelmäßig zur alveolären Hypoventilation. Sie kann auch im tiefen Schlaf auftreten.

Leitsymptome des obstruktiven Schlaf-Apnoe-Syndroms, das in etwa 1–4% der Bevölkerung vorkommt, sind *Schnarchen* und *Hypersomnie*. Die Diagnose erfolgt mittels Oxymetrie und Polysomnographie.

Biot-Atmung (Schnappatmung). Sie ist unregelmäßig, ohne erkennbare Rhythmik. Schnappatmung ist das Zeichen des bald eintretenden Todes und wird bei den meisten schweren Erkrankungen im Endstadium wahrgenommen, besonders bei Meningitis. Im Gegensatz zur Cheyne-Stokes-Atmung, bei der der CO_2-Reiz zwar gering, aber doch noch vorhanden ist, ist bei diesem Atemtyp das Atemzentrum gegen CO_2 unempfindlich.

Pulmonale Dyspnoe

Als Ursache für eine *pulmonale Dyspnoe* kommen folgende 4 Krankheitskategorien in Frage:

- **Restriktive Lungenerkrankungen,** bei denen die *ventilierten* und *perfundierten Atemflächen* eingeschränkt sind, entweder durch extrapulmonale (Ergüsse, Atembehinderung usw.) oder intrapulmonale (Fibrosen, Atelektasen Pneumonien usw.) Prozesse.
- **Obstruktive Lungenerkrankungen,** bei denen der *in-* und *exspiratorische Strömungswiderstand* (Asthma bronchiale, chronische Bronchitis, Emphysem) in den Atemwegen erhöht ist.
- **Vaskuläre Lungenerkrankungen,** bei denen primär die Lungengefäße erkrankt sind (Lungenembolie, primäre pulmonale Hypertonie [Appetitzügler, Ovulationshemmer], primäre venookklusive Erkrankung), und endlich
- **Erkrankungen der respiratorischen Muskeln und der Thoraxwand** (Zwerchfellähmung [Poliomyelitis, Trauma, Tumor, idiopathisch]).

Die *pulmonale Dyspnoe* unterscheidet sich klinisch von der kardialen Form oft nicht eindeutig, sofern die Anamnese und die Bedingungen des Auftretens nicht berücksichtigt werden. Immerhin darf als typisch gelten, daß die *pulmonale Atemnot* durch die Lage nicht oder nur wenig beeinflußt wird, daß Stauungserscheinungen fehlen und auch die Kreislaufzeiten normal sind.

Differenzierung und Diagnosegang. Was die Differenzierung der Dyspnoe bei restriktiven und obstruktiven Lungenkrankheiten anbelangt, so kann der auskultatorische Nachweis von Giemen und Brummen über allen Lungenfeldern auf die mit erhöhtem Strömungswiderständen einhergehende *obstruktive* Lungenkrankheit hinweisen, während bei der *restriktiven* die Auskultation wenig ergiebig sein kann.

Die endgültige Differenzierung kann aber nur durch die *Lungenfunktionsanalyse* erfolgen. Bei der restriktiven Form ergibt die Bestimmung der Lungenvolumina und Lungenkapazitäten niedrigere Werte, und bei der obstruktiven ist der Ausfall der dynamischen Tests (Sekundenkapazität, Tiffeneau-Index [Sekundenkapazität in Prozenten der Vitalkapazität] und exspiratorische Flußwerte), welche die Stärke des Exspirationsstoßes messen, pathologisch. Während die Obstruktion der unteren Atemwege zu einer in- und exspiratorischen Dyspnoe führt, kommt es bei Stenosen oberhalb der Glottis zur inspiratorischen Dyspnoe. Bei restriktiven Lungenerkrankungen ist die Dyspnoe infolge der verminderten Dehnbarkeit durch oberflächliche und allenfalls schnelle Atemzüge charakterisiert. Die pulmonale Dyspnoe wird durch körperliche Belastung, aber kaum durch Lagewechsel verstärkt.

Eine Ausnahme stellt die seltene „Platypnoe" dar, die beim schweren Emphysem vom Typ des „Pink puffer" beobachtet wird. Es handelt sich um eine Dyspnoe, die zusammen mit einer Hyperventilation, Anstieg des Pulmonalarteriendrucks und Verminderung des Herzzeitvolumens beim Sitzen auftritt. Beim Liegen nimmt das Herzzeitvolumen zu, der Pulmonalarteriendruck ab, und die Dyspnoe verschwindet.

Oft ist die Platypnoe mit einer orthostatischen Hypoxämie (Orthodeoxie), d. h. einer Hypoxämie, die in aufrechter Haltung ausgeprägter als im Liegen ist, verbunden. Dieses *Platypnoe-Orthodeoxie*-Syndrom kommt bei Herzvitien mit Rechts-links-Shunt, intrapulmonalem Shunt (arteriovenöse Aneurysmen, Lungenembolien) und bei Status nach Pneumonektomie vor. Im letzteren Fall ist die Ursache ein offenes Foramen ovale mit Rechts-links-Shunt, der im Stehen zunimmt.

Differentialdiagnose der respiratorischen Insuffizienz

Oft besteht bei den Lungenkrankheiten eine respiratorische Insuffizienz. Es ist deshalb sinnvoll, kurz die Differentialdiagnose der respiratorischen Insuffizienz zu besprechen.

Definition. Im weitesten Sinne spricht man von einer respiratorischen Insuffizienz bei jeder Störung der äußeren Atmung, die mit pathologischen Lungenfunktionswerten, z. B. für die Strömungswiderstände, Lungendehnbarkeit, Lungenvolumina, Gasdurchmischung, alveoläre Ventilation, funktionellen Totraum, Diffusionskapazität, O_2, und CO_2-Druck im Lungenvenenblut erfaßt werden kann. Im *engeren, d.h. klinisch geläufigen Sinn*, versteht man unter respiratorischer Insuffizienz einen Zustand, in dem die Lunge das Blut unter normalen Stoffwechselbedingungen nicht mehr adäquat mit Sauerstoff versorgen und die anfallende Kohlensäure ausscheiden kann. Dies ist dann der Fall, wenn das pO_2 im arteriellen Blut unter 60 mmHg (8,0 kPa) fällt oder das pCO_2 auf über 50 mmHg (6.5 kPa) steigt.

Aufgrund der Blutgase unterscheiden wir die *Partial-* von der *Globalinsuffizienz*.

Partialinsuffizienz. Die *Partialinsuffizienz* oder *Verteilungsstörung* ist durch eine arterielle Sauerstoffuntersättigung, aber normale oder niedrige CO_2-Werte im Blut in Ruhe gekennzeichnet (Hypoxämie, Normo- oder Hypokapnie). Sie tritt ein, wenn die Alveolen ungleichmäßig ventiliert und perfundiert werden, d.h. *Ventilations-Perfusions-Inhomogenitäten* bestehen. Außerdem tritt eine Partialsuffizienz als Folge von *Diffusions-Perfusions-Inhomogenitäten* und *Diffusionsstörungen* auf. Im letzteren Fall kommt es infolge veränderter, vor allem verdickter Alveolenwände, Einschränkung der alveolokapillaren Oberfläche und Verkürzung der Kontaktzeit zwischen Erythrozyten und Alveolargasen („alveolokapillärer Block") zur Behinderung des Gasaustausches und damit zur Hypoxämie.

Globalinsuffizienz. Die Globalinsuffizienz, deren Ursache eine *alveoläre Hypoventilation* ist, zeigt neben der Hypoxämie auch eine Erhöhung des CO_2-Partialdrucks im Arterienblut und stellt sich ein, wenn die Gesamtheit der Alveolen hypoventiliert wird. Als Folge der alveolären Hypoventilation und Hypoxie kommt es auf dem Wege des alveolokapillären Reflexes (Euler-Liljenstrand-Reflex) zu Spasmen der Lungenarteriolen und einer Erhöhung des Widerstandes im kleinen Kreislauf, zur pulmonalen Hypertonie und im chronischen Fall zu einem Cor pulmonale.

Vaskulärer Kurzschluß (Shunt). Neben Ventilations-Perfusions-Inhomogenitäten, Hypoventilation und Diffusionsstörungen kann auch ein vaskulärer Kurzschluß, d.h. wenn Lungenteile von der Ventilation zugleich ausgeschlossen, aber noch durchblutet sind, zur respiratorischen Insuffizienz führen. Das die nicht belüfteten Gebiete durchfließende Blut kann nicht mehr mit O_2 gesättigt werden und mischt sich dem gesättigten Blut bei. Eine 100%ige O_2-Sättigung kann daher durch O_2-Beatmung nicht erreicht werden, wodurch sich die Insuffizienz beim vaskulären Kurzschluß von der Partialinsuffizienz unterscheidet. Der intrapulmonale Kurzschluß kommt bei kollabierten Lungen, Atelektase und Lungeninfiltraten sowie beim arteriovenösen Aneurysma mit großen Shunts vor.

Spirometrie

Die mit Spirometern erfaßbaren Werte sind für die tägliche klinische Diagnostik von besonderer Bedeutung. Mit der *Spirometrie* werden sowohl *statische* und *dynamische Volumina* und *Kapazitäten* wie Vital- und Sekundenkapazität *inspiratorisch* und *exspiratorisch* gemessen. Die Bestimmung dieser Meßgrößen gestattet, die *obstruktive* von der *restriktiven* Ventilationsstörung zu unterscheiden.

Die Restriktion ist funktionell durch eine Abnahme der Vital- und Sekundenkapazität gekennzeichnet. Der Quotient aus Sekunden- und Vitalkapazität (Tiffeneau-Index) bleibt aber normal, da beide Volumina gleichmäßig abnehmen.

Bei Obstruktion ist dagegen auch der Tiffeneau-Index erniedrigt, da die Sekundenkapazität mehr eingeschränkt ist als die Vitalkapazität (Abb. 17.**2**).

Tiffeneau-Test. Der nach *Tiffeneau* benannte Test entspricht einer forcierten exspiratorischen Spirometrie und mißt sowohl dynamische wie statische Werte. Er zeigt, wieviel Luft bei einem forcierten Exspirationsstoß in der 1., 2. und 3. Sekunde exspiriert werden kann. Durch die graphische Aufzeichnung kommt die Raschheit, mit welcher die Luft ausgeatmet werden kann, anschaulich zur Darstellung. Das Volumen der in der ersten Sekunde ausgeatmeten Luft (Erstsekundenkapazität, forciertes exspiratorisches Volumen in der ersten Sekunde [$FEV_{1,0}$]) wird als Absolutwert in Prozent des Sollwertes und in Prozent der Vitalkapazität (= Tiffeneau-Index = $\frac{FEV_{1,0}}{VK} \times 100$) angegeben und mit den bei gesunden Personen ermittelten Werten (Abb. 17.**2**) verglichen. Klinisch läßt sich eine verminderte Stärke des Exspirationsstoßes in hochgradigen Fällen auch ohne Meßgerät feststellen, z.B. durch die Unfähigkeit, eine Kerzenflamme auszublasen.

Peak-flow. Registriert man während einer maximal forcierten Ausatmung mit einem Pneumotachographen die Flows, bezogen auf das ausgeatmete Volumen, so erhält man eine maximal *exspiratorische Flußvolumenkurve* (Abb. 17.**3**). Zu Beginn der Ausatmung steigt der exspiratorische Fluß rasch an und erreicht bei 25 % der Vitalkapazität den Spitzenwert. Diesen bezeichnet man als Spitzenfluß oder Peak flow. Er ist von der Anstrengung und damit der Kraft, die die Atemmuskulatur während der forcierten Exspiration erzeugt, abhängig (anstrengungsabhängiger Anteil). Nach dem der Spitzenwert erreicht ist, nimmt der exspiratorische Fluß allmählich auf Null ab. Der abfallende Teil der Kurve ist unabhängig von der entwickelten Kraft der Atemmuskulatur (anstrengungsunabhängig); er ist nur durch die Geometrie der Atemwege, d.h. den Strömungswiderstand und die Retraktionskraft der Lunge bestimmt und widerspiegelt die Strömungsverhältnisse in den peripheren Atemwegen.

Spirometriebefunde. Bei Obstruktion der zentralen Atemwege (chronische Bronchitis, Bronchiektasen) sind alle Flows eingeschränkt. Dies ist auch der Fall, wenn zentrale *und* periphere Atemwege obstruiert sind (Asthma bronchiale, Emphysem). Sind nur die peripheren Atemwege betroffen (Bronchiolitis), sind nur die Flows bei 50 und 75 % der Vitalkapazität vermindert. Restriktive Erkrankungen ändern die gesamte Flußvolumenkurve. Extrathorakale Stenosen (Larynx-, Tracheastenose) bewirken eine typische Änderung der in- und exspiratorischen Flußvolumenkurve (Abb. 17.**3**).

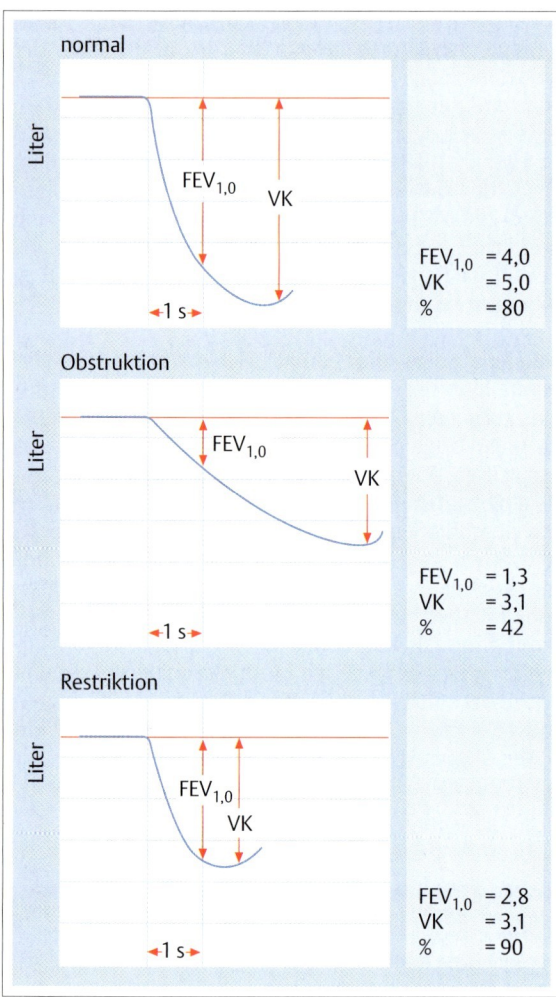

Abb. 17.2 Verhalten des Tiffeneau-Tests bei Lungengesunden, bei obstruktiven und restriktiven Lungenkrankheiten. VK: Vitalkapazität; $FEV_{1,0}$: forciertes exspiratorisches Volumen in einer Sekunde (= Sekundenkapazität, Ein-Sekunden-Wert) Tiffeneau-Index $= \frac{FEV_{1,0}}{VK} \times 100$ (nach *West*).

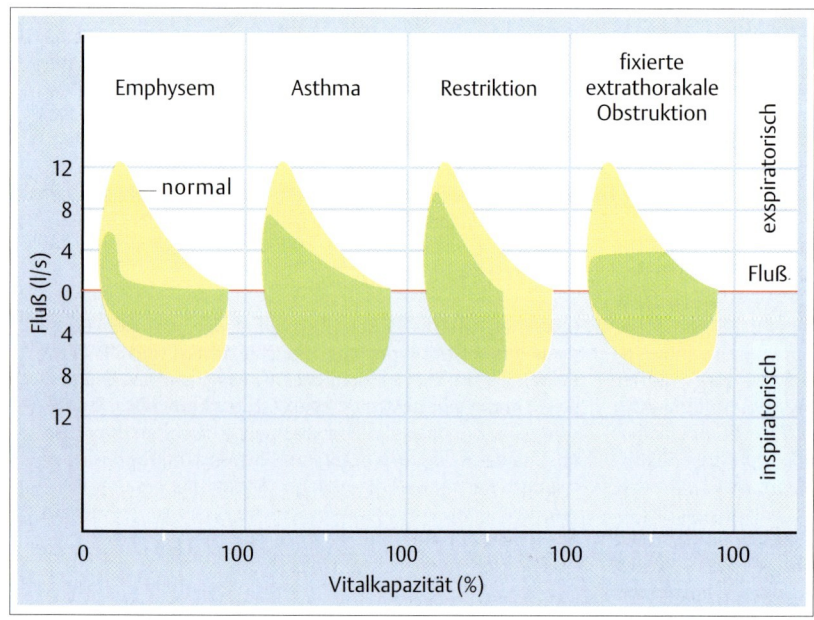

Abb. 17.3 Flußvolumenkurve bei obstruktiven und restriktiven Lungenkrankheiten.

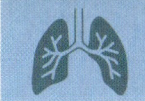

Dyspnoe

Klinik. Der respiratorischen Insuffizienz liegen bei Lungenkrankheiten verschiedene Funktionsstörungen zugrunde. Eine Reihe von pathophysiologischen Syndromen, die beim Patienten oft gemeinsam vorkommen und Ausdruck der angewandten Untersuchungsmethodik sind, läßt sich differenzieren. Von diesen sind die *Restriktion* und *Obstruktion*, welche anhand der *Spirometrie* voneinander unterschieden werden können, die wichtigsten Syndrome.

Restriktion

Folgende pulmonale Krankheiten führen zur *Restriktion*:

➤ **parenchymale:** Atelektasen, Pneumonien, Granulomatosen, diffuse Lungenfibrose verschiedenster Ätiologie, Pneumokoniosen, Resektionen;
➤ **extraparenchymale:** Ergüsse, Pneumothorax, Kyphoskoliose, Thorakoplastik, Pleuraschwarte.

Diagnostisch weisen perkutorische und auskultatorische Befunde fast immer auf die richtige Fährte. Die Differentialdiagnose wird nach den in Kapitel 18 „Lungenverschattungen" besprochenen Grundsätzen durchgeführt.

Obstruktion

Der *Strömungswiderstand* ist erhöht

➤ in- und exspiratorisch bei Stenosen im Bereich der Bronchien und Bronchiolen (Asthma bronchiale, chronische Bronchitis, Bronchiolitis [„small airway disease"], Lungenemphysem, Lungenstauung);
➤ exspiratorisch bei Elastizitätsverlust des Lungenparenchyms (Lungenemphysem).

> **!** Zur Unterscheidung der *obstruktiven* und *restriktiven* Lungenkrankheiten sind neben den *klinischen* und *radiologischen* Befunden, welche die Diagnose in sehr vielen Fällen ermöglichen, *Lungenfunktionsprüfungen* notwendig.

Kardiale Dyspnoe

Klinik. Sie hat verschiedene *Ursachen* und äußert sich in verschiedenen *Erscheinungsformen*. Bei Abflußbehinderung aus dem Lungenkreislauf erhöht sich der Druck in den Lungenkapillaren und vermehrt sich der Blutgehalt in allen Lungengefäßabschnitten. Als Folge einer Stauung nehmen die Compliance, die Total- und Vitalkapazität ab, während die Atemwegswiderstände zunehmen. O_2, CO_2 und das pH im Blut sind in der Regel normal; bei schweren chronischen Lungenstauungen (Mitralvitien) besteht jedoch eine leichte arterielle Hypoxämie. Das akute Lungenödem mit Austritt von Transsudat in die Alveolen führt zu einer starken Einschränkung der Compliance und zu einer mittelschweren Hypoxämie.

Bei der kardialen Dyspnoe ist die Atmung *oberflächlich* und *frequent*, d. h. tachypnoisch (Reizung der J-[juxtakapillären] Rezeptoren durch interstitielles Ödem), und unterscheidet sich oft nicht von der Dyspnoe bei Lungenkrankheiten. Auskultatorisch ist das Exspirium verlängert. Meistens sind mehr oder weniger reichlich feuchte (= diskontinuierliche und nichtmusikalische) Nebengeräusche (Rasselgeräusche) an den Lungenbasen zu hören. Auch sind trockene (= kontinuierliche und musikalische) Nebengeräusche (bzw. Giemen) häufig vorhanden.

Die *Erscheinungsformen* der Dyspnoe können bei pulmonaler und kardialer Atemnot große Ähnlichkeit aufweisen. Bei beiden ist die Dyspnoe *nach körperlicher Belastung* (Anstrengungsdyspnoe) ausgesprochen. Im Gegensatz zur pulmonalen Dyspnoe wird die kardiale Atemnot durch Liegen und während der Nacht nach dem Einschlafen verstärkt. Eine Zunahme der Atemnot während der Nacht kommt aber auch bei Patienten mit obstruktiven Lungenerkrankungen vor (s. unten).

Erscheinungsformen. Wir unterscheiden folgende Formen kardialer Dyspnoe:

➤ die *Orthopnoe*,
➤ das eigentliche *Asthma cardiale* mit Übergang in
➤ *Lungenödem* und
➤ die *periodische Atmung vom Typus Cheyne-Stokes*. Über Cheyne-Stokes-Atmung s. S. 449.

Orthopnoe und Asthma cardiale

Pathogenese. Beide lassen sich am besten durch verschieden stark ausgeprägte Grade von Lungenstauung erklären. Flaches Liegen verstärkt die Lungenstauung durch eine Verschiebung des Blutes von den unteren Extremitäten und dem Splanchnikusgebiet in das Thoraxgebiet, was den funktionstüchtigen rechten Ventrikel zu einem erhöhten Fördervolumen veranlaßt, das aber vom leistungsschwachen linken Ventrikel nicht mehr weiterbefördert werden kann. Dadurch wird die Lungenstauung verstärkt. Dieser Mechanismus ist zum Teil auch für das charakteristischerweise nächtlich auftretende Asthma cardiale verantwortlich, wobei noch eine Abschwächung der reflexbedingten Atmungssteigerung mit resultierender Hypoxämie und Schädigung des linken Ventrikels hinzukommt. Wahrscheinlich spielt eine verminderte Empfindlichkeit des Atemzentrums während des Schlafes eine Rolle, wobei auch hemmende Vagusimpulse (erhöhter Vagotonus im Schlaf) daran beteiligt sind. Wird die Stauung vor dem linken Herzen sehr groß, so tritt infolge Erhöhung des hydrostatischen Kapillardruckes in den Lungen Flüssigkeit aus den Lungenkapillaren in die Alveolen aus; es kommt zu *Lungenödem* mit besonders starker Dyspnoe.

Ätiologie. Man begegnet dieser Dyspnoeform bei der *Linksinsuffizienz*, also bei *Hypertonieherzen, Aortenfehlern, Koronarsklerose, Kardiomyopathien* und bei der *Mitralstenose*, die manchmal durch das Auftreten von nächtlichem Asthma cardiale und Lungenödemanfällen überhaupt erst entdeckt wird. Bei diesen Fällen sind fast immer ein *Galopprhythmus* und eine *radiologische* und *echokardiographische* Vergrößerung des linken Ventrikels (die Mitralstenose ausgenommen) zu beobachten.

Diagnosegang und Kriterien zur Differenzierung

Auskultationsbefunde. Im Gegensatz zur *pulmonalen* Ursache stehen bei der *kardialen* Dyspnoe feinblasige, meist nichtklingende, endinspiratorische Rasselgeräusche im Bereich der basalen Lungenabschnitte im Vordergrund. Es ist aber darauf hinzuweisen, daß solche Rasselgeräusche auch für Lungenerkrankungen, vor allem Lungenfibrosen, typisch sind. Manchmal ist auch ein rechtsseitiger, seltener linksseitiger Erguß nachweisbar. Der II. Pulmonalton ist als Folge eines erhöhten Drucks in den Lungengefäßen sowohl bei pulmonalen wie kardialen Affektionen verstärkt.

Röntgen-Thorax. *Röntgenologisch* sind die Lungenfelder *nicht abnorm hell*, sondern im Bereich der Hili und der basalen Lungenabschnitte als Zeichen von gestauten Gefäßen und von Ödem häufig verschattet. Außerdem sind die kranialen Gefäße bis in die Spitzen gut sichtbar: Es hat eine *Umverteilung* stattgefunden (Abb. 19.**1**).

Sputum. Das *Sputum* ist nicht zäh, sondern entleert sich leicht als dünnflüssige, schaumige, rubiginöse Ödemflüssigkeit. Bei chronischer Lungenstauung allerdings kann sich ebenfalls zähes Sputum bilden.

Lungenfunktionstests. Bei Linksherzinsuffizienz nehmen als Folge der Lungenstauung die Vital- und Totalkapazität ab, ebenso die Sekundenkapazität infolge Erhöhung der Atemwegswiderstände. Diese Veränderungen lassen sich meistens eindeutig von denjenigen obstruktiver und restriktiver pulmonaler Erkrankungen abgrenzen.

Über radiologische, elektro- und echokardiographische Befunde des Herzens bei Stauungsinsuffizienz s. Kapitel 20.

Die *reinen* Fälle von kardialer oder pulmonaler Insuffizienz bieten keine Differenzierungsschwierigkeiten. Die am Einzelfall häufig sich ergebende Unsicherheit rührt von den Kombinationsformen her.

Eine Insuffizienz des rechten Ventrikels kann auch mit Dyspnoe einhergehen; nur ist diese Dyspnoe nicht durch die Rechtsinsuffizienz, sondern durch die Lungenkrankheit, welche die Belastung des rechten Ventrikels verursacht hat, bedingt und zeigt daher nicht den beschriebenen kardialen, sondern den pulmonalen Charakter.

Klinische Krankheitsbilder

Larynx- und Trachealerkrankungen

Unter den Larynxaffektionen (Ödem, Spasmus, Pseudokrupp), die mit einem in- und exspiratorischen Stridor einhergehen, nimmt die *paradoxe Stimmlippenbeweglichkeit* („vocal cord dysfunction") eine besondere Stellung ein, da sie einen Asthmaanfall imitieren kann (Pseudoasthma, Münchhausen-Syndrom). Oft beginnt die Symptomatik dieses funktionellen Leidens mit einem trockenen Husten, dann klagen die Patienten über einen in- und exspiratorischen Stridor, sind dyspnoisch, und man auskultiert über dem Larynx Giemen und Pfeifen. Die Diagnose wird im Anfall mittels Laryngoskopie gestellt (Adduktion der Stimmlippen während der Inspiration). Eine paradoxe Stimmlippenbeweglichkeit kann auch bei Patienten auftreten, die an einem Bronchialasthma oder einer gastroösophagealen Refluxkrankheit oder einer kraniozervikalen Dystonie leiden.

Von den Erkrankungen der *Trachea* wird das Trachealkarzinom, obwohl eine sehr seltene Erkrankung, zu wenig beachtet. Dyspnoe, besonders wenn sie intermittierend ist (Verwechslung mit Asthma!), ist das häufigste Symptom. Husten, Hämoptoe, Fieber und Gewichtsverlust begleiten das Bild. Der Stridor ist in- und exspiratorisch. Die Bronchoskopie klärt die Situation. Über Tracheal- und Bronchialkollaps s. S. 465.

Asthma bronchiale

Das Asthma bronchiale ist eine häufige Krankheit: Ungefähr 7 % der erwachsenen Bevölkerung leiden daran.

Definition. In den vergangenen Jahren ist die Definition des Asthma aufgrund pathophysiologischer Erkenntnisse etwas geändert worden. Nach der Definition des „National Asthma Education Programm 1991" handelt es sich beim Asthma bronchiale um eine Erkrankung der Lunge, die durch folgende 3 Merkmale gekennzeichnet ist:

- eine *spontan* oder durch *Pharmaka* reversible *Atemwegsobstruktion*,
- eine *Entzündung* der Atemwege und
- eine gesteigerte bronchiale *Hyperreagibilität* gegen verschiedene Noxen.

Diese Definition enthält das wesentliche pathophysiologische Merkmal: nämlich die Bronchialobstruktion, die *reversibel* ist. Für die Obstruktion (Tab. 17.**2**) der kleinen und großen Atemwege sind die *allergische Entzündung*, der *Bronchospasmus* und die *Hypersekretion* verantwortlich. Sie sind wiederum die Folgen einerseits der *Allergie*, andererseits der bronchialen *Hyperreagibilität*. Diese herabgesetzte Empfindlichkeit und überschießende Reaktion der Atemwege – kurz bronchiale Hyperreagibilität oder Hyperreaktivität genannt – sind Folge

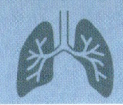

Tabelle 17.2 Atemwegsobstruktion und Mediatoren beim Asthma bronchiale

	Pathologischer Vorgang		Mediatoren
Obstruktion	Bronchospasmus		Histamin, LTC4, D4, E4, Acetylcholin, Bradykinin, PG/F$_{2\alpha}$, PGD$_2$, PAF, Neuropeptide
	Entzündung	Ödem	Histamin, LTC4, D4, E4, PGE, PAF, Neuropeptide, O$_2^-$
		Infiltration mit Eosinophilen	Histamin, ECF-A
		Infiltration mit Neutrophilen	NCF-A, LTB4
	Bronchialepitheldesquamation		H$_2$O$_2$, OH$^-$, O$_2^-$, Proteasen, EMBP, ECP, EPO, EPX
	Verdickung der Basalmembran		O$_2^-$, Proteasen, Immunoglobuline
	Hypersekretion		Histamin, PAF, Acetylcholin, LTC4, D4, E4, alpha-adrenerge Agonisten, Prostaglandine, Neuropeptide

ECF-A: Eosinophil chemotactic factor of anaphylaxis
ECP: Eosinophil cationic protein
EPO: Eosinophil peroxydase
EPX: Eosinophil protein X
NCF-A: Neutrophil chemotactic factors

LT: Leukotriene
PAF: Platelet activating factors
EMBP: Eosinophil major basic protein
PGE/F$_{2\alpha}$/D$_2$ = Prostaglandin E/F$_{2\alpha}$/D$_2$

einer Dysfunktion des autonomen Nervensystems (Hyperaktivität des cholinerg-vagalen und α-adrenergen Systems), Insuffizienz der β-adrenergen Rezeptoren und eines Ungleichgewichts von zyklischen Nukleotiden und Calciumionen in der Bronchialmuskulatur sowie einer gestörten „Barrierefunktion" des Bronchialepithels.

Asthmaformen und Pathogenese

Ätiologisch und klinisch hat man bisher vor allem zwei Asthmaformen unterschieden (Tab. 17.3).
- das *exogene, allergische („extrinsic")* Asthma und
- das *endogene („intrinsic")* Asthma.

Seit man neuerdings erkannt hat, daß einerseits beim endogenen Asthma, das vor allem durch respiratorische Viren ausgelöst wird, auch zellfixierende, virusspezifische IgE-Antikörper – wie bei einer Typ-I-Reaktion – auftreten, andererseits Virusinfekte beim allergischen Asthma als Auslöser wirken können, ist pathophysiologisch die Unterscheidung problematisch. Trotzdem ist sie sinnvoll, da die beiden Formen in ihren klinischen Manifestationen sich z. T. wesentlich unterscheiden.

Je nach der dem Asthma bronchiale zugrundeliegenden Hypersensitivitätsreaktion kann man folgende Formen unterscheiden:
- das exogene, atopische Asthma, auch Typ-I-Asthma (anaphylaktische Sofortreaktion vom Reagin-Typ),
- das exogene, nichtatopische Asthma, auch Typ-III-Asthma (Reaktion vom Arthus-Typ),
- die Kombinationsform, nämlich Typ-I- und Typ-III-Asthma,
- das endogene Asthma (Typ-I- und Typ-IV-Reaktion?).

Das *Asthma vom Typ I* findet sich beim Allergiker, welcher nach Antigenzufuhr zellfixierende Antikörper(IgE) bildet. Nach dem Kontakt des Antigens mit den an den Mastzellen fixierten Antikörpern kommt es zur Permeabilitätsänderung der Mastzellenmembran mit Freisetzung von Histamin, Leukotrienen C4, D4, E4 und anderer Mediatoren, die ihrerseits einen Bronchospasmus und eine Entzündung sowie Hypersekretion verursachen (Tab. 17.2). Das *Asthma vom Typ III* kommt bei nichtatopischen Patienten vor und wird durch Präzipitine (IgG) verursacht. Bei der *Kombinationsform* – z. B. der allergischen bronchopulmonalen Aspergillose – werden bei empfindlichen Patienten sowohl Antikörper vom IgE- als auch vom IgG-Typ gebildet.

Zum *endogenen* oder *Intrinsic-Asthma* zählt man jenes Asthma, das durch respiratorische Infekte und Medikamente (Aspirinasthma, die häufigste medikamentöse Pneumopathie) hervorgerufen wird. Bei den das Asthma auslösenden Infekten handelt es sich fast ausschließlich um *virale* Infekte. *Bakterielle Infekte kommen kaum vor!*

Epidemiologie. Das *exogene, atopische Asthma bronchiale* tritt vornehmlich im Kindes- und frühen Erwachsenenalter auf, während eine *endogene Form* im Kleinkindesalter und nach dem 30. Lebensjahr vorkommt. Von allen erwachsenen Asthmatikern weisen 10 – 12 % ein exogen-atopisches, 8 – 10 % ein endogenes Asthma und die übrigen einen Mischtyp vom Extrinsic- und Intrinsic-Asthma auf. Neben einem Asthma bronchiale kann zusätzlich eine chronische Bronchitis bestehen; die Differenzierung zwischen den beiden Atemwegserkrankungen ist schwierig.

Tabelle 17.3 Asthma bronchiale: klinische Differentialdiagnose der beiden wichtigsten Formen

Merkmal	Extrinsic (exogen-allergisches) Asthma bronchiale	Instrinsic (endogenes) Asthma bronchiale
Beginn	häufig im Kindes- und Jugendalter	meist im Kleinkindesalter und nach dem 30. Lebensjahr
Allergie in der Familienanamnese	häufig	selten
Atopie (Milchschorf, Rhinitis, Neurodermitis)	häufig	selten
Auslöser	Inhalationsallergene (Hausstaubmilbe, Pollen)	Virale Infekte (RS-Virus, Adenoviren, Rhinoviren)
Dauer der Symptome	akut, Minuten bis Stunden (Anfallsasthma), selten tagelang, selten chronisch	oft Perioden- oder Dauerasthma, schwer, anhaltend, später chronisch
Nasennebenhöhlen-Infekte	relativ selten – Polyposis selten	häufig, Polyposis, Riechminderung
Blut- und Sputumeosinophilie	häufig	häufig (hoch!)
Medikamentenempfindlichkeit (Aspirin u. a. Analgetika, Antiphlogistika)	selten	häufig (ca. 10–20 %!)
Reaktionstyp (immunologisch)	I und/oder III	I, IV (?)
Antikörper	IgE (oder IgG) erhöht	negativ oder Normbereich
Gesamt-IgE	häufig erhöht	normal, ausnahmsweise erhöht
Hauttest mit Allergenextrakten (intrakutan, Prick-Test)	positiv nach ca. 15 Minuten und nach 6–12 Stunden Ödem (Arthus-Typ)	negativ
inhalativer Provokationstest mit Allergenen	positiv	negativ oder unspezifische Reaktion auf Lösungsmittel
Hyposensibilisierung oder Allergenkarenz	möglich, wirksam	unwirksam, wenig wirksam

Diagnostik und Befunde

Anamnese. Für die Diagnose von besonderer Bedeutung ist die Anamnese: Oft stellt sich heraus, daß der Patient auf bestimmte Umweltfaktoren (Pollen, Bettstaub, Mehlstaub usw.) mit der typischen Asthmatrias reagiert: Anfälle von Dyspnoe und pfeifender Atmung, Husten und Auswurf. Der Asthmaanfall kann nachts auftreten oder sich monosymptomatisch nur als *paroxysmaler Husten* manifestieren („Asthmahusten").

Klinische Untersuchung. Bei der klinischen Untersuchung fällt die Tachypnoe auf. Als Ausdruck der Obstruktion und Überblähung finden sich perkutorisch Schachtelton und tiefstehende Lungengrenzen mit geringer Verschieblichkeit, auskultatorisch verlängertes Exspirium (mehr als 4 Sekunden) und trockene, exspiratorische Nebengeräusche (Giemen und Pfeifen). Wird das Atemgeräusch leiser und verschwinden die Nebengeräusche bei fortbestehender Dyspnoe (silent chest), weist das auf zunehmende Obstruktion hin („mucus plugging"). Wird die Hilfsmuskulatur (Mm. sternocleidomastoidei und Mn. scaleni) zur Atmung benötigt, so ist die 1-Sekunden-Kapazität kleiner als 1,0 l. Beträgt die Tachykardie über 130 Schläge pro Minute und stellt man einen Pulsus paradoxus fest, ist der Asthmaanfall lebensbedrohlich: Der 1-Sekunden-Wert ist dann nur noch 25 % des Sollwertes, und es besteht eine erhebliche Hypoxämie von $pO_2 < 60$ mmHg.

! Ist der Asthmaanfall vollständig therapieresistent, spricht man von einem *Status asthmaticus*.

Spirometrie. Die *Lungenfunktion* zeigt eine stark eingeschränkte Vital- und Sekundenkapazität sowie einen stark erniedrigten Tiffeneau-Index (Abb. 17.2); die Totalkapazität und das Residualvolumen sind *„passager"* stark erhöht. Untersucht man die Blutgase, so stellt man eine Hypoxämie und eine Hypokapnie (Hyperventilation) fest. Bei Zunahme der Obstruktion normalisiert sich vorübergehend der pCO_2, um darauf weiter anzusteigen.

Röntgen-Thorax. *Radiologisch* finden sich als Zeichen der Überblähung helle Lungenfelder, tiefstehende Zwerchfellkuppen und Horizontalstellung der Rippen. Auch bei langdauernden Fällen, dem chronischen allergischen Asthma bronchiale, kommt es nur vereinzelt zur Ausbildung eines Emphysems.

Sputumdiagnostik. Von großem diagnostischem Wert ist die *mikroskopische zytologische Untersuchung* des Sputums, die anhand von reichlichen Eosinophilen, Charcot-Leyden-Kristallen und evtl. Curschmann-Spiralen einen für das Asthma bronchiale typischen Befund liefert (Abb. 17.**4a** u. **b**). *Makroskopisch* unterscheidet sich das Asthmatikersputum in der Regel kaum vom Bronchitikersputum: Ein vollständig *purulentes Sputum* besitzt auch der Asthmatiker, ohne daß ein bakterieller oder viraler Infekt besteht.

Labor. Im Blut besteht sowohl beim Extrinsic- wie beim Intrinsic-Asthma eine *Eosinophilie*, die je nach Krankheitsaktivität verschieden stark ausgeprägt ist. Eine absolute Eosinophilenzahl von ≤ 350 Eosinophilen/μl ($\leq 0,35 \times 10^9$/l) Blut spricht für das Vorliegen eines Asthma bronchiale; unter oraler Steroidtherapie eine solche von ≤ 85/μl ($\leq 0,085 \times 10^9$/l). Das *Immunoglobulin E* ist vor allem beim exogen-atopischen Asthma vermehrt; ausnahmsweise beim endogenen Asthma.

Allergietestung. Da es sich beim Asthma bronchiale um eine allergische Erkrankung handeln *kann*, ist nach der Diagnosestellung festzustellen, welche Allergene für die Auslösung der Anfälle in Frage kommen. Bei den Allergenen spielen exogene, nichtinfektiöse die größte Rolle; ihr Nachweis erfolgt durch Hautteste.

Spezielle Asthmaformen

Spezielle Asthmaformen sind:

- das *Anstrengungsasthma*,
- das *berufsbedingte Asthma*,
- das *physikalisch* oder *chemisch irritative Asthma*,
- das durch *gastroösophagealen Reflux* ausgelöste Asthma und
- das nur als Husten sich präsentierende, monosymptomatische Asthma: der „*Asthmahusten*".

Anstrengungsasthma. Das Anstrengungsasthma tritt 5 Minuten nach einer körperlichen Anstrengung auf, erreicht nach 10 Minuten den Höhepunkt und bildet sich nach 30–60 Minuten zurück. Die Pathogenese ist noch ungeklärt. Patienten mit einem Extrinsic- oder Intrinsic-Asthma können an einem Anstrengungsasthma leiden. Oft ist es die einzige klinische Manifestation eines sonst asymptomatischen Asthmas.

Berufsbedingtes und physikalisch oder chemisch irritatives Asthma. Eine weitere Form ist das *berufsbedingte Asthma*, das durch industrielle Stäube, Dämpfe und Gase hervorgerufen wird. Man schätzt, daß 2–15 % von Asthmatikern ein professionelles Asthma haben. Diesem liegt entweder eine Hypersensitivitätsreaktion (Mehlstaub [Bäckerasthma], Proteasen, Platinsalze, Epoxydharze, Formaldehyd, Isocyanat usw.) zugrunde, oder es handelt sich um eine unspezifische, physikalische oder chemische Reizung der Atemwegsmukosa durch physikalische und chemische Noxen (Wärme, Kälte, inerte Stäube, Chlorverbindungen, SO_2, Naphthochinon, Vanadiumpentoxid usw.).

Asthma und gastroösophagealer Reflux. Asthma kann durch einen Reflux von Magensaft verstärkt, vielleicht sogar ausgelöst werden. So wiesen 46 % von Asthmatikern eine Hiatushernie mit deutlichem gastroösophagealem Reflux auf. Umgekehrt werden bei nachgewiesenem gastroösophagealem Reflux in bis zu 40 % bronchopulmonale Symptome (chronischer Husten, Asthma etc.) angegeben. Oft bessert die Therapie der Refluxkrankheit auch die Asthmasymptome. Pathogenetisch spielen zwei Mechanismen eine Rolle: einerseits die Aspiration kleinster Mengen von Magensaft, andererseits soll die Bronchokonstriktion reflektorische Folge der Reizung afferenter Vagusfasern im distalen Ösophagus durch den sauren Magensaft sein.

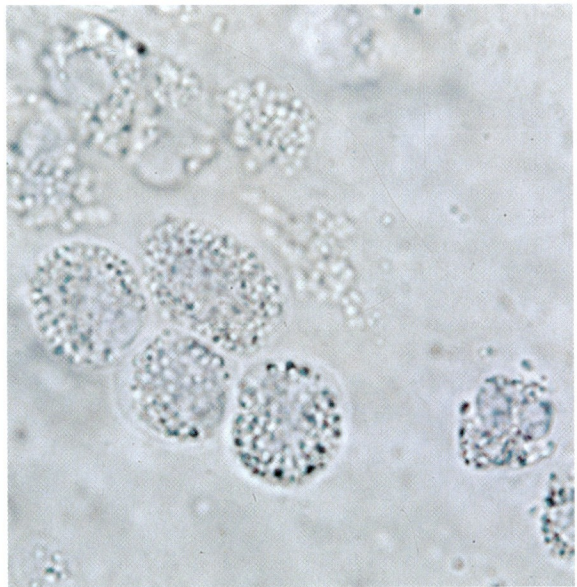 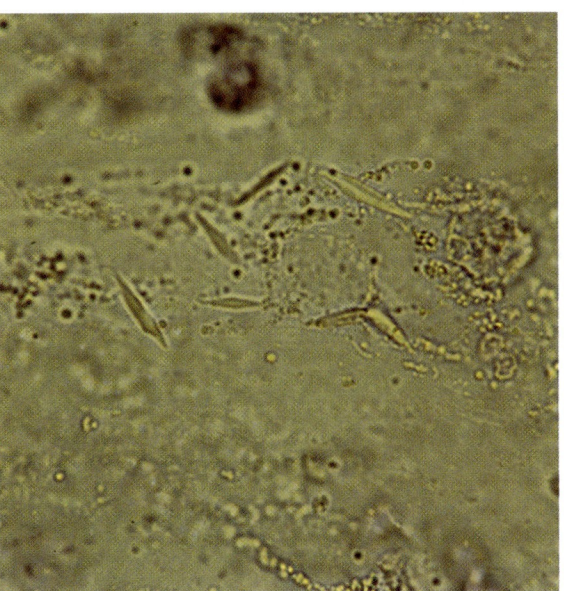

Abb. 17.**4** **a** Eosinophile (große Granula!) und **b** Charcot-Leyden-Kristalle im Asthmatikersputum. Kristallviolettpräparat.

> **Psyche und Asthma**
>
> Obwohl viel über Psyche und Asthma geschrieben wurde, gibt es keine gesicherten Anhaltspunkte für eine primäre Psychogenese des Asthma bronchiale. Asthmatiker unterscheiden sich von Nichtasthmatikern weder in ihrer „unbewußten" seelischen Grundbefindlichkeit und Persönlichkeitsstruktur noch in ihrem Verhalten der Umwelt gegenüber. Ist dagegen einmal das Asthma da, so beeinflussen emotionale Impulse (z. B. Angst → Hyperventilation → Abnahme des pCO_2 und/oder Abkühlung der Bronchialschleimhaut → Freisetzung von Mediatoren aus Mastzellen → Bronchospasmus) den Verlauf der Krankheit.

Bronchitis

Sie ist differentialdiagnostisch vom Asthma bronchiale und Emphysem abzugrenzen.

Die Einteilung der Bronchitis erfolgt zweckmäßig nach folgenden klinischen Gesichtspunkten: akute Bronchitis, chronische Bronchitis, Bronchiolitis („small airway disease") und chronische Bronchitiden als Begleitkrankheit.

Akute Bronchitis

Es handelt sich um eine akute Entzündung der Atemwege, die durch verschiedene exogene Noxen verursacht wird; es können die gesamten Atemwege von der Trachea bis zu den Bronchiolen betroffen sein. Die Abgrenzung von der akuten Exazerbation einer chronischen Bronchitis (s. unten) erfolgt durch die Anamnese.

Die häufigste Ursache einer akuten Bronchitis sind *Infekte mit Viren*, die den Respirationstrakt befallen, wie z. B. Myxoviren (Influenza A, B, C, Parainfluenzaviren, RS-Viren), Adenoviren und Picornaviren (Rhinoviren). Außerdem ist die akute Bronchitis als Symptom bei viral- und bakteriellseptischen Erkrankungen wie Masern, Varizellen, Keuchhusten, Diphtherie, Ornithose, Typhus abdominalis, Paratyphus zu beobachten. Infekte mit bronchopathogenen Bakterien (*Haemophilus influenzae*) – meist handelt es sich um eine sekundäre Infektion nach viraler Schädigung der Bronchialschleimhaut – spielen selten eine Rolle; auch die verschiedensten mechanischen und chemischen Reizstoffe müssen durch eine sorgfältige Erhebung der Anamnese erwogen werden.

Oft ist die Bronchitis eine Komponente der sog. *Erkältungskrankheit*, der „common cold", deren häufigste Symptome der Schnupfen und die Tracheitis sind. Die Erkrankung tritt endemisch auf, es besteht jedoch eine Krankheitshäufung im Frühjahr und Herbst. Bei den Erregern handelt es sich vor allem um RNS-haltige Rhinoviren, doch können auch Myxo-, Paramyxo-, Adeno- und Reoviren diese Erkrankung der nasalen und oberen Atemwege verursachen. Differentialdiagnostisch ist der Schnupfen unter anderem von allergischen und toxisch verursachten (gewerbliche Gifte) Entzündungen sowie funktionell vasomotorischen Störungen der Nasenschleimhaut abzugrenzen.

Chronische Bronchitis

! Bei der chronischen Bronchitis handelt es sich um eine Erkrankung der Atemwege, die durch *Husten* und *Auswurf* gekennzeichnet ist. Als *chronisch* gilt das *tägliche* Vorkommen beider Symptome während mindestens *dreier aufeinanderfolgender Monate pro Jahr im Verlaufe von 2 aufeinanderfolgenden Jahren* (WHO 1961).

Diese Definition der chronischen Bronchitis ist weltweit eingeführt und hat sich nicht nur für epidemiologische Belange, sondern auch in der Praxis und Klinik bewährt. Ob eine Differenzierung der chronischen Bronchitis in verschiedenen Formen (einfache, mukopurulente, obstruktive, asthmoide) – mit Ausnahme der *einfachen* und *obstruktiven Form*, die sich klinisch, funktionell und prognostisch unterscheiden – für die Praxis notwendig und von Nutzen ist, ist fraglich.

Ätiologie und Pathogenese. Epidemiologische Studien zeigen, daß das *Tabakrauchen* die wichtigste, jedoch nicht einzige Ursache der chronischen Bronchitis ist. Zur Zeit wird angenommen, daß für Beginn und Dauer der chronischen Bronchitis sowohl *exogene* als auch *endogene* Faktoren verantwortlich sind: die Ätiologie ist multifaktoriell. Zu den *exogenen* Faktoren zählen einerseits nebst dem Tabakrauchen die Noxen Luftverschmutzung (SO_2, NO_x, O_3, Staub, Ruß), berufliche Exposition mit toxischen Substanzen sowie virale und bakterielle Infekte, andererseits die sozialen Verhältnisse wie Beruf, Wohnort und Größe der Familie. Die zum Teil noch unbekannten *endogenen* Faktoren umfassen außer Alter und Geschlecht genetische Faktoren wie Enzymdefekte (α_1-Antitrypsinmangel), Störung der mukoziliären Clearance, Allergien sowie Defekte der unspezifischen wie spezifischen humoralen und zellulären Abwehrmechanismen des Respirationstraktes. Während englische Pneumologen vornehmlich den exogenen Faktoren ursächliche Bedeutung zumessen, sind nach der niederländischen Schule die endogenen, d. h. die hereditären (Geschlecht, metabolische? hormonale?) und fundamentalen (Allergie, bronchiale Hyperreaktivität) Faktoren ebenso wichtig wie die exogenen Mechanismen.

Klinik. Die diagnostischen klinischen Kriterien sind

- **anamnestisch:** Angaben von Husten, Auswurf, selten mit Anfällen von Atemnot, oft nachts (Zunahme des Vagotonus → vermehrte Bronchokonstriktion und Hypersekretion = Obstruktion);
- **auskultatorisch:** verlängertes Exspirium, trockene und feuchte, frühinspiratorische sowie exspiratorische Nebengeräusche.

Spirometrie. Die Untersuchung der *Lungenfunktion* ergibt die typischen Befunde einer Obstruktion: Einschränkung der Vital- und vor allem Sekundenkapazität sowie des Tiffeneau-Indexes, welche zum Teil reversibel sein können. Es ist aber zu beachten, daß bei der chronischen Bronchitis die in- und exspiratorischen Volumina über lange Zeit hin noch vollkommen normal bleiben können, obwohl schon eine weitgehende Obstruktion der kleinen Atemwege (small airways disease) vorliegen kann.

Röntgen-Thorax. Der *Röntgenbefund* ist in weniger als 50 % negativ. Die positiven Befunde umfassen Überblähung, vermehrte Lungenzeichnung („dirty chest") und periphere Gefäßarmut (Emphysem!).

Exazerbation. Charakteristisch für jede chronische Bronchitis sind rezidivierende klinische und funktionelle Verschlechterungen. Die klinische Diagnose von Exazerbationen mit sekundärer bakterieller Infektion (Zunahme von Husten und Dyspnoe, purulenter Auswurf, Verstärkung des Auskultationsbefundes und Verschlechterung der Lungenfunktion) wird durch *zytologische* und *bakteriologische Sputumbefunde* objektiviert.

Die akute Exazerbation ist *zytologisch* im Sputum einerseits durch eine Zunahme exsudierter neutrophiler Granulozyten und exfoliierter Bronchialepithelzellen und andererseits durch die Abnahme von exsudierten Makrophagen gekennzeichnet.

Von den im Sputum und im Bronchialsekret nachgewiesenen Keimen sind *Haemophilus influenzae* und *Diplococcus pneumoniae* am häufigsten mit einer Entzündung der Bronchialschleimhaut assoziiert (Abb. 17.**5a** u. **b**), seltener *Moraxella* oder *Branhamella catarrhalis*. Enterobakterien (*Klebsiella*, *E. coli* und *Proteus*) sowie *Pseudomonas aeruginosa* sind vermutlich für Exazerbationen der chronischen Bronchitis nicht verantwortlich. Spezifische Präzipitine sind nur bei Patienten mit Bronchiektasen und zystischer Fibrose nachweisbar.

Die weiteren im Sputum vorkommenden Mikroorganismen wie *Staphylococcus aureus*, *Diphtheroides*, *Haemophilus parainfluenzae*, *Staphylococcus albus* und *Streptokokken* sind nicht bronchopathogen.

Eine *chronische Bronchitis* durch direkte mechanische Reizwirkung kommt auch als Berufskrankheit bei Steinhauern und bei allen anderen dem *Silikatstaub* oder überhaupt starker *Staubentwicklung* ausgesetzten Berufen in Frage. So erkranken Landwirte, die oft einer großen Menge von organischen Feinstäuben ausgesetzt sind, 9mal häufiger an einer chronischen obstruktiven Bronchitis als Kontrollpersonen aus nichtlandwirtschaftlichen Berufen. Bei Entzündung der Nasennebenhöhlen (die klinisch völlig stumm verlaufen kann) besteht oft eine chronische Bronchitis (*sinopulmonales Syndrom*).

Small Airway Disease und Bronchiolitis

Small airway disease. 1971 wurden die klinischen, funktionellen und radiologischen sowie die pathologisch-anatomischen Befunde von Patienten mit chronischer Atemwegsobstruktion der kleinen Atemwege (Durchmesser ≤ 2 mm) beschrieben und als selbständiges Krankheitsbild von den übrigen Bronchialerkrankungen abgegrenzt. Die Patienten wiesen *Husten, Auswurf* und eine *Anstrengungsdyspnoe* auf, und das Röntgenbild zeigte eine diffuse retikuläre Zeichnung ohne Zeichen eines Emphysems. Die Lungenfunktionsprüfung ergab eine obstruktive Störung mit Globalinsuffizienz bei den meisten Patienten. Morphologisch waren die kleinen Atemwege entzündet, verengt und durch Bronchialsekret obstruiert. Gleiche morphologische Veränderungen wurden auch bei Patienten, die an den Folgen einer chronischen Bronchitis, eines Emphysems, von Bronchiektasen zystischer Fibrose oder Lungenfibrose verstarben, festgestellt.

Überhaupt sind die *kleinen* oder *peripheren Atemwege*, die Bronchien mit einem Durchmesser von ≤ 2 mm und Bronchiolen umfassen, bei den meisten Erkrankungen des Respirationstrakts mitbetroffen, da sie wegen ihrer Morphologie, Dimension und Abwehrleistung die *vulnerable* Stelle des Respirationstraktes gegenüber Inhalationsnoxen sind. Es stellt sich deshalb die Frage, *ob es die Small airway disease als selbständiges klinisches Krankheitsbild überhaupt gibt*. Tatsächlich litten alle Patienten entweder an einer chronischen Bronchitis, einem Emphysem oder an Bronchiektasen.

Bronchiolitis. Bei *Kindern* verursachen virale Infekte (vor allem RS-Viren, dann Adeno-, Rhino-, Parainfluenzaviren, seltener Influenzaviren und das Mumpsvirus) sowie *Mycoplasma pneumoniae* vornehmlich eine *Bronchiolitis* mit schwersten Zeichen der Atembehinderung. Im Gegensatz zum Erwachsenen sind bei Kindern die kleinen Atemwege für den größten Teil des totalen Atemwegswiderstands der Lunge und damit für die ausgeprägte *Dyspnoe* verantwortlich. Die schwerste Form dieser Erkrankung stellt die *Bronchiolitis obliterans* als Folge einer Adenovirusinfektion dar. Sie ist die Ursache des unilateralen und lobären Emphysems (MacLeod-Syndrom). Bei Erwachsenen kommt die Bronchiolitis obliterans nach Inhalation mit schädlichen Gasen (NO_2, SO_2, O_3, Phosgen, aromatischen Diisozyanaten), Virusinfekten und Penicillamintherapie sowie im Gefolge von Kollagenosen (chronische Polyarthritis, Sjögren-Syndrom, eosinophile Faszitis) vor. Außerdem wurde eine idiopathische Form beschrieben. Sie kann zu einer progredienten Lungenfibrose mit schwerster Restriktion und Überdehnung der restlichen Lungenbezirke („Honigwabenlunge") führen.

Von diesen chronisch verlaufenden Bronchiolitistypen ist die *diffuse Panbronchiolitis* zu unterscheiden. Es handelt sich um eine vor allem in Japan vorkommende, früher oft tödlich verlaufende, idiopathische Er-

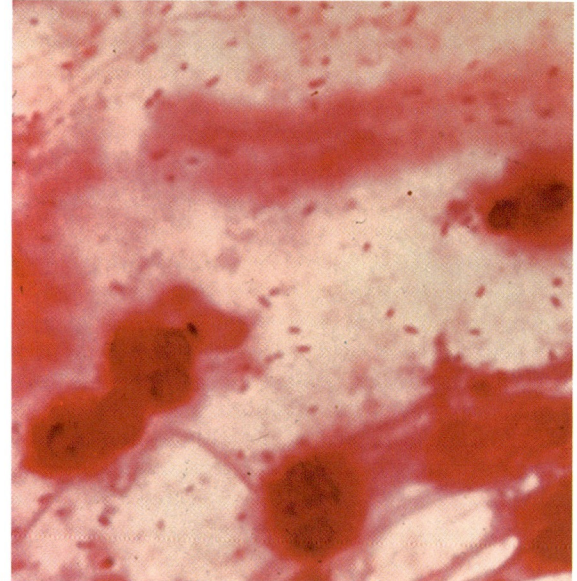
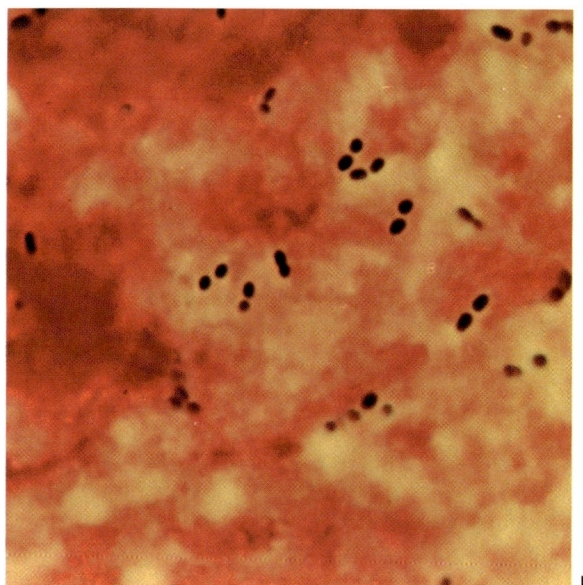
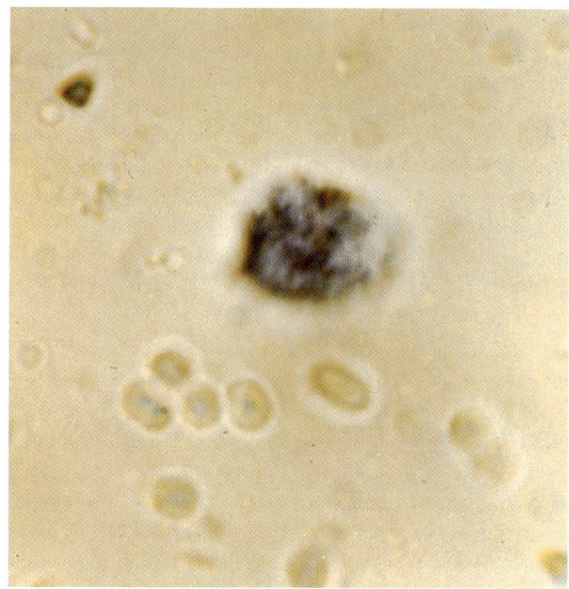

Abb. 17.**5a–c** Bronchopathogene Bakterien im Sputum.
a Haemophilus influenzae, Gram-Färbung; **b** Pneumokokken, Gram-Färbung; **c** Pneumokokken, Kapselquellungsreaktion. Die Vergrößerung ist etwa 1000fach.

krankung der Atemwege, die durch eine chronische bronchiale Sepsis mit Hämophilus- und Pseudomonasbefall und respiratorischer Insuffizienz gekennzeichnet ist. Differentialdiagnostisch ist sie von Bronchiektasen und einer primär ziliären Dyskinesie sowie einer Mukoviszidose abzugrenzen. Die Prognose ist unter einer niedrigdosierten Makrolidtherapie deutlich besser geworden.

Als *Silofüllerkrankheit* wird ein Krankheitsbild bezeichnet, das bei Arbeitern beobachtet wurde, die Getreide in Silos einlagern. Klinisch steht eine respiratorische Insuffizienz, manchmal mit Zeichen von Lungenödem, im Vordergrund. Im Röntgenbild sind zahllose kleine Verschattungen, ähnlich wie bei akuter Miliartuberkulose, festzustellen. Dem Krankheitsbild liegen eine akute chemische *Bronchiolitis* und Pneumonie zugrunde, die durch das bei der Getreidegärung frei werdende Stickstoffoxid verursacht wird.

Dyspnoe

Seltene Ursachen von Dyspnoe

Mucoid Impaction. Die Obstruktion von segmentalen und subsegmentalen Bronchien vor allem der Oberlappen mit Schleimpfröpfen kommt bei Asthma, Bronchitis, Mukoviszidose, bronchopulmonaler Aspergillose und eosinophiler Pneumonie vor. Dieses als „mucoid impaction" bezeichnete Bild entspricht wahrscheinlich der *plastischen Bronchitis*. Klinisch ist es durch Husten, Fieber, Hämoptyse, evtl. Bluteosinophilie und Expektoration von Schleimpfröpfen (bronchiale Ausgüsse) gekennzeichnet. Radiologisch stellen sie sich als homogene, rundliche bis ovale Verschattungen vor allem im Bereich des Oberlappens dar und können, da sie reversibel sind, mit einem *Löffler-Infiltrat* verwechselt werden. Differentialdiagnostisch kommen eine Tuberkulose, eine Lipoidpneumonie oder ein Bronchialkarzinom in Frage.

Byssinose. Ein gut definiertes Krankheitsbild ist die *Byssinose*, d. h. eine katarrhalische, bronchospastische Atemwegserkrankung bei Baumwollarbeitern durch Inhalation von feinem Baumwollstaub. Erstes Symptom ist das „monday feeling", d. h., die Arbeiter empfinden nach einem arbeitsfreien Tag während einiger Zeit Engigkeit und Husten, sind aber nachher wieder beschwerdefrei. Das Krankheitsbild mit Bronchospasmen und chronischer Bronchitis verläuft gutartig und endet *nicht* in der Lungeninsuffizienz.

Bronchitiden als Begleitkrankheit

- Bei *Lungenemphysem* (s. unten) sind die Wechselbeziehungen zwischen Bronchitis und Lungenerkrankung besonders eng, da für beide Krankheiten ätiologisch gleiche Faktoren, nämlich Bestandteile des Tabakrauches, atmosphärische Verunreinigungen, infektiöse Erreger (Viren) u. a. verantwortlich sind. Dies gilt insbesondere für das zentrilobuläre Emphysem. Klinisch sind die Symptome und Befunde einer chronischen Bronchitis und des Emphysems vorhanden.
- Bei *Bronchiektasen* und *Lungenabszeß*, s. S. 465 und Kapitel 18.
- Bei *Linksherzinsuffizienz* sind basale end- bis mittelinspiratorische Rasselgeräusche und trockene Nebengeräusche (Giemen) die typischen Auskultationsbefunde der *Stauungsbronchitis*.

! Bei jeder *Lungenerkrankung* kann eine Bronchitis als *Begleiterscheinung* vorkommen; besonders bei umschriebenen Bronchitiden ist stets nach einer Lungenerkrankung (Tumor!) zu fahnden.

Lungenemphysem

Definition. Das Lungenemphysem wird *pathologisch-anatomisch* als permanente Erweiterung und Destruktion der verschiedenen Anteile des Azinus, der am Gasaustausch beteiligten, morphologischen Einheit der Lunge, *definiert*. Intra vitam können diese anatomischen Veränderungen nur indirekt durch die Kombination von klinischen, radiologischen und besonders Lungenfunktionstests festgestellt werden.

Emphysemformen

Je nachdem, welcher Teil der Azinus betroffen ist, unterscheidet man folgende Emphysemformen:

- zentrilobuläres oder zentriazinäres Emphysem: Befall des proximalen Azinus, der Bronchioli respiratorii,
- paraseptales oder periazinäres Emphysem: Befall des distalen Azinus, der Alveolen,
- panlobuläres oder panazinäres Emphysem: Befall des gesamten Azinus,
- irreguläres Emphysem: irregulärer Befall des Azinus.

Das *zentrilobuläre Emphysem* findet sich vor allem bei Rauchern und ist meist mit einer chronischen Bronchitis vergesellschaftet. Es befällt die oberen Lungenzonen im Gegensatz zum *panlobulären Emphysem*, welches vor allem die unteren Zonen befällt. Die Ursachen des panlobulären Emphysems sind mannigfaltig. Die schwersten Formen treten beim familiär vorkommenden, homozygoten α_1-Antitrypsin-Mangel auf. Oft findet sich dieses Emphysem gleichzeitig mit der zentrilobulären Form bei Rauchern und chronischen Bronchitikern. Außerdem handelt es sich beim Emphysem infolge von bronchialer und bronchiolärer Obliteration um ein panlobuläres Emphysem (*unilaterales Emphysem, Swyer-James-Syndrom, MacLeod-Syndrom, kongenitale Bronchusatresie*).

Das *paraseptable* oder periazinäre Emphysem, das die peripheren Anteile des Azinus befällt, ist vor allem in den oberen Lungenabschnitten, nahe den Apizes und entlang der posterioren Oberfläche der Unterlappen lokalisiert. Bei pleuranahem Befall spricht man von Mantelemphysem, die häufigsten Ursachen eines *Spontanpneumothorax*.

Das *irreguläre Emphysem* wird durch Vernarbung verursacht, es wird deshalb auch als *Narbenemphysem* bezeichnet.

Von diesen Emphysemformen sind die Erweiterungen des Azinus ohne Destruktion zu unterscheiden: die Ektasie der Ductuli alveolares, die in jeder Lunge von Personen über dreißig Jahre vorkommt, und die Überblähung bei Status nach Pneumonektomie.

Nach *klinischen Gesichtspunkten* und nach der *funktionellen Symptomatologie* kann man 3 Typen des *generalisierten Emphysems* unterscheiden: *Typ A, B* und *X*.

- **Typ A** ist der *Pink puffer*, d. h. das fortgeschrittene Stadium des *parenchymatösen Typs*,
- **Typ B** der *Blue bloater*, d. h. das fortgeschrittene Stadium des *bronchitischen Typs* und
- **Typ X** ist der Emphysematiker, der zwischen den beiden anderen Typen steht und Merkmale der Typen A und B aufweist.

Von allen Emphysematikern zeigen 20–30 % das typische klinische Bild des Pink puffer oder Blue bloater; die übrigen sind dem Typ X oder – je nach Vorherrschen der Befunde – dem parenchymatösen oder bronchitischen Typ zuzuordnen.

Klinische Differenzierung. Die Emphysemtypen unterscheiden sich klinisch, radiologisch und funktionell voneinander (Tab. 17.**4**).

Der *Blue bloater*, der eine deutliche Zyanose aufweist und wenig dyspnoisch ist, ist der Patient mit erheblicher Atemwegsobstruktion und Globalinsuffizienz. Der *Pink puffer* weist dagegen – bei ähnlichen spirometrischen Befunden – eine starke Dyspnoe auf und eine in Ruhe nur leichte Hypoxämie bei fehlender oder leichter Hyperkapnie. Der Blue bloater hat eine Polyglobulie, einen deutlich erhöhten intrakraniellen Druck und ist meist übergewichtig im Gegensatz zum Pink puffer. Der letztere ist durch den in Inspiration stehenden Thorax, die geringe Thoraxdehnungsmöglichkeit, den Schachtelton, die wenig verschieblichen Zwerchfellgrenzen, die infolge Überlagerung durch die geblähte Lunge verkleinerte absolute Herzdämpfung, leise Herztöne und leises Atemgeräusch charakterisiert: alles Zeichen der Überblähung. Der Blue bloater hat hingegen oft einen faßförmigen Thorax ohne ausgesprochene Zeichen der Überblähung. Auskultatorisch findet sich ein bronchitischer Befund.

Auch *radiologisch* unterscheiden sich diese beiden Emphysemformen voneinander (Abb. 17.**6** und **7**). Während der Pink puffer die „klassischen" Zeichen des Emphysems zeigt, nämlich Überblähung und Verlust peripherer Gefäße, und deshalb auch als Arterial deficiency-(AD-)Emphysem bezeichnet wird, ist beim Blue bloater die Überblähung wenig ausgeprägt, die Lungen- und Gefäßzeichnung nicht vermindert, sondern verstärkt. Deshalb wird es auch als Increased marking-(IM-)Emphysem bezeichnet.

Ätiologie. Die Ursache des generalisierten Emphysems ist multifaktoriell; die ätiologischen Faktoren stimmen zum großen Teil mit jenen der chronischen Bronchitis überein: Zu den exogenen Noxen zählen *Bestandteile des Tabakrauchs*, atmosphärische Pollutanten und infektiöse Erreger; zu den endogenen Faktoren Geschlecht, Alter, defekte Abwehrleistung der Lunge (α_1-Antitryp-

Tabelle 17.**4** Klinische Einteilung und Charakteristik des generalisierten Lungenemphysems nach *Burrows* u. Mitarb. sowie *Bühlmann*

	Pink puffer (Typ A)	Blue bloater (Typ B)	Schlaffe übergroße Lunge
Klinik	normal-untergewichtig	normal-übergewichtig	normalgewichtig
	schwere Dyspnoe	leichte Dyspnoe	kein Husten und Auswurf
	keine Zyanose	Zyanose, Plethora	
	Reizhusten und wenig Auswurf	viel Husten und Auswurf	keine Dyspnoe
		rezidivierende Rechtsherzinsuffizienz	Zufallsbefund
Radiologie	Überblähung	Überblähung möglich	Überblähung
	Verlust der peripheren Gefäßzeichnung	vermehrte Lungenzeichnung (dirty chest)	Gefäßzeichnung erhalten
	Herz schlank	Herz verbreitert	Herz schlank
	AD-Emphysem	IM-Emphysem	
Atem- und Kreislaufzeiten	Totalkapazität und Residualvolumen erhöht	Totalkapazität normal bis leicht erhöht; Residualvolumen erhöht	Totalkapazität stark erhöht; Residualvolumen erhöht
	Vital- und Sekundenkapazität eingeschränkt (Bronchialkollaps)	Vital- und Sekundenkapazität eingeschränkt	Vital- und Sekundenkapazität eingeschränkt (Bronchialkollaps)
	Resistance leicht erhöht	Resistance stark erhöht	Resistance leicht erhöht
	Compliance erhöht	Compliance normal bis erhöht	Compliance stark erhöht
	Hypoxämie, Normokapnie	Hypoxämie, Hyperkapnie	leichte Hypoxämie, Normokapnie
	Anpassung an Arbeit schlecht	Anpassung an Arbeit schlecht	Anpassung an Arbeit gut
	Herzzeitvolumen erniedrigt	Herzzeitvolumen normal bis erhöht	Herzzeitvolumen normal
	Hämatokrit normal	Hämatokrit erhöht	Hämatokrit normal
Pathologie	panlobuläres Emphysem	zentrilobuläres Emphysem	Ektasie der Alveolen (?)
Ursachen	Inhalationsnoxen (Rauchen) α_1-Antitrypsin-Mangel	Inhalationsnoxen (Rauchen)	kongenital (?)

Abb. 17.**6**a u. **b** Lungenemphysem. **a** Pink puffer. Die Lungenfelder sind überhell, die Lungenzeichnung fehlt. Die Hili sind kräftig. Die Gefäße weisen einen peripheren Kalibersprung auf (Arterial-deficiency-[AD-] Emphysem). Die Zwerchfellkuppen stehen tief und sind schmal. 69jähriger Mann; **b** im CT kommen die emphysematösen Hohlräume beider Lungen deutlich zur Darstellung.

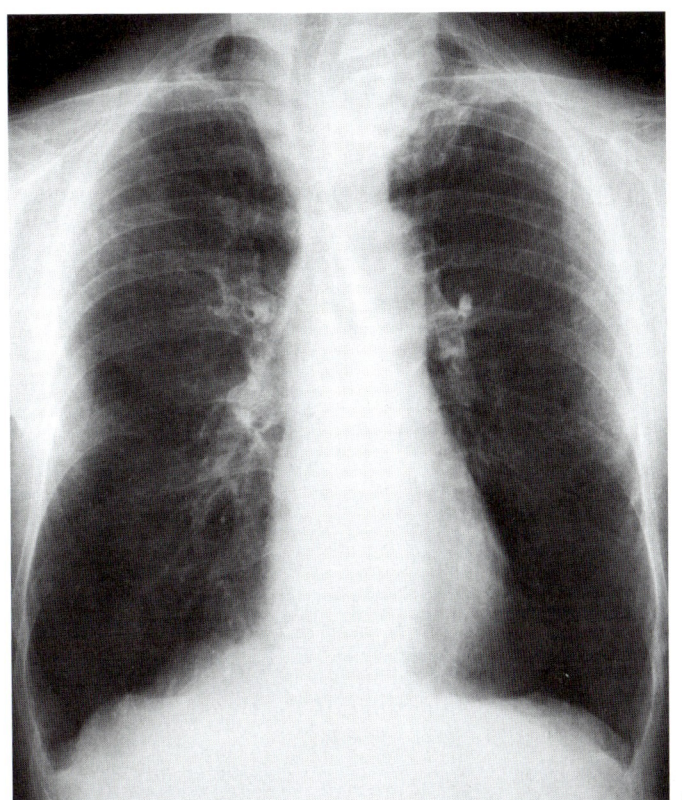

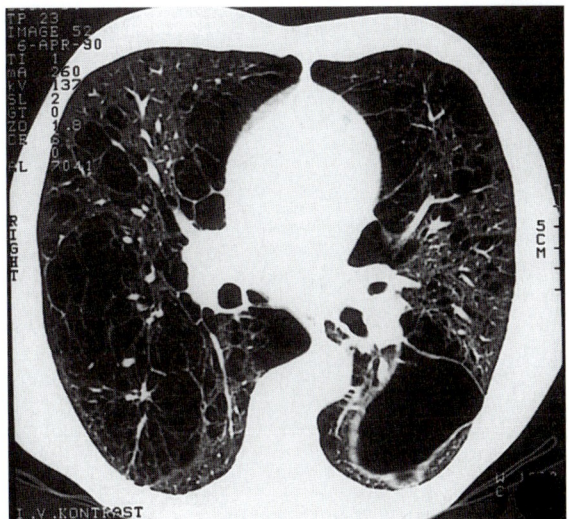

sin-Mangel) und im weiteren Sinn auch körpereigene Proteasen. Die exogenen Noxen bewirken eine *Entzündung* in den Lungenazini. Die Folge ist ein lokales *Mißverhältnis* zwischen den das Lungengewebe zerstörenden *Proteasen* und protektiven *Antiproteasen*. Die Proteasen (Elastase, Kollagenase) werden aus den zerfallenden Neutrophilen, die schon normalerweise in der Lunge sequestriert werden, und Makrophagen freigesetzt.

> **!** Das generalisierte Emphysem ist zusammen mit der chronischen Bronchitis die häufigste zur Invalidität führende Lungenkrankheit. Die chronische Bronchitis ist nicht Ursache des Emphysems; sie begleitet das Emphysem (obligat beim bronchitischen Typ!); beide Krankheiten werden durch gleiche ätiologische Faktoren verursacht.

Lokalisiertes, bullöses Emphysem. Dem *generalisierten* Emphysem steht klinisch das *lokalisierte*, vor allem das *bullöse Emphysem* gegenüber, dessen extreme Form auch als „*Vanishing lung*" bezeichnet wird (Abb. 17.**8**).

Es kommt dabei im Bereich von einem oder mehreren Lungenlappen in mehr oder weniger großer Ausdehnung zu einem völligen Schwund von Lungengewebe (Bronchien und Gefäße eingeschlossen), was zu zystenartigen Hohlräumen, sog. Bullae mit einem Durchmesser von 1–10 cm, führt. Diese sehr hellen Lungenbezirke, in welchen eine deutliche Lungenzeichnung fehlt, sind röntgenologisch leicht zu erkennen. Klinisch verursachen die Bullae oft keine Symptome; sie werden

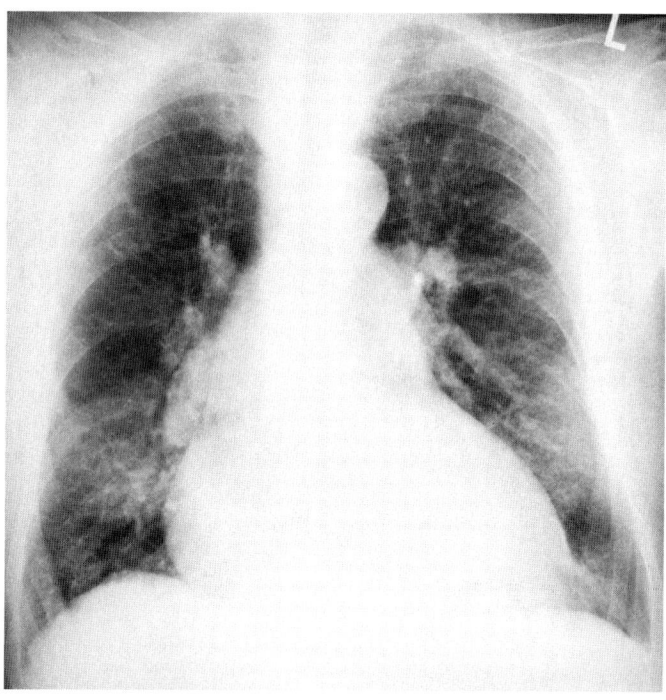

Abb. 17.**7** Lungenemphysem: Blue bloater. Die Lungenfelder sind normal transparent. Die Lungenzeichnung ist verstärkt („Increased-marking"-[IM-]Emphysem). Beide Hili sind verdichtet. Das Herz und Gefäßband sind verbreitert. 70jähriger Mann.

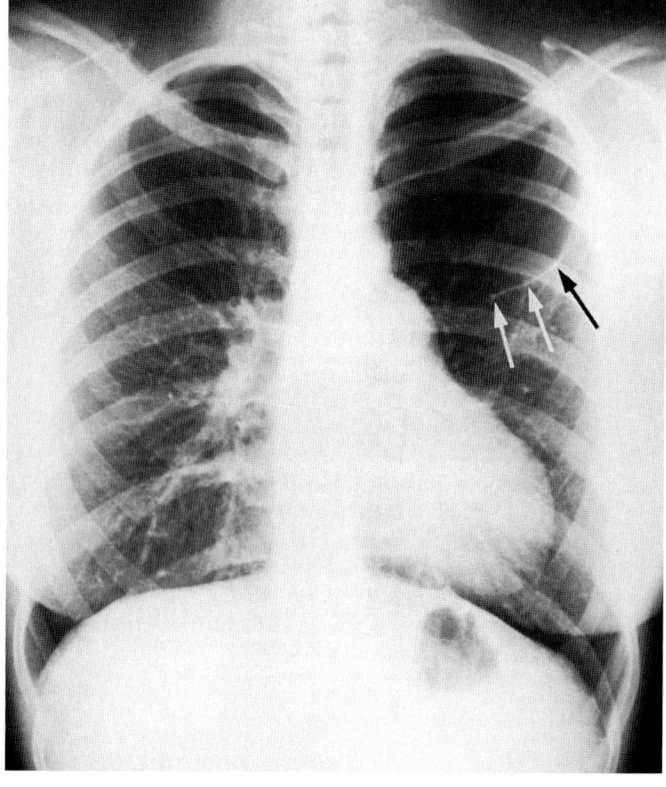

Abb. 17.**8** Emphysemblase der linken Lunge (bullöses Emphysem). In der großen Bulla, die den ganzen Spitzen-Oberfeld-Bereich einnimmt, fehlt die Gefäßzeichnung vollständig. 23jährige Frau.

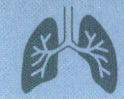

Bronchialkollaps

Ein besonderes Bild ist der Bronchialkollaps, der zu einer exspiratorischen Stenose der großen Bronchien und evtl. der Trachea führt. Ob es sich dabei um eine primäre Erkrankung der Trachea und Bronchien, beispielsweise eine Tracheobronchomegalie (Mounier-Syndrom), eine Tracheomalazie nach Tracheostomie oder im Rahmen einer rezidivierenden Polychondritis oder um ein Lungenempyhsem mit komplizierendem Kollaps der großen Bronchien und der Trachea handelt, läßt sich klinisch oft nicht entscheiden. Charakteristisch sind unvermittelt, oft nach kräftigem Husten, Niesen oder körperlicher Belastung einsetzende Anfälle heftigster Atemnot. Für die Diagnose entscheidend ist der Kurvenverlauf des Tiffeneau-Tests.
Durch Bronchoskopie und Zielbilder der Trachea und der Bifukartionsgegend läßt sich die Diagnose untermauern

bei einer Thoraxaufnahme oder erst bei der Autopsie zufällig entdeckt. Große Bullae können das übrige Lungengewebe komprimieren, zu Dyspnoe, respiratorischer Insuffizienz und Cor pumonale führen. Neben jahrelangem Verlauf sind auch rasch progrediente Fälle beobachtet worden.

Bronchiektasen und Mukoviszidose

Definition. Zu den seltenen, klinisch aber nicht weniger bedeutsamen chronischen Atemwegserkrankungen gehören Bronchiektasen, die mit der dafür typischen *Symptomentrias „Husten, Auswurf und Atemnot"* einhergehen. Bronchiektasen sind primär ein morphologischer Begriff und bedeuten akut oder chronisch dilatierte Bronchien.

Epidemiologie. Bronchiektasen sind vor allem eine Erkrankung der Kinder. Der Beginn der Krankheit liegt meistens im Kleinkindesalter: So traten die ersten Symptome bei 50% vor dem 3. Lebensjahr auf. Die Inzidenz von Bronchiektasen betrug in Schottland 10,6 pro 100 000 Kinder pro Jahr; die Prävalenz wird auf 0,1– 0,2% der Gesamtbevölkerung geschätzt. Die Häufigkeit der Bronchiektasen hat in den letzten Jahrzehnten erheblich abgenommen. Dafür verantwortlich sind unter anderem die Impfung gegen Pertussis und die breite Anwendung von antibakteriellen und antituberkulösen Chemotherapeutika.

Ätiologie und Pathogenese. Die Ätiologie und Pathogenese der Bronchiektasen sind nicht vollständig geklärt: Einerseits spielen angeborene strukturelle und immunologische Defekte der Bronchialschleimhaut eine Rolle (Kartagener-Syndrom, Williams-Campbell-Syndrom [Fehlen von bronchialem Knorpel], Bronchiektasen bei Mukoviszidose, Agammaglobulinämie). Und selten sind sie mit immunologischen Magen-Darm-Krankheiten assoziiert (Zöliakie, Colitis ulcerosa, Morbus Crohn). Andererseits sind bronchiale Obstruktion und Infektion im frühkindlichen Alter von wesentlicher Bedeutung. Bei 28% waren die Bronchiektasen die Folge einer bakteriellen Pneumonie, bei 10% von Pertussis, bei je 5% einer Tuberkulose oder Bronchiolitis und bei 3% von Masern. In den verbleibenden 44% konnte keine Ursache festgestellt werden: Man vermutete jedoch, daß frühkindliche Infekte mit respiratorischen Viren (Adenoviren) oft die Ursache waren.

Beim Erwachsenen führt die bronchiale Infektion mit *Aspergillus fumigatus* zu Bronchiektasen; sie können nach einer allergischen bronchopulmonalen Aspergillose, einer „mucoid impaction" oder bronchopulmonalen Granulomatose auftreten.

Wir unterscheiden *angeborene* oder *erworbene* Bronchiektasen. Letztere sind entweder die Folge einer *bronchialen Obstruktion* und *Atelektase* oder *infektiösen Bronchialerkrankung* und *Pneumonie* (postpneumonisch-infektiöse Bronchiektasen). Bronchiektasen können entweder *akut* und *vorübergehend* auftreten oder *chronisch* sein; sie kommen *lokalisiert* oder *diffus*. Röntgenologisch unterscheidet man *zylindrische* von *variкösen* und *sackförmigen* Bronchiektasen. Alle drei morphologischen Typen können angeborene oder erworbene sein.

Diagnostik. Die Bronchiektasen treten in etwa 50% bilateral auf; meistens sind die basalen Segmente der Unterlappen befallen. In nur 10% sind die Bronchiektasen auf den Mittellappen oder die Lingula beschränkt. In den meisten Fällen sind im gewöhnlichen *Thoraxbild* streifige Verdichtungen oder zystenartige Gebilde vor allem in den basalen Segmenten der Unterlappen sichtbar, die den Verdacht auf Bronchiektasen erwecken (Abb. 17.9a; nur in etwa 10% ist das Thoraxbild unauffällig. Die Lokalisation und die Ausdehnung von Bronchiektasen werden erst durch die *computertomographische Untersuchung* der Lunge, die die Bronchographie (Abb. 17.9b) ersetzt hat, ersichtlich. Der *Auskultationsbefund* ist typisch: Früh- bis mittelinspiratorische grobblasige Rasselgeräusche deuten auf Bonchiektasen vor allem dann, wenn sie streng lokalisiert vorhanden sind. Besteht bei diffusen Bronchiektasen zusätzlich eine chronische Bronchitis oder ein Bronchialasthma, sind trokkene Nebengeräusche die Regel. Die *Lungenfunktion* ist bei ausgedehnten Bronchiektasen stets eingeschränkt; neben einer obstruktiven Ventilationsstörung kann auch eine Restriktion bestehen. Die für Bronchiektasen typische, maulvolle morgendliche Expektoration sowie die Drei- bis Vierschichtigkeit des Auswurfes sind nur in schwersten Fällen vorhanden. Bei isolierten Bronchiektasen der Oberlappen (in etwa 3% der Bronchiektasen) fehlt das Sputum wegen ungehinderter Drainage vollständig (bronchiectasie sèche, dry bronchiectasis). Dagegen kann es zur *massiven*, sogar *letalen* Hämoptoe kommen, unter anderem weil die Blutung aus arrodierten Bronchialarterien oder Anastomosen stammen, die zwischen Pulmonal- und Bronchialarterien bestehen. Das *Sputum* von Bronchiektasepatienten ist oft blutig; in etwa 50% kommt es zu rezidivierenden Hämoptoen. Es enthält bakteriologisch stets eine Misch-

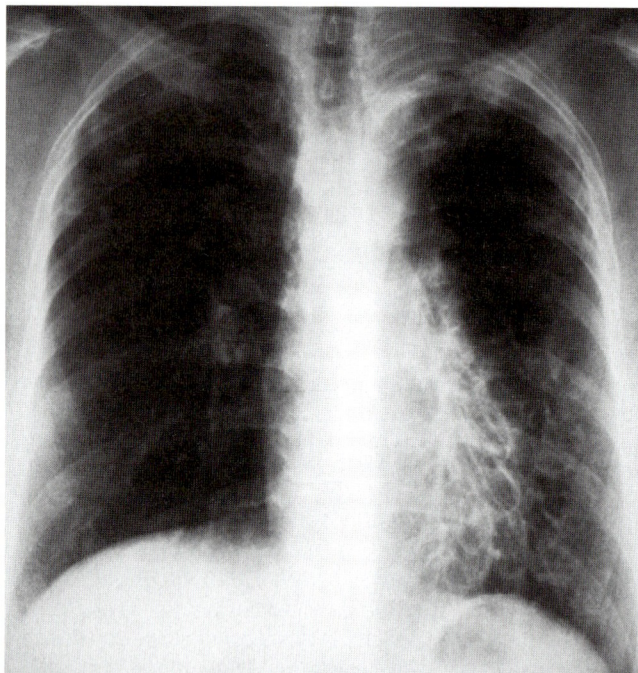

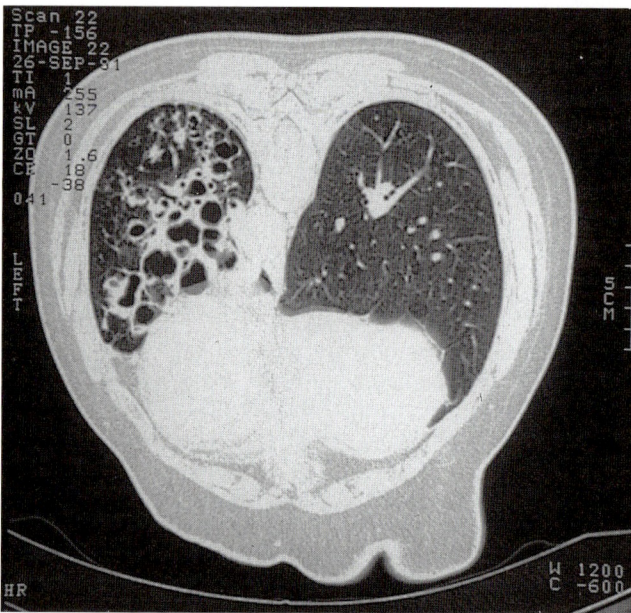

Abb. 17.**9a** u. **b** Sackförmige oder zystische Bronchiektasen der linken Lunge. Schon im Übersichtsbild (**a**) sind sackförmig erweiterte Bronchien erkennbar. Computertomographisch (**b**) ist der linke Unterlappen von zystischen Gebilden durchsetzt. In beiden Spitzen-Oberfeldern tuberkulöse Residuen. 45jährige Frau.

flora; von den nachweisbaren Keimen sind *Haemophilus influenzae, Diplococcus pneumoniae, Pseudomonas aeruginosa, Klebsiella pneumoniae* sowie *Staphylococcus aureus* pathogen.

Zwei weitere nicht pulmonale Symptome können Hinweise auf das Vorliegen von Bronchiektasen geben:

▶ *Trommelschlegelfinger* sind in den meisten Fällen vorhanden. Außer bei Bronchiektasen finden sich Trommelschlegelfinger auch noch bei anderen Lungenkrankheiten (Emphysem, Bronchialkarzinom, Fibrose, Empyem, Mukoviszidose), ferner bei zyanotischen Vitien, Leberzirrhose, Morbus Crohn und Colitis ulcerosa. Oft sind die Trommelschlegelfinger mit Uhrglasnägeln und Schmerzen im gelenknahen Bereich langer Röhrenknochen (periostale Knochenneubildung) vergesellschaftet; zusammen ergeben sie das Syndrom der *hypertrophen Osteoarthropathie* (Marie-Bamberger-Syndrom) (Abb. 19.**12**).

▶ Häufig sind röntgenologisch *abnorme Stirnhöhlen* zu erkennen. Als *Kartagener-Trias* wird das oft gleichzeitige Vorkommen von Bronchiektasen, Polyposis nasi oder chronischer Sinusitis (bzw. Hypoplasie oder Aplasie des Sinus frontalis) und Situs inversus bezeichnet.

Kartagener-Trias

Die Kartagener-Trias, die etwa einmal auf 30 000 Personen auftritt, gehört zum primären „dyskinetic-" oder „immotile-cilia-syndrome", das durch chronische respiratorische Infekte, Situs inversus und zum Teil Infertilität gekennzeichnet ist. Diesem Syndrom liegt ein Defekt der Flimmerhaare und Spermien zugrunde: Es fehlen die „Dynein-Arme", eine ATPase, die entsprechend dem Aktinmyosinmodell des Herzmuskels für das Gleiten der Mikrotubuli und damit für die Beweglichkeit der Flimmerhaare und Flagellen verantwortlich ist.

Mukoviszidose. Das in der Pädiatrie gut bekannte Zusammentreffen von *Bronchiektasen* und *Pankreasfibrose* ist auf eine gemeinsame Ursache zurückzuführen, nämlich auf eine *Mukoviszidose*, d. h. eine rezessiv vererbte Erkrankung der exokrinen Drüsen mit Produktion eines physikochemisch abnormen Sekrets. Das pathologische Sekret verursacht durch Störung des Abflusses die sekundären Organläsionen, nämlich Bronchiektasen und Pankreasfibrose.

Young-Syndrom. Von der primären ziliären Dyskinesie und zystischen Fibrose, die beide mit Infertilität einhergehen können, ist das nur bei Männern vorkommende *Young-Syndrom* (Young 1970) abzugrenzen. Dieses Krankheitsbild ist durch die Kombination von chronischen sinopulmonalen Infekten mit Husten und Auswurf und Infertilität gekennzeichnet. Den Infekten liegen Bronchiektasen oder eine chronische Bronchitis, der Infertilität eine obstruktive Azoospermie zugrunde. Ultrastrukturell zeigen die Zilien *nicht* die typischen Veränderungen der ziliären Dyskinesie (Fehlen der Dynein-Arme, Transposition von Mikrotubuli usw.), sondern unspezifische Defekte als Folge des chronischen Infektes. Das Krankheitsbild ist häufiger als die zystische Fibrose beim Erwachsenen oder das „Immotile-cilia-syndrome". Die Prävalenz entspricht etwa demjenigen des Klinefelter-Syndroms. Aufgrund genetischer Analysen scheint das Young-Syndrom in einigen Fällen eine „forme fruste" der Mukoviszidose zu sein.

Exazerbation. Wie die chronische Bronchitits sind die Bronchiektasen durch Exazerbationen gekennzeichnet, die wiederum durch die gleichen Noxen wie die Exazerbationen der chronischen Bronchitis ausgelöst werden: Tabakrauch, Viren, Bakterien und Allergene. Die Besonderheit der bakteriellen Entzündung bei Bronchiektasen besteht aber darin, daß neben den üblichen bronchopathogenen Keimen auch gramnegative Enterobakterien, *Pseudomonas aeruginosa* und *Staphylococcus aureus* daran beteiligt sind.

Differentialdiagnostische Abgrenzung. Die *Differentialdiagnose* der Bronchiektasen bietet meistens keine Schwierigkeiten. Die Abgrenzung zur *chronischen Bronchitis* fällt oft nicht leicht, da die chronisch entzündeten Bronchien sich geringförmig deformieren und erweitern können (*Bronchitis deformans*).

Die Differenzierung von Krankheiten mit viel Auswurf, beispielsweise Asthma bronchiale mit Bronchorrhö oder Alveolarkarzinom, erfolgt aufgrund der klinischen Befunde, durch die zytologische Sputumuntersuchung, das Thoraxbild und CT sowie die Bronchoskopie.

Die antibakterielle Therapie von Infekten der Lunge, die die Inzidenz der Bronchiektasen gesenkt hat, hat auch die Prognose und den früher oft fatalen Verlauf dieser Krankheit wesentlich gebessert, unter anderem dadurch, daß die Komplikationen der rezidivierenden bakteriellen Infekte, wie *Pneumonie, Pleuraempyeme, Lungen-* und *Hirnabszesse, Hämoptoe* und *Amyloidose* verhindert werden. Die Prognose der Bronchiektasepatienten ist heute gut; die Lebenserwartung entspricht – auch bei ausgedehntem Befall – fast jener von Lungengesunden.

Zwerchfellähmung und Zwerchfellrelaxation

Bei *doppelseitiger Zwerchfellähmung* kommt es zur schweren Dyspnoe und oft lebensbedrohlicher Störung der Ventilation. Bei *einseitiger Zwerchfellparese* fehlt oft Atemnot oder tritt nur nach Arbeitsbelastung auf, obwohl die Ventilation erheblich eingeschränkt (25–50% des Normalwertes) und infolge ungleichmäßiger Luftdurchmischung eine Verteilungsstörung vorliegt. Eine Zwerchfellparese als Ursache einer Dyspnoe kann vermutet werden, wenn das obere Abdomen bei der Inspiration eingezogen wird, im Gegensatz zur Auswärtsbewegung bei normaler Zwerchfellbewegung. Das Zwerchfell steht bei der Perkussion abnorm hoch, und das Atmungsgeräusch ist vermindert. Entscheidend ist der Durchleuchtungsbefund: Bei vollständiger Lähmung des Phrenikus ist die Zwerchfellbewegung paradox, d. h. das Diaphragma steigt höher bei Inspiration. Ursächlich sind für die doppelseitige Zwerchfellähmung Infektionen (Poliomyelitis) und Traumen (hochsitzende Querschnittsläsionen C3, C4, C5) verantwortlich.

> **!** Die häufigste Ursache einer einseitigen Zwerchfellähmung stellt das metastasierende Bronchialkarzinom dar.

An zweiter Stelle kommt die „idiopathische Zwerchfelllähmung", deren Genese unbekannt ist und welche vor allem das rechte Zwerchfell betrifft. In seinem Verlauf kann der Phrenikus auch durch andere *intrathorakale Tumoren, Mediastinitis* und *Entzündung der mediastinalen Pleura* geschädigt werden (Lähmung meist einseitig).

Von der Zwerchfellähmung ist die *Zwerchfellrelaxation*, die angeboren ist, zu unterscheiden. Die Muskulatur ist atrophisch, das Zwerchfell sehr dünn. Das Zwerchfell kann sehr hoch stehen. Der Phrenikus ist nicht geschädigt. Auch die Zwerchfellrelaxation kann sich bei der Inspiration paradox bewegen. Die Beschwerden sind uncharakteristisch und gering.

Literatur

Allgemeine Literatur

Bühlmann AA, Rossier PH. Klinische Pathophysiologie der Atmung. Springer, Berlin – Heidelberg – New York 1970.

Fishman AP, Elias JA, Fishman JA, Grippi MA, Kaiser LR, Senior RM. Fishman's Pulmonary Disease and Disorders. 3rd ed. McGraw-Hill, New York 1998.

Fraser RS, Müller NL, Colman N, Paré PD, Fraser and Paré's Diagnosis of Diseases of the Chest, 4th ed. Saunders, Philadelphia 1999.

Seaton A, Seaton D, Leitch AG. Crofton and Douglas's Respiratory Diseases, 4th ed. Blackwell, Oxford 1989.

West SB. Pulmonary Pathophysiology – The Essentials, 5th ed. Williams & Wilkens, Baltimore 1998.

West SB. Respiratory Physiology – the Essential, 5th ed. Williams & Wilkins, Baltimore 1997.

Spezialliteratur

Barnes PJ, Rodger IW, Thomson NC. Asthma. 3rd ed. Academic Press, London, 1998.

Barker AF, Bardana E. Bronchiectasis: Update of an orphan disease. Amer Rev resp Dis. 1988; 137: 969.

Brashear RE. Hyperventilation syndrome. Lung 1983; 161: 257.

Bühlmann AA. Das Lungenemphysem. Schweiz med Wschr. 1978; 108: 254.

Burrows B, Fletcher CM, Heard BE, Jones NL, Wootlife JS. The emphysematous and bronchial types of chronic airways obstruction. Lancet. 1966; 1: 830.

Calverley P, Pride N. Chronic Obstructive Pulmonary Disease, Chapman & Hall, London 1995.

Camus P, Piard F, Ashcroft T et al. The lung in inflammatory bowel disease. Medicine 1973; 72: 151.

Clark TJH, Godfrey S, Lee TH. Asthma, 3rd ed. Chapman & Hall, London, 1992.

Dalphin JC, Bildstein F, Perret D, Dubiez A, Depierre A. Prevalence of chronic bronchitis and respiratory function in a group of dairy farmers in the French Doubs Province. Chest 1988; 95: 1244.

Davidson DJ, Porteous D. The genetics of cystic fibrosis lung disease. Thorax 1998; 53: 389.

Eliasson R, Mossberg B, Camner P, Afzelius BA. The immotile-cilia syndrome. A congenital ciliary abnormality as an etiologic factor in chronic airway infections and male sterility. New Engl J Med 1977; 297: 1.

Fletcher CR, Peto R, Tinker C, Speizer FE. The Natural History of Chronic Bronchitis and Emphysema. Oxford University Press, London 1976.

Harrison BDW. Psychoscial aspects of asthma in adults. Thorax 1998; 53: 519.

Hirsch A, Williamson B. Youngs's syndrome and cystic fibrosis mutations Delta 508. N Engl J Med 1993; 342: 118.

Jones NL, Killian KJ. Breathlessness. The Campbell Symposium. Hamilton, Ontario, Canada 1992.

Katzenbach AL, Liebow AA, Friedman PA. Bronchocentric granulomatosis, mucoid, impaction and hypersensitivity to fungi. Amer Rev resp Dis. 1975; 111: 497.

King T. Overview of bronchiolitis. Clin Chest Med. 1993; 14: 607.

Leuenberger P, Künzli N, Ackermann-Liebrich U et al. Etude suisse sur la pollution de l'air et les maladies respiratoires chez l'adulte. Schweiz Med Wochenschr. 1998; 128: 150.

Macklem PT, Thurlbeck WM, Fraser RG. Chronic obstructive disease of small airways. Ann intern Med. 1971; 74: 167.

Madison JM, Irwin RS. Chronic obstructive pulmonary disease. Lancet. 1998; 352: 467.

Naugthon MT. Pathophysiology and treatment of Cheyne-Stokes respiration Thorax 1998; 53: 514.

Newman KB, Mason DG, Schmaling KB. Clinical features of vocal cord dysfunction. Am J Respir Crit Care Med. 1995; 152: 1382.

do Pico G. Hazardous exposure and lung disease among farm workers. Clin Chest Med. 1992; 13: 311.

Ravid C, Lisker M, Lang R, Ravid M. Angiotensin-converting enzyme inhibitors and cough: a prospective evaluation in hypertension and congestive heart failure. J Clin Pharmacol. 1994; 34: 1116.

Robin ED. An analysis of platypnea-orthodeoxia syndrome including a new therapeutic approach. Chest. 1997; 112: 1449.

Sigurs N, Bjarnason R, Sigurbergsson F et al. Asthma and immunoglobulin E. antibodies after respiratory syncytial virus bronchiolitis: a prospective cohort study with matched controls. Pediatrics 1995; 95: 500.

Skinner C. Cough. The practitioner. 1986; 230: 533–537.

Strollo PJ, Rogers RM. Obstructive sleep apnea. New Engl J Med 1996; 334: 99.

Wells AU, du Bois RM. Bronchiolitis in association with connective tissue disorders. Clin Chest Med 1993; 14: 655.

18 Lungenverschattungen

T. C. Medici und W. Siegenthaler

18.1 Tuberkulöses Lungeninfiltrat 472

Primärtuberkulose 473
Postprimäre Tuberkulose 474
    Exsudative Lungentuberkulose 474
    Fibroproduktive Lungentuberkulose 475
    Tuberkulöse Kaverne 475
    Tuberkulom 475
    Miliartuberkulose 476
Atypische Mykobakteriosen 477

18.2 Pneumonisches Lungeninfiltrat 477

Primäre Pneumonien 480
    Bakterielle Pneumonien 480
        Pneumonien durch grampositive Keime 480
        Pneumonien durch gramnegative Keime 481
        Pneumonien durch grampositive
        und gramnegative Keime 483
    Virale Pneumonien 483
        Grippeviruspneumonie 483
        Adenoviruspneumonie 484
        Hantaviruspneumonie 484
        Pneumonien durch
        primär nichtpneumotrope Viren 484
    Pilzpneumonie 484
    Parasitäre Pneumonien 486
    Physikalisch-chemische Pneumonie 486
        Strahlenpneumonie 487
        Lipoidpneumonie 487
        Cholesterinpneumonie 487
Sekundäre Pneumonien 487
    Stauungspneumonie 487
    Infarktpneumonie – Lungeninfarkt 488
    Peribronchiektatische Pneumonie 489
    Pneumonie durch bakterielle Superinfektion 489
    Chronische Pneumonien 489

→

18.3 Eosinophiles Lungeninfiltrat — 491

Akutes eosinophiles Infiltrat 491
    Löfflersches flüchtiges eosinophiles Infiltrat 491
    Idiopathische akute eosinophile Pneumonie 491
Chronische eosinophile Pneumonien 492
Eosinophiles Infiltrat mit Asthma 492
Allergische bronchopulmonale Aspergillose 493
Tropische Lungeneosinophilie 493
Allergische Granulomatose und Angiitis 493
Hypereosinophiles Syndrom 494

18.4 Interstitielle Lungenerkrankung/Lungenfibrose — 494

Interstitielle Pneumonie, kryptogene, fibrosierende Alveolitis, idiopathische Lungenfibrose 495
    Hamman-Rich-Syndrom (acute interstitiel pneumonie) 498
    Organisierende Pneumonie (Bronchiolitis obliterans mit organisierender interstitieller Pneumonie) 498
Kollagenosen 498
Exogen-allergische Alveolitis („extrinsic allergic alveolitis") 500
Pneumokoniosen 501
    Silikose 501
    Silikatosen 503
Seltene Pneumopathien 509
    Alveolarzellkarzinom, bronchioalveoläres Karzinom, bronchioläres Karzinom, Lungenadenomatose 509
    Lymphangiosis carcinomatosa 509
    Kaposi-Sarkom 509
    Lungenhämosiderose 510
    Goodpasture-Syndrom 510
    Antiphospholipid-Syndrom 510
    Lungenproteinose 510
    Microlithiasis alveolaris 510
    Histiozytosis X 511
    Lymphangiomyomatose (LAM) 511
    Wabenlunge 511

18.5 Lungenrundherde — 512

Solitäre Rundherde 512
    Maligne Tumoren 512
    Benigne Tumoren 513
    Entzündliche Rundherde 514
        Tuberkulom 514
        Echinokokkose 514
    Rundherde verschiedener Ätiologie 515
Multiple Rundherde 516
    Metastasen 516
    Wegener-Granulomatose 516
    Arteriovenöse Aneurysmen 516

18.6 Kavernöse und zystische Lungenerkrankungen 518

Tuberkulöse Kaverne 518
Lungenabszeß 519
    Lungenabszeß infolge Aspiration 519
    Lungenabszeß als Komplikation von bakteriellen Pneumonien 520
    Lungenabszeß bei Bronchialobstruktion 520
    Metastatische Lungenabszesse 520
Lungenzysten 520
Kavernöse und zystische Prozesse verschiedener Ätiologie 520

18.7 Atelektasen 522

18.8 Mittellappensyndrom 524

18.9 Verschattungen im Bereich des rechten Herz-Zwerchfell-Winkels 525

Lungensequestration 525

Radiologische Morphologie des Lungeninfiltrats

Das Symptom „Lungeninfiltrat" wird durch klinische Untersuchungsmethoden, vor allem aber röntgenologisch festgestellt. Gegenüber der *Röntgenuntersuchung* haben die Perkussion und Auskultation bei der Erkennung und Beurteilung von Lungenverschattungen viel an Bedeutung eingebüßt.

! Der infiltrative Prozeß kann aber nie nach dem Röntgenbild allein, sondern nur unter Berücksichtigung aller klinischen Befunde *differenziert* werden.

Ausdehnung. Aufgrund der Ausdehnung im Thoraxbild lassen sich *lokalisierte* (lobäre Pneumonie, Tuberkulom) von *diffusen* Verschattungen (fibrosierende Alveolitis, Pneumokoniosen) abgrenzen.

Radiologische Muster. Je nach Befall der Lungenstrukturen unterscheidet man grundsätzlich zwei verschiedene *radiologische Muster:* 1. Lungenverschattungen mit *azinärem* und 2. *interstitiellem* Muster.

Azinäres Befallsmuster. Krankheiten mit Befall der Lungenazini (Pneumokokkenpneumonie) haben folgende Charakteristika:
- Lobäre oder nichtsegmentale Verteilung,
- homogene Verschattung (Konsolidation),
- Tendenz zum Konfluieren,
- unscharfe Begrenzung,
- Airbronchogramm und
- keinen Volumenverlust.

Interstitielles Befallsmuster. Dagegen haben interstitielle Prozesse (fibrosierende Alveolitis) folgende Merkmale:
- Milchglasartige Trübung,
- inhomogene Verschattung,
- retikuläre Zeichnung (Kerley-A-, -B- und -C-Linien),
- Knötchenbildung,
- „Honey-combing" (Wabenlunge),
- Volumenverlust.

Gemischtes Befallsmuster. Oft kommen die beiden radiologischen Muster bei einer Lungenkrankheit zusammen vor (gemischtes Muster).

Weitere diagnostische Kriterien. Sind die Gefäße betroffen, wie bei einer Vaskulitis (Wegener-Granulomatose), sind grobknotige Infiltrate erkennbar. Solche Knoten werden auch durch Granulomatosen (Sarkoidose, Silikose) verursacht. Ein Lungeninfiltrat kann zerfallen, Kavernen und Zysten können sich bilden (Tuberkulose, Echinokokkose). Das radiologische Bild des Lungeninfiltrates ist somit vielgestaltig. Die radiologische Charakteristik ist für gewisse Lungenkrankheiten fast pathognomonisch (Histoplasmose, Aspergillom), andere hingegen können die verschiedensten Formen von Infiltraten verursachen, die keine ätiologische Diagnose erlauben.
Die Fragen, die sich nach Feststellen eines Lungeninfiltrates stellen, sind:
- Handelt es sich um ein unspezifisches oder spezifisches, d. h. tuberkulöses Infiltrat?
- um einen malignen Prozeß?
- um eine interstitielle Pneumopathie?
- um eine seltene Lungenkrankheit?

Im folgenden werden die Lungenverschattungen nach ätiologischen und morphologischen Gesichtspunkten diskutiert.

18.1 Tuberkulöses Lungeninfiltrat

Die Diagnose einer Tuberkulose kann sehr schwierig sein. Oft kann eine sichere Diagnose erst aus dem Verlauf gestellt werden. Deswegen gilt: Der Lungenprozeß wird so lange als tuberkulös betrachtet, bis er eindeutig als zu einer anderen Krankheitsgruppe gehörig erkannt ist.

Nachweis der tuberkulösen Ätiologie. Der sichere Beweis für die tuberkulöse Ätiologie ist der Nachweis von Tuberkelbakterien im Sputum und in der Bronchialspülflüssigkeit (Ausstrich und Kultur). Der *Tuberkelbakterienbefund ist differentialdiagnostisch von überragender Bedeutung.* Mehrfache Untersuchungen von Sputum oder bronchoskopisch entnommenem Bronchialsekret und Spülflüssigkeit auf Tuberkelbakterien müssen, wenn notwendig, wiederholt werden.

Seit kurzen stehen zum raschen Nachweis einer Infektion mit Tuberkelbakterien hochempfindliche Tests wie die Nukleinsäure-Amplifikation zur Verfügung (PCR = Polymerase chain reaction, MTD = Genprobe amplified Mycobacterium tuberculosis direct test). Die Sensitivität und Spezifität dieser Tests betragen zwischen 82 % und 97 % sowie 97 % und 100 %. Der Nachteil dieser empfindlichen Methoden besteht aber u. a. darin, daß nicht zwischen aktiver oder inaktiver Tuberkulose oder einer symptomlosen Infektion mit Tuberkelbakterien unterschieden werden kann. Inwieweit diese Tests die direktmikroskopische (Ziehl-Neelsen-, Auramin-Rhodamin-Färbung) oder kulturelle Untersuchung ersetzen, wird die Zukunft weisen.

Andere *beweisende Kriterien* für die tuberkulöse Natur eines Lungeninfiltrates gibt es nicht. Leider versagen auch hier wie in manchen differentialdiagnostisch schwierigen, langdauernden Krankheitsfällen die *allgemeinklinischen,* für eine Tuberkulose sprechenden *Kriterien:* allmählicher Beginn, Hüsteln, Abmagerung, Nachtschweiße. Die gleichen Symptome werden auch bei vielen nichttuberkulösen Lungenerkrankungen beobachtet. Der Ausfall der Kutanreaktion auf Tuberkulin (Patch-, Monotest oder Mantoux-Probe in ihren verschiedenen Modifikationen) besagt, ob ein Patient mit Tuberkulose infiziert wurde oder nicht (BCG-Impfung!).

! Der positive Kutantest läßt keinen Schluß auf die Aktivität der Krankheit zu: Bei der hochaktiven Tuberkulosesepsis Landouzy ist der Kutantest negativ!

Tuberkulöses Lungeninfiltrat

Einteilung. Da uns die indirekte Labordiagnostik und die Klinik so häufig im Stich lassen, ist die Kenntnis der Verlaufsformen der Lungentuberkulose wichtig. Wir unterscheiden zwischen *primärer* und *postprimärer* Tuberkulose, die in Form von akut- (vor allem die Primärtuberkulose) und chronisch-tuberkulösen Infiltraten auftreten kann.

Die Einteilung nach Ranke in Primär-, Sekundär- und Tertiärtuberkulose ist mit Ausnahme der Primärtuberkulose, die alle Phänomene der Erstinfektion umfaßt, verlassen.

Die *American Thoracic Society* benützt folgende Klassifikation für Personen, die mit Tuberkulösen in Kontakt stehen oder selber tuberkulös sind:

➤ Stadium 0: nicht exponiert, nicht infiziert,
➤ Stadium 1: exponiert, nicht infiziert (Mantoux negativ),
➤ Stadium 2: exponiert, infiziert (Mantoux positiv),
➤ Stadium 3: tuberkulosekrank.

Primärtuberkulose

Sie tritt heute in jedem Lebensalter auf, da die Anzahl tuberkulinnegativer Personen mit Abnahme der Durchseuchung zunimmt.

Klinik. Die Primärtuberkulose zeigt *klinisch* ein uncharakteristisches Bild; subfebrile Temperaturen, selten über 38 °C, können vorkommen. Die Auskultation ist oft unauffällig.

Labordiagnostik. Das *Blutbild* zeigt höchstens eine mäßige Linksverschiebung, in fast der Hälfte der Fälle eine Monozytose. Toxische Veränderungen fehlen; sie treten erst auf, wenn sich Sekundärinfektionen einstellen. Eine auffallende Lymphozytose oder -penie liegt nicht vor. Die *Senkungsreaktion* ist nur mäßig beschleunigt und das CRP ist wenig erhöht.

Tuberkulinreaktion. Die *kutane Tuberkulinreaktion* ist in der Regel stark positiv. Eine schwach positive Reaktion spricht differentialdiagnostisch weder für noch gegen eine tuberkulöse Ätiologie. Eine negative Tuberkulinreaktion hingegen kommt bei einer Primärtuberkulose nur ausnahmsweise vor: zu Beginn der Infektion (die Konversion der Tuberkulinprobe erfolgt zwischen 4 und 6 Wochen nach Infektion), bei veränderter zellulärer Immunität (Hodgkin), Viruserkrankungen (Masern), Sarkoidose. Häufig ist eine Primärtuberkulose auch von einem *Erythma nodosum* begleitet (Inzidenz 1–15%).

Röntgen-Thoraxaufnahme. *Röntgenologisch* können die Bilder vielfältig sein. Typisch ist ein *bipolarer Herd* mit einem mehr oder weniger unscharf begrenzten (exsudativen) Lungenherd und einer lymphogen entstandenen Lymphknotenschwellung auf der gleichen Seite (*Ghon-Primärkomplex*). Die Infiltrate können sehr groß und in allen Lungenlappen lokalisiert sein (beide Oberlappen sind etwas mehr betroffen). Oft sind nur noch kleine Infiltratreste vorhanden. Die Hilusvergrößerung, welche die primäre von der postprimären Tuberkulose unterscheidet, beherrscht das Bild: Kinder mit Primärtuberkulose haben fast immer vergrößerte Hiluslymphknoten. Meistens sind die Lymphome einseitig, in etwa 15% doppelseitig vergrößert. Auch sind die mediastinalen Lymphknoten oft befallen und vergrößert (Abb. 19.**17**).

Verlauf. Die Primärtuberkulose dauert nicht während Tagen, sondern während Wochen oder Monaten. Die meisten Fälle verlaufen inapperzept, doch kommt es

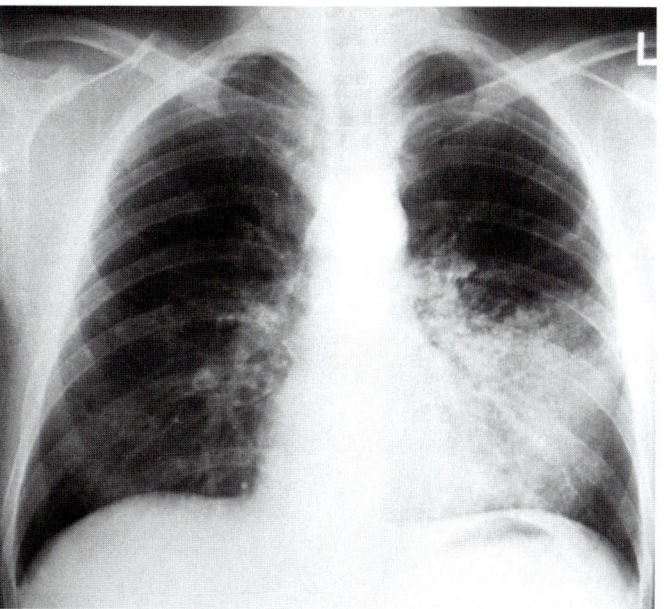

Abb. 18.1 Tuberkulöse, käsige Pneumonie der linken Lunge. 40jähriger Mann.

auch zur Einschmelzung des Primärherdes (*Primärherdphthise*), zu Komplikationen durch Bronchuskompression (*Epituberkulose* mit Atelektase), zu Lymphknotendurchbruch mit bronchogener Streuung und zur Entwicklung einer *tuberkulösen Bronchitis* und *käsigen* Pneumonie. Eine hämatogene Aussaat kann eine *Miliartuberkulose* verursachen. Eine weitere Manifestation der Primärtuberkulose ist die *Pleuritis exsudativa*.

In den meisten Fällen heilt die Primärtuberkulose ohne Residuen aus, wenn nicht, können die Residuen verkalken und auch verknöchern. Bei mangelnder Rückbildung eines Primärherdes kann sich ein *Tuberkulom* entwickeln.

Postprimäre Tuberkulose

Definition. Man versteht darunter die tuberkulösen Manifestationen der Lunge, die in einem schon früher tuberkulös infizierten Organismus auftreten und die durch die erworbene Immunität und Allergie modifiziert werden.

Pathogenese. Sie sind entweder Folge einer *endogenen Reaktivierung* von alten, radiologisch oft nicht erkennbaren Herden oder der Progression einer „Erstinfektion" bei jugendlichen Erwachsenen, die mit BCG-Vakzine geimpft wurden. Selten ist der direkte Übergang einer Primärtuberkulose in eine postprimäre; noch seltener wird die postprimäre Tuberkulose durch eine *exogene Reinfektion* verursacht.

Die klinischen und radiologischen Manifestationen der postprimären Lungentuberkulose sind vielgestaltig:

Wir unterscheiden

➤ *lokalisierte* Manifestationen (tuberkulöse Kavernen),
➤ *generalisierte* Manifestationen (Miliartuberkulose),
➤ *akut exsudative* Herdbildung,
➤ *chronisch fibroproduktive* Herdbildung.

Exsudative Lungentuberkulose

Sie ist der Ausdruck einer erheblichen Infektion des Lungenparenchyms mit Tuberkelbakterien. Die Herde sind exsudativ und konfluierend mit käsigen Bezirken (käsige Pneumonie) und Kavernen (Abb. 18.**1** – 18.**3**). Die Verkäsungen und die Kavernen werden vermutlich durch die ausgeprägte Hypersensitivitätsreaktion auf das Tuberkuloprotein verursacht.

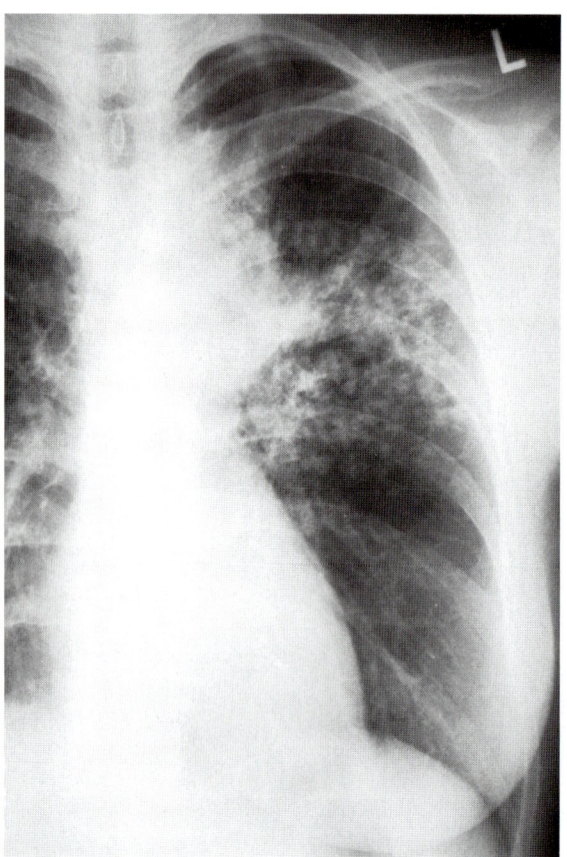
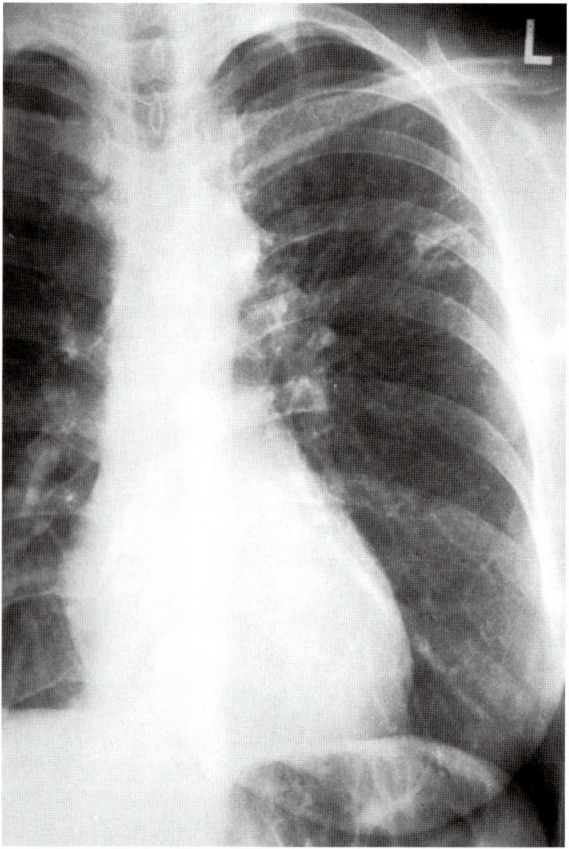

Abb. 18.**2a** u. **b** Exsudative Lungentuberkulose mit fleckförmigen, zum Teil konfluierenden Herdbildungen **a** vor und **b** nach Chemotherapie. 39jährige Frau.

Tuberkulöses Lungeninfiltrat

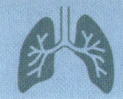

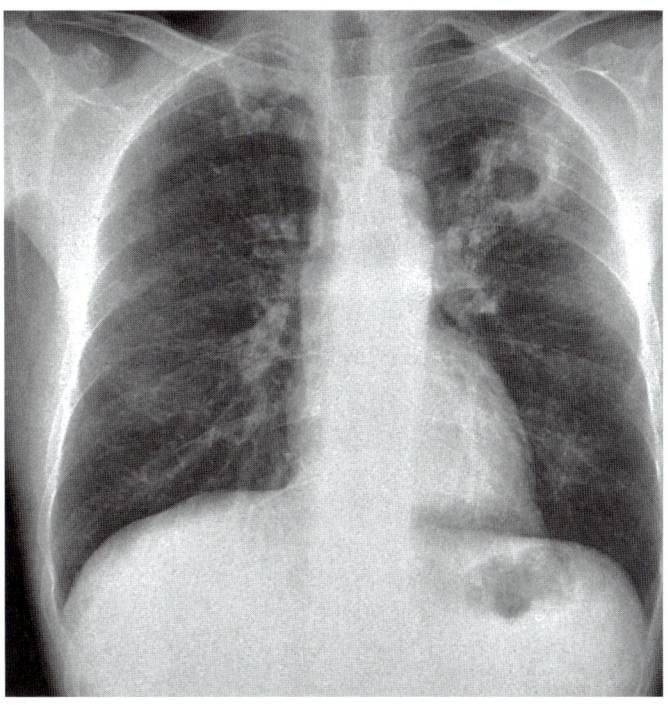

Abb. 18.3   Tuberkulöse Kaverne im linken Oberfeld. 43jähriger Mann.

Von den Lungenbezirken sind vor allem die apikalen und posterioren Segmente der Oberlappen und das apikale Segment der Unterlappen befallen. Differentialdiagnostisch kann das Bild der sog. *käsigen Pneumonie* Schwierigkeiten bereiten, wenn keine typisch tuberkulösen Spitzenherde bestehen.

Frühinfiltrat (Assmann). Als akut tuberkulöser Herd entwickelt sich das Frühinfiltrat meist infraklavikulär und zeigt starke Neigung zu Zerfall (Abb. 18.3). Die Symptomatologie unterscheidet sich kaum von jener der Primärtuberkulose.

Fibroproduktive Lungentuberkulose

Sie kann außerordentlich vielfältige röntgenologische Formenbilder hervorrufen. Im Gegensatz zu den akuten exsudativen Formen beherrschen nicht die diffusen weichen Infiltratschatten das Bild, sondern strängige Prozesse mit Tendenz zu Verziehungen und teilweise Verkalkungen, vorwiegend lokalisiert in den Spitzen und Ober- sowie Mittelfeldern (Abb. 18.4). Bei diesen Formen ist der röntgenologische Aspekt meist eindeutig und der Sputumbefund positiv, so daß in der Regel keine differentialdiagnostischen Zweifel bestehen. Werden aber in Sputum, Bronchialsekret oder postbronchoskopischem Reizsputum keine Tuberkelbakterien nachgewiesen und fällt auch der MTD-Test negativ aus, müssen stets auch seltenere Affektionen in Erwägung gezogen werden.

Tuberkulöse Kaverne

Die Kaverne gilt als typisches Zeichen einer postprimären Tuberkulose (Abb. 18.3). Nur selten ist sie durch Perkussion oder Auskultation zu diagnostizieren.

Radiologische Diagnostik. Auch röntgenologisch ist die Diagnose „Kaverne" nicht immer eindeutig. Eine rundliche Aufhellung im Lungenparenchym *mit* deutlicher Randbildung wird auch bei *Pseudokavernen*, bei denen es sich um eine rundliche, zentrale Resorptionszone in einem Infiltratschatten oder um eine besondere Felderung der normalen Lungenzeichnung handelt, beobachtet. *Basaler Flüssigkeitsspiegel* in der suspekten Höhlenbildung spricht für eine Kaverne. Die *Schichtaufnahme* (konventionelles Tomogramm oder Computertomogramm) vermag in den allermeisten Fällen die Entscheidung zu bringen.

Mikrobiologische Diagnostik. Liegt eine tuberkulöse Kaverne vor, lassen sich im Sputum meistens Tuberkelbakterien nachweisen.
Eine mehrfach ausgeführte, in bezug auf Tuberkelbakterien negative Sputumuntersuchung spricht diagnostisch gegen tuberkulöse Kaverne. Eine Ausnahme stellen ältere „gereinigte" Kavernen ohne Ausscheidung von Tuberkelbakterien dar. Bei negativem Sputumbefund gelingt der Nachweis von Tuberkelbakterien oft erst im Bronchialsekret und im postbronchoskopischen Reizsputum.

Tuberkulom

Eine besondere tuberkulöse Manifestation ist das sog. *Tuberkulom*, welches sich röntgenologisch als mäßig dichter, scharf begrenzter, etwa 0,5–4 cm messender Rundschatten äußert (Abb. 18.5). Gelappte Tuberkulome kommen vor; Verkalkungen sind häufig.

! Tuberkulome sind als eine potentiell aktive Tuberkuloseform zu betrachten.

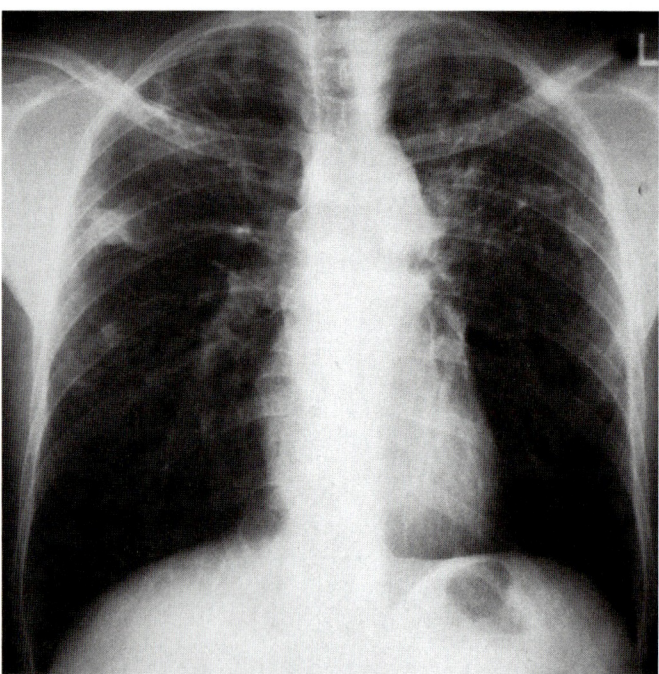

Abb. 18.**4** Fibroproduktive Tuberkulose der Lunge mit multiplen Herden in beiden Spitzen-/Mittelfeldern. Der linke Hilus ist deutlich nach oben verzogen. 31jähriger Mann.

Miliartuberkulose

S. auch Kapitel 4.

Pathogenese. Sie entsteht durch die massive hämatogene Aussaat von Tuberkelbakterien. Beim Kind ist sie die Folge einer Primärinfektion, beim Erwachsenen meistens einer endogenen Reaktivierung, die wiederum die Folge einer *verminderten zellulären Immunabwehr* (Mangelernährung, Alkoholismus, Diabetes, Tumoren) ist. Sie kann akut oder chronisch und symptomarm verlaufen; dies vor allem beim alten Patienten, wo die Diagnose oft erst bei der Autopsie gestellt wird.

Röntgen-Thoraxaufnahme. Röntgenologisch ist die Miliartuberkulose unverkennbar. Es finden sich multiple, diskrete „hirsekerngroße" (1–3 mm Durchmesser) Knötchen, die interstitiell gelegen und gleichmäßig über die gesamte Lunge verteilt sind (Abb. 18.**6**). Unter adäquater Chemotherapie bilden sich die miliaren *Herde* meistens innerhalb einer Woche und Monaten ohne Residuen zurück. Ausnahmsweise kann ein Patient an einer Miliartuberkulose sterben, ohne daß auf dem Thoraxbild die typischen miliaren Herde vorhanden waren. Dies ist der Fall, wenn die Knötchen sehr klein sind (Durchmesser < 1 mm), d. h. unterhalb des Auflösungsvermögen der Röntgenstrahlen.

Differentialdiagnose. *Differentialdiagnostisch* kommen bei miliaren Lungenherden folgende Krankheiten in Frage:

➤ *Sarkoidose*,
➤ *Silikose*,
➤ *allergische Alveolitis*,
➤ *hämatogene Metastasierung*,
➤ *Mikrolithiasis alveolaris*.

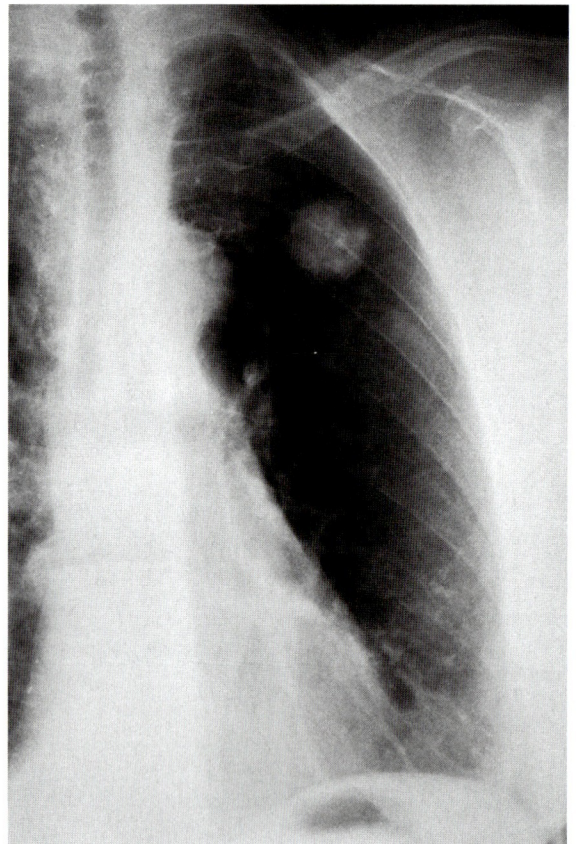

Abb. 18.**5** Tuberkulom mit Verkalkungen. 74jährige Frau.

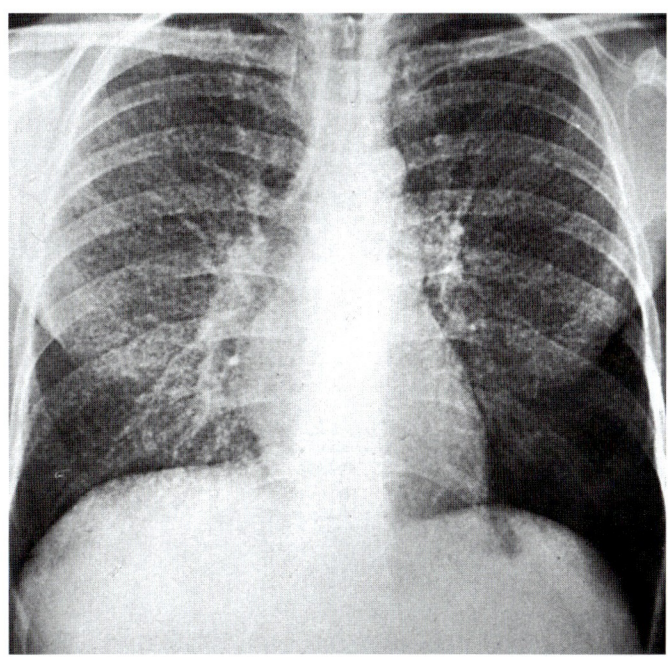

Abb. 18.6 Miliartuberkulose. Die miliaren Herde sind gleichmäßig über die Lunge verteilt.

Atypische Mykobakteriosen

Tuberkulöse Prozesse können durch atpypische Mykobakterien, auch MOTT (*m*ycobacteria *o*ther *t*han *t*ubercle bacilli) genannt, verursacht sein. Der Verdacht, daß es sich um eine atypische Mykobakteriose handelt, besteht dann, wenn der Lungenprozeß schlecht auf die übliche antituberkulöse Chemotherapie anspricht, der Patient außerdem an einem Malignom oder an einer HIV-Infektion leidet oder unter immunsuppressiver oder zytostatischer Therapie steht. Der Nachweis atypischer Mykobakterien erfolgt kulturell.

Atypische Mykobakterien unterscheiden sich in verschiedener Weise von den Erregern der Tuberkulose: Im Gegensatz zu *M. tuberculosis* und *bovis*, die obligat menschenpathogen sind, sind die atypischen Mykobakterien Saprophyten, die ubiquitär in Erde und Wasser vorhanden sind und nur selten eine Infektion verursachen. In der Kultur wachsen einige schneller (*M. fortuitum* und *chelonei*) als die langsam wachsenden Tuberkelbakterien. Ebenfalls langsam wachsend sind *M. avium-intracellulare, M. kansasii, M. scrofulaceum, M. xenopi* und *M. szulgai*. Außerdem bilden sie Pigmente (*M. kansasii* und *scrofulaceum*).

Von den atypischen Mykobakterien verursachen vor allem *M. kansasii* und *M. avium-intracellulare* eine Infektion der Lunge. Sehr selten sind *M. scrofulaceum, M. szulgai, M. simiae* und *M. fortuitum-chelonei* die Ursache eines Lungenprozesses. Weitere Manifestationen der Infektion mit atypischen Mykobakterien sind: Lymphadenitis (*M. scrofulaceum*), Weichteilabszesse und Wundinfektionen (*M. fortuitum-chelonei*).

18.2 Pneumonisches Lungeninfiltrat

Darunter verstehen wir Pneumonien, d. h. Entzündungen des Lungenparenchyms, die in erster Linie durch Mikroorganismen verursacht werden. Sie können *akut* oder *chronisch, typisch* oder *atypisch verlaufen.*

Der Begriff *atypische Pneumonie* hat seit seiner Einführung einige Wandlungen durchgemacht. Anfänglich wurden unter atypischer Pneumonie die Viruspneumonie, später alle Pneumonien zusammengefaßt, deren Symptomatologie von den klassischen Erscheinungen der primär bakteriellen Pneumonie abweicht (vor allem die Mykoplasmenpneumonie). Der Begriff hat insofern an Bedeutung verloren, als bakterielle Pneumonien atypisch verlaufen können und gewisse Erreger, deren Zuordnung ungesichert war, nun als Bakterien gelten (Mykoplasmen, Chlamydien).

Treten Pneumonien ohne vorausgehende Erkrankung auf, spricht man von *primären* Pneumonien, sind sie als Folgekrankheit einer anderen pulmonalen Erkrankung, von *sekundären* Pneumonien. Nach der morphologischen und radiologischen Charakteristik unterscheidet man eine *lobäre* (auch alveoläre) von einer *lobulären* (Bronchopneumonie), eine *segmentale* von einer *interstitiellen* Pneumonie. Beispiel einer lobären Form ist die Pneumokokkenpneumonie (Abb. 18.**7a** u. **b**), einer lobulären die Staphylokokkenpneumonie (Abb. 18.**8**) und einer interstitiellen die Viruspneumonie (Abb. 18.**9**). Aufgrund des Orts, wo die Pneumonie auftritt, unterscheidet man Pneumonien, die *in der Klinik* (nosokomial) oder *zu Hause* (ambulant) erworben wurden. Beispiel einer bakteriellen Pneumonie, die vor al-

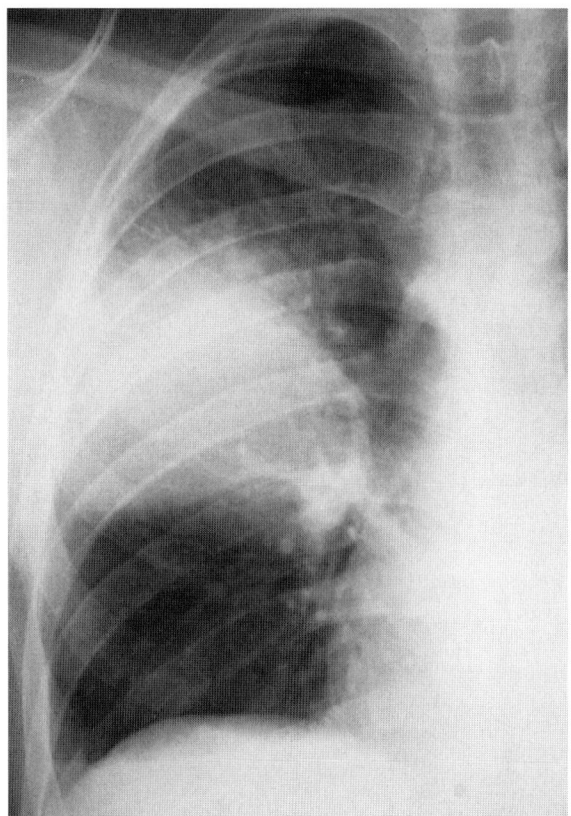
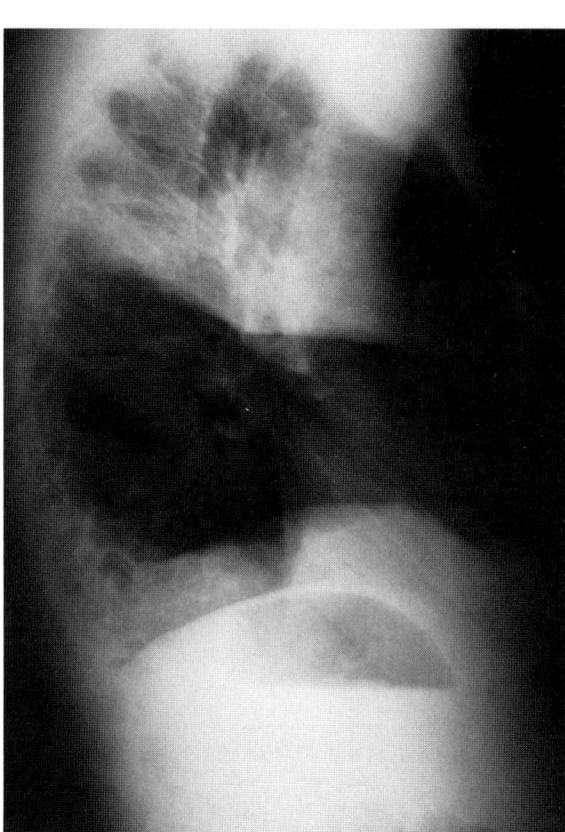

Abb. 18.**7a** u. **b** Pneumokokkenpneumonie. Homogenes, konfluierendes Infiltrat, das fast den gesamten rechten Oberlappen einnimmt (lobäre Pneumonie). 32jähriger Mann.

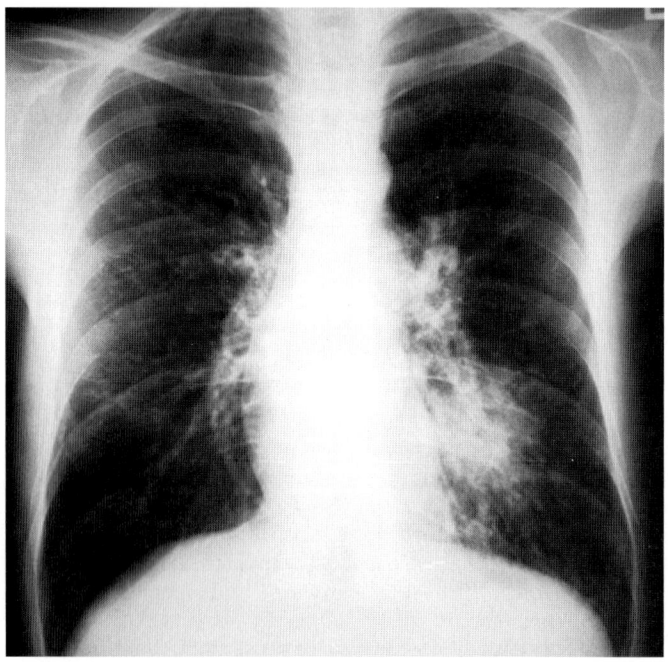

Abb. 18.**8** Staphylokokkenpneumonie mit herdförmigen, konfluierenden Infiltraten im linken Mittel- und Unterfeld bei Hodgkin-Lymphom (lobuläre Pneumonie oder Bronchopneumonie). 33jähriger Mann.

lem zu Hause auftritt, ist die Pneumokokkenpneumonie: Beispiel für jene, die fast ausschließlich in der Klinik erworben wird (*nosokomiale* Pneumonie), ist die Pseudomonaspneumonie. Die Pneumonien können auch *ätiologisch* entsprechend dem verantwortlichen Erreger klassifiziert werden. Dieser Einteilung, die schon 1922 von Cecil vorgeschlagen wurde, werden wir wegen ihrer didaktischen Klarheit weitgehend folgen (Tab. 18.**1**).

Pneumonisches Lungeninfiltrat

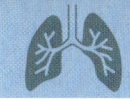
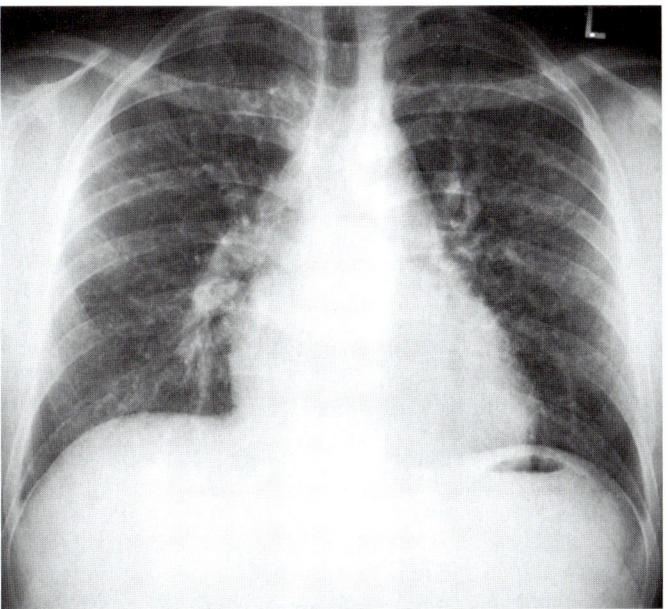
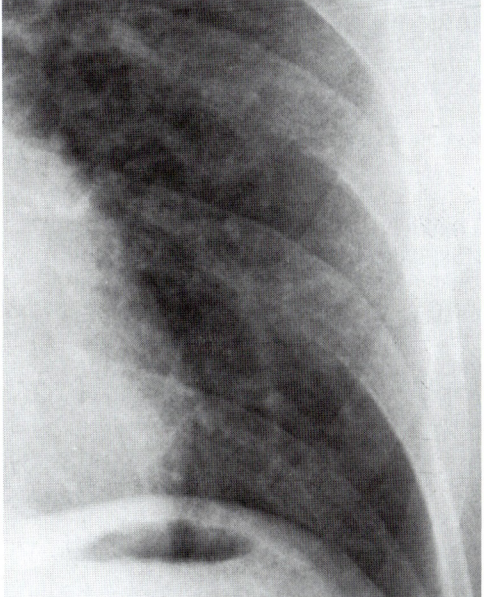

Abb. 18.9 Viruspneumonie. Die Mittel- und Unterfelder sind beidseitig milchglasartig getrübt. Multiple, feinste, retikulonoduläre Verschattungen sind knapp erkennbar. Histologisch handelt es sich um eine Giant-cell interstitial pneumonia (GIP), eine interstitielle Pneumonie mit Riesenzellen. Der Befund ist für eine Masernvirusinfektion typisch.

Tabelle 18.1 Einteilung der Pneumonien

Primäre Pneumonien

Infektiöse Pneumonien

- Bakterielle Pneumonien
    - durch grampositive Keime verursacht
      Streptococcus pneumoniae (Pneumokokken Typ 1–90)
      Streptokokkus
      Staphylokokkus
      Aktinomyzeten
    - durch gramnegative Keime verursacht
      Haemophilus influenzae
      Klebsiellen
      Legionella pneumophila
      Rickettsien (Q-Fieber)
      Brucellen (Bang-Pneumonie)
      Branhamella (Moraxella) catarrhalis
      E. coli
      Proteus
      Pseudomonas
      Serratia
      Mycoplasma pneumoniae
      Chlamydia pneumoniae
      Chlamydia psittaci
    - durch grampositive und gramnegative Keime verursacht
      Anaerobier (Bakteroides, Fusobakterium)
- Virale Pneumonien
    - Grippeviren
    - Adenoviren
    - Hantaviren
    - Pneumonien durch primär nicht pneumotope Viren
- Pilzpneumonien
    - Candidiasis (Moniliasis)
    - Kryptokokkose (Torulose)
    - Aspergillose
    - Geotrichose (Mukormykose)
    - Blastomykose
    - Histoplasmose
    - Kokzidioidomykose
    - Pneumocystis carinii
- Parasitäre Pneumonien
    - Toxoplasma gondii

Physikalisch-chemische Pneumonie

Eosinophile Pneumonie
(s. eosinophiles Lungeninfiltrat)

Sekundäre Pneumonien

Als Folge von Kreislaufstörungen
Lungenstauung bzw. Lungenödem (Stauungspneumonie)
Infarktpneumonie

Als Folge von Bronchialveränderungen
Bronchiektasen (peribronchiektatische Pneumonie)
Bronchialstenosen
Bronchialkarzinom

Bakterielle Superinfektion bei verschiedenen Erkrankungen
Pertussis
Grippe
Typhus
Leptospirose
Malaria
Bei sehr vielen Allgemeinerkrankungen, u. a. Kollagenosen, Malignomen, HIV-Infektion

Chronische Pneumonien

Primäre Pneumonien

Bakterielle Pneumonien

Die bakteriellen Pneumonien stellen immer noch die häufigste zum Tode führende Infektionskrankheit dar – trotz breiter Anwendung von Antibiotika. Von den bakteriellen Erregern verursachen Pneumokokken, *Haemophilus influenzae, Klebsiella pneumoniae* und Staphylokokken die meisten bakteriellen Pneumonien; zusammen mit *Mycoplasma pneumoniae* und den respiratorischen Viren sind sie die häufigsten Erreger von Pneumonien, die *außerhalb der Klinik* auftreten. Dagegen wird die Hälfte der Pneumonien hospitalisierter Patienten durch gramnegative Keime verursacht.

Pneumonien durch grampositive Keime

Wie schon von Gram 1884 beobachtet, wird die Mehrzahl der bakteriellen Pneumonien durch grampositive Keime, d. h. vor allem durch *Streptococcus pneumoniae* (Pneumokokken), sowie durch Staphylo- und Streptokokken verursacht. Grampositive Pneumonieerreger sind auch die anaeroben Pepto- und Peptostreptokokken, *Actinomyces israelii, Nocardia asteroides, Bacillus anthracis* und *Mycobacterium tuberculosis*.

Pneumokokkenpneumonie. Noch immer sind 80 % der bakteriellen Pneumonien, die außerhalb der Klinik erworben werden, Pneumokokkenpneumonien, und es stirbt immer noch einer von 20 Patienten mit einer Pneumokokkenpneumonie an dieser Infektionskrankheit. Besonders gefährdet sind Patienten mit defekter Abwehrleistung, Immunglobulinmangel, Hämoglobinopathien sowie nach Entfernen der Milz.

Alle 90 Pneumokokkentypen können sowohl lobäre als auch lobuläre Pneumonieformen erzeugen.

Klinisch entspricht das Krankheitsbild der Pneumokokkenpneumonie der klassischen lehrbuchmäßigen Beschreibung: Beginn mit Schüttelfrost, hochrotem Gesicht, anfänglich oft mit pleuritischen Reizerscheinungen. Die Milz ist nicht palpabel. In unbehandelten Fällen ist die Temperatur nur wenig remittierend um 39–40 °C. Die Pulsfrequenz ist der Temperatur entsprechend gesteigert. *Perkutorisch:* Dämpfung, verstärkter Stimmfremitus, *Auskultatorisch:* Crepitatio indux, später Bronchialatmen und klingende endinspiratorische Rasselgeräusche. Herpes labialis ist sehr häufig, rostfarbenes Sputum, Leukozytose bis 30 000/μl (30×10^9/l) mit starker Linksverschiebung, Lymphopenie und ausgesprochen toxische Veränderungen der Neutrophilen. *Röntgenologisch* ist das Infiltrat dicht, gleichmäßig, in der Regel ziemlich scharf begrenzt mit positiven „Airbronchogramm", es kann ganze Lappen befallen (Abb. 18.**7a** u. **b**) oder auch nur einzelne Herde hervorrufen; seltener sind multiple zerstreute Herde. Im Sputum finden sich grampositive Diplokokken meist schon im Ausstrichpräparat (Abb. 17.**5b** u. **c**). Kommen Pneumokokken in sehr großen Mengen vor, sind sie für die Ätiologie beweisend; vereinzelt lassen sie keine diagnostischen Schlüsse zu, weil Pneumokokken saprophytäre Bewohner des Nasen-Rachen-Raumes sind (Trägerrate von 5–70 %). Zur raschen Sicherung der Diagnose sind, neben dem Grampräparat des Sputums, *Blutkulturen* wichtig, da $1/4 – 1/3$ der Patienten bakteriämisch sind.

Die *Resorption* des Infiltrates vollzieht sich innerhalb von 4–8 Wochen. Länger dauernde Resorptionszeiten sind auf andere Affektionen (Tuberkulose, sekundäre Pneumonieformen, Tumoren usw.) verdächtig. Bei Personen mit geschwächtem Allgemeinzustand kann die Resorption aber auch erst nach 2–3 Monaten beendet sein. Besonders Alkoholiker, Diabetiker und Patienten mit chronischen Atemwegserkrankungen zeigen diese Verlaufsform.

Als *Komplikationen* einer Pneumokokkenpneumonie kennen wir Atelektasen, verzögerte Resorption, Lungenabszeß (in etwa 1,8 %), Ergüsse, Empyeme und Perikarditis. Kleine Ergüsse kommen oft vor (60 %), große sind selten (5 %). Para- und metapneumonische Empyeme treten unter Antibiotika kaum mehr auf (0,8 %). Metastatische, d. h. septische Prozesse wie Arthritis, Endokarditis und Meningitis (sog. *Austrian-Syndrom*) sowie Peritonitis werden fast ausschließlich bei Immunsupprimierten oder bei Patienten, deren Milz funktionslos ist oder entfernt wurde, beobachtet.

Streptokokken- und Staphylokokkenpneumonien. Während Streptokokkenpneumonien bei Erwachsenen selten sind, machen Staphylokokkenpneumonien 1 % der bakteriellen Pneumonien bei ambulanten Patienten aus. Dieser Wert steigt auf 6–24 % bei hospitalisierten Patienten. Die Staphylokokkenpneumonie ist besonders als Komplikation der Grippe gefürchtet. Die seltenen Streptokokkenpneumonien kommen nach Grippeepidemien und bei Rekruten, im Zusammenhang mit einer Streptokokkeninfektion des Nasen-Rachen-Raumes, vor.

Diese Pneumonien weisen die allgemeinen klinischen Erscheinungen der bakteriellen Pneumonien auf. Sie verlaufen besonders schwer und waren prognostisch bis zur Penicillinära sehr ernst (Letalität 80–90 %; heute trotz resistenzgerechter Therapie immer noch 30 %). *Röntgenologisch* zeigen sie multiple diffuse, fein- bis grobfleckige Infiltratschatten über alle Lungenlappen verteilt (Bronchopneumonie, Abb. 18.**8**). Abszedierung ist häufig, vor allem bei Staphylokokkenpneumonie. Diagnostisch entscheidend sind positive Blutkulturen; sie sind in 20 % von Staphylokokkenpneumonien positiv.

Lungenaktinomykose. Klinisch ist die Lungenaktinomykose durch den langwierigen Verlauf von sekundärpneumonischen Prozessen mit Temperatursteigerungen, schleimig-eitrigem Auswurf, oft mit Leukozytose, ausgezeichnet. Die isolierte Lungenaktinomykose ist selten, häufig finden sich auch andere Lokalisationen, besonders im Bereich der Mundhöhle und des Kiefers.

Die Diagnose stellt sich aus dem mikroskopischen und kulturellen Erregernachweis im Sputum oder Bronchialsekret (schwefelgelbe Granula [Drusen] = Aktinomyzeskolonien). Die endgültige Identifizierung durch direkte Immunfluoreszenz, Zellwandanalyse und den Nachweis von Stoffwechselprodukten dauert mehrere Wochen.

Hierher gehören auch die durch die obligat aeroben *Nokardien (Nocardia asteroides, Nocardia brasiliensis)* verursachen pulmonalen Nokardiosen (Bronchopneumonie, Lungenabszeß). Sie treten vor allem bei Patienten mit eingeschränkter Immunabwehr auf (Abb. 18.**13**).

Pneumonien durch gramnegative Keime

Dazu zählt man die Pneumonien, die durch *Haemophilus influenzae*, gramnegative Enterobakterien (*Klebsiella pneumoniae, E. coli, Proteus, Enterobacter* und *Serratia*) sowie *Pseudomonas aeruginosa* und *Branhamella* oder *Moraxella catarrhalis* verursacht werden. Auch handelt es sich bei den Erregern der Legionärskrankheit, des Q-Fiebers und der Bang-Krankheit um gramnegative Keime.

Man schätzt, daß 9 – 20 % der Pneumonien, die außerhalb des Spitals auftreten, und mehr als 40 % der Pneumonien bei hospitalisierten Patienten durch gramnegative Keime verursacht werden.

Haemophilus-influenzae-Pneumonien waren früher selten; heute dagegen ist Hämophilus influenzae ein häufiger Erreger einer bakteriellen Pneumonie, die außerhalb der Klinik auftritt. Die Haemophilus-Pneumonie tritt oft bei Patienten mit gleichen Grundkrankheiten wie bei der Klebsiellenpneumonie auf. Im Sputum sind unbekapselte und bekapselte Haemophilus-influenzae-Typen nachweisbar (Abb. 17.**5a**).

Pneumonien durch gramnegative Enterobakterien. Die *Klebsiellen-* oder *Friedländer-Pneumonie* ist neben der Haemophilus-Pneumonie die häufigste durch gramnegative Keime verursachte Pneumonie außerhalb der Klinik; sie befällt vor allem Alkoholiker, Diabetiker und Patienten mit chronischen Atemwegserkrankungen. Sie unterscheidet sich klinisch kaum von der Pneumokokkenpneumonie. Die Diagnose erfolgt bakteriologisch durch den Nachweis von *Klebsiella pneumoniae* (gramnegativer bekapselter Diplobazillus) im Sputum oder im Blut (50 – 70 % positiv).

Pneumonien durch gramnegative Enterobakterien und *Pseudomonas aeruginosa* treten vor allem bei hospitalisierten, schwerkranken Patienten auf; 50 % von Pneumonien, die in der Klinik auftreten, sind durch diese Keime verursacht. Diese Pneumonien – auch *nosokomiale* Pneumonien genannt – sind mehrfach die Folge einer Langzeittherapie mit Breitbandantibiotika, Immunsuppressiva und Zytostatika sowie der Anwendung von Respiratoren und Inhalationsgeräten, die häufig mit diesen Keimen kontaminiert sind.

Pseudomonaspneumonie. Sie verläuft meist bakteriämisch, befällt Patienten mit Karzinomen, Leukämien, Immundefekten und Verbrennungen. Die Sterblichkeit ist trotz resistenzgerechter Antibiotikatherapie hoch; sie beträgt noch immer 60 – 70 % bei bakteriämischen Pseudomonasinfektionen.

Legionellenpneumonie (Legionärskrankheit). Legionellenkeime sind ubiquitär; vor allem kommen sie im Wasser von Sprinkler-, Luftreinigungs- und Befeuchteranlagen, Kühlaggregaten sowie im gewöhnlichen Leitungswasser vor, wo sie sich bis zu einem Jahr halten können. Die Infektion erfolgt aerogen durch Inhalation eines legionellahaltigen Aerosols. Die Infektion führt nicht immer zur Krankheit: 1,5 – 20 % der Gesunden haben zirkulierende Antikörper.

Die Prävalenz der Legionellenpneumonie variiert erheblich: 1 – 22,5 % aller Pneumonien sind durch Legionella verursacht. Die Legionellenpneumonien kommen innerhalb und außerhalb der Klinik vor.

Die Haupterkrankungszeit für die Legionellenpneumonie ist die Zeit von Juni bis November. Es erkranken mehr Männer als Frauen.

Anfangssymptome sind Abgeschlagenheit, Gliederschmerzen, Kopfweh. Nach 1 – 2 Tagen treten Fieber, unproduktiver Husten, Brustschmerz, Erbrechen, Bauchschmerzen, Durchfall und evtl. neurologische Ausfallsymptome auf. Im Blutbild besteht eine mäßige Leukozytose; außerdem kommen eine mäßige Proteinurie, Hämaturie, Hyponatriämie und Hypophosphatämie vor. *Radiologisch* finden sich diffuse fleckförmige oder homogene konfluierende Verschattungen (Abb. 18.**10a** u. **b**). Pleuraergüsse sind in 50 % vorhanden. Kavernen sind selten.

Die Diagnose einer Legionelleninfektion wird serologisch mittels des indirekten Fluoreszenzantikörpertests gestellt. Am empfindlichsten ist der Antigennachweis mittels ELISA aus Nativurin.

Rickettsienpneumonie. Es kommt nur das durch die *Coxiella burnetii*, ein gramnegativer Kokkenbazillus, hervorgerufene *Q-Fever* in Frage. Das Q-Fieber wurde zwar in Queensland erstmals beschrieben, erhielt aber seinen Namen von Derrick als „query-fever" (von fraglicher Ätiologie), da er zuerst nicht wußte, worum es sich handelte.

Die Differenzierung gegenüber der Mykoplasmenpneumonie ist nach dem *klinischen* Bild, dem *röntgenologischen* und *histologischen* Befund oft nicht möglich. Segmentale Parenchymkonsolidierungen, vornehmlich der Unterlappen, kommen häufig vor; doch werden auch fleckförmig konfluierende Infiltrate sowie milchglasartige Verschattungen beschrieben. Die Milz ist häufig vergrößert; auch Lymphknotenschwellungen am Hals, die leicht druckschmerzhaft sind, werden beobachtet.

Differentialdiagnostisch muß gelegentlich eine Mononucleosis infectiosa ausgeschlossen werden. Die Symptomatologie der Rickettsiosen ist eingehender in Kapitel 4 besprochen.

Brucellosepneumonie. Lungeninfiltrate beim Morbus Bang sind selten. Sie zeigen keinen typischen Aspekt. Mit Vorliebe sind sie im Bereich des Hilus lokalisiert. Die Diagnose wird aus dem positiven Ausfall der Agglutination gesichert. Bang-Symptomatologie s. Kapitel 4.

Branhamella-catarrhalis-Pneumonie. *Branhamella* oder *Moraxella catarrhalis*, ein gramnegativer Diplokokkus, kommt selten als Erreger einer Bronchopneumonie

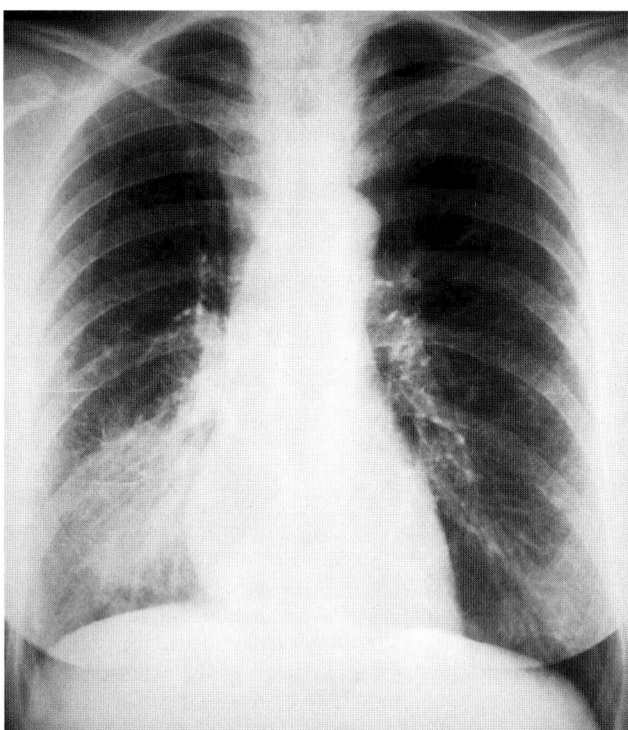
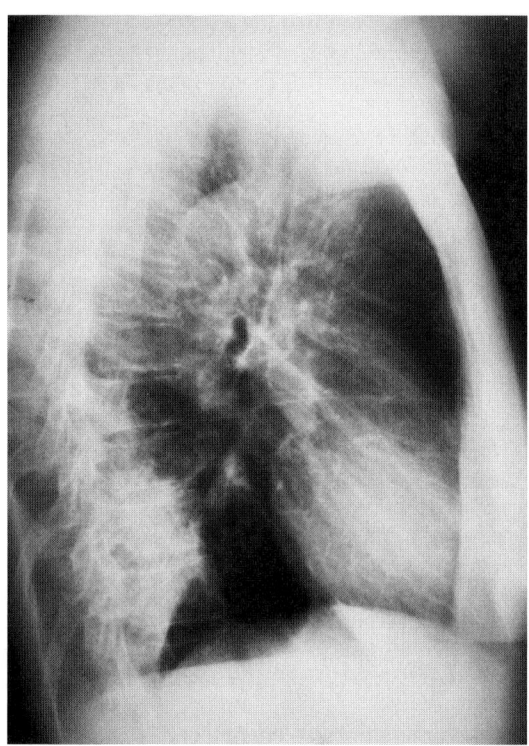

Abb. 18.10a u. b Legionella-Pneumonie. a Auf der p.-a. Thoraxaufnahme ist das parakardiale Infiltrat scharf vom Herzschatten abgegrenzt. Es muß deshalb hinter dem Herzschatten liegen, wie dies die Seitenaufnahme b beweist (negatives Silhouettenphänomen). 51jährige Frau.

bei Patienten mit chronischer obstruktiver Lungenkrankheit oder beim Immunsuprimierten in Frage.

Mykoplasmenpneumonie (sog. primär atypische Pneumonie). Sie hat eine größere Bedeutung erlangt, als bei ihrer ersten Differenzierung Ende der 30er Jahre vermutet wurde: So sind 20–40% aller Pneumonien von nicht-hospitalisierten Patienten durch das *Mycoplasma pneumoniae* verursacht. *Mycoplasma-pneumoniae-Infektionen* können einerseits asymptomatisch verlaufen, andererseits verschiedene respiratorische Erkrankungen, angefangen von der leichten Bronchitits bis zur schweren Pneumonie, verursachen. Von allen mit dem Keim Infizierten entwickeln etwa 3–10% eine Pneumonie.

Der *Krankheitsbeginn* ist nicht abrupt, eher allmählich, oft mit Kopfweh (25–85%) und Schüttelfrost (58–78%), nur vereinzelt mit Herpes. Das „pneumonische" rote Gesicht ist nicht zu beobachten, der auskultatorische Befund viel weniger ausgesprochen, eine Dämpfung anfänglich kaum je nachzuweisen. Anfänglich besteht ein trockener Reizhusten, der später produktiv wird (schleimiges, in 10% der Fälle blutig tingiertes Sputum). Eine stärkere Leukozytose fehlt in 75–90% von Patienten mit einer Mykoplasmapneumonie. Bei 20% der Patienten werden Leukozytenzahlen über 10000/µl ($> 10 \times 10^9$/l) erreicht; in schweren Fällen sogar eine Leukozytose von 26000–56000/µl (26×10^9–56×10^9/l) beobachtet. Die Milz wird gelegentlich palpabel. Die Temperaturen können einer Kontinua entsprechen, aber auch mehr intermittierenden Charakter zeigen. Ein makulopapulöses Exanthem wird bei ungefähr 10% der Patienten beobachtet.

Röntgenologisch ist das Infiltrat nicht sehr dicht, mehr schleierförmig, aber meist zusammenhängend. Die Mykoplasmenpneumonie läuft innerhalb von 10–21 Tagen ab; es können aber 6 Wochen bis zur vollständigen Rückbildung des pneumonischen Infiltrates vergehen. Konkomittierend kommen in 10–20% von Mykoplasmenpneumonien kleine, passagere Pleuraergüsse vor.

Entscheidend für die Diagnose ist der Ausfall der Komplementbindungsreaktion auf *Mycoplasma pneumoniae*. Neben den komplementfixierenden, gegen ein Oberflächenantigen gerichteten speziesspezifischen Antikörpern treten auch Kälteagglutinine sowie Agglutinine gegen hämolytische Streptokokken auf. Zum direkten Nachweis von Mykoplasmen stehen speziesspezifische Gensonden zur Verfügung.

Die Krankheitsmanifestationen einschließlich der Pneumonie werden nicht durch den Erreger selber, sondern durch eine *Hypersensitivitätsreaktion vom Typ III*, d. h. durch zirkulierende Antigen-Antikörper-Komplexe verursacht. So findet man die schwersten Verläufe bei immunkompetenten Personen; bei Immunsuprimierten kommt die Krankheit nicht vor. Auch sind Steroide oft weit wirksamer als Antibiotika.

Psittakose – Ornithose. Diese Erkrankung wird durch kleinste Bakterien (250–450 µm), die *Chlamydia psitta-*

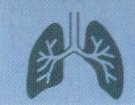

Pneumonisches Lungeninfiltrat

ci, die der Familie der Chlamydiaceae angehören, hervorgerufen. Dieser und ähnliche Erreger können nicht nur beim Papagei und Wellensittich (*Psittakose*), sondern auch bei vielen anderen Vogelarten wie Hühnern, Tauben usw. nachgewiesen werden, so daß die Krankheit als *Ornithose* bezeichnet wurde.

Bei den durch Papageienarten übermittelten Erkrankungen sind die Verlaufsformen meistens schwer; die durch andere Vogelarten übertragene Erkrankung ist im allgemeinen gutartiger. Inkubation 10–14 Tage. Heftige Kopfschmerzen sind häufig in den ersten Tagen, in 25% wird Nasenbluten beobachtet. Die Temperaturen schwanken um 39°C. Die auskultatorischen Zeichen der Lungeninfiltration können erst nach einigen Tagen wahrgenommen werden. *Röntgenologisch* sind dichte, unregelmäßige Verschattungen beschrieben. Die Leukozytenzahl ist in der Regel nur mäßig erhöht, nach wenigen Tagen ist eine Leukopenie häufiger, die Linksverschiebung ist dagegen ausgesprochen. Je nach dem *klinischen* Bild werden eine *grippöse*, *typhöse* und *pneumonische* Form unterschieden. Die Diagnose beruht auf der anamnestischen Erfassung der Ansteckungsmöglichkeiten und vor allem dem positiven Ausfall serologischer Tests (Komplementfixationstest 1 : 16 oder mehr). Dieser Test ist aber erst 10–14 Tage nach Beginn der Erkrankung zu verwerten. In etwa 30% von Ornithosefällen ist auch die Wassermann-Reaktion positiv.

Asymptomatische Infektionen mit positivem Antikörpernachweis sind häufig, vor allem bei Personen mit wiederholter Exposition. Ebenfalls kommen leichte Atemwegsinfekte und grippeähnliche Erkrankungen vor.

Chlamydia-pneumoniae-Pneumonie. In den vergangenen Jahren wurde eine weitere Chlamydienspezies, die *Chlamydia pneumoniae* als Pneumonieerreger identifiziert. Dieses obligat intrazelluläre Bakterium, das mit *Chlamydia psittaci* kreuzreagiert, soll nicht nur für 50–70% der „epidemisch" auftretenden Psittakose verantwortlich sein; es verursacht in den USA 10–20% der ambulant erworbenen Pneumonien. Die Infektion erfolgt aerogen oder vermutlich als Schmierinfektion, vor allem innerhalb halb geschlossener Kollektive (Familie, militärische Einheiten). Die Inkubationszeit beträgt 10–23 Tage. Eine von 10 infizierten Personen entwickelt eine Pneumonie. Die Durchseuchung ist hoch; so hat die Hälfte von über 50jährigen Personen zirkulierende Antikörper gegen diesen Keim.

Klinisch verläuft die *Chlamydia-pneumoniae*-Pneumonie ähnlich wie die Mykoplasmenpneumonie. Sie beginnt mit Kopfweh, Heiserkeit, Halsschmerzen, unproduktivem Husten und Fieber. Thoraxschmerzen kommen vor; Hämoptysen sind sehr selten. Auskultatorisch finden sich feinblasige Rasselgeräusche. Extrapulmonale Symptome sind selten. Die Prognose ist unter einer langdauernden Antibiotikatherapie gut. Rezidive kommen oft vor.

Radiologisch beginnt die Pneumonie als einseitiges alveoläres Infiltrat; eventuell ist ein kleiner Pleuraerguß vorhanden. Oft schreitet die Pneumonie weiter fort, befällt beide Lungen und zeigt ein gemischtes alveoläres und interstitielles Muster.

Die meisten Laboruntersuchungen fallen normal aus; selten kommt eine Leukozytose vor, die BSG kann beschleunigt sein. Die Diagnose wird durch die kulturelle Isolierung des Keimes aus Rachenabstrich, Sputum, Tracheal- und Bronchialsekret oder durch den positiven Ausfall serologischer Tests (4facher Anstieg des IgM-Titers) oder Polymerase-Kettenreaktion (PCR) gestellt.

Pneumonien durch grampositive und gramnegative Keime

Anaerobier- oder Aspirationspneumonie. Die Anaerobierpneumonie wird fast immer durch Aspiration von oropharyngealem Material verursacht; selten kommt sie hämatogen zustande, beispielsweise bei bakterieller Streuung eines Abszesses im Abdomen. Sie tritt bei alten Patienten mit verminderten Pharynx- und Larynxreflexen auf, bei chronischen Alkoholikern, die im Alkoholrausch aspirieren, bei Patienten mit Schluckstörungen aufgrund neurologischer Krankheiten oder mit schwer reduziertem Allgemeinzustand. Sie ist auch häufig nach Operationen im Bereich des Rachenraumes (z. B. Tonsillektomie). Je nach Körperlage sind entweder die *posterioren Segmente der Ober- und die apikalen Segmente der Unterlappen* (bei *liegenden* Patienten) oder die *basalen Segmente der Unterlappen*, vor allem des *rechten*, befallen (bei *sitzenden* Patienten).

Radiologisch ist die Aspirationspneumonie durch die Neigung zur Nekrose und Abszeßbildung gekennzeichnet (Abb. 18.**47**). Empyeme sind nicht selten. Als Erreger kommen die aus dem Mundrachen stammenden Anaerobier wie Fusobakterien und *Bacteroides* in Frage.

Von der Aspirationspneumonie sind die Lungenveränderungen abzugrenzen, die durch die *massive Aspiration* von Magensaft verursacht werden (*Mendelson-Syndrom*). Die aspirierte Magensäure schädigt die Kapillaren, verursacht ein rasch auftretendes Lungenödem und führt zum klinischen Bild der *Schocklunge* oder des Adult-respiratory-distress (ARDS)-Syndroms.

Der radiologische Befund ist rasch veränderlich (Abb. 18.**36**).

Virale Pneumonien

Grippeviruspneumonie

Die eigentliche durch das *Influenzavirus* bedingte Pneumonie ist nicht so selten. Perakut tödlich verlaufende Grippepneumonien wurden beschrieben, bei denen mikroskopisch und kulturell keine Bakterien nachweisbar waren, die Pneumonie also durch das Virus selbst verursacht war. Häufig ist das Virus aber nur Wegbereiter für eine *sekundäre bakterielle Pneumonie* mit Pneumokokken, Staphylo- und Streptokokken. Am häufigsten kommt es in Epidemiezeiten zu Staphylokokkenpneumonien (z. B. 1957).

Pneumonien durch Paramyxoviren (Parainfluenza-, Mumps-, Masern- und RS-Viren) sind bei Kindern häufig, beim Erwachsenen aber selten. REO-Viren machen beim Erwachsenen kaum Pneumonien, sie verlaufen unter dem Bild der „banalen Erkältung" (common cold infection).

Adenoviruspneumonie

Die Adenovirusinfektion macht in etwa 10–20 % pneumonische Infiltrate. Für die Diagnose geben die allgemeinen Symptome der Adenovirusinfektion den wichtigsten Hinweis. Besonders bei Rekruten ist die Adenoviruspneumonie häufig, weil erfahrungsgemäß etwa 50 % der Militärpersonen in militärischen Ausbildungszentren eine Adenovirusinfektion durchmachen.

Akut auftretendes Fieber um 39 °C, Husten, Kopfschmerzen, Erbrechen, Meningismus, Pharyngitis, oft Konjunktivitis, Lymphknotenschwellungen gehen dem pneumonischen Infiltrat voraus. Leukozytose um 10 000/µl (10 × 10^9/l). Dauer des Fiebers durchschnittlich 2–3 Tage. Diagnose: positiver Ausfall der Komplementbindungsreaktion mit Titeranstieg. Virusnachweis im Sputum und Stuhl. Das Infiltrat ist flau, meist nicht sehr dicht (auch Abb. 18.**9**), der Auskultationsbefund im allgemeinen wenig ausgesprochen.

Hantaviruspneumonie

1993 wurden im Südwesten der USA Patienten mit einer akuten febrilen Erkrankung beobachtet, die innerhalb weniger Tage in eine respiratorische Insuffizienz mit Schock mündete. Der Verlauf war oft tödlich: Die Sterblichkeit betrug 50–70 %. Die nachfolgenden Untersuchungen ergaben, daß dieses Syndrom durch RNS-Viren der Bunyaviridae-Familie, die sogenannten Hantaviren verursacht war. Reservoir dieser Viren waren Nagetiere; die Infektion erfolgte vermutlich durch Einatmen aerosilierter Exkremente. Eine Übertragung Mensch zu Mensch wurde nicht beobachtet.

Klinisch manifestiert sich das „Hantavirus pulmonary syndrome" (HPS) in drei Phasen: im Prodromalstadium (3–6 Tage) klagen die Patienten über unspezifische Symptome einer Viruserkrankung wie Muskelschmerzen, Nausea, Erbrechen, Kopfweh, Fieber und gastrointestinale Symptome. Das Thoraxröntgenbild und die Laboruntersuchungen fallen normal aus. Das zweite Stadium (5–10 Tage) beginnt mit einem unproduktiven Husten und kulminiert in einem Atemnot-Syndrom mit Schock (Tachypnoe, Tachykardie, Hypotension, Hypoxämie, Leukozytose [> 25 000], Thrombozytopenie). Auskultatorisch sind feine Rasselgeräusche über beiden Lungen hörbar. *Radiologisch* erkennt man ein interstitielles Ödem, das rasch in ein diffuses alveoläres Infiltrat mit Pleuraerguß übergeht. In der Rekonvaleszenz, die 1–2 Wochen dauert, kommt es zur vollständigen Rückbildung der Symptome und Befunde. *Pathologisch-anatomisch* findet sich eine interstitielle, leicht bis mittelschwere Pneumonie; die Alveolen enthalten Ödemflüssigkeit, Fibrin, mononukleare Entzündungszellen und hyaline Membranen. Das Virus findet sich in den Endothelzellen. Die *Diagnose* wird durch den serologischen Nachweis von IgM-Antikörpern oder einem vierfachen Titeranstieg von IgG-Antikörpern gestellt. Der Virusnachweis gelingt auch immunhistochemisch im Gewebe oder mittels der RT-PCR (Reverse transcriptase-polymerase chain reaction). *Differentialdiagnostisch* ist das Krankheitsbild von anderen Viruserkrankungen, vor allem der Grippe, abzugrenzen.

Pneumonien durch primär nichtpneumotrope Viren

Auch nichtpneumotrope Viren können gelegentlich Pneumonien verursachen. Bekannt ist die *Masernpneumonie* (Abb. 18.**9**). Sie ist beim Beachten des typischen Exanthems einfach zu diagnostizieren. Schwieriger sind die *Mononucleosis-infektiosa-Pneumonie* und die Lungenentzündung bei *Erythema exsudativum multiforme*, *Hepatitis epidemica* und *Choriomeningitis* zu erkennen, wenn man nicht an die Grundkrankheit denkt. Bei immunsupprimierten Patienten können auch das *Varizellen-* oder *Zostervirus* und das *Zytomegalievirus* Ursache einer Pneumonie sein. Typisch für die Varizellenpneumonie sind miliare Herde, die verkalken.

Pilzpneumonie

Erregerspektrum. Pilzinfektionen der Lunge werden vor allem bei Patienten beobachtet, die wegen eines schweren Grundleidens mit Zytostatika, Immunsuppressiva und Breitbandantibiotika behandelt werden oder an einer HIV-Infektion leiden. Als Erreger kommen folgende Pilze in Frage:

▶ *Hefen (Candida, Cryptococcus),*
▶ *Schimmelpilze (Aspergillus* und *Mucor),*
▶ dimorphe Pilze *(Histoplasma, Coccidioides, Paracoccidioides, Blastomyces).*

Neuerdings wird auch der *Pneumocystis-carinii*-Erreger aufgrund der Analyse seiner Gene und Mitochondrien zu den Pilzen gerechnet. Die dimorphen Pilze kommen vorwiegend außerhalb von Europa vor; Hefen und Schimmelpilze sowie der *Pneumocystis-carinii* sind weltweit verbreitet.

Diagnostik. Die Pilzerkrankungen können ein sehr buntes röntgenologisches Bild (Abb. 18.**11**) machen, das am ehesten mit Bronchopneumonien, chronisch-tuberkulösen Prozessen, interstitiellen Pneumopathien und einem Karzinom verwechselt werden kann. Da Pilze ubiquitär sind, genügt der Nachweis von Pilzen im Sputum zur Diagnose einer Pilzinfektion der Lunge nicht. Das invasive Pilzwachstum sollte durch serologische Tests oder bioptisch entnommenes Material untermauert werden.

Bei uns am häufigsten sind die *Candidiasis* (Moniliasis) und die *Aspergillose* sowie die *Pneumocystis-carinii*-Infektion. In Nordamerika haben die *Blastomykose*, die *Kokzidioidomykose* und die *Histoplasmose* eine große Bedeutung. Bei der Histoplasmose verkalken die Herde in der Lunge (Abb. 18.**12a** u. **b**) und müssen von *tuberkulösen Streuherden* oder einer durchgemachten *Varizellenpneumonie* differenziert werden. Hauttests und positive Komplementbindungsreaktionen können die Diagnose stützen.

Aspergillose. Der Befall der Lunge mit *Aspergillus fumigatus* kann sich als *Asthma bronchiale, allergische, bronchopulmonale Aspergillose* (S. 493), *allergische Alveolitis, nekrotisierende Pneumonie* und *Aspergillom* manifestieren. Während die ersten drei Krankheiten, denen eine

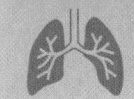

Abb. 18.**11** Candidiasis der Lunge mit flauen, unscharf begrenzten, pneumonischen Infiltraten bei Non-Hodgkin-Lymphom. 65jährige Frau.

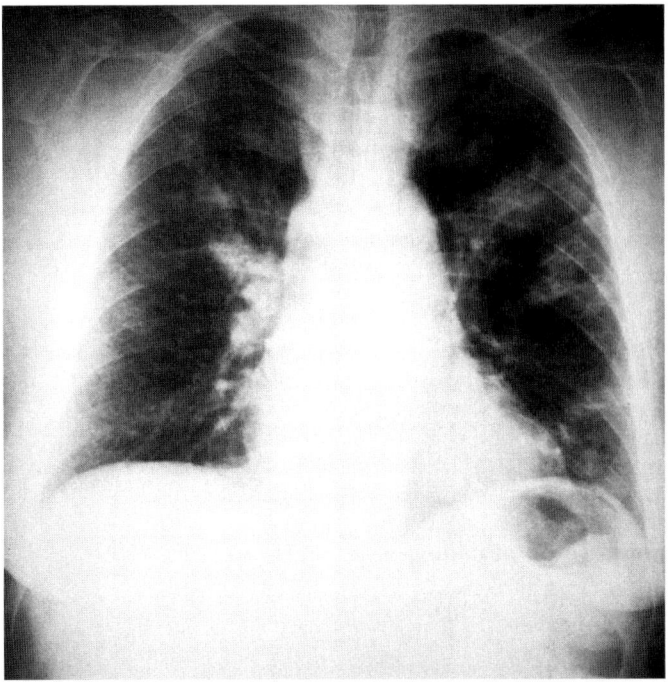

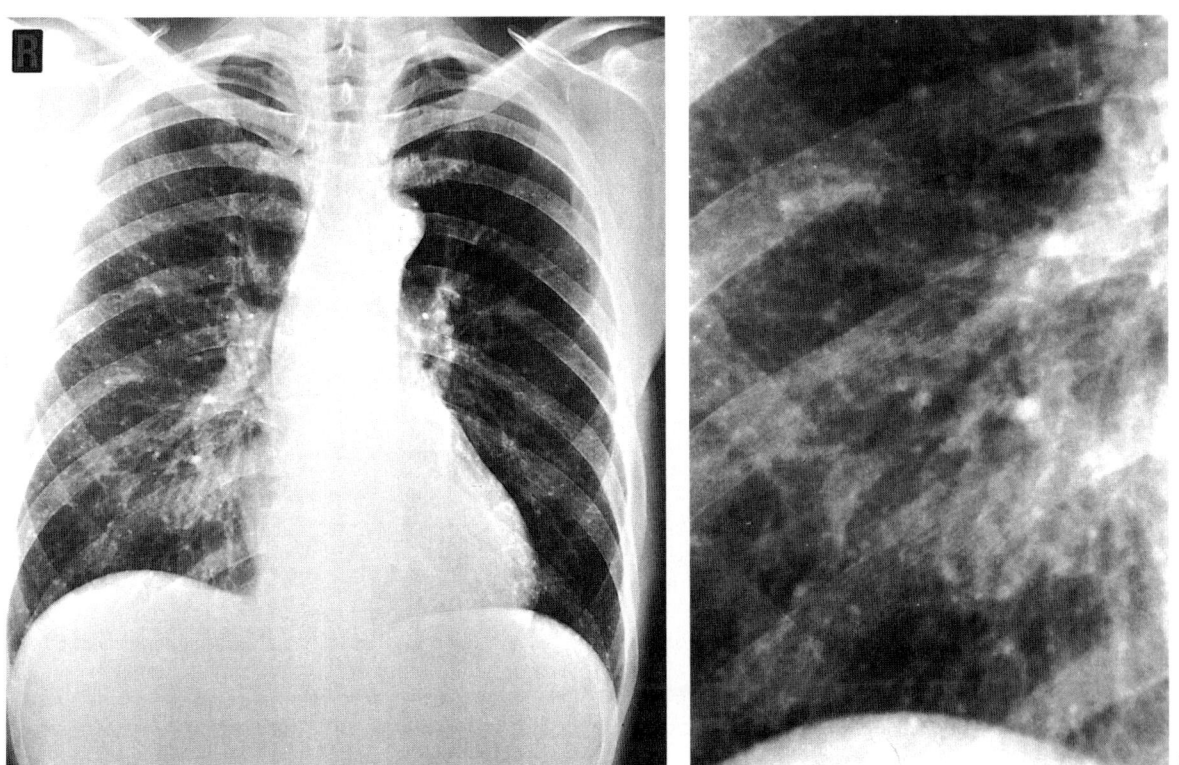

Abb. 18.**12a u. b** Geheilte disseminierte Histoplasmose. Typisch dafür sind die multiplen verkalkten Herde in beiden Lungen und die verkalkten Hiluslymphknoten.

Hypersensitivitätsreaktion vom Typ I und III auf den endobronchial, *nichtinvasiv* wachsenden Pilz zugrunde liegt, vor allem bei Atopikern beobachtet werden, tritt die *invasive* Aspergillose als nekrotisierende Pneumonie fast ausschließlich bei immunsupprimierten Patienten auf. Das *Aspergillom* als saprophytär wachsender Pilz entwickelt sich sekundär auf dem Boden einer vorbestehenden Lungenerkrankung, vor allem in tuberkulösen Kavernen oder Abszeßhöhlen. Es kann aber auch ohne zugrundeliegende Lungenerkrankungen beobachtet werden. Pilzkulturen aus dem Bronchialsekret und ein positiver Präzipitationstest sichern die Diagnose. Rundschatten mit „Lufthaube" oder „Luftrahmen" (Abb. 18.**49**) sind für das Aspergillom fast pathognomonisch. Ein ähnlicher radiologischer Aspekt kann aber auch bei Lungenabszeß, Bronchialkarzinom und Echinokokkenzysten beobachtet werden.

Pneumocystis-carinii-Pneumonie. Die *Pneumocystis-carinii-Pneumonie* wird vor allem bei Patienten mit Malignomen und immunsuppressiver Therapie sowie als schwere, oft tödlich verlaufende Komplikationen bei *AIDS* beobachtet (Abb. 18.**13**). Rasch zunehmende Dyspnoe und milchglasartige, feinnoduläre, aber auch homogene und grobknotige Infiltrate erwecken den Verdacht auf das Vorliegen einer Pneumocystis-carinii-Pneumonie. Das Thorax-Röntgenbild kann zu Beginn der Erkrankung aber auch normal sein. Der direkte Nachweis der Pilze, die frei in den Alveolen oder phagozytiert in den Alveolarmakrophagen vorkommen, gelingt selten im spontan gelösten Sputum, eher dagegen im Reizsputum nach Inhalation von 2–5 %iger Kochsalzlösung. Die größte Ausbeute liefern die zytologische und histologische Untersuchung des Bronchiallavage- und Lungenbiopsiematerials (79 % und 95 % positive Resultate).

Parasitäre Pneumonien

Viele Parasiten befallen die Lunge und rufen verschiedene Krankheiten hervor. So verursachen *Helminthen* (*Ascaris, Ancylostoma, Strongyloides* und *Filarien*) ein passageres oder chronisches eosinophiles Lungeninfiltrat, *Echinokokken* Lungenzysten und *Protozoen*, beispielsweise Toxoplasma gondii, beim immunsupprimierten Patienten eine interstitielle Pneumonie.

Differentialdiagnose von Lungeninfiltraten bei HIV-Infizierten

Differentialdiagnostisch müssen bei Vorliegen von Lungeninfiltraten bei HIV-Infizierten folgende Krankheiten als Ursachen erwogen werden:
- Tuberkulose,
- atypische Mykobakteriose,
- Infektionen mit opportunistischen Keimen (Zytomegalie-, EB-Virus, Toxoplasmose, Pilze),
- Kaposi-Sarkom (S. 509),
- amikrobielle lymphozytäre interstitielle Pneumonie sowie
- lymphozytäre Granulomatose.

Physikalisch-chemische Pneumonie

Bei allen Pneumonien, die ätiologisch nicht eindeutig als infektiös geklärt sind, müssen stets auch *nichtinfektiöse physikalische* oder *chemische* Ursachen in Betracht gezogen werden. So schädigen *ionisierende Strahlen* (Abb. 18.**14**), *Metalldämpfe* (Mangan, Cadmium, Quecksilber, Nickel, Eisen, Aluminium) und *Gase* (Stickoxide [s. Silofüllerkrankheit, S. 460], Schwefeldioxid, Ozon, Ammoniak, Phosgen, Chlorgas) Bronchiolen und Alveolen. Je nach dem Ausmaß der Exposition kommt es zur *Bronchiolitis* (oft obliterierend), zum *Lungenödem*, zur *Pneumonie* und schließlich *Fibrose*.

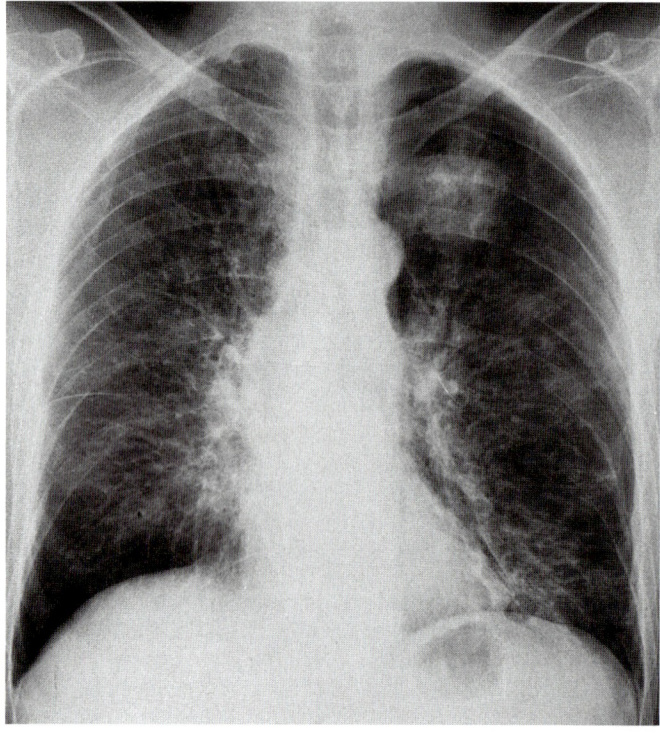

Abb. 18.**13** Doppelinfektion mit *Pneumocystis carinii* und *Nocardia asteroides* bei Chemotherapie. 50jähriger Mann.

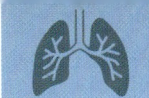

Pneumonisches Lungeninfiltrat

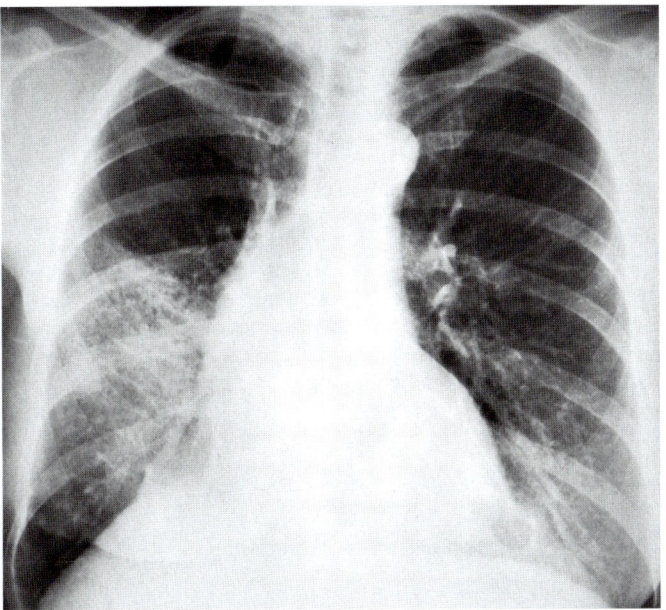

Abb. 18.14 Strahlenpneumonie im rechten Mittel- und Unterfeld. Status nach Radiotherapie wegen Mammakarzinoms. 54jährige Frau.

! Klinisch bedeutsam ist, daß die Intoxikationen durch eine Latenzzeit von 8–24 Stunden gekennzeichnet sind!

Strahlenpneumonie

Ursachen. Sie wird bei Radiotherapie von Karzinomen der Mamma, des Bronchus und des Ösophagus sowie von Mediastinaltumoren (Hodgkin-Lymphom) beobachtet. Die Strahlenpneumonie – es handelt sich um eine *interstitielle Pneumonie* – ist dosisabhängig: Bei Dosen unter 200 rad (< 2 Gy) tritt sie sehr selten auf, bei Dosen über 6000 rad (> 60 Gy) fast immer.

Klinik. Die *akute* Form tritt 1–6 Monate nach Bestrahlungsende auf. Ein langsam sich entwickelnder trockener Husten, Fieber und Atemnot lassen die Diagnose vermuten. Viele Patienten bleiben symptomlos.

Diagnostik. *Funktionell* besteht eine restriktive Ventilationsstörung. *Radiologisch* findet sich eine herdförmige oder konfluierende Verschattung mit Volumenverlust (Abb. 18.14). Die Strahlenpneumonie dauert bis zu einem Monat; sie heilt in den meisten Fällen ab; selten entwickelt sich eine *Fibrose* 9–12 Monate nach Bestrahlungsende. Eine Strahlenfibrose kann auch ohne vorausgehendes akutes Stadium auftreten.

Lipoidpneumonie

Bei Kindern und Erwachsenen führt der chronische Gebrauch von öligen Substanzen in der Behandlung von Affektionen der oberen Luftwege zu bronchopneumonischen Prozessen, die in den Unterlappen lokalisiert sind. Die Diagnose stellt sich aus der *Anamnese* und dem *Sputumbefund mit Fetttropfen*, welcher auch noch wochenlang nach Absetzen der Medikation nachweisbar sein kann.

Cholesterinpneumonie

Man unterscheidet einen akuten und chronischen Verlaufstyp der nur bioptisch verifizierbaren Cholesterinpneumonie. Typisch sind Husten, Fehlen von Temperaturen und vor allem, daß im Sputum keine Erreger nachgewiesen werden können. *Röntgenologisch* klein- bis grobfleckige Verschattung. Der Verlauf ist chronisch.

Sekundäre Pneumonien

Die sekundären Pneumonien weisen keine allgemeine charakteristische Symptomatologie auf.

Stauungspneumonie

Thorax-Röntgenaufnahme. Sie ist vorwiegend rechts lokalisiert, tritt aber auch beidseitig auf (Abb. 18.15) und entspricht einem interstitiellen und alveolären Lungenödem infolge postkapillärer pulmonaler Hypertension. Weitere radiologische Zeichen der linksseitigen Stauung sind Verengungen und Erweiterungen der Pulmonalvenen in den unteren resp. oberen Lungenzonen („Umverteilung") sowie Auftreten von Kerley-A- und -B-Linien (Lungenkapillardruck über 17 mmHg). Eine ausschließlich linksseitige Pneumonie ist dagegen selten allein stauungsbedingt. Ein abgekapselter interlobärer Stauungserguß kann einen Rundschatten anderer Genese (Tumor) vortäuschen (Abb. 18.42). Eine seitliche Aufnahme klärt die Situation.

Auskultation. Auskultatorisch sind bei Stauungspneumonie immer auch die Zeichen einer *Stauungsbronchitis* mit Rasselgeräuschen festzustellen. Im Sputum lassen sich mit der Berliner-Blau-Färbung hämosiderinhaltige sog. *Herzfehlerzellen* nachweisen.

Infarktpneumonie – Lungeninfarkt

Definition. Bei der Infarktpneumonie handelt es sich um einen sekundär, meist aerogen infizierten Lungeninfarkt. Ist schon die Diagnose des unkomplizierten Infarktes nicht einfach, so ist jene der Infarktpneumonie noch schwieriger zu stellen, weil diese Komplikation sich klinisch und radiologisch oft kaum vom Lungeninfarkt unterscheidet (s. unten).

Klinik. Für eine *Infarktpneumonie* sprechen:
➤ rasches Verschlechtern des Befindens der Patienten,
➤ Persistieren von Fieber und Tachykardie,
➤ Zunahme der Leukozytose über 20 000/µl ($> 20 \times 10^9$/l) (ein unkomplizierter Lungeninfarkt kann eine Leukozytose bis zu 20 000/µl [20×10^9/l] verursachen!),
➤ Auftreten von eitrigem Auswurf und
➤ Kavernen im Infiltrat (Abb. 18.**16**).

Der Nachweis von Pneumonieerregern (Staphylokokken, andere Spitalkeime) im Sputum, Bronchialsekret und Blut sichert die Diagnose.

Beim ausgedehnten Lungeninfarkt fehlt selten der initiale *Pleuraschmerz*, der respiratorisch verstärkt wird.

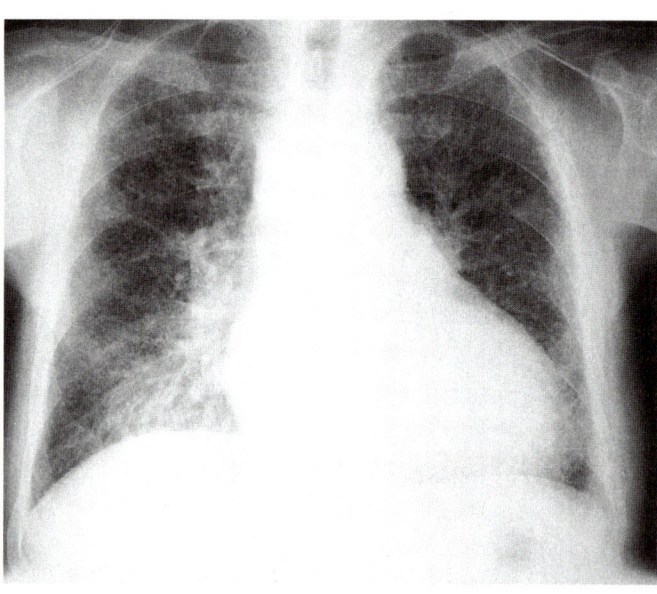

Abb. 18.**15** Stauungspneumonie rechts bei Linksherzinsuffizienz.

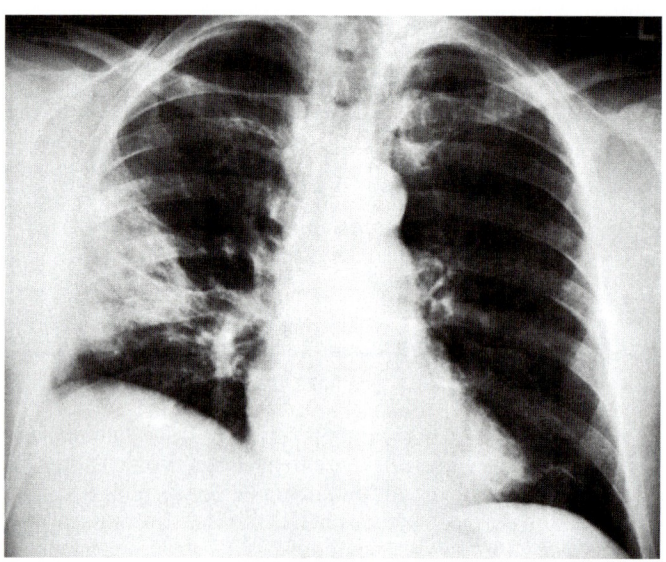

Abb. 18.**16** Lungeninfarkt rechts mit dreieckförmiger Verschattung im Mittel- und Unterfeld. Zwerchfellhochstand, Pleuraerguß?

Wegen der Schonung der betroffenen Thoraxseite bei der Atmung lassen sich die klassischen Auskultationszeichen einer Infiltration und pleuritisches Reiben meist erst in späteren Stadien feststellen. Im Vordergrund steht in der Regel eine plötzlich einsetzende *Dyspnoe* mit einem *Oppressions-* und *Angstgefühl*.

Die Herzfrequenz ist tachykard, der 2. Pulmonalton gelegentlich verstärkt. Galopprhythmus ist häufig. In schweren Fällen sinkt der Blutdruck ab, die Kranken sehen blaßzyanotisch aus.

Diagnostik. Wird helles bis dunkelrotes, *rein blutiges Sputum* expektoriert, stützt dies die Diagnose. Der *röntgenologische Aspekt* läßt oft den typischen keilförmigen Schatten mit hilusnaher Spitze und peripher gelegener breiter Basis vermissen. Die Verschattung kann röntgenologisch oft kaum von einer gewöhnlichen Bronchopneumonie unterschieden werden.

Die großen Lungeninfarkte, die das vollausgebildete klinische Bild zeigen, werden in der Regel diagnostiziert; dagegen werden die kleineren Infarkte, bei denen der dramatische Beginn fehlt, sehr häufig nicht erkannt. Besteht die Gefahr einer Embolie (bei Bettlägerigkeit, postoperativ), weist das Auftreten von Pleuraschmerzen, Infiltrat, Anämie, Erguß, Tachykardie, Fieberschüben, Leukozytose oder vorübergehender Dyspnoe auf einen Infarkt hin. Viel zu häufig wird bei dieser vieldeutigen Symptomatologie eine Stauungspneumonie diagnostiziert. Kleine, rezidivierende Embolien lassen sich klinisch nicht diagnostizieren. Sie führen zu einem Bild, das von der primär vaskulären, präkapillären *pulmonalen Hypertonie* nicht zu unterscheiden ist.

Blutchemisch sind bei größeren Infarkten Bilirubin und Lactatdehydrogenase erhöht, selten die Transaminasen. Diese Veränderungen scheinen nicht die direkten Folgen des Lungeninfiltrats zu sein, sondern eher das Resultat einer Leberstauung. Die *Lungenfunktionstests* ergeben eine Restriktion mit Einschränkung der Diffusionskapazität. Die Untersuchung der Blutgase ergibt eine durch Sauerstoff (100 %) nicht korrigierbare Hypoxämie und respiratorische Alkalose infolge Hyperventilation.

Pathogenese. Der Lungeninfarkt ist eine *seltene* Folge einer Lungenembolie (Abb. 18.**17a** u. **b**). Die Lunge wird über verschiedene Wege (Bronchien, Aa. bronchiales, A. pulmonalis) mit Sauerstoff versorgt, so daß ein massiver Sauerstoffmangel des Gewebes mit Gewebsuntergang nur selten eintritt. Bei vorbestehender Lungenstauung durch Linksherzinsuffizienz scheinen Infarkte häufiger zu sein.

Da der Lungeninfarkt eine Zweiterkrankung ist, muß nach der Grundkrankheit gesucht werden. Fehlt eine erkennbare Emboliequelle (Thrombosen der tiefen Wadenvenen, Beckenvenen), besteht bei rezidivierenden Lungeninfarkten auch die Möglichkeit eines rechtsseitigen *Vorhoftumors*.

Die häufigsten Fehldiagnosen sind *Herzinfarkt* (bei welchem weder die Dyspnoe noch der von der Respiration abhängige Pleuraschmerz das klinische Bild beherrschen), *Lungenödem* (das nicht mit rein blutigem, sondern schaumig-hellrotem Sputum einhergeht), *Bronchopneumonie, Atelektase, Perikarditis.*

Differentialdiagnose. Differentialdiagnostisch stehen die *Lungenblutung* als Folge des passageren Gefäßverschlusses durch einen Embolus, die *Atelektase* als Ausdruck des Surfactant-Verlustes und der *unkomplizierte Lungeninfarkt* im Vordergrund.

Peribronchiektatische Pneumonie

Sie zeichnet sich durch *Rezidive* an gleicher Stelle aus. Anamnestisch lassen sich meistens auch in den pneumoniefreien Perioden Husten und morgendlicher Auswurf eruieren. Auskultatorisch sind neben den pneumonischen Befunden meist noch grobblasige, in den Bronchiektasen entstehende Rasselgeräusche nachweisbar.

Röntgenologisch besteht kein diffuses, homogenes Infiltrat, es liegen mehr streifige Verschattungen vor oder bronchopneumonische Herde. Die Computertomographie klärt die Ätiologie (Abb. 17.**9a** u. **b**).

Pneumonie durch bakterielle Superinfektion

Bei jedem unklaren pneumonischen Prozeß stellt sich stets die Frage, ob nicht eine *bakterielle Superinfektion* bei anderer Infektionskrankheit, anderen konsumierenden Krankheiten (Malignomen, Kollagenosen u. a.) oder immunsuppressiver und zytostatischer Therapie vorliegt (Abb. 18.**13**). Pneumonische Infiltrate durch bakterielle Superinfektion sind besonders häufig bei Grippe, Typhus, Paratyphus, Masern, Rotz, allgemeiner Sepsis, Malaria, Pest usw.

Chronische Pneumonien

Die Diagnose *primäre chronische Pneumonie* sollte mit großer Zurückhaltung gestellt werden. Es kann sich dabei um bakterielle Pneumonien mit abnorm langer, mehr als 8 Wochen dauernder Resorption handeln. In sehr seltenen Fällen kann sich infolge Karnifikation eine Lungenschrumpfung anschließen. Verantwortlich für dieses besondere Verhalten ist nicht der Erreger, sondern die Reaktion des Organismus. Man trifft diese Reaktionsweise bei Alkoholikern. Liegen keine Ursachen für eine verzögerte Reaktion vor, versteckt sich hinter dem Bild der chronischen Pneumonie in der Regel ein ernstes Grundleiden (Tumor, Tuberkulose, Bronchiektasen usw.), oder es liegt eine Pneumoniekomplikation vor (Empyem, Lungenabszeß). Auch kann die chronische Aspiration von oropharyngealem Material oder Mageninhalt, z. B. bei gastroösophgealem Reflux, zum Bild der chronischen Pneumonie führen.

490 Lungenverschattungen

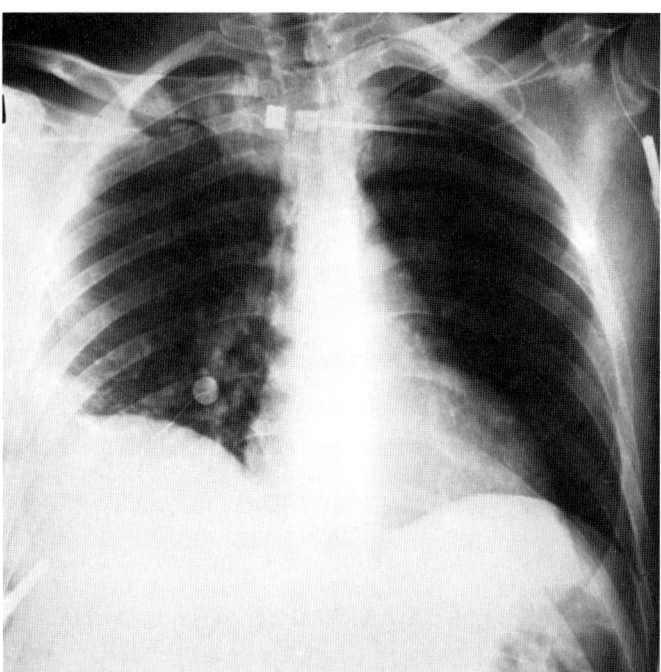

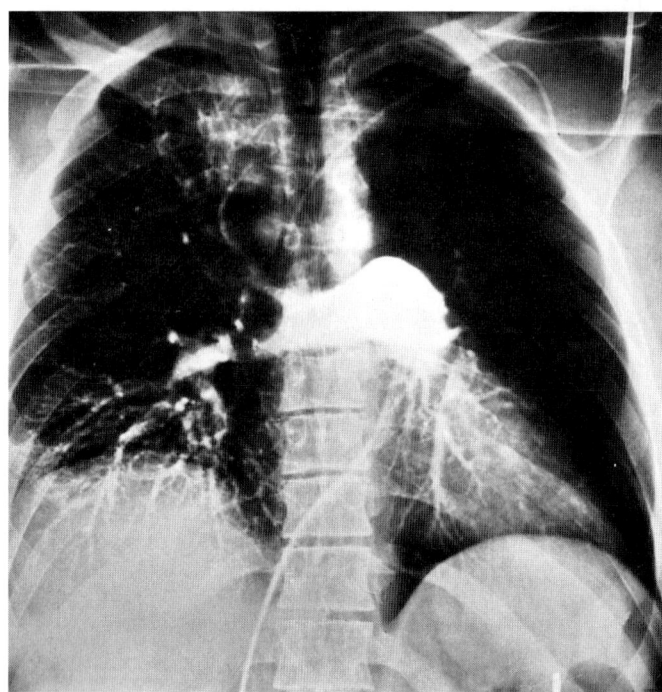

Abb. 18.**17a** u. **b** Zentrale Lungenembolie.
a Im Übersichtsbild ist links die Lungenzeichnung aufgehoben; einseitig helle Lunge. Rechts Zwerchfellhochstand mit lateraler Verschattung (Pleuraerguß? Blutung?) **b** Im Pulmonalisangiogramm totaler Verschluß mehrerer Äste der A. pulmonalis links, subtotaler Verschluß der rechten Äste.

18.3 Eosinophiles Lungeninfiltrat

Definition und Einteilung. Es gibt verschiedene Klassifikationen der eosinophilen Lungeninfiltrate. Keine ist optimal, schon gar nicht die neueren, da sie klinische und ätiologische Aspekte vermengen. Wir folgen deshalb weitgehend der auf klinischen Kriterien beruhenden Einteilung von Crofton und Douglas aus dem Jahre 1952.

Unter dem Überbegriff des eosinophilen Lungeninfiltrates oder des PIE-Syndroms (Pulmonary Infiltration with Eosinophilia) oder der eosinophilen Pneumonien werden folgende Krankheitsbilder eingeordnet:

➤ Akutes eosinophiles Infiltrat,
  – Löfflersches flüchtiges eosinophiles Infiltrat
  – idiopathische akute eosinophile Pneumonie
➤ chronische eosinophile Pneumonie,
➤ eosinophiles Infiltrat mit Asthma,
➤ allergische bronchopulmonale Aspergillose,
➤ tropische Lungeneosinophilie,
➤ allergische Granulomatose und Angiitis (Churg-Strauss),
➤ hypereosinophiles Syndrom.

Klinik. Die pulmonalen Manifestationen treten sowohl in Form von *flüchtigen* als auch von *chronischen Lungeninfiltraten* auf, die meistens mit einer Bluteosinophilie einhergehen. Sie stellen Hypersensitivitätsreaktionen der Lunge dar, welche durch mannigfaltige *Antigene* (Parasiten, Pflanzen, Pilze, chemische Substanzen, Pharmaka) verursacht werden. In vielen Fällen ist die Ursache nicht feststellbar.

Differentialdiagnose. In der Differentialdiagnose der verschiedenen Formen des eosinophilen Lungeninfiltrates steht die *Tuberkulose* an vorderster Stelle. Oft wird die ähnliche Symptomatik der Tuberkulose, die mit wandernden Infiltraten und in 10 % der Fälle einer peripheren Eosinophilie einhergehen kann, mit der chronischen eosinophilen Pneumonie verwechselt. Weiter erfaßt die Differentialdiagnose des eosinophilen Lungeninfiltrates:

➤ Lungeninfarkt,
➤ Karzinome,
➤ Leukämien,
➤ Morbus Hodgkin,
➤ angiozentrische Granulomatose (Wegener-Granulomatose),
➤ interstitielle Pneumonie und
➤ eosinophiles Granulom.

Viele dieser Pneumopathien können passager mit eosinophilen Infiltraten der Lunge oder mit einer Bluteosinophilie einhergehen.

Akutes eosinophiles Infiltrat

Löfflersches flüchtiges eosinophiles Infiltrat

Diagnostik. Bei der Diagnose des eosinophilen Infiltrates (Löffler) sind die folgenden Charakteristika zu beachten:

➤ *Flüchtigkeit:* Das klassische eosinophile Infiltrat darf nach einigen, höchstens 10 Tagen nicht mehr nachweisbar sein.
➤ Die *Eosinophilie* kann zwischen 7 und 70 % schwanken, bei normalen oder sehr gering erhöhten Gesamtleukozytenzahlen. Die Eosinophilie ist oft nicht während der größten Infiltratdichte am ausgesprochensten, sondern hinkt dem Röntgenbefund um einige Tage nach.
➤ *Klinisch* kann das Infiltrat völlig symptomlos verlaufen und nur als Zufallsbefund entdeckt werden. In anderen Fällen besteht mäßiges, unbestimmtes Krankheitsgefühl; besonders häufig wird während einiger Tage pleuritischer, beim Atmen verstärkter Schmerz empfunden. Hustenreiz ist nicht selten.
➤ Die *Lokalisation des Infiltrates* zeigt keine Prädilektionsstellen. Es können alle Lungenteile befallen werden. Meistens ist das Infiltrat solitär, es tritt aber auch multipel und in einzelnen Fällen in Schüben auf.
➤ Die *Laborbefunde* zeigen außer der Eosinophilie oft eine geringe Erhöhung der Senkungsreaktion.
➤ Da es sich bei den flüchtigen Infiltraten weitaus am häufigsten um *Askariseninfektionen* handelt, sind vermutlich Wurmeier im Stuhl vorhanden. Sie sind während der Infiltratdauer nicht nachweisbar, erscheinen aber in über 50 % der Fälle *2 Monate* später, wenn die Askarislarve ihren Entwicklungszyklus beendet hat.

Idiopathische akute eosinophile Pneumonie

Klinik. 1989 wurde ein neues Krankheitsbild beschrieben, das durch Fieber, Muskel- und Pleuraschmerzen, Atemnot und respiratorische Insuffizienz gekennzeichnet war. Betroffen sind Männer und Frauen jeglichen Alters.

Diagnostik. Auskultatorisch sind diffuse basale Rasselgeräusche vorhanden; *Radiologisch* bestehen ausgedehnte, beidseitige alveoläre und interstitielle Lungeninfiltrate und Pleuraergüsse. Im Blut ist die Eosinophilenzahl kaum erhöht, dagegen in der bronchoalveolären Lavageflüssigkeit (BAL) (bis 42 % Eosinophile) und im biopsierten Lungengewebe. Funktionell besteht eine restriktive Ventilationsstörung mit eingeschränkter Diffusionskapazität. Die Ätiologie dieser Krankheit ist unbekannt: es konnte weder ein Erreger isoliert werden, noch handelte es sich um eine medikamenteninduzierte Krankheit. Vielleicht handelt es sich um eine Hypersensitivitätsreaktion auf ein bis dahin unbekanntes Allergen. Unter hochdosierter Steroidtherapie kommt es meistens zur raschen Abheilung.

Chronische eosinophile Pneumonien

Klinik. Es handelt sich dabei um eine chronische Erkrankung, die klinisch durch Fieber, Nachtschweiß, Gewichtsverlust, wenig produktiven Husten und schwere Dyspnoe gekennzeichnet ist.

Diagnostik. *Radiologisch* finden sich unter Aussparung der zentralen Abschnitte progrediente, dichte, peripher gelegene Infiltrate ohne segmentale Begrenzung („Batwing-Infiltrat") (Abb. 18.**18**). Funktionell besteht eine restriktive Ventilationsstörung mit Hypoxämie. *Pathologisch-anatomisch* sind Alveolen und Interstitium mit Eosinophilen infiltriert und ausgefüllt. Das periphere Blutbild zeigt oft eine *Eosinophilie*. Unter Steroidbehandlung verschwinden sowohl die Symptome als auch die Störungen der Lungenfunktion sowie die radiologischen Befunde. Typisch für die Erkrankung ist das Wiederauftreten der Infiltrate genau an derselben Stelle nach Absetzen der Therapie.

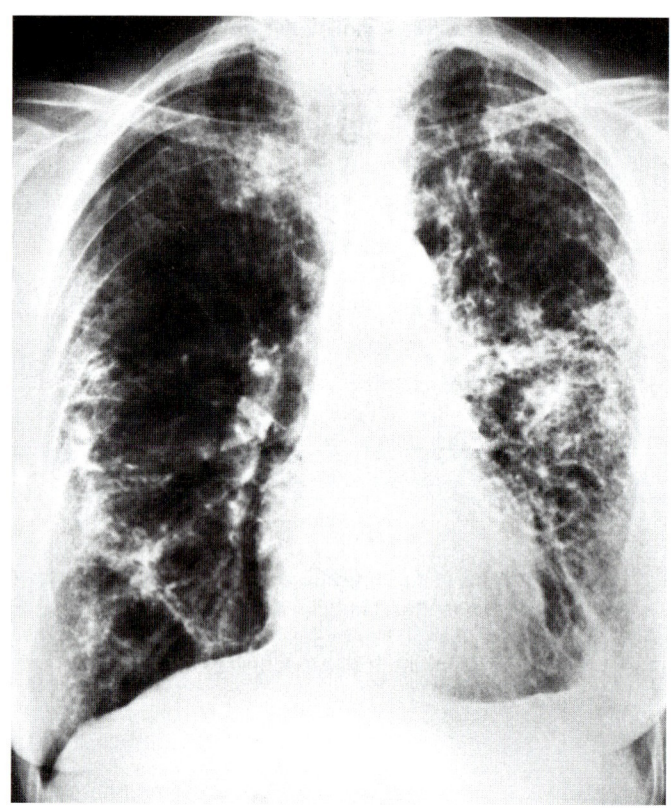

Abb. 18.**18** Chronische eosinophile Pneumonie. Typisch sind die peripher gelegenen, zum Teil konfluierenden dichten Infiltrate ohne segmentale Anordnung. 61jährige Frau.

Eosinophiles Infiltrat mit Asthma

Klinik. Dies ist die häufigste Form des eosinophilen Lungeninfiltrates oder PIE-Syndroms. Es tritt bei Atopikern mit langdauerndem Bronchialasthma auf. Neben den Symptomen des Asthmas (Atemnot, Husten) können Fieber, Abgeschlagenheit, pleuritische Schmerzen und evtl. Hämoptoe vorhanden sein.

Diagnostik. Im Blut besteht eine Eosinophilie. *Radiologisch* finden sich bilaterale und apikale Verschattungen, die rezidivieren.

Die Ursache der eosinophilen Infiltrate bleibt meistens unklar. Als Allergene kommen unter anderem Pharmaka (Acetylsalicylsäure, Tartrazin) in Frage. Auch wurden eosinophile Infiltrate bei Asthmatikern unter Hyposensibilisierung beobachtet. Besteht bei einem Patienten mit Asthma und Lungeninfiltrat eine positive serologische Reaktion auf *Aspergillus fumigatus*, liegt nicht das beschriebene Syndrom, sondern eine *allergische bronchopulmonale Aspergillose* vor.

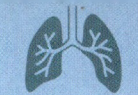

Allergische bronchopulmonale Aspergillose

Pathogenese. Sie kommt bei 6–20% von steroidpflichtigen Asthmatikern und 10–15% Patienten mit Mukoviszidose vor. Dabei handelt es sich um eine Hypersensitivitätsreaktion vom Typ I und III auf Aspergillen, die sich als pulmonale Infiltrate und zentrale Bronchiektasen manifestiert. Außer Aspergillen (*A. fumigatus, A. terreus*) können auch andere Pilze diese Krankheit verursachen.

Klinische Stadieneinteilung. Aufgrund klinischer, radiologischer und serologischer Kriterien werden 5 Stadien unterschieden: Das akute Stadium I ist durch asthmatische Beschwerden (Husten, Sputum, Dyspnoe), Lungeninfiltrate, positiven Hauttest vom Soforttyp, Bluteosinophilie, zirkulierende Präzipitine und hohen Serum-IgE-Gehalt gekennzeichnet. Remission und Exazerbation entsprechen den Stadien II und III, während das Stadium IV durch das Auftreten eines steroidpflichtigen Asthmas charakterisiert ist. Stadium V entspricht dem fibrotischen Endzustand.

Diagnostik. Die *radiologischen* Befunde variieren: das Thorax-Röntgenbild kann zu Beginn normal sein oder es finden sich wandernde Infiltrate, zentrale Bronchiektasen (Y-förmige zentrale Verschattung) und Überblähung. Betroffen sind vor allem die Oberlappen. *Funktionell* besteht eine obstruktive Ventilationsstörung mit Einschränkung der Diffusionskapazität; im Endstadium dominiert die Restriktion. Im Sputum und in der Bronchiallavageflüssigkeit sind eosinophile Granulozyten, Charcot-Leyden-Kristalle und Aspergillen nachweisbar.

Histopathologisch finden sich neben einer bronchozentrischen Entzündung und Ausweitung zentraler Bronchien eosinophile und lymphozytäre Infiltrate, eosinophile Mikroabszesse, desquamative alveoläre Veränderungen, eine proliferative Bronchiolitis und fibrotische Bezirke.

Diagnosekriterien. Die Diagnose wird aufgrund der Kombination von sogenannten

➤ *großen Kriterien* (Asthma, Bluteosinophilie, Präzipitine, positiver Hauttest vom Soforttyp, hohes Serum-IgE, Lungeninfiltrate, zentrale Bronchiektasen) sowie
➤ *kleine Kriterien* (Expektoration von braunen Sputumpfropfen, Aspergillen im Sputum, Hautreaktion vom Spättyp) gestellt.

Differentialdiagnose. *Differentialdiagnostisch* kommen neben den eosinophilen Lungeninfiltraten eine Mukoviszidose, Tuberkulose und bronchozentrische Granulomatose in Frage. Das letzte Krankheitsbild ist in vielen Fällen mit der beschriebenen allergischen bronchopulmonalen Aspergillose identisch.

Tropische Lungeneosinophilie

Ursache. Sie kommt endemisch in tropischen und subtropischen Ländern vor. Wahrscheinlich handelt es sich um eine Infektion mit verschiedenen Parasiten wie Filarien, *Ankylostoma duodenale, Strongyloides, Toxocara, Fasciola hepatica, Entamoeba histolytica,* Schistosomen und evtl. Milben.

Diagnostik. Es werden eine *akute* und eine *chronisch rezidivierende* Verlaufsform mit schubweise auftretenden, zahlreichen kleineren und bis handtellergroßen Lungeninfiltraten beschrieben. Die unscharf begrenzten Infiltrate, die vor allem in den Mittel- und Unterfeldern auftreten, sind nicht so flüchtig wie beim Löffler-Syndrom. Es besteht immer eine hohe Leukozytose und eine mehr oder weniger hohe (bis 80% betragende) Eosinophilie. Auch ist das IgE hoch. Beweisend für eine *Filarieninfektion* ist der direkte Nachweis der Filarien im Blut (nachts) oder eine positive Komplementbindungsreaktion.

Allergische Granulomatose und Angiitis

Churg u. Strauss beschrieben 1951 eine granulomatöse Erkrankung, die die Lunge, das Herz und den Gastrointestinaltrakt befiel, eine ausgesprochene Gewebs- und Bluteosinophilie aufwies und nur bei Patienten mit Asthma vorkam.

Histologisch bestand eine Vaskulitis der kleinen Gefäße (Arterien und Venen) mit extravaskulären Granulomen und Infiltration der Gefäße mit Eosinophilen. Die *Hauptsymptome* dieser Krankheit sind neben dem Bronchialasthma eine periphere Neuropathie und Hautulzera; Niereninsuffizienz findet sich seltener als bei der Polyarteriitis nodosa. Die Lunge ist regelmäßig befallen: Es finden sich wandernde, fleckige Infiltrate bis hin zu diffusen interstitiellen Veränderungen. Die BSG ist beschleunigt; oft besteht eine Anämie. Im Blutbild dominieren die eosinophilen Leukozyten (20–90%). In 50–70% der Patienten können im Blut pANCA (perinuclear antineutrophil cytoplasmic antibodies) nachgewiesen werden. Als Ursache kommt eine Hypersensitivitätsreaktion in Frage.

Hypereosinophiles Syndrom

Die schwere, fatal verlaufende Krankheit ist durch eosinophile Infiltrate in verschiedenen Organen gekennzeichnet; bei 40 % der Patienten sind eosinophile Lungeninfiltrate vorhanden. Die klinischen Befunde umfassen Fieber, Gewichtsverlust, hartnäckigen unproduktiven Husten, Atemnot, Bauchschmerzen, neurologische Ausfälle, pruriginöse Hautausschläge, Hepatosplenomegalie, Lymphadenopathie, Herzinsuffizienz und Nephritis. Im Blut besteht meist eine hohe Leukozytenzahl von mehr als 20 000/µl ($> 20 \times 10^9$/l) mit einer Eosinophilie von über 30 %. Die Ätiologie ist weitgehend unklar; doch wird auch hier eine Hypersensitivitätsreaktion vermutet.

18.4 Interstitielle Lungenerkrankung/Lungenfibrose

Definition. Die interstitiellen Pneumopathien (ILD) sind eine ätiologisch heterogene Gruppe von Lungenkrankheiten, die durch gemeinsame klinische, funktionelle, radiologische und morphologische Befunde gekennzeichnet sind.

Einteilung. Die meisten Patienten mit diesen Krankheiten haben diffuse Lungenverschattungen im Thoraxbild und klagen über Atemnot. Die Lungenfunktion ergibt eine restriktive Ventilationsstörung, und histopathologisch besteht eine *Alveolitis*, später eine *Lungenfibrose*. Interstitielle Lungenerkrankungen machen ungefähr 25 % aller Lungenkrankheiten aus. Es sind mehr als 130 interstitielle Pneumopathien bekannt. Viele sind selten; am häufigsten sind die interstitiellen Pneumopathien, die durch die Inhalation von anorganischen und organischen Stäuben verursacht sind, die Sarkoidose, die kryptogenen oder idiopathischen Formen und die interstitiellen Pneumopathien im Rahmen der Kollagenosen, Granulomatosen und Vaskulitiden.

Man kann die interstitiellen Pneumopathien in solche mit *bekannter* und solche mit *unbekannter Ätiologie*, aber *definierter Histopathologie* einteilen (Abb. 18.**19**). Letztere treten entweder als Teilerscheinung im Rahmen einer Systemerkrankung wie bei Sarkoidose, Kollagenose, Granulomatosen, Angiitiden und AIDS oder als isolierte Lungenkrankheit auf (kryptogene fibrosierende Alveolitis, interstitielle Pneumonie).

Pathogenese. Unabhängig von ihrer Ätiologie scheint die *Pathogenese* der interstitiellen Lungenkrankheiten gleich zu sein. Zu Beginn kommt es zur Schädigung des Alveolarepithels oder Kapillarendothels – entweder *direkt* durch toxische Substanzen wie hochkonzentrierter Sauerstoff, Zytostatika (Bleomycin) oder *indirekt* durch immunologische Mechanismen oder toxische Radikale, die durch Entzündungszellen freigesetzt werden. Im Anschluß an die Schädigung des Alveolarepithels und Kapillarendothels treten Entzündungszellen und immunologisch kompetente Zellen im Interstitium und den Alveolen auf; es entsteht eine *Alveolitis*, die typische erste Läsion jeder interstitiellen Pneumopathie (Sarkoidose, kryptogene fibrosierende und allergische Alveolitis, Asbestose, Kollagenosen). Je nach Art und Stadium der Krankheit dominieren *lokal* die neutrophilen Granulozyten (fibrosierende Alveolitis), die T-Lymphozyten (Sarkoidose) oder die eosinophilen Granulozyten (chronische eosinophile Pneumonie). Unbehandelt kann die Alveolitis chronisch werden, in eine Fibrose und schließlich Wabenlunge übergehen.

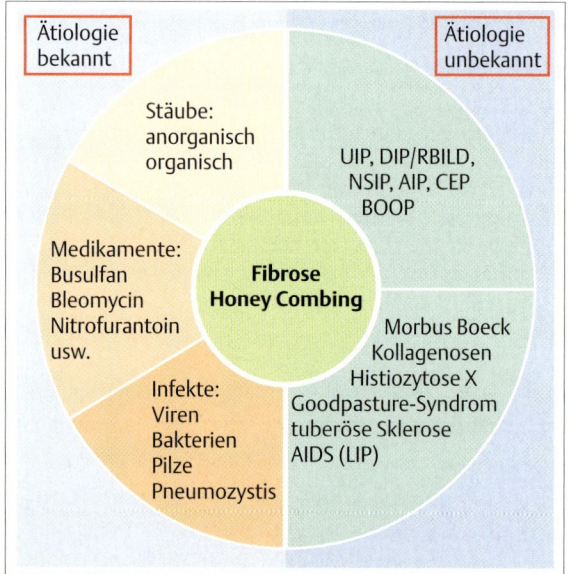

Abb. 18.**19** Interstitielle Lungenerkrankungen (ILD) (*nach Scadding*). UIP = Usual interstitial pneumonia, DIP/RBILD = Desquamative interstitial pneumonia/Respiratory bronchiolitis interstitial lung disease, NSIP = Nonspecific interstitial pneumonia, AIP = Acute interstitial pneumonia (Hamman-Rich-Syndrom), CEP = Chronic eosinophilic pneumonia, LIP = Lymphocytic interstitial pneumonia, BOOP = Bronchiolitis obliterans organizing pneumonia.

> **!** Als Folge der Alveolitis und der reparativen Vorgänge sind die Fibrose und Wabenlunge das gemeinsame Endstadium jeder interstitiellen Lungenkrankheit.

Die Lungenfibrose stellt somit eine *unspezifische* Reaktionsform der Lunge auf verschiedenste Schädigungen dar.

Interstitielle Pneumonie, kryptogene fibrosierende Alveolitis, idiopathische Lungenfibrose

Einteilung. Interstitielle Pneumopathien unbekannter Ätiologie werden entweder als *interstitielle Pneumonie* oder *kryptogene fibrosierende Alveolitis* oder *idiopathische Lungenfibrose* bezeichnet. Neuerdings unterscheidet man 4 Typen, die aufgrund des Verlaufes auch des Ansprechens auf Steroide, der histopathologischen Merkmale und zytologischen Befunde der Bronchialspülflüssigkeit voneinander abgrenzbar sind:

➤ die *Usual interstitial pneumonia* (UIP),
➤ die *Desquamative interstitial pneumonia* (DIP),
➤ die *Nonspecific interstitial pneumonia* (NSIP) und
➤ die *Acute interstitial pneumonia* (AIP) oder das Hamman-Rich-Syndrom.

Inwieweit die verschiedenen Typen nur den Verlauf ein und derselben Lungenkrankheit reflektieren – der desquamative oder zelluläre Typ entspricht dem akuten oder Frühstadium, die Usual interstitial pneumonia dem chronischen oder Spätstadium – oder selbständige Krankheiten sind, wird die Zukunft weisen. Der Häufigkeit nach steht die UIP an erster Stelle; sie macht bis zu 60 % aller idiopathischen Lungenfibrosen aus. An 2. Stelle folgt die NSIP. Selten sind die DIP, noch seltener die fulminante Form des Hamman-Rich-Syndroms.

Ätiologie. Die Ätiologie dieser Krankheit ist unbekannt. In etwa 30 % von Patienten mit einer UIP oder fibrosierenden Alveolitis liegt gleichzeitig eine Kollagenose vor. Davon sind jene Patienten mit einer Kollagenkrankheit abzugrenzen, bei denen die Kollagenose mit Vaskulitis, Rheumaknoten und Fibrose der Lunge einhergehen.

Klinik. Klinisch stehen die Atemnot (bei 92 % der Patienten) und der trockene Husten (bei 73 % der Patienten) bei allen Krankheitstypen im Vordergrund. Fieber kann vorkommen, auch Malaise, Gewichtsverlust, Müdigkeit und Arthralgien (bei 21 %) vor allem bei der DIP/RBILD und NSIP. Die Atmung ist oberflächlich und rasch; es besteht schon in Ruhe eine Tachypnoe. Bei tiefer Inspiration kann plötzlicher Atemstopp eintreten („Door-stop"-Phänomen). Perkutorisch können die Lungengrenzen hoch stehen; dies ist eines der verläßlichsten Zeichen, daß die Lunge schrumpft und eine Fibrose vorliegt („Small-lung-Syndrom"). Auskultatorisch ist das Atemgeräusch verschärft; endinspiratorisch hört man feinblasige, zum Teil ohrnahe Rasselgeräusche (Sklerosiphonie). Zyanose, Trommelschlegelfinger (bei 66 %) und Rechtsüberlastung des Herzens bis zum Bild des chronischen Cor pulmonale und der Rechtsherzinsuffizienz sind Zeichen des fortgeschrittenen Leidens.

Funktionsdiagnostik. Funktionell findet man im Frühstadium eine verminderte Diffusionskapazität und eine niedrige Compliance bei normalen statischen und dynamischen Volumina sowie Blutgasen in Ruhe. Unter körperlicher Belastung sinkt das pO_2, ein sensibler Indikator für das Vorliegen einer interstitiellen Erkrankung. Später sind die Vitalkapazität, Totalkapazität und Sekundenkapazität vermindert (Tiffeneau-Index normal). Es besteht eine restriktive Ventilationsstörung mit Hypoxämie und Hypokapnie. Erst bei massiven Fibrosen tritt terminal eine Globalinsuffizienz auf.

Röntgen-Thoraxaufnahme. Auf der Thoraxaufnahme findet man im Falle einer DIP/RBILD und NSIP eine milchglasartige Trübung und feinnoduläre sowie retikuläre Infiltrate, die doppelseitig, symmetrisch in dreieckiger Form vom Hilus zur Lungenbasis mit Aussparung der kostophrenischen Winkel ziehen (Abb. 18.**20**). In den chronischen Stadien vor allem der UIP sind meist symmetrische, streifige und knötchenförmige Verschattungen in einer retikulonodulären, auch wabigen Lungenzeichnung vorhanden. Kerley-A-, -B- und -C-Linien sind erkennbar. Diese verstärkte Lungenzeichnung als Ausdruck der Gerüstveränderungen ist im Zentrum und Lungenmantel sichtbar. Die Lungenspitzen sind in der Regel frei, der Hilus jedoch oft vergrößert (pulmonale Hypertonie). Die Symmetrie ist in Spätstadien durch sich verschieden intensiv bildende Narbenprozesse oft gestört. Die Zwerchfelle stehen hoch, die Lunge ist klein, geschrumpft (Abb. 18.**21**).

Labor. In den akut verlaufenden Formen (DIP/RBILD und NSIP) sind im Blut oft Entzündungszeichen vorhanden: Die Blutsenkung kann erhöht sein (in 37 %), eine Leukozytose bestehen. Auch sind Autoantikörper nachweisbar: in 37 % respektive 45 % von Patienten mit fibrosierender Alveolitis antinukleäre, in 13 % antimitochondriale Antikörper und in 10 % Antikörper gegen glatte Muskulatur. Bei 31 % der Patienten wurde der Rheumafaktor nachgewiesen. Die Gammaglobuline sind oft vermehrt; Kryoglobulinämie kommt vor.

Histologie. Pathologisch-anatomisch findet sich beim desquamativen oder zellulären Typ oder RBILD ein interstitielles Infiltrat von Lymphozyten, Monozyten, Plasmazellen und Eosinophilen. Die Alveolen enthalten mononukleäre Zellen, Alveolarmakrophagen und neutrophile Granulozyten. Immunhistologisch finden sich Ablagerungen von Immunglobulinen und Komplementfaktoren. In der *Bronchialspülflüssigkeit* dominieren die neutrophilen Granulozyten. Im Gegensatz zur UIP ist die mikroskopische Lungenarchitektur kaum verändert. Bei der NSIP besteht das entzündliche interstitielle Infiltrat vor allem aus Lymphozyten und Plasmazellen; eine Fibrose besteht nicht. Die späteren Stadien sind durch regenerierende Alveolarepithelien. Auftreten von Fibroblasten im Interstitium und Alveolarexsudat sowie von kollagenen Fasern gekennzeichnet. Das Endstadium ist die Wabenlunge (Honey-comb lung) (Abb. 18.**24**).

Die *Diagnose* wird durch die histologische Untersuchung des bioptisch entnommenen Lungengewebes oder eventuell durch die Differentialzytologie der Bronchialflüssigkeit gestellt. Die Diagnose ist vor allem dann schwierig, wenn es sich um das Endstadium einer interstitiellen Lungenerkrankung, also um eine Lungenfibro-

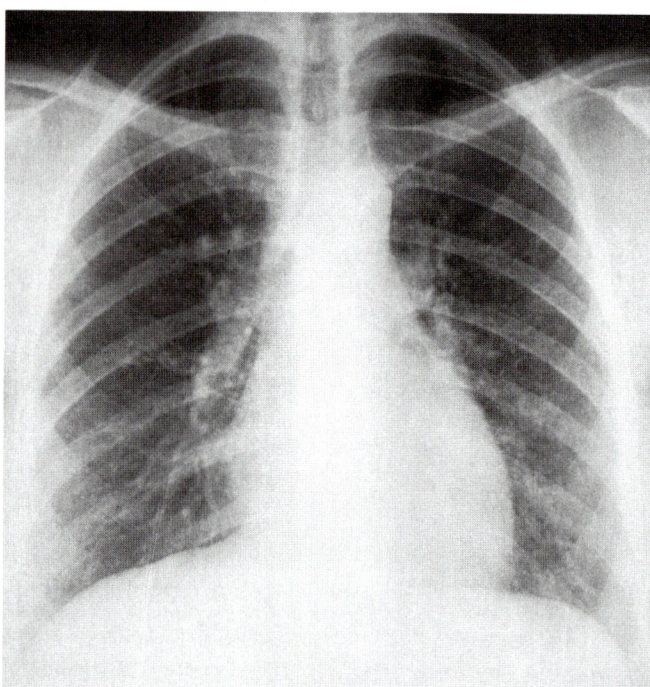
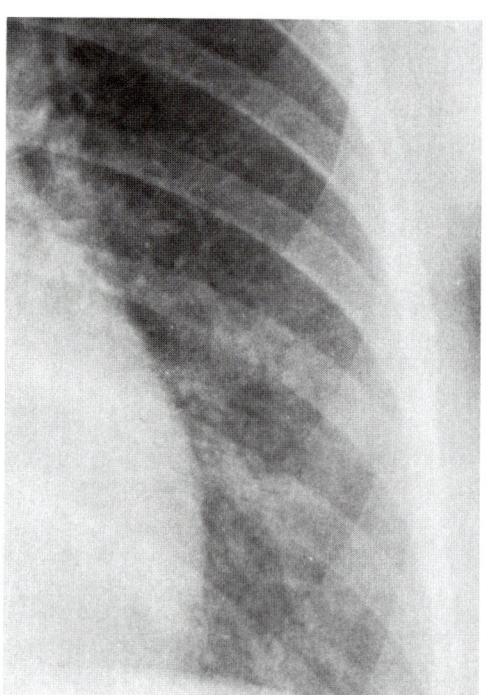

Abb. 18.**20** Desquamative interstitielle Pneumonie (DIP). Die Transparenz beider Lungen ist herabgesetzt. In den milchglasartig getrübten Lungenfeldern sind multiple, feinfleckige und feinretikuläre Herde erkennbar. 31jährige Frau.

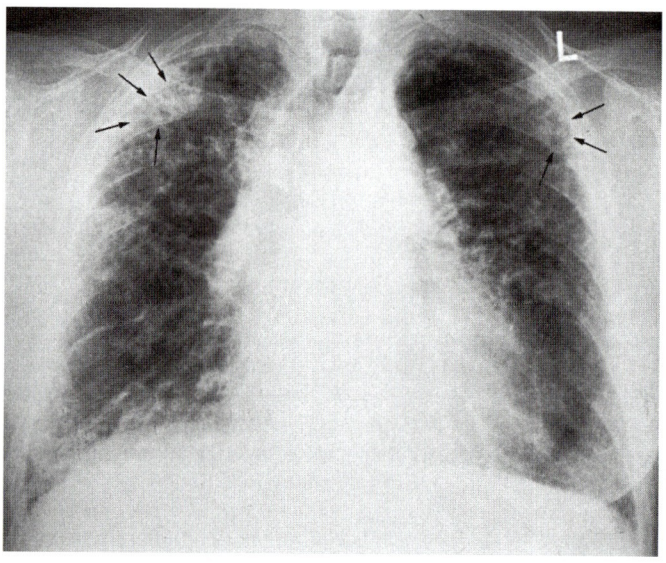

Abb. 18.**21** Lungenfibrose unbekannter Ätiologie. Symmetrische, retikulonoduläre Verschattungen in beiden Lungen. Wabenbildung vor allem im rechten Spitzen-/Oberfeld. Schrumpfung der rechten Lungen mit Verziehung der Trachea. Hochstehende Zwerchfelle (Small-lung-Syndrom). 74jähriger Mann.

se handelt. Oft ist es unmöglich, die primäre Krankheit, die zur Fibrose geführt hat, festzustellen, selbst bei Anwendung invasiver Untersuchungsmethoden.

! 50 % aller Lungenfibrosen bleiben ätiologisch ungeklärt.

Differentialdiagnose. An erster Stelle der Differentialdiagnose der interstitiellen Pneumonien stehen die *infektiösen Lungenkrankheiten wie Viruspneumonien, Tuberkulose, Pilzinfektionen* und *Parasitosen.*

▶ Bakteriologische, virologische und serologische Untersuchungen von Sputum, Bronchialsekret, Lungenpunktions- oder Biopsiematerial und Blut beweisen oft die infektiöse Natur der Krankheit.
▶ Die sorgfältige *Berufsanamnese* ist von größter Wichtigkeit für die Erkennung der inhalationsbedingten interstitiellen Pneumopathien, der *allergischen Alveolitis* (Farmerlunge, Befeuchterlunge) und *Pneumokoniosen* (Silikose, Asbestose).
▶ Im Falle der allergischen Alveolitis weist der Nachweis zirkulierender Präzipitine gegen die Inhalationsallergene auf die Diagnose hin.
▶ Auch führt die Anamnese bei der Lungenfibrose, die durch *Pharmaka* oder *Bestrahlung* (Abb. 18.**22** und 18.**23** sowie 18.**14**) verursacht wird, auf die richtige Spur.

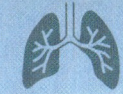

Interstitielle Lungenerkrankung/Lungenfibrose

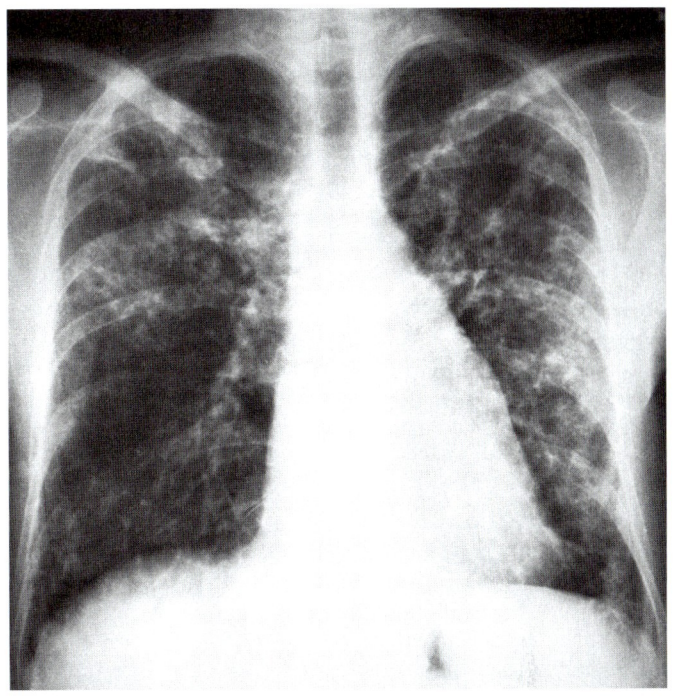

Abb. 18.**22** Medikamentöse Lungenfibrose: Busulfanlunge. 46jähriger Mann.

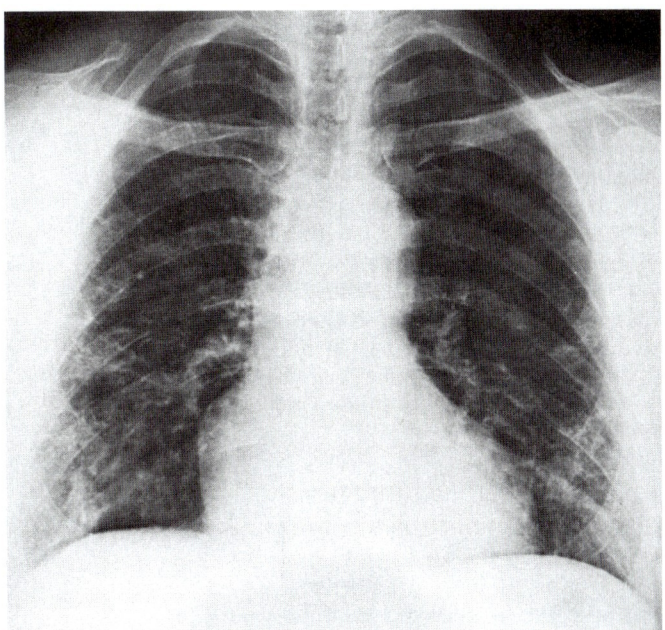

Abb. 18.**23** Amiodaronlunge. In beiden Unterfeldern sowie in den peripheren Anteilen der Mittelfelder erkennt man retikulonoduläre, zum Teil weiche und konfluierende Infiltrate. 53jähriger Mann.

Medikamentös bedingte Lungenfibrosen

Die Zahl der Pharmaka, die eine Lungenfibrose verursachen, ist beträchtlich:
- hochkonzentrierter Sauerstoff, das am häufigsten verwendete Pharmakon in der Klinik,
- fast alle Zytostatika (u. a. Bleomycin, Busulfan, Cyclophosphamid, Methotrexat),
- antibakterielle Chemotherapeutika (Furadantin, Salazopyrin),
- Ganglienblocker (Hexamethonium, Mekylamin),
- Diphenylhydantoin, Methysergid, Practolol, Ergotamin- und Goldpräparate sowie
- das Antiarrhythmikum Amiodaron.

Einerseits handelt es sich um eine rein toxische, dosisabhängige Reaktion des Lungengewebes (Sauerstoff, Zytostatika), andererseits sind immunologische Mechanismen für die Entstehung der Lungenfibrose verantwortlich (Furadantin usw.).

Extrapulmonale Symptome und Befunde sowie immunologische Untersuchungen helfen mit, die *interstitiellen Pneumopathien* bei *Kollagenosen* von der kryptogenen Form abzugrenzen. Die Unterscheidung zur *Sarkoidose* fällt in den Frühstadien leicht; später, wenn die Sarkoidose zur Fibrose geführt hat, ist eine Differenzierung oft nicht mehr möglich. Seltene Krankheiten, die mit diffusen Lungenverschattungen einhergehen und die differentialdiagnostisch in Betracht gezogen werden müssen, sind:

➤ Wegener-Granulomatose,
➤ idiopathische Lungenhämosiderose,
➤ Goodpasture-Syndrom,
➤ Lungenproteinose,
➤ Lymphangioleiomyomatose und
➤ Microlithiasis alveolaris.

Neben den klinischen Befunden bringt die histologische Untersuchung des bioptisch entnommenen Lungengewebes oft die Klärung. Auch an *Malignome*, die die Lunge diffus befallen, ist zu denken, so an das *Alveolarzellkarzinom* der Lunge, die *Lymphangiosis carcinomatosa*, *Lymphome* und *Leukämien*.

Der *Verlauf* und die *Prognose* sind verschieden, je nachdem welcher Typ vorliegt. So ist die Prognose und das Ansprechen der DIP und NSIP auf Steroide bedeutend besser als jene der UIP.

Hamman-Rich-Syndrom (acute interstitiel pneumonie)

Bei der von Hamman u. Rich (1935) beschriebenen Erkrankung handelt es sich um die akute, innerhalb von 1–6 Monaten zum Exitus führende Lungenfibrose. Oft ziemlich akuter, gelegentlich auch ausgesprochen chronischer Beginn mit Husten, Auswurf, Dyspnoe, Zyanose, Hämoptoe. Es kann eine auffallende Diskrepanz zwischen objektiv feststellbarem Befund und der Schwere des Krankheitszustandes bestehen. Röntgenologisch sind Bilder von miliaren und größeren, über beide Lungen verteilten Flecken bis diffusen Infiltrationsherden beschrieben.

Organisierende Pneumonie (Bronchiolitis obliterans mit organisierender interstitieller Pneumonie)

1985 beschreiben Epler und Mitarbeiter die klinischen und funktionellen, radiologischen und histologischen Befunde einer interstitiellen Pneumonie, die im Zusammenhang mit einer Bronchiolitis obliterans auftrat. Sie nannten die Krankheit „*Bronchiolitis obliterans organizing pneumonia*" (*BOOP*) und trennten sie sowohl von der UIP und anderen Typen interstitieller Pneumopathien als auch von der „small airway disease" ab. Wie sich später herausstellte, entspricht die Krankheit der schon 1966 beschriebenen „Bronchiolitis interstitial pneumonia" und der 1983 als „Cryptogenic organizing pneumonia" bezeichneten Lungenkrankheit. Heute wird anstelle von BOOP mehrheitlich der Begriff „Organizing pneumonia" oder organisierende Pneumonie verwendet.

Klinik. Hauptsymptome sind wie bei der UIP Husten, Auswurf, Dyspnoe und Trommelschlegelfinger. Die Lungenfunktionsanalyse ergibt eine restriktive Ventilationsstörung mit reduzierter Diffusionskapazität. Die obstruktive Komponente ist trotz Vorliegens einer Bronchiolitis wenig ausgeprägt.

Diagnostik. Radiologisch unterscheiden sich die Manifestationen insofern von der UIP, als es sich um bilaterale fleckförmige Infiltrate handelt, die zur Konsolidation neigen und in den Unterfeldern lokalisiert sind. Es kommt aber auch eine unilaterale lokale Form vor, die sich nur als Rundschatten ohne klinische Symptome manifestiert. Histologisch finden sich die entzündlichen Infiltrate nicht nur im Interstitium, sondern peribronchiolär im Bereich der membranösen und respiratorischen Bronchiolen.

Ursachen. Die Ursache dieser organisierenden Pneumonie bleibt in den meisten Fällen im dunkeln – deshalb der Begriff „Cryptogenic organizing pneumonia". Als sekundäre Form wird sie im Rahmen vieler Systemkrankheiten beobachtet: so bei Kollagenosen (rheumatoide Arthritis, Lupus erythematodes), Colitis ulcerosa, Infektionskrankheiten (HIV-Infektion, Malaria, Viruserkrankungen), als Graft-versus-host-Reaktion nach Organtransplantationen, bei myelodysplastischem Syndrom, Kryoglobulinämie, nach Inhalation von toxischen Gasen und als Folge von Medikamenten (Amiodaron, Cephalosporine, Bleomycin, Tryptophan, Sulfasalazin, Barbiturate, D-Penicillamin, Goldsalze, etc.). Die Prognose ist bedeutend besser als jene der UIP, auch die Antwort auf die Steroidtherapie. Dies betrifft vor allem den kryptogenen Typ, weniger die sekundären Formen.

Kollagenosen

Die Lunge ist bei den Vaskulitiden und Kollagenkrankheiten häufig betroffen. Der Lungenbefall variiert erheblich und beträgt beispielsweise für die Polymyalgia rheumatica weniger als 1 %, für den Lupus erythematodes aber 50–70 %. Entsprechende Zahlen lauten für die Sklerodermie 25–77 %, die chronische Polyarthritis 7–54 %, das Sjögren-Syndrom 33 % und die Dermatomyositis 5–7 %.

Histologie. Die pulmonalen Läsionen sind entweder *primärer* oder *sekundärer* Art. Pathologisch-anatomisch handelt es sich bei den *primären* Lungenveränderungen

Interstitielle Lungenerkrankung/Lungenfibrose

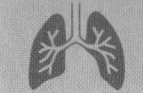

einerseits um eine *interstitielle Pneumonie* oder *fibrosierende Alveolitis*, die sich in keiner Weise von der kryptogenen Form unterscheidet. Sie kommt v. a. bei chronischer Polyarthritis, Sklerodermie, Dermatomyositis und Lupus erythematodes vor. Andererseits werden *Gefäße* betroffen (*Vaskulitis*) und es kann zu Nekrosen, Granulomen oder zur Fibrose kommen. Folge der Vaskulitis ist oft eine sekundäre pulmonale Hypertonie, was vor allem beim systemischen Lupus erythematodes, dem Sjögren-Syndrom und der Sklerodermie vorkommt. Als Ausdruck einer alveolären Kapillaritis kann die Grundkrankheit von einer meist beidseitigen *Lungenhämorrhagie* beherrscht sein, die bei der Wegener-Granulomatose, dem systemischen Lupus erythematodes und bei Kryoglobulinämien zu beobachten ist. *Sekundäre* Lungenveränderungen sind meistens infektiöser Natur; sie sind entweder die Folge der Krankheit (Aspirationspneumonie bei Dermatomyositis, Sklerodermie) oder der immunsuppressiven Therapie (bakterielle Superinfektion). Auch können Pharmaka, die zur Therapie verwendet werden, Lungenveränderungen verursachen (Gold!).

Röntgen-Thoraxaufnahme. Aus der Anordnung und Charakteristika der Lungeninfiltrate im Thoraxbild sind gewisse diagnostische Rückschlüsse möglich: Führt die Kollagenose zu einer interstitiellen Pneumonie oder Hämorrhagie, finden sich eine milchglasartige Trübung und diffuse und feinnoduläre Infiltrate. Besteht eine Lungenfibrose, sind die Zeichen des Small-lung-Syndroms, basale Retikulation und Honey-combing vorhanden (Abb. 18.**21** u. **24**). Sind vorwiegend die Gefäße befallen und kommt es zur Bildung von Granulomen, sind diffus verstreute, unscharf begrenzte, verschieden gro-

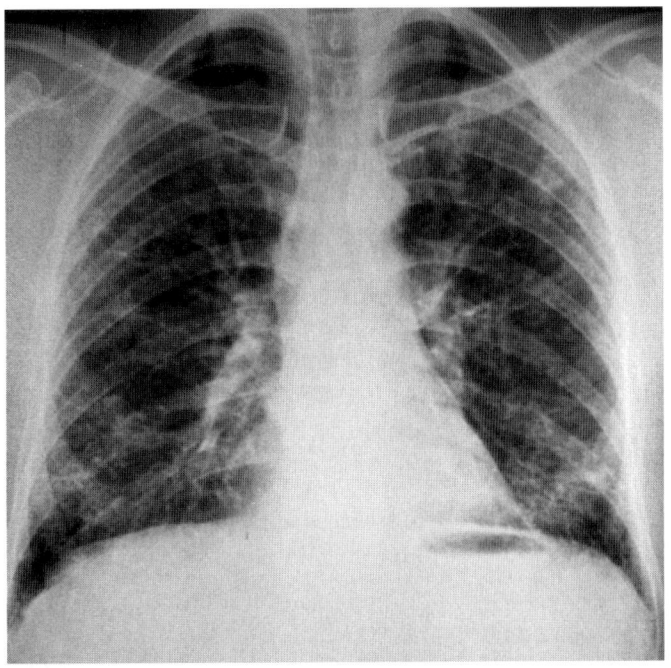

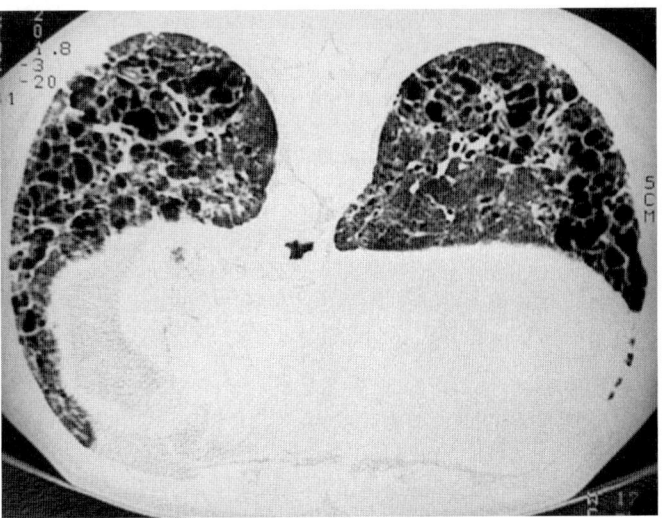

Abb. 18.**24a** u. **b** Sklerodermielunge. **a** Retikulonoduläre Verschattungen in beiden Lungen. Erst im Computertomogramm kommt das generalisierte Honey-combing der basalen Lungenabschnitte zur Darstellung (**b**). 46jähriger Mann.

ße Herde vorhanden, die oft das Bild von multiplen Rundherden machen und evtl. einschmelzen mit Bildung von Kavernen (S. 516).

Extrapulmonale Manifestationen. *Klinisch* weisen die *extrapulmonalen Manifestationen* der Kollagenosen (Haut-, Gelenkerscheinungen, Herz- und Ösophagusbefall) auf die Ätiologie hin: So sind Schluckbeschwerden für eine Sklerodermie typisch, das schmetterlingsförmige Gesichtserythem für den Lupus erythematodes. Über die für die Kollagenosen spezifischen serologischen und immunologischen Befunde s. Kapitel 4.

Exogen-allergische Alveolitis („extrinsic allergic alveolitis")

Pathogenese. Zu den interstitiellen Lungenerkrankungen mit bekannter Ätiologie gehören die Hypersensitivitätsreaktionen der Lunge, die durch Inhalation von organischen Substanzen verursacht werden. Grundsätzlich können alle Hypersensitivitätsreaktionen auftreten. Welche dieser Reaktionen auftritt, ist abhängig von der chemischen Zusammensetzung und Größe des Antigens, seinem Depositionsort in der Lunge und dem immunologischen Status des Patienten. So entwickelt sich beispielsweise bei allergischen Patienten nach Exposition mit Aspergillus fumigatus sowohl eine Typ-I- als auch Typ-III-Reaktion, während beim Nichtallergiker nur eine Typ-III-Reaktion auftritt. Die Reaktionen vom Typ I wird durch das Auftreten von nichtpräzipitierenden Antikörpern vom IgE-Typ verursacht, während die Reaktion von Typ III durch präzipitierende Antikörper vom IgG-Typ vermittelt wird und *zur allergischen Alveolitis* führt.

Die Inhalation folgender Substanzen (u. a.) führt zu den nachstehenden Krankheitsbildern:

➤ Thermophile Aktinomyzeten (*Micropolyspora faeni, Micromonospora vulgaris*): Farmerlunge, Champignonzüchterlunge, Bagassose, „Befeuchterlunge",
➤ *Aspergillus fumigatus* und *clavatus*: allergische bronchopulmonale Aspergillose, Malzarbeiterlunge,
➤ *Penicillium casei*: Käsewäscherlunge,
➤ *Penicillium candidum*: Salamiwäscherlunge,
➤ *Cryptostroma corticale*: Sägearbeiterlunge (Ahornrindenschälerkrankheit),
➤ *Mucor stolonifer*: Paprikaspalterlunge,
➤ Vogelexkremente: Vogelzüchterlunge,
➤ Pituitrin: Pituitrin-Schnupferlunge,
➤ *Bacillus-subtilis*-Enzyme: „Befeuchterlunge",
➤ Korkstaub: Suberosis.

Klinik. Die klinischen Manifestationen sind bei allen diesen Krankheitsbildern gleich: allmählicher Beginn der Krankheit mit Dyspnoe, Husten, verbunden mit schleimigem Auswurf, Gewichtsverlust, Fieber und Kopfweh. Nur in einem Drittel der Fälle wird der typische akute Beginn 6–8 Stunden nach Exposition mit Schüttelfrost, Fieber, Atemnot und Husten beobachtet. Über den Lungen sind wenige, feine Rasselgeräusche auskultierbar. Bei allergischen Patienten steht die asthmatische Symptomatologie im Vordergrund.

Diagnostik. Im Blutbild kann eine Leukozytose bestehen. Oft fehlt eine Eosinophilie. Die *Lungenfunktion* zeigt eine restriktive Ventilationsstörung mit Herabsetzung der Diffusionskapazität. *Radiologisch* findet man weiche konfluierende, miliare bis noduläre Infiltrate in den Mittel- und Unterfeldern der Lunge. *Pathologisch-anatomisch* sind die Arthus-Läsionen zentrilobulär lokalisiert mit Befall der Bronchioli respiratorii, der Alveolen und der Gefäße. In frühen Stadien sind die Alveolen von Neutrophilen, Histiozyten, Lymphozyten und Eosinophilen infiltriert. Die Gefäße weisen eine akute Vaskulitis auf. In späteren Stadien treten ausgeprägte interstitielle, mononukleäre Infiltrate und nichtverkäsende Granulome mit Riesenzellen auf. Oft besteht eine obliterierende Bronchiolitis. Das Endstadium stellt eine *Fibrose* mit *Wabenbildung* dar.

Die Diagnose wird durch den Nachweis präzipitierender Antikörper und einer Lymphozytose mit einem tiefen CD4/CD8-Quotienten ($\leq 0,5$) in der Bronchialspülflüssigkeit bestätigt. Unter der Therapie mit Steroiden kommt es zu einer völligen Rückbildung des Krankheitsbildes. Besonders wichtig ist die Verhinderung weiterer Expositionen.

Differentialdiagnose. Differentialdiagnostisch sind diese Krankheiten vor allem von den in der Landwirtschaft vorkommenden Lungenkrankheiten wie *Asthma bronchiale, obstruktive Lungenkrankheit, Silofüllerkrankheit* und *akutes Staubfieber* abzugrenzen.

Beim *akuten Staubfieber* oder *Organic dust toxic syndrome (ODTS)*, das sich klinisch kaum von der Farmerlunge unterscheidet, handelt es sich um eine grippeartige toxische Erkrankung nach Exposition mit hohen Konzentrationen von organischem Feinstaub. 4–8 Stunden nach der Exposition treten Fieber, Kopfweh, Malaise, Myalgien, Schüttelfrost, Husten und Dyspnoe auf. Das Thoraxbild und die Lungenfunktion sind meistens normal, und selbst bei wiederholter Reexposition kommt es zu keinen strukturellen Veränderungen der Lunge. Auslöser der febrilen Episoden, die mit einer passageren, neutrophilen Alveolitis einhergehen, sind Endotoxine der im Staub vorkommenden Bakterien (u. a. Enterobacter agglomerans). Die Krankheit ist selbstlimitierend und pathogenetisch mit dem Metallrauchfieber verwandt.

Pneumokoniosen

Silikose

Pathogenese. Für die Diagnose einer Silikose ist die Exposition mit *freier Kieselsäure*, die allein silikotische Lungenveränderungen hervorzurufen vermag, Voraussetzung. Der Exposition mit freier Kieselsäure, vorwiegend in quarzhaltigem Material, sind folgende Berufsarten ausgesetzt:

- Stollen- und Tunnelarbeiter,
- Bergwerksarbeiter,
- Sandstrahler,
- Steinbrucharbeiter,
- Gußputzer, Former, Kernmacher,
- Gießer,
- Sandsteinhauer,
- Arbeiter der keramischen Industrie (Porzellan und Steingut),
- Feilenschleifer in Natursandstein,
- Arbeiter der Putzmittelindustrie,
- Ofenarbeiter.

Der Gehalt des Staubes an Quarz (SiO_2) bedingt die Reizwirkung, die zur Alveolitis, zum silikotischen Granulom und zur Fibrose führt. Bei Mineuren und Sandstrahlen können die Lungenveränderungen schon nach 2–4 Jahren auftreten, und sie schreiten bei diesen Berufen auch besonders rasch fort. Bei Steinhauern betragen die Latenzzeiten für Grad I über 5 Jahre.

In der Regel verlaufen die Silikosen während Jahren bis Jahrzehnten fortschreitend. Es kommen aber auch akut verlaufende Silikosen vor, die im Verlauf von Monaten bis höchstens 1–2 Jahren zum Tode führen. Diese seltene, nur bei einer massiven SiO_2-Exposition vorkommende Silikose ist funktionell durch eine schwere Restriktion mit einer massiven Einschränkung der Volumina, Compliance und der Diffusionskapazität sowie durch eine pulmonale Hypertonie gekennzeichnet. Die bronchialen Widerstände sind in diesen Fällen oft normal. Lungenfunktionsmäßig entsprechen die Befunde einer diffusen Fibrose mit Schrumpfung.

Als Gießersilikose wird die Staublungenerkrankung der Gießereiarbeiter bezeichnet. Es handelt sich dabei um eine sog. *Mischstaubsilikose*, d. h. um Lungenveränderungen nach Inhalation von kristalliner Kieselsäure, Eisen- und Kohlepartikeln, also um eine sog. *Sidero-Siliko-Anthrakose* (Abb. 18.**25** und 18.**26**). Die Prognose ist wesentlich günstiger als bei der reinen Silikose. Die mittlere Expositionszeit beträgt über 30 Jahre.

Klinik. Bei den langen fortschreitenden Silikosen ist das erste Zeichen oft eine chronische *Bronchitis* mit Husten, Auswurf, Giemen und Pfeifen. Subjektiv beherrscht die *Dyspnoe* das Bild. Die Prüfung der Lungenfunktion zeigt vor allem die Befunde einer *Obstruktion* verschiedenen Schweregrades, während die Restriktion in den Hintergrund tritt. Ein klinisch schwer zu diagnostizierendes Emphysem begleitet oft die Silikose, an dessen Entstehung meistens ein erheblicher Tabakmißbrauch beteiligt ist.

Die *Beteiligung des Herzens* tritt erst in fortgeschrittenen Fällen hinzu. Sie zeichnet sich durch Überlastung des rechten Herzens aus.

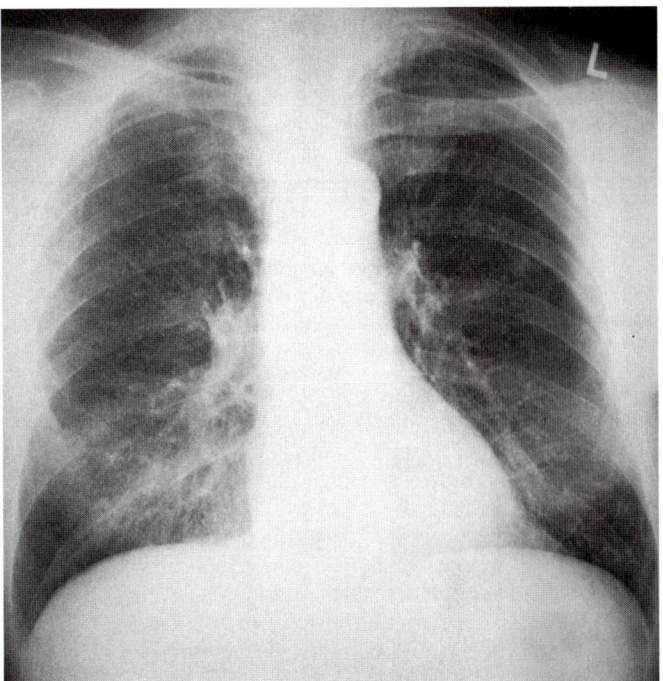

Abb. 18.25 Leichte Silikose (Grad I) mit feiner, fleckig-retikulärer Zeichnung in den seitlichen Partien der Mittelfelder. 65jähriger Mann.

Lungenverschattungen

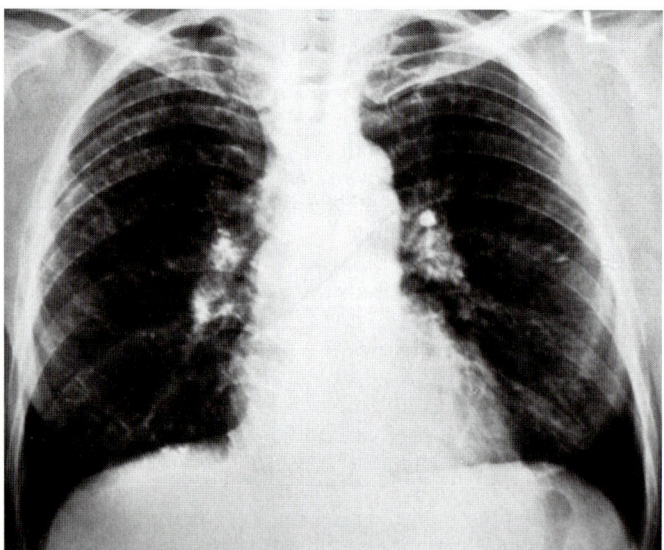

Abb. 18.26 Mittelschwere Silikose (Grad II). Multiple, feinfleckige Herde im Lungenmantel. Verkalkte Hiluslymphknoten beidseits. 60jähriger Mann.

Radiologische Einteilung der Silikose

Röntgenologisch wird die Silikose je nach Schwere in 4 Stadien eingeteilt, wobei die Übergänge fließend sind und die Beurteilung daher etwas willkürlich erscheint.
- *Silikosegrad 0–I:* (beginnende Silikose): Streifig oder netzförmig verstärkte Lungenzeichnung, evtl. vergrößerter Hilusschatten, eben erkennbare feinste Verdichtungsherde bis 1,5 mm Durchmesser.
- *Silikosegrad I:* Vergrößerung und Verdichtung der Hilusschatten mit feiner, fleckig-retikulärer Zeichnung (2–4 mm Durchmesser) in den seitlichen Partien der Mittel- und Oberfelder (Abb. 18.**25**).
- *Silikosegrad II:* Dichtstehende, noduläre Verschattungen (4–6 mm Durchmesser) in beiden Lungen, vor allem in der Peripherie und Intermediärzone der Mittelfelder (Schneegestöber, Schrotkornlunge) (Abb. 18.**26**).
- *Silikosegrad III:* Konfluierende, homogene Verschattungen, harte Streifen, kleinfleckige Knötchen, Schrumpfungen und Verziehungen, überhelle Zone (Emphysem), pleurale Adhäsionen, Ballungen (Abb. 18.**27**).

Das internationale Arbeitsamt hat eine Klassifikation geschaffen (*ILO* 1970/1972), nach welcher *international* die röntgenologischen Stadien eingeteilt werden. Sie kann auf alle Formen der Pneumokoniosen, auch Asbestose usw., angewendet werden.

Die *Art der Verschattung* wird durch die Buchstaben p, q, r, s, t und u angegeben:
p = punktförmig bis 1,5 mm Durchmesser,
q = miliar bis 3 mm Durchmesser,
r = nodulär bis 10 mm Durchmesser,
s = feine,
t = mittlere,
u = große.

Die Dichte der Knoten und Streifen wird mit 1, 2 und 3 bezeichnet. 1 bedeutet spärliche Dichte der Knötchen, 2 bedeutet relativ gleichmäßige Verteilung der Knötchen über die Lungenfelder, 3 bedeutet dichter Knötchenbesatz, wobei die Lungenstruktur nicht mehr zu erkennen ist. Knötchen können zu großen Schwielenfeldern zusammenschrumpfen. Schwielen werden entsprechend ihrer Ausdehnung mit A, B oder C nach der ILO-Klassifikation angegeben:
A = Schwiele kleiner als 5 cm Durchmesser,
C = Schwiele größer als ein Drittel eines Lungenfeldes,
B = zwischen A und C.

! Die Diagnose der Silikose wird aufgrund der anamnestisch eruierten Exposition und des Röntgenbildes gestellt.

In Zweifelsfällen kann die Diagnose im bioptisch entnommenen Lungengewebe durch den Nachweis der Kieselsäure mittels Veraschung oder der Quarzkristalle mittels Polarisationsmikroskopie bestätigt werden.

Differentialdiagnose. Bei jeder Silikose ist *differentialdiagnostisch* einer *aufgepropften Tuberkulose* nachzuforschen. Röntgenologisch sprechen massive Behandlungen (Abb. 18.**27**), besonders Kavernen, für Tuberkulose. Entscheidend ist der Tuberkelbakteriennachweis in Sputum und Bronchialsekret.

▶ *Caplan-Syndrom.* 1953 beschrieb Caplan grobknotige Lungenveränderungen bei Kohlenbergwerksarbeitern, die zum Teil an einer chronischen Polyarthritis litten. Im Gegensatz zu Pneumokoniose entwickelten sich die Knoten rasch, kamen einzeln oder multipel vor und hatten einen Durchmesser von 0,5–5 cm. Histopathologische Untersuchungen zeigten, daß es sich nicht um pneumokoniotische Ballungen, sondern um Rheumaknoten der Lunge handelt. Solche Lungenveränderungen werden in etwa 30 % von Patienten mit einer Pneumokoniose und chronischen Polyarthritis beobachtet.

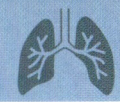

Interstitielle Lungenerkrankung/Lungenfibrose 503

Abb. 18.**27** Schwere Silikose mit Ballungen in beiden Spitzen-/Oberfeldern (Grad III). 45jähriger Mann.

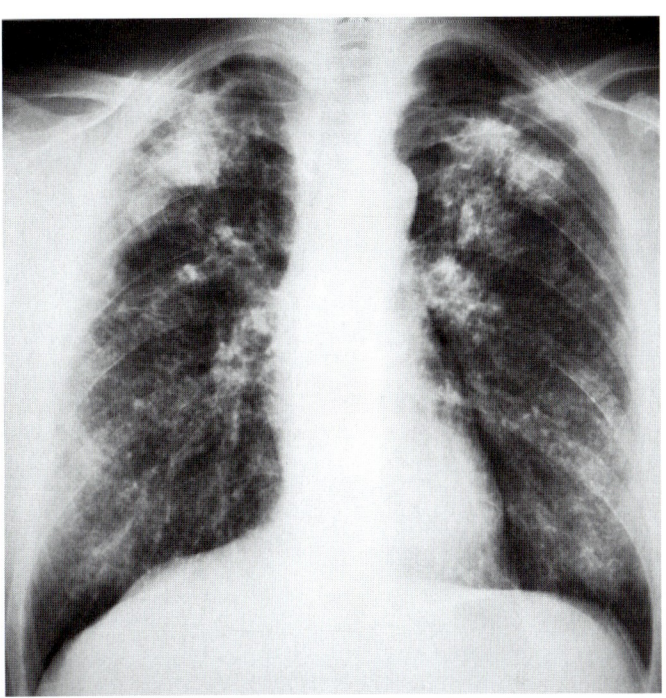

Silikatosen

Der Silikose ähnliche Erkrankungen, die aber nicht durch freie Kieselsäure, sondern durch Silikat-haltige Stäube hervorgerufen werden, sind die *Silikatosen*, zu denen die

- *Asbestose*,
- die *Kaolinlunge* (Porzellanarbeiter),
- die *Mikalunge* (Glimmer),
- die *Aluminiumlunge*,
- die *Talkumlunge*,
- die *Berylliose* und
- die *Ockerstaublunge* gehören.

Die Talkumlunge kommt vorwiegend bei Gummiarbeitern vor. Auch zählt man die *Siderose* bei Schweißern und Walzwerkarbeitern (Fe_2O_3) und die Pneumokoniosen durch Schwerspat (Bariumsulfat, Barytose), Zinnoxide (Stannose), seltene Erden (Cer, Scandium, Yttrium, Lanthan, Thorium [Inhalation von Rauch- und Kohlebogenlampe, Abb. 18.**28**]) und Hartmetall (Wolfram, Tantal, Titan) zu dieser Gruppe.

Viele Silikatosen unterscheiden sich weder *funktionell* noch *röntgenologisch* von den Silikosen.

Asbestose. Da die Asbestose keine Granulome, sondern eine Fibrose verursacht, ruft sie vor allem streifige Schattenbilder hervor, besonders in den Unterfeldern und parakardial (Abb. 18.**29**).

! Im Gegensatz zu anderen Staublungenerkrankungen prädisponiert die Asbestose nicht zu Tuberkulose, wohl aber zu *Bronchialkarzinom*, *Mesotheliom* der Pleura und des Peritoneums sowie *Karzinomen des Magen-Darm-Traktes*.

Neben der Lungenfibrose macht Asbest benigne Pleuraveränderungen: rezidivierende asymptomatische Pleuraergüsse als früheste Manifestation und verkalkte Pleuraplaques, vor allem der Pleura diaphragmatica (Abb. 18.**29**).

Im Sputum von Patienten mit Asbestose können sog. „Asbestkörperchen" nachgewiesen werden, deren Anzahl mit der Expositionsdauer und Konzentration korrelieren soll. Bei diesen Strukturen handelt es sich um Asbestfasern, an denen nach Phagozytose durch die Makrophagen Ferritin angelagert wurde und die deshalb leicht durch Eisenfärbungen nachweisbar sind (ferruginous bodies). Solche *Ferruginous bodies* kommen nicht nur bei Asbestose, sondern bei den verschiedensten Pneumokoniosen vor.

Berylliose. Die Berylliose macht röntgenologisch den Eindruck einer Sarkoidose oder Kollagenkrankheit. Betroffen sind Arbeiter der Fluoreszenzlampenfabrikation und der Atomenergieindustrie. Je nach klinischem Verlauf wird eine *akute* von einer *chronischen* Form unterschieden. *Pathohistologisch* handelt es sich bei der *akuten* Berylliose um eine schwere organisierende interstitielle Pneumonie ähnlich einer Viruspneumonie. Die *chronische* Berylliose hingegen ist durch disseminierte Granulome in Lunge, Leber, Milz, Lymphknoten gekennzeichnet. Die Granulome unterscheiden sich kaum von den Sarkoidgranulomen.

Differentialdiagnose der Pneumokoniosen. Differentialdiagnostisch sind die Pneumokoniosen von Lungenkrankheiten, die mit *kleinfleckigen Lungenveränderungen* einhergehen, abzugrenzen, also von:

- Tuberkulose, besonders der Miliartuberkulose (Abb. 18.**6**),

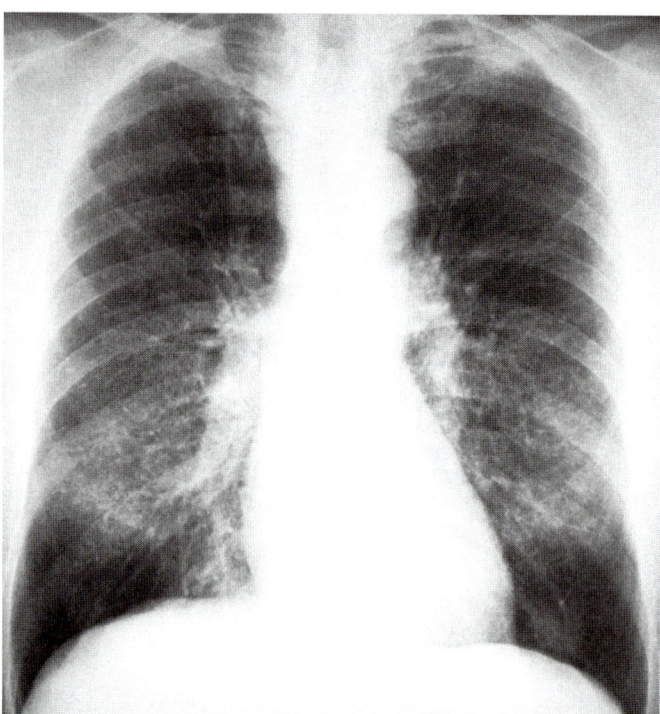

Abb. 18.**28** Pneumokoniose durch seltene Erden: Thoriumlunge. 67jähriger Mann.

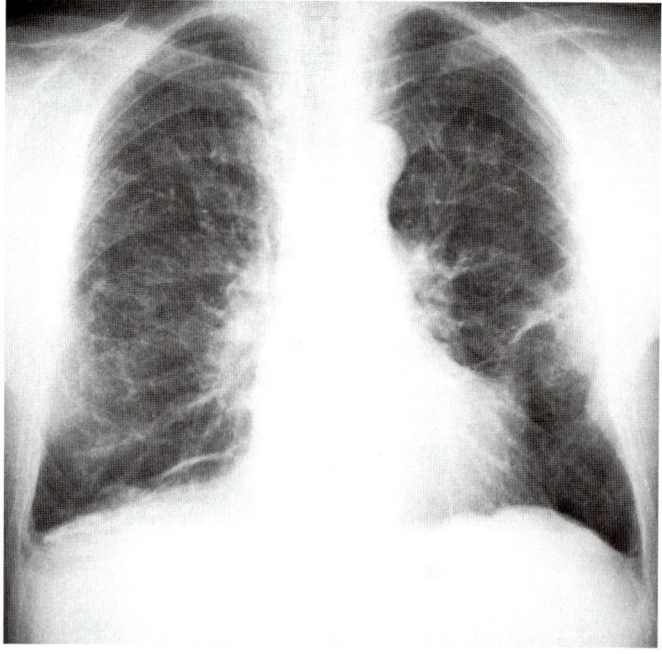

Abb. 18.**29** Asbestose der Lunge. Vermehrte retikuläre Lungenzeichnung im rechten Mittel- und Unterfeld sowie im linken Mittelfeld. Verkalkte Pleuraplaques über dem rechten Zwerchfell. 69jähriger Mann.

- Sarkoidose (miliarer Morbus Boeck) (Abb. 19.**4**),
- allergische Alveolitis,
- Viruspneumonien (Abb. 18.**9**),
- Bronchopneumonien (Abb. 18.**8**),
- Histoplasmose (Abb. 18.**12**),
- Stauungslunge (Abb. 19.**1**),
- Lymphangiosis carcinomatosa (Abb. 18.**31**),
- Alveolarzellkarzinom (Abb. 18.**30a** u. **b**),
- Kaposi-Sarkom der Lunge (Abb. 18.**32**),
- Lymphome und Leukämien,
- Bronchiektasen,
- Mukoviszidose (Abb. 18.**33**),
- Kollagenosen, Granulomatosen und Vaskulitiden (Wegener) (Abb. 18.**44**),
- Hämosiderose bei Mitralstenose, idiopathische Hämosiderose,
- Amyloidose,
- Speicherkrankheit (Morbus Gaucher, Morbus Niemann-Pick, eosinophiles Granulom),
- Fluid lung (Urämielunge) (Abb. 18.**34**),
- Microlithiasis alveolaris (Abb. 18.**35a** u. **b**)
- Schocklunge (Abb. 18.**36**).

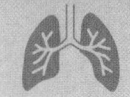

Abb. 18.**30a** u. **b** Alveolarzellkarzinom.
a Diffuser und **b** lokalisierter Typ.

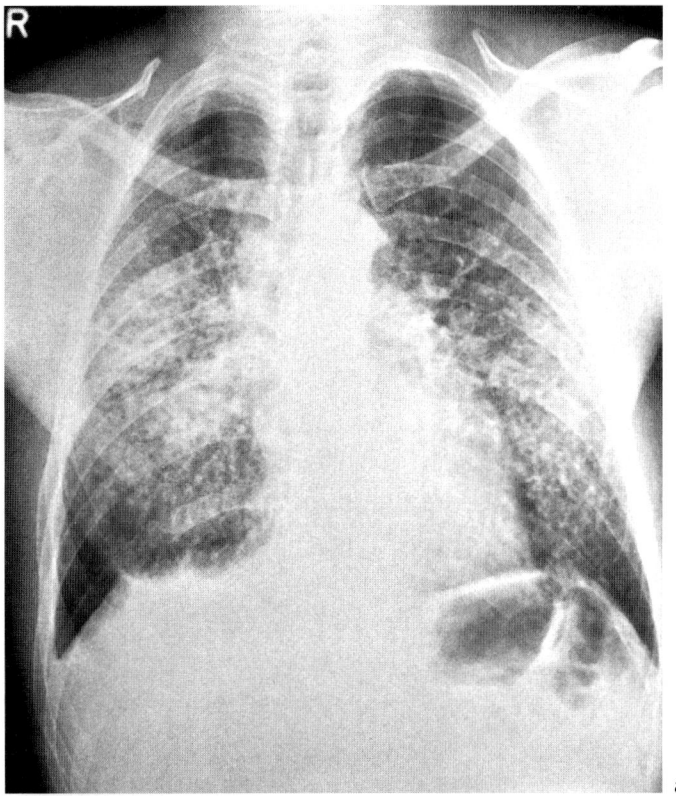

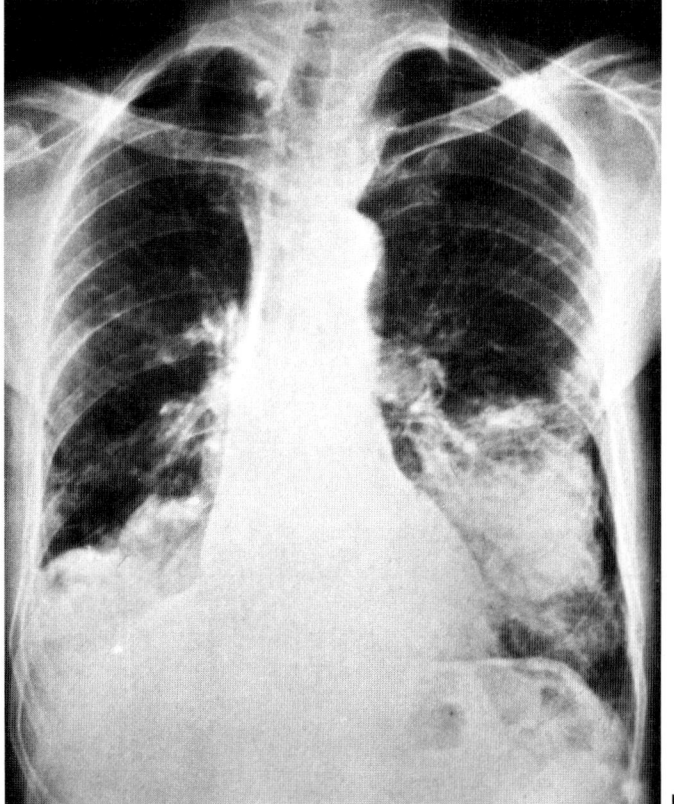

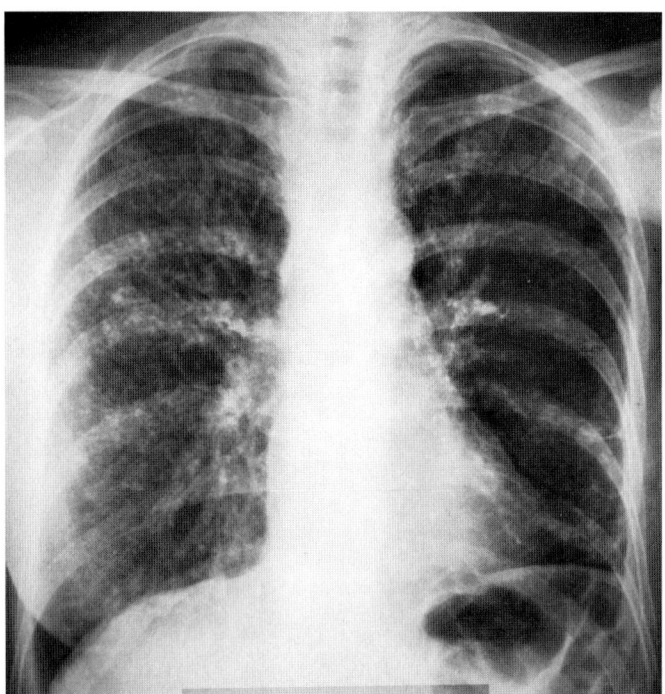

Abb. 18.**31** Lymphangiosis carcinomatosa vor allem der rechten Lunge (Status nach operiertem Mammakarzinom). 62jährige Frau.

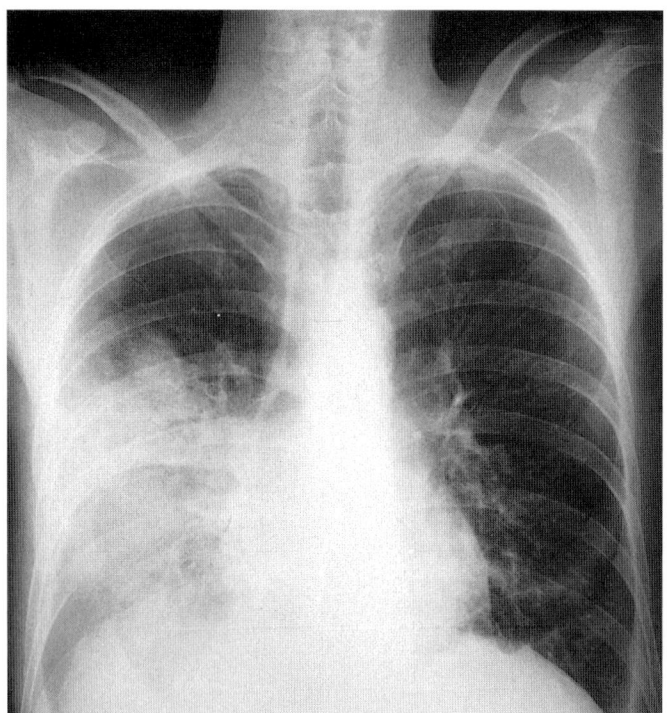

Abb. 18.**32** Kaposi-Sarkom der rechten Lunge. Feinfleckiges, zum Teil konfluierendes Infiltrat im Bereich des Mittelfeldes. Das Unterfeld ist durch einen Begleiterguß noch teilweise verschattet. 34jähriger Mann.

Interstitielle Lungenerkrankung/Lungenfibrose

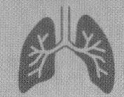

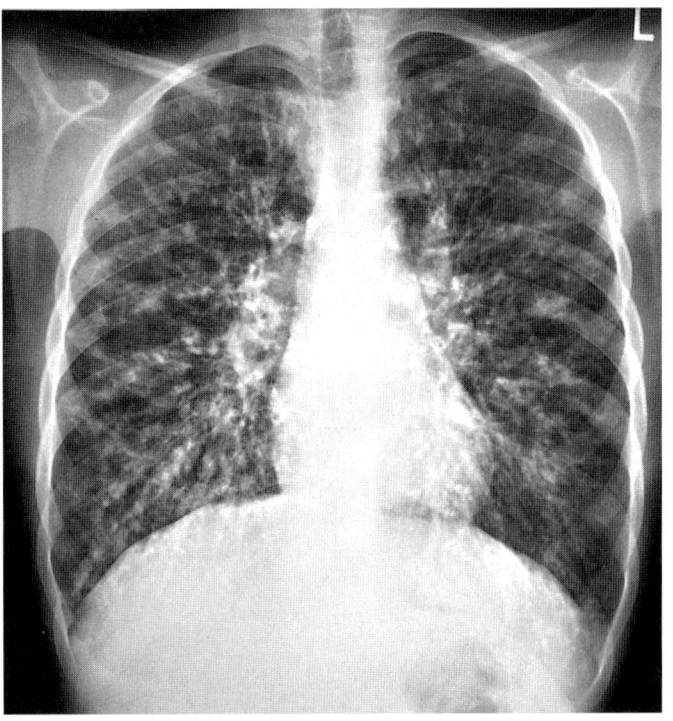

Abb. 18.33 Mukoviszidose. Überblähter Thorax. Die Lunge ist mit klein- bis mittelgroßfleckigen Herden und retikulären Verschattungen übersät. Prominente Hili (Cor pulmonale!). Vereinzelt sind Zysten erkennbar. 21jähriger Mann.

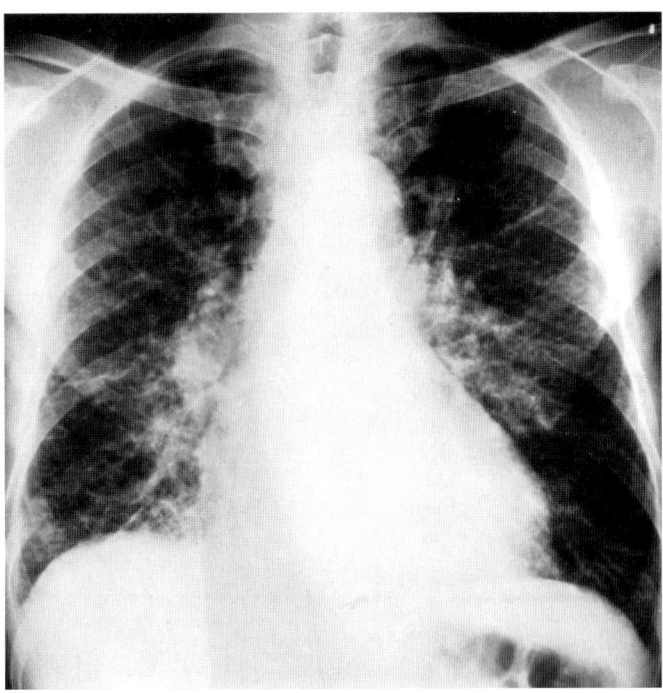

Abb. 18.34 Fluid lung (Urämielunge) bei terminaler chronischer Pyelonephritis. 60jähriger Mann.

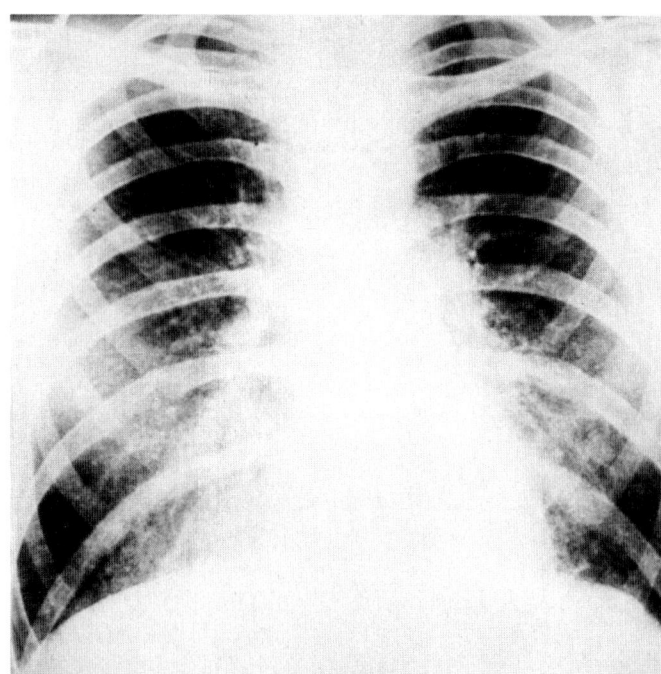
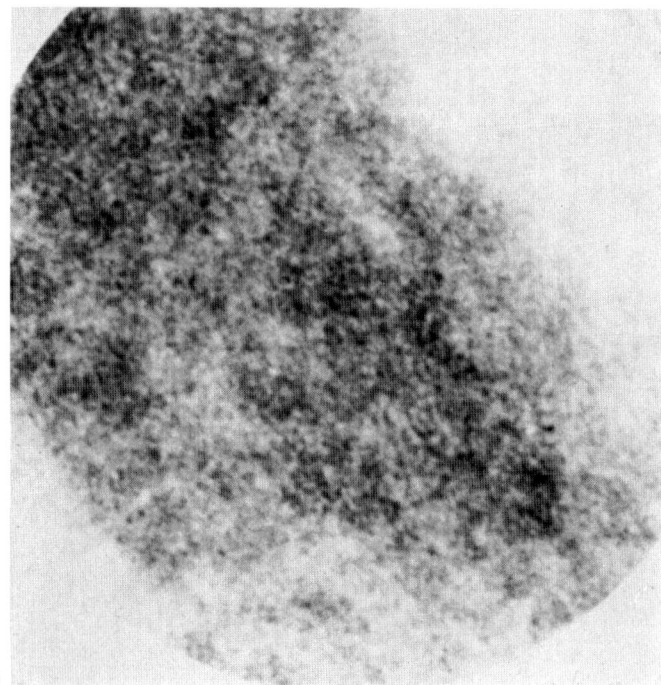

Abb. 18.**35a** u. **b** Microlithiasis alveolaris. Die kalkhaltigen Mikrolithen kommen im Ausschnitt **b** gut zur Darstellung. 19jähriger Mann.

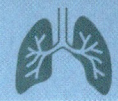

Interstitielle Lungenerkrankung/Lungenfibrose

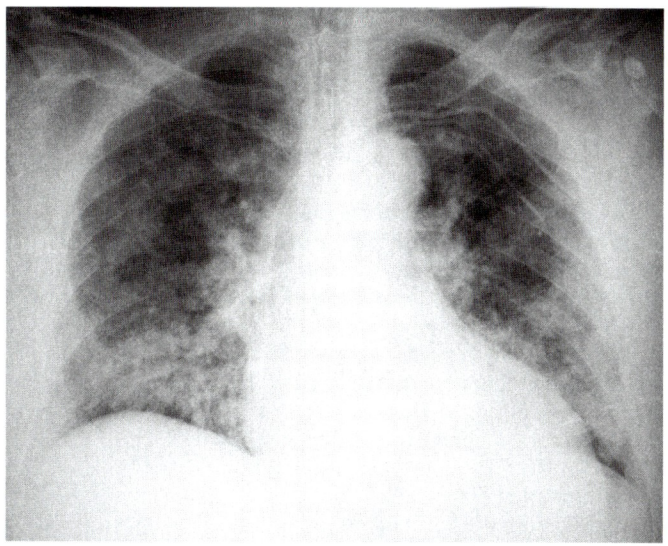

Abb. 18.36 Schocklunge (ARDS) bei Schwerverletztem. 74jähriger Mann.

Seltene Pneumopathien

Alveolarzellkarzinom, bronchioalveoläres Karzinom, bronchioläres Karzinom, Lungenadenomatose

Klinik. Das bronchioalveoläre Karzinom ist eine seltene Krankheit (1–6,5 % aller Lungenkarzinome), die man bei langdauernden Lungenverschattungen in Betracht ziehen muß. Die Krankheit verläuft während Monaten, aber auch Jahren. Das subjektive Befinden ist anfänglich im Vergleich zum schweren röntgenologischen Befund auffallend wenig gestört. In späteren Stadien sind infolge der starken Schleimsekretion ein hartnäckiger Husten und schwere Dyspnoe häufig. Die produzierten Schleimmengen können zu Sputummengen von über einem Liter täglich führen. Manche Patienten haben nur einen unproduktiven Husten.

Diagnostik. Im Sputum und Bronchialsekret lassen sich Tumorzellen nachweisen. Diese einförmigen, etwas ovalen Adenomzellen unterscheiden sich histologisch nicht von Zellen von Lungenmetastasen eines primären Adenokarzinoms (Kolon, Pankreas). Das Röntgenbild ist nicht typisch. Je nachdem, ob es sich um ein *lokalisiertes* oder *diffuses* Alveolarzellkarzinom handelt, kommen lokalisierte Rundherde oder multiple diffuse konfluierende Herdschatten vor (Abb. 18.**30a** u. **b**). Am häufigsten ist eine großfleckige bis diffuse Verschattung mit unscharfer Herdbegrenzung in einer oder beiden Lungen.

Histologie. *Pathologisch-anatomisch* handelt es sich um eine maligne Entartung entweder der Clarazellen und Typ-II-Pneumozyten (lokalisierte Form) oder der bronchiolären Becherzellen (diffuse Form mit Bronchorrhö) mit lokaler fortschreitender Metastasierung in die Alveolen. Vermutlich entsteht es unizentrisch, obwohl es sich oft multizentrisch präsentiert. Die Prognose der solitären Form ist besser als jene des multifokalen Typs.

Lymphangiosis carcinomatosa

Die Lymphangiosis carcinomatosa (Abb. 18.31) bildet kleinfleckige Verschattungen, die in der Regel ungleichmäßig über alle Lungenfelder verteilt sind.

Diese kleinfleckigen Verschattungen sind meist nicht aus Knötchen zusammengesetzt, sondern sie sind streifenförmig. Durch häufige Kreuzung solcher Streifenbildung entsteht der Eindruck einer *netzförmigen* Tüpfelung.

Differentialdiagnostisch ist die Lymphangiosis carcinomatosa von *miliarer tuberkulöser Aussaat*, den *Pneumokoniosen*, dem *Boeck-Sarkoid*, den miliaren *bronchopneumonischen Prozessen* und *sekundärpneumonischen Prozessen* bei Stauungen abzugrenzen.

Kaposi-Sarkom

Epidemiologie. Die Inzidenz des Kaposi-Sarkoms der Lunge bei AIDS variiert zwischen 8 und 33 %. Es ist die häufigste mit AIDS assoziierte Krebskrankheit: In 14–28 % von AIDS-Patienten ist es die Erstmanifestation des AIDS.

Befunde. Die klinischen und radiologischen Befunde sind von anderen opportunistischen Pneumonien kaum unterscheidbar. Symptome sind Atemnot, trockener Husten, Hämoptysen, Fieber, Malaise und Gewichtsverlust. Die radiologischen Befunde sind unspezifisch: Ohne Prädilektion treten diffuse oder lokalisierte retikulonoduläre Infiltrate in verschiedenen Lungenbezirken auf (Abb. 18.32). In 25 % besteht eine mediastinale Lymphadenopathie. Das Röntgenbild kann auch normal sein, vor allem beim endobronchialen Befall. Hämorrhagische Ergüsse kommen vor (40 %). Ist die Bronchialschleimhaut befallen, findet man bronchoskopisch multiple, rotviolette Herde in Trachea und Bronchien.

Differentialdiagnose. Differentialdiagnostisch sind andere opportunistische Pneumonien, Tuberkulose und atypische Mykobakteriosen, die oft zusammen vorkommen, in Erwägung zu ziehen.

Lungenhämosiderose

Man unterscheidet zwischen einer primären und sekundären Lungenhämosiderose. Die *primäre idiopathische Lungenhämosiderose* ist eine seltene Krankheit unbekannter Ätiologie, die vorwiegend bei Kindern, aber auch Erwachsenen, vor allem Männern, vorkommt. Sie verläuft schubweise oder akut mit Hämoptoe, pneumonischen Symptomen und mit einer hypochromen Anämie. Sie führt zur Hämosiderose der Lunge und schließlich zur Lungenfibrose. Radiologisch ist die kleinfleckige (miliare) Lungenverschattung typisch. Das Leiden ist differentialdiagnostisch von der *sekundären Lungenhämosiderose* bei kardialer Stauung (Mitralstenose) abzugrenzen. Eine *sekundäre Siderose* tritt auch auf nach rezidivierenden Lungenblutungen als Folge eines Goodpasture-Syndroms, einer rasch progredienten Glomerulonephritis, von Kollagenosen (Lupus erythematodes), Vaskulitiden (Wegener-Granulomatose, allergische Granulomatose und Angiitis Churg-Strauss, Antiphospholipid-Syndrom) sowie nach Intoxikation mit Säureanhydriden (Trimellitinsäureanhydrid) und Isozyanaten sowie D-Penicillamin.

Goodpasture-Syndrom

Pathogenese. Dem Goodpasture-Syndrom liegt eine Autoimmunerkrankung zugrunde. Diese ist durch eine Hypersensitivitätsreaktion vom Typ II gekennzeichnet mit Produktion von zirkulierenden zytotoxischen Antikörpern (IgM, IgG), die gegen die Basalmembranen der Lunge und Niere gerichtet sind. Eine Assoziation einerseits mit HLA-DRw2-Antigenen, andererseits mit Influenza-A_2-Virus-Infektion wurde beobachtet, ebenso wie eine familiäre Häufung. Am häufigsten sind Männer (75%) in den 20er Jahren betroffen.

Klinik. Hämoptysen als Zeichen der diffusen Lungenblutung sind das wichtigste Symptom. Schwere hypochrome Anämie und Hyposiderinämie sind die Folgen. Nierensymptome (Proteinurie und Hämaturie) können in Einzelfällen erst Wochen oder Monate nach der Lungensymptomatologie auftreten.

Diagnostik. Röntgenologisch sind im frischen Schub perihiläre, miliare Herde, die sich später vor allem in den Mittel- und Unterfeldern lokalisieren, vorhanden. *Funktionell* besteht eine restriktive Ventilationsstörung. Im Sputum oder Bronchialsekret finden sich viele mit Eisen beladene Makrophagen (Herzfehlerzellen). *Differentialdiagnostisch* kommen folgende Krankheiten, die mit rezidivierenden Lungenblutungen einhergehen, in Frage: Kollagenosen (Lupus erythematodes), Vaskulitiden (Wegener-Granulomatose, allergische Granulomatose und Angiitis, Antiphospholipid-Syndrom, Purpura-Schönlein-Henoch, Kryoglobulinämie, Behçet-Syndrom) und die idiopathische Lungenhämosiderose.

Antiphospholipid-Syndrom

Bei Patienten mit einem Antiphospholipid-Syndrom kann auch die Lunge befallen sein. So wurden pulmonale Thromboembolien als Folge der Gerinnungsstörung, pulmonale Hypertonie und diffuse Lungenblutungen infolge Immunkomplexkapillaritis beobachtet.

Lungenproteinose

Die alveoläre Lungenproteinose, ein seltenes, 1958 erstmals beschriebenes Krankheitsbild, ist zu erwägen, wenn eine fortschreitende Dyspnoe mit Veränderungen im Lungenbild besteht, die an ein Lungenödem erinnern. Oft besteht Husten mit gelatinösem Auswurf, in welchem mit speziellen Färbemethoden das die Alveolen ausfüllende PAS-positive, eosinophile Mukoprotein, das nichts anderes als Surfactant ist, nachgewiesen werden kann.

Diagnostik. Die Diagnose kann klinisch nur vermutet werden. Sie wird durch die CT-Untersuchung der Lunge, die scharfbegrenzte milchglasartige Infiltrate (landkartenförmiges [geographic] Muster) erkennen läßt, vor allem aber auch durch die mikroskopische, evtl. sogar elektronenmikroskopische und biochemische Analyse der bronchoalveolären Lavageflüssigkeit gestellt. Eine histologische Untersuchung von Lungengewebe erübrigt sich oft. Wie das Sputum enthält die milchige Lavageflüssigkeit viel Surfactant, das u. a. durch die in ihrer Funktion eingeschränkten, alveolären Makrophagen nicht mehr wegtransportiert werden kann.

Differentialdiagnose. Von der idiopathischen Form, die bei Männern im Alter von 30–50 Jahren mit einer Häufigkeit von 1 auf 1000 auftritt und deren Ursache unbekannt ist, sind die sekundären Lungenproteinosen abzugrenzen. Diese wurden nach Inhalation von SiO_2-haltigen Stäuben (Silikoproteinose), Aluminium- und Titaniumstaub und im Rahmen von Leukämien sowie einer HIV-Infektion beobachtet. Die oft beschriebenen Infektionen mit atypischen Mykobakterien, Pilzen und Nocardia sind eher die Folge als die Ursache der Krankheit, die durch ein Mißverhältnis von Sekretion und Absorption des Surfactant gekennzeichnet ist. Differentialdiagnostisch ist die Lungenproteinose vom Lungenödem, von einer *Pneumocystis-carinii*-Pneumonie und von anderen interstitiellen Pneumopathien abzugrenzen.

Microlithiasis alveolaris

Eigenartig und selten ist das (häufig familiäre) Krankheitsbild der *Microlithiasis alveolaris miliaris pulmonum*, bei dem bis zu 80% aller Lungenalveolen mit Mikrolithen (kalziumhaltige Lungensteine) ausgefüllt sind (Abb. 18.**35a** u. **b**). Manchmal sind solche Mikrolithen im Sputum nachweisbar. Dyspnoe und Zyanose sind nach jahrelangem Verlauf die wichtigsten klinischen Symptome. Die Lungenfunktionsanalysen zeigen eine restriktive Ventilationsstörung. Im Endstadium nach Jahren (jüngste Fälle 25 Jahre) oder erst Jahrzehnten (älteste Beobachtung 72 Jahre) kann ein Cor pulmonale auftreten.

Histiozytosis X

Unter dem Begriff wurden 1953 die

- Abt-Letterer-Siwe-Krankheit,
- die Hand-Schüller-Christian-Krankheit und
- das eosinophile Granulom als Retikuloendotheliosen unbekannter Ätiologie zusammenfaßt.

Beim *eosinophilen Granulom* der Lunge sind pathologisch-anatomisch chronische Infiltrate und Granulome, die aus Makrophagen, Eosinophilen und Langhans-Zellen bestehen, vorhanden. Radiologisch sieht man interstitielle Infiltrate, Vergrößerung der Lymphknoten und im fortgeschrittenen Stadium zystische Aufhellungen bis hin zur Wabenlunge. Die Infiltrate und Zysten sind vor allem in den Spitzen und Oberfeldern der Lunge lokalisiert. 20 % der Patienten mit einem eosinophilen Granulom der Lunge weisen *knöcherne Läsionen* und einen Diabetes insipidus auf. Selten kommt eine Bluteosinophilie vor. 80 % der Patienten erleiden im Verlauf der Erkrankung einen Pneumothorax. Differentialdiagnostisch kommen vor allem eine Sarkoidose, Berylliose und eine fibrosierende Alveolitis in Frage.

Lymphangiomyomatose (LAM)

Epidemiologie. Eine seltene Lungenerkrankung unbekannter Ätiologie, die fast ausschließlich bei Frauen in gebärfähigem Alter vorkommt. Nur 5 % der Frauen sind älter als 50 Jahre bei Auftreten der Erkrankung.

Pathogenese. Die LAM gehört zu den primären Lymphgefäßerkrankungen, die auch die Lunge befallen können und die folgenden Krankheiten umfassen:

- Lymphangiom,
- Lymphangiomatose,
- Lymphangiektasie,
- Lymphangiosarkom,
- Lymphödem,
- lokalisiertes Lymphangiomyom und
- Lymphangiolipom.

Klinik. Die Krankheit manifestiert sich klinisch mit Atemnot und Husten; Hämoptysen kommen vor. Oft sind die Patienten asymptomatisch und die Krankheit wird bei der Abklärung eines Pneumothorax (50 %) oder Chylothorax (20 %) entdeckt. Über der Lunge sind trockene und feuchte Nebengeräusche auskultierbar. *Radiologisch* sind folgende Befunde beschrieben: diffuse, retikuläre und retikulonoduläre sowie miliare Infiltrate mit Wabenbildung, Überblähung, Pneumothorax und Pleuraerguß.

Diagnostik. *Funktionell* besteht eine obstruktive, seltener eine restriktive Ventilationsstörung; die CO-Diffusionskapazität ist stark eingeschränkt. *Pathologisch-anatomisch* liegt der Krankheit eine diffuse Proliferation der glatten Muskelzellen der pulmonalen Lymphgefäße und Venolen sowie Bronchiolen zugrunde. Es besteht eine eindeutige hormonale Abhängigkeit: Östrogene fördern die Proliferation der Muskelzellen, Progesteron hemmt sie. Die Diagnose wird meistens schon aufgrund der typischen radiologischen Befunde im Thorax-CT gestellt. Gesichert wird sie durch die histologische Untersuchung von biopsiertem Lungengewebe.

Differentialdiagnose. Differentialdiagnostisch kommen folgende Krankheiten in Frage: idiopathische Lungenfibrose, allergische Alveolitis, Histiozytose, zystische Sarkoidose und Emphysem. Die autosomal dominant vererbte tuberöse Sklerose verursacht eine fast identische Lungenerkrankung.

Prognose. Die Krankheit verläuft progressiv. Die mediane Überlebenszeit beträgt 8–10 Jahre.

Wabenlunge

Bei der Waben- oder Zystenlunge ist das normale Lungengewebe durch dünnwandige Hohlräume ersetzt (einkammerige und multiple, mehrere Millimeter messende Waben oder Zysten).

Waben und Zysten

Die beiden Begriffe *Waben* und *Zysten* sind im deutschen Sprachgebrauch nicht scharf voneinander abgegrenzt. Entscheidend ist die Größe der Höhlenbildung. Die Zysten sind größer, die Waben kleiner. Im angloamerikanischen Sprachgebrauch wird die Wabenlunge, Honey-comb-Lunge, nur für die sekundären Formen gebraucht, während sie im deutschen Sprachgebrauch sowohl für die primären, angeborenen wie für die sekundären verwendet wird.

Die meisten Zysten sind angeboren; manche entstehen aber auch sekundär nach Entzündungen mit Sekretstauungen (Bronchiolitis). Über Lungenzysten s. S. 520.

Die Diagnose *Wabenlunge* (honey-comb lung) stützt sich auf den röntgenologischen Nachweis multipler Zysten oder Waben (Abb. 18.**24**). Eine weitergehende ätiologische Abklärung ist oft unergiebig. Beim Erwachsenen ist die Differenzierung primäre oder sekundäre Wabenlunge nicht mehr möglich. Die sekundäre Wabenlunge tritt nach den verschiedenen Grundkrankheiten auf: So gehen die *interstitiellen Pneumopathien* oft in eine Wabenlunge über, ebenso die *chronische Bronchiolitis obliterans*, die *Mukoviszidose* (Abb. 18.**33**) und die *Lymphangiomyomatose*.

18.5 Lungenrundherde

Rundherde machen seltene Symptome; sie werden meistens zufällig anläßlich einer Untersuchung mit Thoraxbild entdeckt. Die *prinzipielle diagnostische Frage* lautet stets: Handelt es sich um *benigne* oder *maligne Rundherde?* Ist der Träger jung, d. h. unter 30 Jahren, sind Rundherde meistens benigne. Dabei handelt es sich entweder um Mißbildungen (bronchogene Zyste, arteriovenöse Fistel) oder benigne Tumoren (Dermoid, Hamartom) oder Infektionen (Tuberkulom, Histoplasmose, Echinokokkose, Lungenabszeß); selten sind Rundherde traumatisch bedingt (Hämatom). Ist der Patient älter, d. h. über 40 Jahre, sind Malignome meistens die Ursache der Rundherde: Bronchialkarzinom, Metastasen, Non-Hodgkin-Lymphom usw.

Die *radiologische Charakteristik* des Rundherdes, ob solitär oder multiple, scharf begrenzt oder gelappt, verkalkt oder nicht, homogen oder zerfallend, erlaubt in einem gewissen Maße eine Artdiagnose zu stellen. So sprechen Verkalkungen eher für einen benignen Prozeß (Tuberkulom), obwohl es auch Bronchialkarzinome gibt, die Verkalkungen aufweisen (Narbenkarzinom). Von hoher Bedeutung sind serielle Thoraxbilder: Verdopplungszeiten der Rundherde, von weniger als 7 oder mehr als 465 Tagen sprechen für eine benigne Läsion. Gesichert wird die Diagnose entweder durch die direkte Punktion der Rundherde (transthorakal oder transbronchial) oder durch die chirurgische Entfernung mit anschließender histologischer Untersuchung des Materials; dies vor allem beim solitären Rundherd. Je nach Zahl unterscheidet man solitäre und multiple Rundherde.

Solitäre Rundherde

Bei einem solitären Rundherd (1–6 cm Durchmesser) im Röntgenbild sind folgende Möglichkeiten in Betracht zu ziehen: ungefähr 40 % sind Malignome, ungefähr 40 % Granulome und die restlichen 20 % benigne Läsionen verschiedenster Ätiologie.

Maligne Tumoren

Bronchialkarzinom. Bei den malignen Tumoren überwiegt das *Bronchialkarzinom.* Diagnostisch entscheidende Gesichtspunkte sind: Anamnese, zytologische Untersuchung des Sputums, Wachstumstendenz, allfällige Metastasen in Lymphknoten und Leber, Bronchoskopie, Zytologie und Histologie der bei der Bronchoskopie entnommenen Sekrete und Biopsien. Als Einschränkung gilt, daß Karzinome gelegentlich eine außerordentlich langsame Wachstumstendenz zeigen und, wenn sie unter dem Bild eines Rundherdes auftreten, in der Regel bronchoskopisch ein negatives Resultat ergeben. Maligne Rundherde sind vor allem in den Oberlappen lokalisiert, weisen eine unscharfe Begrenzung auf, zeigen in 2–10 % Einschmelzungen, vor allem beim Plattenepithelkarzinom, verkalken jedoch äußerst selten (Abb. 18.**37**). *Karzinom* und *Tuberkulose* sind zudem nicht selten kombiniert (Narbenkarzinom!). Das diagnostische Vorgehen bei Verdacht auf Malignität eines solitären Rundherdes stellt die geschlossene transthorakale oder offene, d. h. thorakoskopische oder mittels Thorakotomie vorgenommene Herdbiopsie dar. Die Mediastinoskopie kann in einzelnen Fällen eine Klärung bringen.

Pancoast-Tumor. Geschwülste der oberen Lungenfurche, sog. Pancoast- oder Sulcus-superior-Tumoren, machen typische Symptome: Schultergürtelschmerzen, in späteren Stadien Lähmung der Hand mit Muskelatrophie und den Horner-Symptomenkomplex. Sehr oft zeigen sich Rippenzerstörungen (Abb. 18.**38**). Histologisch handelt es sich beim Pancoast-Tumor um alle Formen der Bronchialkarzinome, nämlich Plattenepithel-, Adeno-, groß- und kleinzellige Karzinome.

Lungenmetastasen. Metastasen (3–5 % aller solitären Rundherde), *bronchoalveoläres Karzinom, Hodgkin-* und *Non-Hodgkin-Lymphome* sowie *multiples Myelom* (Abb. 18.**39**) sind weitere Ursachen eines malignen solitären Rundherdes.

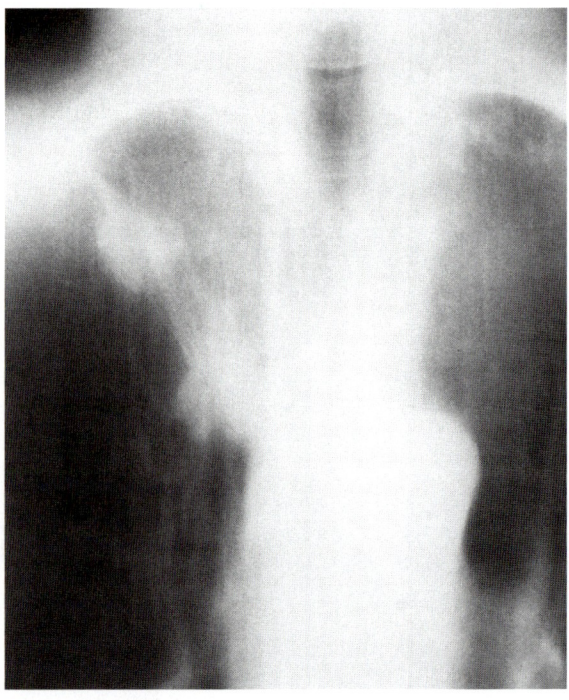

Abb. 18.**37** Peripheres Bronchialkarzinom mit zentrifugaler und zentripetaler Lymphangiosis. 56jähriger Mann.

Lungenrundherde

Hodgkin-Lymphom. Besonders das *Hodgkin-Lymphom* macht Lungenverschattungen: solitäre und multiple Rundherde sowie große konfluierende Infiltrate; sie sind einem tuberkulösen Prozeß oder Bronchialkarzinom oder sekundärpneumonischen Infiltratbildungen ähnlich. Erleichtert wird die Diagnose durch die Tatsache, daß die Lunge nur selten isoliert befallen ist. Über die klinische Symptomatologie des Hodgkin-Lymphoms s. Kapitel 14.

Malignes Lymphom. Selten ist das isolierte primäre maligne Lymphom der Lunge. Die *Differentialdiagnose* umfaßt *Bronchialkarzinom* und *chronische Pneumonie*. Die Diagnose wird erst durch den bioptischen Befund gestellt, wobei histologisch die Abgrenzung zwischen primärem, malignem Lymphom und kleinzelligem Bronchialkarzinom Schwierigkeiten bereiten kann.

Husten, Schmerzen, Hämoptoe, Oppressionsgefühl bei wenig hervortretenden Allgemeinsymptomen sind die wichtigsten klinischen Erscheinungen. Radiologisch ist das primär maligne Lymphom der Lungen am häufigsten als isolierte, mit dem Mediastinum *nicht* in Verbindung stehende, mehr oder weniger scharf begrenzte Verschattung gekennzeichnet.

Das primäre maligne Lymphom gehört mit dem Pseudolymphom, der *lymphoiden interstitiellen Pneumonie*, der *lymphomatoiden Granulomatose* und dem *Plasmazellgranulom* zu den primären lymphoproliferativen Erkrankungen der Lunge. Während das Plasmazellgranulom eine benigne Erkrankung ist, können die übrigen lymphoproliferativen Erkrankungen in ein malignes Lymphom entarten. Klinisch sind die Krankheiten oft schwer abzugrenzen; die Diagnose ergibt meistens die histologische Untersuchung des Biopsiematerials.

Benigne Tumoren

Sie verlaufen *symptomlos* und werden meist als Zufallsbefunde bei Röntgenuntersuchungen entdeckt. *Fibrome, Lipome, Chondrome, Osteome, Hamartome* zeichnen sich durch scharf begrenzte Schattenbildungen aus; sie wachsen außerordentlich langsam, d.h. während Jahren, und zeigen häufig Kalkherde. Sie haben ihren Aus-

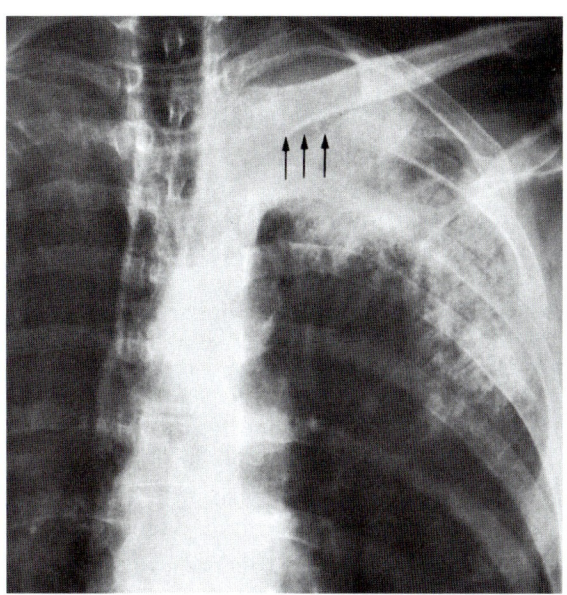

Abb. 18.**38** Pancoast-Tumor. Peripheres Bronchialkarzinom der linken Lungenspitze mit Zerstörung der 3. Rippe. Die umgebenden Fleckschatten zeigen die Begleitpneumonie.

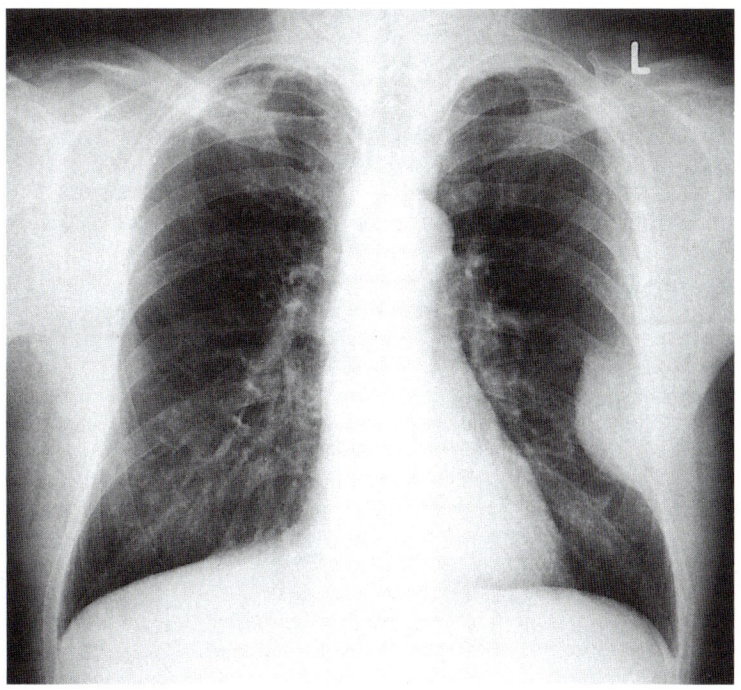

Abb. 18.**39** Multiples Myelom im Bereich der linken Lunge. 56jähriger Mann.

gangspunkt in der Regel in der Peripherie, während die *Neurinome* vom hinteren, *Dermoide* und *Teratome* vom vorderen Mediastinum ausgehen und eine beträchtliche Größe erreichen können. Kein Wachstum, völliges Wohlbefinden und Fehlen aller humoralen Veränderungen erlauben in den meisten Fällen die Diagnose auf benignen Tumor. Die Art des Tumors kann allerdings nur vermutet werden.

Manche *gutartigen* oder *semimalignen Lungentumoren* (Karzinoid) wachsen *endobronchial* und verursachen Husten, Atelektasen und Pneumonien. Selten sind sie Ursache endokrinologischer Krankheitsbilder: Karzinoidsyndrom bei Bronchialkarzinoiden und Hypoglykämien bei intrathorakalen mesodermalen Tumoren.

Entzündliche Rundherde

Entzündliche Rundherde sind entweder *immunologischer* oder *infektiöser* Natur.

Immunologische Ursachen. Immunologisch verursacht ist der entzündliche Lungenrundherd bei *Granulomatosen* und *Angiitiden* (Wegener-Granulomatose) sowie *Kollagenosen*. Auch der *nekrobiotische Rundherd* (Rheumaknoten) bei chronischer Polyarthritis, der subpleural in den Unterfeldern gelegen ist, oft multipel und zusammen mit einem Pleuraerguß auftritt, gehört in diese Kategorie.

Infektiöse Ursachen. Ursachen eines solitären entzündlichen Rundherdes sind:

- *bakterielle Infekte* (Tuberkulose, Klebsiellenpneumonie, Aspirationspneumonie, Aktinomykose),
- *Pilzinfektionen* (Aspergillose, Histoplasmose, *Nocardia-asteroides*-, *Coccidioides-immitis*-, *Blastomyces-dermatidis*- und *Cryptococcus-neoformans*-Infektion) und
- *Parasitosen* (Echinokokkose, Filariose).

Von diesen sind in der *täglichen Praxis* vor allem das Tuberkulom und die Echinokokkose bedeutsam.

Tuberkulom

> ! In fast 90 % der entzündlichen Rundherde handelt es sich um *Tuberkulome*.

Die Diagnose stützt sich auf die Lokalisation in den Oberlappen, die aber keineswegs bindende Schlüsse zuläßt: im Tomogramm evtl. Einschmelzung, Nachweis von Kalk (ein wesentliches, aber ebenfalls nicht pathognomonisches Argument, Abb. 18.**5**) und „Satellitenläsionen", d. h. kleine diskrete Veränderungen in der Umgebung des Tuberkuloms (in 80 %), in der Regel fehlende Wachstumstendenz. Die Tuberkulinprobe ist meistens positiv. Je größer das Tuberkulom, desto größer ist die Möglichkeit, daß es noch aktiv ist. Tuberkulome mit einem Durchmesser von 3 oder mehr Zentimetern sollten reseziert werden.

Echinokokkose

Scharf umschriebene *solitäre* oder *multiple Rundherde* (Abb. 18.**40**) erwecken Verdacht auf Echinokokkose, wenn der Patient aus einem Endemiegebiet stammt und evtl. über Husten oder Pleuraschmerzen klagt.

Klinik. Klinisch sprechen für Echinokokkose: Eosinophilie (nur in etwa 20 – 25 %) und vor allem positiver Ausfall der indirekten immunfluoreszenzserologischen Teste, die die Weinberg-Reaktion (Komplementfixationstest) und die Kutanprobe (Casoni-Test) an diagnostischer Aussagekraft wesentlich übertreffen.

Diagnostik. Formänderung der Verschattung während des Inspiriums spricht für Echinokokkose. Selten wird eine schmale, schalenförmige Aufhellung oberhalb der Verdichtung beobachtet. Bleibt nach Aushusten des Zysteninhalts ein rundlicher luftgefüllter Hohlraum zurück, ist die Echinokokkusdiagnose höchst wahrscheinlich. Bei Ruptur einer Zyste kommt es oft infolge Antigenaussaat zu anaphylaktischen Reaktionen mit schwe-

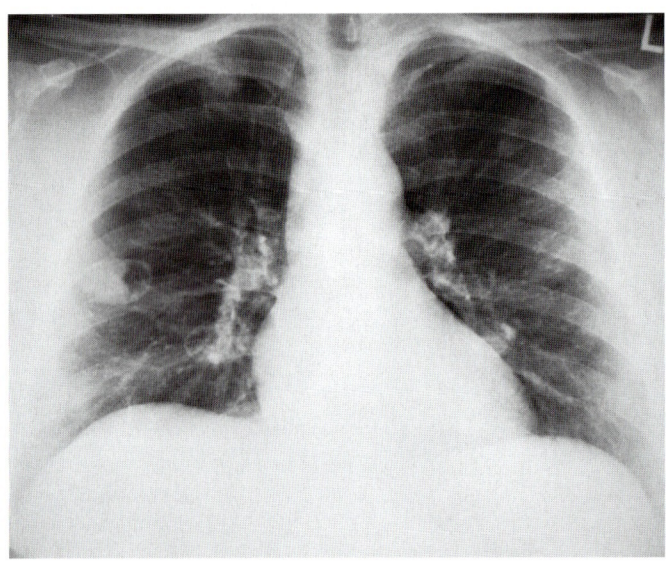

Abb. 18.**40** Echinokokkose der Lunge. Es sind mindestens 3 Zysten (2 rechts, 1 parakardial links) erkennbar. Die linke Zyste weist einen Flüssigkeitsspiegel auf, die große rechts eine Aufhellung. 42jähriger Mann.

rer Bluteosinophilie (cave Punktion!). Bewiesen wird der Echinokokkus durch den Nachweis von charakteristischen Echinokokkenhäkchen im Sputum (Abb. 18.**41**), der aber äußerst selten gelingt. Beim Aushusten von Membranen läßt sich durch Beigabe von 10%iger (1,8 mol/l) Kalilauge unter dem Mikroskop die charakteristische Parallelstreifung nachweisen.

Nach dem Röntgenbild müssen *gutartige Tumoren* und *maligne Geschwülste* ausgeschlossen werden. Bei verkalkten Echinokokken kommt differentialdiagnostisch auch ein großer *tuberkulöser Herd* in Frage.

Rundherde verschiedener Ätiologie

Interlobärergüsse, vor allem zwischen Mittellappen und Ober- sowie Unterlappen (Abb. 18.**42**) und *intrapulmonale Hämatome* können sich als Rundherd manifestieren. Diese Verschattungen werden auch als *Vanishing tumors* oder *Phantomtumoren* bezeichnet, da sie mit oder ohne Therapie rasch verschwinden. Selten ist ein Rundherd durch die chronische Verabreichung von ölhaltigen Nasentropfen verursacht (*Lipoidpneumonie*), oder es liegt ihm eine *Amyloidose* zugrunde. Auch können *Mißbildungen* als Rundherde in Erscheinung treten. Am besten bekannt sind *bronchogene Zysten*, selten ist die Ursache eine *Lungensequestration, arteriovenöse Fistel* oder *Varikose der Lungenvenen*.

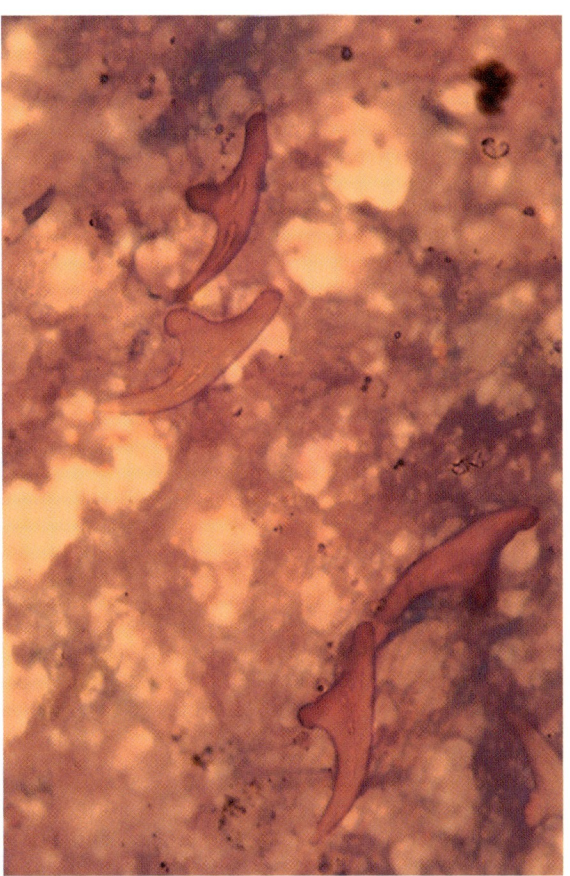

Abb. 18.**41** Echinokokkenhäkchen nach Aushusten im Sputum. 45jährige Frau. ▶

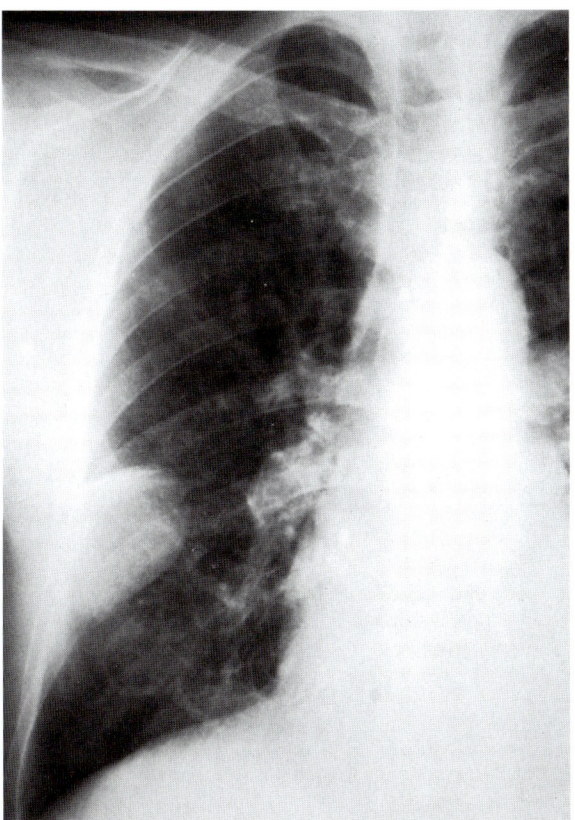
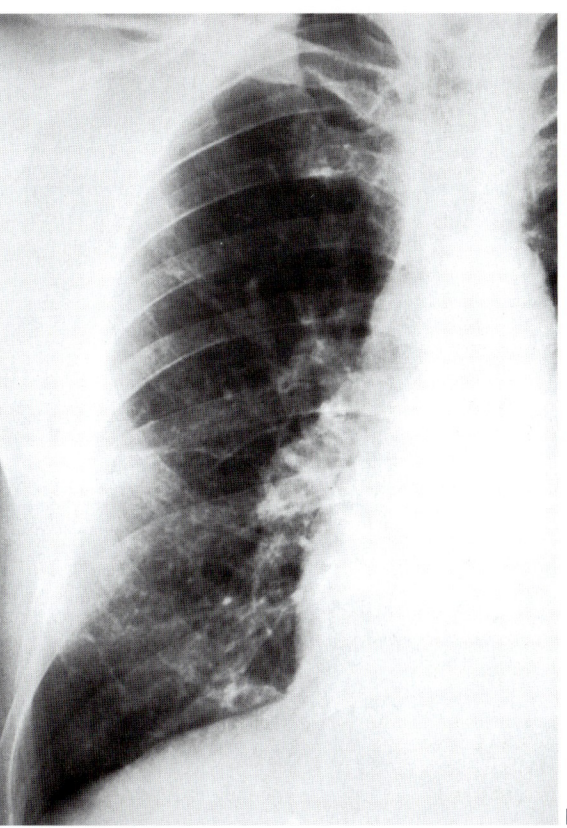

Abb. 18.**42a** u. **b** Rechtsseitiger Interlobärerguß **a** vor und **b** nach Therapie (vanishing tumor). 46jähriger Mann.

Multiple Rundherde

Die Ursachen von multiplen Rundherden entsprechen weitgehend jenen der solitären Rundherde mit Ausnahme des Bronchialkarzinoms, das äußerst selten multizentrisch auftritt. Neben *Malignomen*, d. h. vor allem Metastasen, können *Infektionskrankheiten* (Tuberkulome, septische Staphylokokkenabszesse, Echinokokken, Histoplasmose), *Immunopathien* (Wegener-Granulomatose, rheumatische Polyarthritis, Sarkoidose), *Pneumokoniosen* (Silikose) und *Mißbildungen* (bronchogene Zysten, arteriovenöse Fisteln) multiple Rundherde verursachen.

Metastasen

Finden sich multiple, nichtverkalkte, scharf begrenzte Rundherde (0,3 – 6 cm Durchmesser), handelt es sich meistens um Metastasen eines malignen Tumors (Abb. 18.**43**). Klinisch stehen oft nicht die Symptome, die durch die Lungenmetastasen verursacht werden, im Vordergrund, sondern jene des Primärtumors. Besonders häufig finden sich Lungenmetastasen bei:

➤ Hypernephrom,
➤ Seminom,
➤ Chorionepitheliom,
➤ Knochensarkom,
➤ lymphoretikulärem Sarkom,
➤ Mammakarzinom,
➤ Prostatakarzinom,
➤ Thyreoideakarzinom,
➤ Pankreaskarzinom,
➤ Kolon- und Magenkarzinom.

Sarkommetastasen sind in der Regel größer und schärfer, die von Karzinomen sind kleiner und weniger scharf gezeichnet. Besonders scharf abgegrenzte und über Jahre nur langsam wachsende Rundschatten werden bei Zylindromen (schleimsezernierendes Adenom im Bereich des Nasen-Rachen-Raumes) beobachtet.

Wegener-Granulomatose

Die Wegener-Granulomatose ist durch nekrotisierende Granulome des oberen Respirationstraktes (bei 90 % der Patienten), meist multiple 0,5 – 9 cm messende Lungenrundherde (90 %), die in bis zu 50 % kavernös zerfallen, und Nierensymptome (80 %) charakterisiert. Der Lungenbefall (Abb. 18.**44**) kann aber auch wie ein pneumonisches Infiltrat aussehen. Fieberschübe sind häufig. Die Diagnose wird durch den Nachweis zirkulierender cANCA (Sensitivität 96 %; Spezifität > 90 % bei aktiver Erkrankung) und die Biopsie des befallenen Organs, deren histopathologische Untersuchung nekrotisierende Granulome und/oder eine Entzündung der kleinen Gefäße (Arterien, Venen, Kapillaren) ergibt, gestellt.

Arteriovenöse Aneurysmen

In seltenen Fällen sind die Rundherde durch arteriovenöse Aneurysmen bedingt. Zyanose, Polyglobulie, Trommelschlegelfinger, Dyspnoe und Hämoptoe sind im allgemeinen die wichtigsten Begleitsymptome. Die Zyanose ist aber keineswegs obligat, dafür die Hypoxämie (in etwa 80 %) wegen des Rechts-links-Shunts. Röntgenologisch sind 2 Aspekte bekannt: die umschriebenen

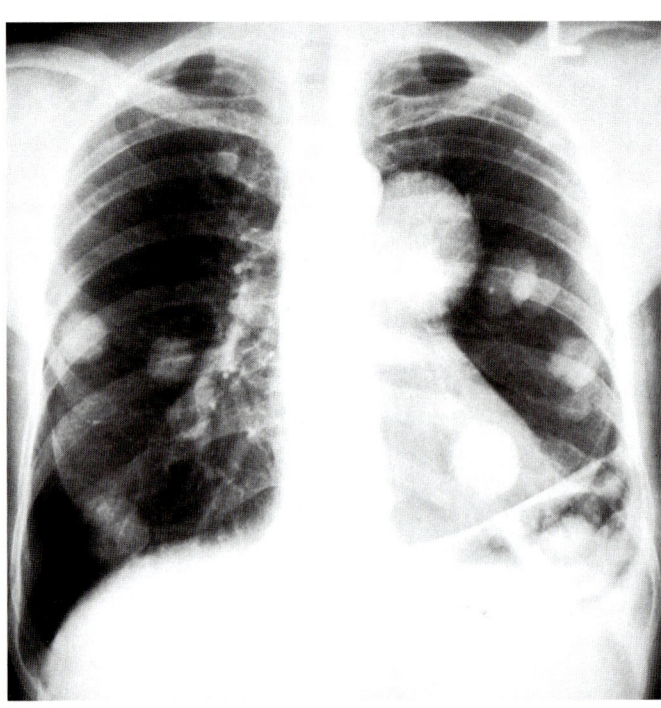

Abb. 18.**43** Multiple Lungenmetastasen eines Nebennierenrindenkarzinoms. 54jähriger Mann.

Lungenrundherde 517

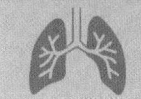

Rundschatten (Abb. 18.**45**) und streifenförmige diffuse Verschattungen. Computertomographisch sind sichtbare Gefäßschatten für die Diagnose wertvoll. Es sind auch völlig symptomlose Fälle beschrieben. Das Angiogramm beweist die Verdachtsdiagnose (Abb. 18.**46**).

Ein Drittel bis die Hälfte von Patienten mit arteriovenösen Lungenaneurysmen haben Gefäßmißbildungen auch in anderen Organen: Sie leiden an der *familiären hereditären Teleangiektasie* (Rendu-Osler-Weber). Im Gegensatz dazu weisen nur 20 % der Patienten mit der Rendu-Osler-Weber-Krankheit Lungenaneurysmen auf.

Unbehandelt sterben etwa 11 % an den Komplikationen der Lungenaneurysmen, u. a. zerebrovaskulärem Insult, Hirnabszeß, pulmonaler Hypertonie.

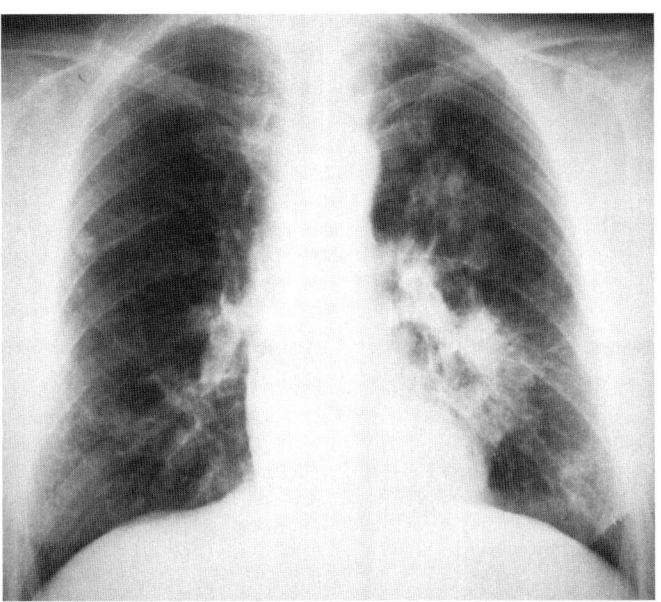

Abb. 18.**44** Wegener-Granulomatose mit multiplen, schlecht begrenzten Rundherden in der linken Lunge. Rechts Einzelherd im Mittelfeld. 63jähriger Mann.

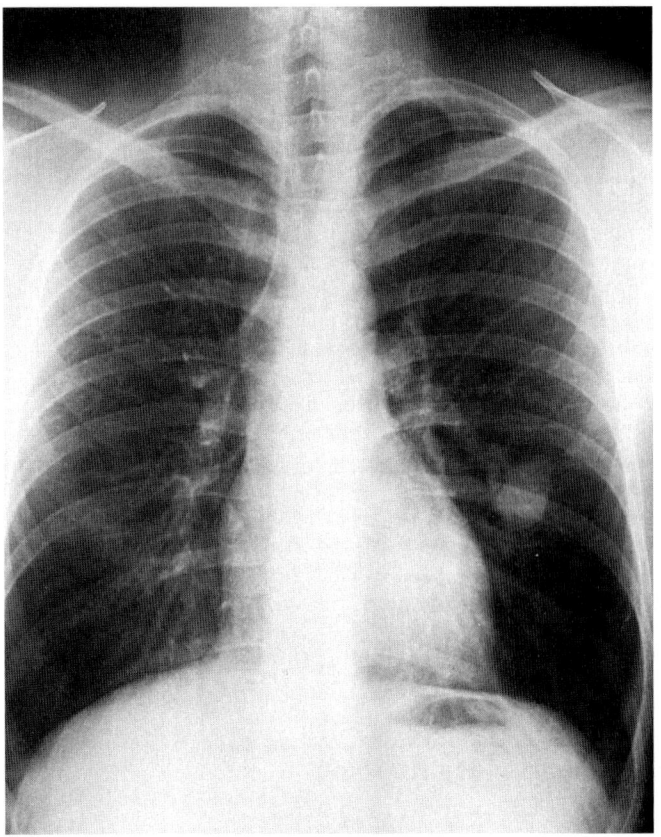

Abb. 18.**45** Solitäres arteriovenöses Aneurysma der linken Lunge. 20jähriger Mann.

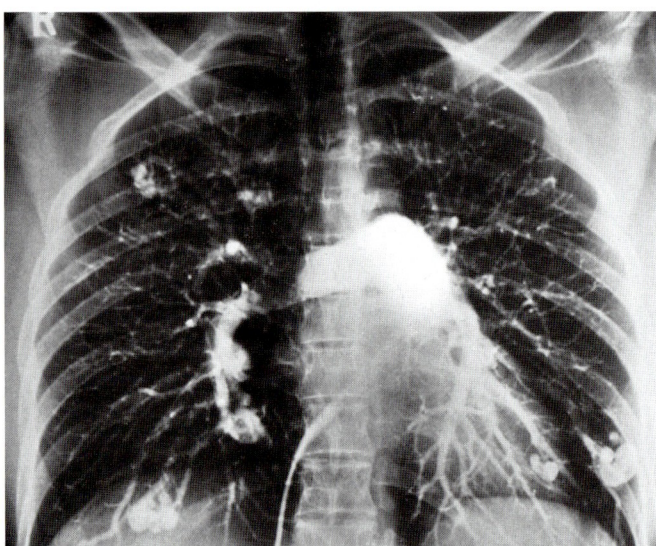

Abb. 18.**46** Multiple arteriovenöse Aneurysmen der Lunge bei familiärer hereditärer Teleangiektasie (Morbus Rendu-Osler-Weber). Die Pulmonalisangiographie beweist die aneurysmatische Natur der Rundherde. 27jährige Frau.

Weitere pulmonale Granulomatosen

Aufgrund klinischer und pathologisch-anatomischer Befunde werden 5 pulmonale Granulomatosen und Angiitiden unterschieden.
Neben der klassischen *Wegener-Granulomatose* kommt eine *„limitierte Wegener-Granulomatose"* vor, die keinen Befall des oberen Respirationstraktes und auch keine fokale Glomerulonephritis aufweist.

Die *„lymphomatoide Granulomatose"*, ein T-Zell-Lymphom, gekennzeichnet durch eine ausgeprägte lymphoretikuläre Proliferation, befällt Lunge, Niere, Haut und das ZNS.
Die *„nekrotisierende sarkoidähnliche Granulomatose"* und die *bronchozentrische Granulomatose* als weitere *„formes frustes"* scheinen nur die Lunge zu befallen.
Der *„bronchozentrischen Granulomatose"* liegt eine allergische bronchopulmonale Aspergillose zugrunde.

18.6 Kavernöse und zystische Lungenerkrankungen

Definitionen. Definitionsgemäß handelt es sich bei einer *Kaverne* um einen durch Gewebseinschmelzung entstandenen Hohlraum in der Lunge. Dagegen versteht man unter einer *Zyste* oder einer *Bulla* einen lufthaltigen, dünnwandigen, avaskulären Hohlraum, der entweder angeboren oder erworben ist. Die Kaverne entsteht meistens durch zentrale Nekrose eines Lungeninfiltrates oder von Rundherden; der nekrotische Teil wird via Bronchus ausgehustet. So entstehen die tuberkulöse Kaverne und die Höhle der abszedierenden Pneumonie.

Pathogenese. Kavernöse Prozesse treten solitär oder multipel auf. Bei solitären Prozessen denke man in erster Linie nie an eine kavernöse Tuberkulose (Abb. 18.**3**), ein zerfallendes Bronchialkarzinom (2–10 % der Bronchialkarzinome zerfallen) oder einen unspezifischen Lungenabszeß (Abb. 18.**47**). Als Ursache multipler Prozesse kommen septische Abszesse, eine Wegener-Granulomatose, selten Metastasen eines Malignoms (bis zu 4 % der Lungenmetastasen zerfallen) in Frage.

Zu den zystischen Lungenerkrankungen gehören einerseits angeborene bronchogene Zysten, deren flüssiger Inhalt ausgehustet wurde, zystische Bronchiektasen und die Zystenlunge. Diese ist von der Wabenlunge (honey-comb lung) zu unterscheiden, die erworben und das Endstadium der Lungenfibrose ist. Andererseits sind zystische Prozesse erworben wie die großen Bullae, deren Ursache entweder ein Emphysem (bullöses Emphysem), ein Lungenabszeß oder eine Tuberkulose ist oder die Zysten bei Echinokokkose oder Paragonimiase. Die Unterscheidung zwischen Kaverne und Zyste oder Blase ist oft schwierig, manchmal unmöglich, vor allem dann, wenn es sich um einen Spätzustand eines kavernösen Lungenprozesses handelt. So kann eine gereinigte tuberkulöse Kaverne wie eine Zyste oder Blase aussehen.

Tuberkulöse Kaverne

Siehe S. 475.

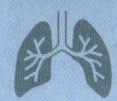

Kavernöse und zystische Lungenerkrankungen 519

Abb. 18.47 Lungenabszeß im rechten Oberfeld mit Flüssigkeitsspiegel. 25jähriger Mann.

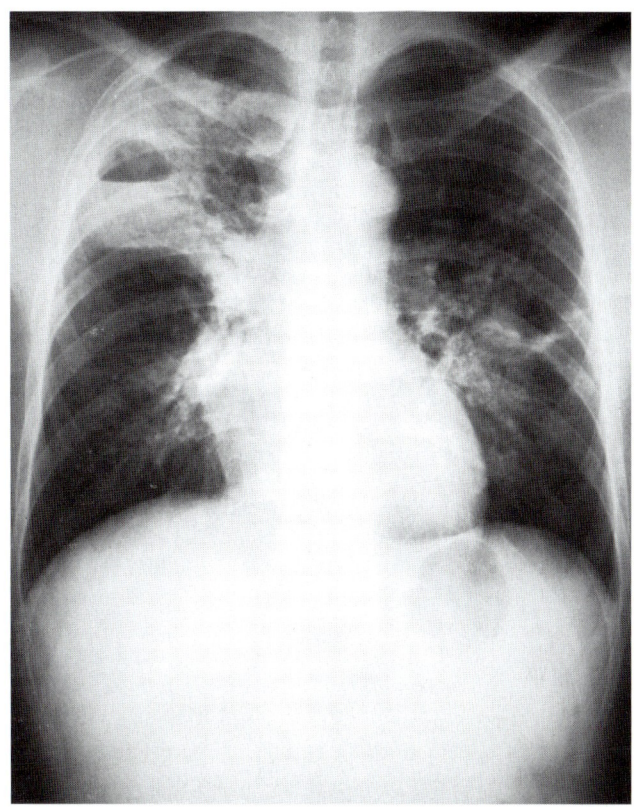

Lungenabszeß

Ursachen. Die Ursachen eines Lungenabszesses sind mannigfaltig: Er tritt als Folge einer Aspiration und bronchogenen Infektion oder als Komplikation von bakteriellen Pneumonien auf; er entwickelt sich distal einer bronchialen Stenose, die durch einen Tumor oder Fremdkörper verursacht ist. Hämatogen metastatisch entstehen die Abszesse bei septischen Prozessen, lymphogen metastatisch oder per continuitatem beim rupturierten Amöbenabszeß der Leber. Auch kann ein Abszeß im Anschluß an ein offenes oder geschlossenes Thoraxtrauma, eine Operation im Nasen-Rachen-Raum (Tonsillektomie) und Zahnextraktion auftreten.

Klinik. *Klinisch* bestehen Husten und Auswurf, Fieber, Leukozytose mit toxischen Veränderungen der Neutrophilen, hohe Senkungsrate. Das *Sputum* ist eitrig, übelriechend; *elastische Fasern* sind für den Lungengewebszerfall beweisend. Im Gram-Präparat findet man eine Mischflora, bestehend aus grampositiven und gramnegativen Stäbchen und Kokken. Kulturell lassen sich aerobe Keime wie α-hämolysierende Streptokokken, *Neisseria*-Arten, Pneumokokken, Staphylokokken und gramnegative Enterobakterien züchten, vor allem aber Anaerobier wie *Bakteroides*, Fusobakterien, Peptostreptokokken.

Diagnostik. Die physikalischen Zeichen sind immer sehr spärlich. Die Diagnose wird daher aus den allgemeinen klinischen Erscheinungen, dem Röntgenbild und Sputum gestellt.

Röntgenologisch ist die Abszeßhöhle, die sich durch eine Aufhellung auszeichnet, von breiten Rändern umgeben (Abb. 18.47). Je nach Ursache der Abszeßbildung sind entweder die Ober- oder Unterlappen befallen (nach Friedländer-Pneumonie die Oberlappen; nach Aspirationspneumonie Unterlappen, rechts zu links 2 : 1). Fast immer ist ein Flüssigkeitsspiegel nachzuweisen.

Differentialdiagnose. Die Differenzierung eines *Lungenabszesses* von einer *tuberkulösen Kaverne* ist in der Regel durch den Tuberkelbakteriennachweis leicht möglich. Die größten differentialdiagnostischen Schwierigkeiten liegen röntgenologisch in der Abgrenzung zu *interlobären Empyemen und darüberliegender Luftblase*. Bei Beachtung der klinischen Symptomatologie und computertomographischen Lokalisierung in einem Lungenlappen fällt die Differenzierung nicht schwer. Immerhin ist zu bedenken, daß auch Empyeme, nicht nur Abszesse, bei innerer Fistel in das Bronchialsystem Eiter entleeren können.

Lungenabszeß infolge Aspiration

(s. auch Aspirationspneumonie)

Die Aspiration von Speichel oder Mundinhalt bei Schluckstörungen aufgrund neurologischer Krankheiten, im epileptischen Anfall, im Alkoholrausch oder bei alten Patienten mit herabgesetzten Rachenreflexen verursacht oft einen Lungenabszeß.

Die *Lokalisation* der Abszesse ist *typisch*: Erfolgt die Aspiration im Liegen, entwickeln sich Abszesse in den posterioren Segmenten des Oberlappens oder den apikalen Segmenten der Unterlappen; erfolgt sie im Sitzen, sind die Abszesse vor allem in den basalen Segmenten des rechten Unterlappens lokalisiert.

Die für den Abszeß verantwortlichen Erreger entstammen der anaeroben Mundflora: gramnegative Bazillen wie *Bacteroides fragilis, oralis, corrodens* und *melaninogenicus* und *Fusobacterium nucleatum*; grampositive Kokken wie *Peptostreptokokken* oder *Peptokokken* und grampositive Bazillen wie *Propionibacterium sp.*, *Eubacterium sp.*

Lungenabszeß als Komplikation von bakteriellen Pneumonien

Er tritt bei Pneumonien durch Staphylokokken, gramnegative Bakterien (Friedländer-Pneumonie) und Anaerobier auf; nur selten bei Pneumokokkenpneumonien (vor allem *Pneumococcus Typ 3*).

Lungenabszeß bei Bronchialobstruktion

! 10 % aller Lungenabszesse sind Folge einer Bronchialobstruktion vor allem durch *Karzinome*. Gerade diese Ursache muß bei *jedem Lungenabszeß* ausgeschlossen werden.

Eine Bronchoskopie ist deswegen in jedem Fall von Lungenabszeß indiziert; damit wird gleichzeitig auch ein *Fremdkörper* in den Bronchien ausgeschlossen.

Metastatische Lungenabszesse

Sie kommen durch Embolien *infizierter Beckenvenenthrombosen* und bei *rechtsseitiger Endokarditis* vor. Auch sind sie eine typische Komplikation der *chronischen Dialyse* mit arteriovenösem Shunt. Sie sind von *Infarktkaverne* zu unterscheiden. Dabei ist zu bedenken, daß Lungeninfarkte auch sekundär aerogen infiziert werden und abszedieren können.

Amöbenabszeß. Eine besondere Form eines metastatischen Lungenabszesses ist der *Amöbenabszeß*. Er ist in 95 % im rechten Unter- und Mittellappen lokalisiert und entsteht entweder durch direkte Infektion der Lungen mit *Entamoeba histolytica* beim Platzen eines subphrenischen Leberabszesses oder durch lymphogene transdiaphragmale Streuung. Selten entstehen Amöbenabszesse hämatogen; sie sind dann über die ganze Lunge verteilt. Sterile Pleuraergüsse begleiten oft Amöbenabszesse; bei Infektion der Pleura bildet sich ein Empyem. In 15 % von Amöbenabszessen der Leber kommt es zur Infektion der Pleura und Lunge.

Die Diagnose eines Amöbenprozesses kann im Sputum durch den mikroskopischen Nachweis der Trophozoiten oder Zysten erfolgen. Besteht eine bronchohepatische oder bronchobiliäre Fistel, hustet der Patient Sputum aus, das Galle enthält.

Lungenzysten

Definition. Es handelt sich meist um kongenitale Hohlräume in der Lunge, die vornehmlich in den Unterlappen bei gleichmäßiger Links-rechts-Verteilung vorkommen und nicht mit dem Bronchialbaum kommunizieren.

Diagnostik. Unkomplizierte, solitäre oder multiple Zysten machen klinisch keine Symptome und stellen röntgenologische Zufallsbefunde dar. Sie sind durch ihre äußerst zarte Wandung ohne umgebendes Infiltrat gekennzeichnet. Selten sind sie mit Flüssigkeit gefüllt und erscheinen als Rundherde; die Wand kann verdickt sein. Sie sind vom *bullösen Emphysem* (Abb. 17.**8**) zu differenzieren, welches die Oberlappen bevorzugt.

Kavernöse und zystische Prozesse verschiedener Ätiologie

Weitere Ursachen von kavernösen und zystischen Lungenprozessen, die in der *Differentialdiagnose* berücksichtigt werden müssen, sind:

- Bronchiektasen,
- Lungensequestration,
- Echinokokkose,
- Aktinomykose,
- seltene Pilzerkrankungen (Histoplasmose, Kokzidioidomykose, Kryptokokkose),
- Wegener-Granulomatose,
- chronische Polyarthritis (nekrobiotische Rheumaknoten),
- sehr selten Sarkoidose, Hodgkin- und Non-Hodgkin-Lymphom, hämatogene Metastasen, Silikose und Anthrakosilikose.

Auch können *Zysten* die Folge von Thoraxverletzungen sein. Die *traumatische Zyste* ist dünnwandig und liegt meistens peripher subpleural. Sie entsteht entweder als direkte Folge eines Thoraxtraumas oder im Anschluß an ein traumabedingtes Hämatom.

Pseudokavernen, Pseudozysten. Von den Kavernen und Zysten sind die sog. *Pseudokavernen* oder *Pseudozysten* zu unterscheiden. Es handelt sich dabei um vorgetäuschte Höhlenbildungen des Lungengewebes. Ein Beispiel dafür ist die Pseudozystenbildung während der Resorption eines Hämatoms (Abb. 18.**48a** u. **b**) oder die regionäre Überblähung bei mechanischer Ventilation.

Kavernöse und zystische Lungenerkrankungen

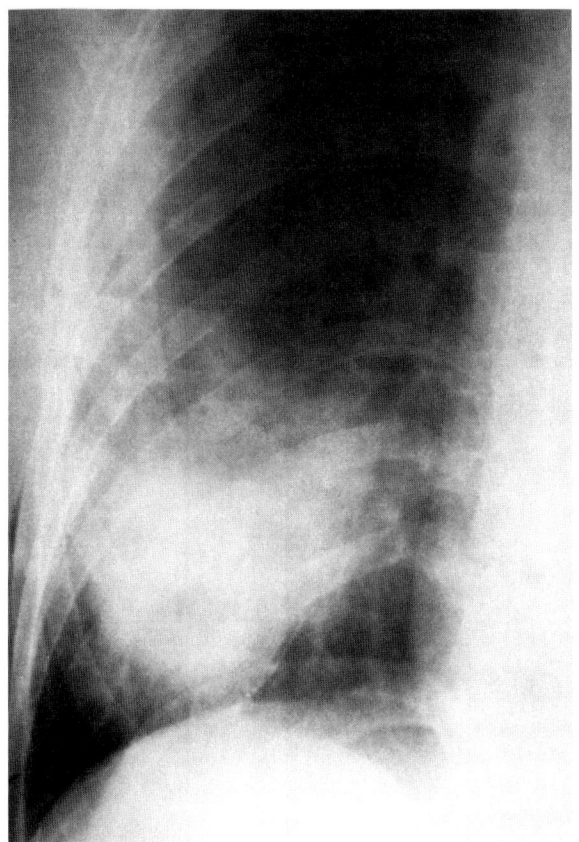
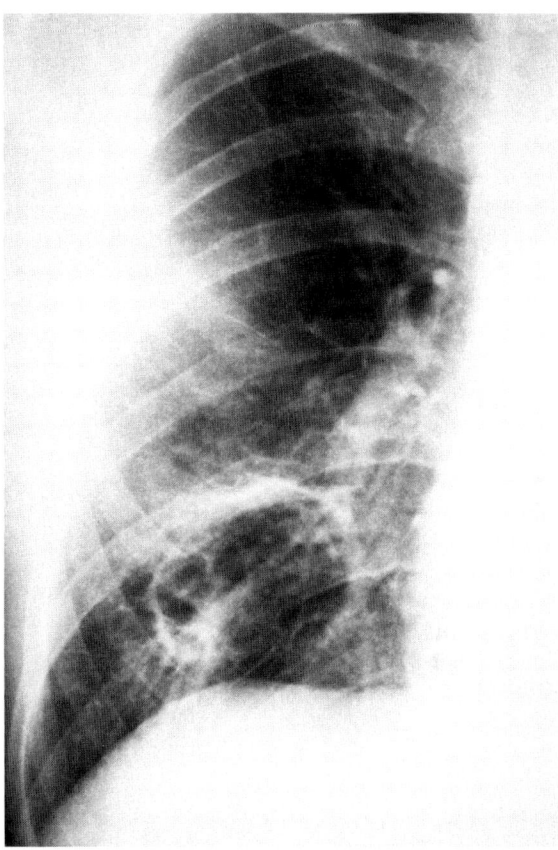

Abb. 18.48 **a** Traumatisches Hämatom der Lunge; **b** nach Resorption hat sich eine Pseudozyste gebildet.

Aspergillom. Kavernen, Zysten und Blasen können durch Aspergillen bronchogen besiedelt werden. Es bildet sich dann ein intrakavitäres, saprophytisch wachsendes *Aspergillom*, eine Pilzkugel, die aus Myzelien, zellulärem Debris, Fibrin und Mukus besteht. Der radiologische Befund ist typisch (Abb. 18.**49**): Innerhalb einer im Oberlappen gelegenen, dünnwandigen Höhle stellt sich eine von Luft umgebene (Lufthaube), freibewegliche, kugelige Verschattung dar, die ausnahmsweise am Boden haftet. Das Aspergillom kann Kalk enthalten. Oft werden die Aspergillome zufällig entdeckt: sie machen wenige Symptome: Husten, Auswurf und Hämoptyse kommen in 45–70 % vor. Im Blut sind zirkulierende Präzipitine vorhanden. In bis zu 10 % der Patienten mit Aspergillom kommt es zur spontanen Lyse des Myzetoms.

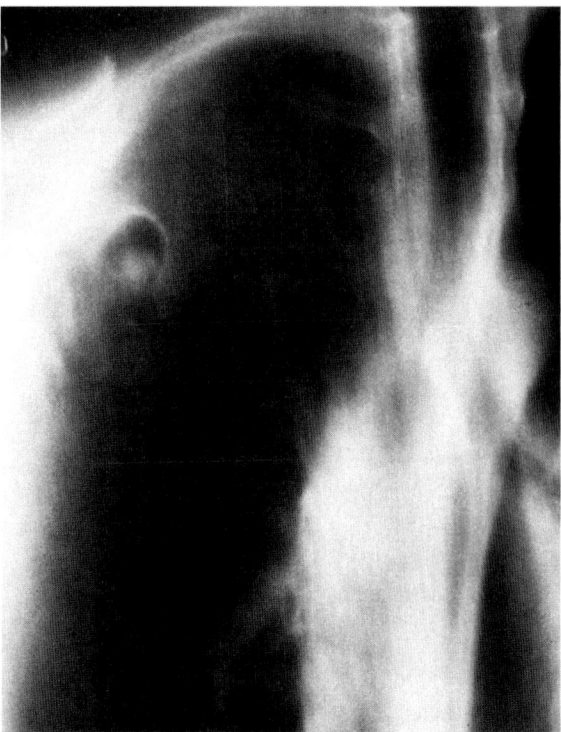

Abb. 18.**49** Aspergillom der Lunge. Eine Lufthaube umgibt die in der tuberkulösen Kaverne befindliche Pilzkugel. 28jähriger Mann.

18.7 Atelektasen

Pathogenese. Luftleeres Lungengewebe ohne entzündliche Veränderungen (*Atelektase*) kommt aufgrund zweier Ursachen zustande:

➤ Durch Resorption von Luft in nicht oder schlecht durchlüftetem Lungengewebe, meist als Folge eines Bronchialverschlusses (*Resorptionsatelektase*) und
➤ infolge Kompression von Lungengewebe durch raumbeengende Prozesse von außen (*Kompressionsatelektase*).

Diagnostik. Durch die *physikalisch-klinischen* Untersuchungsmethoden kann die Diagnose Atelektase nur gestellt werden, wenn große Lungenbezirke betroffen sind. Dämpfung, verstärkter oder abgeschwächter Stimmfremitus, Bronchophonie, reines Bronchialatmen ohne Rasselgeräusche sind die kennzeichnenden Merkmale.

Röntgenologisch unterscheiden wir *direkte* und *indirekte Zeichen der Atelektase* (Abb. 18.**50a** u. **b** sowie 18.**51**). Das einzige *direkte* Zeichen ist die Verlagerung der interlobären Fissuren.

Die *indirekten* Zeichen umfassen:

➤ lokale Verschattung,
➤ Elevation des Zwerchfells,
➤ Verlagerung des Mediastinums inklusive Trachea,
➤ kompensatorische Überblähung,
➤ Verlagerung des Hilus,
➤ Verminderung des interkostalen Abstandes und
➤ Fehlen eines „Airbronchogramms".

Auch die inspiratorische Verlagerung des Mediastinalschattens nach der befallenen Seite bei der Durchleuchtung (*Holzknecht-Symptom*) ist ein wertvolles Kriterium.

Das Verschwinden von Verschattungen innerhalb weniger Stunden darf ebenfalls im Sinne von Atelektasen gewertet werden. Massive Atelektasen zeichnen sich im Röntgenbild durch eine homogene Verschattung aus, die sich aber durch die Art der Schattenbildung nicht von anderen Prozessen abgrenzen läßt. Die meist in den basalen Lungenabschnitten auftretenden sog. *Streifen-* oder *Plattenatelektasen* („*Fleischner's lines*") sind nur röntgenologisch erkennbar (Abb. 18.**52**).

➤ *Resorptionsatelektasen* treten bei folgenden Erkrankungen auf:
  – bei Tumoren in den Bronchien (am häufigsten Bronchialkarzinom [s. Abb. 18.**50a** u. **b** und 18.**51**], Karzinoid [S. 540]),
  – bei Verlegung der Bronchien durch einen Schleimpfropf (mucoid impaction, S. 461),
  – bei Obstruktion der Bronchien durch Fremdkörper (auch Blutung).
➤ Fremdkörper als Ursache einer Atelektase sind in jedem Fall auszuschließen. Diese Ursache ist verhältnismäßig häufig. Die Anamnese läßt einen oft im Stich, ebenso das Röntgenbild. Lokalisatorisch sind die meisten Fremdkörper im rechten Bronchialbaum zu finden. Bronchoskopische Untersuchung ist unerläßlich.
➤ *Kompressionsatelektasen* spielen diagnostisch eine geringere Rolle, da die Grundkrankheit das Bild in der Regel beherrscht (Pleuraerguß).
➤ Bei *Zwerchfellhernie* gibt eine atelektaseähnliche Verschattung manchmal zu diagnostischen Irrtümern Anlaß. Durch Darstellung des Darmes mit Kontrastbrei läßt sich die Art der Verschattung leicht aufklären.

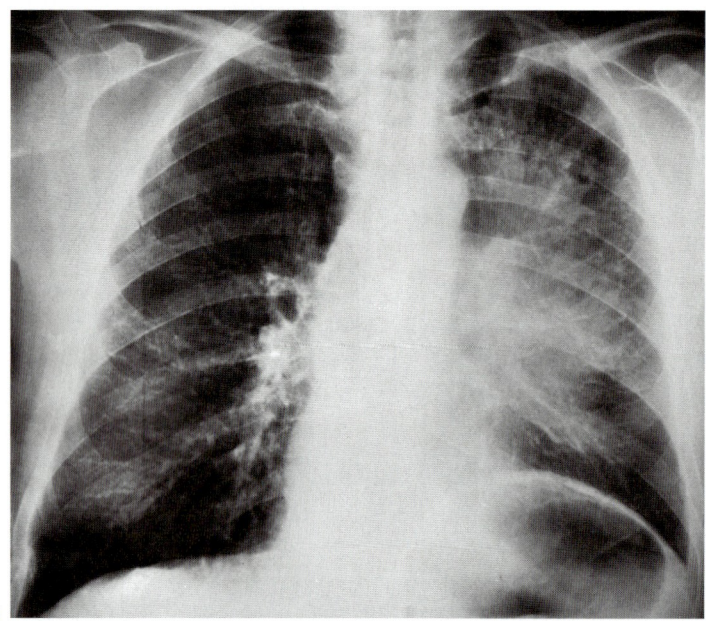
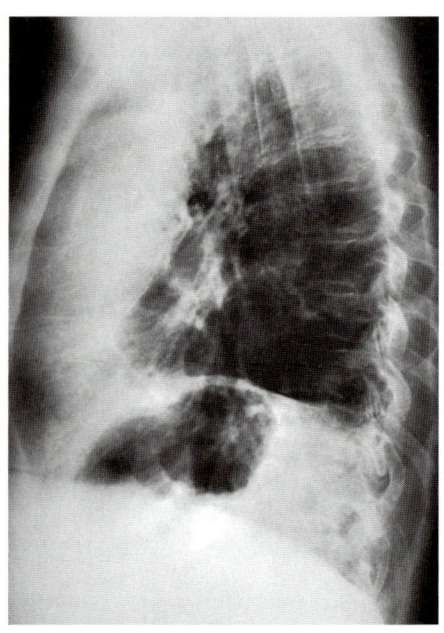

Abb. 18.**50a** u. **b**   Atelektase des linken Oberlappens wegen zentralen Bronchialkarzinoms. **a** Im p.-a. Bild ist die linke Herzkontur durch den atelektatischen Oberlappen verwischt („positives" Silhouettenzeichen). **b** Im Seitenbild ist die Lappengrenze nach ventral verschoben. Fehlendes „Airbronchogramm". Zwerchfellhochstand links. 70jähriger Mann.

Atelektasen 523

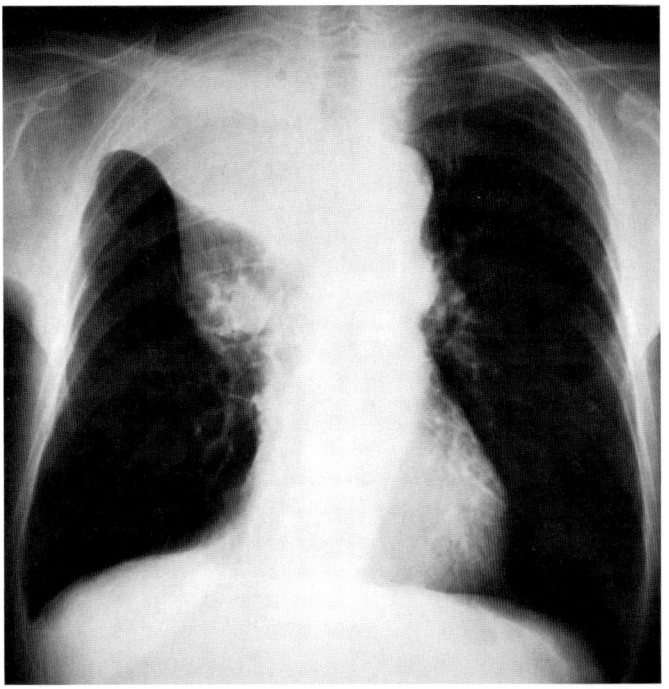

Abb. 18.51 Atelektase des rechten Oberlappens wegen zentralen Bronchialkarzinoms. Die Fissur zwischen Ober- und Mittellappen ist nach oben verschoben. Fehlendes „Airbronchogramm". 69jähriger Mann.

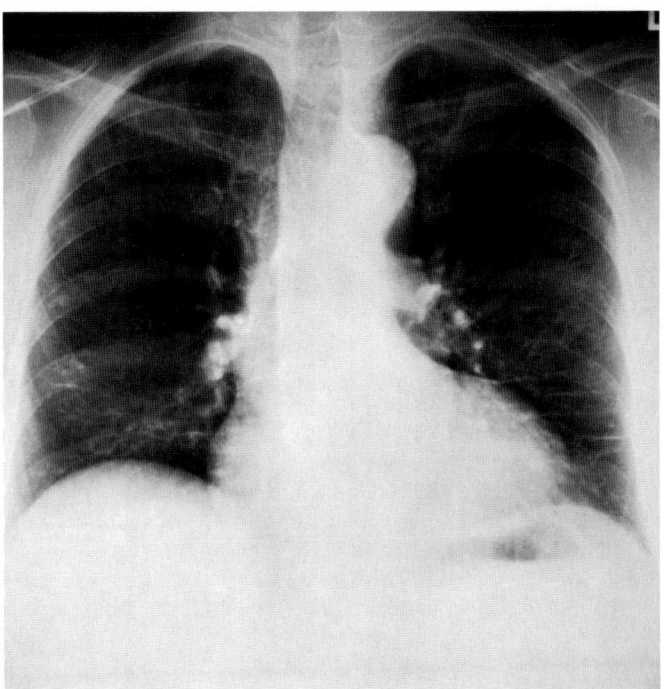

Abb. 18.52 Streifenatelektasen in Form horizontaler Streifenschatten im linken und rechten Unterfeld bei hochstehenden Zwerchfellen. 67jährige Frau.

▶ *Streifen-* oder *Plattenatelektasen* (Abb. 18.**52**), nach ihrem Beschreiber auch als *Fleischner-Linien* bezeichnet, treten fast ausschließlich als Folge *eingeschränkter Zwerchfellexkursionen* auf. Ursache der behinderten Zwerchfellfunktion sind selten kardiopulmonale Erkrankungen, sondern abdominelle Prozesse, vor allem ein intraabdomineller chirurgischer Eingriff. Außer der durch die eingeschränkte Zwerchfellfunktion verursachten Hypoventilation der basalen Lungenbezirke sind an der Bildung der Plattenatelektasen die Obstruktion peripherer Atemwege durch Sekret (erschwerter Husten), fehlende kollaterale Ventilation und verminderte Surfactantproduktion beteiligt. *Plattenatelektasen kommen bei der pulmonalen Stauung nicht vor*; sie werden meist mit den für die Stauung typischen *Kerley-B-Linien* verwechselt. Hingegen sind Plattenatelektasen bei Lungenembolien ein häufiger radiologischer Befund.

18.8 Mittellappensyndrom

Ursachen. Die Verschattung im Bereich des rechten Mittelfeldes kommt durch Atelektasen, selten durch eine Schrumpfung des Mittellappens zustande (Abb. 18.**53a** u. **b**). Die Ätiologie ist uneinheitlich. Neben Lymphknotenschwellungen und der Bronchitis deformans mußte früher an eine Tuberkulose gedacht werden, während man heute in etwa einem Drittel aller Fälle ein Bronchialkarzinom findet. Als Symptome werden während Monaten bis Jahren subfebrile Temperaturen, hartnäckiger Husten, evtl. mit eitrigem Auswurf, beobachtet.

Pathogenese. *Pathophysiologisch* begünstigen folgende anatomische Faktoren die Entstehung eines Mittellappensyndroms: stumpfer Abgangswinkel, enger Durch-

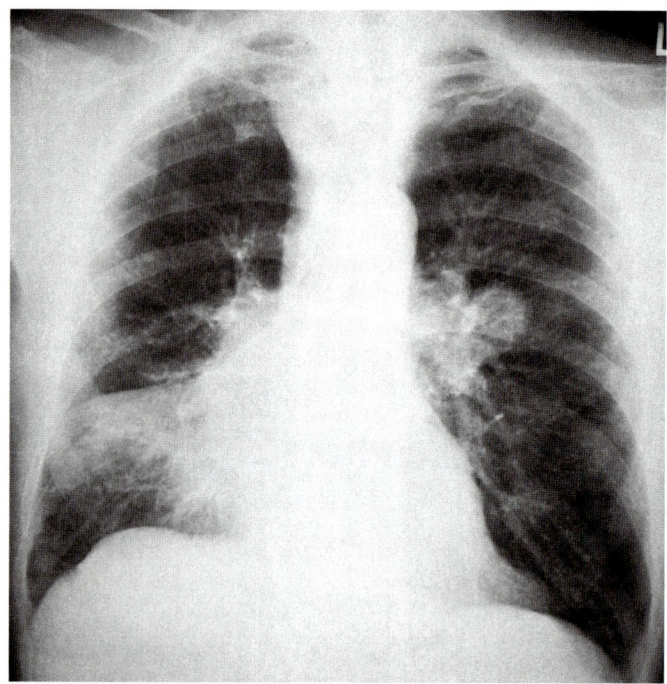

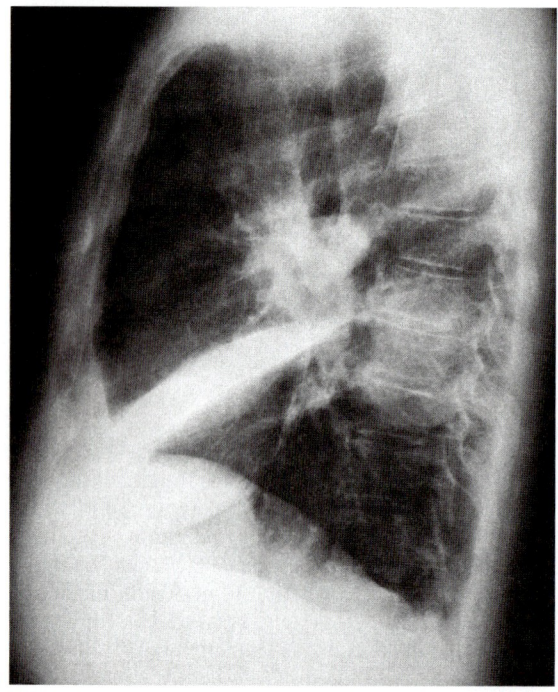

Abb. 18.**53a** u. **b** Mittellappensyndrom bei zentralem Bronchialkarzinom. **a** Der atelektatische luftleere Mittellappen verwischt die rechte Herzkontur auf der p.-a. Aufnahme („positives" Silhouettenphänomen). **b** Erst das Seitenbild beweist, daß es sich um eine Atelektase des Mittellappens handelt. 66jähriger Mann.

messer, Länge und verstärkte Kollapsneigung des Mittellappenbronchus sowie die zahlreichen Lymphknoten, die am Abgang des Bronchus lokalisiert sind. Außerdem ist die *kollaterale Ventilation* im Bereich des Mittellappens *ineffektiv*, da durchgehende Fissuren den Mittellappen vom angrenzenden Ober- und Unterlappen trennen.

18.9 Verschattungen im Bereich des rechten Herz-Zwerchfell-Winkels

Bei Verschattungen im Bereich des rechten Herz-Zwerchfell-Winkels lassen sich *streifenförmige* Schattenbildungen von *homogenen* Verschattungen mit scharfer Begrenzung unterscheiden. Eine vermehrte Zeichnung in diesem Bereich ist ein sehr häufiger Befund, der besonders bei Lungenstauung oder bei Bronchiektasen beobachtet wird.

Liegt eine *homogene, scharf begrenzte Verschattung* vor, muß zwischen einem *neoplastischen* Prozeß, der seinen Ausgangspunkt von der Lunge, den Bronchien, dem Mediastinum, dem Perikard, der Pleura und dem Zwerchfell nimmt, und *zystischen Gebilden, Hernien* oder *Rupturen* differenziert wurden.

Serosazyste. Patienten mit einer *Serosazyste*, die wegen der sich unter Druck entleerenden Flüssigkeit auch „Springwater cyst" genannt wird, zeigen meistens keinerlei klinische Symptome. Die Verschattung wird oft als Zufallsbefund entdeckt (Abb. 19.**21a** u. **b**).

Hernien und Rupturen. Bei den Hernien und Rupturen läßt sich in der Regel in der Anamnese ein schweres Trauma nachweisen. Die seltene rechtsseitige *parasternale Hernie (Morgagni)* ist nicht traumatisch bedingt. Sie ist parakardial ganz ventral gelegen. Durch die konventionelle und computertomographische radiologische Untersuchung von Thorax und Abdomen, eventuell Pneumoperitoneum, lassen sich vom Abdomen ausgehende Gebilde mit Sicherheit von den oberhalb des Zwerchfells ausgehenden Prozessen abgrenzen.

Zwerchfellbuckel. Der häufige, klinisch belanglose *Zwerchfellbuckel* als Formanomalie der Zwerchfellwölbung kann einen pathologischen Prozeß vortäuschen.

Lungensequestration

Liegt eine längere Anamnese von Entzündungssymptomen (Husten, Auswurf, Fieber) mit schwierig deutbarer Verschattung im *posterobasalen-mediastinalen Unterlappenabschnitt* vor, muß an die *intralobäre Sequestration der Lunge* gedacht werden. Bei dieser Fehlentwicklung üben persistierende viszerale Äste der Aorta einen Zug zu einem Teil der primitiven Lungenknospe aus, was zu einer Abspaltung eines Unterlappenteils mit vollständiger Trennung von Bronchialbaum und der arteriellen Versorgung führt. Dieses funktionsuntüchtige, als Nebenlunge angesprochene Lungengewebe wird oft aerogen infiziert, was zu entsprechenden klinischen Symptomen, Fieberschüben und eitrigem Sputum führen kann. Oft ist die Lungensequestration allerdings ein röntgenologischer Zufallsbefund; eine streifige oder grobfleckige, von Aufhellungen durchsetzte Verschattung in *posterobasalen Lungenbezirken* ist typisch. Eine genaue Abklärung erfordert den angiographischen Nachweis der abnormen Gefäßversorgung aus der Aorta. Manchmal kann die Diagnose erst auf dem Operationstisch gestellt werden. Von der intralobären Sequestration ist die *extralobäre Form* zu unterscheiden. In diesem Fall entwickelt sich ein Lungensegment vollständig ektopisch und steht in 90 % der Fälle mit dem linken Hemidiaphragma in Beziehung. Im Gegensatz zur intralobären Form erfolgt die venöse Drainage via systemische und nicht pulmonale Venen.

Literatur

Allgemeine Literatur siehe Kapitel 17.

Spezialliteratur

Allen JN, Davis WB. Eosinophilic lung diseases. Am J Respir Crit Care Med. 1994; 150: 1423.

American Thoracic Society: Hospital acquired pneumonia in adults: diagnosis, assessment of severity, initial antimicrobiol therapy and preventive strategies. Am J Respir Crit Care Med. 1996; 153: 1711.

Andersen P. Pathogenesis of lower respiratory tract infections due to Chlamydia, Mycoplasma, Legionella and viruses. Thorax 1998; 53: 302.

Arcasoy SM, Jett JR. Superior pulmonary sulcus tumors and pancoast syndrome. New Engl J Med. 1997; 337: 1370.

Barsky SH, Cameron R, Osann KE et al. Rising incidence of bronchioloalveolar lung carcinoma and its unique clinicopathologic features. Cancer 1993; 73: 1163.

Bertelsen S, Struve-Christensen E, Aasted A, Spurup J. Isolated middle lobe atelectasis: aetiology, pathogenesis and treatment of the so-called middle lobe syndrome. Thorax 1980; 35: 449.

Brown PD, Lerner SA. Community-acquired pneumonia. Lancet 1998; 352: 1295.

Burke CM, Safai C, Nelson DP, Raffin TA. Pulmonary arteriovenous malformations: a critical update: Amer Rev Resp Dis. 1986; 134: 334.

Burns A. Pulmonary vasculitis Thorax. 1998; 53 220.

Carrington CB, Gaensler EA, Coutu RE, Fitzgerald MX, Gupta RG. Natural history and treated course of usual and desquamative interstitial pneumonia. New Engl J Med. 1978; 298: 802.

Coggon D, Newmann Taylor A. Coal mining and chronic obstructive pulmonary disease: a review of the evidence. Thorax 1998; 53: 398.

Cooper IAD, White D, Matthay RA. Drug induced pulmonary disease. Part 1: Cytotoxic drugs und Part 2: Noncytotoxic drugs. Amer Rev respir Dis. 1986; 133: 488.

Dalen JE, Huffajee GI, Alpert JS, Howe JP, Ockene IS, Paraskos JA. Pulmonary embolism, pulmonary hemorrhage and pulmonary infarction. New Engl J Med. 1977; 296: 1431.

Donlan CJ, Strodes CH, Duffy FD. Idiopathic pulmonary hemosiderosis. Chest 1975; 68: 577.

Duchin JS, Koster F, Peters CJ et al. and Hanta Study Group. Hantavirus pulmonary syndrome: A clinical description of 17 patients with a newly recognised disease. N Engl J Med. 1994; 330: 949.

Ferrer J. Pleural tuberculosis. Eur Respir J. 1997; 10: 942.

Fouret PJ, Touboul JL, Mayaud CM, Akoun GM, Roland J. Pulmonary Kaposi's sarcoma in patients with acquired immune deficiency syndrome: a clinicopathological study. Thorax 1987; 42: 262.

Gelb AF, Leffler C, Brewin A, Muscatello V, Lyons HA. Miliary tuberculosis. Amer Rev resp Dis. 1973; 108: 1327.

Goldhaber SZ. Pulmonary embolism. N Engl J Med. 1998; 339: 93.

Goldstein LS, Kavuru MS, Curtis P, Christie HA, Farver C, Stoller JK. Pulmonary alveolar proteinosis. Clinical features and outcome. Chest. 1998; 114: 1357.

Gross WL, Csernok E, Helmchen O. Antineutrophil cytoplasmic autoantibodies, autoantigens and systemic vasculitis. APMIS 1995; 103: 81.

Hilliard RI, McKendry JRJ, Philipps MJ. Congenital abnormalities of the lymphatic system: a new clinical classification. Pediatrics. 1990; 86: 988.

Hoffman GS, Kerr GS, Leavitt RS, Hallahan CW, Lebovics RS, Travis WD. Wegener Granulomatosis: an analysis of 158 patients. Ann. intern. Med. 1992; 116: 488.

Jay SJ, Johanson WG, Pierce AK. The radiographic resolution of Streptococcus pneumoniae. New Engl J Med. 1975; 293: 798.

Jeanette JG, Falk RJ. Small vessel vasculitis. N Engl J Med. 1997; 337: 1512.

Kalassian KG, Doyle R, Kao P, Ruoss S, Raffin TA. Lymphangioleiomyomatosis: new insights. Am J Respir Crit Care Med 1997; 155: 1183.

Kalin M. Pneumococcal serotypes and their clinical relevance. Thorax 1998; 53: 109.

Katzenstein AL, Myers JL. Idiopathic pulmonary fibrosis. Clinical relevance of pathologic classification. Am J Respir Crit Care Med. 1998; 157: 1301.

Khan AS, Ksiazek TK, Peters CJ. Hantavirus pulmonary syndrome. Lancet 1996; 347: 739.

Langford CA, Hoffman GS. Wegener's granulomatosis. Thorax. 1999; 54: 629.

Lee SC, Johnson HA. Multiple nodular pulmonary amyloidose. Thorax. 1975; 30: 178.

Liebow AA. Pulmonary angiitis and granulomatosis. Amer Rev resp Dis. 1973; 108: 1.

Lohr RH, Boland BJ, Douglas WW, Docknell DH, Colby TV, Swensen SJ, Wollau PC, Silverstein MD. Organizing pneumonia. Features and prognosis of crytogenic, secondary, and focal variants. Arch Intern Med. 1997; 157: 1323.

Macfarlane JT. Pneumocystis carinii pneumonia. Thorax 1985; 40: 561.

Macfarlane JT, Calville A, Guion A, Macfarlane RM, Rose DA. Prospective study of aetiology and outcome of adult lower-respiratory-tract infections in the community. Lancet 1993; 341: 511.

Macher A. Histoplasmosis and blastomycosis. Med Clin N Amer. 1980; 64: 447.

Miller R. HIV-associated respiratory diseases. Lancet 1996; 348: 307.

Murphy TF. Branhamella catarrhalis: epidemiological and clinical aspects of a human respiratory pathogen. Thorax 1998; 53: 124.

Parkes WR. Occupational Lung Disorders. 3rd ed. London; Butterworth Heinemann; 1994.

do Pico GA. Hazardous exposure and lung disease among farm workers. Clin Chest Med. 1992; 13: 311.

Rosenow EG, Wilson WR, Cockerill FR. Pulmonary disease in the immuncompromised host. Mayo Clin Proc. 1985; 60: 473.

Rüegger M. Lungenschäden durch Metalle. Schweiz Med Wochenschr. 1995; 125: 467.

Scadding JG. Diffuse pulmonary alveolar fibrosis. Thorax. 1974; 29: 271.

Shovlin C, Letarte M. Hereditary haemorrhagic telangiectasia and pulmonary arterio venous malformations: issues in clinical management and review of pathogenic mechanisms. Thorax 1999; 54:714.

Stout J, Yu VL, Vickers RM, Zuraleff J, Best M, Brown A, Yee RB, Wadowsky R. Ubiquitousness of legionella pneumophila in the water supply of a hospital with endemic Legionnaires' disease. New Engl J Med. 1982; 306: 466.

Stringer JR. The identity of Pneumocystis carinii: not single protozoan, but a diverse group of fungi. Infect Agents Dis. 1993; 2: 109.

Tazelaar HD, Kerr D, Yousem SA, Saldana MJ, Langston G, Colby T. Diffuse pulmonary lymphangiomyomatosis. Hum Pathol. 1993; 24: 1313.

Tuomanen EI, Austrian R, Masure HR. Pathogenesis of pneumococcal infection. N Engl J Med. 1995; 332: 1280.

Turner-Warwick M, Burrows B, Johnson J. Cryptogenic fibrosing alveolitis: clinical features and their influence on survival. Thorax 1980; 35: 171.

Wagner GR. Asbestosis and silicosis. Lancet 1997; 349: 1311.

Wang BM, Stern EJ, Schmitt RA, Pierson DA. Diagnosing pulmonary alveolar proteinosis. A review and an update. Chest 1997; 111: 460.

Williams J, Tallis G, Dalton C, Ng S, Beaton S, Catton M, Elliott J, Carnie J. Community outbreak of psittacosis in a rural Australian town. Lancet 1998; 351: 169.

Wilson R. Tuberculosis. Eur Respir Mon. 1997; 4.

Yu L, Krobroth FA, Shonnard J. Legionnaires' disease: new clinical perspective from a prospective pneumonia study. Amer J Med. 1982; 73: 357.

19 Hilusvergrößerung

T. C. Medici

19.1 Doppelseitige Hilusvergrößerung — 529

Lungenstauung   529
Hilusvergrößerung durch erweiterte
Pulmonalarterien   529
Morbus Boeck (Sarkoidose)   530
    Boeck-Manifestation an anderen Organen   534
    Akuter Morbus Boeck (Löfgren-Syndrom)   534
Neoplasien   535
    Hodgkin- und Non-Hodgkin-Lymphome   535
    Leukämien   536
Hiluslymphknotenvergrößerungen bei anderen
Krankheiten   536

19.2 Einseitige Hilusvergrößerung — 536

Bronchialkarzinom   536
Karzinoid (neuroendokrines Karzinom)   540
Gutartige Tumoren   540
Hiluslymphknotentuberkulose   542

19.3 Verbreiterung des Mediastinums — 543

Mediastinaltumoren   544
Struma intrathoracica   545
Entzündungen des Mediastinums   547
    Senkungsabszeß, Mediastinalphlegmone   547
Seltene Ursachen einer Mediastinalerkrankung   547

Hilusvergrößerung

Allgemeine Bemerkungen

Lymphknoten, Gefäße und *Bronchien* machen den Hilus aus. Die Vergrößerung des Hilus ist daher durch eine Veränderung dieser Gebilde verursacht.

Klinik. Die klinischen Kriterien einer Hilusvergrößerung sind beim *Erwachsenen* wenig ausgeprägt: Perkutorisch ist keine Dämpfung nachweisbar, auskultatorisch entspricht das Atemgeräusch selten einem *Bronchialatmen*. Über den Thorakalwirbeln ist die Bronchophonie, die normalerweise nur bis zum 2. und 3. Wirbel gehört wird, gelegentlich bis zum 5. und 6. Wirbel hörbar (*Signe d'Espine*). Ein chronischer, bitonaler Husten weist auf einen Hilusprozeß hin, nachdem eine Tracheobronchitis oder ein anderes pulmonales Leiden, z. B. eine Lungenfibrose, ausgeschlossen wurde.

Diagnostik. Die *Diagnose* der Hilusvergrößerung wird daher *röntgenologisch* gestellt; die *Differenzierung* ist aber nur unter Berücksichtigung der klinischen Befunde möglich (Tab. 19.1). Auch im Röntgenbild ist die Beurteilung, ob ein Hilus noch normal konfiguriert oder pathologisch vergrößert ist, schwierig. Der rechte Hilus ist normalerweise ausgeprägter als der linke, der zum Teil vom Herzschatten überlagert ist. Zur genauen Beurteilung von Hilusprozessen eignet sich vor allem die computertomographische Untersuchung.

Einteilung. Differentialdiagnostisch ist eine Einteilung in *einseitige* und *doppelseitige Hilusvergrößerung* gerechtfertigt, obwohl manche Krankheiten sowohl mit einseitiger wie doppelseitiger Verschattung der Hilusgegend einhergehen können.

Tabelle 19.1 Synoptische Darstellung der Differentialdiagnose der wichtigsten Hilusvergrößerungen

	Sarkoidose	Tuberkulose	Hodgkin-Lymphom	Non-Hodgkin-Lymphom
Alter	jugendlich	jugendlich	jugendlich	jedes Alter
Hiluslymphome	symmetrisch	asymmetrisch	asymmetrisch	asymmetrisch
Lungenbeteiligung	diffus kleinfleckig streifig	gelegentlich umschrieben	15–40 % grobfleckig, nodulär	bis zu 50 %
Beteiligung des Mediastinums	häufig	selten	häufig (bis zu 61 %)	häufig
Fieber	selten (nur bei Löfgren-Syndrom)	subfebril	subfebril bis hochfebril (Pel-Ebstein)	gelegentlich
Allgemeinbefinden	wenig gestört	wenig gestört	wenig gestört bis starkes Krankheitsgefühl	unterschiedlich
andere Lymphknoten	28–73 %	sehr selten	30–50 %	95 %
Splenomegalie	10–18 %	sehr selten	12–48 %	30 %
Blutsenkungsreaktion	normal bis mäßig erhöht (nur bei Löfgren-Syndrom)	normal bis mäßig erhöht	mäßig bis stark erhöht	mäßig bis stark erhöht
CRP	normal	erhöht	normal	normal
Blutbild	normal oder Leukopenie	normal oder Linksverschiebung, Monozytose	Lymphopenie Eosinophilie	uncharakteristisch
Tuberkulintest	negativ, seltener positiv	stark positiv	in der Regel positiv (durchgemachte Tbc), später negativ wegen Störung der zellulären Immunität	

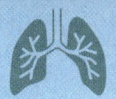

19.1 Doppelseitige Hilusvergrößerung

Lungenstauung

Stauungshili (Abb. 19.1) werden durch erweiterte Lungenvenen, die strahlenförmig von der Peripherie gegen den Hilus ziehen, verursacht. Die Abgrenzung des Hilusgebietes vom Lungengewebe ist unscharf, was eine Differenzierung von tumorösem Gewebe möglich macht. Die Verdichtung nimmt fächerförmig und allmählich gegen die Peripherie hin ab; beide Seiten sind in der Regel gleichmäßig betroffen. Bei röntgenologisch ausgeprägten Stauungshili finden sich als Ausdruck der Lungenstauung *auskultatorisch* fein- bis mittelblasige, endinspiratorische Rasselgeräusche über beiden Lungen, besonders im Bereich der unteren Abschnitte und auf der rechten Seite; ein rechtsseitiger Pleuraerguß braucht noch nicht ausgebildet zu sein.

Die Differentialdiagnose wird erleichtert, wenn auf eine Herzerkrankung hinweisende Erscheinungen vorliegen: Herzvergrößerung, abnorme Konfiguration, auskultatorisch Zeichen eines Vitiums oder Galopprhythmus und schließlich Symptome der hämodynamischen Herzinsuffizienz. Die Lungenstauung findet sich beim Versagen des *linken* Ventrikels infolge von Hypertonie, Aorten- oder Mitralfehlern u. a.

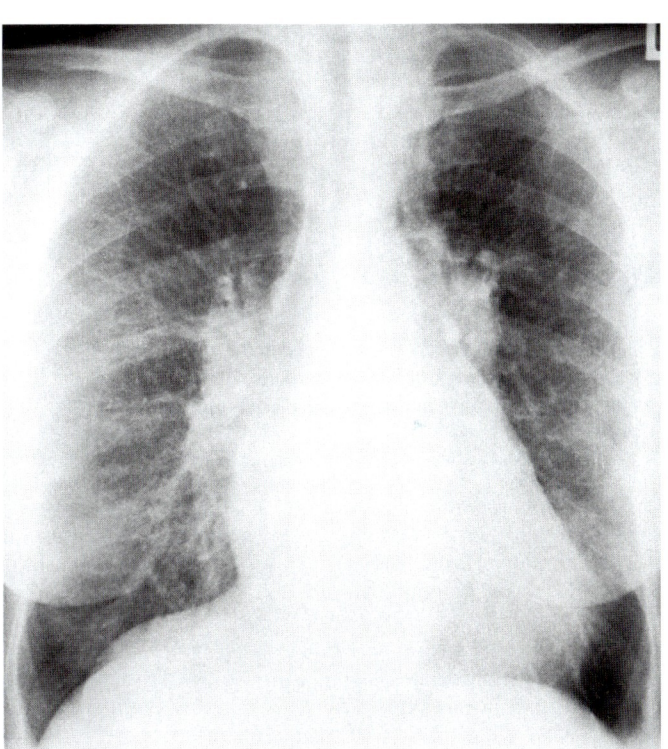

Abb. 19.1 Beidseitige Stauungshili bei kombiniertem Mitralvitium. Die Lungengefäße sind im Spitzen-/Oberfeldbereich deutlich sichtbar, es besteht eine „Umverteilung". 65jährige Frau.

Hilusvergrößerung durch erweiterte Pulmonalarterien

(s. auch kongenitale Herzfehler, Kapitel 11)

Eine Hilusvergrößerung mit scharfen Konturen durch Erweiterung der Pulmonalarterien kommt

- ▶ bei Vitien mit vermehrtem pulmonalem Durchfluß wegen Links-rechts-Shunt (Vorhofseptumdefekt, Ventrikelseptumdefekt),
- ▶ bei pulmonaler Druckerhöhung (primäre pulmonale Hypertonie, Abb. 19.2),
- ▶ Eisenmenger-Komplex, Abb. 20.19) und
- ▶ Aneurysma der A. pulmonalis vor.

Die *Pulsation* der erweiterten A. pulmonalis ist sehr deutlich nachweisbar und erlaubt damit eine Differenzierung gegenüber Stauungshili und Lymphomen.

! Je älter die Kranken sind, um so unwahrscheinlicher ist ein kongenitales Vitium.

Der Aorta unmittelbar aufsitzende Lymphome pulsieren synchron (mitgeteilte Pulsation).

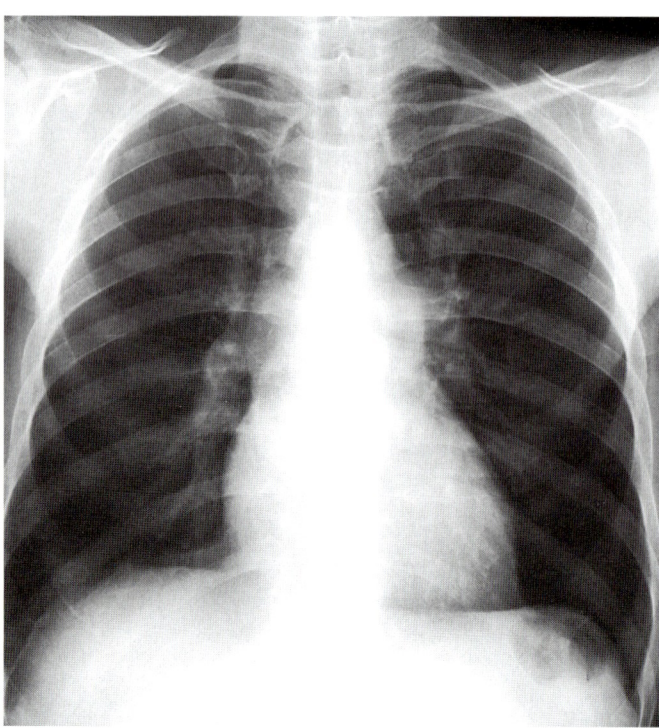

Abb. 19.2 Primäre pulmonale Hypertonie. Hili sind beidseitig vergrößert durch dilatierte Äste der A. pulmonalis. (Der Durchmesser der deszendierenden rechten A. pulmonalis beträgt mehr als 16 mm.) Helle Lungenfelder mit Kalibersprung der Gefäße. 54jähriger Mann.

Morbus Boeck (Sarkoidose)

! Bei jeder *doppelseitigen Hiluslymphknotenvergrößerung* ist der *Morbus-Boeck-Besnier-Schaumann*, eine „benigne" Granulomatose, in erster Linie in Erwägung zu ziehen.

Von 100 Patienten mit doppelseitiger Hilusvergrößerung litten 74 an einer Sarkoidose, 20 an einem Lymphom, 4 an einem Bronchialkarzinom und 2 an einem extrathorakalen Malignom (Winterbauer 1973).

Ätiologie. Die Ätiologie der Sarkoidose ist bis heute unbekannt. Früher wurde sie als Folge einer tuberkulösen Erkrankung mit besonderer Immunitätslage des Organismus, später als eine besondere Reaktion auf verschiedene exogene Noxen wie Kiefernpollen oder Beryllium betrachtet. Aufgrund von positiven Hauttesten und spezifischen Antikörpern wurde zudem eine Infektion durch atypische Mykobakterien angenommen. Zur Zeit besteht die Ansicht, daß die Sarkoidose durch einen lokalen Exzeß und eine Hyperaktivität von T-Helfer-Lymphozyten verursacht wird, wobei die auslösenden Stimuli unbekannt sind. Inwieweit Viren (Ebstein-Barr-Virus, Herpesviren, Zytomegalievirus) pathogenetisch eine Rolle spielen, bleibt trotz des Nachweises von Antikörpern gegen diese Erreger unklar.

Pathogenese. *Immunologisch* ist die Sarkoidose durch eine Immundysregulation gekennzeichnet, die sich in der Lunge anders als im Blut manifestiert. In der Lunge werden Makrophagen und T-Lymphozyten durch ein unbekanntes Agens aktiviert. Die Makrophagen setzen IL1 frei, welches wiederum T_4-Zellen stimuliert und zur Zellteilung anregt. Das Verhältnis der alveolären T_4-/T_8-Lymphozyten wird zugunsten der T_4-Zellen verschoben: In der Bronchialspülflüssigkeit beträgt der Quotient $12{,}3 \pm 2{,}3$ statt normalerweise $1{,}8 \pm 0{,}2$. Die in großer Zahl vorhandenen aktivierten T-Lymphozyten stimulieren die lokalen B-Zellen, die mit einer gesteigerten Antikörpersynthese reagieren. Daraus resultiert die bei der Sarkoidose beobachtete Hypergammaglobulinämie.

Im Gegensatz zu den hochaktiven immunologischen Phänomenen in der Lunge, findet man im Blut eine Lymphopenie mit verminderter zirkulierender T-Lymphozytenzahl. Ihre zytotoxischen Eigenschaften und Produktion von IL1 und IL2 sind deutlich herabgesetzt. Die Folge dieser im Blut sich abspielenden Phänomene ist eine kutane Anergie als Ausdruck der verminderten T-Zell-Immunantwort. Außerdem besteht ein lokaler, endogener Hautdefekt, der für die negativen Hauttests verantwortlich ist und der durch die gleichzeitige Verabreichung von Antigen und Cortison jedoch behoben werden kann („paradoxe Tuberkulinreaktion").

Histologisch liegt beim Morbus Boeck ein Granulom mit Epitheloid- und Riesenzellen vor, bei dem die Verkäsung fehlt. Nekrosen können vorkommen. Das Knötchen ist jedoch nicht pathognomonisch; finden sich doch „sarcoid-like lesions" sowohl in von Morbus Hodgkin oder Tumormetastasen befallenen Lymphknoten als auch bei chronischen Entzündungen (unter anderem Tbc, Lues, Pilzerkrankungen, Berylliose, allergische Alveolitis, Katzenkratzkrankheit, primär biliäre Zirrhose, Colitis ulcerosa, Morbus Crohn, infektiöse Hepa-

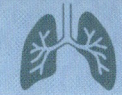

Doppelseitige Hilusvergrößerung

Stadieneinteilung der thorakalen Sarkoidose

Die *thorakale Sarkoidose* wird in verschiedene Stadien eingeteilt. Es ist zu beachten, daß die Stadieneinteilung nicht der pathophysiologischen Evolution dieser generalisierten Erkrankung entspricht.
Pathologisch-anatomische Befunde und Lungenfunktionsuntersuchungen, vor allem aber die Ergebnisse der zytologischen Untersuchung der Bronchialspülflüssigkeit, zeigen, daß schon während der initialen Phase die Lunge, evtl. auch andere Organe, diffus befallen sein können – oft bei unauffälligem Thoraxbild! Die Sarkoidose beginnt als *diffuse Alveolitis*, die zytologisch durch eine Vermehrung von T-Helfer-Lymphozyten in der Bronchiallavageflüssigkeit gekennzeichnet ist. Eine Klassifizierung der Erkrankung in verschiedene Stadien ist pathophysiologisch somit fraglich.

Einteilung nach Wurm (1958) und Siltzbach (1974):
- (Stadium 0: Hilus und Lunge frei)
- Stadium I: Befall der Hiluslymphknoten, Lunge frei,
- Stadium II: Befall der Lymphknoten und der Lunge,
- Stadium III: Lungenfibrose.

Einteilung nach Scadding (1967):
- (Gruppe 0: Hilus und Lunge frei)
- Gruppe I: Befall der Hiluslymphknoten, Lunge frei,
- Gruppe II: Befall der Hiluslymphknoten und der Lunge,
- Gruppe III: Befall der Lunge ohne Lymphknotenvergrößerung,
- Gruppe IV: Lungenfibrose (Lungenbefall von 2 Jahren und mehr).

titis, granulomatöse Arteriitiden, lymphomatoide Granulomatosen) und als gewöhnliche Fremdkörperreaktion.

Röntgenologisch spricht eine völlig symmetrische polyzyklische Vergrößerung der Hiluslymphknoten für eine Sarkoidose (Abb. 19.**3**). Zusätzlich schmetterlingsförmig über die Mittelfelder verteilte kleinfleckige Infiltrate eines „Lungen-Boeck" machen die Diagnose wahrscheinlich (Abb. 19.**4a** u. **b**). Bei den Lungenherden handelt es sich um feine, in beiden Lungen verteilte Fleckschatten, die von den nodulären Verschattungen einer Miliartuberkulose (Abb. 18.**6**) oder Silikose (Abb. 18.**26**) zu unterscheiden sind. Im Gegensatz zur *Hiluslymphknotentuberkulose* zeichnen sich die Boeck-Veränderungen durch eine besondere Konstanz aus.

In 75–90% von Patienten mit Sarkoidose findet sich eine bilaterale Hilusvergrößerung, die in ungefähr 50% mit einer radiologisch sichtbaren Lungenbeteiligung vergesellschaftet ist. In dieser Gruppe kommt es in 70–80% zu einer vollständigen radiologischen Remission, obwohl die Hilusvergrößerung bis zu 15 Jahren lang unverändert bestehen kann. 16–25% von Patienten mit Sarkoidose weisen nur einen Lungenbefall ohne Hilusbeteiligung auf. Bestehen die Lungenveränderungen länger als 2 Jahre, so ist eine Remission die Ausnahme. Ungefähr 20% von Sarkoidose-Patienten entwickeln

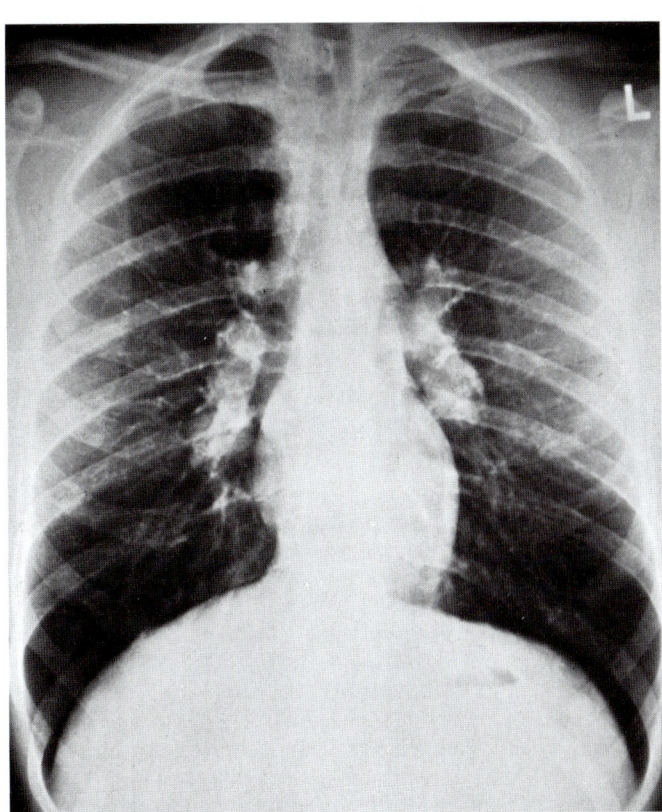

Abb. 19.**3** Morbus Boeck, Stadium I. Die Hiluslymphknoten sind beidseitig deutlich vergrößert, das Lungenparenchym unauffällig.

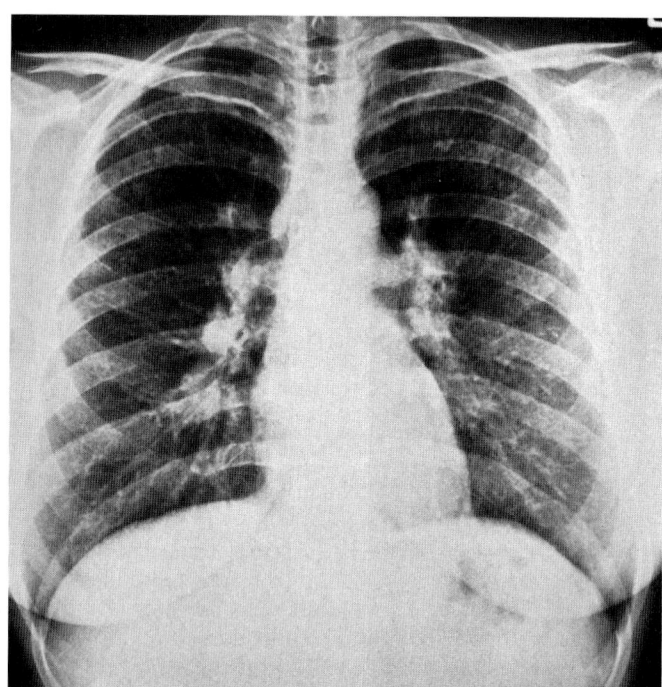

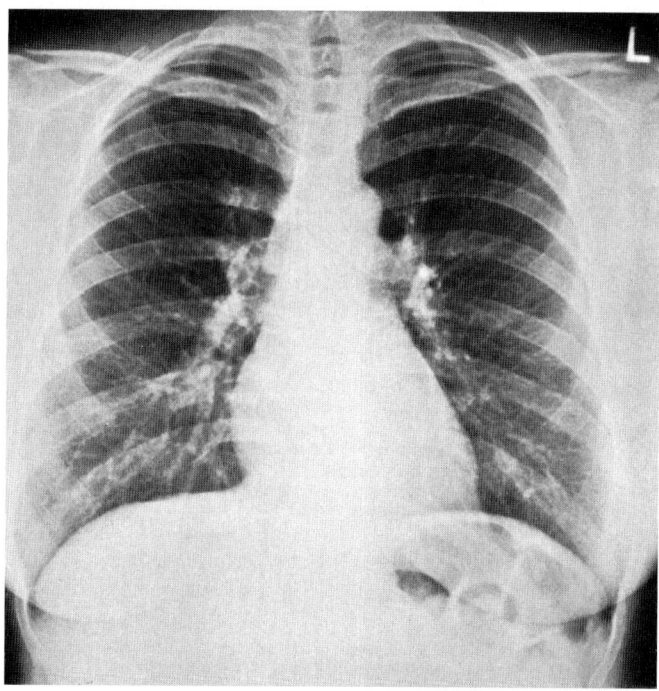

Abb. 19.**4a** u. **b** Morbus Boeck, Stadium II.
a Befall der Hiluslymphknoten und des Lungenparenchyms. Die Granulome sind in der Lungenperipherie gut sichtbar, **b** nach 2 Jahren Rückbildung des Lungenbefalls und der Hiluslymphome ohne Therapie. 42jährige Frau.

eine Lungenfibrose (Abb. 19.**5a** u. **b**), die sich von den Fibrosen anderer Ätiologie nicht unterscheidet.

Klinik. Die Sarkoidose kann *klinisch akut* (Löfgren-Syndrom), *subakut* oder chronisch beginnen und verlaufen. Die chronische Form weist oft Phasen gesteigerter Krankheitsaktivität auf. Man spricht dann von „*aktiver*" Sarkoidose.

Etwa 50% aller Patienten mit Sarkoidosen sind bei Stellung der Diagnose symptomlos. Handelt es sich *nicht* um ein Löfgren-Syndrom (s. unten), ist das radiologische Stadium I klinisch stumm: die Hiluslymphome wurden bei einer radiologischen Unterscheidung zufällig entdeckt. Auch verursacht der Befall des Lungenparenchyms oft keine Symptome; nur 20–30% der Patienten klagen über unproduktiven Husten und Dyspnoe, die bei der Lungenfibrose aber obligat das klinische Bild prägen. Die physikalische Lungenuntersuchung kann bei Befall des Lungenparenchyms abnorm sein; sie ist es immer beim Vorliegen einer Fibrose. Die Lungenfunktion ist meistens beeinträchtigt: Bei radiologisch unauffälligem Lungenparenchym sind als Frühsymptome die Diffu-

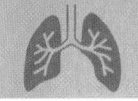

Doppelseitige Hilusvergrößerung 533

Abb. 19.**5a** u. **b** Morbus Boeck, 25jähriger Verlauf. **a** Stadium III nach Scadding: Befall des Lungenparenchyms ohne Hiluslymphome. **b** 1997 Zunahme der retikulonodulären Verschattungen, Zwerchfellhochstand rechts als Folge der Schrumpfung (Lungenfibrose), verkalkte Hiluslymphknoten. 65jährige Frau.

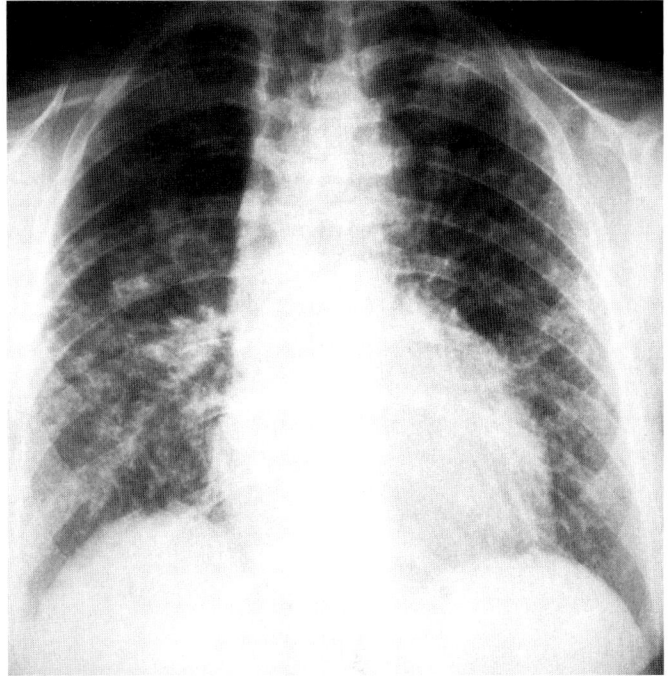

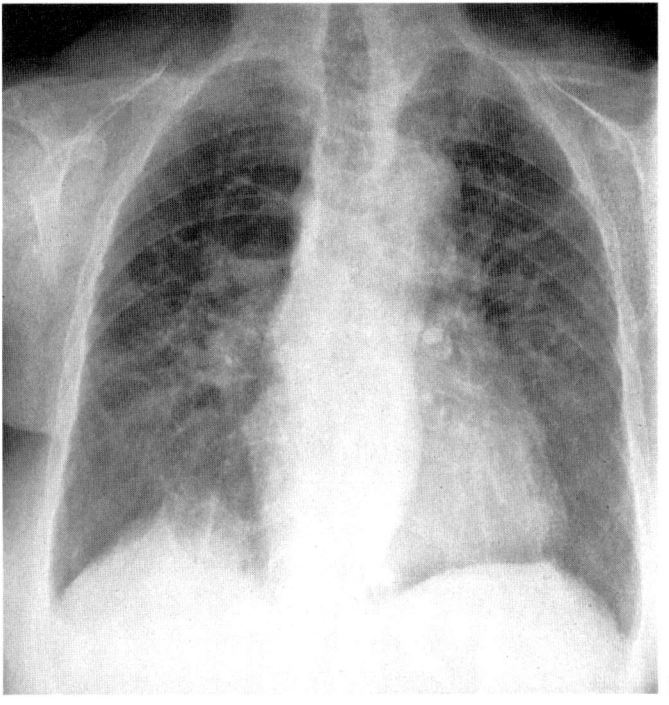

sionskapazität und die Compliance herabgesetzt. Je ausgeprägter der Lungenbefall und die Fibrose, desto deutlicher die restriktive Ventilationsstörung. Doch beobachtet man oft auch eine obstruktive Ventilationsstörung, vor allem bei Befall der Bronchialschleimhaut mit Granulomen und im fortgeschrittenen Stadium der Lungenfibrose. Ebenso fällt der Methacholintest als Ausdruck einer bronchialen Hyperreagibilität bei manchen Patienten positiv aus. Das Blutbild kann unauffällig sein, doch wurde in 22% von Sarkoidose-Patienten eine Anämie, in 30% eine Leukopenie und in 5% eine Eosinophilie beobachtet. Eine Hypergammaglobulinämie kommt in 21–63%, eine mäßige Hyperkalzämie in 2–15% vor. Dagegen ist eine Hyperkalziurie häufig (10–60%). Als Folge ist eine Nephrokalzinose mit Niereninsuffizienz selten; noch seltener ist eine Nierenbeteiligung mit Boeck-Knötchen.

Boeck-Manifestation an anderen Organen

(Abb. 19.6)

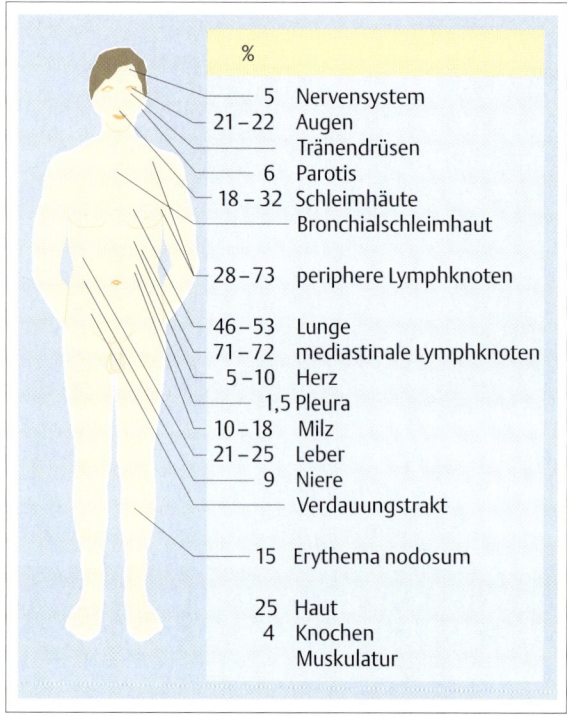

Abb. 19.6 Organmanifestationen der Sarkoidose (%) = Klinischer Befall (nach *Mayock, Silzbach* u. *Newman*).

Boecksche Knötchen sind in fast allen übrigen Organen beschrieben worden: Leber und Milz sind in je 70%, Herz in bis zu 76% (!) und Muskulatur in 20% der Boeck-Fälle befallen.

➤ Der Befall des Nervensystems (bis zu 25%) führt gelegentlich zu Paresen der Gehirn- und peripheren Nerven oder zu Reizerscheinungen (epileptische Anfälle).
➤ Die Leberbeteiligung ist klinisch meist symptomlos oder verursacht eine geringe Hepatomegalie. Ikterus ist selten.
➤ Der Befall des Herzens manifestiert sich als Rhythmusstörungen, kongestive Kardiomyopathie und Perkarditis.
➤ Die Haut ist in 18% der Boeck-Fälle befallen, selten als subkutanes Sarkoid *Darier-Roussy* (Abb. 19.7).
➤ Das sog. *Heerfordt-Syndrom* oder *Febris uveoparotidea* (Parotitis mit Fazialisparese und Augensymptomen) weist auf die Erkrankung dieser Organe hin.
➤ Bekannt, aber selten, ist die *Ostitis multiplex cystoides* (Jüngling). In besonders ausgeprägten Fällen lassen sich bereits klinisch Auftreibungen an den Fuß- und Handendphalangen beobachten, die einer Spina ventosa ähnlich sind. Röntgenologisch sind die an den Phalangen lokalisierten zystischen Aufhellungen kennzeichnend.

Akuter Morbus Boeck (Löfgren-Syndrom)

Klinik. Der akute Morbus Boeck kann febril, gelegentlich sogar hochfebril und in Schüben mit Leukozytose verlaufen. Die Blutsenkungsreaktion ist hoch. Die Hauptsymptome sind vorwiegend an den unteren Extremitäten auftretende, meist symmetrische Gelenkschwellungen und ein doppelseitiges, seltener einseitiges *Erythema nodosum*. Die doppelseitige Hilusschwellung (Abb. 19.3) ist obligat und nur in 1–3% einseitig. Die Mantoux-Reaktion ist in der Hälfte (52,8%) der akuten Boeck-Fälle positiv.

Die *Gelenkbeteiligung* bei Morbus Boeck manifestiert sich nach Kaplan (1963)

➤ als Schwellung und Schmerzen an verschiedenen *Gelenken (Arthralgien)* von einigen Tagen bis 2 Monaten Dauer mit vorangehendem oder gleichzeitigem *Erythema nodosum* und *Hilusschwellung*,
➤ als *mono-* oder *polyartikuläre Arthritis* mit *schubweisem Verlauf*,
➤ als *persistierende poly-* oder seltener *monoartikuläre Arthritis*, möglicherweise mit Gelenkdeformierungen.

Diagnostik der Sarkoidose

Eine sichere Diagnose der Sarkoidose verlangt neben der typischen Symptomatik eine *histologische Verifizierung*. Dafür eignen sich periphere Lymphknoten (die Skalenuslymphknotenbiopsie gibt in 75–80% positive Resultate), die Bronchialschleimhaut (bis 70% positive Biopsien) und die Mediastinoskopie zur Gewinnung von Gewebsproben aus mediastinalen Lymphknoten (75–90% positive Befunde). Bei diffusem Befall der Lunge kann mittels transbronchialer Lungenbiopsie die Diagnose gesichert werden (80–95% positive Befunde).

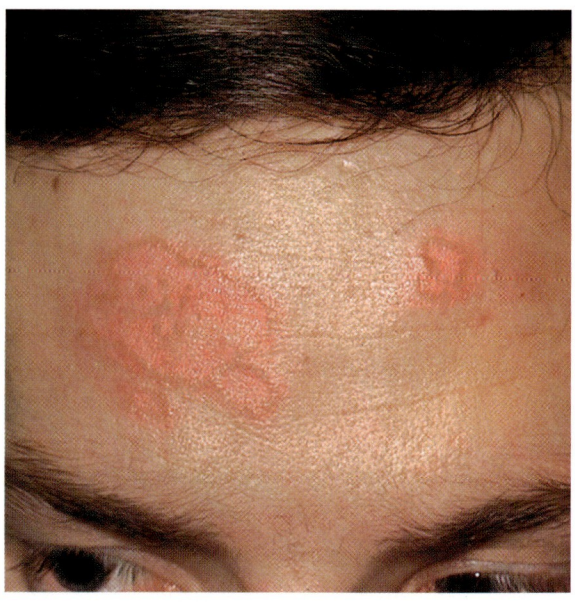

Abb. 19.7 Morbus Boeck der Haut.

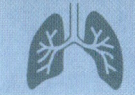

Doppelseitige Hilusvergrößerung

Zu den *nichtinvasiven Tests*, die die Diagnose der Sarkoidose erhärten, die Aktivität, den Verlauf und den Therapieerfolg widerspiegeln, gehören die Bestimmung der *Angiotensin-I-Converting-Enzym-(ACE-)Aktivität* im peripheren Blut, die *Galliumszintigraphie* und die *Differentialzytologie* der *Bronchialspülflüssigkeit*.

Die Sensitivität und Spezifität des *ACE-Tests* beträgt je nach Untersucher 34–84 % und 60–90 % nach Ausklammern seltener Krankheiten. Bei Gesunden fällt der Test in 4 % positiv aus. Die *Galliumszintigraphie* ist sensitiv, aber wenig spezifisch und die *Differentialzytologie* der *Bronchialspülflüssigkeit* mit Typisierung der Lymphozyten und Berechnung des CD4/CD8-Quotienten ergibt oft ein nichtdiagnostisches Resultat (Sensitivität > 50 %, Spezifität > 90 %).

Bei „aktiver" Sarkoidose ist die Aktivität des *Angiotensin-I-Converting-Enzyms* (ACE), das aus den Epitheloidzellen der Granulose stammt, und des *Lysozyms* im peripheren Blut oft erhöht. Während der *negativen Mantoux-Reaktion* früher eine ausschlaggebende Bedeutung beigemessen wurde, sind in den letzten Jahren auch bioptisch gesicherte Boeck-Fälle mit positivem Ausfall der Tuberkulinproben beobachtet worden (nach manchen Statistiken 30–50 % der Boeck-Fälle). Je aktiver die Sarkoidose, desto häufiger ist die Mantoux-Reaktion negativ; je chronischer die Krankheit, desto häufiger ist sie positiv.

Von hoher Sensitivität und Spezifität für die Diagnose der Sarkoidose ist die *Nickerson-Kveim-Reaktion*, bei der eine sterile Suspension von menschlichem Boeck-Gewebe subkutan verabreicht wird. Innerhalb eines Monats entwickelt sich ein typisches Boeck-Knötchen, das histologisch verifiziert wird. Die Reaktion ist in über 80 % der Fälle positiv.

Neoplasien

Hodgkin- und Non-Hodgkin-Lymphome

Das Hodgkin-Lymphom (Abb. 19.**8**) tritt *doppelseitig, aber asymmetrisch auf, was einen einseitigen Befall vortäuscht*. Der einseitige Befall ist ungewöhnlich. Die Diagnose kann aufgrund des klinischen Bildes besonders schwierig sein, wenn andere Lymphknotenvergrößerungen (axillär, supraklavikulär, entlang dem M. sternocleidomastoideus) oder eine Milzschwellung fehlen. Ein Hodgkin-Lymphom wird besonders dann vermutet, wenn ein intermittierender Fiebertypus (Pel-Ebstein) vorliegt (s. Kapitel 4), im Blutbild eine hochgradige Lymphopenie und eine Eosinophilie gefunden werden. Sowohl Lymphopenie wie Eosinophilie können aber fehlen, wenn nur einzelne Lymphknoten betroffen sind.

> ! Die *histologische Untersuchung* ist für die Diagnose, Klassifizierung und Prognose des Hodgkin-Lymphoms entscheidend.

Die Probeexzision sollte daher stets durchgeführt werden, wenn ein Lymphknoten leicht zugänglich ist. Falls keine peripheren Lymphknotenvergrößerungen vorhanden sind, kann eine *Mediastinoskopie* vorgenommen werden. Die histologische Untersuchung der exzidierten

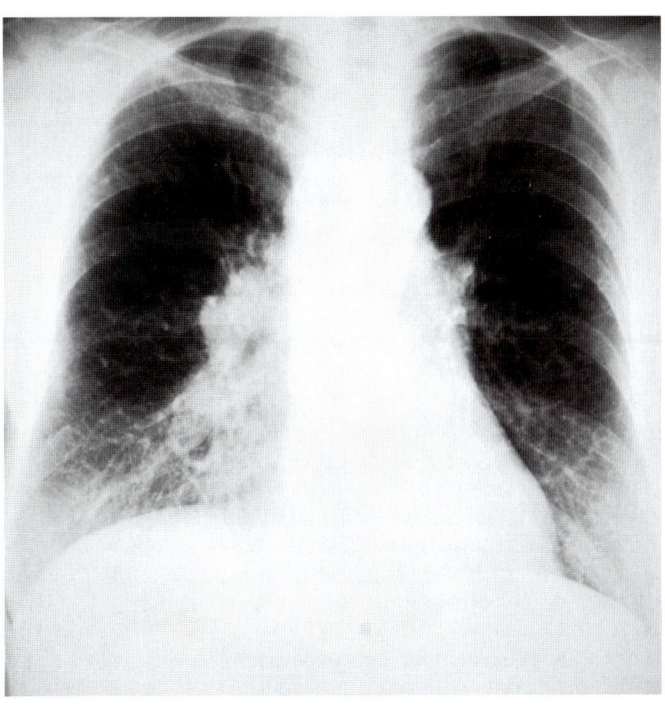

Abb. 19.**8** Hodgkin-Lymphom mit deutlichen rechtsseitigen Hiluslymphomen. Auch der linke Hilus ist vergrößert. 54jährige Frau.

Lymphknoten gestattet auch, das Hodgkin- vom Non-Hodgkin-Lymphom mit seinen vielen Varianten (Kapitel 4) und von der seltenen lymphomatoiden Granulomatose (angiozentrisches Lymphom) zu unterscheiden; alle sind klinisch und röntgenologisch schwer voneinander abgrenzbar.

Leukämien

Leukämien zeigen gelegentlich Hiluslymphknotenvergrößerung. Die Diagnose ergibt sich aus dem Blutbild bzw. dem Knochenmarkbefund.

Hiluslymphknotenvergrößerungen bei anderen Krankheiten

In seltenen Fällen können Hiluslymphknotenvergrößerungen auch bei anderen Krankheiten mit allgemeiner Lymphknotenschwellung besonders bei Jugendlichen beobachtet werden (Morbus Pfeiffer, Rubeolen usw.).

19.2 Einseitige Hilusvergrößerung

Bei einseitiger Hilusvergrößerung ist neben dem *Hodgkin-Lymphom*, das wegen des doppelseitigen, aber *asymmetrischen* Befalls der Hiluslymphknoten eine einseitige Hilusvergrößerung vortäuscht, vor allem das *Bronchialkarzinom* in Erwägung zu ziehen. Selten sind als Ursachen andere Tumoren oder die Hiluslymphknotentuberkulose.

Bronchialkarzinom

Epidemiologie. Das Bronchialkarzinom ist die häufigste Krebserkrankung beim Mann und hat in den USA und Schottland bei den Frauen den Brustkrebs als erste Krebstodesursache abgelöst. In der Schweiz und der BRD hat sich die Zahl der Lungenkrebse seit den späten 50er Jahren mehr als verdoppelt bis verdreifacht, die Raten stiegen auf das 1,6- bis 2fache. Außer in Osteuropa nehmen nun die Raten bei den Männern ab, bei den Frauen sind sie ungleich niedriger, nehmen aber praktisch überall zu, in der Schweiz besonders stark. Es entfallen zur Zeit 15–20 % aller Krebsneuerkrankungen beim Mann auf den Lungenkrebs, bei der Frau rund 5 %. Angesichts der hohen Letalität ist der Anteil an den Krebstoden größer: 25 % beim Mann, 6–7 % bei der Frau.

85–90 % aller Lungenkrebse sind beim Mann auf das Rauchen zurückzuführen; bei staubexponierten Berufen (Asbest, Gießereidämpfe, Quarz u. a.) besteht ein zusätzliches Risiko. Auch bei der Frau sind heute mindestens 60–70 % der Lungenkarzinome dem Zigarettenrauchen anzulasten. Das Plattenepithel- und das kleinzellige Karzinom hängen besonders stark mit dem Rauchen zusammen, schwächer das Adenokarzinom, das bei Frauen und vor allem bei den seltenen Lungenkrebsen der Nichtraucher vorherrscht. 40–45 % der Lungenkrebse treten unter 65 Jahren auf, 30 % in der Altersspanne 65–74 Jahren, 30 % ab dem 75. Geburtstag.

Prognose. Die Prognose des Bronchialkarzinoms ist unverändert schlecht; nur rund 35 % der Patienten leben noch ein Jahr nach der Diagnosestellung und knapp 10 % noch nach fünf Jahren.

Röntgen-Thoraxaufnahme. *Röntgenologisch* lassen sich verschiedene Formen unterscheiden: Ein Teil der Bronchialkarzinome ist *scharf abgegrenzt* und dadurch vom Tuberkulom und dem Hodgkin-Lymphom schwer zu unterscheiden; andere *strahlen radiär* ins Parenchym aus (Abb. 19.**9a** u. **b**). Ein Karzinom kann als scharf abgegrenzter solitärer Rundherd beginnen und später in die zweite Form übergehen.

> **!** Bei 12–35 % ist eine einseitige Hilusvergrößerung das erste radiologische Zeichen des Bronchialkarzinoms.

Dabei kann es sich um den Primärtumor oder schon um Lymphknotenmetastasen bei kleinem peripheren Bronchialkarzinom handeln. Das Bild wird in späteren Stadien sowohl röntgenologisch als auch klinisch oft durch *Bronchopneumonien* und *Atelektasen* verwischt. Jede chronische Pneumonie ist daher auf Bronchialkarzinom verdächtig. Über die Sonderstellung des sog. *Mittellappensyndroms* s. Kapitel 18.

Eine Übersicht über die *verschiedenen Lokalisationen* des Bronchialkarzinoms und häufige Fehldiagnosen gibt Abb. 19.**10**.

Klinik. Die *klinische Symptomatologie* (Tab. 19.**2**) entspricht initial oft jener einer chronischen Bronchitis, woran die meisten Karzinomträger als schwere Raucher leiden. Erst der Wechsel oder die Zunahme der Bronchitissymptome weisen auf das Tumorleiden hin. Im Vordergrund stehen *Husten* mit Auswurf, dem manchmal faserförmige Blutgerinnsel beigemischt sind, Hämoptoe, Gewichtsabnahme, Dyspnoe, Thoraxschmerzen.

Die Senkung ist uncharakteristisch. Anämie tritt erst in späteren Stadien in Erscheinung. Extrapulmonale, intrathorakale Metastasen (Befall der Pleura, des Mediastinums) geben für die Diagnose oft den Ausschlag.

Einseitige Hilusvergrößerung

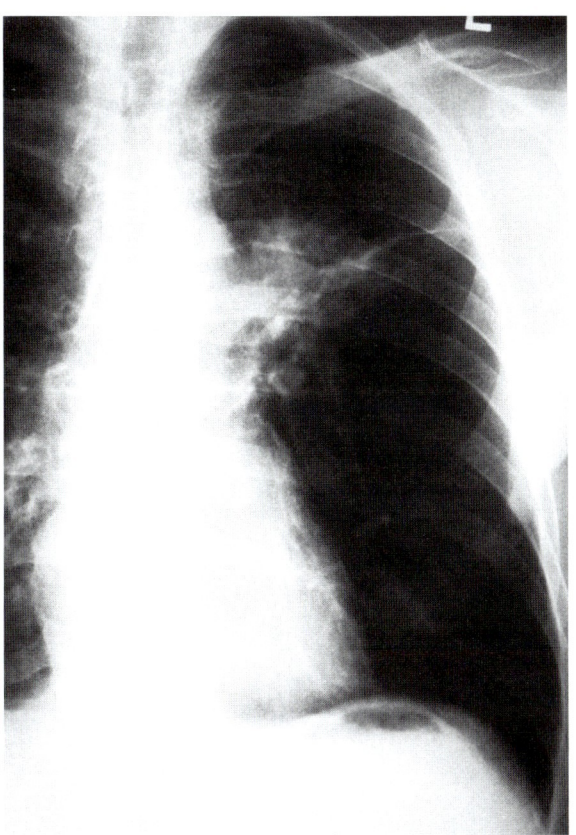 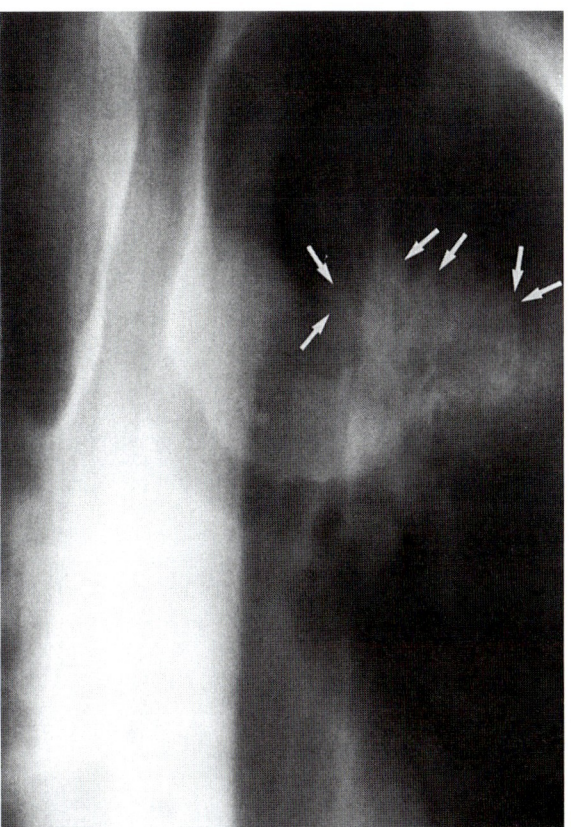

Abb. 19.9a u. b a Zentrales Bronchialkarzinom. b Auf der Schichtaufnahme sind typische Krähenfüße zu erkennen, die am Rande des Tumors in das Lungenparenchym hineinragen. 47jähriger Mann.

Durch Lymphknotenmetastasen bedingte Rekurrensparesen und supraklavikuläre, seltener am Thorax in den Interkostalräumen rosenkranzartig angeordnete Lymphknotenvergrößerungen sind wichtige diagnostische Hinweise. Anhand der klinischen Befunde lassen sich die verschiedenen Bronchialkarzinome kaum voneinander abgrenzen.

Tabelle 19.2 Häufigkeit der Symptome bei Bronchialkarzinom (nach *Hyde*)

Symptome	Zu Beginn %	Im Verlauf %
Husten	29–87	48–84
Gewichtsabnahme	3–69	36–42
Dyspnoe	8–58	23–42
Thoraxschmerzen	30–60	28–58
Hämoptoe	6–57	9–63
Lymphadenopathie	22–23	15–20
Knochenschmerzen	7–25	–
Hepatomegalie	21–22	–
Trommelschlegelfinger	12–21	–
zerebrale Symptome	3–13	–
Einflußstauung	4–7	–
Heiserkeit	1–18	1–4
Dysphagie	1–5	2–6
respiratorische Infekte	–	18–46

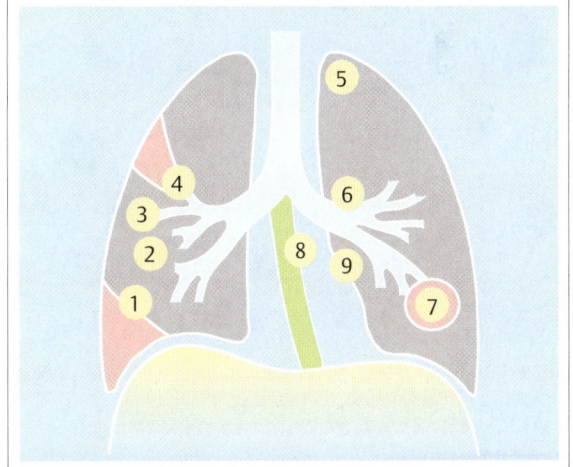

Abb. 19.10 Die verschiedenen Lokalisationen bei Bronchialkarzinom, welche häufig zu charakteristischen Fehldiagnosen führen: 1 Pleuraerguß (statt peripheres Karzinom mit Pleuritis carcinomatosa), 2 Tuberkulose (statt karzinomatöser Rundherd), 3 chronische Pneumonie (statt karzinomatöser Rundherd), 4 Atelektase (statt Bronchusverschluß durch Karzinom), 5 Neuritis (statt Pancoast-Tumor) 6 gutartiger Hilustumor (statt zentral gelegenes Bronchialkarzinom), 7 Lungenabszeß (statt zerfallenes Bronchialkarzinom), 8 Ösophaguskarzinom (statt in den Ösophagus einwachsendes Karzinom), 9 Perikarditis und Myokarditis (statt in das Perikard und Myokard eingewachsenes Bronchialkarzinom).

Ein großer Prozentsatz der Bronchialkarzinome, vor allem das kleinzellige Karzinom und das Adenokarzinom, metastasiert in extrathorakale Organe: in die Leber, die Nebennieren, die Knochen, das Gehirn und die Nieren. So findet man bei der Autopsie in 30 % der Bronchialkarzinome Hirnmetastasen, die klinisch oft stumm sind. In 10–20 % sind Knochenmetastasen vorhanden, die durch eine Skelettszintigraphie nachweisbar sind. Bei Knochenmetastasen ist im Serum die alkalische Phosphatase erhöht. Manchmal können Tumorzellen auch im Knochenmarkpunktat gefunden werden.

Sputumdiagnostik. Die Diagnose von Tumorzellen im Sputum (Abb. 19.**11**) bereitet dem geübten Untersucher keine Schwierigkeiten. Bei geeigneter Technik (Papanicolaou-Färbung von Sputumausstrichen von mindestens 3 zeitlich verschiedenen Sputumproben) ergibt die zytologische Untersuchung in 60–90 % richtig positive Befunde und in 2–3 % falsch positive Resultate. Der zytologischen Sputumuntersuchung kommt eine große Bedeutung für die *Frühdiagnose* des zentral sitzenden Plattenepithelkarzinoms zu. Lange bevor das Karzinom radiologisch sichtbar wird, beginnt der Tumor maligne Zellen zu exfoliieren, die durch die zytologische Sputumuntersuchung entdeckt werden. Zum Zeitpunkt, zu dem der Tumor auf dem Thoraxröntgenbild erkennbar wird, d. h. einen Durchmesser von ungefähr 0,6 cm besitzt und aus $1,1 \times 10^8$ Zellen besteht, hat er schon 62 % seines endgültigen Wachstums erreicht (Davies 1966).

Bronchoskopie. Diagnostisch wichtig ist der bronchoskopische Befund. Die Bronchoskopie sollte in keinem Fall unterlassen werden. Durch eine Exzision aus der Tumormasse kann die Diagnose in fast allen Fällen gesichert werden. Mit den heute gebräuchlichen Fiberbronchoskopen sind die Bronchien bis in die subsegmentalen Aufzweigungen einsehbar. Die Bronchoskopie mit Probeexzision ergibt bei *zentralen* Bronchialkarzinomen in 2/3 der Fälle ein positives Ergebnis. Bronchoskopisch nicht zugänglich sind die *peripher* gelegenen Bronchialkarzinome. In diesen Fällen bringt die transthorakale Punktion oder thorakoskopische Biopsie die histologische Diagnose.

Von den Bronchialkarzinomen liegen 60 % der Plattenepithelkarzinome, 78 % der kleinzelligen, anaplastischen und 32 % der großzelligen Karzinome zentral, dagegen nur 17 % der Adenokarzinome.

Histologie. Die *histopathologische Charakterisierung* des Bronchialkarzinoms bestimmt zusammen mit dem klinischen Stadium die Therapie und Prognose (Tab. 19.**3**). Die Stadieneinteilung der Bronchialkarzinome, die die Tumorausbreitung reflektiert, erfolgt nach dem TNM-System der UICC (Tab. 19.**4**) mit Ausnahme des kleinzelligen Karzinoms (Tab. 19.**5**). Im angloamerikanischen Schrifttum wird die Stadieneinteilung in I–IV gebraucht, die in der Tabelle integriert ist. Diese Einteilung gilt auch für alle anderen Karzinome.

Paraneoplastische Syndrome. Beim Bronchialkarzinom, vor allem beim kleinzelligen Karzinom, das der aggressivste Typ der neuroendokrinen Tumoren der Lunge ist, sind die paraneoplastischen Syndrome besonders häufig (bis zu 15 % der Bronchialkarzinomträger): hypertrophe Osteoarthropathie (Abb. 19.**12**), Neuropathie, Myopathie, Endokrinopathie, metabolisches Syndrom, die im Kapitel 1 ausführlicher dargestellt sind. Sie beherrschen manchmal die klinischen Erscheinungen und werden dadurch *Indikatorsymptome* für das Bronchialkarzinom.

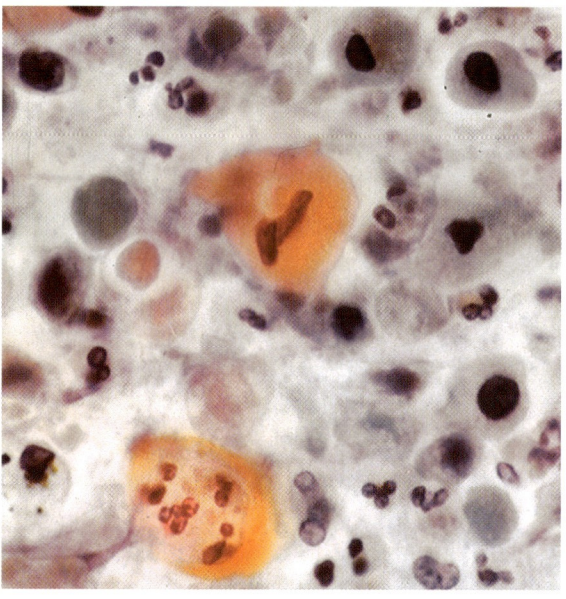

Abb. 19.**11** Tumorzellen im Sputum: verhornendes Plattenepithelkarzinom. Papanicolaou, Vergr. ca. 300fach.

Tabelle 19.**3** Relative 5-Jahres-Überlebensraten in Abhängigkeit vom histologischen Typ und Stadium 1978–1986 (nach *Travis* 1995)

Histologischer Typ	n	Alle Stadien (%)	Lokaler Befall (%)	Regionaler Befall (%)	Fernmetastasen (%)
Alle Bronchialkarzinome	87.128	13,9	39,6	14,4	1,5
Plattenepithelkarzinom	26.407	15,4	34,3	14,9	1,5
Adenokarzinom	20.991	16,6	49,9	16,1	1,5
Großzelliges Karzinom	7.592	11,4	34,8	13,2	1,6
Kleinzelliges Karzinom	15.656	4,6	12,3	7,5	1,4

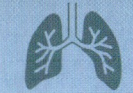

Einseitige Hilusvergrößerung

Tabelle 19.4 Stadieneinteilung der Bronchialkarzinome*

Okkultes Karzinom	$T_x N_0 M_0$
Stadium 0	Tis = Carcinoma in situ
Stadium Ia	$T_1 N_0 M_0$
Stadium Ib	$T_2 N_0 M_0$
Stadium IIa	$T_1 N_1 M_0$
Stadium IIb	$T_2 N_1 M_0$
	$T_3 N_0 M_0$
Stadium IIIa	$T_3 N_1 M_0$
	$T_1 N_2 M_0$
	$T_2 N_2 M_0$
	$T_3 N_2 M_0$
Stadium IIIb	$T_4 N_0 M_0$
	$T_4 N_1 M_0$
	$T_4 N_2 M_0$
	$T_1 N_3 M_0$
	$T_2 N_3 M_0$
	$T_3 N_3 M_0$
	$T_4 N_3 M_0$
Stadium IV	jedes T, jedes N, M1

T = **Primärtumor**
T_0 = kein Primärtumor nachweisbar
T_x = Tumornachweis durch maligne Zellen im Sputum oder in der Bronchialspülflüssigkeit
Tis = Carcinoma in situ
T_1 = Tumor max. 3 cm groß, intrapulmonal
T_2 = Tumor größer als 3 cm, mindestens 2 cm distal der Karina oder mit Befall der viszeralen Pleura, Atelektasen, poststenotischer Pneumonie
T_3 = Tumor größer als 3 cm und weniger als 2 cm distal der Karina oder mit direkter Infiltration von Thoraxwand, Zwerchfell, mediastinaler Pleura, Perikard
T_4 = Tumor von beliebiger Größe mit Infiltration von Mediastinum, Herz, großen Gefäßen, Ösophag, Wirbelkörper, Trachea, Hauptkarina oder mit malignem Pleuraerguß

N = **regionale Lymphknoten**
N_x = regionale Lymphknoten nicht beurteilbar
N_0 = kein regionaler Lymphknotenbefall
N_1 = Lymphknotenbefall peribronchial und ipsilateral hilär
N_2 = Lymphknotenbefall ipsilateral mediastinal und subkarinär
N_3 = Lymphknotenbefall kontralateral hilär und mediastinal, ipsilateral und kontralateral supraklavikulär und von Skalenuslymphknoten

M = **Fernmetastasen**
M_x = Fernmetastasen nicht beurteilbar
M_0 = kein Nachweis von Fernmetastasen
M_1 = Nachweis von Fernmetastasen

* Klassifikation nach dem TNM-(Tumor, Nodes, Metastasis-)System der UICC, Revision 1997 (*Mountain*)

Tabelle 19.5 Einteilung der kleinzelligen Bronchialkarzinome nach klinischer Symptomatik

„**Limited disease**" (LD)
Begrenzung auf Hemithorax mit oder ohne Mediastinalbeteiligung
Keine größere Obstruktion
Kein Vena-cava-superior-Syndrom
Keine Rekurrensparese

„**Extensive disease**" (ED)
Beide Thoraxhälften beteiligt und/oder Pleuraerguß und/oder Atelektase
Vena-cava-superior-Syndrom
Rekurrensparese

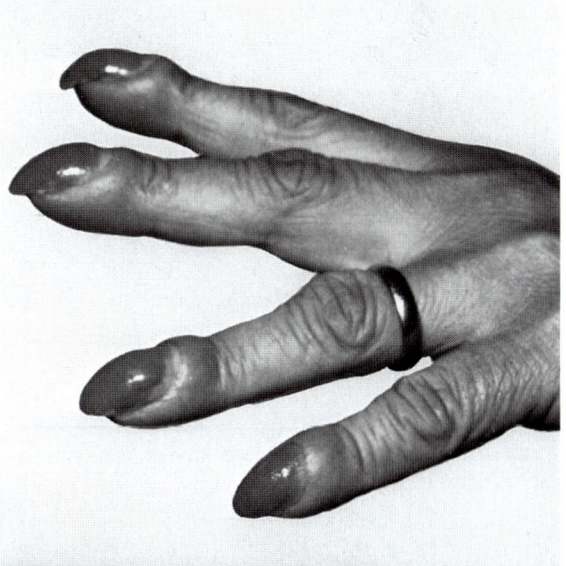

Abb. 19.12 Trommelschlegelfinger und Uhrglasnägel (hypertrophe Osteopathie = Marie-Bamberger-Syndrom) bei kleinzelligem Bronchialkarzinom. 76jährige Frau.

Karzinoid (neuroendokrines Karzinom)

Das Karzinoid gehört zu den neuroendokrinen Tumoren, deren Spektrum neuroepitheliale Tumorletten, atypisches Karzinoid, großzelliges, neuroendokrines Karzinom und das hochmaligne kleinzellige Bronchialkarzinom umfaßt. Es macht ähnliche Symptome wie ein Bronchialkarzinom, und zwar deshalb, weil die Mehrzahl der Tumoren von den Haupt- und Segmentbronchien ausgehen, eine Hilusvergrößerung und Mediastinalerweiterung verursachen oder sich als zentraler Rundherd manifestieren können (Abb. 19.**13a** u. **b**).

Hartnäckiger, trockener, oft lageabhängiger Reizhusten ist ein wichtiges Frühsymptom. Temporäre Bronchusverlegung, die mit plötzlicher Atemnot, Schmerzen, rezidivierenden, flüchtigen Atelektasen und Bronchopneumonien einhergehen kann, ist charakteristisch. Bei langdauernder Obstruktion kommt es zu poststenotischen Bronchiektasen oder Abszessen. Besonders typisch ist die *Hämptoe* (in etwa 50 %). Betroffen werden vorwiegend jüngere Frauen. Die Diagnose wird bronchoskopisch gestellt.

! Wegen der Gefahr massiver Blutung sollte das Karzinoid *nicht biopsiert werden.*

Röntgenologisch kann in der Mehrzahl der Fälle durch Computertomographie eine partielle oder totale Verlegung des Bronchiallumens nachgewiesen werden.

Ähnliche Symptome wie das Karzinoid verursachen Tumoren, die von den Drüsen der Bronchialschleimhaut ausgehen, die sogenannten *mukoepidermoiden Tumoren*. Sie umfassen benigne wie maligne Formen. Der häufigste Typ ist das adenoid-zystische Karzinom (Zylindrom), das 20–35 % der Trachealtumoren ausmacht. Männer und Frauen sind gleich häufig betroffen.

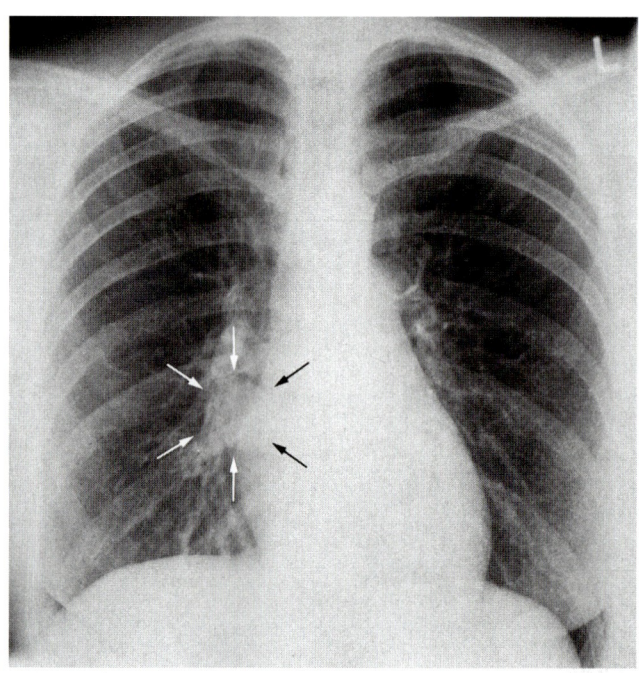
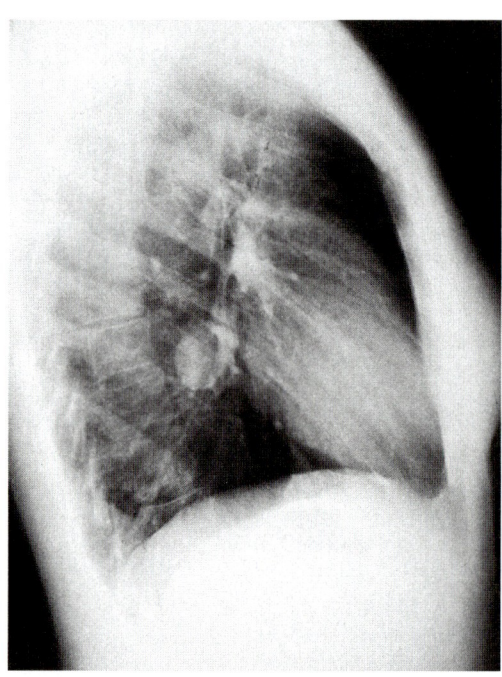

Abb. 19.**13a** u. **b** Bronchialkarzinoid. **a** Der Tumor liegt am unteren rechten Hiluspol und kommt im Seitenbild (**b**) deutlich als zentraler Rundherd zur Darstellung. 23jährige Frau.

Gutartige Tumoren

Gutartige Tumoren machen meist *keine* klinischen Symptome: röntgenologisch sind sie scharfrandig begrenzt. Sie werden fast immer zufällig bei Reihen- oder Allgemeinuntersuchungen entdeckt. Es sind vorwiegend vom vorderen Mediastinum ausgehende *Teratome* (Abb. 19.**14** und Abb. 19.**20**) oder *Sympathikusneurinome* (Abb. 19.**15**), die im hinteren Mediastinum entstehen. Gelegentlich lassen sich unregelmäßige Verkalkungen feststellen, was die *dermoide* Natur beweist.

Thymome. Zu wenig bekannt ist, daß Thymome nicht nur im vorderen oberen Mediastinum vorkommen, sondern sich auch als Hilustumoren präsentieren können. Sie treten in jedem Alter auf, vorwiegend ein-, aber auch doppelseitig, und können maligne entarten (ungefähr 25 %) (Abb. 19.**16**). Eine *Myasthenie* wird in 10–50 % beobachtet, während dagegen bei *Myasthenia gravis* nur in 8–10 % ein Thymom vorliegt. Bei manchen Kranken wird die Geschwulst zufällig entdeckt, andere klagen

Einseitige Hilusvergrößerung

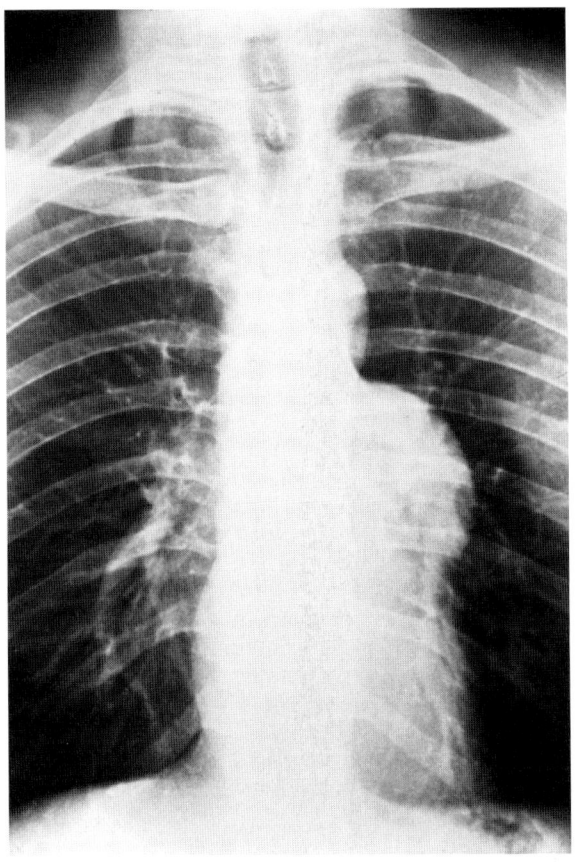

Abb. 19.**14** Dermoidzyste im Bereich des linken Hilus. 34jähriger Mann.

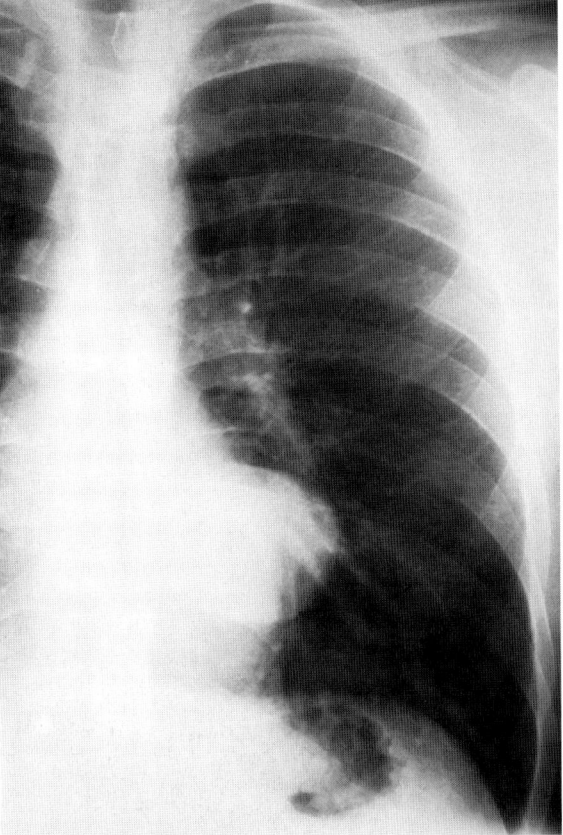

Abb. 19.**15** Neurinom, operativ bestätigt. 21jähriger Mann.

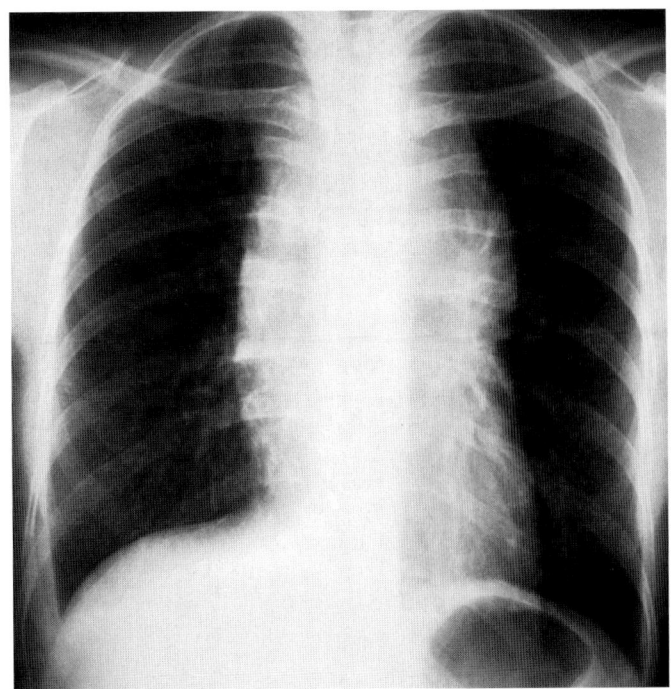

Abb. 19.**16** Thymuskarzinom. Das obere und mittlere Mediastinum ist beiderseits deutlich verbreitert. Hili nicht mehr abgrenzbar. 35jährige Frau.

über Druckgefühl, Husten, Dyspnoe. Auch Einflußstauung wurde beschrieben.

Chondrom. Das Chondrom ist knollenförmig gelappt und liegt intrapulmonal, was bei der Durchleuchtung durch Drehen festgestellt werden kann. *Echinokokken* und *Gummata* im Hilusbereich kommen differentialdiagnostisch selten in Betracht.

Dermoidzysten. Dermoidzysten (Abb. 19.**14**) können schwierige diagnostische Probleme stellen, wenn keine schattengebenden Gebilde (Zähne) nachweisbar sind und eine scharfe Umrandung infolge Atelektasen und Kompression der Lunge fehlt.

Perikarddivertikel. Auf der rechten, seltener linken Seite täuscht manchmal ein Perikarddivertikel eine Hilusgeschwulst vor. Das Perikarddivertikel ist ebenfalls scharf begrenzt; es liegt aber etwas tiefer und hat eine je nach Respirationsstellung variable Form. Bei Exspiration tritt die Verschattung hervor, während sie bei tiefer Inspiration fast ganz verschwindet. Die computertomographische Untersuchung ermöglicht, sie von Blutgefäßen und aneurysmatischen Gebilden zu unterscheiden.

Hiluslymphknotentuberkulose

Röntgen-Thoraxaufnahme. Die floride, primäre oder postprimäre Hiluslymphknotentuberkulose ist durch *knollige, scharf abgegrenzte Hiluslymphknoten* (Abb. 19.**17**) charakterisiert, die in 80–90% *einseitig* sind. Der Lungenherd kann noch vorhanden oder nur noch als verstärkte Lungenzeichnung sichtbar sein. Eine Ausbreitung mit Befall der mediastinalen Lymphknoten wird vor allem bei Immunsupprimierten infolge HIV-Infektion beobachtet.

Diagnostik. Der Nachweis von Tbc-Bakterien im Sputum oder Bronchialsekret gelingt fast nie, ausgenommen bei Durchbruch ins Bronchialsystem. Dagegen sind die Tuberkelbakterien im bronchoskopisch entnommenen Punktat der vergrößerten Lymphknoten direkt, kulturell oder mittels PCR meistens nachweisbar.

Die Senkungsreaktion und das CRP können mäßig erhöht, das Differentialblutbild braucht nicht verändert zu sein. Ein gleichzeitiges *Erythema nodosum* spricht bei vergrößerten Hili eher für Morbus Boeck als für Hiluslymphknotentuberkulose. Die *Mantoux-Reaktion* fällt bei aktiver Tuberkulose *positiv* aus, doch ist sie auch bei Morbus Boeck bis zu 50% positiv.

Ob die Hiluslymphknotentuberkulose *aktiv* ist, läßt sich nicht allein durch die klinischen Befunde und ein *einziges* Röntgenbild, sondern nur durch eine Röntgenbildserie entscheiden. Verändert sich das Bild innerhalb von Wochen oder Monaten, ist der Prozeß als aktiv zu betrachten.

Besondere Schwierigkeiten bereiten *ausheilende* oder *abgeheilte* tuberkulöse Hiluslymphknotenveränderungen. Der Hilus ist dann ohne scharfe Begrenzung.

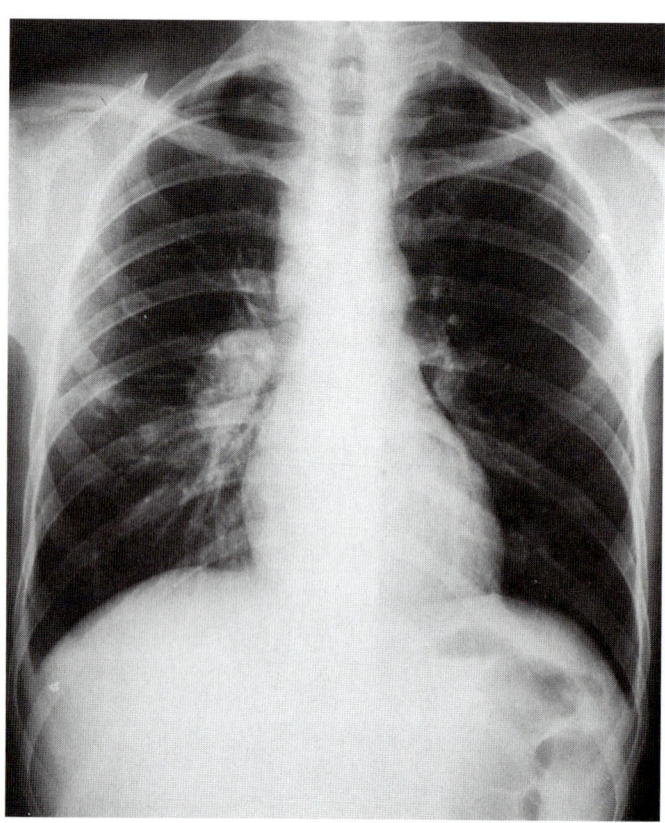

Abb. 19.**17** Hiluslymphknotentuberkulose bei HIV-Infektion. 30jähriger Mann.

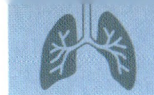

Verbreiterung des Mediastinums 543

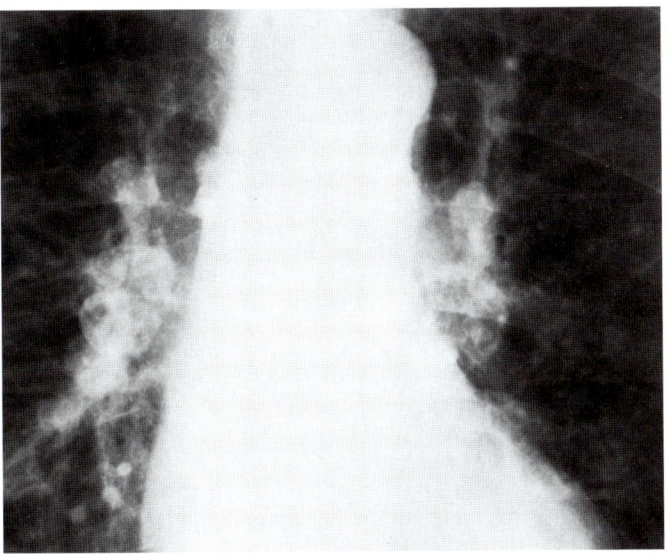

Abb. 19.**18** Verkalkte Hili („Eierschalenhili") bei Silikose.

Alle subjektiven oder objektiven Krankheitszeichen können fehlen. Besonders in diesen Fällen kann die *Aktivität* des Prozesses nur durch Serienbilder beurteilt werden. Verkalkungen im Hilusbereich sprechen für eine Tuberkulose, können aber auch bei Morbus Boeck (Abb. 19.**5b**) oder Silikosen (Abb. 19.**18**) vorkommen. Die tuberkulösen Hiluslymphome sind, vor allem vom einseitigen „Hilus-Boeck" und vom *Hodgkin-Lymphom* (Abb. 19.**8**), manchmal schwer zu unterscheiden.

19.3 Verbreiterung des Mediastinums

Zur Beurteilung und Diagnostik von Mediastinalerkrankungen eignet sich die *computertomographische* Untersuchung des Mediastinums. Sie ist sensiter und spezifischer als die konventionelle Tomographie.

Bei Mediastinalverschattungen kommen differentialdiagnostisch neben den autochthonen Mediastinalgeschwülsten Mißbildungen und Erkrankungen der großen thorakalen Gefäße (siehe Kapitel 14 und 27), (Abb. 19.**19**) auch Lymphknotenmetastasen bei Bronchialkarzinom, Hypernephrom, Seminom usw. in Frage.

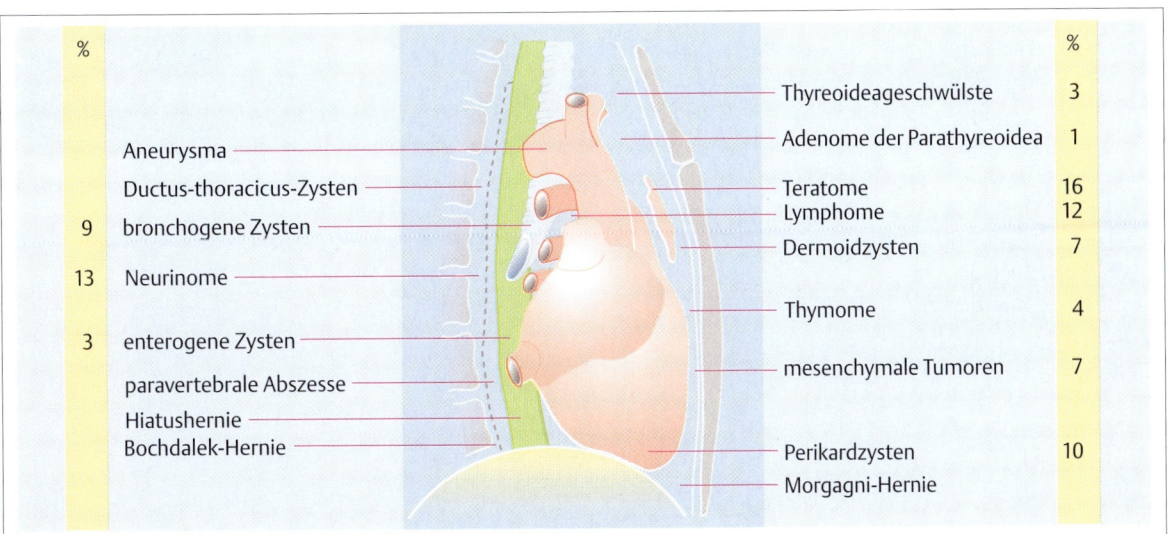

Abb. 19.**19** Lokalisation, Art und Häufigkeit der Mediastinalverschattungen.

Mediastinaltumoren

Klinik. Für die Diagnose eines *Mediastinaltumors* sind neben dem *röntgenologischen* und *computertomographischen* Befund und der *klinischen Symptomatologie* auch Folgen *lokaler Einwirkungen* zu beachten:

- Von Seiten des *Nervensystems*. Interkostalneuralgie, Rekurrensparese, Vagusbeteiligung, Sympathikusdrucksymptome (Horner-Symptomenkomplex), Anisokorie, Speichelfluß, Halbseitenrötung des Gesichts. Diese Erscheinungen sind auf malignes Wachstum verdächtig.
- *Venöse Abflußbehinderung.* Obere Einflußstauung, Zyanose, Ödeme. Die ödematöse Schwellung kann sich auf das Gesicht ausdehnen; die Venen im Gesicht, am Thorax und oberen Abdomen können stark erweitert sein (*V.-cava-superior-Syndrom*). Liegt eine *obere* Einflußstauung vor, sind *maligne Tumoren* des Mediastinums die häufigste Ursache. Seltener kommen ein Aortenaneurysma, lokalisierte Thrombophlebitis mit Thrombenbildung und chronische Mediastinitiden verschiedener Ätiologie in Frage.
- Reizhusten, hämorrhagisches Sputum, Dyspnoe, Schluckbeschwerden, kardiale Symptome.

Diagnostik. *Röntgenologische*, keineswegs pathognomonische Zeichen, die lediglich Hinweise geben sind:

- *Scharf umschriebene rundliche Herde* = gutartig;
- *unregelmäßige Begrenzung* = bösartig;
- *vorn* = Teratome (Abb. 19.**20**), Thymome, Dermoidzysten, Lymphome, intrathorakale Struma, Pleuroperikardzysten;
- *in der Mitte:* Lymphome, bronchogene und perikardiale Zysten, Lipome;
- *hinten* = Sympathikusneurinome, bronchogene Zysten, Meningozele, Ösophagustumoren;
- *Knochenschatten oder Zähnchen in der Verschattung* = Teratom;
- *atemsynchrone Verschiebung* = intrathorakale Struma;
- *Knochenveränderungen (Wirbelsäule, Rippen)* = Neurinome, Aortenaneurysma oder maligne Tumoren.

Die Diagnose muß bei jedem Mediastinaltumor durch Biopsie gesichert werden (perkutane oder thorakoskopische Tumorbiopsie, Mediastinoskopie, Thorakotomie).

Einteilung und Häufigkeit. Man teilt die Medistinalgeschwülste nach ihrer *Lokalisation* (vorderes, mittleres, hinteres Mediastinum) oder ihrer *embryologischen Histogenese* ein. Auch werden *echte* Tumoren von *Pseudotumoren* abgegrenzt. Die *echten* Tumoren gehen entweder vom Meso-, Ekto- oder Endoblast aus, oder es sind Mischgeschwülste.

Von den benignen *Mesoblasttumoren* sind *Lipome* am häufigsten, dann folgen *Fibrome, Lymphangiome* und *Myome*. Die malignen Formen (Liposarkome, Fibrosarkome, Leiomyosarkom) sind selten, ausgenommen die malignen Lymphome.

Bei den *Ektoblasttumoren* sind die *Neurome* (Neurinom, Ganglioneurom, Neurofibrom) etwa gleich häufig wie die *Thymome*. Persistierender Thymus macht ebenfalls scharfrandige, allerdings meist weniger dichte Verschattungen. *Tumoren des Thymus* gehen in 10–50 % mit einer *Myasthenie* einher. Weniger bekannt ist, daß bei Thymustumoren, die in 25 % maligne sind, paraneoplastische Syndrome (aplastische Anämie, Thrombozytopenie, Leukopenie, Hypogammaglobulinämie, Cushing-Syndrom) gehäuft sind.

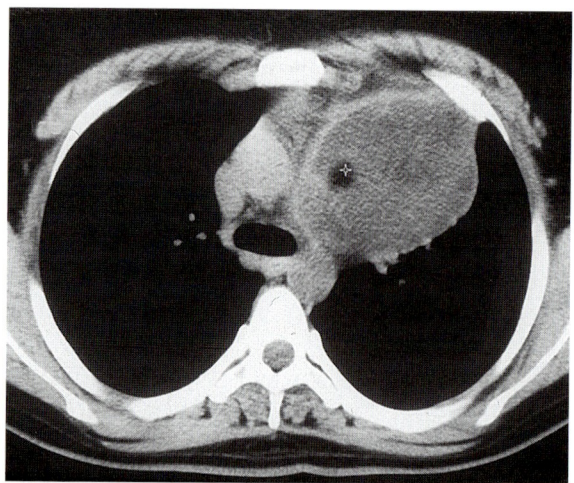

Abb. 19.**20** CT eines Mediastinalteratoms, ausgehend vom vorderen Mediastinum. 18jährige Frau.

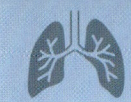

Verbreiterung des Mediastinums 545

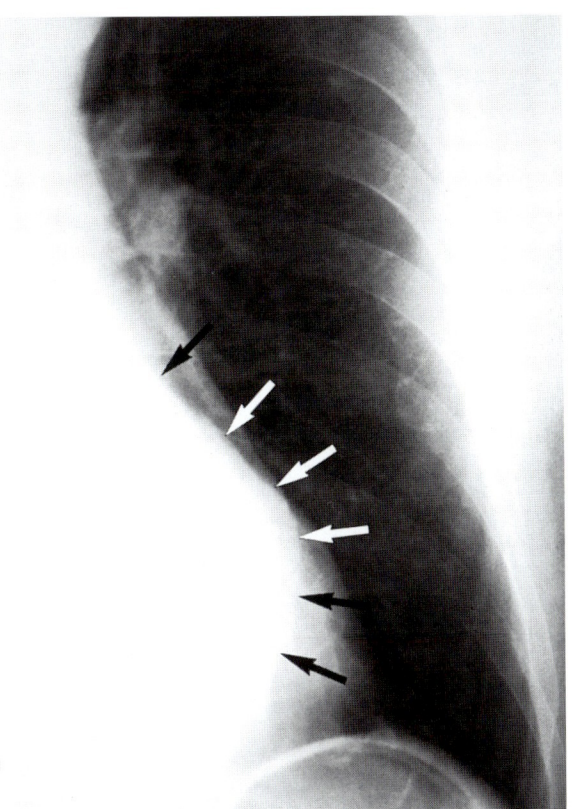
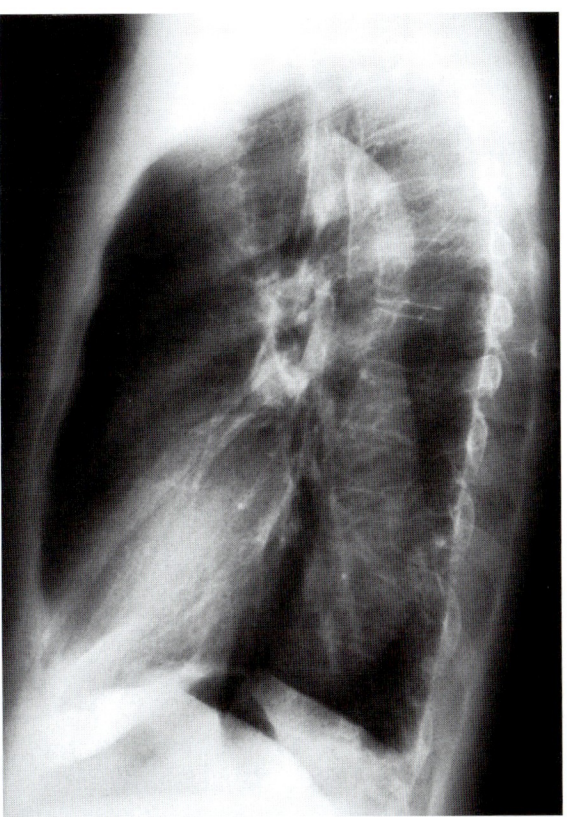

Abb. 19.**21a** u. **b** Perikard- oder Springwater-Zyste. **a** Sie liegt im p.-a. Bild der rechten Herzkontur an. **b** Im Seitenbild erkennt man, daß sie ganz vorn liegt und an die Thoraxwand grenzt. 29jähriger Mann.

Bei leukämischen Mediastinaltumoren bereitet die Diagnose aus dem Blutbild meistens keine Schwierigkeiten, da es sich um akute oder chronische Leukämien mit typischen Blutveränderungen handelt. Metastasen können ebenfalls primäre Mediastinalgeschwülste vortäuschen.

Zu den *Pseudotumoren* zählen Bronchial-, Lungen-, Perikardzysten (Abb. 19.**21a** u. **b**), mediastinale Strumen, tuberkulöse Lymphome, Boecksches Sarkoid, Aortenaneurysma, Megaösophagus, Senkungsabszesse und Phlegmonen.

Struma intrathoracica

In der Regel besteht ein Zusammenhang mit einer extrathorakalen Struma. Auch Verdrängung und Einengung der Trachea sprechen für eine Struma thoracica (Abb. 19.**22a** u. **b**). Trotzdem kann die Diagnose allein aufgrund des Röntgenbildes und die Abgrenzung von anderen Prozessen, beispielsweise eines Aneurysmas des Truncus brachiocephalicus, schwierig sein. Entscheidend ist die szintigraphische Radiojoduntersuchung mit ^{131}I oder die Computertomographie. Die klinischen Erscheinungen der intrathorakalen Struma sind atypisch (Dyspnoe usw.); sie erlauben keine Differenzierung von anderen Prozessen. Hyper- oder Hypothyreose fehlen meistens.

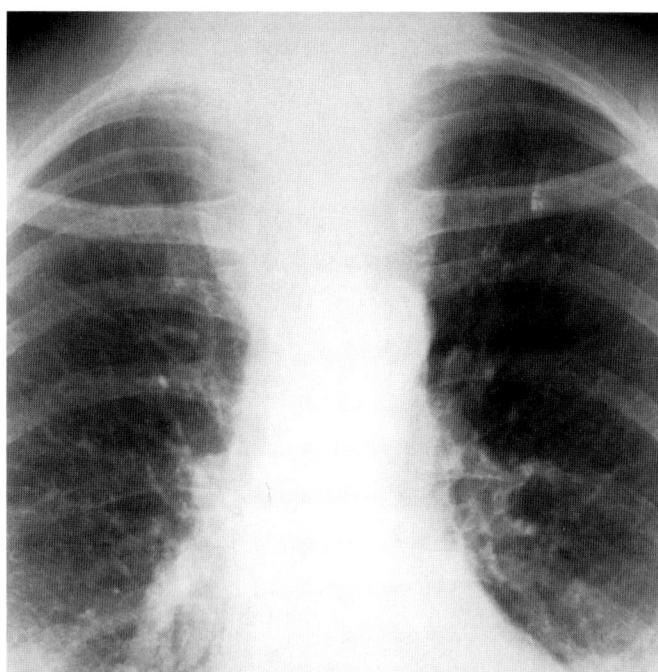

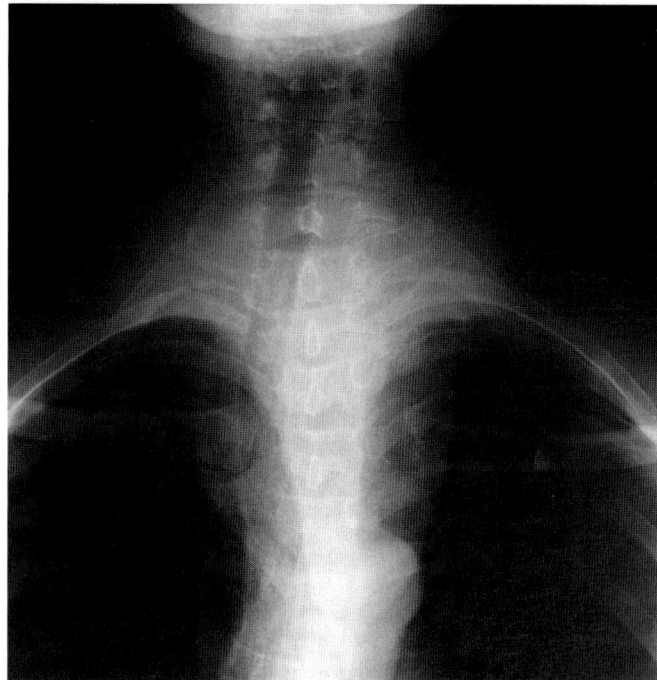

Abb. 19.**22 a** Intrathorakale Struma. Die Verdrängung der Trachea ist auf dem Tomogramm (**b**) gut erkennbar. 62jährige Frau.

Entzündungen des Mediastinums

Senkungsabszeß, Mediastinalphlegmone

Bei Mediastinaltumoren mit Fieberzuständen sind auch ein tuberkulöser *Senkungsabszeß* oder eine *Mediastinalphlegmone* in Betracht zu ziehen.

Während die Mediastinalphlegmone ein schweres Krankheitsbild verursacht (Leukozytose mit meist toxisch veränderten Neutrophilen), sind Senkungsabszeß und Tumoren oft schwer gegeneinander abgrenzbar. Röntgenologisch nachweisbare tuberkulöse Wirbelveränderungen helfen die Diagnose zu klären.

Auf die *abszedierende Lymphknotentuberkulose*, die heute erneut bei HIV-Infizierten beobachtet wird, wurde hingewiesen. Die Abszesse entstehen nach der Primärinfektion aus einer Hiluslymphknotentuberkulose, können protrahiert verlaufen oder akut in die umgebenden Organe einbrechen.

Seltene Ursachen einer Mediastinalerkrankung

Als seltener Befund sei ein doppelseitig verbreiteter Mediastinalschatten erwähnt, der durch einen *Megaösophagus* vorgetäuscht werden kann. Schluckbeschwerden bestimmen dieses Krankheitsbild, das wie andere Megaorgane konstitutionell bedingt ist. Sie können aber auch fehlen. Durch die röntgenologische Ösophagusdarstellung wird die Ursache der Mediastinalverschattung geklärt.

Als *idiopathische mediastinale Fibrose* wird eine der *idiopathischen retroperitonealen Fibrose* (Ormond-Krankheit) analoge Fibrosierung des oberen Mediastinums bezeichnet. Erstes klinisches Symptom ist eine obere Einflußstauung (Obstruktion der V. cava superior). Radiologisch ist das Mediastinum verbreitert. Die Diagnose erfolgt nach Ausschluß anderer Erkrankungen oder bioptisch. Spontane oder durch Steroide bedingte Rückbildung ist möglich.

Literatur

Allgemeine Literatur siehe Kapitel 17.

Spezialliteratur

di Alberti L, Piatelli A, Artese L et al. Human herpesvirus 8 in sarcoid tissues. Lancet. 1997; 350: 1655.
Briner VA, Müller A, Gebbers JO. Die Neurosarkoidose. Schweiz Med Wochenschr. 1998; 128: 799.
Cordier JF, Chaileux E, Langue D et al. Primary pulmonary lymphomas. A clinical study of 70 cases in non-immunocompromised patients. Chest. 1993; 103: 201.
Dearnley D. Small-cell cancer. Lancet. 1995; 345: 1285.
Doll R, Peto R, Wheatley K et al. Mortality in relation to smoking: 40 years' observations on male British doctors. Brit Med J. 1994; 309: 911.
Gross NJ. The paradoxical skin response in sarcoidosis. A hypothesis. Amer Rev resp Dis. 1973; 107: 798.
Hudspith BN, Flint KC, Geraint-James D, Brostoff J, Johnson N. Lack of immune deficiency in sarcoidosis: compartmentalisation of the immune response. Thorax 1987; 42: 250.
Hyde L, Hyde CI. Clinical manifestations of lung cancer. Chest 1974; 65: 299.
Kantrow SP, Meyer KC, Kidd P, Raghu G. The CD4/CD8 ratio in BAL fluid is highy variable in sarcoidosis. Eur Respir J. 1997; 10: 2716.
Kulke MII, Mayer RJ. Carcinoid tumors. New Engl J Med. 1999; 340: 858.
Löfgren S, Lundbäck H. the bilateral hilar lymphoma syndrome. A study of the relation to tuberculosis and sarcoidosis in 212 cases. Acta med scand. 1952; 142: 265.
Mangrapagan K, Hance Allan J. Mycobacteria and sarcoidosis: an overview and summary of molecular biological data. Sarcoidosis. 1995; 12: 20.
Mayock RL, Bertrand P, Morrisson CE, Scott JH. Manifestation of sarcoidosis. Analysis of 145 patients with a review of nine series selected from the literature. Amer J Med 1963; 35: 67.
Miller DL, Allen MS. Rare pulmonary neoplasms. Mayo Clin Proc. 1993; 68: 492.
Mountain CF. Revision in the international system for staging lung cancer. Chest 1997; 111: 1710.
Newmann LS, Rose CS, Maier LA. Sarcoidosis. New Engl J Med. 1997; 336: 1224.
Radin AI. Primary pulmonary Hodgkin's disease. Cancer. 1990; 65: 289.
Rizzato G. Clinical impact of bone and calcium metabolism changes in sarcoidosis. Thorax 1998; 53: 425.
Siltzbach LE, James DG, Neville E, Turiaf J, Battesti JP, Sharma OP, Hosoda Y, Mikami R, Odaka M. Course and prognosis of sarcoidosis around the world. Amer J Med 1974; 57: 847.
Thompson KP, Utz JP, Rosenow EC, Myers JL, Swensen J. Pulmonary lymphoproliferative disorders. Mayo Clin Proc 1993; 68: 804.
Travis WD, Travis LB, Devesa SS. Lung cancer. Cancer. 1995; 75: 191.
Winterbauer RH, Belic N, Moores KD. A clinical interpretation of bilateral hilar adenopathy. Ann intern Med. 1973; 78: 65.
Wurm K, Reindell H, Heilmeyer L. Der Lungenboeck im Röntgenbild. Stuttgart Thieme 1958.
Wynder EL, Hoffmann D. Smoking and lung cancer. Scientific challenges and opportunities. Cancer Res 1994; 54: 5284.
Yousem SA, Hochholzer L. Mucoepidermoid tumors of the lung. Cancer 1987; 60: 1346.

Kardiale Symptome

20 **Dyspnoe infolge Erkrankungen des Herzens**
W. Rutishauser, H. O. Hirzel, H. P. Krayenbühl †

21 **Zyanose**
W. Rutishauser und H. O. Hirzel

22 **Herzrhythmusstörungen**
M. Rothlin und E. Fischer

23 **Hypertonie**
U. Kuhlmann und W. Siegenthaler

24 **Hypotonie**
U. Kuhlmann und W. Siegenthaler

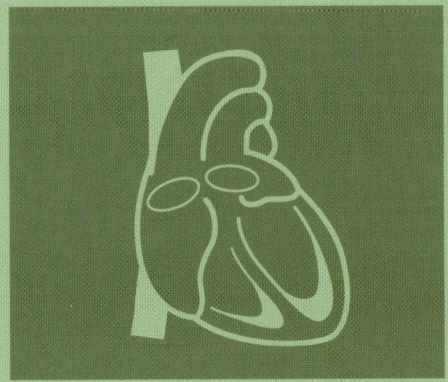

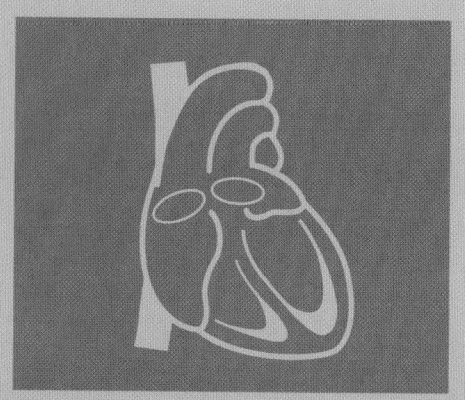

20 Dyspnoe infolge Erkrankungen des Herzens

W. Rutishauser, H. O. Hirzel,
H. P. Krayenbühl †

20.1	Kardiale Dyspnoe: allgemeine und differentialdiagnostische Kriterien	553
20.2	Symptome einer Erkrankung des Herzens, insbesondere der Stauungsinsuffizienz	553

Am Herzen selbst feststellbare Symptome 553
    Vergrößertes Herz 553
    Spitzenstoß 555
    Präkordialer Impuls 555
    Pathologischer Auskultationsbefund 555
    Pathologischer EKG-Befund 558
Allgemeine Symptome der Stauungsinsuffizienz 558
    Erhöhter Venendruck 558
    Puls 558
Nichtinvasive Diagnostik 559
    Thorax-Röntgenbild 559
    Doppler-Echokardiographie 560
    Hämodynamische Größen bei Stauungsinsuffizienz 561
    Ergometrie 561

20.3	Differentialdiagnose der Herzinsuffizienz	563

Primär mechanisch bedingte Herzinsuffizienz 563
    Veränderungen der peripheren oder pulmonalen Strombahn als primäre Ursache einer Überlastung des Herzens 563
        Chronische Drucküberlastung des Myokards durch erhöhten Widerstand im großen Kreislauf (Hypertonieherz) 563
        Chronische Überlastung des Myokards durch erhöhten Widerstand im kleinen Kreislauf (Cor pulmonale) 566
        Chronische Volumenüberlastung bei andauernd erhöhtem Blutbedarf der Peripherie (a.-v. Fistel, Anämie, Hyperthyreose, Morbus Paget) 571
    Veränderungen am Herzen als primäre Ursache einer chronischen Überlastung des Herzens 572
        Relative Faserüberlastung durch Ausfall von Myokard (Myokardfibrose bei koronarer Herzkrankheit, Herztrauma, Myokarditis) 572
        Chronische Druck- und/oder Volumenüberlastung bei Herzklappenfehlern 573
        Aortenklappeninsuffizienz 575
        Aortenklappenstenose 579

→

Hypertrophe, obstruktive Kardiomyopathie
(Muskuläre Subaortenstenose) 581
Mitralstenose 584
Mitralinsuffizienz 588
Trikuspidalinsuffizienz 592
Trikuspidalstenose 594
Chronische Volumenüberlastung des Myokards bei
bradykarden Rhythmusstörungen
(totaler AV-Block, Sick sinus syndrome) 594
Ungenügende Bewegungsfreiheit des
Myokards durch Perikardveränderungen
(Pericarditis constrictiva) 594

Primär biochemisch bedingte Herzinsuffizienz 596

Kardiomyopathien im engeren Sinne 596
    Dilatative Kardiomyopathie 596
    Latente Kardiomyopathie 597
    Hypertrophe Kardiomyopathie
    (mit und ohne Obstruktion) 597
    Restriktiv-obliterierende
    Kardiomyopathie 597
Spezifische Herzmuskelerkrankungen
(Sekundäre Kardiomyopathien) 599
    Endokrine Kardiomyopathie (Hyperthyreose,
    Hypothyreose, Akromegalie) 599
    Infiltrative Kardiomyopathie
    (Hämochromatose, Sarkoidose, Glykogen-
    speicherkrankheit, Fabry-Krankheit) 601
    Nutritive Kardiomyopathie
    (Thiaminmangel) 601
    Toxische Kardiomyopathie 601
    Kardiomyopathie bei Neuro- und
    Myopathien 602
    Peripartale Kardiomyopathie 602
    Restriktive sekundäre Kardiomyopathie
    (Amyloidose, Karzinoid) 602
Pharmakologisch bedingte Herzinsuffizienz 603
    Akute und subakute Formen
    (β-Rezeptorenblocker, Barbiturate, Halothan,
    Adriamycin) 603
    Chronische Formen
    (Phenothiazine, trizyklische Antidepressiva,
    Methysergid) 603
Durch Elektrolytstörungen bedingte Herzinsuffizienz
(Hypokaliämie, Hypokalzämie, Hyperkalzämie) 603
    Hypokaliämie 603
    Hypokalzämie, Hyperkalzämie 603
Differentialdiagnose der Herzinsuffizienz bei
plötzlicher Myokardüberbelastung 603
    Myokarditis 604

Symptome einer Erkrankung des Herzens, insbesondere der Stauungsinsuffizienz

20.1 Kardiale Dyspnoe: allgemeine und differentialdiagnostische Kriterien

Allgemeine Kriterien. Obwohl das Symptom *Dyspnoe* zuerst an eine Erkrankung der Lunge denken läßt, darf nie vergessen werden, daß es gleichzeitig ein Haupt- und wichtiges Frühsymptom eines kardialen Leidens ist. Bei Wertung und Einstufung des Symptoms *Dyspnoe* sollte deshalb immer nach folgenden Begleitsymptomen gesucht werden, die für eine kardiale Genese oder Mitbeteiligung sprechen:

- Anamnese mit seit langem bekanntem, bisher asymptomatischem kardialem Befund (Herzgeräusch), bekanntes kardiales Leiden ohne bisherige Dyspnoe (Status nach Myokardinfarkt), relativ plötzliches Auftreten, rasche Progredienz, deutliche Belastungsabhängigkeit,
- basale, feuchte Rasselgeräusche, erhöhter Halsvenendruck, periphere Ödeme, Lippen- und Fingerzyanose,
- Herzvergrößerung im Thorax-Röntgenbild,
- EKG-Abnormitäten (Ausnahmen s. S. 558).

> ! Ein klinisch *und* elektrokardiographisch normaler Belastungstest schließt *zusammen* mit einem normalen Echokardiogramm eine kardiale Ursache der Atemnot mit größter Wahrscheinlichkeit aus.

Differentialdiagnostische Kriterien der kardialen Dyspnoe.

- Die *Abnahme* der Dyspnoe in *aufrechter Stellung* (Orthopnoe) und die Zunahme der Beschwerden in liegender Körperlage ist beim „Herzasthma" ausgesprochener als bei der pulmonalen Atemnot.

> ! Der Herzasthmatiker sitzt, der Lungenasthmatiker liegt im Bett.

- Die Orthopnoe des Asthma cardiale und die paroxysmale Dyspnoe werden durch verschieden *stark* ausgeprägte *Grade* von Lungenstauung verursacht.
- In der Regel steht bei der kardialen Dyspnoe die für die pulmonale Dyspnoe sehr typische exspiratorische Atembehinderung nicht so sehr im Vordergrund.
- Die arteriellen Blutgase sind unter körperlicher Belastung bei kardialer Dyspnoe in der Regel im Normbereich, während bei Vorliegen einer Lungenkrankheit häufig Hypoxämie, Hyperkapnie und respiratorische Azidose als Grund der Dyspnoe auftreten.
- Bei schwerer chronischer Herzinsuffizienz kann eine Cheyne-Stokes-Atmung als Ausdruck der verzögerten Rückkopplung zwischen Änderungen der alveolären Gasspannungen und zentraler Atemregulation infolge der erheblich verlängerten Kreislaufzeiten auftreten.

Diese Differenzierungskriterien sind indes keineswegs absolut. Überschneidungen kommen vor. Die wichtigsten Hinweise für die kardiale Genese der Dyspnoe werden aus dem Nachweis eines kardialen Leidens und dessen Identifizierung gewonnen.

20.2 Symptome einer Erkrankung des Herzens, insbesondere der Stauungsinsuffizienz

Am Herzen selbst feststellbare Symptome

Vergrößertes Herz

Chronische Stauungsinsuffizienz. Die chronische Stauungsinsuffizienz geht in der Regel mit einer Vergrößerung des Restblutvolumens in den Herzkammern einher, was sich klinisch in einer Herzvergrößerung äußert (Abb. 20.**6a** und 20.**13a**). Eine Ausnahme hiervon bildet die Mitralstenose, bei der häufig eine Lungenstauung vorliegt, der linke Ventrikel jedoch klein ist.

Akute Stauungsinsuffizienz. Eine akute Stauungsinsuffizienz kann sich im Rahmen einer akuten Dekompensation bei bereits massiv vergrößertem Herzen einstellen, aber auch bei akut auftretenden Klappenvitien (Aorten- und Mitralinsuffizienz) oder akuten Rhythmusstörungen ohne oder mit nur unbedeutender Vergrößerung des linken Ventrikels (Abb. 20.**1a–c**).

Primär diastolische Herzinsuffizienz. Bei Vorliegen einer Lungenstauung und normal großem Herzen muß immer auch an eine primär *diastolische Herzinsuffizienz* gedacht werden, welche durch eine abnorme Relaxation und/oder eine diastolische Dehnbarkeitsstörung und damit Füllungsbehinderung des linken Ventrikels zustande kommt (primäre und sekundäre restriktive Kardiomyopathien, hypertrophe Kardiomyopathie, Pericarditis constrictiva, am häufigsten Koronarsklerose und hypertensive Herzkrankheit besonders bei Tachykardie).

Andere Ursachen eines verstärkten Herzschattens. Andererseits reflektiert aber nicht jede Herzvergrößerung im Thoraxbild eine Herzinsuffizienz:

- Beim *Perikarderguß* ist der Herzschatten zwar meistens ebenfalls stark verbreitert (Abb. 20.**2a** u. **b**),

554 Dyspnoe infolge Erkrankungen des Herzens

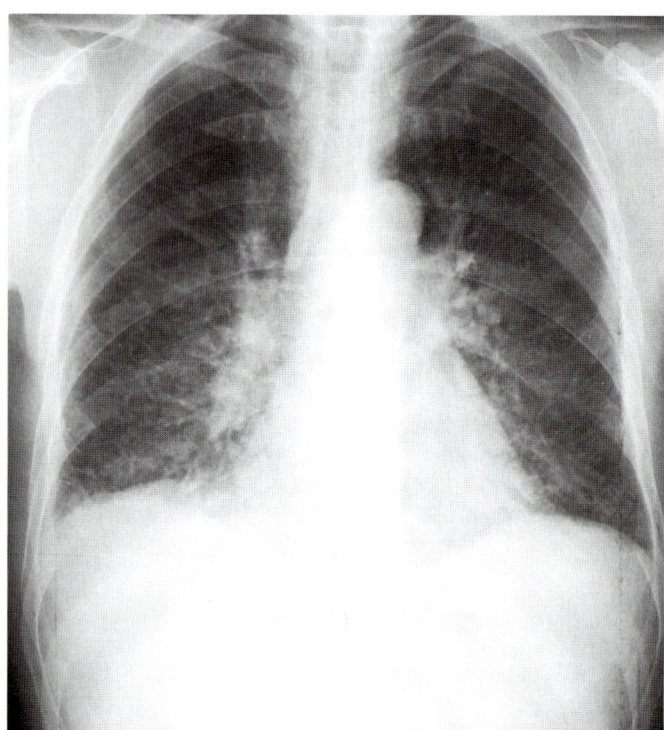

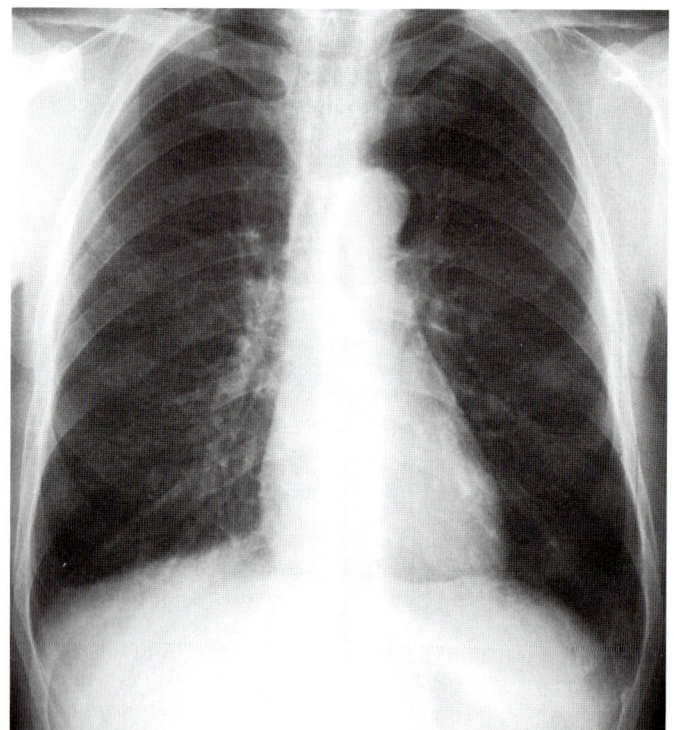

Abb. 20.**1a–c** Massive Lungenstauung ohne Herzvergrößerung.
a 52jähriger Patient mit 2 Tage andauernder supraventrikulärer Tachykardie.
b Thoraxbild desselben Patienten 2 Tage nach medikamentöser Konversion der supraventrikulären Tachykardie zu normokardem Sinusrhythmus.
c Supraventrikuläre Tachykardie mit einer Frequenz von 235 Schlägen/min im Zeitpunkt der massiven Lungenstauung. Dargestellt sind die EKG-Ableitungen V_2 und V_3. In Ableitung V_3 ist ein elektrischer Alternans vorhanden.

doch sind die Hili nicht vergrößert und werden zum Teil vom zeltförmig deformierten Herzschatten überdeckt, während sie bei der Herzinsuffizienz deutlich vergrößert und nach lateral verlagert sind. Mittels der Echokardiographie können die Diagnose einfach verifiziert und Ausmaß und Lokalisation des Ergusses beurteilt werden (Abb. 20.**19**).

▶ Eine *Herzvergrößerung mit normaler Pumpfunktion* findet sich schließlich auch bei Sportlern und Schwerarbeitern und bei Vorliegen einer chronischen Bradykardie (totaler AV-Block), bei denen die Förderleistung durch die Erhöhung des Fördervolumens gewährleistet wird.

Spitzenstoß

Verbreiterter und hebender *Spitzenstoß*. Die Verlagerung nach unten (in den 6. Interkostalraum) ist immer pathologisch, auch die Verlagerung des Spitzenstoßes außerhalb der Medioklavikularlinie in Rückenlage ist nicht normal. Sie zeigt eine Herzvergrößerung an, wenn nicht abnorme Lageverhältnisse des Herzens vorliegen (Thoraxdeformitäten, besonders bei Trichterbrust und Kyphoskoliose, Zwerchfellhochstand rechts).

Präkordialer Impuls

Eine Vergrößerung des rechten Ventrikels kann sich in abnormen Pulsationen im Bereich der unteren Sternumhälfte und des 4. und 5. Interkostalraums links parasternal manifestieren. Auch bei schwerer Mitralinsuffizienz können (spät-)systolische präkordiale Pulsationen auftreten. Sie werden durch die Verschiebung der Herzkammern nach vorn bei massiver systolischer Expansion des linken Vorhofs hervorgerufen (linksatrialer „lift").

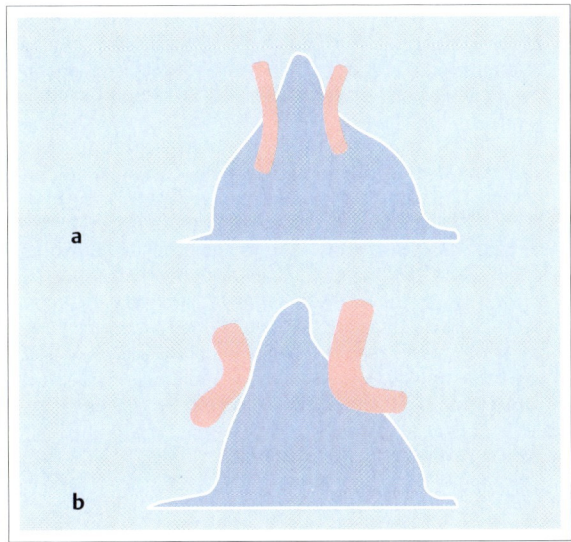

Abb. 20.**2a** u. **b** Radiologische Differentialdiagnose im p.-a. Thoraxbild. **a** Perikarderguß, Hili überdeckt; **b** Herzinsuffizienz, Hili nach lateral verlagert und vergrößert.

Pathologischer Auskultationsbefund

Differentialdiagnostische Bedeutung der Herztöne

1. Herzton. Der 1. Ton kommt durch den Klappenschluß bzw. die Segelanspannung der Mitralis und Trikuspidalis zustande. Normalerweise schließt die Mitral- etwas früher als die Trikuspidalklappe, daher besteht der 1. Ton aus 2, bei Jugendlichen meist nachweisbaren Hauptkomponenten. Physiologischerweise ist die Spaltung deutlicher im Exspirium und verschwindet im Inspirium.

Pathologische Spaltung des 1. Herztons. Eine pathologische Spaltung des 1. Tones erfolgt, wenn die Trikuspidalkomponente verzögert wird, sei es durch verspätete elektrische Erregung des rechten Ventrikels bei rechtsseitigem Schenkelblock oder durch einen verspäteten Trikuspidalklappenschluß infolge erhöhten rechtsatrialen Druckes bei Trikuspidalstenose. Wenn die Mitralklappe sich aus den gleichen erwähnten Gründen (Linksschenkelblock und Mitralstenose) verspätet schließt, kann entweder ein besonders lauter 1. Ton oder bei schweren Fällen eine umgekehrte Spaltung mit einer hinter die Trikuspidalkomponente fallenden Mitralkomponente (Abb. 20.**3a**) auftreten. Bei Linksschenkelblock ist die Mitralkomponente wegen der verminderten Anstiegsteilheit des linksventrikulären Druckes (infolge der asynchronen Anspannung der Kammermuskulatur) häufig sehr leise.
Ein gespaltener 1. Ton kann auch durch einen zusätzlichen *Austreibungsklick* entweder in der Aorta (Aortenvitien, Dilatation und Elongation der Aorta bei Hypertonie) oder in der A. pulmonalis (bei pulmonaler Hypertonie, kongenitalen Vitien) vorgetäuscht werden.
Bei *künstlichen Klappen in aortaler Position* entsteht zu Beginn der Austreibung ein hochfrequenter metallischer Klick, welcher durch das Aufschlagen der Kugel oder Scheibe auf die Klappenhalterung zustande kommt (Abb. 20.**4**). Bei aortalen Bioprothesen ist der Austreibungsklick leise oder er fehlt.

2. Herzton. Der 2. Ton entsteht durch die beim Schluß erfolgende Anspannung der Semilunarklappen. Physiologischerweise erfolgt auch hier der Schluß der Pulmonalklappe etwas *nach* der Aortenklappe. Die Spaltung ist deutlicher im Inspirium, sie wird bei der Exspiration eng bzw. verschwindet. Die Diskriminationsgrenze einer Spaltung mit dem Stethoskop (Ohr) liegt bei einem Intervall von 0,02 Sekunden.

Weite Spaltung des 2. Herztons. Eine besonders breite Spaltung des 2. Tones tritt bei Verspätung des Pulmonalklappenschlusses auf. Eine paradoxe Spaltung kommt bei starker Verzögerung des Aortenklappenschlusses zustande (Abb. 20.**3b**). Die *Verspätung des Pulmonalklappenschlusses* kann bei Rechtsschenkelblock, Pulmonalstenose und Vorhofseptumdefekt erfolgen. Bei Rechtsschenkelblock bleibt die physiologische Atemvariation erhalten, bei Vorhofseptumdefekt variiert die Spaltung bei Atmung nicht, und bei Pulmonalstenose ist der 2. Ton abgeschwächt.
Die *Verspätung des Aortenklappenschlusses*, die zur umgekehrten Spaltung führt (durch gleichzeitige Pulsschreibung kann aufgrund der Inzisur die Aortenkomponente eindeutig festgelegt werden), tritt ein bei linksseitigem Schenkelblock (mit Verbreiterung bei Exspiration!) und bei schwerer Aortenstenose.

Extratöne. Vom gespaltenen 2. Ton sind die Extratöne abzugrenzen.
- Der *Mitralöffnungston* (frühdiastolischer hochfrequenter Ton) tritt etwa 0,06–0,12 s nach dem Aortenklappenschluß auf (Abb. 20.**22** u. S. 573). Ein hochfrequenter Mitralöffnungston ist regelmäßig bei künstlichen Kugel- und Scheibenklappen in mitraler Position vorhanden (Abb. 20.**4**). Wie der Austreibungsklick bei künstlicher Aortenklappe ist der mitrale Öffnungston bei künstlicher Mitralklappe ein wichtiger Hinweis auf ein regelrechtes Funktionieren der Klappenprothese. Bei Bioprothesen ist ein Mitralöffnungston nur selten hörbar.
- Der *protodiastolische Galopp* ist ein *physiologischer* 3. Ton bei Jugendlichen, *pathologisch* bei Volumenüberlastung des linken oder rechten Ventrikels oder bei Perikardfibrose. Ein protodiastolischer Galopp wird daher bei *Mitralinsuffizienz*,

Stauungsinsuffizienz und *konstriktiver Perikarditis* (Abb. 20.**56**) beobachtet. Auch durch plötzliche frühdiastolische Streckung und Anspannung eines linksventrikulären abnormen Sehnenfadens kann es zu einem Extraton kommen.

- Wie der 3. Ton ist auch der 4. Ton (Vorhofton), der zum *präsystolischen Galopp* führt, ein Kammerfüllungston (Abb. 20.**49**). Er findet sich am häufigsten bei Zuständen mit erhöhtem linksventrikulärem Füllungswiderstand, bedingt durch eine verminderte Ventrikeldehnbarkeit (arterielle Hypertonie, Aortenstenose, Koronarsklerose, Kardiomyopathien). Ein 4. Herzton wurde aber auch bei *chronischer Volumenbelastung* ohne Erhöhung des Füllungswiderstandes nachgewiesen (schwere Anämie, Hyperthyreose, große periphere arteriovenöse Fisteln). Beim Herzgesunden ist ein 4. Herzton nur selten hörbar. Besteht ein verlängertes PQ-Intervall, sind häufig leise Vorhoftöne vorhanden.

! Im Gegensatz zum protodiastolischen Galopp stellt ein präsystolischer Galopp keinen Hinweis für das Vorliegen einer linksventrikulären Insuffizienz dar.

- Fallen ein pathologischer 3. und 4. Ton (protodiastolischer und präsystolischer Galopp) zusammen, so spricht man von *Summationsgalopp*. Dieses Ereignis stellt sich bei ausgesprochener Tachykardie ein.
- In der Mitte zwischen 1. und 2. Herzton ist gelegentlich ein kurzer hochfrequenter Extraton hörbar (sog. *mesosystolischer Klick*, Abb. 20.**5**). Relativ häufig folgt ihm ein telesystolisches Geräusch. Ein mesosystolischer Klick kommt durch die plötzliche Anspannung des Mitralapparates (Klappensegel, Chordae tendineae oder Papillarmuskel) bei *systolischem Prolaps* eines oder beider Mitralsegel zustande. Das telesystolische Geräusch ist Ausdruck einer unmittelbar nach dem Klick einsetzenden mitralen Regurgitation. Ist nur ein mesosystolischer Klick ohne telesystolisches Geräusch vorhanden, geht der Mitralklappenprolaps ohne oder nur mit minimaler mitraler Regurgitation einher (Abb. 20.**5**). Ätiologisch unterscheidet man Patienten mit einem primären oder einem sekundären Mitralklappenprolaps (Tab. 20.**1**). Die primäre Form, welche durch eine mukoide Degeneration der Klappensegel und der Chordae tendineae bedingt ist, steht zahlenmäßig weit im Vordergrund. Die Prävalenz des Mitralklappenprolapses in der erwachsenen Bevölkerung beträgt rund 4 %. Er ist bei Frauen doppelt so häufig wie bei Männern.

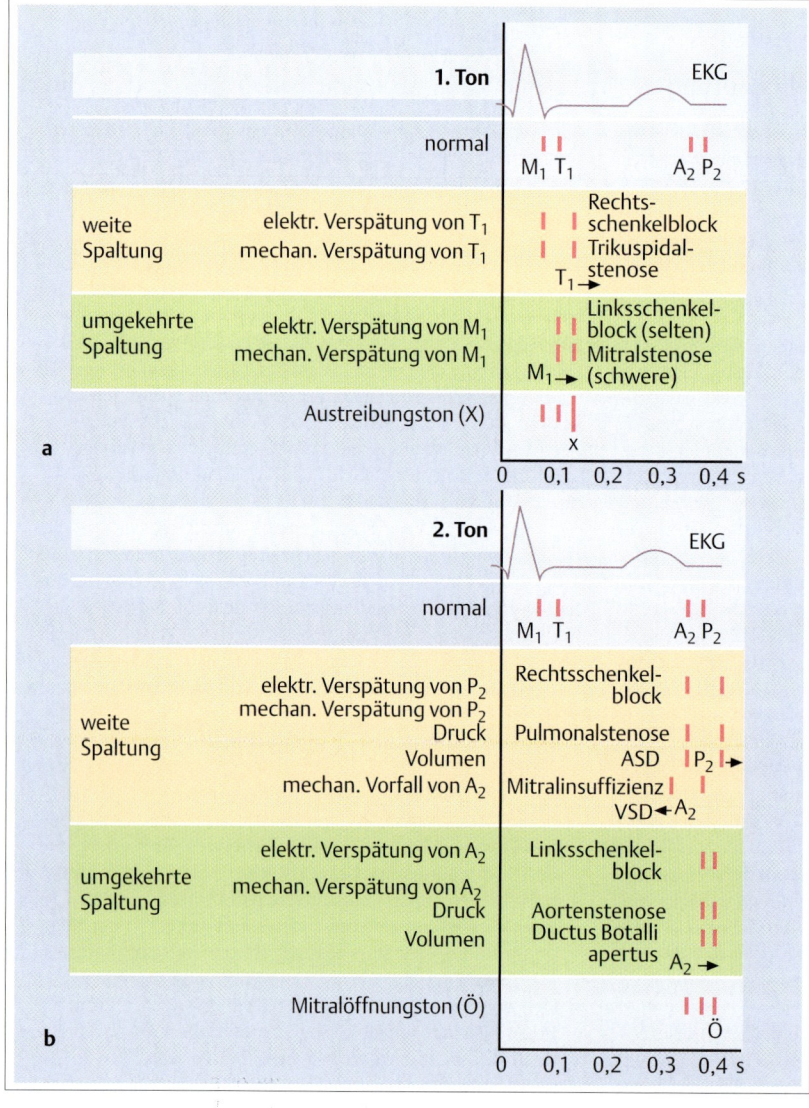

Abb. 20.**3a** u. **b** Schematische Darstellung diagnostisch bedeutungsvoller Variationen der Herztöne.
a Variationen des 1. Tones;
b Variationen des 2. Tones;
ASD = Vorhofseptumdefekt;
VSD = Ventrikelseptumdefekt.

Symptome einer Erkrankung des Herzens, insbesondere der Stauungsinsuffizienz

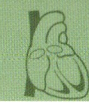

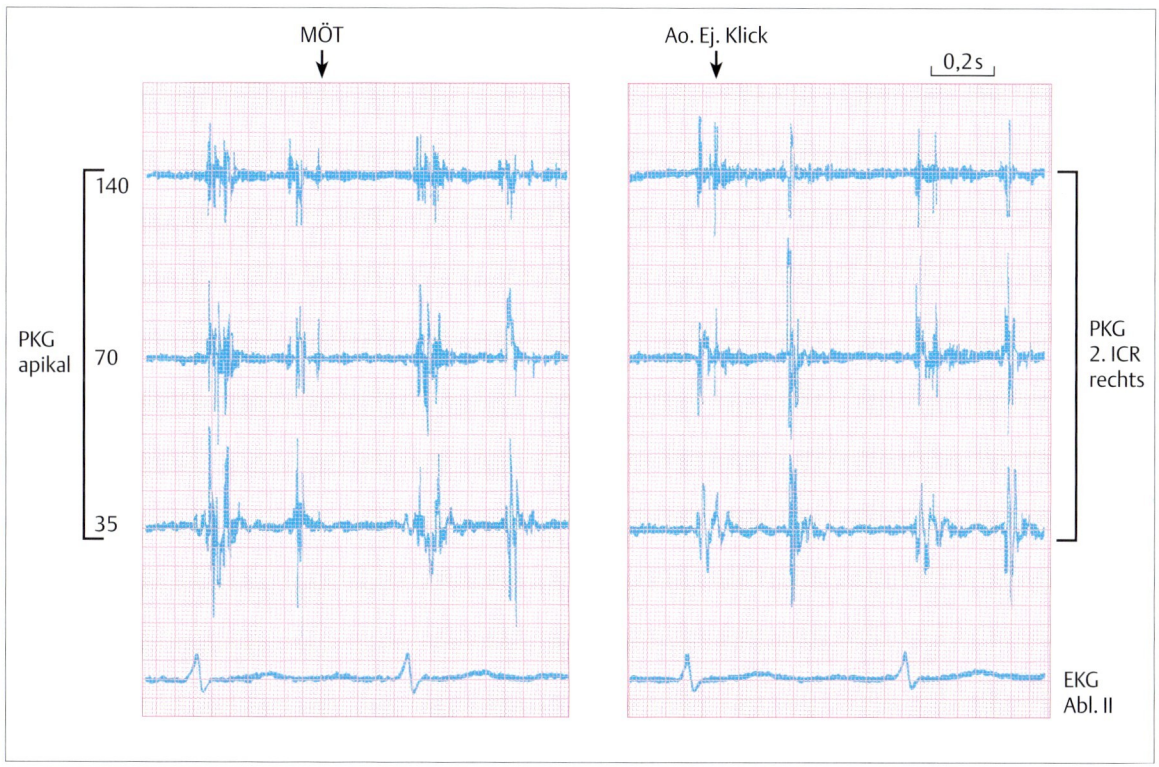

Abb. 20.4 Phonokardiogramm (PKG) in verschiedenen Frequenzen (35, 70, 140 Hz) bei Björk-Shiley-Klappen in mitraler und aortaler Position: 55jährige Frau. An der mitralen Klappe entsteht ein hochfrequenter Öffnungston (MÖT), an der aortalen Klappe ein hochfrequenter frühsystolischer Austreibungston (Ao. Ej. Klick), gefolgt von einem protomesosystolischen Austreibungsgeräusch.

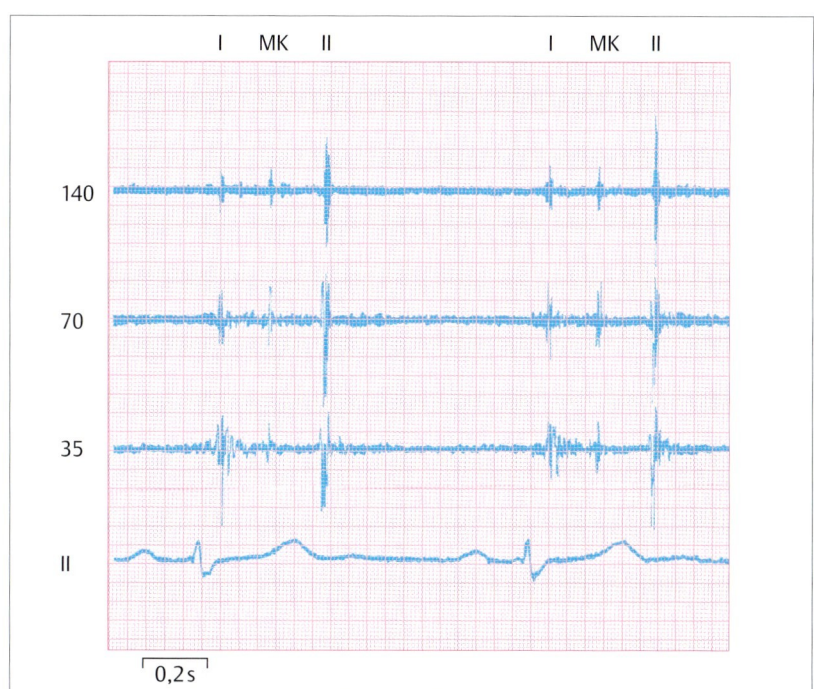

Abb. 20.5 Mesosystolischer Klick (MK) bei 37jähriger Frau. Beim Herzkatheter konnte eine minimale Mitralinsuffizienz (Regurgitationsfraktion 8 %) nachgewiesen werden.

Dyspnoe infolge Erkrankungen des Herzens

Tabelle 20.1 Ätiologie des Mitralklappenprolapses

1. Primär: Myxomatöse Degeneration
2. Sekundär: • Systemische Krankheiten des Bindegewebes (Marfan-Syndrom, Ehlers-Danlos-Syndrom, Pseudoxanthoma elasticum) • Verkleinerung des linken Ventrikels (Anorexia nervosa, Vorhofseptumdefekt, Morbus Ebstein) • Kardiale Erkrankungen (koronare Herzkrankheit, hypertrophe obstruktive Kardiomyopathie, rheumatisches Fieber)

Pathologischer EKG-Befund

Bei den meisten Patienten mit kardialer Dyspnoe zeigen sich im EKG pathologische Befunde: Tachykardie, Rhythmusstörungen, ST-Segment- und T-Wellen-Veränderungen oder Zeichen eines durchgemachten Myokardinfarktes. Für die Herzinsuffizienz typische EKG-Veränderungen gibt es jedoch nicht und gelegentlich können solche trotz manifester, kardial bedingter Dyspnoe auch fehlen. Andererseits können auch bei rein pulmonal bedingter Atemnot, im akuten *Asthmaanfall* ST- und T-Alterationen beobachtet werden, die sich erst nach Stunden bis Tagen wieder zurückbilden.

Allgemeine Symptome der Stauungsinsuffizienz

Anamnese und Klinik. Anamnestisch leiten die *Belastungsdyspnoe*, nächtliche Orthopnoe und Nykturie zur Diagnose. Unspezifische Begleitsymptome sind meist auch Müdigkeit, erhöhte Ermüdbarkeit, Appetitlosigkeit. Bei der klinischen Untersuchung sind neben den Zeichen der Lungenstauung (feuchte, nicht klingende Rasselgeräusche, sog. *Linksinsuffizienz*) auch diejenigen der *Rechtsinsuffizienz* zu beachten: Halsvenen-, Leber- und Nierenstauung (Proteinurie), Aszites und Ödeme.

Erhöhter Venendruck

Normalerweise kollabieren die Jugularvenen beim liegenden Patienten mit einer Oberkörperinklination von 45 Grad auf Höhe des Schlüsselbeins. Bleiben sie statt dessen kranialwärts gefüllt, ist der Venendruck erhöht, es sei denn, mechanische Hindernisse führten zu einer Einflußstauung der oberen Hohlvenen (Lymphome, Thrombose). Über hepatojugulären Reflux s. S. 570.

Beurteilung der Venenpulskurve

Fehlender systolischer Kollaps des Halsvenenpulses und überhöhte v-Welle sprechen für das Vorliegen einer Trikuspidalinsuffizienz, ebenso wie das inspiratorische Ansteigen des Füllungsniveaus. Eine inspiratorische Zunahme des Venendrucks kommt auch bei der Pericarditis constrictiva vor (sog. Kussmaul-Zeichen). Bei Füllungsbehinderung des rechten Ventrikels lassen sich besonders hohe a-Wellen nachweisen (Trikuspidalstenose, hypertropher rechter Ventrikel). Eine extreme Füllungsbehinderung ist vorhanden, wenn sich die Vorhöfe und die Ventrikel gleichzeitig kontrahieren (Vorhofpfropfung). So treten im Knotenrhythmus bei jedem Herzzyklus Riesen-a-Wellen auf. Beim totalen AV-Block folgen sie sich im allgemeinen in unregelmäßigen Abständen.

Puls

> ! Als Ausdruck des erhöhten adrenergen Tonus ist bei der Stauungsinsuffizienz in der Regel die Herzfrequenz erhöht.

Besteht ein *Pulsus alternans*, charakterisiert durch das in identischen Intervallen abwechselnde Auftreten von starken und schwachen Pulsschlägen (häufig im Anschluß an eine oder mehrere Extrasystolen), liegt meistens eine deutlich gestörte Funktion des linken Ventrikels vor (dekompensierte Hypertonie, Status nach Myokardinfarkt, Aortenstenose). Bei der unblutigen Blutdruckmessung werden dabei zuerst die Korotkoff-Töne der starken Schläge, bei weiterem Absenken des Manschettendruckes zusätzlich diejenigen der schwachen Schläge gehört, womit die Frequenz der Korotkoff-Töne plötzlich auf das Doppelte ansteigt.

In den Tab. 20.2 und 20.3 sind die wichtigsten anamnestischen Beschwerden und objektiven klinischen Zeichen zusammengefaßt. Es ist zu beachten, daß eine Reihe von Symptomen der Links- und Rechtsinsuffizienz gemeinsam ist.

Tabelle 20.2 Symptome, die sowohl bei Links- als auch bei Rechtsinsuffizienz auftreten können

– Verminderte Belastbarkeit, Müdigkeit
– Nykturie
– Tachykardie
– Rhythmusstörungen
– Periphere Ausschöpfungszyanose
– Herzvergrößerung
– Pleuraergüsse

Tabelle 20.3 Symptome der Rechts- und der Linksinsuffizienz

Rechtsinsuffizienz	Linksinsuffizienz
– Venenstauung	– Anstrengungsdyspnoe
– Druck in der Lebergegend	– Orthopnoe
– Meteorismus	– nächtliches Asthma cardiale
– druckdolente vergrößerte Leber	– Lungenstauung feuchte Rasselgeräusche Herzfehlerzellen im Sputum
– Ödeme	– Lungenödem
– Aszites	– Hämoptoe
– Proteinurie	– protodiastolischer Galopp
	– Pulsus alternans

Symptome einer Erkrankung des Herzens, insbesondere der Stauungsinsuffizienz

Nichtinvasive Diagnostik

Thorax-Röntgenbild

Im Thorax-Röntgenbild manifestiert sich die Stauungsinsuffizienz durch eine Vergrößerung und Lateralverschiebung der Hili, eine Verbreiterung der Lungenvenen mit Prädilektion in den Oberfeldern und einen namentlich rechtsseitig gelegenen Pleuraerguß (Abb. 20.**6a** u. **b**). Bei akuter schwerer Lungenstauung kommt es zum Lungenödem mit meist symmetrischer, schmetterlingsförmiger Verschattung der Lungen. Der Mitteldruck im linken Vorhof respektive der Lungenkapillardruck beträgt bei der schweren Form des alveolären Lungenödems mindestens 26 mmHg. Bei der leichteren Form des interstitiellen Ödems (Abb. 20.**7**) liegt er zwischen 18 und 25 mmHg. Die Beziehung zwischen linksatrialer Füllungsdruckerhöhung und radiologischem Bild der

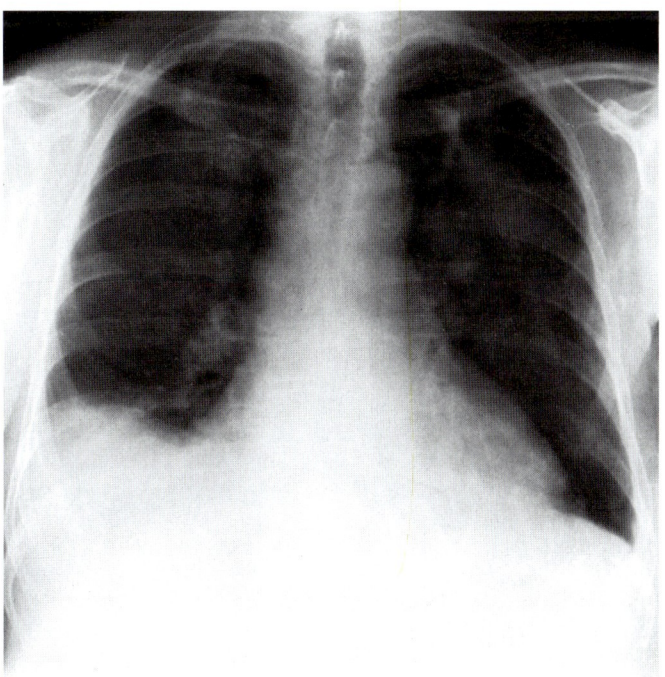

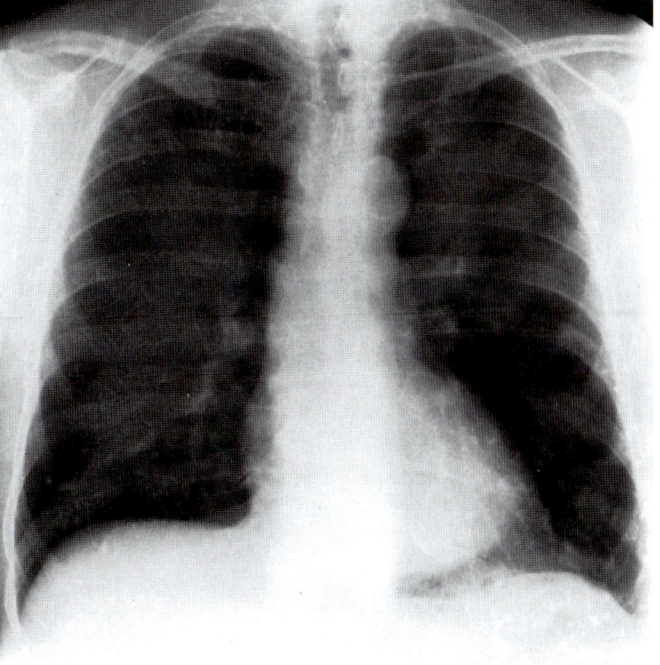

Abb. 20.**6a** u. **b** Linksdekompensation nach Myokardinfarkt (65jähriger Mann). **a** Vergrößerung des Herzens mit Lungenstauung und Pleuraerguß rechts. **b** Gleicher Patient nach mehrmonatiger Therapie der Stauungsinsuffizienz. Der Herz-Lungen-Quotient (0,46) liegt im Normbereich.

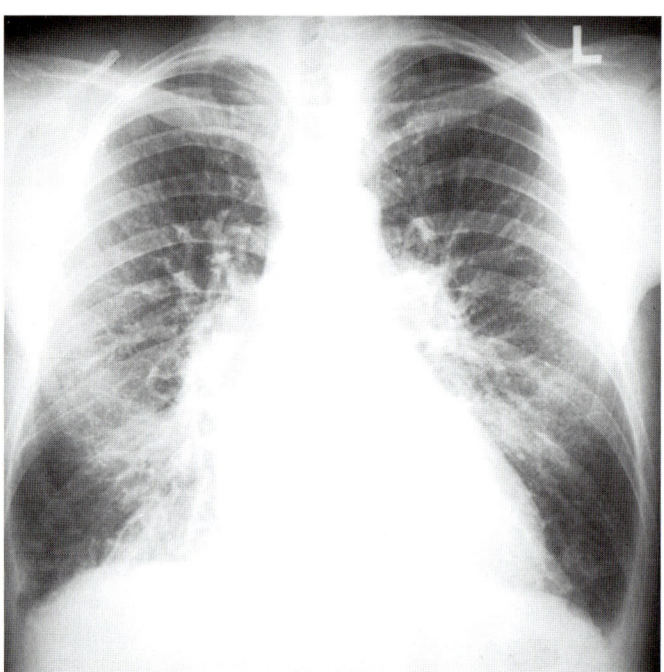

Abb. 20.**7** Schwere Lungenstauung mit interstitiellem Lungenödem und Kerley-Linien bei 35jährigem Patienten mit schwerem kombiniertem Mitralvitium.

Lungenstauung ist aber nicht strikt. Radiologische Lungenödeme ohne oder ohne wesentliche linksatriale Druckerhöhung wurden vor allem bei Patienten mit akutem Myokardinfarkt beschrieben.

Doppler-Echokardiographie

Prinzip. Mittels der Doppler-Echokardiographie lassen sich die Herzstrukturen direkt abbilden und ihr funktionelles Verhalten erfassen. Damit können Zustand, Öffnungs- und Schließfähigkeit der Herzklappen beurteilt und ein Fehlverhalten aufgrund des abnormen Blutflusses und veränderter Strömungsgeschwindigkeiten quantifiziert werden. Die Dicke des Myokards und seine Beschaffenheit erlauben, diagnostische Rückschlüsse zu ziehen, und aus den Dimensionen der Herzhöhlen im zweidimensionalen Schnittbild (2D) (Abb. 20.**8**) oder eindimensional mit der M-mode-Technik (Abb. 20.**9**a u. **b**) können schließlich die globale rechts- und linksventrikuläre Kontraktilität sowie die Motilität der einzelnen Wandsegmente qualitativ und quantitativ analysiert werden.

Linksventrikuläre Auswurffraktion. In der Beurteilung der globalen myokardialen Pumpfunktion kommt der Berechnung der linksventrikulären Auswurffraktion (ejection fraction, EF) besondere Bedeutung zu. Sie läßt sich aus den endsystolischen und enddiastolischen Volumina im 2D-Schnittbild berechnen oder anhand der systolischen Verkürzung des queren Durchmessers im M-mode-Bild abschätzen. Werte für die EF unter 55 % in Ruhe oder unter 30 % für die Verkürzung (Vk) (Abb. 20.**9**: Verkürzung in % = [Dd−Ds/Dd] × 100) gelten als pathologisch. Bei seriellen Verlaufsbeobachtungen muß indes bedacht werden, daß Veränderungen der EF < 10 %, resp. der Vk < 5 % bestenfalls einen Trend andeuten können, nicht aber als signifikant eingestuft werden dürfen. Bei vielen kardialen Leiden, ganz besonders bei der Koronarinsuffizienz, bei denen Zeichen einer gestörten Pumpfunktion nur intermittierend, beispielsweise unter Belastung, auftreten, mögen in Ruhe noch normale oder annähernd normale Kontraktionsverhältnisse vorliegen. In dieser Situation mag das pathologische Verhalten unter Belastung mit fehlendem Anstieg oder sogar Abfall der EF die latente Insuffizienz entlarven, wozu die Streßechokardiographie mit Bestimmung der EF und der Wandmotilität vor und nach physikali-

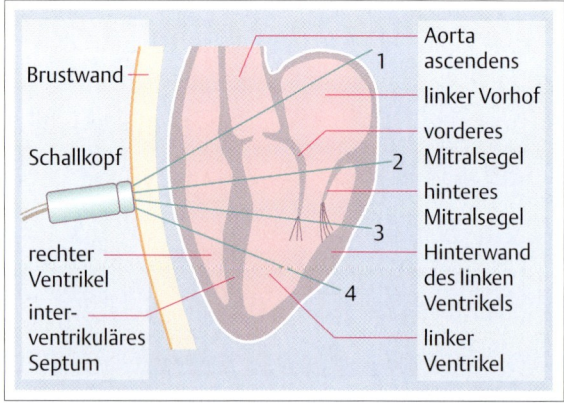

Abb. 20.**8** Sagittalschnitt durch das Herz. Eingezeichnet sind 4 echokardiographisch wichtige Strahlrichtungen. Das Echokardiogramm in der Strahlrichtung 3 dient zur Beurteilung der linksventrikulären Funktion, weil bei diesem Strahlendurchgang der größte quere Durchmesser des linken Ventrikels erfaßt wird. Als Landmarken für das Aufsuchen dieses Strahlenganges dienen der freie Rand des vorderen Mitralsegels und die Chordae tendineae des hinteren Papillarmuskels.

Symptome einer Erkrankung des Herzens, insbesondere der Stauungsinsuffizienz

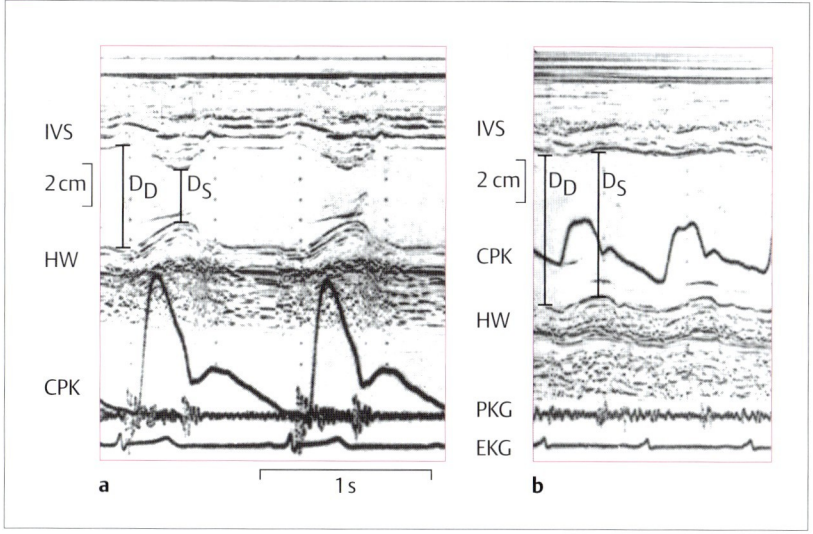

Abb. 20.9a u. b M-mode-Echokardiogramm eines gesunden 19jährigen Mannes (**a**) und einer 27jährigen Frau mit dilatativer Kardiomyopathie (**b**). Bei der Normalperson beträgt die systolische Verkürzung des linksventrikulären queren Durchmessers 47 %, während bei der Patientin mit Kardiomyopathie die systolische Verkürzung lediglich 10 % beträgt. Die stark eingeschränkte systolische Verkürzung ist in diesem Fall der Ausdruck einer schweren generalisierten Kontraktionsstörung des linken Ventrikels. IVS = interventrikuläres Septum; HW = Hinterwand des linken Ventrikels; CPK = Karotispulskurve; PKG = Phonokardiogramm; EKG = Elektrokardiogramm; D_D = enddiastolischer Querdurchmesser des linken Ventrikels; D_S = endsystolischer Querdurchmesser.

scher oder pharmakologischer Belastung einen wertvollen Beitrag leistet. Bei etwa 30 % der Patienten mit Herzinsuffizienz steht die diastolische Dysfunktion im Vordergrund, währenddem die systolische Funktion (EF) noch normal ist. Mit dem *gepulsten (PW-)Doppler* läßt sich aus mitralem und trikuspidalem Bluteinstrom und aus dem Blutfluß in den Lungen- und Lebervenen qualitativ und quantitativ das diastolische Verhalten ermitteln. Diese so gewonnenen diastolischen Funktionsindizes stellen indes unspezifische Größen dar und sind nicht pathognomonisch für ein bestimmtes Krankheitsbild.

Neue technische Entwicklungen. Technische Verbesserungen wie das Harmonic Imaging und das Doppler Tissue Imaging haben die Präzision der Methode enorm erhöht und ihre Anwendbarkeit auch auf die Erfassung der myokardialen Blutflußgeschwindigkeit ausgedehnt. Aufgrund multipler Schnittbilder läßt sich eine 3 D-Darstellung des Herzens und/oder der Strömungsverhältnisse rekonstruieren (Abb. 20.**43**).

Hämodynamische Größen bei Stauungsinsuffizienz

Die im Rahmen einer Herzinsuffizienz beim Herzkatheterismus feststellbaren Befunde sind in Tab. 20.4 zusammengefaßt. Die beiden Hauptgrößen der Herzkontraktion, nämlich die Kontraktionsgeschwindigkeit und die Kontraktionskraft, sind in der Regel vermindert. Entsprechend der Herzvergrößerung ist das mittels Kontrastmittel- oder Radionuklidangiographie oder zweidimensionaler Echokardiographie bestimmte enddiastolische Ventrikelvolumen erhöht.

Ergometrie

Bei jeder gestörten Organfunktion lassen sich eine *Ruhe-Insuffizienz* und eine *Belastungsinsuffizienz* unterscheiden. Frühstadien einer Erkrankung sind oft nur durch die Belastungsinsuffizienz zu erfassen.

Leider gibt es keinen durchzuführenden Belastungstest, der allein das kardiale Leistungsvermögen zu erfassen oder sogar zwischen links- und rechtsventrikulärer Funktionseinschränkung zu unterscheiden erlaubt. Die mit den üblichen Belastungstests (Fahrrad- oder Lauf-

Tabelle 20.4 Hämodynamische Veränderungen bei Stauungsinsuffizienz

	Herzdimensionen ↑	Kontraktionsgeschwindigkeit ↓	Kontraktionskraft ↓
angezeigt durch:	Enddiastolischer Kammerdruck (EDP) ↑ Enddiastolisches Kammervolumen (EDV) ↑	Kammerdruckanstiegsgeschwindigkeit ↓ (= dP/dt) ↓	Schlagvolumen (SV) ↓ Austreibungsfraktion = Ejektionsfraktion (EF) ↓ (d. i. Anteil des SV am EDV) ↓

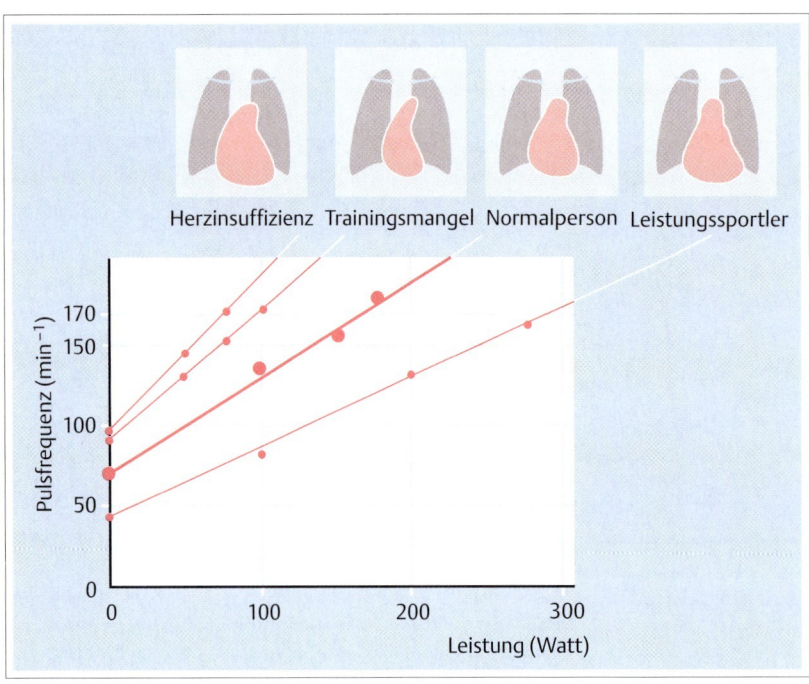

Abb. 20.**10** Effektive Arbeitskapazität (bei Pulsfrequenz 170/min) bei Normalperson, Trainingsmangel, Herzinsuffizienz und Leistungssportler. Eine verminderte effektive Arbeitskapazität bei Herzinsuffizienz und Trainingsmangel kann aufgrund der Herzgröße im Thoraxbild weiter differenziert werden: Bei Trainingsmangel ist das Herz klein, bei Herzinsuffizienz vergrößert.

bandergometer) ermittelte Arbeitskapazität ist zusätzlich abhängig von der Lungenfunktion, der O_2-Transport-Kapazität (Hämoglobingehalt) des Blutes und dem Trainingszustand. Selbst bei normaler Lungenfunktion und normalem Hämoglobingehalt kann aus einer verminderten Arbeitskapazität somit nicht zwingend auf eine eingeschränkte Pumpleistung geschlossen werden.

Durchführung der ergometrischen Bestimmung der submaximalen Arbeitskapazität. Um brauch- und vergleichbare Meßresultate zu erhalten, sollte diese mit einem geeichten Fahrrad- oder Laufbandergometer vorgenommen werden. Die submaximale Arbeitskapazität entspricht der Leistung, welche bei der sogenannten submaximalen Pulsfrequenz von 170/min in einem relativen Steady state in bezug auf Pulsfrequenz und Atmung erreicht werden kann. Diese submaximale Pulsfrequenz sinkt mit zunehmendem Alter ab. Als Faustregel läßt sie sich errechnen als:

submaximale Pulsfrequenz = 210 – Alter (in Jahren).

In praxi wird durch schrittweise Erhöhung der Belastung alle 2–3 Minuten versucht, die für den individuellen Patienten gültige submaximale Pulsfrequenz zu erreichen. In einem Diagramm (Abb. 20.**10**) werden Pulsfrequenz und Belastung (in Watt oder METs = metabolic equivalents) aufgetragen. Die der submaximalen Pulsfrequenz entsprechende Leistung wird als effektive Arbeitskapazität bezeichnet. Zu ihrer graphischen Bestimmung sind Intra- und Extrapolationen auf den Tabellenwert der submaximalen Herzfrequenz bis auf 10% gestattet.

Die Sollwerte für die submaximale Arbeitskapazität basieren auf den Untersuchungen von größeren Normalkollektiven (Abb. 20.**11**). Sie sind abhängig von Alter, Geschlecht und Körpergröße. Es hat sich eingebürgert, die von einem Patienten geleistete effektive Arbeitskapazität in Prozent des Sollwertes (= 100%) anzugeben.

Als pathologisch gilt ein Wert von weniger als 80% des Sollwertes.

Interpretation der Ergebnisse. Für die praktische Interpretation ergometrischer Ergebnisse hat sich die Gegenüberstellung der submaximalen Arbeitskapazität und der Herzgröße als zweckmäßig erwiesen (Abb. 20.**10**). Dabei gelten folgende Grundsätze:

▶ Pulsfrequenz von 170/min bei geringer Wattzahl und kleinem Herzen = schlechter Trainingszustand,
▶ Pulsfrequenz von 170/min bei geringer Wattzahl und großem Herzen = Herzinsuffizienz,
▶ Pulsfrequenz von 170/min bei hoher Wattzahl und großem Herzen = guter Trainingszustand.

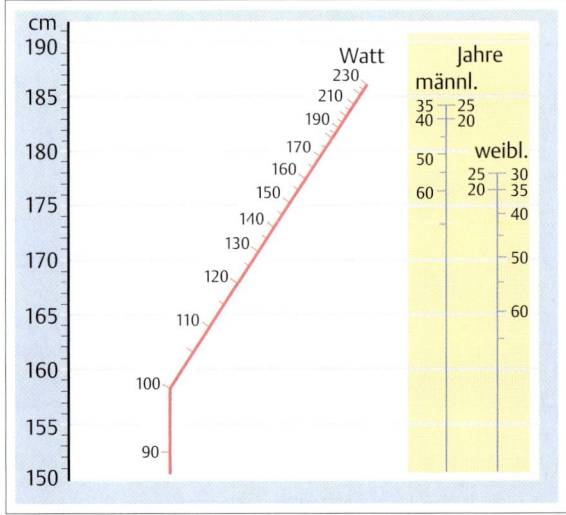

Abb. 20.**11** Nomogramm zur Bestimmung der submaximalen Arbeitskapazität.

20.3 Differentialdiagnose der Herzinsuffizienz

Einteilung. Die pathogenetischen Prozesse, die schließlich zur Herzinsuffizienz führen, sind in vielen Fällen unvollständig geklärt. Wir folgen deshalb hier der mechanistischen Einteilung in

➤ *primär mechanisch* und
➤ *primär biochemisch bedingter Herzinsuffizienz.*

Zur *primär mechanisch* bedingten Form werden diejenigen Zustände gezählt, welche als Folge einer Druck- und/oder Volumenbelastung, einem Mangel an kontrahierendem Substrat bei Ausfall von Herzmuskelgewebe oder einer Bewegungsbehinderung des Herzens auftreten.

Unter dem Begriff der *primär biochemisch* bedingten Herzinsuffizienz werden die „Kardiomyopathien", die durch Pharmaka oder Elektrolytstörungen verursachten und die entzündlich bedingten Myokardaffektionen, die zu einer Herzinsuffizienz führen können, zusammengefaßt.

Als eigentliche, primäre oder *Kardiomyopathien* im engeren Sinn werden jene Herzmuskelerkrankungen bezeichnet, deren Genese unbekannt ist (WHO/ISFC Task Force 1980). Sie sind gegenüber denjenigen Formen abzugrenzen, welche im Rahmen von Systemerkrankungen auftreten (sekundäre Kardiomyopathien).

Aufgrund der Häufigkeitsverteilung stehen die Myokardinsuffizienz bei koronarer Herzkrankheit, die dekompensierte Hypertonie, ein dekompensiertes Klappenvitium und – vorwiegend bei Patienten unter 50 Jahren – eine dilatative Kardiomyopathie im Vordergrund. Bei prädominanter Rechtsinsuffizienz ist an eine pulmonale Hypertonie zu denken.

In einer Reihe von Fällen mit Stauungssymptomen steht aber nicht die *systolische* Kontraktionsstörung, sondern die *diastolische* Dysfunktion bei fortgeschrittener Dehnbarkeitsstörung der Kammerwand im Vordergrund. Sehr häufig aber ist die Herzinsuffizienz die Folge einer systolischen *und* diastolischen Dysfunktion der Herzkammern (z. B. chronische Druck- oder Volumenbelastung mit massiver Kammerhypertrophie; Koronarsklerose).

Primär mechanisch bedingte Herzinsuffizienz

Veränderungen der peripheren oder pulmonalen Strombahn als primäre Ursache einer Überlastung des Herzens

Chronische Drucküberlastung des Myokards durch erhöhten Widerstand im großen Kreislauf (Hypertonieherz)

Pathogenese. Die arterielle Hypertonie (s. Kapitel 23) ist die häufigste Ursache der durch chronische Drucküberlastung bedingten Myokardschädigung.

Klinik. Das Hypertonieherz ist charakterisiert durch seine Vergrößerung nach links mit hebendem Spitzenstoß im 6. Interkostalraum, den Auskultationsbefund mit systolischem Strömungsgeräusch über der Herzbasis, verstärktem, klingendem zweitem Aortenton, einem Galopprhythmus im Spätstadium und gelegentlich einem systolischen Rückströmungsgeräusch an der Herzspitze als Ausdruck einer relativen Mitralinsuffizienz zufolge Dilatation des linken Ventrikels (Tab. 20.**5**). Die anamnestisch eruierbare langjährige Blutdruckerhöhung kann aber im Spätstadium der Dekompensation fehlen.

Diagnostische Kriterien.

➤ *Elektrokardiogramm:* Das für die Linkshypertrophie typische Kriterium ist der Sokolow-Index (SV_1 + RV_5 oder RV_6 > 3,5 mV), vor allem wenn kombiniert mit einer ST-Streckensenkung von > 0,1 mV und/oder diskordanten T-Wellen (sog. Strain-Muster).
➤ *Echokardiogramm:* Allgemeine (konzentrische) oder segmentale (exzentrische) Verdickung der Herzmuskelwand (Septum > 1,2 cm. Hinterwand > 1,2 cm), septale Wulstbildung, pathologische diastolische Funktionsindizes bei unter Umständen erhaltenen oder sogar hyperkinetischen Kontraktionen, im Spätstadium vergrößerte Herzhöhlen und verminderte Kontraktion.
➤ *Thorax-Röntgenbild:* Zunahme der Herzgröße und Änderung der Herzkonfiguration (s. unten).

> **!** Zu beachten ist dabei, daß elektrokardiographische Hypertonieparameter und Myokardverdickung nicht obligate Begleitbefunde darstellen und miteinander mäßig korrelieren, und daß ein normal großes und normal konfiguriertes Herz nicht absolut gegen das Vorliegen einer Herzkrankheit gewertet werden darf.

Aber ein normal großes Herz spricht mit größter Wahrscheinlichkeit gegen eine Stauungsinsuffizienz (Ausnahmen sind Situationen mit ausgesprochener Füllungsbehinderung der Ventrikel wie bei Pericarditis constrictiva, Herzamyloidose und Endomyokardfibrose = diastolische Herzinsuffizienz).

Bewertung der Herzgröße. Für praktische Zwecke hat sich die Feststellung des *Herz-Lungen-Quotienten* trotz aller Fehlermöglichkeiten, die ihm anhaften, bewährt (Abb. 20.**12**). Man muß sich nur immer bewußt bleiben, daß es sich um keine exakte Methode handelt und die Beurteilung nur in Berücksichtigung der Gesamtsituation (Körpergröße, Körpergewicht, Zwerchfellstand) erfolgen darf. Das Verhältnis von größtem Herzdurchmesser (errechnet aus den Teildurchmessern Mitte-rechts und Mitte-links, Abb. 20.**12**) zu maximaler Thoraxbreite

Tabelle 20.5 Differentialdiagnose zwischen überlastetem rechtem (Cor pulmonale) und überlastetem linkem Ventrikel

	Cor pulmonale	Überlasteter linker Ventrikel
Grundkrankheit	Lungen- oder Lungengefäßerkrankung mit folglicher pulmonaler Hypertonie	arterielle Hypertonie, alter Herzinfarkt, Klappenfehler u. a. das Myokard in Mitleidenschaft ziehende Prozesse
Hypertrophie	rechter Ventrikel	linker Ventrikel
Auskultation Herz:	2. Pulmonalton verstärkt, inspiratorische Spaltung des 2. Tones eng oder fehlend in schweren Fällen. Galopp über Sternum	2. Aortenton verstärkt (bei arterieller Hypertonie) Galopp über Herzspitze
Lunge:	stumm oder Emphysembefund diffuse bronchitische Geräusche	feuchte Rasselgeräusche basal
Dyspnoe	subjektiv wenig empfunden, keine Orthopnoe	Orthopnoe
Zyanose	hochgradig (allerdings nicht in allen Fällen)	vor allem Ausschöpfungszyanose bei Dekompensation
Polyglobulie	ausgesprochen (Hämatokrit über 50 %)	wenig ausgesprochen
röntgenologischer Herzbefund	normal oder mäßig vergrößerter rechter Ventrikel (Seitenbild), Dilatation des A. pulmonalis	vergrößert, aortale oder myopathische Konfiguration
röntgenologischer Aspekt der Lungenfelder	abhängig von Grundkrankheit, manchmal diffuse Verschattungen, oft aber Lungenfelder hell, besonders in der Peripherie, Zwerchfelle oft tiefstehend, Ergüsse selten	Lungenfelder weniger strahlendurchlässig, Venenzeichnung in den Oberfeldern verstärkt (Umverteilung), manchmal Stauungsergüsse (vorwiegend rechts)
EKG	oft Rechtstyp	oft Linkstyp
Stauungstypus	Halsvenen, Leber, periphere Ödeme, Niere (sekundär durch hypoxämische Schädigung des linken Ventrikels auch Linksinsuffizienz)	Lunge (sekundär durch Überlastung des rechten Ventrikels auch Rechtsinsuffizienz)
Lungenfunktionsprüfungen	stark pathologisch	nicht oder mäßig pathologisch
Herzminutenvolumen	normal oder erniedrigt, selten erhöht	normal oder erniedrigt
Blutdruck im großen Kreislauf	normal oder erniedrigt	oft erhöht
O_2- und Morphiumeinfluß	sehr ungünstig	günstig

beträgt normalerweise nicht über 0,50. Neben der Herzgröße ist der Herz-Lungen-Quotient vor allem von der Herzlage abhängig. Er ist beim quergestellten Herz größer als beim Tropfenherz. Das quergestellte Herz wird infolgedessen häufig zu Unrecht als vergrößert betrachtet. Auch bei *Rechtsskoliose* entsteht der Eindruck eines linksvergrößerten Herzens. Der Herz-Lungen-Quotient hat sich vor allem zur Bewertung von Änderungen der Herzgröße beim gleichen Patienten bewährt.

! Ein *vergrößertes* Herz kann, muß aber nicht, Ausdruck einer Herzinsuffizienz sein.

So gibt es Vitien mit ausgeprägter Volumenbelastung (z. B. Vorhofseptumdefekt mit chronischer Volumenbelastung des rechten Ventrikels), bei welcher die Herz-

silhouette im Thorax-Röntgenbild erheblich vergrößert ist, ohne daß irgendwelche Zeichen einer Herzinsuffizienz nachgewiesen werden können. Beim Sportler kann das Herz nach rechts und links verbreitert und verlängert sein.

Bewertung der Herzkonfiguration. Bei chronischer Herzinsuffizienz, namentlich infolge dilatativer Kardiomyopathie oder fortgeschrittener koronarer Herzkrankheit mit rezidivierenden Infarkten, kommt es zu einer mehr oder weniger stark ausgeprägten Vergrößerung aller Herzhöhlen (Abb. 20.**13a** u. **b**). Wieweit im Einzelfall die Vergrößerung durch die Dilatation der Herzhöhlen und wieweit durch die Hypertrophie bedingt ist, läßt sich jeweils schwer abschätzen. Zur Klärung dieser Frage kann die echokardiographische Bestimmung der Ventrikelinnendimension sowie der Septum- und Hinter-

Differentialdiagnose der Herzinsuffizienz

wanddicke von Nutzen sein. Der Herz-Lungen-Quotient steigt in schweren Fällen bis über 0,65 an (Cor bovinum). In Spätstadien, wenn zufolge der Erweiterung der linken Kammer sich eine relative Mitralinsuffizienz einstellt, tritt die mitrale Konfiguration stärker in den Vordergrund.

Beim *Hypertonieherzen* wird das röntgenologische Bild anfänglich durch die Erweiterung des linken Ventrikels beherrscht. Erst später tritt auch hier die Mitralisation stärker hervor.

Vergrößerung des linken Ventrikels. Die Vergrößerung des linken Ventrikels ist charakterisiert:

➤ Im Beginn stets nur durch eine Vergrößerung der *Ausflußbahn*, welche sich durch eine *Verlängerung nach unten* (Zunahme um einen Interkostalraum) und *kugelige Abrundung der linken Ventrikelkontur* ausdrückt;
➤ später in einer Vergrößerung der *Einflußbahn*, welche durch eine *Verbreiterung des Herzens nach links,* eine *Vertiefung der Herzbucht* und *Abrundung der oberen Kontur links außen* zum Ausdruck kommt. Das Herz gewinnt dadurch die sog. *Entenform* (aortale Konfiguration) (Abb. 20.**14**). Beim adipösen Hypertoniker ist die Vergrößerung des linken Herzens besonders imposant, weil sich zur chronischen Druckbelastung mit konzentrischer Hypertrophie noch die durch die Adipositas induzierte chronische Volumenbelastung hinzugesellt (Abb. 20.**15**). Es resultiert daraus eine exzentrische Hypertrophie; die Gefahr der Stauungsinsuffizienz ist bei dieser doppelten Belastung des linken Ventrikels erhöht.

Eine besonders hochgradige *Vergrößerung des linken Ventrikels* wird bei Aorteninsuffizienz und dekompen-

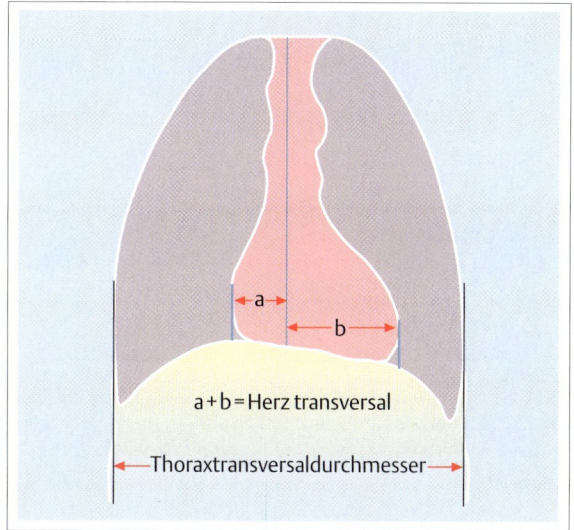

Abb. 20.**12** Die Bestimmung des Herz-Lungen-Quotienten = Herztransversaldurchmesser: Thoraxtransversaldurchmesser.

sierter Aortenstenose sowie bei langdauernder Hypertonie beobachtet.

Im Spitzenbereich kann der durch den *Fettbürzel* hervorgerufene Schatten eine Herzvergrößerung vortäuschen. Der Fettschatten ist aber weniger dicht als der Herzschatten. Auch bei Trichterbrust wird wegen der Verlagerung des Herzens nach links häufig eine Herzvergrößerung vorgetäuscht (Abb. 20.**16a** u. **b**).

Herzwandaneurysma. Unregelmäßige Ausbuchtungen der Herzkontur im Bereich des linken Ventrikels sprechen für Herzwandaneurysma (Abb. 20.**17**). Klinisch

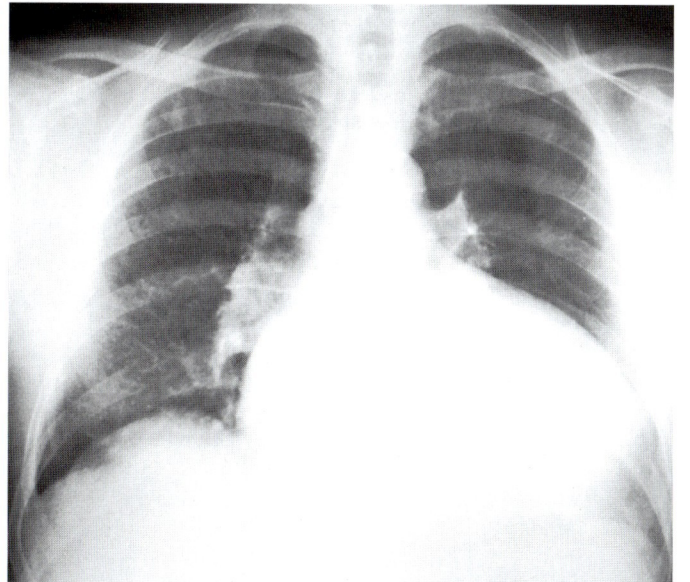
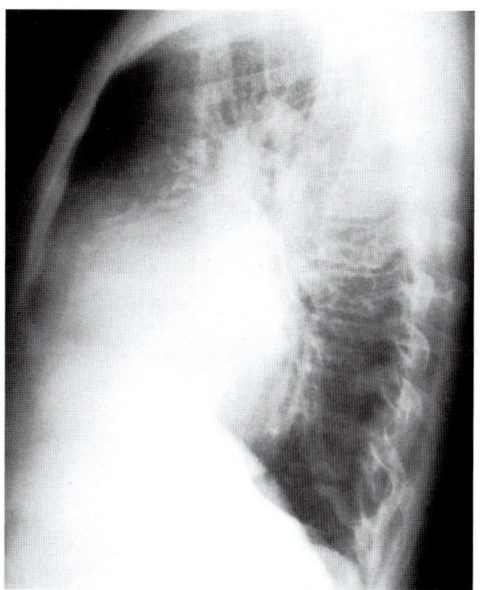

Abb. 20.**13a** u. **b** Massive Vergrößerung aller Herzhöhlen bei dilatativer Kardiomyopathie. 49jähriger Mann. Bei der Herzkatheteruntersuchung konnte keine Mitralinsuffizienz nachgewiesen werden. Koronararterien normal. Die Vergrößerung des linken Ventrikels und des rechten Vorhofs kommt im p.-a. Bild (**a**), diejenige des rechten Ventrikels und des linken Vorhofs im Seitenbild (**b**) zur Darstellung.

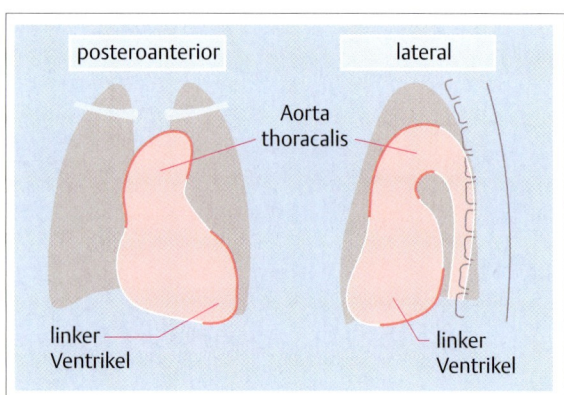

Abb. 20.14 Aortale Konfiguration (Hypertonieherz). Der linke Ventrikel ist vergrößert, die Aorta thoracalis ist verbreitert und elongiert.

ist gelegentlich, wenn das Aneurysma an der Vorderwand liegt, eine mit der Herzaktion synchrone expansive Bewegung sicht- und fühlbar. Elektrokardiographisch bleiben die Frühveränderungen eines Infarktes bestehen.

Die Echokardiographie erlaubt Lage und Ausdehnung eines Aneurysmas, die typischen paradoxen Bewegungen des Aneurysmasackes präzise festzustellen und schließlich auch zwischen echtem Herzwandaneurysma (Aneurysma verum) und gedeckter Herzwandperforation (Aneurysma spurium) zu unterscheiden.

! Es sollte immer beachtet werden, daß eine radiologische Kardiomegalie gleichzeitig durch verschiedene Ursachen (Ventrikeldilatation, Ventrikelaneurysma, Perikarderguß) bedingt sein kann (Abb. 20.18 u. 19a–c).

Chronische Überlastung des Myokards durch erhöhten Widerstand im kleinen Kreislauf (Cor pulmonale)

Pathogenese. Alle Formen von *pulmonaler Hypertonie* (Mitteldruck in der A. pulmonalis > 20 mmHg) führen zu einer Mehrbelastung des rechten Ventrikels, welcher sie anfänglich dank der Ausbildung der Myokardhypertrophie überwindet, in späteren Stadien aber dekompensiert, wobei die Zeichen der *Rechtsdekompensation* auftreten.

Pathophysiologisch stellt sich eine *pulmonale Hypertonie* bei verschiedenen Zuständen ein (Tab. 20.**6**).

Bei der Gruppe 1 (erhöhter postkapillärer Widerstand, Tab. 20.**6**) bleibt der arterioläre Lungenwiderstand lange Zeit normal. In der Gruppe 2 ist der Zeitpunkt des Auftretens einer arteriolären Widerstandserhöhung stark variabel. Es gibt Fälle mit Ventrikelseptumdefekt, bei denen bereits im Kindesalter eine arterioläre Widerstandserhöhung auftritt, während beim Vorhofseptumdefekt erst nach 40 Jahren mit einer leichten Erhöhung des pulmonalen arteriolären Widerstandes zu rechnen ist.

Rechtsinsuffizienz. Liegt das *klinische Bild einer Rechtsinsuffizienz* vor, müssen in differentialdiagnostischer Hinsicht folgende Ursachen in Betracht gezogen werden:

➤ Dekompensierte pulmonale Hypertonie (in Tab. 20.**6** angeführte Gruppen),
➤ dekompensierte Pulmonalstenose,
➤ Hinterwandinfarkt mit Übergreifen auf den rechten Ventrikel,
➤ Trikuspidalstenose (Rechtsstauung, aber keine rechtsventrikuläre Insuffizienz),
➤ Perikardtamponade,
➤ Pericarditis constrictiva,
➤ Endomyokardfibrose,
➤ Karzinoidsyndrom.

Cor pulmonale. Unter dem Begriff des Cor pulmonale werden die Anpassungserscheinungen des rechten Herzens auf eine akute oder chronische Drucksteigerung im

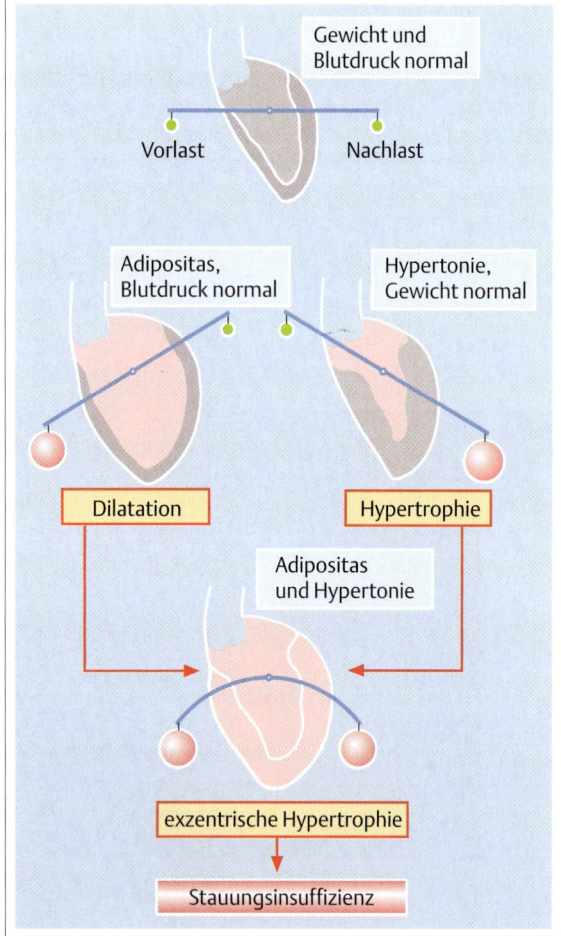

Abb. 20.15 Übergewicht führt primär zu einer Vergrößerung des linken Ventrikels, arterielle Hypertonie zu konzentrischer Hypertrophie. Bei Kombination von Übergewicht und arterieller Hypertonie ist der linke Ventrikel besonders stark belastet (exzentrische Hypertrophie), und die Gefahr der Stauungsinsuffizienz ist erhöht.

Differentialdiagnose der Herzinsuffizienz 567

Tabelle 20.6 Pathogenese der pulmonalen Hypertonie

Mechanismus	Ursache, Vorkommen
1. Erhöhter postkapillärer Widerstand	• systolische und diastolische Linksherzinsuffizienz • Mitralstenose • linksatriales Myxom • chronische Lungenvenenobstruktion
2. Erhöhtes Lungendurchflußvolumen	• *Kongenitale Vitien mit Links-rechts-Shunt* Liegt ein großer Shunt auf Ventrikel- oder aortopulmonaler Ebene vor, ist der Pulmonalarteriendruck immer gesteigert; liegt der Shunt auf Vorhofebene, erfolgt die Steigerung des Pulmonalarteriendruckes nur allmählich

3. Erhöhter präkapillärer Widerstand	• *Vasokonstriktion*
	  – alveoläre Hypoxie
	  – alveoläre Hypoventilation (Thoraxdeformität, obstruktives Emphysem, chronische Bronchitis)
	• *Eingeengte Lungenstrombahn als Folge interstitieller Lungenkrankheiten* (Parenchymverlust beim nichtobstruktiven Lungenemphysem, restriktive Lungenerkrankungen wie z. B. Morbus Boeck, Staublunge, Strahlenfibrose)
	• *Chronische pulmonale Hypertonie vaskulären Ursprungs*

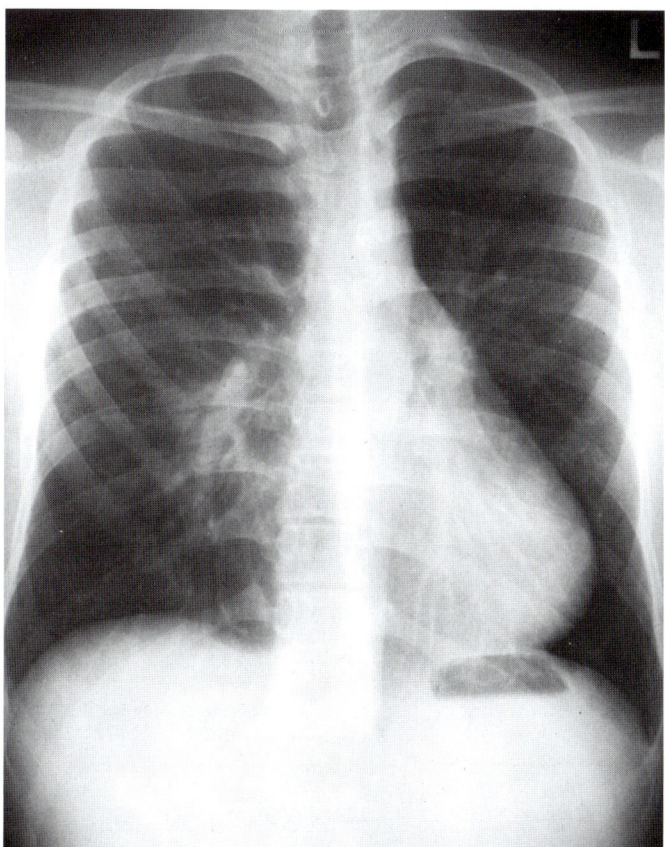
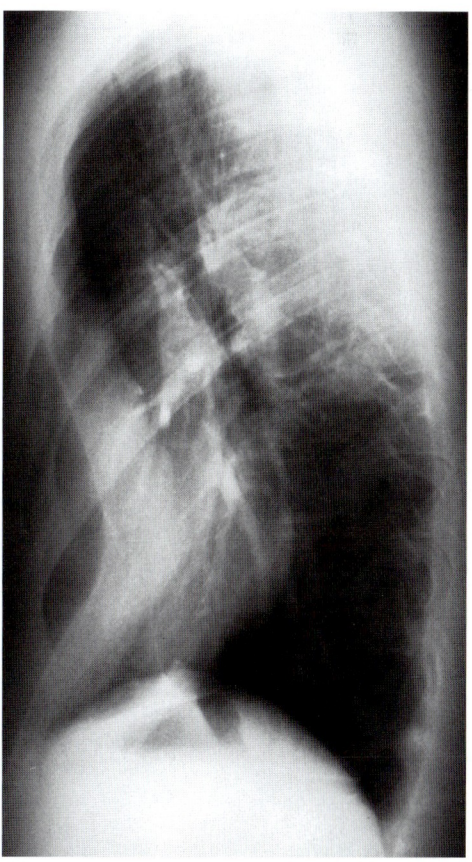

Abb. 20.**16a** u. **b** Häufige Fehldiagnose. **a** Ein vergrößertes Herz wird durch Verlagerung des Herzens bei Trichterbrust vorgetäuscht. 19jähriger Patient. **b** Thoraxseitenbild des gleichen Patienten, deutliche Trichterbrust.

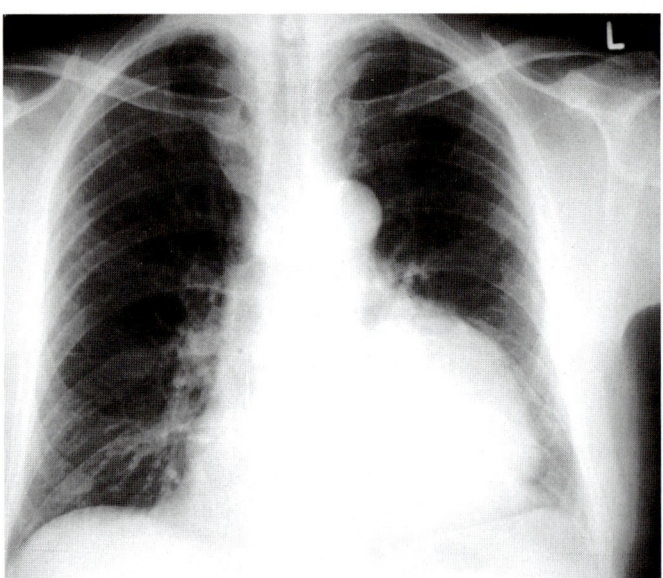

Abb. 20.**17** Herzwandaneurysma bei 65jährigem Mann.

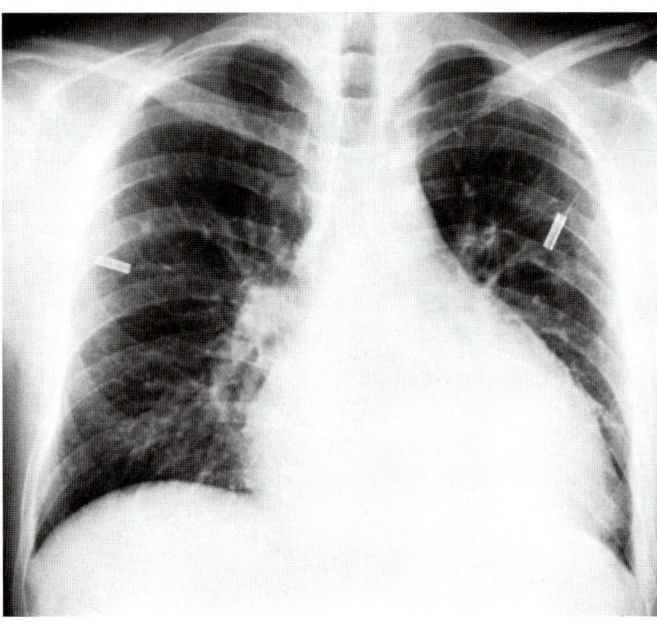

Abb. 20.**18** Massive Vergrößerung des Herzens bei Vorderwandaneurysma bei Status nach Myokardinfarkt und Perikarderguß im Rahmen eines Postmyokardinfarktsyndroms (Dressler). Es besteht eine mäßige Lungenstauung. 35jähriger Patient.

Lungenkreislauf infolge arteriolärer Widerstandserhöhung zusammengefaßt. Eine akute Drucküberlastung des rechten Ventrikels, d. h. ein *akutes* Cor pulmonale, tritt bei der massiven Lungenembolie und im schweren Status asthmaticus auf. Das *chronische* Cor pulmonale ist die Folge der in der Gruppe 3 (Tab. 20.**6**) erwähnten krankhaften Zustände.

Pathophysiologie. Drei Möglichkeiten führen zu einer *primären Erhöhung des arteriolären Lungenwiderstandes. Lungengefäßkonstriktion bei alveolärer Hypoxie*:

▶ Verminderter inspiratorischer pO_2 bei Aufenthalt in großer Höhe.
▶ Alveoläre Hypoventilation. Sie ist am häufigsten beim *obstruktiven Lungenemphysem*. Diese Patienten leiden an einer chronischen obstruktiven Bronchitis und weisen Zyanose („Blue bloater"), Polyglobulie, Hypoxämie und Hyperkapnie auf. Die Dyspnoe ist gering.

Auch bei *Thoraxdeformitäten* (Kyphoskoliose, Thorakoplastik) ist die Hypoventilation der wesentliche Grund der pulmonalen Drucksteigerung. Rarifizierung von Lungenkapillaren infolge von Parenchymveränderungen ist ein weiterer Teilfaktor.

Das *Pickwick-Syndrom* bei hochgradiger Adipositas ist ein seltenes, aber eindrückliches Beispiel einer alveolären Hypoventilation mit pulmonaler Drucksteigerung. Die alveoläre Hypoventilation besteht vor allem im Liegen und bessert sich im Stehen. Die Kranken mit einem Körpergewicht von 120 kg und mehr, Polyglobulie, Zyanose, Hypoxämie und Hyperkapnie

Differentialdiagnose der Herzinsuffizienz 569

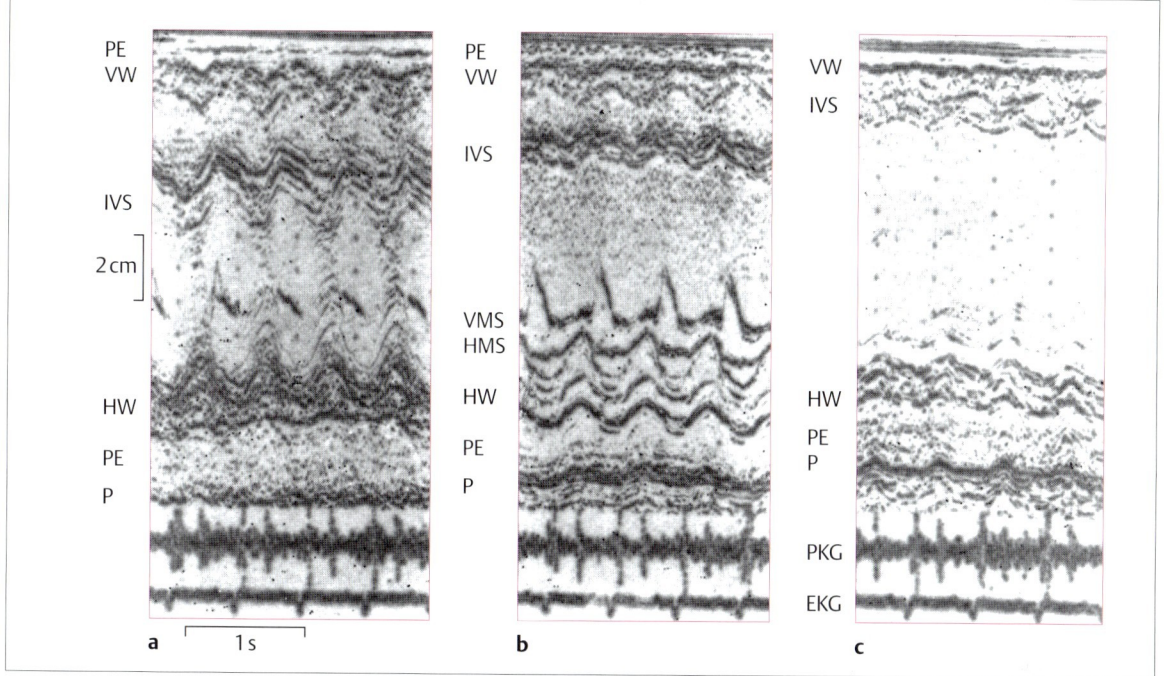

Abb. 20.**19a–c** Eindimensionales Echokardiogramm (M-mode) des linken Ventrikels auf 3 verschiedenen Höhen bei Kardiomegalie (gleicher Patient wie in Abb. 20.**18**). Auf Höhe der Mitralklappen (**a**) Durchmesser des linken Ventrikels im Normbereich, Kontraktionen des interventrikulären Septums und der Hinterwand im Normbereich. Deutlicher Perikarderguß. Am Übergang der Mitralklappensegel in die Chordae tendineae (**b**) Zunahme der Ventrikelgröße und paradoxe Bewegungen des Septums. Distal der Chordae tendineae (**c**) weitere Zunahme der Ventrikelgröße (Aneurysmabezirk). Paradoxe Bewegung des Septums, massive Hypokinesie der Hinterwand; Perikarderguß. P = Perikard, PE = Perikarderguß, VW = Vorderwand des rechten Ventrikels, IVS = interventrikuläres Septum, HW = Hinterwand des des linken Ventrikels, VMS = vorderes Mitralsegel, HMS = hinteres Mitralsegel, PKG = Phonokardiogramm, EKG = Elektrokardiogramm.

zeigen als charakteristisches Zeichen eine sie besonders im Liegen überfallende Schlafsucht (wie der fat boy in Charles Dickens: Pickwick papers), aus welcher sie aber leicht zu wecken sind. Die pulmonale Drucksteigerung ist nach Reduktion des Körpergewichtes reversibel.
Auch bei *Lähmung der Atemmuskulatur* (zentral oder peripher bedingt) kommt es via alveoläre Hypoxie zu einer pulmonalen Drucksteigerung.

Einschränkung des Lungenkapillarbettes wegen Parenchymverlusts:

➤ Parenchymverlust beim nichtobstruktiven Emphysem. Diese Patienten haben deutliche Anstrengungsdyspnoe, weisen aber im Gegensatz zum obstruktiven Emphysem keine Zyanose auf (Pink puffer).
➤ Restriktive Lungenerkrankungen. Diese Gruppe umfaßt Patienten mit Pneumokoniosen, ausgedehnter fibröser Lungentuberkulose, schweren Bronchiektasen, Sarkoidose, Lungenresektionen, interstitiellen Lungenfibrosen, Wabenlunge, Berylliose.

Lungengefäßobstruktion (chronische pulmonale Hypertonie vaskulären Ursprungs):
Ursächlich kommen in Frage

➤ Kongenital: periphere Pulmonalarterienstenosen.
➤ Rezidivierende Lungenembolien.
➤ Multiple Thrombosen kleiner Lungengefäße (Sichelzellanämie, Kryoglobulinämie).
➤ Entzündlich: Parasitosen (Schistosomiasis, Bilharziose).
➤ Autoimmunologisch: Kollagenkrankheiten, vor allem Sklerodermie.
➤ Tumorembolien.
➤ Leberzirrhose mit portalem Hochdruck.
➤ Idiopathische, klassische primäre pulmonale Hypertonie.
➤ Medikamentös: Aminorex und andere Appetitzügler;
➤ Alimentär: toxisches Rübsamenöl.

Die meisten Fälle von Cor pulmonale bei Lungengefäßobstruktion sind die Folge von rezidivierenden Lungenembolien, die häufig inapperzept verlaufen. Im Perfusionsszintigramm der Lungen können oftmals Ausfälle nachgewiesen werden.

Klinische Zeichen des Cor pulmonale (Tab. 20.**5**). Beim Cor pulmonale steht die *Dyspnoe* häufig, aber nicht immer (Blue bloater) im Vordergrund.

! Die Dyspnoe ist in der Regel nicht orthopnoisch, was ein wichtiges Unterscheidungsmerkmal gegenüber der Dyspnoe bei Linksinsuffizienz darstellt.

Die *Rechtsinsuffizienz* wird durch folgende Symptome charakterisiert: eine *Stauung* im großen Kreislauf, erhöhter Venendruck, Wasserretention, die sich klinisch durch erweiterte, prall gefüllte Venen, Leberstauung, Ödeme, Aszites und Stauungsnieren äußert. Beim hypoxischen Cor pulmonale können Ödeme auch ohne Vorliegen einer rechtsventrikulären Dekompensation auftreten. Es wird angenommen, daß sie durch eine hormonell ausgelöste exzessive Salz- und Wasserretention zustande kommen.

Ein klinisch wertvolles Zeichen, das auch die beginnende Rechtsinsuffizienz erkennen läßt, ist der Nachweis eines *Anstieges des Halsvenendruckes*, wenn bei gut sichtbarer Kollapsstelle der V. jugularis externa in maximal 45 Grad abgewinkelter Oberkörperposition auf die Leber gedrückt wird (positiver *hepatojugulärer Reflux*). Der latent insuffiziente rechte Ventrikel vermag das vermehrte Blutangebot während der Kompression der Leber nicht wegzupumpen, weshalb es zu einer akuten Stauung vor dem rechten Herzen mit Anstieg des Venendruckes kommt. Als Ausdruck der *Hypertrophie des rechten Ventrikels* ist über dem rechten Herzen, d. h. links vom Sternum, eine diffus *vermehrte Pulsation* zu palpieren (präkordialer Impuls); oft sind die Pulsationen auch unter dem Schwertfortsatz gut zu fühlen (epigastrische Pulsationen).

Auskultatorisch ist der 2. Pulmonalton in der Regel akzentuiert. Bei massiver pulmonaler Drucksteigerung ist die inspiratorische Spaltung des 2. Tones sehr eng oder kann sogar verschwinden. Ein verstärkter 2. Pulmonalton, welcher einen erhöhten Druck im kleinen Kreislauf anzeigt, findet sich außer beim schweren chronischen Cor pulmonale vor allem bei *Mitralfehlern*.

Am häufigsten ist rechts parasternal unten ein bandförmiges *Systolikum*, welches in der Inspiration an Intensität zunimmt, als Ausdruck einer (relativen) Trikuspidalinsuffizienz zu hören. Man achte ferner darauf, ob ein sich an den akzentuierten 2. Pulmonalton anschließendes diastolisches Decrescendogeräusch (Pulmonalinsuffizienz!) vorliegt. Eine Tachykardie ist häufig, und der Blutdruck ist in der Regel eher niedrig, 100–120 mmHg systolisch. Rhythmusstörungen kommen besonders im Rahmen akuter respiratorischer Verschlimmerung (Exazerbation der Bronchitis) beim Cor pulmonale infolge obstruktiven Emphysems vor.

Beim *Emphysem* sind die palpatorischen und auskultatorischen Zeichen infolge Überlagerung des Herzens durch die geblähte Lunge nicht ausgesprochen. Andererseits findet sich die beschriebene, diffus verstärkte Pulsation über dem rechten Herzen auch bei erregter Herztätigkeit der *Vegetativen* und bei der *Hyperthyreose*.

Die *Zyanose* als Ausdruck der Hypoxämie (oft mit erweiterten Hautgefäßen) ist ein sehr wichtiges, aber nicht immer vorhandenes (Pink puffer!) Symptom des Cor pulmonale. Sie setzt sich aus zwei Komponenten zusammen:

▶ der Hypoxämie infolge der respiratorischen Insuffizienz, gekennzeichnet durch den aschgrauen Teint, und
▶ der Hypoxämie durch verstärkte periphere Ausschöpfung bei Herzinsuffizienz (verlängerte Kreislaufzeiten!), gekennzeichnet durch rotblauvioletten Teint.

Diese zweifache Ursache ist für die besonders intensive Zyanose der Kranken mit dekompensiertem Cor pulmonale verantwortlich. Da diese Kranken zudem zur Kompensation des O_2-Mangels häufig eine *Polyglobulie* aufweisen, welche die Zyanose begünstigt, kommt ein 3. Faktor dazu.

Im Gegensatz zur Linksinsuffizienz sind beim Cor pulmonale als Folge eines obstruktiven Emphysems mit Hypoxämie und respiratorischer Azidose *neurologische Symptome* nicht selten: Hirndrucksymptome (motorische Unruhe, Krampferscheinungen, Stauungspapille) wegen Vasodilatation im Gehirnkreislauf.

Röntgen-Thoraxaufnahme. *Röntgenologisch* ist eine Erweiterung der Pulmonalarterie auffallend. Nur mäßige Erweiterungen des rechten Ventrikels führen zu keiner Änderung des p.-a. Thoraxbildes. *Starke* Erweiterungen gehen dagegen mit einer Hebung und Abrundung der linken Herzkontur einher, wobei aber im Gegensatz zur Hypertrophie der linken Kammer diese nicht verlängert ist (Abb. 20.**20**). Am besten wird eine Vergrößerung des rechten Ventrikels im *Seitenbild* diagnostiziert. In solchen Fällen ist der dreieckförmige Raum zwischen Sternumhinterwand und ventraler Kontur des Herzens (rechter Ventrikel) stark eingeengt (Abb. 20.**20**).

Einer ausgesprochenen *Erweiterung der Pulmonalarterie* liegt in der Regel eine der folgenden 5 Ursachen zugrunde:

▶ *Pulmonale Hypertension* als sekundäre Folge einer Mitralstenose,
▶ *pulmonale Hypertension* bei Lungengefäßobstruktion (am häufigsten bedingt durch rezidivierende Embolien),
▶ *Links-rechts-Shunt* führt zu Überlastung des kleinen Kreislaufs vor allem bei Vorhofseptumdefekt, Ventrikelseptumdefekt und bei offenem Ductus Botalli,

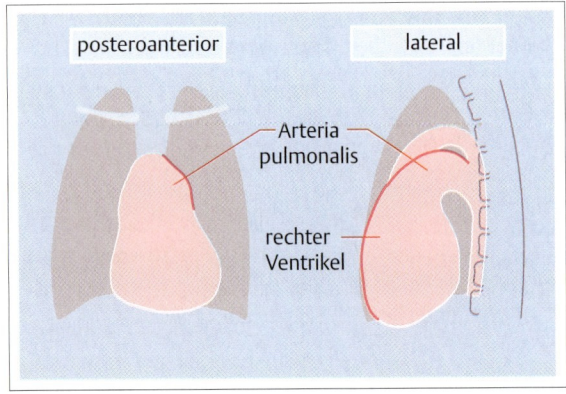

Abb. 20.**20** Konfiguration des Herzens bei pulmonaler Hypertonie. Der rechte Ventrikel ist vergrößert (s. Seitenbild). Der Bogen der A. pulmonalis ist erweitert und prominent (s. p.-a. Bild).

▶ *poststenotische Erweiterung* bei Pulmonalstenose,
▶ *idiopathische Dilatation der A. pulmonalis*, welche vor allem bei Jugendlichen mit einem pulmonalen Austreibungsgeräusch gegenüber der valvulären Pulmonalstenose (Schwirren!) abgegrenzt werden muß.

Die anderen Erkrankungen, welche ein Cor pulmonale bedingen, führen nur selten zu einer röntgenologisch faßbaren Erweiterung der A. pulmonalis. Bei pulmonaler Hypertonie als sekundärer Folge einer Mitralstenose (chronische Lungenstauung) sind röntgenologisch häufig *Kerley-Linien* nachzuweisen.

Die Kerley-Linien sind horizontale, schmale Verschattungen oberhalb des kostodiaphragmalen Sinus (Abb. 20.**21**). Sie kommen durch eine Verbreiterung der Lymphgefäße und eine Verdickung der sie einschließenden Interlobulärspalten zustande. Werden Kerley-Linien beobachtet, liegt ein 20 mmHg (normal 8–10 mmHg) übersteigender pulmonaler Kapillardruck vor. Gegenüber den streifenförmigen Atelektasen zeichnen sich die Kerley-Linien durch eine schärfere Begrenzung aus. Sie sind auch schmäler.

Röntgenologisch äußern sich die schweren pulmonalen Hypertonien, welche primär nicht auf einer linksatrialen Drucksteigerung beruhen, durch einen peripheren *Helligkeitssprung*.

Weitere Diagnostik. Im EKG ist ein ausgesprochener Rechtstyp nicht obligat; besonders beim Emphysem ist die rechtstypische Umformung des EKG verhältnismäßig selten.

Doppler-echokardiographisch läßt sich die Diagnose einer pulmonalen Drucksteigerung durch Bestimmung des rechtsventrikulären systolischen Druckes erhärten. Sie setzt allerdings das Vorliegen einer Trikuspidalinsuffizienz voraus.

Chronische Volumenüberlastung bei andauernd erhöhtem Blutbedarf der Peripherie (a.-v. Fistel, Anämie, Hyperthyreose, Morbus Paget)

Pathogenese. Jede chronische Volumenüberlastung kann – sofern sie ausgeprägt ist und lange andauert – mit den klinischen Zeichen einer Herzinsuffizienz einhergehen. Man hat deshalb auch von *High output failure* gesprochen. Allen diesen Formen chronischer Volumenbelastung ist pathogenetisch gemeinsam, daß infolge eines *Shunts* (arteriovenöse Fistel, Leberzirrhose), *vermehrten O$_2$-Bedarfs in der Peripherie* aus metabolischen Gründen (Hyperthyreose) oder eines *vermehrten peripheren Blutbedarfs* wegen Verminderung des Hämoglobins (Anämie) mit konsekutiver Senkung des peripheren Widerstandes die primäre Ursache in der Peripherie und nicht im Herzen liegt. Per se führen diese Zustände nur in schweren Fällen zu Dekompensationserscheinungen. Die Verschlimmerung einer zugrundeliegenden Herzkrankheit (Vitium, Status nach Myokardinfarkt) durch eine der genannten Volumenbelastungen ist in der Regel die Ursache der Herzinsuffizienz. Differentialdiagnostisch sehr wichtig ist die vergrößerte Blutdruckamplitude, die allen Formen gemeinsam ist und bei Herzinsuffizienzsymptomen sonst nur bei der Aortenklappeninsuffizienz angetroffen wird.

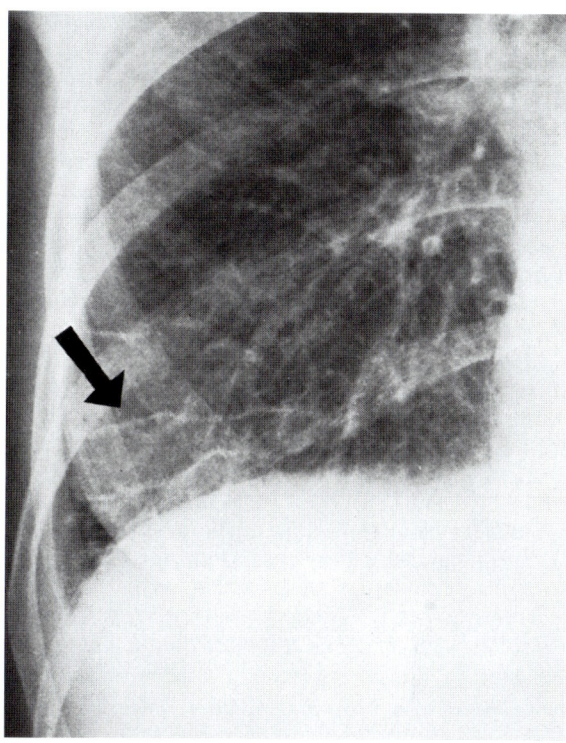

Abb. 20.**21** Kerley-Linien bei Mitralstenose als Ausdruck pulmonaler Stauung. 53jährige Frau.

Spezielle Erkrankungen. Folgende spezielle Erkrankungen, die mit einem High output failure einhergehen können, sind zu beachten:

▶ *Arteriovenöse Fisteln:* Sie sind entweder kongenital oder erworben. Die kongenitalen großen arteriovenösen Kurzschlüsse betreffen meistens die Gefäße der unteren Extremitäten. Kongenitale arteriovenöse Fisteln finden sich auch als Teilerscheinung des Morbus Osler in den Lungen und in der Leber. Auch Hämangioendotheliome der Leber führen zu Shunts mit Erhöhung des Herzminutenvolumens. Erworbene arteriovenöse Fisteln sind entweder traumatisch bedingt (z. B. Stichverletzung der Femoralgefäße) oder iatrogen (z. B. arteriovenöser Shunt zur Hämodialyse). Im letzteren Fall addiert sich häufig zur Volumenbelastung des iatrogenen Shunts die Volumenbelastung, bedingt durch die chronische Anämie.
▶ *Chronische Anämie:* Eine Erhöhung des Herzminutenvolumens tritt nur auf, wenn der Hämatokrit unter 25% (< 0,25) abfällt. Kommt es bei einem Hämatokrit zwischen 20 und 25% (0,20–0,25) zu Herzinsuffizienzsymptomen, liegt praktisch immer eine Verschlimmerung einer zugrundeliegenden Herzkrankheit und kein reiner High output failure vor. Erst wenn der Hämatokrit unter 15% (< 0,15) abfällt, wird die Volumenbelastung so schwer, daß sie per se zu einer Stauungsinsuffizienz führen kann. In diesen Fällen liegt wahrscheinlich auch eine hypoxische

Myokardschädigung vor. Bei chronischen Anämien, die mit einer Viskositätserhöhung einhergehen (Myelom, Morbus Waldenström), kommt es nicht zu einer Erhöhung des Herzminutenvolumens.
- *Hyperthyreose:* Neben der metabolisch ausgelösten Senkung des peripheren Widerstandes bedingen auch die kutane Gefäßdilatation zur vermehrten Wärmedissipation, der direkte inotrope Effekt der Schilddrüsenhormone auf das Myokard und der erhöhte adrenergische Tonus die Steigerung des Herzminutenvolumens. Über die Klinik des Hyperthyreoseherzens s. S. 599.
- *Morbus Paget:* Eine ins Gewicht fallende Volumenbelastung tritt nur auf, wenn ein Drittel des Skelettes von der Krankheit befallen und der Prozeß auch aktiv ist (angezeigt durch eine starke Erhöhung der alkalischen Phosphatase). Ein High output failure ist dementsprechend nur selten vorhanden. Metastatische Verkalkungen des Mitralklappenringes bei Morbus Paget können die Volumenbelastung des linken Ventrikels (Mitralinsuffizienz!) verstärken,
- *Beriberiherz* (s. S. 601), Herz bei *Leberzirrhose, fibröse Dysplasie der Knochen* (Albright-Syndrom).

Sympathikotonus, hyperkinetisches Herzsyndrom. Sympathikotone Menschen haben ein etwas erhöhtes Herzminutenvolumen. Es steigt besonders leicht bei Erregung. Auch im initialen Stadium der essentiellen Hypertonie kann das Herzminutenvolumen erhöht sein. Es gibt auch Patienten, bei welchen das Herzminutenvolumen dauernd gesteigert ist, ohne daß gleichzeitig eine Hyperthyreose oder eine Hypertonie besteht. Dieser *idiopathische hyperkinetische Status* oder das *hyperkinetische Herzsyndrom* ist durch Tachykardie, Erniedrigung des peripheren Widerstandes, erhöhte Blutdruckamplitude, erhöhte Muskeldurchblutung und verminderte kardiale Anpassung an körperliche Belastung gekennzeichnet. Die Ursache des Syndroms scheint in einer vermehrten endogenen Stimulation der β-Rezeptoren oder in einer erhöhten Sensibilität der β-Rezeptoren zu liegen.

Für die Diagnose des hyperkinetischen Syndroms ist entscheidend, daß unter Therapie mit β-Rezeptorenblockern die Zeichen der Hyperzirkulation verschwinden und sich die Arbeitskapazität im Fahrradtest normalisiert. Bei der Hyperthyreose wird die Hyperzirkulation durch β-Rezeptorenblocker gemildert, aber nicht vollständig aufgehoben.

Schwangerschaft. Auch in der *Schwangerschaft* kommt es zu einer hyperdynamen Kreislaufsituation mit Anstieg der Herzfrequenz und des Herzminutenvolumens und Verminderung des peripheren Widerstandes. Bei vorgeschädigtem Herzen können namentlich im 3. Trimester Dekompensationserscheinungen auftreten, welche aber im allgemeinen gut beherrscht werden können. Stark gefährdet sind lediglich Patientinnen mit Eisenmenger-Syndrom oder schwerer Mitralstenose.

Veränderungen am Herzen als primäre Ursache einer chronischen Überlastung des Herzens

Relative Faserüberlastung durch Ausfall von Myokard (Myokardfibrose bei koronarer Herzkrankheit, Herztrauma, Myokarditis)

Pathogenese. Durch Verlust von Myokardfasern tritt eine Mehrbelastung der übriggebliebenen Myokardteile auf, welcher die noch intakten Myokardfasern auf die Dauer nicht gewachsen sind. Es entwickelt sich dann eine Herzinsuffizienz. Obwohl die dilatative Kardiomyopathie oft als Folgezustand einer Myokarditis betrachtet wird und infolge diffuser Fibrose zur Faserüberlastung führt, wird sie unter den Kardiomyopathien behandelt.

Die *arteriosklerotisch bedingten Herzmuskelveränderungen* werden heute unter dem Begriff der *koronaren Herzkrankheit* zusammengefaßt. Sie können sowohl durch Arteriosklerose großer wie kleiner Koronargefäße bedingt sein. In jedem Fall geht infolge eingetretener Ischämie Muskelgewebe zugrunde und wird durch fibröses Gewebe ersetzt. Nach einem Myokardinfarkt sind in der Regel größere fibrotische Narbenbezirke vorhanden. Die stenosierende Koronarsklerose ohne Infarkt führt zur kleinfleckigen Myokardfibrose. Die koronare Herzkrankheit ist weitaus die häufigste Herzkrankheit. Sie nimmt mit zunehmender Überalterung der Bevölkerung weiter zu.

Klinik. Eine Herzvergrößerung fehlt bei vielen Patienten mit Koronarsklerose. Als Folge einer verminderten diastolischen Wanddehnbarkeit (Füllungsbehinderung!) tritt eine Belastung des linken Vorhofmyokards auf. Die verstärkten Vorhofkontraktionen können sich im Auftreten eines 4. Herztones äußern. Gelegentlich ist bei Koronarsklerose ein mesotelesystolisches Geräusch an der Herzspitze hörbar, welches auf das Vorliegen einer Mitralinsuffizienz, bedingt durch Papillarmuskeldysfunktion, hinweist. Dieses Geräusch kann im akuten Ischämieanfall auftreten und im Intervall wieder verschwinden.

Diagnostik. Wesentlich für die Diagnose einer Koronarsklerose sind die elektrokardiographischen Veränderungen in Ruhe und namentlich unter Arbeitsbelastung. Als weitere nichtinvasive Methoden zum Nachweis ischämisch bedingter Funktionsstörungen sind die nuklearmedizinischen Verfahren – Szintigraphie, Radionuklidventrikulographie, PET-Imaging – und die Echokardiographie, besonders ihre Anwendung nach physikalischer oder pharmakologischer Belastung zu erwähnen. Kürzere Akquisitionszeiten, Triggering und neue Kontrastmittel mögen in Zukunft auch der Computertomographie und dem Magnetresonanz-Imaging einen fixen Platz in der nichtinvasiven Diagnostik einräumen. Die Koronarangiographie schließlich gestattet, die korona-

Differentialdiagnose der Herzinsuffizienz

Contusio cordis, andere Traumen

Gefäßveränderungen, welche in der Folge zu Herzinsuffizienz führen können, werden auch nach Einwirkung stumpfer Gewalt im Thoraxbereich (sog. *Contusio cordis*) beobachtet. In seltenen Fällen können durch Traumen intakte Koronararterien geschädigt (Rißblutungen) werden, viel häufiger aber pfropft sich diese Schädigung auf eine vorbestehende Koronarerkrankung auf. Bei der Abklärung möglicher traumatischer Herzerkrankungen sind folgende Punkte besonders zu beachten:
Zwischen dem Brustkorbtrauma und dem Auftreten der ersten kardialen Symptome müssen enge zeitliche Beziehungen bestehen. Nach mehreren Tagen oder gar Wochen ist ein ursächlicher Zusammenhang zwischen Trauma und einer Herzschädigung nur dann anzunehmen, wenn entsprechende Brückensymptome vorhanden sind. Es empfiehlt sich deshalb, nach einem schweren Thoraxtrauma den elektrokardiographischen Ablauf durch Serienaufnahmen zu kontrollieren. Differentialdiagnostisch von der Contusio cordis abzugrenzen sind primär nicht das Herz betreffende Verletzungsfolgen (Hirntraumen mit sekundären kardiovaskulären Störungen, Lungenverletzungen, Fettembolie nach Knochenfrakturen).

---

ren Gefäßveränderungen exakt zu lokalisieren und das Ausmaß der Erkrankung zu definieren. Sie stellt überdies die unabdingbare Voraussetzung für interventionelle therapeutische Maßnahmen (Katheterinterventionen oder Bypassoperation) dar.

Bei Verdacht auf Vorliegen einer Koronarsklerose soll immer auch nach anderen arteriellen Durchblutungsstörungen gesucht werden. Der Nachweis von Risikofaktoren (Hypertonie, Diabetes, Nikotinabusus, Hyperlipidämie) stützt die Diagnose.

Chronisch-entzündliche Herzmuskelerkrankungen. Sie sind viel seltener die Ursache einer Myokardfibrose und konsekutiver Herzinsuffizienz als die Koronarsklerose. Während es bei akuten Myokarditiden gelegentlich möglich ist, eine ätiologische Diagnose zu stellen, verläuft die chronische Myokarditis meistens unter dem Bild einer dilatativen Kardiomyopathie (s. S. 596), da schon längst keine Ursache für eine entzündliche Myokarderkrankung mehr evident ist. Die Diagnose basiert in diesen Fällen auf dem Nachweis entzündlicher Veränderungen in Endomyokardbiopsien, die in standardisierter Weise gemäß den Dallas-Kriterien beurteilt werden müssen (Aretz et al. 1987).

Erreger einer Myokarditis. Unter den *Erregern*, welche chronisch verlaufende Myokarditiden verursachen können, sind in erster Linie Coxsackie-B-Viren, Cytomegalie, Influenza- und Poliomyelitisviren, Rickettsien (Q-Fieber), Borrelien und Toxoplasmen zu nennen. Bei Autopsiefällen von chronischer interstitieller Myokarditis konnte im Myokard Coxsackie-B-Antigen nachgewiesen werden, und in Endomyokardbiopsien von Patienten mit dilatativer Kardiomyopathie wurde bei knapp einem Drittel Enterovirus RNS gefunden. Häufig bleibt aber bei chronisch-interstitieller Myokarditis die Ätiologie ungeklärt. Histologisch liegt entweder eine lymphozytäre oder eine granulomatöse Entzündung mit Riesenzellen vor.

Spezielle Krankheitsbilder mit Myokardbeteiligung. Auch bei der *Spondylitis ankylopoetica* und der *Reiter-Krankheit* kann eine Myokardbeteiligung ohne entzündlichen Klappenbefall auftreten. In Südamerika ist die chronische Myokarditis bei der *Chagas-Krankheit* (Infektion mit Trypanosoma cruzi) ein bekanntes Krankheitsbild. Sie verläuft als progrediente Herzinsuffizienz mit Kardiomegalie. In fortgeschrittenen Fällen sind auch eine Mitral- und Trikuspidalinsuffizienz nachweisbar. Lungenembolien und Überleitungsstörungen mit AV-Block II. und III. Grades komplizieren das Bild weiter. Bei den chronischen nichtinfektiösen Myokarditiden spielen Autoimmunreaktionen eine wesentliche Rolle. Zu dieser Gruppe gehören die chronische rheumatische Myokarditis, bei der in 12–21 % der Fälle Serumantikörper gegen Herzmuskelgewebe nachgewiesen werden konnten, die Myokarditis bei Lupus erythematodes, bei Dermatomyositis und bei chronischer Polyarthritis.

Postkardiotomiesyndrom, Dressler-Syndrom. Durch Autoimmunmechanismen bedingt sind auch das Postkardiotomiesyndrom und das Postmyokardinfarktsyndrom (Dressler). Bei diesen Syndromen stehen die pleuroperikarditischen Veränderungen im Vordergrund. Myokarditische Beteiligung ist ganz ungewöhnlich. Der Anstieg von antiviralen Antikörpertitern bei Patienten mit Postkardiotomiesyndrom legt die Vermutung nahe, daß der Autoimmunmechanismus durch eine Virusinfektion ausgelöst werden kann.

Über die akute Myokarditis s. S. 604.

Chronische Druck- und/oder Volumenüberlastung bei Herzklappenfehlern

Von den Klappenfehlern führen vor allem diejenigen, die mit einer Lungenstauung einhergehen, zur kardialen Dyspnoe, also die *Aortenfehler* (Aorteninsuffizienz und Aortenstenose) und die *Mitralvitien*.

Für die *Diagnose* der Klappenfehler sind neben den *allgemeinen klinischen Erscheinungen* der *Palpations-* und der *Auskultationsbefund*, die Beschaffenheit des Pulses, das Thoraxbild und namentlich der echokardiographische Befund maßgebend. Im folgenden sei auf einige besondere differentialdiagnostische Punkte hingewiesen.

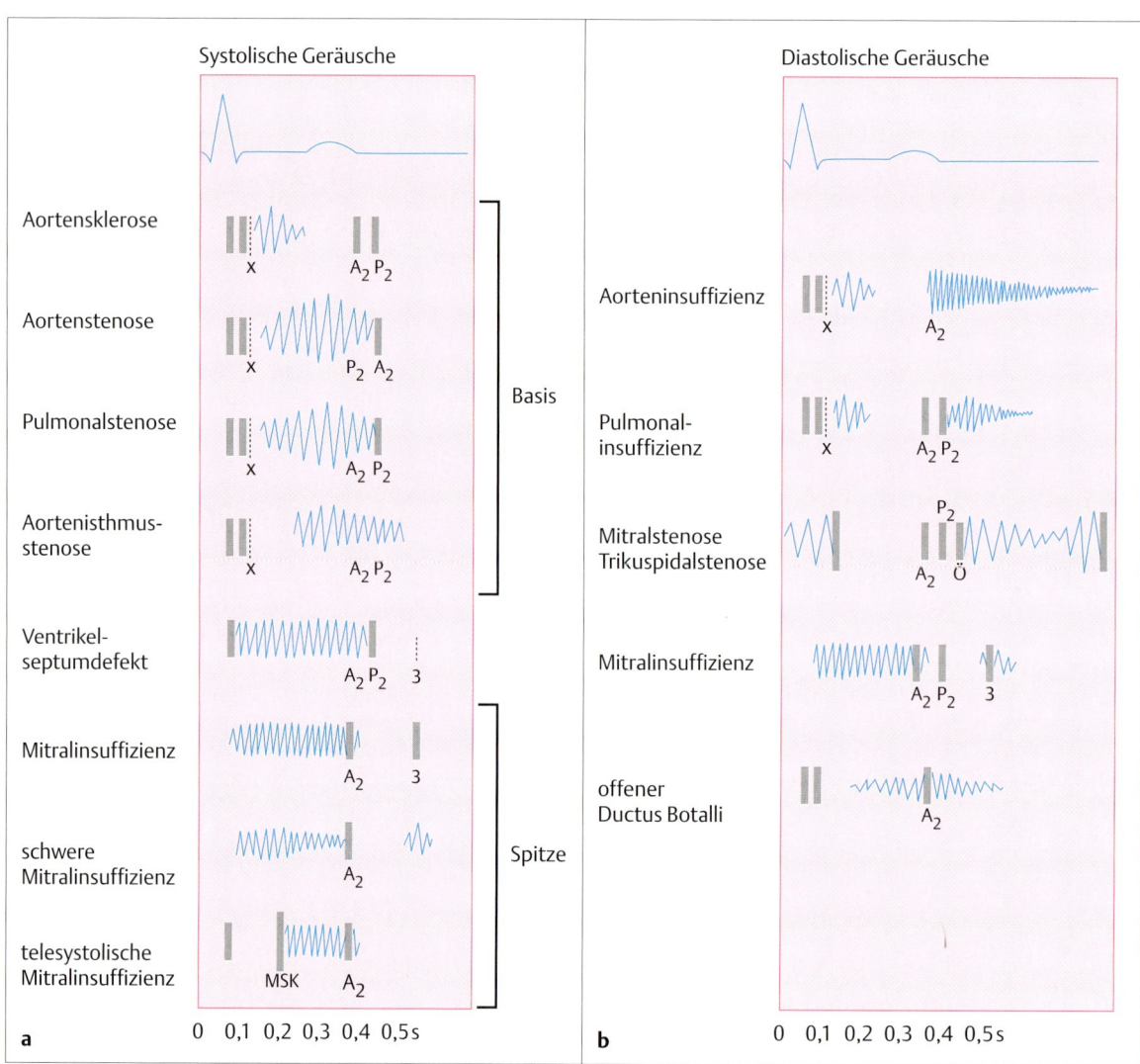

Abb. 20.**22a u. b** Schematische Darstellung der systolischen (**a**) und diastolischen Geräusche (**b**) X = Austreibungsklick, A_2 = Aortenkomponente, P_2 = Pulmonalkomponente, Ö = Mitralöffnungston oder Trikuspidalöffnungston, MSK = mesosystolischer Klick, 3 = 3. Herzton.

Einige Hinweise für die differentialdiagnostische Bewertung der Geräusche bei Herzklappenfehlern

Die Grundprinzipien, welche bei der Beurteilung systolischer und diastolischer Geräusche zu beachten sind, werden in Abb. 20.**22a u. b** schematisch dargestellt.

Systolische Geräusche. An der *Basis* ist das systolische Geräusch bei *Aortensklerose* frühsystolisch und strahlt nicht in die Karotiden aus. Dagegen reicht es bei *Aorten-* und *Pulmonalstenose* fast über die ganze Systole, beginnt aber nicht unmittelbar nach dem 1. Ton; bei der *Aortenisthmusstenose* ist es mehr spätsystolisch und reicht etwas über den 2. Aortenton hinaus. Das *Ventrikelseptumdefektgeräusch* schließt unmittelbar an den 1. Ton an. Die über der Basis hörbaren funktionellen Austreibungsgeräusche sind protomesosystolische Geräusche (s. S. 588).
Das systolische Geräusch der *Mitralinsuffizienz* ist holosystolisch und typischerweise bandförmig. Die Aortenkomponente des 2. Tones wird überdeckt. Bei sehr schwerer Mitralinsuffizienz hat das holosystolische Geräusch deutlichen Decrescendocharakter. An der Spitze ist auch ein ausschließlich spätsystolisches Geräusch nicht selten (bei Mitralklappenprolaps).

Diastolische Geräusche. Das diastolische Decrescendogeräusch bei Aorteninsuffizienz schließt unmittelbar an die aortale Komponente des 2. Tones an (Sofortgeräusch). Bei der Pulmonalinsuffizienz mit pulmonaler Hypertonie (z. B. Graham-Steell-Geräusch bei Mitralvitien) tritt das diastolische Decrescendogeräusch unmittelbar nach der Pulmonalkomponente des 2. Tones auf. Bei der organischen Pulmonalinsuffizienz ohne Drucksteigerung in der A. pulmonalis ist die Maximalintensität des diastolischen Geräusches von P_2 leicht abgesetzt, und es zeigt keine typische Decrescendokonfiguration. Es weist zuerst einen kurzen Crescendoabschnitt auf, um dann in eine Decrescendoform überzugehen. Dieses Geräusch hat einen tieferen Frequenzgehalt als das Graham-Steell-Geräusch, da der Blutrückfluß nur unter einem geringen Druckgradienten vor sich geht.

Bei *Mitral-* und *Trikuspidalstenose* setzt das diastolische Geräusch (Rollen) erst nach Öffnung der Atrioventrikulärklappen ein.

Systolisch-diastolische Geräusche. Das *durchgehende systolisch-diastolische* Geräusch mit Punctum maximum im 2. Interkostalraum links infraklavikulär ist für einen offenen Ductus Botalli fast beweisend. Seltenheiten wie arteriovenöse Anastomosen, aortopulmonale Verbindungen, Venengeräusche (Nonnensausen) sind immerhin zu bedenken. Die Venengeräusche lassen sich differentialdiagnostisch dadurch abgrenzen, daß sie während der Valsalva-Preßprobe verschwinden und postpressorisch an Intensität zunehmen.

Aortenklappeninsuffizienz

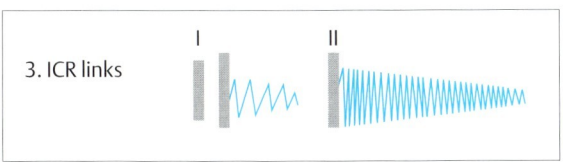

Abb. 20.**23** Phonokardiogramm bei Aortenklappeninsuffizienz.

Klinik. Bei der *Aorteninsuffizienz* treten die *Dekompensationserscheinungen* in der Regel erst Jahre oder Jahrzehnte nach Ausbildung des Vitiums auf. Sie erreichen dann aber meist *rasch* ausgesprochene Grade, wobei die Dyspnoe ganz im Vordergrund stehen kann. Kranke mit Aorteninsuffizienz sind im allgemeinen trotz normalen Hämoglobingehaltes infolge schlechterer Durchblutung der Kapillaren *blaß* und unterscheiden sich dadurch von dem rosigen Aussehen der Patienten mit Mitralfehlern. Der *Puls* ist celer und altus, d.h. die Blutdruckamplitude ist groß: Sie kann bis zu 120 mmHg betragen. Die Gefäße des leicht komprimierten Nagelfalzes zeigen deutliche Pulsationen.

> **!** Der Pulsus celer wird bei der Aortenklappeninsuffizienz selten vermißt.

Fehlt er bei sicherer Aorteninsuffizienz, liegt entweder eine schwere akute Aorteninsuffizienz (Tab. 20.**7**) vor oder es besteht gleichzeitig eine Aortenstenose.

Pulsus celer. Andererseits wird der *Pulsus celer* auch bei manchen anderen Krankheiten ohne Aortenklappeninsuffizienz gefunden, z.B. bei:

- offenem Ductus Botalli,
- ausgedehnten arteriovenösen Fisteln,
- Morbus Paget,
- Hyperthyreose und anderen Zuständen mit erhöhtem Herzminutenvolumen (s. S. 572),
- fieberhaften Zuständen.

Wir finden dementsprechend auch den *typischen schnellenden Puls* sowie den Traube-Doppelton nicht nur bei der Aorteninsuffizienz, sondern auch bei den erwähnten Krankheitszuständen. Diese Zeichen haben deshalb für eine Differentialdiagnose der Aorteninsuffizienz nur eine beschränkte Bedeutung.

Über den Femoralarterien ist bei ausgesprochener Aorteninsuffizienz ein systolisch-diastolisches Geräusch hörbar (Duroziez-Doppelgeräusch). Die diastolische Komponente ist Ausdruck des retrograden Blutflusses während der Diastole.

Röntgen-Thoraxaufnahme. Die *Herzgröße* respektive die Herzkonfiguration lassen bei der Aorteninsuffizienz 3 Stadien erkennen:

- Im Anfang findet sich ein *normal konfiguriertes* und *normal großes Herz*, möglicherweise mit einer Vergrößerung der Ausflußbahn. In diesem Stadium fehlen die Dekompensationszeichen immer, ausgenommen bei der akuten schweren bakteriellen Endokarditis mit Destruktion der Klappen (Tab. 20.**7**).

Tabelle 20.**7** Unterscheidung von akuter (bakterielle Endokarditis) und chronischer Aorteninsuffizienz

	Akute Aorteninsuffizienz	Chronische Aorteninsuffizienz
Pulsus celer et altus	–	+++
Blutdruckamplitude	normal oder nur leicht ↑	↑↑↑
Herzfrequenz	↑↑	normal
aortales Diastolikum	bis Mitte der Diastole	durchgehend durch ganze Diastole
Austin-Flint-Geräusch	kurz	durchgehend mit präsystolischer Akzentuierung
feuchte Rasselgeräusche (Lungenstauung)	+++	+
EKG: Linksschaden	++	+++
Linkshypertrophie	–	+++
Thoraxbild:		
Kardiomegalie	(+)	+++
Lungenstauung	+++	+
Echokardiogramm:		
Klappenvegetationen	häufig vorhanden	–
vorzeitiger Mitralklappenschluß	häufig	selten

▶ Später bildet sich das typische, *aortal konfigurierte* Herz mit *großem linkem Ventrikel* und dilatierter Aorta ascendens aus (Abb. 20.**24**). Dekompensationszeichen sind in diesem Stadium möglich.
▶ Als drittes und letztes Stadium finden wir das *mitralisierte Aortenherz*, welches dem Stadium der Dekompensation im allgemeinen entspricht.

Bei kombiniertem Aortenvitium ist neben der Vergrößerung des linken Ventrikels häufig auch die Dilatation der Aorta ascendens besonders markant.

Auskultation. *Auskultatorisch* ist die Aorteninsuffizienz in erster Linie durch das *gießende diastolische Geräusch charakterisiert*, welches im Bereich der klassischen Aortenauskultationsstelle, im 2. Interkostalraum rechts vom Sternum, aber noch häufiger im Bereich des Erb-Punktes (links vom Sternum im 3. Interkostalraum) und manchmal auch bis zur Herzspitze gehört wird (Abb. 20.**23**). Das diastolische Geräusch ist anfänglich stark *lageabhängig*. In aufrechter Stellung ist es besser zu hören als am liegenden Kranken. Unklare Geräusche lassen sich oft durch Vornüberbeugen der Kranken und in maximaler Exspiration deutlicher machen.

! Ein *diastolisches* Geräusch im Bereich der Aortenauskultationsstelle und am Erb-Punkt ist in hohem Grade für die Diagnose einer Aorteninsuffizienz zu verwerten.

Bei *hochgradigen* Mitralfehlern tritt in späteren Stadien, meist allerdings links vom Sternum, manchmal aber auch rechts davon, ein stark ausgeprägtes diastolisches Geräusch (Graham-Steell-Geräusch) auf, welches nicht eine Aorteninsuffizienz, sondern eine infolge Erweiterung der rechten Kammer und der A. pulmonalis entstandene, relative *Pulmonalinsuffizienz* anzeigt.

Bei jeder Aortenklappeninsuffizienz ist außer dem diastolischen Geräusch auch ein mehr oder weniger lautes *systolisches* Geräusch wahrzunehmen. Das Punctum maximum des systolischen Geräusches liegt fast stets im Bereich der klassischen Aortenauskultationsstelle. Es kann aber ebenso wie das diastolische Geräusch am Erb-Punkt und an der Herzspitze wahrgenommen werden.

! Aus dem systolischen Geräusch bei Aortenklappeninsuffizienz allein darf weder eine gleichzeitige Aortenklappenstenose noch eine relative Mitralinsuffizienz diagnostiziert werden, weil das Geräusch nicht durch organische stenosierende Veränderungen, sondern durch die Strömungsverhältnisse des Blutes (Turbulenz wegen erhöhten aortalen Schlagvolumens) bedingt ist.

Ist das systolische Geräusch jedoch mit einem systolischen Schwirren in den Karotiden verbunden, besteht in der Regel gleichzeitig mit der Aorteninsuffizienz auch eine Aortenklappenstenose. Auch das Fehlen von spontanen peripheren Arterientönen bei sicherer Aorteninsuffizienz weist auf das zusätzliche Vorhandensein einer Aortenstenose hin.

Zusätzliche relative Mitralinsuffizienz. Für die Diagnose einer relativen *Mitralinsuffizienz* sind die nachweisbare Mitralisation des Herzens, das Auftreten einer Akzentuation des 2. Pulmonaltons und das Auftreten eines weiteren systolischen Geräusches im Bereich der Herz-

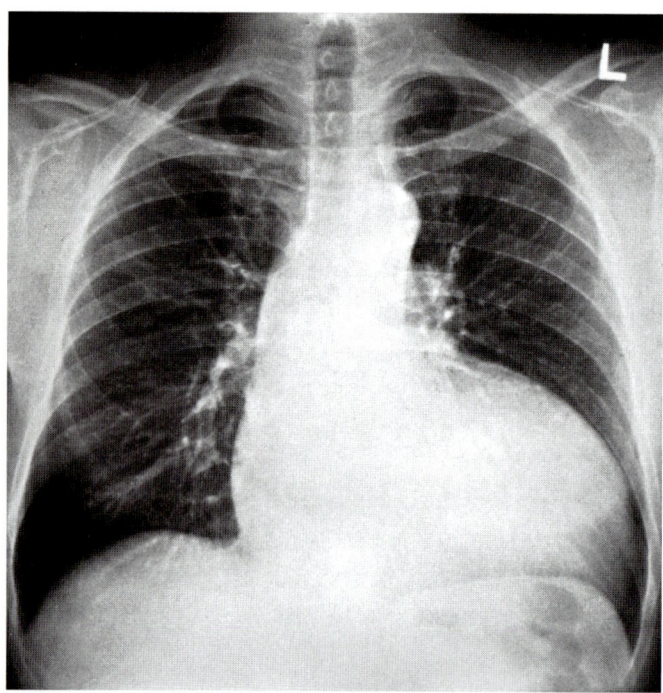

Abb. 20.**24** Schwere Aorteninsuffizienz (Regurgitationsfraktion 52 %) und weit fortgeschrittene linksventrikuläre Dilatation mit Lungenstauung. 51jähriger Patient. Rheumatisches Fieber im Alter von 17 Jahren. Herz-Lungen-Quotient 0,64. Linksventrikuläre Austreibungsfraktion mit 32 % stark eingeschränkt.

spitze mit Ausstrahlung in die Axilla maßgebend. Bei schwerer Aorteninsuffizienz ist an der Herzspitze gelegentlich ein diastolisches Füllungsgeräusch von rollendem Charakter (Austin-Flint-Geräusch) hörbar. Das Geräusch kommt durch turbulente Strömung infolge Erhöhung der Bluteinstromgeschwindigkeit aus dem linken Vorhof bei partiellem diastolischem Schluß der Mitralklappen zustande. Das Fehlen eines Mitralöffnungstones gestattet, das Austin-Flint-Geräusch gegen das diastolische Rollen bei organischer Mitralstenose abzugrenzen.

Echokardiographie. Im *Echokardiogramm* zeigen die Mitralsegel und die Chordae tendineae während der Diastole feine Flatterbewegungen. Sie entsprechen Vibrationen des Mitralapparates, welche durch den aortalen Blutrückstrom ausgelöst werden. Auch das Endokard des interventrikulären Septums kann dort, wo sich infolge des aortalen Blutrückstromes eine Zahnsche Tasche gebildet hat, feine diastolische Vibrationen aufweisen (Abb. 20.**25**). Bei schwerster aortaler Regurgitation kommt es zum vorzeitigen Mitralklappenschluß, d. h. die Apposition des vorderen und hinteren Mitralsegels erfolgt *vor* dem Beginn des QRS-Komplexes im EKG (Abb. 20.**26a**).

Ultraschalluntersuchungen mit gepulstem Doppler oder Farb-Doppler gestatten, den diastolischen aortalen Rückfluß direkt im Ausflußtrakt des linken Ventrikels nachzuweisen (Abb. 20.**27**). Beim Einsatz von Farb-Doppler zur qualitativen Erfassung von Klappeninsuffizienzen muß immer berücksichtigt werden, daß in einem hohen Prozentsatz auch bei Normalpersonen minimale Regurgitationen festgestellt werden können. Sog. „physiologische Regurgitationen" konnten an der Aortenklappe in 33 %, an der Mitralklappe in 40 %, an der Trikuspidalklappe in 44 % und an der Pulmonalklappe in 92 % von Normalpersonen gefunden werden. In der Bewertung von „Doppler-echokardiographischen" Regurgitationen kann davon ausgegangen werden, daß ihnen keine klinische Bedeutung zukommt, sofern ein auskultatorisches Korrelat fehlt.

EKG. Das *Elektrokardiogramm* ist in allen ausgesprochenen Fällen linkstypisch umgeformt. Ein „Strain"-Muster liegt meistens nur bei fortgeschrittener chronischer Aorteninsuffizienz vor.

Differentialdiagnostische Hinweise. Die *Differentialdiagnose* zwischen endokarditischer und sklerotischer Aorteninsuffizienz gelingt in der Regel aufgrund der Anamnese und des Alters. Eine luische Aorteninsuffizienz ist heute eine Rarität. Bei primärer Dilatation der Aorta ascendens kann es sekundär zu einer Aorteninsuffizienz wegen Dilatation des Aortenklappenringes kommen (aortoanuläre Ektasie). Die Größendiskrepanz zwischen dem nur mäßig erweiterten linken Ventrikel und der massiv dilatierten Aorta ascendens weist auf die Genese der Aorteninsuffizienz hin. Bei Aorteninsuffizienz infolge eines Prolapses oder Risses eines Segels kann es zu einem lauten und musikalischen Diastolikum kommen, dessen Vibrationen als Schwirren palpiert werden können (Abb. 20.**26b**).

Während die chronische Aorteninsuffizienz in der Regel wenige diagnostische Probleme verursacht, bereiten die Erkennung der *akuten Aorteninsuffizienz* aufgrund einer bakteriellen Endokarditis und die Beurteilung ihres Schweregrades häufig Schwierigkeiten. Wegweisend für die Diagnose sind die Tachykardie und die ausgeprägte Lungenstauung bei kurzem diastolischem Geräusch, *nicht* erhöhter Blutdruckamplitude und nur geringer Herzvergrößerung (Tab. 20.**7**). Der diastolische Manschettendruck entspricht häufig dem diastolischen linksventrikulären Druck. Entscheidend ist bei akuter bakterieller Endokarditis der Aortenklappen die echokardiographische Untersuchung, da sie nicht nur gestattet, Vegetationen an den Aortenklappen nachzuweisen (Abb. 20.**26c**), sondern auch den Schweregrad beurteilen läßt. Liegt ein vorzeitiger Mitralklappenschluß vor, ist in der Regel die Indikation zum Aortenklappenersatz dringlich.

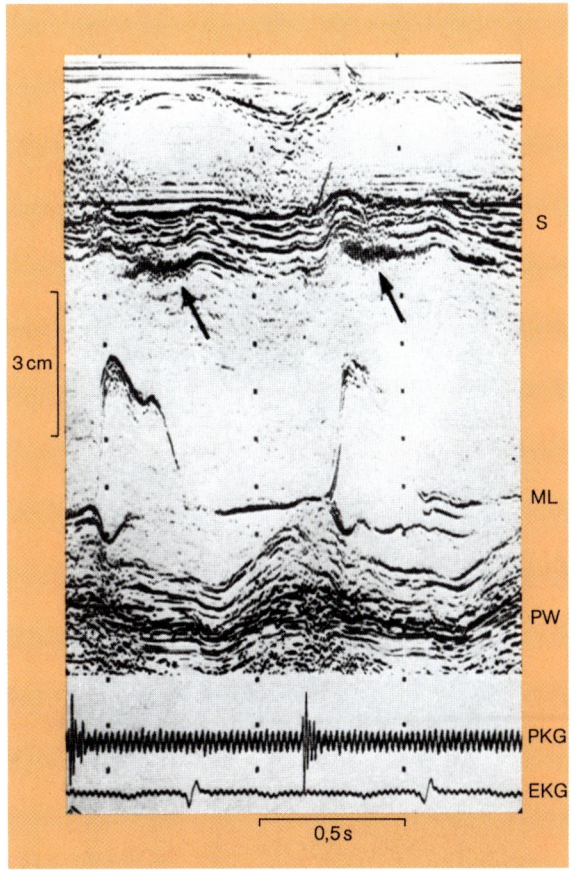

Abb. 20.**25** M-mode-Echokardiogramm des linken Ventrikels bei Aorteninsuffizienz (27jähriger Patient). Das Endokard des Septums (Pfeile) zeigt wie das vordere Mitralsegel feine diastolische Vibrationen als Ausdruck des diastolischen Blutaufpralles. S = interventrikuläres Septum, ML = Mitralklappe, PW = Hinterwand des linken Ventrikels, PKG = Phonokardiogramm, EKG = Elektrokardiogramm.

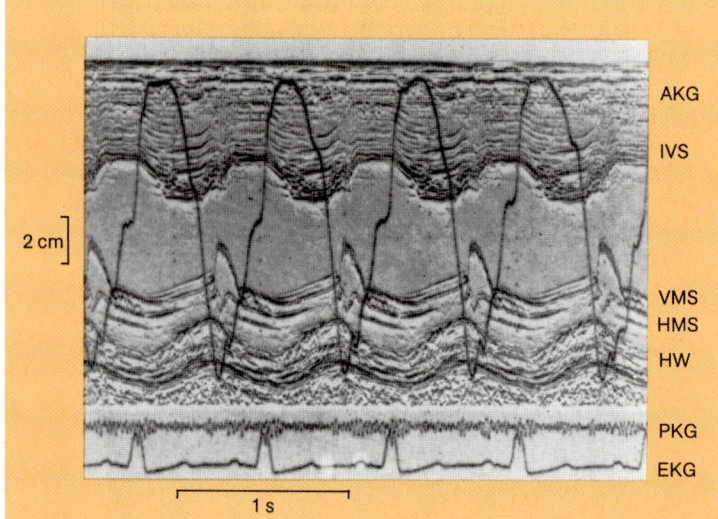

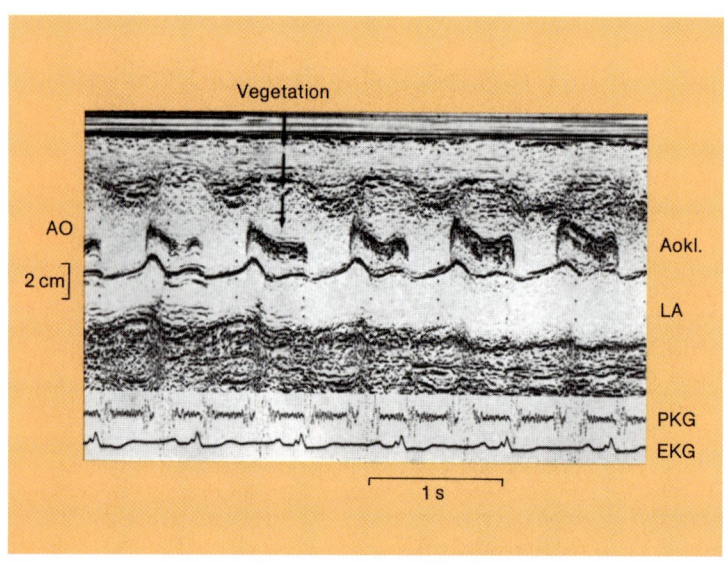

Abb. 20.**26a–c** M-mode-Echokardiogramme.
a Echokardiogramm bei einem 17jährigen Patienten mit chronischer Aorteninsuffizienz und akuter Verschlimmerung. Die massive Regurgitation wird angezeigt durch den vorzeitigen Mitralklappenschluß. Die Apposition des vorderen (VMS) und hinteren Mitralsegels (HMS) erfolgt deutlich vor Beginn des QRS-Komplexes. Im Moment des vorzeitigen Mitralklappenschlusses ist im Phonokardiogramm ein Schallphänomen nachweisbar. Im Apexkardiogramm (AKG) wird durch die massive aortale Regurgitation eine a-Welle vorgetäuscht. Eine solche kann natürlich nicht vorliegen, denn die Vorhofkontraktion vermag die vorzeitig geschlossene Mitralklappe nicht zu öffnen, erzeugt aber einen Bewegungsimpuls, der sich im Apexkardiogramm abzeichnet.
b Echokardiogramm der Aortenklappen und des linken Vorhofes bei 72jährigem Patienten mit Aorteninsuffizienz und diastolischem Schwirren über der Aortenauskultationsstelle. In der Diastole zeigen die Aortenklappensegel deutliche Vibrationen. Im Phonokardiogramm ausgeprägtes diastolisches Decrescendogeräusch. Die Aorteninsuffizienz war duch den diastolischen Prolaps eines Aortensegels bedingt.
c Echokardiogramm auf Höhe der Aortenklappen bei 37jährigem Mann mit akuter bakterieller Endokarditis der Aortenklappen. In der Diastole sind die dicken Vegetationen (histologisch bestätigt) an den Aortenklappen (Aokl.) sichtbar.
LA = linker Vorhof
AO = Übergang linker Ventrikel – Aorta ascendens
PKG = Phonokardiogramm
EKG = Elektrokardiogramm

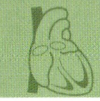

Differentialdiagnose der Herzinsuffizienz

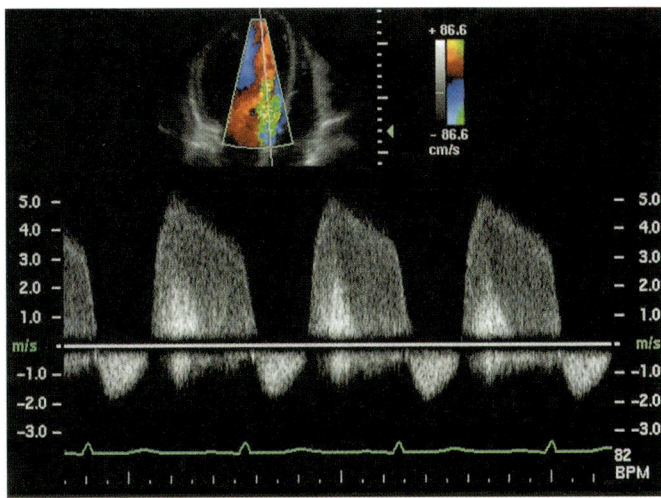

Abb. 20.**27** Oben: Farbdoppler-Echokardiographie während Diastole einer mittelschweren Aortenklappeninsuffizienz bei einem 24jährigen Patienten. Auf dem radialen Strahl ist das Sampling volume für den unteren Teil der Abbildung als weißer Punkt im Ausflußtrakt des linken Ventrikels sichtbar.
Unten: Ordinate: Geschwindigkeit des Blutes im Sampling volume. Abszisse: EKG und Zeitmarken von 0,1 s. Man erkennt, daß das Maximum der Rückströmungsgeschwindigkeit in der frühen Diastole liegt (5 m/s), während die maximale systolische Geschwindigkeit an diesem Ort weniger als 2 m/s beträgt.
BPM = Beats per minute (= Herzfrequenz 82/min).

Aortenklappenstenose

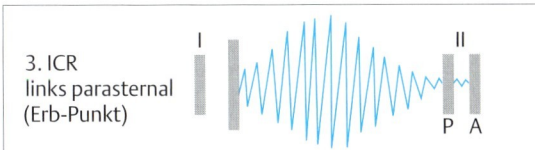

Abb. 20.**28** Phonokardiogramm bei Aortenklappenstenose.

Die Aortenklappenstenose ist häufig, besonders im Alter, und viel häufiger als die Aorteninsuffizienz.

Auskultation. Sie wird auskultatorisch durch ein lautes, rauhes, systolisches Geräusch mit nachfolgendem sehr leisem oder fehlendem 2. Aortenton (bei schweren Stenosen umgekehrte Spaltung) über der Aorta an der klassischen Auskultationsstelle mit Ausstrahlung in die Karotiden – vorwiegend links – charakterisiert (Abb. 20.**22**).

Ursachen. Aortenklappenstenosen können auch angeboren sein. Bei den rheumatischen Formen sind die Kommissuren fusioniert. Bei den verkalkten Aortenstenosen, die ab der 6. und 7. Lebensdekade angetroffen werden, handelt es sich um sekundäre Veränderungen von kongenital angelegten bikuspiden Aortenklappen. Die unvollständige Öffnungsbewegung der bikuspiden Klappen mit entsprechender Wirbelbildung in jungen Jahren ist wahrscheinlich der Grund für die spätere Sklerosierung und Verkalkung (Abb. 20.**29**). In der 8. und 9. Dekade wird die eigentliche „arteriosklerotische" oder senile Aortenstenose angetroffen, die durch massive Verkalkung von trikuspiden Klappen charakterisiert ist.

Klinik. Es gibt Fälle mit Aortenklappenstenose, bei denen über dem ganzen Herzen keine Töne, sondern nur das systolische Geräusch gehört wird. Aus diesem Geräusch allein ist aber ohne gleichzeitigen Nachweis des für die Aortenstenose typischen kleinen (parvus), träge ansteigenden (tardus) Pulses die Diagnose nicht zulässig. Der Karotispuls eignet sich für die Darstellung des verzögerten Anstieges der Pulswelle mit „Hahnenkammbildung" am besten (Abb. 20.**30**). Sofern die Klappen bei valvulärer Aortenstenose noch beweglich sind, beginnt das systolische Geräusch häufig mit einem Austreibungsklick.

Die *Austreibungszeit*, welche direkt aus der Karotispulskurve bestimmt werden kann, ist bei Aortenstenose verlängert. Das Ausmaß der Verlängerung ist ein Gradmesser des Schweregrades der Stenose.

Das am Erb-Punkt, an der Aortenauskultationsstelle und an den Karotiden palpatorisch wahrnehmbare *Schwirren* ist ein typisches Zeichen der Aortenklappenstenose. Bei funktionellen aortalen Austreibungsgeräuschen ist ein Schwirren nicht zu palpieren. Auch bei den schwersten Formen der Aortenklappenstenose mit stark vermindertem Herzminutenvolumen kann das Schwirren gelegentlich fehlen. Der Blutdruck ist in der Regel niedrig; normale oder sogar, namentlich bei älteren Pa-

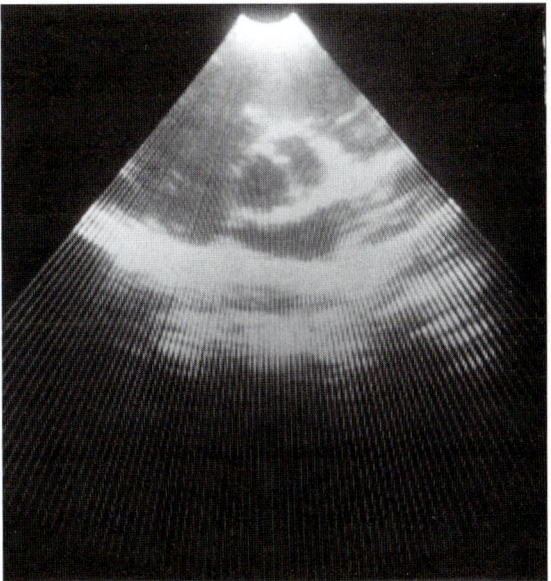

Abb. 20.**29** 2-D-Echokardiogramm der Aortenklappen bei 18jährigem Patienten. Die Aortenklappen sind bikuspid, aber nicht stenosiert.

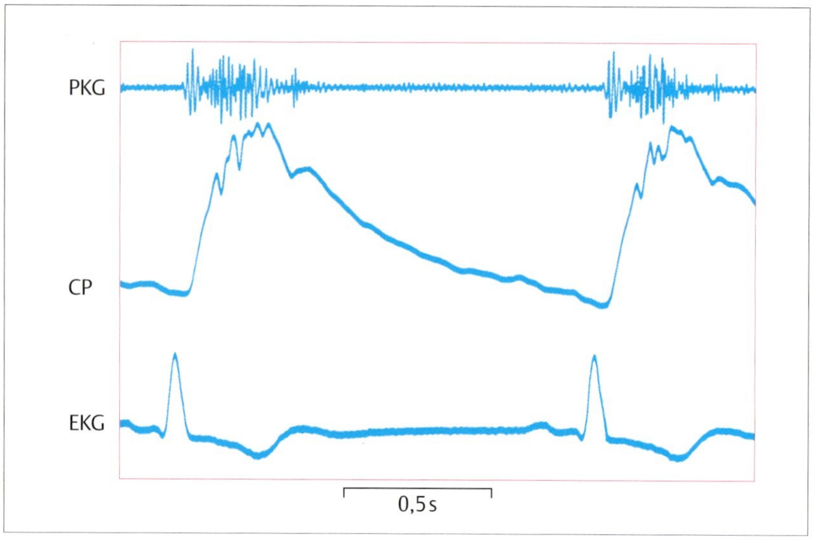

Abb. 20.30 Karotispulskurve (CP) bei valvulärer Aortenstenose (56jähriger Mann). Man beachte den verzögerten Anstieg der Kurve mit Hahnenkammphänomen. Im Phonokardiogramm (PKG) spindelförmiges Austreibungsgeräusch. In der Ableitung I des Elektrokardiogramms (EKG) Repolarisationsstörung (strain).

tienten, leicht erhöhte Blutdruckwerte sind aber keineswegs gegen Aortenstenose zu verwerten.

! Klinisch ist außer der Dyspnoe schon nach geringer Anstrengung das Auftreten von *Ohnmachtsanfällen* und von Angina pectoris typisch.

Röntgen-Thoraxaufnahme. Die Aortenstenose gehört zu den am besten kompensierten Klappenfehlern. Im Stadium der Kompensation ist der linke Ventrikel nicht oder nur leicht vergrößert (Abb. 20.**31**). Eine deutliche Erweiterung findet sich nur bei Linksdekompensation oder bei gleichzeitigem Vorhandensein einer Aorteninsuffizienz (Abb. 20.**32**). Oft besteht eine Bradykardie.

Röntgenologisch sind Verkalkungen der Aortenklappe in Boxerprojektion im mittleren Drittel des Herzschattens sichtbar (Abb. 20.**33b**). Im p.-a. Bild sind die Verkalkungen häufig nicht erkennbar, da sich die Aortenklappen auf die Wirbelsäule projizieren (Abb. 20.**33a**).

Echokardiographie. Im Echokardiogramm imponieren die eingeschränkte systolische Separation, die Verdickung und die Verkalkung der Aortenklappensegel. Mittels Doppler-Echokardiographie können der systolische Druckgradient und die aortale Klappenöffnungsfläche bestimmt werden. Diese Technik hat sich als sehr zweckmäßig erwiesen in der differentialdiagnostischen Abgrenzung einer Aortensklerose (verdickte Klappen, kein Gradient) gegenüber einer echten Aortenstenose (verdickte, vermindert bewegliche Klappen, Gradient vorhanden).

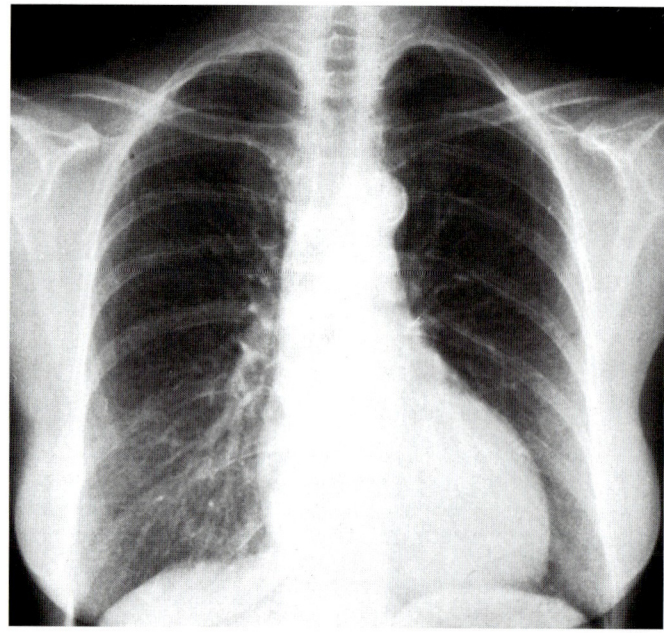

Abb. 20.31 Valvuläre Aortenstenose bei 63jähriger Patientin. Druck im linken Ventrikel 313/22 mmHg. Mittlerer systolischer Druckgradient 131 mmHg. Auswurffraktion des linken Ventrikels 64 %. Eine aortale Regurgitation bestand nicht.

Differentialdiagnose der Herzinsuffizienz

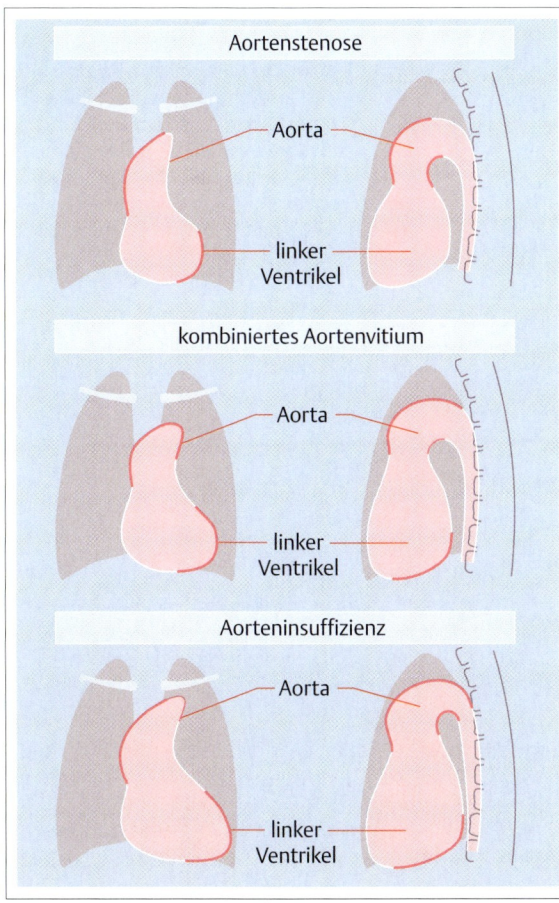

Abb. 20.**32** Konfiguration des Herzens bei Aortenvitien im posteroanterioren (linke Reihe) und im seitlichen (rechte Reihe) Thoraxbild. Bei der Aortenstenose ist der linke Ventrikel nicht vergrößert, jedoch an der Spitze abgerundet. Die Aorta ascendens ist poststenotisch dilatiert. Bei der Aorteninsuffizienz ist der linke Ventrikel deutlich dilatiert und verlängert. Die Aorta ist dilatiert und elongiert. Beim kombinierten Aortenvitium ist die Vergrößerung des linken Ventrikels weniger stark ausgeprägt als bei der reinen Aorteninsuffizienz. Die Aorta ist im Aszendensbereich dilatiert und mäßig elongiert.

EKG. Auch dem EKG kommt für die Beurteilung des Stenosegrades Bedeutung zu. Die ST-Senkung (Abb. 20.**34**) zeigt eine Korrelation zum Stenosegrad. Differenzen zwischen prä- und poststenotischen systolischen Drücken von weniger als 40 mmHg zeigen keine, solche von über 60 mmHg praktisch immer eine ST-Senkung.

Operationsindikation. Zur Operationsindikation wird in der Regel ein mittlerer systolischer Druckgradient zwischen linkem Ventrikel und Aorta von mehr als 50 mmHg oder eine aortale Öffnungsfläche $\leq 0,8\ cm^2$ gefordert.

Hypertrophe, obstruktive Kardiomyopathie (Muskuläre Subaortenstenose)

Die klinische Symptomatologie der hypertrophen obstruktiven Kardiomyopathie ist derjenigen der valvulären Aortenstenose sehr ähnlich: Anstrengungsdyspnoe,

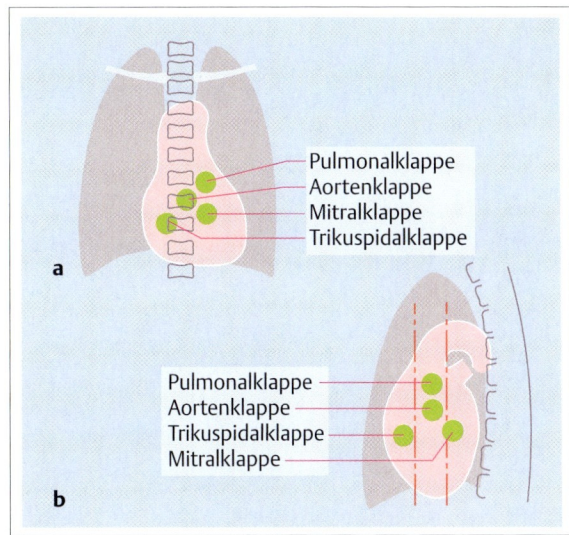

Abb. 20.**33** Lokalisation von Klappenverkalkungen im posteroanterioren Thoraxbild (**a**). Aortenklappenkalk ist im p.-a. Bild nicht sichtbar, da sich die Klappe auf die Wirbelsäule projiziert. Nach Mitralklappenkalk ist links paramedian zu suchen. **b** in Boxerprojektion. Aortenklappenkalk ist im mittleren Drittel des Herzschattens lokalisiert. Mitralklappenkalk liegt mehr dorsal und kaudal am Übergang des mittleren zum posterioren Drittel der Herzsilhouette.

pektanginöse Beschwerden, Schwindel und Synkopen stehen im Vordergrund. Pathologisch-anatomisch ist die hypertrophe obstruktive Kardiomyopathie charakterisiert durch eine massive, asymmetrische septale Hypertrophie des Myokards ohne Veränderungen der Aortenklappen.

Pathogenese. Es handelt sich um eine dynamische Stenose, d. h. der Schweregrad der Stenose nimmt im Verlauf der Ventrikelentleerung zu: Mit der systolischen Verkleinerung des linken Ventrikels nähern sich das hypertrophe Septum und das aortale Mitralsegel, welches durch den abnorm gestellten vorderen Papillarmuskel nach vorn (systolic anterior motion, SAM) statt nach apikal gezogen wird. Als weitere Kraft, die ebenfalls SAM bewirkt, ist der bei der systolischen Beschleunigung des Blutes auftretende Venturi-Effekt (Prinzip der Wasserstrahlaufpumpe) zu nennen. Dadurch bildet oder verstärkt sich die Ausflußstenose, und in den meisten Fällen kommt es auch zu einer mitralen Regurgitation (Abb. 30.**35**).

Klinik. Folgende Symptome und Befunde sind zur Differenzierung von der valvulären Aortenstenose wertvoll: Bei muskulärer Subaortenstenose ist die Familienanamnese in rund 20% der Fälle positiv; der Karotispuls zeigt einen schnellen Anstieg im ersten Teil und einen zweiten systolischen Gipfel oder eine Schulter (Abb. 20.**36a** u. **b**); das systolische Geräusch ist ein mesotelesystolisches Geräusch mit Punctum maximum medial vom Spitzenstoß (nicht über der Aorta). Es nimmt bei akuter Verkleinerung der Dimensionen des linken Ventrikels (Aufrichten vom Liegen zum Stehen; bei der Valsalva-Preßdruckprobe) an Intensität zu. Bei akuter Er-

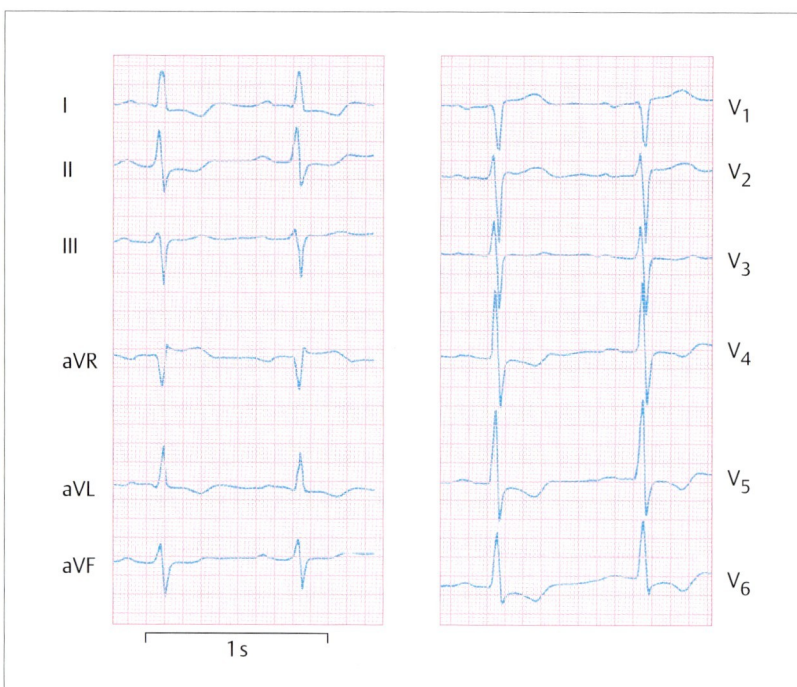

Abb. 20.**34** Valvuläre Aortenstenose. Gleiche Patientin wie in Abb. 20.**31**. Es besteht ein Linkstyp mit ausgesprochenen Repolarisationsstörungen links präkordial in I und aVL (strain). Die Patientin stand nicht unter Digitalismedikation.

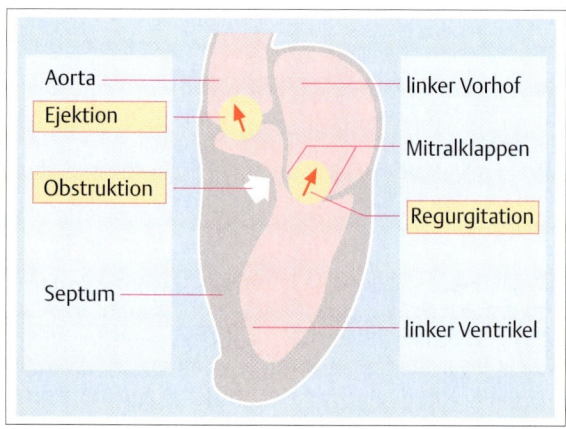

Abb. 20.**35** Längsschnitt durch den linken Ventrikel bei muskulärer Subaortenstenose. Beachte die massive Hypertrophie des Septums, welches die Ausflußbahn einengt.

höhung des peripheren Widerstandes durch Kauern mit angewinkelten Vorderarmen nimmt die Lautheit des Geräusches stark ab, oder es kann sogar verschwinden. An der Spitze ist häufig ein hochfrequentes Systolikum vorhanden, welches in die Axilla ausstrahlt; es ist Ausdruck einer Mitralinsuffizienz. Ein diastolisches Geräusch fehlt; meistens besteht ein präsystolischer Galopp.

Diagnostik. Im *EKG* finden sich nicht selten Infarkt- und Schenkelblockbilder; Klappenverkalkungen bestehen nicht; bei gleichzeitigem Vorkommen einer subvalvulären Pulmonalstenose zeigt der Venenpuls eine hohe a-Welle.

Im *Echokardiogramm* (Abb. 20.**37** und 20.**58**) zeigt das vordere Mitralsegel eine abnorme systolische Bewegung nach vorn (SAM), die für die hypertrophe obstruktive Kardiomyopathie typisch, wenn auch nicht absolut pathognomonisch ist. Das interventrikuläre Septum ist stark verdickt, wobei das Verhältnis von enddiastolischer Septumdicke zu enddiastolischer Hinterwanddicke ≥ 1,5 beträgt. Nach kurzdauernder weiter Öffnung in der frühen Austreibungsphase zeigen die Aortenklappen eine markante, brüske systolische Schließbewegung. Dasselbe Phänomen ist allerdings auch bei der membranösen subvalvulären Aortenstenose vorhanden.

Beim *Herzkatheter* besteht ein systolischer Druckgradient zwischen Einflußtrakt und subaortaler Portion des Ausflußtraktes des linken Ventrikels. Isoproterenol bewirkt eine massive Zunahme des intraventrikulären Druckgradienten bei muskulärer Subaortenstenose; β-Rezeptorenblocker führen zu einer Verminderung und gelegentlich zu vollständigem Verschwinden des Druckgradienten.

Seltene supravalvuläre Aortenstenose

An die *supravalvuläre Aortenstenose*, die allerdings selten ist, muß man denken, wenn mit den Zeichen der Aortenstenose ein typisches Gesicht (breites Vorderhaupt, weit auseinanderstehende Augen, breiter Mund) und mangelnde psychische Entwicklung vorhanden sind. Das systolische Austreibungsgeräusch weist die größte Intensität suprasternal oder auf der rechten Nackenseite auf, und in typischen Fällen besteht ein ausgesprochener Unterschied des Blutdrucks zwischen rechtem und linkem Arm, wobei der Druck rechts höher ist als links. Bei Jugendlichen mit rauhem aortalem Austreibungsgeräusch muß die kongenitale valvuläre Aortenstenose von der membranösen subvalvulären Aortenstenose abgegrenzt werden.

Differentialdiagnose der Herzinsuffizienz

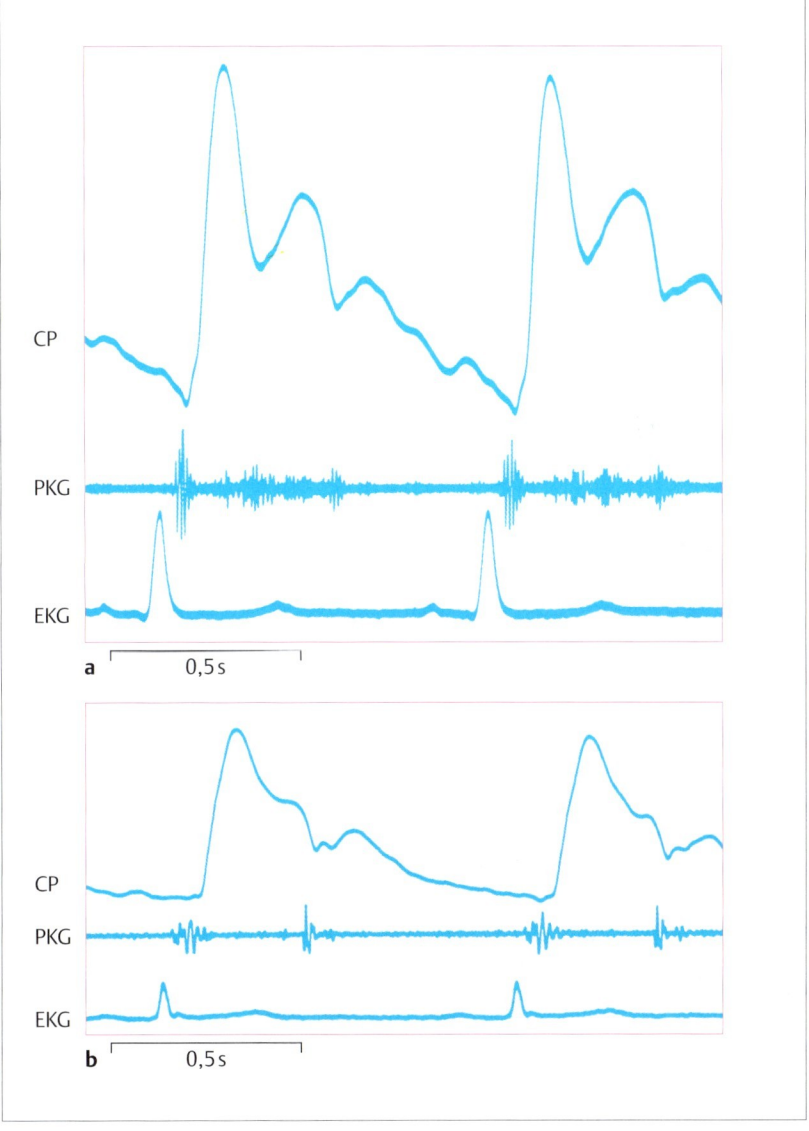

Abb. 20.**36a** u. **b** **a** Karotispulskurve bei hypertropher, obstruktiver Kardiomyopathie (muskuläre Subaortenstenose, 56jähriger Mann). Der Initialanstieg der Kurve ist besonders rasch und steil; der abfallende Schenkel ist zweigipflig. Vergleich zu einem Gesunden (**b**): Gegenüber der Karotispulskurve bei valvulärer Aortenstenose (Abb. 20.**30**) sind die Veränderungen besonders deutlich.
CP = Karotispulskurve
PKG = Phonokardiogramm
EKG = Elektrokardiogramm, Ableitung II;
b normale Karotispulskurve (CP) bei gesundem 29jährigem Mann. Der 2. Ton ist gespalten, die aortale Komponente geht der Inzisur der CP um 30 ms voraus.
PKG = Phonokardiogramm
EKG = Elektrokardiogramm, Ableitung II

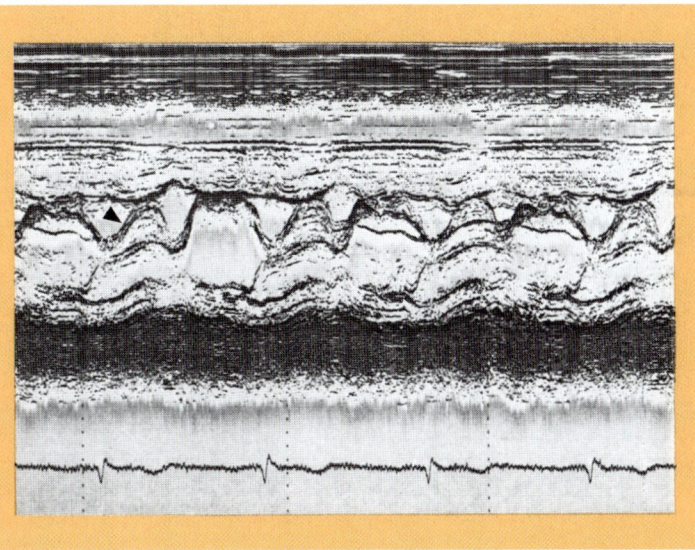

Abb. 20.**37** M-mode-Echokardiogramm des linken Ventrikels bei hypertropher, obstruktiver Kardiomyopathie (40jährige Patientin). Es besteht die typische systolische Anteriorbewegung des vorderen Mitralsegels (►). Die Weite der Ausflußbahn des linken Ventrikels ist auch diastolisch vermindert, das anteriore Mitralsegel schlägt bei der Öffnung auf das interventrikuläre Septum auf. Die Dicke des Septums beträgt enddiastolisch 20 mm, die Dicke der Hinterwand des linken Ventrikels 9 mm (Verhältnis von 2,2).

Mitralstenose

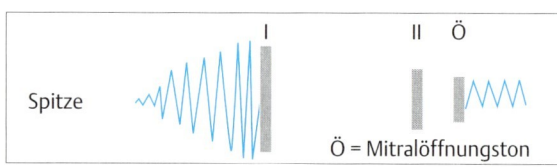

Abb. 20.**38** Phonokardiogramm bei Mitralklappenstenose.

Klinik. Für die Diagnose der Mitralstenose ist eine rheumatische Anamnese nicht notwendig, da in etwa 50 % aller Mitralstenosen eine polyarthritische Ätiologie nicht nachgewiesen werden kann. Auch das typische Aussehen (Abb. 20.**39**) mit den geröteten Wangen und den zyanotischen Lippen kann oft nicht beobachtet werden; es ist daher nur von beschränktem diagnostischem Wert. Die Mitralstenose betrifft ganz vorwiegend das *weibliche* Geschlecht; sie ist bei Männern ohne rheumatische Anamnese eine viel seltenere Erkrankung.

Weil bei der Mitralstenose im Gegensatz zu den Aortenfehlern die Kompensationsmöglichkeiten beschränkt sind, ist die *Anstrengungsdyspnoe* in der Regel meist Jahre vor dem Auftreten von schwerer Lungenstauung nachweisbar. *Anamnestisch* wird auch Herzklopfen und -stolpern, sowohl nach Arbeitsbelastung als auch in Ruhe, angegeben. Es handelt sich dabei häufig um Vorboten eines Vorhofflimmerns. Aus der Vorgeschichte erfährt der Arzt auch manchmal von rezidivierenden Hämoptoen und nächtlichen Anfällen von Lungenödem.

Die *reine* Mitralstenose zeigt *keine Vergrößerung* des linken Ventrikels; der *Spitzenstoß* ist daher anfänglich nicht verlagert. Selbst in späteren Stadien, wenn auch das rechte Herz dilatiert, kann eine Verlagerung des Spitzenstoßes nur nach außen, aber nicht nach unten zustande kommen.

! Liegt gleichzeitig eine Verlagerung nach unten vor, handelt es sich nicht mehr um eine reine Mitralstenose, sondern um eine Kombination mit einer Mitralinsuffizienz oder einem Aortenfehler.

Die Beobachtung des Spitzenstoßes gibt daher wichtige diagnostische Hinweise.

Palpatorisch ist das „roulement mitral" über der Herzspitze in der Regel leicht zu finden. Im Gegensatz zum systolischen Schwirren bei Ventrikelseptumdefekt, Aortenstenose, Pulmonalstenose und Mitralinsuffizienz mit Sehnenfadenruptur handelt es sich dabei um ein diastolisches Schwirren mit präsystolischer Akzentuierung und palpablem 1. Herzton. Ein deutlich nachweisbarer präkordialer Impuls links sternal unten weist auf eine Vergrößerung des rechten Ventrikels hin. Der akzentuierte 2. Pulmonalton ist häufig mit der Hand zu fühlen. Allein aus den palpatorischen Zeichen läßt sich somit in vielen Fällen die Diagnose „Mitralstenose" stellen. Die Auskultation, die Röntgenuntersuchung und namentlich die Echokardiographie erhärten die Diagnose.

Auskultatorische Charakteristika der Mitralstenose.
Paukender 1. Ton an der Herzspitze. Für das Zustandekommen des abnorm lauten 1. Tones sind 3 Faktoren verantwortlich:

➤ Im Zeitpunkt, an dem der linksventrikuläre Druck den (erhöhten) linksatrialen Druck überschreitet, ist die Druckanstiegsgeschwindigkeit im Ventrikel höher als beim Schluß einer normalen Mitralklappe. Die Anspannung der Klappensegel und der Klappenschluß erfolgen deshalb mit besonders großer Wucht, woraus wiederum eine Verstärkung des 1. Tones resultiert.
➤ Infolge Erhöhung des linksatrialen Druckes erfolgt der mitrale Klappenschluß später als normalerweise. Die Mitralkomponente des 1. Tones fällt dann häufig mit der Trikuspidalkomponente zusammen, wodurch ebenfalls eine Verstärkung des 1. Tones resultiert.
➤ Die verdickten, aber noch beweglichen Klappen produzieren beim Schluß einen lauteren Ton als normal beschaffene Klappen.

Typisch ist auch die Verspätung des 1. Tones, welche in einer Verlängerung des Zeitintervalles zwischen Q-Zakke des EKG und dem 1. Ton zum Ausdruck kommt ($\geq 0{,}08$ s).

Ein verstärkter 1. Ton findet sich auch, ohne daß eine Mitralstenose vorliegt, bei Hyperthyreose, Anämie und frühzeitig einsetzenden Extrasystolen.

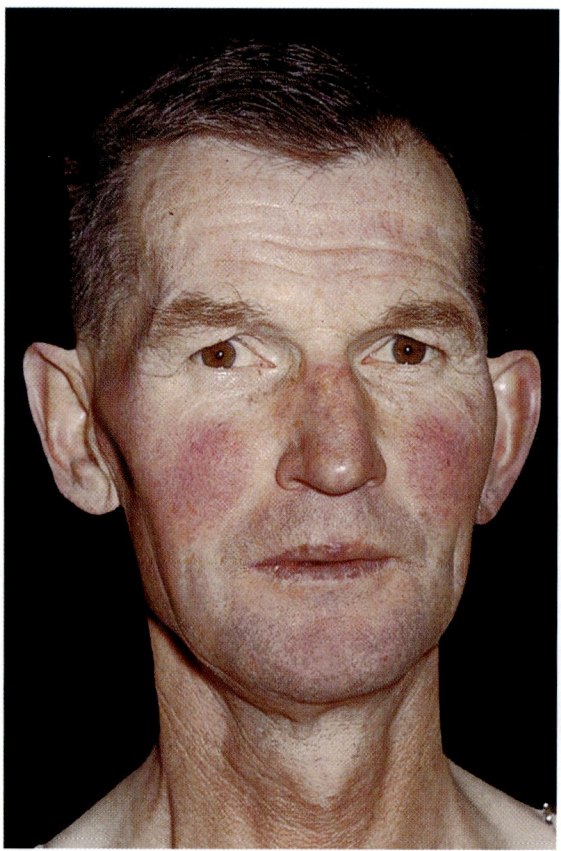

Abb. 20.**39** Gerötete Wangen, Teleangiektasien und zyanotische Lippen (Facies mitralis) bei Mitralklappenfehler.

Präsystolisches Crescendogeräusch: Es setzt gegen das Ende der Diastole ein, nimmt allmählich an Intensität zu und erreicht kurz vor dem 1. Ton das Maximum (Abb. 20.**38**). Dieses präsystolische Geräusch fehlt bei sehr leichten Mitralstenosefällen. Im Sinusrhythmus ist das präsystolische Geräusch besonders deutlich.

Bei schwerer *Aorteninsuffizienz* kann am Apex gelegentlich ein diastolisches Rollen mit präsystolischer Akzentuierung gehört werden (Austin-Flint-Geräusch, s. S. 577).

Diastolisches Mitralstenose- und Pulmonalinsuffizienzgeräusch: Das Mitralstenosegeräusch (diastolisches Rollen) strahlt in der Regel nicht aus, sondern wird an umschriebener Stelle im Apexbereich gehört. Es wird am besten in linker Seitenlage nach kurzer vorangegangener körperlicher Belastung gehört.

Diastolische Mitralstenosegeräusche sind von den in späteren Stadien gelegentlich auftretenden gießenden (hochfrequenten) Geräuschen der relativen Pulmonalklappeninsuffizienz (Graham-Steell-Geräusch) stets zu unterscheiden.

Das *Pulmonalinsuffizienzgeräusch* setzt nicht unmittelbar nach der Aortenkomponente des 2. Tones ein; es kommt also nach A_2 eine kleine Pause, was ein weiteres differentialdiagnostisches Kennzeichen gegenüber dem diastolischen Geräusch der Aorteninsuffizienz darstellt.

Eine Pulmonalklappeninsuffizienz kann nur bei gestautem kleinem Kreislauf vorkommen. Es finden sich also immer gleichzeitig ein lauter 2. Pulmonalton und eine erweiterte Pulmonalarterie.

Mitralöffnungston (Abb. 20.**22b**, 0,06–0,12 s nach Beginn des 2. Tones).

! Der Mitralöffnungston ist bis in die obersten Frequenzbereiche erkennbar und für das Vorliegen dieses Klappenfehlers weitgehend pathognomonisch.

Bei völlig starren Klappen fehlt der Mitralöffnungston, jedoch nicht das diastolische Rollen!

Akzentuierter 2. Pulmonalton: Dieses Zeichen ist differentialdiagnostisch nicht entscheidend, da es bei fehlender Stauung im kleinen Kreislauf nicht gefunden wird. Der 2. Pulmonalton ist also bei *beginnenden* Mitralstenosen *nicht akzentuiert.* Die im Spätstadium auftretende *Trikuspidalinsuffizienz* wird sowohl aus dem frisch hinzugekommenen systolischen Geräusch im 4. Interkostalraum rechts vom Sternum als auch aus dem Halsvenenpuls (fehlender systolischer Kollaps, überhöhte v-Welle), dem *expansiven Leberpuls* und dem stark nach rechts ausladenden Vorhof im Thoraxbild diagnostiziert. Bei beginnender Trikuspidalinsuffizienz ist das bandförmige Systolikum nur im Inspirium vorhanden.

Radiologische Veränderungen bei Mitralstenose. Die *Herzkonfiguration* ist bei der *Mitralstenose* vom *Grad* der Erkrankung abhängig. In leichten Fällen ist das Herz normal groß und der linke Vorhof ist nicht oder nur angedeutet vergrößert. Später kommt es zu ausgeprägter Vergrößerung des linken Vorhofes bei noch normal großem oder höchstens leicht vergrößertem Herz. Man spricht dann von einer *mitralen Herzkonfiguration* (Abb. 20.**40**). In stark fortgeschrittenen Fällen ist das Herz vergrößert, da nicht nur der linke Vorhof, sondern auch der rechte Ventrikel und der rechte Vorhof vergrößert sind.

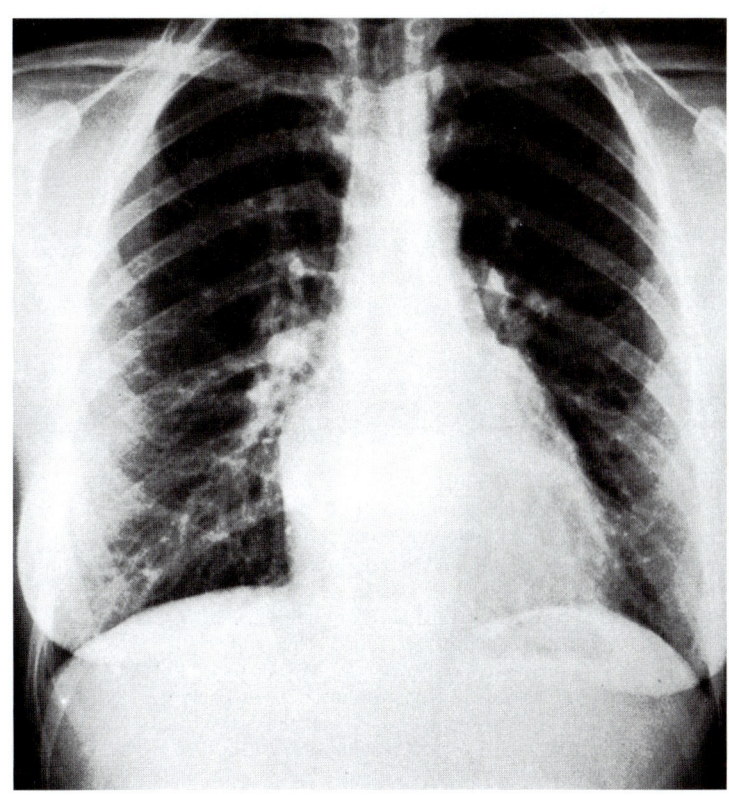

Abb. 20.**40** Mittelschwere bis schwere Mitralstenose und minimale Mitralinsuffizienz bei 40jähriger Patientin. Mitrale Klappenöffnungsfläche 0,9 cm². Der linke Vorhof ist deutlich vergrößert und ist rechts randbildend. Das linke Vorhofsohr füllt die Herztaille aus.

Die chronische Erhöhung des pulmonalvenösen Druckes führt zu einer Umverteilung der Lungendurchblutung mit verstärkter Gefäßzeichnung in den Oberfeldern im Vergleich zu den Unterfeldern. Bezüglich Kerley-Linien siehe Abb. 20.**21**.

Die mitrale Konfiguration bildet sich durch ein Verstreichen der Herztaille infolge

➤ Erweiterung des linken Vorhofes,
➤ Erweiterung der Pulmonalarterie infolge Stauung im kleinen Kreislauf,
➤ Drehung der Herzachse infolge Hypertrophie und Dilatation des rechten Herzens; in späteren Fällen kann auch der linke Vorhof rechts randbildend werden.

In Abb. 20.**41** sind in schematischer Weise die Veränderungen der Herzkonturen bei Mitralstenose derjenigen bei kombiniertem Mitralvitium und reiner Mitralinsuffizienz gegenübergestellt.

Nach Mitralklappenkalk ist im p.-a. Bild links der Wirbelsäule (Abb. 20.**33a**) und in Boxerprojektion am Übergang des mittleren und posterioren Drittel des Herzschattens (Abb. 20.**33b**) zu suchen.

EKG. Das *Elektrokardiogramm* zeigt, solange Sinusrhythmus besteht, typischerweise breite, doppelgipflige P in I, II, V_5 und V_6 (P „mitrale" s. Abb. 20.**42**). In späteren Stadien ist Vorhofflimmern die Regel; Umformung zu Rechtstyp und Zeichen der Rechtshypertrophie können auftreten.

Echokardiographie. Von wesentlicher Bedeutung in der Diagnostik der Mitralstenose ist das *Echokardiogramm*. Typisch sind die Verdickung der Mitralsegel und die reduzierte, diastolische Posteriorbewegung des vorderen Mitralsegels. Für eine schwere Mitralstenose spricht eine unter 15 mm/s liegende diastolische Schlußgeschwindigkeit (E-F slope) des vorderen Mitralsegels. Auch die echokardiographisch bestimmbare Größe des linken Vorhofes gibt Hinweise auf den Schweregrad des Vitiums. Im zweidimensionalen Echokardiogramm kann die diastolische Klappenöffnungsfläche direkt dar-

Abb. 20.**41** Konfiguration des Herzens bei Mitralvitien im posteroanterioren (linke Reihe) und im seitlichen (rechte Reihe) Thoraxbild. Bei der Mitralstenose ist der linke Vorhof vergrößert. Die Aufzweigung (Karina) der Trachea ist gespreizt (Winkel zwischen linkem und rechtem Hauptbronchus mehr als 90 Grad). Der rechte Ventrikel zeigt bei schwerer Mitralstenose eine Vergrößerung (im Seitenbild sichtbar!). Bei der Mitralinsuffizienz ist zusätzlich zur Vergrößerung des linken Vorhofs, der Karinaspreizung und der Vergrößerung des rechten Ventrikels eine deutliche Vergrößerung des linken Ventrikels vorhanden. Beim kombinierten Mitralvitium ist die Vergrößerung des linken Ventrikels nur mäßig ausgeprägt.

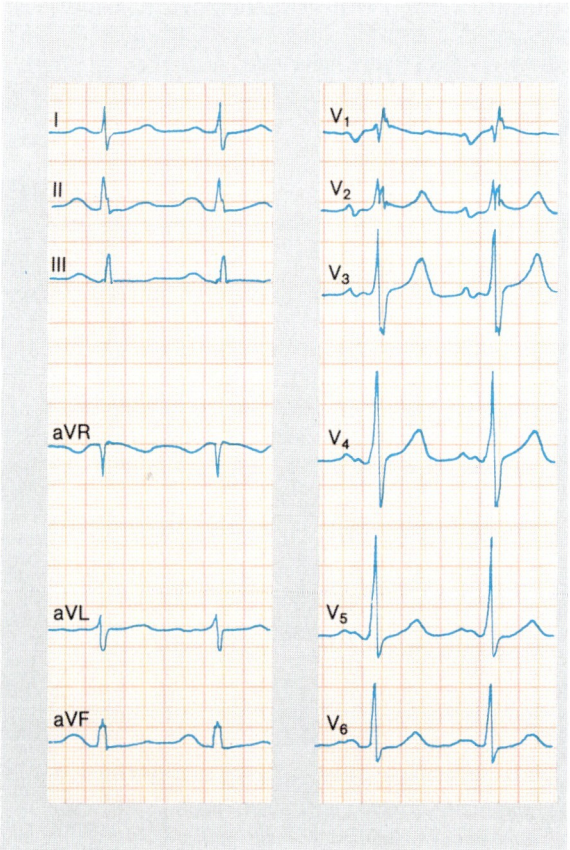

Abb. 20.**42** 38jähriger Mann mit schwerer Mitralstenose; diastolische Klappenöffnungsfläche 0,4 cm². Ausgeprägtes P „mitrale". Inkompletter Rechtsschenkelblock.

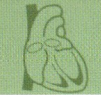

Differentialdiagnose der Herzinsuffizienz

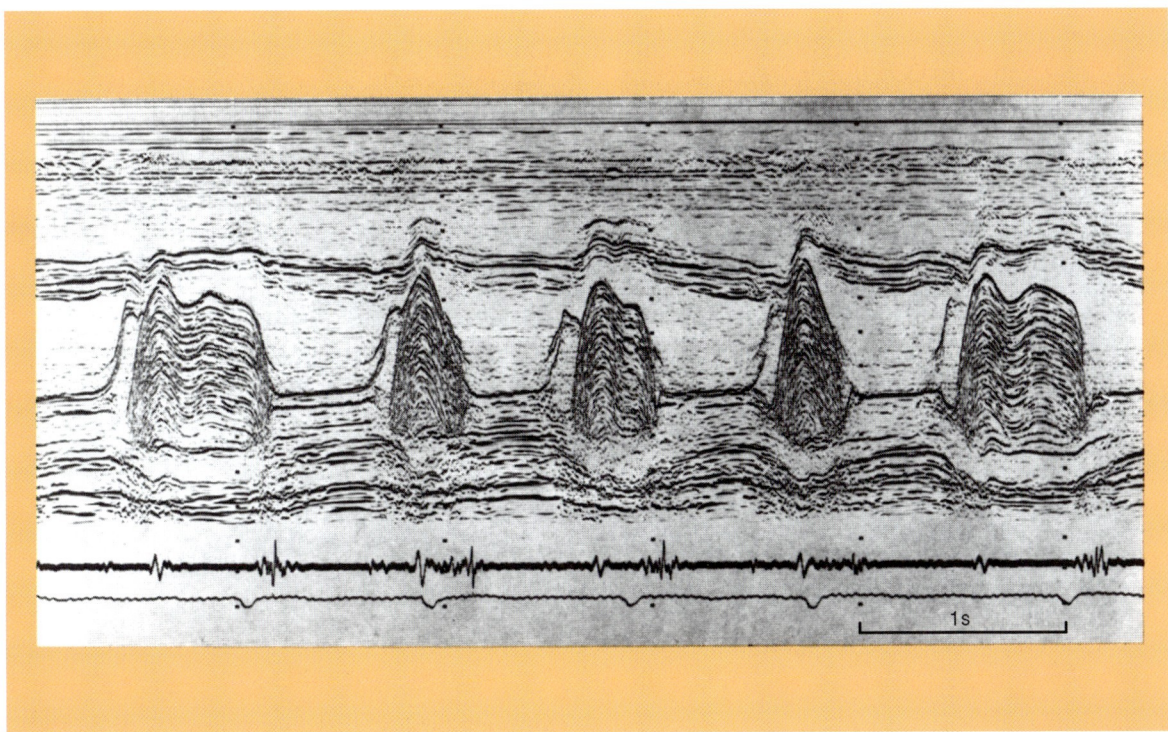

Abb. 20.**43** M-mode-Echokardiogramm eines Myxoms des linken Vorhofes bei 64jähriger Patientin. Es bestehen Vorhofflimmern und ein Linksschenkelblock. Der diastolische Vorfall des schummrigen Tumors in den linken Ventrikel geht der Öffnung der normalen Mitralklappen kurz hinterher. Im Moment des maximalen Tumorvorfalles in den linken Ventrikel tritt ein Tonphänomen („Prolapston") auf.

gestellt und planimetrisch bestimmt werden. Eine schwere Mitralstenose liegt vor, wenn die Klappenöffnungsfläche unter 0,9 cm^2 liegt.

Nicht endokarditische Mitralstenosen finden sich:

▶ Bei der *Aorteninsuffizienz*, durch den Blutrückfluß in der Diastole. Es kommt zu einem partiellen diastolischen Schluß der Mitralklappen. Das Austin-Flint-Geräusch (s. S. 577) kann als Ausdruck einer funktionellen Mitralstenose gewertet werden.
▶ In den seltenen Fällen von *Herztumoren*. 50% aller primären Herztumoren sind *Myxome*, wovon 75% im linken Vorhof, der Rest im rechten Vorhof beobachtet werden. Auch doppelseitige Lokalisation ist beschrieben. Verhältnis Frauen : Männer 3 : 1.

Differentialdiagnose Mitralstenose – Vorhoftumor. Bei *Mitralstenosebefund* sind folgende Symptome auf *Vorhoftumor* verdächtig: in kurzen Intervallen stark wechselnde Beschwerden (Dyspnoe, Herzklopfen, Zyanose, Synkopen), Änderung bei Positionswechsel, rezidivierende Embolien je nach Lokalisation im kleinen oder großen Kreislauf. Auskultatorisch Tonphänomen in der Diastole bei Prolaps des Tumors in die Mitralöffnung. Röntgenologisch rasch eintretende Vergrößerung eines Vorhofes.

Nicht selten sind bei Vorhofmyxomen Symptome vorhanden, welche fälschlicherweise eine Systemerkrankung (Kollagenose) vermuten lassen: langandauernde Fieberzustände, Leukozytose, Senkungserhöhung, Anämie, Hypergammaglobulinämie, Splenomegalie, positive Rheumaserologie. Die für die Diagnose wichtigste Untersuchung ist die *Echokardiographie*, sei es im eindimensionalen Echo (Abb. 20.**43**), im zweidimensionalen Doppler-Echobild (Abb. 20.**44a** und **b**) oder in 3D, durch Rekonstruktion aus einer großen Zahl von 2D-Schnittbildern, so wie es der Chirurg bei eröffnetem linkem Vorhof sieht.

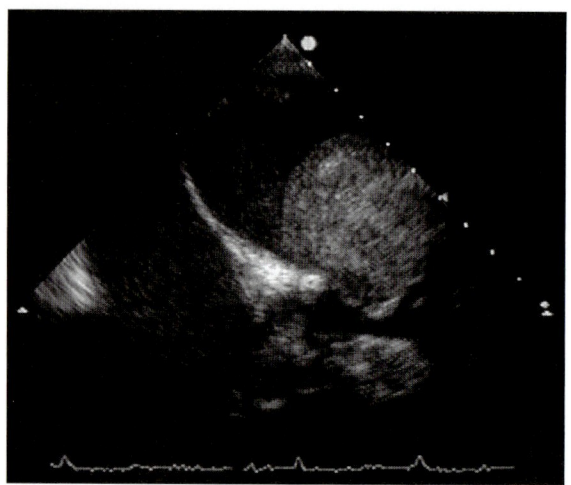
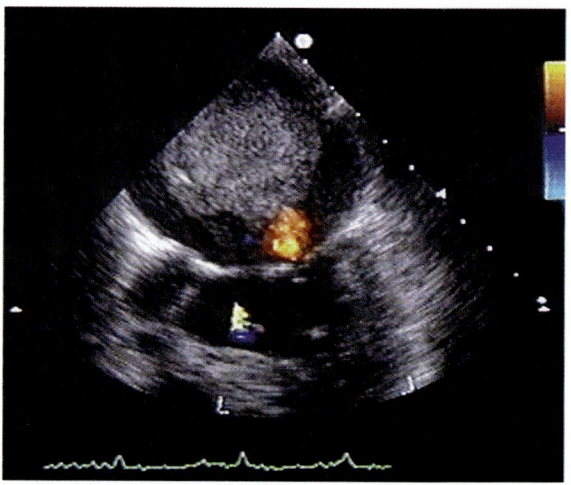

Abb. 20.**44a** u. **b** **a** Transösophageales Echokardiogramm, Schnittbild eines 68jährigen Patienten mit linksseitigem Vorhofmyxom in Diastole. Oben linker Vorhof, unten linker Ventrikel. Das kugelförmige Myxom sitzt in Diastole in der Mitralklappe und beeinträchtigt damit den Mitraldurchfluß.

b Farbdoppler-Echokardiographie des gleichen Patienten in Systole. Das Myxom ist zurück im linken Vorhof. Es besteht minimaler „flammenförmiger" Mitralrückfluß bei sonst geschlossener Mitralklappe.

Mitralinsuffizienz

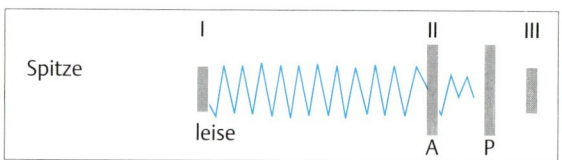

Abb. 20.**45** Phonokardiogramm bei Mitralinsuffizienz.

Die reine *rheumatisch-endokarditische Mitralinsuffizienz* ohne gleichzeitige Stenose ist eine recht seltene Erkrankung. Isolierte schwere Mitralinsuffizienzen sind heute in erster Linie Folge einer mukoiden Degeneration des Mitralapparates (s. unten).

Die Mitralinsuffizienz ist die am häufigsten diagnostizierte Herzklappenläsion, und zwar deswegen, weil praktisch jede stärkere Dilatation des linken Ventrikels mit einer – in der Regel allerdings leichten – mitralen Regurgitation einhergeht. Eine solche *relative Mitralinsuffizienz* findet sich bei dekompensierter Hypertonie, bei Status nach Herzinfarkt, bei der Aorteninsuffizienz und auch bei akuten Erweiterungen der linken Kammer.

Auskultation. Der Arzt denkt im allgemeinen an eine Mitralinsuffizienz, wenn er an der Spitze ein systolisches Geräusch vorfindet (Abb. 20.**45**). Eine Mitralinsuffizienz sollte aber in der Regel nur dann diagnostiziert werden, wenn das Geräusch bandförmig, holosystolisch und hochfrequent ist und in die Axilla ausstrahlt. Charakteristischerweise ist der 1. Ton bei Mitralinsuffizienz an der Spitze abgeschwächt oder nicht hörbar. Der 2. Herzton (aortale Komponente) wird vom systolischen Geräusch häufig überlappt und ist dann nicht mehr deutlich abgrenzbar.

Bei schweren Fällen ist immer ein 3. Ton, sog. *protodiastolischer Galopp*, hörbar.

Akzidentelle Geräusche. Die Bewertung des systolischen Geräusches an der Herzspitze, welche so außerordentlich wichtig ist, führt zu der Frage der *akzidentellen Geräusche*. Es handelt sich dabei um *Austreibungsgeräusche*, welche wohl zum Teil an der Spitze gehört werden können, die aber das Punctum maximum am häufigsten an der Herzbasis haben. Die *aortalen* Austreibungsgeräusche haben das Punctum maximum im 2. Interkostalraum rechts parasternal und die *pulmonalen* im 2. oder 3. Interkostalraum links parasternal. Sie verursachen kein Schwirren. Die akzidentellen Geräusche sind protomesosystolische Geräusche mit Spindelkonfiguration und lassen sich deshalb leicht vom klassischen bandförmigen holosystolischen Geräusch der Mitralinsuffizienz unterscheiden. Das einzige holosystolische Geräusch an der Spitze, das belanglos ist, ist das Geräusch, welches durch einen aberrierenden Sehnenfaden hervorgerufen wird. Es imponiert besonders durch seinen musikalischen Charakter. Mit der 2D-Echokardiographie können aberrierende Sehnenfäden, die sich häufig im linken Ventrikel vom Septum zur Lateralwand erstrecken, gut nachgewiesen werden. Sie stehen in Differentialdiagnose zu pathologischen Strukturen wie z.B. flatternden Sehnenfäden bei Chordaruptur oder muralen Thromben.

Röntgen-Thoraxaufnahme.

!Zur chronischen Mitralinsuffizienz gehört die *Vergrößerung des linken Vorhofes*, die gelegentlich gigantische Ausmaße annehmen kann („giant left atrium").

Bei der Mitralinsuffizienz ist – im Gegensatz zur Mitralstenose – der *linke Ventrikel immer erweitert*, wodurch der Spitzenstoß nicht nur nach *links*, sondern auch nach *unten* verlagert ist. Die röntgenologischen Zeichen s. Abb. 20.**41**.

Echokardiographie. Die Doppler-Echokardiographie hat in der Diagnostik der Mitralinsuffizienz neue Maßstäbe gesetzt. Im Farb-Doppler-Bild können Lokalisation und Ausbreitung der mitralen Regurgitation dargestellt werden (Abb. 20.**46**). Regurgitationen ohne auskultatorisches Korrelat, die innerhalb von 1 cm vorhofwärts von der Mitralklappe liegen, werden als ein „physiologisches Phänomen" angesehen.

Endocarditis rheumatica. Besonders schwierig ist die Beurteilung eines systolischen Geräusches bei einer frischen *Endocarditis rheumatica*.

> **!** Tritt im Verlaufe eines rheumatischen Fiebers ein systolisches Geräusch auf, ist es auf Mitbeteiligung der Klappen am rheumatischen Prozeß verdächtig.

Der Geräuschcharakter kann anfänglich wechseln. Bei der Mitralinsuffizienz bildet sich der typische Befund des Vitiums im Verlaufe von Monaten, bei der Mitralstenose erst im Verlauf von Jahren aus.

Bei der *infektiösen Endokarditis* bilden sich oft mobile Vegetationen aus Plättchen, Fibrin, Entzündungszellen und vor allem Mikroorganismen (Streptokokken, Enterokokken, Staphylokokken, usw.). Die transösophageale Echokardiographie besitzt eine große Sensivität zum Nachweis solcher Vegetationen (Abb. 20.**47**).

Das Auftreten eines systolischen Geräusches mit gleichzeitigem fühlbarem Schwirren über dem 3. und 4. Interkostalraum links vom Sternum im Ablauf eines Herzinfarkts spricht für *Septumperforation*.

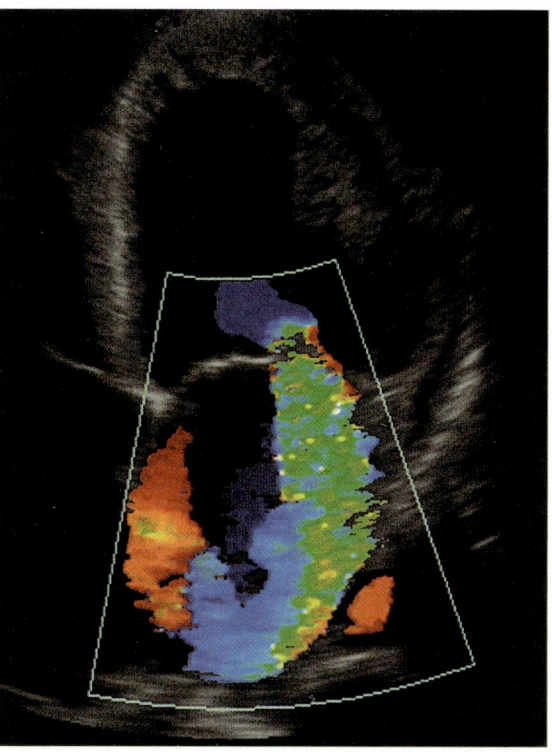

Abb. 20.**46** Doppler-Echoschnittbild bei exzentrischer Mitralinsuffizienz während der Systole von apikal aufgenommen. Oben linker Ventrikel, unten linker Vorhof. Fluß vom Transducer weg ist immer blau, Fluß gegen den Transducer ist immer rot. Die gesprenkelte grüne Kolorierung zeigt sehr hohe Geschwindigkeit oberhalb der Turbulenzgrenze an. Der Jet der Mitralinsuffizienz strömt vom linken Ventrikel aus der lateralen Wand des linken Vorhofs entlang und verlagert dadurch Blut (blau) an die Hinterwand, das wiederum Blut (rot) dem Vorhofseptum entlang in Richtung Mitralklappe verschiebt.

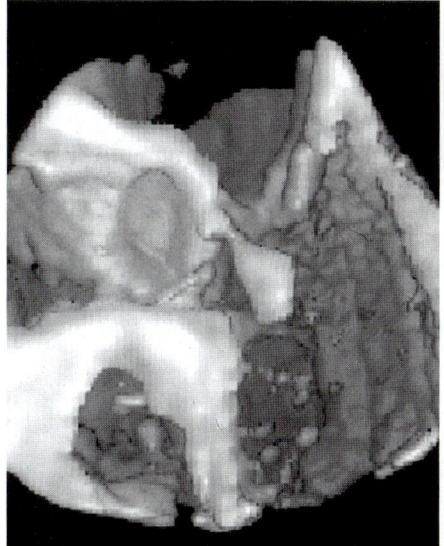 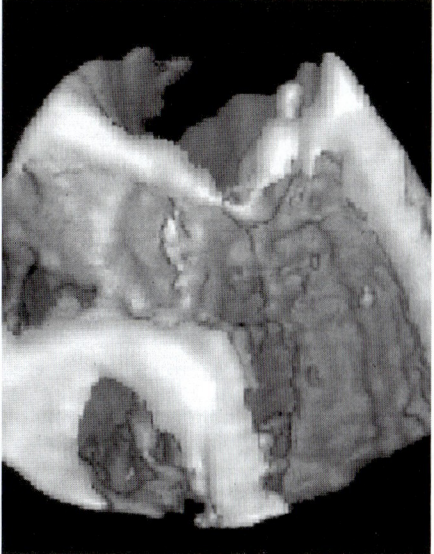

Abb. 20.**47** 3D-Rekonstruktion des Herzens bei einem 54jährigen Patienten mit Endokarditis, links in Telediastole, rechts in Systole aufgrund einer transösophagealen Echokardiographie. Der linke Vorhof ist oben, der linke Ventrikel rechts auf den Bildern. Eine große keulenförmige Vegetation auf dem anterioren Mitralklappensegel, die sich in der Diastole im Ventrikel befindet, wird in Systole infolge Mitralinsuffizienz in den linken Vorhof zurückgeworfen.

Besondere Formen der Mitralinsuffizienz. Sie zeichnen sich durch spezielle auskultatorische, radiologische oder echokardiographische Befunde aus.

▶ *Akute Mitralinsuffizienz bei Rupturierung von Chordae tendineae:* Meist bedingt durch infektiöse Endokarditis, gelegentlich aber auch durch stumpfes Thoraxtrauma; Hauptsymptome sind: massive Lungenstauung bei nur leicht oder mäßig vergrößertem linkem Ventrikel; keine Dilatation des linken Vorhofs; holosystolisches Geräusch mit Decrescendocharakter; 3. und besonders häufig 4. Herzton; Sinusrhythmus im Gegensatz zum Vorhofflimmern bei chronischer Mitralinsuffizienz. Bei subakuten und chronischen Formen weist ein systolisches Schwirren an der Spitze auf eine Chordaruptur hin. Echokardiographisch sind systolisch im linken Vorhof Teile des oder der prolabierenden Mitralklappensegel(s) nachweisbar.

▶ *Telesystolische Mitralinsuffizienz:* Sie tritt am häufigsten im Rahmen des *primären Mitralklappenprolapses* infolge mukoider Degeneration der Klappen und der Chordae tendineae auf. Andere Ätiologien s. Tab. 20.**1**. Auskultatorisch liegt ein telesystolisches Geräusch mit Crescendocharakter vor, das häufig von einem mesosystolischen Klick eingeleitet wird. Im Stehen ist die Lautheit des Geräusches größer, und es beginnt früher als im Liegen. Im *Echokardiogramm* (Abb. 20.**48a** u. **b**) und im *Angiokardiogramm* (Abb. 20.**48c**) zeigen das hintere oder beide Mitralsegel einen systolischen Prolaps in den linken Vorhof. Hämodynamisch ist die Mitralinsuffizienz höchstens mittelschwer. Der linke Ventrikel und der linke Vorhof sind in der Regel nicht oder nur unbedeutend vergrößert.

Die 1D-Echokardiographie und das 2D-Echokardiogramm (4-Kammerblick) sind für die Diagnostik des Mitralklappenprolapses nicht unproblematisch, da wegen der sattelförmigen, nicht planaren Struktur des Mitralringes eine systolische Superiorbewegung der Klappen erscheinungsmäßig vorhanden sein kann, die gar nicht einer tatsächlichen Verlagerung der Segel gegen den Vorhof hin entspricht.

! In Anbetracht dieser Schwierigkeiten kommt heute wieder dem klinischen Befund (mesosystolischer Klick und/oder telesystolisches Geräusch) die Rolle des „gold standard" in der Diagnostik des Mitralklappenprolapses zu.

Bei Patienten mit Mitralklappenprolaps können *Komplikationen* auftreten, vor allem bei Vorliegen von verdickten, übermäßig großen (redundanten) Klappsegeln: Infolge von einer oder mehreren spontanen Chordarupturen oder einer infektiösen Endokarditis kann sich eine schwere Mitralinsuffizienz entwickeln; gefährdet sind vor allem Männer über 50 Jahren. Arterielle Embolien manifestieren sich meistens als zerebrovaskuläre Ereignisse, besonders als Amaurosis fugax. Das Risiko einer zerebrovaskulären Embolie ist bei Patienten mit Mitralklappenprolaps ca. 4 × höher als bei Normalpersonen. Plötzliche Todesfälle sind bei Patienten mit Mitralklappenprolaps zwar nicht häufiger als in der Normalbevölkerung, gefährdet ist aber eine Subgruppe. Dabei handelt es sich um junge Patientinnen mit abnormem EKG, QT-Verlängerung, einer Familienanamnese mit Fällen von plötzlichem Tod, komplexen ventrikulären Rhythmusstörungen und redundanten Klappensegeln.

Bei älteren Patienten ist ein telesystolisches Geräusch an der Herzspitze immer sehr suspekt auf einen sekundären Mitralklappenprolaps, bedingt durch eine ischämieinduzierte Papillarmuskeldysfunktion (Abb. 20.**49**).

▶ *Mitralinsuffizienz bei hypertropher, obstruktiver Kardiomyopathie* (s. S. 597): Sie ist bedingt durch die abnorme Zugrichtung des anterioren Papillarmuskels, der das aortale Mitralsegel während der Auswurfphase nach vorne zieht. Auch ein Prolaps des posterioren Mitralsegels mit systolischem Reflux kann auftreten.

▶ *Mitralinsuffizienz bei Verkalkung des Mitralanulus:* Sie ist in rund 10 % der Fälle mit Verkalkung des Mitralanulus, die namentlich bei Frauen von über 65 Jahren auftritt, vorhanden. Der typische radiologische Befund besteht in einer C-förmigen Verkalkung des Anulus an der Basis des hinteren Mitralsegels, welche besonders im Seitenbild zur Darstellung kommt (Abb. 20.**50**). Häufig sind auch Kalkablagerungen in der Wand der Aorta ascendens und am Ansatz der Aortenklappen vorhanden. Die mitrale Regurgitation, die nur leicht ist, kommt zustande, weil die für die Schlußfähigkeit der Mitralklappen notwendige systolische Verkürzung der Zirkumferenz des Mitralanulus infolge der Verkalkung nicht oder nur ungenügend erfolgt.

Differentialdiagnose der Herzinsuffizienz

Abb. 20.48 a–c

a M-mode-Echokardiogramm auf Höhe der Mitralklappen bei einem 27jährigen herzgesunden Mann. Man beachte die M-förmige Bewegung des vorderen Mitralsegels während der Diastole und die leicht nach anterior ansteigende Bewegung beider Mitralsegel während der Systole.

b M-mode-Echokardiogramm auf Höhe der Mitralklappen bei Mitralprolapssyndrom (39jährige Patientin). In der Mitte der Systole kippen beide Mitralsegel brüsk nach hinten (Prolaps mit Pfeil markiert). Gleichzeitig tritt ein mesosystolisches Geräusch auf. Bei der Herzkatheteruntersuchung konnte eine leichte Mitralinsuffizienz nachgewiesen werden.

RV = rechter Ventrikel
S = interventrikuläres Septum
VMS = vorderes Mitralsegel
HMS = hinteres Mitralsegel
HW = Hinterwand des linken Ventrikels
PKG = Phonokardiogramm
EKG = Elektrokardiogramm

c Angiokardiogramm in linksposteriorer, schräger Projektion bei Mitralklappenprolapssyndrom (gleiche Patientin wie b). Die beiden Blätter des hinteren Mitralsegels (HMS) sowie das vordere Mitralsegel (VMS) prolabieren ballonförmig in den linken Vorhof (LA).
LV = linker Ventrikel
AO = Aorta ascendens

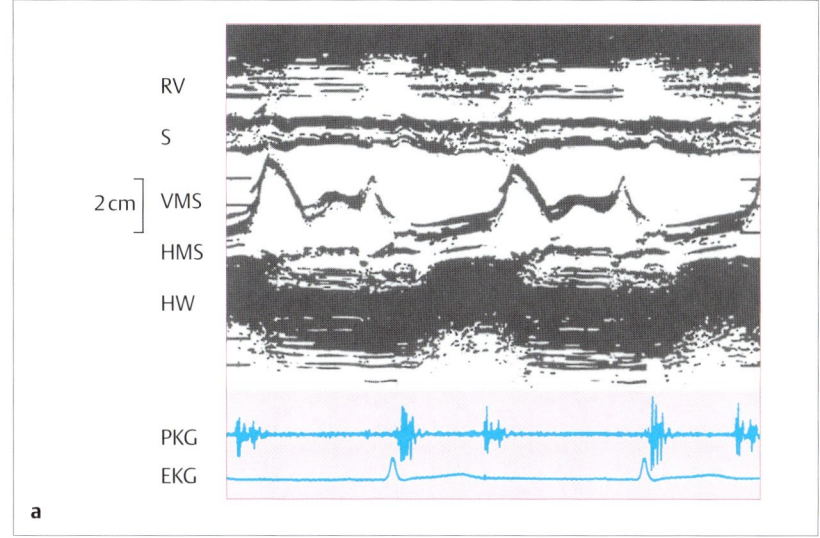

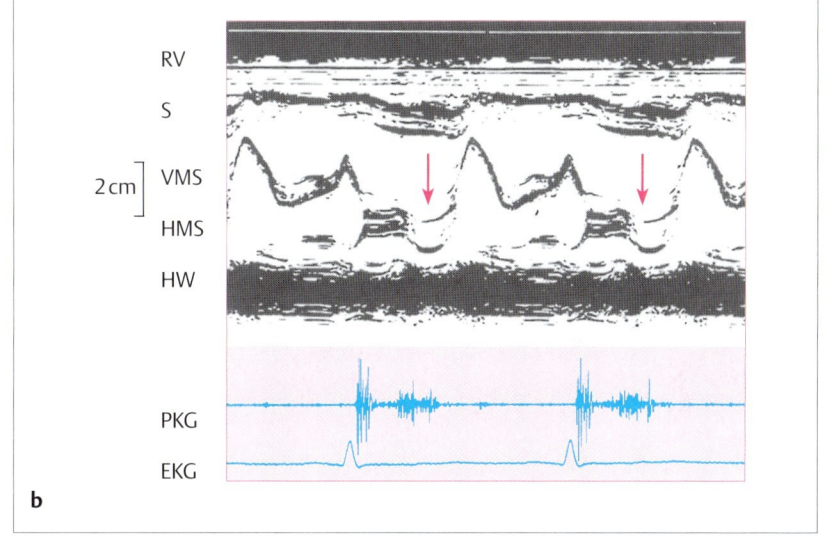

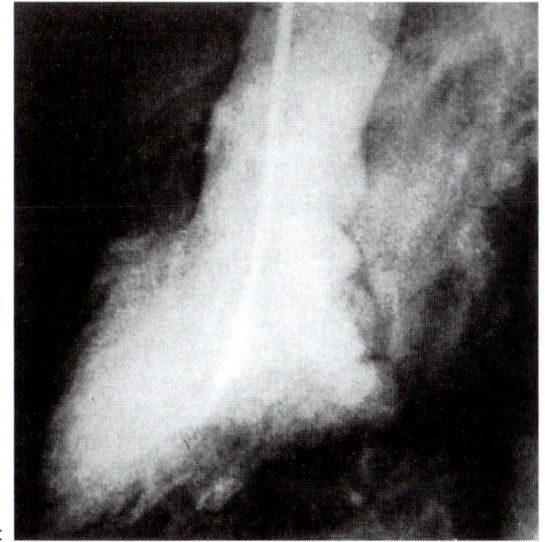

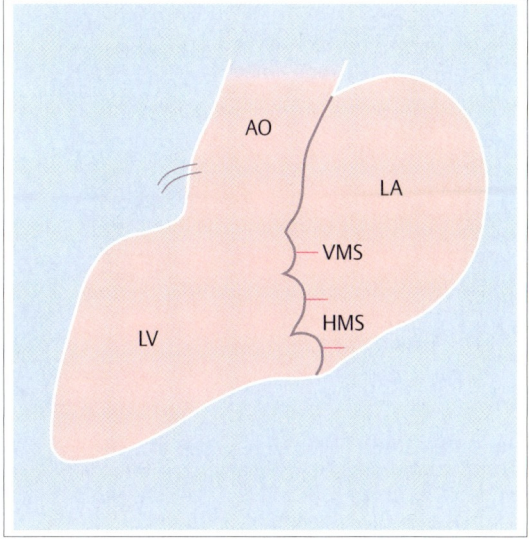

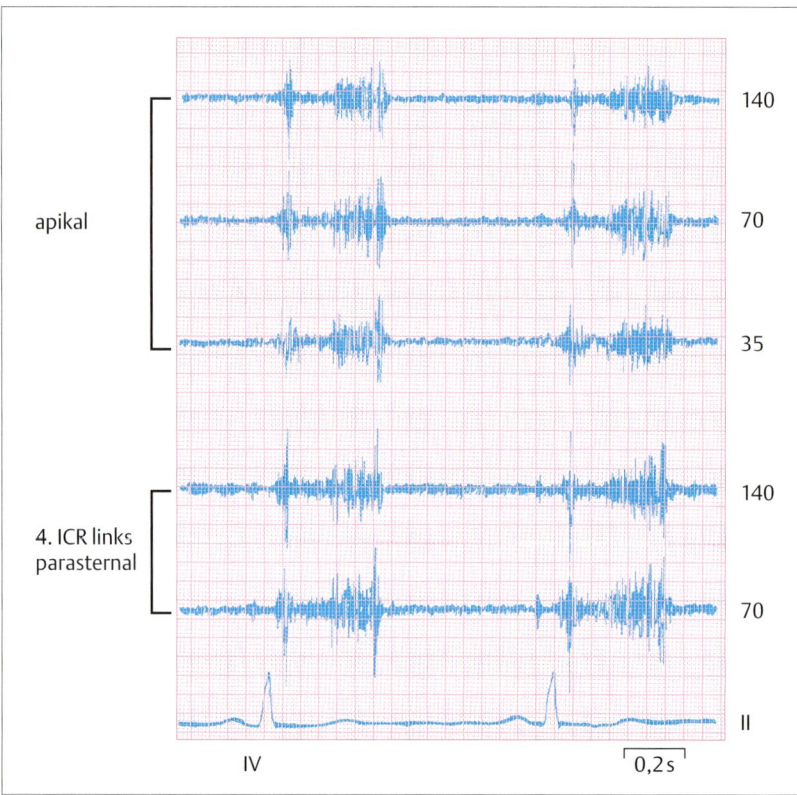

Abb. 20.**49** Phonokardiogramm einer telesystolischen Mitralinsuffizienz bei ischämisch bedingter Papillarmuskeldysfunktion. 59jährige Frau mit Verschluß der rechten Koronararterie und hochgradiger Stenose am R. interventricularis anterior. Mäßige mitrale Regurgitation. Es besteht ein 4. Herzton.

Trikuspidalinsuffizienz

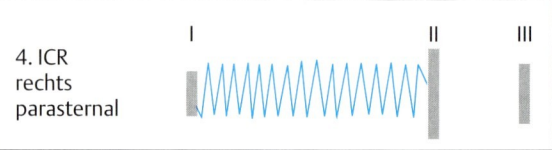

Abb. 20.**51** Phonokardiogramm bei Trikuspidalinsuffizienz.

Sie ist bei Mitral- und Pulmonalfehlern in der Regel relativ. Es gibt aber auch einen organischen rheumatisch-endokarditischen Trikuspidalfehler, der allerdings fast immer mit anderen Klappenfehlern kombiniert ist. Bei Drogensüchtigen ist die bakterielle Endokarditis der Trikuspidalis typisch. Auch nach heftigem stumpfem Thoraxtrauma kann eine Trikuspidalinsuffizienz auftreten (Abb. 20.**52**).

Bei jeder starken *Rechtsdekompensation* ist an die Trikuspidalinsuffizienz zu denken. Sie wird durch eine große pulsierende Leber, starke Pulsation der Halsvenen mit überhöhter v-Welle (Abb. 20.**53a**) und eine Vergrößerung des rechten Vorhofes sichergestellt. Persistenz der Trikuspidalinsuffizienz unter Therapie spricht für organische Klappenveränderung.

Die relative Trikuspidalinsuffizienz ist häufig nur eine inspiratorische Klappeninsuffizienz. Ein bandförmiges systolisches Geräusch ist dann lediglich in Inspiration hörbar. Anstatt abzufallen, tritt die Kollapsstelle des Jugularvenenpulses im Inspirium höher nach kranial.

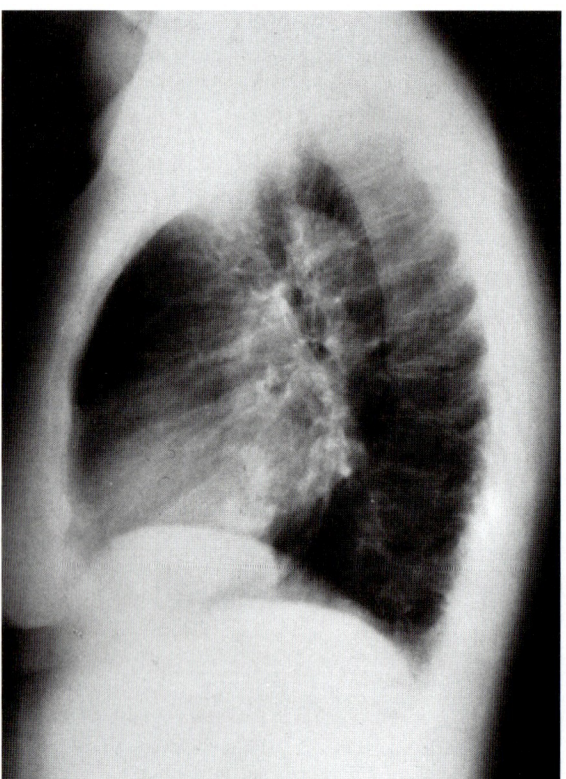

Abb. 20.**50** Thoraxseitenbild bei 62jähriger Patientin mit Mitralanulusverkalkung. Am Übergang vom linken Vorhof zum linken Ventrikel, knapp oberhalb des Zwerchfelles, ist die Verkalkung, die einem umgekehrten C entspricht, sichtbar. Der linke Vorhof ist dilatiert.

Differentialdiagnose der Herzinsuffizienz

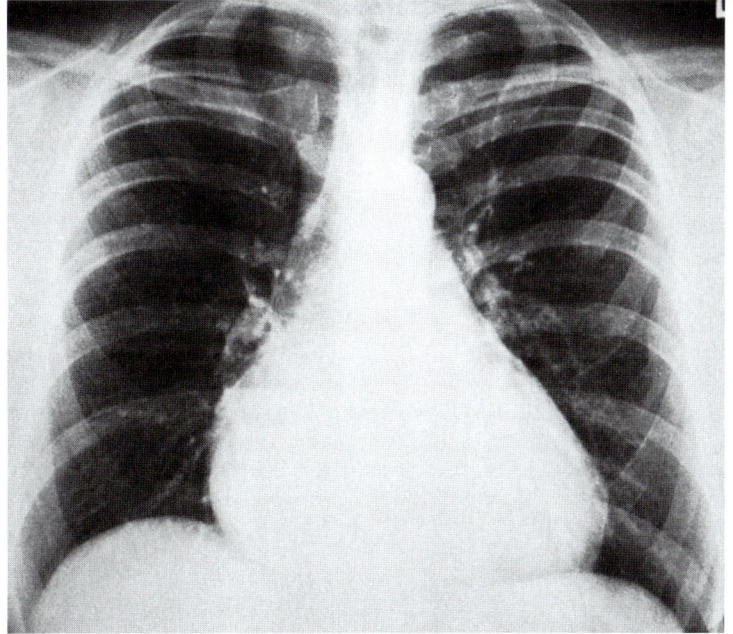

Abb. 20.**52** Isolierte traumatisch bedingte Trikuspidalinsuffizienz bei 47jähriger Patientin, 9 Jahre nach stumpfem Thoraxtrauma (Frontalzusammenstoß am Steuer des Autos). Der rechte Vorhof ist stark dilatiert. Bei der Herzkatheteruntersuchung betrug die trikuspidale Regurgitationsfraktion 75 %.

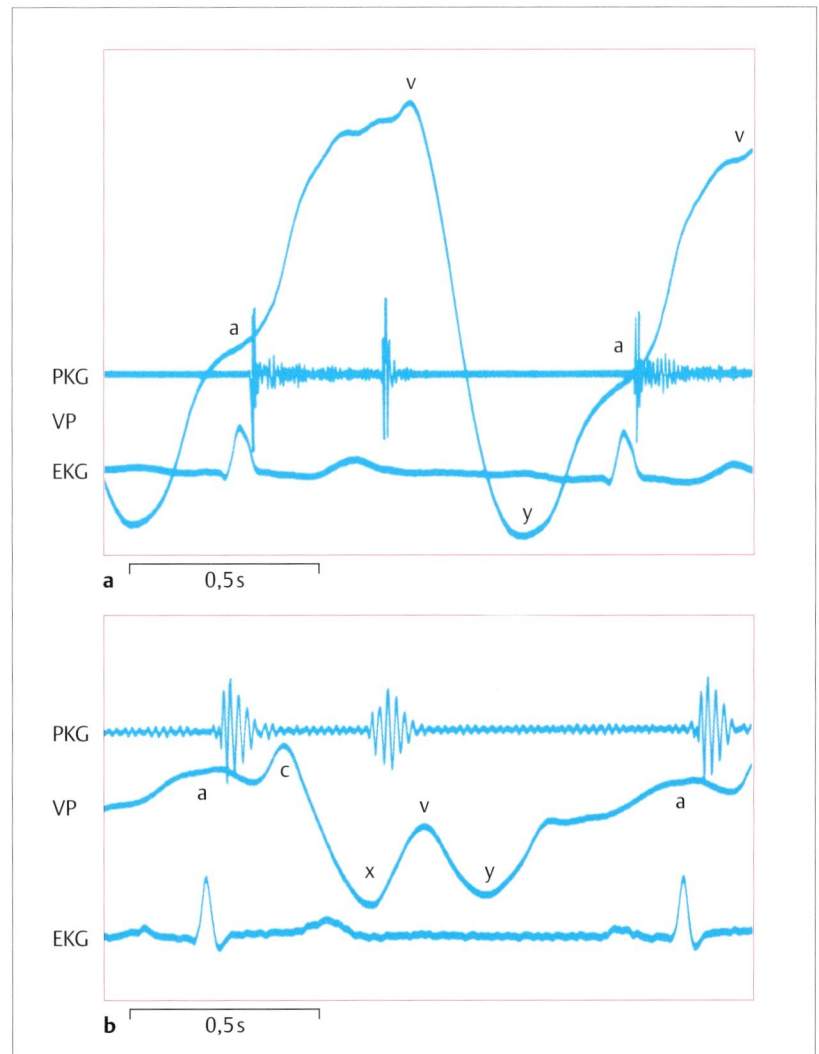

Abb. 20.**53a** u. **b** **a** Venenpulskurve bei massiver Trikuspidalinsuffizienz (Status nach aortomitralem Doppelklappenersatz, 39jähriger Mann). Ein systolischer Prolaps (x-Tal) fehlt, die a-Welle geht direkt in die stark überhöhte v-Welle über. Im Phonokardiogramm bandförmiges Systolikum.
b normale Venenpulskurve bei 26jährigem gesundem Mann. Man beachte den systolischen Kollaps (x-Tal), welcher durch die v-Welle vom diastolischen y-Abfall getrennt ist.

VP = Halsvenenpulskurve
PKG = Phonokardiogramm
EKG = Elektrokardiogramm, Ableitung II

Trikuspidalstenose

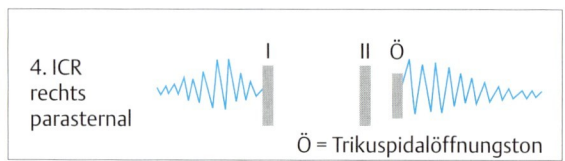

Abb. 20.**54** Phonokardiogramm bei Trikuspidalstenose.

Befunde. Die Trikuspidalstenose zeigt ein rollendes diastolisches Geräusch über der Trikuspidalauskultationsstelle rechts parasternal unten. Die hohe a-Welle im Venenpuls, die Vergrößerung des rechten Vorhofes im Röntgenbild, die Hypertrophie des rechten Vorhofs im EKG und ein diastolischer Druckgradient zwischen rechtem Vorhof und Ventrikel beim Herzkatheterismus sind weitere typische Befunde.

Diagnostik. Schwierig ist die klinische Diagnose bei Vorhofflimmern, da die überhöhte a-Welle im Venenpuls und die rechtsatriale Hypertrophie im EKG als wichtige diagnostische Kriterien wegfallen. Mittels 2D-Echokardiographie und Doppler-Untersuchung läßt sich die Diagnose eindeutig stellen. Sowohl der Trikuspidalinsuffizienz wie der -stenose ist gemeinsam die klinisch trotz Zyanose oft *auffallend geringgradige Dyspnoe*. Die Kranken liegen flach im Bett. Eine Unterscheidung zwischen funktioneller und organischer Veränderung erlaubt dieses Symptom allerdings nicht, dagegen kann bei einem Mitralfehler, mit in der Regel starker Orthopnoe, das Einsetzen der komplizierenden Trikuspidalinsuffizienz am Rückgang dieses Symptoms erkannt werden.

Chronische Volumenüberlastung des Myokards bei bradykarden Rhythmusstörungen (totaler AV-Block, Sick sinus syndrome)

Das klassische Beispiel einer ungenügenden Pumpfunktion des Herzens infolge verminderter Herzfrequenz ist der erworbene totale AV-Block. Bei extremer Bradykardie können bereits in Ruhe Zeichen einer Stauungsinsuffizienz nachgewiesen werden. Typisch ist aber die Belastungsinsuffizienz mit Dyspnoe schon bei leichter bis mittlerer Belastung wegen des ungenügenden Anstiegs der Herzfrequenz und damit des Herzminutenvolumens. Eine Reihe von supraventrikulären Reizbildungs- und Reizleitungsstörungen, bei denen ebenfalls wegen der ausgeprägten Bradykardie eine Herzinsuffizienz vorhanden sein kann, kann im Oberbegriff des Sick sinus syndrome zusammengefaßt werden (Tab. 20.**8**).

Ungenügende Bewegungsfreiheit des Myokards durch Perikardveränderungen (Pericarditis constrictiva)

Diagnostik. Die konstriktive Perikarditis wird charakterisiert durch:

➤ Erscheinungen der hämodynamischen Herzinsuffizienz (vor allem der Rechtsinsuffizienz);
➤ ausgeprägten protodiastolischen 3. Ton (pericardial knock); Auftreten 0,08–0,12 s nach A_2; er liegt also zeitlich ähnlich wie der Mitralöffnungston, ist jedoch tieffrequent und weist respiratorische Variabilität auf;
➤ steilen, schmalen frühdiastolischen Kollaps (Dip) in der Venenpulskurve (Abb. 20.**55a** u. **b**);

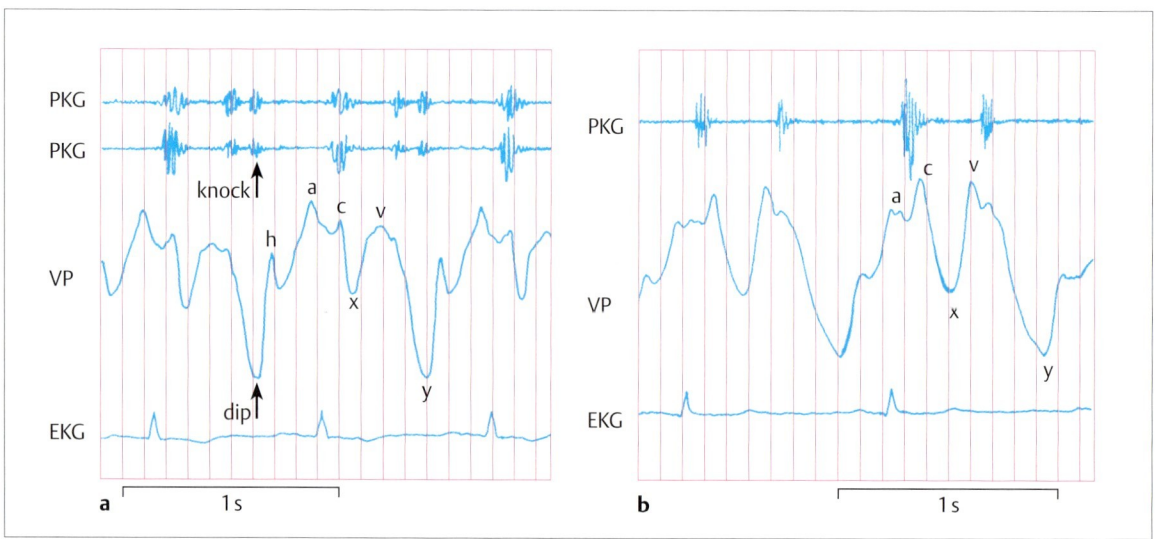

Abb. 20.**55a** u. **b** Venenpulskurve bei 62jährigem Patienten mit Pericarditis constrictiva et calcarea vor (**a**) und nach (**b**) Perikardektomie. Präoperativ bestehen typischerweise ein rascher und tiefer Abfall des Halsvenenpulses in der frühen Diastole (dip) und ein frühdiastolischer Perikardton (knock). Postoperativ sind diese Veränderungen nur noch teilweise nachweisbar. Der y-dip ist aber immer noch tiefer als der x-descent. VP = Halsvenenpulskurve; PKG = Phonokardiogramm; EKG = Elektrokardiogramm, Ableitung II, gleicher Patient wie in Abb. 20.**56**.

Differentialdiagnose der Herzinsuffizienz

Tabelle 20.8 „Sick sinus syndrome"

- Sinusstillstand
- Sinuatrialer (SA) Block
- Ausgeprägte Sinusbradykardie mit oder ohne Vorhofextrasystolen
- Bradykardes Vorhofflimmern (nicht medikamentös bedingt)
- Tachykardie-Bradykardie-Syndrom

▶ Kußmaul-Zeichen, jedoch nicht obligat;
▶ Low voltage im EKG kann vorhanden sein, ist jedoch nicht obligat;
▶ Vorhofflimmern ist häufig;
▶ *geringe Ausschläge* der Ventrikelkontraktionen beim Durchleuchten;

▶ bei der Herzkatheteruntersuchung ist der identische Druckverlauf in den beiden Herzkammern während der Diastole charakteristisch (Abb. 20.56); inspiratorisch nimmt der systolische Druck in der rechten Kammer zu, in der linken jedoch ab. Umgekehrtes Verhalten wird im Exspirium beobachtet. Im Gegensatz zu diesen respiratorisch diskordanten Druckveränderungen bei perikardialer Konstriktion sind bei den restriktiven Füllungsstörungen des Herzens (s. S. 597) die Veränderungen des systolischen Druckes in der linken und rechten Kammer konkordant (wie beim Normalen);
▶ entscheidend ist der Nachweis von Verkalkungen des Perikards, die im Seitenbild am deutlichsten sichtbar werden (Abb. 20.57a u. b); Verkalkungen weisen in der Regel auf eine Tuberkulose-Ätiologie hin. Diese

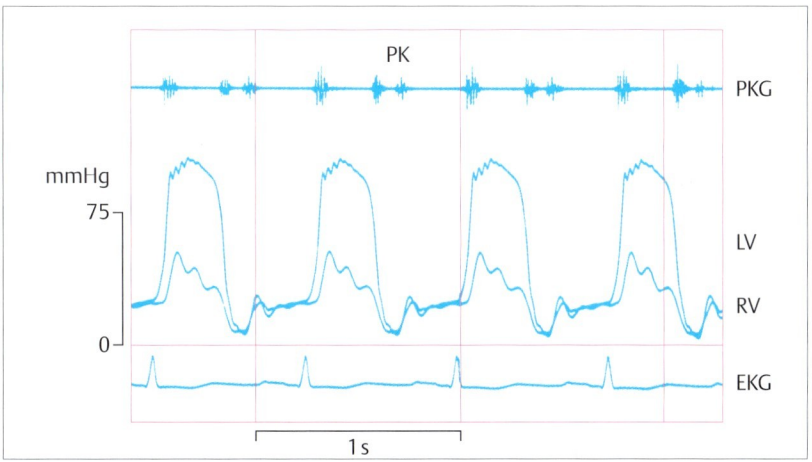

Abb. 20.56 Linksventrikulärer (LV) und rechtsventrikulärer (RV) Druck beim gleichen Patienten mit schwerer verkalkter Pericarditis constrictiva. Der diastolische Druckverlauf ist in den beiden Ventrikeln während der Diastole identisch. Es besteht ein frühdiastolischer „dip", gefolgt von einem diastolischen Plateau. Der Perikardton (perikardial knock; PK) ist im Phonokardiogramm (PKG) deutlich sichtbar. Er fällt zusammen mit dem Dip im Druckverlauf. Zeitlinien in Abständen von 1 s.

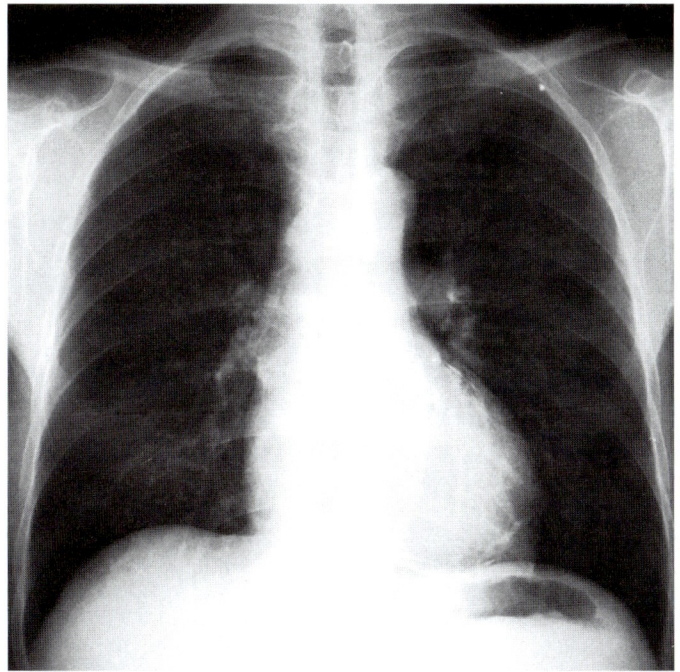
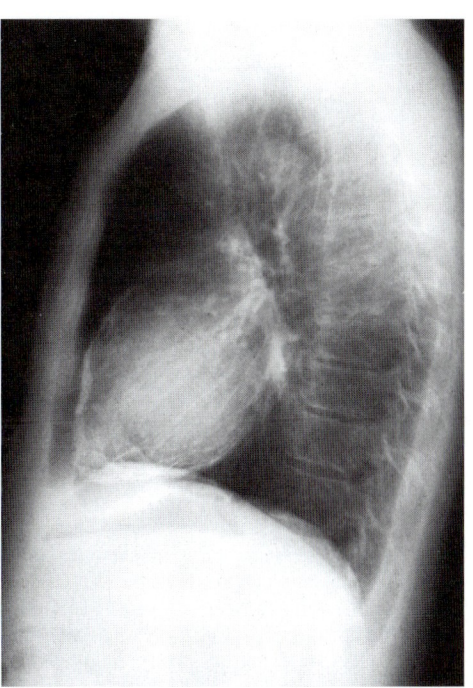

Abb. 20.57a u. b Panzerherz bei 62jährigem Patienten (gleicher Patient wie in Abb. 20.55 und 20.56); **a** Im p.-a. Thoraxbild sind die Kalkspangen am kaudalen Herzumfang sowie an der lateralen Kontur knapp sichtbar; **b** laterales Thoraxbild. Die anterior, apikal und inferior lokalisierten Kalkplatten kommen viel besser zur Darstellung als im p.-a. Thoraxbild.

macht nur noch 10–20% der Fälle aus. Im Vordergrund stehen konstriktive Perikarditiden nach Herzoperationen, nach Thoraxbestrahlungen wegen maligner Tumoren und idiopathische Formen, bei denen es sich wahrscheinlich um einen Folgezustand nach durchgemachter Virusperikarditis handelt;

➤ im Echokardiogramm findet sich bei Pericarditis constrictiva eine Verdickung des Perikards; nicht jedes verdickte Perikard ist aber ein Hinweis für eine Konstriktion. Ein typischer, obgleich nicht pathognomonischer Echobefund ist die schnelle frühdiastolische Bewegung der linksventrikulären Hinterwand nach hinten, gefolgt von einem Horizontalverlauf des weiteren Diastolenabschnittes.

Differentialdiagnose. Ähnliche hämodynamische Erscheinungen wie bei der Pericarditis constrictiva treten auch bei Krankheitsbildern auf, bei welchen eine Restriktion der Kammerfüllung infolge einer Veränderung des Endokards oder Myokards besteht. Differentialdiagnostisch muß an die Endomyokardfibrose (s. S. 597), die Amyloidose (s. S. 602), die Hämochromatose und Sarkoidose gedacht werden.

Primär biochemisch bedingte Herzinsuffizienz

Kardiomyopathien im engeren Sinne

Die Ursache dieser Herzmuskelerkrankungen ist unbekannt. Vor allem sind Personen des jüngeren und mittleren Lebensalters betroffen, gelegentlich auch Kinder.

Einteilung. Phänomenologisch können

➤ dilatative,
➤ hypertrophe und
➤ restriktiv-obliterierende Formen unterschieden werden.

Dilatative Kardiomyopathie

Klinik. Männer sind 3mal häufiger befallen als Frauen. Im Vordergrund steht eine mehr oder minder ausgeprägte Linksinsuffizienz. In schweren Fällen mit massiver Kardiomegalie (Abb. 20.**13a** u. **b**) ist auch eine Rechtsinsuffizienz vorhanden. Ein alleiniger Befall des rechten Ventrikels ist selten. Auskultatorisch sind häufig ein Galopprhythmus und in $2/3$ der Fälle eine leichte Mitralinsuffizienz nachweisbar.

Diagnostik. Ein Linksschenkelblock ist im EKG in rund $1/3$ der Fälle vorhanden. Er kann bereits viele Jahre vor der klinischen Manifestation der Krankheit auftreten. Diagnostisch wichtig ist die Echokardiographie, welche einen stark dilatierten linken Ventrikel ohne Wandhypertrophie, aber mit deutlich reduzierten Wandkontraktionen (Septum und Hinterwand) zeigt (Abb. 20.**58a–d** und Abb. 20.**9a** u. **b**). Häufig ist man erstaunt, daß die am Ergometer ermittelte Arbeitskapazität noch normal ist,

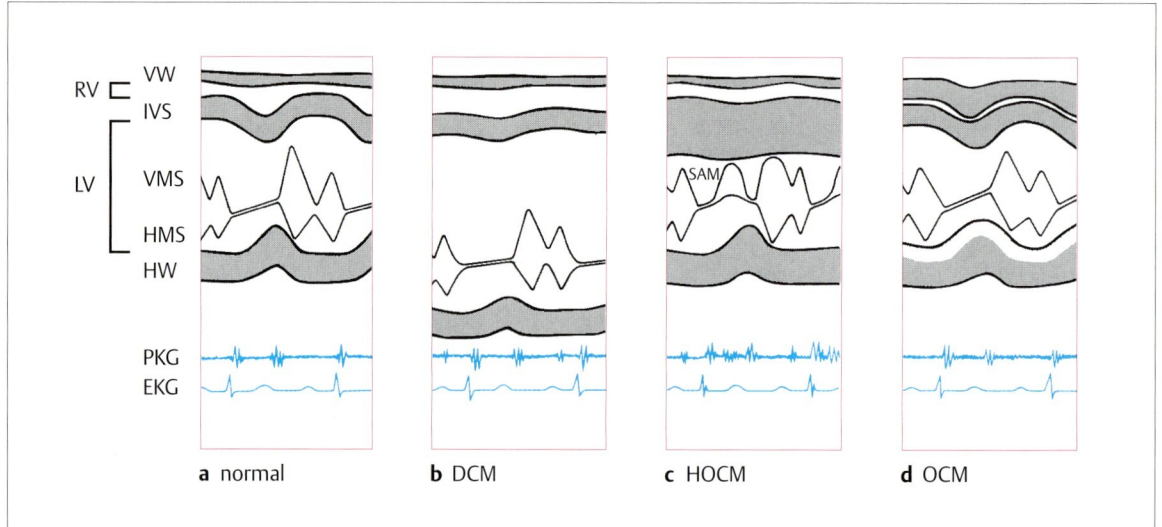

Abb. 20.**58a–d** Schematische Darstellung des eindimensionalen echokardiographischen Befundes bei Patienten mit Kardiomyopathie im engeren Sinne; **a** normales Echokardiogramm; **b** Echokardiogramm bei dilatativer Kardiomyopathie (DCM) mit stark dilatiertem linkem Ventrikel und deutlich verminderten Kontraktionen des Septums und der Hinterwand; **c** Hypertrophe obstruktive Kardiomyopathie (HOCM) mit stark verdicktem Septum und charakteristischer systolischer Vorwärtsbewegung (systolic anterior motion, SAM) des vorderen Mitralsegels; auch die Hinterwand des linken Ventrikels ist sekundär infolge der Druckbelastung verdickt; **d** Echokardiogramm einer obliterierenden Form (OCM) mit typischen Endokardverdickungen der linksventrikulären Hinterwand und der rechten Vorderwand mit Obliteration des rechtsventrikulären Kavums; RV = rechter Ventrikel, LV = linker Ventrikel, VW = Vorderwand, IVS = Interventrikularseptum, HW = Hinterwand, VMS = vorderes Mitralsegel, HMS = hinteres Mitralsegel, EKG = Elektrokardiogramm, PKG = Phonokardiogramm.

obschon bereits eine deutliche Kardiomegalie und verminderte linksventrikuläre Kontraktionen vorhanden sind. Da die Patienten in fast der Hälfte der Fälle auch über pektanginöse Beschwerden klagen und im EKG Bilder wie bei Status nach Myokardinfarkt vorhanden sein können, muß in differentialdiagnostischer Hinsicht an die Koronarsklerose gedacht werden. Die Abgrenzung ist klinisch häufig nicht möglich. Normale Koronararterien im Koronarogramm gestatten zusammen mit einer generalisierten Kontraktionsstörung im Lävogramm die Diagnose einer dilatativen Kardiomyopathie per exclusionem. Bei rund 20% der Patienten mit dilatativer Kardiomyopathie liegen in der Myokardbiopsie entzündliche Veränderungen vor.

Latente Kardiomyopathie

Unter dem Begriff latente Kardiomyopathie wurden Patienten mit normalen Koronararterien subsumiert, bei welchen subjektiv keine oder nur geringe Beschwerden, vor allem atypische Thoraxbeschwerden und Belastungsdyspnoe, vorhanden sind, bei welchen aber unter Belastung eine Reihe von abnormen Befunden erhoben wurde: pathologischer Anstieg des Mitteldruckes in der A. pulmonalis auf mehr als 30 mmHg, ST-Senkung, abnorme myokardiale Laktatextraktionsrate, pathologisches Myokardszintigramm (Tl-201-Aufnahme) und reduzierte Koronarreserve. Die latente Kardiomyopathie umfaßt auf jeden Fall kein einheitliches Krankengut. Auch Patienten mit Syndrom-X wurden miteinbezogen.

Hypertrophe Kardiomyopathie (mit und ohne Obstruktion)

Hypertrophe obstruktive Kardiomyopathie (HOCM). Hier stehen gewöhnlich die Symptome der Aortenstenose im Vordergrund (s. S. 575). Die familiäre Form wird ca. in der Hälfte der Fälle autosomal dominant vererbt. Sporadische Formen sollen durch spontane Mutationen bedingt sein. Mindestens 4 Gene an wenigstens 5 verschiedenen Chromosomen sind verantwortlich für die bisher entdeckten über 40 Mutationen. Bei der familiären Form handelt es sich um eine genetisch heterogene Gruppe. Auch besteht eine große Variation im Phänotyp bei einer bestimmten Mutation eines Gens mit variablen klinischen Symptomen und Ausmaß der Hypertrophie. Das Risiko des plötzlichen Todes ist erhöht bei familiärer hypertropher Kardiomyopathie, Synkope in der Anamnese und bei Vorliegen einer ganz massiven Myokardhypertrophie. Die HOCM tritt nicht nur isoliert, sondern auch in Zusammenhang mit anderen Grundkrankheiten (Friedreich-Ataxie, Lentiginosis, Amyloid usw.) auf. In seltenen Fällen der HOCM liegt die Obstruktion (intraventrikulärer Drucksprung) nicht subaortal, sondern die Abschnürung im Lävogramm liegt mehr medioventrikulär (sog. atypische HOCM).

Hypertrophe nichtobstruktive Kardiomyopathie (HNCM). Es besteht kein intraventrikulärer Druckgradient, weder in Ruhe noch unter Provokation. Pathologisch-anatomisch ist am häufigsten eine isolierte asymmetrische Septumhypertrophie vorhanden. Diese Form findet sich vor allem bei weitgehend asymptomatischen Familienangehörigen von Probanden mit bekannter HOCM anläßlich einer echokardiographischen Durchuntersuchung (Abb. 20.61). Andere Lokalisationen der Hypertrophie bei HOCM sind die Anterolateralwand, die dorsalen Septumabschnitte und die apikale Portion des linken Ventrikels. Auch Formen mit generalisierter Hypertrophie kommen vor. Unter den Patienten mit hypertropher Kardiomyopathie machen die Fälle ohne Obstruktion etwa 20% aus.

Dyspnoe ist das Hauptsymptom bei der HNCM, gefolgt bezüglich Häufigkeit von pektanginösen Beschwerden, Herzstolpern und Schwindelgefühl. Die Austreibungsfunktion des linken Ventrikels ist auch in fortgeschrittenen Fällen gut erhalten. Die Dyspnoe erklärt sich demnach nicht durch eine ungenügende Pumpfunktion, sondern ist die Folge der Füllungsbehinderung des linken Ventrikels, bedingt durch die verminderte Dehnbarkeit der hypertrophen Kammerwand (diastolische Herzinsuffizienz). Im *EKG* sind massive Hypertrophiezeichen, Q-Zacken und spitznegative T-Wellen typisch (Abb. 20.59). Letztere kommen besonders bei der apikalen Hypertrophielokalisation vor. Sie richten sich in der Regel unter Belastung auf. Im *Thoraxbild* ist der linke Ventrikel normal groß; bei generalisierter Hypertrophie ist er stark angehoben (Abb. 20.60). Die Diagnose wird meist aufgrund des echokardiographischen Befundes gestellt (Abb. 20.61).

Andere Ursachen bei asymmetrischer Septumhypertrophie. Nicht jede echokardiographisch nachgewiesene asymmetrische Septumhypertrophie ist Ausdruck einer HNCM. Bei valvulärer Aortenstenose, arterieller Hypertonie und Leistungssportlern wurde eine asymmetrische Septumhypertrophie in einzelnen Fällen beschrieben. Histologische Untersuchungen sprechen dafür, daß es sich dabei um einen Adaptationsvorgang bei chronischer Belastung (kompensatorische Hypertrophie) handelt. Spitznegative T-Wellen fehlen in diesen Fällen.

Restriktiv-obliterierende Kardiomyopathie

Pathogenese. Durch Verdickung und Fibrosierung des Endomyokards kommt es zu einer partiellen Obliteration eines oder beider Ventrikel. Die Folge ist eine ausgeprägte Füllungsbehinderung, welche sich als Lungenstauung und/oder Rechtsstauung manifestiert (diastolische Herzinsuffizienz).

Klinik. Zwei Formen von restriktiv-obliterierender Kardiomyopathie, die wahrscheinlich ein und dieselbe Krankheit darstellen, sind bekannt:

▶ Die *Endomyokardfibrose* kommt endemisch in Süd- und Westafrika vor. In Europa ist sie selten und befällt nahezu ausschließlich Frauen. Im Vordergrund steht eine klinisch schwere Herzinsuffizienz, die mit radiologisch nur leichter Vergrößerung des Herzens kontrastiert. Vergrößert sind im Thoraxbild der linke Vorhof und die rechtsseitigen Herzabschnitte. Fast immer sind auch eine Mitral- und eine Trikuspidalinsuffizienz nachweisbar. Das EKG zeigt keine typischen

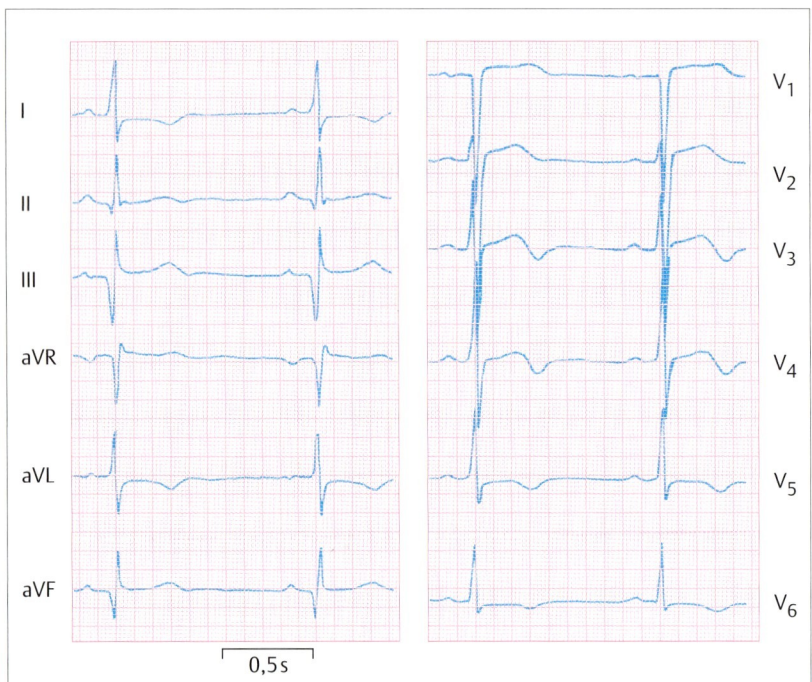

Abb. 20.**59** EKG bei hypertropher, nichtobstruktiver Kardiomyopathie eines 29jährigen Patienten. Man beachte die spitznegativen T-Wellen in V_3-V_6, I und aVL sowie die tiefen Q-Zacken in III und aVF (Differentialdiagnose: Hinterwandinfarkt).

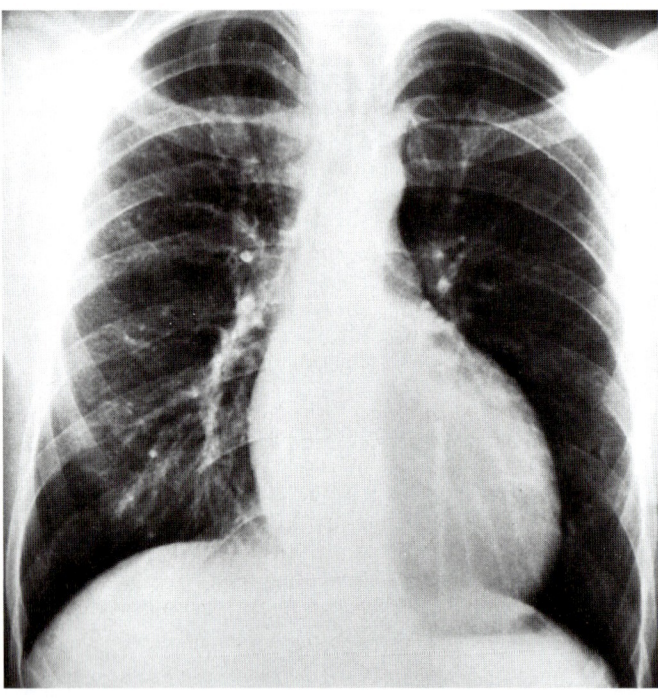

Abb. 20.**60** 20jähriger Patient mit massiver, nichtobstruktiver generalisierter hypertropher Kardiomyopathie des linken Ventrikels.

Veränderungen. Sehr wertvoll ist die Echokardiographie, mit welcher die endokardiale Verdickung und die Obliteration des rechtsventrikulären Kavums häufig nachgewiesen werden können (Abb. 20.**58**). Entscheidend für die Diagnosestellung ist die Angiokardiographie, mit der die partielle Obliteration der Ventrikel direkt dargestellt werden kann. Typisch sind Restlakunen im obliterierten Teil des rechten Ventrikels (Abb. 20.**62a** u. **b**). Auch die endomyokardiale Katheterbiopsie kann diagnostische Hinweise geben.

▶ Die *eosinophile fibroplastische Endocarditis parietalis Löffler* zeigt dieselben Symptome und Befunde, wie sie bei der Endomyokardfibrose beschrieben wurden. Die Diagnose stützt sich vor allem auf den Nachweis der Eosinophilie. Die Eosinophilie ist aber variabel und kann auch ganz fehlen. Eine Differenzierung von der Endomyokardfibrose ist in diesen Fällen

Differentialdiagnose der Herzinsuffizienz

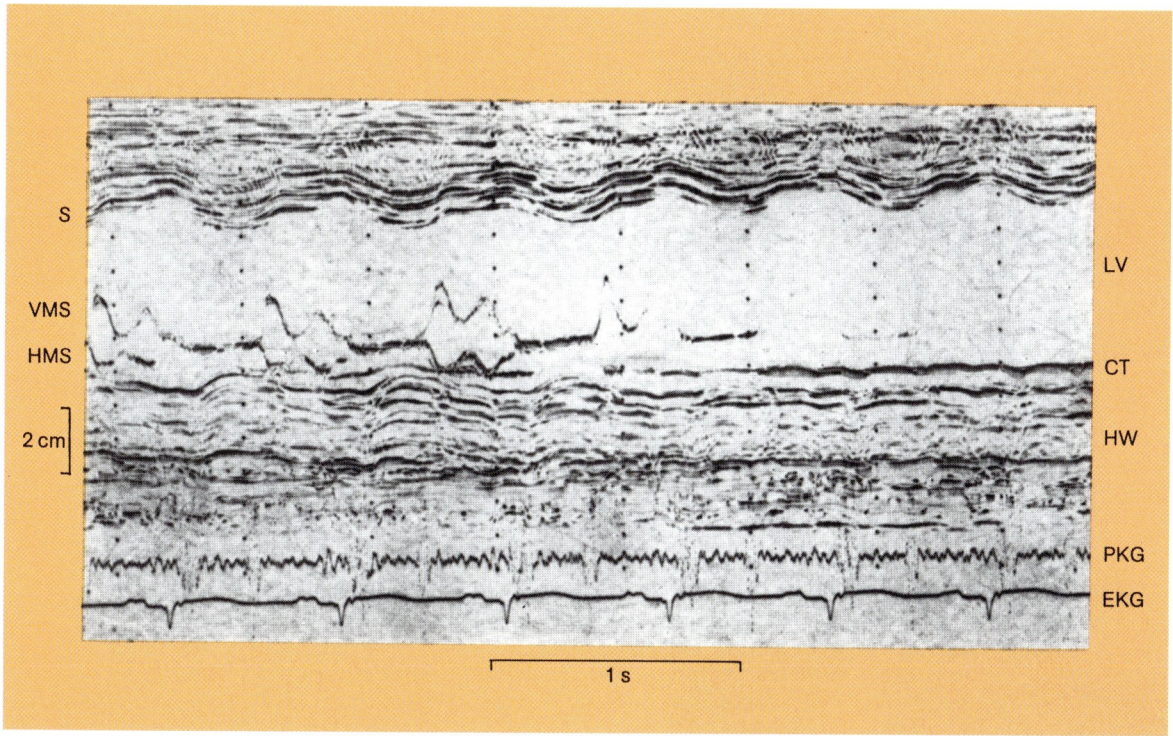

Abb. 20.**61** M-mode-Echokardiogramm des linken Ventrikels bei hypertropher, nichtobstruktiver Kardiomyopathie (gleicher Patient wie in Abb. 20.**60** im Alter von 27 Jahren). Im Bereich der Mitralklappen ist die Hinterwand des linken Ventrikels massiv hypertrophiert (22 mm). Weiter distal, im Bereich der Chordae tendineae, besteht eine Akinesie der Hinterwand. Der Patient hatte klinisch einen inferioren Infarkt durchgemacht; S = interventrikuläres Septum, VMS = vorderes Mitralsegel; HMS = hinteres Mitralsegel, LV = Kavum des linken Ventrikels, CT = Chordae tendineae, HW = linksventrikuläre Hinterwand, PKG = Phonokardiogramm, EKG = Elektrokardiogramm.

nicht möglich. Bei klinisch unklarer Eosinophilie kann das Vorhandensein von degranulierten Eosinophilen ein Hinweis für die Entwicklung einer fibroplastischen Endocarditis parietalis sein. Es liegen Hinweise vor, daß in den Granula der Eosinophilen gebildete Proteine zur Schädigung des subendokardial gelegenen Myokards und der Wände von kleinen Koronargefäßen führen.

Als Komplikationen der obliterierenden Kardiomyopathien sind vor allem Embolien in den Großkreislauf zu nennen.

Differentialdiagnose. Differentialdiagnostisch sind die obliterierenden Kardiomyopathien gegen die Pericarditis constrictiva, das kombinierte Mitralvitium, das Amyloidoseherz und das Karzinoidsyndrom abzutrennen. Über die hämodynamische Abgrenzung einer restriktiven von einer konstriktiven Füllungsstörung des Herzens s. S. 595. Bei restriktiver Füllungsstörung variiert bei der Atmung die Doppler-echokardiographisch bestimmte frühe Füllungsgeschwindigkeit durch die Mitral- und Trikuspidalklappe wenig, während bei perikardialer Konstriktion inspiratorisch die trikuspidale Füllungsgeschwindigkeit deutlich ansteigt und die mitrale abfällt. Exspiratorisch zeigen die beiden Füllungsgeschwindigkeiten gegensinniges Verhalten.

Spezifische Herzmuskelerkrankungen (Sekundäre Kardiomyopathien)

Endokrine Kardiomyopathie (Hyperthyreose, Hypothyreose, Akromegalie)

Hyperthyreose. Unter dem erhöhten Thyroxinspiegel kommt es zu einer massiven adrenergen Stimulation des Herzens, wobei pathophysiologisch eine Erhöhung der Dichte der kardialen adrenergen Rezeptoren entscheidend zu sein scheint. Gleichzeitig erfolgt eine ausgeprägte Senkung des peripheren Widerstands. Beide Mechanismen führen zu einer Steigerung des Herzminutenvolumens; trotz gesteigertem Herzminutenvolumen können Herzinsuffizienzzeichen auftreten (high output failure).

Das *Hyperthyreoseherz* ist gekennzeichnet durch eine konstante Tachykardie, eine in der Regel mäßige allseitige Vergrößerung, systolisches Austreibungsgeräusch, Arrhythmie, besonders Vorhofflimmern, auch Extrasystolie und Stauungserscheinungen im Bereich des großen Kreislaufs. Das Embolierisiko ist bei Vorhofflimmern trotz gesteigertem Herzminutenvolumen erhöht. Die Herzaktion ist erethisch, so daß in der Regel über dem Herzen die Pulsationen sehr deutlich fühlbar werden. Im Echokardiogramm sind der Durchmesser und

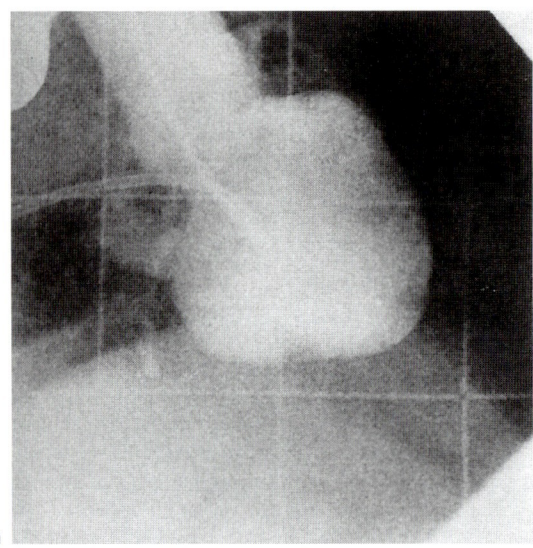
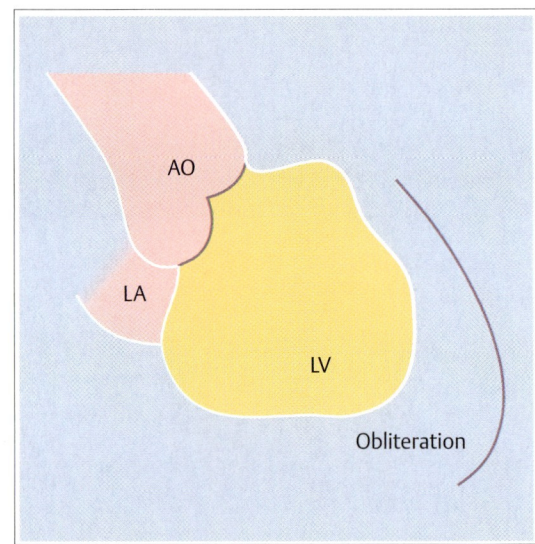
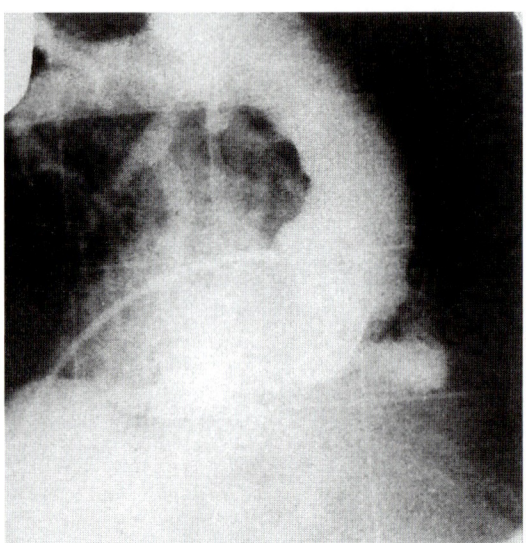
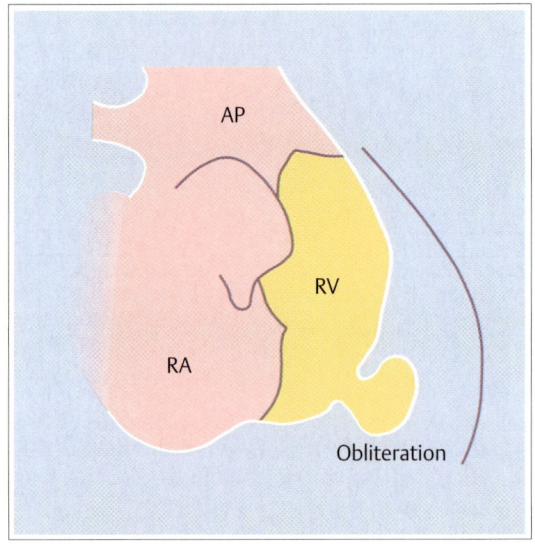

Abb. 20.**62a** u. **b** Linksventrikuläres (**a**) und rechtsventrikuläres (**b**) Angiokardiogramm bei einer 35jährigen Patientin mit biventrikulärer Endomyokardfibrose. Die Spitze des linken Ventrikels ist obliteriert. Die innere Oberfläche des linken Ventrikels ist abnorm glatt; die Trabekelstruktur ist verschwunden. Es besteht eine leichte Mitralinsuffizienz. LV = linker Ventrikel, LA = linker Vorhof, AO = Aorta ascendens. Das Kavum des rechten Ventrikels ist auf ein schlauchförmiges Gebilde reduziert. Im obliterierten Teil ist eine Restlakune vorhanden. Es besteht eine mittelschwere Trikuspidalinsuffizienz. RV = rechter Ventrikel, RA = rechter Vorhof, AP = A. pulmonalis.

die Wanddicke des linken Ventrikels normal oder erhöht. Die systolische Verkürzung und Verkürzungsgeschwindigkeit des queren Durchmessers sind gesteigert.

! Jede Tachykardie, deren Ursache nicht klar ist, muß auf Hyperthyreose verdächtig sein.

Auskultatorisch stellt sich bei jugendlichen Fällen zudem oftmals die Differentialdiagnose gegenüber einer *Mitralstenose*, da an der Herzspitze in der Regel ein lauter erster Ton gehört wird. Der *Puls* ist celer; der Blutdruck dementsprechend in der Regel systolisch erhöht, diastolisch erniedrigt (Abgrenzung gegenüber Aorteninsuffizienz s. S. 575).

Das EKG kann hohe T-Zacken mit verkürzter QT-Dauer zeigen, aber auch alle Zeichen der Myokardschädigung aufweisen.

Für die *Diagnose* des Hyperthyreoseherzens sind neben den Kreislauferscheinungen auch die übrigen klinischen Symptome zu berücksichtigen. In unklaren Fällen ist wegen der einzuschlagenden Therapie die hormonale und evtl. nuklearmedizinische Schilddrüsenabklärung unumgänglich. Das Hyperthyreoseherz reagiert besser auf Thyreostatika als auf Digitalis.

Differentialdiagnose der Herzinsuffizienz

Hypothyreose. Beim *Hypothyreoseherzen* sind alle Reaktionen verlangsamt. Es bestehen in der Regel eine *Bradykardie* (allerdings ist eine normale oder sogar tachykarde Pulsfrequenz ebenfalls zu beobachten) und oft Tendenz zu *Hypotonie* (ebenfalls nicht obligat). In etwa $1/4$ der Fälle von Myxödemherzen ist ein Perikarderguß nachweisbar. Die Herztöne sind leise. Im EKG sind die T-Zacken abgeflacht, gelegentlich auch negativ, die QT-Dauer ist verlängert.

Zusammen mit den *allgemeinen klinischen Symptomen* der trockenen Haut, leichtem Frieren, Schwerbesinnlichkeit, hochgradiger Müdigkeit, Haarausfall, evtl. Anämie und von durch den Herzbefund schwer erklärbarer Neigung zu Ödembildung wird der Verdacht auf myxödematische Genese der Myokardaffektion gelenkt. Nicht selten wird ein stauungsbedingtes Ödem durch die subkutane Schwellung des Myxödems vorgetäuscht. Allerdings ist die Flüssigkeitsansammlung beim Myxödem meist auch an den Armen nachweisbar und durch einen teigigen Palpationsbefund ohne Dellenbildung beim Eindrücken charakterisiert. In der Regel besteht eine *Hypercholesterinämie*.

Akromegalie. Eine Herzvergrößerung ist häufig vorhanden. Sie ist einerseits Ausdruck der durch den hohen Wachstumshormonspiegel hervorgerufenen Myokardhypertrophie; andererseits müssen auch die bei Akromegalie gehäuft vorkommende Hypertonie und Koronarsklerose mit entsprechenden narbigen Myokardveränderungen als Teilfaktoren der Kardiomegalie in Betracht gezogen werden. In $1/4$ der Fälle kommt es zu manifester Herzinsuffizienz.

Infiltrative Kardiomyopathie (Hämochromatose, Sarkoidose, Glykogenspeicherkrankheit, Fabry-Krankheit)

Hämochromatose. Bei allgemeiner Hämochromatose kommt es mit zunehmender Ablagerung von Eisen im Sarkoplasma der Herzmuskelzellen zu einer ventrikulären Funktionsstörung. Zu Beginn der Erkrankung besteht im wesentlichen nur eine restriktive Füllungsbehinderung. Bei 10–20 % der Patienten kommt es später zu einer Progression mit Dilatation der Herzkammern und Zeichen der Herzinsuffizienz. In diesem Stadium sind Aderlässe unwirksam.

Sarkoidose. Bei der Sarkoidose kann neben dem Cor pulmonale als Folge der Lungenveränderungen das Herz direkt befallen sein. Hinweise für eine Herzbeteiligung sind zu Lebzeiten in weniger als 5 % der Sarkoidose-Patienten vorhanden.

Typische Manifestationen sind eine Mitralinsuffizienz wegen Papillarmuskeldysfunktion und Reizleitungsstörungen, unter anderem auch totaler AV-Block, bei Befall des Ventrikelseptums. Im Thalliumszintigramm können belastungsunabhängige Perfusionsdefekte als Ausdruck von sarkoidotischen Narben oder Infarktzonen bestehen. Sie sind bedingt durch granulomatöse Infiltration der Koronargefäße und eigentliche vaskulitische Veränderungen. Die Umwandlung von Boeck-Granulomen in fibröse Narben nach Kortikosteroidbehandlung kann von lokaler Aneurysmabildung in der Wand des linken Ventrikels begleitet sein.

Glykogenspeicherkrankheit. Massive Kardiomegalie, enorme QRS-Potentiale in sämtlichen EKG-Ableitungen und generelle Muskelschwäche sind die Hauptsymptome bei der praktisch nur bei Kleinkindern vorkommenden *Glykogenspeicherkrankheit Typ II* (Pompe-Krankheit). Auch beim Typ III, IV und VI der Glykogenspeicherkrankheit kann das Herz befallen sein.

Fabry-Krankheit. Bei unklarer Kardiomegalie und auffallenden Hauterscheinungen (Angiokeratome) muß an die *Fabry-Krankheit* gedacht werden. Sie ist gekennzeichnet durch Glykolipidablagerungen in zahlreichen Organen, unter anderem auch im Myokard, in den Mitral- und Aortenklappen und in den Koronargefäßen.

Nutritive Kardiomyopathie (Thiaminmangel)

Bei der B_1-Avitaminose wurde das *Beriberi-Herz* beschrieben. Hauptsymptom ist die hochgradige Vergrößerung aller Herzhöhlen. Im EKG sind die T-Wellen abgeflacht, und das QT-Intervall ist verlängert. Das Herzminutenvolumen ist im Gegensatz zur üblichen Stauungsinsuffizienz erhöht. Es ist dies eine Folge der peripheren Vasodilatation, bedingt durch die vermehrte Bildung von Pyruvat bei Vitamin-B_1-Mangel. Die Austreibungsfraktion des linken Ventrikels ist mäßig vermindert; die Füllungsdrücke beider Ventrikel sind erhöht.

Ein Vitamin-B_1-Mangel muß vermutet werden, wenn diese Erscheinungen bei den erfahrungsgemäß mit Vitamin-B_1-Avitaminose (tägliche Thiaminaufnahme < 1 mg) einhergehenden Zuständen, vor allem Leberkrankheiten, chronischem Alkoholismus usw. vorkommen oder die Nahrung avitaminotisch ist. Häufig besteht, besonders bei akuten Beriberi-Fällen, eine ausgeprägte Laktatazidose. Die Diagnose wird im wesentlichen durch das gute Ansprechen auf Vitamin-B_1-Präparate gesichert werden. Neben dem Rückgang der Insuffizienzerscheinungen ist besonders die in der Regel sehr ausgesprochene Verkleinerung des Herzens nach Vitamin-B_1-Medikation typisch. Auch eine Verminderung der Transketolaseaktivität der Erythrozyten und vor allem der Anstieg der Transketolaseaktivität der Erythrozyten (um 25 % oder mehr) bei Zugabe von Thiamin in vitro sind diagnostisch wichtige Hinweise für Thiaminmangel. In der Regel finden sich beim Beriberi-Herz auch andere Erscheinungen von Vitaminmangel (Polyneuritis, Pellagra-Symptome).

Toxische Kardiomyopathie

Die wichtigste toxische Kardiomyopathie ist die *alkoholische Kardiomyopathie*, welche als eigenständiges Krankheitsbild, unabhängig von der bei chronischem Alkoholismus häufig vorkommenden Fehlernährung, insbesondere Eiweiß- und Vitamin-B-Mangel, angesehen werden darf. Der Alkoholkonsum liegt in diesen Fällen über 100 g/Tag. Im Gegensatz zur Beriberikrankheit geht die toxische alkoholische Kardiomyopathie mit erniedrigtem Herzminutenvolumen einher (low output failure).

Das klinische Bild ist häufig von demjenigen der dilatativen Kardiomyopathie nicht zu unterscheiden. Dyspnoe tritt meistens ziemlich plötzlich innerhalb Tagen oder Wochen auf, eine Angina pectoris fehlt, die Ödeme sind ausgeprägt und das Herz ist stark vergrößert.

Der Blutdruck ist gewöhnlich tief, das Cholesterin tief, Tachykardie die Regel; gelegentlich findet sich auch ein Perikarderguß. Im EKG ist QT in der Regel verlängert.

Während das Beriberi-Herz schon innerhalb Tagen auf Vitamin B_1 reagiert, spricht die toxische alkoholische Kardiomyopathie kaum auf Medikamente an. Typischerweise sind bei der alkoholischen Kardiomyopathie im linksventrikulären Biopsiematerial die Aktivitäten der myokardialen Kreatinkinase, der Laktatdehydrogenase und der α-Hydroxy-Buttersäure-Dehydrogenase erhöht. Im Gegensatz zur dilatativen Kardiomyopathie sind bei Alkoholabstinenz und konsequenter kardialer Therapie auch in fortgeschrittenen Fällen von alkoholischer Kardiomyopathie noch Besserungen mit Rückgang der Herzgröße zu beobachten.

Kardiomyopathie bei Neuro- und Myopathien

Myokardbeteiligung kommt vor bei der Friedreich-Ataxie, bei progressiver Muskeldystrophie und bei myotonischer Dystrophie. Das neurologische Krankheitsbild steht jedoch im Vordergrund.

Peripartale Kardiomyopathie

Obschon als nosologische Entität lange umstritten, darf die peripartale Kardiomyopathie heute als ein Krankheitsbild sui generis betrachtet werden.

Diagnosekriterien. Die Kriterien für die Diagnose sind folgende:

▶ Auftreten einer Herzinsuffizienz im letzten Schwangerschaftstrimenon oder innerhalb der ersten 6 Monate post partum,
▶ Fehlen von Zeichen einer Herzkrankheit vor dem letzten Monat der Schwangerschaft,
▶ Fehlen von irgendwelchen ätiologischen Faktoren, die das Auftreten einer Herzinsuffizienz peripartal erklären könnten. Es wird diskutiert, inwieweit die Herzinsuffizienz auch Folge einer Autoimmunmyokarditis sein könnte.

Besonders multipare Frauen über 30 Jahren und Frauen mit Schwangerschaftsgestose oder Zwillingsschwangerschaft neigen zur peripartalen Kardiomyopathie. Das wesentliche objektive klinische Zeichen ist die Kardiomegalie. In ca. 50% der Fälle ist sie reversibel. Bei diesen Patientinnen ist die Prognose gut, und spätere Schwangerschaften sind ungefährlich. In denjenigen Fällen, bei denen die Herzvergrößerung persistiert, ist die Prognose ernst, und weitere Schwangerschaften können die Myokardfunktion akut verschlechtern.

Restriktive sekundäre Kardiomyopathie (Amyloidose, Karzinoid)

Amyloidose. Amyloidablagerung im Herzen kann sowohl bei chronischen Eiterungen als auch bei der primären (zum Teil familiären) Amyloidose, bei der keine chronischen Eiterungen eruierbar sind, auftreten. Hauptsymptom ist die ausgeprägte diastolische Herzinsuffizienz bei radiologisch fehlender oder nur bescheidener Vergrößerung der Ventrikel, hingegen können die Vorhöfe als Folge der massiven Füllungsbehinderung der Ventrikel dilatiert sein. Die systolische Kammerfunktion bleibt lange Zeit gut erhalten und ist erst in der Terminalphase vermindert. Ein wichtiger Befund ist die periphere Low voltage im EKG, die eigentlich nie fehlt. Pektanginöse Beschwerden sind häufig. Sie werden erklärt durch die Tatsache, daß Amyloid nicht nur im Interstitium des Myokards, sondern auch in der Wand der intramuralen kleinen Koronararterien abgelagert wird. Fokale Nekrosen als Folge von Verschlüssen kleiner Arterien sind denn auch pathologisch-anatomisch häufige Befunde bei Myokardamyloidose.

Liegt neben einer therapeutisch schwer zu beeinflussenden Herzinsuffizienz mit peripherer Low voltage im EKG auch ein nephrotischer Symptomenkomplex vor, ist der Verdacht auf das Vorhandensein einer Herzamyloidose besonders hoch. Im Echokardiogramm ist die Wand des linken Ventrikels verdickt; vor allem das Septum zeigt in typischen Fällen eine schummrig-schollige Struktur (Abb. 20.**63**). Die Diagnose wird gesichert durch den Nachweis von Amyloid in endomyokardialem Biopsiematerial.

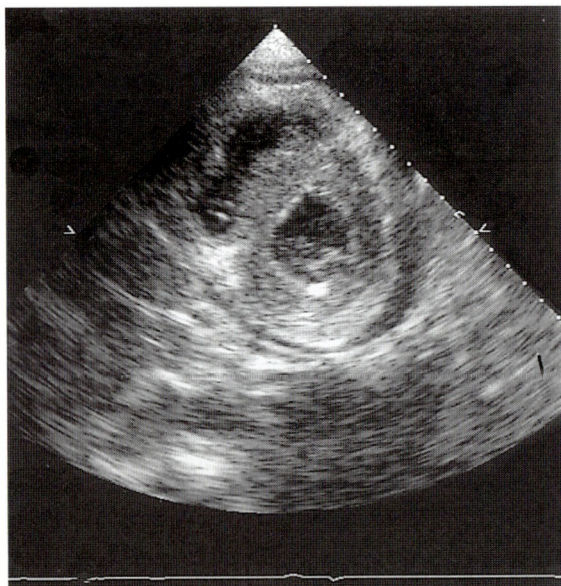

Abb. 20.**63** 79jährige Patientin mit autoptisch verifizierter Amyloidose. Im echokardiographischen parasternalen Querschnitt auf Höhe der Mitralis in Enddiastole ist das Myokard diffus verdickt und zeigt eine grobschollige Struktur. Zirkulärer Perikarderguß.

Differentialdiagnose der Herzinsuffizienz

Karzinoid. Ist beim Karzinoidsyndrom das Herz befallen, ist die Krankheit weit fortgeschritten, und es liegen im allgemeinen Lebermetastasen vor. Im Vordergrund steht die Rechtsinsuffizienz, bedingt einerseits durch Füllungsbehinderung der rechten Kammer infolge der Endokardverdickung und andererseits durch die Trikuspidalinsuffizienz. Gelegentlich ist die Trikuspidalklappe auch stenotisch verändert. Die Pulmonalklappe und selten die Mitralklappe können ebenfalls befallen sein. Im *Thoraxbild* sind die rechtsseitigen Herzhöhlen nicht oder nur leicht vergrößert, da die Endokardverdickung einer Dilatation entgegenwirkt. Der rechtsseitige Füllungsdruck ist jedoch stark erhöht. Im *EKG* finden sich Low voltage, Vorhofsüberlastung rechts, rechtsventrikuläre Hypertrophie und Rechtsschenkelblock. Während des Karzinoid-Flushs kann es zu Koronarspasmen mit Prinzmetal-Angina kommen.

Pharmakologisch bedingte Herzinsuffizienz

Akute und subakute Formen (β-Rezeptorenblocker, Barbiturate, Halothan, Adriamycin)

Die β-Rezeptorenblocker können die Kontraktilität des Herzens akut senken und damit bei vorgeschädigtem Myokard eine Dekompensation auslösen. Fast alle antiarrhythmischen Medikamente wirken negativ inotrop. Alle Narkotika (z. B. *Barbiturate, Halothan*) haben eine depressive Wirkung auf das Myokard.

Das in der Chemotherapie der Lymphome und Leukämien verwendete *Adriamycin* kann zu einer schweren Herzmuskelschädigung mit Stauungsinsuffizienz führen. Die Myokardschädigung ist dosisabhängig. Damit das Risiko einer Kardiomyopathie in Grenzen gehalten wird, sollte eine kumulative Dosis von 450 mg/m² Adriamycin nicht überschritten werden.

Chronische Formen (Phenothiazine, trizyklische Antidepressiva, Methysergid)

Eine *chronische* Schädigung des Myokards durch Pharmaka ist bei Patienten, die über lange Dauer Psychopharmaka (Phenothiazine, trizyklische Antidepressiva) erhalten, in Betracht zu ziehen. Nach Migränetherapie mit Methysergid sind fibrotische Verdickungen des linksventrikulären Endokards und der Aorten- und Mitralklappen beschrieben worden.

Durch Elektrolytstörungen bedingte Herzinsuffizienz (Hypokaliämie, Hypokalzämie, Hyperkalzämie)

Hypokaliämie

Sie kommt vor bei folgenden Zuständen:
- Coma diabeticum,
- schweren langdauernden Durchfällen,
- familiärer paroxysmaler Lähmung,
- langdauernder Saluretikabehandlung,
- Hyperaldosteronismus.

Im *EKG* ist eine verlängerte QT-Dauer festzustellen, wobei allerdings die QT-Verlängerung durch die Verschmelzung einer U-Welle mit der T-Welle vorgetäuscht werden kann. Der 2. Herzton fällt bei schweren Fällen verfrüht ein. Die mechanische Systole ist in diesen Fällen wegen des stark erniedrigten Schlagvolumens abnorm kurz. Auskultatorisch imponiert die verkürzte Systole als „Spechtschlagphänomen". Stauungssymptome fehlen; der Blutdruck ist normal oder erniedrigt; die Herzkonfiguration ist nicht verändert. Diese Form der Herzinsuffizienz wurde als *hypodyname Insuffizienz* bezeichnet. Sie ist fast nie Ausdruck einer isolierten Herzkrankheit, sondern meistens einer sekundären Mitbeteiligung des Myokards bei einer allgemeinen *Stoffwechsel-* oder anderen *schweren Allgemeinerkrankung*. Neben der Hypokaliämie kommen in Frage:

- Intoxikationen (Schlafmittel),
- Porphyrie,
- schwere Leberinsuffizienz,
- Infektionen (schwere Pneumonie, Diphtherie, Scharlach),
- rheumatische Myokarditis.

Hypokalzämie, Hyperkalzämie

Bei der *Hypokalzämie* ist die QT-Dauer im EKG verlängert. Diese Verlängerung wird durch eine Verlängerung der ST-Strecke bestimmt und nicht durch eine Verbreiterung der T-Welle wie bei der Hypokaliämie. Eine Kontraktionsstörung mit Herzinsuffizienzzeichen liegt bei der Hypokalzämie (Hypoparathyreoidismus) klinisch nicht vor.

Die *Hyperkalzämie* ist im EKG durch eine QT-Verkürzung und ST-Senkung charakterisiert. Diese Veränderungen sind denen bei Digitalisintoxikation sehr ähnlich. Extrasystolie und intraventrikuläre Reizleitungsstörungen kommen vor. Die Myokardfunktion ist gesteigert, es besteht eine arterielle Hypertonie.

Differentialdiagnose der Herzinsuffizienz bei plötzlicher Myokardüberbelastung

Bei plötzlicher Überbelastung des Myokards, wie sie sich bei *akutem Infarkt* oder bei der *akuten fulminanten Myokarditis* einstellt, können die Zeichen des kardiogenen Schocks im Vordergrund stehen. In diesen Fällen finden sich Hypotonie (systolischer Blutdruck < 80 mmHg), kalte Extremitäten, gestörtes Sensorium, Ausschöpfungszyanose und ein vermindertes Herzminutenvolumen meist vergesellschaftet mit Lungenstauung und verminderter Urinproduktion (< 30 ml/h). In der Regel besteht eine Tachykardie, bei Infarktpatienten evtl. wegen des Bezold-Jarisch-Reflexes eine Bradykardie. Eine Halsvenenstauung ist fakultativ.

Bei akuter Überlastung des rechten Herzens (*akutes Cor pulmonale bei Lungenembolie*) sind Tachypnoe, Tachykardie, Akzentuierung des 2. Pulmonaltones, Zeichen der Rechtsinsuffizienz, arterielle Hypoxämie (pO_2 < 70 mmHg), S_I-Q_{III}-Typ mit T-Inversion in den rechtspräkordialen Ableitungen die hervorstehendsten Befunde.

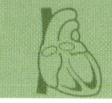

Myokarditis

Sie bleibt in manchen Fällen eine der am schwierigsten zu diagnostizierenden Krankheiten. Auch über die Häufigkeit und klinische Bedeutung der Myokarditis gehen die Meinungen weit auseinander. Entscheidend sind auf jeden Fall die diagnostischen Kriterien. Werden jegliche im Verlaufe eines akuten Infektes des Respirationstraktes auftretenden Repolarisationsstörungen im EKG als Ausdruck einer Myokarditis gewertet, ist die Häufigkeit wesentlich höher, als wenn nur Fälle mit eigentlicher akuter Myokardschädigung, angezeigt durch einen Anstieg der CK-MB, als Myokarditis diagnostiziert werden.

Die Myokarditis ist in der Regel keine primäre Herzerkrankung, sondern Folge oder Begleiterscheinung anderer Krankheiten. Es lassen sich 2 große Gruppen unterscheiden:

Rheumatische Myokarditis. Sie ist eine der Begleiterscheinungen oder Komplikationen der Febris rheumatica. Auf eine gleichzeitige Myokardbeteiligung wird der Arzt vor allem durch Veränderung des *Klangcharakters der Töne* (Abschwächung des 1. Tones zufolge PQ-Verlängerung) und das Auftreten eines *Galopprhythmus* gelenkt. *Elektrokardiographische* Abweichungen sind sehr häufig: vor allem Überleitungsstörungen jeder Art, Rhythmusstörungen (Vorhofflattern!) sowie ST-Veränderungen von leichter T-Abflachung bis zum negativen T. Die Herzgröße verändert sich bei der unkomplizierten rheumatischen Myokarditis in der Regel nicht. Kommt es zu einer Zunahme der Herzgröße, liegt entweder eine schwere Form der rheumatischen Myokarditis oder eine akute Klappeninsuffizienz bei Endocarditis rheumatica vor. Von der akuten rheumatischen Myokarditis werden vor allem Jugendliche unter 20 Jahren betroffen.

Akute, nichtrheumatische Myokarditis. Sie ist besonders eine Begleiterkrankung verschiedener Infektionskrankheiten. Die Symptomatologie wird oft von der Grundkrankheit überdeckt. Dyspnoe, Herzklopfen, auffallende Müdigkeit kennzeichnen das subjektive Krankheitsempfinden. Die objektiven Befunde entsprechen denjenigen, wie sie bei der rheumatischen Myokarditis beobachtet werden. Ursächlich kommt vor allem die *Diphtherie* in Frage. Die *diphtherische Myokarditis* stellt allerdings einen Sonderfall dar, weil bei der Diphtherie pathologisch-anatomisch nicht nur Leukozyteninfiltrate gefunden werden, sondern ein schwerer Myokardfaserzerfall als Folge toxischer Schädigung das Bild begleitet. Die klinischen Erscheinungen sind dementsprechend bei der diphtherischen Myokarditis besonders schwer: Dyspnoe, Blässe und Zyanose, Blutdruckabfall, schwerste EKG-Veränderungen, Erhöhung der herzmuskelspezifischen Enzyme im Serum, funktionell hypodyname Herzinsuffizienz. Besonders foudroyant verlaufende bakterielle Myokarditiden können bei Patienten, die unter immunsuppressiver Therapie stehen, und bei akuter bakterieller Endokarditis auftreten.

Bei der alle anderen *Infektionskrankheiten* begleitenden Myokarditis sind die Erscheinungen im allgemeinen wesentlich weniger schwer. Es kommen in Frage:

- Scharlach,
- Angina lacunaris,
- Pneumonie,
- Salmonellenerkrankungen.

Bei den Viruserkrankungen kommt eine Myokarditis namentlich bei folgenden Erregern vor:

- Poliomyelitis,
- Mumps,
- Mononukleose,
- Coxsackie-, Adeno-, Echo-, Influenza- und Vacciniaviren.

Auch bei der Lyme-Krankheit kann eine Myokarditis beobachtet werden.

Die wichtigste klinische Manifestation ist das Auftreten eines AV-Blocks III. Grades. In unseren Gegenden ist die Toxoplasmose, in den Tropen sind Schistosomiasen und in Südamerika vor allem die Chagas-Krankheit zu beachten. Die diagnostischen Schwierigkeiten sind nur unter genauester Beachtung aller klinischen Symptome und der Anamnese zu überwinden, da ein geringgradiger EKG-Befund mit Veränderung der Nachschwankung noch nicht im Sinne einer Myokarditis interpretiert werden darf. Solche unspezifischen EKG-Veränderungen kommen in 10–30% der Patienten mit den üblichen Infektionskrankheiten vor. Unmotivierter Tachykardie, Arrhythmien und Reizleitungsstörungen während der Rekonvaleszenz, Vergrößerung der Herzsilhouette im Thoraxbild (Abb. 20.**64a**), regionalen oder in schweren Fällen generalisierten Kontraktionsstörungen im Echokardiogramm (Abb. 20.**64b**) und dem Anstieg der herzmuskelspezifischen Enzyme kommt besondere Bedeutung zu. Bei Thoraxschmerzen stellt sich die Differentialdiagnose zum Myokardinfarkt. Häufig ist auch eine perikarditische Mitbeteiligung zu verzeichnen (Reiben, Perikarderguß, ST-Hebung im EKG). In diagnostisch unklaren Fällen kann eine Endomyokardbiopsie weiterhelfen (Abb. 20.**64c**).

Der Verlauf der akuten Myokarditis ist mit Ausnahme der diphtherischen Myokarditis (s. oben) in der Regel günstig. Die Abheilung erfolgt ohne Rückwirkung auf die Herzfunktion. Bei Kindern, Jugendlichen und Schwangeren sind rasche Verschlechterungen mit Exitus letalis jedoch möglich. Auch Übergänge in ein chronisches Stadium mit Myokardnarben und daher verminderter Ventrikelfunktion kommen vor. Es wird geschätzt, daß 10–15% der Fälle von klinisch diagnostizierter viraler Myokarditis in eine dilatative Kardiomyopathie ausmünden.

Differentialdiagnose der Herzinsuffizienz

Abb. 20.**64a–c**

a Thoraxbild einer 33jährigen Patientin mit akuter, eosinophiler Myokarditis unbekannter Ätiologie. Der Herzschatten ist beidseitig vergrößert (bedingt durch linksmyokardiale Funktionsstörung und Perikarderguß). Die Hili sind gestaut. Mitteldruck im linken Vorhof 26 mmHg. Cineangiographische Auswurffraktion des linken Ventrikels 47 %, des rechten Ventrikels 32 %.

b M-mode-Echokardiogramm des linken Ventrikels bei gleicher Patientin mit akuter, eosinophiler Myokarditis. Der Durchmesser des linken Ventrikels liegt im Normbereich (5,3 cm). Die systolische Verkürzung ist mit 24 % mäßig eingeschränkt. Es besteht ein Perikarderguß.

EP = Epikard
EN = Endokard
P = Perikard
PE = Perikarderguß
RV = Kavum des rechten Ventrikels
IVS = interventrikuläres Septum
VMS = vorderes Mitralsegel
HW = Hinterwand des linken Ventrikels
PKG = Phonokardiogramm
EKG = Elektrokardiogramm

c Endomyokardbiopsie aus dem linken Ventrikel bei akuter, eosinophiler Myokarditis (gleiche Patientin wie **a** und **b**). Es besteht eine Aufsplitterung der Muskelfaserbündel mit teilweiser Nekrose der Fasern. Granulozytäre, teils eosinophile Infiltrate. Semidünnschnitt, Vergrößerung 160fach. Die Patientin kam 7 Jahre später unter dem Bild einer dilatativen Kardiomyopathie ad exitum.

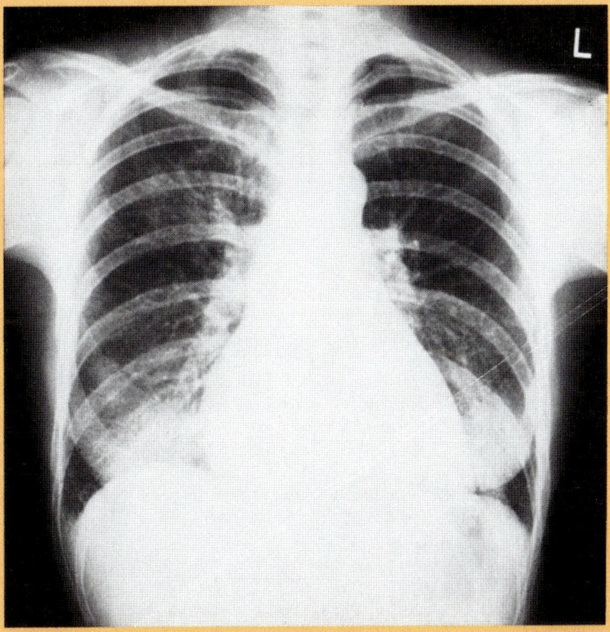

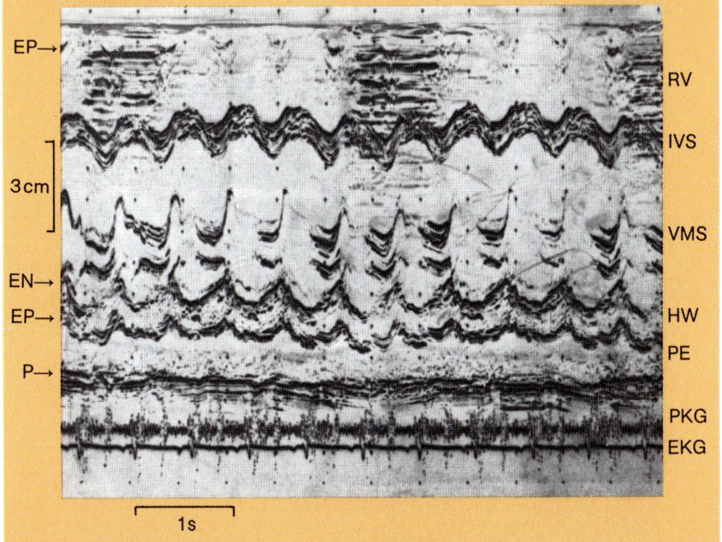

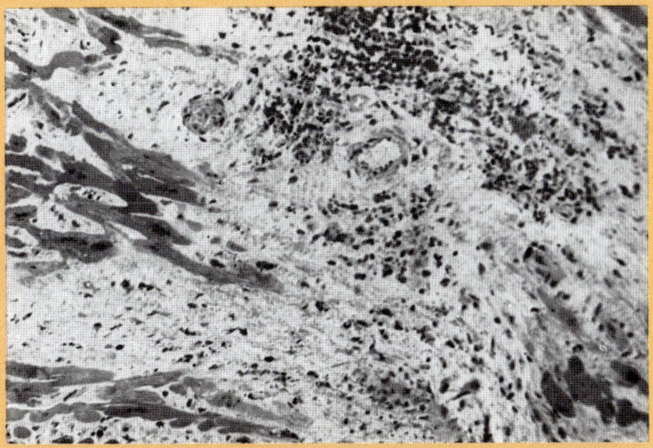

Literatur

Alexander RW, Schlant RC, Fuster V, eds. Hurst's the heart. 9th ed. New York: McGraw-Hill; 1998: 2602 p.

Aretz HT, Billingham ME, Edwards WD, Factor SM, Fallon JT, Fenoglio JJ, Jr, Olsen EG, Schoen FJ. Myocarditis: A histopathologic definition and classification. Am J Cardiovasc Pathol. 1987; 1: 3–14.

Barlow JB. Mitral valve billowing and prolapse – an overview. Aus N Z J Med. 1992; 22 (Suppl. 5): 541–9.

Braunwald E, ed. Heart disease. 5th ed. Philadelphia: Saunders; 1997: 1996 p.

Cetta F, Michels VV. The natural history and spectrum of idiopathic dilated cardiomyopathy, including HIV and peripartum cardiomyopathy. Curr Opin Cardiol. 1995; 10: 332–8.

Devereux RB. Recent developments in the diagnosis and management of mitral valve prolapse. Curr Opin Cardiol. 1995; 10: 107–16.

Fowler NO. Constrictive pericarditis: its history and current status. Clin Cardiol. 1995; 18: 341–50.

Hatle LK, Appleton CP, Popp RL. Differentiation of constrictive pericarditis and restrictive cardiomyopathy by Doppler echocardiography. Circulation. 1989; 79: 357–70.

Julian DG. Cardiology. 7th ed. London: Churchill Livingstone/WB Saunders; 1998: 440 p.

Kostucki W, Vandenbossche JL, Friart A, Englert M. Pulsed Doppler regurgitant flow patterns of normal valves. Am J Cardiol. 1968; 58: 309–13.

Lee R, Bithell T, Foerster J, Athens J, Lukens J, eds. Wintrobe's clinical hematology. 9th ed. Philadelphia: Lea & Febiger, 1993: 2324 p.

Lever H, Karam RF, Currie PJ, Healy BP. Hypertrophic cardiomyopathy in the elderly. Distinctions from the young based on cardiac shape. Circulation. 1989; 79: 580–9.

Maisch B. Myocarditis. Curr Opinion Cardiol. 1990; 5: 320.

Marks AR, Choong CY, Sanfilippo AJ, Ferré M, Weyman AE. Identification of high-risk and low-risk subgroups of patients with mitral valve prolapse. N Engl J Med. 1989; 320: 1031–6.

Murray JF, Nadel JA. Textbook of respiratory medicine. 2nd ed. Philadelphia: Saunders; 1994.

Nagi KS, Joshi R, Thakur RK. Cardiac manifestations of Lyme disease: a review. Can J Cardiol. 1996; 12: 503–6.

Redfield MM, Gersh BJ, Bailey KR, Ballard DJ, Rodeheffer RJ. Natural history of idiopathic dilated cardiomyopathy: effect of referral bias and secular trend. J Am Coll Cardiol. 1993; 22: 1921–6.

Report of the European Study Group on diastolic heart failure. How to diagnose diastolic heart failure? Eur Heart J. 1998; 19: 990–1003.

Report of the WHO/ISFC task force on the definition and classification of cardiomyopathies. Br Heart J. 1980; 44: 672–3.

Selzer A. Changing aspects of the natural history of valvular aortic stenosis. N Engl J Med. 1987; 317: 91–8.

Sokolow M, McIlroy MB. Clinical cardiology. 5th ed. Los Altos/CA: Lange Medical Publications; 1990.

Sugrue DD, Rodeheffer RJ, Codd MB, Ballard DJ, Fuster V, Gersh BJ. The clinical course of idiopathic dilated cardiomyopathy. A population-based study. Ann Intern Med. 1992; 117: 117–23.

Turina J. Mitralklappenprolaps. Praktische Bedeutung einer häufigen Diagnose. Schweiz Med Wochenschr. 1991; 121: 671–6.

21 Zyanose

W. Rutishauser und H. O. Hirzel

21.1 Hämoglobinzyanose — 608

Zentrale Zyanose 609
    Pulmonale Zyanose 610
    Kardiale Zyanose – Kongenitale Vitien 611
        Truncus arteriosus communis 613
        Transposition der großen Gefäße 616
        Eisenmenger-Komplex 617
        Fallot-Anomalien 618
        Ebstein-Anomalie 619
    Nicht primär zyanotische Herzfehler 620
        Ductus Botalli apertus und aortopulmonales Fenster 620
        Ventrikelseptumdefekt 621
        Vorhofseptumdefekt 623
        Falsch mündende Lungenvenen 624
        Pulmonalstenose 625

Periphere Zyanose 627
    Periphere kardiale Zyanose 627
    Periphere Zyanose bei Blutveränderungen 627
    Periphere lokale Zyanose 627
        Akrozyanose, Erythrocyanosis crurum, Livedo 627
        Neurovaskuläre Schultergürtelsyndrome, Brachialgien 627

21.2 Hämiglobinzyanose — 628

Methämoglobinämie 628
    Hereditäre Methämoglobinämien 628
        Hämoglobinopathie M 628
        NADPH-Methämoglobin-Reduktase-Mangel 628
        Hämoglobine mit niedriger O_2-Affinität 628
    Toxische Methämoglobinämien 628
    Sulfhämoglobinämien 629

21.3 Pseudozyanose — 629

Allgemeine Bemerkungen

Definition und Einteilung. Von *Zyanose* sprechen wir, wenn die Haut oder Schleimhäute, besonders die Lippen, bläulich verfärbt sind.

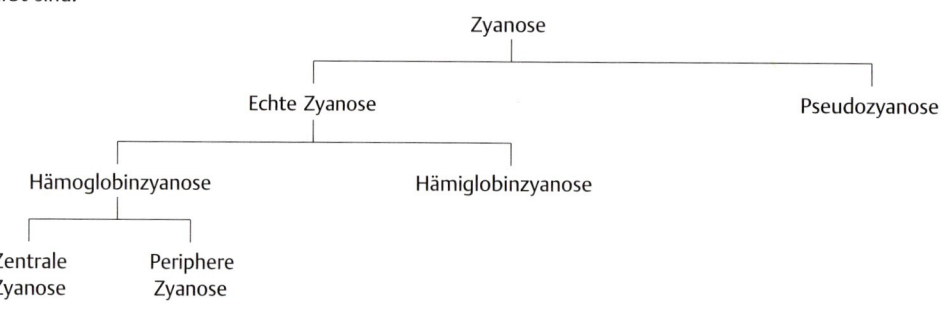

- Die *echte* Zyanose kommt durch die *abnorme Dunkelfärbung des Blutes* zustande. Ihr steht die Pseudozyanose bei abnormer Verfärbung der Haut selbst durch Pigmentation oder Ablagerungen körperfremder Substanzen gegenüber.
- Die *echte* Zyanose wird eingeteilt in die *Hämoglobin-* und die *Hämiglobinzyanose.*
- Bei der *Hämoglobinzyanose* ist die Blauverfärbung Folge der Zunahme des reduzierten Hämoglobingehaltes. Pathogenetisch wird zwischen *zentraler* und *peripherer* Zyanose unterschieden.
- Die *zentrale* Zyanose manifestiert sich in allen Körperabschnitten. Sie ist entweder
    - *pulmonal* durch ungenügende Sauerstoffaufsättigung des Blutes in der Lunge bedingt, oder
    - *kardial* durch Beimischung von venösem zum frisch arterialisierten Blut bei einem Rechts-links-Shunt auf Herz- oder Gefäßebene, meistens im Rahmen eines kongenitalen Herzfehlers.
- Die *periphere* Zyanose zeigt sich nur in den peripheren Körperabschnitten. Sie ist die Folge einer vermehrten peripheren Sauerstoffausschöpfung, wodurch der Gehalt an reduziertem Hämoglobin lokal zunimmt. Als Ursachen kommen in Frage
    - *kardial* eine Verminderung des Herzzeitvolumens,
    - *lokal* eine Blutstase bei Venenthrombose oder Varikosis, der neural bedingten Akrozyanose oder bei Viskositätsänderungen (Polyglobulie, Kälteagglutinine, Kryoglobulinämie).

Beim Karzinoidsyndrom schließlich wird ebenfalls und vorwiegend anfallsweise eine dunkelrot-bläuliche Hautverfärbung (flush) als Folge der Ausschüttung biogener Amine (Serotonin und andere vasoaktive Substanzen) beobachtet, die über Vasotonusänderungen zu einer Blutstromverlangsamung im Kapillarbett und damit ebenfalls zu einer peripheren Ausschöpfungszyanose führen.

- *Hämiglobinzyanosen* entstehen durch abgewandelte Hämoglobine, die zur physiologischen Sauerstofftransportfunktion nicht befähigt sind. Von klinischer Bedeutung sind die
    - Methämoglobinämie, die hereditär oder erworben (toxisch) vorkommt, und die
    - Sulfhämoglobinämie.

21.1 Hämoglobinzyanose

Die *echte*, durch eine Zunahme des reduzierten Hämoglobins verursachte *Zyanose* wird klinisch faßbar, wenn der Gehalt an reduziertem Hämoglobin *im Kapillarblut* mehr als 5 g/100 ml Blut beträgt.

Sauerstoffbindungskapazität, Sauerstoffsättigung

1 g Hämoglobin bindet 1,34 ml O_2. Bei normalem Hämoglobingehalt von 15 g/100 ml Blut beträgt die Sauerstoffbindungskapazität somit 20 Vol.-%, was einer Sauerstoffsättigung von 100 % entspricht. Unter normalen Bedingungen liegt die Sauerstoffsättigung des Blutes nach Durchfluß durch das Lungenkapillarbett bei 95–97 % (19 Vol.-%), diejenige des venösen Blutes in der Pulmonalarterie bei etwa 72–75 % (14–15 Vol.-%). Die Differenz von ca. 22 % reflektiert den an die Gewebe abgegebenen Sauerstoff und stellt den Gehalt an reduziertem Hämoglobin (normalerweise etwa 4 g/100 ml) dar.

Es ist dabei wichtig zu betonen, daß es sich bei den erwähnten 5 g/100 ml Blut um einen absoluten Wert handelt, d.h. daß der totale Hämoglobingehalt keine Rolle spielt (Abb. 21.1).

Klinik. Dadurch erklärt sich, daß bei stark anämischen Patienten eine Zyanose fehlen kann, bei Vorliegen einer Polyzythämie diese aber schon bei leichter Dekompensation sehr intensiv in Erscheinung treten kann. Bei

Hämoglobinzyanose

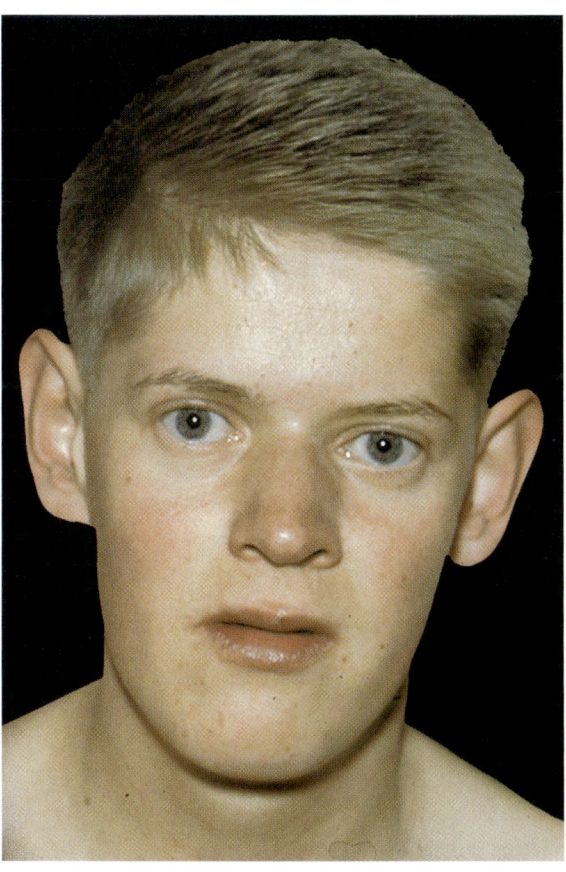

Abb. 21.1 Mischblutzyanose bei Fallot-Pentalogie.

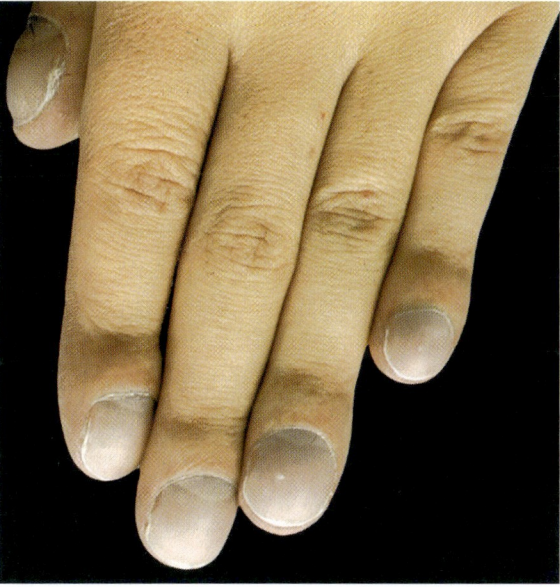

Abb. 21.2 Zyanotische Trommelschlegelfinger und Uhrglasnägel bei Ventrikelseptumdefekt mit pulmonaler Hypertonie. 37jähriger Patient.

einer Anämie von 10 g Hämoglobin/100 ml Blut tritt eine Zyanose erst auf, wenn mindestens die Hälfte des Hämoglobins kapillär in reduzierter Form vorhanden ist, und bei schwerster Anämie von 5 g Hb/100 ml Blut ist eine Zyanose gar nicht mehr möglich. Bei der Polyzythämie dagegen mag schon ein Viertel reduzierten Hämoglobins genügen, um eine erhebliche Zyanose zu verursachen. Ist die Beziehung zwischen Zyanose und Grad der Hypoxämie somit eher locker, erschweren sekundäre Faktoren wie Dicke der Epidermis, Intensität der natürlichen Hautpigmentation oder pathologische Hautverfärbungen (Ikterus) zusätzlich die klinische Beurteilung.

Die chronische Sauerstoffminderversorgung führt häufig zu folgenden, mit einer Zyanose assoziierten Symptomen:

➤ Kompensatorische *Polyglobulie* mit Erythrozytenzahlen zwischen 6 und $8 \times 10^{12}/l$, dementsprechend erhöhtem Hämatokritwert und einem Hämoglobingehalt bis über 19 g/100 ml. Über Abgrenzung gegenüber Polycythaemia vera s. Kapitel 14.
➤ *Kapillarerweiterung*, besonders leicht an den Retinagefäßen zu erkennen.
➤ *Trommelschlegelfinger* und *-zehen* und *Uhrglasnägel* (Abb. 21.2). Es handelt sich dabei um eine kolbige Auftreibung der Endglieder durch Hyperplasie und Hypertrophie von Weichteilen und Periost. Die Pathogenese dieser Deformation von Finger- und Zehenendglieder ist im Detail unklar. Seltenerweise kommt sie auch hereditär vor.

Zentrale Zyanose

Pathogenese. Bei dieser Zyanoseform ist das arterielle Blut vermindert mit Sauerstoff gesättigt, d. h. es enthält abnorm viel reduziertes Hämoglobin, dessen Menge bei der Kapillarpassage weiter zunimmt. Im *arteriellen Blut* genügt schon ein Gehalt von mehr als 1,5 g/100 ml (15 g/l) reduziertem Hämoglobin, um den Eindruck einer Zyanose zu erwecken. Die häufigste Ursache einer arteriellen Hypoxämie ist entweder eine (meist chronische) Lungenerkrankung oder eine Beimischung von venösem Blut ins arterielle System, z. B. bei kongenitalen Herzvitien.

Differenzierung zur peripheren Zyanose. Zur Differenzierung von zentraler und peripherer Zyanose kann die einfache Methode von Lewis hilfreich sein: Das Ohrläppchen des Patienten wird massiert, bis Kapillarpuls auftritt. Bleibt das Ohrläppchen blau, so ist die Zyanose zentral bedingt.

Klinisch hat sich auch der Vergleich der Zungen- und Hautfarbe als brauchbares Kriterium erwiesen (Abb. 21.3 und 21.4).

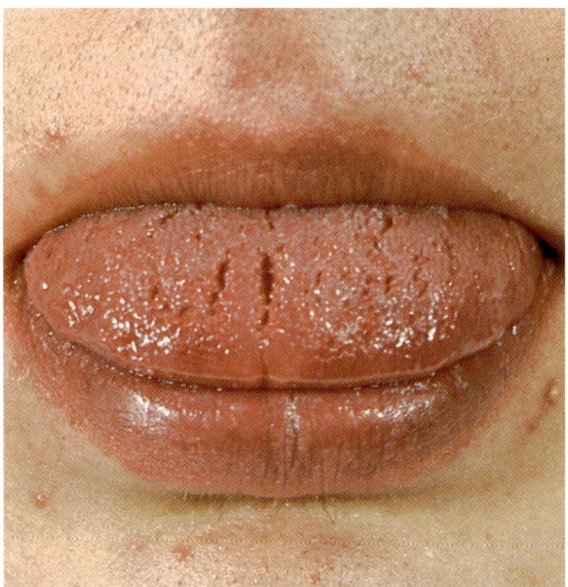 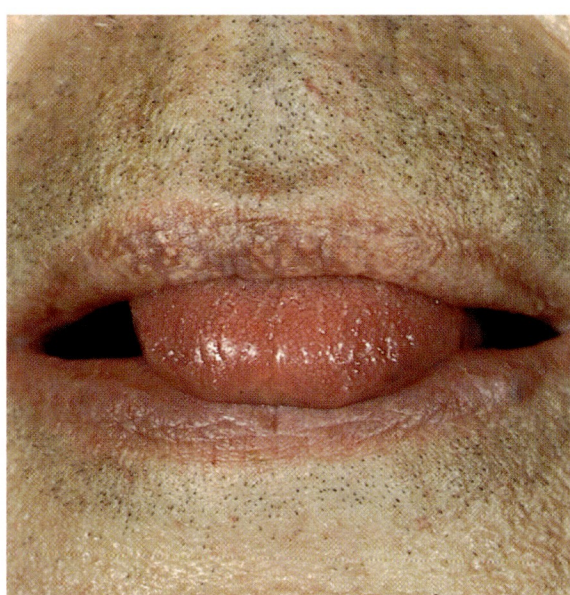

Abb. 21.3 Zentrale Zyanose bei einem 25jährigen Patienten mit Ventrikel- und Vorhofseptumdefekt und Trikuspidalhypoplasie. Lippen und Zunge sind gleichermaßen zyanotisch bei zentral bedingter arterieller Sauerstoffuntersättigung von 89 %.

Abb. 21.4 Periphere Zyanose bei einem 56jährigen Patienten mit kongestiver Kardiomyopathie und biventrikulärer Herzinsuffizienz. Im Gegensatz zur zentralen Zyanose ist hier die Zunge hellrot, während die Lippen deutlich zyanotisch sind.

! Bei zentraler Zyanose ist nicht nur die Haut, sondern auch die Zunge zyanotisch blau, bei peripherer Zyanose dagegen bleibt die Zunge in der Regel rot, offenbar, weil in den Kapillaren der Zunge eine weniger starke Ausschöpfung erfolgt.

Zentrale und periphere Zyanose können sich kombinieren.

Pulmonale Zyanose

Zur Differenzierung gegenüber der kardialen Zyanose können durch den einfachen Sauerstoffversuch wichtige Anhaltspunkte gewonnen werden: Einatmen von reinem O_2 während weniger Minuten vermindert die Zyanose deutlich bei respiratorischer Insuffizienz oder hebt sie evtl. ganz auf. Andererseits zeigt sich bei shuntbedingter Zyanose durch Sauerstoffatmung keine wesentliche Besserung.

Pathogenese. Die Ursachen einer *pulmonal bedingten arteriellen Hypoxämie* lassen sich folgendermaßen einteilen:

▶ *Ventilationsstörung*
  – Hypoventilation einzelner Lungenabschnitte (Partialinsuffizienz), Hypoventilation der Mehrzahl der durchbluteten Alveolen (Globalinsuffizienz).
▶ *Diffusionsstörung*
  – erhöhte Diffusionswiderstände bei diffusen interstitiellen Lungenprozessen,
  – erhebliche Einschränkung der ventilierten und durchbluteten Lungenoberfläche.
▶ *Vermehrte intrapulmonale venöse Beimischung*
  – nicht ventilierte, aber durchblutete Lungenabschnitte,
  – arteriovenöse Kurzschlüsse bei Gefäßmißbildungen oder bei gesteigerter Durchblutung der normalen Kurzschlüsse in der Lunge.

Die arterielle Hypoxämie ist nur bei der respiratorischen Globalinsuffizienz mit einer Erhöhung des arteriellen pCO_2 (Hyperkapnie) kombiniert. Die Hypoventilation der Mehrzahl der durchbluteten Alveolen geht meist mit einer ventilatorischen Verteilungsstörung und einer vermehrten intrapulmonalen venösen Zumischung einher. Klinisch finden sich also oft Mischformen der pathophysiologischen Gruppierung.

Ursachen der pulmonalen Zyanose.

▶ Das generalisierte *Lungenemphysem* bei chronischer obstruktiver Bronchitis ist die häufigste Ursache einer respiratorischen Globalinsuffizienz und einer primär pulmonal bedingten schweren Zyanose. Diese Patienten haben auch immer eine pulmonale Hypertonie und oft eine Polyglobulie. Seltenere Ursachen einer Globalinsuffizienz mit Zyanose, Cor pulmonale und Polyglobulie sind die extreme Adipositas – *Pickwick-Syndrom* (s. dort) – und die zentralbedingte alveoläre Hypoventilation.
▶ Andere *chronische* Lungenleiden wie Mukoviszidose, Tuberkulose, Silikose, Bronchiektasen und ausgeprägte Fälle von Kyphoskoliose führen häufig zu leichter Zyanose, wobei die Diagnose der Grundkrankheit kaum differentialdiagnostische Schwierigkeiten bereitet.

- *Akute* Behinderungen der Lungenatmung gehen ebenfalls mit wechselnden Graden der Zyanose einher (Lungenembolie und -infarkt, Schocklunge, massive Fettembolie, Pneumothorax, Asthma-bronchiale-Anfall). Die Dyspnoe ist hier meist ausgeprägt. Anamnese, Thoraxbild und funktionelle Untersuchungen führen gewöhnlich differentialdiagnostisch weiter.
- Deutliche arterielle Hypoxämie und Zyanose beobachtet man bei den allerdings seltenen angeborenen Mißbildungen der Lungengefäße mit arteriovenösen Aneurysmen und beim *Morbus Osler* (s. dort), wenn die Lungengefäße betroffen sind.
- Die chronische Lungenstauung bei Ausflußbehinderung aus dem Lungenkreislauf (Linksinsuffizienz, Mitralvitien) führt in der Regel zu keiner oder höchstens zu einer leichten arteriellen Hypoxämie. Die Zyanose dieser Patienten ist hauptsächlich eine periphere Zyanose wegen Einschränkung des Herzzeitvolumens. Weitere Symptome der Herzinsuffizienz s. dort.
- Die *primäre pulmonale Hypertonie* ist eine sehr seltene Erkrankung der kleinen Pulmonalarterien, deren Ursache nicht bekannt ist. Histopathologisch wurden Mediahypertrophie, rezidivierende Thromboembolien und venöse Verschlüsse beschrieben. Die Diagnose wird per exclusionem gestellt, nach Abgrenzung gegenüber den sekundären Formen, vor allem bei chronischen Lungenerkrankungen und Herzvitien mit Kurzschluß. Die primäre pulmonale Hypertonie tritt bevorzugt beim weiblichen Geschlecht auf und kommt schon im Kindesalter vor, weist einen Häufigkeitsgipfel im mittleren Alter auf und ist äußerst selten jenseits des 50. Lebensjahres. Es finden sich Zeichen des „Cor pulmonale" mit stark betontem 2. Pulmonalton, deutlichem präkordialem Impuls und rechtstypisch umgeformtem EKG. Im Thoraxbild sind die peripheren Lungenfelder hell und stehen in ausgesprochenem Kontrast zu den akzentuierten Hili, der Pulmonalisbogen springt vor bei vergrößertem rechtem Ventrikel und normalem linkem Ventrikel. Die Lungenfunktion ist normal oder leicht vermindert. Gesichert wird die Diagnose dopplerechokardiographisch durch Berechnung der systolischen Druckdifferenz zwischen rechtem Ventrikel und rechtem Vorhof aufgrund der Flußgeschwindigkeit des trikuspidalen Rückflusses bei der meistens vorhandenen Trikuspidalinsuffizienz oder durch die Herzkatheteruntersuchung, bei welcher die Druckerhöhung im Lungengefäßbett direkt gemessen werden kann. Der progressive Charakter dieser Krankheit führt meist rasch zur Rechtsherzinsuffizienz. Die mittlere Überlebenszeit nach Beginn der ersten Symptome wird mit 3–4 Jahren angeführt (Abb. 21.5). Offenbar liegt eine Störung des Endothels vor.
- Bei pulmonaler Hypertonie in großer Höhe spielt Endothelin eine wichtige Rolle (Rubani u. Dzau 1997).
- Gewisse Appetitzügler können selten auch eine pulmonale Hypertonie auslösen.

Die Differentialdiagnose des erhöhten pulmonalvaskulären Widerstandes (Rechtsherzkatheterismus) ist in Tab. 21.1 dargestellt.

Kardiale Zyanose – Kongenitale Vitien

Obwohl nicht alle kongenitalen Herzfehler Zyanose verursachen, erscheint es doch gerechtfertigt, ihre Differentialdiagnose im Zyanosekapitel zu besprechen, da die Zyanose zweifellos das Symptom ist, welches am häufigsten die Aufmerksamkeit auf einen angeborenen Herzfehler lenkt.

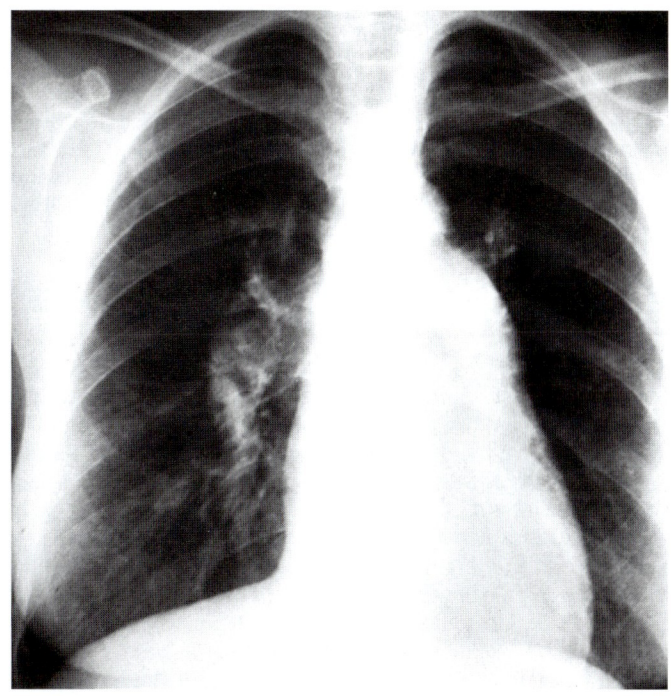

Abb. 21.5 Primäre pulmonale Hypertonie bei einer 38jährigen Patientin.

Tabelle 21.1 Obstruktion der Lungenstrombahn

Primär pulmonal	
Organisch	
– Parenchymverlust	Lungenresektion, Emphysem
– Granulomatose und Infiltration	Morbus Boeck, Berylliose, Sklerodermie, Lupus erythematosus, Karzinomatose
– Fibrose	Tuberkulose, Pneumokoniose, Mukoviszidose, Strahlenfibrose, Bronchiektasen
Kongenital	Lungenhypoplasie bei Thoraxmißbildung mit Zwerchfellhernie
Funktionell	
– alveolare Hypoventilation	Asthma, asthmatische Bronchitis, Pickwick-Syndrom, Lähmung der Atemmuskulatur, Thoraxdeformität
– Sauerstoffmangel	große Höhe
Primär vaskulär bzw. kardial	
Organisch	
– embolisch	Thrombo-, Fett- und Tumorembolie
– immunologisch	Kollagenose
– reaktiv	Eisenmenger-Reaktion, vaskuläre pulmonale Hypertonie nach Appetitzüglern, Ovulationshemmern, HIV-Erkrankung
– idiopathisch	primär pulmonale Hypertonie
Funktionell	
– Lungenstauung	Mitralvitien, Linksinsuffizienz

Embryologisch-pathogenetische Grundlagen kongenitaler Vitien

Die *kongenitalen Vitien* lassen sich auf wenige Grundstörungen zurückführen:
- *Ausbleibende oder unvollständige Rotationsvorgänge* führen zur Transposition der großen Gefäße oder diversen Malpositionen der Arterien, z. B. doppelter Ausflußbahn der rechten Kammer.
- *Ausbleibende oder unvollständige Septierung der großen Gefäße* führen zum Truncus arteriosus communis und zum aortopulmonalen Fenster.
- *Unvollständige Septierung* zwischen den *Herzhöhlen* führt zu einer abnormen Verbindung zwischen kleinem und großem Kreislauf, so bei mangelhafter Septierung zwischen den Vorhöfen zum Vorhofseptumdefekt vom Sekundumtyp, bei mangelhafter Septierung zwischen den Ventrikeln. Man unterscheidet je nach ihrer Lage perimembranöse Ventrikelseptumdefekte (VSD), subarterielle VSD und muskuläre VSD. Bei den letzteren kann das systolische Geräusch vor Ende der Systole aufhören. Bei fehlerhafter Ausbildung der Endokardkissen, verbunden mit einer mangelhaften Septierung im Bereich der Atrioventrikularklappen, resultiert eine sog. atrioventrikuläre Kanalmißbildung (Ostium-primum-Defekt, AV commune). Als Folge einer mangelhaften Septierung zwischen den Vorhöfen einerseits oder als isolierte Fehlbildung der Lungenvenenknospung kann es zu einer falschen Einmündung einer, mehrerer oder aller Lungenvenen kommen.
- *Isolierte, lokalisierte Entwicklungsstörungen* führen zu Klappenstenosen, -atresien und -insuffizienzen (Pulmonal-, Aorten-, seltener Mitral- und Trikuspidalklappen). Störungen im Bereich des Aortenbogens führen zu den Aortenisthmusstenosen und zum Ductus Botalli apertus.

Alle Störungen, die mit einer unvollständigen Septierung einhergehen, führen zu einer Vermischung von arterialisiertem und venösem Blut, welche bei Vorliegen eines Rechts-links-Shuntes zu einer Mischblutzyanose im großen Kreislauf führt. Die *Ursache* vieler kongenitaler Mißbildungen ist unbekannt. Eine chromosomale Abnormalität oder ein vererbbares Syndrom als Ausdruck einer genetischen Störung findet sich in ca. 18 % kongenitaler kardiovaskulärer Mißbildungen. In zahlreichen Fällen können sie auch mit exogenen Einflüssen in Verbindung gebracht werden (virale Infekte, toxische, medikamentöse Schädigung). Im Gegensatz zu dieser Einteilung hat sich für den praktischen Gebrauch jedoch vor allem die Klassierung der kongenitalen Vitien nach klinischen Gesichtspunkten bewährt, wobei diese in erster Linie nach Vorliegen oder Fehlen einer Zyanose gruppiert werden (Tab. 21.2).

Klinik. Die *klinische Annäherungsdiagnose* basiert somit zum einen auf dem Vorhandensein oder Fehlen von *Zyanose*. Hinzu kommen die *inspektorisch* erfaßbaren, mit der Zyanose assoziierten Symptome der *Trommelschlegelfinger* und *Uhrglasnägel*. Eine Deformierung des Thorax mit *buckliger Vorwölbung* des unteren Sternumabschnittes und vor allem der linksseitig parasternalen Rippen 3 bis 6, sog. Voussure cardiaque, ist ein gutes Indiz für das Vorliegen einer kongenitalen Hypertrophie des rechten Ventrikels. Ein als *Schwirren* erfaßbares Herzgeräusch spricht für starke Turbulenzen des Blutstromes, die durch Übertritt von Blut aus einem Hochdruck- in ein Niederdruckgebiet entstehen, und wird besonders häufig bei Vorliegen eines Ventrikelseptumdefektes, einer Pulmonal- oder Aortenstenose gefunden.

Diagnostik. Die *auskultatorischen* Phänomene sind nicht immer einfach zu interpretieren, da nicht selten kombinierte Läsionen bestehen. Systolische Spindelgeräusche sprechen für Stenose der Semilunarklappen (Aorta, Pulmonalis) oder der Ausflußbahn, bandförmige holosysto-

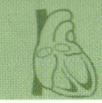

Hämoglobinzyanose

Tabelle 21.2 Klinische Einteilung der kongenitalen Vitien

Kongenitale Herzfehler mit ausgesprochenem Rechts-links-Shunt (zyanotische Vitien)

- *mit verstärkter Lungendurchblutung*
  - Truncus arteriosus communis
  - Transposition der großen Gefäße mit und ohne Kammerseptumdefekt
  - univentrikuläres Herz (Hypo- oder Aplasie der linken Kammer)
  - Eisenmenger-Syndrom (Kammer- oder Vorhofseptumdefekt mit progressiver pulmonaler Hypertonie durch obstruktive pulmonalarterielle Gefäßerkrankung)
  - singulärer Vorhof
  - atrioventrikulärer Septumdefekt (AV commune)
  - abnormale Lungenvenenmündung mit Verengung der Einmündung

- *mit verminderter Lungendurchblutung bedingt durch Pulmonalstenose oder Pulmonalatresie*
  - Fallot-Tetralogie (Ventrikelseptumdefekt, Pulmonalstenose und Hypoplasie der Pulmonalarterien, eventuell Pulmonalatresie; Dextroposition der Aorta, die das Kammerseptum überreitet und rechtsventrikuläre Hypertrophie)
  - Pulmonalstenose oder Pulmonalatresie mit Vorhofseptumdefekt (früher Fallot-Trilogie)
  - Fallot-Pentalogie (Fallot-Tetralogie mit Vorhofseptumdefekt)
  - Transposition der großen Arterien mit Pulmonalstenose
  - Hypo-, Aplasie der rechten Kammer (= univentrikuläres Herz)
  - Hypoplasie oder Atresie der Trikuspidalklappe
  - Ebstein-Anomalie
  - falsch mündende Körperhohlvenen in den linken Vorhof

Kongenitale Herzfehler mit Links-rechts-Shunt (azyanotische Vitien)

- *mit vermehrter Lungendurchblutung*
  - persistierender Ductus arteriosus Botalli
  - aortopulmonales Fenster
  - Truncus arteriosus communis ohne Stenosierung am pulmonalarteriellen Abgang
  - Ventrikelseptumdefekte
  - Vorhofseptumdefekte
  - arteriovenöse Fisteln
  - falsch mündende Lungenvenen ohne Einengung der Mündung

- *mit „normaler" Lungendurchblutung (ohne Links-rechts-Shunt)*
  - Aortenisthmusstenose
  - Aortenstenose/Aorteninsuffizienz
  - Pulmonalstenose/Pulmonalinsuffizienz
  - Mitralstenose/Mitralinsuffizienz
  - Trikuspidalstenose/Trikuspidalinsuffizienz

lische Geräusche für Shunt auf Ventrikelebene oder undichte Segelklappen. Hochfrequente diastolische Geräusche entstehen bei Insuffizienz der Semilunarklappen. Bei Shunts auf Gefäßebene finden sich systolo-diastolische Geräusche. Besondere Aufmerksamkeit verdient der 2. Herzton. Eine einzige Komponente wird typischerweise beim Truncus arteriosus gehört oder bei schwerster Pulmonalstenose. Eine respiratorisch fixe Spaltung des 2. Herztones ist charakteristisch für den Vorhofseptumdefekt. Eine deutliche Verstärkung des 2. Tonsegmentes (Pulmonalklappenschlußton) spricht für das Vorliegen einer pulmonalen Hypertonie. Rechtsseitig entstehende Herzgeräusche nehmen bei Inspiration in der Regel an Intensität zu, während sich linksseitige abschwächen.

Besondere Bedeutung kommt den folgenden *nichtinvasiven Zusatzuntersuchungen* zu:

Das Thorax-Röntgenbild (Differentialdiagnose s. Abb. 21.**6**), das Elektrokardiogramm und besonders die Ultraschalluntersuchung (Echoschnittbilder und Farbdoppler-Untersuchung) sind die wichtigsten nichtinvasiven Untersuchungsmethoden. Die Farbstoffverdünnungsmethode (Abb. 21.**7a–c**) erlaubt die Quantitierung von Shunts. Magnetresonanzuntersuchungen sind von zunehmendem Interesse, besonders auch für extrakardiale Abnormalitäten.

Bei Erwachsenen muß die Differentialdiagnose der sog. frühzyanotischen, schweren kongenitalen Vitien (Truncus arteriosus, singulärer Ventrikel, Fallot-Anomalien, Atresie der Pulmonal- und Trikuspidalklappen und evtl. eine komplette Transposition der großen Gefäße) nur selten in Betracht gezogen werden, da diese Herzfehler meist früh erkannt und operativ behandelt werden (Abb. 21.**8**). Allerdings begegnet man hin und wieder leichten Formen (formes frustes) dieser Vitien, deren Prognose in der Regel wesentlich günstiger ist und die auch in einem späteren Lebensabschnitt mit Erfolg operativ saniert werden können.

Truncus arteriosus communis

Der Truncus arteriosus communis ist der Prototyp der konotrunkalen Mißbildungen, bei der die Septierung des Truncus arteriosus communis, die zur Bildung von Aorta und A. pulmonalis führt, praktisch vollständig ausbleibt. Somit verläßt ein einziges großes Gefäß das Herz an seiner Basis mit einer einzigen Semilunarklappe, die aus 2–6 Taschenklappen besteht. Die Lungendurchblutung erfolgt über eine kurze A. pulmonalis, die aus dem Trunkus abgeht (Typ I), über 2 separat aus dem Trunkus abgehende rechte und linke Aa. pulmonale (Typ II und Typ III) oder über Bronchialarterien (Typ IV) (Pulmonalatresie mit entsprechenden assoziierten Läsionen wie Ductus Botalli, Ventrikel- oder Vorhofseptumdefekt) (Abb. 21.**9**). Bei den Typen I–III steht

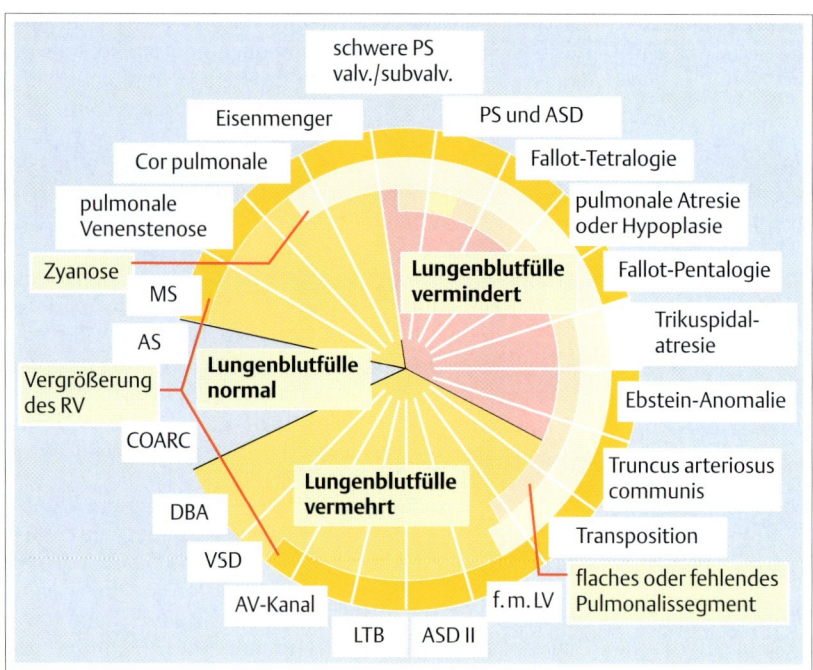

Abb. 21.6 Synopsis der klinischen und radiologischen Befunde der kongenitalen Herzfehler.
AS = Aortenstenose, ASD II = Vorhofseptumdefekt vom Sekundumtyp, AV-Kanal: Endokardkissendefekt = Canalis atrioventricularis communis, COARC: Coarctatio = Aortenisthmusstenose,
DBA = Ductus Botalli apertus,
f. m. LV = falsch mündende Lungenvenen, LTB = Lutembacher-Syndrom, MS = Mitralstenose,
PS = Pulmonalstenose,
VSD = Ventrikelseptumdefekt,
PH = pulmonale Hypertonie,
RV = rechter Ventrikel.

das Pulmonalgefäßbett konnatal unter systemischem Druck, es sei denn, daß ausgeprägte Abgangsstenosen dieses davor schützten. Die Prognose der Fälle vom Typ IV ist in der Regel besser, da das Pulmonalgefäßbett bei diesem Typ häufig tiefen Perfusionsdrucken ausgesetzt ist. Ein Teil dieser Patienten erreicht sogar das Erwachsenenalter.

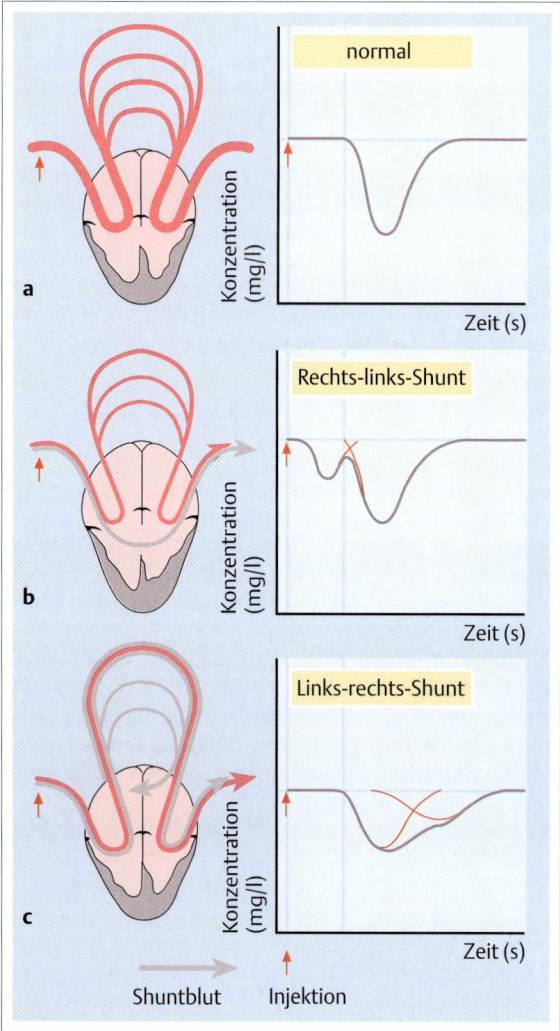

◀ Abb. 21.7a–c Schematische Darstellung der Farbverdünnungskurve a beim Normalen, b bei Rechts-links-Shunt (der Farbstoff, welcher den kürzeren Shuntweg durchfließt, erscheint früher am Ohr und verursacht eine charakteristische initiale Kurvendeformierung), c bei Links-rechts-Shunt (der Farbstoff, welcher mehrfach den kleinen Kreislauf durchfließt, mischt sich allmählich dem am Ohr erscheinenden Blut bei, was zu einer Deformierung des Verdünnungsschenkels führt (↑ = Injektion in die Kubitalvene).

Hämoglobinzyanose

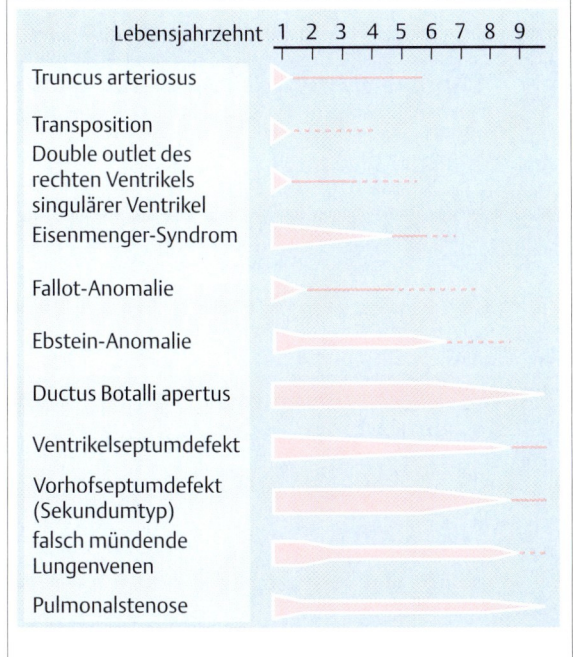

Abb. 21.8 Lebenserwartung bei kongenitalen, nicht operativ korrigierten Herzfehlern.

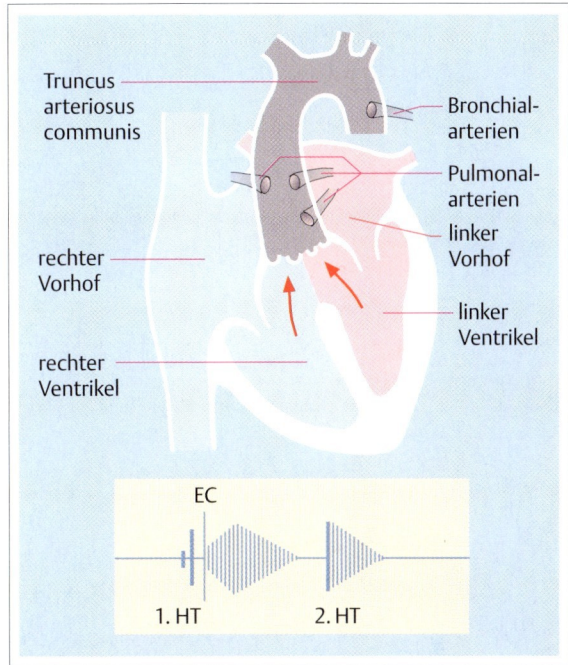

Abb. 21.9 Schematische Darstellung der Kreislaufverhältnisse bei Truncus arteriosus communis. Beim Typ I wird die Lunge durch die direkt aus dem Truncus abgehende A. pulmonalis, beim Typ II und III durch je eine aus dem Truncus abgehende rechte und linke A. pulmonalis und beim Typ IV über Bronchialarterien perfundiert. Häufig sind die Semilunarklappen insuffizient. HT = Herzton, EC = Austreibungston (ejection click).

Spezielle Befunde

Symptome: Zyanose (nicht unbedingt sehr ausgeprägt), Dyspnoe, Zeichen der Herzinsuffizienz, Trommelschlegelfinger, Uhrglasnägel. *Auskultation:* Normaler 1. Herzton, lauter Austreibungston, meist rauhes spindelförmiges Protomesosystolikum, singulärer 2. Herzton. Bei Vorliegen einer Semilunarklappeninsuffizienz zusätzlich hochfrequentes diastolisches Sofortgeräusch mit Decrescendocharakter (Abb. 21.9). *Thorax-Röntgenbild:* Großes aortaähnliches trunkales Gefäß, fehlendes Pulmonalissegment, nach links ausladende linke Herzkontur mit abgerundeter Herzspitze und meist ausgeprägte, übermäßige Lungenvaskularisation (Abb. 21.10). *Elektrokardiogramm:* Sinusrhythmus und normale atrioventrikuläre Überleitungszeit, Zeichen der linksseitigen Volumenbelastung und der rechtsseitigen Drucküberlastung. *Farbstoffverdünnungskurve:* Kurze Erscheinungszeit im Sinn eines Rechts-links-Shunts vor der Primärkurve, die in ihrem Verdünnungsschenkel (aufsteigender Kurvenschenkel) einen Knick im Sinne eines Links-rechts-Shunts zeigt. *Echokardiogramm:* Visualisierung eines großen Gefäßes (Trunkus), das über dem Ventrikelseptum reitet (fehlende Kontinuität von Gefäßvorderwand zu Septum), des Ventrikelseptumdefektes und Fehlen des rechtsventrikulären Ausflußtraktes und der A. pulmonalis. Nur eine Semilunarklappe kann nachgewiesen werden.

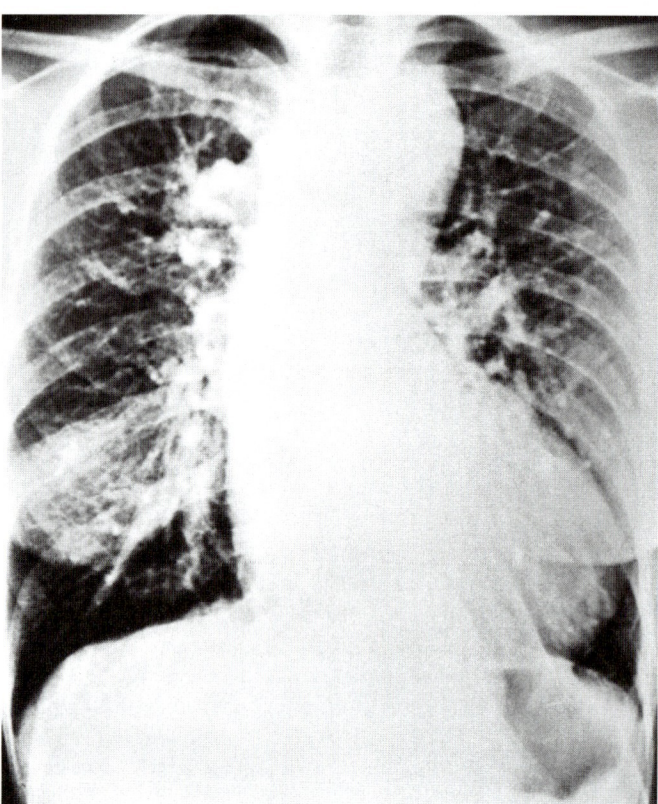

Abb. 21.**10** Truncus arteriosus communis, Typ IV bei einer 32jährigen Patientin. Auffallend sind der singuläre große Gefäßstamm, der das Herz verläßt (Truncus arteriosus), und das Fehlen eines zentralen Pulmonalisgefäßstammes. Die Lungendurchblutung ist vermehrt.

Transposition der großen Gefäße

Die mangelhafte oder abnorme Rotationsbewegung der Septierung des Truncus arteriosus führt dazu, daß die großen Gefäße an einer von der normalen Lokalisation abweichenden anderen Stelle das Herz an der Basis verlassen, wobei die Aorta am häufigsten rechts vorn liegt und aus dem rechten Ventrikel entspringt, die A. pulmonalis links hinten, aus dem linken Ventrikel. Es kommen jedoch alle möglichen Rotationsformen mit und ohne Stenose der A. pulmonalis und kombiniert mit anderen Läsionen (Ventrikelseptumdefekt, Vorhofseptumdefekt, Ductus Botalli apertus usw.) vor (Abb. 21.**11**). Das Erwachsenenalter wird ohne chirurgische Intervention nur ausnahmsweise erreicht.

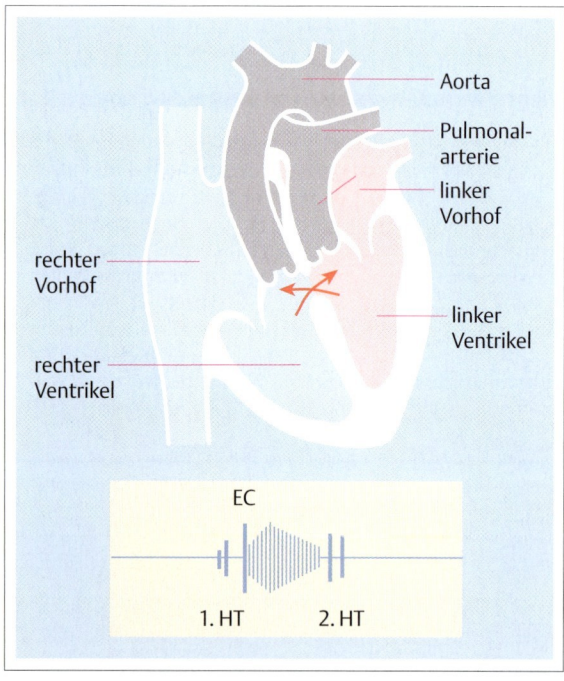

Abb. 21.**11** Schematische Darstellung der Kreislaufverhältnisse bei kompletter Transposition der großen Gefäße und VSD (Abkürzungen in Abb. 21.**9**).

Hämoglobinzyanose

Spezielle Befunde

Anamnese: Gehäuft bei Männern (Männer : Frauen wie 3 : 1). Vermehrt vergesellschaftet mit Diabetes. *Symptome:* Zyanose, Dyspnoe, Trommelschlegelfinger, Uhrglasnägel. *Auskultation:* Normaler 1. Herzton, Austreibungston meist pulmonalen Ursprungs, verstärkter 2. Aortenton, Systolikum von bandförmigem oder Decrescendocharakter, entsprechend einem Ventrikelseptumdefekt-Geräusch je nach Drucksituation. *Thorax-Röntgenbild:* Das radiologische Bild des Herzens hängt sehr von den mit kompletter Transposition assoziierten Läsionen ab (großer/kleiner Ventrikelseptumdefekt, Vorhandensein einer Pulmonalstenose usw.). Im einen Extremfall kann das Herz wenig verändert erscheinen (Abb. 21.12), im andern kann eine massive Herzvergrößerung mit ausgesprochener Blutüberfüllung der Lungen bei relativ schmalem Gefäßband in der posteroanterioren Projektion vorliegen. Im Seitenbild zeigt sich ein breites Gefäßband, das den oberen retrosternalen Raum ausfüllt und darauf zurückzuführen ist, daß die Aorta vor der A. pulmonalis liegt. *Elektrokardiogramm:* Sinusrhythmus, evtl. Vorhofüberlastung beidseits, je nach Ausmaß von Vorhof-/Ventrikelseptumdefekt und pulmonaler Druckerhöhung, Zeichen von rechts- und linksseitiger Druck- und/oder Volumenbelastung. *Farbstoffverdünnungskurve:* Bidirektionaler Shunt. *Echokardiographie:* Darstellung von 2 parallel verlaufenden Gefäßen, wobei die A. pulmonalis hinter der Aorta liegt. Simultane Visualisierung von Aorten- und Pulmonalklappen, die auf gleicher Höhe liegen (normalerweise Aortenklappen tiefer als Pulmonalklappen).

Von der echten kompletten Transposition der großen Gefäße muß die *korrigierte Transposition* abgegrenzt werden. Dabei sind nicht nur die großen Gefäße vertauscht, sondern auch die Ventrikel, aus denen sie entspringen, d. h. die Aorta führt aus dem rechten Ventrikel, der arterialisiertes Blut erhält, die A. pulmonalis aus dem linken Ventrikel, der venöses Blut erhält, heraus. Es besteht somit *keine Zyanose*. Klinische Symptome entstehen erst durch die häufige Kombination mit anderen kongenitalen Abnormitäten (Ventrikelseptumdefekt, sehr häufig atrioventrikuläre Klappen auf arterieller Seite deformiert und insuffizient, Stenose der venösen, pulmonalen Ausflußbahn). Häufig liegen im Elektrokardiogramm AV-Überleitunsstörungen (AV-Block 2. oder 3. Grades [in über 75 % der Fälle]) vor. Außerdem zeigen die rechtspräkordialen Ableitungen aufgrund der umgekehrten Depolarisation des interventrikulären Septums Q-Wellen, die in den linkspräkordialen Ableitungen fehlen.

Eisenmenger-Komplex

Unter *Eisenmenger-Komplex* versteht man eine pulmonale Gefäßerkrankung bei Ventrikelseptumdefekt mit konsekutiver Shuntumkehr, die in den ersten beiden Lebensjahren noch reversibel ist. Von *Eisenmenger-Reaktion* spricht man, wenn sich im frühen Erwachsenenalter eine progressive Widerstandserhöhung als Folge eines großen Links-rechts-Shunts auf verschiedenen Ebenen mit konsekutivem Auftreten eines Rechts-links-Shuntes entwickelt.

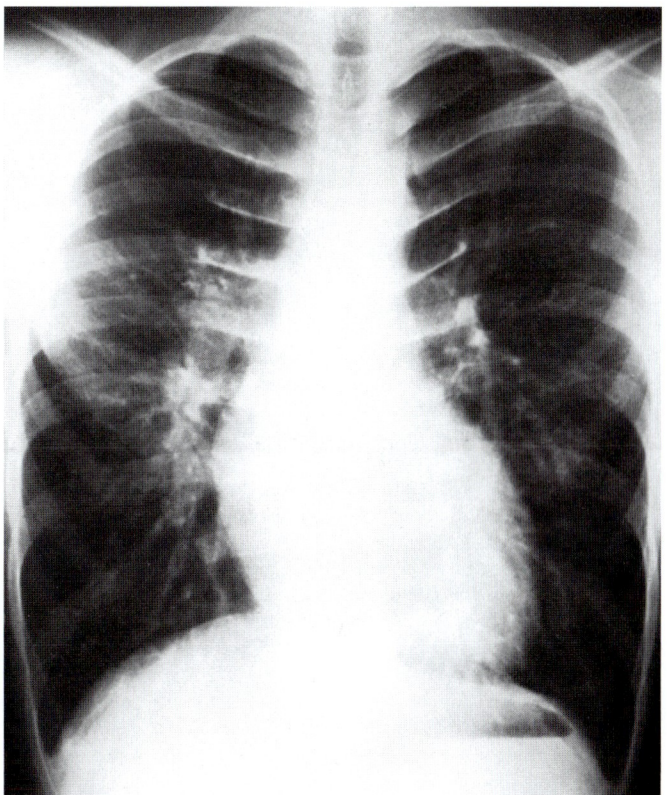

Abb. 21.12 Transposition der großen Gefäße mit Ventrikelseptumdefekt bei einem 18jährigen zyanotischen Patienten.

Spezielle Befunde

Symptome: Milde Zyanose seit Geburt, die sich in den Entwicklungsjahren verstärkt. *Auskultation:* Pulmonaler Austreibungston, konstant fusionierter 2. Herzton, gelegentlich diastolisches Decrescendogeräusch über Pulmonalis als Ausdruck einer Pulmonalinsuffizienz. *Thorax-Röntgenbild:* Herz meist leicht vergrößert. A. pulmonalis in der Regel erweitert, ebenso die zentralen Pulmonalgefäße, die eine Vergrößerung der Lungenhili bedingen und zudem stark pulsieren. *Elektrokardiogramm:* Zeichen der Rechtshypertrophie. *Farbstoffverdünnungskurve:* Bidirektionaler Shunt. *Echokardiogramm:* Charakteristisches Bewegungsmuster der Pulmonalklappen mit unter anderem fehlender a-Welle. Die Aorta reitet über Ventrikelseptum und -defekt.

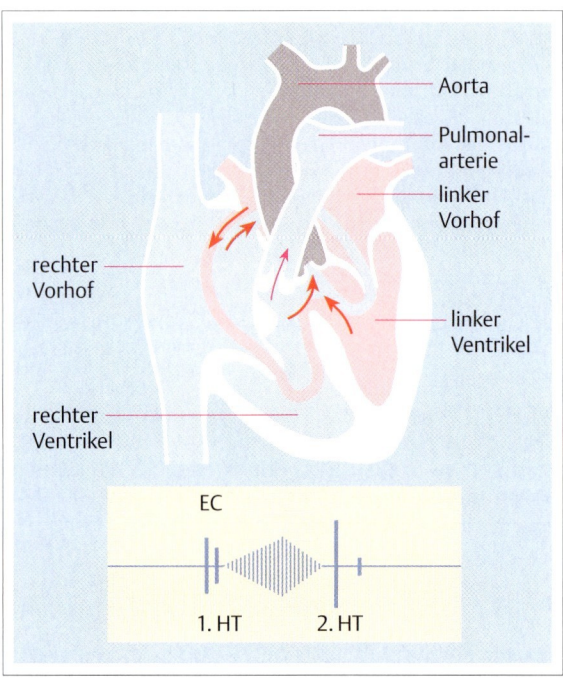

Abb. 21.**13** Schematische Darstellung der Kreislaufverhältnisse bei Fallot-Anomalie (Abkürzungen siehe Abb. 21.**9**).

Die *Prognose* ist unterschiedlich. Die Patienten können das mittlere Lebensalter erreichen. Komplikationen sind Lungenblutungen, arterielle Embolien, Herzrhythmusstörungen und die Rechtsherzinsuffizienz.

Fallot-Anomalien

Bei der von Fallot 1888 beschriebenen Anomalie handelt es sich um die Kombination von Pulmonalstenose, hohem Ventrikelseptumdefekt, Dextroposition der Aorta (sog. „über dem Ventrikelseptumdefekt reitende Aorta") und Hypertrophie des rechten Ventrikels, weshalb man auch von Fallot-Tetralogie spricht (Abb. 20.**13**). Die Fallot-Tetralogie ist eine sehr häufige Anomalienkombination (10 % aller kongenitalen Herzvitien). Die klinische Symptomatik sowie die Prognose hängen vom Schweregrad der einzelnen Anomalien ab und reichen von azyanotischen (milde Pulmonalstenose) bis zu schwer zyanotischen (schwere Pulmonalstenose oder Pulmonalatresie) Formen. Die mittlere spontane Lebensaussicht ist allerdings gering, so daß nur wenige Träger der Anomalie ohne Operation das Erwachsenenalter erreichen.

Wenn die Kranken das Erwachsenenalter erreichen, besteht wegen der Polyglobulie und der offenen Verbindung zum großen Kreislauf die Gefahr von Großkreislaufembolien. Eine häufige Komplikation stellt außer-

Spezielle Befunde

Symptome: Zyanose unterschiedlichen Grades je nach Schweregrad der valvulären und infundibulären Pulmonalstenose. Sie ist nicht notwendigerweise bereits bei Geburt in Ruhe vorhanden, sondern kann erst etwas später, vor allem bei Anstrengung und zusammen mit präsynkopalen Zuständen und Dyspnoe, in Erscheinung treten. Charakteristischerweise nehmen die Träger der Anomalie deshalb mit Vorliebe eine Kauerstellung ein („squatting"), bei welcher durch Erhöhung des Körperwiderstandes die Pulmonaldurchblutung verbessert wird. Trommelschlegelfinger und -zehen sind neben einem allgemeinen Entwicklungsrückstand die auffälligsten weiteren Zeichen. *Palpatorisch* findet sich ein verstärkter präkordialer Impuls. *Auskultatorisch* liegt ein sehr variables Systolikum vor, das laut und rauh und bandförmig erscheint bei ausgeprägtem Links-rechts-Shunt zufolge geringer Pulmonalstenose oder aber mehr spindeligen Charakter annimmt bei schwerer Pulmonalstenose und dominantem Rechts-links-Shunt. Der 2. Herzton ist weit gespalten und das 2. Segment, das dem Pulmonalklappenschlußton entspricht, bei schwerer Pulmonalstenose sehr leise oder überhaupt nicht hörbar. *Thorax-Röntgenbild:* Wegen der verminderten Lungendurchblutung sind die Lungenfelder oft auffallend hell. Das Herz ist häufig normal groß. Bei stark nach links ausladendem hypertrophem rechtem Ventrikel, dem die linke Kammer als kleine Kappe aufliegt, kann die linke Herzkontur kugelig aufgeworfen erscheinen (sog. „Holzschuhherz" oder „coeur en sabot"). Das Pulmonalissegment ist konkav infolge der hypoplastischen Pulmonalarterie. Ein rechtsseitiger Aortenbogen besteht in 25 % der Fälle. *Elektrokardiogramm:* Rechtstypische Verformung des QRS-Komplexes mit hohen R-Zacken in den rechtsseitigen und tiefen S-Zacken in den linksseitigen präkordialen Ableitungen. Höchstens geringe T-Veränderungen. Hohe, spitze P-Welle (P = pulmonale). Kein Rechtsschenkelblock. *Blutbild:* Polyglobulie. *Farbstoffverdünnungskurve:* Rechts-links- und Links-rechts-Shunt. *Echokardiographie:* Nachweis der über dem Ventrikelseptum reitenden Aorta ascendens (fehlende Kontinuität von Aortenvorderwand und Ventrikelseptum), des Ventrikelseptumdefektes, der engen rechtsventrikulären Ausflußbahn und evtl. der stenotischen Pulmonalklappe. Oft Hypoplasie der Pulmonalarterie.

dem die Endocarditis lenta oder der Gehirnabzeß dar. Bei leichten Formen, die das Erwachsenenalter erreichen, ist auch zu einem späteren Zeitpunkt eine operative Sanierung möglich.

Die Kombination von Pulmonalstenose mit großem Vorhofseptumdefekt und Hypertrophie des rechten Ventrikels wurde früher als *Fallot-Trilogie* bezeichnet. Der Grad der Zyanose hängt vom Ausmaß der Pulmonalstenose ab. Gegenüber der Fallot-Tetralogie sind der sprunghafte Wechsel der Zyanose bei Anstrengung und im EKG der ausgesprochene Rechtslagetypus mit Zeichen der Rechtshypertrophie mit pathologischer Repolarisation (T-Negativitäten in den rechtspräkordialen Ableitungen beim Erwachsenen wie bei reiner Pulmonalstenose) wichtige Hinweise.

Die Kombination einer Fallot-Tetralogie mit einem Vorhofseptumdefekt wird auch *Fallot-Pentalogie* genannt.

Ebstein-Anomalie

Bei der von Ebstein 1866 erstmals beschriebenen Anomalie handelt es sich um eine Affektion der Trikuspidalklappe. Diese ist einerseits mißgebildet mit zum Teil fusionierten Klappensegeln, andererseits in den rechten Ventrikel verlagert (Abb. 21.**14**). Der rechte Vorhof ist dadurch übergroß und besteht aus einem atrialen Anteil und einem sog. atrialisierten, eigentlich dem rechten Ventrikel zugehörigen Anteil. Der funktionell rechte Ventrikel ist dabei sehr klein und in ausgeprägten Fällen nicht in der Lage, ein genügendes Herzzeitvolumen zu befördern. Die Trikuspidalklappe ist meistens insuffizient. Sehr häufig besteht eine breite Verbindung zwischen beiden Vorhöfen im Sinne eines Vorhofseptumdefektes oder zumindest ein offenes Foramen ovale, wodurch es zur Ausbildung eines Rechts-links-Shuntes

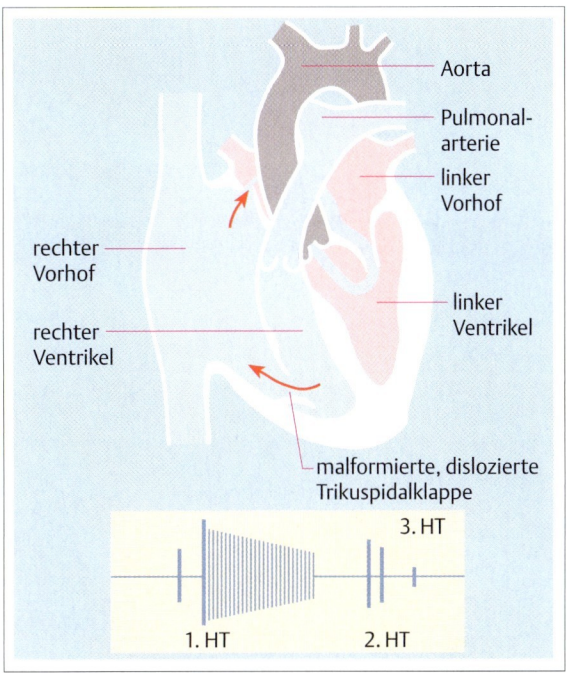

Abb. 21.14   Schematische Darstellung der Kreislaufverhältnisse bei Ebstein-Anomalie (Abkürzungen siehe Abb. 21.9).

auf Vorhofebene kommt. Nicht selten ist diese Anomalie mit anderen vergesellschaftet, und in ca. 10 % der Fälle liegt außerdem eine abnorme Erregungsleitung im Sinne eines Wolff-Parkinson-White-Syndromes mit Existenz eines rechtsseitigen Kent-Bündels vor. Mäßig ausgeprägte Formen werden häufig erst im Erwachsenenalter entdeckt.

Spezielle Befunde

Symptome: Zyanose in rund zwei Drittel aller Fälle. Gehäuft Palpitationen und paroxysmale Tachykardien. *Auskultation:* Weite Spaltung des 1. Herztones. Systolisches, seltener frühdiastolisches Geräusch, das unter Inspiration an Intensität zunimmt und Ausdruck der bestehenden Trikuspidalklappeninsuffizienz ist. *Thorax-Röntgenbild:* Charakteristisch verformte, sackartige Herzsilhouette im posterior-anterioren Strahlengang, die im wesentlichen durch den immens großen, alle übrigen Herzhöhlen nach hinten verdrängenden und verdeckenden rechten Vorhof bestimmt wird (Abb. 21.**15**). *Elektrokardiogramm:* Abnorme Konfiguration der P-Wellen, verlängertes PR-Intervall, verbreiterter QRS-Komplex im Sinne eines vollständigen oder partiellen Rechtsschenkelblockes. Häufig WPW-Konfiguration. Die *Farbstoffverdünnungskurve* läßt den Rechts-links-Shunt nachweisen. *Echokardiogramm:* Gegenüber Mitralklappenschluß stark verspäteter Trikuspidalklappenschluß (über 50 ms). Im zweidimensionalen Echo massiv vergrößerter rechter Vorhof und direkte Visualisierung der tief in den rechten Ventrikel verschobenen Ansatzstelle eines oder mehrerer Trikuspidalklappensegel.

Durch simultane Registrierung von Druck und intrakardialem EKG während des *Herzkatheterismus* kann der atrialisierte Anteil des rechten Ventrikels erfaßt werden (Vorhofdruck mit simultanen Ventrikelpotentialen).

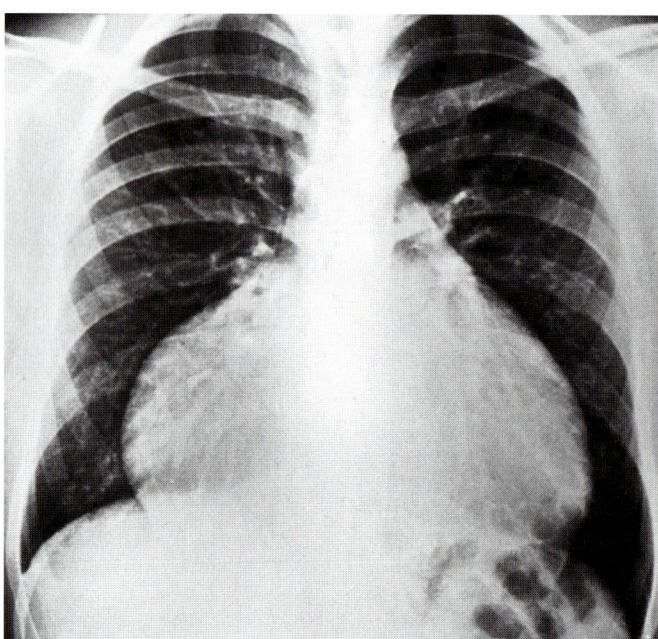

Abb. 21.15 Ebstein-Anomalie bei einem 19jährigen, praktisch asymptomatischen Patienten. Der Herzschatten wird im wesentlichen durch den massiv dilatierten rechten Vorhof und den atrialisierten Anteil des rechten Ventrikels bestimmt. Das Pulmonalissegment ist klein.

Nicht primär zyanotische Herzfehler

Ductus Botalli apertus und aortopulmonales Fenster

Pathophysiologie. Der offene Ductus Botalli ist nach dem Ventrikelseptumdefekt der zweithäufigste azyanotische Herzfehler. Infolge des höheren Druckes in der Aorta fließt arterialisiertes Blut sowohl in der Systole wie in der Diastole aus der Aorta zurück in die A. pulmonalis (Abb. 21.16). Erst im Spätstadium und nur bei großem Ductus kann es durch die Widerstandserhöhung im pulmonalen Gefäßbett zur Shuntumkehr und damit zur Zyanose kommen (ca. 10 % der Fälle). In der Regel wird diese zuerst unter Belastung und später in Ruhe manifestiert. Sie zeigt sich besonders an den unteren Extremitäten und der linken Hand, kaum an der rechten Hand und im Gesicht, da der Ductus unmittelbar unterhalb des Abgangs der linken A. subclavia in die Aorta mündet. Einseitige Uhrglasnägel sind daher für den offenen Ductus Botalli mit Shuntumkehr pathognomonisch. Frauen sind häufiger befallen als Männer (3 : 1).

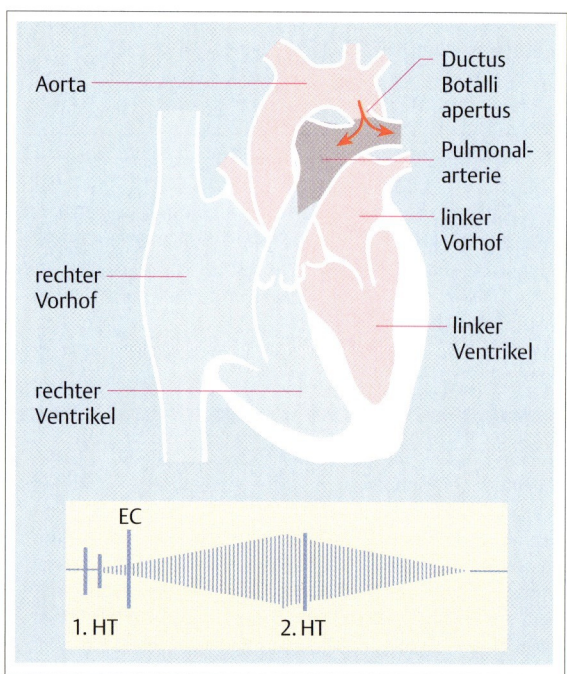

Abb. 21.16 Schematische Darstellung der Kreislaufverhältnisse bei Ductus Botalli apertus, DBA (Abkürzungen siehe Abb. 21.9).

Spezielle Befunde

Symptome: Meist asymptomatisch. Im Spätstadium steht die Dyspnoe im Vordergrund (erhöhte Volumenbelastung des linken Ventrikels), bei pulmonaler Widerstandserhöhung tritt progressive Zyanose auf. *Auskultation:* Systolodiastolisches Geräusch infraklavikulär links und über der A. pulmonalis, das auch im Rücken gut hörbar ist. Das Geräusch beginnt kurz nach dem 1. Ton und erstreckt sich weit in die Diastole. Ein Austreibungston (EC) und ein akzentuierter 2. Pulmonalton sind nicht selten zu hören. Gelegentlich kann auch ein Schwirren vorhanden sein. Der *Blutdruck* zeigt typischerweise eine große Pulsamplitude mit erhöhtem systolischem und erniedrigtem diastolischem Druck. *Thorax-Röntgenbild:* Verbreiterung der Aorta und fehlende Stufe zwischen Aorta und der erweiterten A. pulmonalis, Überfüllung der Lungengefäße und Erweiterung des linken Ventrikels (Abb. 21.17). *Elektrokardiogramm:* Linkstypisch umgeformt oder normal, selten Repolarisationsstörungen. *Farbstoffverdünnungskurve:* Links-rechts-Shunt.

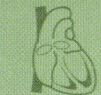

Hämoglobinzyanose

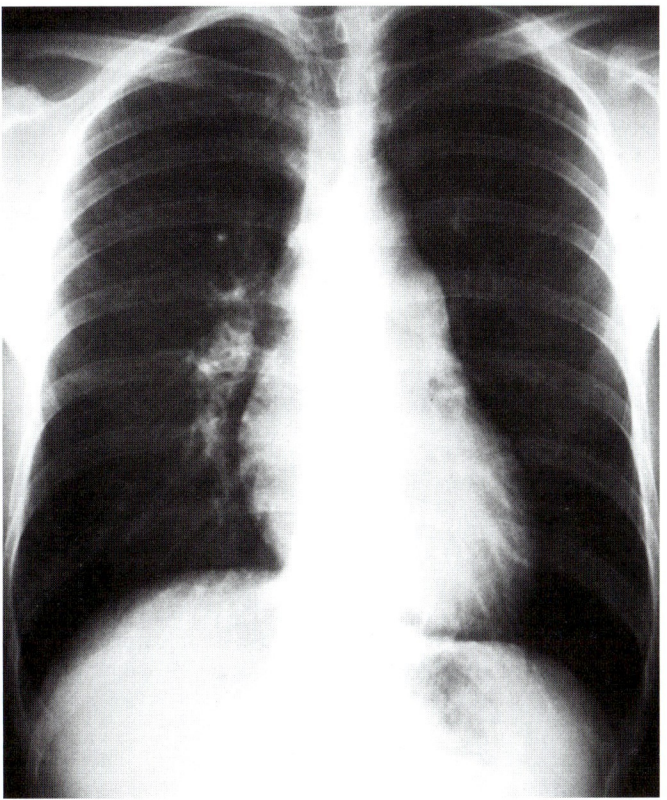

Abb. 21.17 Ductus Botalli apertus bei einer 23jährigen Patientin.

Auch beim kleinen Ductus Botalli apertus ohne hämodynamische Konsequenzen besteht ein erhöhtes Risiko für die Entwicklung einer bakteriellen Endarteritis, weshalb eine operative Sanierung angestrebt werden sollte.

Ventrikelseptumdefekt

Der Ventrikelseptumdefekt ist das häufigste kongenitale Vitium. Aufgrund seiner Lage im interventrikulären Septum unterscheiden wir zwischen hochsitzendem, im membranösen Anteil des Septums liegendem und tiefsitzendem, im muskulären Anteil des Septums lokalisiertem Defekt. Bei hochsitzenden Defekten handelt es sich um große oder kleine, bei den tiefsitzenden eher um kleine Defekte (Morbus Roger).

Pathophysiologie und Verlauf. Entsprechend den Druckverhältnissen kommt es zum Übertritt von Shuntblut vom linken in den rechten Ventrikel (Abb. 21.**18**). Bei großem Links-rechts-Shunt resultiert daraus nicht nur eine Volumenbelastung des linken Ventrikels, sondern gleichzeitig auch eine Übertragung des linksventrikulären Druckes auf den rechten Ventrikel mit konsekutiver Drucksteigerung im kleinen Kreislauf. Bildet sich reaktiv eine pulmonale Widerstandssteigerung aus (Eisenmenger-Reaktion), kann es bis zum Druckausgleich zwischen beiden Ventrikeln und dann zum Auftreten eines

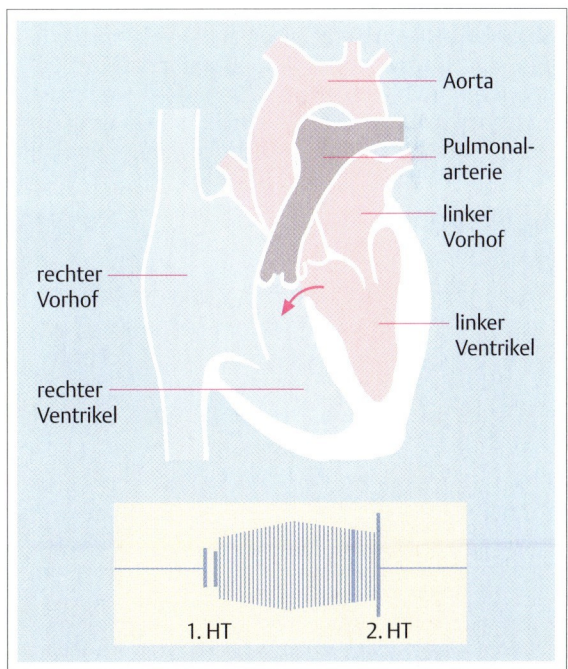

Abb. 21.**18** Schematische Darstellung der Kreislaufverhältnisse bei Ventrikelseptumdefekt, VSD (Abkürzungen siehe Abb. 21.**9**). Das Phonokardiogramm ist typisch für einen Links-rechts-Shunt ohne pulmonale Hypertonie.

bidirektionalen Shunts und zu zentral bedingter Zyanose kommen (Eisenmenger-Komplex).

Viele Fälle verlaufen klinisch symptomlos. Kleine, vor allem im muskulären Septum gelegene Defekte weisen eine große Tendenz zum Spontanverschluß meist innerhalb der ersten 5 Lebensjahre auf. Große Defekte mit pulmonalen Komplikationen im Sinne der Ausbildung einer pulmonalen Hypertonie haben eine stark eingeschränkte Lebenserwartung und erreichen in der Regel knapp das 4. Lebensjahrzehnt. Die pulmonale Hypertonie kann dabei entweder von Geburt an vorhanden sein, sich frühkindlich oder aber erst später, im 2. Lebensjahrzehnt, ausbilden. Bei Vorliegen einer pulmonalen Hypertonie ist ein operativer Defektverschluß nur in den ersten beiden Lebensjahren problemlos möglich. Später ist ein Lungengefäßreaktivitätstest eine wichtige Entscheidungshilfe.

Spezielle Befunde

Symptome: Anstrengungsdyspnoe und erhöhte Ermüdbarkeit, bei Vorliegen eines bidirektionalen Shuntes, Zyanose, Trommelschlegelfinger und Uhrglasnägel. Als Ausdruck der Hypertrophie des rechten Ventrikels kann es zu einer buckligen Vorwölbung des unteren Sternumdrittels kommen (Voussure). Vorzeitige Dekompensationserscheinungen sind nicht selten. *Palpation:* Verstärkter präkordialer Impuls, rauhes Schwirren parasternal links im 3.–5. Interkostalraum. *Auskultation:* Lautes, rauhes holosystolisches Bandgeräusch im 3. und 4. Interkostalraum links vom Sternum. Ein sehr lautes Geräusch ist oft für den kleinen, meist harmlosen Septumdefekt (Morbus Roger) typisch („viel Lärm um nichts"). Bei großem Defekt, allenfalls mit bereits einsetzender Shuntumkehr, geht die Lautstärke des Geräusches erheblich zurück. Der 2. Pulmonalton ist oft verstärkt. *Thorax-Röntgenbild:* Bei kleinem Septumdefekt sind Herzgröße und -form meistens völlig normal. Bei relevantem Shunt sind die A. pulmonalis und die zentralen Pulmonalgefäße dilatiert und die Lungenblutfülle vermehrt. Kommt es schließlich zum Druckausgleich zwischen den Ventrikeln und zur Shuntumkehr, so dominieren die Zeichen der pulmonalen Hypertonie (Abb. 21.19). *Elektrokardiogramm:* Typisch sind die Zeichen für Hypertrophie des linken oder beider Ventrikel. Intraventrikuläre Reizleitungsstörungen fehlen in der Regel. *Farbstoffverdünnungskurve:* Links-rechts- und allenfalls Rechts-links-Shunt. *Echokardiogramm:* Morphologisch große Defekte sind direkt sichtbar, ihre funktionelle Bedeutung kann mittels Doppler-Untersuchung abgeschätzt werden. Auch kleinste Defekte werden mittels Farbdoppler sicher erfaßt.

Differentialdiagnostisch muß beim Morbus Roger eine Mitralinsuffizienz oder eine hypertrophe obstruktive Kardiomyopathie in Erwägung gezogen werden.

Endokarditisrisiko. Wie bei allen anderen kongenitalen Vitien, mit Ausnahme des Vorhofseptumdefektes vom Sekundum- und vom Sinus-venosus-Typ und falsch mündender Lungenvenen, besteht auch beim Ventrikelseptumdefekt ein erhöhtes Risiko für die Entwicklung einer bakteriellen Endokarditis, die sich vor allem rechtsseitig manifestiert und septische Lungenembolien als Komplikationsmöglichkeit in sich birgt.

Spätkomplikationen des großen Ventrikelseptumdefektes mit pulmonaler Hypertonie sind neben der Rechtsherzinsuffizienz paradoxe (systemische) Embolien, Hirnabszesse, Rhythmusstörungen und Lungenblutungen.

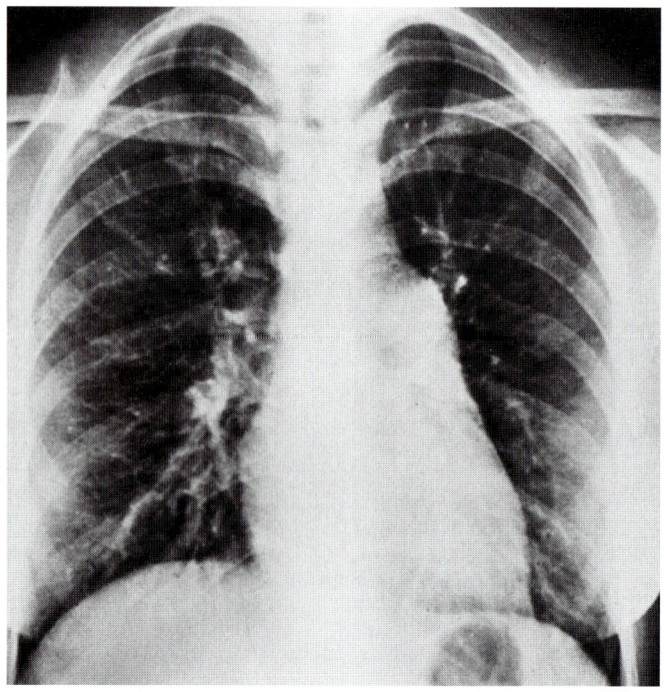

Abb. 21.**19** Ventrikelseptumdefekt mit Druckausgleich zwischen beiden Ventrikeln, bidirektionalem Shunt und pulmonaler Hypertonie bei einer 20jährigen Patientin.

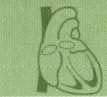

Hämoglobinzyanose 623

Vorhofseptumdefekt

! Der Vorhofseptumdefekt ist das im Erwachsenenalter am häufigsten beobachtete kongenitale Herzvitium (ca. 15–20%).

Er wird bei Frauen rund 3mal so häufig gefunden wie bei Männern. Nach der der Defektbildung zugrundeliegenden Entwicklungsstörung unterscheiden wir verschiedene Formen:

➤ *Vorhofseptumdefekt vom Sekundumtyp:* Diese häufigste Defektform liegt im Bereich der Fossa ovalis und ist auf eine mangelhafte oder fehlende Ausbildung des Septum secundum zurückzuführen (Abb. 21.**20**).

➤ *Vorhofseptumdefekt vom Primumtyp:* Tiefsitzender Vorhofseptumdefekt infolge fehlender Verschmelzung des Septum primum mit den Endokardkissen in der atrioventrikulären Übergangszone. Liegt gleichzeitig eine Wachstumsstörung oder Mißbildung der Endokardkissen vor, so unterbleibt häufig auch die Verschmelzung von Ventrikelseptum und Endokardkissen. Zusätzlich sind meistens auch die Mitral- und Trikuspidalklappen mißgebildet (Spaltung von anteriorem Mitral- und septalem Trikuspidalsegel, „cleft"). Die resultierende Störung wird als *atrioventrikulärer Kanaldefekt* oder *AV-commune* bezeichnet und setzt sich in ausgeprägten Fällen aus einem tiefsitzenden Vorhofseptumdefekt, einem hochsitzenden Ventrikelseptumdefekt und einer Mitral- und Trikuspidalklappeninsuffizienz zusammen. Da schwere Formen das Erwachsenenalter praktisch nicht erreichen, bei den leichten Formen aber in der Regel der Vorhofseptumdefekt im Vordergrund steht, kann diese Anomalie in diesem Abschnitt abgehandelt werden (Abb. 21.**21**).

➤ *Vorhofseptumdefekt vom Sinus-venosus-Typ:* Bei dieser seltenen, hochsitzenden Form eines Vorhofseptumdefektes unterbleibt die Septierung des ursprünglichen Sinus venosus.

Pathophysiologie und Verlauf. Bei großem Vorhofseptumdefekt ist der Links-rechts-Shunt besonders ausgeprägt. Der rechte Ventrikel hat somit eine vermehrte Volumenarbeit zu leisten, während der Großkreislauf, insbesondere die Aorta, unterentwickelt sind. Diese Art der Volumenbelastung wird im allgemeinen auch bei großem Shunt gut und meistens symptomlos ertragen. Beschwerden stellen sich in der Regel erst im späteren Erwachsenenalter (5. und 6. Lebensjahrzehnt) ein, wenn die Volumenbelastung zum Auftreten von Vorhofflimmern oder zur Rechtsherzinsuffizienz führt. Mit steigendem Druck im rechten Ventrikel und Vorhof kann es dann auch zur Ausbildung eines bidirektionalen Shuntes auf Vorhofebene und damit zur Zyanose kommen. Der operative Defektverschluß stellt beim Vorhofseptumdefekt vom Sekundumtyp keine Probleme und sollte vor Auftreten der Spätkomplikationen vorgenommen werden. Die totale operative Korrektur eines AV-Kanaldefektes dagegen ist schwieriger und hängt vom Ausmaß der einzelnen Mißbildungen ab.

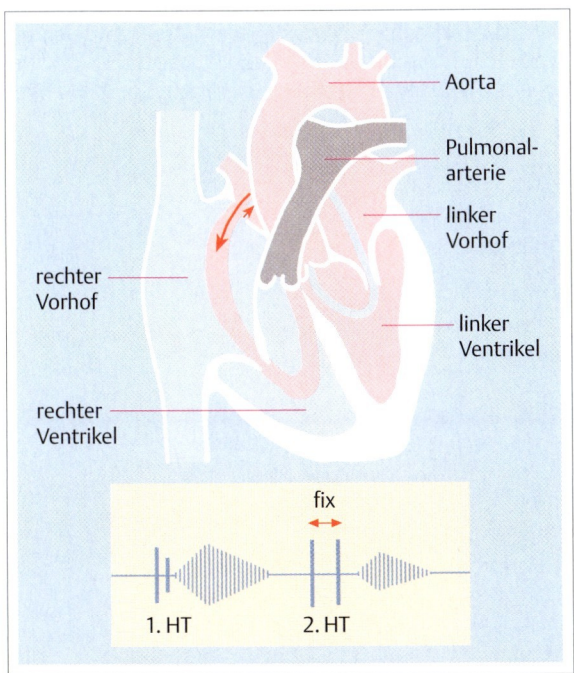

Abb. 21.**20** Schematische Darstellung der Kreislaufverhältnisse bei Vorhofseptumdefekt vom Sekundumtyp, ASD II (Abkürzungen siehe Abb. 21.9).

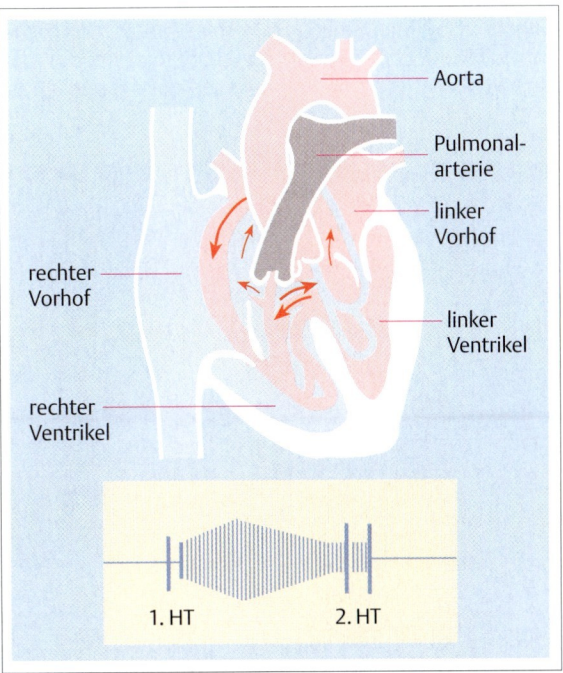

Abb. 21.**21** Schematische Darstellung der Kreislaufverhältnisse bei AV-Kanaldefekt (Abkürzungen siehe Abb. 21.9).

Spezielle Befunde

Symptome: Im Spätstadium Anstrengungsdyspnoe und erhöhte Ermüdbarkeit, evtl. Palpitationen, selten Zyanose und Zeichen der Rechtsherzinsuffizienz (gestaute Halsvenen, periphere Ödeme). *Palpation:* Verstärkter präkordialer Impuls. *Auskultation:* Spindelförmiges protomesosystolisches Austreibungsgeräusch über der A. pulmonalis als Ausdruck des erhöhten Lungenzeitvolumens, selten tieffrequentes frühdiastolisches Strömungsgeräusch über Trikuspidalis, ebenfalls zufolge des gesteigerten Blutflusses. Ein auf eine Mitralinsuffizienz hinweisendes holosystolisches Geräusch an der Herzspitze ist auf eine Spielart eines AV-Kanaldefektes verdächtig.

> **!** Klassischerweise ist der 2. Herzton im In- und Exspirium konstant gespalten.

Thorax-Röntgenbild: Bei ausgeprägteren Defektbildungen Vergrößerung von rechtem Vorhof und Ventrikel, prominentes Pulmonalissegment und eher hypoplastische Aorta. Ausgeprägte Hilusgefäßzeichnung (bei Durchleuchtung sog. „tanzende Hili", d. h. deutliche Pulsation der dilatierten Hilusgefäße) und stark durchblutete Lungenfelder (Abb. 21.**22** und 21.**23**). *Elektrokardiogramm:* Rechtslagetypus, partieller oder kompletter Rechtsschenkelblock. Überhöhte P-Wellen im Sinne der rechtsatrialen Überlastung. Bei älteren Patienten wird in 10–20 % Vorhofflimmern gefunden. Im Gegensatz zu diesen für den Vorhofseptumdefekt vom Sekundumtyp charakteristischen EKG-Veränderungen liegt beim Vorhofseptumdefekt vom Primumtyp und beim AV-commune ein sog. überdrehter Linkslagetypus vor (Maximalvektor von QRS über −30° nach links gerichtet und in der Frontalebene im Gegenuhrzeigersinn drehend). *Farbstoffverdünnungskurve:* Links-rechts-, allenfalls höchstens kleiner Rechts-links-Shunt. *Echokardiogramm:* Der Vorhofseptumdefekt vom Sekundumtyp ist selten klar sichtbar, da das dünne interatriale Septum häufig, auch wenn es intakt ist, nicht gut zur Darstellung kommt. Bei klinischem Verdacht weisen indes indirekte Zeichen (Vergrößerung der rechtsseitigen Herzhöhlen, paradoxe Septumbewegungen) und vor allem die Doppler-Untersuchung und die Injektion von Mikroblasen unter Valsalva auf einen erheblichen Defekt.

Die Diagnose einer AV-Kanalanomalie wird durch den Nachweis von gespaltenem Mitral- und allenfalls Trikuspidalklappensegel erhärtet. Im Gegensatz zu praktisch allen anderen Herzfehlern pfropft sich eine Endocarditis lenta nur äußerst selten auf einen Vorhofseptumdefekt vom Sekundumtyp auf.

Bei dem sehr seltenen *Lutembacher-Syndrom* ist der Vorhofseptumdefekt mit einer erworbenen oder angeborenen Mitralstenose kombiniert.

Falsch mündende Lungenvenen

Die vollständige Drainage des Lungenvenenblutes (total anomalous pulmonary venous connection) in den rechten Vorhof oder ins Kavasystem stellt eine schwere Anomalie dar und erlaubt ein Überleben nur bei gleichzeitigem Vorliegen eines Vorhof- oder Ventrikelseptumdefektes. Partiell falsch mündende Lungenvenen sind meistens ohne Einfluß auf die Lebenserwartung und bleiben häufig unerkannt. Am ehesten drainieren einzelne rechtsseitige Lungenvenen in die V. cava superior oder in den rechten Vorhof (Abb. 21.**24**). Selten münden die Lungenvenen der linken Lunge in einem gemeinsamen Stamm in die V. cava superior oder die rechtsseitigen in einem gemeinsamen Stamm subdiaphragmal in die V. cava inferior (Scimitar- oder Türkensäbelsyndrom, da dieser Venenstamm radiologisch einem parakardial rechts liegenden Türkensäbel ähnelt) (Abb. 21.**25**). Bei partieller Lungenvenentransposition ist das klinische Bild nicht von demjenigen eines Vorhofseptumdefektes vom Sekundumtyp zu unterscheiden, abgesehen davon, daß der 2. Herzton respiratorisch variabel gespalten ist

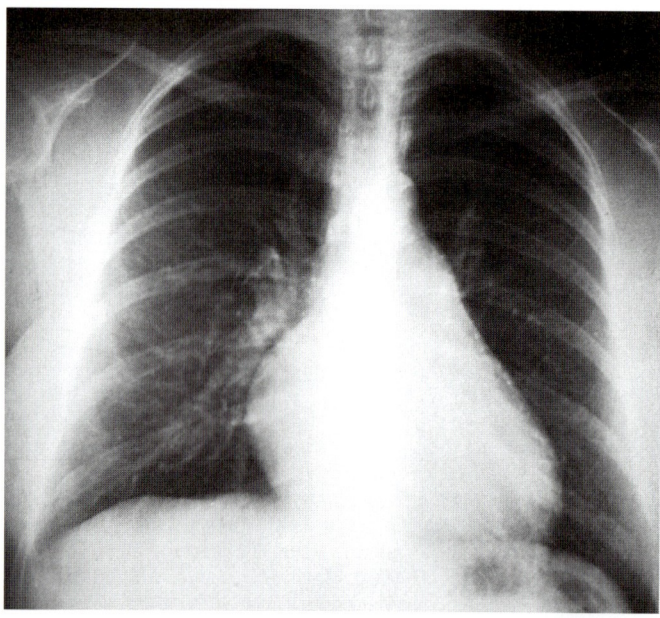

Abb. 21.22 Vorhofseptumdefekt vom Sekundumtyp. 19jährige Patientin.

Hämoglobinzyanose

Abb. 21.**23** AV-Kanaldefekt bei einem 17jährigen Patienten.

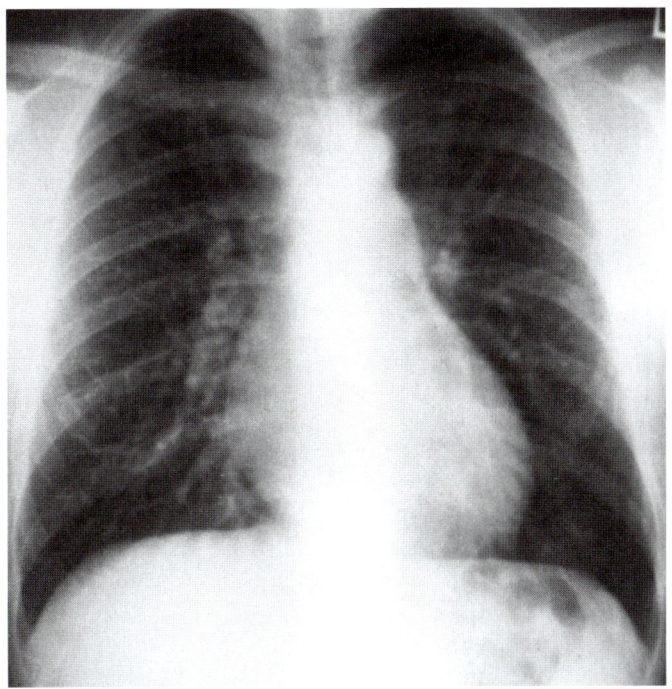

und nie ein Rechts-links-Shunt und damit auch keine Zyanose auftritt. Falsch mündende Lungenvenen stellen deshalb eine wichtige Differentialdiagnose zum Vorhofseptumdefekt vom Sekundumtyp, mit dem sie zudem häufig kombiniert sein können, dar. Die operative Korrektur ist jedoch in der Regel kompliziert.

Pulmonalstenose

Die reine Pulmonalstenose macht etwa 3–5 % aller angeborenen Herzfehler aus. Anatomisch handelt es sich entweder um eine reine Klappenstenose, um eine muskuläre Infundibulum-(Konus-)stenose oder um eine kombinierte Form (Abb. 21.**26**). Diese Unterscheidung, die vor allem durch die Druckmessung beim Herzkatheterismus und aufgrund der Angiokardiographie sicher möglich ist, hat praktisches Interesse, weil die operative Behandlung von Klappen- und Infundibulumstenose verschieden ist. Die Zyanose wird bei Kindern fast immer vermißt. Sie tritt erst, wenn überhaupt, in einer späteren Krankheitsphase auf, sei es als Folge der rechtsventrikulären und konsekutiven rechtsatrialen Drucksteigerung im Zusammenhang mit dem Auftreten eines Rechts-links-Shuntes auf Vorhofebene durch das sehr häufig offene Foramen ovale, sei es aufgrund einer rechtsseitigen Herzinsuffizienz mit vermehrter peripherer Ausschöpfung.

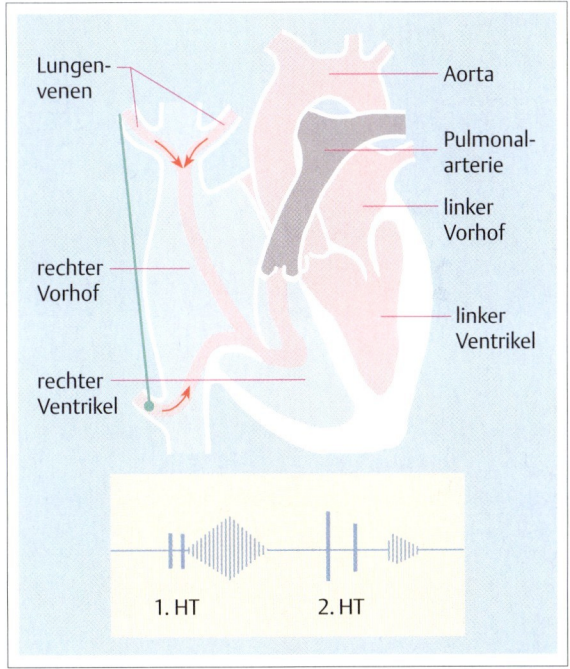

Abb. 21.**24** Schematische Darstellung der Kreislaufverhältnisse bei partiell falsch mündenden Lungenvenen. Der 2. Herzton ist breit, aber variabel gespalten (Abkürzungen siehe Abb. 21.9).

Spezielle Befunde

Symptome: Oft wenig symptomatisch bei leichten und mittelschweren Stenosen. Dyspnoe, später die Zeichen der Rechtsherzinsuffizienz und Zyanose. *Palpation:* Systolisches Schwirren parasternal im 2. und 3. Interkostalraum links. *Auskultation:* Lautes, rauhes, protomesosystolisches Austreibungsgeräusch parasternal links im 2. und 3. Interkostalraum. Geräuschmaximum gegen Ende der Systole spricht für schwere, Geräuschmaximum im ersten Teil der Systole für leichte Verengung der Pulmonalisöffnung. Milde Pulmonalstenosen weisen meist einen lauten, gut vom 1. Herzton abgesetzten pulmonalen Austreibungston. Je schwerer die Stenose wird, desto näher rückt der Austreibungston an den 1. Herzton heran und nimmt an Lautstärke ab (tiefer diastolischer Pulmonalisdruck!), bei schwerer Stenose fehlt er während der Inspiration oder vollständig, weil die Vorhofaktion die Pulmonalklappe bereits geöffnet hat. Der 2. Herzton ist gespalten, wobei das Pulmonalissegment in bezug auf seine Lautstärke hinter dem Aortensegment zurücktritt und mit zunehmendem Schweregrad der Stenose an Lautstärke abnimmt. Je größer das Intervall zwischen der Aorten- und Pulmonaliskomponente des 2. Herztones ist, desto schwerer die Stenose. *Thorax-Röntgenbild:* Die Pulmonalarterie ist poststenotisch dilatiert, sie kann auch pulsieren, während die mittleren Lungenarterien sich kaum bewegen. Die Aorta ist oft hypoplastisch, der linke Ventrikel klein. Die Lungenfelder sind wegen der verminderten Lungendurchblutung bei sehr schweren Fällen hell (Abb. 21.27). *Elektrokardiogramm:* Ausgesprochener Rechtslagetypus mit den Zeichen der Rechtshypertrophie (hohe spitze R-Wellen in den rechtspräkordialen Ableitungen mit negativen T-Wellen in $V_1 - V_4$. *Echokardiogramm:* Nachweis einer vorzeitigen Öffnung der Pulmonalklappen, einer überhöhten „a"-Welle, direkte Visualisation der stenotischen Klappe und poststenotischen Pulmonalarteriendilatation. Mittels Doppler-Untersuchung kann der Druckgradient bestimmt werden. Pulmonalstenosen werden heute in jedem Alter mittels der Ballonmethode aufgesprengt.

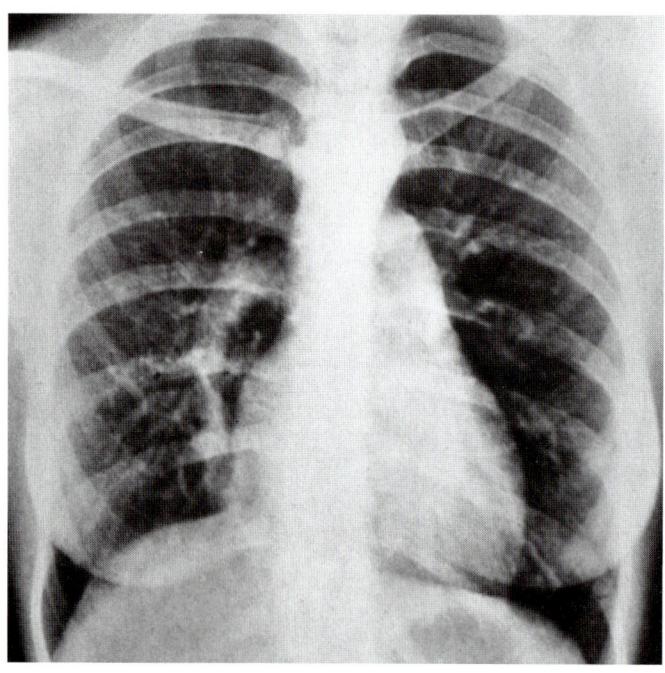

Abb. 21.**25** Falsch mündende Lungenvenen aus dem rechten Mittel- und Unterlappen, die in einem gemeinsamen Stamm in die V. cava inferior münden, sog. Scimitar-Syndrom. 16jährige Patientin.

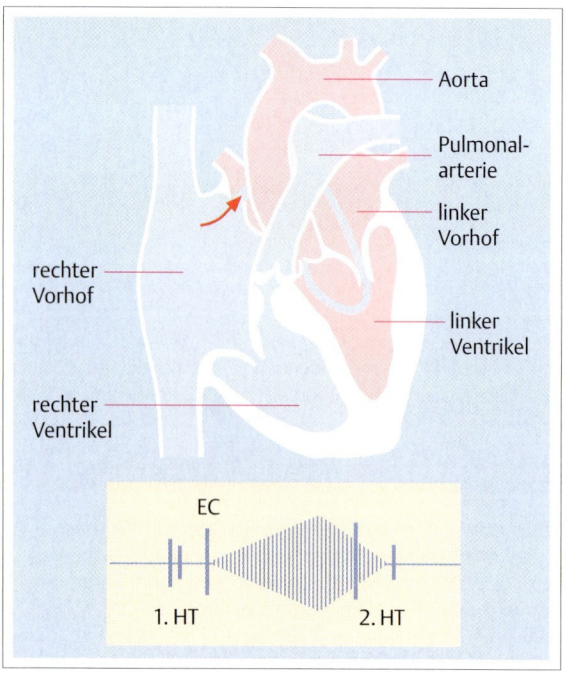

◀ Abb. 21.**26** Schematische Darstellung der Kreislaufverhältnisse bei valvulärer und infundibulärer Pulmonalstenose (Abkürzungen siehe Abb. 21.9).

Abb. 21.27 Valvuläre Pulmonalstenose mit einem mittleren Druckgradienten von 40 mmHg. 20jährige Patientin.

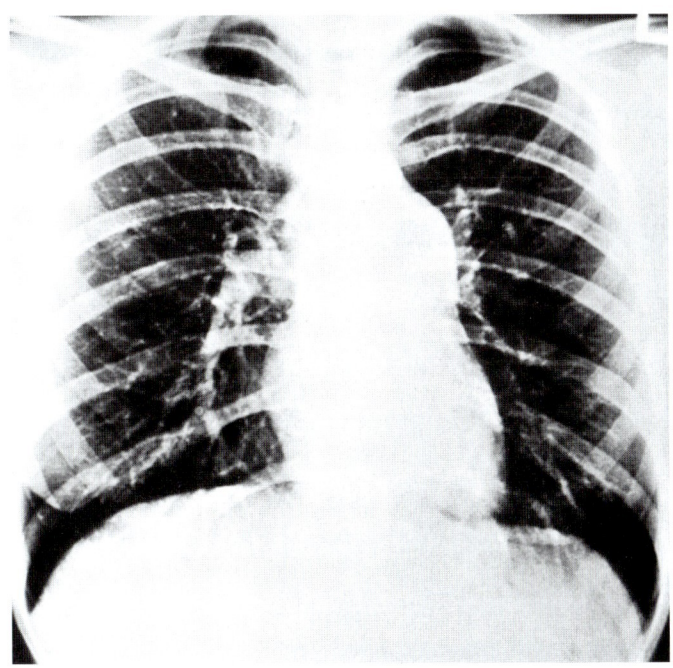

Periphere Zyanose

Bei der peripheren Zyanose sind die arterielle Sauerstoffsättigung und damit der Gehalt an reduziertem Hämoglobin im arteriellen Blut normal. Durch allgemeine oder lokale Verlangsamung der peripheren Zirkulation kommt es zu einer vermehrten Sauerstoffausschöpfung, wodurch der Gehalt an reduziertem Hämoglobin im kapillaren und venösen Blut ansteigt.

Periphere kardiale Zyanose

Kontraktionsschwäche und Abnahme des Herzzeitvolumens führen bei der *myokardialen Insuffizienz* zur zunehmenden Verlangsamung des Blutstroms im ganzen Körper. Die Kreislaufzeiten sind entsprechend verlängert. Die daraus resultierende Ausschöpfungszyanose ist besonders ausgeprägt an den Akren und bei Kälteeinfluß. Daneben finden sich natürlich die übrigen Zeichen der Herzinsuffizienz (Zeichen der Lungenstauung und/oder des erhöhten Systemvenendrucks).

Periphere Zyanose bei Blutveränderungen

Präzipitation von Kryoglobulinen oder Kälteagglutininen bei der *Kryoglobulinämie* bzw. erhöhtem *Kälteagglutinationstiter* oder Erythrozytenverklumpungen in den Kapillaren bei der *Polyglobulie* können seltenerweise ebenfalls eine Blutstase mit peripherer Ausschöpfungszyanose bedingen.

Periphere lokale Zyanose

Lokale arterielle Durchblutungsstörungen zeigen im allgemeinen keine oder nur eine ganz geringgradige Zyanose. Bei vollständigem Sistieren des arteriellen Blutzuflusses erscheint das betroffene Gewebe blutleer, d.h. marmoriert.

Akrozyanose, Erythrocyanosis crurum, Livedo

Diesen 3 Formen peripherer lokaler Zyanose liegen z.T. schwer verstandene atonisch-hypertone Dysregulationen der venös-kapillären Strombahnen zugrunde.

➤ *Akrozyanose:* Blaurote Verfärbung der Akren bei vegetativer Dystonie, verstärkt bei Kälte und Nässe.
➤ *Erythrocyanosis crurum:* Blaurote, wenig schmerzhafte Verfärbung der Unterschenkel mit teigiger Schwellung bei jungen Frauen oder sekundär bei neurologischen Erkrankungen (nach Poliomyelitis, traumatischer Querschnittsläsion usw.).
➤ *Livedo:* fleck-, streifen-/netzförmige Zyanose bei funktionell oder organisch bedingter venöser Stauung.

Neurovaskuläre Schultergürtelsyndrome, Brachialgien

Gelegentlich begleitet eine periphere Zyanose oder ein Raynaud-Syndrom intermittierend auftretende oder dauernde Kompressionszustände von A. subclavia, Plexus brachialis oder eventuell V. subclavia. Im Vordergrund stehen aber Schmerzen, Hyper-, Hyp- oder Paraästhesien, Kältegefühl, Druckempfindlichkeit und Muskelschwäche.

Pathogenetisch werden das Scalenus-anterior-Syndrom, die Halsrippe, das Kostoklavikular-, das Hyperabduktions-, das Pectoralis-minor-, das Malpositions- und das Klippel-Feil-Syndrom unterschieden.

21.2 Hämiglobinzyanose

Methämoglobinämie

Pathogenese. Während im Hämoglobin das Eisen in zweiwertiger Form vorliegt, ist dieses beim Hämiglobin (Methämoglobin) zur dreiwertigen Form oxidiert. Das Hämiglobin ist nicht mehr zum Sauerstofftransport fähig.

Bei Gesunden wird ständig ein kleiner Teil Hämoglobin (Hb_{II}) in den Erythrozyten spontan zu Hämiglobin (Hb_{III}) oxidiert und enzymatisch durch die NADPH-Methämoglobin-Reduktase wieder in Hb_{II} zurückgeführt. Der physiologische Häm- bzw. Methämoglobingehalt variiert beim Erwachsenen zwischen 0,1–0,6% (beim Raucher bis zu 10% und mehr des Gesamthämoglobins). Eine Vermehrung des Methämoglobingehaltes findet sich bei gesteigerter Oxidation und verminderter Reduktion (Abb. 21.**28**).

Enthält das Blut über 1,5 g/100 ml Methämoglobin, spricht man von *Methämoglobinämie*. Bei diesem Grenzwert beginnt die Zyanose sichtbar zu werden. Bei höheren Konzentrationen nimmt das Kolorit einen blaugrauen bis grünlichen Ton an und kontrastiert meistens mit dem allgemeinen Wohlbefinden. Klinische Symptome wie Schwindel, Müdigkeit oder Tachykardie werden erst bei einem Methämoglobingehalt von über 40% des Gesamthämoglobins manifest. Als Letaldosis werden 70–80% Methämoglobin angegeben.

Hereditäre Methämoglobinämien

Bei diesen seltenen, hereditären Krankheitsbildern tritt die meist deutliche Zyanose typischerweise schon bei der Geburt oder kurz danach auf. Gegen das Vorliegen eines zyanotischen Herzvitiums spricht das Fehlen sonstiger Symptome. Da indes das fetale Hämoglobin gegenüber Methämoglobinbildnern wesentlich empfindlicher ist, muß bei Säuglingen unbedingt eine toxische Genese der Zyanose ausgeschlossen werden (Heinz-Innenkörper). Allgemeinbefinden, Leistungsfähigkeit und Lebenserwartung sind kaum beeinträchtigt, die Bildung von Uhrglasnägeln und Trommelschlegelfinger wurde nicht beobachtet.

Hämoglobinopathie M

Bei diesen autosomal dominant vererbten Krankheitsbildern liegt ein Teil des Hämoglobins als pathologisches Hämoglobin M vor. Durch die andersartige Aminosäuresequenz der β-Ketten im Hämmolekül verschiebt sich das Gleichgewicht zwischen Hb_{II} und Hb_{III} in Richtung des oxidierten Zustandes (Hb_{III}). Der Nachweis von HbM erfolgt spektroskopisch oder mittels der Hämoglobinelektrophorese.

NADPH-Methämoglobin-Reduktase-Mangel

Bei diesem seltenen autosomal rezessiven Erbleiden bedingt der Mangel an NADPH-Methämoglobin-Reduktase ein Ansteigen des Methämoglobingehalts auf 15–30% des Gesamthämoglobins.

Hämoglobine mit niedriger O_2-Affinität

Diese sehr seltenen, autosomal dominant vererbten Leiden weisen Hämoglobine mit verminderter O_2-Affinität auf. Vor allem die Hb-Kansas- und Hb-Beth-Israel-Hämoglobinopathie zeigen klinisch eine Zyanose. Trotz normaler Sauerstoffspannung ist das arterielle Blut in diesen Fällen nur etwa zu 50% mit Sauerstoff gesättigt.

Toxische Methämoglobinämien

Ursachen. Verschiedene chemische Substanzen und eine Reihe von Medikamenten begünstigen direkt oder indirekt den Oxidationsvorgang:

- Nitrite (als Nahrungsmittelzusatz, Amylnitrit, Nitroglycerin),
- Nitrate (Silbernitrat, Bismutum subnitricum, nitrathaltiges Pökelsalz),
- Nitrobenzol (Parfüm- und Sprengstoffindustrie),
- Nitrosegase (autogenes Schweißen),
- Chlorate (Kaliumchlorat),
- Analgetika (Phenacetin, Acetanilid usw.),
- Sulfonamide,
- Anilinderivate (Farbstoffe).

Klinik. Folgende Kriterien weisen bei Vorliegen einer unklaren Zyanose auf eine toxische Methämoglobinbildung hin:

- Zeitlicher Zusammenhang zwischen Auftreten der Zyanose und Einnahme eines Methämoglobinbildners.

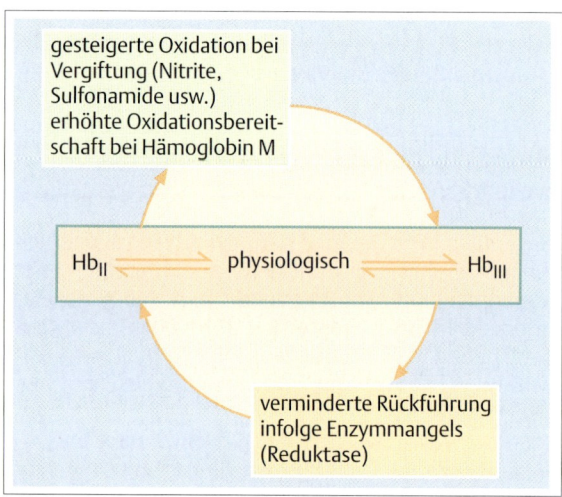

Abb. 21.**28** Beziehung zwischen Hämoglobin und Hämiglobin.

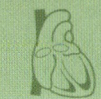

- Flüchtiger Charakter der Zyanose, sofern das toxische Agens nicht chronisch eingenommen wird.
- Abnorm dunkelbraune Farbe des frisch entnommenen Blutes, welches sich durch Schütteln an der Luft nicht aufhellt wie gewöhnliches venöses Blut.
- Heinz-Innenkörper in den Erythrozyten lassen sich mit Spezialfärbung bei den meisten erworbenen Methämoglobinämien im Blutausstrich finden.
- Ausbildung einer hämolytischen Anämie in einzelnen Fällen, besonders bei Säuglingen.

Spezielle Diagnostik

Als diagnostischer Test und zugleich therapeutische Maßnahme bei toxischer und der angeborenen Methämoglobinämie bei NADPH-Cytochrom-b5-Reduktase (Diaphorase)-Mangel, nicht aber bei der Hämoglobinopathie M bewirkt Methylenblau, langsam (über 5 Minuten) intravenös in der Dosis von 1–2 mg/kg Körpergewicht als 0,1–1%ige Lösung verabreicht eine je nach Schweregrad teilweise oder vollständige Rückbildung der Hb_{III}-Zyanose. Eine 2. Dosis von 2 mg/kg Körpergewicht kann nachgespritzt werden, wenn die Zyanose nicht innerhalb 1 Stunde verschwunden ist. Kumulative Dosen über insgesamt 7 mg/kg Körpergewicht können zu Atemnot, Herzschmerzen, Unruhe, Angstgefühlen, Tremor und zu einer Hämolyse führen. Bei gleichzeitigem Vorliegen eines Glucose-6-Phosphatdehydrogenase-Mangels ist Methylenblau aber kontraindiziert, da es eine schwere Hämolyse auslösen kann. Ascorbinsäure hat denselben Effekt, ist jedoch weniger wirksam. Die Diagnose wird gesichert durch den spektroskopischen Nachweis von Methämoglobin, das bei 630 nm eine spezifische Absorptionsbande aufweist.

Differentialdiagnostische Probleme zwischen peripherer und einer Methämoglobinzyanose können sich vor allem beim kreislaufkranken Patienten, der mit Nitroglycerin behandelt wird, auf der Intensivstation bei Verabreichung von Nitroprussidnatrium oder in der Verbrennungstherapie mit Silbernitrat ergeben. Trotz der weiten Verbreitung diesbezüglich toxischer Substanzen ist die Methämoglobinämie ein seltenes Krankheitsbild. Es ist denkbar, daß die Prädilektion dazu auf einem zusätzlichen Enzymdefekt beruhen könnte.

Sulfhämoglobinämien

Sehr selten kann es nach Einnahme von Phenacetin, Sulfonamiden, bei Schwefelwasserstoffvergiftungen und im Zusammenhang mit gastrointestinalen Störungen (Obstipation) zur Bildung des spektroskopisch nachweisbaren Sulfhämoglobins (irreversibel oxidativ aufgespaltenes Häm) kommen. Die schmutzig-bräunlich-violette Hautverfärbung wird schon bei sehr geringem Sulfhämoglobingehalt sichtbar und das Blut erscheint grünlich verfärbt.

21.3 Pseudozyanose

Eine abnorme Färbung der Haut selbst durch Pigmentation oder Ablagerung körperfremder Substanzen wird gelegentlich als Pseudozyanose bezeichnet. Von den exogenen Substanzen, die in Haut und Schleimhäuten abgelagert werden, sind besonders Silber (Argyrosis) und Gold (Chrysiasis) sowie Arsen (*Arsenmelanose*) zu erwähnen.

Literatur

Alexander RW, Schlant RC, Fuster V, eds. Hurst's the heart. 9th ed. New York: McGraw-Hill; 1998: 2602 p.

Amplatz K, Moller JH, Castaneda-Zuniga WR. Radiology of congenital heart disease. St-Louis: Mosby-Year Book; 1992.

Begemann H, Rastetter J. Klinische Hämatologie. 4. Aufl. Stuttgart: Thieme; 1993.

Beuren AJ. Primär-zyanotische angeborene Herzfehler. In: Hornbostel H, Kaufmann W, Siegenthaler W, Hrsg. Innere Medizin in Praxis und Klinik. 4. Aufl. Stuttgart: Thieme; 1992.

Beutler E, Lichtman M, Coller B, Kripps T, eds. William's hematology. 5th ed. New York: Mc-Graw-Hill; 1995: 1668 p.

Braunwald E, ed. Heart disease. 5th ed. Philadelphia: Saunders; 1997: 1996 p.

Crystal RG, West JB, Weibel ER, Barnes PJ. The lung. 2nd ed. Philadelphia: Lippincott-Raven; 1997.

Fallot A. Contribution à l'anatomie pathologique de la maladie bleue (cyanose cardiaque). Marseille méd. 1888; 25: 418.

Feigenbaum H. Echocardiography. 5th ed. Philadelphia: Lea & Febiger; 1994.

Gelb B. Congenital heart disease: gene defects and molecular biological studies. In: Marks A, Taubman M, eds. Molecular biology of cardiovascular disease. New York: Dekker; 1997: 552 p.

Kirklin JW, Barratt-Boyes BG. Cardiac surgery. 2nd ed. New York: John Wiley & Sons; 1993.

Mazza J, ed. Manual of clinical hematology. 2nd ed. Boston: Little, Brown and Company; 1995.

Murray JF, Nadel JA. Textbook of respiratory medicine. 2nd ed. Philadelphia: Saunders; 1994.

Perloff JK, Child JS. Congenital heart disease in adults. 2nd ed. Philadelphia: Saunders; 1997.

Redington A, Shore D, Oldershaw P. Congenital heart disease in adults: a practical guide. Philadelphia: Saunders; 1994.

Rubani G, Dzau V. The endothelium in clinical practice. New York: Dekker; 1997: 576 p.

Rutishauser W, Krayenbühl HP. Herz. In: Siegenthaler W, Hrsg. Klinische Pathophysiologie. 7. Aufl. Stuttgart: Thieme; 1994: 482–534.

22 Herzrhythmusstörungen

M. Rothlin und E. Fischer

Allgemeine Bemerkungen 632
    Diagnostische Methoden 632
    Symptome 632
    Klinische Bedeutung 632

Einteilung der Herzrhythmusstörungen 633

22.1 Tachykardien 633

Sinustachykardie 633
Supraventrikuläre Tachykardien 634
    Vorhoftachykardien 634
    Vorhofflimmern und Vorhofflattern 634
    AV-Knotentachykardie 635
Ventrikuläre Tachykardien 637

22.2 Bradykardien 639

Sinusbradykardie 639
SA-Blockierungen 639
AV-Blockierungen 640

22.3 Arrhythmien 641

Arrhythmie durch Extrasystolie 641
Supraventrikuläre Extrasystolen 642
Ventrikuläre Extrasystolen 642
Arrhythmie durch Vorhofflimmern 644
Arrhythmie durch Vorhofflattern 645
Arrhythmie durch inkonstante Blockformen und Doppelrhythmen 646
Arrhythmie bei Pacemaker 647

22.4 Kombinationen: Bradyarrhythmien, Tachyarrhythmien 647

Sinusknotensyndrom (Sick-Sinus-Syndrom) 647
Respiratorische Arrhythmie 648

Allgemeine Bemerkungen

Diagnostische Methoden

Elektrokardiogramm. Rhythmusstörungen äußern sich durch eine zu schnelle, zu langsame oder unregelmäßige Schlagfolge der Herzaktionen. Sie können oft bereits klinisch durch *Palpation des arteriellen Pulses, Inspektion der venösen Pulsationen* und *Auskultation des Herzens* festgestellt werden. Die klinischen Befunde erlauben in der Regel jedoch nur Vermutungsdiagnosen. Zur exakten Analyse des Herzrhythmus wird als diagnostische Methode der Wahl das *Elektrokardiogramm* verwendet. Die wichtigsten Elemente der EKG-Analyse sind Vorkommen und Form der P-Wellen, ihre Zuordnung zu den QRS-Komplexen sowie zeitliches Auftreten und Konfiguration der Kammerkomplexe.

Langzeit-EKG. Diagnostische Schwierigkeiten ergeben sich oft bei paroxysmalen Störungen, wenn sie mit dem Ruhe-EKG im Intervall nicht faßbar sind. In solchen Situationen wird eine elektrokardiographische Überwachung des Herzrhythmus während mehrerer Stunden oder Tage (*Langzeit-EKG*) notwendig. Allgemein hat sich im Langzeit- oder *Holter-EKG* eine Aufzeichnungsdauer von 24 Stunden durchgesetzt. Der Patient kann dabei seinen üblichen Tätigkeiten in seiner gewohnten Umgebung nachgehen.

EKG-Ereignisspeicher. Bei seltener, z. B. nur alle 1–3 Wochen auftretenden symptomatischen Episoden stehen heute *EKG-Ereignisspeicher (event recorder)* zur Verfügung. Diese Geräte werden bei Auftreten von Symptomen durch Knopfdruck vom Patienten selbst aktiviert. Somit wird das EKG nur zum Zeitpunkt der Symptome registriert. Diese Methode erlaubt bei geringen Kosten eine häufigere Erkennung der ursächlichen Arrhythmien als das Holter-EKG.

Belastungs-EKG. Bestimmte Rhythmusstörungen lassen sich durch körperliche Belastung provozieren und sind deshalb insbesondere im *Belastungs-EKG* nachweisbar.

Intrakardiale EKG-Ableitung. Für spezielle Fragestellungen können *intrakardiale EKG-Ableitungen* (z. B. genaue Lokalisation von AV-Überleitungsstörungen mittels *His-Bündel-EKG*) angezeigt sein. In Verbindung mit programmierter atrialer und/oder ventrikulärer Stimulation hat diese Methode den Einblick in die Pathogenese von Rhythmusstörungen in den letzten Jahren wesentlich erweitert. Zudem wird die *programmierte Stimulation* auch zur Therapieeinstellung und Therapiekontrolle im Akutversuch bei komplexen Rhythmusstörungen verwendet.

Ventrikuläre Spätpotentiale. In den letzten Jahren hat die Erfassung von pathologischen Signalen (*ventrikuläre Spätpotentiale, "ventricular late potentials"*) mittels Signalmittelungstechnik im Oberflächen-EKG vor allem bei Patienten mit koronarer Herzkrankheit und Gefährdung durch ventrikuläre Tachykardien eine gewisse Bedeutung erlangt.

Herzfrequenzvariabilität. Ein neues Kriterium eines kardialen Risikos ist die *Herzfrequenzvariabilität (RR-Variabilität)*. Bei dieser Methode wird die Frequenzstarre des Herzens durch die Messung der RR-Abstände über eine gewisse Zeitspanne ermittelt. Moderne Langzeit-EKG-Geräte bieten die Möglichkeit einer automatischen Vermessung. Es wurde bereits vielfach bestätigt, daß eine geringe Variation der Sinusknotenzykluslänge ein kardiales Risiko anzeigt. Eine Standardabweichung der Periodendauer von weniger als 30–50 ms wird als pathologisch gewertet.

Symptome

Herzklopfen (Palpitationen), Herzstolpern, Aussetzer, Herzrasen, Herzjagen, Hämmern im Halsbereich, Schwindelzustände bis hin zur *Synkope* und *Angina pectoris* gehören zu den zahlreichen Symptomen, welche durch eine Arrhythmie verursacht werden können. Freilich sind diese Symptome kein Beweis für das Vorliegen einer Herzrhythmusstörung, können sie doch auch bei ganz normaler Schlagfolge verspürt werden. Andererseits werden selbst schwere Arrhythmien vom Patienten häufig nicht wahrgenommen.

Symptomzuordnung. Eine gewisse Zuordnung von Symptomen zu bestimmten Störungen des Rhythmus ist möglich.
- Herzstolpern oder Aussetzer werden in der Regel durch eine kompensatorische Pause nach Extrasystolen verursacht, welchen ein besonders kräftiger Schlag folgt.
- Herzjagen oder -rasen ist Ausdruck einer besonders schnellen Schlagfolge bei supraventrikulärer, ventrikulärer oder Sinustachykardie.
- Das Gefühl des Hämmerns im Halsbereich entsteht, wenn sich der rechte Vorhof bei bereits eingetretener Systole der Kammern gegen die geschlossene Trikuspidalklappe kontrahiert. Dieses Phänomen ist als sogenannte *Cannon-Wave* im Bereiche der Vena jugularis interna sichtbar. Ursächlich sind häufig AV-Knotentachykardien oder ventrikuläre Extrasystolen.
- Anfallsweise Tachykardien können bei koronarer Herzkrankheit eine Angina pectoris verursachen.
- Synkopen treten klassisch mit einem totalen AV-Block auf; auch andere extreme Bradykardien kommen ursächlich in Frage. Synkopen, die den Beginn einer paroxysmalen Tachykardie begleiten können, sind weniger Folge einer raschen Herzschlagfolge als einer vasomotorischen Dysregulation.

Zur klinischen Differentialdiagnose des kurzdauernden Bewußtseinsverlustes siehe auch Kapitel 32–32.

Klinische Bedeutung

Die Differentialdiagnose einer Arrhythmie darf sich nicht auf die Erkennung der spezifischen Rhythmusstörung im EKG beschränken, vielmehr muß sie die Erfassung der gesamten klinischen Situation mit einbeziehen. Das weitere Vorgehen hängt fast nie von der Art der Arrhythmie allein ab, sondern wird von den Begleitumständen in ausschlaggebenderweise mitbestimmt.

> **!** Bei Herzgesunden sind viele Rhythmusstörungen harmlos. Bei einer *organischen Herzkrankheit* wie etwa einem akuten ischämischen Syndrom bei koronarer Herzkrankheit können dieselben Arrhythmien lebensbedrohlich sein.

Herzklappenerkrankungen, schwerwiegende linksventrikuläre Dysfunktion, Kardiomyopathien und kongenitale Vitien erhöhen das Risiko von Rhythmusstörungen. Auch bei klinisch herzgesund erscheinenden Patienten kann das EKG eine Antesystolie oder ein langes QT-Syndrom aufdecken, welche die Dignität einer Arrhythmie grundlegend verändern; dasselbe gilt für die Aufdeckung einer arrhythmogenen rechtsventrikulären Dysplasie im Echokardiogramm.

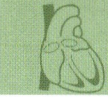

Exogene Faktoren. An extrakardialen Faktoren sind im Hinblick auf Arrhythmien die Hyperthyreose und der Kaliummangel zu beachten. Stets ist auch an toxische Einflüsse wie Ethanol, Nikotin, Koffein und Medikamente, namentlich Antiarrhythmika (proarrhythmischer Effekt) zu denken.

Psychische Faktoren. Auch die Persönlichkeitsstruktur des Patienten gehört zum klinischen Bild. Ängstliche, emotional instabile und seelisch belastete Individuen neigen dazu, an Palpitationen oder ähnlichen Beschwerden zu leiden, die nicht unbedingt mit einer objektivierbaren Rhythmusstörung einhergehen müssen. Man hüte sich aber davor, die Klagen solcher Patienten vorschnell der Rubrik *funktionelle Beschwerden* zuzuordnen, es kommt nämlich auch vor, daß eine verkannte Arrhythmie die oben genannte psychische Labilität verursacht.

Einteilung der Herzrhythmusstörungen

Die hämodynamischen Auswirkungen von Rhythmusstörungen sind in erster Linie abhängig von der Kammerfrequenz. Wir halten uns deshalb für die praktischen Zwecke der Differentialdiagnose an die Einteilung in *Tachykardien, Bradykardien* und die eigentlichen *Arrhythmien*.

! Oft lassen sich zwischen den verschiedenen Formen keine exakten Grenzen ziehen, da beim gleichen Patienten gleichzeitig verschiedene Rhythmusstörungen vorliegen können.

22.1 Tachykardien

Definition. Eine Tachykardie besteht definitionsgemäß bei einer Kammerfrequenz von über 100/min. Bei unregelmäßiger Schlagfolge werden Tachykardien als *Tachyarrhythmien* bezeichnet. Klinisch sind länger anhaltende Tachykardien von anfallsweise auftretenden, kürzer dauernden, sog. *paroxysmalen Tachykardien*, abzugrenzen. Die wichtigsten elektrokardiographischen Differentialdiagnosen sind in der Tab. 22.1 aufgeführt.

Tabelle 22.1 Tachykardien: elektrokardiographische Differentialdiagnose

Sinustachykardie
Supraventrikuläre Tachykardie
    Vorhoftachykardie
    Vorhofflattern
    Vorhofflimmern
    Knotentachykardien (AV-junktionale Tachykardien)
Ventrikuläre Tachykardien

Sinustachykardie

Die Sinustachykardie ist beim Erwachsenen ein physiologisches Phänomen während körperlicher oder emotioneller Belastung. Als Dauerzustand oder bei anfallsartigem Auftreten kann sie Ausdruck einer Krankheit sein. Bei der paroxysmalen Sinustachykardie wird im Gegensatz zu paroxysmalen ektopen Tachykardien in der Regel ein allmählicher Anstieg und Abfall der Herzfreqzenz beobachtet (Abb. 22.1).

Falls bei einem Patienten eine Sinustachykardie nachweisbar ist, sollten im wesentlichen die folgenden Ursachen in Betracht gezogen werden:

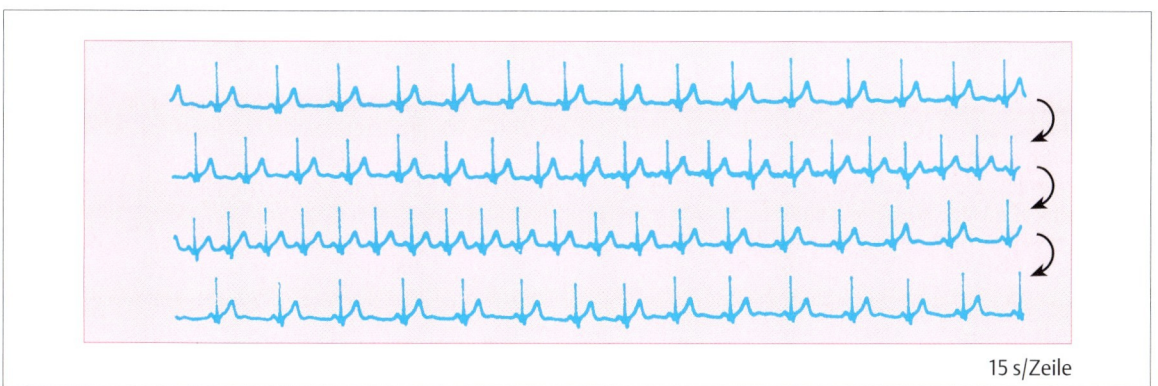

Abb. 22.1 Paroxysmale, kurzdauernde Sinustachykardie (Ableitung V_5 mit fortlaufender Registrierung). Kurze Episode mit allmählicher Beschleunigung und allmählichem Abfall der Sinusfrequenz. Das EKG stammt von einem 20jährigen vegetativ labilen Patienten, der häufig Herzklopfen verspürt.

Herzinsuffizienz. Die Sinustachykardie kann ein wichtiges Zeichen einer verminderten Förderleistung des Herzens sein. Sie tritt bei der Herzinsuffizienz kompensatorisch zur Aufrechterhaltung des Herzminutenvolumens auf. Man soll deshalb stets nach weiteren Kardinalzeichen der Herzinsuffizienz (Dyspnoe, Kardiomegalie, Stauungszeichen, Galopprhythmus) suchen.

Entzündliche Herzkrankheiten. Myo-, Peri- und Endokarditis s. Kapitel 20.

Lungenembolie. Größere Lungenembolien gehen praktisch immer mit einer Sinustachykardie einher. Insbesondere bei Bettlägerigen muß diese Möglichkeit bei sonst ungeklärter Sinustachykardie in die differentialdiagnostischen Überlegungen mit einbezogen werden.

Extrakardiale Krankheiten. Eine konstant erhöhte Herzfrequenz findet sich typischerweise bei der *Hyperthyreose*. Im Gegensatz dazu treten Sinustachykardien beim *Phäochromozytom* anfallsweise auf.

Ferner erwähnt seien Zustände mit *Fieber, Anämie, Hypovolämie, Hypoxämie* (akute und chronische Lungenerkrankungen) und *arterieller Hypotonie*, der *chronische Alkoholismus* und das *Entzugssyndrom bei Drogenabhängigen*.

Bei *postinfektiösen Zuständen* ist die Sinustachykardie oft während längerer Zeit Ausdruck einer vegetativen Regulationsstörung.

Funktionelle Störungen. Oft lassen sich auch nach eingehenden Abklärungen außer der Sinustachykardie keinerlei krankhafte Befunde erheben. Diese Fälle zeigen aber meistens zusätzliche Zeichen der *vegetativen Dystonie*. Psychische Konfliktsituationen können bei Patienten mit vegetativer Dystonie die Neigung zu Sinustachykardien begünstigen. Körperlich untrainierte Menschen neigen schon während geringer physischer Belastung zu inadäquat starkem Anstieg der Herzfrequenz.

➤ Dem Formenkreis der funktionellen kardiovaskulären Störungen wird das sog. *hyperkinetische Herzsyndrom* zugeordnet. Dieses ist gekennzeichnet durch Dauertachykardie, evtl. arterielle Hypertonie, verminderte körperliche Leistungsfähigkeit und in Ruhe erhöhtes Herzminutenvolumen. Subjektiv leiden die Patienten oft an Anstrengungsdyspnoe und Präkordialgien. Die Erscheinungen des hyperkinetischen Herzsyndroms entsprechen weitgehend dem pharmakologischen Effekt der vorwiegend auf die adrenergen β-Rezeptoren einwirkenden Catecholamine und lassen sich durch β-Rezeptorenblocker im akuten und chronischen Versuch günstig beeinflussen. Die Diagnose kann anhand der Anamnese und klinischen Befunde vermutet werden. Einen wichtigen Hinweis bietet die Ergometrie ohne und mit β-Rezeptorenblocker, wobei bei Vorliegen des Syndroms die eingeschränkte Arbeitskapazität durch die β-Blocker normalisiert wird. Eine Hyperthyreose muß in jedem Fall ausgeschlossen werden.

Medikamente und Genußmittel. Catecholamine (Adrenalin, Noradrenalin, Isoprenalin und Analoga), Vagolytika (Atropin und Analoga) und zahlreiche andere Medikamente (Xanthinderivate, Vasodilatatoren) wirken frequenzsteigernd. Die durch Kaffee, Tee, Alkohol und Nikotin ausgelösten Tachykardien sind durch gezielte Befragung ursächlich meist leicht zu ermitteln.

Supraventrikuläre Tachykardien

Die supraventrikulären Tachykardien werden pathogenetisch nach ihrem Ursprungsort und der Frequenz unterteilt. Klinisch sind zusätzlich *regelmäßige* und *unregelmäßige* Typen zu unterscheiden. Letztere werden auch als supraventrikuläre Tachyarrhythmien bezeichnet.

Vorhoftachykardien

Pathogenese. Diese mehrheitlich paroxysmal auftretenden Tachykardien gehen von ektopen Zentren der Vorhöfe aus und weisen meist eine Frequenz zwischen 130 und 220/min auf. Falls sie einem einzigen Fokus entstammen und die Überleitung auf die Kammern ungestört erfolgt, ist ihre Schlagfolge regelmäßig (Abb. 22.**2a** u. **b**). Bei multifokaler Genese folgen sich die Vorhofaktionen zwangsläufig in unregelmäßigen Abständen, und zudem wird die AV-Leistung häufig inkonstant. Diese Form der Vorhoftachykardie wird deshalb auch als *chaotischer Vorhofrhythmus* bezeichnet (Abb. 22.**3a** u. **b**). Das EKG ist dabei geprägt durch variable P-Wellen und unregelmäßige Kammeraktionen, womit die Abgrenzung zum Vorhofflimmern schwierig wird.

Vorhoftachykardien können bei verschiedenen Erkrankungen des Myokards, insbesondere mit Überlastung der Vorhöfe beim akuten Myokardinfarkt, bei chronischen Lungenerkrankungen und nicht selten als Folge einer Digitalisintoxikation beobachtet werden.

Vorhofflimmern und Vorhofflattern

Vorhofflimmern und Vorhofflattern äußern sich bei unregelmäßiger Überleitung auf die Kammern klinisch als absolute Arrhythmie. Beide Rhythmusstörungen wer-

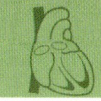

Tachykardien 635

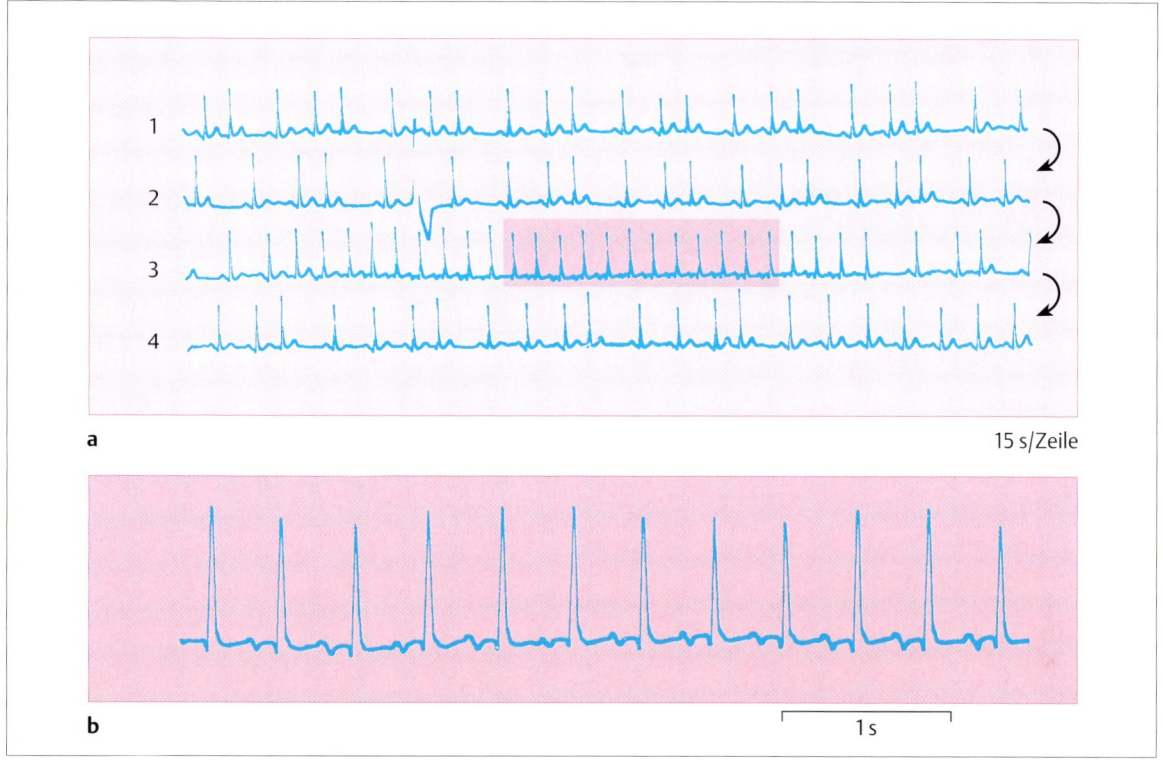

Abb. 22.**2a** u. **b** Paroxysmale supraventrikuläre Tachykardie (regelmäßig). In den Zeilen 1 und 2 besteht eine supraventrikuläre 2:1-Extrasystolie (2 Normalschläge, 1 Extrasystole) mit einer einzelnen ventrikulären Extrasystole (6. Schlag in Zeile 2). Abrupter Übergang in regelmäßige supraventrikuläre Tachykardie (Vorhoftachykardie, Frequenz 143/min) in Zeile 3. In der gleichen Zeile Spontankonversion in den vorbestehenden Sinusrhythmus mit supraventrikulären Extrasystolen. **a** Ableitung V$_5$ mit fortlaufender Registrierung. **b** Ausschnitt aus Zeile 3.

den deshalb bei den eigentlichen Arrhythmien abgehandelt (S. 644 f.).

AV-Knotentachykardie

Definition und Pathogenese. Damit werden die Tachykardien bezeichnet, *welche* ihren Ursprungsort in der Region des AV-Knotens (AV-Knoten und His-Bündel oberhalb der Bifurkation) oder in akzessorischen AV-Leitungsbahnen haben. Sie sind die häufigsten Formen der sogenannten *paroxysmalen supraventrikulären Tachykardien*. Voraussetzung für ihre Entstehung ist eine kreisende Erregung (Reentry), oder, seltener, ein autonomer ektoper Fokus. Diese Tachykardien kommen typischerweise bei Jugendlichen ohne klinisch faßbare Herzerkrankung vor. Möglicherweise besteht zumindest in einem Teil der Fälle eine anatomische oder funktionelle Abnormität im Bereiche des AV-Knotens (intranodaler Reentry), die mit einer manifesten oder latenten akzessorischen Leitungsbahn in Zusammenhang steht.

Atrioventrikuläre Tachykardien bei akzessorischer Leitungsbahn (Präexzitations-Syndrome). Der Begriff Präexzitation weist auf eine vorzeitige, den AV-Knoten umgehende Depolarisation der Kammern (*Antesystolie*) hin. Das wichtigste eigenständige Krankheitsbild mit einer oder mehreren akzessorischen Leitungsbahnen ist das *Wolf-Parkinson-White-Syndrom (WPW-Syndrom)*, welches bei der Mehrzahl der Betroffenen bereits im Ruhe-EKG im anfallsfreien Intervall erkennbar ist (Abb. 22.**4**). Es kann mit bestimmten Vitien (Ebstein-Anomalie, Mitralklappenprolapssyndrom) assoziiert sein.

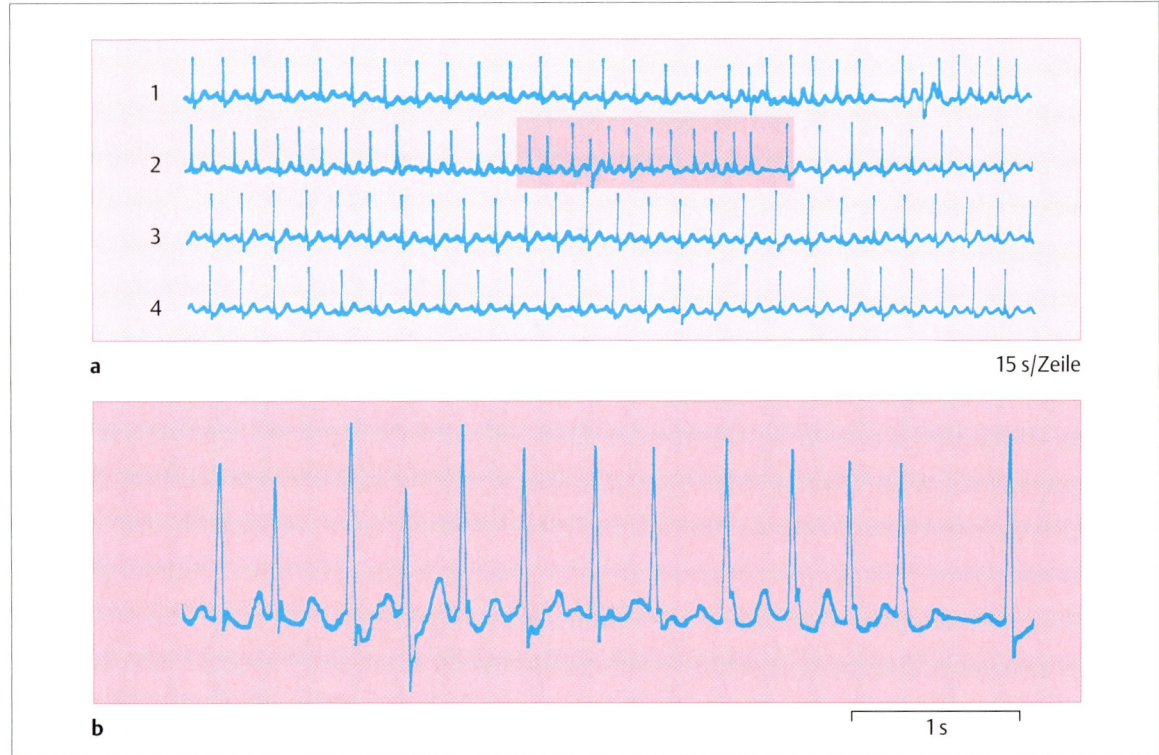

Abb. 22.3a u. b Paroxysmale supraventrikuläre Tachykardie (unregelmäßige Tachyarrhythmie). **a** In Zeile 1 Übergang in unregelmäßige Tachykardie („chaotischer Vorhofrhythmus"), welche in Zeile 2 wieder spontan in den Sinusrhythmus konvertiert (Ableitung V_5 mit fortlaufender Registrierung). **b** Der Ausschnitt aus Zeile 2 zeigt bizarr verformte P-Wellen, die teils wegen Überlagerung mit den T-Wellen nicht genau abgrenzbar sind. Deutlich erkennbar ist die wechselnde Konfiguration der Kammerkomplexe (Frequenz im Mittel um 150/min), welche durch eine aberrierende intraventrikuläre Fortleitung zustande kommt.

Klinik. Die Tachykardieanfälle beginnen abrupt, gelegentlich nach einer Belastung, emotioneller Erregung oder Einnahme eines Genußmittels (Nikotin, Kaffee). Die Symptome sind sehr individuell und variabel (Tab. 22.2).

Ein Anfall dauert einige Minuten bis Stunden, selten mehrere Tage und endet meist wieder abrupt. Die klinische Untersuchung während eines Anfalls ergibt eine sehr schnelle, aber völlig regelmäßige Herzfrequenz (zwischen 160 und 220/min). Vagusreize (*Valsalvamanöver, Karotissinus- und Bulbusdruck*) sind von diagnostischem und therapeutischem Wert. Die Reaktion gehorcht dem „Alles-oder-nichts-Gesetz", wobei die Tachykardie schlagartig sistiert oder unverändert bleibt. Im EKG sind, falls keine Überlagerung mit dem T des vorangehenden Schlages besteht, negative P-Wellen sichtbar, die den Kammerkomplexen vorausgehen oder nachfolgen. Oft ist der QRS-Komplex durch *aberrierende intraventrikuläre Erregungsausbreitung* schenkelblockartig deformiert, was differentialdiagnostisch gegenüber Kammertachykardien erhebliche Schwierigkeiten bereiten kann. Die sichere Unterscheidung ist im konventionellen EKG oft unmöglich und kann vielfach erst durch eine intrakardiale EKG-Ableitung geklärt werden.

Tabelle 22.2 Symptome bei paroxysmaler supraventrikulärer Tachykardie

Unwohlsein
Herzklopfen, Herzjagen, Herzrasen
Präkordialgie
Dyspnoe
Polyurie
Schwindel

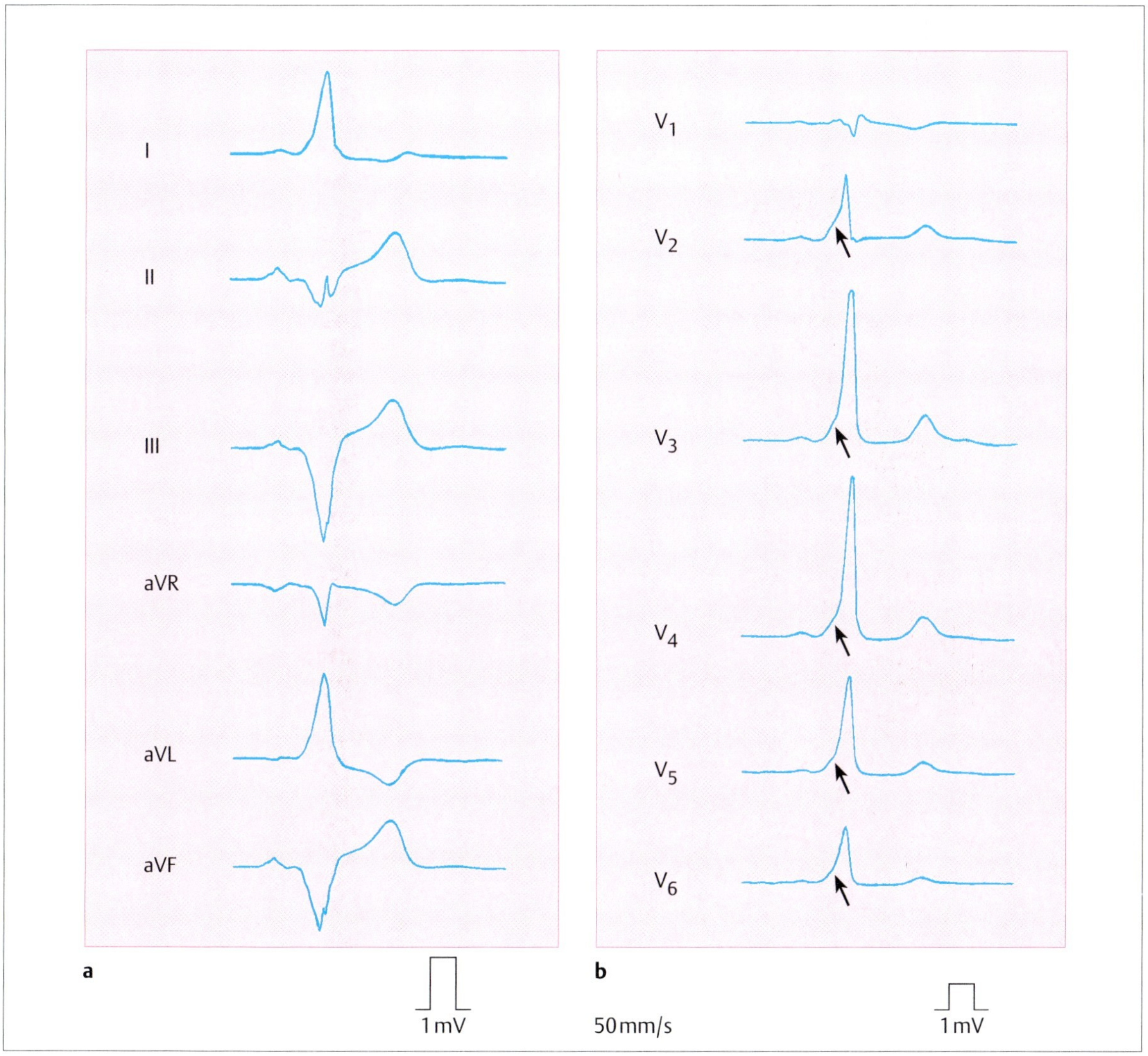

Abb. 22.4 Wolff-Parkinson-White-Syndrom (WPW-Syndrom). Typisches EKG eines WPW-Syndroms mit verkürzter PQ-Zeit (< 0,12 s) und deutlichen δ-Wellen, besonders in den präkordialen Ableitungen (V_1–V_6). Oft besteht eine ausgeprägtere Repolarisationsstörung als in diesem Beispiel. Die δ-Welle entsteht durch einen vorzeitig erregten Bezirk der Ventrikelmuskulatur (Antesystolie).

Ventrikuläre Tachykardien

Klinik. Die Kammerfrequenz liegt bei paroxysmalen ventrikulären Tachykardien im allgemeinen um 160/min, schwankt aber individuell stark. Es finden sich „langsame" Formen (idioventrikulärer Rhythmus) mit einer Frequenz unter 100/min und besonders rasche, die bis zu 200/min erreichen. Die Schlagfolge ist mehrheitlich regelmäßig und wird durch Karotissinusdruck nicht beeinflußt.

Je nach Dauer der Tachykardie werden *anhaltende* (> 30 s) und *nichtanhaltende* (< 30 s) *ventrikuläre Tachykardien* unterschieden.

Die subjektiven Begleiterscheinungen sind abhängig von der Kammerfrequenz, der Dauer des Anfalls sowie von Art und Schweregrad der zugrundeliegenden Herzerkrankung. In erster Linie treten Angina pectoris, Dyspnoe, Blutdruckabfall mit Bewußtseinsstörungen oder sogar Synkopen auf.

Die häufigsten Ursachen sind die *koronare Herzkrankheit* und *Kardiomyopathien*.

Diagnostik. Elektrokardiographisch ist der QRS-Komplex deformiert und verbreitert (Abb. 22.**5**). Die Vorhöfe werden bei retrograder AV-Leitung rückläufig erregt. Die P-Wellen sind jedoch wegen Überlagerung meist nicht zu erkennen. Gelegentlich erscheinen P-Wellen ohne fixe Relation zu den Kammeraktionen. Die Erregung der Vorhöfe erfolgt in diesem Fall antegrad, entsprechend dem langsameren Sinusrhythmus. Differentialdiagnostisch sind Kammertachykardien im konventionellen EKG vielfach schwierig von supraventrikulären

Tachykardien mit vorbestehendem oder funktionellem Schenkelblock abzugrenzen.

! Als gefährlich und prognostisch ungünstig gelten ventrikuläre Tachykardien besonders im akuten Stadium eines Myokardinfarktes.

Länger anhaltende Formen sind fast immer Ausdruck einer Myokarderkrankung. Kurzdauernde Episoden (*Salven*) können, allerdings selten, bei Herzgesunden im Langzeit-EKG nachgewiesen werden.

Kammerflattern, Kammerflimmern. Beim *Kammerflattern* folgen sich die Kammeraktionen in sehr hoher (200–300/min), aber meist noch mehr oder weniger regelmäßiger Frequenz. Die Kammerkomplexe bestehen im EKG nur noch aus biphasischen Undulationen. Fließende Übergänge in *Kammerflimmern* sind möglich. Im EKG präsentiert sich Kammerflimmern als chaotisches Bild mit unregelmäßiger Frequenz sowie in Form und Amplitude wechselnden Potentialschwankungen. Beide Extremformen werden am häufigsten beim akuten Myokardinfarkt beobachtet und führen – unbeeinflußt – wegen hämodynamisch unwirksamer Kammerkontraktionen innerhalb von Minuten zum Herztod.

Torsades-de-pointe-Kammertachykardie. Eine spezielle Form der ventrikulären Tachykardie sind die Torsades de pointe (Abb. 22.**6**). Die Frequenz liegt meist zwischen 200–250/min mit variierenden RR-Abständen. Besonders charakteristisch ist die wechselnde QRS-Morphologie mit sukzessiver Änderung der Ausschlagsrichtung der QRS-Komplexe in Zyklen von 5–10 Schlägen, woraus in den EKG-Ableitungen ein spindelförmiges Aussehen resultiert. In der Regel wird der Ausdruck „Torsades de pointe" zur Bezeichnung eines Syndroms verwendet, bei welchem neben der EKG-Morphologie der paroxysmalen Tachykardien im Grundrhythmus eine Verlängerung der Repolarisation mit QT-Dauer von > 500 m besteht. Eine Vielzahl von prädisponierenden Faktoren wurde beschrieben, namentlich Bradykardie, Kaliummangel und Therapie mit Antiarrhythmika, sowie angeborene Syndrome mit verlängerter QT-Dauer (*Jervell-Lange-Nielson-Syndrom, Romano-Ward-Syndrom*). Torsades de pointe können Synkopen verursachen oder aber zum plötzlichen Herztod führen, wenn die Tachykardie in Kammerflimmern übergeht.

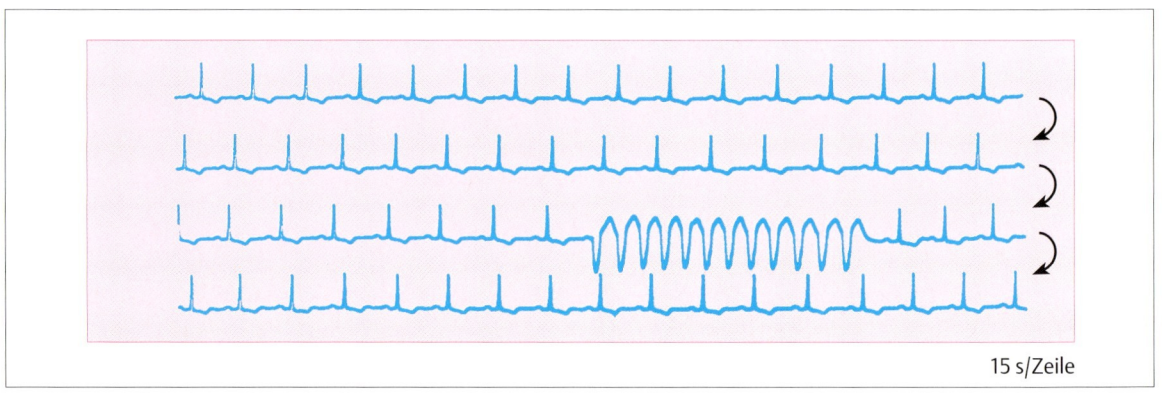

15 s/Zeile

Abb. 22.**5** Paroxysmale Kammertachykardie (Ableitung V₅ mit fortlaufender Registrierung). Kurze Episode mit Kammertachykardie (deformierte und verbreiterte QRS-Komplexe, P-Wellen sind nicht erkennbar, Kammerfrequenz 150/min) bei einem 40jährigen Patienten mit echokardiographisch nachgewiesener hypertropher obstruktiver Kardiomyopathie (Subaortenstenose). Das Ereignis trat vom Patienten unbemerkt während des Schlafes auf.

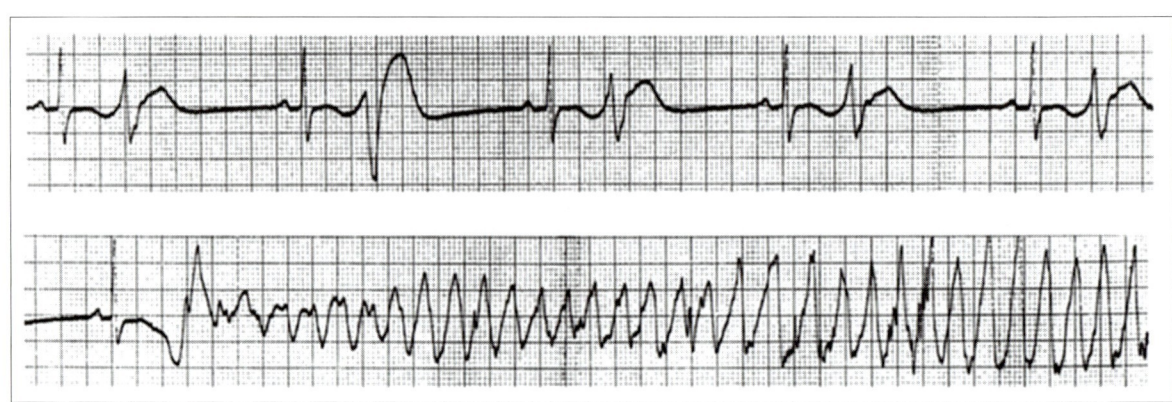

Abb. 22.**6** Torsades-de-pointe-Kammertachykardie bei langem QT-Syndrom. Einige Minuten vor dem Einsetzen der Kammertachykardie treten früh einfallende ventrikuläre Extrasystolen (R/T-Phänomen) auf (obere Registrierung).

22.2 Bradykardien

Definition. Eine Bradykardie liegt vor, wenn die Herzfrequenz weniger als 50/min beträgt. Ursächlich kommen entweder eine langsame Erregungsbildung oder eine gestörte sinuatriale und/oder atrioventrikuläre Überleitung (SA- bzw. AV-Blockierung) in Betracht. Die differentialdiagnostischen Möglichkeiten im EKG sind in der Tab. 22.3 aufgeführt.

Tabelle 22.3 Bradykardien: elektrokardiographische Differentialdiagnose

Sinusbradykardie
SA-Blockierungen
    SA-Block 3. Grades
    (totaler SA-Block mit oder ohne Ersatzrhythmus)
AV-Blockierungen
    AV-Block 1. Grades
    AV-Block 2. Grades
        Typ I (Wenckebach)
        Typ II (Mobitz)
    AV-Block 3. Grades
    (totaler AV-Block mit oder ohne Ersatzrhythmus)

Sinusbradykardie

Pathogenese. Die häufigste Form ist die *Sinusbradykardie*, welche bei Normalpersonen als physiologische Erscheinung während vagotoner Phasen, insbesondere während des Schlafs, auftritt. Eine langsame Sinustätigkeit läßt sich bei Sportlern mit ausgeprägter Trainingsvagotonie oft beobachten. β-Blocker, Digitalis und andere bradykardisierende Medikamente sind Faktoren, welche ätiologisch immer berücksichtigt werden müssen. Gesteigerter Hirndruck und Ikterus sind seltene extrakardiale Ursachen.

Beim Typhus abdominalis und beim Morbus Bang wird typischerweise eine *relative Bradykardie* (im Verhältnis zum Fieber) gefunden. Eine trotz körperlicher Aktivität persistierende Sinusbradykardie (*pathologische Sinusbradykardie*) kann vorwiegend bei älteren Patienten Zeichen einer Sinusknotendysfunktion (*Sinusknotensyndrom*) sein.

Klinik. Die Symptome bei Bradykardien sind unspezifisch, äußern sich bei Dauerzustand als rasche Ermüdung wegen ungenügenden oder fehlenden Frequenzanstiegs unter körperlicher Belastung.

SA-Blockierungen

Klinik. Die sinuatriale Überleitung kann intermittierend verzögert sein oder ganz ausfallen. Daraus resultiert in der Regel ein plötzlicher Frequenzabfall, der oft durch einen *Ersatzrhythmus* aus einem sekundären Erregungszentrum (Knotenersatzrhythmus bzw. AV-junktionaler Ersatzrhythmus) kompensiert wird (Abb. 22.7). Bei fehlendem Einspringen des Ersatzzentrums während einer *Sinuspause* ist die Voraussetzung für eine Asystolie mit entsprechender Symptomatik (*Adams-Stokes-Anfall*) gegeben.

Ausfälle einzelner Sinusschläge treten gelegentlich bei Herzgesunden auf. Versagen der Sinusknotenfunktion über mehrere Schläge zeigt immer organische Schäden an. Typischerweise finden sich solche Zustände beim kranken Sinusknoten (auch Sinusknotensyndrom oder *Sick-Sinus-Syndrom* genannt).

Diagnostik. Im konventionellen EKG kann nur der SA-Block 3. Grades mit Sicherheit diagnostiziert werden (Fehlen jeglicher P-Wellen). Die anderen Formen der SA-Blockierung sind trotz genauer Analyse der Folge der P-Wellen nur zu vermuten. Zur exakten Beurteilung der Sinusknotenfunktion ist eine intrakardiale EKG-Ableitung erforderlich.

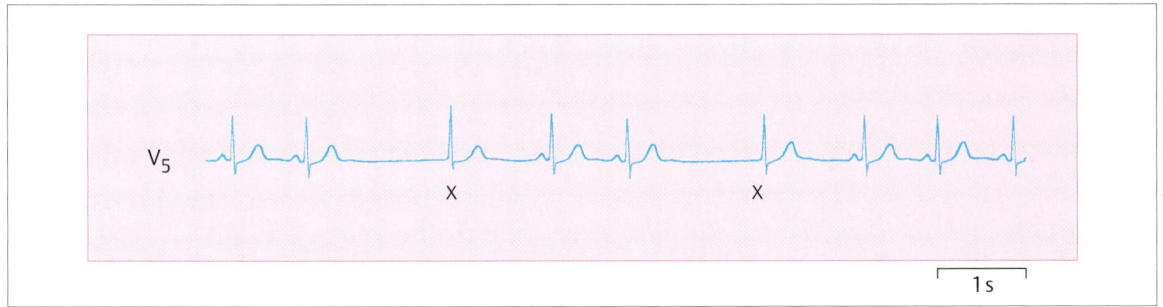

Abb. 22.7 SA-Block 3. Grades. Intermittierender Ausfall der Sinusfunktion (Sinusstillstand) mit Ersatzschlägen aus der AV-Region, sog. „Knotenersatzschläge" (X). Klinisch imponiert diese Rhythmusstörung als Bradyarrhythmie.

AV-Blockierungen

AV-Überleitungsstörungen treten häufig intermittierend auf. Ein normales EKG im Intervall schließt deshalb AV-Dysfunktionen nicht aus. Dieser Umstand kann bei Verdacht auf kardial bedingte Bewußtseinsstörungen erhebliche diagnostische Schwierigkeiten bereiten. Heute erlaubt allerdings ein Langzeit-EKG oder Ereignisspeicher-EKG deren Nachweis oder Ausschluß mit größerer Sicherheit.

- Der *AV-Block 1. Grades* ist durch eine Verlängerung der PQ-Zeit auf mehr als 0,21 Sekunden charakterisiert. Die Vorhoferregungen werden dabei ohne Ausfälle auf die Kammer übergeleitet.
- Der *AV-Block 2. Grades* ist gekennzeichnet durch eine intermittierende Unterbrechung der AV-Überleitung mit vereinzelten oder periodischen Kammerausfällen.
- Beim *Typ I (Mobitz I)* besteht eine zunehmende PQ-Verlängerung über 2–6, selten mehr aufeinanderfolgende Schläge, bis eine Vorhofaktion gar nicht mehr übergeleitet wird (*Wenckebach-Periodik*, Abb. 22.**8**). Diese Form von AV-Dysfunktion wird ausnahmsweise (wie der AV-Block 1. Grades) auch bei Herzgesunden während Vagotonie beobachtet.
- Beim *Typ II (Mobitz II)* erfolgt eine episodische Unterbrechung der AV-Überleitung in einem meist konstanten Verhältnis (2:1, 3:1 usw., Abb. 22.**9**). Im EKG gehen jedem QRS-Komplex somit 2, 3 oder mehr P-Wellen voran.

Beim *AV-Block 3. Grades (totaler AV-Block)* liegt im EKG eine unabhängige Schlagfolge von Vorhof und Kammer vor (Abb. 22.**10**). Die Kammerkomplexe sind je nach Lage des Ersatzzentrums mehr oder weniger deformiert. Eine vollständige AV-Blockierung kann auch bei Vorhofflimmern oder -flattern bestehen. Der totale AV-Block tritt selten konstitutionell mit insgesamt günstiger Prognose auf. Gelegentlich ist er mit einem kongenitalen Vitium (z. B. Endokardkissendefekt, korrigierte Transposition der großen Gefäße) assoziiert.

Dem Oberflächen-EKG ist die exakte Lokalisation der Überleitungsstörungen nicht zu entnehmen, dazu sind intrakardiale Ableitungen notwendig.

AV-Blockierungen 1. Grades liegen in der Mehrzahl der Fälle oberhalb des His-Bündels. Bei AV-Blockierungen 2. Grades scheint in der Mehrzahl der Fälle mit Typ I die Blockierung proximal, beim Typ II distal des His-Bündels gelegen zu sein. Für die Lokalisation der Leitungsunterbrechung beim totalen AV-Block besteht keine Gesetzmäßigkeit.

Ursachen. Generell sind ursächlich immer Medikamente, namentlich Digitalis, Verapamil, Diltiazem und β-Rezeptorenblocker in Erwägung zu ziehen. Im weiteren werden sie im Rahmen eines akuten Myokardinfarktes beobachtet, insbesondere beim Hinterwandinfarkt. Strukturellen Veränderungen im Leitungsgewebe liegen *sklerotische Herde*, eine *Koronarsklerose* oder entzündliche Prozesse zugrunde. Selten ist ein granulomatöser Befall bei *Morbus Boeck* oder eine *Herzbeteiligung bei chronischer Polyarthritis* gefunden worden.

> ! Höhergradige AV-Blockierungen verursachen vor allem bei intermittierendem Auftreten praktisch immer Symptome (*Schwindel, Adams-Stokes-Anfälle*, s. auch Kapitel 32/33).

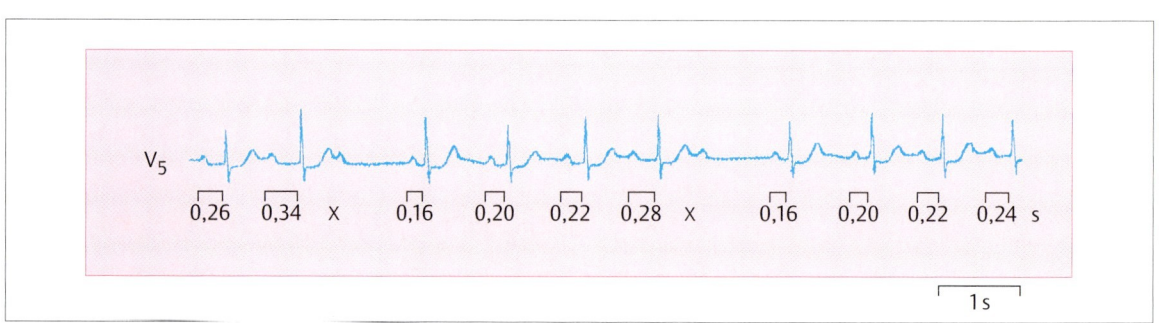

Abb. 22.**8** AV-Block 2. Grades Typ I (Wenckebach oder Mobitz I). Progrediente Zunahme der PQ-Zeit bis zum vollständigen Ausfall der AV-Überleitung (X).

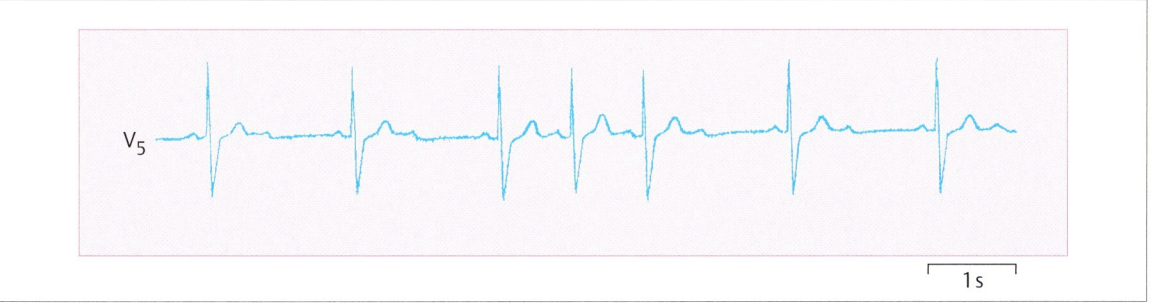

Abb. 22.9 AV-Block 2. Grades Typ II (Mobitz II). Mit Ausnahme der 4. Kammeraktion ist die AV-Überleitung in einem regelmäßigen Verhältnis (2:1) blockiert. Klinisch imponiert diese Rhythmusstörung als Bradyarrhythmie.

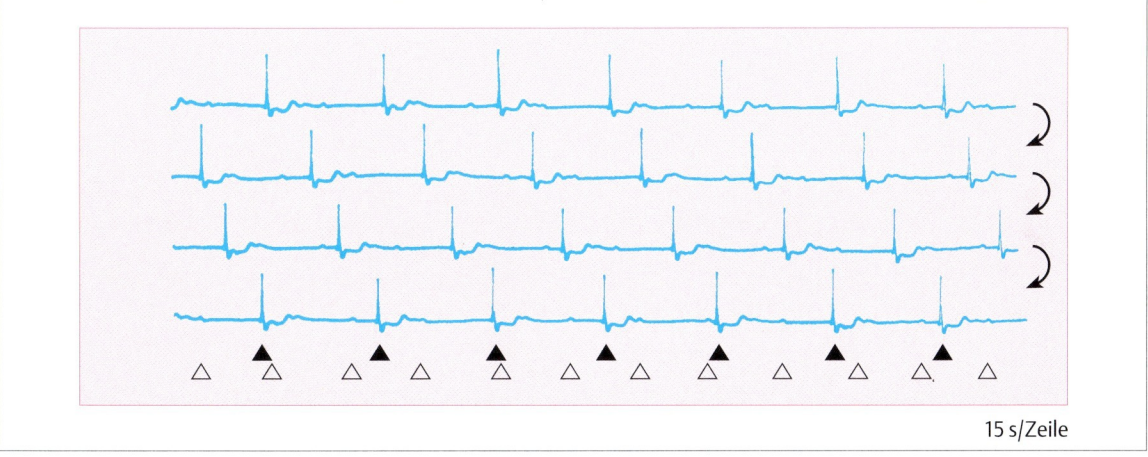

Abb. 22.10 AV-Block 3. Grades (Ableitung V_5 mit fortlaufender Registrierung). Totaler AV-Block mit AV-Knotenersatzrhythmus. Völlige Dissoziation der Vorhof- (△) und Kammeraktionen (▲). Die Markierung bezieht sich auf die unterste Zeile. Vorhoffrequenz 53/min, Kammerfrequenz 32/min.

22.3 Arrhythmien

Definition. Allgemein wird eine unregelmäßige Schlagfolge der Herzaktionen bei Arrhythmie bezeichnet. Deren Unterteilung wird heute meist nach elektrokardiographischen Kriterien vorgenommen. Die Gliederung der folgenden Abschnitte basiert vorwiegend auf der klinischen Betrachtungsweise, wobei eine Einteilung in *Brady-* bzw. *Tachyarrhythmien* und *Extrasystolen* erfolgt. Eine Berücksichtigung der klinischen und elektrokardiographischen Aspekte wird in der Tab. 22.4 versucht.

Tabelle 22.4 Einteilung der Arrhythmien

Arrhythmie durch Extrasystolie
Supraventrikuläre Extrasystolen
Sinusextrasystolen
Vorhofextrasystolen
Knotenextrasystolen
Ventrikuläre Extrasystolen
Arrhythmie durch Vorhofflimmern
Arrhythmie durch inkonstante Blockformen und Doppelrhythmen
Arrhythmie bei Pacemaker

Arrhythmie durch Extrasystolie

Definition. Extrasystolen sind vorzeitig einsetzende Kontraktionen, welche das ganze Myokard oder nur Teile davon betreffen. Vereinzelte Extrasystolen kommen auch bei Herzgesunden vor. Bei gehäuften Extrasystolen ist die Differenzierung zur absoluten Arrhythmie (Vorhofflimmern) manchmal schwierig.

Klinik. Durch Extrasystolen bedingte subjektive Symptome sind sehr individuell und variabel. Einige Patienten spüren bei bestimmter Gemütslage (speziell bei emotionellen Erregungen oder während vagotonen Phasen, z. B. vor dem Einschlafen) jede einzelne Extrasystole. Ein Patient kann sich gewissermaßen auch an gehäufte Extrasystolen gewöhnen und nimmt dann subjektiv die unregelmäßigen Herzaktionen nicht mehr wahr. Andererseits kann sich durch häufiges Auftreten von Extrasystolen eine übermäßige Selbstbeobachtung bis hin zur eigentlichen „Herzneurose" entwickeln. In diesem Fall steigert sich die Symptomatik allmählich zu einem komplexen Beschwerdebild mit zusätzlich atypischen Präkordialgien, Beklemmungsgefühl, Angstzustände mit Dyspnoe und Hyperventilation. Die Angabe von Herzstolpern ist insgesamt ein sehr unzuverlässiges Kriterium für die Häufigkeit von Extrasystolen. Bei der Beurteilung von anamnestischen Angaben muß deshalb die Gesamtpersönlichkeit des Patienten berücksichtigt werden.

Je nach Ursprungsort werden elektrokardiographisch verschiedene Formen von Extrasystolen unterschieden, die klinisch nicht differenziert werden können, aber von unterschiedlicher Dignität sind.

Supraventrikuläre Extrasystolen

- *Sinusextrasystolen* sind im EKG gekennzeichnet durch eine vorzeitig einfallende Herzaktion mit weitgehend normaler P-Welle, normaler PQ-Zeit und normalem QRS-Komplex. Der solitäre Befund dieser Erregungsbildungsstörung ist zweifellos benigne.
- *Vorhofextrasystolen* sind im EKG durch eine vorzeitig einfallende P-Welle charakterisiert. Je nach ihrem Ausgangspunkt ist diese weitgehend normal, biphasisch oder negativ. Das PQ-Intervall ist in der Regel verlängert, kann aber auch verkürzt sein, was darauf hinweist, daß der Ausgangspunkt der Extrasystole nahe dem AV-Knoten gelegen ist. Wie alle supraventrikulären Extrasystolen sind sie von einer unvollständigen kompensatorischen Pause gefolgt. Der QRS-Komplex weicht nur bei aberrierender intraventrikulärer Überleitung von der normalen Form ab. Die Unterscheidung zu ventrikulären Extrasystolen ist dann gelegentlich schwierig. Wenn Vorhofextrasystolen in die Refraktärphase des vorangehenden Schlages fallen, werden sie nicht auf die Kammern übergeleitet (*blockierte Vorhofextrasystolen*). Gehäuft auftretende Vorhofextrasystolen mit polymorphen P-Wellen stellen nicht selten ein Vorstadium eines Vorhofflimmerns dar.
- *Knotenextrasystolen* stammen aus ektopen Zentren der AV-Knoten-Region. Die Vorhöfe werden retrograd erregt, d. h., die sonst positive P-Welle wird in den entsprechenden Ableitungen negativ, wobei sie dem QRS-Komplex unmittelbar vorangeht, nachfolgt oder durch Überlagerung nicht erkennbar ist. Die Kammerkomplexe sind im EKG nur bei sehr frühzeitigem Einfall der Extrasystolen deformiert (*funktioneller Schenkelblock, aberrierende Erregungsausbreitung*).

Ventrikuläre Extrasystolen

Definition. Diese Form der vorzeitig einfallenden Kammeraktionen zeichnet sich durch abnorm konfigurierte und über 0,11 Sekunden verbreiterte QRS-Komplexe aus. Zudem fehlt mit Ausnahmen eine vorangehende P-Welle, und die postextrasystolische Pause ist vollständig kompensiert. Letztere ist nicht nachweisbar, wenn der Extraschlag interponiert, d. h. zwischen zwei Normalschlägen eingeschoben ist, was bei langsamer Grundfrequenz nicht selten der Fall ist. Linksventrikuläre Extrasystolen weisen im EKG das Bild eines rechtsseitigen Schenkelblocks auf. Rechtsventrikuläre Extrasystolen führen zum Bild eines linksseitigen Schenkelblocks.

Sind die nachgewiesenen Extrasystolen stets von gleicher Form, bezeichnet man sie als *monomorph* und *monotop*, in der Annahme, daß sie vom gleichen Ort ausgehen. Extrasystolen unterschiedlicher Form werden dementsprechend als *polymorph* oder *polytop* bezeichnet.

Tritt nach jedem Normalschlag eine Extrasystole auf, spricht man von *Bigeminie*. Entsprechend wird ein 3er-Rhythmus (auf Normalschlag folgen 2 Extrasystolen) als *Trigeminie* usw. klassiert.

Ursachen. Die Ätiologie von ventrikulären Extrasystolen ist in der Tab. 22.5 aufgeführt. Am häufigsten sind Extrasystolen ohne organische Ursache. Sie erscheinen in der Regel monotop und treten als singuläre Formen, d. h. als einzelne Extraschläge, und nicht in Serie (*Salven*) auf. Verstärkt wird diese Extrasystole oft durch Nikotin oder Alkohol.

Für organisch bedingte Extrasystolen sprechen polymorphe bzw. polytope sowie repetitive (Salven, Abb. 22.11) und sehr früh einfallende (*R-auf-T-Phänomen*)

Tabelle 22.5 Ursachen von ventrikulären Extrasystolen

Funktionell oder idiopathisch ohne organische Ursache
Koronare Herzkrankheit
Elektrolytstörungen (vor allem Hypokaliämie)
Vitien (Mitralprolapssyndrom, Aortenvitien)
Kardiomyopathien
Pulmonale Erkrankungen (Hypoxämie)
Entzündliche Prozesse (Myokarditis)
Medikamentös (Digitalisüberdosierung)

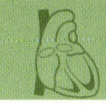

Arrhythmien 643

Formen. Am häufigsten werden komplexe ventrikuläre Extrasystolen bei der koronaren Herzkrankheit (akut und chronisch) und bei Kardiomyopathien gefunden.

Eine Sonderform, wenn auch seltene Variante der Extrasystolie ist die sog. *Parasystole* (Abb. 22.**12**). Am häufigsten wird die ventrikuläre Parasystolie beobachtet, wobei der Sinuskonten und ein autonomes Kammerzentrum miteinander interferieren. Das Parasystoliezentrum arbeitet unbeeinflußt (Schutzblockierung) mit einer meist langsamen Frequenz, kann aber Kammeraktionen nur auslösen, wenn die „extrasystolische" Erregung nicht in die Refraktärphase eines vom Sinusknoten übergeleiteten Kammerkomplexes fällt.

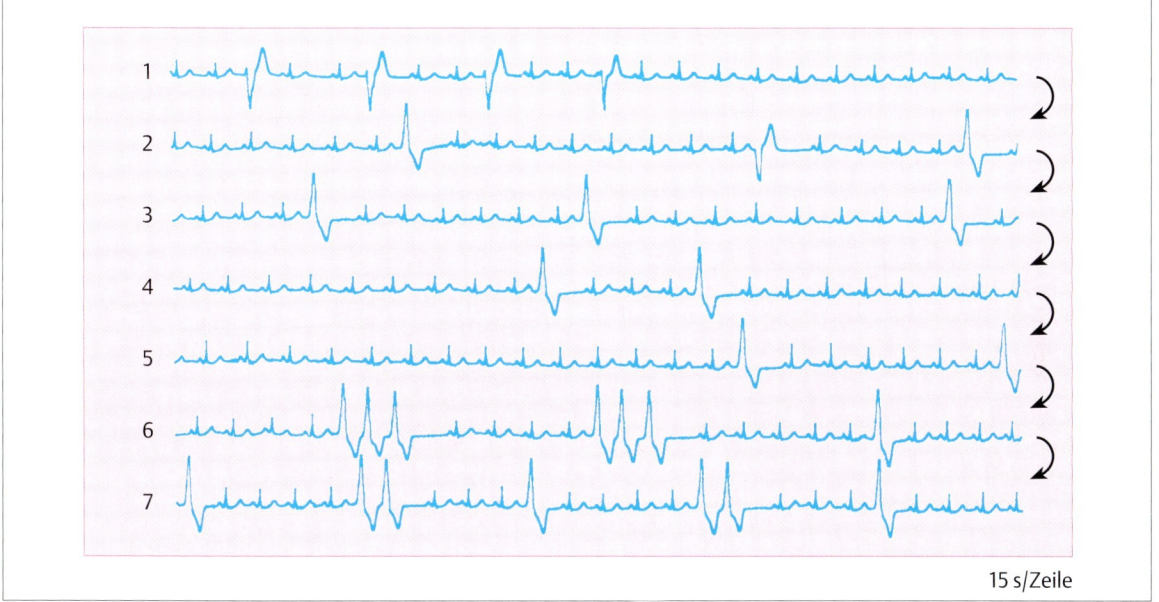

Abb. 22.**11** Ventrikuläre Extrasystolie (Ableitung V_5 mit fortlaufender Registrierung). Der Ausschnitt des Langzeit-EKG zeigt verschiedenen Formen von ventrikulären Extrasystolen (VES):
- singuläre, polymorphe (polytope) VES in Zeile 1–7,
- paarige VES (Couplets) in Zeile 7,
- 3er Salven in Zeile 6.

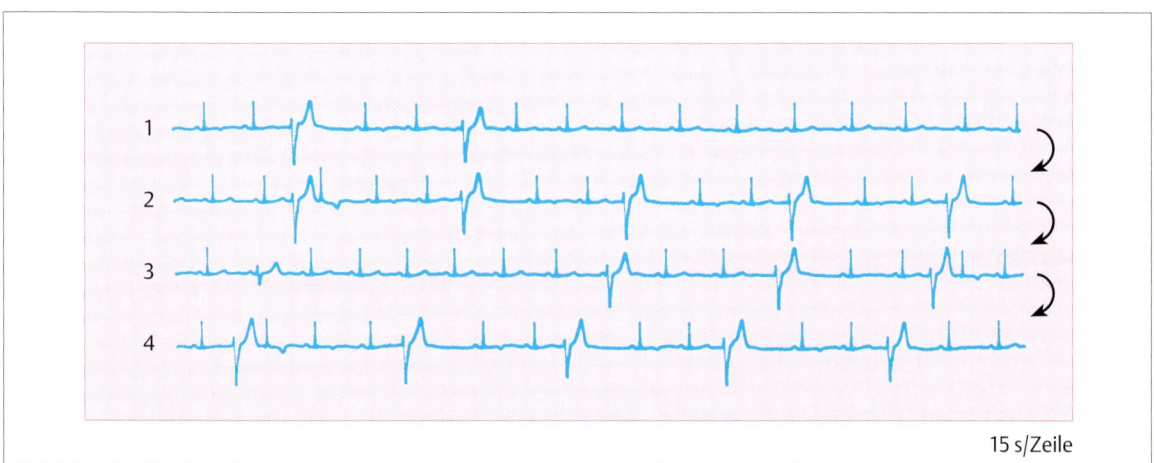

Abb. 22.**12** Ventrikuläre Parasystolie (Ableitung V_5 mit fortlaufender Registrierung). Sinusknoten und Parasystoliezentrum schlagen unabhängig voneinander mit einer Frequenz von 70/min bzw. 21/min. Die Parasystolen zeigen zu den vorangehenden normal übergeleiteten Kammerkomplexen wechselnde Absätze (variables Kopplungsintervall) und sind teilweise zwischen 2 Normalschlägen interponiert (3. Kammeraktion in Zeile 2). Bei einem spät in die Diastole einfallenden parasystolischen Schlag kommt es zu einer Kombinationssystole (Fusionsschlag, 2. Kammeraktion in Zeile 3). Klinisch imponiert die Parasystolie als Extrasystolie.

Arrhythmie durch Vorhofflimmern

Klinik. Klinisch bereitet die Diagnose in der Mehrzahl der Fälle keine Schwierigkeiten. Sie wird aufgrund einer völlig unregelmäßigen Schlagfolge gestellt. Bei tachykardem (Abb. 22.**13**) oder bradykardem (Abb. 22.**14**) Vorhofflimmern stößt man bei der klinischen Diagnose nur auf Schwierigkeiten, wenn der Kammerrhythmus relativ regelmäßig ist. Es wird eine intermittierende oder vorübergehende Form (*paroxysmales Vorhofflimmern*) von einer Dauerform (*chronisches Vorhofflimmern*) unterschieden. Die subjektiven Erscheinungen sind, gleich wie die hämodynamischen Auswirkungen, in erster Linie von der Kammerfrequenz abhängig. Bei Kammerfrequenzen von 60–80/min werden in der Regel keine durch Vorhofflimmern bedingte Beschwerden angegeben. Bei der tachykarden Form und vor allem bei Umschlag von Sinusrhythmus in die absolute Arrhythmie werden gelegentlich unspezifische Symptome wie Oppressionsgefühl und Präkordialgien empfunden. Bei längerer Dauer werden oft rasche Ermüdbarkeit und Anstrengungsdyspnoe als Ausdruck einer ungenügenden Auswurfleistung des Herzens angegeben.

Das Vorhofflimmern muß in der klinischen Differentialdiagnose gegenüber gehäuften Extrasystolen oder Vorhofflattern mit inkonstanter Überleitung abgegrenzt werden. Die Palpation des peripheren arteriellen Pulses allein gibt nicht immer die tatsächliche Frequenz des Herzaktionen an, weil besonders beim tachykarden Vorhofflimmern ein Teil der Pulswellen peripher nicht palpiert werden kann (*peripheres Pulsdefizit*).

Elektrokardiogramm. Elektrokardiographisch ist das Vorhofflimmern charakterisiert durch:

- Fehlen der normalen P-Wellen.
- Auftreten von Flimmerwellen (*f-Wellen*) mit einer Frequenz von 350–600/min, welche am deutlichsten in der Brustwandableitung V_1 erkennbar sind.

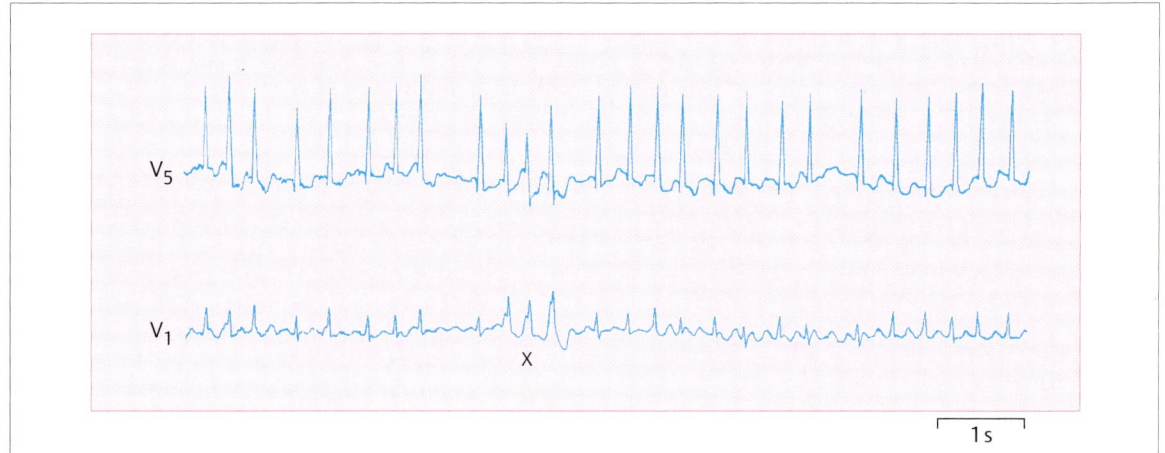

Abb. 22.**13** Tachykardes Vorhofflimmern: Die Überleitung auf die Kammern ist völlig unregelmäßig (Kammerfrequenz 95–250/min). Die Grundform der QRS-Komplexe ändert sich (X) wahrscheinlich durch eine aberrierende intraventrikuläre Fortleitung.

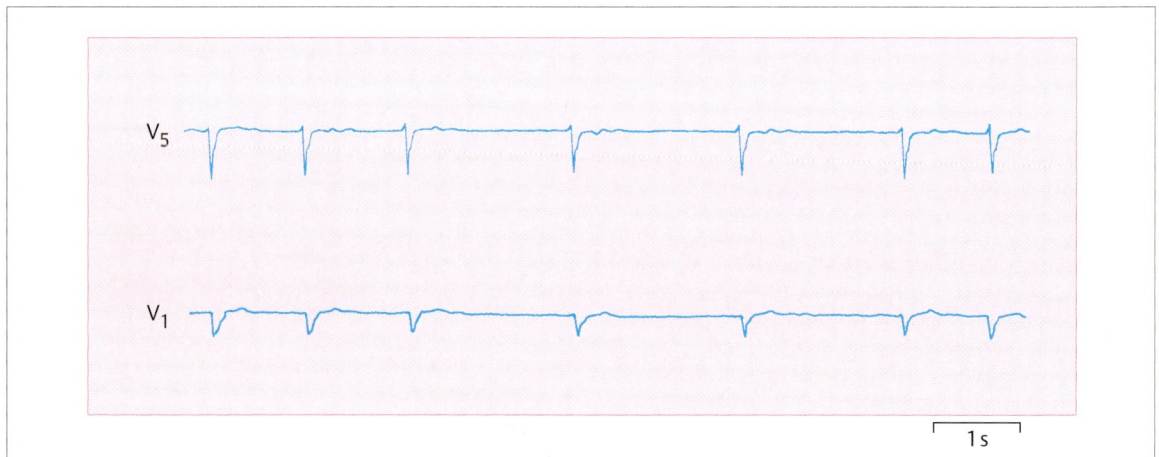

Abb. 22.**14** Bradykardes Vorhofflimmern: Die Kammertätigkeit ist langsam (65–33/min) und unregelmäßig. Die Grundform der QRS-Komplexe bleibt erhalten. Flimmerwellen sind nicht sicher erkennbar.

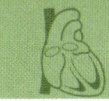

Arrhythmien 645

▶ Unregelmäßige Schlagfolge der morphologisch meist normalen QRS-Komplexe.
▶ Schwankungen der QRS-Amplituden.

Ursachen. Die Ursachen des Vorhofflimmerns, welches auch Arrhythmia absoluta genannt wird, sind in Tab. 22.**6** aufgelistet. Nicht selten ist ein tachykardes Vorhofflimmern die erste Manifestation eines Mitralklappenfehlers oder einer oligosymptomatischen Hyperthyreose.

Idiopathisches Vorhofflimmern. Wesentlich ist die Abgrenzung des idiopathischen Vorhofflimmerns, welches in der Regel paroxysmal auftritt und bei welchem keine der in Tab. 22.**6** aufgeführten Ursachen in Frage kommt.

Tabelle 22.**6** Ursachen von Vorhofflimmern

Mitralvitien
Arterielle Hypertonie
Koronare Herzkrankheit
Hyperthyreose
Perikarditis
„holiday heart"
Sinusknotensyndrom
Präexzitationssyndrom
Idiopathisch („lone fibrillation")

Im angloamerikanischen Sprachraum wird diese Form „lone fibrillation" genannt. Prognostisch ist idiopathisches Vorhofflimmern als benigne einzustufen. Dies gilt insbesondere auch für die Häufigkeit embolischer Komplikationen, welche sowohl paroxysmales als auch chronisches Vorhofflimmern belasten. Die Emboliehäufigkeit ist bei idiopathischem Vorhofflimmern wesentlich geringer als bei allen anderen durch eine organische Kardiopathie verursachten absoluten Arrhythmien.

Paroxysmales Vorhofflimmern. Auf der Suche nach einer Emboliequelle ist differentialdiagnostisch stets paroxysmales Vorhofflimmern in Erwägung zu ziehen.

Nach Alkohol- und Nikotinexzessen als Auslöser paroxysmalen Vorhofflimmerns ist gezielt zu suchen, im angelsächsischen Sprachgebrauch hat sich hierzu der Begriff „holiday heart" eingebürgert.

Vorhofflimmern und Präexzitation. Bei Präexzitationssyndromen kann die aberrierende Überleitung über ein akzessorisches Bündel bei Vorhofflimmern zu exzessiv hohen Kammerfrequenzen Anlaß geben; eine solche Tachykardie kann in Kammerflimmern ausmünden, sofern die Zyklusdauer 200 ms erreicht oder unterschreitet. Die plötzlichen Todesfälle beim WPW-Syndrom dürften auf diesen Mechanismus zurückgehen.

Arrhythmie durch Vorhofflattern

Definition. Eine hochfrequente Vorhoftätigkeit, bei der im Gegensatz zum Vorhofflimmern die Vorhöfe regelmäßig mit einer Frequenz von 250–350/min arbeiten, wird Vorhofflattern genannt. Bei konstanter AV-Überleitung ist der Kammerrhythmus regelmäßig. Häufig ist das Überleitungsverhältnis inkonstant, was sich schließlich als Arrhythmie manifestiert.

Elektrokardiogramm. Im EKG ist das Vorhofflattern durch regelmäßige Vorhofwellen gekennzeichnet, die morphologisch einen raschen Anstieg und langsamen Abfall ohne isoelektrisches Intervall aufweisen. Diese Flatterwellen (*F-Wellen*) haben in der Regel ein charakteristisches Aussehen (*Sägezahnphänomen*, Abb. 22.**15**), insbesondere in den rechtspräkordialen Ableitungen.

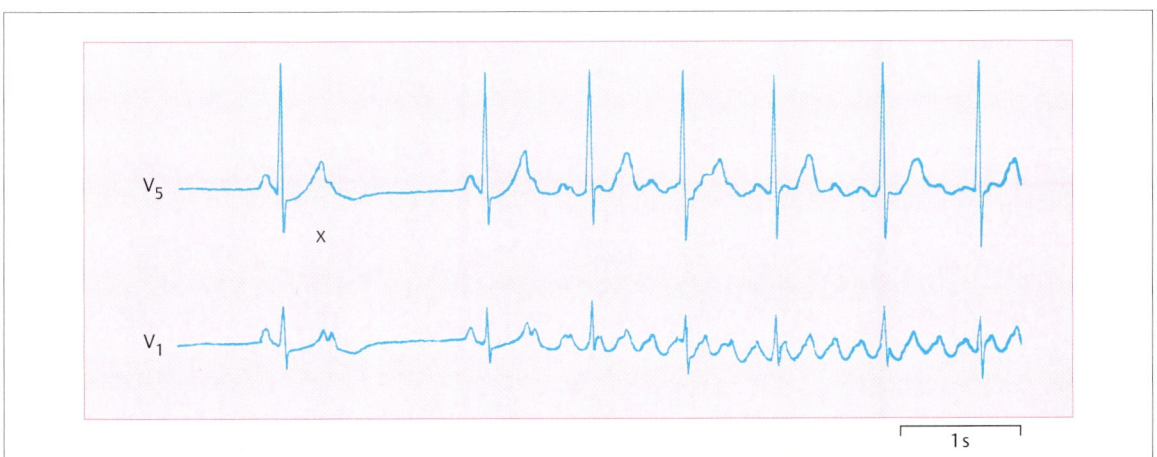

Abb. 22.**15** Vorhofflattern mit 4:1-Überleitung. Der Ausschnitt aus einem Langzeit-EKG zeigt den Übergang vom Sinusrhythmus mit einer blockierten Vorhofextrasystole (X) in Vorhofflattern (Vorhoffrequenz 300/min) mit 4:1-Überleitung. In Ableitung V$_1$ sind die typischen „Sägezähne" erkennbar.

Bei einem Überleitungsverhältnis von 1:1 oder 2:1 äußert sich das Vorhofflattern als Tachykardie, bei inkonstanter Überleitung als Tachyarrhythmie.

Ursachen. Bezüglich der Ursache sind beim Vorhofflattern ähnliche Überlegungen wie beim Vorhofflimmern zu machen, wobei zusätzlich pulmonale Erkrankungen mit Überlastung des rechten Vorhofs und Shuntvitien auf Vorhofebene in Betracht gezogen werden müssen. Vorhofflattern wird praktisch nie bei Herzgesunden beobachtet. Vorhofflimmern und -flattern können ineinander übergehen und sind gelegentlich auch im EKG schwierig auseinanderzuhalten, weshalb oft der Begriff Vorhofflimmern/-flattern Anwendung findet.

Arrhythmie durch inkonstante Blockformen und Doppelrhythmen

- *Inkonstante SA- bzw. AV-Blockierungen* wurden bereits bei den Bradykardien abgehandelt.
- *Inkonstante intraventrikuläre Blockformen (intermittierender Rechtsschenkel- bzw. Linksschenkelblock)* sind mehrheitlich frequenzabhängig, äußern sich im EKG durch morphologische Abweichungen von den Normalschlägen und nicht primär durch unregelmäßige Schlagfolge (Abb. 22.**16**).
- Die häufigsten *Doppelrhythmen* sind die *AV-Dissoziationen*.
- Für die Entstehung einer *einfachen AV-Dissoziation* ist eine langsame Sinusfrequenz Voraussetzung (Abb. 22.**17**). Die elektrokardiographischen Kennzeichen sind eine Sinusbradykardie, um die QRS-Komplexe pendelnde P-Wellen und zeitweise retrograde Vorhoferregungen. Die häufigste Ursache ist ein erhöhter Vagotonus.

Die praktische Relevanz von AV-Dissoziationen ist in diagnostischer und therapeutischer Hinsicht nicht sehr groß, weswegen nicht näher darauf eingegangen wird.

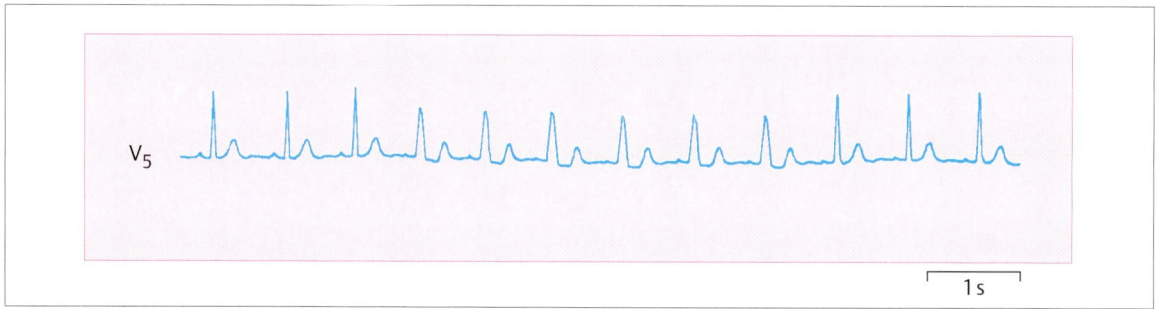

Abb. 22.**16** Intermittierender Schenkelblock. Kurze Epidsode mit Linksschenkelblock während Sinusrhythmus bei einem Patienten mit bekannter koronarer Herzkrankheit. In der Regel besteht beim intermittierenden Schenkelblock einer Frequenzabhängigkeit, d. h. die intraventrikuläre Leitungsstörung tritt mehrheitlich bei höheren Frequenzen auf.

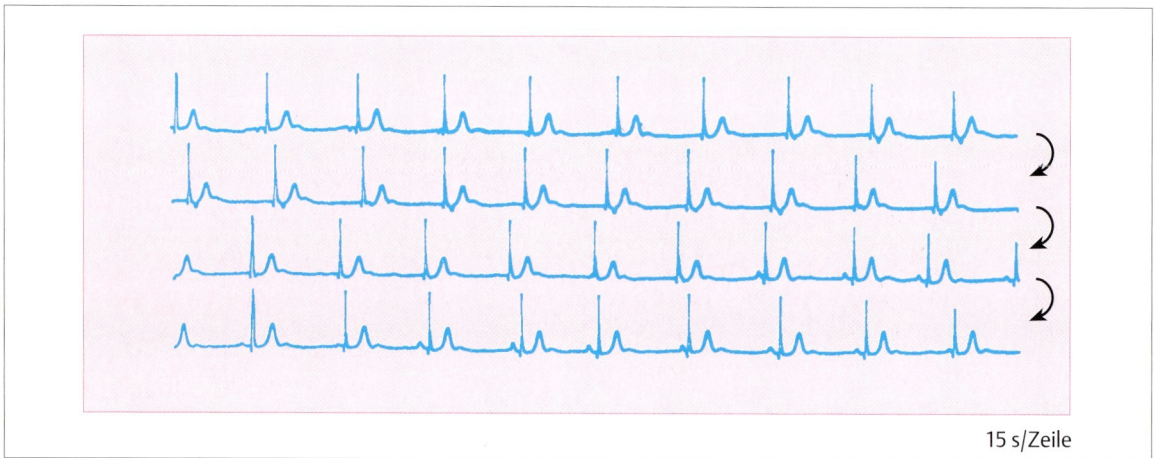

Abb. 22.**17** Einfache AV-Dissoziation (Ableitung V$_5$ mit fortlaufender Registrierung). Die P-Wellen pendeln um die QRS-Komplexe. Die Frequenz von Sinusknoten und Ersatzzentrum ist nur wenig unterschiedlich. Im Gegensatz zur Interferenzdissoziation bleibt die retrograde AV-Leitfähigkeit erhalten (retrograde Vorhoferregung mit negativer P-Welle, welche dem QRS-Komplex folgt).

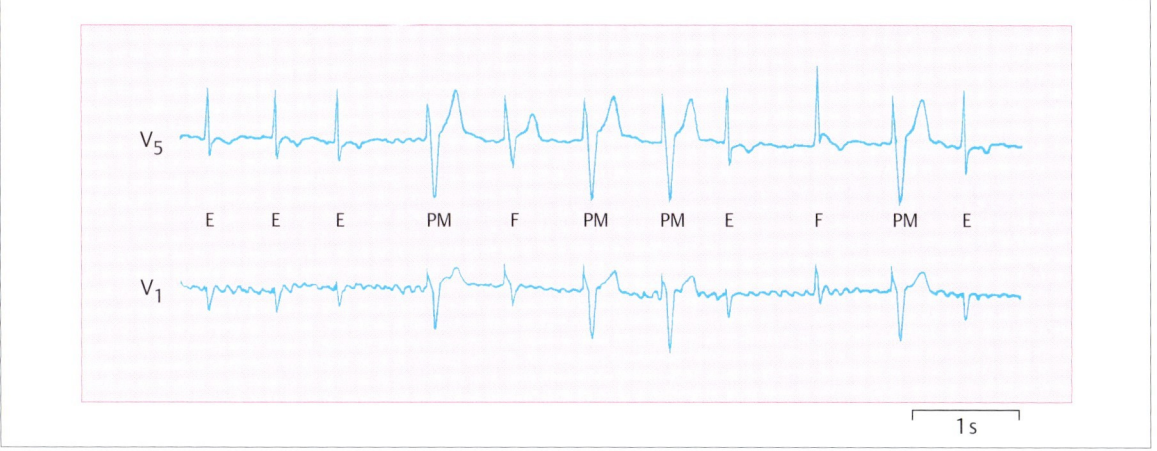

Abb. 22.**18** Eigenrhythmus/Pacemaker-Rhythmus. Bei Abfall des Eigenrhythmus (E) unter 60/min werden die Kammern durch den Pacemaker (PM) erregt. Als Grundrhythmus besteht ein bradykardes Vorhofflimmern. Vereinzelte Kammeraktionen entstehen durch Kombination eines Eigenschlages mit einem Pacemaker-Schlag (Fusionsschläge F).

Arrhythmie bei Pacemaker

Der ständige Wechsel von *Eigen- und Pacemaker-Rhythmus* kann klinisch als Arrhythmie imponieren (Abb. 22.**18**). Nicht selten nehmen Patienten den Frequenzwechsel als Herzstolpern wahr oder bemerken bei Selbstkontrolle Pulsunregelmäßigkeiten. Bei gestörter Funktion von Pacemaker-Systemen können äußerst komplexe Pulsunregelmäßigkeiten beobachtet werden.

22.4 Kombinationen: Bradyarrhythmien, Tachyarrhythmien

Sinusknotensyndrom (Sick-Sinus-Syndrom)

Insbesondere im Langzeit-EKG können oft bei demselben Patienten verschiedene Rhythmusstörungen nachgewiesen werden. Ein markantes Beispiel dazu ist das *Sinusknotensyndrom*.

Pathogenese. Pathogenetisch ist dieses immer häufiger diagnostizierte Syndrom primär durch eine Dysfunktion des Sinusknotens charakterisiert. Bei etwa der Hälfte der Fälle liegt zusätzlich eine Störung im Bereich des AV-Knotens vor (*binodal disease*).

Klinik. Klinisch ist das Krankheitsbild durch temporäre Brady- sowie Tachyarrhythmien gekennzeichnet (*Brady-Tachy-Syndrom*). Elektrokardiographisch sind dabei nicht selten Knoten- und/oder Kammerersatzrhythmen zu sehen. Je nach Vorherrschen der einzelnen Störungen bietet das Sinusknotensyndrom fast die vollständige Palette der subjektiven Symptome bei Rhythmusstörungen, die von Herzstolpern bis zu Synkopen reicht. Gelegentlich ist das Gesamtbild derart verwirrend, daß auch das Routine-EKG und das Langzeit-EKG zur sicheren Beurteilung nicht mehr genügen und erst intrakardiale Ableitungen Klarheit verschaffen. Die Abb. 22.**19** zeigt einen repräsentativen Ausschnitt eines Langzeit-EKG von einem Patienten mit Sinusknotensyndrom. In der Tab. 22.**7** sind die diagnostischen Kriterien, Ursachen und Symptome des Sinusknotensyndroms aufgeführt.

Tabelle 22.**7** Sinusknotensyndrom

Diagnostische Kriterien
  persistierende Sinusbradykardie
  Sinuspausen oder SA-Blockierungen mit oder ohne Ersatzrhythmen
  Brady-Tachy-Syndrom
  instabiler Sinusrhythmus nach Elektrokonversion
  AV-Überleitungsstörungen
  chronisches oder intermittierendes Vorhofflimmern

Ursachen
  koronare Herzkrankheit
  arterielle Hypertonie
  Kardiomyopathien
  Status nach Diphtherie
  familiär
  idiopathisch

Symptome
  Palpitationen
  Schwindel
  Synkopen
  Leistungsminderung
  Angina pectoris

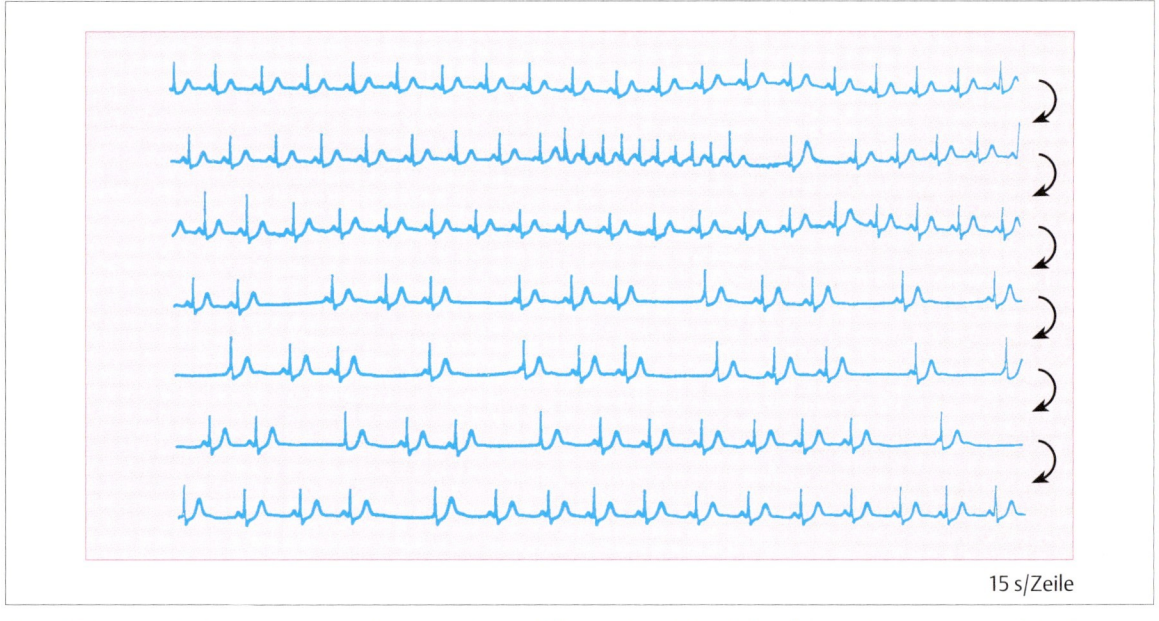

Abb. 22.19 Brady-Tachy-Syndrom (Sinusknotensyndrom) (Ableitung V_5 mit fortlaufender Registrierung). Kurze Episoden mit supraventrikulärer Tachykardie, intermittierende Sinusstillstände mit AV-Ersatzsystolen und ausgeprägter Bradyarrhythmie.

Respiratorische Arrhythmie

Im weiteren gehört die *respiratorische Arrhythmie* zu den kombinierten Formen, indem während Inspiration eine Beschleunigung und während Exspiration eine Verlangsamung der Herzfrequenz eintritt. Die Frequenzschwankungen können insbesondere bei vegetativ stigmatisierten Patienten derart ausgeprägt sein, daß sie klinisch gelegentlich als Brady- oder Tachyarrhythmie imponieren.

Literatur

Camm AJ, Obel OA. Epidemiology and mechanism of atrial fibrillation and atrial flutter. Am J Cardiol. 1996; 78: 3–11.
Ferrer MJ. The sick sinus syndrome. Circulation. 1973; 47: 635.
Geil S, Nowak B, Liebrich A, Przbille O, Himmrich E, Treese N. Late potentials in the diagnosis of post-infarction patients: arrhythmogenic risk and clinical symptomatology. Z Kardiol. 1997; 86: 883–90.
Gorlin R. The hyperkinetic heart syndrome. J Amer med Ass. 1962; 182: 823.
Hancock EW. Wide complex tachycardia. Hosp Pract. 1997; 32: 15–18.
Holzmann M. Klinische Elektrokardiographie. 5. Aufl. Stuttgart: Thieme; 1962.
Jolobe OM. Diagnosis and management of ventricular tachycardia. Postgrad Med J. 1993; 69: 164.
Kinlay S, Leitch JW, Neil A et al. Cardiac event recorders yield more diagnosis and are more cost-effective than 48-hour monitoring in patients with palpitations. Ann Intern Med. 1996; 124: 16–20.
Kunze KP, Schofer J. Herzrhythmusstörungen. Stuttgart: Thieme; 1995.
Lewalter T, Englisch S, Jahr S et al. QT-Syndrome: Neue diagnostische Möglichkeiten. Z Kardiol. 1998; 87: 517–21.
Lüderitz B. Herzrhythmusstörungen. 5. Aufl. Berlin: Springer; 1998.
Lüderitz B. Atrial fibrillation and atrial flutter: pathophysiology and pathogenesis. Z Kardiol. 1994; 83: 1–7.
Marriot HJ. Differential diagnosis of supraventricular and ventricular tachycardia. Cardiology. 1990; 77: 209–220.
Myers MG. Caffeine and cardiac arrhythmias. Ann Intern Med. 1991; 114: 147–150.
Obel OA, Camm AJ. Supraventricular tachycardia. ECG diagnosis and anatomy. Eur Heart J. 1997; 18: C2–11.
Przbille O, Liebrich A, Nowak B, Rosocha et al. Die prognostische Bedeutung der Herzfrequenzvariabilitätsanalyse bei Patienten mit dilativer Kardiomyopathie. Z Kardiol. 1998; 87: 453–58.
Sager PT, Bhandari AK. Narrow complex tachycardias. Differential diagnosis and management. Cardiol Clin. 1991; 9: 619–40.
Sager PT, Bhandari AK. Wide complex tachycardias. Differential diagnosis and management. Cardiol Clin. 1991; 9: 595–618.
Späth G. Torsades de pointes. Wien: Ueberreuter; 1988.
Steurer G, Gursoy S, Frey B et al. The differential diagnosis in the electrocardiogram between ventricular tachycardia and preexcited tachycardia. Cardiol Clin. 1994; 17: 306–8.
Wellens HJ. The value of the ECG in the diagnosis of supraventricular tachycardias. Eur Heart J. 1996; 17: 10–20.
Wolff L, Parkinson J, White PD. Bundle branch block with short P-R interval in healthy young people prone to paroxysmal tachycardia. Amer Heart J. 1930; 5: 685.
Zimetbaum P, Josphson ME. Evaluation of patients with palpitations. N Engl J Med. 1998; 338: 1369–73.

23 Hypertonie

U. Kuhlmann und W. Siegenthaler

23.1	Definition der Hypertonie	651
23.2	Hypertonie als Risikofaktor	651
23.3	Einteilung	651
23.4	Abklärung bei Vorliegen einer Hypertonie	652

Liegt eine anamnestisch diagnostizierbare sekundäre Hypertonieform vor? 652
Bestehen klinische Anhaltspunkte für eine sekundäre Hypertonie? 653
Deuten einfache Laboruntersuchungen oder die Sonographie der Nieren und Nebennieren auf eine sekundäre Hypertonie hin? 653
Sind weitere Spezialuntersuchungen indiziert? 653

| 23.5 | Primäre oder essentielle Hypertonie | 654 |
| 23.6 | Sekundäre Hypertonien | 655 |

Renale Hypertonien 655
    Einseitige renal-parenchymatöse Erkrankungen 655
        Einseitige Hydronephrose 655
        Einseitige Schrumpfnieren (einseitige kleine Niere) 655
Renovaskuläre Hypertonie 655
Endokrine Hypertonien 658
    Mineralokortikoidhypertonie 659
        Primärer Hyperaldosteronismus (Conn-Syndrom) 660
        Differentialdiagnose der hypokaliämischen Hypertonie 662
    Cushing-Syndrom (Hyperkortisolismus) 664
        ACTH-abhängiges Cushing-Syndrom 664
        ACTH-unabhängiges Cushing-Syndrom 664
        Klinik des Cushing-Syndroms 666
        Diagnostisches Vorgehen bei Verdacht auf Vorliegen eines Cushing-Syndroms 668
    Phäochromozytom 669
        Klinik des Phäochromozytoms 670
        Diagnostisches Vorgehen bei Phäochromozytomverdacht 671
        Differentialdiagnose des Phäochromozytoms 672

→

Akromegalie 674
    Klinik der Akromegalie 674
    Endokrinologische Diagnosesicherung und
    Lokalisationsdiagnostik 675
Hyperthyreose 675
Hyperparathyreoidismus 675

Kardiovaskuläre Hypertonieformen 676
Aortensklerose 676
Aortenisthmusstenose (Coarctatio aortae) 676
Hypertonie infolge eines erhöhten
Schlag- oder Herzminutenvolumens 677

Schwangerschaftshypertonie 677

23.1 Definition der Hypertonie

Nach Richtlinien der Weltgesundheitsorganisation (WHO) beträgt die obere Grenze des normalen Blutdrucks 139/89 mmHg. Epidemiologische Daten belegen, daß eine lineare Beziehung zwischen diastolischem Blutdruck und dem relativen Schlaganfall- und Herzinfarktrisiko besteht und dieser von der WHO noch als normal angesehene Blutdruck bereits mit einer erhöhten Mortalität einhergeht. Die Festlegung eines oberen Normwertes für den Blutdruck ist nicht unproblematisch und hat deshalb zum Begriff der Grenzwerthypertonie (140/90 – 160/95 mmHg) geführt (Tab. 23.1).

Tabelle 23.1 Blutdruckdefinition

Normotonie	≤ 140/90 mmHg
Grenzwert	140/90 – 160/95 mmHg
Hypertonie	≥ 160/95 mmHg

23.2 Hypertonie als Risikofaktor

Der Hochdruck ist zu Beginn asymptomatisch. Erst nach Jahren treten *vaskuläre Komplikationen* auf, denen durch eine frühzeitige antihypertensive Therapie erfolgreich entgegengetreten werden kann. Insbesondere *4 Organsysteme und Gefäßbereiche* werden durch den Hochdruck geschädigt, wobei zwischen

▶ den *Folgen der Arteriosklerose*
▶ und den *direkten Hochdruckfolgen*

unterschieden werden muß.

Folgeerkrankungen sind *Schlaganfall, Herzinfarkt, Nephrosklerose* und *periphere Gefäßkrankheiten*. Das durch den Hochdruck für die Gefäße und die erwähnten Organe entstehende Risiko ist abhängig

▶ vom Ausmaß der Blutdruckerhöhung,
▶ vom Alter des Patienten zum Zeitpunkt der Diagnosestellung; je jünger der Patient bei Feststellung der Hypertonie ist, desto länger ist die bevorstehende Expositionsdauer,
▶ vom Vorhandensein anderer Risikofaktoren wie Rauchen, Diabetes mellitus und Hypercholesterinämie (Tab. 23.2).

Tabelle 23.2 Komplikationen der Hypertonie

Organ	Arteriosklerotische Komplikationen	Direkte Hypertoniefolgen
Herz	– Angina pectoris – Herzinfarkt – Rhythmusstörungen	– Linksherzhypertrophie – Herzinsuffizienz
Niere	– sekundäre Arteriosklerose der Nierengefäße	– Nephrosklerose
Zentralnervensystem	– transiente ischämische Attacken – Hirninfarkt	– Hämorrhagie – Enzephalopathie
Augen	– Sklerose der Arterien	– Papillenödem – Retinopathie
Periphere Gefäße	– Verschlußkrankheit	– Aneurysmen

23.3 Einteilung

Der Hochdruck wird eingeteilt in

▶ die *primäre essentielle Hypertonie* (ca. 95%) und
▶ *sekundäre Hypertonien* (ca. 5%),

welche insbesondere auf ein renales, endokrines, kardiovaskuläres oder neurogenes Grundleiden zurückgeführt werden können (Tab. 23.3). Hingegen konnte für den primären essentiellen Hochdruck bisher keine einheitliche Ursache gefunden werden.

Die Angaben zur Häufigkeit der sekundären Hypertonie schwanken zwischen 5 und 10%, wobei in der Regel die relative Häufigkeit verschiedener sekundärer Hypertonieformen bei selektioniertem Patientengut angegeben wird. Von 854 selbst beobachteten hypertonen Patienten litten 7,1% an einer sekundären Hypertonie (Abb. 23.1).

Auffallend war die mit ca. 2,1% sehr kleine Zahl potentiell heilbarer sekundärer Hypertonieformen, die mit z. T. recht aufwendigen diagnostischen Maßnahmen abgeklärt wurden. Legt man eine unselektionierte Patientenpopulation zugrunde, liegt die Häufigkeit der essentiellen Hypertonie bei über 95%.

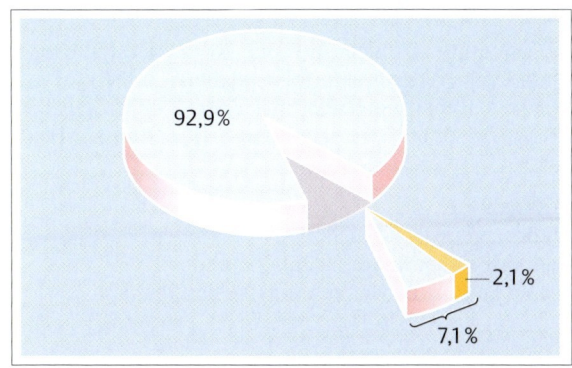

Abb. 23.1 Prozentualer Anteil von primärer (essentieller) und sekundärer Hypertonie bei 854 Patienten. Bei 92,9% aller Hypertoniker wurde eine essentielle Hypertonie diagnostiziert. Unter den sekundären Hypertonieformen (7,1%) fanden sich 2,1% heilbare sekundäre Hypertonieformen (nach *Greminger* u. Mitarb.).

Tabelle 23.3 Weitere wichtige sekundäre Hypertonien: Diagnose, Anamnese, Klinik, Labor und apparative Untersuchungen

Diagnose	Anamnese	Klinik	Labor und technische Untersuchungen
Phäochromozytom	– Beginn in jedem Alter – Leitsymptome Kopfschmerzen, Schwitzen, Palpitationen, Gewichtsverlust	– Dauerhypertonie oder paroxysmale Hypertonie – Orthostase – Neurofibromatose, MEN II b, Hippel-Lindau-Syndrom	– Urin: Vanillinmandelsäure, Metanephrine und Catecholamine erhöht – Blut: Noradrenalin und Adrenalin erhöht – Clonidintest – bildgebende Verfahren: MRT und Jodbenzylguanidinszintigraphie
Cushing-Syndrom	– Beginn in jedem Alter – Änderung des Aussehens: Vollmondgesicht, Stammfettsucht – Rückenschmerzen	– Stammfettsucht – Muskelschwäche – Hautblutungen – Striae	– Osteoporose – Diabetes mellitus – Urincortisolwerte erhöht – Plasmacortisol erhöht – zirkadianer Rhythmus gestört – keine Suppression des Plasmacortisols nach Dexamethason 2 mg
Primärer Hyperaldosteronismus	– Beginn in jedem Alter – Polyurie – Muskelschwäche	– Muskelschwäche	– Hypokaliämie – metabolische Alkalose – Urinkalium > 30 mmol/Tag trotz Hypokaliämie

Aortenisthmusstenose	– Beginn im Kindesalter
	– Kopfschmerzen
	– kalte Füße
		– Pulse an den Beinen abgeschwächt
		– Blutdruck an den Beinen erniedrigt
		– kardialer Auskultationsbefund
			– Röntgenthorax:
			  – prä- und poststenotische Dilatation der Aorta
			  – Einkerbung der linken Kontur des Aortenbogens
			– Rippenusuren

23.4 Abklärung bei Vorliegen einer Hypertonie

! *Wichtigstes Ziel der Hypertonieabklärung ist die Erfassung einer kausal therapierbaren und somit potentiell heilbaren Hypertonieform.*

Die genannten Zahlen mit nur ca. 2–3 % heilbaren sekundären Hypertonieformen relativieren die kostenintensive Hypertonieabklärung. Abb. 23.2 zeigt, daß der größte Anteil der sekundären Hypertonieformen durch

- Anamnese,
- körperliche Untersuchung,
- einfache Laboruntersuchungen und
- Sonographie der Nieren und Nebennieren

diagnostiziert werden kann.

Nur bei wenigen Patienten sind z. T. aufwendige und invasive *Spezialuntersuchungen* indiziert, die v. a. zum Ausschluß bzw. Nachweis einer renovaskulären Hypertonie dienen. Schrittweises Vorgehen mit Beantwortung der folgenden Fragen ermöglicht eine kostenbewußte Hypertonieabklärung:

- Liegt eine *anamnestisch* diagnostizierbare Hypertonieform vor?
- Bestehen *klinische Anhaltspunkte* für das Vorliegen einer sekundären Hypertonie?
- Deuten *einfache Laboruntersuchungen* (Urinstatus, Kreatinin, Natrium, Kalium, Calcium) oder die *Sonographie* der Nieren und Nebennieren auf das Vorliegen einer sekundären Hypertonie hin?
- Sind *weitere Spezialuntersuchungen* indiziert?

Liegt eine anamnestisch diagnostizierbare sekundäre Hypertonieform vor?

Familienanamnese. Familiäre Häufung eines Hochdrucks findet sich

- bei der essentiellen Hypertonie,
- bei den seltenen monogenen Hypertonieformen (glucocorticoidreagibler Aldosteronismus und Liddle-Syndrom),
- bei familiär auftretenden Phäochromozytomen.

Die Familienanamnese dient ferner zur Erfassung anderer, genetisch bedingter Herz-Kreislauf-Risiken (Diabetes mellitus Typ 2, Fettstoffwechselstörungen) und schließlich auch dazu, weitere, nicht behandelte hypertone Familienmitglieder zu identifizieren.

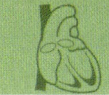

Abklärung bei Vorliegen einer Hypertonie

Patientenanamnese. Durch gezieltes Befragen können folgende sekundäre Hypertonieformen aufgedeckt werden:

- Ovulationshemmer-Hypertonie,
- Hochdruck durch übermäßigen Genuß von Lakritze
- medikamentös bedingte Hypertonieformen (Steroide, Nasentropfen, Mineralocorticoide, Antirheumatika),
- Alkoholabusus,
- Phäochromozytom (S. 669).

Bestehen klinische Anhaltspunkte für eine sekundäre Hypertonie?

Adipositas ist ein häufiger und wichtiger klinischer Befund. Adipositas ist eng mit einer essentiellen Hypertonie assoziiert und zeigt zudem ein zusätzliches Risiko einer Insulinresistenz und eines Diabetes mellitus Typ 2 an.

Abb. 23.**2** zeigt, daß insbesondere

- die kardiovaskuläre Hypertonie bei Aortenisthmusstenose und großem Schlagvolumen,
- das Cushing-Syndrom (S. 664) und
- die Hyperthyreose

klinisch diagnostiziert werden können.

Deuten einfache Laboruntersuchungen oder die Sonographie der Nieren und Nebennieren auf eine sekundäre Hypertonie hin?

Das in Abb. 23.**2** im Rahmen einer Basisdiagnostik angegebene minimale Laborprogramm (Urinstatus, Kreatinin, Kalium und Calcium) und die Sonographie der Nieren und Nebennieren dienen:

- dem Nachweis einer renalen Hypertonie,
- zur Diagnose einer Hypertonie bei Hyperkalzämie (z. B. primärer Hyperparathyreoidismus),
- zum Nachweis einer hypokaliämischen Hypertonie,
- zur Aufdeckung eines Nebennierenrindentumors.

Sind weitere Spezialuntersuchungen indiziert?

Das in Abb. 23.**2** verdeutlichte Vorgehen zeigt, daß die meisten sekundären Hypertonieformen durch anamnestische Angaben, die klinische Untersuchung und einfache apparative Maßnahmen erfaßt werden können. Spezialuntersuchungen kommen immer dann zum Einsatz, wenn es um die Bestätigung eines *Cushing-Syndroms*, eines *Phäochromozytoms* bzw. eines *primären Aldosteronismus* geht (Tab. 23.**3**). Ferner bietet zusätzlich die Diagnose einer *renovaskulären Hypertonie* Schwierigkeiten, da bei dieser Krankheit die klinische Untersuchung und apparative Suchtests versagen können.

Die Indikation zur weitergehenden Hypertonieabklärung ist aus Tab. 23.**4** ersichtlich.

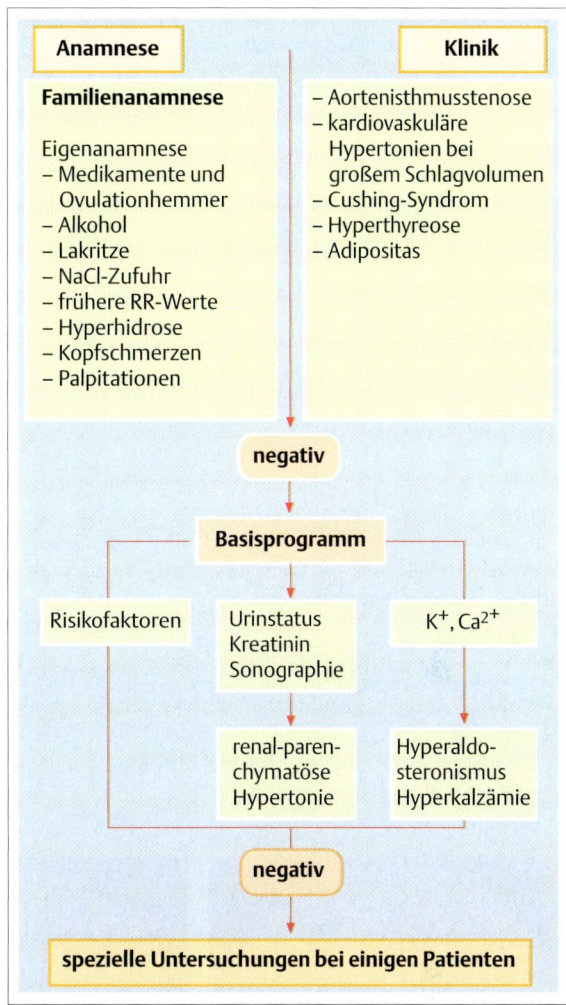

Abb. 23.**2** Diagnostisches Vorgehen bei arterieller Hypertonie.

Tabelle 23.**4** Indikation zur weitergehenden Hypertonieabklärung

- Hypertoniebeginn vor dem 30. bzw. nach dem 50. Lebensjahr (renovaskuläre Hypertonie)
- Hypertoniewerte > 180/110 mmHg
- Therapieresistenz (renovaskuläre Hypertonie)
- Abdominelles Strömungsgeräusch
- Klinische und laborchemische Hinweise auf das Vorliegen einer endokrinen Hypertonie
  - Hypokaliämie (primärer Aldosteronismus)
  - Tachykardie, Gewichtsverlust, Schwitzen, Tremor (Phäochromozytom oder Hyperthyreose)
  - Cushing-Syndrom-Symptomatik
- Schwere Organschäden wie Fundusblutungen, Niereninsuffizienz, Kardiomegalie oder schlagartiges („flash") Lungenödem

23.5 Primäre oder essentielle Hypertonie

Klinik. Die essentielle Hypertonie tritt vorwiegend im 30.–60. Lebensjahr auf und wird wegen der Beschwerdefreiheit der Patienten häufig zufällig entdeckt. Kopfschmerzen, Schwindel, Müdigkeit, Abgeschlagenheit, Hitzewallungen, Angstzustände sind schwer zu bewerten und kommen mit gleicher Häufigkeit bei Hypertonikern und Nichthypertonikern vor. Symptome der essentiellen Hypertonie, die zu einem Arztbesuch führen, treten oft erst bei *hypertensiver Schädigung von Herz, Nieren, Augen und Gehirn* auf.

Eine *positive Familienanamnese* und grenzwertige Blutdruckwerte bei früheren Messungen im jugendlichen Alter werden häufig angegeben.

! Insbesondere bei plötzlichem Auftreten einer schweren, therapieresistenten Hypertonie darf die Diagnose essentielle Hypertonie erst nach Ausschluß einer sekundären Hypertonie gestellt werden.

Die ambulante 24-h-Blutdruckmessung hat erheblich zur Verbesserung der Diagnostik der essentiellen Hypertonie beigetragen. Die Methode ist besonders hilfreich bei *Grenzwerthypertonikern* und vermuteter „Weißkittel"-Hypertonie.

Einteilung nach Schweregraden. Nach dem Ausmaß der Gefäßläsionen und nach Verlauf ist eine Einteilung in 5 Gruppen möglich:

▶ *Grenzwert- und „Weißkittel"-Hypertonie.* „Weißkittelhypertoniker" haben hohe Werte beim Arztbesuch, aber normale Werte bei der 24-h-Messung.
▶ *Milde Hypertonie* mit zeitweise normalen Blutdruckwerten, diastolischem Blutdruck bis 105 mmHg, leichten Augenfundusveränderungen ohne Sekundärveränderungen an Gehirn, Herz und Nieren.
▶ *Mittelschwere Hypertonie* mit stabilem Zustand, diastolischem Blutdruck von 105–114 mmHg, mittelschweren Fundusveränderungen, eventuellen Erregungsrückbildungsstörungen im EKG, meistens ohne Nierenschädigung.
▶ *Schwere Hypertonie* mit diastolischen Blutdruckwerten > 120 mmHg, schweren Fundusveränderungen (Blutungen, Exsudaten, Cotton-wool-Herden), zunehmenden Hypertoniefolgen an Gehirn, Herz und Nieren.
▶ *Maligne Hypertonie* mit diastolischen Blutdruckwerten > 20 mmHg, schwersten Augenfundusveränderungen (Abb. 23.**3d–f**), rascher Progredienz mit organischen Veränderungen an Herz, Gehirn und Nieren.

Abb. 23.**3** zeigt die Augenfundusveränderungen bei verschiedenen Schweregraden einer Hypertonie.

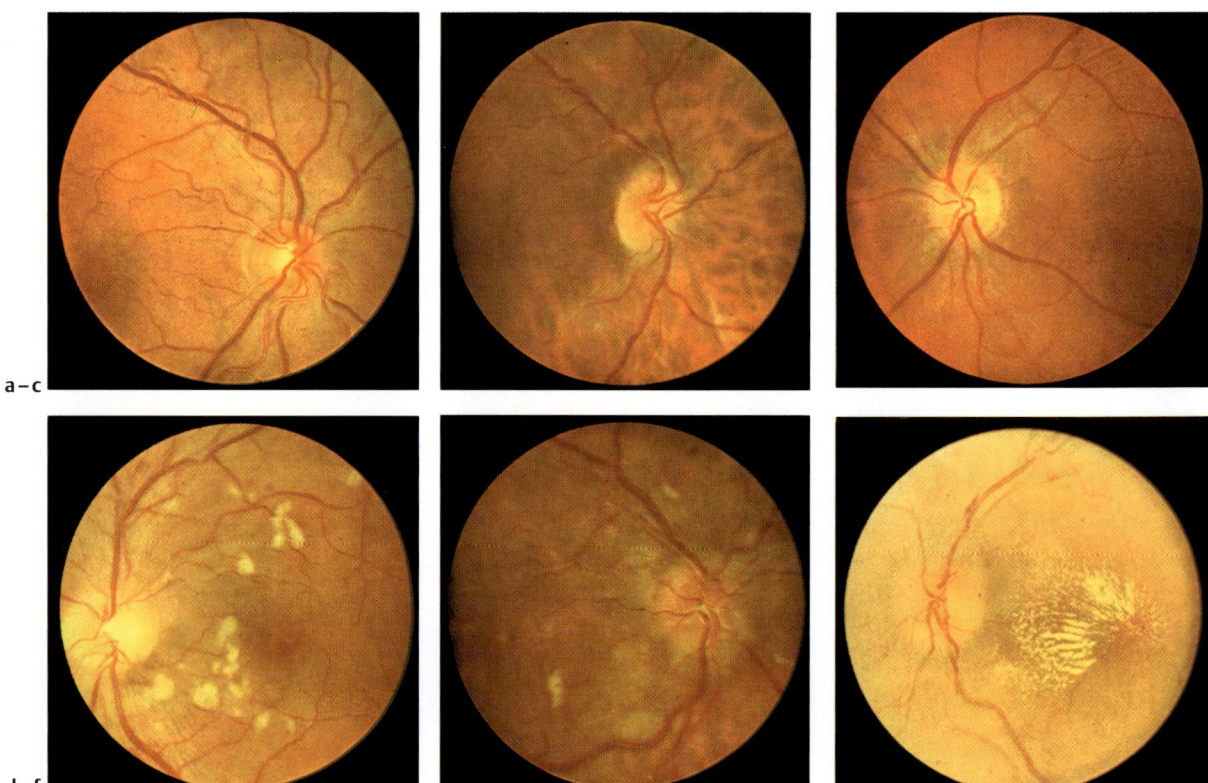

Abb. 23.**3a–f** Augenfundusveränderungen bei Hypertonie. **a** Leichte Hypertonie: Erweiterung und Schlängelung der Arterien, Omega-Aufzweigungen; **b** leichte bis mittelschwere Hypertonie: beginnende Sklerose der Arterien; **c** mittelschwere bis schwere Hypertonie: ausgesprochene Arterienspasmen; **d** maligne Hypertonie: streifige Hämorrhagien, Cotton-wool-Herde; **e** maligne Hypertonie: Papillenödem, Blutungen, einzelne Cotton-wool-Herde, feine Lipoideinlagerungen; **f** maligne Hypertonie: Netzhautödem, Sternfigur perimakulär, Blutungen.

23.6 Sekundäre Hypertonien

Renale Hypertonien

Eine renale Hypertonie kann bedingt sein

- durch angeborene oder erworbene ein- oder doppelseitige Nierenparenchymerkrankungen (*renal-parenchymatöse Hypertonie*),
- durch ein- oder doppelseitige Einengungen der Nierenarterien (*renovaskuläre Hypertonie*).

Ca. 5% aller Hypertonien sind durch renal-parenchymatöse Erkrankungen bedingt. Bei Abklärung einer Hypertonie lenken eine *Proteinurie*, ein *auffälliges Urinsediment* bzw. eine *Niereninsuffizienz* den Verdacht auf das Vorliegen einer renal-parenchymatösen Hypertonie. Von den weiterführenden Untersuchungen ermöglicht insbesondere die *Sonographie* der Nieren eine Unterscheidung zwischen

- *doppelseitigen Nierenerkrankungen* mit Hypertonie (Glomerulonephritiden, interstitiellen Nephritiden, Zystennieren usw.) und
- *einseitigen Nierenerkrankungen* mit Hypertonie.

Hochdruck ist ein wichtiges Symptom praktisch aller zur Niereninsuffizienz führenden *doppelseitigen renal-parenchymatösen Erkrankungen*, die in Kapitel 29 besprochen werden.

Bei Patienten mit langdauernder Hypertonieanamnese oder maligne verlaufender Hypertonie ist die *Differentialdiagnose* zwischen essentieller Hypertonie mit sekundärer Schädigung der Nieren (*Nephrosklerose*) und doppelseitigen Nierenerkrankungen mit sekundärer Hypertonie häufig nicht mehr möglich.

Einseitige renal-parenchymatöse Erkrankungen

Einseitige Hydronephrose

Akute oder chronische Hydronephrosen unterschiedlicher Genese (Stein, Tumor, Koagulum, Papillennekrose, versehentliche operative Ureterenligatur) können mit einer Hypertonie einhergehen. In diesen Fällen ist meistens eine vermehrte Reninsekretion der erkrankten Niere nachweisbar. Die Diagnose erfolgt sonographisch. Chirurgische Beseitigung des Abflußhindernisses oder Nephrektomie bei funktionsloser Niere können zur Heilung der Hypertonie führen.

Einseitige Schrumpfnieren (einseitige kleine Niere)

Findet sich eine einseitig kleine Niere, ist insbesondere bei unauffälligem Sedimentbefund eine *Nierenarterienstenose* auszuschließen (s. u.). *Renal-parenchymatöse Ursachen* (nichtvaskuläre Schrumpfniere) einer einseitig kleinen Niere sind die

- kongenitale, globale oder segmentale Hypoplasie,
- chronische interstitielle Nephritis,
- Strahlennephritis,
- traumatische Atrophie.

Die Diagnose der traumatischen Atrophie (page kidney) und der Strahlennephritis ist häufig aufgrund der Anamnese möglich. Chronisch-interstitielle Nephritis, vesikoureteraler Reflux und kongenitale Hypoplasien sind die häufigsten Ursachen einer renal-parenchymatös bedingten einseitigen kleinen Niere. Rezidivierende Infekte der Harnwege sprechen in dieser Situation für eine chronische interstitielle Nephritis, der häufig ein vesikoureteraler Reflux zugrunde liegt.

Renovaskuläre Hypertonie

! Die renovaskuläre Hypertonie ist die häufigste heilbare sekundäre Hypertonieform, die bei etwa 1–5% aller Hypertoniker gefunden wird.

Ursache der renovaskulären Hypertonie ist die renale Minderperfusion auf der stenosierten Seite und die dadurch bedingte gesteigerte Reninfreisetzung. Die angiographische Darstellung der Nierenarterien im Rahmen von Herzkatheteruntersuchungen bzw. bei Darstellung der Aorta- und Extremitätengefäße hat zu der Erkenntnis geführt, daß bei älteren Patienten mit generalisierter Arteriosklerose häufig renovaskuläre Veränderungen mit signifikanten Stenosen nachweisbar sind, ohne daß es zur Ausbildung einer renovaskulären Hypertonie kommen muß. In diesem Falle spricht man von *renovaskulärer Erkrankung*.

Klinik. Aufgrund radiologischer Kriterien werden v. a. 2 Formen der Nierenarterienstenosen unterschieden, nämlich

- arteriosklerotische Stenosen und
- fibromuskuläre Dysplasien.

Selten finden sich andere Ursachen der Lumeneinengung (Tab. 23.**5**). Fibromuskuläre Stenosen treten insbesondere bei Frauen im jugendlichen Alter auf, während die arteriosklerotische renovaskuläre Hypertonie überwiegend bei Männern nach dem 50. Lebensjahr diagnostiziert wird. Patienten mit arteriosklerotischer

Tabelle 23.5 Ursachen der renovaskulären Hypertonie

Häufige Ursachen
- arteriosklerotische Stenose (70–80%)
- fibromuskuläre Dysplasie (10–20%)

Seltene Ursachen
- Aneurysmen der Nierenarterien
- abdominales Aortenaneurysma
- traumatisch oder embolisch bedingter Nierenarterienverschluß
- Arteriitis
- Neurofibromatose Recklinghausen
- Kompression der Nierenarterien von außen durch
  - Zyste
  - Tumor (Hypernephrom, Phäochromozytom, Metastasen)

renovaskulärer Hypertonie leiden häufiger als Patienten mit essentieller Hypertonie gleichzeitig an einer koronaren Herzkrankheit, peripheren arteriellen Verschlußkrankheit und an einer Niereninsuffizienz.

! *Klinisches Leitsymptom* der Nierenarterienstenose ist ein *abdominelles Strömungsgeräusch*, welches bei etwa 40% der Fälle in der Gegend des Nabels und bei 10% der Patienten über den Flanken gehört werden kann.

Da sich jedoch auch bei etwa 9% der essentiellen Hypertoniker ein abdominelles Strömungsgeräusch findet, ist die diagnostische Wertigkeit dieses Auskultationsbefundes wegen des ungleich häufigeren Vorkommens der essentiellen Hypertonie insbesondere bei älteren Patienten stark eingeschränkt (Abb. 23.4).

Auch die übrigen klinischen und laborchemischen Befunde ermöglichen keine Differentialdiagnose zwischen essentieller und renovaskulärer Hypertonie (Abb. 23.4). Der Nachweis eines oder mehrerer der folgenden Kriterien macht jedoch das Vorliegen einer renovaskulären Hypertonie wahrscheinlicher und sollte zur weiteren Abklärung veranlassen:

- Auftreten einer schweren Hypertonie im jugendlichen Alter (fibromuskuläre Dysplasie?),
- plötzlicher Beginn einer schweren Hypertonie bei Patienten nach dem 50. Lebensjahr insbesondere bei Patienten mit Zeichen einer generalisierten arteriellen Verschlußkrankheit (arteriosklerotische Nierenarterienstenose?),
- Hypertonie bei Patienten mit sonographisch nachweisbarer Asymmetrie der Nierengröße,
- auffallende Therapieresistenz des Hypertonus,
- maligne Hypertonie,
- Verschlechterung der Nierenfunktion (GFR-Abnahme, Kreatininanstieg) nach Gabe von ACE-Hemmern (→ beidseitige Nierenarterienstenosen? funktionelle Einzelniere?).

Diagnose. Das diagnostische Programm zum Nachweis einer renovaskulären Hypertonie umfaßt

- Untersuchungen zur Beurteilung der renalen Perfusion,
- Abschätzung der renalen Reninfreisetzung,
- Darstellung der Nierenarterien durch bildgebende Verfahren.

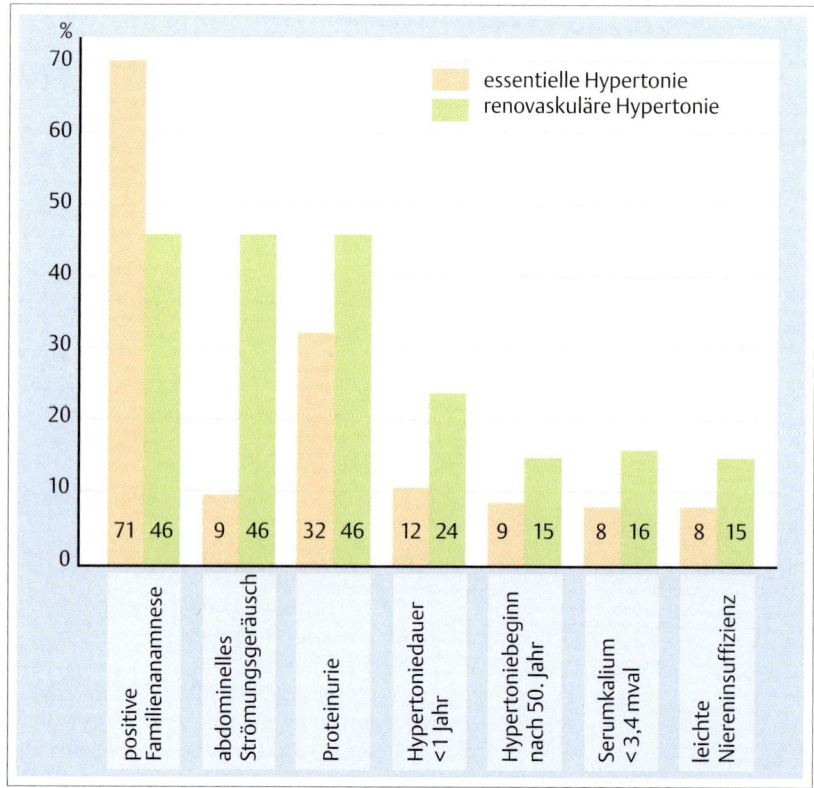

Abb. 23.4 Klinische Differentialdiagnose von essentieller und renovaskulärer Hypertonie (nach *Simon* und Mitarb.).

Sekundäre Hypertonien

Die in Tabelle 23.**6** genannten Untersuchung zur *Beurteilung der renalen Perfusion* und der *Abschätzung der Reninfreisetzung* haben eine eingeschränkte diagnostische Treffsicherheit mit schwankenden Zahlen zur Sensitivität und Spezifität (Tab. 23.**7**). Entsprechend vielgestaltig sind die Empfehlungen zum differenzierten Einsatz dieser Untersuchungen. Eine ausführliche Darstellung erfolgt bei Mann u. Mitarb. 1992.

Da sich bei negativem Ausfall der Screening-Tests nicht mit absoluter Sicherheit das Vorliegen einer renovaskulären Hypertonie ausschließen läßt, empfehlen manche Untersucher die direkte Darstellung der Nierenarterien durch bildgebende Verfahren bei ausreichendem klinischen Verdacht.

Selektive Renovasographie in DSA-Technik. Übersichtsaortographie und selektive Renovasographie liefern den endgültigen Beweis für das Vorliegen einer Nierenarterienstenose. Mit besonderer Sorgfalt sollten auch die Segmentarterien beurteilt werden, deren Stenosierung ebenfalls zur Hypertonie führen kann. Mit dieser Methode ist zudem die Differentialdiagnose zwischen *arteriosklerotischen Stenosen, fibromuskulären Dysplasien* und anderen seltenen Ursachen der Lumeneinengung möglich.

➤ *Arteriosklerotische Stenosen* sind bevorzugt am Gefäßabgang und im proximalen Drittel der A. renalis lokalisiert, häufig finden sich gleichzeitig arteriosklerotische Veränderungen in Aorta und Beckenstrombahn (Abb. 23.**5** und Abb. 23.**6**). Bei ca. 30 % der Patienten sind auch arteriosklerotische Veränderungen der gegenseitigen Nierenarterien nachweisbar.

➤ *Fibromuskuläre Umbauprozesse* können die gesamte Nierenarterie befallen, sind jedoch meistens im mittleren und distalen Drittel der Nierenarterie lokalisiert. Mitunter sind Haupt- und Nebenäste der A. renalis betroffen. Weitaus am häufigsten kommt die Mediadysplasie vor, die im Röntgenbild als Perlenkette imponiert (Abb. 23.**5** und Abb. 23.**6**). Seltener sind solitäre, kurzstreckige fibromuskuläre Verengungen oder relativ lange gleichmäßige Stenosierungen der Nierenarterie. Fibromuskuläre Gefäßveränderungen finden sich zwar bevorzugt in den Nierenarterien, sind jedoch gleichzeitig an viszeralen Gefäßen. (A. mesenterica superior und inferior, Truncus coeliacus, A. lienalis), an den Beckenstammgefäßen, an der Arteria subclavia, an den Karotiden und selbst an intrakraniellen Arterien nachgewiesen worden.

Andere bildgebende Verfahren. Die anderen in Tab. 23.**6** aufgeführten bildgebenden Verfahren müssen sich am Goldstandard der intraarteriellen DSA messen.

Die *Duplexsonographie* ermöglicht eine genaue Messung der Blutflußgeschwindigkeit, ist relativ kostengünstig und für wiederholte Beurteilung der Gefäße einsetzbar. Die Untersuchung ist jedoch zeitaufwendig und technisch häufig schwierig. Sie ermöglicht zudem keine sichere Trennung zwischen hämodynamisch wirksamen Nierenarterienstenosen (> 75 % Lumeneinengung) und hämodynamisch nicht bedeutsamen Stenosen (< 75 % Lumeneinengung). *Spiral-CT-Angiographie* und *Kernspinangiographie* sind relativ neue Verfahren.

Die *Spiral-CT-Angiographie* bietet eine exzellente dreidimensionale Darstellung der Nierenarterien, ist jedoch mit dem Nachteil behaftet, daß relativ große Kontrastmittelmengen verabreicht werden müssen. Die *Kernspinangiographie* ermöglicht eine dreidimensionale Darstellung der Nierenarterien ohne Kontrastmittelgabe und kommt somit insbesondere bei Patienten mit Niereninsuffizienz zur Anwendung. Periphere Anteile der Nierenarterien und Segmentarterien können allerdings nur beschränkt beurteilt werden.

Tabelle 23.**6** Diagnostische Maßnahmen bei Nierenarterienstenose

Untersuchungen zur Beurteilung der renalen Perfusion
- intravenöse Urographie mit Frühaufnahmen
- *Isotopennephrographie* nach Gabe eines ACE-Hemmers (ACE-inhibierte Szintigraphie)

Abschätzung der renalen Reninfreisetzung
- Bestimmung der Plasmareninaktivität im peripheren Blut
- Captopriltest: Bestimmung der peripheren Plasmareninaktivität nach Verabreichung von Captopril
- seitengetrennte Bestimmung der Reninaktivität im Nierenvenenblut

Darstellung der Nierenarterien durch bildgebende Verfahren
- Duplexsonographie mit Vergleich der Blutflußgeschwindigkeit in Nierenarterien und Aorta
- arteriographische Darstellung der Nierenarterien in DSA-Technik
- Spiral-CT-Angiographie
- Kernspinangiographie

Tabelle 23.**7** Sensitivität und Spezifität der Suchtests für renovaskuläre Hypertonie*

Test	Sensitivität	Spezifität
Urogramm	< 75 %	85 %
Isotopennephrogramm	80–85 %	75–85 %
Isotopennephrogramm mit Captopril**	93 %	95 %
Plasmareninaktivität	50 %	80 %
Captoprilstimuliertes Plasmarenin	74 %	89 %
Intravenöse DSA***	85 %	90 %
Doppler	84 %	95 %

* MRT und Spiral-CT sind vielversprechend, aber teuer und noch nicht ausreichend mit arterieller DSA verglichen worden.
** ACE-Hemmer-Therapie muß vorher abgesetzt werden.
*** Bis zu 25 % der Tests sind aus technischen Gründen nicht interpretierbar.

	arteriosklerotische Form	fibromuskulär-dysplastische Form
Lokalisation	keine Seitenbevorzugung, meist aortennahes, proximales Drittel der Nierenarterie	bevorzugt rechts, meist mittleres bis distales Drittel der Nierenarterie
Konfiguration	meist becherförmig	meist perlenkettenartig
Aorta	häufig mitbeteiligt	selten mitbeteiligt

Abb. 23.5 Formen der Nierenarterienstenose und ihre Differenzierung aufgrund röntgenologischer Kriterien.

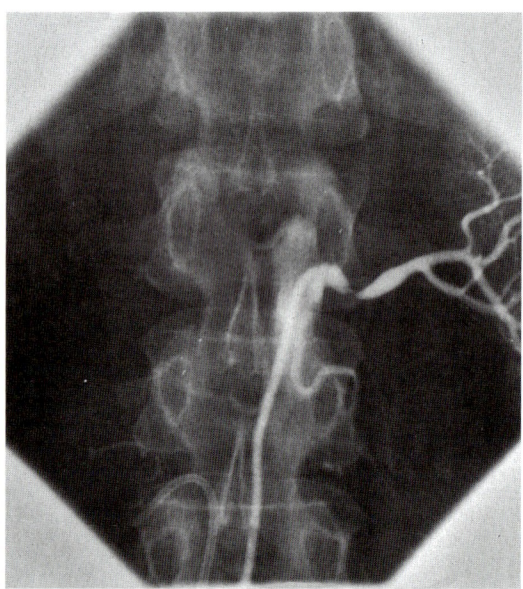
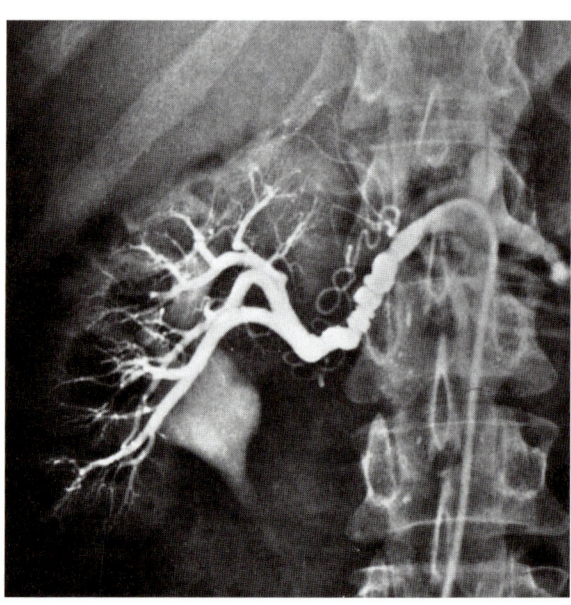

Abb. 23.6 **a** Arteriosklerotische Nierenarterienstenose links. **b** Perlschnurkettenartige Veränderungen der rechten Nierenarterie bei fibromuskulärer Dysplasie.

Endokrine Hypertonien

Die wichtigsten mit einer endokrinen Hypertonie einhergehenden Krankheitsbilder sind:

- primärer Aldosteronismus,
- Cushing-Syndrom,
- Phäochromozytom.

Diese 3 Krankheitsbilder sind selten und dürften nur bei etwa 2–3 % aller Hypertoniker für den erhöhten Blutdruck verantwortlich sein. Der genannte Prozentsatz ist jedoch eindeutig abhängig vom eher großzügigen oder restriktiven Einsatz von Screening-Untersuchungen. Abb. 23.7 zeigt, daß der Anstoß zur endokrinologischen Abklärung eines Hypertonikers beim *Phäochromozytom* durch die typische *Anamnese*, beim *Cushing-Syndrom* durch die sich neu entwickelnden *klinischen Befunde* und beim *primären Aldosteronismus* durch den *Laborbefund einer Hypokaliämie* erfolgt. Aufgrund neuerer Untersuchungen ist anzunehmen, daß insbesondere das Krankheitsbild des primären Hyperaldosteronismus deutlich häufiger diagnostiziert wird, wenn man auch normokaliämische Patienten einem „Screening" unterzieht und bei diesen den Aldosteron-Renin-Quotienten bestimmt.

Mineralokortikoidhypertonie

Im Rahmen der *Hypertoniedifferentialdiagnose* sind folgende Krankheitsbilder zu unterscheiden:

➤ Der *primäre Aldosteronismus*, der in der Mehrzahl der Fälle (70–80%) durch ein aldosteronproduzierendes *Adenom* (Conn-Syndrom), seltener durch *eine bilaterale Hyperplasie* (20–30%) der Nebennierenrinden ausgelöst wird. Extrem seltene Ursache eines primären Aldosteronexzesses sind das *Nebennierenkarzinom* (∼1%) oder das familiär auftretende Krankheitsbild des *glucocorticoidsupprimierbaren Hyperaldosteronismus* (GSH). Diese genannten Krankheitsbilder sind durch eine primäre Überproduktion von Aldosteron gekennzeichnet. Aldosteron stimuliert in den distalen Tubuli und in den Sammelrohren der Nieren die Natriumrückresorption und die Kaliumexkretion in den Urin. Deshalb ist das Leitsymptom dieser Krankheitsbilder die hypokaliämische Hypertonie, der Plasmaaldosteronwert ist erhöht, die Reninbildung durch die exzessive Natriumrückresorption und die dadurch entstehende Volumenexpansion supprimiert (Abb. 23.**8**).

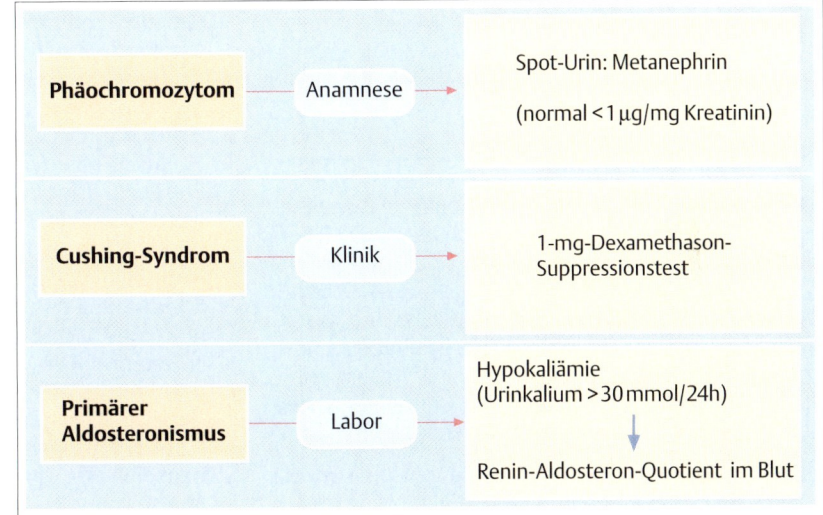

Abb. 23.**7** Screening-Diagnostik bei *Phäochromozytom*, *Cushing-Syndrom* und *primärem Aldosteronismus*. Beim Phäochromozytom veranlassen die typische Anamnese, beim Cushing-Syndrom die klinischen Befunde und beim primären Aldosteronismus der Laborbefund der Hypokaliämie zur weiteren Abklärung.

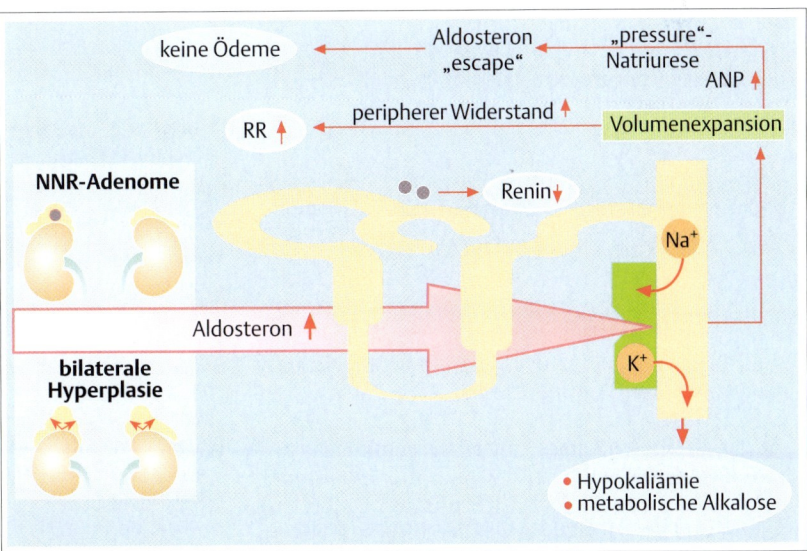

Abb. 23.**8** Primärer Aldosteronismus – Pathophysiologie und Symptome: Beim Nebennierenadenom oder einer bilateralen Hyperplasie der Nebennieren erfolgt eine gesteigerte Aldosteronproduktion. Aldosteron wirkt distal tubulär: Es steigert die Na^+-Rückresorption und führt über diesen Mechanismus zur Volumenexpansion und zur Hypertonie. Eine weitere Aldosteronwirkung am distalen Tubulus ist die Steigerung der K^+- und H^+-Ionensekretion, so daß eine Hypokaliämie und metabolische Alkalose resultieren. Die Abbildung zeigt ferner, daß bei zunehmender Volumenexpansion sich der distale Tubulus der Aldosteronwirkung entzieht (Aldosteron „escape"), da durch den Anstieg des Blutdrucks und durch vermehrte Freisetzung von atrialem natriuretischem Peptid (ANP) eine Natriurese auftritt. Dieses Phänomen verhindert das Auftreten von Ödemen im Rahmen des primären Aldosteronismus.

- Im Zusammenhang mit einer Hypertonie wird jedoch wesentlich häufiger ein *sekundärer Hyperaldosteronismus* registriert. Im Gegensatz zum primären Aldosteronismus ist die Reninaktivität bei diesen Krankheitsbildern erhöht. Die Stimulation des Renin-Angiotensin-Aldosteron-Systems in Kombination mit einer Hypertonie wird bei *diuretikavorbehandelter essentieller Hypertonie, renovaskulärer Hypertonie, maligner Hypertonie* und *Ovulationshemmerhypertonie* gesehen.
- Finden sich klinisch und laborchemisch alle Zeichen eines Aldosteronexzesses bei erniedrigten Renin- und Aldosteronwerten, muß an Genuß von *Glyzyrrhizinsäure, Cushing-Syndrom, apparenten Mineralokortikoidexzeß* und *Liddle-Syndrom* gedacht werden (Abb. 23.13).

Primärer Hyperaldosteronismus (Conn-Syndrom)

Definition. Das Krankheitsbild des *primären Aldosteronismus* ist definiert als eine autonome adrenale Hypersekretion von Aldosteron.

Ätiologie und Pathogenese. Zugrundeliegende Krankheitsbilder sind entweder einseitige Nebennierenadenome oder eine bilaterale Hyperplasie der Nebennieren. Die *Leitsymptome* des primären Aldosteronismus sind Folge der renalen Aldosteroneffekte (Abb. 23.8).

- Die Hypertonie entsteht primär durch eine renale Salz- und Wasserretention, sekundär dann durch eine Erhöhung des peripheren Widerstandes. Weitere Folge der Volumenexpansion ist eine Suppression der Reninausschüttung.
- Hypokaliämie und metabolische Alkalose sind Folgen einer gesteigerten distal-tubulären K^+- und H^--Ionensekretion.

> **!** Leitsymptome des primären Hyperaldosteronismus sind die hypokaliämische Hypertonie und eine metabolische Alkalose.

In seltenen Fällen eines primären Hyperaldosteronismus kann eine Hypokaliämie fehlen, sie ist jedoch in diesen Fällen durch eine mehrtägige Natriumbelastung (250 mval Natrium/Tag) induzierbar.

Klinik. Die in Tab. 23.8 aufgeführten Symptome des primären Aldosteronismus sind z. T. auf die Hypertonie, z. T. auf die Hypokaliämie zurückzuführen. Zahlreiche Patienten sind jedoch völlig beschwerdefrei, und die *Indikationen zur endokrinologischen Abklärung* (Renin- und Aldosteronbestimmung) sind üblicherweise

- die mit einer Hypokaliämie und einem renalen Kaliumverlust (Urin-Kalium > 30 mmol/Tag nach Absetzen der Diuretika) assoziierte Hypertonie,
- das Auftreten einer Hypokaliämie nach Einleiten einer Diuretikatherapie eines Hypertonus,
- die schwer therapierbare Hypertonie.

Diagnostik. Bei Vorliegen einer hypokaliämischen Hypertonie mit renalem Kaliumverlust wird durch eine *weiterführende Diagnostik* das Vorliegen eines primären Aldosteronismus folgendermaßen gesichert:

- Nachweis eines renalen K^+-Verlustes von > 30 mmol/Tag nach Absetzen einer Diuretikatherapie. Durch gleichzeitige Messung der renalen Na^+-Exkretion wird sichergestellt, daß der Patient zum Zeitpunkt der Bestimmung eine normale diätetische NaCl-Zufuhr erhält (Urin-Natrium > 100 mmol/24 h). Dies ist bedeutsam, da unter diätetischer Natriumrestriktion die distal tubuläre Kaliumsekretion auch bei Patienten mit primärem Aldosteronismus abnimmt.
- Nachweis einer *erniedrigten Plasmareninaktivität*. Patienten mit *primärem Aldosteronismus* und Patienten mit dem seltenen Krankheitsbild eines glucocorticoidsupprimierbaren Aldosteronismus (GSA) zeigen supprimierte Plasmareninwerte von meistens < 1 ng/ml/h.
- Nachweis einer *erhöhten Aldosteronkonzentration* im Plasma und im 24-h-Urin. Erhöhte Aldosteronwerte werden auch bei den genannten Krankheitsbildern mit sekundärem Hyperaldosteronismus und hypokaliämischer Hypertonie gemessen.
- Bestimmung des *Plasmaaldosteron/Renin-Quotienten* nach Absetzen von Diuretika, ACE-Hemmern und β-Blockern. Die Messung dieses Quotienten wird neuerdings als Screening-Test bei hypokaliämischer Hypertonie empfohlen. Während bei Patienten mit essentieller Hypertonie ein Aldosteron/Renin-Quotient von 4–5 gemessen wird, liegt bei primärem Aldosteronismus der Aldosteron/Renin-Quotient infolge der gesteigerten Aldosteron- und der supprimierten Reninwerte über 30.

Tabelle 23.8 Symptome bei 145 Patienten mit primärem Aldosteronismus (nach *Conn*)

Symptome	Häufigkeit [%]
Hypertonie	100
Hypokaliämie	90
Proteinurie	85
Hyposthenurie	80
EKG-Veränderungen	80
Muskelschwäche	73
Polyurie	72
Hypernatriämie	65
Kopfschmerzen	51
Retinopathie	50
Polydipsie	46
Kardiomegalie	41
Parästhesie	24
Sehstörungen	21
intermittierende Lähmungen	21
intermittierende Tetanie	21
Müdigkeit	19
Muskelschmerzen	16
Paralysen	4
Ödeme	3

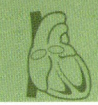

Sekundäre Hypertonien

Lokalisationsdiagnostik bei primärem Hyperaldosteronismus: Unterscheidung zwischen Adenom und bilateraler Hyperplasie

Bei gesicherter Diagnose eines primären Hyperaldosteronismus ist die Unterscheidung zwischen einem aldosteronproduzierenden *Adenom* einer Nebennierenrinde (70–80 %) und einer *bilateralen Hyperplasie* beider Nebennierenrinden (20–30 %) von Bedeutung (Abb. 23.9), da Adenome operiert, Patienten mit beidseitiger Hyperplasie hingegen medikamentös behandelt werden.

Zur Unterscheidung dieser Krankheitsbilder und zur Seitenlokalisation eines möglichen Adenoms dienen:

- *Computertomographie* und *Kernspintomographie*. Beide Untersuchungen erlauben eine nichtinvasive Darstellung der Nebennieren, bei der Adenome mit einem Durchmesser von mehr als 1 cm in der Regel erfaßt werden (Abb. 23.10).
- ^{131}J-Cholesterol-Nebennieren-Szintigraphie. Bei typischen Adenomen fällt im Szintigramm eine deutlich vermehrte Speicherung der erkrankten Seite auf, während die kontralaterale Nebenniere aufgrund einer supprimierten Aldosteronproduktion vermindert speichert. Bei beidseitiger Nebennierenrindenhyperplasie ist hingegen eine übermäßige Aufnahme der Radioaktivität über beiden Nebennierenrinden nachweisbar (Abb. 23.11). Durchführung von Computertomographie/NMR und Szintigraphie erlauben bei den meisten Patienten die Unterscheidung zwischen Adenom und Hyperplasie.
- *Nebennierenphlebographie und Aldosteronbestimmung im seitengetrennt entnommenen Nebennierenvenenblut* (Abb. 23.12). Falls die o. a. diagnostischen Maßnahmen nicht zur eindeutigen Klärung der Ursache führen, kann diese Untersuchung in spezialisierten Zentren durchgeführt werden. Durch die Phlebographie werden Adenome mit einem Durchmesser von mehr als 1 cm erfaßt, falls die technisch schwierige Sondierung beider Nebennierenvenen gelingt. Als Komplikation dieser Untersuchung kann es zu schmerzhafter Extravasation des Kontrastmittels und zu intraadrenalen Blutungen kommen. Vor Kontrastmittelinjektion in die Nebennieren erfolgen Blutentnahmen aus beiden Nebennierenvenen und aus der V. cava zur Bestimmung der Nebennierenrindenhormone. Typischerweise sind bei einseitigen Erkrankungen der Nebenniere (kleine Adenome) die Aldosteronwerte in der betroffenen Nebennierenvene deutlich höher als auf der Gegenseite. Diese Untersuchung sollte nur durch erfahrene Radiologen durchgeführt werden.

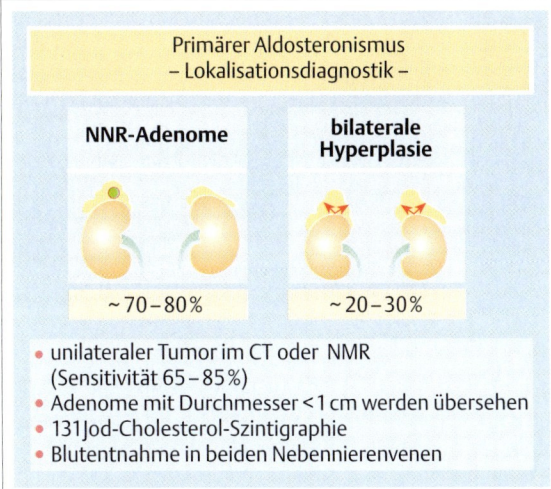

Abb. 23.9 Lokalisationsdiagnostik bei primärem Aldosteronismus: Die Darstellung von Adenomen gelingt mittels Computertomogramm (CT) oder Kernspintomographie (MRT) insbesondere bei einer Größe der Tumoren > 1 cm. In der ^{131}J-Cholesterol-Szintigraphie deutet die einseitige Nebennierendarstellung auf ein Adenom hin, während sich bei der bilateralen Hyperplasie beide Nebennieren darstellen (Abb. 23.11). Nur selten ist eine Blutentnahme aus beiden Nebennierenvenen mit Bestimmung der Aldosteronwerte notwendig.

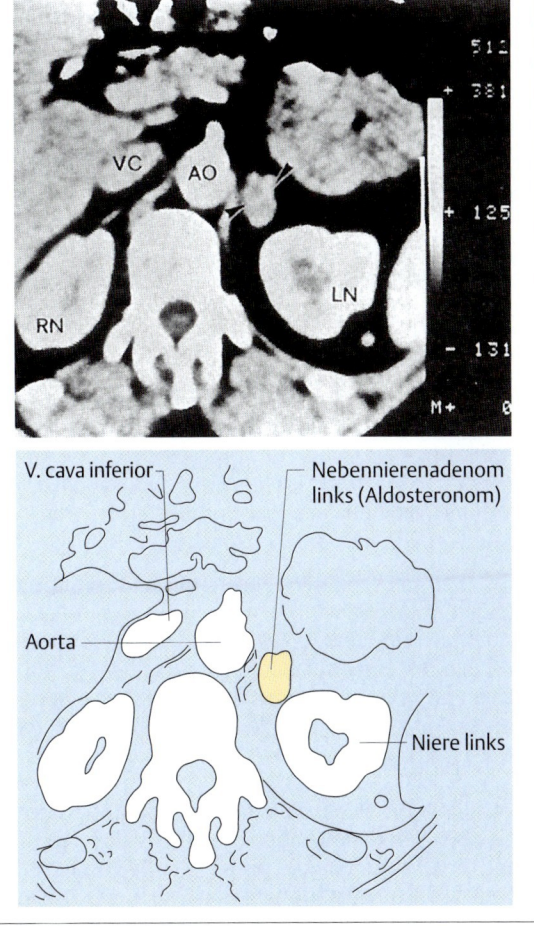

Abb. 23.10 Conn-Syndrom bei Nebennierenadenom links.

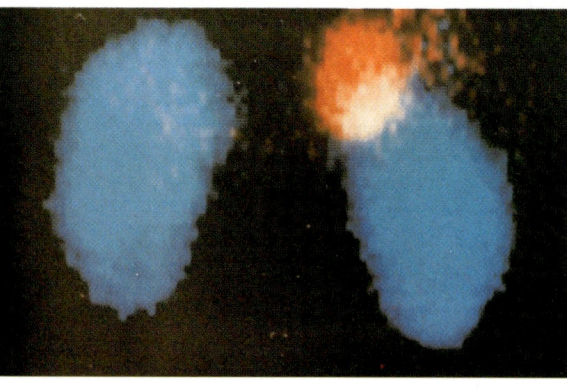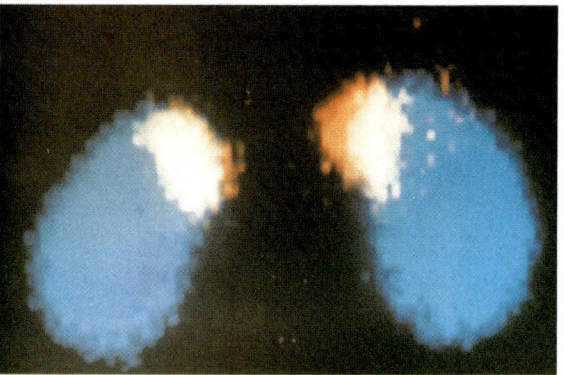

Abb. 23.**11** Nebennierenrindenszintigraphie mit 1 mCi (37 MBq) ^{131}J-Cholesterol. Gleichzeitige Darstellung der Nieren mit 2 mCi (74 MBq) Technetiumglucose. Patienten mit primärem Hyperaldosteronismus **a** infolge eines rechtsseitigen Adenoms bzw. **b** einer bilateralen Nebennierenrinden-Hyperplasie.

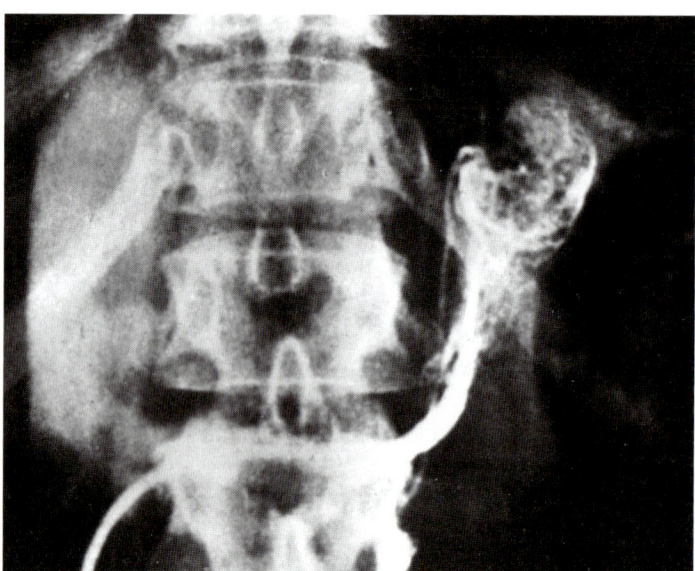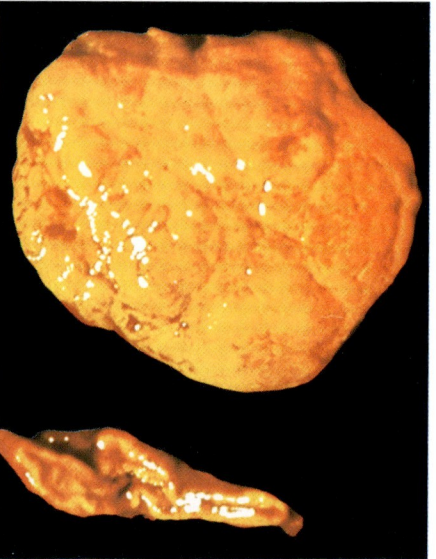

Abb. 23.**12** Conn-Syndrom. **a** Phlebographisch dargestelltes Nebennierenadenom links und **b** operativ entfernter Tumor.

Differentialdiagnose der hypokaliämischen Hypertonie

Abb. 23.**13** zeigt, daß Patienten mit hypokaliämischer Hypertonie anhand des Renin-Aldosteron-Profils in 3 Gruppen eingeteilt werden können:

- Patienten mit erhöhten Aldosteron- und supprimierten Reninwerten,
- Patienten mit erhöhten Renin- *und* Aldosteronwerten (sekundärer Hyperaldosteronismus) und
- Patienten, bei denen überraschenderweise supprimierte Aldosteron- und Reninwerte gemessen werden.

Hypokaliämische Hypertonie mit erhöhten Aldosteron- und supprimierten Reninwerten. Dies ist der typische Befund der Patienten mit *primärem Aldosteronismus*. Differentialdiagnostisch muß jedoch bei dieser Konstellation das Krankheitsbild des *glucocorticoidsupprimierbaren Aldosteronismus (GSA)* abgegrenzt werden. Hinweise auf dieses seltene Krankheitsbild mit autosomal dominant vererbter Anomalie der Steroidbiosynthese sind:

- ein familiäres Auftreten und typischerweise im Kindesalter manifest werdende schwere Hypertonie,
- gehäuftes Auftreten von Apoplexen im jugendlichen Alter in den betroffenen Familien,
- die Supprimierbarkeit der häufig nur mäßiggradig erhöhten Aldosteronwerte durch Verabreichung von Dexamethason. Dieser Effekt beruht auf der Beobachtung, daß beim GSA unphysiologischer Weise die Aldosteronbiosynthese in der Zona fasciculata der Nebennierenrinde unter ACTH-Einfluß erfolgt,
- die Ausscheidung großer Mengen von Hybrid-Steroiden (18-Hydroxy-Cortisol und 18-Oxo-Cortisol) im Urin

Hypokaliämische Hypertonien mit sekundärem Hyperaldosteronismus (Aldosteron- und Reninwerte erhöht). Krankheitsbilder mit dieser Konstellation sind:

Abb. 23.**13** Das kombinierte Auftreten einer Hypertonie und Hypokaliämie weist in aller Regel auf einen renalen Kaliumverlust hin. Dieser wird durch Messung der Urinkaliumkonzentration bestätigt. Liegt das Urin-K$^+$ einige Tage nach Absetzen der Diuretika > 30 mmol/24 h, sollte die Bestimmung der Plasmarenin- und Aldosteronspiegel erfolgen. Die in dieser Abbildung aufgezeigten verschiedenen möglichen Ergebnisse der Aldosteron- und Reninbestimmung eröffnet die aufgezeigte Differentialdiagnose.

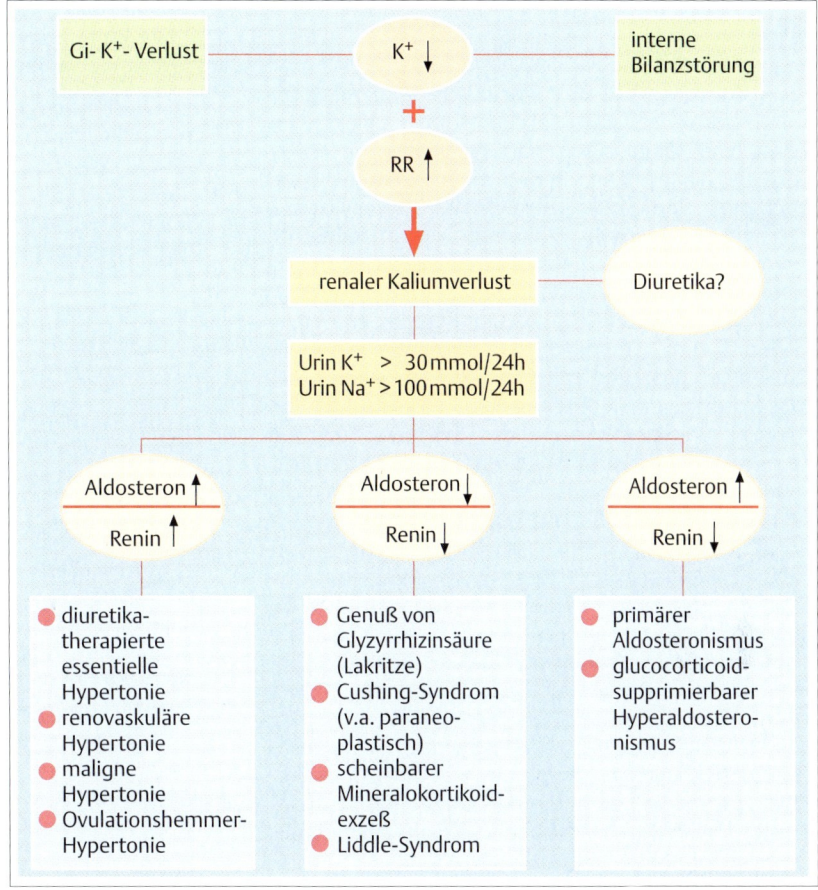

- die durch *Ovulationshemmer* induzierte Hypertonie,
- die mit *Diuretika* vorbehandelte essentielle Hypertonie,
- die *renovaskuläre Hypertonie*,
- die *maligne verlaufende essentielle Hypertonie*,
- einige *renal-parenchymatöse Erkrankungen* mit Hypertonie.
- Ein *medikamentös* ausgelöster sekundärer Hyperaldosteronismus mit Hypertonie tritt bei 4–5 % aller Frauen unter Einnahme von *Ovulationshemmern* auf. Die Hypertonie entwickelt sich meistens innerhalb der ersten 6 Monate nach Beginn der Kontrazeption und ist nach Absetzen der Ovulationshemmer reversibel.
- Häufigste Form der hypokaliämischen Hypertonie ist sicherlich die *diuretisch vorbehandelte essentielle Hypertonie*. Die Diuretikamedikation führt zu einem renalen Kaliumverlust und über eine Stimulation der Reninfreisetzung zur Entwicklung eines sekundären Hyperaldosteronismus. Medikamentenanamnese, Normalisierung des Serum-Kalium-Wertes nach Absetzen der Diuretika unter Kaliumsubstitution und Rückbildung der Hypertonie nach Beendigung der Ovulationshemmereinnahme ermöglichen die Differentialdiagnose zum primären Aldosteronismus.
- Schwieriger gestaltet sich die Abgrenzung zu den anderen o. g. Krankheitsbildern mit sekundärem Hyperaldosteronismus (*renovaskuläre Hypertonie, maligne essentielle Hypertonie, renal-parenchymatöse Erkrankungen*). Neben der nephrologischen Diagnostik (Urinsedimentbefund, Kreatininclearance, Sonographie der Nieren) ermöglicht die Plasmareninbestimmung die Differentialdiagnose: Bei diesen Formen der hypokaliämischen Hypertonie ist eine vermehrte Reninbildung in den Nieren der auslösende Stimulus für eine erhöhte Aldosteronsekretion, so daß im Gegensatz zum primären Aldosteronismus *erhöhte Reninspiegel* gemessen werden.

Hypokaliämische Hypertonien mit normaler oder erniedrigter Renin- und Aldosteronsekretion. Krankheitsbilder dieser Gruppe werden häufig mit dem Begriff „Pseudohyperaldosteronismus" umschrieben, da die hypokaliämische Hypertonie und supprimiert gemessene Plasmareninaktivität zunächst an das Vorliegen eines primären Aldosteronismus denken lassen, diese Diagnose jedoch aufgrund der erniedrigten Plasmaaldosteronwerte verworfen werden muß. Einzuordnen sind hier folgende Krankheitsbilder:

- der *scheinbare Mineralokortikoidexzeß*,
- die hypokaliämische Hypertonie als Folge des *Genusses von Glyzyrrhizinsäure* (Lakritze, Stimorol-Kaugummi),
- das *Cushing-Syndrom* (insbesondere die paraneoplastische Form des Cushing-Syndroms),

- Syndrome mit *Enzymdefekten in der Cortisolbiosynthese*,
- das *Liddle-Syndrom*.
- Das Krankheitsbild des *scheinbaren Mineralokortikoidexzesses* ist gekennzeichnet durch eine im jugendlichen Alter auftretende Hypertonie mit ausgeprägter hypokaliämischer Alkalose, niedriger Plasmarenin- und Aldosteronaktivität. Ursache ist ein Mangel an 11-Hydroxy-Steroid-Dehydrogenase in den distalen Tubuluszellen. Dieses Enzym ist verantwortlich für die Umwandlung von Cortisol zu Cortison. Da Cortisol im Gegensatz zu Cortison eine hohe Affinität zum Mineralokortikoid-Rezeptor in den distalen Tubuluszellen aufweist, führt ein Mangel dieses Hormons durch Bindung des Cortisols an den Rezeptor zu mineralokortikoiden Effekten. Aufgrund dieses Enzymdefektes ist die Ausscheidung von Cortisolmetaboliten im 24-h-Urin erhöht, hingegen die Ausscheidung von Cortisonabbauprodukten erniedrigt.
- Hypokaliämische Hypertonie durch Genuß von Glyzyrrhizinsäure (Lakritze, Stimorol-Kaugummi) zeichnet sich durch eine ähnliche biochemische Konstellation aus wie das Krankheitsbild des scheinbaren Mineralokortikoidexzesses. Durch Glyzyrrhizinsäure wird die 11-Beta-Hydroxy-Steroid-Dehydrogenase in den distalen Tubuluszellen gehemmt. Die dadurch bedingte Konversionshemmung von Cortisol zu Cortison führt somit zu pathophysiologischen Veränderungen wie das beschriebene Krankheitsbild des scheinbaren Mineralokortikoidexzesses.
- Beim *Cushing-Syndrom* kann die exzessive Produktion von Cortisol eine Natrium-Wasserretention mit Hypertonie und hypokaliämischer Alkalose verursachen. Vor allem bei malignen Tumoren mit paraneoplastischer Produktion von ACTH-ähnlichen Substanzen können die typischen klinischen Cushing-Zeichen fehlen und das Auftreten einer hypokaliämischen Hypertonie ganz im Vordergrund stehen (s. u.).
- Extrem selten sind Syndrome mit *Enzymdefekten in der Cortisolsynthese* der Nebennierenrinde. Erwähnt werden müssen ein 11-β-Hydroxylase-Mangel und 17-Hydroxylase-Mangel. Bei beiden Krankheitsbildern kommt es zur Produktion von Desoxycorticosteron, einem Mineralocorticoid, welches eine hypokaliämische Hypertonie hervorrufen kann. Diese Krankheitsbilder manifestieren sich im Kindesalter v. a. durch Störung der Geschlechtsreifung.
- Das *Liddle-Syndrom* ist ebenfalls ein sehr seltenes genetisch vermitteltes Krankheitsbild, bei dem im distalen Tubulus die Natriumrückresorption und die Kaliumsekretion erhöht sind. Folge der gesteigerten Natriumrückresorption sind Hypertonie und Hypervolämie mit konsekutiver Suppression des Renin-Angiotensin-Aldosteron-Systems.

Cushing-Syndrom (Hyperkortisolismus)

Diese seltene Erkrankung tritt 3- bis 4mal häufiger bei Frauen als bei Männern auf und ist in 80–90 % der Fälle von einer Hypertonie begleitet.

Ursache des Cushing-Syndroms ist eine exzessive adrenale Produktion von Glucocorticoiden. Ein Hyperkortisolismus kann entweder durch

- eine gesteigerte hypophysäre oder ektope paraneoplastische Produktion von ACTH (*ACTH-abhängiges Cushing-Syndrom* bei etwa 80 % der Patienten)
- oder eine primär gesteigerte adrenale *Cortisolproduktion* (*ACTH-unabhängiges Cushing-Syndrom* bei etwa 20 % der Patienten) bedingt sein (Tab. 23.**9**).

Tabelle 23.**9** Verschiedene Formen des Cushing-Syndroms (in %) bei 630 Patienten (zitiert nach *Orth* 1995) (CRF = Corticotropin releasing factor)

ACTH-abhängiges Cushing-Syndrom	∼ 80
– exzessive hypophysäre ACTH-Bildung („Morbus Cushing")	68
– ektope ACTH-Bildung	12
– ektope CRF-Bildung	< 1
ACTH-unabhängiges Cushing-Syndrom (adrenales Cushing-Syndrom)	∼ 20
– Nebennierenadenom	10
– Nebennierenkarzinom	8
– mikronoduläre Hyperplasie	1
– makronoduläre Hyperplasie	< 1

ACTH-abhängiges Cushing-Syndrom
(Abb. 23.**14**)

- Gesteigerte ACTH-Sekretion im Hypophysenvorderlappen: Häufigste Ursachen eines Hyperkortisolismus sind *ACTH-produzierende Mikroadenome* (< 1 cm Durchmesser) im Hypophysenvorderlappen. Seltener liegt der hypophysären ACTH-Überproduktion eine *Dysfunktion hypothalamischer Zentren* mit vermehrter Bildung des Corticotropin-releasing-factors (CRF) vor.
- Paraneoplastisches Cushing-Syndrom durch ektope ACTH- oder CRF-Produktion in malignen Tumoren: Zur Bildung eines ACTH-ähnlichen Polypeptids sind verschiedene Tumoren in der Lage. Häufigste Ursache eines paraneoplastischen Cushing-Syndroms ist das kleinzellige Bronchialkarzinom, wesentlich seltener sind Karzinoide der Lunge, des Thymus und des Pankreas zur ACTH- oder extrem selten zur CRF-Bildung befähigt. ACTH-Bildung ist ferner selten in medullären Schilddrüsenkarzinomen, Phäochromozytomen und anderen neuroendokrinen Tumoren beschrieben worden.

ACTH-unabhängiges Cushing-Syndrom
(Abb. 23.**14**)

Geschwülste der Nebennierenrinde. Gutartige oder selten bösartige Tumoren der Nebennierenrinde sind häufigste Ursachen des ACTH-unabhängigen Cushing-Syndroms. Der Rückkopplungsmechanismus Nebenniere-Hypothalamus-Hypophyse ist intakt, so daß die ACTH-Ausschüttung infolge der erhöhten Plasmacortisonspiegel gebremst wird. Adenome produzieren über-

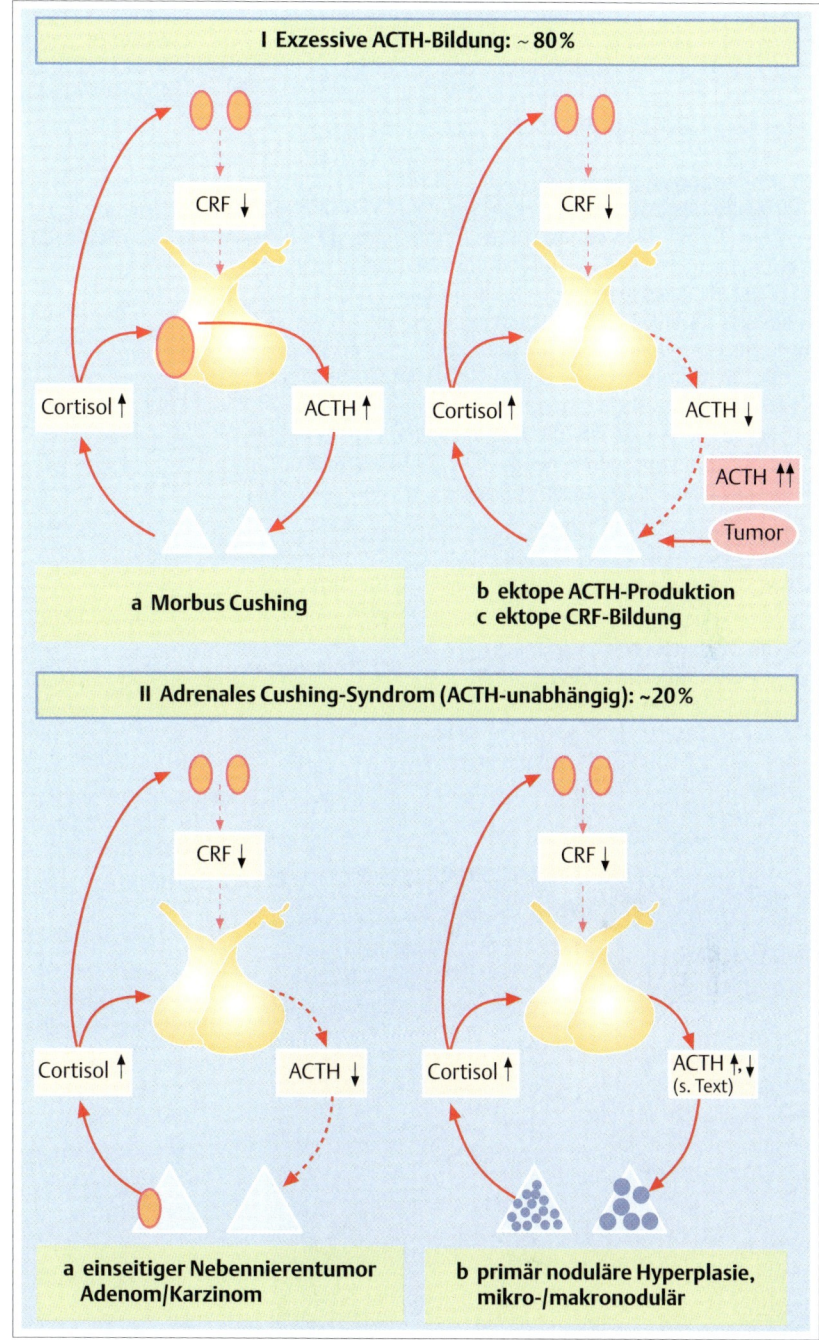

Abb. 23.**14** Vereinfachte Darstellung der verschiedenen Formen eines ACTH-abhängigen (obere Bildhälfte) und ACTH-unabhängigen (untere Bildhälfte) Cushing-Syndroms. Diese Abbildung macht deutlich, daß die Bestimmung des ACTH-Spiegels eine Differentialdiagnose erlaubt. Bei Morbus Cushing werden erhöhte ACTH-Werte gemessen, bei ektoper Bildung von ACTH in Tumoren finden sich häufig exzessive ACTH-Werte. Bei den adrenalen Formen des Cushing-Syndroms sind die ACTH-Werte erniedrigt (CRF = Corticotropin-releasing factor).

wiegend Cortisol, während in Karzinomen häufig zusätzlich Vorstufen der Androgensynthese gebildet werden.

Bilaterale makronoduläre und mikronoduläre Hyperplasie der Nebennieren. Diese beiden Krankheitsbilder sind extrem selten und sollen nur der Vollständigkeit halber an dieser Stelle erwähnt werden.

➤ Makronoduläre Hyperplasie der Nebennierenrinden: Sie ist am ehesten Folge eines länger vorbestehenden unbehandelten hypophysären Cushing-Syndroms, wobei sich einige Knoten in den Nebennieren dem Regelkreis entziehen und autonom Cortisol produzieren. ACTH wird erhöht oder normal gemessen, im 8-mg-Dexamethason-Suppressionstest erfolgt eine Suppression der ACTH-Produktion, während die Cortisolbildung nicht unterdrückt wird.

➤ Bilaterale mikronoduläre Hyperplasie der Nebennierenrinden: Dieses extrem seltene, manchmal familiär auftretende Krankheitsbild ist durch eine erhöhte adrenale Cortisolproduktion charakterisiert, der ACTH-Spiegel ist supprimiert und somit erniedrigt. Im Nebennierengewebe finden sich kleine aktive Knoten, das umgebende Gewebe ist atrophisch. Ursache dieses Krankheitsbildes ist eine Produktion von

Immunglobulinen (Autoantikörpern), die in der Lage sind, an ACTH-Rezeptoren zu binden und die Cortisolproduktion zu stimulieren.

Klinik des Cushing-Syndroms

Tab. 23.**10** zeigt die Symptome des Cushing-Syndroms.

Ein tägliches Problem in der praktischen Medizin ist die Abgrenzung des Patienten mit alimentär bedingter *Adipositas* und *essentieller Hypertonie* von den Patienten mit *Cushing-Syndrom* und *sekundärem endokrinen Hochdruck*. Diese Differentialdiagnose ist klinisch schwierig, da es letztlich keine pathognomonischen klinischen Symptome gibt, welche das Vorhandensein eines Cushing-Syndroms sichern (siehe auch Tab. 23.**11**).

Folgende *neu und simultan auftretenden Symptome* sollten an das Vorliegen eines Cushing-Syndroms denken lassen und zur weiteren Abklärung veranlassen:

➤ Progressive unerklärliche Gewichtszunahme,
➤ Störungen der Fettverteilung mit überwiegender Fettansammlung
  – im Gesicht („Mondgesicht") (Abb. 23.**15**),
  – im Nackenbereich („Büffelnacken"),
  – in den Supraklavikulargruben,
  – selten retroorbital (→ Exophthalmus).
➤ *Steroidbedingte Hautveränderungen* liefern weitere Hinweise auf das mögliche Vorliegen eines Cushing-Syndroms. Zu nennen sind insbesondere
  – die Atrophie der Haut,
  – Blutungsneigung (Abb. 23.**17**),
  – Striae (Abb. 23.**16**),
  – Pilzinfektionen von Haut und Nägeln,
  – Hyperpigmentation bei ACTH-abhängigem Cushing-Syndrom (insbesondere bei paraneoplastischem Cushing-Syndrom),
  – Akne und Hirsutismus (insbesondere bei Bildung von Androgenvorstufen bei Nebennierenkarzinom).

Bei etwa 80 % der Patienten findet sich eine meistens nicht allzu ausgeprägte *Hypertonie* mit Werten um 150–180/90–110 mmHg. Gelegentlich fällt Angehörigen der Patienten eine Wesensveränderung auf (*endokrines Psychosyndrom*).

Tabelle 23.**10** Klinische Zeichen bei Patienten mit Cushing-Syndrom

Symptome	Häufigkeit [%]
Adipositas	80–95
Stammfettsucht	45–80
Hypertonie	75–90
Kopfschmerzen	57
Hautveränderungen	
– Plethora des Gesichtes	70–90
– Hirsutismus	70–80
– Striae	50–70
– Hautblutungen	30–70
Neuropsychiatrische Symptome	60–95
Gonadendysfunktion	
– Menstruationsstörungen	75–95
– Impotenz und gestörte Libido	65–95
Muskulatur und Skelett	
– Osteoporose	75–85
– Muskelschwäche	30–90
Metabolische Störungen	
– Glukoseintoleranz	40–90
– Nierensteine	15–20

Tabelle 23.**11** Häufigkeit der klinischen Befunde bei 211 Patienten, bei denen das Vorliegen eines Cushing-Syndroms vermutet wurde (nach *Nugent* u. Mitarb.)

Befunde	Bei Cushing-Syndrom [%]	Bei exogener Adipositas [%]
radiologisch nachweisbare Osteoporose	64	3
Stammfettsucht	90	29
generalisierte Fettsucht	3	62
Muskelschwäche	65	31
Ekchymosen	53	6
Hypokaliämie (< 3,7 mval [mmol]/l)	25	4

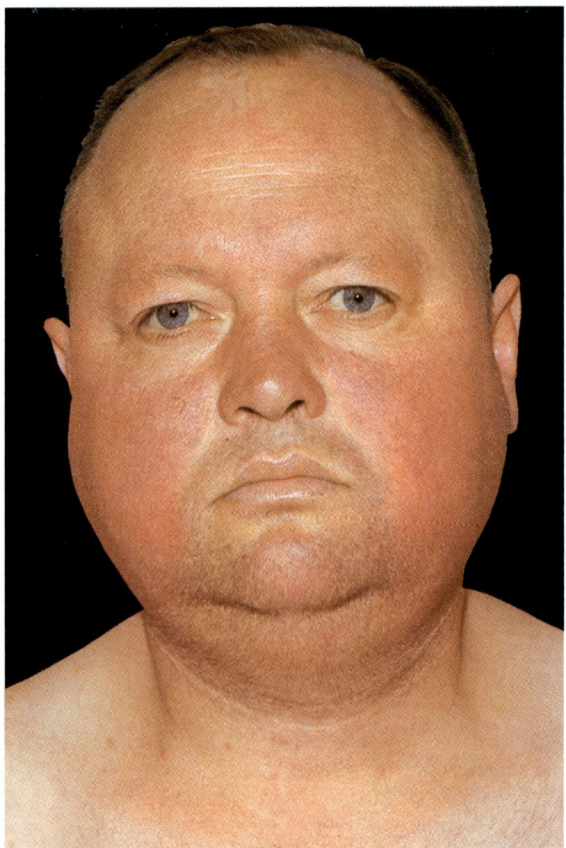

Abb. 23.**15** Gesicht bei Cushing-Syndrom.

Sekundäre Hypertonien

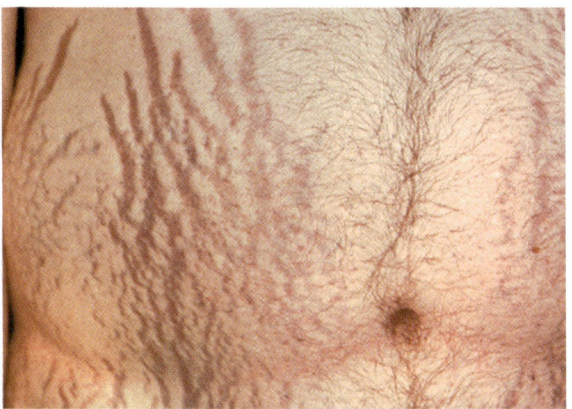

Abb. 23.**16** Striae rubrae.

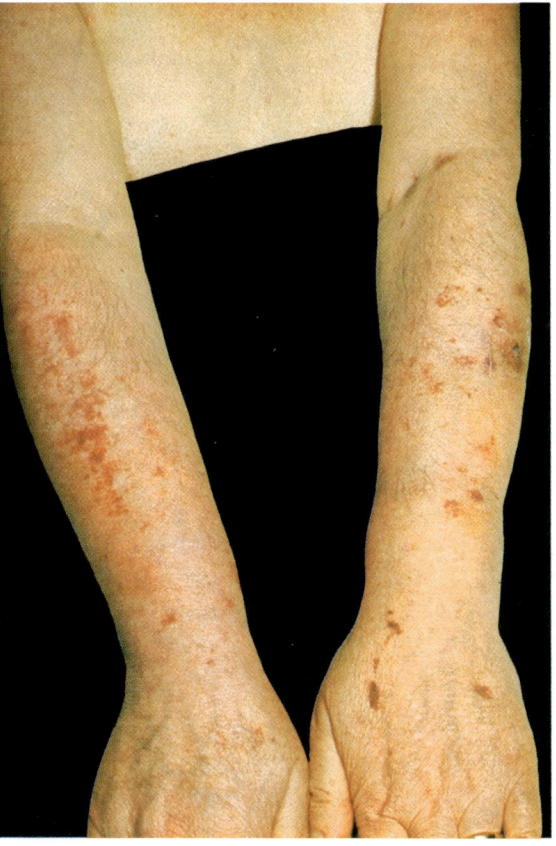

Abb. 23.**17** Cushing-Syndrom, Suffusionen an den Vorderarmen.

Oligo- und *Amenorrhö* stellen sich häufig ein, bei Männern ist die Abnahme von Libido und Potenz die Regel. Leichte Ermüdbarkeit und *schmerzlose Schwäche* der proximalen Extremitätenmuskulatur sind auf eine Verminderung der Muskelmasse zurückzuführen und werden z. T. noch durch eine *Hypokaliämie* verstärkt. Die durch Muskelatrophie schlank wirkenden Extremitäten stehen im Kontrast zur Stammfettsucht.

Ein latenter *Diabetes mellitus* ist häufig feststellbar. Eine *Osteoporose* des Stammskeletts ist ein führender Befund, weshalb das Cushing-Syndrom früher als osteoporotische Fettsucht bezeichnet wurde. Folgen der Osteoporose sind pathologische Frakturen von Rippen und Wirbelkörpern. Durch Ausbildung einer vermehr-

Spezielle endokrinologische Untersuchungen und Funktionstests zur Differentialdiagnose des Cushing-Syndroms

Dreimalige Messung des freien Cortisols im 24-h-Urin. Die Ausscheidung des *„freien"* Cortisols liegt bei gesunden Personen unter 100 μg/24 h. Konstant über diesen Grenzwert gemessene Konzentrationen machen das Vorliegen eines Cushing-Syndroms sehr wahrscheinlich, da bei simpler Adipositas dieser Wert normalerweise nicht oder nur geringfügig überschritten wird. Um eventuelle Fehler bei der Urinsammlung zu erfassen und schwankende Hormonexkretionsraten interpretieren zu können, empfiehlt sich grundsätzlich die *Mitbestimmung der Kreatininausscheidung im 24-h-Urin.* Die Kreatininausscheidung liegt bei einem 70 kg schweren Patienten bei etwa 1 g/Tag. Schwankungen der renalen Kreatinin-Exkretion von > 10 % sind ungewöhnlich und sollten an Fehler bei der Urinsammlung durch den Patienten denken lassen. In dieser Situation sind die erneute Instruktion des Patienten über den korrekten Ablauf des Urinsammelns und die Wiederholung der Messungen indiziert.

„Low-dose"-Dexamethason (D)-Suppressionstest. Zur Anwendung kommen:
- der über Nacht durchführbare *1-mg-Dexamethason-Suppressionstest*: Dies ist der wichtigste Screeningtest zur Differentialdiagnose Cushing-Syndrom/Adipositas simplex. Der Test kann ambulant durchgeführt werden, in dem abends um 22.00 Uhr 1 mg Dexamethason oral verabreicht wird und am nächsten Morgen um 8.00 Uhr die Blutentnahme zur Bestimmung des Plasmacortisolspiegels erfolgt. Ein Plasmacortisolwert von < 5 μg/dl (< 140 nmol/l) spricht für eine regelrechte Suppression der Hypophysen-Nebennierenachse und somit für das Vorliegen einer Adipositas simplex. Bei aufgehobener Suppression (Plasmacortisolspiegel > 5 μg/dl (> 140 nmol/l)) gilt der Test als positiv, so daß der 2-mg-Dexamethason-Suppressionstest angeschlossen werden sollte.
- *2-mg-Dexamethason-Suppressionstest* (orale Gabe von 0,5 mg Dexamethason alle 6 Stunden über 2 Tage) mit simultaner Bestimmung des freien Cortisols im 24-h-Urin (normale Suppression < 10 μg) bzw. des Plasmacortisols 6 h nach der letzten Dexamethasongabe (normale Suppression auf < 5 μg/dl).

Diese beiden Dexamethason-Suppressionstests kommen insbesondere bei Nachweis einer nur leicht erhöhten Ausscheidung von freiem Cortisol im 24-h-Urin zur Anwendung. Durch normale Suppression der Cortisolproduktion in einem der beiden Dexamethason-Suppressionstests läßt sich das Vorliegen eines Cushing-Syndroms ausschließen. Die bei fehlender Suppression erforderliche weitere Abklärung dient zur ätiologischen Differenzierung des Cushing-Syndroms (Abb. 23.**18**).

ten Kyphose und Auftreten von Keil- und Fischwirbeln kann die Körpergröße abnehmen, Kinder zeigen einen Wachstumsstillstand. Die gelegentlich auftretende *Nephrolithiasis* ist auf die Skelettdemineralisierung mit Hyperkalziurie zurückzuführen. Patienten mit Cushing-Syndrom zeigen eine erhöhte Infektanfälligkeit.

Beim *paraneoplastischen Cushing-Syndrom* fehlen teilweise die beschriebenen klinischen Zeichen. Gewichtszunahme, Fettverteilungsstörung und Striae können wegen des zugrundeliegenden malignen Prozesses ausbleiben, hingegen werden häufiger eine *hypokaliämische Alkalose* und *Hautpigmentationen* beobachtet. Eine Osteoporose bildet sich wegen des meist kurzen Krankheitsverlaufes nicht aus.

Klinische Besonderheiten des *iatrogenen Cushing-Syndroms* nach langdauernder Steroidmedikation sind Komplikationen wie *Katarakte* und *aseptische Knochennekrosen*, die beim hypophysären oder adrenalen Cushing-Syndrom kaum angetroffen werden.

Diagnostisches Vorgehen bei Verdacht auf Vorliegen eines Cushing-Syndroms

Läßt die oben beschriebene Symptomatologie die Verdachtsdiagnose eines Hyperkortisolismus zu, erfolgt die weitere Abklärung in 2 Schritten:

▶ laborchemische Bestätigung des Hyperkortisolismus und Differentialdiagnose zwischen Adipositas simplex und Cushing-Syndrom,
▶ Unterscheidung des ACTH-abhängigen Cushing-Syndroms von den verschiedenen Formen des adrenalen Hyperkortisolismus (Abb. 23.**14**).

Laborchemische Bestätigung des Hyperkortisolismus und Differentialdiagnose zwischen Adipositas simplex und Cushing-Syndrom. Tab. 23.**11** zeigt, daß aufgrund der klinischen Befunde häufig eine klare Trennung zwischen Adipositas simplex und dem Cushing-Syndrom nicht möglich ist. Zur laborchemischen Bestätigung eines Hyperkortisolismus und zur Abgrenzung gegen die exogene Adipositas dienen

– *die 3malige Messung des freien Cortisols im 24-h-Urin*
– *der 1-mg- und 2-mg-Dexamethason-Suppressionstest* (Abb. 23.**18**).

Ätiologische Differenzierung des Cushing-Syndroms. Bei nachgewiesener Cortisol-Überproduktion dient die weitere Abklärung der Differentialdiagnose zwischen

▶ den verschiedenen Formen des ACTH-abhängigen Cushing-Syndroms,
▶ von den möglichen Varianten des nicht ACTH-abhängigen Cushing-Syndroms (Tab. 23.**9**).

Diese z. T. recht aufwendige Abklärung erfolgt schrittweise in Abhängigkeit vom

▶ Plasma-ACTH-Spiegel und
▶ den Ergebnissen des hochdosierten (8 mg-)Dexamethason-Suppressionstests.

Praktisch alle Patienten mit *adrenalen Tumoren* haben supprimierte (< 5 pg/ml) ACTH-Spiegel, im 8-mg-Dexamethason-Suppressionstest läßt sich die Cortisolsekretion nicht unterdrücken. Bei dieser Konstellation wird man sich mit den *bildgebenden Verfahren* auf die Nebennieren konzentrieren und durch CT, NMR und ggf. der Nebennierenszintigraphie mit ^{131}J-Cholesterol eine Differentialdiagnose zwischen Adenom/Karzinom und mikro-/makronodulärer Hyperplasie anstreben.

Schwieriger ist die Differentialdiagnose bei *ACTH-abhängigem Cushing-Syndrom*. Unterschieden werden muß zwischen hypophysärem und ektopem Ursprung der ACTH-Überproduktion. Diese Differentialdiagnose ist häufig nur durch aufwendige dynamische oder biochemische Untersuchungen (*8-mg-Dexamethason-Suppressionstest, CRF-Stimulationstest*), bildgebende Verfahren (*CT/NMR* der Sella turcica) und ggf. durch Tumorsuche bei Verdacht auf ektope ACTH-Produktion (*CT-Thorax, CT-Abdomen*) möglich (Abb. 23.**18**).

Normale oder leicht erhöhte ACTH-Spiegel sprechen bei typischer klinischer Symptomatik eines Cushing-Syndroms für das Vorliegen eines hypophysär-hypothalamisch bedingten Hyperkortisolismus. Bei dieser Form des Cushing-Syndroms wird in der Regel durch 8 mg Dexamethason bei 90 % der Patienten eine Suppression der ACTH- und Cortisolproduktion erzielt. Manchmal weisen Kopfschmerzen und eine bitemporale Hemianopsie auf einen Hypophysenprozeß hin. *Exzessiv erhöhte ACTH-Spiegel* (> 200 pg/ml bzw. > 44 pmol/l) sind typisch für eine *paraneoplastische ACTH-Produktion*. Klinisch und laborchemisch lassen Gewichtsverlust, ausgeprägte hypokaliämische Alkalose, vermehrte Exkretion von 17-Ketosteroiden und rasche Ausbildung der Symptomatologie (insbesondere Muskelschwäche) an eine tumorbedingte ACTH-Produktion denken. Eine fehlende Suppression der ACTH-Sekretion und Cortisolbildung im 8-mg-Dexamethason-Suppressionstest erhärtet diese Verdachtsdiagnose.

Da verschiedene Tumoren zur paraneoplastischen ACTH-Produktion fähig sind (S. 664), werden weiterführende *radiologische, computertomographische* und *endoskopische Untersuchungen* notwendig sein. Da eine paraneoplastische ACTH-Produktion in etwa $^2/_3$ der Fälle durch ein kleinzelliges Bronchialkarzinom bedingt ist, steht am Anfang der Tumorsuche die Anfertigung eines Röntgen-Thoraxbildes und eines Thorax-CT.

Bei *nicht exzessiv erhöhten ACTH-Werten* ist häufig die Differentialdiagnose zwischen hypophysärem Cushing-Syndrom und paraneoplastischer ACTH-Produktion schwierig. Der CRF(Corticotropin-releasing-factor)-Stimulationstest mit Bestimmung von Plasma-ACTH und Cortisolspiegeln nach Verabreichung von CRF kann zur Differentialdiagnose zwischen ektoper ACTH-Produktion und zentralem Cushing-Syndrom beitragen. CRF-Gabe führt beim zentralen Cushing-Syndrom zur Stimulation der hypophysären ACTH-Ausschüttung und zum weiteren Anstieg der Plasmacortisolspiegel. Diese Reaktion bleibt bei paraneoplastischer ACTH-Produktion aus. Auch bei Cortisol-produzierenden Nebennierenrindentumoren wird die supprimierte ACTH-Bildung durch CRF-Verabreichung nicht stimuliert.

Die extrem seltenen Formen eines Hyperkortisolismus infolge einer ACTH-unabhängigen *bilateralen mi-*

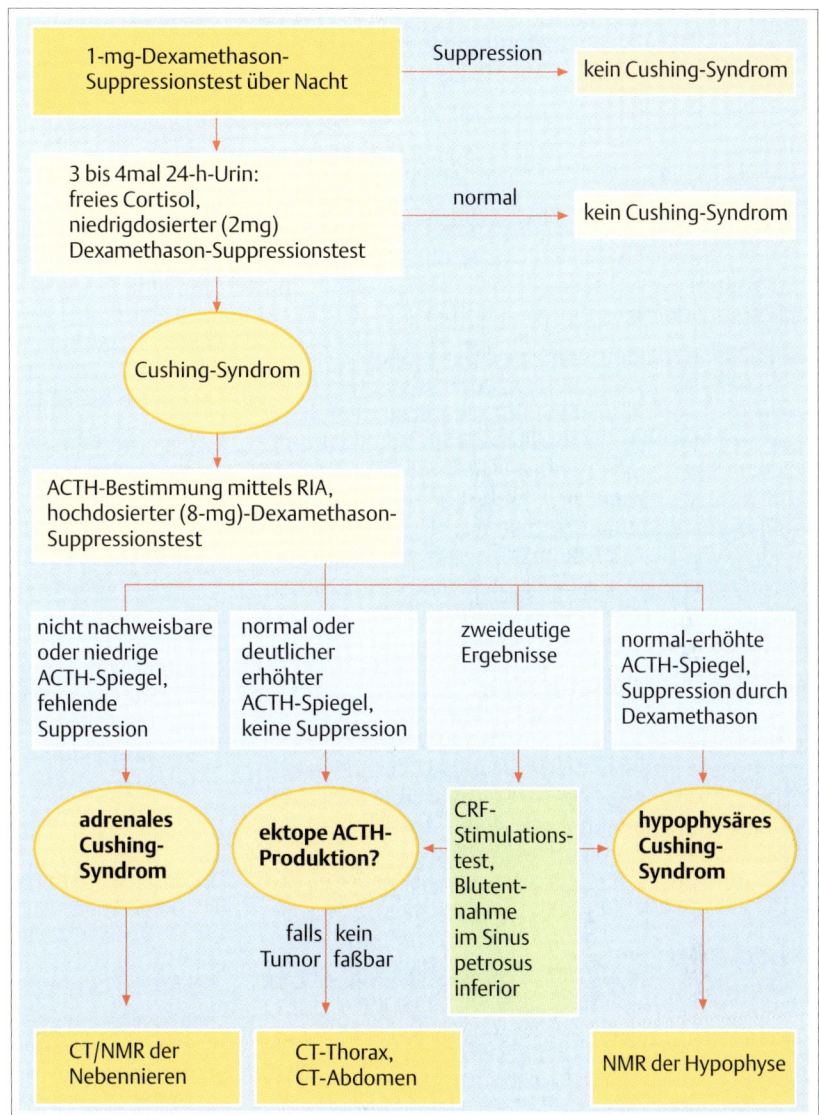

Abb. 23.**18** Diagnostisches Vorgehen bei Verdacht auf Cushing-Syndrom (nach *Kaye* und *Crapo*).

kro- und makronodulären Hyperplasie* sind bewußt nicht in die Differentialdiagnose einbezogen worden.

Häufig wird nur unter Berücksichtigung der differenten klinischen Befunde und *aller* beschriebenen radiologischen und biochemischen Untersuchungen eine Lokalisationsdiagnostik bei Hyperkortisolismus möglich sein (Abb. 23.**18**).

Für geübte Untersucher ermöglicht die Blutentnahme im Sinus petrosus inferior beidseits mit Bestimmung von ACTH nach Gabe von CRF die sichere Differenzierung zwischen hypophysärer und ektoper ACTH-Produktion.

Phäochromozytom

Definition. Phäochromozytome sind *catecholaminproduzierende Tumoren des chromaffinen Gewebes*.

Lokalisation. Ungefähr 90 % entwickeln sich intraabdominell, davon etwa 90 % im Nebennierenmark. Weitere Lokalisationsmöglichkeiten sind die Ganglien des thorakalen oder abdominellen Grenzstranges, das Zuckerkandl-Organ an der Aortenbifurkation (bevorzugte Lokalisation bei familiär vorkommenden Phäochromozytomen), Harnblase (anfallsweise Symptome während und nach der Miktion), Gonaden, Pankreas, Appendix, Glomus jugulare und A. carotis. Insgesamt befinden sich jedoch nur etwa 1 % aller Phäochromozytome extraabdominell.

Pathogenese. Eine 10er Regel besagt, daß etwa 10 % der Phäochromozytome familiär gehäuft auftreten, 10 % bilateral in beiden Nebennieren, 10 % der Phäochromozytome maligne sind, 10 % multiple Lokalisationen aufweisen, 10 % extraadrenal wachsen und 10 % im Kindesalter diagnostiziert werden.

Malignität der Phäochromozytome ist erkennbar am invasiven Wachstum und am Auftreten von Metastasen. Die Histologie gestattet häufig keine sichere Aussage über die Dignität der Tumoren. Insgesamt gesehen sind Phäochromozytome äußerst seltene Ursache einer sekundären Hypertonie. Ihre Diagnose ist jedoch von großer Bedeutung, da

- schwere hypertensive Krisen tödlich verlaufen können,
- die Hypertonie durch operative Entfernung des Tumors heilbar ist,
- etwa 10 % der Phäochromozytome maligne sind,
- der Nachweis des Phäochromozytoms den Schlüssel zu weiteren Erkrankungen liefert, die gehäuft mit diesem endokrinen Tumor auftreten.

Eine *familiäre Häufung* von Phäochromozytomen findet sich in Verbindung mit neuroektodermalen Erkrankungen. Etwa 1 % der Patienten mit *Neurofibromatose Recklinghausen* entwickeln ein Phäochromozytom. Dominant vererbbar ist *die multiple endokrine Adenomatose Typ II a (Sipple-Krankheit)*. Weiterhin kommen Phäochromozytome kombiniert mit *der Hippel-Lindau-Erkrankung* vor. Diese Phakomatose ist durch Retina-Angiome, Hämangioblastome des ZNS und Zystenbildungen in Nieren und Pankreas charakterisiert.

Klinik des Phäochromozytoms

Die bunte klinische Symptomatik des Phäochromozytompatienten ist durch die permanente oder schubweise Überschwemmung des Organismus mit Adrenalin und/oder Noradrenalin und deren Wirkungen auf *Herz, Kreislauf* und *Stoffwechsel* bedingt.

95 % der Patienten mit Phäochromozytom leiden unter:

- Hyperhidrose
- und/oder rezidivierenden Tachyarrhythmien und Palpitationen
- und/oder heftigen Kopfschmerzattacken,

so daß bei Patienten mit Dauerhypertonie oder krisenartigen Blutdrucksteigerungen diese Symptome zur Suche nach einem Phäochromozytom veranlassen sollten.

Fehlen hingegen alle 3 genannten Symptome, ist das Vorliegen eines Phäochromozytoms sehr unwahrscheinlich und der Sinn einer Screening-Diagnostik eher fraglich.

Weitere Symptome und Befunde sind aus Tab. 23.**12** ersichtlich. Zu nennen sind neben paroxysmaler oder persistierender Hypertonie gelegentlich auftretende hypotensive Episoden, Kopfschmerzen, Schwitzen, Blässe, Nervosität, Übelkeit und Erbrechen, Gewichtsverlust.

Nach dem Blutdruckverhalten kann man *3 Manifestationstypen* des Phäochromozytoms unterscheiden:

- *Phäochromozytome mit paroxysmaler Hypertonie,* bei denen Minuten bis Stunden dauernde hypertensive Krisen auftreten. Schlagartig einsetzende, heftige pulssynchrone Kopfschmerzen, Tachykardien und Arrhythmien, Sehstörungen, auffallende Blässe, profuse Schweißausbrüche und Hitzeintoleranz, abdominelle Schmerzzustände und neurologische Symptome (Tremor, Visusstörungen, apoplektiforme Bilder) sind Folgen der plötzlichen Catecholaminfreisetzung. Bei älteren Patienten kann eine Angina pectoris hinzutreten. Die akute Herzinsuffizienz mit Lungenödem und Apoplexie sind schwerwiegende Komplikationen der akuten Blutdrucksteigerung und/oder einer Catecholamin-induzierten Myokarditis.

Diese hypertensiven Episoden können sich auch auf eine Dauerhypertonie aufpfropfen, häufig sind jedoch die Patienten im anfallsfreien Intervall normoton. Die hypertensiven Krisen werden manchmal durch eine *Steigerung des intraabdominellen Drucks* infolge Palpation des Leibes, Bücken oder Pressen ausgelöst. Bei jungen Frauen können die ersten Symptome in der Schwangerschaft auftreten und werden dann gelegentlich als Eklampsie fehlgedeutet.

- *Phäochromozytome mit Dauerhypertonie* sind häufiger. Hier gestaltet sich die Differentialdiagnose zu anderen Hypertonieformen schwieriger. Die beschriebenen Symptome werden jedoch ebenfalls bei aufgepfropften Blutdruckkrisen beobachtet.
- *Phäochromozytome mit metabolischem Syndrom* (Diabetes mellitus, Gewichtsabnahme), bei denen nur eine leichte Hypertonie registriert wird. Das metabolische Syndrom tritt bei vorwiegender Adrenalinproduktion auf, während die beiden anderen Varianten mit paroxysmaler oder persistierender Hypertonie vor allem durch Noradrenalinfreisetzung ausgelöst werden.

Tabelle 23.**12** Symptome und klinische Befunde bei Phäochromozytom (Analyse von 378 Patienten, nach Ross und Griffith 1989 und Werbel und Ober 1995)

Relativ häufige Symptome (> 33 % der Patienten)
Hypertonie (> 90 %)
– intermittierend (2–50 %)
– persistierend (50–60 %)
– paroxysmal und aufgepfropft auf einen Dauerhypertonus (ca. 50 %)
orthostatische Hypotonie (10–50 %)
Kopfschmerzen (40–80 %)
Schwitzen (40–70 %)
Palpitationen und Tachykardie (45–70 %)
Blässe (40–45 %)
Angst und Nervosität (20–40 %)
Übelkeit und Erbrechen (20–40 %)
Fundusveränderungen (50–70 %)
Gewichtsverlust (60–80 %)
Seltenere Symptome (< 33 % der Patienten)
Tremor
Abdominalschmerzen
Anginaäquivalente
Polydipsie und Polyurie
Akrozyanose und kalte Extremitäten
Flush
Dyspnoe
Schwindel und Synkopen
Krämpfe
Bradykardie
Fieber
Schwellung der Schilddrüse

Sekundäre Hypertonien

Diagnostisches Vorgehen bei Phäochromozytomverdacht

Die Diagnostik des Phäochromozytoms (Abb. 23.**19**) geschieht bei entsprechendem klinischen Verdacht in 2 Schritten, bestehend aus:

➤ biochemischem Nachweis einer vermehrten Catecholaminproduktion,
➤ Lokalisationsdiagnostik.

Biochemischer Nachweis einer vermehrten Produktion von Catecholaminen. Abb. 23.**19** läßt erkennen, daß die vermehrte *Ausscheidung von Catecholaminen und deren Metaboliten* (Metanephrin, Normetanephrin, Vanillemandelsäure) *im 24-h-Urin* bzw. die *Bestimmung des Metanephrin/Kreatinin-Quotienten im Spot-Urin* zur biochemischen Sicherung eines Phäochromozytoms herangezogen werden. Die Bestimmung der Plasmacatecholamine ist für ein „Screening" weniger geeignet, da häufig falsch erhöhte Werte gemessen werden. Verfechter der Plasmacatecholaminbestimmung empfehlen eine weitergehende Abklärung bei Werten > 2000 pg/ml. Bei nur leicht erhöhten Plasmacatecholaminspiegeln (1000–2000 pg/ml) wird die Durchführung eines *Clonidinsuppressionstests* empfohlen. Dieser Test dient zur Unterscheidung zwischen Phäochromozytom und essentieller Hypertonie bei grenzwertig erhöhten Plasmacatecholaminspiegeln. Nach Gabe von 300 µg Clonidin erfolgt eine nochmalige Messung der Plasmacatecholamine nach 2 und 3 Stunden.

Durch Hemmung des zentralen Sympathikotonus kommt es bei Patienten mit essentieller Hypertonie zu einem Abfall der Catecholamine auf < 500 pg/ml, während bei Phäochromozytompatienten diese Suppression ausbleibt und Werte > 500 pg/ml gemessen werden.

Die diagnostische Treffsicherheit der Hormonbestimmungen steigt, wenn sie während bzw. unmittelbar nach Anfällen mit Blutdruckkrisen erfolgt.

! Obwohl im klinischen Alltag schwer umzusetzen, sollten die Hormonbestimmungen bevorzugt ohne antihypertensive Medikation erfolgen. Falsch hohe Catecholaminwerte werden insbesondere unter α-Methyldopa und Labetalol gemessen, hingegen führt die Verabreichung von Propanolol zu falsch niedrigen Werten.

Zu erwähnen ist, daß eine vermehrte Ausscheidung von Dopa, Dopamin und Homovanillinsäure als Hinweis für *Malignität des Phäochromozytoms* gewertet wird. Eine erhöhte Ausscheidung dieser Hormone findet sich jedoch auch bei Neuroblastomen.

Lokalisationsdiagnostik. *Sonographie, Computer- und Kernspintomographie und Szintigraphie der Nebennieren:* Die Sonographie, die Computertomographie und die Kernspinuntersuchung der Nebennieren und des Abdomens sowie die Szintigraphie mit ^{131}J-Benzylguanidin erlauben nichtinvasiv und recht zuverlässig die Lokalisation adrenaler (Abb. 23.**20**) und extraadrenaler (Abb. 23.**21**) Phäochromozytome, da diese in der Regel einen Durchmesser von 2 cm überschreiten. So kann häufig auf invasive angiographische Darstellung der Nebennieren verzichtet werden, zumal im Rahmen dieser Untersuchungen auch hypertensive Krisen auftreten können.

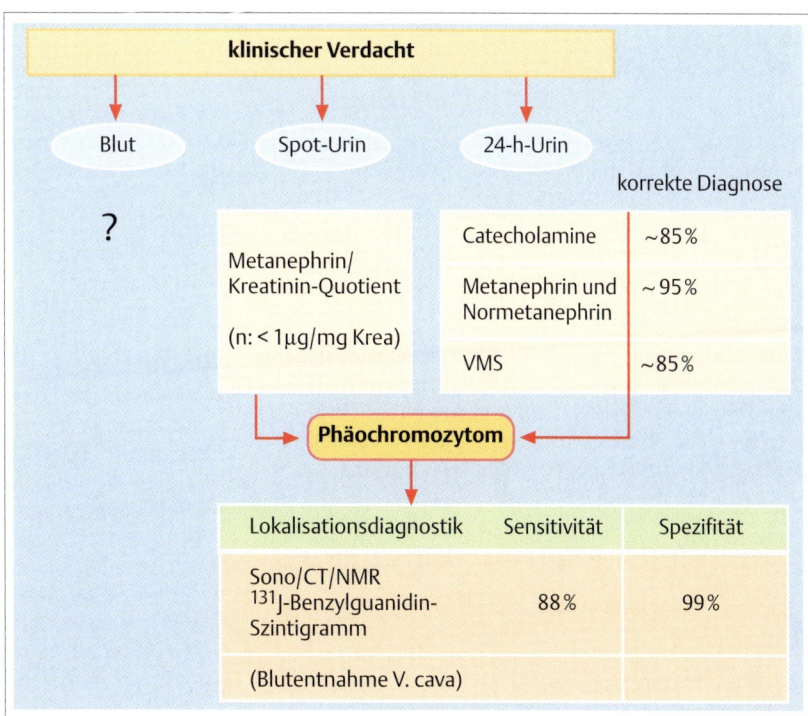

Abb. 23.**19** Biochemische Untersuchungen bei Verdacht auf Phäochromozytom. Bei pathologisch erhöhten Hormonwerten schließt sich eine Lokalisationsdiagnostik an (Sono = Sonographie, CT = Computertomogramm, NMR = Kernspintomographie, VMS = Vanillinmandelsäure).

672 Hypertonie

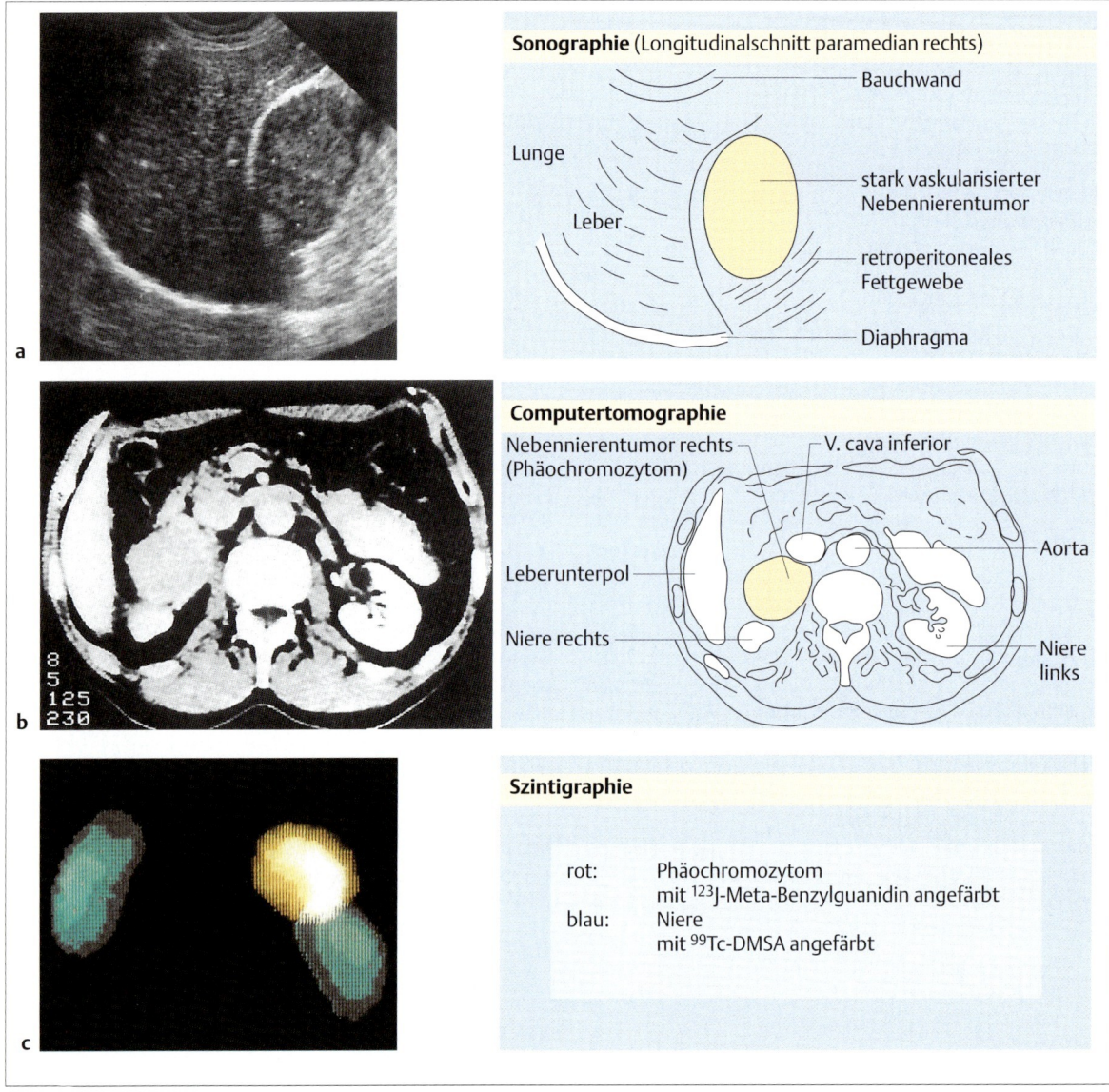

Abb. 23.**20a–c** Rechtsseitiges Phäochromozytom. **a** Sonographische, **b** computertomographische und **c** szintigraphische Darstellung (dorsale Ansicht) mit ^{123}J-Meta-Jodobenzylguanidin. Gleichzeitige Darstellung der Nieren mit Technetium 99 m (blau).

▶ Etagenweise Blutentnahme aus der V. cava mit Bestimmung der Catecholamine zum Nachweis extraadrenaler Phäochromozytome:

Diese Untersuchung ist aufwendig und spezialisierten Kliniken vorbehalten. Bei nicht lokalisierbarem Phäochromozytom wird systematisch in der oberen und unteren Hohlvene Blut zur Bestimmung der Catecholaminspiegel abgenommen und somit eine Tumorlokalisation angestrebt.

Differentialdiagnose des Phäochromozytoms

Ausgehend von den subjektiven Hauptsymptomen des Phäochromozytoms,

▶ den anfallsweise auftretenden heftigen Kopfschmerzen,

▶ Hyperhidrose,
▶ Palpitationen,
▶ krisenhaften Blutdrucksteigerungen

sind folgende *Differentialdiagnosen* möglich:

▶ Patienten mit *essentieller Hypertonie* leiden gehäuft an Kopfschmerzen und Palpitationen und neigen zu intermittierenden krisenartigen Blutdruckerhöhungen,
▶ die genannten Symptome, weiterhin Gewichtsabnahme und Hyperglykämie finden sich bei den verschiedenen Formen der *Hyperthyreose*,
▶ Patienten mit *kardiovaskulären Erkrankungen* klagen über Palpitationen, bei Angina pectoris sind anfallsweise Blutdruckentgleisungen möglich,
▶ *Patienten mit Panikattacken* zeigen zahlreiche Symptome, die auch bei Phäochromozytompatienten beobachtet werden. Bei *anfallsweise auftretenden Kopf-*

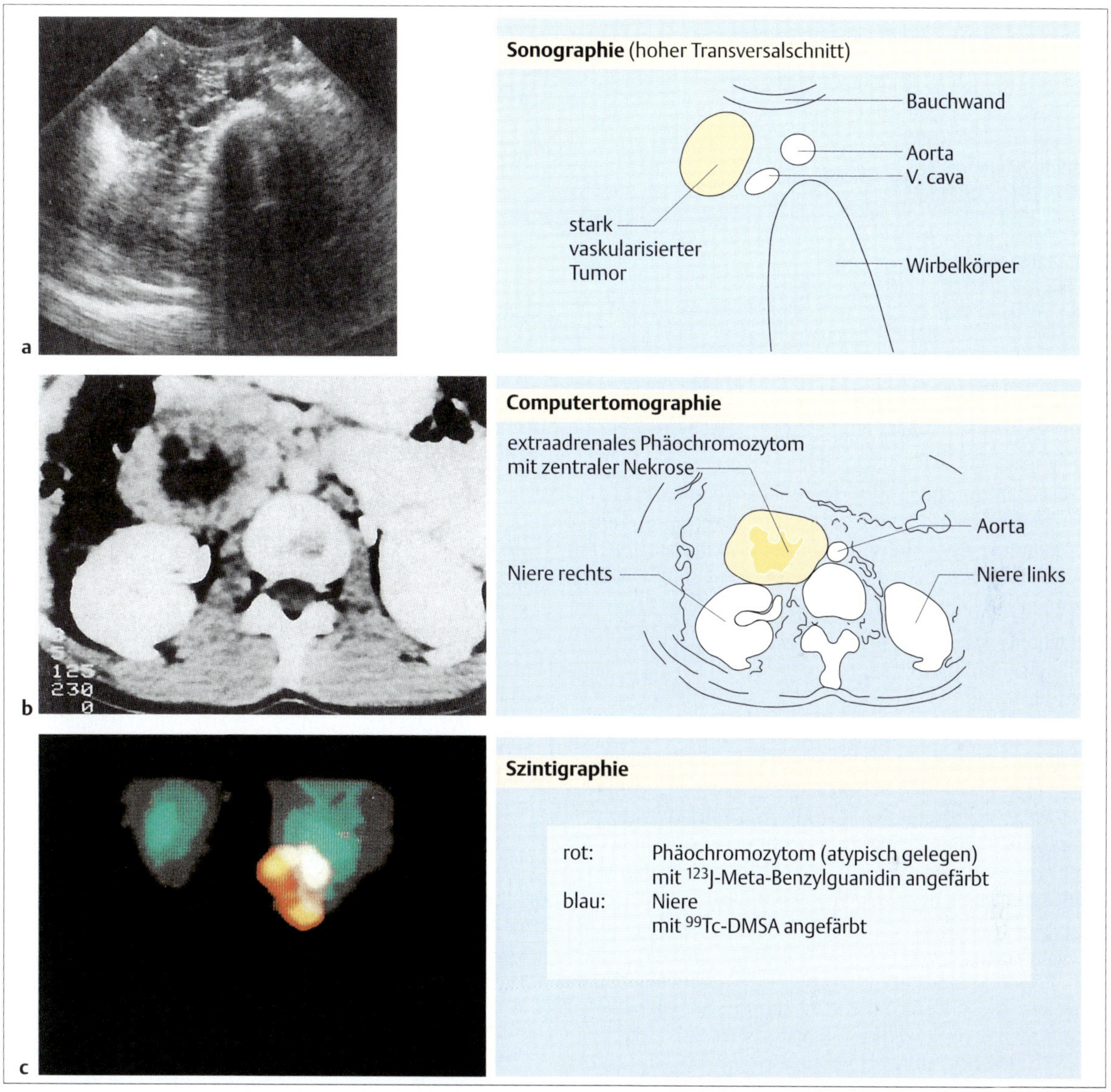

Abb. 23.**21a–c** Extraadrenales Phäochromozytom im Bereich des rechten Nierenunterpols. **a** Sonographische, **b** computertomographische und **c** szintigraphische Darstellung (dorsale Ansicht; Nieren mit Technetium 99 m angefärbt).

schmerzen sollten parallele Blutdruckmessungen erfolgen, bevor zahlreiche internistische und neurologische Krankheitsbilder differentialdiagnostisch abgegrenzt werden (z. B. Epilepsie, Arteriitis temporalis, Subarachnoidalblutung usw.).

Einige seltene Erkrankungen können zur *hypertensiven Krise mit vermehrter Katecholaminausscheidung* führen und müssen somit in die Differentialdiagnose einbezogen werden (Tab. 23.**13**):

▶ Geschwülste des sympathischen Nervensystems. Hier sind es vor allem die malignen *Neuroblastome* (Sympathogoniom, Sympathoblastom), die neben der subjektiven Phäochromozytomsymptomatik auch selten Blutdruckkrisen auslösen können. Typisch sind ausgeprägte Metastasierungstendenz, die vorwiegende Manifestation im Kindesalter und laborchemisch die erhöhte renale Exkretion von Dopa, Dopamin und Homovanillinsäure.

▶ Selten können Tumoren des Pankreas und der Nebennierenrinde, Magendivertikel und Lipome Blutdruckkrisen auslösen, indem sie durch mechanischen Druck auf das Nebennierenmark eine erhöhte Catecholaminausschüttung bewirken („Pseudophäochromozytom").

▶ Ein Teil der neurogenen Hypertonien beruht auf einer vermehrten Freisetzung von Noradrenalin an den sympathischen Nervenendigungen. Polyneuritiden, die Polyradikulitis Guillain-Barré und Querschnittsläsionen oberhalb Th7 (→ Überfüllung der Blase → Noradrenalinausschüttung) müssen hier eingereiht werden.

▶ Eine geringgradig erhöhte Catecholaminausscheidung und evtl. paroxysmale Hypertonie finden sich

Tabelle 23.13 Ursachen einer Hypertonie infolge erhöhter Catecholaminproduktion (nach *Sturm*)

Phäochromozytom bzw. -blastom
Neuroblastoma sympathicum
Pseudophäochromozytom
Erhöhter Sympathikotonus
Polyneuritis, Polyradikulitis
Querschnittssyndrom
Akute Porphyrie
Karzinoidsyndrom
Frischer Herzinfarkt
Thalliumintoxikation

ferner bei akut intermittierender Porphyrie, Karzinoidsyndrom, Hyperthyreose und frischem Herzinfarkt.

Wird im Rahmen der Abklärung eines Hypertonus bei der sonographischen oder computertomographischen Untersuchung des Abdomens ein *Nebennierentumor* entdeckt, ergeben sich folgende Differentialdiagnosen:

➤ adrenales Adenom bei Cushing-Syndrom (S. 664),
➤ adrenales Adenom bei Conn-Syndrom (S. 659),
➤ Phäochromozytom,
➤ Inzidentalom.

Die 3 hormonaktiven Tumoren können durch entsprechende endokrinologische Abklärung eingeengt werden. *Inzidentalome der Nebenniere* zeichnen sich durch ihre Hormoninaktivität aus. Tumoren mit einem Durchmesser von < 5 cm sind meistens gutartig, größere Tumoren werden wegen der Möglichkeit der malignen Entartung in aller Regel chirurgisch entfernt.

Akromegalie

Definition. Die Akromegalie wird durch eine Überproduktion des hypophysären Wachstumshormons (STH = somatotropes Hormon, GH = Growth Hormon) hervorgerufen. Sie geht in etwa 10 % der Fälle mit einer *Hypertonie* einher, die durch eine Vermehrung des Extrazellulärvolumens infolge der Natrium-retinierenden Wirkung des STH hervorgerufen wird.

Pathogenese. Die überschießende STH-Sekretion erfolgt bei > 95 % der Patienten in Adenomen des Hypophysenvorderlappens.

Sehr seltene Ursachen einer Akromegalie sind hypothalamische Tumoren mit Bildung von Growth-hormone-releasing-hormone (GHRH) oder eine ektope paraneoplastische GHRH-Bildung, z.B. bei kleinzelligem Bronchialkarzinom, Bronchuskarzinoiden, Pankreaszelltumoren, medullärem Schilddrüsenkarzinom, Phäochromozytom.

GH stimuliert die hepatische Synthese von *Insulin like growth factor 1 (IGF-1)*, welches überwiegend für die klinischen Symptome der Akromegalie verantwortlich ist.

Tritt die STH-Überproduktion vor der Pubertät bei noch offenen Epiphysenfugen auf, resultiert ein *hypophysärer Riesenwuchs* (Gigantismus), während sich nach Epiphysenschluß das Bild der *Akromegalie* entwickelt.

Klinik der Akromegalie

Die bei der Akromegalie auftretenden *Symptome und Befunde* (Tab. 23.**14**) sind auf

➤ lokale Auswirkungen des Hypophysenadenoms,
➤ Wachstumswirkungen des STH,
➤ endokrine Begleiterkrankungen zurückzuführen.

Lokale Auswirkungen des Hypophysenadenoms. Kopfschmerzen und Doppelbilder infolge Okulomotorius- und Abduzensparesen sind Folgen des Tumorwachstums in der Hypophyse. Bei suprasellärem Tumorwachstum kann es durch Druck auf das Chiasma opticum zu Gesichtsfeldausfällen kommen (bitemporale Hemianopsie).

Wachstumswirkungen von STH bzw. IGF-1. Der überaus eindrückliche und charakteristische *Aspekt* mit vermehrtem Wachstum von Gesichtsweichteilen und -skelett, vorspringendem Kinn, Überbiß, Supraorbitalwülsten, die Pratzenhände, die durch Arthrosen oft noch gesteigerte Grobknochigkeit und die vornübergebeugte Haltung verleihen den akromegalen Männern das Aussehen eines „wilden Mannes". In Frühfällen ist die Diagnose manchmal schwierig und die Vergröberung der Gesichtszüge nur durch Vergleich mit früheren Fotos

Tabelle 23.14 Häufigkeit von Symptomen bei Akromegalie

Symptome	Häufigkeit [%]
Überschuß an Somatotropin	
Weichteilwachstum	100
Akrenwachstum	100
Progenie	100
Splanchnomegalie	100
Osteoporose	80–100
Stoffwechselsteigerung	40–60
Arthrosen	60
Hypertrichose	50
Pigmentierungen	40
Gewichtszunahme	40
Struma diffusa	25
verminderte Glucosetoleranz	25
manifester Diabetes mellitus	10
Hypertonie	10
Lokal-paraselläre Manifestationen	
Sellavergrößerung	90
Kopfschmerz	85
Sehstörungen	60
Endokrine Störungen	
NNR-Insuffizienz	< 5
NNR-Überfunktion	< 5
Hyperthyreose	< 5
Hypothyreose	5-10
Gonadotropindefizit	10
Libidoverlust	25
Libidosteigerung	35

zu erkennen. Häufig benötigen die Kranken größere Schuhe, Handschuhe oder Hüte. Hirsutismus, Pigmentierungen, vermehrte Talgsekretion und übermäßiges Schwitzen sind Folgen einer Überfunktion der Hautanhangsgebilde.

Das gesteigerte Wachstum betrifft auch die inneren Organe und führt zur *Viszeromegalie*, so daß eine große Zunge, Kardio-, Hepato- und Splenomegalie und eine Größenzunahme der Nieren und des Kolons beobachtet werden. Ein Tieferwerden der Stimme ist auf ein Kehlkopfwachstum zurückzuführen. Dieses führt zusammen mit einer Makroglossie bei zahlreichen Patienten zu einem *Schlaf-Apnoe-Syndrom*. Parästhesien sind Folge einer Bindegewebsproliferation mit Beeinträchtigung der peripheren Nerven. Knorpelwachstum an den Gelenken und Bandscheiben führt zu generalisierten Arthrosen und zur Kyphose der Wirbelsäule.

Patienten mit Akromegalie entwickeln gehäuft *Kolonpolypen*, bei ca. 10% der Patienten entstehen *maligne Tumoren* im Gastrointestinaltrakt.

Endokrine Begleiterkrankungen. Die vermehrte Ausschüttung des Wachstumshormons führt durch Beeinträchtigung der peripheren Glucoseutilisation bei etwa 10–20% der Patienten zum latenten oder manifesten *Diabetes mellitus*. Störungen der hypophysären Gonadotropinsekretion bewirken *Abnahme von Libido und Potenz* und *Amenorrhö*. Eine vermehrte Prolaktinausschüttung kann in seltenen Fällen eine *Galaktorrhö* auslösen. Das Auftreten einer *euthyreoten Struma* ist Folge des allgemeinen Weichteilwachstums. In einigen Fällen wurde eine vermehrte Corticoidexkretion gemessen, auch das gemeinsame Vorkommen von Akromegalie und *Cushing-Syndrom* ist beschrieben worden. Eosinophile Adenome können auch im Rahmen der endokrinen Adenomatose (MEN-I, *Wermer-Syndrom*) auftreten.

Im Spätstadium der Akromegalie ist durch Verdrängung und Ausschaltung des Hypophysengewebes das Auftreten eines *Panhypopituitarismus* möglich, so daß man nach endokrinen Störungen der abhängigen Drüsen suchen muß (Hypothyreose, Nebennierenrindeninsuffizienz, Hypogonadismus).

Endokrinologische Diagnosesicherung und Lokalisationsdiagnostik

Abb. 23.**22** zeigt das diagnostische Vorgehen, wenn aufgrund der genannten klinischen Symptome das Vorliegen einer Akromegalie vermutet wird.

Die *Bestimmung von IGF-1* gilt als der beste biochemische Test zur Diagnose der Akromegalie. IGF-1 wird unter dem Einfluß von GH in der Leber produziert und unterliegt nicht wie die GH-Sekretion Schwankungen durch Nahrungszufuhr, Schlaf oder körperliche Betätigung. Bei Patienten mit Akromegalie sind die IGF-1-Werte praktisch immer erhöht.

Bei Nachweis einer erhöhten IGF-1-Bildung schließt sich der *STH-Suppressionstest* an: Bei gesunden Personen führt die Verabreichung von 100 g Glucose innerhalb von 1–2 Stunden zur Suppression der STH-Sekretion, so daß die Plasmawerte auf < 2 ng/ml absinken.

Fehlende *STH-Suppression* (> 3 ng/ml) und erhöhte *IGF-1-Spiegel* sind die typischen endokrinologischen Befunde einer Akromegalie.

Bei > 95 % der Patienten mit Akromegalie finden sich als Ursache hypophysäre Adenome. Entsprechend ist die Darstellung der Hypophyse mittels Kernspintomographie der erste Schritt im Rahmen der Lokalisationsdiagnostik. Bei etwa 75 % der Patienten finden sich Makroadenome mit einer Größe von > 10 mm, die leicht durch die Kernspinuntersuchung nachweisbar sind. Auch Mikroadenome bis zu einer Größe von etwa 2 mm werden durch die NMR-Untersuchung erfaßt. Mißlingt bei eindeutigen klinischen und endokrinologischen Befunden der Nachweis eines Hypophysenadenoms bei der Kernspinuntersuchung, wird man an das extrem seltene Vorkommen einer ektopen paraneoplastischen GHRH-Bildung denken müssen und insbesondere ein Bronchialkarzinom, Bronchialkarzinoid und Pankreastumoren durch eine Röntgen-Thorax- bzw. CT-Untersuchung von Thorax und Abdomen ausschließen müssen.

Wegen der Tendenz der Hypophysenadenome, die Sellagrenzen zu überschreiten, ist das *Auftreten von Sehstörungen* recht häufig (Tab. 23.**14**), deren Erfassung durch ophthalmologische Spezialuntersuchungen erfolgen sollte.

Hyperthyreose (s. dort)

Hyperparathyreoidismus (s. dort)

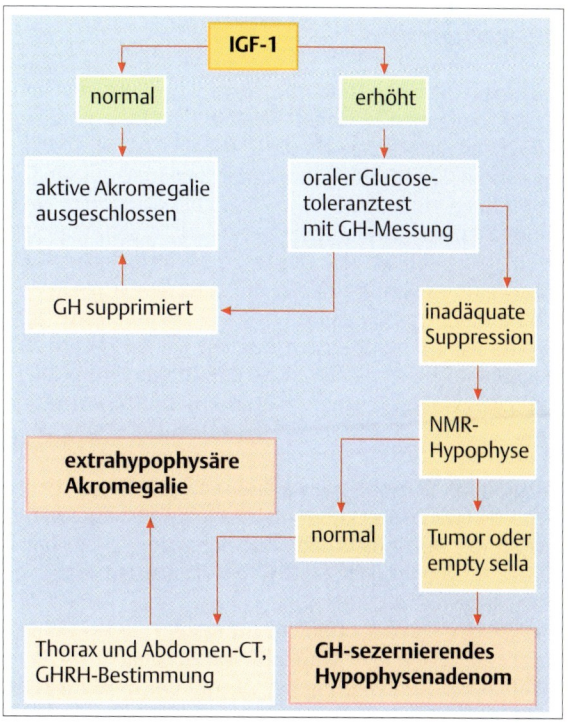

Abb. 23.**22** Biochemische Bestätigung und Lokalisationsdiagnostik bei Verdacht auf das Vorliegen einer Akromegalie (IGF-1 = Insulin like growth factor).

Kardiovaskuläre Hypertonieformen

Sie können bedingt sein durch:

➤ Elastizitätsverlust von Aorta und großen Gefäßen infolge einer Arteriosklerose,
➤ kongenitale Einengung des Aortenisthmus (Aortenisthmusstenose),
➤ Zunahme des Schlagvolumens oder Herzminutenvolumens,
➤ Herzinsuffizienz.

Aortensklerose

Der sklerotisch bedingte Elastizitätsverlust der Aorta führt bei älteren Menschen häufig zur *systolischen Hypertonie* mit Werten um 170–200 mmHg. Da der diastolische Blutdruck unverändert oder erniedrigt ist, resultiert eine Vergrößerung der Blutdruckamplitude.

Klinisch findet man einen akzentuierten zweiten Aortenton und häufig ein systolisches Austreibungsgeräusch über der Herzbasis, da es beim Bluteinstrom in die erweiterte Aorta zu Wirbelbildungen kommt.

Röntgenologisch sieht man bei einigen Patienten Kalkeinlagerungen in der Aorta.

Aortenisthmusstenose (Coarctatio aortae)

Sie gehört zu den *angeborenen kardiovaskulären Mißbildungen*. Je nach Lokalisation der Stenose und ihrer Beziehung zum Ductus arteriosus Botalli bzw. Lig. arteriosum wird zwischen präduktaler und postduktaler Stenose unterschieden.

Präduktale Stenose (infantile Form). Ausgeprägte Verengung der Aorta zwischen Truncus brachiocephalicus und Ductus arteriosus: Da diese Form bereits im Säuglings- oder Kindesalter zu Symptomen und unbehandelt häufig zum Tode führt, spricht man auch von einem *infantilen Typ*. Oft bestehen zusätzliche kardiovaskuläre Mißbildungen. Der Ductus arteriosus liegt distal der Stenose und ist häufig offen. Ist der Druck in der A. pulmonalis höher als im poststenotischen Aortenabschnitt, kommt es über den offenen Ductus arteriosus zu einem Rechts-links-Shunt, so daß in schweren Fällen eine Zyanose der unteren Körperabschnitte auftreten kann.

Postduktale Stenose (Erwachsenentyp). Diese Form wird im Erwachsenenalter angetroffen. Es ist ein kurzer Bereich der Aorta distal des Abganges der A. subclavia sinistra eingeengt. Der Ductus arteriosus oder das Lig. arteriosum liegt im oder proximal vom stenotischen Bezirk. Ist der Ductus offen, resultiert ein Links-rechts-Shunt mit vermehrter Lungendurchblutung.

Durch die Stenosierung der Aorta kommt es im *proximal* von der Einengung gelegenen Gefäßsystem zur *Hypertonie*, deren Schweregrad vom Ausmaß der Stenose, der Bildung von kollateralen Gefäßen und der Kontraktionskraft des linken Ventrikels abhängig ist. *Distal* der Stenose werden *hypotone Butdruckwerte* gemessen. Liegt der Abgang der linken A. subclavia im stenosierten Aortenbereich, ist nur auf der rechten Armseite eine Hypertonie meßbar und das Auftreten eines linksseitigen *Subclavian-steal-Syndroms* möglich.

Die Aortenisthmusstenose kommt bei Männern etwa 3- bis 4mal häufiger vor als bei Frauen.

Klinik. *Symptome* treten meist erst nach der Pubertät auf: Kopfschmerzen, Schwindel, Pulsationen im Halsbereich, Belastungsdyspnoe und Stenokardien sind *Folgen der Hypertonie*; kalte Füße, Schwäche in den unteren Extremitäten und evtl. eine Claudicatio intermittens beruhen auf der *Mangeldurchblutung der unteren Extremitäten*. Eine Claudicatio intermittens tritt jedoch sehr selten auf und muß an das Vorliegen zusätzlicher Stenosen im Bereich der Bauchaorta denken lassen.

> ! *Bei jeder juvenilen Hypertonie muß nach einer Aortenisthmusstenose gesucht werden.*

Diagnostik. Durch Blutdruckmessungen an den oberen und unteren Extremitäten, Pulspalpation und Auskultation ist die *klinische Diagnose möglich*:

➤ *Vergleichende Pulspalpation* zwischen den oberen und unteren Extremitäten: kräftiger, gespannter Radialispuls, abgeschwächte, häufig kaum tastbare Femoralis- und/oder Fußpulse.
➤ *Vergleichende Blutdruckmessungen* an beiden Armen und den unteren Extremitäten: Normalerweise ist der systolische Blutdruck an den unteren Extremitäten bei unblutiger Messung etwa 10–20 mmHg höher als an den Armen. Bei der Aortenisthmusstenose werden hypertone Blutdruckwerte an den Armen gemessen, während der Blutdruck an den unteren Extremitäten erniedrigt ist. Diese Druckdifferenz nimmt unter Belastung zu. Ist der Blutdruck am linken Arm deutlich niedriger als am rechten, kann man den Abgang der A. subclavia sinistra im stenosierten Bereich der Aorta vermuten.
➤ *Suche nach Gefäßkollateralen:* Auffallend sind im Jugulum lokalisierte Pulsationen. Oft sind die Interkostalarterien im seitlichen Thoraxbereich und die Aa. thoracicae laterales beidseits in der hinteren Axillarlinie am seitlichen Rand des M. serratus anterior tastbar. Durch Druck der erweiterten Interkostalarterien entstehen röntgenologisch nachweisbare Rippenusuren im dorsalen Anteil der 3.–8. Rippe (an den Unterkanten!) (Abb. 23.**23**).
➤ Der *Auskultationsbefund* beruht auf den an der Stenose und im Kollateralkreislauf entstehenden Geräuschphänomenen und wird durch gehäuft vorkommende zusätzliche kardiovaskuläre Mißbildungen (valvuläre Aortenstenose oder Aorteninsuffizienz bei bikuspiden Aortenklappen, offener Ductus arteriosus) modifiziert.

Sekundäre Hypertonien

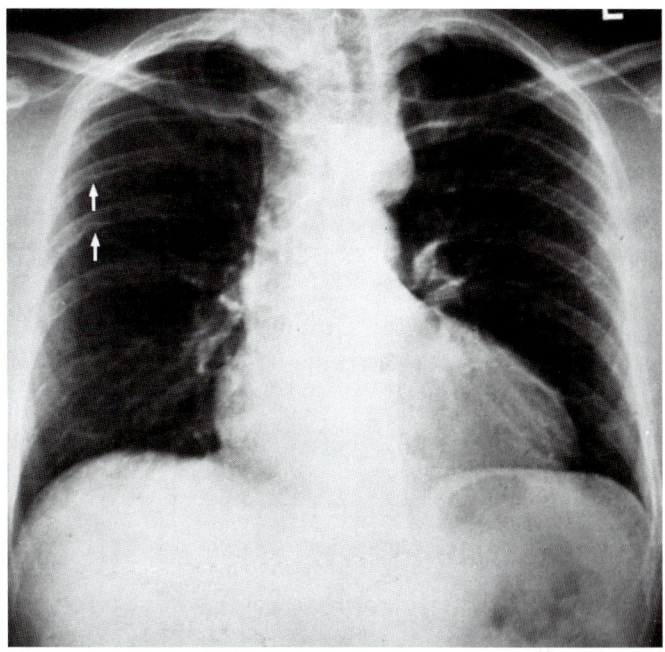

Abb. 23.**23** Rippenusuren und typisch veränderter Aortenbogen bei Patienten mit Aortenisthmusstenose.

Der 2. Aortenton ist laut. Ein spätsystolisches, spindelförmiges, vom 1. Herzton abgesetztes (Wegstrecke Herz–Isthmus) Geräusch, welches in den Beginn der Diastole hineinreichen kann, gilt als typisch. Es ist am lautesten auskultierbar im 3. ICR links parasternal und insbesondere am Rücken interskapulär links paravertebral. Spätsystolische und selten auch systolisch-diastolische am Rücken auskultierbare Geräusche können zusätzlich vom Kollateralkreislauf ausgehen.

Röntgenbefunde.

- Nach links verbreitertes, aortalkonfiguriertes Herz,
- Erweiterung der bei Durchleuchtung stark pulsierenden Aorta ascendens, verminderte Pulsationen im poststenotischen Aortenbereich,
- fehlender oder kleiner Aortenknopf,
- gelegentlich sichtbare Einkerbungen an der Aorta descendens unterhalb des Aortenbogens (linkes Schrägbild!),
- Rippenusuren s. oben (Abb. 23.**23**).

Die Sicherung der Diagnose und präoperative Beurteilung der Ausdehnung und des Schweregrades der Aortenisthmusstenose erfolgen durch *Herzkatheterismus* und *Aortographie*.

Hypertonie infolge eines erhöhten Schlag- oder Herzminutenvolumens

In diese Gruppe gehören folgende an anderer Stelle abgehandelte Krankheitsbilder:

Aorteninsuffizienz. Der nur systolisch erhöhte Druck, der erniedrigte diastolische Druck und die vergrößerte Blutdruckamplitude, der Pulsus celer et altus und das diastolische Geräusch über der Herzbasis oder im Bereich des Erb-Punktes führen zur Diagnose.

Totaler atrioventrikulärer Block. Bradykardie und EKG-Befund sind wegweisend. Die Hypertonie kann bei gleichzeitig bestehender Herzinsuffizienz fehlen.

Schwangerschaftshypertonie

Feststellung einer Hypertonie im Rahmen der Schwangerschaft kann verschiedene Gründe haben:

- **Vorbestehende chronische Hypertonie:** Die Hypertonie wird in den ersten 20 Wochen der Schwangerschaft festgestellt und persistiert > 6 Wochen postpartal.
- **Präeklampsie:** Die Blutdruckerhöhung tritt etwa 20 Wochen nach Beginn der Schwangerschaft auf und ist üblicherweise von einer Proteinurie und dem Auftreten von Ödemen begleitet. Vor der Schwangerschaft war der Blutdruck normal.
Eklampsie ist gekennzeichnet durch das Hinzutreten von Krämpfen.
- **Präeklampsie aufgepfropft auf eine chronische Hypertonie:** Diese Konstellation ist bei Patienten mit vorbestehender Hypertonie anzunehmen, bei denen der Blutdruck systolisch um 30 mm oder diastolisch um 15 mm im Rahmen der Schwangerschaft steigt und gleichzeitig eine Proteinurie oder Ödeme auftreten.
- **Vorübergehende Hypertonie:** Erhöhter Blutdruck während der Schwangerschaft oder in den ersten 24 Stunden postpartal ohne andere Zeichen einer Präeklampsie oder einer vorbestehenden Hypertonie.

Literatur

Adelhamid S, Muller-Obeck H, Pahl S, Remberger K, Bonhof JA, Walb D, Röckel A. Prevalence of adrenal and extraadrenal Conn syndrome in hypertensive patients. Arch Intern Med. 1996; 156: 1190.

Albers FJ. Clinical characteristics of atherosclerotic renovascular disease. Amer J Kidney Dis. 1994; 24: 636.

Aron DC, Raff H, Findling JW. Effectiveness versus efficacy: The limited value in clinical practice of high dose dexamethasone suppression testing in the differential diagnosis of adrenocorticotropin dependent Cushing's syndrome. J Clin Endocrinol Metab. 1997; 82: 1780.

Barkan A. Controversies in the diagnosis and therapy of acromegaly. Endocrinologist 1997; 7: 300.

Blumenfeld JD, Sealey JE, Schlussel Y, Vaughan ED, Sos TA, Atlas SA, Müller EB, Acevedo R, Ulick S, Laragh JH. Diagnosis and treatment of primary aldosteronism. Ann Intern Med. 1994; 121: 877.

Bouloux P-MG, Fakeeh M. Investigation of phaeochromcytoma. Clin Endocrinol 1995; 43: 657.

Cook DM, Loriaux DL. The incidental adrenal mass. Amer J Med. 1996; 101: 88.

Delhougne B, Deneux C, Abs R, et al. The prevalence of colonic polyps in acromegaly: A colonoscopic and pathological study in 103 patients. J Clin Endocrinol Metab. 1995; 80: 3223.

Dichek HL, Nieman LK, Oldfield EH, et al. A comparison of the standard high dose dexamethasone suppression test and the overnight 8-mg dexamethasone suppression test for the differential diagnosis of adrenocorticotropindependent Cushing's syndrome. J Clin Endocrinol Metab. 1994; 78: 418.

Findling JW. Differential diagnosis of Cushing's syndrome. Endocrinologist. 1996; 7: S17.

Flack MR, Oldfield EH, Cutler GB Jr et al. Urine free cortisol in the high-dose dexamethasone suppression test for the differential diagnosis of the Cushing syndrome. Ann Intern Med. 1992; 116: 211.

Ganguly A. Primary Aldosteronism. N Engl J Med. 1998; 339: 1828.

Gordon RD. Mineralocorticoid hypertension. Lancet. 1994; 344: 240.

Greco BA, Breyer JA. The natural history of renal artery stenosis: who should be evaluated for suspected ischemic nephropathy? Semin. Nephrol. 1996; 16: 2.

Greco BA, Breyer JA. Atherosclerotic ischemic renal disease. Amer. J Kidney Dis. 1997; 29: 167.

Greminger P, Vetter W, Zimmermann K, Beckerhoff R, Siegenthaler W. Primäre und sekundäre Hypertonie in einem poliklinischen Patientengut. Schweiz med Wschr. 1977; 107: 605.

Grunstein RR, Ho KY, Sullivan CE. Sleep apnea in acromegaly. Ann Intern Med 1991; 115: 527.

Hensen J, Oelkers W. Mineralokortikoidhochdruck. Med Klin 1997; 92: 273.

Herrera MF, Grant CS, van Heerden JA, Sheedy PF, Ilstrup DM. Incidentally discovered adrenal tumors: An institutional prospective. Surgery. 1991; 110: 1014.

Kaye TB, Crapo L. The Cushing syndrome: an update on diagnostic tests. Ann Intern Med. 1990; 112(6): 434.

Kuhlmann U, Greminger P, Grüntzig E, et al. Longterm experience in percutaneous transluminal dilatation of renal artery stenosis. Amer J Med. 1985; 79: 692.

Kuhlmann U, Walb D, Luft FC. Nephrologie – Pathologie – Klinik – Praxis, 3. Aufl. Stuttgart: Thieme-Verlag; 1998.

Losa M, von Werder K. Pathophysiology and clinical aspects of the ectopic CH-releasing hormone syndrome. Clin Endocrinol. 1997; 47: 123.

Mann SJ, Pickering TG. Detection of renovascular hypertension: State of the art 1992. Ann Intern Med. 1992; 117: 845.

Melmed S, Ho K, Klibanski A, Reichlin S, Thorner M. Clinical Review: Recent advances in pathogenesis, diagnosis and management of acromegaly. J Clin Endocrinol Metab. 1995; 80: 3395.

Melmed S. Acromegaly. N Engl J Med 1990; 332: 966.

Melmed S. Diagnosis of acromegaly. In: Up to date in Nephrology and Hypertension (Computerprogramm 1997) PO Box 81 20 98 Wellesley MA/USA, ed. by Burton Rose. Up to date, Computerprogramm; 1997.

Melmed S. Clinical manifestations of acromegaly. In: Up to date in Nephrology and Hypertension (Computerprogramm 1998) PO Box 81 20 98 Wellesley MA/USA, ed. Burton Rose. Up to date, Computerprogramm: 1998.

Montwill J, Igoe D, McKenna TJ. The overnight dexamethasone test is the procedure of choice in screening for Cushing's syndrome. Steroids 1994; 59: 296.

Neumann HPH, Berger DP, Sigmund G, et al. Pheochromocytomas, multiple endocrine neoplasia type 2, and von Hippel-Lindau disease. N Engl J Med. 1993; 329: 1531.

Newell-Price J, Trainer P, Perry L, Wass J, Grossman A, Besser M. A single sleeping midnight cortisol has 100 percent sensitivity for the diagnosis of Cushing's syndrome. Clin Endocrinol. 1995; 43: 545.

Olbricht CJ, Paul K, Prokop M, Chavan A, Schaefer-Prokop CM, Jandeleit K, Koch KM, Galanski M. Minimally invasive diagnosis of renal artery stenosis by spiral computed tomography angiography. Kidney Int. 1995; 48: 1332.

Olbricht CJ, Arlart IP. Magnetic resonance angiography – the procedure of choice to diagnose renal artery stenosis? Nephrol Dial Transplant. 1998; 13: 1620.

Orth DN. Cushing's syndrome. N Engl J Med. 1995; 332: 791.

Pattarino F, Bouloux P-M. The diagnosis of malignancy in pheochromocytoma. Clin Endocrinol 1996; 44: 239.

Peaston RT, Lennard TWJ, Lai LC. Overnight excretion of urinary catecholamines and metabolites in the detection of pheochromocytoma. J Clin Endocrinol Metab. 1996; 81: 1378.

Rich GM, Ulick S, Cook S, Wang JZ, Lifton RP, Dluhy RG. Glucocorticoid-remediable aldosteronism in a large kindred: clinical spectrum and diagnosis using a characteristic biochemical phenotype. Ann Int Med 1992; 116: 813.

Ross EJ, Griffith DNW. The clinical presentation of phaeochromocytoma. Quart J Med. 1989; 266: 485.

Sjoberg RJ, Simcic KJ, Kidd GS. The clonidine suppression test for pheochromocytoma. A review of its utility and pitfalls. Arch Intern Med. 1992; 152: 1193.

Stein PP, Black HR. A simplified diagnostic approach to pheochromocytoma. A review of the literature and report of one institution's experience. Medicine (Baltimore). 1991; 70: 70.

Stoffel-Wagner B, Springer W, Bidlingmaier F, Klingmuller D. A comparison of different methods for diagnosing acromegaly. Clin Endocrinol. 1997; 46: 531.

Townsend RR, Ford V. Ambulatory blood pressure monitoring: coming of age in nephrology. J Amer Soc Nephrol. 1996; 7: 2279.

Weinberger MH, Fineberg NS. The diagnosis of primary aldosteronism and separation of two major subtypes. Arch Intern Med. 1993; 153: 2125.

Werbel SS, Ober KP. Pheochromocytoma. Update on diagnosis, localization and management. Med Clin North Am. 1995; 79: 131.

24 Hypotonie

U. Kuhlmann und W. Siegenthaler

| 24.1 | Primäre oder essentielle Hypotonie | 680 |
| 24.2 | Sekundäre oder symptomatische Hypotonie | 680 |

Endokrine Hypotonie   680
    Primäre, sekundäre und tertiäre Nebennierenrindeninsuffizienz   680
    Primäre Nebennierenrindeninsuffizienz (Morbus Addison)   681
    Akute Nebennierenrindeninsuffizienz, Addison-Krise s. Kapitel 34   686
    Panhypopituitarismus – Hypophysenvorderlappeninsuffizienz (HVL-Insuffizienz)   686
    Seltene endokrine Hypotonien   691

Kardiovaskuläre Hypotonien   691
    Akute kardiovaskuläre Hypotonie   691
        Kardiogener Schock und vagovasales Syndrom   691
        Perikarderguß   691
    Chronische kardiovaskuläre Hypotonien   691

Hypotonie bei Nierenerkrankungen   692

Neurogene Hypotonie (Positionshypotonie, asympathikotone Hypotonie)   693
    Primäre autonome Dysfunktion   693
    Sekundäre neurogene Hypotonie   693

Infektiös-toxische Hypotonien   693

Hypovolämische Hypotonien   693

Medikamentös bedingte Hypotonie   694

Hypotonie

Allgemeine Bemerkungen

Definition. Eine *Hypotonie* liegt vor, wenn der systolische Druck weniger als 105 mmHg beträgt.

Einteilung. In Analogie zur Hochdruckeinteilung ist nach ätiologischen Gesichtspunkten eine Untergliederung in *primäre essentielle* und *sekundäre symptomatische* Hypotonieformen möglich (Einteilung s. Übersichtstabelle S. 679).

24.1 Primäre oder essentielle Hypotonie

! Die Diagnose einer primären essentiellen konstitutionellen Hypotonie kann erst nach Ausschluß einer symptomatischen Hypotonie gestellt werden.

Betroffen sind vorwiegend jugendliche Patienten mit leptosomem Habitus und den Zeichen einer gesteigerten sympathischen Aktivität (kalte, feuchte Akren, Tachykardie). Hingegen ist die bei Sportlern häufig bestehende Hypotonie mit einer Bradykardie verbunden und auf einen erhöhten Ruhevagotonus zurückzuführen.

Bei der konstitutionellen Hypotonie findet sich auch im Liegen ein abnorm niedriger Blutdruck, der jedoch meistens keinerlei Beschwerden verursacht und somit klinisch häufig belanglos ist.

Klinik des orthostatischen Syndroms. Gelegentlich besteht jedoch bei diesen Patienten ein orthostatisches Syndrom (konstitutionelles Orthostasesyndrom) mit Blutdruckabfall beim Übergang vom Liegen zum Stehen. Ursache ist eine Dysfunktion der Kreislaufregulation. Die bei Lagewechsel auftretenden Symptome sind einerseits auf die vorübergehende *zerebrale Minderdurchblutung* zurückzuführen (Schwindel, Flimmern vor den Augen, Ohrensausen, Kollaps), andererseits finden sich Zeichen einer *überschießenden, sympathikotonen Gegenregulation* (Tachykardie, Schweißausbruch). Die Beschwerden sind typischerweise lageabhängig, bessern sich im Liegen und sind morgens stärker als am Abend.

Diagnostik des orthostatischen Syndroms. Objektiviert wird die Diagnose eines orthostatischen Syndroms durch Registrierung des Puls- und Blutdruckverhaltens beim Wechsel vom Liegen zum Stehen, anschließend erfolgt die Messung dieser Parameter im Stehen über 1–2 Minuten (Schellong-Test). Während bei Normalpersonen bei Lagewechsel vom Liegen zum Stehen der systolische Blutdruck leicht abfällt und der diastolische Blutdruck geringgradig ansteigt, gelten als Kriterien für die Diagnose einer orthostatischen Hypotonie:

➤ jeder Abfall des diastolischen oder mittleren Blutdrucks nach 30 Sekunden Stehen,
➤ Reduktion des systolischen Blutdrucks um mehr als 15 mmHg, ebenfalls gemessen nach 30 Sekunden Stehen.

Das im Stehen aufgenommene EKG kann Senkungen der ST-Strecke mit Abflachung oder Inversion der T-Zacke zeigen.

Differentialdiagnostische Abgrenzung. Differentialdiagnostisch muß das konstitutionelle orthostatische Syndrom vor allem von einer hypotonen Regulationsstörung im Rahmen einer sekundären Hypotonie abgegrenzt werden, insbesondere von der orthostatischen Hypotonie infolge einer organischen Schädigung des sympathischen Nervensystems (neurogene Hypotonie, „postural hypotension", Positionshypotonie, S. 693). Bei diesen Positionshypotonien ist typischerweise der Blutdruckabfall im Stehen nicht von vegetativen Reaktionen begleitet, es fehlen Tachykardie und Schweißausbruch.

24.2 Sekundäre oder symptomatische Hypotonie

Endokrine Hypotonie

Eine endokrin bedingte Hypotonie findet sich v. a. bei primärer, sekundärer und tertiärer Nebennierenrindeninsuffizienz. Hypothyreose, adrenogenitales Syndrom, Hyperparathyreoidismus und Phäochromozytom führen ebenfalls – allerdings selten – zur Hypotonie.

Primäre, sekundäre und tertiäre Nebennierenrindeninsuffizienz

Definition und Pathogenese. Von einer primären Nebennierenrindeninsuffizienz (Morbus Addison) spricht man, wenn eine in den Nebennieren lokalisierte Erkrankung zu einer Störung der adrenalen Hormonproduktion führt. Patienten mit chronischer primärer Nebenniereninsuffizienz weisen kombinierte Symptome eines Glucocorticoid-, Mineralocorticoid- und Androgenmangels auf.

Bei der sekundären und tertiären Nebennierenrindeninsuffizienz ist der Ort der Erkrankung in der Hypophyse bzw. im Hypothalamus lokalisiert. Eine Störung der ACTH-Bildung und Freisetzung führt sekundär zu einem Ausfall der Glucocorticoidproduktion der Nebennierenrinden, während die Mineralocorticoid-Synthese nicht beeinträchtigt wird. Erkrankungen der Hypophyse

Sekundäre oder symptomatische Hypotonie

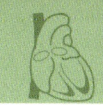

sind häufig vergesellschaftet mit einer sekundären Hypothyreose und einem sekundären Hypogonadismus, so daß sich das Krankheitsbild eines Panhypopituitarismus (S. 686) entwickelt.

Primäre Nebennierenrindeninsuffizienz (Morbus Addison)

Klinik. Die Symptome des *Morbus Addison* leiten sich von der physiologischen Wirkung der Nebennierenrindenhormone (Tab. 24.1) und von der Reaktion der Hypophyse auf den Cortisolmangel ab. Die Abnahme der Cortisolproduktion infolge Destruktion oder primärer Atrophie der Nebennierenrinden führt zu einer reaktiven Stimulation der ACTH (adrenocorticotropes Hormon)-Bildung und Freisetzung.

➤ Da hohe ACTH-Spiegel die epidermale Melaninbildung stimulieren, ist eine *Zunahme der Melaninpigmentierung*, der Haut und Schleimhäute das klinische Korrelat und eines der Hauptzeichen der primären Nebennierenrindeninsuffizienz (Abb. 24.1–24.4). Adäquate Therapie der primären Nebennierenrindeninsuffizienz mit Steroiden führt zu einer Hemmung der ACTH-Ausschüttung und zu einer Rückbildung der abnormen Hautbräunung.

➤ Vermehrte Bräunung ist im allgemeinen ein *Frühzeichen*, das den anderen Krankheitserscheinungen vorausgehen kann. Die Haut ist im ganzen schmutzig gebräunt oder aber nur braun gefleckt, besonders an licht- und druckexponierten Stellen, weiterhin in den Falten der Hohlhand (Abb. 24.2) und im Bereich frischer Narben.

➤ Blaubraune *Schleimhautpigmentierungen* (Abb. 24.3) (70–80 %) sind hauptsächlich in fleckiger Anordnung im Mund (Wange, Zahnfleisch, Zunge, Lippen), im Bereich des Genitales und der Brustwarzenhöfe (Abb. 24.4) festzustellen.

Tabelle 24.**1** Physiologische Wirkungen der Nebennierenrindenhormone; laborchemische und klinische Folgen der primären Nebennierenrindeninsuffizienz (Morbus Addison)

	Hauptsächliche Vertreter	Physiologische Wirkung	Laborbefunde beim Morbus Addison	Klinik des Morbus Addison
Mineralocorticoide	Aldosteron	renale Na^+- und Cl^--Retention, renale Exkretion von K^+-, H^+-, NH_4^+-Ionen	erniedrigter Plasmaaldosteronspiegel verminderte Exkretion von Aldosteronmetaboliten im Urin Hyponatriämie renaler Salzverlust – extrazelluläre Hypovolämie – prärenale Azotämie – Hämokonzentration (Hämatokritanstieg) Hyperkaliämie metabolische Azidose	*Hypovolämiesymptome* – Hypotonie – Tachykardie – Kollapsneigung – Exsikkose – Gewichtsabnahme – Müdigkeit, Schwäche *Hyperkaliämiesymptome* – Muskelschwäche – Arrhythmien – EKG-Veränderungen *metabolische Azidose*
Glucocorticoide	Cortisol Corticosteron	Förderung der Gluconeogenese Hemmung der Glucoseverwertung → Erhöhung des Blutzuckerspiegels Förderung des Eiweißkatabolismus Hemmung der Eiweißsynthese Hemmung der ACTH-Sekretion im Hypophysenvorderlappen eosinopenische Wirkung lympholytische Wirkung antiphlogistische Wirkung immunsuppressive Wirkung	erniedrigter Plasmacortisolspiegel verminderte renale Exkretion von freiem Cortisol und 17-OH-Steroiden Hypoglykämie ACTH ↑ absolute Eosinophilie Lymphozytose	*Hypoglykämiesymptome* – Tremor – Hunger – Schweiß – Bewußtseinsstörungen – Krämpfe *Pigmentierung von Haut und Schleimhäuten*
Androgene	Dehydroepiandrosteron, 11-β-Hydroxy-Androstendion	Ausbildung der Sexualbehaarung bei der Frau, virilisierende und anabole Wirkung bei Überproduktion	17-Ketosteroide im Urin vermindert (bei Frauen)	Amenorrhö Impotenz Verlust der sekundären Geschlechtsbehaarung bei der Frau

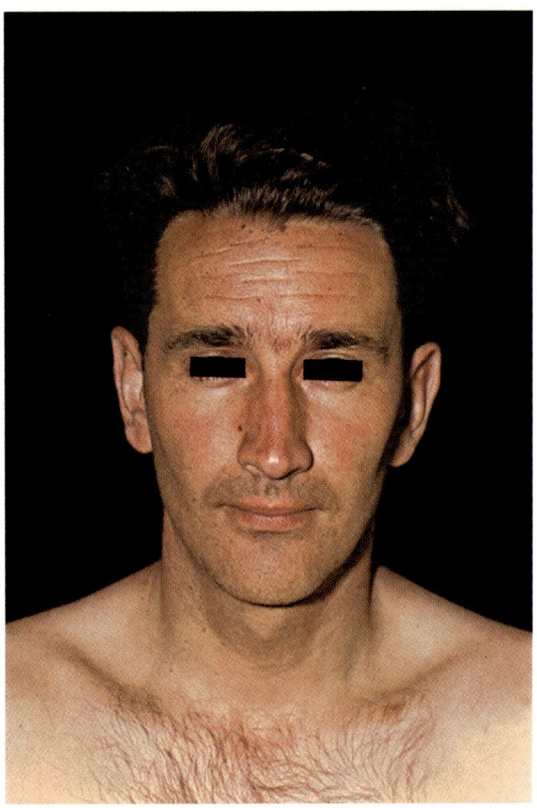

Abb. 24.1 Morbus Addison mit Hautpigmentierung. 49jähriger Mann.

- Auch *Hautdepigmentierungen (Vitiligo)* können im Rahmen eines Morbus Addison beobachtet werden und sind sicherer Hinweis für das Vorliegen einer Autoimmungenese der Nebennierenrindeninsuffizienz.
- Die *Hypotonie* disponiert zur Kollaps im Stehen und bei Flüssigkeitsverlust. Ihr Ausmaß steht in Beziehung zum Blutdruckausgangswert vor Einsetzen der Krankheit, so daß bei vorbestehender Hypertonie eine Hypotonie fehlen kann. Systolische Blutdruckwerte über 110 mmHg sind jedoch eine Seltenheit. Folge der Hypotonie und der Exsikkose ist das röntgenologisch schlanke, oft tropfenförmige Herz.
- *Elektrokardiographische Veränderungen* (ST-Veränderungen, PQ- und QT-Verlängerung) sind teils durch myokardiale Schädigung, teils durch Elektrolytverschiebungen bedingt.
- Abnahme der körperlichen und geistigen Leistungsfähigkeit, *Schwäche (Adynamie)* und leichte *Ermüdbarkeit* sind fast stets vorhanden, sie steigern sich im Laufe des Tages im Gegensatz zur Morgenmüdigkeit der Neurastheniker.
- *Gewichtsverlust* als Folge der Dehydration, Inappetenz und gelegentlich auftretender Diarrhö ist führendes Symptom und in nahezu allen Fällen nachzuweisen.
- Anorexie, Übelkeit, Erbrechen, Verstopfung oder Durchfall werden häufig angegeben.
- Muskelkrämpfe oder *hyperkaliämische Paresen* sind Spätzeichen.
- *Hypoglykämische Symptome* wie Kopfweh, Schwitzen, Zittern und psychiatrische Manifestationen treten in 50–70 % der Fälle auf.
- Der Ausfall der Androgene bewirkt bei der Frau einen *Verlust der Axilla-, Körper-* und *Pubesbehaarung.* Ca. 25 % der Frauen entwickeln eine *Amenorrhö.* Durch Produktion der Androgene in den Testes fehlen bei Männern Zeichen des Androgenmangels.

Aus der Häufigkeit der *klinischen Symptome* (Tab. 24.2) ergeben sich bereits die Krankheiten, gegen welche der Morbus Addison abgegrenzt werden muß.

Klinische Differentialdiagnose.

- *Zustände mit vermehrter Pigmentation:* Zu nennen sind Hämochromatose, Leberzirrhose, chronisch interstitielle Nephritis bei Analgetikaabusus, Gravidität und Ovulationshemmermedikation. Bei diesen Erkrankungen kann, wie bei der primären Nebennierenrindeninsuffizienz, eine z.T. fleckige Braunfärbung der Haut auftreten.
- *Hypotone Zustände:* Alle in diesem Kapitel erwähnten Krankheitsbilder, die mit einer Hypotonie einhergehen können, müssen differentialdiagnostisch abgegrenzt werden.
- *Zustände mit Gewichtsabnahme und Muskelschwäche:* Zu nennen sind insbesondere die Anorexia nervosa, Myasthenia gravis, die thyreotoxische Myopathie und die Polymyalgia rheumatica.
- *Unterscheidung zwischen primärer und sekundärer/tertiärer NNR-Insuffizienz:* Die klinische und laborchemische Differentialdiagnose zwischen primärer NNR-Insuffizienz und den mit ACTH-Mangel einhergehenden Formen der sekundären/tertiären NNR-Insuffizienz ist aus Tab. 24.3 ersichtlich. Häufig ist die Differentialdiagnose schon klinisch zu stellen, da bei ACTH-Minderproduktion
  - keine Hyperpigmentation auftritt
  - und bei intakt bleibender Mineralocorticoidsynthese der Nebennieren Volumenmangelsymptome und Hyperkaliämie ausbleiben.

Tabelle 24.2 Häufigkeit der Symptome bei Morbus Addison (125 Fälle nach *Williams* u. Mitarb.)

Symptome	Häufigkeit %
Asthenie	99
Pigmentierung der Haut	98
Pigmentierung der Schleimhäute	82
Gewichtsreduktion	97
Anorexie, Nausea, Erbrechen	90
Hypotension < 110/70 mmHg	87
Spontanhypoglykämie	50
Abdominalschmerz	34
Salzhunger	22
Diarrhö	20
Obstipation	19
Synkopen	16
Vitiligo	6

Sekundäre oder symptomatische Hypotonie 683

Abb. 24.**2** Morbus Addison mit Pigmentierung der Handlinien.

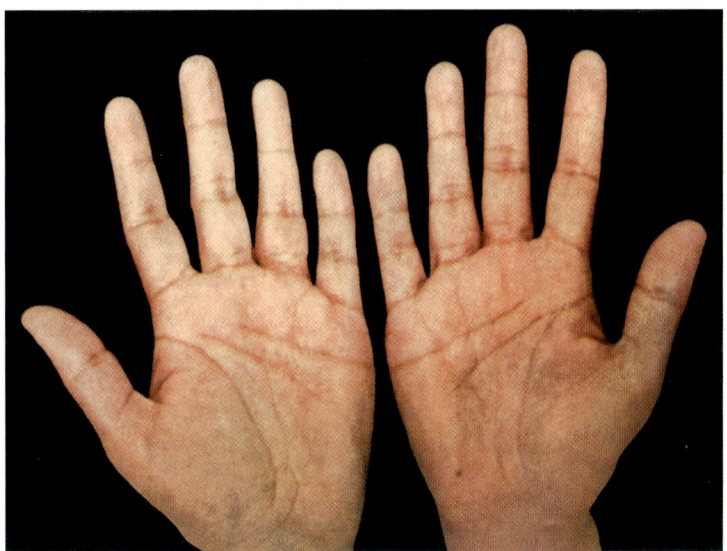

Abb. 24.**3** Schleimhautpigmentierung bei Morbus Addison. Auch die Gesichtshaut ist im Vergleich zur Hautfarbe eines Gesunden (Daumen!) bräunlich pigmentiert. 50jähriger Mann.

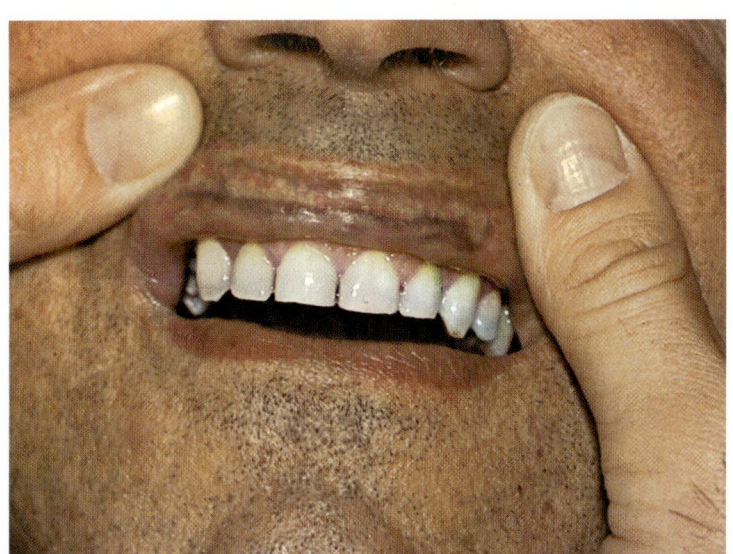

Abb. 24.**4** Pigmentierung der Mamille bei Morbus Addison.

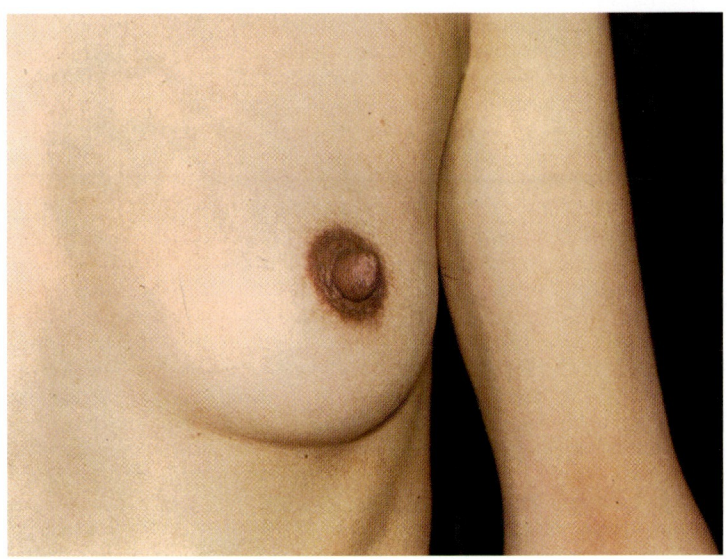

Tabelle 24.3 Differentialdiagnose zwischen primärer und sekundärer/tertiärer Nebennierenrindeninsuffizienz

	Primäre NNR-Insuffizienz (Morbus Addison)	Sekundäre/tertiäre NNR-Insuffizienz
Klinik		
Haut- und Schleimhäute	pigmentiert	blaß
Vitiligo	bei Autoimmunadrenalitis in 10–20%	–
Sekundäre Geschlechtsbehaarung	leicht vermindert	stets spärlich
Zeichen eines Hypophysentumors (Kopfschmerzen, Gesichtsfeldausfall, Ausfall anderer Hormonachsen)	–	häufig
Labor		
Hyperkaliämie	+	–
freies Cortisol im Urin	vermindert	vermindert
Plasmacortisol	erniedrigt	erniedrigt
ACTH-Spiegel	erhöht	erniedrigt
Plasmaaldosteron und renale Aldosteronexkretion	erniedrigt	normal
ACTH-Infusionstest über 2–4 Tage	fehlender oder unzureichender Anstieg des Plasmacortisols und der Urinsteroide	täglich zunehmender Anstieg des Plasmacortisols und der Urinsteroide
Mitbeteiligung anderer endokriner Organe	selten möglich (Schmidt-Syndrom)	häufig

Diagnose der NNR-Insuffizienz

Laborbefunde. Das Vorliegen eines klinisch vermuteten Morbus Addison muß durch die quantitative Bestimmung der Nebennierenrindenhormone und ihrer Metaboliten in Blut und Urin bestätigt werden.

Zur exakten Diagnose sind folgende Untersuchungen notwendig:

- Bestimmung des *freien Cortisols*, der Cortisolmetaboliten (*17-Hydroxysteroide*) und der Androgenabbauprodukte (*17-Ketosteroide*) im 24-h-Urin. Diese Werte sind bei der primären und sekundären Nebennierenrindeninsuffizienz vermindert.
- Bestimmung des *basalen Plasmacortisolwertes* zwischen 7 und 9 Uhr als Ausgangswert vor dem ACTH-Test (s. unten). Bei Nebennierenrindeninsuffizienz ist der basale Plasmacortisolwert meistens erniedrigt, kann jedoch grenzwertig oder im Normalbereich sein, so daß auf alle Fälle ein ACTH-Kurztest durchgeführt werden sollte.
- *ACTH-Kurztest:* Bestimmung des Plasmacortisolbasalwertes vor und 30 Minuten nach Gabe von 0,25 mg ACTH. Ein normaler Anstieg um mindestens 10 µg/dl (0,28 µmol/l) schließt eine primäre Nebennierenrindeninsuffizienz aus. Zu bedenken ist jedoch, daß bei hohen Plasmacortisolausgangswerten (> 20 µg/dl ≙ > 0,55 µmol/l) der Plasmacortisolanstieg geringer sein kann.
- *Messung des Plasma-ACTH-Spiegels:* Der Plasma-ACTH-Spiegel ist typischerweise bei Patienten mit primärer Nebennierenrindeninsuffizienz erhöht und bei Patienten mit sekundärer Nebennierenrindeninsuffizienz tiefnormal oder nicht meßbar.
- *ACTH-Stimulationstest* (Abb. 24.**5**): Dieser Test wird im Gegensatz zu dem o. a. ACTH-Kurztest über mindestens 2 Tage durchgeführt. Die Infusion von je 50 E ACTH in 500 ml isotoner NaCl- oder 5%iger Glucoselösung, über 8 Stunden an 2 Tagen infundiert, führt bei *normaler Nebennierenrindenfunktion* zu einem deutlichen Anstieg des simultan gemessenen Plasmacortisols und der Harnsteroide auf das 2- bis 5fache der Ausgangswerte. Beim *Morbus Addison* bleiben hingegen Plasmacortisolspiegel und Steroidexkretion im Urin niedrig und steigen nur sehr geringfügig am ersten Testtag an.
Vermutet man aufgrund der klinischen Befunde das Vorliegen einer *sekundären* hypophysär oder hypothalamisch bedingten *Nebennierenrindeninsuffizienz*, muß der ACTH-Infusionstest evtl. noch um weitere 1–2 Tage verlängert werden, um die täglich zunehmende Plasmacortisolexkretion und ansteigende renale Steroidexkretion erfassen zu können (Abb. 24.**5** = *wiederholter 8-Stunden-ACTH-Test*). Bei Kranken, die unbedingt eine Substitutionstherapie mit Steroiden benötigen, kann der ACTH-Test unter Dexamethasonmedikation (3 × 0,5 mg/die) durchgeführt werden, da diese kleinen Corticoiddosen den Plasmacortisolspiegel und die Exkretion des freien Cortisols im Urin nur unwesentlich beeinflussen.
- *Corticotropin-releasing-Hormon (CRH)-Test:* Dieser Test dient bei Vorliegen einer *sekundären/tertiären Nebennierenrindeninsuffizienz* (niedrige Cortisol- und ACTH-Spiegel, Anstieg der Plasmacortisolwerte im ACTH-Stimulationstest) zur Differenzierung zwischen *hypophysär* bzw. *suprahypophysär* gelegenen *Ursachen*. Ein Anstieg des ACTH-Spiegels nach CRH-Gabe wird lediglich bei hypothalamisch gelegenen Läsionen beobachtet und bleibt bei hypophysär bedingter sekundärer Nebennierenrindeninsuffizienz aus.

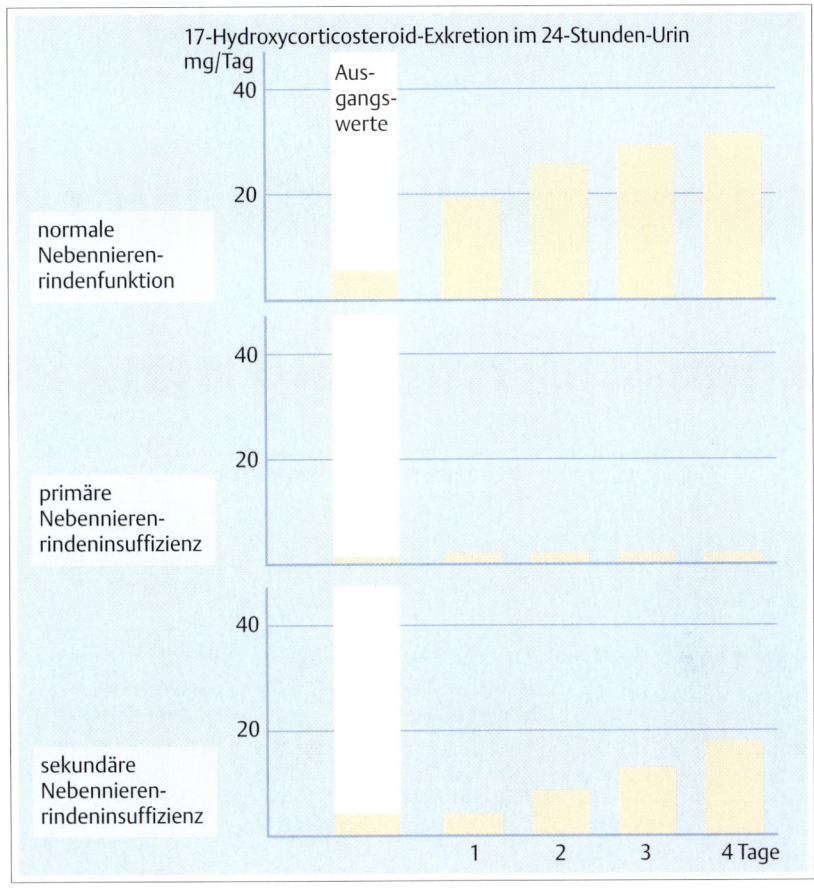

Abb. 24.5 Diagnose eines Morbus Addison und Differentialdiagnose zwischen primärer und sekundärer Nebennierenrindeninsuffizienz mit dem ACTH-Stimulationstest. ACTH-Stimulation der Nebennierenrinde über 4 Tage mit 50 E ACTH täglich i. v. von 8–16 Uhr. Üblicherweise wird der Test über 48 h durchgeführt, ferner kann alternativ die Messung der Exkretion von „freiem Cortisol" vorgenommen werden.

Das schrittweise diagnostische Vorgehen und die differentialdiagnostische Abgrenzung der verschiedenen Formen der NNR-Insuffizienz ist aus Abb. 24.6 ersichtlich.

Ursachen der primären Nebennierenrindeninsuffizienz. Ursache der Zerstörung der Nebennierenrinden war früher vorwiegend die beidseitige *Nebennierenrindentuberkulose*. Heute scheint die *primäre idiopathische Atrophie der Nebenniere* (Immunadrenalitis) häufiger zu sein (70–80 %). In etwa der Hälfte dieser Fälle gelingt der Nachweis von zirkulierenden Autoantikörpern, die gegen Nebennierenrindengewebe gerichtet sind. Häufig sind gleichzeitig gegen Schilddrüse, Nebenschilddrüsen, Gonaden, Magenschleimhaut, Intrinsic-Faktor und dermale Melanozyten (→ Vitiligo) gerichtete Antikörper nachweisbar. Als *Schmidt-Syndrom* wird die Kombination von Immunadrenalitis und Hashimoto-Thyreoiditis bezeichnet, zusätzlich kann ein Diabetes mellitus bestehen (polyglanduläres Autoimmunsyndrom).

In etwa 10–20 % der Fälle ist der Morbus Addison durch eine *beidseitige Nebennierenrindentuberkulose* bedingt. Hinweise für die spezifische Ätiologie sind:

- röntgenologisch nachweisbare Verkalkungen der Nebennierenrinden,
- computertomographisch vergrößerte Nebennieren bei kurzer (< 2 Jahre) Krankheitsdauer bzw. verkleinerte Nebennieren bei langer Krankheitsdauer (> 2 Jahre),
- Kalkherde und apikale Streuherde im Röntgen-Thoraxbild als Zeichen einer abgelaufenen Lungentuberkulose,
- eine Tuberkuloseanamnese (Lungentuberkulose, Pleuritis exsudativa, andere hämatogene Tuberkuloselokalisation wie Spondylitis, Gelenk- und Urogenitaltuberkulose). Die Nebennierenrindentuberkulose wird klinisch in der Regel erst 10 Jahre oder später nach erfolgter Streuung manifest.

! Im Zusammenhang mit der Tbc muß erwähnt werden, daß eine partielle Nebennierenrindeninsuffizienz durch eine tuberkulostatische Therapie mit Rifampicin infolge Induktion hepatischer steroidmetabolisierender Enzyme manifest werden kann.

Seltene Ursachen (ca. 10 %) des Morbus Addison sind Pilzinfektionen, Karzinommetastasen (vor allem kleinzellige Bronchial- und Mammakarzinome), Gefäßerkrankungen, Blutungen in die Nebennierenrinde bei hämorrhagischer Diathese, primärem und sekundärem Antiphospholipid-Syndrom und unter Therapie mit Antikoagulanzien, Amyloidose und Histoplasmose. Opportunistische Infektionen können bei AIDS zur Nebennierenrindeninsuffizienz führen.

Beschrieben ist weiterhin das Auftreten einer reversiblen Nebennierenrindeninsuffizienz nach plötzlichem Absetzen einer Langzeittherapie mit Steroiden und unter Ketoconazoltherapie.

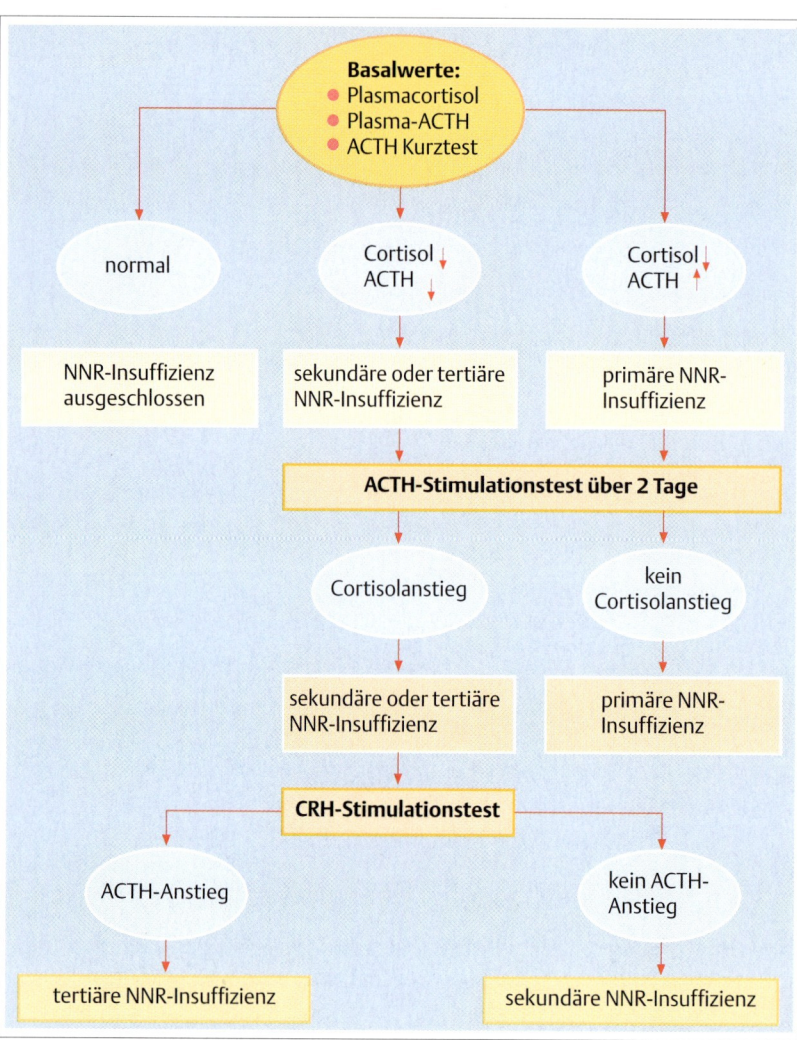

Abb. 24.6 Diagnostisches Vorgehen bei Verdacht auf NNR-Insuffizienz.

Zur *Klärung der Ursache* einer Nebennierenrindeninsuffizienz kann die *computertomographische Größenbestimmung der Nebennierenrinden* beitragen.

Kleine Nebennierenrinden finden sich bei lang bestehender (> 2 Jahre), beidseitiger Tuberkulose und bei der primären idiopathischen Atrophie, während *vergrößerte Nebennierenrinden* bei kurzdauernder Tuberkulose (< 2 Jahre), Amyloidose, Nebennierenrindenmetastasen und Blutungen in die Nebennierenrinde gesehen werden.

Ursachen und Abklärung der *sekundären/tertiären NNR-Insuffizienz* s. S. 689.

Akute Nebennierenrindeninsuffizienz, Addison-Krise s. Kapitel 34

Panhypopituitarismus – Hypophysenvorderlappeninsuffizienz (HVL-Insuffizienz)

Klinik. Die Klinik der HVL-Insuffizienz ist sehr variabel und abhängig

- von der *mechanischen Irritation der umliegenden Gewebe* infolge Größenzunahme des Hypophysenvorderlappens durch Tumor oder Metastasen. Symptome wie Kopfschmerzen und Sehstörungen sind auf diese Vergrößerung der Hypophyse zurückzuführen. Da die Makula in der Regel nicht mitbeteiligt ist, lassen sich bitemporale Sehstörungen häufig nur durch eine ophthalmologische Untersuchung verifizieren;
- vom *Ausmaß der hormonellen Minderleistung* des Hypophysenvorderlappens, dem Alter des Patienten und der für die HVL-Insuffizienz verantwortlichen Grunderkrankung.

Bei der partiellen HVL-Insuffizienz fallen zunächst nur einige Hormonachsen aus. Falls die Entwicklung der HVL-Insuffizienz schrittweise erfolgt, sind *Wachstumshormon* (GH)- und *Gonadotropinproduktion* häufig zuerst betroffen.

GH-Mangel bleibt im Erwachsenenalter häufig unbemerkt. Allerdings werden *Leistungsabfall, Abnahme der Muskelmasse* und *Anstieg des LDL-Cholesterins* mit eventueller Zunahme des kardiovaskulären Risikos auf eine gestörte Bildung von Wachstumshormonen zurückgeführt.

Sekundäre oder symptomatische Hypotonie

! *Gonadotropinmangel* (Mindersekretion von FSH und LH) manifestiert sich bei Frauen im menstruationsfähigen Alter durch Amenorrhö, bei Männern ist die Impotenz als Frühsymptom der partiellen HVL-Insuffizienz zu werten.

Sekundäre Hypothyreose und Nebennierenrindeninsuffizienz mit den entsprechenden Folgesymptomen treten dann später hinzu und werden häufig lange übersehen, zumal Apathie, Adynamie und Müdigkeit vor allem bei älteren Patienten Anlaß zur Fehldiagnose einer *Depression* geben.

Hat sich das *Vollbild der HVL-Insuffizienz* eingestellt, ist die Diagnose einfach. Charakteristisch ist die sich entwickelnde *wächserne Blässe der Haut* an Stamm, Händen und im Gesicht (Abb. 24.7) und der Pigmentverlust der Warzenhöfe. Die Blässe steht in keinem Verhältnis zu der häufig bestehenden leichten Anämie. Sie beruht zur Hauptsache auf dem Fehlen des Melaninpigmentes infolge der gestörten hypophysären MSH-Bildung (MSH = melanozytenstimulierendes Hormon).

Funktionsstörungen abhängiger Drüsen bei HVL-Insuffizienz. Bei klinischem Verdacht auf das Vorliegen einer HVL-Insuffizienz wird man stets nach Funktionsstörungen aller abhängigen Drüsen fahnden (Tab. 24.4):

▶ **Hypogonadotroper Hypogonadismus**
Klinik: Amenorrhö, Libidoverlust, Impotenz, Ausfall der Sekundärbehaarung und der lateralen Augenbrauen (Abb. 24.8 und 24.9).
Labor: Erniedrigtes Plasmatestosteron beim Mann, wobei niedrige LH- und FSH-Spiegel die zentrale Ursache bestätigen. Bei der Frau Nachweis erniedrigter Östrogen- und FSH-Spiegel.

▶ **Sekundäre Hypothyreose**
Klinik: Müdigkeit, Antriebslosigkeit, Kälteempfindlichkeit, Obstipation, heisere Stimme, trockene Haut, Bradykardie.
Labor: Niedrige periphere Schilddrüsenhormonwerte (freies T_3 und T_4) und niedriger TSH-Spiegel mit fehlendem Anstieg nach Gabe von TRH.

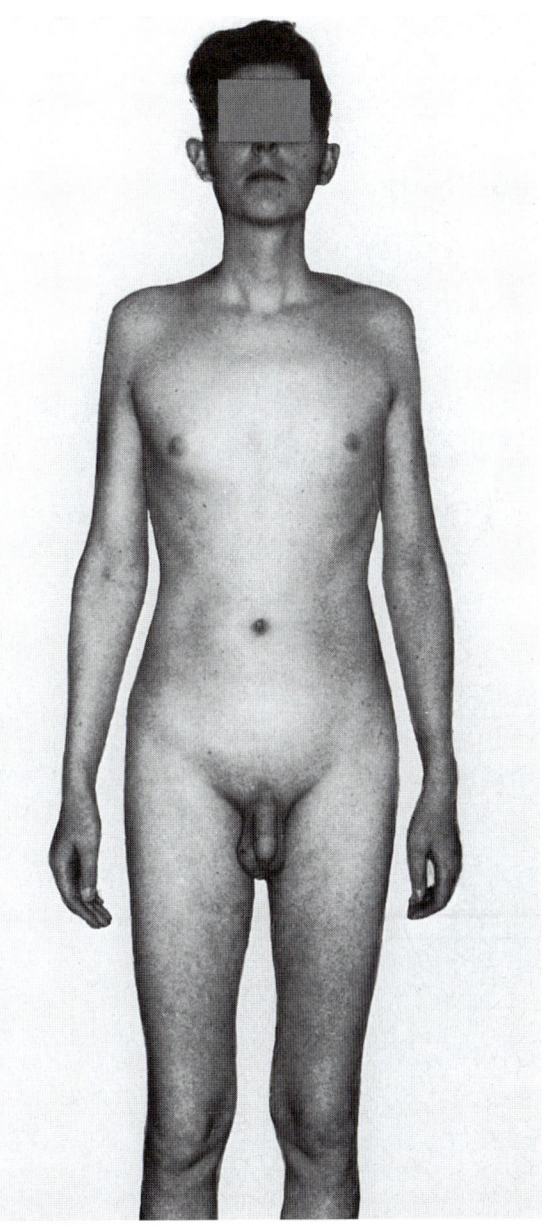

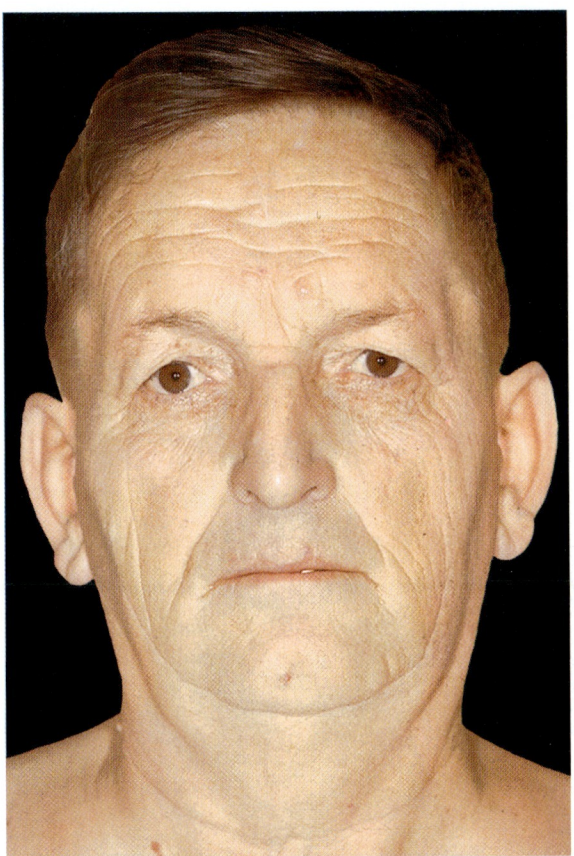

Abb. 24.**7** Gesicht bei Panhypopituitarismus: blaß, pigmentlos, wächsern, alabasterartig gefältete Haut. Fehlen der lateralen Augenbrauen.

Abb. 24.**8** Sekundärer Hypogonadismus bei hypophysärer Insuffizienz.

688 Hypotonie

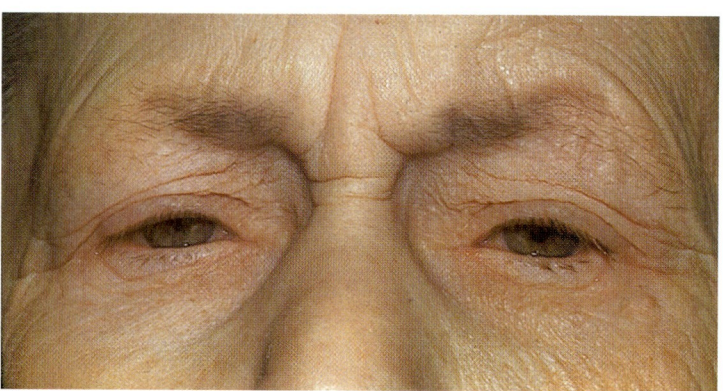

Abb. 24.9 Ausgefallene laterale Augenbrauen bei Hypophysenvorderlappeninsuffizienz.

Tabelle 24.4 Symptome und Diagnostik der Hypophysenvorderlappeninsuffizienz

Hypothalamische Releasing und Inhibiting factors						
GRF GIF ↓±	CRF ↓+	TRF ↓+	MSH-RF MIF ↓±	PRF PIF ↓±	FRF ↓+	IRF ↓+
Hypophysenvorderlappenhormone						
GH (STH)	ACTH	TSH	MSH	Pr	FSH	LH (ICSH)
Krankheitsbilder bei Ausfall der Hypophyse und/oder des Hypothalamus						
hypophysärer Zwergwuchs im Kindesalter	sekundäre Nebennierenrindeninsuffizienz	sekundäre Hypothyreose	–	Agalaktie im Wochenbett		sekundärer hypogonadotroper Hypogonadismus
Symptome der endokrinen Unterfunktion						
bei Kindern proportionierter Zwergwuchs, bei Erwachsenen Energieverlust, Abnahme der Muskelmasse	hypoglykämische Symptome, Schwäche, Adynamie	Müdigkeit, Kälteempfindlichkeit, Antriebslosigkeit, Obstipation, Bradykardie, trockene, rauhe Haut, „heisere" Stimme, Schilddrüsenatrophie	Pigmentverlust, wächserne Blässe, Depigmentierung der Brustwarzen	Agalaktie im Wochenbett		sekundäre Amenorrhö, Impotenz, Libidoverlust, Hautatrophie, Genitalatrophie, Ausfall der sekundären Geschlechtsbehaarung und der lateralen Augenbrauen
Diagnostik						
radioimmunologische STH-Bestimmung nach Insulinhypoglykämie, L-Dopa-, Arginin- oder Glucagonstimulation	17-OH-Steroide, 17-Ketosteroide und freies Cortisol im 24-h-Urin, Plasmacortisoltagesprofil, ACTH-Stimulationstest, Messung der ACTH-Reserve durch Stimulation mit CRF (CRH), radioimmunologische ACTH-Bestimmung	TSH, TRH-Test, periphere Schilddrüsenparameter	–	–		17-Ketosteroide im 24-h-Urin, Testosteron- bzw. Östrogenspiegel, Bestimmung von LH und FSH im Urin und Plasma

Abkürzungen:

GH	Growth-hormone (STH = Somatotropin)	TSH	Thyreotropin	PIF	Prolactin-inhibiting-factor
GRF	GH-releasing-factor	TRF	TSH-releasing-factor	FSH	follikelstimulierendes Hormon
GIF	GH-inhibiting-factor	MSH	melanozytenstimulierendes Hormon	FRF	FSH-releasing-factor
CRF (CRH)	Corticotropin-releasing-factor/hormone	MSH-RF	MSH-releasing-factor	LH (= ICSH)	luteinisierendes Hormon (= interstitial cell stimulating hormone)
ACTH	adrenocorticotropes Hormon	MIF	MSH-inhibiting-factor	LFR	LH-releasing-factor
		Pr	Prolactin		
		PRF	Prolactin-releasing-factor		

Sekundäre oder symptomatische Hypotonie

▶ **Sekundäre Nebennierenrindeninsuffizienz**
Klinik: Adynamie, Hypotonie usw. (S. 681).
Labor: Niedriges Plasmacortisol, aufgehobene Tagesrhythmik der Steroidsekretion, niedriger Plasma-ACTH-Spiegel, Anstieg der Cortisolwerte und der renalen Steroidexkretion nach mehrtägiger Stimulation der Nebennierenrinde mit synthetischem ACTH (Abb. 24.**5**).

▶ **Diabetes insipidus.** Das Auftreten eines Diabetes insipidus bei HVL-Insuffizienz wird selten beobachtet und deutet auf Zerstörung des Hypophysenhinterlappens bzw. eine Beeinträchtigung des Hypothalamus durch die zugrundeliegende Ursache der HVL-Insuffizienz hin.

Lokalisationsdiagnostik. Ist durch den Nachweis einer sekundären Unterfunktion von Gonaden, Nebennierenrinde und Schilddrüse die Diagnose eines Panhypopituitarismus erbracht, folgen zur Lokalisationsdiagnostik:

▶ der *neurologische und ophthalmologische Status* zum Nachweis von Gesichtsfeldausfällen, Optikusatrophien, Stauungspapillen, Okulomotorius- und Abduzensparesen,
▶ die röntgenologische Beurteilung der *Sellagröße*,
▶ *Computertomogramm* und NMR der Sella und suprasellären Region,
▶ die endokrinologische Differentialdiagnose zwischen *hypothalamisch und hypophysär gelegener Störung:* Diese ist aufwendig und endokrinologisch ausgerichteten medizinischen Zentren vorbehalten. Durch Verabreichung hypothalamischer Releasing factors (TRF, LRF, CRF) bzw. durch den negativen Insulinhypoglykämietest ist die Abgrenzung zwischen hypothalamischer und hypophysärer Störung im Prinzip möglich. Ist durch die Verabreichung der Releasing factors keine Ausschüttung hypophysärer Hormone und somit keine Stimulation der peripheren endokrinen Organe zu erreichen, muß die Störung in den Hypophysenvorderlappen lokalisiert werden. Durch Verabreichung der glandotropen Hypophysenvorderlappenhormone (ACTH, TSH) ist in diesem Fall eine Stimulation der Nebennierenrinde und der Schilddrüse und somit die endgültige Abgrenzung von einer primären Unterfunktion dieser Organe möglich.

Ursachen der Hypophysenvorderlappeninsuffizienz. Tab. 24.**5** zeigt die wichtigsten Ursachen der HVL-Insuffizienz. Häufigster zur HVL-Insuffizienz führender Tumor ist das *chromophobe Adenom* der Hypophyse. Etwa bei einem Drittel der Patienten mit diesen Tumoren ist eine vermehrte Prolactinproduktion nachweisbar.

Bei Kindern und Jugendlichen führt das *Kraniopharyngeom* am häufigsten zur HVL-Destruktion.

Metastatische Zerstörung des HVL wird vor allem bei Bronchial- und Mammakarzinom beobachtet.

Das *Sheehan-Syndrom*, welches durch postpartale Infarzierung des HVL infolge eines Schockzustandes nach Entbindung bedingt ist, wird heute durch bessere geburtshilfliche Überwachung nur noch selten gesehen. Hypoprolaktinämie stützt die Diagnose.

Tabelle 24.**5** Ursachen der Hypophysenvorderlappeninsuffizienz

---
Chromophobe Adenome (zum Teil prolactinbildend)
Kraniopharyngeome
Metastasen (vor allem Bronchial- und Mammakarzinom)
Sheehan-Syndrom (postpartaler Hypophyseninfarkt)
Sekundäre „empty sella" (nach Chirurgie und Bestrahlung)
Granulomatöse und infektiöse Erkrankungen
Posttraumatisch

Das sekundäre *Empty sella syndrome* wird nach Operation und Bestrahlung der Hypophysenregion gesehen.

Seltene Ursachen sind weiterhin *Granulomatosen* (z. B. Sarkoidose) und *Infektionen* mit Beteiligung des HVL.

Differentialdiagnostik. Vom Panhypopituitarismus müssen differentialdiagnostisch abgegrenzt werden:

▶ die *Anorexia mentalis*,
▶ die *primäre Insuffizienz einzelner endokriner Organe*, insbesondere das primäre Myxödem und der primäre Hypogonadismus des Mannes,
▶ die *postpartale Amenorrhö*.

Der Ernährungszustand variiert bei der Hypophysenvorderlappeninsuffizienz. Drei Viertel aller Patienten sind normalgewichtig, erst im fortgeschrittenen Stadium kann eine Abmagerung bis zur Kachexie in Erscheinung treten. Deshalb wurde die HVL-Insuffizienz früher auch als Simmonds-Kachexie bezeichnet, ein Begriff, der heute nicht mehr verwendet werden sollte.

Anorexia nervosa. Bei der *Anorexia mentalis (nervosa)* (Abb. 24.**10a** u. **b**) ist das Primärsymptom die psychogene Inappetenz. Der chronische Hungerzustand, Erbrechen und der häufig zusätzlich betriebene Laxantienabusus führen zu progredienter, oft extremer Abmagerung, wie sie beim Panhypopituitarismus praktisch nie beobachtet wird.

Amenorrhö, Hypotonie, Asthenie, Bradykardie, Kälteempfindlichkeit, tiefe Körpertemperatur, Hypometabolismus, Obstipation und Neigung zu Hypoglykämien finden sich bei beiden Krankheitsbildern (Tab. 24.**6**).

Diagnostische Kriterien der Anorexia mentalis sind:

▶ vorausgegangene Gewichtsabnahme (25 % des Körpergewichtes),
▶ der Wunsch, das Körpergewicht weiter zu reduzieren,
▶ Krankheitsbeginn vor dem 25. Lebensjahr,
▶ Amenorrhö,
▶ Überaktivität,
▶ Fehlen sonstiger medizinischer oder psychischer Krankheiten, die die Gewichtsabnahme erklären.

Zu erwähnen ist allerdings, daß die Krankheit durchaus bei älteren Patienten auftreten kann und der Gewichtsverlust nicht immer 25 % des Körpergewichtes betragen muß.

Der *somatische Befund* (Abb. 24.**10a** u. **b**) zeigt im Gegensatz zur HVL-Insuffizienz eine normale Axillar- und

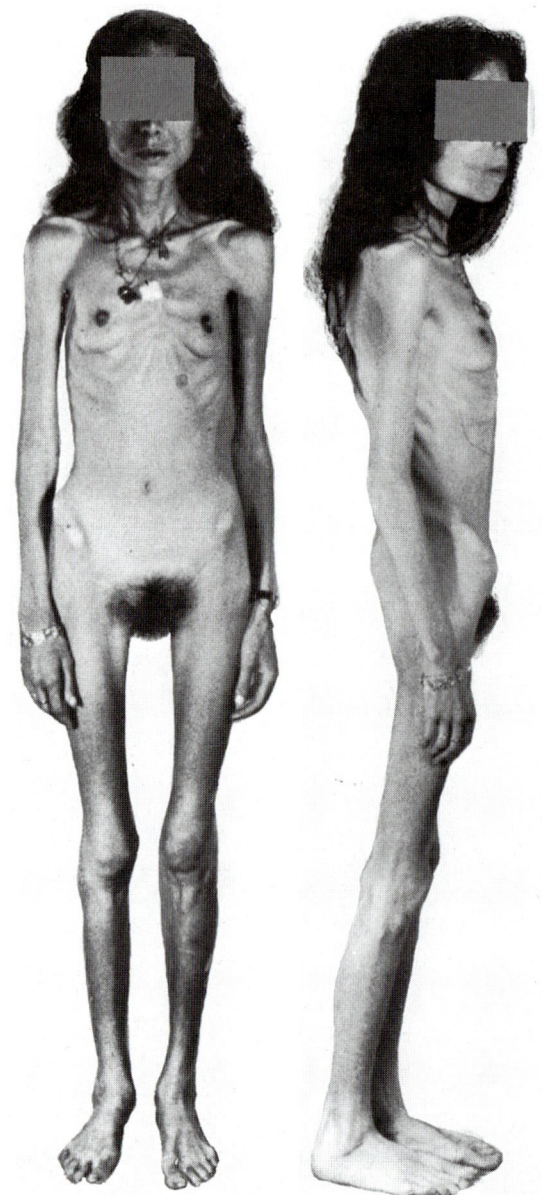

Abb. 24.**10a,b**   23jährige Patientin mit Anorexia mentalis.

Tabelle 24.**6**   Symptome, klinische und endokrinologische Befunde bei der Anorexia mentalis (nach *Wiele*)

Symptome	%
Amenorrhö	100
Obstipation	62
abdominelle Beschwerden	20
Kälteintoleranz	20
Erbrechen	5
Klinische Befunde	**%**
Hypotonie	86
Hypothermie	65
trockene Haut	62
Lanugobehaarung	52
Bradykardie	26
Ödeme	26
Petechien	10
Endokrinologische Befunde	**%**
erniedrigte Plasma-LH-Spiegel	87
erniedrigte Plasma-FSH-Spiegel	47
erniedrigte 17-Ketosteroid-Exkretion	38
erniedrigte 17-Hydroxysteroid-Exkretion	38
erniedrigte Thyroxinspiegel	34
erhöhte Plasmacortisolspiegel	13

Pubesbehaarung, es fehlt die wächserne Blässe der Haut des Panhypopituitarismus.

Weitere Symptome s. Tab. 24.**6**.

Psychisch bestehen grundlegende Unterschiede: Indifferenz und Apathie beim Hypopituitarismus, Verschlossenheit, demonstratives Verhalten, gespannte und komplexgeladene Atmosphäre bei der Anorexie.

Laborchemisch kann als Folge eines jahrelangen Laxantien- oder Diuretikaabusus eine hypokaliämische Alkolose auftreten. Ferner typisch sind erniedrigte Nüchternblutzuckerwerte und eine Hypercholesterinämie. Leukopenie und Thrombopenie werden beobachtet. Besondere Beachtung verdient das anorganische Serumphosphat, das im chronischen Hungerzustand leicht erniedrigt gemessen werden kann. Hingegen sind schwere, zum Teil tödlich verlaufende Hypophosphatämien bei erzwungener Nahrungszufuhr (Magensonde, Hyperalimentation) beobachtet worden.

Endokrinologische Untersuchungen ergeben eine herabgesetzte Gonadotropin- und Östrogenausscheidung und erniedrigte Spiegel des luteinisierenden (LH) und follikelstimulierenden Hormons (FSH) als Ursache der Amenorrhö. Der Thyroxinspiegel liegt meistens an der unteren Normgrenze, hingegen ist das Auftreten erhöhter Plasmacortisolwerte möglich. Die Erhöhung des Plasmacortisolwertes erlaubt bei klinisch unklaren Fällen eine sichere Abgrenzung gegen den Panhypopituitarismus, bei dem alle aufgeführten Hormonwerte vermindert sind. Im Kontrast zu dem erhöhten Plasmacortisolwert steht die meist erniedrigte 17-Hydroxysteroid-Exkretion im 24-h-Urin. Diese Diskrepanz (hohe Plasmacortisolwerte, erniedrigte 17-Hydroxysteroid-Ausscheidung) wird als Zeichen für einen gestörten Cortisolmetabolismus bei normaler Cortisolproduktion gewertet. Eine weiterhin bestehende verminderte 17-Ketosteroid-Exkretion deutet auf eine gestörte Androgenbildung in der Nebennierenrinde hin. Erhöhte Aldosteronspiegel sind häufig und wohl Folge der Hypovolämie bei der Anorexia mentalis. Erwähnenswert ist, daß die genannten endokrinologischen Störungen auch bei Patienten mit Gewichtsverlust anderer Genese beobachtet werden können.

Aspektmäßig ähneln das *primäre Myxödem* und der *primäre Hypogonadismus des Mannes* dem Bild der Hypophysenvorderlappeninsuffizienz. Ein erhöhter TSH-Wert und die fehlende Stimulierbarkeit der Schilddrüse nach TRH-Gabe beim primären Myxödem, die erhöhte Gonadotropinausscheidung beim primären Hypogonadismus und der isolierte Befall nur eines endokrinen Organs sind diagnostisch wegweisend. Bei der *postpartalen Amenorrhö* ist durch das Fehlen endokrinologischer Befunde die Abgrenzung zum Sheehan-Syndrom leicht.

Sekundäre oder symptomatische Hypotonie

Seltene endokrine Hypotonien

▶ Volumenmangel und Abnahme der myokardialen Förderleistung führen über eine Verminderung des Herzminutenvolumens in bis zu 30% der *Hypothyreosefälle* zur Hypotonie.
▶ Bei gewissen Formen des *adrenogenitalen Syndroms* kommt es durch einen Cortisolmangel (3β-Dehydrogenase- und 21-Hydroxylase-Defekt) oder eine verminderte Aldosteronsynthese (18-Hydroxylase- und 18-Dehydrogenase-Defekt) zu einem Salzverlust mit Hypovolämie und dadurch zu einer Hypotonie. Häufiger ist jedoch das Auftreten einer Hypertonie.
▶ Die Ursache der sehr seltenen Hypotonie beim *Hyperparathyreoidismus* ist ein durch eine Polyurie bedingter intravasaler Volumenmangel. Viel häufiger kommt es jedoch durch die hyperkalzämische Nierenschädigung zur Hypertonie.
▶ Nach hypertensiven Krisen und operativer Sanierung werden gelegentlich beim *Phäochromozytom* erniedrigte Blutdruckwerte gemessen.
▶ Eine Verminderung des peripheren Widerstandes infolge einer vasalen Angiotensinresistenz wird unter anderem als Ursache der Hypotonie beim *Bartter-Syndrom* angenommen.

Kardiovaskuläre Hypotonien

Eine primäre kardial bedingte Verminderung des Herzminutenvolumens (HMV) mit Hypotonie wird beobachtet bei
▶ myokardialem Funktionsausfall mit herabgesetzter Kontraktilität des Herzmuskels (kardiogener Schock bei Herzinfarkt, schwere Herzinsuffizienz),
▶ tachykarden und bradykarden Rhythmusstörungen (Adams-Stokes-Anfall, Karotissinussyndrom),
▶ einer Behinderung der diastolischen Herzfüllung (Pericarditis constrictiva, Perikarderguß, Lungenembolie),
▶ Klappenvitien (Mitralstenose, Aortenstenose),
▶ Mitralklappenprolaps.

Akute kardiovaskuläre Hypotonie

Kardiogener Schock und vagovasales Syndrom

Kardiogener Schock. Häufigste Form der akut auftretenden kardialen Hypotonie ist der *kardiogene Schock* als gefürchtete Komplikation des Myokardinfarktes. Im Rahmen der Grundkrankheit bietet er keine wesentlichen differentialdiagnostischen Schwierigkeiten.

Neben tachykarden und bradykarden Rhythmusstörungen führt der *myokardiale Funktionsausfall*, kompliziert durch Ventrikelruptur mit Perikardtamponade, Septumperforation oder Papillarmuskelabriß, zur akuten Verminderung des Herzminutenvolumens. Blutdruckabfall mit Verkleinerung der Blutdruckamplitude, schlecht tastbarer, meistens frequenter Puls, kalte, schweißige, blaßzyanotische Haut, getrübtes Sensorium, Herzinsuffizienzzeichen, Anstieg des zentralen Venendrucks, Oligurie-Anurie und metabolische Azidose sind Folge der akuten Verminderung des Herzminutenvolumens und der regulativ einsetzenden Vasokonstriktion und Zentralisation des Kreislaufs.

Vagovasales Syndrom. Differentialdiagnostisch muß das *vagovasale Syndrom* abgegrenzt werden, welches spontan oder induziert durch Morphinapplikation auftreten kann. Durch eine Verminderung des venösen Rückflusses infolge einer Vasodilatation treten auch hier hypotone Blutdruckwerte auf; die im Gegensatz zum kardiogenen Schock trocken warme Haut, die Bradykardie und die rasche Besserung nach Atropinmedikation erlauben die Unterscheidung.

Oft gehen die akut auftretenden kardiovaskulären Hypotonien mit einem *Bewußtseinsverlust* einher.

Diastolische Herzinsuffizienz. Die *Behinderung der diastolischen Herzfüllung* durch eine Herzbeuteltamponade, eine Pericarditis exsudativa und durch eine Lungenembolie sind weitere Ursachen der akuten kardiovaskulären Hypotonie. Die Ausbildung eines *Perikardergusses* in der akuten Phase des Herzinfarktes ist zwar selten, muß jedoch wegen unterschiedlicher therapeutischer Konsequenzen vom kardiogenen Schock abgegrenzt werden. Häufiger wird im Rahmen eines Postinfarktsyndroms (Dressler) eine *Pericarditis exsudativa* beobachtet.

Perikarderguß

Klinik. Für die Ausbildung eines Perikardergusses sprechen folgende Kriterien:

▶ Tachykardie,
▶ Auftreten einer Hypotonie mit Kleinwerden der Blutdruckamplitude,
▶ zunehmende Leber- und Halsvenenstauung mit inspiratorischer Füllung der Halsvenen,
▶ ansteigender zentraler Venendruck,
▶ Pulsus paradoxus (Blutdruckabfall von mehr als 20 mmHg bei Inspiration),
▶ Leiserwerden der Herztöne,
▶ für eine Perikarditis typische elektrokardiographische Veränderungen,
▶ röntgenologische Größenzunahme des Herzens (Bocksbeutelform), wobei die häufig stauungsfreie, helle, transparente Lunge im Kontrast zur „Kardiomegalie" steht (Abb. 24.11).

Diagnostik. Der definitive Nachweis eines Perikardergusses erfolgt echokardiographisch (Abb. 24.12).

Chronische kardiovaskuläre Hypotonien

Hier müssen folgende, an anderer Stelle besprochene Krankheitsbilder eingereiht werden:

– *Aortenstenose*,
– *Mitralstenose*,
– *Aortenbogensyndrom*,
– *Pericarditis constrictiva*,
– *Mitralklappenprolaps*.

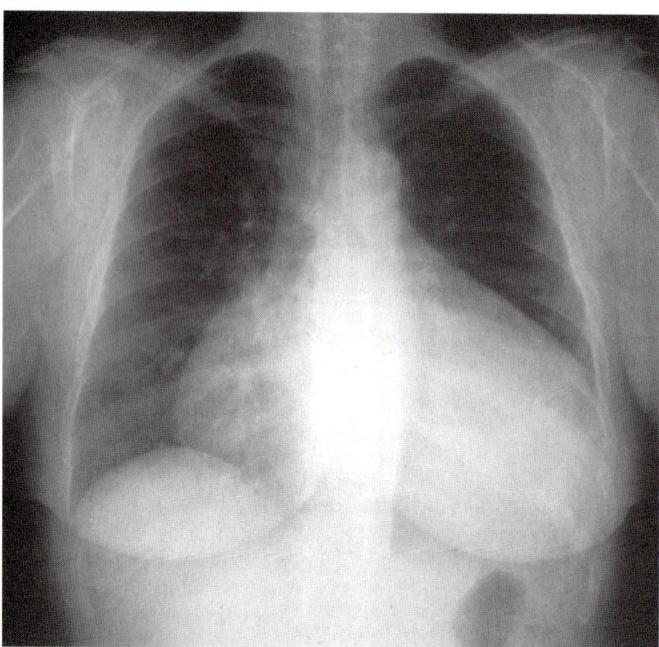

Abb. 24.**11** Ausgeprägte Hypotonie bei einer Patientin mit urämischem Perikarderguß: typische „bocksbeutelartige" Konfiguration des Herzens.

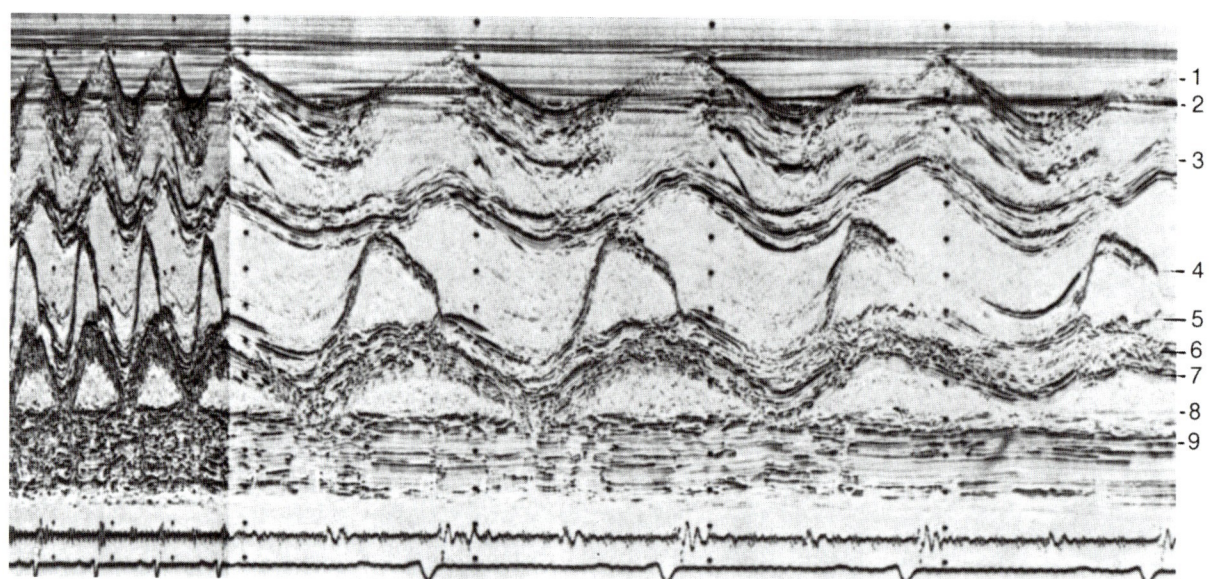

Abb. 24.**12** Perikarderguß: Echokardiographie, M-mode. 1 Erguß, 2 rechter Ventrikel, 3 intraventrikuläres Septum, 4 vorderes Mitralsegel, 5 hinteres Mitralsegel, 7 Epikard, 8 Erguß, 9 Perikard.

Hypotonie bei Nierenerkrankungen

Bei dem *Zusammentreffen von Niereninsuffizienz und Hypotonie* stellt sich folgende Differentialdiagnose:

- *Ausbildung eines Perikardergusses bei urämischer Perikarditis.* Größenzunahme des Herzens, Tachykardie, gestaute Halsvenen und Pulsus paradoxus liefern diese Verdachtsdiagnose im Rahmen der terminalen Niereninsuffizienz. Die Bestätigung erfolgt mit Hilfe der Echokardiographie.
- *Ein renaler Natrium- und Volumenverlust* kann vor allem bei der chronisch interstitiellen Nephritis über die Entwicklung einer isotonen Dehydration zur Hypotonie führen.
- Die *urämische Polyneuropathie* kann über Befall des autonomen Nervensystems eine sekundäre Positionshypotonie (S. 693) durch Störung der sympathikotonen Gegenregulation bei Orthostase auslösen.

Die im Rahmen des *nephrotischen Syndroms* manchmal zu beobachtende Hypotonie ist Folge des Abstromes intravasaler Flüssigkeit in das Interstitium bei erniedrigtem onkotischen Druck im Gefäßsystem.

Neurogene Hypotonie (Positionshypotonie, asympathikotone Hypotonie)

Physiologische Regulation. Bei intakter Blutdruckregulation wird eine orthostatische Hypotonie von Barozeptoren in Karotissinus und Aortenbogen registriert und über den Hirnstamm gegenregulatorisch der Blutdruckabfall durch eine Erhöhung der sympathischen Aktivität mit Tachykardie und Vasokonstriktion abgefangen (Tab. 24.7).

Einteilung. Bei der *Positionshypotonie* (asympathikotonen Hypotonie) ist eine organische zentralnervöse Schädigung mit Unterbrechung der Kreislaufreflexe für das Ausbleiben einer sympathikotonen Gegenregulation bei Lagewechsel verantwortlich. Eine neuere Einteilung der neurogenen Hypertonieformen unterscheidet zwischen

- primärer autonomer Dysfunktion:
  - Bradbury-Eggelston-Syndrom: Orthostatische Hypotonie und autonome Dysfunktion ohne sonstige neurologische Symptome,
  - multiple Systematrophie (früher Shy-Draeger-Syndrom),
- sekundäre autonome Dysfunktion bei verschiedenen neurologischen Erkrankungen.

Diagnostik. In der Differentialdiagnose gegenüber einer funktionellen Schädigung der orthostatischen Regulation sprechen folgende Kriterien für das Vorliegen einer neurogenen Positionshypotonie:

- eine hypodyname Regulationsstörung im Stehversuch nach Schellong mit systolischem *und* diastolischem Blutdruckabfall,
- das Fehlen der Symptome einer sympathikotonen Gegenregulation: kein Schwitzen, keine Tachykardie,
- ein faßbares neurologisches Grundleiden bei der sekundären neurogenen Hypotonie und die oben beschriebenen neurologischen Symptome bei der primären neurogenen Hypotonie.

Tabelle 24.7 Reflexbogen der Blutdruckregulation

| Orthostase | → | afferente Impulse zum Hirnstamm, ausgehend von Barorezeptoren des Karotissinus und Aortenbogens | → | efferente Impulse über das sympathische Nervensystem | Tachykardie / \ Vasokonstriktion |

Primäre autonome Dysfunktion

Diese nun als *multiple Systematrophie* beschriebene Krankheit wurde früher als Shy-Drager-Syndrom bezeichnet. Dieses Krankheitsbild ist charakterisiert:

- durch den Krankheitsbeginn im Erwachsenenalter,
- das Auftreten einer autonomen Dysfunktion mit asympathikotoner Hypotonie,
- Parkinsonismus,
- Ataxie,
- zerebelläre und kortikospinale Symptome,
- Urininkontinenz und Impotenz

in variabler Ausprägung.

Sekundäre neurogene Hypotonie

Eine sekundäre neurogene Hypotonie kann sich im Rahmen verschiedenster neurologischer Erkrankungen entwickeln und ist häufig durch die Symptome des Grundleidens geprägt: Polyneuropathien mit Befall des autonomen Nervensystems (z. B. bei Diabetes mellitus, chronischer Niereninsuffizienz, Alkoholismus und Amyloidose), Guillain-Barré-Syndrom, Querschnittsläsionen, Syringomyelie, Morbus Parkinson und multiple zerebrale Infarkte können ebenso wie eine medikamentöse Sympathikusblockade zu einer sekundären neurogenen Hypotonie führen.

Infektiös-toxische Hypotonien

Das Auftreten des niedrigen Blutdrucks in zeitlicher Koinzidenz mit der Grundkrankheit oder dem Intoxikationsbeginn läßt das Vorliegen einer infektiös-toxischen Hypotonie vermuten.

Akut auftretende infektiös-toxische Hypotonien begegnen uns insbesondere beim septischen und anaphylaktischen Schock und nach schweren Intoxikationen (Alkohol, Schlafmittel, Sedativa, Antihypertensiva).

Hypovolämische Hypotonien

Eine Abnahme des Herzminutenvolumens durch ein ungenügendes venöses Angebot zum Herzen findet sich bei allen Formen der Hypovolämie, die bedingt sein kann durch

- *Dehydration,*
- *Blut- oder Plasmaverlust.*

Bei einem Teil der besprochenen endokrinen Hypotonien spielt die Hypovolämie ursächlich eine bedeutende Rolle.

- Chronische Hypotonien, ausgelöst durch eine Hypovolämie, finden wir in der inneren Medizin vorwiegend bei *Dehydratationszuständen:* Chronisches Er-

brechen, Durchfälle, diuretische Therapie, chronische Nephropathien, Diabetes mellitus und insipidus sowie Salzverlustsyndrome können zur Dehydration führen.
➤ *Blutverluste* (Ulkus- und Ösophagusvarizenblutungen, Antikoagulantienblutungen, hämorrhagische Diathese) führen meistens unter dem Bild eines hypovolämischen Schocks zu akutem Blutdruckabfall.

➤ *Plasmaverluste* können bedingt sein durch eine Peritonitis, Pleuritis, Pankreatitis und durch einen Ileus.
➤ Plasmaverluste in das Interstitium mit konsekutiver Hypovolämie führen bei hypoproteinämischen Zuständen (vor allem beim nephrotischen Syndrom) zur Hypotonie.

Medikamentös bedingte Hypotonie

Nach Sympathektomie und unter antihypertensiver und diuretischer Medikation kann sich eine Hypotonie ausbilden. Die gezielte Anamnese erlaubt die Abgrenzung dieser Formen.

Literatur

Abrahamson MJ. Causes of hypopituitarism in Up to date in Nephrology and Hypertension (Computerprogramm 1998) PO Box 81 20 98, Wellesley MA/USA, ed. by Burton Rose 1998. Up to date, Computerprogramm.

Bates AS, Van't-Hoff W, Jones PJ, Clayton RN. The effect of hypopituitarism on life expectancy. J Clin Endocrinol Metab. 1996; 81: 1169.

Consensus statement on the definition of orthostatic hypotension, pure autonomic failure, and multiple system atrophy Neurology. 1996; 46: 1470.

De Boer H, Blok GJ, Van der Veen EA. Clinical aspects of growth hormone deficiency in adults. Endocr Rev. 1995; 16: 63.

De Boer H, Blok GJ, Voerman HJ, De-Vries PM, van-der-Veen EA. Body composition in adult growth hormone deficient men, assessed by anthropometry and bioimpedence analysis. J Clin Endocrinol Metab. 1992; 75: 833.

De Boer H, Blok GJ, Voerman HJ, Philips M, Schouten JA. Serum lipid levels in growth hormone deficient men. Metabolism 1994; 43: 199.

Dickstein G, Shechner C, Nicholson WE, Rosner I, Shen-Orr Z, Adawi F, Lahav M. Adrenocorticotropin stimulation test: Effects of basal cortisol level, time of day, and suggested new sensitive low dose test. J Clin Endocrinol Metab. 1991; 72: 773.

Fotherby MD, Potter JF. Orthostatic hypotension and anti-hypertensive therapy in the elderly. Postgrad Med J. 1994; 70: 878.

Hoffmann DM, O'Sullivan AJ, Baxter RC, Ho KK. Diagnosis of growth-hormone deficiency in adults. Lancet. 1994; 343: 1064.

Hunt G, Todd C, Kyne S, Thody AJ. ACTH stimulates melanogenesis in cultured human melanocytes. J Endocrinol 1994; 140: R1.

Mountjoy KG. The human melanocyte stimulating hormone receptor has evolved to become „supersensitive" to melanocortin peptides. Mol Cell Endocrinol. 1994; 102: R7.

Orth DN. Diagnosis of adrenal insufficiency in Up to date in Nephrology and Hypertension (Computerprogramm 1998) PO Box 81 20 98, Wellesley MA/USA, ed. by Burton Rose 1998. Up to date, Computerprogramm.

Rasmuson S, Olsson T, Hagg E. A low dose ACTH test to assess the function of the hypothalamic-pituitary-adrenal axis. Clin Endocrinol. 1996; 44: 151.

Robertson D, Robertson M. Causes of chronic orthostatic hypotension. Arch Intern Med. 1994; 154: 1620.

Rutan GH, Hermanson B, Bild DE, Kittner SJ, La Baw F, Tell GS. Orthostatic hypotension in older adults. The Cardiovascular Health Study. Hypertension. 1992; 19: 508.

Schatz IJ. Farewell to the „Shy-Drager syndrome". Ann Intern Med. 1996; 125: 74:.

Streeten DHP. Adrenal hemorrhage. Endocrinologist. 1996; 6: 227.

Gastrointestinale Symptome

25 **Ikterus**
D. Moradpour, R. Ammann und H. E. Blum

26 **Dysphagie**
M. Fried, R. Ammann

27 **Diarrhöen**
M. Fried, R. Ammann

28 **Obstipation**
M. Fried, R. Ammann

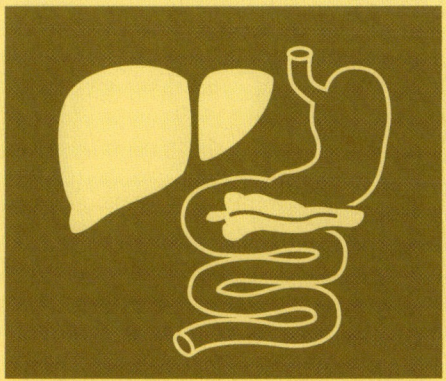

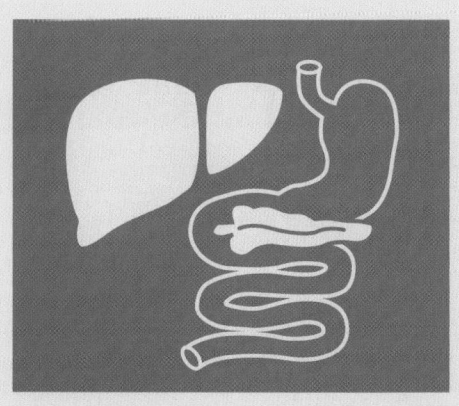

25 Ikterus

D. Moradpour, R. Ammann und H. E. Blum

25.1 Allgemeine Differentialdiagnose des Ikterus 699

Differentialdiagnostische Überlegungen 699
- Ikterus durch gesteigerte Bilirubinproduktion 699
- Ikterus durch Verdrängung des Bilirubins aus der Albuminbindung 699
- Ikterus durch verminderte hepatische Aufnahme des Bilirubins 699
- Ikterus durch verminderte hepatische Speicherung des Bilirubins 701
- Ikterus durch Störung der Glukuronidierung des Bilirubins 701
- Ikterus durch Störung der Bilirubinsekretion 701

Klinische Symptome 702
Laborbefunde 704
- Parameter der hepatozellulären Schädigung 704
- Cholestaseparameter 704
- Parameter der hepatozellulären Syntheseleistung 705
- Urinbefunde 705
- Immunglobuline 705
- Quantitative Leberfunktionstests 705
- Tumormarker 705
- Autoantikörper 706
- Hepatitisserologie 706

Bildgebende Verfahren 707
Leberbiopsie 707

25.2 Spezielle Differentialdiagnose des Ikterus 707

Isolierte nichthämolytische Hyperbilirubinämien 707
- Unkonjugierte Hyperbilirubinämie 707
- Konjugierte Hyperbilirubinämie 708

Virushepatitis 708
- Hepatitis A 709
- Hepatitis B 711
- Hepatitis C 712
- Hepatitis D 712
- Hepatitis E 712

Autoimmunhepatitis 713
Toxische und medikamentöse Hepatopathien 713
- Alkoholische Hepatopathien 713
  - Alkoholische Fettleber 713
  - Alkoholische Hepatitis 714
  - Alkoholische Leberzirrhose 715

→

Leberzirrhose 715
- Aszites 718
- Portale Hypertension 719
- Leberinsuffizienz 721
- Hepatische Enzephalopathie 722
- Hepatorenales Syndrom 722
- Hepatopulmonales Syndrom 722

Stoffwechselerkrankungen der Leber 722
- Hämochromatose 722
- Morbus Wilson 723
- α_1-Antitrypsinmangel 724

Hepatovenöse Ursachen von Lebererkrankungen 724
- Stauungsleber 724
- Budd-Chiari-Syndrom 724
- Veno-occlusive disease 724

Cholestatischer Ikterus 725
- Intrahepatische Cholestase 725
  - Schwangerschaftsikterus 726
  - Postoperativer Ikterus 726
  - Intrahepatische Cholestase bei schweren Infektionskrankheiten 726
  - Medikamentös induzierte cholestatische Hepatopathien 727
- Primär biliäre Zirrhose 727
- Primär sklerosierende Cholangitis 727
- Extrahepatische Cholestase 728
  - Steinverschluß 728
  - Tumorverschluß 729
  - Cholangitis 729
- Raumfordernde Leberprozesse 730
  - Lebertumoren 730
  - Echinokokkose 731
  - Leberabszeß 731

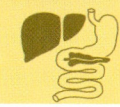

25.1 Allgemeine Differentialdiagnose des Ikterus

Definition, Pathophysiologie

Definition. Unter *Ikterus* versteht man die Gelbfärbung von Körperflüssigkeiten und Geweben durch eine Zunahme des Bilirubins. Bei einer Serumkonzentration über 2,0–2,5 mg/dl (34–43 µmol/l) ist eine gelbliche Verfärbung der Skleren, bei Konzentrationen über 3,0–4,0 mg/dl (51–68 µmol/l) auch der Haut erkennbar (Abb. 3.**31**).
Die gelbrote Verfärbung der Haut bei exzessivem Verzehr von Karotten bzw. Tomaten ist vom Ikterus durch die fehlende Gelbfärbung der Skleren leicht unterscheidbar. Gleiches gilt für die durch Medikamente (z. B. Mepacrin, Busulfan) verursachte Gelbfärbung der Haut.

Pathophysiologie. Die Klassifikation der verschiedenen Ikterusformen und die korrekte Interpretation der Laborbefunde leiten sich von der Physiologie und Biochemie des Bilirubinstoffwechsels ab (Abb. 25.**1**). Der Hauptanteil des Bilirubins (80 %) entsteht im retikuloendothelialen System beim Abbau des Hämoglobins, das aus gealterten Erythrozyten freigesetzt wird. Andere Bilirubinquellen sind Myoglobin, Zytochrome, andere Häm-enthaltende Enzyme und ein kleiner, rasch sich umsetzender Pool an freiem Häm. Täglich werden etwa 300 mg (0,5 mmol) Bilirubin gebildet. Das sog. „Shunt-Bilirubin" (frühmarkiertes Bilirubin) entsteht aus dem Hämoglobin von Erythrozyten und Erythrozytenvorstufen, die vorzeitig im Knochenmark abgebaut werden. Diese normalerweise geringe Fraktion nimmt stark zu bei ineffektiver Erythropoese (Dyserythropoese).
Im Blut wird das Bilirubin an Albumin gebunden. Nur eine minimale Menge liegt in freier Form vor. Nach der Aufnahme in die Hepatozyten wird das Bilirubin an Bilirubin-bindende Proteine (Y-Protein [= Ligandin] und Z-Protein) gebunden, von mikrosomalen Bilirubin-UDP-Glukuronyltransferasen mit Glukuronsäure konjugiert und damit wasserlöslich gemacht. Das mit der Galle ausgeschiedene Bilirubindiglukuronid kann weder in der Gallenblase noch im Darm resorbiert werden. Im terminalen Ileum und Kolon wird Bilirubindiglukuronid durch bakterielle Enzyme in Urobilinogen umgewandelt, aus dem durch Oxidation Urobilin und Sterkobilin entstehen. Urobilinogen wird im terminalen Ileum und Kolon resorbiert, über die Pfortader der Leber zugeleitet und erneut über die Galle ausgeschieden (*enterohepatischer Kreislauf*). Dabei können kleine Mengen von Urobilinogen der hepatischen Extraktion entgehen und renal ausgeschieden werden.

Differentialdiagnostische Überlegungen

Die durch eine Hyperbilirubinämie und das klinische Symptom des Ikterus gekennzeichneten Störungen können bei verschiedenen Schritten des Bilirubinstoffwechsels auftreten. Häufig liegen mehrere Defekte kombiniert vor.

Ikterus durch gesteigerte Bilirubinproduktion

Häufigste Ursache dieser Ikterusform ist eine *Hämolyse*. Der hämolytische Ikterus ist im allgemeinen mild. Bei Serumbilirubinwerten von über 4–5 mg/dl (68–86 µmol/l) besteht der Verdacht auf eine zusätzliche hepatobiliäre Erkrankung. Es handelt sich überwiegend um unkonjugiertes Bilirubin. Entsprechend fehlt eine Bilirubinurie. Urobilinogen hingegen ist im Urin oft vermehrt.

! Richtungsweisend sind Zeichen der Hämolyse (Retikulozyten ↑, LDH ↑, Haptoglobin ↓, evtl. Hb ↓). Die Leberwerte sind meistens normal.

Selten kommt es beim Abbau ausgedehnter Hämatome (z. B. Trauma, Lungeninfarkt) zu einer transienten Hyperbilirubinämie.
Bei hämatologischen Erkrankungen mit vorzeitigem Abbau abnormer Erythrozytenvorstufen im Knochenmark (Dyserythropoese, z. B. bei perniziöser Anämie, Bleivergiftung und myelodysplastischem Syndrom) kommt es zu einer Zunahme des „Shunt-Bilirubins". Die klinische Symptomatik ist durch die Anämie infolge der gestörten Erythrozytenreifung geprägt. Im Gegensatz zum hämolytischen Ikterus ist die Retikulozytenzahl normal oder vermindert und das Haptoglobin normal.

Ikterus durch Verdrängung des Bilirubins aus der Albuminbindung

Einige endogene (z. B. langkettige Fettsäuren) und exogene Substanzen (in erster Linie Medikamente, z. B. Sulfonamide, Ampicillin, Indometacin), die an Albumin gebunden werden, können Bilirubin aus der Albuminbindung verdrängen.

Ikterus durch verminderte hepatische Aufnahme des Bilirubins

Zu einer verminderten Aufnahme von Bilirubin in die Leberzellen kommt es bei reduzierter Durchblutung der Sinusoide, z. B. bei Rechtsherzinsuffizienz oder portokavalen Shunts. Die Bilirubinaufnahme kann auch durch verschiedene endogene (z. B. Gallensäuren) und exogene Substanzen (z. B. Chinidin, Ajmalin, Bromsulphthalein, Indozyaningrün) kompetitiv gehemmt werden. Beim Gilbert-Syndrom ist in einigen Fällen die Bilirubinaufnahme in die Leberzellen vermindert.

Ikterus

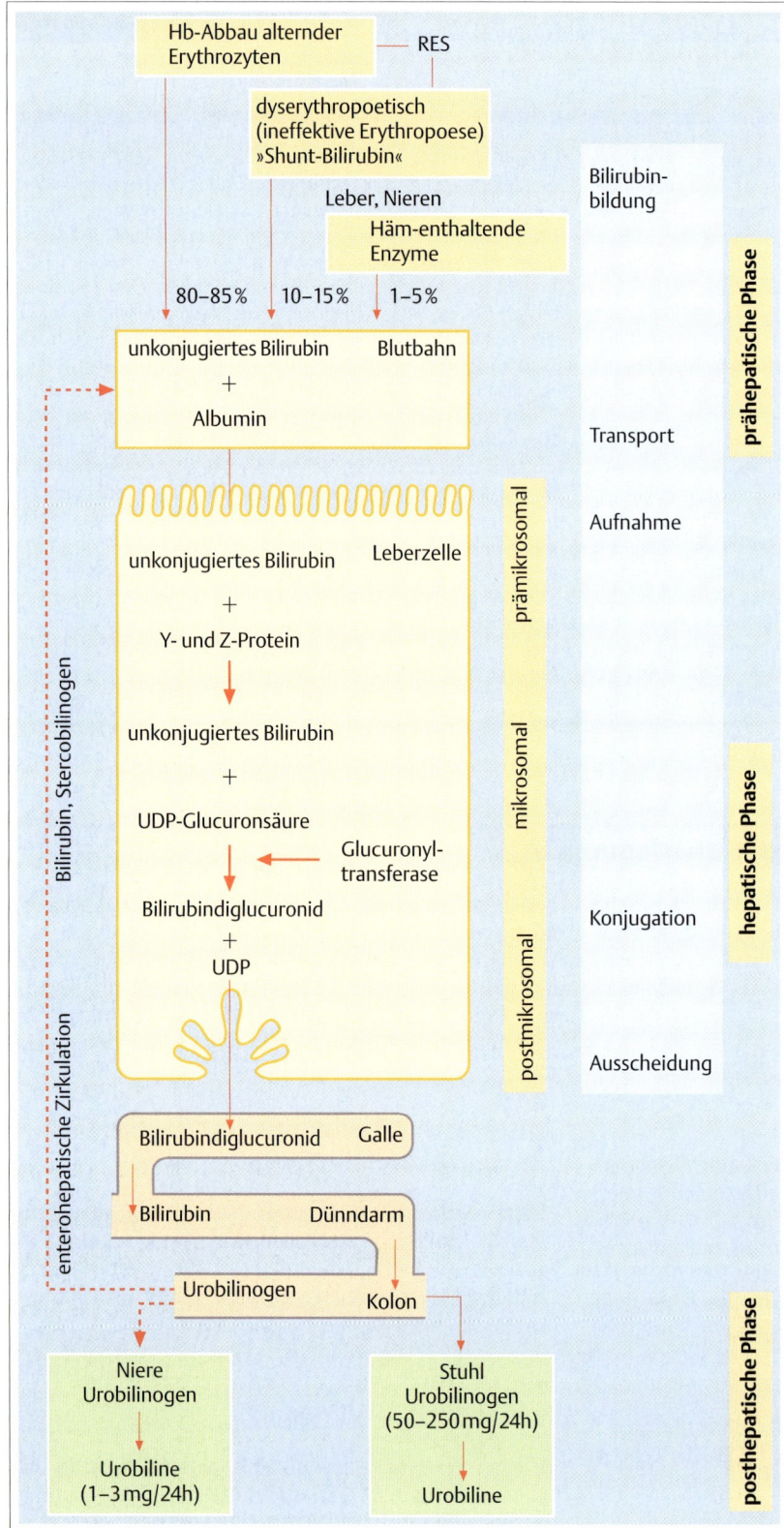

Abb. 25.1 Bilirubinstoffwechsel. UDP, Uridindiphosphat.

Allgemeine Differentialdiagnose des Ikterus

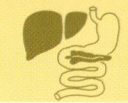

Ikterus durch verminderte hepatische Speicherung des Bilirubins

Verschiedene endogene (z. B. langkettige Fettsäuren) und exogene Substanzen (z. B. Bromsulphthalein, Indozyaningrün, Röntgenkontrastmittel) können um die Bindung an die intrazellulären Bilirubin-bindenden Proteine konkurrieren. Ein genetischer Defekt der intrahepatischen Bilirubin-Bindungsproteine wird beim Rotor-Syndrom vermutet.

Ikterus durch Störung der Glukuronidierung des Bilirubins

Störungen der Bilirubinkonjugation können durch eine erworbene Enzymhemmung oder durch genetische Enzymdefekte verursacht sein. Erworbene Störungen der Bilirubinkonjugation beruhen auf exogenen (z. B. Ethinylestradiol, Chloramphenicol) und endogenen Substraten (z. B. Schilddrüsenhormone bei Hyperthyreose), die bei ihrer Biotransformation mit Bilirubin um die Glukuronyltransferase konkurrieren oder diese unspezifisch hemmen. Auch beim *Neugeborenenikterus* und *Brustmilchikterus* ist die Bilirubinkonjugation gestört. Die Pathogenese dieser Ikterusformen ist aber komplex. Zu den genetischen Enzymdefekten gehören das Crigler-Najjar-Syndrom Typ I und II sowie das Gilbert-Syndrom.

Ikterus durch Störung der Bilirubinsekretion

Die Ausscheidung von Bilirubin aus der Leberzelle in die Gallenkanalikuli ist der limitierende Schritt im Bilirubinstoffwechsel. Die Glukuronidierung des Bilirubins hingegen ist eine relativ stabile Funktion mit hoher Reservekapazität. Der Ikterus bei hepatozellulärer Schädigung im Rahmen akuter und chronischer Leberkrankheiten ist deshalb gekennzeichnet durch eine überwiegende Zunahme des konjugierten Bilirubins. Infolge der Bilirubinurie (immer konjugiert) ist der Urin tiefbraun gefärbt. Die Stuhlfarbe hängt vom Grad der Hepatozytenschädigung ab: je ausgeprägter die Schädigung, um so mehr entfärbt sich der Stuhl. Das Verschwinden der Urobilinogenurie ist deshalb Zeichen einer besonders schweren Leberschädigung. Mit intra- und extrahepatischer Cholestase einhergehende Erkrankungen gehören auch in diese Gruppe. Bei biliärer Obstruktion ist vor allem das konjugierte Bilirubin im Serum erhöht. Beim kompletten Verschluß der Gallenwege ist der Stuhl entfärbt (acholisch) und Urobilinogen im Urin nicht nachweisbar, da kein Bilirubin in den Darm gelangt. Ist bei sonst normaler Leber nur der rechte oder linke Gallengang verlegt, wird durch Steigerung der Bilirubinsekretion der Gegenseite eine Kompensation ohne Auftreten einer Hyperbilirubinämie erreicht. Genetische Defekte der Bilirubinexkretion an der kanalikulären Membran liegen beim Dubin-Johnson- und Rotor-Syndrom vor. Beide Syndrome sind selten, die anderen Leberfunktionen sind normal, der Verlauf ist gutartig.

Klinische Einteilung des Ikterus. Ausgehend von der Pathophysiologie der verschiedenen Ikterusformen können diese klinisch in

➤ hämolytische (prähepatische),
➤ hepatozelluläre (parenchymatöse) und
➤ cholestatische (posthepatische) Formen unterteilt werden (Tab. 25.1).

> ❗ Am Anfang der differentialdiagnostischen Klassifizierung des Ikterus steht die Bestimmung des indirekt und direkt reagierenden Bilirubins im Serum mit der Diazoreaktion. Näherungsweise entspricht das *indirekt* reagierende Bilirubin dem *unkonjugierten*, das *direkt* reagierende dem *konjugierten* Bilirubin.

Tabelle 25.1 Wichtigste Ursachen des Ikterus

Hämolytischer Ikterus

Hepatozellulärer Ikterus

- Isolierte nichthämolytische Hyperbilirubinämien
  - unkonjugierte Hyperbilirubinämien (Crigler-Najjar-Syndrom Typ I und II, Gilbert-Syndrom)
  - konjugierte Hyperbilirubinämien (Dubin-Johnson-Syndrom, Rotor-Syndrom)
- Virale und andere infektiöse Hepatitiden
  (akute Hepatitis A, B, C, D, E; chronische Hepatitis B, C, D; Epstein-Barr-Virus-Infektion, Zytomegalievirus-Infektion, Parvovirus-B19-Infektion, Leptospirose, Q-Fieber etc.)
- Autoimmunhepatitis
- Toxische und medikamentöse Hepatopathien
  (z. B. Alkohol, Knollenblätterpilz-Intoxikation [Amanita phalloides], INH u. v. a.)
- Leberzirrhose
  (hepatitisch, alkoholisch, Hämochromatose, Morbus Wilson, α_1-Antitrypsinmangel etc.)
- Hepatovenöse Ursachen
  (Stauungsleber, Budd-Chiari-Syndrom, Veno-occlusive disease)

Cholestatischer Ikterus

- Intrahepatische Cholestase
  - hepatozellulär (z. B. virale oder alkoholische Hepatitis)
  - medikamentös (z. B. Chlorpromazin)
  - intrahepatische Schwangerschaftscholestase
  - familiäre rezidivierende benigne Cholestase
  - primäre oder sekundäre biliäre Zirrhose
  - primäre oder sekundäre sklerosierende Cholangitis
  - Sepsis
  - postoperativer Ikterus
- Extrahepatische Cholestase
  - Cholelithiasis
  - Tumor (Gallengangskarzinom, Papillenkarzinom, Pankreaskopfkarzinom)
  - postoperative oder postentzündliche Striktur
  - Pankreatitis (evtl. mit Pseudozyste)
  - Parasiten (Fasciola hepatica, Ascaris lumbricoides, Clonorchis sinensis, Opisthorchis viverrini)
  - Gallenwegsanomalien (Atresie, Choledochuszyste etc.)

Unkonjugierte Hyperbilirubinämie. Bei vorwiegend unkonjugierter Hyperbilirubinämie muß durch Prüfung der Hämolyseparameter in erster Linie ein hämolytischer Ikterus ausgeschlossen werden. Der hämolytische Ikterus ist nur mäßig ausgeprägt. Eine Anämie ist nicht obligat. Sie tritt erst bei ungenügender Kompensation der verkürzten Erythrozytenlebensdauer durch die Steigerung der Erythropoese auf.

Eine seltene Form der überwiegend unkonjugierten Hyperbilirubinämie ist der Ikterus bei Dyserythropoese.

Eine verminderte hepatische Bilirubinaufnahme ist Ursache der vorwiegend unkonjugierten Hyperbilirubinämie bei einem verminderten Bilirubinangebot an die Leberzellen infolge einer Rechtsherzinsuffizienz oder bei spontanen oder therapiebedingten portokavalen Shunts.

Die häufigste Ursache einer vorwiegend unkonjugierten Hyperbilirubinämie beim Erwachsenen ist das Gilbert-Syndrom. Die Diagnose basiert im wesentlichen auf dem Ausschluß anderer Ursachen einer unkonjugierten Hyperbilirubinämie.

Extrem selten ist beim Erwachsenen ein Crigler-Najjar-Syndrom Typ II mit Einschränkung der Bilirubinglukuronidierung bei sonst völlig normaler Leberfunktion.

Konjugierte Hyperbilirubinämie. Die vorwiegend konjugierten Hyperbilirubinämien beruhen ganz überwiegend auf hepatobiliären Erkrankungen.

> ! Hier ist wegen der therapeutischen Konsequenzen die vordringlichste diagnostische Aufgabe, zwischen obstruktiver und nichtobstruktiver Cholestase zu unterscheiden.

Bei obstruktiver, in der Regel durch eine Behinderung des Galleabflusses in den extrahepatischen Gallenwegen bedingter Cholestase sind invasive (endoskopisch- resp. radiologisch-interventionelle oder chirurgische) Maßnahmen indiziert, um das mechanische Hindernis zu beseitigen. Diese Maßnahmen sind hingegen nicht sinnvoll bei nichtobstruktiver, durch gestörte hepatozelluläre Gallesekretion oder Obstruktion der kleinen intrahepatischen Gallenwege bedingter Cholestase.

Grundlage der Diagnostik sind Anamnese, klinische Untersuchung und einige wenige laborchemische Tests (GOT, GPT, alkalische Phosphatase, γ-GT). Für die weitere Differentialdiagnose steht als nichtinvasives Verfahren die *Sonographie* zur Verfügung, die in der Regel bei obstruktiver Cholestase eine Erweiterung der großen extrahepatischen Gallenwege anzeigt. Die eindeutige Unterscheidung zwischen obstruktiver und nichtobstruktiver Cholestase und eine ätiologische Zuordnung (vor allem Stein versus Tumor) erbringen die endoskopische retrograde Cholangiopankreatikographie (ERCP) und, wenn diese nicht durchgeführt werden kann, die perkutane transhepatische Cholangiographie (PTC) oder die Magnetresonanzcholangiographie (MRC). Bei der ERCP resp. PTC können Biopsien zur histologischen Untersuchung entnommen und therapeutische Eingriffe (endoskopische Papillotomie, Einlage von Gallengangsendoprothesen bzw. Drainagen) durchgeführt werden.

Sehr selten sind genetische Störungen der Bilirubinexkretion beim Erwachsenen: *Dubin-Johnson-Syndrom* und *Rotor-Syndrom*. Charakteristisch ist dabei die wechselnd starke Zunahme des konjugierten Bilirubins im Serum bei normalen übrigen laborchemischen Funktionstests. Auch die Leberhistologie ist normal, abgesehen von der Ablagerung eines braunschwarzen Pigments beim Dubin-Johnson-Syndrom.

Fremdstoffe, in erster Linie *Toxine und Medikamente*, können bei mehreren Schritten in den Bilirubinstoffwechsel eingreifen. Je nach dem Angriffspunkt sind vorwiegend unkonjugierte oder vorwiegend konjugierte Hyperbilirubinämien die Folge. Die Diagnose beruht in der Regel auf einer sehr sorgfältigen Medikamenten- und Umweltanamnese (berufliche Exposition). Der Beweis wird durch den Rückgang des Ikterus nach Elimination des Fremdstoffs erbracht.

Klinische Symptome

Anamnese. Wichtige *anamnestische Hinweise* sind Bluttransfusionen oder Verabreichung von Blutprodukten vor Einführung des anti-HCV-Screenings (Hepatitis C), intravenöser Drogenabusus (Hepatitis B, C und D), sexuelle Kontakte (Hepatitis B und D), Auslandaufenthalte (Hepatitis A und E, Amöbenabszeß), Alkoholabusus sowie Toxin- oder Medikamentenexposition.

Heftige *Schmerzattacken* sind besonders typisch für die Cholelithiasis. Bei akuter Stauungsleber oder Lebermetastasen mit Infiltration der Leberkapsel kommt es ebenfalls zu starken Schmerzen. Druckgefühl bis mäßig starke Schmerzen werden beobachtet bei Leberabszeß, Cholangitis, Hepatitis oder Echinokokkose.

> ! Schmerzloser Ikterus legt einen extrahepatischen Tumorverschluß nahe.

Lebergröße. Die *Palpation* des unteren Leberrandes in Verbindung mit der perkutorischen Bestimmung der Leber-Lungen-Grenze ermöglicht eine Beurteilung der Lebergröße. Wird das normale Maß von 9–12 cm deutlich überschritten, liegt eine Hepatomegalie vor, die der weiteren Abklärung bedarf. Auch die Konsistenz der Leber und die Leberoberfläche können bei günstigen Untersuchungsbedingungen beurteilt werden. Eine vergrößerte, mäßig derb palpable Gallenblase spricht für Tumorver-

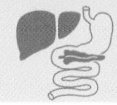

Allgemeine Differentialdiagnose des Ikterus 703

schluß (*Courvoisier-Zeichen*). Eine palpable Splenomegalie besteht oft beim hämolytischen und beim hepatozellulären, nicht aber beim cholestatischen Ikterus. Die Kombination von Leber- und Milzvergrößerung (Hepatosplenomegalie) wird beobachtet bei Leberkrankheiten mit portaler Hypertension, Beteiligung des retikuloendothelialen Systems beider Organe, z. B. im Rahmen einer Speicherkrankheit oder einer hämatologischen oder lymphatischen Systemerkrankung, bei bakteriellen septischen Erkrankungen und verschiedenen Virusinfektionen.

Die palpatorische Beurteilung von Leber und Milz dient heute vor allem einer Erstorientierung und der Erfassung grober Abweichungen von der Norm. Die *Sonographie* erlaubt eine exakte Beurteilung der Leber und die Unterscheidung zwischen einer diffusen und einer durch fokale Prozesse verursachten Lebervergrößerung.

Fieber. Fieber ist uncharakteristisch, kommt bei Hepatitis und den anderen infektiösen Ikterusformen oft vor Beginn oder gleichzeitig mit Auftreten des Ikterus vor. Auch der medikamentös induzierte Ikterus beginnt gelegentlich mit einem Fieberschub. Cholangitis macht oft intermittierende Temperatursteigerungen.

Aszites. Aszites kommt mit Ausnahme des hämolytischen Ikterus bei allen Ikterusformen vor, am häufigsten bei der Leberzirrhose. Aszitesmengen unter 1 l sind durch klinische Untersuchung schwer feststellbar. Wesentlich sensitiver ist die Sonographie (100–200 ml). Aszites kann vorgetäuscht werden durch Gravidität, große Ovarialzysten, Retentionsblase, Fettansatz sowie Meteorismus verschiedenster Ursache.

Pruritus. Pruritus ist typisches Zeichen der intra- oder extrahepatischen Cholestase und kann dem Ikterus oft über längere Zeit vorausgehen (z. B. bei primär biliärer Zirrhose). Er kann schwerste Grade erreichen, so daß das Allgemeinbefinden extrem beeinträchtigt wird. Betroffen vom Juckreiz sind vor allem die Extremitäten, Fußsohlen und Handinnenflächen, seltener der Stamm, sehr selten Gesicht und Genitale. Blutungen und Infektionen der Haut entstehen sekundär als Folge von Kratzeffekten.

Ausscheidungen. Acholischer Stuhl ist charakteristisch für kompletten Verschlußikterus. Gleichzeitig kommt es durch vermehrte Bilirubinausscheidung im Harn zur Dunkelfärbung des Urins.

Allgemeinsymptome. Allgemeinsymptome wie bei einem grippalen Infekt mit Abgeschlagenheit, Kopfschmerzen und Arthralgien vor Beginn des Ikterus sprechen für Hepatitis. Uncharakteristische, seit mehreren Wochen bestehende oder zunehmende allgemeine Beschwerden mit Inappetenz und Gewichtsverlust sprechen für Tumorverschluß.

Hautveränderungen. Bei akuter Hepatitis können bei 5–20 % der Patienten bereits im Prodromalstadium *Exantheme* auftreten. Es handelt sich dabei um urtikarielle Exantheme oder Exantheme, die Masern- oder Scharlachexantheme imitieren. Immunkomplexe und Kryoglobuline können bei Hepatitis B und C zu vaskulitischen Hautveränderungen (z. B. Purpura) führen. Im Kindesalter, vor allem bei Jungen zwischen 2 und 4 Jahren, kann die Hepatitis B von einer *Akrodermatitis papulosa eruptiva (Gianotti-Crosti-Syndrom)* begleitet sein, meist assoziiert mit ausgeprägter Leber- und Lymphknotenschwellung, aber ohne Ikterus.

Chronische Leberkrankheiten sind häufig von sehr verschiedenartigen Hautveränderungen begleitet. Sehr typisch sind sternförmige Teleangiektasien (*Spider naevi*), welche vor allem an lichtexponierten Stellen im Abflußgebiet der V. cava superior, also Gesicht, Vorderarmen, Handrücken, Nacken und oberer Thoraxvorderwand lokalisiert sind. Bei Druck mit dem Glasspatel oder gezielter Kompression der zentralen Arteriole verschwindet die Gefäßzeichnung oder blaßt deutlich ab. Spider naevi sind nicht nur bei Leberkrankheiten zu beobachten, sondern können auch während der Schwangerschaft, unter oralen Kontrazeptiva, aber auch bei Gesunden auftreten.

In den Kreis der vaskulären Hautveränderungen gehört auch das *Palmarerythem*, vor allem am Daumen- und Kleinfingerballen, aber auch an den Fingern unter Aussparung der Handinnenfläche. Auch das Palmarerythem kann u. a. bei Lebergesunden in der Schwangerschaft, unter oralen Kontrazeptiva und bei Hyperthyreose gelegentlich beobachtet werden. Auch *trophische Hautveränderungen* sind bei chronischen Leberkrankheiten typisch. Sie manifestieren sich als „Geldscheinhaut", charakterisiert durch eine extrem dünne Haut mit Verlust des subkutanen Fettgewebes, starker Fältelung und feinsten Teleangiektasien.

Behaarung. Der *Behaarungstyp* ist beim chronischen Leberkranken, besonders bei Leberzirrhose, häufig durch weitgehenden Schwund oder Verlust der Brust-, Abdominal-, Axillar- und Schambehaarung verändert. Ursache sind wahrscheinlich Veränderungen im Hormonstatus, welche sich auch als *Gynäkomastie* manifestieren können.

Nagelveränderungen. Veränderungen der Nägel sind bei chronischen Leberkrankheiten häufige Symptome: weißliche Streifung der Nägel, opake Nägel mit dünnem Nagelfalz, Koilonychie bei Hämochromatose oder bläuliche Verfärbung der Lunulae bei Morbus Wilson. Uhrglasnägel und Trommelschlegelfinger kommen auch bei chronischen Leberkrankheiten vor.

Muskelatrophie. Bei der Inspektion des chronisch Leberkranken fällt häufig ein Schwund besonders der Extremitätenmuskulatur auf, der mit einer Zunahme des Leibesumfanges durch Aszites kontrastiert.

Hämorrhagische Diathese. Sowohl bei schweren akuten wie auch bei chronischen Leberkrankheiten bestehen häufig Zeichen einer *hämorrhagischen Diathese*.

Weitere spezielle Symptome. Einige Hautveränderungen geben Hinweise auf spezifische Leberkrankheiten, z. B. gräulich-bräunliche Hyperpigmentierung bei

Hämochromatose, *Xanthelasmen* bei länger bestehender primär biliärer Zirrhose mit ausgeprägter Hypercholesterinämie, Porphyrindermatose vor allem bei Porphyria cutanea tarda. Für die portale Hypertonie ist eine vermehrte Venenzeichnung der vorderen Bauchdecke ein wichtiger Hinweis. Die Venen der vorderen Bauchwand können prall gefüllt und auch palpabel sein (*Caput medusae*).

! Da viele Leberkrankheiten Rückwirkungen auf andere Organe oder Organsysteme haben und umgekehrt primär extrahepatische Krankheiten (z. B. Rechtsherzinsuffizienz, hämatologische oder lymphatische Systemerkrankungen) die Struktur und Funktion der Leber beeinflussen können, sollte die Beurteilung der klinischen Symptome immer im Kontext einer vollständigen klinischen Untersuchung erfolgen.

Laborbefunde

Der effiziente Einsatz klinisch-chemischer Laboruntersuchungen setzt voraus, daß gezielt und rational diejenigen Parameter ausgewählt werden, die zur Klärung der diagnostischen Fragestellung beitragen können (Tab. 25.**2** und 25.**3**).

Parameter der hepatozellulären Schädigung

Die wichtigsten Marker einer hepatozellulären Schädigung sind Glutamat-Oxalacetat-Transaminase (GOT; = Aspartataminotransferase, AST) und Glutamat-Pyruvat-Transaminase (GPT; = Alaninaminotransferase, ALT). Während die GOT zytoplasmatisch und mitochondrial lokalisiert ist, ist die GPT rein zytoplasmatisch lokalisiert. Ein rein mitochondrial lokalisiertes Enzym ist die Glutamatdehydrogenase (GLDH). Bei erhöhten Transaminasen, insbesondere GOT, müssen extrahepatische Ursachen (u. a. Herzinfarkt, Muskelerkrankungen, Trauma) ausgeschlossen werden. Die GLDH hingegen ist weitgehend leberspezifisch. Der GOT:GPT-Quotient ist typischerweise >2 bei alkoholischer Hepatopathie und <1 bei Virushepatitiden. Die höchsten Transaminasenwerte finden sich bei akuter Hepatitis (GOT und GPT über das Zehnfache der Norm). Bei Verschlußikterus steigen die Transaminasen immer an, bleiben aber in der Regel auf Werten unter 10facher Norm. Leicht bis mäßig erhöhte Transaminasen müssen an verschiedene Störungen denken lassen (z. B. alkoholische und andere toxische Leberschäden, medikamentöse Hepatopathien, chronische Virushepatitis, Leberzirrhose, Stauungsleber).

Cholestaseparameter

Als klinisch-chemische enzymatische Parameter für die Cholestase dienen die *alkalische Phosphatase* und die *γ-Glutamyltranspeptidase* (γ-GT). Die Leucinaminopeptidase (LAP) und die 5'-Nukleotidase sind 2 weitere Cholestase-anzeigende Enzyme. Im Gegensatz zur γ-GT und LAP wird die alkalische Phosphatase zusätzlich zur Leber auch in anderen Organen (vor allem Osteoblasten → erhöhte Werte z. B. bei Kindern und Jugendlichen, bei Skelettmetastasen, Morbus Paget, Hyperparathyreoidismus) gebildet.

Tabelle 25.2   Klinisch-chemische Diagnostik bei hepatobiliären Erkrankungen

Leitbefunde	Laborparameter
Hepatozelluläre Schädigung	GOT (AST), GPT (ALT), GLDH
Cholestase	alkalische Phosphatase, γ-GT, LAP
Hepatozelluläre Syntheseleistung	Gerinnungsfaktoren (Quick-Wert), Serumalbumin, Cholinesterase

GOT = Glutamat-Oxalacetat-Transaminase; GPT = Glutamat-Pyruvat-Transaminase; AST = Aspartataminotransferase; ALT = Alaninaminotransferase; GLDH = Glutamatdehydrogenase; γ-GT = γ-Glutamyltranspeptidase; LAP = Leucinaminopeptidase

Tabelle 25.3   Laborbefunde bei verschiedenen Hepatopathien

	Serumbilirubin	Transaminasen	alkalische Phosphatase	Quick-Wert	γ-Globuline
Gilbert-Syndrom	unkonjugiert	normal	normal	normal	normal
Dubin-Johnson-S.	konjugiert	normal	normal	normal	normal
akute Hepatitis	vorw. konjug.	↑↑↑	↑	normal – ↓↓↓	normal
chronische Hepatitis	vorw. konjug.	↑ – ↑↑	normal – ↑	normal – ↓	normal – ↑↑
Leberzirrhose	vorw. konjug.	normal – ↑	normal – ↑	normal – ↓↓↓	↑↑
Cholestase	vorw. konjug.	↑ – ↑↑	↑↑↑	normal – ↓↓ (normal nach i. v. Vitamin K)	normal
Raumforderung	vorw. konjug.	normal – ↑	↑↑	normal – ↓ (spät)	normal

Allgemeine Differentialdiagnose des Ikterus

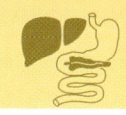

! Die γ-GT oder die LAP erlauben somit eine Differenzierung zwischen hepatobiliären Ursachen einer erhöhten alkalischen Phosphatase.

Die Bestimmung von ossären und hepatischen Isoenzymen der alkalischen Phosphatase ist grundsätzlich möglich, aber aufwendig und selten erforderlich. Gleichzeitige Erhöhung der alkalischen Phosphatase und der γ-GT oder LAP macht eine hepatobiliäre Erkrankung sehr wahrscheinlich, während eine Erhöhung der alkalischen Phosphatase bei normaler γ-GT oder LAP eine hepatobiliäre Ursache praktisch ausschließt. Sehr hohe Serumkonzentrationen der alkalischen Phosphatase finden sich beim Verschlußikterus und bei der bakteriellen Cholangitis.

Mäßige Erhöhungen finden sich bei fast allen Formen primär hepatozellulärer Erkrankungen, z. B. bei akuter und chronischer Hepatitis, Fettleber und Leberzirrhose. Erhöhte Werte finden sich ferner bei raumfordernden Leberprozessen (z. B. Metastasen, hepatozelluläres Karzinom, Leberabszeß) und infiltrativen oder granulomatösen Lebererkrankungen (z. B. Sarkoidose, Miliartuberkulose).

Die γ-GT ist sehr empfindlich, aber wenig spezifisch, so daß die Interpretation erhöhter Werte oft schwierig ist.

Das *Serumcholesterin* kann bei Cholestase stark erhöht sein, was typischerweise bei der primär biliären Zirrhose zur Ausbildung von Xanthelasmen führen kann.

Parameter der hepatozellulären Syntheseleistung

Nützliche Parameter zur Bewertung der hepatozellulären Syntheseleistung sind

- Gerinnungsfaktoren,
- Serumalbumin und
- Cholinesterase.

Wegen ihrer leberspezifischen Synthese und ihrer kurzen Serumhalbwertszeit von wenigen Stunden sind die *Gerinnungsfaktoren* bei akuten Hepatopathien besonders geeignet. Hierbei ist in der Regel die Bestimmung der Prothrombinzeit (Quick-Wert) ausreichend. Die Prothrombinkonzentration kann auch bei ungenügender Resorption von Vitamin K, z. B. beim Verschlußikterus, vermindert sein. In diesem Fall steigt der Quick-Wert nach intravenöser Gabe von 5 – 10 mg Vitamin K innerhalb von 12 – 24 Stunden an. Fehlender Anstieg der Prothrombinkonzentration nach intravenöser Gabe von Vitamin K spricht für eine schwere hepatozelluläre Schädigung, z. B. schwere Hepatitis oder Leberzirrhose.

Leberscreening

Zum Leberscreening reicht die Bestimmung der 3 Parameter (Tab. 25.**2**)
- GPT oder GOT (hepatozelluläre Schädigung),
- alkalische Phosphatase oder γ-GT (Cholestase) und
- Quick-Wert (hepatozelluläre Syntheseleistung) in der Regel aus.

Sind alle 3 Parameter normal, so ist mit größter Wahrscheinlichkeit eine klinisch relevante hepatobiliäre Erkrankung ausgeschlossen. Wichtige Ausnahme sind Patienten mit inaktiver Leberzirrhose oder metabolischen Lebererkrankungen im Frühstadium.

Urinbefunde

Bilirubin ist im Urin nachweisbar bei konjugierter Hyperbilirubinämie, also bei hepatozellulärem oder cholestatischem Ikterus sowie beim seltenen Dubin-Johnson- und Rotor-Syndrom. Bilirubinurie schließt eine Hämolyse als einzige Ikterusursache aus. Fällt bei positiver Bilirubinprobe im Urin der Nachweis von Urobilinogen negativ aus, muß ein vollständiger Verschluß der Gallenwege angenommen werden.

Immunglobuline

Vor allem die Leberzirrhose, aber auch die chronische Hepatitis mit hoher Entzündungsaktivität (früher sog. „chronisch aktive Hepatitis", Autoimmunhepatitis), geht mit einer polyklonalen Vermehrung der γ-Globuline einher.

Quantitative Leberfunktionstests

Zur Prüfung der metabolischen Kapazität und der durchblutungsabhängigen Clearance stehen quantitative Leberfunktionstests zur Verfügung, die aber nur in ausgewählten Fällen indiziert sind. Beispiele sind der *MEGX-Test*, der auf dem Metabolismus von Lidocain durch oxidative Deethylierung zu Monoethylglyzinxylidid (MEGX) basiert, und die *Indozyaningrün (ICG)-Clearance*. Die Bestimmung der Ammoniumkonzentration im Plasma als Meßgröße des hepatischen Harnstoffmetabolismus wird vielfach unkritisch eingesetzt. Die alleinige Ammoniumbestimmung ermöglicht weder das Ausmaß der hepatischen Dekompensation noch den Grad der hepatischen Enzephalopathie zu bestimmen.

Tumormarker

Im Zusammenhang mit primären und sekundären fokalen Leberveränderungen sind u. a. die Tumormarker

- α-Fetoprotein (AFP),
- Carcinoembryonic antigen (CEA) und
- Carbohydrate antigen 19-9 (CA 19-9) von Bedeutung.

α-Fetoprotein. Normalwerte für *AFP* liegen unter 10 µg/l. Erhöhte Werte bis 500 µg/l finden sich während der

Schwangerschaft sowie bei akuter und chronischer Hepatitis und Leberzirrhose. Werte über 500 µg/l sind diagnostisch für das hepatozelluläre Karzinom (HCC) bzw. für Keimzelltumoren, bei denen meist gleichzeitig das β-Humanchoriongonadotropin (β-HCG) erhöht ist. Neben absolut erhöhten AFP-Werten kann der kontinuierliche AFP-Anstieg auch bei Werten unter 100 µg/l Hinweis auf das Vorliegen eines HCC und Anlaß zu weiterführender Diagnostik sein. Das AFP ist bei ca. 70 % der Patienten mit HCC erhöht.

CEA. CEA ist der klassische Tumormarker für kolorektale Karzinome. Wie bei den meisten Tumormarkern liegt auch hier der diagnostische Wert in erster Linie in der Verlaufsbeobachtung und Therapiekontrolle, z. B. nach chirurgischer Resektion des Primärtumors oder unter Chemotherapie bei metastasierendem kolorektalem Karzinom.

CA 19-9. Erhöhte CA 19-9 Werte finden sich typischerweise beim Pankreaskarzinom, aber auch unspezifisch bei Cholestase.

Autoantikörper

Immunologische Tests erlauben die Abgrenzung der primär biliären Zirrhose (PBC) und der Autoimmunhepatitis von viral und toxisch bedingten Lebererkrankungen. Folgende Autoantikörper sind von Bedeutung (Tab. 25.4):

➤ *Antimitochondriale Antikörper (AMA)*: Hochtitrige, meist der IgG-Klasse angehörende AMA sind bei > 95 % der Patienten mit primär biliärer Zirrhose nachweisbar. AMA weisen diverse Antigenspezifitäten auf, wobei sich die Antikörper bei primär biliärer Zirrhose typischerweise gegen das M2-Antigen (E2 Untereinheit der Pyruvatdehydrogenase) richten. Verschiedene chronische Lebererkrankungen wie die primär sklerosierende Cholangitis (PSC), die Sarkoidose, andere granulomatöse Lebererkrankungen und medikamentös induzierte cholestatische Hepatitiden können eine primär biliäre Zirrhose vortäuschen, gehen jedoch nicht mit AMA-Positivität einher.
➤ Bei primär sklerosierender Cholangitis findet sich ein atypischer, perinukleär betonter Anti-Neutrophilen-Zytoplasma-Antikörper (*pANCA*).
➤ *Antinukleäre Antikörper (ANA)*: Zahlreiche biochemisch unterschiedliche Zellkernstrukturen wurden als Antigene für ANA identifiziert. ANA sind typischerweise deutlich erhöht beim systemischen Lupus erythematodes oder Mischkollagenose (Sharp-Syndrom). Ein hochtitriger ANA, oft in Verbindung mit einem Anti-smooth-muscle-antigen (SMA)- oder Leberzellmembranantigen (LMA)-Antikörper ist charakteristisch für die *Autoimmunhepatitis Typ I*, die früher auch als „lupoide Hepatitis" bezeichnet wurde. Verschiedene Erkrankungen, z. B. auch chronische Virushepatitiden, gehen mit niedrigtitrigen ANA einher.
➤ Antikörper gegen Antigene aus glatten Muskelzellen (*Anti-smooth-muscle-antigen [SMA]-Antikörper*): Der hochtitrige IgG-Anti-SMA-Antikörpernachweis, insbesondere mit Spezifität für den Aktinbestandteil der glatten Muskulatur, hat für die Diagnose einer Autoimmunhepatitis einen wichtigen Stellenwert. Häufig sind diese Anti-SMA-Antikörper mit anderen Autoantikörpern, z. B. ANA, assoziiert. Niedrigtitrige Anti-SMA-Antikörper und AMA finden sich in wechselndem Ausmaß bei vielen chronischen Lebererkrankungen sowie als Begleitreaktion bei Virusinfekten, malignen Tumoren, Kollagenosen und chronisch entzündlichen Darmerkrankungen.
➤ Antikörper gegen mikrosomale Antigene aus Leber und Niere (*Anti-liver-kidney-microsomes (LKM)-Antikörper*): Es werden 3 Subtypen der LKM-Antikörper unterschieden: *LKM-1-Antikörper* findet man bei Autoimmunhepatitis Typ II, die gelegentlich zusätzlich mit einer Hepatitis-C-Virus (HCV)-Infektion assoziiert ist. Die HCV-negative Autoimmunhepatitis Typ II weist einige klinische Besonderheiten auf, die für ihre eigenständige Ätiologie und Pathogenese sprechen. Neben dem frühen Manifestationsalter (50 % schon im Kindesalter) und der recht monospezifischen Autoimmunität gegen ein spezifisches Epitop auf Zytochrom-P450-IID6 zeichnet sich diese Erkrankung durch eine schlechte Prognose und besonders häufige Assoziation mit Autoimmunsyndromen anderer Organe aus. *LKM-2 Antikörper* treten spezifisch bei einer durch das Diuretikum Ticrynafen (Tielinic acid) induzierten Hepatitis auf. *LKM-3-Antikörper* treten in bis zu 20 % bei chronischer Hepatitis D auf.

Weitere Autoantikörper, die in Assoziation mit Autoimmunhepatitis nachgewiesen wurden, sind u. a. Antikörper gegen lösliche Leberantigene (*Anti-soluble-liver-cell-antigen (SLA)-Antikörper*) und gegen zytosolisches Antigen in Leber und Pankreas (*Anti-LP-Antikörper*), Lebermikrosomale Antikörper (*Anti-LM-Antikörper*) und Antikörper gegen den Asialoglykoproteinrezeptor (*Anti-ASGPR-Antikörper*).

Hepatitisserologie

Siehe Abschnitt Virushepatitis, S. 708.

Tabelle 25.4 Autoantikörper bei primär biliärer Zirrhose, primär sklerosierender Cholangitis und Autoimmunhepatitis

primär biliäre Zirrhose	AMA (M2)
primär sklerosierende Cholangitis	pANCA
Autoimmunhepatitis Typ I	ANA (evtl. + SMA, LMA)
Typ II	LKM-1
Typ III	SLA/LP
Ticrynafen-induzierte Hepatitis	LKM-2
Hepatitis-D-assoziierte Autoimmunhepatitis	LKM-3

AMA = antimitochondriale Antikörper; pANCA = perinukleärer Anti-Neutrophilen-Zytoplasma-Antikörper; ANA = antinukleäre Antikörper; SMA = Anti-smooth-muscle-antigen-Antikörper; LMA = Anti-Leberzellmembranantigen-Antikörper; LKM = Anti-liver-kidney-microsomes-Antikörper; SLA = Anti-soluble-liver-cell-antigen-Antikörper; LP = Anti-Leber-Pankreas-Antikörper

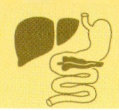

Bildgebende Verfahren

- Die *Sonographie* ist die Methode der Wahl zur Diagnose von Cholelithiasis, akuter Cholezystitis, extrahepatischer Cholestase, umschriebener Raumforderungen im Bereich von Leber und Pankreas sowie von kleineren Aszitesmengen.
- Die *Computertomographie* ist als Ergänzungsmethode wertvoll, vor allem zur Differenzierung unklarer Herdbefunde (Metastase, HCC, Abszeß, Hämangiom, fokale noduläre Hyperplasie, Adenom). Zur Erfassung und Differenzierung diffuser Leberparenchymerkrankungen sind beide Methoden weniger gut geeignet. So schließen normale Befunde eine diffuse Lebermetastasierung oder einen mikronodulären zirrhotischen Umbau nicht aus.
- Die *Duplexsonographie* ist besonders wertvoll bei der Frage nach portaler Hypertension, Pfortaderthrombose und Budd-Chiari-Syndrom. Zudem erlaubt sie eine rasche und zuverlässige Aussage über die Funktionsfähigkeit eines portosystemischen Shunts sowie die Organdurchblutung nach Lebertransplantation.
- Die *Kernspintomographie* (magnetic resonance imaging, MRI) ergibt bei Hämochromatose typische Befunde („schwarze Leber"), trägt aber wesentlicher zur weiteren Differenzierung unklarer Herdbefunde (Hämangiom) und zur Beurteilung der Gallenwege bei.
- Zur sicheren Erfassung diffuser Leberparenchymerkrankungen sind *Laparoskopie* bzw. *Leberbiopsie* unter Sonographiekontrolle die Methoden der Wahl.
- Zur differenzierten Beurteilung der Gallenwege, insbesondere bei extrahepatischer Cholestase, haben sich die *endoskopische retrograde Cholangiopankreatikographie (ERCP)*, die *perkutane transhepatische Cholangiographie (PTC)* und die *Magnetresonanz-Cholangiographie (MRC)* bewährt. Die ERCP und die PTC ermöglichen gleichzeitig diagnostische und therapeutische Interventionen.
- Die *Leberangiographie* ist u. a. bei der Darstellung hypervaskularisierter Lebertumoren von Bedeutung. Bei der seltenen Hämobilie ist sie neben der Duplexsonographie diagnoseweisend. Große Bedeutung hat die Angiographie im Rahmen kathetertechnischer Interventionen wie z. B. der *transarteriellen Chemoembolisation (TACE)* und des *transjugulären intrahepatischen portosystemischen Shunts (TIPS)*.

Leberbiopsie

Gewebe zur histologischen Untersuchung kann mittels sonographisch kontrollierter Leberpunktion (Menghini-Technik), unter laparoskopischer Sicht oder transjugulär gewonnen werden. Fokale Prozesse können Ultraschall- oder CT-gesteuert punktiert werden. Bei vielen diffusen oder granulomatösen Leberveränderungen, insbesondere auch bei der Leberzirrhose in Frühstadien, kann die Diagnose nur histologisch gesichert werden. Weitere wichtige Indikationen zur Leberbiopsie sind z. B. unklar erhöhte Leberwerte, das Grading und Staging bei chronischen Hepatitiden und die Identifizierung der alkoholischen Hepatopathien.

25.2 Spezielle Differentialdiagnose des Ikterus

Isolierte nichthämolytische Hyperbilirubinämien

Die isolierten nichthämolytischen Hyperbilirubinämien umfassen eine Gruppe vorwiegend genetischer Erkrankungen mit (außer beim Crigler-Najjar-Syndrom Typ I) gutartigem Verlauf. Diese können unterteilt werden in die unkonjugierten und konjugierten Hyperbilirubinämien (Tab. 25.**5**).

Unkonjugierte Hyperbilirubinämie

Crigler-Najjar-Syndrom Typ I. Ursächlich liegt ein vollständiger Defekt der Bilirubin-UDP-Glukuronyltransferasen zugrunde. Symptome treten bereits kurz nach der Geburt auf. Die Prognose ist sehr ungünstig (Kernikterus).

Crigler-Najjar-Syndrom Typ II. Hier liegt eine verminderte, durch Phenobarbital induzierbare Aktivität der Bilirubin-UDP-Glukuronyltransferasen vor. Der Ikterus manifestiert sich meist im ersten Lebensjahr, manchmal auch erst in der 2. Lebensdekade. Die meisten Patienten sind asymptomatisch, bei einigen sind jedoch neurologische Störungen und Intelligenzdefekte beobachtet worden.

Gilbert-Syndrom (Icterus juvenilis intermittens Meulengracht). Die Pathogenese dieses Syndroms ist komplex und nur unvollständig aufgeklärt. Eine verminderte Expression der Bilirubin-UDP-Glukuronyltransferase 1 aufgrund einer Abnormität in der Promotorregion scheint eine wichtige Rolle zu spielen. Die Serumbilirubinkonzentrationen schwanken meist stark, übersteigen aber in der Regel nicht 3–4 mg/dl (51–68 µmol/l). Fasten oder interkurrente Erkrankungen können die Hyperbilirubinämie verstärken. Meist wird der Ikterus zufällig entdeckt. Abgesehen von uncharakteristischen Beschwerden (Müdigkeit, abdominelle Beschwerden,

Tabelle 25.5 Differentialdiagnose der genetisch bedingten isolierten nichthämolytischen Hyperbilirubinämien

	Crigler-Najjar Typ I	Crigler-Najjar Typ II	Morbus Gilbert	Dubin-Johnson-Syndrom	Rotor-Syndrom
Serumbilirubin	↑↑↑, unkonjugiert 340–860 µmol/l 20–50 mg/dl	↑↑, unkonjugiert < 340 µmol/l < 20 mg/dl	↑, unkonjugiert < 68 µmol/l < 4 mg/dl	↑, konjugiert 34–86 µmol/l 2–5 mg/dl	↑, konjugiert 34–86 µmol/l 2–5 mg/dl
UGT-Aktivität	0	↓↓ (< 10%)	↓ (60–70%)	normal	normal
Vererbung	AR	AR?	AD	AR	AR
Manifestationsalter	kurz nach der Geburt	erstes Lebensjahr bis 2. Dekade	nach Pubertät, meist männlich	sehr variabel, meist 2. Dekade	variabel, meist Kindesalter
Prognose	sehr ungünstig (Kernikterus)	i. d. R. gut	sehr gut	gut	gut
Prävalenz	selten	selten	häufig (2–7%)	selten	selten
Histologie	normal	normal	normal (Lipofuszin)	braun-schwarzes Pigment	normal

UGT = Bilirubin-UDP-Glukuronyltransferasen; AD = autosomal dominant; AR = autosomal rezessiv

Inappetenz), die mit dem Ikterus nicht in Beziehung stehen, sind die Träger des Defektes symptomlos. Die Leberfunktionstests und die Leberhistologie sind normal, auffällig ist lediglich eine vermehrte Ablagerung von Lipofuszin. Die Prognose ist gut. Eine Therapie ist nicht erforderlich.

Konjugierte Hyperbilirubinämie

Dubin-Johnson. Das Dubin-Johnson-Syndrom ist eine autosomal rezessiv vererbte Erkrankung, bei der es aufgrund einer Störung der hepatischen Bilirubinexkretion (Mutation im „canalicular multispecific organic anion transporter" [cMOAT]-Gen) zu einer milden Erhöhung des konjugierten Bilirubins auf 2–5 mg/dl (34–86 µmol/l) kommt. Alle anderen Leberfunktionen sind normal. Das Syndrom wird meistens in der Pubertät als Zufallsbefund entdeckt. Oft wird die Störung auch erst im Rahmen einer Schwangerschaft oder unter oralen Kontrazeptiva bemerkt. Charakteristisch ist die Ablagerung eines braunschwarzen Pigments im Lebergewebe.

Rotor-Syndrom. Die Symptomatik des Rotor-Syndroms entspricht weitgehend der des Dubin-Johnson-Syndroms, es fehlt jedoch eine Pigmentablagerung im Lebergewebe. Eine Differenzierung dieser beiden Syndrome ist durch orale Cholezystographie möglich (Darstellung der Gallenblase beim Rotor-, nicht aber beim Dubin-Johnson-Syndrom).

Virushepatitis

Bei den Erkrankungen mit vorwiegender Leberzellschädigung (hepatozellulärer Ikterus) ist die Differentialdiagnose zwischen Virushepatitis, Autoimmunhepatitis und toxischen bzw. medikamentösen Hepatopathien am wichtigsten. Während bei toxischen Schädigungen in der Regel ein hepatitisähnliches Bild mit entsprechenden biochemischen Veränderungen besteht, verläuft die medikamentöse Hepatopathie entweder ähnlich wie eine Hepatitis oder wie ein cholestatisches Syndrom. Unter den Toxinen spielt der *chronische Alkoholabusus* bei weitem die wichtigste Rolle. In der klinischen Praxis gilt es daher bei jeder hepatozellulären Schädigung primär zu unterscheiden zwischen alkoholischer und nichtalkoholischer Hepatopathie. Das breite Spektrum der alkoholinduzierten Hepatopathien (asymptomatische Fettleber, alkoholische Hepatitis, alkoholische Leberzirrhose) mit den unterschiedlichen klinischen und biochemischen Befunden muß dabei immer vor Augen stehen.

Chronische Hepatitis-Definition und Einteilung. Chronische Hepatitis ist definiert als Hepatitis von mindestens 6 Monaten Dauer. Die bisherige Klassifikation der chronischen Hepatitis in chronisch persistierende Hepatitis und chronisch aktive oder aggressive Hepatitis wurde abgelöst durch eine neue Klassifikation, die basiert auf der Ätiologie, der entzündlichen Aktivität (Grading) und dem Fibrosierungsgrad (Fibrose, Zirrhose → Staging) (Tab. 25.**6**).

Erreger der Virushepatitis. Bis heute sind 5 verschiedene Erreger der Virushepatitis identifiziert: Hepatitis-A-Virus (HAV), Hepatitis-B-Virus (HBV), Hepatitis-C-Virus (HCV), Hepatitis-Delta-Virus (HDV), und Hepatitis-E-Virus (HEV) (Tab. 25.**7**). Neben diesen primär hepatotropen Viren gibt es verschiedene nicht primär hepatotrope Viren, die im Rahmen einer systemischen Infektion eine Begleithepatitis hervorrufen können, u. a. Zytomegalievirus (CMV), Epstein-Barr-Virus (EBV), Herpes-simplex-Virus (HSV), Coxsackieviren und Masernvirus.

Tabelle 25.6 Klassifikation der chronischen Hepatitis auf der Basis von Ätiologie und Pathogenese (modifiziert nach Desmet V et al. Hepatology 1994 19: 1513–1520)

Hepatitistyp	HBsAg	anti-HCV (HCV-RNA)	anti-HDV (HDV-RNA)	Autoantikörper
B	+	–	–	–
C	–	+	–	2–10% anti-LKM-1
D	+	–	+	10–20% anti-LKM-3
Autoimmunhepatitis Typ I Typ II Typ III	 – – –	 – – –	 – – –	 ANA (evtl. + SMA, LMA) LKM-1 SLA/LP
medikamentös	–	–	–	einige: ANA, LKM, LM
kryptogen	–	–	–	–

Tabelle 25.7 Hepatitis A–E

	Hepatitis A	Hepatitis B	Hepatitis C	Hepatitis D	Hepatitis E
Virus	HAV RNA	HBV DNA	HCV RNA	HDV RNA	HEV RNA
Suchtest	anti-HAV	HBsAg od. anti-HBc	anti-HCV	anti-HDV	anti-HEV
Übertragung	enteral	parenteral, sexuell, perinatal	parenteral	parenteral	enteral
Inkubationszeit (Tage)	15–49	25–160	21–84	60–110	10–56
akute Hepatitis	+	+	+	+	+
fulminante Hepatitis	sehr selten	selten (ca. 1%)	sehr selten	gelegentlich	selten (20% in Schwangerschaft)
chronische Hepatitis [%]	–	1–10	> 80	2–7 bei Koinfektion > 70 bei Superinfektion	–
Zirrhose bei chron. Hepatitis [%]	–	ca. 20–30	ca. 10–20	ca. 30–60	–
HCC	–	+	+	+	–

Übertragung. HAV- und HEV-Infektionen werden enteral übertragen, sind meist mit einer akuten ikterischen Hepatitis assoziiert und werden nicht chronisch. HBV, HCV und HDV werden parenteral übertragen und führen häufig zu einer chronischen Hepatitis mit potentieller Progression zu einer Leberzirrhose und Entwicklung eines HCC.

Hepatitis A

Erreger, Übertragung, Epidemiologie. Das HAV ist ein kleines RNA-Virus, das zur Familie der Picornaviren gehört. Die HAV-Infektion wird meist enteral (fäkal-oral) durch kontaminiertes Wasser, verunreinigte Nahrungsmittel oder Kontakt mit HAV-Infizierten übertragen. Die Hepatitis A ist besonders in Ländern mit niedrigem sozioökonomischem Standard endemisch. Dort werden vor allem Kinder infiziert. Für die Bevölkerung westlicher Länder ist die Hepatitis A zunehmend eine Erkrankung des Erwachsenenalters und eine typische Reisekrankheit.

Serologie. Die Diagnostik der Hepatitis A basiert auf dem Nachweis von Antikörpern gegen HAV. Die Präsenz von anti-HAV-IgM beweist eine akute Hepatitis A. Mit Ausheilung der Hepatitis A verschwindet anti-HAV-IgM bei gleichzeitigem Anstieg von anti-HAV-IgG, welches in der Regel lebenslang persistiert und vor einer Reinfektion schützt (Abb. 25.2) (Tab. 25.8).

Klinik. Die Hepatitis A ist meist eine akute, selten eine protrahiert verlaufende Erkrankung. Sie wird nie chro-

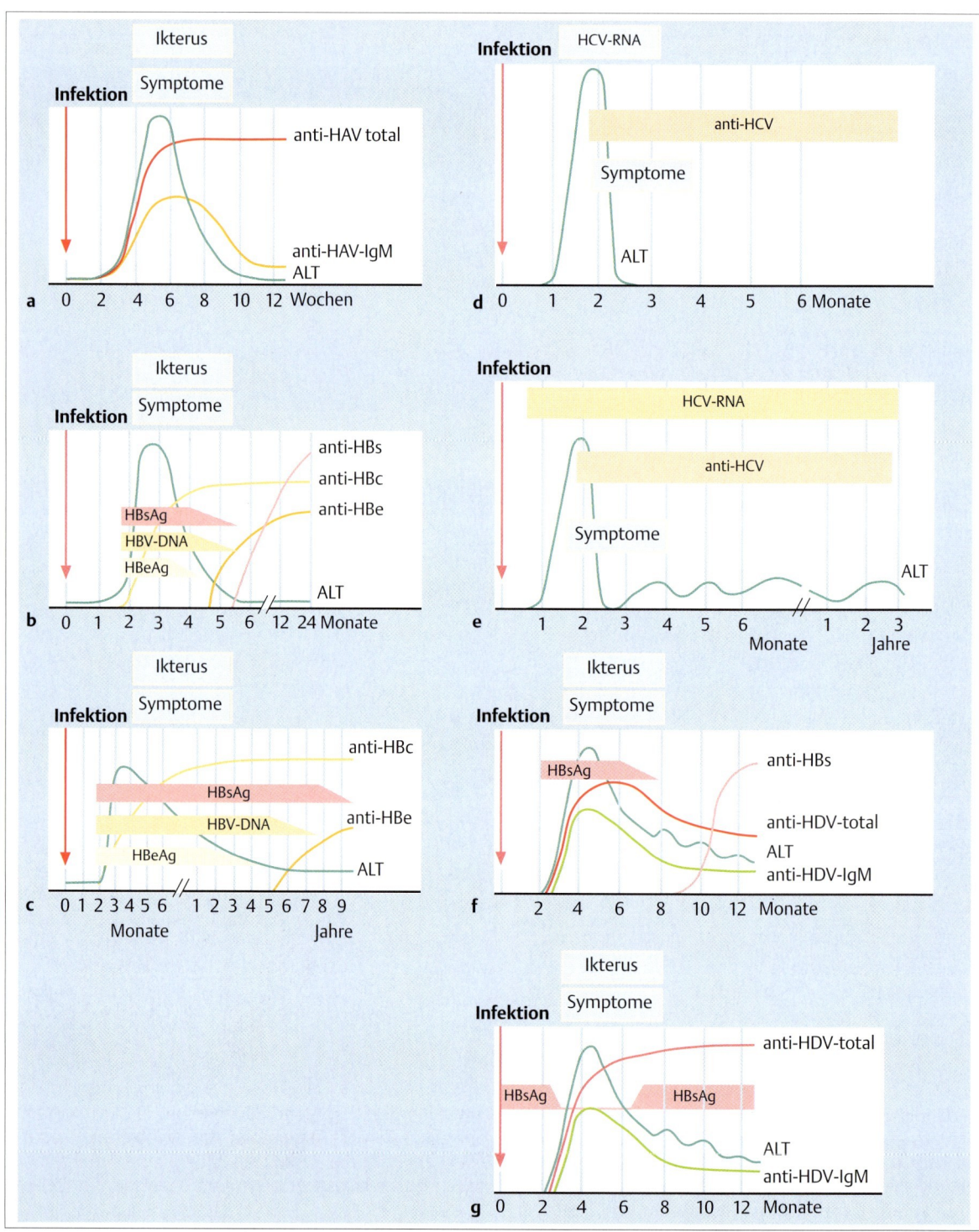

Abb. 25.2 Klinischer, laborchemischer und serologischer Verlauf der Hepatitiden A, B, C, D (Ikterus, Transaminasen, Virusserologie und DNA/RNA-Nachweis). **a** Hepatitis A. **b** Akute Hepatitis B. **c** Chronische Hepatitis B. **d** Akute Hepatitis C. **e** Chronische Hepatitis C. **f** HBV-HDV-Koinfektion. **g** HDV-Superinfektion.

nisch; auch ein asymptomatischer Trägerstatus ist nicht bekannt. Bei Kindern verläuft die HAV-Infektion meist asymptomatisch oder mild. Beim Erwachsenen hingegen kommt es nach einer Inkubationszeit von durchschnittlich 25 Tagen (15–49 Tage) meist zu einer klinisch symptomatischen akuten Hepatitis. Neben Mü-

digkeit, Abgeschlagenheit, Kopfschmerzen, Inappetenz, Nausea und Brechreiz sind die ersten und häufigsten klinischen Zeichen eine Dunkelfärbung des Urins, Hellfärbung des Stuhls und Auftreten eines Ikterus. Normalerweise sind die klinischen Zeichen und Symptome innerhalb von 2–3 Wochen regredient. Gelegentlich werden

Spezielle Differentialdiagnose des Ikterus

Tabelle 25.8 Hepatitisviren: Interpretation serologischer und molekularer Befunde

Virus	Marker	Interpretation
HAV	anti-HAV-IgM	akute HAV-Infektion
	anti-HAV-IgG	abgelaufene HAV-Infektion, Immunität gegen HAV, Impfantwort
HBV	HBsAg	HBV-Infektion
	HBeAg	replikative HBV-Infektion
	anti-HBc-IgM	akute oder chronische HBV-Infektion
	anti-HBc-IgM + -IgG	chronische HBV-Infektion
	anti-HBc-IgG	abgelaufene HBV-Infektion
	HBsAg + anti-HBe	nichtreplikative HBV-Infektion, replikative Infektion mit HBV-Mutante
	anti-HBs + anti-HBe	abgelaufene HBV-Infektion, Immunität gegen HBV
	anti-HBs	abgelaufene HBV-Infektion, Impfantwort
	HBV-DNA	replikative HBV-Infektion
HCV	anti-HCV	aktive oder abgelaufene HCV-Infektion, keine Immunität gegen HCV
	HCV-RNA	replikative HCV-Infektion
HDV	anti-HDV-IgM	akute HDV-Infektion
	anti-HDV-IgM + -IgG	chronische HDV-Infektion
	anti-HDV-IgG	abgelaufene HDV-Infektion
HEV	anti-HEV	akute oder abgelaufene HEV-Infektion

protrahierte oder rezidivierende Verläufe beobachtet; diese sind jedoch klinisch meist mild und heilen immer aus. Die Hepatitis A kann auch primär cholestatisch verlaufen mit über Monate anhaltendem Ikterus und Pruritus bei nur mäßig erhöhten Transaminasen. Fulminante Verläufe der Hepatitis A sind sehr selten und werden vor allem bei drogenabhängigen und älteren Patienten beobachtet.

Hepatitis B

Erreger, Übertragung, Epidemiologie. Das HBV ist ein kleines DNA-Virus, das zur Familie der Hepadnaviren gehört. Die Prävalenz der HBV-Infektion zeigt deutliche geographische Unterschiede. Sie ist besonders häufig in China, Südostasien und Teilen Afrikas. Regionen mit intermediärer Prävalenzrate sind Zentral-, Ost- und Südeuropa, Mittlerer Osten, Japan und Südasien. In Nordamerika und Westeuropa ist die Prävalenzrate relativ niedrig (< 1%). Die HBV-Infektion wird in Regionen mit hoher Prävalenz meistens perinatal oder frühkindlich übertragen. In Nordamerika und Westeuropa erfolgt die Ansteckung überwiegend im Erwachsenenalter durch parenterale oder sexuelle Transmission. Besondere Risikogruppen sind intravenös Drogenabhängige und Homosexuelle.

Serologie. Der wichtigste serologische Marker der akuten und chronischen HBV-Infektion ist das HBsAg (Abb. 25.**2**) (Tab. 25.**8**).

> **!** Der HBsAg-Nachweis alleine sichert die Diagnose einer HBV-Infektion und ist der Screeningtest der Wahl bei Patienten mit klinischen oder laborchemischen Hinweisen auf eine Hepatitis.

In den seltenen Fällen mit einer HBV-Infektion trotz HBsAg-Negativität und für klinisch-epidemiologische Untersuchungen eignet sich auch anti-HBc als Screeningtest, da praktisch alle Personen mit einer aktiven oder abgelaufenen HBV-Infektion anti-HBc-positiv sind und bleiben. Bei der akuten Hepatitis B ist HBsAg kurz vor, während und noch kurz nach der klinischen Krankheitsphase und Erhöhung der Transaminasen nachweisbar bei gleichzeitig frühem Auftreten von anti-HBc-IgM und nachfolgend -IgG. HBeAg als Hinweis auf hohe Virusreplikation und Infektiosität findet sich meist in der Frühphase der Erkrankung. Mit Abklingen der klinischen Symptome und Normalisierungstendenz der Transaminasen kommt es zunächst zum Verschwinden von HBeAg bzw. HBsAg und im weiteren Verlauf zur Serokonversion zu anti-HBe bzw. anti-HBs. Die serologische Konstellation mit anti-HBc, anti-HBe und anti-HBs ist charakteristisch für eine abgelaufene Hepatitis B und zeigt Immunität gegen eine HBV-Reinfektion an. Molekulare Analysen zeigen jedoch, daß HBV-DNA im Serum über viele Monate bis Jahre nach einer klinisch und serologisch abgelaufenen akuten Hepatitis B persistieren kann. Bei der chronischen HBV-Infektion persistiert HBsAg in der Regel über Jahre oder Jahrzehnte mit oder ohne Serokonversion von HBeAg zu anti-HBe. Die Transaminasen können dabei im Normbereich (healthy carrier) oder aber erhöht sein (chronische Hepatitis B). Als Impfantwort nach Hepatitis B Vakzinierung findet sich als einziger serologischer Marker anti-HBs.

Klinik. Der klinische Verlauf der HBV-Infektion ist unter anderem abhängig vom Alter des Patienten. Bei Neugeborenen oder Kindern verläuft die HBV-Infektion meist asymptomatisch, geht jedoch in über 90% in einen HBV-Trägerstatus über. Bei Erwachsenen hingegen verläuft die Infektion häufig symptomatisch als akute Hepatitis B und heilt in über 90% aus. Bei Übergang in eine chronische Hepatitis B entwickelt sich jedoch häufig eine Leberzirrhose mit hohem Risiko eines HCC.

Beim Erwachsenen kommt es nach einer Inkubationszeit von etwa 75 Tagen (25–160 Tage) häufig zu einer klinisch symptomatischen akuten Hepatitis. Normalerweise sind die klinischen Zeichen und Symptome innerhalb von 3–6 Wochen regredient.

Der *asymptomatische HBV-Trägerstatus* ist eine Sonderform der chronischen HBV-Infektion, die besonders nach perinataler bzw. frühkindlicher Infektion beobachtet wird und durch HBsAg-Positivität ohne klinische, laborchemische oder signifikante histologische Hinweise auf eine Hepatitis gekennzeichnet ist. Der Verlauf ist im allgemeinen günstig.

> ! Bei 1–10 % der erwachsenen Patienten entwickelt sich nach HBV-Infektion eine chronische Hepatitis. Die chronische Hepatitis B geht in 20–30 % in eine Leberzirrhose mit hoher Morbidität und Mortalität über und kann mit einem HCC assoziiert sein.

Die Unterscheidung zwischen einer akuten Hepatitis B und der Exazerbation einer chronischen Hepatitis B kann klinisch sehr schwierig sein. Die anti-HBc-IgM-Antikörpertiter sind bei der akuten Infektion höher als bei der Exazerbation einer chronischen Infektion.

Die akute Hepatitis B kann in seltenen Fällen (ca. 1 %) einen fulminanten Verlauf nehmen. Die *fulminante Hepatitis B* ist die häufigste virale Ursache des akuten Leberversagens. Häufig besteht eine Koinfektion mit HDV, besonders bei intravenös Drogenabhängigen.

Die *fibrosierende cholestatische Hepatitis* ist eine besondere Verlaufsform der Hepatitis B, die besonders bei Patienten nach Lebertransplantation und Reinfektion des Transplantates auftreten kann und zum Transplantatversagen innerhalb von etwa einem Jahr führt.

Extrahepatische Manifestationen. Extrahepatische Manifestationen der HBV-Infektion können bei akuter und chronischer Hepatitis B auftreten, z. B. Serumkrankheit-ähnliches Syndrom mit Fieber, Arthralgien und Urtikaria, hämatologische Veränderungen (aplastische Anämie), Vaskulitiden (z. B. Panarteriitis nodosa), Glomerulonephritis und periphere Polyneuropathien.

Hepatitis C

Erreger, Übertragung. Das HCV ist ein umhülltes RNA Virus, das zur Familie der Flaviviren gehört. Die HCV-Infektion wird meist parenteral übertragen, vor Einführung des anti-HCV-Screenings am häufigsten durch Transfusion von Blut oder Blutprodukten, heute am häufigsten durch intravenösen Drogenabusus. Im Vergleich zur HBV-Infektion sind Mutter-Kind-Übertragung und sexuelle Transmission selten. In der klinischen Praxis sind sog. sporadische Fälle, bei denen eine Infektionsquelle nicht bekannt ist, häufig.

Serologie. Basis der Diagnostik ist der Nachweis von anti-HCV-Antikörpern mittels EIA (Enzymimmunoassay) oder RIBA (recombinant immunoblot assay, Bestätigungstest) (Abb. 25.**2**) (Tab. 25.**8**). In ausgewählten Fällen kann die HCV-RNA mittels Polymerasekettenreaktion (PCR) oder dem sog. branched DNA (bDNA)-Assay nachgewiesen werden.

Klinik. Die akute Hepatitis C mit einer Inkubationszeit von etwa 50 Tagen (21–84 Tage) verläuft meist klinisch inapparent. Nur etwa 25 % der Verläufe sind ikterisch. Die akute Hepatitis C geht in > 80 % der Patienten in eine chronische Infektion über. Innerhalb von 20 Jahren entwickeln etwa 20 % der Patienten mit chronischer Hepatitis C eine Leberzirrhose und auf dem Boden einer Zirrhose häufig ein HCC. Ein fulminanter Verlauf ist bei der Hepatitis C extrem selten. Extrahepatische Manifestationen sind u. a. essentielle gemischte Kryoglobulinämie, Glomerulonephritis und eine Sjögren-Syndrom-ähnliche Keratoconjunctivitis sicca.

Hepatitis D

Erreger, Übertragung, Epidemiologie. Das HDV ist ein RNA Viroid, das sich nur in der Gegenwart einer HBV-Infektion propagieren kann. Die HDV-Infektion wird meist parenteral durch Blut oder Blutprodukte, seltener auch sexuell übertragen. Sie ist endemisch im Mittelmeerraum, wo 20–30 % der HBsAg-positiven Personen Antikörper gegen HDV (anti-HDV) haben. Die HDV-Infektion wird auch häufig bei Hochrisikogruppen wie intravenös Drogenabhängigen und Hämophilen beobachtet.

Serologie. Die Diagnose basiert auf dem Nachweis von anti-HDV bei gleichzeitiger Positivität für HBsAg (Abb. 25.**2**) (Tab. 25.**8**).

Klinik. Die akute Hepatitis D entwickelt sich entweder nach *Koinfektion*, bei der das Inokulum HBV und HDV enthält, oder nach *Superinfektion*, bei der ein Patient mit chronischer HBV-Infektion mit HDV infiziert wird. Der natürliche Verlauf dieser beiden Formen ist sehr unterschiedlich. Nach einer Inkubationszeit von etwa 70 Tagen (60–110 Tage) kommt es meist zu einer klinisch symptomatischen akuten Hepatitis. Nach der akuten HBV-HDV-Koinfektion sind die klinischen Zeichen und Symptome bei 90–95 % der Patienten innerhalb von 2–10 Wochen regredient. Bei 20–30 % der Patienten ist der klinische Verlauf jedoch biphasisch mit einem nochmaligen Anstieg der Transaminasen. Die zweite Phase kann im Einzelfall sehr schwer verlaufen und in eine fulminante Hepatitis D übergehen. Eine Chronifizierung der Hepatitis D wird in dieser Situation nur in 2–7 % der Patienten beobachtet. Die HDV-Superinfektion verläuft ebenfalls bei 10–20 % der Patienten fulminant oder subfulminant. Diagnostisch wichtig ist das rasche und hochtitrige Auftreten von anti-HDV bei anti-HBc-Positivität, jedoch häufig transient nicht nachweisbarem HBsAg. Anders als die Koinfektion geht die Superinfektion in 70–95 % in einen chronischen Verlauf über. Die chronische Hepatitis D verläuft in der Regel schwerer und eine Leberzirrhose tritt häufiger und früher auf als bei Patienten mit chronischer HBV-Infektion ohne HDV.

Hepatitis E

Erreger, Übertragung. Das HEV ist ein kleines RNA Virus, das dem Rötelnvirus nahesteht. Die Diagnostik der HEV-Infektion basiert auf dem serologischen Nachweis von Antikörpern gegen HEV (anti-HEV) (Tab. 25.**8**). In Europa und Nordamerika ist die Suche nach anti-HEV indiziert bei Patienten, die aus HEV-Endemiegebieten stammen oder kommen, klinisch und laborchemisch eine akute ikterische Hepatitis haben und anti-HAV-IgM-negativ bzw. anti-HAV-IgG-positiv sind.

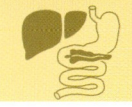

Spezielle Differentialdiagnose des Ikterus

Klinik. Der klinische Verlauf der HEV-Infektion ist in der Regel akut und selbstlimitierend. Nach einer Inkubationszeit von 10–56 Tagen kommt es zu einer meist klinisch symptomatischen akuten Hepatitis.

Normalerweise sind die klinischen Zeichen und Symptome innerhalb von 2–3 Wochen regredient. Die HEV-Infektion kann jedoch insbesondere bei schwangeren Frauen im 3. Trimenon fulminant verlaufen und ist dann mit einer Mortalität von 10–20% assoziiert. Chronische Verläufe oder ein asymptomatischer HEV-Carrierstatus sind unbekannt.

Kürzlich wurde ein dem HCV nahe verwandtes, ebenfalls parenteral übertragenes Virus identifiziert, das als *Hepatitis-G-Virus (HGV)* oder *GB-Virus-C (GBV-C)* bezeichnet wird. Mit einer Prävalenzrate von 1–2% in der Normalbevölkerung scheint die HGV-Infektion weltweit sehr verbreitet zu sein, eine sichere ätiologische Beziehung zu akuten oder chronischen Hepatitiden konnte aber bisher nicht gezeigt werden. Ähnliches gilt für das vor kurzem in einem japanischen Patienten mit den Initialen TT identifizierte TT-Virus (TTV).

Autoimmunhepatitis

Pathogenese. Es handelt sich um eine meist chronisch verlaufende Hepatitis, in deren Pathogenese Autoimmunprozesse eine zentrale Rolle spielen. Die Krankheit tritt überwiegend bei Frauen auf und ist häufig mit Autoimmunkrankheiten anderer Organe assoziiert.

Immunologische Diagnostik. Verschiedene Autoantikörper können zur Differenzierung serologisch unterschiedlicher Subgruppen der Autoimmunhepatitis eingesetzt werden (s. Tab. 25.**4**). Es ist derzeit aber noch unklar, ob dieser serologischen Differenzierung eine ätiologische, therapeutische oder prognostische Bedeutung zukommt.

- ANA, evtl. mit SMA und LMA, sind charakteristisch für die Autoimmunhepatitis Typ I.
- Die Autoimmunhepatitis Typ II ist charakterisiert durch gegen Zytochrom-P450-II-D6 gerichtete LKM-1-Antikörper.
- Zytosolische Autoantikörper wie anti-SLA und anti-LP sind charakteristisch für Autoimmunhepatitis Typ III.
- Gewisse medikamentös induzierte Hepatitiden (Ticrynafen, Dihydralazin, Carbamazepin) sind immunvermittelt und weisen häufig Autoantikörper auf, z. B. ANA, LKM (LKM-2 bei Ticrynafen-induzierter Autoimmunhepatitis) und LMA.

Klinik. Die Krankheit beginnt meist schleichend, selten unter dem Bild einer akuten Hepatitis. Frauen sind viermal häufiger betroffen als Männer, wobei die Erstdiagnose in der Regel zwischen dem 15. und 24. Lebensjahr oder mit einem zweiten Häufigkeitsgipfel zwischen dem 45. und 55. Lebensjahr gestellt wird. Subjektiv stehen initial meist Müdigkeit, Oberbauchschmerzen oder Oligo- bis Amenorrhö im Vordergrund. Die Transaminasen sind immer erhöht, bei symptomatisch Kranken häufig auf mehr als das Zehnfache der Norm. Obligat sind eine starke Beschleunigung der Blutsenkungsreaktion und eine polyklonale Hypergammaglobulinämie. Diagnostisch sind der Nachweis von hohen Autoantikörpertitern vom Typ ANA, SMA oder LKM-1. Die Diagnose der Autoimmunhepatitiden ist wichtig, weil diese immunsuppressiv behandelt werden, während die chronischen Virushepatitiden B und C mit z. B. Interferon-α behandelt werden. Interferon-α hingegen kann zur Verschlechterung der Autoimmunhepatitis, eine immunsuppressive Behandlung zur Verschlechterung der Virushepatitis führen.

Toxische und medikamentöse Hepatopathien

Toxische und medikamentös induzierte Hepatopathien sind häufig und können sich in einem sehr breiten Spektrum von Erkrankungen äußern. Typische Beispiele medikamentöser Hepatopathien sind in Tab. 25.**9** aufgeführt. Unter den Toxinen spielt Alkohol die größte Rolle.

Alkoholische Hepatopathien

Das Spektrum der alkoholischen Hepatopathien umfaßt die Fettleber, die Hepatitis und die Leberzirrhose.

Alkoholische Fettleber

Klinik und Diagnostik. Die alkoholische Fettleber ist die früheste und häufigste Reaktion der Leber auf übermäßigen Alkoholkonsum. Üblicherweise steht klinisch eine asymptomatische Hepatomegalie im Vordergrund. Seltener kann die Leber druckdolent sein und es können Inappetenz, Nausea und Erbrechen hinzukommen. Schwere Leberfunktionsstörungen sind möglich, aber sehr selten. Laborchemisch stehen die Zeichen der Cholestase mit im Vergleich zur alkalischen Phosphatase überproportional erhöhter γ-GT im Vordergrund. Die Transaminasen können leicht erhöht sein. Palpatorisch ist die Leber weich, solange keine Fibrose bzw. ein zirrhotischer Umbau vorliegt. Sonographisch zeigt sich eine vergrößerte Leber mit verdichteter Binnenstruktur (Abb. 25.**3**). Die alkoholische Fettleber ist nach Alkoholabstinenz meist innerhalb weniger Wochen reversibel. Bei fortgesetztem Alkoholabusus kann es auch ohne manifeste Hepatitis zum Übergang in eine Zirrhose kommen, wobei die perivenuläre Fibrose als histologisch typische präzirrhotische Läsion angesehen wird.

Tabelle 25.9 Medikamentös induzierte Hepatopathien (modifiziert nach Zimmerman HJ, Ishak KG. Gastroenterol Clin North Am. 1995 24: 739–757)

Leberschaden	simuliertes Syndrom	GOT/GPT	alk. Phosph.	Beispiele
• **Hepatozellulär**				
Entzündung	akut: akute Hepatitis	↑–↑↑↑	↑	INH, Diclofenac, Paracetamol
	chron.: Autoimmunhep.	↑–↑↑	↑	Nitrofurantoin, Methyldopa
Steatose	akut (mikrovesikulär): Reye-Syndrom			intravenöses Tetracyclin, Valproat
	chron. (makrovesikulär): alkohol. Fettleber	↑	↑–↑↑	Methotrexat, Glucocorticoide
Zirrhose				Methotrexat, Amiodaron
• **Cholestase**				
kanalikulär (bland)		normal	↑–↑↑↑	anabole und kontrazeptive Steroide
hepatokanalikulär	primär biliäre Zirrhose	↑	↑–↑↑↑	Chlorpromazin, Ajmalin, Erythromycin
duktal	primär sklerosierende Cholangitis	↑	↑–↑↑↑	intraarterielles 5-Fluorouracil
• **Granulome**				Sulfonamide, Allopurinol, Amiodaron
• **Vaskulär**				
Peliosis hepatis		↑	↑↑	anabole und kontrazeptive Steroide
Budd-Chiari-Syndrom	Stauungsleber	↑–↑↑	variabel	orale Kontrazeptiva
Veno-occlusive disease				Hochdosischemotherapie im Zusammenhang mit KMT
Portale Hypertension				Vitamin-A-Intoxikation
• **Lebertumoren**				
Adenom				orale Kontrazeptiva, alkylierte Steroide
HCC				Alkohol
malignes Hämangioendotheliom				Vinylchlorid, Östrogene

Differentialdiagnose. Die Differentialdiagnose der *makrovesikulären*, im allgemeinen gutartigen Lebersteatose umfaßt neben Alkohol u. a. Adipositas, Diabetes mellitus, Hyperlipidämie, endo- oder exogener Glucocorticoidexzeß, Eiweißmangelernährung oder längeres Fasten, totale parenterale Ernährung und gewisse Medikamente (z. B. Methotrexat, Amiodaron). Diese sind abzugrenzen von bedrohlichen Zuständen mit *mikrovesikulärer* Verfettung, z. B. im Rahmen des Reye-Syndroms, der akuten Schwangerschaftsfettleber (s. S. 726) oder nach Verabreichung gewisser Medikamente (Valproat, intravenöses Tetracyclin).

Alkoholische Hepatitis

Die alkoholische Hepatitis ist charakterisiert durch schmerzhafte Hepatomegalie, Ikterus, Fieber und Leukozytose. In schweren Fällen können Zeichen des Leberversagens (Aszites, hepatische Enzephalopathie, gastrointestinale Blutung) hinzukommen. Laborchemisch ergeben sich Zeichen der hepatozellulären Schädigung mit erhöhten Transaminasen, kombiniert mit erhöhten Cholestaseparametern. Das GOT:GPT-Verhältnis ist typischerweise, aber nicht immer > 2. Hyperlipidämie und makrozytäres Blutbild, evtl. Anämie, sind typischerweise vorhanden. Gelegentlich besteht zusätzlich eine Thrombopenie. Die akute alkoholische Hepatitis kann sehr bedrohlich verlaufen, in der Mehrzahl der Fälle ist der Verlauf jedoch subakut-chronisch und prognostisch günstig, sofern der Alkoholabusus sistiert wird. Andernfalls erfolgt Übergang in Zirrhose.

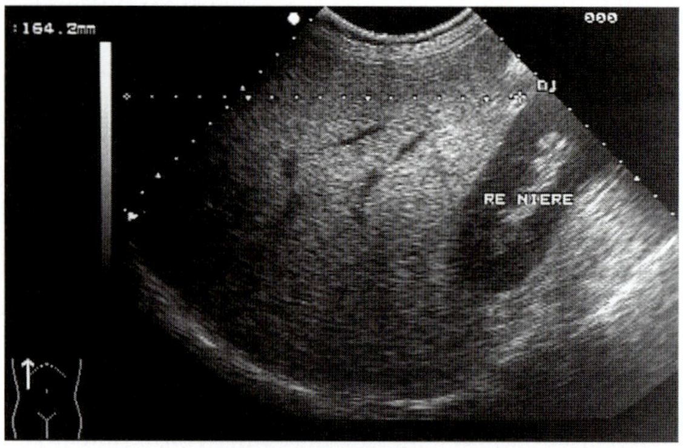

Abb. 25.3 Sonographischer Befund bei Fettleber. Vergrößerte Leber mit verdichteter Binnenstruktur (Leber deutlich heller als das Nierenparenchym) und dorsaler Schallabschwächung.

Ähnliche Erscheinungen macht das *Zieve-Syndrom*, das gekennzeichnet ist durch die Trias Hyperlipidämie (vor allem Triglyceride und Cholesterin), Ikterus und hämolytische Anämie. Viele Autoren bezweifeln die Eigenständigkeit dieses Syndroms, da fließende Übergänge zur alkoholischen Hepatitis bestehen.

Alkoholische Leberzirrhose

Siehe Abschnitt Leberzirrhose.

Ein klinisch, laborchemisch und histologisch der alkoholischen Steatohepatitis ähnliches Bild wird nicht selten ohne Alkoholabusus bei Patienten mit Adipositas, Diabetes mellitus, Hyperlipidämie oder nach jejunoilealem Bypass beobachtet *(nicht-alkoholische Steatohepatitis, NASH)*. Die NASH stellt heute nach Ausschluß von Alkoholabusus und Hepatitis C eine der häufigsten Ursachen pathologisch erhöhter Leberwerte dar und kann im Laufe der Zeit in eine Leberfibrose und -zirrhose übergehen.

Leberzirrhose

Definition und Pathogenese. Die Leberzirrhose stellt die irreversible Folge ätiologisch sehr verschiedenartiger in der Regel chronischer Leberkrankheiten dar.

Gemeinsames Kriterium sind Nekrose des Leberparenchyms, noduläre Regenerate und Fibrose mit einer daraus resultierenden Störung der Leberarchitektur und Gefäßversorgung (Abb. 25.**4**). Das klinische Spektrum reicht vom asymptomatischen Patienten über chronische Krankheitszeichen bis zu akut lebensbedrohlichen Komplikationen der Krankheit. Verschiedene Ätiologien der Leberzirrhose sind in Tab. 25.**10** aufgeführt. Virushepatitis und Alkoholabusus haben ätiologisch die größte Bedeutung. Morphologisch unterscheidet man makro- und mikronoduläre Zirrhosen, wobei eine sichere Aussage über die Ätiologie aufgrund dieser Kriterien nicht möglich ist.

Einteilung. Je nach Vorliegen von Beschwerden und Symptomen unterscheidet man *latente* und *manifeste* Zirrhosen. Eine manifeste Zirrhose kann *aktiv* mit ausgeprägten Zeichen der Zellschädigung und -nekrose (deutlich erhöhte Transaminasen und γ-Globuline, Ikterus, Fieber, Gewichtsverlust etc.) oder *inaktiv* sein. Von dekompensierter Zirrhose spricht man bei ausgeprägten Folgeerscheinungen der Krankheit, die in der Regel spontan nicht reversibel sind (Aszites, gastrointestinale Blutung, hepatische Enzephalopathie).

Klinik. Vor allem in den Frühstadien werden vom Kranken in der Regel sehr uncharakteristische Symptome wie eingeschränkte Leistungsfähigkeit und rasche Ermüdbarkeit sowie unbestimmte gastrointestinale Beschwerden angegeben. Die Leber ist anfangs häufig vergrößert. Dadurch stellt sich die Differentialdiagnose gegenüber der Fettleber, die palpatorisch jedoch weicher ist.

➤ Im Stadium der *kompensierten Zirrhose* sind Zeichen der Leberinsuffizienz durch klinische Symptome, laborchemische Untersuchungen und Zeichen der portalen Hypertension nachweisbar. Oft finden sich typische, bei der Inspektion nachweisbare Symptome und Hautveränderungen (Abb. 25.**5**, 25.**6**, 25.**7**). Der Palpationsbefund ergibt eine vergrößerte, derbe, nicht druckempfindliche Leber. Meistens besteht eine Splenomegalie. Die Mehrzahl der Patienten ist anikterisch oder weist ein nur gering erhöhtes Bilirubin auf. Auch die Transaminasen sind meist normal oder nur unbedeutend erhöht, die alkalische Phosphatase hingegen kann leicht bis mäßig erhöht

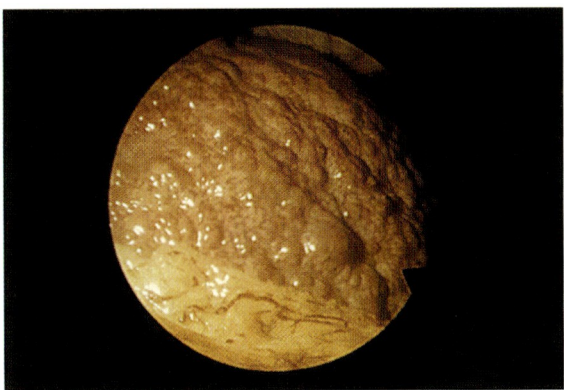

Abb. 25.**4** Laparoskopischer Befund bei Leberzirrhose (aus *Gerok W, Blum HE*, Hrsg. Hepatologie. 2. Auflage. 1995. Urban und Schwarzenberg, München).

Tabelle 25.**10** Ätiologie der Leberzirrhose

- medikamentös und toxisch
  z. B. Alkohol, Methotrexat, Amiodaron
- chronische Virushepatitis B, C, D
- Autoimmunhepatitis
- biliäre Krankheiten
  primäre und sekundäre biliäre Zirrhose
  primäre und sekundäre sklerosierende Cholangitis
  Vanishing bile duct syndrome
- hereditäre Stoffwechselkrankheiten
  Hämochromatose
  Morbus Wilson
  α$_1$-Antitrypsinmangel
  Glykogenspeicherkrankheit Typ I und IV
  Galaktosämie
  hereditäre Fruktoseintoleranz
  zystische Fibrose
  und andere
- zirkulatorische Störungen
  chronische Rechtsherzstauung, Pericarditis constrictiva
  Veno-occlusive disease
  Budd-Chiari-Syndrom
- kryptogen

sein. Besonders charakteristisch ist die Serumproteinelektrophorese mit deutlicher polyklonaler Hypergammaglobulinämie und in Spätstadien zusätzlich einer Hypalbuminämie. Je mehr die Leberfunk-

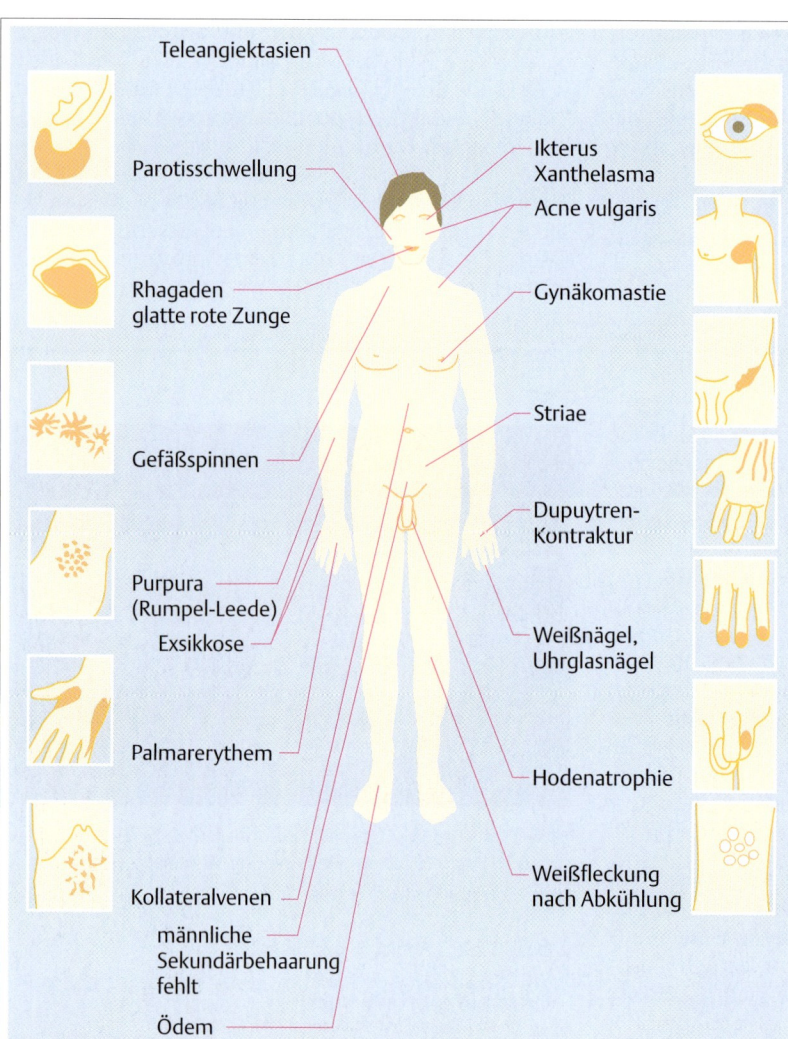

Abb. 25.5 Klinische Zeichen der Leberzirrhose.

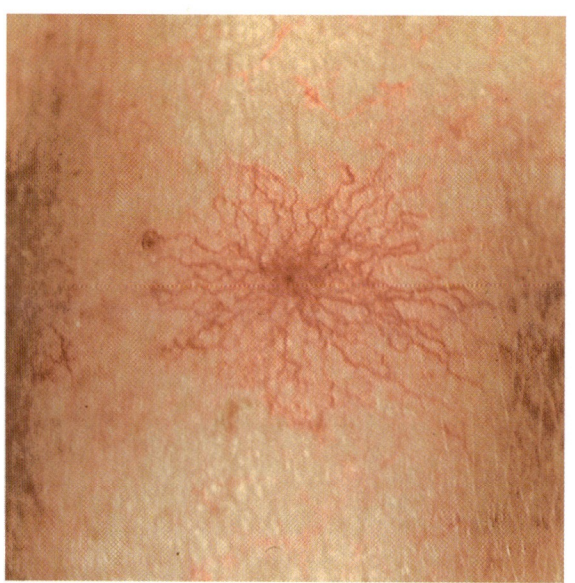

Abb. 25.6 Hauterscheinungen bei Leberzirrhose. Spider naevus (Gefäßspinne, Sternnävus) mit typischer zentraler Arteriole, von welcher die Gefäße sternförmig abgehen.

tion eingeschränkt ist und sich die Leberzirrhose dem Zustand der Dekompensation nähert, umso stärker ist die Syntheseleistung beeinträchtigt.

Klassifikation nach Schweregrad. Die Schwere der Leberzirrhose wird durch die *Child-Pugh-Klassifikation* erfaßt, in die neben klinischen Parametern die Syntheseleistung (Albumin, Quick-Wert) sowie die Exkretionsfunktion (Bilirubin) der Leber eingehen (Tab. 25.11).

▶ Im *dekompensierten Stadium* treten die Zeichen der portalen Hypertension besonders hervor. Aszites und, vorausgehend, aber ebenfalls als Stauungssymptom zu deuten, Meteorismus beherrschen das Bild. Die Leber ist jetzt verkleinert und oft wegen Aszites nicht mehr zu palpieren (Abb. 25.8, 25.9). Die Milz ist groß. Der venöse Kollateralkreislauf ist in ausgeprägten Fällen meist sichtbar und zeigt sich über dem Abdomen als *Caput medusae*, endoskopisch als *Ösophagusvarizen* und in vereinzelten Fällen in plötzlich auftretenden *Hämorrhoiden*. Häufige Todesursachen sind Komplikationen der portalen Hypertension (Ösophagusvarizenblutung), terminale Leberinsuffizienz und das HCC.

Spezielle Differentialdiagnose des Ikterus

➤ Die *hepatische Enzephalopathie*, die sich in Verwirrtheitszuständen, Stupor, grobschlägigem Tremor (*flapping tremor*) äußert, ist bei Leberzirrhose häufig und kann lange Zeit andauern bzw. fluktuierend auftreten, bevor es zu einem Koma kommt. Auslösende Faktoren s. S. 722.

Andere häufige Komplikationen sind Infektionen (spontane bakterielle Peritonitis, Tuberkulose, Sepsis), metabolische Störungen (z. B. hepatogener Diabetes), (medikamenteninduziertes) Nierenversagen, Hypersplenismus, Magen-und/oder Duodenalulzera und Cholelithiasis (Pigmentsteine).

Tabelle 25.11 Child-Pugh-Klassifikation der Leberzirrhose

Punkte	1	2	3
Albumin [g/dl]	> 3,5	2,8–3,5	< 2,8
Bilirubin [mg/dl] [Mmol/l]	< 2,0 < 34	2,0–3,0 34–51	> 3,0 > 51
Quick [%]	> 70	40–70	< 40
Aszites	kein	mäßig	viel
Enzephalopathie	keine	Grad I–II	> Grad II

Child A: 5–6 Punkte; Child B: 7–9 Punkte; Child C: 10–15 Punkte

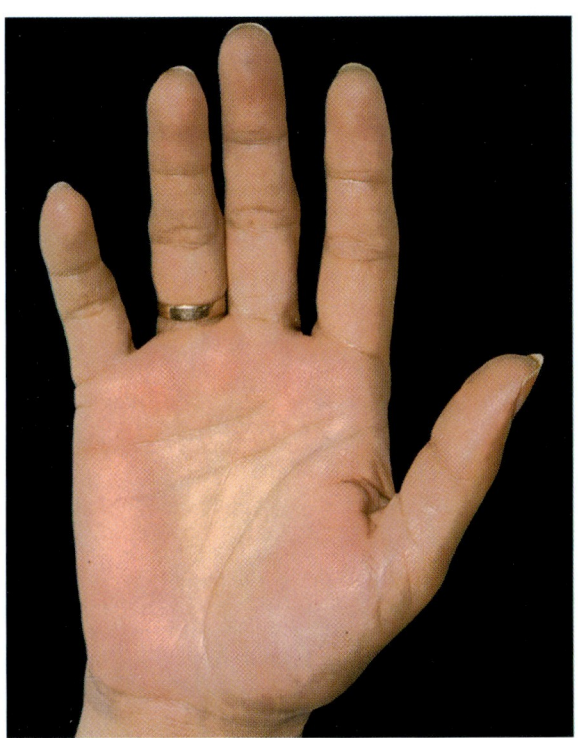

Abb. 25.7 Hauterscheinung bei Leberzirrhose. Palmarerythem.

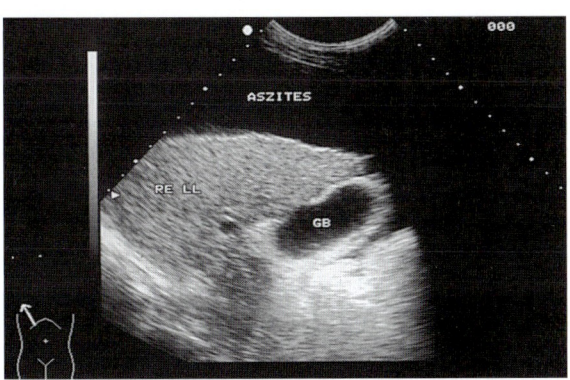

Abb. 25.8 Sonographischer Befund bei dekompensierter Leberzirrhose mit Aszites. Kleine Leber mit höckriger Oberfläche. RE LL = rechter Leberlappen; GB = Gallenblase.

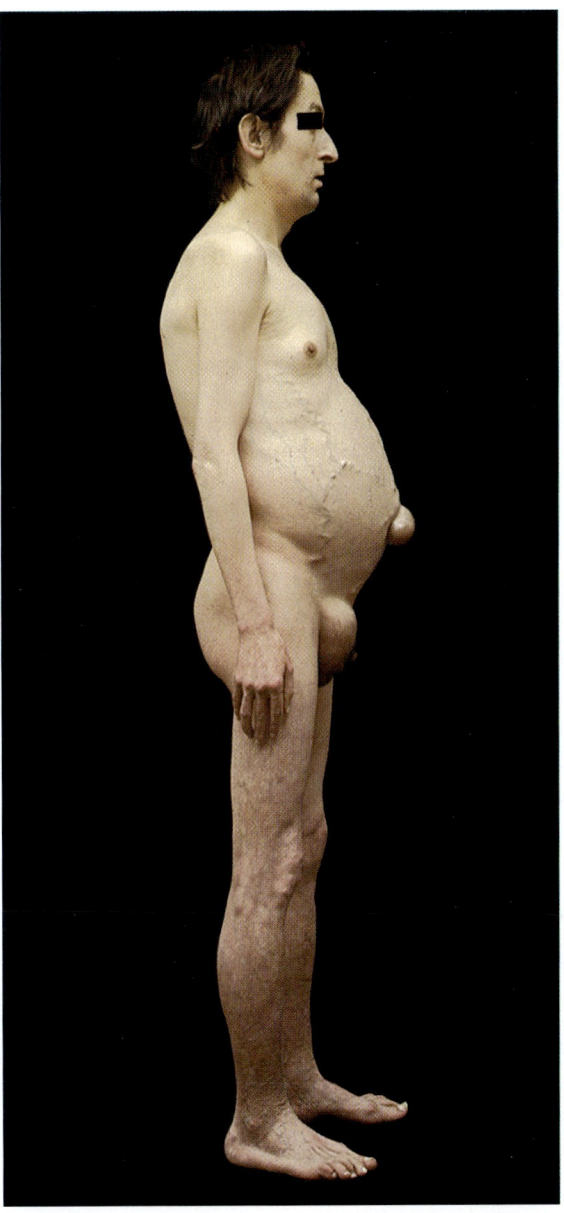

Abb. 25.9 Patient mit Leberzirrhose. Aszites, Nabel- und Leistenhernie, Umgehungskreislauf, Gynäkomastie, Schwund der männlichen Sekundärbehaarung.

Aszites

In der Regel ist Aszites Symptom einer fortgeschrittenen Erkrankung. Bei Auftreten größerer Mengen von Aszites können erhebliche Beschwerden auftreten, wobei Dyspnoe, abdominelle Schmerzen, Immobilität und größere Hernien an vorgebildeten Bruchpforten dominieren.

Verschiedene Formen des Aszites und ihre Ursachen sind in Tab. 25.12 aufgeführt. Die häufigsten Ursachen sind maligne Tumoren und Leberzirrhose.

Bewertung klinischer Befunde.

- Splenomegalie spricht für eine Leberzirrhose (portale Hypertension).
- Gleichzeitiger Pleuraerguß ist häufig und kann bei allen Aszitesursachen vorkommen, weil Aszitesflüssigkeit über kleine Zwerchfelldefekte in den Pleuraraum gelangen kann. Am häufigsten ist diese Kombination bei kardialer Stauung, Leberzirrhose (hepatischer Hydrothorax), Kollagenosen (Polyserositis bei systemischem Lupus erythematodes), malignen Tumoren mit diffuser Metastasierung und *Meigs-Syndrom* (benigner Ovarialtumor mit Aszites und Pleuraerguß).
- Die Kombination von Aszites mit peripheren Ödemen weist auf Stauung (kardial, V. cava inferior) oder Hypalbuminämie verschiedener Ursache hin.

Spontane bakterielle Peritonitis (SBP). Sie tritt bei Aszites im Rahmen einer dekompensierten Leberzirrhose auf. Im Unterschied zur sekundären bakteriellen Peritonitis liegt keine Perforation im Magen-Darm-Trakt vor. Das Spektrum der Symptome kann von der völligen Beschwerdefreiheit bis zum charakteristischen Vollbild der Peritonitis reichen. Die SBP muß vor allem auch dann erwogen werden, wenn sich der Allgemeinzustand des Patienten aus sonst unerklärbaren Gründen verschlechtert oder wenn der Aszites auf Kochsalzrestriktion und diuretische Therapie nicht mehr anspricht. Andere Zeichen der Peritonitis wie Fieber, Schmerzen oder

Tabelle 25.12 Verschiedene Formen des Aszites und ihre Ursachen

- Aszites bei portaler Hypertension
  prähepatisch: vor allem Pfortaderthrombose (im allgemeinen kein Aszites)
  intrahepatisch: vor allem Leberzirrhose
  posthepatisch: vor allem Budd-Chiari-Syndrom und Veno-occlusive disease
- kardialer Aszites
  Rechtsherzinsuffizienz (Cor pulmonale)
  Pericarditis constrictiva
- maligner Aszites
  Peritonealkarzinose
  intraabdominelle Tumore (HCC, Metastasenleber, Mesotheliom, maligne Lymphome etc.)
- entzündlicher Aszites
  spontane bakterielle Peritonitis
  sekundäre bakterielle Peritonitis
  tuberkulöse Peritonitis
  Kollagenosen
  genitale Infektionen (Chlamydien)
- pankreatogener Aszites
  akute oder chronische Pankreatitis (Pseudozyste)
- seltene Aszitesformen
  schwere Hypalbuminämie (nephrotisches Syndrom, Morbus Ménétrier etc.)
  Mesenterialvenenthrombose
  Urämie
  Hypothyreose
  chylöser Aszites
  Hämoperitoneum (z. B. Trauma)
  Meigs-Syndrom
  und andere

die Défense musculaire sind unzuverlässige Kriterien und fehlen häufig. Diagnostisch wegweisend ist der Nachweis eines Transsudates mit > 500 Leukozyten/µl bzw. > 250 polymorphen Leukozyten/µl. Bei Patienten mit bekannter Leberzirrhose und zunehmend schlech-

---

Untersuchung der Aszitesflüssigkeit

Die diagnostische Aszitespunktion mit Bestimmung von Eiweißgehalt, Zellzahl (inkl. Differenzierung) und mikrobiologischer (Gram-Färbung, Färbung für säurefeste Stäbchen, Kulturen) sowie gegebenenfalls zytologischer Untersuchung erlaubt in den meisten Fällen eine Differenzierung der verschiedenen Aszitesformen (Tab. 25.13).
Aufgrund des Eiweißgehaltes unterscheidet man Transsudate und Exsudate. *Transsudate* (Eiweißgehalt < 30 g/l, spez. Gewicht 1,005–1,018, serös) sprechen für kardiale Stauung oder portale Hypertension.
Exsudate (Eiweißgehalt > 30 g/l, spez. Gewicht > 1,018, zellreich) sprechen für maligne Tumoren, Infektionen, Kollagenosen oder pankreatogenen Aszites. Exsudate können serös, fibrinös, hämorrhagisch oder chylös sein. Hämorrhagisches Exsudat spricht für Malignom, seltener Tuberkulose, Trauma oder Pankreatitis.
Der maligne Aszites wird durch den zytologischen Nachweis maligner Zellen im Punktat bewiesen, auch wenn ein Exsudat mit hohen Cholesterinwerten und hohem Ferritin mit großer Wahrscheinlichkeit darauf hinweist. Bei infektiösem Aszites ist die bakteriologische Untersuchung sehr wichtig, auch wenn sie besonders bei der spontanen bakteriellen Peritonitis meistens negativ ausfällt. Der pankreatogene Aszites läßt sich von den übrigen Formen durch seinen hohen Amylasegehalt gut abgrenzen.
Chylöser Aszites zeigt einen behinderten Abfluß des Chylus durch den Ductus thoracicus an, meist als Folge von Neoplasie, Entzündung, Tuberkulose, Trauma oder idiopathisch. In tropischen Gegenden kommt auch die *Filariasis* als ätiologischer Faktor in Betracht.
Vom echten chylösen Aszites ist der pseudochylöse Aszites (niedriger Triglyceridgehalt) abzugrenzen. Hier kommt die milchige Trübung vorwiegend durch Eiweißveränderungen zustande (z. B. bei geplatzten Ovarialzysten).
Muzinöser, schleimiger Aszites (Gallertbauch) findet sich vor allem beim Pseudomyxoma peritonei, ausgehend von der Appendix (Mukozele) oder von Ovarialzysten.

Abb. 25.10 Caput medusae bei chronischem Budd-Chiari-Syndrom.

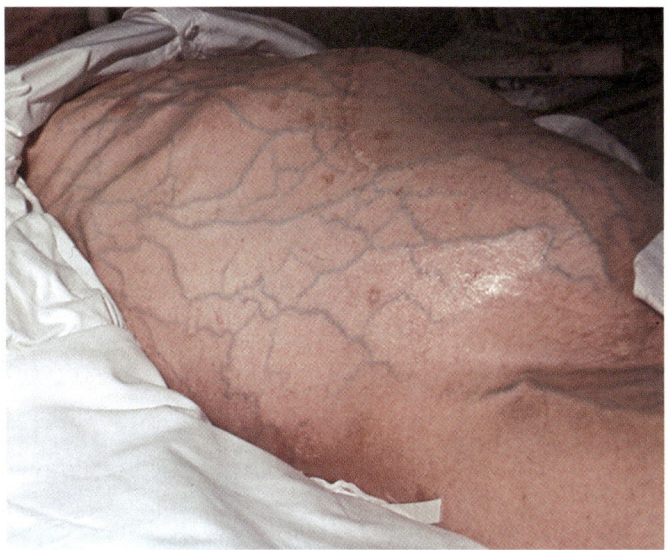

ter therapierbarem Aszites muß neben der SBP differentialdiagnostisch an eine Progredienz der Lebererkrankung, ein HCC, eine Pfortaderthrombose oder eine Tuberkulose gedacht werden.

Portale Hypertension

Klinik. Kardinalsymptome der portalen Hypertension sind:

- Aszites,
- Splenomegalie,
- Ausbildung von Kollateralkreisläufen.

Diese Symptome sind je nach dem Sitz der Blockierung im Pfortaderbereich verschieden stark ausgebildet. Die Entwicklung von Kollateralkreisläufen im Bereich des Abdomens (Caput medusae, Abb. 25.**10**), des Magens und vor allem des Ösophagus (Varizenbildung) sowie des Rektums (Hämorrhoiden, klinisch sehr selten von Bedeutung) wird bei allen Formen beobachtet (Abb. 25.**11**, 25.**12**). Bei Wiedereröffnung der V. umbilicalis kann ein Strömungsgeräusch paraumbilikal auskultierbar sein (*Cruveilhier-von-Baumgarten-Syndrom*).

Der Aszites ist vor allem ausgeprägt bei Leberzirrhose und beim Budd-Chiari-Syndrom. Bei der Pfortaderthrombose hingegen fehlt Aszites meistens bzw. stellt eine Spätkomplikation dar.

Pathogenese und Diagnostik. Die Einteilung der portalen Hypertension nach der Lokalisation der Ursache zeigt schematisch Abb. 25.**13**. Zu einer portalen Hypertension kommt es, wenn die Strombahn im Bereich der Pfortader (prähepatisch), der Leber (intrahepatisch) oder der Lebervenen (posthepatisch) eingeengt oder verlegt ist. Angelpunkt für die Einteilung bilden die Sinusoide des Leberläppchens. Mit der Duplexsonographie ist eine portale Hypertension und die Lokalisation der Ursache meistens nachweisbar. Eine angiographi-

Tabelle 25.13 Differentialdiagnose häufiger Aszitesformen

	makroskopisch	Eiweiß (g/l)	Leukozyten (/μl)	weiterführende Diagnostik
Leberzirrhose	strohfarben oder ikterisch	< 30	< 250 v. a. mesothelial	
spontane bakt. Peritonitis	strohfarben, ikterisch, trüb	< 30	> 500 > 250 PMN	Bakteriologie
eitrige Peritonitis	trüb oder eitrig	> 30	v. a. PMN	Bakteriologie
maligner Aszites	strohfarben, hämorrhagisch, muzinös oder chylös	> 30	> 1000	Zytologie
tuberkulöser Aszites	klar, trüb, hämorrhagisch oder chylös	> 30	> 1000 meist > 70 % Lymphozyten	Laparoskopie, Peritonealbiopsie
pankreatogener Aszites	trüb, hämorrhagisch oder chylös	variabel, oft > 30	variabel, meist < 1000	Amylase

PMN, polymorphonukleäre Leukozyten

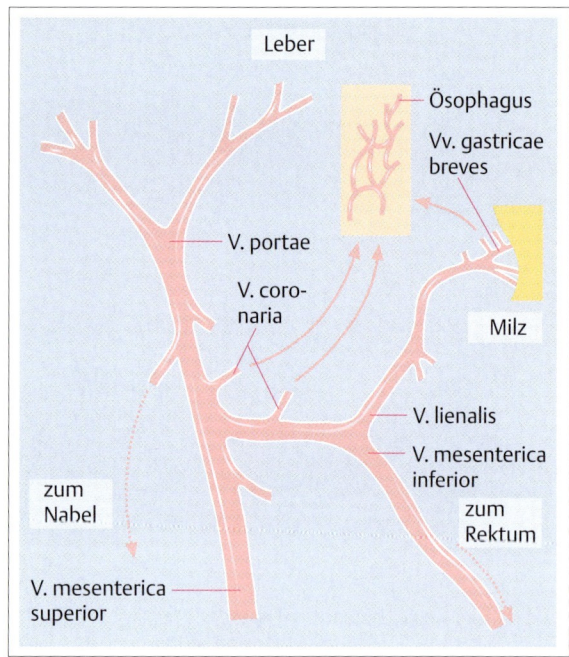

Abb. 25.11 Schematische Darstellung der wichtigsten Kollateralkreisläufe bei portaler Hypertension.

Ätiologie. Eine *Pfortaderthrombose* ist die häufigste Ursache einer *prähepatisch* bedingten portalen Hypertension. Diese kann auftreten u. a. als Folge einer neonatalen Nabelveneninfektion oder später erworbener Infektionen oder Entzündungen im Abdominalbereich (Appendizitis, Pankreatitis, Colitis ulcerosa, Morbus Crohn etc.), bei Leberzirrhose, HCC, Pankreaskarzinom, myeloproliferativem Syndrom, Kollagenosen, retroperitonealer Fibrose, Trauma, Gerinnungsstörungen mit Hyperkoagulabilität oder postoperativ, z. B. nach Splenektomie.

Die Verdachtsdiagnose einer Pfortaderthrombose ergibt sich bei Ösophagus- und/oder Magenfundusvarizen, evtl. mit oberer gastrointestinaler Blutung, aber ohne Hinweis für eine Lebererkrankung. Bei prähepatisch bedingter portaler Hypertension, z. B. durch einen thrombotischen Verschluß der Pfortader, ist die Leberfunktion nicht oder nur geringfügig beeinträchtigt, da die verminderte portovenöse Durchströmung über den arteriellen Zufluß kompensiert werden kann. Darüber hinaus können sich bei der blanden Pfortaderthrombose Kollateralen zu intrahepatischen Portalästen (sog. *kavernöse Transformation*) entwickeln, die eine Teilkompensation gewährleisten.

Bei den *intrahepatisch* bedingten Formen kann nach dem Ort des Strömungswiderstandes unterschieden werden zwischen präsinusoidaler, sinusoidaler und postsinusoidaler portaler Hypertension.

Eine *intrahepatisch-präsinusoidale* Widerstandserhöhung wird meist durch Granulome oder Infiltrate mit sekundärer Fibrosierung in den Periportalfeldern verursacht (*Sarkoidose, hämatologische und lymphatische Systemerkrankungen, Kollagenosen*). Die Schistosomiasis ist in einigen Ländern eine der häufigsten Ursachen der portalen Hypertension. Die in den Portalfeldern ab-

sche (indirekte Spleno- oder Mesenterikoportographie) oder invasiv-hämodynamische Abklärung (freier und geblockter Lebervenendruck, portosystemischer Druckgradient) ist nur selten notwendig. Die Zuordnung der wichtigsten Erkrankungen zu den verschiedenen Formen der portalen Hypertension zeigt Tab. 25.**14**.

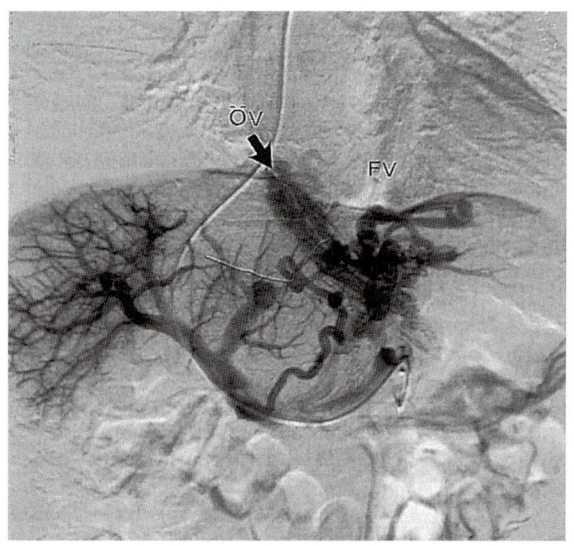

a

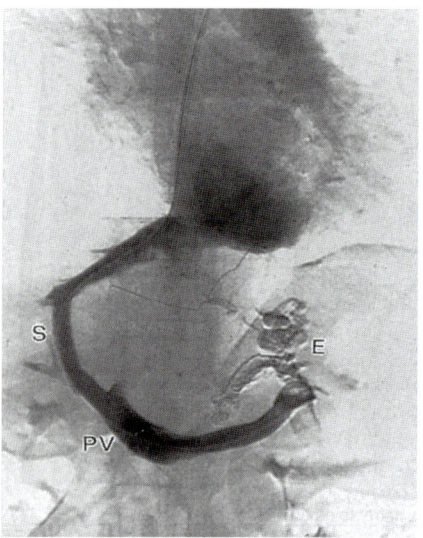

b

Abb. 25.**12** Angiographische Darstellung des Portalsystems vor und nach Anlage eines TIPS. **a** Darstellung von Varizenkonvoluten, die aus der V. gastrica sinistra entspringen (ÖV = Ösophagusvarizen; FV = Fundusvarizen). **b** Nach Implantation eines TIPS sind die Varizen nicht mehr perfundiert. Die portale Leberdurchblutung hat durch den Shunt deutlich abgenommen (PV = Portalvene; S = Stentshunt; E = mit Histoacryl embolisierte Kollateralen) (aus *Gerok W, Blum HE,* Hrsg. Hepatologie. 2. Auflage. 1995. Urban und Schwarzenberg, München).

gelagerten Eier des Parasiten führen zu tuberkelähnlichen Granulomen mit Narbenbildung. Dadurch entsteht ein präsinusoidales Strömungshindernis. Bei der *kongenitalen Leberfibrose* (Mikrozystenleber) kommt das präsinusoidale Strömungshindernis durch Fibrosierungen in den Periportalfeldern zustande. Die Verdachtsdiagnose kann gestellt werden, wenn neben der portalen Hypertension und ihren Folgen Nierenzysten nachweisbar sind. Die Diagnose wird durch die Leberbiopsie gesichert. Bei der *nodulären regenerativen Hyperplasie*, welche u. a. mit Kollagenosen, lymphoproliferativen Erkrankungen und mit der Einnahme gewisser Medikamente (anabole Steroide, Zytostatika) assoziiert sein kann, kann es zu einer präsinusoidalen portalen Hypertension kommen. Die *idiopathische portale Hypertension* ist in Indien und Japan häufig und ist gekennzeichnet durch einen Pfortaderhochdruck mit Splenomegalie und Kollateralenbildung bei offener Pfortader, normaler Leberstruktur und unauffälligen Leberfunktionsproben. Histologisch finden sich periportale Fibrosierungsreaktionen sowie eine Verdickung der Pfortaderwand und ihrer Äste (Portalvenensklerose).

Eine *intrahepatisch-sinusoidale* Widerstandserhöhung ist die häufigste Ursache einer portalen Hypertension und tritt meist im Rahmen einer Leberzirrhose auf.

Die *intrahepatisch-postsinusoidale* portale Hypertension wird durch ein Strömungshindernis in den intrahepatischen Venen verursacht.

Für die *posthepatische* portale Hypertension ist die häufigste Ursache eine *Rechtsherzinsuffizienz*. Bei *Pericarditis constrictiva* sind die Symptome der portalen Hypertension oft schon früh nachweisbar, ohne daß diagnoseweisende Kreislaufstörungen (Pulsus paradoxus) vorliegen müssen. Im Vordergrund steht die frühzeitige Aszitesbildung (Ascites praecox), die in der Regel von Hypalbuminämie begleitet wird. Bei einem Aszites ohne periphere Ödeme und bei normaler Leberfunktion sollte immer an die Möglichkeit einer Pericarditis con-

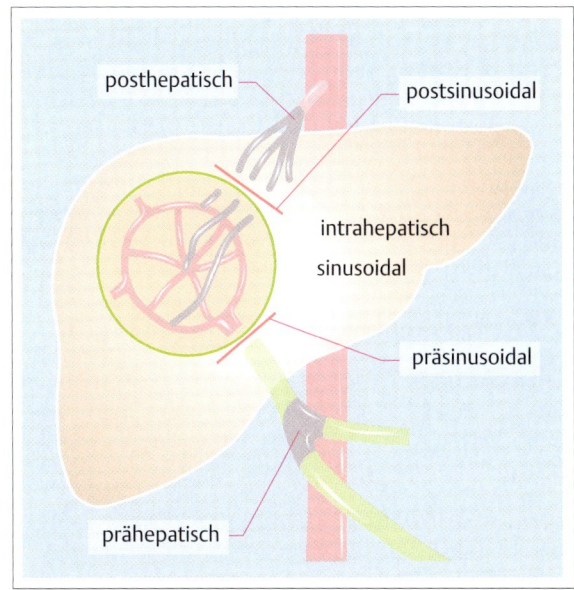

Abb. 25.13 Schematische Darstellung der Lokalisation des Strömungshindernisses bei verschiedenen Formen der portalen Hypertension; (1) prähepatisch, (2) intrahepatisch-präsinusoidal, (3) intrahepatisch-sinusoidal, (4) intrahepatisch-postsinusoidal, (5) posthepatisch.

strictiva gedacht werden, die chirurgisch erfolgreich therapiert werden kann.

Leberinsuffizienz

Die Leberinsuffizienz kann im Prinzip bei jeder schweren diffusen Leberschädigung auftreten. Sie ist gekennzeichnet durch eine Verschlechterung aller Leberfunktionen und geht einher mit verschiedenen Graden der hepatischen Enzephalopathie.

Tabelle 25.14 Krankheiten mit portaler Hypertension

Lokalisation der Ursache	Erkrankungen	
	häufig	selten
• prähepatisch	Pfortaderthrombose	arterioportovenöse Fisteln
• intrahepatisch präsinusoidal	primär biliäre Zirrhose	Schistosomiasis Sarkoidose lymphoproliferative Erkrankungen kongenitale Leberfibrose idiopathische portale Hypertension noduläre regenerative Hyperplasie
sinusoidal	Leberzirrhose alkoholbedingte Leberschädigung	
postsinusoidal	Leberzirrhose alkoholbedingte Leberschädigung	Veno-occlusive disease Budd-Chiari-Syndrom
• posthepatisch	Rechtsherzinsuffizienz Trikuspidalinsuffizienz Pericarditis constrictiva	Budd-Chiari-Syndrom Fehlbildungen der Lebervenen oder der V. cava Thrombose der Lebervenen oder der V. cava Kompression der Lebervenen (Tumor)

Rasche Verschlechterung des Allgemeinzustandes, Inappetenz, Apathie, Verwirrung, Tremor, Foetor hepaticus und Hypovolämie weisen auf eine Leberinsuffizienz hin. In der Regel tritt Ikterus auf, der sich rasch vertieft. Die Transaminasen und der Quick-Wert fallen; Vitamin K ist ohne Einfluß.

Hauptursache für die akute Leberinsuffizienz sind die virale, toxische, medikamentöse und akute alkoholische Hepatitis. Bei fortgeschrittener Zirrhose ist der Verlauf mehr schleichend und oft sehr wechselhaft.

Hepatische Enzephalopathie

Definition. Unter diesem Begriff werden die Veränderungen des Bewußtseinszustandes zusammengefaßt, die im Verlauf eines schweren Leberleidens auftreten können.

Pathogenese. Die Pathogenese ist nur teilweise geklärt. Toxische Substanzen aus dem Intestinaltrakt, die durch die insuffiziente Leber nicht mehr entgiftet werden oder via Kollateralkreislauf die Leber umgehen und ins Gehirn gelangen (vor allem nach portokavalem Shunt oder TIPS), stellen einen Teilfaktor dar. Zu hoher Eiweißgehalt der Nahrung, gastrointestinale Blutungen, Störungen des Elektrolythaushaltes (Hypokaliämie [Diuretika!]), Hypovolämie und Applikation von Sedativa können bei vorbestehender Leberinsuffizienz eine hepatische Enzephalopathie auslösen.

Klinik. Die hepatische Enzephalopathie äußert sich je nach Ausprägung in Verwirrtheitszuständen, Verlangsamung der intellektuellen Funktionen und eingeschränkter Konzentrationsfähigkeit, später Delirien, herabgesetzter Ansprechbarkeit und schließlich Koma. Typisch ist der *Flapping tremor*. Schriftproben eignen sich besonders gut, um eine beginnende hepatische Enzephalopathie zu verfolgen. Das EEG zeigt typische Veränderungen. Differentialdiagnostisch ist bei Alkoholikern ein Delirium tremens, eine akute alkoholische Halluzinose und das Subduralhämatom auszuschließen. Kranke mit Delirium tremens sind in der Regel aktiver und ängstlicher, weisen einen feineren und allgemeineren Tremor auf, zeigen eine geordnetere Sprache und erscheinen weniger stuporös. Zudem fehlen beim Delirium tremens die schweren Leberfunktionsstörungen.

Hepatorenales Syndrom

Definition. Als *hepatorenales Syndrom* bezeichnet man ein fortschreitendes oligurisches Nierenversagen bei Patienten mit Lebererkrankungen und fehlenden klinischen, klinisch-chemischen und pathologisch-anatomischen Hinweisen auf andere Ursachen für eine Niereninsuffizienz.

Pathogenese. Durch ausgeprägte Wasser- und Natriumretention kommt es zur Oligurie mit Ausscheidung eines nahezu natriumfreien Urins. Im Gegensatz zum prärenalen Nierenversagen führt die Expansion des Plasmavolumens beim hepatorenalen Syndrom nicht zu einer Verbesserung der Nierenfunktion.

Hepatopulmonales Syndrom

Ist eine arterielle Hypoxämie bei Patienten mit Leberzirrhose nicht durch eine primäre Lungen- oder Herzerkrankung oder mechanische Ursachen wie Pleuraerguß oder Aszites zu erklären, spricht man in Analogie zum hepatorenalen Syndrom von einem *hepatopulmonalen Syndrom*.

Pathogenese. Für die Genese des hepatopulmonalen Syndroms sind in erster Linie intrapulmonale arteriovenöse Shunts und ein gestörtes Ventilations-Perfusions-Verhältnis von Bedeutung. Zyanose und Trommelschlegelfinger sind häufige Symptome bei hepatopulmonalem Syndrom, die meisten Patienten haben jedoch keine ausgeprägten pulmonalen Beschwerden. Sauerstoffsättigung des Blutes im Stehen (Orthodeoxie) oder Platypnoe (Dyspnoe in aufrechter Körperhaltung, die sich im Liegen bessert) sind typisch, können aber auch bei anderen pulmonalen oder kardialen Erkrankungen vorkommen. Als Ursache wird eine verstärkte Perfusion der dilatierten Blutgefäße in den schlechter ventilierten basalen Lungenabschnitten im Stehen angesehen, was zu einer Zunahme des Shuntvolumens und der Ventilations-Perfusions-Verteilungsstörung führt. Intrapulmonale Shunts können durch eine Kontrastmittelechokardiographie oder durch eine Lungenperfusionsszintigraphie nachgewiesen werden.

Stoffwechselerkrankungen der Leber

Mehrere hereditäre Stoffwechselerkrankungen können zur Leberzirrhose führen (Tab. 25.**10**). Besonders wichtig sind die hereditäre Hämochromatose, der Morbus Wilson und der α_1-Antitrypsinmangel.

Hämochromatose

Definition und Epidemiologie. Die hereditäre Hämochromatose ist eine autosomal rezessiv vererbte Störung des Eisenstoffwechsels. Mit einer Prävalenz homozygoter Genträger von 1 : 400 und einer Penetranz der manifesten Erkrankung von 1 : 500 – 1 : 4000 stellt sie die häufigste vererbte Lebererkrankung dar. Von der hereditären Hämochromatose als primär vererbter Form sollten sekundäre Formen der Eisenüberladung der Leber, wie bei chronischer hämolytischer Anämie, chronischer Virushepatitis oder erhöhtem Alkoholkonsum klar abgegrenzt werden.

Pathogenese. Zentral in der Pathogenese der hereditären Hämochromatose ist eine pathologisch gesteigerte intestinale Eisenresorption, die zur Eisenüberladung mit konsekutiver Dysfunktion verschiedener Organe, insbesondere der Leber, des Pankreas und des Herzens führt. Die Frühdiagnose ist von großer Bedeutung, da die rechtzeitige Einleitung einer Aderlaßbehandlung das Auftreten irreparabler Organschäden verhindern kann und zu einer normalen Lebenserwartung führt.

Klinik. Die Krankheit manifestiert sich häufiger bei Männern als bei Frauen, hauptsächlich im Alter zwischen 40 und 60 Jahren. Die Erkrankten berichten über unspezifische Symptome wie Müdigkeit und Abgeschlagenheit, abdominelle Beschwerden, Gelenkschmerzen und Impotenz. Von den betroffenen Organen äußert sich neben der Leberzirrhose klinisch in den ersten Stadien vor allem die Pankreasbeteiligung im Sinne einer diabetischen Stoffwechselstörung. Eine Osteoarthropathie liegt häufig vor. Eine Hypophyseninsuffizienz wird gelegentlich beobachtet. Terminal steht meist die Kardiomyopathie mit Arrhythmien und Herzinsuffizienz im Vordergrund. Die Hodenatrophie ist besonders stark ausgeprägt. Gräulich-bräunliche Hyperpigmentierung der Haut (Bronzediabetes) und Schleimhäute mit typischer rauchgrauer Verfärbung an der Innenfläche der Hände weist auf Hämochromatose hin. Die Häufigkeit eines HCC ist etwa 40mal höher als in der Normalbevölkerung.

Diagnostik. Charakteristisch für die Hämochromatose ist eine stark erhöhte Transferrinsättigung von $\geq 60\%$ ($> 80\%$ beweisend) sowie erhöhtes Serumferritin ($> 700\,\mu g/dl$) (Tab. 25.**15**). Ferritin kann als Akut-Phase-Protein unspezifisch erhöht sein, deshalb ist die Transferrinsättigung der sensibelste Parameter. Beweisend ist ein erhöhter Eisengehalt in der Leberbiopsie ($> 4,5\,mg/g\,[> 80\,\mu mol/g]$ Trockengewicht; Lebereisenindex = $\mu mol/g$ Trockengewicht/Lebensalter $> 2,0$). Der Lebereisengehalt kann auch bei sekundären Hämosiderosen erhöht sein, ein Lebereisenindex von $> 2,0$ unterscheidet die hereditäre Hämochromatose jedoch von sekundären Siderosen. In unklaren Fällen können heute mittels Polymerasekettenreaktion einfach und schnell Punktmutationen im für die Erkrankung verantwortlichen HFE-Gen nachgewiesen werden: 85–90% der Erkrankten sind homozygot für die C282Y-Mutation. Die Mehrheit der übrigen Patienten sind heterozygot für die C282Y- und die H63D-Mutation (sog. compound heterozygotes).

Morbus Wilson

Definition und Pathogenese. Der *Morbus Wilson* ist eine autosomal rezessiv vererbte Kupferstoffwechselstörung mit abnormer Kupferablagerung und einer dadurch bedingten toxischen Schädigung verschiedener Organe, insbesondere der Leber und des Zentralnervensystems. Seit kurzem ist der zugrundeliegende genetische Defekt auf Chromosom 13 bekannt.

Klinik. Die klinische Symptomatik ist in ihrer Ausprägung sehr variabel, so daß der Morbus Wilson differentialdiagnostisch als Ursache jeder unklaren Hepatopathie, insbesondere bei jüngeren Patienten in Betracht gezogen werden muß. Der oft nur mittels Spaltlampe nachweisbare bräunlich-grünliche *Kayser-Fleischer-Kornealring* ist pathognomonisch (Abb 25.**14**).

Der Morbus Wilson manifestiert sich meist zwischen dem 5. und 30. Lebensjahr. Der typische Patient präsentiert sich mit einer chronischen Lebererkrankung und/oder neurologischen bzw. neuropsychiatrischen Symptomen. Die zerebrale Kupferakkumulation führt zu einer Schädigung insbesondere der Basalganglien und des Thalamus. Diese äußert sich in extrapyramidalen, zerebellären und pseudobulbären Symptomen, typischerweise Tremor, Dysarthrie und Ataxie. Selten kommt es zu einem fulminanten Leberversagen, das charakteristischerweise von einer Coombs-negativen Hämolyse begleitet wird. Zusätzliche Symptome sind Sonnenblumenkatarakt, Nierenfunktionsstörungen, Kardiomyopathie, Osteoporose und -malazie, Hyperpigmentierung und Azurlunulae.

Diagnostik. Die Diagnose wird gesichert durch:

➤ Nachweis des Kayser-Fleischer-Kornealrings,
➤ vermindertes Serumcoeruloplasmin ($< 200\,mg/l$),
➤ vermindertes Serumkupfer ($< 3\,\mu mol/l$) und erhöhtes freies Kupfer ($> 3,9\,\mu mol/l$),

Tabelle 25.**15** Eisenindizes bei hereditärer Hämochromatose

	normal	hereditäre Hämochromatose
Serumeisen [µg/dl]	60–160	> 160
Transferrinsättigung [%]	< 45	≤ 60
Serumferritin [µg/dl]	< 300	> 700
Eisengehalt der Leber (mg/g [µmol/g] Trockengewicht)	< 1,7 [< 30]	> 4,5 [> 80]
Lebereisenindex	< 1	> 2

Lebereisenindex = Eisengehalt der Leber [µmol/g Trockengewicht]/Lebensalter

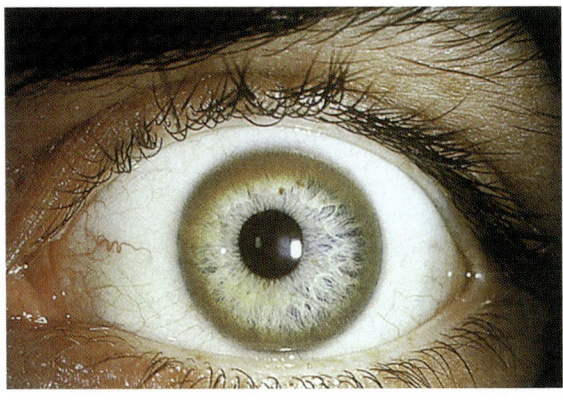

Abb. 25.**14** Kayser-Fleischer-Kornealring bei Morbus Wilson (aus *Gerok W, Blum HE*), Hrsg. Hepatologie. 2. Auflage. 1995. Urban und Schwarzenberg, München).

- erhöhte Kupferausscheidung im Urin (> 100 μg/24 h), vor allem nach D-Penicillamin-Applikation (1500–3000 μg 6 h nach Gabe),
- erhöhten Kupfergehalt in der Leber (> 250 μg/g Trockengewicht).

Der Kayser-Fleischer-Kornealring findet sich bei praktisch allen Patienten mit neurologischen Symptomen und bei 55–70 % der Patienten mit ausschließlich hepatischer Erkrankung. Gelegentlich findet er sich auch bei mit einer Akkumulation von Kupfer einhergehender chronischer Cholestase, wie z. B. bei primär biliärer Zirrhose.

α_1-Antitrypsinmangel

Der *α_1-Antitrypsinmangel* ist eine seltene Erkrankung, die sich klinisch vor allem bei Kindern mit Hepatopathie und Lungenobstruktion präsentiert. Im Erwachsenenalter manifestiert sich die Erkrankung durch eine Leberzirrhose mit häufigem Übergang in ein HCC. Bislang sind über 60 biochemische Varianten von α_1-Antitrypsin bekannt. Die häufigsten Typen sind die Proteinaseinhibitorvarianten (Pi) M, S und Z. Die Erkrankung tritt bei der homozygoten Form von PiZZ und in milderem Ausmaß bei der heterozygoten Form PiSZ auf. Die Penetranz des Gendefekts ist äußerst variabel. Bei Erwachsenen mit dem Genotyp PiZZ führt der Mangel bei etwa 15 % der Betroffenen zu einer Leberzirrhose. Eine chronisch obstruktive Lungenerkrankung ist die häufigste Krankheitsmanifestation des α_1-Antitrypsinmangels.

Diagnostisch für den α_1-Antitrypsinmangel ist das Fehlen oder die Verminderung der α_1-Globuline, da α_1-Antitrypsin den Hauptteil dieser Serumproteinfraktion ausmacht. Eine Differenzierung der verschiedenen Typen erfolgt durch isoelektrische Fokussierung. Die verschiedenen genetischen Varianten können auch auf DNA-Ebene durch Polymerasekettenreaktion nachgewiesen werden.

Hepatovenöse Ursachen von Lebererkrankungen

Hepatovenöse Ursachen von Lebererkrankungen umfassen die Stauungsleber, das Budd-Chiari-Syndrom und die Veno-occlusive disease.

Stauungsleber

Die *Stauungsleber* muß differentialdiagnostisch gegenüber der Leberzirrhose abgegrenzt werden. Bei gleichzeitiger Herzinsuffizienz ist es oft schwierig zu unterscheiden, ob die feststellbare Lebervergrößerung Folge einer Herzinsuffizienz ist oder ob umgekehrt die Herzinsuffizienz als Folge einer gemeinsamen Erkrankung von Herz und Leber gewertet werden muß. So werden z. B. bei Alkoholikern Leberparenchym und Herzmuskel geschädigt (alkoholbedingte Kardiomyopathie). Andererseits kann eine chronische Rechtsherzinsuffizienz zum zirrhotischen Umbau der Leber führen. Die *akute Stauungsleber* ist wegen der Kapselspannung oft schon spontan, aber stets auf Druck schmerzhaft. Die Leber kann eine sehr starke Größenzunahme aufweisen. Die Transaminasen können deutlich ansteigen. Richtungweisend sind die Zeichen der Rechtsherzinsuffizienz (gestaute Halsvenen, sonographisch nachweisbare Erweiterung der Lebervenen und fehlender inspiratorischer Kollaps der V. cava inferior).

Budd-Chiari-Syndrom

Pathogenese. Eine massive, stark druckdolente Hepatomegalie mit rasch sich entwickelndem Aszites ist typisch für *Budd-Chiari-Syndrom (BCS)* mit partiellem oder komplettem Verschluß der Lebervenen oder der V. cava inferior zwischen Lebervenenmündung und rechtem Vorhof durch Thrombus, Tumor oder Web. Es kann eine akute von einer chronischen Form unterschieden werden. Diagnostisch ist in der Regel die Duplexsonographie.

Klinik. Beim akuten BCS ist die rechtzeitige Ausbildung von Umgehungskreisläufen nicht möglich. Hierdurch kann es zur Stase im gesamten Splanchnikusgebiet mit Ausbildung eines fulminanten hypoxischen Leberversagens und rasch zunehmendem Aszites kommen, manchmal verbunden mit Ileus. Bei langsam progredientem, chronischem BCS führen die fortgesetzten zentrolobulären Nekrosen allmählich zur Zirrhose, wobei weniger die Einschränkung der Leberfunktion als vielmehr die Schwere des Aszites im Vordergrund steht. Das chronische BCS kann gelegentlich oligo- oder sogar asymptomatisch verlaufen. Das BCS wurde unter oralen Kontrazeptiva, bei myeloproliferativem Syndrom (Polycythaemia vera), verschiedenen Gerinnungsstörungen mit Hyperkoagulabilität, paroxysmaler nächtlicher Hämoglobinurie, systemischem Lupus erythematodes, Schwangerschaft, Infektionen (Amöbenabszeß, Echinokokkose) oder Tumoren (HCC, Nierenzellkarzinom) beobachtet. Oft bleibt die Ursache unklar (idiopathisches BCS). Differentialdiagnostisch müssen vor allem die akute Rechtsherzinsuffizienz und eine Pericarditis constrictiva ausgeschlossen werden.

Veno-occlusive disease

Bei der *Lebervenenverschlußkrankheit (Endophlebitis hepatica obliterans, Veno-occlusive disease, VOD)* sind die kleinen abführenden Venen durch Thromben eingeengt oder verschlossen. Die VOD ist eine häufige Ursache einer Leberfunktionsstörung nach Hochdosischemotherapie im Rahmen von Knochenmarktransplantationen. Sie tritt innerhalb von 3 Wochen, meist jedoch innerhalb der ersten Tage nach Transplantation auf. Klinische Symptome sind Ikterus, rechtsseitige Oberbauchschmerzen, bedingt durch eine Hepatomegalie, und plötzliche Gewichtszunahme (Aszites). Die Duplexsonographie führt meist zur Diagnose. Die Histologie ist beweisend. Die VOD kommt u. a. auch nach Bestrahlung der Leber und bei myeloproliferativem Syndrom vor.

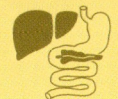

Cholestatischer Ikterus

Beim cholestatischen Ikterus ist die Unterscheidung zwischen *nichtobstruktiver* (meist intrahepatischer) und *obstruktiver* (meist extrahepatischer) *Cholestase* wegen der sich daraus ergebenden therapeutischen Konsequenzen klinisch vordringlich (Tab. 25.**16**).

Intrahepatische Cholestase

Unter diesem Begriff werden alle Formen von Cholestase zusammengefaßt, die ihre Ursache in der Leber haben. Allen gemeinsam ist die Störung der Ausscheidung von konjugiertem Bilirubin, deren Ursache auf Stufe der Leberzelle (postmikrosomal, d. h. nach der Konjugation zu Bilirubindiglucuronid), der Gallenkapillaren, der Ductuli oder der größeren intrahepatischen Gallengänge liegen kann (Abb. 25.**15**).

Allen Formen außer den intrazellulären (Dubin-Johnson-Syndrom) gemeinsam sind klinische (Pruritus) und biochemische Zeichen der Cholestase (erhöhte alkalische Phosphatase, γ-GT, evtl. Cholesterin). Im Gegensatz

Tabelle 25.**16** Differentialdiagnose der Cholestase

obstruktiv bedingte Cholestase	nichtobstruktiv bedingte Cholestase
extrahepatische Obstruktion – Cholelithiasis – Cholangiokarzinom – Papillenkarzinom – Pankreaskopfkarzinom – Pankreatitis, Pankreaspseudozyste – Parasitosen (z. B. Fasziolosis, Askaridiasis) – primär sklerosierende Cholangitis – Duodenaldivertikel – Gallengangsatresie – Mirizzi-Syndrom *intrahepatische Obstruktion* – intrahepatische Tumoren oder Metastasen – intrahepatische Gallensteine (Hepatolithiasis) – primär sklerosierende Cholangitis – Entzündung oder Fibrose im Bereich der Portalfelder – Cholangiokarzinom	– Medikamente und andere Fremdstoffe (Östrogene, Phenothiazine, gewerbliche Toxine u. v. a.) – schwere bakterielle Infekte (Sepsis) – intrahepatische Schwangerschaftscholestase – familiäre intrahepatische Cholestasen (Byler-Syndrom, Alagille-Syndrom) – akute und chronische Hepatitiden – primär biliäre Zirrhose – andere Formen der Leberzirrhose – postoperativer Ikterus – totale parenterale Ernährung – Speicherkrankheiten – granulomatöse und infiltrative Prozesse (Sarkoidose, Malignome) – familiäre rezidivierende benigne Cholestase – intrahepatische biliäre Atresie

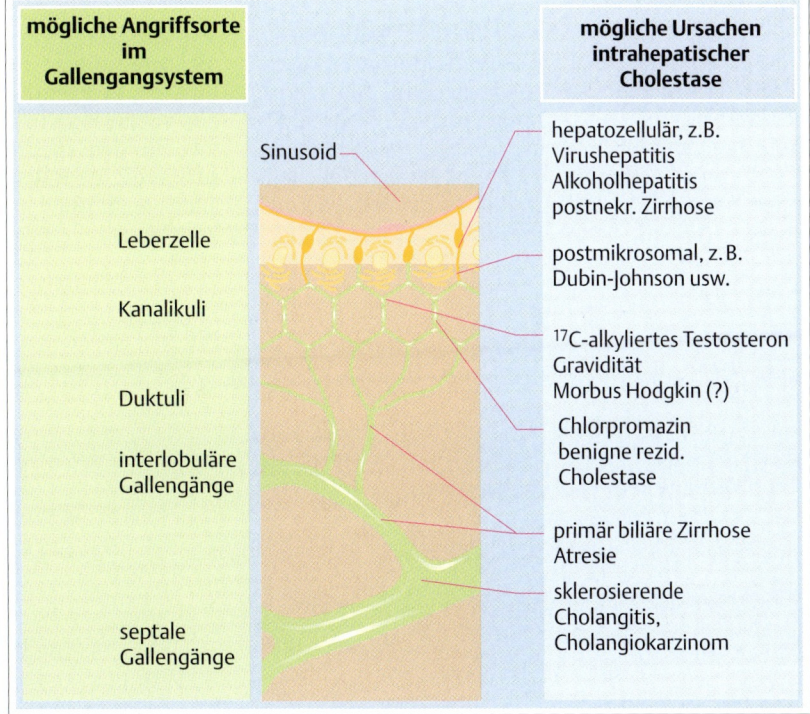

Abb. 25.**15** Klassifikation der intrahepatischen Cholestase nach den verschiedenen Ursachen im Gallengangsystem (nach *Sherlock*).

zur extrahepatischen Cholestase fehlen Schmerzen, Cholangitis und vor allem eine Erweiterung der extrahepatischen Gallenwege.

Schwangerschaftsikterus

Bei Auftreten eines Ikterus in der Schwangerschaft müssen schwangerschaftsspezifische von den häufigeren Ursachen unterschieden werden, die auch außerhalb der Schwangerschaft mit einem Ikterus einhergehen können (z. B. Virushepatitis, medikamentöse Hepatitis, Cholelithiasis). Physiologischerweise kommt es während der Schwangerschaft zu einem Abfall des Serumalbumins als Folge des erhöhten Plasmavolumens und zu einem Anstieg der alkalischen Phosphatase, die aus der Plazenta stammt. Spider naevi und Palmarerythem können vorkommen, verschwinden aber wieder nach der Entbindung.

Schwangerschaftsspezifische Ursachen. Typische schwangerschaftsspezifische Ursachen für einen Ikterus sind Hyperemesis gravidarum, intrahepatische Schwangerschaftscholestase, akute Schwangerschaftsfettleber, (Prä)Eklampsie und das HELLP-Syndrom (hemolysis, elevated liver enzymes, low plateled counts) (Tab. 25.17).

- Bei der *Hyperemesis gravidarum* stehen Nausea und Erbrechen im Vordergrund. Eine milde Hyperbilirubinämie wird häufig beobachtet, verschwindet aber normalerweise mit normokalorischer Ernährung.
- Die *intrahepatische Schwangerschaftscholestase* manifestiert sich typischerweise im 3. Trimenon mit Pruritus. Ein Ikterus kann 1–4 Wochen später auftreten, fehlt aber auch häufig. Pruritus und Ikterus sistieren unmittelbar nach der Entbindung, haben jedoch die Tendenz, bei einer erneuten Schwangerschaft zu rezidivieren.
- Die *akute Schwangerschaftsfettleber* ist eine seltene, durch mikrovesikuläre Leberverfettung charakterisierte, gegen Ende der Schwangerschaft auftretende Erkrankung mit sehr ernster Prognose. Nausea, Erbrechen und Oberbauchschmerzen werden innerhalb von 1–2 Wochen von Ikterus gefolgt. Unbehandelt entwickelt sich häufig ein fulminantes Leberversagen mit oft fatalem Ausgang. Ein sofortiger Schwangerschaftsabbruch ist deshalb therapeutisch erforderlich.
- Die *(Prä)Eklampsie* ist gekennzeichnet durch die Trias Ödeme, Hypertonie, und Proteinurie (EPH-Gestose) im späten 2. oder im 3. Trimenon. Diese sowie neurologische Symptome stehen im Vordergrund. Leberinfarkte und subkapsuläre Hämatome sowie Leberversagen können selten komplizierend auftreten.
- Das *HELLP-Syndrom* ist eine Komplikation der schweren Präeklampsie. Dem Syndrom liegt eine mikroangiopathische hämolytische Anämie mit erhöhten Transaminasen und Thrombopenie zugrunde. Die Veränderungen treten im 3. Trimenon auf und sind in den ersten 2 Tagen nach der Entbindung am ausgeprägtesten. Ein Ikterus tritt nur selten auf.

Postoperativer Ikterus

Die möglichen Ursachen und pathogenetischen Faktoren eines postoperativ auftretenden Ikterus sind komplex und umfassen u. a. erhöhten Anfall von Bilirubin aus dem Abbau transfundierter Erythrozyten, Resorption von Hämatomen, medikamentöse Einflüsse und hämodynamische Faktoren. Der benigne postoperative Ikterus tritt meist nach größeren Operationen bereits in den ersten 3 postoperativen Tagen auf, erreicht zwischen dem 8. und 10. Tag ein Maximum mit einer vorwiegend konjugierten Hyperbilirubinämie von 5–25 mg/dl (86–428 μmol/l) und klingt nach 14–18 Tagen ab. Die Transaminasen sind normal bis mäßig erhöht, die alkalische Phosphatase leicht bis mäßig erhöht.

Intrahepatische Cholestase bei schweren Infektionskrankheiten

Schwere bakterielle Infektionen (z. B. Sepsis, Pneumonie, Leptospirose, Salmonellose) können vor allem bei Kindern, gelegentlich aber auch bei Erwachsenen mit einem cholestatischen Ikterus einhergehen. Im Gegensatz zu den meisten anderen Ikterusformen finden sich in diesen Fällen in der Regel ein stark toxisch verändertes Blutbild und zudem Symptome der Grundkrankheit.

Tabelle 25.17 Schwangerschaftsspezifische Ursachen eines Ikterus (modifiziert nach *Knox TA* und *Olans LB*, N Engl J Med. 1996 335: 569–576)

Erkrankung	Ikterus	Trimester	Häufigkeit
Hyperemesis gravidarum	mild	1 (oder 2)	0,3–1,0 %
Intrahepatische Schwangerschaftscholestase	häufig nur Pruritus	2 oder 3	0,1–0,2 %
Akute Schwangerschaftsfettleber	häufig	3	0,008 %
(Prä)Eklampsie	selten, spät	2 oder 3	5–10 %
HELLP-Syndrom	selten, spät	3	0,1 %

Medikamentös induzierte cholestatische Hepatopathien

! Zahlreiche Medikamente können zu einer intrahepatischen Cholestase führen.

Prinzipiell unterscheidet man die *kanalikuläre (blande)* und die *hepatokanalikuläre (cholangiolitische)* Form. Bei der kanalikulären Form steht die reine Cholestase im Vordergrund. Typische auslösende Medikamente sind Östrogene, insbesondere Ethinylestradiol, und kontrazeptive oder C17-alkylierte anabole Steroide. Bei der hepatokanalikulären Form kommt es zusätzlich zu einer portalen Entzündung mit erhöhten Transaminasen. Typische auslösende Medikamente sind Phenothiazine, insbesondere Chlorpromazin, Ajmalin, Thyreostatika und Erythromycin. Im Gegensatz zur kanalikulären Form tritt diese Form der medikamentös induzierten cholestatischen Hepatopathie meist dosisunabhängig innerhalb der ersten 4 Wochen nach Behandlungsbeginn auf. Das Prodromalstadium ist kurz, mit Allgemeinerscheinungen wie bei einer Hepatitis, aber meist weniger intensiv. Initial werden oft febrile Temperaturen beobachtet. Der Ikterus ist nach Absetzen des auslösenden Medikamentes im allgemeinen selbstlimitierend, kann in seltenen Fällen aber auch über mehrere Monate protrahiert verlaufen.

Primär biliäre Zirrhose

Bei der *biliären Zirrhose* werden primäre und sekundäre Formen unterschieden. Jede chronische intra- oder extrahepatische Cholestase kann sekundär zu einer biliären Zirrhose führen. Davon abgegrenzt wird die primär biliäre Zirrhose.

Definition. Die *primär biliäre Zirrhose (PBC)* ist eine durch Destruktion der kleinen intrahepatischen Gallengänge charakterisierte, chronisch-progressive cholestatische Lebererkrankung ungeklärter Ätiologie, der wahrscheinlich ein Autoimmunprozeß zugrunde liegt. Betroffen sind vorwiegend Frauen im Alter zwischen 35 und 70 Jahren.

Klinik. Erstes Symptom ist oft ein hartnäckiger Pruritus, der den anderen Erscheinungen um Jahre vorausgehen kann. Typisch sind zudem Hepatomegalie, eine deutlich erhöhte alkalische Phosphatase und die praktisch pathognomonischen *antimitochondrialen Antikörper* mit M2-Spezifität, die in 95 % der Fälle gefunden werden und eine sehr hohe Spezifität aufweisen. Müdigkeit, braune Pigmentation an den belichteten Hautstellen (Melanose), Skelettschmerzen (Osteoporose) und Arthralgien kommen oft vor. Ikterus ist Zeichen einer fortgeschrittenen PBC.

Diagnostik. Die Laborbefunde sind durch erhöhte Cholestaseparameter, Hypercholesterinämie und im späteren Verlauf konstante Hyperbilirubinämie gekennzeichnet. Bei langdauernder schwerer Hypercholesterinämie treten Xanthelasmen und Hautxanthome auf. Erhöhte Immunglobuline, insbesondere IgM, werden häufig beobachtet. Die PBC ist häufig assoziiert mit anderen Autoimmunkrankheiten, z. B. Sjögren-Syndrom, Sklerodermie oder CREST-Syndrom. Die Leberhistologie ist diagnostisch.

Primär sklerosierende Cholangitis

Definition. Die *primär sklerosierende Cholangitis (PSC)* ist eine durch segmentale Entzündung und Fibrose der intra- und/oder extrahepatischen Gallengänge gekennzeichnete chronische cholestatische Lebererkrankung ungeklärter Ätiologie. Sie führt über eine fortschreitende Stenosierung und Obliteration der betroffenen Gallengänge zur sekundären biliären Zirrhose.

Epidemiologie. 70 % der Betroffenen sind Männer, das durchschnittliche Manifestationsalter liegt bei 40 Jahren. 50–75 % haben gleichzeitig eine chronisch entzündliche Darmerkrankung, meist eine Colitis ulcerosa. Umgekehrt findet man bei 2–4 % der Patienten mit Colitis ulcerosa eine PSC.

Klinik. Der Beginn der Erkrankung ist meist schleichend. Müdigkeit, Pruritus, Ikterus und Hepatomegalie können präsentierende Symptome sein. Die alkalische Phosphatase ist erhöht, wobei die Werte im Verlauf schwanken können. Ein atypischer, perinukleärer Anti-Neutrophilen-Zytoplasma-Antikörper (pANCA) kommt in 70–85 % der Fälle vor und ist für die Erkrankung sehr spezifisch. Entscheidend für die Diagnose ist die ERC, die typischerweise diffus verteilte Strikturen mit Befall der intra- und extrahepatischen Gallengänge zeigt (Abb. 25.16). Cholelithiasis ist gehäuft. Rezidivierende Cholangitiden sind typische Komplikationen. Die Inzidenz von Cholangiokarzinomen ist gehäuft.

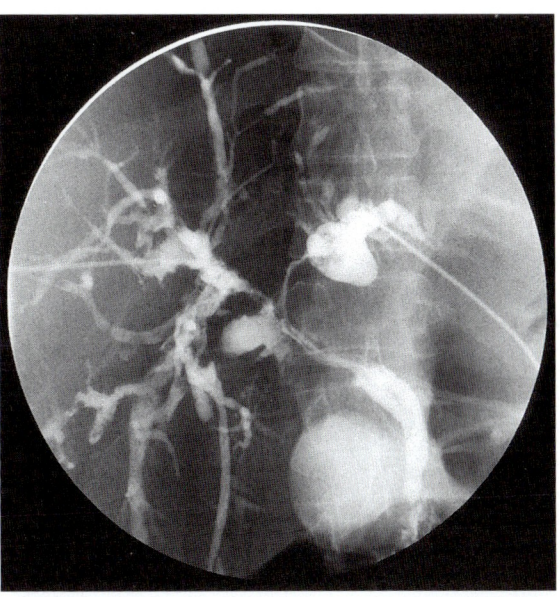

Abb. 25.16 Perkutane transhepatische Cholangiographie bei 40jährigem Patienten mit primär sklerosierender Cholangitis. Die intrahepatischen Gallenwege zeigen multiple Stenosierungen und dilatierte Segmente.

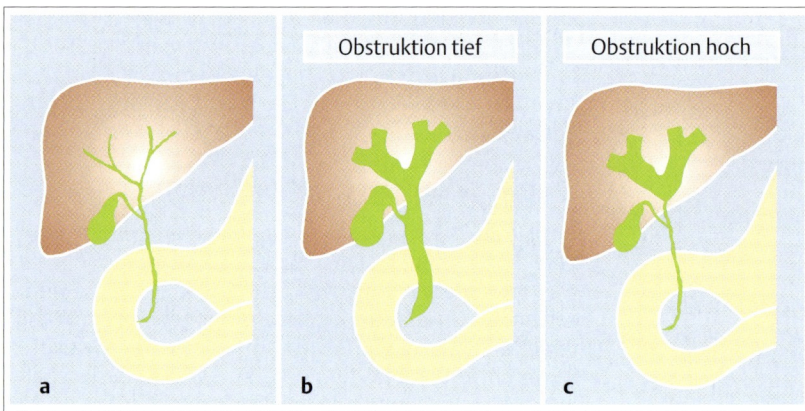

Abb. 25.17 Schematische Darstellung typischer Sonographiebefunde bei (a) intrahepatischer bzw. (b) und (c) extrahepatischer Cholestase.

Differentialdiagnose. Differentialdiagnostisch müssen die PBC, Cholangiokarzinome, Gallengangsstrikturen nach intraarterieller Chemotherapie mit 5-Fluorouracil, die im Rahmen einer HIV-Infektion auftretende Cholangiopathie und *sekundäre sklerosierende Cholangitiden*, z. B. als Folge postoperativer Strikturen oder angeborener struktureller Veränderungen der Gallenwege ausgeschlossen werden.

PBC und PSC können in das sog. *Syndrom der schwindenden Gallengänge (vanishing bile duct syndrome, VBDS)* münden. Dieses ätiologisch und pathogenetisch heterogene Syndrom ist durch Destruktion der kleinen intrahepatischen Gallengänge mit abnormer Dilatation oder fibrotischer Verödung und quantitativer Abnahme charakterisiert. Verschiedene Entwicklungsstörungen und erworbene Störungen gehören in diese Gruppe. Erstere stellt z. B. die *Caroli-Krankheit* dar, die durch sackförmige Erweiterungen der großen segmentalen intrahepatischen Gallengänge charakterisiert ist. In den dilatierten, zystenähnlichen Arealen stagniert der Gallefluß und es kommt dadurch zur Sludge- und Steinbildung. Beim *Caroli-Syndrom* sind die Ektasien der großen Gallengänge mit einer portalen Fibrose verbunden, die zur portalen Hypertension führen kann. Erworbene, mit einem VBDS einhergehende Erkrankungen sind neben PBC und PSC u. a. Abstoßungsreaktion nach Lebertransplantation, Graft-versus-host-disease, Sarkoidose, zystische Fibrose, Zytomegalievirus-Infektion (besonders bei Immunsuppression), Kryptosporidien-Infektion bei AIDS, Histiozytosis X, Morbus Hodgkin und verschiedene Medikamente (z. B. Chlorpromazin).

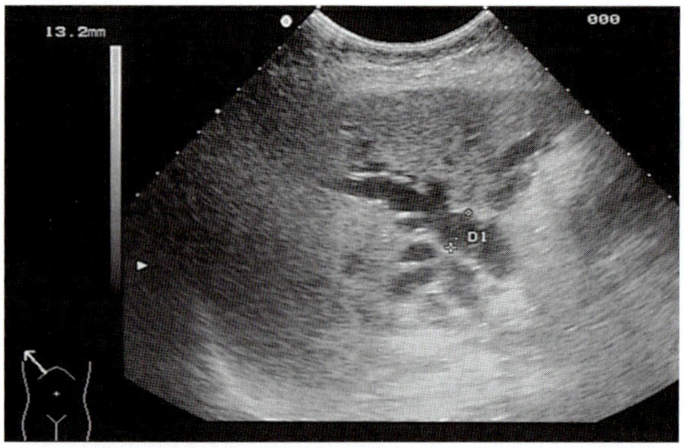

Extrahepatische Cholestase

Klinik. Bei dieser Form wird der Gallefluß durch ein mechanisches Hindernis im Bereich der Gallenwege kompromittiert. Die Leber ist oft vergrößert und druckdolent, die Milz hingegen normal groß. Biochemisch überwiegen die Zeichen der Cholestase (deutlich erhöhte alkalische Phosphatase, γ-GT und Bilirubin). Die Transaminasen sind häufig leicht bis mäßig erhöht. Eine sichere Unterscheidung zwischen intra- und extrahepatischem cholestatischem Ikterus ist aufgrund der Leberwerte und -biopsie oft nicht möglich. Beim totalen Verschluß ist der Urin Bilirubin positiv und Urobilinogen negativ; der Stuhl ist entfärbt.

Diagnostik. Diagnostisch entscheidend ist der sonographische Nachweis erweiterter Gallenwege (Abb. 25.**17**, 25.**18**) und der Nachweis und die Artdiagnose des Abflußhindernisses im Bereich der extrahepatischen Gallenwege mittels ERCP bzw. PTC (Abb. 25.**19**).

Steinverschluß

Steinträger sind vorwiegend adipöse Frauen, Multipara und Diabetiker über 40 Jahre. In etwa $3/4$ der Fälle gehen einer zu Ikterus führenden Steineinklemmung Gallekoliken voraus. Die *Choledocholithiasis* wird meist von einer *Cholezystitis* begleitet, so daß die Gallenblasengegend oft druckempfindlich ist. Fieber und Schüttelfrost weisen auf eine Cholangitis hin. Beim Gallensteinverschluß folgt der Ikterus dem initialen Schmerz oder Schüttelfrost nach 12–24 Stunden. Im Gegensatz zum Tumor ist der Steinverschluß selten während längerer Zeit total, so daß Urobilinogen im Urin und im Stuhl in der Regel wechselnd positiv und negativ ausfällt. Beim Steinverschluß ist der Stuhl in der Regel nicht oder nur kurzfristig acholisch im Gegensatz zum Tumorverschluß. Die Serumbilirubinwerte errreichen keine exzessiven Werte.

Abb. 25.18 Extrahepatischer Verschlußikterus. Sonographischer Befund bei einer 85jährigen Patientin mit Klatskin-Tumor und deutlich erweiterten Gallenwegen.

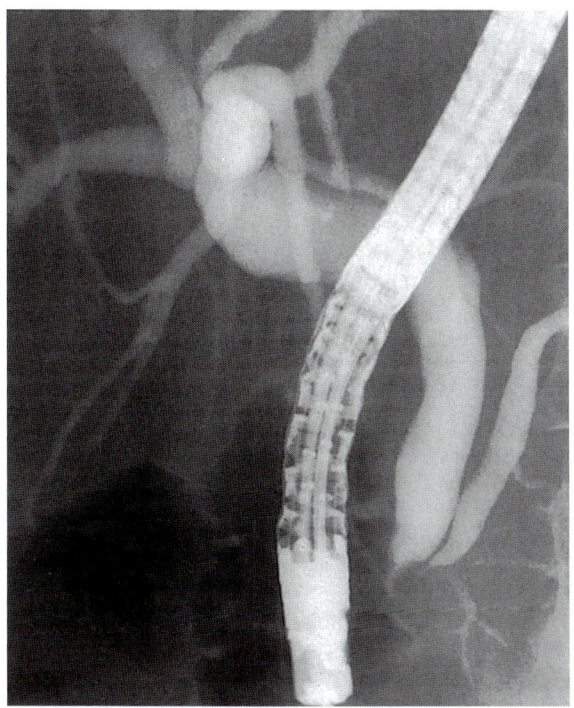
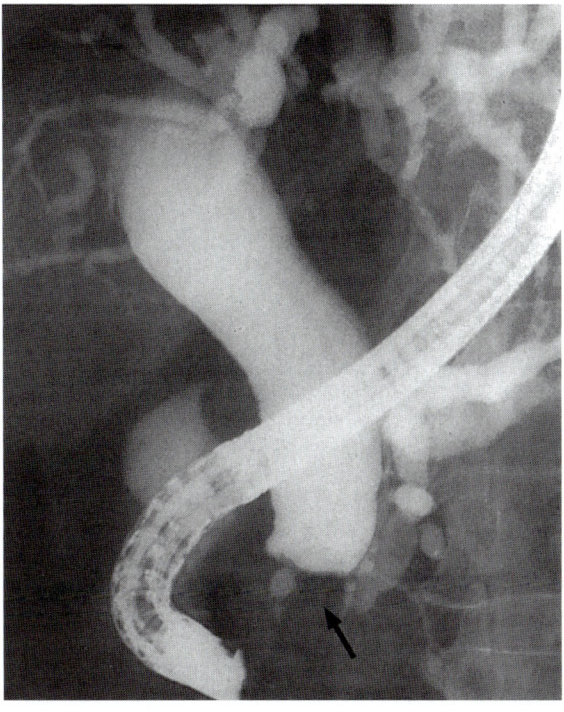

Abb. 25.19 Extrahepatischer Verschlußikterus. **a** ERCP-Befund bei Papillitis stenosans mit konischer Einengung des Papillenlumens und deutlicher Dilatation der intra- und extrahepatischen Gallenwege sowie des Ductus pancreaticus (wirsungianus). **b** ERCP-Befund bei Papillenkarzinom mit stufenförmiger Einengung des Lumens (Pfeil) und ausgeprägter Dilatation der intra- und extrahepatischen Gallenwege sowie des Ductus pancreaticus (wirsungianus) (aus *Gerok W, Blum HE*, Hrsg. Hepatologie. 2. Auflage. 1995. Urban und Schwarzenberg, München).

Tumorverschluß

Pankreaskopfkarzinome, Karzinome der Papilla Vateri und Gallengangskarzinome können schon im frühen Stadium zu einem durch Verschluß bedingten cholestatischen Ikterus führen. Dieser ist oft, aber keineswegs immer, schmerzlos. Andererseits kann auch ein Steinverschluß schmerzlos verlaufen.

Ist die Gallenblase palpabel oder gar sichtbar, beruht die Stauung typischerweise auf einem Tumorverschluß (*Courvoisier-Zeichen*). Beim Steinverschluß hingegen fehlt das Courvoisier-Zeichen, da die im Rahmen der Cholelithiasis und Cholezystitis entzündlich veränderte und geschrumpfte Gallenblase sich nicht mehr erweitern kann.

Weitere Ursachen für Verschlußikterus sind:

Strikturen der Gallenwege werden gelegentlich als Komplikationen nach Gallenblasenoperationen beobachtet. Hierdurch kann es zu wiederholten Cholangitisschüben kommen.

Papillenstenosen, vorwiegend bei Cholelithiasis oder postoperativ, können zu intermittierender Cholestase und evtl. rezidivierender Pankreatitis führen.

Seltene weitere Ursachen sind kongenitale Mißbildungen im Bereich des Ductus choledochus bzw. der Papilla Vateri, z.B. Choledochuszysten, Choledochozele, Duodenaldivertikel. Im Rahmen von Pankreatitisschüben wird ein Cholestasesyndrom gehäuft beobachtet (Kompression des distalen, intrapankreatischen Ductus choledochus). In seltenen Fällen kommt es zu einem Verschluß durch Parasiten, z.B. *Fasciola hepatica* (weltweit verbreitet, vor allem Lateinamerika, Mexiko und USA), *Ascaris lumbricoides* (weltweit verbreitet, vor allem in tropischen Ländern), *Clonorchis sinensis* (China, Japan und Südostasien) und *Opisthorchis viverrini* (Thailand).

Cholangitis

! Schmerzen, Schüttelfrost und Ikterus, die sog. *Charcot-Trias*, sind die Leitsymptome der Cholangitis.

Häufig besteht nicht das Vollbild, insbesondere Schmerzen können fehlen. Die bakterielle Cholangitis entsteht auf dem Boden einer Stauung der extrahepatischen Gallenwege, vor allem bei Steinverschluß oder Striktur. Sie wird seltener beobachtet bei Tumorverschluß. Selten bilden Parasiten die Ursache für eine Cholangitis.

Erhöhte Entzündungs- und Cholestaseparameter fehlen praktisch nie. Meistens sind auch die Transaminasen mäßig erhöht. Die Leber ist vergrößert und druckdolent. Die Schübe klingen spontan oder unter antibiotischer Therapie innerhalb weniger Tage ab. Rezidive sind die Regel, solange die Ursache der Stauung weiterbesteht. Komplikationen der Cholangitis sind vor allem Leberabszesse, Sepsis und bei chronisch-rezidivierendem Verlauf die Ausbildung einer *sekundären biliären Zirrhose*.

Raumfordernde Leberprozesse

Pathogenese. Die meisten fokalen Leberprozesse können abhängig von Lokalisation und Ausdehnung zu einem partiellen oder vollständigen Verschlußsyndrom führen. Ein kompletter Verschluß beider Hepatikusäste führt zum vollständigen Verschlußsyndrom (gleichzeitiger Anstieg von Bilirubin und Cholestaseparametern). Verschluß eines Hepatikusastes oder dessen Verzweigungen bedingt ein partielles Verschlußsyndrom (normales Bilirubin, erhöhte Cholestaseparameter).

Ätiologie. Bei vollständigem und partiellem Verschlußsyndrom ist u. a. zu denken an Lebermetastasen (vor allem bei kolorektalem Karzinom, Bronchial-, Mamma- und Magenkarzinom, malignem Melanom sowie Karzinoiden), HCC, das vorwiegend auf dem Boden einer Leberzirrhose entsteht, Infiltration durch ein malignes Lymphom oder Leukämie, Leberabszesse und Echinokokkuszysten.

Die Frage, ob bei einem partiellen oder vollständigen Verschlußsyndrom ein metastasierender Tumor vorliegt, stellt sich dem Arzt sehr häufig. Die Symptome des Primärtumors können völlig fehlen (z. B. beim Pankreaskarzinom im Korpus- oder Schwanzbereich, beim Magenkarzinom und beim Kolonkarzinom, vor allem im rechten Hemikolon). Oftmals allerdings sind die Lebermetastasen Spätmanifestation eines seit längerer Zeit bekannten Karzinoms.

Diagnostik. Laborchemisch ist eine hohe alkalische Phosphatase besonders typisch. Die Transaminasen können geringgradig erhöht sein. Ein Ikterus findet sich dagegen nur bei massiver Metastasierung. Mittels Sonographie oder CT sind raumfordernde Leberprozesse meist nachweisbar und durch sonographisch gezielte Punktion histologisch differenzierbar.

Lebertumoren

Tumoren der Leber sind entweder primär hepatische oder sekundär metastatische Läsionen (Abb. 25.**20**). Gelegentlich kommt es auch zur Infiltration der Leber von außen durch einen extrahepatischen Tumor, z. B. durch ein Gallenblasenkarzinom.

Benigne Tumoren. Häufige benigne Tumoren sind *Leberzelladenom, fokale noduläre Hyperplasie (FNH)* und das *kavernöse Hämangiom*. Adenome und FNH werden überwiegend bei Frauen im Alter von 20–45 Jahren im Zusammenhang mit der Einnahme oraler Kontrazeptiva beobachtet. Während das Leberzelladenom in ein HCC übergehen kann, wird die FNH nicht als Prämalignom betrachtet und erfordert kein aktives therapeutisches Vorgehen. Die FNH kann sich nach Absetzen der oralen Kontrazeptiva zurückbilden. Eine sichere Differenzierung ist jedoch meist nur histologisch möglich. Das kavernöse Hämangiom ist der häufigste benigne Tumor der Leber und wird meistens als Zufallsbefund im Rahmen einer Ultraschalluntersuchung aus anderer Indikation gefunden. Therapeutische Konsequenzen, außer dem ebenfalls empfohlenen Absetzen oraler Kontrazeptiva, haben nur große, symptomatische Tumoren. Selten kann ein großes Hämangiom zu Thrombopenie und Hypofibrinogenämie führen (*Kasabach-Merritt-Syndrom*).

Maligne Tumoren. Von den malignen Lebertumoren ist das *hepatozelluläre Karzinom (HCC)* am wichtigsten. Männer sind häufiger betroffen als Frauen. In 60–90 % liegt eine Leberzirrhose vor. Bekannte Risikofaktoren sind chronische Hepatitis B, C, und D, Aflatoxinexposition, Alkoholabusus und hereditäre Stoffwechselkrankheiten wie z. B. Hämochromatose und α_1-Antitrypsinmangel. Auffallend selten kommt ein HCC bei Morbus Wilson, primär biliärer Zirrhose und Autoimmunhepatitis vor. Die klinische Präsentation des HCC ist unspezifisch. Neben weitgehend asymptomatischen Verläufen berichten Patienten gelegentlich über Druckgefühl im Oberbauch, Inappetenz, Gewichtsabnahme und Müdigkeit. Auch können HCC-bedingte Pfortaderthrombose mit Varizenblutung, neu aufgetretener Aszites oder andere Dekompensationszeichen einer bekannten Leberzirrhose erste Symptome darstellen. Ikterus gilt als prognostisch schlechtes Zeichen. Um ein HCC in einem möglichst frühen, subklinischen und potentiell kurativ behandelbaren Stadium zu erfassen, sind regelmäßige Kontrollen der Risikopatienten mit Sonographie und Bestimmung von AFP erforderlich. In Ergänzung zum Ultraschall spielt die CT eine wichtige Rolle, bei der das Kontrastmittelverhalten mit zunehmender Kontrastierung in der früharteriellen Phase typisch ist (Abb. 25.**21**). Bei HCC-verdächtigen Herden ohne signifikante AFP-Erhöhung sollte die Diagnose histologisch gesichert werden. Das *Hepatoblastom* kommt bei Kindern vor dem 3. Lebensjahr vor.

Das *Cholangiokarzinom* kommt entweder intrahepatisch im Bereich der kleinen bzw. großen Gallenwege oder extrahepatisch im Bereich der Gallengänge (Gallengangskarzinom) vor. Bei einem Cholangiokarzinom im Bereich der Hepatikusgabel spricht man von einem *Klatskin-Tumor*. Das Cholangiokarzinom tritt am häufigsten im 6. Lebensjahrzehnt auf. Es ist gelegentlich assoziiert mit einer PSC und mit Infestationen der Gallenwege durch Leberegel (*Clonorchis sinensis, Opisthorchis vi-*

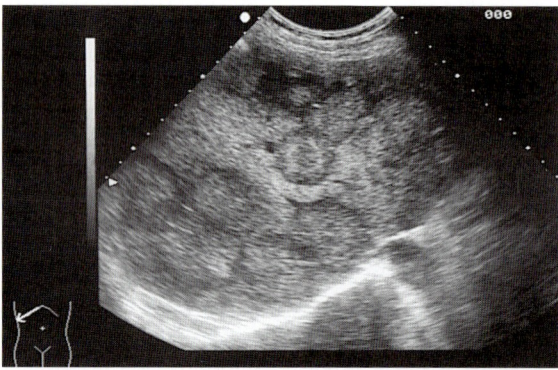

Abb. 25.**20** Multiple Lebermetastasen eines nichtkleinzelligen Bronchialkarzinoms bei einem 58jährigen Patienten (Sonographie).

Abb. 25.**21** Hepatozelluläres Karzinom bei einem 70jährigen Patienten mit Leberzirrhose auf dem Boden einer chronischen Hepatitis C. **a** In der nativen CT hypodense Darstellung des HCC. **b** In der dynamischen CT in der früharteriellen Phase deutliche Kontrastmittelaufnahme durch den Tumor.

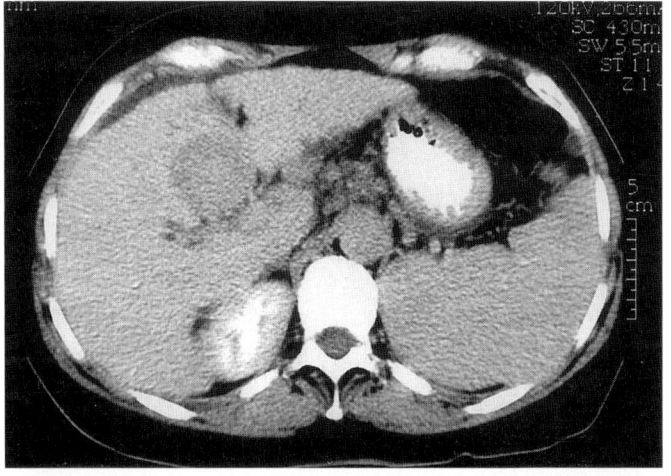

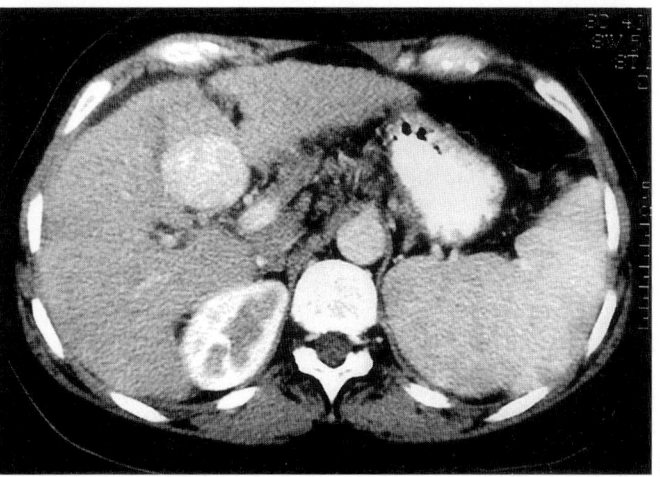

verrini), besonders in Asien. Das Gallenblasenkarzinom wird meist erst in fortgeschrittenen Stadien diagnostiziert.

Das *maligne Hämangioendotheliom (Hämangiosarkom)* ist sehr selten und kommt u. a. in Assoziation mit Thoriumdioxid (Thorotrast, von 1930 bis etwa 1955 als Röntgenkontrastmittel verwendet), Arsen und Vinylchloridmonomeren (Plastikindustrie) vor.

Echinokokkose

Erreger, Übertragung, Epidemiologie. Man unterscheidet 2 Erreger der Echinokokkose: *Echinococcus granulosus* (zystische Echinokokkose) und *Echinococcus multilocularis* (alveoläre Echinokokkose). Der E. granulosus ist am weitesten verbreitet und kommt vor allem in Viehzucht treibenden Ländern vor. Hauptwirt ist der Hund, Zwischenwirte können Schaf, Schwein, Rind, Fuchs, Rotwild und der Mensch sein. Der E. multilocularis ist endemisch in umschriebenen Gebieten Süddeutschlands, der Ostschweiz, ferner in Kanada, den USA, Rußland, China und Japan. Hauptwirt ist der Fuchs, gelegentlich der Hund, Zwischenwirt die Feldmaus. Der Mensch kann als Zwischenwirt infiziert werden. Die Übertragung auf den Menschen erfolgt durch Kontakt mit eierhaltigem Kot und Speichel infizierter Hunde (E. granulosus) oder durch Verzehr kontaminierter Beeren und Gemüse (E. multilocularis).

Klinik. Beide bilden Zysten in der Leber und in anderen Organen (z. B. Lunge, Gehirn, Milz). Die Zysten wachsen langsam und führen erst nach Jahren zu klinischen Symptomen. Diese und lokale Komplikationen werden von Lage und Größe der Zysten bestimmt. Der E. granulosus wächst verdrängend und bleibt häufig lange Zeit symptomlos. Der E. multilocularis ist durch die Ausbildung multipler kleiner Zysten gekennzeichnet, die infiltrierend und metastatisch wachsen.

Diagnostik. Eine Eosinophilie findet sich nur ausnahmsweise bei beiden Formen. Mittels Sonographie und CT ist es meist möglich, zwischen E. granulosus und E. multilocularis zu unterscheiden (Abb. 25.**22**). Die serologische Differenzierung gelingt bei 85 % der Patienten. Bei Punktion können anaphylaktische Reaktionen auftreten, außerdem besteht die Gefahr der Verschleppung.

Leberabszeß

Der Leberabszeß ist am besten als Komplikation der *Amöbiasis* und der *bakteriellen Cholangitis* bekannt. Fieber und Schmerzen sind in der Regel die ersten Sym-

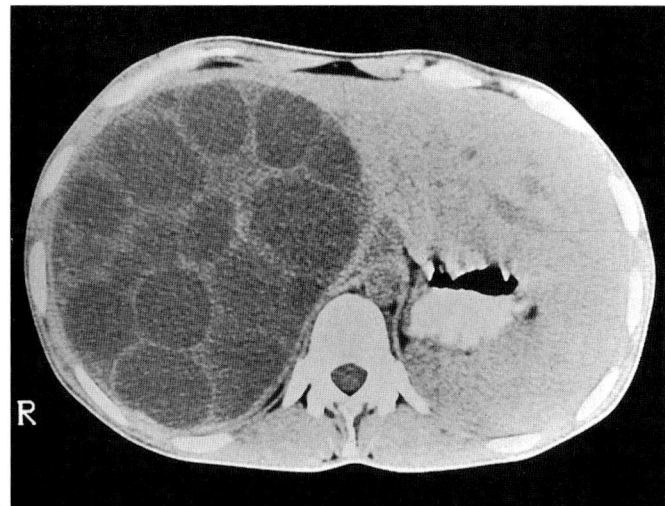
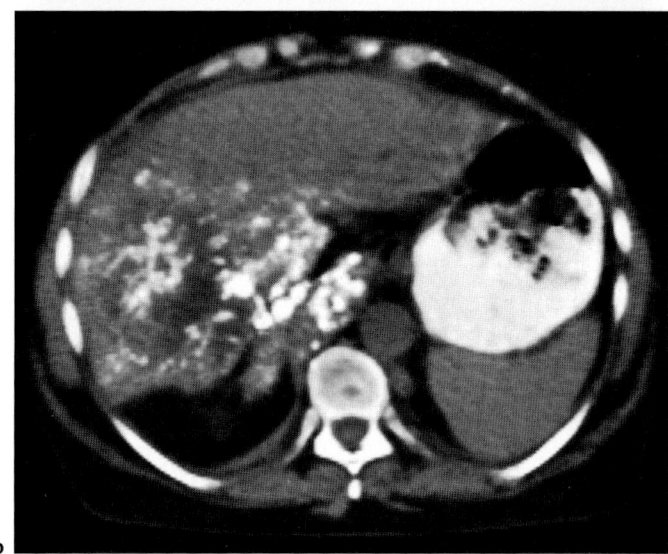

Abb. 25.**22** a Echinococcus cysticus.
b Echinococcus multilocularis. Tumorartige Ausbreitung im rechten Leberlappen und reichlich schollige Verkalkungen.

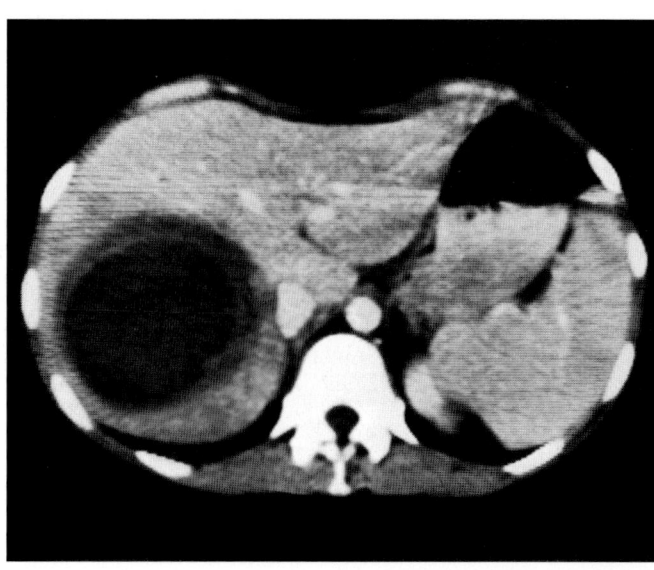

Abb. 25.**23** Amöbenabszeß.

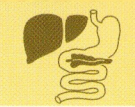

ptome. Die Leber ist vergrößert, deutlich druck- und klopfdolent. Transaminasen und alkalische Phosphatase sind in der Regel geringgradig erhöht bei gleichzeitiger Leukozytose und erhöhter Blutsenkungsreaktion. Sonographie und CT sind diagnostisch (Abb. 25.**23**). Die Unterscheidung eines Amöbenabszesses von einem bakteriellen Leberabszeß ist serologisch und mittels sonographisch gezielter Punktion möglich. Bei über 50 % der betroffenen Patienten mit Amöbenabszeß ist eine klinisch manifeste Amöbenenteritis vorausgegangen.

Literatur

Allgaier HP, Blum U, Deibert P, Spangenberg HC, Blum HE. Diagnostik des hepatozellulären Karzinoms. Schweiz Med Wschr. 1996; 126: 1975–1983.

Ammann RW, Eckert J. Cestodes: Echinococcus. Gastroenterol Clin North Am. 1996; 25: 655–689.

Bacon BR. Diagnosis and management of hemochromatosis. Gastroenterology. 1997; 113: 995–999.

Blum HE, von Weizsäcker F. Rationelle klinisch-chemische Diagnostik hepatobiliärer Erkrankungen. Internist. 1991; 32: 239–243.

Blum HE, Moradpour D, von Weizsäcker F, Wieland S, Peters Th, Rasenack JWS. Hepatitis B Virusmutanten – Klinische Bedeutung. Z Gastroenterol. 1997; 35: 347–355.

Blum HE. Update hepatitis A–G. Digestion. 1997; 58: 33–36.

Bosma PJ, Chowdhury JR, Bakker C, et al. The genetic basis of the reduced expression of bilirubin UDP-glucuronosyltransferase 1 in Gilbert's syndrome. N Engl J Med. 1995; 333: 1171–1175.

Cohen J, Edelman RR, Chopra S. Portal vein thrombosis: a review. Am J Med. 1992; 92: 173–182.

Czaja AJ. Diagnosis and therapy of autoimmune liver disease. Med Clin North Am. 1996; 80: 973–994.

Desmet V. Vanishing bile duct disorders. In: Boyer JL, Ockner RK, eds. Progress in liver diseases. Vol. X. Philadelphia, PA., Saunders WB; 1992.

Desmet V, Gerber M, Hoofnagle JH, Manns M, Scheuer PJ. Classification of chronic hepatitis: diagnosis, grading and staging. Hepatology 1994; 19: 1513–1520.

Fraser CL, Arieff AI. Hepatic encephalopathy. N Engl J Med. 1985; 313: 865–873.

Gitlin N. Wilson's disease: the scourge of copper. J Hepatol. 1998; 28: 734–739.

Ishak KG. Sarcoidosis of the liver and bile ducts. Mayo Clin Proc. 1998; 73: 467–472.

Johnson PJ, McFarlane IG. Meeting report: International Autoimmune Hepatitis Group. Hepatology. 1993; 18: 998–1005.

Kaplan MM. Primary biliary cirrhosis. N Engl J Med. 1996; 335: 1570–1580.

Knox TA, Olans LB. Liver disease in pregnancy. N Engl J Med. 1996; 335: 569–576.

Krawczynski K. Hepatitis E. Hepatology. 1993; 17: 932–941.

Krawitt EL. Autoimmune hepatitis. N Engl J Med. 1996; 334: 897–903.

Lee WM. Acute liver failure. N Engl J Med. 1993; 329: 1862–1872.

Lee WM. Hepatitis B virus infection. N Engl J Med. 1997; 337: 1733–1745.

Lee YM, Kaplan MM. Primary sclerosing cholangitis. N Engl J Med. 1995; 332: 924–933.

Lieber CS. Medical disorders of alcoholism. N Engl J Med. 1995; 333: 1058–1065.

Marotta PJ, LaRusso NF, Wiesner RH. Sclerosing cholangitis. Bailleres Clin Gastroenterol. 1997; 11: 781–800.

Moradpour D, Blum HE. Neue Hepatitisviren: Molekularbiologie und Klinik. Internist. 1996; 37: 903–911.

Nash JA, Cohen SA. Gallbladder and biliary tract disease in AIDS. Gastroenterol Clin North Am. 1997; 26: 323–335.

National Institutes of Health Consensus Development Conference. Management of hepatitis C. Hepatology. 1997; 26: Suppl. 1.

Paulusma CC, Kool M, Bosma PF, et al. A mutation in the human canalicular multispecific organic anion transporter gene causes the Dubin-Johnson syndrome. Hepatology. 1997; 25: 1539–1542.

Pietrangelo A. Hemochromatosis 1998: is one gene enough? J Hepatol. 1998; 29: 502–509.

Poles MA, Lew EA, Dieterich DT. Diagnosis and treatment of hepatic disease in patients with HIV. Gastroenterol Clin North Am. 1997; 26: 291–321.

Ponsioen CI, Tytgat GN. Primary sclerosing cholangitis: a clinical review. Am J Gastroenterol. 1998; 93: 515–523.

Ros PR, Davis GL. The incidental focal liver lesion: photon, proton, or needle? Hepatology. 1998; 27: 1183–1190.

Roy-Chowdhury J, Roy-Chowdhury N. Unveiling the mysteries of inherited disorders of bilirubin glucuronidation. Gastroenterology. 1993; 105: 288–293.

Saini S. Imaging of the hepatobiliary tract. N Engl J Med. 1997; 336: 1889–1894.

Zimmerman HJ, Ishak KG. General aspects of drug-induced liver disease. Gastroenterol Clin North Am. 1995; 24: 739–757.

Zimmerman HJ, Lewis JH. Chemical- and toxin-induced hepatotoxicity. Gastroenterol Clin North Am. 1995; 24: 1027–1045.

Standardwerke

Gerok W, Blum HE, Hrsg. Hepatologie. 2. Auflage. München: Urban und Schwarzenberg 1995.

Sherlock S, Dooley J. Diseases of the liver and biliary system. 10th edition. Oxford, GB: Blackwell Science 1997.

Zakim T, Boyer TD, eds. Hepatology – a textbook of liver disease. 3rd edition. Philadelphia, PA: WB Saunders Company 1996.

26 Dysphagie

M. Fried, R. Ammann

26.1 Mechanische Läsionen — 737
Ösophagustumoren 737
Mediastinale Prozesse 737
Entzündliche Stenosen 737
Membranen und Ringe 738
Zenker-Divertikel 739

26.2 Neuromuskuläre Motilitätsstörungen — 739
Achalasie 739
Diffuser Ösophagusspasmus 740

26.3 Schleimhautläsionen (Odynophagie) — 740
Ösophagusulkus 740
Ösophagitis 740

Allgemeine Bemerkungen, Klinik

Bei Patienten mit Schluckbeschwerden sind folgende Störungen zu unterscheiden:

- *Schluckschmerzen:* Schmerzen im Rachenbereich zu Beginn jeden Schluckaktes auch ohne Bolus, z. B. Angina lacunaris.
- *„Verschlucken" (oropharyngeale Dysphagie).* Transportstörung des Bolus im Rachenbereich, oft kombiniert mit nasaler Regurgitation oder Aspiration und Hustenanfällen (meist im Rahmen eines bekannten neurologischen oder muskulären Grundleidens).
- *Dysphagie (ösophageale):* Passagebehinderung für feste bzw. feste und flüssige Nahrung, oft kombiniert mit Würgreiz, Erbrechen, evtl. mit Aspiration.
- *Odynophagie:* Schmerzen bei Boluspassage entlang des Ösophagus, vor allem bei Ösophagitis, Ösophagusulkus, Trauma.

Davon abzugrenzen ist:
- *Globus „hystericus":* Fremdkörpergefühl (Kloß) im Halsbereich unabhängig vom Schlucken und ohne Schluckbehinderung.

Klinik der ösophagealen Dysphagie. Die Hauptursachen für die ösophageale Dysphagie sind aus der Übersichtsabbildung ersichtlich. Die Anamnese liefert wichtige Hinweise für die Abgrenzung der unterschiedlichen Formen von Schluckstörungen und hinsichtlich der vermutlichen Ursache bei Vorliegen einer ösophagealen Dysphagie. Die für die vorläufige Klassifikation entscheidenden Fragen sind in Abb. 26.1 zusammengestellt. Bei schwerer Passagebehinderung und Stase im Ösophagus kommt es häufig zu nächtlicher Regurgitation und Aspiration. Chronisch-rezidivierender Husten oder Pneumonien sind nicht seltene Begleitsymptome z. B. bei Zenker-Divertikel oder Achalasie; sie übertreffen gelegentlich die ösophageale Symptomatik.

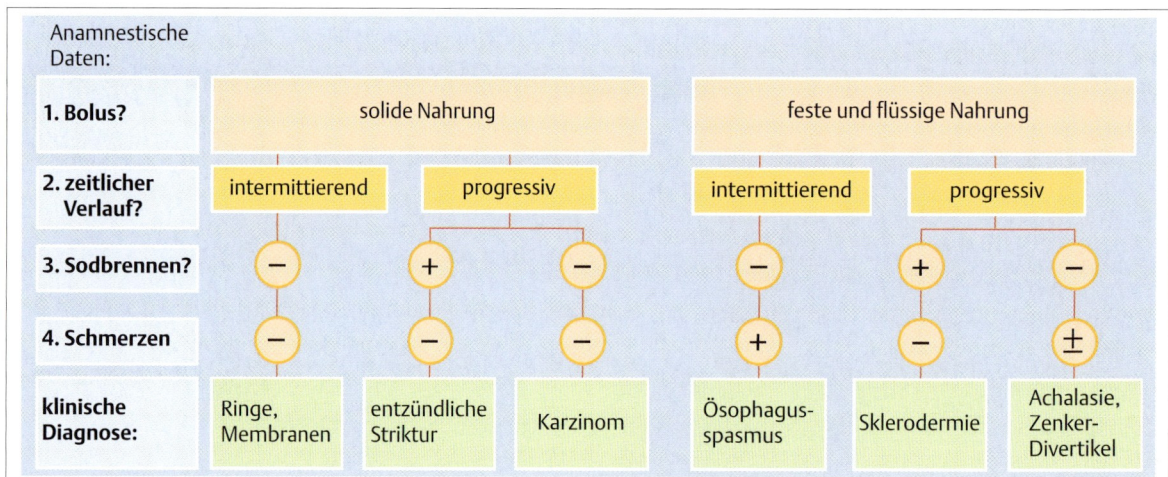

Abb. 26.1 Differentialdiagnose bei Dysphagie: vier anamnestische Kardinalfragen.

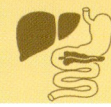

26.1 Mechanische Läsionen

Ösophagustumoren

Ösophaguskarzinom. Das Ösophaguskarzinom wird in vielen Fällen mit der typischen Anamnese (Schluckbehinderung, Druck-Enge-Gefühl, Steckenbleiben des Bisses auf einer bestimmten Höhe) erkannt. Bei Verdacht auf ein Ösophaguskarzinom denke der Arzt an die Tatsache, daß vorwiegend Alkoholiker, schwere Raucher und ältere Männer befallen werden. Nicht selten ist eine gesteigerte Salivation Frühsymptom. Das Kardiakarzinom macht ähnliche Beschwerden bei Übergreifen auf den unteren Ösophagus (histologisch Adenokarzinom).

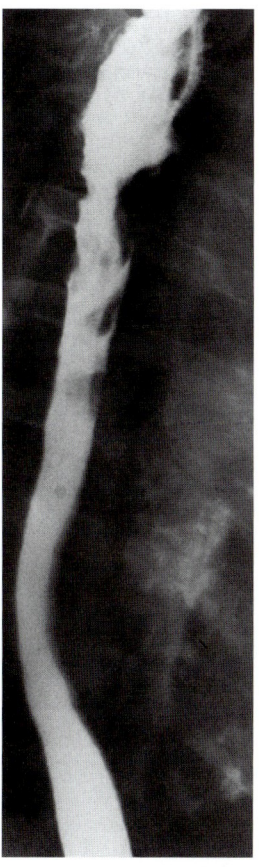

Abb. 26.2 Ösophaguskarzinom. Segmentäre Einengung des Lumens mit Wandstarre, Füllungsdefekten und Ulzerationen.

! Jede besonders neu aufgetretene Dysphagie ist primär auf ein Karzinom verdächtig und sollte immer durch eine Endoskopie abgeklärt werden.

Die diagnostisch entscheidenden Methoden sind die Röntgenuntersuchung, vor allem aber die Ösophagoskopie. Röntgenologisch sind Wandstarre, Füllungsdefekte und Ulzerationen (Abb. 26.2) zu Beginn der Erkrankung nicht ausgeprägt und können der Untersuchung entgehen. – Erst im Spätstadium treten durch Schädigung der Nachbarorgane weitere Erscheinungen hinzu:

- *Heiserkeit* und *Aphonie* (Rekurrensschädigung),
- *Horner-Syndrom* (Sympathikusschädigung),
- Dyspnoe (Kompression der Trachea, ösophagotracheale Fisteln).

Leiomyome. Leiomyome können ebenfalls Schluckbeschwerden verursachen, die allmählich zunehmen. Das Allgemeinbefinden ist aber meist nicht gestört. Im endoskopischen Bild findet sich eine Impression, im allgemeinen keine Schleimhautläsion, weil der Tumor submukös liegt.

Mediastinale Prozesse

Mediastinale Prozesse, vor allem Neoplasien bzw. Gefäßanomalien (z. B. Aortenaneurysma oder sog. Dysphagia lusoria), sind seltene Ursachen für Dysphagie. Dysphagie bei Struma ist verdächtig auf Malignität bzw. massive retrosternale Verlagerung.

Entzündliche Stenosen

Entzündliche Stenosen sind vor allem als typische Spätkomplikation einer langjährigen Refluxösophagitis zu beobachten. Der entzündlichen Stenose gehen daher typischerweise Sodbrennen, saures Aufstoßen und intermittierende epigastrisch-retrosternale Schmerzen um Jahre voraus. Die Refluxösophagitis ist häufig kombiniert mit einer Hiatusgleithernie. Nur die chronische, schwere ulzeröse Refluxösophagitis führt, bei ungenügender Therapie, zur kurzstreckigen, segmentären narbigen Stenose im Bereich des gastroösophagealen Übergangs (Abb. 26.3) mit Dysphagie.

Barrett-Ösophagus. Die Zylinderzellmetaplasie im Bereich des unteren Ösophagus (Barrett-Epithel, Barrett-Ösophagus) ist wahrscheinlich Folge einer seit vielen Jahren bestehenden Refluxkrankheit bei einer entsprechenden genetischen Disposition (Abb. 26.4). Ulkusbildung und narbige Striktur sind bei Barrett-Ösophagus

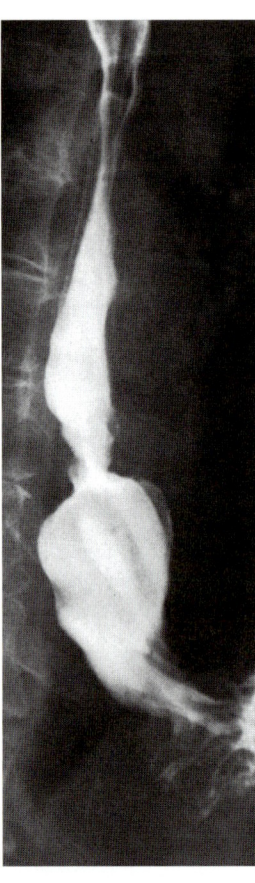

Abb. 26.3 Entzündliche Stenose nach langjähriger Refluxösophagitis bei großer gleitender Hiatushernie. 82jährige adipöse Patientin.

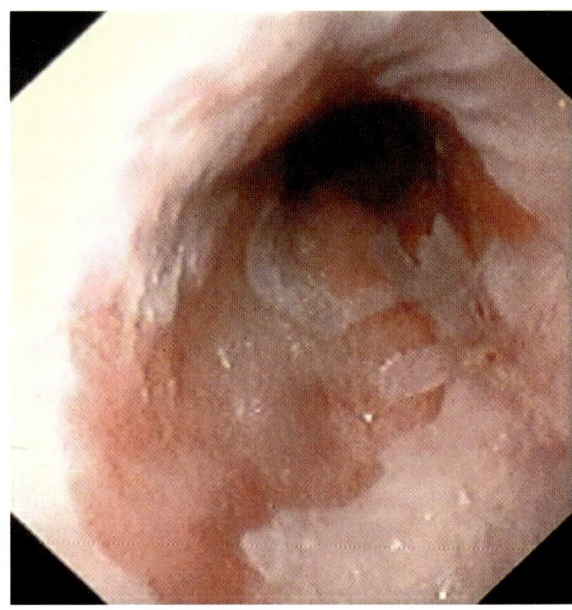

Abb. 26.4 Barrett-Ösophagus mit lachsfarbenem Epithel im unteren Ösophagus bei 64jährigem Mann.

häufig. Der Barrett-Ösophagus ist eine Präkanzerose, in etwa 10 % der Fälle entwickelt sich in diesem Bereich im Verlauf von Jahren ein Karzinom. Diagnose und Überwachung der Refluxösophagitis, vor allem bei Therapieresistenz und Dysphagiebeschwerden, erfordern endoskopische Kontrollen mit Biopsien, gegebenenfalls eine 24-h-pH-Metrie.

Seltene Ursachen. Seltene Ursachen für entzündliche Stenosen sind

- Trauma (z. B. Verätzung, vor allem durch Laugen),
- Operationen (z. B. Heller-Operation, gastroösophageale Anastomosen) und
- dermatologische Erkrankungen (z. B. Pemphigus vulgaris, Epidermiolysis bullosa hereditaria).
- Bei Sklerodermie mit Befall des Ösophagus sind Motilitätsstörungen und Refluxösophagitis für Dysphagie und evtl. narbige Stenosen verantwortlich.

Diagnostik. Endoskopische und röntgenologische Untersuchungen sind zur Objektivierung von Lage, Ausmaß und Ursache der Stenose einzusetzen.

Membranen und Ringe

Ringe (zirkuläre, fibröse Stenosen von wenigen Millimetern Dicke, vor allem Schatzki-Ring) im unteren Ösophagus und *Membranen* (Webs, semizirkulär, exzentrisch), im oberen Ösophagus verursachen selten eine intermittierende Dysphagie für feste Speisen. Die Genese dieser Stenosen ist ungeklärt. Sie können kongenital auftreten oder im Rahmen von Eisenmangelzuständen (Plummer-Vinson-Syndrom). Das Risiko für ein Ösophaguskarzinom ist erhöht.

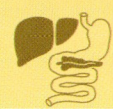

Zenker-Divertikel

Das Zenker-Divertikel im Halsbereich kommt meist bei alten Patienten vor und ist radiologisch als typischer Befund zu erkennen (Abb. 26.5). Im Gegensatz zum *Pulsionsdivertikel* (Zenker) führen *Traktionsdivertikel* im mittleren und unteren Ösophagus kaum zu Beschwerden. Eine Dysfunktion des M. cricopharyngeus (obere Achalasie) kann mit ähnlichen Beschwerden einhergehen wie das Zenker-Divertikel (Diagnose radiologisch, vor allem mittels Kinematographie). Möglicherweise liegt eine solche Funktionsstörung pathogenetisch dem Zenker-Divertikel zugrunde.

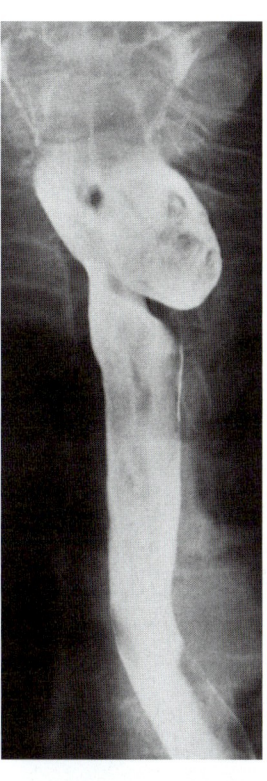

Abb. 26.5 Großes Zenker-Divertikel im Bereich des zervikalen Ösophagus. 73jähriger Mann.

26.2 Neuromuskuläre Motilitätsstörungen

Achalasie

Die Achalasie (früher Kardiospasmus) führt sekundär zu einem Megaösophagus (Abb. 26.6), tritt gehäuft im 3.–6. Dezennium und bevorzugt beim weiblichen Geschlecht auf. Dieser Erkrankung liegt eine funktionelle Obstruktion im Bereich des unteren Ösophagussphinkters zugrunde, beim Schluckakt bleibt eine physiologische Relaxation des Sphinkters aus. Wahrscheinliche Ursachen sind eine Verminderung der inhibitorischen Neurone und eine Störung der vagalen Innervation. Bei der Chagas-Krankheit (Lateinamerika, Erreger: Trypanosoma cruzi), die zu Megaösophagus führt, fehlen die intramuralen Ganglienzellen vollständig. Eine medikamentöse Therapie der Achalasie gibt es nicht. Eine Entleerung des Speisebreis erfolgt nur in aufrechter Körperlage durch Überwindung des Sphinkterwiderstands mittels Schwerkraft (Besserung der Symptome durch pneumatische Dilatation oder intrasphinktäre Botulinum-Injektion mit Schwächung des Sphinkters). Die Diagnose beruht auf typischer Klinik, radiologischem Befund (Abb. 26.6), Endoskopie (Ausschluß einer organischen Läsion) und insbesondere der Ösophagusmanometrie mit dem Nachweis einer Hochdruckzone und fehlender Relaxation beim Schlucken. Die Passage des Endoskopes in den Magen erfolgt bei Achalasie unbehindert, der endoskopische Befund ist meist normal.

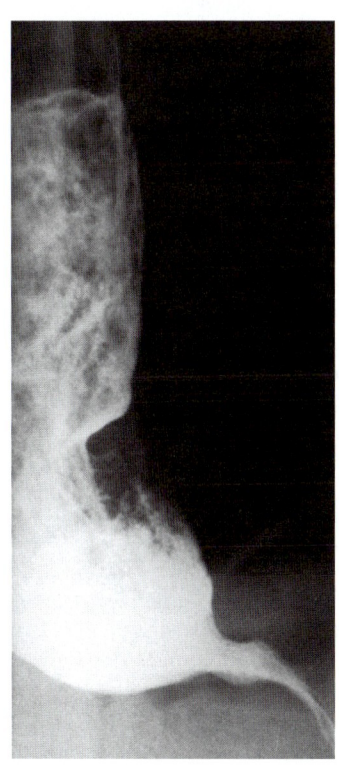

Abb. 26.6 Megaösophagus bei Achalasie. Typische trichterförmige glattwandige Einengung des Lumens am gastroösophagealen Übergang. Reichliche Retention von bariumvermischter Nahrung (mit Spiegelbildung) und fehlender Peristaltik im ganzen Ösophagus.

Diffuser Ösophagusspasmus

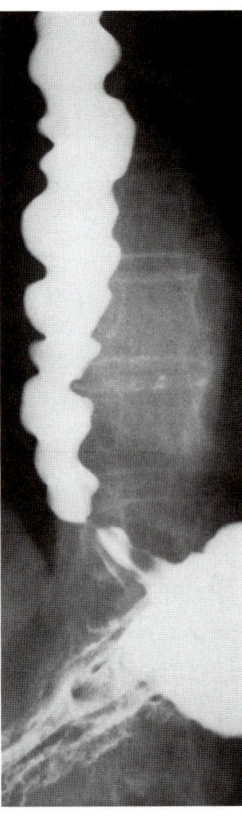

Abb. 26.7 Tertiäre Kontraktionen des Ösophagus mit Pseudodivertikelbildung (Korkzieherösophagus). 75jähriger Mann.

Achalasie mit Leitsymptom Dysphagie kann kombiniert sein mit diffusem Ösophagusspasmus (zusätzlich krampfartige retrosternale Schmerzen: „Vigorous achalasia"). Die Schmerzanfälle können auch ohne Nahrungsaufnahme, zeitweise nachts, auftreten und sind differentialdiagnostisch abzugrenzen von einer Angina pectoris (kein Belastungsschmerz, EKG). Ösophagusspasmen und Koronarspasmen können aber auch simultan auftreten. Typischer radiologischer Befund (Röntgenkinematographie) des diffusen Ösophagusspasmus sind tertiäre Kontraktionen mit Pseudodivertikelbildung zwischen den Kontraktionsringen (Abb. 26.7). Die tertiären Kontraktionen sind oft nur intermittierend kurzfristig sichtbar. Mittels Manometrie können verschiedene Typen von Achalasie und Ösophagusspasmus unterschieden werden.

26.3 Schleimhautläsionen (Odynophagie)

Ösophagusulkus

Plötzlich einsetzende Odynophagie ist verdächtig auf ein medikamentös induziertes *Ösophagusulkus* (vor allem nach Tetracyclinen, nichtsteroidalen Antirheumatika, Eisen- und Kaliumchloridpräparaten, Anticholinergika). Einnahme der Medikamente vor dem Schlafengehen ohne Flüssigkeit begünstigt lange Verweildauer der Medikamente im Ösophagus und lokale Schleimhautschädigung.

Die Diagnose wird endoskopisch gestellt. Die Abheilung unter antisekretorischer Therapie erfolgt meist prompt innerhalb einer Woche.

Weitere mechanische Ursachen. Verletzungen des Ösophagus nach Schlucken von Fremdkörpern (z. B. Hühnerknochen) können zu einer Odynophagie führen. Ebenfalls kann eine vorübergehende Odynophagie nach einer endoskopischen Behandlung (besonders Sklerotherapie) von Ösophagusvarizen auftreten.

Ösophagitis

Weitere Ursachen für Odynophagie (mit oder ohne Dysphagie) sind Ösophagitis bei Candidiasis (vor allem bei immunkompromittierten Patienten, z. B. AIDS), Herpesviren und weiteren Viren. Eine Ösophagitis mit schmerzhaftem Schluckvorgang kann auch Folge einer Radiotherapie oder einer Chemotherapie sein.

Literatur

Allgemeine Werke der Gastroenterologie (Auswahl)
s. Kapitel 7 „Schmerzen im Bereich des Abdomens", S. 257.

Castell DO, Donner MW. Evaluation of dysphagia: A careful history is crucial. Dysphagia. 1987; 2: 65.

Kahrilas PJ. Gastroesophageal reflux disease. JAMA. 1996; 276: 983.

Pasricha PJ, Ravich WJ, Hendrix TR et al. Intrasphincertic botulinum toxin for the treatment of achalasia. N Engl J Med 1995; 322: 774.

Richter JE. Investigation and management of non-cardiac chest pain. Baillieres Clin Gastroenterol. 1991; 5: 281.

Richter JE. Dysphagia, odynophagia, heartburn, and other esophageal symptoms. In: Sleisenger and Fordtran's gastrointestinal and liver disease: Pathophysiology/Diagnosis/Management/edited by Mark Feldmann, Scharschmidt F, Sleisenger H – 6th ed. 1993; 1: 97.

Schwizer W, Borovicka J, Fried M, Inauen W. Motilitätsstörungen und Untersuchungsmethoden des Oesophagus. Schweiz Med Wochenschr 1993; 123: 8.

27 Diarrhöen

M. Fried, R. Ammann

27.1 Akute Diarrhöen — 745

Allgemeine Überlegungen zum praktischen Vorgehen 745
Infektiöse und parasitäre Durchfälle 745
Antibiotikaassoziierte Kolitis (pseudomembranöse Kolitis) 746
Toxisch bedingte Durchfälle 746
Anaphylaktische Durchfälle 746

27.2 Chronische Diarrhöen — 747

Allgemeine Überlegungen 747
Leiden mit makromorphologischen Läsionen, vor allem im Kolon 747
    Colitis ulcerosa 747
    Proktosigmoiditis 748
    Venerische Anorektalleiden 748
    Ischämische (Entero-)Kolitis 749
    Ileocolitis Crohn (segmentäre, ulzerogranulomatöse Entzündung) 749
    Darmtuberkulose 750
    Kollagenkolitis und mikroskopische Kolitis 751
    Dünndarmkarzinome 751
    Kolonkarzinome 751
    Dickdarmpolypen 753
    Divertikulitis und Divertikelkrankheit 753
Leiden ohne morphologische Läsionen im Kolon 754
    Lactasemangel der Dünndarmmukosa 754
    Psychogene Durchfälle 754
Malassimilationssyndrom (Maldigestion und Malabsorption) 755
    Allgemeine Überlegungen 755
    Primäres Spruesyndrom 756
        Nichttropische Sprue (idiopathische Steatorrhö, Zöliakie) 756
        Tropische Sprue 756
    Maldigestion und sekundäres Spruesyndrom 757
        Steatorrhö bei Gallensäureverlustsyndrom 757
        Morbus Whipple (intestinale Lipodystrophie) 758
        Gastrojejunokolische Fistel 758
        Cholezystokolische Fistel 759
Endokrin bedingte Durchfälle 759
    Erkrankungen des endokrinen Systems 759
    Endokrin aktive Tumoren 759

Allgemeine Bemerkungen

Definition. Bei der Diarrhö sind zu unterscheiden
- die richtige Diarrhö, d. h. „zu häufig, zu flüssig und mengenmäßig zu viel" (über 250–300 g täglich),
- die „falsche Diarrhö", d. h. zu häufige, flüssige, aber wenig voluminöse Stuhlentleerungen, vorwiegend bei stenosierenden Prozessen im distalen Kolon mit Koprostase und sekundärer Verflüssigung des Stuhles,
- die gehäufte Entleerung von vorwiegend normal geformten Stuhlfraktionen (z. B. Colon irritabile, Proktitis).

Vom Laien werden alle 3 Formen als Diarrhö bezeichnet. Durch gezielte Anamnese muß der Arzt die 3 Formen differenzieren, da die „falsche Diarrhö" pathogenetisch eine spezielle Gruppe darstellt und häufig mit akuter Obstipation kombiniert auftritt (s. Kapitel 28). Die letzte Gruppe stellt entweder eine Variation im physiologischen Rahmen dar oder weist auf einen krankhaften Prozeß im Rektosigmoid hin. Eine Diarrhö muß von einer Inkontinenz (unkontrollierte Entleerung von Rektuminhalt) abgegrenzt werden, ein häufiges und nicht selten unerkanntes Problem.

Pathophysiologie. Die wichtigsten Ursachen der Diarrhö sind in der Übersichtstabelle angeführt. Die Unterscheidung in akute und chronische Diarrhö hat sich klinisch bewährt und soll als Basis für die folgenden Ausführungen dienen.

Pathophysiologisch lassen sich 5 Hauptgruppen von Diarrhö unterscheiden (Tab. 27.1). Bei zahlreichen Durchfalleiden spielen aber gleichzeitig verschiedene pathogenetische Mechanismen eine Rolle.

Dünndarmdiarrhö. Diarrhö ist einerseits ein typisches Symptom von gewissen Kolonerkrankungen, die, sofern sie chronisch sind, diagnostisch einfach durch Endoskopie erfaßt werden können, z. B. Kolitis, Morbus Crohn, Karzinom. Wesentlich schwieriger ist u. U. die Erfassung und Klassifikation von Diarrhö bei Dünndarmerkrankungen. Eine „Dünndarmdiarrhö" kommt bei morphologisch intaktem Kolon nur zustande, falls die physiologische Eindickungsfunktion des Kolons versagt. Diese Störung entsteht entweder durch Flüssigkeitsexzeß aus dem Ileum (vor allem sekretorische Pathogenese, Tab. 27.1) oder durch ein Überangebot an osmotisch wirksamen Substanzen (z. B. Exzeß an Gallensäuren, Laxantien, Hydroxyfettsäuren, unverdaute Nahrungsstoffe, z. B. Lactose) (osmotische Pathogenese, Tab. 27.1).

Klinische Einteilung. In der klinischen Praxis unterscheiden wir die akute (Tage bis Wochen) und die chronische resp. chronisch-rezidivierende Diarrhö (mehr als 3 Wochen). Die Zeitspanne von 3 Wochen ist arbiträr.

Tabelle 27.1 Pathogenetische Mechanismen der Diarrhö

1. Osmotisch
(Stop der Diarrhö bei Fasten)

intestinaler Disaccharidasemangel (z. B. Lactoseintoleranz)
primär-genetisch (Kinder); erworben-idiopathisch (Erwachsene)
sekundär, z. B. infektiös-entzündlich, bei Zöliakie, Postgastrektomie, Blindschlingensyndrom
Monosacchard-Malabsorption, z. B. Glucose-Galactose-Malabsorption, u. a. sekundär bei kindlich-infektiöser Diarrhö
künstliche Süßstoffe, z. B. Sorbitol, Mannitol
Laxantien, z. B. Lactulose, Mg-Salze, Phosphatsalze

2. Sekretorisch
(Diarrhö persistiert trotz Fasten)

mikrobielle Enterotoxine, z. B. E. coli, Vibrio cholera, Rota-, Norwalkviren, Cryptosporidien und Staphylokokken, Clostridium-perfringens-Toxine
chemische Noxen, z. B. Coffein, Theophyllin, Diuretika, gewisse Laxativa, Alkohol
Hormone, z. B. Gastrin (Zollinger-Ellison), VIP (Verner-Morrison), Serotonin (Karzinoid), Prostaglandin/Calcitonin (medulläres Schilddrüsenkarzinom)
endogene Noxen, z. B. Dihydro-Gallensäuren (Ileumausfall, -befall), Hydroxyfettsäuren (Sprue-Syndrom)
Tumor: sezernierende villöse Adenome

3. Exsudativ
Mukosaschaden

bakteriell-parasitär, z. B. Shigellen, Salmonellen, Amöben, Lamblien, AIDS
entzündlich, z. B. Antibiotika-assoziierte Diarrhö, Zöliakie, Morbus Crohn, Morbus Whipple, Colitis ulcerosa, Ischämie
kongenital, z. B. Chloriddiarrhö
chemische Noxen, z. B. Zytostatika

4. Motorisch
Colon irritabile, Postvagotomie, Cholinergika, Hyperthyreose, diabetische Enteropathie, Karzinoid

5. Verschiedenes
intestinale Obstruktion, intestinale Distension, Pfortaderhochdruck

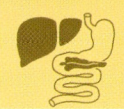

27.1 Akute Diarrhöen

Allgemeine Überlegungen zum praktischen Vorgehen

Symptomatische Therapie. Bei akuten Durchfallkrankheiten sind vor allem infektiöse, parasitäre, toxische, medikamentöse und allergische Ursachen in Betracht zu ziehen. Akute Diarrhöen sind häufig und mehrheitlich banal bzw. selbstlimitierend. Dahinter versteckt sich eine Vielzahl verschiedener Ursachen (s. Übersichtstabelle). Bei akuter Diarrhö stellt sich in erster Linie die Frage, ob eine Abklärung durchzuführen sei oder ob es nicht sinnvoller ist, primär in Unkenntnis der Ursache symptomatisch zu behandeln und je nach Verlauf, vor allem bei Therapieresistenz, eine Abklärung sekundär durchzuführen. Ausmaß, Art und Dauer der Durchfälle sowie Allgemeinsymptome sind dabei zu berücksichtigen.

Primäre Abklärung. Eine primäre Abklärung bei akuter Diarrhö ist nur *ausnahmsweise* indiziert, vor allem bei

- blutigen Stühlen,
- schweren Allgemeinsymptomen, vor allem Status febrilis, Exsikkose, Apathie,
- literweisen Stuhlentleerungen,
- schwerem anderem Grundleiden,
- Tropenrückkehrern,
- Berufstätigen in der Nahrungsmittelbranche,
- Durchfallerkrankungen von Kollektiven,
- Säuglingen und Kleinkindern,
- antibiotikaassoziierter Kolitis
  (infektiöse und parasitäre Diarrhöen s. Kapitel 4, „Status febrilis").

Infektiöse und parasitäre Durchfälle

Einteilung. Bei akuter *infektiöser* Diarrhö unterscheidet man 2 Hauptgruppen:

- die nichtentzündlichen (v. a. toxininduzierten) Formen vom „Choleratyp" und
- die entzündlich-invasiven Formen vom „Dysenterietyp".

Nichtentzündliche Formen. Typische Merkmale der nichtentzündlichen Formen sind häufige, wässerige Durchfälle, die rasch zu Hypotension, Schock und Azidose führen und in der Regel ohne Fieber einhergehen. Hauptsächliche Erreger sind Vibrio cholerae, enterotoxigene E. coli (ETEC), Rota- und Norwalkviren. Giardia und Cryptosporidien sind die häufigsten Parasiten, die ein ähnliches, mehrheitlich weniger akutes Krankheitsbild hervorrufen. Bei allen diesen Erregern sind keine Leukozyten im Stuhl nachzuweisen.

Entzündliche Form. Bei den entzündlich-invasiven Formen sind die Stühle weniger voluminös, vorwiegend eitrig-blutig, und im Stuhl sind reichlich Leukozyten zu finden. Bauchschmerzen und Fieber sind häufige Begleitsymptome. Haupterreger sind Shigellen, Campylobacter jejuni, enteritische Salmonellen, Yersinia enterocolitica, enteroinvasive E. coli und Clostridium difficile (nach Antibiotikatherapie!). Bei Tropenrückkehrern ist auch an Entamoeba histolytica zu denken.

Nahrungsmittelintoxikation. Akuter Brechdurchfall (i. a. innerhalb von 6 Stunden nach Nahrungszufuhr, Erkrankung der „Tischgemeinschaft") deutet auf eine *Nahrungsmittelvergiftung*, bedingt durch Toxine von bakte-

Tabelle 27.2 Diarrhö bei parasitären Erkrankungen

	Vorkommen	Infektionsweg
Parasiten, die häufig Diarrhö hervorrufen		
Protozoen		
Entamoeba histolytica	v. a. Tropen	fäkal-oral
Giardia duodenalis	ubiquitär	fäkal-oral
Isospora belli	Tropen	fäkal-oral
Balantidium coli	weltweit	fäkal-oral
Trematoden		
Schistosoma mansoni	v. a. Afrika, Südamerika	perkutan
Schistosoma japonicum	Ferner Osten	perkutan
Nematoden		
Trichuris trichiura	ubiquitär	fäkal-oral
Strongyloides stercoralis	Tropen, Subtropen	perkutan
Parasiten, die besonders bei AIDS-Patienten Diarrhö hervorrufen		
Cyclospora (blau-grüne Alge)	ubiquitär	fäkal-oral
Kryptosporidien	ubiquitär	fäkal-oral
Microsporidien	ubiquitär	fäkal-oral
Parasiten, die gelegentlich Diarrhö hervorrufen		
Protozoen (Kokzidiose), Plasmodium falciparum (Malaria tropica)		
Trematoden (fernöstliche Distomatosen, Bandwürmer, v. a. Hymenolepsis nana, Taenia saginata, Taenia solium, Diphyllobothrium latum)		
Nematoden (Ascaris lumbricoides, Ankylostoma duodenale, Trichinella spiralis)		

riell kontaminierter Nahrung (u. a. Staphylococcus aureaus, Clostridium perfringens, Bacillus cereus). Der Erregernachweis ist in kontaminierten Nahrungsmitteln möglich. Durchfälle, verbunden mit Fieber, Arthritiden und Erythema nodosum, sind typisch für die Yersiniose.

Erregernachweis. Bei infektiösen Diarrhöen gelingt der Erregernachweis in etwa 40–60% der Fälle. Als Erreger der akuten Diarrhö finden sich im europäischen Raum durchschnittlich in je 14% Salmonellen und Campylobacter, in 4,3% Clostridium difficile, in 3,4% Rotaviren und in je 2,5% Shigellen und Protozoen. Bei Tropenrückkehrern (und bei AIDS- bzw. immuninkompetenten Patienten) ist ein Befall mit pathogenen Protozoen wesentlich häufiger. Eine Übersicht der *Parasiten*, die mit Diarrhö einhergehen können, findet sich in Tab. 27.**2** auf S. 745.

Antibiotikaassoziierte Kolitis (pseudomembranöse Kolitis)

Etwa 5–25% der Individuen, die mit Breitspektrumantibiotika behandelt werden, entwickeln eine Diarrhö innerhalb von 2–20 Tagen. Die Diarrhö ist mehrheitlich bedingt durch die Toxine A und B von *Clostridium difficile*, ein Bakterium, das bei Suppression der normalen Darmflora proliferiert. Der Schweregrad des klinischen Krankheitsbildes und der Diarrhö ist sehr unterschiedlich, schwere Verläufe mit tödlichem Ausgang kommen vor. Der Endoskopiebefund (in etwa 80% im linken Hemikolon) variiert von diffuser Schleimhautrötung bis zu schweren pseudomembranös-erosiven Läsionen. Die Diagnose wird bestätigt durch den Nachweis von Clostridium-difficile-Toxin im Stuhl.

Toxisch bedingte Durchfälle

Die *toxisch* bedingten Durchfälle können durch endogene und exogene Substanzen verursacht sein.

Endogene Toxine. *Endogene Toxine* führen vor allem bei der *Urämie* zu Diarrhö (Ausscheidungskolitis). Die bei schweren *Infektionskrankheiten* sehr häufig zu beobachtenden Durchfälle beruhen zum Teil ebenfalls auf diesem Mechanismus.

Exogene Toxine. Von den *exogenen Giften* sind die *Arsen-* und *Quecksilberintoxikationen* am häufigsten Ursache von massiven Durchfällen.

Wenn man an die Möglichkeit einer Arsenintoxikation bei unklaren Durchfällen denkt, ist die Diagnose durch den chemischen Arsennachweis in Haaren und Nägeln einfach zu erbringen. Bei akuten Fällen weisen manchmal der grüne Farbstoff im Erbrochenen und Knoblauchgeruch die Richtung.

Bei der *Quecksilberintoxikation* geht vor allem die *akute Vergiftung* mit häufigen und oft blutigen, durch HgS schwarz gefärbten, diarrhöischen Stühlen einher. Diese Durchfälle sind im Beginn nur typisch bei oraler Zufuhr des Quecksilbers. (Im Gegensatz zur Inhalation von Hg-Dämpfen bzw. Einnahme von Hg-Salzen ist metallisches Quecksilber im Darm weitgehend harmlos.) Sonst treten blutigschleimige Durchfälle erst später als Ausdruck einer Ausscheidungskolitis auf.

Pilzvergiftungen. *Pilzvergiftungen* sind bei akutem Brechdurchfall in Betracht zu ziehen. Treten die Symptome innerhalb 1–3 Stunden nach Pilzgenuß auf, handelt es sich meist um eine harmlose Intoxikation durch verdorbene Pilze oder die seltene Trehalose-Intoleranz. Lebensgefährlich ist jedoch die Vergiftung mit Amanita phalloides (Knollenblätterpilz), die 6–10 Stunden nach Pilzgenuß einsetzt, mit Abdominalkoliken und Brechdurchfall einhergeht und häufig nach einer symptomlosen Phase zu einer akuten, oft tödlichen Lebernekrose führt.

Medikamente. Auch viele *Medikamente* führen zu Durchfällen (z. B. Eisenpräparate, Mg-haltige Antazida, Colchizin, Zytostatika, Biguanide, Ganglienblocker).

> **!** Nie sollte unterlassen werden, eingehend nach Einnahme von Abführmitteln zu fahnden. Abführmittel sind, so paradox es klingt, eine häufige Ursache von Diarrhö bei Menschen, die wegen ihrer Durchfälle den Arzt aufsuchen. Auch an eine vom Patienten vorgetäuschte Diarrhö durch Zugabe von Wasser oder Urin zum Stuhl sollte gedacht werden.

Anaphylaktische Durchfälle

Wie andere Organe wird auch der Darm bei *Allergien* betroffen, was aber nach unserer Erfahrung sehr selten ist. Abruptes Einsetzen, kurze Dauer der Diarrhö und wiederholtes, zeitlich eng gekoppeltes Auftreten der Diarrhö mit Exposition auf ein bestimmtes Nahrungsmittel sind typisch (z. B. Meeresfrüchte, Eier, Erdbeeren). Oft bestehen zusätzliche Manifestationen an anderen Organen, vor allem der Haut (Erythem, Quincke-Ödem, Urtikaria). Die Diagnose basiert auf typischer Anamnese, Eliminationsdiät, evtl. Expositionsversuch. Hauttests sind unzuverlässig. Bei der eosinophilen Gastroenteritis wird eine allergische Genese diskutiert. Abdominalschmerzen, verbunden mit blutigen Durchfällen, werden gelegentlich bei der Purpura Schoenlein-Henoch beobachtet.

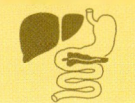

27.2 Chronische Diarrhöen

Allgemeine Überlegungen

Chronische Durchfälle (> 3 Wochen) sind nur selten infektiös-bakteriell bedingt. Vor der Diagnose einer chronischen Enterokolitis soll man sich hüten, da sich hinter diesem vagen Begriff ätiologisch verschiedene Leiden verstecken.

> ! Chronische Diarrhö ist ein relativ häufiges Symptom, dem eine Vielzahl von Ursachen zugrunde liegen kann.

Eine Unterteilung der Ursachen in größere Kategorien aufgrund praktischer klinischer Überlegungen ist aus Tab. 27.3 ersichtlich. Die gezielte Anamnese gestattet in der Regel eine erste, grobe Orientierung und vorläufige Unterteilung des Kollektivs in funktionelle (häufig) und organische Diarrhö (relativ selten) (Tab. 27.4).

Durchfälle, die auch nachts auftreten, mit Gewichtsverlust einhergehen oder Blutbeimengungen aufweisen, bedürfen in allen Fällen einer raschen, eingehenden Abklärung.

Die Vermutungsdiagnose von funktioneller Diarrhö ist andererseits sehr wahrscheinlich, falls es sich um jugendliche Patienten (unter 40 Jahren) mit sehr langer Vorgeschichte in gutem Allgemein- und Ernährungszustand handelt und die klinische Abklärung inklusive Koloskopie und Laborroutineuntersuchung (Blutsenkung, Hämoglobin, Leukozyten, Stuhluntersuchung auf Darmparasiten) normal ausfällt.

Tabelle 27.3 Ursachen der chronischen Diarrhö (Hauptkategorien aus klinischer Sicht)

- **Funktionelle Störungen** (vor allem Colon irritabile)
- **Organische Ursachen**
  - entzündliche Prozesse (vor allem Colitis ulcerosa, Morbus Crohn, ischämische Prozesse, Tbc)
  - Neoplasien (oft alternierend mit Obstipation) (vor allem Kolonkarzinom)
  - Malassimilationssyndrom (Malabsorption und Maldigestion)
  - endokrin-humorale Ursachen (z. B. Hyperthyreose, Karzinoid, Inselzelltumoren, Diabetes)
  - diverse Ursachen (z. B. Parasitosen, Laxantien, Lactoseintoleranz, AIDS)

Tabelle 27.4 Unterteilung der chronischen Diarrhöen aufgrund der Anamnese

Anamnese	Funktionelle Diarrhö	Organische Diarrhö
Dauer	jahrelang, oft intermittierend	im allg. Wochen bis Monate
Rhythmus	vor allem morgens und postprandial	Tag und *Nacht*
Gewicht	stabil	absinkend
Stuhlbeschaffenheit	breiig, flüssig, oft mit zähem Schleim	evtl. blutig-eitrig oder massig-fettig

Leiden mit makromorphologischen Läsionen, vor allem im Kolon

Colitis ulcerosa

Klinik. Die Colitis ulcerosa kann in Frühstadien gegenüber veschiedenen infektiösen Enterokolitiden, z. B. bei Campylobacter, E. coli, Salmonellose, Shigellen, Clostridium difficile, Entamoeba histolytica, schwierig abzugrenzen sein, da Durchfälle von blutig-schleimigem Charakter und intermittierende Temperaturen die führenden Symptome sein können (Suche nach pathogenen Keimen und Parasiten). Später bietet die Differenzierung kaum Schwierigkeiten. Betroffen werden vor allem Patienten zwischen dem 15. und 50. Lebensjahr, Frauen etwas häufiger als Männer. Die Diarrhö ist oft schmerzlos, kann aber gelegentlich mit Tenesmen einhergehen. Rektaler Blutabgang ist ein häufiges Symptom, Schleim und Eiter werden häufig mit Blut vermischt, oft auch ohne Stuhlbeimengung ausgeschieden. Bei ausschließlichem Befall des Rektums besteht keine Diarrhö. In diesen Fällen wird geformter Stuhl mit Blutauflagerung entleert (cave: Verwechslung mit Hämorrhoiden!). In den meisten Fällen besteht eine Anämie von hypochromem Charakter, eine Senkungserhöhung, eine Leukozytose oder eine deutliche Linksverschiebung (außer bei ausschließlichem Rektumbefall). Bei ausgedehntem Kolonbefall fehlt selten der Status febrilis, und meistens tritt beträchtliche Abmagerung ein.

Komplikationen und Verlauf. Der Verlauf ist oft ausgesprochen schubweise. Neben perakuten Fällen mit plötzlichem Beginn, hohen septischen Temperaturen und massiven Durchfällen werden verhältnismäßig mild verlaufende Formen, bei denen ohne besondere Beschwerden abgesetzte, schleimig-blutige Stühle das einzige Symptom bilden, beobachtet.

Allgemeine *Komplikationen* betreffen in erster Linie Augen (vor allem Iridozyklitis, Episkleritis), Haut (Erythema nodosum, Pyoderma gangraenosum) und Gelenke (Polyarthralgien, Sakroileitis). Seltener sind Stomatitis, Arteriitis, Pericholangitis u. a. m.

Diagnostik. Die wichtigste diagnostische Methode zur Feststellung einer Colitis ulcerosa ist die Koloskopie insbesondere von Rektum und Sigma (Rektum, im Gegensatz zum Morbus Crohn, immer primär befallen). Die Endoskopie zeigt eine tiefrote, feingranulierte, glanzlose Schleimhaut ohne Gefäßzeichnung, welche schon bei geringster Berührung blutet. Größere Schleimhautdefekte (Ulzera resp. Erosionen) lassen sich endoskopisch vor allem in höheren Kolonabschnitten (exklusive Rektum) beobachten (Abb. 27.1). Im Gegensatz zum Morbus Crohn sind die Schleimhautveränderungen im befallenen Abschnitt kontinuierlich und gleichmäßig verteilt.

Die Ausdehnung des Prozesses wird entweder röntgenologisch oder endoskopisch festgestellt. Mit zunehmender Dauer der Krankheit kommt es zu einer zunehmenden Schrumpfung des Organs mit Verschmälerung und Verkürzung des befallenen Kolonteils. Gefürchtete, lokale Komplikationen sind Perforation, massive Blutungen und das toxische Megakolon.

Erhöhtes Karzinomrisiko.

> **!** Das Risiko der Karzinomentwicklung ist deutlich erhöht, vor allem bei Patienten mit diffusem Kolonbefall und über 10jährigem Verlauf (Karzinomrisiko bei 15jährigem Verlauf etwa 5–8%, bei 20jährigem Verlauf etwa 12%).

Bei langjährigem (8–10 Jahre) diffusem Kolonbefall werden heute regelmäßige Koloskopiekontrollen und Stufenbiopsien zur Früherfassung eines Karzinoms und von Schleimhautdysplasien empfohlen.

Toxisches Megakolon. Massive Dilatation des Kolons (über 6 cm Breite) in der Abdomenleeraufnahme weist auf ein toxisches Megakolon, das mit klinisch schwersten Krankheitszeichen, aufgetriebenem Abdomen und Subileuserscheinungen einhergeht und eine lebensbedrohliche Komplikation der Colitis ulcerosa darstellt. Perforation ist eine häufige Komplikation des Megakolons.

Differentialdiagnose. Die Diagnose Colitis ulcerosa basiert auf

- typischer Klinik,
- charakteristischem endoskopischem Befund und
- Ausschluß von Krankheiten bekannter Ätiologie mit vergleichbaren klinisch-endoskopischen Befunden.

Differentialdiagnostisch sind dabei vor allem folgende Affektionen auszuschließen:

- Ileocolitis Crohn,
- bakteriell-parasitäre Entzündungen (Amöbenruhr, Tuberkulose),
- ischämische Kolitits,
- Irradiationskolitis,
- pseudomembranöse Kolitis (s. antibiotikaassoziierte Kolitis),
- venerische Proktitis (Gonorrhö, Chlamydien, Herpes),
- Kollagenkolitis und mikroskopische Kolitis.

Gelegentlich verursacht eine „banale" infektiöse Enterokolitis, z. B. Campylobacter, vorübergehend das Bild einer hämorrhagischen Kolitis.

Für die Untersuchung von Colitis ulcerosa und Morbus Crohn spielen neben der Klinik in erster Linie Art und Verteilungsmuster der Schleimhautläsionen die entscheidende Rolle, was mittels Endoskopie (und Biopsie) möglich ist (Abb. 27.**2a–d**). Gelegentlich ist die Abgrenzung beider Erkrankungen schwierig, Mischformen kommen vor.

Proktosigmoiditis

Die Proktosigmoidits ist eine häufige, auf das Rektosigmoid begrenzte Form der Colitis ulcerosa. Sie äußert sich in Abgang von Schleim und Blut, oft begleitet von lästigen Tenesmen. Diarrhö ist selten. Der rektoskopische Befund entspricht demjenigen der Colitis ulcerosa. Differentialdiagnostisch ist wesentlich, daß man sich mit der Vermutungsdiagnose Proctitis ulcerosa nicht begnügt, sondern immer versucht, eine mögliche Ursache aufzudecken, vor allem venerische Affektionen (s. unten).

Venerische Anorektalleiden

Geschlechtskrankheiten mit Primärmanifestationen im Anorektalbereich sind vor allem bei Homosexuellen nicht selten. Die Mehrzahl der sexuell übertragbaren Erkrankungen sind nichtspezifische Infektionen, wie z. B. Herpes simplex, Condylomata accuminata, Molluscum contagiosum. Die Lues kann sich als Primäreffekt oder in Form von Condylomata lata perianal manifestieren. Chlamydien und Gonorrhö verursachen eine hämorrhagische Proktitis (Abstrich, Kultur), das Lymphogranuloma venereum eine ulzerogranulomatöse Proktitis. Bei Homosexuellen (u. a. AIDS) sind auch sexuell übertrag-

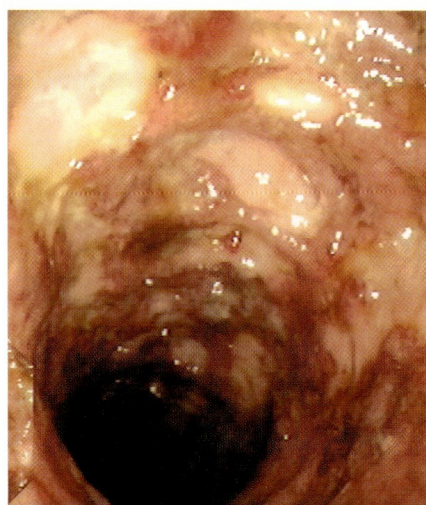

Abb. 27.1 Schwere Colitis ulcerosa mit multiplen tiefen Ulzera im gesamten Kolon bei 28jährigem Mann.

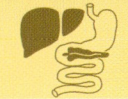

Chronische Diarrhöen 749

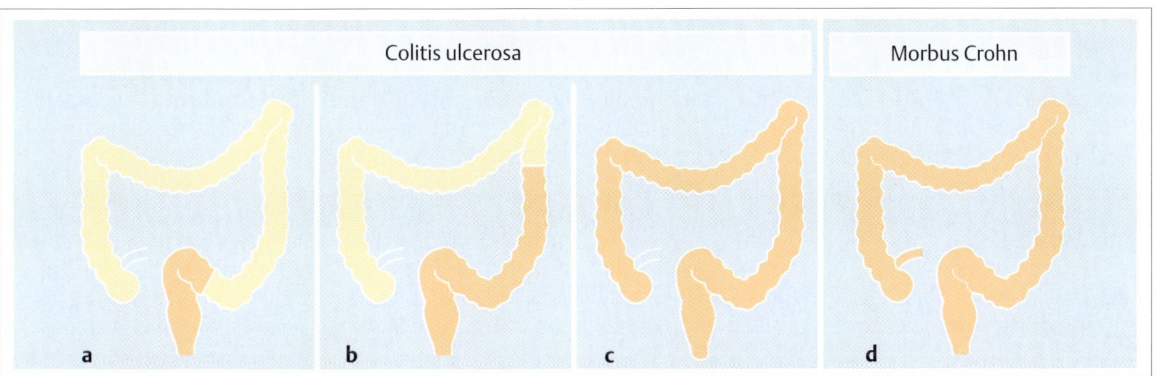

Abb. 27.**2a-d** Verteilungsmuster der Läsionen und typische Klinik bei Colitis ulcerosa und Morbus Crohn **a** Blut (aufgelagert) und geformter Stuhl, **b** und **c** Blut mit Stuhl vermischt und Diarrhö, davon **c** mit Fieber (hohe Senkung, Leukozytose, Linksverschiebung), **d** Blut meistens fehlend und Diarrhö, Fieber (hohe Senkung, Leukozytose, Linksverschiebung).

bare „banale" Erreger wie Protozoen und Pilze (z. B. Amöben, Cryptosporidien, Candida) in Betracht zu ziehen.

Die Entzündung bei *Lymphogranuloma venereum* bleibt im allgemeinen auf das Rektum limitiert und zeigt, falls nicht adäquat behandelt, ausgesprochene Neigung zu Schrumpfung mit Ausbildung von Strikturen 4–5 cm oberhalb des Analrings. Die Schleimhautbiopsie ergibt unspezifische granulomatös-entzündliche Veränderungen. Differentialdiagnostisch sind vor allem Karzinom, Morbus Crohn und Tuberkulose auszuschließen. Diagnostisch wichtig ist der kulturelle und serologische Nachweis einer Chlamydieninfektion.

Ischämische (Entero-)Kolitis

Pathogenese. Durchfälle mit Blut werden auch beobachtet bei ischämischer (Entero-)Kolitis, welche Folge von *obliterierender Angiopathie* der den Darm versorgenden Gefäße (Truncus coeliacus, A. mesenterica superior, A. mesenterica inferior) und deren Verbindung ist (Abb. 27.**3**) oder die trotz offener Gefäße infolge verminderter mesenterialer Perfusion auftreten kann, z. B. nach Herzinfarkt, Schock, Herzinsuffizienz. Entsprechend der Gefäßversorgung des Kolons sind meist das Sigma, die linke Flexur und das Colon descendens betroffen. Die Diagnose einer ischämischen Kolitis ist wahrscheinlich, wenn die Symptomatologie während oder unmittelbar nach einem Schockereignis einsetzt oder wenn gleichzeitig *postprandiale Schmerzen* im Abdomen bestehen. Nach Graft-Operationen wegen Aorta- bzw. A.-iliaca-Verschlüssen, bei welchen die A. mesenterica inferior geopfert wird, sind ebenfalls Durchfälle beschrieben, wenn die verbleibenden Abdominalgefäße insuffizient werden. Auch beim *A.-iliaca-Steal-Syndrom* wurden entsprechende Beobachtungen gemacht. Ischämische Kolitiden werden ferner selten beobachtet bei Frauen unter Ovulationshemmern, bei Patienten mit Gerinnungsstörungen, bei einer Vaskulitis sowie proximal von stenosierenden Prozessen im Rektosigmoid, z. B. Karzinomen. Ebenfalls wurde bei Langstreckenläufern eine ischämische Kolitis beobachtet.

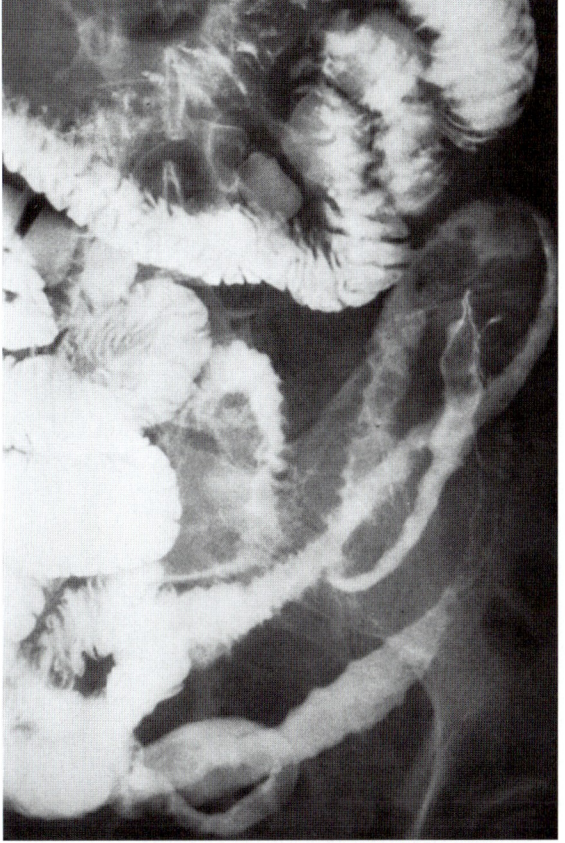

Abb. 27.**3** Ausgedehnte ischämische Läsion des Dünndarms bei 73jährigem Mann.

Ileocolitis Crohn (segmentäre, ulzerogranulomatöse Entzündung)

Befallsmuster. Der ätiologisch ungeklärte chronische ulzerogranulomatöse, transmurale Entzündungsprozeß (Morbus Crohn) befällt segmentär vor allem die rechte Kolonhälfte und das terminale Ileum, kann aber disseminiert kürzere und längere Segmente des Kolons, Dünndarms, Magens, Duodenums und Ösophagus mitbetreffen. In etwa 30–35 % ist nur der Dünndarm (Enteritis regionalis), in 40–45 % Ileum und rechtes Kolon und in etwa 15–20 % nur das Kolon befallen (Abb. 27.**2** u. 27.**4**). Im Gegensatz zur Colitis ulcerosa bleibt das distale Kolon, vor allem das Rektum, mehrheitlich verschont (Rektoskopie normal!). Häufig ist die Analgegend befallen.

Klinik. Das Krankheitsbild gleicht klinisch demjenigen der Colitis ulcerosa mit der wesentlichen Ausnahme, daß die Durchfälle mehrheitlich nicht blutig sind. Abdominalschmerzen, Fieber, Gewichtsverlust sind neben den Durchfällen die Kardinalsymptome. Perianale Komplikationen, vor allem Fisteln, werden in 30–50 % der Fälle beobachtet.

Systemmanifestationen. Gelegentlich treten Systemmanifestationen auf, vor allem Polyarthralgien und Morbus Bechterew, Hautveränderungen, z. B. Erythema nodosum, und Augensymptome, z. B. Iridozyklitis.

Labor. Erhöhte Blutsenkung und ein hohes C-reaktives Protein, Linksverschiebung, toxische Granulationen bei leichter bis mäßiger Leukozytose, Thrombozytose und eine mäßige Infektanämie fehlen selten. Hypoproteinämie infolge exsudativer Enteropathie und Hinweise auf Malabsorption (Steatorrhö, Vitamin-B_{12}-Mangel) sind bei ausgedehntem Ileumbefall zu beobachten.

Verlauf. Typisch für den Morbus Crohn ist der chronische Verlauf über Jahre mit Exazerbationen und längeren oligosymptomatischen Intervallen. Akute lebensbedrohliche Komplikationen wie bei Colitis ulcerosa kommen kaum vor, Blutungen und Perforationen sind Ausnahmen. Dagegen sind v. a. bei Dünndarmbefall Stenoseerscheinungen mit Ileussymptomatik nicht selten; transmurale, innere Fisteln und lokale Abszesse werden gelegentlich beobachtet.

Diagnostik. Die Diagnose Morbus Crohn basiert auf dem Nachweis der typischen radiologischen und endoskopischen Veränderungen (Verteilungsmuster s. Abb. 27.**2d**; segmentärer, diskontinuierlicher Darmbefall; große, tiefe, lineare Ulzera; Pflastersteinaspekt der Läsionen).

Differentialdiagnose. Klinisch und endoskopisch bzw. radiologisch ähnliche Bilder wie bei Morbus Crohn können auftreten bei zur Chronizität neigenden bakteriellen Infekten, z. B. Aktinomykose, Tuberkulose, Yersinien, Campylobacter, nach Medikamenteneinnahme, z. B. nichtsteroidalen Antirheumatika, bei malignen Lymphomen, Divertikulitis oder intestinaler Ischämie. Bei einem ersten (akuten) Schub ist daher der Morbus Crohn mit Zurückhaltung zu diagnostizieren. Postoperative Lokalrezidive im Anastomosenbereich treten bei Morbus Crohn – im Gegensatz zur Colitis ulcerosa – in über 50 % der Fälle auf (Abb. 27.**5**).

Darmtuberkulose

Klinik. Bei der Darmtuberkulose, die vorzugsweise in der Ileozäkalgegend sitzt, sind Durchfälle, Abdominalschmerzen und Gewichtsverlust die Regel. Die Darmtuberkulose kommt im Westen kaum je als isolierte Erkrankung, sondern fast nur als Komplikation einer schweren Lungentuberkulose zur Beobachtung. Mit der Einführung der Tuberkulostatika ist sie in weiten Teilen der Welt praktisch verschwunden. Bei der Untersuchung läßt sich oft eine Resistenz im rechten Unterbauch palpieren. Anämie, toxisches Blutbild, okkultpositive Stühle fehlen selten.

Diagnostik. Für die Diagnose zu verwerten sind in erster Linie die Lungenveränderungen mit positivem Sputum- (oder Magensaft-)befund, radiologische bzw. endoskopische Veränderungen mit Schrumpfung von Zäkum und Colon ascendens, Wandinfiltration, Ulzeration und Deformation des Schleimhautreliefs (Abb. 27.**6**). Histologische Resultate der endoskopischen Biopsie und vor allem kultureller Nachweis von Tuberkelbazillen aus der Schleimhautbiopsie sind weitgehend diagnostisch. Differentialdiagnostisch muß das Leiden vor allem von der Colitis ulcerosa abgegrenzt werden.

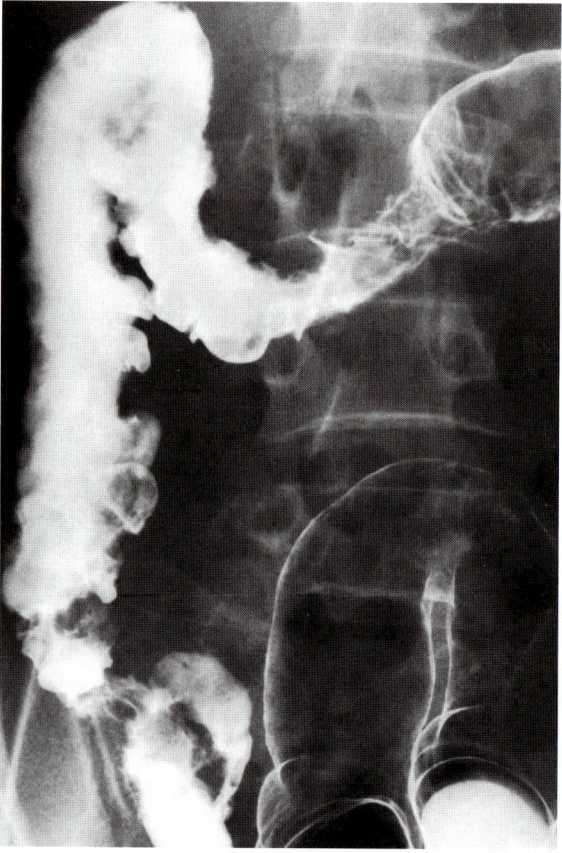

Abb. 27.**4** Segmentärer Morbus Crohn der rechten Kolonhälfte unter Mitbefall des terminalen Ileums. Tiefe intramurale Fissur im Colon transversum und pseudodivertikelartige Ausstülpungen gesunder Wandbezirke im Colon ascendens.

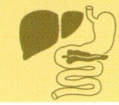

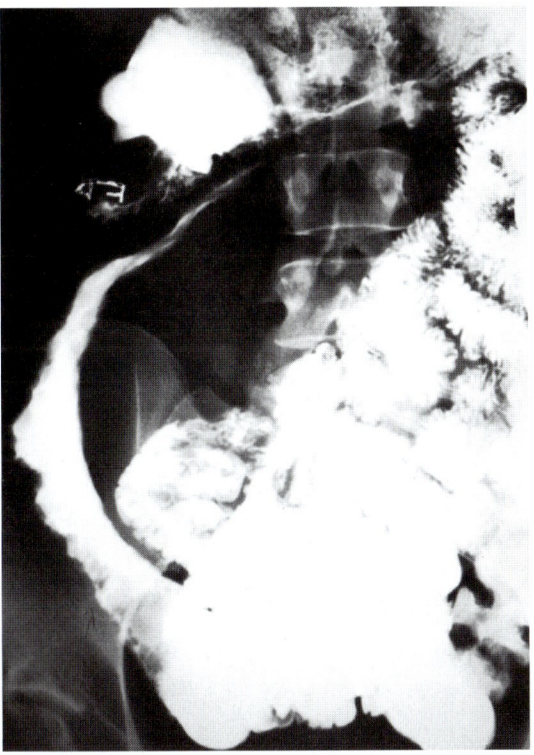

Abb. 27.5 Morbus-Crohn-Rezidiv nach Ileotransversostomie im endständigen Ileum. Deutliche Verengung des Lumens, Wandstarre und Konturunregelmäßigkeiten. Infolge von Infiltration von Darmwand und Mesenterium ist die befallene Schlinge abgedrängt vom restlichen Dünndarmkonvolut.

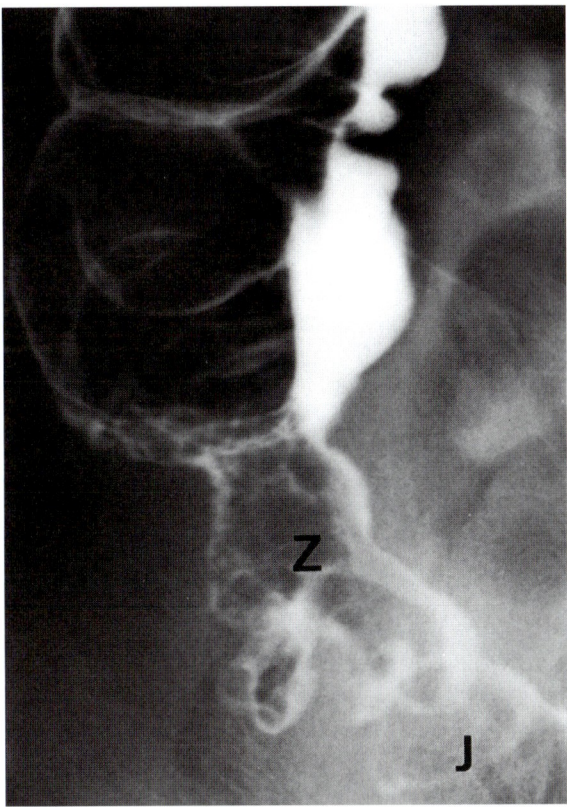

Abb. 27.6 Ileozäkaltuberkulose mit Wandinfiltration und Schrumpfung des Zäkums bei 48jähriger Frau (Z = Zäkum, J = Jejunum).

Kollagenkolitis und mikroskopische Kolitis

Selten kann eine wäßrige Diarrhö bei normalem endoskopischen Befund auf diese beiden Kolitisformen zurückgeführt werden. Die Diagnose wird durch den typischen histologischen Befund gestellt.

Dünndarmkarzinome

Epidemiologie. Dünndarmkarzinome kommen sehr selten vor, sie sind am häufigsten im Duodenum und nehmen im Gegensatz zu den malignen Lymphomen im Verlauf des Dünndarms an Häufigkeit ab. Durchschnittlich sind 44% der bösartigen Dünndarmtumoren Karzinome, 33% sind maligne Lymphome und 23% Karzinoide.

Klinik. Die Symptomatologie der Dünndarmkarzinome (und anderer Dünndarmtumoren) ist charakterisiert durch

- Ileussymptome,
- Blutung (Anämie) und
- Perforation.

Die Beschwerden bestehen oft wochen- oder intermittierend sogar jahrelang. Am häufigsten sind Schmerzen im rechten Oberbauch; krampfartige, um den Nabel lokalisierte Schmerzen werden bei Tumoren des unteren Ileums beobachtet. Begleitende Nausea und Erbrechen sind häufig.

Diagnostik. Die röntgenologische Untersuchung vermag in sehr vielen Fällen durch den Nachweis einer oberhalb der Stenose gelegenen Darmerweiterung eine richtige Diagnose zu stellen. Endoskopisch können vor allem Duodenaltumoren unter Sicht biopsiert werden. Die Enteroskopie ist dagegen nicht als Routinemethode zu betrachten.

Über die Hälfte aller Dünndarmtumoren ist gutartig (vor allem Adenome, Leiomyome, Lipome, selten Angiome und Fibrome). Ein Großteil verläuft asymptomatisch und wird zufällig bei der Autopsie entdeckt (s. Karzinoidsyndrom, S. 759).

Kolonkarzinome

Klinik. Die Lokalisationshäufigkeit der Karzinome im Kolon ist aus Abb. 27.7 ersichtlich. Kardinalsymptom des Kolonkarzinoms ist oft die Blutung, die als okkulte Blutung den restlichen Symptomen um lange Zeit vorausgehen kann (Anämie, okkultes Blut im Stuhl).

! Rektaler Blutabgang, vor allem bei Patienten über 40 Jahre, ist suspekt auf ein Kolonkarzinom.

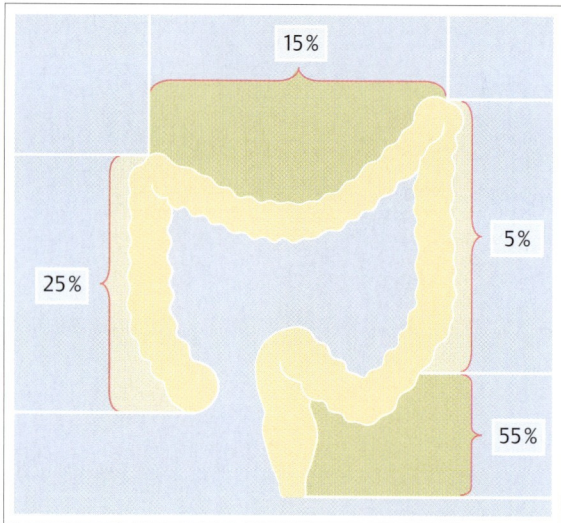

Abb. 27.7 Prozentuale Verteilung der Darmkarzinome in Bezug auf ihre Lokalisation.

Das Kolonkarzinom kann sowohl mit Erscheinungen der *Obstipation* wie mit *Durchfällen* beginnen.

! Jede Stuhlunregelmäßigkeit im Alter über 40 Jahre muß, wenn andere Ursachen nicht vorliegen, den Verdacht auf ein Kolonkarzinom lenken.

Ein guter Allgemeinzustand schließt ein Kolonkarzinom im Beginn keineswegs aus! Kolonkarzinome bei Jugendlichen sind selten. Bauchschmerzen begleiten oft die Stuhlunregelmäßigkeiten bei *linksseitigem*, stenosierendem Kolonkarzinom, weil der bereits geformte Stuhl Schwierigkeiten hat, das Tumorhindernis zu passieren. In fortgeschrittenen Tumorstadien kommt es zu einem Obstruktionsileus. Typisch für tiefsitzende Tumoren im Rektosigmoidbereich ist das Symptom des „falschen Freundes" (Stuhlgang anstelle von vermeintlichem Windabgang).

Das *rechtsseitige* Kolonkarzinom macht über lange Zeit wenig oder überhaupt keine gastrointestinalen Beschwerden, weil sich der Tumor gegenüber dem hier noch weichen Stuhl nicht als Hindernis auswirkt. Immerhin wird manchmal ein von den Mahlzeiten abhängiger lokalisierter Schmerz empfunden. Makroskopischer Blutabgang fehlt in der Regel. Die Anämiebeschwerden stehen oft ganz im Vordergrund.

Ein wichtiges Symptom sind *ungeklärte Temperaturen*, welche oft bei Darmkarzinom beobachtet werden. Gelegentlich können dann S. bovis oder S. agalactiae im Blut nachgewiesen werden. Lokale Symptome und ausgesprochene Allgemeinerscheinungen können während Monaten fehlen, so daß die Diagnose, solange nur unbestimmte Verdauungsstörungen bestehen, häufig verfehlt wird.

In *fortgeschrittenen Fällen* stehen die *Stenoseerscheinungen* mit Meteorismus, Darmsteifungen, Kolikschmerzen, kollernden Darmgeräuschen im Vordergrund. In diesem Stadium ist die Diagnose einfach. In

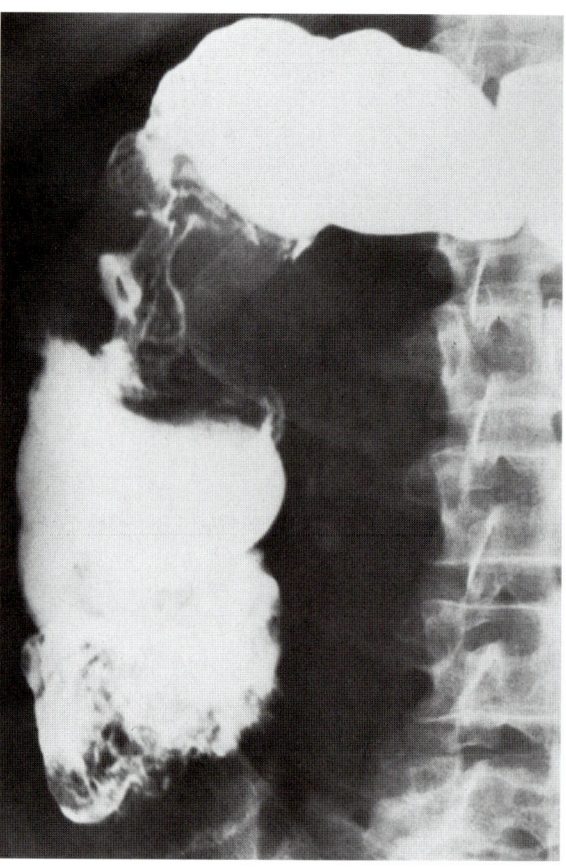

Abb. 27.8 Stenose im Bereich des Colon ascendens durch ein Karzinom, operativ bestätigt.

etwa 50 % ist nun auch die Geschwulst als derbe, sehr harte, oftmals noch verschiebliche Resistenz palpabel. Manchmal beherrschen aber die Erscheinungen von seiten der Metastasen bereits frühzeitig das Bild (derbe, vergrößerte Leber; Sonographie, gezielte Punktion). Die Kolikanfälle treten intermittierend auf, auch wochenlange Intervalle schließen ein Darmkarzinom nicht aus.

Diagnostik. Die wichtigsten Methoden zur frühzeitigen Feststellung eines Kolonkarzinoms sind die Endoskopie und erst in zweiter Linie die Röntgenuntersuchung (Kontrasteinlauf). Typische radiologische Befunde sind kurze segmentäre Stenosen mit manschettenförmig überhängenden Randpartien bzw. Füllungsdefekten (Abb. 27.8). Kleine Karzinome und karzinomatös entartete Polypen können dem röntgenologischen Nachweis entgehen, werden aber durch die Koloskopie sicher erfaßt.

Bei einem auffallenden Palpationsbefund (derbe, unverschiebliche Resistenz) ist die Rektoskopie mit gezielter Biopsie die Methode der Wahl zum Nachweis eines Rektumkarzinoms.

! Der serologische CEA-Test ist unspezifisch und zu unempfindlich für die Früherfassung des Kolonkarzinoms.

Dickdarmpolypen

Rektum- und Kolonpolypen (Abb. 27.9) müssen differentialdiagnostisch gegenüber dem Karzinom abgegrenzt werden, da große Polypen eine dem Karzinom sehr ähnliche Symptomatologie hervorrufen können. Die meisten Polypen verursachen allerdings keine Beschwerden.

Einteilung. Die Kolonpolypen lassen sich histologisch im Prinzip in 2 Gruppen unterteilen:
➤ harmlose nichtneoplastische Polypen ohne Entartungstendenz (vor allem hyperplastische, hamartös-juvenile Polypen und Polypen beim Peutz-Jeghers-Syndrom) und
➤ neoplastische Polypen mit Entartungstendenz, die in drei Untergruppen eingeteilt werden: tubuläres Adenom (= adenomatöser Polyp), villöses Adenom und tubulovillöses Adenom (= papilläres Adenom). Die neoplastischen Polypen sind als Präkanzerosen zu betrachten.

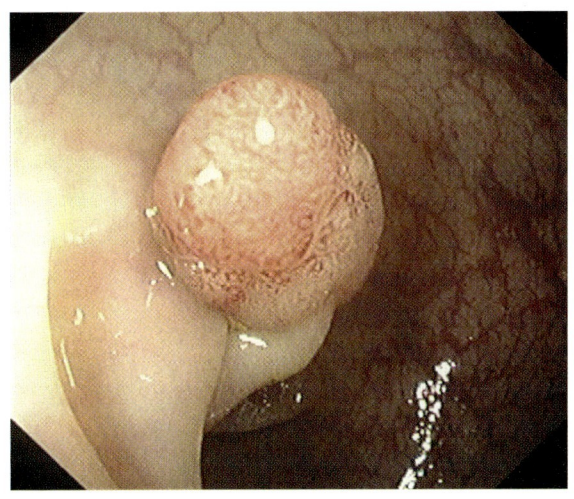

Abb. 27.9 Gestielter adenomatöser Sigmapolyp.

Diagnostik. Mit Hilfe der Endoskopie ist es möglich, gestielte und gegebenenfalls auch sessile Polypen im Bereich des ganzen Kolons elektrochirurgisch abzutragen. Die Polypektomie ist sowohl diagnostisch (Histologie des ganzen Polypen) wie therapeutisch entscheidend (Entfernung einer Präkanzerose). Bei jedem Patienten mit Kolonpolypen ist nach weiteren Polypen und vor allem nach einem Kolonkarzinom zu suchen, da Polypen und Karzinome häufig zusammen auftreten. Polypen sind oft lange Zeit asymptomatisch. Okkulte oder intermittierende Rektalblutungen bilden gelegentlich das Leitsymptom. Villöse Adenome können sich selten durch schleimige Durchfälle und Hypokaliämie manifestieren.

Familiäre Polyposis coli. Die familiäre Polyposis coli wird autosomal dominant vererbt. Die Ursache ist ein pathologisches Gen (APC) am Chromosom 5. Es finden sich vom Zäkum bis zum Rektum hunderte bis tausende Adenome. Sie können lange Zeit asymptomatisch bleiben, gelegentlich verursachen sie Durchfall, Blutung, Gewichtsverlust und Anämie. Diagnose durch Endoskopie (ganze Familie untersuchen!). Ohne Kolektomie sterben diese Patienten in der Regel im Alter zwischen 30 und 45 Jahren an einem Kolonkarzinom.

Divertikulitis und Divertikelkrankheit

Klinik. Die Divertikulitis, die vorwiegend im Sigmoid vorkommt und eine hohe Rezidivrate aufweist, ist die Folge einer oft symptomlos verlaufenden Divertikulose (Abb. 27.10). Der Divertikulitis liegen Mikroperforationen einzelner oder mehrerer Divertikel zugrunde, d. h. die Divertikulitis ist immer bereits eine Peridivertikulitis. Die Divertikulitis im Sigmoid führt akut zu erheblichen Beschwerden mit Peritonealreizung. Man spricht dann von *linksseitiger Appendizitis*, da das Bild durchaus demjenigen einer akuten Appendizitis entsprechen kann. Die Diagnose ist meist nicht schwierig. Es gilt aber zu unterscheiden zwischen der Divertikulitis mit typischen Entzündungszeichen (Défense, Fieber, Leukozytose, erhöhte Senkung) und den Divertikelbeschwerden ähnlich denjenigen beim Reizkolon (ohne Entzündungszeichen).

Gelegentlich führt die Divertikulitis zu einer rektalen Massenblutung, praktisch nie wird eine Anämie infolge okkulten Blutverlustes beobachtet. In fortgeschrittenen Fällen kann es zu intestinaler Stenose, Kolikschmerzen, ileusartigen Erscheinungen, Abszeßbildung, Perforation ins Abdomen oder Fistelbildung, z. B. in die Blase, kommen.

Familiäre Polyposis-Syndrome

Ebenfalls familiär tritt das *Gardner-Syndrom* auf (disseminierte Kolonpolypose, kombiniert mit mesenchymalen Tumoren, vor allem Fibrome, Lipome, Epidermoidzysten, Osteome). Auch in diesen Fällen besteht eine erhöhte Häufung von Kolonkarzinomen; allerdings sind in einzelnen dieser Familien auch Karzinome im Duodenalbereich gehäuft zu beobachten. Die Grenzen zwischen familiärer Kolonpolypose und Gardner-Syndrom sind fließend, und es bestehen weitere „Spielformen", z. B. das *Turcot-Syndrom*, d. h. Kolonpolypose und Hirntumoren. Bei den seltenen hereditären, nichtpolypösen kolorektalen Karzinomen (Lynch-Syndrom) entstehen besonders im rechten Kolon Tumoren ohne polypoide Vorstufen. Auch hier liegt ein autosomal dominanter Erbgang vor. Andere Malignome (u. a. Magen, Endometrium, Ovar) können gleichzeitig auftreten.

Nicht zu verwechseln sind diese Arten von familiärer, potentiell maligner Kolonpolypose mit der juvenilen, benignen Kolonpolypose (histologisch: Retentionspolyp), dem Peutz-Jeghers-Syndrom und dem Cronkhite-Canada-Syndrom (Polyposis, Pigmentierung, Alopezie, Onychodystrophie, Diarrhö und hypoproteinämische Ödeme), die alle drei keine sichere Tendenz zu maligner Entartung aufweisen.

754 Diarrhöen

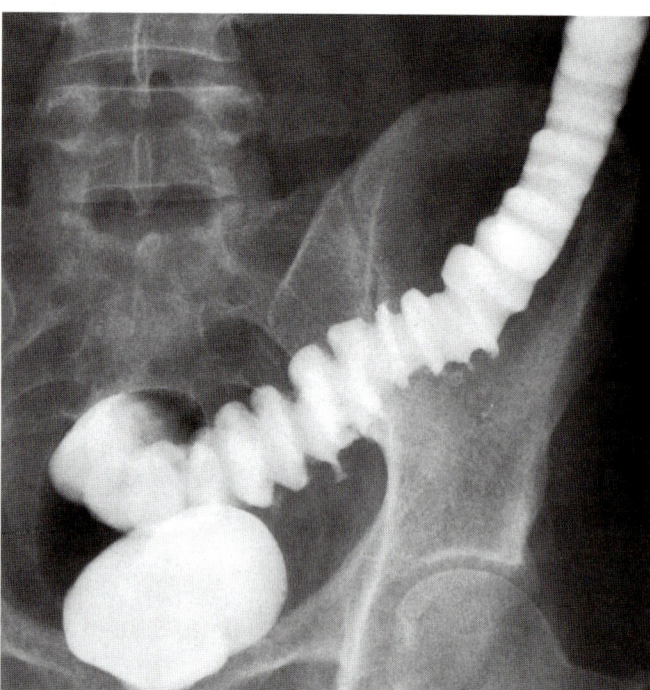

Abb. 27.10 Sigmadivertikulose. Nur vereinzelte „Divertikelhälse" im Sigmabereich mit Hypertonus.

Diagnostik. Diagnostisch wichtig ist der röntgenologische Nachweis von Divertikeln (Kontrasteinlauf, CT). Im akuten Entzündungsstadium darf aber nicht geröntgt werden (Perforation, Bariumaustritt ins Gewebe!). Die radiologische Differentialdiagnose zwischen unkomplizierter Divertikulose und Divertikulitis ist schwierig, außer bei Nachweis von Barium außerhalb eines Divertikels, einer Fistelbildung oder einer extrakolischen Masse (und Stenose).

Seltene Komplikationen. Liegen Divertikel in der Nähe der Blase, können sie bei entzündlicher Komplikation Schmerzen beim Urinieren verursachen, auch ein Durchtritt von Darmgasen in die Blase ist möglich (*Pneumaturie*). Ebenso ist eine linksseitige Hydronephrose als Komplikation einer akuten Divertikulitis des Sigmas beschrieben.

Leiden ohne morphologische Läsionen im Kolon

Lactasemangel der Dünndarmmukosa

Bei unklaren Durchfällen ist auch die Möglichkeit eines *Lactasemangels* in Erwägung zu ziehen. Beim Säugling ist ein kongenitaler Lactasemangel bekannt.

Eine *erworbene Milchintoleranz* kann *beim Erwachsenen* häufig als Folge eines erworbenen intestinalen Lactasedefizits auftreten. Bei einer erworbenen Milchintoleranz treten (bei guter Verträglichkeit in der Kindheit) nach reichlich Milchgenuß unbestimmte Bauchbeschwerden, Flatulenz, Meteorismus, Krämpfe, Durchfälle auf. Als Test wird eine orale Lactosebelastung mit 50 g Lactose gegeben und der H_2-Gehalt in der Atemluft bestimmt. Ein Anstieg des Wasserstoffgehaltes der Ausatmungsluft (bakterieller Abbau der Laktose) über 20 ppm weist auf einen Lactasemangel im Dünndarm hin. Nach Elimination größerer Milchmengen aus der Nahrung tritt Beschwerdefreiheit ein.

Außer dieser idiopathischen Form wird die Lactoseintoleranz relativ häufig als Sekundärerscheinung bei verschiedenen Erkrankungen im Darmbereich, z. B. nichttropischer Sprue, Enteritis regionalis und Colitis ulcerosa, beobachtet.

Weitere seltenere Disaccharidasedefizite sind: Isomaltose-Saccharose-Intoleranz (kongenital, nur bei Kindern) und Trehalose-Intoleranz (sehr selten nach Pilzgenuß: Pilztrehalose).

Psychogene Durchfälle

Durchfälle als Ausdruck eines *Angstzustandes* bzw. einer Angstneurose sind ein bekanntes Vorkommnis (Examensangst usw.).

Betroffen sind meist Individuen, die auch sonst sensibel auf äußere Reize reagieren. Diese Diarrhöen sind ein besonders eindrückliches Beispiel gestörter psychosomatischer Regulationen. Manchmal läßt sich bei genauerem Befragen feststellen, daß Durchfälle von chronischer Obstipation abgelöst werden. Die psychogene Diarrhö gehört in den gleichen Formenkreis wie das Colon irritabile. Im Gegensatz zum Reizkolon fehlen Abdominalschmerzen.

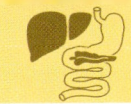

Malassimilationssyndrom (Maldigestion und Malabsorption)

Allgemeine Überlegungen

Chronische, unblutige Diarrhö und Gewichtsverlust sind vor allem dann auf ein Malassimilationssyndrom verdächtig, wenn zusätzlich typische Mangelsymptome nachzuweisen sind, z. B. makrozytäre, hypochrome Anämie, Ödeme (Hypoproteinämie), Tetanie, Knochenschmerzen (Calcium- bzw. Vitamin-D-Malabsorption), hämorrhagische Diathese (Vitamin-K-Mangel), Glossitis und periphere Neuropathie (Vitamin-B-Komplex-Mangel).

Pathogenese. Das Malassimilationssyndrom kann bedingt sein durch eine Vielzahl verschiedener Störungen im Verdauungsprozeß. Die Auswirkungen sind für alle Formen identisch und beruhen auf dem mehr oder weniger massiven Verlust oral zugeführter lebenswichtiger Nahrungsstoffe mit dem Stuhl. Die verschiedenen Ursachen des Malassimilationssyndroms können in 2 Hauptgruppen (Maldigestion und Malabsorption) und verschiedene Untergruppen eingeteilt werden (Tab. 27.5). *Maldigestion* resultiert bei mangelhafter Enzym- und/oder Gallensekretion (Störung der Hydrolyse von Kohlenhydrat, Eiweiß, Fett in niedermolekulare Spaltprodukte bzw. der Emulgierung der Fette). Hauptursachen s. Tab. 27.6.

Charakteristisch für die *Malabsorption* ist eine Störung der Aufnahme der Spaltprodukte der Nahrung aus dem Darmlumen in die Blut- und Lymphbahnen. Hauptursachen sind:

➤ gestörte Digestion,
➤ Schleimhauterkrankungen (z. B. Zöliakie, Morbus Crohn),
➤ verminderte Absorptionsfläche (z. B. Dünndarmresektion),
➤ verminderte Kontaktzeit (z. B. Karzinoidsyndrom) oder
➤ gestörter Blut- bzw. Lymphabfluß mesenterial (z. B. Angina abdominalis bzw. Mesenteriallymphknotenprozeß, z. B. Tuberkulose, malignes Lymphom).

Klinik. Das sicherste faßbare Kriterium des Malassimilationssyndroms ist die *Steatorrhö*, d. h. eine Stuhlfettausscheidung von mehr als 7 g/24 h (Methode nach von de Kamer) bei einer täglichen Fettzufuhr von 100 g. Die seltenen Malabsorptionsleiden mit isolierter Aufnahmestörung einzelner Nahrungsbestandteile, vor allem bei

Tabelle 27.6 Ursachen des Malassimilationssyndroms

Maldigestion
gastrisch (z. B. Status nach Magenresektion)
hepatobiliär (z. B. Cholestase)
Gallensäureverlust
pankreatisch (z. B. chronische Pankreatitis)

Malabsorption
Primär[1]
– Zöliakie (Sprue)[1]
– tropische Sprue[1]
Sekundär
• *postoperativ*
Dünndarmresektion
Kurzschlüsse, z. B. gastrokolische Fistel, Gastroileostomie[2]
Strikturen[2]
Blindsacksyndrom[2]
• *entzündlicher oder neoplastischer Befall von Darm oder Mesenterium*
Morbus Whipple[1]
Morbus Crohn[2]
infektiöse Enteritis (temporär)
Parasitosen
„Kollagensprue"[1]
Status nach Röntgenbestrahlung
Eosinophile (allergische) Gastroenteritis[1]
malignes Lymphom oder Tuberkulose
• *endokrin-humoral* (selten)
Hyperthyreose
diabetische Enteropathie
Morbus Addison
Karzinoid
Zollinger-Ellison-Syndrom
Verner-Morrison-Syndrom
medulläres Thyreoideakarzinom
Ganglioneuromatose
generalisierte Mastozytose
• *Verschiedenes* (sehr selten)
Amyloidose
Sklerodermie
Divertikulose des Dünndarms[2]
A-β-Lipoproteinämie[1]
Hypogammaglobulinämie[1]
intestinale Lymphangiektasie[1]
mesenteriale Durchblutungsstörung
Medikamente (z. B. Laxantien, Colestyramin, Neomycin, Zytostatika)
idiopathische intestinale Pseudoobstruktion

[1] mit typischem Dünndarmbiopsiebefund
[2] mit typischem Röntgenbefund

Tabelle 27.5 Differentialdiagnose von Malabsorption und Maldigestion

	Steatorrhö	D-Xylose pathologisch	Schilling pathologisch
Malabsorption			
Ausfall des Jejunums	+	+	–
Ausfall des Ileums	+	–	+
Maldigestion (z. B. chronische Pankreatitis, Magenresektion)	+	–	–

angeborenen Defekten der Dünndarmschleimhaut, werden auf diese Weise nicht erfaßt (z. B. Disaccharidasemangel, Aminosäuremalabsorption, z. B. Hartnup-Erkrankung, Glucose-Galactose- bzw. Chloridtransportstörung usw.). Steatorrhö ist sehr wahrscheinlich bei voluminösen Stuhlentleerungen von über 300 g/die. Große, massive, übelriechende und fettglänzende Stühle sind, falls vorhanden, ein wichtiger Hinweis.

Diagnostik. Bei Verdacht auf Spruesyndrom ist das diagnostische Vorgehen auf folgende 2 Fragen ausgerichtet:

▶ Liegt ein Malassimilationssyndrom vor? (Biochemischer Nachweis oder Ausschluß der Steatorrhö.)
▶ Wenn ja, was ist seine Ursache? (Vor allem morphologische Abklärung des Dünndarms mittels Endoskopie mit Biopsie, Radiologie sowie evtl. Pankreasabklärung).

Für die Diagnose und Differentialdiagnose des Malassimilationssyndroms wichtig sind Blutbild und „Dünndarmprofil". Beim primären Spruesyndrom (Zöliakie, nichttropische Sprue) fehlt die Anämie fast nie, in oligosymptomatischen Formen kann die Anämie sogar das einzige Krankheitssymptom darstellen. Das primäre Spruesyndrom zeigt typischerweise eine perniziosiforme Anämie, kombiniert mit Zeichen von Eisenmangel (Malabsorption von Eisen, Folsäure und evtl. Vitamin B_{12}). Die Differentialdiagnose zur primären perniziösen Anämie ist einfach (bei Sprue: Magensäure vorhanden, Schilling-Test pathologisch, auch nach Zufuhr von Intrinsic-Faktor; D-Xylose-Test pathologisch). Als Ausdruck einer Milzatrophie finden sich in etwa 50 % der Fälle mit primärem Spruesyndrom Howell-Jolly-Körperchen. Das Dünndarmprofil umfaßt die wichtigsten biochemischen Parameter, die bei Malabsorption häufig pathologisch ausfallen, vor allem Verminderung von Serumeiweiß, Calcium, Phosphat, Eisen, Cholesterin, Prothrombin sowie eine Erhöhung der alkalischen Phosphatase (Osteomalazie). Bei Maldigestion fehlen in der Regel ausgeprägte Veränderungen von Blutbild und Dünndarmprofil.

D-Xylose-Test, Schilling-Test (nur bei normaler Nierenfunktion verwertbar!) und Dünndarmbiopsie ergeben zusammen weitere wichtige Aufschlüsse (Tab. 27.**5**).

Primäres Spruesyndrom

Nichttropische Sprue
(idiopathische Steatorrhö, Zöliakie)

Pathogenese. Der Sprue des Erwachsenen liegt pathogenetisch wie bei der Zöliakie der Kinder eine gluteninduzierte Enteropathie zugrunde (Gluten bzw. Gliadin = Polypeptid verschiedener Getreidearten, vor allem Weizen, Roggen, Gerste). Gluten führt bei entsprechend empfindlichen Individuen zu einer wahrscheinlich immunologisch-allergisch vermittelten Schleimhautschädigung (Atrophie) des Dünndarms, die unter Glutenentzug meist vollständig reversibel ist. In etwa 10–20 % der Erwachsenenfälle bestehen entweder Hinweise auf eine früher durchgemachte Zöliakie oder auf familiäre Häufung der Krankheit. Sie befällt gleichermaßen beide Geschlechter vorwiegend im mittleren Lebensalter, und es besteht Tendenz zu schubweisem Verlauf.

Klinik. Bei voll ausgebildetem Krankheitsbild mit schwerer Diarrhö, massiver Gewichtsabnahme, allgemeiner Schwäche und typischen Mangelsymptomen drängt sich die Diagnose auf. Sie findet bei gezielter Abklärung rasch ihre Bestätigung. Bei kurzer Vorgeschichte kann das klinische Bild vor allem im schweren Schub als Neoplasie verkannt werden. Das Spruesyndrom ist durch entsprechende Abklärung differentialdiagnostisch von einer Hyperthyreose, Anorexia mentalis, schwerem Laxantienabusus, Morbus Addison, Morbus Crohn und von der Leberzirrhose abzugrenzen.

Oligosymptomatische Krankheitsverläufe einer nichttropischen Sprue sind nicht selten. Sie werden oft lange Zeit als Eisenmangelanämie oder Osteomalazie ungeklärter Ursache klassifiziert, bis eine Malabsorption erwogen und bewiesen wird. Etwa 5–10 % der Fälle von nichttropischer Sprue weisen keine Durchfälle auf; gelegentlich besteht sogar Tendenz zur Obstipation.

Bei der körperlichen Untersuchung fallen bei schweren Formen neben der Kachexie vor allem das aufgetriebene, „teigige" Abdomen, Beinödeme, Hypotonie und vermehrte Hautpigmentation auf (kein Schleimhautbefall im Gegensatz zum Morbus Addison). Im schubfreien Intervall fehlen diese Hinweise.

Diagnostik. Die Diagnose wird mit Hilfe der Dünndarmbiopsie (z. B. endoskopisch im distalen Duodenum) (Abb. 27.**11b**) und dem serologischen Nachweis von Anti-Gliadin (IgG, IgM)- und Anti-Endomysium-Antikörpern gesichert. Der diffuse, partielle bis subtotale Zottenschwund in Verbindung mit den typischen biochemischen Ausfallerscheinungen ist für eine nichttropische Sprue beweisend, falls zusätzlich unter glutenfreier Kost eine Restitutio ad integrum eintritt. Weitgehend identische Biopsiebefunde finden sich bei tropischer Sprue und bei Hypogammaglobulinämie mit Spruesyndrom. Sprueähnliche Biopsiebefunde lassen sich ferner bei einer Reihe anderer intestinaler Störungen nachweisen (z. B. nach Magenresektion, bei verschiedenen Parasitosen, nach gewissen Medikamenten), doch sind diese in der Regel herdförmig, nicht so diffus und homogen wie bei der nichttropischen Sprue. Bei den anderen Ursachen des Malassimilationssyndroms ergibt die Dünndarmbiopsie entweder einen normalen Befund (vor allem Maldigestion, postoperative bzw. humoral-endokrine Spruesyndrome) oder aber andersartige typische Veränderungen, wie z. B. bei Morbus Whipple, Amyloidose, intestinaler Lymphangiektasie, A-β-Lipoproteinämie.

Tropische Sprue

Es handelt sich um eine Infektionskrankheit (Erreger unbekannt), die vor allem im Fernen Osten, in Indien, Zentralamerika und Puerto Rico beobachtet wird. Das klinische Bild unterscheidet sich nur unwesentlich von der nichttropischen Sprue. Gutes Ansprechen auf Antibiotika!

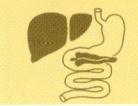

Chronische Diarrhöen 757

Abb. 27.11a u. b Histologisches Bild der Dünndarmschleimhaut. a Normal, b bei Sprue. Die Dünndarmzotten fehlen, Lymphozyteninfiltrate.

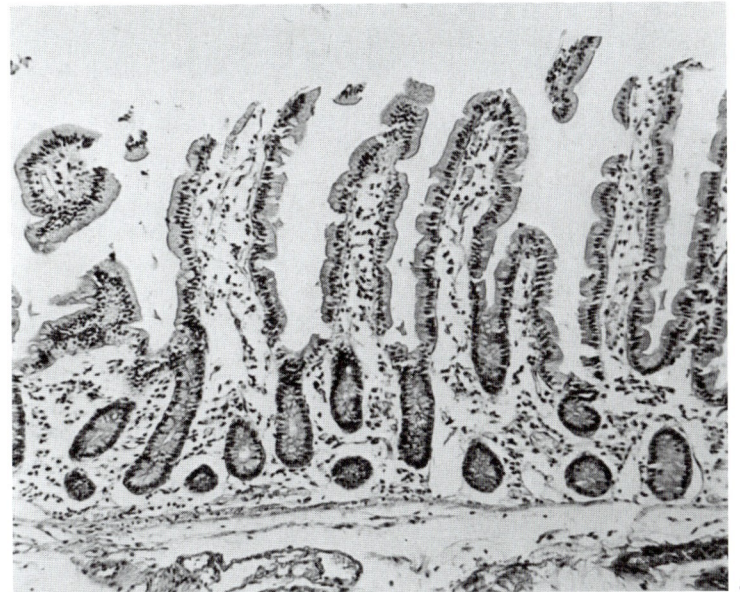

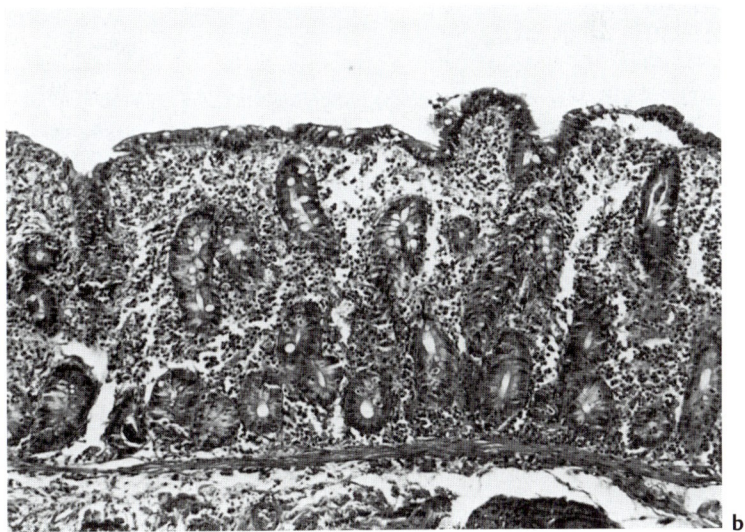

Maldigestion und sekundäres Spruesyndrom

Steatorrhö ohne die oben erwähnten typischen bioptischen Befunde im Dünndarm ergibt Verdacht auf ein sekundäres Spruesyndrom oder auf Maldigestion (Tab. 27.**6**).

Die acholische Steatorrhö bei Gallenwegsverschluß ist durch den gleichzeitigen Ikterus leicht zu erkennen. Typisch für die pankreatogene Steatorrhö infolge chronischer Pankreatitis sind diabetische Glucosetoleranzkurve, normale Resultate im D-Xylose- und Schilling-Test und bei der Dünndarmbiopsie sowie der Nachweis von Pankreasverkalkungen und exokriner Pankreasinsuffizienz.

Steatorrhö bei Gallensäureverlustsyndrom

Pathogenese, enterohepatischer Kreislauf. Voraussetzung für die Fettabsorption im Darm ist die Emulgierung der Fette mit Hilfe der Gallensäure (Mizellenbildung). Die Fettabsorption ist daher eng gekoppelt mit dem Gallensäurenmetabolismus (Abb. 27.**12a–d**). Gallensäuren werden in der Leber gebildet, über die Gallenwege ins Duodenum ausgeschieden und im Ileum größtenteils absorbiert (sog. enterohepatischer Kreislauf). Der Gallensäurepool von etwa 4 g durchläuft diesen Kreislauf durchschnittlich 6mal täglich. Der physiologische Gallensäureverlust ins Kolon von etwa 0,5 g täglich wird normalerweise ersetzt durch entsprechende Synthese in der Leber.

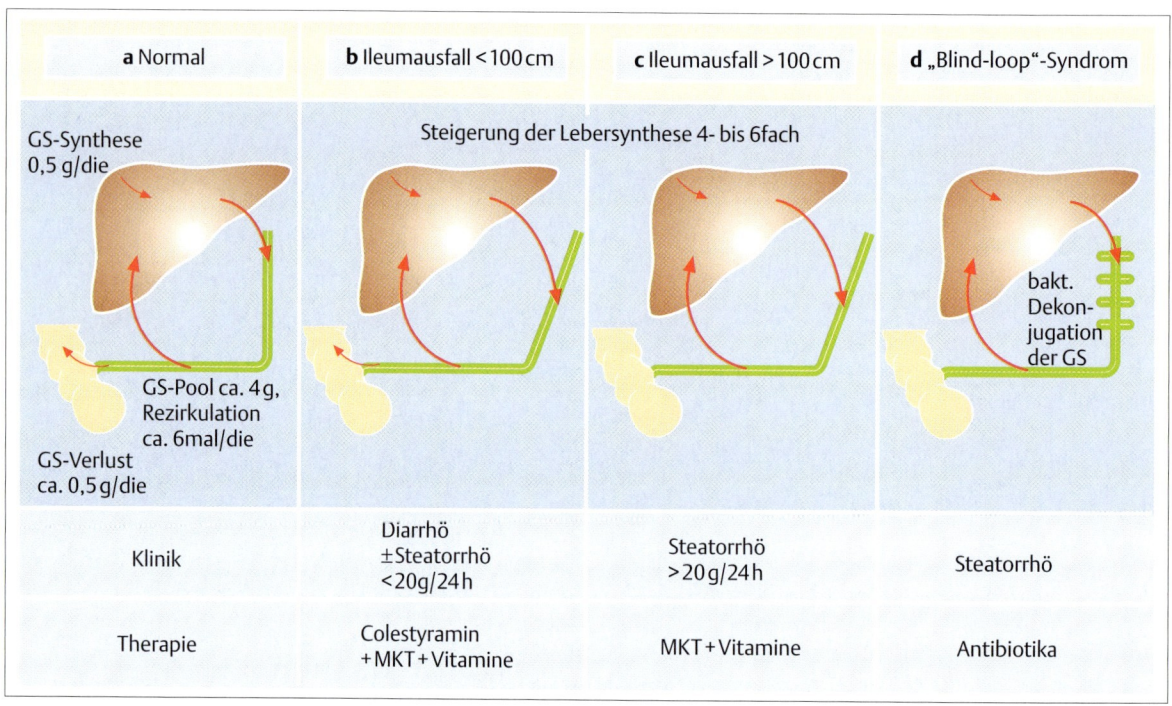

Abb. 27.**12a–d** Schema des enterohepatischen Kreislaufs der Gallensäuren unter normalen (**a**) und verschiedenen krankhaften Bedingungen (**b–d**) (GS = Gallensäuren, MKT = mittellangkettige Triglyzeride).

Ausfall eines Teils oder des gesamten Ileums (Morbus Crohn, Status nach Ileumresektion) führt zu einem Gallensäureverlustsyndrom. Bei umschriebenem Ileumausfall (weniger als 100 cm) treten reichlich Gallensäuren ins Kolon über, die wie Laxantien wirken und Diarrhöen induzieren. Die Leber kann aber diesen Verlust durch vermehrte Synthese von Gallensäuren weitgehend kompensieren. Damit bleibt die für eine adäquate Fettemulgierung kritische Gallensäurekonzentration im Duodenum erhalten, und es resultiert nur eine geringgradige Steatorrhö (unter 20 g Fett/24 h) (Abb. 27.**12b**) (kompensiertes Gallensäureverlustsyndrom). Bei ausgedehnter Ileumresektion (über 100 cm) oder -erkrankung kann der Gallensäureverlust durch die Leber nicht mehr kompensiert werden. Das Absinken der Gallensäurenkonzentration im Duodenum unter das kritische Minimum führt zu einer massiven Steatorrhö (Abb. 27.**12c**) (Therapie: mittellangkettige Triglyceride [MKT] und Vitaminsubstitution). Ileumausfall ist gehäuft vergesellschaftet mit Cholelithiasis (Cholesterinübersättigung der Galle infolge verminderten Gallensäurepools) und mit Oxalatnephrolithiasis (erhöhte Oxalatabsorption intestinal infolge Ca-Bindung durch Fettsäuren im Darm). Eine dritte Art von Störung resultiert bei massiver bakterieller Besiedelung des Dünndarms (z. B. Dünndarmdivertikulose, Blindsacksyndrom, Motilitätsstörungen des Dünndarms), die zu einer Dekonjugation der Gallensäure führt. Damit entfällt die Fähigkeit der Gallensäuren zur Mizellenbildung, und es resultiert eine Steatorrhö, die durch Antibiotikatherapie rückgängig gemacht werden kann (Abb. 27.**12d**).

Morbus Whipple (intestinale Lipodystrophie)

Der Morbus Whipple ist eine seltene Infektionskrankheit, die sich klinisch unter dem Bild des Spruesyndroms manifestiert. Die rechtzeitige Erfassung dieser früher immer letal verlaufenden Krankheit ist wichtig, da sie heute heilbar ist. Sie befällt vor allem Männer mittleren Alters. Den klinischen Manifestationen des Spruesyndroms gehen typischerweise polyarthritische Beschwerden oft um Jahre voraus. Die Diagnose basiert auf dem Nachweis der pathognomonischen PAS-positiven Makrophagen in der Dünndarmschleimhaut. Der Keim kann auch mit einer PCR-Methode direkt nachgewiesen werden. Bei der Laparotomie oder bei der Oberbauchsonographie fallen vor allem die deutlich vergrößerten mesenterialen Lymphknoten auf.

Der Erreger des Morbus Whipple konnte unterdessen identifiziert und kultiviert werden. Es handelt sich um einen grampositiven Erreger, der gentechnisch identifiziert und *Tropheryma whippelii* benannt wurde. Unter Antibiotikatherapie können langdauernde Remissionen bzw. Heilungen erzielt werden.

Gastrojejunokolische Fistel

Treten beim operierten Magen, oft nach Schmerzen, welche auf ein gastrojejunales Ulkus hinweisen, heftige unstillbare Durchfälle auf, so ist die Diagnose einer *Ulkusperforation in das Kolon* sehr wahrscheinlich. Die Diagnose wird durch starke Gasentwicklung, fäkalen

Mundgeruch, Gewichtsverlust, Hypoproteinämie, Dehydratation, allgemeinen Kräftezerfall gestützt und durch den röntgenologischen oder endoskopischen Nachweis einer direkten Magen-Kolon-Verbindung bewiesen.

Der Röntgennachweis gelingt allerdings oft nur nach Füllung des Dickdarms (direkter Durchfluß in den Magen).

Gelegentlich tritt die gastrojejunokolische Fistel auch beim *Magenkarzinom*, das ins Kolon perforiert, oder bei *Perforation eines Ulcus duodeni* auf. Ein Ulcus ventriculi führt kaum zu einer gastrojejunokolischen Fistel.

Cholezystokolische Fistel

Spontane Fistelbildung zwischen Gallenwegen und Kolon, vor allem nach Cholezystitis mit Durchbruch ins Kolon, führt zu schwerer Diarrhö. Diagnostisch wegweisend in solchen Fällen ist der Nachweis einer Aerobilie.

Endokrin bedingte Durchfälle

Erkrankungen des endokrinen Systems

▶ Als Ausdruck *hormonaler Störungen* sind Durchfälle bei *Hyperthyreose* ein besonders häufiges Symptom. Gelegentlich findet sich Steatorrhö.
▶ *Nebenschilddrüseninsuffizienz* führt ebenfalls gelegentlich zu Durchfällen. Bei Durchfällen mit Hypokalzämie wird aber immer in erster Linie eine Sprue ausgeschlossen werden müssen (Dünndarmbiopsie).
▶ Durchfälle sind ferner ein seltenes Symptom bei der *Nebenniereninsuffizienz (Addison-Krankheit)*.
▶ Auch bei schwerem, insulinpflichtigem Diabetes mellitus treten gelegentlich Durchfälle auf. Sie sind nicht pankreatogen bedingt, sondern Folge einer diabetischen Neuropathie mit Befall des autonomen Nervensystems. Meistens finden sich in diesen Fällen außer einer peripheren Neuropathie weitere Hinweise auf eine Dysregulation des vegetativen Nervensystems im Sinne einer autonomen Neuropathie (z. B. Impotenz, Blasenatonie, Orthostase, gestörte Schweißsekretion).
▶ Die *diabetische Enteropathie* zeigt deutliche Abhängigkeit von der Schwere des Diabetes. Eine chronische Pankreatopathie (chronische Pankreatitis, Pankreaskarzinom) als Ursache von Diabetes und Steatorrhö muß selbstverständlich ausgeschlossen werden.

Endokrin aktive Tumoren

Diarrhö ist ein Hauptsymptom bei verschiedenen (seltenen) endokrin-aktiven Tumoren des Pankreas (Gastrinom, Vipom oder Verner-Morrison-Syndrom) und des Darmtraktes (Karzinoid). Gemeinsame Merkmale dieser Tumoren sind:

▶ gleiche Abstammung (Neuralleiste),
▶ typische morphologische und histochemische Merkmale,
▶ Produktion verschiedener Polypeptidhormone nach gleichem Prinzip (APUD-System = Amino-Precursor-Uptake-Decarboxylation).

Karzinoidsyndrom. Hierbei treten *Durchfälle* oft als erstes, den übrigen Erscheinungen jahrelang vorausgehendes Symptom auf, im späteren Verlauf bei $3/4$ der Fälle. Die Aufmerksamkeit des Arztes wird aber meistens erst durch den *Flush* (Abb. 27.13) auf die Möglichkeit eines Karzinoidsyndroms gelenkt. Der vasomotorische Anfall ist oft von Diarrhö, Darmspasmen und asthmatischer Beklemmung begleitet und wird durch alimentäre oder emotionale Reize ausgelöst. Der Flush ist für das Syndrom pathognomonisch und wird kaum je vermißt. Ein weiteres typisches Spätsymptom ist die *fibröse Endokardose* mit valvulärer Insuffizienz oder Stenose, ausschließlich das rechte Herz betreffend (*Hedinger-Syndrom*).

Manche Karzinoidträger haben als hervorstechendes Symptom *Asthma-bronchiale-Beschwerden*.

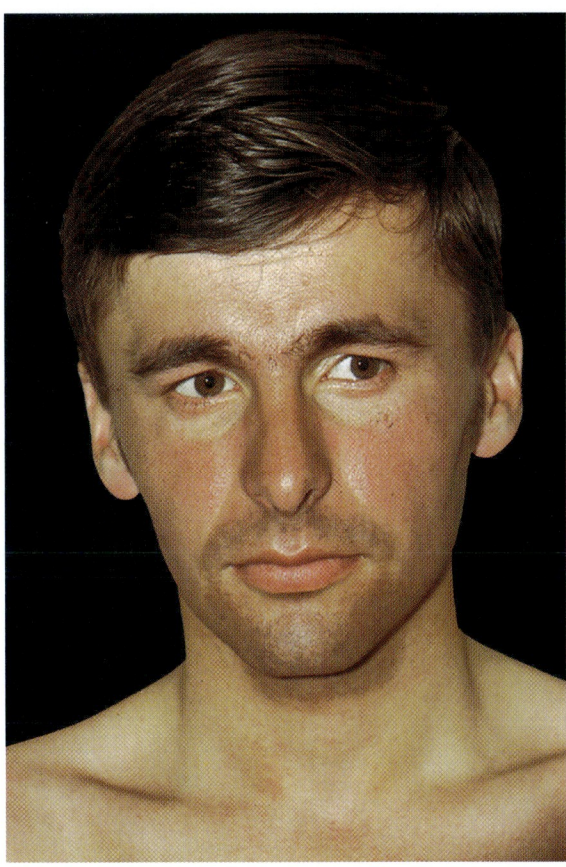

Abb. 27.13 Patient mit metastasierendem Dünndarmkarzinoid während Flush.

Das Karzinoidsyndrom wird verursacht durch sekrotisch aktive, metastasierende Karzinoide des Magen-Darm-Kanals, selten durch Gonadenkarzinoide (zystische Ovarial- und Hodenteratome mit Karzinoidgewebe) oder hilusnahe Bronchuskarzinoide (in diesem Fall können die Endokardveränderungen das linke Herz erfassen).

! Gelegentlich treten Karzinoidsymptome im Rahmen eines paraneoplastischen Syndroms bei Karzinomen von Lungen, Pankreas, Magen, Leber auf.

Bei den gastrointestinalen und bronchialen Karzinoiden treten die charakteristischen klinischen Erscheinungen wie der Flush erst auf, wenn *Lebermetastasen* vorhanden sind. Das Karzinoidsyndrom befällt überwiegend 40- bis 70jährige (75 %) ohne Prädilektion für ein Geschlecht. Das im Karzinoidgewebe gebildete *5-Hydroxytryptamin* oder Serotonin ist für die Diagnose bedeutsam. Meistens ist der 5-Hydroxytryptamin-Spiegel im Blut erhöht. Einfacher ist aber die Bestimmung der *5-Hydroxyindolessigsäure* (Endprodukt des Serotoninabbaus) im 24-h Urin, die stets stark vermehrt gefunden wird.

Der *Primärtumor*, einzeln oder multipel, liegt meistens im *terminalen Ileum*. Die Dünndarmkarzinoide geben gelegentlich Anlaß zu Stenosen mit Ileuserscheinungen, selten zur Blutung.

Bei generalisierter *Mastozytose* werden gelegentlich Durchfälle und selten Steatorrhö beobachtet, die evtl. mit der vermehrten Freisetzung von Histamin in der Dünndarmschleimhaut in Zusammenhang stehen.

Verner-Morrison-Syndrom

Die Durchfälle beim seltenen nichtinsulinsezernierenden Pankreasadenom (Verner-Morrison-Syndrom) sind durch VIP (vasoactive intestinal polypeptide) bedingt. Dieses Syndrom (WDHA-Syndrom) ist charakterisiert durch massive wässerige Durchfälle (10 l und mehr) („pankreatische Cholera"), Hypokaliämie und Achlorhydrie (trotz histologisch normaler Magenschleimhaut). Häufig ist eine diabetische Stoffwechsellage vorhanden. Wie beim Zollinger-Ellison-Syndrom finden sich im Pankreas ein oder mehrere Nicht-β-Zell-Adenome oder eine diffuse Inselzellhyperplasie, deren operative Entfernung zur Heilung des Leidens führt. Auch diese Tumoren können aber benigne oder maligne sein. Die Abgrenzung gegenüber dem Zollinger-Ellison-Syndrom ist einfach (Magensekretion, Serumgastrinspiegel). Cave: Hypokaliämie und Diarrhö sind viel häufiger bedingt durch Laxantienabusus.

Literatur

Allgemeine Werke s. auch Kapitel 7 „Schmerzen im Bereich des Abdomens".

DuPont HL. Guidelines on acute infectious diarrhea in adults. Am J Gastroenterol. 1997; 92: 1962.
Fine KD. Diarrhea. Sleisenger and Fordtran's gastrointestinal and liver disease: Pathophysiology/Diagnosis/Management/edited by Feldmann M., Scharschmidt F., Sleisenger H. – 6th ed 1993; 1: 128.
Guerrant RL, Bobak DA. Bacterial and protozoal gastroenteritis. N Engl J Med 1991; 325: 327.
Kaufmann M, Risti B, Fried M. Die Whipple-Erkrankung. Internist 1996; 37: 895.
Kaufmann M, Fried M. Enzymdefekte und Malabsorption. In: Klinische Gastroenterologie und Stoffwechsel (Herausgeber: Adler, Beglinger, Manns, Müller-Lissner, Schmiegel). Heidelberg: Springer-Verlag: 2000.
Müllhaupt B, Fried M. Chronisch-infektiöse Darmkrankheiten. In: Klinische Gastroenterologie und Stoffwechsel (Herausgeber: Adler, Beglinger, Manns, Müller-Lissner, Schmiegel). Heidelberg: Springer-Verlag: 2000.
Rubinoff MJ, Field M. Infectious diarrhea. Ann Rev Med 1991; 42: 403.
Talley NJ, Weaver AL, Zinsmeister AR, Melton LJ. Self-reported diarrhea: what does it mean? Am J Gastroenterol 1994; 89: 1160.

28 Obstipation

M. Fried, R. Ammann

28.1	Akute Obstipation	762
28.2	Chronische (habituelle) Obstipation	762
28.3	Vorübergehende Obstipation	763
28.4	Anismus	763
28.5	Megakolon und Megarektum	763

Allgemeine Bemerkungen

„Zu selten, zu wenig, zu hart" sind die Stuhlentleerungen des verängstigten Patienten, der den Arzt wegen Verstopfung aufsucht. Für den klinischen Alltag kann die Obstipation als eine Defäkationsfrequenz von 2mal oder weniger pro Woche, meist mit vermehrtem Pressen, definiert werden. Bei der Definition der Obstipation muß berücksichtigt werden, daß seltene, z.B. 2–3 Stuhlentleerungen pro Woche bzw. kleine Stuhlmengen durchaus physiologisch sein können, unter anderem abhängig von Art und Menge der zugeführten Nahrung. Klinisch muß zwischen
- der akut einsetzenden (anhaltenden) und
- der chronischen (habituellen) Obstipation unterschieden werden.

Jede anhaltende, akut einsetzende Störung der Stuhlregulation gehört in die Gruppe der „akuten" Obstipation und bedarf dringend einer raschen, eingehenden Abklärung. Dazu ist auch die „falsche Diarrhö" oder „getarnte" Obstipation zu zählen, die durch Stagnation und sekundäre Verflüssigung des Stuhles in der distalen Kolonhälfte zustande kommt. Pathophysiologisch gibt es folgende Möglichkeiten, die zur Verzögerung der Stuhlentleerung führen können:
- Mechanisches Hindernis, z.B. Kolonkarzinom, Divertikulitis;
- Störung der Motorik, z.B. Medikamente (Opiate, Antazida), Hypothyreose, Gravidität, Hypokaliämie, Blei, Porphyrie;
- Störungen der neuralen Regulation (zentral oder peripher), z.B. Reizkolon, Hirschsprung-Krankheit, Psychosen;
- Störung des Defäkationsrhythmus, z.B. schmerzhafte Defäkation, Milieuwechsel (Reisen, Militärdienst), beruflicher Streß;
- schlackenarme Kost, Flüssigkeitsverluste, z.B. Anorexia mentalis, schwere Grunderkrankung.

28.1 Akute Obstipation

Bei akuter Obstipation muß besonders im höheren Lebensalter in erster Linie nach einem stenosierenden Kolonprozeß gesucht werden, vor allem Kolonkarzinom und Divertikulitis. Abdominalschmerzen und zunehmender Meteorismus sind zusätzliche Hinweise auf eine Stenose im Kolonbereich. Auch größere Kolonpolypen können ähnliche Beschwerden verursachen. Extraintestinale Prozesse, vor allem Urogenitaltumoren, sowie Strikturen, Fremdkörper im Rektum sind weitere mögliche Ursachen. Im übrigen sind bei allen Fällen von akuter Obstipation zusätzlich banale Ursachen, vor allem akute und anale Erkrankungen (z.B. Analfissur, Hämorrhoidalthrombose), Medikamente (z.B. Opiate, Anticholinergika, calciumhaltige Antazida, Ganglienblocker) und plötzliche Änderung der Lebensgewohnheiten (Reise, Militärdienst, größere Flüssigkeitsverluste) bzw. der Ernährung (Krankheit, geringe Flüssigkeitszufuhr) durch gezielte Anamnese auszuschließen (s. auch vorübergehende Obstipation, S. 763).

28.2 Chronische (habituelle) Obstipation

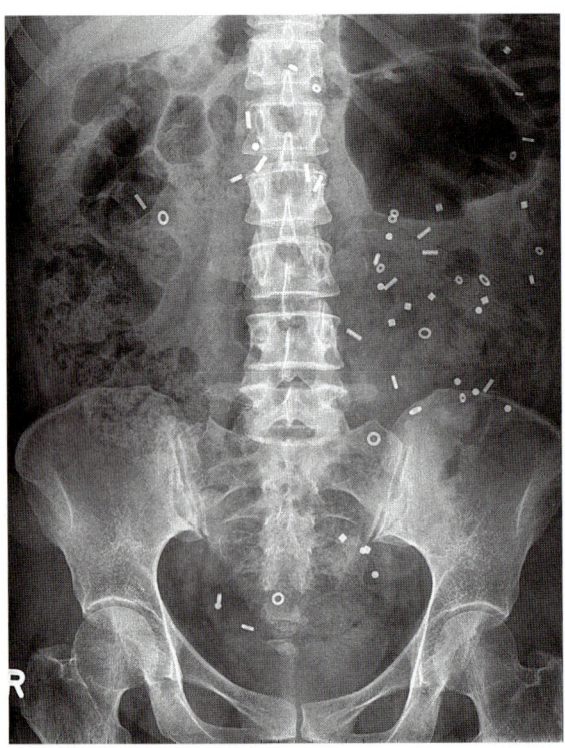

◀ Abb. 28.1 Bestimmung der Kolonpassagezeit mit röntgendichten Markern. Schwere Obstipation mit Retention von 52 von 60 Markern nach 6 Tagen. 44jährige Patientin.

Die sehr häufige chronische Obstipation ist das Resultat einer Kombination verschiedener pathophysiologischer Mechanismen, wobei Störungen der Darmmotorik (wie bei Reizkolon), des Defäkationsrhythmus und der Ernährung sich gegenseitig verstärken. Der Obstipation liegt meist eine langsame Passage durch das gesamte Kolon zugrunde (slow transit), seltener ist sie Folge einer Obstruktion im Analbereich, z.B. durch eine Fissur, Stenose etc. (outlet obstruction). Durch die Messung der Passage von röntgendichten Markern kann der Schweregrad der Obstipation quantifiziert werden (Abb. 28.1).

Pathogenese. Der Transport der Stuhlmasse im Kolon erfolgt schubweise durch phasische Massenbewegungen, die sich über den Tag verteilt in größeren Zeitabständen wiederholen. Die Transitzeit vom Zäkum bis zum Anus beträgt normalerweise etwa 12 Stunden. Diese unwillkürlichen Massenbewegungen werden durch interne Reflexe ausgelöst, in erster Linie durch den sogenannten gastrokolischen Reflex. Gelangt die Stuhlmasse in den Rektosigmoidbereich, entsteht das

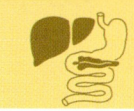

Megakolon und Megarektum

Gefühl des Stuhldrangs. Wiederholt willkürliche Unterdrückung dieses Defäkationssignals führt zum Erlöschen dieses wichtigen Signals und ist eine wichtige Ursache der chronischen Obstipation. Als weitere Faktoren können ballaststoffarme Ernährung, mangelnde körperliche Betätigung und Streßfaktoren des Alltags wie Angst, hektische Lebensweise die normale Kolonomotorik hemmen und begünstigen die Entwicklung einer chronischen Obstipation. Zwischen habitueller Obstipation, funktioneller Diarrhö (beide schmerzlos) und Reizkolon bestehen enge Beziehungen. Die chronische Obstipation ist wie das Reizkolon eine typische „Zivilisationskrankheit". Im Einzelfall ist es schwierig, einen isolierten Faktor ursächlich für die chronische Obstipation verantwortlich zu machen.

Therapie. Die Therapie ist daher darauf ausgerichtet, alle Faktoren gleichzeitig zu beeinflussen, vor allem: Wiedererziehung des Defäkationsrhythmus, Vergrößerung der Stuhlmenge (ballaststoffreiche Ernährung, Verabreichung von Füll- und Quellstoffen, vor allem Kleie, reichlich Flüssigkeit) und genügend körperliche Betätigung.

28.3 Vorübergehende Obstipation

Neben dieser ausgesprochen chronischen, jahre- bis jahrzehntelang andauernden Obstipation gibt es vorübergehende Formen, welche meist mit anderen Krankheiten als Begleiterscheinung im Zusammenhang stehen:

➤ Hormonale Faktoren werden für die chronische Obstipation bei Gravidität und bei Hypothyreose verantwortlich gemacht.
➤ Häufig ist die Obstipation reflektorisch bedingt. Bei Gallenstein- und hauptsächlich Nierensteinkoliken, bei Ulkus und Pankreatitis ist eine oft sehr hartnäckige, passagere Verstopfung eine übliche Begleiterscheinung.
➤ Peritonitis, Meningitis, Parkinsonismus, Arteriosclerosis cerebri, Hirn- und Rückenmarksläsionen, akute Depression sind oft mit einer Verstopfung vergesellschaftet.
➤ Sehr häufig ist die hartnäckige Verstopfung bei exogener (z. B. Blei, Opiate) und endogener Intoxikation (z. B. Porphyrie).
➤ Verschiedene Medikamente, vor allem Opiate, Anticholinergika, Antazida, Eisenpräparate, Tranquilizer und Ganglienblocker können Ursache von Verstopfung sein.

Intestinales Pseudoobstruktionssyndrom. Das intestinale Pseudoobstruktionssyndrom mit Symptomen und Befunden der Kolonobstruktion ohne nachweisbare mechanische Obstruktion tritt akut oder chronisch-rezidivierend auf. Obstipation ist bei chronisch-rezidivierenden Formen häufig. Es werden primäre (idiopathische) und sekundäre Formen unterschieden (bei neurologischen Leiden, Muskeldystonie, Endokrinopathien wie Hypoparathyreoidismus, Myxödem, retroperitonealen Malignomen, Psychosen, Medikamenten).

28.4 Anismus

Bei dieser häufigen Funktionsstörung kommt es beim Defäkationsvorgang zu einer Kontraktion statt der normalen Relaxation des Analsphinkters. Folge ist eine Obstipation, die durch ein Training (Biofeedback) des Sphinkters behandelt werden kann.

28.5 Megakolon und Megarektum

Bei Megakolon ist die Verstopfung das wichtigste klinische Symptom. Von der kongenitalen aganglionären Hirschsprung-Krankheit sind die erworbenen Formen von Megakolon mit normalem Ganglienplexus abzugrenzen. Radiologisch findet sich typischerweise ein diffus massiv dilatiertes Kolon (Abb. 28.**2**).

Morbus Hirschsprung. Die Hirschsprung-Krankheit läßt sich als eine mehr oder weniger akute, meist in den ersten Lebenstagen in Erscheinung tretende Obstruktion, im distalen Kolon oder Rektum, die mit Obstipation und der Entwicklung einer permanenten Vergrößerung des Abdomens einhergeht, definieren. Die *Ursache* der Obstruktion liegt in einer durch das Fehlen der intramuralen Ganglienzellen im Bereich des Rektums oder Rektosigmoids bedingten Spastizität und fehlenden Relaxation dieses Abschnitts. Die Diagnose erfolgt durch Manometrie und histologische Untersuchung (Biopsien) des verengten Darmabschnitts.

Erworbenes Megakolon. Röntgenologisch ist das Rektum segmentär verengt mit einer sekundären Dilatation der proximalen Kolonabschnitte. Die Therapie der Wahl ist eine chirurgische Resektion des verengten Darmabschnitts.

Bei den erworbenen Formen von Megakolon fehlt das verengte, aganglionäre Darmsegment. Diese Form von Megakolon kann Folge jeder Grundkrankheit sein, die

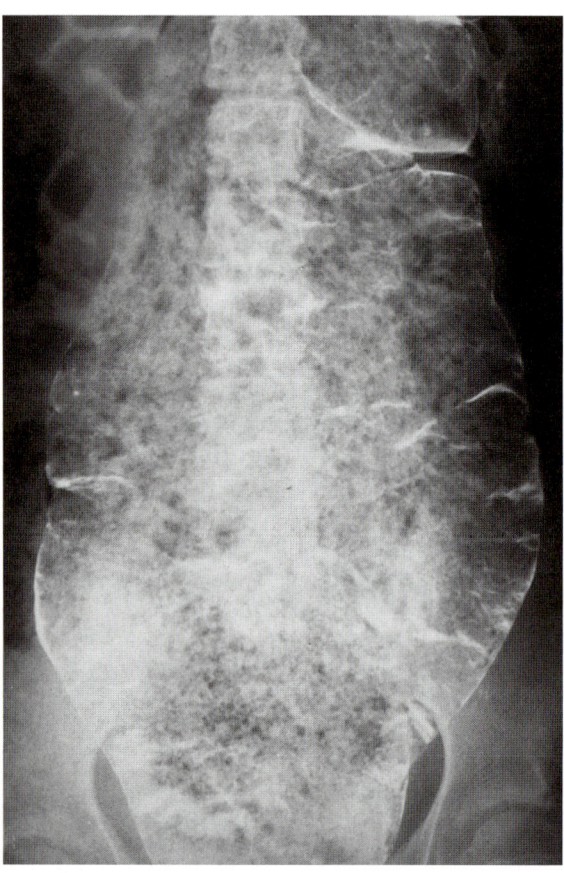

eine Obstipation verursacht. Im Erwachsenenalter beobachtet man gelegentlich ein Megakolon bei psychotischen Patienten (vor allem bei Schizophrenie, Depression). Eine Reihe verschiedener Grundleiden kann im Erwachsenenalter zu einem Megakolon führen, vor allem Sklerodermie, Myotonien, Parkinson-Erkrankung, Amyloidose, Myxödem, Porphyrie, Chagas-Krankheit. Ein größerer Teil bleibt ätiologisch ungeklärt: idiopathisches Megakolon.

> **!** Bei jedem Megakolon im Erwachsenenalter muß ein stenosierender, entzündlicher oder neoplastischer Prozeß im Rektosigmoidbereich ausgeschlossen werden.

Toxisches Megakolon s. S. 748. Das Dolichokolon (verlängertes, nichtdilatiertes Kolon) hat im Gegensatz zum Megakolon keinen Krankheitswert (außer beim seltenen, intermittierenden Kolonvolvulus vor allem des Sigma, seltener des Zäkums).

◄ Abb. 28.2 Idiopathisches Megakolon bei 13jährigem Mädchen. Doppelkontrasteinlauf zeigt nur schattenhaft Konturen des dilatierten Rektosigmoids und massive Koprostase.

Literatur

Allgemeine Werke über Gastroenterologie s. Kapitel 7 „Schmerzen im Bereich des Abdomens".

Chaussade S, Khyari A, Roche H et al. Determination of total and segmental colonic transit time in constipated patients: Results in 91 patients with a new simplified method. Dig Dis Sci. 1989; 34: 1168.

Heaton KW, Radvan J, Cripps H et al. Defecation frequency and timing, and stool form in the general population: A prospective study. Gut 1992; 33: 818.

Kamm MA. Idiopathic constipation: any movement? Scand J Gastroenterol Suppl 1992; 192: 106.

Lennard-Jones JE. Constipation. In: Sleisenger and Fordtran's gastrointestinal and liver disease: Pathophysiology/Diagnosis/Management/edited by Mark Feldmann, Scharschmidt J, Sleisenger MH. – 6th ed. 1993; 1: 174.

Talley NJ, Weaver AL, Zinsmeister AR et al. Functional constipation and outlet delay; A population-based study. Gastroenterology. 1993; 105: 781.

Nephrologische Symptome

29 **Pathologische Urinbefunde und Zeichen abnormer Nierenfunktion**
U. Kuhlmann

30 **Störungen des Wasser-, Elektrolyt- und Säure-Basen-Haushalts**
U. Kuhlmann und W. Siegenthaler

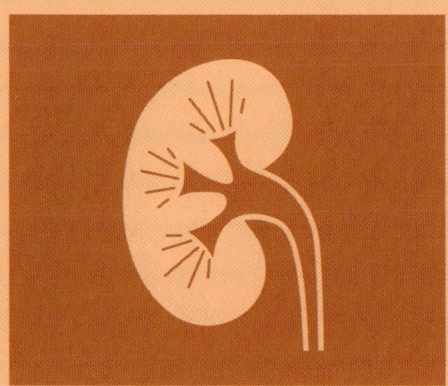

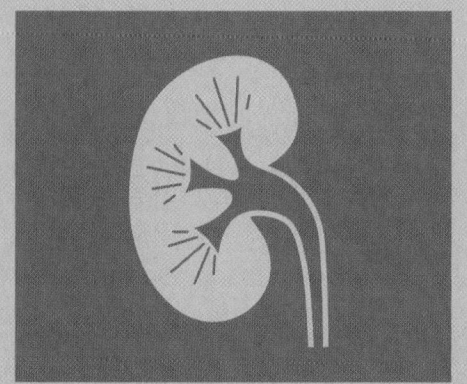

29 Pathologische Urinbefunde und Zeichen abnormer Nierenfunktion

U. Kuhlmann

29.1 Symptome und Zeichen einer gestörten Nierenfunktion — 770

Urinuntersuchung 770
    Urinfarbe und Urin-pH 770
    Meßgrößen der Harnkonzentration 770
    Proteinurie 771
        Einteilung der Proteinurie und Testverfahren 771
    Mikroskopische Untersuchung des Harnsediments 772
    Mikrobiologische Urinuntersuchungen 774
    Immunologische Serumdiagnostik bei Nierenerkrankungen 774
    Bestimmung der Nierenfunktion 775
        Harnstoff- und Kreatininkonzentration im Serum 775
        Klinische Anwendung des Clearance-Konzepts 775
        Abschätzung der Kreatinin-Clearance aus dem Serumkreatinin nach der Cockcroft-Formel 776
Bildgebende Verfahren 776
Nierenbiopsie 777

29.2 Doppelseitige Nierenerkrankungen — 777

Glomerulopathien 778
    Asymptomatische Proteinurie und/oder Hämaturie 779
        Isolierte milde Proteinurie bei normalem Urinsediment 779
        Glomeruläre Hämaturie mit oder ohne Proteinurie 779
    Akutes nephritisches Syndrom 781
        Infektiöse und postinfektiöse Glomerulonephritiden 781
        Akute Poststreptokokken-Glomerulonephritis (APGN) 782
    Rasch progrediente Glomerulonephritis und Goodpasture-Syndrom 782
        Rasch progrediente Glomerulonephritis (RPGN) 782
        Goodpasture-Syndrom 786
    Nephrotisches Syndrom 787
    Chronische Glomerulonephritis 790
    Diabetische Glomerulopathie 790

Angeborene Erkrankungen der Glomeruli 791
    Hereditäre Nephritis (Alport-Syndrom) 791
    Nephropathie mit Verschmälerung der glomerulären Basalmembranen 792
    Fabry-Krankheit (Angiokeratoma corporis diffusum) 792
    Nail-patella-Syndrom (hereditäre Onychoosteodysplasie) 792

Interstitielle Nephropathien 792
Akute interstitielle Nephritis 792
    Akute medikamentös bedingte interstitielle Nephritis 793
    Syndrom der akuten tubulointerstitiellen Nephritis und Uveitis (TINU-Syndrom) 795
Chronisch interstitielle Nephritis 796
    Analgetikanephropathie (chronisch interstitielle Nephritis bei Analgetikaabusus) 796
    Chronisch bakterielle Pyelonephritis 798
    Strahlennephritis 799
    Balkannephropathie 799
    Andere Erkrankungen mit Beteiligung des Niereninterstitiums 799

Zystische Nierenerkrankungen 799
Polyzystische Nierenerkrankung (kongenitale Zystennieren) 800
    Autosomal dominante polyzystische Nierenerkrankung 800
Markschwammnieren 801
Nephronophthisekomplex 802
Multizystische Transformation der Nieren bei Niereninsuffizienz unterschiedlicher Ätiologie 802
Nierenzysten 802

Akutes Nierenversagen 803
Prärenales Nierenversagen (prärenale Azotämie) 803
Postrenales Nierenversagen (obstruktive Uropathie) 804
Intrarenales Nierenversagen 804
    Akute Tubulusnekrose (ATN) 804
Diagnostisches Vorgehen und Differentialdiagnose bei akutem Anstieg der harnpflichtigen Substanzen mit oder ohne Oligurie 805

Chronische Niereninsuffizienz 807
Klinik der Niereninsuffizienz 808
    Allgemeinsymptome 808
    Hämatologische Veränderungen 808
    Kardiovaskuläre Manifestationen 809
    Renale Hypertonie 809
    Neuromuskuläre Veränderungen 809
    Dermatologische Veränderungen 811
    Renale Osteopathie 811
    Gastrointestinale Symptome 811
    Störungen des Wasser-, Elektrolyt- und Säure-Basen-Haushalts 811
Diagnostik und differentialdiagnostische Überlegungen bei Niereninsuffizienz 813

29.3 Einseitige Nierenerkrankungen 815

Einseitig kleine Niere 816
Solitäre Zysten und Tumoren 816
 Solitäre Nierenzysten 816
 Nierentumoren 816
  Hypernephrom 817
  Urothelkarzinome 818
  Nephroblastome (Wilms-Tumoren) 818
 Differentialdiagnose zwischen solitären Nierenzysten, polyzystischen Nierenerkrankungen und Tumoren der Niere 818
Einseitige entzündliche Nierenerkrankungen 819
 Akute Pyelonephritis 819
 Infizierte Nierenzyste, intrarenaler und perirenaler Abszeß 819
 Xanthogranulomatöse Pyelonephritis 819
 Urogenitaltuberkulose (UG-Tbc) 820
Einseitige Hydronephrose und Pyonephrose 820
Urolithiasis und Nephrokalzinose 821
 Klinik der Urolithiasis 821
 Diagnostik und Differentialdiagnose bei Nierensteinkolik 821

29.1 Symptome und Zeichen einer gestörten Nierenfunktion

Symptome. Die Symptome, mit denen ein nierenkranker Patient den Arzt aufsucht, variieren je nach Grundkrankheit:

- Heftige *Flankenschmerzen* und/oder *Makrohämaturie* weisen direkt auf eine urogenitale Erkrankung hin.
- Bei zahlreichen Patienten lassen hingegen *extrarenale Symptome* wie Ödeme oder eine Hypertonie das Vorliegen einer Nierenerkrankung vermuten.
- Viele Patienten sind jedoch *asymptomatisch* und der Verdacht einer Nephropathie entsteht durch zufällige Entdeckung einer *pathologischen Urinanalyse* oder eines *erhöhten Serumkreatininwertes*.

Untersuchungsgang. Bei der Untersuchung von Patienten mit vermuteten nephrologischen Problemen stellen sich insbesondere folgende Fragen:

- Ist eine ätiologische Zuordnung der renalen Erkrankung möglich (primäre oder symptomatische Nephropathie)?
- Handelt es sich um eine *akute oder chronische Nierenerkrankung*?
- Hat die bestehende Erkrankung bereits zu einer *Einschränkung der Nierenfunktion* geführt?

Diese Fragen lassen sich häufig durch eine gründliche Anamnese und durch einfache Laborbefunde beantworten.

Bei möglichem Vorliegen einer Nierenerkrankung wird man ein minimales *Standardlaborprogramm* durchführen. Dazu gehören:

- BSG und Blutbild,
- mikroskopische und chemische Urinanalyse,
- Blutuntersuchungen: Kreatinin, Harnstoff, Natrium, Kalium, Calcium, Phosphat, Harnsäure, Gesamteiweiß und Elektrophorese.

Weiterführende Diagnostik. Erst der pathologische Ausfall einer oder mehrerer dieser Untersuchungen gibt Anlaß zu weitere Abklärung, die dann je nach Anamnese und Klinik

- eine immunologische Diagnostik (Komplementfaktoren, antinukleäre Faktoren, ANCA, Kryoglobuline usw.),
- eine mikrobiologische Harnuntersuchung,
- Untersuchungen des 24-h-Urins (insbesondere Proteinurie),
- Untersuchungen der Nierenfunktion (Kreatinin-Clearance),
- und schließlich bildgebende Verfahren und ggf. eine Nierenbiopsie einbezieht.

Urinuntersuchung

Screening mittels Teststreifen. Die Untersuchung des Urins mit Teststreifen (Stix) hat die Technik der Urinuntersuchung erheblich vereinfacht. Dabei darf nicht vergessen werden, daß Stix und Teststreifen in erster Linie Screening-Methoden darstellen, da sie

- eine Proteinurie (Ausnahme Mikroalbuminurie und Bence-Jones-Proteinurie),
- einen Harnwegsinfekt (positiver Nitrit-Nachweis),
- eine Hämoglobinurie/Myoglobinurie,
- und eine Leukozyturie

grob erfassen.

Positive Ableseresultate bedürfen einer weiteren Abklärung, dies gilt insbesondere für den Nachweis von Blut oder Leukozyten im Urin.

> ! Eine sorgfältige Urinanalyse mit Untersuchung des Urinsediments ist oft informativer als aufwendige und teuere technische Untersuchungen.

Urinfarbe und Urin-pH

Die *gelbliche Farbe* stammt von Urinpigmenten (Urochromen). Bei Wasserdiurese wird der Urin durch Verdünnung der Urinpigmente heller.

Weißer Urin kann auf Pyurie oder Phosphatkristalle hinweisen, *schwarzer Urin* findet sich bei Ausscheidung von Melanin bei metastasierendem Melanom. *Roter oder brauner Urin* kann Folge einer Hämaturie, einer Hämoglobinurie oder einer Myoglobinurie sein. Die Differenzierung erfolgt nach Zentrifugation und Mikroskopie. Das Fehlen von Erythrozyten bei positivem Streifentest spricht für eine Hämoglobinurie (häufig auch rötliche Farbe des Serums durch Hämolyse) oder Myoglobinurie (normal gefärbtes Serum, Erhöhung der Kreatininkinase).

Der mit Streifentest gemessene *Urin-pH-Wert* schwankt zwischen 4,5 und 8. Die klinische Bedeutung der pH-Bestimmung ist jedoch gering. Allerdings sollte ein pH-Wert > 7,5–8 an das Vorliegen einer Harnwegsinfektion mit harnstoffspaltenden Erregern denken lassen (häufig auch positiver Nitrittest). Bei Vorliegen einer metabolischen Azidose sollte der Urin-pH-Wert < 5,3 sinken, ansonsten muß eine Störung der renalen Säureelimination im Sinne einer renalen tubulären Azidose vermutet werden.

Meßgrößen der Harnkonzentration

Urinosmolalität. Das genaueste Verfahren ist die *Ermittlung der Urinosmolalität*. Die Urinosmolalität variiert von 50–100 mosmol/kg bei reichlicher Flüssigkeitszu-

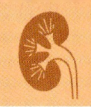

fuhr mit Suppression der ADH-Freisetzung und bis zu 1400 mosmol/kg im Rahmen einer Durstperiode mit nachfolgender maximaler ADH-Freisetzung.

Klinische Bedeutung. Die Bestimmung der Urinosmolalität kommt zur Anwendung:

➤ bei der Abklärung polyurisch-polydiptischer Syndrome im Rahmen des Durstversuches,
➤ bei der Abklärung einer unklaren Hyponatriämie,
➤ in der Differentialdiagnose des akuten Nierenversagens.

Proteinurie

! Eine Proteinurie ist häufiges *Leitsymptom* bei primären und sekundären Nierenerkrankungen.

Tab. 29.**1** zeigt die Einteilung der Proteinurie nach pathophysiologischen Gesichtspunkten.

Physiologie. Vereinfacht kann man sich die glomerulären Basalmembranen als Filter vorstellen, dessen Poren durch einen Siebeffekt höhermolekulare Proteine wie Albumin, Transferrin und Immunglobuline zurückhalten, für niedermolekulare Eiweißkörper wie freie Leichtketten oder Peptidhormone hingegen durchlässig sind.

Der Siebeffekt der glomerulären Kapillaren hängt nicht nur vom molekularen Radius der Eiweißkörper, sondern auch von der Ladung der entsprechenden Proteine ab. Die in das Tubuluslumen gelangenden Proteine werden zu 90 % tubulär rückresorbiert und in den Tubuluszellen katabolisiert, so daß es erst nach Überschreiten des Rückresorptionsvermögens der proximalen Tubuli zu einer manifesten Proteinurie kommt.

Die *normale Eiweißausscheidung* im Urin beträgt zwischen 40 und 150 mg/Tag.

Einteilung der Proteinurie und Testverfahren

Klinische Bedeutung haben v. a.

➤ die *glomeruläre Proteinurie* (Albumin, Transferrin, Immunglobuline),
➤ die *tubuläre Proteinurie* (Leichtketten, β_2-Mikroglobulin),
➤ die *Bence-Jones-Proteinurie*,
➤ der Nachweis einer *Mikroalbuminurie* bei Diabetikern.

Im *klinischen Alltag* wird üblicherweise eine semiquantitative Bestimmung der Proteinurie mit Streifentests durchgeführt. Mit diesen gelingt recht zuverlässig der Nachweis einer *glomerulären Proteinurie*, hingegen werden eine *Mikroalbuminurie* und die Ausscheidung von *Immunglobulinen (leichte Ketten)* verpaßt (s. u.).

Wird mittels Streifentest eine Proteinurie nachweisbar, empfiehlt sich die *quantitative Erfassung* der Proteinurie durch:

➤ Untersuchung des 24-h-Urins,
➤ Bestimmung des Eiweiß/Kreatinin-Quotienten im Spoturin. Dieser Wert korreliert sehr gut mit den Proteinurie-Meßwerten im 24-h-Urin.

Glomeruläre Proteinurie. Sie ist Folge einer abnormen Permeabilität der glomerulären Basalmembranen und findet sich bei unterschiedlichen glomerulären Erkrankungen. Während eine Proteinurie bis zu 3 g/Tag verschiedene Ursachen haben kann, kommen für die „große Proteinurie" (> 3 g/Tag) ausschließlich eine *glomeruläre Proteinurie* oder eine *Überlaufproteinurie* als Ursache in Frage. Zur Differenzierung hilft die Urinelektrophorese, die eine Identifikation einer Bence-Jones-Proteinurie erlaubt und einen Eindruck über die an der Proteinurie beteiligten klein- (Albumine) und größermolekularen Fraktionen vermittelt.

Tubuläre Proteinurie. Sie resultiert aus einem ungenügenden tubulären Resorptionsvermögen bei normalen, glomerulär gefilterten Eiweißmengen. Im Urin treten vermehrt niedermolekulare Plasmaproteine auf; zugrundeliegende Erkrankungen sind *üblicherweise interstitielle Nephropathien* oder das *Fanconi-Syndrom*.

Überlaufproteinurie (Overflow-Proteinurie oder prärenale Proteinurie). Sie tritt ohne primäre Nierenschädigung in Anwesenheit abnormer Eiweiße im Blut auf, die dann glomerulär filtriert werden. Übersteigt die Filtration dieser Eiweißkörper (insbesondere *Myoglobin, Bence-Jones-Protein*) das tubuläre Rückresorptionsvermögen, kommt es zur Überlaufproteinurie.

Nach einer *Bence-Jones-Proteinurie* muß mit speziellen Methoden gefahndet werden, da sie mit den Streifentests häufig verpaßt wird. Eine *positive Sulfosalicyl-*

Tabelle 29.**1** Einteilung der Proteinurie nach der Pathophysiologie

Klassifikation	Art des ausgeschiedenen Proteins und Pathophysiologie
Glomeruläre Proteinurie	normale Plasmaproteine bei defektem glomerulärem Filter
Überlaufproteinurie (prärenale Proteinurie)	vermehrt gebildetes und filtriertes niedermolekulares Protein (z.B. monoklonale Leichtketten, Myoglobulin) „läuft in den Endharn über", wenn die tubuläre Katabolisationsrate überschritten wird; Niere primär strukturell und funktionell intakt
Tubuläre Proteinurie	normale niedermolekulare Plasmaproteine erscheinen wegen verminderter tubulärer Rückresorptionskapazität im Endharn; Niere strukturell (z. B. interstitielle Nephropathie) oder funktionell (z. B. Fanconi-Syndrom) gestört
Nephrogene Proteinurie	z. B. Tamm-Horsfall-Mucoprotein, sequestrierte Strukturproteine
Postrenale Proteinurie	Plasmaproteine aus den ableitenden Harnwegen bei Blutungen und Entzündungen

säureprobe gilt bei negativem Streifentest als Hinweis für das Vorliegen einer Bence-Jones-Proteinurie, die dann mittels Immunfixation/Immunelektrophorese nachgewiesen werden sollte.

Eine Bence-Jones-Proteinurie findet sich bei folgenden Erkrankungen:

- multiples Myelom (75 % der Patienten),
- Morbus Waldenström (25 % der Patienten),
- primäre Amyloidose (80 % der Patienten),
- Light-Chain-Deposition-Erkrankung (70 % der Patienten),
- Lymphome (Bence-Jones-Proteinurie selten),
- Fanconi-Syndrom im Erwachsenenalter.

Mikroalbuminurie. Der Nachweis einer *Mikroalbuminurie* ist insbesondere bei Patienten mit Typ-1-Diabetes bedeutsam. Eine Mikroalbuminurie (30–300 mg/24 h) wird durch Teststreifen nicht erfaßt und erfordert die quantitative Messung der Albuminausscheidung im 24-h-Urin. Der mehrfache Nachweis einer Albuminkonzentration > 30 mg/24 h bei Typ-1-Diabetikern kündigt recht zuverlässig das spätere Auftreten einer diabetischen Nephropathie an.

Mikroskopische Untersuchung des Harnsediments

Die mikroskopische Analyse des Harnsediments ist häufig aussagekräftiger als aufwendige technische Diagnostik. Insbesondere mit der *Phasenkontrastmikroskopie* lassen sich pathognomonische Urinbestandteile einfacher von Artefakten unterscheiden.

Im Urinsediment wird nach folgenden Bestandteilen gefahndet:

- Erythrozyten und deren Morphologie, Leukozyten und Epithelzellen,
- Erythrozyten-(Hämoglobin-)Zylindern,
- Leukozyten-, Epithel- und gemischten Zellzylindern,
- breiten und granulierten Zylindern,
- Keimen, Trichomonaden, pathognomonischen Kristallen (Cystin) und Epithelzellen als Hinweis auf eine vaginale Kontamination der Urinprobe.

Erythrozyten. Erythrozyten kommen im normalen Sediment in einer Häufung von 0–5 Erythrozyten/Gesichtsfeld vor (40er Ojektiv, 10er Okular). Finden sich in 5 Gesichtsfeldern mehr als jeweils 5 Erythrozyten, so besteht eine *Mikrohämaturie*. Zuverlässiger ist die Beurteilung der quantitativen Erythroyztenausscheidung pro Zeiteinheit mittels Addis-Count.

Bedeutung gewonnen hat die Beurteilung der *Erythrozytenmorphologie* mittels Phasenkontrastmikroskopie: Erythrozyten, die das glomeruläre Filter und die Tubuli passiert haben, zeigen die in Abb. 29.**1** dargestellten Beulen, Deformitäten und Zapfenbildungen und unterscheiden sich durch diesen *Dysmorphismus* deutlich von den taufrischen Erythrozyten extraglomerulären Ursprungs (Abb. 29.**1**). Finden sich im Rahmen einer Mikrohämaturie > 70 % *dysmorphe Erythrozyten*, ist der glomeruläre Ursprung der Blutung wahrscheinlich. Insbesondere *Akanthozyten* als Sonderform der dysmorphen Erythrozyten mit bläschenartigen Ausstülpungen sind bei einer Konzentration von > 5 % der Erythrozyten im Urin sehr suspekt auf das Vorliegen einer Glomerulonephritis (Tab. 29.**2**).

Zu berücksichtigen ist jedoch, daß auch nierengesunde überwiegend dysmorphe Erythrozyten ausscheiden und die genannten Kriterien nur bei einer eindeutigen Mikrohämaturie gelten.

Leukozyten. Leukozyten im Urin treten insbesondere bei entzündlichen Erkrankungen der ableitenden Harn-

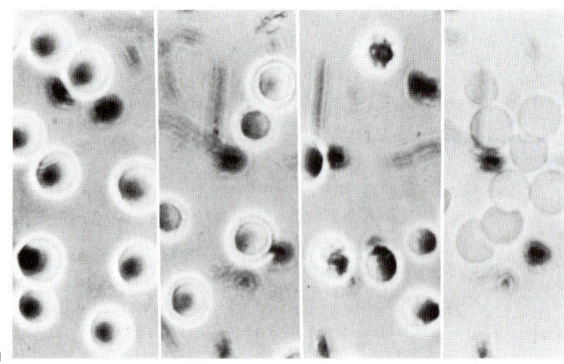

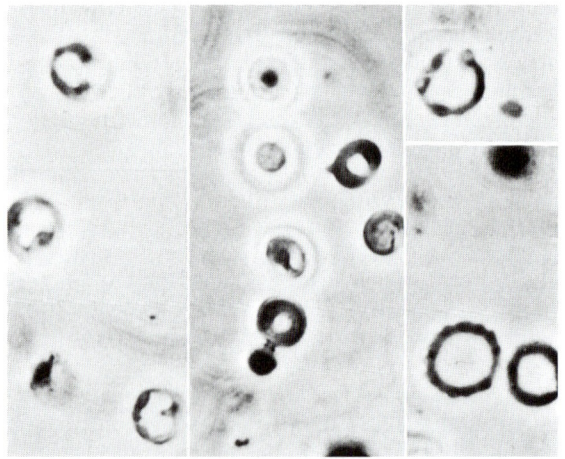

Abb. 29.**1a** u. **b** Verschiedene Erythrozytenformen. **a** Nichtglomeruläre Erythrozyten (von links nach rechts): frische Erythrozyten, Erythrozyten mit Doppelkontur, Stechapfelformen, Erythrozytenschatten. **b** Deformierte, „glomeruläre" Erythrozyten: Ausstülpungen nach innen und außen, in Kugel- oder Zylinderform, zerbeulte, geschlitzte Erythrozyten und Mikroformen.

Tabelle 29.**2** Unterscheidung zwischen glomerulärer und extraglomerulärer Mikrohämaturie

	Glomeruläre Hämaturie	Extraglomeruläre Blutungsursache
Dysmorphe Erythrozyten	> 75 %	< 75 %
Akanthozyten	> 5 %	< 5 %
Erythrozytenzylinder	+	–

Symptome und Zeichen einer gestörten Nierenfunktion

wege auf. Bei gleichzeitigem Nachweis von Leukozytenzylindern (Abb. 29.3) ist eine entzündliche Mitbeteiligung der Nieren sicher (z. B. akute Pyelonephritis). Eine Leukozyturie findet sich ferner bei *tubulointerstitiellen Erkrankungen* (akute interstitielle Nephritis, Analgetikanephropathie).

Eine vermehrte Ausscheidung von *eosinophilen Leukozyten* wird insbesondere bei der medikamentös bedingten akuten interstitiellen Nephritis beobachtet (S. 793).

Nachweis von Zylindern im Urinsediment. Zylinder sind *Ausgüsse der Tubuluslumina.*

▶ Die hyaline Matrix besteht fast ausschließlich aus Tamm-Horsfall-Mucoprotein, welches im aufsteigenden Teil der Henle-Schleife gebildet wird. Dieses Protein geliert leicht im sauren Urin und bei hoher Salzkonzentration im distalen Tubulus und im Sammelrohr zu *hyalinen Zylindern*, deren Auftreten insbesondere bei geringer Harnflußrate beobachtet wird (Tab. 29.3).
▶ *Granulierte Zylinder* haben Auflagerungen aus Zelldetritus, Fett oder aggregierten Serumproteinen.
▶ *Zellzylinder* sind durch Auflagerungen von Zellen auf die hyaline Matrix gekennzeichnet und weisen praktisch immer auf eine renal-parenchymatöse Erkran-

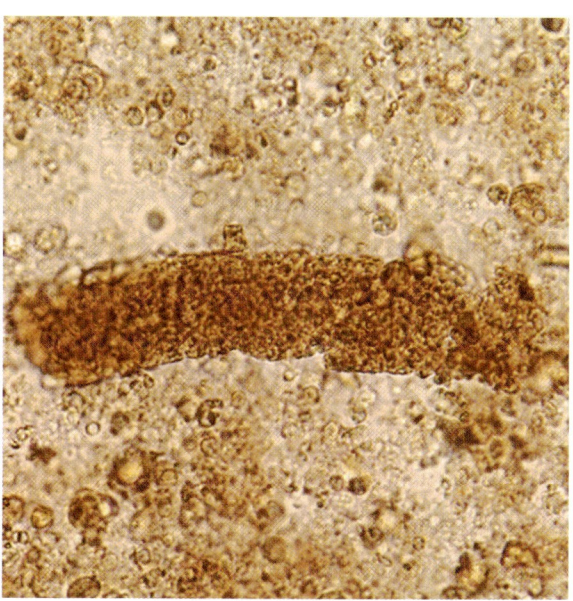

Abb. 29.2 Hämaturie und Erythrozytenzylinder.

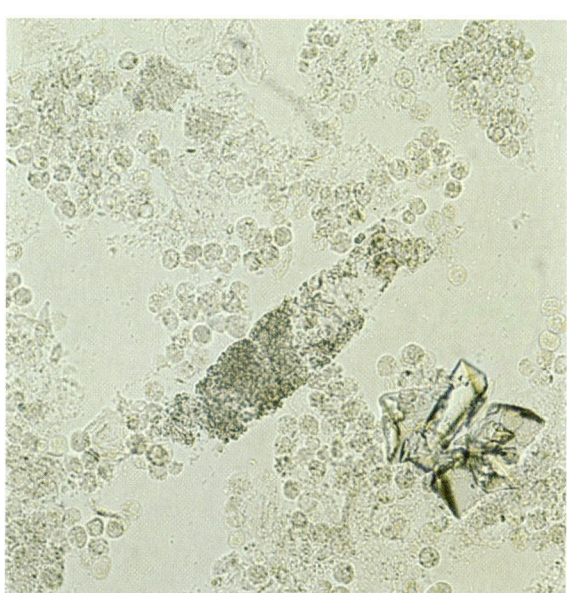

Abb. 29.3 Leukozyturie und Leukozytenzylinder.

Tabelle 29.3 Verschiedene geformte Bestandteile im Urin und ihre Bedeutung

Geformter Urinbestandteil	Beurteilung
Hyaline Zylinder	häufig im normalen Urin nachweisbar; in größeren Mengen bei Dehydratation und stärkerer Proteinurie
Erythrozytenzylinder (Abb. 29.2)	akute und chronische Glomerulopathie verschiedener Ätiologie
Leukozytenzylinder (Abb. 29.3)	bakterielle und nichtbakterielle interstitielle Nephropathie; nicht selten auch bei primär glomerulären Erkrankungen, z. B. Lupusnephritis
Epithelzylinder	nach akutem Nierenversagen und bei Tubulusschäden verschiedenster Ätiologie (glomeruläre und interstitielle Nierenerkrankungen); Leukozyten und Epithelien oft nicht gut zu unterscheiden, günstig ist die Verwendung eines Phasenkontrastmikroskops
Granulierte Zylinder	Erkrankungen des Nierenparenchyms verschiedenster Ursache, gelegentlich auch bei Gesunden nachweisbar; Einteilung in grob- und feingranulierte Zylinder ist klinisch ohne Signifikanz
Wachszylinder (Abb. 29.4)	am häufigsten nachweisbar bei chronischer Niereninsuffizienz, bei der sehr breite Zylinder fast pathognomonisch sind
Fett, Fettzylinder, Fettkörnchenzellen, Fettzellenzylinder	Tubulusschädigung verschiedener Ursache, am häufigsten bei ausgeprägter Proteinurie. Typisch ist der Nachweis des Malteserkreuzphänomens im polarisierten Licht (Abb. 29.5)

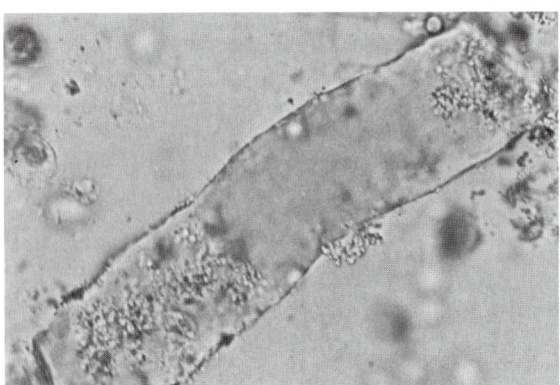

Abb. 29.4 Wachszylinder.

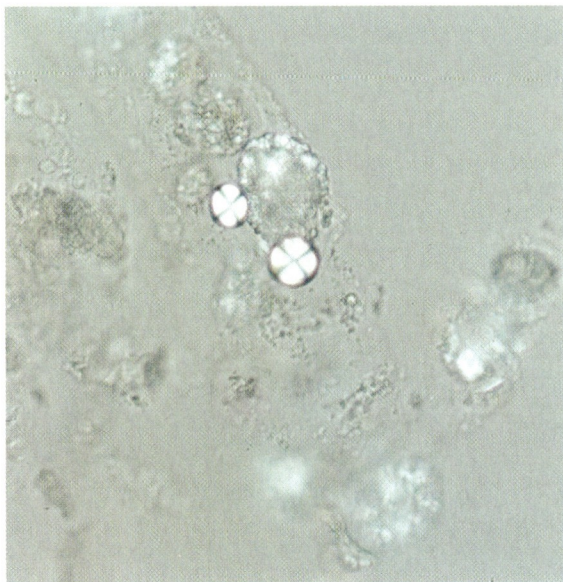

Abb. 29.5 Malteserkreuze.

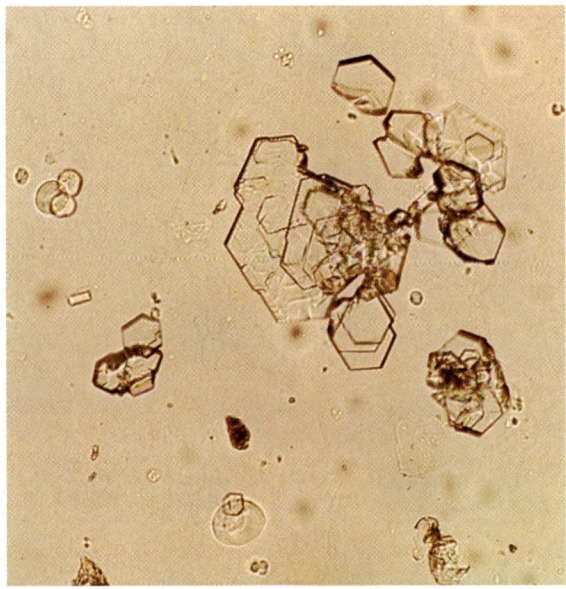

Abb. 29.6 Typische Kristalle bei Zystinurie.

kung hin. So ist der Nachweis von Erythrozytenzylindern beweisend für das Vorliegen einer Glomerulonephritis (Abb. 29.2, Tab. 29.2).

➤ *Fett* wird aus degenerierten Tubuluszellen frei (meist bei starker Proteinurie) und ist polarisationsoptisch durch das typische Malteserkreuzphänomen gekennzeichnet (Abb. 29.5).

➤ *Wachszylinder* zeigen keine oder nur wenig Einlagerungen geformter Elemente und sind stark lichtbrechend. Sie finden sich insbesondere bei chronischen Nephropathien (Abb. 29.4).

Kristalle. Am häufigsten finden sich Oxalatkristalle (Briefumschläge). Sie finden sich bei gesunden Personen, im Rahmen einer rezidivierenden Calciumoxalat-Nephrolithiasis und bei dem seltenen Krankheitsbild der Oxalose. Wesentlich seltener aber pathognomonisch für das Krankheitsbild der Zystinurie ist das Auftreten der typischen hexagonal geformten Zystinkristalle (Abb. 29.6). Tripelphosphate (Sargdeckel) finden sich bei chronischen Entzündungen der Niere und Harnwege und legen eine entsprechende Genese bei Auftreten einer Urolithiasis nahe.

Mikrobiologische Urinuntersuchungen

Mikrobiologische Urinuntersuchungen erfolgen zur Bestätigung eines Harnwegsinfektes. Zur Anwendung gelangen heute fast ausschließlich *Eintauchnährböden*, die auf jeder Seite eine Agarbeschichtung aufweisen, auf der die wichtigsten Erreger wachsen. Die Nährböden werden kurz in das Uringefäß eingetaucht, untersucht wird üblicherweise sauber aufgefangener Mittelstrahlurin. Nach Abtropfen des Urins erfolgt eine Bebrütung bei 37° für 24 Stunden. Einzelheiten der Technik sind den Beipackzetteln der kommerziellen Systeme zu entnehmen, die auch Schaubilder enthalten, anhand derer die Keimzahl ermittelt werden kann. Folgende Punkte sind bei der Auswertung wichtig:

➤ Bei mehr als 95 % der Patienten wird die Infektion durch eine einzige Spezies hervorgerufen. Wachstum mehrerer Keime ist verdächtig auf eine Kontamination, ferner finden sich Mischkulturen bei Fisteln und Dauerkatheterträgern.

➤ 95 % der Harnwegsinfekte werden durch gramnegative Erreger oder Enterokokken hervorgerufen.

➤ 70 % der Patienten mit Harnwegsinfekten haben 10^5 oder mehr Keime/ml im Urin. Niedrigere Keimzahlen finden sich vor allem bei Frauen mit akuten Harnwegsinfekten. Eine Beimengung von Superfizialzellen spricht für eine Kontamination, eine gleichzeitig bestehende Pyurie weist auf eine Infektion hin.

Immunologische Serumdiagnostik bei Nierenerkrankungen

Nierenbeteiligung bei Systemerkrankungen. Etwa $1/3$ der Patienten, die eine terminale Niereninsuffizienz entwickeln, leidet an *immunologisch bedingten Nieren- oder Systemerkrankungen*. Speziell häufig ist die Mitbeteiligung der Nieren im Rahmen verschiedener *systemischer*

Symptome und Zeichen einer gestörten Nierenfunktion

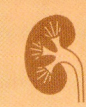

Vaskulitiden und des *systemischen Lupus erythematodes*. So ist insbesondere bei Patienten mit den Zeichen einer Glomerulonephritis (aktives Sediment, Nierenfunktionseinschränkung) und zusätzlichem Auftreten extrarenaler Symptome (Fieber, pulmonale Infiltrate, Hämoptoe, Arthralgien, Sinusitis usw.) eine *immunologische Serumdiagnostik* unumgänglich. In dieser klinischen Situation empfiehlt sich die Bestimmung folgender Parameter:

- Komplementfaktoren,
- antinukleäre Antikörper (ANA),
- Antikörper gegen neutrophile zytoplasmatische Bestandteile (ANCA),
- Antikörper gegen Basalmembranbestandteile (Anti-GBM-Antikörper),
- Kryoglobuline.

Komplementfaktoren. Erniedrigte Komplementfaktoren im Rahmen einer Glomerulonephritis (GN) finden sich bei:

- postinfektiösen Glomerulonephritiden (Poststreptokokken-GN, GN bei Endokarditis),
- membranoproliferativer GN,
- GN bei Kryoglobulinämie,
- und systemischem Lupus erythematodes.

Antinukleäre Faktoren. Finden sich bei nachweisbarer Glomerulonephritis *antinukleäre Antikörper*, stellt sich insbesondere die Differentialdiagnose zwischen systemischem Lupus erythematodes, Sjögren-Syndrom und Systemsklerose.

Antikörper gegen zytoplasmatische Bestandteile von Granulozyten (ANCA). Sie lassen bei nachweisbarer Nierenerkrankung an das Vorliegen einer *systemischen Vaskulitis* denken. Dabei sind gegen Proteinase-3 gerichtete c-ANCA relativ spezifisch für das Vorliegen einer Wegener-Granulomatose, hingegen finden sich gegen Myeloperoxidase gerichtete p-ANCA bei mikroskopischer Polyangiitis, Churg-Strauss-Syndrom, Schoenlein-Henoch-Vaskulitis und selten bei systemischem Lupus erythematodes und Goodpasture-Syndrom.

Anti-GBM-Antikörper. Diese sind typisch für das Vorliegen eines Goodpasture-Syndroms und einige Formen der rasch progredienten Glomerulonephritis (S. 782).

Kryoglobuline. Sie können ohne offensichtliche Ursache (*essentielle Kryoglobulinämie*) oder sekundär bei verschiedenen Erkrankungen (atypischen Pneumonien, Lymphomen, Hepatitis C) auftreten und eine Glomerulonephritis und systemische Vaskulitis auslösen.

Bestimmung der Nierenfunktion

Chronische Nierenerkrankungen entwickeln häufig eine Eigendynamik mit *Progression in die Niereninsuffizienz*. Zur Abschätzung der Nierenfunktion kommen folgende Untersuchungen in Betracht:

- Bestimmung der *Harnstoff- und Kreatininkonzentration* im Serum,
- Klinische Anwendung des Clearance-Konzepts,
- Abschätzung der *Kreatinin-Clearance* nach der Cockcroft-Formel.

Harnstoff- und Kreatininkonzentration im Serum

Harnstoffbestimmung. Der Nachteil der Harnstoffbestimmung im Serum besteht darin, daß die Harnstoffkonzentration nicht nur von der glomerulären Filtrationsrate, sondern auch von der Bildung des Harnstoffs im Stoffwechsel und der tubulären Rückresorptionsrate abhängt.

Etwa die Hälfte des glomerulär filtrierten Harnstoffs wird im Nephron rückresorbiert. Verminderter Harnfluß, z.B. bei ungenügender Flüssigkeitszufuhr, bzw. eine Erhöhung des ADH-Spiegels führen zu einer verstärkten Harnstoffrückresorption. Ferner erhöhen vermehrte Proteinzufuhr, Katabolismus von Proteinen (z.B. unter Steroidmedikation) und intestinale Blutungen den Serumharnstoffwert. Die alleinige Bestimmung des Harnstoffs ist deshalb zur Beurteilung der Nierenfunktion unzureichend.

Serumkreatinin. Kreatinin entsteht zum überwiegenden Teil in der Muskulatur aus dem Substrat Kreatin. Da die Produktion von Kreatinin konstant ist und die renale Ausscheidung überwiegend von der glomerulären Filtrationsrate (GFR) abhängig ist, ist der Kreatininwert ein besserer Indikator der Nierenfunktion als der Serumharnstoffwert.

Bei der Beurteilung des Serumkreatininspiegels muß jedoch berücksichtigt werden, daß bereits ein geringer Anstieg des Serumkreatinins über den Normbereich für einen dramatischen Nierenfunktionsverlust spricht. Dies geht aus der Korrelation des Serumkreatininspiegels mit der Kreatinin-Clearance hervor (Abb. 29.7).

Klinische Anwendung des Clearance-Konzepts

Inulin-Clearance. Die genaueste Bestimmung der GFR erfolgt mit Hilfe der *Inulin-Clearance*, da diese Substanz weder tubulär sezerniert noch rückresorbiert wird.

Berechnung der Clearance. Für die Ermittlung einer Clearance (C) gilt folgende Formel:

$$Cl = \frac{U \cdot U_{vol} \cdot 1{,}73 \, m^2}{S \cdot t_{min} \cdot KO} \cdot \frac{[ml]}{[min]}$$

- Cl = Clearance
- U = Konzentration der gemessenen Substanz im Urin
- U_{vol} = Urinmenge in 24 h
- S = Konzentration der gemessenen Substanz im Serum
- t_{min} = 1440 Minuten (bei Urinsammlung über 24 h)
- KO = Körperoberfläche des Patienten in m^2 (s. Nomogramme)

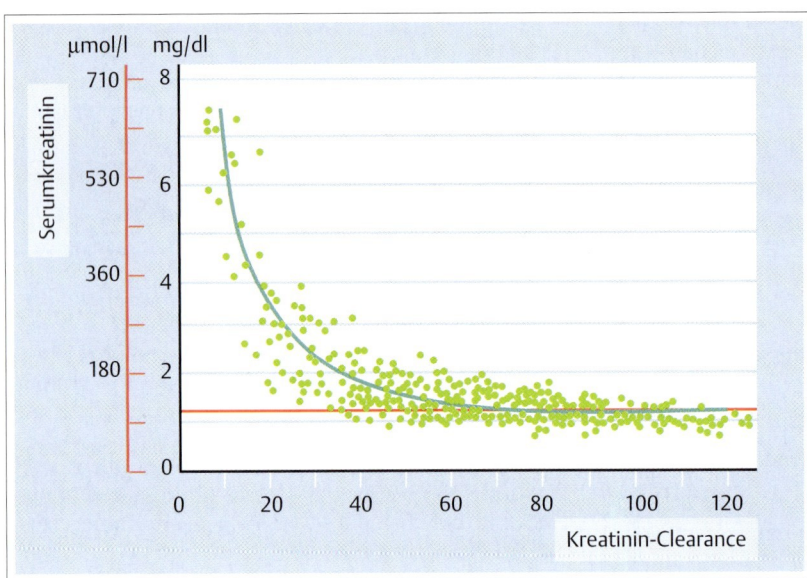

Abb. 29.7 Korrelation des Serumkreatininspiegels mit der Kreatinin-Clearance.

Kreatinin-Clearance. Im klinischen Alltag wird häufig die Messung der *Kreatinin-Clearance* bevorzugt. Als Normalwerte der Kreatinin-Clearance gelten bei Erwachsenen:

- Männer 95–140 ml/min,
- Frauen 75–125 ml/min.

Clearance-Werte werden aus Gründen der Vergleichbarkeit jeweils auf 1,73 m² Körperoberfläche umgerechnet.

Bei Bestimmung der Kreatinin-Clearance muß berücksichtigt werden, daß Kreatinin nicht nur glomerulär filtriert wird, sondern bei zunehmender Einschränkung der Nierenfunktion auch eine tubuläre Kreatininsekretion einsetzt. Dies führt bei Niereninsuffizienz zur Überschätzung der GFR durch Messung falsch hoher Clearance-Werte.

Abschätzung der Kreatinin-Clearance aus dem Serumkreatinin nach der Cockcroft-Formel

In der Praxis wird zur Abschätzung der Kreatinin-Clearance häufig die Cockcroft-Formel verwendet. Danach errechnet sich die Kreatinin-Clearance folgendermaßen:

$$Cl_{Kr} = \frac{(140 - Alter) \cdot kg\ (Körpergewicht)}{Serumkreatinin\ [mg/dl] \cdot 72}$$

Bei Frauen wird der errechnete Wert wegen der niedrigen Muskelmasse mit dem Faktor 0,8 multipliziert.

! Diese Formel erfaßt insbesondere den mit dem Alter einhergehenden Nierenfunktionsverlust und wird vor allem zur Dosisanpassung von Medikamenten bei älteren Patienten verwendet.

Bildgebende Verfahren

In der Nephrologie werden v. a. folgende bildgebenden Verfahren eingesetzt:

- Sonographie und Farbduplexsonographie,
- Nephrogramm und Darstellung der ableitenden Harnwege mit jodhaltigen Röntgenkontrastmitteln (i. v.-Urogramm),
- digitale Subtraktionsangiographie,
- Computertomographie und Magnetresonanztomographie,
- nuklearmedizinische Untersuchungen.

Indikationen zur Nierensonographie. Im Rahmen dieser Darstellung kann nur auf die *Sonographie* der Nieren und ableitenden Harnwege eingegangen werden. Für diese häufig durchgeführte Untersuchung ergeben sich folgende *Indikationen*:

- Bestimmung der Größe, Form und Parenchymdicke der Nieren,
- Erkennung von Lageanomalien, Zysten und Tumoren,
- Ausschluß oder Nachweis einer Obstruktion,
- Verdacht auf Vorliegen von Zystennieren,
- Untersuchung der Nieren nach Trauma,
- Überwachung von Transplantatnieren.

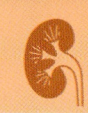

Nierenbiopsie

Allein die Nierenbiopsie erlaubt eine histologisch einwandfreie und definitive Beurteilung des Nierengewebes insbesondere bei *glomerulären Nephropathien*. Hauptindikationen zur Nierenbiopsie sind das nephrotische Syndrom und das akute Nierenversagen unklarer Genese. Die Untersuchung wird im allgemeinen ultraschallgesteuert mit dünnlumigen Kanülen nach Normalisierung erhöhter Blutdruckwerte vor der Biopsie und unter Beachtung von Kontraindikationen durchgeführt.

Die Methode sollte nephrologischen Zentren mit einer gewissen Biopsiefrequenz vorbehalten bleiben, damit die Komplikationsrate niedrig bleibt.

Tab. 29.4 zeigt häufige Indikationen und Kontraindikationen zur Durchführung einer transkutanen Nierenbiopsie.

Tabelle 29.4 Transkutane Nierenbiopsie beim Erwachsenen

Häufige Indikationen	• nephrotisches Syndrom • ungeklärte persistierende Proteinurie (oder pathologischer Sedimentbefund?) • akutes nephritisches Syndrom (z. B. Goodpasture-Erkrankung) oder wenn eine andere rasch progrediente Glomerulonephritis möglich erscheint • akutes Nierenversagen unklarer Ursache
Kontraindikationen	• funktionelle oder anatomische Einnierigkeit • Störungen der Blutgerinnung • unkontrollierte Hypertonie und Mangel an Patientenkooperation • Varia: Schwangerschaft, Nierentumor, renale oder perirenale Infektion, Hydronephrose, terminale Niereninsuffizienz, ausgeprägte kongenitale Lageanomalie (erhöhte Blutungsgefahr durch Malposition von Nierengefäßen)

29.2 Doppelseitige Nierenerkrankungen

Einteilung. Eine Einteilung beidseitiger Nierenerkrankungen ist nach *morphologischen Kriterien* und *funktionellen Gesichtspunkten* möglich.

▶ Ausgehend vom Ort der primären Schädigung in der Niere ist eine Untergliederung in
  – *glomeruläre* Nierenerkrankungen,
  – *interstitielle* Nierenerkrankungen,
  – *zystische* Nierenerkrankungen,
  – *vaskuläre Nephropathien* und
  – Störungen der *Tubulusfunktion*

denkbar.

▶ Dominiert die Reduktion der renalen Ausscheidungsfunktion, so wird je nach zeitlichem Ablauf unterschieden zwischen
  – *akutem Nierenversagen* und
  – *chronischer Niereninsuffizienz*.

Während *zystische Nierenerkrankungen* häufig durch *bildgebende Verfahren* (Sonographie, i. v.-Urogramm, Computertomogramm) definiert werden können, ist die Unterscheidung von interstitiellen und glomerulären Läsionen nicht immer einfach. *Glomeruläre Veränderungen* führen zu verschiedenen *klinischen Syndromen* (Abb. 29.8), die häufig die Diagnose einer Glomerulopathie ermöglichen. Sichere Zeichen der glomerulären Schädigung sind eine ausgeprägte Proteinurie von > 2–3 g/24 h (nach Ausschluß einer Überlaufproteinurie bei monoklonalen Gammopathien) und das Auffinden von Erythrozytenzylindern und > 70 % dysmorphen Erythrozyten im Urin.

Abb. 29.**20** zeigt die wichtigsten klinischen und laborchemischen Befunde bei *interstitiellen Nierenerkrankungen*.

Alle in den Nieren sich abspielenden Erkrankungen können zur Abnahme der Ausscheidungsfunktion führen. Dies ist häufig zunächst nur erkennbar an der Verminderung der Kreatinin-Clearance. Erst bei schwerer Funktionsabnahme auf 30–40 % der Norm wird ein Kreatininanstieg im Serum meßbar.

Das *akute Nierenversagen* ist charakterisiert durch eine innerhalb weniger Tage auftretende dramatische Verschlechterung der glomerulären Filtrationsrate. Die *chronische Niereninsuffizienz* entwickelt sich langsam und ist schließlich Endzustand aller chronischen Nephropathien.

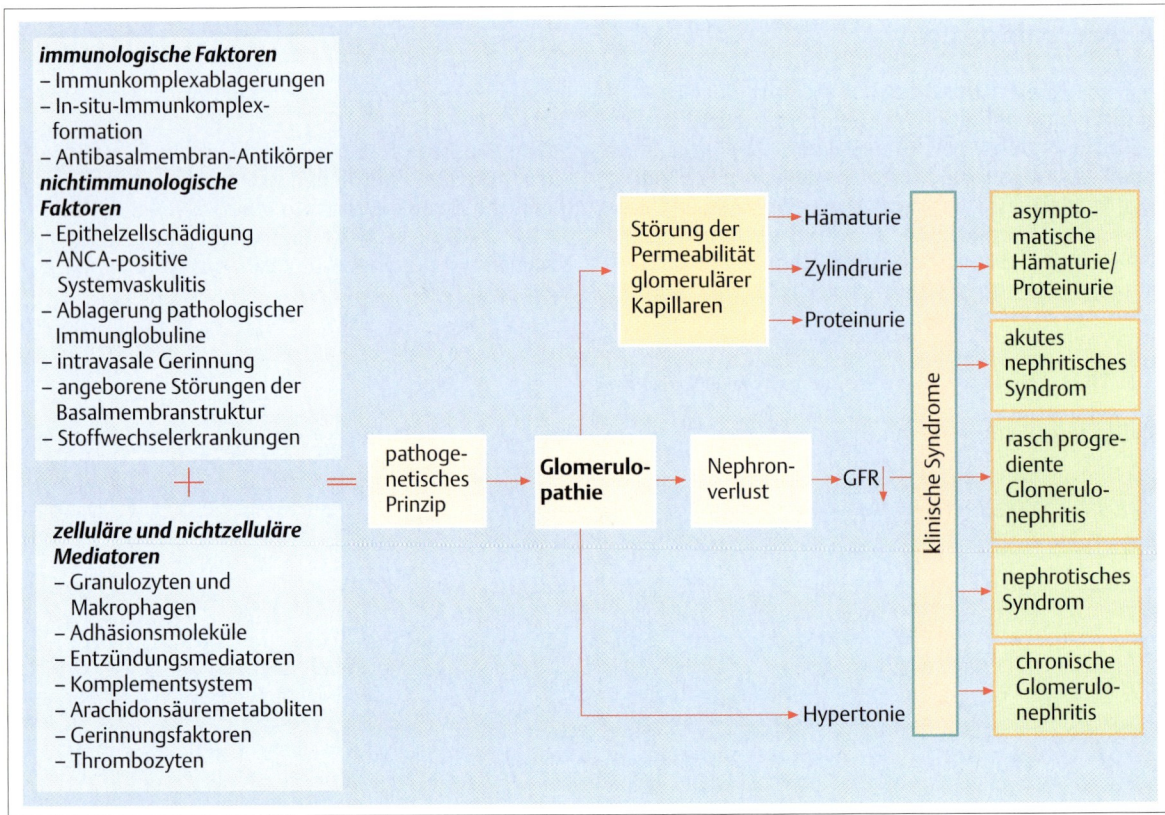

Abb. 29.8 Pathophysiologie und mögliche klinische Syndrome der Glomerulopathien.

Glomerulopathien

Definition. Glomerulopathien sind Erkrankungen der Glomeruli und gehen in variablem Ausmaß mit einer

▶ Hämaturie,
▶ Proteinurie,
▶ Hypertonie,
▶ Abnahme der glomerulären Filtrationsrate (GFR)

einher.

Einteilung. Die Einteilung der Glomerulopathien ist nach *ätiologischen, pathogenetischen, histopathologischen* und *klinischen Gesichtspunkten* möglich. Die verschiedenen Betrachtungsweisen und die Schwierigkeit, eine Verbindung zwischen morphologischen Veränderungen am glomerulären Schlingenkonvolut und klinischen und laborchemischen Befunden zu finden, erschwert die Darstellung der Glomerulopathien, die bei klinisch pathogenetischer Betrachtungsweise in 2 verschiedenen Varianten auftreten:

▶ als *idiopathische primäre Glomerulopathie* ohne faßbare Ursache und ohne Beteiligung anderer Organsysteme,
▶ als *sekundäre Glomerulopathie.* Hier erfolgt die Erkrankung der Glomeruli im Rahmen unterschiedlichster Systemerkrankungen und Vaskulitiden, bei Infektionen, Medikamentenexposition und Tumorerkrankungen.

Bei beiden Formen der Glomerulopathie findet die Schädigung der Glomeruli durch immunologische oder nichtimmunologische Mechanismen statt (Abb. 29.8).

Nichtimmunologische Faktoren. Glomerulopathien nichtimmunologischer Genese finden sich vor allem bei Diabetes mellitus, Amyloidose, hämolytisch-urämischem Syndrom und hereditärer Nephritis (Alport-Syndrom).

Immunologische Faktoren. Die Mehrzahl der Glomerulopathien (ca. 75 %) wird jedoch durch immunologische Vorgänge ausgelöst, wobei insbesondere die Ablagerung von Antigen-Antikörper-Komplexen in den glomerulären Kapillaren oder deren Mesangium bedeutsam ist. Sehr viel seltener erfolgt die Zerstörung der Kapillaren durch Antikörper gegen Bestandteile der glomerulären Basalmembran (rasch progrediente Glomerulonephritis, Goodpasture-Syndrom) oder durch zelluläre Immunreaktionen.

Diese immunologischen Vorgänge führen schließlich über verschiedene Mediatorsysteme zu den pathologisch-anatomischen Grundmustern glomerulärer Läsionen (Exsudation, intra- und extrakapilläre Proliferation, Verdickung der Basalmembranen, Nekrose und Sklerose).

Diese so entstehenden glomerulären Veränderungen bewirken die klinischen und laborchemischen Befunde der Glomeropathien.

Pathogenetisches Prinzip. Abb. 29.**8** verdeutlicht, daß

▶ die erhöhte *Durchlässigkeit der glomerulären Kapillaren* zu pathologischen Urinbefunden mit Hämaturie, Proteinurie und Zylindrurie führt und
▶ der *Untergang von Nephronen* infolge Proliferation, Nekrose oder Fibrose die Entwicklung einer renalen Hypertonie und einer zunehmenden Niereninsuffizienz zur Folge hat.

Je nach vorherrschenden klinischen und laborchemischen Befunden bzw. nach Krankheitsverlauf lassen sich 5 verschiedene *klinische Syndrome* definieren, die bei primären und sekundären Glomerulopathien beobachtet werden können (Abb. 29.**8**):

▶ die *asymptomatische Hämaturie/Proteinurie*,
▶ das *akute nephritische Syndrom*,
▶ die *rasch progrediente Glomerulonephritis*,
▶ das *nephrotische Syndrom*,
▶ die *chronische Glomerulonephritis*.

Wichtigstes differentialdiagnostisches Prinzip bei Nachweis eines dieser 5 klinischen Syndrome ist der *Ausschluß einer sekundären Glomerulopathie durch Medikamentenexposition, Infektionen, Systemerkrankungen* und *Malignome*. Diese Erkrankungen werden überwiegend an anderen Stellen des Buches besprochen und sind deshalb im folgenden Text zum Teil nur in Tabellen aufgeführt.

Asymptomatische Proteinurie und/oder Hämaturie

Häufige Manifestationsformen der Glomerulopathien sind Proteinurie und/oder Hämaturie bei sonst asymptomatischen Patienten. Diese Befunde werden meistens zufällig bei Untersuchungen des Urins mittels Teststreifen erhoben; seltener suchen die Patienten den Arzt wegen einer rezidivierenden selbstbemerkten Makrohämaturie auf.

Möglich ist das Auftreten

▶ einer isolierten Proteinurie bei normalem Urinsediment,
▶ einer glomerulären Hämaturie mit oder ohne Proteinurie.

Isolierte milde Proteinurie bei normalem Urinsediment

Milde Proteinurie (< 2 g/24 h) bei normalem Urinsediment und ohne begleitende Ödeme und Hypertonie. Eine Quantifizierung der Proteinurie im 24-h-Urin ist unerläßlich, da bei Untersuchung des Urins mit *Teststreifen* nur eine semiquantitative Aussage möglich ist, die zudem durch die Konzentration des Urins deutlich beeinflußt wird. Teststreifen erfassen Albumin im Urin und ermöglichen somit die Diagnose einer *glomerulären Proteinurie*. Es sei nochmals darauf hingewiesen, daß andere Formen der Proteinurie (*Overflow-Proteinurie, tubuläre Proteinurie*) nur mit Hilfe der *Sulfosalicylsäureprobe* entdeckt werden.

Einteilung. Mehrere quantitative Bestimmungen des renalen Eiweißverlustes in Abhängigkeit von der *Körperlage* erlauben eine Einteilung in:

▶ *transiente* oder *intermittierende* Proteinurie: harmloser Befund, meistens Nachweis der Proteinurie bei Fieber oder nach körperlicher Aktivität,
▶ *orthostatische Proteinurie*, bei der eine Lageabhängigkeit besteht und im Morgenurin nach nächtlicher Bettruhe die Eiweißausscheidung deutlich abnimmt,
▶ *persistierende, lageunabhängige Proteinurie*.

Die 3 Formen der Proteinurie können mit oder ohne strukturelle Veränderungen an den glomerulären Kapillaren einhergehen. Wegen der guten Langzeitprognose erübrigt sich jedoch eine morphologische Differenzierung mittels Nierenbiopsie.

Glomeruläre Hämaturie mit oder ohne Proteinurie

Zeichen der glomerulären Hämaturie. Bei Nachweis einer Mikro- oder Makrohämaturie gelten als sichere Zeichen für das Vorliegen einer glomerulären Hämaturie

▶ der Nachweis von Erythrozytenzylindern im Sediment (Abb. 29.**2**),
▶ das Auffinden von > 70 % dysmorpher Erythrozyten bzw. > 5 % Akanthozyten bei der Untersuchung des Urins im Phasenkontrastmikroskop,
▶ eine begleitende Proteinurie von > 2 g/Tag.

Differentialdiagnose – nichtglomeruläre Blutungsquelle. Ist keines dieser Begleitphänomene bei bestehender Hämaturie nachweisbar, wird die Suche nach nichtglomerulären renalen und extrarenalen *Blutungsquellen* unumgänglich. Die erforderliche Diagnostik ist abhängig vom *Alter des Patienten*. Bei allen Patienten, bei denen Anamnese, physikalische Untersuchung und Beurteilung des Urinsediments keinen sicheren Hinweis auf eine Blutungsquelle im Bereich der ableitenden Harnwege liefern, empfiehlt sich die Durchführung einer Sonographie zum Ausschluß von *Tumoren, Zysten* und *Konkrementen*.

▶ Bei jungen Patienten (< 35 Jahre) sind Tumoren der Harnwege eine Rarität. Deshalb erfolgt bei Patienten < 35 Jahre primär der Ausschluß einer metabolischen Ursache der Hämaturie (Hyperkalzurie und Hyperurikosurie). Läßt sich bei Verwandten 1. Grades ebenfalls eine Mikrohämaturie nachweisen, ist das Vorliegen einer Nephropathie mit *Verschmälerung der glomerulären Basalmembranen* oder eines *Alport-Syndroms* möglich. Die Indikation zu weiteren Abklärungen wie i. v. Urogramm (*Markschwammnieren?*) und Nierenbiopsie (häufigste Diagnose IgA-Nephropathie) sollte zurückhaltend gestellt werden. Bei Patienten > 35 Jahre dienen die aufgeführten Untersuchungen vor allem zum Ausschluß eines Tumors

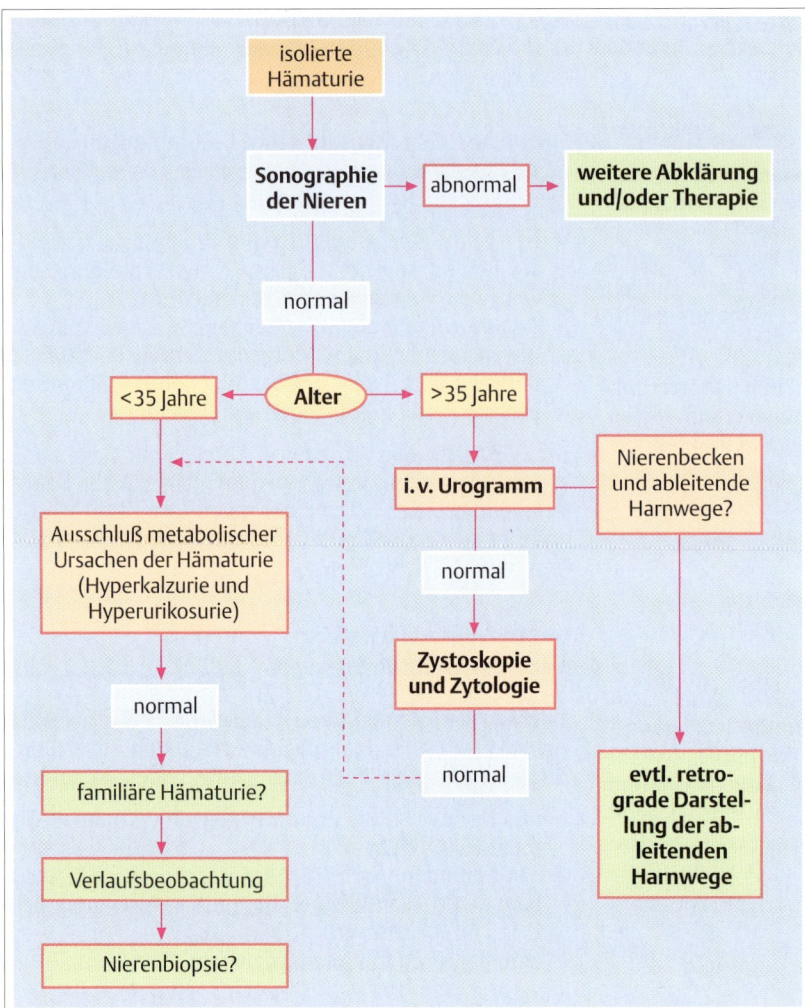

Abb. 29.9 Diagnostisches Vorgehen bei asymptomatischen Patienten mit isolierter Hämaturie nicht sicher glomerulären Ursprungs (nach Lieberthal u. Mesler). Erklärungen s. Text.

Tabelle 29.5 Wichtigste Ursachen einer glomerulären Hämaturie (nach *Lieberthal* u. *Mesler* 1995)

Proliferative Erkrankungen der Glomeruli
- primäre Glomerulonephritiden
  - IgA-Nephropathie
  - Poststreptokokken-Glomerulonephritis
  - membranoproliferative Glomerulonephritis
  - rasch progrediente Glomerulonephritis (RPGN)
- sekundäre Glomerulopathien
  - postinfektiöse Glomerulonephritis (z. B. Endokarditis)
  - Glomerulonephritis bei Vaskulitiden
  - Glomerulonephritis bei systemischem Lupus erythematodes
  - Goodpasture-Syndrom
  - essentielle gemischte Kryoglobulinämie

Nichtproliferative Erkrankungen der Glomeruli
- membranöse Glomerulopathie
- fokal-segmentale Glomerulosklerose
- diabetische Glomerulosklerose

Familiäre Erkrankungen mit glomerulärer Hämaturie
- Nephropathie mit Verschmälerung der glomerulären Basalmembranen (thin basement membrane nephropathy)
- Alport-Syndrom

im Bereich der ableitenden Harnwege, insbesondere bei Risikopatienten (Analgetikaabusus, Nikotin). Kann ein Tumor durch die genannten Untersuchungen ausgeschlossen werden, empfiehlt sich die weitere Untersuchung wie bei jüngeren Patienten mit Ausschluß einer metabolischen Ursache der Hämaturie usw. (Abb. 29.9).

Differentialdiagnose der glomerulären Hämaturie. Die Diagnose einer *glomerulären Hämaturie* eröffnet eine breite Differentialdiagnose, da sich praktisch alle glomerulären Erkrankungen zu Beginn allein durch eine Hämaturie manifestieren können (Tab. 29.5). Zu nennen sind insbesondere

▶ proliferative Erkrankungen der Glomeruli,
▶ nichtproliferative Erkrankungen der Glomeruli,
▶ familiäre Erkrankungen mit glomerulärer Hämaturie.

IgA-Nephropathie. Häufige Ursache der glomerulären Hämaturie ist die IgA-Nephropathie (Maladie de Berger). Diese Erkrankung tritt vorwiegend bei Männern im 20.–30. Lebensjahr auf. Oft wird im Rahmen einer Routineuntersuchung eine *Mikrohämaturie* festgestellt, oder die Patienten suchen den Arzt wegen einer rezidivierend auftretenden *Mikrohämaturie* auf, welche typischerweise 2–3 Tage nach unspezifischen Infekten der oberen Luftwege auftritt.

Bei etwa 50% der Patienten mit IgA-Nephropathie sind erhöhte IgA-Spiegel im Serum meßbar. Dieser Befund ist jedoch nicht pathognomonisch für dieses Leiden, da IgA-Erhöhungen auch bei chronischen Alkoholikern und Patienten mit systemischem Lupus erytematodes und Purpura Schönlein-Henoch gefunden werden. Ähnliches gilt für *extrarenale IgA-Ablagerungen in der Haut*. Einige der Patienten mit IgA-Nephropathie entwickeln im Laufe ihrer Erkrankung eine chronische Niereninsuffizienz, eine renale Hypertonie oder seltener auch ein nephrotisches Syndrom.

Die Sicherung der Diagnose ist nur durch eine Nierenbiopsie mit immunfluoreszenzoptischem Nachweis von IgA im Mesangium möglich.

Aufgrund des typischen zeitlichen Verlaufes ist *die Differentialdiagnose zur akuten Poststreptokokken-Glomerulonephritis* einfach. Bei der IgA-Nephritis tritt die Hämaturie 2–3 Tage nach Infekten der oberen Luftwege auf, bei der Poststreptokokken-Glomerulonephritis beträgt das Intervall zwischen Streptokokkeninfekt und renalen Symptomen 6–28 Tage (Abb. 29.**10**). Die bei der akuten Poststreptokokken-Glomerulonephritis zusätzlich zu beobachtenden klinischen (Ödeme, Hypertonie) und laborchemischen Befunde (Erhöhung des Antistreptolysintiters, Verminderung der Komplementfaktoren) erleichtern die Differentialdiagnose zur IgA-Nephritis.

Akutes nephritisches Syndrom

Klinik. Das akute nephritische Syndrom ist charakterisiert durch

➤ *plötzlichen Erkrankungsbeginn*, häufig nach vorausgehenden Infekten,
➤ *Auftreten eines nephritischen Sediments* (Mikro- oder Makrohämaturie, Erythrozytenzylinder und dysmorphe Erythrozyten) *und einer* variablen *Proteinurie*,
➤ *Abnahme der glomerulären Filtrationsrate*,
➤ *Natrium- und Wasserretention* mit Volumenexpansion und Hypertonie,
➤ *Neigung zu Ödembildung und Oligurie*.

Die hier aufgeführten Symptome entsprechen dem *Vollbild* eines akuten nephritischen Syndroms. Nicht immer sind alle Krankheitszeichen nachweisbar. Bei *fokaler* bzw. *segmentaler Begrenzung* der Glomerulopathien findet sich u. U. nur eine glomeruläre Hämaturie.

Ursachen. Tab. 29.**6** zeigt die wichtigsten Ursachen eines nephritischen Syndroms, nämlich:

➤ Infektionen,
➤ Autoimmunerkrankungen und Vaskulitiden und
➤ primär idiopathische Glomerulonephritiden.

Einige der in Tab. 29.**6** angegebenen Krankheitsbilder werden an anderer Stelle dieses Buches besprochen.

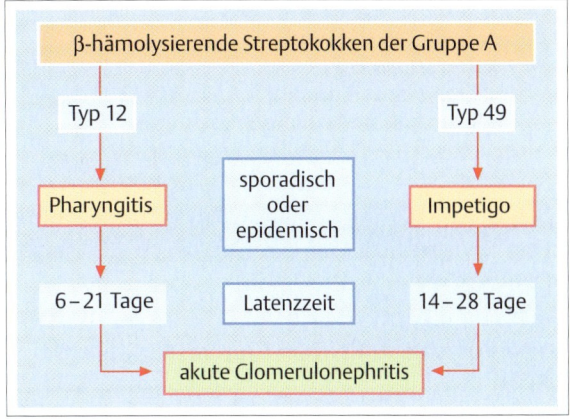

Abb. 29.**10** Chronologie der akuten Poststreptokokken-Glomerulonephritis.

Tabelle 29.**6** Ursachen des akuten nephritischen Syndroms

Infektionen
- akute Poststreptokokken-Glomerulonephritis
- akute und subakute bakterielle Endokarditis
- Glomerulonephritis bei viszeralen Abszessen
- Glomerulonephritis bei infiziertem ventrikuloatrialem Shunt (Shuntnephritis)
- Immunkomplexnephritiden bei zahlreichen anderen bakteriellen, viralen und parasitären Infekten

Autoimmunerkrankungen und Vaskulitiden
- systemische Vaskulitiden, z. B. Wegener-Granulomatose, mikroskopische Polyangiitis, Purpura Schoenlein-Henoch, Polyarteriitis nodosa
- systemischer Lupus erythematodes
- Kryoglobulinämie
- Goodpasture-Syndrom

Primäre idiopathische Glomerulonephritiden
- IgA-Nephritis
- „idiopathische" rasch progrediente Glomerulonephritis
- membranoproliferative Glomerulonephritis Typ I und II

Infektiöse und postinfektiöse Glomerulonephritiden

Das Spektrum der infektiösen Glomerulonephritiden hat sich in den letzten 2 Jahrzehnten deutlich verändert. So ist erwähnenswert, daß

➤ das Auftreten von *Poststreptokokken-Glomerulonephritiden* nur noch selten beobachtet wird,
➤ hingegen häufiger z. T. schwer verlaufende Glomerulonephritiden im Rahmen von Infekten mit *Staphylokokken* und *gramnegativen Erregern* auftreten,
➤ diese infektiösen Glomerulonephritiden – im Gegensatz zur Poststreptokokken-Glomerulonephritis – insbesondere bei *älteren Menschen mit gestörter Immunkompetenz* (Alkoholikern, Diabetikern, Drogenabhängigen) vorkommen,
➤ der *Infektionsort variiert* (Oropharynx, Haut, Lunge, Endokard, multiple Infektlokalisationen),

- die *Prognose schlechter* geworden ist und als Kriterien eines *ungünstigen Verlaufs*
  - Alter > 50 Jahre,
  - Auftreten einer Purpura,
  - Endokarditis als Grundkrankheit und
  - histologisch extrakapilläre Proliferation

  gelten.

Im folgenden soll speziell auf das Krankheitsbild der akuten Poststreptokokken-Glomerulonephritis eingegangen werden.

Akute Poststreptokokken-Glomerulonephritis (APGN)

Pathogenese. Es handelt sich um eine *akut auftretende* und meist *spontan abklingende Immunkomplexnephritis*, die nach einem symptomfreien Intervall von 6–30 Tagen im Anschluß an Infekte mit β-hämolysierenden Streptokokken der Gruppe A auftritt. Die *sporadisch* oder *endemisch* ausbrechende Erkrankung betrifft vor allem Kinder, kann jedoch auch im Erwachsenenalter beobachtet werden. *Pharyngitis* (β-hämolysierende Streptokokken Typ 12) und *Impetigo* (β-hämolysierende Streptokokken Typ 49), seltener *Otitis media* und *infizierte Hautulzera* sind auslösende Erkrankungen (Abb. 29.**10**).

Klinik. Nach der beschriebenen Latenzzeit entwickelt sich ein *akutes nephritisches Syndrom*.
Zum Zeitpunkt der Diagnose werden häufig folgende Befunde erhoben:

- aktives Urinsediment,
- Auftreten von Ödemen und einer renalen Hypertonie,
- Nachweis einer eingeschränkten Nierenfunktion, häufig mit Kreatininanstieg,
- Erniedrigung der Komplementfaktoren
- Nachweis eines erhöhten Antistreptolysin-O-Titers.

> ! Ein erhöhter Antistreptolysintiter als Marker einer vorausgegangenen Streptokokkeninfektion ist jedoch nur bei 75 % der Patienten mit abgelaufenem Infekt der oberen Luftwege und bei 40 % der Patienten mit vorausgegangener Impetigo nachweisbar.

Gelegentlich lassen sich β-hämolysierende Streptokokken mittels Rachenabstrich kultivieren.

Komplikationen. Komplikationen bei schwerem Krankheitsverlauf sind:

- Entwicklung einer Enzephalopathie,
- Übergang in eine rasch progrediente Glomerulonephritis mit zunehmendem Kreatininanstieg,
- Auftreten einer Oligurie mit Symptomen der Volumenexpansion (Hypertonie, Lungenödem).

Differentialdiagnose. Differentialdiagnostisch müssen alle mit einem *akuten nephritischen Syndrom* einhergehenden Glomerulonephritiden in Erwägung gezogen werden (Tab. 29.**6**). Bei dem geschilderten typischen chronologischen Ablauf der Erkrankung und bei Nachweis serologischer Marker einer durchgemachten Streptokokkeninfektion ist die Diagnose einfach. Zweifel an dem Vorliegen einer akuten Poststreptokokken-Glomerulonephritis sollten aufkommen:

- bei über 6–8 Wochen *persistierender Verminderung* der Komplementfaktoren und weiterbestehenden Zeichen einer aktiven Glomerulonephritis (idiopathische membranoproliferative GN? Lupus-GN?),
- bei *stets normalen* Komplementfaktoren (IgA-Nephritis, verschiedene Formen der rasch progredienten Glomerulonephritis, insbesondere bei Vaskulitis, Anti-GBM-Nephritis),
- bei *fehlenden* anamnestischen *Hinweisen* oder serologischen Zeichen eines vorausgegangenen Streptokokkeninfekts,
- bei atypischem Verlauf mit *fehlender Heilungstendenz*,
- bei klinischen oder laborchemischen Zeichen der in Tab. (29.**6**) aufgeführten *Autoimmunerkrankungen* oder *Vaskulitiden*.

Häufig weisen *Fieber* und die *Mitbeteiligung anderer Organsysteme* auf das Vorliegen einer Systemerkrankung oder Systemvaskulitis hin (z. B. systemischer Lupus erythematodes, mikroskopische Polyangiitis, Wegener-Granulomatose, Purpura Schoenlein-Henoch), so daß eine adäquate immunologische Diagnostik unumgänglich ist (insbesondere ANA und ANCA). *Fieber* in Kombination mit einem *nephritischen Syndrom* findet sich zudem bei zahlreichen anderen Infekten. Eine häufig übersehene Ursache eines nephritischen Syndroms ist die *bakterielle Endokarditis*. Die wiederholte Anfertigung von Blutkulturen ist insbesondere bei suspektem kardialen Auskultationsbefund zu fordern.

Rasch progrediente Glomerulonephritis und Goodpasture-Syndrom

Rasch progrediente Glomerulonephritis (RPGN)

Klinik. Die *Leitsymptome* einer RPGN sind:

- nephritischer *Sedimentbefund* mit glomerulärer Hämaturie, Erythrozytenzylindern und variabler Proteinurie (üblicherweise < 3,5 g/Tag),
- rascher *Abfall der GFR* mit Auftreten einer progredienten Niereninsuffizienz innerhalb von Tagen bis Monaten,
- sonographisch *normal große Nieren*,
- lichtmikroskopische Läsion der *extrakapillären Proliferation* mit Halbmondbildung,
- auf eine heterogene Pathogenese hinweisende unterschiedliche *immunfluoreszenzoptische Befunde*,
- häufig auf eine zugrundeliegende *Vaskulitis* oder *Autoimmunerkrankung* hinweisende klinische (Arthralgien, Purpura, usw.) und immunologische (ANCA, ANA, GBM-Antikörper) Befunde,
- geringe Spontanheilungstendenz.

Doppelseitige Nierenerkrankungen

Pathogenese. Die *Differentialdiagnose* bei histologisch nachgewiesener RPGN ist kompliziert. Eine von Couser 1988 vorgeschlagene immunpathogenetische Klassifikation der RPGN ist in Tabelle 29.**7** wiedergegeben.

Diagnostik und Differentialdiagnose. Aufgrund der deutlich verbesserten immunologischen Diagnostik ist in den letzten Jahren deutlich geworden, daß die RPGN am häufigsten im Rahmen der in Tab. 29.**7** aufgeführten systemischen Vaskulitiden auftritt. Folgerichtig weisen somit *meistens extrarenale Symptome* wie Gewichtsverlust, Fieber, Arthralgien, Augensymptome (Iritis, Uveitis, Skleritis), Rhinitis und Nasennebenhöhlenentzündungen, Neuritis multiplex, palpable Purpura, Hepatosplenomegalie und Lungeninfiltrate auf das Vorliegen einer RPGN im Rahmen einer *systemischen Vaskulitis* (Abb. 29.**11a–f**) oder *Autoimmunerkrankung* hin. Die notfallmäßig durchzuführende immunologische Diagnostik und der immunfluoreszenzoptische Befund (Nierenbiopsie) ermöglichen die in Tab. 29.**7** und Abb. 29.**13** dargestellte Differentialdiagnose.

Treten im Rahmen der RPGN zusätzliche *Lungeninfiltrate* bzw. *Hämoptoe* auf, stellt sich die prognostisch bedeutsame Differentialdiagnose zwischen pulmorenalem Syndrom bei ANCA-positiver Vaskulitis und Goodpasture-Syndrom (Abb. 29.**16**).

Bei der seltenen „idiopathischen" RPGN ist die Anamnese meistens stumm. Gelegentlich werden vorausgegangene Infekte der oberen Luftwege bzw. Inhalation von Kohlenwasserstoffdämpfen angegeben.

Bei allen Formen der RPGN ist der Krankheitsverlauf meistens progredient, so daß ohne Therapie eine dialysepflichtige Niereninsuffizienz innerhalb von Tagen bis Monaten eintritt.

> **!** Ein rascher Abfall der GFR bzw. ein progredienter Kreatininanstieg ist als medizinischer Notfall zu betrachten.

Die unmittelbar einzuschlagende *Diagnostik* hat folgende Ziele:

➤ Ausschluß einer nichtglomerulären Erkrankung mit rascher Verminderung der GFR (Abb. 29.**12**),
➤ Diagnose einer Glomerulonephritis anhand des aktiven Urinsediments, zudem Versuch der Einordnung der vermuteten RPGN anhand immunologischer Meßgrößen,
➤ bioptische Sicherung einer extrakapillär proliferativen Glomerulonephritis und weitere differentialdiagnostische Eingrenzung der RPGN anhand der immunfluoreszenzoptischen glomerulären Befunde (Abb. 29.**13**).

Ausschluß nichtglomerulärer Erkrankungen mit rascher GFR-Verminderung. Abb. 29.**12** zeigt, daß *vaskuläre Ursachen* und *postglomeruläre Erkrankungen* zum raschen Abfall einer GFR führen und somit eine RPGN imitieren können. Entscheidend ist das Fehlen eines aktiven Sediments bei den genannten Erkrankungen.

Cholesterinembolien können meistens anamnestisch und klinisch abgegrenzt werden. Sie treten insbesondere bei Männern nach dem 60. Lebensjahr auf, bei denen eine vorbestehende Hypertonie und eine Arteriosklerose bekannt sind.

Das Krankheitsbild ist charakterisiert durch eine progrediente Nierenfunktionsverschlechterung, die sich in

Tabelle 29.**7** Immunpathogenetische Klassifikation der rasch progredienten Glomerulonephritis (aus *Couser WG* Amer J Kidney Dis 1988 11: 449)

1. RPGN durch Antibasalmembran-Antikörper (glomerulär-lineare IgG-Ablagerungen)
 – mit Lungenblutungen (Goodpasture-Syndrom)
 – ohne Lungenblutungen

2. RPGN mit immunfluoreszenzoptischem Nachweis von Immunkomplexen
 a) infektiöse und postinfektiöse Glomerulonephritiden
  – Poststreptokokken-Glomerulonephritis
  – GN bei Endokarditis und Weichteilabszessen
  – Shuntnephritis
 b) Autoimmunerkrankungen
  – Lupusglomerulonephritis
  – gemischte essentielle Kryoglobulinämie
  – Purpura-Schoenlein-Henoch
 c) Primäre Glomerulonephritiden
  – IgA-Nephritis
  – membranoproliferative Glomerulonephritis
  – idiopathische RPGN

3. RPGN ohne immunfluoreszenzoptische glomeruläre Befunde („pauciimmune" Glomerulonephritis, meistens ANCA+)
 a) systemische Vaskulitiden
  – Wegener-Granulomatose
  – mikroskopische Polyangiitis
  – seltener Polyarteriitis nodosa
 b) idiopathische RPGN (auf Nieren beschränkte Vaskulitis?)

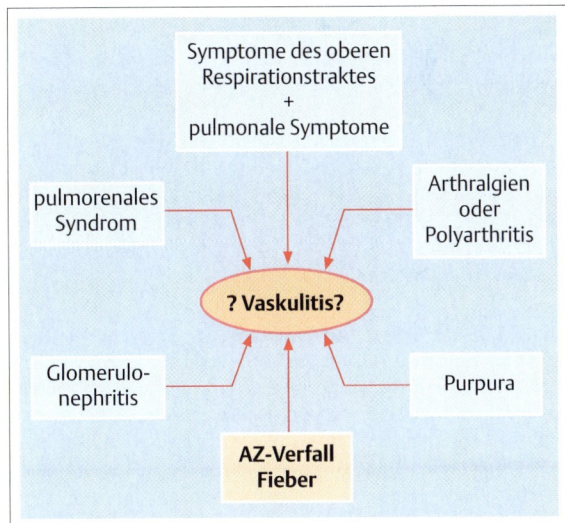

Abb. 29.**11a** Klinische Hinweise auf das Vorliegen *einer systemischen Vaskulitis* im Rahmen einer RPGN.

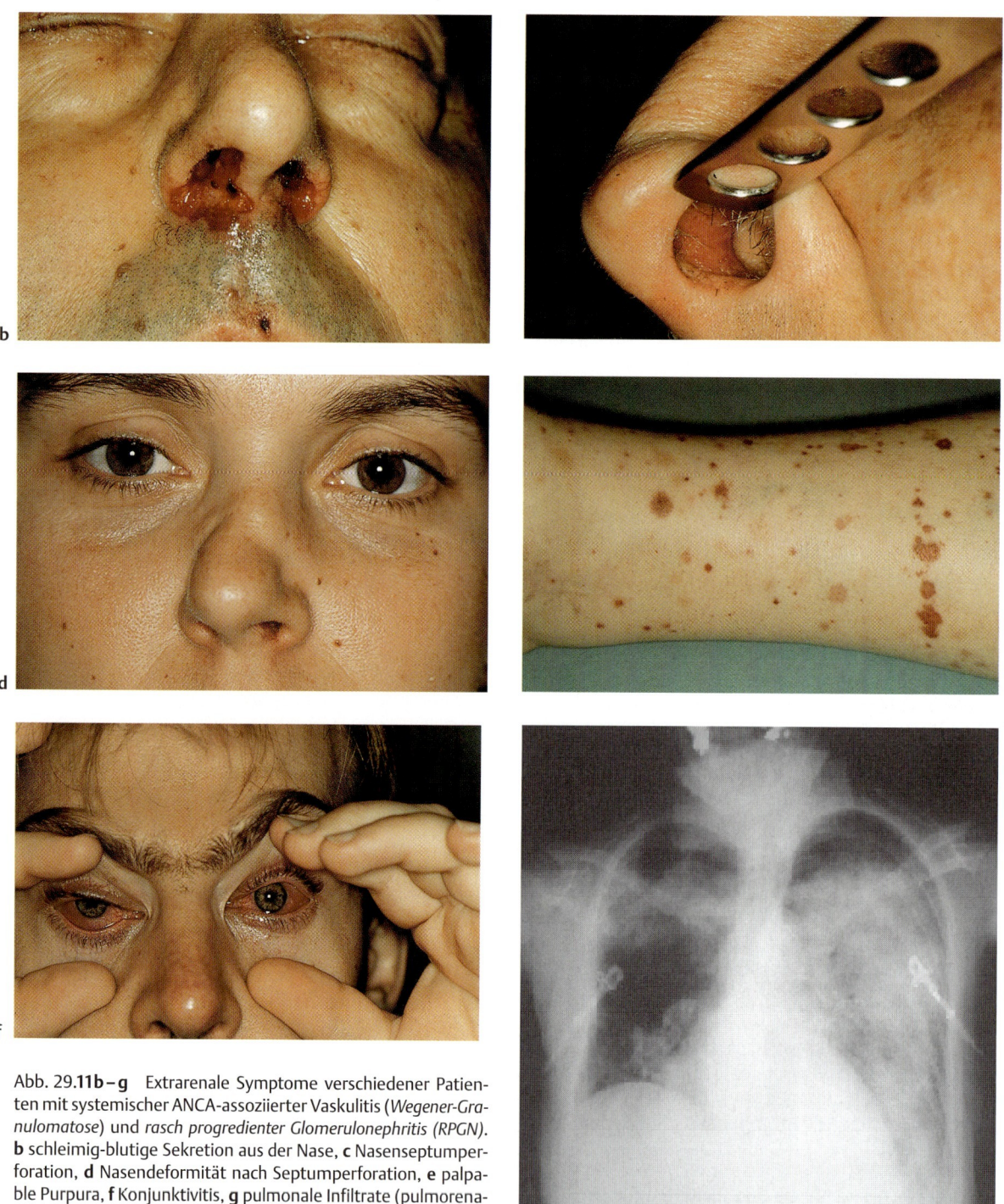

Abb. 29.**11b–g** Extrarenale Symptome verschiedener Patienten mit systemischer ANCA-assoziierter Vaskulitis (*Wegener-Granulomatose*) und *rasch progredienter Glomerulonephritis (RPGN)*. **b** schleimig-blutige Sekretion aus der Nase, **c** Nasenseptumperforation, **d** Nasendeformität nach Septumperforation, **e** palpable Purpura, **f** Konjunktivitis, **g** pulmonale Infiltrate (pulmorenales Syndrom).

der Regel 1–3 Wochen nach Katheteruntersuchungen der Aorta, kardiovaskulären Operationen oder Einleitung einer Antikoagulation entwickelt.

Klinisch finden sich Ähnlichkeiten zum Krankheitsbild der systemischen Vaskulitis mit Nachweis einer Livedo reticularis (Abb. 29.**33a**) und Mikroembolien im Bereich der Zehen (Abb. 29.**33b**).

Immunologische Befunde (ANCA) fehlen jedoch, allerdings können die Komplementfaktoren im Rahmen der Cholesterinembolien erniedrigt sein, und auch das Auftreten einer Eosinophilie ist möglich.

Progressive Systemsklerose siehe typische Klinik (Kap. 4).

Das *hämolytisch-urämische Syndrom (thrombotische Mikroangiopathie)* ist durch negative immunologische Befunde, ausgeprägte Hämolyse, den Nachweis von Fragmentozyten im Blutausstrich (Abb. 29.**14**) und die begleitende Thrombopenie abgrenzbar.

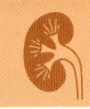

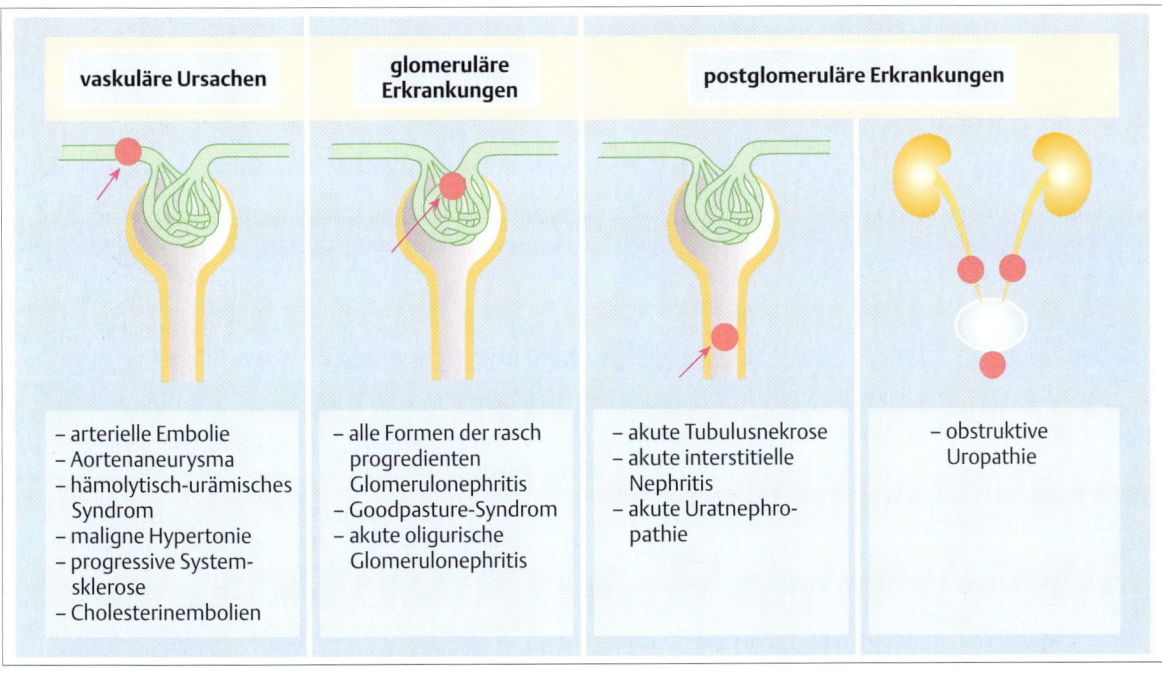

Abb. 29.12 Differentialdiagnose der rasch progredienten Abnahme der glomerulären Filtrationsrate.

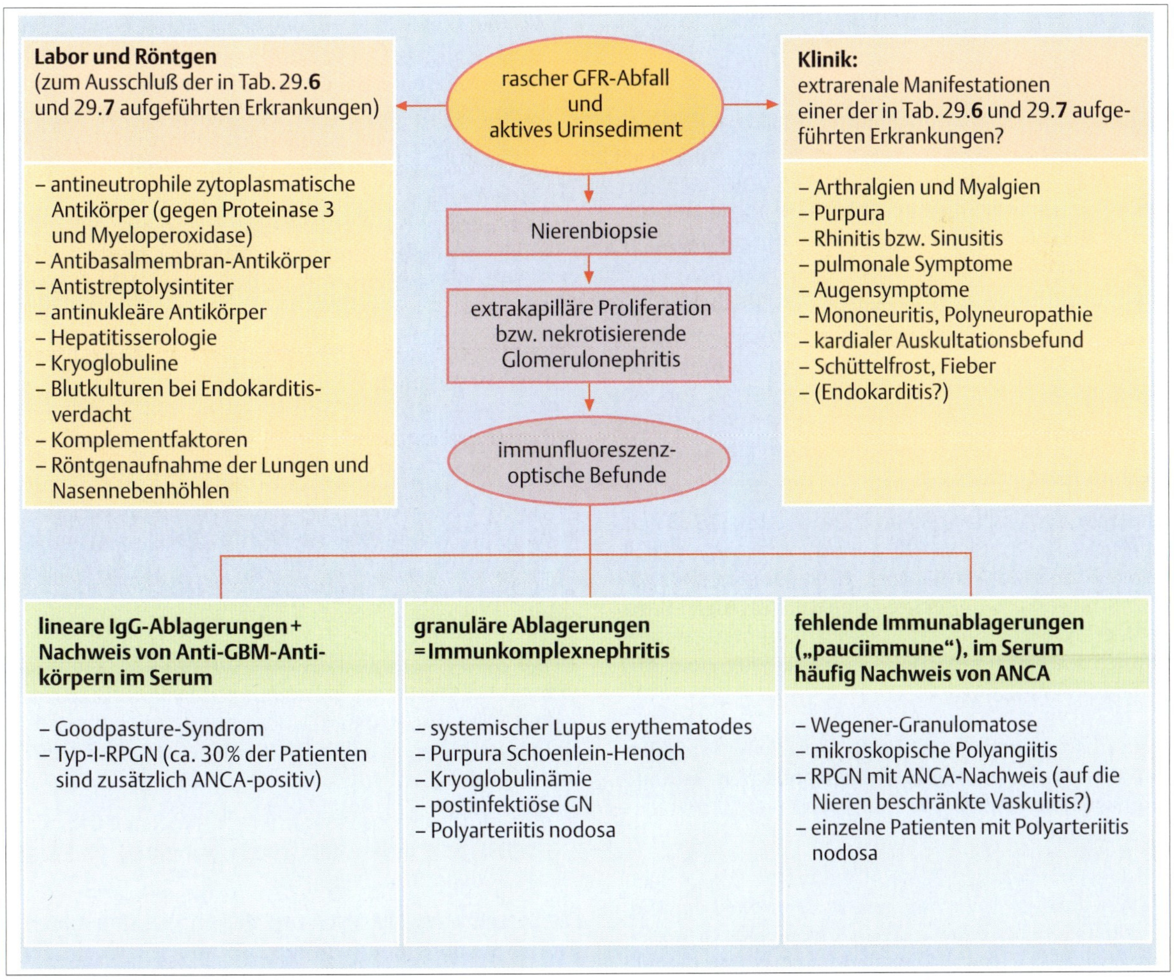

Labor und Röntgen
(zum Ausschluß der in Tab. 29.6 und 29.7 aufgeführten Erkrankungen)

- antineutrophile zytoplasmatische Antikörper (gegen Proteinase 3 und Myeloperoxidase)
- Antibasalmembran-Antikörper
- Antistreptolysintiter
- antinukleäre Antikörper
- Hepatitisserologie
- Kryoglobuline
- Blutkulturen bei Endokarditisverdacht
- Komplementfaktoren
- Röntgenaufnahme der Lungen und Nasennebenhöhlen

rascher GFR-Abfall und aktives Urinsediment

Nierenbiopsie

extrakapilläre Proliferation bzw. nekrotisierende Glomerulonephritis

immunfluoreszenz-optische Befunde

Klinik:
extrarenale Manifestationen einer der in Tab. 29.6 und 29.7 aufgeführten Erkrankungen?

- Arthralgien und Myalgien
- Purpura
- Rhinitis bzw. Sinusitis
- pulmonale Symptome
- Augensymptome
- Mononeuritis, Polyneuropathie
- kardialer Auskultationsbefund
- Schüttelfrost, Fieber
- (Endokarditis?)

lineare IgG-Ablagerungen + Nachweis von Anti-GBM-Antikörpern im Serum

- Goodpasture-Syndrom
- Typ-I-RPGN (ca. 30% der Patienten sind zusätzlich ANCA-positiv)

granuläre Ablagerungen = Immunkomplexnephritis

- systemischer Lupus erythematodes
- Purpura Schoenlein-Henoch
- Kryoglobulinämie
- postinfektiöse GN
- Polyarteriitis nodosa

fehlende Immunablagerungen („pauciimmune"), im Serum häufig Nachweis von ANCA

- Wegener-Granulomatose
- mikroskopische Polyangiitis
- RPGN mit ANCA-Nachweis (auf die Nieren beschränkte Vaskulitis?)
- einzelne Patienten mit Polyarteriitis nodosa

Abb. 29.13 Diagnostisches Vorgehen bei Verdacht auf rasch progrediente Glomerulonephritis (RPGN).

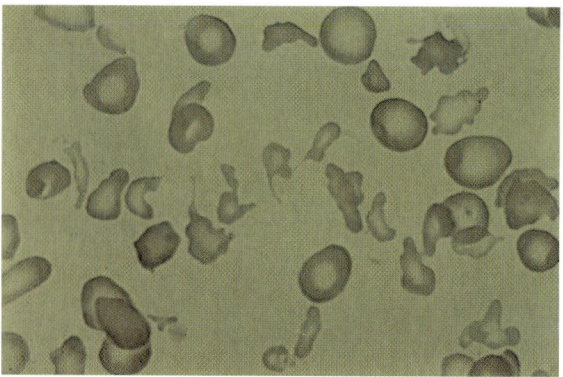

Abb. 29.**14** Fragmentozyten im Blutausstrich bei einem Patienten mit thrombotischer Mikroangiopathie.

Bei den in Abb. 29.**12** genannten *postglomerulären Erkrankungen* liegt eine *Obstruktion* der Tubuli (akute Tubulusnekrose, interstitielle Nephritis, akute Uratnephropathie) oder der ableitenden Harnwege (retroperitoneale Fibrose, beidseitige Uretersteine, Prostatakarzinom, gynäkologische Tumoren) vor. Die letzte Gruppe von Erkrankungen wird durch den erfahrenen Untersucher leicht durch sonographischen Nachweis eines Staus im Bereich der ableitenden Harnwege erkannt.

Bei tubulärer Obstruktion findet sich in der Regel eine faßbare Ursache (Schock, Sepsis, Medikamente, Chemotherapie bei Lymphomen usw.).

Diagnose einer Glomerulonephritis anhand des aktiven Urinsediments. Das kombinierte Auftreten von rasch progredienter Abnahme der GFR, Proteinurie und nephritischem Sediment deutet auf das Vorliegen einer aktiven Glomerulonephritis hin, wobei differentialdiagnostisch insbesondere

- alle in Tab. 29.**7** genannten Formen der RPGN,
- die akute Poststreptokokken-Glomerulonephritis,
- andere infektiöse und postinfektiöse Glomerulonephritiden,
- primäre und sekundäre Formen schwer verlaufender diffus proliferativer oder membranoproliferativer Glomerulonephritiden

voneinander abzugrenzen sind. Die in Abb. (29.**13**) genannten Laborbefunde (ANCA, Antikörper gegen DNA, Antibasalmembran-Antikörper, Kryoglobuline, Marker einer Streptokokkeninfektion, Hepatitisserologie, Komplementfaktoren) sind bei dieser Differentialdiagnose hilfreich, häufig ist jedoch die Durchführung einer *Nierenbiopsie* unumgänglich.

Bioptische Sicherung einer RPGN, Versuch der Klassifikation anhand der immunfluoreszenzoptischen Befunde, Prognosebeurteilung.

! Bei jedem klinischen Verdacht auf das Vorliegen einer RPGN (aktives Sediment, rasche GFR-Verminderung) sollte neben der beschriebenen immunologischen Diagnostik bei fehlenden Kontraindikationen eine Nierenbiopsie angestrebt werden.

Diese Untersuchung sichert die *Diagnose*, ermöglicht Aussagen zur *Prognose* und trägt durch die nachweisbaren *immunfluoreszenzoptischen Befunde* zur definitiven Einteilung des Krankheitsbildes bei (Abb. 29.**13**).

Goodpasture-Syndrom

Pathogenese. Beim Goodpasture-Syndrom handelt es sich um eine *Autoimmunerkrankung* mit Bildung von Antikörpern gegen ein in den glomerulären Basalmembranen (GBM) lokalisiertes Antigen (Anti-GBM-Antikörper). Als Antigen konnte das C-terminale Ende *der α_3-Kette des Typ-IV-Kollagens* identifiziert werden.

Klinik. Diese seltene Erkrankung trifft v. a. Männer zwischen dem 20. und 40. Lebensjahr und ist gekennzeichnet durch:

- die Entwicklung einer *rasch progredient verlaufenden Glomerulonephritis* mit progredientem Kreatininanstieg und aktivem Urinsediment,
- Auftreten von *Lungenblutungen mit Hämoptoe* und radiologischem Nachweis von rasch wechselnden Infiltraten (Abb. 29.**15**),
- Nachweis zirkulierender Anti-GBM-Antikörper mittels RIA oder ELISA,
- lichtmikroskopischer Nachweis einer *extrakapillär proliferativen Glomerulonephritis* mit Halbmondbildung (seltener fokal oder segmental proliferative Glomerulonephritis) und immunfluoreszenzoptischer Nachweis *linearer IgG-Ablagerungen* entlang der glomerulären Basalmembranen (Abb. 29.**13**),
- *Entwicklung einer Eisenmangelanämie* bei ausgeprägter Hämoptoe,
- eine *geringe Spontanheilungstendenz* mit Auftreten einer dialysepflichtigen Niereninsuffizienz bei > 80 % der Patienten innerhalb eines Jahres ohne rechtzeitige aggressive Therapie.

Die *Hämoptoe* kann der Entwicklung der Glomerulonephritis vorausgehen.

Differentialdiagnose. An das Vorliegen eines Goodpasture-Syndroms sollte bei jedem Patienten mit

- akuter Glomerulonephritis (aktives Sediment),
- akutem Nierenversagen mit raschem Kreatininanstieg,
- und pulmonalen Blutungen

gedacht werden.

Bei dieser Kombination von Symptomen, die auch unter dem Begriff des *pulmorenalen Syndroms* zusammengefaßt wird, kommen trotz einer deutlich breiteren Differentialdiagnose (Abb. 29.**16**) insbesondere 2 Krankheitsbilder in Betracht:

- eine *ANCA-positive Vaskulitis* (z. B. Wegener-Granulomatose oder mikroskopische Polyangiitis),
- das *Goodpasture-Syndrom*.

Die Bestimmung der ANCA und der Antibasalmembran-Antikörper muß innerhalb von 24 Stunden erfolgen. Ferner empfiehlt sich die Durchführung einer Nierenbiopsie, da die *immunfluoreszenzoptischen Befunde* bei Auf-

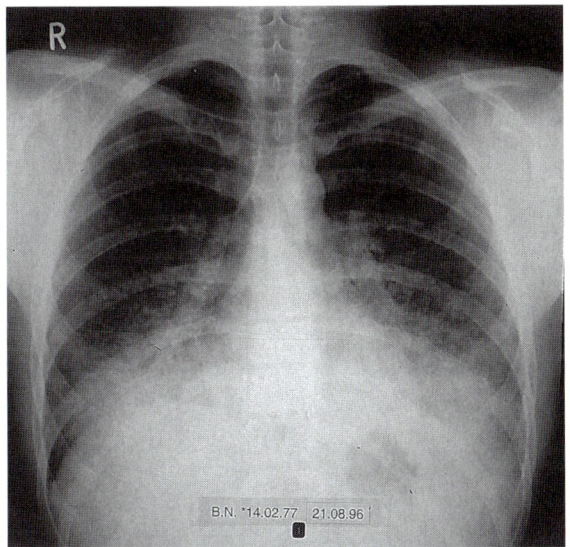 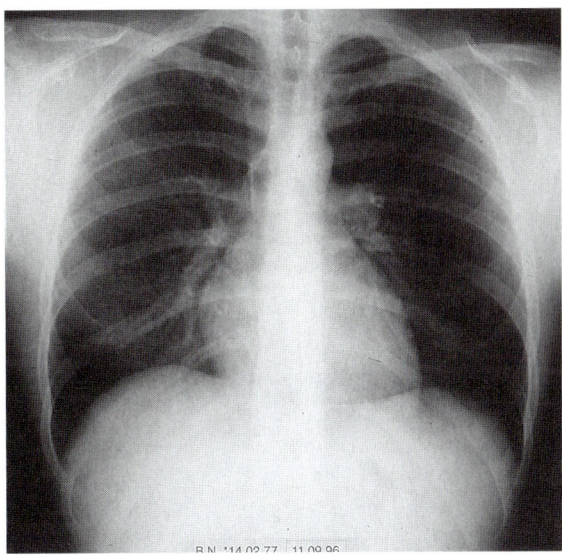

Abb. 29.15 Lungeninfiltrate bei 19jährigem Patienten mit Goodpasture-Syndrom vor (**a**) und nach Therapie (**b**).

treten von RPGN und Lungenblutungen eine Differentialdiagnose zwischen Vaskulitis und Goodpasture-Syndrom ermöglichen. Weitere Differentialdiagnosen des pulmorenalen Syndroms finden sich in Abb. 29.**16**.

Nephrotisches Syndrom

Pathogenese und Definition. Ursache des nephrotischen Syndroms ist die erhöhte Permeabilität der glomerulären Kapillaren für Plasmaeiweiße mit *konsekutiver Proteinurie*. Die Definition des nephrotischen Syndroms ist nicht einheitlich, von den meisten Autoren wird

▶ der Nachweis einer Proteinurie > 3,5 g/Tag/1,73 m^2 Körperoberfläche oder
▶ > 50 mg/kg Körpergewicht bei normalem Serumalbuminspiegel und normaler GFR gefordert.

Klinische Folgen der Proteinurie. Eine Proteinurie dieses Ausmaßes kann lange Zeit ohne Symptome bleiben. Erst wenn der Eiweißverlust durch die Nieren die kompensatorisch gesteigerte Proteinsyntheseleistung der Leber übersteigt, entwickeln sich laborchemische und klinische Folgen der Proteinurie. Dazu zählen:

▶ Hypalbuminämie und Ödeme (Abb. 29.**17**),
▶ Hyperlipoproteinämie und Folgeerkrankungen,
▶ Neigung zu Thrombosen und thromboembolischen Komplikationen,
▶ Verlust von Transportproteinen und Immunglobulinen im Urin,
▶ prärenale Azotämie, Diuretikaempfindlichkeit und selten akutes Nierenversagen.

Hypalbuminämie und Ödeme. Die Entwicklung von Ödemen in *abhängigen Körperpartien* (morgens Lidödeme und Ödeme über dem Os sacrum, abends Beinödeme) bis hin zur Ausbildung von generalisierten Ödemen mit Aszites und Pleuraergüssen ist das Kardinalsymptom der Patienten mit nephrotischem Syndrom. Ödeme entwickeln sich in der Regel erst bei Abfall des Serumalbuminspiegels < 25 g/l.

Der Nachweis einer „großen" Proteinurie und die Hypalbuminämie ermöglichen die Differentialdiagnose zwischen Ödemen bei nephrotischem Syndrom und akutem nephritischen Syndrom. Tab. 29.**8** zeigt weitere klinische und laborchemische Befunde, die die Differentialdiagnose zwischen diesen beiden Ödemformen ermöglicht.

Hyperlipidämie und Folgekrankheiten. Das Auftreten einer Hyperlipoproteinämie wird mit großer Regelmäßigkeit bei Patienten mit nephrotischem Syndrom be-

Tabelle 29.**8** Differentialdiagnose der Ödeme bei nephrotischem Syndrom und akutem nephritischem Syndrom

	Akutes nephritisches Syndrom	Nephrotisches Syndrom
Ödem	+	+
Hypertonie	häufig	seltener
Proteinurie	mäßig	ausgeprägt
Urinsediment	aktiv (Hämaturie, Erythrozytenzylinder, dysmorphe Erythrozyten)	je nach Läsion unauffällig oder Mikrohämaturie
Nierenfunktion	vermindert	normal oder vermindert
Serumalbumin	normal oder leicht vermindert	deutlich erniedrigt
Serumcholesterin	normal	erhöht

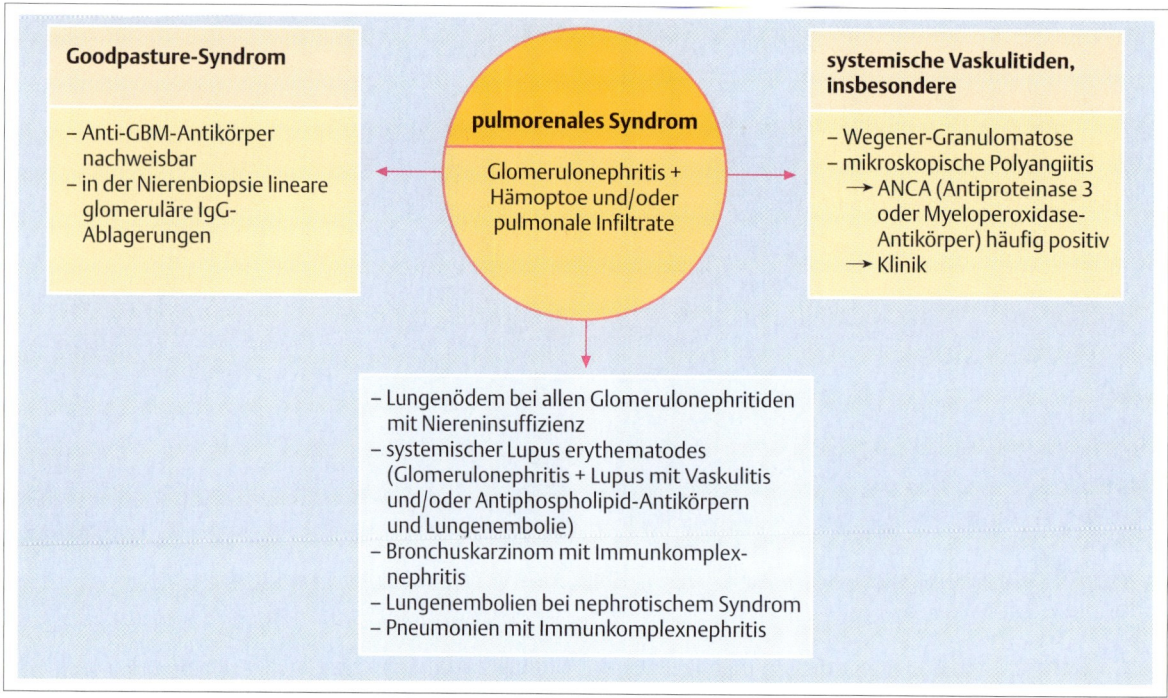

Abb. 29.16 Wichtigste Differentialdiagnosen bei Vorliegen eines pulmorenalen Syndroms.

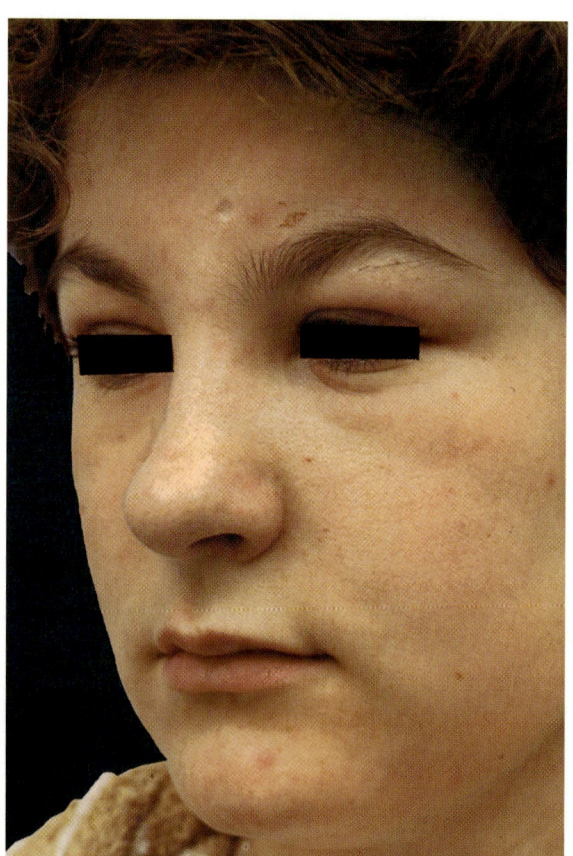

Abb. 29.17 Gesicht bei nephrotischem Syndrom: Lidödeme.

obachtet. So konnte bei 100 Patienten mit nephrotischem Syndrom ein *Gesamtcholesterinwert* von

- \> 200 mg% bei 87 %,
- \> 300 mg% bei 53 %,
- \> 400 mg% bei 25 %

der Patienten gemessen werden.

Es ist anzunehmen, daß die bestehende Fettstoffwechselstörung bei Patienten mit nephrotischem Syndrom zu einer beschleunigten Arteriosklerose beiträgt.

Neigung zu Thrombosen und thromboembolischen Komplikationen. Patienten mit nephrotischem Syndrom leiden gehäuft an *venösen Thrombosen* und selten auch an akut auftretenden *arteriellen Verschlüssen*. Lungenembolien ohne klinische Thrombosemanifestation verpflichten zur Darstellung der Nierenvenen, da die Inzidenz der *Nierenvenenthrombose* im Rahmen des nephrotischen Syndroms mit 10–30 % angegeben wird. Ursache der erhöhten Thromboseneigung bei Patienten mit nephrotischem Syndrom ist eine *Hyperkoagulabilität*, die u. a. durch renalen Verlust des Thrombininhibitors Antithrombin III (Molekulargewicht 65 000), einen Anstieg verschiedener Gerinnungsfaktoren und eine gesteigerte Thrombozytenaggregation bedingt ist. Insbesondere Patienten mit deutlich erniedrigten Serumalbuminspiegeln (< 2,0 g/dl [20 g/l]) sind thrombose- und emboliegefährdet.

Prärenale Azotämie, Hypotonie, Diuretikaempfindlichkeit und akutes Nierenversagen. Durch Abnahme des

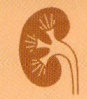

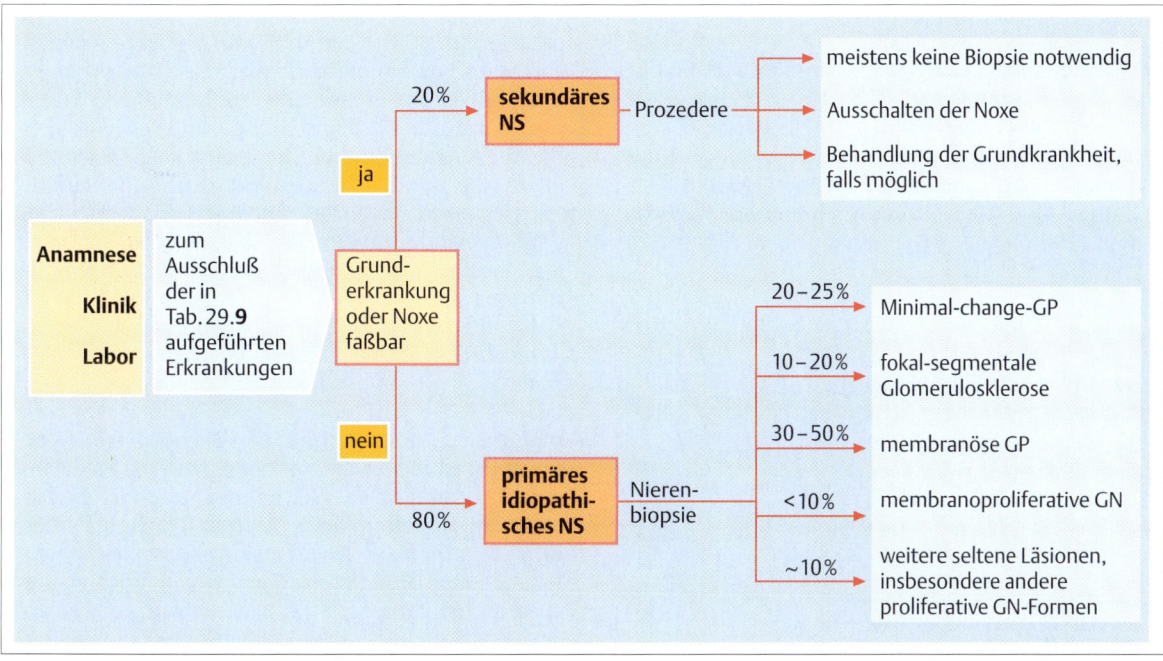

Abb. 29.18 Nephrotisches Syndrom. Abklärungsstrategie bei Erwachsenen. GN = Glomerulonephritis, GP = Glomerulopathie.

Plasmavolumens ist ein Abfall der glomerulären Filtrationsrate möglich. In seltenen Fällen kann es beim nephrotischen Syndrom zu *akutem Nierenversagen* kommen, welches durch Minderperfusion infolge Hypovolämie und durch intrarenale Ödembildung bei schwerer Hypalbuminämie erklärt wird.

Die Hypovolämie bei nephrotischem Syndrom führt weiterhin selten zu Hypotonie und Schockzuständen und erklärt auch die Diuretikaempfindlichkeit einiger Patienten.

Diagnostisches Vorgehen und differentialdiagnostische Überlegungen. Bei Vorliegen eines nephrotischen Syndroms ist die Suche nach *Noxen* oder *Grundkrankheiten*, die zu einer *sekundären Glomerulopathie* führen können, entscheidend.

Abb. 29.18 verdeutlicht die Abklärungsstrategie bei erwachsenen Patienten mit nephrotischem Syndrom. Die einzuschlagende Diagnostik wird von den Leitsymptomen bestimmt. Bei einigen Patienten sind Grundkrankheit oder Noxe *anamnestisch* faßbar (Diabetes mellitus, Medikamente, Insektenstiche, Serumkrankheit, Pollenallergie). Zahlreiche der in Tab. (29.9) aufgeführten Erkrankungen sind *klinisch* leicht diagnostizierbar oder schon längere Zeit bekannt, wenn es zum Auftreten eines nephrotischen Syndroms kommt (Diabetes mellitus, systemischer Lupus erythematodes, rheumatoide Arthritis, Colitis ulcerosa, Sjögren-Syndrom usw.), während andere nur *laborchemisch* (z. B. chronische Hepatitis, Lues, Kryoglobulinämie usw.) oder *bioptisch* (z. B. primäre Amyloidose durch subkutane Fettaspiration, Rektum- oder Nierenbiopsie) faßbar sind.

Bei Fieber sollen die aufgeführten bakteriellen und viralen Infektionskrankheiten und mit Temperaturen einhergehende Systemerkrankungen ausgeschlossen werden.

Weitergehende *radiologische* und *endoskopische* Abklärungen dienen insbesondere zum Ausschluß von *Tumorerkrankungen*. Zahl und Art der Untersuchungen wird man im Einzelfall festlegen müssen und bei richtungsweisenden Symptomen die Tumorsuche intensivieren. So ist bekannt, daß *lymphoproliferative Erkrankungen* mit einer Minimal-change-Glomerulopathie assoziiert sein können. Von den in Tab. 29.9 aufgeführten *Tumoren* führen insbesondere Lungen-, Magen- und Kolonkarzinom über die Entwicklung einer membranösen Glomerulopathie zu einem nephrotischen Syndrom. Betroffen sind überwiegend ältere Patienten. Das Nachlassen oder Sistieren einer Proteinurie nach Tumorentfernung bzw. Radio- und Chemotherapie ist als Hinweis für eine kausale Verknüpfung zwischen Tumorleiden und nephrotischem Syndrom zu werten.

Läßt sich durch das in Abb. 29.18 skizzierte diagnostische Vorgehen keine der in Tab. 29.9 aufgeführten Erkrankungen oder Noxen nachweisen, muß die Diagnose eines *primären idiopathischen nephrotischen Syndroms* gestellt werden. Bei Fehlen von Kontraindikationen erfolgt die Festlegung der glomerulären Läsion durch eine *Nierenbiopsie*.

Abb. 29.18 zeigt die wichtigsten glomerulären Läsionen, die mit einem idiopathischen nephrotischen Syndrom einhergehen können. Im Erwachsenenalter sind dies insbesondere:

▶ die membranöse Glomerulopathie,
▶ die fokal-segmentale Glomerulosklerose,
▶ die Minimal-change-Glomerulopathie,
▶ membranoproliferative Glomerulonephritiden.

Chronische Glomerulonephritis

Klinik. Sie ist mögliche Folge aller primären und sekundären Glomerulopathien. Der Begriff „chronische Glomerulonephritis" deutet auf eine Persistenz der beschriebenen klinischen Syndrome (S. 779) hin. Häufiges Endstadium einer chronischen Glomerulonephritis ist die Entwicklung einer terminalen Niereninsuffizienz.

Tabelle 29.9 Ursachen des nephrotischen Syndroms

Primäre glomeruläre Erkrankungen (primäres idiopathisches nephrotisches Syndrom)
- Minimal-change-Glomerulopathie
- membranöse Glomerulopathie
- fokal-segmentale Glomerulosklerose
- membranoproliferative Glomerulonephritis
- andere proliferative Glomerulonephritiden

Sekundäre glomeruläre Schädigung (sekundäres nephrotisches Syndrom)
- Infektionen
  - bakteriell: Poststreptokokken-Glomerulonephritis, infektiöse Endokarditis, Syphilis, Infekte von ventrikuloatrialen Shunts bei Hydrozephalus, Lepra
  - viral: Hepatitis B und C, Mononukleose, Zytomegalie, Varizellen, HIV-Infektion
  - Protozoen: Malaria (insbesondere Malaria quartana), Toxoplasmose
  - Parasiten: Schistosomiasis, Filariose, Trypanosomeninfekte
- Medikamente und Noxen
  Gold, Penicillamin, nichtsteroidale Antirheumatika, Quecksilber, Wismut, Probenecid, Lithium, Captopril (hochdosiert!), Tri- und Paramethadion, Heroin
- Systemerkrankungen
  Lupus erythematodes, Sharp-Syndrom, rheumatoide Arthritis, Dermatomyositis, Purpura Schoenlein-Henoch, primäre und sekundäre Amyloidose, Polyangiitis, Takayasu-Syndrom, Goodpasture-Syndrom, Dermatitis herpetiformis, Sjögren-Syndrom, Sarkoidose, Kryoglobulinämie, Colitis ulcerosa
- Stoffwechselerkrankungen
  Diabetes mellitus, Hypothyreose, familiäres Mittelmeerfieber (Amyloidose)
- maligne Tumoren
  Morbus Hodgkin, Non-Hodgkin-Lymphome, chronische lymphatische Leukämie, multiples Myelom (Amyloidose), Karzinome in Lunge, Magen, Kolon, Mammae und Nieren, selten Phäochromozytom, malignes Melanom, Karzinom der Schilddrüse, Zervix- und Ovarialkarzinome
- allergische Reaktionen
  Insektenstiche, Serumkrankheit, Pollenallergie
- kongenitale Erkrankungen
  Alport-Syndrom, Morbus Fabry, Naie-Patella-Syndrom, Sichelzellenanämie, α_1-Antitrypsin-Mangel
- Verschiedenes
  Präeklampsie, vesikoureteraler Reflux, IgA-Nephritis, Nierenarterienstenose (?)

Bei einigen Patienten ist eines der genannten klinischen Syndrome seit Jahren bekannt und die glomeruläre Läsion evtl. bioptisch definiert. Bei zahlreichen Patienten ist die Anamnese jedoch stumm. Die Krankheit wird dann zufällig bei Einstellungs- und Versicherungsuntersuchungen oder bei Check-ups diagnostiziert, da ein auffallender Urinbefund (Hämaturie, Proteinurie) registriert wird. Vereinzelt findet der Erstkontakt mit dem Arzt erst im Stadium der Niereninsuffizienz wegen zunehmender *Anämie, Hypertonie* oder *anderer Urämiesymptome* statt.

Nur in seltenen Fällen wird anamnestisch eine vor Jahren durchgemachte akute Glomerulonephritis angegeben.

Prognose. Ist zum Zeitpunkt der Diagnosestellung bereits ein Kreatininanstieg bei sonographisch nachweisbarer Schrumpfung der Nieren meßbar, so ist die Prognose schlecht und mit dem Auftreten einer dialysebedürftigen terminalen Niereninsuffizienz innerhalb von Monaten oder Jahren zu rechnen. Gelegentlich werden Patienten mit kompensierter Niereninsuffizienz jedoch auch über wesentlich längere Zeiträume bei fehlender oder geringer Neigung zur Progredienz beobachtet. Im Frühstadium einer chronischen Glomerulonephritis dienen die bei den oben besprochenen „klinischen Syndromen" aufgeführten diagnostischen Maßnahmen vor allem zum Ausschluß einer therapierbaren Grundkrankheit (systemischer Lupus erythematodes, Infekt, Medikamentenexposition usw.). Im Endstadium der chronischen Glomerulonephritis bei ultrasonographischem Nachweis von Schrumpfnieren erübrigt sich jegliche weitere Diagnostik, da die Therapie sich auf symptomatische Maßnahmen beschränkt.

Diabetische Glomerulopathie

! Die bei Diabetes mellitus auftretende sekundäre Glomerulopathie ist eine der häufigsten Ursachen des nephrotischen Syndroms und der terminalen Niereninsuffizienz.

Etwa 30–45 % aller juvenilen insulinabhängigen Typ-1-Diabetiker und 20 % der Typ-1-Diabetiker entwickeln nach 10- bis 30jähriger Krankheitsdauer eine Proteinurie und einige Jahre später eine Niereninsuffizienz. Die Schädigung der Glomeruli erfolgt durch nichtimmunologische Mechanismen.

Abb. 29.**19** zeigt den typischen Verlauf der diabetischen Nephropathie. Obwohl erste pathologisch-anatomische Veränderungen der Nieren bereits 1–3 Jahre nach Beginn des Diabetes sichtbar werden, ist mit dem Auftreten einer *intermittierenden* oder *konstanten Proteinurie* nach ca. 10- bis 20jähriger Krankheitsdauer bei etwa 50 % aller Diabetiker zu rechnen. Vorausgehen kann eine *Mikroalbuminurie* (Albuminexkretion von 30–300 mg/Tag), deren Nachweis das spätere Auftreten einer Nephropathie ankündigt und prognostisch ernst zu nehmen ist.

Nach dem Auftreten einer konstanten Proteinurie erfolgt der weitere Krankheitsverlauf schicksalhaft, indem in den folgenden 2–3 Jahren mit einer progredienten Abnahme der GFR und der Entwicklung einer terminalen Niereninsuffizienz mit oder ohne vorausgehendes nephrotisches Syndrom zu rechnen ist.

Diagnostik. Die Diagnose einer diabetischen Nephropathie bietet insbesondere bei Typ-1-Diabetikern aufgrund des beschriebenen gesetzmäßigen Krankheitsablaufes keine Schwierigkeiten. So ist es gerechtfertigt, bei diabetischen Patienten das Auftreten einer Proteinurie, einer Hypertonie, eines nephrotischen Syndroms und einer progredienten Abnahme der glomerulären Filtrationsrate nach 10- bis 30jährigem Krankheitsverlauf ohne weitere diagnostische Maßnahmen auf eine diabetische Glomerulopathie zurückzuführen (Tab 29.**10**), ein gleichzeitiger Nachweis einer *diabetischen Retinopathie* untermauert die Diagnose. Allerdings ist zu beachten, daß insbesondere bei Typ-2-Diabetikern bei $1/3$ der Patienten mit bioptisch nachgewiesener diabetischer Nephropathie Fundusveränderungen fehlen können.

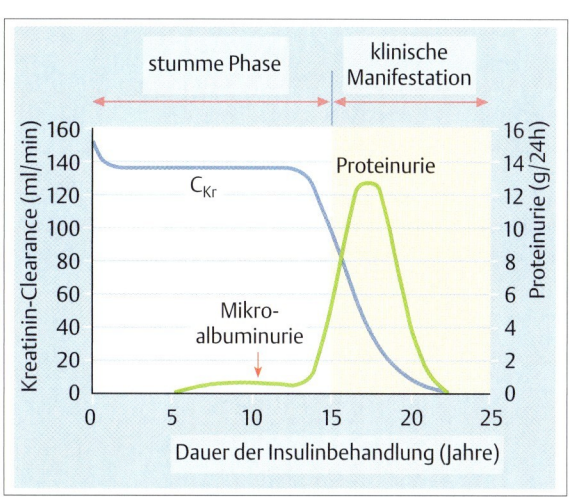

Abb. 29.**19** Verlauf der diabetischen Nephropathie (nach *Friedman* u. *Beyer*).

Differentialdiagnose. Eine nicht durch den Diabetes mellitus bedingte *Nephropathie* sollte immer in Betracht gezogen werden bei:

➤ Auftreten einer Proteinurie vor 10- oder nach 30jährigem Krankheitsverlauf eines Typ-1-Diabetes,
➤ Fehlen anderer diabetischer Sekundärkomplikationen,
➤ Abnahme der GFR um > 5–10 ml/min/Jahr,
➤ asymmetrischer Nierengröße und raschem Abfall der GFR bzw. Anstieg des Kreatinins nach Therapiebeginn mit ACE-Hemmern, insbesondere bei Typ-2-Diabetikern (→ Nierenarterienstenose?),
➤ auf Vaskulitis hinweisende systemische Symptome,
➤ Fehlen einer Retinopathie, insbesondere bei Typ-1-Diabetikern.

Angeborene Erkrankungen der Glomeruli

Angeborene Erkrankungen der Glomeruli führen zu den gleichen klinischen Syndromen wie erworbene Glomerulopathien. Folgende Erkrankungen werden häufig erst im Erwachsenenalter symptomatisch und sollen hier kurz besprochen werden:

➤ *hereditäre Nephritis* (Alport-Syndrom),
➤ *Nephropathie mit Verschmälerung der glomerulären Basalmembranen* (thin-basement-membrane-nephropathy),
➤ *Fabry-Krankheit* (Angiokeratoma corporis diffusum),
➤ *Nail-patella-Syndrom* (hereditäre Onychoosteodysplasie).

Hereditäre Nephritis (Alport-Syndrom)

Die hereditäre Nephritis (Alport-Syndrom) ist eine familiär auftretende progredient verlaufende Nephropathie, die häufig mit einer Innenohrschwerhörigkeit und anderen extrarenalen Symptomen einhergeht (Tab. 29.**11**). Die Erkrankung wird vorwiegend X-chromosomal vererbt und geht mit strukturellen Veränderungen der glomerulären Basalmembran infolge einer gestörten Bildung des Typ-IV-Kollagens einher. Schwere Verläufe des Krankheitsbildes mit Entwicklung eines nephrotischen Syndroms und/oder einer progredienten Niereninsuffizienz werden bei Männern häufiger als bei Frauen beobachtet.

Die *Diagnose* einer hereditären Nephritis beruht auf:

➤ der *positiven Familienanamnese* (Nephropathie, Schwerhörigkeit insbesondere bei männlichen Familienmitgliedern),
➤ dem gepaarten Auftreten von Nephropathie mit den in Tab. (29.**11**) genannten *extrarenalen Symptomen*,
➤ der *Audiometrie*, die eine klinisch nicht in Erscheinung tretende Hochtonschwerhörigkeit aufzudecken vermag und
➤ der *Nierenbiopsie* mit typischen elektronenmikroskopisch sichtbaren laminären Aufsplitterungen der glo-

Tabelle 29.**10** Klinik der diabetischen Nephropathie

- Mikroalbuminurie
- mit Teststreifen faßbare Proteinurie (Makroalbuminurie)
- nephrotisches Syndrom
- Hypertonie
- Niereninsuffizienz

Tabelle 29.**11** Klinische Manifestationen der hereditären Nephritis (Alport-Syndrom)

- *Renale Symptome*
  - Mikro- und Makrohämaturie
  - Proteinurie/nephrotisches Syndrom
  - langsam progrediente Niereninsuffizienz
- *Extrarenale Manifestationen*
  - Ohren: Innenohrschwerhörigkeit, vor allem im Hochtonbereich
  - Augen: Katarakt, Lentikonus, Retinitis pigmentosa, Makulaläsionen
  - periphere Neuropathie
  - Störungen der Thrombozytenfunktion

merulären Basalmembranen und dem Nachweis lipidhaltiger Schaumzellen im Interstitium.

Nephropathie mit Verschmälerung der glomerulären Basalmembranen

Patienten, bei denen eine persistierende „idiopathische" Hämaturie familiär auftritt (*benigne familiäre Hämaturie*), scheinen relativ häufig an einer Thin-basementmembrane-Nephropathie zu leiden.
Charakteristisch für dieses Leiden sind:

➤ Vorliegen einer *glomerulären Hämaturie* bei Patienten mit normaler Nierenfunktion und nur geringer Proteinurie (< 1,5 g/Tag),
➤ gelegentliches Auftreten von Flankenschmerzen,
➤ ein familiäres Auftreten der Erkrankung.

Ähnlich wie beim Alport-Syndrom findet sich eine Verschmälerung der glomerulären Basalmembranen als Ursache der Hämaturie. Möglicherweise handelt es sich bei diesem Leiden um eine Variante des *Alport-Syndroms* mit besserer Prognose.

Fabry-Krankheit (Angiokeratoma corporis diffusum)

Die Fabry-Krankheit ist eine X-chromosomal rezessiv vererbte Krankheit des Glykosphingolipidmetabolismus. Ein zugrundeliegender α-Galaktosidase-A-Mangel führt zur Anreicherung von Trihexosylceramid in zahlreichen Organen. Entsprechend können renale und extrarenale Manifestationen der Erkrankung unterschieden werden.

Zu den *extrarenalen Manifestationen* gehören *Hautläsionen* (Angiokeratoma corporis diffusum), *Befall des peripheren und autonomen Nervensystems* mit Parästhesien, Tendenz zur Hypotonie und verminderter Schweißneigung. Weiterhin werden *Trübungen der Kornea* und *ischämische Organveränderungen* durch vaskuläre Beteiligung vor allem am Herzen und ZNS beobachtet.

Renale Manifestationen: Frühzeichen sind eine milde Proteinurie und Hämaturie, die Entwicklung einer Hypertonie ist möglich. Mit dem Auftreten einer progredienten Niereninsuffizienz ist zwischen dem 20. und 30. Lebensjahr zu rechnen. Die genannten renalen Symptome sind uncharakteristisch, so daß die Diagnose in der Regel durch Beachtung der extrarenalen Manifestationen gestellt wird. Im Urinsediment sind vereinzelt Schaumzellen mit doppelbrechenden Lipiden nachweisbar. Bei der Nierenbiopsie finden sich elektronenmikroskopisch sichtbare lipidhaltige Einschlußkörperchen in den glomerulären Epithelzellen (Zebrabodies).

Nail-patella-Syndrom (hereditäre Onychoosteodysplasie)

Beim Nail-patella-Syndrom handelt es sich um eine angeborene Erkrankung mit Veränderungen an Knochen, Nägeln und Nieren. Ein zugrundeliegender biochemischer Defekt ist nicht bekannt. Klinisch finden sich:

➤ dysplastische oder hypoplastische Nägel an Fingern und Zehen,
➤ fehlende oder verkleinerte Patella und andere ossäre Dysplasien (iliac horns),
➤ renale Veränderungen (histologisch unspezifische Glomerulosklerose und mesangiale Hyperzellularität).

Die Nierenbeteiligung äußert sich in Form einer milden Proteinurie und Hämaturie, die meistens im jugendlichen Alter erstmals entdeckt wird. Selten ist das Auftreten eines nephrotischen Syndroms, in etwa 10% der Fälle, oder die Entwicklung einer terminalen Niereninsuffizienz.

Interstitielle Nephropathien

Pathogenese. Zahlreiche Noxen und Erkrankungen können zu einer vorwiegenden Schädigung des Niereninterstitiums und der Tubuli führen. Anders als bei den meisten Glomerulopathien ist die *Ursache* einer tubulointerstitiellen Nephritis *häufig anamnestisch* und/oder klinisch faßbar (Abb. 29.**20**).

Die wichtigsten Ursachen der interstitiellen Nephropathie sind in Tab. 29.**12** aufgeführt. Einige dieser Erkrankungen werden an anderer Stelle des Buches besprochen.

Aufgrund des *zeitlichen Ablaufes* ist eine Einteilung der interstitiellen Nephropathie möglich in die

➤ *akute* interstitielle Nephritis und
➤ *chronische* interstitielle Nephritis.

Diagnostik. Die *Diagnose* einer interstitiellen Nephritis beruht auf dem Nachweis

➤ einer in Tab. 29.**12** aufgeführten *Noxe* oder *Grunderkrankung*,

➤ *gestörter Tubuluspartialfunktionen* wie eingeschränkter H^+-Ionenexkretion mit hyperchlorämischer Azidose, beeinträchtigter Kaliumsekretion im distalen Tubulus mit Hyperkaliämie, eingeschränktem Konzentrationsvermögen, so daß die Urinosmolalität in der Regel < 400–500 mosm/l beträgt und Polyurie und Nykturie auftreten,
➤ *typischer Urinbfunde* (Tab. 29.**13**).

Akute interstitielle Nephritis

Zu den akut verlaufenden interstitiellen Nephritiden zählen die

➤ akute infektiöse interstitielle Nephritis,
➤ akute medikamentös bedingte interstitielle Nephritis,
➤ akute tubulointerstitielle Nephritis mit Uveitis (TINU-Syndrom).

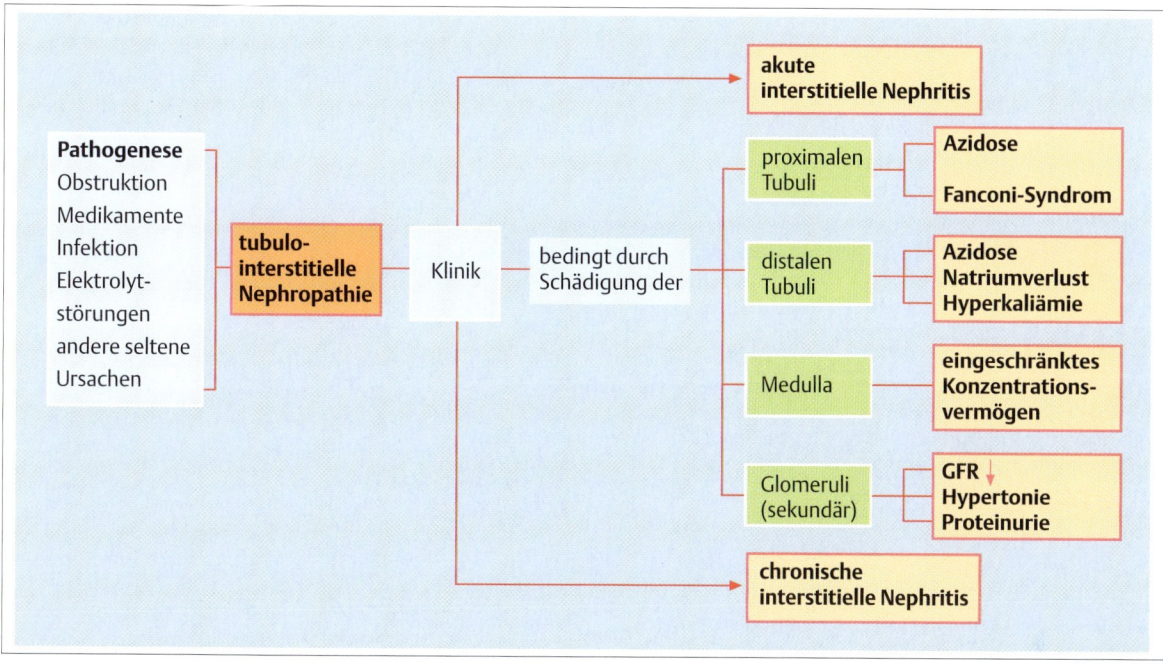

Abb. 29.20 Tubulointerstitielle Nephropathie.

Akute medikamentös bedingte interstitielle Nephritis

Interstitielle Läsionen nach Einnahme von Medikamenten werden durch verschiedene Mechanismen ausgelöst. Nach pathogenetischen Gesichtspunkten bietet sich eine Einteilung an in:

- *dosisabhängige toxische Läsionen* des Niereninterstitiums,
- *dosisunabhängige Hypersensitivitätsreaktionen* mit interstitieller Nephritis, die häufig mit extrarenalen Manifestationen gekoppelt auftreten (Abb. 29.**21**).

Dosisunabhängig medikamentös induzierte akute interstitielle Nephritis. Tab. 29.**14** zeigt die wichtigsten Medikamente, die dosisunabhängig über eine verzögerte Hypersensitivitätsreaktion zur interstitiellen Nephritis führen können. Das Krankheitsbild ist charakterisiert durch:

- das Auftreten eines oligurisch (60 %) oder nichtoligurisch (40 %) verlaufenden *akuten Nierenversagens* nach Medikamentenexposition,
- klinische und laborchemische Hinweise auf eine *Hypersensitivitätsreaktion* (Fieber, Exanthem, Arthralgien, Eosinophilie, IgE-Erhöhung, Ausscheidung von Eosinophilen im Urin (Abb. 29.**22**),
- den typischen sonographischen Nierenbefund (Abb. 29.**23**),
- den *Ausfall tubulärer Partialfunktionen* (Abb. 29.**20**),
- *Besserung der Nierenfunktion* nach Absetzen auslösenden Medikamentes in ca. 80 % der Fälle.

Die in Tab. 29.**15** aufgeführten Symptome und Befunde finden sich in variabler Ausprägung. Die Diagnose ist einfach, wenn Medikamentenexposition, akutes Nierenversagen und Zeichen einer systemischen allergischen

Tabelle 29.**12** Ursachen der interstitiellen Nephritis

Medikamente
- Analgetika (chronische interstitielle Nephritis)
- allergische akute interstitielle Nephritis (Tab. 29.**14**)

Infektionen
- Protozoen (Toxoplasmose)
- Bakterien (Diphtherie, Streptokokken, Brucellose)
- Rickettsien
- Viren (v. a. Zytomegalie-, Epstein-Barr-, Hantavirus)

Elektrolytstörungen
- hyperkalzämische Nephropathie
- hypokaliämische Nephropathie
- Uratnephropathie

Andere seltene Ursachen
- akut interstitielle Nephritis mit Uveitis (TINU-Syndrom)
- Sichelzellanämie
- Strahlennephritis
- Balkannephropathie
- Nephritis durch chinesische Kräuter
- multiples Myelom
- Sarkoidose
- Sjögren-Syndrom
- systemischer Lupus erythematodes

Tabelle 29.**13** Urinbefunde bei interstitieller Nephritis

- Urinsediment: wenig Zellen, vereinzelt Erythrozyten, keine Erythrozytenzylinder, Leukozyturie, typische tubuläre Epithelzylinder
- Proteinurie: < 1,5 g/Tag
- Urinelektrophorese: Ausscheidung niedermolekularer Eiweiße wie Lysozym und β_2-Mikroglobulin
- Glukosurie und Aminoazidurie

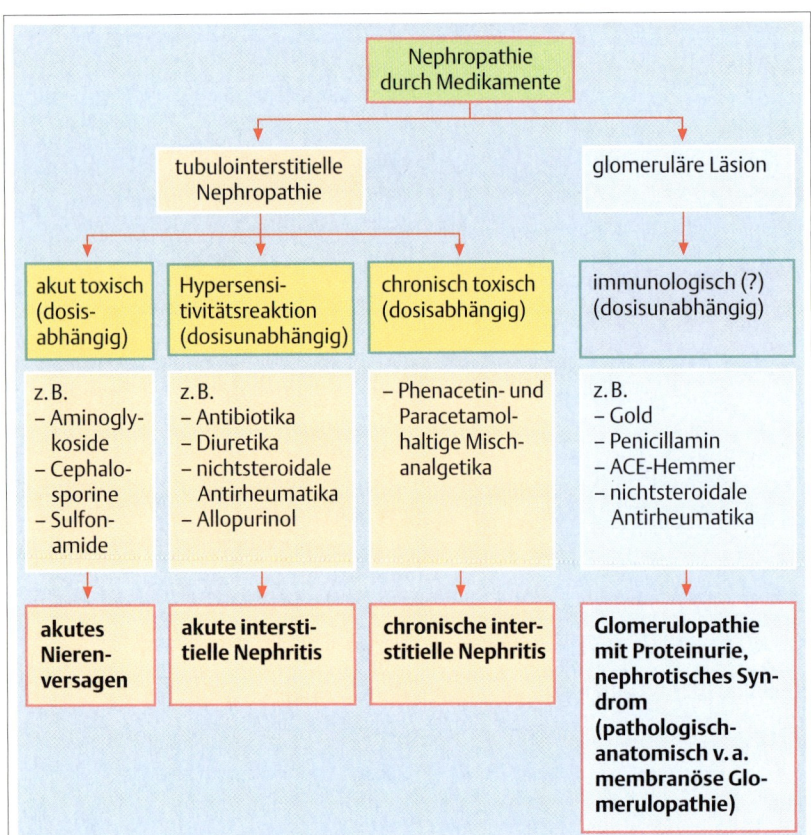

Abb. 29.21 Möglichkeiten der medikamentösen Nierenschädigung.

Tabelle 29.14 Medikamente als Ursache der akuten interstitiellen Nephritis

- Antibiotika
  - Penicillinderivate (insbesondere Methicillin, aber auch Ampicillin, Oxacillin, Nafcillin)
  - Cephalosporine
  - Rifampicin
  - Cotrimoxazol und andere Sulfonamide
  - Ciprofloxacin und andere Gyrasehemmer
- Diuretika
  - Thiazide
  - Furosemid, Bumetanid, Torasemid
  - Etacrynsäure
- Nichtsteroidale Antirheumatika
- Andere Medikamente
  - Allopurinol
  - Cimetidin, sehr selten andere H_2-Blocker
  - Antikoagulanzien
  - Ticlopidin
  - Mesalazin

Tabelle 29.15 Klinik, Labor und morphologische Befunde bei medikamentös bedingter akuter interstitieller Nephritis

Klinik
- Medikamentenexposition
- Hypersensitivitätssymptome: Exanthem, Fieber, Arthralgien
- akutes oligurisch oder nichtoligurisch verlaufendes Nierenversagen

Labor
- Blut: Kreatininanstieg, Eosinophilie, IgE-Erhöhung
- Urin: Hämaturie, Leukozyturie, Leukozytenzylinder, Eosinophilurie, Proteinurie (< 1,5 g/24 h)

Sonographie
- Nachweis normal großer oder vergrößerter Nieren mit vermehrter Dichte und Verbreiterung des Parenchymsaums (Abb. 29.23a)

Pathologie
- interstitielle Infiltrate, bestehend aus Lymphozyten-Plasmazellen und Eosinophilen (Abb. 29.24)
- interstitielles Ödem
- in der Regel negative Immunfluoreszenz
- normale Glomeruli

Reaktion wie Fieber, makulopapulöses Exanthem, Arthralgien und Eosinophilie zusammentreffen. Dann kann in der Regel auf eine Nierenbiopsie verzichtet werden kann. Das akute Nierenversagen tritt Tage bis Wochen nach Einnahme des Medikaments auf. Eine Dosisabhängigkeit besteht nicht.

Allerdings ist der Verlauf häufig nicht so typisch. Insbesondere bei akuter interstitieller Nephritis nach Einnahme *nichtsteroidaler Antirheumatika* können die an- gegebenen extrarenalen Hinweise auf ein allergisches Geschehen fehlen. So sollte bei jedem akuten Nierenversagen unklarer Ätiologie die Möglichkeit einer akuten interstitiellen Nephritis in die Differentialdiagnose ins-

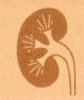

Doppelseitige Nierenerkrankungen 795

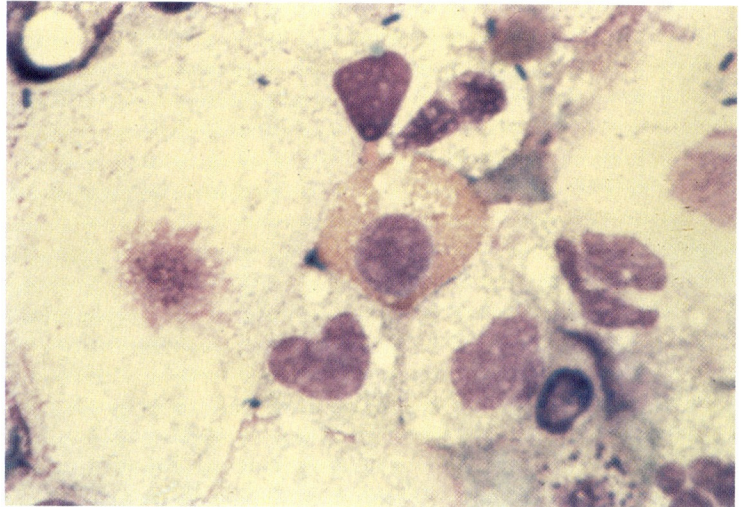

Abb. 29.**22** Nachweis eosinophiler Granulozyten im Urin bei medikamentös ausgelöster akuter interstitieller Nephritis.

besondere dann einbezogen werden, wenn die Einnahme eines der in Tab. 29.**14** angegebenen Medikamente vorausgegangen ist. Tubuläre Proteinurie < 1,5 g/Tag, Hämaturie, Leukozyturie und Eosinophile im Urin (Abb. 29.**22**) stützen die Diagnose.

Bei Zusammentreffen von Medikamentenexposition und akutem Nierenversagen ergeben sich folgende *differentialdiagnostische Möglichkeiten*:

- akute allergische interstitielle Nephritis,
- akute Immunkomplex-Glomerulonephritis als Folge des bakteriellen Infektes, der zur Antibiotikaanwendung führt,
- akute Tubulusnekrose, bedingt durch die Grundkrankheit (z. B. Sepsis mit Blutdruckabfall) oder durch verabreichte nephrotoxische Antibiotika.

Die auf S. 806 angegebenen Meßgrößen zum Nachweis einer akuten Tubulusnekrose bzw. die Urindiagnostik erlauben in der Regel diese Differentialdiagnose. Der Nachweis von Erythrozytenzylindern im Urinsediment spricht für das Vorliegen einer akuten Glomerulonephritis. Finden sich Eosinophile im Urin, muß insbesondere bei gleichzeitigem Auftreten extrarenaler Manifestationen das Vorliegen einer akuten interstitiellen Nephritis in Betracht gezogen werden. In Zweifelsfällen sollte eine Nierenbiopsie angestrebt werden (Abb. 29.**24**).

Syndrom der akuten tubulointerstitiellen Nephritis und Uveitis (TINU-Syndrom)

Dieses vor allem bei jungen Mädchen auftretende Syndrom besteht aus 3 Symptomkomplexen:

- BSG-Erhöhung und Immunglobulinvermehrung sind *allgemeine Entzündungszeichen*.
- Akut auftretende tubulointerstitielle Nephritis mit tubulärer Proteinurie, Leukozyturie, Glukosurie, Aminoazidurie und Abfall der GFR. Histologisch finden sich in den Nieren interstitielle mononukleäre Infiltrate. Die eingeschränkte Nierenfunktion bessert

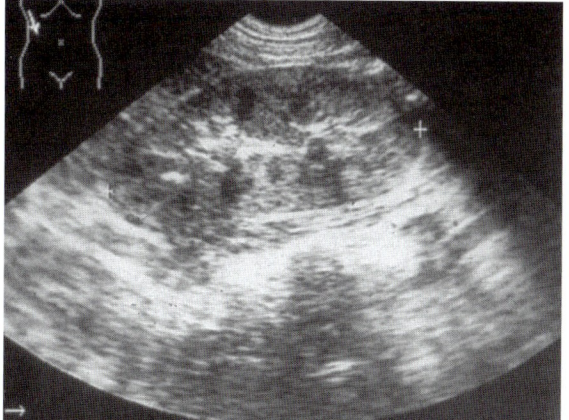

a

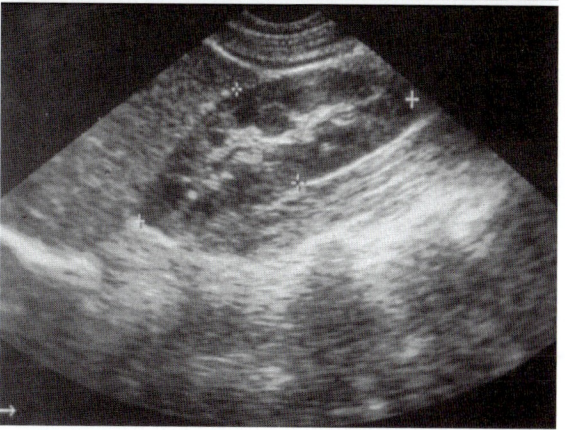

b

Abb. 29.**23** Akute, bioptisch gesicherte interstitielle Nephritis nach Einnahme von Mischanalgetika. **a** Die Sonographie zeigt beiderseits vergrößerte inhomogen strukturierte Nieren mit deutlich verbreitertem Parenchymsaum (rechte Niere). Zu diesem Zeitpunkt Anstieg des Kreatinins auf 440 µmol/l (5 mg/dl). **b** 10 Tage später Größenabnahme der rechten Niere von 12,4 auf 11,6 cm (Pol-Pol-Abstand) und deutliche Rückbildungstendenz der Parenchymveränderungen, Kreatininabfall auf 120 µmol/l (1,4 mg/dl). Vergleichbare Veränderungen fanden sich an der linken Niere.

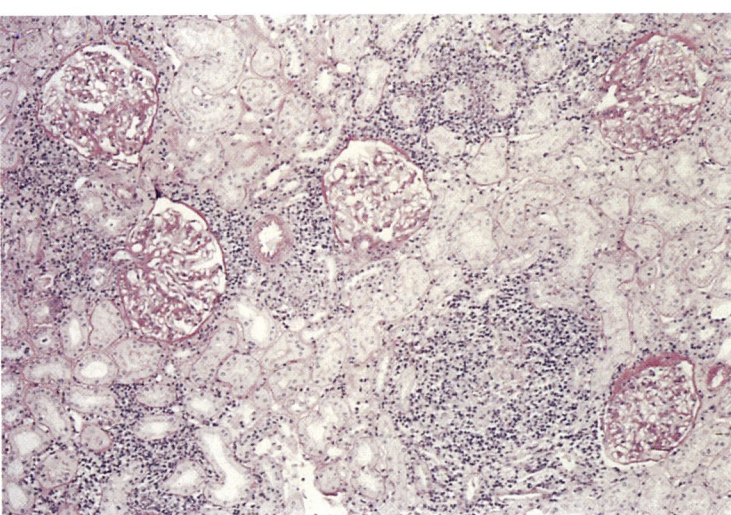

Abb. 29.24 Mononukleäre Infiltrate im Interstitium bei medikamentös bedingter akuter interstitieller Nephritis.

sich spontan oder unter Steroidtherapie innerhalb von Wochen bis Monaten.
▶ Eine meist anteriore bilaterale Uveitis bessert sich auf lokale Steroidtherapie, neigt jedoch im Gegensatz zur Nephritis zu Rezidiven.

Ob es sich beim TINU-Syndrom tatsächlich um eine eigenständige Erkrankung handelt, ist zweifelhaft. Möglicherweise handelt es sich um die frühe extrapulmonale Manifestation einer Sarkoidose.

Chronisch interstitielle Nephritis

Zu den chronischen interstitiellen Nephritiden gehören vor allem die

▶ Analgetikanephropathie,
▶ chronische bakterielle Pyelonephritis,
▶ Balkannephropathie,
▶ Strahlennephritis,
▶ andere Erkrankungen mit Beteiligung des Niereninterstitiums (z. B. Sarkoidose, Sjögren-Syndrom),
▶ zystische Nierenerkrankungen.

Analgetikanephropathie (chronisch interstitielle Nephritis bei Analgetikaabusus)

Pathogenese. Die Analgetikanephropathie ist eine chronisch interstitielle Nephritis, die durch *Papillennekrosen* und *Urothelkarzinome* kompliziert wird und bei exzessiver langdauernder Einnahme analgetisch wirkender Mischpräparate auftritt. Diese enthalten Aspirin oder Phenazon in Kombination mit Phenacetin/Paracetamol, Koffein und Codein. Die Erkrankung entwickelt sich in der Regel nach Einnahme von etwa 1–2 kg Phenacetin/Paracetamol über einen Zeitraum von 3 Jahren oder länger.

Klinik. Die Zufuhr dieser Substanzen in großen Mengen führt nicht nur zu renalen Veränderungen. Gleichzeitige Veränderungen im Bereich des Gastrointestinaltrakts, die ausgeprägte Anämie und die psychischen Auffälligkeiten dieser Patienten haben zu dem Begriff des *Analgetikaabusussyndroms* geführt (Tab. 29.16).

Renale Symptome wie kolikartige Schmerzen durch abgehende Papillen und Dysurie bei komplizierenden Harnwegsinfekten treten häufig erst spät im Rahmen der Analgetikanephropathie auf, so daß die meisten Patienten den Arzt mit Symptomen der zunehmenden Niereninsuffizienz aufsuchen.

Zu den renalen Symptomen und objektiven Befunden gehören:

▶ *Koliken* mit oder ohne Dysurie infolge abgehender Papillen, evtl. verbunden mit Obstruktion der ableitenden Harnwege,

Tabelle 29.16 Analgetikaabusussyndrom

Nephropathie

• pathologisch-anatomischer Befund
  – chronisch-interstitielle Nephritis
  – Papillennekrosen, evtl. mit obstruktiver Uropathie
• klinische Manifestationen
  – langsam progrediente Niereninsuffizienz
  – Harnwegsinfekte und Urosepsis
  – renal-tubuläre Azidose
  – renaler Natriumverlust
  – renale Hypertonie

Urothelkarzinom
Gastrointestinale Symptome
• Ulzera und Erosionen mit Komplikationen (gastrointestinale Blutungen, Perforationen usw.)
Anämie
• renale Anämie bei Niereninsuffizienz • gastrointestinaler Blutverlust mit Eisenmangel • Hämolyse • Met- und Sulfhämoglobinbildung
Psychologisch-psychiatrische Manifestationen u. a.
• Kopfschmerzen und andere chronische Schmerzzustände ohne faßbare Ursache
Typisches Hautkolorit (Abb. 29.25)

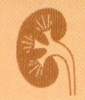

Doppelseitige Nierenerkrankungen

- rezidivierend *Dysurie*, bedingt durch Harnwegsinfekte,
- *sterile Leukozyturie* (Frühsymptom),
- leichte *tubuläre Proteinurie*,
- progrediente *Abnahme der GFR* bei fortgeschrittener interstitieller Nephritis,
- Symptome der *zunehmenden Niereninsuffizienz*.

Vor Auftreten renaler Symptome können jedoch Beschwerden von seiten anderer Organe auf einen möglichen Analgetikaabusus hinweisen. Zu dem sog. *Analgetikaabusussyndrom* gehören die in Tab. 29.**16** aufgeführten Symptome. 70–80% der Patienten sind Frauen im mittleren Lebensalter, die häufig *vorgealtert* und *psychisch auffällig* wirken. Sie klagen über multiple Beschwerden, Schmerzen unterschiedlicher Lokalisation, jedoch insbesondere über *Kopfschmerzen* und *gastrointestinale Symptome*. Diese sind durch den in den analgetischen Mischpräparaten enthaltenen Aspirinanteil bedingt, der zu Erosionen bzw. Ulzerationen im Magen oder Duodenum führen kann. Chronische okkulte oder manifest werdende Blutungen aus dem Gastrointestinaltrakt erklären die bei Analgetikaabusus häufig ausgeprägte Anämie. Die Langzeiteinnahme von Salicylaten erhöht die Blutungsneigung durch Hemmung der Thrombozytenaggregation.

So kann als Regel gelten, daß eine ausgeprägte Anämie bei nur mäßiggradiger Kreatininerhöhung zur Suche nach einem Analgetikaabusus veranlassen sollte. Die *Pathogenese der Anämie* ist vielschichtig. Genannt werden müssen:

- verminderte Erythropoese bei Niereninsuffizienz,
- gastrointestinale Blutverluste (s. o.),
- Hämolyse mit Met- und Sulfhämoglobinbildung, auf welche auch die häufig auffallende Hautpigmentierung der Patienten mit Analgetikanephropathie zurückgeführt wird (Abb. 29.**25**).

Diagnostik. Bei Zusammentreffen der folgenden Symptome sollte an ein Analgetikaabususyndrom gedacht werden:

- Auftreten einer Nephropathie bei vorgealtert und psychisch auffällig wirkenden Frauen mittleren Lebensalters,
- Kombination einer Nephropathie mit gastrointestinalen Ulzera bzw. Erosionen,
- Nachweis kleiner Nieren mit Zeichen einer Tubulopathie (renal-tubuläre Azidose und Hyperkaliämie bei relativ niedrigen Kreatininwerten),
- Nierenkoliken ohne Steinnachweis (Papillennekrosen?),
- ausgeprägte Anämie in Anbetracht eines nur mäßiggradig erhöhten Kreatininwerts,
- radiologischer oder sonographischer Nachweis medullärer Kalzifikationen und/oder verkalkter Papillennekrosen.

Die Sicherung der *Diagnose* erfolgt durch:

- anamnestische Angabe eines Analgetikaabusus in Form von Mischanalgetika mit einer kumulativen Menge von 1–2 kg Phenacetin bzw. Paracetamol,

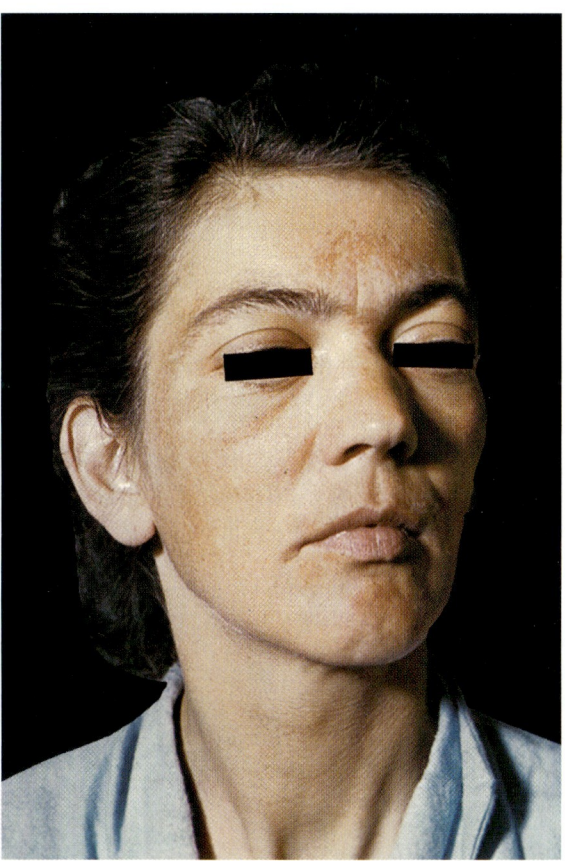

Abb. 29.**25** Hautpigmentierung bei chronisch-interstitieller Nephritis.

- Nachweis von Phenacetin- bzw. Paracetamolmetaboliten (NAPAP = N-Acetyl-p-Aminophenol) im Urin,
- radiologische und histologische Sicherung von Papillennekrosen (Differentialdiagnose: Tab. 29.**17**).

Diagnosekriterien bei bildgebenden Verfahren. Häufig wird der Analgetikaabusus von Patienten hartnäckig verneint, so daß sich die Diagnosestellung nur auf Indizien stützt. Es wurde daher im Rahmen der ANNE-Studie (Analgesic Nephropathy Network Europe) versucht, diagnostische Kriterien anhand bildgebender Verfahren zu entwickeln. Eine reduzierte Nierengröße in Kombination mit ausgeprägten Einziehungen der Nierenrinde oder Nachweis von Verkalkungen der Nierenpapillen (Abb. 29.**26**) ergaben hinsichtlich einer Analgetikane-

Tabelle 29.**17** Mit Papillennekrosen einhergehende Krankheitsbilder

- Analgetikanephropathie
- Diabetes mellitus
- Akute medikamentös induzierte interstitielle Nephritis (selten)
- Nierentuberkulose
- Sichelzellanämie
- Akute Pyelonephritis
- Obstruktive Uropathie

phropathie in dieser Studie eine Sensitivität von 85 % und eine Spezifität von 93 %. Die Evaluation durch CT war der Sonographie dabei geringfügig überlegen.

Prognose und Karzinomrisiko. Durch retrospektive Studien konnte gezeigt werden, daß Patienten mit Analgetikaabusus gehäuft Tumoren der ableitenden Harnwege entwickeln (Abb. 29.27). Aufgeschlüsselt nach Lokalisation ist

- das Nierenbeckenkarzinom 77mal häufiger,
- das Ureterkarzinom 89mal häufiger,
- das Blasenkarzinom 7mal häufiger

bei Analgetikaabusus als bei Nichtabusus.

> ❗ Insgesamt ist damit zu rechnen, daß 10 % dieser Patienten Harnwegstumoren entwickeln, wobei absolut gesehen das Blasenkarzinom der häufigste Tumor ist.

Jede Mikrohämaturie nichtglomerulären Ursprungs (keine Erythrozytenzylinder bzw. dysmorphe Erythrozyten im Sediment nachweisbar) bzw. eine Makrohämaturie ohne gleichzeitige Papillennekrose sollte zum Ausschluß eines Tumors veranlassen. Die durch einen erfahrenen Untersucher angefertigte *Urinzytologie* führt häufig schon zur Diagnose, wobei dann je nach Nierenfunktion zur *Lokalisationsdiagnostik* die Sonographie des Nierenbeckens und der Blase, die Computertomographie, die Zystoskopie und die retrograde Darstellung der ableitenden Harnwege zur Anwendung kommen.

Chronisch bakterielle Pyelonephritis

Die Diagnose einer chronisch-bakteriellen Pyelonephritis muß untermauert werden durch:

- typische radiologische Befunde mit Kelchdeformierungen und destruierenden Veränderungen des Nierenparenchyms,
- Nachweis einer Bakteriurie,
- klinische und laborchemische Hinweise für das Vorliegen einer tubulointerstitiellen Nephritis (S. 796).

Bei den meisten Patienten mit chronisch-bakterieller Pyelonephritis dürfte eine *Grunderkrankung* vorliegen, die sekundär zur bakteriellen Besiedelung führt. Insbesondere sind die Refluxnephropathie bzw. obstruktive Uropathien mit Störungen des Urinflusses im Bereich der ableitenden Harnwege oder ein Analgetikaabusus zu nennen.

Es ist dabei häufig schwer zu entscheiden, ob die sekundäre bakterielle Besiedelung des Nierenintersti-

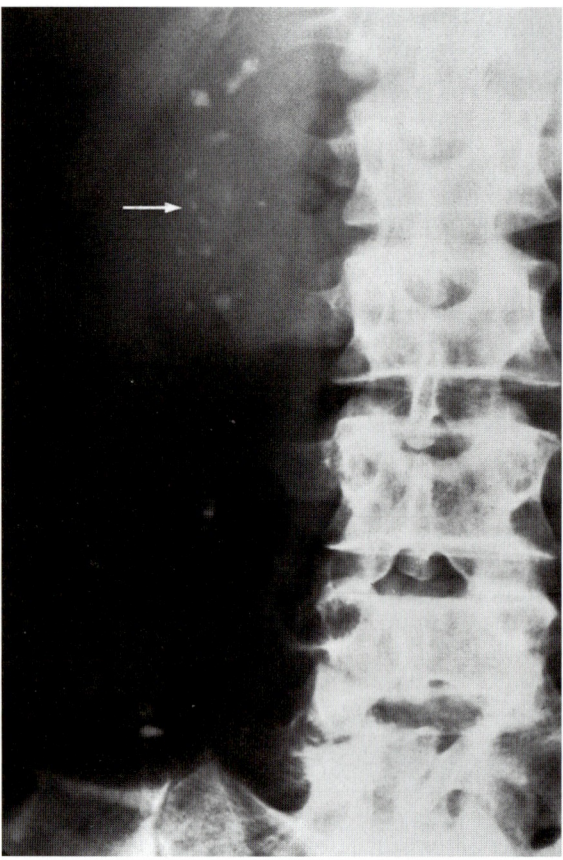

Abb. 29.26 Multiple verkalkte Papillennekrosen bei interstitieller Nephritis nach langjährigem Analgetikaabusus. Wiederholte Papillenabgänge, histologisch verifiziert.

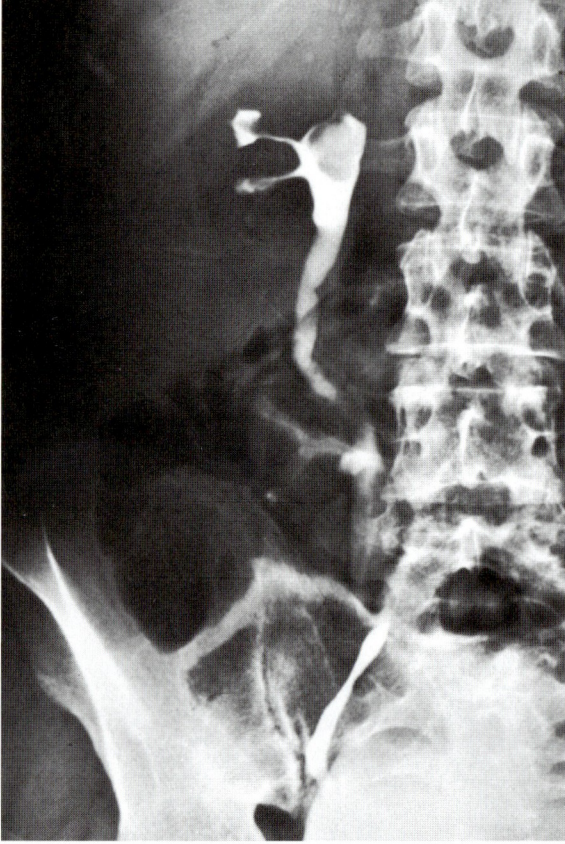

Abb. 29.27 Rechtsseitiges Nierenbeckenkarzinom bei einer Patientin mit Analgetikaabusus, autoptisch gesichert.

tiums oder die zugrundeliegende Erkrankung für die Symptome der chronischen Pyelonephritis verantwortlich sind. Richtig ist sicher, den Begriff der chronisch-bakteriellen Pyelonephritis als *Symptomdiagnose* zu nutzen und nach prädisponierenden Faktoren zu suchen.

Strahlennephritis

Eine Bestrahlung der Nieren (> 2000–2500 rd = 20–25 Gy) führt zu glomerulären, tubulären und vaskulären Veränderungen, die nach einem Zeitraum von 6 Monaten bis zu 10 Jahren die Entwicklung einer Strahlennephritis mit ausgeprägter interstitieller Fibrose nach sich ziehen. Asymptomatische Proteinurie, renale Hypertonie bzw. progrediente Abnahme der Nierenfunktion sind die Symptome der Strahlennephritis, die *akut* 6–12 Monate nach Bestrahlung auftreten kann oder als *chronische* Strahlennephritis nach Jahren mit einer progredienten Abnahme der Nierenfunktion einhergeht.

Früher wurde die Strahlennephritis gelegentlich nach Bestrahlung von retroperitonealen Lymphomen, metastasierenden Hodentumoren, Wilms-Tumoren der Nieren und Ovarialtumoren beobachtet. Zunehmende Anwendung chemotherapeutischer Maßnahmen bzw. Eingrenzung des Bestrahlungsfeldes haben dazu geführt, daß die Strahlennephritis heute nur noch selten gesehen wird.

Balkannephropathie

Diese in Bulgarien, Rumänien und Jugoslawien im Verlaufe der Donau und ihrer Nebenflüsse endemisch auftretende chronisch-interstitielle Nephritis führt im 30.–60. Lebensjahr zur Niereninsuffizienz. Die Ätiologie dieser Erkrankung ist unklar. Klinisch steht die langsam progrediente Niereninsuffizienz im Vordergrund, das gehäufte Auftreten von Urothelkarzinomen zeigt Ähnlichkeiten zur Analgetikanephropathie.

Andere Erkrankungen mit Beteiligung des Niereninterstitiums

Erwähnt werden sollen hier

▶ die *Sarkoidose*,
▶ das *Sjögren-Syndrom*,
▶ die *Nephropathie durch chinesische Kräuter*.

Bei Patienten mit Sarkoidose lassen sich pathologisch-anatomisch relativ häufig (15–40%) interstitielle Granulome in den Nieren nachweisen. Diese führen jedoch nur selten zu relevanten laborchemischen oder klinischen Symptomen. Leukozyturie und leichte Proteinurie sind häufig die einzigen Zeichen dieser interstitiellen Nierenbeteiligung. Selten ist jedoch das Auftreten einer Niereninsuffizienz möglich. Differentialdiagnostisch müssen in diesen Fällen andere renale Komplikationen der Sarkoidose ausgeschlossen sein (hyperkalzämische Nephropathie, Glomerulopathie bei Sarkoidose).

Beim *Sjögren-Syndrom* können Tubulusfunktionsstörungen als Folge einer lymphoplasmazellulären Infiltration des Niereninterstitiums mit chronisch-interstitieller Nephritis beobachtet werden. Mögliche Folgen sind eine distal tubuläre renale Azidose, ein renaler Diabetes insipidus und selten das Auftreten einer proximal tubulären Azidose mit oder ohne Fanconi-Syndrom. Insgesamt steht die renale Mitbeteiligung beim Sjögren-Syndrom jedoch klinisch im Hintergrund.

1991 wurde bei Patientinnen einer belgischen Klinik zur Gewichtsreduktion eine teilweise fortgeschrittene Niereninsuffizienz festgestellt. Histologisch fand sich eine tubulointerstitielle Nephritis mit ausgeprägter Fibrose des Interstitiums. Als Auslöser konnte eine Mischung *chinesischer Kräuter* identifiziert werden, die in dieser Klinik zur Gewichtsreduktion eingesetzt wurde. Als mögliches Nephrotoxin wurde zunächst Aristocholsäure vermutet, die jedoch nicht in allen Kräuterpräparaten nachweisbar war. Das klinische Bild ist typisch für eine interstitielle Nephritis, das Ausmaß der Niereninsuffizienz variiert bis hin zur Dialysepflichtigkeit.

Zystische Nierenerkrankungen

Definition. Kennzeichen der zystischen Nierenerkrankungen sind *Erweiterung der Tubuli und/oder Sammelrohre mit Zystenbildungen im Nierenparenchym*.

Einteilung. Aufgrund *genetischer, morphologischer* und *klinischer Kriterien* ist eine Einteilung der beidseitigen zystischen Nierenerkrankungen möglich in:

▶ *polyzystische Nierenerkrankungen*,
  – autosomal dominante Form,
  – autosomal rezessive Form,
▶ *Markschwammnieren*,
▶ *Nephronophthisekomplex*,
  – juvenile Nephronophthise,
  – medulläre zystische Nierenerkrankung,
▶ *erworbene multizystische Transformation der Nieren* bei chronischer Niereninsuffizienz unterschiedlicher Genese.

Klinik. Die klinischen Symptome der Patienten mit zystischen Nierenerkrankungen werden in unterschiedlichem Ausmaß bestimmt durch

▶ die zystische Zerstörung des Nierenparenchyms mit progredienter Niereninsuffizienz,
▶ extrarenale Manifestationen,
▶ lokale Komplikationen.
▶ Die *Zerstörung des Nierenparenchyms* führt bei den verschiedenen Formen der polyzystischen Nierenerkrankung und bei den Erkrankungen des Nephronophthisekomplexes in unterschiedlichem Alter zur terminalen Niereninsuffizienz.
▶ *Extrarenale Manifestationen* – s. Besprechung der einzelnen Krankheitsbilder.
▶ *Lokale Komplikationen.* Häufig sind es die Folgen der lokalen Komplikationen wie
  – Lendenschmerzen,

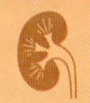

- rezidivierende Hämaturie,
- rezidivierende Urolithiasis,
- Symptome des Harnwegsinfekts,

die zum Aufsuchen des Arztes führen.

Anamnese (insbesondere positive Familienanamnese), *physikalische Untersuchung* (vergrößerte palpable Nieren, evtl. Hepatosplenomegalie) und *Spezialuntersuchungen* wie Sonographie und i.v. Urogramm führen dann meistens zur korrekten Diagnose einer zystischen Nierenerkrankung.

Verlauf und Komplikationen. *Zysteninfektionen* gehen mit Flankenschmerz, Fieber und/oder Symptomen der Urosepsis einher. Die Sicherung des auslösenden Erregers erfolgt durch Urin- und Blutkulturen.

Interne Blutungen oder Blutungen nach *außen (Hämaturie)* sistieren in der Regel spontan. Selten erfordern Blutungen Blutersatz und chirurgisches Vorgehen.

Eine *Tumorentwicklung* bei bis zu 20–30 % der Patienten mit erworbener multizystischer Transformation bei chronischer Niereninsuffizienz unterschiedlicher Genese ist in den letzten Jahren beschrieben worden. Dabei handelt es sich vorwiegend um gutartige Adenome. Adenokarzinome wurden jedoch ebenfalls beobachtet.

Eine rezidivierend auftretende *Urolithiasis* ist typisch für Markschwammnieren und die autosomal dominante Form der polyzystischen Nierenerkrankung.

Ein *renaler Natriumverlust* kann bei juveniler Nephronophthise und medullärer zystischer Nierenerkrankung auftreten.

Zystenrupturen machen sich durch akute Flankenschmerzen und Blutdruckabfall bemerkbar.

Polyzystische Nierenerkrankung (kongenitale Zystennieren)

Je nach Manifestationsalter und Vererbungsmodus werden 2 Formen der polyzystischen Nierenerkrankung unterschieden:

➤ autosomal rezessive Form (infantiler Typ),
➤ autosomal dominante Form (Erwachsenentyp).

Autosomal dominante polyzystische Nierenerkrankung

Diese autosomal dominant vererbte Erkrankung führt zu ausgeprägten Zystenbildungen in allen Bereichen des Nephrons beider Nieren.

Zystennieren führen zu *renalen* und *extrarenalen* Symptomen, die meistens zwischen dem 20. und 50. Lebensjahr auftreten.

Renale Manifestationen. Die Durchsetzung des Nierenparenchyms mit Zysten führt in der Regel zur deutlichen Vergrößerung der Organe, die häufig tastbar und als Tumor fehlgedeutet werden. Weitere Symptome entstehen durch lokale Komplikationen des Leidens. Zu nennen sind:

➤ rezidivierende Flankenschmerzen durch Steinbildung, Infektion oder Obstruktion,
➤ Hämaturie und Zysteneinblutungen,
➤ rezidivierende Harnwegs- und Zysteninfektionen,
➤ renale Hypertonie,
➤ progrediente Niereninsuffizienz.

Schmerzen und/oder Hämaturie veranlassen zur renalen Diagnostik mit Durchführung einer Sonographie (Abb. 29.**29**), die zusammen mit der positiven Familienanamnese zur Diagnose führt.

Extrarenale Symptome. Sie sind aus Tab. 29.**18** ersichtlich.

So finden sich zystische Veränderungen in anderen Organen wie Leber, Milz und Pankreas (Abb. 29.**28**).

Aneurysmen der Zerebralarterien entwickeln sich bei 4–10 % der Patienten und stellen sicherlich die bedrohlichste Begleiterscheinung der polyzystischen Nierenerkrankung dar, das Risiko einer *Subarachnoidalblutung* ist erhöht.

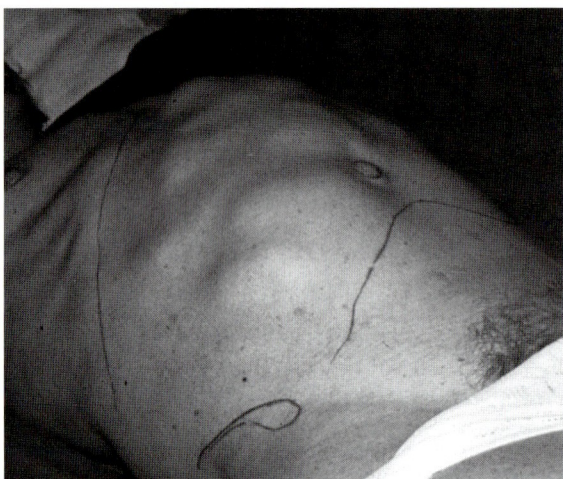

Abb. 29.**28** Deutliche Lebervergrößerung bei einer Patientin mit Zystennieren und Leberzysten.

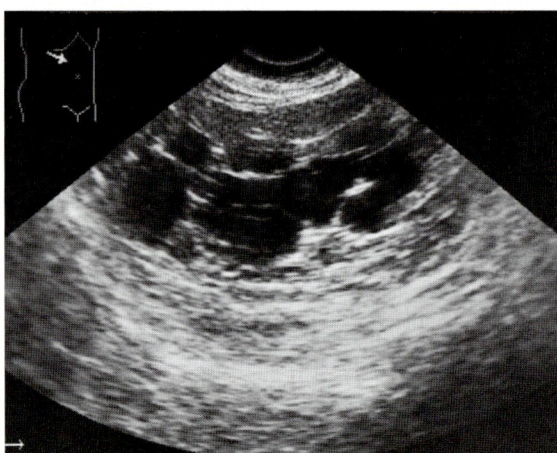

Abb. 29.**29** Sonographie bei Zystennieren: Durchsetzung der vergrößerten Niere mit großen Zysten.

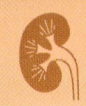

Doppelseitige Nierenerkrankungen

Auch das gehäufte Auftreten von Herzklappendysfunktionen wie *Mitralklappenprolaps* und *Aorteninsuffizienz* ist bei Patienten mit polyzystischer Nierenerkrankung beschrieben worden.

Schließlich treten eine *Kolondivertikulose* und *umbilikale* und *inguinale Hernien* gehäuft im Zusammenhang mit der polyzystischen Nierenerkrankung auf.

Markschwammnieren

Hierbei handelt es sich um eine relativ häufige Fehlbildung der Nieren mit *ektatischer Aufweitung der Sammelrohre in den Pyramiden*. Diese angeborene Anomalie der Nieren ist häufig symptomlos und wird ohne Auftreten von Komplikationen in der Regel im Rahmen eines i. v. Urogramms durch die typischen radiologischen Veränderungen erkannt (Abb. 29.**30**).

Selten tritt dieses Leiden auch familiär auf.

Klinik. Beschwerden stellen sich erst beim Auftreten von Komplikationen ein. Dazu gehören:

- die *Urolithiasis* infolge einer Hyperkalzurie,
- *rezidivierende Hämaturie*,
- *Harnwegsinfekte*.

Die Nierenfunktion ist ohne Vorliegen der genannten Komplikationen normal, bei Auftreten einer schweren Nephrokalzinose ist in seltenen Fällen die Entwicklung einer Niereninsuffizienz möglich.

Diagnostik. Die *Diagnose* erfolgt meistens im Rahmen der *radiologischen Diagnostik* bei Urolithiasis oder Hämaturie. Im Gegensatz zu Zystennieren finden sich bei den Markschwammnieren normal große Nieren, bei ca. 50 % der Patienten entwickelt sich eine *Nephrokalzinose*, wobei Kalkablagerungen in den Papillenspitzen am besten auf dem Abdomenleerbild gesehen werden.

Differentialdiagnose. *Differentialdiagnostisch* müssen bei Auftreten einer Nephrokalzinose eine distal tubuläre

Tabelle 29.**18** Extrarenale Manifestationen der polyzystischen Nierenerkrankung und Häufigkeit ihres Auftretens (nach *Peronne*)

Organ	Häufigkeit
Leberzysten	100 %
Kongenitale Leberfibrose	selten
Kolondivertikulose (z. T. mit konsekutiver Divertikulitis und Kolonperforation)	40–80 %
Herzklappenabnormalitäten (insbesondere Mitralklappenprolaps)	0–30 %
Intrakranielle Aneurysmen	4–40 %
Thorakale und abdominelle Aortenaneurysmen	?
Koronararterielle Aneurysmen	selten
Ovarielle Zysten, testikuläre Zysten	Einzelfälle
Zysten der Arachnoidea	5–8 %
Zysten der Epiphyse, Milzzysten	Einzelfälle
Pankreaszysten	5–10 %
Harnblasenzysten	?

Azidose bzw. ein primärer Hyperparathyreoidismus abgegrenzt werden, wobei die charakteristische Anordnung der Verkalkungen zumindest in Frühstadien die Differentialdiagnose erleichtert.

Fehlt eine Nephrokalzinose, fallen im i. v. Urogramm bürsten- oder traubenförmige Kontrastmittelseen im Bereich der Papillen auf. Der Befund kann indessen recht diskret ausfallen und dem oberflächlichen Betrachter entgehen (Abb. 29.**30**).

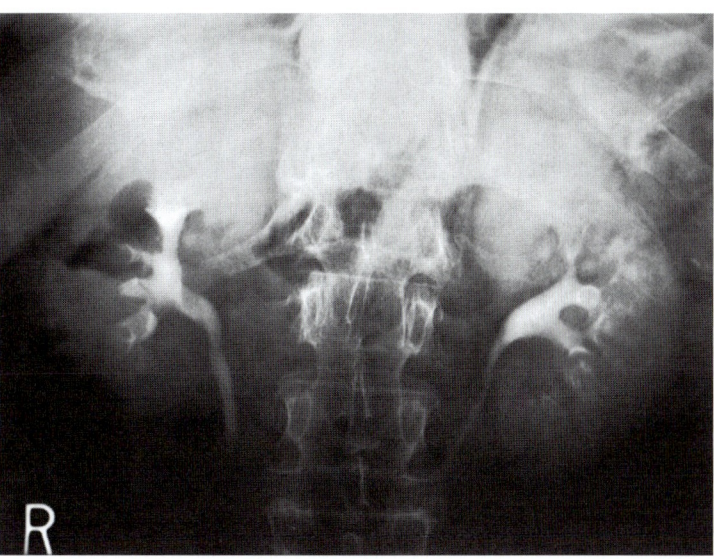

Abb. 29.**30** Intravenöses Urogramm bei Markschwammnieren: Insbesondere auf der linken Seite zeigen sich kontrastmittelgefüllte Hohlräume im Bereich der Papillenspitzen und Verkalkungen.

Nephronophthisekomplex

Klinik. Bei der Erkrankung finden sich angeborene Zystenbildungen im Bereich der Rinden-Mark-Grenze und des Rindenmarks mit interstitieller Fibrose und sekundärer Glomerulosklerose. Es werden 2 Varianten mit unterschiedlichem Vererbungsmodus und Manifestationsalter beschrieben:

➤ Die *juvenile Nephronophthise* führt als autosomal rezessiv vererbte Erkrankung bereits im Kindes- oder Adoleszentenalter zur Niereninsuffizienz. Extrarenale Manifestationen werden insbesondere an den Augen (Retinitis pigmentosa, tapetoretinale Degeneration, Kolobom) beobachtet.
➤ Die autosomal dominant vererbte *medulläre zystische Nierenerkrankung*, die sich im Erwachsenenalter durch eine progrediente Niereninsuffizienz manifestiert und meistens ohne extrarenale Organbeteiligung einhergeht.

Diagnostik. Sonographisch sind bei der medullären zystischen Nierenerkrankung die Nieren verkleinert, Zysten werden wegen ihrer geringen Größe häufig nicht erfaßt. Im Gegensatz zu Markschwammnieren finden sich nur extrem selten Verkalkungen. Die Diagnose beruht meistens auf der positiven Familienanamnese und dem typischen klinischen Verlauf mit Fehlen anderer Ursachen für das Auftreten einer progredienten Niereninsuffizienz.

Differentialdiagnose. Die Differentialdiagnose zwischen Zystennieren, Markschwammnieren und dem Nephronophthisekomplex ist in Tab. 29.**19** zusammengefaßt.

Multizystische Transformation der Nieren bei Niereninsuffizienz unterschiedlicher Ätiologie

Sonographische Verlaufskontrollen haben gezeigt, daß bei Patienten mit chronischer Niereninsuffizienz häufig eine sekundäre Zystenbildung in den Schrumpfnieren auftritt. Es handelt sich dabei um eine *erworbene zystische Transformation der Nieren*. Das Ausmaß der Zystenbildung korreliert mit der Dauer der Niereninsuffizienz. Nach langjähriger Dialyse findet sich bei etwa 90 % aller Patienten eine multiple Zystenbildung. Der sonographische Befund (kleine Nieren mit Zysten) erlaubt die Differentialdiagnose zu Zystennieren.

Nierenzysten

Von doppelseitigen Zystennieren müssen die harmlosen, oft als Zufallsbefund bei der Sonographie diagnostizierten *Nierenzysten* abgegrenzt werden. Einfache Nie-

Tabelle 29.**19** Übersicht über die zystischen Nierenerkrankungen (nach C. Thompson)

	Vererbungsmodus	Diagnostische Hinweise	Komplikationen	Verlauf
Autosomal dominante polyzystische Nierenerkrankung	autosomal dominant	große multizystisch veränderte Nieren, Leberzysten, Flankenschmerzen	Hämaturie, Harnwegsinfekte, Zysteninfekte, Urolithiasis, Hypertonie	chronische Niereninsuffizienz zwischen dem 40. und 60. Lebensjahr
Autosomal rezessive polyzystische Nierenerkrankung	autosomal rezessiv	große zystische Nieren bei der Geburt	Leberfibrose	variabel, Tod häufig im Kindesalter
Juvenile Nephronophthise	autosomal rezessiv	kortikomedulläre Zysten, geschrumpfte Nieren	renaler Salzverlust, Wachstumsstörungen, Anämie	progrediente Niereninsuffizienz im Kindesalter
Medulläre zystische Nierenerkrankung	autosomal dominant	kortikomedulläre Zysten, geschrumpfte Nieren	renaler Salzverlust, Polyurie	chronische Niereninsuffizienz, Beginn im Erwachsenenalter
Markschwammnieren	–	medulläre Zysten, sichtbar im i. v. Urogramm	Hämaturie, Harnwegsinfekte, rezidivierende Urolithiasis	gutartig
Multizystische Transformation der Nieren bei Niereninsuffizienz	–	zystische Degeneration bei chronischer Niereninsuffizienz	Blutungen, Erythrozytose, Neoplasie	abhängig von Tumorentwicklung
Einfache Nierenzyste	–	einzelne oder multiple Zysten in normal großen Nieren	Mikrohämaturie	gutartig

Doppelseitige Nierenerkrankungen

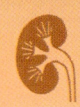

Abb. 29.**31** Sonographische Darstellung einer solitären rechtsseitigen Nierenzyste.

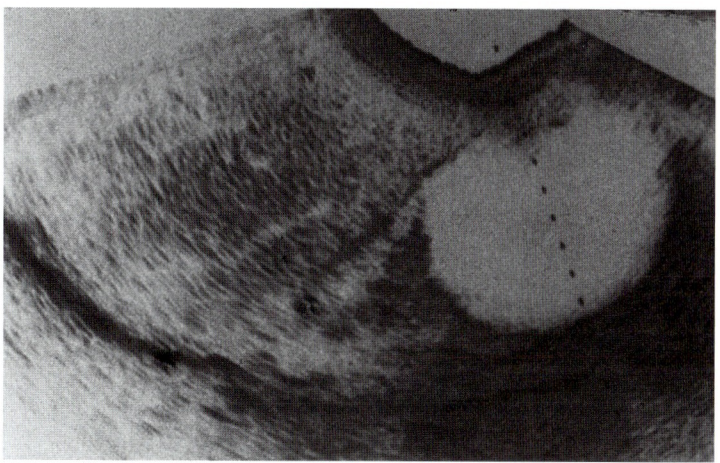

renzysten sind häufig solitär oder in nur geringer Zahl vorhanden, finden sich ein- oder doppelseitig. Im Gegensatz zu den kongenitalen Nierenzysten führen sie meistens nicht zu einer Vergrößerung der Nieren und beeinträchtigen auch die Ausscheidungsfunktion nicht. Selten werden solitäre Nierenzysten so groß, daß sie palpiert werden können bzw. zu lokalen Komplikationen führen (Abb. 29.**31**).

Akutes Nierenversagen

Definition. Das akute Nierenversagen (ANV) ist gekennzeichnet durch eine rasche Abnahme der Nierenfunktion, die über Stunden oder Tage anhält und im Gegensatz zur chronischen Niereninsuffizienz prinzipiell reversibel ist. Die klinische Symptomatologie wird initial häufig durch die zum ANV führende Grundkrankheit bestimmt, laborchemisches Leitsymptom ist der rasche Anstieg der harnpflichtigen Substanzen.

Einteilung. In Abhängigkeit von der Harnausscheidung wird die prognostisch wichtige Unterscheidung in

- das *oligurische ANV* mit schlechterer Prognose (Urinproduktion < 400 ml/24 h) und
- das *nichtoligurische ANV* mit besserer Prognose

vorgenommen.

Ursachen. Aus Abb. 29.**32** ist ersichtlich, daß bei plötzlich auftretendem raschen Anstieg der harnpflichtigen Substanzen mit oder ohne Oligurie unterschieden werden muß zwischen

➤ *prärenalen Ursachen* des Nierenversagens
➤ *postrenalen Ursachen*
➤ und *intrarenalen Erkrankungen*.

Die wichtigsten intrarenalen Ursachen des akuten Nierenversagens sind die *akute Tubulusnekrose, schwer verlaufende Glomerulonephritiden* und die *akut interstitielle Nephritis*. Tab. 29.**20** ordnet dieser graphischen Einteilung (Abb. 29.**32**) die wichtigsten Krankheitsbilder zu.

Prärenales Nierenversagen (prärenale Azotämie)

Klinik. An ein prärenales Nierenversagen ist zu denken bei:

➤ Vorliegen einer in Tab. 29.**20** aufgeführten Erkrankung,
➤ Nachweis typischer Urinbefunde:
  - normales Urinsediment,
  - hohe Urinosmolalität,
  - niedriges Urinnatrium (< 10 mmol/l) bzw. niedrige fraktionelle Natriumexkretion (FeNa$^+$) < 1%.

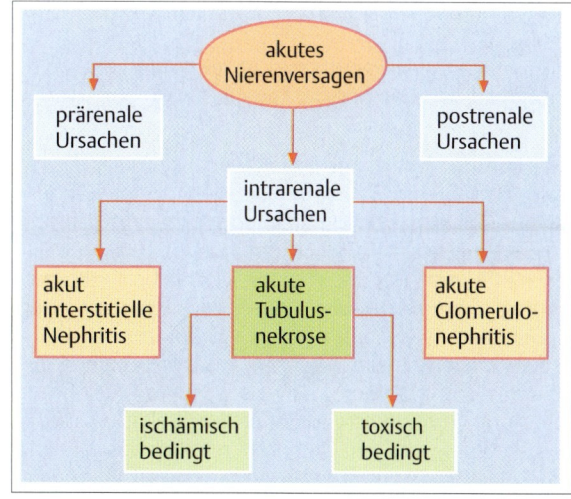

Abb. 29.**32** Einteilung des akuten Nierenversagens in die Hauptkategorien prä-, intra- und postrenales ANV und die weitere Differenzierung des intrarenalen Nierenversagens.

Tabelle 29.20 Wichtigste Ursachen des akuten Nierenversagens

Prärenale Erkrankungen
- Volumenmangel durch Flüssigkeitsverluste gastrointestinal, renal oder in den dritten Raum
- schwere Herzinsuffizienz
- hepatorenales Syndrom bei fortgeschrittener Leberzirrhose
- bilaterale Nierenarterienstenose, insbesondere nach Gabe von ACE-Hemmern
- Gabe von nichtsteroiden Antirheumatika, insbesondere bei Ödemkrankheiten
- Schock infolge von Flüssigkeitsverlusten, Sepsis oder Herzinsuffizienz: häufig Übergang in eine akute Tubulusnekrose

Intrarenale Erkrankungen
- *glomeruläre Erkrankungen*
  - akute Glomerulonephritis (z. B. Poststreptokokken-Glomerulonephritis)
  - rasch progrediente Glomerulonephritis (S. 782)
- *vaskuläre Erkrankungen*
  - verschiedene Vaskulitiden, z. B. Wegener-Granulomatose, mikroskopische Polyangiitis (S. 783)
  - Cholesterolembolie, meistens 2–3 Wochen nach radiologischen Untersuchungen der Aorta (S. 783)
  - hämolytisch-urämisches Syndrom (S. 784)
- *Tubulo-interstitielle Erkrankungen*
  - akute Tubulusnekrose
    * postischämisch oder
    * toxisch (insbesondere nach Gabe von Aminoglykosiden, Röntgenkontrastmitteln oder Cisplatin bzw. bei Exkretion von Hämoglobin oder Myoglobin)
  - akute interstitielle Nephritis (S. 792)
- *Intratubuläre Obstruktion* durch Harnsäurekristalle, (nach Chemotherapie), Calcium oder leichte Ketten (bei multiplem Myom)

Postrenales Nierenversagen
- Prostataerkrankungen
- Malignome im kleinen Becken

! Ein prärenales Nierenversagen ist reversibel, sobald die zugrundeliegende Ursache korrigiert wird.

Ursachen. Außerhalb des Krankenhauses sind *Erbrechen, Durchfall, unzureichende Flüssigkeitsaufnahme, Fieber*, die Einnahme von *Diuretika* und *Herzinsuffizienz* die wichtigsten Ursachen. Bei hospitalisierten Patienten liegen häufig eine Herzinsuffizienz, eine Leberfunktionsstörung oder ein septischer Schock vor. Schwierigkeiten im Verständnis entstehen gelegentlich dann, wenn Patienten mit prärenaler Azotämie klinische Zeichen der Überwässerung (Ödeme) aufweisen, obwohl der Intravasalraum kontrahiert ist. Diese Konstellation findet sich insbesondere bei Patienten mit Herzinsuffizienz und Leberzirrhose und wird durch Diuretikagabe verstärkt.

Postrenales Nierenversagen (obstruktive Uropathie)

Voraussetzung für ein postrenales Nierenversagen ist die komplette oder partielle bilaterale Obstruktion oder die einseitige Obstruktion bei funktioneller Einzelniere.

Prostataerkrankungen oder Tumoren im kleinen Becken sind die häufigsten Ursachen eines postrenalen Nierenversagens, selten kann eine retroperitoneale Fibrose (Morbus Ormond) zur beidseitigen Hydronephrose führen. Die Diagnose erfolgt durch den sonographischen Nachweis des Harnaufstaus.

Intrarenales Nierenversagen

Aus Tab. 29.20 ist ersichtlich, daß primäre Schädigung von Tubuli und Interstitium, Glomeruli und Gefäßen zu einem akuten Nierenversagen führen können. Querverweise in der Tabelle zeigen, daß einige der aufgeführten Erkrankungen an anderer Stelle dieses Kapitels besprochen werden.

An dieser Stelle soll nur das Krankheitsbild der *akuten Tubulusnekrose* besprochen werden.

Akute Tubulusnekrose (ATN)

Pathogenese. Aufgrund der unterschiedlichen Ursachen einer akuten Tubulusnekrose ist eine Einteilung in

▶ die *postischämische* ATN und
▶ die *nephrotoxische* ATN

möglich.

Eine *postischämische akute Tubulusnekrose* wird insbesondere in klinischen Situationen mit länger dauerndem Blutdruckabfall beobachtet. Zu nennen sind:

▶ Status nach Reanimation,
▶ kardiogener Schock,
▶ Volumenmangelschock durch Blutung oder Flüssigkeitsverluste/Verschiebungen,
▶ septischer Schock,
▶ anaphylaktischer Schock,
▶ Operationen.

! Die Wahrscheinlichkeit einer ATN ist um so größer, je ausgeprägter und anhaltender Kreislaufstillstand oder Schockzustand abliefen. Das größte perioperative Risiko eines ANV wird bei Eingriffen am offenen Herzen und bei Patienten mit Ikterus beobachtet.

Die *toxische ATN* tritt häufig im Rahmen einer *Sepsis* und nach *Anwendung nephrotoxischer Antibiotika* auf (Aminoglykoside, Colistin, Rifampicin, Amphotericin B). Auch *Zytostatikaapplikation* (Cisplatin, Methotrexat, 5-Fluorouracil, Mitramycin, Doxorubicin), *nichtsteroidale Antirheumatika* und *Röntgenkontrastmittel* können zur ATN führen, wobei insbesondere Patienten mit eingeschränkter Nierenfunktion, Diabetiker mit Nephropathie und Patienten mit multiplem Myelom betroffen sind. Bei akutem Nierenversagen nach angiographischer Untersuchung stellt sich die Differentialdiagnose zwischen Kontrastmitteltoxizität und *atheroembolischer Nierenerkrankung (Cholesterinembolien)*.

Verspätetes Einsetzen des akuten Nierenversagens, progredienter Kreatininanstieg, Hypokomplementämie, Nachweis einer Livedo reticularis (Abb 29.**33a**) und/oder digitaler Nekrosen (Abb. 29.**33b**) weisen auf das Vorliegen von Cholesterinembolien hin und sprechen gegen ein kontrastmittelbedingtes Nierenversagen (Tab. 29.**21**).

Rhabdomyolyse und *seltener Hämolyse* können ebenfalls mit einem akuten Nierenversagen einhergehen. Erhöhung der Muskelenzyme und der Nachweis einer Myoglobinurie deuten auf eine Rhabdomyolyse, ein hämolytisches Serum, Abfall des Hämatokritwertes und eine deutliche Erhöhung der LDH im Serum auf eine Hämolyse als Ursache des ANV hin.

Seltenere Ursachen für ein nephrotoxisches ANV sind Intoxikationen mit Lösungsmitteln (Tetrachlorkohlenstoff, Glykole) und Schwermetallen.

Diagnostisches Vorgehen und Differentialdiagnose bei akutem Anstieg der harnpflichtigen Substanzen mit oder ohne Oligurie

Die in Tab. 29.**20** genannten Ursachen eines ANV können in den meisten Fällen durch

➤ eine gründliche Anamnese und körperliche Untersuchung,
➤ Beurteilung des Urinsediments und Messung spezieller Indikatoren der Tubulusfunktion (s. u.),
➤ Urin- und Blutuntersuchungen (Tab. 29.**22**) und
➤ Sonographie der Nieren und ableitenden Harnwege

voneinander abgegrenzt werden. Selten müssen andere Röntgentechniken, eine Nierenszintigraphie oder Nierenbiopsie durchgeführt werden.

Anamnese und Klinik. Anamnestisch und klinisch ist häufig die Ursache des ANV faßbar: Etwa 50 % aller Patienten mit ANV sind *chirurgische Patienten*, bei denen insbesondere im Rahmen einer postoperativen Blutung oder Sepsis ein akutes Nierenversagen auftritt. Weitere häufigere Ursachen des ANV sind die Verabreichung *nephrotoxischer Medikamente* (nephrotoxische Antibiotika, Zytostatika, nichtsteroidale Antirheumatika) oder vorausgegangene Kontrastmittelapplikation insbesondere bei Patienten mit eingeschränkter Nierenfunktion und diabetischer Nephropathie.

Tab. 29.**20** zeigt, daß zahlreiche *Systemerkrankungen* und *systemische Vaskulitiden* mit einer raschen Abnahme der GFR einhergehen können. Die zu erfragenden Symptome finden sich in Abb. 29.**34**: Fieberschübe, Arthritis, Purpura, Livedo reticularis, Uveitis/Konjunktivitis, rezidivierende Sinusitiden, pulmonale Infiltrate lie-

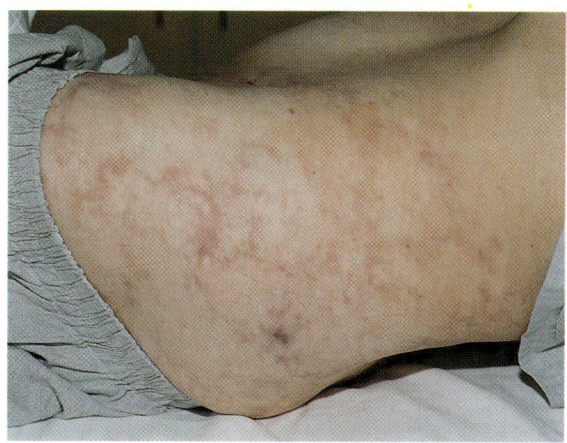
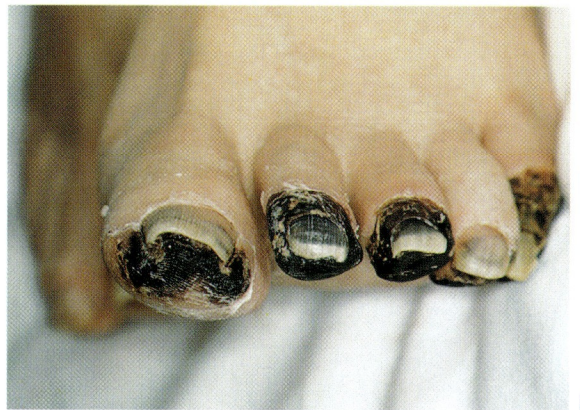

Abb. 29.**33a** u. **b** Livedo reticularis (**a**) und Nekrosen im Bereich der Zehen (**b**) bei Cholesterinembolien im Anschluß an eine Koronarangiographie. Entwicklung einer terminalen Niereninsuffizienz innerhalb von 3 Wochen nach Katheteruntersuchung.

Tabelle 29.**21** Differentialdiagnose des ANV nach Angiographie

	KM-Toxizität	Cholesterinembolie
Pathogenese	medulläre Vasokonstriktion und direkte Tubulustoxizität	subtotale Okklusion renaler Arteriolen durch Mikroemboli, konsekutive Fremdkörperreaktion und Intimaproliferation
Auftreten	1–3 Tage nach KM	1–4 Wochen nach Angiographie
Begleitsymptome	fakultativ allergisches Exanthem	Livedo reticularis, digitale Nekrosen
Spezifisches Labor	∅	Eosinophilie, Hypokomplementämie
Verlauf	gute Rückbildung	nur zu ca. 25 % reversibel

Tabelle 29.22 Wichtige Laboruntersuchungen im Zusammenhang mit einem ANV

Meßgröße	Differentialdiagnose
Urin	
– spezifisches Gewicht und Osmolalität	Indikatoren der erhaltenen Konzentrationsfähigkeit der Nieren
– Sediment	Nachweis eines aktiven Sediments als Hinweis auf eine glomeruläre Erkrankung (S. 772)
– Urinnatrium	Differenzierung zwischen prärenalem ANV und anderen Formen des ANV
Blut	
– Kreatinin	Abschätzung der GFR
– Harnstoff	erhöht bei eingeschränkter GFR, niedrigem effektiven Blutvolumen, Proteinkatabolismus
– Na^+, K^+, Blutgase	Elektrolytentgleisung, metabolische Azidose
– Blutbild	Leukozytose, Anämie, Thrombopenie
– Calcium	Hyperkalzämie
– Kreatinkinase	Rhabdomyolyse
– LDH	Hämolyse, Organischämien
– Lipase	Pankreatitis
– Elektrophorese	monoklonale Gammopathie
– Blutkultur	Verdacht auf Sepsis und Endokarditis

fern den Schlüssel zur Diagnose und sollten zur weiterführenden immunologischen Diagnostik (ANCA, ANA usw.) veranlassen. (s. auch S. 783).

Bei der *körperlichen Untersuchung* ist zusätzlich auf Zeichen eines niedrigen Extrazellulärvolumens (kollabierte Halsvenen, orthostatische Hypotonie) zu achten.

Führen Anamnese, körperliche Untersuchung und Urinanalyse (s. u.) nicht zur sicheren Diagnose, sollte als nächstes eine postrenale Ursache des ANV durch eine *Sonographie* der Nieren und ableitenden Harnwege ausgeschlossen werden.

Urinanalyse. Äußerst wichtig ist die Analyse des ersten verfügbaren Urins eines Patienten mit akutem Nierenversagen, da:

▶ die Beurteilung der Urinosmolalität, des Urinnatriums und der fraktionellen Natriumexkretion eine Unterscheidung zwischen prärenaler Ursache und akuter Tubulusnekrose erlaubt (Tab. 29.23),
▶ die Untersuchung des *Urinsediments* entscheidend für die Diagnose einer Glomerulonephritis ist.

Bei *prärenaler Azotämie* ist der Urin eher konzentriert mit einer Osmolalität über 350–400 mosmol/kg. Bei der *akuten Tubulusnekrose* nähert sich die Urinosmolalität der Plasmaosmolalität, so daß der Quotient aus diesen beiden Meßgrößen zwischen 0,9 und 1,05 schwankt (Tab. 29.23).

Zur Differentialdiagnose zwischen *prärenaler Azotämie* und *akuter Tubulusnekrose* wird vielerorts die Bestimmung der fraktionellen Exkretion von Natrium im Urin als Meßparameter herangezogen (Tab. 29.23). Dieser Meßwert beruht auf der Überlegung, daß bei prärenaler Azotämie zwar die GFR eingeschränkt ist, die Tubuluszellen jedoch noch zu ihren spezifischen Leistungen fähig sind. So ist bei prärenaler Azotämie die tubuläre Rückresorption von Natrium und Wasser gesteigert, es wird ein eher konzentrierter Harn mit niedrigem Natriumgehalt ausgeschieden. Bei der akuten Tubulusnekrose sind jedoch die genannten tubulären Funktionen beeinträchtigt, der Urin ist wenig konzentriert und enthält viel Natrium.

Wichtig ist die Beurteilung des *Urinsediments* durch den verantwortlichen Arzt. Entzündliche Erkrankungen der Glomeruli mit raschem Abfall der GFR (akute Glomerulonephritis, rasch progrediente Glomerulonephritis) zeigen ein nephritisches Sediment. Der Nachweis von *Erythrozytenzylindern* ist pathognomonisch und läßt sich durch keine andere noch so aufwendige Technik ersetzen.

Bei der *akuten, medikamentös bedingten interstitiellen Nephritis* ist der Nachweis eosinophiler Leukozyten im gefärbten Sediment nützlich (Abb. 29.22).

Bei der *akuten Tubulusnekrose* finden sich grobgranulierte Zylinder, weiterhin zahlreiche Tubulusepithelien.

Tabelle 29.23 Indizes zur Unterscheidung zwischen prärenaler Azotämie und akuter Tubulusnekrose

	Urinnatrium mmol/l	Urinosmolalität / Plasmaosmolalität	Urinkreatinin / Plasmakreatinin	Fraktionelle Natriumexkretion in % ($FeNa^+$)*
Akute Tubulusnekrose	30–90	0,9–1,05	< 15	> 1
Prärenale Azotämie	< 10	> 1,1	> 15	< 1

* $FE_{Na} = \dfrac{[Na]_{Urin} \times [Krea]_{Serum}}{[Na]_{Serum} \times [Krea]_{Urin}}$

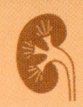

Abb. 29.34 Schematische Darstellung der Differentialdiagnose des ANV.

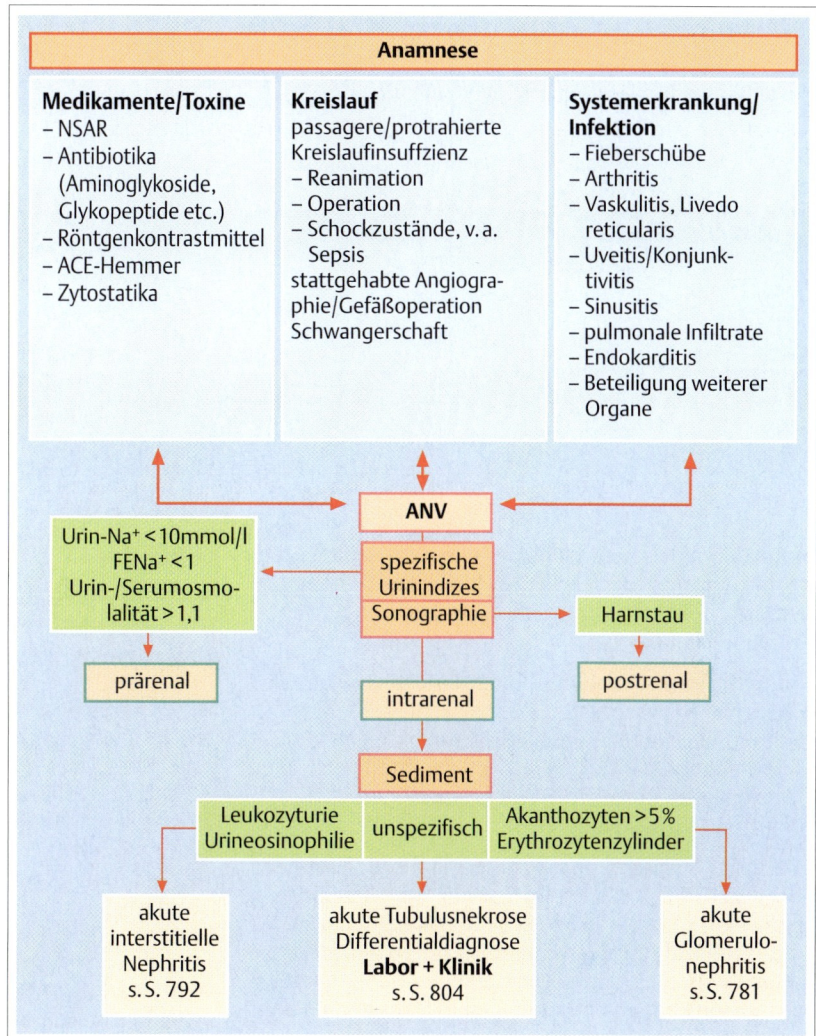

Chronische Niereninsuffizienz

Pathogenese. Die chronische Niereninsuffizienz ist Folge einer dauernden Verminderung der glomerulären, tubulären und endokrinen Funktionen beider Nieren.

Die Abnahme der physiologischen Aufgaben der Nieren ist verbunden mit einer

- verminderten Exkretion von Stoffwechselabbauprodukten,
- gestörten Ausscheidung von Elektrolyten und Wasser, die mit der Nahrung zugeführt oder im Stoffwechsel freigesetzt werden,
- beeinträchtigten Sekretion von Hormonen wie Erythropoetin, Renin, der aktiven Form des Vitamins $1,25\,(OH)_2D_3$ und Prostaglandinen.

Folgen. Die *eingeschränkte GFR* ist erkennbar an der Verminderung der endogenen Kreatinin-Clearance oder im fortgeschrittenen Stadium (Kreatinin-Clearance < 30 ml/min) am Anstieg des Serumkreatinins. Weitere Folgen der GFR-Verminderung sind eine Erhöhung des Harnstoffs, des anorganischen Phosphats, der Harnsäure und des Magnesiums im Serum. Eine Retention von Natrium und Wasser führt zur Entwicklung von Ödemen und zur renalen Hypertonie.

Die *tubuläre Funktionseinbuße* äußert sich in einer verminderten renalen H^+- und Kaliumelimination, auf welche die urämische metabolische Azidose und die im Spätstadium der Niereninsuffizienz zu beobachtende Hyperkaliämie zurückzuführen sind.

Der Ausfall *endokriner Partialfunktionen* der Niere ist mitverantwortlich für die Entwicklung der renalen Anämie (Erythropoetinmangel) und der renalen Osteopathie (gestörter Vitamin-D-Metabolismus).

Ursachen. Zahlreiche erworbene und angeborene Nierenerkrankungen münden in die chronische Niereninsuffizienz ein. Abb. 29.**35** gibt die in der Bundesrepublik erhobenen Daten zur Verteilung der zur Dialysepflichtigkeit führenden Grunderkrankungen wieder. In den letzten Jahren scheint sowohl in den USA als auch in Europa der Anteil von Patienten mit *diabetischer Ne-*

808 Pathologische Urinbefunde und Zeichen abnormer Nierenfunktion

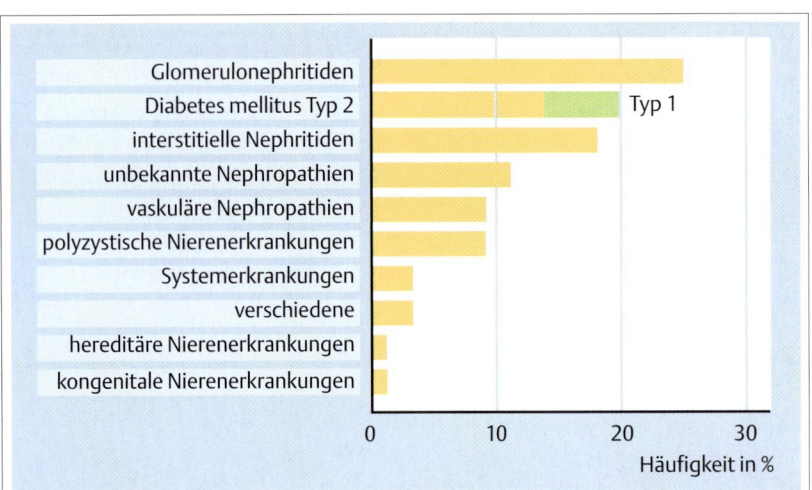

Abb. 29.**35** Zur Dialyse führende Nierenerkrankungen in Deutschland. Vorläufige Daten der Zentrumsbefragung 1996 „Quasi Niere" (Qualitätssicherung Niere).

phropathie am Gesamtkollektiv aller Dialysepatienten erheblich gestiegen zu sein. Am häufigsten führen gegenwärtig folgende Nierenerkrankungen zur terminalen Niereninsuffizienz:

- primäre und sekundäre Glomerulopathien (v. a. diabetische Nephropathie),
- chronische tubulointerstitielle Erkrankungen (Analgetikanephropathie),
- vaskuläre Nephropathien (bei Hypertonie),
- kongenitale Zystennieren.

Anamnese, klinische und laborchemische Befunde erlauben nur in Einzelfällen im Stadium der Niereninsuffizienz eine korrekte ätiologische Diagnose (Tab. 29.**24**).

Im Frühstadium der Niereninsuffizienz sind einige der genannten Erkrankungen potentiell therapierbar und müssen klinisch und laborchemisch ausgeschlossen werden (Tab. 29.**27**).

Klinik der Niereninsuffizienz

Allgemeinsymptome

Bei leicht eingeschränkter Nierenfunktion sind die Patienten häufig symptomlos oder klagen über uncharakteristische Beschwerden wie Leistungsschwäche und Müdigkeit. Häufig wird die Niereninsuffizienz durch zufälliges Feststellen eines pathologischen Urinbefunds oder im Rahmen einer Hypertonie- oder Anämieabklärung erstmals diagnostiziert. Mit fortschreitender Niereninsuffizienz treten zunehmende Beschwerden wie Appetitlosigkeit, Juckreiz, gastrointestinale und neuromuskuläre Symptome und Knochenschmerzen auf (Abb. 29.**36** u. 29.**37**).

Zahlreiche weitere Symptome können durch die zur Niereninsuffizienz führende Grundkrankheit bedingt sein (Tab. 29.**24**).

Hämatologische Veränderungen

Praktisch alle Patienten mit chronischer Niereninsuffizienz und Anstieg des Serumkreatinins auf mehr als 270–350 mol/l (3–4 mg/dl) entwickeln eine *normochrome, normozytäre Anämie*. Von dieser Regel sind einige Patienten mit Zystennieren ausgenommen, bei denen die Anämie später auftreten oder ausbleiben kann. Patienten mit Analgetikanephropathie entwickeln häufig schon bei niedrigeren Kreatininwerten durch analgetikainduzierte Hämolyse und gastrointestinalen Blutverlust eine Anämie. *Klinische Symptome* der Anämie sind Müdigkeit, Schwindel und Dyspnoe. Häufig verstärkt sich eine schon bestehende Angina pectoris bei koronarer Herzkrankheit.

Ursachen. Ursachen der renalen Anämie sind:

- die gestörte Erythropoese bei Erythropoetinmangel,
- die verkürzte Erythrozytenüberlebenszeit,
- Blutverluste infolge urämischer Blutungsneigung, insbesondere bei Analgetikanephropathie.

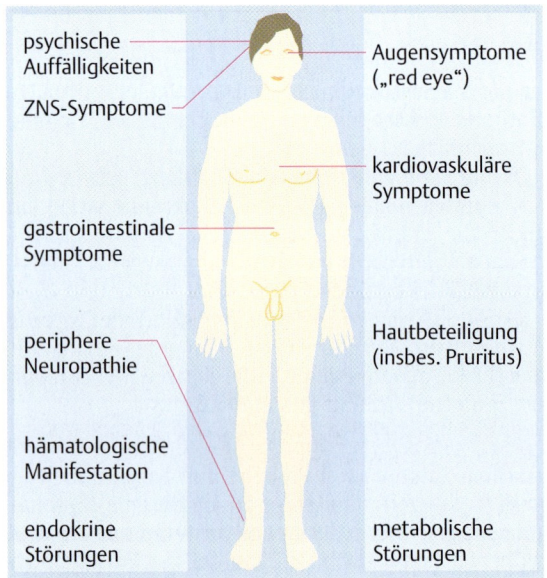

Abb. 29.**36** Organbeteiligung bei chronischer Niereninsuffizienz, das urämische Syndrom.

Doppelseitige Nierenerkrankungen

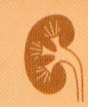

Tabelle 29.24 Hinweise auf die Ursache einer chronischen Niereninsuffizienz durch Anamnese, Klinik und apparative Untersuchungen

	Anamnese	Klinik	Befunde
Primäre Glomerulopathien	häufig stumm	blande, evtl. Hypertonie, Ödeme bei nephrotischem Syndrom	sonographisch Schrumpfnieren Urin: Erythrozytenzylinder, dysmorphe Erythrozyten, Proteinurie > 2 g/Tag
Systemerkrankungen mit sekundären Glomerulopathien	S. 782 ff.	S. 782 ff.	S. 782 ff.
Diabetes mellitus	langjähriger Diabetes mellitus	weitere diabetische Komplikationen, insbesondere Retinopathie	vor Auftreten der Niereninsuffizienz Mikroalbuminurie, Proteinurie und Hypertonie
Zystennieren	positive Familienanamnese	palpable vergrößerte Nieren beiderseits	sonographisch Nachweis von Zysten und vergrößerten Nieren, extrarenale Befunde S. 799 ff.
Arteriosklerose	langjährige Hypertonie	Fundus hypertonicus	Linkshypertrophiezeichen im EKG
Obstruktive Uropathie	Symptome der Prostatahypertrophie	vergrößerte Prostata, palpables Prostatakarzinom, Überlaufblase	Nachweis einer beidseitigen Hydronephrose (Sonographie)
Alport-Syndrom	familiäre Häufung von Niereninsuffizienz und Innenohrschwerhörigkeit	Innenohrschwerhörigkeit	Audiometrie
Chronische interstitielle Nephritis	langjähriger Analgetikaabusus	Analgetikaabusussyndrom (S. 796), insbesondere gastrointestinale Beschwerden	N-Acetylparaaminophenol-Nachweis (NAPAP) im Urin, evtl. Abgang von Papillennekrosen
Multiples Myelom	Knochenschmerzen	evtl. Spontanfrakturen	BSG ↑, Paraproteinämie bzw. Nachweis monoklonaler Immunglobuline und von Leichtketten im Urin, Hyperkalzämie, typischer Knochenmarkbefund

Kardiovaskuläre Manifestationen

Zeichen der Linksherzinsuffizienz bei renaler Hypertonie und übermäßiger Flüssigkeitsretention und die *urämische Perikarditis* sind die wichtigsten kardiovaskulären Komplikationen der chronischen Niereninsuffizienz.

Urämische Perikarditis. Heftigste *retrosternale Schmerzen*, die die Verwechslung mit einem akuten Myokardinfarkt verständlich machen, weisen das Vorliegen einer urämischen Perikarditis hin, mit deren Auftreten in 10–20 % aller niereninsuffizienten Patienten vor oder nach Beginn der Dialysetherapie gerechnet werden muß. Objektive diagnostische Kriterien sind *Fieber, Leukozytose, perikardiales Reiben* und *echokardiographischer Nachweis eines begleitenden Perikardergusses*. Veränderungen der Herzsilhouette im Thorax-Röntgenbild sind erst bei Ausbildung eines massiven Perikardergusses zu erwarten, auch die für eine Perikarditis typischen ST-Hebungen im Elektrokardiogramm sind nicht immer zu finden.

Renale Hypertonie

S. Kapitel 23.

Neuromuskuläre Veränderungen

Zu den neuromuskulären Veränderungen zählen die

- periphere urämische Polyneuropathie,
- urämische Enzephalopathie und
- Myopathie und Muskelkrämpfe.

Urämische Polyneuropathie. Die urämische Polyneuropathie ist charakterisiert durch

- vorwiegenden Befall der unteren Extremitäten mit distal und symmetrisch auftretender gemischt sensomotorischer Neuropathie,
- abgeschwächte Sehnenreflexe,
- gestörtes Vibrationsempfinden,
- Muskelatrophien und Lähmungen im Spätstadium,
- verlängerte Nervenleitgeschwindigkeit.

Einige Patienten klagen über das sog. *Burning-feet- und Restless-legs-Syndrom*. Parästhesien und ausgeprägte Berührungsempfindlichkeit der Fußsohlen (burning feet) bzw. vorwiegend nächtlich auftretende unangenehme stechende Sensationen im Bereich der unteren Extremitäten, die sich nach Bewegung der Beine bessern

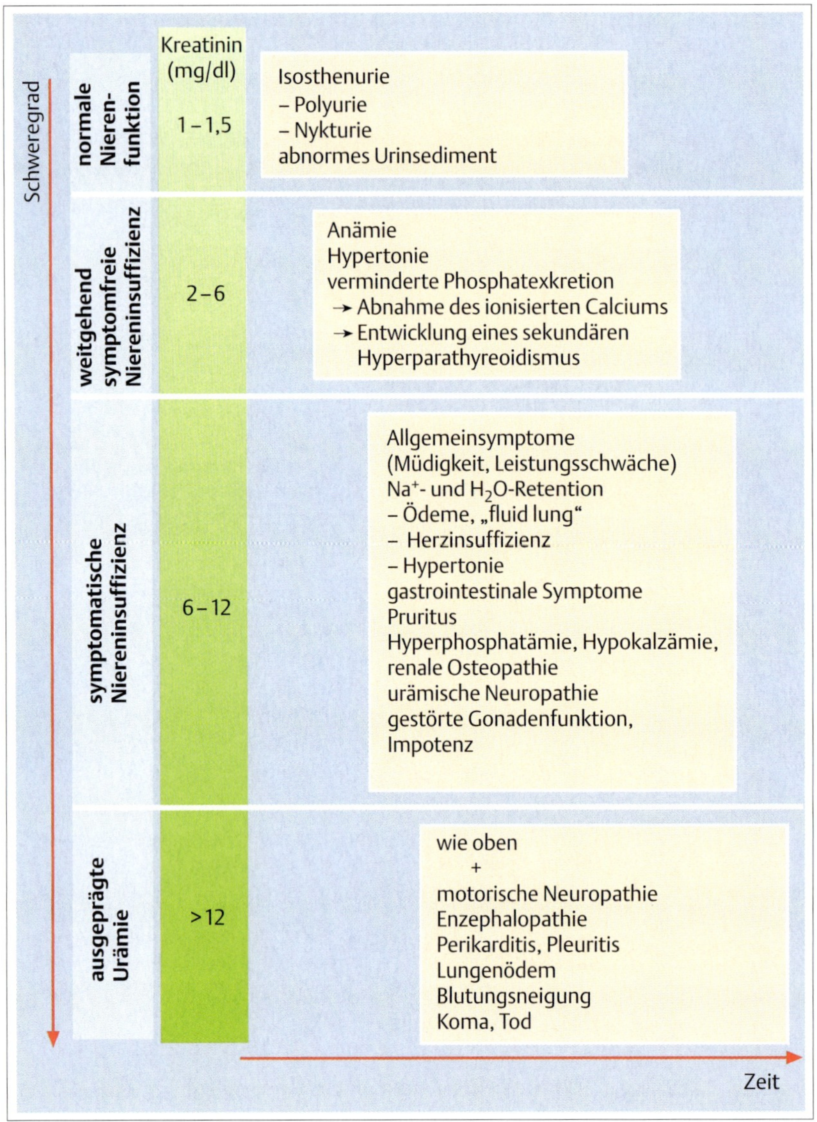

Abb. 29.37 Symptome der Niereninsuffizienz.

Schweregrad	Kreatinin (mg/dl)	Symptome
normale Nierenfunktion	1–1,5	Isosthenurie – Polyurie – Nykturie abnormes Urinsediment
weitgehend symptomfreie Niereninsuffizienz	2–6	Anämie Hypertonie verminderte Phosphatexkretion → Abnahme des ionisierten Calciums → Entwicklung eines sekundären Hyperparathyreoidismus
symptomatische Niereninsuffizienz	6–12	Allgemeinsymptome (Müdigkeit, Leistungsschwäche) Na^+- und H_2O-Retention – Ödeme, „fluid lung" – Herzinsuffizienz – Hypertonie gastrointestinale Symptome Pruritus Hyperphosphatämie, Hypokalzämie, renale Osteopathie urämische Neuropathie gestörte Gonadenfunktion, Impotenz
ausgeprägte Urämie	>12	wie oben + motorische Neuropathie Enzephalopathie Perikarditis, Pleuritis Lungenödem Blutungsneigung Koma, Tod

und häufig die Patienten zum Aufstehen und Herumlaufen zwingen (restless legs), werden angegeben. Die urämische Polyneuropathie ist eine Komplikation der terminalen Niereninsuffizienz (Kreatinin-Clearance < 10 ml/min). Vorzeitiges Auftreten sollte *differentialdiagnostisch* an Erkrankungen oder Noxen denken lassen, die zur Schädigung von Nieren *und* Nervensystem führen. Dazu gehören:

▶ Diabetes mellitus,
▶ Panarteriitis nodosa,
▶ Amyloidose,
▶ multiples Myelom,
▶ Einnahme neurotoxischer Medikamente bei Niereninsuffizienz (Nitrofurantoin).

Urämische Enzephalopathie. Stimmungsschwankungen, Reizbarkeit, Müdigkeit, Apathie, Konzentrationsschwäche, Schlaf- und Ruhelosigkeit sind häufig *Frühsymptome der urämischen Enzephalopathie*. Unbehandelt entwickeln sich bei fortschreitender Enzephalopathie Asterixis, epileptiforme Zuckungen und Krämpfe und schließlich Bewußtseinstrübung und Koma.

Muskelschwäche, Muskelkrämpfe. Häufig finden sich bei progredienter Niereninsuffizienz Muskelschwäche und Muskelkrämpfe. Die *Ursachen* der urämischen Myopathie sind vielfältig. Oft ist die generalisierte Muskelschwäche mit vorwiegendem Befall proximaler Muskelgruppen Frühzeichen einer renalen Osteopathie bei sekundärem Hyperparathyreoidismus bzw. Vitamin-D-Mangel. Die urämische Myopathie kann verstärkt werden durch eine gleichzeitig sich entwickelnde *Polyneuropathie* und therapeutisch korrigierbare Faktoren wie Hyper- und Hypokaliämie oder Phosphatdepletion infolge Überdosierung von Phosphatbindern.

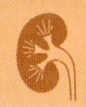

Dermatologische Veränderungen

Mögliche Auswirkungen der chronischen Niereninsuffizienz auf die Haut sind neben dem typischen urämischen Kolorit – einer Mischung von Anämie und braungelber Pigmentierung –

- Pruritus,
- Melanose,
- Ekchymosen durch vermehrte Blutungsneigung,
- bullöse Veränderungen (Pseudoporphyrie), insbesondere bei hämodialysierten Patienten.

Besonders störend ist der generalisierte *Pruritus*, der bei fortgeschrittener Niereninsuffizienz bei ca. 50% der Patienten auftritt und die Lebensqualität durch Störung des Schlafes stark beeinträchtigen kann.

Renale Osteopathie

Die im Rahmen einer chronischen Niereninsuffizienz auftretenden ossären Veränderungen werden mit dem Begriff der renalen Osteopathie umschrieben. Hierunter fallen prinzipiell 3 verschiedene Krankheitsentitäten:

- Ostitis fibrosa,
- Osteomalazie (Low-turnover-Osteopathie),
- aplastische Knochenerkrankung,
- gemischte Störungen.

Pathogenese. Bereits bei einem Anstieg des Kreatinins auf 2 mg/dl entwickeln ca. 30% der noch asymptomatischen Patienten Zeichen eines *sekundären Hyperparathyreoidismus* (Ostitis fibrosa) in der Knochenhistologie. Zu diesem Zeitpunkt sind Calcium-, Phosphat- und Calcitriolwerte [1,25 $(OH)_2D_3$] im Blut häufig noch normal. Bei weiterem Abfall der GFR und Kreatininanstieg auf etwa 5 mg/dl zeigen 80% der Patienten Zeichen eines sekundären *Hyperparathyreoidismus*. Hinzu kommen Mineralisationsstörungen, die auf einen gestörten *Vitamin-D-Metabolismus* und die Verabreichung aluminiumhaltiger Phosphatbinder mit *Ablagerungen des Aluminiums* im Knochen zurückzuführen sind.

Finden sich Zeichen einer gesteigerten PTH-bedingten Knochenresorption und Mineralisationsstörung nebeneinander, spricht man von einer *gemischten renalen Osteopathie*. In den letzten Jahren wurde zusätzlich eine weitere Krankheitsentität, die sog. *aplastische Knochenerkrankung*, beschrieben.

Wichtigste pathogenetische Faktoren bei der Entwicklung der renalen Osteopathie sind:

- der gestörte Vitamin-D-Metabolismus,
- die Überproduktion oder Unterproduktion von PTH,
- erhöhte Serumphosphatkonzentration,
- ossäre Aluminiumeinlagerung bei Verabreichung aluminiumhaltiger Phosphatbinder (Abb. 29.**38**).

Klinik. Symptome der renalen Osteopathie sind:

- oft schlecht lokalisierbare *Knochenschmerzen*,
- *Muskelschwäche*, v. a. der proximalen Beinmuskulatur,
- das Auftreten von *Spontanfrakturen* an Rippen, Wirbelkörpern und im Bereich der Hüftgelenke.

Gastrointestinale Symptome

Zahlreiche Symptome von seiten des Gastrointestinaltraktes treten bei fortgeschrittener Niereninsuffizienz auf. Dazu zählen:

- urämischer Fötor,
- Übelkeit, Erbrechen, Sodbrennen,
- Obstipation durch Phosphatbindereinnahme,
- Neigung zu Divertikulitis durch Obstipation,
- gastrointestinale Blutungen,
- akutes Abdomen.

Übelkeit, Appetitlosigkeit und *Erbrechen* treten im prädialytischen Stadium der Niereninsuffizienz auf und bessern nach Restriktion der Eiweißzufuhr bzw. nach Einleitung einer Dialysebehandlung.

Hartnäckige *Obstipation* ist häufig eine Nebenwirkung der Phosphatbindertherapie.

Gastrointestinale Blutungen sind gehäuft auf *Angiodysplasien* im Magen, Dünndarm und Kolon zurückzuführen.

Akutes Abdomen. Entwickelt sich im Rahmen einer terminalen Niereninsuffizienz ein *akutes Abdomen*, müssen neben den auch bei Nierengesunden üblichen Erkrankungen wie Appendizitis, Cholezystitis, Pankreatitis und Ulkuserkrankung differentialdiagnostisch noch folgende weitere Erkrankungen in Betracht gezogen werden:

- Divertikulitis und intestinale Obstruktion infolge Phosphatbindertherapie,
- familiäres Mittelmeerfieber mit rezidivierenden Abdominalschmerzen und Niereninsuffizienz infolge sekundärer Amyloidose,
- systemischer Lupus erythematodes mit Serositis,
- bei familiären Zystennieren retroperitoneale Blutungen infolge Zystenruptur,
- Mesenterialinfarkt bei primärem oder sekundärem Antiphospholipidsyndrom.

Störungen des Wasser-, Elektrolyt- und Säure-Basen-Haushalts

Natrium- und H_2O-Haushalt. Die H_2O-Bilanz ist bei den meisten urämischen Patienten bis zur Entwicklung einer Oligurie im Terminalstadium der Niereninsuffizienz gewährleistet. Die Anpassungsbreite der Nieren bei Wasserentzug bzw. Zufuhr großer Flüssigkeitsmengen ist jedoch wegen der *eingeschränkten Dilutions- und Konzentrationsfähigkeit* der erkrankten Nieren gering. Mit zunehmender Niereninsuffizienz schwankt die Urinosmolalität in engen Grenzen um 300 mosm/l (Isosthenurie). So ist verständlich, daß inadäquate Restriktion der H_2O-Zufuhr wegen des eingeschränkten Konzentrationsvermögens der Nieren zu einer negativen H_2O-Bilanz des Organismus führen kann. Eine Abnahme des extrazellulären Volumens mit Verminderung der Nierendurchblutung kann zum weiteren Abfall der glomerulären Filtrationsrate Anlaß geben.

Ebenso gefährlich ist eine übermäßige Salz- und Wasserzufuhr mit der Gefahr der Hyperhydratation.

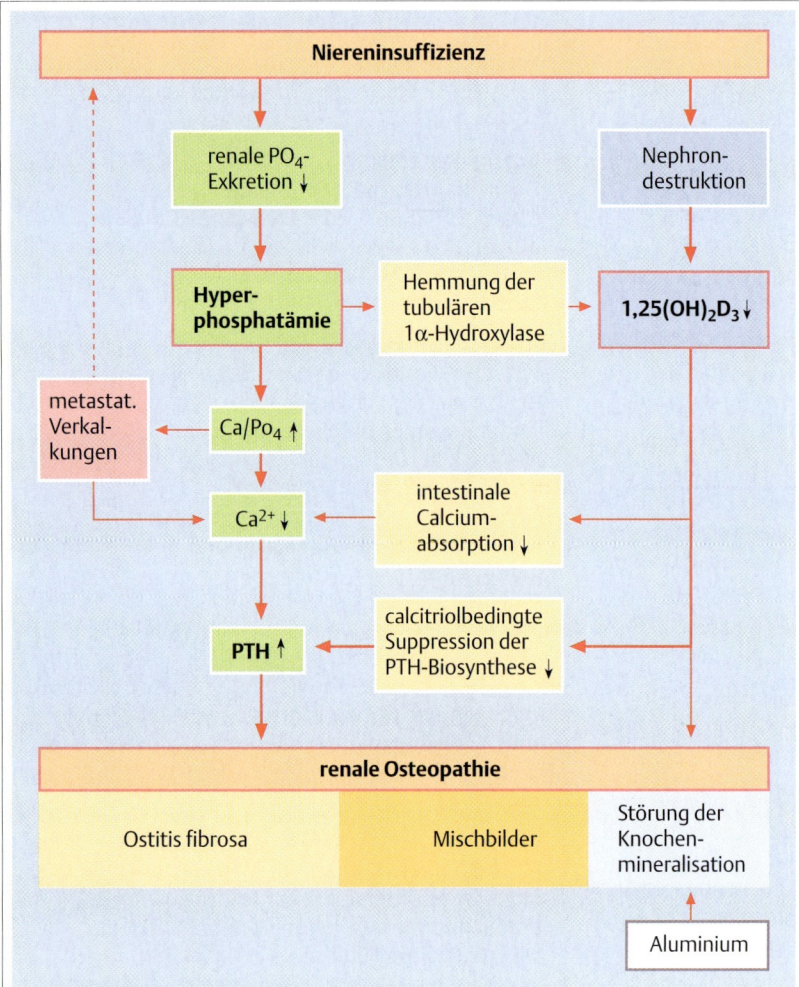

Abb. 29.**38** Pathophysiologie der renalen Osteopathie, insbesondere der Entwicklung des sekundären Hyperparathyreoidismus. Ausführliche Erklärung s. Text. Der Zustand der in den letzten Jahren häufig diagnostizierten aplastischen Osteodystrophie wurde in diesem Schema aus didaktischen Gründen nicht mitberücksichtigt.

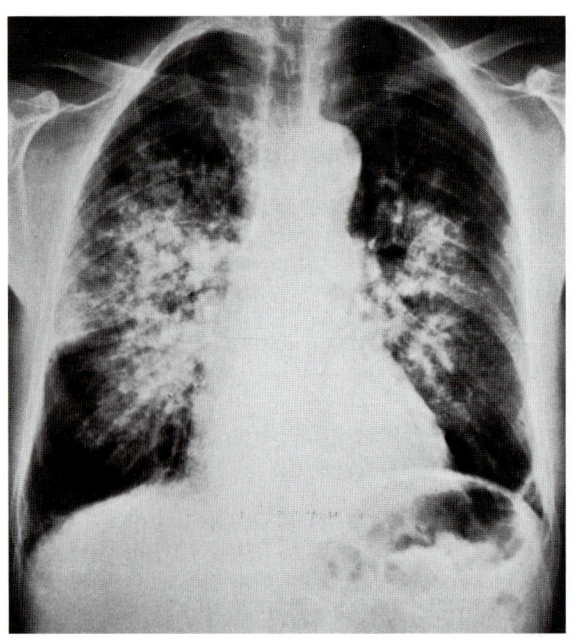

Abb. 29.**39** Fluid lung mit bihilärer „schmetterlingsartiger" Lungenstauung.

Die Überwässerung kündigt sich durch eine steigende Gewichtskurve an, bis schließlich periphere Ödeme auftreten. Bei schweren Überwässerungszuständen ist das Auftreten einer *Fluid lung* mit ausgeprägter bihilärer „schmetterlingsartiger" Lungenstauung (Abb. 29.**39**) typisch. Subjektives Leitsymptom ist die Dyspnoe.

Hyperkaliämie. Eine ausgeglichene Kaliumbilanz wird selbst bei fortgeschrittener Niereninsuffizienz gewährleistet durch:

➤ Zunahme der distalen tubulären Kaliumsekretion pro Einzelnephron,
➤ Erhöhung der intestinalen Kaliumsekretion.

So ist mit dem Auftreten einer Hyperkaliämie erst bei terminaler Niereninsuffizienz und Entwicklung einer Oligurie zu rechnen. Hyperkaliämie ohne nachweisbare Oligurie kann zahlreiche Ursachen haben, die in Tab. 29.**25** aufgeführt sind und anamnestisch und laborchemisch leicht ausgeschlossen werden können.

Metastatische Verkalkungen bei Anstieg des Calciumphosphatproduktes im Serum. *Schwerwiegende Organschäden* durch metastatische Verkalkungen entstehen

Doppelseitige Nierenerkrankungen

Tabelle 29.25 Ursachen der Hyperkaliämie bei Niereninsuffizienz

Exzessive Kaliumzufuhr
- bei Diätfehlern
- Gabe von kaliumhaltigen Medikamenten (z. B. Penicillin)
- Gabe von kaliumhaltigen Ersatzsalzen

Abnahme der distal-tubulären Kaliumsekretion
- Oligurie
- hyporeninämischer Hypoaldosteronismus (insbesondere bei diabetischer Nephropathie)
- medikamentös
  kaliumsparende Diuretika
  nichtsteroidale Antirheumatika
  ACE-Hemmer
  Inhibitoren der Na-K-ATPase (Digitalisintoxikation)

Verteilungsstörungen zwischen Intrazellulärraum und Extrazellulärraum
- metabolische Azidose
- katabole Stoffwechsellage
- schwere Hämolyse oder Rhabdomyolyse

bei Anstieg des *Serumphosphatspiegels* infolge gestörter renaler Phosphatelimination. Mit metastatischen Verkalkungen ist bei Anstieg des Calciumphosphatproduktes im Serum von über 70 mg/dl (> 5,7 mmol/l) zu rechnen. Calciumphosphatablagerungen erfolgen *vaskulär, periartikulär* (Abb 29.**40**) mit arthritischen Symptomen und viszeral (Skelettmuskel, Myokard, Lungen, Kornea, Konjunktiven [Abb. 29.**40c**], Haut).

Renale metabolische Azidose. Mit zunehmender Niereninsuffizienz ist die Fähigkeit zur tubulären Bildung von Ammonium (NH_4^+)-Ionen eingeschränkt, so daß das renale Ausscheidungsvermögen für H^+-Ionen fällt. Dadurch kommt es zur Ausbildung einer metabolischen Azidose, die am Abfall des Serumbicarbonatspiegels erkennbar wird. Der pH-Wert kann anfänglich durch Hyperventilation und Abatmung von Kohlensäure noch normal sein (kompensierte metabolische Azidose).

Subjektive Folgen einer renalen metabolischen Azidose sind Zunahme *gastrointestinaler Beschwerden* mit Übelkeit, Appetitlosigkeit und Erbrechen und das subjektive Empfinden von *Dyspnoe* (respiratorische Kompensation der Azidose durch Hyperventilation).

Diagnostik und differentialdiagnostische Überlegungen bei Niereninsuffizienz

Die erstmalige Registrierung eines erhöhten Serumkreatininwertes ist für die Patienten häufig der Beginn eines langen Leidenswegs.

> **!** Alle diagnostischen und therapeutischen Bemühungen müssen zum Ziel haben, eine *reversible Ursache* der Niereninsuffizienz bzw. eine *behandelbare Grunderkrankung* zu *suchen* und zu therapieren.

Folgendes schrittweises Vorgehen ist deshalb empfehlenswert:

➤ Unterscheidung zwischen einer akuten und chronischen Niereninsuffizienz als Ursache der Kreatininerhöhung.
➤ Suche und Behandlung bzw. Ausschaltung der zur Niereninsuffizienz führenden Grunderkrankung oder Noxe.

Unterscheidung zwischen akuter und chronischer Nephropathie als Ursache der Kreatininerhöhung. Die in Tab. 29.**26** aufgeführten anamnestischen, laborchemischen und apparativen Maßnahmen erlauben die Unterscheidung zwischen akuter und chronischer Nephropathie. Insbesondere die Anamnese, der sonographische Nachweis kleiner Nieren (Abb. 29.**41**), radiologische Zeichen eines sekundären Hyperparathyreoidismus im Handskelett und laborchemische Hinweise auf das Vorliegen einer renalen Osteopathie sowie eine normochrome Anämie sprechen für ein *chronisches Nierenleiden*.

Suche und Behandlung bzw. Ausschaltung zur Niereninsuffizienz führender Grunderkrankungen oder Noxen. Tab. 29.**27** zeigt die wichtigsten *therapierbaren Grunderkrankungen*, die zur Niereninsuffizienz führen bzw. eine bereits bestehende Nierenfunktionseinschränkung verschlechtern können. Weiterhin finden sich in dieser Tabelle diagnostische Maßnahmen zum Ausschluß der genannten Erkrankungen.

Tabelle 29.26 Differentialdiagnose zwischen akuter und chronischer Niereninsuffizienz

Akutes Nierenversagen	?	Chronische Niereninsuffizienz
– Oligurie, auch normale Diurese	Urinausscheidung	
– weiterer Anstieg innerhalb von Tagen	Kreatininverlauf	– konstanter Kreatininverlauf
– normal große Nieren mit verdichtetem Parenchymsaum	Nierensonographie	– verkleinerte Nieren mit verschmälertem, verdichtetem Parenchym
– nur im Rahmen der Grunderkrankung	Anämie (nach Ausschluß anderer Ursachen)	– renale Anämie
	Zeichen eines sekundären Hyperparathyreoidismus	– knöcherne Veränderungen

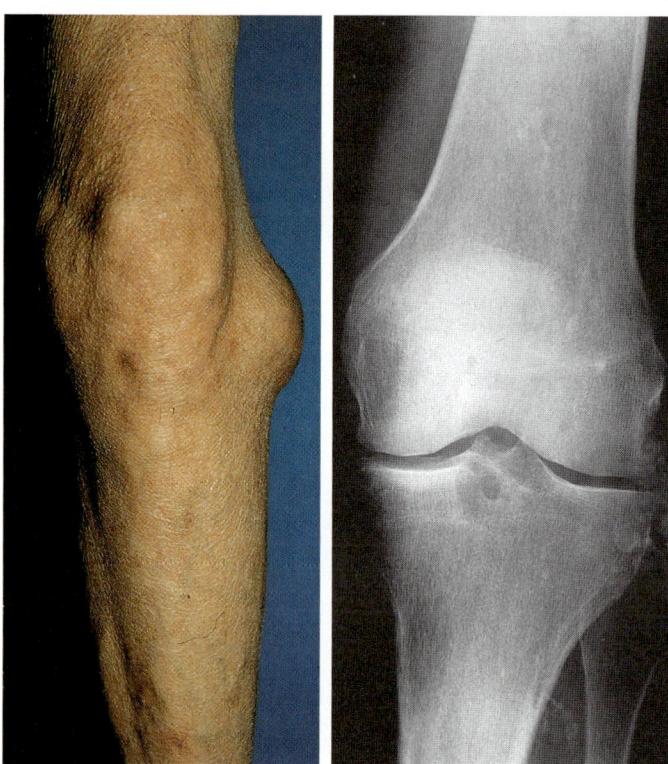

Abb. 29.**40a–c** **a** Zirka 4 × 4 cm messender Tumor im Bereich des lateralen Tibiakopfes. **b** Das Röntgenbild zeigt eine ausgeprägte Kalksalzbeladung des Tumors im Sinne einer metastatischen Verkalkung bei entgleistem Calciumphosphathaushalt. **c** Konjunktivitis durch Calciumphosphatablagerungen bei erhöhtem Calciumphosphatprodukt eines Patienten mit terminaler Niereninsuffizienz.

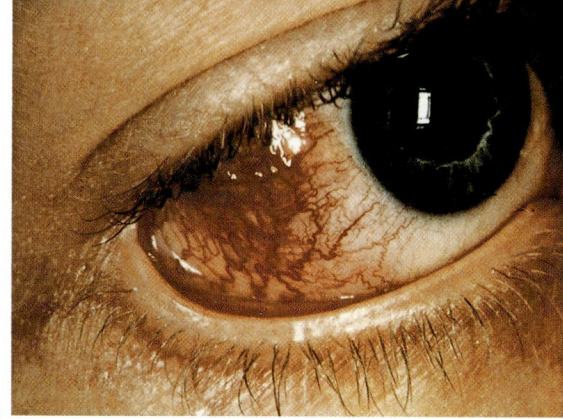

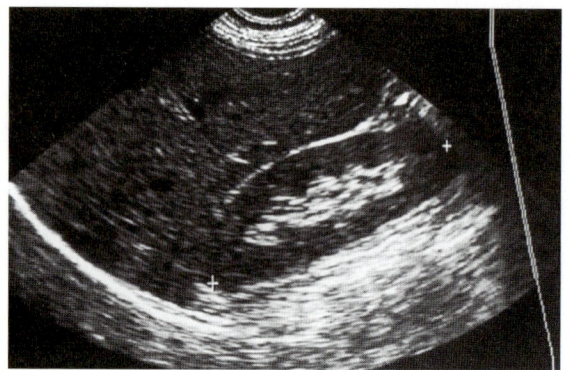
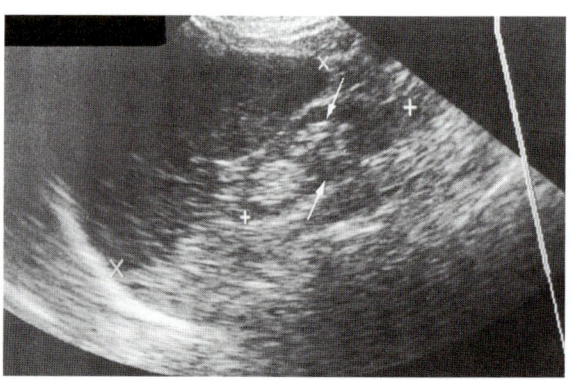

Abb. 29.**41** u. **b** Sonographische Größenbestimmung der Nieren. **a** Normal große Niere (11,2 cm) mit entsprechend breitem Parenchymsaum. **b** Geschrumpfte Niere (7,7 cm) mit verschmälertem Parenchymsaum (↗) bei chronischer Niereninsuffizienz infolge chronischer Glomerulonephritis.

Einseitige Nierenerkrankungen

Tabelle 29.27 Potentiell reversible Ursachen einer GFR-Verminderung bei chronischer Niereninsuffizienz

Ursachen	Diagnostik
Prärenal (renale Minderperfusion)	
• Herzinsuffizienz/Perikarderguß	Klinik, Echokardiographie
• Volumenmangel (z. B. diuretikainduziert)	Klinik, Medikamentenanamnese
• renovaskuläre Erkrankungen (beidseitige Nierenarterienstenosen, Aortenaneurysma, Embolie)	Anamnese und Klinik, Sonographie, Angiographie
• nichtsteroidale Antirheumatika bei Ödemkrankheiten	Medikamentenanamnese
Intrarenal	
• Nephrotoxine – Antibiotika – nichtsteroidale Antirheumatika – Kontrastmittel	Medikamentenanamnese, klinische Zeichen einer akuten interstitiellen Nephritis?
• Systemerkrankungen – mit glomerulärer Beteiligung (systemischer Lupus erythematodes, Wegener-Granulomatose, Vaskulitis, evtl. mit rasch progredienter Glomerulonephritis) – mit maligner Hypertonie (z. B. progressive Systemsklerose)	Klinik und immunologische Befunde
• Infektionen (z. B. Endokarditis) mit Immunkomplexnephritis, virale Erkrankungen (z. B. Hantavirusinfektion)	Klinik, Blutkulturen, Auskultation, Echokardiogramm, Serologie
• infiltrative Erkrankungen (Lymphome, Sarkoidose)	
• Hyperkalzämie unterschiedlicher Genese	Serumcalcium
• Analgetikanephropathie	Anamnese, NAPAP
Postrenal	
• Steine	Sonographie
• Papillennekrosen (z. B. Analgetikanephropathie, diabetische Nephropathie)	
• retroperitoneale Fibrose	gynäkologische Untersuchung
• Prostatahypertrophie/Karzinom	
• gynäkologische Tumoren	rektale Untersuchung
• multiples Myelom	Serum und Urinelektrophorese

29.3 Einseitige Nierenerkrankungen

Einteilung. Eine Einteilung der einseitigen Nierenerkrankungen ist in Tab. 29.28 wiedergegeben. Es ist eine Unterscheidung möglich zwischen:

➤ einseitigem Verlust von Nierengewebe (Schrumpfniere),
➤ Zysten und Tumoren,
➤ Entzündungen des Nierenbeckens oder des Nierenparenchyms,
➤ einseitige Behinderung des Urinflusses (Hydronephrose),
➤ Urolithiasis.

Klinik. Einseitige Nierenerkrankungen (z. B. Zyste, Schrumpfniere, Tumor) werden überwiegend bei der *sonographischen Untersuchung des Abdomens* entdeckt

Tabelle 29.28 Einteilung der einseitigen Nierenerkrankungen

Einseitige Schrumpfnieren – vaskulär – entzündlich – kongenital
Zysten und Tumoren
Entzündungen – akute Pyelonephritis – Tuberkulose – xanthogranulomatöse Pyelonephritis
Hydronephrose und Pyonephrose
Urolithiasis

und sind somit entweder Zufallsbefunde im Rahmen einer Vorsorgeuntersuchung oder das Ergebnis einer gezielten sonographischen Abklärung von *abnormen Urinbefunden, Flankenschmerzen* und/oder einer *Hypertonie* (renovaskuläre Hypertonie?).

Seltener veranlaßt ein *auffälliger einseitiger Palpationsbefund* zur weiteren sonographischen Abklärung.

Bei *einseitigen Tumorerkrankungen der Nieren* können subjektive Symptome wie Fieber, Flankenschmerzen, Gewichtsabnahme, paraneoplastische Syndrome (s. u.) und/oder nachgewiesene Fernmetastasen auf das Tumorleiden hinweisen.

Einseitig kleine Niere

Eine einseitige Schrumpfniere (sonographisch im Längsdurchmesser < 90 mm) wird meistens im Rahmen einer *Hypertonieabklärung*, bei *einseitigen rezidivierenden Infekten* oder *zufällig* im Rahmen einer sonographischen Untersuchung des Abdomens entdeckt. Unterschieden werden muß zwischen:

➤ *vaskulärer Schrumpfniere* bei Stenose oder Verschluß einer Nierenarterie (s. renovaskuläre Hypertonie),
➤ *entzündlicher Schrumpfniere*, insbesondere der chronischen Pyelonephritis bei Refluxnephropathie,
➤ *kongenitaler Nierenhypoplasie*

➤ und *einseitiger Nierenschrumpfung* nach Strahlentherapie (Strahlennephropathie).

Eine Differentialdiagnose zwischen den verschiedenen Formen einer einseitig kleinen Niere ist häufig durch *Anamnese* (z. B. Refluxnephropathie im Kindesalter, plötzliches Auftreten einer schweren Hypertonie bei vaskulärer Schrumpfniere, rezidivierende einseitige Pyelonephritiden), *sonographische Kriterien* und Durchführung einer *intraarteriellen DSA* mit Darstellung der Nierengefäße bei Verdacht auf Nierenarterienstenose möglich.

Solitäre Zysten und Tumoren

Solitäre Nierenzysten

Solitäre Zysten finden sich sonographisch häufiger im Erwachsenen- als im Kindesalter. Diese Beobachtung spricht dafür, daß Zysten im Laufe des Lebens „erworben" werden.

Ihre Entdeckung erfolgt meistens zufällig im Rahmen einer *Ultraschalluntersuchung des Abdomens* (Abb. 29.**42**), selten machen sie sich durch Symptome wie *Flankenschmerzen und Fieber bei Zysteninfektionen* oder *Hämaturie* bemerkbar (Tab. 29.**29**). Selten können Zysten *rupturieren* oder eine *intestinalen Obstruktion* bewirken. Bei größeren Zysten (> 3 cm Durchmesser) kann es durch Kompression des renalen Gewebes und über eine Stimulation der Reninfreisetzung zum Auftreten einer *renalen Hypertonie* kommen.

Sonographie. Findet sich ein typischer *sonographischer Befund* mit

➤ runder Konfiguration der Zyste,
➤ glatter und dünner Zystenwand,
➤ homogener Struktur der Zyste ohne Binnenechos und Verkalkungen,

erübrigt sich eine weitere Abklärung.

Differentialdiagnose zwischen solitärer Nierenzyste, polyzystischer Nierenerkrankungen, Nierentumor- oder -abszeß s. S. 818.

Nierentumoren

Ca. 90 % der Nierenzellkarzinome entstehen typischerweise im proximalen Tubulus. Zu den malignen Tumoren zählen *Adenokarzinome (Hypernephrome), Nephroblastome (Wilms-Tumoren)*, die überwiegend in der Altersgruppe < 6 Jahren auftreten und *Urothelkarzinome. Angiomyolipome* (Abb. 29.**43**) und *Onkozytome* (Abb. 29.**44**) zählen zu den *gutartigen Nierentumoren*.

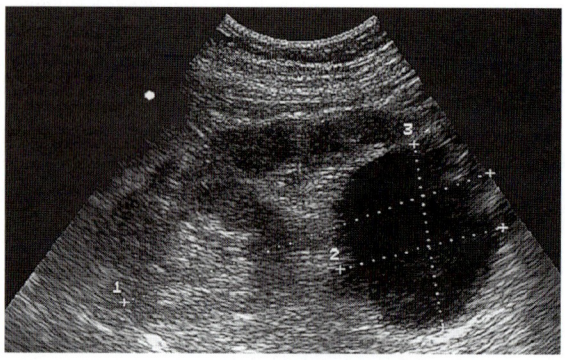

Abb. 29.**42** Solitäre Nierenzyste am kaudalen Pol der linken Niere.

Tabelle 29.**29** Klinische Symptome simpler Nierenzysten

- Flankenschmerzen
- Mikro- oder Makrohämaturie
- Zysteninfektionen (Fieber, Flankenschmerzen)
- Spontanruptur
- intestinale Obstruktion
- palpabler Tumor
- Hypertonie

Einseitige Nierenerkrankungen

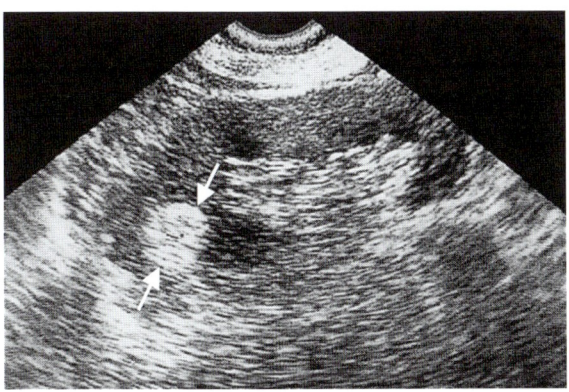

Abb. 29.**43** Gutartige Nierentumoren: Angiomyolipom am kranialen Pol der rechten Niere.

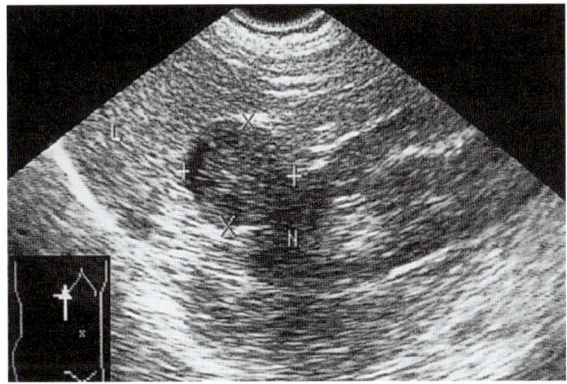

Abb. 29.**44** Gutartige Nierentumoren: histologisch gesichertes Onkozytom der rechten Niere.

Hypernephrom

Klinik. Hypernephrome sind Adenokarzinome und machen sich durch eine Mikro/Makrohämaturie und/oder durch Flankenschmerzen bemerkbar (Tab. 29.**30**), selten sind sie bei der klinischen Untersuchung tastbar. Die Tumordiagnose erfolgt meistens im Rahmen

- der Abklärung einer nichtglomerulären Mikro- oder Makrohämaturie oder unklarer abdomineller Beschwerden,
- einer Abdomensonographie (Abb. 29.**45**) aus anderen Indikationen (z. B. Vorsorgeuntersuchung),
- der Primärtumorsuche bei nachgewiesener Metastasen (z. B. Abdomen-CT, Abb. 29.**46**).

Hypernephrome können mit *paraneoplastischen Syndromen* einhergehen. Hierzu zählen:

- Anämie/Erythrozytose (Erythropoetinbildung im Tumor),
- Hyperkalzämie durch Bildung PTH-ähnlicher Peptide,

Tabelle 29.**30** Symptome des Nierenzellkarzinoms (Hypernephrom)

Symptome	Häufigkeit (in %)
Hämaturie	40–65
Schmerzen	20–50
Tastbarer Tumor	20–40
Gewichtsverlust	30
Symptome von Metastasen	10
Fieber	15–20
Kombination von Schmerzen, Hämaturie und palpablem Tumor	10
Polyzythämie	< 5
akute Varikozele	< 5
Polyneuromyopathie	3–4

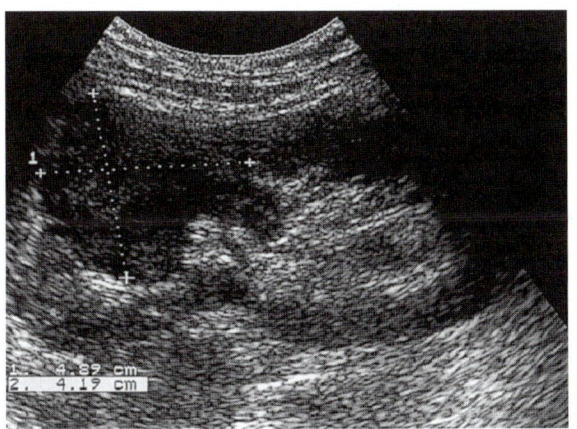

Abb. 29.**45** Sonographischer Befund eines Nierenzellkarzinoms im mittleren/oberen Drittel der rechten Niere. Maximale Größe 4,1 cm × 4,8 cm. Der sich echoarm und inhomogen darstellende Tumor ist polyzyklisch, unregelmäßig und unscharf begrenzt.

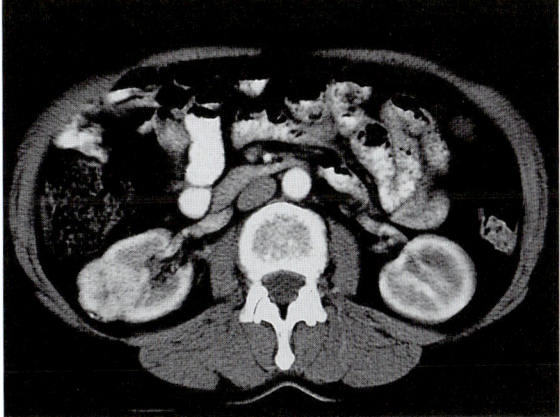

Abb. 29.**46** Computertomographische Darstellung eines Nierenkarzinoms. Hypervaskularisierter Tumor am lateralen Umfang des mittleren Nierendrittels der rechten Niere. Arterielle Perfusionsphase nach i. v. Bolusinjektion von Kontrastmittel.

▶ Leberfunktionsstörungen mit erniedrigtem Quickwert, erhöhter alkalischer Phosphatase und vermindertem Serumalbumin (*Stauffer-Syndrom*).

Urothelkarzinome

Urothelkarzinome entwickeln sich in den ableitenden Harnwegen, also im Nierenbecken, den Ureteren und der Blase. Sie treten insbesondere bei Patienten mit Analgetikanephropathie (S. 796) und bei Nikotinabusus auf. Typischerweise entwickeln sich die Tumoren nach ca. 15–25jährigem Analgetikaabusus und machen sich durch das Auftreten einer *Mikro- oder Makrohämaturie* bemerkbar. Bei bekannter Analgetikanephropathie sollten diese Symptome zur Durchführung

▶ einer Sonographie der ableitenden Harnwege und ggf. eines i. v.-Urogramms,
▶ einer Urinzytologie und
▶ ggf. Zystoskopie und retrograden Pyelographie

veranlassen.

Nephroblastome (Wilms-Tumoren)

Nephroblastome treten insbesondere in den ersten Lebensjahren auf und sind im Erwachsenenalter eine Seltenheit. Dank ihrer erheblichen Größe fällt bei den Kindern häufig zunächst der abdominelle Palpationsbefund auf, während Hämaturie, Schmerzen und Fieber in ihrer Bedeutung zurücktreten.

Differentialdiagnose zwischen solitären Nierenzysten, polyzystischen Nierenerkrankungen und Tumoren der Niere

Finden sich sonographisch mehrere Zysten, ist die Abgrenzung zwischen *multiplen solitären Zysten* und der *kongenitalen polyzystischen Nierenerkrankung* wegen der völlig unterschiedlichen Prognose von großer Bedeutung. Wie auf S. 800 beschrieben, zeichnet sich die polyzystische Nierenerkrankung aus durch:

▶ das familiäre Auftreten (Familienanamnese),
▶ die zystische Durchsetzung beider Nieren mit Vergrößerung der Organe,
▶ das Auftreten von Zysten auch in anderen Organen (Leber, Pankreas),
▶ eine progrediente Abnahme der glomerulären Filtrationsrate mit Eintreten einer terminalen Niereninsuffizienz zwischen dem 50. und 70. Lebensjahr.

Sonographie. Die *Abgrenzung zwischen Tumor und solitärer Zyste* ist nur dann problematisch, wenn anhand der o. g. sonographischen Kriterien die eindeutige Diagnose einer Zyste nicht möglich ist. Tab. 29.31 zeigt, daß immer dann an das Vorliegen eines Tumors gedacht werden sollte, wenn sonographisch *inhomogene Strukturen, Binnenechos* und *Verkalkungen* nachweisbar sind.

Computertomographie. Im Zweifelsfall ermöglicht die Computertomographie mit Kontrastmittelgabe die Differentialdiagnose zwischen Zyste und Tumor. So sprechen folgende CT-Befunde für das *Vorliegen einer simplen Zyste*:

▶ Zysteninhalt in der Dichte vergleichbar mit Wasser (< 20 Hounsfield-Einheiten),
▶ glatte Begrenzung der Zyste ohne Beeinträchtigung angrenzender Strukturen,
▶ kein Enhancement nach Kontrastmittelapplikation.

Hingegen besteht Tumorverdacht bei:

▶ Nachweis von Kalzifikationen,
▶ verdickter und unregelmäßig strukturierter Wand,
▶ Septennachweis innerhalb des Gewebes,
▶ Enhancement nach Kontrastmittelgabe (Tab. 29.31).

Tabelle 29.31 Differentialdiagnostische Kriterien zur Abgrenzung von Zyste und Tumor

	Zyste	Tumorverdacht
Sonographie	• runde Form • glatte Begrenzung • keine Binnenechos • keine Kalkablagerungen	• inhomogene Struktur • Binnenechos • Verkalkungen
Computertomogramm mit Kontrastmittelapplikation	• Zysteninhalt < 20 Hounsfield-Einheiten • glatte Begrenzung • gute Trennung vom umgebenden Gewebe • kein Enhancement nach Kontrastmittelgabe	• verdichtete, unregelmäßige Wand • Septennachweis innerhalb des „Tumors" • Verkalkungen • Enhancement nach Kontrastmittelgabe

Einseitige entzündliche Nierenerkrankungen

Zu den einseitigen entzündlichen Nierenerkrankungen zählen:

- die akute bakterielle Pyelonephritis,
- die infizierte Nierenzyste und der intrarenale und perirenale Abszeß,
- die Nierentuberkulose,
- und die xanthogranulomatöse Pyelonephritis.

Akute Pyelonephritis

Zu den *klinischen Symptomen einer akuten Pyelonephritis* zählen hohes Fieber und Schüttelfrost, schweres Krankheitsgefühl, Nausea, Erbrechen und Schmerzen in der betroffenen Nierenloge.

Differentialdiagnostisch muß bei Auftreten einer akuten Pyelonephritis zwischen

- einer *akuten unkomplizierten Pyelonephritis*, die v. a. bei Frauen auftritt und
- einer *komplizierten akuten Pyelonephritis*, der meistens eine strukturelle oder funktionelle Störung im Urogenitaltrakt oder eine geschwächte Abwehrlage zugrunde liegen,

unterschieden werden.

Unkomplizierte Pyelonephritis. Der *unkomplizierten Pyelonephritis der Frau* gehen meistens dysurische Beschwerden als Zeichen eines harmlosen Harnwegsinfektes voraus, bis es dann plötzlich zum Auftreten von *Fieber, Schüttelfrost, Flankenschmerzen* und *schwerem Krankheitsgefühl* kommt. Auslösende Erreger sind überwiegend Escherichia coli mit Nachweis von $> 10^5$ Keimen/ml (Eintauchnährböden), bei ca. 30 % der Patientinnen finden sich $< 10^5$ Keime/ml. *Pyurie* und *systemische Infektionszeichen* wie Leukozytose, BSG-Beschleunigung und Erhöhung des C-reaktiven Proteins sind regelhaft nachweisbar. *Radiologische Untersuchungen* und *bildgebende Verfahren* haben bei der unkomplizierten akuten Pyelonephritis einen geringen Stellenwert.

Komplizierte Harnwegsinfekte. *Komplizierte Harnwegsinfekte* finden sich insbesondere bei Männern. Mögliche Ursachen sind:

- Obstruktion im Bereich der ableitenden Harnwege,
- liegende Harnblasen- oder Ureterenkatheter,
- metabolische Störungen und beeinträchtigte Immunkompetenz (Diabetes mellitus, Niereninsuffizienz, Nierentransplantation) und
- funktionelle Störungen wie neurogene Harnblase und vesikoureteraler Reflux.

Neben Escherichia coli finden sich in der Kultur häufig andere Erreger wie Proteus mirabius, Klebsiellen, Citrobacter, Pseudomonas, Enterokokken oder Candida.

> **!** Bei Verdacht auf das Vorliegen eines komplizierten Harnwegsinfektes ist grundsätzlich eine *adäquate bildgebende Diagnostik* erforderlich, um insbesondere obstruktive Veränderungen in den ableitenden Harnwegen zu erfassen und urologisch interventionell zu beheben.

Bei älteren Männern ist als Ursache häufig eine *Prostataerkrankung* zu finden, die durch sonographische Restharnbestimmung, Palpationsbefund, Bestimmung des prostataspezifischen Antigens und bei Tumorverdacht durch eine transrektale Sonographie und Stanzbiopsie weiter abgeklärt wird.

Infizierte Nierenzyste, intrarenaler und perirenaler Abszeß

Die genannten Erkrankungen verlaufen klinisch ähnlich wie eine akute Pyelonephritis. Allerdings können bei allen 3 Erkrankungen Bakteriurie und Leukozyturie fehlen, so daß ein Erregernachweis manchmal nur in den Blutkulturen gelingt. Intrarenale Abszesse entstehen meistens durch eine hämatogene bakterielle Streuung und sind v. a. durch Staphylokokken bedingt.

Ultraschall und Computertomographie sind die wichtigsten diagnostischen Maßnahmen.

Xanthogranulomatöse Pyelonephritis

Klinik. Bei diesem Krankheitsbild handelt es sich um eine bakteriell bedingte granulomatöse Zerstörung einer Niere mit Gewebseinschmelzung und Ausdehnung auf die Nierenkapsel und das Nachbargewebe. Betroffen sind überwiegend Frauen im mittleren Lebensalter, die über Flanken- und Rückenschmerzen klagen und rezidivierende Harnwegsinfekte angeben. Zum Zeitpunkt der Untersuchung sind Schwäche, Gewichtsverlust und allgemeine Entzündungszeichen vorherrschend. Nur die Hälfte der Patienten klagt über Symptome eines unteren Harnwegsinfektes und zeigt pathologische Urinbefunde. Die BSG ist fast immer beschleunigt.

Ursache. Ätiologisch liegt dieser Erkrankung meist eine komplette oder partielle Obstruktion des Harnabflusses durch einen Stein oder einen Tumor vor. Eine geänderte immunologische Abwehrlage bzw. atypische Virulenz der Erreger wird als Erklärung für den klinischen Verlauf und die granulomatöse Gewebereaktion herangezogen.

Diagnostik. Bei der *sonographischen* oder *computertomographischen* Untersuchung der betroffenen Niere wird häufig der Verdacht auf einen Nierentumor ausgesprochen. Das Vorliegen einer xanthogranulomatösen Pyelonephritis sollte immer dann in Betracht gezogen werden, wenn bei einer kompletten oder inkompletten Harnwegsobstruktion computertomographisch das Bild eines Nierentumors mit Übergreifen des Prozesses auf das Nachbargewebe registriert wird. Histologisch findet sich eine eitrige Nephritis mit *granulomatöser Entzündung* und *Schaumzellbildung*. Die klinische und histologische Abgrenzung zur Tuberkulose kann äußerst schwierig sein.

Urogenitaltuberkulose (UG-Tbc)

Pathogenese. Mykobakterien können hämatogen zum Zeitpunkt der Primärmanifestation einer Lungentuberkulose in die Nieren streuen. Meistens heilen in der Nierenrinde entstehende Granulome spontan ab. Sie können jedoch früh oder nach längerer Latenzzeit von 20–30 Jahren in das Tubulussystem einbrechen und dann zu einer verkäsenden Entzündung führen. Die Ausbreitung erfolgt entlang der abfahrenden Harnwege, dabei können Prostata, Samenblase und Nebenhoden mitbefallen werden.

Klinik. Klinisch dominieren Symptome einer unteren Harnwegsinfektion mit Miktionsbeschwerden, Pyurie und/oder Hämaturie. Der Urin ist bei den konventionellen Untersuchungen mit Eintauchnährböden steril, der Tuberkulintest meistens positiv. Eine Leukozyturie ohne Bakteriurie wird als *sterile Leukozyturie bezeichnet und gibt Anlaß zur weiteren Abklärung.*

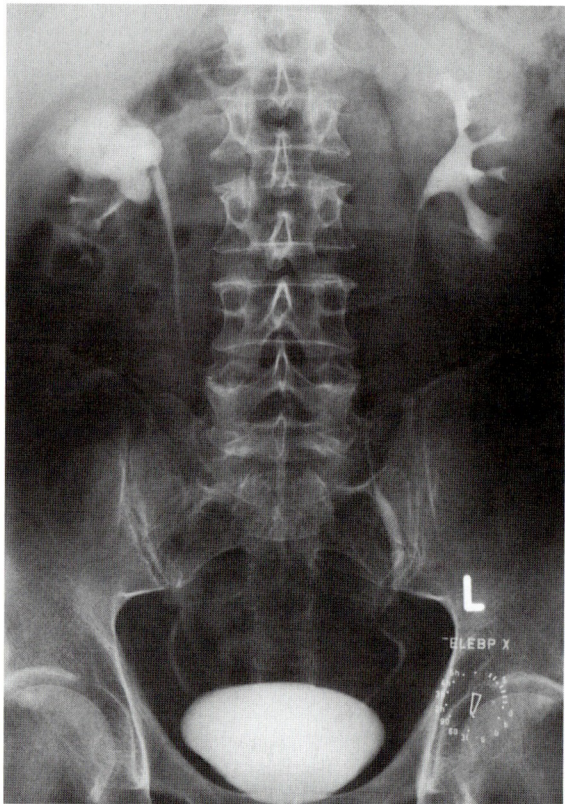

Abb. 29.47 Intravenöses Pyelogramm bei kulturell nachgewiesener rechtsseitiger Nierentuberkulose. Abschnürung der oberen Kelchgruppe rechts mit Kavumbildung.

Diagnostik. Die Diagnose einer UG-Tbc wird durch spezielle Urinkulturen gesichert. Üblicherweise werden 3–6 Morgenurine untersucht, da die Inzidenz positiver Befunde durch die intermittierende Ausscheidung von Tuberkelbakterien nur bei 40% liegt. Neuerdings kommt bei der Diagnostik der Tuberkulose der indirekte Erregernachweis durch Polymerasekettenreaktion zum Einsatz. Das Verfahren zeichnet sich durch eine hohe Sensitivität (100%), eine eher geringe Spezifität (70%) mit niedrigem positivem Vorhersagewert (62%) aus. Diagnostisch wertvoll ist zudem das i.v. Urogramm (Abb. 29.47), in dem man kavitäre Papillenläsionen, Strikturen, Einengungen an Kelchen und ableitenden Harnwegen sowie Narbenbildung und intrarenale Kalzifikationen sieht.

Einseitige Hydronephrose und Pyonephrose

Pathogenese. Eine *Hydronephrose* entwickelt sich als Folge einer chronischen Harnwegsobstruktion, die bei Einseitigkeit meistens supravesikal erfolgt. Infiziert sich eine hydronephrotische Niere, so kommt es meist unter hohem Fieber, Schüttelfrost und starken Schmerzen zur Entwicklung einer *Pyonephrose*. Die wichtigsten Ursachen einer einseitigen Hydronephrose sind in Abhängigkeit vom Alter:

- bei *Kindern* angeborene Fehlbildungen am Übergang zwischen Nierenbecken und Ureter bzw. Ureter und Blase,
- bei *jungen Erwachsenen* eine Urolithiasis,
- bei *älteren Patienten* Prostatakarzinom mit Verlegung der Ureterenmündung, andere Tumoren im kleinen Becken (z. B. Kolonkarzinome) oder Retroperitonealraum, ferner Nierensteine und die retroperitoneale Fibrose (meistens beidseitige Hydronephrose).

Eine einseitige Hydronephrose entwickelt sich:

- *durch Verlegung des Ureterlumens:* So führen abgehende Steine, Blutgerinnsel oder renale Papillen zur akuten Verlegung des Ureters, hingegen entwickelt sich die Hydronephrose verzögert bei Strikturen oder Neubildung lumeneinengender Tumoren (Urothelkarzinome),
- *durch Druck von außen auf den Ureter:* Zu nennen sind *vaskuläre Läsionen* wie Aortenaneurysma und aberrierende Gefäße, *Tumoren im kleinen Becken*, entzündliche oder maligne *gastrointestinale Erkrankungen*, entzündliche oder maligne Prozesse im Retroperitonealraum.

Klinik. Bei rascher Entwicklung einer Hydronephrose stehen Schmerzen im Vordergrund, die bei Obstruktion im oberen Ureter in das Nierenlager lokalisiert werden,

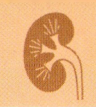

bei Obstruktion des unteren Ureters hingegen ins Genitale ausstrahlen.

Diagnostik. Die *Diagnose* wird typischerweise ultrasonographisch gestellt, bei der Ursachensuche kommen zusätzlich Abdomenleeraufnahme und Computertomogramm zum Einsatz. Mit Hilfe dieser 3 Untersuchungsmethoden wird in über 90% der Fälle die Ursache einer Harnwegsobstruktion aufgedeckt, der Nachweis intraluminaler Ursachen einer Hydronephrose erfolgt zudem durch das i. v. Urogramm.

Urolithiasis und Nephrokalzinose

Klinik der Urolithiasis

Nephrolithiasis, Nierenkolik. Häufig sind Nierensteine asymptomatisch und werden zufällig bei der sonographischen oder radiologischen Untersuchung des Abdomens entdeckt. Zum Auftreten einer *Nierenkolik* kommt es, wenn sich Steine aus der Verankerung lösen und in die Ureteren gelangen. Eine Nierenkolik beginnt plötzlich und steigert sich innerhalb von 15–30 Minuten in einen stetig zunehmenden unerträglichen Schmerz, der mit Übelkeit und Erbrechen einhergehen kann. Dieser Schmerz wird zunächst im Bereich des Nierenlagers angegeben, mit der Steinpassage durch den Ureter wandert der Schmerz nach unten und führt kurz vor Übertritt des Konkrementes in die Blase zu Harndrang und gelegentlich heftigen Schmerzen in Skrotum und Hoden, Glans penis oder Schamlippen. Erreicht der Stein die ureterovesikale Verbindung, können sich *Dysurie* und *Harndrang* einstellen. Mit Eintritt des Steins in die Blase verschwindet die Nierenkolik spontan. Eine Steinpassage verursacht immer eine *Mikrohämaturie*, gelegentlich wird das Auftreten einer *Makrohämaturie* beobachtet.

Differentialdiagnostisch ist zu bedenken, daß eine Nierenkolik nicht nur durch eine Steinpassage, sondern auch durch den Abgang von *Blutkoageln* (z. B. bei Nierentumoren oder nach Nierenbiopsie), *Detritus* (z. B. Nierentuberkulose) und *Papillennekrosen* (S. 797) bedingt sein kann.

Nephrokalzinose. Im Gegensatz zur *Nephrolithiasis* mit Steinbildungen in den Hohlsystemen der Nieren und in den ableitenden Harnwegen spricht man bei Auftreten intrarenaler Kalzifikationen von einer *Nephrokalzinose* (Abb. 29.**49**). Die Präzipitation von Calciumsalzen erfolgt typischerweise beidseits in papillennahen Tubulusabschnitten bzw. im Nierenparenchym und ist im allgemeinen symptomfrei, so daß sie häufig zufällig oder im Rahmen eines Steinabgangs entdeckt wird. Verschiedene Formen und Ursachen der Nephrokalzinose sind in Tabelle 29.**32** dargestellt. Ihr Nachweis öffnet insbesondere die Differentialdiagnose zwischen:

▶ primärem Hyperparathyreoidismus,
▶ distaler renal tubularer Azidose (RTA),
▶ Markschwammnieren (S. 801) und (Abb. 29.**30**),
▶ Analgetikanephropathie (S. 796).

Diagnostik und Differentialdiagnose bei Nierensteinkolik

Im Rahmen der Diagnose und Differentialdiagnose bei Urolithiasis sind

▶ der Nachweis und die Lokalisation des Steines durch technische Untersuchungen,
▶ die Analyse des abgehenden Konkrementes und
▶ ggf. die weitere Abklärung der Steinursache bei rezidivierender Urolithiasis und metabolischer Aktivität des Steinleidens

von Bedeutung.

Steinnachweis und Lokalisation. Zum Steinnachweis und zur Lokalisation des Steines dienen:

Tabelle 29.**32** Verschiedene Formen und Ursachen der Nephrokalzinose

Lokalisation der Verkalkung	Hinweise auf Ursachen
Kortikale Verkalkung	– bei Hyperoxalurie und nach Einwirkung von nephrotoxischen Substanzen (dabei selten Nierensteine)
Kortikale und medulläre Verkalkungen	– primärer Hyperparathyreoidismus – maligne Erkrankungen und Sarkoidose mit Hyperkalzurie
Verkalkungen in Henle-Schleifen bzw. Sammelrohren	– distale RTA – Hyperkalzurie verschiedener Ursache
Verkalkungen im Papillenbereich	– meist Folgen eines Analgetikaabusus – oft nur geringfügige papilläre Nephrokalzinose mit streifenförmigen Verkalkungen (häufig übersehen und nur mit genau erhobener Anamnese richtige Diagnose möglich) – gelegentlich sehr ausgeprägte Verkalkungen bei Analgetikanephropathie mit metabolisch aktivem Nierensteinleiden

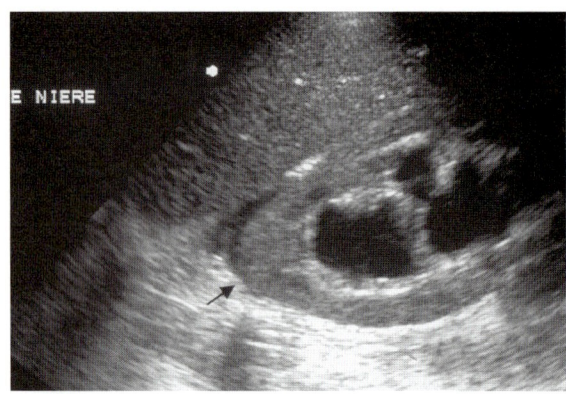

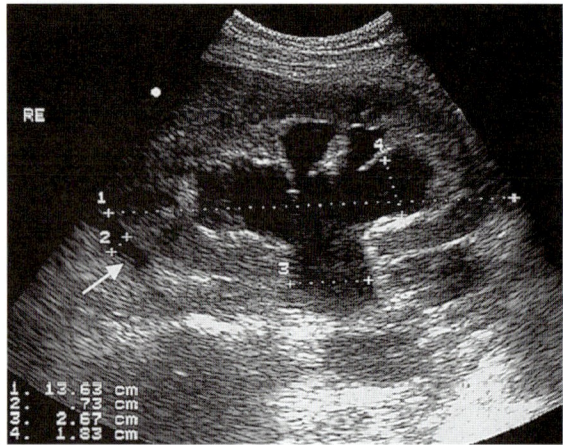

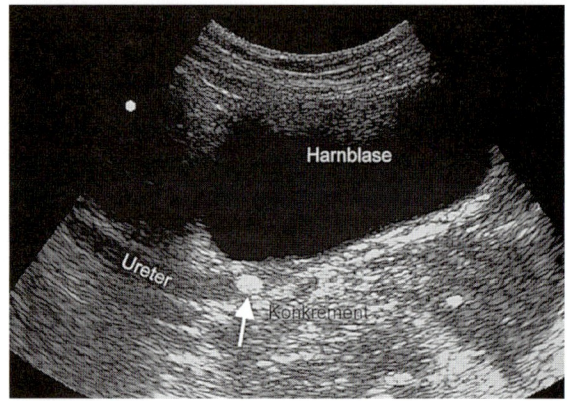

Abb. 29.**48a–c** Sonographischer Befund der rechten Niere bei einem Patienten mit einer akuten Nierenkolik rechts: Nachweis eines akuten Harnaufstaus rechts (**a, b**) mit Fornixruptur (Flüssigkeitssaum von 7–10 mm) durch ein ca. 8 × 5 mm großes Konkrement prävesikal ca. 5–8 mm vor dem Ostium gelegen (**c**).

▶ Eine *Leeraufnahme des Abdomens*, die in liegender Position angefertigt wird. Über 90 % aller Nierensteine sind röntgendicht und unschwer nachweisbar. Calciumhaltige Oxalatsteine kommen radiologisch am besten zur Darstellung, weniger deutlich werden Calciumphosphat- und Carbonatsteine gesehen. Uratsteine können dem radiologischen Nachweis entgehen, da sie nicht schattengebend sind.

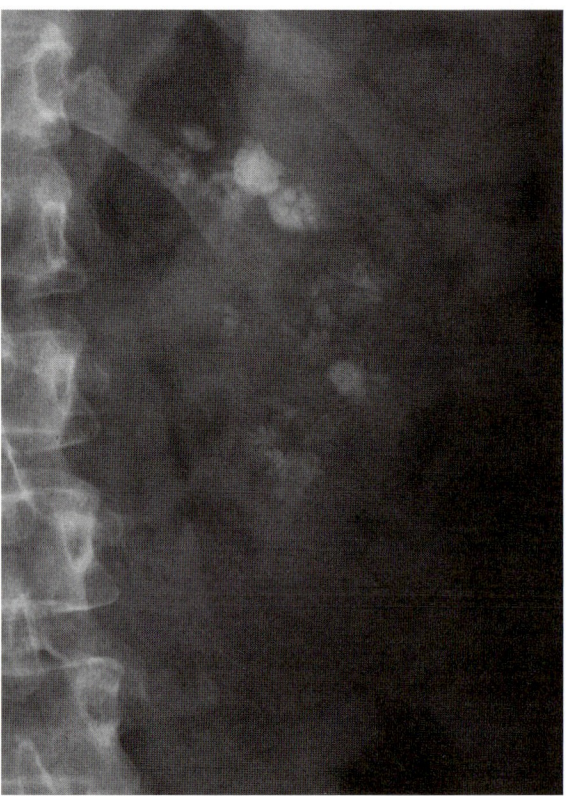

Abb. 29.**49** Typische Nephrokalzinose bei renal tubulärer Azidose im Rahmen eines Sjögren-Syndroms. Abdomenleeraufnahme. Die traubenförmig gruppierten Verkalkungen sitzen vor allem in den medullären Anteilen der Niere.

Im Bereich des kleinen Beckens ist häufig die Unterscheidung zwischen calciumhaltigen Steinen und Phlebolithen unzuverlässig.
▶ Die *Sonographie der Nieren und Harnwege*, bei der auch röntgennegative Konkremente (z. B. Uratsteine) bzw. eine durch den Stein verursachte Obstruktion mit Ausweitung des Nierenbeckens zur Darstellung kommen können (Abb. 29.**48a–c**).
▶ Die i. v. *Urographie*, deren Durchführung dann zweckmäßig ist, wenn Steinabgang und klinische Besserung ausbleiben.

Steinursache. Bei *rezidivierender Steinbildung* schließt sich eine Abklärung der möglichen Steinursache an. Grundlage der differentialdiagnostischen Überlegungen bildet die Analyse bereits abgegangener oder die mutmaßliche Natur der noch nicht abgegangenen Konkremente (Röntgendichte, begleitende Kristallurie, begleitender Harnwegsinfekt usw.). Nach ihrer Zusammensetzung unterscheidet man

▶ *Calciumsteine*, die überwiegend Oxalat und Phosphat enthalten: 75 %,
▶ *Struvitsteine* bei Harnwegsinfekten (sekundäre Phosphatsteine): 10–15 %,
▶ *Harnsäuresteine*: 10–15 %,
▶ *Zystinsteine:* < 1 %.

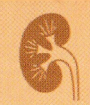

Einseitige Nierenerkrankungen

Calciumnephrolithiasis ist am häufigsten, wobei der Urin-pH ausschlaggebend ist, ob Calciumoxalat oder Calciumphosphatsteine gebildet werden. Da die meisten Patienten einen sauren Urin ausscheiden, überwiegt die Bildung von Calciumoxalatsteinen. Bei Patienten mit rezidivierenden Calciumphosphatsteinen sollte nach Ursachen eines alkalischen Urins gesucht werden (Infektion mit harnstoffspaltenden Bakterien, Hyperparathyreoidismus, renal-tubuläre Azidose und Applikation von Acetazolamid).

Risikofaktoren für die Entstehung einer Calciumnephrolithiasis sind *Hyperkalzurie, Hyperoxalurie, Hypozitraturie* und *Hyperurikosurie*.

Die wichtigsten mit *Calciumnephrolithiasis einhergehenden Krankheitsbilder* sind:

▶ der *primäre Hyperparathyreoidismus*, der durch Nachweis einer Hyperkalzämie und Hypophosphatämie vermutet und durch Bestimmung des erhöht gemessenen intakten PTH belegt werden kann,
▶ die *idiopathische Hyperkalzurie*, bei der eine Calciumausscheidung im 24-h-Urin von > 300 mg bei Männern und > 250 mg bei Frauen gemessen werden kann, und von der ausgegangen werden darf, nachdem andere Ursachen einer Hyperkalzurie wie der primäre Hyperparathyreoidismus und die Sarkoidose ausgeschlossen sind,
▶ eine *Hyperoxalurie*, die durch vermehrte orale Zufuhr oxalsäurehaltiger Nahrungsmittel, vermehrte enterale Absorption von Oxalsäure bei gastrointestinalen Erkrankungen mit Malabsorption und durch die selten vorkommende primäre Hyperoxalurie bedingt sein kann,
▶ eine *Hypozitraturie*, die sich bei etwa 10–20% der Patienten mit rezidivierender Calciumnephrolithiasis findet,
▶ eine *Hyperurikosurie*, die durch Harnsäureexkretionsraten > 800 mg/Tag bei Männern und > 750 mg/Tag bei Frauen gekennzeichnet ist. Hyperurikosurie fördert nicht nur die Entstehung von Harnsäuresteinen, sondern auch die Bildung calciumhaltiger Nierensteine. Es wird eine heterogene Nukleation und ein direkter Aussalzungseffekt von Calciumoxalat durch Uratsalze angenommen.
▶ Eine *renal-tubuläre Azidose:* Bei der distalen Form der renal-tubulären Azidose finden sich als Leitsymptome eine hyperchlorämische metabolische Azidose, ein Urin-pH-Wert von < 5,5, eine Hyperkalzurie und Hypozitraturie und das Auftreten einer Nephrokalzinose.

Harnsäuresteine entstehen überwiegend:

▶ bei Ausscheidung eines sauren Urins,
▶ bei niedrigem Urinvolumen und
▶ nachweisbarer Hyperurikosurie.

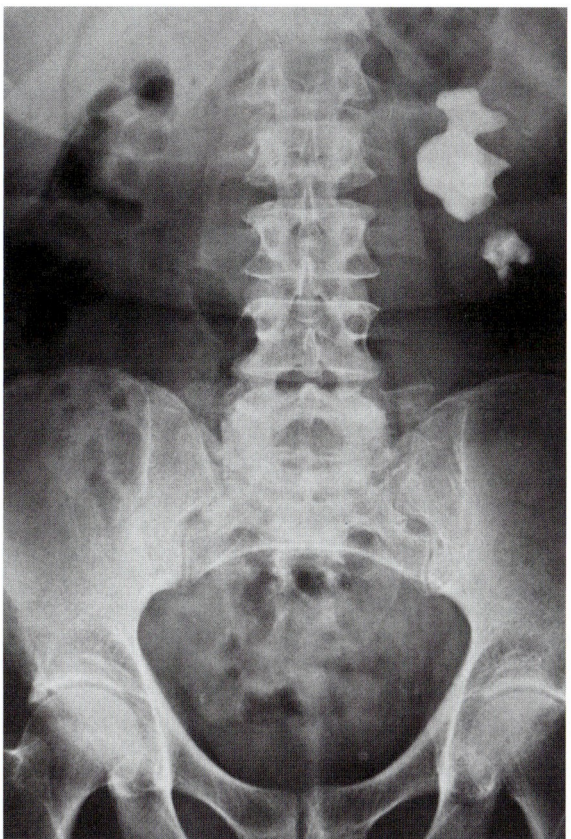

Abb. 29.**50** Nierenbeckenausgußstein links bei Stenose am pyelourethralen Übergang (Abdomenleeraufnahme).

Die Hyperurikosurie ist meistens diätetisch durch eine hohe Proteinzufuhr bedingt, kann jedoch auch bei einem Teil der Gichtpatienten mit endogener Überproduktion von Harnsäure beobachtet werden.

Struvitsteine kommen überwiegend bei Frauen vor. Typischerweise entstehen im Rahmen von Infekten mit ureasebildenden Bakterien *Nierenausgußsteine* (Abb. 29.**50**). Zur Bildung von Urease, welche Harnstoff in Ammoniak spaltet und somit den Urin-pH-Wert auf > 7 ansteigen läßt, sind insbesondere Proteus, Klebsiellen, Citrobacter, Pseudomonas und selten Escherichia coli fähig.

Zystinsteine entstehen bei Patienten mit dem autosomal rezessiv vererbbaren Krankheitsbild der Zystinurie. Die Diagnose stützt sich auf

▶ den Nachweis von Zystinkristallen im konzentrierten Morgen-Nüchternurin (Abb. 29.**6**),
▶ eine korrekte Nierensteinanalyse,
▶ den Nachweis einer erhöhten renalen Ausscheidung von Zystin, Arginin, Ornithin und Lysin.

Literatur

Andrassy K, Waldherr R, Hergesell O, Ritz E. Formen und Diagnostik der Vaskulitiden. Dtsch med Wschr. 1996; 121: 945.

Angangco R, Thiru S, Esnault VLM, Short AK, Lockwood CM, Oliveira DBG. Does truly „idiopathic" crescentic glomerulonephritis exist? Nephrol Dial Translant. 1994; 9: 630.

Bataille R, Harousseau JL. Multiple myeloma. N Engl J Med. 1997; 335: 1657.

Bazzi C, Petrini C, Rizza V, Arigo G, Beltrame A, D'Amico G. Characterization of proteinuria in primary glomerulonephritides. SDS-PAGE patterns: clinical significance and prognostic value of low molecular weight („tubular") proteinuria. Am J Kidney Dis. 1997; 29: 27.

Berden JHM. Lupus nephritis. Kidney Int. 1997; 52: 538.

Bernard DB. Extrarenal complications of the nephrotic syndrome. Kidney Int. 1988; 33: 1184.

Bernstein J. Renal hypoplasia and dysplasia. In: Edelman CM, ed. Pediatric Kidney Disease, 2d ed. Boston: Little Brown; 1992; 1121.

Bolton WK. Goodpasture's syndrome. Kidney Int. 1996; 50: 1753.

Boyce TG, Swerdlow DL, Griffin PM. Escherichia coli 0157:H7 and the hemolytic-uremic syndrome. N Engl J Med. 1995; 333: 364.

Breyer JA. Medical management of nephropathy in type I diabetes mellitus: current recommendations. J Amer Soc Nephrol. 1995; 6: 1523.

Brezis M, Rosen S. Hypoxia of the renal medulla – its implications for renal disease. N Engl J Med. 1995; 332: 647.

Bushinsky DA. Nephrolithiasis. J Am Soc Nephrol. 1998; 917.

Caglioti A, Esposito C, Fuiano G, Buzio C, Postorino M, Rampino T, Conte G, Dal-Canton A. Prevalence of symptoms in patients with simple renal cysts. Brit Med J. 1993; 306: 430.

Chapman AB, Rubinstein D, Hughes R, Stears JC, Earnest MP, Johnson AM, Gabow PA, Kaehny WD. Intracranial aneurysms in autosomal dominant polycystic kidney disease. N Engl J Med. 1992; 327: 916.

Clark jr CM, Lee DA. Prevention and treatment of the complications of diabetes mellitus. N Engl J Med. 1995; 332: 1210.

Couser WG. Rapidly progressive glomerulonephritis: classification, pathogenetic mechanisms, and therapy. Amer J Kidney Dis. 1988; 11: 449.

Curham GC, Zeidel ML. Urinary tract obstruction. In Brenner BM. The Kidney, 5th ed. Philadelphia: Saunders; 1996: 1936.

Davidson AJ, Hartman DS, Choyke PL, Wagner BJ. Radiologic assessment of renal masses: Implications for patient care. Radiology. 1997; 202: 297.

De Broe ME, Elseviers MM. Analgesic nephropathy. N Engl J Med. 1998; 338: 446.

DemkoTM, Diamond JR, Groff J. Obstructive nephropathy as a result of retroperitoneal fibrosis: A review of ist pathogenesis and associations. J Am Soc Nephrol. 1997; 8: 684.

Donadio jr JV, Grande JP. Immunglobulin A nephropathy: A clinical perspective. J Amer Soc Nephrol. 1997: 1324.

Drueke TB. The pathogenesis of parathyroid gland hyperplasia in chronic renal failure. Kidney Int. 1995; 48: 259.

Dubach UC, Rosner B, Stürmer T. Epidemiologic study of analgesic abuse: Mortality study in 7275 working women (1968–1987). Kidney Int. 1991; 40: 728.

Dubach UC, Rosner B, Sturmer T. An epidemiologic study of abuse of analgesic drugs. Effects of phenacetin and salicylate on mortality and cardiovascular morbidity. N Engl J Med. 1991; 324: 155.

Falk RJ, Jenette JCh. ANCA small vessel vaskulitis. J Amer Soc Nephrol. 1997; 8: 314.

Favaro S, Bonfante L, D'Angelo A et al. Is the red cell morphology really useful to detect the source of hematuria? Amer J Nephrol. 1997; 17: 172.

Fick G, Weber M. Autosomal dominante polyzystische Nierenerkrankung. Dtsch med Wschr. 1992; 117: 1160.

Fogazzi GB, Passerini P, Paparella M. Mikroskopische Harnuntersuchung. Neue Aussagen mit einer alten Methode. Dtsch med Wschr. 1991; 116: 314.

Fraser CL, Arieff AI. Nervous system complications in uremia. Ann intern Med. 1988; 109: 143.

Gabow PA. Autosomal dominant polycystic kidney disease. N Engl J Med. 1993; 329: 332.

Galla JH. IgA nephropathy. Kidney Int. 1995; 47: 377.

Glassock RJ. Secondary membranous glomerulonephritis. Nephrol Dial Transplant. 1992; 1: 64.

Gohlke F, Wandel E, Christmann M, Meyer zum Büschenfelde KH, Hermann E. Tubulointerstitielles Nephritis-Uveitis-Syndrom (TINU-Syndrom). Dtsch med Wschr. 1995; 120: 753.

Gomez-Garices MA, McClellan W, Soucie JM. A prospective comparison of methods for determining if cardiovascular disease is a predictor of mortality in dialysis patients. Amer J Kidney Dis. 1994; 23: 382.

Grantham JJ. The etiology, pathogenesis and treatment of autosomal dominant polycystic kidney disease: Recent advances. Amer J Kidney Dis. 1996; 28: 788.

Halabé A, Sperling O. Uric acid nephrolithiasis. Mineral Electrolyte Metab. 1994; 20: 424.

Harris RC, Ismail N. Extrarenal complications of the nephrotic syndrome. Amer J Kidney Dis. 1994; 23: 477.

Hebert LA, Cosio FG, Neff JC. Diagnostic significance of hypocomplementemia. Kidney Int. 1991; 39: 811.

Heidbreder E, Schmidt M, Götz R, Habscheid W, Dämmrich J, Heidland A. Pulmorenales Syndrom. Günstigere Prognose immunologisch unvermittelter Erkrankungen durch adäquate Diagnostik und Therapie. Dtsch med Wschr. 1991; 116: 223.

Hess B. Diagnostische Marker bei Calzium-Nephrolithiasis – Neues und Althergebrachtes in neuem Gewand. Schweiz med Wschr. 1995; 125: 2460.

Hoffmann GS, Kerr GS, Leavitt RY et al. Wegener's granulomatosis: an analysis of 158 patients. Ann Intern Med. 1992; 116: 488.

Hogan SL, Nachman PH, Wilkman AS, Jennette JC, Falk RJ. Prognostic markers in patients with antineutrophil cytoplasmic autoantibody-associated microscopic polyangiitis and glomerulonephritis. J Amer Soc Nephrol. 1996; 7: 23.

Hricik DE, Chung-Park M, Sedor JR. Glomerulonephritis. N Engl J Med. 1998; 339: 888.

Hruska KA, Teitelbaum SL. Renal osteodystrophy. N Engl J Med. 1995; 333: 166.

Jennette J, Falk RJ. Small-vessel vasculitis. N Engl J Med. 1997; 337: 1512.

Keller CK, Andrassy K, Waldherr R, Ritz E. Postinfectious glomerulonephritis – is there a link to alcoholism? Quart J Med. 1994; 87: 97.

Klahr S, Miller SB. Acute Oliguria. N Engl J Med. 1998; 338: 671.

Köhler H, Wande E, Brunck B. Acanthocyturia – a characteristic marker for glomerular bleeding. Kidney Int. 1991; 40: 115.

Kuhlmann U, Steurer J, Rhyner K, von Felten A, Briner J, Siegenthaler W. Platelet aggregation and β-thromboglobulin levels in nephrotic patients with and without thrombosis. Clin Nephrol. 1981; 15: 229.

Kuhlmann U, Walb D, Luft FC. Nephrologie – Pathophysiologie – Klinik – Praxis, 3. Aufl. Stuttgart: Thieme-Verlag; 1998.

Leman J, Worcester EM, Gray RW. Hypercalciuria and stones. Amer J Kidney Dis. 1991; 17: 386.

Llach F. Secondary hyperparathyroidism in renal failure: The trade-off hypothesis revisted. Amer J Kidney Dis. 1995; 25: 663.

Machleidt C, Mettang T, Stärz E, Weber J, Risler T, Kuhlmann U. Multifactorial genesis of enhanced platelet aggregability in patients with nephrotic syndrome. Kidney Int. 1989; 36: 119.

Mason PD, Pusey CD. Glomerulonephritis: diagnosis and treatment. Brit med J. 1994; 309: 1557.

Mettang T, Fritz P, Weber J, Machleidt C, Hübel E, Kuhlmann U. Uremic pruritus in patients on hemodialysis or continuous ambulatory peritoneal dialysis (CAPD). The role of plasma histamine and skin mast cells. Clin Nephrol. 1990; 34: 136.

Mettang T, Fischer FP, Kuhlmann U. Urämischer Pruritus. Pathophysiologische und therapeutische Konzepte. Dtsch med Wschr. 1996; 121: 1025.

Michel DM, Kelly CJ. Acute interstitial nephritis. J Amer Soc Nephrol. 1998: 506.

Mills JA. Systemic lupus erythematosus. N Engl J Med. 1994; 330: 1871.

Moake JL. Haemolytic-uraemic syndrome: basic science. Lancet 1994; 343: 393.

Molitch ME. Management of early diabetic nephropathy. Amer J Med. 1997; 102: 392.

Montseny JJ, Meyrier A, Kleinknecht D, Callard P. The current spectrum of infectious glomerulonephritis. Experience with 76 patients and review of the literature. Medicine (Balt.) 1995; 74: 63.

Niles JL, Bottinger EP, Saurina GR, Kelly KJ, Pan G, Collins AB, McCluskey RT. The syndrome of lung hemorrhage and nephritis is usually an ANCA-associated condition. Arch intern Med. 1996; 156: 440.

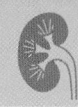

Nolan CR, Anderson RJ. Hospital-acquired acute renal failure. JASN. 1998; 710.

Orth SR, Ritz E. The nephrotic syndrome. N Engl J Med. 1998; 338: 1202.

Perrone RD. Extrarenal manifestations in APDKD. Kidney Int. 1997; 51: 2022.

Rastegar A, Kashgarian M. The clinical spectrum of tubulointerstitial nephritis. Kidney Int. 1998; 54: 313.

Ritz E, Matthias S, Seidel A, Reichel H, Szabo A, Höri WH. Disturbed calcium metabolism in renal failure – pathogenesis and therapeutic strategies. Kidney Int. 1992; 42: 37.

Ritz E, Stefanski A. Diabetic nephropathy in type II diabetes. Amer J Kidney Dis. 1996; 27: 167.

Ritz E, Berigs K, Strojek K, Keller C. Nephropathie und Hypertonie bei Typ-2-Diabetes. Med Klin. 1997; 92: 421.

Smith JD, Hayslett JP. Reversible renal failure in the nephrotic syndrome. Amer J Kidney Dis. 1992; 19: 201.

Suki WN. Pericarditis. Kidney Int. 1988; 33, Suppl. 24: 10.

Ten RM, Torres VE, Milliner DS, Schwab TR, Holley KE, Gleich GJ. Acute interstitial nephritis: immunologic and clinical aspects. Mayo Clin Proc. 1988; 63: 921.

Thadhani RI, Camargo jr CA, Xavier RJ, Fang LST, Bazari H. Atheroembolic renal failure after invasive procedures. Natural history on 52 histologically proven cases. Medicine (Balt.) 1995; 74: 350.

Thadhani R, Pascual M, Bonventre JV. Acute renal failure. N Engl J Med. 1996; 334: 1448.

Vanherweghem JL, Depierreux M, Tielemans C et al. Rapidly progressive interstitial renal fibrosis in young women: association with slimming regimen including Chinese herbs. Lancet. 1993; 341: 387.

Webb JA. Regular review: Ultrasonography in the diagnosis of urinary tract obstruction. Brit Med J 1990; 301: 944.

Weisinger JR. New insights into the pathogenesis if idiopathic hypercalcuria: the role of bone. Kidney Int. 1996; 49: 1507.

Winearls CG. Acute myeloma kidney. Kidney Int. 1995; 48: 1347.

Yamagata K, Yamagata Y, Kobayashi M, Koyama A. A long-term follow-up study of asymptomatic hematuria and/or proteinuria in adults. Clin Nephrol. 1996; 45: 281.

Zager RA. Rhabdomyolysis and myohemoglobinuric acute renal failure. Kidney Int. 1996; 49: 314.

Zuckerman GR, Cornette GL, Clouse RE, Harter HR. Upper gastrointestinal bleeding in patients with chronic renal failure. Ann Intern Med. 1985; 102.

30 Störungen des Wasser-, Elektrolyt- und Säure-Basen-Haushalts

U. Kuhlmann und W. Siegenthaler

30.1 Störungen des Wasser- und Natriumhaushalts 829

Flüssigkeitsverteilungsräume 829
Volumenhomöostase und Osmoregulation 829
Einteilung der Störungen im Wasser- und Natriumhaushalt 829
Beurteilung des Volumenstatus 830
 Anamnese 831
 Klinische Untersuchungen 831
 Laboruntersuchungen 832
 Röntgenthorax und ZVD 832
Extrazellulärer Volumenmangel bei normalem Serumnatrium 832
Zunahme des extrazellulären Volumens (Volumenexpansion) bei normalem Serumnatrium 832
Hyponatriämie 833
 Hypovolämische Hyponatriämie 833
 Euvolämische Hyponatriämie 834
  Syndrom der inadäquaten ADH-Sekretion (SIADH, Schwartz-Bartter-Syndrom) 834
  Endokrine Erkrankungen 835
  Verschiedene Ursachen 835
 Hypervolämische Hyponatriämie 835
 Diagnostisches Vorgehen bei Hyponatriämie 835
Hypernatriämie 836
 Hypervolämische Hypernatriämie 836
 Euvolämische Hypernatriämie 836
 Hypovolämische Hypernatriämie 837
 Differentialdiagnostisches Vorgehen bei Hypernatriämie 837

30.2 Störungen des Kaliumstoffwechsels 838

Hypokaliämie 838
 Hypokaliämie bei internen Bilanzstörungen (Gesamtkörperkalium normal) 838
 Hypokaliämie bei externen Bilanzstörungen (Ganzkörperkalium vermindert) 839
  Syndrome mit hypokaliämischer Hypertonie 840
  Syndrome mit Hypokaliämie und normalem/niedrigem Blutdruck 840
 Diagnostisches Vorgehen bei Hypokaliämie 840
Hyperkaliämie 841
 Diagnostisches Vorgehen bei Hyperkaliämie 843

→

30.3 Störungen des Magnesiumhaushalts — 843
Hypomagnesiämie 843
Hypermagnesiämie 843

30.4 Störungen des Calciumstoffwechsels — 844
Hypokalzämie 844
    Differentialdiagnose der Hypokalzämie 844
Hyperkalzämie 847
    Häufige Ursachen der Hyperkalzämie 847
        Hyperkalzämie bei primärem Hyperparathyreoidismus 847
        Hyperkalzämie bei Patienten mit malignen Tumoren 849
    Seltene Ursachen der Hyperkalzämie 851
        Weitere endokrine Erkrankungen 851
        Medikamente 851
        Hyperkalzämie bei Nierenerkrankungen 852
        Hyperkalzämie bei granulomatösen Erkrankungen 852
        Immobilisation 852
    Differentialdiagnose und Abklärung bei Hyperkalzämie 852

30.5 Störungen des Phosphatstoffwechsels — 853
Hypophosphatämie 853
Hyperphosphatämie 855

30.6 Störungen des Säure-Basen-Haushaltes — 855
    Weitere Meßgrößen im Säure-Basen-Haushalt 856
Respiratorische Azidose 857
Respiratorische Alkalose 858
Metabolische Azidose 858
    Differentialdiagnostische Überlegungen bei metabolischer Azidose 858
        Azidosen durch exogene Zufuhr oder endogene Bildung von Säuren 858
        Azidosen bedingt durch eine verminderte renale Säureelimination 859
        Metabolische Azidosen bedingt durch einen renalen oder gastrointestinalen Bicarbonatverlust 860
Metabolische Alkalose 861

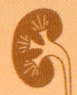

30.1 Störungen des Wasser- und Natriumhaushalts

Physiologische Vorbemerkungen

Zum Verständnis der Störungen des Flüssigkeitshaushalts und der Änderung der Serumnatriumkonzentration sind physiologische Kenntnisse unumgänglich, die im Rahmen dieses Buches nur sehr gekürzt abgehandelt werden können.

Flüssigkeitsverteilungsräume

Abb. 30.1 zeigt die Zusammensetzung der verschiedenen Körperkompartimente mit der Verteilung von Wasser und osmotisch aktiven Kationen. In Abhängigkeit von der Menge des Fettgewebes bestehen 55–60 % des Körpergewichtes (KG) eines erwachsenen Menschen aus Wasser, welches zu etwa 40 % im *Intrazellulärraum* und zu etwa 20 % im *Extrazellulärraum (EZR)* verteilt ist.

Extrazellulärraum. Der EZR läßt sich in 3 weitere Kompartimente aufgliedern:
- *intravasaler* Flüssigkeitsraum (5 % des KG),
- *interstitieller* Flüssigkeitsraum (15 % des KG),
- *transzelluläre* Flüssigkeit.

Dem *transzellulären „dritten" Raum* kommt unter physiologischen Bedingungen keine wesentliche Bedeutung zu. Es handelt sich v. a. um seröse Hohlräume und den Darm. Bei Krankheitszuständen kann dieser dritte Raum jedoch große Mengen an Flüssigkeit aufnehmen, z. B. bei Körperhöhlenergüssen oder Sequestration von Flüssigkeit in traumatisierte Muskulatur.

Serumosmolalität. Obwohl die Elektrolytzusammensetzung im Intra- und Extrazellulärraum völlig unterschiedlich ist (Tab. 30.1), ist unter physiologischen Bedingungen der osmotische Druck in beiden Kompartimenten identisch. Die Osmolalität im EZR bzw. Plasma korreliert direkt mit der Natriumkonzentration und kann rechnerisch nach folgender Formel bestimmt werden:

> **Serumosmolität (mosm/l) =
> (Serumnatrium in mval/l + 5) × 2**

Bei gesunden Personen ist die gemessene und rechnerisch ermittelte Serumosmolalität identisch und beträgt 285–295 mosm/l. Findet sich zwischen gemessener und errechneter Osmolalität eine Differenz von mehr als 10 mosm/l, so spricht man von einer *osmotischen Lücke*. Ihr Vorhandensein weist auf osmotisch aktive Substanzen im EZR hin, die nicht mit der Formel erfaßt werden (z. B. Alkohole oder Glykole).

Trennung von Intra- und Extrazellulärraum. Intra- und Extrazellulärraum sind durch die Zellmembranen voneinander getrennt. Da diese Zellmembranen für Wasser frei permeabel, jedoch für die gelösten Bestandteile aufgrund von Ionenpumpen funktionell undurchlässig sind, muß bei Änderung des osmotischen Druckes im EZR, z. B. durch Anstieg oder Absinken des Serumnatriums, Wasser, dem osmotischen Gradienten folgend, von einem Kompartiment in das andere nachströmen, bis ein osmotischer Ausgleich erfolgt ist.

Starling-Hypothese. Die Verteilung der Flüssigkeit zwischen Intravasalraum (IVR) und interstitiellem Raum (IRS) wird durch den *hydrostatischen* und *kolloidosmotischen Druck* im Kapillarlumen und im Interstitium bestimmt. Diese Phänomene werden durch die *Starling-Hypothese* umschrieben.

Volumenhomöostase und Osmoregulation

Anpassen der renalen Na$^+$-Exkretion. Volumenhomöostase und Osmoregulation erfolgen über äußerst komplexe Mechanismen. Da Natrium im Extrazellulärraum als Hauptkation ganz wesentlich das extrazelluläre Volumen bestimmt, erfolgt die *Volumenregulation* durch *Anpassung der renalen Natriumexkretion* an die wechselnde Natriumzufuhr. Schwankungen des extrazellulären Volumens werden durch parallele Schwankungen der renalen Natriumausscheidung aufgefangen. Volumenexpansion im Extrazellulärraum führt zur Natriurese, umgekehrt nimmt bei Volumenmangelzuständen die Natriumausscheidung durch die Nieren ab.

Regelsystem. Zahlreiche kardiovaskuläre, endokrine und renale Sensoren und Stellgrößen ermöglichen diese komplexe Anpassung der renalen Natriumexkretion an die wechselnde Natriumzufuhr. *Volumenrezeptoren* im arteriellen Gefäßbett, in Herzvorhöfen, Pulmonalvenen, Leber und Nieren nehmen Schwankungen des intravaskulären Volumens (bzw. des „effektiven zirkulierenden Blutvolumens = EBV") wahr und passen über verschiedene *Effektormechanismen* die renale Natriumexkretion der wechselnden Zufuhr an. Stellgrößen in diesem komplexen Regelsystem sind:
- das *Renin-Angiotensin-Aldosteron-System*,
- das *sympathische Nervensystem*,
- der *atriale natriuretische Faktor* und
- *intrarenale Mechanismen*.

Osmoregulation im EZR. Die Osmoregulation im EZR erfolgt über eine *Anpassung der renalen Wasserexkretion* unter Steuerung des Hypophysenhinterlappenhormons Adiuretin (ADH) (Abb. 30.2). Das bei Hyperosmolalität im EZR zunehmende *Durstgefühl* bestimmt zudem die Flüssigkeitszufuhr.

Einteilung der Störungen im Wasser- und Natriumhaushalt

Störungen im Wasser- und Natriumhaushalt können vereinfacht untergliedert werden in:
- *extrazelluläres Volumendefizit* (bei normalem Serumnatrium),
- *extrazelluläre Volumenexpansion* (bei normalem Serumnatrium),
- *Zustände mit Hyponatriämie*,
- *Zustände mit Hypernatriämie*.

Verminderung oder Zunahme von *Natrium* und *Wasser* zu *gleichen Teilen* führt zu *Volumenmangel* bzw. *Volumenexpansion* im EZR. Diese Störungen führen typi-

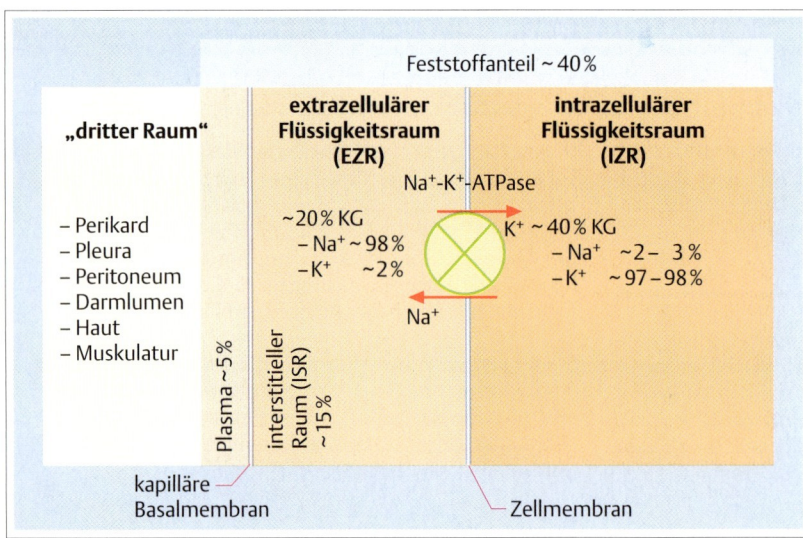

Abb. 30.1 Wasser- und Kationenverteilung im Organismus des Erwachsenen. Wasser in Prozent des Körpergewichts, Kationen in Prozent des Gesamtkörperbestands.

scherweise zu Kreislaufsymptomen der Exsikkose oder Überwässerung (s. unten und Tab. 30.2).

Hyponatriämie (< 135 mval/l) zeigt an, daß der Wassergehalt im Extrazellulärraum relativ zum Natriumgehalt des Extrazellulärraumes erhöht ist. Das Extrazellulärvolumen kann bei diesen Zuständen erhöht (hypervolämische Hyponatriämie), erniedrigt (hypovolämische Hyponatriämie) oder normal (euvolämische Hyponatriämie) sein.

Hypernatriämie (> 150 mval/l = mmol/l) ist ein Zeichen für einen relativen Wassermangel im EZR. Auch hier unterscheidet man je nach Volumenstatus eine euvolämische, hypovolämische und hypervolämische Hypernatriämie.

Zustände mit ausgeprägter Hypo- oder Hypernatriämie bewirken durch Änderung der extrazellulären Osmolalität H_2O-Verschiebungen zwischen IZR und EZR. Zellschrumpfung bzw. -schwellung führen zu *neurologischen Symptomen*, die bei Serumnatriumwerten von > 160 mval/l (= mmol/l) bzw. < 120 mval/l (= mmol/l) mit Desorientiertheit, Krämpfen und Koma einhergehen und schließlich letal enden können.

Beurteilung des Volumenstatus

Volumenmangel bzw. Volumenzunahme im Extrazellulärraum betrifft beide Kompartimente, also den Intravasalraum (IVR) und den interstitiellen Raum (ISR) gleichermaßen: Salzverlust führt zur Verminderung der Flüssigkeitsvolumina in beiden Anteilen des EZR, Natriumretention zur Volumenzunahme in IVR und ISR. Es gibt jedoch seltene Ausnahmen von dieser Regel: So kann bei einigen Patienten mit nephrotischem Syndrom eine deutliche Zunahme des interstitiellen Raumes bei vermindertem

Tabelle 30.1 Elektrolytzusammensetzung im Intra- und Extrazellulärraum

Ionen	Plasmawasser (mmol/l)	Interstitielle Flüssigkeit (mmol/l)	Intrazelluläre Flüssigkeit (mmol/l)
Kationen			
Natrium	153	145	12
Kalium	4,6	4,4	140
Calcium	2,7	2,4	4
Magnesium	1,2	1,1	34
Anionen			
Cl^-	112	117	4
HCO_3^-	26	27	12
Phosphat	2,2	2,3	40
Proteine	15	0	50
Andere	6,3	6,2	84

Tabelle 30.2 Klinische Zeichen bei extrazellulärem Volumenmangel und Volumenüberschuß

	Volumenexzeß im EZR	Volumenmangel im EZR
Kardiovaskuläre und pulmonale Symptome	– Hypertonie – 3. Herzton – gefüllte Jugularvenen – positiver hepatojugulärer Reflux – auskultatorisch Lungenstauung	– Blutdruckabfall (> 15–20 mmHg systolisch) in Orthostase Pulsanstieg (> 15–20 Schläge) in Orthostase – verminderte Jugularvenenfüllung – Hypotonie und Schock bei schwerem Volumenmangel
Haut und Schleimhäute	Ödeme in lageabhängigen Bereichen	verminderter Hautturgor trockene Schleimhäute erniedrigter intraokulärer Druck

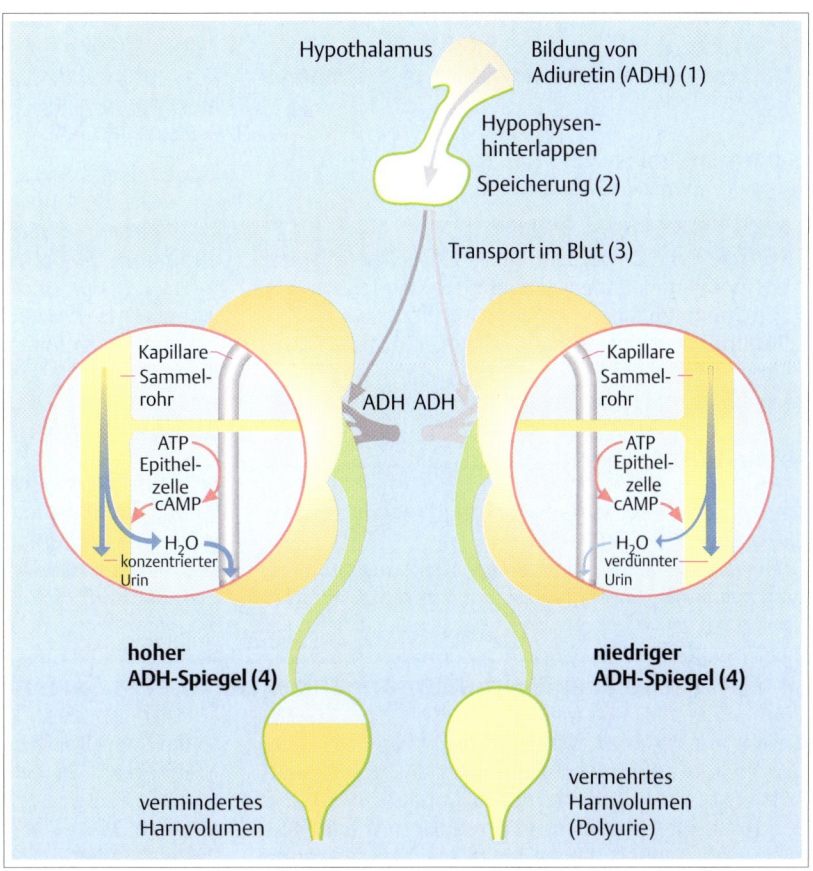

Abb. 30.2 Osmoregulation. Adiuretin (ADH) wird in den paraventrikulären und supraoptischen Neuronen des Hypothalamus gebildet (1) und gelangt entlang der Nervenbahnen in den Hypophysenhinterlappen, wo es gespeichert wird (2). Die Freisetzung des ADH ist abhängig von der Osmolalität des Blutes, welches Hypothalamus und Hypophyse durchströmt. Zusätzlich gibt es zahlreiche nichtosmotische Stimulatoren der ADH-Freisetzung. Über die Blutbahn gelangt das ADH zum Zielorgan, der Niere (3). In der Niere befinden sich ADH-Rezeptoren auf der kontraluminalen Seite der distalen Tubuli und Sammelrohre. Nach Belegung dieser Rezeptoren erfolgt eine Aktivierung des renalen Adenylzyklasesystems. Durch vermehrte Produktion von zyklischem Adenosinmonophosphat (cAMP) und hierdurch bedingte Phosphorylierungsvorgänge auf den Zellmembranen resultiert dann schließlich eine erhöhte Permeabilität der Zellen für Wasser. Endresultat der ADH-Wirkung ist ein gesteigerter H_2O-Transport aus dem Lumen der distalen Tubuli und Sammelrohre in das Nierenmarkinterstitium. Ein hoher Spiegel an zirkulierendem ADH steigert somit die Permeabilität der distalen Tubulus-Sammelrohrzellen, es wird vermehrt Wasser rückresorbiert, der Urin ist konzentriert, das Urinvolumen gering (4). Bei niedrigem zirkulierendem ADH-Spiegel (z. B. Diabetes insipidus centralis) ist die Permeabilität der distalen Tubuluszellen und Sammelrohre für H_2O vermindert, das Urinvolumen ist erhöht, der Urin verdünnt (5).

Intravasalvolumen beobachtet werden. Flüssigkeitssequestration in den „dritten Raum" kann mit einer Abnahme des Intravasalvolumens einhergehen.

Die Beurteilung von IVR und ISR erfolgt durch Anamnese, klinische Untersuchung, Erhebung von Laborbefunden, Röntgenthoraxaufnahme und gegebenenfalls durch Messung des zentralvenösen Druckes (ZVD).

Anamnese

Angaben über vorbestehende renale, pulmonale oder endokrine Erkrankungen, die tägliche Flüssigkeitszufuhr, auffallende Flüssigkeitsverluste, Änderungen des Körpergewichtes, der Urinvolumina und der Kreislauffunktion (Puls, Blutdruck) sind von größter Bedeutung für die Rekonstruktion von Ätiologie und Pathogenese einer bestehenden Störung im Wasser- und Elektrolythaushalt.

Klinische Untersuchung

Tab. 30.2 zeigt klinische Zeichen des extrazellulären Volumenmangels bzw. der extrazellulären Volumenexpansion.

Volumenmangelsymptome. *Volumenmangelsymptome sind:*

▶ orthostatische Hypotonie mit RR-Abfall im Stehen um > 15–20 mmHg,
▶ Pulsanstieg um > 15–20 Schläge bei Wechsel von liegender in stehende Position,

- kollabierte Jugularvenen bei 45 Grad Position des Oberkörpers,
- trockene Haut und Schleimhäute und ausgeprägtes Durstgefühl.

Volumenzunahme im EZR. Klinische Zeichen einer *Zunahme des Extrazellulärvolumens* sind:

- Anstieg des Körpergewichtes,
- Auftreten von Ödemen im Bereich der Unterschenkel bei mobilen Patienten, über dem Sakrum bei liegenden Patienten,
- Blutdruckanstieg und Auftreten einer Hypertonie bei einigen Patienten,
- feuchte Rasselgeräusche über der Lungenbasis.

Laboruntersuchungen

Pathologische Laborbefunde finden sich vorwiegend bei *Volumendefizit* im EZR.

Bei extrarenalen Flüssigkeitsverlusten kommt es durch renale Gegenregulation zum Auftreten einer

- Oligurie mit Anstieg des spezifischen Gewichtes auf > 1,020 bzw. der Urinosmolalität auf > 600 mosm/l (= mmol/l),
- Verminderung der renalen Natrium- und Chloridexkretion auf < 20 mval/l (= mmol/l).

Diese renalen Anpassungsmechanismen versagen allerdings bei *Diuretikatherapie*, vorbestehenden *Nierenerkrankungen, osmotischer Diurese* (Diabetes mellitus) und *Nebennierenrindeninsuffizienz*.

Anstieg des Hämatokritwertes und des Serumalbuminspiegels sind recht unzuverlässige Laborparameter für ein extrazelluläres Volumendefizit und können lediglich in der Verlaufsbeurteilung verwertet werden.

Röntgenthorax und ZVD

Bei schwerkranken Patienten sind die Beurteilung des *Röntgenthoraxbildes* hinsichtlich Lungenstauung, Herzgröße und Ergußbildung sowie die Messung des *zentralvenösen Venendruckes* zur Beurteilung des Volumenstatus aufschlußreich.

Extrazellulärer Volumenmangel bei normalem Serumnatrium

Natrium und Wasser können renal, gastrointestinal, über die Haut und in den dritten Raum verlorengehen. Übersteigen diese Verluste die orale oder intravenöse Zufuhr, kommt es zu einem extrazellulären Volumendefizit mit Auftreten der oben beschriebenen Symptome (Tab. 30.2).

Pathogenese. Volumenmangelzustände entwickeln sich durch Natrium- und Wasserverluste

- *im Gastrointestinaltrakt:* Diarrhö, Erbrechen, Magensaftverlust über Sonden, Blutungen,
- *durch die Nieren:* Diuretikatherapie, osmotische Diurese (z. B. Diabetes mellitus), Nebennierenrindeninsuffizienz und renale Erkrankungen,
- *durch Haut- und Respirationstrakt:* Schweiß und Verbrennungen,
- *durch Verluste in den „dritten" Raum:* Ileus, Pankreatitis, Peritonitis und Blutungen.

Klinische Symptome bei extrazellulärem Volumendefizit s. Tab. 30.2.

Zunahme des extrazellulären Volumens (Volumenexpansion) bei normalem Serumnatrium

Ursachen. Salz und Wasserüberschuß im EZR führen zum Anstieg des Körpergewichtes und nach Vermehrung der interstitiellen Flüssigkeit um > 2–4 l zum Auftreten von Ödemen. Die wichtigsten mit einer Zunahme des EZR einhergehenden Erkrankungen sind:

- Nierenerkrankungen mit Niereninsuffizienz,
- Leberzirrhose,
- Herzinsuffizienz,
- nephrotisches Syndrom,
- idiopathische Ödeme.

Pathogenese bei Niereninsuffizienz. Bei Nierenerkrankungen mit fortgeschrittener Niereninsuffizienz ist die renale Retention von Salz und Wasser das pathophysiologische Grundprinzip. Wird bei dieser Erkrankung die orale Salz- und Flüssigkeitszufuhr nicht gedrosselt, kommt es zu progredienter Hypervolämie und sekundär zum Auftreten von Ödemen. Bei diesen sog. „Überlaufödemen" ist das Renin-Angiotensin-Aldosteron-System (RAAS) supprimiert, Blutdruck und Herzzeitvolumen tendieren zu hohen Werten.

Pathogenese bei anderen Erkrankungen. Das pathophysiologische Konzept der Ödementstehung ist anders *bei den übrigen genannten Erkrankungen*. Hier liegen der Ödementstehung zugrunde:

- eine vermehrte Bildung interstitieller Flüssigkeit durch Änderung der Starling-Kräfte in den Kapillaren (Erhöhung des hydrostatischen Druckes, Abnahme des onkotischen Druckes)
- und eine renale Salz- und Wasserretention, die die Hypervolämie aufrechterhält.

Diese Erkrankungen können mit einem niedrigen Plasmavolumen bzw. einem niedrigen effektiven arteriellen Blutvolumen einhergehen, welches die renale Natrium- und Wasserretention auslöst. Deshalb ist es möglich, daß trotz klinischer Zeichen der Überwässerung

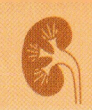

(Ödeme) bei diesen Krankheitsbildern eine orthostatische Hypotonie auftritt. Ferner können das RAAS und die ADH-Ausschüttung aktiviert werden. Dadurch wird auch verständlich, daß es bei diesen Ödemkrankheiten gelegentlich zum Auftreten einer *Hyponatriämie* kommt. Durch das niedrige effektive Blutvolumen wird eine nichtosmotische ADH-Stimulation bewirkt; gesteigerter Durst und reichliche Flüssigkeitszufuhr führen dann bei ungenügender Ausscheidung von freiem Wasser über die Nieren zur Hyponatriämie.

Die Differentialdiagnose der zur Ödembildung neigenden Krankheitsbilder ist aufgrund der klinischen Symptome der Grundkrankheit und mit Hilfe von Laboruntersuchungen meistens einfach (Diagnostik s. bei den entsprechenden Krankheitsbildern).

Hyponatriämie

Definition und Ursache. Hyponatriämie (< 135 mval/l) bedeutet Wasserüberschuß im Extrazellulärraum. Weitaus häufigste Ursachen einer Hyponatriämie sind:

➤ das Syndrom der inadäquaten ADH-Sekretion (SIADH)
➤ und eine verminderte Gewebeperfusion durch Abnahme des effektiven Blutvolumens (Ödemkrankheiten).

In beiden Situationen ist die ADH-Freisetzung erhöht und somit die Fähigkeit der Nieren, einen verdünnten Urin auszuscheiden, gestört.

Einteilung. Die *Einteilung* der mit Hyponatriämie einhergehenden Zustände erfolgt am besten *über die klinische Beurteilung des Volumenstatus* (Tab. 30.**2**) in

➤ *hypovolämische Hyponatriämie*
= Defizit an totalem Körperwasser, größeres Defizit an totalem Körpernatrium, klinisch Zeichen der Dehydratation,
➤ *euvolämische Hyponatriämie*
= geringgradiger Wasserüberschuß ohne Ödembildung, klinisch keine Hinweise für Hyper- oder Dehydratation,
➤ *hypervolämische Hyponatriämie*
= Exzeß an totalem Körpernatrium, größerer Exzeß an totalem Körperwasser, klinisch meistens mit Ödembildung einhergehend.

Hyponatriämie im Serum führt durch parallelen Abfall der Serumosmolität (Formel S. 829) zu einer Verlagerung von H_2O in die Zellen. Bei Abfall der Serumnatriumkonzentration < 125 mmol/l treten Symptome des Hirnödems mit Verwirrtheit und Koma auf.

Tab. 30.**3** zeigt die Zuordnung der verschiedenen mit Hyponatriämie einhergehenden Erkrankungen zu den 3 Gruppen der hypovolämischen, euvolämischen und hypervolämischen Hyponatriämie.

Hypovolämische Hyponatriämie

Definition. Bei der hypovolämischen Hyponatriämie sind Gesamtkörpernatrium und Gesamtkörperwasser vermindert, wobei proportional mehr Salz als Wasser verlorengegangen ist. Dieser Verlust kann durch die Nieren oder extrarenal erfolgen (Tab. 30.3).

Pathogenese. Häufig ist die pathogenetische Zuordnung der Hyponatriämie recht einfach, wenn anamnestisch Diarrhö, Erbrechen bzw. Diuretikagebrauch angegeben werden. Durch Bestimmung des Urinnatriums ist es möglich, extrarenale und renale Natriumverluste voneinander abzugrenzen. Ein Natriumwert < 10 mmol/l spricht für einen extrarenalen Natriumverlust, während ein Urinnatrium von > 20 mmol/l für einen renalen Natriumverlust spricht:

Tabelle 30.**3** Ursachen der Hyponatriämie

Hypovolämische Hyponatriämie	Euvolämische Hyponatriämie	Hypervolämische Hyponatriämie
Extrarenaler Natriumverlust – Erbrechen, Diarrhö – Verluste in den „dritten" Raum bei Peritonitis, Ileus, Verbrennung, Rhabdomyolyse	**Einnahme von Medikamenten** (Tab. 27.**4**) mit – ADH-ähnlicher Wirkung – Stimulation der ADH-Freisetzung – Verstärkung der renalen ADH-Effekte	**Extrarenale Ursachen** – Herzinsuffizienz – Leberzirrhose
Renaler Natriumverlust – Diuretikamedikation – osmotische Diurese – Mineralokortikoidmangel – Nierenerkrankungen (interstitielle Nephritis, Zystennieren, terminale Niereninsuffizienz)	**Syndrom der inadäquaten ADH-Sekretion (SIADH)** – ZNS-Erkrankungen – pulmonale Erkrankungen – Tumorerkrankungen *Endokrine Erkrankungen* – Glukokortikoidmangel – Hypothyreose *Verschiedene Ursachen* – Polydipsie, Streß, Schmerzen, Operationen	**Renale Erkrankungen** – nephrotisches Syndrom – Niereninsuffizienz unterschiedlicher Genese

▶ *extrarenale Natriumverluste (hypovolämische Hyponatriämie mit niedrigem Urinnatrium [< 10 mmol/l]).*
Durchfall und Erbrechen sind die häufigsten Ursachen. Ferner können *Salz- und Wasserverluste in den dritten Raum* bei Peritonitis, Pankreatitis und Ileus zu beträchtlichen Volumen- und Natriumverlusten in die Peritonealhöhle und das Darmlumen führen. Bei *Verbrennungen* erfolgt ein Flüssigkeitseinstrom in die traumatisierte Muskulatur.
Die Entwicklung der Hyponatriämie ist in dieser Situation Folge einer nichtosmotischen ADH-Stimulation und einer dadurch gestörten renalen Ausscheidung des oral oder parenteral zugeführten freien Wassers.

▶ *renale Natriumverluste (hypovolämische Hyponatriämie mit hohem Urinnatrium [> 20 mmol/l]).*
Die wichtigsten in diese Gruppe einzuordnenden Erkrankungen sind in Tab. 30.**3** aufgeführt. Zu nennen sind insbesondere

– Diuretikatherapie,
– renaler Salzverlust bei verschiedenen interstitiellen und polyzystischen Nierenerkrankungen und bei fortgeschrittener Niereninsuffizienz,
– Mineralokortikoidmangel bei Morbus Addison,
– osmotische Diurese.

! *Diuretikagebrauch* ist die häufigste Ursache einer hypovolämischen Hyponatriämie. Insbesondere kann die Einnahme von Thiaziden zu schweren, z. T. symptomatischen Hyponatriämien führen.

Renaler Salzverlust kann bei fortgeschrittener *Niereninsuffizienz* mit GFR-Werten < 10 ml/min auftreten, insbesondere wenn Patienten mit dermaßen eingeschränkter Nierenfunktion auf eine kochsalzarme Diät gesetzt und/oder mit Diuretika behandelt werden.
Der *Morbus Addison* führt über einen Mineralokortikoidmangel zu einem renalen Salzverlust.
Osmotische Diurese mit Volumen- und Salzverlusten wird insbesondere bei massiver Glukosurie infolge eines schlecht eingestellten Diabetes mellitus beobachtet.

Euvolämische Hyponatriämie

Definition und Ursachen. Hyponatriämie ohne Ödeme oder Dehydrationszeichen ist auf einen mäßigen H$_2$O-Exzeß im EZR zurückzuführen und durch eine *gestörte renale Ausscheidung* von freiem Wasser bedingt (Tab. 30.**3**).
Wichtigste Ursachen einer euvolämischen Hyponatriämie sind:

▶ das Syndrom der inadäquaten ADH-Sekretion,
▶ endokrine Erkrankungen wie Hypothyreose und Nebenniereninsuffizienz.

Syndrom der inadäquaten ADH-Sekretion (SIADH, Schwartz-Bartter-Syndrom)

Das SIADH ist häufigste Ursache einer euvolämischen Hyponatriämie. Exzessive hypophysäre ADH-Freisetzung oder Bildung von ADH in Tumoren beeinträchtigt die Fähigkeit, einen verdünnten Urin auszuscheiden. Die Salzausscheidungsmechanismen sind bei SIADH normal, so daß sich eine Hyponatriämie *ohne* Natriumretention entwickelt.

Ursachen. Tab. 30.**4** zeigt, daß zahlreiche *Medikamente, ZNS-, Lungen- und Tumorerkrankungen, Operationen und emotionaler Streß* mit einem SIADH einhergehen können.

Diagnostik. Ein SIADH kann bei folgender Befundkonstellation angenommen werden:

▶ Hyponatriämie und niedrige Serumosmolalität,
▶ Euvolämie (keine Ödeme!),
▶ keine maximale Verdünnung des Urins trotz niedriger Plasmaosmolität (Urinosmolalität > 100–150 mosm/l (= mmol/l), Urinnatrium > 20–40 mmol/l,
▶ Hypourikämie,

Tabelle 30.**4** Syndrom der inadäquaten ADH-Sekretion (SIADH) – wichtigste Ursachen –

Medikamente
- *ADH-Analoga*
  – DDAVP (Deamino-D-Arginin-Vasopressin)
  – Oxytocin
- *Medikamente, welche die hypophysäre ADH-Freisetzung stimulieren*
  – Chlorpropamid
  – Clofibrat
  – Carbamazepin
  – Vincristin
  – trizyklische Antidepressiva
- *Medikamente, die die renale Wirkung von ADH verstärken*
  – Chlorpropamid
  – nichtsteroidale Antirheumatika
  – Cyclophosphamid

ZNS-Erkrankungen
- Tumoren
- entzündliche Erkrankungen (Enzephalitis, Meningitis, Hirnabszeß)
- Schädeltrauma
- Subdural- oder Subarachnoidalblutung
- akut intermittierende Porphyrie
- akute Psychose
- Apoplexie
- Guillain-Barré-Syndrom

Lungenerkrankungen
- entzündliche Lungenerkrankungen (Pneumonie, Lungenabszeß, Tuberkulose, Aspergillose)
- respiratorische Insuffizienz

Tumorerkrankungen
- Bronchialkarzinom
- Pankreastumoren
- Lymphome und andere

Zustand nach Operation

Emotionaler Streß

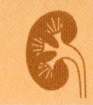

Störungen des Wasser- und Natriumhaushalts

- keine Einnahme antidiuretisch wirkender Medikamente (Tab. 30.4),
- keine Hinweise für eine Erkrankung von Leber, Herz, Nebennierenrinde, Hypophyse oder Schilddrüse.

Endokrine Erkrankungen

Bei *Glukokortikoidmangel* (Morbus Addison) und *Hypothyreose* kann durch eine vermehrte ADH-Sekretion und durch intrarenale Mechanismen eine Hyponatriämie auftreten.

Verschiedene Ursachen

Bei *primärer Polydipsie* entwickelt sich eine Hyponatriämie, wenn die Ausscheidungskapazität der Nieren für freies Wasser überschritten wird oder wenn nichtosmotische Stimuli eine ADH-Freisetzung bewirken. Bei normaler Nierenfunktion müssen exzessive Wassermengen bis zu 15–20 l und mehr zugeführt werden, um eine Hyponatriämie zu erzeugen.

Hypervolämische Hyponatriämie

Die mit Hypervolämie und Ödemen einhergehenden Erkrankungen, wie

- dekompensierte Herzinsuffizienz,
- Leberzirrhose
- und nephrotisches Syndrom,

neigen zur Entwicklung einer Hyponatriämie. Bei Ödemkrankheiten ist das totale Körpernatrium erhöht, es besteht jedoch ein noch größerer Exzeß an totalem Körperwasser. Das bei diesen Erkrankungen *verminderte effektive zirkulierende Blutvolumen* gibt das Signal für eine nichtosmotische Stimulation der ADH-Freisetzung. Diese führt bei nichtlimitierter Flüssigkeitszufuhr zu überschießender renaler H_2O-Retention mit Hyponatriämie.

Diagnostisches Vorgehen bei Hyponatriämie (< 135 mmol/l)

Abb. 30.**3** skizziert die differentialdiagnostischen Überlegungen bei Vorliegen einer Hyponatriämie. Primär ist die Abschätzung des *Volumenstatus* von größter Bedeutung, da relativ einfach Krankheitsbilder mit *hypervolämischer Hyponatriämie* an dem Vorhandensein von Ödemen und/oder Aszites erkannt werden können. Falls keine Ödeme nachweisbar sind, sucht man nach klinischen *Zeichen des Volumenmangels* (kollabierte Halsvenen, orthostatische Hypotonie, trockene Schleimhäute). Finden sich entsprechende Symptome, wird man das Vorliegen einer *hypovolämischen Hyponatriämie* annehmen und dann mit Hilfe der Anamnese und Bestimmung der Natriumkonzentration im Urin zwischen renalem und extrarenalem Na^+-Verlust unterscheiden.

Fehlen Ödeme oder Zeichen eines Volumenmangels, muß das Vorliegen einer *euvolämischen Hyponatriämie* angenommen werden. Ist die gemessene Serumosmolalität entsprechend der Hyponatriämie vermindert (Formel S. 829), stellt sich die Differentialdiagnose zwischen leichtem *renalem oder extrarenalem Natriumverlust* ohne Volumenmangelsymptome oder einer *inadäquaten ADH-Sekretion* mit renaler Wasserretention. Diagnostische Kriterien oder Ursachen eines SIADH (S. 834 und Tab. 30.4).

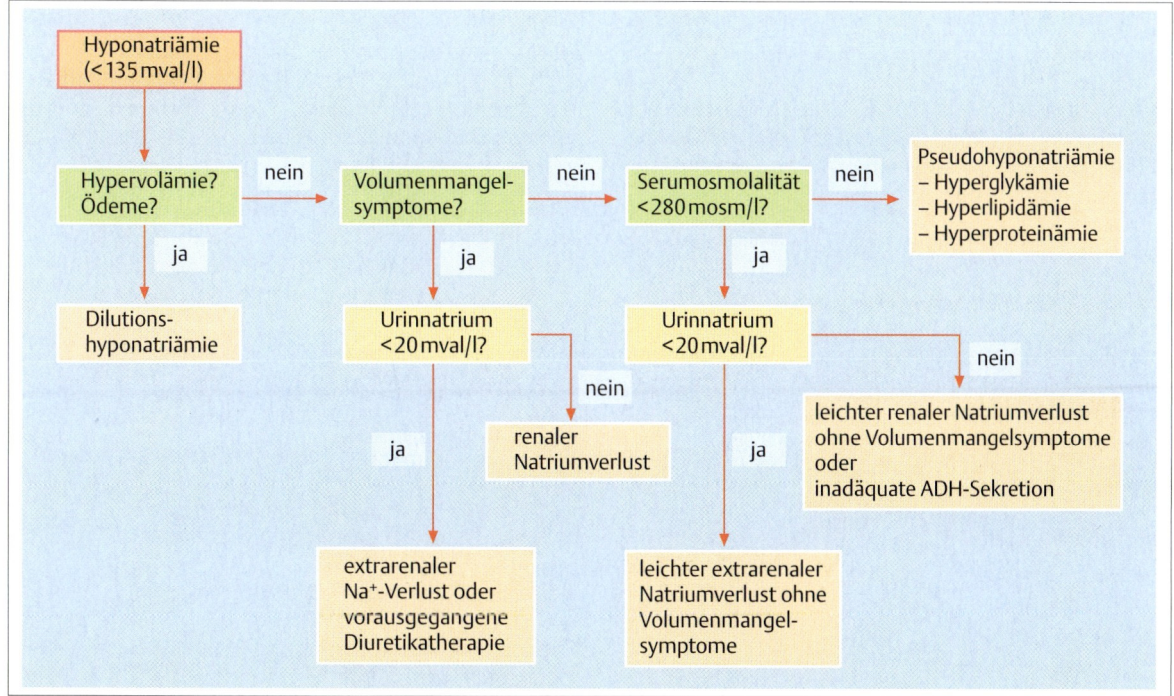

Abb. 30.3 Differentialdiagnostische Überlegungen und diagnostisches Vorgehen bei Hyponatriämie (nach *Burke*).

Ist trotz nachweisbarer Hyponatriämie die gemessene Serumosmolalität normal, muß an das Vorliegen einer *Pseudohyponatriämie* gedacht werden. Diese entsteht, wenn das Verhältnis zwischen Natrium und Wasser im Extrazellulärraum durch andere osmotisch wirksame Moleküle gestört ist. *Hyperglykämie, Hyperlipidämie* oder *Hyperproteinämie* sind die häufigsten Ursachen einer Pseudohyponatriämie.

Hypernatriämie

Pathogenese. Ein mit einer Hypernatriämie einhergehender relativer Wassermangel im Extrazellulärraum ist selten zu beobachten, da normalerweise der Durstmechanismus bei freier Verfügbarkeit von Flüssigkeit Verluste von Wasser durch Haut, Nieren oder Gastrointestinaltrakt kompensiert. Betroffen von dieser Störung des H_2O- und Elektrolythaushalts sind somit insbesondere Kinder, schwerkranke Patienten und Patienten mit hirnorganischen Veränderungen, bei denen eine adäquate Befriedigung des Durstgefühls nicht gewährleistet ist.

Der Wassermangel im EZR führt zur Hypernatriämie und über *Anstieg der Serumosmolalität* zur Verschiebung von Wasser aus den Zellen in den Extrazellulärraum. Bei Anstieg des Serumnatriums auf Werte von > 150 mmol/l ist deshalb mit dem Auftreten von *neurologischen Symptomen* zu rechnen.

Einteilung. Nach der klinischen Beurteilung des Volumenstatus kann man ähnlich wie bei der Hyponatriämie 3 Formen der Hypernatriämie unterscheiden:

➤ hypervolämische Hypernatriämie,
➤ hypovolämische Hypernatriämie,
➤ euvolämische Hypernatriämie.

Die diesen 3 verschiedenen Formen zugrundeliegenden Krankheitsbilder sind aus Tab. 30.**5** ersichtlich.

Hypervolämische Hypernatriämie

Diese Form der Hypernatriämie ist meistens iatrogenen Ursprungs und bei überschießender Gabe von $NaHCO_3$ zur Korrektur einer metabolischen Azidose oder im Rahmen einer Reanimation zu beobachten.

Euvolämische Hypernatriämie

Da Zeichen einer Hypovolämie häufig erst bei massiven Wasserverlusten auftreten, werden die meisten Patienten mit leichter Hypovolämie klinisch als euvolämisch eingestuft. Bei reinen Wasserverlusten aus dem EZR kommt es erst zum Auftreten einer Hypernatriämie, wenn die gesteigerte Flüssigkeitszufuhr den Verlust nicht ausreichend kompensiert.

Ursachen. Wichtigste Ursachen einer euvolämischen Hypernatriämie sind *extrarenale* und *renale H_2O-Verluste* (Tab. 30.**5**). Extrarenale Wasserverluste finden vorwiegend durch *Haut und Lungen* (Hyperventilation, Schwitzen, Fieber) statt. *Renale H_2O-Verluste* werden v. a. im Rahmen eines zentralen und renalen Diabetes insipidus beobachtet.

Diagnostik. Renale und extrarenale H_2O-Verluste können durch Bestimmung des *Urinvolumens* und der *Urinosmolalität* voneinander abgegrenzt werden.

So sind *extrarenale H_2O-Verluste* von einer Oligurie und einem Anstieg der Urinosmolalität (> 800 mosm/l (= mmol) begleitet, während bei *renalem Wasserverlust* eine Polyurie angegeben wird und ein plasmahypotoner Urin (Urinosmolalität < Serumosmolalität) ausgeschieden wird.

Zentraler und nephrogener Diabetes insipidus. Tab. 30.**6** zeigt die häufigsten Ursachen eines zentralen und nephrogenen Diabetes insipidus. Die differentialdiagnostische Aufschlüsselung dieser beiden Krankheitsgruppen erfolgt durch *Bestimmung der Urinosmolalität nach Verabreichung von ADH*. Die Gabe von 10–20 μg DDAVP als

Tabelle 30.**5** Ursachen der Hypernatriämie

Hypervolämische Hypernatriämie (Natriumzufuhr in Form hypertoner Lösungen)	Euvolämische Hypernatriämie (H_2O-Verluste)	Hypovolämische Hypernatriämie (Na$^+$- und H_2O-Verluste, H_2O-Verlust > Na$^+$-Verlust)
Zufuhr hypertoner NaCl- oder $NaHCO_3$-Lösungen	**Extrarenale H_2O-Verluste** – Lungen (Hyperventilation) – Haut (Schwitzen, Fieber) **Renaler H_2O-Verlust** Zentraler und nephrogener Diabetes insipidus	**Extrarenale H_2O- und Natriumverluste** gastrointestinal – Diarrhö und Erbrechen – über Sonden und Fisteln – Haut – Verbrennungen – Schwitzen **Renale H_2O- und Na$^+$-Verluste** v. a. osmotische Diurese bei entgleistem Diabetes mellitus

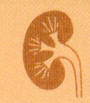

Störungen des Wasser- und Natriumhaushalts

Tabelle 30.6 Ursachen des Diabetes insipidus

Zentraler Diabetes insipidus	Nephrogener Diabetes insipidus

• posttraumatisch
• Tumoren oder Metastasen
• granulomatöse Erkrankungen (Tuberkulose, Sarkoidose)
• entzündliche Erkrankungen (Meningitis, Enzephalitis)
• Aneurysma
	• kongenital
	• erworben
	  – renale Erkrankungen (zystische Erkrankungen des Nierenmarks, Zystennieren, Analgetikanephropathie, obstruktive Nephropathie, multiples Myelom, Sarkoidose)
	  – Hyperkalzämie und Hypokaliämie
	  – Medikamente (Lithium, Tetracycline, Amphotericin)

Nasenspray oder von 5 Einheiten Vasopressin subkutan führt bei *zentralem Diabetes insipidus* zu einem Anstieg der Urinosmolalität um mehr als 50 %, bei *nephrogenem Diabetes insipidus* bleibt der Urin hingegen plasmahypoton.

Diese vereinfachte Darstellung gilt nicht für Patienten mit *inkomplettem Diabetes insipidus* renalis oder centralis bzw. für Patienten mit osmotischer Diurese (z. B. Diabetes mellitus), bei denen die Urinosmolalität höher gemessen werden kann als die Serumosmolalität.

Hypovolämische Hypernatriämie

Gehen Salz und Wasser zusammen verloren und übersteigt der Wasserverlust das Natriumdefizit, entwickelt sich eine hypovolämische Hypernatriämie.

Ursachen. *Extrarenale Verluste* können durch den Gastrointestinaltrakt (Diarrhö, Erbrechen, Sonden, Fisteln) oder über die *Haut* (Verbrennungen, Schwitzen) stattfinden. Auftreten einer Oligurie mit Anstieg der Urinosmolalität und Abnahme der Urinnatriumkonzentration (< 10 mmol/l) sind typische Befunde für extrarenale Salz- und Wasserverluste und eine adäquate renale Gegenregulation.

Zur hypovolämischen Hypernatriämie führende *renale Flüssigkeitsverluste* finden sich insbesondere bei osmotischer Diurese infolge einer diabetischen Ketoazidose bzw. eines hyperosmolaren nichtketoazidotischen Blutzuckerentgleisung.

Differentialdiagnostisches Vorgehen bei Hypernatriämie (> 145 mmol/l)

Abb. 30.4 zeigt die differentialdiagnostischen Überlegungen und das Vorgehen bei Hypernatriämie. Die Messung der *Urinosmolalität* dient zur Unterscheidung zwischen renalen und extrarenalen H_2O-Verlusten. Zur Hypernatriämie führende *extrarenale H_2O-Verluste, unzureichende Wasserzufuhr* oder *Infusion hypertoner NaCl- und $NaHCO_3$-Lösungen* stimulieren über den Anstieg der Serumosmolalität die hypophysäre Adiuretinfreisetzung, so daß der Urin konzentriert sein wird (> 800 mosm/l). Extrarenale H_2O-Verluste führen bei unzureichender Flüssigkeitszufuhr zudem zu Volumenmangelsymptomen.

Die mit einer Hypervolämie einhergehende Hypernatriämie ist meist iatrogenen Ursprungs (NaCl- bzw. $NaHCO_3$-Zufuhr).

Bei Vorliegen einer Polyurie und *Ausscheidung eines plasmahypotonen Urins* muß das Vorliegen eines *Diabetes insipidus* angenommen werden. Die Unterscheidung zwischen zentralem und renalem Diabetes insipidus erfolgt durch Messung der Urinosmolalität vor und nach Verabreichung von Vasopressin (s. oben).

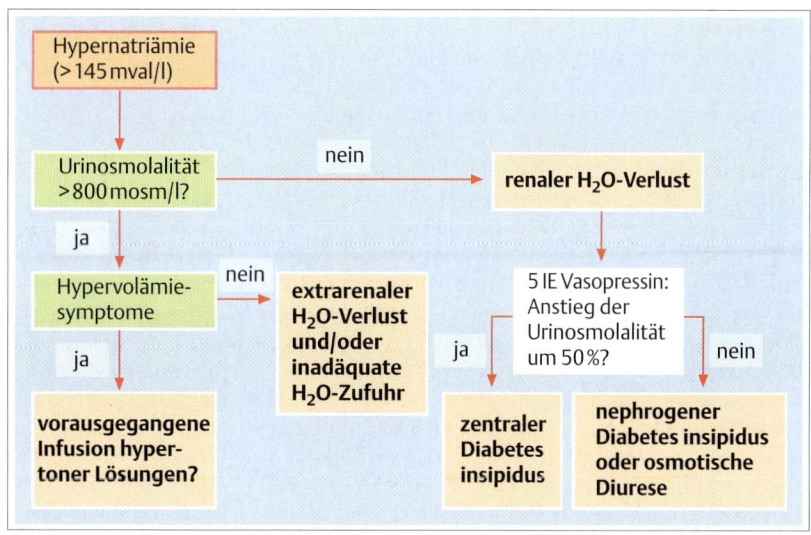

Abb. 30.4 Differentialdiagnostische Überlegungen und diagnostisches Vorgehen bei Hypernatriämie (nach *Burke*).

30.2 Störungen des Kaliumstoffwechsels

Physiologische Vorbemerkungen

Kalium ist Hauptkation im intrazellulären Raum. Nur ca. 2 % des Gesamtkörperkaliums befinden sich im Extrazellulärraum, während 98 % des Kaliums im Zellinneren wichtige Funktionen erfüllen: Die intrazellulären Kaliumionen bestimmen im wesentlichen die intrazelluläre Osmolalität, nehmen an Protein- und Glykogensynthese teil, beeinflussen die Aktivität zahlreicher Enzyme und bestimmen schließlich durch ihre ungleichmäßige Verteilung zwischen *Extrazellulärraum* (3,5–5 mval/l [= mmol/l] H₂O) und *Intrazellulärraum* (160 mval/l [= mmol/l] H₂O) ganz wesentlich die *neuromuskuläre Erregbarkeit*.

Interpretation der Serumkaliumwerte. Bei der Beurteilung einer nachweisbaren *Hyper-* oder *Hypokaliämie* im Extrazellulärraum sieht man sich vor folgende Fragen gestellt:

- Handelt es sich um eine Störung der *externen Kaliumbilanz*, sind also die meßbare Hypokaliämie oder Hyperkaliämie durch Änderungen der *oralen oder parenteralen Kaliumzufuhr*, durch *Störungen der intestinalen Absorption und Sekretion* oder der *renalen Kaliumausscheidung* bedingt?
- Sind *interne Bilanzstörungen*, d.h. Verschiebungen von Kaliumionen zwischen dem kaliumreichen Intrazellulärraum und dem kaliumarmen Extrazellulärraum für die Abweichung des Serumkaliums vom Normwert verantwortlich?

Abhängigkeit der Kaliumverteilung. Die Verteilung von Kalium zwischen diesen beiden Kompartimenten (interne K⁺-Bilanz) ist abhängig:

- *vom Säure-Basen-Haushalt:* Bei *Azidose im Extrazellulärraum* (EZR) (= Zunahme der H⁺-Ionen im EZR) strömen H⁺-Ionen entlang dem Konzentrationsgradienten in die Zellen. Zur Wiederherstellung der Elektroneutralität treten dafür K⁺-Ionen in den EZR über. Azidose im Extrazellulärraum führt somit zur Hyperkaliämie im Extrazellulärraum. Bei *Alkalose im EZR* (= Verminderung der H⁺-Ionen im EZR) verlassen H⁺-Ionen die Zellen und bewegen sich entlang dem Konzentrationsgradienten in den EZR. Zur Aufrechterhaltung der Elektroneutralität strömen K⁺-Ionen in die Zellen. Alkalose im EZR führt somit zur Hypokaliämie im EZR;
- *von hormonellen Einflüssen:* So erhöhen *Insulin, Catecholamine* und *Aldosteron* den Kaliumtransfer aus dem EZR in den IZR. Insgesamt scheint die Bedeutung eines Hormonsystems allein für die interne Kaliumbilanz gering zu sein. Fallen jedoch 2 oder 3 regulierende Hormone aus, kann eine Hyperkaliämie im EZR auftreten. Als Beispiel können Patienten mit Diabetes mellitus *(Insulinmangel)* angeführt werden, bei denen eine Hyperkaliämie unter Behandlung mit *β₂-blockierenden Pharmaka* oder bei Entwicklung eines *hyporeninämischen Hypoaldosteronismus* im Rahmen einer diabetischen Nephropathie beobachtet werden kann;
- *von der Osmolalität im EZR:* Eine Zunahme der extrazellulären Osmolalität, z.B. bei Hyperglykämie, führt zum Ausstrom von Wasser und Kaliumionen aus den Zellen.

Hypokaliämie (K⁺ < 3,5 mmol/l)

Klinik. Das Ausmaß klinischer *Kaliummangelsymptome* geht dem Grad der im Serum gemessenen *Hypokaliämie* nicht streng parallel. Es finden sich alle Schweregrade vom klinischen Normalbefund bis zu schwersten neuromuskulären Symptomen. Je rascher ein Kaliumdefizit auftritt, desto ausgeprägtere Symptome sind zu erwarten.

Neben Allgemeinsymptomen wie Müdigkeit, Adynamie, Apathie stehen vor allem Zeichen der gestörten *neuromuskulären Erregbarkeit* im Vordergrund, die sich an der Skelettmuskulatur durch Schwäche, Tonusverlust und in schweren Fällen durch schlaffe Lähmungen äußert. Zusätzlich ist bei ausgeprägter Hypokaliämie das Auftreten einer *Rhabdomyolyse* mit CPK-Anstieg möglich. Durch die Funktionsstörung der glatten Muskulatur kommt es zur intestinalen Atonie mit Obstipation, evtl. paralytischem Ileus und zu Störungen der Blasenmotilität. *Kardiale Symptome* sind erhöhte Glykosidempfindlichkeit und Rhythmusstörungen.

Hypokaliämie-EKG. Das Hypokaliämie-EKG zeigt eine Abflachung der T-Welle, Senkung der ST-Strecke, zunehmende Ausbildung einer U-Welle, die mit dem T verschmelzen kann (Abb. 30.**5**). Als Zeichen des Kaliummangels kann schließlich auch eine *Störung der Nierenfunktion* mit Beeinträchtigung des Konzentrationsvermögens (→ Polyurie) auftreten.

Ursachen der Hypokaliämie. Eine *Hypokaliämie* entwickelt sich:

➤ entweder durch *interne Bilanzstörungen* mit Verlagerung des Kaliums aus dem Extrazellulärraum in die Zellen (Gesamtkörperkalium normal)
➤ oder *externe Bilanzstörungen* mit gesteigertem renalen oder gastrointestinalen Kaliumverlust (Gesamtkörperkalium vermindert).

Hypokaliämie bei internen Bilanzstörungen (Gesamtkörperkalium normal)

Medikamente. Zahlreiche Medikamente fördern die Kaliumverlagerung aus dem Extrazellulärraum in die Zellen (Tab. 30.7). Zu nennen sind insbesondere Bronchodilatatoren mit β₂-sympathikomimetischer Aktivität. Theophyllin und Coffein führen zu einer Stimulation der Catecholaminfreisetzung und führen insbesondere bei einer Überdosierung zur Hypokaliämie. Tab. 30.**7** zeigt weitere medikamentöse Ursachen eines transzellulären Kaliumshiftes. Zu nennen sind insbesondere die *Therapie einer diabetischen Hyperglykämie mit Insulin* und die *Behandlung einer perniziösen Anämie mit Vitamin B₁₂*. Insulin erhöht die Kaliumaufnahme in die Zellen, Vitamin B₁₂ führt bei Perniziosa zu einer Steigerung der Erythropoese mit vermehrtem Einbau von Kalium in die Retikulozyten.

Tabelle 30.7   Wichtigste Ursachen einer Hypokaliämie

Hypokaliämie bei internen Bilanzstörungen (normales Ganzkörperkalium)
- Medikamente
  - β_2-adrenerge Agonisten
  - Theophyllin und Coffein
  - Insulin
- andere Ursachen
  - erhöhte endogene Catecholaminproduktion (Streß, Delirium tremens)
  - Vitamin-B_{12}-Gabe bei perniziöser Anämie
  - Hyperthyreose
  - familiäre hypokaliämische periodische Lähmung

Hypokaliämie bei externen Bilanzstörungen (vermindertes Gesamtkörperkalium)
- *Verlust aus dem Magen-Darm-Trakt*
  - Diarrhö unterschiedlicher Genese
- *Renale Verluste*
  - Medikamente
    * Diuretika
    * Mineralocorticoide
    * Substanzen mit mineralocorticoidartigem Effekt (Lakritze)
    * hochdosierte Steroidtherapie
    * hochdosierte Antibiotikatherapie mit natriumhaltigen Antibiotika (Penicillin, Ampicillin usw.)
    * Medikamente, die zur Magnesiumdepletion führen (Aminoglykoside, Cisplatin, Foscarnet)
  - andauerndes Erbrechen mit metabolischer Alkalose (gastrische Alkalose)
  - renal rubuläre Azidose Typ I
  - Mineralokortikoidexzeß-Syndrome (primär und sekundär)
  - hereditäre Erkrankungen mit Störungen des tubulären chloridassoziierten Natriumtransports
    * Bartter-Syndrom
    * Gitelman-Syndrom

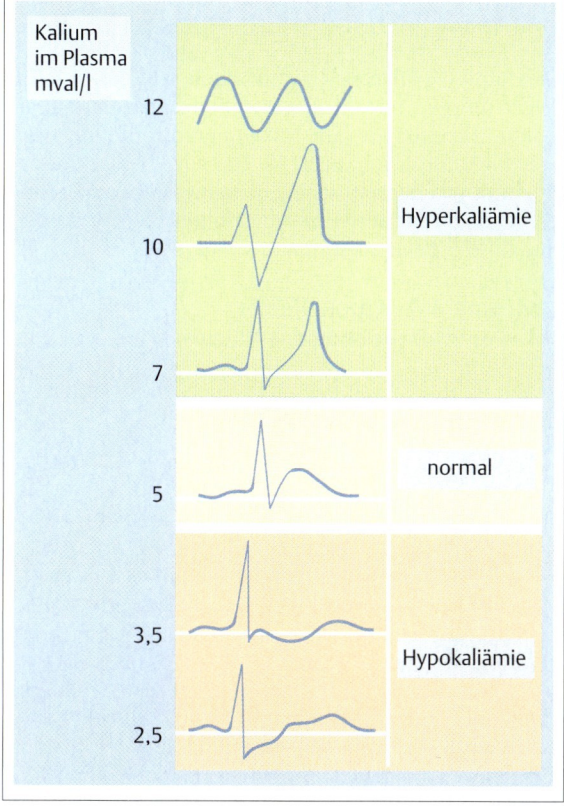

Abb. 30.5   Elektrokardiogrammveränderungen bei Hypo- und Hyperkaliämie. In der hypokaliämischen Phase sind Abflachung der T-Welle und ST-Senkung zu beachten. Die QT-Verlängerung ist schwer zu beurteilen wegen einer hervortretenden U-Welle, was zur TU-Verschmelzungswelle führt. Bei Hyperkaliämie ist das erste Zeichen die zeltförmige spitze T-Welle, später treten Verbreiterung von QRS, Verschwinden der P-Welle und Kammerflimmern auf.

Nichtmedikamentöse Ursachen. Nichtmedikamentöse Ursachen interner K^+-Bilanzstörungen sind *endogene Catecholaminfreisetzung* bei Streß und Delirium tremens, *Hyperthyreose* und schließlich das Krankheitsbild der *familiären hypokaliämischen periodischen Lähmung*. Dieses Krankheitsbild wird autosomal dominant vererbt und ist gekennzeichnet durch einen anfallsweisen Kaliumeinstrom in das Zellinnere, der insbesondere nach reichlicher Kohlenhydratzufuhr auftritt.

Hypokaliämie bei externen Bilanzstörungen (Ganzkörperkalium vermindert)

Kaliumverluste können durch die *Nieren* oder den *Magen-Darm-Trakt* erfolgen.

Gastrointestinale Kaliumverluste. Die Kaliumkonzentration im Stuhl beträgt 80–90 mmol/l. So ist es verständlich, daß *Diarrhö* unterschiedlicher Genese (infektiös, Malabsorption, Chemotherapie usw.) zu einer Hypokaliämie führen kann.

Renale Kaliumverluste. Wichtigste Ursachen eines renalen Kaliumverlustes sind:

▶ die Verabreichung von Diuretika (Schleifendiuretika und Thiazide),
▶ verschiedene Formen des primären oder sekundären Mineralokortikoidexzesses mit Steigerung der distal tubulären Kaliumsekretion,
▶ das Krankheitsbild der distal-renal-tubulären Azidose,
▶ verschiedene Formen der metabolischen Alkalose.

Ursachen. Aus differentialdiagnostischen Überlegungen ist es sinnvoll, die Ursachen des renalen Kaliumverlustes in

▶ Syndrome mit hypokaliämischer Hypertonie und
▶ Syndrome mit Hypokaliämie und normalem/niedrigem Blutdruck

zu untergliedern.

Syndrome mit hypokaliämischer Hypertonie

Die beiden wichtigsten Erkrankungen sind der *primäre Aldosteronismus* infolge eines Adenoms oder einer bilateralen Hyperplasie der Nebennierenrinde mit vermehrter Aldosteronbildung (S. 659). Auch Krankheitsbilder mit *sekundärem Hyperaldosteronismus*, insbesondere die Nierenarterienstenose, führen zur Hypokaliämie durch renalen Kaliumverlust (S. 662).

Syndrome mit Hypokaliämie und normalem/niedrigem Blutdruck

Renaler Kaliumverlust bei normotensiven Patienten eröffnet folgende Differentialdiagnose:

- Diuretikaapplikation und verborgener Diuretikaabusus,
- Einnahme anderer, mit renalem Kaliumverlust einhergehender Medikamente (s. Tab. 30.7),
- das Bartter- und Gitelman-Syndrom,
- gastrische Alkalose bei rezidivierendem Erbrechen,
- renal tubuläre Azidose.

Diuretikaapplikation und Diuretikaabusus. Schleifendiuretika und Thiazide führen insbesondere bei Krankheitsbildern mit sekundärem Hyperaldosteronismus (z. B. Ödemkrankheiten) zu einem renalen Kaliumverlust und häufig zu einer Hypokaliämie. Meistens ist gleichzeitig eine metabolische Alkalose durch renalen H^+-Verlust nachweisbar.

> ! Bei Feststellung einer Hypokaliämie ist deshalb die Medikamentenanamnese und insbesondere die Frage nach der Einnahme von Diuretika der erste und wichtigste Schritt der Abklärung.

Weitere mit renalem Kaliumverlust einhergehende Medikamente sind aus Tab. 30.7 zu entnehmen.

Bartter-Syndrom und Gitelman-Syndrom. Das im Kindesalter auftretende Bartter-Syndrom und im Erwachsenenalter zu beobachtende Gitelman-Syndrom zeichnen sich durch folgende gemeinsame *Leitsymptome/Befunde* aus:

- hypokaliämische, hypochlorämische, metabolische Alkalose,
- hohe Ausscheidung von Na^+, K^+ und Cl^- im Urin,
- erhöhtes Renin und Aldosteron,
- normotensives Blutdruckverhalten.

Beim Gitelman-Syndrom finden sich ferner eine Hypokalzurie und Hypomagnesiämie, während das Bartter-Syndrom durch normale oder erhöhte Calciumausscheidung gekennzeichnet ist. Beim Bartter-Syndrom liegt eine Störung des Na^+-K^+-$2Cl$-Kotransporters im aufsteigenden Teil der Henle-Schleife zugrunde, beim Gitelman-Syndrom ist der Na^+Cl^--Kotransporter im distalen Tubulus gestört.

> ! Da diese beiden Kotransporter durch Schleifendiuretika bzw. Thiazide gehemmt werden, imitiert das Bartter-Syndrom die kontinuierliche Applikation eines Schleifendiuretikums, das Gitelman-Syndrom ist vergleichbar mit einer Dauerapplikation von Thiaziden.

Gastrische Alkalose. Wiederholtes Erbrechen, z. B im Rahmen einer Bulimie, führt durch HCL-Verlust zu einer metabolischen Alkalose, die zusammen mit der entstehenden Volumenkontrakion über verschiedene pathophysiologische Mechanismen die distal tubuläre Kaliumsekretion erhöht und somit zum renalen Kaliumverlust führen kann.

Renal-tubuläre Azidose. Hypokaliämie ist ein Hauptsymptom der klassischen distalen renal-tubulären Azidose (Typ I). Diagnostische Kriterien (s. S. 859).

Diagnostisches Vorgehen bei Hypokaliämie

Abb. 30.6 zeigt das diagnostische Vorgehen bei Hypokaliämie. Entscheidend für die Zuordnung einer Hypokaliämie sind:

- Anamnese,
- Blutdruck,
- Körpergewicht,
- Laborbefunde.

Anamnestisch können *Diarrhö* und Einnahme von *Medikamenten*, die zu renalem (*insbesondere Diuretika*) und enteralem Kaliumverlust (*Laxantien*) oder zu einem transzellulären K^+-Schift führen, erfaßt werden (Tab. 30.7). Nach *Lakritzenverzehr* muß ausdrücklich gefragt werden. *Normaler/Niedriger Blutdruck* findet sich bei gastrischer Alkalose, Diuretikaabusus, Laxantienabusus, Bartter- und Gitelman-Syndrom und renal-tubulärer Azidose. *Hoher Blutdruck* spricht im Zusammenhang mit renalem Kaliumverlust (Urin-K > 20 mmol/l) für Zustände mit primärem oder sekundärem Mineralokortikoidexzeß oder die Wirkung von mineralokortikoidähnlichen Substanzen (Lakritze) (Abb. 30.6).

Niedriges *Körpergewicht* ist charakteristisch bei gastrischer Alkalose, Laxantienabusus, Diuretikaabusus. Starke Gewichtsschwankungen während einer klinischen Beobachtung sind als Hinweis auf Diuretikaabusus zu werten.

Entscheidend für die diagnostische Zuordnung sind häufig *Laborbefunde* wie *Säure-Basen-Status, Serumelektrolyte, Urinnatrium, Urinchloride* und *Urinkalium*.

Metabolische Azidose findet sich bei gastrointestinalen Bicarbonatverlusten und bei der distalen renal tubulären Azidose. Bei Laxantienabusus ist der Säure-Basen-Status häufig normal.

> ! *Metabolische Alkalose* und Hypokaliämie sind häufig vergesellschaftet.

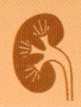

Störungen des Kaliumstoffwechsels

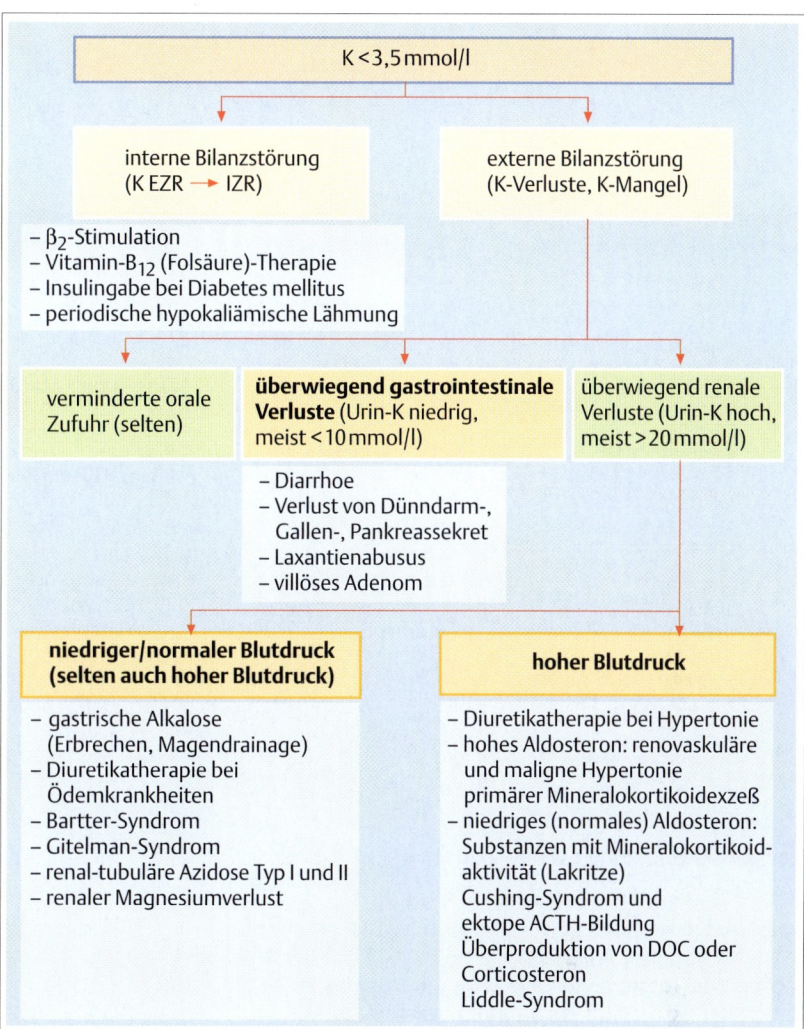

Abb. 30.6 Differentialdiagnose der Hypokaliämie.

Die Bestimmung der Chloridkonzentration im Urin ermöglicht häufig eine diagnostische Zuordnung. Erkrankungen und Zustände mit hypokaliämischer Alkalose und niedrigen Urinchloridwerten (< 10 mmol/l) sind:

▶ rezidivierendes Erbrechen,
▶ Zustand nach Diuretikatherapie,
▶ chronische Diarrhö.

Erkrankungen mit hypokaliämischer Alkalose und hohen Urinchloriden (> 20 mmol/l) finden sich

▶ bei aktueller Diuretikagabe oder verheimlichtem Diuretikaabusus,
▶ Bartter- und Gitelman-Syndrom,
▶ Erkrankungen mit Mineralokortikoidexzeß (S. 659).

Hyperkaliämie (> 5,5 mmol/l)

Klinik. Wie bei der Hypokaliämie beherrschen *neuromuskuläre Symptome* auch das klinische Bild der Hyperkaliämie. Zunächst sind die Reflexe lebhaft und gesteigert. Beim Auftreten eines Depolarisationsblocks treten jedoch schlaffe Paresen auf.

Kardiale Symptome der Hyperkaliämie sind Arrhythmien und schließlich bei schwerer Hyperkaliämie Kammerflimmern oder Herzstillstand.

Hyperkaliämie-EKG. Das *Elektrokardiogramm* zeigt typische Befunde: überhöhte, zeltförmig veränderte T-Wellen als erstes Zeichen, später in zunehmendem Maße die Zeichen einer Erregungsausbreitungsstörung (P-Verbreiterung, AV-Blockierung, QRS-Verbreiterung, Schenkelblockbilder). Der Tod erfolgt schließlich durch Kammerflattern/-flimmern oder Herzstillstand (Abb. 30.5).

Ursache. Als *Ursache einer Hyperkaliämie* kommen folgende pathogenetische Möglichkeiten in Betracht:

▶ *Störung der externen Kaliumbilanz*,
  exzessive Kaliumzufuhr,
  verminderte renale Kaliumexkretion,
▶ *Störung der internen Kaliumbilanz mit Verlagerung von intrazellulärem Kalium in den EZR*,
▶ *Pseudohyperkaliämie*.

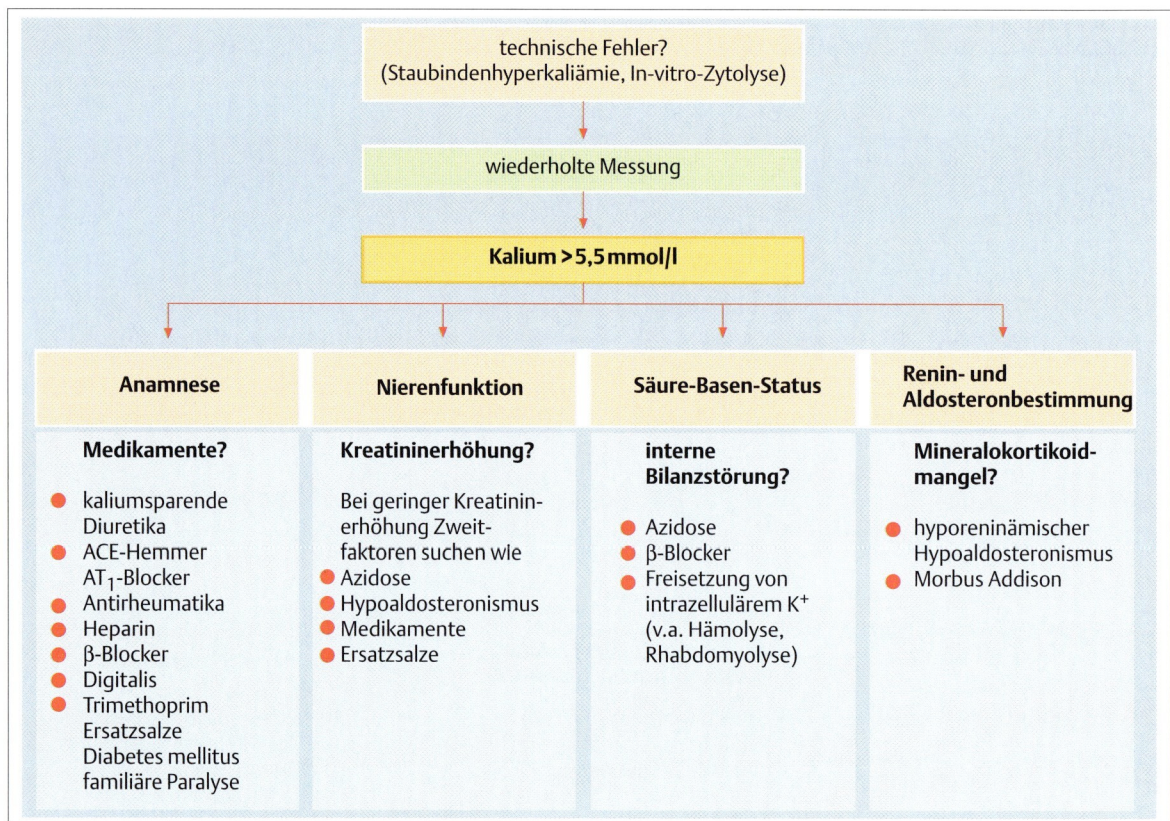

Abb. 30.7 Diagnostisches Vorgehen bei Hyperkaliämie.

Exzessive Kaliumzufuhr. Sie führt nur selten zu einer klinisch relevanten Hyperkaliämie, da gesunde Nieren selbst einen ausgeprägten Kaliumanfall bewältigen. Lediglich bei geichzeitig eingeschränkter Nierenfunktion führen fehlerhafte Infusionsgeschwindigkeit *kaliumhaltiger Lösungen, Bluttransfusionen* und intravenöse Zufuhr größerer Mengen von *Kalium-Penicillin* (10 Mill. E Penicillin enthalten 17,4 mval [= mmol] Kalium) zur Hyperkaliämie. In diesem Zusammenhang sei auch auf die Verwendung von Kaliumersatzsalzen (Sinasalz, Ambisalz) im Rahmen der Hypertonietherapie hingewiesen. Ersatzsalze können bei eingeschränkter Nierenfunktion zu bedrohlicher Hyperkaliämie führen und sollten ohne Kenntnis des Serumkreatininwertes nicht zur Anwendung kommen.

Verminderte renale Kaliumausscheidung. Diese ist weitaus die häufigste Ursache einer Hyperkaliämie. Eine *primär-renale* Ausscheidungsstörung für Kalium findet sich vor allem beim *akuten oligo- und anurischen Nierenversagen*. Im Falle einer Anurie ist auch bei fehlender Kaliumzufuhr mit einem täglichen Anstieg des Serumkaliums um ca. 1 mval/l (= mmol/l) zu rechnen, da durch den normalen Zellkatabolismus ständig Kalium in den Extrazellulärraum freigesetzt wird. Die begleitende renale Azidose verstärkt die Hyperkaliämie durch Kaliumaustritt aus den Zellen.

Bei der *chronischen Niereninsuffizienz* verhindern renale und extrarenale Adaptionsmechanismen das Auftreten einer schweren Hyperkaliämie.

Erst im *Terminalstadium der Niereninsuffizienz* versagen bei einsetzender Oligurie diese Regulationsmechanismen, so daß bei unkontrollierter Kaliumzufuhr eine Hyperkaliämie auftreten kann.

Bei mäßiggradiger chronischer Niereninsuffizienz (Kreatinin < 8–10 mg/dl ≙ < 700–800 µmol/l) ohne Oligurie ist das Auftreten einer Hyperkaliämie jedoch ungewöhnlich und sollte zur Suche nach zusätzlichen Ursachen veranlassen. Zu nennen sind insbesondere:

▸ Verabreichung von KCl oder kaliumhaltigen Ersatzsalzen,
▸ Verordnung von Medikamenten, die zur Hyperkaliämie führen können (kaliumsparende Diuretika, β-Blocker, ACE-Hemmer und AT_1-Blocker, Heparin, nichtsteroidale Antirheumatika, Digitalis, Trimethoprim),
▸ metabolische Azidose,
▸ hyporeninämischer Hypoaldosteronismus.

Verlagerung von intrazellulärem Kalium in den Extrazellulärraum (Verteilungsstörungen, interne Bilanzstörungen). *Metabolische und respiratorische Azidose* führt zum Austritt von Kalium aus den Zellen im Austausch gegen H^+-Ionen. Sinn dieser Ionenbewegung ist das Bestreben des Organismus, den pH-Wert im Extrazellulärraum zu normalisieren. Auch die Freisetzung großer Kaliummengen durch Zelluntergang bei *Rhabdomyolyse, Verbrennungen und zytostatische Therapie maligner Erkrankungen* führt vor allem bei gleichzeitig eingeschränkter Nierenfunktion zur Hyperkaliämie. Ähnliche Kaliumverteilungsstörungen sind bei *Digitalisintoxikation* und nach Verabreichung von *Succinylcholin* und *Arginin* beobachtet worden. Paralytische Attacken infolge intermittierend auftretender Hyperkaliämien kennzeichnen das Krankheitsbild der *hyperkaliämischen periodischen Lähmung*, welches offenbar durch Kaliumverlagerungen vom Intrazellulärraum in den Extrazellulärraum hervorgerufen wird. Diese Attacken mit schlaffer Lähmung von Stamm- und Extremitätenmuskulatur können durch Hunger, Kälte, Kaliumbelastung und Muskelarbeit ausgelöst werden.

Pseudohyperkaliämie. Bei *Hämolyse* der Blutprobe oder Kaliumfreisetzung aus Thrombozyten bei *Thrombozytose* oder Leukozyten bei *chronisch myeloischer Leukämie* können fälschlicherweise erhöhte Kaliumwerte gemessen werden.

Von einer *Staubindenhyperkaliämie* spricht man, wenn durch protrahierte Muskelarbeit vor Blutentnahme (Faust öffnen und schließen) oder länger anhaltende Blutstauung des Armes das Serumkalium falsch erhöht gemessen wird.

Diagnostisches Vorgehen bei Hyperkaliämie

Das diagnostische Prozedere bei Hyperkaliämie zeigt Abb. 30.7. Nach Ausschluß eines technischen Fehlers (Staubindenhyperkaliämie, In-vitro-Zytolyse durch langes Stehenlassen des Blutes) lassen sich die Ursachen einer Hyperkaliämie häufig durch *Anamnese* (Medikamente?) und *Messung der Nierenfunktion* (Kreatinin) ermitteln. Findet sich eine Hyperkaliämie bei nur leicht eingeschränkter Nierenfunktion ohne anamnestisch faßbare Faktoren (Medikamente, Ersatzsalze), müssen eine interne Bilanzstörung und ein Hypoaldosteronismus unterschiedlicher Genese (Renin- und Aldosteronbestimmung) ausgeschlossen werden.

30.3 Störungen des Magnesiumhaushalts

Physiologische Vorbemerkungen

Nur geringe Mengen des Magnesiums befinden sich im Extrazellulärraum, der überwiegende Anteil ist in den Zellen des Muskels und Knochens nachweisbar. Neben dem Kalium ist Magnesium das wichtigste intrazelluläre Kation. Im Serum sind etwa 20 % des Magnesiums an Serumproteine gebunden. Magnesium ist ein wichtiger Faktor der neuromuskulären Erregbarkeit und ist zudem an zahlreichen zellulären enzymatischen Reaktionen beteiligt.

Verschiebungen im Magnesiumbestand des Organismus äußern sich vor allem durch Störungen der neuromuskulären Erregbarkeit und der Herzfunktion.

Hypomagnesiämie (Mg < 0,8 mmol/l)

Klinik. Eine Hypomagnesiämie führt zur neuromuskulären Übererregbarkeit mit Tremor, tetaniformen Zuständen, Muskelzuckungen, Parästhesien, tonisch-klonischen Krämpfen und tachykarden Rhythmusstörungen.

Ursache. Als Ursachen einer Magnesiumverarmung des Organismus kommen in Frage:

➤ unzureichende Magnesiumzufuhr oder *gastrointestinale Magnesiummalabsorption*,
➤ renale Magnesiumverluste.

Unzureichende Magnesiumzufuhr und gastrointestinale Malabsorption finden sich beim chronischen Alkoholismus, bei langdauernder Unterernährung, chronischem Erbrechen und Durchfallerkrankungen, insbesondere bei Morbus Crohn und Colitis ulcerosa. Weiterhin können alle mit einem Malabsorptionssyndrom einhergehenden Erkrankungen zur Hypomagnesiämie führen.

Vermehrte renale Magnesiumverluste kommen bei der diabetischen Ketoazidose vor. Diuretikatherapie (vor allem Schleifendiuretika) und Zustände mit Hyperaldosteronismus führen ebenfalls zum renalen Magnesiumverlust. Seltene Ursachen einer Hypomagnesiämie sind der primäre Hyperparathyreoidismus und die Hyperthyreose. Aminoglykoside, Cisplatin und Vitamin C sind als Medikamente zu nennen, die über einen renalen Magnesiumverlust zur Hypomagnesiämie führen können.

Hypermagnesiämie (Mg > 1,3 mmol/l)

Klinik. Bei der Hypermagnesiämie treten Muskelschwäche, Hypo- bis Areflexie, Obstipation und Blasenatonie auf. Die Beeinträchtigung der Reizleitung führt am Herzen zu eher bradykarden Rhythmusstörungen mit Blockbildern.

Ursache. Das Auftreten einer klinisch bedeutsamen Hypermagnesiämie ist lediglich bei der *Nebennierenrindeninsuffizienz* und bei der *Niereninsuffizienz* bekannt.

! Bei eingeschränkter Nierenfunktion führt speziell die Behandlung mit magnesiumhaltigen Antazida zur Magnesiumintoxikation.

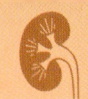

30.4 Störungen des Calciumstoffwechsels

Physiologische Vorbemerkungen

Gesamtcalcium. Das im Serum meßbare Gesamtcalcium setzt sich zusammen aus
- der *biologisch aktiven ionisierten Calciumfraktion* (ca. 60 ± 5 %),
- dem *proteingebundenen Calcium* (ca. 40 % ± 5 %)
- und dem *komplexgebundenen Calciumanteil* (ca. 5 %).

Ionisiertes Calcium. Von klinischer Bedeutung ist das ionisierte Calcium, welches durch komplizierte Regulationsmechanismen in engen Grenzen konstant gehalten wird. Die Symptome der Hypo- und Hyperkalzämie sind durch Abweichung dieses Calciumanteils von der Norm bedingt.

Proteingebundenes Calcium. Etwa 90 % der proteingebundenen Calciumfraktion sind an Albumine und ca. 10 % an Globuline gekoppelt.

> ! Eine Beurteilung der Serumcalciumwertes ist deshalb nur bei Kenntnis der Serumelektrophorese bzw. des Serumalbuminspiegels möglich.

Als Faustregel kann gelten, daß bei Abweichung des Serumalbuminspiegels um 1 g/dl (10 g/l) mit einer parallelen Abweichung des Serumcalcium um etwa 0,8 mg/dl (0,2 mmol/l) zu rechnen ist.

Komplexgebundenes Calcium. Etwa 5 % des Gesamtcalciums liegen in komplexgebundener Form vor. Calcium formt schwer lösbare Salze insbesondere mit Phosphatanionen, so daß eine Vermehrung von Phosphat und/oder Calcium im Extrazellulärraum bei Überschreitung des Calciumphosphatproduktes von etwa 60 (Calcium mg/dl × Phosphat mg/dl > 60 bzw. Calcium in mmol/l × Phosphat in mmol/l > 4,8) zur Ablagerung von Calciumphosphat im Organismus führen kann.

Serumcalciumspiegel. Der Serumcalciumspiegel (Norm 8,5 – 10,5 mg/dl ≙ 2,1 – 2,6 mmol/l) ist abhängig
- von der *intestinalen Calciumabsorption*,
- von der *renalen Calciumexkretion*
- und vom *Calciumeinbau in den Knochen* bzw. der *össären Calciumfreisetzung*.

Unter physiologischen Bedingungen werden ca. 800–1000 mg Calcium pro Tag mit der Nahrung aufgenommen, von denen etwa 100–200 mg intestinal absorbiert und renal ausgeschieden werden. *Darm, Niere und Knochen* sind Schlüsselorgane im Calciumregulationsprozeß. Die Tätigkeit dieser Organe unterliegt vor allem der Steuerung des *Parathormons* und des *Vitamin D*. Hormonelle Antworten auf Schwankungen des Serumcalciums sind eine Sekretionssteigerung von Parathormon bei Hypokalzämie bzw. eine Suppression der PTH-Sekretion bei Hyperkalzämie (Abb. 30.**8**).

Abweichungen des Serumcalciums. Abweichungen des Serumcalciums von der Norm sind zu erwarten
- bei *Störung der hormonellen Kontrolle* (PTH bzw. 1,25 [OH]$_2$D$_3$),
- bei *Erkrankungen der Zielorgane* dieser Hormone (Niere, Darm, Knochen),
- bei *Beeinträchtigung der Vitamin-D-Absorption* im Darm *und des Vitamin-D-Metabolismus* in Leber und Niere.

Funktionen des Calciums im Organismus. Die Mannigfaltigkeit der Symptome bei Hypo- und Hyperkalzämie erklärt sich aus den physiologischen *Funktionen des Calciums* im Organismus. Calcium ist Strukturelement im Knochen, daneben beeinflußt es neuromuskuläre Funktionen, die Sekretion endokriner und exokriner Drüsen und enzymatische Vorgänge. Es ist mitbestimmend bei der Ausbildung des Aktionspotentials am Herzen, und schließlich ist es wesentlicher Faktor bei der Blutgerinnung und Aktivierung des Komplementsystems.

■ Hypokalzämie (Ca < 2,1 mmol/l)

Klinik. Bei Abnahme des ionisierten Calciums tritt eine Steigerung der neuromuskulären Erregbarkeit auf, die schließlich zu *tetanischen Krampfanfällen* führen kann. Hyperreflexie ist die Regel, das Chvostek-Phänomen wird positiv. Im EKG findet sich eine Verlängerung der QT-Dauer durch Streckung des ST-Abschnittes, welche recht gut mit dem Serumcalcium korreliert.

Insbesondere Fehlen oder Mangel der beiden für die Regulation des Calciumstoffwechsels notwendigen Hormone Parathormon und „Vitamin D" führen zur Hypokalzämie.

Differentialdiagnose der Hypokalzämie

Differentialdiagnostisch sind folgende Störungen in Erwägung zu ziehen:

Hypalbuminämie. Mit Verminderung des Serumalbumins bei Leberzirrhose, nephrotischem Syndrom, Malabsorptionssyndrom und exsudativer Enteropathie erfolgt eine Abnahme des albumingebundenen Calciums. Ein Abfall der Albuminkonzentration von 1 g/100 ml (10 g/l) im Serum führt zu einer Verminderung des Serumcalciums um etwa 0,8 mg/dl (0,2 mmol/l).

Hypokalzämie durch Hypomagnesiämie. Die wichtigste klinische Manifestation der chronischen Hypomagnesiämie ist die Entwicklung von *Hypokalzämie* und *Tetanie*. Pathophysiologisch wird offensichtlich die Sekretion des PTH beeinflußt, weiterhin die Antwort des Knochens auf zirkulierendes PTH beeinträchtigt. Meist liegen die Serummagnesiumspiegel < 0,4 mmol/l. Ursachen (s. S. 843).

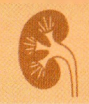

Störungen des Calciumstoffwechsels 845

Abb. 30.8 Regulation des Serumcalciumspiegels: Niere, Knochen und Darm sind Schlüsselorgane im Calciumregulationsprozeß. Die Tätigkeit dieser Organe wird gesteuert durch Parathormon (PTH) bzw. Vitamin D und dessen Metaboliten. *Hypokalzämie* im Serum führt zur vermehrten Bildung und Freisetzung von Parathormon, welches die renal-tubuläre Calciumrückresorption und die Calciumfreisetzung aus dem Knochen stimuliert. Zudem wird unter Parathormoneinfluß in der Niere vermehrt $1{,}25(OH)_2D_3$ synthetisiert, welches die intestinale Calciumabsorption erhöht. Folge einer Hyperkalzämie im Serum ist hingegen die Suppression der Parathormonfreisetzung. Dadurch kommt es zu einer Zunahme der renalen Calciumexkretion, einer verminderten ossären Calciumfreisetzung und einer Einschränkung der Synthese des aktiven Vitamin-D-Metaboliten $1{,}25(OH)_2D_3$.

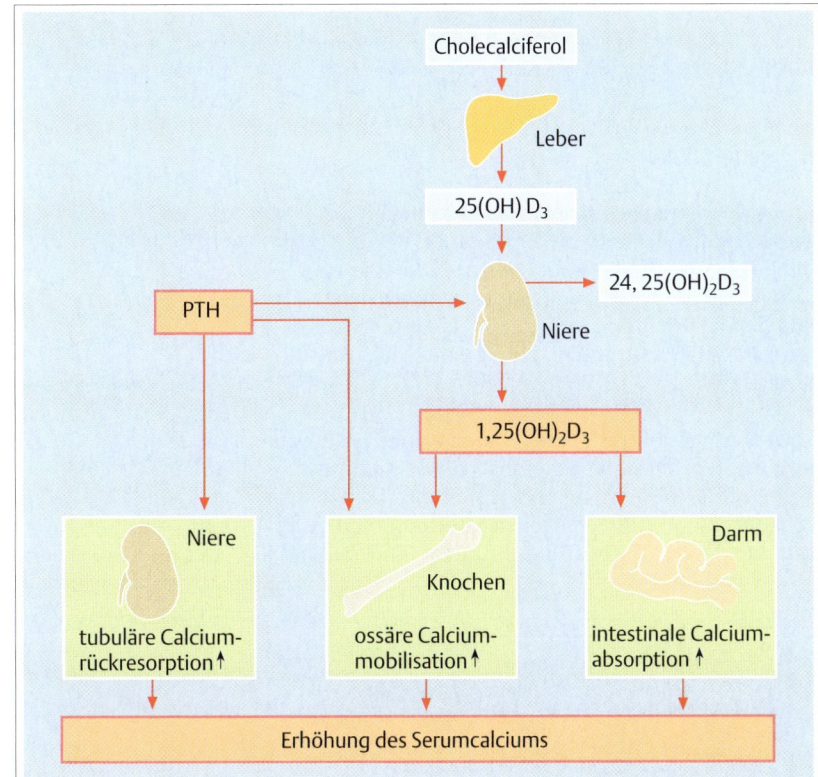

Störungen des Vitamin-D-Metabolismus. Abb. 30.**9** zeigt die Dynamik des Vitamin-D-Stoffwechsels. Das aus dem Darm und der Haut stammende Vitamin D wird zunächst in der Leber und schließlich in den Nieren hydroxyliert. Das Endprodukt $1{,}25(OH)_2$ Vitamin D_3 ist etwa zehnmal wirksamer als das ursprüngliche Cholecalciferol. Die Bedeutung des $24{,}25(OH)_2D_3$ ist zur Zeit noch umstritten. Dieser Vitamin-D-Metabolismus kann auf verschiedenen Stufen gestört sein (Abb. 30.9, Schritt 1–4).

1. Die Vitamin-D-Zufuhr kann unzureichend oder die Absorption im Darm vermindert sein bei *Mangelernährung, Sprue, Steatorrhö* (z. B. bei chronischer Pankreatitis), langdauernder *Cholestase* (z. B. primär biliärer Zirrhose) und *Laxantienabusus*.
2. Eine gestörte Hydroxylierung des Cholecalciferols in der Leber mit verminderter Bildung von $25(OH)$ Vitamin D_3 findet sich bei der *Leberzirrhose*. Therapie mit *Antikonvulsiva* (Barbiturate, Diphenylhydantoin) führt durch Induktion mikrosomaler hepatischer Enzyme zur Bildung inaktiver Vitamin-D-Metaboliten. Bei *nephrotischem Syndrom* kann zudem $25(OH)D_3$ im Urin verlorengehen und zur Hypokalzämie beitragen.
3. Eine beeinträchtigte Hydroxylierung des $25(OH)$ Vitamins D_3 in den Nieren mit Abnahme des aktiven Vitamin-D_3-Metaboliten $1{,}25(OH)_2$ Vitamin D_3 findet sich infolge Verminderung des Nierenparenchyms bei der *chronischen Niereninsuffizienz*.
4. Selten führt ein *unzureichendes Ansprechen der Zielorgane* des Vitamins D zur Hypokalzämie.

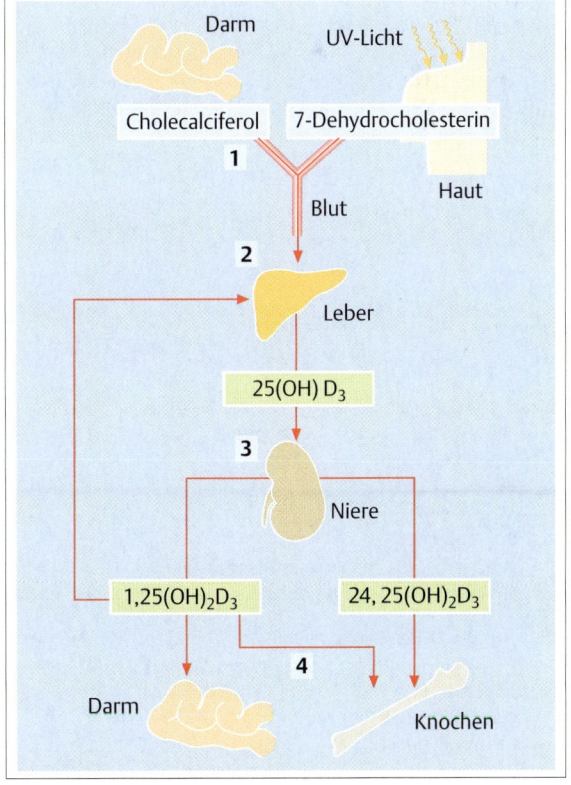

Abb. 30.**9** Vitamin-D-Metabolismus (Erläuterung der Ziffern 1–4 s. Text).

Folgen des gestörten Vitamin-D$_3$-Metabolismus sind eine verminderte intestinale Calciumabsorption mit Hypokalzämie und rachitisch-osteomalazische Knochenveränderungen. Als Zeichen der gesteigerten Osteoblastenaktivität im Knochen ist die alkalische Phosphatase im Serum erhöht.

Chronische Niereninsuffizienz. Sie ist häufig Ursache der Hypokalzämie. Verantwortlich sind der gestörte Vitamin-D-Stoffwechsel in den Nieren und die Phosphatretention. Die für eine Niereninsuffizienz typischen Laborbefunde wie Kreatininerhöhung, metabolische Azidose, Hyperphosphatämie und renale Anämie sichern die Diagnose.

Hypoparathyreoidismus und Pseudohypoparathyreoidismus. Hypokalzämie und Hyperphosphatämie sind Leitsymptome des *Hypoparathyreoidismus*. Der Mangel an Parathormon führt vor allem über eine Verminderung der Calciumfreisetzung aus dem Knochen und eine herabgesetzte renale tubuläre Calciumrückresorption zur Hypokalzämie. Da die Phosphatrückresorption in den Nieren bei Parathormonmangel erhöht ist, kommt es zudem zur Hyperphosphatämie. Folgende *Ursachen des Hypoparathyreoidismus* sind bekannt:

- operative Entfernung der Nebenschilddrüsen (nach Strumektomie),
- Magnesiummangel, z. B. bei chronischem Alkoholismus und Malabsorptionssyndrom,
- idiopathisch, sporadisch oder familiär auftretend, selten in Kombination mit perniziöser Anämie oder Nebennierenrindeninsuffizienz.

Beim Pseudohypoparathyreoidismus führt ein gestörtes Ansprechen der Zielorgane des Parathormons zur Hypokalzämie. Im Gegensatz zum Hypoparathyreoidismus finden sich jedoch erhöhte Parathormonspiegel. Die gesteigerte PTH-Sekretion ist supprimierbar durch Calciuminfusionen. Kleinwuchs, Intelligenzdefekte, Adipositas und Verkürzung des 3. und 4. Metatarsal- und Metakarpalknochens sind klinische Zeichen dieses seltenen Syndroms.

Tumorerkrankungen. Diese führen typischerweise zur Hyperkalzämie. Hypokalzämie wird jedoch beobachtet bei:

- ausgedehnten osteoplastischen Knochenmetastasen bei metastasierendem Mamma-, Bronchial- und Prostatakarzinom; die Hypokalzämie entsteht hier durch vermehrten Calciumeinbau in die Knochen,
- medullärem Schilddrüsenkarzinom mit Produktion von Kalzitonin,
- zytostatischer Therapie von Lymphomen und Leukosen (Zelluntergang → Freisetzung von intrazellulärem Phosphat → Anstieg des Calciumphosphatproduktes → Ablagerung von Calcium im Gewebe).

Hyperphosphatämie. Orale oder intravenöse Zufuhr großer Mengen anorganischen Phosphats, Phosphatfreisetzung aus den Zellen bei Zelluntergang (zytostatische Therapie) oder verminderte renale Phosphatausscheidung bei Niereninsuffizienz führen zur Hyperphosphatämie und über eine Erhöhung des Calciumphosphatproduktes im Serum zur Ablagerung von Calcium im Gewebe.

Die **Sprue und Malabsorptionssyndrome** anderer Genese führen über verschiedene Mechanismen zur Hypokalzämie:

- durch eine Malabsorption des Calciums, da dieses, an Fette gebunden, im Stuhl verlorengeht,
- durch eine Vitamin-D-Malabsorption,
- durch eine Hypalbuminämie.

Eine **akute Pankreatitis** kann mit einer Hypokalzämie einhergehen. Als Folge der Freisetzung pankreatischer lipolytischer Enzyme in die Bauchhöhle kommt es dort zu Fettnekrosen mit Calciumablagerungen.

Das diagnostische Vorgehen bei Hypokalzämie ist aus Abb. 30.**10** ersichtlich.

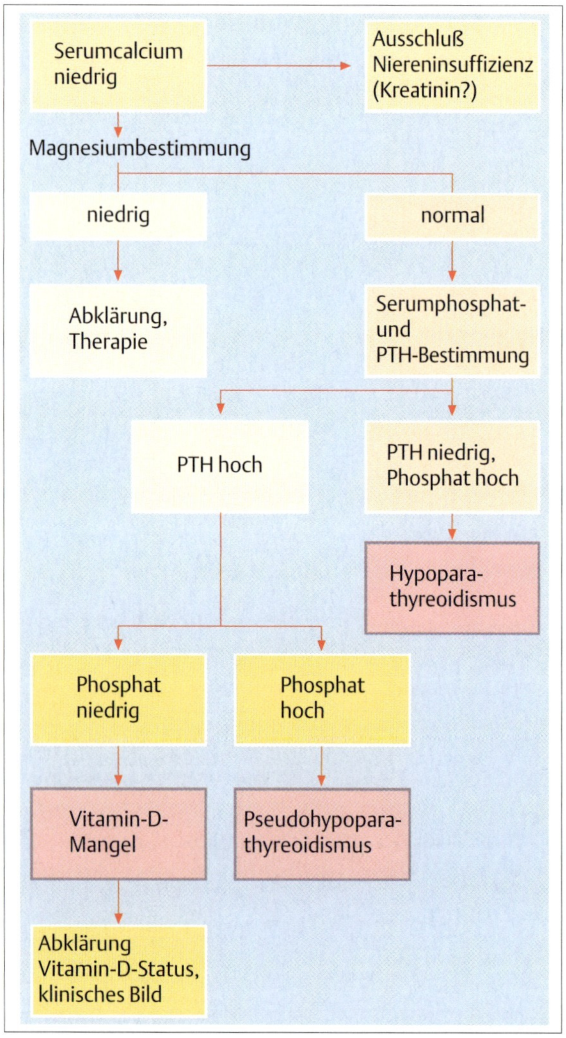

Abb. 30.**10** Diagnostische Schritte bei Hypokalzämie (nach Ausschluß einer Hypalbuminämie).

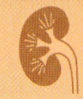

Hyperkalzämie (Ca > 2,6 mmol/l)

Klinik. Die möglichen Symptome der Hyperkalzämie sind aus Tab. 30.8 zu entnehmen. Sie sind abhängig von Dauer und Ausmaß der Hyperkalzämie und werden modifiziert durch Symptome der zugrundeliegenden Erkrankung (z. B. Tumor) und durch den Serumphosphatspiegel. Insbesondere führt eine begleitende Hyperphosphatämie bei Hyperkalzämie zur Förderung metastatischer Verkalkungen in den genannten Organen.

Tab. 30.9 zeigt die umfangreiche Liste der Erkrankungen, die mit einer Hyperkalzämie einhergehen können.

Häufige Ursachen der Hyperkalzämie

Wichtigste Ursachen der Hyperkalzämie sind:
- der primäre Hyperparathyreoidismus und
- Tumorerkrankungen mit und ohne Knochenmetastasen.

Hyperkalzämie bei primärem Hyperparathyreoidismus

Etwa 10–20 % aller Hyperkalzämie-Patienten leiden an einem primären Hyperparathyreoidismus, der meistens durch ein solitäres Adenom (~90 %) der Nebenschilddrüsen, seltener hingegen durch eine primäre Hyperplasie aller Drüsen (~10 %) oder ein Nebenschilddrüsenkarzinom (~1 %) bedingt ist. In Kombination mit anderen endokrinen Tumoren ist selten das familiäre Auftreten eines primären Hyperparathyreoidismus möglich. Die multiple endokrine Adenomatose Typ I umfaßt Tumoren der Nebenschilddrüsen, der Hypophyse und der Inselzellen des Pankreas, beim Typ IIa handelt es sich um eine Kombination von Nebenschilddrüsenadenom, medullärem Karzinom der Schilddrüse und Phäochromozytom.

Selten ist ferner die Sonderform der familiär auftretenden, autosomal dominant vererbten *hypokalziurischen Hyperkalzämie*, bei der in seltenen Fällen eine Hyperplasie der Nebenschilddrüsen auftreten kann. Der PTH-Spiegel ist jedoch bei dieser Erkrankung meistens normal, das Auftreten einer Ostitis fibrosa, Nephrolithiasis oder eines Ulcus duodeni wird sehr selten beobachtet. Der asymptomatische Verlauf und das familiäre Auftreten der Hyperkalzämie lassen an diese Erkrankung denken.

> ! Die *Diagnose eines primären Hyperparathyreoidismus* ist von großer Bedeutung, da eine definitive chirurgische Sanierung möglich ist.

Klinik. Klinisch sind alle Varianten von der zufällig entdeckten symptomfreien Hyperkalzämie bis hin zum Vollbild des primären Hyperparathyreoidismus möglich. Die Diagnose des primären Hyperparathyreoidismus erfolgt meist im Rahmen der Abklärung einer rezidivierenden Nephrolithiasis. Bei Feststellung der Kombination von *Nephrolithiasis und Hyperkalzämie* ist das Vorliegen eines primären Hyperparathyreoidismus anzunehmen. Der radiologische Nachweis von subperiostalen Resorptionszonen und Akroosteolysen im Handskelett und von Strukturveränderungen der Schädelka-

Tabelle 30.8 Hyperkalzämie, Symptome und Komplikationen

Allgemeinsymptome	Müdigkeit, Abgeschlagenheit, Durst, Polyurie, Erbrechen, Gewichtsverlust, Pruritus
Muskulatur und Nervensystem	verminderte neuromuskuläre Erregbarkeit, Hyporeflexie, Muskelschwäche, Depression, Verwirrtheit, Psychose, Koma
Gastrointestinaltrakt	Anorexie, Gewichtsverlust, Erbrechen, Obstipation, Abdominalschmerzen, Ulcus duodeni, akute Pankreatitis
Urogenitaltrakt	Polyurie, Nephrokalzinose, Niereninsuffizienz, Nephrolithiasis
Kreislauf	Hypertonie, Arrhythmie, Gefäßverkalkungen, EKG: verkürzte ST- und QT-Strecke
Metastatische Verkalkungen	Nephrokalzinose, Gefäßverkalkungen, konjunktivale Calciumablagerung (red-eye-syndrome)

Tabelle 30.9 Ursachen der Hyperkalzämie

Häufige Ursachen
Primärer Hyperparathyreoidismus
Tumoren mit oder ohne Knochenmetastasen

Seltene Ursachen
- Weitere endokrine Erkrankungen
  - Hyperthyreose
  - Akromegalie
  - Nebennierenrindeninsuffizienz
  - Phäochromozytom
- Medikamentös
  - Vitamin D und Vitamin-D-Metaboliten
  - Vitamin A
  - Thiaziddiuretika
  - Lithium
  - Milch-Alkali-Syndrom
  - calciumhaltige Ionenaustauscher
- Nierenerkrankungen
  - akutes Nierenversagen
  - chronische Niereninsuffizienz
  - nach Nierentransplantation
- Granulomatöse Erkrankungen
  - Sarkoidose
  - Tuberkulose
  - nach Silikoninjektion
- Immobilisation

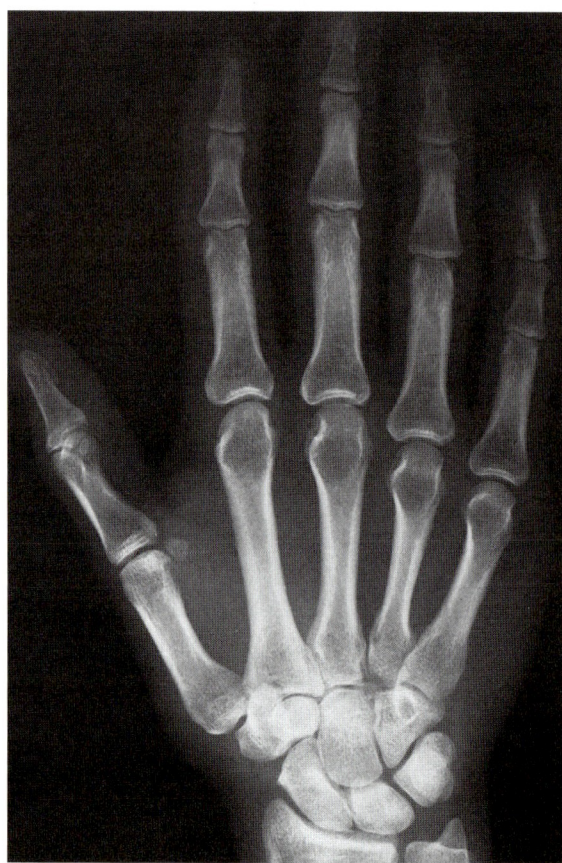 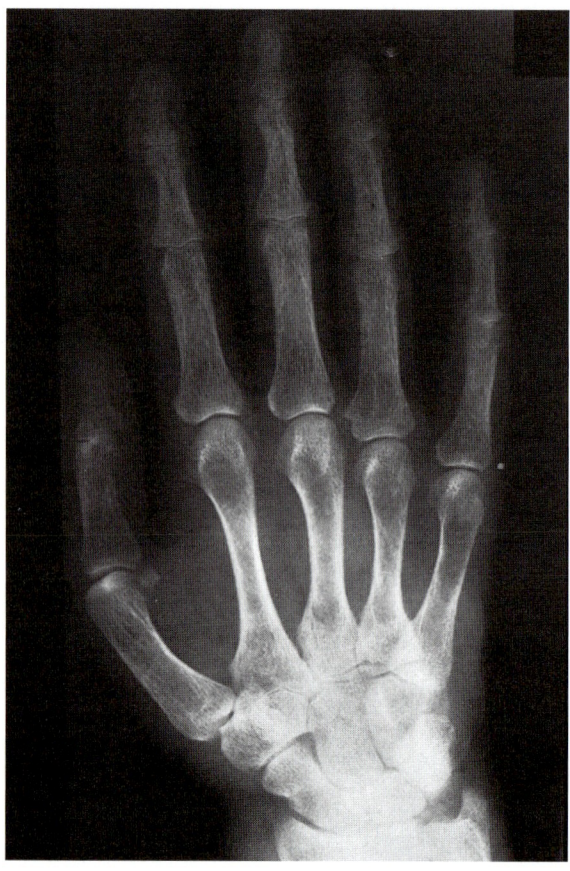

Abb. 30.**11a** u. **b**   **a** Normale Hand, **b** Handskelett bei primärem Hyperparathyreoidismus mit subperiostaler Knochenresorption an den Phalangen und Aufsplitterung der Kortikalis.

lotte dokumentiert die beim primären Hyperparathyreoidismus auftretende Erkrankung des Knochens (Abb. 30.**11a** u. **b** und 30.**12**). Ulcus duodeni, Pankreatitis und Hypertonie sind weitere, seltener zu beobachtende Manifestationsformen des primären Hyperparathyreoidismus (Tab. 30.**10**).

Die übrigen in Tab. 30.**10** aufgeführten Symptome sind zum Teil unspezifischer Natur und auf die Hyperkalzämie zurückzuführen.

Labordiagnostik. Die *Laborbefunde* bei primärem Hyperparathyreoidismus sind bei Kenntnis der Parathormonwirkungen auf Knochen, Niere und Darm leicht verständlich. Die *Hyperkalzämie* ist Folge der vermehrten Calciumfreisetzung aus dem Knochen, der erhöhten renal-tubulären Calciumrückresorption und der vermehrten Calciumabsorption im Darm. Diese ist bedingt durch vermehrte Bildung des aktiven Vitamin-D_3-Metaboliten 1,25 $(OH)_2D_3$ in den Nieren unter Parathormoneinfluß (Abb. 30.**8**).

Diagnostisch wichtig ist die *Hypophosphatämie*, die durch parathormonbedingte Hemmung der renal-tubulären Phosphatrückresorption entsteht. Sie kann jedoch bei eingeschränkter Nierenfunktion fehlen.

Die Kombination von Hyperkalzämie, Hypophosphatämie und Nephrolithiasis macht das Vorliegen eines primären Hyperparathyreoidismus wahrscheinlich. Der radioimmunologische Nachweis eines *erhöhten Parathormonspiegels* bei Hyperkalzämie sichert die Diagnose.

Lokalisationsdiagnostik. In der Mehrzahl der Fälle ist ein Adenom Ursache des Hyperparathyreoidismus (HPT). Selten kann ein HPT auch Symptom einer übergeordneten Störung in Form einer multiplen endokrinen Neoplasie (MEN I- und MEN II-Syndrom) sein. Bei gesicherter Diagnose eines HPT ist präoperativ der Versuch einer Lokalisationsdiagnostik eines Nebenschilddrüsenadenoms (Computertomogramm [Abb. 30.**13**], NMR, Ultraschall) empfehlenswert.

Tabelle 30.10   Klinische Symptome des primären Hyperparathyreoidismus

Niere:	Nephrolithiasis, Nephrokalzinose, evtl. Niereninsuffizienz, Polyurie, Polydipsie
Magen-Darm-Trakt:	Ulcus duodeni, Pankreatitis, Cholelithiasis, Obstipation, Erbrechen
ZNS:	Depression, Apathie, psychische Auffälligkeiten
Muskel:	Muskelschwäche
Skelett:	Gelenk- und Knochenschmerzen
Herz-Kreislauf:	Hypertonie

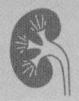

Störungen des Calciumstoffwechsels 849

Abb. 30.**12** Schädelbild bei einem Patienten mit primärem Hyperparathyreoidismus: granuläre Knochenstruktur mit verschwindender Tabula externa und interna infolge PTH-bedingter Knochenresorption.

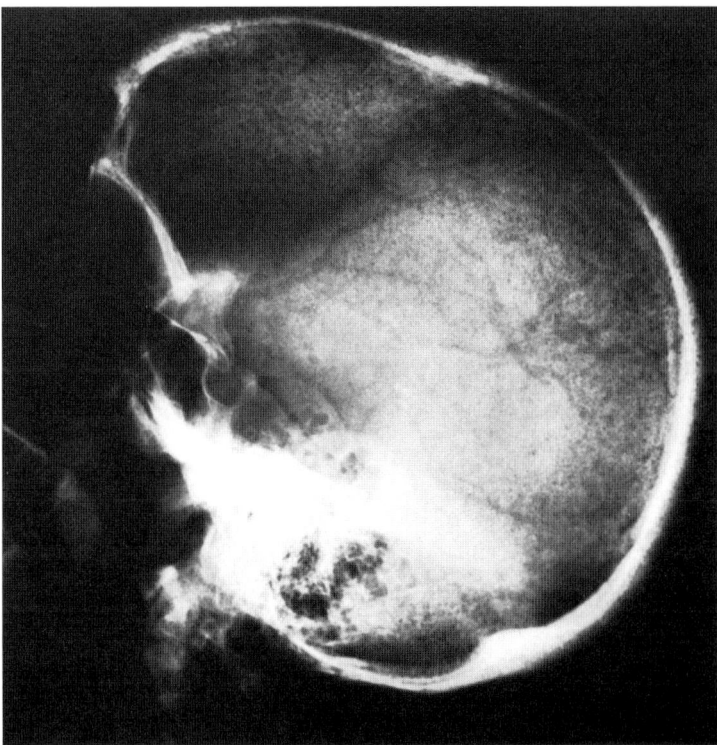

Abb. 30.**13** Computertomogramme der Halsweichteile: Nachweis eines kirschgroßen Parathyreoidea-Adenoms (operativ gesichert).

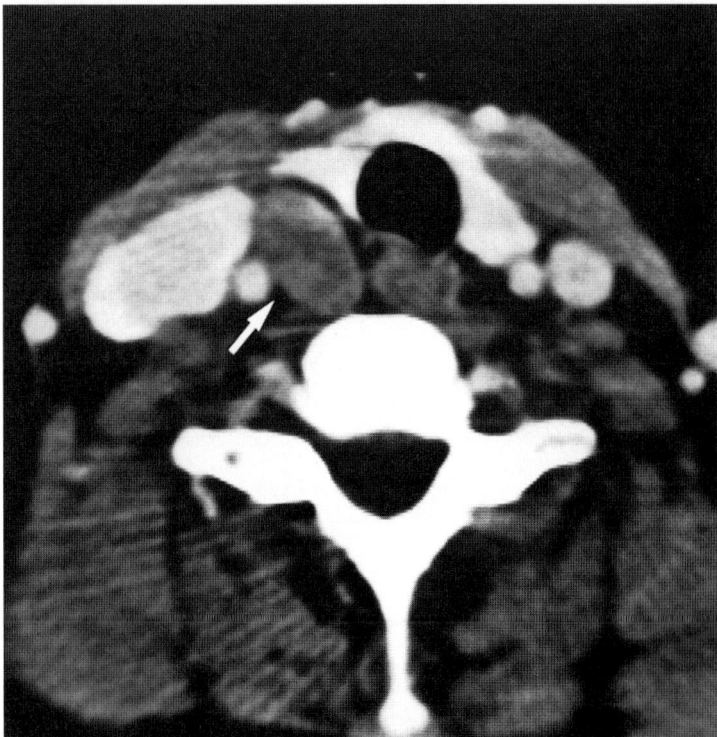

Hyperkalzämie bei Patienten mit malignen Tumoren

Etwa 10–20% aller Patienten mit malignen Tumoren entwickeln im Verlaufe ihrer Krankheit eine Hyperkalzämie. Tab. 30.**11** zeigt, daß das *Mammakarzinom* und das *Bronchialkarzinom* am häufigsten mit einer Hyperkalzämie vergesellschaftet sind. Multiples Myelom, Tumoren im Bereich des Kopfes, Ösophaguskarzinom und Hypernephrom folgen in dieser Häufigkeitsskala. Beim Bronchialkarzinom ist vor allem beim Plattenepithelkarzinom und großzelligen anaplastischen Karzinom in ca.

10–15 % der Fälle mit dem Auftreten einer Hyperkalzämie zu rechnen.

Gelingt bei Patienten mit Hyperkalzämie der Tumornachweis, gilt es, die für die Prognose und einzuleitende Therapie des Patienten entscheidende Frage abzuklären, durch welchen *pathogenetischen Mechanismus* der Tumor die Hyperkalzämie auslöst.

Im einzelnen sind folgende Konstellationen möglich (Tab. 30.12):

Hyperkalzämie durch Knochenmetastasen. Die erhöhte ossäre Calciumfreisetzung durch destruierende metastatische Prozesse im Knochen führt zur Hyperkalzämie.

Insbesondere neigen *Mammakarzinom, Prostatakarzinom, Bronchialkarzinom, Schilddrüsenkarzinom und Hypernephrom* zur Bildung von Skelettmetastasen. Zu beachten ist, daß Hyperkalzämie und Ausmaß der Skelettmetastasierung nicht parallel gehen. Diffuse Skelettmetastasierung ohne Auftreten einer Hyperkalzämie ist ebenso möglich wie die Beobachtung einer ausgeprägten Hyperkalzämie bei nur geringem Skelettbefall durch den Tumor.

Tabelle 30.11 Häufigkeit von Tumoren bei 136 Patienten mit Hyperkalzämie

Tumor	Patientenzahl
Bronchialkarzinome	33
Mammakarzinome	23
multiple Myelome	22
Karzinome im Kopf- und Nackenbereich	14
Ösophaguskarzinome	8
Hypernephrome	6
Ovarialtumoren	5
Zervixkarzinome	3
Leberzellkarzinome	3
Lymphome	3
Kolonkarzinome	2
Magenkarzinome	2
Pankreaskarzinome	1
Schilddrüsenkarzinome	1
Uteruskarzinome	1
Blasenkarzinome	1
Gallenblasenkarzinome	1
Hautkarzinome	1
Tumoren mit unbekannter Lokalisation	6

Tabelle 30.12

Pathogenese der Hyperkalzämie bei Malignomen
- Knochenmetastasen mit vermehrter ossärer Freisetzung von Calcium
- Bildung von knochenresorbierenden Mediatoren im Tumor, PTH related peptides = PTHrP, Tumornekrosefaktor TNF(?) Interleukin 1 (?)
- Kombination Tumor – primärer Hyperparathyreoidismus
- Produktion eines Osteoblasten-aktivierenden Faktors beim multiplen Myelom
- Bildung von 1,25 (OH)$_2$D$_3$ im Tumorgewebe bei malignen Lymphomen

! Schmerzen, pathologische Frakturen und Störungen der Hämatopoese deuten auf einen Skelettbefall durch den Tumor hin.

Die Absiedelung der Metastasen erfolgt bevorzugt in Wirbelsäule, Becken, Schädel und proximalen Enden der langen Röhrenknochen. Fehlen klinische Hinweise auf eine Skelettmetastasierung, liefern ein *positives Knochenszintigramm* (Abb. 30.14) bzw. *radiologische Skelettbefunde* den Schlüssel zur Diagnose.

Obwohl nur wenige Zahlen vorliegen, ist anzunehmen, daß bei Tumorpatienten die Hyperkalzämie in etwa 70–80 % der Fälle durch ossäre Metastasen bedingt ist.

Hyperkalzämie ohne Nachweis von Knochenmetastasen (humorale Hyperkalzämie). Die Hyperkalzämie entspringt in dieser Situation der Produktion von knochenresorbierenden Mediatoren im Tumor. Zu nennen ist insbesondere das *parathormonähnliche Polypeptid* (PTHrP = PTH related peptide), welches in der Lage ist, an Parathormonrezeptoren zu binden und somit PTH-ähnliche Wirkungen zu entfalten. PTHrP wird besonders häufig von Plattenepithelkarzinomen unterschiedlicher Lokalisation produziert. Der radioimmunologische Nachweis ist wegen der unterschiedlichen Größe der Moleküle erschwert. Der Spiegel des intakten immunreaktiven PTH ist bei dieser Form der paraneoplastischen Hyperkalzämie normal oder supprimiert.

Fehlen klinische, szintigraphische und radiologische Hinweise auf das Vorliegen von Knochenmetastasen bei hyperkalzämischen Tumorpatienten, muß an diese humorale Genese der Hyperkalzämie gedacht werden. Die Kenntnis dieser pathogenetischen Zusammenhänge ist wichtig, da die Feststellung einer Hyperkalzämie bei Tumorpatienten nicht mit Inoperabilität des Patienten gleichzusetzen ist. Die Entfernung des Tumors führt bei diesen Patienten zur Normalisierung des Serumcalciumwertes.

Koexistierender primärer Hyperparathyreoidismus bei Tumorpatienten. Da bei etwa einem von 1000 klinisch untersuchten Patienten ein primärer Hyperparathyreoidismus diagnostiziert wird und bei 1,4 % der Bevölkerung mit dem Auftreten eines Tumors gerechnet werden muß, ist das Zusammentreffen beider Erkrankungen statistisch erklärbar.

Hyperkalzämie bei multiplem Myelom. Die bei dieser Erkrankung zu beobachtende Hyperkalzämie ist auf die Produktion eines Osteoklasten-aktivierenden Faktors (OAF) in den Tumorzellen zurückzuführen.

Es scheint sich bei dem OAF um ein Lymphokinin zu handeln, dessen knochenresorbierender Effekt durch Steroide gehemmt werden kann.

Hyperkalzämie bei malignen Lymphomen. Maligne Lymphome sind selten zur Bildung von 1,25 (OH)$_2$D$_3$ fähig und können eine Hyperkalzämie auslösen.

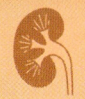

Störungen des Calciumstoffwechsels

Seltene Ursachen der Hyperkalzämie

Weitere endokrine Erkrankungen

Neben dem primären Hyperparathyreoidismus führen selten die *Hyperthyreose*, die *Akromegalie*, die *akute Nebennierenrindeninsuffizienz* und das *Phäochromozytom* zur Hyperkalzämie.

Die Hyperkalzämie bei diesen Erkrankungen ist in der Regel mild und häufig ein Zufallsbefund, der bei Kenntnis der Zusammenhänge differentialdiagnostisch keine Schwierigkeiten bereitet.

Medikamente

Vitamin D und Vitamin-D-Metaboliten. Vitamin D_2 (Ergocalciferol), Vitamin D_3 (Cholecalciferol), Dihydrotachysterol (AT 10) und die therapeutisch eingesetzten hydroxylierten aktiven Vitamin-D-Metaboliten (insbesondere 1,25 $[OH]_2D_3$) können zur Hyperkalzämie führen. Diese ist Folge einer vermehrten intestinalen Calciumresorption und erhöhten ossären Calciumfreisetzung (Abb. 30.**9**).

Die hyperkalzämische Wirkung des Vitamins D kann durch verschiedene Faktoren modifiziert werden: Bei gleichzeitiger Verabreichung von *Steroiden* kann die Hyperkalzämie ausbleiben, *Thiazidmedikation* verstärkt hingegen den hyperkalzämischen Effekt des Vitamins D. Die Gefahr der Vitamin-D-Intoxikation ist weiterhin erhöht bei Frauen in der *Menopause*, da durch Abnahme der Östrogenproduktion der inhibitorische Effekt dieses Hormons auf die Knochenresorption fortfällt.

Patienten mit *Sarkoidose* und *Tuberkulose* zeigen eine erhöhte Vitamin-D-Sensitivität, die auf eine gesteigerte 1,25 $(OH)_2D_3$-Bildung bei diesen Erkrankungen zurückgeführt wird (S. 852).

Vitamin-A-Intoxikation. Vitamin-A-Medikation ist eine seltene Ursache für das Auftreten einer Hyperkalzämie. Der genaue Mechanismus der Hyperkalzämieentwicklung ist nicht bekannt.

Thiaziddiuretika und Lithium. Das Auftreten einer Hyperkalzämie nach *Thiazidmedikation* kann in seltenen Fällen bei Normalpersonen beobachtet werden.

Bei gleichzeitiger Verabreichung von Vitamin D oder Vorliegen eines primären Hyperparathyreoidismus oder granulomatöser Erkrankungen kann Thiazidmedikation eine deutliche Hyperkalzämie bewirken.

> **!** Es gilt die Regel, daß bei Auftreten einer Hyperkalzämie nach Verabreichung von Thiaziden an die Demaskierung eines zuvor normokalzämischen Hyperparathyreoidismus gedacht werden muß.

Lithiumtherapie kann zu Hyperkalzämie führen, ohne daß der genaue pathologische Mechanismus bekannt ist. Da bei einigen Patienten, die unter Lithiumverabreichung eine Hyperkalzämie entwickeln, erhöhte Parathormonspiegel bzw. chirurgisch nachgewiesene Parathyreoidea-Adenome festgestellt wurden, ist die De-

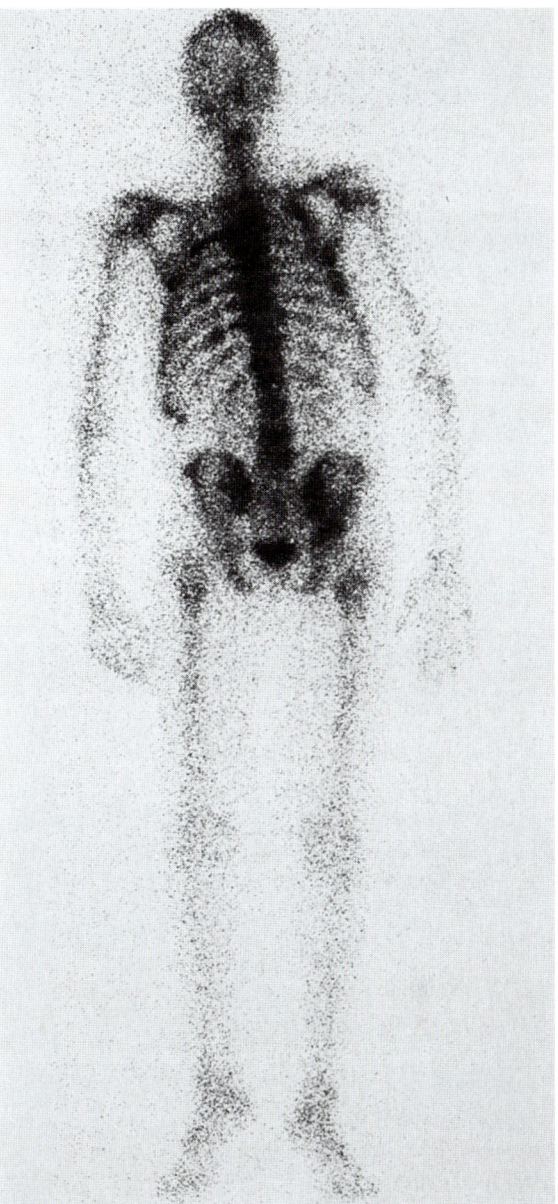

Abb. 30.**14** 50jähriger Patient mit metastasierendem Prostatakarzinom. Multiple Skelettmetastasen (Becken, Rippen Wirbelsäule und Schädel).

maskierung eines zuvor normalkalzämischen Hyperparathyreoidismus oder eine durch Lithium induzierte Stimulation der PTH-Sekretion als Ursache der Hyperkalzämie möglich.

Milch-Alkali-Syndrom oder Einnahme calciumhaltiger Ionenaustauscher. Hyperkalzämie, normales oder erhöhtes Serumphosphat, metabolische Alkalose, supprimierter PTH-Spiegel und Niereninsuffizienz sind die biochemischen Charakteristika dieses durch exzessive Zufuhr von Milch und Alkali (meistens Calciumcarbonat) hervorgerufenen Syndroms. Die Zufuhr von Milch und calciumcarbonathaltigen Antazida erfolgt in der Regel zur Schmerzbekämpfung bei Ulcus ventriculi oder duodeni. Obwohl unter normalen Umständen bei Steigerung der oralen Calciumzufuhr die intestinale Calciumresorption weitgehend konstant gehalten wird, scheint diese Kontrolle beim Milch-Alkali-Syndrom durchbrochen zu werden. Erhöhte intestinale Calciumabsorption führt zur Hyperkalzämie und Suppression der Parathormonsekretion. Folge des PTH-Mangels ist dann eine gesteigerte renal-tubuläre Phosphatrückresorption mit Entwicklung einer Hyperphosphatämie. Der resultierende Anstieg des Calciumphosphatproduktes im Serum verursacht Verkalkungen mit Nephrokalzinose und Niereninsuffizienz. Durch die entstehende Niereninsuffizienz wird dann die gewünschte regulative Steigerung der renalen Calciumexkretion bei Hyperkalzämie zusätzlich beeinträchtigt.

Vergleichbar pathophysiologische Vorgänge führen im Rahmen der Hyperkaliämiebehandlung mit calciumhaltigen Kationenaustauschern zu Hyperkalzämie.

Hyperkalzämie bei Nierenerkrankungen

Akutes und chronisches Nierenversagen. In der polyurischen und selten auch in der oligurischen Phase des *akuten Nierenversagens* ist insbesondere bei vorausgegangener Rhabdomyolyse das Auftreten einer Hyperkalzämie möglich. Freisetzung des während der oligurischen Phase im Muskel abgelagerten Calciums und transienter Hyperparathyreoidismus sind als Ursache zu nennen.

Hyperkalzämieentwicklung bei *chronischer Niereninsuffizienz* ist möglich

▶ durch Entwicklung eines autonomen (= tertiären) Hyperparathyreoidismus,
▶ durch Verabreichung von Vitamin D bzw. Vitamin-D-Metaboliten zur Prävention und Therapie der renalen Osteopathie,
▶ durch Verabreichung calciumhaltiger Phosphatbinder (Calciumacetat, Calciumcarbonat),
▶ durch Gabe von Calciumionenaustauschern zur Hyperkaliämiebehandlung.

Nach Nierentransplantation kann es infolge unzureichender Rückbildung der Parathyreoideahyperplasie zur vorübergehenden oder persistierenden Hyperkalzämie kommen.

Hyperkalzämie bei granulomatösen Erkrankungen

Die Häufigkeitsangaben über das Auftreten einer Hyperkalzämie bei Sarkoidose schwanken zwischen 1,7 und 17%. Wesentlich häufiger gelingt der Nachweis einer Hyperkalzurie. Ursache des gestörten Calciumstoffwechsels bei Sarkoidose ist eine *vermehrte extrarenale Produktion von 1,25 $(OH)_2D_3$* in dem granulomatösen Gewebe.

Weiterhin ist eine Hyperkalzämie auch bei Tuberkulose, anderen seltenen granulomatösen Erkrankungen (*TBC, Pilzerkrankungen, Wegener-Granulomatose*) und nach lokaler Granulombildung infolge von *Silikoninjektionen* in die Mamma beobachtet worden.

Immobilisation

Vor allem bei Kindern und Jugendlichen mit erhöhtem Knochenumbau kann Immobilisation zur Hyperkalzurie und selten auch zu Hyperkalzämie führen.

Differentialdiagnose und Abklärung bei Hyperkalzämie

Durch die Verfügbarkeit radioimmunologischer Bestimmungsmethoden zur Messung des *intakten PTH* im Serum hat sich die früher oft schwierige Differentialdiagnose der Hyperkalzämie vereinfacht. Das differentialdiagnostische Vorgehen ist in Abb. 30.15 skizziert. Obwohl über 25 verschiedene Erkrankungen für eine Hyperkalzämie verantwortlich sein können, lassen sich 80–90% aller Hyperkalzämien auf einen primären *Hyperparathyreoidismus* oder eine *Tumorerkrankung*

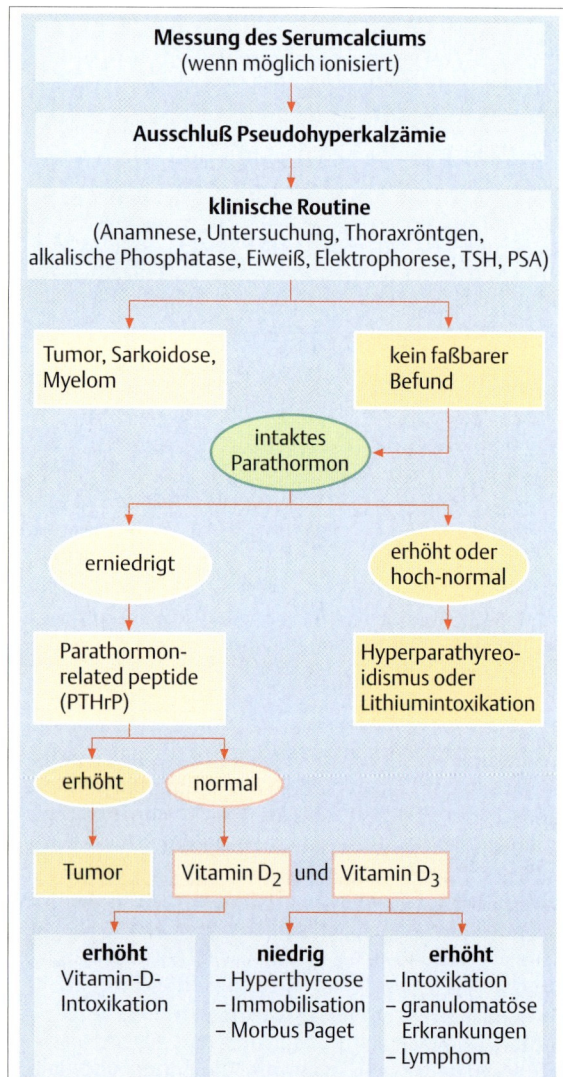

Abb. 30.15 Abklärung der Hyperkalzämie.

zurückführen. Eine ausgeprägte Hyperkalzämie > 3,5 mmol/l ist fast immer tumorbedingt. Meist geht die Diagnose einer Tumorerkrankung dem Auftreten einer Hyperkalzämie voraus. Hyperkalzämie bei sonst gesunden Personen sollte zunächst an das Vorliegen eines primären Hyperparathyreoidismus denken lassen.

Einer Schätzung von Lafferty u. Mitarb. (1991) zufolge kann aufgrund von *Anamnese, körperlicher Untersuchung, Röntgenbild des Thorax* (Nachweis einer Sarkoidose oder eines Tumors) sowie einer *Basislaboruntersuchung* (einschließlich Serumelektrophorese zur Identifikation eines multiplen Myeloms) eine korrekte Diagnose in 95 % der Fälle gestellt werden. Die Bestimmung des *intakten PTH* steigert die Trefferquote auf 99 %. Findet sich ein *erhöhter Spiegel an intaktem PTH*, muß insbesondere bei gleichzeitig nachweisbarer Hypophosphatämie und Urolithiasisanamnese das Vorliegen eines primären HPT angenommen werden. Bei *niedrig gemessenem PTH* sind insbesodere Tumorerkrankungen und eine Sarkoidose auszuschließen. Bei einigen Patienten mit tumorbedingter humoraler Hyperkalzämie ist ein erhöhtes PTHrP meßbar.

30.5 Störungen des Phosphatstoffwechsels

Physiologische Vorbemerkungen

Vorkommen. Phosphat ist ein wichtiges *intrazelluläres Anion*. 80–85 % des Körperphosphates befinden sich im Knochen, 10 % im Muskel, die restlichen 10 % in den übrigen Zellen des Organismus und im Extrazellulärraum. Phosphat in den Zellen ist organisch gebundenes Strukturelement von Kohlenhydraten, Fetten und Proteinen. Zudem ist es *Bestandteil zweier Verbindungen*, deren Synthese nur bei ausreichendem Serumphosphatspiegel gewährleistet ist (Abb. 30.16):
- des Glykolysezwischenproduktes *2,3-Diphosphoglycerat (2,3-DPG)* in den Erythrozyten und
- des *Adenosintriphosphates (ATP)* in allen Zellen.

Funktion. Der *2,3-DPG-Gehalt* der roten Blutkörperchen bestimmt die Affinität des O_2 zum Hämoglobin, also die Position der O_2-Dissoziationskurve. Ein Mangel an 2,3-DPG in den Erythrozyten, wie er bei schwerer Hypophosphatämie beobachtet wird, führt über eine Linksverschiebung der O_2-Dissoziationskurve zur Sauerstoffminderversorgung der Gewebe.
ATP: Die im Stoffwechsel freiwerdende Energie wird durch Umwandlung von Adenosindiphosphat (ADP) in ATP gespeichert:

$$ADP \xrightarrow[PO_4]{Energie} ATP.$$

Ein Mangel an extrazellulärem Phosphat kann somit zur schwerwiegenden Störung der Energiespeicherung und -freisetzung führen.

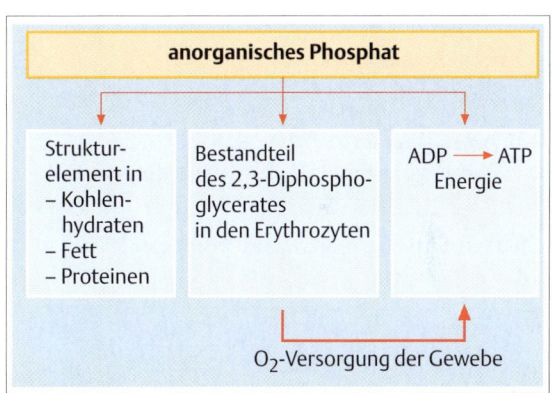

Abb. 30.**16** Physiologische Funktionen des anorganischen Phosphats als Strukturelement und im Energiestoffwechsel.

Hypophosphatämie (P < 1,0 mmol/l)

Klinik. Eine leichte Hypophosphatämie ist ein häufiger Laborbefund, der nicht von klinischen Symptomen begleitet zu sein braucht. Hingegen können schwere Störungen auftreten, wenn *bei vorbestehendem latentem Phosphatmangel* durch meistens ärztliche Maßnahmen eine *Verschiebung von extrazellulärem Phosphat in die Zellen* (vor allem Muskelzellen) ausgelöst wird und dann das Serumphosphat unter 1,0 mg/dl (< 0,32 mmol/l) abfällt.

Ursache des chronischen Phosphatmangels. Mit einem chronischen Phosphatmangelzustand (Abb. 30.**17**) ist zu rechnen bei

- *unzureichender Phosphatzufuhr* (Alkoholismus, Anorexia nervosa),
- *verminderter intestinaler Phosphatabsorption* (Antazidaverabreichung, Malabsorptionssyndrom),
- *vermehrtem renalem Phosphatverlust* (primärer Hyperparathyreoidismus. Diuretikatherapie, Vitamin-D-resistente Rachitis, hypophosphatämische Knochenerkrankung).

Akute Hypophosphatämie. Eine akute Hypophosphatämie (Abb. 30.**17**) mit schweren klinischen Symptomen kann bei vorbestehendem latenten Phosphatmangel durch zusätzliche Verlagerung von extrazellulärem

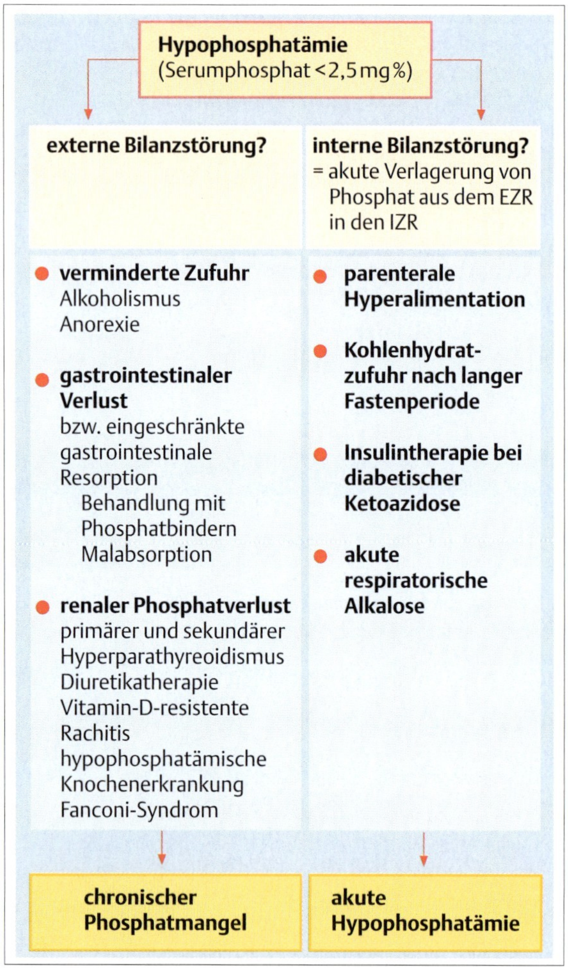

Hypophosphatämie (Serumphosphat < 2,5 mg%)

externe Bilanzstörung?

- verminderte Zufuhr
  - Alkoholismus
  - Anorexie
- gastrointestinaler Verlust bzw. eingeschränkte gastrointestinale Resorption
  - Behandlung mit Phosphatbindern
  - Malabsorption
- renaler Phosphatverlust
  - primärer und sekundärer Hyperparathyreoidismus
  - Diuretikatherapie
  - Vitamin-D-resistente Rachitis
  - hypophosphatämische Knochenerkrankung
  - Fanconi-Syndrom

→ **chronischer Phosphatmangel**

interne Bilanzstörung?
= akute Verlagerung von Phosphat aus dem EZR in den IZR

- parenterale Hyperalimentation
- Kohlenhydratzufuhr nach langer Fastenperiode
- Insulintherapie bei diabetischer Ketoazidose
- akute respiratorische Alkalose

→ **akute Hypophosphatämie**

Abb. 30.17 Differentialdiagnose der Hypophosphatämie.

Phosphat in die Muskelzellen durch folgende Mechanismen hervorgerufen werden:

➤ parenterale Hyperalimentation,
➤ Kohlenhydratzufuhr nach langer Fastenperiode, z.B. bei Anorexia nervosa oder chronischem Alkoholismus,
➤ Insulinverabreichung bei Therapie einer diabetischen Ketoazidose,
➤ akute respiratorische Alkalose.

Eine Bestimmung des anorganischen Phosphates im Serum ist somit unerläßlich bei Behandlung einer diabetischen Ketoazidose und zu Beginn der Nahrungszufuhr oder Hyperalimentation bei langfristig unzureichend ernährten Patienten. Durch plötzlichen Abstrom des extrazellulären Phosphates in die Muskelzellen stehen den übrigen Zellen unzureichend Phosphationen für den Energiemetabolismus zur Verfügung. Abfall des 2,3-DPG in den Erythrozyten mit Sauerstoffminderversorgung der Gewebe und ATP-Mangel führen zu Störungen

➤ des *Zentralnervensystems*,
➤ der *Erythrozyten-, Leukozyten- und Thrombozytenfunktion* und
➤ der *Muskelzellen* (Rhabdomyolyse) (Abb. 30.18).

Muskelschwäche, Parästhesien, Krämpfe, Koma und Exitus sind Zeichen des Energiedefizites im *Zentralnervensystem*. Hämolyse und Linksverschiebung der O_2-Dissoziationskurve, Leukozytendysfunktion mit Neigung zu Infekten und Sepsis und schließlich eine vermehrte Blutungsneigung infolge einer Thrombozytendysfunktion sind Zeichen des *ATP-Mangels der Blutzellen*. Ein Anstieg der Kreatinphosphokinase (CPK) ist Folge der bei Phosphatmangel zu beobachtenden *Rhabdomyolyse*.

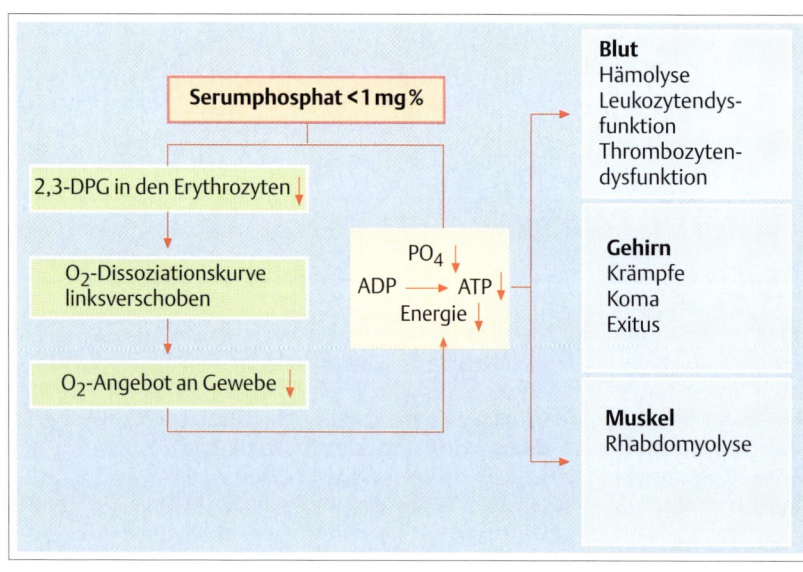

Abb. 30.18 Biochemische und klinische Folgen bei akuter Hypophosphatämie (↓ = vermindert, 2,3-DPG = 2,3 Diphosphoglycerat, ADP = Adenosindiphosphat, ATP = Adenosintriphosphat).

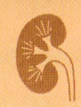

Hyperphosphatämie (P > 1,5 mmol/l)

Eine Hyperphosphatämie kann auftreten bei:

- *vermehrter* oraler oder intravenöser *Phosphatzufuhr*,
- *erhöhtem Zelluntergang* mit Freisetzung von intrazellulärem Phosphat,
- *verminderter renaler Phosphatexkretion*.

Eine vermehrte Phosphatzufuhr ist selten Ursache einer Hyperphosphatämie. Die Einnahme großer Mengen phosphathaltiger Laxantien oder intravenöse Phosphatapplikation kommen ursächlich in Frage.

Eine schwere Hyperphosphatämie mit Auftreten von Gewebsverkalkungen und Niereninsuffizienz ist nach zytostatischer Therapie maligner Tumoren (vor allem Lymphome und Leukämien) durch *Freisetzung des intrazellulären Phosphates* bei Tumorzelluntergang beobachtet worden.

Weitaus häufigste Ursache der Hyperphosphatämie ist die *verminderte renale Phosphatexkretion* bei Niereninsuffizienz. Bei Abfall der glomerulären Filtrationsrate unter 30 ml/min ist mit einem Anstieg des Serumphosphates zu rechnen.

Die renale Phosphatexkretion ist ebenfalls vermindert bei *Hypoparathyreoidismus, Hypothyreose* und *Akromegalie* (Abb. 30.**19**).

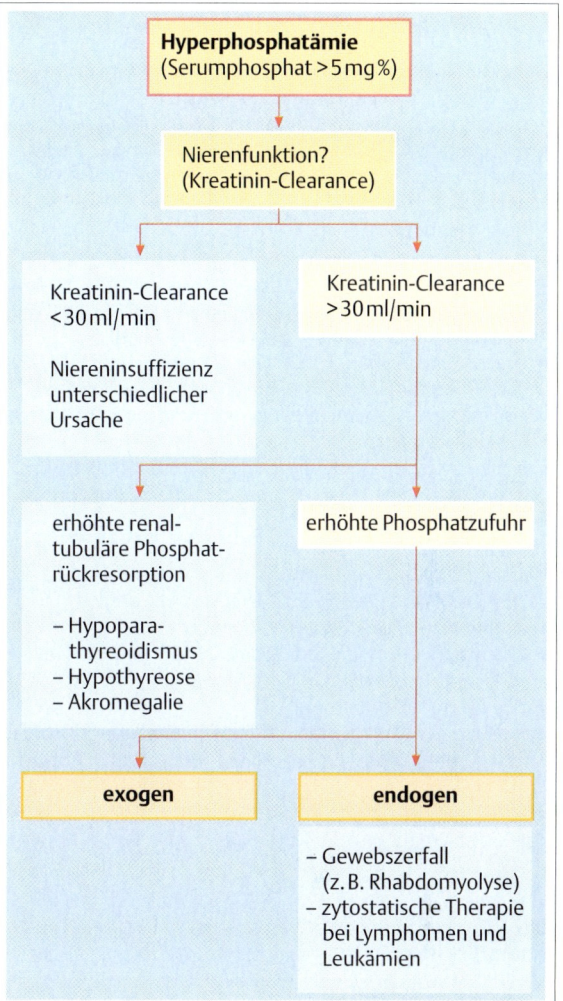

Abb. 30.**19** Differentialdiagnose bei Hyperphosphatämie.

30.6 Störungen des Säure-Basen-Haushaltes

Physiologische Vorbemerkungen

Ein entscheidender Faktor aller vitalen Funktionen ist der *Wasserstoffionengehalt* der Körperflüssigkeiten. Er wird durch das Verhältnis der in diesen enthaltenen Säuren (Protonendonatoren) und Basen (Protonenakzeptoren) bestimmt. Die Wasserstoffionenkonzentration (H^+) wird in Form von pH-Werten angegeben (pH = negativer Logarithmus der Wasserstoffionenkonzentration).

Regulation des pH-Wertes. Drohende pH-Verschiebungen bei übermäßigem Säure- oder Basenanfall werden vom Organismus durch 3 „Verteidigungslinien" abgewehrt:
- *Puffervorgänge* im EZR und IZR (Bicarbonat/pCO_2-Pufferpaar, Phosphatpuffer, Hämoglobinpuffer, Eiweißpuffer),
- *respiratorische Regulation* durch Änderung der CO_2-Abgabe mit der Atemluft,
- *renale Regulation* durch Variation der Bicarbonatrückresorption, Bildung und Ausscheidung von titrierbarer Säure und Amoniumionen.

Wichtige Meßgrößen. Wichtige Meßgrößen bei Analyse des Säure-Basen-Haushaltes (Tab. 30.13) sind vor allem
- Blut-pH-Wert: 7,36 – 7,44,
- Bicarbonatkonzentration im Serum: 22 – 27 mmol/l und
- pCO_2 im arteriellen Blut: 37 – 45 mmHg.

Beziehung der Meßgrößen. Die Beziehung dieser 3 Größen wird durch die *Henderson-Hasselbalch-Formel* beschrieben:

$$pH = 6{,}1 + \log \frac{HCO_3^-}{pCO_2 \times 0{,}03}$$

Diese Gleichung ermöglicht bei Messung von 2 Größen (pCO_2 und pH) die Berechnung des 3. Wertes (HCO_3^-).
Sie zeigt ferner, daß der pH-Wert des Blutes vorwiegend von 2 variablen Parametern bestimmt wird, nämlich
- der Bicarbonat(HCO_3^-)-Konzentration
- und dem Kohlensäurepartialdruck (pCO_2).

Störungen im Säure-Basen-Haushalt können hervorgerufen werden
- durch einen primären Anstieg oder Abfall des pCO_2-Wertes = *respiratorische Azidose bzw. Alkalose*
- oder durch eine primäre Erhöhung oder Verminderung der Bicarbonat(HCO_3^-)-Konzentration im EZR = *metabolische Alkalose bzw. Azidose*.

Jeder dieser respiratorischen oder metabolischen Initialprozesse ist von *Gegenregulationsmechanismen* gefolgt, die als *respiratorische* bzw. *metabolische Kompensation* bezeichnet werden.

Einteilung der Störungen. Störungen im Säure-Basen-Haushalt werden je nach zugrundeliegendem Prozeß unterteilt in
- *einfache Störungen* und
- *gemischte Störungen*.

Einfache Störungen. Einfache Störungen im Säure-Basen-Haushalt sind gekennzeichnet durch *einen zugrundeliegenden pathophysiologischen Prozeß*. Dieser ist von einem überschaubaren Gegenregulationsmechanismus zur Konstanterhaltung des pH-Wertes gefolgt.
Einfache Störungen im Säure-Basen-Haushalt sind mit Hilfe der *Blutgasanalyse* leicht erkennbar, indem die Änderungstendenz von pCO_2 und HCO_3^- *gleichsinnig* erfolgt (Tab. 30.14).
- So ist bei metabolischer Azidose die primäre Veränderung ein HCO_3^--Abfall, dem gegenregulatorisch durch Hyperventilation eine pCO_2-Verminderung folgt.
- Bei metabolischer Alkalose ist die primäre Störung ein HCO_3^--Anstieg, der über Abflachung der Atmung zu einem pCO_2-Anstieg führt.

Gemischte Störungen. Diese in Tab. 30.14 skizzierten Gesetzmäßigkeiten gelten jedoch nicht für die *gemischten Störungen des Säure-Basen-Haushalts*. Diese sind gekennzeichnet durch das Vorliegen *mehrerer zur pH-Verschiebung führender Störungen*. Gemischte respiratorisch/metabolische Störungen führen im Gegensatz zu den oben beschriebenen einfachen Störungen zum Abweichen des HCO_3^- und pCO_2-Wertes in *entgegengesetzter Richtung vom Normalwert* und können nur mit Hilfe des in Abb. 30.20 wiedergegebenen Nomogramms unter Einbeziehung anamnestischer und klinischer Daten charakterisiert werden.
Bei Zuhilfenahme eines solchen Nomogrammes ist zu berücksichtigen, daß die volle Kompensation einer primär metabolischen Störung 6 – 12 Stunden dauert und die volle Kompensation einer primär respiratorischen Störung erst nach 3 – 5 Tagen erreicht wird.

Weitere Meßgrößen im Säure-Basen-Haushalt

Neben den *primären Parametern* (pH, pCO_2, HCO_3^-) müssen häufig zur Differentialdiagnose der Störungen im Säure-Basen-Haushalt *sekundäre Meßwerte* mitberücksichtigt werden, damit eine pathogenetische Einordnung möglich wird (Tab. 30.13).
Zu diesen sekundären Hilfsmitteln gehören:
- die Bestimmung der Anionenlücke (S. 860),
- Elektrolytmessungen (Natrium, Calcium, Kalium, Chloride) im Serum,
- Elektrolytmessungen im Urin (Natrium, Kalium und Chloride) und
- die Bestimmung des Urin-pH-Wertes.

Die Interpretation dieser Meßgrößen wird bei den einzelnen Krankheitsbildern besprochen.

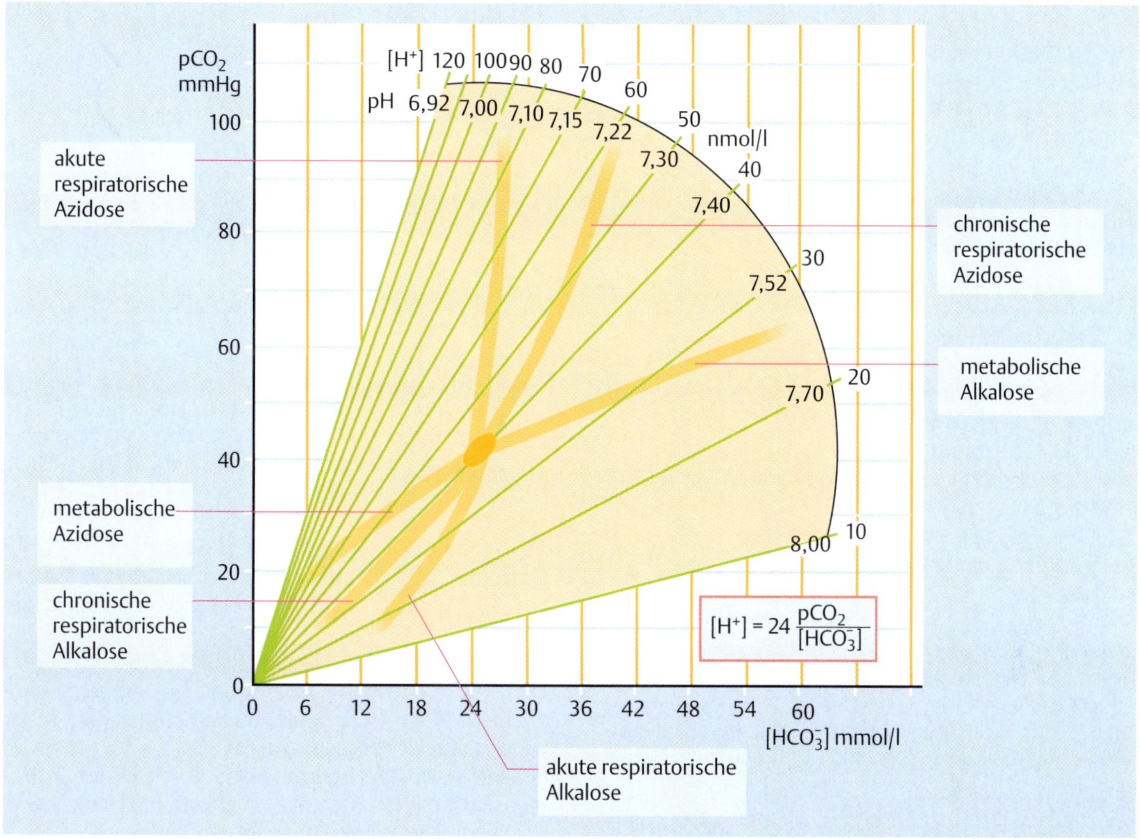

Störungen des Säure-Basen-Haushaltes

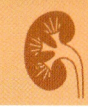

Abb. 30.20 Diagramm zur Beurteilung der Störungen im Säure-Basen-Haushalt. Das abgebildete Diagramm beruht auf der Henderson-Gleichung. Finden sich die Schnittpunkte von pCO_2 und HCO_3^- auf den dunkel dargestellten Abschnitten des Diagramms, sind am ehesten die dort angegebenen einfachen Störungen des Säure-Basen-Haushalts anzunehmen. Schnittpunkte außerhalb der dunkel markierten Bereiche deuten auf gemischte Störungen im Säure-Basen-Haushalt hin. Das Diagramm darf nur unter gleichzeitiger Berücksichtigung von Anamnese und klinischen Daten interpretiert werden.

Tabelle 30.13 Wichtige Meßgrößen zur Beurteilung des Säure-Basen-Haushaltes

Primäre Meßgrößen
pH, pCO_2, HCO_3^-

Sekundäre Meßgrößen
- Anionenlücke
- Serumelektrolyte (Natrium, Kalium, Calcium, Chloride)
- Urinelektrolyte (Natrium, Kalium, Chloride)
- Urin-pH

Tabelle 30.14 Blutgasanalytische Parameter bei einfachen dekompensierten Störungen im Säure-Basen-Haushalt

Störung	pH	pCO_2	HCO_3^-
metabolische Azidose	↓	↓	↓*
respiratorische Azidose	↓	↑*	↑
metabolische Alkalose	↑	↑	↑*
respiratorische Alkalose	↑	↓*	↓

(↑ erhöht, ↓ erniedrigt, * primäre Veränderung)

Respiratorische Azidose

Pathophysiologie. Bei *verminderter pulmonaler Elimination von CO_2* verkleinert sich der Quotient HCO_3^-/pCO_2 durch Anstieg des pCO_2, es kommt zum Abfall des pH. Falls die renalen Kompensationsversuche (Steigerung von renaler Säureelimination und tubulärer Bicarbonatrückresorption) nicht ausreichen, entwickelt sich eine *dekompensierte respiratorische Azidose*. Diese ist gekennzeichnet durch einen erhöhten pCO_2-Wert, einem erniedrigten pH-Wert (unter 7,36) und ein erhöhtes Serumbicarbonat. Eine gleichzeitige, durch die Lungenerkrankung bewirkte Hypoxämie kann über eine Förderung des anaeroben Stoffwechsels eine zusätzliche metabolische Säurebelastung auslösen (Laktatazidose).

Bei dieser *gemischten Azidose* werden häufig sehr niedrige pH-Werte gemessen, obwohl die Änderung von pCO_2 und HCO_3^- nur gering ausgeprägt ist.

Ursache. Ursachen einer respiratorischen Azidose sind:

- *obstruktive bronchopulmonale Affektionen* (Asthma bronchiale, Bronchitis),
- *restriktive pulmonale Erkrankungen* (Lungenödem, Lungenfibrose, Pneumothorax, Atelektasen, Infiltrate),
- eine *Behinderung der Thoraxbeweglichkeit* durch Skelettveränderungen (Kyphoskoliose), Zwerchfellhochstand (Lähmung, Adipositas) oder neuromuskuläre Prozesse (Myasthenie, Guillain-Barré-Syndrom, hypokaliämische Myopathie).
- *zentral bedingte Depression des Atemzentrums* durch mechanische Faktoren (Trauma, Tumor) oder durch Medikamente (Opiate, Barbiturate, Narkotika, Sedativa). Zu einer Atemdepression führt auch die unkontrollierte O_2-Zufuhr bei chronischer alveolärer Hypoventilation, bei welcher die Hypoxämie der maßgebende Stimulus des Atemzentrums ist.

Respiratorische Alkalose

Pathophysiologie. Diesem klinisch bedeutsamen Zustand liegt eine *gesteigerte alveoläre Belüftung* mit vermehrter CO_2-Abatmung zugrunde. Entsprechend vermindert sich die Kohlensäurekonzentration im Blut (Zunahme des HCO_3^-/pCO_2-Quotienten und damit des pH). Der renale Kompensationsversuch besteht in verminderter Säureelimination bzw. erhöhter Bicarbonatausscheidung.

Ursache. Die *akute alveoläre Hyperventilation* mit respiratorischer Alkalose bietet kaum je differentialdiagnostische Schwierigkeiten; meist tritt sie aus voller Gesundheit auf, ist in der Regel nur von kurzer Dauer und spricht rasch auf beruhigende Einflüsse an. Neben allgemeinen Symptomen wie Schwindel, Benommenheit, Angstzuständen ist besonders die neuromuskuläre Symptomatik eindrücklich. Über eine Verminderung des ionisierten Calciums führt die Alkalose zur *Hyperventilationstetanie* mit Parästhesien, Muskelzittern und Karpopedalspasmen.

In den meisten Fällen ist eine respiratorische Alkalose

- *funktionell* bedingt. Diese psychogene Hyperventilation kann bei vegetativer Übererregbarkeit, Angst und Schmerzzuständen auftreten. Frauen sind häufiger betroffen als Männer.
- Eine *medikamentös* bedingte respiratorische Alkalose wird bei Salicylatmedikation beobachtet; als *toxisch* bedingt wird sie bei der gramnegativen Sepsis aufgefaßt.
- Auch Zustände mit *Hypoxie* können eine Hyperventilation mit respiratorischer Alkalose auslösen (Anämie, Fieber, Höhenaufenthalt, Lungenaffektionen, Shuntvitien, Herzinsuffizienz).
- Eine *Irritation des Atemzentrums* durch zerebrale Prozesse (Entzündungen, Trauma, Tumoren) kann ebenfalls zur Hyperventilation führen.

Klinisch bedeutungsvoll ist die differentialdiagnostische Abgrenzung der *primären* Hyperventilation mit respiratorischer Alkalose gegenüber der *sekundären* Hyperventilation bei metabolischer Azidose (Tab. 30.**14**).

Metabolische Azidose

Pathophysiologie. Die metabolische Azidose ist definiert durch einen Abfall des pH im Blut, der durch eine *primäre Bicarbonatverminderung* zustande kommt. Der HCO_3^--Abfall kann bedingt sein durch:

- *exogene Zufuhr oder endogene Bildung von Säuren*, deren Pufferung durch HCO_3^- erfolgt,
- *verminderte renale Säureelimination* oder
- einen *renalen oder gastrointestinalen Bicarbonatverlust*.

Der Abfall des pH im Blut stimuliert das Atemzentrum. Hyperventilation mit dem Ziel, die Kohlensäurekonzentration im Blut durch CO_2-Abatmung zu senken, ist die Folge. Eine Verminderung aller 3 blutgasanalytischen Größen (pH, HCO_3^-, pCO_2) ist die typische Konstellation der metabolischen Azidose. Führt der respiratorische Kompensationsversuch zur ausgeprägten Hyperventilation mit langen, vertieften Atemzügen, spricht man von einer *Kußmaul-Atmung*.

Diagnostik. Die Unterscheidung zwischen der primären, zur respiratorischen Alkalose führenden Hyperventilation und der sekundären Hyperventilation bei metabolischer Azidose ist meistens durch die Anamnese und klinischen Befunde möglich. Die endgültige Unterscheidung erfolgt durch die pH-Messung: Azidose deutet auf einen respiratorischen Kompensationsversuch, Alkalose auf eine primäre Hyperventilation hin (Tab. 30.**14**).

Differentialdiagnostische Überlegungen bei metabolischer Azidose

Folgende Erkrankungen müssen bei Diagnose einer metabolischen Azidose in Betracht gezogen werden:

Azidosen durch exogene Zufuhr oder endogene Bildung von Säuren

- *Diabetische Ketoazidose.* Sie ist charakterisiert durch eine Anhäufung von β-Oxybutter- und Acetessigsäure und wird vorwiegend beim Coma diabeticum beobachtet.
- *Milde Ketoazidosen* durch einen gesteigerten Fettabbau können weiterhin bei *chronischem Alkoholismus* und *chronischem Hungerzustand* auftreten.

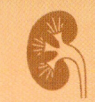

Störungen des Säure-Basen-Haushaltes

▶ *Laktatazidosen* entstehen vor allem als Folge der anaeroben Glykolyse bei verschiedenen Formen der Gewebshypoxie (nach Herzstillstand, Schock, generalisierten Krampfanfällen, Kohlenmonoxydvergiftungen und bei schwerer respiratorischer Hypoxämie).

Häufig kompliziert eine Laktatazidose andere Erkrankungen wie Äthanolvergiftungen, Diabetes mellitus und Leukämie. Früher wurde die Laktatazidose bei Diabetikern gelegentlich nach Einnahme von Phenformin beobachtet.

Laktatazidose kann auch bei Leberzirrhose, Pankreatitis, Nierenversagen und bei Schwangerschaftstoxämie auftreten. Sehr selten sind idiopathische Formen der Laktatazidose bzw. D-Laktatazidose bei veränderter Darmflora.

▶ *Exogene Säurezufuhr* führt vorwiegend im Rahmen von Vergiftungen zur metabolischen Azidose. Zu nennen sind Salicylat-, Methanol-, Äthylenglykol- und Paraldehydintoxikation. HCl-, NH_4-Cl- und Arginin-Cl-Zufuhr sind medizinische Maßnahmen, die zur metabolischen Azidose führen können.

Azidosen bedingt durch eine verminderte renale Säureelimination

▶ Bei der *akuten und chronischen Niereninsuffizienz* sind die Nieren nicht in der Lage, die täglich im Stoffwechsel anfallenden Säuren auszuscheiden. Der zu beobachtende Abfall des Serumbicarbonats ist durch Pufferung der retinierten Schwefelsäuren, Phosphorsäuren und organischen Säuren bedingt. Die retinierten Anionen dieser Säuren führen zur Vergrößerung der Anionenlücke (Tab. 30.15).

▶ *Renal-tubuläre Azidosen:* Die *distale renale tubuläre Azidose* (Typ I) ist durch eine Störung der distal tubulären H^+-Ionen-Sekretion bedingt. Sie kann primär familiär, sekundär bei Hyperparathyreoidismus, Hyperthyreose, Analgetikanephropathie, Sjögren-Syndrom und gelegentlich bei Hypergammaglobulinämie beobachtet werden. Häufig bestehen zusätzlich ein renaler Kalium- und Calciumverlust. Klinisch imponieren neben der metabolischen Azidose Polyurie, Nephrolithiasis, Nephrokalzinose und Osteopathien. Die *proximale renale tubuläre Azidose* (Typ II) kommt hingegen durch einen Bicarbonatverlust infolge gestörter proximal tubulärer HCO_3^--Rückresorption zustande. Der renale Verlust von Bicarbonat, Natrium und Kalium führt zur metabolischen Azidose, Hypovolämie und Hypokaliämie. Im Gegensatz zur distaltubulären Azidose werden hingegen Nephrolithiasis und Nephrokalzinose bei der proximalen Form nicht beobachtet. Klinisch im Vordergrund stehen Osteomalazie und Wachstumsstörungen im Kindesalter. Beide Formen der renal-tubulären Azidose gehen mit einer Hyperchlorämie einher, die Anionenlücke ist somit normal (Tab. 30.15).

▶ Da Mineralcorticoide die distale tubuläre H^+-Ionen-Sekretion stimulieren, ist es verständlich, daß bei der *chronischen Nebennierenrindeninsuffizienz* und beim *hyporeninämischen Hypoaldosteronismus* eine leichte metabolische Azidose beobachtet wird (renal-tubuläre Azidose Typ IV).

Tabelle 30.15 Differentialdiagnose der metabolischen Azidose mit Hilfe der Anionenlücke (S. 860)

	Grunderkrankung	Entstehungsmechanismus
Hyperchlorämische Azidose Anionenlücke normal (11–15 mval/l bzw. 11–15 mmol/l)	Diarrhö	Gastrointestinaler Bicarbonatverlust
	proximal-tubuläre Azidose	gestörte proximal tubuläre Bicarbonatrückresorption
	distal-tubuläre Azidose	gestörte H^+-Ionen-Sekretion im distalen Tubulus
	Therapie mit Karboanhydrasehemmern	Hemmung der proximal-tubulären Bicarbonatrückresorption
	primärer Hyperparathyreoidismus	Parathormon hemmt tubuläre Bicarbonatrückresorption
	Säurezufuhr (HCl, NH_4Cl, Arginin-Cl)	Säurezufuhr > renales H^+-Exkretionsvermögen
Normochlorämische Azidose Anionenlücke vergrößert (> 15 mval/l bzw. > 15 mmol/l)	diabetische Ketoazidose	Ketosäurenvermehrung
	urämische Azidose	unzureichende renale Säureelimination und verminderte Exkretion der Anionen PO_4^{3-} und SO_4^{2-}
	Laktatazidose	vermehrte Lactatproduktion
	Salicylatintoxikation	Salicylsäurezufuhr
	Methanolintoxikation	Methanolzufuhr (vor allem Alkoholiker)
	Äthylenglykol	Frostschutzmittelvergiftung
	Paraldehyd	Umwandlung zu Acetessigsäure
	Hungerazidose	Ketosäurevermehrung
	chronischer Alkoholismus	Vermehrung von Ketosäuren und Lactat

Metabolische Azidosen bedingt durch einen renalen oder gastrointestinalen Bicarbonatverlust

▶ Ein *renaler Verlust von HCO_3^-* wird beobachtet bei der *proximal-tubulären Azidose* (s. oben) oder bei medikamentöser Hemmung der Bicarbonatrückresorption infolge Verabreichung von *Karbonanhydrasehemmern* (Diamox).
▶ Da Parathormon die tubuläre HCO_3^--Rückresorption hemmt, kann beim *primären Hyperparathyreoidismus* eine leichte metabolische Azidose auftreten.
▶ Ein *gastrointestinaler Verlust bicarbonatreicher Sekrete* aus dem Magen-Darm-Kanal bei Diarrhö, enteralen Fisteln oder postoperativ nach Ureterosigmoideostomie kann zur metabolischen Azidose führen.

Die durch renalen oder gastrointestinalen Bicarbonatverlust bedingten Azidosen führen zur Hyperchlorämie, die Anionenlücke ist bei dieser Gruppe normal (Tab. 30.**15**).

Bedeutung der Anionenlücke in der Differentialdiagnose der metabolischen Azidose

Im Blut herrscht Elektroneutralität, d.h., die Gesamtsumme aller Kationen und Anionen im Serum ist gleich:

$$\text{Kationenkonzentration im Serum} \oplus \quad = \quad \text{Anionenkonzentration im Serum} \ominus$$

Durch Bestimmung der Na^+- und K^+-Konzentrationen im Serum werden 95% der Serumkationen erfaßt, durch Messung der Cl^-- und HCO_3^--Spiegel hingegen nur etwa 85% des Serumanionenbestandes. Die bei Elektrolytbestimmungen im Serum normalerweise selten gemessenen Anionen wie PO_4^{3-}, SO_4, Lactat und negativ geladene Proteine sind vor allem für diese Differenz, die sog. „Anionenlücke", verantwortlich.

Anionenlücke – Definition. Vernachlässigt man für praktische Belange auf der Kationenseite den nur geringen Schwankungen unterworfenen Kaliumwert, kann die *Anionenlücke* folgendermaßen definiert werden:

Anionenlücke (A^-) = $Na^+ - (Cl^- + HCO_3^-)$
(mval/l = mmol/l)   = 140 mval/l − (102 mval/l + 25 mval/l)
                    = 140 mval/l − 127 mval/l
                    = 13 mval/l (= mmol/l)

Die Anionenlücke einer gesunden Person beträgt somit 13 ± 2 mval/l.
Die Berechnung dieser Anionenlücke ist von besonderer Bedeutung bei der *Differentialdiagnose der metabolischen Azidose* (Tab. 30.**15**), da diese eingeteilt werden kann in:
- *metabolische Azidosen mit normaler Anionenlücke* = hyperchlorämische Azidosen,
- *metabolische Azidosen mit vergrößerter Anionenlücke* = normochlorämische Azidosen.

Metabolische Azidosen mit normaler Anionenlücke. Eine metabolische Azidose ist definitionsgemäß stets verbunden mit einer Verminderung des Serum-HCO_3^-. Der Organismus ist bemüht, die durch den Abfall der HCO_3^--Konzentration im Serum gestörte Elektroneutralität wiederherzustellen. Ist die Azidose durch einen Bicarbonatverlust oder durch eine gestörte renale H^+-Elimination bedingt, wird der Niere das Signal zugeleitet, Chloridionen zu retinieren. Es entwickelt sich dann das Bild einer *hyperchlorämischen Azidose mit normaler Anionenlücke*.

Beispiel:
A^- (mval/l) = $Na^+ - (HCO_3^- + Cl^-)$
A^- (mval/l) = 140 mval/l − (13 mval/l + 115 mval/l)
A^- (mval/l) = 12 mval/l (= mmol/l)

Liegt also bei einem Patienten eine metabolische Azidose vor und berechnet sich mit Hilfe der angegebenen Elektrolyte eine normale Anionenlücke, so sind differentialdiagnostisch vor allem folgende Ursachen auszuschließen:
- metabolische Azidose bei Diarrhö und gastrointestinalem Bicarbonatverlust,
- renal-tubuläre Azidose (proximal oder distal),
- Zustand nach Therapie mit Acetazolamid (Diamox),
- primärer Hyperparathyreoidismus mit renalem Bicarbonatverlust,
- exogene Säurezufuhr (HCl, NH_4Cl, Arginin-Cl).

Metabolische Azidosen mit vergrößerter Anionenlücke. Bei einer zweiten Gruppe metabolischer Azidosen ist eine renale Chloridretention zur Kompensation des Bicarbonatabfalls im Serum nicht notwendig, da gleichzeitig mit der H^+-Ionen-Bildung oder H^+-Ionen-Zufuhr Anionen (z.B. Ketosäuren bei diabetischer Ketoazidose, Lactat bei der Laktatazidose) gebildet oder zugeführt werden. In diesem Fall ist die Anionenlücke vergrößert:

A^- (mval/l) = $Na - (HCO_3^- + Cl^-)$
              = 140 mval/l − (13 mval/l + 102 mval/l)
              = 25 mval/l (= mmol/l)

Wir sprechen in diesem Fall von einer *normochlorämischen Azidose mit vergrößerter Anionenlücke*.
Findet sich also bei einem Patienten mit metabolischer Azidose diese Elektrolytsituation, ist differentialdiagnostisch vor allem zu denken an:
- diabetische Ketoazidose,
- Laktatazidose,
- urämische Azidose,
- Vergiftungen mit Salicylaten, Methanol, Äthylenglykol oder Paraldehyd,
- Hungerazidose,
- Azidose bei chronischem Alkoholismus.

Metabolische Alkalose

Pathophysiologie. Der die metabolische Alkalose definierende Anstieg des Blut-pH ist auf eine *Vermehrung des Plasmabicarbonats* zurückzuführen. Dieser HCO_3^--Anstieg kann bedingt sein

- durch *renalen* oder *gastrointestinalen H⁺-Ionen-Verlust* oder
- *Zufuhr von HCO_3^-* oder Substanzen, die im Organismus in HCO_3^- umgewandelt werden (z. B. Citrat).

Kompensatorisch versucht der Organismus, dem HCO_3^--Anstieg durch Verminderung des alveolären Gasaustausches (flache Atmung) entgegenzuwirken. Durch Abnahme der pulmonalen CO_2-Abgabe kommt es zum Anstieg des pCO_2 im Blut. Der verspätet einsetzende *renale* Kompensationsmechanismus ist oft ungenügend. Besonders bei gleichzeitigem Chloridmangel gehen durch die sog. „paradoxe Azidurie" (saurer Urin bei gleichzeitiger Alkalose) zusätzlich saure Äquivalente auf renalem Wege verloren.

Bei Vorliegen einer metabolischen Alkalose müssen abgegrenzt werden:

Zustände mit anhaltendem Verlust von saurem Magensaft (= gastrische Alkalose). Die gastrische Alkalose ist durch Magensaftverlust bedingt und charakterisiert durch:

- hypokaliämische Alkalose,
- Hypochlorämie,
- renalen Kaliumverlust,
- niedrige Urinchloridkonzentration.

Klinisch lassen sich 2 Patientengruppen unterscheiden:

- *Magensaftdrainagen* bei Intensivpatienten und Erbrechen durch organische Behinderungen im Magen-Darm-Trakt und
- *heimliches Erbrechen* bei *Anorexia nervosa* und *Bulimie* (postprandiales Erbrechen nach exzessiver Nahrungsaufnahme).

Bei Patienten mit *heimlichem Erbrechen* als Teilsymptom einer Anorexia nervosa oder bei *Bulimie* ist die zufällig entdeckte Hypokaliämie ein häufiger Befund. Die Patienten klagen über Volumenmangelsymptome (orthostatische Kreislaufstörungen, niedriger Blutdruck), Alkalose (Tetanie) oder Folgen der Hypokaliämie (Muskelschwäche). Betroffen sind vorwiegend Frauen in mittlerem Lebensalter; häufig handelt es sich um intelligente Personen, die das Erbrechen geschickt vor der Umgebung verbergen. Nicht selten besteht ein zusätzlicher Laxantien- und/oder Diuretikaabusus. Die Diagnose des aktuellen Magensaftverlustes wird bestätigt durch pathognomonische *Laborbefunde im Serum und Urin:* Hypokaliämie, Hypochlorämie, erhöhte Ausscheidung von Natrium und Kalium im Urin, alkalischer Urin trotz Alkalose (Überlaufbikarbonaturie) und extrem niedrige Chloridausscheidung im Urin sind die typischen Befunde.

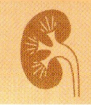

Störungen des Säure-Basen-Haushaltes 861

Differentialdiagnostisch müssen von der gastrischen Alkalose abgegrenzt werden:

- *Diuretikaabusus* (hohe Urinchloride bei aktuellem Diuretikagebrauch),
- *Laxantienabusus* (niedriges Natrium, Kalium und Chlorid im Urin, meist normaler Säure-Basen-Haushalt),
- *Bartter- und Gitelman-Syndrom* (hohe Urinchloride).

Diuretikatherapie mit Thiaziden und Schleifendiuretika ist wahrscheinlich die häufigste Ursache der hypokaliämischen Alkalose. Insbesondere Diuretikaüberdosierung oder Vorliegen zusätzlicher prädisponierender Faktoren, die die renale H⁺-Sekretion fördern (z. B. sekundärer Hyperaldosteronismus bei Ödemerkrankungen), führen zur Alkalose.

> ! Bei jeder unklaren Alkalose muß auch an einen *verborgenen Diuretikaabusus* gedacht werden.

Meist wird er von Patientinnen betrieben, die Gewichtsprobleme haben oder an sog. idiopathischen Ödemen leiden. Im Einzelfall sind diagnostisch richtungsweisend ein *wechselndes Körpergewicht*, welches mit wechselnden Urinmengen und unterschiedlich hoher Ausscheidung von Natrium, Kalium und Chloriden im Urin einhergeht, und der *toxikologische Nachweis* von Diuretika im Urin.

Mineralokortikoidexzeß-Syndrome (primärer Hyperaldosteronismus, Cushing-Syndrom, Bartter- und Gitelman-Syndrom und Lakritzenabusus). Sie führen über eine Stimulation der distal tubulären K⁺- und H⁺-Ionen-Sekretion zur hypokaliämischen Alkalose.

Vermehrte Bicarbonatzufuhr in Form von Milch bei der Ulkustherapie (Milch-Alkali-Syndrom) oder infolge überschießender Azidosetherapie mit Bicarbonat ist seltene Ursache einer metabolischen Alkalose.

Diagnostik. Bei Nachweis einer metabolischen Alkalose ist die Ursache meistens anamnestisch faßbar (Diuretikaabusus, chronisches Erbrechen). Bleibt die Genese jedoch unklar, sind 2 Maßnahmen von diagnostischer Bedeutung:

- die Bestimmung der *Chloridionenausscheidung im 24-h-Urin,*
- ein Therapieversuch mit intravenöser *Zufuhr isotoner NaCl-Lösung.*

Die differentialdiagnostische Bedeutung dieser beiden Maßnahmen ist aus Tab. 30.**16** ersichtlich.

Ist die Alkalose durch eine *Chloridverarmung des Organismus* bedingt (Status nach Diuretikatherapie, chronisches Erbrechen), liegt die Chloridkonzentration im

Tabelle 30.16 Differentialdiagnostische Bedeutung der Chloridausscheidung im 24-h-Urin und der intravenösen NaCl-Zufuhr bei metabolischer Alkalose

Ursachen der metabolischen Alkalose	Chloridausscheidung im 24-Stunden-Urin (mval/l = mmol/l)	Intravenöse NaCl-Zufuhr
Verlust von Magensaft (vor allem Erbrechen)	< 10 mval/l	korrigiert Alkalose
Diuretikatherapie (nach Absetzen der Diuretika)	< 10 mval/l	korrigiert Alkalose
Mineralokortikoidexzeß-Syndrom	> 20 mval/l	ohne Effekt auf Alkalose

Urin unter 10 mval/l (= mmol/l) (nach Absetzen der Diuretika!). Die Alkalose ist in diesen klinischen Situationen leicht durch Chlorid- und Volumenzufuhr korrigierbar.

Selten hingegen erweisen sich metabolische Alkalosen als resistent gegen Chloridzufuhr. In diesen Fällen ist an ein Mineralokortikoidexzeß-Syndrom zu denken. Die Urinchloridexkretion liegt bei diesen Patienten über 20 mval/l (= mmol/l).

Literatur

Abreo K, Adlakha A, Kilpatrick S, Flanagan R, Webb R, Shakamuri S. The milk-alkali syndrome, a reversible form of acute renal failure. Arch Intern Med. 1993; 153: 1005.

Alpern RJ. Trade-offs in the adaptation to acidosis. Kidney Int. 1995; 47: 1205.

Alpern RJ Sakhaee K. The clinical spectrum of chronic metabolic acidosis: homeostatic mechanisms produce significant morbidity. Amer J Kidney Des. 1997; 29: 291.

Ayus JC, Arieff AI. Brain damage and postoperative hyponatremia: role of gender. Neurology. 1996; 46: 323.

Bleich M, Greger R. Mechnism of action of diuretics. Kidney Int. 1997; 51 Suppl. 59: 11.

Blind E, Raue F, Zisterer A, Kohl B, Ziegler R. Epidemiologie der Hyperkalzämie. Bedeutung der Bestimmung des intakten Parathormons für die Differentialdiagnose. Dtsch med Wschr. 1990; 115: 1739.

DuBose jr TD. Hyperkalemic hyperchloremic metabolic acidosis: pathophysiologic insights. Kidney Int. 1997; 51: 591.

Farese RV, Biglieri EG, Shackleton CHI, Irony I, Gomze-Fontes R. Licorice-induced hypermineralocorticoidism. N Engl J Med. 1991; 325: 1223.

Gennari FJ. Hypokalemia. N Engl J Med. 1998; 339: 451.

Giebisch G, Wang W. Potassium transport: from clearance to channels and pumps. Kidney Int. 1996; 49: 1624.

Gladziwa U, Schwarz R, Gitter AH et al. Chronic hypokalaemia of adults: Gitelman's syndrome is frequent but classical Bartter's syndrome is rare. Nephrol Dial Transplant. 1995; 10(9): 1607.

Halperin ML, Kamel KS. Approach to the patient with metabolic acidosis: Newer concepts. Nephrology. 1996; 2(Suppl 1): 122.

Kamel KS, Quaggin S, Scheich A, Halperin M. Disorders of potassium homeostasis: an approach based on pathophysiology. Amer J Kidney Dis. 1994; 24: 597.

Kobrin SM, Goldfarb St. Magnesium deficiency. Semin Nephrol. 1990; 10: 525.

Kuhlmann U, Walb D, Luft FC. Nephrologie. Pathophysiologie – Klinik – Praxis, 3. Aufl. Stuttgart: Thieme-Verlag 1998.

Lebowitz MR, Moses AM. Hypocalcemia. Semin Nephrol. 1992; 12: 146.

Mallette LE. The hypercalcemias. Semin Nephrol. 1992; 12: 159.

Monnens L, Bindels R, Grünfeld JP. Gitelman syndrome comes of age. Nephrol Dial Transplant 1998; 13: 1617.

NIH-Konsensus Development Conference panel: Diagnosis and management of asymptomatic primary hyperparathyreoidism: consensus development conference statement. Ann Intern Med. 1991; 114: 593.

Oelkers W. Hyponatriämie. Dtsch med Wschr. 1990; 115: 1720.

Rimmer JM, Horn JF, Gennari FJ. Hyperkalemia as a complication of drug therapy. Arch Intern Med 1987; 147: 867.

Rubin MF, Narins RG. Hypophosphatemia: pathophysiological and practical aspects of its therapy. Semin Nephrol. 1990; 10: 536.

Simon DB, Karet FE, Hamdan JM, DiPietro A, Sanjad SA, Lifton RP. Bartter's syndrome, hypokalaemic alkalosis with hypercalciuria is caused by mutations in the Na-K-2Cl cotransporter NKCC2. Nature Genet. 1996; 13: 183.

Simon DV, Nelson-Williams C, Bia MJ et al. Gitelman's variant of Bartter's syndrome, inherited hypokalaemic alkalosis, is caused by mutations in the thiazide-sensitive Na-Cl cotransporter. Nature Genet. 1996; 12: 24.

Schilling T, Ziegler R. Diagnostik und Therapie des Hypoparathyreoidismus. Dtsch med Wschr. 1996; 121: 841.

Schrier RW. An odyssey into the milieu interieur: pondering the enigmas. J Amer Soc Nephrol. 1992; 2: 1549.

Stein G, Ritz E. Klinik und Diagnostik der Hyperkaliämie. Dtsch med Wschr. 1990; 115: 899.

Strange K. Regulation of solute and water balance and cell volume in the central nervous system. J Amer Soc Nephrol. 1992; 3: 12.

Weiner ID, Wingo CS. Hyperkalemia: A potential silent killer. J Am Soc Nephrol. 1998; 9: 1535.

Wesson LG. Homeostasis of phosphate reviseted. Nephron 1997; 77: 249.

Neurologische Symptome

31 **Arm-, Bein- und Rumpfschmerzen neurogener Art**
K. Hess

32 **Schwindel**
U. Schwarz, J. Steurer und R. Candinas

33 **Synkopale Zustände**
P. Greminger, W. Siegenthaler,
G. Siegenthaler-Zuber

34 **Komatöse Zustände**
P. Greminger, G. Siegenthaler-Zuber

35 **Anfallsweise auftretende Erkrankungen**
P. Greminger, G. Siegenthaler-Zuber

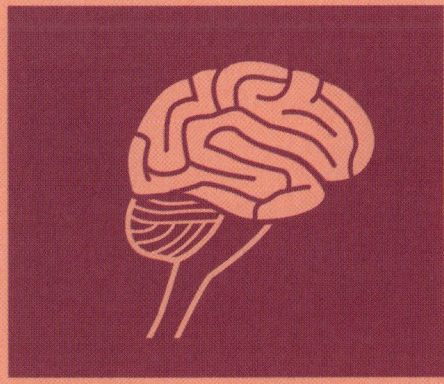

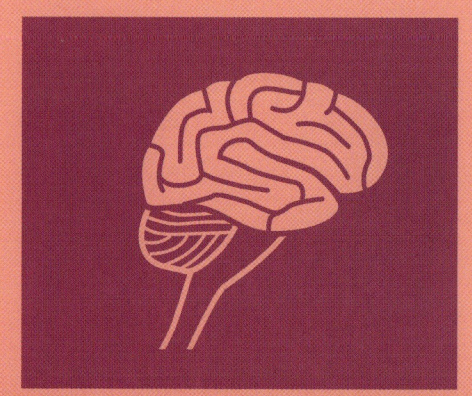

31 Arm-, Bein- und Rumpfschmerzen neurogener Art

K. Hess

31.1	Einleitung und Definitionen	866
31.2	Zentrale Schmerzen (Hirn, Rückenmark)	867

Déjerine-Roussy-Syndrom   867
Wallenberg-Syndrom   867
A.-spinalis-anterior-Syndrom   867
Varia   868

31.3	Radikulopathien	868

Radikuläre Kompressionssyndrome   870
Radikulitiden   870

31.4	Plexusläsionen, Poly- und Mono-Neuropathien	871
31.5	Algodystrophien	871
31.6	Differentialdiagnose einseitiger neurogener Armschmerzen	872

Klinik und differentialdiagnostische Abgrenzung   872

31.7	Differentialdiagnose einseitiger neurogener Beinschmerzen	874

Klinik und differentialdiagnostische Abgrenzung   874

31.8	Differentialdiagnose beidseitiger neurogener Arm- und/oder Beinschmerzen	877

Klinik und differentialdiagnostische Abgrenzung   877

31.9	Differentialdiagnose neurogener Rumpfschmerzen	878

Klinik und differentialdiagnostische Abgrenzung   878

31.1 Einleitung und Definitionen

Diese Differentialdiagnose des Leitsymptoms neurogener Schmerz umfasst neurologische Krankheiten und Syndrome mit prodromalen oder dominanten begleitenden neurogenen Schmerzen. Internistische und rheumatologische, vereinzelt auch gynäkologische, urologische und dermatologische Schmerzsyndrome sind bei ähnlichem Schmerzcharakter, Lokalisation oder Verlauf einbezogen. Die Differentialdiagnose neurogener Schmerzen soll helfen, diagnostisch rasch fündig zu werden. Symptome und Befunde neurologischer Krankheiten und Syndrome sind soweit aufgeführt als für die Differentialdiagnose relevant. Detailliertere Beschreibungen sind der Speziallliteratur zu entnehmen.

Definition und Klinik des neurogenen Schmerzes

Definition. Unangenehme, schlecht ertragbare bis unausstehliche Körperempfindungen werden mit Ausnahme von Sonderformen (Juckreiz, Brennen, Kribbeln) gemeinhin als Schmerz bezeichnet. Als neurogen werden Schmerzen definiert, die durch primäre Erkrankung, Verletzung oder Funktionsstörung von nervalen afferenten Elementen oder deren Hüllstrukturen verursacht sind. Obwohl pathogenetisch kontrovers beurteilt, ist damit Wurzelschmerz (Wurzeltaschenschmerz? Neuraler Schmerz?) als Folge einer Radikulopathie unter „neurogen" eingeschlossen. Dies ist gerechtfertigt, weil Wurzelschmerz semiologisch nicht von anderen neurogenen Schmerzen abgrenzbar ist.

Schmerzcharakteristik. Neurogene Schmerzen lassen sich beschreibend charakterisieren und dadurch semiologisch in der Regel gut von anderen Schmerzen abgrenzen (Tabelle 31.1).
- Meist sind neurogene Schmerzen besonders widerwärtig und *„neuralgiform"*, d. h., von schneidendem, brennendem oder elektrisierendem Charakter, erstaunlicherweise unabhängig davon, ob dahinter Läsionen/Funktionsstörungen des zentralen oder des peripheren Nervensystems stecken. Zudem sind sie oft weitgehend *resistent auf konventionelle nichtsteroidale Analgetika*, manchmal auch auf Opiate, und bewirken deshalb oft enormen Leidensdruck.
- Neurogene Schmerzen sind typischerweise im *Ausbreitungsgebiet eines Nervs oder zentralnervöser afferenter Systeme* (Hinterwurzel, spinoretikulothalamische Projektionen, Hinterstränge, Thalamus, Corona radiata). Entsprechend ist die spezielle *Somatotopik* neurogener Schmerzen diagnostisch wichtig. Zentrale Schmerzen sind häufig arm- oder beinübergreifend, vom Hemi-, Quadranten- oder Paratyp, seltener mono- oder tetramel (z. B. hohe Querschnittsläsion). Wurzel-, Plexus- oder Mononeuropathieschmerzen sind monomel, seltener quadrantisch, Polyneuropathie-Schmerzen sind meist distal, para- oder tetramel.
- Oft sind *Mißempfindungen* wie Kribbeln/Stechen oder Panzer-/Gürtel-/Einschnür-/Schwellungsgefühl sowie neurologische *Befunde im Ausbreitungsgebiet* der Schmerzen vorhanden: bei Schmerzen zentraler Ursache sog. Hinterstrangfunktionsstörungen (Zahlenerkennen, Positions- und Vibrationsempfinden) oder aber Fühlstörungen vom zentralen dissoziierten Typ als Zeichen der Vorderseitenstrangfunktionsstörung (fehlende Schmerz- und Temperaturempfindung bei weitgehend erhaltener Berührungsempfindung). Bei Wurzel- oder peripheren Nervenschmerzen Hypästhesie und wechselnde Hypalgesie, oft auch taktile Dysästhesie, Allodynie oder Hyperpathie (Tabelle 31.2).
- *Provokationstests* (s. Tabelle 31.1) sind bei Läsionen des peripheren Nervensystems diagnostisch wichtig, bezüglich Läsionsort jedoch vorsichtig zu interpretieren. Lasègue-Zeichen, Femoralis-Dehnschmerz und Armzug, gemeinhin als radikuläre Provokationsmanöver genommen, können auch bei distaleren Nervenläsionen positiv sein, genauso wie es abnorme Tinel-Empfindlichkeit auch bei proximalen Läsionen gibt (Valleix-Punkte!). Bei zentralen Schmerzsyndromen gibt es mit Ausnahme des Lhermitte-Zeichens bei Myelopathien nichts Vergleichbares.
- *Autonome Störungen* im Schmerzbereich sind mit Läsionen peripherer Nerven als Unterfunktion (Anhidrose, fehlende Piloarrektion) oder als Dysfunktion (Dyshidrose, Vasodysregulation; s. Algodystrophien) assoziiert, fehlen jedoch typischerweise bei Wurzelsyndromen. Auch zentrale Läsionen bewirken gelegentlich autonome Störungen an Armen oder Beinen, allem voran Anhidrose.

Als Regel gilt, daß rheumatologische Schmerzen mit lokalen Entzündungszeichen oder Druckdolenzen einhergehen, permanente Gefäßschmerzen mit Befunden gestörter Zirkulation, dermatologische Schmerzen mit Hautveränderungen, neurogene Schmerzen mit Fühlstörungen wie beschrieben. Tatsache ist allerdings, daß neuralgiforme Schmerzen nicht selten dem Befund im Schmerzbereich lange voraus sind, daß Befunde ganz fehlen, sehr diskret oder nur in Zusatzuntersuchungen nachweisbar sein können. Solche Krankheitsbilder, die sich ausschließlich oder hauptsächlich mit neurogenen Schmerzen kundtun, werden als *Neuralgien* bezeichnet.

Deafferenzierungsschmerz. Das *Konzept des Deafferenzierungsschmerzes* hat sich aus der Erfahrung entwickelt, daß Schmerzen nach strukturellen Läsionen des peripheren Nervensystems sich verselbständigen können, d. h. durch Blockaden und andere Manipulationen an der Läsion wenig oder nicht mehr beeinflußbar sind. Die Bedingungen dazu, wie kritisches Ausmaß der Läsion, Zeitpunkt oder vorangegangene Manipulationen sind unklar; sicher müssen große Nervenläsionen vorliegen (N. ulnaris, N. medianus, N. ischiadicus, Plexus, Wurzeln; Tabelle 31.3), und häufig geht eine Algodystrophie (s. u.) voraus.

Differentialdiagnostische Abgrenzung. Myalgien, Crampus-Syndrome, Tetanie, schmerzhafte Spasmen und Dystonien sowie Neuromyotonien sind keine neurogenen Schmerzen nach der eingangs gegebenen Definition. Sie sind hier nur aufgeführt, wenn sie differentialdiagnostisch bedeutsam sind.

Tabelle 31.1 Neuralgiforme Schmerzen: Klinische Kriterien

- Schmerzcharakter und Analgetikaresistenz
- Schmerzareal (neurologische Projektionsareale)
- Neurologischer Befund (Fühlstörung)
- Provokationstests:
    - HWS-Provokationsmanöver, Armzug, Lasègue, Femoralis-Dehnschmerz
    - kostoklavikuläre Kompression, Valleix-Druckpunkte
    - Tinel-Zeichen (abnorme mechanische Erregbarkeit des Nervs)

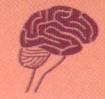

Zentrale Schmerzen (Hirn, Rückenmark)

Tabelle 31.2 Fühlstörungen und Schmerz: Semiologie und Vokabular

Beschwerden (Anamnese, Symptome)
- Taubheits-, Einschlafgefühl
- Mißempfindungen
  - wenn spontan = Parästhesien (z. B. Brennen, Kribbeln, Panzergefühl)
  - auf Berührung = Dysästhesien (z. B. Elektrisieren, Brennen, Sandgefühl)
- Neuralgiforme Schmerzen
  - Dauerschmerz, oft bohrend oder schneidend, z. B. Wurzelschmerz
  - lanzinierender Schmerz (paroxysmal), z. B. Trigeminusneuralgie, Diabetes mellitus, Fabry-Syndrom, Tabes dorsalis
  - kausalgiformer Schmerz (brennend, oft fluktuierend)

Befunde („Signs")
- Hypästhesie – Hypalgesie – Thermhypästhesie: je erhöhte Reizschwelle, bei normaler Empfindung der Modalität
- Hyperästhesie – Hyperalgesie: je erniedrigte Reizschwelle, bei normaler Empfindung der Modalität
- Dysästhesie = Mißempfindung auf Berührungs- oder Schmerzreize, d. h. abnorm empfundene Modalität, anders als Schmerz.
- Allodynie = Schmerzempfindung auf taktilen Reiz, d. h. abnorm empfundene Modalität (z. B. bei postzosterischer Neuropathie)
- Hyperpathie = inadäquat intensiver (meist brennender) Schmerz, abnorm überdauernd und abnorm ausgedehnt trotz erhöhter Reizschwelle
- Kausalgie = Brennschmerz bei residualer (schwerer) Nervenläsion, assoziiert mit autonomen Störungen, d. h. „Reflexdystrophie" (complex regional pain syndrome, Typ II)
- Pallanästhesie/-hypästhesie = verminderte Vibrationsempfindung

Tabelle 31.3 Klinische Syndrome mit Deafferenzierungsschmerzen

* Wurzelausrisse und Plexus-Zerreißung
* Postherpetisch
* Röntgen-Plexusläsionen
* Ausgedehnte Medianus-, Ulnaris-, Ischiadicus-Läsionen (z. B. postoperative oder traumatische Vernarbung)

31.2 Zentrale Schmerzen (Hirn, Rückenmark)

In der neurologischen Praxis sind neurogene Schmerzen zentraler Ursache selten. Es gibt jedoch einige markante, differentialdiagnostisch relevante Syndrome mit Schmerz als Leitsymptom, die durch Läsionen zentraler afferenter Projektionssysteme (s. oben) verursacht und im neurologischen Kontext meist leicht zu diagnostizieren sind.

Déjerine-Roussy-Syndrom

Nach posterolateralen Thalamusläsionen, meist durch lakunäre oder territoriale Infarkte bedingt, kann es zusammen mit Hemianästhesie aller Modalitäten zu intensivem therapierefraktärem Dauerschmerz kommen, oft fokussiert im Arm, und oft assoziiert mit Hemiataxie, Choreoathetose (Hand, Fuß) und Haltungsanomalien („Thalamushand"). Der neurologische Befund führt zur Diagnose. Selten bewirken auch parietale (sub-) kortikale Infarkte oder Tumoren ähnliche Fühlstörungen und Schmerzen: das pseudothalamische Syndrom. Bei parietalen Läsionen wird aber auch sog. Schmerzasymbolie beobachtet, d. h. der Patient empfindet Schmerz, bleibt aber gleichgültig.

Wallenberg-Syndrom

Intensiver schneidender einseitiger Gesichts-, Arm- oder Halbseitenschmerz kann den dorsolateralen Oblongata-Infarkt ankündigen oder initial begleiten. Auch hier macht der neurologische Befund die Diagnose:

obligate Trias
➤ Horner-Syndrom,
➤ kaudale Hirnnervenfunktionsstörung (Dysphagie, Heiserkeit, Rhinolalie),
➤ dissoziierte Gefühlstörung, umrankt von vielerlei neurologischen Zutaten, vor allem vestibulozerebellären Ausfällen.

Differentialdiagnostisch liegt die Carotisdissektion nahe, der dissoziierte Gefühlsausfall entscheidet aber bereits klinisch (s Kapitel 5, Differentialdiagnose der Gesichtsschmerzen).

A.-spinalis-anterior-Syndrom

Plötzliche intensivste Rücken- und vor allem einschießende beidseitige Beinschmerzen, welche die Patienten vor Schmerzen schreien lassen, stehen auch hier oft am Anfang noch vor Lähmungsbeginn und können die ersten Stunden dominieren. Brennen, Stechen, Hitze- oder Kältemißempfindungen zeigen sich im Bereich der (späteren) Fühlstörung. Auch das dissezierende Bauchaortenaneurysma kann so beginnen, muß aber nicht in das typische neurologische Syndrom mit Paraparese, Sphinkter- und dissoziierter Fühlstörung vom Para- oder Quadrantentyp übergehen. Selten können sich die spinale Subarachnoidalblutung und epiduraler Abszeß/Hämatom gleichartig ankündigen; Meningismus, vertebraler Lokalbefund bzw. Entzündungszeichen führen hier auf die richtige Spur. Die Hämatomyelie, traumatisch oder bei einer spinovaskulären Malformation, ist nur magnettomographisch vom Spinalis-anterior-Syndrom sicher abgrenzbar.

Varia

Syringomyelie. Schleichende Armschwäche über Jahre, ein- oder beidseitig, zusammen mit Verlust von Schmerz- und Temperaturempfindung, zahlreichen Verbrennungsnarben und sonstigen schlecht heilenden Wunden, läßt den Groschen fallen bei Patienten mit kaum definierbaren, oft wechselhaften, aber hartnäckigen Armschmerzen. Nicht selten sind die Schmerzen auch vom Quadranten- oder Paratyp. Das neurologische Syndrom mit atrophen Hand- oder Armparesen, dissoziierten Gefühlsstörungen, oft auch spastisch-ataktischer Gangstörung und Hinterstrangausfällen macht die Diagnose wahrscheinlich. Die Abgrenzung gegenüber einem Astrozytom oder Ependymom des Rückenmarks ist jedoch erst magnettomographisch sicher möglich.

Funikuläre Myelose. Ein Beginn mit reißenden Bein- und/oder Armschmerzen ist selten. Fast immer ist akrales Kribbeln Leitsymptom, wobei das Kribbeln Gesichtsakren miteinbezieht (Nasen- und Kinnspitze, Ohren). Die Polyneuropathieabklärung führt leicht zur Diagnose.

Tabes dorsalis. Repetitiv am selben Ort und vernichtende, einschießende, sog. „lanzinierende" Schmerzen sind das Markenzeichen dieser heute seltenen luetischen Tertiärerkrankung in fortgeschrittenem Stadium. Die Schmerzorte können wechseln und sollen vorwiegend an Beinen oder Rumpf sein. Pathogenetisch sind Hinterwurzelentladungen anzunehmen. Das klassische neurologische Syndrom mit Argyll-Robertson-Pupillen, Hinterwurzel- und Hinterstrangsyndrom mit Areflexie und Ataxie sowie „trophischen" Arthropathien und Ulzera hilft leicht weiter.

Enzephalomyelitis disseminata. Mit Ausnahme der Trigeminusneuralgie (s. Kapitel Kopf- und Gesichtsschmerzen) ist Schmerz kein differentialdiagnostisch relevantes Leitsymptom bei multipler Sklerose. Dumpfe oder stechende Dauerschmerzen in Arm oder Bein sowie einschießende pseudoradikuläre Gliederschmerzen bei Hinterstrangläsionen sind vielmehr bei langjährigen Patienten mit etablierter Diagnose und bleibenden Defiziten anzutreffen. Die häufigsten Schmerzen dieser Patienten allerdings sind, wie bei traumatischen Rückenmarksläsionen, spastischer Natur.

Contusio cervicalis posterior. Intensive, in alle Finger ausstrahlende beidseitige Armschmerzen können nach einem Halswirbelsäulentrauma über Tage bis Wochen anhalten. Oft ist Kribbeln und/oder Taubheitsgefühl in Teilen des Schmerzbereichs assoziiert. Pathogenetisch werden Mikroläsionen im Bereiche der Hinterhörner (Substantia gelatinosa) dafür verantwortlich gemacht. Differentialdiagnostisch sind bilaterale radikuläre Reizsyndrome abzugrenzen, anhand deren besser umschriebenen Areale von Schmerz und Fühlstörung, positiven radikulären HWS-Provokationsmanövern sowie zusätzlichen Reflex- und motorischen Ausfällen.

31.3 Radikulopathien

Wurzelschmerzen als Zeichen einer Radikulopathie sind neben den Kopfschmerzen die häufigsten „neurologischen" Schmerzen überhaupt.

> **!** Bei einem als neurogen beurteilten Arm- oder Beinschmerz ist deshalb immer zuerst an eine Wurzelaffektion (Abb. 31.1) zu denken.

Unabhängig von Ätiologien läßt sich die klinische Manifestation in ein radikuläres Reiz- und Ausfallsyndrom sowie den Lokalbefund (vertebragenes Syndrom) aufgliedern. Das radikuläre *Reizsyndrom* ist definiert durch eine Wurzelschmerzanamnese und positive radikuläre Provokationsmanöver; es zeigt eine aktuell vorhandene radikuläre Kompression oder sonstige akute Läsion (z. B. Radikulitis) an.

Klinik. Definitionsgemäß hält sich der *Wurzelschmerz* mehr oder weniger an die *Dermatome* (Abb. 31.2, 31.7), wobei durchaus nur ein Teilareal „besetzt" sein kann: nur seitlicher Fußrand bei S1, nur Ristregion bei L5, nur innerer Unterschenkel bei L4. Das Besondere am Wurzelschmerz ist seine Abhängigkeit von Körperposition und -bewegung sowie seine Provozierbarkeit (Tabelle 31.2). Jeder Patient weiß, wie er den Kopf bewegen muß, damit sein Armschmerz besser oder schlechter wird, wie er sich nachts neu hinlegen muß, daß sein Beinschmerz zu- oder abnimmt. Aufstehen, Herumgehen, Bewegen von Armen oder Beinen bessern meist, Ruhighalten oder Still-Liegen verschlechtern oft die Beschwerden. Die Nacht wird zur Qual, der Tag ist halb so schlimm.

Radikulopathien 869

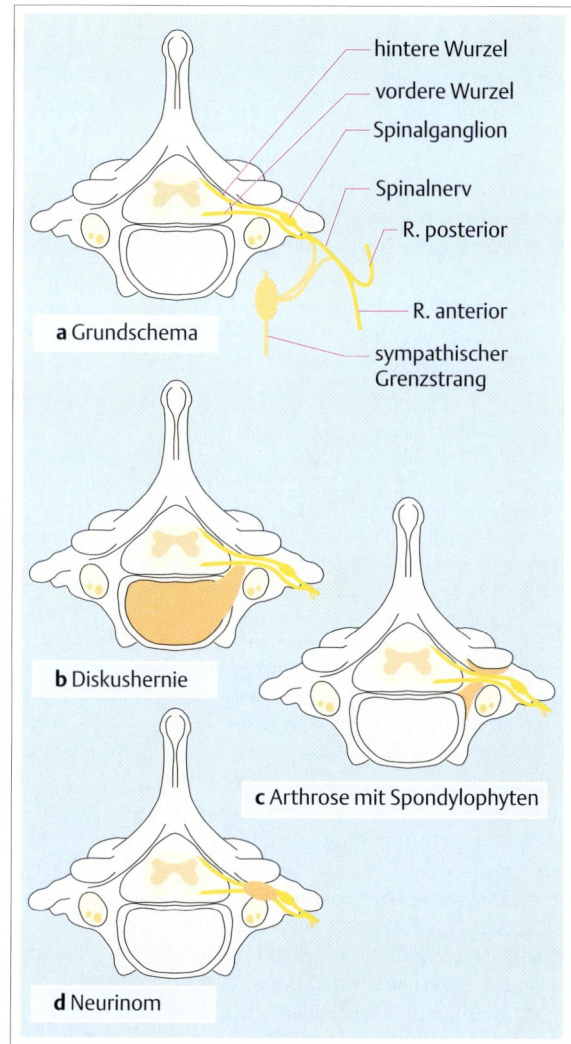

Abb. 31.1 Rückenmarksegment. **a** Grundschema, thorakal. Wichtig: Die zervikalen (außer C8) und lumbalen Segmente haben keine segmenteigene sympathische Efferenz, sondern beziehen diese aus dem Grenzstrang. **b** Diskushernie, **c** Arthrose mit Spondylophyten, **d** Neurinom.

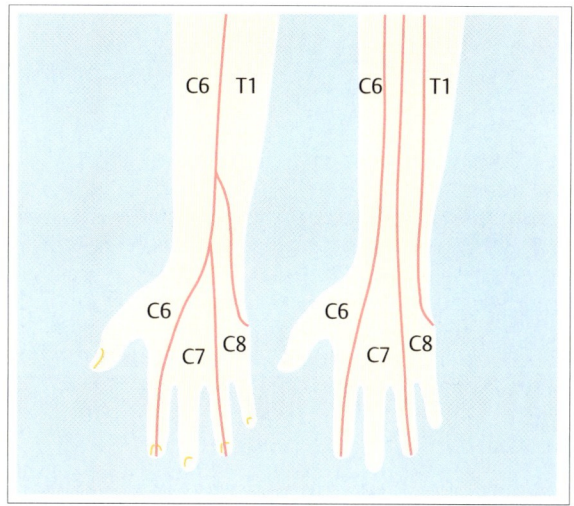

Abb. 31.**2** Dermatome C6/C7/C8 an Vorderarm und Hand. Radikuläre Reizung macht Schmerz-Ausstrahlung und/oder Kribbeln im betroffenen Dermatom. Daumen = C6, Mittelfinger = C7, Kleinfinger = C8. Zeige- und Ringfinger variieren.

Differentialdiagnose. Nachtschmerzen ähnlicher Art kennzeichnen das osteogene Sarkom, die Osteomyelitis, die schwere obstruktive Gefäßerkrankung, am Unterschenkel und selten am Vorderarm die Logensyndrome. Alles wichtige Differentialdiagnosen, die anhand des Lokalbefundes meist auszuschließen sind.

Kreuz-, Rücken- oder Nackenschmerzen bei rheumatologischen Syndromen können von spondylogenen (kettentendomyotischen, pseudoradikulären) Ausstrahlungen in Arme oder Beine begleitet sein, die oft schwer von radikulären Schmerzen abgrenzbar sind. Spondylogene Schmerzen strahlen jedoch entlang den Bewegungssegmenten (z. B. „Generalstabsstreifen") und nicht entlang Dermatomen aus und sind im Gegensatz zu radikulären Schmerzen von Druckdolenzen begleitet. Zudem nehmen sie mit der Arbeit bzw. Bewegung und im Tageslauf zu, wogegen Nacht und Ruhe lindern. Der Husten-, Nies-, Preß- oder Lachschmerz des Rheumatikers sitzt im Nacken und Rücken; beim „Wurzelpatienten" schießt er segmental in Arm oder Bein. Schmerzen bei zentralen Läsionen oder bei Läsionen von Plexus und peripheren Nerven sind anamnestisch meist gleichförmiger und zudem durch radikuläre Provokationsmanöver wenig beeinflußt.

Diagnostik. *Radikuläre Provokationsmanöver* für zervikale Wurzeln sind der Armzug und die Halswirbelsäulenmanöver (HWS-Reklination, ipsilaterale HWS-Rotation/Abduktion, je für mind. 30 s! Abb. 31.**3**); für die oberen lumbalen Wurzeln der Femoralis-Dehnschmerz, für die unteren und S1 das Lasègue-Zeichen (Abb. 31.**4**) und Langsitz, weniger auch die Valleix-Druckpunkte. Die Manöver sind nicht wurzelspezifisch; auch bei Läsionen von Plexus oder großen Nerven können die Provokationstests positiv sein. Ein korrespondierendes radikuläres Ausfallsyndrom ist nicht obligat, aber doch die Regel. Spondylogene Schmerzen strahlen entlang Muskeln oder Sehnen aus („Generalstabsstreifen") und sind von typischen Druckdolenzen, nicht jedoch von Fühlstörungen im Schmerzbereich begleitet.

Das radikuläre *Ausfallsyndrom* faßt die resultierenden motorischen, sensiblen und Reflexausfälle zusammen. Das Ausfallsyndrom kann fehlen oder gering sein; vor allem bei monoradikulären Ausfällen ist die Überlappung so stark, daß sich oft nur ein Hypalgesie-Band (bei sonst normaler Sensibilität) und zum Beispiel nur eine Reflexdifferenz ohne Lähmungen nachweisen läßt. Erstaunlich und wichtig zu kennen ist auch der oft zweiphasige Verlauf der (kompressiven) Wurzelsyndrome: Wurzelschmerz zuerst, Ausfallsyndrom danach!

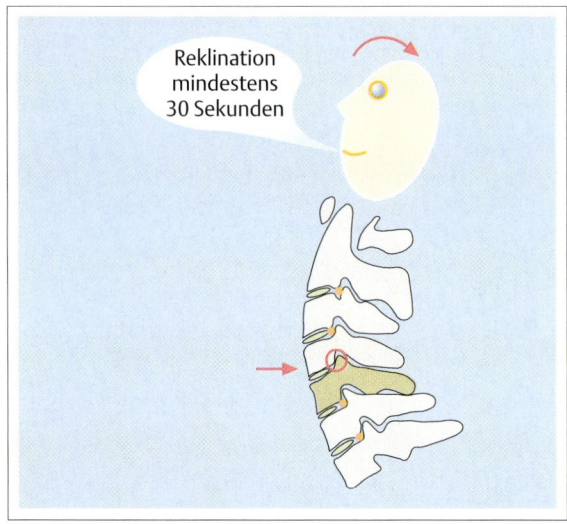

Abb. 31.3 Provokationsmanöver für zervikale Wurzelreizsymptomatik: starke Reklination der Halswirbelsäule. Reizsymptomatik: Kribbeln und/oder Schmerzen im betroffenen Dermatom. Auch kombinierte Rotation/Abduktion der HWS kann (je ipsilaterale) Wurzelreizsymptome provozieren.

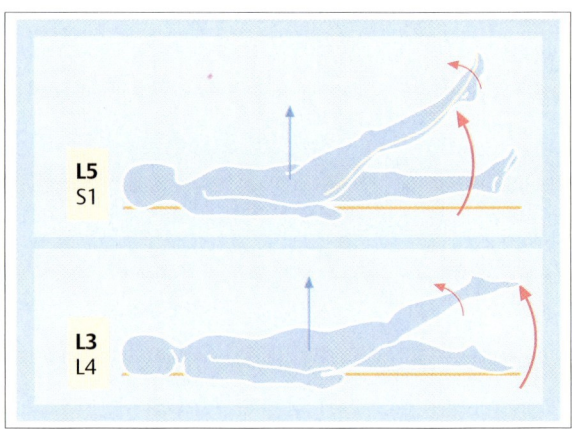

Abb. 31.4 **a** Provokationsmanöver für lumbale Wurzelreizsymptomatik: Lasègue-Zeichen (L5, S1). Einschießende Schmerzen im betroffenen Dermatom (braune Linie) zusammen mit Bewegungsblock im Hüftgelenk und reflektorischem Beckenkippen (blauer Pfeil) sind die Beurteilungselemente. Die Extension des Fußes (*Bragard-Zeichen*) verstärkt den Schmerz. Bei anhaltend angehobenem Bein kann es (zusätzlich oder isoliert) zu Kribbeln im betroffenen Dermatom kommen. **b** Femoralis-Dehnschmerz (L4!, L3). Beim Femoralis-Dehnschmerz (*umgekehrter Lasègue*) verstärkt gleichzeitige dosierte Knieflexion den Effekt deutlich. N.B. Provozierter Rückenschmerz oder Spannen im Oberschenkel sind keine Wurzelzeichen (*Pseudo-Lasègue*).

Radikuläre Kompressionssyndrome

Kompressive radikuläre Syndrome und *Radikulitiden* sind die beiden ätiologischen Hauptgruppen (Tabelle 31.**4**). Die neurologischen Manifestationen sind sich ähnlich und durch die betroffene Wurzel definiert, erst die Abklärung des Lokalbefundes schafft ätiologische Klarheit.

Einige Binsenwahrheiten:
- Die Diskushernie manifestiert sich oft akut mit/nach einem „Verhebetrauma" und ist das „Privileg" der jungen Leute,
- die kompressiven Syndrome bei degenerativer Einengung von Foramen oder Recessus lateralis belästigen die langjährigen Rückenpatienten, oft mit schlecht datierbarem Beginn. Mehrradikuläre Syndrome sind dabei häufig und verwirrend. Bei hartnäckigem Verlauf ist früh an raumfordernde Prozesse wie Neurinom, Meningeom oder Metastasen zu denken.
- Das *Neurinom der Nervenwurzel* steht modellhaft für die langsam strangulierende Kompression einer Wurzel über viele Monate bis Jahre. Fluktuierender aber zunehmend hartnäckiger Wurzelschmerz dominiert. Sensible oder motorische monoradikuläre Ausfälle schleichen sich ein und sind lange diskret. Die Odyssee erfolgloser Arztbesuche und Behandlungen endet manchmal erst mit der Rückenmarkskompression wegen Vorwachsen des Tumors in den Spinalkanal.
- Ähnlich verlaufen Meningeome und, mit Zeitraffer, solitäre *Knochenmetastasen* (v.a. Mamma-, Nieren-, Schilddrüsen-Karzinom). Multiple Knochenmetastasen, das multiple Myelom und das maligne Lymphom im spinalen Bereich attackieren massiv, mit rasch intensiven Knochen- und Wurzelschmerzen, mehrradikulärer Ausfallsymptomatik und frühzeitiger Myelon- oder Kaudakompression.

Radikulitiden

Die Gürtelrose (Herpes zoster) ist der Prototyp einer Radikulitis. Die radikulären Schmerzen gehen der exanthematösen Darstellung des Dermatoms manchmal um Tage voraus. Die hartnäckigen zermürbenden postherpetischen Schmerzen sind fast immer von Hautveränderungen im betroffenen Dermatom begleitet.

Die *Borrelien-Radikulitis* kann identisch monoradikulär beginnen, die Schmerzen sind oder werden aber nicht selten bilateral-gürtelförmig oder saltatorisch-pluriradikulär und enden ohne Hautausschlag im radikulären Ausfallsyndrom.

Seltene Ätiologien sind granulomatöse Entzündungen wie Tuberkulose, Boeck-Sarkoidose und M. Behçet.

Tabelle 31.4 Ursachen radikulärer Syndrome

Kompressive Veränderungen des Bewegungsapparates
• Diskushernie
• Osteochondrotisch-spondylotische Foraminalstenose
• enger Recessus lateralis
Tumoren
• Metastasen
• Neurinom, Meningeom
Radikulitiden
• Herpes zoster
• Borreliose
• Sarkoidose (M. Boeck)
• M. Behçet

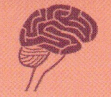

31.4 Plexusläsionen, Poly- und Mono-Neuropathien

Klinik. Im Gegensatz zu den meist schmerzhaften Nervenwurzelaffektionen verlaufen fokale Läsionen der Plexus oder peripheren Nerven als akute Ereignisse *oft schmerzfrei*. Dies teilweise wegen starker motorischer Faseranteile und besserer anatomischer Ausweichmöglichkeiten dieser Strukturen, im Vergleich zu den rein sensiblen und anatomisch eingeengten Wurzelganglien. So sind zum Beispiel die Ulnaris- oder Radialisdrucklähmung oder eine traumatische obere Plexuslähmung meist schmerzlos, und selbst eine neoplastische Plexuskompression kann sich als schmerzlose Bein- oder Armlähmung mit tauben Arealen abspielen. Die umschriebene Läsion sensibler Nerven disponiert primär nicht zu neurogenen Schmerzen, sondern macht Gefühlsverlust oder -verfälschung (Parästhesien, Dysästhesien), wobei schmerzhafte Berührungsmißempfindungen im sensiblen Areal sehr quälend sein können. Es gibt aber doch neuralgiforme Schmerzzustände peripherer Genese, die gegen radikuläre Syndrome abzugrenzen sind. Vor allem können massive Läsionen von Plexusanteilen oder Nerven mit großen sensiblen Anteilen (N. medianus, N. ischiadicus) Deafferenzierungsschmerzen wie nach Wurzelausrissen verursachen. Auch disponieren langstreckige Läsionen von gemischten oder sensiblen Nerven zu neuralgiformen Schmerzen. Typisches Beispiel ist die operative Überdehnungsläsion des N. ischiadicus.

Diagnostik. Neben dem entscheidenden neurologischen Ausfallsyndrom ist die *abnorme Tinel-Empfindlichkeit* geschädigter sensibler Nerven der wichtigste klinisch-diagnostische Befund (s. Provokationsmanöver, Tabelle 31.1). Zu berücksichtigen ist beim Tinel-Phänomen jedoch, daß schon ein gesunder Nerv mechanisch erregbar ist (Gefahr des falsch-positiven Befundes bei fehlendem Seitenvergleich) und daß positiver Tinel und Läsionsort nicht identisch sein müssen. So sind die Valleix-Druckpunkte, die für abnorme Tinel-Empfindlichkeit des N. ischiadicus am Gesäß stehen, bei einer Wurzelkompression S1 ebenso positiv wie bei einer Ischiadicusläsion am Oberschenkel.

Ursachen. Wie bei den radikulären Syndromen gilt, daß die Symptomatik nicht oder nur beschränkt auf die Ätiologie schließen läßt. Die ätiologische Abklärung (Tabelle 31.5) ist zweischrittig:
- zuerst Läsionslokalisation,
- dann Läsionsätiologie.

Ätiologisch sind an Arm und Bein die Einklemmungs- und Druckneuropathien neben den traumatischen Läsionen ganz vorne und alle anderen Ursachen selten.

Tabelle 31.5 Ursachen von Plexusläsionen und Mononeuropathien

- Traumatische Läsion mit/ohne Neurom, Kausalgie
- Einklemmungs-/Druckneuropathie
- Neurinom
- Vaskulitis
- Plexitis/Neuritis
- Strahlenläsion

31.5 Algodystrophien

Leichte autonome Funktionsänderungen, die über das Läsionsareal eines peripheren Nervs hinausgehen, sind häufig und z. B. anhand der sudomotorischen sympathischen Reizantwort nachweisbar. Aus unbekanntem Grund kann es auch zu schweren abnormen autonomen Reaktionen über das Läsionsareal hinaus kommen, was praktisch immer mit Dauerschmerzen im betroffenen Gebiet assoziiert ist. Diese pathogenetisch erst ansatzweise geklärten Schmerzsyndrome, als Algodystrophien zusammengefaßt, werden durch Funktionsstörungen des autonomen Systems zwar nicht verursacht, aber ausgedehnt und unterhalten. Vielerlei Namen verwirren die Nomenklatur:
- eher lokaler Repräsentant ist das *Sudeck-Syndrom* (Algoneurodystrophie),
- topisch weitergreifend sind die sogenannte *sympathische Reflexdystrophie*, neutraler auch Complex-regional-pain-Syndrom (CRPS) genannt, sowie die eigentliche *Kausalgie*.
- Das sogenannte *Quadrantensyndrom* (s. u.) mit Besetzung des ganzen zugehörigen Körperviertels ist die ausgedehnteste Form, entsprechend der funktionellen Anatomie des autonomen Systems.

Pathogenese. Auslösend sind oft Bagatelltraumen, aber auch ernsthafte Gliederverletzungen wie Frakturen oder Nervenverletzungen unterschiedlichen Ausmaßes. Auch spontaner Beginn ohne ersichtlichen äußeren Anlaß ist beschrieben.

Klinik. Im Bereich von fluktuierenden Brenn- und dumpfen Dauerschmerzen oder Mißempfindungen müssen zumindest zeitweise Zeichen autonomer Dysfunktion wie wechselnde Rötung, Hyperhidrose und Schwellung einer Hand oder eines Fußes nachweisbar sein. Neurologisch besteht Fühlminderung für Oberflächenmodalitäten, manchmal auch eine Schmerzschwellensenkung (Hyperalgesie), taktile Dysästhesie, Allodynie oder Hyperpathie (Kausalgie).

Diese Kennzeichen grenzen die Differentialdiagnose der Algodystrophien auf vorwiegend nichtneurologische Krankheiten ein: Osteomyelitis, osteogenes Sarkom, schmerzhafte Pseudarthrose, entzündliche Haut- und Gelenkerkrankungen.

Schmerz, Mißempfindungen, Fühl- und autonome Störungen können sich auf einen ganzen Körperquadranten ausdehnen (*Quadrantensyndrom, Körperviertel-Stö-*

rung). Sympathikusblockade, durch Leitungsanästhesie oder mittels Guanethidin, bessert die Schmerzen bei der Mehrzahl der Patienten. Das Quadrantensyndrom kann auch durch sympathische Grenzstrangschädigung zustande kommen, wobei das obere Quadrantensyndrom dann oft mit sympathischen Ausfallzeichen wie Horner-Syndrom und Anhidrose zusammengeht. So manifestiert sich z. B. häufig das Pancoast-Syndrom, wobei früher oder später radikuläre Armschmerzen (bei maligner Wurzelinfiltration) dazukommen.

Differentialdiagnose. Differentialdiagnostisch sind umschriebene Algodystrophien vor allem gegen lokale entzündliche Prozesse wie Osteomyelitiden abzugrenzen; quadrantische Syndrome hingegen gegen zentrale, vor allem spinale Schmerzsyndrome wie z. B. bei Syringomyelie oder Rückenmarksastrozytom, wobei kontralaterale neurologische Zusatzbefunde meist leicht klären.

31.6 Differentialdiagnose einseitiger neurogener Armschmerzen

Einteilung und Ursachen. Topische neurologische Syndrome:

- Zentrale Syndrome (Wallenberg-Syndrom, Syringomyelie, Déjerine-Roussy-Syndrom),
- Radikuläre Syndrome,
- Plexusläsionen,
  - Pancoast-Syndrom,
  - Plexitiden inkl. neuralgische Schulteramyotrophie,
  - familiäre Plexopathien (hereditary neuralgic amyotrophy, fam. rez. Plexopathie),
  - Röntgen-Plexuslähmungen,
- Thoracic-outlet-Syndrome (Scalenus-Syndrom, Syndrom des straffen Bandes),
- Pronator-teres-Syndrom,
- Karpaltunnelsyndrom,
- Neuropathie der Nn. cutanei antebrachii posterior, medialis sowie des R. posterior N. ulnaris,
- Cheiralgia paraesthetica,
- Digitalgia paraesthetica.

Klinik und differentialdiagnostische Abgrenzung

Zentrale Syndrome. Einseitige *Armschmerzen zentraler Genese* sind wegen der Begleitbefunde meist unverkennbar. Akuter initialer Arm- (und Gesichts-)schmerz ist typisch für das Wallenberg-Syndrom, schleichend und post festum sich einnistender Armschmerz für das Déjerine-Roussy-Syndrom. Ebenfalls einschleichend, mit Tendenz zu Beidseitigkeit, sind dumpf ziehende Armschmerzen bei Syringomyelie oder Halsmarkastrozytom, gelegentlich auch bei multipler Sklerose. Die Begleitbefunde verraten das Grundleiden. Kaum lokalisierbare ziehende Schulter- oder Armschmerzen, vor allem bei Armarbeit, können als Ausdruck einer latenten Dystonie ein beginnendes Parkinson-Syndrom oder eine Torticollis anzeigen.

Radikuläre Syndrome. Bei ausgedehnten neuralgiformen Armschmerzen sind zuerst die 3 häufigsten *radikulären Syndrome* C6, C7 und C8 zu evaluieren, gemäß den Kriterien im allgemeinen Teil (s. Radikulopathien). Zu bedenken ist jedoch, daß die Schmerzareale bzw. Dermatome (Abb. 31.2) auch nur zum Teil (vorwiegend distal) „besetzt" sein können, woraus täuschende Überlappungen mit Arealen peripherer Nerven resultieren.

- Das C6-Syndrom mit dem *Schmerzareal seitlicher Oberarm – daumenseitiger Vorderarm – Daumen (und Zeigefinger)* ist klinisch in der Regel leicht gegen das Karpaltunnelsyndrom abzugrenzen, dessen nächtliche Schmerzen und selten auch das Kribbeln über das Medianusareal der Hand hinausgehen können, nie aber die objektivierbare Fühlstörung (s. u.).
- Dasselbe gilt für das C7-Syndrom mit dem *Schmerzareal vorderer Oberarm – vorderer Unterarm* sowie *Zeige- und Mittelfinger*.
- Das C8-Syndrom mit *Schmerzareal Ober- und Unterarminnenseite, Handkante sowie Ring- und Kleinfinger* gibt bei teilbesetztem Schmerzareal selten Probleme bei der Abgrenzung zum Scalenus-Syndrom (Syndrom des straffen Bandes mit unterer Plexusläsion, s. u.) und ebenfalls selten zu einer schmerzhaften Ulnarisläsion. Die radikulären HWS-Provokationsmanöver, der Lokalbefund an HWS, oberer Thoraxapertur bzw. am Ulnarisnerv sowie der neurologische Feinbefund entscheiden. Daneben kann das C8-Syndrom essentieller Teil des Pancoast-Syndroms sein.

Die sog. *neuralgische Schulteramyotrophie* ist Sammeltopf für vielerlei akute schmerzhafte Armlähmungen mit der Abfolge: zuerst Schmerz und dann Lähmung, vorwiegend eines oder mehrerer Schultermuskeln. Radikuläre Kompressionssyndrome und Radikulitiden stecken wohl am häufigsten dahinter, seltener auch Plexusneuritiden (s. u.). Bei vorherrschenden Schulter-Oberarm-Schmerzen ist die Wurzel C5 Hauptkandidat, mit gestörtem sensiblem Areal über dem Deltoideus.

Plexusläsionen. Das *Pancoast-Syndrom*, meist durch Adeno- oder Pflasterzell-Karzinome der Lunge verursacht, ist das charakteristische Krankheitsbild der zervikalen Plexus- und Wurzelinfiltration durch maligne Prozesse. Die karzinomatöse Durchwachsung der Lungenspitze manifestiert sich mit Schulterschmerz, der sich rasch zum Quadrantensyndrom ausweitet. Der dabei oft dominierende, vor allem in den Ulnarisbereich ausstrahlende Armschmerz ist Zeichen der Plexus- und Wurzelinfiltration von C8 und Th1. Im Gegensatz zu isolierten Wurzelprozessen kommt es durch Infiltration des sympathischen Grenzstrangs zu autonomen Ausfäl-

Differentialdiagnose einseitiger neurogener Armschmerzen

len mit ipsilateralem Horner-Syndrom und (quadrantischer) Anhidrose, die den motorischen und sensiblen Ausfällen entsprechend einer unteren Armplexuslähmung oder kombinierten C8/Th1-Läsion lange vorausgehen können.

Schmerzhafte Plexuslähmungen können differentialdiagnostisch schwierig gegen mehrradikuläre Ausfallsyndrome abzugrenzen sein, unter anderem weil die radikulären HWS-Provokationsmanöver manchmal „falsch" positiv sind. Dies gilt vor allem für die *Plexitis* (Armplexusneuritis, neuralgische Schulteramyotrophie). Markanter Beginn mit alles beherrschendem Schulter- oder Armschmerz, exzessive Tinel-Phänomene und häufige Weichteildruckdolenzen supraklavikulär sind neben neurologischem Feinbefund (ausgesparte Muskeln proximal abgehender Nerven) und erweiterter Anamnese wegweisend. Zu fahnden ist nach vorangegangener Impfung (Tetanus!) oder Serumkrankheit, nach Zytomegalie- oder Epstein-Barr-Infekt, nach Injektion von verunreinigtem Heroin und nach einer positiven Familienanamnese (familiäre neuralgische Amyotrophie). Auch systemische nekrotisierende Vaskulitiden bei Polyarteriitis nodosa, Churg-Strauss-Syndrom, Wegener-Granulomatose oder allergischer Angiitis können so beginnen. Oft ist das Leiden idiopathisch.

Röntgen-Plexusläsionen mit initialen neuralgiformen Armschmerzen sind aufgrund von Vorgeschichte und Strahlenhaut leicht zu identifizieren. Bei traumatischen Plexuszerreißungen (oft zusammen mit Wurzelausrissen) dominieren Lähmung und Fühlstörung; der Deafferenzierungsschmerz baut sich nachträglich auf.

Thoracic-outlet-Syndrome. Die Diagnose der *neurogenen Schultergürtel-Kompressionssyndrome* aus dem bunten Topf der sog. Thoracic-outlet-Syndrome (TOS) ist oft schwierig.

▶ Am besten definiert und wohl am häufigsten ist das *Syndrom bei Halsrippe oder straffem Band* („Syndrom des straffen Bandes"), nach einem oft messerscharfen fibrösen Strang bezeichnet, der sich von einem abnorm konfigurierten Querfortsatz C7 oder einer Hals-Stummelrippe zur ersten Rippe spannt und den Truncus medialis von unten her komprimiert. Müdigkeitsgefühl, Schmerzen und Kribbeln im Arm, ausgelöst oder verstärkt durch Armarbeit und/oder angehobene Armposition, sind die unspezifischen Leitsymptome. Fühlminderung am ulnaren Vorderarm und später an der ulnaren Hand sind typisch. Lähmungen und Atrophien der Handmuskulatur können lange fehlen; die später dann augenfällige Thenaratrophie führt häufig zur Fehldiagnose eines Karpaltunnelsyndroms. Der Armplexus ist supraklavikulär oft vermehrt Tinel-empfindlich, und kostoklavikuläre Kompression (Abb. 31.**5**) provoziert meist promptes Vorderarm/Hand-Kribbeln. Rabenschnabelförmig nach unten abgewinkelte C7-Querfortsätze, Hals- oder Stummelrippen (Abb. 31.**6**) sind diagnostisch praktisch beweisend. Es gibt nur selten „true neurogenic" Schultergürtel-Kompressionssyndrome ohne diesen radiologischen Befund. Hals-

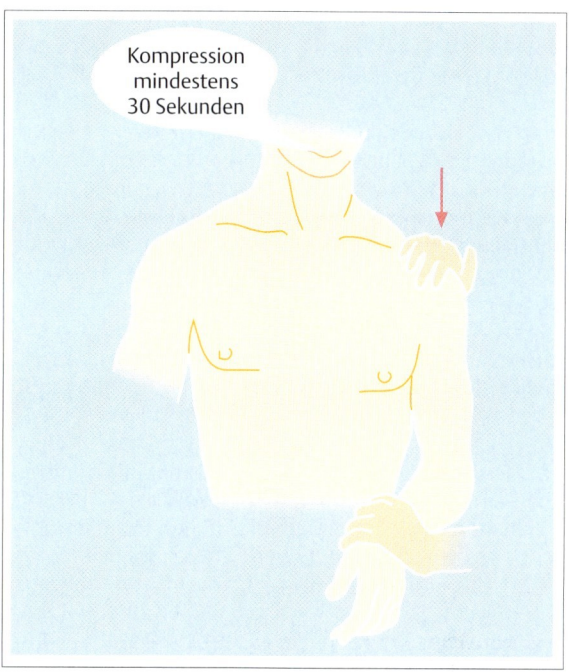

Abb. 31.**5** Kostoklavikuläres Kompressionsmanöver. Bei locker vornüberhängendem Oberkörper wird die Schulter vom Untersucher (dunkelbraun) sehr kräftig nach unten gedrückt (roter Pfeil). Beim neurogenen *Thoracic-outlet-Syndrom* kommt es zu segmentalem Kribbeln und Einschlafgefühl.
N. B. Nur das einseitig positive Manöver auf der Seite der Beschwerden ist zu werten.

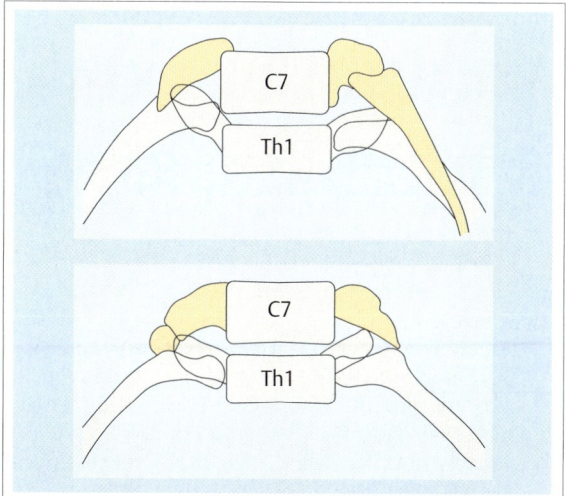

Abb. 31.**6** Querfortsatz-Anomalie C7. Deformierter Querfortsatz C7 und Halsrippe bzw. Stummelrippe bei 2 Patienten mit neurogenem *Thoracic-outlet-Syndrom (Syndrom des straffen Bandes)*, vom Röntgenbild nachgezeichnet. Symptomatisch ist je die Seite mit dem schnabelförmig abgebogenen Querfortsatz.
N. B. Bei 0,5 % der Normalpopulation sind ähnliche – asymptomatische – Anomalien sichtbar.

oder Stummelrippen sind allerdings bei ca. 0,5 % der Gesunden nachweisbar und für sich alleine ohne pathologische Bedeutung.

Karpaltunnelsyndrom. Das *Karpaltunnelsyndrom* ist wie die radikulären Schmerzsyndrome ein nächtlicher Störenfried und wird zu Recht „Brachialgia paraesthetica nocturna" genannt. Typischerweise beginnt es mit nächtlichen oder frühmorgendlichen ziehenden Hand- oder Armschmerzen, stets zusammen mit eingeschlafener oder kribbelnder Hand. Schütteln oder Massieren bessern rasch. Tags kommt es zu Kribbeln oder Taubheitsgefühl in einzelnen oder allen Medianusfingern, zunächst nur nach Handarbeit, später permanent. Taube Fingerkuppen, verminderte Feinmotorik und – meist erst spät – auch Thenaratrophie sind indikativ, Phalentest und die Elektrodiagnostik bestätigen die Diagnose. Differentialdiagnostisch am heikelsten sind die radikulären Syndrome C6 (Kribbeln in Daumen, Zeigefinger!) und C7 (Zeige- und Mittelfinger!). Die segmentale Fühlstörung des radikulären Ausfallsyndroms mit Einbezug auch der dorsalen Handseite und des Vorderarms, Reflexdifferenzen und vor allem die radikulären HWS-Provokationsmanöver und Leeraufnahmen der HWS in 4 Ebenen klären.

Pronator-teres-Syndrom. Differentialdiagnostisch ist spätestens präoperativ auch das seltene *Pronator-teres-Syndrom* zu evaluieren, eine Einklemmungsneuropathie des N. medianus im Ellbogen bei streng handwerklich Tätigen. Vor allem stundenlange Schraubenzieherbewegungen machen Handkribbeln und Vorderarmschmerzen. Abnorme Tinel-Empfindlichkeit des N. medianus in der Ellenbeuge und Medianus-Fühlstörungen, die den R. palmaris miteinschließen, helfen auf die Spur. Belastungsabhängige ziehende Armschmerzen und Vorderarm- oder Handkribbeln, ebenfalls vor allem tagsüber, kennzeichnen auch das seltene „Syndrom des straffen Bandes" (s. o.). Unbedachte Diagnostik, auch des Spezialisten, führt häufig zuerst zur frustranen Dekompression des N. medianus am Handgelenk. Daran denken ist alles, Röntgenbild der HWS und Elektrodiagnostik verhelfen zum „Aha-Erlebnis".

Sulcus-ulnaris-Syndrom. Das *Sulcus-ulnaris-Syndrom* ist an sich meist schmerzlos, jedoch oft von einer lästigen Epikondylopathie des Ellbogens begleitet, mit belastungsabhängigen ausstrahlenden Schmerzen bis ins Handgelenk und typischen lokalen Druckdolenzen.

Sensible Neuropathien. An den Armen sind *sensible Mononeuropathien* insgesamt selten. Sie manifestieren sich oft nur mit Taubheitsgefühl und/oder Kribbeln im betroffenen Areal; gelegentlich aber können Brennen und schmerzhafte Berührungsmissempfindungen dominieren. Daran denken macht auch hier die Diagnose; zirkumskripte Fühlstörung und abnormer Tinel sind diagnostisch. Ätiologisch ist immer zuerst nach Narben vergessener Unfälle oder operativer Eingriffe und dann nach Neurompunkten zu fahnden. Weiter kommen neben einer Druck- oder Einklemmungsneuropathie und dem Neurinom (Tinel mit Palpationsbefund!) ätiologisch auch Diabetes und Vaskulitiden mit Mononeuritis multiplex in Frage, allen voran die Panarteriitis nodosa. Auch Polyneuropathien können „mono" beginnen, vor allem die tomakulöse Neuropathie mit ihren sprunghaft wechselnden Drucklähmungen.

Häufigste sensible Mononeuropathie ist die *Cheiralgia paraesthetica*, d. h. die Neuropathie des R. superficialis N. radialis. Minimal betroffenes Areal ist die „Tabatière". Meist liegt eine Druckläsion durch das Uhrband oder Ähnliches vor. Analog dazu gibt es die Neuropathie der Nn. cutanei antebrachii posterior (Brachioradialgia paraesthetica) und medialis sowie des R. dorsalis N. ulnaris (Handkante). Die Digitalgia paraesthetica einzelner Fingernerven ist meist eine Druckläsion. DD ist bei umschriebener Druckdolenz ein Glomustumor zu bedenken, der nicht immer unter dem Nagel sitzt, bei genauer Inspektion jedoch kaum zu übersehen ist.

31.7 Differentialdiagnose einseitiger neurogener Beinschmerzen

Einteilung und Ursachen. Topische neurologische Syndrome:

- Zentrale Syndrome
  - Spinalis-anterior-Syndrom, Parkinson-Syndrom, Dystoniesyndrome,
  - Multiple Sklerose,
- Radikuläre Syndrome
  - Sonderform: lumbale Kanalstenose mit neurogener Klaudikation,
- Plexusläsionen
  - maligne Prozesse, Röntgenläsion, Plexitis,
  - retroperitoneales Hämatom,
- Spritzenläsionen,
- Proximale asymmetrische diabetische Neuropathie,
- Mononeuropathien
  - Piriformis-Syndrom,
  - Ilioinguinalis-, Genitofemoralis-Neuropathie (Spermaticusneuralgie),
  - Meralgia paraesthetica,
  - Gonyalgia paraesthetica,
  - Tarsaltunnel-Syndrom,
  - Morton-Metatarsalgie,
  - Digitalgia paraesthetica.

Klinik und differentialdiagnostische Abgrenzung

Zentrale Syndrome. Zentral verursachte einseitige Beinschmerzen sind insgesamt selten. Zu berücksichtigen sind Krankheitsbilder mit beidseitigen Beinschmerzen (s. u.), die ausnahmsweise einseitig beginnen, wie z. B. das Spinalis-anterior-Syndrom. Das Déjerine-Roussy-

Syndrom (s.o.) ist anhand der Halbseitensymptomatik leicht identifizierbar. Das Parkinson-Syndrom kann sich mit ziehenden, belastungsabhängig verstärkten Beinschmerzen als Zeichen einer latenten Dystonie ankündigen. Und schließlich können distale infiltrative oder höhlenbildende Rückenmarkprozesse sowie die Multiple Sklerose chronische dumpfe oder ziehende, ein- oder beidseitige Beinschmerzen verursachen, wobei Sphinkterstörungen oder dissoziierte Fühlstörungen klar lokalisieren.

Radikuläre Syndrome. Bei neuralgiformen Beinschmerzen sind in erster Linie die 3 häufigsten *radikulären Syndrome* (L4-, L5- und S1, Abb. 31.7) zu evaluieren, gemäß den Kriterien im allgemeinen Teil (s. Radikulopathien).

➤ L4 mit dem *Schmerzareal vorderer Oberschenkel – innerer Unterschenkel* kann bei teilbesetztem Schmerzareal differentialdiagnostisch mit der Meralgie (s.u.) und Läsionen des N. saphenus (Gonyalgia paraesthetica) interferieren.
➤ L5 mit *Schmerzareal seitlich-hinterer Oberschenkel – Schienbein – Rist – Großzehe* ist wenig verwechslungsanfällig, wenn Osteomyelitis und Logensyndrome außer Betracht fallen.
➤ S1 mit Schmerzareal *hinterer Oberschenkel – Unterschenkel – lateraler Fußrand – Kleinzehen* ist ebenfalls in erster Linie gegen nichtneurologische Schmerzen abzugrenzen.

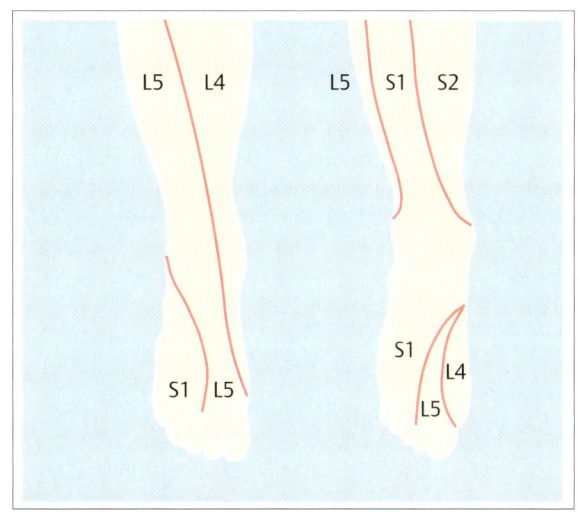

Abb. 31.7 Dermatome L4/L5/S1 am Unterschenkel und Fuß. Radikuläre Reizung macht Schmerzausstrahlung und/oder Kribbeln im betroffenen Dermatom. Großzehe = L5, Kleinzehe = S1.

Bei radikulären Schmerzsyndromen nichtevidenter Ätiologie ist zudem generell an die differentialdiagnostische Möglichkeit einer *Plexusläsion* zu denken. Das seltene L3-Schmerzsyndrom ist wie L4 gegen die Meralgie abzugrenzen (s.u.), die ebenfalls seltenen Schmerzsyndrome L1 und L2 gegen die Neuropathie der Nn. iliohypogastricus, ilioinguinalis und genitofemoralis (s.u.).

Die sog. *neurogene Klaudikation* ist eine Sonderform, die den Regeln radikulärer Schmerzen (Ruhe verschlimmert) widerspricht: Beinschmerzen vom radikulären Typ, ausgelöst durch Gehen oder Stehen, fast immer zusammen mit Fußkribbeln oder Schweregefühl der Beine. Bücken oder Hinliegen bessern meist rasch. Pathogenetisch ausschlaggebend ist die LWS-Lordosierung bei schon degenerativ eingeengtem Foramen oder bei Spondylolisthesis. Eine oder mehrere Wurzeln, oft beidseitig, können betroffen sein. Die Differentialdiagnose zur peripher-vaskulären Klaudikation ist leicht. Schmerzausstrahlung, Kribbeln und der Pulsstatus helfen auf die Spur. (Die sehr seltene neurogene Klaudikation bei vaskulären oder komprimierenden Rückenmarkserkrankungen mit subkritischer, belastungsabhängig dekompensierender Perfusion macht kaum je Schmerzen.)

Plexusläsionen. Wie auch an den Armen können *schmerzhafte Beinplexusläsionen* differentialdiagnostisch schwierig gegen (mehr-) radikuläre lumbale Reiz- und Ausfallsyndrome abzugrenzen sein. Die neuralgiformen Schmerzen werden als „Ischias" beschrieben, ausstrahlend bis in die Zehen, sind aber nicht selten auch monoradikulär lokalisiert, z.B. nur am Unterschenkel, und können ebenfalls prodromal sein. Direkte Plexusprovokationsmanöver gibt es kaum (tiefer Unterbauchdruck manchmal mit einschießendem Schmerz), und das Lasègue-Zeichen kann wie bei Wurzelreizung positiv sein. Neurologische Feindiagnostik (Mitbeteiligung der paraspinalen Muskulatur und Sensibilität?), abdominaler Lokalbefund und neuroradiologische Abklärungen entscheiden.

Ätiologisch sind bei schleichendem Beginn *maligne infiltrative/kompressive Prozesse* zu evaluieren, wobei die Schmerzen neurologischen Befunden oder lokalen Beschwerden lange vorangehen können. Bestrahlungsanamnese suggeriert eine Röntgen-Plexusläsion. Intraoperative, traumatische (Beckenringfrakturen) und geburtstraumatische Plexusschäden sind selbstevident und meist wenig schmerzhaft. Bei akutem Beginn kommen ein retroperitoneales Hämatom (s.u.) oder die seltene *lumbosakrale Plexitis* in Frage, mit gleicher Ätiologie wie die Armplexusneuritis (s.o.). Es können schwergewichtig Anteile des lumbalen (Femoralis) oder aber des sakralen Plexus (Ischiadicus) beteiligt sein, und der Schmerz geht wie auch am Arm der Lähmung Stunden bis Tage voraus.

Das *retroperitoneale Hämatom* beginnt meist akut, seltener auch insidiös, mit inguinalen und vorderen Oberschenkelschmerzen, gefolgt von Lähmung und Fühlstörung des N. femoralis (bei Iliacushämatom) sowie des N. obturatorius (bei Psoashämatom). Der Femoralisdehnschmerz ist wie bei einem L4- oder L3-Syndrom positiv, aber das lumbovertebrale Schmerzsyndrom fehlt, und es lassen sich eine Koagulopathie (z.B. Hämophilie), zu tiefer Quick oder die unheilige Allianz von Antikoagulation und Antiaggregation mittels nichtsteroidaler Antirheumatika erfragen.

Die *iatrogene Plexus- oder Ischiadicusläsion* durch intraarterielle Injektion (A. glutea inf.) bzw. deponierte toxische Substanzen kann ausnahmsweise erst nach mehrstündiger Latenz mit „Ischias", Lähmungen und Fühlstörungen präsentieren. Quälender neuralgiformer

Beinschmerz bei oft wenig Ausfallsymptomatik kann aus operativen (Hüftprothese) Überdehnungsläsionen des Ischiadicus resultieren.

Diabetische Neuropathie. Die pathogenetisch rätselhafte *proximale diabetische asymmetrische Neuropathie* befällt mit Vorliebe und ebenfalls akut den N. femoralis (seltener auch andere proximale Beinnerven), und ist vor allem bei latentem Diabetes mellitus eine differentialdiagnostische „Knacknuß", da vor allem radikuläre Syndrome, aber auch Plexusprozesse klinisch oft kaum davon abgrenzbar sind.

Mononeuropathien.

➤ Das *Piriformis-Syndrom* ist eine seltene, fast ausschließlich posttraumatische Einklemmungsneuropathie des N. ischiadicus im Foramen infrapiriforme nach Sturz aufs Gesäß, typischerweise ohne Ischialgie, jedoch mit lokalen rheumatologischen Druckdolenzen und abnormer Tinel-Empfindlichkeit des N. ischiadicus. Der ebenfalls seltene *katameniale „Ischias"* ist eine Druckneuropathie gleichenorts durch Endometrioseinseln und verrät sich durch den Zyklus.

➤ Inguinal sind die *Einklemmungsneuropathie des N. iliohypogastricus, ilioinguinalis und/oder N. genitofemoralis* „Plagegeister" erster Ordnung. Fast immer als Spätfolge operativer Eingriffe am Leistenkanal, aber selten auch ohne ersichtliche Ursache, kommt es zu ziehenden quälenden Dauerschmerzen einseitig in der Leiste, oft ausstrahlend nach genital („Spermaticusneuralgie"), mit nur geringer Besserung im Liegen. Fühlstörungen sind – in sich überlappenden Arealen – oft schwerlich nachweisbar, die Leitungsanästhesie ist diagnostisch.
Differentialdiagnostisch sind hohe lumbale radikuläre Schmerzen und die sog. Pudendusneuralgie abzugrenzen, ebenfalls meist eine Einklemmungsneuropathie, mit mittelliniennahem und genital-zentriertem Schmerz.

➤ Häufig ist die *Meralgia paraesthetica*, eine Druck- oder Einklemmungsneuropathie des N. cutaneus femoris lateralis im kleinen Becken oder beim Durchtritt durchs inguinale Ligament. Bei der harmlosen Form besteht einfach ein wenig störender tauber ovaler Fleck am seitlichen Oberschenkel. Reißende oder brennende Schmerzen und extrem schmerzhafte Berührungsüberempfindlichkeit am seitlichen Oberschenkel können aber dominieren, auch nachts. Die Differentialdiagnose zum sensiblen Wurzel-Reiz- und Ausfallsyndrom L3 ist oft tückisch und eine neuroradiologische Abklärung im Zweifelsfall nötig. Klinische Entscheidungshilfen sind abnorme Tinel-Empfindlichkeit am inguinalen Durchtrittspunkt, normaler motorischer und Reflexbefund sowie das betroffene sensible Areal: Es greift nie über die Oberschenkelmittellinie nach innen, jedoch oft weit gegen den Beckenkamm und ausnahmsweise etwas über den Kniebereich nach distal. Die probatorische Leitungsanästhesie des Nervs unterbricht manchmal auch radikuläre Schmerzen, und umgekehrt ist der sog. Femoralisdehnschmerz manchmal auch bei der Meralgie positiv! Bei Zweifeln an einer ligamentären Einklemmungsneuropathie (kein Hängebauch, kein abnormer Tinel am Durchtrittspunkt, keine Druck-Exposition) ist eine retroperitoneale und abdominelle Abklärung mit der Frage nach komprimierenden Prozessen indiziert.

➤ Analoge Syndrome sind bekannt vom Hauptast des N. obturatorius (medialer distaler Oberschenkel), vom R. infrapatellaris n. sapheni (*Gonyalgia paraesthetica*, infrapatellär-lateral), vom N. saphenus (distaler medialer Unterschenkel) und N. suralis (R. cutaneus lateralis; lateraler Fußrand) sowie von den Rami calcaneares.

➤ Neben der seltenen *Digitalgia paraesthetica* mit entsprechender Fühlstörung gibt es ein spezifisches Leiden der plantaren Zehennerven: die *Morton-Metatarsalgie* (wahrscheinlich Überdehnungs-Neuropathie mit neuromartiger Formation).
Einschießende Vorderfuß-/Kleinzehen-Schmerzen beim Gehen, der Tinelpunkt und die unterbrechende Lokalinfiltration (von oben!) führen zur Diagnose.

➤ Auch das *Tarsaltunnel-Syndrom* macht in erster Linie Berührungsmißempfindungen an der inneren Fußsohle beim Gehen, aber gelegentlich auch spontane Mißempfindungen nachts. Befunde sind bei dieser chronischen Einklemmungsneuropathie des distalen N. tibialis im ossär-fibrösen Kanal am Innenknöchel oft rar, aber die Leitungsblockade am inneren Knöchel und schließlich eine Elektroneurographie (Impulsleitungsverzögerung im Kanal) sind diagnostisch.

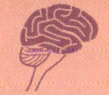

31.8 Differentialdiagnose beidseitiger neurogener Arm- und/oder Beinschmerzen

Einteilung und Ursachen. Typische Syndrome:
- zentral (Spinalis-anterior-Syndrom, Syringomyelie, Tabes dorsalis),
- Kaudaprozesse,
- Polyradikulitis (Bannwardt, Guillain-Barré, HIV),
- bilaterale radikuläre Syndrome verschiedener Ursache,
- Polyneuropathie (Diabetes, Alkohol, HIV und andere),
- Painful legs and moving toes,
- hereditäre neuralgische Amyotrophie.

Klinik und differentialdiagnostische Abgrenzung

Zentrale Syndrome. Der meist dramatische Beginn beim *Spinalis-anterior-Syndrom* mit den fürchterlichen einschießenden Beinschmerzen (selten Arme) läßt wenig diagnostische Zweifel und wenig differentialdiagnostischen Spielraum (s. zentrale Schmerzen). Bei chronischen beidseitigen neuralgiformen Armschmerzen und zentralen Zeichen ist an Syringomyelie oder Halsmarkastrozytom zu denken.

Stereotyp oft ganz umschrieben einschießende „lanzinierende" Schmerzen, vorzugsweise in den Beinen, aber auch an Armen oder Rumpf, sind zusammen mit dem neurologischen Befund leicht als *Tabes dorsalis* zu diagnostizieren (s. zentrale Schmerzen).

Kaudaprozesse. Raumfordernde Prozesse mit *Kaudakompression* machen eher Kreuz- als Beinschmerzen, aber auch hier gibt es Ausnahmen, so z. B. beim kanalfüllenden Ependymom oder Neurofibrom des Filum terminale. Auch entzündliche Kaudasyndrome können schmerzfrei ablaufen, wie z. B. bei Herpes-Typ-II-Infekt (Elsberg-Syndrom). Allerdings sind starke Beinschmerzen typisch bei *Kaudaradikulitis* (und Arachnoiditis), bei der ankylosierenden Spondylarthritis sowie bei HIV-Patienten mit Zytomegalie-assoziierter Kaudaradikulitis, die klinisch durch dominierende Sphinkterstörungen und schwere Beinlähmungen von der HIV-Polyneuritis abgrenzbar ist.

Polyradikulitis. *Polyradikulitiden* beginnen plötzlich oder rasch, meist mit distalem Kribbeln/Taubheitsgefühl oder Schwäche, haben einen determinierten Verlauf von Wochen bis Monaten und sind initial oft und manchmal über Tage von reißenden (Arm- und) Beinschmerzen begleitet. Typisch ist dies für das *Bannwardt-Syndrom* (Borreliose), aber auch für die verschiedenen Formen der *Guillain-Barré-Polyradikulitis*. Im Gegensatz zu den Polyneuropathien ist der Liquor pathologisch (Eiweiß-Erhöhung und/oder Pleozytose).

Bilaterale radikuläre Syndrome. Differentialdiagnostisch sind *bilaterale (mehr-) radikuläre Reiz- und Ausfallsyndrome* durch ossär metastasierende Malignome zu bedenken, lumbal vor allem bei Prostatakarzinom. Radikuläre Provokationsmanöver, klinischer und radiologischer Lokalbefund sowie der Liquor (Tumorzellen) sind die differentialdiagnostisch entscheidenden Ingredienzen. Invers verhalten sich die radikulären Schmerzen bei neurogener Klaudikation (s. einseitige Beinschmerzen): Bewegung provoziert, Ruhe bessert.

Polyneuropathie. Beidseitige neuralgiforme Unterschenkel- und/oder Fußschmerzen mit schleichendem Beginn und chronischem Verlauf weisen auf eine *Polyneuropathie* vom Schmalfaser-Typ. Kribbeln/Taubheitsgefühl in Zehen, gleichzeitig mit den Schmerzen oder auch später beginnend, sind typische Begleitsymptome. Finger- und Handschmerzen/-brennen/-kribbeln kommen oft viel später dazu, können aber auch Erstmanifestation sein, zum Beispiel bei provozierender Kälte- oder Hitze-Exposition (Fabry-Erkrankung!). Neurologische Befunde sind oft lange diskret; in erster Linie ist nach sockenförmigen Fühlstörungen, plantarer Anhidrose und Hyporeflexie zu fahnden. Differentialdiagnostisch sind wie oben erwähnt Polyradikulopathien (vor allem die chronische inflammatorische demyelinisierende Polyradikulopathie), Kaudaprozesse oder bilaterale radikuläre Läsionen zu evaluieren, welche allesamt keine Anhidrose machen. Ätiologische Favoriten sind Noxen, welche vor allem dünne Nervenfasern schädigen, so Diabetes mellitus, Gold, Alkohol, Disulfiram, Avitaminosen (painful feet). Auch einige paraproteinämische Neuropathien (Amyloidose, essentielle gemischte Form der Kryoglobulinämie, Neuropathie mit monoklonaler Gammopathie unklarer Signifikanz [MGUS]) sowie das Angiokeratoma corporis diffusum Fabry beginnen vorzugsweise und manchmal akut mit dumpfen, brennenden oder lanzinierenden Fuß- oder Handschmerzen. Die ziehenden Beinschmerzen bei HIV-Polyneuropathie sind wahrscheinlich ebensosehr wie neuropathisch auch radikulitisch und myelitisch mitbedingt.

Painful legs. Das *Syndrom der Painful legs and moving toes* definiert eine merkwürdige wurmartige ständige Bewegungsunruhe der Zehen, zusammen mit ziehenden oder dumpfen Fuß- oder Beinschmerzen, meist beidseitig. Es gilt bei normalem neurologischem Befund als eigenständiges Krankheitsbild (zentraler Genese?). Bewegungsunruhe der Zehen kann aber auch Folge verschiedener schmerzhafter Noxen und somit unspezifisch sein, z. B. bei diabetischer Polyneuropathie oder einem Wurzelprozeß.

Analog zu den Beinen ist auch ein Syndrom Painful hand, moving fingers beschrieben. Beidseitige neurogene Arm- oder Handschmerzen ohne wesentliche Bein-Beteiligung sind insgesamt selten. Differentialdiagnostisch beherrschen – akut oder chronisch – bilaterale zervikale Wurzelsyndrome das Feld; ein beidseitiges Karpaltunnelsyndrom kann sich einmal täuschend ähnlich manifestieren. Mit akutem Beginn kommen ausnahmsweise auch eine beidseitige Plexitis oder neuralgische Schulteramyotrophie (s. o.) in Frage, insbesondere die seltene *hereditäre neuralgische Amyotrophie*. Da autosomal-dominant vererbt, hilft die Familienanamnese auf den Sprung.

31.9 Differentialdiagnose neurogener Rumpfschmerzen

Einteilung und Ursachen. Typische Syndrome:
- Tabes dorsalis,
- hohe zervikale radikuläre Syndrome C3 – C5,
- Einklemmungsneuropathie des N. suprascapularis,
- Notalgia paraesthetica (Einklemmungsneuropathie der Rr. posteriores Th2 – Th6),
- Interkostalneuropathie (sog. Interkostalneuralgie),
- Proximale asymmetrische diabetische Neuropathie,
- Einklemmungsneuropathie der Nn. clunium,
- Überdehnungs-/Einklemmungsneuropathie der Rami anteriores Th7 – Th12,
- Spermaticusneuralgie (s. einseitige Beinschmerzen),
- Pudendusneuralgie,
- Kokzygodynie.

Klinik und differentialdiagnostische Abgrenzung

- Die stereotyp lanzinierenden punktuellen Schmerzen bei *Tabes dorsalis* (s. o.), am Rumpf vorzugsweise im Mamillarbereich, sind heute selten.
- Die *hochzervikalen radikulären Schmerzsyndrome C3 und C4* sind durch einseitige Nacken-, Halsdreieck- oder Schulterschmerzen gekennzeichnet und nur bei faßbarer Ausfallsymptomatik leicht erkennbar, nämlich bei Fühlverlust im entsprechenden Dermatom und/oder Zwerchfellähmung. Von den tieferen zervikalen Wurzeln ist noch die *Radikulopathie C5* wegen gelegentlicher hartnäckiger Schulterblatt-Schmerzen zu erwähnen. Wenn begleitende Schulter-Oberarm-Schmerzen einmal fehlen, helfen die radikulären Provokationsmanöver und der C5-Fühlverlust weiter.
- Gleich lokalisierte skapulokostale und vertebragene rheumatologische Schmerzsyndrome sind durch lokale Druckdolenzen gekennzeichnet, die seltene *Einklemmungsneuropathie des N. suprascapularis* (mit Schwäche/Atrophie der Musculi spinati) angeblich durch Druckdolenz an der Inzisur.
- Die *Notalgie* macht Schmerzen mittellinienah (s. u.). Im thorakoabdominalen Bereich fallen sensibles Areal von Wurzel und abhängigem peripherem Nerv weitgehend zusammen. Es gibt keine probate klinische Untersuchung zur Differenzierung von Wurzelschmerz und Schmerz bei peripherer Nervenläsion. In praxi werden gürtel- oder halbgürtelförmige neuralgiforme Schmerzen mit Radikulopathie gleichgesetzt, auch wenn dies oft nicht zu beweisen ist. Prototyp ist die sogenannte Interkostalneuralgie.
- Wie der Name sagt, äußert sich die *Interkostalneuralgie* (Interkostalneuropathie) vorwiegend als Neuralgie mit einschießenden Schmerzen, stets am selben Ort. Husten/Niesen oder Druck auf den R. cutaneus lateralis an seiner faszialen Durchtrittsstelle provozieren manchmal. Dem Leiden kann eine „benigne" chronische kompressive Radikulopathie zugrunde liegen, bei degenerativ zusammengesintertem Wirbelkörper, bei thorakaler Diskushernie, nach Rippenfraktur oder Thorakotomie. Zunächst ist jedoch vielmehr eine maligne kompressive Radikulopathie auf Segmenthöhe zu suchen, da sich Metastasen, Meningeosis carcinomatosa, Neurinom oder auch einmal eine tuberkulöse Läsion genauso ankündigen. Differentialdiagnostisch ist im thorakalen Bereich mit den epipleural verlaufenden Nerven auch an eine eitrige oder tuberkulöse Pleuritis zu denken. Und schließlich sind thorakal und abdominal Head-Zonen (referred pain) bei zahlreichen internistischen Krankheiten beschrieben.

Die oft akut einsetzenden prodromalen Gürtelrose-Schmerzen sind diagnostisch nur beim seltenen „Zoster ohne Zoster" zu verpassen. Die Differentialdiagnose zur saisonalen, fast ebenso häufigen *Borrelienradikulitis*, die gleich intensive und akute Gürtelschmerzen, aber keine „Rose" macht, ist im Frühstadium nur mittels PCR (Polymerase chain reaction) im Liquor möglich (Pleozytose bei beiden Affektionen), später mittels Serologien.

Die abnorm bewegliche 10. (selten 9.) Rippe, das *Slipping-rib-cartilage syndrome*, ist am druckdolenten 9. Interkostalraum und am freien Ende des 10. Rippenknorpels erkennbar; bei Druckschädigung des 9. Interkostalnervs zusammen mit entsprechender Fühlstörung. Das *Tietze-Syndrom* ist wie andere sternale Syndrome ein rein rheumatologisches Schmerzsyndrom der obersten Rippenansätze am Sternum und leicht von neurogenen Schmerzen abgrenzbar. Auch das *Mondor-Syndrom*, eine thrombophlebitische Erkrankung der vorderen Thoraxvenen, ist an den druckdolenten vertikalen Thoraxvenen unschwer erkennbar.

- Häufig verkannt ist die *proximale asymmetrische diabetische Neuropathie (Radikulopathie?)*, wie die Borrelienradikulitis nicht selten gekreuzt und mehrsegmental, mit Vorliebe in der Abdominalregion und oft über Monate anhaltend. Wegen oft starker „Druckdolenz" (Berührungsdolenz!) in den betroffenen Hautarealen mit Allodynie oder Hyperpathie gehen zahllose Abdomenabklärungen auf deren Konto. Daran denken macht die Diagnose, der Diabetes kann ausnahmsweise leicht sein. Oft ist eine distale symmetrische Polyneuropathie damit assoziiert, und der komplexe sensible Befund täuscht dann manchmal ein Querschnittsyndrom mit sensiblem Niveau vor. Einige seltenere Einklemmungsneuropathien sind noch zu erwähnen:

- Ein Kuriosum ist die *Notalgia paraesthetica*, eine Einklemmungsneuropathie der Rr. cutanei posteriores Th2–Th6, deren rechtwinklige Passage durch den M. multifidus wahrscheinlich prädisponiert. Typisch sind Schmerz, Juckreiz (sic!) und gelegentlich Fühlminderung zwischen Mittellinie und innerem Skapularand.
- Ähnliche Beschwerden verursacht die *Neuropathie der Nn. clunium superiores* (Rr. dorsales L1–L3) in der Kreuz- und oberen Gesäßregion, bedingt durch Druck/Einklemmung in der Latissimusaponeurose. Die Abgrenzung von rheumatologischen Beschwerden ist auch mittels Lokalinfiltrationen oft schwierig.
- Die *Neuropathie der Rr. anteriores Th7–Th12* durch Einklemmung im M. rectus oder durch Überdehnung, zum Beispiel in der Spätschwangerschaft, macht gleiche Beschwerden nahe der abdominalen Mittellinie. Bei solchen außergewöhnlichen Druck- oder Einklemmungsneuropathien ist immer eine prädisponierende Polyneuropathie, vor allem die familiäre tomakulöse Neuropathie, zu evaluieren.
- Perineale und genitale lanzinierende oder Brennschmerzen kennzeichnen zusammen mit Kribbeln, Taubheitsgefühl oder schmerzhafter Berührungsempfindlichkeit die sog. *Pudendusneuralgie* bei Läsion eines oder beider Nn. pudendi, selten auch bei einem beginnenden Kauda- oder Plexusprozeß. Sitzen wird zur Qual, sexuelle Aktivität unmöglich. Ätiologisch sind geburtshilfliche Eingriffe, gynäkologische, urologische oder proktologische Affektionen/Operationen, perforierende Traumen, exzessives Reiten oder Fahrradfahren ausfindig zu machen. Im Gegensatz zur Pudendusneuralgie sparen die Genitofemoralisneuropathie – vorne – und die Kokzygodynie – hinten – den Damm aus.
- Die *Kokzygodynie*, deren Brennschmerz an der Steißbeinspitze teilweise durch (sekundäre) arachnitische Verwachsung sakraler Nervenwurzeln bedingt ist, hat überwiegend mechanische Ursachen wie Sturz auf das Gesäß, Mikrotraumatisierung (television bottom), operative Eingriffe. Die diagnostische Leitungs- oder Lokalanästhesie ist zur Differenzierung dieser Schmerzzustände oft entscheidend.

Literatur

Adams RD, Victor M, Ropper AH, eds. Principles of Neurology. 6th ed. New York: McGraw-Hill Book Company; 1997.

Arcasoy SM, Jett JR. Superior pulmonary sulcus tumors and Pancoast's syndrome. New England Journal of Medicine. 1997; 337: 1370–1376.

Bowsher D, Göran L, Thuomas K-A. Central poststroke pain. Neurology. 1998; 51: 1352–1358.

Laux W. Über Quadrantensyndrome. Ein Beitrag zu Klinik und Pathogenese der „vegetativen Körperviertelstörungen" als Grundlagen chronischer Schmerzzustände. Basel: S.Karger; 1958.

Massey EW. Sensory mononeuropathies. Semin Neurol. 1998; 18: 177–183.

Mumenthaler M, Schliack H. Läsionen peripherer Nerven. 6. Auflage. Stuttgart: Thieme; 1999.

Schott GD. From thalamic syndrome to central poststroke pain. Editorial. Journal of Neurology, Neurosurgery, and Psychiatry. 1998; 61: 560–564.

Van der Laan L et al. Complex regional pain syndrome type I (RSD). Neurology. 1998; 51: 20–25.

Wall PD, Melzack R. Textbook of Pain. 3rd ed. Edinburgh/London/New York: Churchill Livingstone; 1994.

Walton J, ed. Brain's diseases of the nervous system. 10th ed. Oxford/New York/Tokyo: Oxford University Press; 1993.

Wasner G, Baron R. Zentrale Schmerzen – Klinik, pathophysiologische Konzepte und Therapie. Akt Neurologie. 1998; 25: 269–276.

32 Schwindel

U. Schwarz, J. Steurer und R. Candinas

Allgemeine Bemerkungen 882

32.1 Anamnese 883

Art des Schwindels 883
Dauer des Schwindels 885
Auftreten des Schwindels 886

32.2 Differentialdiagnose der Augenbewegungsstörungen 887

Untersuchung des optomotorischen Systems 888
Paresen der Augenmuskelnerven 890
Supranukleäre Blickparesen 891
Sakkaden 893
Nystagmus 894

32.3 Physiologischer Reizschwindel 896

Bewegungskrankheit 896
Höhenschwindel 896

32.4 Peripher-vestibulärer Schwindel 896

Benigner paroxysmaler Lagerungsschwindel 897
Akuter einseitiger partieller Ausfall des
N. vestibularis 898
Morbus Ménière 898
Vaskuläre Kompression des N. vestibularis 899
Perilymphfistel 899
Bilaterale Vestibulopathie 899
Traumatischer Schwindel 900

32.5 Zentral-vestibulärer Schwindel 900

Zerebrale Ursachen 900
Basilarismigräne 901
Vestibuläre Migräne 901
Vestibuläre Epilepsie 901
Propriozeptiver und multisensorischer Schwindel 901
Paroxysmale Dysarthrophonie und Ataxie 901
Psychogener Schwindel 902
Phobischer Schwankschwindel 902
Internistische Ursachen 902
Nichtkardialer Schwindel 902
Orthostatische Hypotonie 902
Panikattacken, Angsterkrankung,
Hyperventilation 903
Kardialer Schwindel 903

Schwindel

Allgemeine Bemerkungen

Definition. Mit dem Begriff Schwindel bezeichnet der Mensch eine Unsicherheit im räumlich-zeitlichen Gefüge zwischen sich und seiner Umgebung und drückt damit eine gestörte Befindlichkeit aus, die auf ein physiologisches oder pathologisches Versagen in der Verarbeitung von *afferenten, sensorischen oder propriozeptiven Reizen*, oder aber der Integration dieser *multisensorischen Informationen* zu einem angemessenen *Raumgefühl* zurückgeführt werden kann. Schwindel ist somit ein (multi-) sensorisches Ausfallsyndrom, dem unterschiedlichste pathogenetische Mechanismen und/oder Ätiologien zugrunde liegen können, das sich klinisch aber wegen der engen funktionellen Koppelung der beteiligten Strukturen trotz deren neuroanatomisch weiten Verteilung durch eine Reihe ähnlicher Störungen

➤ in der vorwiegend kortikal generierten *Wahrnehmung*: Gefühl von unkontrollierbaren Eigenbewegungen wie Drehen, Schwanken, Liftfahren, Hinfallen,

➤ im *Vegetativum*: Nausea durch Reizung des medullären Brechzentrums, Schwitzen,

sowie den klinischen Zeichen einer

– *optomotorischen Störung*: pathologischer Nystagmus
– *Anomalie der Haltereflexe*: Rumpf-, Stand- und Gangataxie

äußert (Abb. 32.1). Da dem Schwindel somit eine Vielzahl von therapeutisch sehr unterschiedlich anzugehenden und/oder möglicherweise dringend interventionspflichtigen (*Thrombose der A. basilaris*) Ursachen zugrunde liegen können, ist es wichtig, die Lokalisation der Störung rasch zu eruieren. Mit einer sorgfältigen Anamnese und neurologischen, insbesondere auch neurootologischen und neuroophthalmologischen Untersuchung können dabei

➤ *peripher-vestibuläre* und
➤ *zentral-vestibuläre* Läsionen im allgemeinen differentialdiagnostisch gut abgegrenzt werden.

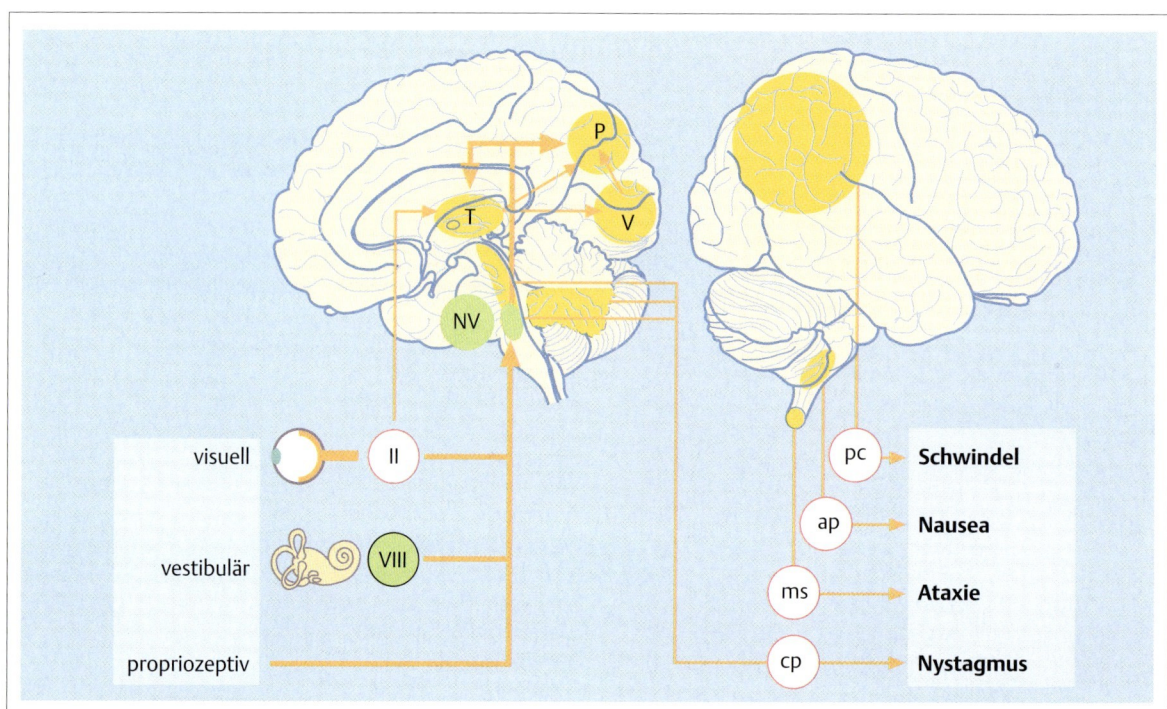

Abb. 32.1 Kardinale Störungen des Schwindels. Neuroanatomische Strukturen, die bei der Entstehung der kardinalen Störungen bei peripher- und zentral-vestibulären Syndromen beteiligt sind. Der Ncl. vestibularis (NV) erhält afferente Signale aus dem visuellen, vestibulären und propriozeptiven System. Die Signale werden zentral v. a. an den Thalamus (T) und parietotemporale Areale (P) des Kortex verteilt. Der visuelle Kortex (V) erhält Afferenzen über den Thalamus (T) und ist ebenfalls mit dem parietalen Kortex (P) verbunden. Schraffiert sind die Läsionsorte, die typische Beschwerden oder klinische Zeichen verursachen. Das peripher-vestibuläre System besteht aus den Labyrinthen, den Nn. vestibulares (VIII) und den Nudei vestibulares (NV). pc = parietaler Kortex, ap = Area postrema, ms = Medulla spinalis, cp = Hirnstamm, II = N. opticus, VIII = N. vestibularis, T = Thalamus, V = visueller Kortex, P = parietotemporale Areale.

32.1 Anamnese

Typischerweise ist die Beschreibung der Beschwerden, die den Patienten 'schwindlig' machen, bunt und zum Teil bizarr. Schwere bis invalidisierende körperliche Mißempfindungen, z. B. Vomitus und Stürze bei einem *akuten einseitigen Labyrinthausfall* oder einem zerebralen Infarkt in der *dorsolateralen Medulla oblongata (Wallenberg-Syndrom)* mit Ausfall zentral-vestibulärer Strukturen und einfühlbare Angst können die Erhebung der Anamnese zusätzlich erschweren.

> ! Die Anamnese ist aber nach wie vor das wichtigste Werkzeug bei der Erarbeitung der Differentialdiagnose und muß in jedem Fall sorgfältig durchgeführt werden. Besondere Beachtung soll den Elementen *Art, Dauer* (vgl. Abbildung 32.2) und *Auftreten* des Schwindels geschenkt werden, die auch die Grundlage zur weiteren klinischen Klassifikation bilden.

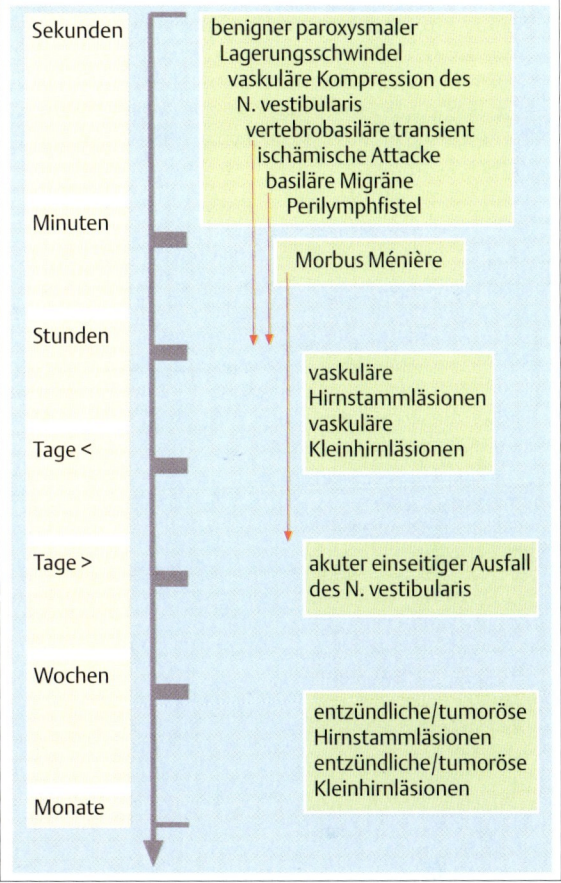

Abb. 32.2 Krankheitsdauer peripher- und zentralvestibulärer Störungen (Auswahl).

Art des Schwindels

Peripher-vestibuläre Störung. Eine Richtungsangabe (Drehschwindel, Liftschwindel, Vertigo) ist mit einer der wichtigsten Hinweise auf eine peripher-vestibuläre Störung (Labyrinth, N. vestibularis, Ncl. vestibularis), ist aber häufig vom Patienten nicht sicher und konstant zu eruieren und kann sich wegen der rasch einsetzenden kompensatorischen zentral-vestibulären Mechanismen zudem in kurzer Zeit u. U. mehrfach ändern. Gleichzeitig auftretende auditive Symptome wie Tinnitus oder Hypakusis weisen auf eine zusätzliche Störung der Cochlea, des N. cochlearis oder Teilen des Ncl. cochlearis hin (Morbus *Ménière*).

Zentral-vestibuläre Störung. Im Gegensatz dazu ist bei den zentral-vestibulären Störungen der Schwindel oft weniger intensiv und meistens ungerichtet (Schwankschwindel, Kippschwindel). Bei zusätzlichen transienten neurologischen Begleitsymptomen, wie:

- Kopfschmerzen,
- visuelle Illusionen und/oder Halluzinationen,
- motorische Automatismen,
- komplexe vegetative Störungen: Puls- und/oder Blutdruckabfall, gastrisches Mißempfinden, Urin- und/oder Stuhlabgang,
- quantitativen Bewußtseinsstörungen: Somnolenz, Sopor, Koma,

muß an *zerebrale Anfälle* oder an eine *Migräne* (evtl. sans migraine) vor allem in *parietotemporookzipitalen Arealen* gedacht werden. Hierbei ist der Schwindel als *Aura* zu werten.

Zerebelläre Störung. Ein sehr diskreter, gerichteter oder ungerichteter Schwindel kann Ausdruck einer *zerebellären Störung sein*; hier sind die zusätzlichen neurologischen Hirnstammsymptome und -befunde, insbeson dere optomotorische Störungen aber meistens ebenfalls rasch wegweisend.

Okulärer Schwindel. Der diffus beschriebene und oft wechselhaft ausgeprägte *okuläre Schwindel* findet sich bei Läsionen der efferenten Optomotorik mit *Doppelbildern*. Dabei spielen neben den Doppelbildern vor allem Scheinbewegungen beim Blick in die Zugrichtung des gelähmten Muskels oder Nerven eine Rolle. Differentialdiagnostisch müssen

➤ akute oder subakute Paresen der Augenmuskelnerven (vgl. Tabelle 32.**1** und 32.**2**),
➤ neuromuskuläre Übertragungsstörungen (*Myasthenia gravis*, vgl. Tabelle 32.**3**)
➤ Augenmuskelparesen,
➤ Störungen der *brechenden Medien* mit inkongruenten Netzhautabbildungen (asymmetrische Refraktionsanomalie, Katarakt)

in Betracht gezogen werden.

Tabelle 32.**1** Ätiologie der Paresen der Augenmuskelnerven
Geordnet nach anatomischen Abschnitten im Verlauf der Nerven. Mit Ausnahme der durch Infarkte der Vasa nervorum im Bereich der Fissura orbitalis superior und dem Sinus cavernosus bedingten Parese des N. oculomotorius lassen sich Läsionen dieser Ätiologie beim N. trochlearis und N. abducens topographisch meist nicht zuordnen. Die ophthalmoplegische Migräne sowie die immunassoziierte Neuropathie kann alle Nerven entlang des ganzen infranukleären extrazerebralen Verlaufs befallen. III = N. oculomotorius, IV = N. trochlearis, VI = N. abducens, ICA = A. carotis interna, AICA = A. cerebelli inferior anterior, PICA = A. cerebelli inferior posterior, PcoA = A. commuicans posterior, x = betrifft spezifisch oder sehr häufig diesen Nerv, + betrifft bevorzugt diesen Nerv, = betrifft meistens mehrere Nerven gleichzeitig.

Lokalisation	III	IV	VI
Unbestimmt/Multifokal			
• ophthalmoplegische Migräne			+
• Infarkt (Diabetes mellitus/Hypertension)			
• Neuropathie (postinfektiös/postvakzinal)	=	=	=
Orbita			
• Infekt	=	=	=
– bakteriell			
– Pilze			
• Infiltrat	=	=	=
– Augenmuskelkrankheit			
– Granulom			
– Tumor			
• Trauma		+	
Fissura orbitalis superior/Sinus cavernosus			
• Vaskulitis (Arteriitis cranialis)	=	=	=
• Infarkt (Diabetes mellitus/Hypertension)	x		
• Apoplexie der Hypophyse	+		
• Thrombose	=	=	=
• Aneurysma/Dissektion der ICA	=	=	=
• direkte/durale arteriovenöse Fistel zur ICA	=	=	=
• Infekt			
– Herpes zoster	=	=	=+
– Sinusitis sphenoidalis			+
– Mukozele			+
• Tumor			
– Glandula pinealis		+	
– Ependymom		+	
– Hypophysenadenom	+		+
– nasopharyngeales Karzinom	+		+
– Meningeom	=	=	=
– Metastase/Lymphom	=	=	=
• paraneoplastisches Syndrom	=	=	=
• Tolosa-Hunt-Syndrom	=	=	=
Tentorium			
• Hirndrucksteigerung	=	=	=
– Hydrozephalus			
– Pseudotumor cerebri			+
– Sinusvenenthrombose			+

Lokalisation	III	IV	VI
• supratentorielle/transtentorielle Inherniation			
• Trauma			
Os temporale, Pars petrosa			
• Thrombose des Sinus petrosus inferior			x
• Aneurysma			x
• arteriovenöse Malformation			x
• persistierende A. trigemina			x
• Infekt			x
– Mastoiditis			
– Spitze des Os petrosus			
• foraminale Inherniation	=	=	=+
• Trauma			x
• Lumbalpunktion			+
– spinale/epidurale Anästhesie			
– Myelographie			
• ventrikuloatrialer Shunt			+
Subarachnoidalraum			
• Blutung			
• Infarkt (Diabetes mellitus)			x
• Aneurysma der PcoA	+		
• Kompression durch AICA, PICA, A. basilaris			x
• Meningitis infektiös/neoplastisch	=	=	=
• Tumor			
Faszikulär			
• multiple Sklerose			
• Blutung			
• Infarkt			
• Tumor			
Nukleär			
• Wernicke-Enzephalopathie			+
• Infarkt			
• Infekt			
• Tumor			
• Trauma			
– später Obliquus-superior-Myokymien		x	
• kongenitale Hypoplasie			
• Möbius-Syndrom			x
• Duane-Syndrom			x

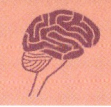

Störung sensibler Afferenzen. Bei Störungen der sensiblen Afferenzen auf allen Stufen

- *Polyneuropathie,*
- *Polyradikulo(neuro)pathie,*
- *Myelopathie* mit Befall der Hinterstränge

kommt es bei Augenschluß (Wegfall der visuellen Kontrolle) häufig akut zu immobilisierendem Schwindel mit dramatischer Stand- und Gangunsicherheit, die bis zu Stürzen führen kann.

Tabelle 32.2 Wichtige Differentialdiagnosen der Augenmuskelnervparesen

Strabismus concomitans
Vergenzspasmus
Hirnstammläsion mit supranukleärer optomotorischer Störung • internukleäre Ophthalmoplegie (INO) • Skew deviation
Störung der neuromuskulären Reizübertragung • Myasthenia gravis • Lambert-Eaton-Syndrom • Botulismus
Myopathie • chronisch progressive externe Ophthalmoplegie (CPEO) • mitochondriale Zytopathie (Kearns-Sayre-Syndrom) • myotone Dystrophie • okulopharyngeale Dystrophie • myotubuläre Myopathie
endokrine Ophthalmopathie • Morbus Basedow
kongenitale Muskelhypoplasie/Muskelaplasie
restriktive Ophthalmopathie
Orbitatumor • Metastase • Lymphom
Trauma • Blow-out-Fraktur der Orbita

Tabelle 32.3 Klinische Manifestation der okulären Myasthenia gravis. Die Beschwerden und Befunde sind v. a. zu Beginn der Krankheit sehr wechselhaft und nehmen typischerweise gegen Abend oder nach körperlicher Belastung zu.

Ptosis • gelegentlich mit einem Lidzucken (Cogan's eyelid twitch sign, nicht pathognomonisch)
Fixationsinstabilität • mit Drift in die Primärposition und Korrektursakkade • kann einen zentral bedingten Blickrichtungsnystagmus vortäuschen
Doppelbilder • kann einen Strabismus vortäuschen • kann eine Parese eines/mehrerer Augenmuskelnerven vortäuschen • kann eine Blickparese vortäuschen (internukleäre Ophthalmoplegie = INO)
Sakkadendysmetrie • Hypometrie bei großen Exkursionen • Hypermetrie bei kleinen Exkursionen • nach Gabe von Edrophonium (Tensilon) häufig hypermetrisch
Sakkadenverlangsamung

Dauer des Schwindels

Sekunden bis Minuten. Bei attackenweise auftretendem, Sekunden bis höchstens Minuten dauerndem Schwindel müssen insbesondere

- *benigne paroxysmale Lagerungsschwindel,*
- *transiente zerebrovaskuläre Störungen,* v. a. im vertebrobasiliären Stromgebiet (meist normale neurologische Befunde im Intervall)
  - im Bereich des Innenohrs oder N. vestibularis: *A. cerebelli inferior anterior (AICA),*
  - im Bereich des Pons und Zerebellums: perforierende Äste aus der *A. cerebelli inferior posterior (PICA),*
- *komplex partielle zerebrale Anfallsleiden,*
- *Basilarismigränen,*
- *vestibulären Migräne* (selten auch pathologische Befunde im Intervall)

in Betracht gezogen werden.

Minuten bis Stunden. Ein Minuten bis Stunden anhaltender Schwindel von decrescendo-artigem Charakter findet sich hauptsächlich beim Morbus Ménière. Hier sind insbesondere zusätzliche auditive Symptome (Tinnitus, Hypakusis) und Klagen über ein 'Druckgefühl' im betroffenen Ohr wegweisend.

Stunden bis Tage. Zu Stunden bis Tage anhaltendem Schwindel kann es vor allem bei zentral-vestibulären Störungen im Hirnstamm

- bei *etablierten zerebrovaskulären Läsionen (Wallenberg-Syndrom* nach *PICA-Verschluß)*,
- während eines Schubes einer *multiplen Sklerose*

kommen, wobei meistens zusätzliche fokale neurologische Ausfälle bestehen und diagnostisch wegweisend sind.

Tagelanger Schwindel. Ein über Tage nur langsam abklingender, perakut einsetzender Schwindel findet sich typischerweise bei einem *akuten einseitigen Vestibularis-* oder *Labyrinthausfall*.

Chronischer Schwindel. Zu anhaltendem, teilweise wechselhaft ausgeprägtem Schwindel kann es im Verlauf von *chronischen Prozessen* kommen (Abb. 32.**2**), so

- im *peripher-vestibulären* System
  - heredodegenerative oder autoimmunassoziierte Krankheiten beider Labyrinthe (*Cogan-Syndrom I* mit rezidivierenden Schwindelepisoden, Hörverlust, Keratitis, oft Vaskulitis, selten Aorteninsuffizienz),
  - Tumoren des N. vestibularis, vor allem im Kleinhirnbrückenwinkel (*Akustikusneurinom, Neurofibromatose 2*),
- als auch im Rahmen *zentral-vestibulärer* Läsionen im *Kleinhirn und in der Pons*
  - heredodegenerative, spezifisch entzündliche oder immunologische Krankheiten, *multiple Sklerose*,
  - ischämische sowie paraneoplastische Krankheiten (*Mammakarzinom, Bronchuskarzinom*),
  - *spinozerebelläre Degeneration*,
  - *olivopontozerebelläre Atrophie (OPCA)*,
  - *Arnold-Chiari-Malformation*,
- mit Befall des *extrapyramidalen Systems*
  - *Morbus Parkinson*,
  - *kortikobasale Degeneration*,
  - *progressive supranukleäre Parese (PSP)*,
  - *Multisystematrophie*,
- oder einer *dementiellen Entwicklung* bei
  - chronischen zerebrovaskulären Krankheiten mit Rarifizierung (*Leukoarayosis*) von subkortikalem neuronalem Stützgewebe und *vaskulärer Demenz*,
  - (heredodegenerativen) kortikalen Degenerationen *M. Alzheimer, M. Pick, Fontal lobe atrophy*.

Auftreten des Schwindels

Schwindel kann

- schon in *Ruhe* (akuter einseitiger partieller Ausfall des N. vestibularis oder Labyrinthes),
- erst während oder nach *Kopfbewegungen* (benigner paroxysmaler Lagerungsschwindel) oder
- nur in einem bestimmten *Kontext* (phobischer Attackenschwindel) auftreten.

Hierbei sind auch die optomotorischen Untersuchungsbefunde vor, während und nach einem Provokationsmanöver (Lage, Lagerung, Kopfschütteln) lokalisatorisch von großer Bedeutung.

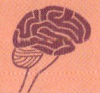

32.2 Differentialdiagnose der Augenbewegungsstörungen

Die Stabilisierung des Blickes im Raum ist mit eine der wichtigsten Aufgaben der multisensorischen Informationsverarbeitung. Die Augenmuskeln müssen dabei stets so gesteuert werden, dass einerseits das ganze visuelle Umfeld bei Eigenbewegungen stationär auf der Retina abgebildet bleibt, und andererseits rasch präzise Bewegungen durchgeführt werden können, die die Fovea auf ein neues Objekt richten. Abbildung 32.3 zeigt die wesentlichen Elemente dieser Steuerung, die zusammen als *Optomotorik* bezeichnet wird. Bei allen peripher-vestibulären und vielen zentralen, neurologischen Ursachen des Schwindels kommt es zu charakteristischen Störungen dieser Kontrolle, und der Ort der Läsion kann durch eine sorgfältige Prüfung der Optomotorik meistens sehr präzise ermittelt werden. Die funktionelle Untersuchung ist den bildgebenden Verfahren dabei häufig überlegen, da die Störungen vielfach infratentoriell im Pons oder Zerebellum lokalisiert sind. Abbildungen 32.4 und 32.5 zeigen synoptisch den Untersuchungsgang, der die Efferenzen, den Kontrollmechanismus und letztlich die sensorische Verarbeitung prüft. Bei Läsionen auf allen Stufen kann es zu Schwindelbeschwerden kommen.

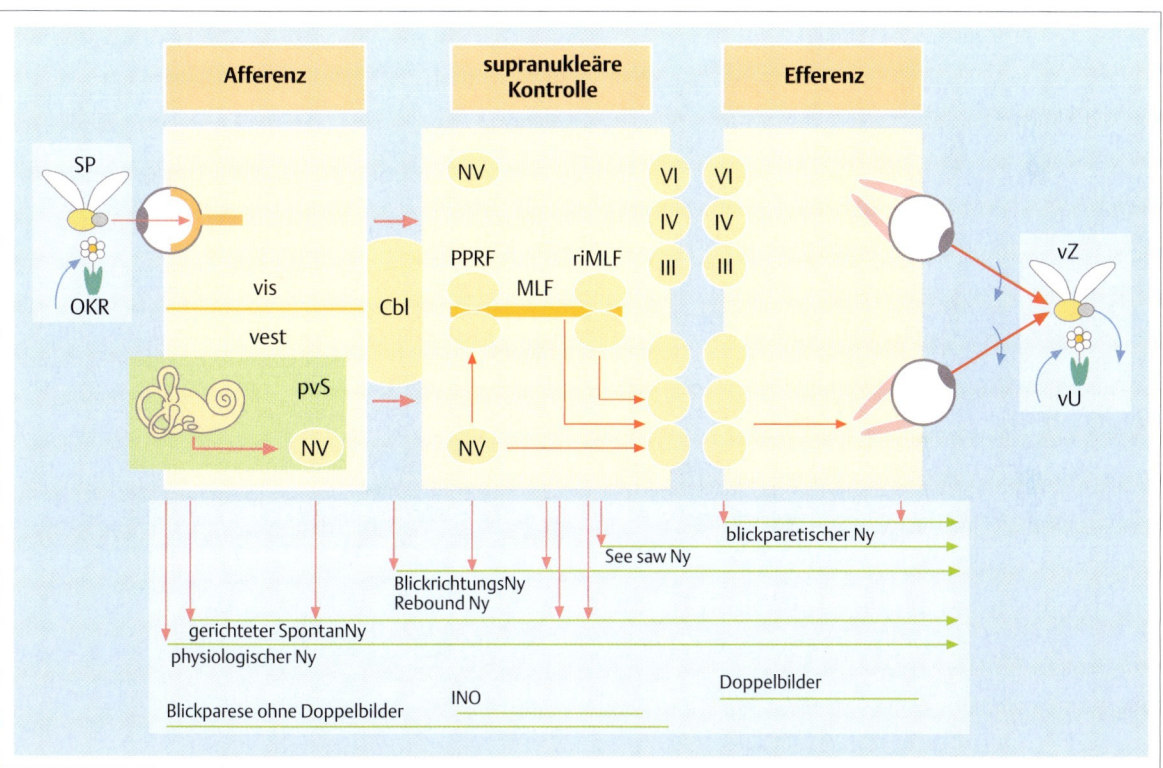

Abb. 32.3 Synopsis des optomotorischen Systems. Die visuellen (vis) und vestibulären (vest) Afferenzen werden kortikal und subkortikal multisensorisch integriert und geben Signale an die supranukleäre Kontrolle, die ein adäquates Augenmuster generiert. Diese Struktur organisiert die Impulse, die jeder Augenmuskel erhalten muss, damit eine geordnete Blickbewegung durchgeführt wird. Sie ist die gemeinsame motorische Endstrecke für alle kortikalen oder subkortikalen Systeme, die Augenbewegungen erzeugen. Beispiel: Beim Verfolgen des visuellen Zielpunktes (vZ) bewegt sich die visuelle Umgebung (vU) in die Gegenrichtung, was einen optokinetischen Reiz erzeugt. Es ist Aufgabe der sensorischen Integration, zwischen diesen zwei gegenläufigen visuellen Reizen zu entscheiden und die Signale für die gewählte Augenbewegung an die supranukleäre Kontrolle zur Ausführung weiterzugeben. vZ = visueller Zielpunkt, vU = visuelle Umgebung, SP = langsame Augenfolgebewegung, OKR = optokinetischer Reflex, pvS = peripher-vestibuläres System, Cbl = Zerebellum, NV = Ncl. vestibularis, PPRF = paramediane pontine Formatio reticularis, MLF = Fasciculus longitudinalis medialis, riMLF = rostrale interstitielle Kerngruppe des MLF, III = N. oculomotorius, IV = N. trochlearis, VI = N. abducens.

Untersuchung des optomotorischen Systems

Es werden visuell und vestibulär erzeugte Augenbewegungen untersucht (Abb. 32.**4**).

Inspektion. Man achtet auf eine Fehlstellung der Augen oder einen Spontannystagmus und prüft den Visus.

Motilität. Die Augen sollen in alle Richtungen frei beweglich sein. Es darf keine Doppelbilder geben.

VOR. Der Patient wird unter der Frenzel-Brille (schraffierte Fläche) rotiert, womit ein physiologischer vestibulookulärer Nystagmus erzeugt wird. Damit wird das peripher-vestibuläre System geprüft. Die Frenzel-Brille hat den Zweck, die Fixation aufzuheben.

OKR. Ein großes visuelles Reizmuster erzeugt einen physiologischen optokinetischen Nystagmus, was v. a. die Integrität von subkortikalen visuellen Systemen untersucht.
Beim VOR und OKR ist auf konjugierte Augenbewegungen und normale Rückstellsakkaden zu achten.

Fixation. Die Augen müssen ruhig auf einen exzentrischen Zielpunkt gerichtet bleiben. Damit kann ein Blickrichtungsnystagmus aufgedeckt werden.

VOR-Fixationssuppression. Der Patient fixiert einen Punkt, der sich mit seinem Kopf stationär bewegen läßt (z. B. ausgestreckte Arme und Fixation eines Daumennagels). Bei schneller Rotation des Kopfes müssen die durch den vestibulookulären Reflex (VOR) erzeugten kompensatorischen Augenbewegungen unterdrückt werden können. Ein Versagen kann ein Hinweis für eine zerebelläre Störung sein.

SP (smooth pursuit). Im Gegensatz zum OKR wird ein kleiner Zielpunkt langsam vor einem stationären visuellen Hintergrund bewegt. Die damit erzeugten Augenbewegungen müssen geschmeidig sein. Damit wird v. a. die kortikale visuelle Verarbeitung und zerebelläre Kontrolle der Bewegung geprüft. Ein auffälliges Rucken kann pathologisch sein.

Sakkaden. Der Patient wird aufgefordert, rasch von einem exzentrischen Punkt zu einem anderen zu schauen. Es wird auf Reaktionszeit, Geschwindigkeit und Präzision geachtet. Störungen können Hinweise auf Läsionen, v. a. im Hirnstamm oder Zerebellum geben.

Vergenz. Mit einem Wechsel der Fixationsdistanz können die Nn. oculomotorii isoliert geprüft werden, was bei der Abgrenzung einer internukleären Ophthalmoplegie ein wichtiger Befund ist.

Kopf-Impuls-Test

Vestibulär ausgelöste Augenbewegungen bei Kopfbewegungen (VOR). Bei einer Kopfdrehung nach rechts wird im rechten horizontalen Bogengang (HC) mit der Endolymphe eine Gegenströmung mit Auslenkung der Cupula erzeugt. Es kommt zu einem Impulsanstieg im rechten Nervus und Ncl. vestibularis (NV), der direkt Neurone im gegenüberliegenden Abduzenskern (VI) stimuliert, was zu einer Aktivierung des linken M. rectus lateralis (RI) führt. Der Abduzenskern aktiviert gleichzeitig über den Fasciculus longitudinalis medialis (MLF) den Kern des N. oculomotorius auf der Gegenseite, womit auch der rechte M. rectus medialis kontrahiert wird. Es resultiert eine schnelle kompensatorische konjugierte Augenbewegung nach links Damit bleibt die Blickachse im Raum stabil.
Mit dem Kopf-Impuls-Test wird einseitig die Funktion des vestibulären Systems geprüft. Bei normaler Funktion des peripher-vestibulären Apparates kommt es mit kürzester Latenz zu einer vestibulären Kompensation während einer ruckartigen Drehung. Der Untersucher kann keine Blickinstabilität feststellen. Bei einer Unterfunktion weicht die Blickachse in Drehrichtung des Kopfes ab (Pfeile), und der Patient muß eine Einstellsakkade machen, um wieder auf den Zielpunkt zu gelangen. Diese Augenbewegung wird wegen der längeren Latenz des Sakkadengenerators vom Untersucher gesehen.

Differentialdiagnose der Augenbewegungsstörungen

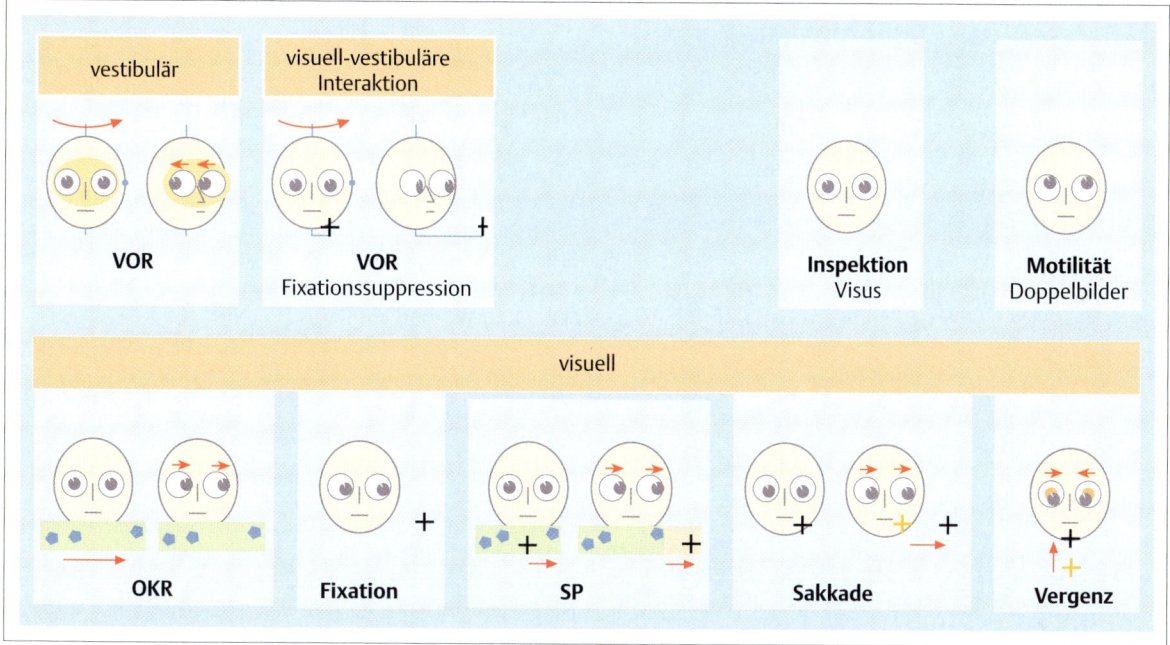

Abb. 32.**4** Untersuchung des optomotorischen Systems. VOR = vestibulookulärer Reflex, OKR = optokinetischer Reflex, SP = langsame Augenfolgebewegungen (das Band verschiebt sich im Gegensatz zum OKR nicht, nur der Zielpunkt wird über den Hintergrund gezogen). Die VOR-Fixationssuppression ist eine Kombination des VOR und der Fixation, wobei vestibuläre Impulse unterdrückt werden müssen.

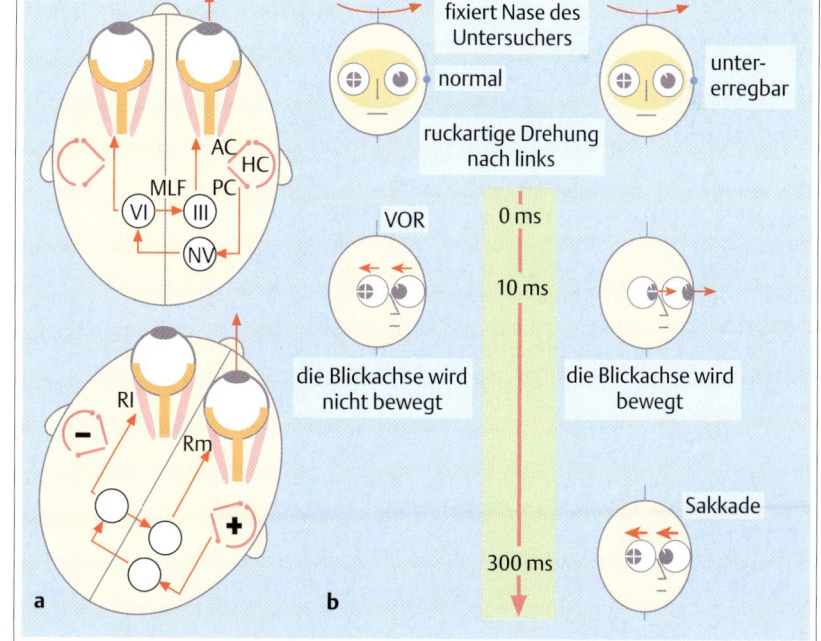

Abb. 32.**5a, b** Kopf-Impuls-Test.
a Vestibulär ausgelöste Augenbewegungen bei Kopfbewegungen (VOR). AC = vorderer Bogengang, HC = seitlicher Bogengang, PC = hinterer Bogengang, NV = Ncl. vestibularis, III = Kern des N. oculomotorius, VI = Kern des N. abducens, MLF = Fasciculus longitudinalis medialis, Rm = M. rectus medialis, RI = M. rectus lateralis.
b Mit dem Kopf-Impuls Test wird einseitig die Funktion des vestibulären Systems geprüft.

Paresen der Augenmuskelnerven

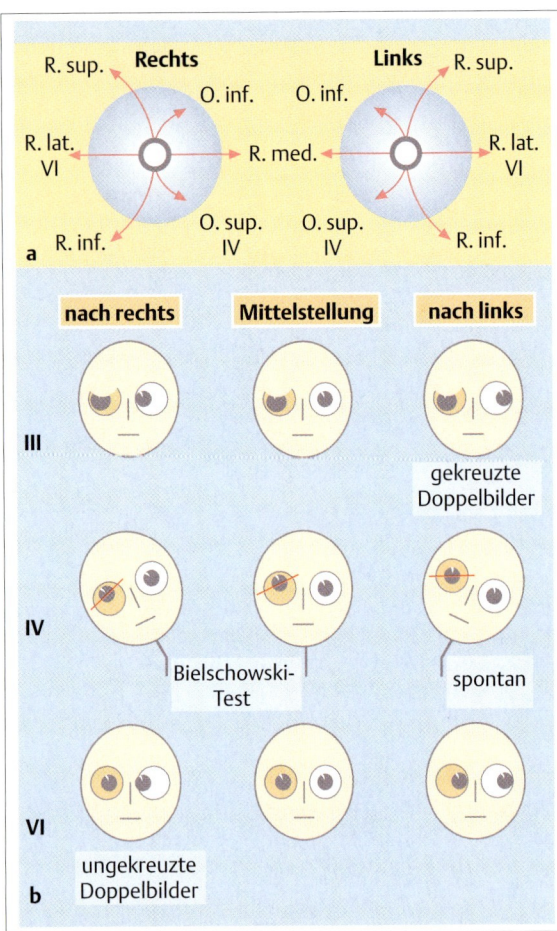

Abb. 32.**6a, b** Synopsis der Paresen der Augenmuskelnerven. **a** Die Zugrichtung der Augenmuskeln. In Mittelstellung der Augen wirken bei der Hebung die Mm. rectus superior und obliquus inferior, bei der Senkung die Mm. rectus inferior und superior zusammen. Der M. obliquus superior dreht als Nebenfunktion den vertikalen Meridian einwärts (Zykloinversion). R = M. rectus, O = M. obliquus. **b** Augenstellung und Richtung der Doppelbilder bei einer isolierten Parese des rechten N. oculomotorius (III), N. trochlearis (IV) und N. abducens (VI). Bei einer vollständigen, externen und internen Parese des N. oculomotorius kommt es zu einer Ptose und Mydriase. Auffällig bei einer Parese des N. trochlearis ist v. a. die Kopfstellung, womit die fehlende Inversion durch den M. obliquus superior ausgeglichen wird. Die Linie über dem rechten Auge markiert den vertikalen Meridian. Bei einer Drehung zur Gegenseite nehmen die Doppelbilder zu (Bielschowski-Test). III = N. oculomotorius, IV = N. trochlearis, VI = N. abducens.

Sie sind charakteristischerweise von Doppelbildern begleitet, sofern ein Auge nicht amblyop (z. B. vorbestehender Strabismus) ist. Abb. 32.**6** faßt die wichtigsten klinischen Befunde zusammen. Tabelle 32.**1** und 32.**2** zeigen die vielfältige Ätiologie und Differentialdiagnosen dieser peripheren Lähmungen auf, wobei bei akuten Störungen wegen der therapeutischen Konsequenzen immer auch eine beginnende *Myasthenia gravis* ausgeschlossen werden sollte (vgl. Tabelle 32.**3**).

Abduzensparese. Bei der Abduzensparese (VI) kommt es zu einem Ausfall des M. rectus lateralis mit typischer Fehlstellung des gelähmten Auges nach medial und *ungekreuzten horizontalen Doppelbildern*, die beim Blick zur paretischen Seite zunehmen. Bei *Läsionen im Kerngebiet* kommt es aus anatomischen Gründen neben einer Mitbeteiligung des *N. facialis* zusätzlich zu einer *pontinen Blickparese*, da der Kern eine große Zahl von Neuronen enthält, die mit der *paramedianen pontinen Formatio reticularis* (PPRF) verbunden sind und der supranukleären Augenbewegunskontrolle dienen.

Trochlearisparese. Eine leichte Trochlearisparese (IV) ist häufig schwer zu dokumentieren. Wegen der fehlenden Intorsion des Auges durch den M. obliquus superior kommt zu *verkippten Doppelbildern*, die der Patient vor allem beim Blick nach innen und unten (z. B. Lesen, Treppensteigen) feststellt. Bei einer ausgeprägten Parese kommt es zu einer auffälligen kompensatorischen Kopfschiefhaltung gegen das gesunde Auge (*Bielschowski-Zeichen*). Entsprechend nehmen die Doppelbilder beim Aufrichten oder Schrägstellen in die Gegenrichtung deutlich zu. Die Abgrenzung zu einer Okulomotoriusparese kann schwierig sein.

Okulomotoriusparese. Die vollständige, externe und interne Okulomotoriusparese (III) ist durch eine schräg nach außen und leicht nach unten gerichtete Augenfehlstellung, eine Ptosis und Mydriasis (Befall der autonomen Fasern) gekennzeichnet. Es kommt zu *horizontalen gekreuzten Doppelbildern*. Neben einem *Infarkt* der Vasa nervorum beim Diabetiker oder Hypertoniker (als häufigste Ursachen) muß bei jeder akut aufgetretenen Parese des N. oculomotorius neben einer *Myasthenia gravis* auch ein Aneurysma im Bereich der *A. carotis interna* (ICA), *A. communicans posterior* (PCoA) oder der *A. cerebri posterior* (PCA) in Betracht gezogen werden (*ophthalmoplegisches Aneurysma*).

Supranukleäre Blickparesen

Pathogenese. Die 6 Augenmuskelnnerven werden durch die supranukleäre Verschaltung ihrer Kerne über den Fasciculus longitudinalis medialis (MLF) gekoppelt, damit die Bewegungen konjugiert ablaufen (vgl. Abbildung 32.**3**, 32.**7**). Der MLF zieht dorsal dem Pons entlang zum pontomesenzephalen Übergang und verteilt die Signale beider Ncl. vestibularis (NV) und Ncl. praepositus hypoglossi (PPH) sowie dem Zerebellum und Kortex an die motorischen Kerne. Er verbindet zudem die *paramediane pontine Formatio reticularis* (PPRF) und den *rostralen interstitiellen* Kern des *MLF* (riMLF), der in der *mesenzephalen Formatio reticularis* (MRF), dem oberen Blickzentrum, liegt (vgl. Abbildung 32.**7a**). Bei Läsionen der PPRF oder deren kortikalen Afferenzen kommt es zu einer *Blickparese ohne Doppelbilder* (vgl. Abbildung 32.**7b**).

Klinik. Bei einer Läsion des MLF kommt es zu einer *internukleären Ophthalmoplegie* (INO). Im typischen Fall findet man eine

➤ *ipsilaterale Adduktionshemmung* (M. rectus medialis) und
➤ einen *kontralateralen Abduktionsnystagmus*, da der N. abducens und damit der M. rectus lateralis das Signal normal erhält und ungebremst versucht, den Blick auf seine Seite zu wenden. Die Konvergenz ist

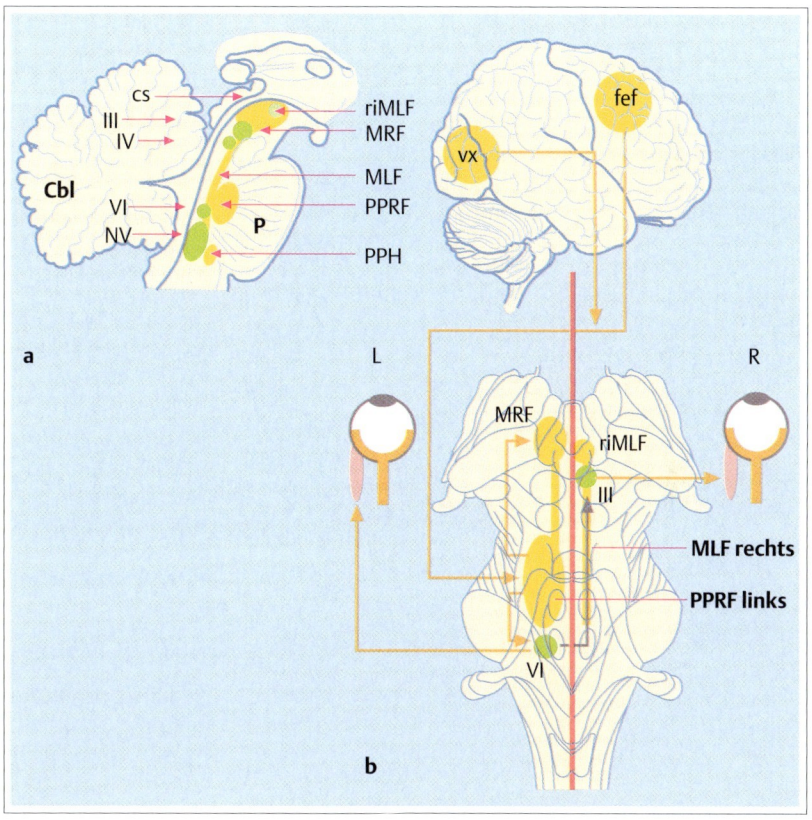

Abb. 32.**7a, b** Wichtige subkortikale optomotorische Strukturen und ihre Verbindungen. **a** Schema des Hirnstammes mit supranukleären Strukturen und Augenmuskelkernen, die bei der Generierung von Augenbewegungen wichtig sind. Der Fasciculus longitudinalis medialis (MLF) verteilt sowohl afferente, visuelle und vestibuläre Signale (cs, NV) wie auch Signale der blickmotorischen Zentren (PPRF, MRF) an die Kerne der Augennerven (III, IV, VI). Die kaudal gelegene paramediane pontine Formatio reticularis (PPRF) generiert ipsilaterale horizontale Sakkaden. Der im rostralen Blickzentrum (MRF) gelegene interstitielle Kern des Fasciculus longitudinalis medialis (riMLF) programmiert vertikale und torsionelle Sakkaden. **b** Schema der Steuerung von willkürlichen Blickbewegungen über die paramediane pontine Formatio reticularis (PPRF). Das frontale Augenfeld (fef) sendet Impulse zur gegenüberliegenden PPRF, wo sie an die mesenzephale Formatio reticularis (MRF) und an den ipsilateralen Abduzenskern (VI) weitergeleitet wird. Der Abduzenskern seinerseits aktiviert den M. rectus lateralis und leitet das Signal nach Kreuzung über den gegenüberliegenden Fasciculus longitudinalis medialis (MLF) an den kontralateralen Kern des N. oculomotorius, der den M. rectus medialis innerviert. Bei einer Läsion des Augenfeldes kommt es zu einer kontraversiven, bei einer Läsion der PPRF zu einer ipsiversiven Blickparese ohne Doppelbilder. Eine Läsion des MLF führt zu einer internukleären Ophthalmoplegie. Cbl = Zerebellum, P = Pons, III = N. oculomotorius, IV = N. trochlearis, VI = N. abducens, cs = Colliculus superior, NV = Ncl. vestibularis, riMLF = rostraler interstitieller Kern des Fasciculus longitudinalis medialis, MRF = mesenzephale Formatio reticularis, MLF = Fasciculus longitudinalis medialis, PPRF = paramediane pontine Formatio reticularis, PPH = Ncl. praepositus hypoglossi, fef = frontales Augenfeld, vx = visueller Kortex.

erhalten, sofern die Läsion den Kern des N. oculomotorius nicht miteinbezieht (vgl. Abbildung 32.**7**). Die Richtung der Parese und zusätzliche optomotorische Befunde lassen im allgemeinen den Ort der Läsion gut eingrenzen.

Sind neben supranukleären Verbindungen auch Kerne oder myelinisierte, intrapontin gelegene Faszikel der Nerven gestört, wie es z. B. bei der *multiplen Sklerose* oft vorkommt, findet man komplexe optomotorische Ausfallsyndrome mit zentralen und peripheren Anteilen, wobei klinisch dann immer nur die peripherste Lähmung sicher lokalisiert werden kann. Tabelle 32.**4** zeigt die wichtigsten Ursachen für eine internukleäre Ophthalmoplegie.

Der motorische und prämotorische *Kortex* gibt stets binokuläre Impulse an die supranukleären Strukturen im Hirnstamm. Bei einem Ausfall kommt es zur Blickparese nach kontralateral mit *Déviation conjugée*, da die Augen tonisch zur Herdseite gezogen werden (vgl. Abb. 32.**7**), bei einer Reizung (zerebraler Anfall) zu einer konjugierten Blickwendung zur Gegenseite der kortikalen Läsion. Abb. 32.**7** und 32.**8** zeigen synoptisch die wichtigsten Strukturen, die an der Entstehung von visuell und vestibulär induzierten Augenbewegungen beteiligt sind. Dabei sind neben den motorischen Arealen insbesondere auch diejenigen visuellen und polysensorischen Regionen beteiligt, die die visomotorische Transformation durchführen (V1, V5, ppc in Abbildung 32.**8**).

Tabelle 32.**4** Ätiologie der internukleären Ophthalmoplegie (INO)

Demyelinisation
- multiple Sklerose
- postaktinisch

Zerebrovaskuläre Läsion im Hirnstamm
- Lues

Infekt
- Meningoenzephalitis
- Lues

Raumforderung
- Subduralhämatom
- Hydrozephalus/Syringobulbie
  Arnold-Chiari-Malformation
- supratentorielle arteriovenöse Malformation
- Neoplasie
  Tumor im Hirnstamm und/oder 4. Ventrikel
  Infiltration
  paraneoplastisches Syndrom

Degenerative Krankheit
- Propressive supranukleäre Parese (PSP); Steele-Richardson-Olszewski-Syndrom

Nutritive Störung
- Wernicke-Enzephalopathie
- perniziöse Anämie

Metabolische Störungen
- hepatische Enzephalopathie
- Fabry-Syndrom
- Abetalipoproteinämie

Intoxikation (Auswahl)
- Barbiturate
- Lithium
- Phenothiazin
- Propranolol
- triziklische Antidepressiva

Trauma
- zervikale Hyperextension

Pseudointernukleäre Ophthalmoplegie
- Myasthenia gravis
- Miller-Fisher-Syndrom

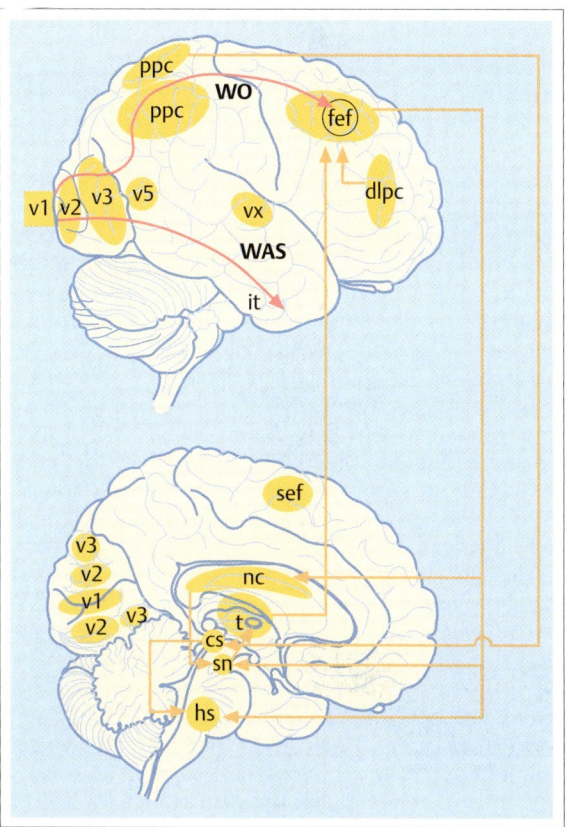

◀ Abb. 32.8 Wichtige kortikale optomotorische Strukturen und ihre Verbindungen. Schema der Steuerung von visuell induzierten und willkürlichen Blickbewegungen über den Kortex und das extrapyramidale System. Der primäre visuelle Kortex (v1) analysiert die Signale aus dem Thalamus (Corpus geniculatum laterale) und zerlegt das retinale Bild in einfache graphische Elemente wie Form, Farbe, Disparität und Bewegung, die über 2 grundsätzlich unterschiedliche Wege weiterverarbeitet werden.
Im WAS-Pfad werden die statischen Elemente (Form, Farbe) über V4 (nicht gezeichnet) in den inferotemporalen Kortex (it) weitergeleitet.
Im WO-Pfad werden die für Augenbewegungen wichtigen Elemente der Position und Geschwindigkeit über den polysensorischen posterioren parietalen Kortex (ppc) mit weiteren Afferenzen (vx) verarbeitet und an die frontalen Augenfelder (fef) übermittelt, wo letztlich kortikale Augenbewegungen generiert werden. Das frontale Augenfeld aktiviert direkt oder indirekt über den Colliculus superior (cs) blickmotorische Zentren im Hirnstamm (hs). Gleichzeitig werden Signale in die Substantia nigra (sn) und den Nucleus caudatus (nc) abgegeben, die über den Thalamus (t) wieder zurückgeführt werden. Damit wird bei jeder Augenbewegung auch das extrapyramidale System aktiviert. Der dorsolaterale präfrontale Kortex (dlpc) und das supplementäre Augenfeld (sef) spielen u. a. eine wichtige Rolle bei der Generierung und Memorisierung von Sakkaden und werden ebenfalls über das frontale Augenfeld aktiviert. v1 = primärer visueller Kortex, v2–v5 = extrastirärer visueller Kortex, it = inferotemporaler Kortex, ppc = posterior parietaler Kortex, fef = frontales Augenfeld, dlpc = dorsolateraler präfrontaler Kortex, sef = supplementäres Augenfeld, vx = vestibulärer Kortex, cs = Colliculus superior, sn = Substantia nigra, t = Thalamus, nc = Nucleus caudatus, hs = blickmotorische Zentren im Hirnstamm.

Sakkaden

Definition und Physiologie. *Sakkaden* sind schnelle und sehr präzise konjugierte Positionsänderungen der Augen, die die Fovea auf ein neues Objekt richten (vgl. Abbildung 32.4). Sie können reflektorisch durch einen neuen visuellen oder auditiven Reiz, oder aber willkürlich, z. B. beim Lesen, ausgelöst werden. Die supranukleäre Programmierung der motorischen Parameter (Richtung, Geschwindigkeit) für die Augenmuskelnerven wird hauptsächlich durch den im Hirnstamm lokalisierten *Sakkadenapparat* durchgeführt (vgl. Abbildung 32.7). Er besteht aus der

➤ *paramedianen pontinen Formatio reticularis* (PPRF), die horizontale Sakkaden nach *ipsilateral* generiert, und
➤ dem *rostralen interstitiellen* Kern des *MLF* (riMLF), der *vertikale* und *torsionelle* Sakkaden generiert (vgl. Abbildung 32.7).

Bei einem Ausfall kommt es entsprechend dem Läsionsort zu einem Zerfall der Sakkaden in eine bestimmte Richtung, womit z. B. ein erwartetes Nystagmusmuster fehlen kann: Die Augen fahren entsprechend dem Reiz nurmehr in die Endposition und werden dann nicht mehr zurückgestellt, was gelegentlich Schwierigkeiten in der Interpretation optomotorischer Befunde machen kann.

! Bei einem komatösen Patienten kann die kalorische Prüfung falsch pathologische Resultate ergeben, da das typische Nystagmusmuster fehlt, wenn der Sakkadenapparat medikamentös (z. B. Barbiturate) abgeschaltet wurde.

Nystagmus

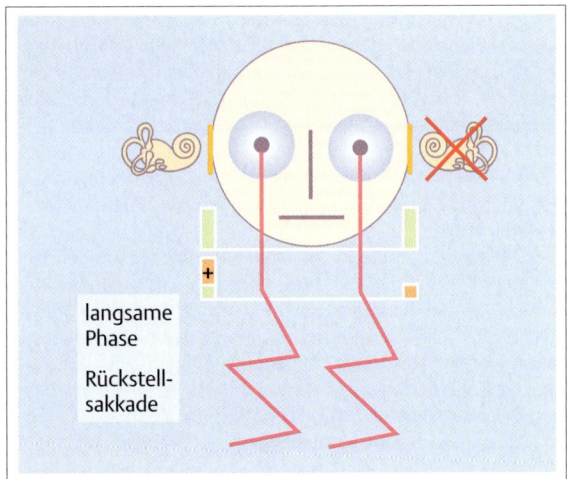

Abb. 32.9 Entstehung des peripher-vestibulären Spontannystagmus. Spontannystagmus bei Ausfall des linken Labyrinthes (X). Es kommt zu einer Seitendifferenz der neuronalen Entladung (+) im peripher-vestibulären System, die eine Kopfbewegung nach der Gegenseite simuliert. Vgl. Abbildung 32.5a. Die supranukleäre Kontrolle generiert entsprechend der Reizkonstellation automatisch eine kompensatorische Augenbewegung. Diese langsame Phase wird durch eine schnelle Rückstellsakkade unterbrochen, womit das typische Bild eines gerichteten Spontannystagmus entsteht, da er unabhängig von der Augenposition immer in die gleiche Richtung schlägt.

Definition und Physiologie. Der Nystagmus ist eine ruckartige Hin- und Herbewegung der Augen. Typischerweise besteht er aus einer langsamen Phase, und einer (normalen) Rückstellsakkade, sofern der Sakkadenmechanismus intakt ist. Die Richtung und Geschwindigkeit der langsamen Phase wird durch den natürlichen Reiz oder die pathologische Reizkonstellation bestimmt. Abbildung 32.9 zeigt exemplarisch die Entstehung des vestibulär induzierten Nystagmus. Physiologischerweise kommt er bei allen Primaten als vestibulärer Nystagmus (Rotation im Dunkeln ohne visuelle Stimulation oder unter der Frenzel-Brille) oder als optokinetischer Nystagmus (optokinetische Trommel) vor.

Nystagmusmuster. Bei einer Störung der visuellen und/oder vestibulären Reizverarbeitung oder aber der prämotorischen Kontrolle im Hirnstamm kann es zu einem typischen Nystagmusmuster kommen, mit dem der Läsionsort rasch eingegrenzt werden kann. Wegen dieser diagnostischen Bedeutung sind 2 Formen im folgenden gesondert dargestellt. Tabelle 32.5 listet zudem die Befunde weiterer für eine Schwindelabklärung relevanten Nystagmusmuster auf.

Gerichteter Spontannystagmus. Der (gerichtete) Spontannystagmus ist immer pathologisch und kommt typischerweise bei akuten einseitigen Störungen vom peripher- oder zentral-vestibulären Typ vor. Die pathologische Reizkonstellation im vestibulären System simuliert dabei eine anhaltende lineare (Otolithen) oder rotatorische (Bogengänge) Kopfbeschleunigung (Abb. 32.9), die prämotorisch folgerichtig zu einer kompensatorischen Augenbewegung (langsame Nystagmusphase) und Veränderungen der Haltereflexe (Abweichen im Blindgang) verarbeitet wird. Der invalidisierende Schwindel kommt durch den (sensorischen) Konflikt zustande, der sich aus der Integration mit den richtigen visuellen und propriozeptiven Reizen ergibt, die die vestibuläre Information zentral nicht validieren. Die *kalorische Prüfung* kann nebst dem Kopf-Impuls-Test (Abb. 32.5) zur Abgrenzung zwischen einer peripheren und zentralen vestibulären Läsion vielmals hilfreich sein, da sie bei peripheren Läsionen eine Unterfunktion der betroffenen Seite dokumentiert.

Blickrichtungsnystagmus. Der Blickrichtungsnystagmus ist Ausdruck einer gestörten Haltefunktion der Augen (Fixation) und ist immer pathologisch. Am häufigsten ist er medikamentös (Sedativa, Tranquilizer, Antiepileptika) oder toxisch (Alkohol) bedingt; ansonsten müssen infratentorielle, v.a. zerebelläre oder zerebellopontine Prozesse ausgeschlossen werden.

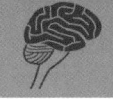

Differentialdiagnose der Augenbewegungsstörungen

Tabelle 32.5 Synopsis der wichtigsten Nystagmusmuster
Nur die jeweils wesentlichen Elemente der Untersuchung sind dargestellt.

Gerichteter Spontannystagmus vom peripher-vestibulären Typ

Mechanismus	– Dysbalance der peripheren Signale aus den Nn. vestibularis oder den Labyrinthen
langsame Phase	– konstante Geschwindigkeit
Richtung	– häufig gemischt horizontal und torsionell gelegentlich zusätzlich vertikal
Fixation	– unterdrückbar
Kopfschütteln	– verstärkt
Lagerung	
Kalorik	– kann pathologisch sein
langsame Folgebewegungen	– normal
Sakkaden	– normal

Gerichteter Spontannystagmus vom zentral-vestibulären Typ

Mechanismus	– Dysbalance der zentralen Verarbeitung von Signalen aus den Bogengängen und Otolithen – Störung der vestibulozerebellären Verbindungen – zusätzlich Störung der Blickhaltefunktion möglich
langsame Phase	– konstante Geschwindigkeit
Richtung	– häufig rein horizontal, vertikal oder torsionell – kann auch mehrere Komponenten haben
Fixation	– nur schlecht unterdrückbar
Kopfschütteln	– verstärkt
Lagerung	
Kalorik	– normal oder mit vertikaler Komponente oder Phasenumkehr
langsame Folgebewegungen	– häufig verlangsamt
Sakkaden	– können dysmetrisch und/oder verlangsamt sein

Blickrichtungsnystagmus

Mechanismus	– pathologischer Blickhaltemechanismus
	– dagegen blickparetischer Nsytagmus
	  neuromuskuläre Störung (Myasthenia gravis)
	  Muskelschwäche (Myopathie)

langsame Phase	– bei exzentrischer Augenposition langsamer Drift in die Mittelstellung gefolgt von Rückstellsakkade häufig mit Rebound-Nystagmus
langsame Folgebewegungen	– häufig verlangsamt und ungenau
Sakkaden	– können dysmetrisch und/oder verlangsamt sein

Rebound-Nystagmus

Mechanismus	– Kompensation für persistierende Instabilität der Blickhaltefunktion (Drift)
Richtung	– nach längerem exzentrischem Blick kommt es nach der Rückführung in die Mittelstellung transient zu einem Nystagmus in die vormalige Blickrichtung

Dissoziierter Nystagmus

Mechanismus	– viele, z. B.
	  internukleäre Ophthalmoplegie (INO)
	  asymmetrischer Blickrichtungsnystagmus

langsame Phase oder schnelle Phase	– verschiedene Geschwindigkeiten der Augen

See-saw-Nystagmus

Mechanismus	– möglicherweise pathologische zentrale Verarbeitung von Signalen aus den Otolithen im rostralen Mittelhirn (interstitieller Ncl. Cajal)
Richtung	– alternierende, mit ca. 1 Hz in einem Auge vertikal nach oben, im anderen Auge vertikal nach unten

32.3 Physiologischer Reizschwindel

Widersprüchliche oder langdauernde ungewohnte Informationen aus den visuellen, vestibulären und propriozeptiven Afferenzen können grundsätzlich bei allen Menschen zu einem sensorischen Konflikt mit diffusem Schwindel und heftigen vegetativen Begleitsymptomen führen. Er kann immer dann auftreten, wenn

➤ Bewegungs- und/oder Raumkonstellationen bestehen, bei denen die Afferenzen, die in verschiedenen Frequenzbereichen optimal arbeiten (das visuelle System bevorzugt niedrige, das vestibuläre hohe Frequenzen), nicht gleichermaßen stimuliert werden und damit physiologisch bedingt (scheinbar) inkongruente Informationen erzeugen,
➤ anhaltende komplexe Reize peripher oder zentralnervös wegen ihrer Charakteristik nicht adaptiert werden können.

Obwohl diesen Symptomen keine pathologische Kondition zugrunde liegt, haben sie für die Betroffenen großen und vielfach invalidisierenden Krankheitswert.

Bewegungskrankheit

Einteilung. Zu der Gruppe der *Kinetosen* gehört unter anderem:

➤ die *Autoreisekrankheit*, die durch Reizkonflikte entsteht,
➤ die *Seekrankheit*, die durch langanhaltende, niederfrequente und damit nur schlecht adaptierbare, komplexe vestibuläre Reizmuster ausgelöst wird,
➤ die *Simulatorkrankheit*, die durch optokinetische (Ganzfeld-) Reize induziert wird.

Klinik. Es kommt nebst leichtem Schwindel zu teilweise schweren vegetativen Symptomen wie Nausea und Vomitus, kaltem Schwitzen, Kopfschmerzen und Bewußtseinsstörungen. Die Beschwerden können selten nach Sistieren der pathogenen Reizkonstellation über einige Tage in milder Form persistieren (*Mal-d'embarquement-Syndrom*).

Höhenschwindel

Der mit Angst und vegetativen Symptomen verbundene Höhenschwindel mit lähmender Bewegungsunsicherheit kommt durch eine Destabilisierung des (vor allem) in polysensorischen Kortexarealen rekonstruierten Umgebungsraumes zustande (vgl. Abb. 32.**8**), wenn dieser nicht genügend reichhaltig mit stabilen Elementen in unterschiedlicher Distanz zum Beobachter ausgefüllt ist. Diese Störungen treten ontogenetisch erst auf, wenn der visuelle Kortex vollständig ausgereift ist. Wegen des offensichtlichen Kontextes (Verarmung visueller Reize) ist diese Form von Schwindel differentialdiagnostisch im allgemeinen nicht schwierig abzugrenzen, wobei die Schwelle zur Destabilisation individuell und im Langzeitverlauf sehr unterschiedlich definiert ist, und es unter Umständen auch in (geometrisch) nicht unmittelbar erklärbaren Situationen zu diesem physiologischen Schwindel kommen kann (große, homogen gefärbte Wand). Wenn diese Symptome dagegen unangemessen auftreten und zudem mit Panik verbunden sind, kann eine Verhaltensstörung (*Akrophobie*) vorliegen.

32.4 Peripher-vestibulärer Schwindel

Klinik. Bei einer akuten Dysfunktion im vestibulären Endorgan (Bogengänge, Sakkulus, Utrikulus), dem N. vestibularis oder der vestibulären Kerngruppe kommt es zu

➤ heftigem *Drehschwindel (Vertigo)*,
➤ *Nausea und Vomitus*,
➤ *Fallneigung* zur einen Seite,
➤ einem *gerichteten horizontal-torsionellen Spontannystagmus* zur Gegenseite (vgl. Abb 32.**9** und Tabelle 32.**5**), wenn der pontine Sakkadenmechanismus nicht zusätzlich gleichzeitig oder vorbestehend (z. B. *multiple Sklerose, Hirnstamminfarkt*) gestört ist.

Rasch setzen kompensierende und adaptierende Mechanismen ein, sofern die dazu benötigten Strukturen des Vestibulozerebellums und seiner pontinen Verbindungen nicht beschädigt sind (*multiple Sklerose, Hirnstamm-* und/oder *Kleinhirninfarkte*), womit die Richtung des pathologischen Nystagmus (und damit des Drehschwindels) und der Fallneigung im Verlauf u. U. mehrfach wechseln kann und nicht immer sicher auf die befallene Seite hinweist.

! Initial schlägt der Spontannystagmus aber stets zur Gegenseite des befallenen Organs (vgl. Abb. 32.**9**).

Wegen ihrer diagnostischen Besonderheiten sind einige Formen im folgenden gesondert dargestellt. Tabelle 32.**6** listet die wichtigsten Ursachen für einen akuten Drehschwindel auf.

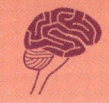

Tabelle 32.6 Ursachen des akuten Drehschwindels (Vertigo)
Die meisten dieser Schwindeltypen können rezidivieren (#). Bei einigen Formen werden die Beschwerden durch Lageänderungen ausgelöst oder verstärkt ($).

Beniger paroxysmaler Lagerungsschwindel (BPPV) #$

Akuter einseitiger partieller Ausfall des N. vestibularis #
  Labyrinthitis
  Neuritis vestibularis

Morbus Ménière #

Basilarismigräne #

Multiple Sklerose #$

Zerebraler Anfall #

Posttraumatischer Schwindel

Andere fokale Krankheiten

- ischämischer hämorrhagischer Infarkt #
  Labyrinth/N. vestibularis: A. cerebelli inferior anterior (AICA)
    pontozerebellär: A. cerebelli inferior posterior (PICA) $
    Wallenberg-Syndrom
- venöse Abflussstörung #
  Hyperviskositätssyndrom
- Valsalva-induziert #
  Arnold-Chiari Malformation $
- viraler Infekt des Labyrinthes/N. vestibularis
  Herpes zoster
- bakterieller Infekt des Labyrinthes /N. vestibularis
  Tuberkulose

- Spirochäteninfekt des Labyrinthes/N. vestibularis
  Lues
  Borreliose
- Tumor
  N. vestibularis
    Akustikusneurinom
      Neurofibromatose II
  zerebellopontin $
  Glomustumor
- Autoimmunkrankheit
  Cogan-Syndrom I (Vertigo, Hörverlust, Keratitis, oft Vaskulitis) #
- Degeneration der Haarzellen
- Otosklerose #
- Labyrinthfistel #
  kongenitale Anomalie der Labyrinthe

Medikamentös induzierter Schwindel

- Antivertiginosa
- Antihypertensiva
- Antidepressiva
- Sedativa
- Antiepileptika

Physiologischer Schwindel

- Bewegungskrankheit #$
- Höhenschwindel #$

Beniger paroxysmaler Lagerungsschwindel (benign positional paroxysmal vertigo [BPPV])

Klinik. Die Beschwerden und klinischen Befunde bei dieser Krankheit sind derart charakteristisch, daß die Diagnose selten Schwierigkeiten bereitet. Sie tritt in allen Lebensabschnitten auf, ist aber gehäuft im höheren Alter (ab der 6. Dekade). Im Anschluß an einen (viralen) Infekt der oberen Luftwege, an ein (mildes) Schädeltrauma, meist aber ohne sichere Vorgeschichte kommt es zu:

➤ Sekunden dauernden, immobilisierenden Drehschwindelattacken ohne Gehörsymptome,
➤ die durch bestimmte Kopfbewegungen (Drehen im Bett, Abliegen ins Bett, Kopfneigen nach hinten) des Patienten konsistent ausgelöst werden.

Zwischen den Attacken sind die Betroffenen beschwerdefrei.

Diagnostik. Die Diagnose wird gesichert durch die *Lagerungsprüfung unter der Frenzel-Brille* (aufgehobene Fixation):

➤ Rasches Hinlegen des um 45° seitwärts gedrehten Kopfes (zum erkrankten Ohr hin).
➤ Mit einer Latenz von 5–10 Sekunden kommt es zu einem heftigen, vorwiegend torsionellen und nach unten gerichteten Nystagmus.
➤ Er nimmt im Verlauf an Intensität etwas zu und ist nach ca. 30 Sekunden wieder abgeklungen (diese Zeiten reflektieren die Dynamik der Cupulae und peripheren Signalverarbeitung).
➤ Nur während des Nystagmus erlebt der Patient 'seinen' typischen Schwindel.
➤ Nach dem Aufsitzen kommt es kurzzeitig zu einem schwächer ausgeprägten Nystagmus in die Gegenrichtung.

Der Störung liegt die inadäquate Reizung in einem der drei Bogengänge (vorwiegend dem posterioren) zugrunde, die auf eine

➤ *Cupulolithiasis*: abgesprengte Partikel aus dem Sakkulus oder Utrikulus (Otolithen) des Labyrinths, die sich direkt der Cupula anhaften und die charakteristische Signalverarbeitung dieses normalerweise auf Kopfakzelerationen reagierenden Organes verändern, oder eine
➤ *Canalithiasis*: abgesprengte, frei bewegliche Otolithenpartikel in der Endolymphe, die bei rascher Lageänderungen die Haarzellen der Cupula biegen, womit es zu falschen Reizen kommt,

zurückgeführt wird. Nach einem *Lagerungsmanöver* (durch den Arzt) oder mit einem Lagerungstraining (durch den Patienten), bei dem diese Teile wieder aus dem Bogengang herausmanövriert werden, wird der Patient in der Regel beschwerdefrei, wobei es (in unterschiedlichen Intervallen) zu *Rezidiven* kommen kann. Bleiben diese Drehschwindel allerdings therapierefraktär, müssen differentialdiagnostisch vor allem der *zentrale Lagenystagmus*, ein beidseitiger oder nur den horizontalen Bogengang beeinträchtigender benigner paroxysmaler Lagerungsschwindel sowie andere zentralnervöse Läsionen in Betracht gezogen werden.

Die wichtige Abgrenzung gegenüber dem zentralen Lagenystagmus ist klinisch durchführbar und in Tabelle 32.7 zusammengefaßt.

Tabelle 32.7 Charakteristische Unterschiede zwischen dem peripheren Lagerungsschwindel und dem zentralen Lageschwindel
Ageotrop = schlägt ungeachtet der Kopflage immer von der Erdoberfläche weg.

Beschwerden Befunde	peripher	zentral
Latenz	5–10 Sekunden	beginnt sofort
Dauer	< 30 Sekunden	persistiert meistens
Habituation	ja	nein
Nystagmusrichtung	immer gleich horizontal-torsionell in Mittelstellung der Augen	kann wechseln häufig ageotrop träger Nystagmus
Intensität	mit Nausea stark	selten Nausea mild
Reproduzierbarkeit	inkonsistent	meist konsistent

Akuter einseitiger partieller Ausfall des N. vestibularis (Neuritis vestibularis)

Klinik. *Leitsymptome* des akuten einseitigen partiellen Ausfalls des N. vestibularis sind:

▶ über Tage anhaltender Drehschwindel,
▶ Nausea,
▶ Fallneigung,
▶ gerichteter Spontannystagmus mit torsioneller Komponente,
▶ Untererregbarkeit der betroffenen Seite in der kalorischen Prüfung.

Kommt es zusätzlich zu *Hörstörungen*, handelt es sich um einen Befall des ganzen Labyrinthes.

Differentialdiagnose. Differentialdiagnostisch muß neben einem *Morbus Ménière* und Labyrinthläsionen anderer Ursache (luetische, bakterielle [insbesondere tuberkulöse] Labyrinthitis, selten *Borreliose, Cogan-Syndrom I* [rezidivierende Schwindelepisoden, Hörverlust, Keratitis, oft Vaskulitis, selten Aorteninsuffizienz]) auch an eine *multiple Sklerose* mit Herden an der myelinisierten Eintrittszone des N. vestibularis in den Pons oder in den Kernen des Ncl. vestibularis (dann ohne Hörstörungen) sowie an kleine, lakunäre *zerebrovaskuläre Infarkte* in diesem Gebiet gedacht werden (vgl. auch Tabelle 32.6). Epidemische und saisonale Häufung sowie eine vorausgehende virale Erkrankung (*Mumps, Masern, Mononukleose*, virale Affektion des oberen Respirationstraktes) lassen häufig eine spezifische infektiöse Ätiologie vermuten, die aber meist nicht gesichert werden kann. Der *Herpes zoster oticus* kann ebenfalls zum Bild eines akuten Labyrinthausfalls führen; wenn es zusätzlich zu einem Befall des N. facialis vom peripheren Typ kommt, liegt ein *Ramsay-Hunt-Syndrom* vor.

Morbus Ménière

Klinik. Die Symptomentrias:

▶ *rezidivierende Schwindelanfälle*,
▶ *einseitiger Tinnitus*,
▶ *einseitige*, nach längerem Krankheitsverlauf persistierende *Hypakusis*,

die nach Minuten bis Stunden abklingt und mit zusätzlichen vegetativen Begleitsymptomen bis zum Auftreten von leichten *Bewußtseinsstörungen* oder gelegentlich einer *Synkope* einhergeht, stellt differentialdiagnostisch meist keine Schwierigkeiten dar, obwohl es keine beweisenden vestibulären Untersuchungsbefunde gibt. Im Anfall besteht wegen der peripher-vestibulären Genese typischerweise ein richtungsbestimmter Spontannystagmus, der innerhalb Stunden die Richtung wechseln kann.

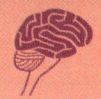

Vaskuläre Kompression des N. vestibularis

Bei der Kompression des N. vestibularis durch hirnstammnahe pulsierende Gefäße kann es bei Kopfbewegungen oder körperlicher Aktivität ebenfalls zu Attackenschwindel mit Stand- und Gangunsicherheit kommen, wobei das gleichzeitige Auftreten von

➤ *Hörstörungen* (Dysakusis),
➤ *pulsierendem Tinnitus*,
➤ Schmerzen im Gebiet des *N. trigeminus* und *N. intermedius*,
➤ evtl. anderen fokalen neurologischen Störungen

die Abgrenzung gegenüber dem *benignen paroxysmalen Lagerungsschwindel* ermöglicht. Damit nimmt man als Erklärung für diesen Schwindel einen ähnlichen Mechanismus an, wie er auch für einige Formen der *Trigeminusneuralgie* oder *Fazialismyokymien* diskutiert wird. Gemessen an den häufig (inzidentell) gefundenen Gefäßschlingen in diesem Gebiet ist dieses Krankheitsbild aber sehr selten.

Perilymphfistel

Bei (teilweise kopflageabhängigem) Schwindel mit

➤ *Tinnitus*,
➤ *sensoneuraler Hörstörung*,
➤ *Stand- und Gangunsicherheit*,
➤ durch *Pressmanöver* (Husten, Schneuzen, Spielen eines Blasinstrumentes) attackenweise *verstärkt*,

muß das Vorliegen einer *Perilymphfistel* in Betracht gezogen werden. Sie kommt durch eine abnormale Kommunikation zwischen endolymphatischem Schlauch und dem Innenohr zustande, die nach Trauma, Valsalva-Manöver, exzessivem Training, Innenohroperationen (Stapes), Barotrauma nach Fliegen oder Tauchen, erosiven (Tumor [*Cholesteatom*]) oder entzündlichen (*Lues, Yersinien*) Läsionen im Felsenbein sowie bei kongenitalen Malformationen (*Mondini*) oder einem großen vestibulocochleären Aquädukt auftreten kann. Diese Anomalie ist schwierig und nur anamnestisch und klinisch zu diagnostizieren; schlüssige Zusatzuntersuchungen gibt es nicht.

Verwandt mit der *Perilymphfistel* ist das *Tullio-Phänomen*. Dabei kommt es bei rein akustischer Reizung zu vestibulären Störungen (Schwindel, Oszillopsie, Nystagmus), die auf eine abnorme Schallschwingungübertragung auf den vestibulären Apparat zurückzuführen sind.

Bilaterale Vestibulopathie

Die Ätiologie dieses Syndromes mit

➤ *Oszillopsien* bei Kopfbewegungen,
➤ *Gangataxie* im Dunkeln,

das auf eine chronisch progrediente Erkrankung der Labyrinthe oder der Nn. vestibulares zurückzuführen ist, ist vielfältig und teilweise überlappend mit anderen peripher-vestibulären Krankheiten. *Oszillopsien* sind Scheinbewegungen von Objekten, die bei mangelhafter oder fehlender Kompensation von Eigenbewegungen durch das vestibuläre System auftreten, so daß das visuelle System hochfrequente Störungen nicht schnell genug erfassen kann und damit die Blickachse destabilisiert wird. Schwindelbeschwerden stehen wegen des gleichzeitigen Ausfalles beider Labyrinthe selten im Vordergrund und treten meistens nur vorübergehend zu Beginn der Krankheit, deren Verlauf zudem nicht einheitlich ist, auf. Differentialdiagnostisch müssen in Betracht gezogen werden:

➤ *Morbus Ménière*,
➤ *ototoxische Substanzen* (Tabelle 32.**8**),
➤ autoimmunmediierte Innenohrstörungen,
➤ *familiäre Vestibulopathien*,
➤ zentral-vestibuläre Störungen,

Tabelle 32.**8** Ototoxische Substanzen (Auswahl)

Aminoglykoside		
Amikacin	Gentamycin	Kanamycin
Neomycin	Netilmicin	Paromomycin
Streptomycin	Tobramycin	
Schleifendiuretika		
Bumetanid	Etacrynsäure	Furosemid
Torsemid		
Nichtsteroidale Antirheumatika		
Ibuprofen	Indomethacin	Naproxen
Salicylat		
Zytostatika		
Carboplatin	Cisplatin	Vincristin
Antibiotika		
Capreomycin	Erythromycin	Minocyclin
Polymyxin E/B	Vancomycin	Viomycin
Chemikalien		
Arsen	Blei	Butylnitrat
CO	Hexan	Mangan
Quecksilber	Strichnin	Styren
Toluen	Trichlorethylen	Xylen
Zink		

- *Neuropathien,*
- *Gefässanomalien* im vertebrobasilären Stromgebiet,
- *zerebelläre Degeneration* verschiedenster Ätiologie,
- kongenitale *Malformationen*,
- Zustand nach einer *Meningitis*.

Traumatischer Schwindel

Nach einem Schädel-Hirn- oder HWS-Trauma kommt es verständlicherweise oft zu Schwindelbeschwerden, die je nach Lokalisation der Störung mit den entsprechenden optomotorischen oder anderen fokalen neurologischen Befunden einhergehen. Diese Form des Schwindels stellt damit eine artifizielle Gruppierung dar. Am häufigsten ist die Verletzung der Labyrinthe mit Absprengung von Otolithen, die zu einem *passageren* peripher-vestibulären Ausfallsyndrom führt, das bei erhaltenen Hirnstamm-Kleinhirnstrukturen nach Tagen bis einigen Wochen voll kompensiert ist, sofern der Patient nicht (iatrogen) immobilisiert wird.

32.5 Zentral-vestibulärer Schwindel

Bei zentral-vestibulären Formen des Schwindels muß differentialdiagnostisch zwischen globalen oder fokalen zerebralen Störungen und allgemeinen Erkrankungen mit (passagerer) Mitbeeinträchtigung zerebraler Funktionen, insbesondere bei *kardiovaskulären* und *pneumologischen Krankheiten (hypoxische Enzephalopathie)* sowie *Hepatopathien* und Nephropathien (toxisch/metabolische Enzephalopathie) unterschieden werden.

Fließend sind die Übergänge zu Krankheiten aus dem psychiatrischen Formenkreis; oft können diese Schwindel mit guter Anamnese auf eine (vielleicht nur kurze) Episode mit vestibulären Störungen zurückgeführt werden, die aber wegen der Persönlichkeitsstruktur des Patienten ungünstig fixiert wurden.

! Ganz besondere Beachtung ist den verwendeten Medikamenten zu schenken, da diese die häufigste Ursache dieser Form des Schwindels sind.

Zerebrale Ursachen

Bei chronisch progredienten
- vaskulären (*subkortikale arteriopathische Enzephalopathie*),
- demyelinisierenden (*multiple Sklerose*),
- nutritiven (*Wernicke-Korsakow-Syndrom*),
- toxisch/metabolischen (*Morbus Wilson*),
- heredodegenerativen (*Morbus Parkinson*)

Erkrankungen, die entweder diffus oder (multi-) fokal das zentrale Nervensystem beeinträchtigen, kann es zu mehr oder weniger ausgeprägten, vielfach diffus beschriebenen und fluktuierenden Schwindelbeschwerden kommen (vgl. Abschnitt „Anamnese"), die auf die Desintegration von kortikalen und subkortikalen Strukturen und damit Zerfall der Raumkonstanz zurückgeführt werden können (vgl. Abbildung 32.**1**).

Pathogenese. Speziell im zentralen vestibulären System können Läsionen der zentralnervösen Verteilung von
- optomotorischen Efferenzkopien aus supranukleären Kernen,
- afferenten Signalen, die
  - indirekt (*Thalamus*) oder direkt zum *Kortex* gelangen,
  - in das *Vestibulozerebellum* geführt werden,
- motorischen Feedback-Signalen vom *Kortex* in
  - *Thalamus*,
  - *Basalganglien*,
  - *Substantia nigra*

vorliegen (vgl. Abbildungen 32.**7**, 32.**8**).

Klinik. Ungleich den eher stereotypen peripher-vestibulären Störungen sind die Beschwerden hier vielfältig, und der Schwindel steht häufig nicht im Vordergrund. Die Befunde sind entsprechend der Grundkrankheit geprägt durch globale oder fokale neurologische Ausfälle mit oder ohne qualitative und/oder quantitative Bewußtseinsstörungen. Die optomotorischen Ausfälle sind nicht immer faßbar. Oft zerfallen initial komplexe Funktionen der visuomotorischen Transformation mit vorwiegender Beeinträchtigung der Sakkadensteuerung oder der langsamen Augenfolgebewegungen.

Wegen ihrer diagnostischen Besonderheiten sind einige Formen im folgenden dargestellt.

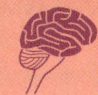

Zentral-vestibulärer Schwindel

Basilarismigräne

Bei der Basilarismigräne kommt es neben einem peripher- oder zentral-vestibulären Schwindel meistens zu einem vielfältigen Bild von fokalen neurologischen Ausfällen des Hirnstammes. Der Schwindel ist selten Leitmotiv der differentialdiagnostischen Überlegungen, bei denen vor allem die Möglichkeit einer *Thrombose der A. basilaris* in Betracht gezogen werden muß.

Vestibuläre Migräne

Bei dieser Form der Migräne, bei der selektiv nur vestibuläre Strukturen befallen sind, besteht das Bild eines akuten peripher-vestibulären Ausfalls ohne Hörstörung, der differentialdiagnostisch vor allem gegenüber dem *Morbus Ménière*, der sehr selten atypischerweise auch ohne Hörstörungen verlaufen kann, abgegrenzt werden muß. Gelegentlich können hierbei fokale neurologische Störungen, vor allem optomotorische Ausfälle (richtungsbestimmter Nystagmus, Blickrichtungsnystagmus) auch im Intervall gefunden werden.

Vestibuläre Epilepsie

Zerebrale Anfälle, die ihren Ursprung in *parietotemporalen* oder *parietookzipitalen Arealen* haben, können sehr selten unter anderem eine Aura mit Schwindel haben. Wenn zusätzlich typische Anfallssymptome (visuelle Illusionen oder Halluzinationen, motorische Automatismen, komplexe vegetative Störungen mit Puls- oder Blutdruckabfall, gastrischen Mißempfindungen, Urin- oder Stuhlabgang) auftreten, oder es sekundär zu einer Generalisierung des Anfalls kommt, bestehen keine diagnostischen Probleme.

Propriozeptiver und multisensorischer Schwindel

Klinik. Wegweisend bei diesen Formen des Schwindels ist die gute Kompensation der verminderten, fehlenden oder pathologisch veränderten somatosensiblen Signale durch visuelle Afferenzen. Die Schwindelbeschwerden mit teilweise immobilisierender Stand- und Gangunsicherheit und Stürzen treten typischerweise erst im Dunkeln auf.

Ursachen.
- *Polyneuropathien* (Diabetes mellitus, Alkoholkrankheit, paraneoplastische Ursachen),
- *Polyradikulo(neuro)pathien* (sensibles Guillain-Barré-Syndrom),
- *Myelopathien* mit Befall der Hinterstränge (Trauma, extramedullärer Tumor, Tabes dorsalis, funikuläre Myelose, Friedreich-Ataxie)

stehen hier differentialdiagnostisch im Vordergrund und müssen sorgfältig gesucht und abgeklärt werden.

Multisensorischer Schwindel. Diese Form des Schwindels ist zudem eines der wichtigsten Elemente des sogenannten multisensorischen Schwindels, der durch einen Summationseffekt von – im einzelnen häufig nur geringen – Störungen der Afferenzen mit

- *okulärem Schwindel* (Refraktion, Krankheiten der brechenden Medien oder der Retina),
- *peripher-vestibulärem Schwindel* (mit Hypakusis),
- (sensibler) Polyneuropathie mit *propriozeptivem Schwindel*

entsteht. Naturgemäß stellt der *multisensorische Schwindel* eine der häufigsten Ursachen der Lebenseinschränkung beim älteren Patienten dar. Es müssen gerade in diesem Fall die einzelnen Elemente genau abgeklärt werden, da unter Umständen mit nur geringem therapeutischem Aufwand (neue Brille, Kataraktoperation, Hörgerät, orthopädische Hilfen) dem Patienten wesentlich geholfen werden kann.

Paroxysmale Dysarthrophonie und Ataxie

Diese Störung tritt vor allem bei Patienten mit einer demyelinisierenden Krankheit (*multiple Sklerose*) auf. Durch ephaptische Erregung von nur teilmyelinisierten Axonen kommt es im Rahmen einer Hyperventilation und/oder bei körperlicher Belastung zu kurzen Attacken mit Schwankschwindel und Extremitätenataxie. Dieser Pathomechanismus ist möglicherweise auch verantwortlich für die gelegentlich bei einer schweren (psychogenen) Hyperventilation beobachteten Schwindelattacke mit eindrücklichem, aber rasch abklingendem Spontannystagmus.

Psychogener Schwindel

Sowohl depressive Verstimmungen als auch schizoaffektive Psychosen können mit diffusen oder bizarren Schwindelbeschwerden einhergehen. Die Untergruppe der *phobischen Schwankschwindel* bezeichnet eine klinisch wichtige psychosomatische Störung mit Schwindel.

Phobischer Schwankschwindel

Pathogenese. Hierbei löst eine individuell stereotype Situation eine Attacke mit Schwankschwindel, Stand- und Gangunsicherheit aus, wobei es im Verlauf zunehmend zu einem invalidisierenden Vermeidungsverhalten kommen kann.

Klinik. Brandt und Dieterich, 1986, haben diese Störung beschrieben und diagnostische Kriterien erarbeitet:

- Der Patient klagt über Schwankschwindel und subjektive Stand-und Gangunsicherheit bei normalem neurologischem Befund und unauffälligem Gleichgewichtstest (otoneurologische Untersuchungen).
- Der Schwindel wird beschrieben als eine fluktuierende Unsicherheit von Stand und Gang mit attackenartigem Fallgefühl und Sturz, z. T. nur als unwillkürliche Körperschwankung für den Bruchteil einer Sekunde empfunden.
- Die Attacken treten oft in typischen Situationen auf, die auch als externe Auslöser anderer phobischer Syndrome bekannt sind.
- Im Verlauf entsteht eine Generalisierung mit zunehmendem Vermeidungsverhalten gegenüber auslösenden Reizen. Während oder kurz nach dieser Attacke werden (häufig erst auf Befragen) Angst und vegetative Mißempfindungen angegeben, wobei die meisten Patienten auch über Schwindelattacken ohne Angst berichten.
- Patienten mit phobischem Schwankschwindel weisen häufig zwanghafte Persönlichkeitszüge und eine reaktiv-depressive Symptomatik auf.
- Der Beginn der Erkrankung läßt sich häufig auf eine initial organische vestibuläre Erkrankung oder besondere Belastungssituation zurückverfolgen.

Internistische Ursachen

Nichtkardialer Schwindel

Anamnese. Entscheidend bei der Differentialdiagnose des Schwindels ist die genaue Anamnese. Folgende Fragen liefern wichtige Informationen für eine gezielte internistische Abklärung bei der Differenzierung der verschiedenen Schwindelursachen.

- Nimmt der Patient *Medikamente*?
- Tritt der Schwindel nur in bestimmten Körperlagen oder bei bestimmten Bewegungen auf?
- Ist der Schwindel andauernd oder intermittierend?
- Handelt es sich um einen eindeutigen Drehschwindel, um einen Schwankschwindel oder ein Benommenheitsgefühl?
- Tritt der Schwindel nur in bestimmten Situationen auf (große Plätze, Sitzungen, Lift usw.)?

Pathogenese. Schwindel ist ein Begleitsymptom verschiedenster internistischer Erkrankungen. Auftreten kann er z. B. bei:

- *postinfektiösen Zuständen*,
- *Anämie*,
- *Hyperthyreose*,
- *Hypoglykämie*,
- *Polycythämia* vera.

Meist sind neben dem Schwindel noch andere Symptome oder klinische Zeichen vorhanden, die die Differentialdiagnose erleichtern.

> **!** Wichtig ist eine detaillierte Medikamentenanamnese. In erster Linie ist nach der Einnahme blutdrucksenkender Mittel (*Diuretika, Betablocker, vasodilatierende Substanzen*) zu fragen. Aber auch *Benzodiazepine, Sedativa, Hypnotika, Antidepressiva* und *Neuroleptika* können Schwindel verursachen.

Orthostatische Hypotonie

Klinik. Eine häufige Ursache, sowohl bei jüngeren als auch älteren Patienten, ist der *orthostatische Schwindel*. Er tritt beim Wechsel aus der liegenden oder sitzenden in die stehende Position auf. Dabei muß der Schwindel nicht unbedingt direkt nach dem Aufstehen (innerhalb von Sekunden) auftreten, sondern kann sich durchaus erst einige Minuten später einstellen.

Diagnostik. Neben der Anamnese hat sich der *Schellong-Test* als nützliche Untersuchung erwiesen.
Nach einer 20minütigen Liegezeit und in einminütigen Abständen nach dem Aufstehen werden Blutdruck und Puls gemessen.
Die Diagnose einer orthostatischen Hypotonie beruht auf einem positiven Schellong-Test, der als systolischer oder diastolischer Blutdruckabfall von mindestens 20 mmHg und einem Wiederauftreten der Symptome definiert ist.

Zentral-vestibulärer Schwindel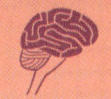

Beträgt der systolische Blutdruck im Liegen nur etwa 100 mmHg, so wird auch schon ein Abfall um 10 mmHg als positiver Test gewertet. Der Blutdruckabfall tritt in der Regel in den ersten 2 Minuten auf, kann in seltenen Fällen aber erst nach 5–10 min auftreten.

Ursachen. Die Ursachen einer orthostatischen Hypotonie sind vielfältig. Zu prüfen ist, ob eine *Anämie* vorliegt. In aller Regel ist die orthostatische Hypotonie auf eine *intravasale Hypovolämie* zurückzuführen. Dies wird verursacht durch längeres Erbrechen, *Durchfall*, bei älteren Menschen durch hohe Umgebungstemperaturen und unzureichende Flüssigkeitszufuhr sowie durch die Einnahme von Diuretika. Verschiedene Medikamente beeinträchtigen die autonomen Regulationsmechanismen. Dazu zählen *Antidepressiva, vasodilatierende Substanzen* wie *ACE-Hemmer, Kalziumantagonisten, β-Rezeptorenblocker, Neuroleptika, Benzodiazepine*.

Diabetische oder alkoholische Polyneuropathien sind ebenfalls häufige Ursachen einer orthostatischen Hypotonie. Seltener sind generalisierte *autonome Dysfunktionen* wie das *Shy-Drager-* oder *Bradbury-Eaglestone-Syndrom*.

Panikattacken, Angsterkrankung, Hyperventilation

Klinik. Vor allem bei jüngeren Patienten kann der ungerichtete und attackenartig auftretende Schwindel auf eine *intermittierende Hyperventilation* zurückgeführt werden. Dieser Zustand muß differentialdiagnostisch vom *phobischen Attackenschwindel* abgegrenzt werden. Nicht immer manifestiert sich die Hyperventilation als akute Attacke mit den typischen Symptomen von akralen *Parästhesien, Tachykardie und Atemnot*. Oftmals ist der Schwindel das einzige vom Patienten wahrgenommene Symptom einer *Hypokapnie*. Mit dem Abfall des pCO_2 im arteriellen Blut nimmt die zerebrale Durchblutung ab und führt zu einer zerebralen Minderdurchblutung. Klinische Indizien, die auf eine Hyperventilation hinweisen, sind die kurze Dauer des Schwindels, das vorwiegende Auftreten in bestimmten Situationen (Menschenansammlungen, geschlossene Räume usw.) und das begleitende Angstgefühl.

Diagnostik. Der Beweis, daß der Schwindel durch eine Hyperventilation verursacht wird, ist schwierig zu führen. Beweisend ist eine Blutgasanalyse mit dem Nachweis tiefer pCO_2-Werte während einer Attacke. Hilfreich für die Diagnose sind wie bereits erwähnt der situative Charakter und die eventuelle Assoziation mit Parästhesien im Bereich der Akren oder perioral, oder Atemnot. Oftmals wird eine willkürliche Hyperventilation über ein oder zwei Minuten als diagnostischer Test empfohlen. Eine leichte Benommenheit und Schwindel treten praktisch bei jeder Hyperventilation auf und können nicht als Beweis verwendet werden. Allerdings, und dies ist in der täglichen Praxis sehr hilfreich, kann mit diesem Manöver dem Patienten die Assoziation zwischen zu schnellem Atmen, Schwindel, Streß und Angst demonstriert werden.

Kardialer Schwindel

Klink. Der kardiale Schwindel ist unbestimmt, d. h. ungerichtet. Der Patient verspürt ein Schwarzwerden vor den Augen, ein Unsicherheitsgefühl und berichtet häufig über einen „Beinahe"-Kollaps (*Präsynkope*), wie wenn eine Ohnmacht (*Synkope*) im Anzug gewesen wäre. Um nicht hinzufallen (beginnender Tonusverlust der Muskulatur) versucht der Patient sich abzustützen oder sich hinzusetzen. Im Gegensatz zu Schwindel infolge einer Kreislaufdysregulation, wie z. B. bei orthostatischen Beschwerden/Hypotonie, dauert die typische kardiale Schwindelepisode meistens kürzer (Sekunden, selten über eine Minute) und weist oft ein paroxysmales und nicht situationsgebundenes Auftreten auf. Nicht selten wird eine „Leere" im Kopf oder ein „komisches" Gefühl in der Magengegend beschrieben. Ansonsten können Prodromi völlig fehlen, selbst wenn *Tachykardien* ursächlich sind. Starke *Palpitationen* und subjektives Gefühl eines Herzrasens weisen auf eine *rhythmogene Ursache* des Schwindels hin.

Pathogenese. Das Herzminutenvolumen (HMV) und folglich die zerebrale Durchblutung werden einerseits vom Schlagvolumen (SV) und andererseits von der Herzfrequenz (HF) bestimmt (HMV = SV · HF). Extrem hohe Frequenzen (> 220–250/min) erlauben bei zu kurzer Diastolendauer keine adäquate Füllung des linken Ventrikels, so daß das Herz „leer" schlägt, d. h. ein minimales Schlagvolumen vorliegt und somit eine zerebrale Minderperfusion resultiert. Ist die linksventrikuläre Funktion eingeschränkt, können bereits weniger ausgeprägte Tachykardien (z. B. 140/min) wegen der fehlenden Möglichkeit einer Steigerung des Schlagvolumens hämodynamisch kompromittierend sein. Die hämodynamischen Auswirkungen sind vom Ursprung einer *Tachykardie* (supraventrikulär oder ventrikulär) unabhängig. Je nach Ausmaß der systolischen Dysfunktion und/oder der diastolischen Compliance-Störung kann alleine schon ein abrupter Anstieg der Herzfrequenz, wie z. B. ein Wechsel von normokardem Sinusrhythmus zu *tachykardem Vorhofflimmern*, mit Schwindelattacken einhergehen.

Bei extremer *Bradykardie* (Herzfrequenz meist unter 35/Min) oder aber bei kurzfristigen *Asystolien* von mehreren Sekunden sinkt das Herzminutenvolumen abrupt ab oder kommt kurzfristig zum erliegen. Typischerweise gehen bradykardie-/asystoliebedingte Schwindelepisoden meistens ohne Prodromi einher (*Adams-Stokes-[Morgagni-]Syndrom*). Je nach Ausmaß der Verminderung des Herzminutenvolumens mit Minderperfusion des Hirnstammes, im speziellen der Formatio reticularis, kann der Schwindel Vorbote für einen Bewußtseinsverlust (*Synkope*) sein. Die Differentialdiagnose des kardialen Schwindels gilt somit auch für die Synkopenabklärung.

Ursachen. Die primär kardialen Ursachen von Schwindel können in 2 Hauptgruppen unterteilt werden (vgl. Tabelle 32.9 und 32.**10**):
➤ vermindertes Herzzeitvolumen durch Herzrhythmusstörungen,
➤ vermindertes Herzzeitvolumen durch eine strukturelle Herzerkrankung.

Differentialdiagnose des kardialen Schwindels. Schwindel ist ein häufiges Symptom, welches bei strukturell normalem Herzen mit einer guten Prognose verbunden ist. Dies trifft für herzkranke Patienten mit den in Tabelle 32.**10** aufgeführten Diagnosen häufig nicht zu. Nicht zuletzt sterben gut die Hälfte der kardiovaskulär erkrankten Patienten eines plötzlichen *Herztodes*, meist rhythmogen im Rahmen einer *ventrikulären Tachyarrhythmie*. Herzrasen und Schwindelepisoden sind hierfür häufige Vorboten und müssen dementsprechend ernst genommen werden. Der erste Abklärungsschritt bei unklarem Schwindel ist der Ausschluß oder die Bestätigung einer Herzerkrankung. Gerade *Kammertachykardien* gehen in über 90 % mit einem Myokardschaden einher, meist mit einem alten Infarkt. Andererseits können ansonsten irrelevante Rhythmusstörungen wie z. B. kurze atriale Salven beim Vorliegen irgendwelcher in Tabelle 32.**10** aufgeführten Erkrankungen zu *paroxysmalem Schwindel* führen. Die Umstände einer Schwindelattacke (oder Synkope) sind ebenfalls von Bedeutung. Belastungsinduzierter Schwindel kann sowohl auf eine ischämiebedingte, *nichtanhaltende, polymorphe Kammertachykardie* hinweisen als auch im Rahmen einer schweren *Aortenstenose* auftreten. Erst die Synthese einer minuziös erhobenen Anamnese zusammen mit den kardialen Befunden erlauben Rückschlüsse auf die Ätiologie des Schwindels bzw. Synkope. Idealerweise sollte stets versucht werden, eine Korrelation zwischen Symptomen und Herzrhythmus (Langzeit-EKG) herzustellen. Besteht jedoch der Verdacht auf rhythmogene (Prä-) Synkopen beim Vorliegen einer strukturellen Herzerkrankung, sind neben Routine-EKG, Ergometrie, Echokardiographie allenfalls invasive Untersuchungen (Koronarangiographie, Elektrophysiologie) indiziert, da dieses Patientenkollektiv ein bis zu 50%iges Risiko aufweist, innerhalb eines Jahres zu versterben.

Tabelle 32.9 Vermindertes Herzzeitvolumen durch Rhythmusstörungen

Bradykardien
- Kranker Sinusknoten (Sick-Sinus-Syndrom)
  mit
      Sinuspausen und/oder
      Sinusbradykardien und/oder
      Brady-Tachyarrhythmien
  sowie
      intermittierendem AV-Knotenrhythmus
- Sinuaurikuläre Blockierungen (SA-Block)
- Atrioventrikuläre Blockierungen (AV-Block)
- Medikamentös bedingte Brady/Asystolien
      Digitalis
      β-Rezeptorenblocker
      Kalziumantagonisten vom Typ Verapamil

Tachykardien
- Paroxysmale supraventrikuläre Tachykardien
      AV-Knoten-Reentrytachykardien
      AV-Reentrytachykardien bei
      extranodaler, akzessorischer Bahn (WPW-Syndrom)
      ektope atriale (Reentry-) Tachykardien
- Paroxysmales Vorhofflimmern, -flattern
- Kammertachykardien
      monomorph
      polymorph
- Langes QT-Syndrom
      angeboren
      erworben
      Antiarrhythmika-induziert
- Proarrhythmie unter Antiarrhythmika

Schrittmachersyndrom
    Einkammer VVI-Schrittmacher

Schrittmacherdysfunktion

Tabelle 32.**10** Vermindertes Herzzeitvolumen durch strukturelle Herzerkrankungen

Erkrankungen der natürlichen Klappen
- Aortenstenose
- Mitralstenose
- Pulmonalstenose

Dysfunktion einer künstlichen Herzklappe

Kardiomyopathien
- hypertrophe (mit und ohne Obstruktion)
- ischämische
- dilatative
- valvuläre
- restriktive

Arrhythmogene rechtsventrikuläre Dysplasie

Akuter Myokardinfarkt
(insbesondere inferiore Lokalisation)

Kardiale Tumoren
- Vorhofmyxom
- Fibrome
- Maligne Tumoren/Metastasen

Aortendissektion

Pulmonale Hypertonie, Lungenembolien, Cor pulmonale

Perikardtamponade

Kardiale Amybidose und Hämochromatose

Kongenitale Herzvitien

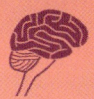

Literatur

Adams RD, Victor M, Ropper AH. Principles of neurology. 6th ed. New York: McGraw-Hill; 1997.

Baloh RW. Clinical neurophysiology of the vestibular systems. Contemporary neurology series (32). 2nd ed. Philadelphia: F. A. Davis Company; 1990.

Brandt T. Schwindel. In: Brandt T, Dichgans J, Diener HC, eds. Therapie und Verlauf neurologischer Erkrankungen. Stuttgart: Kohlhammer; 1993: 101–129.

Brandt T, Dieterich M. Phobischer Attacken-Schwankschwindel, ein neues Syndrom? Münchner Medizinische Wochenschrift. 1986; 128: 247–250.

Huber A, Kömpf D, eds. Klinische Neuroophthalmologie. Stuttgart: Georg Thieme Verlag; 1998.

Leigh RJ, Zee DS. The neurology of eye movements. Contemporary neurology series (35). 2nd ed. Philadelphia: F. A. Davis Company; 1991.

33 Synkopale Zustände

P. Greminger, W. Siegenthaler, G. Siegenthaler-Zuber

Allgemeine differentialdiagnostische Überlegungen bei Bewußtseinsstörungen 908

33.1 Kardiale Synkopen 909

Rhythmusstörungen 909
Entleerungsstörungen des linken Ventrikels 910
Füllungsstörungen des linken Ventrikels 910

33.2 Vaskuläre Synkopen 910

Reflektorische vaskuläre Ursachen 910
    Vasovagale Synkope 910
    Orthostatische Dysregulation 911
    Pressorisch-postpressorische Synkope 911
    Karotissinussyndrom 911
Organische vaskuläre Ursachen
(Zerebrovaskuläre Ursachen) 912

33.3 Zerebrale Synkopen 913

Epilepsien 913
    Einteilung und Klinik der Epilepsieformen 913
Narkolepsie 915
Psychogene Anfälle im Rahmen von
Verhaltensanomalien 916
Eklampsie 916

Allgemeine differentialdiagnostische Überlegungen bei Bewußtseinsstörungen

Einteilung. Bewußtseinsstörungen können in

- quantitative und
- qualitative Formen unterteilt werden.

Erstere umfassen verschiedene Grade einer Bewußtseinstrübung, deren äußerstes Ausmaß die Bewußtlosigkeit darstellt. Diese kann kurzdauernd als *Synkope*, d. h. während Sekunden bis Minuten, oder langdauernd als *Koma*, d. h. während Stunden bis Tagen, in Erscheinung treten. *Somnolenz* und *Sopor* unterscheiden sich vom Koma nur graduell und haben im wesentlichen auch die gleichen Ursachen.

Zu den qualitativen Bewußtseinsstörungen zählen wir *Verwirrtheit, Delirium, Stupor* und andere. Nebst psychiatrischen Krankheitsbildern müssen auch bei diesen Zuständen immer Stoffwechselstörungen, Intoxikationen und zerebrale Affektionen in die Differentialdiagnose miteinbezogen werden.

Ursachen. Eine *Synkope* kann

- kardial,
- vaskulär oder
- zerebral

bedingt sein (Tab. 33.1). Bei dieser Einteilung gilt es zu beachten, dass der Bewußtseinsverlust letztlich zwar immer zerebral bedingt ist, aber eben auch als zerebrale Manifestation einer außerhalb des Gehirns liegenden Erkrankung interpretiert werden kann.

Anamnese. Wichtigster diagnostischer Schritt bei der Synkopenabklärung ist eine exakte *Anamneseerhebung*, welche bei retrograder Amnesie wenn immer möglich auch eine Fremdanamnese beinhalten sollte.

> **!** Insbesondere ist die Phase unmittelbar vor dem Bewußtseinsverlust für die verschiedenen Synkopenformen relativ charakteristisch.

So berichten Patienten mit kardialen und vaskulären Synkopen meist exakt über die Zeit vor der Attacke. Bei reflektorisch bedingten vaskulären Synkopen wird gelegentlich rasch einsetzende Übelkeit, Schwitzen, Schwäche in den Beinen und Schwarzwerden vor den Augen geschildert. Hingegen setzt die Bewußtlosigkeit infolge einer tachykarden oder bradykarden Rhythmusstörung sowie infolge einer Aortenstenose plötzlich ein, bei letzterer häufig in Zusammenhang mit einer Anstrengung. Es gilt zu beachten, daß bei der Epilepsie eine Aura oft nicht erinnert wird und die Bewußtlosigkeit ebenfalls plötzlich einsetzen kann.

Körperstellung. Ein weiteres wichtiges Merkmal der Synkope ist die Beeinflussbarkeit durch die Körperstellung. In der Regel fühlen sich Kranke mit nichtepileptischen Attacken im Liegen sofort wieder besser, während epileptische Krampfanfälle positionsunabhängig auftreten und ablaufen. Zungenbiß, Urin- und Stuhlinkontinenz sowie tonisch-klonische Krämpfe weisen auf eine Epilepsie hin. Sie können allerdings auch über eine zerebrale Hypoxie durch kardiale und vaskuläre Synkopen ausgelöst werden, so daß allein aufgrund des Vorkommens eines Krampfanfalls die Diagnose einer Epilepsie nicht zulässig ist.

Erholungsphase. Charakteristisch ist auch die *Erholungsphase*. So kommt der Epileptiker allmählich zu sich, klagt über Kopfschmerzen und kann herumgehen, bevor er psychisch vollkommen geordnet ist. Demgegenüber ist der Patient mit einer kardial bedingten Synkope nach der Attacke sofort orientiert und klagt nur selten über Kopfschmerzen.

Diagnostik. Der *Körperstatus* dient in erster Linie zur Erfassung der mechanisch bedingten kardialen Synkopen wie Aortenstenose oder hypertrophe obstruktive Kar-

Tabelle 33.1 Ursachen einer Synkope

Kardiale Synkopen
- Elektrisch bedingt
  - bradykarde Rhythmusstörungen
  - tachykarde Rhythmusstörungen
- Mechanisch bedingt
  - Entleerungsstörungen des linken Ventrikels
    - Aortenstenose
    - hypertrophe obstruktive Kardiomyopathie
    - Herzinsuffizienz
    - Myokardinfarkt
  - Füllungsstörungen des linken Ventrikels
    - Lungenembolie
    - chronische pulmonale Hypertonie
    - Mitralstenose
    - Vorhoftumoren

Vaskuläre Synkopen
- Reflektorisch bedingt
  - vasovagale Synkope
  - orthostatische Dysregulation
    - sympathikotoner orthostatischer Kollaps
    - asympathikotoner orthostatischer Kollaps
  - pressorisch-postpressorische Synkope (Husten, Lachen, Miktion, Defäkation)
  - Karotissinussyndrom
    - kardioinhibitorischer Typ
    - vasodepressorischer Typ
- Organisch bedingt
  - transiente ischämische Attacke (TIA)
    - Stenosen, Aneurysmen der A. carotis
    - Stenosen der A. vertebralis, A. basilaris
    - arterioarterielle Embolien
    - dissezierendes thorakales Aortenaneurysma
    - Aortenbogensyndrom
  - Subclavian-steal-Syndrom

Zerebrale Synkopen
- Epilepsie
- Narkolepsie
- Hysterie
- Eklampsie

diomyopathie. Eine wichtige Bedeutung kommt auch der Messung von Blutdruck und Herzfrequenz im Liegen und Stehen sowie der exakten Erfassung der neurologischen Befunde zu.

Ist die Ursache der Synkope aufgrund von Anamnese und körperlicher Untersuchung nicht geklärt, so stehen eine ganze Reihe von *Zusatzuntersuchungen* zur Verfügung. Allerdings gilt es zu beachten, daß auch mit dem großzügigen Einsatz all dieser Verfahren bei rund der Hälfte aller Patienten die exakte Ursache der Synkope nicht geklärt werden kann.

> ! Ein klares Konzept für einen Abklärungsgang setzt deshalb die Kenntnis des diagnostischen Stellenwerts der in Frage kommenden Untersuchungstechniken voraus (Abb. 33.1).

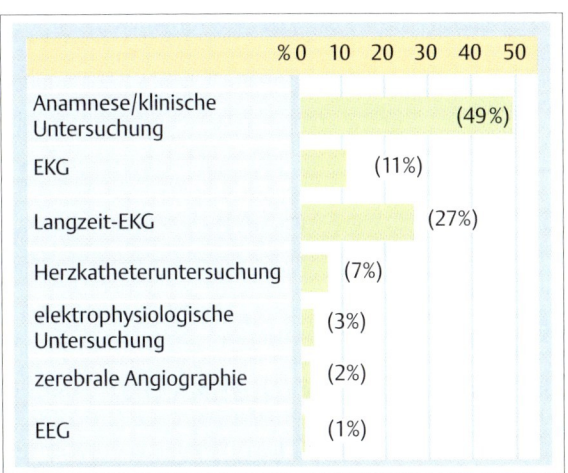

Abb. 33.1 Zur Diagnose führendes Verfahren bei Synkopenabklärung. Von den 204 untersuchten Patienten konnte die Ursache bei 107 Fällen (52%) geklärt werden (nach Kapoor).

Entsprechende Analysen zeigen, daß mittels einfacher und kostengünstiger Maßnahmen wie Anamnese, Körperstatus und EKG die Diagnose bei rund $2/3$ der überhaupt klassifizierbaren Patienten gestellt werden kann.

Von den mit mehr Aufwand verbundenen Methoden liefert das Langzeit-EKG die größte Zusatzinformation. Diese Untersuchung sollte insbesondere bei vermuteter oder bewiesener Herzerkrankung (vor allem koronare Herzkrankheit) sowie bei einem pathologischen, die Synkope aber nicht erklärenden EKG-Befund (z. B. AV-Block I) durchgeführt werden. Alle anderen Abklärungsmaßnahmen, wie elektrophysiologische Untersuchung, Herzkatheteruntersuchung oder EEG weisen eine bedeutend geringere diagnostische Aussagekraft auf und führen meist nur in Einzelfällen zur Klärung der Synkope. Von verschiedenen Autoren wird der Einsatz eines Kipptisches (tilt table) zur Identifizierung einer vagal bedingten Synkope empfohlen. Allerdings ist der Test apparativ und zeitlich recht aufwendig und deshalb in der Routineabklärung ungeeignet.

Zudem gilt es zu beachten, daß sich die Mortalität der Fälle mit unklar bleibender Synkope nicht signifikant von der Mortalität einer altersentsprechenden Patientengruppe unterscheidet. Hingegen weisen Patienten mit kardial bedingter Synkope eine deutlich höhere Mortalität auf. Dieses Kollektiv ist gegenüber der Patientengruppe mit vaskulär bedingter oder ungeklärter Synkope durch ein signifikant höheres Alter, einen höheren Anteil an männlichen Patienten, ein gehäuftes Auftreten von Vorhofflimmern und ventrikulären Rhythmusstörungen in der Anamnese sowie einem höheren Anteil von Patienten mit linksventrikulärer Hypertrophie gekennzeichnet. Diese Faktoren sollten somit bei der Entscheidung zur Durchführung von weiteren Abklärungsverfahren bei unklarer Synkope mitberücksichtigt werden.

33.1 Kardiale Synkopen

Rhythmusstörungen

Pathogenese. Sowohl bradykarde wie tachykarde Rhythmusstörungen können zur Synkope führen, indem die akute Verminderung des Herzminutenvolumens eine globale Minderperfusion des Gehirns nach sich zieht. Bei den Bradykardien sind es in erster Linie der AV-Block 3. Grades und das Sick-Sinus-Syndrom, bei den Tachykardien die ventrikuläre und – deutlich weniger häufig – die supraventrikuläre Tachykardie, welche zur Synkope führen. Beiden Formen von Rhythmusstörung liegt in der Regel eine Koronarsklerose zugrunde.

Auch ausgeprägte Tachy- oder Bradyarrhythmien wie z. B. ein Vorhofflimmern können – insbesondere bei zusätzlichem Vorliegen einer Herzinsuffizienz – zur Synkope führen. Hingegen sind gehäufte Extrasystolen kaum je die Ursache eines Bewußtseinsverlustes.

Bei jüngeren Patienten ohne Hinweise für das Vorliegen einer Atherosklerose müssen bei Verdacht auf eine rhythmogene Synkope differentialdiagnostisch

- eine rechtsventrikuläre Dysplasie,
- eine hypertrophe obstruktive Kardiomyopahtie (kann auch eine mechanisch bedingte Synkope verursachen),
- ein langes QT-Syndrom und
- ein WPW-Syndrom mit sehr kurzer Refraktärzeit der akzessorischen Bahn in Erwägung gezogen werden.

Klinik. Kommt es infolge von Rhythmusstörungen zur zerebralen Hypoxie (Adams-Stokes-Anfall), so werden nebst der Bewußtlosigkeit auch eine zunehmende Zyanose und in späteren Stadien ein Krampfanfall beobachtet. Die EKG-Registrierung ist während eines Anfalls situativ bedingt meist nicht möglich. Ein später aufgezeichnetes EKG kann einen Normalbefund ergeben. Wie bereits erwähnt hängt in dieser Situation der Einsatz von weiteren Untersuchungsmaßnahmen, insbesondere von der Durchführung einer EKG-Langzeitregistrierung oder einer Echokardiographie (zum Nachweis von mit Rhythmusveränderungen einhergehenden strukturellen Herzveränderungen) davon ab, wie wahrscheinlich das Vorliegen einer Koronarsklerose oder einer Kardiomyopathie ist. Bei strengem Verdacht auf eine rhythmogene Synkope sollten weiterführende Maßnahmen in Anbetracht des erhöhten Risikos eines Sekundenherztodes großzügig angewandt werden.

Entleerungsstörungen des linken Ventrikels

Aortenstenose und hypertrophe obstruktive Kardiomyopathie. Aortenstenose und hypertrophe obstruktive Kardiomyopathie (s. Kapitel 20) können bei körperlicher Belastung zur Synkope führen, weshalb bei jeder anstrengungsinduzierten Synkope sowohl klinisch wie allenfalls auch echokardiographisch sorgfältig nach diesen Veränderungen gesucht werden muß.

Herzinsuffizienz. Bei Herzinsuffizienz jeglicher Genese kann eine Synkope auftreten. Dies wird insbesondere dann beobachtet, wenn der insuffiziente linke Ventrikel bei einer körperlichen Belastung das Herzminutenvolumen nicht mehr zu steigern vermag oder wenn zusätzlich eine Rhythmusstörung, z. B. ein tachykardes Vorhofflimmern, auftritt.

Myokardinfarkt. Gelegentlich kann eine Synkope initiales Symptom eines Myokardinfarktes sein. Die verminderte zerebrale Perfusion kann dann sowohl durch die infarktinduzierte Abnahme der Auswurffraktion als auch durch eine Rhythmusstörung (AV-Blockierung oder Kammertachykardie) bedingt sein.

Füllungsstörungen des linken Ventrikels

Lungenembolie, pulmonale Hypertonie. Sowohl die akute Lungenembolie wie auch die chronisch pulmonale Hypertonie primärer oder sekundärer Genese können durch eine verminderte Leistung des rechten Ventrikels zu einer Synkope führen.

Mitralstenose, Vorhoftumoren. In seltenen Fällen kann eine Synkope Symptom einer Mitralstenose oder eines Vorhofmyxoms sein.

33.2 Vaskuläre Synkopen

Reflektorische vaskuläre Ursachen

Klinisch werden die Auswirkungen eines verminderten venösen Rückflusses zum Herzen als *Kollaps* bezeichnet. Er grenzt sich vom Schock durch seine Kurzfristigkeit ab und geht typischerweise mit allgemeinem Unwohlsein, Schwächegefühl, Nausea und Schwitzen einher. Oft klagen die Patienten über ein Kältegefühl in den Extremitäten und über ein eigenartiges Druckgefühl im Abdomen. Objektiv sind ein tiefer Blutdruck, je nach Ursache eine Brady- oder Tachykardie und oft eine beschleunigte Atmung festzustellen.

Bei jedem Kollaps, insbesondere wenn die Symptome und Befunde über einen längeren Zeitraum anhalten, muß ein hypovolämer Schock infolge innerer Blutungen (Ruptur eines abdominalen Aneurysmas, Ösophagusvarizenblutung, Milzruptur, Extrauteringravidität u. a.) in die differentialdiagnostischen Überlegungen miteinbezogen werden.

Vasovagale Synkope

Der vasovagale Kollaps ist die häufigste Ursache einer Synkope in der jüngeren Altersgruppe. Es sind in erster Linie psychische Faktoren, durch welche entsprechende Reflexe insbesondere bei sensiblen, meist jungen Menschen in Gang gesetzt werden (Unfallsituationen, Anblick von Blut, Blutentnahmen, unangenehme Mitteilungen). Vasovagale Schmerz- und Schreckreaktionen mit Synkopen sind ebenfalls diesem Formenkreis zuzuordnen. Sie stellen eine überschießende vagale Reflexantwort auf einen sympathischen Reiz dar, wozu auch das „Ohnmächtigwerden" bei extremer emotioneller Erregung gehört. Der vasovagale Reflex spielt aber offenbar neben anderen Faktoren eine wichtige Rolle bei Kollapszuständen infolge Infektionen, Schwangerschaft, O_2-Mangel, Hyperthermie, Hypothermie, Hypovolämie und als Begleiterscheinung bei anaphylaktischen Zuständen.

Orthostatische Dysregulation

Beim *Orthostasesyndrom* unterscheiden wir entsprechend dem Herzfrequenzverhalten im Schellong-Test eine sympathikotone und eine asympathikotone Form.

Sympathikotone Form. Der *sympathikotone orthostatische Kollaps* ist gekennzeichnet durch eine übermäßige kompensatorische Aktivierung des Sympathikus mit entsprechendem Anstieg der Herzfrequenz als Antwort auf den durch den Lagewechsel bedingten Blutdruckabfall. Gefährdet sind vor allem Personen mit konstitutioneller Neigung zu Hypotonie. Bekannt sind bei Hypotonikern, wenn sie sich morgens rasch vom Sitzen erheben, kollapsartige Erscheinungen, die sich bis zur Synkope steigern können. Zustände mit orthostatischem Kollaps treten oft in der Initialphase einer antihypertensiven Therapie vor allem mit peripher wirksamen Vasodilatatoren auf. Die mißbräuchliche Einnahme von Diuretika oder Laxantien kann durch die resultierende Hypovolämie und oft auch Hypokaliämie ebenfalls zu vermehrter Kollapsneigung Anlaß geben. Diese Situation wird nicht selten bei jungen Frauen angetroffen.

Asympathikotone Form. Beim *asympathikotonen orthostatischen Kollaps*, bei dem trotz Blutdruckabfall kein Frequenzanstieg auftritt, werden primäre und sekundäre (vor allem diabetische oder äthylische Neuropathie) Formen unterschieden (s. Kapitel 24).

Pressorisch-postpressorische Synkope

Pressorisch-postpressorische Synkopen treten vorwiegend bei asthenischen Männern in allen Altersgruppen nach pressorischen Anstrengungen (Husten, Lachen, Niesen, Gewichtheben, Defäkation) auf. Als prädisponierender Faktor gilt das Vorliegen eines Lungenemphysems. Es konnte gezeigt werden, daß bei Patienten, die zu solchen Anfällen neigen, die Blutzufuhr aus dem Abdomen beim Pressen vermindert ist. Dabei verschwindet der periphere Puls während eines Valsalva-Preßversuchs weitgehend.

Karotissinussyndrom

Pathogenese. Beim Zustandekommen des Karotissinussyndroms sind kardiale und vasomotorische Faktoren beteiligt. Schon normalerweise führt der *Karotissinusdruckversuch* (unilaterale manuelle Kompression des Karotissinus auf der Höhe des Angulus mandibulae im Trigonum caroticum während maximal 20 Sekunden) zur Senkung von Blutdruck und Herzfrequenz. Unter krankhaften Bedingungen können die Reflexe gesteigert sein (*hyperaktiver Karotissinusreflex*) und sich in subjektiven Symptomen wie Schwindel, Schweregefühl der Extremitäten, allgemeines Unwohlsein und Benommenheit äußern.

Als Kriterien für die Diagnose eines *Karotissinussyndroms* werden im allgemeinen eine Asystolie von über 3 Sekunden und/oder ein systolischer Blutdruckabfall von über 50 mmHg mit zerebraler Symptomatik während Karotissinusdruck gefordert.

Es werden 2 Formen von Karotissinussyndrom unterschieden:

➤ Die eine geht mit vagaler Verlangsamung der Herzaktion (*kardioinhibitorischer oder kardialer Typ*) und konsekutivem Blutdruckabfall einher (Abb. 33.2).
➤ Beim selteneren *vasodepressorischen Typ* sinkt der Blutdruck ohne wesentliche Verlangsamung der Herzfrequenz (Abb. 33.3).

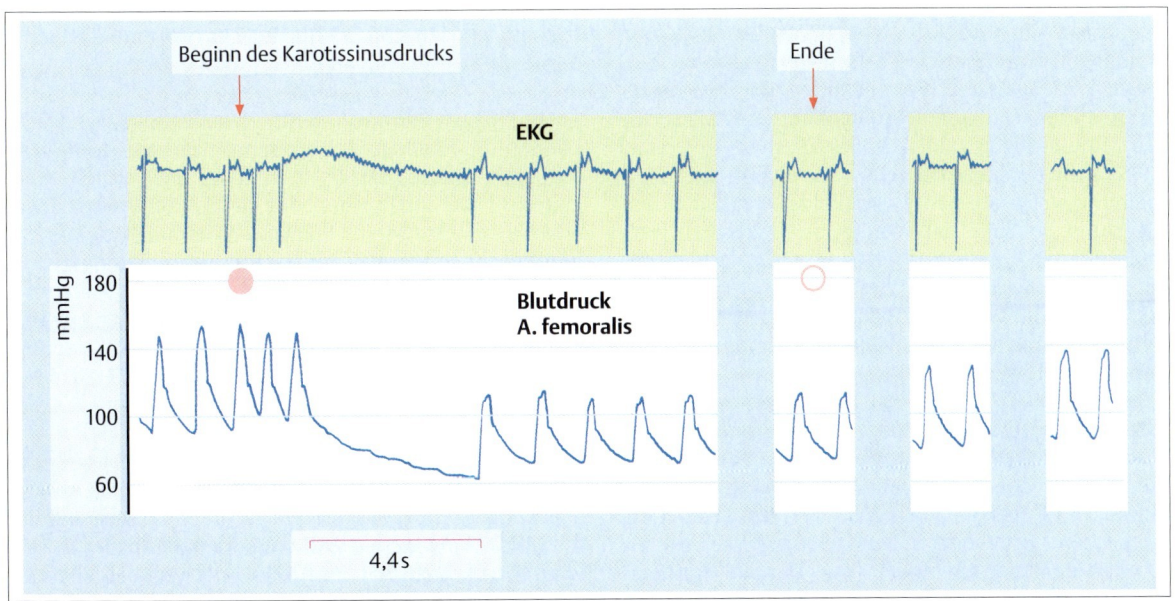

Abb. 33.2 Karotissinussyndrom vom kardioinhibitorischen Typ. Ventrikelstillstand nach Karotissinusdruck mit konsekutivem Blutdruckabfall und Synkope.

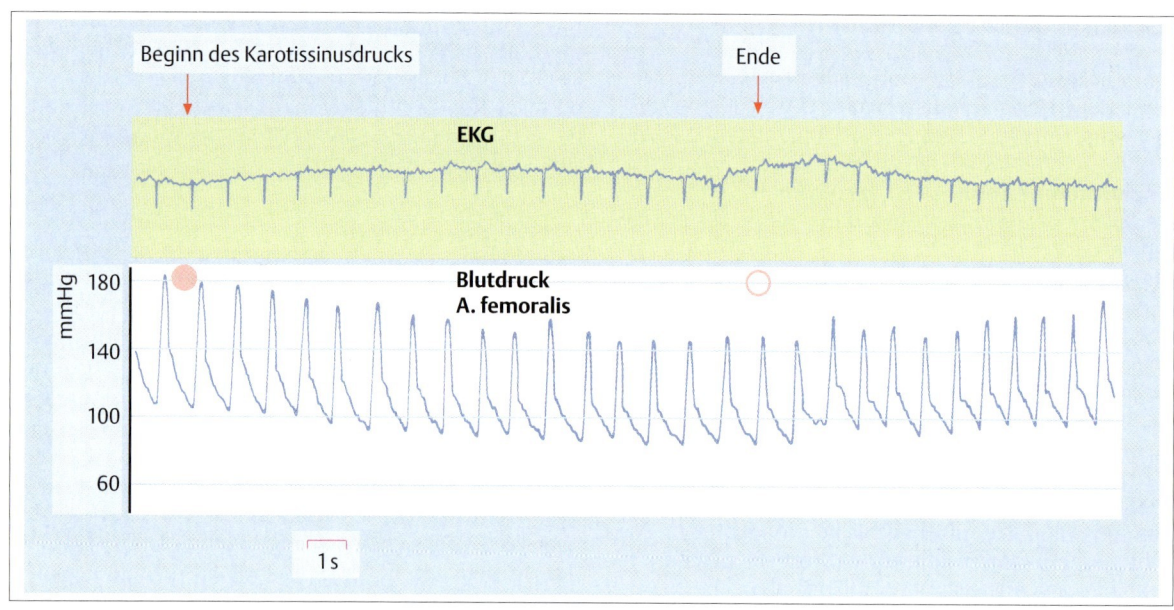

Abb. 33.3 Hyperaktiver Karotissinusreflex vom vasodepressorischen Typ. Blutdruckabfall nach Karotissinusdruck ohne wesentlichen Frequenzabfall mit Schwindel.

Mischformen der beiden Typen sind wahrscheinlich am häufigsten.

Klinik. Patienten, die unter einem Karotissinussyndrom leiden, zeigen bei verschiedenen Bewegungen, die eine mechanische Reizung des Karotissinus bewirken können – Drehen oder Rückwärtsneigen des Kopfes, zu enger Kragen –, Zustände von Bewußtlosigkeit.

Ursache. Als Ursache der abnormen Steigerung der Reflexerregbarkeit sind fast immer arteriosklerotische Veränderungen, selten pathologische Prozesse in der Umgebung des Karotissinus (Lymphome, andere Tumoren) anzunehmen. Negativ dromotrope Einflüsse durch Digitalis oder andere Medikamente und die momentane vegetative Tonuslage spielen zudem eine wesentliche Rolle.

Organische vaskuläre Ursachen (Zerebrovaskuläre Ursachen)

Transiente ischämische Attacken. Zu Synkopen kann es im Rahmen der intermittierenden zerebrovaskulären Insuffizienz (transiente ischämische Attacken, TIA) kommen. Es handelt sich um flüchtige ischämische Attacken mit reversiblen neurologischen Ausfällen, die nach Minuten bis maximal 24 Stunden voll reversibel sind. Transitorische motorische und sensible Ausfallerscheinungen, Dysphasien, Doppelbilder und Amaurose sind häufig. Bei Befall des Einzugsgebiets der Aa. vertebrales und der A. basilaris (Vertebralis-, Basilarisinsuffizienz) stehen Schwindelerscheinungen, Ataxie und Visusstörungen im Vordergrund. Bei Befall mehrerer Arterienstämme sind aber fast alle Kombinationen neurologischer Symptome möglich.

Der intermittierenden zerebrovaskulären Insuffizienz liegen meist arteriosklerotische Stenosen oder Verschlüsse der extra- oder intrakraniellen Zerebralgefäße zugrunde. Der klinischen Untersuchung leicht zugänglich sind aber lediglich die A. carotis (Palpation, Auskultation). Zur weiteren Beurteilung müssen oft andere Untersuchungsmethoden (u. a. Doppler-Sonographie, Angiographie) beigezogen werden. Wegen der Möglichkeit einer gefäßchirurgischen Therapie interessieren besonders die Stenosen der großen zerebrobrachialen Arterien. Typische Lokalisationen arteriosklerotischer Stenosen sind die Abgänge am Aortenbogen und der A. carotis interna an der Bifurkation.

Aortenbogensyndrom. Beim Aortenbogensyndrom können die Abgänge der großen Gefäße aus dem Aortenbogen arteriosklerotisch, seltener auch durch entzündliche Veränderungen der Gefäßwände eingeengt oder verschlossen sein (*Takayasu-Syndrom*), was vor allem bei jungen Frauen beobachtet wird. Einengungen dieser Gefäße können zudem beim *dissezierenden thorakalen Aortenaneurysma* vorkommen. Damit eine transiente ischämische Attacke auftritt, ist ein auslösender Zusatzfaktor (z. B. Absinken des Blutdrucks, Gefäßspasmen bei hypertensiven Krisen) notwendig.

Arterielle Embolien. *Arterioarterielle Mikroembolien* (thrombotische Auflagerungen auf arteriosklerotischen Plaques der Arterien oder auf myxödematös veränderten Mitralklappen beim Mitralklappenprolapssyndrom) werden in zunehmendem Maße für vorübergehende neurologische Ausfälle verantwortlich gemacht.

Zu nennen sind in diesem Zusammenhang auch die sackförmigen *Aneurysmen der A. carotis*, die am Hals als pulsierender Tumor nachzuweisen sind. Sie können ebenfalls Ursprung arterieller Embolien sein. Differentialdiagnostisch ist an die seltenen *Tumoren des Glomus caroticum* zu denken.

Abgänge von *Mikroembolien aus dem Herzen* bei Wandveränderungen (z. B. nach Herzinfarkt) und bei Vitien mit Veränderungen an den Herzklappen (Mitralstenose, Mitralklappenprolapssyndrom, Aortenstenose, floride Endokarditis an den Mitral- und/oder Aortenklappen) sind ebenfalls möglich. Nicht selten sind dabei wahrscheinlich Rhythmusstörungen der unmittelbar auslösende Faktor.

Subclavian-steal-Syndrom. Eine besondere Situation besteht beim sog. Subclavian-steal-Syndrom. Bildet sich ein Verschluß der proximalen A. subclavia vor dem Abgang der A. vertebralis aus, so fließt das Blut über die A. vertebralis der Gegenseite und retrograd über die A. vertebralis der kranken Seite zum Arm (Abb. 33.**4**). Es kommt zu einem Blutentzug aus dem zerebralen Kreislauf zugunsten des Armes („Diebstahl"-, Anzapf- oder Steal-Syndrom). Schwindel, Sehstörungen, Synkopen oder andere zerebrale Ausfallserscheinungen sind die Folge. Besonders typisch ist das Auftreten der Symptome unter Armarbeit.

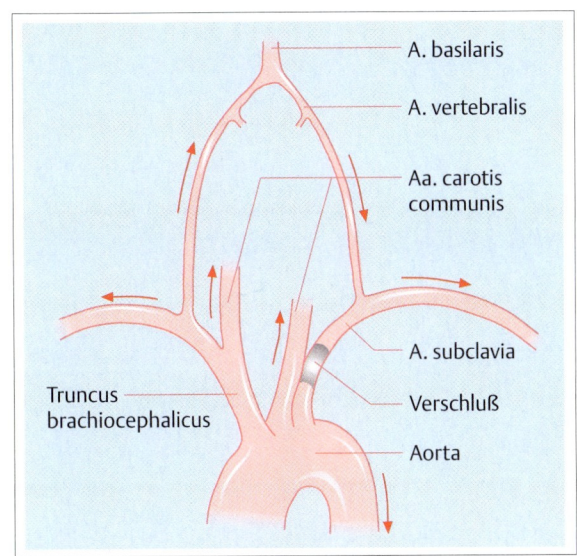

Abb. 33.**4** Subclavian-steal-Syndrom bei Verschluß der linken A. subclavia.

33.3 Zerebrale Synkopen

Epilepsien

Pathogenese. *Zerebrale Anfälle* sind Ausdruck einer Störung der neuronalen Erregungsverarbeitung. Sie entstehen folglich immer an Orten der neuronalen Interaktion, d. h. im somanahen Bereich der Nervenzellen der Hirnrinde oder tiefer gelegener grauer Kerne und nicht in der signalübertragenden weißen Substanz.

! Epilepsie ist ein Symptom und keine Erkrankung.

Symptomatische Epilepsie. Sie zeigt auch nicht obligat eine *zerebrale Läsion* an (intrakranielle Tumoren, Hirntraumata, prä- oder perinatale Hirnschädigungen, Meningeoenzephalitiden, kongenitale Dysplasien, zerebrale Lipidosen, degenerative Hirnerkrankungen, multiple Sklerose). Auch *exogene Intoxikationen* (Alkohol, exzitierende Medikamente, aber auch Neuroleptika), der *Entzug* von Sedativa bei chronischem Abusus, Hypoxie, *metabolische und endokrine Störungen* (Urämie, Porphyrie, Hypoglykämie, schwere Hepatosen, Wasserintoxikation, Hypokalzämie u. a.) können zu Anfällen führen.

Idiopathische Epilepsie. Die Diagnose einer *idiopathischen Epilepsie*, d. h. einer Erkrankung unbekannter Ursache, ist erst nach Ausschluß dieser Faktoren und damit einer *symptomatischen* Epilepsie erlaubt.

Diagnostik. Da die antikonvulsive Medikation durch die Anfallsform bestimmt wird, erfordert jede Anfallserkrankung eine neurologische und interne Untersuchung mit EEG. Eine eingehende Familien- und Eigenanamnese unter besonderer Berücksichtigung der Geburtsgeschichte und möglicher späterer Hirnschädigung ist erforderlich. Wenn möglich, ist die Anfallsanamnese durch Befragung von Drittpersonen zu ergänzen.

Einteilung und Klinik der Epilepsieformen

Die *Einteilung der Epilepsien* und ihre Nomenklatur kann unter verschiedenen Gesichtspunkten (Ätiologie, EEG-Befund, Art und Alter der Primärmanifestation usw.) erfolgen. Hier wird eine phänomenologische Klassifikation der Anfälle bevorzugt:

▶ *Primär generalisierte Anfälle* sind solche, bei denen klinisch (großer Anfall) oder hirnelektrisch (z. B. Absence, Abb. 33.**5**) eine diffus über beide Hemisphären ausgebreitete Erregungsstörung anzunehmen ist. Sie gehen meist mit einem plötzlichen Bewußtseinsverlust oder einer Bewußtseinseinschränkung einher.
▶ Bei *fokalen Anfällen* äußert sich die Anfallssymptomatik lediglich umschrieben (z. B. motorischer Jackson-Anfall mit Zuckungen der Finger einer Hand und evtl. Übergreifen auf den Arm) oder hirnelektrisch durch einen umschriebenen Fokus. Ein fokaler Anfall kann mit oder ohne (Jackson-Anfall) Bewußtseinseinschränkung einhergehen und ist stets symptomatisch. Der Terminus „kleiner Anfall" wird sowohl

Synkopale Zustände

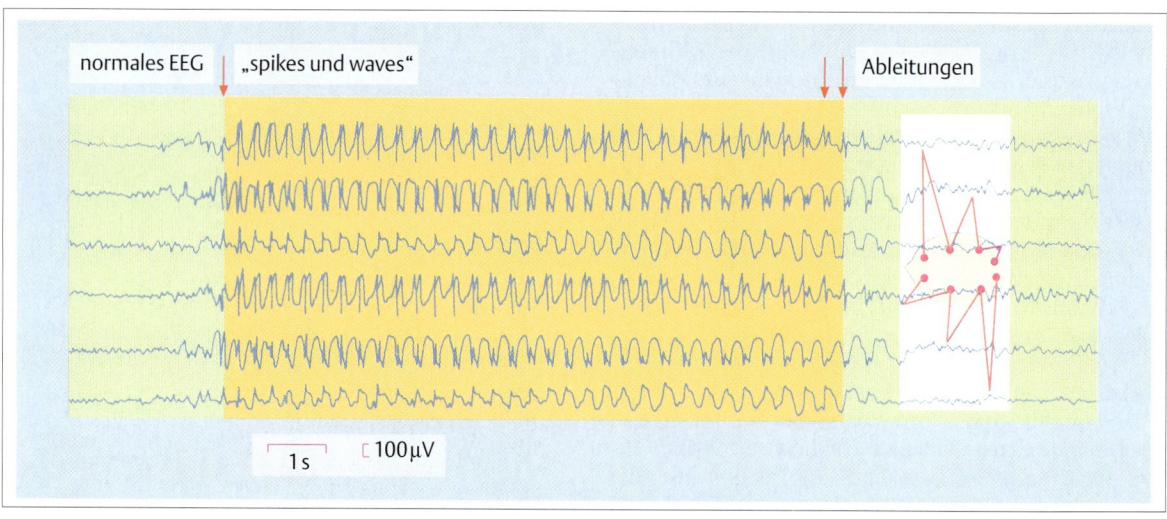

Abb. 33.5 Epileptische Absence im EEG. Bei ↓ beginnen die für diese Form der Epilepsie typischen „spikes und waves". Sie enden bei ↓↓. Die Kurve vor dem ersten Pfeil entspricht einem normalen EEG. Im letzten Kurventeil sind die den Kurven zugehörigen Ableitungsstellen eingetragen.

für hirnelektrisch generalisierte (Abb. 33.5) wie fokale Anfälle ohne generalisierten Krampf (Tab. 33.2) benützt.

Fokale Anfälle. Beim *fokalen Anfall* wird die Symptomatik durch die Funktion des betroffenen Hirnareals bestimmt. Sie umfaßt damit das ganze Spektrum der motorischen, sensiblen, sensorischen und zum Teil auch der integrativen Leistungen des Gehirns.

▶ Ein Fokus in der motorischen Präzentralregion äußert sich entsprechend als motorischer Jackson-, einer des sensiblen Postzentralbereichs als sensibler kontralateraler Anfall.
▶ Erregungsstörungen in Hirnregionen mit primär sensorischer Funktion (visuell, akustisch, vestibulär, olfaktorisch und gustatorisch) führen zum Auftreten von Photopsien, Geräuschen, plötzlichem Drehschwindel, Geruchs- und Geschmackswahrnehmungen.

Tabelle 33.2 Einteilung der epileptischen Anfallsformen

Partielle (fokale, lokalisierte) Anfälle
- Einfach partielle Anfälle (ohne Bewußtseinsstörung)
  - mit motorischen Zeichen
  - mit sensorischen Symptomen
  - mit autonomen Symptomen
  - mit psychischen Symptomen
- Komplex partielle Anfälle (mit Bewußtseinsstörung)
- Partielle Anfälle mit sekundärer Generalisation

Generalisierte Anfälle
- Absenzen
- Myoklonische Anfälle
- Klonische Anfälle
- Tonische Anfälle
- Tonisch-klonische Anfälle
- Atonische Anfälle

Nicht klassifizierbare Anfälle

▶ Ein Fokus in Hirnregionen mit höherer integrativer Leistung, wie z. B. in limbischen Strukturen (N. amygdala, Hippocampus, Gyrus cinguli usw.) verursacht komplex partielle Anfälle mit motorischen Automatismen, szenischen Erlebnissen (dreamy states, déjà vu) meist negativer, gelegentlich aber auch positiver emotionaler Färbung und zusätzlich vegetative Symptome sowie olfaktorische und gustatorische Halluzinationen.
▶ Partielle Anfälle mit komplexer Symptomatik sind nicht ohne weiteres als limbische oder Temporallappenepilepsien zu interpretieren, sondern können auch bei parietalen und frontobasalen Herden vorkommen.

Der *fokale Anfall* kann lokalisiert bleiben oder sekundär generalisieren. Beim gleichen Patienten können beide Anfallsverläufe nebeneinander vorkommen. Erfolgt die Generalisation verzögert, ist eine Erinnerungsspeicherung möglich, und der Beginn wird als Aura erinnert. Bei schneller Ausbreitung wird die Erinnerung einleitender fokaler Symptome gelöscht. Ein fokaler Beginn ist dann nur bei fokal beginnenden motorischen Anfällen durch Drittpersonen zu erfahren oder, wenn isolierte sensible Auren vorkommen, aus der Schilderung dieser Äquivalente zu schließen. Eine Aura oder der fokale Beginn eines großen Anfalles zeigen in der Regel eine umschriebene Hirnschädigung, d. h. eine *symptomatische Epilepsie*, an. Gelegentlich kann eine sonst klinisch stumme Hirnläsion auch im Rahmen eines unspezifischen Auslösemechanismus überschwellig werden und einen primär zerebralen, fokalen Anfall vortäuschen (z. B. komplex partieller Anfall infolge einer zerebralen Hypoxie bei Adams-Stokes-Anfällen).

! Wegen ihrer lokalisatorischen Signifikanz ist die Aura für die Diagnostik entscheidend und wichtiger als der anschließend klinisch eindrucksvollere große Anfall.

Zerebrale Synkopen

Generalisierte Anfälle. Der *große Krampfanfall* beginnt plötzlich mit einem allgemeinen tonischen Muskelkrampf, der etwa eine halbe Minute dauert und dann in das klonische Stadium mit heftigen Zuckungen des ganzen Körpers übergeht. Infolge der tonischen Innervation des Diaphragmas und der Stimmritze wird er oft von einem inspiratorischen Schrei eingeleitet. Zungenbiß ist häufig. Die forcierte Atmung und das Speichelschlagen mit der Zunge im klonischen Stadium führen dann zu blutig gefärbtem Schaum vor dem Munde. Häufig kommt es zu Urin- und Stuhlabgang. Zungenbiß und Urinabgang sprechen im Zweifelsfalle für einen zerebralen Krampfanfall. Große Anfälle können einmalig im Rahmen einer Schlafentzugsperiode, einer Intoxikation, gelegentlich auch ohne erkennbare äußere Ursache als „Gelegenheitsanfälle" auftreten.

Status epilepticus. Folgen große Anfälle ohne Wiedererlangen des Bewußtseins rasch aufeinander, so liegt ein *Status epilepticus*, ein stets lebensbedrohlicher Zustand, vor. Statusartiges Auftreten von Absenzen über Tage und Wochen tritt gelegentlich als Petit-mal-Status auf. In diesen Zuständen gehen die Patienten herum, reagieren verzögert und wirken lediglich verlangsamt.

Differentialdiagnose. Während ein beobachteter oder gut geschilderter großer Anfall diagnostisch keine Schwierigkeiten bereiten sollte, ist die Differentialdiagnose der kleinen Anfälle häufig nur mit Hilfe des EEG möglich. Eine einfache Absenz ist durch eine sekundendauernde Abwesenheit, Blickstarre, oft auch durch eine tonische Blickdeviation nach oben mit Blinzeln charakterisiert. Sie kann gelegentlich aber auch mit Stereotypien einhergehen, die den motorischen Automatismen der komplex partiellen Anfälle (oralalimentär, gestisch) ähneln und die hier wichtigste Unterscheidung zwischen einer generalisierten idiopathischen Anfallsform (Absence) und einer fokalen symptomatischen Epilepsie ohne EEG nicht mehr zulassen.

Spezielle Anfallsformen.

- Beim *akinetisch-astatischen Anfall* kommt es zu einem plötzlichen Hinsturz mit sofortigem Wiederaufstehen, gelegentlich auch nur zur Andeutung eines Sturzes.
- *Myoklonische Attacken* zeigen plötzliche, unkontrollierte Schleuderbewegungen der Arme und Beine, blitzartige Beugebewegungen des Rumpfes, unter anderem besonders morgens nach dem Aufstehen. Im Verlauf treten in der Regel große Anfälle hinzu.
- *Blitz-Nick-Salaam-Krämpfe* sind ebenso durch ihre Erscheinungsweise klassifizierbar.
- Die große Variabilität der fokalen kleinen Anfälle wurde schon erwähnt. Ein fokaler Anfall kann sich aber nicht nur exzitatorisch, beispielsweise durch Verkrampfungen einer Extremität, äußern, sondern auch inhibitorisch durch eine flüchtige Blockierung eines Bewegungsablaufs manifestieren. Entsprechend können neben ungeordneten Vokalisationen auch kurze transitorische Aphasien als Anfallsäquivalente auftreten.
- Die Koževnikov-Epilepsie ist eine kontinuierlich über Tage und Monate anhaltende, fokale Epilepsie, beispielsweise mit repetierend klonischen Zuckungen im Fazialisbereich einer Seite. Gelegentlich kommt es zusätzlich zu generalisierten Anfällen.

Diagnostik. Für die Diagnose der Anfallsform ist das *Elektroenzephalogramm* (EEG) entscheidend. Die verschiedenen kleinen Anfälle zeigen charakteristische EEG-Veränderungen. Die eindrucksvollste ist dabei das Spike-and-wave-Bild der Absence (Abb. 33.**5**). Ein normaler EEG-Befund im anfallsfreien Intervall schließt eine Epilepsie jedoch nicht aus. Posttraumatische Epilepsien sind interiktal im EEG oft unauffällig.

Narkolepsie

Für die Narkolepsie sind repetierende, imperative Schlafzustände während des Tages von ein bis über 20 Minuten Dauer, Kataplexie, Aufwachlähmungen und hypnagoge Halluzinationen charakteristisch. Die Kataplexie ist ein affektgebundener Tonusverlust von Sekunden bis Minuten, bei dem die Patienten zusammensinken und der bei Affekten positiver und negativer Tönung auftritt. Aufwachlähmungen gehen beim Erwachsenen aus dem Schlaf mit einer flüchtigen Bewegungsunfähigkeit einher. Hypnagoge Halluzinationen treten meist beim Einschlafen oder auch während der Lähmungsperioden auf.

Die Narkolepsie kommt bei Männern und in etwa 30 % familiär gehäuft vor.

Die meisten Narkolepsien sind idiopathisch, selten lassen sie sich auf vorausgehende schwere Hirntraumen, Enzephalitiden oder Tumoren im hinteren Hypothalamus zurückführen. Die Erkrankung tritt meist vor dem 30. Lebensjahr in Erscheinung. Elektroenzephalographisch treten oft frühe REM-Stadien ohne vorausgehenden Tiefschlaf auf.

Es besteht keine Beziehung zur Epilepsie, zur Hypersomnie des Pickwick-Syndroms, zu den kompensatorischen Hypersomnien bei der episodischen Schlafapnoe infolge obstruktiver respiratorischer Behinderungen oder dem Kleine-Levin-Syndrom mit periodischer Hypersomnie und Megaphagie bei jungen Männern.

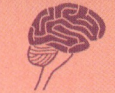

Psychogene Anfälle im Rahmen von Verhaltensanomalien

Psychogene Bewußtseinseinschränkungen sind nicht selten. Sie sind in der Regel leicht zu differenzieren, wenn beim Versuch, die Lider zu öffnen, Widerstand gespürt wird oder, sofern sich die Lider heben lassen, die Augen bei intakten Pupillenreaktionen und erhaltenem Kornealreflex starr geradeaus blicken oder pendelförmig bewegt werden. Schwieriger sind psychogene Anfälle mit echter Bewußtlosigkeit bei emotional gebahnten vagalen Synkopen zu differenzieren. Hyperventilationstetanien sind klinisch in der Regel leicht abzugrenzen. Dagegen geben die sog. großen hysterischen Anfälle gelegentlich differentialdiagnostische Probleme, vor allem dann, wenn beim gleichen Patienten sowohl echte organische Krampfanfälle wie hysterische Anfälle abwechselnd vorkommen (Hysteroepilepsie). Der eigentliche hysterische Anfall tritt meist unter stereotypischen Bedingungen und dann auf, wenn er beobachtet werden kann. Verletzungen (Zungenbiß) sind selten. Einnässen und Einkoten kommt vor. Die von Anfang an bestehenden Myoklonien machen einen weniger diskoordinierten Eindruck und dauern mit kurzen Unterbrechungen wesentlich länger als beim organisch-zerebralen Anfall. Eine eigentliche Zynose, wie nach dem großen Krampfanfall, fehlt. Die Attacken können in einen stundenlangen psychogenen Stupor übergehen, der nicht mit dem postparoxysmalen Terminalschlaf beim großen Anfall verwechselt werden sollte.

Eklampsie

Präeklampsie und Eklampsie sind in den westlichen Ländern immer noch die häufigste mütterliche Todesursache während der Schwangerschaft. Die Präeklampsie ist gekennzeichnet durch den Nachweis erhöhter Blutdruckwerte sowie einer Proteinurie. Bei der – viel selteneren – Eklampsie treten zerebrale Erscheinungen wie Kopfschmerzen, Ohrensausen, Sehstörungen und Amaurose, aber auch tonisch-klonische Krämpfe und Bewußtlosigkeit hinzu. Differentialdiagnostisch muß immer auch eine Epilepsie, deren Anfälle sich von jenen bei Eklampsie nicht unterscheiden, in Betracht gezogen werden. Gefährdet für das Auftreten einer Präeklampsie sind insbesondere Frauen mit einer vorbestehenden Nierenerkrankung (primäre Glomerulopathie oder Nierenaffektion im Rahmen eines Diabetes mellitus oder einer systemischen Vaskulitis). Da kein spezifischer Test zur Früherkennung vorliegt, kommt der Blutdruck- und Urinkontrolle eine große Bedeutung zu.

Literatur

Fitzpatrick AP, Theodorakis G, Vardas P, Sutton R. Methodology of head-up tilt testing in patients with unexplained syncope. J Am Coll Cardiol. 1991; 17: 125.

Gram L. Epileptic seizures and syndromes. Lancet. 1990; 336: 161.

Greminger P, Candinas R, Maire R, Perschak H. Differentialdiagnose der akuten Bewußtseinsstörung. Schweiz Med Wochenschr. 1994; 124: 1103.

Greminger P, Vetter W, Siegenthaler W. Blutdruck. In Siegenthaler W Hrsg. Pathophysiologie, 7. Aufl. Stuttgart Thieme; 1994.

Kapoor WN. Evaluation and outcome of patients with syncope. Medicine. 1990; 69: 160.

Kapoor WN. Diagnostic evaluation of syncope. Am J Med. 1991; 90: 91.

Lang Th, Eich D. Bewußtseinsstörungen und Epilepsie aus psychiatrischer Sicht. Schweiz Med Wochenschr. 1994; 124: 1162.

Manolis AS, Linzer M, Salem D, Mark Estes NA. Syncope: current diagnostic evaluation and management. Ann Intern Med. 1990; 112: 850.

Mumenthaler M, Mattle H. Neurologie, 10. Aufl. Stuttgart Thieme; 1997.

Roberts JM, Redman CWG. Pre-eclampsia: more than pregnancy-induced hypertension. Lancet. 1993; 341: 1447.

34 Komatöse Zustände

P. Greminger, G. Siegenthaler-Zuber

34.1 Koma bei Stoffwechselstörungen 919

Hypoglykämisches Koma 919
Diabetisches, ketoazidotisches Koma 921
Hyperosmolares, nichtazidotisches Koma 921
Laktatazidotisches Koma 922
Hepatisches Koma 922
Urämisches Koma 922
Nebennierenkoma 922
Hypophysäres Koma 923
Thyreotoxisches Koma 923
Myxödemkoma 923
Koma bei Hyperviskositätssyndrom
(Coma paraproteinaemicum) 924
Koma bei schweren Allgemeinerkrankungen 924
Koma bei Störungen des Wasser-, Elektrolyt- und
Säure-Basen-Haushalts 924

34.2 Koma bei exogenen Intoxikationen 924

Intoxikation mit Drogen, Sedativa und Hypnotika 924
Psychopharmakaintoxikation 925
Intoxikation mit Analgetika und Antipyretika 925
Alkoholintoxikation 925
Kohlenmonoxid-(CO-)Intoxikation 925
Lösungsmittelintoxikation 925
Intoxikation mit Zyankali (Blausäure) 926
Atropinintoxikation 926

34.3 Koma bei zerebralen Affektionen 926

Vaskuläre Prozesse 926
    Intrakranielle Blutungen 926
    Zerebraler Infarkt (Enzephalomalazie) 927
Tumoröse Prozesse 928
Entzündliche Prozesse 928
    Hirnabszesse 928
    Herpes-simplex-Meningoenzephalitis 928
    Sinusthrombosen 928
    Enzephalitiden und Meningoenzephalitiden 929
Trauma 929
    Traumatisch bedingte Hirnschädigungen
    mit Bewußtlosigkeit 929

34 Komatöse Zustände

Allgemeine Bemerkungen

Definition. Von *Koma* sprechen wir, wenn während längerer Zeit völlige Bewußtlosigkeit besteht. Die Übergänge zwischen voll erhaltenem Bewußtsein und voll ausgebildetem Koma bezeichnet man als *Somnolenz* und *Sopor*.

Schweregrad. Zur Beurteilung des Schweregrades bei traumatischem und auch nicht-traumatischem Koma hat sich die *Glasgow-Skala* (Glasgow Coma Scale; GCS) durchgesetzt (Tab. 34.1). Dementsprechend erzielt ein voll orientierter Patient 15 Punkte, ein tief komatöser mit geschlossenen Augen und ohne jegliche Reaktion 3 Punkte.

Differentialdiagnose. Die Differentialdiagnose des Komas umfaßt im wesentlichen 3 Hauptgruppen (Tab. 34.2):
- Stoffwechselstörungen,
- exogene Intoxikationen und
- zerebrale Affektionen.

Bei den differentialdiagnostischen Überlegungen gilt es allerdings zu bedenken, daß der Komadifferenzierung stets die Suche und allfällige Behandlung einer Hypoxie oder eines Schockzustandes vorangehen müssen.

Diagnostisches Vorgehen. (Fremd-)Anamnese, klinische Untersuchung und Laborbefunde lassen in den meisten Fällen eine Zuordnung des Komas zu einer der aufgeführten Formen zu. Andernfalls richtet sich das weitere Vorgehen nach dem Nachweis oder Fehlen von neurologischen fokalen Zeichen, Meningismus und Fieber. So spricht das Fehlen von *neurologischen fokalen Zeichen* für das Vorliegen einer Stoffwechselstörung oder einer Intoxikation.

! Bei Verdacht auf Drogenintoxikation stellt heutzutage das Ansprechen auf eine probatorische Therapie mit den Antagonisten Naloxon oder Flumazenil ein wichtiges indirektes differentialdiagnostisches Mittel dar.

Der *Nachweis fokaler neurologischer Zeichen* spricht für das Vorliegen einer organischen Parenchymschädigung, z. B. einer Enzephalomalazie, einer Subarachnoidalblutung oder einer traumatisch bedingten Hirnschädigung mit Bewußtlosigkeit. Bei intrazerebralen Raumforderungen kommt es in der Regel über eine langsam zunehmende Bewußtseinstrübung nach vorausgegangenen Hirndrucksymptomen und progredienten neurologischen Ausfällen oder Krampfanfällen zum Koma. Die Computertomographie des Schädels ist die Untersuchungsmethode erster Wahl.

Läßt sich bei einem febrilen komatösen Patienten ein *Meningismus* nachweisen, so kann bei fehlenden fokalen Zeichen und fehlendem Papillenödem die Lumbalpunktion mit den entsprechenden mikrobiologischen, zytologischen und chemischen Untersuchungen vorgenommen werden. Liegen hingegen fokale Zeichen und/oder ein Papillenödem vor, so ist die *Lumbalpunktion wegen der Gefahr der Einklemmung kontraindiziert*, weshalb nach Abnahme von Blutkulturen eine probatorische antibiotische Therapie eingeleitet und anschließend eine Computertomographie des Schädels durchgeführt werden sollte. Beim afebrilen komatösen Patienten mit Meningismus sollte zunächst die Computertomographie und – falls diese nicht diagnostisch ist – anschließend die Lumbalpunktion erfolgen. Abb. 34.1 gibt einen Eindruck von der zahlenmäßigen Verteilung verschiedener Komaursachen in einem intensivmedizinischen Krankengut.

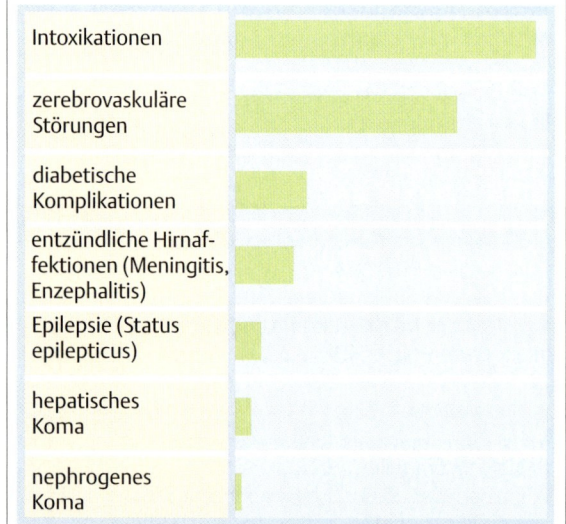

Abb. 34.1 Häufigkeit der Ursachen bei komatösen Zuständen in einer Intensivstation (nach *Koller* u. Mitarb.).

Tabelle 34.1 Glasgow-Komaskala (GCS)

	Punktezahl
Beste verbale Antwort	
keine	1
unverständliche Laute	2
inadäquate Worte	3
desorientiert	4
orientiert	5
Augenöffnen	
kein Augenöffnen	1
auf Schmerzreize	2
auf akustische Stimuli	3
spontan	4
Beste motorische Reaktion	
keine	1
abnormes Strecken	2
abnormes Beugen	3
zieht zurück (Fluchtbewegung)	4
lokalisiert Stimulus (wehrt gezielt ab)	5
befolgt Aufforderungen	6

Tabelle 34.2 Wichtigste Ursachen komatöser Zustände

Stoffwechselstörungen	Exogene Intoxikationen	Zerebrale Affektionen
• Hypo- und Hyperglykämie	• Drogen und Sedativa	• Vaskuläre Prozesse
• Leber- und Nierenversagen	• Psychopharmaka	• Tumoröse Prozesse
• Störungen des Elektrolyt- und Säure-Basen-Haushalts	• Analgetika und Antipyretika	• Infektiöse Prozesse
• Nebennieren-, Schilddrüsen- und Hypophysenaffektionen	• Alkohol	• Schädel-Hirn-Trauma

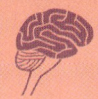

34.1 Koma bei Stoffwechselstörungen

Hypoglykämisches Koma

Die Glucose im Blut stellt für den Hirnstoffwechsel praktisch dessen einzige Energiequelle dar. Dies erklärt die hohe Empfindlichkeit des Gehirns gegenüber hypoglykämischen Zuständen.

Klinik. Die Symptome, welche stark variieren können, lassen sich grundsätzlich in 2 Kategorien einteilen:

- die zerebralen Störungen mit Kopfschmerzen, verminderter geistiger Leistungsfähigkeit, Verwirrung, Müdigkeit, Krampfanfällen und Koma und
- die Zeichen einer vermehrten Sympathikusaktivität, die zu Blässe, Zittern, Schwitzen, Herzklopfen, Heißhunger, Angst und Reizbarkeit führen.

Eine Hypoglykämie kann reaktiv nach Nahrungszufuhr auftreten, sie kann Ausdruck einer organischen Grunderkrankung sein oder sie kann exogen induziert werden (Tab. 34.3). Zudem gilt es bei Nachweis einer Hypoglykämie, zwischen Patienten mit und solchen ohne Diabetes mellitus zu unterscheiden.

Patienten mit Diabetes mellitus. Bei *Diabetikern* wird das hypoglykämische Koma vorwiegend bei denjenigen Patienten beobachtet, die mit *Insulin* behandelt werden. Es kann bei juvenilen Diabetikern gelegentlich ziemlich unvermittelt auftreten. Bei solchen Patienten können auch unbemerkte nächtliche Hypoglykämien vorkommen, welche die Diabeteseinstellung stark erschweren. Oft gehen dem Koma aber typische Symptome wie Kopfschmerzen, Angstgefühl, Doppelsehen, Sprachstörungen, Verwirrung, Schweißausbrüche, Zuckungen und Krämpfe voraus. Nahrungskarenz, Brechdurchfall und ungewöhnliche körperliche Anstrengungen wirken begünstigend.

> **!** Auch *orale Antidiabetika* können hypoglykämische Reaktionen bis zum Koma bewirken.

Differentialdiagnostisch muß bei einem komatösen Diabetiker neben dem hypoglykämischen immer auch das diabetische Koma in Betracht gezogen werden. Die beiden Formen sind aufgrund einfacher Beobachtungen in der Regel leicht voneinander zu unterscheiden. Gegen ein Coma diabeticum sind zu verwerten: das Fehlen der ketoazidotischen Hyperpnoe und des Azetongeruchs, die Abwesenheit von exsikkotischen Zeichen (Haut, Zunge, Bulbi), die feuchte, kühle, blasse Haut, Zittern und Muskelrigidität, der gut gefüllte, schnelle Puls, das häufig ein- oder beidseitige positive Babinski-Zeichen und, sofern beobachtbar, der reizbare psychische Zustand. Nach Injektion von 20–40 ml hochprozentiger Glucoselösung tritt beim Vorliegen einer Hypoglykämie meist eine rasche, manchmal allerdings nur vorübergehende Besserung ein, während das diabetische Koma nicht beeinflußt wird.

Patienten ohne Diabetes mellitus. Bei den *reaktiven, postalimentär auftretenden Hypoglykämien* stehen die sympathikotonen vegetativen Symptome ganz im Vordergrund, während Bewußtseinstrübungen oder andere zerebrale Störungen nicht beobachtet werden. Betroffen sind einerseits vegetativ labile, asthenische Personen, andererseits Kranke mit Sturzentleerungen des Magens nach Gastrektomie, Gastroenterostomie oder Vagotomie (sog. Spät-Dumping). Die Hypoglykämie tritt 1–3 h nach kohlenhydratreicher Mahlzeit auf und ist nach einfacher Glucosebelastung reproduzierbar, d. h. es kommt zu einer ausgeprägten reaktiven hypoglykämischen Phase mit Blutzuckerwerten unter 3,3 mmol/l (60 mg/dl) 2 Stunden nach Belastung, während im Fastentest kein signifikantes Absinken des Blutzuckers erfolgt (Abb. 34.2). Analoge Hypoglykämien bei der verminderten Glucosetoleranz, vor allem bei adipösen Patienten, können beobachtet werden.

Fruktoseintoleranz. Bei der *familiären, autosomal rezessiv vererbten* Fruktoseintoleranz ist die Hypoglykämie ein Hauptsymptom. Betroffene Personen meiden in der Regel alle fruktosehaltigen Speisen, weshalb sie sich typischerweise durch ein kariesfreies Gebiß auszeichnen.

Tabelle 34.3 Differentialdiagnose der Hypoglykämie

Reaktive und postalimentäre Hypoglykämie
- vegetative Spontanhypoglykämie
- Dumping-Syndrom, Tachyalimentation bei Magenoperierten
- latenter Diabetes mellitus
- Fruktoseintoleranz
- abruptes Absetzen einer Hyperalimentation

Organische Nüchternhypoglykämie
- Pankreasinselzelladenom, -karzinom, -hyperplasie
- extrapankreatische Tumoren (retroperitoneale Sarkome, Fibrome, Hepatome)
- Hypophyseninsuffizienz
- Nebenniereninsuffizienz
- diffuse Leberparenchymerkrankungen (Zirrhose, akute Hepatitis, Fettleber, Metastasenleber, Stauungsleber)
- angeborene Kohlenhydratstoffwechselstörungen (bei Kindern)
- Schwangerschaft
- Urämie
- schwere Malnutrition
- akute Leukämie

Exogen induzierte Hypoglykämie
- Insulin
- Sulfonylharnstoff
- Alkohol
- Medikamente

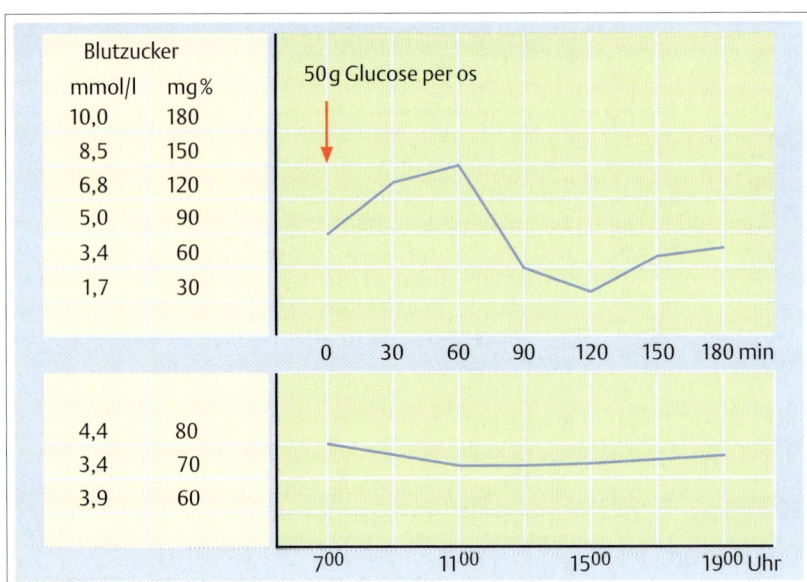

Abb. 34.2 Reaktive, postalimentäre Hypoglykämie. Oben: einfache Glucosebelastung, starke reaktive Hypoglykämie nach 2 Stunden. Unten: im Fastentest über 12 Stunden kein signifikantes Absinken des Blutzuckers.

Organisch bedingte Hypoglykämien. Die organisch bedingten Formen der Hypoglykämie treten vor allen im Nüchternzustand und damit am Morgen oder bei verlängerter Nahrungskarenz auf. Pathogenetisch spielen

- beim *Insulinom* der endogene Insulinüberschuß,
- bei extrapankreatischen Tumoren insulinähnliche Substanzen oder eine vermehrte Glucoseutilisation,
- beim Hypokortizismus die verminderte Glucoseneubildung,
- bei den destruierenden Lebererkrankungen die eingeschränkte Glykogenreserve und
- bei Enzymdefekten die Blockierung der Glukoneogenese oder der Glykolyse eine Rolle.

Insulinom. Beim organischen Hyperinsulinismus liegt bei 70–80 % der Fälle ein einzelnes, insulinsezernierendes *B-Zell-Adenom (Insulinom des Pankreas)* vor. In den restlichen Fällen handelt es sich um multiple Adenome, Karzinome oder ganz selten um eine diffuse Hyperplasie. Die hypoglykämischen Anfälle treten vor allem beim Fasten oder nach körperlicher Anstrengung auf und haben die Tendenz, im Laufe der Krankheit an Schwere und Häufigkeit zuzunehmen. Bei Verdacht auf das Vorliegen eines Insulinoms soll unter klinischen Bedingungen ein Fastentest durchgeführt werden. Dabei wird in mindestens 6stündlichen Abständen sowie beim Auftreten von hypoglykämieverdächtigen Symptomen eine Blutentnahme zur gleichzeitigen Bestimmung von Blutzucker und Insulinkonzentration im Serum vorgenommen. Der Test kann, falls nicht vorher eine Hypoglykämie auftritt, bis auf 72 Stunden ausgedehnt werden. Hypoglykämische Symptome lassen sich durch genügend bemessene Glucosezufuhr beheben.

Die Bestimmung des *C-Peptids* gibt Aufschluß über die endogene Insulinproduktion und ist somit wichtig, wenn es darum geht, einen endogenen Hyperinsulinismus gegen einen exogenen (z. B. Hypoglycaemia facitia) abzugrenzen.

Zur *morphologischen und lokalisatorischen Diagnostik* stehen verschiedene Methoden zur Verfügung, die sich oft gegenseitig ergänzen müssen.

- Ultraschall und Computertomographie, evtl. Magnetresonanztomographie werden sicher als erste eingesetzt, ohne daß die eine oder andere Methode einen sicheren Vorteil bietet. Bei allen Darstellungsverfahren liegt die Nachweisgrenze bei einer Tumorgröße von ungefähr 0,5 – 1 cm.
- Die Angiographie des Pankreas erlaubt in einem Teil der Fälle die Darstellung des Tumors.
- Durch Insulinbestimmungen aus verschiedenen Abschnitten der V. pancreatica wird zum Teil eine recht genaue Lokalisation des Tumors möglich.

Selten können Tumoren außerhalb des Pankreas zu Hypoglykämien führen, indem sie ein insulinähnliches, blutzuckersenkendes Peptid sezernieren, indem sie Glucose in großen Mengen metabolisieren oder indem sie die Glucosefreisetzung aus der Leber hemmen. Die Geschwulste sind wegen ihrer Größe (Gewicht von mehreren Kilogrammen) leicht aufzufinden, sie sind meist mesenchymalen Ursprungs (Fibrome, Fibrosarkome, Sarkome) oder Hepatome und sitzen mehrheitlich im Retroperitoneum respektive in der Leber.

NNR-Insuffizienz. Die auf *Cortisolmangel* beruhende Hypoglykämie bei der primären oder sekundären (hypophysären) Nebenniereninsuffizienz ist in der Regel dank dem charakteristischen Aussehen der Patienten leicht von anderen Formen der Hypoglykämie abzugrenzen. Eine latente Nebenniereninsuffizienz besteht gelegentlich nach Absetzen einer längeren Behandlung mit suppressiven Steroiddosen. Unter zusätzlichem Streß kann es zu einem akuten Versagen mit Hypoglykämie kommen. Dasselbe gilt für Patienten mit Status nach Adrenalektomie unter einer Basissubstitution.

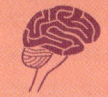

Koma bei Stoffwechselstörungen

Andere Ursachen einer Hypoglykämie.

➤ Auch ein *Mangel an Wachstumshormon* kann zu einer Störung der Glucosehomöostase mit Hypoglykämie führen.

➤ In sehr seltenen Fällen können eine *diffuse Lebererkrankung* (toxische oder infektiöse Hepatitis, Zirrhose, Metastasenleber), angeborene *Enzymdefekte* (Glykogenosen, Galaktosämie usw.), schwere *Unterernährung*, eine *Urämie* oder das plötzliche *Absetzen einer hyperkalorischen Ernährung* zu einer Hypoglykämie führen.

➤ Zahlenmäßig wesentlich mehr ins Gewicht fallen *exogen induzierte Hypoglykämien*. Neben der bereits erwähnten Überdosierung von Insulin oder Sulfonylharnstoff, die vor allem bei in Medizinalberufen tätigen Personen gelegentlich absichtlich erfolgt, spielt die Alkoholintoxikation bei ungenügend ernährten Patienten die wichtigste Rolle. Dabei ist pathogenetisch eine ungenügende Gluconeogenese in der Leber verantwortlich. Vereinzelt sind auch unter Salicylaten, Tuberkulostatika, Propranolol, Pentamidin und anderen Medikamenten Hypoglykämien beschrieben worden.

Diabetisches, ketoazidotisches Koma

Pathogenese. Die Hyperglykämie mit Ketoazidose stellt die wichtigste, aber bei weitem nicht die einzige Ursache für ein Koma beim Typ-1-Diabetiker dar. Das Koma entwickelt sich über Stunden oder Tage, oft in der Folge von Diätfehlern, Weglassen der blutzuckersenkenden Medikamente oder im Rahmen einer Infektion.

Klinik. Es kommt zu Polyurie mit Durst, zu Müdigkeit, Appetitlosigkeit, Gewichtsabnahme und körperlicher Schwäche. Gelegentlich klagen die Patienten über heftige Schmerzen im Oberbauch, was zusammen mit dem häufigen Erbrechen zu Verwechslungen mit einer chirurgischen Oberbauchaffektion Anlaß geben kann. Leitsymptom beim Komatösen sind:

➤ die tiefe, rasche Atmung (Kußmaul-Atmung) als Kompensation der Azidose sowie
➤ die Exsikkose mit trockener, schlaffer Haut, weichen Bulbi und leeren Halsvenen.

Labordiagnostik. Im konzentrierten Urin werden Zucker und Azeton stets stark positiv gefunden. Der Blutzucker erreicht Werte bis über 55 mmol/l (1000 mg/dl). Seine Höhe geht mit der Tiefe des Komas nicht parallel. Im Gegensatz dazu besteht eine positive Korrelation zwischen Ketoazidose und Ausmaß der Bewußtseinsstörung. Auch ohne Begleitinfekt finden sich eine ausgeprägte Leukozytose sowie als Folgen der Exsikkose eine Hämokonzentration sowie eine mäßige prärenale Niereninsuffizienz. Der renale Kaliumverlust wird oft durch die Azidose maskiert, welche eine Verschiebung des Kaliums aus dem Intra- in den Extrazellulärraum bewirkt.

Differentialdiagnose. Die Differentialdiagnose kann gegenüber zerebralen Affektionen mit Glukosurie und Hungerazidose gewisse Schwierigkeiten bieten. Glukosurie und Hyperglykämie erreichen hier aber keine sehr hohen Werte, und die Alkalireserve ist nicht herabgesetzt.

Gesteigerte Reflexe erlauben meist schon klinisch eine Differenzierung. Eine leichte Kreatininerhöhung darf nie zur Verwechslung mit einem urämischen Koma verleiten, das auch mit Hyperpnoe verbunden sein kann. Die Azidose läßt differentialdiagnostisch vor allem an die Laktatazidose denken, während für die Hyperglykämie auch sekundäre Formen des Diabetes mellitus in Frage kommen (s. Kapitel 2).

Hyperosmolares, nichtazidotisches Koma

Pathogenese. Eine wichtige Sonderform der Bewußtseinsstörung im Rahmen der Zuckerkrankheit stellt das hyperosmolare, nichtazidotische Koma beim Typ-2-Diabetiker dar. Betroffen sind mehrheitlich Patienten jenseits des 50. Altersjahrs mit leichtem, bisher komplikationslosem Diabetes mellitus, der gelegentlich vorher gar nicht bekannt war. In der Mehrzahl der Fälle wird die Hyperglykämie durch eine schwere Begleiterkrankung wie Niereninsuffizienz, Pneumonie, gramnegative Sepsis oder gastrointestinale Blutung ausgelöst.

Klinik. Das Koma kann von Krämpfen begleitet sein. Wegen der fehlenden Ketoazidose zeigen die Patienten keine Kußmaul-Atmung und kein Azeton im Urin, während die Polyurie, die ausgeprägte Dehydratation, die Hyperosmolarität mit Hämokonzentration und Hypernatriämie, die mäßige Azotämie sowie die meist erhebliche Hyperglykämie mit Werten über 33 mmol/l (600 mg/dl) den beiden diabetischen Komaformen gemeinsam sind.

Bei ungenügender Flüssigkeitszufuhr kann ein hyperosmolares Koma auch beim Diabetes insipidus beobachtet werden, ebenso bei Verabreichung von zu konzentrierter Sondenkost.

Laktatazidotisches Koma

Pathogenese. Die Laktatazidose tritt einerseits bei einer verminderten Gewebsperfusion infolge eines Kreislaufschocks auf. Daneben wird sie aber auch als Begleiterscheinung bei Erkrankungen ohne Gewebshypoxie beobachtet (Tab. 34.4). So können angeborene Enzymdefekte, ein schweres Leberversagen, Malignome, vor allem Leukämien, und ein schlecht eingestellter Diabetes mellitus mit einer Laktatazidose einhergehen.

! Insbesondere stellt die Diabetestherapie mit Biguaniden bei gleichzeitig bestehender Nierenfunktionseinbuße ein hohes Risiko dar.

Auch die Zufuhr großer Mengen von Fructose, Sorbit oder Xylit sowie eine Salicylatüberdosierung und eine Alkoholintoxikation können zur Laktatazidose führen.

Klinik. Die Patienten klagen über Appetitlosigkeit, Abdominalbeschwerden, Brechreiz und Erbrechen. Wegen

Tabelle 34.4 Differentialdiagnose der Laktatazidose

- Gewebshypoxie infolge Kreislaufschock
- Angeborene Enzymdefekte
- Begleiterscheinung bei schwerer Leberinsuffizienz, Malignomen, schlecht eingestelltem Diabetes mellitus
- Biguanidtherapie (insbesondere bei Nierenfunktionsstörung)
- Überdosierung von Fructose, Sorbit oder Xylit
- Salicylatintoxikation
- Alkoholintoxikation

der Azidose ist die Atmung tief und rasch und oft besteht eine ausgeprägte Hypotonie. Falls technisch möglich, erlaubt die Bestimmung des Lactats im Blut eine rasche Diagnosestellung. Andernfalls weist die metabolische Azidose bei fehlender Ketose und fehlender Urämie auf die korrekte Diagnose hin.

Hepatisches Koma

Pathogenese. Pathogenetisch lassen sich das endogene Koma bei Leberzerfall und das exogene Koma bei Leberausfall unterscheiden (s. Kapitel 25).

Klinik. Die ikterische Haut- und Sklerenfärbung ist das einzig spezifische Zeichen, das auf ein hepatisches Koma hinweist. Ansonsten findet sich das Bild einer Enzephalopathie, die sich klinisch von anderen metabolischen Hirnschädigungen nicht grundsätzlich unterscheidet. Im Praecoma hepaticum fallen Persönlichkeitsveränderungen, Apathie, vermehrtes Schlafbedürfnis und ein Flapping tremor auf. Daraus kann sich unterschiedlich schnell ein tiefes Koma mit ausgeprägter Muskelrigidität, später mit schlaffem Muskeltonus und fehlenden Reflexen entwickeln.

Differentialdiagnose. Differentialdiagnostisch bietet am ehesten die äthylische Enzephalopathie Schwierigkeiten, insbesondere, da beide Krankheiten oft beim gleichen Patienten vergesellschaftet sind. Während beim hepatischen Koma außer im terminalen Stadium eine Hyperreflexie besteht, fehlen die Reflexe beim Alkoholiker wegen der äthylischen Polyneuropathie oft. Das Delirium tremens läßt sich dank seiner motorischen und vegetativen Hyperaktivität abgrenzen.

Urämisches Koma

Dank Hämo- und Peritonealdialyse bei der terminalen Niereninsuffizienz ist das urämische Koma heute eher zu einer Seltenheit geworden. In der Regel manifestiert sich die Nierenerkrankung durch eine Vielzahl anderer Symptome (s. Kapitel 29), bevor die urämische Enzephalopathie zum Koma führt, welches sich meist langsam aus einer zunehmenden Bewußtseinstrübung heraus entwickelt. Die Diagnosestellung bietet bei Nachweis eines stark erhöhten Kreatinins im Serum somit kaum besondere Probleme.

Differentialdiagnose. Die hypertensive Enzephalopathie, die Wasserintoxikation sowie Azidosen anderer Genese (Ketoazidose, Laktatazidose, exogene Noxen) sind differentialdiagnostisch abzugrenzen. Während die letzteren beiden durch geeignete Laboruntersuchungen erkannt werden können, bietet die hypertensive Enzephalopathie wesentlich mehr Schwierigkeiten. Das Ausmaß der Kreatininerhöhung und der Blutdrucksteigerung sowie die Augenfundusveränderungen können Hinweise geben.

Nebennierenkoma

Klinik. Die Nebenniereninsuffizienz ist selten einmal Ursache für einen komatösen Zustand, sei dies im Rahmen einer hypoglykämischen Episode, sei dies als eigentliche

Addison-Krise. Diese kündet sich durch Nausea, Erbrechen, Durchfall sowie krampfartige Bauchschmerzen an. Der schon vorbestehend tiefe Blutdruck sinkt weiter

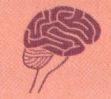

ab, die Patienten werden zunehmend lethargisch, später komatös und die Sehnenreflexe erlöschen, was neben der typischen Hyperpigmentierung der Haut und auch der Schleimhäute differentialdiagnostisch weiterhelfen kann. Das Krankheitsbild tritt meist infolge einer akuten Überforderung der vorgeschädigten Nebennieren (febriler Infekt, Brechdurchfall, Operation, Hitzeexposition, Überanstrengung) auf. Die Kranken sind dehydriert mit Oligurie und leichter Azotämie.

Diagnostik. Das Natrium muß wegen der Hämokonzentration nicht auffallend sein, während der Natrium-Kaliumquotient deutlich erniedrigt ist (um 20 statt um 30). Der Cortisolmangel kommt in der Hypoglykämie sowie im Vorhandensein von Eosinophilen, die bei anderen Schockformen in der Regel fehlen, zum Ausdruck. Letztlich beweisend für die Diagnose einer Addison-Krise ist das stark erniedrigte Plasmacorticosol. Allerdings muß bereits aufgrund der klinischen Symptome an die richtige Diagnose gedacht werden, da zur Einleitung der notwendigen therapeutischen Maßnahmen keinesfalls das Resultat der Cortisolbestimmung abgewartet werden darf.

Hypophysäres Koma

Die Lethargia pituitaria als Ursache für ein Koma ist durch einen *kombinierten TSH-Thyroxin- und ACTH-Cortisolmangel* bedingt. Sie vereinigt die Symptome des Myxödemkomas und der Nebenniereninsuffizienz. Entsprechend finden sich nach gastrointestinalen Prodromalsymptomen eine zunehmend hypodyname Kreislaufsituation mit Bradykardie und Hypotonie sowie die Tendenz zu deutlicher Untertemperatur. Der Blutzucker ist sehr oft mäßig bis stark erniedrigt. Das Koma tritt meistens nach jahrelang vorbestehendem Panhypopituitarismus auf, entsprechend zeigen die Patienten eine wächserne Blässe, myxödematöse Hautveränderungen, den Verlust der sekundären Behaarung sowie Zeichen eines endokrinen Psychosyndroms. Ursache ist am ehesten eine postpartale Nekrose des Hypophysenvorderlappens (Sheehan-Syndrom), seltener ein Hypophysentumor.

Thyreotoxisches Koma

Das Basedow-Koma ist dank der Möglichkeiten zur medikamentösen Therapie der Hyperthyreose heute selten. Das eigentliche Koma entwickelt sich aus der thyreotoxischen Krise mit Delir.

Klinik. Kennzeichnend sind die stark erhöhte Körpertemperatur mit Fieber bis über 40 °C und die ausgeprägte Tachykardie mit Kammerfrequenzen bis 200/min (Sinustachykardie, Vorhofflattern oder -flimmern), die oft mit kardialen Dekompensationserscheinungen einhergeht. Durchfälle sind häufig, die Kranken sind exsikkiert, die Haut ist heiß und, im Gegensatz zur unkomplizierten Hyperthyreose, trocken. Eine vorbestehende Schilddrüsenüberfunktion ist Voraussetzung für das Auftreten von Krise und Koma. Entsprechend finden sich bei den Patienten oft eine Struma und ein Exophthalmus.

Ursachen. Auslösend wirken

- das plötzliche Absetzen einer thyreostatischen Therapie,
- Operationen, z. B. Strumektomie bei ungenügend vorbehandelter Hyperthyreose,
- Infektionen,
- Traumen,
- jodhaltige Medikamente und
- Röntgenkontrastmittel.

Myxödemkoma

Klinik. Das klinische Bild des Myxödemkomas entspricht einer (endogenen) Hibernation und kann als Scheintod imponieren: herabgesetzte Atemtiefe und -frequenz, Kreislaufkollaps mit Hypotonie und Bradykardie sowie bei Abwesenheit infektiöser Komplikationen (Pneumonie häufig) tiefe Körpertemperatur. Betroffen sind meist Frauen (F:M = 6:1) in mittlerem bis hohem Alter. Der pyknische Habitus ist vorherrschend. Die komatöse Dekompensation tritt vornehmlich in den kalten Wintermonaten ein, auslösend wirken sedierende Medikamente (Barbiturate, Phenothiazide, Morphium usw.), eine Narkose, Infekte, Traumen, Streß. Die Rektaltemperatur ist in der Regel so tief (oft unter 30 °C), daß sie nur mit Hilfe eines Laborthermometers gemessen werden kann. Der ausgeprägte myxödematöse Aspekt von Haut und Zunge, die nackte Trachea (Schilddrüsenatrophie, Status nach Strumektomie oder u. U. viele Jahre zurückliegende Radiojodbehandlung), das große Herz, die Bradykardie, die stark verlangsamten bis fehlenden Sehnenreflexe und die deutlich erniedrigten Schilddrüsenhormone geben diagnostisch den Ausschlag. Das Cholesterin ist außer bei starker Malnutrition erhöht, das Natrium praktisch immer erniedrigt.

Koma bei Hyperviskositätssyndrom (Coma paraproteinaemicum)

Diese Komaform wird bei Patienten mit multiplem Myelom, Makroglobulinämie Waldenström und Kryoglobulinämie beobachtet. Am gefährdetsten sind die Fälle mit einer IgM-Paraproteinämie. Die klinischen Symptome sind auf Mikrozirkulationsstörungen infolge der stark erhöhten Serumviskosität zurückzuführen. Meist stehen die neurologischen Störungen mit Kopfschmerzen, Schwindel, Benommenheit, Koma und Krämpfen im Vordergrund.

Koma bei schweren Allgemeinerkrankungen

Bei vielen schweren Allgemeinerkrankungen wird im Verlauf oder terminal ein Koma beobachtet, so bei Infektionskrankheiten, insbesondere bei Septikämien, und bei Tumoren. Häufig werden gerade bei diesen Fällen hinzutretende Komplikationen (Meningitis, Coma diabeticum oder hypoglycaemicum) übersehen. Bei schweren Verläufen der Malaria tropica sind komatöse Zustände ebenfalls nicht selten.

Koma bei Störungen des Wasser-, Elektrolyt- und Säure-Basen-Haushalts

Diese Störungen werden in Kapitel 30 abgehandelt.

34.2 Koma bei exogenen Intoxikationen

Von den verschiedenen Medikamenten, chemischen Substanzen und Gasen, die zu einem Koma führen können, spielen in städtischen Agglomerationen heutzutage die Drogen, insbesondere die Opiate, die wichtigste Rolle. Wesentliche Hinweise auf das Vorliegen einer exogenen Vergiftung sowie Anhaltspunkte über die Art der verantwortlichen Substanzen ergeben sich oft aus den äußeren Umständen, in denen der Patient gefunden wird, und aus Angaben von Drittpersonen. Sowohl Drogenintoxikationen als auch in suizidaler Absicht erfolgte Intoxikationen sind oft durch verschiedene Werkstoffe bedingt, die sich gegenseitig potenzieren können. Das klinische Bild genügt dann oft nicht zur sicheren Ermittlung der verantwortlichen Gifte, so daß erst toxikologische Analysen von Blut, Urin und/oder Magensaft eine definitive Diagnose erlauben.

Intoxikation mit Drogen, Sedativa und Hypnotika

Die wichtigsten Symptome und Befunde von Intoxikationen mit Drogen (Heroin, Kokain, Cannabis), Sedativa und Hypnotika sind in Tabelle 34.5 zusammengefaßt. Klinisch steht nebst der Bewußtseinsstörung vor allem die Atemdepression im Vordergrund. Seltener können auch ein Lungenödem (Heroin), Koronarspasmen mit

Tabelle 34.5 Wichtigste Symptome und Befunde bei Drogenintoxikation

Substanz	Stimmung/Bewußtsein	Pupille	Atmung/Respirationstrakt	Herz/Kreislauf
Opiate	Somnolenz, Koma	Miosis	Atemdepression, Lungenödem	Kreislaufdepression, Rechtsherzendokarditis
Kokain	Euphorie, evtl. Delirium	Mydriasis	Atemfrequenzanstieg	Puls- und Blutdruckanstieg, Koronarspasmen
Amphetamine	Erregung	Mydriasis	Atemfrequenzanstieg	Puls- und Blutdruckanstieg
Barbiturate/Benzodiazepine	Somnolenz, Koma	wechselnde Reaktion	Atemdepression	Blutdruckabfall
Halluzinogene	Halluzinationen	Mydriasis		Puls- und Blutdruckanstieg
Cannabis	Euphorie	Mydriasis	bronchiale Hyperreagibilität	

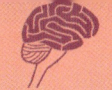

akutem Myokardinfarkt (Kokain) oder ein akutes Abdomen (Heroin) beobachtet werden.

Die sichere Identifikation der für die Drogenintoxikation verantwortlichen Substanz(en) gelingt in der akuten Notfallsituation oft nicht. Neben dem Pupillenbefund (Tab. 34.5) stellt das Ansprechen auf eine probatorische Therapie mit den *Antagonisten* Naloxon (bei Opiatintoxikation) oder Flumazenil (bei Benzodiazepinintoxikation) ein wichtiges indirektes differentialdiagnostisches Mittel dar.

Psychopharmakaintoxikation

Sowohl die *Antidepressiva* als auch die *Neuroleptika* haben in großen Mengen eine ausgesprochen depressorische Wirkung auf das Zentralnervensystem. Bei den trizyklischen Antidepressiva geht dem eigentlichen Koma oft ein agitiertes Delir mit anfallsartiger motorischer Unruhe voraus, während die Neuroleptika über eine zunehmende Schläfrigkeit zur Bewußtlosigkeit führen. Beide Substanzgruppen haben daneben ausgeprägte hemmende Einflüsse auf die Atmung sowie auf das Herz-Kreislauf-System, wodurch es zur Hypotonie und zu Rhythmusstörungen kommt, die gerade bei den Antidepressiva lebensbedrohliche Formen annehmen können. Auch tonisch-klonische Krämpfe sind bei schweren Vergiftungen häufig. Je nach Ausmaß der atropinähnlichen Wirkung der einzelnen Substanzen wird eine ausgeprägte Mydriasis beobachtet (vor allem beim Imipramin).

Intoxikation mit Analgetika und Antipyretika

Die Medikamente aus der Analgetika-/Antipyretika-Gruppe sind sehr oft als Kombinationspräparate im Handel. Die wichtigsten Wirkstoffe sind die Salicylsäure, das Paracetamol sowie die Pyrazolderivate. Bei der Einnahme entsprechend großer Mengen kann jede dieser Substanzen zum Koma führen.

➤ Die *Salicylatvergiftung* zeigt neben dem Koma typischerweise eine verstärkte tiefe Atmung infolge einer Reizung des Atemzentrums. Im Gegensatz zum ketoazidotischen oder urämischen Koma liegt in der Blutgasanalyse jedoch eine respiratorische Alkalose vor.
➤ Beim *Paracetamol* ist als wichtigste toxische Wirkung eine schwere Leberzellschädigung beschrieben, die zu einem Leberzellfallkoma führen kann.
➤ Die *Pyrazolderivate* schließlich können epileptische Krämpfe auslösen.

Alkoholintoxikation

Die akute Alkoholintoxikation führt nur selten zu einem tiefen Koma. Auffallend sind das stark gerötete Gesicht, der schnelle Puls mit tiefem Blutdruck und die kühle, feuchte Haut. Die Bewußtseinslage ist oft stark fluktuierend. Die Kombination mit Tranquilizern oder Schlafmitteln ist häufig und führt durch Potenzierung der Wirkung rasch zum Koma.

Differentialdiagnostisch ist beim Alkoholiker mit Bewußtseinstrübung an ein chronisches Subduralhämatom, an eine traumatische Hirnschädigung oder an ein Wernicke-Syndrom zu denken.

Kohlenmonoxid-(CO-)Intoxikation

Die akute schwere CO-Vergiftung ist durch das rosige Aussehen der Patienten gekennzeichnet, das aber mit zunehmender Dauer und Schocktiefe zyanotisch-livide werden kann. Die Häufigkeit hat dank der Entgiftung des Leuchtgases gegenüber früheren Jahren stark abgenommen, wichtige Quelle sind heute unter anderem Auspuffgase. In der Regel bestehen Muskelkrämpfe aller 4 Extremitäten, die sich entwickelnde Laktatazidose ist ein guter Laborparameter für die Beurteilung der Schwere der Vergiftung. Das CO selbst kann im Blut spektrometrisch oder gaschromatographisch nachgewiesen werden.

Lösungsmittelintoxikation

Von den gewerblichen Giften führen besonders Lösungsmittel, wie sie in der Industrie und im Haushalt in unzähligen Formen vorkommen, zu Bewußtlosigkeit. Benzin, Benzol und seine Homologen lassen sich durch den intensiven Benzingeruch, Chlorkohlenwasserstoffe durch den Chloroformgeruch erkennen. Das Trichloräthylen, ein sehr häufig verwendetes Lösungsmittel, das auch als inhaliertes Rauschmittel Probleme bietet, läßt sich über seinen Metaboliten, die Trichloressigsäure, im Urin nachweisen.

Intoxikation mit Zyankali (Blausäure)

Diese Vergiftungen haben in den letzten Jahren durch vermehrte Verwendung von zyanhaltigen chemischen Mitteln in der Industrie eher zugenommen, während sie bei den Suiziden zahlenmäßig an Bedeutung eingebüßt haben. Schwere Fälle führen rasch zu Bewußtlosigkeit, Tachykardie, Krämpfen, maximaler Pupillenerweiterung und zum Tod, der unter Umständen auch ganz plötzlich auftreten kann.

Atropinintoxikation

Bei der Atropinvergiftung spielen vor allem verschiedene Giftpflanzen eine Rolle. Die Leitsymptome

- Rötung des Gesichts,
- Trockenheit der Schleimhäute,
- Tachykardie und
- Mydrias

führen rasch zur richtigen Diagnose. Das Delirium mit stark motorischer Unruhe geht bei tödlich verlaufenden Vergiftungen rasch in ein tiefes Koma über.

34.3 Koma bei zerebralen Affektionen

Das zerebrale Koma läßt sich einerseits in akut (vaskulär, traumatisch) und protrahiert (tumorös, infektiös) einsetzende Formen und andererseits in gefäßbedingte (intrakranielle Blutung, Enzephalomalazie) und nicht-gefäßbedingte (Tumor, Infekt, Trauma) Ursachen unterteilen (Tab. 34.6).

Tabelle 34.6 Koma bei zerebralen Affektionen

Gefäßbedingt	Andere Ursachen
• Enzephalorrhagie	• Hirntumoren
• Infarkt (Thrombose, Embolie inkl. Luft- und Fettembolie, Vaskulitis)	• Hirnabszesse
	• Meningitiden (s. auch Status febrilis)
• Subarachnoidale Blutung	• Enzephalitiden (s. auch Status febrilis)
• Subdurales und epidurales Hämatom	• Akute toxische Enzephalopathien
• Hirnsinusthrombose	• Trauma
	– Commotio cerebri
	– Contusio cerebri
	– subdurales und epidurales Hämatom
	• Basilarismigräne

Vaskuläre Prozesse

Intrakranielle Blutungen

Bei den intrakraniellen Blutungen stehen die *Enzephalorrhagie* (Abb. 34.3) bei Hypertonikern (vor allem im Alter zwischen 45 und 60 Jahren) und die *Subarachnoidalblutung* durch Ruptur arterieller Aneurysmen mit Auftreten in jedem Alter differentialdiagnostisch im Vordergrund.

Intrazerebrale Blutung. Die Symptome nach Gefäßrupturen infolge länger anhaltender Hypertonie setzen in der Regel plötzlich ein. Das Koma ist tief und die Temperatur oft erhöht. Größere Blutungen gehen bevorzugt von der A. cerebri media aus, verursachen daher eine Läsion im Bereich der inneren Kapsel und der Stammganglien, was die dabei häufig durchgehende Hemiplegie erklärt. Wesentlich seltener sind Blutungen ins Zerebellum und in die Brücke. Protrahiertes Auftreten mit Tumorsymptomatik ist aber auch bei kleineren intrazerebralen Blutungen durch Entwicklung eines perifokalen Ödems möglich. Ebenso können sich ischämische Insulte schlagartig manifestieren, so daß eine Differenzierung von Blutung und Infarkt ohne Zusatzinformation (Computertomographie, evtl. Liquor) nicht möglich ist. Ventrikeldurchbruch führt zu einer Verstärkung der klinischen Erscheinungen. Das Koma wird tiefer, die Atmung unregelmäßig, und die Temperatur kann ansteigen. Manche Patienten zeigen eine Areflexie, andere tonische Streckkrämpfe.

Subarachnoidalblutung. Bei der primären Subarachnoidalblutung infolge Ruptur eines *kongenitalen, arteriellen* (Abb. 34.4) oder eines *mykotischen Aneurysmas*, bei Leukämien, allgemeiner hämorrhagischer Diathese oder unter Antikoagulation wird in der Regel über *plötzlich auftretende heftige Kopfschmerzen*, häufig ausstrahlend in den Hinterkopf und Nacken, geklagt. Es kommt zu einem sich schnell entwickelnden Meningismus.

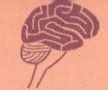

Koma bei zerebralen Affektionen

Koma und hemiplegische Symptome durch Einwühlung der Blutung in die Hirnsubstanz sind möglich, aber nicht die Regel. Der Meningismus läßt mit zunehmender Komatiefe nach.

Zerebraler Infarkt (Enzephalomalazie)

Klinik. Der Infarkt verläuft oft weniger stürmisch als die Enzephalorrhagie. Das Koma ist weniger tief, die Kranken sind oft nur soporös. Häufig setzen die Erscheinungen nicht schlagartig ein, sondern entwickeln sich allmählich bzw. stufenförmig. Betroffen werden vorwiegend Kranke über 60 Jahre mit starker allgemeiner Arteriosklerose, bei denen der Blutdruck nur wenig erhöht ist, aber auch normal oder erniedrigt sein kann. Die Lähmungserscheinungen weisen oft auf einen ausgedehnten zerebralen Herd hin, z. B. Paralyse der ganzen rechten Seite und gleichzeitige Aphasie, was für einen Ausfall eines größeren Astes der A. cerebri media spricht. Besteht bei solchen massiven Lähmungen kein tiefes Koma, handelt es sich meist um einen Infarkt und nicht um eine Blutung. Beiden Zuständen liegt in der Regel eine Arteriosklerose zugrunde.

Die Symptomatik eines zerebralen Insultes zeigt lediglich den Ort der Auswirkung der Durchblutungsstörung, nicht aber die Lokalisation des Gefäßverschlusses an. Bei transitorischen Insulten und kurzdauernder Bewußtlosigkeit ohne wesentlichen bleibenden neurologischen Ausfall ist daher stets eine sorgfältige Gefäßdiagnostik mit Ultraschalltechniken und je nach Situation auch eine Karotisangiographie mit Darstellung der Bifurkation erforderlich.

Pathogenese. Ätiologisch sind die meisten zerebralen Infarkte bei älteren Leuten Folge einer *zerebralen Arteriosklerose*. Bei jüngeren Patienten sind Durchblutungsstörungen bei *spezifischer Arteriitis* (Lues), bei Arteriitis cranialis, bei *Kollagenosen* (Periarteriitis nodosa, Lupus erythematodes), bei entsprechenden peripheren Hinweisen eine Thrombangiitis obliterans und bei jüngeren Frauen

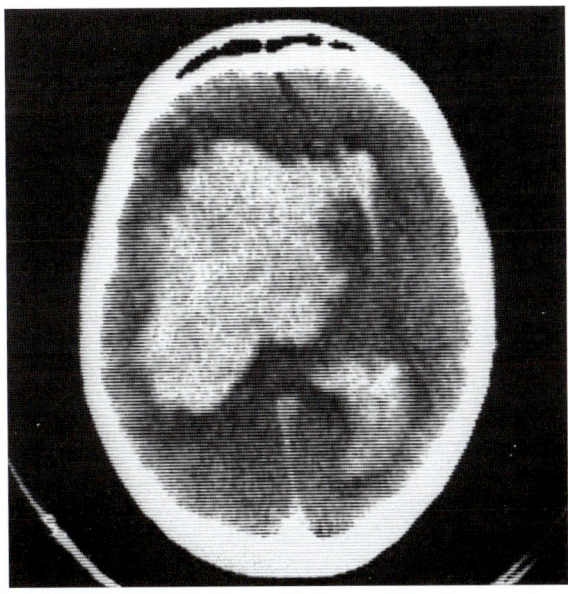

Abb. 34.3 Hypertone Massenblutung mit Ventrikeleinbruch.

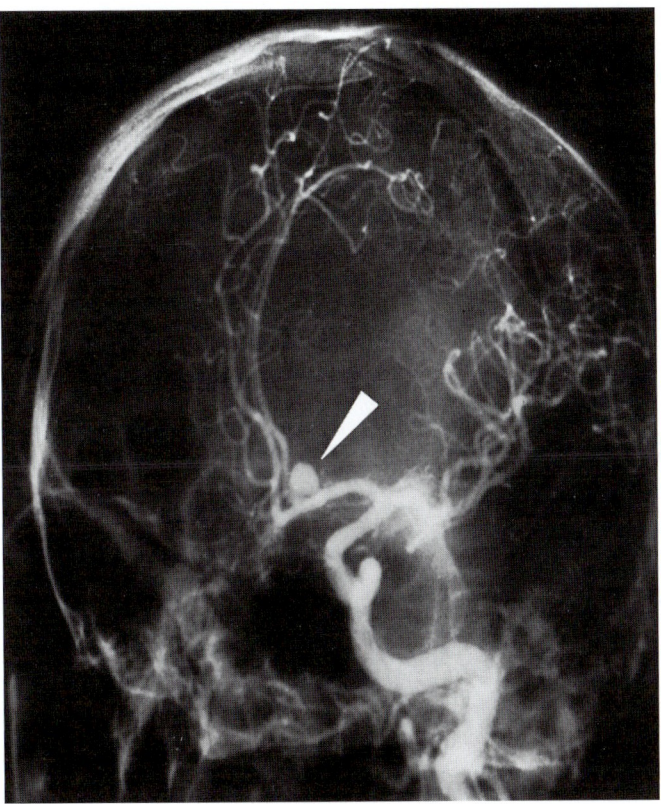

Abb. 34.4 Sackförmiges Aneurysma im Winkel A. cerebri anterior und A. communicans anterior (linksseitiges Karotisangiogramm). 36jähriger Mann mit plötzlich auftretender Bewußtlosigkeit, anschließend heftigsten Kopfschmerzen und Somnolenz; frisch blutiger Liquor. Nach Aneurysma-Clipping beschwerdefrei.

Tabelle 34.7 Differentialdiagnose der häufigsten Ursachen der Apoplexie

	Hirnblutung	Thrombose-Malazie	Embolie
Anamnese	Hypertonie +	bei unter 60jährigen oft schwere Raucher / Hypertonie (+)	Vitium
Alter	45–60 Jahre	oft über 60 Jahre	nicht altersabhängig
Auftreten	plötzlich, oft nach Anstrengung	allmählich, oft vorausgehende Prodromi	plötzlich
Koma	+	– (+)	unbestimmt
Halbseitensyndrom	+	+	+
Hirndruckerscheinungen	+	–	–
Augenfundus	Fundus hypertonicus	normal oder allgemeine Sklerose	normal
Liquor	blutig (nicht obligat)	nicht blutig, gelegentlich xanthochrom	normal

eine *Takayasu-Arteriitis*, eine *fibromuskuläre Hyperplasie* der Karotis und Gefäßkomplikationen durch Antikonzeptiva zu differenzieren. Außerdem ist bei Vorliegen von Herzfehlern an *kardiogene Embolien*, bei entsprechender Vorgeschichte an *Gas- und Fettembolien* zu denken. Gasembolien entstehen bei zu rascher Dekompression aus Überdrucksystemen, vor allem bei Unterwasserbaustellen und beim Tauchen. Fettembolien sind die Folge ausgedehnter Frakturen. Sie werden in der Regel durch vorausgehende Dyspnoe, Tachykardie, Zyanose eingeleitet. Die Diagnose ist gesichert, wenn am 3. Tag gelbliche Petechien am oberen Stamm sowie in den Konjunktiven und am Augenhintergrund auftreten.

Differentialdiagnose. Die wichtigsten differentialdiagnostischen Kriterien zur Unterscheidung zwischen Enzephalorrhagie, Enzephalomalazie und zentraler Embolie sind in Tabelle 34.**7** wiedergegeben.

Tumoröse Prozesse

Blutungen in Tumoren können gelegentlich durch eine akut einsetzende Symptomatik einen vaskulären Insult bzw. eine intrazerebrale Blutung vortäuschen. Auch das Koma infolge eines epiduralen Hämatoms oder nach akuten subduralen Hämatomen kann sich subakut entwickeln. In der Regel kommt es aber bei intrakraniellen Raumforderungen über eine *langsam zunehmende Bewußtseinseintrübung* nach vorausgehenden Hirndrucksymptomen (Stauungspapillen, Erbrechen, Kopfschmerzen, später allgemeine psychische Verlangsamung und affektive Nivellierung) und progressiv neurologischen Ausfällen bzw. auch fokalen oder generalisierten Krampfanfällen zum Koma. Der eigentliche Übergang ins Koma kann bei plötzlichen Mittelhirneinklemmungen relativ akut erfolgen.

Entzündliche Prozesse

Hirnabszesse

Sie können mit einer ähnlichen Symptomatik einhergehen und sind differentialdiagnostisch, wenn kein subakuter Verlauf vorliegt und Begleitbefunde fehlen, oft klinisch kaum abzugrenzen. Hämatogene Abszesse bei Bronchiektasen, Lungenabszessen, Endokarditis, Aktinomykosen sind oft multipel.

Herpes-simplex-Meningoenzephalitis

Hier gehen wegen der häufig bitemporalen Herde oft Desorientierungsstörungen voraus. Fortgeleitete Prozesse bei Stirnhöhlen- und Mittelohrinfektionen bzw. auch Schädelbasisfrakturen sind ebenso wie die Abszesse nach offenen Schädel-Hirn-Verletzungen in der Regel solitär. Sie können vor allem nach Schädel-Hirn-Verletzungen auch mit langer Latenz von Monaten und Jahren manifest werden. Eine Leukozytose ist nicht obligat, und bei abgekapselten Abszessen kann auch eine Pleozytose im Liquor fehlen.

Sinusthrombosen

Sie kommen nach schweren Allgemeinerkrankungen, postpartal, bei Furunkulosen im Bereich der Oberlippe und bei Mittelohraffektionen vor. Ist der Sinus cavernosus betroffen, so ist die Diagnose durch die lokale Stauung im Orbitalbereich mit Schwellung der Augenlider naheliegend (Abb. 34.**5**). Bei Thrombose des Sinus longitudinalis sagittalis kann es durch Rückstau in die Hemisphäre mit Ausfall vor allem im parasagittalen Hemisphärenbereich zu Paraparesen und bei weiterer Ausdehnung mit Ödembildung zu zunehmender Bewußtseinseinschränkung kommen. Gelegentlich treten Anfälle auf. Der Liquor ist häufig xanthochrom.

Enzephalitiden und Meningoenzephalitiden

Beide Erkrankungen, letztere im Beginn gleichzeitig mit Meningismus, gehen ebenfalls häufig mit zunehmender Bewußtseinseintrübung bis zum Koma einher. Dabei kann sich vor allem bei bakteriellen Meningoenzephalitiden (Meningokokken, Pneumokokken) die Bewußtseinsstörung ungewöhnlich rasch entwickeln, so daß differentialdiagnostisch eine Subarachnoidalblutung erst durch den Liquor auszuschließen ist. Granulomatöse Enzephalitiden unbekannter Ursache (Behçet-Syndrom, retikulohistiozytäre Enzephalitis, Sarkoidose und opportunistische Infektionen [Toxoplasmose] bei AIDS) führen gelegentlich zu langsam progressiven Bewußtseinseinschränkungen. Bei Bewußtseinsstörungen mit unklaren entzündlichen Liquorbefunden ist also eine möglichst breit angelegte neurologische und bakterielle Untersuchung erforderlich.

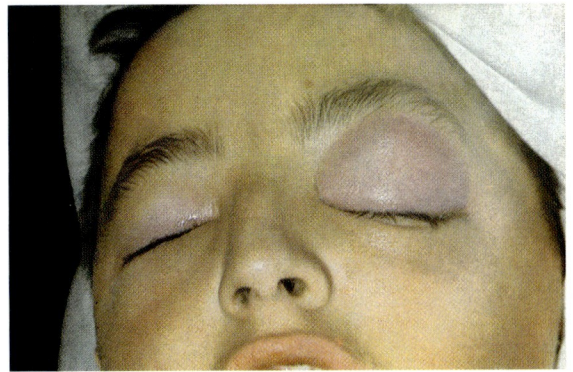

Abb. 34.5 Beidseitiges Lidödem bei Sinus-Cavernosus-Thrombose. 18jähriger Mann.

▶ Die sog. *Pseudoencephalitis haemorrhagica superior (Wernicke)* der chronischen Alkoholiker infolge perivaskulärer Blutungen und Hyperplasien des Gefäßbindegewebes, vor allem im Mittelhirn, Hypothalamus und in den Corpora mamillarea, geht mit Augenmuskelparesen, Ataxie und Somnolenz sowie häufig auch mit einer Korsakow-Psychose einher. Sofern ein Koma auftritt, ist die Prognose stets zweifelhaft. Die Erkrankung ist nicht nur alkoholbedingt, sondern tritt auch bei chronisch konsumierenden Erkrankungen verschiedenster Genese auf.

▶ Die *akute hämorrhagische Enzephalitis des Erwachsenen* tritt im Gefolge akuter Infektionskrankheiten (Scharlach, Meningitis, Pneumonie, Typhus, Parotitis epidemica, Herpes zoster, Influenza, Malaria usw.), selten autochthon auf. Sie kommt auch als Schwangerschaftsenzephalitis vor. Hohe Temperaturen, starke Kopfschmerzen, hemiplegische Störungen, Bewußtlosigkeit und äußerst schlechte Prognose charakterisieren das Bild. Bewußtseinseinschränkungen beim Creutzfeldt-Jacob-Syndrom, bei Leukodystrophien, multifokalen Leukoenzephalopathien und der progressiven supranukleären Lähmung entwickeln sich langsam und machen in der Regel durch die Symptomatik der Grundkrankheit keine diagnostischen Probleme.

Trauma

Traumatisch bedingte Hirnschädigungen mit Bewußtlosigkeit

Diese sind meist durch die Begleitumstände leicht zu erkennen. Schwierigkeiten treten auf, wenn über ein Trauma nichts bekannt ist oder das Trauma durch einen apoplektischen Insult verursacht wurde.

Commotio cerebri. Eine einfache *Commotio cerebri* ist durch eine sofortige Bewußtlosigkeit mit meist kurzer retrograder Amnesie charakterisiert. Die Bewußtlosigkeit kann Sekunden bis mehrere Stunden andauern. Häufig kommt es anschließend zu Erbrechen. Eine Commotio cerebri hinterläßt keine neurologischen Befunde und nach Abklingen der Allgemeinveränderungen im akuten Stadium keine EEG-Veränderungen.

Contusio cerebri. Treten neurologische Herdzeichen oder Krampfanfälle nach einem Kopftrauma auf oder lassen sich nach Abklingen der Bewußtlosigkeit Herdveränderungen im EEG nachweisen, so liegt eine *Contusio cerebri* vor. Die Contusio cerebri kann aber auch ohne Bewußtlosigkeit einhergehen und das Fehlen neurologischer Symptome schließt eine Contusio in einer neurologisch stummen Hirnregion nicht aus. Da sich fokale EEG-Veränderungen wieder zurückbilden können und für die akute Phase häufig kein EEG vorliegt, wird die Diagnose einer Contusio cerebri problematisch. Wir nehmen daher bei mehr als vierstündiger Bewußtlosigkeit an, daß eine Contusio cerebri vorgelegen hat. Diese Annahme trifft nicht immer zu, ist aber pragmatisch bewährt. Treten protrahiert amnestische Intervalle über Tage und anhaltende Bewußtseinsveränderungen auf, so ist eine Contusio cerebri gesichert.

Epidurale und akute subdurale Hämatome. Vertieft sich das Koma nach einem Hirntrauma in den ersten Stunden oder tritt nach Erwachen aus der Bewußtlosigkeit mit Latenz von Stunden bis wenigen Tagen eine erneute progressive Bewußtseinseinschränkung ein, so besteht Verdacht auf ein *epidurales Hämatom* infolge Blutung aus eingerissenen Meningikaästen (Fraktur) oder auf ein *perakutes subdurales Hämatom* infolge arterieller Blutungen aus Gefäßen der Hirnoberfläche bei ausgedehnten Gewebszertrümmerungen und gleichzeitiger Schädigung der Subarachnoidea. Eine kontinuierliche Kontrolle frisch Bewußtloser (Blutdruck, Atmung, Pupillen) ist daher unerläßlich, da beide Hämatome chirurgisch kontrollierbar sind und die Diagnose durch Computertomographie vor Entwicklung einer lichtstarren Pupille und Streckkrämpfen infolge einer Mittelhirneinklemmung erfolgen muß.

Subdurale Hämatome, die durch Abriß von Brückenvenen entstehen, zeigen in der Regel eine etwas protrahierte bis chronische Symptomatik. Das akute subdurale Hämatom folgt der Hirnkontusion mit einer Latenz von Tagen, und die Bewußtseinsveränderung kann bei einer postkontusionellen Psychose schwer differenzierbar sein.

Chronische Subduralhämatome.

> ! Chronische subdurale Hämatome können mit Latenzen von Wochen bis Monaten nach einem Trauma manifest werden. Nicht selten wird das Trauma von dem oft schon psychisch alterierten Patienten nicht mehr erinnert.

Chronische Subduralhämatome können nach Bagatelltraumen bei älteren Patienten und insbesondere bei Alkoholikern oder unter Antikoagulation auftreten.

Ebenso wie beim epiduralen Hämatom kann auch beim akuten subduralen Hämatom ein freies Intervall fehlen. Hier wie dort ist die zunehmende Bewußtseinstrübung das führende Symptom. Chronische subdurale Hämatome sind fast regelmäßig durch meist einseitige, zunehmende Kopfschmerzen, häufig fluktuierende Bewußtseinsveränderungen mit leichter Somnolenz und zwischenzeitlichen Wachphasen charakterisiert. Der Patient wirkt in diesen oft eigentümlich gleichgültig gegenüber seiner Erkrankung und mürrisch gegen die Umgebung.

Auch ohne zusätzliche Halbseitensymptomatik ist bei einer derartigen Vorgeschichte ein Computertomogramm indiziert. Die meisten subduralen Hämatome liegen über der Konvexität. Frontal und okzipital gelegene Hämatome kommen jedoch vor. Ebenso gibt es selten subdurale Hämatome über dem Zerebellum, die unter der Symptomatik eines Tumors der hinteren Schädelgrube manifest werden. Im weiteren Verlauf führt das subdurale Hämatom zu Hemiparesen, selten auch zu aphasischen Störungen. Beim chronisch subduralen Hämatom kommt es häufiger als beim akuten zu Stauungspapillen und Anfällen. Subdurale Hämatome sind nicht selten doppelseitig. Tief somnolente bis komatöse Zustände treten ferner auch bei der Basilarismigräne (s. Kapitel 5) auf.

Literatur

Amdur MO, Doull J, Klaassen CD. Toxicology. New York; Pergamon Press; 1991.
Bates D. The management of medical coma. J Neurol Neurosurg Psychiatry. 1993; 56: 589.
Greminger P, Candinas R, Maire R, Perschak H. Differentialdiagnose der akuten Bewußtseinsstörung. Schweiz Med Wochenschr. 1994; 124: 1103.
Gyr NE, Schoenberger RA, Haefeli WA eds. Internistische Notfälle, 6. Aufl. Stuttgart: Thieme. 1998.
Levy DE. The comatose patient. In: Rosenberg RN. Comprehensive Neurology. New York: Raven Press; 1991.
Monotti R. Der Drogennotfall. Schweiz Med Wochenschr. 1993; 123: 881.
Mumenthaler M, Mattle H. Neurologie, 10. Aufl. Stuttgart: Thieme; 1997.
Osterwalder JJ. Der komatöse Patient: erste Überlegungen und Maßnahmen. Schweiz Rundschau Med. 1996; 85: 1626.
Polansky KS. A practical approach to fasting hypoglycemia. New Engl J Med. 1992; 326: 1020.
Ruef C. Die Enzephalitis beim Erwachsenen. Schweiz Med Wochenschr. 1994; 124: 1109.

35 Anfallsweise auftretende Erkrankungen

P. Greminger, G. Siegenthaler-Zuber

35.1	Anfälle mit kurzdauernder Bewußtseinseinschränkung	932
35.2	Anfälle mit Krämpfen	932
35.3	Anfälle mit Temperatursteigerungen	932
35.4	Anfälle mit Lähmungen	933
35.5	Anfälle mit Dyspnoe	933

Erkrankungen des Respirationstraktes 933
Erkrankungen des kardiovaskulären Systems 933

35.6	Anfälle mit Angst (Panikattacken)	934
35.7	Anfälle mit Schmerzen	934

Kopfschmerzen 935
Thoraxschmerzen 935
Abdominelle Schmerzen 935
Schmerzen in den Extremitäten 935

35.8	Anfälle mit Schwindel (Schwindelattacken)	936
35.9	Anfälle mit Beeinträchtigung des Wohlbefindens	936

932 Anfallsweise auftretende Erkrankungen

> **Allgemeine Bemerkungen**
>
> Als *Anfallskrankheiten* wird eine Krankheitsgruppe zusammengefaßt, deren *Symptomatologie* innerhalb kurzer Zeit (Sekunden, Minuten bis längstens Stunden) einsetzt und wieder abklingt und eine ausgesprochene Wiederholungstendenz mit gleichförmiger Verlaufscharakteristik zeigt. Nach Abklingen des Anfalls ist subjektiv in der Regel der Vorzustand wiederhergestellt. Vorbestehende, als Anfallsursache in Frage kommende oder danach bleibende organische Veränderungen fallen nicht unter den Anfallsbegriff. Der Anfall ist also lediglich eine *Episode* im ganzen Krankheitsgeschehen. Im Vergleich zu den *Schubkrankheiten* ist das Geschehen bei Anfallskrankheiten akuter und flüchtiger. Auch Schubkrankheiten sind Ausdruck eines phasenweisen latenten Grundleidens (chronische Polyarthritis, multiple Sklerose usw.) Bei der Schubkrankheit wird aber meist der Vorzustand nach dem akuten Krankheitsgeschehen nicht wieder ganz erreicht.
>
> Anfallskrankheiten können pathophysiologisch unterschiedlich bedingt sein. Die Berechtigung, sie dennoch in einem Kapitel zusammenzufassen, ergibt sich aus der praktischen Bedeutung. Das vorliegende Kapitel ist als synoptische Darstellung zur raschen Orientierung gedacht. Einzelheiten sind in den entsprechenden Kapiteln nachzulesen.
>
> Anfallsweise auftretende Erkrankungen können am besten nach führenden klinischen Symptomen eingeteilt werden (s. Übersichtstabelle).

35.1 Anfälle mit kurzdauernder Bewußtseinseinschränkung

Der kurzdauernde, d. h. Sekunden bis wenige Minuten anhaltende Bewußtseinsverlust wird als *Synkope* bezeichnet. Einteilung in kardiale, vaskuläre und zerebrale Formen sowie Differentialdiagnose werden in Kapitel 33 ausführlich diskutiert.

35.2 Anfälle mit Krämpfen

Im Vordergrund der differentialdiagnostischen Überlegungen bei Auftreten von generalisierten Anfällen mit Krämpfen stehen die verschiedenen Formen der *Epilepsie* (s. Kapitel 33). Diese können entweder nach der Ätiologie – essentiell oder symptomatisch – oder nach dem klinischen Erscheinungsbild – partiell oder generalisiert – klassifiziert werden.

Kongenitale Epilepsien. Für *kongenitale epileptische Formen* sprechen Veränderungen des Habitus (Mikrozephalie), das Vorliegen eines Sturge-Weber-Syndroms oder einer tuberösen Sklerose (Morbus Bourneville-Pringle), bei der die Epilepsie mit Debilität, spastischer Paralyse und seborrhoischen Adenomen an den Wangen, evtl. noch mit anderen Abnormitäten an der Haut und dem Knochensystem kombiniert ist. Residualepilepsien nach zerebralen Geburtsschäden gehen gelegentlich auch mit Körperasymmetrien oder zerebralen Lähmungen einher.

Symptomatische Epilepsien. Bei *erworbenen zerebralen Erkrankungen* mit symptomatischen epileptischen Anfällen kommen in Frage:

- *intrakranielle Tumoren*, und zwar sowohl primäre Gehirntumoren wie Metastasen (Bronchialkarzinom, Mammakarzinom, Schilddrüsenkarzinom, Hypernephrom, Melanom u. a.),
- *entzündliche intrakranielle Erkrankungen* (Meningitis, Enzephalitis, Hirnabszeß, Malaria, Zystizerkose, Toxoplasmose, HIV-Enzephalopathie).
- Bei vorausgegangenem Schädel-Hirn-Trauma ist eine *traumatische Epilepsie* zu erwägen.
- Gelegentlich kommt es auch im Rahmen von Systemerkrankungen (Lupus erythematodes, Periarteriitis nodosa, Sarkoidose) zu Anfällen.
- Auch auf *kardiovaskulärer Grundlage* wie Thrombose, Blutung oder Embolie treten sekundär zerebrale Krampfanfälle auf.
- Schließlich sind auch *Intoxikationen* und *Stoffwechselstörungen* (Hypoglykämie, schwere Leber- oder Niereninsuffizienz) sowie ein plötzlicher *Entzug* bei Drogen- oder Alkoholabusus in Erwägung zu ziehen.

35.3 Anfälle mit Temperatursteigerungen

Anfälle mit Temperatursteigerungen lassen sich nicht scharf gegenüber Fieberschüben abgrenzen, obwohl man unter Fieberschub im allgemeinen länger dauernde Fieberverläufe versteht als unter einem Fieberanfall. Die Übergänge sind hier besonders fließend. In diese Gruppe gehören alle Krankheiten mit *rezidivierenden Temperatursteigerungen*, die im Kapitel 4 beschrieben sind. Ferner machen alle Infektionen mit *Schüttelfrost* anfallsartige Fieberschübe, insbesondere bei urogenitalen und pulmonalen Infektionen, bei Cholangitis, Malaria, Bilharziose und beim periodischen Fieber (s. Kapitel 4). Auch *Tumorfieber* kann anfallsartig auftreten.

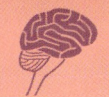

35.4 Anfälle mit Lähmungen

Hypokaliämische Lähmungen. Die anfallsartigen Lähmungen sind immer kurzdauernd (Sekunden bis wenige Stunden). Prototyp ist die *familiäre, paroxysmale, hypo- bzw. hyperkaliämische Lähmung* (s. Kapitel 26).

Transitorisch-ischämische Attacken. Kurzdauernde Lähmungen von anfallsartigem, rezidivierendem Charakter bei Erkrankungen der Gehirngefäße (*transitorisch-ischämische Attacken*) zeigen eine arterielle Verschlußkrankheit häufig mit Karotisstenose an.

Herzrhythmusstörungen. Bei *rezidivierenden Rhythmusstörungen* kann es durch ein embolisches Geschehen ebenfalls zu anfallsartigen Lähmungserscheinungen kommen.

Subclavian-steal-Syndrom. Tritt die Lähmung während Arbeit mit dem linken oder auch (seltener) rechten Arm auf, denke man an das *Subclavian-Steal-Syndrom* (s. Kapitel 33). Weil Gefäßerkrankungen, sofern ein anderer Mechanismus nicht offensichtlich ist, die häufigste Ursache sind, gehört zur Abklärung rezidivierender Lähmungen in jedem Fall eine intensive Gefäßdiagnostik.

35.5 Anfälle mit Dyspnoe

Bei der plötzlich auftretenden Dyspnoe kann es sich um

- ein *pulmonales*,
- ein *kardiales* oder
- ein *funktionelles Geschehen* handeln.

Da die funktionell bedingte Atemnot oft zusammen mit anderen körperlichen Symptomen im Rahmen von Panikattacken beobachtet werden kann, wird dieses Krankheitsbild bei den Angstanfällen besprochen.

Erkrankungen des Respirationstraktes

Bei einer plötzlich auftretenden Dyspnoe gilt es zwischen Erkrankungen der *oberen* und solchen der *unteren* Luftwege zu unterscheiden.

Erkrankungen der oberen Luftwege. Zu den ersteren zählen wir die Fremdkörperaspiration, die Laryngitis sowie das Larynx- und Glottisödem. Anamnese und klinische Befunde mit in- und exspiratorischem Stridor sind diagnostisch wegweisend.

Erkrankungen der unteren Luftwege. Anfälle von Atemnot müssen immer auch an ein *Asthma bronchiale* denken lassen, dessen Diagnose bei typischer Auskultation und Lungenfunktion einfach zu stellen ist. Allerdings muß bedacht werden, daß beim schweren Asthmaanfall das Atemgeräusch leiser werden kann und die Nebengeräusche verschwinden können (silent chest).

Auch der *Spontanpneumothorax* kann ein anfallsartiges Bild auslösen. Die Dyspnoe ist, vom selten spontan auftretenden Spannungspneumothorax abgesehen, meist nur mäßigen Grades.

Plötzlich auftretende Dyspnoe kommt auch bei kleinen peripheren *Lungenembolien* vor. Sie ist dann meist mit atemsynchronen Schmerzen vergesellschaftet. Differentialdiagnostisch muß dieses Bild von einer (meist viralen) *infektiösen Pleuritis* abgegrenzt werden.

Erkrankungen des kardiovaskulären Systems

Nicht alle anfallsartig auftretenden kardiovaskulären Störungen führen zu Dyspnoe. In vielen Fällen ist sie aber wichtigstes Symptom, und die anderen subjektiven Empfindungen wie Herzklopfen oder Mißempfindungen über der Brust sind dagegen weniger ausgesprochen. Da sich die Symptome überschneiden, seien sie an dieser Stelle gemeinsam aufgeführt. Bei den *Herzkrankungen* können vor allem 3 Formen anfallsartig auftreten:

- *Stauungsinsuffizienz*,
- *Rhythmusstörungen*,
- *Angina pectoris*.

Stauungsinsuffizienz. Bei der Stauungsinsuffizienz tritt die anfallsartig einsetzende Dyspnoe besonders nachts auf, wenn der vermehrte Rückstrom des Blutes von der Peripherie den geschwächten *linken Ventrikel* überlastet. Dyspnoe ist erstes Zeichen eines sich ausbildenden Lungenödems und spricht für *Linksinsuffizienz*. Sie findet sich vorwiegend bei koronarer Herzkrankheit, bei hypertensiver Kardiomyopathie und Aortenvitien. Rezidivierende Anfälle von Lungenödem müssen auch an eine *Mitralstenose* denken lassen.

Auch die *Rechtsinsuffizienz* kann von anfallsartigem Charakter sein. Das chronische *Cor pulmonale* geht in etwa 40 % mit *paroxysmaler nächtlicher Dyspnoe* einher, wobei als Ursache der Dyspnoe weniger die Herzinsuffizienz als Bronchospasmen mit Retention von Bronchialsekret angenommen werden.

Die Unterscheidung der beiden Formen kann bei der ersten Untersuchung Schwierigkeiten bereiten, da die pulmonalen Symptome bei der paroxysmalen Rechts- und Linksinsuffizienz das Bild beherrschen können.

Rhythmusstörungen. Paroxysmale Tachykardien zeigen klassischerweise einen anfallsartigen Charakter. Eine eingehende Beschreibung der wichtigsten elektrokardiographischen Differentialdiagnosen erfolgt in Kapitel 22.

➤ Besonders typisch ist die *paroxysmale supraventrikuläre Tachykardie*. Meist handelt es sich um Tachykardien, die ihren Ursprungsort in der Region des AV-Knotens oder in akzessorischen atrioventrikulären Leitungsbahnen haben. Ein Anfall dauert einige Minuten bis Stunden, in seltenen Fällen allerdings auch mehrere Tage, und endet meist abrupt. Der Patient klagt über allgemeines Unwohlsein, Herzjagen oder -rasen, Präkordialgien und oft auch über Dyspnoe. Nach der Attacke folgt oft eine Polyurie. Differentialdiagnostisch ist ein *Phäochromozytom* in Erwägung zu ziehen.

➤ Von diesem Krankheitsbild ist vor allem wegen der prognostischen Bedeutung die *paroxysmale ventrikuläre Tachykardie* abzugrenzen, was nur mittels EKG möglich ist. Die wichtigsten Ursachen der Kammertachykardie sind die koronare Herzkrankheit (insbesondere das akute Stadium eines Myokardinfarktes) sowie verschiedene Kardiomyopathien.

➤ Das *Vorhofflimmern* kann während Jahren bis Jahrzehnten paroxysmalen Charakter haben, wobei die Anfälle Sekunden bis Stunden, seltener Tage dauern können. Die Unregelmäßigkeit wird von den Patienten meistens selbst empfunden, wenn auch das Herzklopfen als Empfindung im Vordergrund stehen kann.

➤ *Paroxysmales Vorhofflattern* kann ohne Elektrokardiogramm vom Flimmern kaum unterschieden werden, sofern eine unregelmäßige Überleitung vorliegt. Normalerweise handelt es sich jedoch um eine regelmäßige Herzaktion (2:1-, 3:1- oder 4:1-Überleitung).

➤ *Extrasystolen* treten teilweise aus bisher nicht geklärten Ursachen so gehäuft auf, daß sie den Charakter eines kardialen Anfalls annehmen. Nur die EKG-Diagnose erlaubt, die Lokalisation und die klinische Bedeutung der Extrasystolen, die das Bild hervorrufen und sowohl durchaus harmlos wie auch schwerwiegend sein können, zu bestimmen. Extrasystolen in Salven können ganz regelmäßig sein, aber auch, wenn sie polytop und polymorph sind, eine ganz unregelmäßige Herzaktion bedingen, welche klinisch nicht von Vorhofflimmern unterschieden werden kann.

➤ Bei rezidivierenden Rhythmusstörungen ist auch an das Vorliegen eines *Mitralklappenprolapssyndroms* zu denken.

➤ Als Herzanfall empfindet ein Patient eine Rhythmusstörung auch, wenn plötzlich infolge einer Überleitungsstörung eine *Bradykardie* einsetzt. Es kommen die verschiedensten *Lokalisationen* der Überleitungsstörung wie auch die unterschiedlichsten Grade der Blockierung (vom harmlosen sinuaurikulären Block bis zum totalen AV-Block mit Adams-Stokes-Anfällen) paroxysmal vor. Die eingehendere Beschreibung erfolgt in Kapitel 22.

Angina pectoris. Hier stehen die Schmerzen im Vordergrund, weshalb die Angina pectoris im Kapitel 6 ausführlich besprochen wird.

35.6 Anfälle mit Angst (Panikattacken)

Klink. Unter einer Panikattacke versteht man die plötzlich und unerwartet einsetzende Empfindung von Angst, begleitet von körperlichen Symptomen wie Herzklopfen, Thoraxschmerzen, Dyspnoe, Erstickungsgefühl, Zittern, Schwitzen, Übelkeit u.a. Die objektiven Befunde stehen dabei in erheblichem Kontrast zu dem geklagten Beschwerdebild. So ist der Allgemeinzustand meist gut, und die Kreislaufparameter, das EKG und das Thoraxröntgenbild zeigen keine Pathologie. Oft sind einzig die typischen Befunde der Hyperventilation nachweisbar.

Für den Patienten stehen meist die oben geschilderten Symptome – und nicht das Angstgefühl – im Vordergrund. Er befürchtet, plötzlich schwerst organisch erkrankt zu sein, etwa einen Herzinfarkt zu erleiden oder ersticken zu müssen. Sekundär, als Reaktion auf die Körpersensationen, beklagt er Angst zu sterben, die Kontrolle zu verlieren und/oder wahnsinnig zu werden.

Differentialdiagnose. Differentialdiagnostisch gilt es insbesondere ein akutes koronares Geschehen und eine Lungenembolie auszuschließen. Im weiteren sind auch eine Schilddrüsendysfunktion, ein Phäochromozytom, eine Temporallappenepilepsie sowie exogene Noxen (Alkohol, Kokain, LSD) in Erwägung zu ziehen.

35.7 Anfälle mit Schmerzen

Bei Schmerzanfällen spielt neben dem *Schmerzcharakter* für die Diagnose die *Lokalisation* der Schmerzen die größte Rolle.

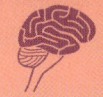

Kopfschmerzen

Bei *anfallsartigen Kopfschmerzen* sind primäre von sekundären Kopfschmerzformen zu unterscheiden.

Primäre Kopfschmerzformen. Zu den ersteren gehören die Migräne, die Spannungskopfschmerzen und die Cluster-Kopfschmerzen (Erythroprosopalgie). Sie sind in der Regel bei sorgfältiger Anamneseerhebung einfach zu diagnostizieren.

Symptomatische Kopfschmerzformen. Anfallsweise auftretende symptomatische Kopfschmerzen können vaskulär, spondylogen, entzündlich oder durch Liquorzirkulationsstörungen bedingt sein.

Thoraxschmerzen

Der Angina-pectoris-Schmerz und andere Thoraxschmerzen sind in Kapitel 6 ausführlich behandelt.

Abdominelle Schmerzen

Gallenkolik. Prototyp einer schmerzhaften Anfallskrankheit im Abdomen ist die *Gallenkolik* mit Schmerz im rechten Oberbauch, der aber oft in der Magengegend lokalisiert wird und in den Rücken und in die rechte Schulter ausstrahlt. Der Gallenstein kann sowohl am Blasenhals, im Ductus cysticus und im Ductus choledochus lokalisiert sein. Die häufigste Fehldiagnose ist eine Magenerkrankung, obwohl die Magenerkrankungen mit ihrer Periodik kaum je mit einem so plötzlichen Schmerz mit der beschriebenen Ausstrahlung beginnen und wieder nach kurzer Zeit abklingen. Immerhin ist auch an eine gedeckte *Ulkusperforation* zu denken.

Pankreatitis. Die *akute Pankreatitis* ist, wenn aufgrund der klinischen Symptome die Amylasebestimmung durchgeführt wird, meist eindeutig zu diagnostizieren. Beim Schub einer *chronischen Pankreatitis* führen der radiologische Nachweis von Verkalkungen sowie die Funktionsdiagnostik zur korrekten Diagnose.

Ulkuskrankheit. Das *Magen-* oder *Duodenalulkus* macht weit weniger Schmerzen von anfallsartigem Charakter. Sie sind mehr periodisch an- und abschwellend mit einem Kulminationspunkt und dauern längere Zeit. Es handelt sich also um eine typische Schubkrankheit. Ulkusperforation und auch das in das Pankreas penetrierende Ulkus sind, wie erwähnt, Ausnahmen, die bei anfallsartigem akutem Schmerz nicht vergessen werden dürfen.

Porphyrie. Abdominalschmerzen bei *intermittierender Porphyrie* treten meist anfallsartig auf.

Nierenkolik. Der *Nierensteinanfall* ist bei allen akut einsetzenden Schmerzen im Abdomen zu erwägen. Der Schmerzcharakter ist je nach der Lokalisation des Steines verschieden. Gemeinsam ist der Flankenschmerz bei Rückstauung, ausstrahlend in die seitliche Rückenpartie, bei Blasennähe ausstrahlend in die Ureteren und Hoden. Verwechslungen sind möglich mit einer *Kolitis, Kolondivertikulitis, Zäkumveränderungen* und *Diskushernie*. Selten kann auch ein *Morbus Bechterew* eine ähnliche Symptomatologie vortäuschen, da die Spondylitisschmerzen recht akut exazerbieren können. *Rezidivierender Bridenileus* zeigt je nach der Lokalisation eine verschiedene Symptomatologie.

Diskushernie. Einen plötzlichen Beginn zeigen häufig die Krankheitserscheinungen der *Diskushernie*. Führen sie zum üblichen Bild eines Ischias, sind Fehldiagnosen selten. Liegt dagegen die Diskushernie im Bereich der unteren Brustwirbelsäule, strahlen die Schmerzen in die Abdominalgegend aus, was häufig zu Fehldiagnosen führt.

Gefäßerkrankungen. Das *aortoiliakale Steal-Syndrom* ist in Erwägung zu ziehen, wenn Abdominalbeschwerden beim Gehen auftreten und beim Stehen spontan wieder abklingen. Eine *Angina abdominalis* ist wahrscheinlich, wenn sich unbestimmte Schmerzen nach Mahlzeiten einstellen, in der Abdominalgegend ein systolisches Geräusch vorliegt und eine faßbare Schmerzursache nicht gefunden werden kann (Klärung durch Arteriogramm).

Der sehr heftige Schmerz des *Aneurysma dissecans* der Aorta tritt schlagartig auf und wird je nach Lokalisation in den Thorax, das Abdomen oder in den Rücken projiziert.

Schmerzen in den Extremitäten

Es ist eine Ermessensfrage, ob man die *Claudicatio intermittens* als Anfallskrankheit bezeichnen will, da die Schmerzen sich zwar rasch einstellen und ebenfalls wieder verschwinden, aber (außer dem kontinuierlichen Ruheschmerz) nicht spontan, sondern bei äußeren Einflüssen (vermehrter Blutbedarf in den Extremitäten bei

Bewegung) auftreten. Das gleiche gilt für die *Claudicatio spinalis*, bei der schmerzhafte Dysästhesien und eine Beinschwäche beim Stehen oder nach kurzem Gehen auftreten. Einen eher anfallsartigen Eindruck macht das *Raynaud-Phänomen*, obwohl die Kälte, also ebenfalls ein äußerer Faktor, auslösend wirkt. Die Schmerzen können sehr heftig sein, allerdings oft auch bei geringer Kälte, und der rezidivierende Charakter ist pathognomonisch.

Fehlt ein äußerer Anlaß und stellen sich Schmerzen an den Händen mit Steifigkeit ein, ist ein *tetanischer Anfall* mit Hypokalzämie wahrscheinlich. Tritt ein solcher Anfall gepaart mit Angst und verstärkter Atmung (welche dem Kranken oft nicht bewußt ist) auf, so liegt in der Regel ein *Hyperventilationssyndrom* mit normalem Serumcalcium vor.

Paradigma einer Anfallskrankheit ist die akute Exazerbation der *Gicht* (s. Kapitel 10) mit Schmerzlokalisation an einem oder mehreren Gelenken. Die Diagnose ist leicht, wenn typischerweise ein Großzehengrundgelenk betroffen ist.

35.8 Anfälle mit Schwindel (Schwindelattacken)

Die verschiedenen Formen des Schwindels werden ausführlich in Kapitel 32 besprochen.

35.9 Anfälle mit Beeinträchtigung des Wohlbefindens

Je nach Ursache geht die Verschlechterung des subjektiven Wohlbefindens noch mit anderen Symptomen einher.

Stoffwechselerkrankungen. In erster Linie sind endokrine und Stoffwechselkrankheiten mit Ausschüttung großer Hormonmengen oder anderer Substanzen ins Blut auszuschließen.

➤ Das *Phäochromozytom* verursacht Veränderungen des Allgemeinbefindens durch Blutdrucksteigerungen. Eine ähnliche Symptomatologie können die sympathikotonen Anfälle zeigen.
➤ Beim *Karzinoidsyndrom* geht die Beeinträchtigung des Wohlbefindens mit der Ausbildung eines Flush (Rötung des Gesichts) einher. Der Flush ist Folge eines neuroendokrinen Tumors des Magen-Darm- oder des Respirationstraktes.
➤ Eine Rötung des Gesichts während des Anfalls wird auch beim *Mastozytosesyndrom* (Histaminausschüttung) beobachtet. Die Unterscheidung gegenüber dem Karzinoid gelingt aber durch die auffallenden Hautveränderungen (Urticaria pigmentosa) leicht.
➤ *Hypoglykämieanfälle*, denen verschiedene Ursachen zugrunde liegen können, sind oft sehr schwierig zu erkennen, weil sie kein pathognomonisches Syndrom zeigen. Sie sind deshalb auch nicht leicht von *psychovegetativen Anfällen* zu unterscheiden. Besonders die leichten Hypoglykämien sind oft schwer zu identifizieren, weil außer dem niedrigen Blutzuckerspiegel während des Anfalls andere charakteristische Symptome fehlen. Das allgemeine, recht plötzliche Unwohlsein, Zittern, Sensationen in den Gliedern, besonders Knien, Ängstlichkeit, Tendenz zu Schweißausbrüchen und Herzklopfen können auch bei psychovegetativen Zuständen beobachtet werden. Das Verschwinden der Symptome nach Nahrungsaufnahme spricht eher für Hypoglykämie, kommt aber auch bei vegetativ bedingten Anfällen vor. Ähnliche Anfälle können auch bei zu Diabetes disponierten Personen beobachtet werden. Diese sind meist erheblich übergewichtig, da sie sich nach Nahrungsaufnahme wohler fühlen. Beweisend sind diese Hinweise natürlich nicht. Daher müssen derartige Patienten kontrolliert werden. Eine verminderte Glucosetoleranz oder ein manifester Diabetes stellen sich erst nach Jahren ein.

Ähnliche Zustände, die besonders ängstlich gefärbt sein können, sind auch typisch für *depressive Verstimmungen.*

➤ Das Allgemeinbefinden kann auch bei allen *kardialen Störungen* erheblich gestört sein.
➤ Alle zu *Bewußtlosigkeit* führenden Zustände können zunächst auch nur Störungen des Allgemeinbefindens machen. Sie sind im Kapitel 3 abgehandelt.

Blutdruckabfall. In die Gruppe der plötzlichen Störungen des Allgemeinbefindens gehören auch alle Zustände mit raschem Blutdruckabfall.

➤ Als Anfallskrankheit ist der *vasovagale Präkollaps* zu bezeichnen. Die Symptomatologie umfaßt ein Gefühl von Todesangst, allgemeines Unwohlsein, Tachykardie, Extrasystolie, Herzklopfen, Kribbeln in Händen und Armen, Schwindel, kalten Schweiß, Spasmen, Druckgefühl über der Brust im Sinne der pektanginösen Schmerzen oder besser Dysästhesien und Erstickungsgefühl (gelegentlich). Der Blutdruck fällt in der Regel ab.
➤ Die *konstitutionelle orthostatische Hypotonie* wird vorzüglich, aber nicht ausschließlich, bei Leptosomen von früher Jugend an beobachtet. Eine faßbare Erkrankung liegt nicht vor. Diese Personengruppe klagt jedoch oftmals zeitlebens über eine Beeinträchtigung des Allgemeinbefindens.

Treten hypotone Anfälle erst in späteren Jahren auf, muß eine *symptomatische Hypotonie* mit orthostatischer Auslösung ausgeschlossen werden. Wahrscheinlicher sind dann endokrine Erkrankungen (Morbus Addison, Hypopituitarismus, Hypothyreose), neurologische Erkrankungen, Anorexie, kardiale Affektionen, Karotissinussyndrom, Shy-Drager-Syndrom, Rekonvaleszenz sowie Einfluß von Medikamenten (Antihypertensiva, Diuretika, Barbiturate und andere Schlafmittel, Opiate).

Unverträglichkeitsreaktionen. Anfallsartiges Unbehagen kann auch nach Einnahme von Käse bei Patienten, die unter Monoaminooxydasehemmern stehen, infolge übermäßiger Noradrenalinfreisetzung *(cheese-disease)* auftreten. Selbstverständlich muß ganz prinzipiell stets abgeklärt werden, ob eine *Überempfindlichkeitsreaktion* auf irgendeine Speise (Erdbeeren, Krebse, Milch, usw.) oder Kälte (Kälteurtikaria) vorliegt oder ob eine *Unverträglichkeitsreaktion* zweier Substanzen im Sinne der Antabuswirkung (Antabus und Alkohol) oder Tranquilizer und Alkohol bei dem subjektiven Unbehagen mitspielt. Die praktische Lösung dieser sich stellenden Fragen gelingt meist besser durch eine sorgfältige Anamnese als durch allergische Hauttests, welche bei diesen Formen in der Regel versagen.

Literatur

Aboaf AB, Wolff PS. Paroxysmal atrial fibrillation: A common but neglected entity. Arch Intern Med. 1996; 156: 362.
Aebi U. Der Erstickungsanfall. Schweiz Med Wochenschr. 1993; 123: 767.
Ganz LI, Friedman PL. Supraventricular tachycardia. N Engl J Med. 1995; 332: 162.
Goldstein RA. Asthma. Ann Intern Med. 1994; 121: 698.
Mumenthaler M, Mattle H. Neurologie, 10. Aufl. Stuttgart Thieme: 1997.

Papp LA. Carbon dioxide hypersensitivity, hyperventilation, and panic disorder. Am J Psychiatry. 1993; 150: 1149.
Stäubli M. Panikattacken. Schweiz Med Wochenschr. 1993; 123: 800.
Streeten DHP. Variations in the clinical manifestations of orthostatic hypotension. Mayo Clin Proc 1995; 70: 713.
Sturzenegger M. Der perakute Kopfschmerz. Schweiz Med Wochenschr. 1993; 123: 789.

Laborchemische Differential-diagnose

36 Differentialdiagnostische Bedeutung wichtiger biochemischer Serumwerte

U. Kuhlmann

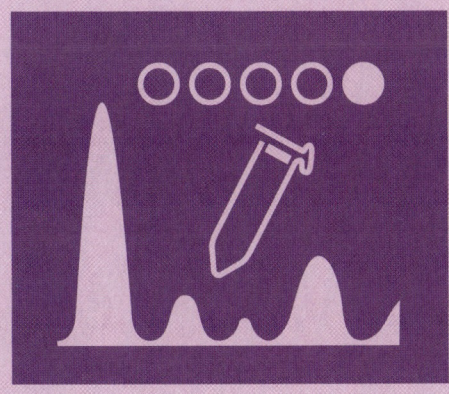

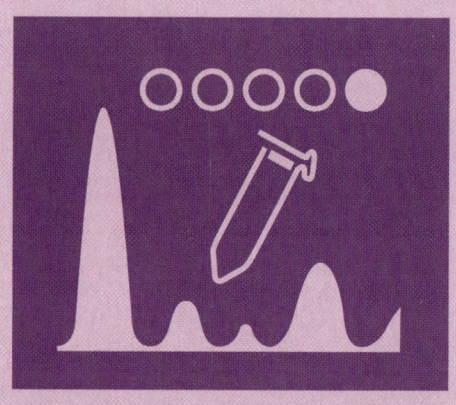

36 Differentialdiagnostische Bedeutung wichtiger biochemischer Serumwerte

U. Kuhlmann

36.1 Serumwerte — 942

Albumine 942
Aldolasen 942
    Fructose-1,6-Disphosphat-Aldolase (DFA) 942
    1-Phosphofructaldolase (PFA) 942
Aldosteron 943
Ammoniak 943
α-Amylase 944
Bicarbonat 945
Bilirubin 946
Blutzucker 947
Calcium 948
Chloride 949
Cholesterin 949
Cholinesterase (CHE) 949
Complementsystem 950
Eisen 950
Eiweiß 951
    Gesamteiweiß 951
    Albumine 952
    $α_1$- und $α_2$-Globuline 952
    β-Globuline 952
    γ-Globuline 953
    α-, β- und γ-Globuline und Albumine 953
α-Fetoprotein 954
Ferritin 954
Fettsäuren, freie 954
Fibrinogen 955
    Fibrinogenspaltprodukte 955
Glucose (Serumblutzucker) 955
Hämoglobin A_{1C} (glykosylierte Hämoglobine) 955
Harnsäure 956
Harnstoff 956
Kalium 957
Komplementsystem 958
Kreatinin 959
Kreatininkinase (CK) 960
Kupfer 961
Lactatdehydrogenase (LDH) 961
Leucin-Aminopeptidase (LAP) 962
Lipase 962
Lipide 962
Magnesium 964
Natrium 965
Paraproteine 966
Phosphat, anorganisches 967
Phosphatase, alkalische 968
Phosphatase, saure 968
Renin 969
Steroide 969
Transaminasen 970
TSH-(thyreoideastimulierendes Hormon) und TRH-Test 971

36.1 Serumwerte

Albumine

(s. Eiweiß, S. 951)

Aldolasen

Reich an Aldolasen sind Skelett- und Herzmuskulatur, Erythrozyten und die Leber.

Fructose-1,6-Disphosphat-Aldolase (DFA)

Normalwert: 0,5–3 U/l

> **Erhöht:**
> Muskelaffektionen
>   (vor allem progressive Muskeldystrophie)
> Herzinfarkt
> Lebererkrankungen
> Hämolyse
> Prostatakarzinom

1-Phosphofructaldolase (PFA)

Leberspezifisches Enzym, das bei Zellschädigung ins Blut übertritt.

Normalwert: bis 1 U/l

> **Erhöht:**
> Lebererkrankungen

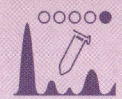

Aldosteron

Aldosteron ist ein Hormon der Nebennierenrinde und wird in der Zona glomerulosa gebildet. Bestimmung der Plasmakonzentration und Urinexkretion (Exkretionsrate) mittels radioimmunologischer Bestimmungsmethoden. Zur Beurteilung des Plasmaaldosteronwertes ist die gleichzeitige Bestimmung der Plasmareninaktivität unumgänglich (S. 969).

Normalwerte (bei 6–8 g NaCl-Aufnahme/Tag):
Plasmakonzentration:
– Ruhewert (liegend): 20–120 pg/ml (55–330 pmol/l)
– Stimulationswert (2 Stunden Orthostase): bis 500 pg/ml (1400 pmol/l)
Exkretionsrate: 2–14 µg/24 h (5,5–39 nmol/24 h) für das säurelabile Aldosteron-18-Glucuronid

Erniedrigt:

primäre Nebennierenrindeninsuffizienz
negative Kaliumbilanz
positive Natriumbilanz
kongenitale Defekte der Steroidbiosynthese der Nebenniere
hyporeninämischer Hypoaldosteronismus (vor allem bei Diabetes mellitus)
Genuß von Glyzyrrhizinsäure
Liddle-Syndrom

Erhöht:

primärer Hyperaldosteronismus (Conn-Syndrom)
Glucocorticoid-supprimierbarer Aldosteronismus
sekundärer Hyperaldosteronismus
– renovaskuläre, maligne und renale Hypertonie
– Ödeme jeglicher Genese
– Bartter-Syndrom
– negative Natriumbilanz
– positive Kaliumbilanz
– Schwangerschaft + Ovulationshemmermedikation
– Phäochromozytom
– Hyperthyreose
– reninproduzierender Tumor der Niere
– ACTH-Überproduktion
– Diuretika- und Laxantienabusus

Ammoniak

Der *Serumspiegel* ist vor allem abhängig von der *Resorption* des im Darm unter Bakterieneinwirkung aus Eiweißen (Nahrungseiweiß, Blut) gebildeten Ammoniaks und dessen *Abbau* in der Leber. Die Erhöhung des Ammoniakspiegels durch verminderten Abbau in der Leber oder Umgehung der Leber bei Bestehen portokavaler Shunts ist Teilursache des Leberkomas. Die Bestimmung des Ammoniaks erübrigt sich in der Regel, wenn die für ein Coma oder Praecoma hepaticum typischen Befunde nachweisbar sind. In der Verlaufskontrolle des Coma hepaticum hat es eine gewisse Bedeutung.

Normalwert: 80–110 µg/100 ml (47–65 µmol/l)

Erhöht:

akute Leberdystrophie
terminale Leberzirrhose
bei Bestehen portokavaler Anastomosen
nach reichlicher Eiweißzufuhr
nach Ammoniumchlorid

α-Amylase

Die Amylase wird vorwiegend im Pankreas und in den Speicheldrüsen *produziert* und durch die Nieren und in geringerem Ausmaß auch durch den Darm *ausgeschieden*. Das Gleichgewicht zwischen Produktion und Ausscheidung bestimmt im wesentlichen den Serumspiegel. Zur Differentialdiagnose der Herkunft der Amylase dient die gleichzeitige Lipasebestimmung. Die Serumlipase ist bei Affektion der Speicheldrüsen nicht erhöht.

Eine Amylaseerniedrigung hat keine diagnostische Bedeutung.

Normalwert: 20 – 110 U/l

Erhöht:
Pankreaserkrankungen
 - akute Pankreatitis
 - akute Schübe einer chronischen Pankreatitis
 - Pankreasgangverschluß (Stein, Karzinom, Striktur)
 - penetrierendes Ulkus
 - nach endoskopischer retrograder Pankreatographie
andere abdominelle Erkrankungen
 - Ulkus- und Gallenblasenperforation
 - hoher Ileus
 - Peritonitis
 - Salpingitis
 - Extrauteringravidität
 - Mesenterialinfarkt
Speicheldrüsenerkrankungen
Niereninsuffizienz
nach Opiatmedikation
paraneoplastisch (Bronchialkarzinom/Pankreas- und Kolonkarzinom)
Makroamylasämie
diabetische Ketoazidose
akuter Alkoholabusus (meistens Speicheldrüsenamylase, DD: akute Pankreatitis)

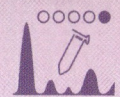

Bicarbonat

Das Bicarbonat ist eine der Meßgrößen im Säure-Basen-Haushalt. Die Differentialdiagnose zwischen respiratorisch und metabolisch bedingten Veränderungen des Säure-Basen-Haushalts ist häufig nur unter Mitberücksichtigung des klinischen Bildes, Errechnung der Anionenlücke und gleichzeitiger pH- und pCO_2-Bestimmung möglich.

Normalwert: 21 – 27 mval/l (21 – 27 mmol/l)

Erniedrigt:

- *metabolische Azidose mit vergrößerter Anionenlücke*
  (pH ↓ oder normal, pCO_2 normal oder ↓)
  - vermehrte endogene Säureproduktion
    Ketoazidose (z. B. Coma diabeticum)
    Laktatazidose (z. B. Schock)
  - verminderte renale H^+-Elimination
    Urämie
  - Vergiftungen
    Salicylate
    Methanol
    Äthylenglykol
    Paraldehyd

- *metabolische Azidose mit normaler Anionenlücke*
  Diarrhö
  Verlust von Dünndarm-, Gallen- und Pankreassekret durch Fisteln und Drainagen
  proximal (Typ II) und distal (Typ I) renal-tubuläre Azidosen
  orale oder parenterale Zufuhr von Säuren mit Chlorid als Anion

- *respiratorische Alkalose*
  (pH normal oder ↑, pCO_2↓)
  - *akut*
    psychogene Hyperventilation unter mechanischer Beatmung
    akute Hypoxämie (z. B. Lungenembolie)
    Fieber
    Medikamente (z. B. Salicylate)
    Sepsis
  - *chronisch*
    andauernde Hypoxämie
    Leberinsuffizienz
    prolongierte mechanische Hyperventilation

Erhöht:

- *metabolische Alkalose*
  (pH normal oder ↑, pCO_2 normal oder ↑)
  - extrarenaler Säureverlust
    chronisches Erbrechen
    Absaugen von Magensaft
  - renaler Säureverlust
    Diuretikatherapie
  - bei Hypokaliämie (Ursachen s. dort)
  - übermäßige Basenzufuhr
    Bicarbonatinfusionen
    Antazida
    Milch-Alkali-Syndrom

- *respiratorische Azidose*
  (pH normal oder ↓, PCO_2↑)
  - alveoläre Hypoventilation
    chronisch obstruktive bronchopulmonale und restriktive pulmonale Erkrankungen,
    mechanische Atembehinderung
    (neuromuskulär, ossär, Zwerchfellhochstand, Pleuraergüsse, Hämato- und Pneumothorax)
    zentrale Atemlähmung

Bilirubin

Die Bestimmung des Serumbilirubins dient zur Bestätigung eines klinisch diagnostizierten Ikterus, die Auftrennung in direkt reagierendes wasserlösliches konjugiertes Bilirubindiglucoronid und in indirektes, nicht konjugiertes Bilirubin wird zur Differentialdiagnose des Ikterus herangezogen.

Gesamtbilirubin und direktes Bilirubin werden meßtechnisch ermittelt, das indirekte Bilirubin rechnerisch bestimmt (Gesamtbilirubin minus direktes Bilirubin).

Der *Serumspiegel* wird bestimmt durch die *Bildung* des Bilirubins vorwiegend aus Hämoglobin, durch die Leistungsfähigkeit der Leber, Bilirubin zu *konjugieren*, und durch die *Ausscheidung* in ein freies Gallenwegssystem.

Entsprechend werden ein prähepatischer (vermehrtes Bilirubinangebot), ein intrahepatischer (Störung der Bilirubinaufnahme in die Leber bzw. der Konjugation in der Leber) und ein cholestatischer Ikterus (gestörte Bilirubinausscheidung intra- oder posthepatisch) unterschieden.

Normalwert: direktes konjugiertes Bilirubin: bis 0,4 mg/100 ml (7 µmol/l)
totales Bilirubin: bis 1,0 mg/100 ml (17 µmol/l)
indirektes Bilirubin: totales minus direktes Bilirubin

Erhöhtes „direktes" Bilirubin
= konjugiertes Bilirubin
(= hepatozellulärer und cholestatischer Ikterus)

- *hepatozellulärer Ikterus*
  - Hepatitis
  - Leberzirrhose
  - toxische Leberschädigung (Phosphor, organische Lösungsmittel, Pilzvergiftung, Sepsis, schwere Infektionskrankheiten, Alkohol)
  - Rechtsherzinsuffizienz
  - Sekretionsstörungen des konjugierten Bilirubins
    Dubin-Johnson-Syndrom
    Rotor-Syndrom

- *cholestatischer Ikterus*
  - intrahepatische Cholestase
    (= medizinischer Ikterus)
    Drogenikterus
    Fettlebercholestase
    Schwangerschaft
    Metastasenleber
    Leberzellkarzinom
    idiopathische rezidivierende Cholestase
  - extrahepatische Cholestase
    (= chirurgischer Ikterus)
    Verschlußikterus unterschiedlicher Genese

Erhöhtes „indirektes" Bilirubin
= unkonjugiertes Bilirubin
(= vorwiegend hämolytischer Ikterus, zum Teil auch hepatozellulär und cholestatisch bedingt)

- *hämolytischer Ikterus (prähepatisch)*
  - hämolytische Anämie und toxische Hämolyse
  - vermehrter Blutzerfall bei Lungeninfarkt, intestinaler Blutung und Hämatomresorption
  - Polyzythämie
  - Shunt-Hyperbilirubinämie
    (= Zerfall von Erythrozytenvorstufen im Knochenmark)

- *hepatozellulärer Ikterus*
  - parenchymatöse Lebererkrankungen (s. unter „direktem" Bilirubin)
  - gestörte Bilirubinaufnahme in die Leberzelle oder Bilirubinkonjugationsstörung
    Morbus Meulengracht (= Gilbert-Syndrom
    = Icterus juvenilis intermittens)
    posthepatitische Hyperbilirubinämie
    Hyperthyreose
    Crigler-Najjar-Syndrom
    medikamentös
       Rifampicin
       Steroide
    nach Applikation von Röntgenkontrastmitteln
    nach Anlegen eines portokavalen Shunts

- *cholestatischer Ikterus*
  (s. unter „direktem" Bilirubin)

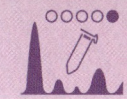

Blutzucker

der *Serumspiegel* ist abhängig von:
➤ Zucker*aufnahme* mit der Nahrung,
➤ dem Glucose*verbrauch* im Stoffwechsel,
➤ der *Regulation* durch Insulin und insulinantagonistische Hormone und
➤ von der *Zuckerfreisetzung* aus den Depots.

Normalwert (nüchtern): 70–110 mg/100 ml (3,9–6,1 mmol/l)

Erniedrigt:

- *ungenügende Zufuhr, übermäßiger Verlust oder Verbrauch von Glucose*
  - verminderte Zufuhr:
    Fasten
    Anorexie
  - vermehrter Verlust:
    renale Glukosurie
    Malabsorptionssyndrom
  - gesteigerter Verbrauch:
    körperliche Anstrengung
    Fieber
    Neoplasmen
  - Postgastrektomiesyndrom
- *mangelnde Glucosebereitstellung*
  - akute Leberdystrophie
  - terminale Leberzirrhose
  - Glykogenspeicherkrankheit (vor allem Typ I)
  - Galaktosämie
  - hereditäre Fruktoseintoleranz
  - Alkoholhypoglykämie
- *verminderte Aktivität insulinantagonistischer Hormone*
  - Hypophyseninsuffizienz
  - akute und chronische Nebennierenrindeninsuffizienz
  - Hypothyreose
- *endogener Hyperinsulinismus*
  - insulinproduzierende Tumoren
    Inselzelladenome
    Inselzellkarzinome
    paraneoplastisch bei extrapankreatischen Tumoren
  - diffuse Inselzellhyperplasie
  - reaktiv
    postprandial
    vegetative Dystonie
    Dumping-Spätsyndrom
    Prädiabetes
    leucininduzierte Hypoglykämie
  - medikamentös
    exogene Insulinzufuhr
    Sulfonylharnstoffüberdosierung
    Sulfonylharnstoffmedikation und gleichzeitige Verabreichung wirkungspotenzierender Medikamente

Erhöht:

- *primäre Hyperglykämie* = Diabetes mellitus
- *sekundäre Hyperglykämie*
  - *Pankreaserkrankungen*
    akute und chronische Pankreatitis
    Pankreaskarzinom
    zystische Pankreasfibrose
    Hämochromatose
    nach Pankreatektomie
  - *endokrin*
    Morbus Cushing
    Hyperthyreose
    Akromegalie
    Phäochromozytom
  - *medikamentös*
    Diuretika
    Corticosteroide
    Diphenylhydantoin
    Nicotinsäure
    orale Kontrazeptiva
    Phenothiazine
  - *zentralnervös*
    Insulte
    Tumoren
    Enzephalitis

Calcium

Der *Serumcalciumspiegel* ist abhängig von der *Nahrungsaufnahme* (Calcium, Vitamin D), der *Calciumresorption* im Darm (Vitamin-D-abhängig), der *Mobilisation aus dem Knochen*reservoir (gesteigerte Freisetzung durch Parathormoneinfluß, Hemmung durch Calcitonin) bzw. dem *Calciumeinbau in die Knochenmatrix* (Vitamin D) und letztlich von der *glomerulären Calciumfiltration* und *tubulären Calciumrückresorption* (erhöht unter Parathormoneinfluß) in den Nieren. Im Serum sind 40% des Calciums an Proteine gebunden, davon 80–90% an Albumine. Bei Beurteilung des Serumcalciumspiegels ist deshalb die Kenntnis der Albuminkonzentration im Serum notwendig. Eine Schwankung der Serumalbuminkonzentration um 1 g/100 ml Serum führt zu gleichsinnigen Veränderungen der Serumcalciumkonzentration um etwa 0,8 mg/100 ml (0,2 mmol/l).

Normalwert: 8,5–10,5 mg/100 ml (2,1–2,6 mmol/l)

Erniedrigt:

- *Vitamin-D-Mangel*
  - Mangelernährung
  - Malabsorption bei Sprue, chronischer Pankreatitis und biliärer Zirrhose
- *gestörter Vitamin-D-Metabolismus*
  - gestörte Hydroxylierung in der Leber (primär biliäre Zirrhose, medikamentös: Barbiturate, Diphenylhydantoin)
  - gestörte Hydroxylierung in den Nieren (akute und chronische Niereninsuffizienz)
- *Hypoproteinämie*
- *verminderte intestinale Calciumresorption*
  - Malabsorptions- und Maldigestionssyndrome (vor allem Sprue, Zöliakie, chronische Pankreasinsuffizienz)
- *verminderte Parathormonsekretion*
  - Hypoparathyreoidismus
    idiopathisch
    nach Parathyreoidektomie
    bei chronischem Magnesiummangel
- *verminderte Wirkung von Parathormon*
  - Pseudohypoparathyreoidismus Typ I und II
  - akute und chronische Niereninsuffizienz
  - Magnesiummangel
  - Osteomalazie
- *Tumorerkrankungen*
  - ausgedehnte osteoplastische Knochenmetastasen (Mamma- und Prostatakarzinom)
  - medulläres Schilddrüsenkarzinom (Calcitoninproduktion)
  - zytostatische Therapie von Lymphomen und Leukosen
    (Freisetzung von intrazellulärem Phosphat → Calciumablagerung im Gewebe)
- *Hyperphosphatämie*
  - Zelluntergang (zytostatische Therapie)
  - verminderte renale Phosphatausscheidung (Niereninsuffizienz)
- *akute Pankreatitis*
- *medikamentös*
  - Zitratbluttransfusionen
  - EDTA-Infusionen
  - antiepileptische Therapie (s. oben)
- *idiopathische Hyperkalzurie*

Erhöht:

- *endokrin*
  - primärer Hyperparathyreoidismus
  - multiple endokrine Neoplasien (Typ I und II)
  - andere endokrine Erkrankungen
    Hyperthyreose
    Phäochromozytom
    akute Nebennierenrindeninsuffizienz
    Akromegalie
- *Malignome*
  - mit Knochenmetastasen (Mamma-, Schilddrüsen-, Nieren-, Bronchial-, Prostata- und Uteruskarzinom)
  - ohne Knochenmetastasen durch Produktion von PTH-ähnlichen Peptiden oder selten PTH, Tumornekrosefaktor und Interleukin-1 im Tumor (Bronchialkarzinom, gastrointestinale Tumoren, Hypernephrom)
  - Hämoblastosen und multiples Myelom
- *pharmakologische Ursachen*
  - Vitamin-D-Intoxikation
  - Vitamin-A-Intoxikation
  - Thiazide (→ erhöhte tubuläre Calciumrückresorption)
  - Lithium
  - Theophillinintoxikation
  - Östrogentherapie bei Mammakarzinom
  - Milch-Alkali-Syndrom
- *erhöhte Empfindlichkeit gegenüber Vitamin D bzw. vermehrte Bildung von Calcitriol*
  - Sarkoidose
  - andere granulomatöse Erkrankungen (TBC, Berylliose, Histoplasmose, eosinophiles Granulom, Wegener-Granulomatose)
- *Immobilisation*
- *Morbus Paget* (selten)
- *akutes Nierenversagen* (u.a. bei Rhabdomyolyse)
- *chronische Niereninsuffizienz*
  - tertiärer Hyperparathyreoidismus
  - Aluminiumintoxikation
  - calciumhaltige Phosphatbinder
- *benigne familiäre hypokalzurische Hyperkalzämie*

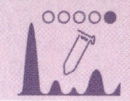

Chloride

Der *Serumspiegel* wird bestimmt durch die *Chloridaufnahme* und *renale oder gastrointestinale Verluste*. Die Chloridwerte verhalten sich meistens parallel zu Veränderungen des Natriumspiegels.

Weiterhin führen Störungen im Säure-Basen-Haushalt durch gegensinniges Verhalten der Anionen Chlorid und Bicarbonat zu Veränderungen des Chloridspiegels.

Normalwert: 100 – 105 mval/l (100 – 105 mmol/l)

Erniedrigt:
metabolische Alkalose
- v. a. nach Erbrechen oder Absaugen von Magensaft
- unter Diuretikatherapie
respiratorische Azidose

Erhöht:
bei einem Teil der metabolischen Azidosen (hyperchlorämische Azidosen)
- gastrointestinaler Bicarbonatverlust bei Diarrhö
- proximale und distale Form der renal-tubulären Azidose
- Carboanhydrasehemmertherapie (Diamox)
- Azidose bei primärem Hyperparathyreoidismus
- exogene Säurezufuhr (HCl, NH_4Cl, Arginin-Cl)
- Niereninsuffizienz, vor allem bei chronisch interstitiellen Nierenerkrankungen
- nach Ureterosigmoidostomie

Cholesterin

(s. Lipide, S. 962)

Cholinesterase (CHE)

Die Cholinesterase wird in der Leber *synthetisiert*. Synthesestörungen treten vor allem bei fortgeschrittenen chronischen Lebererkrankungen auf. In diesen Fällen ist häufig eine gleichzeitige Verminderung der Albumin- und Gerinnungsfaktorensynthese zu beobachten.

Normalwert: 1900 – 3800 U/l

Erniedrigt:
Lebererkrankungen
- fortgeschrittene chronische Hepatitis
- Leberzirrhose
- schwer verlaufende akute Hepatitis
- evtl. bei kardialer Stauungsleber
medikamentös und toxisch
- Ovulationshemmer
- Zytostatika (Endoxan)
- Cholinesterasehemmervergiftungen (Insektizide, z. B. E 605)
chronische Infekte und Tumoren
Schwangerschaft
Muskelerkrankungen
- progressive Muskeldystrophie
- Myotonia congenita Thomsen
Colitis ulcerosa

Erhöht:
Fettleber
funktionelle Hyperbilirubinämie
gesteigerte Albuminsynthese (nephrotisches Syndrom, exsudative Enteropathie)

Complementsystem

(s. Komplementsystem, S. 958)

Eisen

Der *Serumeisenspiegel* ist abhängig von:

➤ der Eisen*aufnahme* mit der Nahrung,
➤ der Eisen*resorption*,
➤ dem Eisen*verlust* und *-verbrauch* und
➤ von der Eisen*verteilung* im Organismus.

Ein erniedrigter Serumeisenspiegel läßt nicht den Schluß auf das Vorliegen eines manifesten Eisenmangels zu, da auch eine Eisenverlagerung ins RES eine Verminderung des Serumeisenspiegels nach sich ziehen kann. Differentialdiagnostisch helfen hier die Bestimmung der Transferrinsättigung, des Ferritins und des interstitiellen Markeisens (Berliner-Blau-Färbung des Knochenmarkausstriches) weiter.

Normalwert: 50–150 µg/100 ml (9–27 µmol/l)

Erniedrigt:

- *ungenügende Eisenzufuhr*
  - Fehlernährung
  - langdauernde parenterale Ernährung
  - Anorexie
- *ungenügende Eisenresorption*
  - Malabsorptions- und Maldigestionssyndrom
  - evtl. nach Magenresektion
  - chronisch atrophische Gastritis und Achlorhydrie
- *vermehrter Eisenverlust und -verbrauch*
  - physiologisch:
    Gravidität, Laktation, Menstruation
  - pathologisch:
    akute und chronische Blutungen (vor allem Meno- und Metrorrhagien, gastrointestinale Blutungen)
  - schwere intravasale Hämolyse mit Hämoglobinurie
  - Hämodialyse
  - Darmparasiten
  - Perniziosa in der Remissionsphase
  - Therapie einer renalen Anämie mit Erythropoetin
- *Eisenverteilungsstörung*
  - akute und chronische Entzündungen
  - Tumorerkrankungen

Erhöht:

- *idiopathische Hämochromatose*
- *Lebererkrankungen, vor allem*
  - akute und chronische Hepatitis
  - Leberzirrhose
- *vermehrte Eisenzufuhr*
  - Eiseninjektionen
  - Bluttransfusionen
- *erhöhte Eisenresorption*
  - bei chronisch gesteigerter Erythropoese (schwere Thalassämie, hämolytische Anämie)
- *gestörte Eisenverwertung*
  - sideroachrestische Anämie
  - Porphyrie
  - Perniziosa
  - aplastische Anämie
  - Bleivergiftung
- *gesteigerte Eisenfreisetzung*
  - Hämolyse

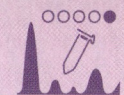

Eiweiß

Der *Serumproteinspiegel* ist abhängig von der Eiweiß*zufuhr* mit der Nahrung, der *Bildung* normaler oder pathologischer Eiweiße in Leber und RES und dem Eiweiß*verlust* (vor allem renal und enteral).

Bedeutung hat die Bestimmung des Gesamteiweißes und die elektrophoretische Auftrennung der Proteine in Albumine und Globuline zur Feststellung von *Dysproteinämien*. *Monoklonale Gammopathien* (Plasmozytom, Morbus Waldenström) und *Defektdysproteinämien* (Analbuminämie, α_1-Antitrypsin-, Coeruloplasmin-, Haptoglobin-, Antikörper- und Transferrinmangel) können zum Teil vermutet werden.

Ihr Nachweis wird letztlich durch die weitere Aufschlüsselung der Proteine durch die Immunelektrophorese möglich.

> **Normalwert:** Gesamteiweiß: 6,0 – 8,4 g/100 ml (60 – 84 g/l)
> Albumine: 55 – 65 rel.%
> α_1-Globuline: 2,5 – 4,0 rel.%
> α_2-Globuline: 7,0 – 10,0 rel.%
> β-Globuline: 8,0 – 12,5 rel.%
> γ-Globuline: 14,0 – 20,0 rel.%

Gesamteiweiß

Erniedrigt:

- *absolut:*
  ungenügende Eiweißzufuhr
  - chronische Unterernährung
  - Anorexie
  - langdauernde aminosäurenfreie parenterale Ernährung

  ungenügende Eiweißresorption und -bildung
  - Malabsorptionssyndrom
  - Maldigestionssyndrom
  - fortgeschrittene Leberzirrhose

  erhöhter Eiweißverlust
  - renal: nephrotisches Syndrom
  - enteral: exsudative Enteropathie, Colitis ulcerosa
  - ausgedehnte Hauterkrankungen (Dermatitis, Ekzem, Verbrennungen)
  - chronischer Blutverlust

  erhöhter Eiweißverbrauch
  - Tumorerkrankungen
  - langdauernde infektiöse Prozesse
  - schwere Thyreotoxikose

- *relativ* (Eiweißverdünnung):
  - Hyperhydrationszustände

Erhöht:

- *absolut:*
  vor allem bei monoklonalen Gammopathien
  - Plasmozytom (multiples Myelom)
  - Morbus Waldenström

  möglich bei
  - chronisch-entzündlichen Prozessen
  - Kollagenosen und chronischer Polyarthritis
  - Leberzirrhose

- *relativ:*
  - Exsikkose

Albumine

Der Spiegel ist abhängig von der Syntheserate in der Leber und Proteinverlust.

Erniedrigt:
- *absolut:*
  verminderte Synthese
  - schwere Leberparenchymerkrankungen (vor allem Leberzirrhose)
  - Analbuminämie
  vermehrter Proteinverlust oder -verbrauch
  - renal: nephrotisches Syndrom
  - enteral: exsudative Enteropathie, Colitis ulcerosa, Morbus Crohn
  - chronische Eiterungen
  - konsumierende Erkrankungen (Tumoren)
- *relativ* vermindert bei Hyperglobulinämien

Erhöht:
- *relativ* bei:
  - Exsikkose
  - Hypoglobulinämien

α_1- und α_2-Globuline

In der α_1- und α_2-Globulin-Fraktion wandern u. a. α_1- und α_2-Lipoprotein, α_1-Antitrypsin, α_1-Seromucoid, α_2-Makroglobulin, Haptoglobin, Coeruloplasmin, thyroxinbindendes Globulin. Diese Globuline erfüllen somit Transportfunktion für Lipide, Kupfer, Hämoglobin, Thyroxin, Vitamin B_{12}.

Erniedrigt:
chronische Lebererkrankungen
Hypoproteinämie
einzelne Fraktionen bei Defektdysproteinämien (s. oben), z. B.
- α_1-Antitrypsinmangel (Folgen: Bronchitis, Bronchiektasen, Lungenemphysem)
- Coeruloplasminmangel (Morbus Wilson)
- Haptoglobinmangel

Erhöht:
vor allem bei akut entzündlichen und nekrotischen Prozessen (u. a. Arteriitis temporalis, Polymyalgia rheumatica, Hepatitis, akutes rheumatisches Fieber, Kollagenosen, Herzinfarkt, Neoplasien)
nephrotisches Syndrom (α_2-Globuline)

β-Globuline

In der β-Globulin-Fraktion vorwiegender Transport der Lipide und des Eisens durch β-Protein und Transferrin, weiterhin finden sich hier zum Teil IgM- und IgA-Globuline.

Erniedrigt:
chronische Lebererkrankungen
evtl. Antikörpermangelsyndrom
einzelne Fraktionen bei Defektdysproteinämien, z. B.
- Hypotransferrinämie
- A-β-Lipoproteinämie

Erhöht:
Paraproteinämien
- Morbus Waldenström
- multiples Myelom
- symptomatische und idiopathische Paraproteinämie
Hyperlipidämie unterschiedlicher Genese
nephrotisches Syndrom
Eisenmangelanämie
Lebererkrankungen
Amyloidose
Schwangerschaft
Tumorerkrankungen

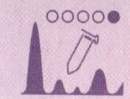

γ-Globuline

Enthalten die Immunglobuline. Der Spiegel ist abhängig von der *Bildung* normaler oder pathologischer Immunglobuline im lymphoplasmazellulären System und von dem enteralen oder renalen *Verlust*.

Erniedrigt:

- *verminderte Immunglobulinbildung*
  primäres Antikörpermangelsyndrom
  = kongenitale Hypo- oder A-γ-Globulinämie
  sekundäres Antikörpermangelsyndrom
  - Erkrankung des lymphoplasmazellulären Systems
    chronische lymphatische Leukämie
    Non-Hodgkin-Lymphom
    Morbus Hodgkin
    ausgedehnte Knochenmetastasen
  - Morbus Cushing
  - langdauernde Steroidtherapie
  - immunsuppressive Therapie

- *vermehrter Immunglobulinverlust*
  - nephrotisches Syndrom
  - exsudative Enteropathie

Erhöht:

- *vermehrte Bildung normaler Immunglobuline*
  (*breitbasige* γ-Zacke, abgerundete Spitze)
  chronische (entzündliche) Erkrankungen
  - rheumatische Erkrankungen und Systemerkrankungen
    chronische Polyarthritis
    Lupus erythematodes
    Dermatomyositis
    Morbus Bechterew
    Sjögren- und Felty-Syndrom
  - chronische Infektionskrankheiten (Tbc, Lues, Malaria, Leishmaniose, Bilharziose)
  weitere chronische Erkrankungen (maligne Tumoren, Sarkoidose, Osteomyelitis, Bronchiektasen)
  Lebererkrankungen mit mesenchymaler Reaktion
  - Leberzirrhose
  - chronisch aktive Hepatitis

- *vermehrte Bildung pathologischer Immunglobuline*
  (normale Immunglobuline häufig vermindert)
  (schmalbasige spitze γ-Zacke)
  - Morbus Waldenström
  - multiples Myelom
  - symptomatische und idiopathische Paraproteinämie

α-, β- und γ-Globuline und Albumine

Sind häufig gleichzeitig bei den aufgeführten Erkrankungen verändert, z. B.

- *akute Entzündungen*: α-Globuline vermehrt, Albumine leicht vermindert
- *chronische Entzündungen*: α-Globuline vermehrt, γ-Globuline vermehrt, Albumine vermindert

α-Fetoprotein

Neben der Anwendung in der pränatalen Amniozentesediagnostik hat die α-Fetoprotein-Bestimmung eine gewisse Bedeutung in der Diagnostik des hepatozellulären Karzinoms und der Keimzelltumoren (Hoden, Ovar) erlangt. Wie bei anderen onkofetalen Antigenen ist seine Produktion nicht ausschließlich an diese Tumoren gebunden. Der Nachweis ist daher keineswegs pathognomonisch, bietet aber Möglichkeiten zur Verlaufsbeurteilung. Extrem hohe Werte (> 1000 µg/l) sind praktisch beweisend für das Vorliegen der genannten Tumoren, niedrige Werte (< 500 µg/l) finden sich auch bei anderen Tumoren (vor allem gastrointestinale Tumoren) und Lebererkrankungen.

Normalwert: nicht nachweisbar

Erhöht:
- *deutlich erhöht (> 1000 µg/l)*
  hepatozelluläres Karzinom
  Keimzelltumoren (Ovar, Hoden oder extragonadale Keimzelltumoren)
- *mäßig erhöht (< 500 µg/l)*
  Schwangerschaft
  andere Tumoren (vor allem gastrointestinale Tumoren und Bronchuskarzinom)
  Lebererkrankungen

Ferritin

Ferritin ist ein vorwiegend intrazellulär gelagertes, eisenspeicherndes Protein (Molekulargewicht 440 000), welches in größeren Mengen in Leber, Milz und Knochenmark zu finden ist. Geringe Mengen Ferritin zirkulieren im Serum und sind radioimmunologisch meßbar. Die Bestimmung des Serumferritins ermöglicht eine Aussage über das im Organismus vorhandene Speichereisen (1 ng/ml Ferritin entspricht etwa 8 mg Speichereisen). Schwankungen des im retikuloendothelialen System gespeicherten Eisens führen zu parallelen Veränderungen der Serumferritinkonzentration, so daß erhöhte Ferritinspiegel auf eine Eisenüberladung, ein vermindertes Serumferritin hingegen auf einen Eisenmangel hinweisen.

Normalwert: 20–300 µg/l

Erniedrigt (> 20 µg/l):
- latenter und manifester Eisenmangel
- Ferritin kann fälschlich erhöht sein trotz Eisenmangels bei
  - Hepatopathien
  - hämotopoetischen Erkrankungen (Perniziosa, hämolytische Anämie, Leukämie)
  - anderen Erkrankungen (Morbus Hodgkin, chronische Polyarthritis, Karzinome)

Erhöht:
Eisenüberladung
– Hämochromatose
– Hämosiderose
Tumorerkrankungen
Alkoholismus
Infektionen
aktive Polyarthritis

Fettsäuren, freie

(s. Lipide, S. 962)

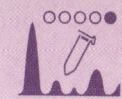

Fibrinogen

Der *Fibrinogenspiegel* wird durch die *Bildung* in der Leber und den Fibrinogen*verbrauch* bestimmt.

Normalwert: 150–350 mg/100 ml (1,5–3,5 g/l)

Erniedrigt:
- *verminderte Bildung*
  - kongenitale Hypo- oder Afibrinogenämie
  - schwere Lebererkrankungen
  - Kachexie
- *vermehrter Verbrauch*
  - durch intravasale Gerinnung
    Schock
    geburtshilfliche Blutungen
    Sepsis
    dekompensierte Leberzirrhose
    metastasierende Malignome
    Transfusionszwischenfälle
    Hämolyse
    Kasabach-Merritt-Syndrom
    hämolytisch urämisches Syndrom (HUS)
  - durch Hyperfibrinolyse
    metastasierendes Prostatakarzinom
    schwere Operationen
    Leukosen
    fibrinolytische Therapie

Erhöht:
akute Infektionen
nach Trauma
Myokardinfarkt
Systemerkrankungen
nephrotisches Syndrom
Verbrennungen
nach Strahlentherapie

Fibrinogenspaltprodukte

Nachweis von Fibrinogenspaltprodukten im Serum deutet auf das Vorliegen einer *akuten Verbrauchskoagulopathie* oder einer *Hyperfibrinolyse* hin.

Bei nur geringgradiger Aktivierung der Fibrinolyse (chronische Verbrauchskoagulopathie) sind ebenso wie bei akuten Thrombosen nur geringe Mengen von Fibrinspaltprodukten meßbar.

Glucose (Serumblutzucker)

(s. Blutzucker, S. 947)

Hämoglobin A_{1C} (glykosylierte Hämoglobine)

In Abhängigkeit vom Serumglucosespiegel ist ein Teil des Hämoglobins am N-terminalen Ende der β-Kette glykosiert. Dieser Anfall reflektiert den mittleren Serumglucosespiegel während der letzten 2–3 Wochen und kann daher zur Beurteilung der Einstellung eines Diabetes mellitus herangezogen werden. HbA_1-Werte unter 9–10 % sprechen für eine „gute" Diabeteseinstellung.

Normalwert: 4–7 % des Gesamthämoglobins

Erhöht:
bei befriedigender Diabeteseinstellung: 9–10 %
bei schlechter Diabeteseinstellung > 10 %

- *Fehlermöglichkeiten*
  falsch hohe HbA_1-Werte: Niereninsuffizienz, Hyperlipoproteinämien
  falsch niedrige HbA_1-Werte: hämolytische Anämie

Harnsäure

Der *Serumspiegel* wird bestimmt durch die Nucleinsäure*aufnahme* mit der Nahrung (geringer Einfluß), durch *Bildung* der Harnsäure im Purinstoffwechsel und durch die renale und gastrointestinale *Ausscheidung*.

Normalwert: ♂ 2,5 – 6,5 mg/100 ml (150 – 390 µmol/l)
♀ 2 – 6 mg/100 ml (120 – 360 µmol/l)

Erniedrigt:

nach urikosurisch wirkenden Medikamenten (Probenecid, Salicylate in hoher Dosierung, Steroide)
nach Gabe von Xanthinoxidasehemmern (Allopurinol)
Morbus Wilson
Fanconi-Syndrom
Schwangerschaft
inadäquate ADH Sekretion

Erhöht:

- primäre Hyperurikämie (Gicht)
- sekundäre Hyperurikämie
  - *vermehrte Harnsäuresynthese*
    hämatologische Erkrankungen (Polyzythämie, Leukämie)
    Zelluntergang bei zytostatischer Therapie und Radiotherapie
    kompletter und partieller Hypoxanthin-Guanin-Phosphoribosyltransferasemangel (Lesch-Nyhan-Syndrom)
    Psoriasis
    nach zerebralen Krampfanfällen
  - *verminderte renale Elimination*
    Niereninsuffizienz unterschiedlicher Genese
    medikamentös (Diuretika, Salicylate in niedriger Dosierung)
    Bleiintoxikation
    Präklampsie und Eklampsie
    Azidosen durch organische Säuren (Laktatazidose, Ketoazidose)
  - *Verschiedenes*
    Diabetes mellitus
    Adipositas
    endokrin (Hyper- und Hypothyreose)
    essentielle Hypertonie
    Hyperlipoproteinämie

Harnstoff

Der Harnstoff ist Hauptendprodukt des Stickstoffwechsels. Die Serumkonzentration ist deshalb abhängig von der *Eiweißzufuhr*, dem *Katabolismus* und der renalen *Ausscheidung*.

Ähnlich wie für den Kreatininspiegel gilt, daß erst eine Verminderung der glomerulären Filtration um ca. 50 % und mehr von einem Anstieg des Harnstoffs im Serum gefolgt ist.

Das Verhalten ist parallel zum Kreatinin (S. 959), wobei jedoch im Gegensatz zum Kreatinin die zusätzliche Beeinflussung des Harnstoffspiegels durch die Eiweißzufuhr und den Eiweißkatabolismus berücksichtigt werden muß.

Normalwert: 10 – 50 mg/100 ml (1,7 – 8,3 mmol/l)

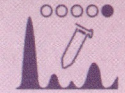

Kalium

Der *Serumkaliumspiegel* wird bestimmt durch die Kalium*aufnahme* und -resorption, Kalium*verluste* (renal und enteral) und durch Kalium*verschiebungen* zwischen intra- und extrazellulärem Raum.

Normalwert: 3,5–5,0 mval/l (3,5–5,0 mmol/l)

Erniedrigt:

Störungen der externen Bilanz (Gesamtkalium vermindert)

- *ungenügende Zufuhr*
  - z. B. bei Anorexie und Unterernährung
  - kaliumfreie parenterale Ernährung
- *Verluste aus dem Magen-Darm-Trakt*
  - Magensaft (kaliumarm, über Entwicklung einer Alkalose renaler Kaliumverlust)
  - Diarrhö (Laxantien)
- *Verluste über die Haut*
  - Schweiß
  - Verbrennungen
- *renale K^+-Verluste*
  - chronisch interstitielle Nephritis
  - Tubulopathien (Bartter- und Gitelman-Syndrom, Liddle-Syndrom)
  - Polyurie nach akutem Nierenversagen
  - medikamentös (Diuretika, Steroide)
  - endokrin
    Conn-Syndrom (= primärer Hyperaldosteronismus)
    Glucocorticoid-supprimierbarer Hyperaldosteronismus
    sekundärer Hyperaldosteronismus (Nierenarterienstenose, hydropische Herzinsuffizienz, dekompensierte Leberzirrhose, nephrotisches Syndrom)
    Cushing-Syndrom
    Genuß von Glyzyrrhizinsäure
- *enterale K^+-Verluste*
  - chronische Diarrhö
  - chronisches Erbrechen oder Absaugen von Magensaft ($\rightarrow$ renaler Kaliumverlust)
  - Sekretverluste durch enterale Fisteln
  - Laxantienabusus
  - unter Therapie mit Kationenaustauschern

Interne Bilanzstörungen = K^+-Verschiebungen in die Zelle (Gesamtkalium normal)

- metabolische Alkalose
- familiäre hypokaliämische periodische Lähmung
- medikamentös
  β_2-Stimulation
  Vitamin-B_{12}- und Folsäuregabe bei Perniziosa und Folsäure-Mangelanämie
  Insulingabe

Erhöht:

Pseudohyperkaliämie
- Leukozytose
- Thrombozytose
- Hämolyse der Blutprobe
- Staubindenhyperkaliämie

Störungen der internen K^+-Bilanz
- Azidose
- Hormonmangel (Insulin, Aldosteron)
- Medikamente: β-Blocker, α-adrenerge Agonisten, Digitalis, Succinylcholin, hypertone Lösungen, Insulinantagonisten (Somatostatin, Diazoxid)
- periodische hyperkaliämische Lähmung

K^+-Efflux aus den Zellen (Katabolismus, Zellzerstörung)
- Rhabdomyolyse
- intravasale Hämolyse
- akutes Tumorlysesyndrom
- Verbrennungen und Crush-Syndrom

Störungen der externen K^+-Bilanz

Gesteigerte K^+-Zufuhr
- oral, z. B. K^+-Ersatzsalze bei Niereninsuffizienz
- parenteral

Verminderte renale K^+-Ausscheidung
- Niereninsuffizienz (GFR < 10 ml/min)
- Morbus Addison
- Aldosteronmangel
  - adrenogenitales Syndrom
  - hyporeninämischer Hypoaldosteronismus
- tubuläre Defekte
  - Pseudoaldosteronismus; durch Transportstörung des epithelialen Na^+-Kanals im distalen Tubulus
  - Sichelzellerkrankung
  - Nierentransplantation
  - obstruktive Nephropathie, interstitielle Nephropathie verschiedener Ursache
- Medikamente
  - verminderte Bildung von Renin/Aldosteron (Zyclooxygenasehemmer, β-adrenerge Antagonisten, ACE-Hemmer und AT-II-Rezeptorantagonisten, Heparin)
  - Hemmung der renalen K^+-Sekretion (K^+-sparende Diuretika, Trimethoprim, Pentamidin, Ciclosporin A, Digitalisintoxikation, Lithium)

Komplementsystem

Das Komplementsystem ist *Teil des Immunsystems.* Neun Komplementkomponenten (C1–9) sind im Serum meßbar. Das durch Immunkomplexe, Endotoxine oder Antigene aktivierte Komplementsystem entfaltet eine breite biologische Wirkung durch *Förderung* der Entzündungsvorgänge *Chemotaxie* und *Phagozytose.* Zudem wirkt das aktivierte Komplementsystem direkt oder durch Antikörper vermittelt *lytisch* und *zytotoxisch* auf Zellmembranen.

Der Plasmaspiegel der Komplementkomponenten ist abhängig von ihrer *Synthese* und dem Komplement*katabolismus.* Hypokomplementämie im Rahmen immunologischer Erkrankungen kann somit Folge einer verminderten Synthese oder eines vermehrten Komplementverbrauchs sein. Für klinische Belange ist die Beurteilung des Komplementsystems durch Messung der C3-C4-Fraktionen und/oder der totalen hämolytischen Aktivität des Serums ausreichend. Eine Komplementerhöhung, wie sie manchmal bei chronischer Polyarthritis ohne extraartikuläre Manifestationen und bei Tumorerkrankungen gesehen wird, hat keine differentialdiagnostische Bedeutung.

Normalwert: C3: 145 ± 25 mg/100 ml (1,45 ± 0,25 g/l)
C4: 20 ± 5 mg/100 ml (0,20 ± 0,05 g/l)
totale hämolytische Aktivität (CH_{50}): 65–350 E

Erniedrigte Werte:
- *Erkrankungen mit Immunkomplexbildung*
  - systemischer Lupus erythematodes
  - idiopathische membranoproliferative Glomerulonephritis
  - Kryoglobulinämie Typ I, II und III
  - chronische Infektionen, die mit Vaskulitis oder Glomerulonephritis einhergehen (Osteomyelitis, Endokarditis, infizierter ventrikuloatrialer Shunt, viszerale Abszesse, Hepatitis B)
  - postinfektiöse Glomerulonephritis (insbesondere Poststreptokokken-Glomerulonephritis)
  - wiederholte Injektion von Fremdeiweiß (Serumkrankheit)
  - Chemotherapie bei malignen Erkrankungen
  - Schilddrüsenerkrankungen (Morbus Basedow, Thyreoiditis)

- *Erkrankungen ohne sichere Immunkomplexbildung*
  - Cholesterinembolisation
  - hämolytisch-urämisches Syndrom/thrombotisch-thrombozytopenische Purpura
  - Sepsis
  - Malnutrition
  - fulminantes Leberversagen
  - akute Pankreatitis
  - angeborene Abnormalitäten des Komplementsystems
  - Verbrennungen
  - hämolytische Krise bei Malaria
  - Hämodialysebehandlung
  - systemische virale Infektionen (Herpes simplex)
  - Porphyrie

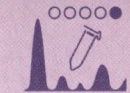

Kreatinin

Kreatinin *entsteht im Muskelstoffwechsel* und wird durch die Niere *ausgeschieden*. Die täglich produzierte Menge ist von Geschlecht, Muskelmasse und Alter abhängig. Der Serumkreatininwert wird zur Abschätzung der glomerulären Filtrationsrate herangezogen, wobei bedacht werden muß, daß ein Kreatininanstieg erst bei Einschränkung des Glomerulusfiltrates auf 30–50% der Norm (= 40–50 ml/min) beobachtet wird. Mäßiggradige Einschränkungen der Nierenfunktion können somit nur durch die Bestimmung der Kreatinin-Clearance erfaßt werden.

Normalwert: 0,6–1,5 mg/100 ml (50–130 µmol/l)

Erhöht:

akute und chronische Niereninsuffizienz bei verschiedenen Nierenerkrankungen
funktionelle Niereninsuffizienz = „prärenale Azotämie" infolge verminderter Nierendurchblutung (Urinosmolalität hoch) u. a.
- Hypovolämie und Exsikkose
- Schock
- Herzinsuffizienz
- Erbrechen und Diarrhö
- Salzmangel
- Coma diabeticum
- Leberkoma
- Morbus Addison
- Diuretikatherapie

Kreatininkinase (CK)

Die CK ist ein Enzym, welches vorwiegend im *Skelett-* und *Herzmuskel* und im *Gehirn* nachweisbar ist. Geringe Konzentrationen finden sich zudem in Gastrointestinaltrakt, Uterus, Nieren und Blase.

Eine CK-Erhöhung im Serum ist Zeichen des Zelluntergangs CK-haltiger Gewebe. Das Enzym besteht aus 2 Bestandteilen, dem sog. M-(muscle-) und B-(brain-)Anteil. Im Plasma sind 3 CK-Isoenzyme nachweisbar:

BB-CK,
MM-CK und
MC-CK.

Bedeutung erlangt hat die immunologische oder elektrophoretische Bestimmung der MB-CK, welche vorwiegend im Herzmuskel nachweisbar ist und dort anteilsmäßig ca. 15% der Gesamt-CK beträgt. Die Erhöhung dieses Isoenzyms (> 6% der Gesamt-CK) deutet somit auf einen Untergang von Herzmuskulatur hin. Meßbare geringgradige Erhöhungen der MB-CK (< 6% der Gesamt-CK) werden allerdings auch bei Erkrankungen der Skelettmuskulatur gefunden.

In der Skelettmuskulatur findet sich fast ausschließlich das MM-CK-Isoenzym, während das BB-CK-Isoenzym vorwiegend im Gehirn, in geringen Mengen zudem im Gastrointestinaltrakt, in Nebennierenrinde und Lunge nachweisbar ist.

Normalwert: Gesamt-CK ♂ 5–55 U/l
♀ 5–35 U/l

Erhöht:

- *Herzmuskelerkrankungen*
  (MB-Isoenzym > 6% der Gesamt-CK)
  - Myokardinfarkt
  - entzündliche und toxische Myokarderkrankungen (Myokarditis, Perikarditis)
  - nach Defibrillation
  - nach Koronarangiographie
  - nach Herzmassage und Herzoperationen

- *skelettmuskelbedingte CK-Erhöhungen*
  (Erhöhung des MM-CK-Isoenzyms, MB-CK < 6% der Gesamt-CK)
  - nach körperlichen Anstrengungen
  - Muskeldystrophien
  - entzündliche und toxische Muskelerkrankungen (Polymyositis, Dermatomyositis)
  - intramuskuläre Injektion
  - Rhabdomyolyse bei Elektrolytstörungen (Hypokaliämie, Hypophosphatämie)
    Alkoholismus
    Hyperthermie
    nach arteriellen Embolien
    Trauma und Intoxikationen
    endokrin (Hypothyreose)
  - nach generalisierten epileptischen Krampfanfällen
  - nach chirurgischen Eingriffen

- *Erkrankungen des Zentralnervensystems*
  (Erhöhung des BB-CK-Isoenzyms)
  - Subarachnoidalblutung
  - nach Schädeltrauma
  - Hirntumor
  - Krampfanfälle
  - Meningitis
  - Enzephalitis

- *Makro-CK*
  (Erhöhung des BB-CK-Isoenzyms ohne Krankheitswert vor allem bei älteren Personen)

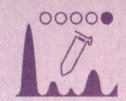

Kupfer

Der *Serumspiegel* ist abhängig von der Kupfer*aufnahme* mit der Nahrung, der *Resorption*, dem Coeruloplasminspiegel und der *Ausscheidung* über Leber und Gallenwege. Über 90 % des Serumkupfers sind an Coeruloplasmin gebunden.

Normalwert: 100 – 200 µg/100 ml (16 – 31 µmol/l)

Erniedrigt:

Morbus Wilson (Coeruloplasminspiegel und Coeruloplasminkupfer extrem niedrig, nicht gebundenes freies Kupfer erhöht)
nephrotisches Syndrom
Morbus Bechterew
intestinale Malabsorption

Erhöht:

Leberzirrhose
Verschlußikterus
Infektionskrankheiten, akute und chronische infektiöse Prozesse
Hämochromatose
Leukämie
Anämie
Kollagenkrankheiten
Malignome, bes. Morbus Hodgkin
Gravidität
Kontrazeptivamedikation

Lactatdehydrogenase (LDH)

Ubiquitäres Hauptkettenenzym des Zellstoffwechsels, das durch normale Zellmauserung und vermehrt bei abnormem Zellzerfall ins Blut übertritt. Es ist aus *4 Isoenzymen* zusammengesetzt. Von diesen hat die isolierte Bestimmung des LDH_1-Isoenzyms (= α-HBDH) und die Ermittlung des α-HBDH/LDH-Quotienten bei der Infarktdiagnostik eine gewisse Bedeutung.

Normalwert: 60 – 120 U/l

Erhöht:

- *Blutkrankheiten* (LDH_1 und LDH_2)
  - unbehandelte Perniziosa, Abfall unter Therapie
  - hämolytische Anämien
  - akute Leukosen
  - chronisch myeloische Leukämie
  - Mononukleose
- *Lungenerkrankungen* (LDH_3)
  - Lungenembolie mit Infarkt
  - Bronchialkarzinom
- *Herzerkrankungen* (LDH_1)
  - Myokardinfarkt
  - Leberstauung infolge Herzerkrankungen (LDH_5)
  - Myokarditis
- *Leber- und Gallenwegserkrankungen* (vor allem LDH_5)
  - Hepatitis
  - Zirrhose (nekrotische Schübe)
  - Leberzellkarzinom
  - toxische Leberschädigungen
- *maligne Tumoren*
- *Myopathien*

Leucin-Aminopeptidase (LAP)

Die vor allem in Pankreas, Gallengangsepithelien, Dünndarmschleimhaut, Leberzellen, Nieren und Leukozyten lokalisierte LAP gehört zu den Aminopeptidasen und wird zum größten Teil über die Gallenwege *ausgeschieden*. Ein Anstieg der Enzymaktivität im Serum wird vor allem bei intra- und extrahepatischen cholestatischen Prozessen beobachtet. Im Gegensatz zur alkalischen Phosphatase steigt die LAP bei Knochenerkrankungen nicht an.

Normalwert: 8 – 22 U/l

> **Erhöht:**
> alle zur intra- und extrahepatischen Cholestase führenden Prozesse
> primär biliäre Zirrhose
> akute Hepatitis (Cholestase?)
> Schwangerschaft (letztes Trimenon)

Lipase

Die Lipase findet sich praktisch ausschließlich im Pankreas. Im Gegensatz zur Amylase wird sie nicht in den Speicheldrüsen gebildet.

Aktivitätsverhalten im Serum parallel zur Amylase (S. 944).

Ausnahme: kein Anstieg bei isolierten Speicheldrüsenerkrankungen.

Normalwert: 20 – 160 U/ml

Lipide

Die *Gesamtlipide* (450 – 1000 mg/100 ml ≙ 4,5 – 10 g(l) setzen sich zusammen aus:

- Neutralfetten (Triglyceride)
  40 – 150 mg/100 ml (0,45 – 1,7 mmol/l)
- Fettsäuren
  190 – 420 mg/100 ml (1,9 – 4,2 g/l)
- Phosphatiden
  150 – 250 mg/100 ml (1,9 – 32,2 mmol/l)
- Cholesterin
  120 – 220 mg/100 ml (3,1 – 5,7 mmol/l)

Die Bestimmung der Triglyceride (nüchtern), des Cholesterins und evtl. der Gesamtlipide führt zur Verdachtsdiagnose einer Fettstoffwechselstörung. Pathologische Befunde müssen zu weiteren Untersuchungen veranlassen (Diätteste, Lipidelektrophorese, Ultrazentrifugenuntersuchung, Suche nach einer Grundkrankheit). Wichtig ist die Unterscheidung zwischen *primären und sekundären Hyperlipoproteinämien*.

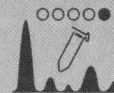

Erniedrigt:

Abetalipoproteinämie
Analphalipoproteinämie (Tangier-disease)
Hyperthyreose (bes. Cholesterin)
Gallensäurenverlustsyndrom
schwere Leberparenchymerkrankungen
Steatorrhö
Kachexie
Mangelernährung
Malabsorptions- und Maldigestionssyndrom

Erhöht:

- *Primäre Hyperlipoproteinämien*
  (nach Fredrickson und Lees)
  - *Typ I:* fettinduzierbare Hyperlipoproteinämie
    (Cholesterin normal oder leicht erhöht,
    Triglyceride stark erhöht)
    Elektrophorese: Hyperchylomikronämie
  - *Typ IIa:* Hypercholesterinämie (Triglyceride normal)
    Elektrophorese: Hyper-β-Lipoproteinämie
  - *Typ IIb:* Hypercholesterinämie mit Erhöhung der Triglyceride
    Elektrophorese: Hyper-β-Lipoproteinämie
    Hyper-prä-β-Lipoproteinämie
  - *Typ III:* Hypercholesterinämie und Hypertriglyzeridämie
    Elektrophorese: breite β-Bande
    Ultrazentrifuge: flottierendes β-Lipoprotein
  - *Typ IV:* kohlenhydratinduzierbare Hyperlipoproteinämie (Triglyceride erhöht, Cholesterin normal oder geringgradig erhöht)
    Elektrophorese: Hyper-prä-β-Lipoproteinämie
  - *Typ V:* kalorisch induzierbare Hyperlipoproteinämie (Cholesterin und Triglyceride erhöht)
    Elektrophorese: Hyperchylomikronämie +
    Hyper-prä-β-Lipoproteinämie

- *Sekundäre, symptomatische Hyperlipoproteinämien*
  - *vorwiegende Cholesterinerhöhung*
    Hypothyreose
    intra- und extrahepatische Cholestase
    biliäre Zirrhose
    nephrotisches Syndrom
    Anorexie
    Gicht, Diabetes mellitus, Alkoholismus

  - *vorwiegende Triglyceriderhöhung*
    Diabetes mellitus
    Pankreatitis
    Alkoholismus (inkl. Zieve-Syndrom)
    Schwangerschaft + Einnahme von Ovulationshemmern
    chronische Niereninsuffizienz

  - *vorwiegende Phosphatiderhöhung*
    biliäre Zirrhose
    intra- und extrahepatische Cholestase

  - *freie Fettsäuren*
    Diabetes mellitus
    Adipositas
    Hyperthyreose
    Phäochromozytom
    frischer Herzinfarkt
    Glykogenspeicherkrankheit
    Akromegalie
    Cushing-Syndrom

Magnesium

Der *Serumspiegel* ist abhängig von:
➤ der Magnesium*aufnahme* mit der Nahrung,
➤ der *Resorption* im Dünndarm,
➤ der Magnesium*verteilung* im Organismus und schließlich
➤ von den *Verlusten* durch Niere und Darm.

Normalwert: 1,6 – 2,6 mval/l (0,8 – 1,3 mmol/l)

Erniedrigt:

- *ungenügende Zufuhr*
  - parenterale, langdauernde Mg-freie-Ernährung
  - chronischer Alkoholismus
- *gastrointestinale Verluste*
  - Erbrechen und langdauerndes Absaugen von Magensaft
  - Steatorrhö und chronische Diarrhö unterschiedlicher Genese
  - nekrotisierende Pankreatitis
- *renale Verluste*
  - Bartter-Syndrom
  - polyurische Phase des akuten Nierenversagens
  - Medikamente
    Diuretika
    Aminoglykoside
    Cisplatin
- *endokrin*
  - Hyperthyreose
  - primärer und sekundärer Hyperparathyreoidismus
  - primärer und sekundärer Hyperaldosteronismus
  - Diabetes mellitus (vor allem im diabetischen Koma nach Therapiebeginn)
- *Knochenerkrankungen*
  - multiples Myelom
  - Knochenmetastasen

Erhöht:

- *zum Teil ausgeprägte Hypermagnesiämie*
  - Niereninsuffizienz
  - übermäßige Magnesiumexposition
    i. v., z. B. bei der Behandlung der Eklampsie
    p. o., bei Laxantienabusus
    per anum, bei Verabreichung von magnesiumhaltigen Einläufen
- *milde Hypermagnesiämie*
  - primärer Hyperparathyreoidismus
  - familiäre hypokalzurische Hyperkalzämie
  - diabetische Ketoazidose
  - Tumorlysesyndrom
  - Theophyllinintoxikation
  - Lithiumeinnahme
  - Milch-Alkali-Syndrom
  - Nebennierenrindeninsuffizienz

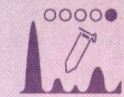

Natrium

Die Serumnatriumkonzentration widerspiegelt das *Verhältnis von Natrium und Wasser im Organismus*. Durch Änderung der Wasserzufuhr (Durstempfinden) und der *renalen Wasserexkretion* (Dilutions- und Konzentrationsfähigkeit der Niere unter Steuerung des Hypophysenhinterlappenhormons Adiuretin) wird der Serumnatriumspiegel in engen Grenzen konstant gehalten. Die Bewertung eines Serumnatriumspiegels ist somit nur bei gleichzeitiger Kenntnis des Hydratationszustandes des Organismus möglich.

Normalwert: 135 – 145 mval/l (135 – 145 mmol/l)

Erniedrigt:
- *Defizit an totalem Körper-H_2O, größeres Defizit an totalem Körpernatrium (= hypovolämische Hyponatriämie)*
  - renale Verluste
    Diuretikatherapie
    Morbus Addison
    Hypoaldosteronismus
    Salzverlustniere
  - extrarenale Verluste
    chronische Diarrhöen
    chronisches Erbrechen
    Ileus
    Verbrennungen
- *Mäßiger Exzeß an totalem Körper-H_2O, Verdünnungshyponatriämie (= euvolämische Hyponatriämie)*
  - Hypothyreose
  - inadäquate Adiuretinsekretion (Schwartz-Bartter-Syndrom)
    zerebrale Erkrankungen
    paraneoplastisch (kleinzelliges Bronchialkarzinom, Pankreaskarzinom, Thymom, Morbus Hodgkin, Duodenaltumoren)
    Lungenerkrankungen (Pneumonien, Tuberkulose, Asthma bronchiale, kleinzelliges Bronchialkarzinom)
    Streß, Trauma, postoperativ
    metabolisch (Myxödem, Porphyrie)
    medikamentös (Antidiabetika, Zytostatika, Sedativa, trizyklische Antidepressiva)
- *Exzeß an totalem Körpernatrium, größerer Exzeß an totalem Körperwasser (= hypervolämische Hyponatriämie)*
  - Ödemkrankheiten
    Herzinsuffizienz
    dekompensierte Leberzirrhose
    nephrotisches Syndrom
  - akutes und chronisches Nierenversagen
- *Pseudohyponatriämie*
  - Hyperlipidämie
  - Hyperproteinämie
  - Hyperglykämie

Erhöht:
- *Defizit an H_2O und Natrium (H_2O-Defizit > Natriumdefizit = hypovolämische Hypernatriämie)*
  - ungenügende H_2O-Zufuhr
  - renale Verluste
    osmotische Diurese
  - extrarenale Verluste
    starkes Schwitzen
    Diarrhö
- *Mäßige H_2O-Verluste (= euvolämische Hypernatriämie)*
  - renal
    zentraler Diabetes insipidus (Schädeltrauma, Hypophysentumoren, idiopathisch)
    nephrogener Diabetes insipidus (kongenital, Hyperkalzämie, Hypokaliämie; medikamentös: Lithium, Tetrazykline)
  - extrarenal
    Perspiratio insensibilis
- *Natriumzufuhr (hypertone NaCl-Lösungen = hypervolämische Hypernatriämie)*
- *Osmoregulationsstörung (= zentrale Hypernatriämie)*

Paraproteine

Paraproteine (= monoklonale Immunglobuline) sind qualitativ abnorme Anteile des Immunglobulinsystems. Sie werden in Zellen des lymphoplasmaretikulären Systems gebildet. Die Einteilung der Paraproteine erfolgt immunelektropheretisch in IgG-, IgA-, IgM-, IgD- und IgE-Paraproteine und je nach Fragment des Globulinmoleküls in „leichte" und „schwere" Ketten. Da der Paraproteinnachweis vor allem bei älteren Personen häufig auch ohne bestehende Grundkrankheit gelingt, sind zur Diagnose einer Krankheit mit symptomatischer oder obligatorischer Paraproteinämie weiterführende Untersuchungen notwendig (BSG, Blutbild, quantitative Bestimmung des Paraproteinspiegels und Verlaufsbeobachtung, Knochenmarkbefund).

Paraproteine nachweisbar:

- *obligatorisch bei:*
  Morbus Waldenström (IgM)
  multiplem Myelom
  Schwerkettenkrankheit (= heavy chain disease = Franklin-Erkrankung)

- *symptomatisch bei:*
  lymphatischer Leukämie
  Karzinom
  Sarkom
  Hepatopathien
  Infektionen

- *idiopathisch bei:*
  gesunden, vor allem älteren Personen (= benigne, rudimentäre Paraproteinämie)

Phosphat, anorganisches

Phosphat ist ein wichtiges *intrazelluläres Anion* und Strukturelement von Kohlenhydraten, Fetten und Proteinen. Zudem ist es Bestandteil der *energiereichen Phosphate* aller Zellen (ATP) und des Glykolysezwischenproduktes *2,3-Diphosphoglycerat (2,3-DPG)* in den Erythrozyten, welches die Position der O_2-Dissoziationskurve bestimmt.

Der *Serumspiegel* ist abhängig von:

- der *Nahrungszufuhr* und der intestinalen *Resorption*,
- dem *Parathormoneinfluß* (Parathormon hemmt die tubuläre Phosphatrückresorption),
- der *Nierenfunktion*,
- dem *ossären Stoffwechsel* und
- der *Verteilung* zwischen Extra- und Intrazellulärraum. Die Errechnung der Phosphat-Clearance, des Phosphatexkretionsindexes und der tubulären Phosphatrückresorption ist durch gleichzeitige Messung der Phosphatausscheidung im Urin bei der Diagnostik des primären Hyperparathyreoidismus von Bedeutung. Durch Hemmung der Phosphatrückresorption bei Parathormonexzeß ist die Phosphat-Clearance bei dieser Erkrankung erhöht.

Normalwert: 3,0–4,5 mg/100 ml (1,0–1,5 mmol/l)

Erniedrigt:

- *unzureichende Phosphatzufuhr, verminderte intestinale Absorption oder erhöhte intestinale Phosphatverluste*
  - langdauernde unzureichende Nahrungszufuhr (Anorexie, Alkoholismus)
  - Verabreichung phosphatbindender Antazida
  - Malabsorption
  - Erbrechen, Durchfall, Vitamin-D-Mangel
- *renale Phosphatverluste*
  - primärer Hyperparathyreoidismus
  - Azidose
  - renal-tubuläre Defekte
  - Diuretikatherapie
- *akute Verlagerung von Phosphat aus dem Extrazellulärraum in die Zellen*
  - Hyperalimentation
  - kohlenhydratreiche Nahrung nach langer Fastenperiode (Anorexie, Alkoholismus)
  - respiratorische Alkalose
  - Insulinbehandlung einer diabetischen Ketoazidose
  - Sepsis
  - Salicylatintoxikation

Erhöht:

- *verminderte renale Phosphatexkretion*
  - akute und chronische Niereninsuffizienz
  - Hypoparathyreoidismus
  - Pseudohypoparathyreoidismus
  - Akromegalie
- *vermehrte orale oder intravenöse Phosphatzufuhr* (selten)
  - Zufuhr phosphathaltiger Laxantien
  - phosphathaltige Infusionen
- *vermehrte Freisetzung von intrazellulärem Phosphat*
  - katabole Zustände
  - zytostatische Therapie (Lymphome und Leukämien)
  - Rhabdomyolyse
  - schwere Hämolyse
- *Vitamin-D-Zufuhr*

Phosphatase, alkalische

Der *Serumspiegel* wird bestimmt durch die *Enzymproduktion* (vor allem in den Osteoblasten) und die *Enzymausscheidung* über die Leber- und Gallenwege.

Die Auftrennung der Phosphataseaktivität durch Isoenzymbestimmung führt zur Untergliederung in einen ossären (ca. 70%), intestinalen (ca. 20%) und hepatobiliären (ca. 10%) Anteil.

Die Abgrenzung zwischen einer ossär und hepatobiliär bedingten Phosphataseerhöhung ist durch die Bestimmung weiterer leberspezifischer „Obstruktionsenzyme" (LAP, Nucleotidase) oder durch die noch wenig gebräuchliche Isoenzymbestimmung der alkalischen Phosphatase möglich.

Normalwert: 30 – 115 U/l

Erniedrigt:
familiäre Hypophosphatasie
Hypothyreose
C-Hypovitaminose
hypophysärer Zwergwuchs

Erhöht:
- *ossär bedingt*
  Hyperparathyreoidismus
  Vitamin-D-Mangel (Osteomalazie, Rachitis)
  Morbus Paget
  osteoplastische Knochentumoren (osteogenes Sarkom)
  osteoplastische Knochenmetastasen (vor allem Prostata- und Mammakarzinom)
  Osteomyelosklerose
  Sarkoidose
  medikamentös (antiepileptische Therapie)
- *hepatobiliär bedingt*
  intra- und posthepatische Cholestase unterschiedlicher Genese
- *nicht ossär oder hepatobiliär bedingte Erhöhungen*
  - Tumoren (vor allem Nierenzellkarzinom)
  - Hyperthyreose (erhöhtes Knochenisoenzym)
  - Schwangerschaft (Plazenta-Phosphatase)

Phosphatase, saure

Der *Serumspiegel* wird bestimmt durch die saure Phosphatase aus Leber, Milz, Thrombozyten, Erythrozyten, Prostata und Knochen.

Die alleinige Bestimmung der Prostataphosphatase ist durch selektive Hemmung mit L(+)-Tartrat möglich.

Normalwert: bis 13,5 U/l (Tartrathemmung bis 3,5 U/l)

Erhöht:
- *organüberschreitendes Prostatakarzinom*
- *Knochenerkrankungen*
  - Metastasen (vor allem metastasierendes Prostata- und Mammakarzinom)
  - Hyperparathyreoidismus
  - Morbus Paget
  - Osteogenesis imperfecta
- *Morbus Gaucher*
- *Thrombopenien bei gesteigertem Zerfall oder Abbau der Thrombozyten*
- *Thrombozytose*
- *bei thromboembolischen Krankheiten*
  fälschlich hoch nach Prostatamassage
  Hämolyse

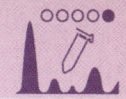

Renin

Renin ist ein Enzym, welches im juxtaglomerulären Apparat der Niere gebildet wird. Es spaltet aus seinem Substrat (Angiotensinogen) das Dekapeptid Angiotensin I ab, welches dann durch das sog. „converting enzyme" in das vasopressorisch aktive Angiotensin II umgewandelt wird. Die heute meist verbreitete Meßmethode ist die Bestimmung der Plasmareninaktivität mittels Radioimmunoassay für Angiotensin I.

Normalwerte bei 6–8 g NaCl-Aufnahme/Tag):
Ruhewert (liegend) 0–3 ng (0–2,3 pmol) Angiotensin I/ml/3 h
Stimulationswert bis 10 ng (7,7 pmol) Angiotensin I/ml/3 h

Erniedrigt:

primärer Hyperaldosteronismus (Conn-Syndrom)
Glucocorticoid-supprimierbarer Aldosteronismus
apparenter Mineralokortikoidexzeß
Cushing-Syndrom
Liddle-Syndrom
essentielle Hypertonie (20–30%)
hyporeninämischer Hypoaldosteronismus

Erhöht:

Ödemerkrankungen (renale, kardiale, hepatische, hypalbuminämische, idiopathische Ödeme)
renovaskuläre Hypertonie
maligne Hypertonie
Phäochromozytom
natrium- und kaliumverlierende Nephropathie
Diabetes insipidus
Bartter- und Gitelman-Syndrom
Diuretikaeinnahme und Laxantienabusus
reninsezernierender Tumor
Schwangerschaft und unter Einnahme von Ovulationshemmern

Steroide

Cortisol und Corticosteron werden in der Zona fasciculata der Nebennierenrinde gebildet und vorwiegend in der Leber metabolisiert. Der Blutspiegel zeigt zirkadiane Schwankungen und ist gegen 8 Uhr morgens am höchsten. Cortisol ist zu über 90% plasmaeiweißgebunden.

Normalwert (8 Uhr morgens): Gesamtcortisol 2–25 µg/100 ml (55–690 nmol/l)

Erniedrigt:

Nebennierenrindeninsuffizienz
- primäre bei Erkrankungen der Nebenniere
- sekundäre bei verminderter ACTH-Sekretion infolge hypophysärer oder hypothalamischer Erkrankungen

Erhöht:

Cushing-Syndrom
- primär adrenal
- sekundär hypophysär-hypothalamisch
- paraneoplastisch (vor allem bei Bronchialkarzinom, Leberzellkarzinom)
- Ovarial- und Testestumoren (Nebennierenresttumoren)
- medikamentös
Adipositas
Leberzirrhose
Streß
Schwangerschaft und unter Einnahme von Ovulationshemmern

Transaminasen

Die Transaminasen gehören zu den Zellenzymen, wobei die Serum-Glutamat-Pyruvat-Transaminase (SPGT) nur extramitochondrial im Plasma und die Serum-Glutamat-Oxalacetat-Transaminase (SGOT) im Plasma und in den Mitochondrien lokalisiert ist.

Bei Zellzerfall treten sie ins Serum über. Die SGOT ist vor allem in der Leber, der Herz- und Skelettmuskulatur, in Niere, Gehirn und Erythrozyten nachweisbar, während die SGPT in höheren Aktivitäten vorwiegend in der Leberzelle zu finden ist.

Normalwerte: SGOT 5 – 13 U/l
SGPT 4 – 11 U/l

Erhöht:
Herzinfarkt (vor allem SGOT)
Lebererkrankungen, vor allem
- akute Hepatitis
- chronische aggressive und persistierende Hepatitis
- perakut nekrotisierende Hepatitis (auch nach Einnahme oxyphenisatinhaltiger Laxantien)
- Begleithepatitis (z. B. Mononukleose)
- Leberzirrhose
- intra- und extrahepatische Cholestase
- toxische Leberschädigung
- Leberstauung
- Leberabszeß
- Lebertumor und Lebermetastasen
Muskelerkrankungen (SGOT), vor allem
- Dermatomyositis
- progressive Muskeldystrophie
Lungeninfarkt
hämolytische Anämie (SGOT)
Hyperthyreose (Myopathie)

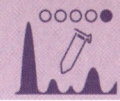

TSH-(thyreoideastimulierendes Hormon) und TRH-Test

TSH wird im Hypophysenvorderlappen gebildet und unter dem Einfluß des Thyreotropin-releasing-Hormons (TRH) sezerniert. Seine Bestimmung vor und nach TRH-Gabe ist ein besonders sensibles Maß der Schilddrüsenfunktion.

Der TRH-Test dient der Beurteilung des Hypophysen-Schilddrüsen-Regelkreises. Intravenöse Gabe von 200 µg TRH bzw. orale Gabe von 400 mg TRH führen nach 30 Minuten bei i.v. Gabe bzw. nach 3 Stunden bei oraler Gabe zum TSH-Anstieg.

Normalwerte: TSH basal 0–4,5 mU/l
30 Minuten nach i.v. TRH-Gabe: 2–25 mU/l
3 Stunden nach oraler TRH-Gabe: 2–30 mU/l

Beurteilung:
- *normaler TSH-Anstieg* auf Werte unter 25–30 mU/l: Euthyreose
- *erhöhter TSH-Basalwert* (> 20 mU/l) Hypothyreoseverdacht
- *normaler TSH-Basalwert, überschießender TSH-Anstieg* (> 30 mU/l)
  Verdacht auf Hypothyreose (T$_3$- und T$_4$-Wert?)
- *niedriger TSH-Basalwert (< 3,5 mU/l) und fehlender Anstieg nach TRH-Gabe:*
  latente Hyperthyreose (T$_3$- und T$_4$-Wert normal)
  manifeste Hyperthyreose (T$_3$- und/oder T$_4$-Wert erhöht)
  exogene Zufuhr von Schilddrüsenhormon

- *Fehlermöglichkeiten:*
  - fehlender Anstieg von TSH nach TRH-Gabe auch bei Steroidmedikation und Cushing-Syndrom, endokriner Orbitopathie mit Euthyreose, Nieren- und Lebererkrankungen,
    Anorexie,
    endogener Depression,
    bei wiederholter Durchführung des TRH-Tests innerhalb einer Zeitspanne von 10 Tagen

Literatur

Bourke E, Delaney V. Assessment of hypocalcemia and hypercalcemia. Clin Lab Med. 1993; 13: 157.

Clive DM. Bartter's syndrome: the unresolved puzzle. Am J Kidney Dis. 1995; 25: 813.

Cohen MR, Feldman GM, Fernandez PC. The balance of acid, base and charge in health and disease. Kidney Int. 1997; 52: 287.

Crook M. Importance of phosphate determination. JIFCC. 1997; 9: 110.

Delmez JA, Slatopolsky E. Hyperphosphatemia: its consequences and treatment in patients with chronic renal disease. Am J Kidney Dis. 1992; 19: 303.

Farley JR, Hall SL. Ritchie C. Quantitation of skeletal alkaline phosphatase isoenzyme activity in canine serum. J Bone Min Res. 1992; 7: 779.

Gennari FJ. Hypokalemia. N Engl J Med. 1998; 339: 451.

Graber M, Corish D. The electrolytes in hyponatremia. Amer J Kidney Dis 1991; 5: 517.

Gröbner W, Zöllner N. Hyperurikämie. Internist. 1995; 36: 1207.

Halperin ML, Kamel KS. Approach to the patient with metabolic acidosis: Newer concepts. Nephrology 1996; 2 (Suppl. 1): 122.

Hodgson SF, Hurley DL. Acquired hypophosphatemia. Endocr Metab Clin North Am. 1993; 22: 397.

Hossein-Nia M, Kallis P, Brown PA et al. Creatine kinase MB isoforms: sensitive markers of ischemic myocardial damage. Clin Chem. 1994; 40: 1265.

Huijken HJ, Sanders GTB, Koster RW, Vreeken J, Bossuyt MM. The clinical value of lactate dehydrogenase in serum: a quantitative review. Eur J Clin Chem Clin Biochem. 1997; 35: 569.

Johnson RD, O'Connor ML, Kerr RM. Extreme serum devations of aspartate aminotransferase. Amer J Gastroenterol. 1995; 90: 1244.

Jokanovic M, Maksimovic M. Abnormal cholinesterase activity: understanding and interpretation. Eur J Clin Chem Clin Biochem. 1997; 35: 11.

Keller H. Klinisch-chemische Labordiagnostik für die Praxis. Stuttgart: Thieme-Verlag; 1991.

Knochel JP. Hypophosphatemia and rhabdomyolysis. Am J Med. 1992; 92: 455.

Kobrin SM, Goldfarb St. Magnesium deficiency. Semin Nephrol. 1990; 10: 525.

Kratz A, Lewandrowski KB. Normal reference laboratory values. N Engl J Med. 1998; 339: 1063.

Kuhlmann U, Walb D, Luft FC. Nephrologie – Pathophysiologie – Klinik – Praxis, 3. Aufl. Stuttgart: Thieme-Verlag; 1998.

Lafferty F. Differential diagnosis of hypercalcemia. J Bone Mineral Res. 1991; 6 (Suppl. 2): 51.

Lebowitz MR, Moses AM. Hypocalcemia. Semin Nephrol. 1992; 12: 146.

Lee WM. Drug induced hepatotoxicity. N Engl J Med. 1995; 333: 1118.

Lee KN, Csako G, Bernhardt P, Elin RJ. Relevance of creatine kinase type 1 and type 2 isoenzymes to laboratory and clinical data. Clin Chem. 1994; 40: 1278.

Mallette LE. The hypercalcemias. Semin Nephrol. 1992; 12: 159.

Meno Y, LaRusso NF. Primary sclerosing cholangitis. J Gastroenterol. 1994; 29: 531.

Narins RG. Maxwell & Kleeman's Clinical Disorders of Fluid and Electrolyte Metabolism, 5th ed. New York: McGraw-Hill: 1994.

Oelkers W. Hyponatriämie. Dtsch med Wschr. 1990; 115: 1720.

Parfitt AM. The hyperparathyroidism of chronic renal failure: a disorder of growth. Kidney Int. 1997; 52: 3.

Puleo PR, Meyer D, Wathen C et al. Use of rapid assay of subforms of creatine kinase MB to diagnose or rule out acute myocardial infarction. N Engl J Med. 1994; 331: 561.

Rosol TJ, Capen CC. Biology of disease. Mechanisms of cancer-induced hypercalcemia. Laboratory Investigation. 1992; 67: 680.

Rubin MF, Narins RG. Hypophosphatemia: pathophysiological and practical aspects of its therapy. Semin Nephrol. 1990; 10: 536.

Sektion Schilddrüse der Deutschen Gesellschaft für Endokrinologie. Diagnostik und Therapie von Schilddrüsenkrankheiten. Empfehlung zur Qualitätssicherung Internist. 1997; 38: 177.

Shah GM, Kirschenbaum MA. Renal magnesium wasting associated with therapeutic agents. Mineral Electrolyte Metab, 1991; 17: 58.

Spencer CA, Takeuchi M, Kazarosyan M. Current status and performance goals for serum thyrotropin (TSH) assays. Clin Chem. 1996; 42: 140.

Schmeck-Lindenau HJ, Kurtz W. Diagnostik der intrahepatischen Cholestase. Dtsch Med Wschr. 1993; 118: 1027.

Schwartzkopff B, Klein RM, Strauer BE. Diagnostik und Therapie der Myokarditis. Internist. 1995; 36: 469.

Thatte L, Oster JR, Singer I, Bourgoignie JJ, Fishman LM, Roos BA. Review of the literature: severe hyperphosphatemia. Am J Med Sci. 1995; 310: 167.

Tromm A, Hüppe D, Than I, Schwegler U, Kuntz HD, Krieg M, May B. Die Serumcholinesterase als Aktivitätsparameter bei chronisch-entzündlichen Darmerkrankungen. Z Gastroenterol. 1992; 30: 449.

Vallotton MB. Primary aldosteronism. Part II. Differential diagnosis of primary hyperaldosteronism and pseudoaldosteronism. Clin Endocrinol. 1996; 45: 53.

Weiner D, Wingo CS. Hyperkalemia: A potential silent killer. J Am Soc Nephrol. 1998; 9: 1535.

Wesson LG. Homeostasis of phosphate revisited. Nephron. 1997; 77: 249.

Worwood M. Laboratory determination of iron status. In: Brock JH, Halliday JW, Pippard MJ, Powell LW eds. Iron metabolism in health and disease. Philadelphia: Saunders; 1994; 449.

Young WF, Jr. Primary aldosteronism: update on diagnosis and treatment. Endocrinologist. 1997; 7: 213.

Sachverzeichnis

A

AB0-Antikörper, Hämolyse bei Transfusion 367
Abciximab 416
Abdomen
- akutes 218 ff
- - Alarmsymptome 219
- - chirurgisches 218
- - bei chronischer Niereninsuffizienz 811
- - Colon irritabile 245
- - Definition 218
- - Hyperlipidämie, familiäre 229
- - internistisches 218
- - Komplikation 219
- - Mittelmeerfieber, familiäres 165
- - Operationsindikation 218
- - posttraumatisches 219
- - Ursache 218 ff
- - Yersinieninfektion 124
- asymmetrisches 220
- aufgetriebenes 756
- - Ileus, paralytischer 223
- - Pankreatitis, akute 252
- - Peritonitis 224
- Röntgenuntersuchung 234
- teigiges 756
Abdomenleeraufnahme
- Harnsteinnachweis 822
- Nephrokalzinose 822
Abdominalhaarverlust 703
Abdominalschmerzen
 (s. auch Abdomen, akutes;
 s. auch Oberbauchschmerzen;
 s. auch Unterbauchschmerzen)
 124 ff, 217 ff
- akute
- - vom Darm ausgehende 220 ff
- - diffuse 219
- - epigastrische 219
- - hypochondriale
- - - linksseitige 220
- - - rechtsseitige 220
- - mit Loslaßschmerz 219 f
- - ohne Loslaßschmerz 219 f
- - periumbilikale 219 f
- - Schmerzlokalisation 219
- Akzentuierung nach Nahrungszufuhr 233
- allergische Erkrankung 233
- Allgemeinerkrankung 232 f
- anfallsartige 935
- Aortenaneurysma 227
- Aortendissektion 227
- Appendizitis, akute 224
- Ausstrahlung 233
- Behçet-Syndrom 232
- Bewegungsabhängigkeit 233
- Bleiintoxikation 228, 232
- Blutkrankheit 232 f
- Bornholm-Krankheit 233
- Cholelithiasis 246 f
- chronische 233 ff
- - Periodik 233 f
- Colica mucosa 246
- Colon irritabile 245
- Coma diabeticum 228
- Crohn-Krankheit 750
- Darmtuberkulose 750
- bei Diarrhö 745
- vom Dünndarm ausgehende 234

- endokrine Störung 228
- Gallenwegserkrankung 246 ff
- Gastritis 234 f
- nach Gehen 226
- Herpes zoster 233
- Hochleistungssport 226
- hypereosinophiles Syndrom 494
- Hyper-IgD-Syndrom 165
- Hyperlipidämie, familiäre 229
- Hyperlipoproteinämie 295
- Hyperparathyreoidismus, akuter 228
- Ileus 220 ff
- Infektionskrankheit 233
- intermittierende 228 f, 245
- Intoxikation 228
- Ketoazidose, diabetische 228
- Köhlmeier-Degos-Krankheit 232
- kolikartige s. Kolik, abdominale
- Kollagenose 232
- vom Kolon ausgehende 245 f
- Krise, tabische 233
- Lageabhängigkeit 233
- Leberkrankheit 232, 246 ff
- Legionellenpneumonie 481
- linksseitige 752
- Lokalisation 233
- lokalisierte, Ulkuskrankheit 236
- Lungenkrankheit, akute 232
- Lupus erythematodes, systemischer 232
- vom Magen ausgehende 234 ff
- Magenkarzinom 239
- Ménétrier-Krankheit 236
- Mesenterialinfarkt 226
- Mesenterialvenenthrombose 227
- Milzinfarkt 227
- Milzruptur 227
- Mittelmeerfieber, familiäres 165
- Myokardinfarkt 232
- Nebenniereninsuffizienz, akute 228
- neurologische Krankheit 233
- Panarteriitis nodosa 226, 232
- Pankreaserkrankung 250 ff
- Pankreaskarzinom 254
- Pankreatitis
- - akute 252
- - chronische 254
- Parasitose 227
- Peritonitis 224 ff
- Pfortaderthrombose 227
- Phäochromozytom 228
- Porphyrie 228 f
- postprandiale 749
- Reizmagen 235
- retroperitoneale 217 f
- Schmerzanalyse 233
- Schmerzcharakteristik 233
- Schmerzsyndrom, radikuläres 233
- Schönlein-Henoch-Purpura 232, 418
- schubweise 254
- Serumkrankheit 233
- somatische 217 f
- Status febrilis 96, 124 ff
- Stoffwechselerkrankung 228 f

- Thalliumintoxikation 228
- Thoraxkrankheit 232
- Thorax-Röntgenaufnahme 232
- Thyreotoxikose 228
- Ursache 225
- vaskulär bedingte 226 f
- viszerale 217 ff
Abduktionsnystagmus, kontralateraler 891
Abduzensparese 890
- Pseudotumor cerebri 183
- Subarachnoidalblutung 179
Abetalipoproteinämie 13
Abflußbehinderung, venöse, Mediastinaltumor 544
Absence 913, 915
Abszeß
- divertikulitischer 121
- epiduraler 111
- intraabdominaler 125
- - Pleuraerguß 208
- - Vorerkrankungen 125
- intrahepatischer s. Leberabszeß
- intrarenaler 126, 819
- perirenaler 126, 819
- pertonsillärer 129
- viszeraler 125 f
Abt-Letterer-Siwe-Syndrom 321 f, 400
Acanthamoeba-Infektion, Enzephalitis 113
Acanthosis nigricans 66 f
- Akromegalie 79
- Magenkarzinom 79
- Tumor, okkulter 77
ACE-Hemmer
- Husten 446
- Nebenwirkung 31
Acetylsalicylsäure
- bei essentieller Thrombozythämie 417
- Thrombozytenaggregationshemmung 416
Achalasie 31, 739
Achillessehnenreflex, verlängerter 330
Achlorhydrie 239, 350, 354
- Verner-Morrison-Syndrom 760
Achondroplasie 44 f
Acne s. auch Akne
- vulgaris 716
Acquired immunodeficiency syndrome s. AIDS
Acrodermatitis chronica atrophicans 68, 74, 132
- - - Ödem 332, 335
ACTH-Kurztest 684
ACTH-Mangel 680, 682
ACTH-Produktion, ektope 664 f
- - Tumorsuche 668
ACTH-Sekretion, gesteigerte 664
ACTH-Spiegel 684
- hoher 668, 681, 684
- niedriger 684
ACTH-Stimulationstest 684 f
Acute interstitial pneumonia 494 f, 498
Adamantinom 313
Adams-Stokes-Anfall 639 f, 903
Addison-Krankheit 680 ff
- Amenorrhö 681
- Anämie 359

- Diarrhö 759
- Differenzierung von sekundärer/tertiärer NNR-Insuffizienz 682, 684
- Elektrokardiogramm 682
- Hautdepigmentierung 682, 685
- Hautveränderung 77
- Hyperkaliämie 681
- Hypoglykämie 681 f
- Hypotonie 681 f
- Hypovolämie 681
- Pigmentierungsverstärkung 681 ff
- Salzverlust, renaler 834
- Symptomenhäufigkeit 682
- Ursache 685 f
Addison-Krise 922 f
- Fieber 165
Adduktionshemmung, ipsilaterale 891
Adduktorenkontraktur 299
Adenokarzinom
- Lungenmetastasen 509
- renales 817
Adenom, papilläres 753
- tubuläres 753
- tubulovillöses 753
- villöses 753
Adenoma sebaceum 60, 71, 79 f
Adenomatose, endokrine, multiple
- - - Hypophysenadenom 675
- - - Phäochromozytom 670
- - - Typ I 320, 847
- - - Typ IIa 847
- - - Zollinger-Ellison-Syndrom 238
Adenomyomatose der Gallenblase 248
Adenosindeaminase, fehlende 163
Adenosindiphosphat 853
Adenosinphosphat 853
Adenosintriphosphatmangel 854
Adenovirusinfektion 484
- Bronchiolitis obliterans 459
- Erkältungskrankheit 116
Adenovirusnachweis 484
Adenoviruspneumonie 484
Adenylcyclase 417
Adhäsionen, Ileus 218, 222 f
ADH (Adiuretin) 831, 965
ADH-Mangel 27
ADH-Resistenz, renal-tubuläre 27
ADH-Sekretion
- inadäquate s. Syndrom der inadäquaten ADH-Sekretion
- Urinosmolalität 771
Adie-Syndrom 58
Adipositas (s. auch Übergewicht) 12, 46 f
- Anamnese 24
- Azidose, respiratorische 858
- Folgekrankheiten 46
- generalisierte 46
- primäre 46
- sekundäre 46
- Herzüberlastung, chronische 565 f
- Hypertonie, arterielle 653
- essentielle 666
- Komorbiditätsrisiko 47
- koronare Herzkrankheit 197

Sachverzeichnis

Adipositas
- Lipödem 335
- medikamentös bedingte 46
- Mehlsackform 46
- simplex 46
Adiuretin s. ADH
Adnexitis 126
Adrenogenitales Syndrom 13, 18
- - Hypotonie 691
Adriamycin, Herzinsuffizienz 603
Adult respiratory distress syndrome 127
Adventitiadegeneration, zystische 268
Adynamie
- Addison-Krankheit 682
- Hypokaliämie 331, 838
- Hypophysenvorderlappeninsuffizienz 687 f
Aerobilie 223, 759
Afibrinogenämie 411
Agalaktie 688
Agammaglobulinämie 161 f
- geschlechtsgebundene, kongenitale 162
- Schweizer Typ 163
Agrammatismus 63
Agranulozytose 165
- medikamentenbedingte 171
- zyklische 171
Ahornrindenschälerkrankheit 500
AIDS 137, 139 ff
- Candidastomatitis 61
- CD4-Lymphozytenzahl 139, 141
- Diarrhö 745
- Kaposi-Sarkom s. Kaposi-Sarkom
- Lymphknotenschwellung 430
- Non-Hodgkin-Lymphom 391 f
- Pneumocystis-carinii-Pneumonie 486
AIDS-Demenz 114
AIHA s. Anämie, autoimmunhämolytische
AIP (acute interstitial pneumonia) 494 f, 498
Airbronchogramm, fehlendes 522
Akantholyse 69
Akanthozyten 356
- im Urinsediment 772, 779
Akne s. auch Acne
- Cushing-Syndrom 666
- Intoxikation 78
- SAPHO-Syndrom 291
Akrodermatitis
- enteropathica 71
- papulosa eryuptiva 703
Akromegalie 42 f, 674 f
- Arthropathie 302
- Begleiterkrankung, endokrine 675
- mit Cushing-Syndrom 675
- Handveränderung 51
- Hautveränderung 77
- Hypertonie, arterielle 674 f
- Kardiomyopathie 601
- Lokalisationsdiagnostik 675
- Osteoporose 317
- Spätstadium 675
Akroosteolyse 847
Akropachydermie 436
Akrophobie 896
Akrozyanose 272, 627
- Kälteagglutininkrankheit 367
Aktinomykose 81, 108
- zökale 126
Aktinomyzeten, thermophile, Inhalation 500
Aktiviertes-Protein-C-Resistenz 423
Aktivität, hämolytische, totale 958
Akustikusneurinom 60, 886
Akutes Abdomen s. Abdomen, akutes
Akut-Phase-Protein 723

Akutphasereaktion, APC-Resistenz 423
AL-Amyloid 398
Alaninaminotransferase s. Glutamat-Pyruvat-Transaminase
Albers-Schönberg-Krankheit 321
Albright-Syndrom 66, 313, 572
Albumin, glykosyliertes 29
Albuminkonzentration im Serum 951 f
- - Calciumkonzentration im Serum 844, 948
- - erhöhte 952
- - bei Koagulopathie 411
- - Ödembildung 787
- - verminderte 329, 952
Albuminurie (s. auch Mikroalbuminurie) 771 f
Alder-Granulationsanomalie 170
Aldolase 942
Aldosteron 659, 943
Aldosteronexkretion, renale 943
- - erniedrigte 684
Aldosteronexzeß 660
Aldosteronismus s. Hyperaldosteronismus
Aldosteronkonzentration im Plasma 943
- - Bartter-Syndrom 840
- - Bestimmung, seitengetrennte, im Nebennierenvenenblut 661
- - erhöhte 662 f, 690, 943
- - erniedrigte 684, 943
- - Supprimierbarkeit durch Dexamethason 662
Aldosteron-Renin-Quotient 658 ff
Algodystrophie 871 f
Algoneurodystrophie 281, 871
Algorithmus 4
A-α-Lipoproteinämie 294
Alkalose 856 ff
- gastrische 861
- - Kaliumverlust, renaler 840
- metabolische 861 f
- - Bartter-Syndrom 840
- - Hyperaldosteronismus, primärer 659
- - hypokaliämische 30, 690, 840
- - Kaliumverlust 839
- - respiratorische 858
- - funktionell bedingte 858
- - medikamentös bedingte 858
Alkaptonurie s. Ochronose
Alkoholabusus s. auch Alkoholismus
- Hepatopathie 713 ff
- Hypertonie, arterielle 653
- Pankreatitis, chronische 253
Alkoholentzug, Hypophosphatämie 370
Alkoholhepatitis, Cholestase 725
Alkoholintoxikation 925
- Hypoglykämie 921
Alkoholismus s. auch Alkoholabusus
- Anämie, nichtmegaloblastäre 356
- Anamnese 24
- Folsäuremangel 355 f
- Gesichtsveränderung 52
- Kardiomyopathie 601
- Ketoazidose 858
- Ödembildung 330
- Pseudoencephalitis haemorrhagica superior 929
- Teleangiektasien 74
Alkoholkonsum 12
- erhöhter, Hyperhomozysteinämie 423
- Tumor, maligner 15
ALL s. Leukämie, akute, lymphatische
Allel 20
Allergie 20 f
- Asthma bronchiale 455

Allergietestung 457
Allergische Erkrankung, Abdominalschmerzen 233
Allergische Reaktion
- - Fieber 167
- - Ödem 336
ALM s. Leukämie, akute, myeloische
Alopecia
- areata 82
- areolata 82, 134
ALP s. Leukozytenphosphatase, alkalische
- Diagnose 779
- Niereninsuffizienz, chronische 809
Alström-Krankheit 46
ALT (Alaninaminotransferase) s. Glutamat-Pyruvat-Transaminase
Altersosteoporose 316
Altersschwerhörigkeit 60
Altersstar 57
Altersverteilung einer Krankheit 10
Aluminiumablagerung, ossäre 811
Aluminiumlunge 503
Alveolarepithelschädigung 494
Alveolarzellkarzinom 32, 498, 509
- Röntgenbefund 505, 509
Alveolitis 494 ff
- diffuse, Sarkoidose 531
- exogen-allergische 21, 120, 496, 500
- - akute 500
- fibrosierende 494
- - Kollagenose 499
- - kryptogene 495
- - neutrophile, passagere 500
- - Silikose 501
AMA s. Antikörper, antimitochondriale
Amanita-phalloides-Intoxikation 746
Amaurose (s. auch Erblindung) 185
Amaurosis fugax 186
Amenorrhö 35
- Addison-Krankheit 681 f
- Akromegalie 675
- Anorexia nervosa 689
- Cushing-Syndrom 667
- Gonadotropinmangel 687
- medikamentös bedingte 35
- postpartale 690
- primäre 35, 49
- sekundäre 35, 687 f
- Turner-Syndrom 49
AMHA 133
Aminoglykoside, ototoxische 899
δ-Aminolävulinsäure 361, 363
δ-Aminolävulinsäure-Ausscheidung im Urin
- - Bleiintoxikation 232
- - Porphyrie 230
Aminopenicillin-Therapie, Exanthem 115
Aminosäurenstoffwechselstörung, Hämoglobinopathie 75
Amiodaronlunge 497
Ammoniak 943
Ammoniakkonzentration im Serum 943
- - erhöhte 943
Ammoniumkonzentration im Plasma 705
Amnesie, retrograde 929
Amöbenabszeß 121, 126
- pulmonaler 520
Amöbenenteritis 733, 745
Amöbeninfektion, Meningitis 113
Amöbenkolitis 126
Amöben-Leberabszeß 126, 731 ff
- Computertomographie 732
Amphetaminintoxikation 924
AMT-Gen-Mutation 163

α-Amylase 944
α-Amylase-Spiegel
- im Serum 251 f, 944
- - erhöhter 944
- im Urin 251 f
Amyloidose 165
- Kardiomyopathie, restriktive, sekundäre 602
- Lungenrundherd 515
- primäre, Gelenkschmerzen 297
- systemische, Differenzierung vom multiplen Myelom 398
- Ventrikelfüllungsstörung 596
Amyloidoseherz 599, 596, 602
- Echokardiogramm 602
ANA s. Antikörper, antinukleäre
Anaerobierinfektion 129
Anaerobierpneumonie 483
Anaesthesia dolorosa 189
Analgetikaabusussyndrom 796 f
- Urothelkarzinom 796, 818
Analgetikanephropathie 796 ff, 821
- Diagnostikverfahren, bildgebende 797
- Karzinomrisiko 798
Analsphinktertraining 763
Anämie 14, 343 ff
- Analgetikaabusussyndrom 796 f
- aplastische 356 f
- angeborene 356 f
- Chemotherapie-bedingte 357
- Chloramphenicol-bedingte 370
- erworbene 357
- radiogene 357
- Thrombozytenproduktionsstörung 414
- Thymustumor 544
- autoimmunhämolytische 358, 366 f
- Kältetyp 367
- Wärmetyp 366
- Bleiintoxikation 232, 352
- Blutbildveränderung 344 f
- blutungsbedingte s. Blutungsanämie
- Definition 343
- dyserythropoetische, kongenitale 358
- Dyspnoe 449
- eiweißmangelbedingte 359
- endokrine 359
- Erythroleukämie 383
- Haarzelleukämie 386
- hämolytische (s. auch Hämolyse) 343, 347, 359 ff
- - Babesiose 133
- - durch chemische Substanzen 369
- - Enzymopathie 361
- - erworbene 347, 366 ff
- - Erythrozyten-Fragmentationssyndrom 368 f
- - Erythrozyten-Membrandefekt 360
- - extrakorpuskuläre 359
- - Hämoglobinopathie 361 ff
- - hereditäre 347, 359 ff
- - Hypophosphatämie 370
- - infektbedingte 369
- - Isoantikörper 367 f
- - korpuskuläre 359 ff
- - Leukämie, chronische, lymphatische 385
- - mikroangiopathische 368 f
- - - Purpura, thrombotischthrombozytopenische 414
- - Nezelof-Syndrom 163
- - Porphyrie, erythropoetische, kongenitale 231
- - unklare 364
- - Zieve-Syndrom 715
- Hautfarbe 65
- hepatische 356

Sachverzeichnis

– Hochleistungssport 226
– hyperchrome 343
– – makrozytäre 352
– – – megaloblastäre 352 ff
– – – nichtmegaloblastäre 352 ff
– Hypernephrom 817
– hypochrome 343 f
– – chronische Krankheit 351
– – Goodpasture-Syndrom 510
– – Knochenmarkpunktion 351
– – Lungenhämosiderose, primäre 510
– – mikrozytäre 349 ff, 365
– immunhämolytische, medikamentenbedingte 368
– – – Haptentyp 368
– – – Innocent-Bystander-Typ 368
– – – α-Methyldopa-Typ 368
– – Klassifikation 347
– Knochenmarkinfiltration, maligne 358
– Kolonkarzinom 751 f
– Leukämie
– – akute 376
– – chronische
– – – lymphatische 384
– – – myeloische 383
– Magenkarzinom 239
– makrozytäre 343, 352 ff, 356, 366, 369
– Malabsorptionssyndrom 756
– megaloblastäre
– – erworbene 356
– – hereditäre 356
– – mikrozytäre 343
– Miliartuberkulose, akute 119
– multiples Myelom 396
– Myelofibrose 388
– nichthämolytische 343, 347
– nichtmegaloblastäre 356
– – mit Retikulozytose 356
– normochrome 343, 356 ff
– normozytäre 343
– paraneoplastische 17
– perniziöse 354 f
– – Altersverteilung 10
– – Blutbild 344 f, 354
– – Hautveränderung 78
– – Knochenmarkbefund 354 f
– – neurologische Symptome 354
– – symptomatische 355
– – Polyposis ventriculi 242
– refraktäre 351, 386
– – erbliche 358
– – mit Ringsideroblasten 352, 386
– – mit vermehrten Blasten 386
– – – – in Transformation 386
– – renale 358, 808
– – Schwindel 902 f
– – sideroblastische 351 f
– – – erworbene 352
– – – hereditäre 351
– – – medikamentenbedingte 352
– – – Pyridoxin-empfindliche 352
– – therapieresistente 351, 386
– – Thrombozythämie, essentielle 417
– – Volumenüberlastung, myokardiale, chronische 571
– – Waldenström-Krankheit 399
– – Zyanose 609
– Anamnese 5, 24 f
– – Bedeutung 24
– – ungenügende 7
– Anaphylaktische Reaktion, arzneimittelbedingte 167
– Anazidität 354
– ANCA 148 f
– – Glomerulonephritis, rasch progrediente 783, 785
– – Granulomatose, allergische 152
– – Nierenerkrankung 775
– – Polyangiitis, mikroskopische 152
– – Vaskulitis, systemische 783 f
– Androgene, adrenale 681
– Androgenmangel 49

– Nebennierenrindeninsuffizienz 680 f
Anergie, kutane 530
Aneurysma 270 f
– arteriosklerotisches 271
– arteriovenöses 271
– dissecans aortae s. Aortenaneurysma, dissezierendes
– fusiforme aortae 205
– fusiformes 270 f
– intrakranielles, Ruptur 179, 926 f
– konnatales 271
– mykotisches 130
– ophthalmoplegisches 890
– poststenotisches 271
– sackförmiges 270 f
– spurium 271
– – aortae 205
– – Thoraxschmerz 201
– thrombosiertes 270
– verum aortae 205
Aneurysmen, arteriovenöse, pulmonale 516 ff
Anfall
– akinetisch-astatischer 915
– hysterischer 916
– tetanischer 936
Anfälle
– epileptische s. Anfälle, zerebrale
– psychogene 916
– zerebrale (s. auch Epilepsie) 883, 932
– – fokale 186, 913 f
– – Kopfschmerzen 183
– – Marching 186
– – posttraumatische 929
– – primär generalisierte 913, 915
– – Sarkoidose 534
– – Schwindel 901
– – tumorbedingte 913, 928, 932
Anfallskrankheit 932 ff
Angiitis
– allergische 493
– infektiöse 149
– Lungenrundherd 514
– pulmonale 518
Angina 108, 114 f
– abdominalis 226
– coerulea 195
– eitrige, Agranulozytose 171
– Mononukleose, infektiöse 115
– pectoris 193 ff
– – Amyloidoseherz 602
– – Aortenklappenstenose 580
– – atypische 195
– – Herzrhythmusstörung 632
– – Herzvitium 197
– – instabile 194, 197
– – Kardiomyopathie 197
– – – dilatative 597
– – – hypertrophe nichtobstruktive 597
– – – hypertrophe obstruktive 581
– – koronare Herzkrankheit 195 ff
– – mikrovaskuläre 195
– – Mischformen 193
– – Periarteriitis nodosa 151
– – postprandiale 193
– – in Ruhe 193
– – Schmerzausstrahlung 193
– – Schmerzcharakter 193
– – stabile 194
– – therapierefraktäre 197
– – Thoraxschmerz 193 ff
– – Walking-through-Phänomen 193
– tonsillaris, Leukämie, akute 376
– ulzeröse 115
Angiodysplasie
– hereditäre 43
– kongenitale 271
– – chronisch-venöse Insuffizienz 280

– – Ödem 332, 335
Angiofibromknötchen 79
Angiographie 265
– Nierenversagen, akutes 805
– notfallmäßige, bei Meläna 241
Angiokeratom 75, 601
Angiokeratoma corporis diffusum 792
Angiom
– pulsierendes 271
– retinales 80 f
Angiomatose, bazilläre 81, 106 f
Angiomyolipom, renales 817
Angioödem
– hereditäres 336
– paroxysmales, nichthereditäres 336
Angiopathie
– diabetische 273
– obliterierende, Darmgefäße 749
Angiostrongylus cantonensis, Meningitis 113
Angiotensin I 969
Angiotensin II 969
Angiotensin-I-Converting-Enzym-Aktivität, Sarkoidose 535
Angiotensin converting enzyme 969
Angiotensin-converting-enzyme-Inhibitoren s. ACE-Hemmer
Angiotensinresistenz, periphere 691
Angstanfälle 934
Angsterkrankung 903
Angstträume 34
Angstzustand, Diarrhö 754
Anhidrosis
– Horner-Syndrom 56
– Intoxikation 78
Anionenlücke 856, 859 f
– Definition 860
– Differentialdiagnose der metabolischen Azidose 860
– vergrößerte 859 f
Anismus 763
Anisokorie 58
Anisozyten 345
Anisozytose 349, 358
Ankylose 285
Anorektalleiden, venerisches 748 f
Anorexia
– mentalis s. Anorexia nervosa
– nervosa 47, 689 f
– – Alkalose durch heimliches Erbrechen 861
– – Laborbefund 690
– – Untersuchung, endokrinologische 690
Anstrengungsasthma 457
Anstrengungsdyspnoe 448 f, 453
– Herzsyndrom, hyperkinetisches 634
– Kardiomyopathie, hypertrophe, obstruktive 581
– Mitralklappenstenose 584
– Vorhofflimmern, tachykardes 644
– Vorhofseptumdefekt 624
Anstrengungskopfschmerz 179
Antazida, magnesiumhaltige 843
Antesystolie 635
Anthrax 81
Anti-Aminopenicillin-Antikörper 115
Anti-Basalmembran-Antikörper 510, 783
Antibiotika
– nephrotoxische 804
– ototoxische 899
Antidepressivaintoxikation 925
Antidiabetika, orale, hypoglykämische Reaktion 919
Antidiuretisches Hormon s. ADH

Anti-GBM-Antikörper 775, 778, 785
– Glomerulonephritis, rasch progrediente 782 f
– Goodpasture-Syndrom 786
Antigen
– karzinoembryonales 15, 705 f, 752
– prostataspezifisches 15, 358
Antigenerkennung 162
Antigeninhalation 500
Anti-Gliadin-Antikörper 756
Antiglobulintest 366
Anti-HAV-IgG 709, 711
Anti-HAV-IgM 709 ff
Anti-HBc 710 ff
Anti-HBc-IgM 710, 712
Anti-HBe 710 f
Anti-HBs 710 f
Anti-HCV 712
Anti-HDV 712
Anti-HEV-IgG 712
Anti-HEV-IgM 712
Anti-Histon-Antikörper 155
Antihypertensiva, Ödembildung 331
Antikardiolipinantikörper 154
Antikoagulantiennekrose 78
Antikoagulation 407, 411 f
– Medikamenteninteraktion 412
Antikonvulsiva
– Hypokalzämie 845
– Osteomalazie 320
Antikörper (s. auch Autoantikörper) 159
– antimitochondriale
– – Lungenerkrankung, interstitielle 495
– – Zirrhose, biliäre, primäre 706, 713
– antinukleäre 14, 148 f
– – Autoimmunhepatitis 706, 713
– – Dermatomyositis 159
– – Felty-Syndrom 286
– – Glomerulonephritis 775
– – Lungenerkrankung, interstitielle 495
– – Lupus erythematodes, systemischer 154 f
– – Pleurapunktat 208
– – Sharp-Syndrom 158
– – Still-Krankheit 287
– gegen Basalmembran 510, 783
– gegen Erythroblasten 358
– gegen Erythrozyten 366 f
– gegen glatte Muskulatur 495
– gegen Herzmuskelgewebe 201, 573
– gegen Inselzellen 28
– gegen Intrinsic factor 354
– monoklonale, T-Lymphozytenspezifische 163
– gegen Parietalzellen 354
– präzipitierende 500
– gegen SS-A 153, 155, 287
– gegen SS-B 287
– gegen Thyreoglobulin 440
– zirkulierende 20
Antikörperbildung, intrathekale 110, 113
Antikörpermangelsyndrom, Leukämie, chronische, lymphatische 385
Anti-La-Antikörper 287
Anti-Leber-Pankreas-Antikörper 706
Anti-Leberzellmembranantigen-Antikörper 706
Anti-liver-kidney-microsomes-Antikörper 706
Antilymphozyten-Serum 356
Anti-nDNS-Antikörper 155
Anti-Neutrophilen-Cytoplasma-Antikörper s. ANCA
Anti-Phospholipid-Antikörper 274
Antiphospholipid-Syndrom 510
Antiproteasen 463

Antirheumatika, nichtsteroidale
– – ototoxische 899
– – Thrombozytenaggregations-
  hemmung 416
– – Tubulusnekrose, akute 804
– – Ulcus ventriculi 238
Anti-RNP-Antikörper 158
Anti-Ro-Antikörper 287
Anti-Scl-Antikörper 156
Anti-smooth-muscle-antigen-
  Antikörper 706
Anti-SS-A-Antikörper 153, 155, 287
Antistreptolysintiter 290
– erhöhter 782
Antithrombin III 411
Antithrombinaktivität,
  verminderte 422
Antithrombin-III-Konzentration
  im Plasma, verminderte 329, 422
Antithrombin-Mangel 422
Antithrombin-III-Verlust, renaler 788
α_1-Antitrypsin-Konzentration
– im Serum 329
– im Stuhl 329
α_1-Antitrypsin-Mangel 458, 461 f, 724
– Lungenemphysem 461
Anti-Zentromer-Antikörper 156
Antoniusfeuer 271
Antrumgastritis 237
Antrumkarzinom 239 f
Anulozyten 344 f, 349
ANV s. Nierenversagen, akutes
Aorta
– ascendens, Dilatation 576
– hypoplastische 626
– thoracalis
– – elongierte 566
– – verbreiterte 566
– über dem Ventrikelseptum-
  defekt reitende 618
Aorta-ascendens-Aneurysma,
  dissezierendes 205 f
– – Thoraxschmerz 200
Aortenaneurysma 44, 268, 428
– Abdominalschmerzen 227
– arteriosklerotisches 227
– diffuses 205
– dissezierendes 205 f
– – Computertomogramm 206
– – Marfan-Syndrom 205
– – thorakales 912
– – Schmerz 935
– – Thoraxröntgenbild 206
– – luetisches 205
– Sonogramm 227
Aortenaneurysmaruptur 227
– akute 205
Aortenbogensyndrom
  s. Takayasu-Arteriitis
Aortendextroposition,
  Fallot-Anomalie 618
Aortendilatation 44
Aortendissektion 205
– Abdominalschmerzen 227
Aortenfehler, Dyspnoe 454
Aortenisthmusstenose
– Auskultationsbefund 676 f
– Gefäßkollateralen 676
– Geräusch 574
– Hypertonie, arterielle 652, 676 f
– postduktale 676
– präduktale 676
– umgekehrte 268
Aortenklappe
– bikuspide 579
– künstliche
– – Austreibungsklick 555
– – Herztöne 557
Aortenklappeninsuffizienz 585, 801
– akute 575, 577
– Aortendissektion 205
– mit Aortenstenose 576
– Blutdruck, systolisch
  erhöhter 677
– chronische 575

– Echokardiographie 577 f
– endokarditische 575, 577
– Farbdoppler-Echokardio-
  graphie 579
– Geräusch 574 ff
– – diastolisches 574 ff
– – systolisches 576
– Herzgröße 565
– Herzkonfiguration 581
– Mitralklappenstenose,
  funktionelle 587
– Phonokardiogramm 575
– Röntgenbefund 575 f
– sklerotische 577
– Spondylitis ankylosans 288
Aortenklappenschluß,
  verspäteter 555
Aortenklappenstenose 579 ff
– mit Aortenklappeninsuffizienz 576
– arteriosklerotische 579
– Auskultationsbefund 579
– Echokardiographie 580
– Elektrokardiogramm 581 f
– Herzkonfiguration 581
– Karotispulskurve 579 f
– kongenitale 582
– Operationsindikation 581
– Phonokardiogramm 579 f
– rheumatische 579
– Röntgenbefund 580
– senile 579
– Septumhypertrophie,
  asymmetrische 597
– Synkope 910
Aortenklappenverkalkung 579 f
– Lokalisation im Thoraxbild 581
Aortensklerose 205
– Geräusch 574
– Hypertonie, arterielle 676
Aortenstenose
– Angina pectoris 197
– dekompensierte, Herzgröße 565
– dynamische 581
– Geräusch 574
– subvalvuläre, membranöse 582
– supravalvuläre 582
– valvuläre s. Aortenklappen-
  stenose
Aortenvitium, kombiniertes,
  Herzkonfiguration 581
Aortitis 288
Apathie, Leberinsuffizienz 722
APC-Resistenz 423
– erworbene 423
APGN (akute Poststreptokokken-
  Glomerulonephritis) 781 f
Aphasie 63 ff
– amnestische 64
– globale 64
– motorische 63 f
– sensorische 63 f
– transitorische 915
Aphonie 65
Aphthen 61
Apolipoprotein 294
– defektes 294
Appendizitis
– akute 126, 218, 224
– – Schmerzen 224
– linksseitige 753
Appendizitisähnliches Krank-
  heitsbild, Yersinieninfektion 124
Appetitlosigkeit 30, 47
– Leberinsuffizienz 722
– Niereninsuffizienz, chronische 808
– psychogene 689
Appetitsteigerung,
  Hyperthyreose 434
Appetitzügler 611
aPTT (partielle aktivierte
  Thromboplastinzeit) 409 f
– Hämophilie A 410
APUD-System 759
Aquäduktobstruktion,
  schleichende 181

Arachnodaktylie 44
ARA-Kriterien, Lupus
  erythematodes, systemischer 154
Arbeitshypothese 6
Arbeitskapazität
– effektive 562
– submaximale 562
Arbeitsversuch
– elektrokardiographisch
  positiver 195
– klinisch positiver 195
Arbovirusenzephalitis 113
Arboviruserkrankung, fieber-
  hafte 137
Arbovirusinfektion, zentral-
  nervöse, akute 137
Arbovirusmeningitis 112
Arc en cercle 41
Arcus
– lipoides 56 f, 294, 297
– senilis s. Arcus lipoides
ARDS (adult respiratory distress
  syndrome; akutes Atemnot-
  syndrom) 127
Areflexie
– Hypermagnesiämie 843
– Tabes dorsalis 868
Aresorptivhydrozephalus,
  chronischer 181
Argyll-Robertson-Pupillen 58, 868
Argyrose 78, 629
Arm s. auch Extremität, obere
Armarteriographie 272 f
Armberührungsempfindlichkeit,
  schmerzhafte 874
Armdauerschmerz 867
Armlähmung, schmerzlose 871
Armplexusläsion 872
Armplexusneuritis 873
Armpseudoparese 303
Armpuls, fehlender 268
Armschmerzen
– beidseitige, posttraumatische 868
– belastungsabhängige 874
– nächtliche 874
– neurogene 866 f
– – beidseitige 877
– – einseitige 872 ff
– – zentraler Genese 872
– Plexusläsion 872
– radikuläres Syndrom 872
– – – beidseitiges 877
Armschwäche, Syringomyelie 868
Armvenenkompression, tumor-
  bedingte 277
Armvenenthrombose 277 f
Armzug 277
Arrhythmie 641 ff
– absolute 634, 641, 644 f
– Blockformen, inkonstante 646
– Differentialdiagnose 632
– Extrasystolie 641 ff
– Hyperkaliämie 841
– Hyperthyreoseherz 599
– Myokardinfarkt 198
– bei Pacemaker 647
– respiratorische 648
– Schmerzen, retrosternale 195
– Vorhofflattern 645 f
– Vorhofflimmern 644 f
Arsenmelanose 629
Arsenvergiftung, chronische 51
Arteria
-cerebri media, Blutung 926
– tibialis anterior, Verschluß,
  akuter 275
Arteria-iliaca-Steal-Syndrom 749
Arterial-deficiency-Emphysem 462 f
Arteria-mesenterica-Steal-
  Syndrom 226
Arteria-mesenterica-superior-
  Syndrom 223
Arteria-poplitea-
  Adeventitiazyste 268

Arteria-poplitea-Kompressions-
  syndrom 268
Arteria-pulmonalis-Aneurysma 529
Arteria-spinalis-anterior-
  Syndrom 867 f, 874, 877
Arterienauskultation 263
Arterienendothelschädigung,
  Atherogenese 266
Arterienerkrankung 262 ff
– Extremitätenschmerz 262 ff
– funktionelle 271 ff
Arterienpunktion 268
– Aneurysma spurium 271
Arterienspasmen, retinale 654
Arterienstenose
– Auskultation 263
– filiforme 271 f
– Phonoangiogramm 264
Arterienstenosen, sanduhr-
  förmige, multiple 268
Arterientöne, spontane 263
Arterienverschluß
– akraler 272
– embolischer 269 f
– iatrogener 268
– Oszillogramm 266
– thrombotischer 266 f
Arteriitis temporalis 149 f, 268
– – Komplikation 150
Arteriographie 265, 271
Arteriolenverschlüsse 274
Arteriosklerose 651
– Angina abdominalis 226
– Mesenterialinfarkt 226
– Niereninsuffizienz,
  chronische 809
– obliterierende 266 f
– – junger Patient 267
– – Risikofaktoren 267
– zerebrale 927
Arthralgie (s. auch Gelenk-
  schmerzen) 104
– allergische 298
– Brucellose 135
– episodische, Hyperlipo-
  proteinämie 293
– Immunkomplexerkrankung 21
– Lues II 134
– Lupus erythematodes,
  systemischer 153
– Osteoarthropathie,
  hypertrophe 298
– Sarkoidose 534
– Schönlein-Henoch-Purpura 418
– Sharp-Syndrom 158
– Sjögren-Syndrom 287
– Still-Krankheit des
  Erwachsenen 286
– Whippel-Krankheit 290
Arthralgie-Purpura-Nephritis-
  Syndrom 419
Arthritis 103 f
– afebrile 104
– akute 285
– allergische 298
– bakterielle 103 f
– – Erregerspektrum,
    altersabhängiges 104
– Behçet-Syndrom 291
– Capnocytophaga-canomorsus-
  Infektion 137
– chronische, juvenile 287
– Colitis ulcerosa 290
– Crohn-Krankheit 290
– Gonokokkeninfektion 290
– Hyper-IgD-Syndrom 165
– Hyperlipoproteinämie 293
– infektiöse 285
– Lyme-Krankheit 132
– Mittelmeerfieber, familiäres 165
– oligoartikuläre, Spondyl-
  arthropathie 288
– paraneoplastische 298
– postinfektiöse 298
– reaktive 103 f, 285 f, 289 f
– – Campylobacter-jejuni-
    Infektion 124

Sachverzeichnis 977

– – extraartikuläre
  Manifestation 290
– – Yersinienenteritis 124
– Reiter-Syndrom s. Arthritis,
  reaktive
– rheumatoide 285 ff
– – Caplan-Syndrom 502
– – Differentialdiagnose zur
  Fingerpolyarthrose 299
– – extraartikuläre
  Manifestation 285
– – Gelenkbefallmuster 285
– – Handveränderungen 51,
  285 f
– – Inaktivitätsosteoporose 317
– – Laborbefund 285 f
– – Lungenbefall 498
– – Pleuraerguß 208
– – radiologische
  Veränderungen 285
– – Rhythmik, zirkadiane 12
– – Systemmanifestation 286
– – SAPHO-Syndrom 291
– – Sarkoidose 534
– – septische 290
– – Sharp-Syndrom 158
– – Sklerodermie 155
– – Spondylitis ankylosans 288
– – symptomatische 298
– – urica 285, 292 f
– – virale 104
– – Whipple-Krankheit 290
– – Yersiniose 746
Arthritis-Dermatitis- Syndrom
  81, 99 f
Arthropathie
– Befall im Strahl 289
– endokrine Störung 302
– enterokolitische 290
– hämatologische Erkrankung
  298
– Stoffwechselkrankheit 292 ff
Arthrose 298 ff
– Akromegalie 674 f
– aktivierte 298 f
– Handveränderung 51
– Periarthropathie, sekundäre
  299
– Röntgenbefund 299
– sekundäre 299
Arthus-Reaktion 500
Arzneimittel s. auch Medikamente
Arzneimittelexanthem 99, 167
– allergisches 68
Arzneimittelfieber 96, 167
Arzneimittelreaktion, fixe 68
Asbestkörperchen 503
Asbestose 503 f
Ascaris lumbricoides,
  Gallengangsverschluß 729
Ascites s. auch Aszites
– praecox 721
Askarisinfektion, Lungeninfiltrat,
  eosinophiles, flüchtiges 491
Askenazi-Juden 13
Aspartataminotransferase
  s. Glutamat-Oxalacetat-Transaminase
Aspergillom 485, 521
Aspergillose 484 ff
– bronchopulmonale, allergische 484, 492 f, 500
– – – Granulomatose,
  bronchozentrische 518
– – – Stadien 493
– – immunkompromittierter
  Patient 142
– invasive 485
Aspergillus
– flavus 142
– fumigatus 142, 484, 492 f
– terreus 493
Aspergillus-fumigatus-Exposition, Hypersensitivitätsreaktion 500
Aspergillus-fumigatus-Infektion,
  Bronchiektasen 465
Aspiration 30
– chronische 489
– Lungenabszeß 117, 519 f

Aspirationspneumonie 483
Aspirinasthma 455
Asplenie s. auch Splenektomie
– Capnocytophaga-canomorsus-
  Infektion 137
– Pneumokokkeninfektion 111,
  117, 129
Assmann-Frühinfiltrat 475
AST (Aspartataminotransferase)
  s. Glutamat-Oxalacetat-Transaminase
Asthma
– bronchiale 454 ff, 500
– – Allergietestung 457
– – Anamnese 456
– – Azidose, respiratorische
  858
– – berufsbedingtes 10 f, 457
– – chemisch irritatives 457
– – Definition 454
– – endogenes 455 f
– – exogenes 455 f
– – gastroösophagealer Reflux
  457
– – Granulomatose, allergische
  493
– – Hypersensitivitätsreaktion
  455
– – Karzinoidsyndrom 759
– – Körperhaltung 553
– – Laboruntersuchungsbefund 457
– – Lungeninfiltrat,
  eosinophiles 492
– – Mediatoren 455
– – physikalisch irritatives 457
– – Psyche 458
– – Röntgen-Thorax 456
– – Spirometrie 456
– – Sputumdiagnostik 457
– cardiale 31, 453 f
– – Körperhaltung 553
Asthma-bronchiale-Anfall 456,
  933
Asthmahusten 456
Asystolie 639, 903
– Karotissinussyndrom 911
Aszites (s. auch Ascites) 718 f
– Budd-Chiari-Syndrom,
  akutes 724
– chylöser 718
– hämorrhagischer 718
– Ikterus 703
– infektiöser 718
– Leberzirrhose 716 f
– Lupus erythematodes,
  systemischer 154
– maligner 718
– – Untersuchungsbefund 719
– Meigs-Syndrom 266
– nephrotisches Syndrom 787
– pankreatogener 718 f
– Peritonitis, bakterielle,
  spontane 718
– pseudochylöser 718
– Rechtsherzinsuffizienz 570
– schleimiger, muzinöser 718
– tuberkulöser, Untersuchungsbefund 719
Aszitesflüssigkeit, Untersuchung 718
Aszitespunktion, diagnostische
  718
Ataxia teleangiectatica 163
Ataxie
– Dysfunktion, autonome,
  primäre 693
– bei paroxysmaler Dysarthrophonie 901
– Tabes dorsalis 868
– Wilson-Krankheit 723
Atelektase 522 f
– Azidose 858
– Bronchialkarzinom 522, 536
– bronchialkarzinombedingte
  522
– Epituberkulose 474
– flüchtige 540
– fremdkörperbedingte 522
– Pneumokokkenpneumonie 480

Atembeschwerden, funktionelle 18
Atemdepression, Intoxikation
  924
Atemgeräusch
– bronchiales 206
– verschärftes 495
Atemluft, Geruch, krankheitstypischer 63
Atemmuskulaturlähmung 569
Atemnotsyndrom
– akutes, Sepsis 127
– Hantavirus pulmonary
  syndrome 484
Atemstop 495
Atemwegsobstruktion
– blue bloater 462
– Epiglottitis 117
– Mediatoren 455
Atemzentrumdepression,
  Azidose, respiratorische 858
Atherogenese 266
Atherosklerose s. Arteriosklerose
Ätiocholanolonfieber 165
Ätiologie 4
Atmung, periodische 449
Atonie, gastrointestinale, Hypokaliämie 838
Atopie 162
– Asthma bronchiale 455
– Lungeninfiltrat, eosinophiles,
  mit Asthma 492
ATP (Adenosintriphosphat)
  853 f
Atrophie blanche 279 f
Atropinintoxikation 926
Attacke
– amblyope, Hirndrucksyndrom 183
– myoklonische 915
– zerebroischämische,
  transitorische s. Transiente
  ischämische Attacke
Attackenschwindel, phobischer
  886
Aufwachlähmung 915
Auge, gerötetes 59
Augenbewegungsstörung 887 ff
Augenbrauen, laterale, Ausfall
  56, 687 f
Augenflimmern 186
Augenfundusblutung 407
Augenfundusveränderung,
  hypertoniebedingte 654
Augenlid s. Lid
Augenlinse s. Linse
Augenmotorik 59
Augenmuskel-Myositis 184
Augenmuskelnerven-Parese
  884 f, 890
Augenmuskelparese 884
– Hyperthyreose 434
Augenmuskelschwellung 436
Augenschmerzen
– beidseitige 184
– Okulomotoriusparese, diabetische 189
– Optikusneuritis 189
– Raeder-Syndrom 189
– Tolosa-Hunt-Syndrom 189
Augenveränderung 55 ff
Aura
– Anfall, zerebraler 914
– Basilarismigräne 186
– Migräne 186
– monokuläre 186
Aurikulotemporalisneuralgie 189
Ausfallsyndrom, radikuläres
  869
Ausgüsse, bronchiale 461
Ausnahmezustand, psychischer,
  plötzlicher 181
Ausscheidungskolitis 746
Ausschöpfungszyanose
  s. Zyanose, periphere
Austin-Flint-Geräusch 577, 585
Austreibungsgeräusch
– aortales 588
– Hyperthyreoseherz 599
– protomesosystolisches 557
– pulmonales 588

Austreibungsklick 555, 574
Austreibungston
– lauter 613
– pulmonaler 625
Austreibungszeit 579
Austrian-Syndrom 480
Auswurf s. Sputum
Auswurffraktion,
  linksventrikuläre 560
Autoantikörper (s. auch
  Antikörper) 14 f
– Autoimmunhepatitis 713
– Hepatitis, chronische 709
– gegen Intrinsic factor 235
– Lebererkrankung 706
– gegen mikrosomale Schilddrüsenantigene 436, 438 f
– gegen Parietalzellen 235
Autoimmunadrenalitis 682,
  684 f
Autoimmungranulozytopenie 171
Autoimmunhepatitis 713
– Autoantikörper 706
– chronische 709
– Diagnostik, immunologische
  713
Autoimmunkrankheit 15, 419
– Erythroblastenaplasie 358
– generalisierte 148 f
– Glomerulonephritis, rasch
  progrediente 783
– Kryoglobulinämie 419
– organspezifische 148
– Status febrilis 94
Autoimmunmyokarditis 602
Autoimmunsyndrom,
  polyglanduläres 685
Autoimmunthyreoiditis,
  lymphozytäre, chronische
  s. Hashimoto-Thyreoiditis
Automatismen, motorische,
  Schwindel 883
Autonome Störung bei
  neurogenen Schmerzen 866
Autoreisekrankheit 896
AV-Block 640 f
– 1. Grades 640
– 2. Grades 640 f
– – Mobitz I 640
– – Mobitz II 640 f
– 3. Grades s. AV-Block, totaler
– Hyperkaliämie 841
– medikamentös bedingter 640
– totaler 540, 604, 640 f
– – Hypertonie 677
– – Sarkoidose 601
– – Venenpulskurve 558
– – Volumbelastung, myokardiale, chronische 594
– Transposition der großen Gefäße, korrigierte 617
AV-commune 623
AV-Dissoziation 640 f, 646
AV-Knoten-Ersatzrhythmus 639,
  641
AV-Knoten-Störung 647
AV-Knoten-Tachykardie 635 ff
Axillarhaarverlust 77, 79, 82
– Lebererkrankung, chronische
  703
Azeton im Urin 921
Azetongeruch 228
Azidose 856 ff
– Dyspnoe 449
– gemischte 857
– hyperchlorämische 320, 792,
  859 f
– Kaliumverlagerung, intra-extra-zelluläre 838, 842
– metabolische 858 ff
– – Anionenlücke 859 f
– – renale 813
– – normochlorämische 859
– – mit vergrößerter
  Anionenlücke 859 f
– Osteomalazie 319
– renal-tubuläre 319, 770
– – distale 821, 859
– – – Kaliumverlust 839
– – – Nephrolithiasis 823
– – proximale 859 f

978 Sachverzeichnis

Azidose
– respiratorische 857 f
– – dekompensierte 857
– – Ursache 858
Azoospermie 49
Azotämie, prärenale 803 f
– – nephrotisches Syndrom 787 ff
– – Urinanalysebefund 806

B

Babesien 133
Babesiose 133
Babinski-Zeichen 109
Bacillus anthracis 100
Bacillus-subtilis-Enzyme, Inhalation 500
Bacteroides-Pneumonie 483
Bacteroides-Septikämie 129
Badeepidemie, Leptospirose 136
Bagassose 500
Bakteriämie 127
– Erreger 127
Bakterien, ureasebildende 823
Bakterienendotoxine, Staubfieber, akutes 500
Bakterientoxin 122
Bakteriurie 798
Balanitis 78
Balkannephropathie 799
Ballondilatation, koronare 197
Bang-Krankheit 135 f
– Bradykardie, relative 639
– Lungeninfiltrat 481
Bang-Lymphozytose 172
Bang-Spondylitis 135 f
Bannwarth-Syndrom 877
Barbiturate
– Herzinsuffizienz 603
– Intoxikation 924
– Porphyrieschubauslösung 230
Barosinus 179, 184
Barrett-Ösophagus 737 f
Bartonella henselae 106
Bartter-Syndrom 840
– Alkalose, metabolische 861
– Hypotonie 691
Basaliom 71
Basalmembran
– Antikörper 510, 783
– – glomeruläre
  Antikörper
  s. Anti-GBM-Antikörper
– – Aufsplitterung 791 f
– – Verschmälerung 779 f, 792
Basedow-Koma 923
Basedow-Krankheit 434 f
– Augenveränderung 52 f, 55
– Gesichtsveränderung 52 f
Basilarismigräne 179, 186, 901
– Koma 930
Batwing-Infiltrat 492
Bauchaortenaneurysma
– dissezierendes, Schmerzen 868
– infrarenales 227
Bauchglatze 79
Bauchkolik, Körperstellung 41
Bauchschmerzen s. Abdominalschmerzen
Bauchumfang 47
Baumwollarbeiter, Atemwegserkrankung 461
B1-Avitaminose 601
BB-CK-Isoenzym 960
Bechterew-Krankheit
  s. Spondylitis ankylosans
Beckenarterienstenose 226 f
Beckenniere 357
Beckenvenenthrombose 276 f
– infizierte, Lungenabszeß 520
Befeuchterlunge 500
Befundbewertung 6 f
Begleitbronchitis 461
Begleitmeningitis 113
Begleitparaproteinämie 396
Behçet-Syndrom 291
– Abdominalschmerzen 232
– Erstmanifestation 182
– Hauptsymptome 291

Bein s. auch Extremität, untere
– dickes 332 ff
– – blaues 333
– – weißes 333
Beinamputation, Mikroangiopathie, diabetische 273
Beine, ruhelose 281, 809
Beinlähmung
– Kaudaradikulitis, Zytomegalieassoziierte 877
– schmerzlose 871
Beinplexusläsion, schmerzhafte 875
Beinschmerzen
– einschießende, beidseitige 867
– neurogene 866 f
– – beidseitige 877
– – einseitige 874 ff
– – radikuläres Syndrom 875
– – zentral bedingte 874 f, 877
– Plexusläsion 875
– radikuläres Syndrom, beidseitiges 877
Beinschwäche, Cauda-equina-Kompression 262
Beinschwellung 332 ff
– symmetrische 328
Beinulkus 73
– Sichelzellanämie 78
– Thalassaemia major 78
Beinvenenthrombose, tiefe
  s. Venenthrombose, tiefe
Belastungsdyspnoe 558
– Aortenisthmusstenose 676
Belastungs-EKG 195 f, 632
– Sensitivität 195
– Spezifität 195
Belastungsinsuffizienz, bradykardiebedingte 594
Bence-Jones-Proteinurie 397, 771 f
– Nachweis 772
– Ursache 772
Benommenheit, Hirndrucksyndrom 183
Benzodiazepinintoxikation 924
Benzolexposition, Anämie, aplastische 357
Benzolintoxikation 925
Beriberi-Herz 572, 601
Bernard-Soulier-Syndrom 415
Berufskrankheit 10 f, 13
Berührungsempfindlichkeit, schmerzhafte
– – Extremität, obere 874
– – Oberschenkel, seitlicher 876
Berylliose 503
Beschwerden
– gastrointestinale, funktionelle 18
– pektanginöse
  s. Angina pectoris
– psychosomatische 32
– rheumatische, multiples Myelom 396
– vegetative, funktionelle 18
– – – wechselnde 18
Betazeptorenblocker s. β-Blocker
Bewegungskrankheit 896
Bewußtlosigkeit, Kopftrauma 929
Bewußtseinseinschränkung
– kurzdauernde, anfallsweise 932
– psychogene 916
Bewußtseinsstörung 19, 908 f
– Hämatom, subdurales 930
– Ménière-Krankheit 898
– Meningitis 109
– Purpura, thrombotischthrombozytopenische 368
– Schocksyndrom, toxisches 128
– Schwindel 883
– Sepsis 127
– Tachykardie, ventrikuläre 637
Bewußtseinstrübung
– Blutung, intrazerebrale 180
– langsam zunehmende 928
– Meningitis 180

Bewußtseinsverlust, Hypotonie, kardiovaskuläre, akute 691
Bicarbonat 945
Bicarbonatkonzentration im Serum 856, 945
– – erhöhte 861, 945
– – erniedrigte 858, 945
Bicarbonatverlust 858
– gastrointestinaler 860
– renaler 860
Bicarbonatzufuhr 861
Bielschowski-Test 890
Bigemini 642
Biguanide 922
Bilharziose 145 f
– Hypertension, portale 720
– Myokarditis 604
Bilirubin 946
– direktes 701, 946
– – erhöhtes 946
– indirektes 701, 946
– – erhöhtes 946
– konjugiertes, vermehrtes 701
– unkonjugiertes 699 f
– Verdrängung aus der Albuminbindung 699
Bilirubinaufnahme, hepatische, verminderte 701
Bilirubinausscheidung im Urin 728
Bilirubinexkretion, hepatische, Störung 701, 708
Bilirubinkonjugation 699 f
– Störung 701
Bilirubinkonzentration im Serum 946
– – erhöhte 699
Bilirubinspeicherung, hepatische, verminderte 701
Bilirubinstoffwechsel 699 f
Bilirubinurie 701
Bindegewebsstörung, erworbene 76
Bing-Horton-Kopfschmerz 185, 187
Binodal disease 647
Biot-Atmung 449 f
Bläschenbildung 69
– Hand-Fuß-Mund-Exanthem 116
– Infektion 98 f
Blasenbildung 69 ff
– Porphyrie, erythropoetische, kongenitale 77
Blasenkarzinom bei Analgetikaabusus 798
Blässe 65
– allgemeine 360
– Hypophysenvorderlappeninsuffizienz 687
– Kälteagglutininkrankheit 367
– Leukämie, akute 376
– Sheehan-Syndrom 77
Blasten 376
Blastenschub 383
Blastenzahl 386
Blausäureintoxikation 926
Bleianämie 232
Bleiintoxikation 10, 13, 231 f
– Abdominalschmerzen 228, 232
– Anämie, sideroblastische 352
– Enzephalopathie 232
– Porphyrinurie 231 f
Bleisaum, gingivaler 232
Bleomycin-Therapie
– Fieber 121
– Lungenfibrose 494, 497
Blick, klinischer 26
Blickdiagnose 26
Blickparese
– pontine 890
– supranukleäre 891 f
Blickrichtungsnystagmus 894 f
Blind-loop-Syndrom 244, 355
Blindsacksyndrom 758
Blitz-Nick-Salaam-Krampf 915
Block
– alveolokapillärer 451
– atrioventrikulärer
  s. AV-Block

– intraventrikulärer, inkonstanter 646
β-Blocker
– Herzdekompensation 603
– Nebenwirkung 34
Blockwirbel 429
Blue bloater 461 f, 568
Blut, okkultes, im Stuhl 350, 751
Blutabgang, rektaler 751
– – Colitis ulcerosa 747
Blutausstrich, Thrombozytenzahl 414
Blutbild 170 ff
– Malabsorptionssyndrom 756
Blutdruck s. auch Hypertonie; s. auch Hypotonie
– diastolischer 651
– normaler 651
– systolischer
– – erhöhter 677
– – niedriger 680
Blutdruckabfall, plötzlicher, Wohlbefindensstörung 936
Blutdruckamplitude, große 571, 575, 620
– – Aortenklappeninsuffizienz 677
– – Arterientöne 263
Blutdruckanstieg, Volumenexpansion 832
Blutdruckdifferenz
– zwischen beiden Armen 676
– zwischen oberer und unterer Extremität 676
Blutdruckregulation 693
Blutentnahme, nächtliche 335
Bluteosinophilie
– Aspergillose, bronchopulmonale, allergische 493
– Granulomatose, allergische 493
– Hodgkin-Lymphom 535
– Melkersson-Rosenthal-Syndrom 336
– Pneumonie, eosinophile, chronische 492
Bluterkrankheit s. Hämophilie
Blutgasanalyse 198, 857
– bei Dyspnoe 553
Blutgerinnung s. Gerinnung
Blutkörperchensenkungsgeschwindigkeit 169
– erhöhte 14, 169
– – Fasziitis, eosinophile 157
– – multiples Myelom 396
– – Periarteriitis nodosa 151
– – Waldenström-Krankheit 399
Blutkrankheit, Abdominalschmerzen 232 f
Blutkultur 127, 130
– negative, bei Endokarditis 130
– Pneumokokkennachweis 480
Blut-pH-Wert 856
Blutserum s. auch Serum
– sehr helles 349
– trübes 229, 294 f
Blutung s. auch Hämorrhagische Diathese
– antikoagulationsbedingte 411
– chronische, okkulte 350
– gastrointestinale
– – Anämie 358
– – Niereninsuffizienz, chronische 811
– – obere 720
– – Thrombozythämie, essentielle 417
– – Waldenström-Krankheit 398
– intestinale, Dünndarmkarzinom 751
– intrakranielle 926
– – Begleitmeningitis 113
– – Koma 926
– intrazerebrale
– – Koma 926
– – Kopfschmerzen 180
– – Ventrikeleinbruch 180, 926
– okkulte, chronische, Analgetikaabusussyndrom 797

Sachverzeichnis

- retinale 654
- subkutane, flächenhafte, Phlebothrombose 276
- subperiostale 420
- traumabedingte
- - unmittelbare 407, 414
- - verzögerte 407
- viszerale 410
Blutungsanämie 358
- akute, Dyspnoe 449
Blutungsbereitschaft s. Hämorrhagische Diathese
Blutungslokalisation 407
Blutungstyp 407
Blutungszeit 408
Blutverlust
- chronischer, Eisenmangelanämie 350
- Hypotonie 694
- okkulter, Angina abdominalis 226
Blutvolumen, zirkulierendes, effektives 829
Blutzuckerwert 947
- erhöhter (s. auch Hyperglykämie) 27 ff, 947
- - Pankreatitis, akute 252
- erniedrigter (s. auch Hypoglykämie) 947
- - Koma, diabetisches
- - - ketoazidotisches 921
- - - nichtazidotisches, hyperosmolares 921
- Nierenschwelle 29
- passager erhöhter 252
B-Lymphozyten 159 f
- fehlende 162
- Oberflächenantigene 393
- Rezeptoren 160 f
B-Lymphozyten-Zahl, erhöhte 162
BMI (Body Mass Index; Körpermassenindex) 47
Body Mass Index (Körpermassenindex) 47
Boeck-Besnier-Schaumann-Krankheit s. Sarkoidose
Boeck-Knötchen 534
Boeck-Sarkoid 509
BOOP (Bronchiolitis obliterans mit organisierender Pneumonie) 494, 498
Bordetella pertussis 117
Bornholm-Krankheit 116, 212
- Abdominalschmerzen 233
Borrelia
- burgdorferi 132, 335
- vincenti 114
Borrelieninfektion 335
Borrelien-Radikulitis 870, 878
Boston-Exanthem 116
Botulinum-Injektion, intrasphinktäre 739
Bouchard-Knoten 299
Bourneville-Pringle-Krankheit 60, 79
- Epilepsie, kongenitale 932
- Hautveränderung 79
Brachialgia paraesthetica nocturna 874
Brachialgie 300, 304, 627
Brachioradialgia paraesthetica 874
Bradbury-Eggelston-Syndrom 693
Bradyarrhythmie 639, 648
Bradykardie 639 ff
- chronische 554
- Definition 639
- Hirndrucksyndrom 183
- Hypermagnesiämie 843
- Hypothyreoseherz 601
- plötzliche 934
- relative 639
- - Leptospirose 136
- - Typhus abdominalis 123
- - Schwindel 903 f
- Sportler 680
- Synkope 909
- temporäre 647

- Volumenbelastung, myokardiale, chronische 594
Brady-Tachy-Syndrom 647 f
Bragard-Zeichen 870
Branhamella-catarrhalis-Pneumonie 481
Bräunung, vermehrte 681
Brechdurchfall
- akuter 745
- Pilzvergiftung 746
Brennschmerzen
- genitale 879
- perineale 879
- Steißbeinspitze 879
Bridenileus 218, 222 f
Broca-Aphasie 63 f
Bronchialatmen 480, 528
Bronchialkarzinoid 540
Bronchialkarzinom 32, 512, 536 ff
- Atelektase 522, 536
- Bronchoskopie 538
- Bronchopneumonie 536
- Epidemiologie 536
- Fieber 166
- Handveränderung 51
- Hilusvergrößerung 536
- Histologie 538
- Hyperkalzämie 849
- Indikatorsymptome 538
- kleinzelliges 513
- - Einteilung 538 f
- Krähenfüße 537
- Lebensgewohnheiten 12
- Lokalisation 537
- Lymphknotenmetastase, zervikale 430
- Metastasierung 536 ff
- Mittellappensyndrom 524
- der oberen Lungenfurche 512 f
- Osteoarthropathie, hypertrophe 298, 315
- paraneoplastisches Syndrom 538
- Pleuraerguß 208
- Röntgenbefund 536
- Sputumdiagnostik 538
- stenosierendes 117
- Symptome 536 f
- TNM-Klassifikation 538 f
- zerfallendes 518
Bronchialkollaps 465
Bronchialobstruktion, Lungenabszeß 520
Bronchialschleimhaut
- Biopsie, Sarkoidosediagnostik 534
- Kaposi-Sarkom 509
Bronchialspülflüssigkeit
- Eosinophile, vermehrte 491
- Granulozyten, neutrophile 495
- Tuberkelbakteriennachweis 472
- Zytologie, Sarkoidosediagnostik 535
Bronchialstenose, exspiratorische 465
Bronchialveränderung, Pneumonie, sekundäre 479
Bronchialzyste 545
Bronchiektasen 31 f, 465 f
- Ätiologie 465
- Exazerbation 467
- Herz-Zwerchfell-Winkel-Verschattung, rechtsseitige 525
- Mukoviszidose 467
- poststenotische 540
- small airway disease 459
- Thorax-Röntgenbild 465 f
- zystische 518
Bronchiolitis 459 f
- chemische, akute 460
- Influenza 116
- Kind 459
- Lungenzysten, sekundäre 511
- obliterans 459, 486
- - mit organisierender Pneumonie 494, 498
Bronchitis 117, 458 ff

- akute 458
- Azidose, respiratorische 858
- begleitende 461
- chronische 458 ff
- - berufsbedingte 459
- - Definition 458
- - Diagnosekriterien 459
- - endogene Faktoren 458
- - Exazerbation 117, 459
- - exogene Faktoren 458
- - Silikose 501
- - small airway disease 459
- - Sputumbefund 459
- deformans 467
- - Mittellappensyndrom 524
- Mycoplasma-pneumoniae-Infektion 482
- plastische 461
- tuberkulöse 474
Bronchopneumonie 477, 480, 509
- Bronchialkarzinom 536
- Erkältungskrankheit 115
- Influenza 116
- Nokardiose 481
- Röntgenbefund 478
Bronchorrhö 509
Bronchoskopie 447
- Bronchialkarzinom 538
- Lungenabszeß 520
Bronchusatresie, kongenitale 461
Bronchusverlegung, temporäre 540
Bronzediabetes 723
Brucella
- abortus 135
- melitensis 135
- suis 135
Brucellose 122, 135
- Metastasen, septische 135
Brucellosepneumonie 481
Brudzinski-Zeichen 109
Brugia
- malayi 146
- timori 146
Brummen, intrathorakales 450
Brunner-Drüsen-Adenome 242 f
Brusthaarverlust 703
Brustmilchikterus 701
Brustschmerzen der Frau 35
Brustwirbelsäulenhyperostose 302
Bruton-Agammaglobulinämie 162
B-Symptomatik
- Hodgkin-Lymphom 389
- Non-Hodgkin-Lymphom 392
Bubonenpest 106
Budd-Chiari-Syndrom 249, 724
- akutes 724
- Kollateralkreislauf, venöser 717
Büffelnacken 666
Bulbusdruck, Tachykardie, supraventrikuläre, paroxysmale 636
Bulimie, Alkalose durch heimliches Erbrechen 861
Bulky disease 378, 389, 391 f
Bulla 464
- Definition 518
Bürger-Krankheit s. Thrombangiitis obliterans
Burkholderia pseudomallei 147
Burkitt-Lymphom 392, 395
- Chromosomenanomalie 377
- Immunphänotyp 377
Burning-feet-Syndrom 809
Bursopathie 304
Bürstenschädel 365
Buschke-Krankheit 157
Busulfanlunge 497
Byssinose 461
B-Zell-Defekt s. Immundefekt, humoraler
B-Zellen-Proliferation, maligne 391 ff
B-Zell-Leukämie, chronische, lymphatische 392

B-Zell-Lymphom, großzelliges
- - anaplastisches 392
- - Chromosomenanomalie 377
- - diffuses 392
- - Immunphänotyp 377
B-Zell-Non-Hodgkin-Lymphom, Klassifikation 392

C

CA 15-3 15
CA 19-9 15, 706
CA 125 15
Café-au-lait-Flecken 67
- Albright-Syndrom 313
- Neurofibromatose 80
Calcitoninspiegel, erhöhter 440
Calcium 948
- Funktion 844
- ionisiertes 844
- komplexgebundenes 844
- proteingebundenes 844
Calciumantagonisten, Ödembildung 331
Calciumkonzentration
- im Serum 844, 948
- - Albuminkonzentration im Serum 844, 948
- - erhöhte 948
- - erniedrigte 948
- - Osteodystrophie 317
- - Osteomalazie 317 f
- - Regulation 845
- - Vitamin-D-Mangel 318
- im Urin
- - Osteodystrophie 317
- - Osteomalazie 317
Calciummangel 319
Calciumnephrolithiasis 823
- Risikofaktoren 823
Calciumphosphatablagerung 844
Calciumphosphatprodukt 844
- erhöhtes 812 f, 844, 846
Calciumpyrophosphatkristalle 293
Calciumstein 822
Calciumstoffwechselstörung 844 ff
Calor 15
Campylobacter-Infektion, Diarrhö 746
Campylobacter-jejuni-Infektion 124
- Fieber 123
Canalithiasis 897
cANCA
- Nierenerkrankung 775
- Wegener-Granulomatose 775
- zirkulierende 516
Candida-Endophthalmitis 59
Candidafungämie 129, 142
Candidainfektion, hepatosplenische 126
Candida-Septikämie 129
Candidastomatitis 61
- AIDS 138 f, 142
Candidiasis
- disseminierte 59
- hepatosplenische 142
- immunkompromittierter Patient 142
- mukokutane, chronische 163
- Pneumonie 484 f
Cannabisintoxikation 924
Cannon-Wave 632
CAPD (chronische ambulante Peritonealdialyse) 125
Capillary leak syndrome 336
Caplan-Syndrom 502
Capnocytophaga canomorsus 137
Caput medusae 704, 716, 719
Carbamazepin, Hepatitis 713
Carcinoembryonic antigen (karzinoembryonales Antigen) 15, 705 f, 752
Caroli-Krankheit 728
Caroli-Syndrom 728

980 Sachverzeichnis

Casoni-Test 514
Castleman-Krankheit 107, 375
– multizentrische 141
Cataracta senilis 57
Catecholaminausscheidung im 24-h-Urin 671
Catecholaminbestimmung im Plasma 671 f
– – etagenweise, in der Vena cava 672
Catecholaminfreisetzung, Kaliumbilanzstörung, interne 839
Catecholaminproduktion, vermehrte 669 ff
– – Nachweis 671
Cauda-equina-Kompression, Körperhaltung 262
CDA (kongenitale dyserythropoetische Anämie) 358
CD3-Antigen 162
CD4-Antigen 162
CD8-Antigen 162
CD4/CD8-Quotient 163
– Alveolitis, exogen-allergische 500
– Sarkoidosediagnostik 535
– tiefer 163
C1-Defekt 164
C2-Defekt 164
C4-Defekt 164
CD4-Lymphozytenzahl, AIDS 139, 141
CEA (carcinoembryonic antigen; karzinoembryonales Antigen) 15, 705 f, 752
CEP (Chronic eosinophilic pneumonia) 494
Cephalaea vasomotorica 18
Cephalosporintherapie, Anämie, immunhämolytische 368
C1-Esterase-Inhibitor-Mangel 164, 336
CFTR-Gen-Mutation, Pankreatitis, chronische 254
Chagas-Krankheit 147, 764
– Herzinsuffizienz 573
– Myokarditis 604
Champignonzüchterlunge 500
Charakter des Arztes 8
Charcot-Leyden-Kristalle 457, 493
Charcot-Trias 65, 729
CHE s. Cholinesterase
Chediak-Higashi-Syndrom 164
Cheese-disease, Wohlbefindensstörung, anfallsartige 937
Cheilitis 78
Cheiralgia paraesthetica 874
Chemikalien, ototoxische 899
Chemische Substanz
– – Anämie, hämolytische 369
– – Methämoglobinämie 628
Chemoembolisation, transarterielle 707
Chemotaxie 159
Chemotaxisinhibitoren 164
Chemotaxisstörung 164
Chemotherapeutika, antibakterielle, Lungenfibrose 497
Chemotherapie
– Anämie
– – aplastische 357
– – hämolytische, mikroangiopathische 369
– Myelofibrose, sekundäre 388
Cheyne-Stokes-Atmung 449, 453, 553
Chilaiditi-Syndrom 248 f
Chinin 369
Chlamydia
– pneumoniae 117 f
– – Nachweis 483
– psittaci 118, 482
Chlamydia-pneumoniae-Pneumonie 483
Chlamydienperitonitis 225
Chlamydien-Pneumonie 118
Chloridexkretion, verminderte 832

Chloridionenausscheidung im Urin 861 f
Chloridkonzentration
– im Serum 949
– – erhöhte 949
– – erniedrigte 949
– im Urin 841
– – niedrige 861
Chloridverarmung, Alkalose 861
Chlorkohlenwasserstoffintoxikation 925
2-Chlorodeoxyadenosin, Haarzelleukämie-Behandlung 386
Chlorpromazin
– Anämie, immunhämolytische 368
– Cholestase 725
Cholangiographie, perkutane transhepatische 707, 727
Cholangiokarzinom 725, 730 f
– bei primär sklerosierender Cholangitis 717
Cholangiopankreatikographie, endoskopische, retrograde 707
– – – Choledocholithiasis 248 f
– – – Komplikation 125
– – – Pankreatitis 252, 255
Cholangitis 121 f, 247, 729
– bakterielle, Leberabszeß 732
– Erregerspektrum 122
– primär sklerosierende 725, 727 f
– – – Autoantikörper 706
– sekundär sklerosierende 728
– Temperatursteigerung intermittierende 703
Choledocholithiasis 121, 247 ff, 728
– ERCP 248 f
Choledochozele 243
Cholelithiasis 246 f
– Abdominalschmerzen 246
– bei Ileumausfall 758
– Leberkomplikation 247
– Pankreatitis, akute 252
– Risikofaktoren 247
– Schmerzlokalisation 246
– Schmerzperiodik 234, 236
Cholera, pankreatische 760
Cholestase 701, 962
– extrahepatische 725, 728 ff
– – Sonographiebefund 728
– Fettleber, alkoholische 713
– hepatokanalikuläre 727
– Hypokalzämie 845
– intrahepatische 725 ff
– Infektionskrankheit 726
– – Sonographiebefund 728
– Ursache 725
– kanalikuläre 727
– Laborbefund 704
– medikamentös induzierte 727
– Miliartuberkulose, akute 119
– nichtobstruktive 702, 725 ff
– obstruktive 702, 725, 728 ff
– Parameter 704 f
– Pankreaserkrankung 250
– Pruritus 703
– rezidivierende, benigne 725
Cholesterinembolie, Nierenversagen, akutes 805
Cholesterinkonzentration
– im Pleuraerguß 209 f
– im Serum 962
– Cholestase 705
Cholesterinkristallembolie 71, 270
Cholesterinpleuritis 210
Cholesterinpneumonie 487
Cholesterinstein 247
Cholezystektomie, Beschwerden 248
Cholezystitis 121, 126, 728
– akute 218, 247
Cholezystographie, orale 708
Cholezystolithiasis
– Röntgen-Leeraufnahme 247

– Sonographie 247
Cholinesterase 949
Cholinesteraseaktivität im Serum 949
– – erhöhte 949
– – erniedrigte 949
Chondroblastom 310
Chondrokalzinose 292 f, 299
– Arthritis 285
Chondrom 309
– intrapulmonales 542
Chondrome, multiple 310 f
Chondromyxoidfibrom 310
Chondrosarkom 310
– sekundäres 310
Chordae-tendineae-Ruptur 590
Chordom 313
Chorea minor 290
Choreoathetose 163
Choriomeningitis
– lymphozytäre 112
– Pneumonie 484
Chorioretinitis 59
– Toxoplasmose 136
Chromosomenaberration
– numerische 19
– strukturelle 19
Chromosomenanomalie 19
– Kleinwuchs 44
– Leukämie 376 ff
– myelodysplastisches Syndrom 386
Chronic eosinophilic pneumonia 494
Chronic-fatigue-Syndrom 166
Chronisch infektiöse Krankheit, Anämie 351
Chrysiasis 629
Churg-Strauss-Syndrom 152, 493
Chvostek-Phänomen 844
Chylaszites 334
Chylomikronen 294
Chylomikronen-Remnants 294
Chylothorax 209 f
– Lymphangiomyomatose 511
Chymotrypsinkonzentration im Stuhl 251
CK s. Kreatininkinase
C3-Komplementkomponente
– Plasmaspiegel 958
– – erniedrigter 164
C4-Komplementkomponente, Plasmaspiegel 958
Clarkson disease 336
Claudicatio
– intermittens 262 f, 935
– – bei Aortenisthmusstenose 676
– – der Arme 268, 271
– – arteriosa, Körperhaltung 262
– – Ergotismus 271
– – neurogene 875, 877
– – plötzliche 271
– – spinalis 262, 301, 936
– – venosa, Körperhaltung 262
– der Kiefermuskulatur 149
Clearance-Berechnung 775
Clearance-Konzept 775 f
CLL s. Leukämie, chronische, lymphatische
Clonidin-Suppressionstest 671
Clopidogrel, Thrombozytenaggregationshemmung 416
Clostridiensepikämie 129
Clostridium
– botulinum 122
– perfringens 129
Clostridium-difficile-Infektion, Diarrhö 746
Clostridium-difficile-Toxin 122
Clostridium-perfringens-Infektion, Hautveränderung 81
Cluster-Kopfschmerz 185, 187
Cluster-Tic-Syndrom 187
C1$_r$-Mangel 164
CML s. Leukämie, chronische, myeloische
CMML s. Leukämie, chronische, myelomonozytäre
CMV s. Zytomegalievirus

C3-Nephritis-Faktor 164
Coarctatio aortae
s. Aortenisthmusstenose
Coccidioides immitis 143
Cockroft-Formel 776
Codman-Tumor 310
Coeruloplasminkonzentration im Serum 961
– – verminderte 723
Cogan-Syndrom I 886
Colica mucosa 246
– – Schmerzen 224
Colitis ulcerosa 747 f
– – Arthropathie 290
– – Cholangitis, primär sklerosierende 727
– – Differenzierung von der Crohn-Krankheit 748 f
– – Hautveränderung 79
– – Karzinomrisiko 748
– – Komplikation 747
– – Schleimhautläsionen-Verteilungsmuster 748 f
Colon irritabile 18, 245 f, 302
– – Abdominalschmerzen 245
– – Fehlinterpretation 245
– – Diagnostik 246
– – Schmerzcharakteristik 233
– – Schmerzperiodik 234
Coma
– diabeticum s. Koma, diabetisches
– hepaticum 922, 943
– paraproteinaemicum 924
Common cold s. Erkältungskrankheit
Commotio cerebri 929
Complementsystem
s. Komplementsystem
Complex-regional-pain-Syndrom 871
Computertomographie
– kranielle s. Schädel-CT
– Leberuntersuchung 707
– Mediastinumuntersuchung 543
– Nebennierenuntersuchung 661, 671 f, 685
– Nebenschilddrüsenadenom-Nachweis 849
– Nierenuntersuchung 818
– orbitaler Prozeß 436
– Pankreatitis, akute 252
– quantitative, periphere 316
Condylomata lata 134, 748
Conn-Syndrom
s. Hyperaldosteronismus, primärer
Contusio
– cerebri 929
– cervicalis posterior, Schmerzen 868
– cordis 573
Cooley-Anämie s. Thalassaemia major
Coombs-Test, direkter 366 f
Cor
– bovinum 565
– pulmonale 564, 566 ff
– – akutes 568, 603
– – Auskultationsbefund 570
– – chronisches 495
– – – Schmerzen, retrosternale 195
– – Definition 566
– – dekompensiertes 570
– – hypoxisches 568 ff
– – Microlithiasis alveolaris 510
– – Röntgenbefund 507, 570 f
– – Sarkoidose 601
– – Symptome 569 f
– – – neurologische 570
Cordon iliaque 246
Corona phlebectatica paraplantaris 279
Corticosteronspiegel 969
Corticotropin-releasing-Hormon-Test 684
Cortisol
– Bestimmung im 24-h-Urin 667 f

Sachverzeichnis

– freies, Bestimmung 684
Cortisolmangel 681, 923
– adrenogenitales Syndrom 691
– Hypoglykämie 920
Cortisolspiegel 969
– basaler 684
Cortisolsynthese, Enzymdefekt 664
Corynebacterium diphtheriae 115
Costen-Syndrom 184
Cotton-wool-Herde 59, 654
Courvoisier-Zeichen 257, 703, 729
Coxiella burneti 118, 481
Coxsackie-Virus-Infektion, Erkältungskrankheit 116
Coxsackie-Virus-Meningitis 112
C-Peptid 920
C1q-Bindungstest 155
C7-Querfortsatz-Anomalie 873
C5-Radikulopathie 878
^{51}Cr-Albumin-Test 330
Creatinkinase s. Kreatininkinase
C2-Reizsyndrom, radikuläres 188
Crescendogeräusch
– präsystolisches 585
– telesystolisches 590
CREST-Syndrom 156
Creutzfeldt-Jacob-Syndrom 929
CRF-Stimulationstest 668
CRH-Test (Corticotropin-releasing-Hormon-Test) 684
Crigler-Najjar-Syndrom 701
– Typ I 707 f
– Typ II 702, 707 f
^{51}Cr-Markierung, Erythrozyten 359
Crohn-Krankheit 96, 749 f
– Arthropathie 290
– Differenzierung von der Colitis ulcerosa 748
– Hautveränderung 79
– Rezidiv 750 f
– Schleimhautläsionen-Verteilungsmuster 749
– Systemmanifestation 750
Cronkhite-Canada-Syndrom 753
– Hautveränderung 79
CRP s. Protein, C-reaktives
CRPS (Complex-regional-pain-Syndrom) 871
Cruveilhier-von Baumgarten-Syndrom 719
Cryptococcus neoformans 113, 142
Cryptostroma-corticale-Inhalation 500
C3-Schmerzsyndrom 878
C4-Schmerzsyndrom 878
C6-Syndrom 872, 874
C7-Syndrom 872, 874
C8-Syndrom 872
Cumarin 411
Cumarinnekrose 78, 412
Cumarintherapie, Hämostasetests 409
Cupulolithiasis 897
Curschmann-Spiralen 457
Cushing-Syndrom
– ACTH-abhängiges 664 f
– – Ätiologie 668
– ACTH-Produktion, ektope 668
– ACTH-unabhängiges 664 f
– – Ätiologie 668 f
– Adipositas 46
– mit Akromegalie 675
– Alkalose, metabolische 861
– Ätiologie 668
– diagnostisches Vorgehen 669
– Eosinophilenzahl 172
– Gesichtsveränderung 52
– Hautveränderung 77
– Hypertonie, arterielle 652, 663 ff
– hypophysär bedingtes 668
– Lokalisationsdiagnostik 668 f
– Osteoporose 317

– paraneoplastisches 17, 664, 666, 668
– Screening-Diagnostik 659
– Symptome 666
– Thymustumor 544
– Untersuchung, endokrinologische 667 f
Cushing-Ulkus 238
Cutis laxa 76
Cyclooxygenase 417
Cyclospora cayetanensis 124
C-Zell-Karzinom 440

D

Da-Costa-Syndrom 18, 34, 204
DAEC (diffus adhärente Escherichia coli) 123
Daktylitis
– Arthritis, reaktive 290
– Psoriasisarthropathie 289
Dalrymple-Zeichen 55, 434
Dämmerzustand 19
Darier-Roussy-Sarkoid 534
Darier-Zeichen 67
Darm, gasfreier 223, 226
Darmatonie 226
Darmbewegungen, abnorme 220
Darmblähung, lokalisierte 220
Darmblutung, Colitis ulcerosa 748
Darmentzündung, ulzerogranulomatöse, segmentäre s. Crohn-Krankheit
Darmerweiterung, prästenotische 751
Darmgangrän 226
Darmgefäße, Angiopathie, obliterierende 749
Darmgeräusche 218
– metallische 218
Darmkarzinom, Verteilung 752
Darmkolik 220
Darmmotorikstörung 762
Darmnekrose 227
Darmperforation
– Colitis ulcerosa 748
– Differenzierung von akuter Pankreatitis 252
– Dünndarmkarzinom 751
Darmschlingenblähung 223
Darmtenesmen 748
Darmtuberkulose 123, 750 f
Darmwand, Gasansammlung 223, 226
Dauerhypertonie, arterielle, Phäochromozytom 670
Dauerkopfschmerzen
– nach Schädel-Hirn-Verletzung 184
– Sinusvenenthrombose 181 f
Dauer-Nackenschmerzen 184
Dauerschmerzen
– abdominale 218
– mit autonomer Reaktion 871
Dauertachykardie 634
DDAVP 411, 836
D-Dimere 409
D-Dimer-Test 276
Deafferenzierungsschmerzen 868 f
– peripherer Genese 871
Defäkationsrhythmus 762 f
Defektdysproteinämie 951
Défense musculaire s. Loslaßschmerz
Defibrinierungssyndrom 412
Defizit, neurologisches, Status febrilis 113 f
Deformation, arthritische, postentzündliche 285
Degeneration
– hepatolentikuläre s. Wilson-Krankheit
– tapetoretinale 802
Degenerativer Zustand 14
Dehydratation
– hypertone 26

– hypotone 26
– Hypotonie 693 f
– isotone 26
13β-Dehydrogenase-Defekt 691
Déjérine-Roussy-Syndrom 180, 867
– Armschmerzen 872
– Beinschmerzen 874 f
Delirium 19, 908
– tremens 722, 922
Demenz, Schwindel 886
Demineralisation, gelenknahe 285
Dengue-Fieber 103, 147
– hämorrhagisches 147
Dengue-Schock-Syndrom 147
Dengue-Virus 147
Denken, differentialdiagnostisches 6
– – Einflußfaktoren 9 ff
Densitometrie 316
Dentinbildungsstörung, Osteogenesis imperfecta 317
Dentinogenesis imperfecta 317
Depigmentierung 66
– endokrin bedingte 66
Depression 32
– Brucellose 135
– Fibromyalgie 302
– reaktive 34
Dercum-Krankheit 47
Dermatitis herpetiformis 71, 79
Dermatom 868 f
Dermatomyositis 68, 77, 148, 158 f
– Differentialdiagnose 159
– Hautfarbe, periorbitale 65
– Lungenbefall 498
– Mikroangiopathie 274
– Muskelenzyme 159
– Thoraxschmerz 212
– Tumor, maligner 159
– – – okkulter 77
Dermographismus 19
Dermoidzyste, mediastinale 540 ff
Dermopathie, diabetische 75
Desoxycorticosteron 664
Desquamative interstitial pneumonia 494 f
Déviation conjuguée 892
DEXA (Doppel-Energie-Röntgen-Absorptiometrie) 316
Dexamethason, Aldosteronwertsuppression 662
Dexamethason-Suppressionstest 667 f
Diabetes
– insipidus 26 f, 46, 836 f
– – Hand-Schüller-Christian-Krankheit 322, 399
– – bei Hypophysenvorderlappeninsuffizienz 689
– – Koma, hyperosmolares 921
– – nephrogener 27, 836 f
– – – angeborener 27
– – – erworbener 27
– – zentraler 26 f, 831, 836 f
– – – Ursache 27
– mellitus 27 f, 47, 250
– – Akromegalie 675
– – Cushing-Syndrom 667
– – Definition 27
– – Diarrhö 759
– – Einstellungsqualität 955
– – Fußulkus 273
– – Gefäßrisikofaktoren 29
– – genetische Disposition 28
– – Gesichtsveränderung 52 f
– – Glomerulopathie 790 f
– – Hämochromatose 723
– – Hautveränderung 75
– – Hyperkaliämie 838
– – Koma 919 ff
– – koronare Herzkrankheit 197
– – medikamentenbedingter 28
– – Mikroalbuminurie 772
– – Mikroangiopathie s. Mikroangiopathie, diabetische

– – Niereninsuffizienz, chronische 809
– – Ödem 331
– – pankreatogener 254
– – Phagozytose-Störung 165
– – Phäochromozytom 670
– – Pupillenveränderung 58
– – Retinopathie 59, 791
– – sekundärer 28
– – Spätkomplikation 29
– – Spätsyndrom 273
– – Typ 1 27 f
– – Osteoporose 317
– – Typ 2 28
Diabetiker, Langzeitüberwachung 29
Diagnose 4 f
– individuell angepaßte 5
– Konsequenz, therapeutische 5, 7
– vorläufige 7
Diagnosegang 6 f
– Leitsätze 7
Diagnosekriterien 4
Diagnoseüberprüfung 4
Dialyse, chronische, Lungenabszeß 520
Diarrhö 744 ff
– Abklärung, primäre 745
– AIDS-Patient 745
– akute 745 f
– anaphylaktische 746
– Azidose, metabolische 860
– blutige 749
– – Periarteriitis nodosa 151
– blutig-schleimige 746
– Cholera-Typ 745
– chronische 124, 747 ff
– – Anamnese 747
– – Ursache 747
– Colitis ulcerosa 747
– Crohn-Krankheit 750
– Darmtuberkulose 750
– Definition 744
– Dysenterie-Typ 745
– eitrig-blutige 745
– endokrin bedingte 759 f
– exsudative 744
– falsche 744, 762
– Fistel
– – cholezystokolische 759
– – gastrojejunokolische 758
– Gallensäureverlustsyndrom 758
– Hochleistungssport 226
– Hyperthyreose 759
– Hypokaliämie 839
– Hypophosphatämie 370
– infektiöse 745 f
– – entzündliche 746
– – Erregernachweis 746
– – nichtentzündliche 745
– Karzinoidsyndrom 759 f
– Kolitis, antibiotikaassoziierte 746
– Kolonkarzinom 752
– Lactasemangel 754
– Malassimilationssyndrom 755
– Mastozytose, generalisierte 760
– medikamentös bedingte 746
– motorische 744
– Nebenniereninsuffizienz 759
– Nebenschilddrüseninsuffizienz 759
– Neuropathie, diabetische 759
– Nierenversagen, akutes 804
– osmotische 744
– Pankreaserkrankung 250
– parasitär bedingte 124, 745 f
– Persistenz trotz Fasten 744
– psychogene 754
– Schocksyndrom, toxisches 128
– sekretorische 744
– Sklerodermie 156
– Sprue, nichttropische 756
– Status febrilis 122 f
– toxisch bedingte 746
– Tumor, endokrin aktiver 759 f

982 Sachverzeichnis

Diarrhö
- Ursache 744
- Verner-Morrison-Syndrom 760
- wässerige 123, 745, 751, 760
- – Zollinger-Ellison-Syndrom 238
- Yersiniose 746

Diastolikum s. Herzgeräusch, diastolisches

Diathese
- hämorrhagische s. Hämorrhagische Diathese
- thrombophile s. Thrombophile Diathese

DIC s. Gerinnung, intravasale, disseminierte

Dickdarm s. auch Kolon; s. auch Rektum
Dickdarmileus 219, 222
- Röntgenbefund 221
Dickdarmkarzinom 218
Dickdarmkolik, karzinombedingte 752
Dickdarmpolypen 753
Diffusions-Perfusions-Inhomogenität 451
Diffusionsstörung, alveolokapilläre 451, 610
Di-George-Syndrom 163
Digitalgia paraesthetica 874, 876
Digitalisintoxikation 30
- Kaliumverteilungsstörung 843
- Vorhoftachykardie 634
Digitalismedikation, Gastritis, akute 235
Dihydralazin, Hepatitis 713
Dihydroergotamin-Heparin 271
1,25-Dihydroxycholecalciferol-Konzentration im Serum 319
1,25-Dihydroxycholecalciferol-Synthese, Störung 319
Dilatation, linksventrikuläre 576
DIP (desquamative interstitial pneumonia) 494f
2,3-Diphosphoglycerat 853
- erythrozytäres 853 f
- – Abfall 854
Diphtherie 114 f
- Myokarditis 604
Diplopie, Meningitis 109
Dipsomanie 26
Dipyridamol, Thrombozytenaggregationshemmung 416
Disaccharidasedefizit 754
DISH (diffuse idiopathische skelettale Hyperostose) 295
Diskushernie 870, 935
- lumbale 301
- zervikale 300
Dissimulation 9
Dissoziation, atrioventrikuläre 640 f, 646
Diurese, osmotische 834
Diuretika
- Hyponatriämie, hypovolämische 834
- Kaliumverlust 839 f
- Magnesiumverlust, renaler 843
- Nierenversagen, akutes 804
Diuretikaabusus 840
- Alkalose 861
- Ödembildung 331
Diuretikaempfindlichkeit, nephrotisches Syndrom 787 ff
Divertikel, intraduodenales 243
Divertikelbeschwerden 753
Divertikelkrankheit 753 f
Divertikulitis 126, 218, 753 f
- bei chronischer Niereninsuffizienz 811
DNS-Synthese
- Folsäurefunktion 354
- Vitamin-B12-Funktion 354
Doehle-Einschlußkörperchen 170, 415

Dolichokolon 764
Dolor s. Schmerz
Donath-Landsteiner-Hämolysin 367
Door-stop-Phänomen 495
Doppelbilder 184, 887, 890
- gekreuzte 890
- Hypophysenadenom 674
- Schwindel 884
- ungekreuzte 890
- verkippte 890
Doppel-Energie-Röntgen-Absorptiometrie 316
Doppelrhythmus 646
Doppler, gepulster 561
Doppler tissue imaging 561
Doppler-Echokardiographie 560 f
Doppler-Sonographie 271
Doppler-Ultraschallgerät 265
Down-Syndrom 19, 44
D-Penicillin-Behandlung, IgA-Mangel 162
Drehschwindel 883, 896
- akuter 896 f
Dreifußstellung 109
Dreitagefieber 102 f
Dressler-Syndrom 201, 203, 573, 691
Drogenabusus, intravenöser
- – HCV-Übertragung 712
- – HDV-Infektion 712
- – Rechtsherzendokarditis 129
Drogenintoxikation 924
Drogenkonsum, Sexualfunktionsstörung 35
Druck
- intrakardialer, Pericarditis constrictiva 595
- intrakranieller, erhöhter, blue bloater 462
- kapillarer, erhöhter 328
- linksventrikulärer, Übertragung auf den rechten Ventrikel 621
- pulmonalvenöser, erhöhter 586
- venöser, erhöhter 328
- zentralvenöser, erhöhter 328
Druckgefühl
- präkordiales
- – Effort-Syndrom 204
- – Herzrhythmusstörung, tachykarde 201
- retrosternales 31
Druckgradient
- portosystemischer 720
- systolischer, aortaler 580 f
- – – Operationsindikation 581
- trikuspidaler 594
Druckschmerzpunkte 302 f
Drucksprung, intraventrikulärer 597
Drucküberlastung, myokardiale
- – chronische 563 ff
- – Herzklappenfehler 573 ff
Druckveränderung, intraventrikuläre, respiratorisch diskordante 595
Druckverlauf, intraventrikulärer, diastolischer, beidseits identisch 595
Drusen 108, 480
Dubin-Johnson-Syndrom 701, 708, 725
- Laborbefund 704
Ductus Botalli 676
- – apertus 620 f
- – – bei Aortenisthmusstenose 676
- – – Geräusch 575
- – – Kreislaufverhältnisse 620
- – – Phonokardiogramm 620
- – – Shuntumkehr 620
Ductus-choledochus-Verengung, Pankreaskopfprozeß 249
Ductus-cysticus-Verschluß, tumorbedingter 729
Ductus-thoracicus-Verletzung 210

Dumping-Syndrom 244
- frühes 244
- spätes 244
Dünndarmbesiedlung, bakterielle, massive 758
Dünndarmbiopsie 756
Dünndarmblutung 241
Dünndarmdiarrhö 744
Dünndarmdivertikulose 758
Dünndarmileus 219
- hoher 222
- tiefer 222
Dünndarmkarzinoid 760
- metastasierendes, Gesichtsveränderung 52
Dünndarmkarzinom 751
Dünndarmläsionen, ischämische 749
Dünndarmprofil 756
Dünndarmschleimhaut
- Atrophie 756 f
- Makrophagen, PAS-positive 758
Dünndarmtumor 241
- gutartiger 751
Dünndarmulkus, medikamentenbedingtes 224
- stenosierendes 224
Dünndarmzotten, geköpfte 355
Dünndarmzottenschwund 756 f
Duodenaldivertikel 243
Duodenalkarzinom 751
Duodenalkompression, arteriomesenteriale 223
Duodenalperforation, Peritonitis 225
Duodenalschleimhaut, Pankreaskarzinominfiltration 257
Duplexsonographie 265 f, 271
- farbkodierte 265 f
- Lebergefäßerkrankung 707
- Nierenarterienstenose 657
Dupuytren-Kontraktur 79
- Leberzirrhose 716
Durafistel 183
Durchblutungsinsuffizienz in Ruhe 263
Durchblutungsstörung
- akrale 263, 265
- – Mikroangiopathie, diabetische 273
- – Thrombozythämie, essentielle 417
- arterielle s. auch Verschlußkrankheit, arterielle
- – Diagnostik, apparative 265
- – Faustschlußprobe 265
- – Funktionstest 264 f
- – Kollagenkrankheit 267
- – nicht arteriosklerotisch bedingte 267 ff
- – Ratschow-Lagerungsprobe 264
- – Risikofaktoren 267
- – Ursache 267
- lokale, Zyanose 627
- Waldenström-Krankheit 398
- zerebrale
- – Aortendissektion 205
- – Aphasie 63
Duroziez-Doppelgeräusch 575
Durstgefühl 26 ff, 832
Durstversuch 26 f
D-Xylose-Test 756
Dysarthrie 63 ff
- kortikale 64
- Wilson-Krankheit 723
- zerebelläre 65
Dysarthrophonie, paroxysmale, mit Ataxie 901
Dysästhesien 36
Dys-β-Lipoproteinämie 294
Dysenterie 123
Dyserythropoese, Ikterus 699, 702
Dysfibrinogenämie 411
- Thrombophilie-Typ 423
Dysfunktion
- autonome 693
- endotheliale 266
- oromandibuläre 185

Dyspepsie, funktionelle s. Reizmagen
Dysphagie 30 f, 736 ff
- Eisenmangelanämie 350
- Kardiakarzinom 239
- mechanisch bedingte 737 ff
- Mediastinalprozeß 737
- Mediastinaltumor 544
- neu aufgetretene 737
- neuromuskulär bedingte 739 f
- oropharyngeale 30, 736
- ösophageale 31, 736 ff
- Ösophaguskarzinom 737
- Ösophagusschleimhautläsion 740
- sideropenische 78
- mit Singultus 31
- Sklerodermie 155
Dysphonie 65
- funktionelle 65
Dysplasie
- fibromuskuläre 268
- rechtsventrikuläre, Synkope 909
Dyspnoe 446, 448 ff
- Alveolarzellkarzinom 509
- Alveolitis, exogen-allergische 500
- Aneurysmen, arteriovenöse, pulmonale 516
- anfallsartige 933 f
- Aortenklappeninsuffizienz 575
- Aortenklappenstenose 580
- Aspergillose, bronchopulmonale, allergische 493
- Blutgase 553
- Bronchiektasen 465
- Cor pulmonale 569
- extrapulmonal bedingte 448 ff
- bei Extrasystolen 642
- Hamman-Rich-Syndrom 498
- Herzinsuffizienz, bradykardiebedingte 594
- kardiale 453 f, 553 ff
- – Auskultationsbefund 454
- – EKG-Befund 558
- – Lungenfunktionstests 454
- – Röntgenbefund 454
- – Sputumbefund 454
- Kardiomyopathie
- – alkoholische 602
- – hypertrophe
- – – nichtobstruktive 597
- – – obstruktive 581
- Kategorien 448
- Lungenerkrankung, interstitielle 494 f
- Lungeninfarkt 489
- Lungenproteinose 510
- Lymphangiomyomatose 511
- Mediastinaltumor 544
- Miliartuberkulose, akute 119
- Mitralklappenstenose 584
- Myokarditis, diphtherische 604
- nächtliche, paroxysmale 933
- Ösophaguskarzinom 737
- pink puffer 461
- plötzliche 211, 489
- Pneumocystis-carinii-Pneumonie 486
- Pneumonie, organisierende 498
- pulmonale 450 f
- bei renaler metabolischer Azidose 813
- Sichelzellanämie 364
- Silikose 501
- Sklerodermie 156
- Spannungspneumothorax 211
- Spontanpneumothorax 211
- Stauungserguß, pleuraler 208
Dysproteinämie
- Blutungsneigung 420
- Purpura 420
Dysregulation, orthostatische, Synkope 911

Sachverzeichnis 983

Dystonie, vegetative
- – Akrozyanose 627
- – Fieber 166
- – Sinustachykardie 634
Dystrophia adiposogenitalis 46
Dystrophie, myotonische, Herzbeteiligung 602
Dysurie
- Analgetikanephropathie 796 f
- Nierensteinpassage 821
- Status febrilis 126 f

E

EAGGEC s. Escherichia coli, enteroaggregative
Early cancer 240
Early-repolarization-Phänomen, elektrokardiographisches 201
Ebolavirusinfektion 103
Ebstein-Anomalie 619 f
- Phonokardiogramm 619
- Röntgenbefund 619 f
Echinoccoccus
- granulosus 731 f
- multilocularis 731 f
Echinokokkenhäkchen 515
Echinokokkose 126
- der Leber 731 f
- Lungenrundherd 514
Echinokokkuszyste, pulmonale 486, 514
Echinokokkuszystenruptur 514
Echinozyten 345
Echokardiographie 195, 554
- Amyloidoseherz 602
- Aortenklappeninsuffizienz 577 f
- Aortenklappenstenose 580
- Endokarditis 130
- Kardiomyopathie
- – dilatative 596
- – hypertrophe
- – – nichtobstruktive 597, 599
- – – obstruktive 582 f
- – restriktiv-obliterierende 596, 598
- Mitralklappeninsuffizienz 589
- Mitralklappenprolaps 590 f
- Pericarditis constrictiva 596
- Perikarderguß 203 f, 692
- Transposition der großen Gefäße 617
- Vorhofmyxom 587 f
ECHO-Virus-Infektion, Erkältungskrankheit 116
ECHO-Virus-Meningitis 112
Ecthyma gangraenosum 81
Eczema herpeticatum 69, 101
E-F slope 586
Effloreszenzen
- Arthritis-Dermatitis-Syndrom 100
- Meningokokkenseptikämie, chronische 111
- noduläre, Status febrilis 99
Effort-Syndrom 18, 34, 204, 449
Ehlers-Danlos-Syndrom 18, 76
- Hautblutungen 420
- Osteoporose 318
Ehrlichia chaffeensis 132 f
Ehrlichiose 132 f
- granulozytäre, humane 132 f
- Laborbefund 133
EIEC (enteroinvasive Escherichia coli) 123
Eierschalenhili 543
Einflußstauung, obere 428
- – bulky tumor 392
- – mediastinale Fibrose, idiopathische 547
- – Mediastinaltumor 544
Eintauchnährboden 774
Einzelfaktorbestimmung 409
Eisenablagerung, myokardiale 601

Eisenbedarf 348
- vermehrter, Anämie 350
Eisenbilanz, negative 348
Eisenbindungskapazität
- gesättigte 348
- totale 346, 348
Eisengehalt der Leber, erhöhter 723
Eisenkonzentration im Serum 346, 351, 950
- – erhöhte 356, 950
- – erniedrigte 286, 950
Eisenmangel 348 f, 954
- Hämoglobinurie, nächtliche, paroxysmale 370
- latenter 349
- menstruationsbedingter 350
Eisenmangelanämie 348 ff
- Blutbild 344 f
- Dysphagie 350
- Hautveränderung 78
- Nagelformveränderung 83
- Ösophagusstenose 738
Eisenmenger-Komplex 529, 617 f
- bei Ventrikelseptumdefekt 622
Eisenmenger-Reaktion bei Ventrikelseptumdefekt 621
Eisenresorption 348
- intestinale, gesteigerte 722
- verminderte, Anämie 350
Eisenstoffwechsel 348
Eisenstoffwechselstörung, Anämie 356
Eisentageszyklus 348
Eisenüberladung 954
Eisenverteilungsstörung 351
Eiweiß s. auch Protein
Eiweißkonzentration
- im Liquor 109
- im Serum 951
Eiweißmangelanämie 359
Eiweißverlust, renaler 787
Eiweißverlustsyndrom
- Amyloidose, systemische 398
- Immundefekt 162
- Ménétrier-Krankheit 236
Ejection click 613
Ekchondrom 310
Ekchymose 73, 407, 418
- Koagulopathie 410
- Niereninsuffizienz, chronische 811
- Skorbut 420
EKG-Ereignisspeicher 632
Eklampsie 677, 916
Ektasie, aortoanuläre 577
Ektoblasttumor, mediastinaler 544
Ekzem
- atopisches 69
- Phenylketonurie 75
- Wiskott-Aldrich-Syndrom 163, 415 f
Elastasekonzentration im Stuhl 251
Elektroenzephalogramm 909, 913 ff
Elektrokardiogramm 632 ff
- Ableitung
- – intrakardiale 632, 636
- – im Stehen 680
- Early-repolarization-Phänomen 201
- Erstickungs-T 198
- f-Wellen 644
- F-Wellen 645
- Hypertrophiezeichen 597
- Hypoxiezeichen 198
- Läsionszeichen 198
- Low voltage 201, 595, 602 f
- Narbenzeichen 198
- Nekrosezeichen 198
- Potentialschwankungen, atemsynchrone 201
- PQ-Intervall
- – verkürztes 642
- – verlängertes 556, 640, 642, 682
- P-Welle
- – doppelgipflige 586

- – fehlende 644
- – negative 636, 642
- – verbreiterte 841
- – vorzeitig einfallende 642
- QRS-Amplituden-Schwankung 645
- QRS-Komplexe, verbreiterte, abnorm konfigurierte 642
- QRS-Morphologie, wechselnde 638
- QT-Dauer
- – verkürzte 600, 603
- – verlängerte 601, 603, 638, 682, 844
- Q-Zacke, pathologische 198, 200
- Repolarisationsstörung 604
- R/T-Phänomen 638
- R-Zacken-Verlust 198, 200
- Sägezahnphänomen 645
- ST-Abschnitts-Streckung 844
- Strain-Muster 563, 577
- ST-Strecke, verlängerte 603
- ST-Strecken-Hebung 194, 198 f, 201 f
- – horizontale 201 f
- – monophasische 195
- ST-Strecken-Senkung 195, 198 f, 563, 581 f, 603, 838
- T, koronares 198, 200
- Tomstones 199
- T-Welle
- – Abflachung 601, 838
- – diskordante 563
- – hohe 600
- – – spitze 198
- – invertierte 201
- – negative 198, 200, 604
- – spitznegative 597
- – zeltförmige 841
- U-Welle 838
Elektrolytmessung
- im Serum 856
- im Urin 856
Elektrolytstörung
- Herzinsuffizienz 603
- Nephritis, interstitielle, akute 793
- Ödem 331
Elektrolytzusammensetzung
- extrazelluläre 830
- interstitielle 830
- intrazelluläre 830
Elektrophorese, M-Gradient 396 f, 399
Elephantiasis 333
ELISA, Legionellennachweis 481
Elliptozytose 345, 360
EMB (evidence based medicine) 6
Embden-Meyerhof-Weg 361 f
- Defekt 361
Embolie
- arterielle 269
- – bei Mitralklappenprolaps 590
- Synkope 912
- arterioarterielle 270
- Fallot-Anomalie 618
- gekreuzte 270
- kardiogene 913, 928
- Kardiomyopathie, restriktiv-obliterierende 599
- paradoxe 622
- Vorhofflimmern, paroxysmales 645
Emboliequelle 269
Embolisation, septische 269
Empty sella syndrome 689
Empyem
- Aspirationspneumonie 483
- interlobäres 519
Encephalitis lethargica 34
Encephalomyelitis disseminata s. Multiple Sklerose
Enchondrom 309 f
Enchondromatose, familiäre 310 f
Endocarditis
- lenta, Fallot-Anomalie 619
- parietalis, fibroplastische, eo-

sinophile 598 f
- rheumatica 589, 604
Endokarditis 129 ff
- bakterielle
- – Aortenaneurysma 205
- – Aortenklappeninsuffizienz 575
- – Ductus Botalli apertus 621
- – Embolie 269
- – rechtsseitige 622
- – subakute
- – – Hautveränderung 81
- – – Petechien 421
- – – Trikuspidalklappeninsuffizienz, relative 592
- – Ventrikelseptumdefekt 622
- Capnocytophaga-canomorsus-Infektion 137
- Diagnostik 130
- Epidemiologie 129 f
- Erregerspektrum 130 f
- Hautveränderung 79
- infektiöse 122, 589
- Klinik 130
- Leitsymptome 130
- Lupus erythematodes, systemischer 154
- nichtinfektiöse 130
- postoperative 130
- rechtsseitige, Lungenabszeß 520
- sterile 130
- thrombotische, paraneoplastische 17
- Whipple-Krankheit 124
Endokardose, fibröse 759
Endokrine Erkrankung
- Adipositas 46
- Arthropathie 302
- Bauchkrämpfe 228
- Hautveränderung 77
- Hyperpigmentierung 66
- Psychosyndrom 19
- Status febrilis 94
Endokrines System, Funktionsstörung 18
Endokrinopathie, Osteoporose 317
Endometriose, Ileus 223
Endomykardfibrose 596
Endomyokardbiopsie 573
- Myokarditis, eosinophile 605
Endomyokardfibrose 597 f
- Angiokardiogramm 600
- Echokardiographie 596, 598
- endemische 597
Endomyokardverdickung 597
Endophlebitis hepatica obliterans 724
Endoplastitis 128
Endoprotheseninfektion 95
Endoskopie 234, 237, 239
- bei Meläna 241
Endosonographie 234
Endothelin 611
Endothelschädigung, Atherogenese 266
Endphasenflexionsschmerz 299
Endstrombahn, Vasospasmus 272
Engpaß, subakromialer 303
Enophthalmus 55 f
Entamoeba histolytica 126, 520, 745
Enterobacteriaceae-Septikämie 129
Enterobakterien, gramnegative, Pneumonie 481
Enterokokkensepsis 128 f
Enterokolitis
- chronische 747
- ischämische 749
- nekrotisierende 126
Enteropathie
- diabetische 759
- exsudative 236
- – Crohn-Krankheit 750
- glutenindizierte 756
Enterotoxin 122 ff
Enterovireninfektion, Erkältungskrankheit 116

Enterovirenmeningitis 112
Enthesiopathie
- achilläre 288
- plantare 288
- Spondylarthropathie 288
- Spondylitis ankylosans 288
Entrapment-Syndrom 268
Entscheidungsanalyse, wahrscheinlichkeitsbasierte 6
Entzündung
- humorale Rückwirkung 14
- Hyperpigmentierung 66
- Komplementsystemfunktion 164
Entzündungsparameter 169
Enzephalitis 113 f, 929
- Differenzierung von Meningitis 113
- Erreger 113
- granulomatöse, chronische 113
- hämorrhagische, akute 929
- Kopfschmerzen 180
- Zytomegalie 131
Enzephalomyelopathie, paraneoplastische 17
Enzephalopathie
- arteriopathische, subkortikale, Schwindel 900
- äthylische 922
- Bleiintoxikation 232
- hepatische 52, 717, 721 f, 922
- hypertensive 185
- urämische 810, 922
Enzephalorrhagie 113
Enzymdefekt, Hypoglykämie 920
Enzymdiagnostik
- Lungenembolie 200
- Myokardinfarkt 200
Enzyme, herzmuskelspezifische, Anstieg 604
Enzymmangel 17
Enzymopathie
- Anämie, hämolytische 361
- genetisch bedingte 17
Eosinopenie 171 f
- Cushing-Syndrom 172
- bei Glukokortikoidtherapie 172
Eosinophile
- degranulierte 599
- fehlende 123, 171 f
- im Urin 795, 806
Eosinophilenausscheidung, renale, vermehrte 773
Eosinophilen-Leukämie 384
Eosinophilenzahl, Fieber 171 f
Eosinophilie 171
- Arzneimittelfieber 167
- Asthma bronchiale 457
- Bilharziose 146
- Echinokokkose 514
- Endocarditis parietalis, fibroplastische 598
- Fasziitis 157
- Loa-Loa 335
- bei maligner Knochenmarkinfiltration 358
- paraneoplastische 17
- postinfektiöse 171
- pulmonale, tropische 147
- Toxocara-Erkrankung 136
Eosinophilie-Myalgie-Syndrom 78
EPEC (enteropathogene Escherichia coli) 123
Epicondylopathia humeri
- - radialis 304
- - ulnaris 304
Epidermolysis bullosa 71
- - dystrophica 70 f
Epiglottitis 117
Epikondylopathie 874
Epilepsie (s. auch Anfälle, zerebrale) 913 ff, 932
- idiopathische 913
- kongenitale 932
- symptomatische 913, 932
- vestibuläre 901
Epistaxis 407

- Dengue-Fieber 147
- Dysproteinämie 420
- Gaucher-Krankheit 400
- Hämophilie 410
- Leukämie, akute 376
- Psittakose 483
- Waldenström-Krankheit 398
- von-Willebrand-Krankheit 411
Epithelzylinder 773
Epituberkulose 474
Epstein-Barr-Virus-Infektion 102
- Hodgkin-Lymphom 389
- Mononukleose, infektiöse 115
Erbgang, multifaktorieller 20
Erbkrankheit 19 f
- Anamnese 24
Erblindung s. auch Amaurose
- Arteriitis temporalis 150
- Mikroangiopathie, diabetische, retinale 273
Erb-Punkt 576, 579
Erbrechen 30
- Abdomen, akutes 218 f
- Adenovirusinfektion 484
- Anorexia nervosa 689
- Appendizitis, akute 224
- Choledocholithiasis 247
- Coma diabeticum 228
- Gallensteinkolik 246
- gallig-fäkulentes 223
- Gastritis, akute 234
- heimliches, Alkalose 861
- Hirndrucksyndrom 183
- Hypophosphatämie 370
- Ileus, mechanischer 220 f
- Kaliumverlust, renaler 840
- Ketoazidose 921
- Laktatazidose 922
- Legionellenpneumonie 481
- Magenkarzinom 239
- Mallory-Weiss-Syndrom 242
- Ménétrier-Krankheit 236
- morgendliches 30
- Niereninsuffizienz, chronische 811
- Nierenkolik 821
- Nierenversagen, akutes 804
- postprandiales 223
- Pyelonephritis, akute 819
- Pylorusstenose 239
- Schwindel, peripher-vestibulärer 896
- Sichelzellanämie 364
- Ulcus ventriculi 237
Erbrochenes, Geruch, krankheitstypischer 63
ERCP s. Cholangiopankreatikographie, endoskopische, retrograde
Erdbeerzunge, Kawasaki-Syndrom 107
Erdheim-Gsell-Medianekrose 44, 205
Erfahrung, klinische 26
Ergometrie 561 f
Ergotismus 271 f
- gangraenosus 271
Ergrauen, frühes 79, 354
Ergußbildung, Lupus erythematodes, systemischer 154
Erkältung, banale 480
Erkältungskrankheit 115 f
- Bronchitis, akute 458
- Erreger 116
- Superinfektion, bakterielle 116
Erkältungssymptome, Status febrilis 114 ff
Ermüdbarkeit s. auch Müdigkeit
- Addison-Krankheit 682
- Polycythaemia vera 387
Ernährung, ballaststoffarme 763
Erregbarkeit, neuromuskuläre
- - gesteigerte, Hypokalzämie 844
- - gestörte, Hypokaliämie 838

Erreger
- enteropathogene 123
- enterotoxigene 122
Erregerübertragung
- aerogene 135
- fäko-orale 135
- Zoonose 135
Erregung, kreisende 635
Erregungsausbreitung
- intraventrikuläre, aberrierende 636
- kardiale, aberrierende 642
Erregungsausbreitungsstörung, kardiale, Hyperkaliämie 841
Ersatzrhythmus, AV-junktionaler 639
Erysipel 99 f, 334
Erysipeloid 81
Erythem 68
- erysipeloides 165
- Infektion 98
- lokalisiertes 68
- Lupus erythematodes, systemischer 153, 155
- Mittelmeerfieber, familiäres 165
- oropharyngeales, Kawasaki-Syndrom 107
- Status febrilis 99
Erythema
- anulare marginatum 290
- chronicum migrans 68, 113, 132
- exsudativum multiforme 69 f, 99
- - - Ätiologie 69
- - - Pneumonie 484
- - - Tumor, okkulter 77
- induratum 72
- infectiosum 101
- marginatum 97
- nodosum 71 f
- - Arthritis, reaktive 290
- - Arthropathie, enterokolitische 290
- - Behçet-Syndrom 291
- - Colitis ulcerosa 290, 747
- - Crohn-Krankheit 290, 750
- - fieberhaftes 167
- - bei Hilusvergrößerung 543
- - Kokzidioidomykose 143
- - paraneoplastisches 17
- - Sarkoidose 534
- - Tuberkulose 119
- - Yersiniose 124, 746
Erythroblasten
- Antikörper 358
- pathologische 351
Erythroblastenaplasie 357 f
Erythroblastenausschwemmung 358, 383
Erythrocyanosis crurum 627
Erythrodermie 69
- Leukämie, chronische, lymphatische 384
- Tumor, okkulter 77
Erythroleukämie 380 ff
- Knochenmarkbefund 382
Erythromelalgie 273
Erythropoese, ineffektive 356, 358, 365
- - Ikterus 699
Erythropoetinbildung
- inadäquate 387
- paraneoplastische 817
Erythropoetinmangel 358, 808
Erythropoetinspiegel, erhöhter 356
Erythropoetinsynthesestörung 351
Erythroprosopalgie 935
Erythrozyanose 272
Erythrozyten
- Abbau, erhöhter 343
- Antikörper 366 f
- basophile Tüpfelung 232, 352, 365
- ^{51}Cr-Markierung 359, 370
- dysmorphe, im Urinsediment 772, 779
- Enzymopathie 361

- farbstoffdichte, kleine 344 f, 360
- fragmentierte 361
- Geldrollenbildung 396
- Innenkörper 346, 361 f
- Kaliumkonzentration, intrazelluläre, extrem tiefe 360
- Membrandefekt 360
- - Hämoglobinurie, nächtliche, paroxysmale 369
- mittleres korpuskuläres Volumen 343, 346
- morphologische Veränderung 359
- Natriumkonzentration, intrazelluläre, extrem hohe 360
- polychromatische 346
- Protoporphyrin-Konzentration, erhöhte 231 f
- Resistenz, osmotische, erniedrigte 360
- schießscheibenförmige s. Target-Zellen
- tropfenförmige 388
- Überlebenszeit, verkürzte 351, 358 f, 366
- im Urinsediment 772
Erythrozytendysmorphismus 772, 779
Erythrozyten-Fragmentationssyndrom 368 f
Erythrozytenindizes 343
- Anämie, hämolytische 359
Erythrozyten-Kreatin 346
- erhöhtes 366
- - Anämie, hämolytische 359
Erythrozytenstoffwechsel 361 f
Erythrozytenzahl 343, 346
- Polycythaemia vera 387
Erythrozytenzylinder 772 f, 779, 806
Erythrozytopoese
- Dysmorphiezeichen 386
- linksverschobene 349
Erythrozytose, Hypernephrom 817
Escherichia coli
- darmpathogene 123
- - diffus adhärente 123
- - enteroaggregative 123
- - enteroinvasive 123
- - enteropathogene 123
- - enterotoxische 123
Escherichia-coli-Septikämie 129
Eßgewohnheiten 12
- Tumor, maligner 15
ETEC (enterotoxische Escherichia coli) 123
Ethnische Gruppe 13
Evans-Syndrom 366
Evidence based medicine 6
Ewing-Sarkom 310 f
- Röntgenbefund 311
Exanthem 68 f
- Abt-Letterer-Siwe-Syndrom 322
- allergisch bedingtes 21
- Arbovirusinfektion 137
- Choriomeningitis, lymphozytäre 112
- Dengue-Fieber 147
- Dermatomyositis 77, 158 f
- Erythema infectiosum 101
- generalisiertes 68
- hämorrhagisches 418
- Hepatitis 703
- Herpes zoster 69, 102
- Kawasaki-Syndrom 107
- lachsfarbenes 286 f
- Lues II 134
- makulopapulöses
- - Infektion 97 f
- - Status febrilis 97, 99
- Masern 101
- Meningokokkensepticämie 111
- Mononukleose, infektiöse 115
- morbilliformes 68 f
- nichtinfektiös bedingtes 99

Sachverzeichnis

- palmoplantares 134
- Rattenbißfieber 81
- Rickettsiose 101
- Röteln 101
- Scharlach 115
- schuppendes 69
- skarlatiniformes 68 f
- Still-Krankheit 287
- – des Erwachsenen 286
- urtikarielles, Schönlein-Henoch-Purpura 418
- Varizellen 102
Exanthema subitum 102 f
Exophthalmus
- beidseitiger 52 f, 55
- einseitiger 55
- Hand-Schüller-Christian-Krankheit 322, 399
- pulsierender 55
Exostose, kartilaginäre 310
Expektoration, maulvolle, morgendliche 32
Exsikkose
- Abdomen, akutes 218 f
- Koma
- – diabetisches, ketoazidotisches 921
- – thyreotoxisches 923
- Leberzirrhose 716
Exspiration, Herzfrequenz 648
Exsudat
- Aszites 718
- Pleuraerguß 208 f
Exterasystolie, Hyperthyreoseherz 599
Extrapyramidale Störung
- – Ataxia teleangiectatica 163
- – Schwindel 886
Extrasystolen 641 ff
- Definition 641
- gehäufte 934
- linksventrikuläre 642
- monomorphe 642
- polymorphe 642
- rechtsventrikuläre 642
- Schmerzen, retrosternale 195
- supraventrikuläre 642
- – Pause, kompensatorische 642
- ventrikuläre 638, 642 f
- – organisch bedingte 642 f
Extrazellulärraum 829
- Osmoregulation 829
Extremität
- Hautüberwärmung, anfallsmäßige 273
- Hypertrophie 332
- Ischämie, kritische 263
- Mikroulzera, multiple 274
- obere s. auch Arm
- – Lymphödem 334
- – Mißempfindungen 300
- – Mononeuropathie, sensible 874
- – Schmerzen s. Armschmerzen
- Ruheschmerz 263
- Schmerzen 260, 262 ff
- – anfallsartige 935 f
- – Arterienerkrankung 262 ff
- – brennende 273
- – Venenerkrankung 275 ff
- Tumor, pulsierender 270
- untere s. auch Bein
- – Berstungsgefühl nach Belastung 262
- – Dermatome 875
- – Hautulzera, therapierefraktäre 286
- – Ischämie 269
- – Mangeldurchblutung, Aortenisthmusstenose 676
- – Mononeuropathie 876
- – Ödem 328 f, 331 ff
- – – dolentes 333
- – – physiologisches 328
- – – säulenförmiges 333
- – – Schmerzen
- – – – belastungsabhängige 262
- – – – plötzliche 269
- – – Schweregefühl 278
- – – Selbststau 332

Extremitätenarterie
- Aneurysma 270 f
- Verschluß 262 ff
- – embolischer 269 f
Extrinsic factor s. Vitamin B12
Extrinsic platelet defect 415
Extrinsic-Asthma s. Asthma bronchiale, exogenes

F

FAB-Klassifikation
- Leukämie, akute
- – – lymphatische 378 f
- – – myeloische 378, 380
- – – myelodysplastisches Syndrom 386
Fabry-Krankheit 295, 792
- Hautveränderung 75
- Kardiomyopathie 601
- Schmerzen, neurogene 877
Fabry-Krise 75
Fachwissen, mangelndes 8
Facies
- abdominalis s. Facies hippocratica
- hippocratica 52, 218, 222
- – Peritonitis 224
- leontina 100
- mitralis 52, 584
Faktor s. auch Gerinnungsfaktoren
- natriuretischer, atrialer 829
Faktor-VIII-Defekt 410
Faktor-V-Leiden 423
Faktor-VIII-Mangel 410
Faktor-IX-Mangel 410
Faktor-XI-Mangel 13
Fallneigung, Schwindel, periphervestibulärer 896
Fallot-Anomalie 618 f
- Körperhaltung 41
- Kreislaufverhältnisse 618
- Phonokardiogramm 618
Fallot-Pentalogie 619
Fallot-Tetralogie 618 f
- Körperstellung 41
- Zyanose 610
Fallot-Trilogie 619
Familienanamnese 24
Fanconi-Anämie 356 f
Fanconi-Syndrom 414
- Proteinurie 771
Fanconi-Zinsser-Syndrom 357
Farbdoppler-Echokardiographie, Aortenklappeninsuffizienz 579
Farbduplexsonographie 276 f
Farbstofftest, Lymphödemnachweis 333
Farbverdünnungskurve, Herzfehler, kongenitaler 613 f
Farmerlunge 500
Fasciculus longitudinalis medialis 888, 891
- – – Läsion 891
Fasciola hepatica 122
Faserknochen 316
Faserknorpelverkalkung 293
Fasern, elastische, im Sputum 519
Fasziitis
- eosinophile 78, 157
- nekrotisierende 128
Fasziolasis 122
Favismus 361
Fazialismyokymie 899
Fazialisparese
- idiopathische 189
- Melkersson-Rosenthal-Syndrom 336
Febrile Krankheitszustände, rezidivierende 159 ff
- – Immundefekt 159 ff
Febris parotidea 534
Fehldiagnose 7 ff
Fehler, technischer 8
Fehlernährung, Minderwuchs 45

Felty-Syndrom 286
Feminisierung
- paraneoplastische 17
- testikuläre 82
Femoralarteriengeräusch, systolisch-diastolisches 575
Femoralis-Dehnschmerz 866, 869 f, 876
Femurkopfnekrose 302
- aseptische 313
- Glucocorticoid-bedingte 314
Fenster, aortopulmonales 620
Ferritin 348 f, 363, 954
Ferritinkonzentration im Serum 346, 351, 950, 954
- – erhöhte 356, 723, 954
- – erniedrigte 349, 954
Ferrochelatase-Defekt 229, 231
Ferruginous bodies 503
Fersenschmerzen 288
Fertilitätsstörung 35
α-Fetoprotein 15, 705 f, 954
Fettabsorption 757
Fettansammlung, lokalisierte 46 f
Fettembolie 928
Fettintoleranz 246
Fettkörnchenzellen 773
Fettleber
- alkoholische 713 f
- – Makrozytose 356
- – Sonogramm 714
Fettnekrose, noduläre 72
Fettsäuren, freie, Serumspiegel 962 f
Fettstoffwechsel 294
Fettstoffwechselstörung 962 f
- Hautveränderung 75
- nephrotisches Syndrom 788
Fettverdauungsstörung 251
Fettverteilungsmuster 47
Fettzellenzylinder 773
Fettzylinder 773
Fibrinogenmangel, Hämostasetests 409
Fibrinogenspaltprodukte 406, 955
Fibrinogenspiegel 409, 955
- erhöhter 955
- erniedrigter 412, 955
Fibrinogenstörung 411
Fibrinolyse 405 f
- Aktivatoren 406
- primäre 412
- sekundäre 412
Fibrinspaltprodukte 406, 412
- hämolytisch-urämisches Syndrom 414
Fibrogenesis imperfecta ossium 320
Fibrom
- nichtossifizierendes 310 f
- ossifizierendes 310
- subunguales 80
Fibromyalgie 302 f
- Kopfschmerzen 302
- Schlafstörung 302
Fibrosarkom 310
Fibrose
- mediastinale, idiopathische 547
- retroperitoneale s. Retroperitoneale Fibrose
Fieber (s. auch Status febrilis) 14, 93 ff
- Abdomen, akutes 218
- Abt-Letterer-Siwe-Krankheit 400
- Addison-Krise 165
- Adenovirusinfektion 484
- Aktinomykose 108
- allergische Reaktion 167, 298
- ältere Person 93
- Alveolitis, exogen allergische 120, 500
- anfallsweises 932
- Appendizitis, akute 224
- Arthritis, reaktive 289
- Babesiose 133
- Brucellose 135
- Capnocytophaga-canomorsus-Infektion 137

- Castleman-Krankheit 107
- Cholangitis 121, 728
- Chronic-fatigue-Syndrom 166
- Crohn-Krankheit 750
- Dauer 93
- Definition 93
- Diarrhö 745
- Dressler-Syndrom 201
- Dystonie, vegetative 166
- Ehrlichiose 132
- Eosinophilenzahl 171 f
- Erysipel 335
- Gewebsabbau 167
- Hämophagozytose-Syndrom 167
- hämorrhagisches 137, 147
- – mit renalem Syndrom 103
- – virales 103
- Hepatitis, alkoholische 714
- Hirnabszeß 114
- Hodgkin-Lymphom 389, 535
- hypereosinophiles Syndrom 494
- Hyper-IgD-Syndrom 165
- Hyperparathyreoidismus, akuter 166
- Hyperthyreose 165
- Ikterus 703
- Infektion mit enteropathogenen Erregern 123
- innersekretorische Störung 165
- intermittierendes 168, 535, 703
- Kawasaki-Syndrom 107
- Kikuchi-Fujimoto-Erkrankung 108
- Kolonkarzinom 752
- Krise
- – hämolytische 167
- – thyreotoxische 165, 923
- Leberabszeß 121
- Legionärskrankheit 118, 481
- Leptospirose 136
- Leukozytenzahl 170 f
- Lipokalzinogranulomatose 295
- Lues II 134
- Lungenabszeß 519
- Lungenembolie 120
- Lungensequestration 525
- Lupus erythematodes, systemischer, medikamentös bedingter 153
- Lymphozytenzahl 172
- Malaria 144
- Mediastinaltumor 547
- Meningitis
- – bakterielle 180
- – seröse 111
- Mesenterialinfarkt 226
- Miliartuberkulose, akute 119
- Mononukleose, infektiöse 115
- Mykoplasmenpneumonie 482
- Myokardinfarkt 121, 198
- Myokarditis 120
- nichtinfektiös bedingtes 120, 165 ff
- Nierenversagen, akutes 804
- paraneoplastisches 17
- Periarteriitis nodosa 151
- Perikarditis 120
- – akute, benigne 203
- periodisches 165
- regelmäßiges 168
- unregelmäßiges 168
- Peritonitis 125, 225
- Pfortaderthrombose 227
- Phäochromozytom 165
- Pleuraempyem 210
- Pleuraerguß 208
- Pneumocystis-carinii-Pneumonie 115
- Pneumokokkenpneumonie 480
- Pneumonie, eosinophile, akute, idiopathische 491
- Prostatitis 127

Fieber
- Psittakose 118
- Purpura, thrombotisch-thrombozytopenische 414
- Pyelonephritis, akute 126, 819
- remittierendes 168
- remittierend-intermittierendes 166
- rezidivierendes 159 ff
- – Filariose, lymphatische 147
- – rheumatisches 115, 290
- – – Hautveränderung 78
- – – Herzgeräusch 589
- – – Myokarditis 604
- – – Scharlach 115
- – Schocksyndrom, toxisches 128
- – Schönlein-Henoch-Purpura 418
- Staubfieber, akutes 500
- Still-Krankheit 287
- – des Erwachsenen 286
- Subarachnoidalblutung 179
- Temperaturverlauf 168
- Thalassaemia major 365
- Thrombophlebitis 167
- Thrombose 167
- Tollwut-Prodromalstadium 137
- Toxocara-Erkrankung 136
- Tropenrückkehrer 143 f
- Tumor 166
- Typhus abdominalis 123
- T-Zell-Lymphom, angio-immunoblastisches 395
- unbekannter Ursache 95
- undulierendes 168
- Ursache 93 f
- vorgetäuschtes 96, 167
- Whipple-Krankheit 124
- Yersiniose 124, 746

Fieberanfälle 144
Fieberschübe 932
Fièvre boutonneuse 101
Filarieninfektion, Lymphödem 334
Filariennachweis 493
Filariose 106, 146 f
- lymphatische 146 f
Fingerapoplexie 275
Fingerdeviation, ulnare 285
Fingerendgelenkarthritis 285
- Kind/Jugendlicher 287
- Psoriasisarthropathie 289
Fingergefäßruptur, lokale 275
Fingerhämatom, rezidivierendes 275
Fingerkuppen
- Nekrose 272
- taube 874
Fingerpolyarthrose 286, 299
- Differentialdiagose zur rheumatoiden Arthritis 299
Fingerschmerzen 877
Fingerschwellung,
- Sharp-Syndrom 158
Fingertremor, feinschlägiger 434
Fischbandwurmbefall, Anämie 355
Fischwirbel 316 f
Fissuren, interlobäre, Verlagerung 522
Fistel
- arteriovenöse 271
- – pulmonale 515
- – – Teleangiektasie, hämorrhagische, hereditäre 419
- – – Volumenüberlastung, myokardiale, chronische 571
- biliodigestive 223
- bronchobiliäre 520
- bronchohepatische 520
- cholezystokolische 759
- gastrojejunokolische 758 f
Fistelbildung
- Aktinomykose 108
- Crohn-Krankheit 750
Fisteln, arteriovenöse, kleinkalibrige, multiple 271

Fitz-Hugh-Curtis-Syndrom 225, 247
Fixation 888
Flankenschmerzen 770
- Nierenerkrankung, zystische 799 f
- Nierenzyste, solitäre 816
- Pyelonephritis, xanthogranulomatöse 819
Flapping tremor 52, 717, 722
Fleckfieber
- endemisches 101
- epidemisches 101
- murines 101
Fleischkonsum, Erregerübertragung 135
Fleischner-Linien 522 f
Flügelfell 49 f
Fluid lung 812
- – Röntgenbefund 507
Fluoreszenzantikörpertest, indirekter, Legionellennachweis 481
Fluoreszenz-Mikrolymphographie 280, 333 f
Fluoreszenz-Videomikroskopie 265
Flush
- Karzinoid 77, 603, 608, 759
- Mastozytose, systemische 67
- Flüssigkeit, transzelluläre 829 f
Flüssigkeitsraum
- extrazellulärer s. Extrazellulärraum
- interstitieller 829
- intravasaler 829
- intrazellulärer 829
Flüssigkeitssequestration 831
Flüssigkeitsspiegel, intraabdominale 221, 223
Flüssigkeitsverteilungsräume 829
Flußvolumenkurve, exspiratorische 451 f
FNH s. Hyperplasie, noduläre, fokale, der Leber
Foetor
- heapticus 722
- ex ore 62
Follikelzentrumlymphom 392
Folsäureantagonisten, Anämie, megaloblastäre 356
Folsäurekonzentration im Serum 346
Folsäuremangel 352 ff
- Alkoholismus 355 f
Folsäuremangelanämie 355
Folsäurestoffwechsel 352, 354
Foramen ovale, offenes 625
Formatio reticularis, pontine, paramediane 887, 891, 893
Fossa-iliaca-Schmerz, akuter
- – linksseitiger 220
- – rechtsseitiger 220
Fötor, urämischer 811
Fragmentozyten 345, 368, 784, 786
Fraktur
- intrauterine 317
- pathologische 308, 313
- – Granulom, eosinophiles 322
- – Osteoporose 316
- – Paget-Krankheit 315
Frakturneigung
- Osteogenesis imperfecta 57, 317
- – – tarda 317
- Osteopetrose 321
Francisella tularensis 106
Fredrickson-Schema der Hyperlipoproteinämien 294 f
Freizeitkrankheit 13
Fremdkörper
- bronchialer, Atelektase 522
- Sepsis 129
- verschluckter, Ösophagusverletzung 740
Fremdkörperaspiration 522, 933
Frenzel-Brille 894, 897
Freßsucht 30

Friedländer-Pneumonie 481
Friedreich-Ataxie, Herzbeteiligung 602
Fröhlich-Syndrom 46
Fructosamin 29
Fructose-1,6-Diphosphat-Aldolase 942
Fructoseintoleranz
- hereditäre 29
- Hypoglykämie 919
Frühinfiltrat, tuberkulöses 475
Frühsommermeningoenzephalitis 113, 137
Fruktosurie 29
FSME (Frühsommermeningoenzephalitis) 113, 137
FTA-Abs-Test 133 f
Fühlstörung, Schmerzen, neurogene 866 f
Füllungsbehinderung, rechtsventrikuläre 603
Functio laesa 14
Fundus
- paraproteinaemicus 398
- polycythaemicus 387
Fundushämorrhagie 179
Fusobacterium nucleatum 114
Fusobakterien, Pneumonie 483
Fußheberparese 275
Fußkribbeln 875
Fußmykose, Lymphangiopathie 334
Fußrückenschwellung 333
Fußschmerzen
- lanzinierende 877
- Thrombozythämie, essentielle 417
Fußulkus, diabetisches 73, 273

G

Galaktosurie 29
Gallenblase
- Formanomalie 248
- Lageanomalie 248
Gallenblasenkarzinom 731
Gallenblasenperforation, Peritonitis 225
Gallengangsatresie 725
Gallengangskarzinom 729
Gallenkolik 935
Gallenpigmentsteine, Sphärozytose 360
Gallensäuren 757
- Kreislauf, enterohepatischer 757 f
Gallensäurenmetabolismus 757 f
Gallensäurereflux-Gastropathie 245
Gallensäureverlustsyndrom 757 f
- kompensiertes 758
Gallenstein 247
Gallensteineinklemmung 218
Gallensteinileus 223
Gallensteinkolik 246
Gallensteinverschluß 728
Gallenwege
- erweiterte 728
- Sonographie 707
Gallenwegsbeschwerden 248
Gallenwegsdyskinesie 248
Gallenwegserkrankung, Abdominalschmerzen 246 f
Gallenwegsobstruktion 701
Gallenwegsstriktur 729
Gallenwegsverschluß 701
- parasitenbedingter 729
- Steatorrhö 757
- steinbedingter 728
- tumorbedingter 729
Gallertbauch 718
Galliumszintigraphie, Sarkoidosediagnostik 535
Galopprhythmus 454, 563
- Kardiomyopathie, dilatative 596
- präsystolischer 556, 582
- protodiastolischer 555

- protosystolischer 588
Gammopathie, monoklonale 398, 951
- – Klassifikation 398
- – unklarer Bedeutung 396, 398
Gang 42
Gangataxie 42
- im Dunkeln, Vestibulopathie, bilaterale 899
Ganglienblocker, Lungenfibrose 497
Gangrän 263
- Ergotismus 271
- feuchte 263
- Mikroangiopathie, diabetische 273
- Phlegmasia coerulea dolens 276
- trockene 263
Gangstörung, hysterische 42
Gardner-Syndrom 242, 753
- Hautveränderungen 79
Gasaustauschstörung, alveolokapilläre 451
Gasbrand 81, 129
Gasembolie 928
Gas-Exposition, Pneumonie 486
Gasser-Ganglion-Thermokoagulation 189
Gasser-Syndrom s. Hämolytisch-urämisches Syndrom
Gastrinspiegel im Serum, Zollinger-Ellison-Syndrom 238 f
Gastritis
- akute 234 f
- – Grundkrankheit 235
- – medikamentenbedingte 235
- – Schmerzen 234
- alkoholische 30
- allergische 235
- chronisch-atrophische
- – Anämie 354
- – Polypen 242
- chronische 235
- erosive
- – Blutung, akute 242
- – Meläna 240
Gastroenteritis, eosinophile 746
Gastroenteropathie, exsudative
- – Hypoproteinämie 329 f
- – Ödembildung 329 f
- – Ursache 330
Gastrointestinalblutung, obere, akute 241 f
Gastrointestinale Störung
- Analgetikaabusussyndrom 796 f
- Hautveränderung 79
- Immundefekt, humoraler 162
Gaucher-Krankheit 13, 295, 400
- Femurkopfnekrose 314
- Skelettmanifestation 322
Gaucher-Zellen 322 f, 400
Gaumen, hoher 44
Gaumenpetechien 115
Gauss-Kurve 8
Gefäßerkrankung, Abdominalschmerzen, anfallsartige 935
Gefäßgeräusch, systolodiastolisches, kontinuierliches 271
Gefäßprothese, Hämolyse 368
Gefäßrisikofaktoren, Diabetes mellitus 29
Gefäßruptur, lokale 275
Gefäßschmerzen 866
Gefäßwandfragilität, erhöhte 418
Gefühlsstörung, dissoziierte, gekreuzte 180
- – Wallenberg-Syndrom 867
Gegenregulation, sympathikotone
- – fehlende 693
- – bei orthostatischem Syndrom 680
Gehörsverminderung, einseitige, rezidivierende 60

Sachverzeichnis

Gehstörung, spastische, Kretinismus, endemischer 437
Gehstrecke, schmerzfreie 262
– – Messung 264
Gelbfieber 147
Geldscheinhaut 703
Gelenk
– Druckschmerzhaftigkeit 285
– Funktionsstörung 285
– Überwärmung 285
Gelenkbeschwerden 14
Gelenkblutung 407, 410
Gelenkerguß 103 f
– Arthritis, allergische 298
– Arthrose, aktivierte 298
– intermittierender 302
Gelenkerkrankung
– degenerative 298 ff
– neuropathische 302
– Symptome 285
Gelenkfehlstellung, Arthritis, rheumatoide 285
Gelenkpunktat
– Harnsäurekristalle 292
– Untersuchung 104
Gelenkschmerzen
  (s. auch Arthralgie) 285 ff
– Arbovirusinfektion 137
– Arthritis
– – rheumatoide 285
– – symptomatische 298
– Arthrose 298 f
– Gelenkerkrankung, degenerative 298 ff
– hämatologische Erkrankung 298
– Hämochromatose 723
– Hepatitis 131
– Periarteriitis nodosa 151
– Spondylarthropathie 288 ff
– Status febrilis 103 ff
– Stoffwechselstörung 292 ff
– Viruserkrankung 131
– Whipple-Krankheit 124
Gelenkschwellung 285
– Arthritis, rheumatoide 285
– Arthrose 299
– Psoriasisarthropathie 289
– SAPHO-Syndrom 291
Gelenkspaltverschmälerung 285
Gelenktuberkulose 104
Gelenktumor 302
Gelenküberstreckbarkeit 76
Gelenkverdickung, ossäre 299
Gelenkzerstörung 302
– Arthritis, rheumatoide 285
Genitalbehaarungsverlust 82
Genitofemoralisneuropathie 879
Genprobe amplified Mycobacterium tuberculosis direct test 472
Genußmittel, Tachykardie 634
Geographische Verteilung einer Krankheit 12
Geralstabsstreifen, Schmerzausbreitung 869
Geräusch
– kardiales s. Herzgeräusch
– systolisch-diastolisches, infraklavikuläres 575, 620
– venöses 278
Gerinnung 405 f
– Extrinsic-System 405
– intravasale, disseminierte 74, 368, 412
– – – Hämostasetests 409
– – – infektionsbedingte 421
– – – paraneoplastische 17
– – – Promyelozytenleukämie 383
– – – thrombophile Diathese 421
– – – Thrombozytenabbau 414
– – – Ursache 412
– Intrinsic-System 405
– plasmatische, Inhibitor 423
Gerinnungsfaktoren
  (s. auch Faktor) 405 f

– Bestimmung 409
– Hemmkörper, zirkulierende 412
– Synthesestörung, hepatozelluläre 411
– Vitamin-K-abhängige 411
Gerstenkorn 56
Geruch, krankheitstypischer 62 f
Geruchsstörung 36
Gesamtbilirubin 946
Gesamtcalcium 844
Gesamtcholesterinwert, nephrotisches Syndrom 788
Gesamtcortisol 969
– erhöhtes 969
– erniedrigtes 969
Gesamteiweiß 951
– erhöhtes 951
– erniedrigtes 329, 951
Gesamtkörperkalium, vermindertes 839 f, 957
Gesamt-Kreatininkinase 960
Gesamtlipide 962
Gesäßschmerzen, nächtliche 288
Geschlechtsbehaarung, sekundäre, Verlust bei der Frau 681 f
Geschlechtsreifungsstörung 664
Geschlechtsverteilung einer Krankheit 10
Geschmacksstörung 36
Gesicht, rotes, pneumonisches 480
Gesichtserythem, schmetterlingsförmiges 55, 153, 155
Gesichtsfeldausfall, Hypophysenadenom 674
Gesichtsfeldeinschränkung, Hirndrucksyndrom 183
Gesichtshautatrophie 55
Gesichtskopfschmerz, Glaukom, akutes 184
Gesichtsnävus, einseitiger 81
Gesichtsödem 329 f, 428
– nephrotisches 55
– Trichinose 136
Gesichtsrötung 52
– Mitrastenose 79
Gesichtsschmerzen 188 f
– atypische 189
– als dentogen fehlgedeutete 184
– einseitige 180
– neuralgiforme 188
– Okulomotoriusparese, diabetische 189
– Optikusneuritis 189
– Wallenberg-Syndrom 180
– zentrale 189
Gesichtsschwellung
– Hypothyreose 437 f
– Mediastinaltumor 544
– rezidivierende 336
– Status febrilis 108
Gesichtsveränderung 52 ff
Gesichtsvergrößerung 674
Gewebsabbau, Fieber 167
Gewebseosinophilie 493
Gewebs-Filariose 147
Gewebsverkalkung, Hyperphosphatämie 855
Gewichtsverlust 31, 47
– Addison-Krankheit 682
– Alveolitis, exogen-allergische 500
– Anämie, perniziöse 354
– Anorexia nervosa 689
– Brucellose 135
– Castleman-Krankheit 107
– Colitis ulcerosa 747
– Crohn-Krankheit 750
– Darmtuberkulose 750
– Diabetes mellitus 27
– endokrine Störung 690
– Fistel, gastrojejunokolische 759
– Hodgkin-Lymphom 389
– hypereosinophiles Syndrom 494

– Hyperthyreose 434
– Ketoazidose 921
– Magenkarzinom 239
– Malassimilationssyndrom 755
– Pankreaserkrankung 250
– Pankreatitis, chronische 254
– Periarteriitis nodosa 151
– Phäochromozytom 670
– Sprue, nichttropische 756
– Still-Krankheit des Erwachsenen 286
– Tuberkulose 119
– Ursache 682
Gewichtszunahme
– Cushing-Syndrom 666
– Hypothyreose 437
– Volumenexpansion 832
GFR s. Glomeruläre Filtrationsrate
GH (growth hormone) s. Wachstumshormon
Ghon-Primärkomplex 473
GHRH-Bildung, ektope, paraneoplastische 674
Gianotti-Crosti-Syndrom 703
Giant left atrium 588
Giant platelet syndrome 415
Giant-cell interstitial pneumonia 479
Gicht
– Arthritis 285, 292 f
– Hautveränderung 76
– Polycythaemia vera 387
– primäre 292
– tophöse, chronische 292
Gichtanfall 292
Gichtknoten 76, 292 f
Gichtniere 292
Gichttophus 76, 292 f
Giemen 57
– intrathorakales 450
Gießersilikose 501
Gigantismus 42, 674
Gilbert-Syndrom 699, 701 f, 707 f
– Laborbefund 704
Gingivablutung
– Dengue-Fieber 147
– Leukämie, akute 376
– Skorbut 420
Gingivafibrome 80
Gingivahyperplasie 61
Gingivainfiltrat, leukämisches 383
Gingivalsaum, schwarzer 78
Gingivitis 61
Gingivostomatitis 101
GIP (giant-cell interstitial pneumonia) 479
Gitelman-Syndrom 840
– Alkalose, metabolische 861
Glasgow-Komaskala 918
Glaskörperblutung 59
Glaskörpertrübung 59
Glaukom, akutes 59
– – Kopfschmerzen 184
GLDH (Glutamatdehydrogenase) 704
Gleithernie 243
Gliederschmerzen 130
Globalinsuffizienz, respiratorische 451, 610
– – blue bloater 462
– – Ursache 610
α_1-Globuline 951 f
– erhöhte 952
– erniedrigte 952
α_2-Globuline 951 f
– erhöhte 952
– erniedrigte 952
β-Globuline 951 f
– erhöhte 952
– erniedrigte 952
γ-Globuline 951, 953
– erhöhte 953
– erniedrigte 953
– Lebererkrankung 704 f
Globus hystericus 736
Glomeruläre Filtrationsrate 775
– – Abnahme 781

– – – Analgetikanephropathie 797
– – – bei Diabetes mellitus 791
– – – rasche 782 f, 785, 791
– – – Ursache, potentiell reversible 813, 815
– – chronisch eingeschränkte 807
Glomerulonephritis 781 ff
– akute
– – Nierenversagen, akutes 803
– – nach Streptokokkeninfektion 99, 115, 781 f
– chronische 790 f
– extrakappillär proliferative 782, 786
– fokale, bei Endokarditis 130
– Halbmondbildung 782, 786
– immunfluoreszenzoptische Befunde 785 f
– Immunkomplexerkrankung 21
– infektiöse 781 f
– Komplementsystem-Komponentenmangel 164
– Kryoglobulinämie, gemischte 419
– Lupus erythematodes, systemischer 154
– Nierenbiopsie 786
– Ödem 330
– paraneoplastische 17
– pauciimmune 783, 785
– postinfektiöse 781 f
– rasch progrediente 782 ff
– – – diagnostisches Vorgehen 785
– – – Goodpasture-Syndrom 786
– – – Klassifikation, immunpathogenetische 783
– segmental proliferative 151
– Serumdiagnostik, immunologische 775
– Urinbefund 330
– Urinsediment 786
Glomerulopathie 778 ff
– angeborene 791 f
– diabetische 790 f
– immunologische Faktoren 778
– nichtimmunologische Faktoren 778
– nichtproliferative 780
– Niereninsuffizienz 808
– primäre 778
– – Niereninsuffizienz, chronische 809
– proliferative 780
– sekundäre 778
– – Niereninsuffizienz, chronische 809
Glomerulosklerose 792
Glomus-caroticum-Tumor 913
Glomustumor 274, 874
Glossitis
– Anämie, perniziöse 78
– Eisenmangelanämie 78
Glossopharyngeusneuralgie 188
Glottisödem 933
Glucocorticoide 681
Glucocorticoidmangel 680 ff, 835
Glucocorticoidtherapie
– Knochennekrose, aseptische 314
– Osteoporose 317
Glucoseabbau, erythrozytärer 361 f
Glucosekonzentration
– im Blut s. Blutzuckerwert
– im Liquor 109
Glucosenachweis, qualitativer, im Urin 29
Glucose-6-Phosphat-Dehydrogenase-Mangel 13, 164, 361, 629
– mediterrane Variante 361
Glucoseresorption, renaltubuläre, maximale 29

Sachverzeichnis

Glucosetoleranz, verminderte 27 ff, 251
– – Myokardinfarkt 198
– – Pankreaskarzinom 257
Glucosetoleranztest 28
Glukagonom, Hautveränderung 76
Glukosurie 29
– Diabetes mellitus 29
– intermittierende 29
– Myokardinfarkt 198
– nichtdiabetische
– Volumen-Salz-Verlust 834
Glutamatdehydrogenase 704
Glutamat-Oxalacetat-Transaminase 704
– Aktivität im Serum 970
– erhöhte 970
– Myokardinfarkt 200
Glutamat-Pyruvat-Transaminase 704
– Aktivität im Serum 970
γ-Glutamyltranspeptidase 704 f
– Fettleber, alkoholische 713
– Verschlußikterus 728
Glutathionperoxidasemangel 164
Gluten 756
Glycosaminoglykane, Ablagerung 331
Glykogenspeicherkrankheit, Kardiomyopathie 601
Glykolipidablagerung, myokardiale 601
Glykolyse, anaerobe 859
Glykosidempfindlichkeit, erhöhte, Hypokaliämie 838
Glyzyrrhizinsäure 660, 663 f
Gnathostoma spinigerum, Meningitis 113
Golfellbogen 304
Gonadendysgenesie s. Turner-Syndrom
Gonadotropinmangel 49, 687
Gonokokkeninfektion
– Arthritis 290
– disseminierte, Bläschenbildung 99 f
Gonokokkenperitonitis 225
Gonokokkenurethritis 290
Gonorrhö, disseminierte, Arthritis-Dermatitis-Syndrom 81
Gonyalgia paraesthetica 876
Goodpasture-Syndrom 510, 783, 785 ff
– Autoantikörper 775
– Lungenverschattung, diffuse 498
– Thorax-Röntgenbefund 787
GOT s. Glutamat-Oxalacetat-Transaminase
GOT/GPT-Verhältnis, Hepatitis, alkoholische 714
G-6-PD-Mangel s. Glucose-6-Phosphat-Dehydrogenase-Mangel
GPT s. Glutamat-Pyruvat-Transaminase
Gradenigo-Syndrom 189
v.-Graefe-Zeichen 55, 435
Graft-Aneurysma 271
Graft-versus-Host-Krankheit 156
Graham-Steell-Geräusch 574, 576, 585
Granulom
– eosinophiles 321 f, 399
– – pulmonales 511
– epitheloides 119
– nekrotisierendes 516
– silikotisches 501
Granulomatose
– allergische 152, 493
– bronchozentrische 493, 518
– Lungenrundherd 514
– lymphomatoide 513, 518
– pulmonale 513, 518
– sarkoidähnliche, nekrotisierende 518
– septische 128, 164
– Status febrilis 94

Granulomatöse Erkrankung
– – Hyperkalzämie 852
– – Immundefekt, zellulärer, sekundärer 163
Granulombildung
– Berylliose 503
– Sarkoidose 530
Granulozyten 164
– hypersegmentierte 354
– Membrandefekt 369
– neutrophile, Bronchialspülflüssigkeit 495
Granulozyteneinschlußkörper 133
Granulozytenphagozytosetest 155
Granulozytopenie 170 f
– Enterokolitis, nekrotisierende 126
– medikamentenbedingte 171
– Panzytopenie 357
Graupe-Kopfweh 185, 187
Grenzstranginfiltration, Pancoast-Tumor 872
Grenzstrangschädigung 872
Grenzwerthypertonie 651, 654
Grippe s. Influenza
Grippeviruspneumonie 483
Groenblad-Strandberg-Syndrom 76
Große-granuläre-Lymphozyten-Leukämie 385
Großwuchs 42 f
– familiärer 42
– hypophysärer 42
– Klinefelter-Syndrom 49
Großzehengrundgelenk-Schmerzen 292
Growth hormone s. Wachstumshormon
γ-GT s. γ-Glutamyltranspeptidase
Guillain-Barré-Syndrom
– Armschmerzen 877
– Azidose, respiratorische 858
– Beinschmerzen 877
Gumma 81, 135
Gumprecht-Schollen 384
Gürtelrose s. Herpes zoster
Gynäkomastie 48
– Klinefelter-Syndrom 49
– Lebererkrankung, chronische 703
– Leberzirrhose 716
– medikamentös induzierte 48
– paraneoplastische 17

H

Haar, hellblondes 83
Haaransatz, nuchaler, tiefer 49
Haarausfall 82
– diffuser 82
– Hyperthyreose 434
Haarnadelschlingen 226
Haarveränderung 82 f
Haarzelleukämie 385 f, 392
– Altersverteilung 378
– Geschlechtsverteilung 378
– Prognose 386
Haarzunge 62
Habitus
– eunuchoider 49
– leptosomer 680
– marfanoider, Aortenaneurysma, dissezierendes 205
HACEK-Gruppe 130
Haemophilus influenzae 460
Haemophilus-influenzae-Impfstoff 117
Haemophilus-influenzae-Infektion bei chronischer Bronchitis 459
Haemophilus-influenzae-Meningitis 111
Haemophilus-influenzae-Pneumonie 117, 481
Haemosuccus pancreaticus 241
Hairy cell leukemia s. Haarzelleukämie

Halbmondbildung 786
– glomerulare 782
Halbseiten-Skotom 186
Halitosis 62
Halluzinationen
– hypnagoge 915
– Schwindel 883
Halluzinogenintoxikation 924
Halluzinose, alkoholische, akute 722
Halothan, Herzinsuffizienz 603
Hals, Innervationsareale 181
Halskehre s. Tortikollis
Halslymphom, tuberkulöses 429 f
Halsödem 428
Halsrippe 281, 873
Halsschwellung, Status febrilis 108
Halssympathikuslähmung 55
Halsvenendruck, Anstieg bei Druck auf die Leber 570
Halsvenenpulsation 585, 592
Halsvenenpulskurve
– a-Welle, überhöhte 594
– Trikuspidalklappen-insuffizienz 592 f
– v-Welle, überhöhte 592 f
Halsvenenstauung 328, 428, 558, 691
Halswirbelsäule
– Arthritis, rheumatoide 285
– Retroflexionsschmerz 184
– Spondylarthrose 300
Halswirbelsäulenerkrankung 429
– degenerative 429
Halswirbelsäulenmanöver 869
Halswirbelsäulentrauma 868
Halszyste, laterale 431
Haltung 41
Häm 361
Hämangioendotheliom 313
– malignes 731
Hämangiom 312
– kutanes, faziales, einseitiges 81
Hämangioperizytom 313
Hämangiosarkom 731
Hämarthrose 407, 410
Hämatemesis 32, 240, 242
– Gastritis, erosive 234
Hämatokrit 343, 346
– erhöhter 609
– Polycythaemia vera 387
Hämatom 407
– epidurales 929
– intramuskuläres 410
– intrapulmonales 515
– – Resorption 520 f
– retroperitoneales 875
– subdurales
– – akutes 929 f
– – chronisches 182 f, 930
– – Computertomographiebefund 930
– – Kopfschmerzen 182
Hämatomyelie 868
Hämatopoese
– Alkoholwirkung 356
– extramedulläre 388
– ineffektive 386
Hämaturie (s. auch Mikrohämaturie) 770, 772 f
– Alport-Syndrom 791
– asymptomatische 779
– diagnostisches Vorgehen 780
– benigne, familiäre 792
– Blutungsquellensuche 779
– extraglomeruläre 772
– Fabry-Krankheit 792
– glomeruläre 772, 779
– – Ursache 780
– – Zeichen 779
– Goodpasture-Syndrom 510
– Hypernephrom 817
– Markschwammniere 801
– Nail-patella-Syndrom 792

– Nephropathie mit Verschmälerung der glomerulären Basalmembran 792
– Nierenerkrankung, zystische 800
– Nierensteinpassage 821
– Nierenzyste, solitäre 816
– Schönlein-Henoch-Purpura 418 f
– Tumorausschluß 798
– Urogenitaltuberkulose 820
– Urothelkarzinom 818
Hämiglobinopathie M 628
Hämiglobinzyanose 608, 628 f
Hamman-Rich-Syndrom 494 f, 498
Hämmern im Halsbereich 632
Hämobilie 242
– Leberangiographie 707
Hämochromatose 722 f
– Aderlaßbehandlung 723
– Arthropathie 298
– Hautsymptome 79, 703 f
– hereditäre 722
– Kardiomyopathie 601
– Kernspintomographie 707
– sekundäre 722
– Ventrikelfüllungsstörung 596
Hämoglobin
– Beth-Israel 628
– Denaturierung, oxydative 369
– glykosyliertes s. Hämoglobin A1C
– Kansas 628
– Köln 362
– mittleres korpuskuläres 343, 346
– pathologisches, O_2-Affinität 364
– Rainer 364
– reduziertes 608
– – erhöhtes 609 ff
– Sauerstoffaffinität, niedrige 628
– Zürich 362
Hämoglobin A 361
Hämoglobin A_{1C} 29, 955
Hämoglobin A_2 361, 365
Hämoglobin F 361, 365
Hämoglobin M 628
– Boston 364
Hämoglobin S 364
Hämoglobinämie 369
– hämolytisch-urämisches Syndrom 368
Hämoglobin-C-Krankheit 362
– Hämoglobinelektrophorese 363
Hämoglobin-C-Thalassämie 365
Hämoglobin-E-Krankheit 362
Hämoglobinelektrophorese 362 ff
Hämoglobin-E-Thalassämie 365
Hämoglobin-H-Krankheit 366
– Hämoglobinelektrophorese 363
Hämoglobinkonzentration 343, 346
– mittlere korpuskuläre 343, 346
– – – Sphärozytose 360
– Polycythaemia vera 387
Hämoglobin-Lepore-Syndrom 362
Hämoglobin-Lepore-Thalassämie 365
Hämoglobinmolekül, Aminosäuresubstitution 362
Hämoglobinopathie 361 ff
Hämoglobin-S-Thalassämie 365
Hämoglobinsynthese 348, 361, 363
Hämoglobinurie 770
– Favismus 361
– hämolytisch-urämisches Syndrom 368
– Kälteagglutininkrankheit 367
– nächtliche, paroxysmale 369 f

Sachverzeichnis

– – – aplastisches Stadium 370
– – – Urinsediment 367
– paroxysmale, kälteinduzierte 367
Hämoglobinzyanose 608 ff
Hämolyse (s. auch Anämie, hämolytische) 356, 699
– AB0-Antikörper-bedingte 367
– chemische 369
– erregerbedingte 121
– Erythrozyten-Membrandefekt 360
– extravasale 366
– Malaria 369
– – Rhesus-Antikörper-bedingte 367 f
– – Glucose-6-Phosphat-Dehydrogenase-Mangel 361
– intramedulläre 365
– Nachweis 359
– Nierenversagen, akutes 805
– Pyruvatkinasemangel 361
– Thalassaemia major 365
– Wilson-Krankheit 723
Hämolysine, Anämie, hämolytische 367 f
Hämolytisch-urämisches Syndrom 415, 784
– – Erythrozyten-Fragmente 368
– – Thrombozytopenie 368
– – Ursache 415
Hämophagozytose-Syndrom 400
– Fieber 167
Hämophilie, Hämostasetests 409
Hämophilie A 410
Hämophilie B 410
Hämoptoe 447 f
– Aneurysmen, arteriovenöse, pulmonale 516
– Bronchiektasen 465
– Goodpasture-Syndrom 510, 786
– Hamman-Rich-Syndrom 498
– Karzinoid 540
– Lungenembolie 206
– Lungenhämosiderose, primäre 510
– Mitralklappenstenose 584
– rezidivierende 584
– Tuberkulose 119
– Ursache 447
Hämoptyse 32, 447
– Goodpasture-Syndrom 510
Hämorrhagie s. Blutung
Hämorrhagische Diathese (s. auch Blutung) 405 ff
– – Anamnese 407
– – familiäre 411
– – Ikterus 703
– – infektionsbedingte 421
– – Laboruntersuchungen 408 ff
– – Leptospirose 136
– – Leukämie, akute 376
– – Niereninsuffizienz, chronische 811
– – Panzytopenie 357
– – thrombozytär bedingte 413 ff
– – Urämie 808
– – Ursache 407
– – vaskulär bedingte 407, 418 ff
– – Waldenström-Krankheit 398
Hämorrhoiden 716
Hämosiderin 348 f
– im Urinsediment 368
Hämosiderose, transfusionsbedingte 365
Hämstoffwechsel 229
Hämstoffwechselstörung, erbliche 229
Hämsynthesehemmung, bleibedingte 232
Hämsynthesestörung 351

Hand
– Dermatome 869
– zyanotische 52
Hand-Fuß-Mund-Exanthem 99, 116
Handlähmung, Pancoast-Tumor 512
Handlinienpigmentierung 51
Handlinien-Xanthome 295
Handmuskelatrophie 51
Handpigmentierung 51
Handschmerzen 877
– lanzinierende 877
Hand-Schüller-Christian-Krankheit 321 f, 399
Handschwäche, progressive 52
Handschwellung, Sharp-Syndrom 158
Handveränderung 51 f
Handzittern 52
Hantavirusinfektion 103
Hantaviruspneumonie 484
Hantavirus pulmonary syndrome 484
Haptoglobulinspiegel, sinkender, Transfusionszwischenfall 367
Harmonic imaging 561
Harnblase, neurogene, Harnwegsinfektion, komplizierte 819
Harnblasenatonie 843
Harndrang, Nierensteinpassage 821
Harnpflichtige Substanzen, Anstieg
– – – diagnostisches Vorgehen 805 ff
– – – rascher 803
Harnsäurekonzentration im Serum 956
– – erhöhte 292, 956
– – erniedrigte 956
Harnsäurekristalle im Gelenkpunktat 292
Harnsäurestein 822 f
Harnstein
– Analyse 822
– Nachweis 821 f
– Ursachenabklärung 822 f
Harnstoff 956
Harnstoffkonzentration im Serum 775, 956
Harnstoffmetabolismus, hepatischer 705
Harnstoffrückresorption, renaltubulär 775
Harnwege, ableitende
– – Sonographie 779
– – – Indikation 776
– – – Tumorausschluß bei Hämaturie 779 f
Harnwegsinfektion 129
– Erreger 774
– komplizierte 819
– Markschwammniere 801
– Pyelonephritis, akute 819
– unkomplizierte, akute, bei der Frau 126
– untere 820
– Urinkeimzahl 774
Harnwegsobstruktion 785 f
– chronische, Hydronephrose 820
– Infektion, komplizierte 819
– Nierenversagen, akutes 804
– Pyelonephritis, xanthogranulomatöse 819 f
Hartmetallinhalation 503
Hartspann, Nackenmuskulatur 429
Hashimoto-Thyreoiditis 437, 439
– Hypothyreose 437
– Ophthalmopathie 435 f
Häufigkeit einer Krankheit 9
Haut
– gelbliche 65
– Geruch, krankheitstypischer 63
– gräulich-bräunliche 723

– kirschrote 78
– orangenschalenähnliche 335
– periorbitale, lilafarbene 65
– schmutzig-braune 681
– trockene 832
– warme, feuchte 434
Hautanergie 163
Hautatrophie
– Acrodermatitits chronica atrophicans 335
– Lupus erythematodes, systemischer 153
– steroidbedingte 77
Hautausschlag s. auch Exanthem
– Schocksyndrom, toxisches 128
– Viruserkrankung 101
Hautbandtest 155
Hautbläschen, hämorrhagische 81
Hautblässe s. Blässe
Hautblutungen 73, 78, 407
– Cushing-Syndrom 666 f
– Ehlers-Danlos-Syndrom 420
– Meningokokkenmeningitis 111
Hautdepigmentierung, Addison-Krankheit 682, 685
Hauteffloreszenzen 14
Hautflecken, lineare, tuberöse Sklerose 79
Hautinfektion, bakterielle, Status febrilis 99
Hautinfiltrat, leukämisches 383
Hautknoten 71
– Aktinomykose 81
– Angiomatose, bazilläre 81
Hautkrankheit
– bläschenbildende 69
– blasenbildende 69 ff
– knotenförmige 71 f
– papulöse 71
– pustulöse 72
– urtikarielle 73
Hautmetastasen 79
Hautmilzbrand 100
Hautnekrose
– cumarinbedingte 412
– medikamentös bedingte 78
Hautpigmentierung
– Analgetikanephropathie 797
– verstärkte s. Hyperpigmentierung
Hautrötung 65
Hautschuppung
– palmplantare 128
– Scharlach 115
Hauttuberkulose 82
Hautturgorveränderung 74
Hautüberdehnbarkeit 76
Hautüberwärmung, anfallsmäßige, Extremität 273
Hautulkus 73
– infiziertes, Poststreptokokken-Glomerulonephritis, akute 782
Hautulzera
– Felty-Syndrom 286
– Granulomatose, allergische 493
Hautveränderung
– angiomatöse 81
– bullöse, Niereninsuffizienz, chronische 811
– Colitis ulcerosa 747
– Crohn-Krankheit 750
– fleckförmige 71
– gastrointestinal bedingte 79
– hämatologisch bedingte 78
– infektionsbedingte 81 f
– intoxikationsbedingte 78
– Lebererkrankung, chronische 703
– Leberzirrhose 715 ff
– medikamentös bedingte 78
– Periarteriitis nodosa 151 f
– rattenbißartige 155, 157
– steroidbedingte 666
– trophische 703
Hautverkalkung 74

Hautverletzlichkeit 76
Hautwärme 52
Hautxanthome 727
HAV (Hepatitis-A-Virus) 708 f
Hb s. Hämoglobin
α-HBDH/LDH-Quotient 961
HBsAg 710 ff
HBV (Hepatitis-B-Virus) 708, 711
HBV-Trägerstatus 711
HCC s. Karzinom, hepatozelluläres
β-HCG 15
HCL (hairy cell leukemia) s. Haarzellleukämie
HCV (Hepatitis-C-Virus) 708, 712
HDL, erhöhtes 294
HDV (Hepatitis-Delta-Virus) 708, 712
Heberden-Knoten 51, 299 f
Hedinger-Syndrom 759
Heerfordt-Syndrom 534
Heinz-Innenkörper 361 f, 369, 628 f
Heiserkeit 65
– Ösophaguskarzinom 737
– Tollwut-Prodromalstadium 137
Heißhunger 30
Helfer-T-Zellen 162
Helicobacter pylori 234 f
– – Nachweis 236
– – Ureaseaktivität 236
Helicobacter-pylori-Infektion
– Behandlung 236
– Serologie 236
– Ulcus 236
– – duodeni 237
– – ventriculi 237
HELLP-Syndrom 726
Helminthenbefall
– Lungeninfiltrat, eosinophiles 486
– Meningitis 113
Hemianästhesie 867
Hemianopsie, bitemporale 674
Hemiataxie 867
Hemikranie, paroxysmale, chronische 187
Hemiplegie, Lupus erythematodes, systemischer 154
Hemmkörper, zirkulierende, gegen Gerinnungsfaktoren 412
Henderson-Hasselbalch-Gleichung 856
Heparin 411
Heparintherapie
– chronische, Osteoporose 318
– Thrombozytopenie 415
Hepatitis
– akute, Laborbefund 704
– alkoholbedingte 249, 714 f
– Arthritis 103 f
– cholestatische, fibrosierende 712
– chronische
– – Definition 708
– – Klassifikation 709
– – Laborbefund 704
– – Makrozytose 356
– epidemica, Pneumonie 484
– Exanthem 703
– fulminante 709
– Gelenkschmerzen 131
– granulomatöse, Status febrilis 96
– Ikterus 703
– Leberinsuffizienz 722
– medikamentös induzierte
– – chronische 709
– – – immunvermittelte 713
– virale 121, 708 ff
– – Cholestase 725
Hepatitis A 709 ff
– Verlauf 710
Hepatitis-A-Virus 708 f
Hepatitis B 709, 711 f
– chronische 709, 711 f
– – Exazerbation 712

Hepatitis B
- extrahepatische Manifestation 712
- fulminante 712
- HDV-Koinfektion 712
- Verlauf 710 f
Hepatitis-B-Virus 708, 711
- Trägerstatus 711
Hepatitis C 709, 712
- akute 712
- chronische 709, 712
- - Kryoglobulinämie 419
- Verlauf 710, 712
Hepatitis-C-Virus 708, 712
- Nachweis 712
Hepatitis-C-Virus-Infektion, chronische 152
Hepatitis D 709, 712
- chronische 709, 712
- fulminante 712
- Verlauf 710, 712
Hepatitis-Delta-Virus 708, 712
Hepatitis E 709, 712 f
- Verlauf 713
Hepatitis-E-Virus 708
Hepatitis-G-Virus 713
Hepatitisviren 708
- Übertragung 709
Hepatoblastom 730
Hepatomegalie 675
- Akromegalie 601
- Budd-Chiari-Syndrom 724
- Cholangitis, primär sklerosierende 727
- druckdolente 724
- Fettleber, alkoholische 713
- Hepatitis, alkoholische 714
- Hyperlipoproteinämie 295
- Leberabszeß 121
- Malaria 144
- schmerzhafte 714
- Zirrhose, biliäre, primäre 727
Hepatopathie
- alkoholische 713 ff
- Bilharziose 146
- cholestatische 727
- medikamentös induzierte 714, 727
- Porphyria cutanea tarda 231
Hepatopulmonales Syndrom 722
Hepatorenales Syndrom 722
Hepatosplenomegalie
  s. auch Hepatomegalie;
  s. auch Splenomegalie
- Abt-Letterer-Siwe-Syndrom 322, 400
- Chagas-Krankheit 147
- Felty-Syndrom 286
- Gaucher-Krankheit 323
- hypereosinophiles Syndrom 494
- Hyperlipidämie, familiäre 229
- Leberzirrhose 715
- Leukämie, chronische, myeloische 383
- Mononukleose, infektiöse 115
- Myelofibrose 388
- Nezelof-Syndrom 163
- Nierenerkrankung, zystische 800
- Non-Hodgkin-Lymphom 392
- Still-Krankheit 287
- Thalassaemia major 365
- Toxocara-Erkrankung 136
- T-Zell-Lymphom, angio-immunoblastisches 395
Hepatozelluläre Schädigung s. Leberzellschädigung
Hernie
- aszitesbedingte 717 f
- äußere, Ileus 222
- Herz-Zwerchfell-Winkel-Verschattung, rechtsseitige 525
- inguinale 801
- parasternale 525
- umbilikale 801
Herpangina 116

Herpes
- labialis, Pneumokokkenpneumonie 480
- zoster 69, 102 f, 212
- - Abdominalschmerzen 233
- - Lymphknotenschwellung 106
- - Schmerzen 870, 878
Herpesanitis 140
Herpes-simplex-Gingivostomatitis 61
Herpes-simplex-Meningitis 112
Herpes-simplex-Meningoenzephalitis 928
Herpes-simplex-Virus-Infektion 69, 101
Herpesvirenenzephalitis 113
Herpesvireninfektion 101 f
- klinische Manifestation 102
Herpesvirenreaktivierung 101
Herpesvirus 6, humanes 102 f
Herpesvirus 7, humanes 102
Herpesvirus 8, humanes 102
- - Infektion bei immunkompromittierten Patienten 141 f
Herz
- Bockbeutelform 691
- Drucküberlastung, chronische 563 ff
- - - mit Volumenüberlastung 565 f
- Entenform 565
- Größenzunahme 691
- Kontraktionsstörung, generalisierte 597
- Mitralisation 576
- Volumenüberlastung, chronische 565, 571 ff
Herzachsendrehung 586
- nach rechts 198
Herzbeschwerden, funktionelle 18, 34, 193
- - Thoraxschmerz 204
Herzbeuteltamponade 691
Herzbuchtvertiefung 565
Herzdurchmesser, größter 563, 565
Herzerkrankung, strukturelle, Schwindel 904
Herzfehler
- Angina pectoris 197
- kongenitaler 611 ff
- - Auskultationsbefund 612 f
- - beim Erwachsenen 613
- - Farbverdünnungskurve 613 f
- - Grundstörung, embryologische 612
- - Hautveränderung 79
- - 2. Herzton 613
- - Links-rechts-Shunt 567, 613, 620 ff
- - nicht primär zyanotischer 613, 620 ff
- - Rechts-links-Shunt 613 ff
- - Röntgenbefund 613 f
- - Trommelschlegelfinger (-zehen) 609, 612
- - Uhrglasnägel 609, 612
- - zyanotischer 608 f, 611 ff
- Status febrilis 129 f
- Volumenbelastung 564
- Wachstumsstörung 45
Herzfehlerzellen 32, 488, 510
Herzfrequenzvariabilität 632
Herzgeräusch
- akzidentelles 588
- Charakteränderung 130
- diastolisches 574 ff
- gießendes 576
- rollendes 594
- Herzfehler, kongenitaler 612 ff
- holosystolisches, bandförmiges 612 f, 622
- - - hochfrequentes 588
- Inspirationseinfluß 613
- mesosystolisches 581
- protomesosystolisches 588
- spindelförmiges 615

- spätsystolisches, spindelförmiges 677
- systolisch-diastolisches 575, 613
- systolisches 574 f
- - bandförmiges 592
- - - rechts parasternales 570
- - bei Endocarditis rheumatica 589
- - rauhes, lautes 579
- - rechts parasternales 570, 585
- - spindelförmiges 612
- - telesystolisches 590
Herzgröße, Bewertung 563 f
Herzinfarkt s. Myokardinfarkt
Herzinsuffizienz (s. auch Linksherzinsuffizienz; s. auch Rechtsherzinsuffizienz) 563 ff
- Akromegalie 601
- akute 603
- Amyloidose 602
- Aortenklappeninsuffizienz 575
- biochemisch bedingte 596 ff
- chronische, Herzkonfiguration 564 f
- diastolische 563, 597, 602, 691
- Elektrolytstörung 603
- Endomyokardfibrose 597
- Gastritis, akute 235
- Hämochromatose 601
- hämodynamische 594
- hypodyname 603 f
- Kardiomyopathie 596 ff
- mechanisch bedingte 563 ff
- Myokarditis, diphtherische 604
- Nierenversagen, akutes 804
- Ödem 328 f
- Pericarditis constrictiva 594
- pharmakologisch bedingte 603
- primär diastolische 553
- Röntgenbefund 553 ff
- Shunt-bedingte 271
- Sinustachykardie 634
- Synkope 910
- Volumenbelastung, chronische 571
- Zyanose, periphere 627
Herzklappe, künstliche, Hämolyse 368
Herzklappenersatz 130
Herzklappenfehler
- Drucküberlastung 573 ff
- diastolisches 574
- systolisch-diastolisches 575
- systolisches 574
- Volumenüberlastung 573 ff
Herzklappenstenose, Schwindel 904
Herzklappenverkalkung, Lokalisation im Thoraxbild 581
Herzklopfen 34, 584, 632
- attackenweises 34
- Hyperthyreose 434
- Phäochromozytom 670
Herzkonfiguration
- aortale 565 f, 576, 581
- Bewertung 564 f
- Hypertonie, pulmonale 570
- mitrale 565, 585 f
Herzkrankheit, koronare 193 ff
- Anamnese 24
- Belastungs-EKG 195 f
- Diagnostik 195 ff
- invasive, Indikation 197
- Echokardiographie 195
- Extrasystolen, ventrikuläre 643
- Herzüberlastung 572
- Koronarangiographie 195, 197
- Myokardszintigraphie 195 f
- Radionuklid-Ventrikulographie 195

- - Risikoprofil 195, 197
- - Ruhe-EKG 195
- - Tachykardie, ventrikuläre 637
Herz-Kreislauf-Funktion, Anamnese 25
Herz-Lungen-Quotient 563 ff
Herzminutenvolumen, vermindertes
- - Hypotonie 691
- - Hypovolämie 693
- - Schwindel 903 f
Herzneurose 642
Herzrasen 632
Herzrhythmusstörung 632 ff
- bei Cor pulmonale 570
- Diagnostik 632
- Dyspnoe, anfallsartige 934
- exogene Faktoren 633
- Hypermagnesiämie 843
- Hypokaliämie 838
- Hypomagnesiämie 843
- Lähmung, anfallsartige 933
- Lyme-Krankheit 132
- Myokardinfarkt 198
- psychische Faktoren 633
- Schwindel 903 f
- Symptomzuordnung 632
- Synkope 909 f
- Thoraxschmerz 204
Herzschatten, vergrößerter 553 f
Herzsilhouette, sackförmige 619 f
Herzspitzenstoß
- hebender 555, 563
- verbreiterter 555
- Verlagerung 584, 588 f
- - nach unten 555
Herzstillstand, Hyperkaliämie 841
Herzstolpern 584, 632, 642
- Kardiomyopathie, hypertrophe, nichtobstruktive 597
Herzsyndrom, hyperkinetisches 572, 634
Herztaille, verstrichene 586
Herztod
- Kammerflattern 638
- Kammerflimmern 638
1.Herzton 555
- Abschwächung 604
- paukender 584
- Spaltung, pathologische 555
- Verspätung 584
2.Herzton 555
- Herzfehler, kongenitaler 613
- Spaltung 626
- - respiratorisch fixe 613
- - weite 555
- - verfrühter 603
3.Herzton 574, 588
- physiologischer 555
- protodiastolischer 594
4.Herzton 556, 572, 592
Herztöne 555 ff
Herzveränderung, Hautveränderung 79
Herzvergrößerung 553 f
- Akromegalie 601
- Aorteninsuffizienz 565
- dilatationsbedingte 564
- Herzinsuffizienz, chronische 564
- Hyperthyreose 599
- hypertrophiebedingte 564
- Kardiomyopathie
- - alkoholische 602
- - dilatative 565, 596
- - nach links 563
- Myokarditis 604 f
- mit normaler Pumpfunktion 554
- peripartale 602
- Sportler 555
- Vorhofseptumdefekt 564
Herzverlagerung, Trichterbrust 567
Herzvitium s. Herzfehler
Herzwandaneurysma 198, 565 f
- Röntgenbefund 565, 568

Sachverzeichnis

Herzwandperforation, gedeckte 566
Herz-Zwerchfell-Winkel, rechter, Verschattung 525
Heterochromie der Iris 58
Heterophorie, Kopfschmerzen 184
HEV (Hepatitis-E-Virus) 708
Hexosemonophosphatshunt 361 f
– Defekt 361
HGV (Hepatitis-G-Virus) 713
Hiatusgleithernie 737
Hiatushernie 243
– paraösophageale 243 f
Hibernation, endogene 923
High density lipoprotein 294
High output failure 571
Hiliverlagerung 554 f
Hiluslymphknotentuberkulose 542 f
– abgeheilte 542 f
Hiluslymphknotenvergrößerung
– doppelseitige 530
– polyzyklische, symmetrische 531
Hilusvergrößerung 528 ff
– Bronchialkarzinom 536 ff
– doppelseitige 529 ff
– – asymmetrische 535
– – neoplasiebedingte 535
– einseitige 536 ff
– durch erweiterte Pulmonalarterien 529 f
– mit Erythema nodosum 543
– Hodgkin-Lymphom 528, 535
– Leukämie 533
– Lungenerkrankung, interstitielle 495
– Mukoviszidose 507
– Non-Hodgkin-Lymphom 528
– Primärtuberkulose 473
– Sarkoidose 528, 530 ff
– Tuberkulose 528
Hilusverkalkung 543
Hilusverlagerung 522
Himbeerzunge 62
Hinterkopfschmerzen 180
Hinterstrangsyndrom 868
Hinterwandinfarkt
– Abdominalschmerzen 232
– akuter, AV-Block 640
– Schmerzlokalisation 198
Hinterwurzelsyndrom 868
H⁺-Ionen-Exkretionsstörung, renaltubuläre 792, 813
H⁺-Ionen-Verlust
– gastrointestinaler 861
– renaler 861
v.-Hippel-Lindau-Syndrom 80 f
– Phäochromozytom 670
Hirnabszeß 111, 114, 928
– Begleitmeningitis 113
– Fallot-Anomalie 619
– Kopfschmerzen 180
– Ursache 114
– Ventrikelseptumdefekt 622
Hirnabszesse, multiple 114
Hirndrucksymptome 928
– Blutung, intrazerebrale 180
– chronische 183
– bei Cor pulmonale 570
– Subduralhämatom 182
Hirndruck-Syndrom, chronisches 181, 183
Hirnerkrankung, lokale, Psychose 19
Hirninfarkt 927 f
– lakunärer, Kopfschmerzen 180
– rezidivierender 274
Hirnläsion
– ischämische, Kopfschmerzen 180
– Psychose 19
– temporoparietale 64
– traumatisch bedingte 929 f
Hirnleistungsdefizit, neuropsychologisches, Sneddon-Syndrom 274
Hirnmetastasen, Bronchialkarzinom 538

Hirnnervenausfall
– Karotisdissektion 180
– Lupus erythematodes, systemischer 154
– Subarachnoidalblutung 179
– Tollwut 137
– Wallenberg-Syndrom 180, 867
Hirnnervensyndrom, Neuralgie 189
Hirnödem
– höhenbedingtes 337
– Hyponatriämie 833
Hirnsklerose, tuberöse s. Tuberöse Sklerose
Hirntumor 34
– Kopfschmerzen 183
Hirnvenenthrombose
– Kopfschmerzen 181 f
– sekundäre 182
Hirnventrikel
– enge 183
– weite 181
Hirschsprung-Krankheit 763
Hirsutismus 83
– Akromegalie 675
– Cushing-Syndrom 666
– paraneoplastischer 17
Histiozyten, unreife 400
Histiozytenzahl, erhöhte 167
Histiozytom, fibröses, malignes 310
Histiozytose 399 f
– maligne 399 f
Histiozytosis X 295, 321, 511
Histoplasma capsulatum 143
Histoplasmose 143
– Pneumonie 484 f
HIT s. Thrombozytopenie, heparininduzierte
HIV-Antikörper-Titer 138
HIV-assoziierte Krankheit 139
HIV-Infektion 137 ff
– akute 137 f
– – Exanthem 97
– asymptomatische 138 f
– Bartonella-henselae-Infektion 106 f
– Castleman-Krankheit 107
– Diarrhö 123
– – chronische 124
– Enzephalitiserreger 113 f
– Fieber 95
– Lungenabszeß 118
– Lungeninfiltrat 486
– Lymphknotenschwellung 105
– Lymphozytopenie 172
– Mononukleose-ähnliches Krankheitsbild 115
– Nachweis 138
– Neurolues 113
– Parotisschwellung 108
– primäre 138
– Risikofaktoren 139
– Status febrilis unklarer Genese 145
– symptomatische s. AIDS
– Toxoplasmose 136
– zerebrale 114
– Tuberkulose 119
HIV-Replikation 141
HIV-Übertragung 137
HLA-B27
– Arthritis, reaktive 124, 290
– Spondylarthropathie 288
HLA-DR2 155
HLA-DR3 155
HLA-DR4 155
– Felty-Syndrom 286
HLA-DRw2 510
HLA-Klasse-I-Antigene 162
HLA-Klasse-II-Antigene 160, 162
HNCM s. Kardiomyopathie, hypertrophe, nichtobstruktive
Hochleistungssport s. auch Sportler
– Abdominalschmerzen 226
– Anämie 226
– Septumhypertrophie, asymmetrische 597

Hochtonschwerhörigkeit, Alport-Syndrom 791
HOCM s. Kardiomyopathie, hypertrophe, obstruktive
Hoden, fibrosierte 49
Hodenatrophie
– Hämochromatose 723
– Leberzirrhose 716
Hodenschmerzen, Periarteriitis nodosa 152
Hodenseminom, Tumormarker 15
Hodentumor, nicht seminomatöser, Tumormarker 15
Hodenunterfunktion, Haarwuchsstörung 82
Hodgkin-Lymphom 122, 389 ff
– B-Symptome 389, 391
– Cholestase 725
– extranodale Ausbreitung 391
– Fieber 166 f
– Hilusvergrößerung 528, 535
– Inzidenz, altersspezifische 389
– Knochenschmerzen 307
– Lungenbeteiligung 513
– Lymphknotenhistologie 390
– Lymphknotenvergrößerung, zervikale 430
– Mediastinoskopie 535
– Milzbeteiligung 390 f
– Pleuraerguß 210
– Rye-Einteilung 390
– Stadien 390 f
Hodgkin-Zellen 389 f
Höhenaufenthalt
– Dyspnoe 448
– Hypertonie, pulmonale 568, 611
– Ödem, lokales 337
Höhenschwindel 896
Hohlhandpigmentierung 681, 683
Holiday heart 645
Holzknecht-Symptom 522
Homocystein 423
Homogentisinasemangel 296
Homogentisinsäure
– Ablagerung 297
– im Urin 296
Homozystinurie 43 f, 318
– Osteoporose 318
Honey-comb lung s. Wabenlunge
Honigwabenlunge s. Wabenlunge
Hordeolum, rezidivierendes 56
Hormon
– antidiuretisches s. ADH
– melanozytenstimulierendes, Mangel 687
– somatotropes s. Wachstumshormon
Hormontherapie, Nebenwirkung 35
Horner-Syndrom 55 f
– Karotisdissektion 180
– Mediastinaltumor 544
– Ösophaguskarzinom 737
– Pancoast-Tumor 512, 873
– Raeder-Syndrom 189
– Wallenberg-Syndrom 867
Hornhauttrübung
– bandförmige 57
– Fabry-Krankheit 792
– medikamentös bedingte 57
Hornhautverletzung 59
Hörstörung
– einseitige 60
– Nervus-vestibularis-Kompression, vaskuläre 899
– Perilymphfistel 899
Hörsturz 60
Hörverlust, akuter 60
Howell-Jolly-Körperchen 756
HPS (Hantavirus pulmonary syndrome) 484
HTLV-1-Virus 393, 395
Hufeisenniere 357
Hühnerbrust 44
Hungerödem 330
Hungerzustand, chronischer, Ketoazidose 858

Hunter-Glossitis 62, 354
Hunt-Neuralgie 189
HUS s. Hämolytisch-urämisches Syndrom
Husten 31, 446 f
– Adenovirusinfektion 484
– akuter 31, 446
– Alveolarzellkarzinom 509
– Alveolitis, exogen-allergische 500
– Aspergillose, bronchopulmonale, allergische 493
– Asthma bronchiale 456
– bitonaler, chronischer 528
– Bronchiektasen 465
– chronischer 31, 446
– Echinokokkose 514
– Erkältungskrankheit 115
– nach dem Essen 31
– Hamman-Rich-Syndrom 498
– Karzinoid 540
– Kindesalter 446
– Legionärskrankheit 118
– Lungenabszeß 519
– Lungenerkrankung, interstitielle 495
– Lungenproteinose 510
– Lungensequestration 525
– Lymphangiomyomatose 511
– Mediastinaltumor 544
– medikamentös bedingter 31, 446
– Miliartuberkulose, akute 119
– Mittellappensyndrom 524
– morgendlicher 31
– paroxysmaler 31
– pharyngealer 31
– Pneumocystis-carinii-Pneumonie 143
– Pneumonie, organisierende 498
– produktiver 31, 117
– Silikose 501
– Status febrilis 117 ff
Husten-Reflexbogen, Irritation 447
Hustenschmerz, retrosternaler 31
Hustensynkope 31
Hutchinson-Gilford-Syndrom 44
Hutchinson-Zähne 61
HVL s. Hypophysenvorderlappen
HWS s. Halswirbelsäule
Hybrid-steroide 662
Hydantoin-Medikation
– IgA-Mangel 162
– Lymphadenopathie, generalisierte 375
Hydronephrose
– Bilharziose 146
– einseitige 820 f
– Hypertonie, arterielle 655
Hydrophobie 137
Hydrops
– fetalis 365 f
– intermittens 302
Hydroureter, Bilharziose 146
5-Hydroxyindolessigsäure, Bestimmung im 24-h-Urin 760
1-Hydroxylase, fehlende 319
21-Hydroxylase-Defekt 691
11-β-Hydroxylase-Mangel 664
17-Hydroxylase-Mangel 664
Hydroxyprolinausscheidung im Urin, Paget-Krankheit 315
17-Hydroxysteroide, Ausscheidung im Urin 684, 690
5-Hydroxytryptamin-Spiegel 760
Hydrozephalus
– malresorptiver, akuter 181
– obstruktiver s. Okklusivhydrozephalus
Hypakusis, Ménière-Krankheit 885, 898
Hypalbuminämie 718, 952
– bei Hypernephrom 818
– Hypokalzämie 844
– Leberzirrhose 715

Hypalbuminämie
- nephrotisches Syndrom 787
- Thromboseneigung 329, 788

Hyperaldosteronismus
- glucocorticoidsupprimierbarer 652, 659, 662
- Hypokaliämie 840
- medikamentös ausgelöster 663
- Ödem 330
- primärer
- – Alkalose 861
- – Hypertonie, arterielle 652, 658 ff
- – Screening-Diagnostik 659
- sekundärer 660
- – Hypertonie, arterielle 660

Hyperamylasämie 252 f
- passagere 249
- Ursache 253

Hyperästhesie 36
- Meningitis 109

Hyperbilirubinämie 699 ff
- Anämie, hämolytische 359
- konjugierte 702, 708
- nichthämolytische, isolierte 707 f
- unkonjugierte 702, 707 f

Hyperchlorämie bei metabolischer Azidose 859 f
Hyperchlorhydrie 238
Hypercholesterinämie 294, 963
- Cholestase 705
- familiäre 294
- Hypothyreose 601
- nephrotisches Syndrom 788
- Zirrhose, biliäre, primäre 727

Hyperemesis gravidarum 726
Hypereosinophiles Syndrom 494
Hyperfibrinolyse 955
Hypergammaglobulinämie
- Fasziitis, eosinophile 157
- polyklonale
- – Autoimmunhepatitis 713
- – Leberzirrhose 715
- – Sjögren-Syndrom 287

Hypergastrinämie 238
Hyperglobulinämie, Blutungsneigung 420
Hyperglykämie 27 f, 947
- Koma 921
- Myokardinfarkt 198
- Pseudohyponatriämie 836

Hyperhidrosis
- Akromegalie 675
- Phäochromozytom 670

Hyperhomozysteinämie 423
Hyperhydratation, Ödem 331
Hyper-IgD-Syndrom 165
Hyperinsulinismus, organischer 920
Hyperkaliämie 841 ff, 957
- Addison-Krankheit 681
- bei Diabetes mellitus 838
- diagnostisches Vorgehen 842 f
- Elektrokardiogramm 839, 841
- medikamentös bedingte 842, 957
- Nephritis, interstitielle 792
- Niereninsuffizienz, chronische 812 f
- Ursache 841

Hyperkalzämie 847 ff, 948
- diagnostisches Vorgehen 852 f
- granulomatöse Erkrankung 852
- Herzinsuffizienz 603
- humorale 850
- bei Hypernephrom 817
- Hyperparathyreoidismus, primärer 320, 847 f
- hypokalziurische, familiäre 847
- Knochenmetastasen 307, 850
- Lymphom, malignes 850
- medikamentös bedingte 851, 948

- multiples Myelom 397, 850
- Nierenerkrankung 852
- nach Nierentransplantation 852
- Tumor, maligner 849 f
- Ursache 847

Hyperkalzurie
- idiopathische, Nephrolithiasis 823
- Sarkoidose 533

Hyperkapnie 610
Hyperkeratose
- Hypoparathyreoidismus 77
- Intoxikation 78
- Lupus erythematodes, systemischer 153
- palmo-plantare 75
- primäre 51

Hyperkoagulabilität 421
- nephrotisches Syndrom 788
- paraneoplastische 17

Hyperkortisolismus
s. Cushing-Syndrom
Hyperkyphose 288
Hyperlipidämie
- familiäre, Abdominalschmerzen 229
- Femurkopfnekrose 314
- koronare Herzkrankheit 197
- Pseudohyponatriämie 836
- Zieve-Syndrom 715

Hyperlipoproteinämie 962 f
- Abdominalschmerzen 295
- Arthropathie 293 ff
- nephrotisches Syndrom 787 f
- primäre 963
- sekundäre 294, 963

Hyper-α-Lipoproteinämie, familiäre 294
Hypermagnesiämie 843, 964
Hypermelanose, generalisierte 66
Hypernatriämie 829 f, 836 f, 965
- euvolämische 836 f, 965
- hypervolämische 836, 965
- hypovolämische 836 f, 965

Hypernephrom 816 f
- Fieber 166

Hyperostose 316, 321
- axiale 295, 301
- SAPHO-Syndrom 291
- skelettale, diffuse, idiopathische 295
- sternoklavikuläre 291
- toxische 321

Hyperostosis frontalis interna 46, 321
Hyperoxalurie, Nephrolithiasis 823
Hyperparathyreoidismus
- akuter
- – Bauchkrämpfe 228
- – Hyperthermie 166
- – Arthropathie 302
- – Hypotonie 691
- – normokalzämischer, Demaskierung 851
- – primärer 320, 821, 847 f
- – – Azidose, metabolische 860
- – – Diagnose 847 f
- – – Handskelett-Befund 848
- – – Hyperkalzämie 847 f
- – – Laborbefund 848
- – – Nephrolithiasis 823
- – – Schädel-Röntgenbild 320 f, 849
- – – Symptome 848
- – sekundärer 320 f, 811
- – tertiärer 320

Hyperphagie 34
Hyperphosphatämie 811, 855, 967
- Hypokalzämie 846
- Niereninsuffizienz, chronische 318

Hyperphosphatasie 321
Hyperpigmentierung 66 f
- Addison-Krankheit 77, 681 ff
- Akromegalie 675
- Cushing-Syndrom 666
- gräulich-bräunliche 703

- Hämochromatose 723
- medikamentenbedingte 66
- orale 61
- paraneoplastische 17
- Sprue, nichttropische 756
- Systemerkrankung 79
- Ursache 66, 682

Hyperplasie
- noduläre, fokale, der Leber 730
- regenerative, noduläre, der Leber 721

Hyperproteinämie, Pseudohyponatriämie 836
Hyperreflexie
- Hypokalzämie 844
- Koma, hepatisches 922

Hypersensitivitätsangiitis 152
Hypersensitivitätsreaktion
- Aspergillose 484 f
- Asthma bronchiale 455
- Goodpasture-Syndrom 510
- Lunge 500
- Mykoplasmenpneumonie 482
- Nephritis, interstitielle, akute, medikamentös bedingte 793

Hypersomnie 450
Hypersplenismus 370
- Gaucher-Krankheit 400

Hypertension, portale 715 f, 719 ff
- Ätiologie 720 f
- – Duplexsonographie 719
- – idiopathische 721
- – intrahepatisch bedingte 720 f
- – Kollateralkreisläufe 719 f
- – posthepatisch bedingte 721
- – prähepatisch bedingte 720 f
- – Strömungshindernis-Lokalisation 719, 721

Hyperthermie, Definition 93
Hyperthyreose 47, 330, 434 ff, 672
- Arthropathie 302
- Augensymptome 434
- Basedow-Krankheit
s. Basedow-Krankheit
- Diagnose 435
- Diarrhö 759
- Dyspnoe 448
- Fieber 165
- Gesichtsveränderung 52 f
- Hautveränderung 77
- Kardiomyopathie 599 f
- neuromuskuläre Symptome 435
- oligosymptomatische 435
- Osteoporose 317
- paraneoplastische 17
- Schwindel 902
- Ursache 434
- Volumenüberlastung, myokardiale, chronische 571 f

Hyperthyreoseherz 599 f
- Auskultationsbefund 600

Hyperthyreosis factitia 434
Hypertonie
arterielle 651 ff
- – Abklärung 652 f
- – – weitergehende 653
- – Adipositas 653
- – Akromegalie 674 f
- – Anamnese 652 f
- – Aortenisthmusstenose 676 f
- – Augenfundusveränderung 654
- – AV-Block 677
- – Cushing-Syndrom 666
- – bei Diabetes mellitus 791
- – Diagnose, klinische 653
- – diuretisch vorbehandelte 663
- – Drucküberlastung, myokardiale 563

- – Dyspnoe 454
- – endokrine 658 ff
- – essentielle s. Hypertonie, arterielle, primäre
- – Familienanamnese 652
- – Folgeerkrankungen 651
- – Hyperaldosteronismus
- – – primärer 658 ff
- – – sekundärer 660
- – – hypokaliämische 660, 840
- – – Renin-Aldosteron-Profil 662 ff
- – juvenile 676
- – Kaliumersatzsalz 842
- – kardiovaskuläre 676 f
- – Komplikation 651
- – Kopfschmerzen 185
- – koronare Herzkrankheit 197
- – Laboruntersuchungen 653
- – maligne 655
- – – Anämie, hämolytische, mikroangiopathische 369
- – medikamentös bedingte 653
- – monogene 652
- – Nebennierensonographie 653
- – neurogene 673
- – Nierensonographie 653
- – paroxysmale 670
- – Phäochromozytom 670
- – primäre 651, 654, 672
- – Schweregrad 654
- – Purpura 420
- – renale 655, 778 ff, 808 f
- – – Nierenerkrankung, polyzystische 800
- – – Nierenzyste, solitäre 816
- – – Strahlennephritis 799
- – renal-parenchymatöse 655
- – renovaskuläre 655 ff
- – in der Schwangerschaft 677
- – sekundäre 651 f
- – Septumhypertrophie, asymmetrische 597
- – pulmonale 489, 566 ff, 610
- – chronische, vaskulär bedingte 569
- – Herzkonfiguration 570
- – Myokardüberlastung 566 ff
- – Pathogenese 566 f
- – Pathophysiologie 568 f
- – Pneumonie, interstitielle 495
- – primäre 611
- – – Hilusvergrößerung 529 f
- – Röntgenbefund 611
- – sekundäre 499
- – Stauungspneumonie 487
- – Synkope 910
- – Ventrikelseptumdefekt 622

Hypertonieherz 563 ff
Hypertriglyzeridämie 294
Hyperurikämie 292 f, 956
- sekundäre 293

Hyperurikosurie, Nephrolithiasis 823
Hyperventilation
- alveoläre 449, 858
- akute 858
- bei Extrasystolen 642
- primäre 858
- Schwindel 901, 903
- sekundäre 858

Hyperventilationssyndrom 449, 936
Hyperventilationstetanie 18, 858
Hyperviskositätssyndrom, Koma 922
Hyperzellularität, mesangiale, Nail-patella-Syndrom 792
Hypnotikaintoxikation 924
Hypoaldosteronismus, hyporeninämischer 859
Hypochlorämie 861
- Bartter-Syndrom 840
Hypodermitis 278
Hypogammaglobulinämie 161 f

Sachverzeichnis

– mit Spruesyndrom 756
– Thymustumor 544
Hypoglykämie 919ff, 947
– Addison-Krankheit 681 f
– exogen induzierte 919, 921
– Koma 919 ff
– medikamentös bedingte 919, 921, 947
– organisch bedingte 919 f
– paraneoplastische 17
– postalimentäre 919 f
– reaktive 919 f
– Schwindel 902
– Ursache 919
Hypogonadismus
– Adipositas 46
– Anämie 359
– hypergonadotroper 49
– hypogonadotroper 46, 49, 687
– männlicher 49
– Osteoporose 317
– primärer, des Mannes 690
– sekundärer 681
Hypokaliämie 838 ff, 957
– Alkalose, metabolische 840
– Anorexia nervosa 690, 861
– mit arterieller Hypertonie 840
– Bartter-Syndrom 840
– Bilanzstörung
– – externe 839 f
– – interne 838 f
– Bulimie 861
– Cushing-Syndrom 667
– diagnostisches Vorgehen 840 f
– diuretikabedingte 839 f
– Elektrokardiogramm 838 f
– Gesamtkörperkalium
– – normales 838
– – vermindertes 839 f
– Herzinsuffizienz 603
– Hyperaldosteronismus, primärer 658 ff
– medikamentös bedingte 838 ff, 957
– Ödem 331
– Ursache 838 f
– Verner-Morrison-Syndrom 760
Hypokalzämie 844 ff, 948
– Herzinsuffizienz 603
– Hypoparathyreoidismus 846
– Knochenmetastasen, osteoplastische 307
– Pankreatitis, akute 252
– Pseudohypoparathyreoidismus 846
– Vitamin-D-Mangel 318
Hypokalzurie, Gitelman-Syndrom 840
Hypokapnie 451
Hypokortizismus, Hypoglykämie 920
Hypoliquorrhö-Syndrom, Kopfschmerzen 182 f
Hypomagnesiämie 843, 964
– Gitelmann-Syndrom 840
– Hypokalzämie 844
Hypomelanose 66
Hyponatriämie 829 f, 833 ff, 965
– diagnostisches Vorgehen 835
– euvolämische 830, 833 ff, 965
– hypervolämische 830, 833, 835, 965
– hypovolämische 830, 833 ff, 965
– Urinosmolalität 771
Hypoparathyreoidismus
– Hautveränderung 77
– Hypokalzämie 846
– primärer, Candidiasis, mukokutane, chronische 163
Hypophosphatämie 853 ff, 967
– akute 853 f
– Anämie, hämolytische 370
– Hyperparathyreoidismus, primärer 848
– Knochenmetastasen, osteoplastische 307

– primäre 319
– Tubulopathie, renale 318
Hypophosphatasie 61, 318
– Osteomalazie 320
Hypophysäre Störung
– – Amenorrhö 35
– – Kleinwuchs 44
Hypophysenadenom, Kopfschmerzen 183
Hypophysenapoplexie, Kopfschmerzen 182
Hypophyseninsuffizienz, Hautfarbe 65
Hypophysennekrose, postpartale 437, 689
Hypophysentumor, Nebennierenrindeninsuffizienz 684
Hypophysenvorderlappenadenom
– chromophobes 689
– Wachstumshormon-produzierendes 42, 674
Hypophysenvorderlappenhormone 688
Hypophyenvorderlappeninfarzierung, postpartale 437, 689
Hypophysenvorderlappeninsuffizienz 686 ff
– Anämie 359
– Diagnostik 688 f
– Hypotonie 686 ff
– partielle 687
– Ursache 689
Hypophysenvorderlappenmetastase 686, 689
Hypophysenvorderlappentumor 686
– Kopfschmerzen 686
Hypopituitarismus 56
– Osteoporose 317
Hypoplasie, Lymphgefäße 333
Hypoprolaktinämie, postpartale 689
Hypoproteinämie
– Crohn-Krankheit 750
– Lebererkrankung 329
– Ödembildung 328 f
Hypopyon 291
Hyporeflexie 843
Hyposiderinämie, Goodpasture-Syndrom 510
Hypothalamische Störung
– – Adipositas 46
– – Amenorrhö 35
– – Zwergwuchs 44 f
Hypothalamusläsion, Fieber 166
Hypothermie, Sepsis 127
Hypothyreose 437 f
– Adipositas 46
– Anämie 359
– angeborene 45, 437
– Arthropathie 302
– Diagnose 438
– Gesichtsveränderung 52, 54
– Hautveränderung 65, 77
– Hypotonie 691
– Kardiomyopathie 601
– kindliche 437
– Kleinwuchs 45
– oligosymptomatische 438
– passagere, thyreoiditis-bedingte 439 f
– sekundäre 437, 681, 687
– Symptome 330
– tertiäre 437
– Ursache 437
Hypothyreoseherz 601
Hypotonie 686 ff
– Abdomen, akutes 218 f
– adrenogenitales Syndrom 691
– asympathikotone 693
– Bartter-Syndrom 691

– Hypophysenvorderlappeninsuffizienz 686 ff
Hypothyreose 601, 691
– hypovolämische 691, 693 f
– infektiös-toxische 693
– kardial bedingte 691
– Kardiomyopathie, alkoholische 602
– kardiovaskuläre 691 f
– Laktatazidose 922
– medikamentös bedingte 694
– Myokardinfarkt 691
– Nebennierenrindeninsuffizienz 680 ff
– nephrotisches Syndrom 692
– neurogene 693
– – sekundäre 693
– Nierenerkrankung 692
– orthostatische 680, 693
– – Schwindel 902 f
– – Volumenmangel 831
– – primäre 680
– Schock, kardiogener 691
– Sepsis 127
– Sportler 680
– Sprue, nichttropische 756
Hypotrichose 49
Hypoventilation, alveoläre 449
– – Drucksteigerung, pulmonale 568 f
– – Pickwick-Syndrom 568
– – zentralbedingte 610
Hypovolämie
– Addison-Krankheit 681
– Hypotonie 691, 693 f
– Leberinsuffizienz 722
– nephrotisches Syndrom 789
– Schwindel 903
– Synkope 911
Hypoxämie 448, 451, 570
– Aneurysmen, arteriovenöse, pulmonale 516
– orthostatische 450
– pulmonal bedingte 610 ff
– Sepsis 127
– Ursache 609 ff
Hypoxie
– Alkalose, respiratorische, hyperventilationsbedingte 858
– Dyspnoe 448
– elektrokardiographische Zeichen 198
– zerebrale, Synkope 909
Hypozitraturie, Nephrolithiasis 823
Hysteroepilepsie 916

I

^{131}I-Aufnahme, verminderte 439 f
Ichthyosis, Tumor, okkulter 77
Icterus juvenilis intermittens Meulengracht
s. Gilbert-Syndrom
IDL 294 f
IgA s. auch Immunglobulin A
IgA-Mangel 163
– selektiver 162
IgA-Nephropathie 780 f
– Diagnose 779
IGF-1 (Insulin like growth factor 1) 674 f
IgG s. auch Immunglobulin G
IgG-Subgruppe-Mangel 162
IgM-Mangel 163
– selektiver 162
IgM-Paraprotein 399
IgM-Paraproteinämie, Koma 924
Ikterus 699 ff, 946
– Allgemeinsymptome 703
– Anämie, perniziöse 354
– Anamnese 702
– Aszites 703
– Babesiose 133
– Behaarungstyp 703

– Cholangitis 729
– – primär sklerosierende 727
– cholestatischer 701, 725 ff, 946
– Definition 699
– Diagnostikverfahren, bildgebende 707
– Fieber 703
– hämolytischer 699, 701 f
– hämorrhagische Diathese 703
– Hautveränderungen 703
– hepatischer 121
– Hepatitis 703
– hepatozellulärer 701
– Immunglobuline 704 f
– intrahepatischer 946
– Laborbefund 704 ff
– Lebergröße 702 f
– Leberinsuffizienz 722
– Leberzellschädigung 701
– Leberzirrhose 716
– Leptospirose 136
– Muskelatrophie 703
– Nagelveränderungen 703
– Pathophysiologie 699
– posthepatischer 121
– postoperativer 726
– prähepatischer 121, 946
– Pruritus 703
– rezidivierender 360
– Schmerzattacke 702
– Schwangerschaft 726
– Sklerenfarbe 57
– Sphärozyten 360
– Splenomegalie 703
– Status febrilis 121 f
– Stuhlfarbe 703
– Urinbefund 703, 705
– Zieve-Syndrom 715
– Zirrhose, biliäre, primäre 727
Ileocolitis Crohn
s. Crohn-Krankheit
Ileozökaltuberkulose 750 f
Ileumerkrankung, Gallensäureverlustsyndrom 758
Ileumresektion, Gallensäureverlustsyndrom 758
Ileus 218, 220 ff
– Crohn-Krankheit 750
– Dünndarmkarzinom 751
– Kolonkarzinom 752
– mechanischer 220 ff
– – Auskultationsbefund 220
– – Darmgeräusche 218
– – Komplikation 222
– – Lokalisationsdiagnostik 222
– – Röntgenbefund 221
– – Ursache 222 f
– paralytischer 125, 221, 223
– – Auskultationsbefund 223
– – Hypokaliämie 838
Iliacushämatom 875
Iliosakralankylose 288
Iliosakralarthritis s. Sakroiliitis
Iliosakralgelenkschmerzen 288
Immobilisation, Hyperkalzurie 852
Immotile-cilia-Syndrom 467
Immunabwehr, zelluläre, verminderte, Miliartuberkulose 476
Immunabwehrschwäche, Pneumonie, bakterielle 480 f
Immundefekt
– febrile Krankheitszustände, rezidivierende 159 ff
– humoraler 160 ff
– – primärer 160 ff
– – sekundärer 160, 162
– Klassifizierung 159
– kombinierter 160, 163
– – schwerer 163
– zellulärer 160, 162 f
– Diagnostik 163
– Infektion, bakterielle 142
– Klinik 163
– Pilzinfektion 142 f
– primärer 160, 163
– sekundärer 160, 163

Immundysregulation, Sarkoidose 530
Immunelektrophorese, Waldenström-Krankheit 399
Immunfluoreszenz, direkte 155
Immunglobulin A s. auch IgA
Immunglobulin-A-Ablagerung, extrarenale 781
Immunglobulinablagerung, Lupus erythematodes, systemischer 155
Immunglobulin-A-Spiegel im Serum, erhöhter 781
Immunglobuline
- monoklonale s. Paraproteine
- thyreoideastimulierende 434
Immunglobulin-E-Spiegel, erhöhter 457, 493
Immunglobulin-G-Ablagerung, lineare, glomeruläre 785
Immunglobulinverlust, renaler, nephrotisches Syndrom 787
Immunkompetenzstörung 159
- Glomerulonephritis, infektiöse 781
- Harnwegsinfektion, komplizierte 819
Immunkomplexe 14
- Ablagerung, glomeruläre 778, 783
- zirkulierende, Lupus erythematodes, systemischer 155
Immunkomplexkapillaritis, pulmonale 510
Immunkomplexkrankheit 21, 148
- Phagozytose-Störung 165
Immunkomplexnephritis 785
- akute 782
Immunkomplexpurpura s. Schönlein-Henoch-Purpura
Immunologisch bedingte Krankheit, Status febrilis 148 ff
Immunozytom 398
- lymphoplasmozytisches 392
Immunphänotypisierung 376
- Non-Hodgkin-Lymphom 393
Immunreaktion
- IgE-vermittelte 73
- gegen pluripotente Stammzellen 356
Immunsuppression
- Bartonella-henselae-Infektion 106
- Diarrhö, chronische 124
- Fieber 95
- Herpesvireninfektion 102
- Infektion 141 ff
- Pilzinfektion 142
- Pneumocystis-carinii-Pneumonie 486
- Pneumonie 117
- Zytomegalie-Virus-Infektion 141
Immunsystem 159
- humorales 161
- zelluläres 162
Impedanzmessung 47
Impending infarction 195, 197
Impetigo
- bullöse 81
- Poststreptokokken-Glomerulonephritis, akute 782
Impfkomplikation, Immundefekt, zellulärer 163
Impotentia generandi 35
Impotenz 34
- Addison-Krankheit 681
- Dysfunktion, autonome, primäre 693
- Gonadotropinmangel 687
- Hämochromatose 723
- medikamentös bedingte 34
- organisch bedingte 34
- psychogene 34
Impuls, präkordialer 555, 584
Inaktivitätsosteoporose 317
Inappetenz s. Appetitlosigkeit
Inborn error of metabolism 17

Increased-marking-Emphysem 462
Indomethacin 187
Indozyaningrün-Clearance 705
Infarkt, zerebraler s. Hirninfarkt
Infarktkaverne 520
Infarktpneumonie 488 f
Infekt, grippaler s. Erkältungskrankheit
Infektanfälligkeit
- Haarzellleukämie 386
- Immundefekt, humoraler 162
- Leukämie, chronische, lymphatische 385
- Waldenström-Krankheit 398
- Wiskott-Aldrich-Syndrom 415
Infektion 14
- Anämie, hämolytische 369
- bakterielle
- - Atherogenese 266
- - fulminante 163
- - Immundefizienz, zelluläre 142
- - Komplementsystem-Komponentenmangel 164
- - Leukozytenzahl 170
- - lokalisierte, Ikterus 121
- - Neutropenie 142
- - opportunistische 142
- - Thrombozytopenie 414
- enterale, Arthritis, reaktive s. Arthritis, reaktive
- Gastritis, akute 234 f
- hämorrhagische Diathese 421
- Hautveränderung 81 f, 98
- Herzinsuffizienz, hypodyname 603
- Hodgkin-Lymphom 390
- Hyperpigmentierung 66
- Hypotonie 693
- bei Immunsuppression 141 ff
- intestinale 122 ff
- intraabdominale 124 f
- Erregerspektrum 125
- bei Leberzirrhose 717
- Leitsymptom 98
- Nephritis, interstitielle, akute 793
- nosokomiale, Neutropenie 142
- opportunistische 139, 141 ff
- - AIDS-definierende 139
- - CD4-Lymphozytenzahl 141
- - Hirnabszeß 114
- - Pneumonie 117
- parasitäre s. Parasiteninfektion
- phlegmonöse 129
- pleuropulmonale, chronische 117
- respiratorische, Asthma bronchiale 455
- rezidivierende 322
- sexuell übertragbare 133 ff
- sinopulmonale, chronische 467
- systemische, Hirnabszeß 114
- Thrombozytopenie 421
- urogenitale, Arthritis, reaktive s. Arthritis, reaktive
- virale s. Virusinfektion
- Zeckenbiß-assoziierte 132 f
Infektionskrankheit
- Abdominalschmerzen 233
- Cholestase, intrahepatische 726
- Diarrhö 746
- Enzephalitis, hämorrhagische, akute 929
- Exanthem 97
- Ikterus 121
- Koma 924
- Myokarditis 604
- Status febrilis 94 ff
- Tropenrückkehrer 143 f
- zweiphasige 136
Influenza 116

- Staphylokokkenpneumonie 480, 483
- Influenzaviruspneumonie 483
Infundibulumstenose, muskuläre 625 f
Inhibiting factors, hypothalamische 688
Innenkörper 346
Innenkörperanämie 369
Innenohrschwerhörigkeit (s. auch Schwerhörigkeit) 59 f
- Alport-Syndrom 791
- Alström-Krankheit 46
- Hypothyreose, angeborene 45
Innenschichtinfarkt 198
INR (international normalized ratio) 409
Insekten, Erregerübertragung 135
Inselzellhyperplasie, diffuse 760
Insomnie
- medikamentös verursachte 33
- primäre 34
Inspiration
- Einfluß auf Herzgeräusche 613
- Herzfrequenz 648
Insuffizienz
- chronisch-venöse 278 ff, 333
- - bei arteriovenöser Fistel 271
- Ursache 279
- zerebrovaskuläre, intermittierende s. Transiente ischämische Attacke
Insulin like growth factor 1 674 f
- - - - Bestimmung 675
Insulinom
- Adipositas 46
- Hypoglykämie 920
Insulinresistenz 28
Insulintherapie
- hypoglykämische Reaktion 919
- Kaliumshift, transzellulärer 838
Insult, zerebraler 927
- - febriler 130
- - Periarteriitis nodosa 151
Integrelin, Thrombozytenaggregationshemmung 416
Intelligenz, verminderte
- Hypothyreose, angeborene 45
- Klinefelter-Syndrom 49
Intentionstremor 52
Interferon-α 713
Interferon-α2, Haarzellleukämie-Behandlung 386
Interkostalabstand, verminderter 522
Interkostalarterien, erweiterte 676
Interkostalneuralgie 212, 878
Interleukin-1 163
Interleukin-2 163
Interleukin-6 163
Interlobärerguß 207, 515
Intermediate density lipoprotein 294 f
International normalized ratio 409
Intestinalarterienverschluß 268
Intoxikation 932
- Abdominalschmerzen 228
- Azidose, metabolische 859
- Hautveränderung 78
- Herzinsuffizienz, hypodyname 603
- Hypotonie 693
- Koma 918, 924 ff
- Nierenversagen, akutes 805
Intrazellulärraum 829
Intrinsic factor 352 f
- - Antikörper 235, 354
Intrinsic platelet defect 415

Intrinsic-Asthma s. Asthma bronchiale, endogenes
Intrinsic-factor-Mangel 354
Intuition 26
Inulin-Clearance 775
Invagination 222
Involutionsosteoporose 316
Inzidentalom 674
[131]I-Radiojod-Szintigraphie, Struma intrathoracica 545
Iridozyklitis 58
- akute, Kopfschmerzen 184
- Colitis ulcerosa 747
- Crohn-Krankheit 750
- Leptospirose 136
- Still-Krankheit 287
Iris, Farbdifferenz 58
Irishamartom 80
Iriszittern 44
Iritis 58
- akute, Kopfschmerzen 184
Ischämie
- kritische 263
- myokardiale s. Myokardischämie
- Ödem 336
- Periarteriitis nodosa 152
- subendokardiale 195
Ischias, katamenialer 876
Isoantikörper, Anämie, hämolytische 367 f
Isoimmungranulozytopenie 171
Isotopennephrogramm 657
- mit Captopril 657
ITP (idiopathische thrombozytopenische Purpura) 414

J

Jackson-Anfall 913, 915
Jahreszeitabhängigkeit einer Krankheit 12
Janeway-Läsionen 79
J-Benzylguanidin-Nebennieren-Szintigraphie 671
JCA (juvenile chronische Arthritis) 287
[131]J-Cholesterol-Nebennieren-szintigraphie 661
Jervell-Lange-Nielson-Syndrom 638
Jo-1-Antikörper 153
Job-Syndrom 164
Jodfehlverwertung 437
Jodmangel 437 f
Jodzufuhr 438
Jogger-Syndrom 268
Jogging-Anämie 226
Juckreiz s. Pruritus
Jugularvenenthrombose, septische 129
Jüngling-Krankheit 52, 534

K

Kala-Azar 145
Kaliumausscheidung, renale 663
- - verminderte 813, 842
Kaliumbilanzstörung 838
- externe 957
- - Hyperkaliämie 841 f
- - Hypokaliämie 839 f
- interne 957
- - Hyperkaliämie 841 f
- - Hypokaliämie 838 f
Kaliumersatzsalz 842
Kaliumexkretion, Hyperaldosteronismus, primärer 659
Kaliumkonzentration
- erythrozytäre, extrem tiefe 360
- extrazelluläre 838
- intrazelluläre 838
- im Serum 957
- - erhöhte s. Hyperkaliämie
- - erniedrigte s. Hypokaliämie
- - Interpretation 838

Sachverzeichnis

Kalium-Penicillin 842
Kaliumsekretion, renal-tubuläre, verminderte 813
Kaliumsekretionsstörung, renal-tubuläre 792
Kaliumstoffwechselstörung 838 f
Kaliumverlagerung
- extra-intra-zelluläre, anfallsweise 839, 957
- - medikamentenbedingte 838 f
- intra-extra-zelluläre 842, 957
Kaliumverlust
- gastrointestinaler 839
- renaler 839, 861
- - mit arterieller Hypertonie 840
- - Nachweis 660
- - mit normalem Blutdruck 840
Kaliumverteilung, Einflußfaktoren 838
Kaliumverteilungsstörung, intra-extra-zelluläre 813
Kaliumzufuhr, exzessive 842
Kalkablagerung, subkutane 156, 158
Kalkgicht 295
Kalorienumsatz, vermehrter 47
Kälteagglutinine 396
- Mykoplasmenpneumonie 482
Kälteagglutininkrankheit, idiopathische 367
Kälteantikörper 367
Kältehämoglobinurie 367
- paroxysmale 367
Kälteintoleranz
- Eisenmangelanämie 350
- Hypothyreose 437
Kalzifikation, intrarenale s. Nephrokalzinose
Kalzinoseherde, plattenförmige, diffuse 295
Kammerflattern 638
Kammerflimmern 638, 645
- Hyperkaliämie 841
Kammertachykardie s. Tachykardie, ventrikuläre
Kanaldefekt, atrioventrikulärer 623
- - Röntgenbefund 625
Kaolinlunge 503
Kapillarerweiterung 609
Kapillaritis, alveoläre 499
Kapillarmikroskopie 265, 272, 274
Kapillarpermeabilität
- erhöhte 328 ff
- - Störung 336
- - zytokinvermittelte 331
Kaposi-Sarkom 71, 140
- pulmonales 509 f
- - Bronchialschleimhautbefall 509
- - Röntgenbefund 506, 509
Karboanhydrasehemmer, Azidose, metabolische 860
Karbunkel, Hautmilzbrand 100
Kardiakarzinom 239, 737
Kardiomegalie
s. Herzvergrößerung
Kardiomyopathie 596 ff
- Adriamycin-bedingte 603
- Akromegalie 601
- alkoholische 601
- Amyloidose, systemische 398
- Angina pectoris 197
- Chagas-Krankheit 147
- dilatative 573, 596 f
- - Echokardiogramm 561, 596
- - Herzkonfiguration 564 f
- - Dyspnoe 454
- - Echokardiographie 596
- - endokrine 599 ff
- - Extrasystolen, ventrikuläre 643
- Fabry-Krankheit 601
- Glykogenspeicherkrankheit 601

- Hämochromatose 601, 723
- Hyperthyreose 599
- hypertrophe 597
- - nichtobstruktive 597
- - - Echokardiographie 597, 599
- - - Elektrokardiogramm 597
- - obstruktive 581 ff, 597
- - - atypische 597
- - - Auskultationsbefund 581
- - - Echokardiogramm 582 f
- - - Elektrokardiogramm 582
- - - familiäre 581, 597
- - - Herzkatheteruntersuchung 582
- - - Karotispulskurve 581, 583
- - - Mitralklappeninsuffizienz 590
- - - Synkope 909 f
- Hypothyreose 601
- infiltrative 601
- latente 597
- Myopathie 602
- Neuropathie 602
- nutritive 601
- peripartale 602
- restriktive, sekundäre 602 f
- restriktiv-obliterierende 597 f
- - Echokardiographie 596, 598
- Sarkoidose 601
- Schwindel 904
- sekundäre 599 ff
- Tachykardie, ventrikuläre 637
- Thiaminmangel 601
- toxische 601 f
Kardiovaskuläre Erkrankung 672
- - Dyspnoe, anfallsartige 933
Kardiovaskuläre Störung, funktionelle 634
Karditis, Fieber, rheumatisches 290
Karotidynie 180, 189
Karotisaneurysma 428
- sackförmiges 912 f
Karotisdissektion 867
- Glossopharyngeusneuralgie 188
- Kopfschmerzen 180
Karotisglomustumor 431
Karotispuls, fehlender 268
Karotispulskurve
- Aortenklappenstenose 579 f
- Hahnenkammbildung 579 f
- Kardiomyopathie, hypertrophe, obstruktive 581, 583
Karotis-Sinus-cavernosus-Shunt 55
Karotissinusdruck, Tachykardie, supraventrikuläre, paroxysmale 636
Karotissinusdruckversuch 911 f
Karotissinusreflex, hyperaktiver 911 f
Karotissinussyndrom
- kardioinhibitorisches 911
- Synkope 911 f
- vasodepressorisches 911
Karotisstenose 428, 912
Karotisverschluß 428
Karpaltunnelsyndrom 52, 874
- beidseitiges 877
Karpopedalspasmus, Hyperventilationstetanie 858
Kartagener-Trias 465 ff
Karyotyp, Normalbefund 20
Karzinoid
- bronchiales 540
- Kardiomyopathie, restriktive, sekundäre 603
- metastasierendes 759 f
- pulmonales 514, 540
Karzinoid-Flush 77, 603, 608, 759
Karzinoidsyndrom 68, 77, 599, 759 f
- Diarrhö 759
- paraneoplastisches 760

- Zyanose 608
Karzinom
- adenoid-zystisches, tracheales 540
- bronchioalveoläres 509
- bronchioläres 509
- hepatozelluläres 730 f
- - bei α_1-Antitrypsin-Mangel 724
- - bei chronischer Hepatitis B 712
- - bei Hämochromatose 723
- - Hepatitis C, chronische 712
- - bei Porphyria cutanea tarda 231
- - Risikofaktoren 730
- - Tumormarker 15, 706, 954
- kolorektales
- - bei Colitis ulcerosa 748
- - hereditäres 753
- - nichtpolypöses, hereditäres 242
- - Tumormarker 706
- metastasierendes, Anämie, hämolytische, mikroangiopathische 368 f
Karzinomhyperleukozytose 170
Karzinommetastasen, pulmonale 516
Kasabach-Merrit-Syndrom 730
Käsewäscherlunge 500
Kataplexie 915
Katarakt 57 f
Katayama-Fieber 146
Katheterinfektion 128
Kationenverteilung 830
Katzenkratzkrankheit 106
- Lymphadenopathie 375
- Lymphknotenschwellung 105 f, 429
Kaudakompression 877
Kaudaradikulitis 877
- Zytomegalie-assoziierte 877
Kauerstellung 41, 618
Kaumuskel-Claudicatio 185
Kausalgie 871
Kaverne
- Definition 518
- Infarktpneumonie 488
- tuberkulöse 474 f, 518 f
- - Röntgenbefund 475
Kawasaki-Syndrom 107
- Exanthem 69
Kayser-Fleischer-Kornealring 57, 723 f
Keilwirbel 316
Keimzelltumor, Tumormarker 706, 954
Keratitis 57, 59
Keratoconjunctivitis sicca 286
- - bei Hepatitis C 712
Keratoderma blennorrhagicum 290
Kerley-A-Linien 487, 495
Kerley-B-Linien 487, 495, 523
Kerley-C-Linien 495
Kerley-Linien 560, 571
Kernig-Zeichen 109
Kern-Plasma-Dissoziation, Megaloblasten 354
Kernspintomographie
- Gefäßdiagnostik 265, 271
- Hypophysendarstellung 675
- Karotisdissektion 180
- Leberuntersuchung 707
- Nebennierenuntersuchung 661, 671
- Nierenarterienstenose 657
- Osteomyelitis 105
- Wirbelsäulenuntersuchung 301
Ketoazidose 921
- diabetische 858
- - Bauchkrämpfe 228
- - Magnesiumverlust, renaler 843
- fettabbaubedingte 858
17-Ketosteroide, Ausscheidung im Urin 684, 690
Keuchhusten 117
- beim Erwachsenen 117

- Hustenart 31
- Stadien 117
KHK s. Herzkrankheit, koronare
Kiefergelenkarthropathie 184 f
Kiefermuskulatur-Claudicatio 149
Kiel-Klassifikation, Non-Hodgkin-Lymphom 392 f
Kiemengangzyste, branchiogene 431
Kienböck-Krankheit 313
Kieselsäureexposition 501
Kikuchi-Fujimoto-Erkrankung 108
Kinetose 896
Kinnbereich, Brennschmerzen 189
Kippschwindel 883
Klappeninsuffizienz
- lymphatische 330, 333
- venöse 278
Klappenöffnungsfläche
- aortale 580
- mitrale 586 f
Klatskin-Tumor 730
- Sonographiebefund 728
Klaudikation s. Claudicatio
Klebsiella pneumoniae 481
Klebsiellenpneumonie 481
Klebsiellenseptikämie 129
Kleine-Levin-Syndrom 34
Kleinhirnhämangioblastom 80
Kleinhirnläsion, Schwindel 886
Kleinwuchs 44 f
- familiärer 45
- hormonal bedingter 44 f
- hypophysärer, idiopathischer 45
- proportionierter 44
- psychosozialer 45
- Turner-Syndrom 49
Klick
- mesosystolischer 556 f, 574, 590
- metallischer, Aortenklappe, künstliche 555
Klinefelter-Syndrom 19, 42, 49
Klippel-Feil-Syndrom 49, 429
Klippel-Trénaunay-Syndrom 43
Klopferödem 337
Klopfschmerz, abdominaler 218
Kniegelenkerguß, intermittierender 302
Knöchelarteriendruck, systolischer
- - Belastungstest 265
- - poststenotischer 265
Knöchelödem 279
Knochen, wenig belastbarer 48
Knochenabbau, Paget-Krankheit 315
Knochenalterretardierung 437
Knochenbrüchigkeit
- Osteogenesis imperfecta 57, 317
- Osteopetrose 321
Knochendefekt
- ausgestanzter 322, 396
- Hand-Schüller-Christian-Krankheit 399
Knochendeformierung, Paget-Krankheit 48
Knochendeformität
- angeborene 317
- fibröse Dysplasie 313
Knochendysplasie, fibröse 313, 572
- - Albright-Syndrom 66
Knochenerkrankung
- aplastische 811
- lokalisierte 307
- metabolische, generalisierte 307, 316 ff
Knocheninfarkt 314
Knocheninfektion 104 f
Knochenmark
- Aplasie 357
- Hyperplasie 365
- hyperzelluläres 376, 386 f
- Plasmazellvermehrung 396 f

Knochenmarkausstrich, Eisenfärbung 349
Knochenmarkbiopsie 357, 388
Knochenmarkeisen, interstitielles 950
Knochenmarkfunktion
– Retikulozytenzahl 343
– Versagen 386
Knochenmarkinfiltration, maligne, Anämie 358
Knochenmarkpunktion 358
Knochenmarkverödung 388
Knochenmetastasen 307 f
– Anämie 358
– Bronchialkarzinom 538
– Hyperkalzämie 850
– osteolytische 307 f
– osteoplastische 307, 846
– Szintigramm 851
– Thoraxschmerz 212
Knochennekrose
– aseptische 313 f
– Kinder/Jugendliche 313
– Sichelzellanämie 364
Knochenneubildung, Paget-Krankheit 315
Knochenprozeß, Thoraxschmerz 212
Knochenresorption, subperiostale 320, 847 f
Knochenschmerzen 307 ff
– Gaucher-Krankheit 323, 400
– generalisierte 316, 318
– Knochennekrose, aseptische 313
– Leukämie, akute 376
– Osteopathie, renale 811
– Osteosarkom 309
– Status febrilis 103 ff
– tumorbedingte 308 ff
Knochensequester 105
Knochentumor 308 ff
– benigner 308 ff
– bindegewebiger 310
– knochenbildender 308 f
– knorpelbildender 309 f
– maligner 308 ff
– – gelenknaher 302
– myelogener 310 f
– Röntgenbild 308 ff
– Thoraxschmerz 212
– vaskulärer 312 f
Knochenveränderung, tumorähnliche 313
Knochenverbiegung, Gaucher-Krankheit 400
Knochenverdickung 315
Knochenwachstumsstörung, primäre 44
Knochenzyste 308
– aneurysmatische 313
– kortikale, isolierte 313
Knochenzysten, multilokuläre 312
Knollenblätterpilzvergiftung 746
Knollennase 60
Knopflochdeformität 51
Knorpel, bronchialer, fehlender 465
Knorpelerkrankung, Arthropathie 302
Knötchen, subkutane
– – Periarteriitis nodosa 152
– – rheumatische 290
Knoten
– intrakutane 77
– nekrotisierende, subkutane 47
– schmerzhafte, schubweise auftretende 295
– subkutane 72
– – Pilzinfektion 82
Knotenbildung, Infektion 98
Knotenextrasystolen 642
Koagulopathie 407, 410 ff
– Anamnese 407
– Arthropathie 298
– Blutungstyp 410
– erworbene 410 ff
– intravasale, disseminierte s. Gerinnung, intravasale, disseminierte

– kongenitale 410 f
Kohlendioxidelimination, pulmonale, verminderte 857
Kohlendioxidpartialdruck, arterieller 856
Kohlenhydratstoffwechselstörung, Hautveränderung 75 f
Kohlenmonoxidintoxikation 925
Köhler-Krankheit 313
Köhlmeier-Degos-Krankheit 232
Koilonychie 78, 83
Kokainintoxikation 924
Kokzidioidomykose 143
– disseminierte 143
Kokzygodynie 879
Kolektomie 753
Kolik
– abdominale 218
– – Bleiintoxikation 228, 232
– – C1-Inhibitor-Mangel 164
– – Colica mucosa 246
– – Colon irritabile 245
– – Ileus 220
– – intermittierende 228 f
– – Porphyrie 228 f
– – Sichelzellanämie 364
– Analgetikanephropathie 796
Kolitis
– antibiotikaassoziierte 122, 746
– hämorrhagische 748
– ischämische 749
– mikroskopische 751
– pseudomembranöse 122, 746
Kollagenaufbaustörung, genetisch bedingte 18
Kollagenkolitis 751
Kollagenose 14, 148, 152, 155 ff
– Abdominalschmerzen 232
– Arthritis 286
– Durchblutungsstörung, arterielle 267
– Erythema exsudativum multiforme 69
– Fieber 96
– Hypertonie, pulmonale, sekundäre 499
– Lungenbefall 498 f
– Lungenrundherd 514
– Lymphknotenschwellung 105
– Manifestation, extrapulmonale 500
– Mikroangiopathie 274
– Pleuraerguß 208 f
– Pneumopathie, interstitielle 498
– Raynaud-Phänomen 272
– Thorax-Röntgenaufnahme 499
– Überlappungssyndrom s. Sharp-Syndrom
Kollaps, orthostatischer 680, 911
– – asympathikotoner 911
– – sympathikotoner 911
Kollateralvenen, Leberzirrhose 716
Koller-Test 411
Kolobom 802
Kolon s. auch Dickdarm
Kolonblutung 241
Kolondivertikulose 801
Kolonkarzinom 751 f
– Eßgewohnheit 12
– bei familiärer Polyposis coli 753
– Ileus 222
– linksseitiges, stenosierendes 752
– Metastasierung 752
– rechtsseitiges 752
– Schmerzcharakteristik 234
– stenosierendes 752
– Streptococcus-bovis-Sepsis 130
– Tumormarker 15
Kolonkontrasteinlauf 752
Kolonpassagezeit 762

Kolonpolypen 753
– Akromegalie 675
– neoplastische 753
– nichtneoplastische 753
Kolonpolypose, benigne, juvenile 753
Kolonpräkanzerose 753
Kolonstenose 752, 762
Koloskopie 748, 752 f
– bei Meläna 241
Koma 908, 918 ff
– Allgemeinerkrankung 924
– Definition 918
– diabetisches 919, 921
– – Bauchkrämpfe 228
– – ketoazidotisches 921
– – nichtazidotisches, hyperosmolares 921
– diagnostisches Vorgehen 918
– fokale neurologische Zeichen 918
– hepatisches 922, 943
– Hyperviskositätssyndrom 924
– hypoglykämisches 919 ff
– Hypophosphatämie, akute 853
– hypophysäres 923
– laktatazidotisches 922
– Schweregrad 918
– thyreotoxisches 923
– urämisches 922
– Ursache 918
– zerebral bedingtes 926
Komplementbindungsreaktion
– Adenovirusnachweis 484
– Mycoplasma-pneumoniae-Nachweis 482
Komplementfixationstest, Chlamydia-psittaci-Nachweis 483
Komplementkomponenten 159
Komplementkomponenten-Plasmaspiegel 958
– erniedrigter
– – Glomerulonephritis 775
– – Lupus erythematodes, systemischer 155
– – Purpura-Arthralgie-Nephritis-Syndrom 152
Komplementsystem 958
– Aktivierung 73
– Funktion 164
– Komponentenmangel 164
Komplementsystemdefekt 160, 164
– primärer 160, 164
– sekundärer 160, 164
Kompressionsatelektase 522
Kompressionssonographie 276
Kompressionssyndrom, radikuläres 870
Konduktorin 20
Konjunktivitis 59
– Adenovirusinfektion 484
– Calciumphosphatablagerung 814
– Erkältungskrankheit 115
– Kawasaki-Syndrom 107
– Reiter-Syndrom 289 f
– Suffusionen 112
Konstitution 42
Kontaktekzem 21
Kontinua 168
– Mykoplasmenpneumonie 482
Kontraktion, linksventrikuläre, verminderte 596 f
Kontrastmittelapplikation, subkutane 333
Konvergenzschwäche 55, 434
Kopf, Innervationsareale 181
Kopf-Impuls-Test 888 f, 894
Kopfschmerzen 178 ff
– Adenovirusinfektion 484
– Alveolitis, exogen-allergische 500
– Analgetikaabususyndrom 797
– Anamnese 178
– Anfälle, epileptische, fokale 183

– anfallsartige 935
– – Blutdruckmessung 672 f
– Aortenisthmusstenose 676
– Arteriitis temporalis 149
– Beginn 178
– Blutung, intrazerebrale 180
– Chlamydia-pneumoniae-Pneumonie 483
– Computertomographie 180 ff
– Dengue-Fieber 147
– Ehrlichiose 132
– einseitige, pulsierende 185
– Eisenmangelanämie 350
– Enzephalitis 180
– Fibromyalgie 302
– funktionelle 18
– Glaukom, akutes 184
– Heterophorie 184
– Hirnabszeß 114
– Hirninfarkt, lakunärer 180
– Hirnläsion, ischämische 180
– Hirntumor 183
– Hirnvenenthrombose 181 f
– Hypertonie, arterielle 185
– – – primäre 654
– Hypoliquorrhö-Syndrom 182 f
– Hypophysenadenom 183, 674
– Hypophysenapoplexie 182
– Hypophysenvorderlappentumor 686
– idiopathische 179, 185 ff
– Iridozyklitis, akute 184
– Karotisdissektion 180
– Leptospirose 112, 136
– lokalisierte 180
– Lues II 134
– Medikamentenabusus 187
– Meningitis 180
– – seröse 111
– metabolisch-toxisch bedingte 185
– Miliartuberkulose, akute 119
– morgendliche 183
– multiple Sklerose 186
– multiples Myelom 185, 396
– Mykoplasmenpneumonie 482
– Okklusivhydrozephalus, akuter 181
– Paget-Krankheit 185
– Phäochromozytom 670
– plötzliche 179 f
– Polycythaemia vera 387
– Positionsabhängigkeit 182 f
– posttraumatische 184
– Pseudotumor cerebri 183
– pulsierende, diffuse 185
– Raeder-Syndrom 189
– Refraktionsanomalie 184
– retrobulbäre 111, 189
– Riesenzellarteriitis 183, 185
– Schlaf-Apnoe-Syndrom 183
– Schläfenregion 183
– schleichend einsetzende 181
– Schwindel 883
– Sinusitis 184
– Sinusvenenthrombose 181 f
– Spondylosis cervicalis 300
– Status febrilis 109 ff
– Subarachnoidalblutung 179, 926
– Subduralhämatom 182
– symptomatische 178 ff
– tageszeitlich fluktuierende 183
– temporale 149
– Territorialinfarkt 180
– Tollwut-Prodromalstadium 137
– Tolosa-Hunt-Syndrom 189
– transiente ischämische Attacke 187
– Vertebralisdissektion 180
– Zahnerkrankung 184
– zervikogene 184, 188
Kopfumfangszunahme 315
Koplik-Flecken 102
Koproporphyrie, hereditäre 229 f

Sachverzeichnis

Koproporphyrinausscheidung
– im Stuhl 230
– im Urin 230
Korkstaub-Inhalation 500
Kornea s. Hornhaut
Koronarangiographie 195, 197
Koronarangioplastie, transluminale, perkutane 197
Koronararterienerweiterung, aneurysmatische 107
Koronararterienspasmen 194
Koronare Herzkrankheit
s. Herzkrankheit, koronare
Koronarinsuffizienz
– latente 560
– relative 197
Koronarreserve, verminderte 197
– – Syndrom X 195
Koronarsklerose 597
– AV-Block 640
– Diagnostik 572 f
– Dyspnoe 454
Koronarspasmen 603
Körpergewicht s. auch Gewicht
– wechselndes 861
Körpermassenindex 47
Körpertemperatur, Normvarianten 93
Körpertemperaturmessung 93
Körperviertel-Störung 871 f
Kortex
– motorischer, Optomotorik 892 f
– prämotorischer, Optomotorik 892 f
Kortikalis, scharf akzentuierte 316
Kortikaliszyste 320
Kortikosteroidtherapie, Purpura 420
Koryza, Erkältungskrankheit 115
Koterbrechen 222
Koxarthrose 298 f
Koževnikov-Epilepsie 915
Kraftlosigkeit, Arthritis, rheumatoide 285
Krallenhand, amyotrophe Lateralsklerose 51
Krampfanfälle
– Hirnabszeß 114
– Porphyrie, akute intermittierende 230
– Sneddon-Syndrom 274
– Zystizerkose 114
Krämpfe
– abdominale, Periarteriitis nodosa 151
– anfallsweise 932
– generalisierte, Meningitis 109
– Hypophosphatämie, akute 853
– Lupus erythematodes, systemischer 154
– tetanische 844
– tonisch-klonische, Hypomagnesiämie 843
– Zyankali-Intoxikation 926
Kraniopharyngeom 689
Krankheit
– Altersverteilung 10
– geographische Verteilung 12
– Geschlechtsverteilung 10
– Häufigkeit 9
– Jahreszeitabhängigkeit 12
– Prävalenz 7 f
– – geographischer Unterschied 12 f
– psychische Reaktion 25
Krankheiten
– sich ausschließende 13
– sich fördernde 13
Krankheitsausdruck, individueller 4
Krankheitsgruppe 13 ff
Krankheitsverlauf 4
Kräuter, chinesische, Nephropathie 799
Kreatinin 959
Kreatininausscheidung im 24-h-Urin 667

Kreatinin-Clearance 776
Kreatininkinase 960
– MB-Fraktion s. MB-CK
Kreatininkinaseaktivität im Serum 960
– – Lungenembolie 200
– – Myokardinfarkt 200
Kreatininkonzentration im Serum 770, 775, 959
– – erhöhte 959
– – erhöhtes 922
– – Harnstoffspiegel 956
– – Kreatinin-Clearance-Abschätzung 776
– – Niereninsuffizienz, chronische 810
Kreatinurie, erhöhte, Dermatomyositis 159
Krebslokalisation 16
Kreislauf, enterohepatischer
– – Gallensäuren 757 f
– – Urobilinogen 699 f
– hyperdynamer, Schwangerschaft 572
Kreislaufbeschwerden, funktionelle 18
Kreislaufregulation, Dysfunktion 680
Kreislaufstörung, Pneumonie, sekundäre 479
Kreislaufzeiten, verlängerte 627
Kretinismus 45
– endemischer 437
– Gesicht 54
Kreuzschmerzen 877
– frühmorgendliche 290
– nächtliche 288
– SAPHO-Syndrom 291
– tiefsitzende 291
Kribbeln
– akrales 868
– Füße 875
– Medianusfinger 874
Krise
– aplastische 101, 360, 364
– hämolytische 121
– – Fieber 167
– – Glucose-6-Phosphat-Dehydrogenase-Mangel 361
– hypertensive 673 f
– – Kopfschmerzen 185
– – Phäochromozytom 670
– tabische, Abdominalschmerzen 233
– thyreotoxische 923
– – Fieber 165
Kristalle im Urinsediment 774
Kropfendemiegebiet 437, 439
Krupphusten 31
Kryoglobulinämie 419
– essentielle 775
– gemischte 419
– – essentielle 712
– Koma 924
– monoklonale 419
– Purpura 419
Kryoglobuline 152
– Glomerulonephritis 775
– Vaskulitis, systemische 775
Kryptokokkose
– immunkompromittierter Patient 142
– Meningitis 113
– – Liquorbefund 110, 113
Kryptosporidiose 123 f
Kugelzellanämie, kongenitale 344 f, 360
Kupferakkumulation, zerebrale 723
Kupferausscheidung im Urin, erhöhte 724
Kupfergehalt der Leber, erhöhter 724
Kupferkonzentration im Serum 961
– – erhöhte 961
– – erniedrigte 723, 961
Kupferstoffwechselstörung 723
Kurzschluß, vaskulärer 451

Kurzschlüsse, arteriovenöse, intrapulmonale 610
Kußmaul-Atmung 449, 858
– Koma, diabetisches, ketoazidotisches 921
Kußmaul-Zeichen 558, 594
Kwashiorkor, Ödembildung 330
Kyphose 41
– Akromegalie 675
– Paget-Krankheit 48
– Spondylitis ankylosans 288
Kyphoskoliose, Azidose, respiratorische 858

L

Labilität, psychische, Eisenmangelanämie 350
Labyrinthausfall, einseitiger 886
Labyrinthitis 60
Lactasemangel, intestinaler 754
– – erworbener 754
Lactatdehydrogenase 15, 961
Lactatdehydrogenase-Aktivität
– im Pleuraerguß 209
– im Serum 346
– – erhöhte 366, 961
– – – Anämie, hämolytische 359, 364
– – – Hämolyseschweregrad 368
– – – Lungeninfarkt 489
– – – Myokardinfarkt 200
Lactosebelastung, orale 754
Lactoseintoleranz 754
LAD (angeborener Leukozytenadhäsionsdefekt) 164
Lage 41
Lagerungsprüfung unter der Frenzel-Brille 897
Lagerungsschwindel
– paroxysmaler, benigner 886, 897 f
– peripherer 898
Lageschwindel, zentraler 898
Lähmung
– bei Addison-Krankheit 682
– Hyperkaliämie 843
– Hypokaliämie 682, 838 f, 933
– motorische, Porphyrie, akute intermittierende 229
– paroxysmale, hypokaliämische 933
– periodische
– – hyperkaliämische 843
– – hypokaliämische, familiäre 839
– Polyneuropathie, urämische 809
– supranukleäre, progressive 929
Lakritzgenuß 653, 663 f
Laktatazidose 857, 859
– Kohlenmonoxidintoxikation 925
– Koma 922
– Thiaminmangel 601
– Ursache 859, 922
Laktosurie 29
LAM (Lymphangiomyomatose) 511
Lamifiban, Thrombozytenaggregationshemmung 416
Landkartenschädel 399
Langerhans-Zell-Histiozytose 399 f
Langes-QT-Syndrom 638
– Synkope 909
Langzeit-EKG 632
LAP s. Leucin-Aminopeptidase
Laparoskopie, Leberuntersuchung 707
Laron-Zwerg 45
Laryngitis 65, 933
Laryngotracheitis, Erkältungskrankheit 115
Larynxerkrankung 454
Larynxkarzinom 65
Larynxödem 164, 933

Lasègue, umgekehrter 870
Lasègue-Zeichen 301, 866
Laser-Doppler-Technik 265
Lassavirusinfektion 103
Lateralsklerose, amyotrophe 64
Latex-Test 399
Laufbandergometrie, Knöchelarteriendruck, systolischer 265
Lavageflüssigkeit, bronchoalveoläre s. Bronchialspülflüssigkeit
Lawrence-Moon-Biedl-Syndrom 46
Laxantienabusus 245
– Alkalose 861
– Anorexia nervosa 689
– chronischer, Ödembildung 331
– Hypokalzämie 845
LDH s. Lactatdehydrogenase
LDH-Quotient, Pleuraerguß 209
LDL 294 f
LDL-Cholesterin, Anstieg, Wachstumshormonmangel 686
LDL-Rezeptoren, verminderte 294 f
L-Dopa, Anämie, immunhämolytische 368
Lebensgewohnheit 12
Lebensmittelvergiftung 122
Leber
– druckschmerzhafte 249
– Eisengehalt, erhöhter 723
– Hyperplasie
– – nodulare, fokale 730
– – regenerative, noduläre 721
– kleine, höckrige 717
– Kupfergehalt, erhöhter 724
– Pigmentablagerung 708
– pulsierende, große 592
– Raumforderung, maligne 249
– – – Diagnostik 249
Leberabszeß 125 f, 247
– amöbenbedingter 126, 731 ff
– Computertomographie 732
Leberabszesse, multiple 121
Leberangiographie 707
Leberausfallkoma 922
Leberbiopsie 707
Leberdämpfung, Perkussion 218
Leberechinokokkose 731 f
– Computertomographie 732
Leberegel 728
Lebereisenindex 723
Lebererkrankung
– Abdominalschmerzen 232, 246 ff
– Antithrombin-Mangel 422
– bei Cholelithiasis 247
– chronische
– – Anämie, nichtmegaloblastäre 356
– – Gastritis, akute 235
– – Hautveränderungen 703
– – Hypoglykämie 920 f
– – Hypoproteinämie 329
– – Nierenversagen, oligurisches 722
– – Ödembildung 329
– durch Protoporphyrinakkumulation 231
Leberfibrose
– kongenitale, Hypertension, portale 721
– perivenuläre 713
Leberfunktionsstörung
– bei Hypernephrom 818
– Koagulopathie 411
Leberfunktionstests, quantitative 705
Lebergefäßuntersuchung, Duplexsonographie 707
Lebergröße 702 f
Leberhämangioendotheliom
– Herzminutenvolumen 571
– malignes 731
Leberhämangiom, kavernöses 730

Leberinsuffizienz 715, 721 f
- Herzinsuffizienz, hypodyname 603
Leberkompression, Halsvenendruck-Anstieg 570
Lebermetastasen
- Karzinoid 603, 760
- Sonographiebefund 730
Lebernekrose, Knollenblätterpilzvergiftung 746
Leberprozeß
- raumfordernder 730 ff
- umschriebener, schmerzhafter 232
Leberpuls, expansiver 585
Leberschwellung
- akute 249
- entzündliche 249
Leberscreening 705
Lebersonographie 232, 707
Leberstauung 558, 570
- chronische 328
Lebersteatose
- makrovesikuläre 714
- mikrovesikuläre 714
Lebertransplantatversagen 712
Lebertumor 730 f
- benigner 730
- hypervaskularisierter, Angiographie 707
Lebervenendruck
- freier 720
- geblockter 720
Lebervenenstauung 691
Lebervenenverschluß 724
Lebervenenverschlußkrankheit 724
Leberversagen
- akutes, Hepatitis B, fulminante 712
- fulminantes 723 f
- - in der Schwangerschaft 726
- - Wilson-Krankheit 723
- Hepatitis, alkoholische 714
- hypoxisches, fulminantes, Budd-Chiari-Syndrom, akutes 724
Leberzelladenom 730
Leberzellkarzinom s. Karzinom, hepatozelluläres
Leberzellschädigung
- Ikterus 701
- Parameter 704
Leberzerfallskoma 922
Leberzirrhose 715 ff
- alkoholische 713
- - Blutbild 345
- α1-Antitrypsin-Mangel 724
- Ätiologie 715
- Budd-Chiari-Syndrom, chronisches 724
- Child-Pugh-Klassifikation 717
- dekompensierte 52, 715 f
- Hämochromatose 723
- Hautveränderung 79 f
- Hepatitis, chronische 709
- Hepatitis C, chronische 712
- Hypokalzämie 845
- Infektion 717
- kompensierte 715
- Laborbefund 704
- Laparoskopiebefund 715
- Makrozytose 356
- manifeste 715
- Pleuraerguß 208
- postnekrotische, Cholestase 725
- Schweregrad 716 f
- Serumproteinelektrophorese 715
- Status febrilis 96
- Stoffwechselerkrankung 722 ff
- Todesursache 716
- Volumenüberlastung, myokardiale, chronische 571
Leberzyste 731
Legionärskrankheit 118, 481
Legionella pneumophila 118
Legionellenpneumonie 481 f

- Röntgenbefund 481 f
Leichtkettenmyelom 397
Leiomyom
- Magen 242
- ösophageales 737
Leishmania donovani 145
Leishmaniose 145
- viszerale 145
Leistenbruch, eingeklemmter 218
Leistengegend
- Bestrahlung, Lymphödem 334
- Vorwölbung 278, 334
Leistungssport
s. Hochleistungssport
Leitsymptom 6
Leitungsbahn, atrioventrikuläre, akzessorische 635
Lemierre-Syndrom 108
Lendenschmerzen, Pyelonephritis, unkomplizierte, akute 126
Lendenwirbelsäule
- Abflachung 288
- Spondylarthrose 300
Lepra 100
Leptospira interrogans 136
Leptospirämie 136
Leptospirennachweis 136
Leptospirose 136
- Meningitis 112
- - Liquorbefund 110, 112
- - Organmanifestation 136
- - Status febrilis 136
Lesch-Nyhan-Syndrom, Anämie, megaloblastäre 356
Lethargia pituitaria 923
Leucin-Aminopeptidase 307, 704 f, 962
Leucin-Aminopeptidase-Aktivität im Serum, erhöhte 962
Leucoderma specificum 134
Leukämie 77, 376 ff
- akute 376 ff, 386
- - aleukämische 376
- - Knochenmarkbefund 378
- - Knochenschmerzen 376
- - Leukozytenzahl 376
- - lymphatische 376 ff
- - - FAB-Klassifikation 378 f
- - - Knochenmarkbefund 378 f
- - - Philadelphia-positiv 384
- - - lymphoblastäre 383
- - - Myelofibrose 388
- - - myeloische 357, 377 ff, 383
- - - - FAB-Klassifikation 378, 380
- - - - Knochenmarkbefund 381
- - - - als Zweitneoplasie 383
- - aleukämische 171
- - Altersverteilung 376, 378
- - Chromosomenanomalie 376 ff
- - chronische 377, 383 ff
- - - Altersverteilung 378
- - - Geschlechtsverteilung 378
- - - lymphatische 384 f, 392
- - - - aggressive 385
- - - - B-Symptomatik 385
- - - - Knochenmarkbefund 384
- - - - Kai-Klassifikation 385
- - - - Lymphknotenvergrößerung, zervikale 430
- - - - myeloische 377, 383 f, 387
- - - - juvenile 384
- - - - Myelofibrose, sekundäre 388
- - - - Ph-negative 384
- - - - Prognose 383
- - - - Transformation 383
- - - - myelomonozytäre 386
- - - - neutrophile 384
- - Fieber 96, 166
- - Geschlechtsverteilung 376, 378
- - Hämoglobinurie, nächtliche, paroxysmale 370
- - Hilusvergrößerung 536
- - Immunphänotyp 376 f

- Knochenschmerzen 307
- Lungenbeteiligung 498
- lymphatische, großgranuläre 393
- Lymphknotenschwellung 105, 430
- Mediastinaltumor 545
- monozytäre 380, 400
- - Knochenmarkbefund 382
- myeloblastäre
- - mit minimaler Reifung 380
- - mit Reifung 380
- - ohne Reifung 380
- myelomonozytäre 380 f, 400
- - Knochenmarkbefund 381
- Thoraxschmerz 212
- T-lymphozytische 393
Leukämoide Reaktion 170, 378
Leukoarayosis 886
Leukoderm, postinflammatorisches 66
Leukodystrophie 929
Leukoenzephalopathie, multifokale 929
Leukonychie s. Weißnägel
Leukoplakie, orale 61
- - AIDS 138 f
Leukozytäres System, neoplastische Erkrankung 376
Leukozyten
- neutrophile s. Neutrophile
- im Stuhl 123, 745
- im Urinsediment 772 f
Leukozytenadhäsionsdefekt, angeborener 164
Leukozytenmarker 376 f
Leukozytenphosphatase, alkalische
- - Leukämie, chronische, myeloische 383
- - Myelofibrose 388
- - Polycythaemia vera 387
Leukozytenzahl 383
Leukozytenzahl
- exzessiv hohe 385
- Fieber 170 f
- Leukämie
- - akute 376
- - chronische, myeloische 383
- Pleurapunktat 209
- Polycythaemia vera 387
- Prolymphozyten-Leukämie 385
Leukozytenzylinder 773
Leukozytopenie 170 f
- allergische 171
- Felty-Syndrom 286
- Haarzellleukämie 386
- Hämoglobinurie, nächtliche, paroxysmale 370
- hämorrhagisches Fieber 103
- mit Linksverschiebung 123
- Lymphadenitis toxoplasmotica 224
- Thymustumor 544
- toxische 171
- Typhus abdominalis 123
Leukozytose 170, 417
- Abdomen, akutes 218
- Appendizitis, akute 224
- Infarktpneumonie 488
- mit Linksverschiebung 170, 480
- Lungeneosinophilie, tropische 493
- bei maligner Knochenmarkinfiltration 358
- Mesenterialinfarkt 226
- paraneoplastische 17
- Virusinfektion 131
Leukozyturie, sterile 820
- - Analgetikanephropathie 797
Lhermitte-Zeichen 866
Libidoabnahme
- Akromegalie 675
- Cushing-Syndrom 667
Libman-Sacks-Syndrom 130, 154

Lichen ruber 71
- - planus 71
Lichtempfindlichkeit
s. Photosensibilität
Lichtreaktion, konsensuelle 58
Lichtscheu, Meningitis 109
Liddle-Syndrom 652, 664
Lidödem
- Hypoproteinämie 329
- Hyperthyreose 434
- nephrotisches Syndrom 329, 787 f
- Sinusthrombose 928 f
Lidschlag, seltener 55, 434
Lidschlucke, entzündliche 56
Lidspalte, enge 56
Lift, linksatrialer 555
Liftschwindel 883
Ligamentum arteriosum 676
Lingua
- geographica 61
- plicata 336
- scrotalis 61 f
Linksherzinsuffizienz (s. auch Herzinsuffizienz) 31, 558
- Bronchitis 461
- Dyspnoe 454
- - anfallsartige 933
- Hypertonie, renale 809
- Kardiomyopathie, dilatative 596
- Lungenfunktionstests 454
- Ödem 328
Links-rechts-Shunt
- Ductus Botalli, persistierender 676
- Farbverdünnungskurve 614
- Herzfehler, kongenitaler 613, 620 ff
- Pulmonalarterienerweiterung 570
- Shuntumkehr 617
- Ventrikelseptumdefekt 621
- Vorhofseptumdefekt 623
Linksschenkelblock
- intermittierender 646
- Kardiomyopathie, dilatative 596
Linsenluxation nach unten 44
Linsensubluxation 44
Linsentrübung 57 f
- medikamentenbedingte 58
Linsenzittern 58
LIP (lymphocytic interstitial pneumocytis) 494
Lipaemia retinalis 295
Lipase 962
- Aktivität im Serum 962
- Bestimmung 251
Lipide 962 f
Lipidspeicherkrankheit, Hautveränderung 75
Lipödem 332, 335
Lipodystrophie, intestinale
s. Whipple-Krankheit
Lipofuszinablagerung 708
Lipogranulomatose, subkutane 72
Lipoidose, Gelenkschmerzen 295 f
Lipoidpneumonie 487, 515
Lipokalzinogranulomatose 295
Lipom 47
- mediastinales 544
Lipomastie 48
Lipomatosis dolorosa 47
Lipomatose 47
Lipoproteinklassen 294
Lipoproteinlipasemangel, familiärer 294 f
Lipoproteinstoffwechselstörung 294 ff
Lippenpigmentierung 79
Lippenzyanose, Mitralklappenstenose 584
Liquor
- blutiger 109
- Eiweißkonzentration 109
- erhöhte 110
- Geruch, krankheitstypischer 63

Sachverzeichnis

- Glucosekonzentration 109
- - erniedrigte 110
- Kryptokokkennachweis 110, 113
- Luesreaktion, positive 133
- Pleozytose 109
- - lymphozytäre 113, 132
- Tuberkelbakteriennachweis 110, 112
- Untersuchung 109
- - Subarachnoidalblutung 179
- xanthochromer 109
- Zellzahl 109
Liquordruck 110
- erhöhter 110, 113
Listerienmeningitis 111
- postnatale 111
Lithiumtherapie
- Hyperkalzämie 851
- Hypothyreose 437
Little-Krankheit 42
Livedo 627
- racemosa 274
- - Periarteriitis nodosa 152
- reticularis 274, 784, 805
- - generalisata 274
LKM (Anti-liver-kidney-microsomes-Antikörper) 706
LKM-1-Antikörper, Autoimmunhepatitis 713
LMA (Anti-Leberzellmembranantigen-Antikörper) 706
Loa-Loa 147, 335
Löffelnägel 78, 83
Löffler-Endokarditis 598 f
Löfflersches flüchtiges eosinophiles Lungeninfiltrat 491
Löfgren-Syndrom 72, 532, 534
Looser-Umbauzone 318 f
Loslaßschmerz, abdominaler 218 ff, 224
- - Pankreatitis, akute 252
Lösungsmittelintoxikation 925
Low density lipoprotein s. LDL
Low output failure 602
Low-dose-Dexamethason-Suppressionstest 667 f
Low-turnover-Oteopathie 811
LP (Anti-Leber-Pankreas-Antikörper) 706
L4-Syndrom 875
L5-Syndrom 875
L-Tryptophan-Therapie, Myalgie-Syndrom, eosinophiles 157
Lücke, osmotische 829
Lues 134 f
- cerebrospinalis 135
- connata 135
- Diagnostik 133 ff
- Kältehämoglobinurie, paroxysmale 367
- kongenitale 61
- latens 135
- Liquoruntersuchung, Indikation 133
- sekundäre, Hautveränderung 81
Lues I 134
- Lymphadenopathie 375
Lues II 134
- Exanthem 97
- Lymphknotenschwellung 105
Lues III 135
Luesreaktion, falsch positive 155
Luftansammlung, subdiaphragmale 219
- - Nachweis 232
Lumbalpunktion 918
- Kontraindikation 918
Lunge
- einseitig helle 490
- Hypersensitivitätsreaktion 500
- übergroße, schlaffe 462
Lungenabszeß 117, 518 ff
- aspirationsbedingter 519 f
- - Lokalisation 520
- Aspirationspneumonie 483
- Bronchoskopie 520
- Erreger 129, 519

- hämatogen metastatischer 519
- metastatischer 520
- Nokardiose 120, 481
- Pneumokokkenpneumonie 480
- poststenotischer 519 f, 540
- Röntgenbefund 519
- Ursache 519
Lungenadenomatose 509
Lungenaktinomykose 480 f
Lungenatmungsbehinderung, akute 611
Lungenblutung
- beidseitige 499
- Goodpasture-Syndrom 786
- Lupus erythematodes, systemischer 154
- rezidivierende
- Sidrose, sekundäre 510
- - Ursache 510
Lungendurchblutung
- Truncus arteriosus communis 613, 615
- Umverteilung 487, 529, 586
Lungenembolie 32, 120, 275, 421, 489 f
- Blutgasanalyse 198
- Differenzierung vom Myokardinfarkt 198
- Elektrokardiogramm 198
- Enzymdiagnostik 200
- Lupus erythematodes, systemischer 154
- massive 198
- Plattenatelektase 523
- Pleuraerguß 208
- Pleuritis sicca 206
- Rechtsherzüberlastung, akute 603
- rezidivierende 569
- - Fieber 96
- septische 622
- Sinustachykardie 634
- Synkope 910
- Thoraxschmerz 198
Lungenembolien, kleine
- periphere 933
- - rezidivierende 489
Lungenembolierisiko 489
Lungenemphysem 461 ff, 570
- (1-Antitrypsin-Mangel 461
- Blue-bloater-Typ 461 f, 464, 568
- bronchitischer Typ 461, 463
- Bronchitis 461
- bullöses 518, 520
- - lokalisiertes 464
- endogene Faktoren 462
- exogene Faktoren 462 f
- generalisiertes 461 f
- irreguläres 461
- obstruktives 568
- panlobuläres 461
- paraseptales 461
- Pink-puffer-Typ 450, 461 f, 569 f
- Röntgenbefund 462 ff
- bei Silikose 501
- small airway disease 459
- Synkope, pressorisch-postpressorische 911
- unilaterales 461
- zentrilobuläres 461
- Zyanose 610
Lungeneosinophilie, tropische 493
Lungenerkrankung
- akute, Abdominalschmerzen 232
- Begleitbronchitis 461
- chronische
- - Vorhoftachykardie 634
- - Wachstumsstörung 45
- - Zyanose 610
- infektiöse 119
- interstitielle 494 ff
- - Auskultationsbefund 495
- - Hypertonie, pulmonale 567
- - inhalationsbedingte 494, 496

- - Perkussionsbefund 495
- kavernöse 518 ff
- lymphoproliferative, primäre 513
- obstruktive 450, 453, 500
- restriktive 450, 453
- - Azidose 858
- - Drucksteigerung, pulmonale 569
- Spontanpneumothorax 211
- Syndrom der inadäquaten ADH-Sekretion 834
- vaskuläre 450
- zystische 518 ff
Lungenfelder, periphere, helle 611
Lungenfibrose 494 ff
- Alveolitis, exogen-allergische 500
- apikale 288
- Asbestose 503
- Azidose 858
- Hamman-Rich-Syndrom 494 f, 498
- Hämosiderose, primäre 510
- Hand-Schüller-Christian-Krankheit 399
- idiopathische 495
- medikamentös bedingte 497
- progrediente 459
- Sarkoidose 532
- Silikose 501
- Sklerodermie 156
- Spondylitis ankylosans 288
Lungenfunktion, Anamnese 25
Lungenfunktionsprüfung 450, 453 f
Lungengefäße, Periarteriitis nodosa 151
Lungengefäßobstruktion 569
Lungenhämorrhagie s. Lungenblutung
Lungenhämosiderose 510
- primäre 510
- Röntgenbefund 498
- sekundäre 510
Lungenherde
- miliare 476
- verkalkte, multiple 484 f
Lungeninfarkt 488 f
- Pleuraerguß 210
- Röntgenbefund 489
Lungeninfiltrat
- Aspergillose, bronchopulmonale, allergische 493
- Azidose 858
- eosinophiles 491 ff
- - akutes 491
- - mit Asthma 492
- - chronisches 486
- - flüchtiges 491
- - hypereosinophiles Syndrom 494
- - passageres 486
- fleckiges, wanderndes 493
- Goodpasture-Syndrom 786 f
- bei HIV-Infektion 486
- peripheres 492
- pneumonisches 477 ff
- - Resorption 480
- - - langdauernde 489
- tuberkulöses 472 f
Lungen-Kokzidioidomykose, primäre 143
Lungenmetastasen 509, 512, 516
- Primärtumor 516
Lungenmittelfeldinfiltrat, schmetterlingsförmiges 531
Lungenoberlappenabszeß 519
Lungenödem 32, 510
- Azidose 858
- Dyspnoe 453
- höhenbedingtes 337
- interstitielles 560
- - Hantavirus pulmonary syndrome 484
- Linksherzinsuffizienz 328
- Stauungspneumonie 487
Lungenparenchym
- Aufhellung, rundliche 475

- Konsolidierung, segmentale 481
Lungenparenchymprozeß, Pleuraerguß 208
Lungenparenchymverlust, Drucksteigerung, pulmonale 569
Lungenproteinose 510
- Röntgenbefund 498
- sekundäre 510
Lungenrestriktion, Silikose, akut verlaufende 501
Lungenrundherd 512 ff
- Biopsie 513
- Formänderung, inspirationsbedingte 514
- mit Lufthaube 486
- mit Luftrahmen 486
- maligner 512, 536
- scharf begrenzter 536
- zentraler 540
Lungenrundherde, multiple 513, 516 ff
- - langsam wachsende 516
- - scharf begrenzte 516
Lungensarkoidose 531 f
Lungenschrumpfung 495 f
- Sarkoidose 533
- Silikose, akut verlaufende 501
Lungensequestration 515, 525
- extralobäre 525
- intralobäre 525
Lungenstauung 32, 529, 553 f
- Aortenklappeninsuffizienz, akute 577
- bihiläre, schmetterlingsförmige 812
- chronische, Zyanose 611
- Herz-Zwerchfell-Winkel-Verschattung, rechtsseitige 525
- Kardiomyopathie, restriktivobliterierende 597
- Röntgenbefund 554, 559 f
- Symptome 558
Lungensteine, kalziumhaltige 508, 510
Lungenstrombahn, Obstruktion 612
Lungenszintigraphie 198
Lungentuberkulose 472 f, 685, 750
- exsudative 474 f
- fibroproduktive 474 ff
- Frühinfiltrat 475
- hämatogene Aussaat 474
- postprimäre 474
- primäre 119
- Primärherdphthise 474
Lungentumor
- beniger 513 f
- - endobronchial wachsender 514
- entzündlicher 514
- maligner 516 f
- - Osteoarthropathie, hypertrophe 315
- nekrotisierender 120
- neuroendokriner 538, 540
Lungentüpfelung, netzförmige 509
Lungenüberblähung, kompensatorische 522
Lungenunterlappenabszeß 519
Lungenvenen
- Erweiterung 529
- falsch mündende 624 ff
- - - Kreislaufverhältnisse 625
- - - Röntgenbefund 626
- partiell falsch mündende 624
- Varikose 515
Lungenverschattung 472 ff
- azinäres Muster 472
- diffuse 472, 494, 498
- feinfleckige 502
- feinnoduläre 495, 499
- fleckige 498
- - wandernde 493
- fleckig-retikuläre 501
- gemischtes Muster 472
- grobknotige 472, 502

Lungenverschattung
- großfleckige 509
- interstitielles Muster 472
- kleinfleckige 503 ff, 509
- knötchenförmige 495
- landkartenförmige 510
- langdauernde 509
- lokale 472, 522
- milchglasartige 495, 499, 510
- miliare 477, 500, 510 f
- Mittellappen 524
- netzartige 400
- noduläre 500
- posterobasale-mediastinale 525
- retikuläre 495, 507, 511
- retikulonoduläre 495 f, 499, 511
- streifenförmige 517
- streifige 495, 503 f
- weiche, konfluierende 500

Lungenvolumina 451
Lungenwiderstand, arteriolärer, erhöhter 568
Lungenzyste 511, 520, 545
- Definition 518, 520
- Echinokokkus 486
- Granulom, eosinophiles 511
- traumatische 520

Lupus erythematodes
- - chronisch-diskoider 77
- - discoides 71, 153
- - systemischer 77, 148, 153 ff, 414
- - - Abdominalschmerzen 232
- - - Diagnosekriterien 154
- - - Diagnostik, immunologische 155
- - - Durchblutungsstörung, arterielle 267
- - - Fieber 96
- - - Hautmanifestationen 77, 152
- - - HLA-Assoziation 155
- - - Klinik 153 f
- - - Labordiagnostik 154
- - - Lungenbefall 498
- - - medikamentös bedingter 153
- - - Meningitis, Liquorbefund 110
- - - Nierenbeteiligung 154, 775
- - - Perikarditis 203
- - - Pleuraerguß 208 f
- vulgaris 81 f

Lupusantikoagulans 412
Lupus-erythematodes-ähnliches Syndrom, medikamentös bedingtes 78
Lutembacher-Syndrom 624
Lyme-Arthritis 132
Lyme-Karditis 132
Lyme-Krankheit 74, 132
- kardiale Beteiligung 132
Lymphabfluß, intestinaler, Störung 330
Lymphabflußstörung, Pleuraerguß 209

Lymphadenitis
- abszedierende 106
- Adenovirusinfektion 116
- akute 280
- - zervikale 429 f
- Filariose, lymphatische 147
- granulomatöse 106
- Kikuchi-Fujimoto-Erkrankung 108
- nekrotisierende 108
- Pasteurellose 137
- Pest 106
- regionäre 106, 115 f
- Scharlach 115
- toxoplasmotica 224
- Tularämie 106

Lymphadenopathie 375 ff
- angioimmunoblastische 142, 395
- Brucellose 135
- Castleman-Krankheit 107

- Dengue-Fieber 147
- Felty-Syndrom 286
- Gaucher-Krankheit 323
- generalisierte 375
- hypereosinophiles Syndrom 494
- Kaposi-Sarkom 509
- Kawasaki-Syndrom 107
- lokalisierte 375
- Lues II 134
- Lymphogranuloma inguinale 375
- mediastinale 509
- Mononukleose, infektiöse 115
- Nezelof-Syndrom 163
- Sjögren-Syndrom 287
- Still-Krankheit 287
- ungeklärter Ursache 107 f
- Whipple-Krankheit 124
- zervikale 115

Lymphangiektasie, intestinale, angeborene 330
Lymphangioleiomyomatose, Lungenverschattung 498
Lymphangiomyomatose 511
Lymphangiopathie, obliterierende 334
Lymphangiosis carcinomatosa 208
- - pulmonale 498, 509
- - Röntgenbefund 506, 512

Lymphangitis
- akute 280
- chronisch obstruierende 147
- Filariose, lymphatische 147
Lymphdrainage, verminderte 328
Lymphfistel 334 f
Lymphgefäßbündel, anteromediales, Trauma 334

Lymphgefäße
- Aplasie 333
- - hohe 334
- Hypoplasie 333
- variköse 333
Lymphgefäßerkrankung, primäre 511

Lymphknoten
- Biopsie, Sarkoidosediagnostik 534
- Histologie, Hodgkin-Lymphom 390 f
- Hyperplasie, angiofollikuläre s. Castleman-Krankheit
- Hypoplasie 333
- Narbenstadium 429
Lymphknoteninfektion 106 f

Lymphknotenmetastasen
- Bronchialkarzinom 537
- zervikale 430
Lymphknotenschwellung s. Lymphknotenvergrößerung
Lymphknotensklerose, noduläre 390
Lymphknotensyndrom, mukokutanes s. Kawasaki-Syndrom
Lymphknotentoxoplasmose 106
Lymphknotentuberkulose
- abszedierende 547
- zervikale 105, 107

Lymphknotenvergrößerung 73
- Abt-Letterer-Siwe-Krankheit 400
- Adenovirusinfektion 484
- AIDS 430
- axilläre 106, 375
- entzündliche reaktive 429
- Gaucher-Krankheit 400
- generalisierte 105
- Hodgkin-Lymphom 389, 391, 430
- Hyper-IgD-Syndrom 165
- inguinale 106, 375
- - indolente 375
- - schmerzhafte 106
- Katzenkratzkrankheit 429
- Leukämie, chronische 430
- - lymphatische 384
- lokalisierte 105 f

- mediastinale 389, 391
- mesenteriale 758
- Mittellappensyndrom 524
- Mononukleose, infektiöse 429
- Non-Hodgkin-Lymphom 430
- okzipitale 106
- Primärtuberkulose 473
- Rickettsienpneumonie 481
- Röteln 101
- Sarkoidose 430
- Schilddrüsenmalignom 440
- Status febrilis 105
- submandibuläre 375
- Toxoplasmose 430
- tumoröse, zervikale 430
- ulnare 106
- Viruskrankheit 429
- Waldenström-Krankheit 398
- Whipple-Krankheit 758
- zervikale 105, 375, 429 f
- - schmerzlose, einseitige 106
Lymphocytic interstitial pneumonia 494

Lymphödem 280, 333 f
- Arm 334
- Ausbreitung, proximal-distale 334
- chylöses 334
- familiär-kongenitales 333
- genitales 334
- irreversibles 333
- Komplikation 334 f
- primäres 333 f
- reversibles 333
- sekundäres 332, 334
- Tardumform 333

Lymphogranulom, Fieber 166
Lymphogranuloma
- inguinale, Lymphadenopathie 375
- venereum 749
Lymphographie 330, 333
- indirekte 280, 333

Lymphom
- B-immunoblastisches 392
- B-lymphoblastisches 392
- B-lymphozytisches 392
- follikuläres
- - Chromosomenanomalie 377
- - Immunphänotyp 377
- großzelliges, anaplastisches 392 f
- - - Chromosomenanomalie 377
- - - Immunphänotyp 377
- lymphoplasmozytoides 392
- malignes 287, 388 ff
- - Fieber 96, 166
- - Hyperkalzämie 850
- - Lungenbefall 498
- - Lymphknotenschwellung 105
- - Magen 242
- - mediastinales 544
- - Pleuraerguß 208, 210
- - primäres, der Lunge 513
- - spinales 870
- - Tumormarker 15
- - Zweitneoplasie 383
- T-lymphoblastisches 393
- T-Zell-immunoblastisches 393
- Vorläufer-B-lymphoblastisches 392
- Vorläufer-T-lymphoblastisches 393
- zentroblastisches, follikuläres 392
- zentroblastisch-zentrozytisches 392
- zentrozytisches 392
- diffuses 395
- zerebrales, primäres 114
Lymphomonozytose 115
- Mumps 105
Lymphoproliferative Erkrankung
- - Immundefekt, zellulärer, sekundärer 163
- - primäre, der Lunge 513

Lymphosarkom 312
Lymphozytäre Reaktion 131, 172
Lymphozyten, granuläre, große 385
Lymphozytenzahl, Fieber 172
Lymphozytoide Reaktion 172
Lymphozytopenie 163, 172
- HIV-Infektion 172
- Hodgkin-Lymphom 535
- Miliartuberkulose 172
- Pneumokokkenpneumonie 480
- relative 108
- Sarkoidose 530
Lymphozytose 172
- Alveolitis, exogen-allergische 500
- relative
- - Haarzellleukämie 386
- - Leukämie, akute 376
- - Virusinfektion 375
Lynch-Syndrom 753
Lyssa s. Tollwut

M

MacLeod-Syndrom 461
Madelung-Fetthals 47
Magen, operierter 244 f
Magenantrumbiopsie 236
Magenausgangsstenose, ulkusbedingte 237
Magen-Darm-Beschwerden, funktionelle 18
Magen-Darm-Trakt, Anamnese 25
Magendilatation 239
Magenerosionen, multiple 235
Magenfundusvarizen 720
Magengeschwür s. Ulcus ventriculi
Magenhinterwandulkus 237
Magenkarzinom 235, 239 f
- Allgemeinsymptome 239
- Altersverteilung 236
- Biopsie 239 f
- Differenzierung vom Ulcus ventriculi 240
- Endoskopie 239
- Hautveränderung 79
- Lymphknotenvergrößerung 430
- bei perniziöser Anämie 354
- Radiologie 240
- Risikofaktoren 240
- Schmerzcharakteristik 234, 239
- ulzerierendes 239
Magenkrankheit, Schmerzen 234 f
Magenleiomyom 242
Magenlymphom, malignes 242
Magen-Oberflächenkarzinom 240
Magenperforation 225
Magenpolypen 242 f
Magenresektion
- Anämie, perniziöse 354
- Beschwerden 244 f
- Mangelsymptome 245
Magensaftdrainage 861
Magensaftverlust 861
Magenstumpfkarzinom 244
Magentumor, maligner 239
Magenvolvulus 243
Magenwandpartie, starre 240
Magerkeit 47
Magnesiumhaushaltsstörung 843
Magnesiumintoxikation 843
Magnesiumkonzentration im Serum 964
- erhöhte
- - s. Hypermagnesiämie
- - erniedrigte
- - s. Hypomagnesiämie
Magnesiummalabsorption 843
Magnesiumverlust, renaler 843
Magnetresonanz-Cholangiographie 707

Sachverzeichnis

Magnetresonanztomographie s. Kernspintomographie
MAHA s. Anämie, hämolytische, mikroangiopathische
Makroamylasämie 251
Makroangiopathie bei Diabetes mellitus 29, 273 f
Makroglobulinämie Waldenström s. Waldenström-Krankheit
Makroglossie 43, 62
Makrohämaturie, Zeichen 779
Makromoleküle, radioaktiv markierte, intravenös verabreichte 330
Makrophagenaktivierung, infektbedingte 167
Makrophageneinschlüsse, PAS-positive 124, 758
Makrozytose 344 f, 356
Malabsorption 755
Malabsorptionssyndrom 47
– Anämie, perniziöse 355
– Crohn-Krankheit 750
– Diagnostik 756
– Folsäuremangelanämie generalisierte 355
– Hyperparathyreoidismus, sekundärer 320
– Hypokalzämie 846
– Leukämie, chronische, lymphatische 384
– Minderwuchs 45
– Osteomalazie 319
Maladie de Berger 779 ff
Malaria 144 f
– Anämie, hämolytische 369
– Blutausstrich 146
– Diagnostik 144 f
– Fieberverlauf 144
– quartana 144
– Resistenz, erhöhte 361, 364
– tertiana 144
– tropica 144, 369
– – biliäre 144
– – kardiale 144
– – Koma 924
– – zerebrale 144
Malariaplasmodien, Vermehrungszyklus 145
Malassimilationssyndrom 755 ff
Mal-d'embarquement-Syndrom 896
Maldigestion 47, 755, 757
Maligne Erkrankung
– – Anämie 351
– – Fieber 96
Malignom s. Tumor, maligner
Mallory-Weiss-Syndrom 30, 242
Malteserkreuze 773 f
MALT-Lymphom 235, 394
Maltosurie 29
Malum perforans 273
Malzarbeiterlunge 500
Mamillardistanz, große 49 f
Mammakarzinom 35
– Hyperkalzämie 849
– Knochenmetastasen 307
– metastasierendes, Pleuraerguß 208
– Thoraxschmerz 214
– Tumormarker 15
Mangelernährung
– Hypokalzämie 845
– Ödembildung 330
Mangelsymptome nach Magenresektion 245
Mantelemphysem 461
Mantelzelllymphom 392, 395
– Chromosomenanomalie 377
– Immunphänotyp 377
Marburgvirusinfektion 103
Marchiafava-Micheli-Anämie s. Hämoglobinurie, nächtliche, paroxysmale
Marfan-Syndrom 43 f
– Aortenaneurysma 205
– Hautveränderung 76
Marginalzonen-B-Zell-Lymphom
– extranodales 392
– nodales 392
Marie-Bamberger-Syndrom s. Osteoarthropathie, hypertrophe
Markschwammniere 801 f, 821
– Diagnose 779
– Urogramm 801
Marmorknochenkrankheit 321
Marschhämoglobinurie 369
Masern 101
– Eosinophilenzahl 172
– Lymphknotenschwellung 106
– Pneumonie 479, 484
Maskengesicht 52
Massenblutung
– hypertone 927
– rektale, Divertikulitis 753
– Thrombozythämie, essentielle 417
Mastalgie 35
Mastektomie, Lymphödem 334
Mastodynie 35
Mastoiditis, Begleitmeningitis 113
Mastozytose 67, 323
– generalisierte, Diarrhö 760
– Osteoporose 318, 323
– systemische 67
Maturity onset diabetes of the young 28
May-Hegglin-Anomalie 170, 414 f
MB-CK-Isoenzym 200, 960
– Anstieg 604
McBurney-Punkt 224
MCH (mittleres korpuskuläres Hämoglobin) 343, 346
MCHC s. Hämoglobinkonzentration, mittlere korpuskuläre
MCTD (mixed connective tissue disease) s. Sharp-Syndrom
MCV (mittleres korpuskuläres Volumen der Erythrozyten) 343, 346
MDS s. Myelodysplastisches Syndrom
MEA s. Adenomatose, endokrine, multiple
Meckel-Divertikel, Ileus 223
Medianekrose, zystische 44, 205
Medianusfinger-Kribbeln 874
Mediasklerose 269
Mediastinale Fibrose, idiopathische 547
Mediastinalemphysem 428
Mediastinalphlegmone 547
Mediastinalprozeß, Dysphagie 737
Mediastinalschatten, doppelseitig verbreiterter 547
Mediastinaltumor 544 f
– Biopsie 544
– Einflußstauung, obere 428
– Fieber 547
– Histogenese 544
– Leukämie, akute, lymphatische 378
– leukämischer 545
– Lokalisation 544
– Röntgenbefund 544 f
Mediastinalverschattung 543
Mediastinitis 428
Mediastinoskopie 534 f, 544
Mediastinumverbreiterung 543 ff, 547
Mediastinumverlagerung 211, 522
Mediatoren, Asthma bronchiale 455
Medikamente
s. auch Arzneimittel
– Adipositas 46
– Amenorrhö 35
– Anämie 355
– – aplastische 357
– – immunhämolytische 368
– – sideroblastische 352
– Arthritis, allergische 298
– Asthma bronchiale 455
– AV-Block 640
– Bilirubinverdrängung aus der Albuminbindung 699
– Blickrichtungsnystagmus 894
– bradykardisierende 639
– Chemotaxisstörung 165
– Diabetes mellitus 28
– Diarrhö 746
– Dünndarmulkus 224
– Erbrechen 30
– ergotamintartrathaltige 271
– Erythem, lokalisiertes 68
– Erythema exsudativum multiforme 69
– Exanthem 99, 167
– – allergisches 68
– Fieberreaktion 96, 167
– Folsäuremangelanämie 355
– Gastritis, akute 235
– Geruchsstörung 36
– Geschmacksstörung 36
– Gynäkomastie 48
– Hautveränderung 78
– – hepatotoxische 121
– Herzinsuffizienz 603
– Hornhauttrübung 57
– hustenauslösende 446 f
– Hyperkaliämie 842, 957
– Hyperkalzämie 851, 948
– Hyperpigmentierung 66
– Hypertonie, arterielle 653
– Hypoglykämie 919, 921, 947
– Hypokaliämie 839 f, 957
– Hypotonie 694
– Insomnie 33
– Kaliumlagerung, extra-intra-zelluläre 838
– Kaliumverlust, renaler 839 f
– Krise, hämolytische 361
– Linsentrübung 58
– Lungenfibrose 497
– Lupus erythematodes, systemischer 153
– Lymphadenopathie, generalisierte 375
– Magnesiumverlust, renaler 843
– Methämoglobinämie 628
– Mundschleimhauthyperpigmentierung 61
– Myxödemkoma-Auslösung 923
– Nephritis, interstitielle, akute 793 ff
– nephrotoxische 804 f
– Nierenschädigung 794
– Ödembildung 330 f
– Ösophagussulkus 740
– Osteomalazie 320
– ototoxische 60, 899
– phosphatbindende 319
– Photosensibilität 1
– Porphyrieschubauslösung 230
– Schwindel 902 f
– – zentral-vestibulärer 900
– Sexualfunktionsstörung 35
– Sklerodermie 156
– Syndrom der inadäquaten ADH-Sekretion 834
– Tachykardie 634
– Teerstuhl 241
– Thrombozytenfunktionsstörung 416
– Thrombozytenproduktionsstörung 414
– Ulcus ventriculi 238
– Ulkusschubauslösung 236
– Xerostomie 61
Medikamentenabusus 34
– Kopfschmerzen 187
Medikamentenexposition, Nierenversagen, akutes 795
Medikamentengabe, versehentlich intraarterielle 268
Medikamenteninteraktion bei Antikoagulation 412
Medulla-oblongata-Infarkt, dorsolateraler 867
Mees-Querbänder 84
Mefenaminsäure, Anämie, immunhämolytische 368
Megakaryoblastenleukämie 380
Megakaryozyten
– übersegmentierte 417
– vermehrte 414
– verminderte 414
Megakaryozytopoese, Dysmorphiezeichen 386
Megakolon 763 f
– Chagas-Krankheit 147, 764
– erworbenes 763 f
– toxisches 748
Megalozytose 344 f, 354
Megaösophagus 547
– Achalasie 739
– Chagas-Krankheit 739
Megarektum 763 f
MEGX-Test 705
Mehretagen-Thrombose 276
Meige-Lymphödem 333
Meigs-Syndrom 208
Mekoniumileusäquivalent 223
Meläna 240 f, 358
– Mesenterialvenenthrombose 227
Melanin 66
Melaninausscheidung im Urin 770
Melaninpigment, fehlendes 687
Melaninpigmentierung, Zunahme 681 ff
Melanom, malignes 71
– – durch Freizeitaktivität 13
– – Nagelveränderung 85
Melanose 727
– Niereninsuffizienz, chronische 811
Melanozytenstimulierendes Hormon, Mangel 687
Melioidose 147
Melkersson-Rosenthal-Syndrom 336
Mellurie, nichtglucosebedingte 29
Membran, ösophageale 738
Membrandefekt, erythrozytärer 360
– – Hämoglobinurie, nächtliche, paroxysmale 369
Mendel-Erbgang, einfacher 19 f
Ménétrier-Krankheit 236
Ménière-Krankheit 60, 883, 885, 898
Meningeom 870
Meningeosis neoplastica, Kopfschmerzen 180
Meningismus 109 ff, 918
– Adenovirusinfektion 484
– Leptospirose 136
– Periarteriitis nodosa 151
– Status febrilis 109 ff
– Subarachnoidalblutung 179, 926
– Ursache 109
Meningitis 109 ff
– bakterielle 109 ff, 180
– – Liquorbefund 110
– – Therapiebeginn 180
– Capnocytophaga-canomorsus-Infektion 137
– Differenzierung von Enzephalitis 113
– eosinophile 113
– Klinik 109
– Kopfschmerzen 180
– Körperlage 41
– Leptospirose 136
– Liquoruntersuchung 109
– luica 112 f
– Mumps 108
– Neugeborenes 111
– bei Parotitis epidemica 112
– posttraumatische 109, 111
– purulente, Differenzierung von seröser Meningitis 112
– seröse 111 f
– – chronische 113
– – Differenzierung von purulenter Meningitis 112

Meningitis
- tuberculosa 112, 180
- – Leitsymptome 112
- – Liquorbefund 110, 112
- virale 111 f, 180
- – Liquorbefund 110
- Zeichen 180
Meningoenzephalitis 929
- akute, HIV-bedingte 114
- Kopfschmerzen 180
- Lues III 135
- Lyme-Krankheit 132
- Naegleria-fowleri-Infektion 113
Meningokokkenbakteriämie 111
- chronische 111
Meningokokkenmeningitis 109, 111
- fulminante 111
Meningokokkenseptikämie 71
- chronische, Arthritis-Dermatitis-Syndrom 81
- Hautveränderung 81
Meniskusverkalkung 293
Mennell-Zeichen 288
Meralgia paraesthetica 876
Mesaortitis, luetica 135, 205
Mesenterialinfarkt 96, 151
- Fieber 226
- Ileus 222 f
- nicht-okklusiver 226
- Schmerzen 226
Mesenterialvenenthrombose 247
- Abdominalschmerzen 227
Mesenterikoportographie, indirekte 720
Mesoblasttumor, mediastinaler 544
Mesotheliom, Osteoarthropathie, hypertrophe 315
Metabolische Störung
 s. Stoffwechselstörung
Metakarpophalangealarthropathie 298
Metalldämpfe, Pneumonie 486
Metanephrin/Kreatinin-Quotient 671
Metaplasie, myeloide
 s. Myelofibrose
Metastasen
- mediastinale 545
- pulmonale 516
- septische 128
- – Brucellose 135
Meteorismus
- Leberzirrhose 716
- Pankreatitis, chronische 255
Methacholintest 533
Methämoglobinämie 608, 628
- Analgetikaabusussyndrom 797
- Favismus 361
- Hämoglobinopathie 364
- hereditäre 628
- toxische 628
- Transfusionszwischenfall 367
- Zyanose 608, 628
Methämoglobinbildner 628
Methanolvergiftung 449
Methrorrhagie 407
α-Methyldopa, Anämie, immunhämolytische 368
Methylenblau 629
Methysergid, Herzschädigung 603
Meulengracht-Ikterus
 s. Gilbert-Syndrom
v.-Meyenburg-Altherr-Uehlinger-Syndrom 59 f
2-mg-Dexamethason-Suppressionstest 667 f
8-mg-Dexamethason-Suppressionstest 668
M-Gradient 396 f, 399
Microfilaria nocturna 335
Microlithiasis alveolaris 510
- – Röntgenbefund 498, 508
Migräne 183, 185 f, 271, 883, 935
- mit Aura 186

- hemiplegische, familiäre 186
- ophthalmoplegische 186
- retinale 186
- Therapie, Herzschädigung 603
- vestibuläre 885, 901
- im Wechsel mit Spannungskopfschmerzen 187
Migräneanfall
- erster 185
- Trigger 186
Migräneäquivalent 186
Mikalunge 503
Mikroadenome, hypophysäre, ACTH-sezernierende 664
Mikroalbuminurie
 (s. auch Albuminurie) 771 f, 790
Mikroangiopathie 272
- bei chronisch-venöser Insuffizienz 280
- diabetische 29, 273 f
- – Kapillarmikroskopie 274
- Kollagenkrankheit 274
- lymphatische 280, 331
- thrombotische 368, 414 f, 784
Mikroembolien 79, 784, 805
- arterioarterielle, Synkope 912
- septische 130, 421
Mikrofilarämie 147
Mikrofilarien 335
- Nachweis 147
β_2-Mikroglobulin 15
Mikrohämaturie
 s. auch Hämaturie
- extraglomeruläre 772
- glomeruläre 772
- IgA-Nephropathie 780 f
- nichtglomeruläre 798
- Nierensteinpassage 821
- rezidivierende 781
- Zeichen 779
Mikrolithen, alveolare 508, 510
Mikropolyadenopathie 105 f
Mikrosporidiose 123 f
Mikrostomie 55, 155, 158
Mikroulzera, multiple 274
Mikrozephalie 932
- Fanconi-Anämie 357
Mikrozirkulationsstörung
- akrale 417
- Sichelzellanämie 364
Mikrozystenleber 721
Miktionsbeschwerden 820
Mikulicz-Syndrom 384
Milbenlarven 101
Milch-Alkali-Syndrom 861
Milchintoleranz, erworbene 754
Miliartuberkulose 122, 474, 476 f, 509
- akute 119
- chronische 119
- Lymphozytenzahl 172
- Röntgenbefund 476 f
- Thorax-Röntgenbefund 119 f
Milkman-Fraktur 318
Milz, Crenae 383
Milzabszeß 126
Milzarterienverschluß 226
Milzatrophie 756
Milzbrand 100
Milzbrandkarbunkel 100
Milzinfarkt 227
Milzruptur 227
Milztumor s. Splenomegalie
Milzvergrößerung
 (s. auch Splenomegalie) 370
- Rickettsienpneumonie 481
Mimik 52
Minderdurchblutung, zerebrale, orthostatisches Syndrom 680
Minderperfusion, zerebrale, Schwindel 903
Mineralocorticoide 681, 859
- Überdosierung, Ödem 330
Mineralocorticoidmangel 680 ff
Mineralokortikoidexzeß
- Alkalose 861
- Kaliumverlust 839

- scheinbarer 663 f
Mineralokortikoidhypertonie 659 ff
Miosis 58
- Horner-Syndrom 56
Mischblutzyanose 610
Mischkollagenose
 s. Sharp-Syndrom
Mischstaubsilikose 501
Miserere 222
Mißempfindungen, Schmerzen, neurogene 866 f
Mitralanulusverkalkung
- Mitralklappeninsuffizienz 590
- Röntgenbefund 592
Mitralapparatdegeneration, mukoide 588
Mitralklappe, künstliche, Herztöne 557
Mitralklappeninsuffizienz 555, 588 ff
- akute 590
- Auskultationsbefund 588
- Echokardiographie 589
- Endomyokardfibrose 597, 600
- Geräusch 574
- Herzkonfiguration 585
- Hinterwandinfarkt 198
- Kardiomyopathie
- – dilatative 596
- – hypertrophe obstruktiver 590
- Mitralanulusverkalkung 590
- bei Mitralklappenstenose 584 f
- Paget-Krankheit 572
- Phonokardiogramm 588
- relative 565, 576 f, 588
- rheumatisch-endokarditische 588
- Röntgenbefund 588 f
- Sarkoidose 601
- telesystolische 590, 592
Mitralklappenmißbildung 623
Mitralklappenprolaps 590 f, 801
- Angiokardiogramm 590 f
- Ätiologie 558
- Diagnostik 590
- Echokardiographie 590 f
- Geräusch 574
- Komplikation 590
- Mitralklappeninsuffizienz, telesystolische 590
- primärer 556
- systolischer 556
Mitralklappenprolapssyndrom 44, 57, 590 f
Mitralklappensegel, gespaltenes 52 f
Mitralklappenstenose 553, 584 ff
- Auskultationsbefund 584 f
- Differenzierung vom Hyperthyreoseherz 600
- Dyspnoe 454, 584
- Echokardiographie 586 f
- Elektrokardiogramm 586
- funktionelle 587
- Gesichtsveränderung 52 f, 584
- Herzkonfiguration 585 f
- Hypertonie, pulmonale 567
- Lungenhämosiderose, sekundäre 510
- mit Mitralklappeninsuffizienz 584 f
- nichtendokarditische 587
- Phonokardiogramm 584 f
- Pulmonalklappeninsuffizienz 585
- Röntgenbefund 571, 585 f
- Synkope 910
- Vorhoftumor 587 f
Mitralklappenvegetationen 589
Mitralklappenverkalkung, Lokalisation im Thoraxbild 581, 586
Mitralöffnungston 555 ff, 574, 585

- fehlender 577, 585
Mitralvitium
- kombiniertes 599
- – Herzkonfiguration 585
- Orthopnoe, Rückgang 594
Mittelbauchschmerzen 248
Mittelhirnläsion 58
Mittellappensyndrom 524
Mittelmeeranämie
 s. Thalassaemia major
Mittelmeerfieber, familiäres 13, 96, 165
Mittelmeerrassen 13
Mittelohraffektion 59
Mixed connective tissue disease
 s. Sharp-Syndrom
MKT (mittellangkettige Triglyceride) 758
MM-CK-Isoenzym 960
MODY 28
Moebius-Zeichen 55, 435
Monarthritis, akute 285
von-Möckeberg-Sklerose 269
Mondgesicht 666
Mondor-Krankheit 50, 276, 878
Mongolismus 19, 44
Monoblasten 386
Mononeuropathie 871
- Extremität, untere 876
- sensible, Extremität, obere 874
Mononucleosis infectiosa
 s. Mononukleose, infektiöse
Mononukleose 60, 102, 122
- infektiöse 115
- – Blutbild 115
- – Kälteagglutinine 367
- – Lymphknotenschwellung 429
- – Lymphozytose, relative 375
- – Pneumonie 484
- – Lymphadenopathie 375
Mononukleose-ähnliches Krankheitsbild 115
- HIV-Infektion, akute 137 f
- – Zytomegalie 131
Monozyten 164
Monozytenleukämie 380
- Knochenmarkbefund 382
Monozytose 172
- infektiös bedingte 172
Moraxella-catarrhalis-Pneumonie 481
Morbidität 9
Morbus s. auch Eigenname
- embolicus, Milzinfarkt 227
Morgagni-Stewart-Morel-Syndrom 46, 321
Morgensteifigkeit 302
Morphaea 77, 156
Mortalität 9
Morton-Metatarsalgie 876
Moschcowitz-Purpura 368, 414 f, 784
MOTT (mycobacteria other than tubercle bacilli; atypische Mykobakterien) 477
Mouches volantes 59
Mounier-Syndrom 465
Moving fingers 877
Moving toes 877
MRC (Magnetresonanz-Cholangiographie) 707
MSH (melanozytenstimulierendes Hormon) 687
MTD (genprobe amplified Mycobacterium tuberculosis direct test) 472
Mücken, Arbovirenübertragung 137
Mucoid impaction 461
- – Atelektase 522
Mucor-stolonifer-Inhalation 500
Müdigkeit
 (s. auch Ermüdbarkeit) 32 f
- Arthritis
- – reaktive 289
- – rheumatoide 285
- – Babesiose 133

– Chronic-fatigue-Syndrom 166
– Diabetes mellitus 27
– Eisenmangelanämie 350
– Fibromyalgie 302
– Gaucher-Krankheit 400
– organisch bedingte 33
– Sjögren-Syndrom 287
– Tuberkulose 119
– Waldenström-Krankheit 398
Mukopolysaccharide, hydrophile, Ablagerung 330
Mukormykose
– immunkompromittierter Patient 142
– Lungenbefall 143
– zerebrale 143
Mukoviszidose 467
– forme fruste 467
– Ileussymptome 223
– Thorax-Röntgenaufnahme 507
Mukulicz-Syndrom 56
Multiple Sklerose 901
– – Altersverteilung 10
– – Kopfschmerzen 186
– – Optomotorikstörung 892
– – Schmerzen 868
– – Schub 188
Mumps 108
– Arthritis 103
– Meningitis 112
Münchhausen-Syndrom 9, 454
Mundgeruch 62
– fäkaler 759
Mundschleimhautatrophie 350
Mundschleimhautblutung 407
Mundschleimhautulzeration 61, 291
– Agranulozytose 171
– Lassafieber 103
Mundschleimhautveränderung 61
Mundsoor 61
Mundtrockenheit s. Xerostomie
Mundwinkelrhagaden 350, 354
Musculi-interossei-Atrophie 51
Musculus supraspinatus, Sehnenverkalkung 303
Muskelatrophie
– Ikterus 703
– Polyneuropathie, urämische 809
Muskeldystrophie, progressive, Herzbeteiligung 602
Muskelenzyme, Dermatomyositis 159
Muskelkrämpfe
– Addison-Krankheit 682
– Kohlenmonoxidintoxikation 925
– Niereninsuffizienz, chronische 810
Muskelmassenabnahme, Wachstumshormonmangel 686
Muskelnekrose, ischämische 275
Muskelpumpeninsuffizienz 277
Muskelschmerzen
– Adenovirusinfektion 116
– Arbovirusinfektion 137
– Babesiose 133
– Influenza 116
– Leptospirose 136
– lokalisierte 99
– Lupus erythematodes, systemischer, medikamentös bedingter 153
– Mittelmeerfieber, familiäres 165
– Pneumonie, eosinophile, akute, idiopathische 491
– Thoraxschmerz 212
– Trichinose 136
Muskelschwäche
– Addison-Krankheit 682
– Dermatomyositis 158
– Hypermagnesiämie 843
– Hypokaliämie 838
– Hypophosphatämie, akute 853

– Hypophysenvorderlappeninsuffizienz 688
– Niereninsuffizienz, chronische 810 f
– Porphyrie, akute intermittierende 230
– Ursache 682
Muskeltonusverlust
– Hypokaliämie 838
– plötzlicher 34
Muskelzuckungen, Hypomagnesiämie 843
Mutismus 63
Myalgie s. Muskelschmerzen
Myalgie-Syndrom, eosinophiles 157
Myasthenia gravis 56, 540, 890
– – okuläre 884 f
Myasthenie 540, 544
– Azidose, respiratorische 858
Mycobacterium
– avium-intracellulare 477
– kansasii 477
– leprae 100
– tuberculosis 118
Mycobacterium avium Komplex 120
Mycoplasma pneumoniae 117 f
– Nachweis 482
Mycoplasma-pneumoniae-Infektion 482
Mycosis fungoides 71, 393, 395
Mydriasis 58
– einseitige 179
– Okulomotoriusparese 890
– Psychopharmakaintoxikation 925
– Subarachnoidalblutung 179
– unilaterale 431
– Zyankali-Intoxikation 926
Myeloblasten im Blutausstrich 383
Myelodysplastisches Syndrom 386
– – Chromosomenanomalie 377, 386
– – FAB-Klassifikation 386
– – sekundäres 386
– – Transformation, leukämische 386
Myelofibrose 387 f
– sekundäre 388
Myelom, multiples 41, 310, 396 ff
– – Elektrophorese 396 f
– – Hyperkalzämie 850
– – Immunelektrophorese 396
– – Klassifikation 397 f
– – Knochenveränderung 396 f
– – Koma 924
– – Kopfschmerzen 185, 396
– – Lungenmetastasen 512 f
– – Niereninsuffizienz, chronische 809
– – Osteoporose 318
– – Tumormarker 15
– – Wirbelbeteiligung 870
Myelonkompression
– Nervenwurzelneurinom 870
– bei rheumatoider Arthritis 285
Myelopathie
– HIV-bedingte 114
– Schwindel 885, 901
– zervikale 300
Myeloproliferative Erkrankung 417
Myeloproliferatives Syndrom 387 f
– – Erythromelalgie 273
Myelose, funikuläre 354 f, 868
Myelosklerose 388
Myelozytenausschwemmung 358
Myelozytopoese, Dysmorphiezeichen 386
Mykobakterien
– atypische 477
– Hautinfektion 100
– nicht-tuberkulöse, Diarrhö 123
– tuberkulöse, Nachweis 472, 820

Mykobakteriose
– atypische 477
– Lymphknoteninfektion 107
– nichttuberkulöse 119 f
Mykoplasmeninfektion 69
Mykoplasmenpneumonie 482
– Kälteagglutinine 367
– Röntgenbefund 482
Mykose
– in Endemiegebieten 143
– systemische, Fieber 96
Myogelose, Thoraxschmerz 212
Myoglobin 348
Myoglobinurie 770
Myokard, Antikörper 573
Myokardamyloidose 602
Myokardfaserüberlastung, relative 572 f
Myokardfaserverlust, Herzüberlastung 572 f
Myokardfibrose
– Herzüberlastung 572 f
– Sklerodermie 156
Myokardhypertrophie
– Akromegalie 601
– Angina pectoris 197
– apikale 597
– exzentrische 563, 565 f
– kompensatorische 597
– konzentrische 563
– septale, asymmetrische 581 f, 597
Myokardinfarkt 198 ff, 247
– Abdominalschmerzen 232
– akuter 198
– AV-Block 640
– Schwindel 904
– Tachykardie, ventrikuläre 638
– Vorhoftachykardie 634
– anteroseptaler 198, 200
– Differenzierung von der Lungenembolie 198
– drohender 198
– Elektrokardiogramm 198 ff
– Enzymdiagnostik 200
– Fieber 121, 198
– Herzgeräusch, systolisches 589
– Hypotonie 691
– inferiorer 198 ff
– Leitsymptom 198
– Lokalisation im EKG 198
– Schmerzausstrahlung 198
– Schmerzcharakter 198
– Schmerzlokalisation 198
– stummer 198
– Synkope 910
– Thoraxschmerz 121, 198
– Verlauf, protrahierter 201
Myokardischämie 197
– stumme 194
– transmurale 195
Myokarditis 120, 604 f
– akute 603 f
– – fulminante 603 f
– – nichtrheumatische 604
– Auskultationsbefund 604
– Chagas-Krankheit 147
– chronische
– – Herzüberlastung 573
– – nichtinfektiöse 573
– diphtherische 115, 604
– Echokardiographie 604 f
– Elektrokardiographie 604
– eosinophile 605
– Erreger 573
– bei Infektionskrankheit 604
– Kawasaki-Syndrom 107
– Lues III 135
– bei Meningitis 112
– Perikarditis 604
– rheumatische
– – chronische 573
– – Herzinsuffizienz, hypodyname 603
Myokardnarbe 604
Myokardruptur 201
Myokardschädigung, medikamentös bedingte 603
Myokardszintigraphie 195 f

Myokardüberlastung
– akute, Differentialdiagnose 603 f
– Hypertonie, pulmonale 566 ff
Myoklonien 916
Myopathie
– hypokaliämische, Azidose, respiratorische 858
– Kardiomyopathie 602
– paraneoplastische 17
– thyreotoxische 435
– urämische 810
Myopie 44
Myositis
– epidemica s. Bornholm-Krankheit
– Sharp-Syndrom 158
Myxödem 330, 437 f, 601
– Hautveränderung 65
– Pleuraerguß 208
– prätibiales 434, 436
– primäres 690
Myxödemherz
s. Hypothyreoseherz
Myxödemkoma 923
Myxovirus 116

N

Nabelbruch, eingeklemmter 218
Nachtschmerzen 868 f
Nachtschweiß
– Aktinomykose 108
– Castleman-Krankheit 107
– Endokarditis 130
– Hodgkin-Lymphom 389
– Meningitis tuberculosa 112
– Tuberkulose 119
Nackenmuskulatur, Hartspann 429
Nackenschmerzen 180, 184
– einseitige 878
– Spondylosis cervicalis 300
Nackensteifigkeit 109
– Meningitis, seröse 111
NADH-Oxidase-Mangel 164
NADPH-Methämoglobin-Reduktase-Mangel 628
Naegleria-fowleri-Infektion, Meningoenzephalitis 113
Naevus flammeus 43
Nägel, brüchige 83
Nageldystrophie 83
Nagelfalzkapillaren
– erweiterte 272, 274
– pulsierende 575
Nagelfarbveränderung 85
Nagelformveränderung 83 f
Nagellängsrillen 83
Nagelmykose 84
Nagel-Patella-Syndrom 84, 792
Nagelpigmentation 85
Nagelquerfurche 83
Nagelveränderung
– Ikterus 703
– krümelige 84
Nagelwuchsstörung 84
Nahrungsmittelintoxikation 745 f
– Gastritis, akute 235
Nahrungsmittelüberempfindlichkeit, Gastritis, akute 235
Nail-patella-Syndrom 84, 792
Narbenemphysem 461
Narkolepsie 34, 915
Narkotika, Herzinsuffizienz 603
Naseflügelatmen 52
Nasenbluten s. Epistaxis
Nasenseptumperforation 784
Nasenspitzenverfärbung, blaugraue 75
Natriumbelastung, Hypokaliämie 660
Natriumexkretion
– fraktionelle 806
– – niedrige 803
– renale 829
– verminderte 832
Natriumhaushalt, Niereninsuffizienz, chronische 811

Natriumhaushaltstörung 829 ff
Natrium-Kalium-Quotient, erniedrigter 923
Natriumkonzentration
- erythrozytäre, extrem hohe 360
- im Serum 829, 965
- - erhöhte s. Hypernatriämie
- - erniedrigte s. Hyponatriämie
- im Urin 806, 833
Natriumretention, renale 781
Natriumrückresorption, Hyperaldosteronismus, primärer 659
Natriumverlust
- extrarenaler 833 f
- renaler 833 f
- - Hypotonie 692
- - Nierenerkrankung, zystische 800
N-Benzoyl-L-Tyrosyl-p-Aminobenzoesäure-Test 251
NBT-PABA-Test 251
Nebenastvarikose 278
Nebennieren
- Größenbestimmung, computertomographische 686
- kleine 686
- vergrößerte 685 f
Nebennierenblutung 111
Nebenniereninsuffizienz
- akute, Bauchkrämpfe 228
- Diarrhö 759
Nebennierenkarzinom 659
Nebennierenkoma 922 f
Nebennierenphlebographie 661
Nebennierenrinde
- Adenom 664 f
- - aldosteronproduzierendes 659 ff
- Atrophie, primäre 685
- Hyperplasie, bilaterale 659 ff, 665, 668 f
Nebennierenrindenhormone 681
Nebennierenrindenhormon-Mangel, kombinierter 680 ff
Nebennierenrindeninsuffizienz 680 ff
- Autoimmungenese 682
- Hypermagnesiämie 843
- Hypoglykämie 920
- hypophysär bedingte 680, 684
- hypothalamisch bedingte 680, 684
- Hypotonie 680 ff
- Laborbefunde 684
- partielle, Rifampicin-bedingte 685
- primäre s. Addison-Krankheit
- sekundäre 680, 687, 689
- - Differenzierung von Addison-Krankheit 682, 684
- tertiäre 680
- - Differenzierung von Addison-Krankheit 682, 684
Nebennierenrindentuberkulose 685
Nebennierenrindenverkalkung 685
Nebennierensonographie 653, 671 f
Nebennierenszintigraphie 661, 671 f
Nebennierentumor 674
Nebenschilddrüse
- Adenom 320, 847 f
- - Lokalisierungsdiagnostik 848
- - palpables 432
- Hyperplasie 320
Nebenschilddrüseninsuffizienz, Diarrhö 759
Necrobiosis lipoidica 71
- diabeticorum 75
Neisseria meningitidis s. Meningokokken

Nekrose
- akrale, ischämisch bedingte 263
- Kälteagglutininkrankheit 367
Nematoden 146
Neologismen 63
Nephritis
- hereditäre 791
- interstitielle 785 f, 792 ff
- - akute 792 ff
- - - infektiöse 793
- - - medikamentös bedingte 793 ff
- - - Nierenversagen, akutes 803
- - chronische 793, 796 ff
- - - Analgetikaabusus 796 ff
- - - Hypertonie, arterielle 655
- - - Lebensgewohnheiten 12
- - - Niereninsuffizienz, chronische 809
- - - Pigmentlarve 66 f
- - - Urinbefund 793
- - - Ursache 793
- - Leptospirose 136
- - tubulointerstitielle, infektiöse 798
Nephritisches Syndrom, akutes 781 f, 787
- - Ursache 781
Nephroblastom 816, 818
Nephrokalzinose 821
- bei Markschwammniere 801
- Ursache 821
Nephrokalzinosis, multiples Myelom 397
Nephrolithiasis 821
- Hyperparathyreoidismus, primärer 847
Nephronophthise, juvenile 802
Nephronophthisekomplex 799, 802
Nephronverlust 778 f
Nephropathia epidemica 103
Nephropathie
s. auch Nierenerkrankung
- Alport-Syndrom 791
- Amyloidose, systemische 398
- durch chinesische Kräuter 799
- diabetische 772, 790 f
- - Niereninsuffizienz 807 f
- - glomeruläre, Nierenbiopsie 777
- interstitielle 792 ff
- - Proteinurie 771
- - Ursache 793
- multiples Myelom 396
- progrediente 791
- tubulointerstitielle 793
- vaskuläre, Niereninsuffizienz 808
- mit Verschmälerung der glomerulären Basalmembran 792
Nephrosklerose 655
Nephrotisches Syndrom 787 ff
- - Abklärungsstrategie 789
- - Alport-Syndrom 791
- - bei Diabetes mellitus 791
- - Grundkrankheiten 789
- - Hypokalzämie 845
- - Hypotonie 692
- - Nierenbiopsie 777
- - Ödem 329
- - primäres 789
- - sekundäres 789
- - Ursache 789 f
Nerv, sensibler, Läsion 871
Nervenausbreitungsgebiet, Schmerzen 866
Nervenlähmung, Diphtherie 115
Nervenleitgeschwindigkeit, verlängerte 809
Nervenwurzelneurinom 870
Nervi clunium superiores, Neuropathie 879
Nervus
- cutaneus femoris lateralis, Einklemmungsneuropathie 876

- femoralis, Neuropathie, diabetische 876
- genitofemoralis, Einklemmungsneuropathie 876
- iliohypogastricus, Einklemmungsneuropathie 876
- ilioinguinalis, Einklemmungsneuropathie 876
- ischiadicus
- - Einklemmungsneuropathie 876
- - Überdehnung, operationsbedingte 871
- medianus, Einklemmungsneuropathie 874
- radialis, Ramus-superficialis-Neuropathie 874
- suprascapularis, Einklemmungsneuropathie 878
- tibialis, distaler, Einklemmungsneuropathie 876
- vestibularis
- - Ausfall, partieller, einseitiger, akuter 898
- - Kompression, vaskuläre 899
Nervus-abducens-Parese 112
Nervus-frontalis-Bereich, Fühlminderung 189
Nervus-intermedius-Neuralgie 189
Nervus-ischiadicus-Läsion, iatrogene 871, 875
Nervus-laryngeus-superior-Neuralgie 189
Nervus-occipitalis-major-Neuralgie 188
Nervus-occipitalis-minor-Neuralgie 188
Nervus-oculomotrius-Lähmung 56
Nervus-recurrens-Läsion 65
Nervus-vestibularis-Tumor 886
Netzhautablösung 59
Netzhautödem 654
Neugeborenenikterus 701
Neugeborenenmeningitis 129
Neugeborenensepsis 129
Neuralgie 36, 866
- Hirnnervensyndrom 189
- Kopfbereich 188 f
- traumatische 189
Neurilemmom 313
Neurinom, mediastinales 540 f
Neuritis, retrobulbäre 150
Neuroblastom, malignes, Blutdruckkrise 673
Neuroborreliose 113
- chronische 132
- frühe 132
- Liquorbefund 110
Neurofibromatose 55, 80
- Hyperpigmentierung 67
- Phäochromozytom 670
Neurofibromatose 2, Schwindel 886
Neurofibrome, multiple 80
Neurokutane Krankheit 79 ff
Neuroleptikaintoxikation 925
Neurologische Erkrankung
- - Abdominalschmerzen 233
- - Status febrilis 94
Neurolues 112, 135
- Diagnose 133
Neurom, mediastinales 544
Neuropathie
- Amyloidose, systemische 398
- diabetische 273
- Diarrhö 759
- Nervus femoralis 876
- proximale, asymmetrische 876, 878
- Kardiomyopathie 602
- paraneoplastische 17
- periphere, Granulomatose, allergische 493
- sensomotorische, distale, symmetrische 809

Neurose 18
Neurotoxin 122
Neutralfette 962
Neutropenie
- Candidainfektion, hepatosplenische 126
- Hirnabszeß 114
- Infektion, bakterielle 142
- zyklische 165, 171
Neutrophile
- Anstieg 170
- Plasmavakuolisierung 170
- Veränderung, toxische 170, 480
- - - Lungenabszeß 519
- - - Mediastinalphlegmone 547
Neutrophilie 77
Nezelof-Syndrom 163
Nicht-Langerhans-Zell-Histiozytose 399 f
Nickerson-Kveim-Reaktion 535
Nidus 309
Niemann-Pick-Krankheit 13, 400
Niere
- Atrophie, traumatische 655
- beidseits kleine 797
- Bestrahlung, Nephritis 799
- einseitig kleine 655, 816
- Fibrose, interstitielle 799
- Größenbestimmung, sonographische 814
- hydronephrotische, infizierte s. Pyonephrose
- Hypoplasie, kongenitale 816
- - - Hypertonie, arterielle 655
- Infiltrat, mononukleäres, interstitielles 795 f
- Schädigung, medikamentöse 793 f
- Sonographie 653, 806, 814, 816 ff
- - Harnsteinnachweis 822
- - Indikation 776
- Transformation, multizystische, erworbene 799, 802
Nierenabszeß 126, 819
Nierenarteriendysplasie, fibromuskuläre 655 f
- - Angiographie 657 f
- - Lokalisation 657
Nierenarterienstenose 655 ff
- arteriosklerotische 655 ff
- - Angiographie 657 f
- - Lokalisation 657
- Diagnostik 657 f
- Duplexsonographie 657
- Magnetresonanztomographie 657
- Spiral-CT-Angiographie 657
- Subtraktionsangiographie, digitale, selektive 657
Nierenarterienverschluß 226, 268
Nierenbecken-Ausgußstein 823
Nierenbeckenkarzinom
- bei Analgetikaabusus 798
- Lebensgewohnheiten 12
Nierenbiopsie 777, 779, 786, 789
- Indikation 777
- Kontraindikation 777
Nierenkolik, rechtsseitige 247
Nierenerkrankung
s. auch Nephropathie
- Anämie 358
- atheroembolische 805
- Diagnostik, weiterführende 770
- Diagnostikverfahren, bildgebende 776
- doppelseitige 777 ff
- einseitige 815 ff
- entzündliche, einseitige 819 f
- glomeruläre 777 ff
- Hyperkalzämie 852
- Hypertonie, arterielle 655
- interstitielle 777
- - Befunde 793

- Labordiagnostik 770
- Minderwuchs 45
- polyzystische 799 ff, 818
- - extrarenale Manifestation 800 f
- Serumdiagnostik, immunologische 774 f
- tubulointerstitielle, chronische, Niereninsuffizienz 808
- zystische 777, 799 ff
- - medulläre 802

Nierenfunktion
- Abnahme, rasche 803
- Bestimmung 775 f
- endokrine, Ausfall 807

Nierenfunktionsstörung 770 ff
- bei Hypokaliämie 838

Niereninsuffizienz 807 ff
- Analgetikanephropathie 797
- Azidose, metabolische 859
- Balkannephropathie 799
- chronische 777, 807 ff
- - akutes Abdomen 811
- - Allgemeinsymptome 808
- - dermatologische Veränderungen 811
- - Differenzierung vom akuten Nierenversagen 813
- - Elektrolythaushalt 811 f
- - gastrointestinale Symptome 811
- - hämatologische Veränderungen 808
- - Hyperkaliämie 812 f
- - Hyperparathyreoidismus, sekundärer 320
- - Hypokalzämie 845 f
- - kardiovaskuläre Manifestationen 809
- - neuromuskuläre Veränderungen 809 f
- - Organbeteiligung 808 ff
- - Osteomalazie 319
- - Osteopathie 811
- - Säure-Basen-Haushalt 811 f
- - Ursache 807 f
- - - potentiell reversibel 813, 815
- - Wasserhaushalt 811 f
- Hautveränderungen 65
- Hyperkalzämie 852
- Hypermagnesiämie 843
- bei Hyperphosphatämie 855
- Hypertonie, arterielle 655
- Hypokaliämie 842
- Hypotonie 692
- Nephronophthise, juvenile 802
- Nierenerkrankung
- - polyzystische 800
- - zystische, medulläre 802
- progrediente, Fabry-Krankheit 792
- Purpura, thrombotisch-thrombozytopenische 368
- terminale 790 f, 808
- Volumenexpansion 832

Nierenkelchdeformierung 798
Nierenkolik 821, 935
- Diagnostik 821 ff
- Ursache 821

Nierenloge
- klopfdolente 126
- Schmerzen 819

Nierenparenchymdestruktion 798
Nierenrindeninfiltrat, plasmazelluläres 396
Nierenstauung 558
Nierensteine
- Hyperparathyreoidismus, primärer 320
- Nachweis 821 f
- Ursachenabklärung 822 f
Nierentransplantation, Hyperkalzämie 852
Nierentuberkulose 820
Nierentubuli
- ADH-Wirkung 831
- Obstruktion 786

Nierentumor 816 ff
- Computertomographie-Befund 818
- Differenzierung von der Nierenzyste 818
- einseitiger 816
- Sonogramm 817
Nierenvenenthrombose bei nephrotischem Syndrom 788
Nierenversagen, akutes 777, 803 ff
- - Differenzierung von der chronischen Niereninsuffizienz 813
- - intrarenales 803 ff
- - Kaliumausscheidungsstörung 842
- - Laboruntersuchungen 806
- - bei Medikamentenexposition 795
- - nephrotisches Syndrom 789
- - Nierenbiopsie 777
- - postangiographisches 805
- - postrenales 804
- - prärenales 803 f
- - Urinanalyse 806
- - Urinosmolarität 771
- - Ursache 803 f
- oligurisches, bei Lebererkrankung 722
Nierenzellkarzinom 816 f
- Sonogramm 817
Nierenzyste(n) 721, 802 f
- Computertomographie-Befund 818
- Differenzierung vom Nierentumor 818
- infizierte 800, 816, 819
- Ruptur 800, 816
- solitäre 816, 818
Nikolski-Phänomen 69
Nikotinabusus 12
- Bronchitis, chronische 458
- koronare Herzkrankheit 197
- Lungenemphysem 462
- Thrombangiitis obliterans 267
- Tumor, maligner 15
- Urothelkarzinom 818
Nitrofurantoin-Therapie, Fieber 121
Nitroglycerin 193, 195
Nocardia asteroides 120
Nokardiose 120
- pulmonale 481
Non-Hodgkin-Lymphom 391 ff
- B-Symptomatik 392
- Chromosomenanomalie 377
- Fieber 166 f
- follikuläres 394
- Hilusvergrößerung 528
- immunoblastisches 395
- Immunphänotyp 377, 393
- Klassifikation 392 f
- Lymphknotenvergrößerung, zervikale 430
- lymphoplasmozytoides 398
- lymphozytäres, diffuses 394
- Malignität
- - geringe 392 ff
- - hohe 392 ff
- - mittlere 392 ff
- Pleuraerguß 210
- primär extranodales 392
- zentroblastisches, polymorphes 395
Nonne-Milroy-Krankheit 333
Nonspecific interstitial pneumonia 494 f
Noonan-Syndrom 44, 49
Nosologie 4
Notalgia paraesthetica 878
Notfallsituation, Diagnosegang 7
NSIP (nonspecific interstitial pneumonia) 494 f
Nüchternhypoglykämie, organisch bedingte 919 f
Nystagmus 887, 894 f
- dissoziierter 895
- Muster 894 f

O

Oberbauchkolik 121
Oberbauchschmerzen s. auch Abdominalschmerzen
- Cholangitis 121
- Cholelithiasis 246
- chronische 233
- Diagnostik 234
- Gastritis, akute 234
- Ketoazidose 921
- Leberabszeß 121
- Leberkrankheit 232
- linksseitige
- - akute 220, 227
- - Milzinfarkt 227
- - Milzruptur 227
- lokalisierte, Ulkuskrankheit 236
- Ménétrier-Krankheit 236
- Pankreatitis
- - akute 252
- - chronische 254
- postprandiale 237
- rechtsseitige
- - akute 220
- - Differentialdiagnose 248
- - Pfortaderthrombose 227
- rezidivierende 243
- schubweise 254
Oberbauchschmerzkrisen, episodische 246
Oberflächenimmunglobuline 160 f
Oberflächenkarzinom, Magen 240
Oberflächensensibilitätsstörung
- Gelenkzerstörung 302
- Lepra 100
Oberlid(er)
- lilafarbene 158 f
- Retraktion 434
- violett-rote 77
- zurückbleibendes 55
Oberschenkelvenenthrombose 276
Oberschenkelvenenverschluß, akuter 421
Obstipation 762 ff
- akute 762
- Anismus 763
- Appendizitis, akute 224
- chronische 762 f
- Definition 762
- getarnte 762
- habituelle s. Obstipation, chronische
- Hypermagnesiämie 843
- Hypokaliämie 838
- Kolonkarzinom 752
- Megakolon 763
- Neugeborenes 763
- Niereninsuffizienz, chronische 811
- vorübergehende 763
Obstruktionsileus s. Ileus, mechanischer
Obstruktionsenzyme 968
Obturationsileus s. Ileus, mechanischer
Occipitalis-major-Neuralgie 188
Occipitalis-minor-Neuralgie 188
Ochronose 75, 296 f
- Arthropathie 297
- Hautveränderung 75
Ockerstaublunge 503
Ödem 328 ff, 835
- Acrodermatitis chronica atrophicans 332, 335
- allergisches 336
- Angiodysplasie, kongenitale 332, 335
- angioneurotisches 164, 336
- Diabetes mellitus 331
- Diuretikaabusus 331
- dolentes 333, 335
- Elektrolytstörung 331
- endokrin bedingtes 330
- Entstehung 832 f
- entzündliches 335
- Gastroenteropathie, exsudative 329 f
- generalisiertes 328 ff
- Glomerulonephritis 330
- Hautmilzbrand 100
- Herzinsuffizienz 328 f
- Hyperaldosteronismus 330
- Hyperhydratation 331
- hypokaliämisches 331
- hypoproteinämisches 236, 329 f
- iatrogenes 331
- idiopathisches 331
- induriertes 331
- ischämisches 336
- kachektischer Zustand 330
- Kardiomyopathie, alkoholische 602
- Lebererkrankung 329
- leicht eindrückbares 328 ff
- lokalisiertes 328, 332 ff
- - höhenbedingtes 337
- medikamentös bedingtes 330 f
- Ménétrier-Krankheit 236
- nephritisches Syndrom, akutes 781
- nephrotisches Syndrom 329, 787 f
- nicht eindrückbares 335
- Pathophysiologie 328
- peripheres, bei Aszites 718
- Phlebothrombose 276
- postischämisches 336
- prämenstruelles 328
- prätibiales 330
- Rechtsherzinsuffizienz 570
- schlecht eindrückbares 331
- Schönlein-Henoch-Purpura 418
- Selbststau 332, 337
- Sklerodermie 331
- Sprue, nichttropische 756
- subfasziales 276
- Venenthrombose, tiefe, akute 333
- Volumenexpansion 832
ODTS (organic dust toxic syndrome) 500
Odynophagie 31, 736, 740
Ohnmacht s. Synkope
Ohr, äußeres, Veränderung 59 f
Ohrensausen
- orthostatisches Syndrom 680
- Polycythaemia vera 387
Ohrgeräusch s. Tinnitus
Ohrknorpelverfärbung, blaugraue 75
Ohrmuscheldeformation 59 f
Ohrmuscheltophus 292 f
Ohrschmerzen 117 f
Okklusivhydrozephalus 179
- akuter, Kopfschmerzen 181
OKR (optokinetischer Reflex) 888 f
Okulomotoriusparese 890
- diabetische 189
- Subarachnoidalblutung 179
Okzipitalisneuralgie 184, 188
Oligoarthritis
- Arthritis, reaktive 289
- Still-Krankheit des Erwachsenen 286
Oligomenorrhö, Cushing-Syndrom 667
Oligophrenie, Homozystinurie 44, 318
Oligurie 832
- Abdomen, akutes 219
- nephritisches Syndrom, akutes 781
Ollier-Krankheit 310 f
Onchozerkose 147
Onkozytom, renales 816 f
- Sonogramm 817
Onycholyse 83
- Psoriasisarthropathie 289
- Reiter-Syndrom 78
Onychoosteodysplasie, hereditäre 84, 792
Onychophagie 84
Ophthalmopathie, endokrine 434 ff

Ophthalmoplegie
- internukleäre 891 f
- - Ätiologie 892
- pseudointernukleäre 892
Opiatintoxikation 924
Opisthotonus 41
Opsonisationsstörung 164
Optikusatrophie, ischämische 150
Optikusneuritis, Gesichtsschmerzen 189
Optomotorik 887 f
- kortikale Strukturen 892 f
- subkortikale Strukturen 891
- Untersuchung 888
Oral hairy leukoplakia 142
Orbitaprozeß, Computertomographie 436
Orbitatumor 55
Orchitis 108
Organdysfunktion, Sepsis 127
Organic dust toxic syndrome 500
Organischämie, Fabry-Krankheit 792
Organmanifestationen, multiple, Status febrilis 131 ff
Orgasmuskopfschmerz 179
Ormond-Krankheit 228
Ornithose, Pneumonie 482 f
Orotazidurie, Anämie, megaloblastäre 356
Orthodeoxie 450, 722
Orthopnoe 453 f, 553
- Körperstellung 41
- Mitralfehler 594
Orthostasesyndrom 680, 911
- sympathikotones 911
OSAS (obstruktives Schlafapnoe-Syndrom) 34, 449 f
Osgood-Schlatter-Krankheit 313
Osler-Knötchen 79, 130
Osler-Krankheit 74, 419 f
Os-lunatum-Nekrose, aseptische 313
Osmolalität, extrazelluläre 829 f
- - Kaliumverteilung 838
Osmoregulation 829, 831
Ösophagitis 31
- Dysphagie 740
Ösophago-Gastro-Duodenoskopie bei Meläna 241
Ösophagographie 737
Ösophagomanometrie 739 f
Ösophagoskopie 737, 739
Ösophagus
- Karzinom
- - distales 31
- - Dysphagie 737
- Kontraktionen, tertiäre 740
- Präkanzerose 738
- Ring 738
- Ruptur, Pleuraerguß 208
- Schleimhautriß bei Erbrechen 30
- Spasmus 31
- - diffuser 740
- Stenose, entzündliche 737 f
- Webs 738
Ösophagustumor 737
Ösophagussulkus 31, 740
Ösophagusvarizen 716, 719 f
- Bilharziose 146
- Meläna 240
Ösophagusvarizenblutung 716
- akute 242
Osteoarthropathie
- Hämochromatose 723
- hypertrophe 84, 298, 315
- - Bronchialkarzinom 538 f
- - Bronchiektasen 466
- - hereditäre 315
- - paraneoplastische 17
Osteoblastenaktivität 307
Osteoblastom 309
Osteochondritis dissecans 302
Osteochondrom 310 f
Osteochondrose
- lumbale 301
- zervikale 429

Osteodystrophia
- deformans s. Paget-Krankheit
- fibrosa generalisata 320
Osteodystrophie 316, 320 f
- renale 321
Osteogenesis imperfecta 57, 317
- - congenita 317
- - Hautveränderung 76
- - tarda 317
Osteoidosteom 309
Osteoklasten-aktivierender Faktor 850
Osteoklastom 312
Osteolyse
- Granulom, eosinophiles 322
- Leukämie 307
- multiples Myelom 396
Osteolysen, multiple 322
Osteom 308
Osteomalazie 307, 316, 318 ff
- bei Azidose 319
- medikamentös induzierte 320
- Niereninsuffizienz, chronische 811
- Phosphatmangel-bedingte 319
- radiologische Veränderung 318 f
- Vitamin-D-Mangel-bedingte 318 f
- Vitamin-D-resistente 319
Osteomyelitis 104 f
- Begleitmeningitis 113
- chronische 105
- hämatogene, akute 105
- SAPHO-Syndrom 291
- Thoraxschmerz 212
Osteomyelofibrose s. Myelofibrose
Osteomyelosklerose 321, 417
Osteopathie, renale 811 f
- - Frühzeichen 810
- - gemischte 811
Osteopetrose 321
- maligne 321
Osteoporomalazie 316, 318
Osteoporose 307, 316 ff
- bandförmige, gelenknahe 286
- bei chronischer Heparintherapie 318
- Cushing-Syndrom 667
- Endokrinopathie 317
- Haltung 41
- idiopathische 316
- junger Erwachsener 316
- juvenile 316
- Malignom 318
- Mastozytose 318, 323
- multiples Myelom 318, 396
- primäre 316
- Röntgenbild 316 f
- Rückenschmerzen 316
- sekundäre 316 ff
- Sudeck-Krankheit 281
Osteoporosis circumscripta cranii 315
Osteosarkom 309 f
Ostitis
- deformans s. Paget-Krankheit
- fibrosa 811
- multiplex cystoides 52, 534
Östrogene, Cholestase 727
Oszillographie
- akrale 265 f
- segmentale 265
Oszillopsien 899
Otitis
- externa 117
- media 116 f
- - Begleitmeningitis 113
- - Poststreptokokken-Glomerulonephritis, akute 782
Otosinubronchiales Syndrom, Immundefekt, humoraler 162
Ototoxische Substanzen 899
Ovalozytose 345, 360
Ovarialkarzinom, Tumormarker 15

Ovarialtumor, Meigs-Syndrom 208
Overlap-Syndrom s. Sharp-Syndrom
Ovulationshemmer
- Hyperaldosteronismus, sekundärer 663
- Hypertonie, arterielle 653
Oxalatkristalle im Urinsediment 774
Oxalose, Urinsediment 774
Oxydierende Substanz, Hämoglobinschädigung 369

P

P mitrale 586
Pacemaker, Arrythmie 647
Pachydermoperiostose 315
- Tumor, okkulter 77
Paget-Krankheit 48, 54 f, 314 f
- Kopfschmerzen 185
- maligne Entartung 309, 315
- Rückenschmerzen 315
- Volumenüberlastung, myokardiale, chronische 572
Paget-von-Schrötter-Syndrom 277
Painful hand 877
Painful legs 877
Palmarerythem 51, 703
- Alkoholismus 78
- Kawasaki-Syndrom 107
- Leberzirrhose 79 f, 716 f
Palpitationes s. Herzklopfen
Panarteriitis
- granulomatöse 149
- nodosa s. Periarteriitis nodosa
Panbronchiolitis, diffuse 459
pANCA (perinuclear antineutrophil cytoplasmatic antibodies) 493
- Cholangitis, primär sklerosierende 706, 727
- Nierenerkrankung 775
- Polyangiitis, mikroskopische 775
Pancoast-Tumor 512 f, 872
Panhypopituitarismus 681, 686 ff
- bei Akromegalie 675
- Lokalisationsdiagnostik 689
Panikattacke 672, 903, 934
Pankreas
- Pseudozyste 253, 256
- - Diagnose 256
- - Gefäßarrosion 241
- - Komplikation 256
- - Pleuraerguß 208
- - Retentionszyste 256
- - Verkalkung 255
Pankreasabszeß 125
Pankreasadenom, nichtinsulinsezernierendes 760
Pankreaserkrankung 250 ff
- Abdominalschmerzen 250 ff
- Diagnostik 251
- Diarrhö 250
- Leitsymptome 250
Pankreasfibrose 467
Pankreasfunktion
- endokrine, Untersuchung 251
- exokrine, Untersuchung 251
Pankreasinsuffizienz 251
- endokrine 252
- exokrine 47 f, 255
- - Diagnostik 255
- progressive 253
Pankreasisoamylase 251
Pankreaskarzinom 255 ff
- Abdominalschmerzen 254
- Differenzierung von chronischer Pankreatitis 255
- Duodenalschleimhautinfiltration 257
- Körperstellung 41
- papillenfernes 257

- papillennahes 255, 257
- Schmerzcharakteristik 234
- Tumormarker 15, 706
Pankreaskopfkarzinom 257
- Gallengangsverschluß 729
Pankreaskopfprozeß, Ductus-choledochus-Verengung 249
Pankreasödem 252 f
Pankreastumor 255 f
- entzündlicher 253
Pankreaszyste 256
- kongenitale 256
Pankreatektomie, distale 251
Pankreatitis 121
- akute 218, 252 f, 935
- - Abdominalschmerzen 252
- - Diagnostik, bildgebende 252
- - Hyperlipoproteinämie 295
- - Hypokalzämie 846
- - Komplikation 253 f
- - Ursache 252
- - Verlauf 250
- ausgebrannte 255
- biliäre 252
- chronische 253 ff, 757
- - Diagnostik, bildgebende 255
- - Komplikation 254 f
- - schmerzlose 254
- - Schmerzschub 254
- - Verlauf 250
- ERCP 255
- hereditäre 254
- Körperlage 41
- Pleuraerguß 208
- rezidivierende, Schmerzperiodik 234
Pankreolauryltest 251
Pankreozymin-Sekretin-Test 251
Panmyelopathie 356
Panniculitis factitia 72
Pannikulitis 47, 72, 303
- noduläre 257
- - systemische 72
Pannikulose 303
Pannusbildung 285
Panphlebitis chronica 275
Panzerherz 595
Panzytopenie 356 f
- Abt-Letterer-Siwe-Syndrom 322, 400
- Hämoglobinurie, nächtliche, paroxysmale 370
- Hämophagozytose-Syndrom 167, 400
- kongenitale 356 f
- myelodysplastisches Syndrom 386
- Myelofibrose 388
Papeln 71
- Farbe 71
- Köhlmeier-Degos-Krankheit 232
- konfluierende 71
Papillarmuskeldysfunktion 198
- ischämiebedingte 590
- Sarkoidose 601
Papillenkarzinom, Gallengangsverschluß 729
Papillennekrose 796
- Ursache 797
- verkalkte 797 f
Papillenstenose 248 f, 729
Pappataci-Fieber 137
Paprikaspalterlunge 500
Papulose, atrophische, maligne 232
Paraaminosalicylsäure, Anämie, immunhämolytische 368
Paracetamolmetaboliten im Urin 797
Paraendokrines Syndrom 15, 17
Paramyxovirus 101, 108
Paraneoplastisches Syndrom 15, 17
- Bronchialkarzinom 538
- Hypernephrom 817
- Thymustumor 544

Sachverzeichnis 1007

Paraparese, Sinusthrombose 929
Paraphasien 64
Paraplegie, Inaktivitätsosteoporose 317
Paraproteinämie 396 ff
– Lymphknotenschwellung 105
– paraneoplastische 17
Paraproteine 396, 966
Parapsoriasis en plaque 69
Parasiten, intestinale 124
Parasitose
– Abdominalschmerzen 233
– Diarrhö 745
– Fieber 96
– Ikterus 121
– Lungeneosinophilie, tropische 493
– Pneumonie 117
– tropische, Ödem 335
Parästhesien
– Fabry-Krankheit 792
– Hypomagnesiämie 843
– Hypophosphatämie, akute 853
– Tollwut-Prodromalstadium 137
Parasystolie 643
– ventrikuläre 643
Parathormonspiegel, erhöhter 848
Paratyphus B 123
Parese s. Lähmung
Parietalzellen, Antikörper 235, 354
Parkinsonismus 41 f
– Dysfunktion, autonome, primäre 693
– Gang 42
– Haltung 41
– Mimik 52
Parkinson-Krankheit 900
Parotishypertrophie 108
Parotismischtumor 108
Parotisschwellung 108, 432
– Leberzirrhose 716
– nicht-infektiöse 108
– Sjögren-Syndrom 287
Parotitis
– eitrige 108
– epidemica s. Mumps
– marantische 108
Partialinsuffizienz, respiratorische 451
Parvovirus B19 101
Parvovirus-Arthritis 286
Parvovirusinfektion
– Erythroblastenaplasie 358
– bei Sichelzellanämie 364
Pasteurella multocida 137
Pasteurellose 137
Pathogenese 4
Patientenangaben, unrichtige 8 f
Patientenbetreuung
– optimale 6
– problemorientierte 6
Patientenmeinung, vorgefaßte 9
Patientenpersönlichkeit 25
Patientenverhalten, inadäquates 9
Pause, postextrasystolische 642
PBC s. Zirrhose, biliäre, primäre
PCR (polymerase chain reaction; Polymerasekettenreaktion) 472, 820
Peak-flow 451
Pel-Ebstein-Fieber 166, 535
Pelger-Huet-Leukozytenanomalie 170
Peliosis
– hepatis 106
– rheumatica s. Schönlein-Henoch-Purpura
Pemphigoid, bullöses 69 f
Pemphigus vulgaris 69
Penicillintherapie, Anämie, immunhämolytische 368
Penicillium-candidum-Inhalation 500

Penicillium-casei-Inhalation 500
Pentagastrin 440
Pentosurie 29
Peptid
– insulinähnliches 920
– PTH-ähnliches, Bildung, paraneoplastische 817
Periarteriitis nodosa 72, 150 ff
– – Abdominalschmerzen 226, 232
– – Anamnese 151
– – Diagnostik 151
– – Durchblutungsstörung, arterielle 267
– – Hautveränderung 151 f
– – Histologie 151
– – Klinik 151
– – Koronararterienbeteiligung 151
– – Laborbefunde 152
– – Lungenveränderung 151
– – Urinsedimentbefund 151
Periarthropathia humeroscapularis 303
Periarthropathie 303 f
– sekundäre 299
Pericardial knock 594 f
Pericarditis
– constrictiva 203, 556, 594 ff, 599
– – calcarea 203
– – Druck, intrakardialer 595
– – Echokardiographie 596
– – Halsvenenstauung 428
– – Hypertension, portale 721
– – Venenpulskurve 558
– exsudative 691
Peridivertikulitis 753
Perihepatitis 125
– acuta 225, 247
Perikarddivertikel 542
Perikarderguß 120, 553 f, 691 f
– chronischer 203
– Dressler-Syndrom 201
– Echokardiogramm 203 f, 692
– Elektrokardiogramm 201
– hämorrhagischer 203
– Herzinsuffizienz 328
– Hypothyreoseherz 601
– Hypotonie 691
– Röntgenbefund 553 ff
Perikarditis 120, 200 f
– akute, benigne 203
– chronische 203
– Elektrokardiogramm 201 f
– idiopathische 203
– konstriktive s. Pericarditis constrictiva
– Lupus erythematodes, systemischer 154
– Thoraxschmerz 200 f
– urämische 692, 809
Perikardpunktion 203
Perikardreiben s. Reiben, perikarditisches
Perikardtamponade 201, 203
Perikardton, frühdiastolischer 594 f
Perikardverdickung 596
Perikardverkalkung 203, 595
Perikardzyste 545
Perilymphfistel 899
Perinuclear antineutrophil cytoplasmatic antibodies s. pANCA
Peritonealdialyse, ambulante, chronische, Peritonitis 125
Peritonismus 218
– Ileus, mechanischer 220
Peritonitis 124 f, 224 ff
– Aszitesflüssigkeits-untersuchung 719
– Auskultationsbefund, abdominaler 218
– bakterielle, spontane 225, 718 f
– chemische 225
– eitrige 719
– gallige 225

– Körperlage 41, 218
– oligosymptomatische 225
– periodische 13, 96, 165
– primäre 125
– Schmerzen 224 ff
– sekundäre 125
– spontane 125
– tertiäre 125
– tuberkulöse 125, 225
– Ursache 225 f
Perityphlitis 121
Peronäuslähmung 42
Persönlichkeit des Patienten 25
Perthes-Krankheit 313
Pertussis s. Keuchhusten
Pest 106
Pestpneumonie 106
Petechien 73 f, 407 f, 414, 418
– Endokarditis 79
– Infektion 98
– infektionsbedingte 421
– Leukämie, akute 376
– Phlebothrombose 276
– Purpura, thrombozytopenische, idiopathische 414
– Skorbut 420
– Status febrilis 97
Peutz-Jeghers-Syndrom 753
– Hautveränderungen 79
– Magenpolypen 242
PFAPA-Syndrom 165
Pfeifen, intrathorakales 501
Pfeifer-Weber-Christian-Syndrom 257
Pfeiffer-Drüsenfieber s. Mononukleose, infektiöse
Pfortadersystem, Transformation, kavernöse 720
Pfortaderthrombose 720 f
– Abdominalschmerzen 227
– Fieber 227
– Splenomegalie 227
Phagozytose, Komplementsystemfunktion 164
Phagozytosesystem 164
– Defekt 161, 164 f
Phalen-Test 874
Phantomtumor, pulmonaler 515
Phäochromozytom 669 ff, 691, 934
– Bauchkrämpfe 228
– diagnostisches Vorgehen 671 f
– Differentialdiagnose 672 ff
– extrarenales 673
– familiäre Häufung 669 f
– Fieber 165
– Hypertonie, arterielle 652 f, 670
– Kopfschmerzen 670
– Lokalisation 669
– – Diagnostik 671 f
– Malignität 669, 671
– Manifestationstypen 670
– metabolisches Syndrom 670
– Screening-Diagnostik 659
– Untersuchung, biochemische 671
Pharyngitis
– Adenovirusinfektion 484
– bakterielle 114 f
– Erkältungskrankheit 115
– nichtbakterielle 115
– Poststreptokokken-Glomerulo-nephritis, akute 782
– Still-Krankheit des Erwachsenen 286
Pharyngokonjunktivitis 116
Phenacetin, Anämie, immunhämolytische 368
Phenacetinabusus 12
– Anämie 358
Phenacetinmetaboliten im Urin 797
Phenylbutazon, Ödembildung 331
Phenylketonurie, Hautveränderung 75
Phenytointherapie, Zahnfleischveränderung 61
Philadelphia-Chromosom 383 f

Phlebitis
– aszendierende 275
– Fieber 167
Phlebödem 332 f
Phlebographie 276, 278
Phlebothrombose 276
Phlegmasia coerulea dolens 276, 421
Phlegmone 129
– mediastinale 547
Phonoangiogramm, Arterienstenose 264
Phosphat
– Absorption, intestinale, verminderte 853
– anorganisches 967
– – im Serum 853 f
– Exkretion, renale, verminderte 855
– Funktion 853
– Verteilung 853
Phosphatase
– alkalische 704 f, 968
– – Anstieg, intermittierender 248
– – Cholangitis, primär sklerosierende 727
– – Cholestase 307
– – erhöhte 968
– – erniedrigte 968
– – Hypophosphatasie 318
– – Isoenzyme 968
– – Knochenerkrankung 307
– – Knochenmetastasen, osteoplastische 307
– – Leberprozeß, raumfordernder 730
– – Osteodystrophie 317
– – Osteomalazie 317
– – Paget-Krankheit 315, 572
– – Prostatakarzinom 15
– – Verschlußikterus 728
– – Zirrhose, biliäre, primäre 727
– saure 968
– – Prostatakarzinom 15
Phosphatbinder 810 f
Phosphatide, Serumspiegel 962
Phosphatkonzentration im Serum 967
– – erhöhte s. Hyperphosphatämie
– – erniedrigte s. Hypophosphatämie
– – Osteodystrophie 317
– – Osteomalazie 317
Phosphatmangel
– chronischer 853 f
– Osteomalazie 318
Phosphatstoffwechselstörung 853 ff
Phosphattransport, tubulärer, Defekt 319
Phosphatverlust, renaler 319, 853 f
Phosphatverschiebung, extra-intra-zelluläre 853 f
1-Phosphofructaldolase 942
Phospholipidantikörper 155
Photomotogramm 330
Photosensibilität
– Blasenbildung 71
– Dermatomyositis 159
– Lupus erythematodes, systemischer 155
– medikamentös bedingte 78
– Porphyrie 229 ff
– Sheehan-Syndrom 77
pH-Wert
– Blut 856
– Urin 770, 856
Phykomyzeten 142
Pickwick-Syndrom 34, 450, 610
– Drucksteigerung, pulmonale 568
PIE (pulmonary infiltration with eosinophilia) s. Lungen-infiltrat, eosinophiles
Pierre-Marie-Strümpell-Bechterew-Syndrom s. Osteoarthropathie, hyper-trophe

Pigmentablagerung in der Leber 708
Pigmentationsstörung 66 ff
Pigmentgallenstein 247
Pigmentierung, verstärkte
 s. Hyperpigmentierung
Pigmentlarve 66 f
Pigmentverlust, Hypophysenvorderlappeninsuffizienz 687 f
Pigmentverschiebung, Lupus erythematodes, systemischer 153
Pilzarthritis 104
Pilzendokarditis 130
Pilzerkrankung, opportunistische 142 f
Pilzinfektion
- Fieber 96
- Hautveränderung 82
- immunkompromittierter Patient 142 f
- Pneumonie 117
Pilzmeningitis 113
- Liquorbefund 110, 113
Pilzpneumonie 479, 484 ff
Pilzvergiftung, Diarrhö 746
Pink puffer 450, 461 f, 569 f
Piriformis-Syndrom 876
Pituitrin-Schnupfer-Lunge 500
Pityriasis rosea 69
Plantarerythem, Kawasaki-Syndrom 107
Plaque, atherosklerotische 266
- - Cholesterinkristallembolie 270
Plaques 71
- muqueuses 134
- rötlich-bräunliche 77
Plasmacortisolwert, basaler 684
Plasma-D-dimer 198
Plasmazellen 161 f
- fehlende 162
- Paraproteinbildung 396
- Vakuolisierung 398
- Vermehrung im Knochenmark 396 f
Plasmazelleukämie 398
Plasmazellgranulom, pulmonales 513
Plasmazelluläre Reaktion 172
Plasmoblasten 395
Plasmodium
- falciparum 144
- malariae 144
- ovale 144
- vivax 144
Plattenatelektase 522 f
Platypnoe 450, 722
Platypnoe-Orthodeoxie-Syndrom 450
Plaut-Vincent-Angina 114
Pleozytose, Liquor 109
Plethora 387
Pleurabiopsie 208 f
Pleuraempyem 117, 210
- abgekapseltes 210
- Nokardiose 120
- postpneumonisches 210
Pleuraerguß 206 ff, 454
- abdominelle Erkrankung 208
- afebriler 208
- bei Aszites 718
- begleitender 208
- chronischer, abgekapselter 207
- Fieber 208
- hämorrhagischer 210, 509
- Hantavirus pulmonary syndrome 484
- Herzinsuffizienz 328
- Kaposi-Sarkom 506, 509
- Kollagenose 208 f
- Lungeninfarkt 210
- Lymphangiomyomatose 511
- maligner 208
- Myxödem 208
- nephrotisches Syndrom 787
- Pneumokokkenpneumonie 480
- Pneumonie, eosinophile, akute, idiopathische 491

- rezidivierender, Asbestose 503
- Röntgenbefund 207
- Stauungsinsuffizienz 559
- Triglyceridkonzentration 209
- Yellow-nail-Syndrom 209, 334
Pleuramesotheliom 210 f
Pleuraneoplasie 210 f
Pleuraplaques, verkalkte 503
Pleurapunktat 208 ff
- Amylasekonzentration, hohe 208
- Analyse 209
- ANA-Titer 208
- eitriges 210
- Leukozytenzahl 209
- LE-Zellen-Nachweis 208
- Transsudat-Exsudat-Differenzierung 209
Pleurapunktion 208
Pleurareiben 206
Pleurasarkom 210
Pleuraschmerzen 206 ff
- Echinokokkose 514
- Lungeninfarkt 488
- Pneumonie, eosinophile, akute, idiopathische 491
Pleuraschwarte 207
Pleuratumor 210 f
Pleuritis
- eosinophile 209
- Lupus erythematodes, systemischer 154
- sicca 206
- Lungenembolie 206
- tuberculosa exsudativa 208
- - - Status febrilis 208
Pleurodynie 117
- epidemische
 s. Bornholm-Krankheit
- bei Meningitis 112
Plexitis
- lumbosakrale 875
- zervikobrachiale 873
Plexusinfiltration, zervikale, Pancoast-Tumor 872
Plexuskompression, neoplastische 871
Plexuslähmung, schmerzhafte 873
Plexusläsion 871
- Armschmerzen 872
- Beinschmerzen 875
- iatrogene 875
Plexuszerreißung 873
Plummer-Vinson-Syndrom 78, 350, 738
Pneumatosis cystoides intestinalis 246
Pneumocystis-carinii-Infektion, immunkompromittierter Patient 143
Pneumocystis-carinii-Nachweis 486
Pneumocystis-carinii-Pneumonie 117, 143, 486, 510
- Röntgenbefund 141, 143
Pneumokokken 460
- Nachweis 480
Pneumokokkeninfektion bei chronischer Bronchitis 459
Pneumokokkenmeningitis 111
Pneumokokkenperitonitis 225
Pneumokokkenpneumonie 117, 477 f, 480
- Auskultationsbefund 480
- Röntgenbefund 478, 480
Pneumokokkensepsis 128 f
Pneumokoniose 496, 501 ff, 509
Pneumonie 117 f, 477 ff, 509
- abszedierende 32, 117
- ambulant erworbene 477, 481 f
- Aspergillose 485
- atypische 117 f, 477
- - hochfebrile 118
- bakterielle 117, 477, 479
- - sekundäre 483
- durch bakterielle Superinfektion 489

- Berylliose 503
- chemische, akute 460
- chronische 489
- Einteilung, ätiologische 478 f
- eosinophile
- - akute, idiopathische 491
- - chronische 492, 494
- Erkältungskrankheit 115
- Erreger 117, 480 ff
- - gramnegative 481 ff
- - grampositive 480
- infektiöse 479
- interstitielle 120, 477, 479, 495 ff
- - bilaterale 141, 143
- - desquamative 494 ff
- - Röntgenbefund 496
- - Hantavirus pulmonary syndrome 484
- Kollagenose 499
- lymphoide 513
- radiogene 487
- bei Klinikaufenthalt erworbene 117
- lobäre 477 f
- lobuläre 477 f
- nekrotisierende 485
- nosokomiale 477 f, 481
- organisierende 494, 498, 503
- parasitäre 479, 486
- peribronchiektatische 489
- physikalisch-chemische 479, 486 f
- primär atypische 482
- primäre 477, 479 ff
- Rezidiv an gleicher Stelle 489
- segmentale 477
- sekundäre 477, 479, 487 ff
- tuberkulöse, käsige 473 ff
- Tularämie 106
- virale s. Viruspneumonie
Pneumoniegesicht 52
Pneumonitis, chemisch induzierte 120
Pneumopathie, interstitielle
- - Hand-Schüller-Christian-Krankheit 399
- - Lupus erythematodes, systemischer 154
Pneumoperitoneum 218
Pneumothorax s. auch Spannungspneumothorax; s. auch Spontanpneumothorax
- Azidose 858
- Granulom, eosinophiles, pulmonales 511
- Lymphangiomyomatose 511
Pneumozystennachweis 143
PNH s. Hämoglobinurie, nächtliche, paroxysmale
POEMS-Syndrom 107
Poikilozytose 358, 361
Poliomyelitis 112
Polioviren-Meningitis 112
Pollakisurie 29
- Status febrilis 126
Polyangiitis, mikroskopische 151
- - Autoantikörper 775
Polyarteriitis nodosa
 s. Periarteriitis nodosa
Polyarthritis
- Arbovirusinfektion 137
- chronische s. Arthritis, rheumatoide
- Fieber, rheumatisches 290
- Hypercholesterinämie, familiäre 293
- juvenile s. Still-Syndrom
- symmetrische 51
- Whipple-Krankheit 758
Polychondritis 52, 302
- rezidivierende 59 f
Polycythaemia vera 65, 387, 417
- - Arterienverschluß 269
- - Gesichtshautveränderung 78
- - Kopfschmerzen 387
- - Schwindel 902
Polydipsie
- Diabetes

- - insipidus 26 f
- - mellitus 27
- Hyponatriämie 835
- primäre 26, 835
- Urinosmolalität 771
Polyglobulie 570, 610
- Aneurysmen, arteriovenöse, pulmonale 516
- blue bloater 462
- Fallot-Anomalie 618
- Hämoglobinopathie 364
- kompensatorische 609
- Methämoglobinämie 364
- paraneoplastische 17
- sekundäre 65
Polymerasekettenreaktion, Tuberkelbakteriennachweis 472, 820
Polymyalgia rheumatica 149 f, 268, 286, 303
- - Fieber 96
Polymyositis 77, 158
Polyneuritis
- Lyme-Krankheit 132
- Periarteriitis nodosa 151
Polyneuropathie 42, 871
- Armschmerzen, beidseitige 877
- Beinschmerzen, beidseitige 877
- diabetische, Arthropathie 302
- Lyme-Krankheit 132
- Schwindel 885, 901
- urämische 692, 809
Polypektomie 753
Polypen
- hamartomatöse 242
- hamartös-juvenile, hyperplastische 753
- neoplastische 753
- nichtneoplastische 753
Polypeptid
- ACTH-ähnliches 664
- parathormonähnliches 850
Polyphagie 27
Polypose
- adenomatöse, familiäre 242
- juvenile 242
Polyposis
- coli, familiäre 753
- nasi, Kartagener-Syndrom 466
- ventriculi 242 f
Polyradikulitis 877
Polyradikuloneuropathie
- Schwindel 885, 901
- Zytomegalie 131
Polyserositis, paroxysmale, familiäre 13, 96, 165
Polyurie 26 f, 29 f, 836
- Diabetes
- - insipidus 26 f
- - mellitus 27
- Ketoazidose 921
- Urinosmolalität 771
Polyzythämie
- primäre s. Polycythaemia vera
- relative 387
- sekundäre 387
- Zyanose 609
Pompe-Krankheit, Kardiomyopathie 601
Ponsläsion, Schwindel 886
Porphobilinogenausscheidung im Urin 230
Porphyria
- cutanea tarda 229 ff
- - - Leberkarzinomrisiko 231
- variegata 229 f
Porphyrie 229 ff
- Abdominalschmerzen, anfallsartige 935
- akute intermittierende 229 f
- - - Schubauslösung 230
- Blasenbildung 71
- erythropoetische 229 ff
- kongenitale 229 ff
- gemischte 229 f
- Hautveränderung 76, 229 ff
- hepatische 229 ff

- Herzinsuffizienz, hypodyname 603
- Kolik 228 f
- Schubauslösung 229 f
Porphyrindermatose 704
Porphyrinurie 230 f
- Bleiintoxikation 231 f
Portalvenensklerose 721
Positionshypotonie 680, 693
- sekundäre 692
Postangina-Septikämie 108
Postinfarktsyndrom 691
Postkardiotomiesyndrom 201, 573
Postmyokardinfarktsyndrom 201, 203, 573, 691
Post-partum-Thyreoiditis 440
Postpunktionelles Syndrom 183
Poststreptokokken-Glomerulonephritis, akute 99, 115, 781 f
- - Komplikation 782
Postthrombotisches Syndrom 279
Postvagotomie-Diarrhö 245
pQCT (periphere quantitative Computertomographie) 316
Prader-Labhart-Willi-Syndrom 44, 46
Praecoma hepaticum 943
Präeklampsie 677, 726, 916
Präexzitationssyndrom 635 ff
- Vorhofflimmern 645
Präkordialgie 634
- atypische 642
- Vorhofflimmern, tachykardes 644
Präsynkope 903
Pratzenhände 674
Prävalenz einer Krankheit 7 f
- - - geographischer Unterschied 12 f
Präzipitine, zirkulierende 521
PRCA (pure red cell aplasia) s. Erythroblastenaplasie
Presbyakusis 60
Prick-Test 21
Primäraffekt, luetischer 134
- - - Lymphknotenschwellung 106
- - perianaler 748
Primärherdphthise 474
Primärkomplex
- luetischer 134
- tuberkulöser 473
Primärtuberkulose
s. Tuberkulose, primäre
Primary-effusion-Lymphom 142
Prinzmetal-Angina, Karzinoid-Flush 603
Prinzmetal-Angina-pectoris 193
Proctalgia fugax 246
Proctitis ulcerosa 748
Progerie 44
Prognathie 42
Proktitis
- hämorrhagische 748
- ulzerogranulomatöse 748
Proktosigmoiditis 748
Prolactinproduktion, vermehrte 689
Proliferation, periostale, diaphysäre 298
Prolymphozyten-Leukämie 385, 392
Prolymphozyten-Leukämie, T-lymphozytische 393
Promiskuität, hohe 12
Promyelozytenleukämie, hypergranuläre 380 f
- - Knochenmarkbefund 381
Pronator-teres-Syndrom 874
Propulsion 42
Prostaglandinstoffwechsel, thrombozytärer 417
Prostataerkrankung, Harnwegsinfektion, komplizierte 819
Prostatakarzinom, Tumormarker 15
Prostataphosphatase, saure 968

Prostatitis 127
- chronische 127
Prostatodynie 127
Proteasen, Lungenemphysementstehung 463
Protein s. auch Eiweiß
- Bilirubin-bindendes 699
Protein
- Ausscheidung im Urin (s. auch Proteinurie) 771
- C-reaktives 15, 169
- - erhöhtes 14
Protein C, aktiviertes, Resistenz 423
Protein-C-Mangel 422
- erworbener 422
- kongenitaler 412, 422
Protein-S-Mangel 423
- kongenitaler 412
Proteinspiegel im Serum 951
Proteinurie 329, 771 f
- asymptomatische 779
- Fabry-Krankheit 792
- glomeruläre 771, 779
- Glomerulopathie, diabetische 790
- Goodpasture-Syndrom 510
- große 769, 787
- Hypertonie, arterielle 655
- intermittierende 779
- milde, isolierte 779
- Nail-patella-Syndrom 792
- nephrogene 771
- nephrotisches Syndrom 787
- orthostatische 779
- persistierende 779
- postrenale 771
- prärenale
s. Überlaufproteinurie
- quantitative Erfassung 771
- Strahlennephritis 799
- transiente 779
- tubuläre 771, 779, 795
- - Analgetikanephropathie 797
Prothrombinzeit 409
- hepatozelluläre funktion 704 f
Protoporphyrie, erythropoetische 229 ff
Protoporphyrinakkumulation, hepatische 232
Protoporphyrinausscheidung im Stuhl, erhöhte 231
Protoporphyrin-Konzentration, erythrozytäre, erhöhte 231 f
Protoporphyrinsynthese 361, 363
Protozoeninfektion, fulminante 163
Protozoenmeningitis 113
Protrusio bulborum, Hyperthyreose 434
Provokationsmanöver, radikuläre 866
- - lumbales 870
- - positives 868 f
- - zervikales 869 f
Pruritus 34
- allergisch bedingter 34
- Cholangitis, primär sklerosierende 727
- Cholestase 703
- Hodgkin-Lymphom 389
- Ikterus 703
- Mastozytose, systemische 67
- Niereninsuffizienz, chronische 808, 811
- Ödem, allergisches 336
- psychogener 34
- vulvae, Diabetes mellitus 27
- Zirrhose, biliäre, primäre 727
PSA (prostataspezifisches Antigen) 15, 358
PSC s. Cholangitis, primär sklerosierende
Pseudoangina pectoris 449
Pseudoasthma 454
Pseudocholinesterasemangel 13

Pseudochylothorax 210
Pseudodivertikel, ösophageale 740
Pseudoencephalitis haemorrhagica superior 929
Pseudofraktur 318 f
Pseudogicht s. Chondrokalzinose
Pseudogynäkomastie 48
Pseudohyperaldosteronismus 663
Pseudohyperkaliämie 843
Pseudohyponatriämie 836
Pseudohypoparathyreoidismus, Hypokalzämie 846
Pseudokaverne 475, 520
Pseudo-Lasègue 870
Pseudolymphom, pulmonales 513
Pseudomonas-aeruginosa-Infektion, nosokomiale 129
Pseudomonas-aeruginosa-Lungenabszeß 117 f
Pseudomonas-aeruginosa-Septikämie 129
Pseudomonaspneumonie 478, 481
Pseudomonassepsis, Hautveränderung 81
Pseudomyxoma peritonei 718
Pseudoobstruktion, intestinale 763
- - idiopathische 223
Pseudophäochromozytom 673
Pseudopolyzythämie 387
Pseudoporphyrie 811
Pseudopubertas praecox 42
Pseudothalamisches Syndrom 867
Pseudothrombozytopenie 413
Pseudotumor
- cerebri
- - Computertomographie 183
- - Kopfschmerzen 183
- entzündlicher 108
- mediastinaler 545
Pseudoxanthoma elasticum 76
Pseudozyanose 608, 629
Pseudozyste, pulmonale 520
Psittakose 118, 122
- endemisch auftretende 483
- Pneumonie 482 f
Psoashämatom 875
Psoaskontraktur 299
Psoriasis 69, 71
- Nagelveränderung 83 f
Psoriasisarthropathie 285, 289
- Röntgenbefund 289
Psychische Erkrankung, Schlaflosigkeit 33
Psychische Veränderung, Porphyrie, akute intermittierende 230
Psychische Störung 18 f
Psychoorganisches Syndrom 19
Psychopharmaka
- Myokardschädigung 603
- Nebenwirkung 35
Psychopharmakaintoxikation 925
Psychose
- endogene 18
- exogene 19
Psychosomatische Erkrankung 18
- - Anamnese 25
Psychosyndrom
- endokrines 19, 666
- hirnlokales 19
- Lupus erythematodes, systemischer 154
- vegetatives 18, 245
- - Gallenwegsdyskinesie 248
PT s. Prothrombinzeit
PTC (perkutane transhepatische Cholangiographie) 707, 727
PTCA (perkutane transluminale Koronarangioplastie) 197
Pterygium colli 49 f
PTH related peptide (parathormonähnliches Polypeptid) 850

PTHrP (PTH related peptide; parathormonähnliches Polypeptid) 850
Ptosis
- Horner-Syndrom 56
- Okulomotoriusparese 890
Pubertas praecox
- Albright-Syndrom 66, 313
- - paraneoplastische 17
Pubertätsfettsucht 43
Pudendusneuralgie 876, 879
Puerperalsepsis 129
Pulmonalklappenschluß, verspäteter 555
Pulmonalarteriendilatation, idiopathische 571
Pulmonalarterienerweiterung 586
- Hilusvergrößerung 529 f
- poststenotische 571, 626
- Ursache 570 f
Pulmonales Syndrom, Hantavireninfektion 103
Pulmonalinsuffizienz
- Auskultationsbefund 570, 574, 585
- relative 576
Pulmonalkapillardruck, erhöhter 453
Pulmonalklappenschlußton, verstärkter 613
Pulmonalklappenstenose
s. Pulmonalstenose, valvuläre
Pulmonalklappenverkalkung, Lokalisation im Thoraxbild 581
Pulmonalstenose 625 ff
- Auskultationsbefund 613, 625
- Fallot-Anomalie 618
- Fallot-Trilogie 619
- Geräusch 574
- infundibuläre 625 f
- Kreislaufverhältnisse 626
- Röntgenbefund 627
- valvuläre 625 ff
2. Pulmonalton
- akzentuierter 584 f
- Spaltung, inspiratorische, enge 570
- verstärkter 570
Pulmonalvenenerweiterung 487
Pulmonalvenenverengung 487
Pulmonary infiltration with eosinophilia s. Lungeninfiltrat, eosinophiles
Pulmorenales Syndrom 783 f, 786, 788
Puls 558
- Anstieg bei Positionswechsel 831
- fadenförmiger, Abdomen, akutes 218
- Palpation 263
Pulsation
- im Jugulum 676
- präkordiale 555, 599
Pulsdefizit, peripheres 644
Pulsdifferenz zwischen oberer und unterer Extremität 676
Pulsfrequenz, submaximale 562
Pulsionsdivertikel, ösophageales 739
Pulslose Krankheit
s. Takayasu-Arteriitis
Pulsschreibung, akrale 280
Pulsus
- alternans 558
- celer 575, 600
- - et altus 575, 677
- paradoxus 691, 721
- parvus 579
- tardus 579
Punctio sicca 388
Punktionszytologie, Schilddrüse 433, 440
Pupillenentrundung 58
Pupillenerweiterung s. Mydriasis
Pupillenstarre
- absolute 58
- amaurotische, einseitige 58
- reflektorische 58

1010 Sachverzeichnis

Pupillenverengung s. Miosis
Pupillomotorikstörung 58
– Hirndrucksteigerung 183
Pure red cell aplasia 357 f
Purpura 73 f, 407, 414, 418
– allergische 74
– autoimmunvaskuläre 73
– Infektion 98
– Kryoglobulinämie 419
– Leberzirrhose 716
– Meningokokkenseptikämie 111
– Periarteriitis nodosa 152
– Schönlein-Henoch s. Schönlein-Henoch-Purpura
– senile 420
– Status febrilis 97
– thrombotisch-thrombozytopenische 368, 414 f, 784
– thrombozytopenische, idiopathische 414
– vaskuläre 418 f
Purpura-Arthralgie-Nephritis-Syndrom 152
Pustel 72
Pustelbildung, Infektion 98 f
Pustulose, palmoplantare 291
Pyelonephritis
– akute 819
– – komplizierte 819
– bakterielle, chronische 798 f
– komplizierte, akute 126
– unkomplizierte, akute 126
– xanthogranulomatöse 819 f
Pylephlebitis 121
Pylorusstenose, ulkusbedingte 239
Pyoderma gangraenosum 73
– – Arthropathie, enterokolitische 290
– – Colitis ulcerosa 290, 747
Pyomyositis 99
Pyonephrose, einseitige 820 f
Pyramidon, Anämie, immunhämolytische 368
Pyruvatkinasemangel, Hämolyse 361
Pyurie 770
– Urogenitaltuberkulose 820

Q

Q-Fieber 118
– Pneumonie 481
Quadrantensyndrom 871 f
Qualitätssicherung 6
Qualitätszirkel 8
Quarzexposition 501
Quecksilberintoxikation
– chronische 166
– Diarrhö 746
Querfortsatz-Anomalie C7 873
de-Quervain-Thyreoiditis s. Thyreoiditis, subakute
Quick-Test 409
– hepatozelluläre Funktion 704 f
Quincke-Ödem 336

R

RA s. Anämie, refraktäre
Rabies s. Tollwut
Rachitis 316
– Vitamin-D-resistente 61, 319
Radialisdrucklähmung 871
Radialispulsabschwächung, einseitige 205
Radikuläres Syndrom
– – Armschmerzen 872
– – bilaterales 877
– – zervikales 429
Radikulitis 870
Radikulopathie 868 ff
– zervikale 872
Radio-Allergo-Sorbent-Test 21

Radiojodtherapie 330, 437
Radionuklid-Ventrikulographie 195
RAEB s. (refraktäre Anämie mit vermehrten Blasten) 386
RAEB-t (refraktäre Anämie mit vermehrten Blasten in Transformation) 386
Raeder-Syndrom 189
Rai-Klassifikation, Leukämie, chronische, lymphatische 385
Raji-Zelltest 155
Rami anteriores Th7-Th12, Neuropathie 879
Ramus-superficialis-Neuropathie des Nervus radialis 874
Random-Blutzucker-Werte 27
RARS (refraktäre Anämie mit Ringsideroblasten) 386
Rasse 13
Rasselgeräusche 488
– endinspiratorische 529
– feinblasige 454
– – ohrnahe 495
– feine 500
– feuchte
– – basale 553
– – Volumenexpansion 832
– grobblasige 489
– klingende 480
RAST (Radio-Allergo-Sorbent-Test) 21
Ratschow-Lagerungsprobe 264
Rattenbißfieber 97
– Hautveränderung 81
Rattenbißnekrosen 272
Rattenfloh 101
Rauchen s. Nikotinabusus
Raum, kostoklavikulärer, Gefäß-Nerven-Bündel-Kompression 280
Raumforderung
– hepatische, Laborbefund 704
– intrakranielle 183, 928
Räuspern 31
Raynaud-Phänomen 272, 936
– Kollagenose 272
– sekundäres 272, 274
– Sharp-Syndrom 158
– Sklerodermie 156
– Ursache 272
– vasospastisches 272
Raynaud-Syndrom
– Kryoglobulinämie 419
– Periarteriitis nodosa 152
Reaktionstyp, exogener, akuter 19
REAL-Klassifikation, Non-Hodgkin-Lymphom 392 f
Rebound-Nystagmus 895
Rechtsherzdekompensation 566
Rechtsherzendokarditis 129
Rechtsherzinsuffizienz 558, 566
– Auskultationsbefund 570
– Dyspnoe 454
– anfallsartige 933
– Halsvenenstauung 428
– Hypertension, portale 721
– Hypertonie, pulmonale, primäre 611
– Kardiomyopathie, dilatative 596
– Karzinoidsyndrom 603
– Lungenerkrankung, interstitielle 495
– Pericarditis constrictiva 594
– Röntgenbefund 570 f
– Symptome 570
– Trikuspidalklappeninsuffizienz 592
– Ursache 566
– Ventrikelseptumdefekt 622
– Vorhofseptumdefekt 623 f
Rechtsherzüberlastung
– akute 603
– Silikose 501
Rechts-links-Shunt
– Aneurysmen, arteriovenöse, pulmonale 516

– Ductus Botalli, persistierender 676
– Farbverdünnungskurve 614
– Herzfehler, kongenitaler 613 ff
Rechtsschenkelblock
– Ebstein-Anomalie 619
– intermittierender 646
– Karzinoidsyndrom 603
Rechtsstauung 597
Reentry, intranodaler 635
Reentry-Tachykardie 635
Reflex
– optokinetischer 888 f
– vasovagaler 910
– vestibulookulärer 888 f
Reflexdystrophie, sympathische 871
Reflexsteigerung 921
– Hyperkaliämie 841
Reflux
– alkalischer, Gastropathie 245
– gastroösophagealer
– – Asthma bronchiale 457
– – Ösophagitis 737
– hepatojugulärer 570
– vesikoureteraler
– – Harnwegsinfektion, komplizierte 819
– – Hypertonie, arterielle 655
Refluxnephropathie 798
Refluxösophagitis 737
Refraktionsanomalie, Kopfschmerzen 184
Regurgitation 30
– aortale 576 f
– mitrale 556, 581 f, 588, 590
– physiologische 577
Reiben
– perikardritisches 200 f
– – Myokardinfarkt 198
– perisplenisches 277
Reisekrankheit 143 ff
– Status febrilis 143 ff
Reiswasser-Stuhl 124
Reiter-Syndrom 104, 289 f
– Hautsymptome 78 f
– Herzbeteiligung 573
Reizhusten 31
– lageabhängiger 540
– Mykoplasmenpneumonie 482
Reizkolon 763
Reizleitungsstörung, kardiale, Sarkoidose 601
Reizmagen 18, 235, 245
– Schmerzcharakteristik 234
Reizmiosis 58
Reizschwindel, physiologischer 896
Reizsyndrom, radikuläres 868
Reizung, peritoneale 218
Rektalblutung 241
Rektoskopie 752
Rektumkarzinom 752
– Tumormarker 15
Rektumpolypen 753
Rektumsegment, aganglionäres 763
Rektumstriktur 749
Releasing factors, hypothalamische 688 f
REM-Schlafphasen, verkürzte 34
Rendu-Osler-Weber-Krankheit 74, 419 f
Renin 969
Reninaktivität im Plasma 657, 969
– – captoprilstimulierte 657
– – erhöhte 660, 662 f, 969
– – – Bartter-Syndrom 840
– – – Nierenarterienstenose 655
– – erniedrigte 659 f, 662, 969
Renin-Aldosteron-Profil bei hypokaliämischer Hypertonie 662 ff
Renin-Angiotensin-Aldosteron-System 829
Renovaskuläre Erkrankung 655
Renovasographie, selektive 657

REO-Viren-Infektion 480
Residualepilepsie 932
Resorptionsatelektase 522
Respiratorische Erkrankung, akute 115
Respiratorische Insuffizienz
– – Definition 450 f
– – Differentialdiagnose 450 f
– – Hantaviruspneumonie 484
– – Silofüllerkrankheit 460
– – Zyanose 610
Respiratory syncytial virus 116
Restless-legs-Syndrom 281, 809
Retardierung, geistige 357
Retikulozyten 345
Retikulozytenzahl 343, 346
– absolute 343
– Anämie, makrozytäre 353
– erniedrigte 356
Retikulozytose
– Anämie
– – hämolytische 359
– – erworbene 366
– – nichtmegaloblastäre 356
– Bleiintoxikation 232
– reaktive 358
– Sphärozytose 360
Retikulumzellsarkom 311
Retinablutung 398
Retinagefäßerweiterung 609
Retinavenendilatation 398
Retinitis
– lipämische 229
– pigmentosa 59
– – Nephronophthise, juvenile 802
– Zytomegalie 131
Retinopathie 59
– diabetische 59, 791
Retroperitoneale Fibrose 228
– – idiopathische 228
– – Rückenschmerzen 228
– – symptomatische 228
Retropulsion 42
Reye-Syndrom 714
β-Rezeptoren-Blocker s. β-Blocker
Rhabdomyolyse
– Hyperkaliämie 842
– bei Hypokaliämie 838
– Nierenversagen, akutes 805
– Phosphatmangel 853
Rhabdovirus 137
Rhagaden, Leberzirrhose 716
Rhesus-Antikörper, Hämolyse, extravasale 367
Rhesusinkompatibilität 368
Rheumafaktoren 286 f
– Purpura-Arthralgie-Nephritis-Syndrom 152
Rheumaknoten 285 f
– pulmonale 502, 514
Rheumatische Erkrankung
– – Anämie 351
– – Hautveränderung 77
Rhinitis
– eitrige 115
– Erkältungskrankheit 115 f
Rhinophym 60
Rhinovirusinfektion 116
Rhizarthrose 299
Rhythmik, zirkadiane 12
Rib-tip-Syndrom 213
Rickettsienpneumonie 481
Rickettsienpocken 99
Rickettsiose 101
Riedel-Struma 439
Riesenerythroblasten 358
Riesenfaltengastropathie 236
Riesenplättchen 414 f
Riesenwuchs
– dysproportionierter 43
– hypophysärer 674
Riesenzellarteriitis 149 f, 268
– Kopfschmerzen 183, 185
Riesenzellthyreoiditis 439
Riesenzelltumor 312
Rifampicin, Nebennierenrindeninsuffizienz, partielle 685
Ring, ösophagealer 738
Ringelröteln 101

Sachverzeichnis

Ringsideroblasten 351 f, 356
Ringsideroblastenzahl 386
10.Rippe, abnorm bewegliche 878
Rippenknorpelverdickung 213
Rippenusuren 676 f
Rippenzerstörung, Pancoast-Tumor 512 f
Risikofaktoren, Anamnese 25
Risikogruppe 12
Risus sardonicus 52
Rocky Mountains spotted fever 101
Roemheld-Syndrom 193
Roger-Krankheit 621 f
Rollen, diastolisches, über der Herzspitze 585
Romano-Ward-Syndrom 638
Röntgenkontrastmittel, Tubulusnekrose, akute 804
Röntgen-Plexusläsion 873, 875
Röntgen-Thoraxaufnahme s. Thorax-Röntgenaufnahme
Roseola infantum 102 f
Roseolen 81, 123
Rotatorenmanschettenruptur 303
Rotaviren-Infektion, Diarrhö 746
Röteln 101
– Arthritis 103 f
– Embryopathie 60
– Lymphknotenschwellung 105 f
Rothmann-Makai-Syndrom 72
Rotor-Syndrom 701, 708
Roulement mitral 584
RPGN s. Glomerulonephritis, rasch progrediente
RSV (Respiratory syncytial virus) 116
Rubeosis faciei 52 f, 65
Rubor 14
Rückenmarksegment 869
Rückenmarkskompression
– Nervenwurzelneurinom 870
– bei rheumatoider Arthritis 285
Rückenschmerzen
– intensive, plötzliche 867
– lumbale 316
– Magenhinterwandulkus 237
– Osteoporose 316
– Paget-Krankheit 315
– retroperitoneale Fibrose 228
– Wirbelkörperhämangiom 312
Ruhedyspnoe 448
Ruheischämie, bedrohliche 269
Ruheschmerz
– nichtvaskulärer 263
– vaskulärer 263
Ruhevagotonus, erhöhter 680
Ruhr, bakterielle 123
Rumpel-Leede-Test 408, 418
Rumpfschmerzen, neurogene 866 f, 878 f
Rundherd, pulmonaler s. Lungenrundherd
Runner's stomach 226
Russell bodies 396 f
Rye-Einteilung, Hodgkin-Lymphom 390

S

Säbelscheidentibia 48, 315
SA-Block 639
– Ersatzrhythmus 639
– inkonstanter 646
Saccharosurie 29
Sägearbeiterlunge 500
Sahli-Gefäßgirlande 50
Sakkaden 888, 893
– horizontale 893
– torsionelle 893
– vertikale 893
Sakroiliitis
– Arthritis, reaktive 290
– Colitis ulcerosa 290, 747

– Crohn-Krankheit 290
– Spondylarthropathie, seronegative 288
Salamiwäscherlunge 500
Salbengesicht 52
Salicylsäurevergiftung 449
Salivation, gesteigerte 737
Salmonelleninfektion 123
– Diarrhö 746
– Hautveränderung 81
Salmonellose, enteritische, nahrungsmittelassoziierte 123
Salven 638
Salzretention, renale 328
Salzverlust
– in den dritten Raum 834
– Hypotonie 691
– renaler 834
SAM (systolic anterior motion) 581
Sanduhrmagen 237
SAPHO-Syndrom 291
– Thoraxschmerz 213
Sarcoid-like lesions 530
Sarkoid Darier-Roussy 534
Sarkoidose 52, 72, 494, 530 ff
– aktive 532, 535
– akute 533, 534
– Angiotensin-I-Converting-Enzym-Aktivität 535
– Augensymptome 534
– Diagnostik 534 f
– Gelenkbeteiligung 534
– Herzbeteiligung 534
– Hilusvergrößerung 528, 530 ff
– Hyperkalzämie 852
– Hypertension, portale 720
– Immundysregulation 530
– Kardiomyopathie 601
– Leberbeteiligung 534
– Lungenbeteiligung 531 f
– Lungenfibrose 498
– Lymphadenopathie 375
– Lymphknotenschwellung 105, 430
– Mediastinoskopie 534
– Nervensystembeteiligung 534
– Nierenbeteiligung 533 f, 799
– Organmanifestationen 534
– thorakale, Stadieneinteilung 531
– Ventrikelfüllungsstörung 596
Sarkom
– angioplastisches 335
– histiozytäres 400
– Metastasen, pulmonale 516
– osteogenes 309 f
– bei Paget-Krankheit 315
Sattelnase 52 f, 60
Sauerstoff, hochkonzentrierter, Lungenfibrose 497
Sauerstoffausschöpfung, vermehrte 608, 627
Sauerstoffbindungskapazität 608
Sauerstoffdruckmessung, transkutane 265
Sauerstoffminderversorgung, Symptome 609
Sauerstoffsättigung 608
Sauerstoffverbrauch, abnorm hoher, Dyspnoe 448
Sauerstoffversuch 610
Säure-Basen-Haushalt, Störung 856 ff
– – einfache 856
– – gemischte 856
– – Kompensation 856
– – metabolisch bedingte 856
– – respiratorisch bedingte 856
Säureelimination, renale, verminderte 858 f
Särehämolysetest 370
Säurenbildung, endogene 858 f
Säurenzufuhr, exogene 858 f
Schädelbasisprozeß, Glossopharyngeusneuralgie 188

Schädel-CT
– Hydrozephalus, malresorptiver 181
– bei Kopfschmerzen 180 ff
– Pseudotumor cerebri 183
– Sinusvenenthrombose 182
– Subarachnoidalblutung 179
Schädelgrößenzunahme 48
Schädel-Hirn-Verletzung
– Kopfschmerzen 184
– Spätfolgen 184
Schädelkalottendefekte, ausgestanzte 322
Schädelkalottenosteolyse 322
Schädelknochenresorption, granuläre 320 f
Schädeltrauma 111
Schädelumfangszunahme 54 f
Schalleitungsschwerhörigkeit 59
Schallempfindungsschwerhörigkeit (s. auch Innenohrschwerhörigkeit) 59 f
– medikamentös bedingte 60
Schamhaarverlust 77, 82
– Lebererkrankung, chronische 703
Scharlach 115
Schaufensterkrankheit 262
Schaumzellen 400, 792, 820
Scheintod 923
Schellong-Test 680, 693, 902
Schenkelblock
– funktioneller 642
– intermittierender 646
– linksseitiger 642
– rechtsseitiger 642
Schenkelbruch, eingeklemmter 218
Scherengang 42
Scheuermann-Krankheit 313
Schilddrüse
– Adenom, autonomes 435
– – – Szintigramm 435
– Antigene, mikrosomale, Autoantikörper 436, 438 f
– Autonomie 435
– Funktionsdiagnostik 433
– Karzinom
– – differenziertes 440
– – medulläres 440
– – – Kalzitonin-produzierendes 846
– Knoten 435
– – schnell wachsender 440
– – szintigraphisch kalter 440
– Malignom 440
– Sonographiebefund 433, 440
– Punktionszytologie 433, 440
– Sonographie 433, 440
– Szintigraphie 433, 435, 440
– Vergrößerung (s. auch Struma) 432
– Wachstumsregulation 438
– Zyste, Sonogramm 433
Schilddrüsenerkrankung 433 ff
– Diagnostik 433
Schildzecken 101
Schilling-Test 353, 355, 756
Schipperfraktur 429
Schirmer-Test 287
Schistosoma
– haematobium 145 f
– japonicum 145
– mansoni 145
Schistosomiasis s. Bilharziose
Schistozyten 368
Schlafapnoe-Syndrom 449 f
– Akromegalie 675
– Kopfschmerzen 183
– obstruktives 34, 449 f
– zentrales 34, 449 f
Schlafkrankheit 34, 147
Schlaflosigkeit 33 f
– Hyperthyreose 434
Schlafstörung 33 f
– Chronic-fatigue-Syndrom 166
– Fibromyalgie 302
– organisch bedingte 33

– reaktive 33
Schlafsucht 34
– Pickwick-Syndrom 569
Schleiersenkung 360
Schleifendiuretika, ototoxische 899
Schleimhaut, trockene 832
Schleimhautblutung 407
Schleimhautpigmentierung 681, 683
Schleimhautulzeration 291
Schlingkrämpfe 137
Schluckauf 31
Schluckbeschwerden, Tollwut-Prodromalstadium 137
Schluckschmerzen 736
Schluckstörung s. Dysphagie
Schmerzanalyse 233
Schmerzasymbolie 867
Schmerzcharakteristik 233
Schmerzempfindung 35
– Verlust 868
Schmerzen 14, 35 f
– akrale, Acetylsalicylsäure-Wirkung 269
– anfallsartige 934 ff
– Chronic-fatigue-Syndrom 166
– Dengue-Fieber 147
– dermatologische 866
– diffuse 166
– epigastrische
– – akute 219
– – Gallenwegserkrankung 246
– – Gastritis 233
– – Hinterwandinfarkt 198
– – Pankreatitis, akute 252
– – Reizmagen 235
– epigastrisch-retrosternale 737
– großflächige, diffuse 302
– gürtelförmige 878
– halbgürtelförmige 878
– lanzinierende 868
– genitale 879
– perineale 879
– neuralgiforme 188 f, 866
– Hirnnervensyndrom 189
– peripherer Genese 871
– segmentgebundene 102
– neurogene 866 ff
– autonome Störung 866
– Charakteristik 866
– Fühlstörung 866 f
– Provokationstest 866
– neuropathische 36
– Nierensteinpassage 821
– oberflächliche 35 f
– periartikuläre 303 f
– Perikarditis 201, 809
– präkordiale 201
– radikuläre 868 ff
– retroorbitale 147
– retroperitoneale 228
– retrosternale 120
– – Angina pectoris 193
– – Arrhythmie 195
– – Cor pulmonale, chronisches 195
– – Extrasystolen 195
– – Myokardinfarkt 198
– – Ösophagusspasmus, diffuser 740
– – Perikarditis 201
– – – urämische 809
– – Verstärkung im Liegen 200 f
– rheumatologische 866
– somatische 217
– spondylogene 869
– viszerale 35 f, 217
– – Körperstellung 41
– – segmentale 217
– – zentrale 867 f
Schmerzreaktion, vasovagale 910
Schmerzsyndrom
– myofasziales 185
– radikuläres, Abdominalschmerzen 233
– spondylogenes 300

Schmerzverarbeitung, gestörte 302
Schmetterlingserythem 153, 155
Schmidt-Syndrom 685
Schnappatmung 449 f
Schnarchen 34
- Schlafapnoe, obstruktive 450
Schnupfen 458
Schock
- anaphylaktischer, Hypotonie 693
- kardiogener 198, 603
- - Hypotonie 691
- septischer 127
- - Hypotonie 693
- Waterhouse-Friderichsen-Syndrom 111
Schocklunge, Röntgenbefund 509
Schocksyndrom, toxisches 81, 128
- - Exanthem 69, 97
Schönlein-Henoch-Purpura 418 f
- Abdominalschmerzen 232
Schreckreaktion, vasovagale 910
Schrotschußschädel 396 f
Schrumpfniere 790
- einseitige 816
- - Hypertonie, arterielle 655
- entzündliche 816
- Sonogramm 814 f
- vaskuläre 816
Schubkrankheit 932
Schulteramyotrophie, neuralgische 304, 872 f
Schulterblatt-Schmerzen 878
Schultergürtel-Kompressionssyndrom
- neurogenes 873
- neurovaskuläres 277, 280 f
- - Zyanose 627
Schulterschmerz 872
- Milzinfarkt 227
- Milzruptur 227
Schultersteife 303
Schüttelfrost 168, 932
- Alveolitis, exogen-allergische 500
- Brucellose 135
- Cholangitis 121, 728 f
- Endokarditis 130
- Erysipel 335
- Leberabszeß 121
- Leptospirose 136
- Mykoplasmenpneumonie 482
- Pneumokokkenpneumonie 480
- Pyelonephritis
- - akute 819
- - - unkomplizierte 126
- Pyonephrose 820
Schwäche 31
- Hyperthyreose 435
- Hypothyreose 437
- Ketoazidose 921
Schwachsinn 437
Schwanenhalsdeformität 51
Schwangerschaft
- Anämie 350
- - hamolytische, mikroangiopathische 369
- Folsäuremangelanämie 355
- Glukosurie 29
- HEV-Infektion 713
- Kardiomyopathie 602
- Kreislauf, hyperdynamer 572
- Purpura, thrombotischthrombozytopenische 368
- Toxoplasmose-Infektion, akute 136
Schwangerschaftsanämie 350
Schwangerschaftscholestase, intrahepatische 725 f
Schwangerschaftsdiabetes 28
Schwangerschaftsenzephalitis 929
Schwangerschaftsfettleber, akute 726

Schwangerschaftshypertonie 677
Schwangerschaftsikterus 726
Schwankschwindel 883
- phobischer 902
Schwartz-Bartter-Syndrom s. Syndrom der inadäquaten ADH-Sekretion
Schwarzwasserfieber 369
Schweinehüterkrankheit 112
Schweiß, Geruch, krankheitstypischer 63
Schwellung, klavikulokostosternale 291
Schwerhörigkeit (s. auch Innenohrschwerhörigkeit) 59
- familiäre 60
- Kretinismus, endemischer 437
- lärminduzierte 60
- Osteogenesis imperfecta 57, 317
- Rötelnembryopathie 60
Schwerkettenkrankheit 397
Schwermetallintoxikation, Abdominalschmerzen 228
Schwerspat-Pneumokoniose 503
Schwindel 60, 882 ff
- Anamnese 883
- Aortenisthmusstenose 676
- attackenweiser 885, 899, 903
- Auftreten 886
- AV-Block 640
- chronischer 886
- Herzrhythmusstörung 632
- Hypertonie, arterielle, primäre 654
- internistische Erkrankung 902
- kardialer 903 f
- Kardiomyopathie, hypertrophe, nichtobstruktive 597
- bei Kopfbewegung 886, 897
- Krankheitsdauer 883, 885 f
- medikamentös bedingter 900, 902 f
- Ménière-Krankheit 898
- multisensorischer 901
- okulärer 884, 901
- orthostatischer 680, 902 f
- peripher-vestibulärer 883, 896 ff, 901
- phobischer 902
- Polycythaemia vera 387
- propriozeptiver 901
- psychogener 902
- in Ruhe 886
- Störung sensibler Afferenzen 885
- Subclavian-steal-Syndrom 913
- traumatischer 900
- zentral-verstibulärer 883, 900 ff
- zerebellär bedingter 883
- zerebral bedingter 900
Schwirren
- diastolisches, über der Herzspitze 584
- Herzfehler, kongenitaler 612
- links parasternales, nach Myokardinfarkt 589
- über der Schilddrüse 434
- systolisches
- - Karotiden 574, 579
- - links parasternales 625
Scimitar-Syndrom 624
Scleroderma adultorum 157
Score 4
Scratch-Test 21
Sea-Blue-Histiozytose 295
Seborrhö 52
Sedativaintoxikation 924
Seekrankheit 896
See-saw-Nystagmus 895
Segmentoszillographie 265
Sehnenansatzossifizierung, Ochronose 297

Sehnenfaden, aberrierender, Geräusch 588
Sehnenreflexe, abgeschwächte 809
Sehnenxanthome 293
- eruptive 294 f
Sehstörung
- Akromegalie 675
- Diabetes mellitus 27
- Hypophysenvorderlappentumor 686
- Subclavian-steal-Syndrom 913
Sekundärbehaarung, männliche, Verlust 716 f
Selbststau, Extremität 332, 337
Seltene Erden, Pneumokoniose 503 f
Senkungsabszeß, tuberkulöser, mediastinaler 547
Sensitivität eines Tests 8
Sepsis 127
- Capnocytophaga-canomorsusInfektion 137
- Definition 127
- Erregereintrittspforte 128
- gramnegative, Thrombozytopenie 414
- Klinik 127
- Koma 924
- Laborbefunde 127
- okkulte 125
- Organdysfunktion 127
- Petechien 74, 97
- Prädisposition 128
- Status febrilis 127 ff
- Tubulusnekrose, akute 804
Sepsisquelle 127
Septikämie s. Bakteriämie
Septikämisches Syndrom, Immundefekt, humoraler 162
Septumhypertrophie, asymmetrische 581 f, 597
Serosazyste 525
Serositis, Lupus erythematodes, systemischer 153
Serotonin s. 5-Hydroxytryptamin
Sertoli-Cell-Only-Syndrom 49
Serum s. auch Blutserum
Serumdiagnostik, immunologische, bei Nierenerkrankung 774 f
Serumeiweißelektrophorese 329, 951
- M-Gradient 396 f, 399
Serum-Glutamat-Oxalacetat-Transaminase s. Glutamat-Oxalacetat-Transaminase
Serum-Glutamat-Pyruvat-Transaminase s. Glutamat-Pyruvat-Transaminase
Serumkrankheit, Abdominalschmerzen 233
Serumkrankheit-ähnliches Syndrom 717
Serumkreatinin s. Kreatininkonzentration im Serum
Serumosmolalität 829
- Abfall 833
- Anstieg 836
- Diabetes insipidus 26
Sexualfunktionsstörung 34 f
Sexuelle Aktivität, Tumor, maligner 15
Sézary-Syndrom 393, 395
Sézary-Zellen 395
Sharp-Syndrom 148, 156, 158
- Leitsymptome 158
- Mikroangiopathie 274
Sheehan-Syndrom 437, 689, 923
- Hautveränderung 77
Shigelleninfektion 123
Shulman-Syndrom 78, 157
Shunt
- arteriovenöser 271
- - intrapulmonaler 610, 722
- bidirektionaler 616 ff

- - Ventrikelseptumdefekt 622
- - Vorhofebene 623
- intrakardialer, Quantifizierung 613 f
- intrapulmonaler 451
- portokavaler 943
- - Enzephalopathie, hepatische 721
- portosystemischer, intrahepatischer, transjugulärer 707
- - - - Angiographie 720
- - - - Enzephalopathie, hepatische 722
- ventrikuloperitonealer 181
Shunt-Bilirubin 699
Shunt-Umkehr
- Ductus Botalli apertus 620
- Eisenmenger-Komplex 617
- Eisenmenger-Reaktion 617
Shy-Draeger-Syndrom 693
SIADH s. Syndrom der inadäquaten ADH-Sekretion
Sicca-Komplex 286
Sichelzellanämie 13, 362 ff
- Beinulkus 364
- Femurkopfnekrose 314
- Hämoglobinelektrophorese 363 f
- Hautveränderung 78
- mit β-Thalassaemia minor 365
Sichelzellen 345, 359
Sick sinus syndrome s. Sinusknotensyndrom
Sideroblasten 351 f
Siderose 503
Sidero-Siliko-Anthrakose 501
Signe d'Espine 528
Silikatose 503
Silikatstaubexposition 459
Silikoproteinose 510
Silikose 10 f, 13, 501 ff
- akut verlaufende 501
- Einteilung, radiologische 502
- Herzbeteiligung 501
- langsam fortschreitende 501 f
- Schweregrade 502
- Tuberkulose, aufgepropfte 502
Silofüllerkrankheit 460, 500
Simulatorkrankheit 896
Singultus 31
Sinusbradykardie 639, 646
- pathologische 639
Sinus-caroticus-Syndrom 431
Sinus-cavernosus-Fistel 184
Sinus-cavernosus-Thrombose 184
Sinusextrasystolen 642
Sinus-frontalis-Hypoplasie 466
Sinusitis 116
- Begleitmeningitis 113
- chronische 116
- Kopfschmerzen 184
- sphenoidalis 179, 184
Sinusknotensyndrom 594 f, 639, 647 f
- Elektrokardiogramm 648
- Volumenbelastung, myokardiale, chronische 594
Sinustachykardie 633 f
- extrakardial bedingte 634
- funktionelle Störung 634
- paroxysmale 633
- Ursache 633 f
Sinusthrombose 928 f
Sinusvenenthrombose
- Kopfschmerzen 181 f
- sekundäre 182
Sipple-Krankheit 670
SIRS (systemic inflammatory response syndrome; systemische entzündliche Reaktion) 127
Situs inversus 466 f
Sjögren-Syndrom 108, 155, 286 f
- Laborbefund 287
- Lungenbefall 498

Sachverzeichnis

- Nierenbeteiligung 799
- Parotisschwellung 432
Skalenuslücke, Gefäß-Nerven-Bündel-Kompression 280
Skalenuslymphknotenbiopsie 534
Skelettdysplasie 44
Skelettkarzinose, Osteoporose 318
Skelettmetastasen s. Knochenmetastasen
Skelettszintigraphie 307, 358
Skleren
- blaue 57, 317
- gelbe 699
Sklerenikterus 57
Sklerodaktylie 155
Sklerodermie 77, 148, 155 f
- Durchblutungsstörung, arterielle 267
- generalisierte 77, 155 f, 158
- Gesichtsveränderung 55, 158
- Handveränderung 51, 155
- Herzbeteiligung 156
- Lungenbefall 156, 498 f
- medikamentös induzierte 156
- Mikroangiopathie 274
- Nierenbefall 156
- Ödem 331
- Symptome 156
- zikumskripte 77, 156
Sklerose, systemische, progressive s. Sklerodermie
Sklerosiphonie 156
Skorbut, Petechien 420
Slipping-rib-cartilage syndrome 213, 878
SMA (Anti-smooth-muscle-antigen-Antikörper) 706
Small airway disease 459
Small-lung-Syndrom 495 f, 499
Smooth pursuit 888
Sneddon-Syndrom 274
Sodbrennen 736 f
- Dysphagie, ösophageale 736
Sokolow-Index, Linksherzhypertrophie 563
Soldiers heart 18, 34, 204, 449
Somnolenz 908
Sonographie
- Gallenwegsuntersuchung 707
- Leberuntersuchung 707
- Nierenuntersuchung s. Niere, Sonographie
- Pankreaspseudozyste 256
- Pankreatitis
- - akute 252
- - chronische 255
- - Schilddrüse 433, 440
Soor 61
Sopor 908
SP (smooth pursuit) 888
Spaltwirbel 429
Spannungskopfschmerz 184, 187, 935
Spannungspneumothorax 211
Spätpotentiale, ventrikuläre 632
Spechtschlagphänomen 603
Speicheldrüsenschwellung 432
- Leukämie, chronische lymphatische 384
- rezidivierende 286
Speicheldrüsentumor, maligner 432
Speichelstein 108
Speichereisen 954
Speicherkrankheit 399 f
- Skelettmanifestation 321 f
Spermatikusneuralgie 876
Spezifität eines Tests 8
Sphärozyten 359 f
- Anämie, autoimmunhämolytische, Wärmetyp 366
Sphärozytose 344 f, 360
Sphingomyelinspeicherung 400
Spider-Nävi 74, 703, 716
- Alkoholismus 78
Spina
- bifida occulta, Hautveränderung 81

- ventosa tuberculosa 52
Spindelgeräusch
- protomesosystolisches 615
- systolisches 612
Spiral-CT-Angiographie, Nierenarterienstenose 657
Spirometrie 451 f
- Asthma bronchiale 456
- Bronchitis, chronische 459
Spironolacton, Nebenwirkung 48
Splenektomie s. auch Asplenie
- bei Elliptozytose 360
- bei Sphärozytose 360
Splenomegalie s. auch Milzvergrößerung
- Akromegalie 675
- Anämie
- - autoimmunhämolytische, Wärmetyp 366
- - hämolytische 359
- - sideroblastische, hereditäre 351
- bei Aszites 718
- Bilharziose 146
- Blutzellenabbau 370
- Brucellose 135
- Endokarditis 130
- Gaucher-Krankheit 400
- Haarzelleukämie 386
- Ikterus 703
- Leberzirrhose 716
- Leukämie, chronische
- - lymphatische 384
- - myeloische 383
- Malaria 144
- Milzinfarkt 227
- Mononukleose, infektiöse 115
- Myelofibrose 388
- Periarteriitis nodosa 151
- Pfortaderthrombose 227
- Polycythaemia vera 387
- Prolymphozyten-Leukämie 385
- Psittakose 118, 122
- Sphärozytose 360
- Status febrilis 122
- Typhus abdominalis 122 f
- Virusinfektion 375
- weiche 144
Splenoportographie, indirekte 720
Splitterblutung, subunguale 79, 84
Spondylarthritis, rheumatoide 285
Spondylarthropathie 288 ff
- extraartikuläre Manifestation 288
- Gelenkentzündung 285
- HLA-Assoziation 288
- seronegative 288
- undifferenzierte 288
Spondylarthrose 300 f
- lumbale 300
- Röntgenbild 300 f
- zervikale 300, 429
Spondylitis
- ankylosans 288 f
- bei Crohn-Krankheit 750
- - Herzbeteiligung 573
- - Leitsymptome 288
- - Röntgenbild 288 f
- - systemische Beteiligung 288
- Bang-Krankheit 135 f
- Colitis ulcerosa 290
- Crohn-Krankheit 290
- SAPHO-Syndrom 291
Spondylodiszitis 104 f
Spondylose, hyperostotische 301
Spondylosis
- cervicalis 300, 429
- Kopfschmerzen 300
- deformans 300 f
Spontanabort, Faktor-V-Leiden 423
Spontanblutung 405, 407
Spontanfraktur

- Gaucher-Krankheit 400
- multiples Myelom 396
- Osteopathie, renale 811
Spontannystagmus 60
- gerichteter 894 f
- - horizontal-torsioneller 896
- - Schwindel, peripher-vestibulärer 896
Spontanpneumothorax 211 f, 461, 933
- Thoraxschmerz 201, 211
Sportler s. auch Hochleistungssport
- Bradykardie 680
- Hypotonie 680
- Septumhypertrophie, asymmetrische 597
- Sinusbradykardie 639
Sprache
- bulbäre 64
- skandierende 65
Sprachmodulation, fehlende 65
Sprachstörung 63 ff
Sprechstörung 63
Springwater cyst 525, 545
Sprue 756 ff
- Hypokalzämie 845 f
- idiopathische, Anämie 353, 355
- nichttropische 756
- oligosymptomatische 756
- tropische 756
- - Anämie 353, 355
Spruesyndrom 756 ff
- Diagnostik 756
- primäres 756 f
- sekundäres 757
- Whipple-Krankheit 758
Sputum 32, 446 ff
- Alveolitis, exogen-allergische 500
- Asbestkörperchen 503
- Aspekt 447
- Aspergillose, bronchopulmonale, allergische 493
- blutig tingiertes 32
- blutiges 489
- Bronchiektasen 465
- dreischichtiges 32
- dünnflüssiges, rubiginöses 454
- eitriges, übelriechendes 519
- elastische Fasern 519
- gallehaltiges 520
- gelatinöses 510
- Geruch, krankheitstypischer 63
- Hamman-Rich-Syndrom 498
- hämorrhagisches 544
- Herzfehlerzeichen 488, 510
- Lungenabszeß 519
- Lungensequestration 525
- mehrschichtiges 32, 465
- Menge 447
- Pneumonie, organisierende 498
- purulentes 32, 457
- rostfarbenes 480
- Silikose 501
- Surfactant-Nachweis 510
- Tuberkelbakteriennachweis 472, 475
- Tumorzellen 538
- Untersuchung 447
- - zytologische, Asthma bronchiale 457
- Zusammensetzung 447
Squatting 41, 618
S1-Syndrom 875
Stabkernige, Anstieg 170
Stammarterien, muskuläre, Spasmus 271 f
Stammskelettosteoporose, Cushing-Syndrom 667
Stammskelettschmerzen, Myelom, multiples 310
Stammvarikose 278
Stammzellen, pluripotente, Verminderung 356
Stannose 503

Staphylococcal scalded-skin syndrome 81
Staphylococcus-aureus-Infektion, nosokomiale 128
Staphylokokken
- koagulasenegative 128
Staphylokokkenbakteriämie 128
Staphylokokkenendokarditis 130
Staphylokokkeninfektion
- Exanthem 97
- Glomerulonephritis 781
- Hautveränderung 81
- Status febrilis 97, 99
Staphylokokkenmeningitis 109, 111
Staphylokokkenpneumonie 477 f, 480
- bei Grippe 480, 483
- Röntgenbefund 478, 480
Staphylokokkensepsis 99, 126
Starling-Hypothese 829
Stase, venöse 277
Status 5
- anginosus 193, 195, 198
- asthmaticus 456, 568
- epilepticus 915
- febrilis (s. auch Fieber) 93 ff
- - Abdominalschmerzen 124 ff
- - Anamnese 93
- - Arbovireninfektion 137
- - assoziierte Symptome 97 ff
- - Colitis ulcerosa 747
- - Diarrhö 122 ff
- - Dysurie 126
- - Endokarditis 130
- - Erkältungssymptome 114 ff
- - Gelenkschmerzen 103 ff
- - Gesichtsschwellung 108
- - Halsschwellung 108
- - Hautausschlag 97 ff
- - Herzfehler 129 ff
- - hospitalisierter Patient 93, 96
- - Husten 117 ff
- - Ikterus 121 f
- - immunologisch bedingte Krankheit 148 ff
- - Knochenschmerzen 103 ff
- - Kopfschmerzen 109 ff
- - Leitsymptome 97
- - Leptospirose 136
- - Lymphknotenschwellung 105 ff
- - Meningismus 109 ff
- - Mykose in Endemiegebieten 143
- - neurologisches Defizit 113 f
- - Organmanifestationen, multiple 131 f
- - Pilzerkrankung bei immunkompromittierten Patienten 142 f
- - Pleuritis tuberculosa exsudativa 208
- - Pollakisurie 126
- - Reisekrankheit 143 ff
- - Sepsis 127 ff
- - Splenomegalie 122
- - Thoraxschmerzen 117 ff
- - Toxoplasmose 136
- - Trichinose 136
- - Tropenkrankheit 143 ff
- - unklarer, beim HIV-Infizierten 145
- - Virusinfektion, opportunistische 141
- - Yersinieninfektion 124
- - Zoonose 135 f
Staubexposition, Bronchitis, chronische 459
Staubfieber, akutes 500
Staubindenhyperkaliämie 843
Stauffer-Syndrom 818
Stauung, venöse 428
Stauungsbronchitis 461, 488
Stauungserguß
- interlobärer, abgekapselter 487
- pleuraler 208

Sachverzeichnis

Stauungsgastritis 235
Stauungshili 529
Stauungsinsuffizienz
– Adriamycin-bedingte 603
– bradykardiebedingte 594
– Dyspnoe, anfallsartige 933
– Hämodynamik 561
– kardiale 556
– – akute 553
– – chronische 553
– – Symptome 558
– – Thorax-Röntgenaufnahme 559 f
Stauungsleber 724
– akute 247, 249
Stauungsniere, Rechtsherzinsuffizienz 570
Stauungspapille
– Hämatom, subdurales, chronisches 930
– Hirndrucksyndrom 183
Stauungspneumonie 487 f
– Auskultationsbefund 488
Steal-Syndrom, aorto-iliakales 226, 935
Steatorrhö 250 f, 755 f
– acholische 757
– Crohn-Krankheit 750
– Definition 755
– Hypokalzämie 845
– idiopathische 756
– Pankreatitis, chronische 255
– pankreatogene 757
– Zollinger-Ellison-Syndrom 238
Steifigkeit, morgendliche 285
Steifungen des Darms 220
Stellung 41
Stellwag-Zeichen 55, 434
Stenokardie, Aortenisthmusstenose 676
Stent-Implantation, koronare 197
Steppergang 42
Sterilität, männliche 35
Sternberg-Riesenzellen 388 ff
Sternenhimmelbild 69
Sternfigur, perimakuläre 654
Sternnävus 419
Steroidbiosynthese, Anomalie 662
Steroide 969
– Wirkung, pyrogene 165
– Langzeittherapie
– – Abbruch, plötzlicher 685
– – Hautveränderung 77
Stevens-Johnson-Syndrom 70 f
Stewart-Trewes-Syndrom 335
STH (somatotropes Hormon) s. Wachstumshormon
STH-Suppressionstest 675
Stickoxydul, Anämie, megaloblastäre 356
Still-Krankheit 287
– des Erwachsenen 286
– – Fieber 96
– Hautveränderung 78
Stimmfremitus, aufgehobener 206
Stimmlippenbeweglichkeit, paradoxe 454
Stimmstörung 65
Stimorol-Kaugummi 663 f
Stirnkopfschmerz
– Glaukom, akutes 184
– Hypophysenadenom 183
– Hypophysenapoplexie 182 f
– Raeder-Syndrom 189
– Refraktionsanomalie 184
Stoffwechselkrankheit 17
– Abdominalschmerzen 228 f
– Arthropathie 292 ff
– Hyperpigmentierung 66
– Leberzirrhose 722 f
Stoffwechselprodukt
– abnormes, Ablagerung 17
– Anhäufung 18
– pathologisches 17
– Wirkung, toxische 17
Stoffwechselstörung 932
– Hautveränderung 75 ff

– Koma 918
– Status febrilis 94
– Wohlbefindensstörung, anfallsartige 936
Stokes-Kragen 428
Stomatitis
– Quecksilberintoxikation 78
– ulcerosa, Arthropathie, enterokolitische 290
Stomatozytose 344 f, 360
Strahlenexposition
– Anämie, aplastische 357
– Osteosarkom 309
Strahlennephritis 655, 799
Strahlennephropathie, Nierenschrumpfung 816
Strahlenpneumonie 486 f
Strangulationsileus 221 f
Streifenatelektase 522 f
Streptococcal toxic-shock-like syndrome 128
Streptococcus
– agalactiae 129
– pneumoniae s. Pneumokokken
Streptococcus-bovis-Sepsis 130
Streptococcus-milleri-Septikämie 129
Streptokokken
– Gruppe A 128
– Gruppe B 129
– β-hämolysierende, Gruppe A 115
– – Glomerulonephritis, postinfektiöse 782
– – rheumatisches Fieber 290
– Viridans-Gruppe 129
Streptokokkenangina 114
Streptokokkenendokarditis 130
Streptokokkeninfektion
– Exanthem 97
– Hautveränderung 81
– Lymphknotenschwellung 106
– Status febrilis 97, 99
Streptokokkenmeningitis 111
Streptokokkenpharyngitis 115
Streptokokkenpneumonie 480
Streptokokkensepsis 128
Streß, Lebensweise 197
Streßechokardiographie 195, 560
Streßerosion 238
Streßulkus, Meläna 240
Striae
– distensae 76
– rubrae 666 f
– – Leberzirrhose 716
Stridor 454
Strömungsgeräusch
– abdominelles 656
– paraumbilikales 719
Struma 437 ff
– blande 438 f
– euthyreote 675
– hypothyreote, kindliche 437
– intrathoracica 545 f
– nodosa 435
– retrosternale 428
Strumaknoten, aberrierender 432
Strumektomie 330
Struvitstein 822
Stuhl
– acholischer 703, 728
– α1-Antitrypsin-Konzentration 329
– Blut, okkultes 350, 751
– Blutauflagerung 747
– Chymotrypsinkonzentration 251
– Elastasekonzentration 251
– Geruch, krankheitstypischer 63
– Koproporphyrinausscheidung 230
– Leukozyten 745
– – Nachweis 123
– öliger 255
– Urobilinogenausscheidung 699 f

– Uroporphyrin-I-Ausscheidung 231
– Wurmeiernachweis 491
Stuhldrang 763
Stuhlregulationsstörung
– akute 762
– Colon irritabile 245
Stuhlverhaltung, Abdomen, akutes 218 ff
24-Stunden-Blutdruckmessung, ambulante 654
24-Stunden-Urin
– Catecholaminausscheidung 671
– Cortisolbestimmung 667 f
– 5-Hydroxyindolessigsäure-Bestimmung 760
– Kreatininausscheidung 667
Stupor 908
Sturge-Weber-Syndrom 81
– Epilepsie, kongenitale 932
Stützgewebekrankheit, erbliche, Osteoporose 317 f
Subaortenstenose, muskuläre 581 ff, 597
– – Differenzierung von der Aortenklappenstenose 581
– – Karotispulskurve 581, 583
Subarachnoidalblutung 109, 800, 926
– Kopfschmerzen 179
– spinale 868
Subclavian-steal-Syndrom 268, 676, 913
– Lähmung 933
– Synkope 913
Subduralhämatom s. Hämatom, subdurales
Suberosis 500
Subikterus, Anämie, hämolytische 359
Subklaviaverschluß, arterieller 268
Subluxation
– Arthritis, rheumatoide 285
– atlantoaxiale 285
Subtraktionsangiographie, digitale 75
– – intravenöse, Nierengefäße 657
Sudeck-Syndrom 281, 871
Suffusion 73, 407 f
– Konjunktivitis 112
– Leukämie, akute 376
– Thrombozythämie, essentielle 417
Sugillation 73
Sulcus-superior-Tumor s. Pancoast-Tumor
Sulcus-ulnaris-Syndrom 874
Sulfhämoglobinämie 364, 608, 629
– Zyanose 608, 629
Sulfhämoglobinbindung, Analgetikaabusussyndrom 797
Sulfosalicylsäureprobe 779
– positive 771 f
Summationsgalopp 556
Superinfektion, bakterielle, Pneumonie 489
Supraorbitalwülste 674
Surfactant im Sputum 510
Sweet-Syndrom 77, 99
Swyer-James-Syndrom 461
Sympathikotonus
– erhöhter 680
– Herzminutenvolumen 572
– zentraler, Hemmung 671
Sympathikusblockade 872
Sympathikusneurinom 540 f
Sympathikusreizung, Karotisglomustumor 431
Symptom
– maskiertes 9
– objektives 41 ff
– pathognomonisches 6
– subjektives 26 ff
Syndrom 6
– der akuten tubulointerstitiellen Nephritis mit Uveitis 795 f

– der blinden Schlinge 244, 355
– der gelben Nägel s. Yellow-nail-Syndrom
– der inadäquaten ADH-Sekretion 833 f
– – – paraneoplastisches 17
– – – Ursache 834
– der schwindenden Gallengänge 728
– des straffen Bandes 873
– der zuführenden Schlinge 244
Syndrom X, Angina-pectoris-Beschwerden 195
Synkope 903, 908 ff
– Anamnese 908
– Aortenklappenstenose 580
– Diagnostik 908 f
– Elektroenzephalogramm 909
– Elektrokardiogramm 909
– Erholungsphase 908
– Herzrhythmusstörung 632
– kardiale 908 f
– Kardiomyopathie, hypertrophe obstruktive 597
– Körperstellung
– Ménière-Krankheit 898
– pressorisch-postpressorische 911
– Tachykardie, ventrikuläre 637
– Torsades-de-pointe-Kammertachykardie 638
– Ursache 908
– vaskuläre 908, 910 ff
– – reflektorische 908, 910 ff
– vasovagale 910
– zerebrale 908, 913 ff
– zerebrovaskulär bedingte 912 f
Synovitis, SAPHO-Syndrom 291
Syntheseleistung, hepatozelluläre, Parameter 705
Syphilis s. Lues
Syringomyelie 868
– Gelenkzerstörung 302
Systemanamnese 25
Systematrophie, multiple 693
Systemic inflammatory response syndrome 127
Systemische entzündliche Reaktion 127
Systole, verkürzte 603
Systolic anterior motion 581
Systolikum s. Herzgeräusch, systolisches
Szintigraphie
– Lunge 198
– Lymphödem 333
– Myokard 195 f
– Nebenniere 661, 671 f
– Sarkoidosediagnostik 535
– Schilddrüse 433, 435, 440
– Skelett 307, 358, 851,
– Struma intrathoracica 545
– Zungengrundstruma 433

T

Tabaksbeutelmund 55
Tabes dorsalis 58
– – Gelenkzerstörung 302
– – Rumpfschmerzen 878
– – Schmerzen 868
TACE s. Chemoembolisation, transarterielle
Tâche noire 101
Tachyarrhythmie
– Phäochromozytom 670
– supraventrikuläre 634
– Vorhofflattern 646
Tachykardie 633 ff
– Aortenklappeninsuffizienz, akute 577
– atrioventrikuläre 635 ff
– Dystonie, vegetative 634
– Fokus, ektoper autonomer 635
– genußmittelbedingte 634
– Herzinsuffizienz 634

Sachverzeichnis

- Hyperthyreose 434, 599 f
- Hypomagnesiämie 843
- Kardiomyopathie, alkoholische 602
- Krise, thyreotoxische 923
- Lungenembolie 634
- medikamentös bedingte 634
- paroxysmale 633 ff, 934
- Perikarderguß 691
- Porphyrie, akute intermittierende 230
- Schwindel 903 f
- supraventrikuläre 634 ff, 648
- – paroxysmale 634 ff, 934
- – – Vagusreiz 636
- Synkope 909
- temporäre 647
- Thoraxschmerz 201
- ventrikuläre 637 f
- – anhaltende 637
- – nichtanhaltende 637
- – paroxysmale 637, 934
- Vorhofflattern 646
- Zyankali-Intoxikation 926

Tachypnoe 453
- Legionärskrankheit 118
- Lungenerkrankung, interstitielle 495
- Pneumocystis-carinii-Pneumonie 143
- Sepsis 127

Taenia-solium-Larven 114
Tahyna-Virus-Infektion 137
Taille-Hüft-Verhältnis 47
Takayasu-Arteriitis 268, 912
- abdominelle 268
Talkumlunge 503
Tangier-Krankheit 294
Target-Zellen 344 ff, 359
- Sichelzellanämie 364
- Thalassaemia
- – major 365
- – minor 346, 365
Tarsaltunnel-Syndrom 876
Taubheit, Osteogenesis imperfecta 317
Tay-Sachs-Syndrom 13
T3-Bestimmung 433
T4-Bestimmung 433
T-CLL 393
Teardrop-Erythrozyten 388
TEBK (totale Eisenbindungskapazität) 346
Teerstuhl s. Meläna
Teint
- aschgrauer 570
- rotblauvioletter 570
Teleangiektasie, hämorrhagische, hereditäre 74, 419 f
- – – Lungenaneurysma, arteriovenöse 516 f
Teleangiektasien 74
- angeborene 74
- Ataxia teleangiectatica 163
- Facies mitralis 584
- Leberzirrhose 716
- Lupus erythematodes, systemischer 153
Temperaturempfindungsverlust 868
Temperatursteigerung, anfallsweise 932
Temporalisbiopsie 183
Tendinitis, retropharyngeale 184
Tendomyalgie 302
Tendosynovitis 304
Tennisellbogen 304
Teratom, mediastinales 540
Territorialinfarkt, Kopfschmerzen 180
Testosteron, 17C-alkyliertes, Cholestase 725, 727
Testresultat 8
Teststreifen, Urinuntersuchung 770
Tetanie
- Hypokalzämie 844
- hyperventilationsbedingte 18, 858
- bei Hypomagnesiämie 844

Tetanus 52
Tetrazyklingabe, Zahnveränderung 60
Thalamushand 867
Thalamusinfarkt 180
Thalamusläsion, posterolaterale 867
Thalamustumor, GHRH-produzierender 674
Thalassaemia
- intermedia 365
- major 364 f
- – Hämoglobinelektrophorese 363, 365
- – Hautveränderung 78
- – minima 365
- minor 346, 351, 362
- – Blutbild 346
α-Thalassaemia minor 366
- – Hämoglobinelektrophorese 363
β-Thalassaemia minor 365
- – Hämoglobinelektrophorese 363, 365
- – mit Hämoglobinopathie 365
Thalassämie 13, 364 ff
- Hämoglobinelektrophorese 366
- homozygote 364
α-Thalassämie 366
- Genotypen 366
- Hämoglobinelektrophorese 363
β-Thalassämie 364 f
- heterozygote 351, 365
Thalliumintoxikation, Abdominalschmerzen 228
Thallium-201-Myokardszintigraphie 195 f
Thenaratrophie 874
Thiaminmangel, Kardiomyopathie 601
Thiaziddiuretika, Hyperkalzämie 851
Thibièrge-Weissenbach-Syndrom 51, 156, 158
Thin-basement-membrane-Nephropathie 792
Thoracic-outlet-Syndrom 873
Thorax
- faßförmiger 462
- schildförmiger 49 f
Thoraxbeweglichkeit, Behinderung, Azidose 858
Thoraxdeformität
- Drucksteigerung, pulmonale 568
- Marfan-Syndrom 44
- Osteogenesis imperfecta 57
Thorax-Röntgenaufnahme
- bei Abdominalschmerzen 232
- Aortenklappeninsuffizienz 575 f
- Aortenklappenstenose 580
- Asthma bronchiale 456
- AV-Kanal-Defekt 625
- Bronchialkarzinom 536 f
- Bronchiektasen 465 f
- Bronchitis, chronische 459
- Cor pulmonale 570 f
- Ebstein-Anomalie 619 f
- Goodpasture-Syndrom 787
- bei Hämoptoe 447
- Helligkeitssprung, peripherer 571
- Herzfehler, kongenitaler 613 f
- Herzklappenverkalkung 581
- Hypertonie, pulmonale, primäre 611
- Kollagenose 499
- Lungenemphysem 463 f
- Lungenerkrankung, interstitielle 495
- Lungenvenen, falsch mündende 626
- Mukoviszidose 507
- Pulmonalstenose 627
- Stauungsinsuffizienz 559 f
- Stauungspneumonie 487

- Truncus arteriosus communis 615 f
- Tuberkulose, primäre 473
- Volumenstatus 832
- Vorhofseptumdefekt, Sekundumtyp 624
Thoraxschmerz 193 ff
- Aneurysma spurium 201
- Angina pectoris 193 f
- Aorta-ascendens-Aneurysma, dissezierendes 200
- atemabhängiger 206
- Herzbeschwerden, funktionelle 204
- Herzrhythmusstörung 201, 204
- von Knochen ausgehender 212
- Lungenembolie 198
- Mammakarzinom 214
- von Muskeln ausgehender 212
- Myokardinfarkt 121, 198
- Myokarditis 604
- Perikarditis 200 f
- Pleuraempyem 210
- pleuraler, Mittelmeerfieber, familiäres 165
- Pleuratumor, gutartiger 210
- SAPHO-Syndrom 213
- Spontanpneumothorax 201, 211
- Status febrilis 117 ff
- Tietze-Syndrom 213
- Verstärkung im Liegen 200 f
Thoraxtrauma, stumpfes
- – Herzerkrankung 573
- – Trikuspidalklappeninsuffizienz 592 f
Thoraxvenenerweiterung 428
Thoraxvenenphlebitis 50, 276
Thoraxvorwölbung, buckelige, sternale 612, 622
Thrombangiitis obliterans 267
- – Thrombophlebitis saltans 275 f
Thrombasthenie 415
Thrombinzeit 409
Thromboembolie s. auch Embolie
- Fieber 167
- Phospholipidantikörper 155
- Protein-C-Mangel 422
- pulmonale, Antiphospholipid-Syndrom 510
Thrombopenie s. Thrombozytopenie
Thrombophile Diathese 421 ff
- – Anamnese 421
- – Laboruntersuchung 422
- – Risiko, individuelles 421 f
Thrombophlebitis
- Fieber 167
- migrans 275
- Tumor, okkulter 77
- oberflächliche 275 f
- saltans 267, 275 f
Thromboplastinzeit, partielle
- – aktivierte 409
- – Hämophilie A 410
Thrombose
- Faktor-V-Leiden 423
- Fieber 167
- par effort 276 f
- Polycythaemia vera 387
- venöse s. Venenthrombose
Thromboseneigung
- erhöhte s. Thrombophile Diathese
- Hypalbuminämie 329
- Hyperhomozysteinämie 423
- nephrotisches Syndrom 787 f
- Thrombozythämie, essentielle 417
Thromboseprophylaxe 271
Thrombozyten
- Abbau, vorzeitiger 413 f
- Adhäsionsfähigkeit, verminderte 415
- Aggregation
- Ristocetin-induzierte 411
- spontane 417

- Fragmentation 414
- Funktionsdiagnostik 410
- Funktionsstörung 73
- Membrandefekt 369
- Proliferationsstörung 413 f
- Verteilungsstörung 413, 415
Thrombozyteninhibitoren 416
Thrombozytenzahl
- Bestimmung 410
- hämorrhagische Diathese 413
- Polycythaemia vera 387
- Purpura, thrombozytopenische, idiopathische 414
- Thrombozytose 416
Thrombozythämie, essentielle 413, 417
Thrombozytopathie 407, 415 f
- erworbene 413, 416
- kongenitale 415
Thrombozytopenie 73, 407, 413 ff
- Erythroleukämie 383
- Gaucher-Krankheit 400
- Haarzelleukämie 386
- Hämoglobinurie, nächtliche, paroxysmale 370
- hämolytisch-urämisches Syndrom 368
- heparininduzierte 415
- – immunologisch bedingte 415
- – nichtimmunologische 415
- idiopathische 366
- infektionsbedingte 421
- Leukämie
- – akute 376
- – chronische
- – – lymphatische 384
- – – myeloische 383
- Neugeborenes 414
- Panzytopenie 357
- paraneoplastische 17
- Petechien 414
- Purpura 414
- – thrombotisch-thrombozytopenische 368, 414 f
- – thrombozytopenische, idiopathische 414
- Thymustumor 544
- Verdünnungseffekt 413, 415
- Wiskott-Aldrich-Syndrom 163
Thrombozytopoese
- Hyperplasie 417
- ineffektive 413
Thrombozytose 413, 416 f
- essentielle, Arterienverschluß 269
- Leukämie, chronische, myeloische 383
Thunderclup-Kopfschmerz 179
Thymom 540 f, 544
- Hypogammaglobulinämie 162
- paraneoplastisches Syndrom 544
Thymus 162
- Entwicklungsstörung 163
- Karzinom 540 f
T3-Hyperthyreose 435
Thyreoglobulin, Antikörper 440
Thyreoidektomie 437
Thyreoiditis 439 f
- akute 439
- chronische 439
- fibröse 439
- Hyperthyreose 434
- lymphozytäre
- – chronische s. Hashimoto-Thyreoiditis
- – subakute 440
- schmerzlose 440
- subakute 439
- – Fieber 439
Thyreostatika 437
Thyreotoxikose 47
- Bauchkrämpfe 228
Thyroxinbestimmung 433
TIA s. Transiente ischämische Attacke
Tibialis-anterior-Syndrom 275

Ticlopidin, Thrombozytenaggregationshemmung 416
Ticrynafen, Hepatitis 713
Tiefensensibilitätsstörung, Gelenkzerstörung 302
Tierausscheidung, Erregerübertragung 135
Tierbiß, Erregerübertragung 135, 137
Tierbißwunde, Parästhesien 137
Tietze-Syndrom 35, 213, 878
Tiffeneau-Index 451
Tiffeneau-Test 451 f, 465
Tinea versicolor 66
Tinel-Empfindlichkeit, abnorme 866, 871
Tinel-Punkt, Lokalanästhesie 184
Tinnitus 60
- Ménière-Krankheit 885, 898
- Nervus-vestibularis-Kompression, vaskuläre 899
- Perilymphfistel 899
- pulsierender 899
TINU-Syndrom 795 f
TIPS s. Shunt, portosystemischer, intrahepatischer, transjugulärer
T-Lymphozyten 159, 162
- Oberflächenantigene 393
- suppressorische 162
- zirkulierende, verminderte 163
- zytotoxische 162
Tod, plötzlicher
- - Kardiomyopathie, hypertrophe, obstruktive 597
- - Mitralklappenprolaps 590
Todd-Parese 186
Togavirus 101
Tollwut 137
Tolosa-Hunt-Syndrom 189
Tonsillitis
- bakterielle 114 f
- Diphtherie 114 f
- Scharlach 115
Tonsillopharyngitis
- bakterielle 114 f
- Erkältungskrankheit 115
Tophus 292 f
Torsades-de-pointe-Kammertachykardie 638
Tortikollis 429
Totenstille, intraabdominale 218
- - Ileus, paralytischer 223
- - Peritonitis 225
Tourismus 12
Toxin
- endogenes, Diarrhö 746
- exogenes, Diarrhö 746
Toxocara-Erkrankung 136
Toxoplasma gondii 136
Toxoplasma-gondii-Pneumonie 486
Toxoplasmenzyste 136
Toxoplasmose 106, 136
- Fieber 96
- Hirnabszeß 114
- Lymphadenopathie 375
- Lymphknotenschwellung 105, 430
- Lymphozytose, relative 375
- Meningitis, Liquorbefund 110
- Myokarditis 604
- Status febrilis 136
- zerebrale 114
TPHA-Test 133 f
Trachealerkrankung 454
Trachealkarzinom, Dyspnoe 454
Tracheitis 458
Tracheobronchitis
- akute 117
- Erkältungskrankheit 115
- virale 31
Tracheobronchomegalie 465
Tracheomalazie 465
Trainingsvagotonie 639
Traktionsdivertikel, ösophageales 739

Tränenflußmessung 287
Transaminasen 970
Transaminasenaktivität im Serum 970
- - erhöhte 704
- - - Autoimmunhepatitis 713
- - - Hepatitis, alkoholische 714
- - - Mononukleose, infektiöse 115
- - - Periarteriitis nodosa 151
Transcobalamin-II-Mangel 356
Transferrin 346, 348, 361, 363
Transferrinsättigung 950
- erhöhte 723
Transfusionszwischenfall 367
- Fieber 167
Transiente ischämische Attacke 186, 912, 933
- - - Kopfschmerzen 180
- - - Synkope 912
- - Takayasu-Arteriitis 268
Transportproteinverlust, renaler, nephrotisches Syndrom 787
Transposition der großen Gefäße 616 f
- - - Auskultationsbefund 617
- - - komplette 617
- - - korrigierte 617
- - - Kreislaufverhältnisse 616
- - - Phonokardiogramm 616
- - - Röntgenbefund 617
Transsudat
- Aszites 718
- Pleuraerguß 208 f
Traube-Doppelton 575
Trehalose-Intoleranz 746, 754
Tremor 21
- grobschlägiger 717
- Hypomagnesiämie 843
- Leberinsuffizienz 722
- Wilson-Krankheit 723
Trendelenburg-Test 278
Treponema pallidum 134 f
- - Antikörpernachweis 133 f
- - Direktnachweis 135
Treponema-pallidum-Bakteriämie 134
TRH-Mangel 437
TRH-Test 438, 971
Trichinella spiralis 136
Trichinose 136
Trichloräthylenintoxikation 925
Trichterbrust 44
- Herzverlagerung 567
Trigemini 642
Trigeminusareale, zentrale 180 f
Trigeminusbereich, Gefühlsstörung, dissoziierte 180
Trigeminusneuralgie 188, 899
- mit Cluster-Kopfschmerz 187
- symptomatische 188
- Triggerpunkte 188
Trigeminusneuropathie 188
Trigeminuswurzelläsion 189
Triglyceride, mittelkettige 758
Triglyceridkonzentration
- im Pleuraerguß 209
- im Serum 962 f
- - erhöhter 229, 963
Trihexosylceramidanreicherung 792
Trijodthyroninbestimmung 433
Trikuspidalklappenendokarditis, bakterielle 592
Trikuspidalklappeninsuffizienz 592 f
- Auskultationsbefund 585
- Endomyokardfibrose 597
- Hypertonie, pulmonale, primäre 611
- inspiratorische 592
- Karzinoidsyndrom 603
- Phonokardiogramm 592 f
- relative 570, 592
- traumatisch bedingte 592 f
- Venenpulskurve 558, 592 f
Trikuspidalklappenmißbildung 623

Trikuspidalklappensegel, gespaltenes 623 f
Trikuspidalklappenstenose 594
- Körperhaltung 594
- Phonokardiogramm 594
- Venenpulskurve 558
Trikuspidalklappenverkalkung, Lokalisation im Thoraxbild 581
Trikuspidalöffnungston 574
Tripelphosphate im Urinsediment 774
Triplo-X-Frau 19
Trismus 52
Trisomie 19
Trisomie 21 19, 44
Tristess du matin 32
Tristess du soir 33
Trochlearisparese 890
Trommelschlegelfinger(-zehen) 51, 84, 298, 315, 436, 609
- Aneurysmen, arteriovenöse, pulmonale 516
- Bronchialkarzinom 539
- Bronchiektasen 466
- Herzfehler, kongenitaler 79, 609, 612
- Lungenerkrankung, interstitielle 495
- paraneoplastische 17
- Pneumonie, organisierende 498
Tropenkrankheit 12, 143 ff
- Status febrilis 143 ff
Tropenrückkehrer
- Diarrhö 745 f
- Fieber 143 f
Tropfen, dicker 144
Tropheryma whippelii 124, 290, 758
Troponin I 200
Troponin T 200
Truncus arteriosus communis 613 ff
- - - Auskultationsbefund 613, 615
- - - Farbstoffverdünnungskurve 615
- - - Kreislaufverhältnisse 613, 615
- - - Phonokardiogramm 615
- - - Röntgenbefund 615 f
Trypanosomiasis
- afrikanische 34, 147
- südamerikanische s. Chagas-Krankheit
Trypsinbestimmung 251
TSH-Bestimmung 433
TSH-Rezeptor-Antikörper 435
TSH-Sekretion
- entkoppelte 434
- verminderte 437
TSH-Spiegel, basaler, erhöhter 435
TSH-Test 971
TSI (thyreoideastimulierende Immunglobuline) 434
Tsutsugamushi-Fieber 101
TT (Thrombinzeit) 409
TTP (thrombotisch-thrombozytopenische Purpura) 368, 414 f, 784
Tuberkel, peritoneale 125
Tuberkulinprobe 119, 514
- negative, bei Hodgkin-Lymphom 390
- Sarkoidose 530, 535
Tuberkulinreaktion 472 f
- paradoxe 530
Tuberkulom 475 f, 514
- Satellitenläsionen 514
Tuberkulose 32, 117 ff
- aufgepfropfte, bei Silikose 502
- disseminierte s. Miliartuberkulose, akute
- Erregernachweis 472, 820
- extrapulmonale 119
- Hämoptoe 447
- Hautknoten 72
- Hilusvergrößerung 528

- Kontaktpersonen, Klassifikation 473
- Lungeninfiltrat 472 f
- Lymphadenopathie 375
- Meningitis s. Meningitis tuberculosa
- Nebennierenrindeninsuffizienz 685
- Perikardverkalkung 595 f
- postprimäre 119, 473 ff
- primäre 473 f
- Primärinfektion 118 f
- Reaktivierung 119
- - endogene 474
- Reinfektion, exogene 474
- Thoraxschmerz 212
Tuberkulosepsis Landouzy 119
Tuberöse Sklerose 60, 79
- - Epilepsie, kongenitale 932
Tuberositas-tibiae-Nekrose, aseptische 313
Tubulopathie, renale 318
Tubulusnekrose, akute 785 f, 804 f
- - nephrotoxische 804
- - Nierenversagen, akutes 803 ff
- - postischämische 804
- - Urinanalysebefund 806
Tubuluspartialfunktion, gestörte 792
Tularämie 106
Tullio-Phänomen 899
Tumor 14 f
- ACTH-produzierender 45
- AIDS 139
- Bestrahlung, Arterienverschluß 268
- endokrin aktiver, Diarrhö 759 f
- entzündungsbedingter 14
- Fieber 166 f
- gastrointestinaler, maligner, Akromegalie 675
- Glucokortikoidproduzierender 45
- Hautveränderung 77
- Hyperpigmentierung 66
- intrakranieller 928
- Inzidenz 14
- kardialer, Schwindel 904
- des kleinen Beckens, Lymphödem 334
- lymphoretikulärer 163
- - Fieber 166
- maligner
- - Dermatomyositis 159
- - Hyperkalzämie-Pathogenese 850
- - Immundefekt, zellulärer 163
- - mediastinaler, Einflußstauung, obere 428
- - Osteoporose 318
- - retrookulärer 55
- - solider, Fieber 96
- - Status febrilis 94
- Mortalität 14
- mukoepidermoider 540
- Neurofibromatose 80
- okkulter 15, 77
- Prädisposition 15 f
- PTHrP-produzierender 850
- pulsierender, Extremität 270
- Umweltfaktoren 15
- Vererbung 15
- Verlaufskontrolle 15
- zerebraler s. Hirntumor
Tumorerkrankung
- Hyperkalzämie 849 f
- Hypokalzämie 846
- nephrotisches Syndrom 789
- Syndrom der inadäquaten ADH-Sekretion 834
Tumorfieber 932
Tumormarker 15, 705 f
- Schilddrüsenmalignom 440
Tumormetastasierung, Lymphknotenschwellung 105
Tumorverdacht 14
Tumorzellen im Sputum 538

Sachverzeichnis

Tumorzelluntergang, Hyperphosphatämie 855
Tüpfelnägel 84, 289
Turcot-Syndrom 242, 753
Türkensäbelsyndrom 624
Turner-Syndrom 19, 44, 49 f
– Haararmut 82
Typ-A-Gastritis 235
Typ-B-Gastritis 235
Typ-1-Diabetes 27 f
– Osteoporose 317
Typ-2-Diabetes 28
Typhus
– abdominalis 122 f
– – Bradykardie, relative 639
– – Eosinophilenzahl 171 f
– exanthematicus 101
Typ-I-Allergie 20 f
Typ-II-Allergie 21
Typ-III-Allergie 21
Typ-IV-Allergie 21
Tyrosinämie, Hautveränderung 75
T-Zell-Defekt s. Immundefekt, zellulärer
T-Zellen-Reifung 162
T-Zell-Leukämie
– adulte 395
– chronische 385
– – lymphatische 393
T-Zell-Lymphom
– adultes 393, 395
– angioimmunoblastisches 393, 395
– Chromosomenanomalie 377
– großzelliges
– – anaplastisches 393
– – pleomorphes 393
– Immunphänotyp 377
– kleinzelliges, pleomorphes 393
– kutanes, chronisches 395
– lymphoepitheloides 393
– mittelzelliges, pleomorphes 393
– peripheres 393
T-Zell-Non-Hodgkin-Lymphom, Klassifikation 393
T-Zell-Rezeptor 162
T-Zonen-Lymphom 393

U

Überaktivität, Anorexia nervosa 689
Übererregbarkeit
– neuromuskuläre 843
– vegetative 19
Übergewicht s. auch Adipositas
– blue bloater 462
– Definition 47
– Diabetes mellitus 28 f
Überlaufödeme 832
Überlaufproteinurie 771, 779
Überwässerung 812
Uhrglasnägel 51, 84, 298, 609
– einseitige 620
– Herzfehler, kongenitaler 609, 612
– Leberzirrhose 716
UIP (usual interstitial pneumonia) 494 f
Ulcus
– cruris
– – Sichelzellanämie 364
– – Sphärozytose 360
– – venosum 279 f
– duodeni 218 f, 235, 237
– – Penetration 237
– – perforiertes, Röntgenbefund 219
– – Polycythaemia vera 387
– – rezidivierendes 237
– – Schmerz 237
– hypertensivum 274
– pepticum jejuni, Schmerzen 244
– ventriculi 235, 237 f
– – Differenzierung vom Karzinom 240

– – Häufigkeitsgipfel 237
– – Karzinom 238
– – perforiertes 218
– – Polycythaemia vera 387
Ulkus
– diabetisches 73
– gemischtes 274
– kompliziertes 240
– malignes 240
– peptisches
– – Blutung, akute 242
– – Hyperparathyreoidismus, primärer 320
– – Meläna 240
– – Zollinger-Ellison-Syndrom 238
– postbulbäres 237
Ulkusblutung 237
Ulkusfinger 237
Ulkuskrankheit 236 ff
– Altersverteilung 236
– Druckschmerzpunkt 236
– Endoskopie 237
– Komplikation 236
– Radiologie 237
– Schmerzcharakteristik 233, 935
– Schmerzperiodik 234, 236
– Schubauslösung 236
– Spätkomplikation 239
Ulkusnische 237
– Magenkarzinom 240
Ulkuspenetration 236
Ulkusperforation in das Kolon 758
Ulkuszeichen, radiologische
– – direkte 237
– – indirekte 237
Ulnarisdrucklähmung 871
Ulzeration
– Angiopathie, diabetische 273
– Behçet-Syndrom 291
– genitale 291
– Neuropathie, diabetische 273
– orale 61, 291
– vaskulitische, Sjögren-Syndrom 287
Umweltfaktoren, Tumor, maligner 15
Unterbauchschmerzen s. auch Abdominalschmerzen
– Appendizitis, akute 224
– Colica mucosa 224
– Dünndarmulkus, medikamentenbedingtes 224
– Lymphadenitis toxoplasmotica 224
– rechtsseitige 224
Unterdrucksyndrom, Kopfschmerzen 182 f
Unterernährung 47
– Hypophosphatämie 370
– Minderwuchs 45
Unterschenkelmuskelnekrose, ischämische 275
Unterschenkelödem 279
Unterschenkelvenenthrombose 276
Unterschenkelvenenverschluß, akuter 421
Untersuchung, klinische 5
– – ungenügende 7
Unverträglichkeitsreaktion, Wohlbefindensstörung, anfallsartige 937
Urämie
– chronische, Gastritis, akute 235
– Diarrhö 746
– Koma 922
Urämielunge, Röntgenbefund 507
Urämisches Syndrom 808
Uratablagerung 292
Uratnephropathie, akute 785 f
Ureterkarzinom
– bei Analgetikaabusus 798
– Lebensgewohnheiten 12
Ureterosigmoideostomie, Azidose, metabolische 860
Ureterstauung, Schmerzen 228

Ureterverschluß, retroperitoneale fibrose 228
Urethritis 126
– Reiter-Syndrom 289 f
Urin
– ALA-Ausscheidung, erhöhte 230, 232
– Aldosteronexkretion 943
– alkalischer 770
– Azetongehalt 921
– Bilirubinausscheidung 728
– brauner 770
– Calciumkonzentration 317
– Chloridionenkonzentration 841, 856 f
– – niedrige 861
– Elektrolytmessung 856
– Geruch, krankheitstypischer 63
– Glucosenachweis, qualitativer 29
– Homogentisinsäuregehalt 296
– Hydroxyprolinausscheidung 315
– 17-Hydroxysteroid-Ausscheidung 684, 690
– Kaliumausscheidung 663
– Keimzahl 774
– 17-Ketosteroid-Ausscheidung 684, 690
– Koproporphyrinausscheidung 230
– Kupferausscheidung, erhöhte 724
– nachdunkelnder 296
– Natriumkonzentration 833
– Paracetamolmetaboliten 797
– PBG-Ausscheidung, erhöhte 230
– Phenacetinmetaboliten 797
– pH-Wert 770, 856
– plasmahypotoner 836
– Proteinausscheidung
– – erhöhte s. Proteinurie
– – Normalwert 771
– roter 230 f, 770
– saurer 770
– schwarzer 770
– tiefbrauner 701, 703
– Untersuchung 770 ff
– – mikrobiologische 774
– – Teststreifen 770
– Urobilinogenausscheidung 359, 699 f
– Uroporphyrin-I-Ausscheidung 230 f
– weißer 770
Urinamylasewert 251 f
Urinanalyse 770
Urinfarbe 770
Urininkontinenz, Dysfunktion, autonome, primäre 693
Urinkultur bei Urogenitaltuberkuloseverdacht 820
Urinkonzentration 770 f
– erhöhte 803, 836
– erniedrigte 26
– Nephritis, interstitielle 792
– Nierenversagen, akutes 806
Urinosmolalität 770 f
Urinsediment 806
– aktives 330
– Erythrozytenmorphologie 772
– Hämosiderinnachweis 368
– Hypertonie, arterielle 655
– nephritisches 781 f
– Untersuchung, mikroskopische 772 ff
Urinvolumen 836
Urinzytologie 798
Urobilinogen, Kreislauf, enterohepatischer 699 f
Urobilinogenausscheidung
– im Stuhl 699 f
– im Urin 359, 699 f
Urogenitalsystem, Anamnese 25
Urogenitaltuberkulose 820
Urographie 657

– intravenöse 779
– – Harnsteinnachweis 822
– – Urogenitaltuberkulose 820
Urolithiasis 821 ff
– bei Markschwammniere 801
– Nierenerkrankung, zystische 800
Uropathie, obstruktive 798, 804
– – Niereninsuffizienz, chronische 809
Uroporphyrin-I-Ausscheidung im Urin 230 f
Uroporphyrinogen-Decarboxylase, hepatische, Defekt 229, 231
Urothelkarzinom 796, 816, 818
– bei Balkannephropathie 799
Urteilsbildung, ungenügende 8
Urteilsvermögen, klinisches 6
Urticaria pigmentosa 66 f, 323
Urtikaria 73
– Infektion 98
– paraneoplastische 17
– Periarteriitis nodosa 152
– Status febrilis 99
– Tumor, okkulter 77
Usual interstitial pneumonia 494 f
Usuren 285 f
– Arthritis urica 292 f
Uterine Störung, Amenorrhö 35
Uveitis 59
– anteriore 57
– – Arthropathie, enterokolitische 290
– – Behçet-Syndrom 291
– – Spondylitis ankylosans 288
– posteriore 59
– TINU-Syndrom 795 f

V

Vaginalsekret, Geruch, krankheitstypischer 63
Vagotonie
– Arrhythmie 646
– AV-Block 1. Grades 640
– Sinusbradykardie 639
Vagovasales Syndrom 691
Valleix-Druckpunkt 871
– Schmerzhaftigkeit 212
Valsalva-Manöver, Tachykardie, supraventrikuläre, paroxysmale 636
Vanishing bile duct syndrome 728
Vanishing lung 464
Vanishing tumor 207, 515
Varikophlebitis 275
Varikose, primäre 278
Varizella-zoster-Virus 102
– Reaktivierung 102
Varizella-Zoster-Virus-Infektion 69
Varizellen 69, 102
– Pneumonie 484
Varizen
– kleinkalibrige 278
– sekundäre 279 f
Vaskulitis 14, 148 ff, 183
– allergische 71
– Behçet-Syndrom 291
– Fieber 96
– generalisierte, Hämostasetests 409
– große Gefäße 149 f
– kleine Gefäße
– – Differentialdiagnose 153
– leukozytoklastische 152
– livedoide 71
– mittelgroße Gefäße 150 ff
– nekrotisierende 152
– nichtinfektiöse 149
– noduläre 72
– pulmonale, Kollagenose 499
– retinale 291
– systemische
– – ANCA-positive 783 f, 786, 788

1018 Sachverzeichnis

Vaskulitis
– – Glomerulonephritis, rasch progrediente 783
– – klinische Hinweise 783
– – Nierenbeteiligung 774 f
– – Symptome, extrarenale 783 f
– zerebrale, Lues III 135
Vasoactive intestinal polypeptide 760
Vasodilatation, abnorme 271, 273
Vasopressin s. ADH
Vasospastik 271 f
VDRL-Test 133 f
Vegetative Störung, Schwindel 883
Vena
– cava, Catecholaminbestimmung, etagenweise 672
– saphena
– – magna
– – – Klappeninsuffizienz 278
– – – Phlebitis, aszendierende 275
– – – Stammvarikose 278
– – parva, Stammvarikose 278
– – umbilicalis, Wiedereröffnung 719
Vena-cava-superior-Syndrom s. Einflußstauung, obere
Vena-cava-superior-Thrombose 291, 428
Venae perforantes, insuffiziente 278
Vena-subclavia-Thrombose 277 f, 291
Venendruck
– erhöhter 570
– zentraler
– – ansteigender 691
– – Volumenstatus 832
Venenerkrankung 275 ff
– Extremitätenschmerz 275 ff
Venenklappenagenesie, kongenitale 280
Venenklappeninsuffizienz 278
Venenkompression 277
Venenpulskurve 558
– Kollaps, frühdiastolischer, schmaler 594
Venensporn 276
Venenthrombose, tiefe 276 f
– – akute, Ödem 333
– – aszendierende 276
– – malignes Grundleiden 277
– – postoperative 276
– – Ursache 276
Venenveränderung, postthrombotische 279
Venenverschluß-Plethysmographie 271
Veno-occlusive disease 724
Ventilations-Perfusions-Verteilungsstörung 451, 610, 722
Ventilationsstörung 610
– obstruktive
– – Sarkoidose 533
– – Silikose 501
– restriktive
– – Alveolitis, exogen-allergische 500
– – Goodpasture-Syndrom 510
– – Lungenerkrankung, interstitielle 495
– – Microlithiasis alveolaris 510
– – Pneumonie, organisierende 498
– – Sarkoidose 533
– – Silikose, akut verlaufende 501
– zentral bedingte 449 f
Ventrikel
– linker
– – angehobener 597
– – Entleerungsstörung, Synkope 910
– – Füllungsbehinderung 553, 597

– – – Synkope 910
– – Kontraktion, verminderte 596 f
– – überlasteter 564
– – Vergrößerung 553, 565
– – Volumenbelastung 621
– rechter
– – Drucküberlastung, akute 568
– – Füllungsbehinderung 558
– – Hypertrophie 618 f
– – überlasteter 564
– – Vergrößerung 555
– – Volumenbelastung 623
Ventrikelfüllungsgeschwindigkeit, Atmungseinfluß 599
Ventrikelfüllungsstörung, restriktive 595 ff, 599
Ventrikelkontraktionsausschlag, geringer 595
Ventrikelkontur, linke, Abrundung 565
Ventrikelobliteration 597
Ventrikelseptumdefekt 621 f
– Auskultationsbefund 622
– Eisenmenger-Komplex 622
– Eisenmenger-Reaktion 621
– Endokarditisrisiko 622
– Geräusch 574
– hochsitzender 621
– – Fallot-Anomalie 618
– Komplikation 622
– Kreislaufverhältnisse 621
– Lungenvenen, falsch mündende 624
– Operation 622
– Phonokardiogramm 621
– Röntgenbefund 622
– Shunt-Umkehr 617
– Spontanverschluß 622
– tiefsitzender 621
– Transposition der großen Gefäße 616 f
Ventrikelseptumperforation, Auskultationsbefund 589
Ventrikelseptumverschiebung nach links bei Inspiration 203 f
Venturi-Effekt 581
Verbrauchskoagulopathie
– akute 955
– chronische 955
Vererbung
– autosomal
– – dominante 19
– – rezessive 20
– X-chromosomale 20
Vergenz 888
Vergiftung s. Intoxikation
Verhaltensanomalie 916
Verkalkung, metastatische 847
– – Niereninsuffizienz, chronische 812 ff
Verlaufsbeobachtung 5 ff
Verner-Morrison-Syndrom 760
Vernichtungsgefühl
– Lungenembolie 198
– Myokardinfarkt 198
Verotoxin 122
Verschlucken 736
Verschlußikterus 703
– extrahepatischer 728 ff
– – ERCP-Befund 729
– – Sonogramm 728
– schmerzloser 257
Verschlußkrankheit, arterielle (s. auch Durchblutungsstörung, arterielle) 262 ff
– – Arteriosklerose 266 f
– – Auskultation 263
– – Diagnostik, apparative 265
– – Faustschlußprobe 265
– – nicht arteriosklerotisch bedingte 267 ff
– – periphere 262 ff
– – Pulspalpation 263
– – Ratschow-Lagerungsprobe 264
– – Risikofaktoren 267
– – Stadien 263
– – Ursache 267

Vertebragenes Syndrom, zervikales 184, 188, 429
Vertebralisdissektion, Kopfschmerzen 180
Vertigo s. Drehschwindel
Verweilkatheter, Armvenenthrombose 278
Verwirrtheit 908
– Leberinsuffizienz 722
Very low density lipoprotein 294 f
Vestibularisausfall, einseitiger 886
Vestibulopathie, bilaterale 899
Vibrationsempfindungsstörung, Polyneuropathie, urämische 809
Vibrio cholerae 124
Vibrio-vulnificus-Infektion 99
Vier-Gläser-Probe 127
Vigorous achalasia 740
VIP (vasoactive intestinal polypeptide) 760
Virchow-Drüse 239, 430
Virchow-Trias 421
Viren, nichtpneumotrope, Pneumonie 484
Virilismus 83
Virozyten 375
Virushepatitis (s. auch Hepatitis) 121, 708 ff
– Cholestase 725
Virusinfektion
– Anämie, aplastische 357
– Arthritis, passagere 104
– Begleithepatitis 708
– Bronchitis
– – akute 458
– – beim Kind 459
– Diagnostik 131
– Erkältungskrankheit 115 f
– Erythema exsudativum multiforme 69
– Exanthem 68, 97, 101
– fulminante 163
– Hämophagozytose-Syndrom 400
– Hautveränderung 82
– Immundefekt, zellulärer, sekundärer 163
– leukämoide Reaktion 378
– Lymphknotenschwellung 429
– Lymphozytose, relative 375
– Myokarditis 604
– opportunistische 141
– Pneumonie 117
– Serologie 131
– Status febrilis 96 f, 131
– Thrombozytopenie 414
– Tumor, maligner 16
Virusneutralisation, Komplementsystemfunktion 164
Viruspneumonie 477, 479, 483 ff
Visuszerfall 183
Viszeromegalie 675
Vitamin-A-Intoxikation, Hyperkalzämie 851
Vitamin-B, Mangel, Hyperhomozysteinämie 423
Vitamin-B1, Mangel 601
Vitamin B12
– Funktion 352, 354
– Konzentration im Serum 346
– Mangel 352 f
– – Anämie, perniziöse 355
– – Crohn-Krankheit 750
Vitamin-B12-Stoffwechsel 352, 354
Vitamin-B12-Therapie, Kaliumshift, transzellulärer 838
Vitamin-D
– Absorption, verminderte 845
– Mangel 318
– Metabolismus 845
– – gestörter 811
– Störung 318 f, 845 f
– Resorption, enterale, Störung 319
– Zufuhr, verminderte 845

Vitamin-D-Synthese, Defekt, vererbbarer 319
Vitamin-D-Therapie, Hyperkalzämie 851
Vitamin-K-Antagonisten 411
Vitamin-K-Mangel 411
– Hämostasetests 409
Vitiligo 66, 78
– Addison-Krankheit 682, 685
VLDL 294 f
VOD (Veno-occlusive disease) 724
Vogelexkremente-Inhalation 500
Vogelzüchterlunge 500
Vollmondgesicht 52, 65
Volumendefizit, extrazelluläres 829
Volumenexpansion
– Akromegalie 674
– extrazelluläres 829
– Hyperaldosteronismus, primärer 659 f
– nephritisches Syndrom, akutes 781
– Zeichen 830, 832
Volumenhomöostase 829
Volumenmangel 829 ff
– Symptome 830 f
Volumenrezeptoren 829
Volumenstatus
– Anamnese 831
– Beurteilung 830 f
– Laboruntersuchungen 832
Volumenüberlastung, myokardiale
– – chronische 571 ff
– – bradykardiebedingte 594
– – Herzklappenfehler 573 ff
Volumenverlust, renaler, Hypotonie 692
Volvulus 222
Vomitus s. auch Erbrechen
– matutinus 30
VOR (vestibulookulärer Reflex) 888 f
– Fixationssuppression 888
Vorderarm, Dermatome 869
Vorhof
– linker
– – Größenbestimmung, echokardiographische 586
– – vergrößerter 585 f, 588 f
– rechter
– – ausladender 585
– – Hypertrophie 594
– – vergrößerter 592, 594, 619 f
Vorhoferregung, retrograde 642, 646
Vorhofextrasystolen 642
– blockierte 642
Vorhofflattern 634
– Arrhythmie 645 f
– AV-Block 3. Grades 640
– Elektrokardiogramm 645 f
– paroxysmales 934
– Ursache 646
Vorhofflimmern 634 f, 642, 903
– Arrhythmie 644 f
– AV-Block 3. Grades 640
– bradykardes 644
– chronisches –
– Elektrokardiogramm 644 f
– Embolie 269
– Hyperthyreoseherz 599
– idiopathisches 645
– Mitralklappenstenose 584, 586
– paroxysmales 644 f, 934
– Pericarditis constrictiva 595
– Präexzitation 645
– Synkope 909
– tachykardes 644
– Trikuspidalklappenstenose 594
– Ursache 645
– Vorhofmyxom 587
Vorhofseptumdefekt 623
Vorhofmyxom
– Embolie 270

Sachverzeichnis

– Körperlage 41
– Mitralklappenstenose 587 f
– Prolapston 587
Vorhofpfropfung 558
Vorhofrhythmus, chaotischer 634, 636
Vorhofseptumdefekt 623 f
– Auskultationsbefund 613, 624
– Fallot-Pentalogie 619
– Lungenvenen, falsch mündende 624
– Primumtyp 623 f
– Röntgenbefund 564
– Sekundumtyp 623 ff
– – Phonokardiogramm 623
– – Röntgenbefund 624
– Sinus-venosus-Typ 623
– Verschluß, operativer 623
Vorhoftachykardie 634
Vorhoftumor
– rechtsseitiger 489
– Synkope 910
Voussure cardiaque 612, 622

W

Waardenburg-Syndrom 58
Wabe, pulmonale 511
Wabenlunge 459, 494, 511, 518
– Alveolitis, exogen-allergische 500
– Diagnose 511
– Granulom, eosinophiles 511
– Kollagenose 499
Wachstumshormon
– biologisch inaktives 45
– Rezeptor-Resistenz 45
– Überproduktion 674
Wachstumshormonmangel 686
– Hypoglykämie 921
Wachstumsstillstand, Tumor, hormonproduzierender 45
Wachstumsstörung, Hypothyreose 45, 437
Wachstumsverzögerung, konstitutionelle 45
Wachszylinder 773 f
Wadenkrämpfe, nächtliche 263, 279
Wadenmuskelschmerzen, belastungsabhängige 262
Wadenschmerzen, Leptospirose 136
Waist-Hip-Ratio 47
Waldenström-Krankheit 396, 398 f
– Elektrophorese 399
– Knochenmarkbefund 399
– Koma 924
Walking-through-Phänomen 193, 262
Wallenberg-Syndrom 180, 867, 872
– Schwindel 886
Wärmeresistenztest 370
WASp-Gen-Mutation 163
Wasserhaushalt, Niereninsuffizienz, chronische 811 f
Wasserhaushaltstörung 829 ff
Wassermangel 836
Wasserretention
– Cor pulmonale, hypoxisches 570
– Rechtsherzinsuffizienz 570
– renale 328, 781
Wasserverlust 836
– Cholera 124
– in den dritten Raum 834
Wasserverteilung 830
Waterhouse-Friderichsen-Syndrom 111
Watschelgang 318
WDHA-Syndrom 760
Weber-Christian-Krankheit 47, 72
Webs, ösophageale 738
Wegener-Granulomatose 52, 152
– Autoantikörper 775
– limitierte 518
– Lungenrundherd 514, 516 f

– Lungenverschattung, diffuse 498
Weichteilinfektion, Streptococcal toxic-shock-like syndrome 128
Weichteilrheumatismus 302 ff
Weichteilschwellung, periartikuläre 285
Weil-Krankheit 136
Weinberg-Reaktion 514
Weißkittel-Hypertonie 654
Weißnägel 85
– Leberzirrhose 716
Wenckebach-Periodik 640
Werlhof-Krankheit 414
Wermer-Syndrom 238, 675
Wernicke-Aphasie 63 f
Wernicke-Korsakow-Syndrom, Schwindel 900
West-Nil-Fieber 137
Wetterfühligkeit 33
Whipple-Krankheit 758
– Arthropathie 290
– Fieber 124
– Hautsymptome 79
– Leitsymptome 290
Whirlpool-Dermatitis 13
Wickham-Felderung 71
Widerstand, pulmonalvaskulärer, erhöhter 611 f
Wiesengräserdermatitis 99
von-Willebrand-Faktor 410 f
von-Willebrand-Krankheit 410 f
– Hämostasetests 409
Williams-Campbell-Syndrom 465
Wilms-Tumor 816, 818
Wilson-Krankheit 723 f, 961
– Arthropathie 298
– hämolytische Episode 369
– Hornhautveränderung 57
– Schwindel 900
Windpocken s. Varizellen
Windverhaltung 218 ff
Wirbelbogenspalte 429
Wirbelfraktur, Paget-Krankheit 48
Wirbelkörper
– Brückenbildung, ossäre 295
– Deckplatten, dichte 297, 317
– Deformität, Osteoporose 316 f
– Hämangiom 312
– Kompressionsfraktur
– – Osteoporose 307, 316
– – Paget-Krankheit 315
– Metastasen 870
– – osteoplastische 308
– Zusammensinterung 396
Wirbelsäulenerkrankung 316 ff
Wirbelsäule
– Hyperostose 295, 301
– Instabilität, segmentale, Arthritis, rheumatoide 285
– Längsbänder, Verknöcherung 288 f
– Osteoporose, multiples Myelom 396
– Schmerzen 260
– Steifigkeit
– – Arthritis, reaktive 290
– – SAPHO-Syndrom 291
– Versteifung 288
Wiskott-Aldrich-Syndrom 163, 414 ff
Wohlbefindensstörung, anfallsartige 936
Wolff-Parkinson-White-Syndrom 635 ff
– Elektrokardiogramm 637
– Synkope 909
Wortfindungsstörung 64
WPW-Syndrom s. Wolff-Parkinson-White-Syndrom
Wucheria bancrofti 146 f, 335
Wurstfinger
– Arthritis, reaktive 290
– Psoriasisarthropathie 289
Wurzelinfiltration, zervikale, Pancoast-Tumor 872
Wurzelschmerzen 868 ff
– fluktuierende 870

X

Xanthelasmen 294, 297, 704, 727
– Leberzirrhose 716
Xanthomatose 71, 229
Xanthome
– eruptive 294, 296
– tuberöse 294 ff
Xemlofiban, Thrombozytenaggregationshemmung 416
Xerophthalmie 286
Xerostomie 61
– medikamentenbedingte 287
– Sjögren-Syndrom 286 f
– Sklerodermie 155
45X-Karyotyp s. Turner-Syndrom
XXY-Syndrom 19, 42, 49
XYY-Syndrom 42

Y

Yellow-nail-Syndrom 85
– Lymphödem 334
– Pleuraerguß 209
Yersinia
– enterocolitica 123 f
– pestis 106
– pseudotuberculosis 124
Yersininenenteritis 124
Yersiniose 124, 746
– Schmerzen 224
Young-Syndrom 467

Z

Zahndeformität, Osteogenesis imperfecta 317
Zähne, Gelbfärbung 60
Zahnerkrankung, Kopfschmerzen 184
Zahnfleischblutung s. Gingivablutung
Zahnfleischveränderung 61
Zahnschmelzdefekt 60
Zahnverlust, vorzeitiger 61
Zebrabodies 792
Zecken 106
Zeckenbiß, assoziierte Erkrankung 132 f, 137
Zeckenbißfieber 101
Zeckenenzephalitisvirus 113
Zellen
– antigenpräsentierende 162
– lakunare 389 f
– phagozytierende 159
– sphingomyelinspeichernde 400
Zellschrumpfung 830
Zellschwellung 830
Zellulitis 335
– Capnocytophaga-canomorsus-Infektion 137
– Pasteurellose 137
Zellzylinder 773
Zenker-Divertikel 739
Zentralnervensystem
– Energiedefizit 853
– Erkrankung, Syndrom der inadäquaten ADH-Sekretion 834
Zentralskotom, Hirndrucksyndrom 183
Zentroblasten 394
Zentrozyten 394
Zerebralarterienaneurysmen 800
Zerebrale Affektion, Koma 918, 926
Zerebralparese, spastische 42
Zerebrosidspeicherung 322
Zerebrovaskuläre Störung, transiente, Schwindel 885
Zervikobrachialgie 300, 304
Zervikovertebrales Syndrom 184, 188, 429
Zerviko-zephales Syndrom 184
Zervixkarzinom, Lebensgewohn-

heiten 12
Zieve-Syndrom 715
Zinkmangelsyndrom 71
Zirrhose, biliäre
– – primäre
– – – Autoantikörper 706
– – – Cholestase 725, 727
– – – Serumcholesterinspiegel 705
– – sekundäre 247, 727, 729
Zöliakie 756
– Anämie 355
– Hautveränderung 79
Zollinger-Ellison-Syndrom 238 f, 760
– Provokationstest 239
– Serumgastrinspiegel 238 f
Zoonose 135 ff
– Erregerübertragung 135
– Status febrilis 135 ff
Zoster
– ophthalmicus 103
– oticus 103
– ohne Zoster 878
Zosterviruspneumonie 484
Zottenschwund 756
Zuckertest 370
Zunge
– atrophische 62, 350
– belegte 61
– Farbe bei Zyanose 610
– Oberfläche, landkartenartige 61
Zungenbiß 916
Zungengrundstruma, Szintigramm 433
Zungenrandleukoplakie 61
Zungenveränderung 61 f
Zwerchfell
– Elevation 522
– Exkursion, eingeschränkte, Atelektase 523
– hochstehendes 223, 495 f
– – Azidose, respiratorische 858
– Relaxation 467
– Verschieblichkeit, aufgehobene 206
Zwerchfellähmung 467
– einseitige 467
Zwerchfellbuckel 525
Zwerchfellhernie 522
Zwerchfellruptur, Herz-Zwerchfell-Winkel-Verschattung, rechtsseitige 525
Zwergwuchs
– dysproportionierter 44 f
– hypophysärer 44 f, 688
– Osteogenesis imperfecta 57
– proportionierter 44 f, 49
Zwischenwirbelscheiben
– Degeneration, Ochronose 297
– Verkalkung 293
– horizontale 297
Zyankali-Intoxikation 926
Zyanose 608 ff
– Aneurysmen, arteriovenöse, pulmonale 516
– blue bloater 462
– Cor pulmonale 570
– Definition 608
– bei Ductus Botalli apertus 620
– echte 608
– Fallot-Anomalie 618 f
– Hamman-Rich-Syndrom 498
– Herzvitium 79
– Intoxikation 78
– Karzinoidsyndrom 608
– Lungenerkrankung, interstitielle 495
– Methämoglobinämie 364, 628
– Myokarditis, diphtherische 604
– periphere 52, 79, 608
– – kardiale 608, 627
– – lokale 608, 627
– Zungenfarbe 610
– Polyglobulie 78
– pulmonale, Ursache 610 ff

Zyanose
- Pulmonalstenose 625
- ringförmige 274
- Schultergürtelsyndrom, neurovaskuläres 627
- Sulfhämoglobinämie 629
- der unteren Körperabschnitte 676
- Vorhofsseptumdefekt 623 f
- zentrale 52, 608 ff
- - Differenzierung von peripherer Zyanose 609
- - kardiale 608 f, 611 ff
- - pulmonale 608 ff
- - Zungenfarbe 610
Zylinder 772 f
- granulierte 773
- grobgranulierte 806
- hämosiderinbeladene 367
- hyaline 773
Zylindrom
- Metastasen, pulmonale 516
- tracheales 540
Zyste
- bronchogene 515, 518
- lymphoepitheliale 108
- pulmonale s. Lungenzyste
- thyreoglossale 431
Zystenlunge 511, 518
Zystennieren
- kongenitale 800 f
- - Niereninsuffizienz 808 f
- Sonogramm 800
Zystikusstumpf, langer 249
Zystinstein 822 f
Zystinurie 774, 823
Zystizerkose, Hirnabszeß 114
Zytokine 163
Zytolyse 21
Zytomegalie 115, 131
- Diagnostik 131
- Durchseuchung 131
- Lymphadenopathie 375
- Lymphknotenschwellung 105
- Lymphozytose, relative 375
Zytomegalievirus 115
Zytomegalievirusinfektion 102
- akute 131
- Diarrhö 123
- bei Immunsuppression 141
Zytomegalieviruspneumonie 484
Zytostatika
- Anämie, megaloblastäre 356
- Hyperkaliämie 842 f
- Hyperphosphatämie 855
- Hypokalzämie 846
- leukämogene 383
- Lungenfibrose 494, 497
- Myelofibrose, sekundäre 388
- ototoxische 899
- Tubulusnekrose, akute 804